HANDBUCH DER MEDIZINISCHEN RADIOLOGIE

ENCYCLOPEDIA OF MEDICAL RADIOLOGY

HERAUSGEGEBEN VON · EDITED BY

L. DIETHELM   F. HEUCK

O. OLSSON   F. STRNAD   H. VIETEN

A. ZUPPINGER

BAND/VOLUME XV
TEIL/PART 2

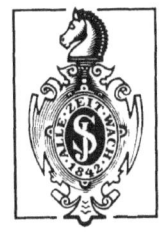

SPRINGER-VERLAG BERLIN · HEIDELBERG · NEW YORK 1978

NUKLEARMEDIZIN

TEIL 2

DIAGNOSTIK, THERAPIE, KLINISCHE FORSCHUNG

NUCLEAR MEDICINE

PART 2

DIAGNOSIS, THERAPY, CLINICAL RESEARCH

VON · BY

K. Anger · D. V. Becker · W. Bessler · A. Bischof-Delaloye · W. Börner · A. Churchod
B. Delaloye · H. Emde · U. Feine · W. Finck · M. Friedrich · H. Fritzsche
H. W. Gray · W. R. Greig · K. Hennig · R. Höfer · G. Hör · H. Hundeshagen
E. Krönert · P. Mariß · R. Montz · H. W. Pabst · M. Ramos · F. Ritzl · H. Rösler
K. zum Winkel · F. Wolf · P. Woller · U. Zeidler · E. Zeitler · G. Zita

REDIGIERT VON · EDITED BY

H. HUNDESHAGEN

Hannover

MIT 369 ABBILDUNGEN (1366 EINZELDARSTELLUNGEN), EINIGE IN FARBE
WITH 369 FIGURES (1366 SEPARATE ILLUSTRATIONS), SOME IN COLOR

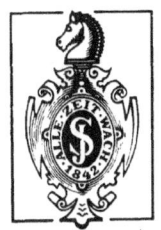

SPRINGER-VERLAG BERLIN · HEIDELBERG · NEW YORK 1978

Professor Dr. H. Hundeshagen
Medizinische Hochschule Hannover, Abteilung für Nuklearmedizin
und spezielle Biophysik,
Zentrum Radiologie, Karl-Wiechert-Allee 9, D-3000 Hannover 61

ISBN-13:978-3-642-81171-5   e-ISBN-13:978-3-642-81170-8
DOI: 10.1007/978-3-642-81170-8

CIP-Kurztitelaufnahme der Deutschen Bibliothek. *Handbuch der medizinischen Radiologie* = Encyclopedia of medical radiology/hrsg. von L. Diethelm ... — Berlin, Heidelberg, New York: Springer.
NE: Diethelm, Lothar [Hrsg.]; PT
Bd. 15. → Nuklearmedizin. *Nuklearmedizin* = Nuclear medicine/redigiert von H. Hundeshagen. — Berlin, Heidelberg, New York: Springer.
NE: Hundeshagen, Heinz [Hrsg.]; PT
Teil 2. Diagnostik, Therapie, klinische Forschung/von D.V. Becker ... — 1978. (Handbuch der medizinischen Radiologie; Bd. 15)
NE: Becker, David V. [Mitarb.]

Das Werk ist urheberrechtlich geschützt. Die dadurch begründeten Rechte, insbesondere die der Übersetzung, des Nachdruckes, der Entnahme von Abbildungen, der Funksendung, der Wiedergabe auf photomechanischem oder ähnlichem Wege und der Speicherung in Datenverarbeitungsanlagen, bleiben, auch bei nur auszugsweiser Verwertung, vorbehalten. Bei Vervielfältigungen für gewerbliche Zwecke ist gemäß §54 UrhG eine Vergütung an den Verlag zu zahlen, deren Höhe mit dem Verlag zu vereinbaren ist.

© by Springer-Verlag Berlin · Heidelberg 1978
Softcover reprint of the hardcover 1st edition 1978

Die Wiedergabe von Gebrauchsnamen, Handelsnamen, Warenbezeichnungen usw. in diesem Werk berechtigt auch ohne besondere Kennzeichnung nicht zu der Annahme, daß solche Namen im Sinne der Warenzeichen- und Markenschutz-Gesetzgebung als frei zu betrachten wären und daher von jedermann benutzt werden dürften.

Gesamtherstellung: Universitätsdruckerei H. Stürtz AG, Würzburg
2122/3140-543210

Vorwort

Das Fachgebiet Nuklearmedizin ist in einem Ausmaß in Weiterentwicklung begriffen, daß es schwierig erscheint, zu diesem Zeitpunkt ein Handbuch herauszugeben. Es sollte für die diagnostischen und therapeutischen Maßnahmen nicht nur eine zeitliche Darstellung der methodischen und klinischen Fortschritte beinhalten, sondern auch langzeitlich eingeführte und für die Klinik und Praxis standardisierte Verfahren und ihre Ergebnisse darstellen. So war es nötig, während des Entstehens dieses Handbuchbandes einzelne Kapitel schon wieder zu überarbeiten. Die nuklearmedizinische Herz- und Kreislaufdiagnostik, die Möglichkeiten der Anwendung von Radiodiagnostika in der Onkologie, sowie die Fortschritte auf dem Sektor der „single photon" Emissions-Computer-Tomographie und der Positronen-Tomographie werden auch aus diesem Grunde noch nicht aufgenommen, sondern sind für einen weiteren Ergänzungsband in Bearbeitung.

Dargestellt werden Entwicklung, Standardisierung und Effektivität der Verfahren, die als für die Klinik eingeführt gelten. Die Darstellung ist nach Organen bzw. Organsystemen sowie nach Spezialgebieten aufgegliedert. Es ist gelungen, für die einzelnen Kapitel entsprechend international anerkannte Mitarbeiter zu gewinnen.

Offensichtlich ist die Wandlung der Nuklearmedizin von der zunächst getrennt durchgeführten Lokalisations- und Funktionsdiagnostik durch eine zweite Phase ihrer Entwicklung, deren Basis die Stoffwechselfunktion und die Pathophysiologie ist. Ermöglicht wurde dies durch die Gerätetechnik und die ständigen Neuentwicklungen auf dem Sektor der Radiopharmazeutika (siehe Bd. XV/1 dieses Handbuches). „Functional imaging" ist das Schlagwort. Hier werden bestimmte Stoffwechselfunktionen nach Applikation radioaktiver Stoffe in den einzelnen Organregionen lokalisiert als Bild dargestellt. Auch die Knochenszintigraphie ist im Grunde genommen nichts anderes.

Wir stehen bei der Herausgabe dieses Bandes am Beginn einer dritten Phase der Entwicklung der Nuklearmedizin. Die dreidimensionale Bestimmung von Radioaktivität im Körper durch die Emissions-Computer-Tomographie und die für lokalisierte Gewebevolumina bestimmbare Stoffwechselfunktion durch die über die Positronenmessung mögliche quantitative Radioaktivitätsmessung. Diese Entwicklung soll in einem im Entstehen begriffenen 3. Band des Handbuches der Nuklearmedizin dargestellt werden.

Hannover, Oktober 1978   H. HUNDESHAGEN

Preface

Nuclear medicine is currently expanding to such an extent that the publication at this time of a handbook on the field appears problematic. The handbook has to include not only a chronological presentation of the progress made in methods and clinical application of diagnostic and therapeutic measures, but also of the long-range procedures that had been introduced and standardized for clinic and private practice and their results. The inherent difficulties in such an endeavor necessitated the revision of individual chapters during production. Also for this reason certain topics are not included here, such as heart and circulation diagnosis in nuclear medicine, the possibilities of applying radiodiagnosis in oncology, as well as the progress in the sector of single-photon emission computed tomography and positron tomography. Work on a supplementary volume dealing with these topics is in process.

The development, standardization, and effectiveness of clinical procedures are treated according to organs, systems of organs, and special areas. Each chapter has been written by an internationally known specialist in the respective subject.

Clearly the trend in nuclear medicine has moved away from the localization and functional diagnosis, initially made separately, through a second phase based on metabolic function and pathophysiology. This development has been made possibly by the technology of instrumentation and the uninterrupted new developments in the radiopharmaceutic branch (see Vol. XV/1 of this handbook). "Functional imaging" is now the catchword, after radioactive materials are applied an image is produced that shows certain metabolic functions to be localized in individual organ regions. Bone scintigraphy is basically the same thing.

With the publication of this volume we are embarking on a third phase of development in nuclear medicine — the 3-dimensional diagnosis of radioactivity in the body by emission computed tomography and the quantitation via positron count of radioactivity that can be determined for metabolic function in localized tissue volumns. This direction will be dealt with in a third volume of the handbook now in the making.

Hannover, October 1978
H. HUNDESHAGEN

Inhaltsverzeichnis — Contents

I. Hirn

A. Hirnszintigraphie. Von U. Zeidler 1

1. Einführung 1
2. Pathophysiologie — Strahlenbelastung — Technik 2
   - 2.1. Pathophysiologie der Radioaktivitätsanreicherung 2
   - 2.1.1. Bei Hirngeschwülsten 2
   - 2.1.2. Bei vaskulären Hirnerkrankungen 3
   - 2.1.3. Bei avaskulären Raumforderungen 4
   - 2.1.4. Bei entzündlichen Hirnerkrankungen 4
   - 2.2. Radionuklide und radioaktive Verbindungen 4
   - 2.2.1. Quecksilber-Verbindungen 4
   - 2.2.2. Technetium-Verbindungen 4
   - 2.2.3. Indium-Verbindungen 5
   - 2.2.4. Gallium-Verbindungen 5
   - 2.2.5. Kobalt-Verbindungen 5
   - 2.2.6. Selenit 5
   - 2.3. Strahlenbelastung des Patienten 5
   - 2.4. Patientenvorbereitung und Untersuchungstechnik 6
   - 2.4.1. Optimale Untersuchungszeit 6
   - 2.4.2 Das normale Hirnszintigramm 7
   - 2.4.3. Artefakte 7
   - 2.4.4. Die Sequenzszintigraphie 8
3. Das pathologische Hirnszintigramm 10
   - 3.1. Bei Hirngeschwülsten 10
   - 3.1.1. Tumoren der Großhirn-Hemisphären 11
   - 3.1.2. Supratentorielle, basisnahe Geschwülste 14
   - 3.1.3. Mittelliniennahe Tumoren und Ventrikel-Tumoren 16
   - 3.1.4. Tumoren des infratentoriellen Raumes 16
   - 3.1.5. Bei Hirntumoren im Kindesalter 18
   - 3.1.6. Szintigraphie in der postoperativen Verlaufskontrolle 20
   - 3.2. Hirnszintigraphie bei vaskulären zerebralen Erkrankungen 22
   - 3.2.1. Szintigraphie bei spontanen Blutungen 22
   - 3.2.1.1. Das epidurale Hämatom 22
   - 3.2.1.2. Das akute und subakute subdurale Hämatom 22
   - 3.2.1.3. Das chronisch-subdurale Hämatom 22
   - 3.2.1.4. Die Subarachnoidalblutung 22
   - 3.2.1.5. Die intrazerebrale Blutung 22
   - 3.2.1.6. Das Aneurysma 24
   - 3.2.1.7. Das arterio-venöse Angiom 24
   - 3.2.2. Szintigraphie bei Hirninfarkten 25

3.3.	Szintigraphie bei entzündlichen Hirnerkrankungen	30
3.3.1.	Meningitis/Enzephalitis	30
3.3.2.	Hirnabszeß und subdurales Empyem	30
3.4.	Szintigraphie bei Schädel-Hirnverletzungen	31
3.5.	Szintigraphie bei Veränderungen der Schädelknochen	31
3.6.	Szintigraphie bei degenerativen Hirnerkrankungen, psychiatrischen Leiden und Systemkrankheiten	32
4. Schlußbetrachtung		33
Literatur		34

B. Zerebrospinale Flüssigkeitsräume. Von E. ZEITLER . . . 51

1. Historisches		51
2. Radionuklide zur Liquorraumdiagnostik		52
2.1.	Apparative Voraussetzungen	55
2.2.	Indikation	55
3. Strahlenbelastung im Rahmen der Radionukliddiagnostik der Liquorräume		56
4. Technik der Myeloszintigraphie		57
5. Technik der Zisternographie		59
6. Technik der zerebralen Ventrikulographie		62
7. Komplikationen nach intrathekaler Applikation verschiedener Radionuklide		63
8. Punktionslochdrainage und Periduralraumdarstellung		65
9. Ergebnisse liquordynamischer Untersuchungen (Ausbreitung und Resorption)		66
10. Kombinierte Untersuchungstaktik		68
11. Spinalkanal		69
11.1.	Intraspinale Tumoren	69
11.2.	Arachnoiditis spinalis und cisternalis	72
11.3.	Traumatischer zervikaler Plexusausriß	72
11.4.	Zervikale Myelopathie und zervikaler Diskusprolaps	75
11.5.	Lumbaler Diskusprolaps	76
11.6.	Spinale Mißbildungen	79
11.7.	Möglichkeiten und Grenzen der diagnostischen Aussage	80
12. Intrakranielle Liquordynamik		81
12.1.	Rhino- und Oto-Liquorrhoe	81
12.2.	Tumorbedingte Störung der intrakraniellen Liquordynamik	85
12.3.	Hydrocephalus communicans	88
12.4.	Postoperative Befunde und Mißbildungen	89
13. Wertigkeit der subarachnoidalen Radionukliddiagnostik im Vergleich zu anderen Untersuchungsverfahren		90
Literatur		92

II. Speicheldrüsenfunktions- und Lokalisationsdiagnostik mit Radionukliden. Von W. BÖRNER . . . 99

1. Physiologie		99
1.1.	Jodid	99
1.2.	Pertechnetat	100
1.3.	Stimulation und Suppression durch Pharmaka	102
2. ^{99m}Tc-Pertechnetat in der morphologischen und funktionellen Diagnostik der Kopfspeicheldrüsen		102
2.1.	Geschichtliches	102
2.2.	Physikalische Eigenschaften und Strahlenbelastung	103
2.3.	Technik der Speicheldrüsen-Diagnostik mit ^{99m}TcO$_4^-$	103

2.3.1.	Methodische Vorbemerkungen	103
2.3.2.	Untersuchungs-Technik	106
2.3.2.1.	Scanner-Szintigraphie	106
2.3.2.2.	Kamera-Szintigraphie	106
2.3.2.3.	Kombinierte Anwendung von Scanner- und Kamera-Szintigraphie	107
2.3.2.4.	Registrierung einer Funktionskurve über der Gesamtdrüse bzw. Uptake-Messung	107
2.3.2.5.	Funktionsszintigraphie (Ableitung der Funktionskurven von „Regions of Interest" aus Sequenzszintigrammen)	108
2.4.	Klinische Anwendung der Speicheldrüsendiagnostik mit $^{99m}TcO_4^-$	108
2.4.1.	Zuordnung von $^{99m}TcO_4^-$-speicherndem Gewebe im Bereich der Kopfspeicheldrüsen	108
2.4.2.	Nachweis von Strahlenschäden	109
2.4.3.	Akute Sialadenitis	109
2.4.4.	Chronische Sialadenitis	109
2.4.5.	Sialolithiasis	111
2.4.6.	Tumoren	112
Literatur		112

III. Schilddrüse — Thyroid Gland . . . 117

A. In vivo Thyroid Function Tests and Thyroid Imaging. By W.R. GREIG and H. W. GRAY . . . 117

1. Introduction . . . 117

2. Thyroid Development, Physiology, and Iodine Cycle . . . 118
2.1.	Thyroid Development	118
2.2.	Thyroid Physiology and the Iodine Cycle	118
2.3.	Physiology of Pertechnetate	120
2.4.	Thyroid Model Theory	120

3. Technical Considerations . . . 123
3.1.	Choice of Radionuclides for Thyroid Investigation in vivo	123
3.1.1.	Iodine-131	123
3.1.2.	Iodine-132	124
3.1.3.	Iodine-125	124
3.1.4.	Iodine-123	124
3.1.5.	^{99m}Tc-Pertechnetate	125
3.2.	Quantitation of Thyroid Radioactivity	125
3.2.1.	Physical Factors	125
3.2.2.	Anatomical Factors	125
3.2.3.	Physiologic Factors	126
3.2.3.1.	Extrathyroidal Neck Radioactivity	126
3.2.3.2.	Arteriovenous Difference	126
3.2.4.	Instrumentation	126

4. In vivo Tests of Thyroid Function . . . 127
4.1.	Thyroidal Iodide Transport	127
4.1.1.	Thyroid Uptake of Radioiodine	127
4.1.2.	Procedures	127
4.1.3.	Factors Affecting Thyroid Uptake Studies	127
4.1.3.1.	Variations in Iodide Intake	128
4.1.3.2.	Drugs	128
4.1.4.	Applications	128
4.1.5.	Thyroid Uptake of ^{99m}Tc-Pertechnetate	129
4.1.6.	Thyroid Physiology of ^{99m}Tc	129
4.1.7.	Procedure	130
4.1.7.1.	Single-Fixed Detector	130
4.1.7.2.	Moving Detector	131
4.1.7.3.	Scintillation Camera	131
4.1.8.	Clinical Use	131

4.2.	Detection of Iodide Organification Disorders	133
4.2.1.	Procedure—Materials and Method	134
4.2.1.1.	Preparation of Sodium Perchlorate for Injection	134
4.2.1.2.	Collimation	134
4.2.1.3.	Methodology	134
4.2.2.	Interpretation	135
4.2.3.	Clinical Application	135
4.3.	Plasma Inorganic Iodide	137
4.4.	Monoiodotyrosine Test	137
4.5.	Protein-Bound Iodine-131 Test	137
5.	**Thyroid Imaging**	137
5.1.	General Considerations	138
5.2.	Screening for Thyroid Cancer	139
5.2.1.	The Single Nodule	139
5.2.2.	The Multinodular Gland	142
5.2.3.	Firm or Hard Area in Thyroid	142
5.3.	The Thyrotoxic Patient with Nodular Goiter	143
5.4.	Ectopic Thyroid Tissue	145
5.5.	Functional Metastases from Thyroid Carcinoma	146
References		148

B. „In Vitro"-Diagnostik. Von R. HÖFER, H. FRITZSCHE . . . 155

1. Einleitung . . . 155
2. Bestimmung des nicht an Protein gebundenen Trijodthyronins und Thyroxins im Serum . . . 155
3. Bestimmung von Trijodthyronin und Thyroxin im Harn . . . 156
4. Bestimmung des Gesamtthyroxins und Gesamttrijodthyronins . . . 157
5. Indirekte Bestimmung der freien, nicht proteingebundenen Serumhormonfraktion . . . 159
6. Die Bestimmung von Thyroxin-binding-Globulin im Serum . . . 159
7. Die Bestimmung des Thyroid-Stimulating-Hormons im Serum . . . 160
Literatur . . . 161

C. 131-J-Therapie (a–c). Present Status of Radioiodine Treatment of Hyperthyroidism. By D. BECKER . . . 163

Conclusion . . . 172
References . . . 172

The Radioiodine Treatment of Thyroid Cancer. By D. BECKER . . . 175

1. Introduction . . . 175
2. Pathology and Natural History of Thyroid Cancer . . . 175
3. Strategy of Therapy . . . 177
4. Measurement . . . 178
5. Radioiodine Dose Strategy . . . 180
6. Initial Tumor Therapy . . . 180
7. Conclusion . . . 182
References . . . 183

IV. Nuklearmedizinische in vitro-Diagnostik. Von W. FINK . . . 185

1. Einleitung . . . 185

2. Die kompetitiven Radioassays 186
  2.1. Allgemeine Prinzipien 186
  2.2. Radioimmunassay (RIA) 187
  2.2.1. Einführung 187
  2.2.2. Reaktionsbedingungen, Reaktionskinetik und Standardkurve 188
  2.2.3. Antiserum 190
  2.2.4. Der markierte Ligand 193
  2.2.5. Trennung der gebundenen von der freien Aktivität 194
  2.2.6. Richtigkeit, Empfindlichkeit, Präzision 195
  2.3. Kompetitiver Proteinbindungsassay 197
  2.4. Radioenzymassay 199

3. Radioreagenzanalyse 201
  3.1. Allgemeines Prinzip 201
  3.2. Radioreagenzanalyse mit markierten Antikörpern immunradiometrischer Assay (IRMA) . . . 201
  3.2.1. IRMA mit Abtrennung des überschüssigen Antikörpers durch Zweitinkubation mit Immunoadsorbentien 201
  3.2.2. IRMA mit 2 Antikörpern: unlöslich gebundenen nicht markierten und löslichen markierten (two-sites-Verfahren) 203
  3.3. Weitere Verfahren nach dem Radioreagenzprinzip 203

4. Derivatanalyse und Doppelisotopenverdünnungsanalyse 204
Literatur 204

V. Endokrinologie. Von B. Delaloye und A. Bischof-Delaloye 209

1. Nebenschilddrüsen 209
  1.1. Untersuchungsmethoden 209
  1.1.1. Tracers 209
  1.1.2. Detektoren 210
  1.1.3. Dosimetrie 210
  1.2. Klinische Ergebnisse 210
  1.3. Kritische Betrachtung der nuklearmedizinischen Untersuchung im Vergleich zu anderen Untersuchungsmöglichkeiten 212

2. Nebennieren 212
  2.1. Szintigraphische Untersuchungsmethoden 212
  2.1.1. Tracer 212
  2.1.2. Detektoren 213
  2.1.3. Dosimetrie 213
  2.2. Klinische Ergebnisse 213
  2.3. Kritische Betrachtung der nuklearmedizinischen Untersuchung im Vergleich zu anderen Untersuchungsmöglichkeiten 214

3. Endokrines Pankreas 214
  3.1. Insulin 214
  3.1.1. Bestimmungsmethode 214
  3.1.2. Klinische Anwendung 215
  3.2. Glukagon 216
  3.2.1. Klinische Anwendung 216

4. Steroide 216
  4.1. Nebennierenrinde 216
  4.2. Keimdrüsen 217

5. Hypophysenhormone 218

6. Plazentares Laktogen (HPL) 218
Literatur 219

VI. Lunge

A. Perfusions- und Inhalationsszintigraphie mit Partikeln. Von K. Hennig und P. Woller 223

1. Geschichtliches 224
2. Prinzip 225
3. Nuklearpharmaka 226
   - 3.1. Nuklearpharmaka zur Perfusions-Lungenszintigraphie 226
   - 3.1.1. ^{131}J-Albumin-Makroaggregate 226
   - 3.1.2. ^{99m}Tc- und ^{113m}In-Albumin-Makroaggregate 228
   - 3.1.3. ^{99m}Tc- und ^{113m}In-Eisenhydroxid-Partikel 229
   - 3.1.4. ^{99m}Tc- und ^{113m}-In-Albumin-Mikrosphären 229
   - 3.2. Nuklearpharmaka zur Ventilations-Lungenszintigraphie 230
4. Untersuchungstechnik 231
5. Das Lungenszintigramm bei normaler Perfusion und Ventilation 223
6. Ursachen für Partikelfixationsstörungen 234
7. Auswertung des Lungenszintigramms 236
8. Untersuchungsergebnisse bei pulmonalen und extrapulmonalen Erkrankungen . . . 237
   - 8.1. Gefäßsystem 238
   - 8.1.1. Lungenembolie 238
   - 8.1.2. Lungenödem 240
   - 8.1.3. Pulmonale Hypertonie 240
   - 8.1.4. Hypoplasie und Aplasie der Arteria pulmonalis 241
   - 8.1.5. Takayasu-Arteriitis 241
   - 8.2. Chronisch obstruktive Lungenerkrankungen 242
   - 8.3. Bronchialkarzinom und andere Geschwülste 245
   - 8.4. Lungenparenchym 247
   - 8.4.1. Pneumonie, Tuberkulose 247
   - 8.4.2. Pneumokoniosen 248
   - 8.4.3. Lungensarkoidose (Morbus Boeck) 249
   - 8.5. Pleuraerguß 250
   - 8.6. Herzerkrankungen 250
9. Risiken, Nebenwirkungen, Zwischenfälle, Strahlenbelastung 250

Literatur 254

B. Untersuchungen zu Lungen-Perfusion und -Ventilation mit radioaktiven Edelgasen. Von M. Ramos und H. Rösler 265

1. Einleitung, Historischer Überblick 265
2. Regionale Lungenfunktion: Physiologische Grundlagen 266
   - 2.1. Perfusion 266
   - 2.2. Lungenvolumina 267
   - 2.3. Ventilation 268
   - 2.4. Verschlußvolumen 270
   - 2.5. Ventilations-/Perfusions-Quotient 271
3. Radiopharmakologie der radioaktiven Gase 271
   - 3.1. Physikalische Eigenschaften 271
   - 3.2. Strahlenbelastung 274
4. Untersuchungstechnik 274
   - 4.1. Radiospirometrie 274
   - 4.1.1. Stationäre Detektoren 274

4.1.2.	Bewegliche Detektoren	277
3.1.3.	Gammakamera	277
4.2.	Perfusions- und Exhalations-Studien nach i.v. Injektion von gelöstem ^{133}Xe	279
4.3.	Methoden der quantitativen Auswertung	281
4.3.1.	Ventilationsindex	281
4.3.2.	Perfusionsindex	282
4.3.3.	Ventilations-/Perfusions-Quotient	283
4.3.4.	^{133}Xe-Einwaschkurven	284
4.3.5.	^{133}Xe-Auswaschkurven	284
4.3.6.	Regionale Lungenvolumina	286
4.4.	Normalwerte. Vergleich mit Ergebnissen anderer Methoden der Spirometrie. Reproduzierbarkeit radiospirometrischer Befunde	287

5. Klinik . . . 292

5.1.	Indikationen für Lungenuntersuchungen mit radioaktiven Gasen	292
5.2.	Spezielle Klinik	293
5.2.1.	Restriktives Syndrom	296
5.2.2.	Obstruktives Syndrom	297
5.2.2.1.	Asthma bronchiale	297
5.2.2.2.	Chronische Bronchitis	299
5.2.2.3.	Emphysem	300
5.2.2.4.	Andere obstruktive Lungenerkrankungen	301
5.2.3.	Vermehrte Totraumventilation	303
5.2.3.1.	Lungenembolie	303
5.2.3.2.	Agenesie von Lungenarterien	307
5.2.3.3.	Andere Erkrankungen mit vermehrter Totraumventilation	309
5.2.4.	Vermehrte Lungendurchblutung, pulmonal-arterielle Hypertonie, Lungenstauung, Kardiopathien	312
5.2.5.	Vermehrte venöse Zumischung	314
5.2.6.	Bronchialkarzinom	314
5.2.6.1.	Frühdiagnose des Bronchialkarzinoms mit der Lungenszintigraphie: Vorbemerkungen	314
5.2.6.2.	Szintigraphische Diagnose des Bronchialkarzinoms	317
5.2.6.3.	Szintigraphische Stadieneinteilung des Bronchialkarzinoms	319
5.2.6.4.	Präoperative Lungenfunktion	325
5.2.6.5.	Kontrolle nach Therapie	328
Literatur		329

C. Das Mediastinum. Von U. Feine . . . 335

1. Einleitung . . . 335

2. Nicht neoplastische Mediastinalveränderungen . . . 336

2.1.	Entzündliche Veränderungen	336
2.2.	Kardiovaskuläre Mediastinalverbreiterungen	336
2.3.	Zwerchfellücken und -hernien	340

3. Neubildung im Bereich des Mediastinums . . . 341

3.1.	Die Struma endothoracica und substernalis	341
3.2.	Unspezifische Tumordarstellung	345
Literatur		350

VII. Hämatologie

A. Das erythrozytäre System. Von R. Montz . . . 353

1. Diagnostik . . . 353

1.1.	Blutvolumina	353
1.1.1.	Methodische Erörterungen	353
1.1.2.	Normalwerte	354

1.2.	Eisenstoffwechsel	355
1.2.1.	Intestinale Eisenresorption	355
1.2.1.1.	Einflußfaktoren	335
1.2.1.2.	Methodische Erörterungen	357
1.2.1.3.	Normalwerte	358
1.2.1.4.	Differenzierung des Eisenmangels	358
1.2.2.	Eisenausscheidung, Blutverlust	361
1.2.2.1.	Methodische Erörterungen	361
1.2.2.2.	Normalwerte	361
1.2.3.	Serumkonzentrationen von Transferrin, Ferritin und Erythropoetin	362
1.2.3.1.	Transferrin, Eisenbindungskapazität des Serums	362
1.2.3.2.	Ferritin	363
1.2.3.3.	Erythropoetin	364
1.2.4.	Plasmaeisenumsatz	364
1.2.4.1.	Methodische Erörterungen	364
1.2.4.2.	Einflußfaktoren	364
1.2.4.3.	Organfunktionskurven	365
1.2.4.4.	Normalwerte, Deutung pathologischer Werte	366
1.2.5.	Depoteisenumsatz	366
1.2.5.1.	Organfunktionskurven	366
1.2.5.2.	Methodisch-kinetische Erörterungen	367
1.2.6.	Eisenumsatz zur Erythropoese	368
1.2.6.1.	Bestimmung aus der ^{59}Fe-Ferro-Kinetik, Einflußfaktoren	368
1.2.6.2.	Methodisch-kinetische Erörterungen	369
1.2.6.3.	Normalwerte	372
1.2.7.	Topographische Verteilung des erythropoetischen Systems	372
1.2.7.1.	Einflußfaktoren	373
1.2.7.2.	Methodische Erörterungen	376
1.2.7.3.	Normale Knochenmarkverteilung im Skelett	377
1.3.	Hämolyse	378
1.3.1.	Arten und Orte der Hämolyse, Einflußfaktoren	378
1.3.2.	Methodische Erörterungen	378
1.3.2.1.	^{51}Cr- und DF^{32}P-Markierung der Erythrozyten	379
1.3.2.2.	^{59}Fe-Markierung der Hämoglobin-Synthese	380
1.3.2.3.	^{14}C- oder ^{15}N-Glycin-Markierung der Hämoglobin-Synthese	380
1.3.3.	Normalwerte	382
1.4.	Vorausschätzung des Splenektomieerfolges	382
1.4.1.	Hämolytischer Ikterus	382
1.4.2.	Hypersplenie-Syndrom, myeloproliferative Prozesse	382
1.5.	Empfohlene Methoden, Indikationen	384
1.5.1.	Blutvolumina	384
1.5.1.1.	Methoden	384
1.5.1.2.	Indikationen	384
1.5.2.	Intestinale Eisenresorption	384
1.5.2.1.	Methoden	384
1.5.2.2.	Indikationen	385
1.5.3.	Blutverlust	385
1.5.3.1.	Methoden	385
1.5.3.2.	Indikationen	386
1.5.4.	Eisenbindungskapazität des Serums	386
1.5.4.1.	Methoden	386
1.5.4.2.	Indikationen	386
1.5.5.	Ferritinkonzentration im Serum, Radioimmunoassay (RIA)	387
1.5.5.1.	Methode	387
1.5.5.2.	Indikation	387
1.5.6.	^{59}Fe-Ferrokinetik	387
1.5.6.1.	Methoden	387
1.5.6.2.	Indikationen	389
1.5.6.3.	Differenzierung von Blutkrankheiten	390
1.5.7.	Darstellung der Knochenmarkverteilung im Skelett	391

1.5.7.1.	Methoden	391
1.5.7.2.	Indikationen	392
1.5.8.	^{51}Cr-Erythrozyten-Kinetik	392
1.5.8.1.	Methoden	392
1.5.8.2.	Indikationen	394
1.5.9.	Kombinierte ^{59}Fe-Ferro-/^{51}Cr-Erythrozyten-Kinetik	394
1.5.9.1.	Methoden	394
1.5.9.2.	Indikation	395

2. Therapie mit ^{32}Phosphor . . . 395

2.	Kinetik und Strahlenbiologie des ^{32}Phosphor	395
2.2.	Behandlung der Polycythaemia rubra vera mit ^{32}P	397
2.2.1.	Charakteristik der Polycythaemia rubra vera und Diagnostik	397
2.2.2.	Behandlungsziel	398
2.2.3.	^{32}P-Dosierung	398
2.2.4.	Verlaufskontrollen	399
2.2.5.	Spätkomplikationen	399
2.3.	^{32}P-Therapie der chronisch-myeloischen Leukämie (CML) und der chronisch-lymphatischen Leukämie (CLL)	400

3. Strahlenbelastung . . . 402
Literatur . . . 402

B. Leukozytäres System-Knochenmark. Von F. Ritzl . . . 413

1. Einleitung . . . 413

2. Das leukozytäre System . . . 413

2.1.	Struktur und Funktionen der neutrophilen Granulozyten	413
2.1.1.	Wanderung der Granulozyten	414
2.1.1.1.	Chemotaxis	415
2.1.1.2.	Phagozytose	416
2.1.2.	Kinetik der Granulopoese	416
2.1.2.1.	Stammzellen	417
2.1.2.2.	Messung der DNA-Syntheserate	417
2.1.2.3.	Reifungsdauer in der Granulopoese	418
2.1.2.4.	Regulation der Produktion und Ausschüttung	418
2.1.2.5.	Kontrolle der Granulopoese	421
2.1.3.	Lebensdauer und Schicksal der Granulozyten	423
2.1.4.	Eosinophile und basophile Granulozyten	423
2.2.	Lymphozyten in ihrer Heterogenität	423
2.2.1.	Struktur und Lebensdauer der Lymphozyten	424
2.2.2.	Zirkulation, Wanderung und Verteilung der Lymphozyten im Körper	424
2.2.3.	Thymozyten	425
2.2.3.1.	Lymphopoese	425
2.2.3.2.	Wanderung und Verteilung	426
2.2.4.	Lymphozyten des Knochenmarks	426
2.2.4.1.	Struktur	427
2.2.4.2.	Produktion und Wanderung	427
2.2.5.	Lymphozyten der Lymphknoten und der Milz	428
2.2.6.	Die Lymphozytentransformation	428

3. Das Knochenmark . . . 429

3.1.	Das proliferative Kompartiment der Granulopoese	430
3.1.1.	Die Stammzelle	432
3.1.2.	Kleine und große Myelozyten	432
3.2.	Die nicht proliferierenden Kompartimente der Granulopoese	432

4. Markierungs- und Analysentechnik . . . 433

4.1.	Markierung des leukozytären Systems	433
4.1.1.	Die Messung der Granulopoese mit tritiummarkiertem Thymidin	433

4.1.1.1.	Die Suizidtechnik	434
4.1.1.2.	Die Messung des Zellzyklus und seiner Phasen mit Hilfe von ^{3}H-Thymidin	435
4.1.2.	Die Messung des Granulozytenumsatzes im peripheren Blut	435
4.1.2.1.	Diisopropyl-Fluorophosphat-Markierung der Granulozyten	435
4.1.2.2.	In vivo-Markierung der Knochenmarks- und Blutgranulozyten mit Diisopropyl-Fluorophosphat	436
4.1.3.	51-Chrommarkierung von Leukozyten	436
4.1.4.	Die Markierung menschlicher Blutphagozyten mit 99m-Tc-Schwefelkolloid	437
4.2.	Markierung und Szintigraphie des Knochenmarks	437
4.2.1.	Die Knochenmarkszintigraphie mit radioaktiv markierten Kolloiden	438
4.2.2.	Die Markierung des erythropoetischen Systems	438

Literatur 439

C. Thrombozytäres System. Von P. MARISS . . . 449

1. Einleitung . . . 449

2. Methodik . . . 450

    2.1. Megakaryozyten . . . 450
    2.2. Thrombozyten . . . 450
    2.2.1. In vivo-Markierung . . . 451
    2.2.2. In vitro-Markierung . . . 451

3. Thrombozytenkinetik bei Normalpersonen . . . 453

    3.1. Thrombozytenlebensdauer . . . 453
    3.2. Recovery . . . 453
    3.3. Thrombozytenumsatz . . . 456
    3.4. Bestimmung des Abbauortes . . . 456

4. Erniedrige Thrombozyten-Produktion . . . 457

5. Gesteigerter Thrombozytenabbau . . . 458

    5.1. Immunologische Ursachen . . . 458
    5.2. Konsumptive Ursachen . . . 460

6. Thrombozytenverteilungsstörungen . . . 462

7. Gesteigerte Thrombozytenproduktion . . . 462

8. Thrombopoietin . . . 463

9. Thrombozytenkinetik und Indikation zur Splenektomie . . . 463

10. Kombinierte Störungen . . . 464

Literatur . . . 465

D. Nachweis von Thrombenbildung. Von M. FRIEDRICH . . . 471

1. Einleitung . . . 471

2. Thrombosenachweis mit Radiofibrinogen . . . 472

    2.1. Der Radiofibrinogen-Aufnahmetest . . . 472
    2.1.1. Historisches . . . 472
    2.1.2. Untersuchungstechnik . . . 472
    2.1.3. Ergebnisse . . . 472
    2.1.4. Wert des Tests in Klinik und Forschung . . . 473
    2.2. Thromboszintigraphie mit Radiofibrinogen . . . 474

3. Thrombosenachweis mit radioaktiv markierten Fibrinolytika . . . 474

4. Thrombosenachweis mit radioaktiv markierten Fibrin(ogen)-Antikörpern . . . 475

5. Thrombosenachweis mit radioaktiv markierten Blutzellen und Eiweißpartikeln . . . 476

Literatur . . . 477

VIII. Lymphsystem. Von K. zum Winkel und H. Emde . . . 485

1. Einführung . . . 485

2. Physiologie und Pathophysiologie . . . 486

3. Radiopharmakologie . . . 487
- 3.1. Kinetik . . . 487
- 3.2. Strahlenbelastung . . . 488
- 3.3. Lokale Reaktionen . . . 489

4. Technik . . . 489
- 4.1. Lymphtransport . . . 489
- 4.2. Lymphoszintigraphie . . . 489

5. Funktionsuntersuchungen . . . 491
- 5.1. Tierexperimentelle Grundlagen . . . 491
- 5.2. Gesundes Lymphsystem . . . 492
- 5.3. Pathologischer Lymphfluß . . . 493

6. Szintigraphie mit negativem Kontrast . . . 493
- 6.1. Gesundes Lymphsystem . . . 493
- 6.2. Entzündungen . . . 495
- 6.3. Lymphödem . . . 495
- 6.4. Kontralateraler Lymphabfluß . . . 495
- 6.5. Metastasen solider Tumoren . . . 496
- 6.6. Systemerkrankungen . . . 496
- 6.7. Einfluß von therapeutischen Maßnahmen . . . 497
- 6.7.1. Zustand nach Lymphadenektomie . . . 497
- 6.7.2. Zustand nach Strahlentherapie . . . 497
- 6.7.3. Regenerationen . . . 498
- 6.8. Vergleich mit anderen diagnostischen Verfahren . . . 498

7. Szintigraphie mit positivem Kontrast . . . 500
- 7.1. Entzündungen . . . 500
- 7.2. Metastasen solider Tumoren . . . 500
- 7.3. Systemerkrankungen . . . 500
- 7.4. Einfluß von therapeutischen Maßnahmen . . . 502

8. Indikationen . . . 503
- 8.1. Vor- und Nachteile . . . 503
- 8.2. Klinische Konsequenzen . . . 504

Literatur . . . 505

IX. Nephrologie und Urologie. Von H.W. Pabst und G. Hör . . . 509

1. Radioisotopennephrographie (RIN) . . . 510
- 1.1. Physiologische Grundlagen . . . 510
- 1.2. Hippurankinetik . . . 511
- 1.3. Das normale Radioisotopennephrogramm . . . 512
- 1.3.1. Endogene Einflußfaktoren . . . 513
- 1.3.1.1. Tiefenlage der Nieren . . . 514
- 1.3.2. Exogene Einflußfaktoren . . . 515
- 1.4. Pathophysiologische Grundlagen: Das RIN im Experiment . . . 515
- 1.4.1. Das RIN bei durchblutungsgedrosselter Niere . . . 516
- 1.4.2. Das RIN bei abflußgedrosselter Niere . . . 517
- 1.5. Die pathologischen Grundtypen des RIN . . . 518
- 1.6. Radiopharmazeutika . . . 519
- 1.6.1. Ortho-^{131}J-Hippursäure (^{131}J-Hippuran, OIH) . . . 519

1.6.2.	Glomerulär filtrierte Radiopharmazeutika	520
1.7.	Vorbereitung des Patienten und Meßanordnung	520
1.8.	Auswertung des RIN	520
1.8.1.	Computerunterstützte Auswerteverfahren	521
1.9.	Klinische Anwendung der Radioisotopennephrographie	521
1.9.1.	Nephro-urologische Notfallsituation	521
1.9.1.1.	Kolik	522
1.9.1.2.	Akutes Nierenversagen	522
1.9.2.	Stumme Niere	523
1.9.3.	Harnstauungsnieren	524
1.9.4.	Urogenitaltuberkulose	525
1.9.5.	Nierentransplantation	526
1.9.5.1.	Tubulusnekrose	526
1.9.5.2.	Akute Abstoßungskrise	526
1.9.5.3.	Chronische Abstoßung	527
1.9.5.4.	Nierenarterienthrombose, -verschluß	528
1.9.5.5.	Ureterobstruktion	528
1.9.6.	Chronische Pyelonephritis	528
1.9.7.	Nephroptosen und andere lageabhängige Funktions- und Harnabflußstörungen	528
1.9.8.	Hypertonie	529
1.9.8.1.	Essentieller Hypertonus	529
1.9.8.2.	Renovaskuläre Hypertonie	529
1.9.9.	RIN in Gynäkologie und Geburtshilfe	534
1.9.9.1.	Genitalkarzinome	535
1.9.10.	RIN in der pädiatrischen Nephrologie und Urologie	535
1.9.10.1.	Treffsicherheit	536
1.10.	Strahlenbelastung	536

2. Scannerszintigraphie der Nieren . . . 538

2.1.	Radiopharmazeutika	539
2.2.	Technische Durchführung der Scannerszintigraphie mit tubulär gestapelten Radiopharmazeutika	539
2.3.	Technische Durchführung der Angioszintigraphie	539
2.4.	Klinische Anwendung der Scannerszintigraphie	540
2.4.1.	Lokalisation der Nieren	540
2.4.2.	Nierenmißbildungen	541
2.4.3.	Intrarenal-raumfordernde Prozesse	543
2.4.3.1.	Gefäßreiche Tumoren	544
2.4.3.2.	Gefäßarme Tumoren	545
2.4.4.	Nierentrauma	545
2.4.5.	Niereninsuffizienz	546
2.4.6.	Chronisch-entzündliche Nierenkrankheiten	547
2.4.7.	Schrumpfnieren	549
2.4.8.	Transplantatnieren	549
2.4.8.1.	Akute Abstoßungsreaktion	550
2.4.8.2.	Hyperakute Abstoßung	550
2.4.8.3.	Postrenale Abflußhindernisse	550
2.4.8.4.	Harnfistel	551
2.4.8.5.	Vaskuläre Komplikationen	551
2.4.9.	Hypertonie	552
2.4.9.1.	Essentielle Hypertonie	552
2.4.9.2.	Nephrogene Hypertonie	552
2.4.10.	Strahlennephropathie	553
2.4.11.	Urogenitaltuberkulose	553
2.5.	Klinische Anwendung der Angioszintigraphie der Nieren	554
2.6.	Nierenszintigraphie im Kindesalter	557
2.6.1.	Mißbildungen des Urogenitaltraktes	557
2.6.2.	Intraabdominal raumfordernde Prozesse	559
2.6.3.	Hypertonie	559

3. Restharnbestimmung . . . 559

4.	^{131}J-OIH-Harnexkretionstest	561
5.	**Nierendiagnostik mit Szintillationskamera und nachgeschaltetem elektronischen Datenverarbeitungssystem**	562
5.1.	Prärenale Kinetik	562
5.2.	Intra- und postrenale Kinetik	563
5.3.	Bemerkungen zu Physiologie und Pathophysiologie	564
5.4.	Radiopharmazeutika	565
5.4.1.	^{131}J-Hippuran	565
5.4.2.	^{123}J-Hippuran	565
5.4.3.	^{99m}Tc-Komplexe	568
5.5.	Technische Durchführung	568
5.5.1.	Aufnahme- und Auswertesystem	568
5.5.2.	Sequenz- und Funktionsszintigraphie	568
5.5.3.	Radionuklid-Aorto-Angiographie (RAAG) (^{99m}Tc-Perfusionsserienszintigraphie (PSS))	569
5.5.4.	Computerauswertung renaler Funktions- und Sequenzszintigramme	569
5.5.4.1.	Hardware	569
5.5.4.2.	Software	569
5.5.4.3.	Kompartimentanalyse von Szintillationskamera-Nephrogrammen	570
5.5.4.4.	Clearancebestimmung an Gammakamera und Auswertesystem in Anlehnung an OBERHAUSEN	573
5.6.	Störfaktoren bei der Beurteilung von Sequenzszintigrammen	577
5.7.	Klinische Anwendung	579
5.7.1.	Nephro-urologische Notfallsituationen	580
5.7.1.1.	Prärenale Ursachen	580
5.7.1.2.	Intrarenale Ursachen	580
5.7.1.3.	Postrenale Ursachen	581
5.7.1.4.	Kolik und Hämaturie	582
5.7.1.5.	Sog. stumme Niere	582
5.7.1.6.	Nierentrauma	583
5.7.1.7.	Chirurgische und internistische Komplikationen nach Nierentransplantation	583
5.7.1.7.1.	Akute tubuläre Nekrose	585
5.7.1.7.2.	Akute Abstoßungsreaktion	592
5.7.1.7.3.	Chronische Abstoßungsreaktion	592
5.7.2.	Harnstauungsnieren	592
5.7.3.	Intrarenal- raumfordernde Prozesse	595
5.7.3.1.	Gefäßreiche Tumoren	596
5.7.3.2.	Gefäßarme Tumoren	598
5.7.3.3.	Nierenzysten	598
5.7.3.4.	Zystennieren	598
5.7.4.	Urogenitaltuberkulose	598
5.7.5.	Chronisch-entzündliche Nierenkrankheiten	599
5.7.6.	Chronische Niereninsuffizienz	601
5.7.7.	Hypertonie	601
5.7.8.	Nephroptosen	606
5.7.9.	Refluxprüfung	606
5.8.	Nierendiagnostik mit der Szintillationskamera im Kindesalter	606
5.8.1.	Radiopharmazeutika	607
5.8.2.	Technik der Radionuklid-Aorto-Angiographie	607
5.8.3.	Sequenz- und Funktionsszintigraphie mit ^{131}J-Hippuran	607
5.8.4.	Klinische Anwendung	608
5.8.4.1.	Dysplasien des Urogenitaltraktes	608
5.8.4.2.	Tumoren	608
5.8.4.3.	Akute und chronisch-entzündliche Nephro-Uropathien	608
5.8.4.4.	Nephro-urologische Notfalldiagnostik	609
5.8.4.5.	Harnstauungsnieren	609
5.8.4.6.	Vaskuläre Nierenerkrankungen	610
5.8.4.7.	Refluxprüfung mit Radiopharmazeutika	611
5.8.4.7.1.	Antegrade Radionuklidzystographie	613
	Technik	613
5.8.4.7.2.	Retrograde Radionuklidzystographie	613
	Technik	613
5.8.5.	Strahlenexposition	615

Inhaltsverzeichnis — Contents

6. Clearancebestimmungen mit vorwiegend renal eliminierten Radiopharmazeutika 615
- 6.1. Physiologische Grundlagen 617
- 6.1.1. Definition des Clearancebegriffes 617
- 6.1.2. Glomeruläre Filtrationsrate (GFR) 619
- 6.1.3. Renaler Plasmafluß (RPF) 619
- 6.1.4. Filtrationsfraktion (FF) 620
- 6.2. Slope-Clearance-Technik 620
- 6.2.1. Methodenprinzip 620
- 6.2.1.1. Kompartimentanalyse 621
- 6.2.1.1.1. Einkompartimentmodell 621
- 6.2.1.1.2. Zweikompartimentmodell 622
- 6.2.2. Radiopharmazeutika 623
- 6.2.2.1. Vorwiegend tubulär sezernierte Radiopharmazeutika 623
- 6.2.2.1.1. Radioaktiv markierte para-Aminohippursäure (PAH) 624
- 6.2.2.2. Vorwiegend glomerulär filtrierte Radiopharmazeutika 624
- 6.2.2.2.1. Radioaktiv markierte Röntgenkontrastmittel 624
- 6.2.2.2.2. Radioaktiv markierte Chelate 625
- 6.2.2.3. ^{14}C-Hydroximethyl-Inulin 628
- 6.3. Bestimmung der Clearance nach dem klassischen Prinzip 628
- 6.4. Durchführung der Gesamtnieren-Clearancebestimmung in Doppelradionuklidtechnik . . . 629
- 6.4.1. Simultane Doppelradionuklid-Clearancebestimmung in der slope-Technik 629
- 6.4.2. Simultane Doppelradionuklid-Clearance-Technik am teilabgeschirmten Ganzkörpermeßstand 631
- 6.5. Bestimmung der seitengetrennten Clearance 632
- 6.5.1. Verfahren nach TAPLIN 632
- 6.5.2. Verfahren nach OBERHAUSEN und ROHMAN 633
- 6.5.3. Verfahren nach Kompartiment-Analysen von Szintillations-Kamera-Nephrogrammen . . . 635
- 6.6. Vergleich der Clearanceergebnisse von nuklearmedizinischen und nicht nuklearmedizinischen Verfahren 635
- 6.6.1. ERPF 636
- 6.6.2. GFR 636
- 6.7. Klinische Anwendung der Gesamtnieren-Clearancebestimmung mit renal eliminierten Radiopharmazeutika 636
- 6.7.1. Diabetes mellitus 640
- 6.7.2. Hypertonie 642
- 6.7.3. Nierenparenchymerkrankungen 642
- 6.7.4. Urogenitaltuberkulose 643
- 6.7.5. Gestosen 644
- 6.7.6. Renale Beteiligung bei primär extrarenalen Erkrankungen 644
- 6.7.7. Clearanceuntersuchungen im Kindesalter 644
- 6.8. Klinische Anwendung der seitengetrennten Clearancebestimmung mit Radiopharmazeutika . 645
- 6.8.1. Harnabflußstörungen und Harnstauungsnieren 646
- 6.8.2. Pyelonephritische Schrumpfnieren 646
- 6.8.3. Hypertonie 646
- 6.8.4. Funktionsvergleich der Einzelnieren vor und nach Operationen 647
- 6.8.5. Urogenitaltuberkulose 649
- 6.8.6. Nierentransplantation 649
- 6.8.7. Kinderurologie 650
- 6.9. Strahlenbelastung bei Clearanceuntersuchungen mit Radiopharmazeutika 650
- 6.9.1. Strahlenexposition des Personals bei Verwendung von ^{99m}Tc 650

7. Nierendurchblutung 651
- 7.1. Physiologische Vorbemerkungen 651
- 7.2. Bestimmung der Nierendurchblutung mit nicht nuklearmedizinischen Methoden 651
- 7.3. Nuklearmedizinische Verfahren zur Bestimmung von Nierendurchblutung und intrarenaler Durchblutungsverteilung 652
- 7.3.1. Selektive renale ^{133}Xe-Clearance 652
- 7.3.2. Selektive renale ^{99m}Tc-Perfusions-Serienszintigraphie 657
- 7.4. Klinische Bedeutung der selektiven renalen Edelgasclearance bzw. der selektiven Perfusions-Serienszintigraphie 658

8. Radioimmunoassay (RIA) . . . 662
  8.1. Radioimmunoassay von Angiotensin I . . . 662
  8.2. Physiologie und Pathophysiologie des Renin-Angiotensin-Aldosteron-Systems (RAAS) . . . 663
  8.3. Allgemeines Methodenprinzip des Angiotensin-I-RIA . . . 666
  8.4. Technische Durchführung des Angiotensin-I-RIA . . . 666
  8.5. Dimensionierung der Plasmarenin-Aktivität (PRA) . . . 669
  8.6. Renin-Natrium-Index . . . 669
  8.7. Stimulationsteste . . . 669
  8.8. Klinische Anwendung des Angiotensin-I-RIA . . . 671
  8.8.1. Essentielle Hypertonie . . . 671
  8.8.1.1. Hypertonie mit Normoreninämie . . . 671
  8.8.1.2. Hypertonie mit Hyporeninämie . . . 671
  8.8.1.3. Hypertonie mit Hyperreninämie . . . 672
  8.8.2. Renovaskuläre Hypertonie . . . 672
  8.8.3. Renal-parenchymatöse Hypertonie . . . 673
Literatur . . . 673

X. Szintigraphische Untersuchungen von Knochen und Gelenken. Von W. Bessler . . . 699

1. Einleitung . . . 699
2. Radiologische Untersuchungsmethoden . . . 699
  2.1. Die Röntgenuntersuchung . . . 699
  2.2. Radionukliduntersuchungen . . . 699
  2.2.1. Untersuchungsmethoden . . . 700
  2.2.2. Literaturüberblick . . . 701
3. Physiologie und Pathologie des Knochenstoffwechsels . . . 702
4. Radiopharmazeutika . . . 703
  4.1. Osteotrope Radioisotope . . . 703
  4.1.1. ^{18}Fluor . . . 704
  4.1.2. ^{85}Strontium . . . 704
  4.1.3. ^{87m}Strontium . . . 705
  4.1.4. ^{99m}Technetium-Polyphosphat-Pyrophosphat oder -Diphosphonat . . . 705
  4.1.5. Bariumisotope . . . 705
  4.2. Bedeutung der Halbwertszeit . . . 705
  4.3. Bedeutung der Strahlungsenergie . . . 706
  4.4. Nicht osteotrope Radioisotope . . . 707
5. Technische Durchführung der Skelettszintigraphie . . . 707
  5.1. Mit Strontium-85 . . . 707
  5.2. Mit kurzlebigen Radioisotopen . . . 707
  5.3. Apparative Ausrüstung . . . 708
6. Das normale Skelettszintigramm . . . 708
7. Pathologische Szintigramme . . . 710
  7.1. Metastasenszintigraphie . . . 710
  7.2. Szintigraphie von Knochentumoren . . . 715
  7.3. Szintigraphie bei Osteomyelitis . . . 716
  7.4. Szintigraphie degenerativer Prozesse . . . 719
  7.5. Szintigraphie von Knochennekrosen . . . 720
  7.6. Szintigraphie nach Frakturen und Knochenoperationen . . . 721
  7.7. Szintigraphie spezieller Skelettaffektionen . . . 727
  7.8. Szintigraphische Befunde bei Skelettsystemaffektionen . . . 728
8. Resultate der Skelettszintigraphie . . . 729
  8.1. Benigne Skelettaffektionen . . . 730
  8.2. Maligne Skelettaffektionen . . . 730

9. Interpretation der Skelettszintigramme ... 731
  9.1. Bedeutung eines positiven Szintigramms ... 731
  9.2. Bedeutung eines negativen Szintigramms ... 733
  9.3. Vergleich Szintigramm, Röntgenbild und Serologie bei Skelettaffektionen ... 733
10. Indikationsstellung zur Skelettszintigraphie ... 734
11. Szintigraphie von Gelenkaffektionen ... 735
  11.1. Skelettszintigraphie bei Gelenkerkrankungen ... 735
  11.2. Szintigraphie der Gelenkweichteile ... 736
  11.3. Szintigraphische Abklärung verschiedener Gelenkaffektionen ... 737
  11.3.1. Degenerative Gelenkerkrankungen ... 737
  11.3.2. Arthritiden ... 737
  11.3.3. Spezielle Gelenkaffektionen ... 737
  11.4. Indikation zur Gelenkszintigraphie ... 739
Literatur ... 739

XI. Gastroenterologie ... 745

A. Der Magen. Von G. Zita ... 745

1. Szintigraphie ... 745
  1.1. Geschichtlicher Rückblick ... 745
  1.2. Verwendete Nuklide ... 745
  1.3. Methodik, inklusive Strahlenbelastung ... 746
  1.4. Das normale Magenszintigramm ... 746
  1.5. Das pathologische Magenszintigramm bei ... 747
  1.5.1 Tumor ... 747
  1.5.2 Gastritis ... 748
  1.5.3 Ulkus ... 749
  1.5.4 Anderen Erkrankungen ... 750

2. Funktionsbestimmungen ... 751
  2.1. Geschichtlicher Rückblick ... 751
  2.2. Entleerungsstudien ... 752
  2.2.1. Verwendete Nuklide ... 752
  2.2.2. Methodik ... 753
  2.2.3. Ergebnisse ... 753
  2.3. Funktionsteste ... 754
  2.4. Experimentelle Untersuchungen ... 755

3. Hormonbestimmungen ... 757
  3.1. Geschichtlicher Rückblick ... 757
  3.2. Der Gastrin — RIA ... 758
  3.2.1. Allgemeine Betrachtungen ... 758
  3.2.2. Bisherige Ergebnisse ... 758
  3.3. Interhormonelle Wechselbeziehungen ... 759

4. Spezielle Tumoruntersuchungen ... 759

Literatur ... 760

B. Leber und Gallenwege. Von F. Wolf und E. Krönert ... 765

1. Einleitung ... 765
2. Anatomische, physiologische, klinische Vorbemerkungen ... 765
3. Radiopharmazeutika ... 766
4. Untersuchungsmethoden von Durchblutung und Partialfunktionen der Leber ... 768
  4.1. Messung der Leberdurchblutung durch nicht-invasive Verfahren ... 768

4.1.1.	Kolloidclearance mittels Einzeldetektormessung		768
4.1.2.	Kolloidclearance- und Perfusionsuntersuchung mittels dynamischer Kameratechnik		770
4.1.3.	Edelgas-Auswaschtechnik		770
4.1.4.	rektale Instillation von Testsubstanzen		770
4.2.	Messung der Leberdurchblutung durch invasive Verfahren		771
4.2.1.	Radioisotopen-Splenoportographie mittels inerter Substanzen und von Edelgasen		771
4.2.2.	Radioisotopen-Splenoportographie und Coeliaca-Angiographie mittels hepatisch geraffter Substanzen		771
4.3.	Untersuchungen der Eliminations- und Exkretionsfunktion		772
4.3.1.	Voraussetzungen und Untersuchungsmethoden		772
4.3.2.	Auswerteverfahren		773
4.4.	Kombinierte Untersuchungen mit Kolloiden und hepatozellulär entnommenen Substanzen		775
4.5.	Radionuklidmarkierung körpereigener Elemente und Verbindungen bei hepatologischen Fragestellungen		775
4.6.	in vitro-Untersuchungen		776

5. **Statische Leberszintigraphie als funktionsmorphologische Untersuchung** 776
    5.1. Untersuchungstechnik einschließlich Sonderverfahren 776
    5.2. Auswertung des Leberszintigramms 778

6. **Spezielle nuklearmedizinische Befunde bei verschiedenen Lebererkrankungen** 786
    6.1. Diffuse Lebererkrankungen 787
    6.1.1. Kolloidszintigraphische Befunde bei akuter Hepatitis, chronischen Verlaufsformen, der Leberzirrhose 788
    6.1.2. Funktionelle Veränderungen im Verlauf diffuser Lebererkrankungen 793
    6.1.2.1. Leberdurchblutung 793
    6.1.2.2. Farbstoffelimination und -exkretion 795
    6.1.3. Sonderformen diffuser, nicht primär entzündlicher Lebererkrankungen 796
    6.1.3.1. Hämochromatose/Hämosiderose 796
    6.1.3.2. hepatolentikuläre Degeneration (Mb. Wilson) 796
    6.1.3.3. Vinylchlorid-Krankheit — Alpha-Antitrypsinmangel — Amyloidose — hepatische Porphyrie — Fettleber — konstitutionelle Hyperbilirubinämien — außereuropäische Formen 797
    6.1.3.4. Leberveränderungen nach Strahlentherapie und Zytostase 797
    6.2. Stauungsleber und vaskuläre Prozesse 800
    6.3. Erkrankungen der ableitenden Gallenwege sowie der Gallenblase 801
    6.3.1. Kompletter/inkompletter Gallenwegsverschluß 801
    6.3.2. Akute und chronische Cholecystitis 804
    6.3.3. Sonstige Befunde 807
    6.4. Umschriebene Lebererkrankungen — fokale Prozesse 807
    6.4.1. Definition — Detailerkennbarkeit — Sensitivität — Spezifität 807
    6.4.2. Primäre Lebertumoren 809
    6.4.3. Lebermetastasen extrahepatischer Primärtumoren 818
    6.4.4. Leberzysten 823
    6.4.5. Leberabszesse 825
    6.4.6. Leberveränderungen bei Systemerkrankungen 827
    6.4.7. Lebertraumen und postoperative Zustände 829

Literatur 832

C. Pankreas. Von H. HUNDESHAGEN 853

1. **Radiodiagnostika** 853

2. **Verteilungsstudien und Strahlenbelastung mit ^{75}Se-Methionin** 855
    2.1. Verteilungsstudien 855
    2.2. Beeinflussung der spezifischen Pankreas-Gewebe-Radioaktivität 857

3. **Untersuchungstechnik** 858

4. **Zeit der Untersuchung nach i.v. Applikation** 859

5. **Strahlenbelastung** 860

6. **Gerätetechnik, Datenverarbeitung** 861

7. Die Darstellung der normalen Bauchspeicheldrüse 865
8. Das pathologische Pankreas-Szintigramm 867
Literatur 871

XII. Die Milz. Von K. ANGER und U. FEINE 877

1. Geschichtlicher Überblick 877
2. Anatomische und physiologische Grundlagen 878
   2.1. Entwicklung, Anatomie, Topographie 878
   2.2. Physiologie 879
3. Radiopharmakologie 880
   3.1. Radiopharmaka zur Blutpooldarstellung 880
   3.2. Radiopharmaka zur RES-Darstellung 880
   3.3. Markierung und Schädigung von Erythrozyten 881
4. Untersuchungstechniken 883
   4.1. Statische Szintigraphie 883
   4.1.1. Durchführung 883
   4.1.2. Auswertung 884
   4.2. Dynamische Milzszintigraphie 886
   4.3. Milzfunktionsdiagnostik 886
   4.3.1. Sequestrationsleistung und Milzminutenvolumen 886
   4.3.2. Sequestrationskapazität 886
   4.3.3. Milzerythrozytenpool 887
   4.3.4. Reticuloendotheliale Clearance 887
5. Symptomatologie 887
   5.1. Statisches Milzszintigramm 887
   5.1.1. Das normale Milzszintigramm 887
   5.1.2. Pathologische Größenveränderungen 890
   5.1.3. Veränderungen von Form und Lage 891
   5.1.4. Veränderungen der Aktivitätsaufnahme 891
   5.1.5. Fokale Defekte 892
   5.2. Veränderungen bei Funktionsuntersuchungen 892
6. Klinik 893
   6.1. Isolierte Milzerkrankungen 893
   6.1.1. Fehlbildungen, Varianten 893
   6.1.2. Durchblutungsstörungen 895
   6.1.3. Traumen — Abszesse 896
   6.1.4. Cysten und benigne Tumoren 900
   6.1.5. Tumormetastasen 902
   6.2. Milzbeteiligung bei hämatologischen und RES-Erkrankungen 903
   6.2.1. Störungen des roten Blutbildes 903
   6.2.2. Leukosen und maligne Lymphome 905
   6.2.3. Der Hypersplenismus 908
   6.3. Milzbeteiligung bei anderen Erkrankungen 908
   6.3.1. Hepatolienale Erkrankungen 908
   6.3.2. Kardiale Erkrankungen 910
   6.3.3. Infektionen und rheumatische Erkrankungen 910
   6.3.4. Speicherkrankheiten 911
   6.3.5. Veränderungen durch Bestrahlung und Medikamente 911
7. Indikationen zur Milzszintigraphie 912
Literatur 913

XIII. Nuklearmedizin in Geburtshilfe und Frauenheilkunde. Von B. DELALOYE, A. BISCHOF-DELALOYE und A. CURCHOD 921

1. Plazenta-Szintigraphie 921
    1.1. Untersuchungsmethoden 921
    1.1.1. Tracer 921
    1.1.2. Dosimetrie 921
    1.2. Klinische Ergebnisse 922
    1.3. Kritische Betrachtung der nuklearmedizinischen Untersuchung im Vergleich zu anderen Untersuchungsmöglichkeiten 923

2. Bestimmung der Plazentadurchblutung 924
    2.1. Untersuchungsmethoden 924
    2.1.1. Tracer 925
    2.1.2. Detektoren 926
    2.1.3. Dosimetrie 926
    2.2. Klinische Ergebnisse 926
    2.3. Kritische Betrachtung der nuklearmedizinischen Untersuchung im Vergleich zu anderen Untersuchungsmöglichkeiten 926

3. Gynäkologische Onkologie 926
    3.1. Untersuchungsmethoden 926
    3.1.1. Nierensequenzszintigraphie 927
    3.1.2. Isotopenlymphographie 927
    3.1.3. Früherkennung von Fernmetastasen 928
    3.2. Kritische Betrachtung der nuklearmedizinischen Untersuchungen im Vergleich zu anderen Untersuchungsmöglichkeiten 929

Literatur 929

Namenverzeichnis — Author Index 931

Sachverzeichnis 1038

Subject Index 1097

Mitarbeiter von Band XV/2 — Contributors to Volume XV/2

PD Dr. K. Anger, Med. Strahleninstitut der Universität, Abtlg. f. Nuklearmedizin, Röntgenweg 11, 7400 Tübingen

Prof. Dr. D.V. Becker, The New York Hospital–Cornell Med. Center, Dept. of Radiology, Division of Nuclear Medicine, 525 East 68th Street, New York, N.Y. 10021/USA

Dr. W. Bessler, Kantonsspital, Radiologisches Institut, CH-8401 Winterthur

Dr. A. Bischof-Delaloye, Centre Hospitalier Universitaire, Division autonome de médecine nucléaire, CH-1011 Lausanne

Prof. Dr. W. Börner, Abteilung für Nuklearmedizin der Universität Würzburg, Josef-Schneider-Str. 2, 8700 Würzburg

Dr. A. Curchod, Centre Hospitalier Universitaire, Division autonome de médecine nucléaire, CH-1011 Lausanne

Dr. B. Delaloye, Centre Hospitalier Universitaire, Division autonome de médecine nucléaire, CH-1011 Lausanne

Dr. H. Emde, Abteilung für Neuroradiologie, Universität des Saarlandes, Med. Fakultät, 6650 Homburg/Saar

Prof. Dr. U. Feine, Med. Strahleninstitut der Universität, Abteil. für Nuklearmedizin, Röntgenweg 11, 7400 Tübingen

Prof. Dr. W. Finck, Radiolog. Klinik d. Universität, Abteilg. für Nuklearmedizin, Gertrudenplatz, DDR-25 Rostock 1

Dr. M. Friedrich, Freie Universität Berlin, Klinikum Steglitz (FB 2), Klinik f. Radiologie, Nuklearmedizin und Physikalische Therapie (WE 10), Abt. f. Röntgendiagnostik, Hindenburgdamm 30, 1000 Berlin 45

Dr. H. Fritzsche, Landes-Unfallkrankenhaus, Abt. Nuklearmedizin, A-6807 Feldkirch

Dr. H.W. Gray, Royal Infirmary, University Dept. of Medicine, Glasgow G4 OSF/Scotland

Dr. W.R. Greig, Royal Infirmary, University Dept. of Medicine, Glasgow G4 OST/Scotland

Prof. Dr. K. Hennig, Med. Akademie „Carl Gustav Carus", Nuklearmedizinische Abteilung, Fetscherstr. 74, DDR-8019 Dresden

Prof. Dr. R. Höfer, Allg. Krankenhaus der Stadt Wien, Abt. Nuklearmedizin, 2. Med. Universitätsklinik, Garnisongasse 13, A-1090 Wien

Prof. Dr. G. Hör, Zentrum d. Radiologie, Abt. f. Allg. Nuklearmedizin, EF 14, Klinikum d. Universität Frankfurt, Theodor-Stern-Kai 7, 6000 Frankfurt/Main

Prof. Dr. H. Hundeshagen, Med. Hochschule Hannover, Abteilung f. Nuklearmedizin und spez. Biophysik, Zentrum Radiologie, Karl-Wiechert-Allee 9, 3000 Hannover 61

Privatdozent Dr. E. Krönert, Institut und Poliklinik für Nuklearmedizin der Universität, Krankenhausstraße 12, 8520 Erlangen

PD Dr. P. Mariss, Med. Hochschule, Zentrum Radiologie, Abtlg. IV, Nuklearmedizin und spez. Biophysik, Karl-Wiechert-Allee 9, 3000 Hannover-Kleefeld

PD, Dr. R. MONTZ, Universitäts-Krankenhaus Eppendorf, Radiolog. Klinik u. Strahleninstitut, Abt. f. Nuklearmedizin, Martinistraße 52, 2000 Hamburg 20

Prof. Dr. H.W. PABST, Nuklearmedizinische Klinik und Poliklinik d. Techn. Universität, Ismaninger Straße 22, 8000 München 80

Dr. M. RAMOS, Jefé del Servicio de Medicina Nuclear, C.S. Principes de España, Hospitalet de Llobregat, Barcelona/España

Prof. Dr. F. RITZL, Klinikum Barmen, Klinik für Nuklearmedizin, Heusnerstraße 40, 5600 Wuppertal-Barmen

Prof. Dr. H. RÖSLER, Inselspital, Abteilung f. Nuklearmedizin, der Universität, CH-3010 Bern

Prof. Dr. K. zum WINKEL, Klinikum der Universität, Zentrum Radiologie, Abt. Allg. Radiologie m. Poliklinik, Strahlenklinik, Voßstraße 3, 6900 Heidelberg

Professor Dr. F. WOLF, Institut und Poliklinik für Nuklearmedizin der Universität, Krankenhausstraße 12, 8520 Erlangen

Dr. P. WOLLER, Medizinische Akademie „Carl Gustav Carus", Nuklearmedizinische Abteilung, Fetscherstraße 74, DDR-8019 Dresden

Prof. Dr. U. ZEIDLER, Med. Hochschule, Zentrum Radiologie, Abteilung f. Nuklearmedizin u. spez. Biophysik, Karl-Wiechert-Allee 9, 3000 Hannover-Kleefeld

Prof. Dr. E. ZEITLER, Städt. Krankenanstalten, Radiodiagnostisches Zentrum, 8500 Nürnberg

Frau Dr. G. ZITA, Ph.D., Kaiserin Elisabeth-Spital, Interne Abteilung, Nuklearmedizinisches Labor, 15 Huglgasse 1–3, A-1150 Wien

I. Hirn

A. Hirnszintigraphie

Von

U. Zeidler

Mit 33 Abbildungen und 8 Tabellen

1. Einführung

Bereits zu Anfang des Jahrhunderts konnten v. Wassermann et al. (1911) nachweisen, daß sich bestimmte Substanzen immer dann in Tumorzellen anreicherten, wenn sie an Farbstoffe der Fluoresceinreihe gekoppelt wurden. Goldmanns Untersuchungen (1913) mit dem Farbstoff Trypanblau ließen erkennen, daß das normale Hirngewebe gegen das Eindringen des Farbstoffes aus der Blutbahn durch einen irgendwie gearteten Mechanismus geschützt wird. Es fand sich zwar eine deutliche Farbstoffkonzentration im Plexus chorioideus, jedoch keine Färbung der Neuroglia. 1942 konnten Sorsby et al. in einem klinischen Versuch zeigen, daß diese Schutzschranke für Hirngeschwülste nicht existiert. Der Farbstoff Kiton Grün V färbte, präoperativ gegeben, den Tumor intensiv, nicht aber das normale Nervenzellgewebe. Broman (1944) schloß aus ähnlichen, post mortem erhobenen Befunden auf einen Zusammenhang mit dem Kapilarsystem des Gehirns (s. S. 2). Um eine möglichst exakte Lokalisation einer Hirngeschwulst schon vor Eröffnung der Dura mater zu erreichen, entwickelte Moore (1947) ein Verfahren unter Verwendung des Farbstoffes Dijodfluorescein. In Probepunktaten wurde der fluoreszierende Farbstoff, der sich nur im Tumorgewebe anreicherte, unter der Quecksilberlampe nachgewiesen und so die Ausdehnung des blastomatösen Prozesses bestimmt.

Fluorescein kann durch Austauschreaktion mit radioaktivem Jod markiert werden. Moore et al. (1948) präparierten auf diese Weise das erste für die Hirntumor-Lokalisationsdiagnostik verwendete Radiopharmakon ^{131}J-Dijodfluorescein.

Die radioaktiv markierte Verbindung war dem reinen Farbstoff hinsichtlich Verträglichkeit und Nachweisbarkeit überlegen. Die relativ harte Betastrahlung des Jod-131 ermöglichte unter Zuhilfenahme von Geiger-Müller-Zählrohren die Direktbestimmung der Tumorausdehnung am freigelegten Hirn. Darüber hinaus war es, wenngleich zunächst mit geringer Empfindlichkeit, möglich, die Anreicherung der radioaktiven Verbindung in der Hirngeschwulst bei geschlossener Schädelkapsel durch seitenvergleichende Messungen nachzuweisen (Moore, 1953).

Mit der Einführung des Szintillationszählers konnte die von dem Markierungs-Nuklid ^{131}Jod imitierte Gammastrahlung nutzbar gemacht werden. Damit waren die grundsätzlichen Voraussetzungen für einen Tumornachweis in vivo bei geschlossener Schädelkapsel gegeben.

In der Folgezeit wurden neben markierten Farbstoffen zahlreiche andere radioaktiv markierte Jodverbindungen unterschiedlicher Art und zahlreiche andere Radionuklide, insbesondere Positronenstrahler, auf ihre Anwendbarkeit untersucht (DiChiro et al., 1968b; Brownell u. Sweet, 1953; Matthews, 1965; Mundinger u. Gerhard, 1963).

Von diesen hat weitreichendere Bedeutung das Radiojod-markierte Serumalbumin (^{131}J-RIHSA) erlangt. Zusammen mit der seitenvergleichenden Punktmessung über dem Schädel war es das Pharmakon für die lange Jahre einzig verfügbare Methode zum Hirntumornachweis, der *Gammaenzephalographie* (PLANIOL, 1965; WENDE, 1963; WILCKE, 1966a).

Die direkte bildliche Wiedergabe der Radioaktivitätsverteilung innerhalb des Gehirns wurde jedoch erst mit der Konstruktion der szintigraphischen Geräte (CASSEN et al., 1951; MAYNEORD et al., 1951) und der Szintillationskamera (ANGER, 1958) möglich. Da für eine ausreichende Bildgüte in der Szintigraphie eine bestimmte Anzahl von Photonen erforderlich ist und einer weiteren Erhöhung der Radioaktivitätsmenge des Jod-131-Albumin und der Positronenstrahler Gründe des Strahlenschutzes entgegenstanden, hat die Methodik eine allgemeine klinische Bedeutung erst erlangt, als mit den radioaktiven Verbindungen ^{197}Hg-Chlormerodrin (SODEE, 1963) und insbesondere ^{99m}Tc-Pertechnetat (HARPER et al., 1962) radioaktive Verbindungen gefunden waren, die es zuließen, bei geringer Strahlenbelastung des Patienten hohe Radioaktivitätsmengen zu applizieren.

2. Pathophysiologie — Strahlenbelastung — Technik

2.1. Pathophysiologie der Radioaktivitätsanreicherung

2.1.1. Bei Hirngeschwülsten

Bei der Prüfung der verschiedenartigsten radioaktiven Verbindungen in Tierversuchen in der klinischen Diagnostik hat man die Erfahrung gemacht, daß sich nahezu jede dieser Verbindungen in blastomatösen Hirngeschwülsten anreichert und dadurch im Tumor eine Strahlenquelle erzeugt. Unterschiede zwischen den Einzelverbindungen ergaben sich in der Regel nur hinsichtlich der maximalen Konzentration und des Zeitpunktes, zu dem diese Konzentration erreicht wurde (DiCHIRO et al., 1968b; GERHARD u. MUNDINGER, 1966; LATHROP u. HARPER, 1972; LONG et al., 1963; MATTHEWS, 1965; MOORE et al., 1951; MUNDINGER u. GERHARD, 1963; PLANIOL, 1965; TATOR et al., 1965; ZEIDLER et al., 1970).

Moleküle ionischer Lösungen sind innerhalb weniger Minuten in Hirntumoren nachweisbar. Hochmolekulare Eiweißverbindungen erreichen hingegen wesentlich später, oft erst 24 oder 48 h nach Applikation, das Maximum der Konzentration im Tumorgewebe (PLANIOL, 1965; ZEIDLER et al., 1973).

Die Anreicherung erfolgt im Extrazellulärraum des Tumors und nur im geringen Ausmaß in der Tumorzelle selbst (LONG et al., 1963; TATOR et al., 1965). Sie ist also nicht tumorzellspezifisch, sondern Folge des Umstandes, daß dem Kapillarsystem des Tumors nicht die wesentliche Besonderheit der zerebralen Kapillare, die sog. „Blut-Hirnschranken-Funktion" zu eigen ist (BAKAY, 1969). Nach biochemischen und pathomorphologischen Untersuchungen ist diese Funktion an bestimmte Fähigkeiten der Zellmembranen der Hirnkapillaren und der Astroglia gebunden. Man kann aus den elektronenoptischen Untersuchungen von HOSSMANN et al. (1965) sowie aus den Perfusionsstudien von BROMAN (1944) schließen, daß bestimmte patho-morphologische Voraussetzungen des Aufbaues der Kapillarmembranen und der sie umgebenden Gliascheide erfüllt sein müssen, damit eine vollwertige Schrankenfunktion gewährleistet wird. Die Beobachtungen der genannten Autoren korrelieren mit den Befunden der Hirnszintigraphie: Tumoren, deren

Kapillaren noch angedeutet die Struktur der normalen Hirnkapillare aufweisen (Astrozytome Grad I) nehmen die radioaktive Verbindung nur spärlich oder überhaupt nicht auf und sind szintigraphisch nur in Ausnahmefällen nachweisbar (MORENO u. DELAND, 1971; ZEIDLER et al., 1970; ZEIDLER et al., 1975).

Meningeome, deren Kapillaren in keiner Weise denen der Neuroglia ähneln, reichern selbst hochmolekulare Eiweißverbindungen innerhalb von wenigen Minuten intensiv an und sind mit hoher Treffsicherheit nachzuweisen (PLANIOL, 1966; ZEIDLER et al., 1975).

Inwieweit zusätzlich biochemische Zellmechanismen und Vorgänge, wie Pinozytose, die Aktivitätsanreicherung in der Hirngeschwulst beeinflussen, ist nicht vollständig geklärt (TATOR et al., 1965).

2.1.2. Bei vaskulären Hirnerkrankungen

Über die Mechanismen, die zur Anreicherung der radioaktiven Verbindung in nekrotischem Hirngewebe nach Ischämie führen, bestehen weitgehend Unklarheiten. Nicht in jedem Falle kommt es, unabhängig vom klinischen Schweregrad der neurologischen Ausfälle, zu einer Aktivitätskonzentration im infarzierten Gewebe. Vieles spricht dafür, daß bei flüchtigen Insulten nur Mikroinfarkte auftreten, die szintigraphisch nicht nachweisbar sind. In anderen Fällen verhindert möglicherweise ein hinreichend ausgebildeter Kollateralkreislauf trotz irreversibler Zellschädigung die nekrotischen Vorgänge, die nach tierexperimentellen Untersuchungen die Grundlage der Radioaktivitätsanreicherung darstellen (DUDLEY et al., 1970; KLEIHUES u. SEHRBUNDT, 1969). Radioaktivitäts-Applikation in den ersten 7 Tagen nach Unterbindung einer kranialen Hauptarterie läßt keine vermehrte Anreicherung in der Infarktzone nachweisen. Anders sind die Verhältnisse in der 2. bis etwa 7. Woche. Zu dieser Zeit, in der auch die reparativen Vorgänge mit Einsprossen neuer Gefäße und dem Einwandern von Makrophagen im Vordergrund stehen, kommt es nach Radioaktivitätsgabe zu einer intensiven Anreicherung im Infarktgebiet. Nach Ausheilung und erfolgter Narbenbildung ist eine Anreicherung in diesem Gebiet nicht mehr zu erzielen (DUDLEY et al., 1970). Die Befunde der Szintigraphie entsprechen den experimentellen Ergebnissen. Anreicherungen in Hirninfarkten sind in den ersten 7 Tagen nur in Ausnahmefällen nachweisbar. Sie sind in der 2. bis 7. Woche nahezu die Regel, während es bei späteren Untersuchungsterminen zu keiner Anreicherung mehr kommt.

Die Konzentration radioaktiver Verbindungen in *intrazerebralen Blutungen* unterliegt offenbar den gleichen Prinzipien. Auch Massenblutungen sind wenige Stunden bis Tage nach ihrem Auftreten szintigraphisch nicht nachweisbar. Erst im Verlauf der reparativen Veränderungen kommt es zu einer gegenüber der Norm vermehrten Radioaktivitätskonzentration im Bereich der Hämorrhagie (SUGITANI et al., 1973; ZEIDLER et al., 1975).

Der Blutpool eines *Aneurysma* reicht in der Regel nicht aus, um eine szintigraphisch erfaßbare Aktivitätskonzentration zu erzeugen. Nur die tumorartig wirkenden Aneurysmen mit erheblicher Wandverdickung, die selten vorkommen, lassen sich im Szintigramm darstellen.

Arterio-venöse Angiome zeigen unterschiedliches Verhalten. Einige dieser Gefäßfehlbildungen sind, unabhängig von ihrer Größe, mit der statischen Szintigraphie nicht darstellbar und nur mit Hilfe der Sequenzszintigraphie (s. S. 8) nachweisbar. In anderen Fällen können diese Gefäßmißbildungen im Szintigramm eine besonders intensive Anreicherung hervorrufen, deren Intensität und scharfe Begrenzung gegen die Umgebung zu Verwechslungen mit Geschwülsten Anlaß geben kann. Die Intensität der Anreicherung ist nicht allein mit dem Blutvolumen des Angioms erklärbar, da auch gleich große Angiome sich mitunter dem Nachweis entziehen. Die Ursache des unterschiedlichen

Verhaltens ist ungeklärt. Möglicherweise ist die Verschiedenartigkeit durch gleichzeitig vorhandene Veränderungen in dem Hirngewebe, das das Angiom direkt umgibt, verursacht (MOORE, 1953; ZEIDLER et al., 1975).

Die Anreicherung der radioaktiven Verbindung erfolgt bei *subduralen Hämatomen* und Hygromen vornehmlich in den Membranen. Ein Übertritt der Verbindung in den Erguß selbst ist zu geringerem Anteil Ursache für die gegenüber der Norm vermehrte Radioaktivitätskonzentration (COWAN et al., 1970; MEALEY, 1963; WILLIAMS u. GARCIA-BEMGOCHEA, 1965; ZEIDLER et al., 1970). Daher sind bei gering ausgeprägten Membranen, also bei frischen subduralen Hämatomen und bei Hygromen im Kindesalter, die Ergußbildungen nur mit geringer Sicherheit nachweisbar. Ausgeprägte Membranbildung, wie bei chronisch subduralem Hämatom, führt hingegen zu einer besonders intensiven Radioaktivitätskonzentration und damit zu einer sehr hohen Nachweiswahrscheinlichkeit der Veränderung (s. S. 22).

2.1.3. Bei vaskulären Raumforderungen

Gefäßlose intrazerebrale Raumforderungen, wie Lipome und insbesondere Zysten, nehmen die radioaktive Verbindung nicht auf. Dies gilt auch für zystisch-degenerative Tumorveränderungen, wie sie beispielsweise beim Hämangioblastom in ausgeprägter Form vorkommen. Für einen szintigraphischen Nachweis ausreichende Radioaktivitätskonzentrationen sind in diesen Fällen nur dann zu erwarten, wenn stärkere Membranen, versorgt durch ausgeprägte Kapselgefäße, vorhanden sind (DEISENHAMMER, 1971).

2.1.4. Bei entzündlichen Hirnerkrankungen

Aus Untersuchungen bei entzündlichen Weichteil- und Gelenkerkrankungen ist bekannt, daß sich ^{99m}Tc-Pertechnetat in hyperämischen Bezirken besonders intensiv konzentriert. Dies scheint auch für akute und chronisch-entzündliche Erkrankungen des Gehirns zu gelten, sofern es sich um fokale Prozesse handelt. Nach bisherigen Erfahrungen wird die radioaktive Verbindung in diesen Fällen schon frühzeitig und intensiv in den Entzündungsbezirken angereichert. Kommt es im Verlauf der Erkrankung zu einer Einschmelzung, dann wird die radioaktive Verbindung vorwiegend in der Kapsel des Abszesses konzentriert.

2.2. Radionuklide und radioaktive Verbindungen

2.2.1. Quecksilber-Verbindungen

Die früher in großem Umfang eingesetzten Verbindungen ^{203}Hg-Chlormerodrin (BLAU u. BENDER, 1962) sowie ^{197}Hg-Chlormerodrin (SODEE, 1963) haben heute keine praktische Bedeutung mehr, da Substanzen zur Verfügung stehen, die bei geringerer Strahlenbelastung eine höhere Photonenausbeute für die Bildgebung ermöglichen.

2.2.2. Technetium-Verbindungen

Das Radionuklid ^{99m}Tc ist in Form des Pertechnetat derzeit die radioaktive Substanz der Wahl für die Hirnszintigraphie. In klinischer Erprobung befinden sich eine Reihe weiterer Technetium-Verbindungen: ^{99m}Tc-Glucoheptonat (WAXMAN et al., 1976), ^{99m}Tc-DTPA (HAUSER et al., 1970; WOLFSTEIN et al., 1974), ^{99m}Tc-Diphosphonat (FISCHER et al., 1975), ^{99m}Tc-EHDP (ELL et al., 1976), ^{99m}Tc-Fe-Ascorbinsäure (SCHMIDT et al., 1968).

Einige dieser Verbindungen werden offenbar intensiver in Infarktgebieten angereichert als Pertechnetat. Insbesondere die knochenaffinen Verbindungen zeigen diese Eigenschaft, die in der Differentialdiagnose untypischer Aktivitätsanreicherungen von Bedeutung sein kann.

2.2.3. Indium-Verbindungen

^{113m}In und ^{111}In-Chlorid, die im Serum an Transferrin gebunden werden, verhalten sich entsprechend ihrem hohen Molekulargewicht ähnlich wie ^{131}J-Albumin (ZEIDLER et al., 1973). Ausreichende Konzentration in blastomatösen Geschwülsten werden erst 24–48 h nach Applikation erzielt, so daß Untersuchungen mit dem kurzlebigen ^{113m}In nicht möglich sind. Die Anwendung von ^{111}In als Chlorid wird andererseits durch die Kosten und die infolge der Strahlenbelastung begrenzt applizierbare Aktivitätsmenge limitiert. ^{111}In-Bleomycin (MERRICK et al., 1976) hat ebenso wie ^{111}In-ETPA/DTPA (HILL et al., 1970) bislang keine Bedeutung als alleiniges Radiopharmakon erlangt.

2.2.4. Gallium-Verbindungen

^{67}Ga-Citrat galt eine Zeitlang als tumorspezifisch und dem Pertechnetat für den Nachweis von Hirntumoren überlegen (WAXMAN et al., 1976). Die Aktivitätskonzentration scheint jedoch ebenso unspezifisch wie die anderer metallorganischer Verbindungen. Auch infarzierte Hirnareale reichern die Galliumverbindung an (POULOSE et al., 1976).

2.2.5. Kobalt-Verbindungen

Das Mitose-hemmende Antibiotikum Bleomycin soll eine besonders ausgeprägte Affinität zu malignen Tumoren haben. ^{57}Co-Bleomycin ist für den szintigraphischen Nachweis von Hirntumoren eingesetzt worden (MAMO et al., 1973). Die erzielten Ergebnisse lagen insbesondere beim Nachweis von Hirnmetastasen besser als mit Pertechnetat und waren gleichwertig den Befunden, wie sie mit ^{99m}Tc-Glucoheptonat erhoben wurden (MAMO et al., 1975).

2.2.6. Selenit

^{75}Se-Selenit (CAVALIERI et al., 1966; NORDMAN, 1970) wird in Hirninfarkten nur gering angereichert und ist für die Differentialdiagnose verwendet worden. Da aus Gründen der Strahlenbelastung die Substanz nur in geringer Menge appliziert werden kann, resultieren lange Untersuchungszeiten, so daß die Verbindung keine breitere Anwendung gefunden hat.

2.3. Strahlenbelastung des Patienten

Die Inkorporation der radioaktiven Substanz führt zu einer unvermeidbaren Strahlenbelastung des Patienten, die jedoch gering ist, wenn es sich bei dem verwendeten Radionuklid um einen Gammastrahler handelt, der durch kurze physikalische oder biologische Halbwertszeit ausgezeichnet ist. Die Strahlenbelastung bei Verwendung der Verbindung ^{99m}Tc-Pertechnetat liegt bei der üblichen Dosierung von 1,5 mCi/kg Körpergewicht in der Größenordnung anderer routinemäßig durchgeführter röntgenologischer Untersuchungen. Diese vertretbare Belastung erlaubt es daher auch, unter Anwendung entsprechender Prämedikation, die Hirnszintigraphie bei Kleinkindern und Säuglingen durchzuführen (s. Tabelle 1).

Tabelle 1. Ganzkörper- und Organbelastung nach Inkorporation radioaktiver Verbindungen bei für die Hirnszintigraphie üblichen, diagnostischen Aktivitätsmengen

Radionuklid oder Verbindung	Applizierte Radioaktivität (mC$_i$)	Strahlenbelastung in rad						
		Ganzkörper	Blut	Darm	Blase	Niere	Schilddrüse	Magen
^{99m}Tc	10	0,10–0,16	0,17–0,47	1,5–2,9	–	–	1,0–2,7	0,4–1,9
^{113m}In	15	0,07–0,13	0,50–1,0	–	7,1	0,9	–	–
^{197}Hg	1	0,08–0,12	–	–	–	4,3–19,4	–	–
^{169}Yb	15	0,10–0,20	–	–	5,8	–	–	–
^{75}Se	0,25	1,0	–	–	–	–	–	–
Schilddrüsenfunktions-Untersuchung mit ^{131}J		–	–	–	–	–	bis 50	–
i.v.-Pyelogramm:	0,60–1,03							

Eine ausführliche Übersicht liegt in der Literaturzusammenstellung von: KAUL, A., K. OEFF, ROEDLER, H.D.: Die Strahlenbelastung von Patienten bei der nuklearmedizinischen Anwendung offener radioaktiver Stoffe, vor. (Informationsdienst Nuklearmedizin der Freien Universität Berlin 1972)

Für seine Umgebung stellt der Patient, der ^{99m}Tc-Pertechnetat für diagnostische Zwecke erhalten hat, keine gefährdende „Strahlenquelle" dar. Die Dosisleistung nach Inkorporation von 1,5 mCi ^{99m}Tc-Pertechnetat beträgt in unmittelbarer Umgebung des Patienten 0,2 mr/Std (GREBE u. RÖMER, 1968).

2.4. Patientenvorbereitung und Untersuchungstechnik

Da sich ^{99m}Tc-Pertechnetat infolge seiner dem Jodid ähnlichen Molekülgröße auch in der Schilddrüse anreichert, ist eine Abblockung des Aufnahmemechanismus des Organs zur Verhinderung einer ungewollten Strahlenbelastung erforderlich. Die Applikation von 15 mg Kalium-Perchlorat/kg Körpergewicht ca. 30 min vor Untersuchungsbeginn ist dabei nach bisherigen Erfahrungen ausreichend. Die Ruhigstellung des Patienten für die Einzelaufnahme von 5–10 min Dauer läßt sich im allgemeinen durch Lagerungstechniken erreichen. Bei agitierten Patienten und Kindern kann eine sedierende Vorbereitung unumgänglich sein.

Die Applikation der radioaktiven Verbindung erfolgt in der Regel intravenös. ^{99m}Tc-Pertechnetat wird relativ rasch durch die Magenschleimhaut resorbiert und kann daher in entsprechenden Fällen auch oral gegeben werden.

2.4.1. Optimale Untersuchungszeit

Die Sicherheit des Nachweises einer pathologischen Anreicherung ist von technischen Gegebenheiten und von der Größe des Tumor-Hirn-Quotienten abhängig. Im Interesse hoher Nachweissicherheit sollte dieser Tumor-Hirn-Quotient möglichst groß sein und im Hinblick auf einen optimalen Untersuchungsablauf sich möglichst frühzeitig einstellen. Bei hochmolekularen Verbindungen wird das Maximum der Anreicherung in Abhängigkeit von der Tumorart jedoch in der Regel nicht früher als 24 Std nach Applikation erreicht. Aber auch die rasch diffundierende Verbindung ^{99m}Tc-Pertechnetat erreicht die maximale Konzentration in der Hirngeschwulst erst nach 2–3 Std. In den meisten Fällen ist allerdings auch schon zu früheren Zeitpunkten ein sicherer Tumornachweis möglich. Ein negatives Szintigramm bei dringendem Tumorverdacht oder eine fraglich vermehrte Anreicherung im Szintigramm sollte Anlaß zu Spätkontrollen sein (TAUXE u. THORSEN, 1969; RAMSEY u. QUINN, 1971; MILLER u. SIMONS, 1968; LEVY et al., 1967; TSUYUMU et al., 1972). Das gilt auch für die Technetium-Verbindungen ^{99m}Tc-Glucoheptonat (WAXMAN et al., 1976) und ^{99m}Tc-DTPA (WOLFSTEIN et al., 1974).

2.4.2. Das normale Hirnszintigramm

Infolge der Blut-Hirnschrankenfunktion der zerebralen Kapillaren kommt im szintigraphischen Bild nicht die Radioaktivitätsverteilung im normalen Hirngewebe zur Darstellung. Insofern ist die Bezeichnung „Hirnszintigraphie" sprachlich inkorrekt. Man erkennt im Szintigramm vermehrte Aktivitätsanreicherungen nur in intra- und extrakraniellen

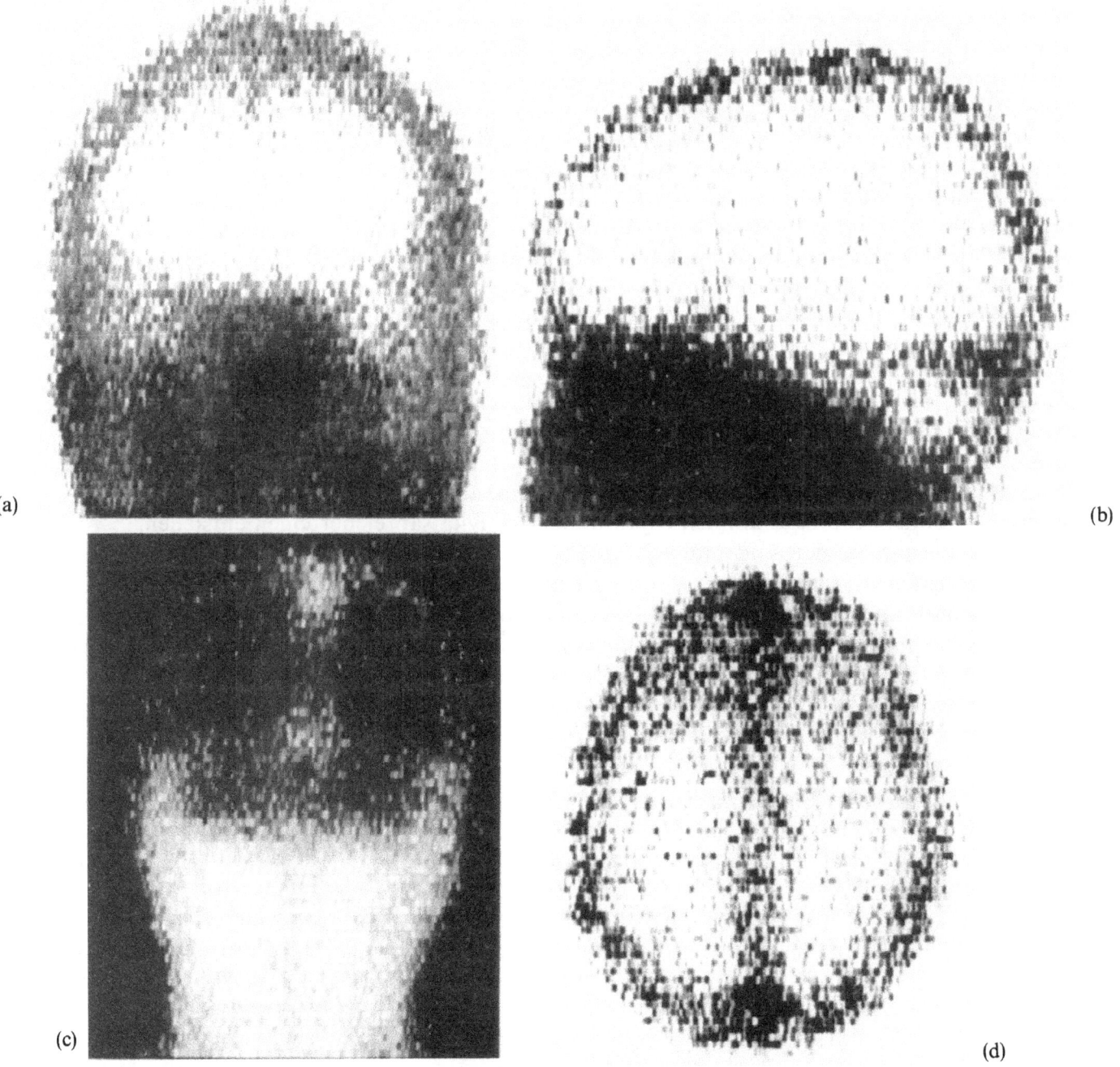

Abb. 1a–d. Normales Hirnszintigramm; (a) Ansicht von vorn, (b) seitliche Ansicht, (c) Ansicht von hinten, (d) Scheitelansicht

Gefäß- und Gewebsstrukturen. So stellt sich in Ansicht von vorn in Scheitelmitte der orthograd getroffene radioaktivitätsführende Sinus sagittalis dar. Von hier ausgehend wird die Schädelbegrenzung, die sich zur Basis hin verbreitert, durch Radioaktivität in oberflächlichen Hirnvenen, Gefäßen der Schädelkalotte und der Kopfhaut gebildet. Die „Basis", die nicht der knöchernen Schädelbasis entspricht, wird hervorgerufen durch Radioaktivität im Viszerokranium, in den großen Blutleitern und in den zuführenden Arterien.

In der seitlichen Ansicht wird die obere Schädelbegrenzung durch Konzentration der Radioaktivität im Sinus sagittalis, in den oberflächlichen Hirnvenen und der Kopfhaut gebildet. Dabei kommt der Confluens sinuum als Punkt besonders intensiver Konzentration permanent zur Darstellung. Mehr oder weniger deutlich stellt sich der radioaktivitätsführende Sinus transversus als orientierender Trennbogen zur hinteren Schädelgrube dar.

Die Ansicht von dorsal ist durch eine waagenähnliche Figur gekennzeichnet. Dabei bildet der absteigende Sinus sagittalis den Waagenarm, der Confluens sinuum den Angelpunkt und die Sinus transversus den Waagebalken. In der Regel ist der rechte Sinus transversus stärker betont; in den Fällen, in denen ein Sinus occipitalis angelegt ist, wird die hintere Schädelgrube durch das entstehende Radioaktivitätsband geteilt.

Die Aufnahme von kranial (vertex view = Scheitelansicht) zeigt nur die Schädelbegrenzung besonders deutlich und den Sinus sagittalis als Trennlinie zwischen den Hemisphären. Bedingt durch Aktivitätsanreicherung in der Mundschleimhaut ist die Impulsdichte im szintigraphischen Bild in den frontalen Anteilen normalerweise stärker betont.

2.4.3. Artefakte

Jede Abweichung von der oben angeführten Normalverteilung der Radioaktivität muß als pathologisch angesehen werden, sofern mögliche Artefakte ausgeschlossen werden können. Häufigste Artefakt-Ursache sind Kontaminationen der Kopfhaut durch Speichel, der Radioaktivität in erheblicher Konzentration enthält. Aber auch durch Punktion von Kopfvenen bei Kleinkindern und durch entzündliche oder traumatische Veränderungen an der Kopfhaut können irreführende Aktivitätsanreicherungen entstehen.

Fehlinterpretationen sind möglich durch Anreicherung der radioaktiven Verbindung im Plexus chorioideus, die jedoch durch Prämedikation mit Kalium-Perchlorat nahezu in jedem Falle vermieden werden können. Stark durchblutete Ohrmuscheln können, da detektornahe gelegen, bei Verwendung einer Szintillationskamera artifizielle Anreicherungen in Projektion auf den Kleinhirnbrückenwinkel hervorrufen (Patton u. Brasfield, 1976).

2.4.4. Die Sequenzszintigraphie

Die Technik der Sequenzszintigraphie, durchgeführt mit einer Szintillationskamera, erlaubt es, den Durchgang der intravenös applizierten radioaktiven Verbindung durch das Gefäßsystem der Hirnhemisphäre zu verfolgen und damit die Hirnperfusion abzuschätzen (Powell u. Anger, 1966; Rosenthall, 1969; Rösler u. Huber, 1969). Aufnahmen in Sekundenabständen ergeben eine bildliche Darstellung der Radioaktivitätsverteilung in den Hirnarterien und -venen. Etwa 6 sec nach bolusartiger, intravenöser Injektion wird die radioaktive Verbindung in den Halsarterien sichtbar, ca. 10 s p.i. ist die Verteilung in den Versorgungsgebieten der Hirnarterien zu erkennen und ca. 14 s p.i. zeigt die beginnende Füllung des Sinus sagittalis die venöse Phase an.

Der Durchgang der Radioaktivität pro Zeiteinheit über beiden Hemisphären kann seitengetrennt in Form von Zeitaktivitätskurven dargestellt werden. Regelrecht ist das

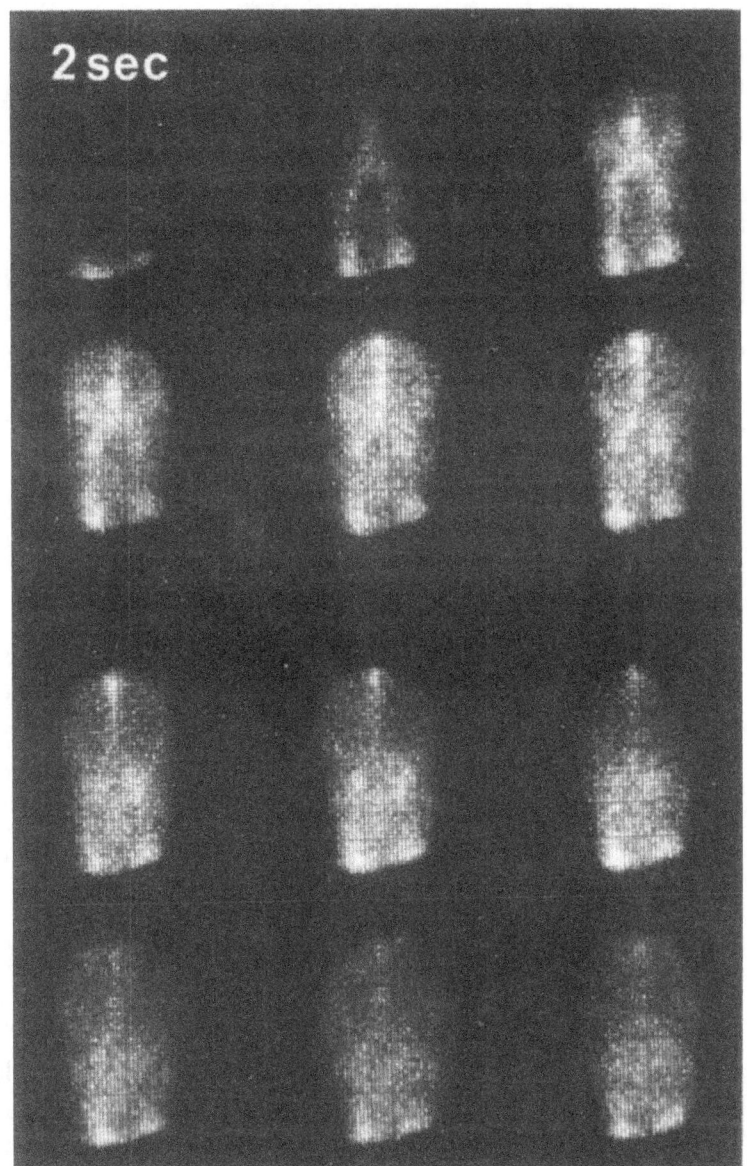

Abb. 2. Sequenzszintigraphie; Aufnahmen in 2 sec Abständen nach bolusartiger Injektion von 15 mCi ^{99m}Tc-Pertechnetat i.v. a.-v-Angiom in der Mittellinie, das in den Einzelbildern nach 6 und 8 sec sichtbar wird (erste Reihe re. oben, zweite Reihe li. außen)

prompte, seitengleiche Erscheinen der Radioaktivitäts-Maxima über beiden Hirnhälften. Einseitige Verzögerung des Kurvengipfels oder Unterschiede in der Höhe des Kurvenverlaufes werden, sofern sie ein bestimmtes Maß überschreiten, als verläßliche Zeichen einer Perfusionsstörung angesehen.

Minderperfusion einer Hemisphäre ist in der Regel Folge einer Arterienstenose, in selteneren Fällen kann ein avaskulärer Tumor die Ursache sein. Arterio-venöse Angiome, stark vaskularisierte Tumoren und gelegentlich auch ein Hirninfarkt können eine Hyperperfusion auf der betroffenen Seite hervorrufen.

Aus dem unterschiedlichen Perfusionsverhalten kann bei unklaren szintigraphischen Befunden zusätzliche Information gewonnen werden. Bedeutsam ist diese Möglichkeit für die differentialdiagnostische Erkennung von arteriovenösen Mißbildungen und auch Hirninfarkten, die bisweilen im Szintigramm tumorähnliche Bilder hervorrufen. Der Nachweis eingeschränkter Perfusion als Folge eines Sekundärinfarktes nach Subarachnoidalblutungen wird genutzt zur Bestimmung des Zeitpunktes eines operativen Eingriffes

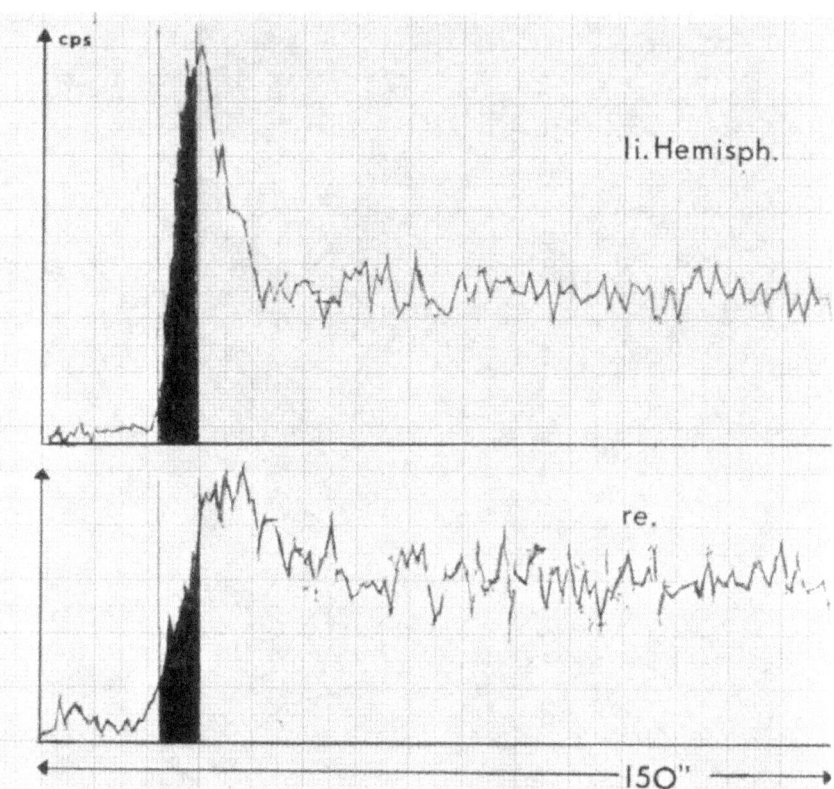

Abb. 3. Sequenzszintigraphie; Zeitaktivitätskurven, die über gleich großen Arealen der re. und li. Hemisphäre gewonnen wurden. Teilverschluß der A. carotis int. re. Schematisch eingezeichnet ist die Auswertetechnik nach MOSES et al. (1973)

nach Ruptur eines Aneurysma (DINNING, 1973; KAHN u. WHITNEY, 1972; WILKINS et al., 1972).

Die Sequenzszintigraphie findet ferner Anwendung als Vorfeldmethode für die Erkennung und Lokalisation extrakranieller Arterienverschlüsse (GRIEP et al., 1970). Nach diesen Untersuchungen scheint das Verfahren leistungsfähiger als die Ophthalmodynamometrie und vergleichbar zur DOPPLER-ECHO-Technik (COWAN et al., 1973; FISCHER u. MIALE, 1972; ROSENTHALL, 1969; WISE et al., 1971). Zuverlässige Aussagen soll diese Technik bei der Feststellung des totalen Hirninfarktes (Hirntod) ermöglichen (SCHRADER et al., 1976; KOREIN et al., 1975).

3. Das pathologische Hirnszintigramm

3.1. Bei Hirngeschwülsten

Ob und mit welcher Intensität die radioaktive Verbindung in einem Hirntumor angereichert wird, bestimmen mehrere Faktoren: Die Art des Tumors, seine Beschaffenheit sowie die Lage der Geschwulst und ihre Größe.

Hirntumoren, deren Kapillaren noch am ehesten der normalen Hirnkapillare ähneln und damit eine Blut-Hirnschrankenfunktion in gewisser Form aufrecht erhalten können, wie die Astrozytome Grad I/II, sind szintigraphisch nicht oder nur mit geringerer Sicherheit zu erfassen. Gefäßreiche Tumoren sind in der Regel besser nachweisbar als gefäßarme

Geschwülste, infiltrativ wachsende Blastome sind weniger gut darzustellen als abgegrenzte solide Raumforderungen. Durch zystische Tumorveränderungen wird die Nachweiswahrscheinlichkeit stark herabgesetzt. Da die radioaktive Verbindung kaum oder nur in geringem Umfang in zystische Veränderungen eintritt, sind die Geschwülste, die ausgedehnte Zystenbildung aufweisen, wie beispielsweise die Hämangioblastome, nur in geringem Umfang nachzuweisen.

Die Darstellbarkeit wird auch von der Lage des Tumors bestimmt. Da die sog. „szintigraphische Basis" nicht der knöchernen Schädelbasis entspricht und Überlagerungen durch Aktivitätsanreicherungen im Viszerokranium vorliegen, können basisnahe gelegene Tumoren dem szintigraphischen Nachweis völlig entgehen. Die Diagnostik wird in diesen Bereichen durch die geringe Größe der Tumoren zusätzlich erschwert. Das Auflösungsvermögen der szintigraphischen Technik reicht in dieser Situation vielfach nicht aus, um den Prozeß darzustellen. Bei Großhirnhemisphären-Tumoren ist die Größe hingegen nicht der entscheidend limitierende Faktor. In einer nicht unerheblichen Zahl von Fällen konnten bei geringer klinischer Symptomatik positive szintigraphische Befunde erhoben werden, die erst wesentlich später durch andere Methoden gesichert werden konnten.

Die nachfolgenden Abschnitte geben einen orientierenden Überblick über die Leistungsfähigkeit der Methodik. Ausführliche Untersuchungen zur Nachweissicherheit bei verschiedenen Tumorarten und über zusätzliche differentialdiagnostische Methoden liegen in mehreren Monographien vor (DEISENHAMMER, 1971; DELAND u. WAGNER, 1969; HANDA, 1972; MISHKIN u. MEALEY, 1969; WILCKE, 1966b; ZEIDLER et al., 1975; DEBLANC u. SORENSON 1975; PENNING u. FRONT, 1975).

3.1.1. Tumoren der Großhirn-Hemisphären

Wie die Übersichtstabelle, die nach Sammelstatistiken aus der Literatur zusammengestellt worden ist (ZEIDLER et al., 1975), zeigt, sind Tumoren der Großhirn-Hemisphären mit Ausnahme der Astrozytome Grad I/II mit einer hohen Wahrscheinlichkeit szintigraphisch nachweisbar. Mit dieser hohen Sicherheit hat das Verfahren in der ambulanten Vorfelddiagnostik einen festen Platz. In der präoperativen, klinischen Untersuchung wird jedoch über den Nachweis hinaus eine Information zur Art der pathologischen Radioaktivitätsanreicherung erwartet. Bislang ist es jedoch nicht mit hinreichender Sicherheit möglich, durch Anwendung verschiedener radioaktiver Nuklide oder durch den Einsatz der Sequenzszintigraphie artdiagnostische Aussagen zu treffen (HANDA, 1972; RÖSLER u. HUBER, 1969; SAUER, 1972). In einer nicht geringen Anzahl der Fälle wird es jedoch möglich sein, aus der Lage, der Größe, der Form und der Intensität der pathologischen

Tabelle 2. Befunde der Hirnszintigraphie bei Tumoren der Großhirnhemisphären*

	Szintigraphie		% positiv
	+	−	
Meningeom	349	5	98
Glioblastom	654	36	94
Metastasen	701	65	91
Sarkom	25	4	85
Oligodendrogliom	93	22	80
Astrozytom I/II	209	106	64

* Zusammengestellt nach einer Übersichtsstatistik (ZEIDLER et al., 1975) und Befunden von KLOPPER et al. (1973), SCHALL et al. (1975), SHELDON et al. (1975).

Radioaktivitätsanreicherung gewisse Rückschlüsse auf die Ursache des nachgewiesenen Prozesses zu ziehen. Dabei wird es fast in allen Fällen gelingen, ein Meningeom der Falx oder der Konvexität an seiner intensiven Anreicherung, seiner Lage und seiner scharfen Begrenzung gegenüber der Umgebung zu erkennen. In gleicher Weise wird man bei einer inhomogenen, zerklüfteten Radioaktivitätsanreicherung, die sich unter Umständen über die Lappengrenzen hinaus ausdehnt, ein Glioblastom vermuten. Hat ein malignes Gliom den Balken über die vordere oder hintere Kommissur infiltriert, so entsteht im szintigraphischen Bild die unverkennbare Figur des „Schmetterlings-Glioms". Multiple Radioaktivitätsherde sprechen in all den Fällen, in denen eine entzündliche Genese ausgeschlossen werden kann, für eine Metastasierung. Gelegentlich können multiple fokale Anreicherungen durch zystische Tumorveränderungen vorgetäuscht werden. Vornehmlich infiltrativ wachsende Tumoren und Geschwülste, die flach in der Hirnrinde wachsen, wie auch Tumorinfiltrationen der Meningen, können differentialdiagnostische Probleme bereiten. Nur sofortige Kontrollaufnahmen, evtl. mit zusätzlichen Einstellungen, wie Scheitelansicht, ermöglichen in solchen Fällen sicherere Aussagen hinsichtlich der Zuordnung, während differentialdiagnostische Angaben nur im Zusammenhang mit der klinischen Diagnose möglich sind.

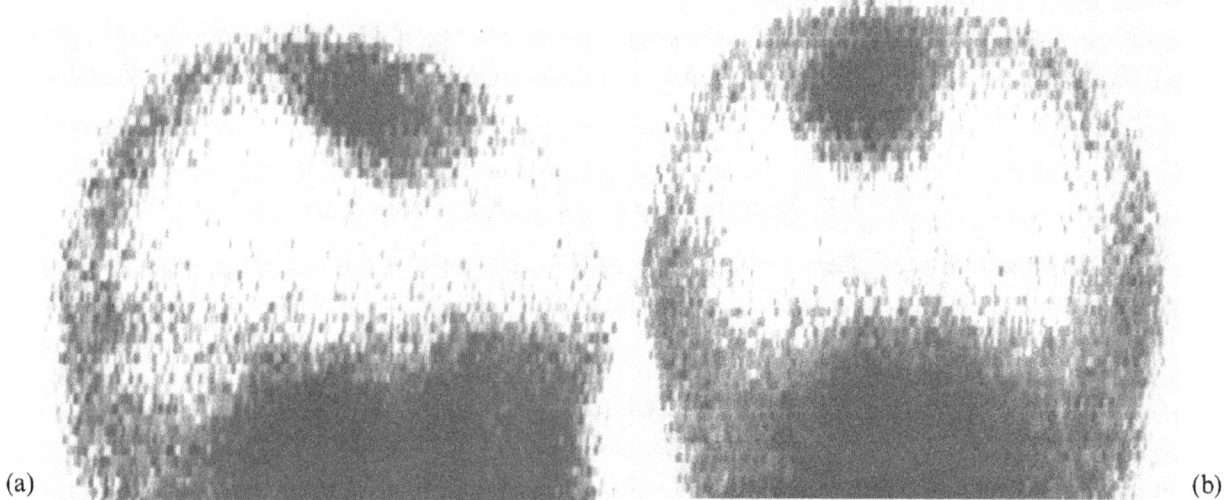

Abb. 4. Meningeom des vorderen Sinusdrittels

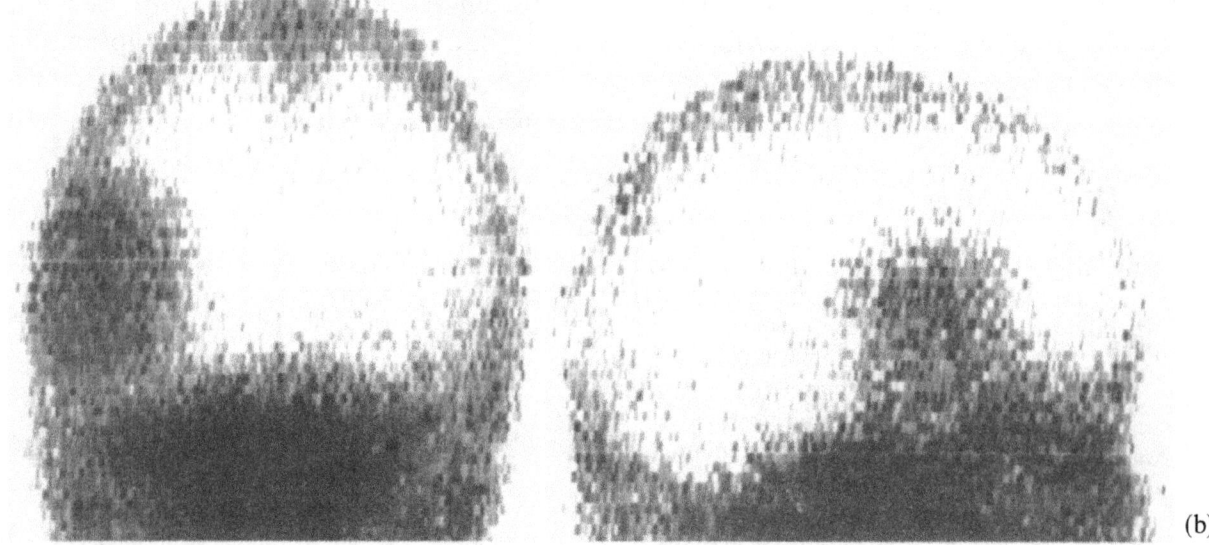

Abb. 5. Konvexitätsmeningeom

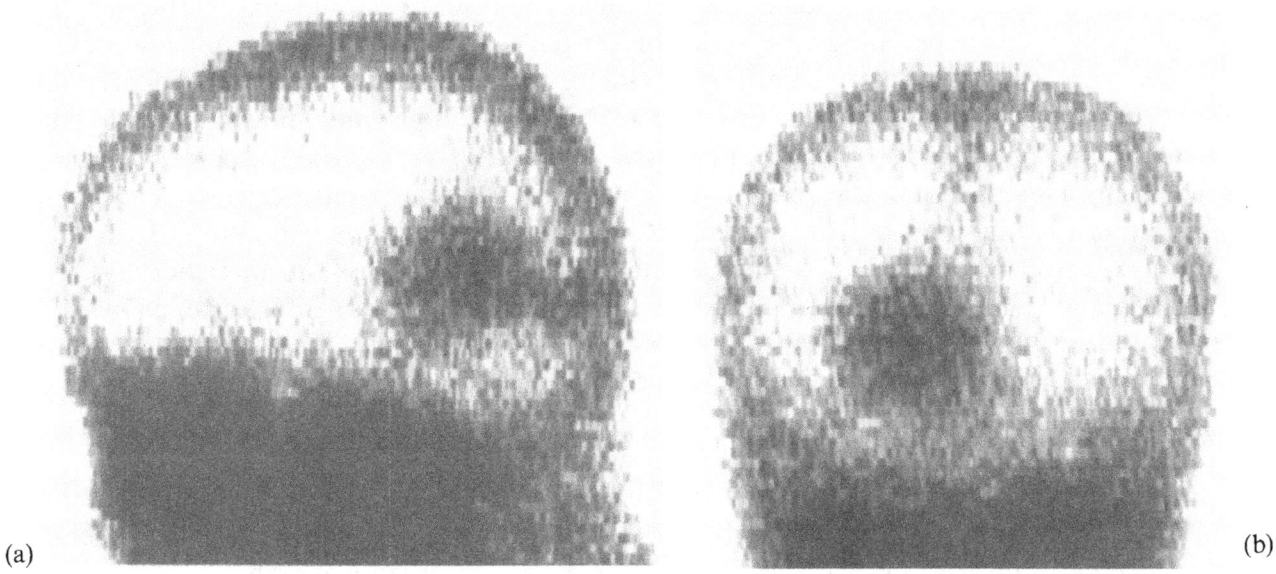

Abb. 6. Tentoriummeningeom

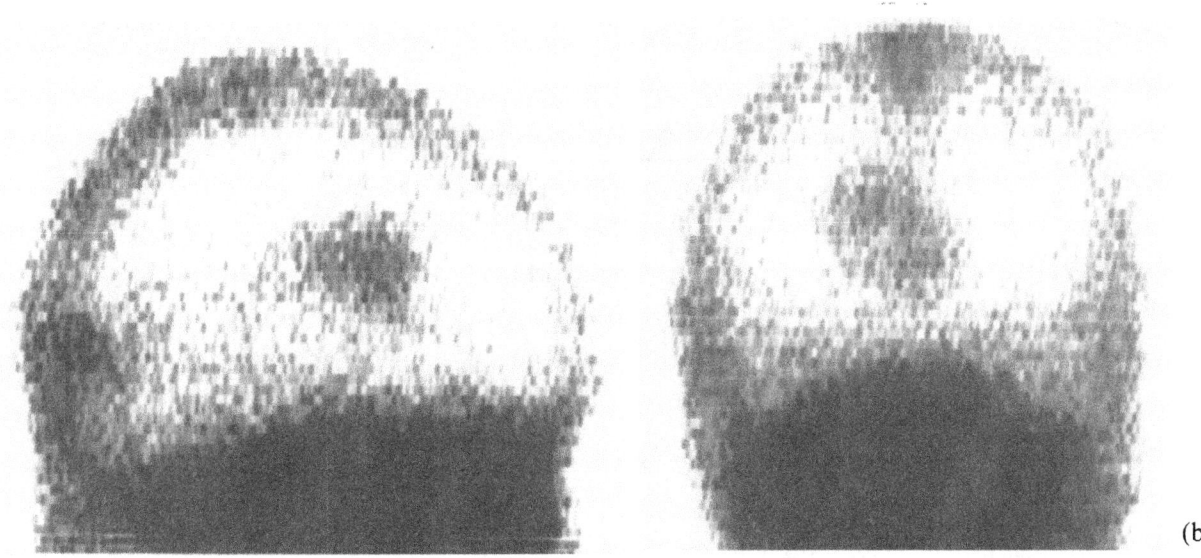

Abb. 7. Glioblastom mit degenerativen Veränderungen. Einbruch des Tumors in die Stammganglien

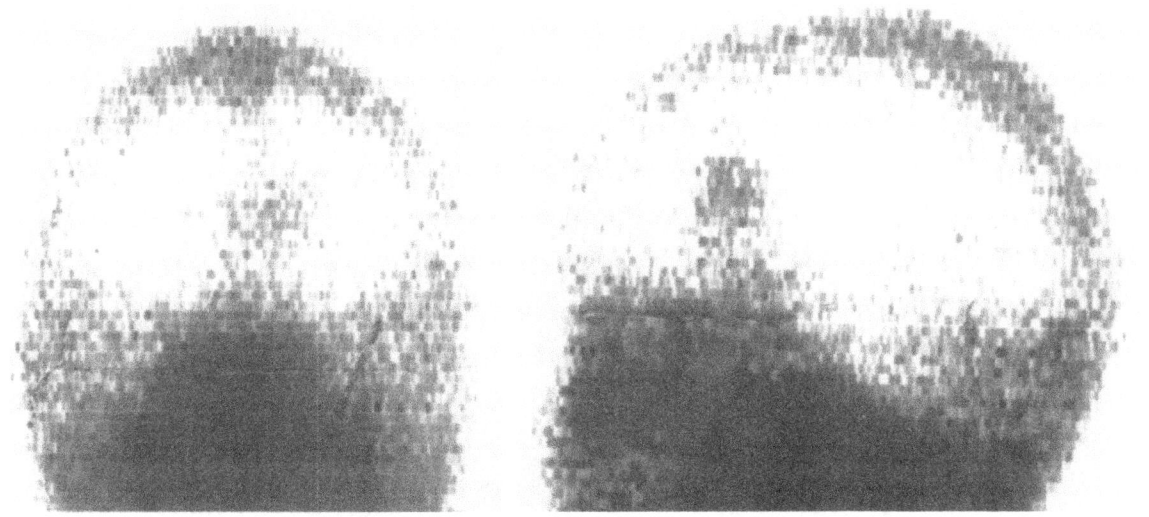

Abb. 8. Metastase (frontal) eines Medulloblastoms

"Falsch positive" Befunde sind außerordentlich selten. Bei Zustand nach zerebrovaskulärem Insult können pathologische Anreicherungen auftreten, die nicht ohne weiteres von einer pathologischen Anreicherung in einer Hirngeschwulst zu unterscheiden sind. Eine Klärung ist in vielen Fällen durch die Sequenzszintigraphie möglich. Auch die Kontrolle mit einem anderen Radionuklid oder einer anderen radioaktiven Technetium-Verbindung ermöglicht in vielen Fällen die Unterscheidung der zugrundeliegenden Ursachen. Sofern es der Zustand des Patienten erlaubt, kann außerdem durch kurzfristige Verlaufskontrollen in 8-tägigen Abständen das Verhalten der Aktivitätsanreicherung differentialdiagnostisch genutzt werden. Aktivitätskonzentrationen in infarziertem Hirngewebe ändern sich mit der Zeit hinsichtlich Form und Intensität.

3.1.2. Supratentorielle, basisnahe Geschwülste

Infolge Überlagerungen durch physiologisch radioaktivitätsanreichernde Strukturen sind Tumoren der Schädelbasis und der Sella-Chiasma-Region nicht in gleicher Weise szintigraphisch zu erfassen wie die Tumoren der Großhirnhemisphären (s. Tabelle 3). Die häufigsten Geschwülste dieser Region, das Hypophysen-Adenom und das Kraniopharyngeom, sind aus diesem Grunde und möglicherweise auch infolge geringerer Speicherfähigkeit für die radioaktive Verbindung nur in einem geringen Prozentsatz nachweisbar.

Tabelle 3. Befunde der Hirnszintigraphie bei Tumoren der Schädelbasis und der Sella-Region*

	Szintigraphie		%
	+	−	positiv
Hypophysenadenom	79	120	40
Kraniopharyngeom	30	23	56
Meningeom: Keilbein	30	8	79
andere	11	18	38
Optikusgliom	4	2	
Dermoide, Epidermoide	4	17	20

* Modifiziert nach Übersichtsstatistiken in ZEIDLER et al. (1975).

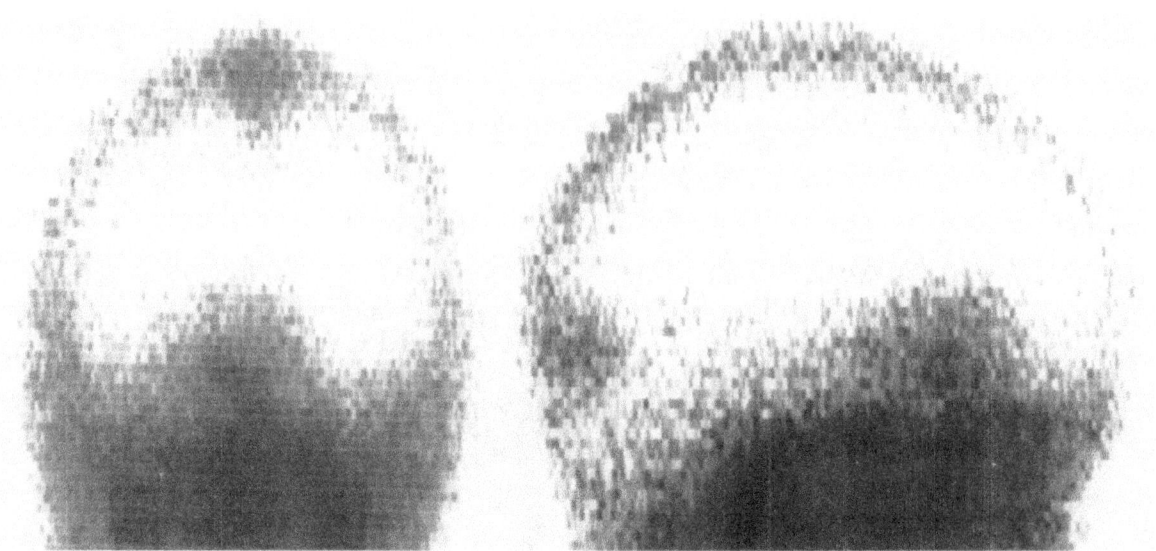

(a) (b)

Abb. 9. Kraniopharyngeom

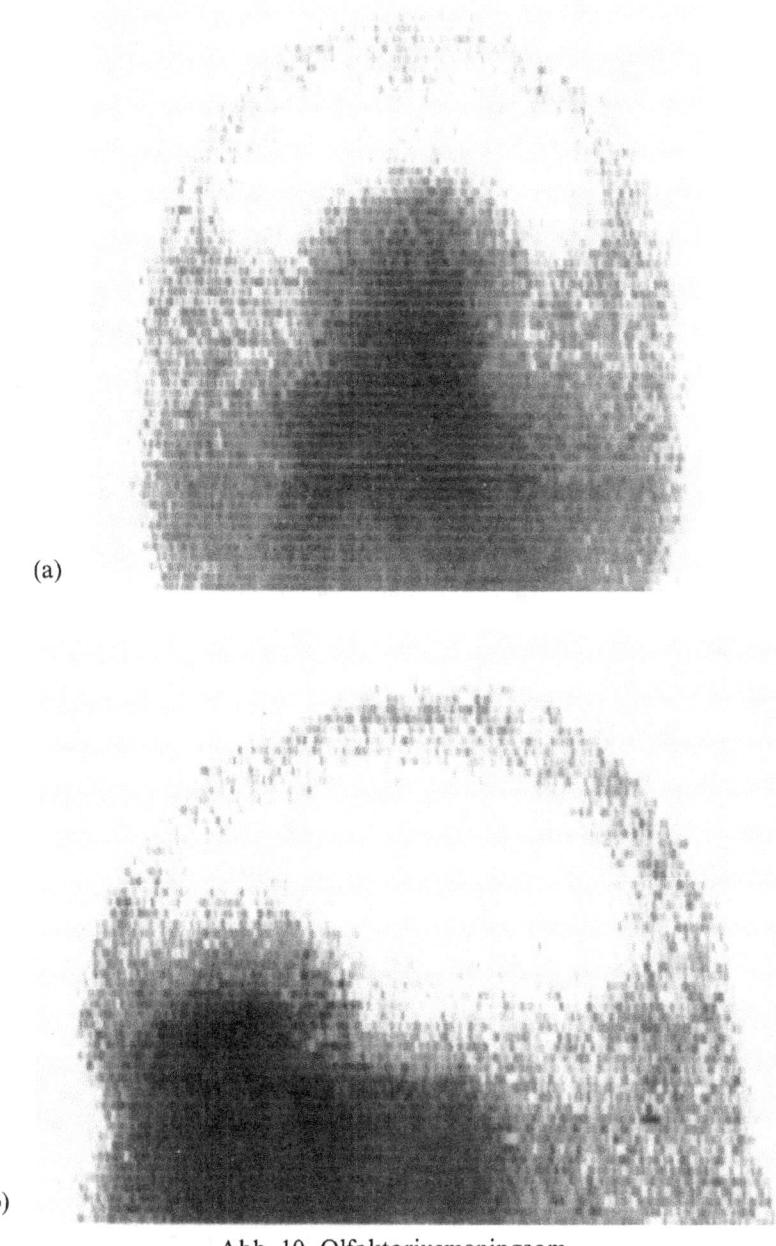

Abb. 10. Olfaktoriusmeningeom

Auch die basisnahen Meningeome, die bei entsprechender Beziehung zu bestimmten Hirn- und Nervenstrukturen trotz geringer Größe schon deutliche klinische Symptomatik hervorrufen können, werden durch die Szintigraphie nicht mit der gleichen Sicherheit wie die Meningeome der Konvexität und der Falx nachgewiesen. Dies gilt insbesondere für die Meningeome des Tuberculum sellae, wobei neben den Überlagerungen auch die relativ geringe Größe dieses Tumors eine Rolle spielen dürfte.

Keilbein-Meningeome, sofern die Ausbreitung nicht ausschließlich intraossär erfolgt, sind hingegen mit größerer Zuverlässigkeit darstellbar, jedoch differentialdiagnostisch nicht immer gegen eine fibröse Dysplasie abzugrenzen, auch nicht unter Verwendung von osteotropen radioaktiven Verbindungen.

Aus den genannten Gründen sind ebenfalls flach an der Basis der vorderen und mittleren Schädelgrube wachsende Meningeome und Karzinom-Metastasen in der Regel nicht darstellbar. Dermoide und Epidermoide sind szintigraphisch nur in Ausnahmefällen nachzuweisen.

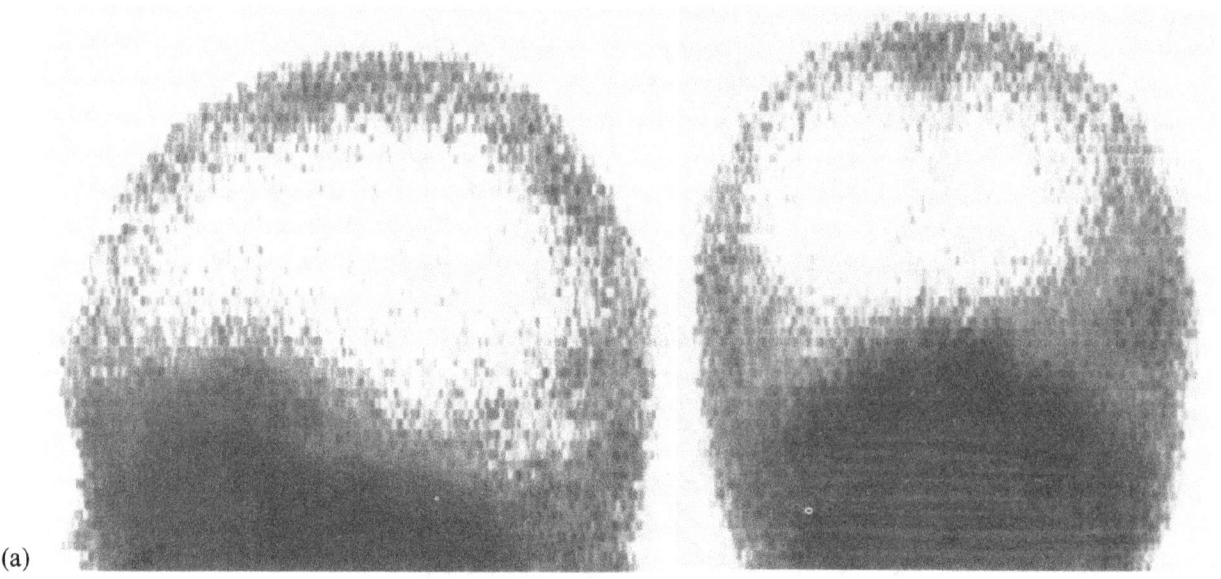

(a) (b)
Abb. 11. Keilbeinmeningeom

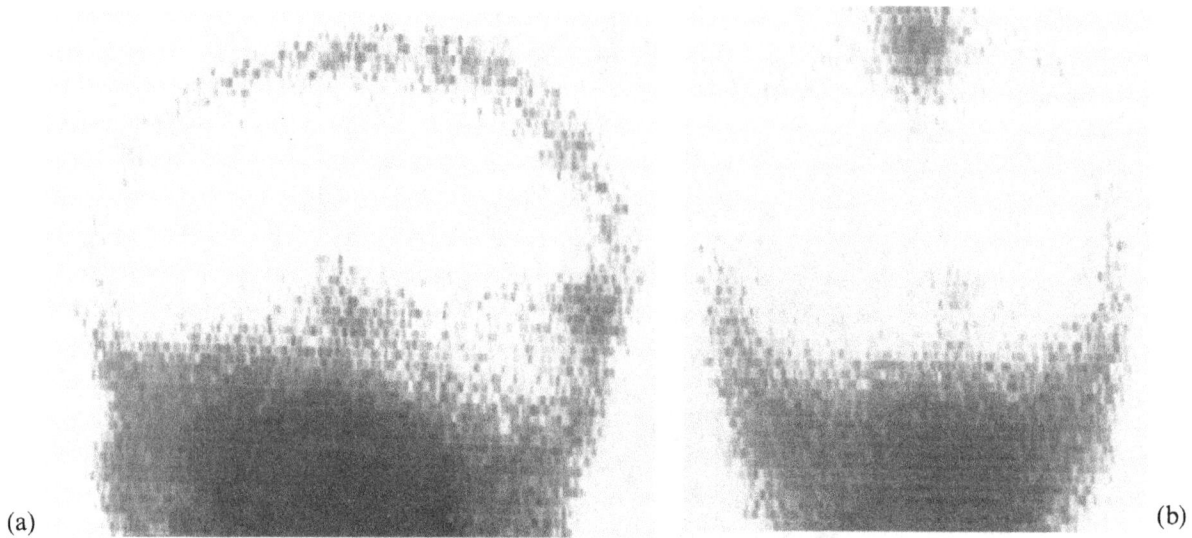

(a) (b)
Abb. 12. Unklassifizierter Thalamustumor

3.1.3. Mittelliniennahe Tumoren und Ventrikel-Tumoren

Die Nachweiswahrscheinlichkeit für nahe der Mittellinie gelegene Hirngeschwülste ist, sofern diese nicht an der Schädelbasis lokalisiert sind, nicht geringer als für Tumoren der Großhirnhemisphären. Geschwülste des Mittelhirns, der Vierhügelplatte und der Glandula pinealis sind ebenso wie die Tumoren der Seitenventrikel szintigraphisch gut darstellbar. Tumoren des dritten Ventrikels und des Aquädukt sind jedoch nur dann zu erfassen, wenn sie eine bestimmte Mindestgröße erreicht haben.

3.1.4. Tumoren des infratentoriellen Raumes

Die Darstellung raumfordernder Prozesse der hinteren Schädelgrube ist mit zunehmender Verbesserung der Detektorsysteme sicherer geworden. Im Vergleich zur Nachweissicherheit von Großhirnhemisphären-Tumoren ist die Aussagekraft der Szintigraphie hier

Tabelle 4. Befunde der Hirnszintigraphie bei Tumoren
des infratentoriellen Raumes*

	Szintigraphie		%
	+	−	positiv
Meningeom	43	8	84
Akustikusneurinom	144	58	72
Metastasen	47	42	53
Hämangioblastom	19	32	37

* Zusammengestellt aus einer Übersichtsstatistik (ZEIDLER et al., 1975) und Befunden von BAUM et al. (1972), LAMOUREUX et al. (1973), MOODY et al. (1972), KLOPPER et al. (1973).

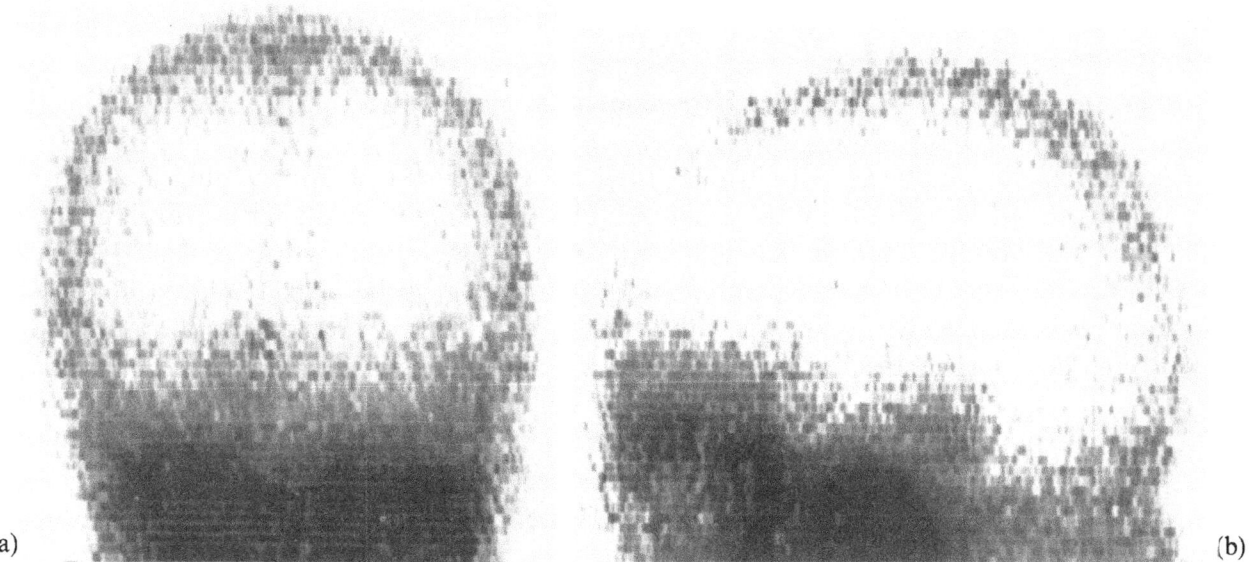

(a) (b)

Abb. 13. Akustikusneurinom

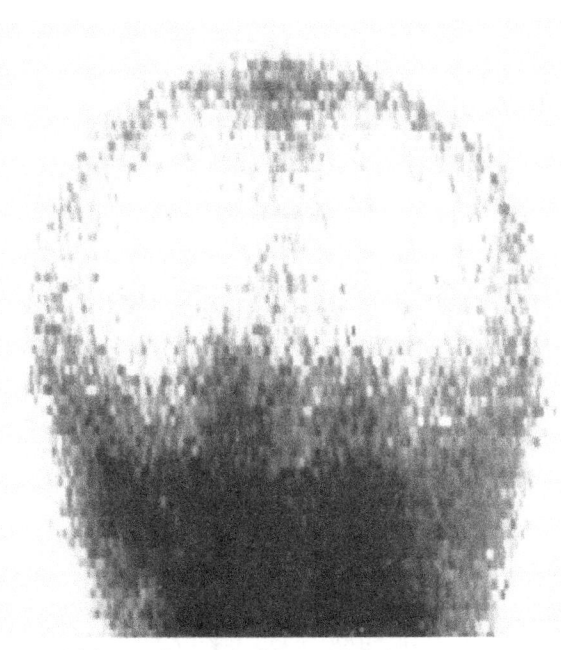

Abb. 14. Doppelseitiges Akustikusneurinom

dennoch geringer. Dies ist einerseits dadurch bedingt, daß in der hinteren Schädelgrube relativ häufig das Hämangioblastom (Lindau-Tumor) auftritt, eine Geschwulst, die durch außerordentlich starke Zystenbildung ausgezeichnet ist. Andererseits können bereits kleine Tumoren der hinteren Schädelgrube je nach ihrer Beziehung zum Liquorsystem eine eindeutige klinische Symptomatik hervorrufen und infolge geringer Größe dem szintigraphischen Nachweis entgehen.

Mit großer Sicherheit ist der häufigste im Erwachsenenalter in dieser Region auftretende Tumor, das Akustikus-Neurinom, nachweisbar. Gleichermaßen gut darstellbar sind alle übrigen Neurinome der Hirnnerven, sowie die vom Tentorium ausgehenden Meningeome.

Tumoren der Brücke und des Hirnstammes sind infolge ausgebildeter Überlagerungen szintigraphisch nicht zu erfassen, und zystische Veränderungen, wie Ependym- und Arachnoidalzysten entgehen dem Nachweis, da sie die radioaktive Verbindung nicht aufnehmen.

3.1.5. Bei Hirntumoren im Kindesalter

Verhältnismäßig einfache Durchführbarkeit bei geringer Strahlenbelastung und relativ hohe Nachweissicherheit für intrakranielle Raumforderungen erlauben die Durchführung der Hirnszintigraphie auch im Kindes- und Säuglingsalter (GILDAY u. ASH, 1975). Die von der Neuroglia und dem Ependym der Ventrikel ausgehenden Tumoren sind mit gleicher Sicherheit nachweisbar wie bei Erwachsenen. Gleichermaßen problematisch ist allerdings die Darstellung basisnahe gelegener Raumforderungen, wie Tumoren des 3. Ventrikels, des Aquädukts und insbesondere der Ponsgliome. Die Nachweissicherheit für die im Kindesalter häufigsten Geschwülste, die Spongioblastome des Kleinhirns und das Medulloblastom, ist durch technische Verbesserungen größer geworden (s. Tabelle 5).

Mißbildungstumoren und raumfordernde Zysten speichern die radioaktive Verbindung in der Regel nicht. Gelegentlich können sie jedoch zu indirekten Zeichen eines raumfordernden Prozesses führen, die sich in der Verlagerung der Mittellinien-Aktivität äußern. In diesen Fällen dürften jedoch andere Methoden von höherem Aussagewert sein. Eine Besonderheit stellt in diesem Zusammenhang das sog. DANDY-WALKER-Syndrom dar. Die Erweiterung des 4. Ventrikels führt zu einer Hochdrängung des Confluens sinuum mit Steilstellung des Sinus transversus. Das resultierende szintigraphische Bild ist pathognomonisch für diese relativ seltene Mißbildung und zur differentialdiagnostischen Abklärung eines Hydrocephalus occlusivus geeignet.

Tabelle 5. Befunde der Hirnszintigraphie bei infratentoriellen Tumoren des Kindes*

	Szintigraphie		% positiv
	+	−	
Kleinhirnspongioblastom	91	21	81
Medulloblastom	54	18	75
Ponsgliom	7	47	15

* Übersichtsstatistik nach Befunden von: AKERMAN et al. (1969b), GILDAY und ASH (1975), FEIGIN et al. (1975), MAYNARD und KELSEY (1969), MISHKIN (1972), MOODY et al. (1972), OSTERTAG und MUNDINGER (1972), ZEIDLER et al. (1975).

(a) (b)
Abb. 15. Kleinhirnspongioblastom

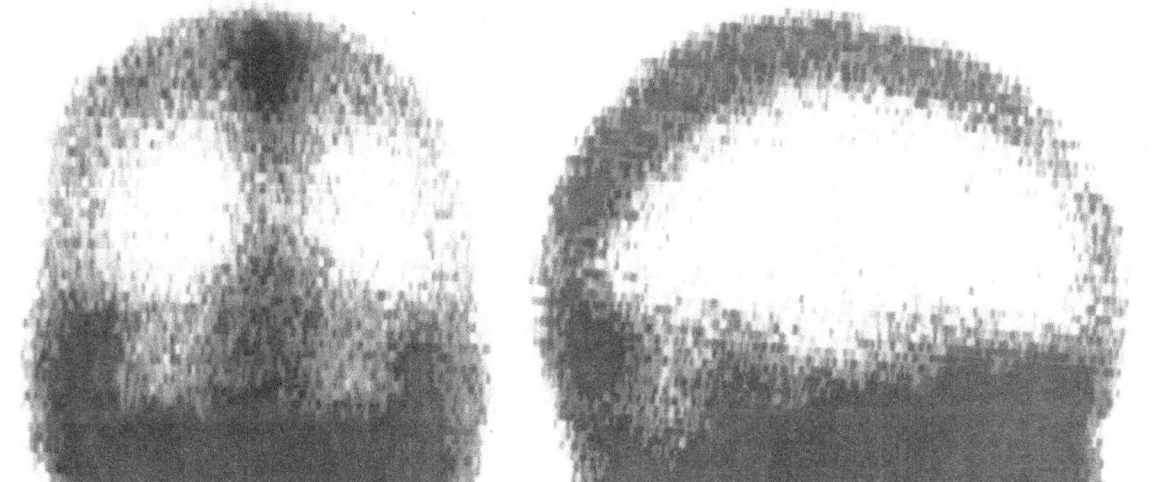
(a) (b)
Abb. 16. Medulloblastom

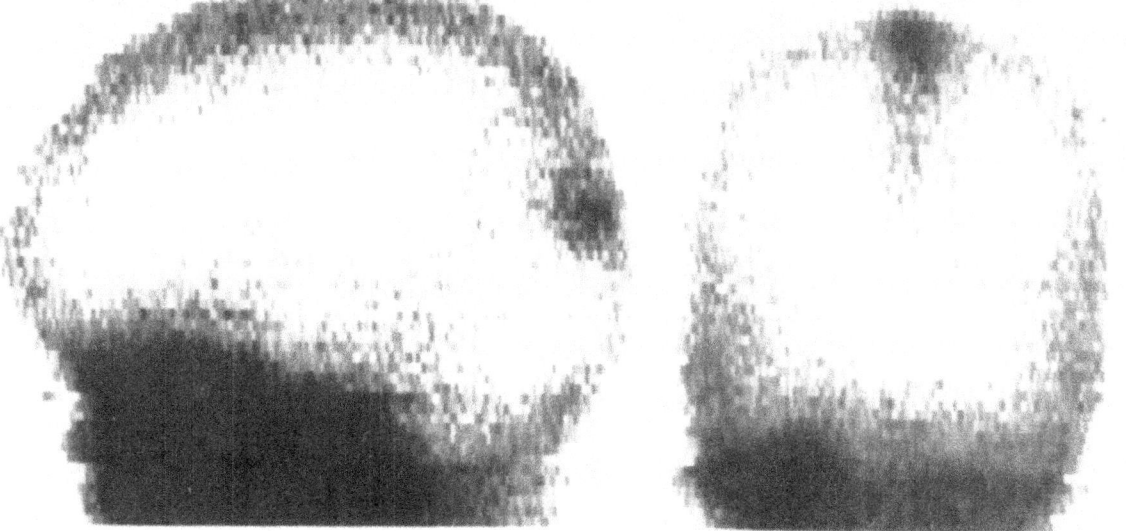
(a) (b)
Abb. 17. Dandy-Walker-Syndrom

3.1.6. Szintigraphie in der postoperativen Verlaufskontrolle

Die Hirnszintigraphie ist nach bisherigen Erfahrungen als das für eine postoperative Verlaufsbeobachtung bestgeeignete Verfahren anzusehen. Postoperative Veränderungen der Hirnstrukturen haben nur geringen Einfluß auf die Aussagefähigkeit der Methode. Zwar kommt es im Zusammenhang mit dem operativen Eingriff zu Veränderungen der Radioaktivitätsverteilung, die in ihrer Intensität und Ausdehnung abhängig von der erforderlichen Operationstechnik sind. Diese Anreicherungen bilden sich jedoch in wenigen Tagen bis Wochen zurück, lediglich eine vermehrte Aktivitätskonzentration im Bereich der Schädelkapsel kann über längere Zeit bestehen bleiben.

Jede, nach operativer Entfernung einer Hirngeschwulst neu auftretende oder verbliebene, sich im Verlauf vergrößernde Radioaktivitätskonzentration muß als verdächtig auf ein Rezidiv angesehen werden. „Falsch positive" Befunde wird man nur dann in Kauf nehmen müssen, wenn keine präoperativen Szintigramme für einen Vergleich vorliegen. „Falsch negative" Befunde sind bei Rezidiven eines Astrozytoms Grad I/II und bei zystischen Hämangioblastomen zu erwarten.

Nach bisherigen Erfahrungen ist das Rezidiv mit Hilfe der Szintigraphie früher und sicherer nachweisbar als mit anderen ambulant durchführbaren Methoden. Da — außer für die oben genannten Tumorarten — die Ausschlußkraft eines negativen Szintigramms hoch ist, kann die Hirnszintigraphie in der postoperativen Nachsorge dazu beitragen, dem Patienten eingreifendere diagnostische Maßnahmen zu ersparen und Klinikaufnahmen auf das erforderliche Mindestmaß zu reduzieren.

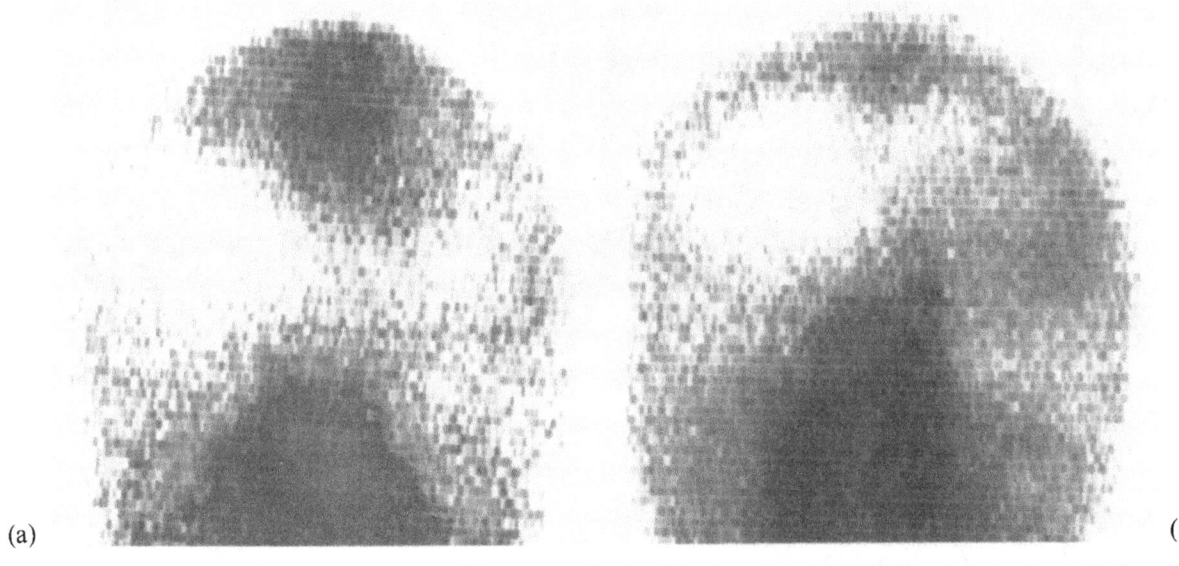

(a) (b)

Abb. 18a u. b. Erneutes Tumorwachstum; (a) parasaggittales Meningeom, (b) 2 Jahre nach restloser Enfernung des Falxmeningeoms erneutes Wachstum eines Konvexitätsmeningeoms

Tabelle 6. Leistungsfähigkeit der Szintigraphie in der postoperativen Verlaufskontrolle*

	Rezidiv gesichert Szintigraphie		Rezidiv ausgeschlossen Szintigraphie	
	+	−	+	−
Alle Tumorarten	169	21	6	96

* Nach Übersichtsstatistiken (ZEIDLER et al., 1975) und Befunden von SCHWARZ et al. (1976).

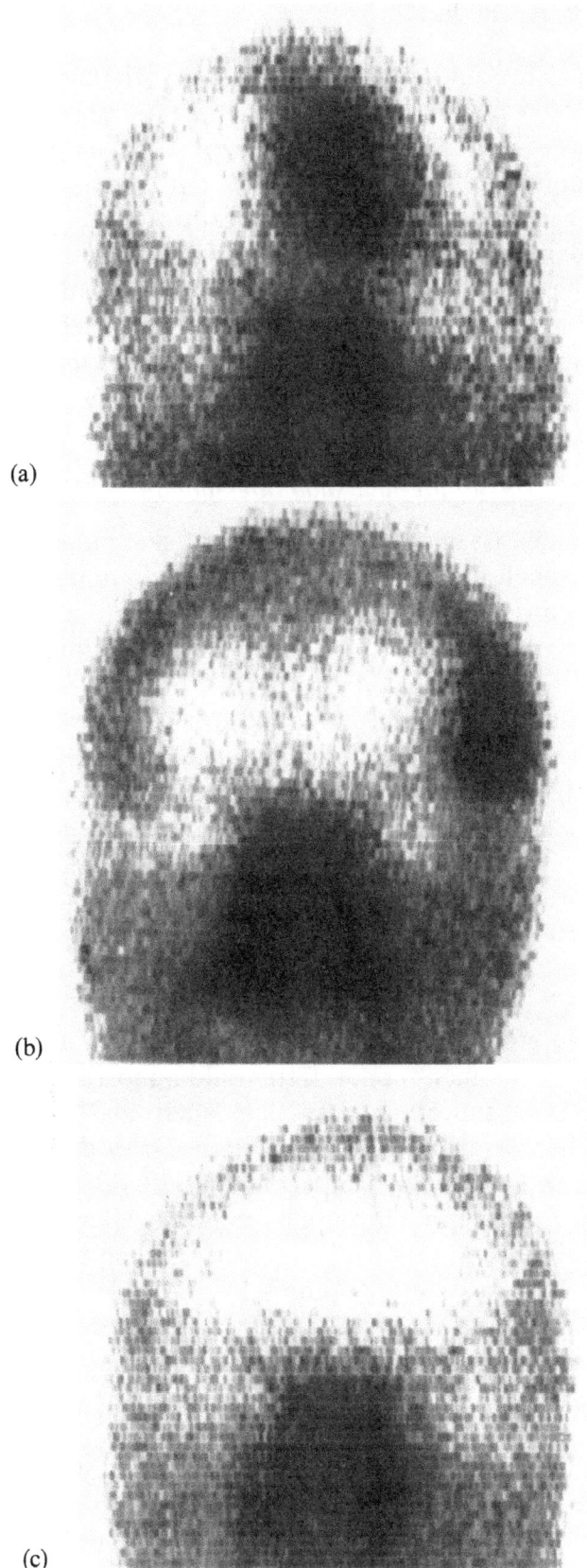

Abb. 19a–c. Zustand nach Operation eines ausgedehnten Meningeoms der Falx; (a) präoperativ, (b) 14 Tage nach Operation (c) 2 Jahre später, kein Rezidiv

3.2. Hirnszintigraphie bei vaskulären zerebralen Erkrankungen

3.2.1. Szintigraphie bei spontanen Blutungen

3.2.1.1. Das epidurale Hämatom

Für die Diagnose epiduraler Blutungen ist die Hirnszintigraphie nicht geeignet, da die Blutung in der Regel Folge eines Schädel-Hirntraumas ist. Die dabei gleichzeitig vorhandenen offenen oder stumpfen Kopfschwartenverletzungen führen zu einer extrakraniellen Aktivitätsanreicherung, die von einer intrakraniellen Radioaktivitätskonzentration nicht zu differenzieren ist, so daß mit „falsch positiven" Befunden gerechnet werden muß. Frische Blutungen sind ferner in den ersten Tagen nicht mit Sicherheit nachweisbar, so daß auch „falsch negative" Befunde zu erwarten sind.

3.2.1.2. Das akute und subakute subdurale Hämatom

Aus den gleichen Gründen ist das Szintigramm zur Erkennung einer akuten subduralen Blutung ungeeignet und auch für die Diagnose subakuter subduraler Hämatome immer nur dann einsetzbar, wenn Verlaufsbeobachtungen möglich sind. Ein szintigraphisches Bild, das in den ersten Stunden und Tagen nach einem Trauma unauffällig ist, schließt ein subdurales Hämatom nicht aus. Wird das Bild in den folgenden Untersuchungen pathologisch, so ist dieser Befund als beweisend anzusehen. Umgekehrt ist jedoch ein Befund nach einem akuten Ereignis mit Verdacht auf ein subdurales Hämatom keinesfalls pathognomonisch. Infolge der Anreicherungen in Kopfschwartenverletzungen kann im ungünstigsten Falle ein auf der kontralateralen Seite gelegenes subdurales Hämatom aus technischen Gründen übersehen werden und beidseitige subdurale Hämatome werden aus gleichen Gründen oft nicht erkannt.

3.2.1.3. Das chronisch-subdurale Hämatom

Auch unter Berücksichtigung der zahlreichen Möglichkeiten, die ein ähnliches szintigraphisches Bild hervorrufen können und differentialdiagnostisch in Erwägung gezogen werden müssen, ist die Hirnszintigraphie für den Nachweis der chronischen Form des subduralen Hämatoms hervorragend geeignet. Durch die in diesen Fällen zumeist stark ausgebildeten Membranen kommt es zu intensiver Radioaktivitätsanreicherung, so daß die Nachweiswahrscheinlichkeit für chronisch-subdurale Hämatome mit 90% außerordentlich hoch liegt. Im Hinblick auf die guten therapeutischen Möglichkeiten und Schwierigkeiten der klinischen Diagnostik eines chronisch-subduralen Hämatoms wird die Indikation zur Hirnszintigraphie in diesen Fällen relativ weit gestellt werden müssen.

3.2.1.4. Die Subarachnoidalblutung

Die Subarachnoidalblutung an sich führt zu keiner pathologischen Radioaktivitätsanreicherung im szintigraphischen Bild. Auch ist die Blutungsquelle mit dieser Methode nur dann lokalisierbar, wenn gleichzeitig eine intrazerebrale Blutung vorliegt oder ein a.-v.-Angiom die Ursache ist.

3.2.1.5. Die intrazerebrale Blutung

Bei spontanen intrazerebralen Blutungen kommt es ähnlich wie bei akuten subduralen Blutungen nicht sofort zu einer pathologischen Veränderung des szintigraphischen Bildes.

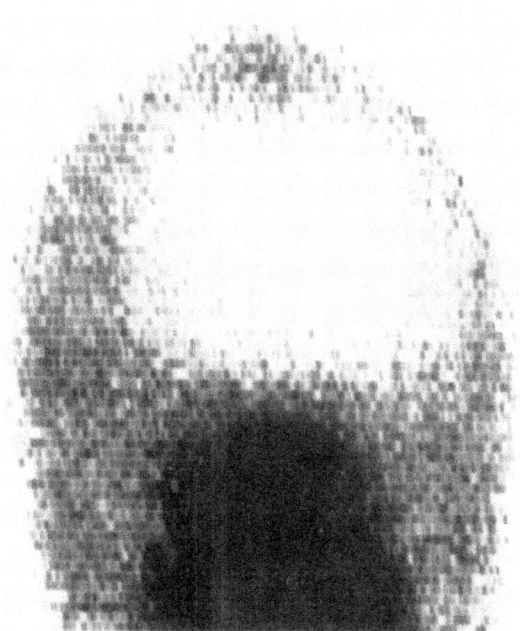

Abb. 20. Subdurales Hämatom. Der Befund ist nicht pathognomonisch, andere Ursachen können ein ähnliches Bild hervorrufen

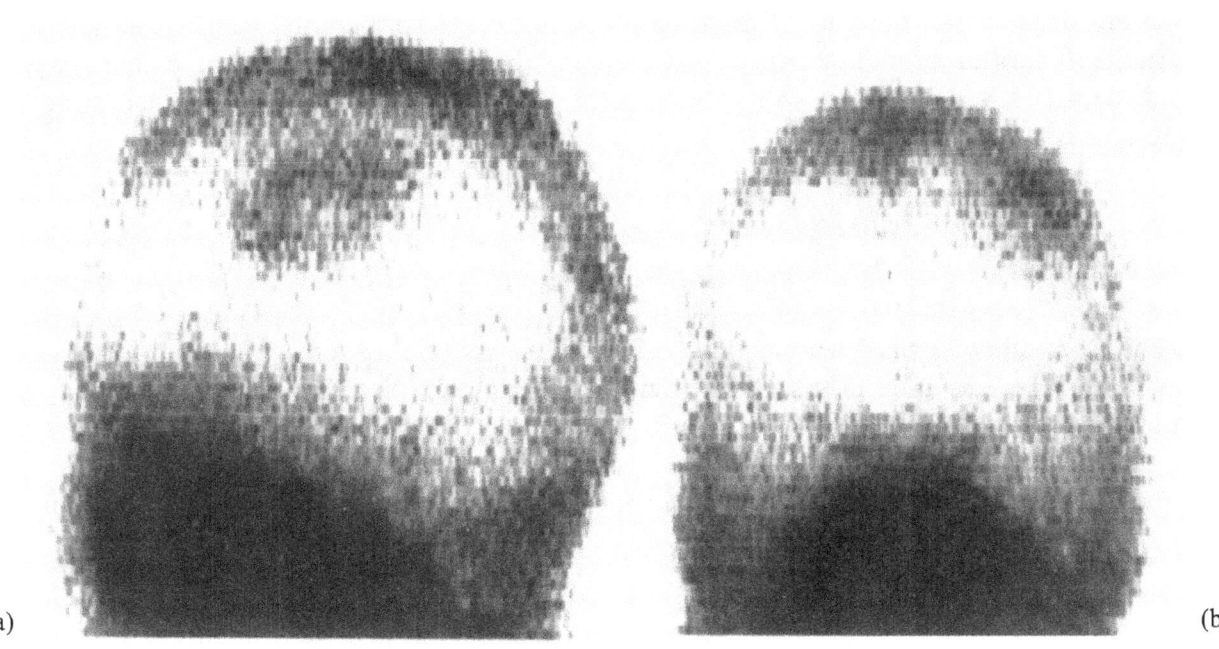

(a) (b)

Abb. 21. Intrazerebrale Blutung

Tabelle 7. Befunde der Szintigraphie bei vaskulären Hirnerkrankungen (außer Hirninfarkten)*

	Szintigraphie		%
	+	−	positiv
Subdurale Hämatome (alle Stadien)	263	45	85
a.-v.-Angiom (o. Sequenzszintigraphie)	187	66	75
Intrakranielle Blutungen	79	36	70
Aneurysmen	12	20	37

* Nach einer Übersichtsstatistik (ZEIDLER et al., 1975) und Befunden von KLOPPER et al. (1973), HARBERT et al. (1975).

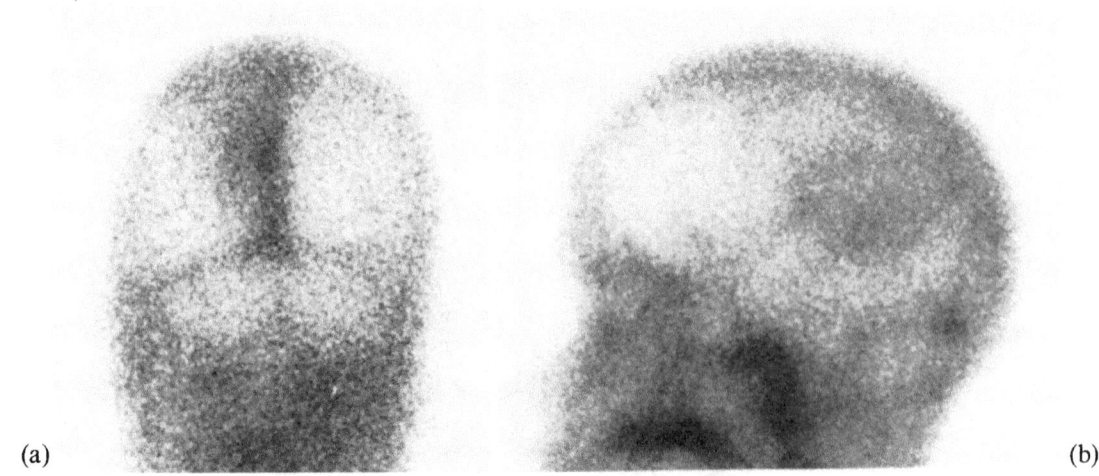

(a) (b)

Abb. 22. Arterio-venöses Angiom

Frische Blutungen, auch größeren Ausmaßes, sind in den ersten Tagen nach dem akuten Ereignis häufig nicht nachweisbar. Zu einer Einlagerung der radioaktiven Verbindung im Hämatomgebiet kommt es offenbar erst nach Einsetzen der reparativen Vorgänge. Der Umstand, daß die Radioaktivitätseinlagerung bei intrazerebralen Blutungen erst mehrere Tage nach dem akuten Ereignis einsetzt, wird bei apoplektiformen Krankheitsbildern häufig differentialdiagnostisch genutzt. Ist das Szintigramm in den ersten Tagen nach dem Insult negativ, so spricht dies mehr für eine vaskuläre Genese, insbesondere wenn sich im weiteren Verlauf das szintigraphische Bild pathologisch verändert. Ist die apoplektiforme Symptomatik jedoch durch einen Tumor bedingt, dann ist das szintigraphische Bild sofort positiv.

3.2.1.6. Das Aneurysma

Die Darstellung eines Aneurysma ist infolge des unzureichenden Auflösungsvermögens der Methode weder durch die statische Szintigraphie noch durch die Sequenzszintigraphie mit hinreichender Sicherheit möglich. Nur die seltene Form des tumorösen Aneurysma kann gelegentlich im Szintigramm nachweisbar sein. Eine klinisch relevante Aussage durch Szintigraphie oder Sequenzszintigraphie ist nur in den Fällen möglich, in denen es nach Aneurysmablutung zu intrazerebralen Blutungen oder Sekundärinfarkten gekommen ist.

3.2.1.7. Das arterio-venöse Angiom

Entsprechend der Ausdehnung des Gefäßkonvolutes und wahrscheinlich auch in Abhängigkeit von der Beschaffenheit des Gewebes und der Kapillaren in der Umgebung des Angioms kann diese Fehlbildung verschiedenartige pathologische Anreicherungen im szintigraphischen Bild hervorrufen. Neben Fällen intensiver Radioaktivitätskonzentration mit scharfer Abgrenzung, die zu Verwechslungen mit einem Meningeom Anlaß geben können und teilweise sogar Aktivitätsbahnen, die den zu- und abführenden Gefäßen entsprechen, aufweisen, kommen Befunde vor, die nur eine gering vermehrte Aktivitätsanreicherung im Szintigramm erkennen lassen oder gar normale statische Bilder erzeugen. Die Nachweissicherheit ist insgesamt nicht sehr hoch. Eine Erweiterung der diagnostischen Möglichkeiten bietet die selektiv eingesetzte Sequenzszintigraphie. Hiermit gelingt es in einer signifikanten Zahl von Fällen, den hohen Radioaktivitätsdurchgang durch das Gefäßkonvolut in den ersten Sekunden nach Injektion mit Hilfe der Gammakamera

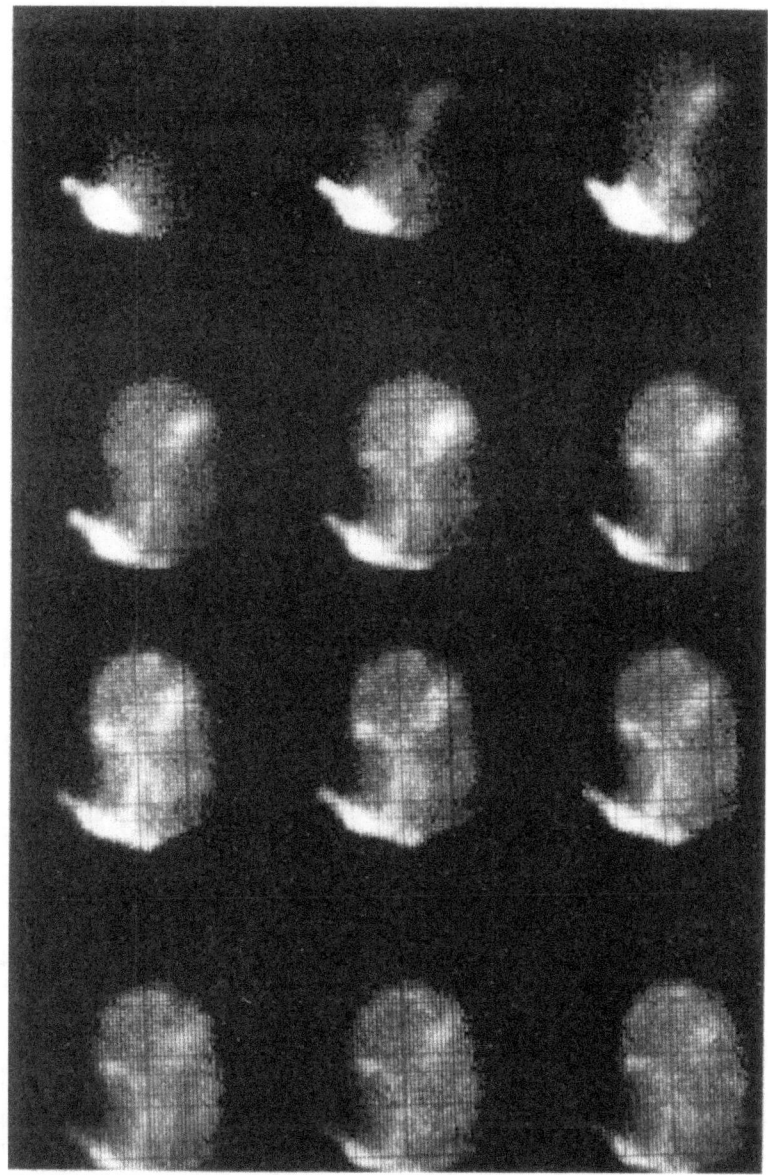

Abb. 23. a.-v.-Angiom; Sequenzszintigraphie mit 2 sec Bildfolge. Anfänglich hohe Aktivitätskonzentration, die mit zunehmender Zeit geringer wird, belegt den starken Blutdurchgang durch die Gefäßmißbildung. Stark vaskularisierte Tumoren können ein ähnliches Bildmuster hervorrufen, zeigen jedoch zumeist nicht die hier deutlich erkennbaren zu- und abführenden Gefäße

zu erfassen und damit auch bei negativen statischen Szintigrammen die Diagnose des Angioms wahrscheinlich zu machen (ROSENTHAL, 1968; HANDA, 1972; POHLENZ et al., 1972).

3.2.2. Szintigraphie bei Hirninfarkten

Die Tatsache, daß sich die radioaktive Verbindung auch in infarzierten Hirnarealen anreichert, muß vom Standpunkt des Tumornachweises zunächst als diagnostische Komplikation angesehen werden. Umsomehr, als dabei gelegentlich Formen der Radioaktivitätsanreicherung auftreten, die sich von denen eines raumfordernden Prozesses nur schwer unterscheiden lassen.

Wesentlichster Unterschied zu der Anreicherung in infarzierten Hirngebieten im Vergleich zur Anreicherung in blastomatösen Prozessen ist der Umstand der Zeitabhängigkeit. Im klassischen Falle eines apoplektiformen Zustandbildes nach Verschluß einer

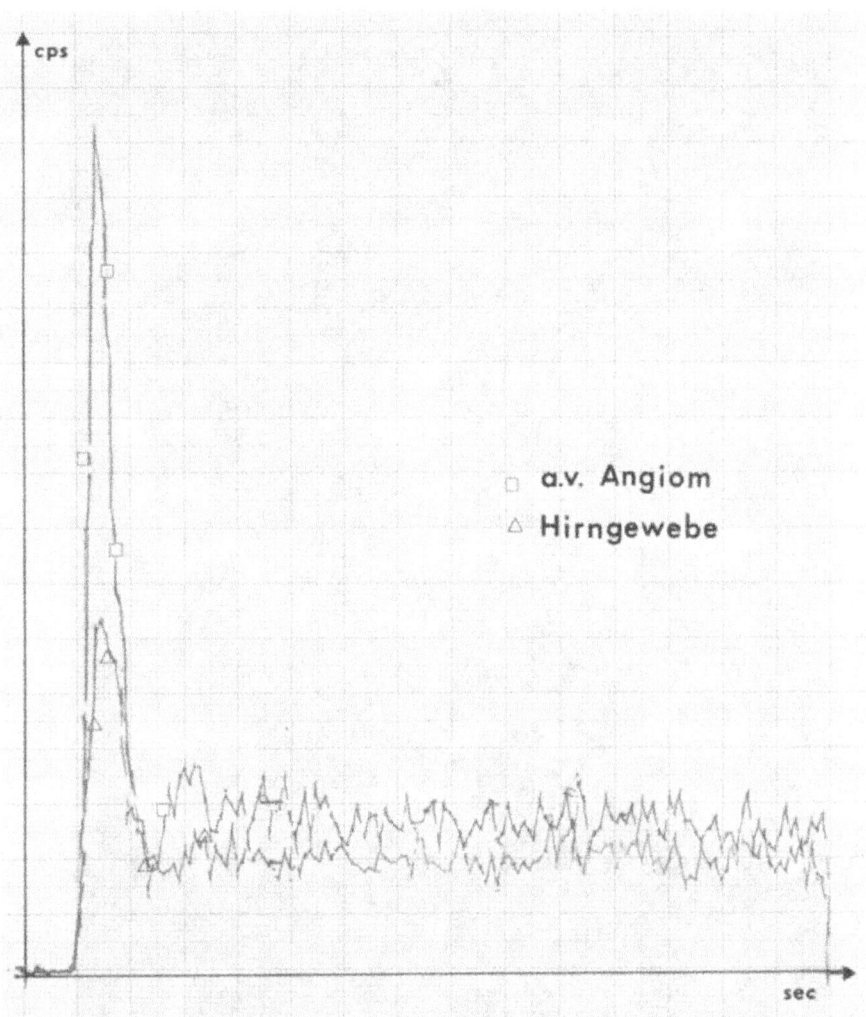

Abb. 24. a.-v.-Angiom; Zeitaktivitätskurven, die über normalem Hirngewebe und dem a.-v.-Angiom gewonnen wurden, zeigen den raschen Einstrom der radioaktiven Verbindung in die Gefäßmißbildung und den nahezu vollständigen Ausstrom, so daß die endgültige Aktivitätskonzentration im Angiom nur gering höher als im normalen Hirngewebe liegt. Persistierende Aktivitätskonzentration im Angiom ist allerdings die Regel

großen Hirnarterie findet sich die pathologische Anreicherung etwa 5–8 Tage nach dem akuten Ereignis im Versorgungsgebiet der Arterie oder einer ihrer Äste und folgt der Verlaufsachse des Gefäßes. Die Intensität der Anreicherung nimmt in den folgenden Tagen zu und erreicht den Höhepunkt der Konzentration etwa in der 2.–3. Woche nach dem akuten Geschehen. Im weiteren Verlauf vermindert sich die Intensität graduell, die Anreicherung ändert dabei ihre Form und kann Figuren wie bei einem raumfordernden Prozeß hervorrufen. Etwa ab der 7. Woche ist das szintigraphische Bild wieder unauffällig.

Aus Lage und Form der Anreicherung und der zeitlichen Änderung der Befunde lassen sich, sofern der klinische Zustand des Patienten eine Verlaufsbeobachtung ermöglicht, im Einzelfalle wichtige differentialdiagnostische Schlüsse ziehen (LESLIE et al., 1969). Zusätzliche Information zur Differentialdiagnose liefern in einigen Fällen Untersuchungen mit Radionukliden unterschiedlicher Art. Besondere Bedeutung haben in diesem Zusammenhang ^{131}J-Albumin, ^{111}In-Transferrin, ^{75}Se-Selenit, ^{99m}Tc-Diphosphonat, ^{67}Ga-Citrat (PLANIOL, 1966; CAVALIERI u. SCOTT, 1968; NORDMAN, 1974; ZEIDLER et al., 1973; ELL et al., 1976). Von diesen Substanzen wird berichtet, daß sie in gleicher Weise wie ^{99m}Tc-Pertechnetat in Hirngeschwülsten angereichert werden, sich jedoch in weitaus

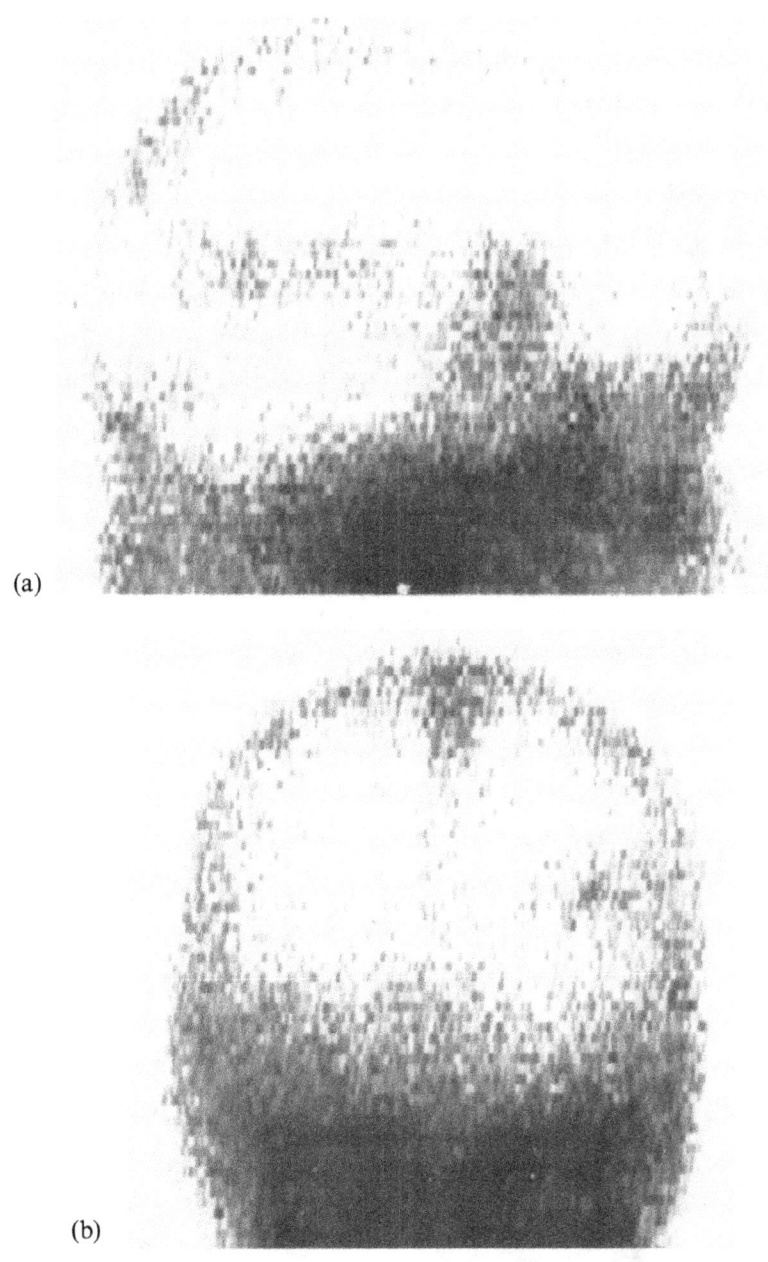

Abb. 25. Zerebrovaskulärer Insult; Hirninfarkt im Versorgungsgebiet der A. temporalis posterior

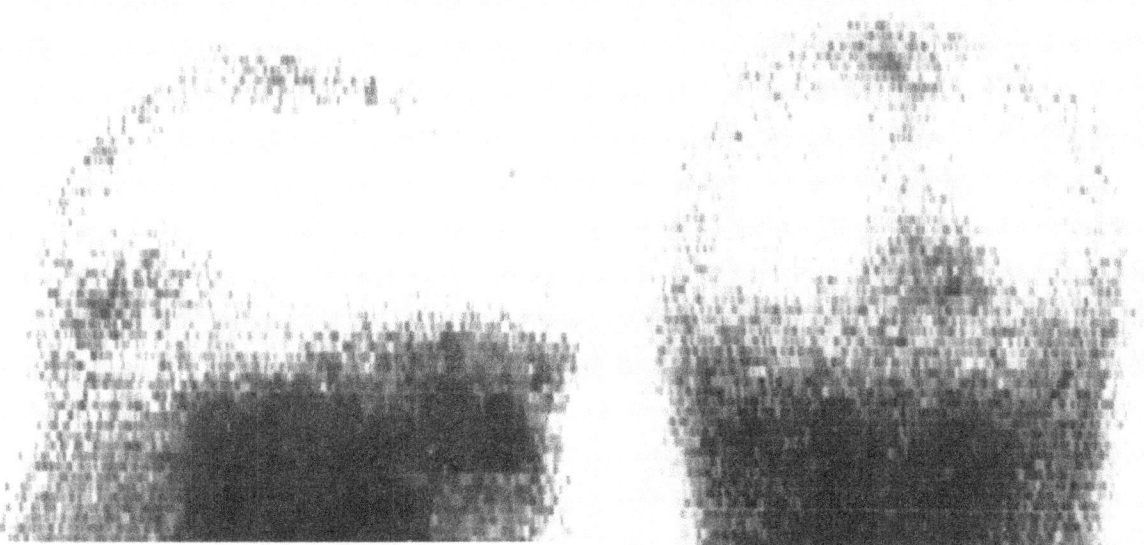

Abb. 26. Zerebrovaskulärer Insult; Hirninfarkt im Versorgungsgebiet der A. cerebri posterior

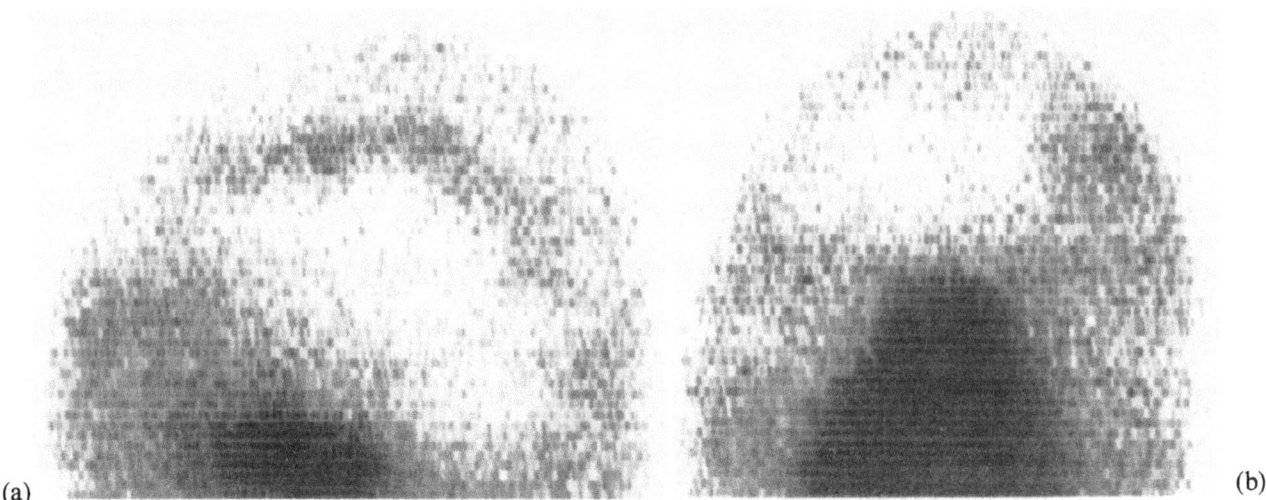

Abb. 27. Zerebrovaskulärer Insult; Hirninfarkt im Übergangsbereich der Versorgungsgebiete der A. cerebri anterior und der A. cerebri media, sog. „Wasserscheideninfarkt"

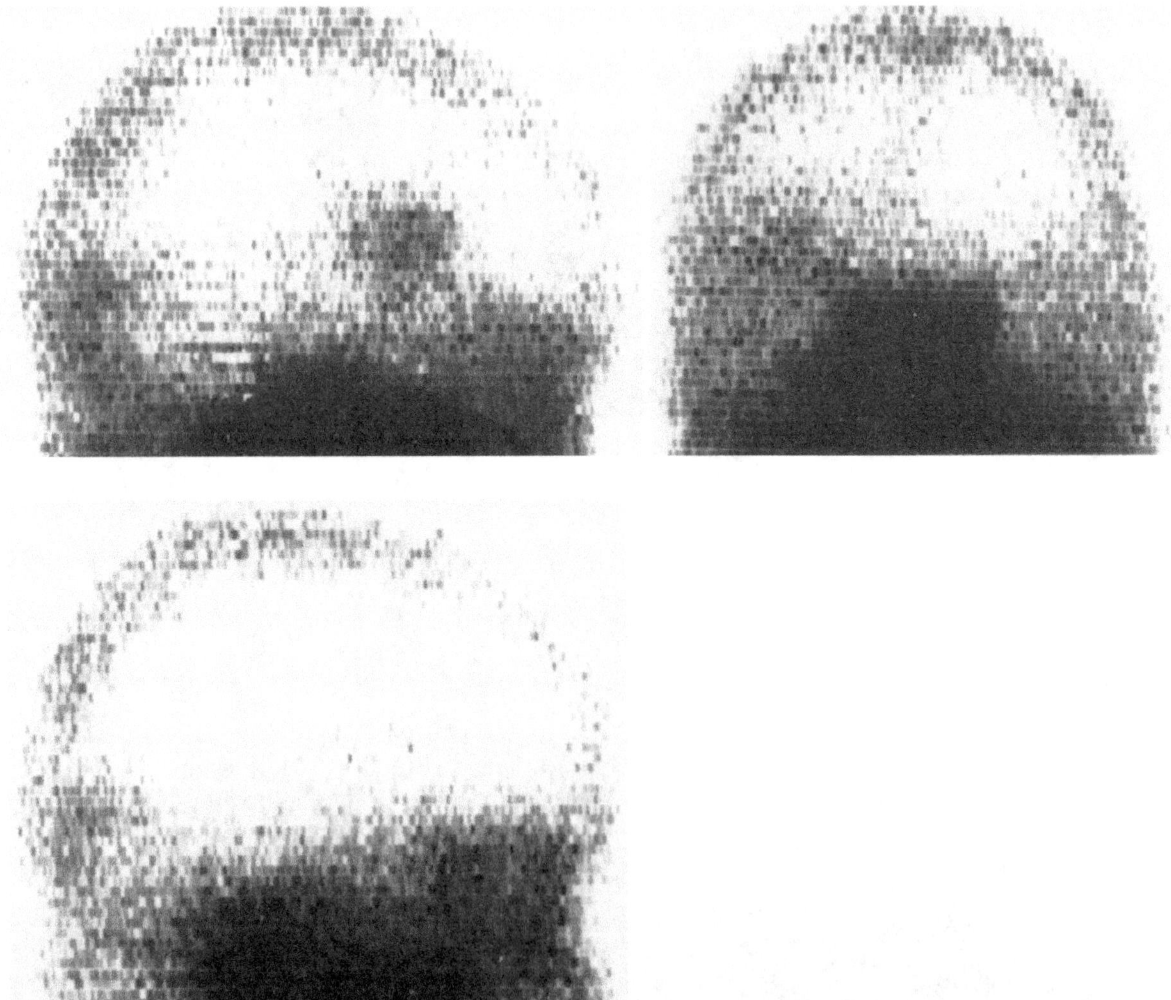

Abb. 28. Zerebrovaskulärer Insult; Zustand nach Verschluß der A. carotis interna. a) Kugelige Anreicherung, die nicht von einem Tumor unterschieden werden kann. b) seitliche Ansicht, c) Befund 3 Wochen später; Anreicherung noch angedeutet sichtbar

geringerem Ausmaß im infarzierten Hirngewebe konzentrieren. Da Veränderungen der Perfusion auch längere Zeit nach dem akuten Ereignis bestehen bleiben können, auch in den Fällen, in denen keine stenotischen Arterienveränderungen nachweisbar sind, ist eine differentialdiagnostische Abgrenzung häufig auch durch die Sequenzszintigraphie (s. S. 8) möglich.

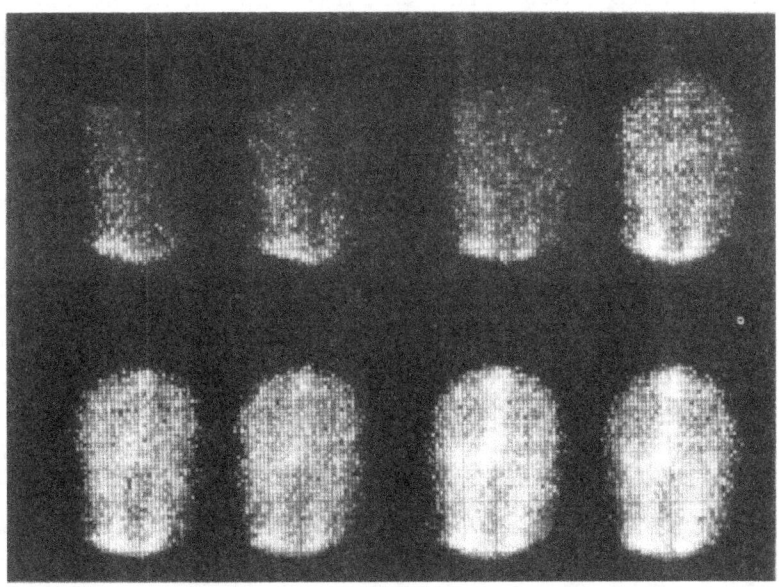

Abb. 29. Verschluß der A. carotis interna li. Sequenzszintigraphie in 4 sec Intervallen. Anfänglich Minderperfusion der li.- Hemisphäre, anschließend Einstrom der Radioaktivität über Kollateralkreisläufe

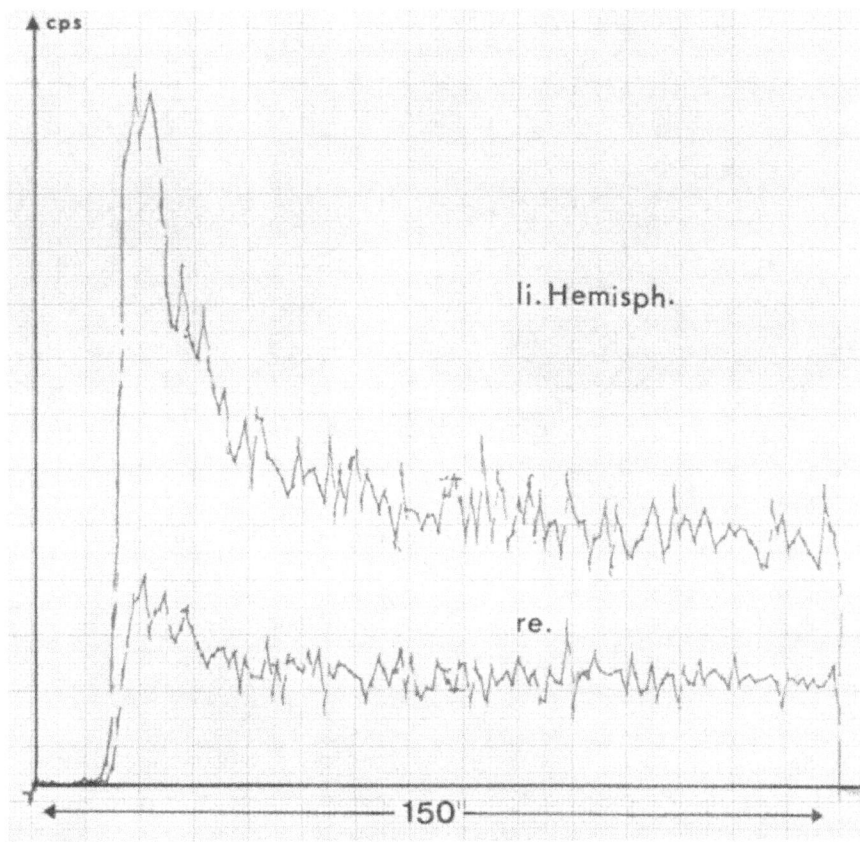

Abb. 30. Sequenzszintigraphie bei komplettem Verschluß der A. carotis interna re. und unzureichendem Kollateralkreislauf

3.3. Szintigraphie bei entzündlichen Hirnerkrankungen

3.3.1. Meningitis/Enzephalitis

Pathologische szintigraphische Befunde bei Meningitis oder Meningo-Enzephalitis sind selten und werden als Zeichen beginnender Abszedierung gewertet. Im Verlauf einer Enzephalitis soll es gelegentlich zu fleckförmigen Anreicherungen, die als Kumulation der Verbindung in Entzündungsherden oder nekrotisierenden Hirnveränderungen gedeutet werden, kommen. Regelmäßig soll eine pathologische Radioaktivitätsanreicherung bei Herpes-simplex-Enzephalitis auftreten (DAVIS u. POTCHEN, 1970; RADCLIFFE et al., 1972).

3.3.2. Hirnabszeß und subdurales Empyem

Die Hirnszintigraphie ist als empfindlichste Methode für den Nachweis einer Abszedierung anzusehen. Pathologische Veränderungen sind im szintigraphischen Bild bereits zu erkennen, bevor Einschmelzung und Größenzunahme des Abszesses die Zeichen der intrazerebralen Raumforderung hervorrufen. Dabei ist die Form der Anreicherung in den Frühstadien wenig charakteristisch. Im Verlauf nimmt die Intensität der Anreicherung zu und wird gegen die Umgebung deutlich abgegrenzt. Bei Einschmelzung kommt

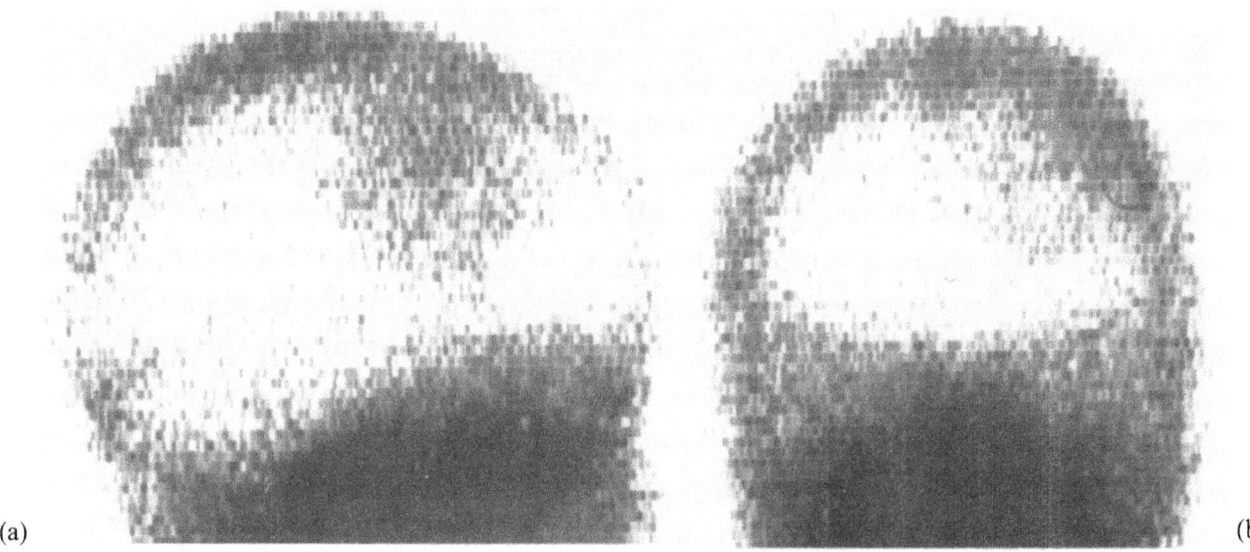

(a) (b)

Abb. 31. Hirnabszeß

Tabelle 8. Befunde der Hirnszintigraphie bei entzündlichen intrakraniellen Prozessen*

	Szintigraphie +	Szintigraphie −	% positiv
Hirnabszeß	185	12	93
Subdurales Empyem	12	−	100
Enzephalitis (einschließlich Herpes-simplex-Enzephalitis)	n = 145		23
Meningitis	n = 156		8

* Nach einer Übersichtsstatistik (ZEIDLER et al., 1975) und Befunden von KLOPPER et al. (1973).

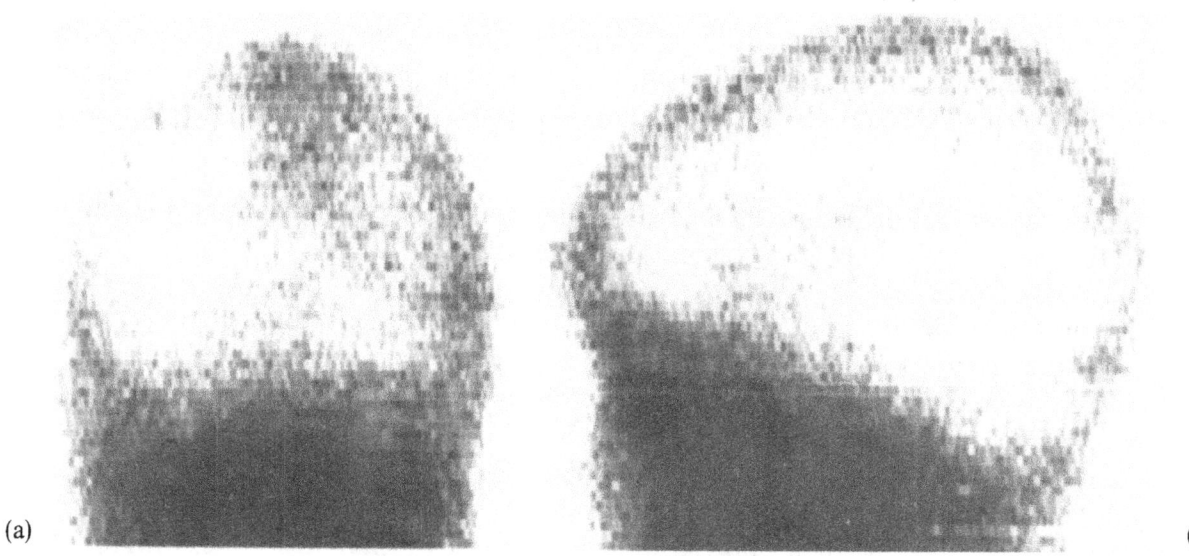

Abb. 32. Subdurales Empyem

es durch intensive Anreicherung der radioaktiven Verbindung in der Kapsel bisweilen zu einer im szintigraphischen Bild ringförmig erscheinenden Figur (Dough-Nut-Zeichen; O'MARA et al., 1969). Dieser Befund ist jedoch nicht pathognomonisch und kann auch bei zystischen Tumoren nachweisbar sein.

Auch bei einem subduralen Empyem kommt es in der Regel zu einem pathologisch veränderten szintigraphischen Bild, das jedoch keine differentialdiagnostische Aussage ermöglicht. Infolge des geringen Auflösungsvermögens der Methode ist in diesem Zusammenhang die Frage, ob ein otogener Prozeß infolge Überwanderung zu einem subduralen Empyem oder einem intrakraniellen Abszeß geführt hat, mitunter nicht mit der erwünschten Sicherheit zu beantworten.

Sofern ein subdurales Empyem infolge einer Osteomyelitis der Schädelknochen auftritt, besteht als zusätzliche diagnostische Möglichkeit die Durchführung einer Knochenszintigraphie. Die Ausdehnung des entzündlichen Knochenprozesses manifestiert sich im szintigraphischen Bild früher als in Röntgenaufnahmen des Schädels.

3.4. Szintigraphie bei Schädel-Hirnverletzungen

Zum gegenwärtigen Stand der Technik ist die Szintigraphie für diagnostische Fragestellungen nach Schädel-Hirntraumen ungeeignet. Aufgrund der zu erwartenden Anreicherungen in extrakraniellen Verletzungen ist mit ausgedehnten Überlagerungen zu rechnen, die eine spezifische Diagnostik unmöglich machen. Hinzu kommt, daß frische intrakranielle Blutungen in den ersten Tagen nach dem Trauma nicht mit ausreichender Sicherheit nachgewiesen werden können. Ebenso wenig gelingt der Nachweis oder der Ausschluß von Kontusionsherden.

3.5. Szintigraphie bei Veränderungen der Schädelknochen

Neben entzündlichen Knochenveränderungen können auch andere Erkrankungen der knöchernen Schädeldecke, die mit vermehrtem Knochenumbau einhergehen, zu Radioaktivitätsanreicherungen führen. Diese Möglichkeiten sind bei der Diagnostik des subduralen Hämatoms und des subduralen Empyems mit differentialdiagnostischen Überlegungen einzubeziehen und durch Kontrollszintigraphie mit osteotropen Pharmaka und durch gezielte Röntgenaufnahmen auszuschließen. Osteome ohne wesentlichen Knochenumbau zeigen keine vermehrte Konzentration des Pertechnetats.

3.6. Szintigraphie bei degenerativen Hirnerkrankungen, psychiatrischen Leiden und Systemkrankheiten

Szintigraphische Befunde bei diesen Erkrankungen sind zumeist Einzelbeobachtungen und werden in der Regel für differentialdiagnostische Erwägungen mitgeteilt. Pathologische Radioaktivitätsanreicherungen sollen konstant bei M. Sturgeweber nachweisbar sein und schon früher als pathologische Verkalkungen im Röntgenbild auftreten (KUHL et al., 1972). Anreicherungen in chronisch-entzündlichen Herden bei Schilderscher Krankheit und anderen demyelinisierenden Erkrankungen sind beschrieben (VALENSTEIN et al., 1971; HEISS et al., 1976). Uneinheitlich sind Befunde bei multipler Sklerose und bei M. Hodgkin

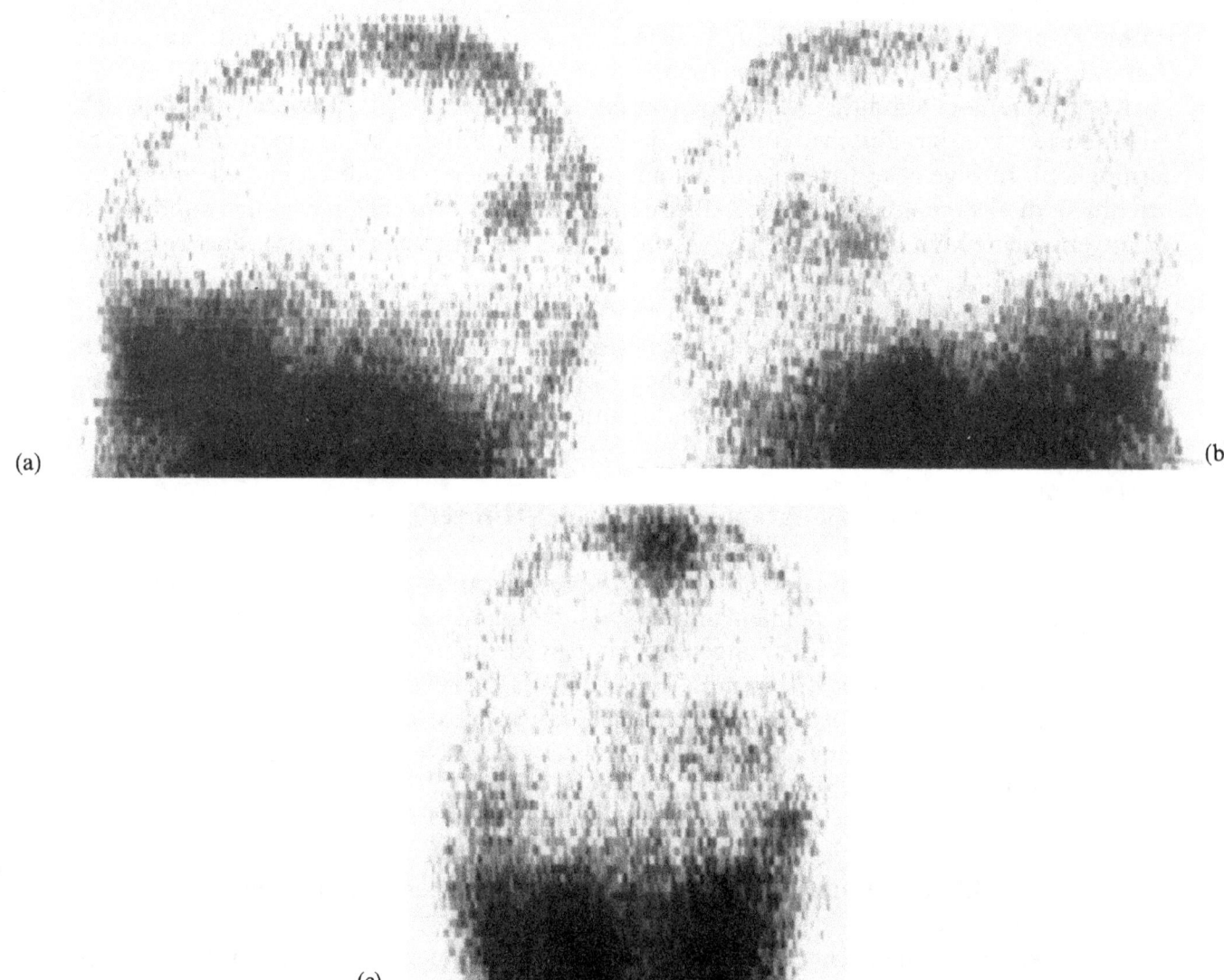

Abb. 33. Akute Leukämie; intrazerebrale leukämische Infiltrate

(MOSES et al., 1972; THOMPSON et al., 1972; HEISS et al., 1976). Vereinzelt pathologische Befunde sind hier ebenso wie bei zerebraler Sarkoidose (VITYE et al., 1969), tuberöser Sklerose (FOWLER u. WILLIAMS, 1973) und zerebraler Beteiligung bei Leukämie (HURWITZ et al., 1970; MAYNARD u. KELSEY, 1969) berichtet worden.

Bei psychopathologischen Erkrankungen, soweit nicht symptomatisch Folge einer intrakraniellen Raumforderung, ist das szintigraphische Bild negativ (OHLMANN, 1970).

4. Schlußbetrachtung

Der Prozentsatz nicht zu klassifizierender Befunde im Szintigramm ist geringer als 1% (BOLLER et al., 1973; ROBERT et al., 1971a, b; HOPMANN et al., 1973). Die Irrtumswahrscheinlichkeit in der Interpretation ist daher gering und reduziert sich auf die Ja/Nein-Entscheidung bezogen auf eine pathologische Aktivitätsanreicherung.

Nachgewiesen wird durch die Anreicherung die vermehrte Durchlässigkeit der „Blut-Hirnschranke". Dabei entsteht eine vermehrte Aktivitätsanreicherung am Ort der Läsion mit positiver Darstellung der Befunde. Da die lokale Insuffizienz der „Blut-Hirnschranke" verschiedene Ursachen haben kann, ist das Verfahren nicht tumorspezifisch. Anreicherungen in vaskulär oder entzündlich bedingten Hirnveränderungen sind differentialdiagnostisch mit verschiedenartigen Radionukliden oder mit Hilfe der Sequenzszintigraphie abzugrenzen. Die Nachweissicherheit für Tumoren der großen Hemisphären durch die Hirnszintigraphie ist mit Ausnahme für Astrozytome Grad I/II außerordentlich hoch. Auch intratentorielle Raumforderungen, mit Ausnahme der Hämangioblastome, sind mit zunehmender Verbesserung der Technik sicherer nachweisbar geworden. Unbefriedigend ist die Darstellbarkeit basisnaher Prozesse. In der postoperativen Überwachung hat das Szintigramm eine herausragende Bedeutung, da operativ bedingte Veränderungen die Aussage nicht wesentlich beeinflussen.

Zerebrovaskuläre Erkrankungen sind mit der Kombination Sequenzszintigraphie-statische Szintigraphie durch den Nachweis der Perfusionsminderung einer Hemisphäre oder pathologischer Anreicherungen in infarziertem Hirngewebe nachweisbar. Entzündliche Prozesse können mit hoher Sicherheit im Hirnszintigramm dargestellt werden.

Ungeeignet ist die Hirnszintigraphie für den Nachweis frischer intrakranieller Blutungen, und die diagnostische Aussagekraft bei Schädel-Hirnverletzungen ist gering.

Die Hirnszintigraphie ist ein schonendes Verfahren und frei von jeglichen Nebenreaktionen. Infolge geringer Strahlenbelastung kann die Untersuchung bei erforderlichen Kontrollen jederzeit wiederholt werden. Haupteinsatzgebiet für die Szintigraphie ist die Vorfelddiagnostik, hier vornehmlich zum Nachweis oder Ausschluß von Großhirnhemisphären-Tumoren und mit gewisser Einschränkung auch für infratentorielle Tumoren. Bei Verdacht auf basisnahe Tumoren sollte von vornherein der axialen Computer-Tomographie der Vorzug gegeben werden. In der klinischen, präoperativen Diagnostik hat die Hirnszintigraphie infolge unzureichenden Auflösungsvermögens und fehlender Mitdarstellung von physiologischen Hirnstrukturen zunächst sekundäre Bedeutung. Dies gilt insbesondere für nahe der Schädelbasis gelegene Raumforderungen. Wesentlich ist die Hirnszintigraphie in den Fällen, in denen die Höhenausdehnung einer Raumforderung mit anderen Techniken nicht exakt erfaßbar ist oder wenn Raumforderungen in

Regionen lokalisiert sind, die anderen Techniken nicht gleichermaßen zugängig sind, wie die hohe Parietalregion.

Zur Diagnose chronisch-subduraler Hämatome wie zur Früherkennung von fokalen entzündlichen Hirnveränderungen kann die Szintigraphie Entscheidendes beitragen.

Zusammen mit der Röntgen-Übersichtsaufnahme des Schädels, dem Elektroenzephalogramm und der Echoenzephalographie gehört die Hirnszintigraphie zu den derzeit unverzichtbaren Selektivtechniken in der neurologischen und neurochirurgischen Diagnostik.

Literatur

AKERMAN, M., KOUTOULIDIS, C., DE TOVAR, G., DEROME, P.: Exploration isotopiques des ramolissements cérébraux récents. Nouv. Presse med. **1**, 651 (1972).

AKERMAN, M., LANGIE, ST.: Apport de la gammagraphie cérébrale au diagnostic des abscés. Ann. Radiol. **12**, 915 (1969).

AKERMAN, M., ROUGERIE, J., GUIOT, G.: La scintigraphie cerebrale chez l'enfant et le nourisson. Symposium on medical radioisotope scanning IAEA Salzburg 1968. Wien: IAEA 1969.

ALAZRAKI, N.P., HALPERN, S.E., JANON, E.A., LITTENBERG, R.L., HURWITZ, S.R., ASHBURN, W.L.: Alterations in cerebrospinal fluid flow dynamics in cerebrovascular disorders and occlusive disease demonstrated by radionuclide cisternography. Radiology **104**, 419 (1972).

ALAZRAKI, N.P., HALPERN, S.E., ROSENBERG, R.N., ASHBURN, W.L.: Accumulation of 131-labelled albumin in a subdural hematoma demonstrated by cisternography, J. nucl. Med. **12**, 758 (1971).

ALDERSON, P.O., SIEGEL, B.A.: Adverse reactions following 111-In-DTPA Cisternography. J. nucl. Med. **14**, 609 (1973).

ALKER, G.J., LESLIE, E.V., BAKAY, L.: The differential diagnosis of an abnormal brain scan. IX. Symposium neuroradiologicum, Göteborg 1970.

ALLEN, M.B., DICKS, D.A.L., HIGHTOWER, S.J., BROWN, M.: The value and limitations of brain scanning. Clin. Radiol. **18**, 19 (1967).

D'AMICO, P., MINOLI, G.C.: Contributo della scintigrafia allo studio delle lesioni cerebro vascolari a focolaio ischemico. Minerva neurochir. **13**, 158 (1969).

ANDREWS, J.T., STEVEN, L.W.: Indium-113m as a scanning agent. Aust. Radiol. **13**, 114 (1969).

ANGER, H.O.: Scintillation camera. Rev. Sci. Instrum. **29**, 27 (1958).

ANGER, H.O.: The scintillation camera for radioisotope localization. In: Radioisotope in der Lokalisationsdiagnostik (G. HOFFMANN und K.E. SCHEER, Hrsg.). Stuttgart: F.K. Schattauer 1968.

D'ANGIO, G.J., LOKEN, M., NESBIT, M.: Radionuclear (^{75}See) identification of tumor in children with neuroblastoma. Radiology **93**, 615 (1969).

APFELBAUM, R.I., NEWMAN, ST.A., ZINGESSER, L.H.: Dynamics of technetium scanning of subdural hematomas. Radiology **107**, 571 (1973).

ARKLES, L.B., ANDREWS, J.T., STEVEN, L.W.: A reappraisal of the scan diagnosis of subdural hematomas. Amer. J. Roentgenol. **115**, 62 (1972).

ARSENI, C., STANCIU, M.: Particular clinical aspects of chronic subdural hematoma in adults. Europ. Neurol. **2**, 109 (1969).

BAKAY, L.: Basic aspects of brain tumor localization by radioactive substances. J. Neurosurg. **27**, 239 (1967).

BAKAY, L.: The blood-brain barrier. Springfield, Ill.: Ch.C. Thomas Publ. 1956.

BAKAY, L.: Brain tumor scanning with radioisotopes. Springfield, Ill.: Ch. C. Thomas Publ. 1969.

BAKAY, L., CARES, H.L.: Olfactory meningiomas. Acta neurochir. (Wien) **26**, 1 (1972).

BAKAY, L., LEE, J.C.: Cerebral edema. Springfield, Ill.: Ch.C. Thomas Publ. 1965.

BAKDASH, H., PAPATHEODOROU, CH.A.: Radical exstirpation of simultaneously occurring bilateral encapsulated brain abscesses. Bull. Los Angeles Neurol. Soc. **34**, 175 (1969).

BALFOUR, H.H., LOKEN, M.K., BLAW, M.E.: Brain scan in a patient with herpes simplex encephalitis. J. Pediat. **71**, 404 (1967).

BANNA, M., APPLEBY, A.: Some observations on the angiography of supratentorial meningiomas. Clin. Radiol. **20**, 375 (1969).

BARDFELD, P.A., HOLMES, R.A.: Pertechnetate accu-

mulation in the chorioid plexus. Amer. J. med. Sci. **254**, 542 (1967).
BAUM, S.: The site of accumulation of 99m-Tc-sodium-pertechnetate in brain tumors. Radiology **99**, 153 (1971).
BAUM, S.A., ROTHBALLER, B., SHIFFMAN, F.: Brain scanning in the diagnosis of acoutic neuromas. J. Neurosurg. **36**, 141 (1972).
BEASLEY, T.M., PALMER, H.E., NELP, W.B.: Distribution and excretion of technetium in humans. Hlth. Phys. **12**, 1425 (1966).
BENUA, R.S.: Abnormal brain scan in eosinophilic granuloma of the skull. J. nucl. Med. **11**, 89 (1970).
BERNARD, J.D., MCDONALD, R.A., VERDON, TH.A.: Brain scanning for subdural hematoma. J. nucl. Med. **11**, 322 (1970).
BINET, E.F., LOKEN, M.K.: Scintiangiography of cerebral arterio-venous malfomations and aneurysms. Amer. J. Roentgenol. **109**, 707 (1970).
BLACKWOOD, W., MOSBERG, W.H., ROBINSON, P.K.: Brain tumor with normal air encephalography and arteriography. J. Neurosurg. **8**, 322 (1951).
BLAU, M.A., BENDER, M.: Radiomercury (203-Hg) labelled neohydrin: a new agent for brain tumor localization. J. nucl. Med. **3**, 83 (1962).
BLAU, M.A., BENDER, M.: Biological aspects in the choice of scanning agents. Nucleonics **22**, 55 (1963).
BÖRNER, W., MOLL, E., SPULER, H.: Hirnszintigraphie mit ^{99m}-Tc-Pertechnetat. Med. Welt **1966 I**, 27.
BOGDANOWICZ, W.M., WILSON, D.H.: Dermoid cyst of the fourth ventricle demonstrated by brain scan. J. Neurosurg. **36**, 228 (1972).
BOLLER, F., PATTEN, D.H., HOWES, D.: Correlation of brain-scan results with neuropathological findings. Lancet **1973 II**, 1143.
BOLLER, F., SHERWIN, I.: Electroencephalography and brain scan in the diagnosis of posterior fossa lesions. Dis. Nerv. Syst. **31**, 490 (1970).
BONIS, G., STURM, K.W.: Echinococcus alveolaris im Gehirn. Med. Klin. **64**, 891 (1969).
BONTE, F.J., CURRY, TH.S., OELZE, R.E., GREENBERG, A.J.: Radioisotope scanning of tumors. Amer. J. Roentgenol. **100**, 801 (1967).
BRENNER, H., DEISENHAMMER, E., HÖFER, R., JELLINGER, K., PERNHAUPT, J.G.: Szintigraphische Erfahrungen bei Hirngeschwülsten. Wien. klin. Wschr. **81**, 209 (1969).
BRIGGS, R.C., SKOR, R.B.: Chorioid plexus meningioma of the lateral ventricle: Two cases demonstrated by brain scanning. J. nucl. Med. **9**, 131 (1968).
BRINKMAN, C.A.: Brain scanning as an aid to surgery for strokes. Amer. J. Surg. **119**, 452 (1970).
BROMAN, I., STEINWALL, O.: Model of the blood-brain barrier system. In: Brain edema (I. KLATZO, F. SEITELBERGER, ed.). Wien-New York: Springer 1967.
BROMAN, T.: Supravital analysis of disorders in cerebral vascular permeability in man. Acta med. Scand. **118** (1944) 79.
BROOKEMAN, V.A., WILLIAMS, C.M.: Evaluation of 99m-Tc-DTPA acid as a brain scanning agent. J. Nucl. Med. **11**, 733 (1970).
BROOKS, T., EL GAMMAL, T., POOL, W.H.: Positive brain scan in hyperparathyreoidism. J. neurol. Sci. **13**, 227 (1971).
BROWNELL, G.L.: Theory of radioisotopes scanning. Int. J. appl. Radiat. **3**, 181 (1958).
BROWNELL, G.L., SWEET, W.H.: Localization of brain tumors with positron emitters. Nucleonics **11**, 40 (1953).
TER BRUGGE, K.G., MEINDOK, H.: Rim sign in brain scintigraphy of epidural hematoma. J. nucl. Med. **14**, 709 (1973).
BUCHANAN, D.L.: Brain scanning with 200 micro-curies of 203-Hg chlormerodrin. J. nucl. Med. **7**, 859 (1966).
BUCY, P.C., CIRIC, I.S.: Value of radioactive brain scans in the diagnosis of brain tumors as compared with other methods. Acta neurochir. (Wien) **13**, 114 (1965).
BUCY, P.C., CIRIC, I.S.: Brain scans in diagnosis of brain tumors. J. Amer. med. Ass. **191**, 437 (1965).
BUCY, P.C., CIRIC, I.S.: Radioactive brain scans compared to other diagnostic techniques. In: Brain tumor scanning with radioisotopes (L. BAKAY, D.M. KLEIN, ed.). Springfield, Ill: Ch.C. Thomas Publ. 1969.
BULL, J.W.D.: The radiological diagnosis of intracranial tumors in children. J. Fac. Radiol. (Lond.) **4**, 149 (1953).
BULL, J.W.D.: Topographical criteria for pathological diagnosis of intracranial masses by means of gamma-encephalography. Acta radiol. Diagn. **5**, 754 (1966).
BULL, J.W.D., MARRYAT, J.: Isotope encephalography: experience with 100 cases. Brit. med. J. **1965 I**, 474.
BULL, J.W.D., ROVIT, R.L.: The radiographic localization of intracerebral gliomata. J. Fac. Radiol. (Lond.) **8**, 147 (1957).
BURDINE, J.A., WALTZ, TH., MATESEN, A., RAPP, F.: Localization of 113m-In-Chelates compared with 99m-Tc-sodium-pertechnetate in experimental cerebral lesions. J. nucl. Med. **10**, 290 (1969).
BURKE, G., HALKO, A.: Cerebral blood flow studies with sodium pertechnetate Tc-99m and the scintillation camera. J. Amer. med. Ass. **204**, 319 (1968).
BURROWS, E.H.: False-negative results in brain scanning. Brit. med. J. **1972 I**, 473.
BURROWS, E.H.: Correct operation of a scintillation camera in cerebral scintigraphy. Neuroradiology **5**, 77 (1973).
BURROWS, E.H., KIMBER, P.M., GODDARD, B.A.: Brain scanning with radioindium. Brit. med. J. **1968 II**, 29.
CAREY, M.E., CHOU, S.N., FRENCH, L.A.: Experience with brain abscess. J. Neurosurg. **36**, 1 (1972).

Carmel, P.W.: Cerebellar tumors in childhood. Developm. Med. Child Neurol. **14**, 809 (1972).

Cassen, B., Curtis, L., Reed, C.W.: A sensitive directional gamma-ray detector. Nucleonics **6**, 78 (1950).

Cassen, B., Curtis, L., Reed, C.W., Villani, R., Libby, R.: Instrumentation for 131-J use in medical studies. Nucleonics **8**, 46 (1951).

Castelli, A., Paoletti, P., Villani, R.: Brain scan for neurosurgical purpose: Analysis of 217 verified tumors. Neurochirurgia **11**, 234 (1965).

Castelli, A., Paoletti, P., Villani, R.: Brain scan in cerebrovascular disease and tumors. Acta neurochir. (Wien) **17**, 217 (1966).

Cavalieri, R.R., Kenneth, G., Scott, G., Sairenji, E.: Selenite (75-Se) as a tumor localizing agent in man. J. nucl. Med. **7**, 197 (1966).

Cavalieri, R.R., Scott, K.G.: Sodium selenite Se-75. A more specific agent for scanning tumors. J. Amer. med. Ass. **206**, 591 (1968).

Cervos-Navaro, J.: Die Morphologie der hinteren Schädelgrube. Radiologe **9**, 458 (1969).

Christie, J.H., Mori, H., Go, R.T., Cornell, St.H., Schapiro, R.L.: Computed tomography and radionuclide studies in the diagnosis of intracranial disease. Amer. J. Roentgenol. **127**, 171 (1976).

Ciric, I., Quinn, J.L., Bucy, P.C.: Mercury-197 and technetium-99m brain scans in the diagnosis of non-neoplastic intracranial lesions. J. Neurosurg. **27**, 119 (1967).

Cleaveland, J.D., Wissenburg, A.L., Mansfield, T.P.: Optimizing brain scans with a multicrystal scanner. J. nucl. Med. **10**, 456 (1969).

Clements, J.P., Wagner, H.N., Jr., Stern, H.S., Goodwin, D.A.: Indium 113m-DTPA: A new radiopharmaceutical for brain scanning. Amer. J. Roentgenol. **104**, 139 (1968).

Clizer, E.E., Ioannides, G.: Herpes simplex encephalitis. Amer. J. Roentgenol. **112**, 273 (1971).

Cohn, H.J., Soiderer, M.H.: Tissue vascularity in positive and negative brain scans. J. nucl. Med. **10**, 553 (1969).

Conway, J.J.: Radionuclide imaging of the central nervous system in children. Radiol. Clin. N. Amer. **10**, 291 (1972).

Conway, J.J., Yarzagaray, L., Welch, D.M.: Radionuclide evaluation of the Dandy Walker Malformation and congenital arachnoid cyst of the posterior fossa. Amer. J. Roentgenol. **112**, 306 (1971).

Cooper, J.F., Levin, J., Wagner, H.N.: New, rapid, in vitro test for pyrogen in shortlived radiopharmaceuticals. J. nucl. Med. **11**, 310 (1970).

Cooper, J.F., Stern, H.S., De Land, F.F.H.: A "kit" for preparation of high specific-activity 99m-Tc-albumin for cisternography and blood pool imaging. Radiology **95**, 533 (1970).

Cormack, J., McAlister, J.D.: Digital techniques and displays in brain scanning. Neuroradiol. **4**, 171 (1972).

Cowan, R.J., Maynard, D.C., Lassiter, K.R.: Technetium-99m Pertechnetate brain scans in the detection of subdural hematomas. J. Neurosurg. **32**, 30 (1970).

Cowan, R.J., Maynard, C.D., Meschan, I., Janeway, R., Shigeno, K.: Value of the routine use of the cerebral dynamic radioisotope study. Radiology **107**, 111 (1973).

Croll, M., Brady, W., Faust, D.S., Kazem, J., Anthoniades, J., Tatem, H.R.: Comparison brain scanning with mercury-203 and technetium-99m. Radiology **90**, 747 (1968).

Croll, M., Brady, W., Hand, B.: Brain tumor localization using mercury-203. Radiology **78**, 635 (1962).

Crone, C.: The permeability of capillaries in various organs as determined by use of the indicator diffusion method. Acta physiol. scand. **58**, 292 (1963).

Cronqvist, S., Efsing, H.O., Hughes, R.: Gamma-encephalography in supratentorial tumors with special reference to the differential diagnostic possibilities. IX. Symposium neuroradiologicum, Göteborg, 1970.

Cronqvist, S., Müller, R.: The relationship between clinical state and isotope-encephalography. IX. Symposium neuroradiologicum, Göteborg, 1970.

Cronqvist, S., Müller, R.: Isotope-encephalography in cerebrovascular lesions. IX. Symposium neuroradiologicum, Göteborg, 1970.

David, R.B., Beiler, D., Hood, H., Morrison, S.S.: Scintillation brain scanning in children. Amer. J. Dis. Child. **112**, 197 (1966).

Davis, D.O., Potchen, E.J.: Brain scanning and intracranial inflammatory disease. Radiology **95**, 345 (1970).

Davson, H., Speziani, E.: The blood-brain barrier and the extracellular space of brain. J. Physiol. (Lond.) **149**, 135 (1959).

DeBlanc, H., Sorenson, J.A. (Ed.): Noninvasive brain imaging. Publ. Group Inc. New York: Soc. Nucl. Med. 1975.

Decker, K.: Klinische Neuroradiologie. Stuttgart: G. Thieme 1960.

Deininger, K.H.: Der diagnostische Wert der Hirntumorszintigraphie im Vergleich zu anderen Methoden. Röntgen-Bl. **22**, 89 (1969).

Deisenhammer, E.: EEG und Hirnszintigraphie bei der Frühdiagnose intracerebraler Erkrankungen. Nervenarzt **45**, 164 (1974).

Deisenhammer, E.: Szintigraphische Untersuchungen in Neurologie und Neurochirurgie. Wien: Brüder Hollinek Verlag 1971.

Deisenhammer, E., Gund, A., Jellinger, K.: Szintigraphische Differenzierung zwischen chronischen Subduralhämatomen und intrakraniellen Zysten bei Kindern und Jugendlichen. Wien. med. Wschr. **120**, 837 (1970).

Deisenhammer, E., Höfer, R., Jellinger, K.: Korrelation der Szintigraphie und Morphologie von Hirngeschwülsten. Ärztl. Forsch. **22**, 349 (1969).

DeLand, F.H., James, A.E., Wagner, H.N., Jr.: Patterns for differentiations of posterior fossa neoplasma as detected by brain scans. Nucl.-Med. (Stuttg.) 9, 4 (1970).

DeLand, F.H., Wagner, H.N., Jr.: Brain scanning as a diagnostic aid in the detection of eight nerv tumors. Radiology 92, 571 (1969).

DeLand, F.H., Wagner, H.N., Jr.: Atlas of nuclear medicine (Brain). Philadelphia: W.B. Saunders 1969.

DeLand, F.H., Wagner, H.N., Jr.: Interpretation of brain scans. II. Cerebral vascular accidents. J. nucl. Med. 11, 330 (1970).

DiChiro, G.: Comparison entre la scintigraphie et les methodes conventionelles de neuroradiologie pour la localisation des lesions intracraniens. Ann. Radiol. 5, 195 (1962).

DiChiro, G., Ashburn, W.L., Briner, W.H.: Technetium Tc-99m serum albumine for cisternography. Arch. Neurol. (Chic.) 19, 218 (1968a).

DiChiro, G., Ashburn, W.L., Grove, A.S.: Which radioisotopes for brain scanning. Neurology (Minneap.) 18, 225 (1968b).

Dietz, H., Dressel, D., Haas, J.P.: Ergebnisse der Hirnszintigraphie bei einem neurochirurgischen Krankengut. Mitt. 136 Ges. f. Nuklearmedizin, Hannover, 1970.

Dinning, T.A.R.: Timing of surgery for leaking cerebral aneurysms: Clinical, radiological and radioisotopic considerations. Proc. Aust. Assoc. Neurol. 9, 219 (1973).

Dobbing, J.: The blood-brain barrier. Physiol. Rev. 41, 130 (1961).

Dorndorf, W.: Verlauf und Prognose des ischämischen Hirninfarktes. Nervenarzt 40, 297 (1969).

Dudley, A.W., Lunzer, St., Heyman, A.: Localization of radioisotopes (chlormerodrin Hg-203) in experimental cerebral infarction. Stroke 1, 143 (1970).

Eck, J.H.M., van, Penning, L.: Comparison of rectilinear scanning and scintiphotography for the detection of brain lesions. Neuroradiology 1, 107 (1970).

Eck, J.H.M., van, Woldring, M.G.: Scanning the brain with various radioisotopes. Europ. Neurol. 2, 1 (1969).

Economos, D., Prosalentis, A., Leventis, A.: The value of scanning with 203-Hg in establishing the histological nature of expanding intracranial processes. Excerpta medica Int. congr. ser. 110. 3rd Intern congr. neurol. surgery, Copenhagen, 1966.

Ectors, M., Abramovici, J., Jonckheer, M.H.: Comparative study of 99mTc-Citrate, Tc-99m-Diphosphonate and Tc-99m-Pertechnetate in brain scintigraphy. J. nucl. Med. 16, 526 (1975) Abstr.

Edström, R.: An explanation of the blood-brain barrier phenomenon. Acta psychiat. scand. 33, 403 (1958).

Ell, P.J., Lotritsch, K.H., Hilbrand, E., Meixner, M., Barolin, G., Scholz, H.: Specific Diagnosis of brain disease with double isotope brain scanning. Nucl.-Med. (Stuttg.) 15, 32 (1976).

Emrich, D., Breitschuh, H., Hesch, R.D., Ritter, G., Breuel, H.P.: Quantitative Untersuchungen der regionalen Hirnperfusion mit 99m-Technetium-Pertechnetat. Z. Neurol. 203, 51 (1972).

Engbring, N.H.: Brain scan artifact from saliva contamination. J. Amer. med. Ass. 199, 861 (1967).

Engeset, A., Connum, A.: Pneumencephalographic findings after occlusion of the carotid and of the middle cerebral arteries. Europ. Neurol. 1, 85 (1968).

Ewerbeck, H.: Maligne Tumoren bei Kindern. Med. Klin. 48, 1973 (1963).

Fagan, J.A., Cowan, R.J.: The effect of potassium perchlorate on the uptake of 99m-Tc-pertechnetate in choroid plexus papillomas. J. nucl. Med. 12, 312 (1971).

Farmer, Th.W., Wise, G.R.: Subdural empyema in infants children and adults. Neurology (Minneap.) 23, 254 (1973).

Feigin, D.S., Welch, D.M., Siegel, B.A., James, A.E.: The efficacy of the brain scan in diagnosis of brainstem gliomas. Radiology 116, 117 (1975).

Fiebach, O., Sauer, J., Otto, H.: Die Szintigraphie im Vergleich zur Angiographie und Enzephalographie bei Hirntumoren. Fortschr. Röntgenstr. 116, 185 (1972).

Filson, E.J., Rodriguez-Antunez, A.: Isotope scanning of brain tumors, Acta radiol. Diagn. 7, 380 (1968).

Fischer, K.C., McKusick, K.A., Pendergrass, H.P., Potsaid, M.S.: Improved brain scan specifity utilizing 99mTc-Pertechnetate and 99mTc(Sn)-Diphosphonate. J. nucl. Med. 16, 705 (1975).

Fischer, R.J., Miale, A.: Evaluation of cerebral vascular disease with radionuclide angiography. Stroke 3, 1 (1972).

Fish, M.B., Barnes, B., Pollycove, M.: Cranial scintiphotographic blood defects in arteriographically proven cerebral vascular disorders. J. nucl. Med. 14, 558 (1973).

Fish, M.B., Pollycove, M., O'Reilley, S., Klentigan, A., Kock, R.L.: Vascular characterization of brain lesions by rapid sequential cranial scintiphotography. J. nucl. Med. 9, 249 (1968).

Flipse, R.C., Gilson, A.J.: Radioisotope scanning in posterior fossa lesions. J. nucl. Med. 6, 771 (1965).

Forster, D.M.C., Bethell, A.N.: The diagnostic value of scintillation brain scanning. Clin. Radiol. 20, 257 (1969).

Fowler, G.W., Williams, J.P.: Technetium brain scans in tuberous sclerosis. J. nucl. Med. 14, 215 (1973).

Fridrich, R., Locher, J.: Mehrschritt-Isotopendiagnostik zum Nachweis hirnorganischer Prozesse. Radiol. clin. biol. 40, 382 (1971).

Füger, G.F., Koller, W.A.F., Summer, K.: Die kalottenförmige periphere Aktivitätszunahme im 99m-Tc-Pertechnetat-Gehirnszintigramm. Fortschr. Röntgenstr. **116**, 756 (1972).

FULGHUM, J.S., ADCOCK, D.F., GUINTO, F.C., KRIGMAN, M.R., RADCLIFFE, W.B.: Radionuclide imaging and tumor vascularity in supratentorial gliomas. Invest. Radiol. **6**, 388 (1971).

GATES, C.F., DORE, E.K., TAPLIN, G.V.: Interval brain scanning with sodium pertechnetate Tc 99m for Tumor detectability. J. Amer. med. Ass. **215**, 84 (1971).

GAUWERKY, F., SEITZ, D.: Kombinierte Kamera-Serien- und Spätszintigraphie bei raumfordernden intrakraniellen Prozessen. Z. Neurol. **201**, 326 (1972).

GERHARD, H., MUNDINGER, F.: Biochemische Untersuchungen über Tumorspeicherung der zur Hirntumordiagnostik verwendeten Radioisotope. Acta radiol. (Stockh.) **5**, 118 (1966).

GERHARD, H., MUNDINGER, F., GABRIEL, E., WALDBAUR, H.: Untersuchungen über die Tumoranreicherung radioaktiver Schwermetallisotope. In: Radionuklide in der klinischen und experimentellen Onkologie (G. HOFFMANN und K.E. SCHEER, Hrsg). Stuttgart: F.K. Schattauer 1965.

GILDAY, D.L.: Various radionuclide patterns of cerebral inflammation in infants and children. Amer. J. Roentgenol. **120**, 247 (1974).

GILDAY, D.L., ASH, J.: Accuracy of brain scanning in pediatric craniocerebral neoplasms. Radiology **117**, 93 (1975).

GILDAY, D.L., REBA, R.C.: The role of brain scanning in the differential diagnosis of seizures. Canad. med. Ass. J. **106**, 1091 (1972).

GILDAY, D.L., REBA, R.C., LONGO, R.: Comparison of techniques for obtaining the vertex view in brain scanning. J. nucl. Med. **11**, 503 (1970).

GILDAY, D.L., REBA, R.C., LONGO, R., WAGNER, H.N., JR.: Evaluation of 169-Yb-DTPA-complex as a brain scanning agent. J. nucl. Med. **10**, 553 (1969).

GIMLETTE, T.M.D., SHEPPARD, M.A., LITTLE, W.A., SQUIRE, C.R.: An experimental study of a technetium iron complex for scintiscanning. Brit. J. Radiol. **45**, 591 (1972).

GIZE, R.W., MISHKIN, F.S.: Brain scans in multiple sclerosis. Radiology **97**, 297 (1970).

GLASGOW, J.L., CURRIER, R.O., GOODWIN, J.K., TUTOR, F.T.: Brain scans at varied intervals following C.V.A. J. nucl. Med. **6**, 902 (1965).

GLASGOW, J.L., CURRIER, R.D., GOODRICH, J.K., TUTOR, F.T.: Brain scans of cerebral infarcts with radioactive mercury. Radiology **88**, 1086 (1967).

GOLD, A.P.: Cerebral arteriovenous malformations. Developm. Med. Child. Neurol. **15**, 84 (1973).

GOLD, L.H.A., KIEFFER, ST.A., PETERSSON, H.O.: Intracranial meningiomas. Neurology (Minneap.) **19**, 873 (1969).

GOLD, L.H.A., LOKEN, M.K.: Retrospective evaluation of isotope images of the brain in 852 patients. Radiology **92**, 1473 (1969).

GOLDEN, G.S., ERENBERG, G.: Radionuclide brain scans in convulsive disorders? Pediatrics **49**, 787 (1972).

GOLDMANN, E.E.: Vitalfärbung am Zentralnervensystem. Abhdl. Kgl. Preuss. Akad. Wissensch. (1913) 1.

GONSETTE, R., KREMER, P., ANDRE-BALISAUX, G.: Valeur et limites actuelles du scanning cerebrale en diagnostic neurochirurgical. J. belge Radiol. **53**, 119 (1970).

GOODMAN, J.M., MISHKIN, F.S., DYKEN, M.: Determination of brain death by isotope angiography. J. Amer. med. Ass. **209**, 1869 (1969).

GOODRICH, J.K., TUTOR, F.T.: The isotope encephalogramm in brain tumor diagnosis. J. nucl. Med. **6**, 541 (1965).

GOODWIN, D.A., GOODE, R., BROWN, L., IMBORNONE, C.J.: 111-In-labeled Transferrin for the detection of tumors. Radiology **100**, 175 (1971).

GORDON, D.: The limitations and uses of ultrasound in localizing cerebral lesions. Proc. roy. Soc. Med. **58**, 1053 (1965).

GOTTSCHALK, A.: Brain scanning—is it becoming unnecessarily complicated. Amer. J. Roentgenol. **111**, 851 (1971).

GOTTSCHALK, A., MCCORMACK, K.R., ADAMS, J.E., ANGER, H.O.: A comparison of results of brain scanning using Ga-68-EDTA and the positron scintillation camera with Hg-203-Neohydrin and the conventional focussed collimator scanner. Radiology **84**, 502 (1965).

GRAMES, G.M., JANSEN, C.: The abnormal bone scan in cerebral infarction. J. nucl. Med. **14**, 941 (1973).

GREBE, S.F., RÖMER, M.: Das Strahlenfeld bei Arbeiten mit der 99-Mo/99m-Tc-Säule und mit dem 99m-Tc. Atompraxis, direct information 7 (1968).

GRIEP, R.J., WISE, G., MARTY, R.: Detection of carotid artery obstruction by intravenous radionuclide angiography. Radiology **97**, 3111 (1970).

GRIGGS, R.C., MARKESBERY, W.R., CONDEMI, J.J.: Cerebral mass due to sarcoidosis. Neurology (Minneap.) **23**, 981 (1973).

GURWITH, M.J., HARMAN, CH.E., MERIGAN, TH.C.: Approach to diagnosis and treatment of herpes simplex encephalitis. Calif. Med. **115**, 63 (1971).

GUTTERMANN, P., SHENKIN, H.A.: Cerebral scans in completed strokes. Value in prognosis of clinical course. J. Amer. med. Ass. **207**, 145 (1969).

HAACKE, W.: Über die Möglichkeit der szintigraphischen Darstellung von Hirntumoren mit 197-Hg-Cl-2. Radiobiol. Radiother. (Berl.) **9**, 10 (1968).

HAACKE, W., WOLF, R.: Die szintigraphische Darstellung von Hirntumoren mit 197-Hg-markierten Substanzen. Fortschr. Röntgenstr. **102**, 88 (1964).

HAAS, J.P., DIETZ, H., SCHMIDT, K.J., DOERR, F., BROD, K.H., WOLF, R.: Comparison des resultats de la scintigraphie des tumeurs cerebrales avec trois substance differents. Symposium Scintigraphy IAEA Salzburg 1968. Wien: IAEA 1969.

HAGER, H.: Morphological compartments in the central nervous system. In: Brain edema (I. KLATZO, F. SEITELBERGER, eds.). Wien-New York: Springer 1967.

HALPERN, S.E., SMITH, C.W., FICKEN, V.: 99m-Tc brain scanning in herpes virus type I Encephalitis. J. nucl. Med. **11**, 548 (1970).

HANDA, J.: Dynamic aspects of brain scanning. Stuttgart: Thieme 1972.

HANDA, J., HANDA, H., HAMAMOTO, K., TORIZUKA, K., KOUSAKA, T.: Sequential brain imaging as an aid in understanding disease etiology. Sem. nucl. Med. **1**, 56 (1971).

HANDA, J., NABESHIMA, S., HANDA, H., YAMAMOTO, K., KOUSAKA, T., TORIZUKA, K.: Serial brain scanning with technetium-99m and scintillation camera. Amer. J. Roentgenol. **106**, 708 (1969).

HANDEL, ST.F., POWELL, M.R., WILSON, CH.B., ENOT, K.J.: Scintiphotographic evaluation of response of brain neoplasms to systemic chemotherapy. J. nucl. Med. **12**, 292 (1971).

HARBERT, J.C., AXELBAUM, ST.P., SCHELLINGER, D., DICHIRO, G.: A preliminary comparison between ACTA scans and radionuclide imaging studies of the central nervous system. In: Noninvasive brain imaging (H. DEBLANC, J.A. SORENSON, eds.). New York: Soc. Nucl. Med. Publ. Group Inc. 1975.

HARBERT, J.C., CURL, F.B., JONES, G.W.: The effect of injection volume and technique on radionuclide cerebral angiograms. J. nucl. Med. **14**, 205 (1973).

HARPER, P.V., ANDROS, G., LATHROP, K.A.: Preliminary observations on the use of sixhour ^{99m}Tc as a tracer in biology and medicine. Semiannual report to USAEC (L.O. JACOBSON, ed.) ACRH **18**, 76 (1962).

HARPER, P.V., ANDROS, G., LATHROP, K.A., SIEMENS, W., WEISS, L.: Technetium-99m as a biological tracer. J. nucl. Med. **3**, 209 (1962).

HARPER, P.V., ANDROS, G., LATHROP, K.A., SIEMENS, W., WEISS, L.: Metabolism of technetium-99m. Radiat. Res. **16**, 593 (1962).

HARPER, P.V., LATHROP, K.A., JIMINEZ, F., FINK, R., GOTTSCHALK, A.: Technetium-99m as a scanning agent. Radiology **85**, 101 (1965).

HARPER, P.V., LATHROP, K.A., MCCARDLE, R.J., ANDROS, G.: The use of 99m-Tc as a clinical scanning agent. 2. Internat. Atomic Energy Agency Symposium on medical radioisotope scanning, Athens 1964. Wien IAEA 1964.

HARPER, P.V., MULLAN, S.F., FINK, R.: Rapid brain scanning with technetium-99m. Proc. Inst. Med. Chic. **25**, 131 (1964).

HAUSER, W.H., ATKINS, H.L., NELSON, K.G., RICHARDS, P.: Technetium-99m-DTPA: A new radiopharmaceutical for brain and kidney scanning. Radiology **94**, 679 (1970).

HAWKES, C.D.: Craniocerebral trauma in infancy and childhood. Clin. Neurosurg. **11**, 66 (1963).

HAYES, TH., DAVIS, L.W., RAVENTOS, A.: Brain and liver scans in the evaluation of lung cancer patients. Cancer (Philad.) **27**, 362 (1971).

HAYNIE, TH.P., JHINGRAN, S.G., LEAVENS, M.E., KONIKOWSKI, T., JAHNS, M.F.: Brain scintigrams in metastatic carcinoma. Cancer (Philad.) **30**, 953 (1972).

HEILMANN, H.P., KUNFT, H.D.: Hirnszintigraphie und Artdiagnostik. Erfahrungen mit der RIHSA-Szintigraphie. Fortschr. Röntgenstr. **112**, 664 (1970).

HEINZ, E.R., BRYLSKI, G.R., IZENSTARK, J.L., WEINS, H.S.: Post-angiography isotope brain scanning. Amer. J. Roentgenol. **98**, 672 (1966).

HEISER, W.J., QUINN, J.L. III: Analysis of brain scan patterns in cerebral ischemia and astrocytoma. Arch. Neurol. (Chic.) **15**, 125 (1966).

HEISER, W.J., QUINN, J.L., III, MOLLIHAN, W.V.: The crescent pattern of increased radioactivity in brain scanning. Radiology **87**, 483 (1966).

HEISS, W.D., JELLINGER, K., PODREKA, I.: Scintigraphy in Lymphomas and Leukemia of the Brain. Neuroradiology **10**, 251 (1976).

HELLER, H.: Hirnszintigraphie mit 67-Gallium. Fortschr. Röntgenstr. **117**, 704 (1972).

HENKIN, R.E., QUINN, J.L., WEINBERG, P.E.: Adjunctive scanning with 67-Ga in metastases. Radiology **106**, 595 (1973).

HERMITTE, F.L., GAUTHIER, J.C., DERONESCU, C., GUIRAUD, B.: Ischemic accidents in the middle cerebral artery territory. Arch. Neurol. (chic.) **19**, 248 (1968).

HESS, R.: Elektroenzephalographische Studien bei Hirntumoren. Stuttgart: G. Thieme 1958.

HILL, T., WELCH, M.J., ADATEPE, M., POTCHEN, E.J.: A simplified method for the preparation of indium-DTPA brain scanning agent. J. nucl. Med. **11**, 28 (1970).

HINCK, V., DOTTER, CH.T.: Appraisal of current techniques for cerebral angiography. Amer. J. Roentgenol. **106**, 626 (1969).

HIRATSUKA, H., TSUYUMU, M., HASHIMOTO, K., MATSUSHIMA, Y., INABA, Y., ITO, K., OKUYAMA, T.: Diagnostic value of brain scanning in children. Bull. Tokyo med. dent. Univ. **19**, 51 (1972).

HIRSCHBIEGEL, H.: Die Blockierung der Schilddrüse bei der Hirnszintigraphie. Strahlentherapie **135**, 295 (1968).

HIRSCHBIEGEL, H., BÖCKEM, K.: Isotopendiagnostik bei Prozessen der hinteren Schädelgrube. Radiologe **9**, 481 (1969).

HIRSCHBIEGEL, H., SCHWIEGER, G.: Verlaufsmessungen der Einlagerung von 99m-Tc in Hirntumoren im Hinblick auf ihre artdiagnostische Bedeutung. Strahlentherapie **140**, 499 (1970).

HOFF, H., PROSENZ, P., TSCHABITSCHER, H.: Der Schlaganfall. Wien: Verlag der Wiener Med. Akademie 1966.

HOLLOWAY, W., ELGAMMAL, T., POOL, W.H.: Doughnut sign in subdural hematoma. J. nucl. Med. **13**, 630 (1972).

HOLMAN, B.L.: The blood brain barrier. Progr. nucl. Med. **1**, 236 (1972).

HOLMAN, B.L., HILL, R., DAVIS, O.D., POTCHEN, E.J.:

Regional cerebral blood flow with the Anger camera. J. nucl. Med. **13**, 916 (1972).

HOLMES, R.A.: The vertex view in routine brain scanning. Amer. J. Roentgenol. **106**, 347 (1969).

HOLMES, R.A., GOLLE, R.: Appearance of the transverse sinuses by brain scanning. Amer. J. Roentgenol. **106**, 340 (1969).

HOLMES, R.A., HERRON, CH.S., WAGNER, H.N.: A modified vertex view in brain scanning. Radiology **88**, 498 (1967).

HOPMANN, H., KAZNER, E., KOLLMANNSBERGER, A.: Zur Diagnostik von Hirntumoren: Treffsicherheit der ambulant durchführbaren Zusatzuntersuchungen. Münch. med. Wschr. **115**, 1119 (1973).

HORMANN, R., ECKHARDT, W., WEINRICH, W., ZEIDLER, U.: 113m-In-Globulin in der Hirnszintigraphie. Nuc.compact, Sept. 1971.

HORWITZ, N.H., LOFSTROM, J.E., FORSAITH, A.L.: A comparison of clinical results obtained with a spark-imaging camera and a conventional scintillation scanner. Radiology **86**, 830 (1966).

HOSAIN, F., REBA, R.C., WAGNER, H.N.: Ytterbium-169 diethylenetriaminepentaacetic acid complex. Radiology **91**, 1199 (1968).

HOSSMANN, K.A.: Morphological substrate of the blood-brain barrier in human brain tumours. In: Brain edema (I. KLATZO, F. SEITELBERGER, ed.). Wien-New York: Springer 1967.

HOSSMANN, K.A., SCHRÖDER, M., WECHSLER, W.: Das morphologische Substrat der Bluthirnschranke unter physiologischen und pathologischen Bedingungen. Verh. dtsch. Ges. Path. **49**, 350 (1965).

HOUNSFIELD, G.N.: Computerized transverse axial scanning (tomography)-Description of the system. Brit. J. Radiol. **46**, 1016 (1973).

VAN HOUTEN, F.X., HOLMAN, B.L., TREVES, S.: Negative defect in an intracranial teratoma. J. nucl. Med. **13**, 122 (1972).

HÜNIG, R., FROMMHOLD, H., WELLAUER, J.: Angiographie und Szintigraphie in der präoperativen Diagnostik intrakranieller Tumoren. In: Radioaktive Isotope in Klinik und Forschung (K. FELLINGER und R. HÖFER, Hrsg.). München-Berlin: Urban & Schwarzenberg 1970.

HÜNIG, R., WALTHER, E.: Zur angiographischen und szintigraphischen Diagnostik intrakranieller Metastasen. Acta neurochir. (Wien) **25**, 241 (1971).

HURLEY, P.J.: Effect of craniotomy on the brain scan related to time elapsed after surgery. J. nucl. Med. **13**, 156 (1972).

HURLEY, P.J., WAGNER, H.N.: Diagnostic value of brain scanning in children. J. Amer. med. Ass. **221**, 877 (1972).

HURWITZ, M.: When the doctor smells a rat, but is completely off the scent. Geriatrics **2**, 36 (1972).

HURWITZ, B.S., SUTZERLAND, J.C., WALKER, M.D.: Central nervous system chloromas preceding acute leukemia by one year. Neurology (Minneap.) **20**, 771 (1970).

HURWITZ, S.R., HALPERN, S.E., LEOPOLD, G.: Brain scans and echoencephalography in the diagnosis of chronic subdural hematoma. J. Neurosurg. **40**, 347 (1974).

HUTCHINSON, F., ST. CLAIR NEILL, G.D., RIMMER, A.R.: Lineprinter display of digital scintiscans. Amer. J. Roentgenol. **113**, 755 (1971).

ISFORT, A.: Spontane Hirnblutungen. Berlin: Schering-AG 1967.

JACKSON, G.L., CORSON, M.L., BAXTER, J., BLOSSER, N.: Radioautographic determination of cellular localization of radioactive mercury (203-Hg) chlormerodrine in brain tumors. New Engl. J. Med. **77**, 1006 (1967).

JACKSON, G.L., CORSON, M.L., DICK, J.: The cellular localization of mercury-203 chlormerodrine in astrocytomas. J. nucl. Med. **8**, 611 (1967).

JAHNS, E., HUNDESHAGEN, H. (Hrsgb.): Information processing and data handling in scintigraphy. Symposion Hannover 1971 (in Vorbereitung).

JANEWAY, R., MAYNARD, C.D., WITCOFSKI, R.L., WINSTON-SALEM, N.C., LAX, L.C.: Spinal fluid appearance of 99m-technetium pertechnetate. Arch. Neurol. (Chic.) **19**, 618 (1968).

JANSEN, C.R.: Brain scintigraphy in the diagnosis of intracranial lesions. South Afr. med. J. **10**, 232 (1973).

JHINGRAN, S.G., JOHNSON, P.C.: Radionuclide angiography in the diagnosis of cerebrovascular disease. J. nucl. Med. **14**, 265 (1973).

JORDAN, CH.E., JAMES, A.E., HODGES, F.J.: Comparison of the cerebral angiogram and the brain radionuclide image in brain abscess. Radiology **104**, 327 (1972).

KAHN, E.M., WHITNEY, D.G.: Operability of the acutely stroked patient as determined by isotope brain scan. Vasc. Surg. **6**, 148 (1972).

KAIFFER, M., NAOUN, A., NEIMANN, N., PIERSON, M., ROBERT, J.: La scintigraphie cerebrale au technetium-99m chez l'enfant. Arch. franç. Pédiat. **28**, 487 (1971).

KALYANARAMAN, K., SMITH, B.H., ALKER, G.J.: Intracranial tumors of apoplectiform onset. N.Y. State J. Med. **11**, 2133 (1973).

KELLY, D.L., ALEXANDER, E., DAVIS, C.H., MAYNARD, D.C.: Intracranial Arteriovenous malformations: Clinical review and evaluation of brain scans. J. Neurosurg. **31**, 422 (1969).

KENNADY, J.C., COLE, R.E., CHIN, F.K., HAYES, M.: Comparative assessment of brain tumors by angiography, scanning and the scintillation camera. J. nucl. Med. **10**, 349 (1969).

KENNADY, J.C., COLE, R.A., GRISWOLD, L., KNOX, R.: Localization of 99m-Tc-pertechnetate in brain tumor cell cultures. J. nucl. Med. **10**, 349 (1969).

KENNADY J.C., POTTER, R., CERIN, F., SWANSSON, L.: Assessment of cerebral lesions by rapid sequential scintiphotography. J. nucl. Med. **9**, 423 (1968).

KERNOHAN, J.W., MABON, R.F., SVIEN, H.J., ADSON, A.W.: A simplified classification of the gliomas. Mayo Clin. Proc. **24**, 71 (1949).

KIEFFER, S.A., LOKEN, M.K.: Positive "brain scans" in fibrous dysplasia and other lesions of the skull. Amer. J. Roentgenol. **106**, 731 (1969).

KILGORE, B.B., BONTE, F.J.: Scintigraphic demonstration of cerebral infarction in a "watershed distribution". J. nucl. Med. **12**, 756 (1971).

KLATZO, I., PIRAUX, A., LASKOWSKI, E.J.: The relationship between edema, blood-brain barrier and tissue elements in local brain injury. J. Neuropath. exp. Neurol. **17**, 548 (1958).

KLEIHUES, P., SEHRBUNDT, M.: Pathogenese und pathologische Anatomie der arteriellen cerebralen Durchblutungsstörungen. Radiologe **9**, 375 (1969).

KLOPPER, J.F., ROSSOUW, S., VAN HEERDEN, P., MALAN, C., POTGIETER, J.: Brain scanning with 99m-Tc-Pertechnetate. S. Afr. med. J. **47**, 1792 (1973).

KONIKOWSKI, T., HAYNIE, TH.P.: Effect of perchlorate on 99m-Tc concentrations in a transplantable mouse brain tumor (sarcoma). J. nucl. Med. **10**, 350 (1969).

KOOS, W., DEISENHAMMER, E., PENDL, G., BÖDE, F., HÖFER, R.: Die Bedeutung der Hirnszintigraphie für die Diagnose kindlicher Hirntumoren. Wien. med. Wschr. **47**, 866 (1970).

KOOS, W.TH., MILLER, M.H.: Intracranial tumors of infants and children. Stuttgart: G. Thieme 1971.

KOREIN, J., BRAUNSTEIN, P., KIRCHEFF, I., LIEBERMAN, A., CHASE, N.: Radioisotopic bolus technique as a test to detect circulatory deficit associated with cerebral death. Circulation **51**, 924 (1975).

KRAUSE, G., ZÜLCH, K.J.: Über die Häufigkeit der Hirntumoren in verschiedenen Regionen. Zbl. Neurochir. **11**, 222 (1951).

KRAYENBÜHL, H., YASARGIL, M.G.: Die zerebrale Angiographie. Stuttgart: G. Thieme 1965.

KRISHNARMURTHY, G.T., MEHTA, A., TOMIYASU, U., BLAHD, W.H.: Clinical value and limitations of 99m-Tc brain scan. J. nucl. Med. **13**, 373 (1972)

KRISHNARMURTHY, G.T., KATAKIA, M., TOMIYASU, U., BLAHD, W.H.: Electroencephalogram and sodium pertechnetate Tc-99m brain scan. Arch. intern. Med. **133**, 414 (1974).

KROTT, H.M., MARGUTH, F.: Elektrophysiologische Untersuchungen in der Frühdiagnose des Akustikusneurinoms. Zbl. Neurochir. **29**, 55 (1968).

KUBA, J., HUSAK, V., SEVZIK, M., KLAUS, E.: Vergleich der Eigenschaften von 99m-Tc-Pertechnetat und 113m-In-EDTA in der Hirnszintigraphie. Fortschr. Röntgenstr. **112**, 806 (1970).

KUBA, J., KLAUS, E., SEVCIK, M.: Der Beitrag der Szintigraphie in der Diagnostik von subduralen Hämatomen. Psychiat. Neurol. med. Psychol. (Lpz) **24**, 56 (1972).

KUBA, J., KOUTNÝ, KLAUS, E.: Hirnszintigramm in der Diagnostik von Rezidiven intrakranieller Raumforderungen. Fortschr. Röntgenstr. **117**, 173 (1973).

KUHL, D.E., BEVILACQUA, J.E., MISHKIN, M.F., SANDERS, TH.P.: The brain scan in Sturge-Weber-Syndrome. Radiology **103**, 621 (1972).

KUHL, D.E., EDWARDS, R.A.: Reorganizing data from transverse section scans of the brain using digital processing. Radiology **91**, 975 (1968).

KUHL, D.E., EDWARDS, R.A.: The Mark III scanner: A compact device for multiple view and section scanning of the brain. Radiology **96**, 563 (1970).

KUHL, D.E., PITTS, F.W., SANDERS, TH.P., MISHKIN, M.M.: Transverse section and rectilinear brain scanning with 99m-Tc-pertechnetate. Radiology **86**, 882 (1966).

KUHL, D.E., PITTS, F.W., TUCKER, S.H.: Brain scanning of children using body section techniques and pertechnetate 99m. Acta radiol. Diagn. **5**, 843 (1966).

KUHL, D.E., SANDERS, TH.P.: Characterizing brain lesions with use of transverse section scanning. Radiology **98**, 317 (1971).

KUHL, D.E., SANDERS, TH.P.: Comparison of rectilinear vertex and transverse section views in brain scanning. J. nucl. Med. **11**, 2 (1970).

LADURNER, G., SUMMER, K., LECHNER, H., FUEGER, G.: EEG und Hirnszintigraphie bei ischämischen Hirnerkrankungen nach Gefäßverschlüssen. Wien. klin. Wschr. **84**, 375 (1972).

LAMOUREUX, J., BERTRAND, R.A., VEZINA, J.L.: Radiopertechnetate Flow study; A valuable agent to brain scanning in the differential diagnosis of cerebello-pontine angle tumors. Laryngoscope **83**, 488 (1973).

LANDMAN, S., ROSS, P.: Radionuclides in the diagnosis of arteriovenous malformations of the brain. Radiology **108**, 635 (1973).

LANKSCH, W., KAZNER, E. (Hrsg.): Cranial computerized tomography. Berlin-Heidelberg-New York: Springer 1976.

LATHROP, K.A., HARPER, P.V.: Biologic behavior of 99m-Tc from 99m-Tc-Pertechnetate ion. Progr. nucl. Med. **1**, 145 (1972).

LEHRER, H., VENKATESH, B., GIROLAMO, R., SMITH, A.: Tuberculoma of the brain (revisited). Amer. J. Roentgenol. **118**, 594 (1973).

LEINS, P.A., ADAMS, A., WANYK, G., BODFISH, R.E.: Disturbance of blood brain barrier in a case of encephalomyelopathy. Bull. Los Angeles neurol. Soc. **35**, 74 (1970).

LESLIE, E.V., ALKER, G.J., BAKAY, L.: The differential diagnosis of neoplastic and nonneoplastic disease on the basis of radioisotope brain scanning. In: Brain tumor scanning with radioisotopes. (L. BAKAY, ed.). Springfield, Ill.: Ch. C. Thomas 1969.

LEVY, L.M., HYAMS, C., SIDDIQUI, N., SILVERSTEIN, S.: Brain scintiscans: Time-quantitation studies. J. nucl. Med. **8**, 382 (1967).

LEVY, L.M., SIDDIQUI, N., SILVERSTEIN, S., HYAMS, C.: Technetium brain scan: Non visualized lesions at early intervals. J. nucl. Med. **8**, 382 (1967).

LIEBNER, E.J., PRETTO, J.I., HOCHHAUSER, M., KASSARABA, W.: Tumors of the posterior fossa in childhood and adolescence. Radiology **82**, 193 (1964).

LILIEN, D.L., BERGER, H.G., ANDERSON, D.P., BENNETT, L.R.: 111-In-Chloride a new Agent for bone marrow imaging. J. nucl. Med. **14**, 184 (1973).

LINCKE, H.O.: Möglichkeiten der Hirnszintigrafie bei Raumbeschränkungen der hinteren Schädelgrube. Radiologe **8**, 401 (1968).

LINCKE, H.O.: Möglichkeiten der Radionukliduntersuchung am Gehirn. Med. Klin. **62**, 581 (1967).

LOKEN, M.K., WIGDAHL, K.: Evaluation of conventional scanning and Anger camera from brain studies. J. nucl. Med. **6**, 335 (1965).

LOKEN, M.K., TELANDER, G.T., SALMON, R.J.: Technetium-99m compounds for visualization of body organs. J. Amer. med. Ass. **194**, 152 (1965).

LONG, D.M.: Capillary ultrastructure and the blood-brain barrier in human malignant brain tumors. J. Neurosurg. **32**, 127 (1970).

LONG, R.G., MCAFEE, J.G., WINKELMAN, J.: Evaluation of radioactive compounds for external detection of cerebral tumours. Cancer Res. **23**, 98 (1963).

LORENTZ, W.B., SIMON, J.L., BENUA, R.S.: Brain scanning in children. J. Amer. med. Ass. **201**, 83 (1967).

MACK, J.F., WEBBER, M.M., BENNETT, L.R.: Brain scanning: Normal anatomy with technetium-99m pertechnetate. J. nucl. Med. **7**, 633 (1966).

MAGNUS, O., STORM VAN LEUWEN, W., COBB, W.A.: Electroencephalography and cerebral tumours. Amsterdam: Elsevier Publ. 1961.

MAHALEY, M.S., JR.: Intracranial localization of substances used for brain scanning. Surg. Forum **17**, 427 (1966).

MAMO, L., NOUEL, J.P., ROBERT, J., CHAI, N. HOUDART, R.: Use of radioactive bleomycin to detect malignant intracranial tumours. J. Neurosurg. **39**, 735 (1973).

MAMO, L., PANNECIERE, C., PEREZ, R., VILLA, M.: Intérêt du gluconate de calcium marqué au 99mTc dans la détection des tumeurs intracrâniennes. Nouv. Press. med. I/1975, 795.

MAROON, J.C., JONES, R., MISHKIN, F.S.: Tuberculous meningitis diagnosed by brain scan. Radiology **104**, 333 (1972).

MARSHALL, J., POPHAM, M.: Radioactive brain scanning in the management of cerebrovascular disease. J. Neurol. Neurosurg. Psychiat. **33**, 201 (1970).

MARX, P., ROSARIUS, C.: Angiographische und hirnszintigraphische Befunde beim Hirninfarkt. Radiologe **9**, 428 (1969).

MATSON, D.D.: Surgery of posterior fossa tumors in childhood. Clin. Neurosurg. **15**, 247 (1968).

MATTHEW, N.T., MEYER, J.ST., BELL, R.L., ERICSON, A.D.: New method for measuring regional cerebral blood flow and blood volume in man using the gamma camera. Trans. Amer. neurol. Ass. **96**, 273 (1971).

MATTHEWS, C.M.E.: Comparison of isotopes for scanning. J. nucl. Med. **6**, 155 (1965).

MATTHEWS, C.M.E.: Detection of tumors by scanning. J. nucl. Med. **9**, 134 (1968).

MATTHEWS, C.M.E.: Comparison of coincidence counting and focussing collimators with various isotopes in brain tumor detection. Brit. J. Radiol. **37**, 531 (1964).

MATTHEWS, C.M.E., KIBBY, P.M.: The effect of collimator resolution on the detection of lesions in brain scanning. Brit. J. Radiol. **41**, 580 (1968).

MATTHEWS, C.M.E., MALLARD, J.R.: Distribution of 99m-Tc and brain/tumor concentrations in rats. J. nucl. Med. **6**, 404 (1965).

MATTHEWS, C.M.E., MOLINARO, G.: A study of the relative value of radioactive substances used for brain tumor localization and of the mechanism of tumor-brain concentration. Brit. J. exp. Path. **44**, 260 (1963).

MAYNARD, C.D. KELSEY, W.M.: Brain scanning in the pediatric age group. Develop. Med. Child Neurol. **11**, 69 (1969).

MAYNARD, C.D., WANG, Y.: Clinical applications of serial brain scanning CRC. Crit. Rev. Radiol. Sci. **1970**, 525.

MAYNARD, C.D., WITCOFSKI, R.L., JANEWAY, R., COWAN, R.J.: "Radioisotope arteriography" as an adjunct to the brain scan Radiology **92**, 908 (1969).

MAYNEORD, W.V., TURNER, R., NEWBERY, S., HODT, H.: A method for making visible the distribution of activity in a source of ionizing radiation. Nature (Lond.) **168**, 762 (1951).

MCAFEE, J.G., FUEGER, G.F.: Value and limitation od scintillation scanning in diagnosis of intracranial tumors. In: Scintillation scanning in clinical medicine (J. QUINN III, ed.). Philadelphia: W.B. Saunders Publ. 1964.

MCAFEE, J.G., FUEGER, F., STERN, H.S., WAGNER, H.N., MIGITA, T.: 99m-Tc-pertechnetate for brain scanning. J. nucl. Med. **5**, 811 (1964).

MCAFEE, J.G., FUEGER, F., STERN, H.S., WAGNER, H.N.: The tissue distribution and diagnostic applications of 99m-Tc compounds. J. nucl. Med. **6**, 352 (1965).

MCAFEE, J.G., MOZLEY, J.M., NATARAJAN, T.K., FUEGER, F., WAGNER, H.N.: Scintillation scanning with an eight-inch diameter sodium iodide crystal. J. nucl. Med. **7**, 521 (1966).

MCALLISTER, J.D., TUTHILL, J.E., D'ALTORIO, R.A.: Brain scanning in the differential diagnosis of cerebrovascular lesions. J. nucl. Med. **10**, 355 (1969).

MCCLINTOCK, J.T., DALRYMPLE, G.V.: The value of brain scans in the management of suspected intracranial lesions. J. nucl. Med. **5**, 189 (1964).

MCCORMACK, K.R., GREENLAW, R.H., HOPKINS, C.: Scanning of liver and brain in evaluation of patients with bronchogenic carcinoma. J. nucl. Med. **9**, 223 (1968).

MCCORMACK, K.R., NEWTON, T.H.: Diagnosis of brain tumors. Calif. Med. **104**, 267 (1966).

MCGINNIS, K.D., EYLER, W.R., DU SAULT, L., KRIS-

TEN, K.: Mercury-203 brain scanning method for clinical classification. Radiology 80, 264 (1963).

MEALEY, J.: Brain scanning in childhood. J. Pediat. 69, 399 (1966).

MEALEY, J.: Radioisotope localization in subdural hematomas. J. Neurosurg. 20, 770 (1963).

MEALEY, J., DEHNER, J.R.: Clinical comparison of two agents used in brain scanning. J. Amer. med. Ass. 189, 260 (1964).

MEISEL, ST.B., IZENSTARK, J.L., SIEMENS, J.K.: Comparison of early and delayed technetium and mercury scanning. Radiology 109, 117 (1973).

MELBYE, R.W., ADAMS, R., JAFFE, H.L.: The relative performance of 99m-Tc and 203-Hg chlormerodrin in brain scanning. J. nucl. Med. 6, 334 (1965).

MENDEL, W.: Versuche über das Eindringen intravenös injizierten Trypanblaus in das künstlich verletzte Großhirn. Z. ges. Neurol. Psychiat. 117, 148 (1928).

MERREM, G.: Die parasagittalen Meningeome. Acta neurochir. (Wien) 23, 203 (1970).

MERRICK, M.V., CHAUCER, B., CLAY, B., LAVENDER, J.P., MCREADY, V.R., THAKUR, M.L., WALTER, L.H.: Indium (111-In)-labelled bleomycin for the detection of intracranial lesions. Nucl.-Med. (Stuttg.) 15, 263 (1976).

MILHORAT, TH.H., HAMMOCK, M.K., DI CHIRO, G.: The subarachnoid space in congenital obstructive hydrocephalus. J. Neurosurg. 35, 1 (1971).

MILLER, M.S., SIMONS, G.H.: Optimization of timing and positioning of the technetium brain scan. J. nucl. Med. 9, 429 (1968).

MISHKIN, F.: Brain scanning in children. Sem. nucl. Med. 2, 328 (1972).

MISHKIN, F., DYKEN, M.: Increased early radionuclide activity in the nasopharyngeal area in patients with internal carotid artery obstruction. Radiology 96, 77 (1970).

MISHKIN, F.S.: Radionuclide angiogram and scan findings in a case of herpes simplex encephalitis. J. nucl. Med. 11, 608 (1970).

MISHKIN, F.S., MEALEY, J., JR.: Use and interpretation of the brain scan. Springfield, Ill.: Ch.C. Thomas Publ. 1969.

MISHKIN, F.S., REESE, I.G.: Tissue and tumor concentrations of technetium-99m as pertechnetate. Amer. J. Roentgenol. 104, 145 (1968).

MISHKIN, F.S., TRUKSA, J.: The diagnosis of intracranial cysts by means of the brain scan. Radiology 90, 740 (1968).

MISHKIN, F.S., WEBER, K.: Brain scan in hyperparathyreoidism. J. nucl. Med. 12, 763 (1971).

MODDY, D., MATIN, P., GOODWIN, D.A.: An improved method for visualizing carotid blood flow in the neck. J. nucl. Med. 12, 520 (1971).

MOLINARI, G.F., PIRCHER, F., HEYMAN, A.: Serial brain scanning using technetium-99m in patients with cerebral infarction. Neurology (Minneap.) 17, 627 (1967).

MOODY, R.A., OLSEN, J.O., GOTTSCHALK, A.: Brain scans of the posterior fossa. J. Neurosurg. 36, 148 (1972).

MOORE, G.E.: Diagnosis and localization of brain tumours. Springfield, Ill.: Ch.C. Thomas Publ. 1953.

MOORE, G.E.: Fluorescein as an agent in the differentiation of normal and malignant tissue. Science 106, 130 (1947).

MOORE, G.E.: The use of radioactive diiodoflurescein in the diagnosis and localization of brain tumors. Science 107 (1948) 569.

MOORE, G.E., SMITH, G.A., CAUDILL, C.M., MARVIN, J.F., AUST, J.B.: Clinical and experimental studies of intracranial tumors with fluorescein dyes. With additional note concerning the possible use of 42-K and 131-I tagged human albumin. Am. J. Radiol. Rad. Ther. 66, 8 (1951).

MORENO, J.B., DELAND, F.H.: Brain scanning in the diagnosis of astrocytomas of the brain. J. nucl. Med. 12, 107 (1971).

MORIN, R.L., DE LAND, F.H.: 169Yb-DTPA in cisternography. J. nucl. Med. 15, 375 (1974).

MORLEY, B.J., LANGFORD, K.H.: Abnormal brain scan with subacute extradural haematomas. J. Neurol. Neurosurg. Psychiat. 33, 679 (1970).

MORLEY, B.J. SEPHTON, R.G., STEVEN, L.W., ANDREWS, J.T., CORNELL, S.N.: Differing cerebral scan characteristics of different pathological lesions. Proc. Austral. Ass. Neurol. 7, 111 (1970).

MORRISON, R.T., AFIFI, A.K., ALLEN, N.W. VAN, EVANS, T.C.: Scintiencephalography for the detection and localization of non-neoplastic intracranial lesions. J. nucl. Med. 6, 7 (1965).

MOSES, D.C., DAVIS, L.E., WAGNER, H.N.: Brain scanning with 99m-Tc-pertechnetate in multiple sclerosis J. nucl. Med. 13, 847 (1972).

MOSES, D.C., NATARAJAN, T.K., PRVIOSI, TH.J., UDVARHELYE, G.B., WAGNER, H.N.: Quantitative cerebral circulation studies with sodium pertechnetate. J. nucl. Med. 14, 142 (1973).

MUNDINGER, F., GERHARD, H.: Investigations on blood transportation and distribution in the tissue and tumor cells of radio-isotopes used for brain tumor localization. 2. European congr. neurological surgery, Rome, 1963. Excerpta med. (Amst.) 60, 84 (1963).

MUNDINGER, F., GERHARD, H.: Untersuchungen über die Verteilung der zur Hirnszintigraphie verwendeten Radioisotope in der Blutbahn, in experimentellen Tumoren und in menschlichen Hirngeschwülsten. Acta neurochir. (Wien) 11, 398 (1963).

MURPHY, J.T., GLOOR, P., YAMAMATO, Y.L., FEINDEL, W.H.: A comparison of electroencephalography and brain scan in supratentorial tumors. New Engl. J. Med. 276, 309 (1967).

NORDMAN, E.: 75-Se sodium selenite scintigraphy in diagnosis of tumours. Acta radiol. (Stockh.) Suppl. 340 (1974).

NORDMAN, E., REKONEN, A.: 75-Se scintigraphy in differential diagnosis of benign and malignant cerebral processes. Symposium Angiographie-Szintigraphie, Mainz, 1974. Berlin-Heidelberg-New York: Springer (im Druck).

NYSTRÖM, S.: Pathological changes in blood vessels of human glioblastoma multiforme. Acta path. microbiol. scand. **49**, (Suppl. 137) (1960).

OGRIS, E., TSCHABITSCHER, H., HAWLICZEK, F.: Serienscintigraphische Untersuchungen bei extrakraniellen Gefäßverschlüssen. Wien. klin. Wschr. **84**, 753 (1972).

OHLMANN, F.: Szintigraphische Untersuchungen eines neurologisch-psychiatrischen Krankengutes. Inaug.-Diss., Saarbrücken, 1970.

OLSON, M.H., BRIGGS, R.C.: Screening the cranial vault and its contents by scanning with technetium-99m. Wis. med. J. **68**, 153 (1969).

O'MARA, R.E., MCAFEE, J.G., CHODOS, R.B.: The "dough-nut" sign in cerebral radioisotopes images. Radiology **92**, 581 (1969).

O'MARA, R.E., MOZLEY, J.M.: Current status of brain scanning. Sem. nucl. Med. **1**, 7 (1971).

O'MARA, R.E., SUBRACHNIANIAN, G., MCAFEE, J.G., BURGER, CH.L.: Comparison of 113m-In and other short-lived agents for cerebral scanning. J. nucl. Med. **10**, 18 (1969).

OPPELT, W.W., RALL, D.P.: Brain extracellular space as measured by diffusion of various molecules into brain. In: Brain edema (I. KLATZO, F. SEITELBERGER, ed.). Wien-New York: Springer 1967.

OSTERTAG, CH., MUNDINGER, F.: Die Gammaencephalographie bei pathologischen Prozessen der hinteren Schädelgrube. Med. Klin. **67**, 1447 (1972).

OTTO, H., FIEBACH, O., SAUER, J., BETTAG, W., LÖHR, E., STRÖTGES, M.W.: Cerebral scintigraphy in relation to roentgenological methods for detection of tumours situated in the sellar region and the posterior fossa. Neuroradiology **4**, 30 (1972).

OVERTON, M.C., HAYNIE, TH.P., OTTE, W.K., COE, J.E.: The vertex view in brain scanning. J. nucl. Med. **6**, 705 (1965).

OVERTON, M.C., SNODGRASS, S.R., HAYNIE, TH.P.: Brain scans in neoplastic intracranial lesions. J. Amer. med. Ass. **192**, 747 (1965).

OVERTON, M.C., SNODGRASS, S.R., HAYNIE, TH.P.: Brain scans in non-neoplastic lesions. J. Amer. med. Ass. **191**, 432 (1965).

PATTON, D.D., BRASFIELD, D.L.: "Ear" artifact in brain scans. J. nucl. Med. **17**, 305 (1976).

PEDERSEN, M., HAASE, J.: Scintillation camera and rectilinear scanner for detection of space-occupying intracranial lesions. Acta radiol. Diagn. **26**, 534 (1970).

PENNING, L., FRONT, D.: Technetium scinti-anatomy of the head. Neuroradiology **1**, 210 (1970).

PENNING, L., FRONT, D.: Brain scintigraphy. Excerpta med. (Amst.) 1975.

PENNING, L., FRONT, D., BEEKHUS, H.: Differentiation of brain lesions by sequential gamma camera studies. J. neurol. Sci. **14**, 1 (1971).

PERKERSON, R.B., SMITH, CH.D., WELLER, W.F.: The rim sign of subdural hematoma. J. nucl. Med. **13**, 637 (1972).

PETERSEN, F., POHLENZ, O., V. KAMPTZ, J.: Hirnszintigraphie bei cerebrovaskulären Erkrankungen. Fortschr. Röntgenstr. **114**, 445 (1971).

PEXMAN, J.H.W.: The angiographic and brain scan features of acute herpes simplex encephalitis. Brit. J. Radiol. **47**, 179 (1974).

PLANIOL, T., FLOYRAC, R., ITTI, R., ROUZAUD, M., DEGIOVANNI, E., GLORIES, P.: La gamma-angioencéphalographie dans l'insuffisance circulatoire cérébrale. Rev. neurol. **125**, 56 (1971).

PLANIOL, TH. (Ed.): Radioisotopes et affections du systeme nerveux central. Paris: Masson & Cie. 1965.

PLANIOL, TH.: Gamma-encephalography after ten years of utilization in neurosurgery. Progr. neurol. Surg. **1**, 94 (1966).

PLANIOL, TH.: Some aspects of brain investigation by means of radioisotopes. J. neurol. Sci. **3**, 539 (1966).

POHLENZ, O., SEITZ, D., VOGEL, H.: Die Bedeutung der Kamera-Serien- und Spätszintigraphie für die Diagnostik cerebraler arteriovenöser Angiome. Z. Neurol. **203**, 31 (1972).

POLLACK, J.M., FEINE, U., DANCKWARDT, U., LEITRITZ, H.: Hirnszintigraphie im Säuglings- und Kindesalter. Mschr. Kinderheilk. **118**, 231 (1970).

POULOSE, K.P., REBA, R.C., GODDYEAR, M.: Gallium-67 citrate in cerebral infarction. Invest. Radiol. **11**, 20 (1976).

POWELL, M.R., ANGER, H.O.: Blood flow visualization with the scintillation camera. J. nucl. Med. **7**, 729 (1966).

PRENSKY, A.L., SWISHER, CH.N., DE VIVO, D.C.: Positive brain scans in children with idiopathic focal epileptic seizures. Neurology (Minneap.) **23**, 798 (1973).

PRÉVOT, H., SCHNEIDER, C., NOVAK, D.: Vergleichende Untersuchungen zur Hirntumorlokalisation mit 203-Hg und 99m-Technetium. Ber. 47. Tagg. Dtsch. Röntgenkongr., Berlin, 1966. Stuttgart: G. Thieme 1967.

PUTZE, A.K., STRÖDER, J.: Zur Aussagefähigkeit von Elektroenzephalographie, Szintigraphie, Angiographie und Pneumencephalographie in der Diagnostik raumfordernder intrakranieller Prozesse des Kindesalters. Mschr. Kinderheilk. **119**, 565 (1971).

QUINN, J.L.: Serial brain scans in glioblastoma multiforme. Radiology **101**, 367 (1971).

QUINN, J.L. III, CIRIC, I.S., HAUSER, W.H.: Analysis of 96 abnormal brain scans using technetium 99m. J. Amer. med. Ass. **194**, 157 (1965).

QUINN, J.L. III: 99m-pertechnetate for brain scanning. Radiology **84**, 354 (1965).

QUINN, J.L. III, BRAND, W.N.: Pertechnetate-99m thyroid scans obtained incidental to brain scans. J. nucl. Med. **8**, 481 (1967).

QUINN, J.L. III, HEISER, W.J., CIRIC, I.S.: Gamma

encephalography using pertechnetate-99m. In: Radioaktive Isotope in Klinik und Forschung. Sdb. Strahlentherapie, Bd. VII. Berlin-München: Urban & Schwarzenberg 1967.

RADCLIFFE, W.B., GUINTO, F., ADCOCK, D.F., KRIGMAN, M.R.: Early localization of herpes simplex encephalitis by radionuclide imaging and carotid angiography. Radiology **105**, 603 (1972).

RADCLIFFE, W.B., GUINTO, F., ADCOCK, D.F., KRIGMAN, M.R.: Herpes simplex encephalitis. Amer. J. Roentgenol. **112**, 263 (1971).

RADCLIFFE, W.B., GUINTO, F., SCATLIFF, J.H.: Cerebral and extracerebral hematoma. Sem. Roentgenol. **6**, 103 (1971).

RAHME, E.S., GREEN, D.: Chronic hematoma in adolescence and early adulthood. J. Amer. med. Ass. **176**, 424 (1961).

RAIMONDI, A.J.: Localization of radio-iodinated serum albumine in human glioma. Arch. Neurol. (Chic.) **11**, 173 (1964).

RAMSEY, R., QUINN, J.L. III: Comparison of accuracy between initial and delayed 99m-Tc-pertechnetate brain scans. J. nucl. Med. **13**, 131 (1971).

RASMUSSEN, P., BUHL, J., BUSCH, H., HAASE, J., HARMSEN, A.: Brain scanning-cerebral scintigraphy. Acta neurochir. (Wien) **23**, 103 (1970).

RAU, H., MEIENBERG, O., LANGLOTZ, M., PIROTH, D., IMHOF, H.: Szintigraphie mit Se-75 Natrium-Selenit bei Hirntumoren und cerebrovaskulären Insulten. Nervenarzt **44**, 325 (1973).

RAUSING, A., YBO, W., STENFLO, J.: Intracranial meningeoma: A population study of ten years. Acta neurol. scand. **46**, 102 (1970).

RAZZAK, M.A., NAGUIB, M., EL-GARHY, M.: Fate of sodium-pertechnetate technetium 99m. J. nucl. Med. **8**, 50 (1967).

REBA, R.C., HOSAIN, F., WAGNER, H.N.: Chelates of DTPA for visualization of renal structure and function. J. nucl. Med. **8**, 342 (1967).

REED, D.J., WODDBURY, D.M., JACOBS, L., SQUIRES, R.: Factors affecting distribution of iodide in brain and cerebrospinal fluid. Amer. J. Physiol. **209**, 757 (1965).

RHOTON, A.L.: Chlormerodrin 197-Hg brain scanning: Selecting the optimal interval between isotope administration and scanning. J. nucl. Med. **9**, 16 (1968).

RHOTON, A.L., EICHLING, J., TER-PERGOSSIAN, M.: Metastatic tumors: Localization by radioisotope scanning. Neurology (Minneap.) **16**, 264 (1966).

RHOTON, A.L., KLINKERFUSS, G.H., LILLY, D.R., TER-PERGOSSIAN, M.: Brain scanning in ischemic cerebrovascular disease. Arch. Neurol. (Chic.) **14**, 506 (1966).

ROBERT, J., MONTAUT, J., PICARD, L., NAOUN, A., LEPOIRE, J.: Exploration intra-cranienne par le technetium-99m. Neuro-chirurgie **15**, 379 (1971a).

ROBERT, J., NAOUN, A., PICARD, L., MONTAUT, J., BERTRAND, R.A.: La scintigraphie cranienne a l'aide du technetium 99m. Ann. Radiol. **14**, 575 (1971b).

RÖSLER, H., HUBER, P.: Das Hirnszintigramm als Notfalluntersuchung. Dtsch. Z. Nervenheilk. **196**, 136 (1969).

RÖSLER, H., HUBER, P.: Die zerebrale Serienszintigraphie. Fortschr. Röntgenstr. **111**, 467 (1969).

RÖSLER, H., HUBER, P., HESSE, M.: Serienszintigraphische Befunde beim Schlaganfall. Schweiz. med. Wschr. **100**, 1401 (1970).

RÖSLER, H., KINSER, J., STALDER, A.: Hirnmetastasen im Serienszintigramm. Fortschr. Röntgenstr. **115**, 357 (1971).

ROIG, J., MOSS, W.T., QUINN, J.L. III: Usefulness of the brain scan in therapeutic radiology. Radiology **86**, 1083 (1966).

ROMPEL, K., WIEDEMANN, O.: Restitution und Letalität bei Verschlüssen zerebraler Gefäße. Med. Klin. **65**, 1334 (1970).

ROSENTHALL, L.: Radionuclide diagnosis of arteriovenous malformations with rapid sequence brain scans. Radiology **91**, 1185 (1968).

ROSENTHALL, L.: Radionuclide carotid blood flow evaluation with the gamma-ray scintillation camera. J. Canad. Ass. Radiol. **20**, 255 (1969).

ROSENTHALL, L., AMBHANWONG, S., STRATFORD, J.: Observations on the effect of contrast material on normal and abnormal brain tissue using radiopertechnetate. Radiology **92**, 1467 (1969).

ROSENTHALL, L., CHAN, J., SIDHU, R., STRATFORD, J.: Combined radiocontrast and radionuclide cerebral angiography. Radiology **92**, 1223 (1969).

ROSENTHALL, L., MARTIN, R.H.: Cerebral transit of pertechnetate given intravenously. Radiology **94**, 521 (1970).

ROWAN, J.O., CROSS, J.N. TEDESCHI, G.M., JENNETT, W.B.: Limitations of circulation time in the diagnosis of intracranial disease. J. Neurol. Neurosurg. Psychiat. **33**, 739 (1970).

RUETZ, P.P., MEADE, R.C.: Comparison of 99m-Tc and 203-Hg neohydrin brain scanning. J. nucl. Med. **6**, 334 (1965).

SAMUELS, L.D.: 99m-Tc-Pertechnetate scans of posterior fossa tumours in children. Clin. Pediat. (Phila.) **10**, 211 (1971).

SAMUELS, L.D., HIPPLE, T.F.: Simplified permedication for brain scans and other radioisotope tests. J. nucl. Med. **10**, 254 (1969).

SASAKI, M., AIRD, R.B., KENNEDY, R., KERBER, C., NEWTON, T.H., POWELL, M.: Correlative study of EEG and brain scintiphotography. Trans. Amer. neurol. Ass. **96**, 299 (1971).

SAUER, J.: Die diagnostische Aussagekraft der Hirnszintigraphie. Fortschr. Röntgenstr. **116**, 179 (1972).

SAUER, J.: Die hirndiagnostischen Möglichkeiten der Szintillationskamera nach ANGER. Nucl.-Med. (Stuttg.) **9**, 1053 (1971).

SAUER, J.: Differentialdiagnose intrakranieller Prozesse mit der Szintillationskamera. VII. Nuklearmed. Symposion, Reinhardsbrunn, 1970.

SAUER, J., HEISSEN, E., STRÖTGES, M.W.: Zur Brauchbarkeit von 113m-In-EDTA in der modernen Hirn-

tumordiagnostik. Fortschr. Röntgenstr. 117, 698 (1972).
SAUER, J., STRÖTGES, W.: Der Wert von 113m-In-Eisen-III-EDTA für die Hirntumordiagnostik mit der Szintillationskamera nach ANGER. Nuc-compact 1, 4 (1970).
SCHALL, G.L., HEFFNER, R.R., HANDMAKER, H.: Brain scanning in oligodendrogliomas. Radiology 116, 367 (1975).
SCHALL, G.L., ZEIGER, L.S., DI CHIRO, G., BIRNER, W.H., MATSEN, F.: Clinical comparison of two 99m-Tc tracers for brain scanning: Pertechnetate vs. labeled albumin. Radiology 99, 361 (1971).
SCHARFETTER, F., RICCABONA, G.: Die Szintigraphie der Hirntumoren. Z. Allgemeinmed. 45, 1199 (1969).
SCHEINBERG, L.C., TAYLOR, J.M.: The importance of brain scanning to the neurologist and neurosurgeon. Sem. Nucl. Med. 1, 5 (1971).
SCHENK, P., GERSPACH, A., SCHNABEL, K.: Doppeltracerkinetikstudien bei artdiagnostisch verschiedenen Hirntumoren. II. Int. Symp. Nucl. Med., Karlovy Vary, Mai 1971.
SCHENK, P., KLAR, E., PIETROWSKI, W.: Der Nachweis von Hirntumoren mit konventioneller Scannermethodik und Scintillationskamera. Therapiewoche 32, 1149 (1967).
SCHENK, P., PENHOLZ, H., PIETROWSKI, W., TORNOW, W.: Kameraszintigraphie bei Hirntumoren. Vortrag Gammakamera-Szintigraphie, Heidelberg 1969.
SCHIEFER, W., KAZNER, E.: Klinische Echoenzephalographie. Berlin-Heidelberg-New York: Springer 1967.
SCHLEIF, A., ALAZRAKI, N.P., HALPERN, S.E., COEL, M., ASHBURN, W.L.: A vertex view artifact on 99m-Tc brain scan in a child. J. nucl. Med. 13, 393 (1972).
SCHMIDT, K.J., HAAS, J.P., BROD, K.H., WOLF, R., DIETZ, H.: 99m-Tc-Fe(II)-Komplex: Eine neue Substanz zur Hirntumorszintigraphie. Atompraxis 14, direct inform. 5 (1968).
SCHMIDT-WITTKAMP, H.: Szintigraphische Befunde bei vaskulären Hirnprozessen. Vortrag 48. Kongr. Dtsch. Röntgenges. Hamburg, 1968.
SCHMOIGL, S., VEVERKA, L.: Lokalisation zerebraler Prozesse im EEG und Schädelscan. Wien. Z. Nervenheilk. 27, 393 (1969).
SCHMUKLER, M., WORKMAN, J.B.: The reliability of scintillation scanning for detection of intracranial lesions. J. nucl. Med. 7, 252 (1966).
SCHNEIDER, C.: Hirntumornachweis mit Radioisotopen. Dtsch. med. Wschr. 91, 454 (1966).
SCHNEIDER, C., PRÉVOT, H., JR.: Das normale Hirnscintigramm mit 203-Hg Chlormerodrin und 99m-Tc Pertechnetat. Fortschr. Röntgenstr. 105, 98 (1966).
SCHNEIDER, C., PRÉVOT, H., JR., TZONOS, T.: Szintigraphie mit 203-Hg und 99m-Tc in der Diagnostik von Hirntumoren. Dtsch. med. Wschr. 93, 285 (1968).

SCHRADER, H., HIRSCHBAUER, M., MUNDINGER, F.: Nachweis des totalen Hirninfarktes mit der Radio-Isotopen-Angiographie. Nucl.-Med. 15, 101 (1976).
SCHULHOF, L.A., HEIMBURGER, R.F.: Frontal lobe epidermoid tumor with a positive brain scan. Surg. Neurol. 1, 265 (1973).
SCHWARZ, G., SCHREYER, H., ARGYROPOULOS, G.: Radiology for detection brain tumor recurrences. Acta Radiol. (diagn.) 17, 193 (1976).
SEPHTON, R.G., MORLEY, B.J., STEVEN, L.W., ANDREWS, J.T., CORNELL, S.N.: Differences between lesions in cerebral scanning. Aust. Radiol. 12, 328 (1969).
SHARMA, S., QUINN, J.L.: Brain scans in autopsy proved cases of intracerebral hemorrage. Arch. Neurol. (Chic.) 28, 270 (1973).
SHAW, R.A., DU SAULT, L.A., WILNER, H.I.: False negative brain scans exluding those found in cerebral infarction. Radiology 98, 369 (1971).
SHEALEY, C.N., ARONOW, S., BROWNELL, G.L.: Gallium-68 as a scanning agent for intracranial lesions. J. nucl. Med. 5, 161 (1964)
SHELDON, J.J., SMOAK, W.M., GARGANO, F.P., WATSON, D.D.: Dynamic scintigraphy in intracranial meningioma. Radiology 109, 109 (1973).
SHELDON, J.J., SMOAK, W.M., SERAFINI, A.N., RASKIN, M.M.: Dynamic scintigraphy of primary and secondary malignant intracranial neoplasms. Radiology 114, 373 (1975).
SILBERSTEIN, A.B., LEVY, L.M.: 99m-Tc localization in the choroid plexus. Radiology 95, 529 (1970).
SINDERMANN, F., BECHINGER, D., DICHGANS, J.: Occlusions of the internal carotid artery compared with those of the middle cerebral artery. Brain 93, 199 (1970).
SMITH, E.M.: Properties, uses, purity and calibration of 99m-Tc. J. nucl. Med. 5, 871 (1964).
SMITH, E.M.: Internal dose calculation of 99m-Tc. J. nucl. Med. 6, 231 (1965).
SMITH, G.A., THOMAS, R.G., SCOTT, J.K.: The metabolism of indium after administration of a single dose to the rat. Hlth. Phys. 4, 101 (1960).
SMOAK, W.M., GILSON, A.J.: Scintillation visualization of a vascular rim in subdural hematoma. J. nucl. Med. 11, 695 (1970).
SNEIDER, S.E., DOOLEY, D.M.: The usefulness of brain scanning. J. Amer. med. Ass. 190, 1012 (1964).
SODEE, D.B.: Radiation dosimetry of mercury-197 neohydrin. J. nucl. Med. 5, 74 (1964).
SODEE, D.B.: A new scanning isotope: Mercury-197. J. nucl. Med. 4, 335 (1963).
SODEE, D.B.: Comparison of 99m-Tc-pertechnetate and 197-Hg-chlormerodrin for brain scanning. J. nucl. Med. 9, 645 (1968).
SOLOWAY, A.H., ARONOW, S., KAUFMAN, C., ALCIUS, J.F.B., WHITMAN, B., MESSER, J.R.: Penetration of brain and brain tumors: Radioactive scanning agents. J. nucl. Med. 8, 792 (1967).
SON, Y.H., WETZEL, R.A., WLISON, W.J.: 99m-Tc-pertechnetate scintiphotography as diagnostic and

follow up aids in major vascular obstruction due to malignant neoplasm. Radiology 91, 349 (1968).
SORSBY, A., WRIGHT, A.D., ELKELES, A.: Vital staining in brain surgery. Proc. Roy. Soc. Med. 36, 137 (1942).
SPENCER, R.: Scintiscanning in space occupying lesions of the skull. Brit. J. Radiol. 38, 1 (1965).
SPUDIS, E.V., MAYNARD, D.: Reliability of brain scans and electroencephalograms in combination. Sth med. J. (Bgham, Ala.) 62, 529 (1969).
STALDER, A., KINSER, J., RÖSLER, H., SCHNAARS, P., HUBER, P.: Type-specific tumor patterns in the cerebral radioangiography. Neuroradiology 3, 137 (1972).
STANBRO, W., MURPHY, C.F.: Brain scanning in the diagnosis of metastatic brain tumors. Med. Ann. (Wash. D.C.) 38, 135 (1969).
STANG, L.G., RICHARDS, P.: Tailoring the isotopes to the need. Nucleonics 22, 46 (1964).
STAPLETON, J.E., ODELL, R.W., MCKAMEY, M.R.: Technetium-iron-ascorbic acid complex. Amer. J. Roentgenol. 101, 152 (1967).
STEBNER, F.C., WILNER, H.I., EYLER, W.R.: Correlation of pathologic and radiologic findings in brain infarction. Radiology 91, 280 (1968).
STEINHOFF, H.: Die Leistungsfähigkeit der Hirnszintigraphie in der Differentialdiagnostik intrakranieller Prozesse. Acta neurochir. (Wien) 26, 99 (1972).
STERN, H.S., GOODWIN, D.A., WAGNER, H.N. JR.: 113m-In a short-lived isotope for lung scanning. Nucleonics 24, 57 (1966).
STERN, H.S., GOODWIN, D.A., SCHEFFEL, U., WAGNER, H.N., JR.: 113m-In for blood-pool and brain scanning. Nucleonics 25 (1967).
STÖCKER, E., BÖRNER, W., MOLL, E.: Der autoradiographische Nachweis von 99m-Tc. Klin. Wschr. 44, 470 (1968).
STRAUSS, H.W., JAMES, A.E., HURLEY, P.J., DE LAND, F.H., MOSES, D.C., WAGNER, H.N.: Nuclear cerebral angiography. Arch. intern. Med. 131, 211 (1973).
SUGITANI, Y., NAKAMA, M., YAMUSHI, Y., IMAIZUMI, M., NUKADA, T., ABE, H.: Neovascularization and increased uptake of 99m-Tc in experimentally produced cerebral hematoma. J. nucl. Med. 14, 912 (1973).
SUMMER, K.: Die Szintigraphie zerebraler Erkrankungen. Wien. klin. Wschr. 80, 324 (1968).
SUTHERLAND, J.B., HILL, N., BANERJEE, A.K., GILDAY, D.L.: Brain scanning and brain abscesses. J. Ass. Canad. Radiol. 23, 176 (1972).
SUWANWELA, CH., POSHYACHINDA, V., POSHYACHINDA, M.: Brain scanning in the diagnosis of intracraniell abscess. Acta neurochir. (Wien) 25, 165 (1971).
SUWANWELA, C., POSHYACHINDA, V., POSHYACHINDA, M.: Isotope cisternography and ventriculography in frontoethmoidal encephalomeningocele. Acta radiol. (Diagn.) (Stockh.) 14, 5 (1973).
SWEET, W.H., MEALEY, J., JR., ARONOW, S., BROWNELL, G.L.: Localization of focal intracranial lesions by scanning of rays from positron-emitting isotopes. Clin. Neurosurg. 7, 159 (1961).
TAKAHASHI, M., NOFAL, M.M., BEIERWALTES, W.H.: Correlation of brain scan images and area counting after scanning with tumor pathology. J. nucl. Med. 7, 32 (1966).
TATOR, CH.H., MOORLEY, T.P., OLSZEWSKI, J.: A study of the factors responsible for the accumulation of radioactive iodinated human serum albumin (RIHSA) by intracranial tumors and other lesions. J. Neurosurg. 22, 60 (1965).
TATOR, CH.H., OLSZEWSKI, J.: Factors responsible for the distribution of radioactivity in a mouse glioma and brain after injection of radioiodinated human serum albumin (RIHSA). Cancer Res. 26, 1569 (1966).
TAUXE, W.N., THORSEN, H.C.: Cerebrovascular permeability studies in cerebral neoplasms and vascular lesions. J. nucl. Med. 10, 34 (1969).
TEATES, CH.D.: Enlarging gamma-camera scans. J. nucl.Med. 9, 64 (1968).
TEFFT, M.: Radioisotopes in malignancies in children. J. Amer. med. Ass. 207, 1853 (1969).
TEFFT, M., JERVA, M., MATSON, D.D.: 197-Hg chlormerodrin for brain scans in children. Amer. J. Roentgenol. 95, 921 (1965).
TEFFT, M., MATSON, D.D., NEUHAUSER, E.B.D.: Brain abscess in children. Amer. J. Roentgenol. 98, 675 (1966).
THOMPSON, R.W., DE NARDO, G.L.: Therapeutic response of intracranial Hodgkin's disease documented by brain scanning. Cancer (Philad.) 24, 981 (1969).
THOMPSON, R.W., DE NARDO, G.L., KOTTRA, J.J.: The diagnostic value of brain scanning in intracranial lymphomas. Radiology 102, 111 (1972).
TORI, G., SCIASCIA, R.: Cerebral scintiscanning with radioactive mercury in the diagnosis of brain tumors. Radiol. Clin. Biol. 35, 193 (1966).
TOW, D.E., WAGNER, H.N., JR., DELAND, F.H., NORTH, W.A.: Brain scanning in cerebral vascular disease. J. Amer. med. Ass. 207, 105 (1969).
TRAICOFF, D., MISHKIN, F.S.: The diagnosis of Dandy-Walker cyst by brain scanning. Amer. J. Roentgenol. 106, 344 (1969).
TRAPP, P., HASCHER, J., TZONOS, T.: Nuklearmedizinische und neuroradiologische Untersuchungsergebnisse bei postoperativen Hirntumorrezidiven. Nucl.-Med. (Stuttg.) 12, 234 (1973).
TREVES, S., SPENCER, R.P.: Diagnosis of meningeoma by radioisotope and thermal scan. Invest. Radiol. 4, 333 (1969).
TSUYUMU, M., HIRATSUKA, H., OHATA, M., HASHIMOTO, K., MATSUSHIMA, Y., INABA, Y.: Brain scanning of subdural hematoma in infants and children. Bull. Tokyo med. dent. Univ. 19, 271 (1972).
UCMAKLI, A.: The pathological significance of corpus callosum involvement in brain scans. J. nucl. Med. 13, 510 (1972).

Usher, M.S., Quinn, J.L.: Serial brain scanning with technetium-99m-pertechnetate in cerebral infarction. Amer. J. Roentgenol. **105**, 728 (1969).

Valenstein, E., Rosman, P., Carter, A.P.: Schilder's disease (Positive brain scan). J. Amer. med. Ass. **217**, 1699 (1971).

Vaughan, R.J., Lovegrove, F.T.A., Fleay R.F., Quinlan, M.F.: Scintiscanning in the detection and diagnosis of subdural haematoma and hygroma. Austral. N.Z. J. Surg. **40**, 343 (1971).

Vitye, B., Ostiguy, G., Le Bel, E.: Abnormal 99m-Tc brain scan in cerebral sarcoidosis. Canad. med. Ass. J. **101**, 169 (1969).

De Vlieger, M., Lange, S.A., Gersic, E.: Combined results of electro- and echoencephalography in the diagnosis of cerebral tumors. Acta neurochir. (Wien) **21**, 1 (1969).

van Vliet, P., Tauxe, N., Svien, H.J., Jenkins, P.: The effect of craniotomy on the brain scan. J. Neurosurg. **23**, 425 (1965).

Wagner, H.N., Jr., Stern, H.S., Goodwin, D.A.: Comparison of indium 113m-chelates and technetium-99m pertechnetate as a brain scanning agent. J. nucl. Med. **8**, 261 (1967).

Waltimo, O., Eistola, P., Vuolio, M.: Brain scanning in detection of intracranial arteriovenous malformations. Acta neurol. scand. **49**, 434 (1973).

Wang, Y., Rosen, J.A.: Positive brain scan in non-space-occupying lesions. Amer. J. Roentgenol. **93**, 816 (1965).

Wang, Y., Shea, F.J., Rosen, J.A.: Comparison of the accuracy of brain scanning and other procedures used for brain tumor detection. Neurology (Minneap.) **15**, 1117 (1965).

v. Wassermann, A., Keysser, F., Wassermann, M.: Beiträge zum Problem Geschwülste von der Blutbahn aus therapeutisch zu beeinflussen. Dtsch. med. Wschr. **37**, 2389 (1911).

Watson, D.D., Nelson, J.P., Gottlieb, S.: Rapid bolus injection of radioisotopes. Radiology **106**, 347 (1973).

Waxman, A.D., Lee, G., Wolfstein, R., Siemsen, J.K.: Differential diagnosis of brain lesions by gallium scanning. J. nucl. Med. **14**, 903 (1973).

Waxman, A.D., Siemsen, J.K.: Gallium scanning in cerebral and cranial infections. Amer. J. Roentgenol. **127**, 309 (1976).

Waxman, A.D., Siemsen, J.K., Lee, G.C., Wolfstein, R.S., Moser, L.: Reliability of gallium brain scanning in the detection and differentiation of central nervous system lesions. Radiology **116**, 675 (1975).

Waxman, A.D., Tanacescu, D., Siemsen, J.K., Wolfstein, R.S.: Technetium-99m-glucoheptonate as a brain-scanning agent: Critical comparison with pertechnetate. J. nucl. Med. **17**, 345 (1976).

Waxman, H.J., Ziegler, D.K., Rubin, S.: Brain scans in diagnosis of cerebrovascular disorders. J. Amer. med. Ass. **192**, 453 (1965).

Webber, M.M.: Technetium-99m normal brain scans and their anatomic features. J. nucl. Med. **6**, 767 (1965).

Weber, G.: Das chronische Subduralhämatom. Schweiz. med. Wschr. **99**, 1483 (1969).

Welch, J.M., Adatepe, M., Potchen, E.J.: An analysis of technetium (99m-TcO$_4$) kinetics: The effect of perchlorate and iodide pretreatment. Int. J. appl. Radiat. **20**, 437 (1969).

Wende, S.: Ergebnisse der Hirntumordiagnostik mit radioaktiven Substanzen. Acta radiol. Diagn. **1**, 972 (1963a).

Wende, S.: Technik und Wert der Gamma-Enzephalographie. Fortschr. Röntgenstr. **98**, 466 (1963b).

Wende, S.: Neuroradiologische Untersuchungen mit radioaktiven Substanzen. Röntgenpraxis **17**, 175 (1964).

Wende, S.: Verlaufsuntersuchungen bei Hirntumoren mit radioaktiven Isotopen. Acta radiol. Diagn. **5**, 928 (1966).

Wende, S.: Angiographische Befunde bei der cerebralen Mangeldurchblutung. Radiologe **9**, 392 (1969).

Wilcke, O.: Die Szintigraphie bei Hirntumoren. Radiologe **5**, 393 (1965).

Wilcke, O.: Die Bedeutung der Szintigraphie im Rahmen der neurochirurgischen Tumordiagnostik. Acta neurochir. **23**, 285 (1970).

Wilcke, O.: Isotopendiagnostik in der Neurochirurgie. Acta neurochir., Suppl. **15**, (1966a).

Wilcke, O.: Hirntumordiagnostik mit Isotopen. Nervenarzt **36**, 508 (1966b).

Wilcke, O.: Möglichkeiten und Probleme der Isotopendiagnostik zerebraler Erkrankungen. Zbl. Neurochir. **30**, 61 (1969).

Wilkins, R.H., Pircher, F.J., Odom, G.L.: The value of postoperative brain scan in patients with supratentorial intracranial tumors. J. Neurosurg. **27**, 111 (1967).

Wilkins, R.H., Wilkinson, R.H., Odom, G.L.: Abnormal brain scan in patients with cerebral arterial spasm. J. Neurosurg. **36**, 133 (1972).

Williams, C.M., Garcia-Bemgochea, F.: Concentration of radioactive chlormerodrin in the fluid of chronic subdural hematoma. Radiology **84**, 745 (1965).

Williams, J.L., Beiler, D.: Brain scanning in nontumorous conditions. Neurology (Minneap.) **16**, 1159 (1966).

Williams, J.O., Herzberg, L., Hicks, E.P., Williams, N.E., Croft, D.N.: Overall value of brain scans and electroencephalograms in detecting neurosurgical lesions. Lancet **1972 II** 642.

Wilson, E.B., Briggs, R.C.: A study of the orbital region in brain scanning using the en face view. Radiology **92**, 576 (1969).

zum Winkel, K., Piotrowski, W., Klar, E., Scheer, K.E.: Nachweis und Lokalisation von Hirntumoren mit Radioneohydrin. Acta neurochir. (Wien) **14**, 106 (1966).

Winkler, C.: Computer assisted differential diagnostics of human brain lesions. IRCS Int. Res. Communic. System: Paper (73-12) 16-23-2 (1973).

WISE, G., BROCKENBROUGH, E.C., MARTY, R., GRIEP, R.J.: The detection of carotid artery obstruction. Stroke **2**, 105 (1971).

WITCOFSKI, R., JANEWAY, R., MAYNARD, C.D., BEARDEN, E.K., SCHULTZ, J.L.: Visualization of the choroid plexus on the technetium brain scan. Arch. Neurol. (Chic.) **16**, 286 (1967).

WITCOFSKI, R., MAYNARD, C.D., MESCHAN, I.: The utilization of 99m-technetium in brain scanning. J. nucl. Med. **6**, 121 (1965).

WITCOFSKI, R., MAYNARD, C.D., ROPER, T.J.: A comparative analysis of the accuracy of the technetium-99m pertechnetate brain scan. J. nucl. Med. **8**, 187 (1967).

WITCOFSKI, R.L., ROPER, T.J.: A technique for scanning the posterior fossa. J. nucl. Med. **6**, 754 (1965).

WITCOFSKI, R., ROPER, T.J., MAYNARD, C.D.: False positive brain scans from extracranial contamination with 99m-technetium. J. nucl. Med. **6**, 524 (1965).

WOLF, R., HAAS, J.P.: Die Hirntumorszintigraphie. Internist. Praxis **10**, 1 (1970).

WOLFSTEIN, R.S., TANACESCU, D., SAKIMURA, I.T., WAXMAN, A.D., SIEMSEN, J.K.: Brain imaging with 99mTc-DTPA: A clinical comparison of early and delayed studies. J. nucl. Med. **15**, 1135 (1974).

WU, CH.CH.: Cerebral blood flow studies with intravenously injected sodium pertechnetate in cerebrovascular disease. J. Formosa med. Assoc. **71**, 551 (1972).

YALAZ, K., TREVES, S.: Brain scanning and cerebral radioisotope angiography in children. Pediatrics **54**, 696 (1974).

YAMAMOTO, Y.L., FEINDEL, W.H., ZANELLI, J.: Comparative study of radioactive chlormerodrin tagged with mercury-197 and mercury-203 for brain scanning. Neurology (Minneap.) **14**, 815 (1964).

YATES, CH., TOMPSETT, R.: Reliability of brain scan diagnosis. Antimicrob. Agents Chemother. **10**, 112 (1970).

YEH, E.L.: Elimination of salivary gland uptake by lemon. J. nucl. Med. **12**, 770 (1971).

YOUNG, D.F., ELDRIDGE, R., GARDNER, W.J.: Bilateral acoustic neuroma in a large kindred. J. Amer. med. Ass. **214**, 347 (1970).

YOUNG, R.L., ROCKETT, J.F.: The brain scan as a routine screening procedure. Sth. med. J. (Bgham, Ala.) **65**, 65 (1972).

ZATZ, L.M., HANBERY, J.W., GIFFORD, P., BELZA, J.: The diagnosis of tumors of the splenium of the corpus callosum. Amer. J. Roentgenol. **101**, 130 (1967).

ZEIDLER, U.: Das Hirnszintigramm in der ambulanten Hirngeschwulstdiagnostik. Z. Allgemeinmed. **46**, 170 (1970).

ZEIDLER, U., KOTTKE, S.: Hirngeschwulstnachweis durch Szintigraphie. Dtsch. Zbl. Nervenheilk. **196**, 63 (1969).

ZEIDLER, U., KOTTKE, S., HUNDESHAGEN, H.: Hirnszintigraphie, 2. Aufl. Berlin-Heidelberg-New York: Springer 1975.

ZEIDLER, U., SUMMER, K., BRUNNGRABER, C.V., KOTTKE, S.: Untersuchungen zur pathophysiologischen Grundlage der Hirnszintigraphie mit 99m-Tc-Pertechnetat. Arch. Psychiat. Nervenkr. **213**, 200 (1970).

ZEIDLER, U., WEINRICH, W., BRUNNGRABER, C.V., ECKHARDT, W., JUNKER, D., BETTELS, G., KALDEN, J.: Indium-111 as a brain scanning agent. Symposium Scintigraphy der IAEA Monte Carlo 1972; Wien: IAEA 1973.

ZINGESSER, L.H.: Scanning in diseases of the subdural space. Sem. nucl. Med. **1**, 41 (1971).

ZITA, G.: Die Szintigraphie zerebraler Erkrankungen. Wien. klin. Wschr. **80**, 320 (1968).

ZÜLCH, K.J.: Die Hirngeschwülste in biologischer und morphologischer Darstellung. Leipzig: Joh. Ambr. Barth 1956.

ZÜLCH, K.J., BORCK, W.F.: Tafeln über die relative Häufigkeit der Hirngeschwülste in verschiedenen Altersklassen. Zbl. Neurochir. **12**, 93 (1952).

B. Zerebrospinale Flüssigkeitsräume

Von

E. Zeitler

Mit 23 Abbildungen und 7 Tabellen

1. Historisches

Über die Myeloszintigraphie bei Anwendung von RIHSA – ^{131}-Jod haben zuerst Bauer und Yuhl (1953) berichtet, nachdem sie im Tierexperiment die Ungefährlichkeit und Brauchbarkeit dieses Verfahrens geprüft hatten. Sweet et al. (1954) und Di Chiro (1964a, b) wiesen auf die Möglichkeit hin, mit intrathekal applizierten Radiopharmaka die Liquordynamik zu studieren und dieses Verfahren zur Erkennung von Zirkulationsstörungen des Liquors im Spinalkanal, am kraniozervikalen Übergang und in den intrakraniellen Liquorräumen einzusetzen.

Mit der Myeloszintigraphie haben im weiteren Verlauf viele Arbeitsgruppen Erfahrungen gesammelt: in USA Perryman et al. (1958); Bell u. Hertsch (1959; Bell (1962); Di Chiro (1964a, b); Hübner u. Brown (1965); in Südamerika Pinto (1962); in Rußland Krupin (1956); Liass et al. (1958, 1961, 1963); Frenkel u. Sosonkin (1964); in Westeuropa die Arbeitsgruppen in Turin Baggio u. Morgando (1963, 1965); in Athen Pantazis et al. (1964); in Straßburg (Gross et al., 1964, 1965; Wackenheim et al., 1964, 1965); in Mainz Dietz et al. (1964, 1965, 1966). In der weiteren Entwicklung wurde vor allem über die Möglichkeiten und Grenzen der Liquorraumszintigraphie und den Einsatz der Gammakamera mit unterschiedlichen Techniken und Lagerungen berichtet (Scholz, 1971).

Die intrathekale Applikation zur szintigraphischen Darstellung der Hirnkammern und zerebralen Zisternen erfolgte zuerst durch Di Chiro (1964) und wurde im weiteren Verlauf von mehreren Untersuchern propagiert (Alker, 1972; De Land et al., 1970; Glasauer et al., 1968; Tator et al., 1968; Rudd et al., 1971; Di Chiro u. Ashburn, 1967; Pentzelin et al., 1967; Otto et al., 1973; Ommaya et al., 1968; Zeitler et al., 1966; Georgi et al., 1974; und mehrere Autoren auf einem Symposium 1972, Harbert et al.). Nach all diesen Untersuchungen ist die Zisternographie und Ventrikulographie mit Radiopharmazeutika für die Differentialdiagnose von Störungen der zerebrospinalen Flüssigkeitsdynamik heute als einzige Methode mit geringem Risiko anerkannt. Unabhängig von den interessanten Studien über die Liquordynamik bei unterschiedlicher Applikation des Radionuklides, wird das Verfahren vor allem eingesetzt bei Verdacht auf eine kraniale Liquorfistel, zur Differentialdiagnose des Hydrozephalus und zur Erkennung von Tumoren, besonders im Bereich der hinteren Schädelgrube.

Darüber hinaus wird die Aktivitätsausbreitung nach intrathekaler Applikation eines Radionuklides zur Kontrolle und Passageprüfung operativ geschaffener ventrikulo-atrialer Shunts (Mundinger et al., 1963; Dietz et al., 1966) eingesetzt. Wie die Entwicklung in den letzten Jahren gezeigt hat, ist die Liquorraumdiagnostik im Bereich des Spinalkanales z.T. als konkurrierendes Verfahren gegenüber der Myelographie mit positivem Kontrastmittel oder der Gasmyelographie anzusehen. Bei den früher verwendeten Kontrastmitteln, die nicht frei von Nebenwirkungen waren, hatte der Einsatz der Myeloszintigraphie nach intrathekaler Applikation eines Radionuklides bei sehr geringer Strahlenbelastung für den Nachweis von Tumoren, entzündlichen und posttraumatischen Veränderungen am Spinalkanal gewisse Vorteile (DIETZ et al., 1966; ZEITLER et al., 1966).

Insbesondere der Nachweis eines zervikalen Wurzelabrisses sowie die Lokalisation multipler intraspinaler Tumoren sind mit dem Verfahren sehr gut möglich.

Dagegen haben mehrere Untersuchungen deutlich gezeigt, daß dieses Verfahren für die Diagnostik von lumbalen und zervikalen Bandscheibenhernien (zervikale Myelographie) keine ausreichende Sicherheit bietet und ggf. nur bei gleichzeitiger Anwendung neben Kontrastmittel zusätzliche Informationen erbringen kann.

Für den Nachweis von Liquorzirkulationsstörungen unter Verwendung geeigneter Radiopharmazeutika ist mit einer zunehmenden Indikation bei Verbesserung der Technik und Einsatz des Kameraverfahrens zu rechnen. Besonders für die Erkennung kranialer Liquorfisteln dürfte es kein Verfahren geben, welches geeigneter ist. Durch die Kameraszintigraphie am sitzenden Patienten, die rasche Durchführbarkeit und leichte Wiederholbarkeit zu verschiedenen Zeitpunkten ist sie von keiner anderen Methode zu ersetzen. Die Einführung der axialen, computergesteuerten, transversalen Tomometrie, die unter dem Namen „Emi-Scan" von AMBROSE 1973 oder CT-Scan in die Klinik kam, dürfte in Zukunft die nuklearmedizinische Darstellung der zerebralen Liquorräume zur Bestimmung und Differenzierung des Hydrozephalus, der Lokalisation und des Nachweises von Tumoren eine zunehmend geringere Bedeutung bekommen.

Dieses Verfahren bietet eine wesentlich differenziertere Analyse des Hirns mit seinen Liquorkammern und Zisternen, als es die Diagnostik mit Radionukliden erlaubt. Hinzu kommt, daß mit der Tomometrie auch unterschiedlich dichte Weichteilstrukturen differenzierbar werden (AMBROSE, 1973; GREITZ u. HINDMARSH, 1974; HOUNSFIELD, 1973; HACKER, 1975). Ob das System der axialen, computergesteuerten, transversalen Szintigraphie (Acta-Scanner, Ganzkörper-Scanner) in naher Zukunft die Möglichkeiten schafft, um auch im Spinalkanal die vorwiegend longitudinalorientierte Radionuklidszintigraphie abzulösen, muß zunächst fraglich bleiben. Die ersten Ergebnisse sind als erfolgversprechend zu bezeichnen.

Es dürfte kein Zweifel daran bestehen, daß durch die Aktivitäten der Nuklearmedizin auf dem Gebiet der Darstellung intrakranieller Liquorräume mit Radiopharmazeutika und der Hirnszintigraphie durch die damit geschaffenen Bildformen mit einer entsprechend anderen Darstellungsweise, als sie das Röntgenbild hat, die geistige Basis dafür geschaffen wurde, damit das schon 1961 von OLDENDORF projektierte tomometrische Verfahren des Schädels seine klinische Anwendung fand und sehr wahrscheinlich einen revolutionierenden Einfluß auf die gesamte radiologische Diagnostik nehmen wird.

2. Radionuklide zur Liquorraumdiagnostik

Seit der ersten Darstellung der Liquorräume des Spinalkanals und später auch der zerebralen Zisternen wurde von der Mehrzahl der Autoren als Radionuklid ^{131}-Jod-Human-Serum-Albumin verwandt. Die Sowjetrussen KRUPIN (1956) und LIASS (1958) hatten dagegen ^{222}-Radon und ^{133}-Xenon für die Darstellung der spinalen Liquorräume herangezogen. Während dies für Verteilungsstudien mit Hilfe einer up-take-Messung über einen kurzen Zeitraum geeignet ist, hat LIASS darauf hingewiesen, daß ^{222}Radon wegen seiner langlebigen radiotoxischen Zerfallsprodukte und der dadurch bedingten hohen Strahlenbelastung für szintigraphische Zwecke des Liquorraumes wenig geeignet ist. Über Absorptionsstudien nach intraventrikulärer Applikation von ^{133}Xenon berichteten später PARAICZ und SIMKOVICS (1968). Sie konnten nachweisen, daß eine definierte Absorptionszeit für ^{133}Xenon nach intraventrikulärer Applikation (ca. 5 min) bei Patienten mit Hydrozephalus wesentlich verlängert ist (30–100 min). Das ^{133}Xenon eignet sich aufgrund seiner Energie nur für up-take-Messungen und eine Verteilungskontrolle, ist aber für szintigraphische Darstellungen nicht geeignet. Dagegen sind szintigraphische Darstellungen nach intrathekaler Applikation von ^{198}Au (RIESELBACH et al., 1962) gelegentlich der intrathekalen Applikation zu therapeutischen Zwecken hervorragend gewesen. In der klinischen Diagnostik hat dieses Radionuklid für die intrathekale Darstellung der Liquorräume keinen Eingang gefunden.

Tabelle 1. Radiopharmaka zur Liquorraumdiagnostik (cerebrospinale Flüssigkeitsräume)

Nuklid	Radipharmakon	Energie keV	Dosis	HWZ
^{131}Jod	^{131}J-Humanserumalbumin	364	100 µCi	8 Tage
^{99m}Technetium	^{99m}Tc-Humanserumalbumin	140	3–10 mCi	6 Std
^{113m}Indium	^{131m}In-Kolloid-Humanserumalbumin		3–5 mCi	1,7 Std
^{169}Ytterbium	^{169}Yb-DTPA	177	100 µCi	32 Tage
^{111}Indium	^{111}In-DTPA, Transferrin, Humanserumalbumin	173	250–500 µCi	67 Std

Zur Verminderung der Strahlenbelastung wurden weitere Radionuklide und Radiopharmaka erprobt (Tabelle 1). Dabei hat sich gezeigt, daß es möglich ist, mit Technetium-99m als Human-Serum-Albumin oder Inulin bei Dosen zwischen 3 und 10 mCi hervorragende Darstellung der Liquorräume zu erlangen. Die biologische Halbwertszeit erlaubt leider nur Verteilungsstudien über einen sehr begrenzten Zeitraum. Demgegenüber sind die Radionuklide ^{169}Ytterbium in der Verbindung mit Diäthylentriaminpentaessigsäure (DTPA) und ^{111}Indium als Transferrin, Human-Serum-Albumin oder DTPA, von der physikalischen Halbwertszeit sowie der Energie aus betrachtet, geeignet für die szintigraphische Untersuchung der zerebrospinalen Liquorräume.

^{169}Ytterbium gestattet, bei einer physikalischen Halbwertszeit von 32 Tagen und einer Energie von 177 KeV, sowohl die Kameraszintigraphie als auch die Dokumentation mit einem Linearscanner. Die Auflösung ist dabei besser als bei Verwendung von ^{131}Jod. Verteilungsstudien sind bis zu 96 Std möglich. Die biologische Halbwertszeit liegt nach DELAND et al. (1972) im Subarachnoidalraum bei 10–12 Std. Bei Patienten mit verminderter glomerulärer Funktion wird wegen der Strahlenbelastung von der Anwendung abgeraten. Das ebenfalls vereinzelt zur Anwendung gebrachte ^{113m}Indium als Human-Serum-Albumin oder Komplexverbindung hat den Nachteil einer kurzen physikalischen Halbwertszeit und ist daher für Verteilungsstudien über mehrere Tage nicht geeignet. Die Verwendung von ^{131}Jod-Hippuran (MUNDINGER et al., 1963) ist allenfalls zur Passageprüfung bei operativ angelegten Shuntverbindungen zur Hydrozephalusbehandlung einsetzbar. In der Mehrzahl der Fälle kann hierfür allerdings heute Technetium als Pertechnetat bzw. Human-Serum-Albumin oder ^{111}Indium sowie ^{131}Jod-Human-Serum-Albumin zur Anwendung kommen.

Da die Liquorraumszintigraphie in der Regel Aufnahmen bis zu 2 Tagen und länger erfordert, können für klinische Untersuchungen kurzlebigere Radionuklide, wie ^{99m}Technetium und ^{113m}Indium, nur ersatzweise zum Einsatz kommen. Andererseits ist aufgrund der relativ hohen Strahlenbelastung, die durch die Betaemission des ^{131}Jod ausgesandt wird, und die physikalische Halbwertszeit von 8 Tagen nur eine geringe Menge von Aktivität applizierbar. Die Suche nach geeigneteren Radionukliden war daher verständlich. Aus diesem Grunde wurde das ^{111}Indium für die Liquorraumszintigraphie eingeführt (MATIN et al., 1970; HOSAIN et al., 1972; FUENZALIDA et al., 1970 und GEORGI et al., 1974). Die physikalischen Eigenschaften des ^{111}Indium sind für die Myeloszintigraphie und Zisternographie sehr günstig (physikalische Halbwertszeit 2,8 Tage, Energie 173 KeV). Nach GEORGI (1974) ist das ^{111}Indium-Human-Serum-Albumin sehr einfach herstellbar und kann auf einen pH-Wert von 7,2 exakt eingestellt werden. Während das Indium und Ytterbium wie auch Technetium 99m in seiner Anwendungsform vom Verbraucher selbst präpariert werden muß, kann das ^{131}Jod-Human-Serum-Albumin direkt im Handel bezogen werden. Es stehen heute demnach mehrere Radionuklide zur Liquorraumdiagnostik zur Verfügung, die in Abhängigkeit von der Dringlichkeit des Einsatzes mit Berücksichtigung einer geeigneten Energie in Abhängigkeit von der Fragestellung zur Verfügung stehen. Es muß jedoch darauf hingewiesen werden, daß besonders bei Kindern und bei Patienten mit Verdacht auf eine Obliteration im Bereich der Liquorräume wegen der verminderten biologischen Halbwertszeit sowohl die Dosis als auch die Wahl des Radionuklids besonders bedacht werden müssen!

Die Elimination des in den Liquorraum applizierten Radionuklids ist nicht bei allen radioaktiven Substanzen gleich. Es ist durch die Untersuchungen von PARAICZ (1968) bekannt, daß die Halbwertszeit für ^{133}Xenon nach intrathekaler Applikation in die Hirnkammern bei Patienten mit Hydrozephalus 30 min beträgt und bei ^{131}Jod-Human-Serum-Albumin 5 Std und länger. Ausgedehnte Verteilungs- und Resorptionsstudien liegen vorwiegend bei Anwendung von ^{131}Jod-Human-Serum-Albumin vor. So haben CHOU und FRENCH (1955) über die Absorption und Urinausscheidung berichtet. SWEET et al. (1953, 1954) hatten eine intraventrikuläre Halbwertszeit des ^{131}Jod-Human-Serum-Albumin von 2 Std angegeben. MIGLIORE et al. (1961, 1962) stellten fest, daß intraventrikulär appliziertes ^{131}Jod-Human-Serum-Albumin in wenigen Minuten in den gegenseitigen Ventrikel gelangt und nach 20 min bereits im lumbalen Spinalkanal nachweisbar ist.

Nach Untersuchungen der Mainzer Arbeitsgruppe (DIETZ et al., 1966) gelingt es, bereits 1 Std nach Applikation des Radionuklids (lumbal, zisternal, ventrikulär) die der Punktionsstelle benachbarten 15–20 cm des Liquorraums nach jeder Seite szintigraphisch darzustellen. Dies bedeutet, daß sowohl die Zisternographie als auch die Myeloszintigraphie im oberen Spinalkanal 1 Std nach Applikation möglich ist. Bei freier Liquorpassage kann 4–8 Std nach der Applikation der gesamte Spinalkanal dargestellt werden. Besteht jedoch ein die Ausbreitung des radioaktiven Stoffes behinderndes pathologisches Substrat, so kann die Aktivitätsansammlung in den zerebralen Liquorräumen nach lumbaler Applikation und in den kaudalen Räumen des Spinalkanals nach zisternaler Punktion erst nach 24 Std, gelegentlich sogar nach 48 Std möglich sein. Lediglich bei nahezu kompletten Passagebehinderungen wird erst nach 96 Std der distal des Blocks befindliche Liquorraum szintigraphisch darstellbar. Da gerade bei pathologischen Veränderungen die Liquorraumdiagnostik mit Radionukliden ihre besonderen Vorteile und Indikationen besitzt, ist dies das wesentlichste Argument für die Verwendung von Radionukliden mit einer Halbwertszeit von 3 Tagen und länger. Die mittlere Eliminationszeit von ^{131}Jod-Human-Serum-Albumin aus den Liquorräumen liegt zwischen 36 und 72 Std. Messungen über die Zeit, die vergeht bis die Aktivität aus dem Liquor in das Blut gelangt, haben gezeigt, daß nach 30 min bereits Aktivität im Blut nachweisbar ist und zwischen 24 und 48 Std das Maximum der Aktivität im Blut gefunden wird. Nach 5 Tagen kann im Liquor bei externer Messung kaum mehr radioaktive Substanz nachgewiesen werden. Die Ausscheidung der radioaktiven Substanzen erfolgt überwiegend über das harnleitende System.

2.1. Apparative Voraussetzungen

Da in der Mehrzahl der Fälle eine morphologische Dokumentation der Ausbreitung des Radionuklides in den spinalen und zerebralen Liquorräumen erwünscht ist, sind zur Dokumentation entweder Linearscanner mit einem geeigneten Kristall oder eine Szintillationskamera erforderlich. Die Kameraszintigraphie hat gegenüber der Linearszintigraphie den Vorteil, daß die Untersuchungszeit wesentlich verkürzt ist und außerdem die Patienten nicht nur in horizontaler, liegender Situation, sondern auch im Sitzen untersucht werden können.

Im Bereich der zerebralen Liquorräume empfiehlt es sich, nicht nur im Liegen, sondern auch im Sitzen szintigraphische Aktivitätsverteilungen zu prüfen. Besonders bei der Fragestellung nach einer Rhinoliquorrhoe ist der Nachweis der Untersuchung im Sitzen sicher von Vorteil. Auch kann durch die Analyse der Aktivitätsverteilung bei kraniokaudaler Abnahme eine zusätzliche Information über die topographische Anordnung und ggf. Verlagerung zerebraler Liquorräume eine informativere Aussage getroffen werden. Die Zahl der Projektionen und Häufigkeit der Untersuchungen ist abhängig von der Fragestellung und wird an anderer Stelle besprochen werden. Während mit einer Gammakamera sowohl die morphologische Dokumentation der Aktivitätsausbreitung und Verteilung als auch die dynamische der Resorption und Elimination möglich ist, gelingt dies mit dem Linearscanner nicht. Will man ausschließlich Absorptionsstudien durchführen, so kann es genügen, daß mit einem Weitwinkelkollimator die Aktivität über dem gesamten Kopf zu verschiedenen Zeiten gemessen und aus den dabei gewonnenen Werten entweder die biologische Halbwertszeit oder eine Eliminationskurve erstellt wird. Die gleichzeitige Speicherung der jeweiligen Daten mit Hilfe eines Rechners (z.B. Typ PDT 8 und Rechner vom Typ IBM 360/67) kann eine wesentliche Verbesserung der Information erbringen.

2.2. Indikation

Die Indikation zur Liquorraumdiagnostik mit radioaktiven Substanzen kann heute als nicht allgemeingültig bezeichnet werden, da für die gleichen Fragestellungen, in Abhängigkeit von der medizinischen Schule und Einstellung des jeweiligen Untersuchers, auch andere Untersuchungsmethoden Verwendung finden. Vor allem die Darstellung der Liquorräume mit negativen (Luft) und positiven (wasserlöslichen oder öligen) Kontrastmitteln wird in gleicher Absicht zur morphologischen Diagnostik im Rahmen der Myelographie bzw. Zisternographie und zerebralen Ventrikulographie herangezogen. Sowohl im zerebralen als auch spinalen Bereich erscheint die Strahlenbelastung bei Radionuklidszintigraphie mit niedrigen Aktivitätsdosen im Kindesalter, mit einer geringeren Strahlenbelastung behaftet zu sein als die röntgenologische Untersuchung, die durch die gleichzeitige Anfertigung von Röntgenaufnahmen, Tomogrammen und Durchleuchtung eine wesentlich höhere Strahlenbelastung hat. Im Bereich der zerebralen Liquorräume ist durch die neuen Entwicklungen der Computer Tomographie (CT-Scan) die Möglichkeit gegeben, ohne daß eine Punktion der Liquorräume notwendig wird, die topographische Anordnung der zerebralen Liquorräume und ihre Größe zu bestimmen. Es ist daher für die rein morphologische Diagnostik der Einsatz von Radionukliden nicht unbedingt erforderlich, wenn die geeigneten Apparaturen zur Verfügung stehen. Im Gegensatz zu den morphologischen Fragestellungen bieten jedoch die röntgenologischen Untersuchungsmethoden nicht die Möglichkeit zur Analyse der Liquordynamik und der Liquorresorption. Unabhängig von den weiteren Entwicklungen der Röntgendiagnostik und der Kontrastmittel wird jedoch bei der sehr niedrigen Strahlenbelastung, die bei Anwendung

Tabelle 2. Indikationen zur Radionukliddiagnostik der zerebrospinalen Flüssigkeitsräume (CSF)

A. Myeloszintigraphie:

intraspinale Raumforderung	Myelitis
Raumforderung zerviko-kranialer Übergang	Hämatomyelie
Arachnitis spinalis	traumatische Liquorfistel
zervikale Plexusschädigung	lumbale und dorsale Meningozele
zervikale Myelopathie	lumbale Bandscheibenhernie

B. Zisternographie:

Raumforderung hintere Schädelgrube	Otoliqorrhoe
Arachnitis cisternalis	„wachsende Sella"
Rhinoliquorrhoe	zervikale Myelopathie

C. Ventrikulographie:

intraventrikulärer Tumor	Kontrolle nach Operationen
Aquäduktverschluß	Durchgängigkeitskontrolle
Hydrocephalus occlusus	eines Ableitungsshunt

von Radionukliden besteht, zum Studium dieser Fragestellungen (Liquorausbreitung, Liquorverteilung, Liquorresorption) die Radionukliddiagnostik immer mehr an Bedeutung gewinnen. Dies gilt um so mehr, als eine Verbesserung der therapeutischen Möglichkeiten erkennbar ist.

In allen Fällen, bei denen eine Punktion der Liquorräume notwendig wird, besteht die Möglichkeit, durch die Applikation eines Radionuklids zusätzliche diagnostische Informationen zu gewinnen. Das zusätzliche Risiko der Applikation des Radionuklids ist dabei, unabhängig von der Strahlenbelastung, bei Berücksichtigung entsprechender Kautelen (siehe unten) fast zu vernachlässigen. Die Indikationsliste könnte bei dieser optimalen Betrachtung mit derjenigen in Tabelle 2 übereinstimmen. Von wesentlichem Vorteil ist die Radionukliddiagnostik bei der Differentialdiagnose der Hydrozephalusformen, dem Nachweis einer zerebralen Liquorfistel und zur Prüfung der Funktion operativer Drainagesysteme; daß darüber hinaus durch gleichzeitige Röntgen- und Isotopenuntersuchungen noch zusätzliche Informationen gewonnen werden, kann als echter Vorteil gewertet werden.

3. Strahlenbelastung im Rahmen der Radionukliddiagnostik der Liquorräume

Die Strahlenbelastung bei der Liquorraumdiagnostik mit Radionukliden ist bei Verwendung von ^{131}Jod-markierten Substanzen unter den gegenwärtigen Bedingungen am höchsten. Es läßt sich jedoch leider eine exakte Strahlenbelastung der neurologischen Substanzen, die in direkten oder mittelbaren Kontakt mit dem Radionuklid nach intrathekaler Applikation kommen, nicht benennen. Sowohl meßtechnisch als auch rechnerisch ist der gegebene anatomische Raum zu ungleichförmig begrenzt, als daß exakte absolute Angaben möglich sind. Für relative Angaben sind jedoch die Werte, wie sie von HOSAIN et al., 1972 mitgeteilt wurden, durchaus verwertbar (Tabelle 3). Diese Autoren gingen davon aus, daß sie die Strahlenbelastung im Rahmen der Liquorraumdiagnostik des

Tabelle 3. Strahlenbelastung bei Zisternographie

Radio-Nuklide	HWZ	Energie (KeV)	1 kg Sphäroid	Normaldosis (µCi)	mrad/per Normaldosis
I-131	8 d	364	0.529	100	1620
I-123	13 h	159	0.135	270	440
Tc-99m	6 h	140	0.073	1140	570
Ga-67	78 h	93	0.196	200	470
In-111	67 h	173	0.0196	90	440
Cr-51	28 d	320	0.019	820	520
Yb-169	32 d	177, 198	0.205	110	780

Schädels bestimmten und den Liquorraum als sphärisch annahmen, von einer Größe, die einem Kilo Substanz entspricht. Die dabei gleichzeitig vorausgesetzte gleichmäßige Verteilung des Radionuklids in diesem Raum stimmt natürlich mit den biologischen Gegebenheiten ebenfalls nicht überein. Trotzdem geben diese damit gewonnenen relativen Werte einen Anhaltspunkt für die verantwortliche Indikationsstellung und Wahl des Radionuklids. Diese Ergebnisse demonstrieren, daß die Strahlenbelastung am höchsten mit ^{131}Jod ist und am geringsten bei ^{111}Indium. Noch schwieriger ist die Angabe der Strahlenbelastung des Rückenmarks. Unter der Annahme, daß der Liquorraum 150 ml beträgt und eine effektive Halbwertszeit von ^{131}Jod von 12 Std besteht, ist mit einer Strahlenbelastung zwischen 3 und 6 rad zu rechnen. Da die gesamte Aktivitätsmenge über das Blut und die ableitenden Harnsysteme ausgeschieden wird, kann die Gonadenbelastung mit ca. 200 µrad bei Applikation von 100 µCi ^{131}Jod-Human-Serum-Albumin angenommen werden (DIETZ et al., 1966; HARBERT et al., 1972). Mit einer Aktivitätssteigerung um das Vielfache muß im Bereich der neurologischen Substanz bei einem totalen Liquorstop gerechnet werden. Dies ist der Grund dafür, daß bei Verdacht auf einen totalen Stop eine geringere Aktivitätsdosis und ein Radionuklid mit geringerer Strahlenbelastung zum Einsatz kommen.

4. Technik der Myeloszintigraphie

Nach sicherer Lumbalpunktion in klassischer Technik bzw. sicherer zisternaler Punktion subokzipital werden 5 ml Liquor zur Laboruntersuchung entnommen und anschließend 2 ml Liquor in der Ampulle, in der sich bereits das Radionuklid befindet, abgesaugt. Zur Vermeidung von Unverträglichkeitsreaktionen bzw. arachnitischen Verwachsungen, werden zunächst 50 mg Prednisolon in den Subarachnoidalraum injiziert. Danach wird die radioaktive Substanz instilliert und die Punktionsnadel entfernt. Zu empfehlen ist eine Lumbalpunktionsnadel mit einem Abstellhahn, damit bei der mehrfach neu anzusetzenden Injektionsspritze der Mandrin nicht mehrfach gewechselt werden muß.

Auf diese Weise kann die Kontamination durch den Wechsel der Spritzen vermieden werden. Bei gut liegender Nadel sollte nach Injektion des Radionuklids nochmals Liquor in der Spritze aspiriert und wieder injiziert werden, damit möglichst die gesamte Aktivitätsmenge in den Subarachnoidalraum gelangt.

Bei Verwendung handelsüblicher Radionuklidpräparationen sollten im Hinblick auf die Asepsis Einzelpackungen verwandt werden. Bei ^{131}Jod-Human-Serum-Albumin be-

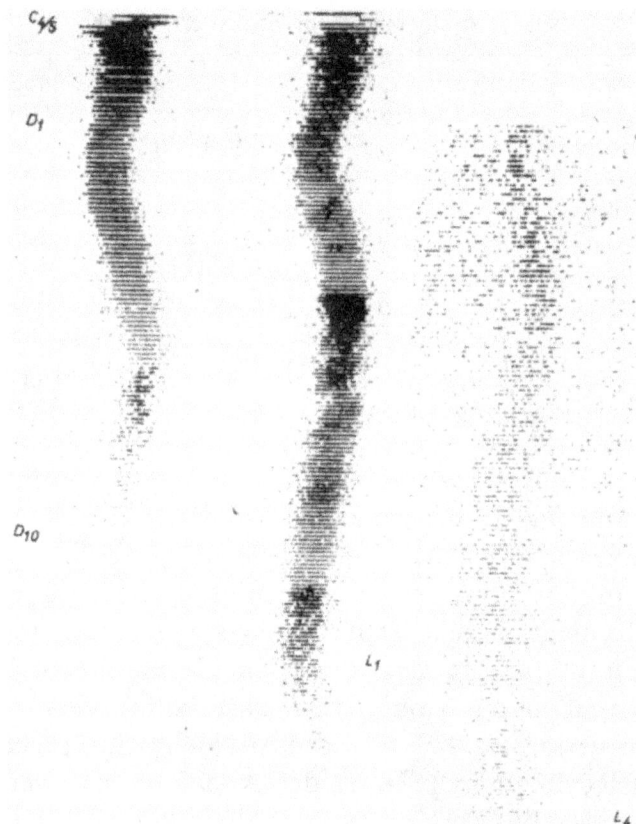

Abb. 1. Kranio-kaudale Aktivitätsausbreitung nach subokzipitaler Injektion von 100 µCi Jod-131-RIHSA bei einer 52jährigen Frau mit Skoliose der Brustwirbelsäule. Szintigraphie nach 2, 5 und 24 Std. (Aus Dietz, Zeitler, Wolf, *RöFo* **105**, 537 (1966) Abb. 2)

trägt der Eiweißgehalt pro Einzelampulle 1–2 mg, entsprechend einer spezifischen Aktivität von 50–100 µCi pro mg Eiweiß; als Lösungsmittel dient physiologische Kochsalzlösung, zugesetzt sind 0,2% p-Hydroxi-Benzoesäureester als Konservierungsmittel.

Herstellung von ^{111}Indium-Human-Serum-Albumin: Zu 0,75 ml einer 0,05 n HCl sauren ^{111}Indium-C13-Lösung (Firma NEN Chemikal) fügt man 0,25 ml einer 20%igen Human-Serum-Albumin-Lösung (Firma Behring) und 5 mg Zitronensäure, die in 0,25 ml H$_2$O dest. gelöst sind. Nach kurzem Durchmischen der Lösungen wird mit 1n NaOH ein pH-Wert von 7,20–7,25 eingestellt und die fertige Injektionslösung mittels eines Membranfilters (0,2 µ Porendurchmesser) sterilisiert.

Bei Verwendung von ^{131}Jod wird zur Blockierung der Schilddrüse entweder vorher und nachher mehrere Tage 3 × 20 Tropfen Lugolsche Lösung gegeben oder der Patient bekommt i.v. eine Ampulle Endojodin injiziert.

In Abhängigkeit vom Applikationsort und der jeweiligen Fragestellung erfolgt zu den als geeignet ermittelten Zeiten die jeweilige erneute szintigraphische Dokumentation der Aktivitätsausbreitung im Liquorraum. Nach lumbaler Applikation empfiehlt es sich, daß der Patient horizontal gelagert wird, damit eine beschleunigte Aktivitätsausbreitung stattfindet. Nach zisternaler Applikation wird eine sitzende Lage nur dann empfohlen, wenn es gilt, ausschließlich den Spinalkanal zu untersuchen. Besteht jedoch gleichzeitig die Absicht, daß die zerebralen Liquorräume untersucht werden, so sollte auch der Patient zunächst während der nächsten 30 min horizontal gelagert werden.

Die Myeloszintigraphie wird bei auf dem Bauch liegenden Patienten ausgeführt. In Einzelfällen kann auch eine laterale Dokumentation sinnvoll sein. In Abhängigkeit vom Punktionsort erfolgt die Szintigraphie in gleicher Weise wie die Aktivitätsausbreitung

Tabelle 4. Zeitliche und örtliche Abnahme der Szintigramme (Szintiphotos)

Applikationsort	Zeitpunkt	Körperabschnitt	Abnahmeart und -ebene
a) ventrikulär	nach 2 Std	Schädel	von vorn, links und rechts seitlich
	nach 4 Std	Schädel	von vorn, links und rechts seitlich
	nach 8 Std	bei ventrikulo-atrialem Shunt: Hals und oberer Thorax	von vorn
		bei fehlender Ausbreitung wie nach 4 Std	
		bei nachgewiesener Ausbreitung: Hals- und Brustwirbelsäule	von dorsal
	nach 24 Std	Spinalkanal	von dorsal
b) zisternal	nach 2 Std	Schädel	von vorn, links und rechts seitlich
		Schädel und Hals	von dorsal
	nach 4 Std	Schädel	von vorn, links und rechts seitlich
		Schädel und Hals	von dorsal
		bei Verd. auf Rhinoliquorrhoe: Hirn- und Gesichtsschädel	von vorn, links und rechts seitlich (nach Möglichkeit im Sitzen)
	nach 24 Std	Schädel und Spinalkanal	von vorn, links und rechts seitlich von dorsal
c) lumbal	nach 4 Std	lumbaler Spinalkanal	von dorsal
	nach 24 Std	lumbaler, dorsaler und zervikaler Spinalkanal	von dorsal
		für cerebrale Liquorräume: Schädel	von vorn, dorsal, links und rechts seitlich
	nach 48 Std	bei Stoppsyndrom Kontrolle der weiteren Ausbreitung	
	nach 96 Std	bei anhaltendem Stoppsyndrom Kontrolle der weiteren Ausbreitung	

Bei fehlender vollständiger Ausbreitung und unklarer Diagnose erneute Nuklidapplikation an anderem Ort!

(z.B. kranio-kaudal oder kaudo-kranial). Dies bedeutet, daß bei zisternaler Punktion kranio-kaudal geschrieben wird und bei lumbaler Punktion kaudo-kranial. Zur topographischen Zuordnung sollten die Lokalisation der Punktionsstelle, des Beckenkammes und anderer anatomischer Punkte im Szintigramm fixiert werden. Hierzu ist es von Vorteil, daß diese Punkte vor der Szintigraphie vom Arzt markiert werden. Eine exakte Möglichkeit zur topographischen Zuordnung ist dann gegeben, wenn die Szintigraphie auf eine vorbelichtete Röntgenaufnahme der Wirbelsäule erfolgt. Die exakte Lokalisation bei der gleichen Lagerung des Patienten ist nur mit speziellen Lagerungstischen für die Szintigraphie möglich, die gleichzeitig die Anfertigung einer Röntgenaufnahme erlauben. Geeignete Zeiten zur Durchführung der Szintigramme in Abhängigkeit vom Applikationsort enthält Tabelle 4.

5. Technik der Zisternographie

Nach Applikation des Radionuklids, in gleicher Weise wie unter Abschnitt 4 beschrieben, erfolgt die Dokumentation der Aktivitätsausbreitung in den zerebralen Liquorräumen in optimaler Weise mit einer Gammakamera. Dabei empfiehlt es sich, nach 1–2 Std

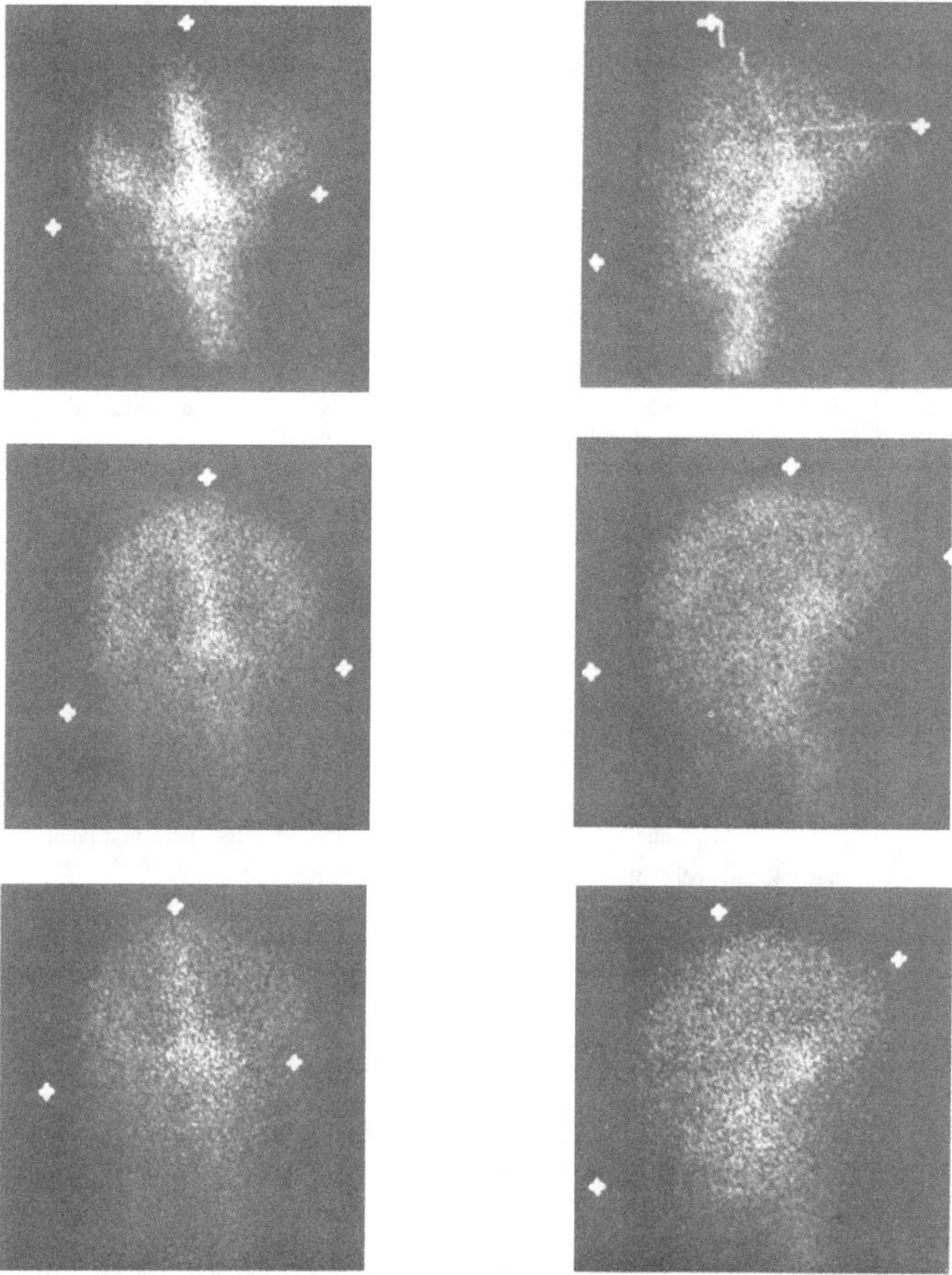

Abb. 2. Szintiphotogramme mit normaler Liquorzirkulation bei 63jähriger Patientin mit Contusio cerebri. Aufnahmen in anteriorer und lateraler Position 4, 24 und 48 Std nach Applikation von 500 µCi ^{111}Indium-Human Serumalbumin. (Aus Georgy, Menzel, Sinn und Erbs, *RöFo* **120**, 339 (1974) Abb. 1)

die ersten Szintiphotos anzufertigen. Unabhängig von speziellen Projektionsebenen und Fragestellungen sollte jeweils ein posteriores und anteriores sowie ein links seitliches und rechts seitliches Szintigramm des Hirnschädels aufgenommen werden. Zusätzlich kann die Abnahme einer kraniokaudalen Studie sinnvoll sein, bei der der Patient unter dem Kollimator sitzt. Beispiele normaler Zisternogramme sind in verschiedenen Ebenen zu unterschiedlichen Zeiten in Abbildung 2 wiedergegeben. Das Bild der Aktivitätsausbreitung in den zerebralen Liquorräumen ist relativ charakteristisch bei normalem Befund, indem in der Aktivitätsansammlung in der Mittellinie zwei typische Aktivitätsverteilungs-

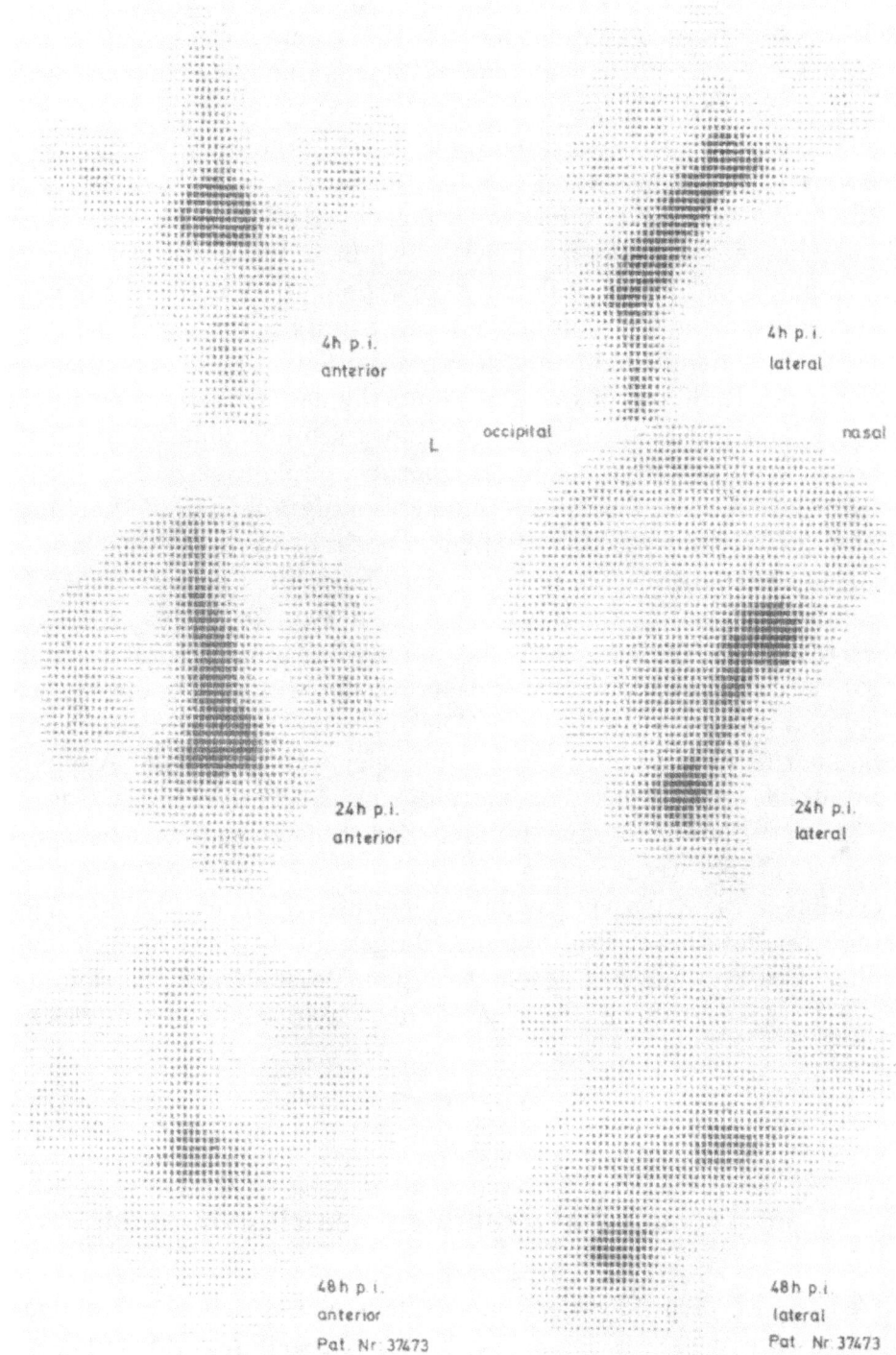

Abb. 3. Computerausdrucke der Szintiphotogramme von Abb. 2. Graustreifen des digitalen Ausdrucks entsprechend 20–80% des maximalen Speicherwertes (4 Std p.i. 52 Impulse/Bildelement; 24 Std p.i.: 30 Impulse/Bildelement; 48 Std p.i.: 26 Impulse/Bildelement). (Aus GEORGY, MENZEL, SINN und ERBS, *RöFo* **120**, 339 (1974) Abb. 3)

muster erkennbar werden. Da bds. gleichmäßige dreieckige Aktivitätsverbreiterungen des Mittellinienbandes bestehen, entsteht der Eindruck eines Düsenflugzeugs. Im Gegensatz dazu ist die Aktivitätsverteilung intraventrikulärer Ansammlung der radioaktiven Substanzen nicht diesem Bilde entsprechend. Um die topographischen Zuordnungen zu gewährleisten, können verschiedene Kunstgriffe benutzt werden. Neben der Szintigraphie mit einem Linearscanner in eine vorbelichtete Röntgenaufnahme kann bei der Gammakamera ein mit Technetium-Pertechnetat gefüllter Plastiktubus an der Konvexität des Schädels befestigt werden (ASHBURN et al., 1972), der so die Schädelkonvexität dokumentiert. Man kann aber auch Scan und Röntgenaufnahmen zu verschiedenen Zeiten anfertigen und beide additiv kopieren.

Nach ASHBURN ist bei der Zisternographie mehr Sorgfalt notwendig als bei anderen szintigraphischen Untersuchungen. Dabei ist, neben der intrathekalen Applikation des Radionuklids, auch der exakten Fokussierung des Kollimators und der Background-Unterdrückung besondere Aufmerksamkeit zu widmen. Besonders bei den Darstellungen der Liquorräume in den ersten Stunden nach Applikation kann es notwendig werden, daß mit unterschiedlicher Empfindlichkeit die Szintigraphie wiederholt werden muß. Dies ist erforderlich, damit nicht fälschlicherweise ein Stop angenommen wird, bevor die Ausbreitung des Radionuklids in den Liquorräumen abgeschlossen ist. Für die Diagnostik ist es relativ unbedeutend, ob eine Linearszintigraphie ausgeführt wird, wenn es um die Lokalisation und den Nachweis einer morphologisch-pathologischen Veränderung geht. Als besonderer Vorteil der Kameraszintigraphie muß die Möglichkeit der Untersuchung des aufrecht sitzenden Patienten genannt werden. Eine Modifikation und unterschiedliche Lagerung des Patienten bei der Darstellung der zerebralen Liquorräume wurde von WALTZ und ASHBURN angegeben und mit dem Terminus „hyperbare Zisternographie" bezeichnet. Es handelt sich hierbei um die Lagerung des Patienten in Trendelenburg-Position, wodurch die verstärkte Verlagerung der Aktivität in die zerebralen Liquorräume erfolgt und weniger in die spinalen. Die aufrechtsitzende Position bei den Untersuchungen mit einer Kamera ist ebenfalls bei lumbaler oder zisternaler Applikation gasförmiger Radionuklide von Vorteil, da hiermit eine Ausbreitung des Gases in gleicher Weise wie bei der Luftmyelographie durch das Aufsteigen der Gasblasen im Sitzen mit der Kamera verfolgt werden kann.

Prinzipiell können die Zisternen sowohl nach lumbaler, zisternaler als auch nach intraventrikulärer Applikation des Radionuklids dargestellt werden. Es muß jedoch auf die unterschiedliche Ausbreitungszeit geachtet werden. Bei fehlender Darstellung der Zisternen kann die Ursache auch im falsch gewählten Zeitpunkt zur Untersuchung gelegen sein.

6. Technik der zerebralen Ventrikulographie

Die Darstellung der Hirnkammern mit Hilfe von radioaktiven Nukliden kann auf direkte und indirekte Weise erfolgen. Die direkte Darstellung erfordert die Applikation in die Hirnkammern selbst. Dies ist beim Kleinkind durch eine Punktion zumeist der rechten Hirnkammer durch die große Fontanelle möglich. Gerade im Kleinkindesalter kann diese Ventrikulographie nach direkter Applikation des Radionuklids zur Differentialdiagnose des Hydrozephalus von besonderer Bedeutung sein.

Über die Technik der Ventrikulographie wie auch der Zisternographie mit Radionukliden haben besonders DI CHIRO (1964), DI CHIRO et al. (1968), DIETZ et al. (1966), TATOR et al. (1967, 1968) und AKERMAN et al. (1972a, b) berichtet.

Beim Erwachsenen ist die intrathekale Applikation des Radionuklids in die Hirnkammern, nach Anlage eines Bohrloches rechts frontal in der Kranznaht, unter sterilen chirurgischen Kautelen, am besten vom Neurochirurgen durchzuführen. Die wesentlichen Indikationen sind, wie bereits oben genannt, die Kontrolle der kraniospinalen Liquorpassage bei Verdacht auf Aquäduktverschluß, der Nachweis intraventrikulärer Tumoren

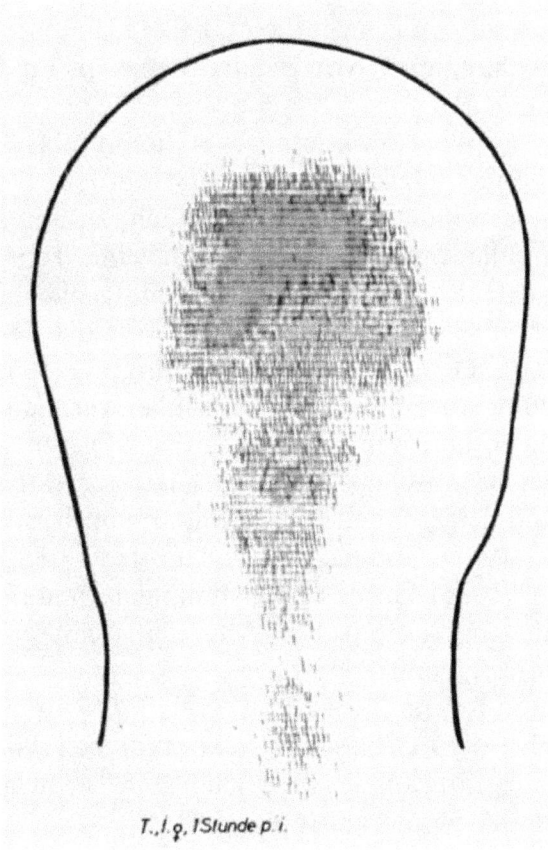

Abb. 4. Ventrikulo-Szintigraphie 1 Std nach intraventrikulärer Injektion von 72 µCi ^{131}Jod-RIHSA bei 19jähriger Patientin. Hydrocephalus internus nach Meningo-Enzephalitis. (Aus Dietz, Zeitler, Wolf, *RöFo* **105**, 550 (1966) Abb. 16)

sowie die Darstellung eines Hydrocephalus internus und gleichzeitige Differenzierung von Hydrocephalus communicans oder occlusus. In gleicher Weise ist die Prüfung der Dynamik der zerebrospinalen Flüssigkeit von besonderer Bedeutung bei der Auswahl der operativen Drainagebehandlung. Bei freiem Abstrom über die Zisternen kann eine ventrikulo-zisternale Drainage ausreichen, während in anderen Fällen eine ventrikulo-atriale (externe) Drainage notwendig wird. Die Applikation eines Radionuklids in die zerebralen Hirnkammern und Kontrolle ihrer Resorption und Ableitung ist die einzige Methode, mit der der Erfolg einer Drainagebehandlung des Hydrozephalus geprüft werden kann.

7. Komplikationen nach intrathekaler Applikation verschiedener Radionuklide

Reizerscheinungen in milder Form, wie ziehende Schmerzen in Kreuz und Rücken oder mäßige Kopf- und Nackenschmerzen, werden gelegentlich beobachtet. Derartige Beschwerden halten meist nur 1 bis 2 Std an. In seltenen Fällen sind die Beschwerden noch länger zu beobachten. Bei lumbaler Injektion übersteigen die subjektiven Beschwerden in der Regel nicht diejenigen bei Punktionen, die mit Liquorentnahme einhergehen. Bei subokzipitaler Injektion werden gelegentlich Übelkeit, Brechreiz und Schwindelanfälle angegeben. Eine gewisse Abhängigkeit von der individuellen Empfindlichkeit des Patienten ist durchaus zu beobachten.

Nach intraventrikulärer Applikation kommt es während 2 bis 3 Std zu stärkeren Kopfschmerzen. Gelegentlicher Brechreiz kann beobachtet werden. Werden keine Einmalpakkungen des Radionuklids verwendet, sondern mehrfach, zu unterschiedlichen Zeiten das Radionuklid aus der Ampulle entnommen, so kann eine Temperatursteigerung um 1 bis 2° sowie eine meningeale Reaktion mit stärkeren Rücken- und Nackenschmerzen sowie Anstieg der Liquorzahl auf Werte von 1000 bis 2000/Drittel Zellen beobachtet werden (DIETZ et al., 1966). Derartige geringe meningeale Reizerscheinungen können jedoch durch die Verwendung von Einmal-Stechampullen vermieden werden. Unabhängig von diesen Reizerscheinungen unterschiedlichen und geringeren Grades, sind jedoch einzelne Beobachtungen einer aseptischen Meningitis nach intrathekaler Applikation von ^{131}Jod-Serum-Albumin und ^{99m}Technetium-Serumalbumin beobachtet worden (DETMER u. BLACKER, 1965; NICOL, 1967; COOPER, 1971; OLDMAN, 1970). Bei der Beobachtung von DETMER und BLACKER (1965) kam es nach lumbaler Injektion von 100 µCi ^{131}Jod-Humanserum-Albumin zu einer aseptischen Meningitis mit einer Liquorzellerhöhung auf 150000 (Lymphozyten) pro ccm.

Über Hyperthermie hatten bereits BAUER und YUHL (1957) und BELL (1957) bei einzelnen Fällen berichtet. Auch PINTO (1962) und WACKENHEIM (1965) beobachteten meningeale Reaktionen mit Temperaturanstieg, die nach 3–5 Tagen abgeklungen waren und als Reaktion auf das Serum-Albumin gedeutet wurden.

Bei der Verwendung von ^{99m}Technetium-Human-Serum-Albumin hatten TATOR und MURRAY (1971) von 10 Patienten in 2 Fällen stärkere Nebenwirkungen, wie Kopfschmerz, Nackensteifigkeit, Erbrechen und Hyperthermie. Geringere Nebenwirkungen bestanden bei weiteren 4 Patienten. Nach Verwendung des Radionuklids ^{111}Indium-DTPA zur Zisternographie beobachteten JAYABALAN et al. (1975) von 70 Untersuchungen bei 3 Patienten eine aseptische Meningitis. In einem Fall hatten auch ALDERSON u. SIEGEL (1973) nach ^{111}Indium-DTPA eine aseptische meningeale Reaktion beobachten können. Dagegen haben GEORGI u. Mitarb. bei Verwendung von ^{111}Indium-Human-Serum-Albumin keine ernsteren Nebenwirkungen feststellen können. Unabhängig von den Reizerscheinungen, die allein durch die Punktion der Liquorräume (BALZEREIT, 1968) auftreten können, ist das Auftreten einer echten aseptischen meningealen Reaktion vorwiegend auf eine Verunreinigung mit pyrogenen Keimen, entweder beim Herstellungsprozeß oder bei der Abfüllung und Applikation, zurückzuführen. Die Vielzahl der bereits durchgeführten Untersuchungen ohne ernste Nebenwirkungen deutet darauf hin, daß das Human-Serum-Albumin, ohne Verunreinigung, zu keinen wesentlichen Nebenwirkungen, außer einer vorübergehenden, begrenzten Zellzahlerhöhung und leichten Reizerscheinungen im Liquor, führt. Es muß jedoch darauf hingewiesen werden, daß allein durch die Punktion der Liquorräume eine Zellzahlerhöhung mit meningealen Reaktionen auftreten kann. Die meningealen Folgeerscheinungen nach Punktion und Applikation eines Radionuklids sind jedoch um so größer, je stärker die Traumatisation beim Punktionsvorgang ist. Nach Untersuchungen, die im Zusammenhang mit der Kontrastmittelmyelographie vorliegen (ZEITLER u. DIETZ, 1965; DIETZ et al., 1966), kann durch vorherige Applikation von 50 mg Prednisolon bzw. Solu-Decortin H eine Verminderung der meningealen Reaktionen erzielt werden. Beim Auftreten einer Meningitis, im Anschluß an jegliche Applikation von Radionukliden in die Liquorräume, muß jedoch in die differentialdiagnostischen Erwägungen auch einbezogen werden, daß es sich um eine benigne rezidivierende lymphozytäre Meningitis nach MOLLARET handeln kann (KLAUS und MAYER, 1967).

8. Punktionslochdrainage und Periduralraumdarstellung

Die „Punktionslochdrainage" hat NONNE für das Auftreten von Beschwerden nach Liquorpunktion verantwortlich gemacht. Dieser Austritt von Liquor nach einer Verletzung der Kontinuität der Dura kann ebenso Anlaß für den Austritt von Aktivität aus dem Spinalkanal sein. Gerade die Myeloszintigraphie konnte exakt die Tatsache des Austrittes von Liquor in die Periduralräume nach lumbaler Punktion dokumentieren. Dabei kann es, neben dem Austritt von Liquor mit radioaktiver Substanz, nach der Punktion auch zur primären, falschen Applikation von Radionuklid in den Periduralraum kommen. LARSON et al. (1972) sprechen in diesem Zusammenhang von der nicht erfolgreichen Injektion des Radionuklids. Der Austritt von Aktivität mit Liquor in die Periduralräume, sowohl im Sinne der Punktionslochdrainage (Abb. 5) als auch einer vollständigen Ausfüllung der Periduralräume im Lumbalbereich mit Liquor, kann bei der anatomischen Deutung der Szintigramme zu Fehldiagnosen Anlaß geben. So wäre durchaus möglich, bei der ausgedehnten Aktivitätsanreicherung im Periduralraum, die Existenz von zwei Spinalräumen im Lumbalbereich anzunehmen. Besonderen Einfluß hat der Austritt von Liquor mit dem Radionuklid in die Periduralräume auf die Sicherheit der für die Darstellung der kranial der Punktionsstelle gelegenen Liquorräume. In vielen Fällen kann sogar eine Ausbreitung des Radionuklides in die kranialen Liquorräume ausbleiben. Die Häufigkeit der nicht erfolgreichen Zisternographie wurde mit 11% angegeben (LARSON et al., 1972). Ursache für diese Häufigkeit ist vor allem die Tatsache, daß in den vorausgegangenen Tagen bereits Punktionen der Liquorräume stattgefunden hatten, entweder zur Li-

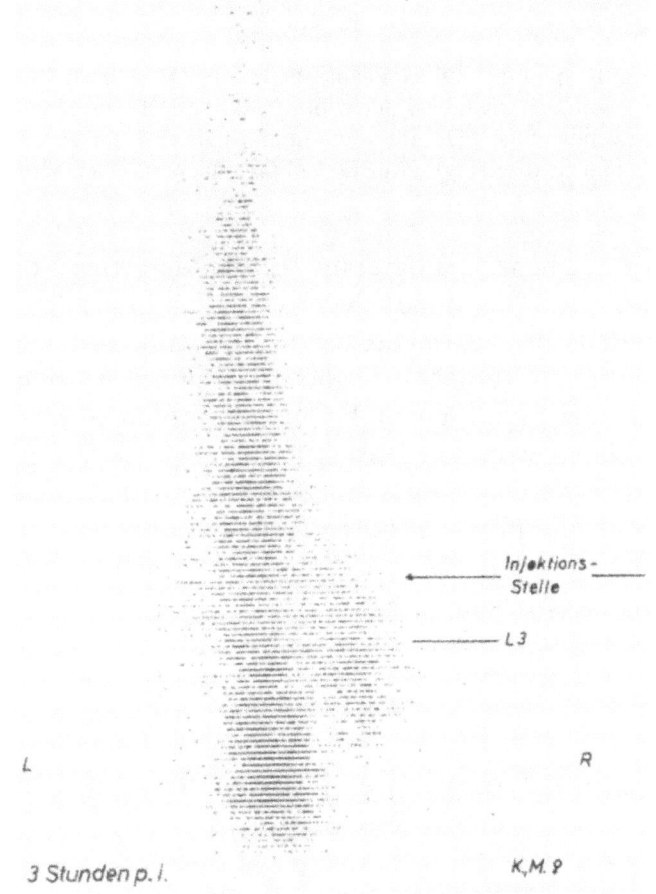

Abb. 5. Aktivitätsaustritt aus der Durapunktionsstelle in den Periduralraum. Lumbale Myeloszintigraphie bei einer 64jährigen Frau 3 Std nach Injektion von 84 µCi ^{131}Jod-RIHSA bei L 2/L 3. (Aus DIETZ, ZEITLER, WOLFF, *RöFo* **105**, 543 (1966) Abb. 7)

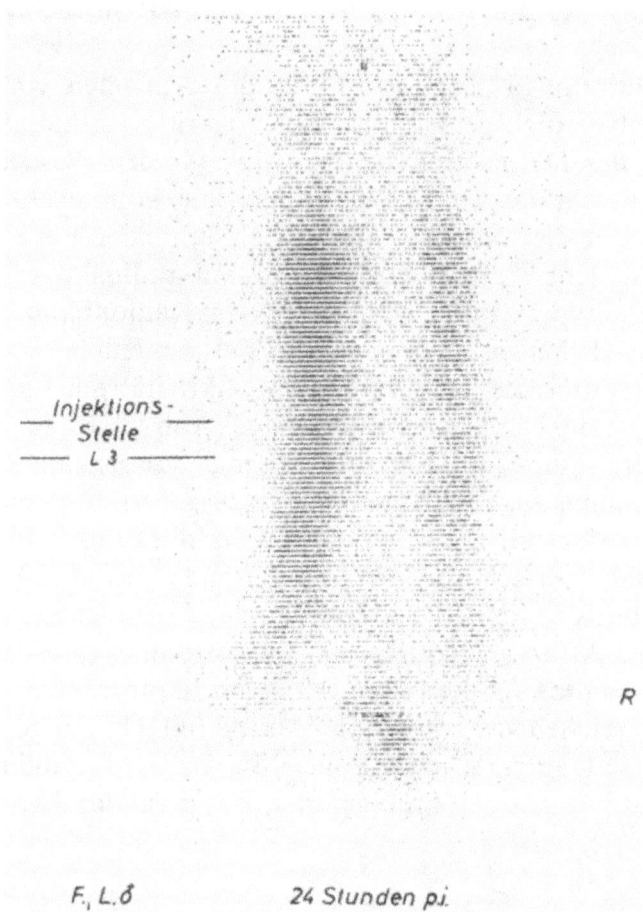

Abb. 6. Lumbale Myeloszintigraphie bei einem 40jährigen Mann 24 Std nach Injektion von 92 µCi ^{131}Jod-RISHA bei L 2/L 3. Die gesamte Aktivität ist durch die Punktionsstelle in der Dura in den Periduralraum ausgetreten. — „Punktionslochdrainage". Der Intraduralraum ist als aktivitätsarmes Band zwischen den beiden periduralen Aktivitätssäulen ausgespart. (Aus Dietz, Zeitler, Wolf, *RöFo* **105**, 544 (1966) Abb. 8)

quorgewinnung oder Pneumenzephalographie. Liegen derartige Vortraumatisationen der Dura nicht vor, so ist nur in 1% mit die Diagnostik beeinflussenden Faktoren zu rechnen. Dies ist auch der Grund dafür, daß bei der ersten Lumbalpunktion zur Liquorgewinnung, unabhängig von der weiteren Verdachtsdiagnose, die primäre Applikation von Radionukliden und das Studium der Liquordynamik von uns empfohlen wird. Spätere Applikationen müssen mit den eben genannten Unsicherheitsfaktoren rechnen. Die Austritte von Radionuklid mit Liquor werden jedoch mit zunehmendem zeitlichen Abstand von den vorausgegangenen Lumbalpunktionen oder Pneumenzephalographien seltener. Als Mindestabstand nach vorausgegangenen Punktionen der spinalen und zisternalen Liquorräume wird daher eine Woche empfohlen.

9. Ergebnisse liquordynamischer Untersuchungen (Ausbreitung und Resorption)

Unabhängig vom Ort der Applikation des Radionuklides, läßt sich die Liquordynamik innerhalb der zerebrospinalen Flüssigkeitsräume exakt verfolgen. Da die Diffusion und Ausbreitung des Liquors sehr langsam vonstatten geht, ist die Kontrolle der Radionuklid-

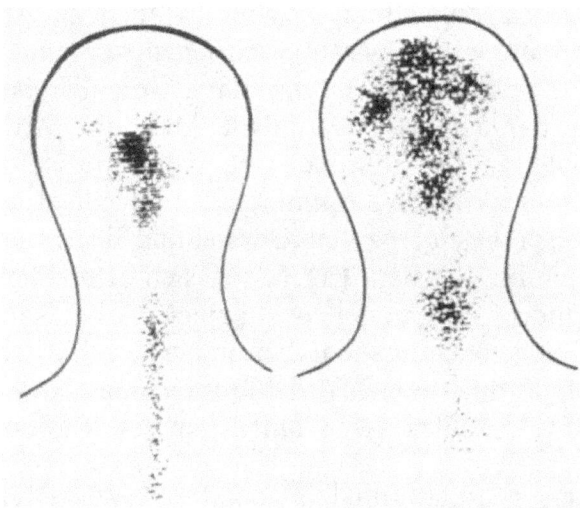

Abb. 7. Intrakranielle und spinale Aktivitätsausbreitung 2 und 24 Std nach subokzipitaler Injektion von 85 µCi ^{131}Jod-RIHSA. Liquorpassagestörung im Kranio-zervikalen Übergang. Inkompletter Verschluß durch Arachnitis cisternalis. (Aus Dietz, Zeitler, Wolf, *RöFo* **105**, 540 (1966) Abb. 4)

ausbreitung zu unterschiedlichen Zeiten notwendig. In Abhängigkeit vom Applikationsort haben sich die in Tabelle 5 ergebenen Zeiten für die Abnahme der Szintigramme bzw. Szintiphotos als sinnvoll erwiesen.

Nach lumbaler Injektion kommt es, falls kein Austritt großer Aktivitätsmengen mit dem Liquor in den Periduralraum stattgefunden hat, zur Dokumentation des gesamten Spinalkanals und der extrazerebralen intrakraniellen Liquorräume. Voraussetzung hierfür ist die Verwendung des geeigneten Radionuklids, eine genügend lange Kontrollzeit und der Ausschluß eines die Liquordynamik behindernden Prozesses. Aus dieser Situation ergibt sich, zumindest bei allen unklaren szintigraphischen Befunden nach der ersten Abnahme, daß auch am Tag nach der Applikation des Radionuklids Kontrolluntersu-

Tabelle 5. Intrakranielle und intraspinale Ausbreitungszeit von intrathekal injizierten Radionukliden. (Geprüft mit RIHSA-^{131}J)

Injektionsort: Zeit post. inj.	Lumbal L 2/3	Subokzipital intrakraniell	intraspinal	intraventrikulär
1–2 Std	Lumbalbereich S_2–D_{10}	basale Zisternen	Zervikalbereich	Seitenventrikel und 3 Ventrikel
4–6 Std	Lumbal- und Thorakalbereich S_2–D_{2-6}	Basale Zisternen Cist. Fiss. Sylvii Cist.interhemisph.	Zervikal- und Thorakalbereich Cist.magna–D_{12}	Ventrikelsystem Cisterna magna Basale Zisternen
6–8 Std	gesamter Spinalbereich S_2–Cist.magna	alle extrazerebralen Liquorräume (evtl. Ventrikelsyst.)	Zervikal-, Thorakal- und evtl. Lumbalbereich Cist.magna–L_2	Ventrikelsystem Cist.magna, basale Zisternen (Cist.Fiss.Sylvii interhemisph.)
24 Std	gesamter Spinalbereich Extrazerebralraum (Gehirn, Schilddrüse)	extrazerebraler Liquorraum (Hirn) (Schilddrüse)	Liquorraum gesamter Spinalkanal (Schilddrüse)	Ventrikelsystem extrazerebraler Liquorraum gesamter Spinalkanal (Schilddrüse)

chungen notwendig werden. Manchmal kommt es auch zu Aktivitätsansammlung im Ventrikelsystem, selten kann ein Hirnscan geschrieben werden.

Nach subokzipitaler Applikation der Aktivität ist die Zervikal- und Thorakalregion bereits nach 4–6 Std gut darstellbar. Der lumbale Abschnitt wird jedoch erst nach 24 Std erfaßbar. Für die Darstellung der lumbalen Spinalräume ist daher auch die lumbale Injektion vorzuziehen. Intrakraniell kommt es 2 Std nach zisternaler Applikation des Radionuklids in der Regel zu einer guten Darstellung der Interhemisphären-Zisternen. In den weiteren Stunden am gleichen Tag lassen sich schließlich die basalen Zisternen und extrakraniellen Liquorräume darstellen. Zu einer Aktivitäsansammlung in den Hirnkammern soll es nach einigen Untersuchern nur bei der Existenz eines Hydrozephalus kommen. Besteht ein Leck im Bereich des Liquorraumes, so kann es durch Sog (z.B. posttraumatisch) zu einer beschleunigten Diffusion des Radionuklids zum Defekt der Hirnhäute kommen.

Nach Applikation des Radionuklids in einem Seitenventrikel kommt es innerhalb 1 Std zum Übertritt der radioaktiven Substanz auch in den anderen Seitenventrikel, so daß nach 1–2 Std die beiden Seitenventrikel und der dritte Ventrikel im frontalen Szintigramm sichtbar werden. Spätestens nach 4 Std ist auch der vierte Ventrikel mit radioaktivem Liquor angefüllt, wenn kein Verschluß im Bereich des Aquäductus mesencephali vorliegt.

Untersuchungen mit dem Armac-Unterarmzähler haben gezeigt, daß bei Verwendung von ^{131}Jod-Human-Serum-Albumin bereits eine Stunde nach Applikation des Radionuklids in den Liquor im Blut Aktivität nachweisbar ist. Nach lumbaler Applikation von ^{131}Jod-Human-Serum-Albumin war die mittlere Eliminationszeit zwischen 36 und 72 Std. Nach Untersuchungen von PARAICZ (1968) ist die Resorptionszeit für eine Applikation von ^{131}Jod-Human-Serum-Albumin nach Applikation in die Hirnkammern mit einer Halbwertszeit von 5,5 Std wesentlich langsamer als nach Applikation von ^{133}Xenon. Dies zeigt, daß die Resorptionsgeschwindigkeit sicher auch von der Molekülgröße und den physikalischen Eigenschaften abhängig ist. Im Gegensatz dazu ist die Halbwertszeit nach lumbaler Applikation um die Diffusionszeit von der Applikationsstelle zum intraventrikulären Liquorraum verzögert. Dies deutet darauf hin, daß die Resorption von Liquor und der Austausch von Gasen wie auch Mineralien vorwiegend in den Hirnkammern über den Plexus chorioides stattfindet. Die Studien der Resorptionsgeschwindigkeit nach Applikation von Radiopharmaka sind von besonderer Bedeutung bei der Differentialdiagnose des Hydrozephalus im Kindesalter und weiterhin bei der Verlaufskontrolle entsprechender Behandlungsverfahren.

10. Kombinierte Untersuchungstaktik

Unabhängig von der Fragestellung, die sich aus der klinischen Situation bei unklarem neurologischem Krankheitsbild ergibt, ist es sinnvoll, nach Applikation des Radionuklids in die Liquorräume sich nicht auf die unmittelbare primäre Fragestellung zu begrenzen, sondern jeweils die Ausbreitung des Radionuklids im gesamten zerobrospinalen Flüssigkeitsraum zu verfolgen. Dies gilt sowohl für die lumbale Applikation, bei der nicht nur die spinalen, sondern auch die intrakraniellen Liquorräume mindestens zu einem ersten Zeitpunkt in 2 Projektionsebenen analysiert werden sollen, wie auch nach zisternaler Applikation, bei der auch die Ausbreitung des Radionuklids in den Spinalkanal geprüft werden muß. Besonders bei raumfordernden Prozessen sowie entzündlichen Befunden kann die vollständige systematische Untersuchung Zweitbefunde von klinischer Relevanz aufdecken.

Neben der kombinierten nuklearmedizinischen Untersuchungstaktik, wie sie sich aus der Darstellung in Tabelle 5 ergibt, ist auch eine kombinierte Untersuchungstechnik mit röntgenologischen diagnostischen Verfahren sinnvoll. Dies bedeutet, daß bei einer ohnehin indizierten Myelographie mit einem positiven Kontrastmittel oder im Anschluß an eine Lumbalpunktion aus unterschiedlicher Ursache, die gleichzeitige Installation von Radionukliden zum Studium der Ausbreitung im zerebrospinalen Flüssigkeitsraum empfohlen werden kann. Nur durch eine derartige systematische Anwendung gelingt es, Befunde, wie eine posttraumatische Hämatomyelie, posttraumatische Liquorfistel (spinal und kranial) oder Hinweise auf eine Arachnitis spinalis bzw. Cisternalis, zu erfassen. Dieses Vorgehen kann aufgrund der relativ niedrigen Strahlenbelastung, besonders bei Verwendung von ^{99m}Technetium, ^{169}Ytterbium- und ^{111}Indium-Verbindungen vertreten werden.

Erst durch eine kombinierte Anwendung von röntgenologischen und nuklearmedizinischen Untersuchungsverfahren bei der Diagnostik der zerebrospinalen Flüssigkeitsräume sind alle Möglichkeiten der Diagnostik voll ausschöpfbar. Die Tabellen 6 und 7 bringen, in Ergänzung zur Indikationsliste für nuklearmedizinische Untersuchungen der CSF-Räume, eine Zusammenstellung der Wertigkeit der einzelnen Untersuchungverfahren. Daraus geht hervor, daß häufig, besonders bei okkludierenden Prozessen, die Radionukliddiagnostik allein die Existenz, Lokalisation und Ausdehnung des Prozesses anzeigt. Da mit der Szintigraphie jedoch kein Hinweis auf die intradurale bzw. intramedulläre Lokalisation eines raumfordernden Prozesses im Spinalkanal und auf die Vaskularisation eines Tumors im Bereich der hinteren Schädelgrube gewonnen wird, muß betont werden, daß mehrere Untersuchungen für die letztendlich wichtige Therapieplanung notwendig sind. Die nuklearmedizinischen Untersuchungen können dabei erste Information über die Existenz eines pathologischen Prozesses und in anderen Fällen ergänzende Informationen über Ausdehnung und Art des pathologischen Befundes liefern. Die Einführung des Emi-Scan-Verfahrens wird ohne Zweifel für die Diagnostik im Bereich der intrakraniellen Liquorräume einen so wesentlichen Fortschritt darstellen, daß in dieser Region die Radionukliddiagnostik vorwiegend bei der Differentialdiagnose des Hydrozephalus, dem Nachweis einer Liquorfistel sowie der Verlaufskontrolle nach operativen Eingriffen dienen wird. Voraussetzung ist jedoch, daß dieses aufwendige Verfahren an genügend vielen Kliniken zum Einsatz kommen kann. Es sei hier darauf besonders hingewiesen, daß in der Mehrzahl der Fälle gegenwärtig für die Radionukliddiagnostik die intrathekale Applikation des Radionuklids notwendig ist und bei dem Emi-Scan-Verfahren der Patient keinerlei Unannehmlichkeiten erdulden muß. Als Suchverfahren im Spinalkanal kann vielleicht die von FAZIO (1968) und PIEPGRAS (1970) empfohlene intravenöse Myeloszintigraphie mit ^{99m}Technetium-Pertechnetat in gleicher Weise wie die Hirnszintigraphie zum Einsatz kommen.

11. Spinalkanal

11.1. Intraspinale Tumoren

Indikationsbereiche der Myeloszintigraphie sind seit ihrer Einführung die raumfordernden, die Liquorpassage beeinträchtigenden Prozesse. Dabei sind sowohl diejenigen mit Querschnittssymptomen als auch diejenigen mit geringen neurologischen Symptomen

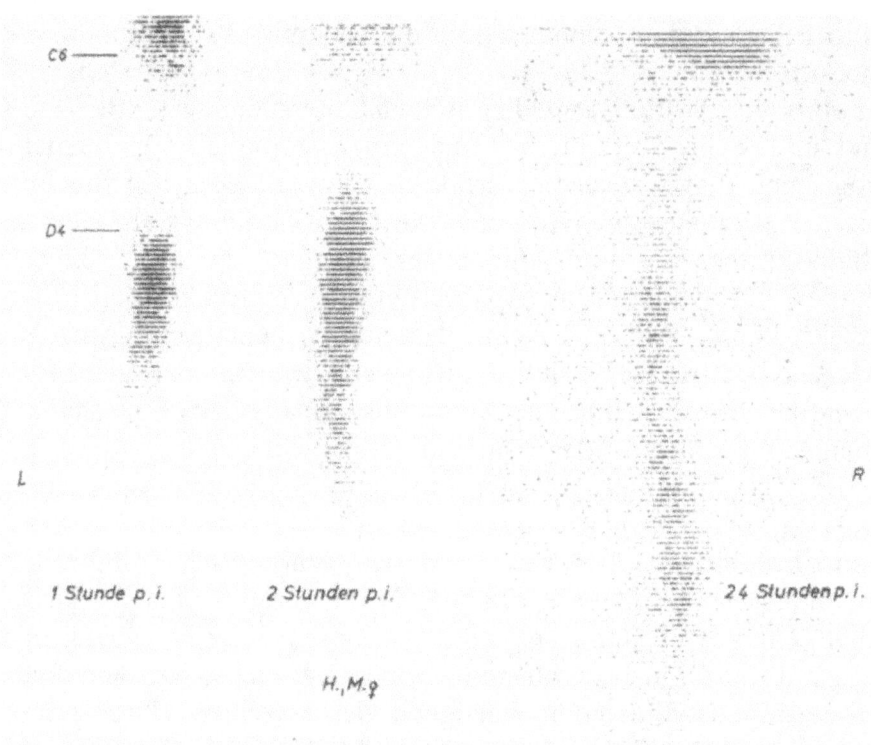

Abb. 8. Myeloszintigraphie nach subokzipitaler Injektion von 100 µCi ^{131}Jod-RIHSA bei einer 54jährigen Frau. Intramedullärer Tumor von C 7–D 4. Die Aktivität überwandert, trotz Liquorstop, den Tumor und gibt die kraniale und kaudale Tumorgrenze an. (Aus DIETZ, ZEITLER, WOLF, RöFo 105, 541 (1966) Abb. 5)

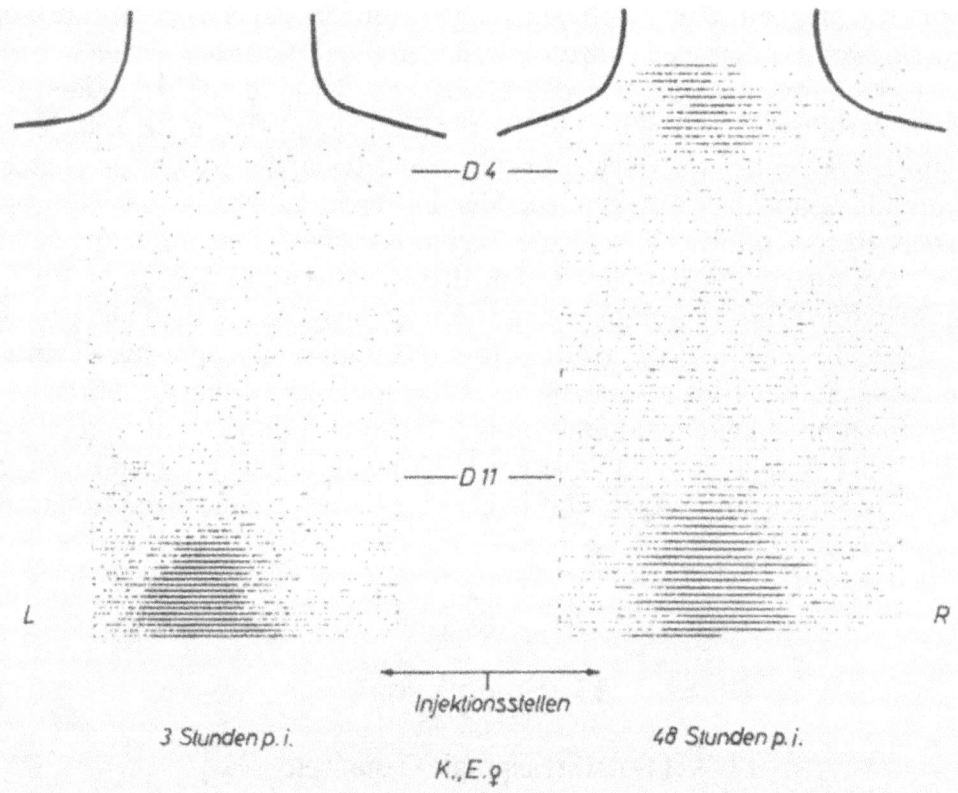

Abb. 9. Intraspinaler, extramedullärer Tumor von D4–D11 mit Querschnittssyndrom bei einem 1^{1}/$_{2}$jährigen Kind. Im 3-Std-Szintigramm stellt sich nach lumbaler Injektion von 60 µCi ^{131}Jod-RIHSA ein Stop in Höhe D 12/L 1 dar. In der Kontrolle nach 48 Std hat die Aktivität den Stop überwandert und läßt die Höhenausdehnung des Prozesses (D 12–D 4) erkennen. (Aus DIETZ, ZEITLER, WOLF, RöFo 105, 542 (1966) Abb. 6)

besonders im dorsalen und zervikalen Spinalkanal und im zervikokranialen Übergangsbereich in der Regel gut lokalisierbar.

Zum Unterschied von den röntgenologischen Untersuchungen mit positivem und negativem Kontrast, hat die Radionukliddiagnostik den Vorteil, daß durch langzeitige Kontrolluntersuchungen es auch zu einer minimalen Diffusion des Radionuklids jenseits des raumfordernden Prozesses kommt, wodurch die Ausdehnung der Raumforderung bestimmt werden kann. Dies führt, besonders bei multiplen Tumoren im Spinalkanal (Neurofibromatose), zu einer größeren Sicherheit der Diagnostik aller pathologischen Veränderungen. Im Gegensatz zur Kontrastmittelmyelographie, können jedoch keine Detailinformationen erwartet werden, die eine Aussage über die Ausdehnung des Tumors in antero-posteriorer Richtung erlauben oder eine Beziehung zu den Strukturen des Spinalkanals. Die Myeloszintigraphie gibt weder eine Aussage über den intra- bzw. extraduralen noch intra- oder extramedullären Sitz einer Raumforderung. Man muß diese Voraussetzungen kennen, damit von der Methode keine Aussage verlangt wird, die sie nicht in der Lage ist zu erbringen. Die bisher nachgewiesenen Tumoren hatten fast immer einen Durchmesser von 1 cm und mehr. Wesentliche Voraussetzung für die Lokalisation und den Nachweis der intraspinalen Raumforderung ist die Liquorpassagestörung und deren bildliche Dokumentation. Bei geringeren Einengungen der spinalen

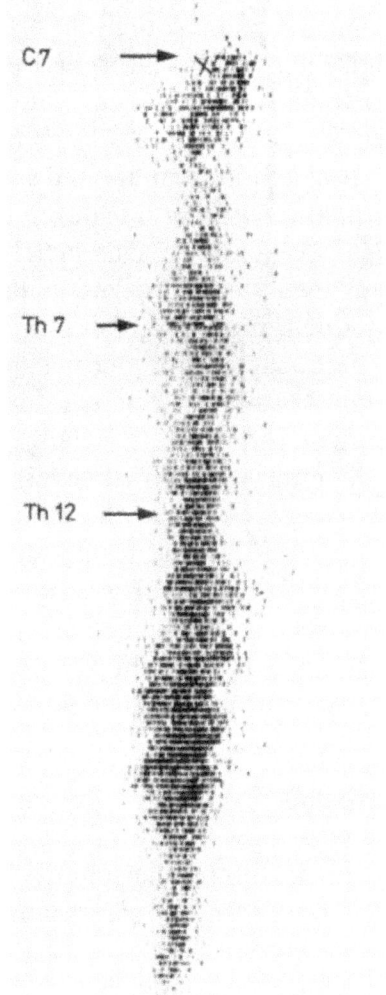

Abb. 10. Tumoraussparungen bei Neurofibromatose v. Recklinghausen. Aktivitätsaussparungen im gesamten Wirbelkanal mit Raumforderungen im Lumbal-, Dorsal- und Zervikalbereich. Neurofibromatose v. Recklinghausen, operativ gesichert. (Aus OTTO, SAUER, FIEBACH, BETTAG, *RöFo* **116**, 770 (1974) Abb. 7)

Liquorräume, wie z.B. eine Arachnitis bzw. Myelitis, kann schon die verzögerte Passage des Radionuklids einen Hinweis auf die pathologische Veränderung erbringen.

Die Dokumentation des raumfordernden Prozesses zeigt sich im Szintigramm immer als eine Aktivitätsminderung oder Aktivitätsaussparung. Dies ist unabhängig von der histologischen Diagnose des Tumors. Eine histologische Artdiagnose ist praktisch nicht möglich. Die Abbildungen 8 und 9 demonstrieren Beispiele von Tumoren im Spinalkanal, deren Lokalisation und Ausdehnung mit der Myeloszintigraphie exakt lokalisiert wurden. Auf die Vorteile der Myeloszintigraphie im Vergleich zur Kontrastmittelmyelographie haben mehrere Autoren hingewiesen. Eindrucksvoll ist die Beobachtung von Otto (1972) und anderen eines Patienten mit Neurofibromatose v. Recklinghausen (Abb. 10), die alle operativ bestätigten intraspinalen Tumoren unterschiedlicher Größe nachweisen konnte. Gerade bei Verdacht auf einen intraspinalen raumfordernden Prozeß, dessen neurologische Symptomatik auf die Lokalisation im Dorsal- und Zervikalbereich hinweist, sollte zur Dokumentation aller pathologischen Lokalisationen die Myelographie mit Kontrastmittel nach Möglichkeit mit der Myeloszintigraphie kombiniert werden, da dieses Vorgehen dem Patienten kein erhöhtes Risiko und keine zusätzlichen Beschwerden bringt.

11.2. Arachnoiditis spinalis und cisternalis

Der Verdacht auf eine Arachnoiditis mit Liquorpassagestörung ergibt sich häufig aus der Anamnese im Zusammenhang mit dem neurologischen Krankheitsbild. In anderen Fällen besteht eine unklare neurologische Symptomatik, und Hinweise auf einen entzündlichen Prozeß der Hirnhäute sind primär nicht gegeben. Dietz unterstreicht den Vorteil der systematischen Anwendung der Radionukliddiagnostik bei neurologischen Symptomen, die auf einen Prozeß im Bereich des Spinalkanals und in der hinteren Schädelgrube hinweisen. Im Spinalkanal ist die Arachnitis häufig nur durch eine Einengung des Liquorraums und damit des Aktivitätsbandes erkennbar. Das gleiche Symptom könnte jedoch auch bei einem diffusen extramedullären raumfordernden Prozeß entstehen. Derartige diffus wachsende Tumoren sind jedoch im Spinalkanal kaum bekannt. Aus diesem Grunde ist die gleichförmige, symmetrische Verminderung des Aktivitätsbandes im Bereich des Spinalkanals ein weitgehend sicheres Zeichen für eine Arachnitis. Bei den pathologischen Veränderungen, die den Liquorraum einengen, jedoch als Ursache eine Verdickung und Aufweitung des Rückenmarks als Ursache haben (intramedullärer Tumor, Hämatomyelie, Myelitis), zeigt sich dagegen eher das Bild eines Stop-Syndroms mit Verminderung der Aktivität im Zentrum und Verbreiterung des Aktivitätsbandes. Beispiel für eine Arachnitis spinalis, die operativ bestätigt wurde, zeigt Abbildung 11. Hier handelt es sich um einen Patienten mit Paraspastik der Beine, mit einem sensiblen Niveau bei D4 und einem inkompletten Liquorstop. Als Ursache für diese Veränderung ergab sich aus der Anamnese lediglich der Hinweis auf eine früher durchgeführte Periduralanästhesie.

11.3. Traumatischer zervikaler Plexusausriß

Traumatische Armplexusschädigungen durch Quetschung, Dehnung und Zerrung treten am häufigsten im Gefolge von Moped- und Motorradunfällen auf. Früher konnten sie auch nach Reitunfällen beobachtet werden.

Die Lokalisation derartiger Schädigungen ist in der Regel zwischen den Nervenwurzeln C_5–C_8 bzw. Thorakal$_1$ gelegen. Dabei werden die Nervenwurzeln vom Rückenmark abgerissen und aus ihrer Meningealtasche herausgezogen. Zur Differentialdiagnostik ist diese direkte Durchtrennung der Nervenwurzel von der Kontusion und der partiellen

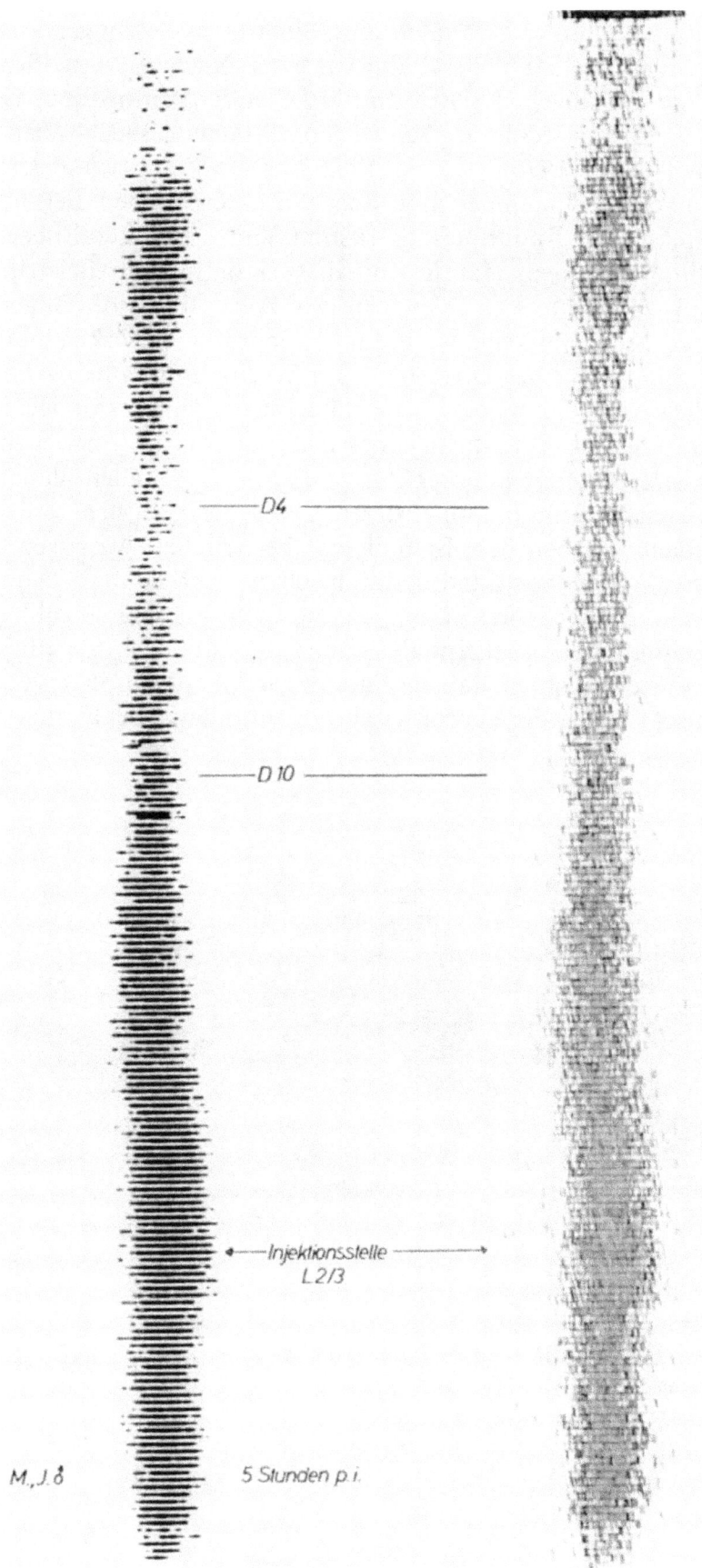

Abb. 11. Photo- und Color-Szintigraphie eines 44jährigen Mannes nach lumbaler Injektion von 85 µCi ^{131}Jod-RIHSA. Aktivitätsminderung im Bereich D 3–D 8 bei Arachnitis spinalis. (Operativ bestätigt Prof. Dr. Dietz.) (Aus DIETZ, ZEITLER, WOLF, *RöFo* **105**, 545 (1966) Abb. 9)

Wurzelschädigung mit intra- und extraduralen Kombinationsverletzungen zu differenzieren. In der überwiegenden Mehrzahl der Fälle wird der Nachweis des Plexusausrisses durch die Myelographie mit öligem Kontrastmittel geliefert (Pantopaque, Duro-Liopaque). Hierüber gibt es ein ausgedehntes Schrifttum (SHAPIRO, 1962; WIEDENMANN u. DECKER, 1956; PIEPGRAS et al., 1975).

Im Kontrastmittelmyelogramm findet man den charakteristischen Befund, daß eine oder mehrere unregelmäßige, extradurale Kontrastmittelaustritte lateral neben dem Spinalkanal zur Darstellung kommen. Häufig sind diese Kontrastmittelaustritte glatt begrenzt, in anderen Fällen kommt es zu einer tropfigen Ausbreitung des öligen Kontrastmittels entlang den abgerissenen Nervenfasern. Im Myelogramm bewirken diese Kontrastmittelaustritte oft den Eindruck eines Divertikels. Im Myeloszintigramm (Abb. 12) zeigen derartige Fälle von Plexusschädigung eine örtlich begrenzte, zumeist dreieckige, manchmal zipfelige Verbreiterung des Aktivitätsstandes nach lateral, die vorwiegend in Höhe von C_6–D_1 gefunden wird. Bis 1966 konnten ZEITLER et al. bei 9 Fällen diesen zervikalen Wurzelausriß jedesmal nachweisen und lokalisieren. Dabei zeigte es sich, daß die Verbreiterung des Aktivitätsbandes neben dem Spinalkanal bei frischen Ausrissen größer und deutlicher ist, bei älteren kleiner wird und dadurch schwerer erkennbar. Damit derartige Befunde szintigraphisch erfaßt werden könne, ist die Szintigraphie sowohl unmittelbar nach Injektion des Radionuklids subokzipital als auch eine Stunde später durchzuführen. Es hat sich dabei von Vorteil erwiesen, daß der Patient nach Applikation des Radionuklids auf die Seite der klinisch, durch die neurologische Symptomatik bekannten Schädigung

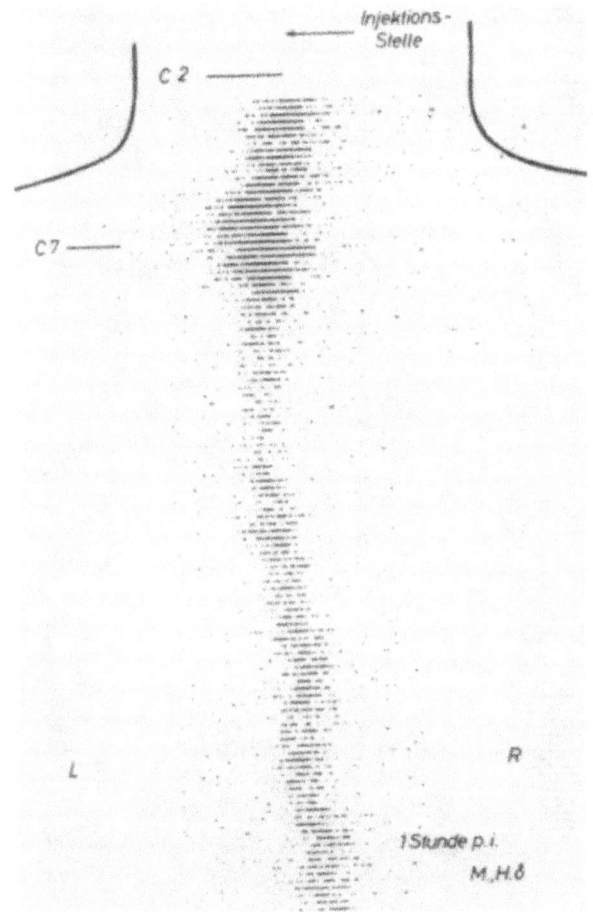

Abb. 12. Plexus-Brachialis-Kontusion mit Wurzelausriß bei C 7 links. Myeloszintigraphie 1 Std nach suboccipitaler Injektion von 92 µCi ^{131}Jod-RIHSA bei einem 23jährigen Mann nach Motorradunfall. (Aus DIETZ, ZEITLER, WOLF, *RöFo* **105**, 547 (1966) Abb. 13)

gelagert wird. Nach lumbaler Applikation des Radionuklids ist die Sicherheit des Nachweises geringer. Für die myelographische Diagnose haben PIEPGRAS et al. zwei Grundtypen unterschieden:

1. Wurzelausriß mit „leeren" Wurzeltaschen, die evtl. leicht dilatiert und verlängert sind. In der Wurzeltasche sind keine Wurzelfasern nachweisbar.
2. Wurzelausriß mit Gewebezerreissung. Dabei ist deutliche Kontrastmittelfüllung in die paravertebralen Hohlräume periradikulär, gelegentlich divertikelartig nachzuweisen.

Diese Autoren vertreten die Meinung, daß zwischen einer Früh- und einer Spätform nicht unterschieden werden kann. Vergleichende Untersuchungen zwischen Kontrastmittelmyelographie und Myeloszintigraphie (PIEPGRAS et al., 1975) demonstrieren, daß die Myeloszintigraphie nur bei relativ groben Befunden den sicheren Nachweis erlaubt, während kleinere Aussackungen des Duralraumes an den Wurzeltaschen im Sinne des Typ 1 nicht erkennbar sind. Im Hinblick auf die akuten Veränderungen beim Plexusausriß stellen die gleichen Autoren jedoch fest, daß es durch frisches oder später organisiertes Hämatom neben der Wurzeltasche sowie durch arachnitische Verwachsungen dazu kommen kann, daß eine Darstellung der Plexusschädigung nicht möglich ist. Sie kommen daher zu dem Schluß: „Ein Wurzelausriß wird durch ein positives Myelogramm bestätigt, durch ein negatives jedoch nicht widerlegt". Trotz des nachgewiesenen Wurzelausrisses im Kontrastmittel- oder Isotopenmyelogramm kann es insbesondere bei nicht faßbaren nur partiellen Wurzelabrissen zu einer Regeneration mit Rückbildung neurologischer Symptome kommen. Ohne Frage ist die Myeloszintigraphie bei diskreten Befunden der Kontrastmittelmyelographie unterlegen.

Es ist jedoch festzuhalten, daß bei eindeutiger Fragestellung nicht nur die Kontrastmittelmyelographie, sondern auch die Myeloszintigraphie eine spezielle Untersuchungstechnik erfordert. Wird diese angewandt, so kann in der Mehrzahl der Fälle der eingetretene traumatische zervikale Plexusausriß myeloszintigraphisch nachgewiesen werden. Die Sicherheit dieses Nachweises ist größer bei subokzipitaler Applikation des Radionuklids im Vergleich zur lumbalen Applikation. Bei Verwendung der Kameraszintigraphie können durch unterschiedliche Background-Reduktion auch kleinere, zipfelige Verbreiterungen des Subarachnoidalraumes erfaßt werden. In diesen Fällen ist jedoch die Differentialdiagnose zu kongenitalen Wurzeltaschenzysten nicht möglich. Letztlich wird sowohl bei der Kontrastmittelmyelographie wie auch bei der Myeloszintigraphie die endgültige Diagnose wesentlich durch die Anamnese unterstützt. Im Hinblick auf die frühzeitige Erkennung eines zervikalen oder brachialen Plexusausrisses bietet sich bei dem frisch Verletzten die sofortige Installation' des Radionuklids bei der diagnostischen Lumbalpunktion an. Die Myeloszintigraphie stellt dann für den Patienten kein wesentliches Untersuchungsproblem dar, während er für den sicheren Austritt von Kontrastmittel durch die Schädigung in der Dura häufig einer mehrfachen Umlagerung ausgesetzt werden muß.

Für die Differentialdiagnose zur Hämatomyelie kann die prinzipielle primäre Radionukliddiagnostik im Zusammenhang mit der Gewinnung von Liquor bereits wesentliche Hinweise auf den abgelaufenen Schaden geben und für die Therapie richtungweisend sein. Eine spätere differenziertere Diagnose mit einer Kontrastmittelmyelographie wird dann nur in den zweifelhaften Fällen erforderlich werden.

11.4. Zervikale Myelopathie und zervikaler Diskusprolaps

Unter dem Begriff der zervikalen Myelopathie versteht man eine Kompression des Rückenmarks im Bereich der Halswirbelsäule, die eine vertebragene Ursache hat. In der Mehrzahl der Fälle handelt es sich dabei um den seltenen zervikalen Diskusprolaps, der die nervalen Anteile im zervikalen Spinalkanal komprimiert. Durch länger dauernden Druck auf das Rückenmark kommt es zu neurologischen Symptomen in Abhängigkeit von der Kompressionsstelle. Durch die häufige mediale Lokalisation des zervikalen Diskusprolapses sind doppelseitige Symptome mit Schädigungen der motorischen Fasern und sensible Störungen möglich. Der Nachweis dieser Schädigung kann selbst mit der Kontrastmittelmyelographie schwierig sein, und es wird daher auch von der Nukleographie diagnostisch Gebrauch gemacht (VOGELSANG; WALKER). OTTO et al. (1972, 1973) haben bei Patienten mit gesicherter Diagnose „zervikale Myelopathie" zeigen können, daß diese Diagnose mit der Myeloszintigraphie nicht gestellt werden kann. Einschränkend muß jedoch gesagt werden, daß die Myeloszintigramme nur in Bauchlage, also nur in einer Ebene geschrieben wurden. Es wäre durchaus denkbar, wenn bei Verwendung einer Kamera Myeloszintigramme in mehreren Ebenen angefertigt würden, daß der Kompressionseffekt auf die Dura von ventral und paramedian her erfaßbar würde. Dies könnte dann zwar als Hinweis auf die Kompression des Rückenmarks zurückgeführt werden, würde jedoch die Artdiagnose nicht einschließen. Ein extraduraler Tumor wäre unter diesen Bedingungen nicht von der Kompression durch den Bandscheibenprolaps oder exophytäre Ausziehungen der Halswirbel, die die Dura komprimieren, abzugrenzen.

Das seltene Bild der Hämatomyelie kann sowohl durch exogenes Trauma als auch durch eine Blutung aus Gefäßen im Spinalkanal, z.B. aus einem Angiom oder aus spinalen Varizen und dem Wirbel hervorgerufen werden. Der plötzliche Beginn der Erkrankung ist als ein Hinweis auf die Blutung als Ursache für die intraspinale Raumforderung anzusehen. Die Myeloszintigraphie wie auch die Myelographie mit Kontrastmittel können die Zeichen der intraduralen bzw. intramedulären Raumforderung mit partieller oder vollständiger Blockbildung demonstrieren, eine Artdiagnose wird kaum möglich sein. Die Sicherung der Diagnose kann allenfalls durch das Zusammenwirken von Anamnese, Ergebnis der lokalen Punktion des Subarachnoidalraums und eines darstellenden Verfahrens gelingen. Da bei ausgedehnter neurologischer Symptomatik die operative Therapie in derartigen Fällen nicht zu umgehen ist, ist die sichere Diagnostik fast immer nur während des operativen Eingriffes zu stellen.

11.5. Lumbaler Diskusprolaps

Die Bandscheibe und der Nucleus pulposus, als deren zentraler Anteil, können bei intaktem hinteren Längsband und ohne morphologische Veränderungen an Bandscheibe und Wirbelkörper weder das Rückenmark noch die Nervenwurzel komprimieren. In Abhängigkeit von Bewegungshaltungen der Wirbelsäule, kann es jedoch bei noch intakten Bändern zu einer Protrusion der Bandscheibe nach dorsal kommen und dadurch eine mäßige Kompression auf die vordere Dura ausgeübt werden. Der Bandscheibenprolaps kann in seltenen Fällen durch ein Trauma ausgelöst werden, wodurch die noch intakte Bandscheibe durch einen Riß im hinteren Längsband in den Spinalkanal verlagert wird. Es kann aber auch bei bereits eingetretenen degenerativen Veränderungen im Sinne einer chronischen Belastung zum medialen oder vorwiegend dorso-lateralen Prolaps von Bandscheibengewebe in den Spinalkanal kommen. Die häufigste Lokalisation ist der dorsolaterale Bandscheibenprolaps von einem Teil des Discus intervertebralis. Seltener ist die vollständige Luxierung. Über dieses in der Praxis des Arztes ganz allgemein, insbesondere jedoch des Orthopäden und Neurochirurgen wichtige Krankheitsbild, welches mit Ischialgie und uncharakteristischer Lumbalgie einhergehen kann, gibt es ein breites Schrifttum, auf das hier nicht eingegangen werden kann. Ca. 90% aller lumbalen

Bandscheibenhernien betreffen die unteren beiden lumbalen Bandscheiben L4 und L5. Ca. 50% sind im Bandscheibenbereich L5/S1, 40% sind bei L4/L5 vorhanden. Häufig werden Bandscheibenhernien in beiden unteren Lumbalsegmenten gefunden, und seltener ist eine höhere Lokalisation nachzuweisen.

Die bislang sicherste Diagnostik, neben der klinisch-neurologischen Untersuchung, die durch neurologische Ausfälle entsprechende Hinweise gibt, stellt die Myelographie des lumbalen Spinalkanals dar. Diese *kann* mit positivem öligem Kontrastmittel oder mit wasserlöslichem Kontrastmittel erfolgen. Die Mehrzahl der Bandscheibenhernien *ist* auf diese Art nachweisbar. Schwierigkeiten entstehen gelegentlich bei der Lokalisation und dem Nachweis einer Bandscheibenhernie im Segment L5/S1, wenn die luxierten Anteile des Discus intervertebralis nicht unmittelbar die Wurzeltasche komprimieren. Da der Abstand zwischen hinterer Wirbelkante und vorderer Durabegrenzung in Höhe der Bandscheiben L5/S1 und auch bei S1 relativ groß ist, können sich in diesem Zwischenraum Anteile des Discus intervertebralis verbergen und der myelographischen Diagnose entgehen.

Andererseits kann es bei der Kontrastmittelmyelographie dazu kommen, daß bei medialem oder paramedialem, totalem und subtotalem Bandscheibenprolaps das Vollbild eines Liquorstopsyndroms auftritt und das Kontrastmittel bei der Myelographie eine weitere Verlagerung nach kranial oder kaudal nicht mehr erfährt. In diesen Grenzfällen kann die routinemäßig ausgeführte simultane Myeloszintigraphie zur Verbesserung der Diagnostik im Hinblick auf die Zahl der prolabierten Hernien und ihre Lokalisation einen Beitrag liefern. Nur so gesehen, ist die von DIETZ et al. aufgeworfene Frage: „Ist die Myeloszintigraphie für die Diagnostik von Bandscheibenhernien brauchbar?" zu bejahen.

BAUER und YUHL hatten bereits 1953 über 8 Fälle von Nukleusprolaps berichtet und das Ergebnis der Myeloszintigraphie der Kontrastmittelmyelographie gegenübergestellt. Bis 1957 hatten sie von 32 Patienten mit lumbalem Bandscheibenprolaps in 25 Fällen

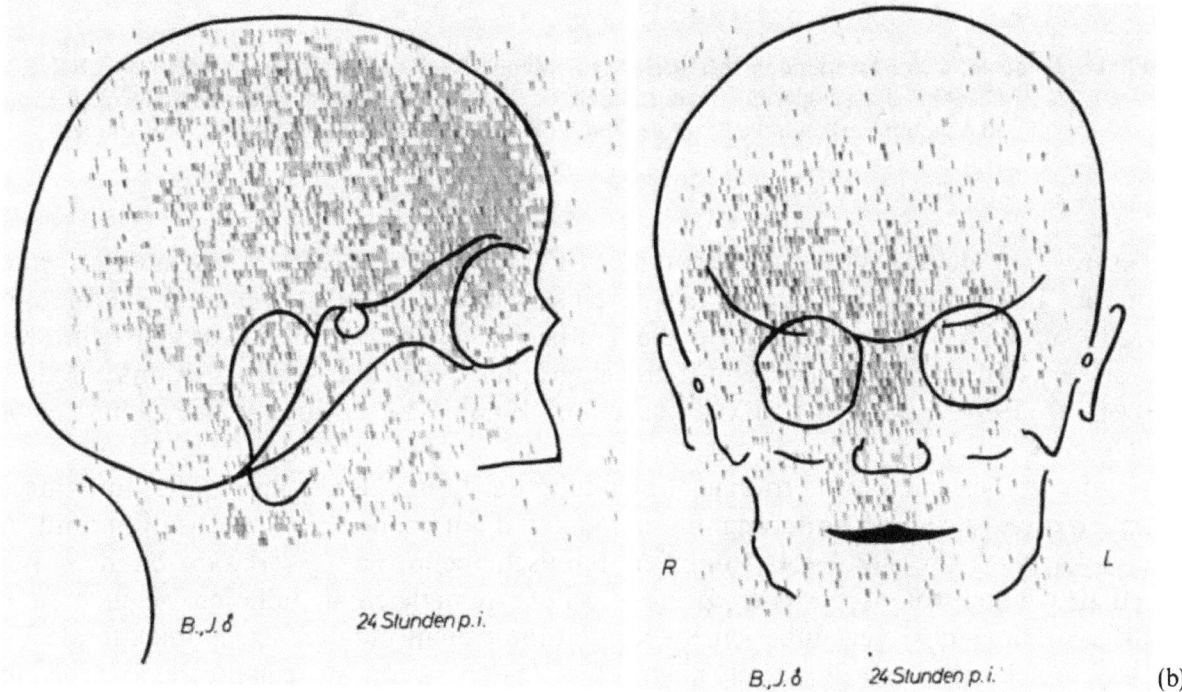

Abb. 13a u. b. B.J. kraniale Zisternographie 24 Std nach subokzipitaler Applikation von 100 µCi ^{131}Jod-RIHSA. Die Szintigramme, rechts-seitlich und von vorn, zeigen eindeutig eine nach frontal und basal gerichtete Aktivitätsverlagerung mit Aktivitätsaustritt in die ethmoidalen und rechtsseitigen Pharyngealräume. Rechtsseitige frontobasale Liquorfistel

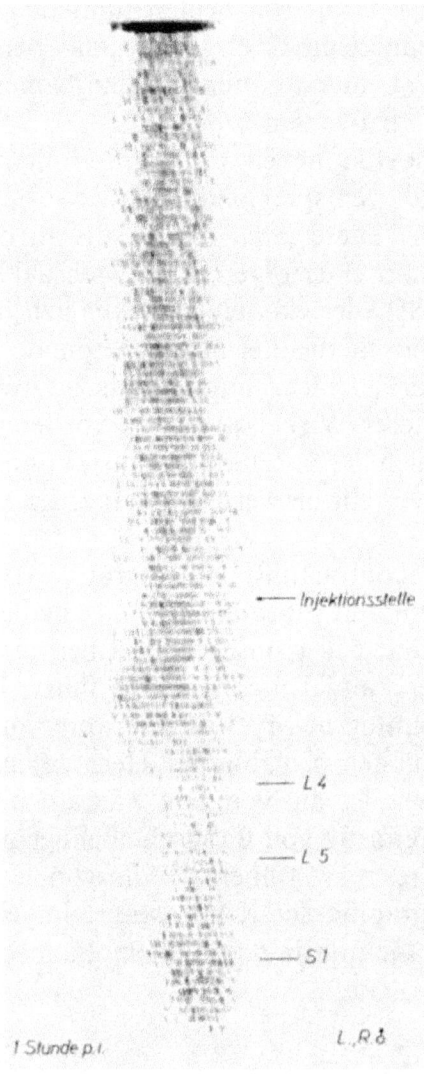

Abb. 14. Lumbales Color-Szintigramm bei 43jährigem Mann. 1 Std nach Injektion von 100 µCi-RIHSA in Höhe L 2/L 3. Die Aktivitätsaussparungen bei L 4 und L 5 links entsprechen je einem dorsolateralen Prolaps der 4. und 5. lumbalen Bandscheibe. (Aus Dietz, Wolf, Zeitler, *RöFo* **105** 547 (1966) Abb. 12)

operativ den Befund bestätigt bekommen. Perryman et al. (1958) konnten in einem von vier Fällen die Diagnose mit der Myeloszintigraphie stellen, während 3 Fälle nicht erfaßt werden konnten. Ebenso war die Treffsicherheit bei anderen Autoren keineswegs so sicher, daß auf die Kontrastmittelmyelographie verzichtet werden konnte (Bell u. Hertsch, 1959; Lias, 1961; Pantazis et al., 1964; Wackenheim, 1965; Dietz et al., 1966).

In den Fällen mit stärkergradiger Einengung des Spinalkanals im Sagittaldurchmesser kann die lokale Raumforderung im Spinalkanal aufgrund der Lokalisation und Art der Symptome im Sinn eines lumbalen Bandscheibenprolapses erkannt werden. Beim medialen Totalprolaps bestehen keine Zweifel, wenngleich in höheren Segmenten die Differentialdiagnose gegenüber einem Kaudatumor nicht möglich ist. Dorsolaterale Vorfälle können sich szintigraphisch nachweisen lassen, wenn sie entsprechend groß sind und eine Aussparung im Intraspinalraum hervorrufen. Bei der Mehrzahl der kleinen dorsolateralen Hernien, die eine Wurzelkompression bedingen, konnte szintigraphisch in 50% ein Hinweis auf die Bandscheibenhernie in einem operativ kontrollierten Kollektiv (Dietz et al., 1966) gefunden werden. Wird nicht gleichzeitig ein Photoszintigramm angefertigt auf einer Röntgenaufnahme mit klarer topographischer Zuordnung, so ist die Höhen- und Seitenlokalisation nur in 20% der untersuchten Patienten mit operativ gesicherten Bandscheibenhernien möglich. Obgleich es in Einzelfällen gelingt, exakt die Höhe, die Seite und die Tatsache einer Bandscheibenhernie nachzuweisen, ist dieses Verfahren nicht als geeignet zu bezeichnen, um als einzige Untersuchung für die Lokalisation präoperativ zum Einsatz zu kommen.

Geht man jedoch davon aus, daß beim totalen Bandscheibenprolaps mit weitgehender Einengung des Subarachnoidalraumes das Überwandern von Kontrastmittel über die Kompressionsstelle hinaus erschwert ist, so kann die simultane Durchführung der Myeloszintigraphie neben der Kontrastmittelmyelographie mit wasserlöslichem Kontrastmittel eine Hilfe dafür sein, daß ein zweiter Bandscheibenprolaps ebenfalls mit Sicherheit präoperativ nachgewiesen werden kann (Abb. 14). Nur in diesem Sinn, als akzidentelles Verfahren der Diagnostik neben der Kontrastmittelmyelographie, hat die Myeloszintigraphie beim Nachweis von Bandscheibenhernien im lumbalen, thorakalen und zervikalen Bereich ihre Berechtigung.

11.6. Spinale Mißbildungen

Von den kongenitalen Fehlbildungen im Spinalkanal ist vorwiegend die Meningo- und Meningomyelozele von Bedeutung. Bei Meningozelen im Dorsalbereich wird man häufig auf Thoraxübersichtsaufnahmen das Bild einer paravertebralen Raumforderung nachweisen können. Zur Abklärung der Differentialdiagnose ist dabei die Punktion der Raumforderung und nachfolgende Applikation von Luft, Kontrastmittel oder einem Radionuklid geeignet (DIETHELM).

Bei diesem Vorgehen wird man nicht nur die Ausbreitung dieser Substanzen im Bereich der Raumforderung, sondern auch im Spinalkanal und in den intraventrikulären Liquorräumen feststellen können. Will man jedoch die Punktion dieser als unklar bezeichnenden Raumforderung vermeiden und denkt an die Möglichkeit einer Meningozele, dann ist die lumbale Installation eines Radiopharmakon, wie in Tabelle 1 beschrieben, sinnvoll. Es kommt dabei besonders auf den Szintigrammen nach 8 und 24 Std zur Ansammlung der Aktivität in Projektion auf den raumfordernden Prozeß, unabhängig davon, ob dieser im Dorsal-, Zervikal- oder Lumbalbereich gelegen ist. In allen Fällen mit Verdacht auf eine Meningozele empfiehlt sich neben der Szintigraphie in Bauchlage auch die Abnahme eines Szintigrammes bei seitlicher Projektion (DIETZ et al., 1966).

Bestehen kongenitale Mißbildungen wie eine Myelomeningozele oder Enzephalomeningozele, dann ist die Radionukliddiagnostik nicht nur zur Beurteilung des bekannten Defekts zu empfehlen, sondern man kann mit ihr auch an anderer Stelle bisher unbekannte weitere Fehlbildungen erfassen. Die Liquorraumdiagnostik wird bei intraspinalen aber auch zerebralen Fehlbildungen der Liquorräume besonders nachdrücklich einen Eindruck darüber geben können, in welchem Umfang dieser Abschnitt des Liquorraums am Liquoraustausch teilnimmt, oder ob es hier zu stehenden Seen kommt, bei denen der Nachweis erst durch Szintigramme nach mehreren Tagen gelingt, und die dementsprechend bei den geringsten Traumatisationen des Spinalkanals eine entzündliche Reaktion gerade an diesem Ort leicht verständlich machen.

In der Mehrzahl der Fälle wird bei Fehlbildungen die nuklearmedizinische Diagnostik eine Ergänzung zu den bekannten klinischen und röntgenologischen Zeichen bringen, die ggf. bei der prognostischen Beurteilung und Behandlungsplanung hilfreich sein können. Der besondere Vorteil besteht in der Differentialdiagnostik der dorsalen Meningozele gegenüber einem paravertebralen Neurinom oder andersartigen intrathorakalen Tumor.

11.7. Möglichkeiten und Grenzen der diagnostischen Aussage

Die Liquorraumdiagnostik im Bereich des Spinalkanals ist eine akzidentelle Untersuchung bei der Erkennung pathologischer Veränderungen im Spinalkanal. Sie kann, insbesondere bei systematischem Einsatz bei der ersten Lumbal- oder Zisternalpunktion zur Liquoruntersuchung, wesentliche Hinweise für die weitere Diagnostik und die Existenz eines möglichen pathologischen Befundes geben und bei multipler Lokalisation intraspinaler Veränderungen deren Existenz und Lokalisation evtl. einfacher nachweisen als die Kontrastmittelmyelographie. Die Liquorraumdiagnostik, unabhängig vom verwandten Radionuklid, ist dagegen nicht in der Lage, zwischen einem intra- und extraduralen Tumor sowie zwischen einem intraduralen, extra- oder intramedullären Tumor zu differenzieren.

Wenn sich auch in Einzelfällen diesbezügliche Hinweise ergeben, so ist hier die Kontrastmittelmyelographie der Myeloszintigraphie immer eindeutig überlegen. Im Kindesalter kann jedoch die Myeloszintigraphie bei Verwendung von Radionukliden mit einer relativ kurzen Halbwertszeit, durch die wesentlich geringere Strahlenbelastung als die Röntgenuntersuchung mit Durchleuchtung und Anfertigung mehrerer Aufnahmen, einen breiteren Einsatz der gezielten Diagnostik im spinalen Liquorraum verständlich werden lassen. Gerade beim Verdacht auf spinale Fehlbildungen und bei unklaren neurologischen Symptomen ist daher im Kindesalter die Myeloszintigraphie der Kontrastmitteluntersuchung vorzuziehen. Die Strahlenbelastung ist insbesondere auch wesentlich niedriger als beim CT-Scan. Hat die Myeloszintigraphie, in Übereinstimmung mit dem neurologischen Befund, den Bereich der pathologischen Veränderungen eingekreist, ist bei Notwendigkeit die Kontrastmittelmyelographie mit wesentlich geringerer Strahlenbelastung durchführbar, wenngleich bei bestehender Operationsindikation auch die Kontrastmittelmyelographie überflüssig werden kann. Insbesondere bei Tumoren, die multilokulär aufzutreten pflegen (z.B. Morbus v. Recklinghausen) ist die simultane Myelographie mit Kontrastmittel und einer radioaktiven Substanz zu empfehlen, da auf diese Weise nahezu alle Lokalisationen des pathologischen Geschehens erfaßbar werden.

Bei einer akuten traumatischen Schädigung oder einem neurologischen Krankheitsbild mit plötzlichem Beginn wird in der Regel auf eine Lumbalpunktion zur Liquordiagnostik nicht verzichtet werden können. In diesen Fällen, bei denen Verlagerung des Patienten zur optimalen Kontrastmittelmyelographie oft nicht möglich ist, kann durch sofortige intrathekale Applikation eines Radionuklids mit nachfolgender Szintigraphie, ohne Traumatisation des Patienten, bei fortgeführter Allgemeinbehandlung, bereits eine wesentliche Information darüber gewonnen werden, ob eine intraspinale Raumforderung (z.B. Blutung) oder eine Plexusschädigung im Sinne eines zervikalen Plexusausrisses vorliegt. Sind akute therapeutische Maßnahmen nicht erforderlich, so kann zu späterem Zeitpunkt unter optimalen Bedingungen die sicher informativere Kontrastmittelmyelographie zum Einsatz kommen.

Im Hinblick auf die lumbale und zervikale Bandscheibenhernie steht ohne Frage am Anfang die klinische Verdachtsdiagnostik. Sowohl röntgenologische als auch nuklearmedizinische Darstellung der Liquorräume im Spinalkanal hat die Aufgabe, die Existenz einer entsprechenden, das Rückenmark oder deren Wurzel komprimierende Veränderung zu sichern und sie exakt zu lokalisieren. Während im zervikalen Spinalkanal bislang die nuklearmedizinische Diagnostik noch keine befriedigenden Ergebnisse erbracht hat, da die Untersuchungen nur in einer Ebene erfolgten, ist im lumbalen Spinalkanal die fehlende Sicherheit der Myeloszintigraphie zur Diagnostik von Bandscheibenhernien erwiesen. Im Lumbalbereich ist daher die Myeloszintigraphie zum Nachweis vorwiegend von zusätzlichen zweiten Bandscheibenhernien sinnvoll. Darüber hinaus gibt die im Rahmen einer ohnehin durchgeführten Lumbalpunktion oder intrathekalen Applikation eines

Tabelle 6. Wertigkeit diagnostischer Untersuchungen im Vergleich zur Myeloszintigraphie

Diagnose	Röntgennativ-diagnostik	Kontrastmittel-Myelographie	Gas-Myelographie	Radionuklid-diagnostik
Isolierter Tumor	(+)	++	++	++
multiple Tumoren	(+)	+	+	++
Arachnitis spinalis	∅	(+)	++	++
zerviko-kranialer Tumor	(+)	++	++	++
zervikale Plexusschädigung	∅	++	∅	+
zervikale Myelopathie	(+)	++	++	(+)
lumbale Bandscheibenhernie	(+)	++	∅	(+)
Liquordiffusions- und Resorptionsstudien	∅	∅	∅	++

∅ = Diagnose nicht möglich
(+) = indirekte Hinweise auf Diagnose oder zusätzliche Information
+ = Diagnose möglich (nicht immer in vollem Umfang)
++ = vollständige Diagnose hinsichtlich Lokalisation, Ausdehnung und Existenz möglich

Kontrastmittels, die gleichzeitige Applikation eines Radionuklids die Möglichkeit, die Liquordiffusions- und Resorptionsverhältnisse exakt zu studieren und dadurch die Bedeutung des den Liquorraum blockierenden Prozesses besser zu beurteilen. Die Wertigkeit diagnostischer Untersuchungen mit Radionukliden und Kontrastmittel ist zur besseren Übersicht in Tabelle 6 summarisch dargestellt.

12. Intrakranielle Liquordynamik

Die Darstellung der intrakraniellen Liquorräume ist möglich durch direkte Applikation des Radionuklids in die Hirnkammern durch Punktion der großen Fontanelle bei Kleinkindern, ein frontales Bohrloch, durch zisternale Applikation des Radionuklids bei subokzipitaler Punktion und durch intrathekale Applikation des Radiopharmakons nach Lumbalpunktion. In Abhängigkeit von der klinischen Fragestellung ist eine unterschiedliche Applikationsweise zu bevorzugen. Bei Säuglingen und Kleinkindern mit offener Fontanelle, bei denen der Verdacht auf einen Hydrozephalus unklarer Genese besteht, bei Verdacht auf eine zerebrale Mißbildung, unter Beteiligung der zerebrospinalen Flüssigkeitsräume und bei möglichen Okklusionshydrozephalus ist die Applikation durch die große Fontanelle zu bevorzugen. Bei Patienten mit Hydrozephalus wird ein Radiopharmakon, wie Human-Serum-Albumin (^{131}Jod, ^{99m}-Tc) wesentlich langsamer resorbiert als bei Gesunden.

Bei Verdacht auf eine posttraumatische oder spontane Liquorfistel ist die zisternale Applikation des Radiopharmakons zu bevorzugen. Besteht bei Erwachsenen der Verdacht auf einen raumverdrängenden Prozeß im Bereich der hinteren Schädelgrube mit Steigerung des intrakraniellen Druckes, so ist der Subokzipitalpunktion die Lumbalpunktion, wegen der Gefahr der Tonsilleneinklemmung, der Vorzug zu geben.

12.1. Rhino- und Oto-Liquorrhoe

Der Verdacht auf die Existenz einer offenen Verbindung zwischen dem Intraduralraum und dem Nasenrachenraum ist wegen der Gefahr der drohenden Infektion eine absolute

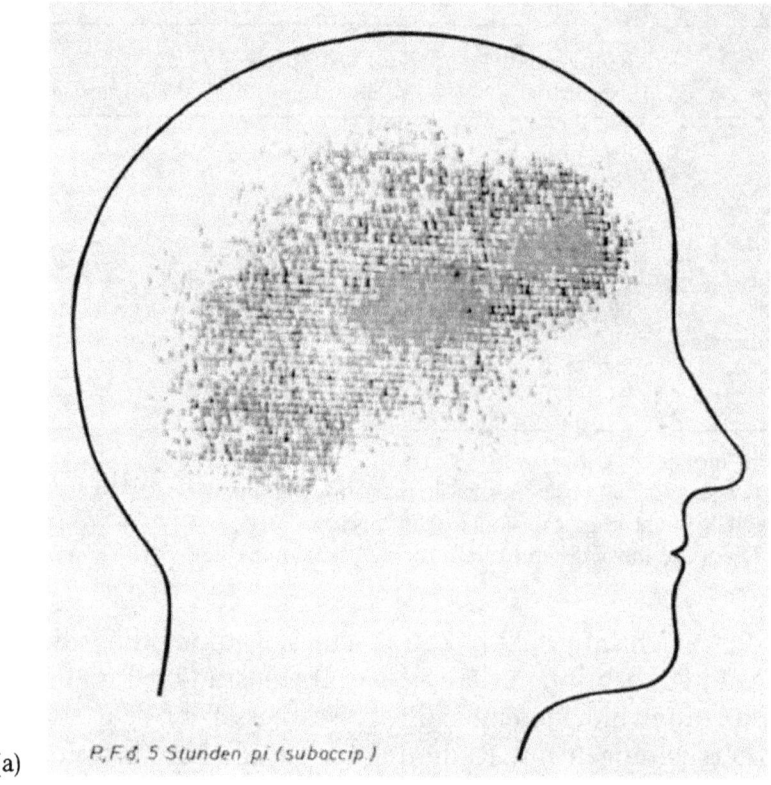

(a)

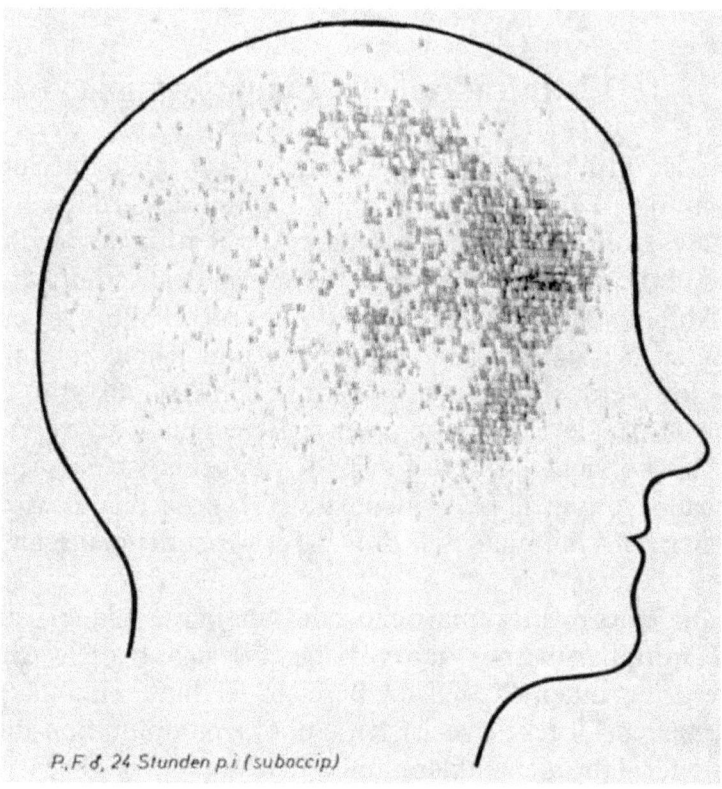

(b)

Abb. 15a u. b. Frontobasale Liquorfistel bei 35jährigem Patienten mit Rhinoliquorrhoe rechts nach fronta-basaler Schädelhirnverletzung. Ventrikuloszintigramme rechts anliegend 5 und 24 Std nach subokzipitaler Injektion von 70 µCi ^{131}Jod-RIHSA. (a) Szintigramm nach 5 Std zeigt vermehrte Aktivitätsverlagerung nach fronto-basal — „Fistel-Sog". (b) Szintigramm nach 24 Std mit frontobasaler Aktivitätsvermehrung. Austritt von Aktivität in die Siebbeinzellen und die Nase, wo die Aktivität von einer Wattetamponade aufgenommen wurde. (Aus DIETZ, ZEITLER, WOLF, *RöFo* **105**, 548 (1966) Abb. 14a und b.)

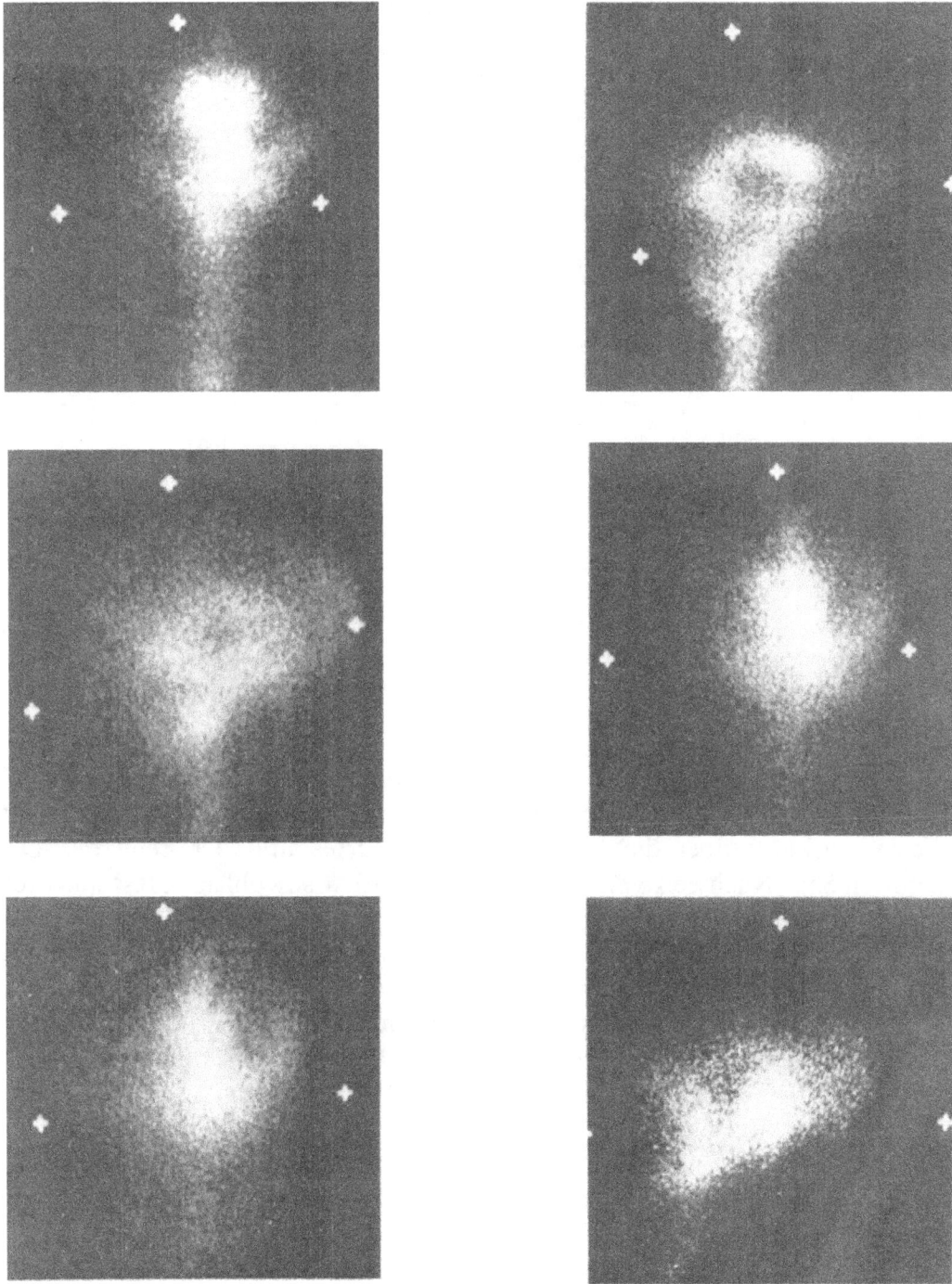

Abb. 16. Szintiphotogramme bei pathologischer Liquorzirkulation bei 60jährigem Patienten mit Zustand nach Subarachnoidalblutung bei Aneurysma der A. cerebri communicans posterior. Rechts zeigt sich ein betonter Abfluß über die Hemisphären und eine Darstellung der Seitenventrikel. (Aus GEORGY, MENZEL, SINN und ERBS, *RöFo* **120**, 339 (1974) Abb. 2)

Indikation zur Klärung der Diagnose, da der plastische Verschluß der intrakraniellen Defektstelle erforderlich ist. Aus diesem Grund ist sowohl bei posttraumatischen als auch postentzündlichen oder postoperativen Symptomen, die auf eine Rhino-Liquorrhoe oder Oto-Liquorrhoe hinweisen, die Sicherung der bestehenden Liquorfistel und ihre Lokalisation für die Klinik von besonderer Bedeutung. Die Erkennung der Kommunikation ist mit einfachen klinischen Methoden oft schwierig, und die Seite der Liquorrhoe entspricht nicht immer der Seite des Defekts. Ohne Frage kann die Existenz einer Kommu-

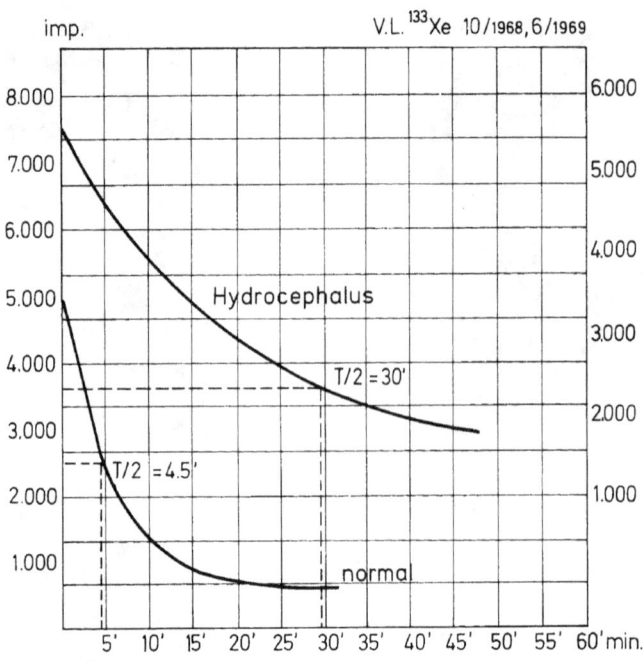

Abb. 17. Unterschiede in der biologischen Halbwertszeit von ^{133}Xenon bei normalem Kleinkind und Kind mit Hydrozephalus. (Aus PARAICZ und SIMKOVICS in Minerva Neurochirurgia 25, 246, Abb. 2)

nikation zwischen intrakraniellen Liquorräumen und dem Nasen-Rachenraum häufig durch Applikation eines Farbstoffes in den Liquorraum gesichert werden. Dies gibt jedoch keine Auskunft über die Lokalisation des Ortes und der Seite des Defektes. An Farbstoffen zum Nachweis von Liquorfisteln wurden sowohl Fluoreszein, Methylenblau, Indigokarmin und Phenolphtalein verwandt. In all diesen Fällen und auch beim Nachweis mit einem Radiopharmakon ist die Instillation eines Wattebausches in den Nasen-Rachenraum erforderlich, damit der austretende Indikator gesammelt werden kann und mit einem adäquaten Nachweisverfahren erkannt wird. An Radionukliden wurden als Indikatoren sowohl ^{24}Natrium (CROW et al., 1956), ^{131}Jod-Hippuran (MUNDINGER et al., 1963) und ^{131}Jod-RIHSA (DI CHIRO, 1964; KLINE; ZEITLER, 1972; AKERMAN et al., 1972a, b; ASHBURN et al., 1968; TOUYA et al., 1969) verwandt. Auf diese Weise kann das Vorhandensein und die Seitenlokalisation einer Liquorfistel erfaßt werden, sofern die Kommunikation offen ist und ein Liquorfluß besteht. Diese Informationen können durch zusätzliche Anfertigung von Szintigraphien des Kopfes von vorn und von der Seite wesentlich erweitert werden.

Die szintigraphische Darstellung (Abb. 15) ermöglicht, über den Nachweis einer offenen Kommunikation und ihrer Seitenlokalisation hinaus, eine Dokumentation sowohl der Austrittsstelle wie auch des Austrittsweges des Liquors. In vielen Fällen erlaubt die Szintigraphie bei klinisch stummen und röntgenologisch nicht erfaßbaren Kommunikationen eine Seitendiagnose dadurch, daß in der Region der frontobasalen Schädigung eine Aktivitätsanreicherung nachzuweisen ist. Das Verweilen der Aktivität außerhalb der Hirnkammern an einem isolierten Ort über längere Zeit kann in diesem Zusammenhang als Hinweis für die Region gelten, in der ein Duraknochendefekt besteht. Sowohl nach lumbaler als auch subokzipitaler Punktion sollten Szintigramme zwischen 2 und 6 sowie nach 24 Std angefertigt werden. Im Frühszintigramm kann die Aktivitätsansammlung in den Hirnkammern und bei einem Leck in der Dura oft schon in der Region der Schädigung nachgewiesen werden. Nach 24 Std findet man in der Mehrzahl der Fälle Ort und Weg des Liquoraustrittes mit Aktivität angereichert und ein starkes Aktivitätsde-

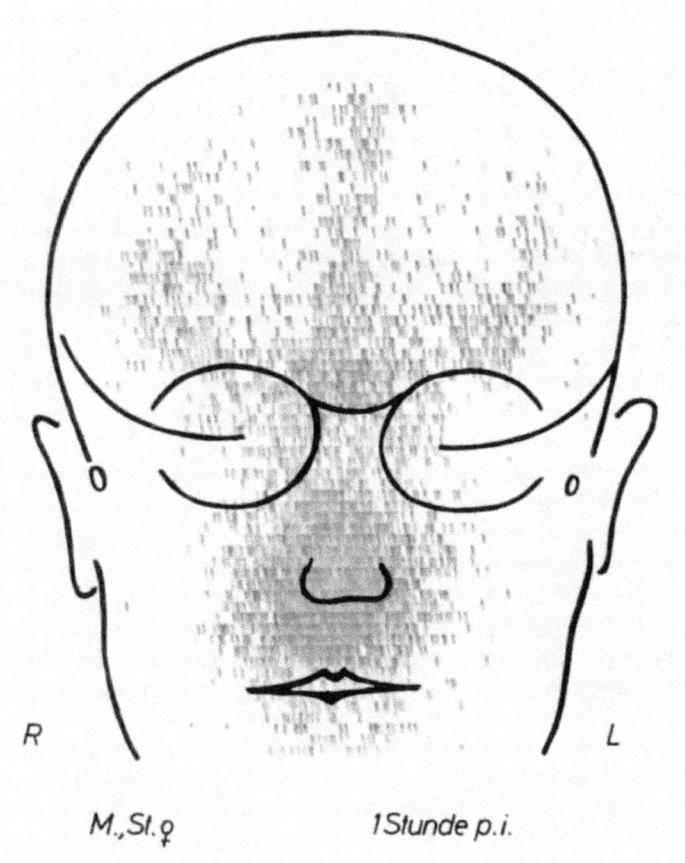

Abb. 18. Normales Zisternogramm 1 Std nach subokzipitaler Applikation von 100 µCi ^{131}Jod-RIHSA

pot in der Tamponade im Nasen-Rachenraum. Nach eigenen Untersuchungen muß angenommen werden, daß der Sog der Fistel eine Änderung der Liquorzirkulation zur Folge hat. Diese besteht vor allem darin, daß es zu einer rascheren Aktivitätsausbreitung von der Zisterne zur frontobasalen Defektstelle kommt. Die Szintigramme von der Seite zeigen in der Regel den Fistelweg und die Szintigramme von vorn die Seite der Fistel. Die Superposition eines Photoszintigramms und einer Röntgenaufnahme des Schädels kann für den Neurochirurgen für die Planung des therapeutischen Eingriffs von besonderer Bedeutung sein (DIETZ et al., 1966).

12.2. Tumorbedingte Störung der intrakraniellen Liquordynamik

Die Liquorzirkulation im Bereich der zerebralen Liquorräume ist in ausgeprägtester Form bei einem vollständigen Stopsyndrom mit Verlegung der intraventrikulären Liquorräume, besonders am Übergang vom 3. zum 4. Ventrikel, verändert. Gegenüber dem normalen Zisternogramm kommt es zu einer Blockade — „basal Retention" — der weiteren Ausbreitung des radioaktiven Indikators (HEINZ et al., 1970; LIN et al., 1968; FLEMING et al., 1972). So kommt es nach lumbaler Applikation nur zur Aktivitätsansammlung im 4. Ventrikel (Abb. 20), und die übrigen intraventrikulären Hirnkammeranteile werden in 24 Std nicht mit dem Radiopharmakon angereichert. Spätere Szintigramme zeigen ggf. eine unregelmäßige Aktivitätsverteilung in extraventrikulären Liquorräumen, jedoch keine vollständige Darstellung der intrakraniellen Liquorräume. Die Szintigramme

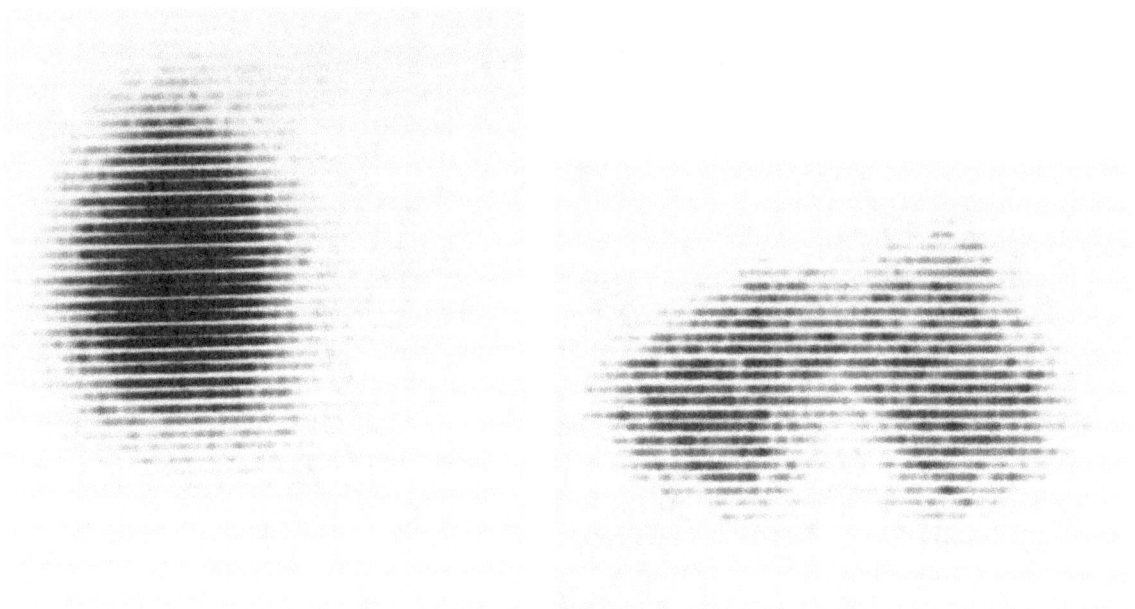

Abb. 19. 9 Monate altes Mädchen. Rechtsventrikuläre Applikation von 46 µCi ^{131}Jod-RIHSA. Nach 24 Std Darstellung beider Seitenventrikel. Kein Abfluß in die spinalen Liquorräume. Hydrocephalus occlusus

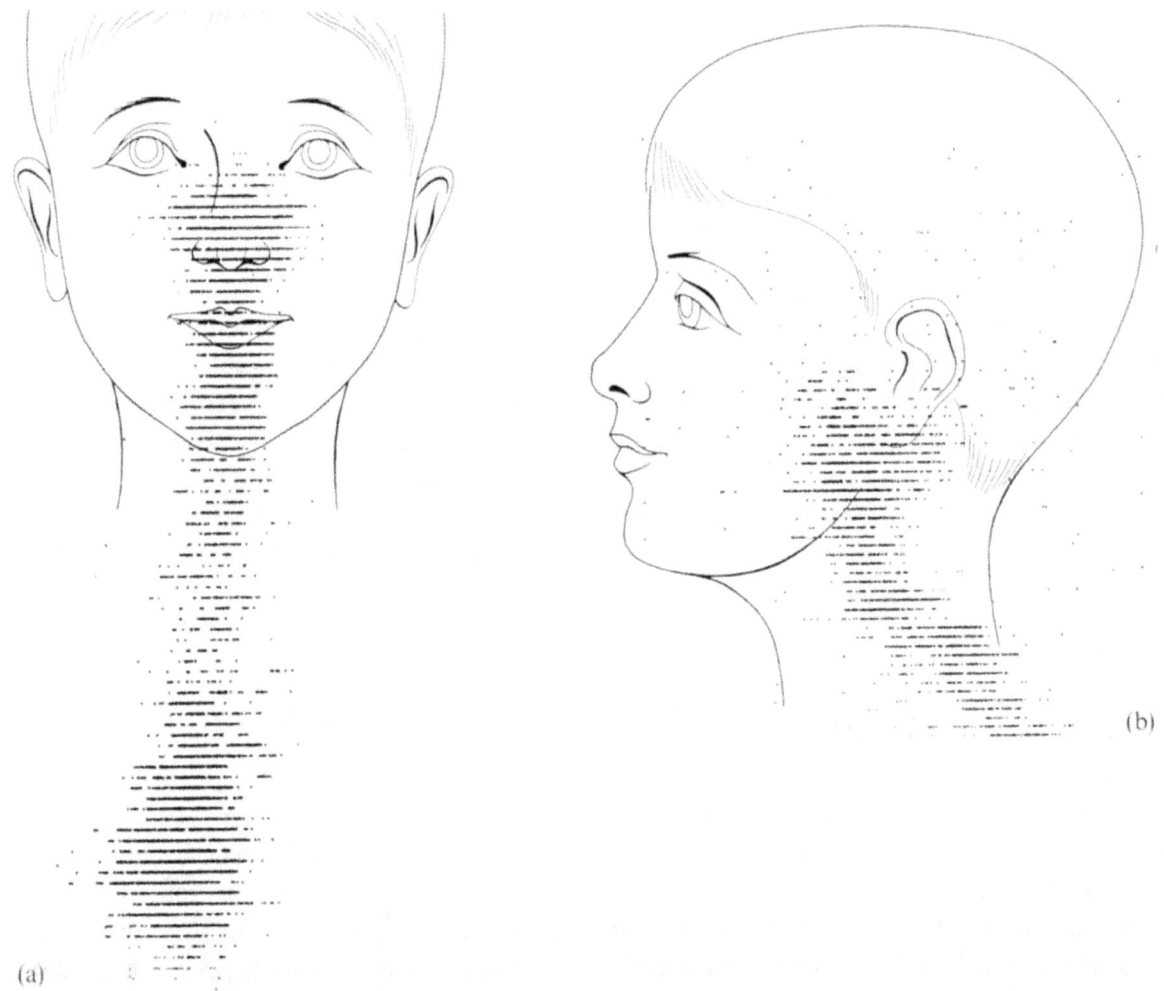

Abb. 20a u. b. 7 Monate altes Mädchen. Nach lumbaler Applikation von 33 µCi ^{131}Jod-RIHSA erkennt man nach 3 Std eine unauffällige Darstellung der spinalen Liquorräume. 3 und 24 Std nach Applikation ist nur eine Darstellung des 4. Ventrikels von den intrakraniellen Liquorräumen erkennbar. Hydrocephalus occlusus mit Stop in Höhe des Aquaeductus mesencephali

des Schädels von vorn oder hinten können durch asymmetrische Begrenzung von der Blockadestelle einen Hinweis auf die Seite eines raumfordernden Prozesses geben.

Die seitliche Szintigraphie erlaubt dagegen vorwiegend die Lokalisation des Stops. Prädilektionsstellen dafür sind: Der Aquaeductus mesencephali, das Foramen Monroi und der kranio-zervikale Übergang.

Nach intraventrikulärer Applikation des Radionuklids (Abb. 19) ist prüfbar, ob die Passage des Foramen Monroi frei ist und Aktivität aus einem Seitenventrikel in den anderen gelangt. Danach kann man prüfen, ob ein Abfluß der radioaktiven Substanz in die Liquorräume der hinteren Schädelgrube und den Spinalraum möglich ist. Der fehlende Abfluß der Radioaktivität mit dem Liquor in die spinalen Liquorräume ist Ausdruck für den bestehenden Hydrocephalus occlusus bei dem neun Monate alten Mädchen in Abbildung 19. Die Differentialdiagnose zwischen Hydrocephalus communicans ist für die Wahl der Therapie von wesentlicher Bedeutung (HARBERT et al., 1972). Noch wichtiger ist jedoch die Unterscheidung von normotensivem Hydrozephalus und Hydrocephalus ex vacuo (MC CULLOUGH et al., 1972; PATTEN u. BENSON, 1968). Unabhängig von der Differentialdiagnose zwischen Hydrocephalus occlusus und Hydrocephalus communicans, kann die Liquorraumszintigraphie auch Hinweise auf die gestörte Liquor-

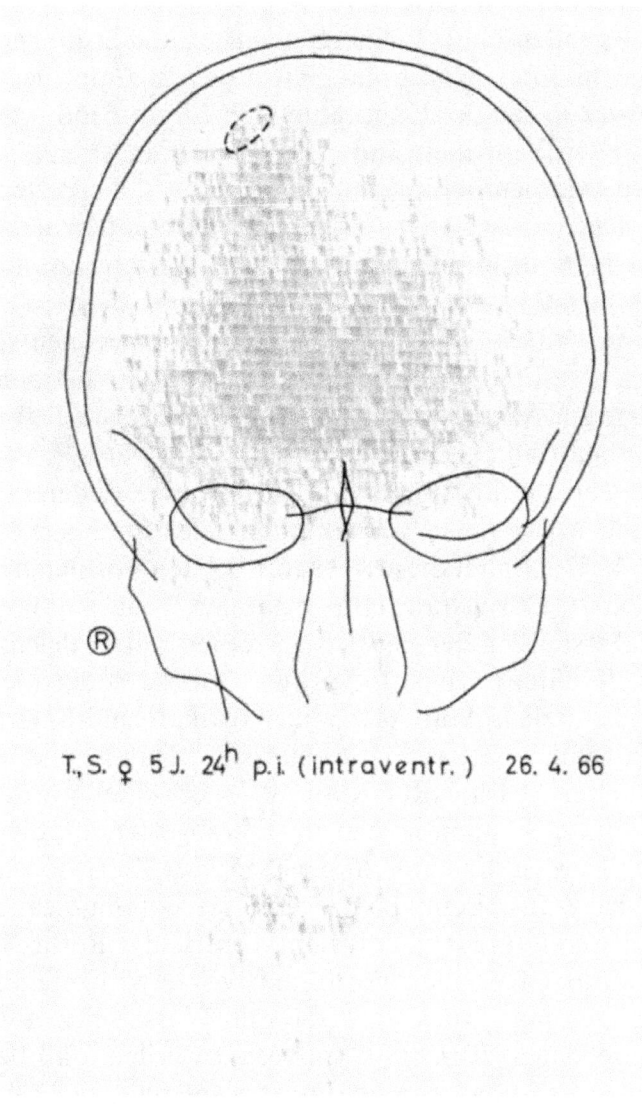

Abb. 21. 5jähriges Mädchen intraventrikuläre Applikation von 40 µCi ^{131}Jod-RIHSA durch die liegende Entlastungsdrainage im rechten Seitenventrikel. Hydrozephalus ohne Abfluß in die spinalen Liquorräume

zirkulation bei Subarachnoidalblutungen unterschiedlicher Genese geben (GEORGI et al., 1974). Nach WILLIAMS et al. (1972) kommt es nach Subarachnoidalblutung in 42% zum Hydrozephalus, der mit Radionukliddiagnostik nachgewiesen werden kann. Abbildung 16 demonstriert die asymmetrische Ausbreitung des Radiopharmakons bei einer Subarachnoidalblutung infolge eines Aneurysmas der A. cerebri communicans posterior. Über systematische Untersuchungen der gestörten Liquordynamik bei und nach Subarachnoidalblutungen ganz allgemein liegen bisher wenig Erfahrungen vor.

12.3. Hydrocephalus communicans

Für den Nachweis eines Hydrozephalus beim Kleinkind kann die von PARAICZ gefundene unterschiedliche Halbwertszeit von ^{131}Xenon herangezogen werden (Abb. 17). Für diese Untersuchung ist nur ein Detektor zur Bestimmung der Radioaktivität über den Hirnkammern erforderlich, damit die biologische Halbwertszeit von ^{133}Xenon festgestellt wird. Diese Befunde sollten von anderer Seite im Hinblick auf ihre klinische Relevanz überprüft werden. Insbesondere ist noch ungeklärt, ob ein wesentlicher Unterschied in der Halbwertszeit bei Hydrocephalus communicans und occlusus besteht.

In diesem Zusammenhang sind Untersuchungen über die Liquorpunktion und Resorption von besonderem Interesse (POLLAY, 1972).

Nach den bisher vorliegenden Untersuchungen variiert die Liquorproduktion zwischen 320 und 520 µl/pro min, und der prozentuale Turnover pro min liegt zwischen 0,1 und 0,5%. Es besteht kein Zweifel, daß der Hauptanteil der Liquorproduktion intraventrikulär im Choroidplexus und in den Ventrikelwänden erfolgt (HARBERT et al., 1972). Aus diesem Grunde ist die selektive Strahlentherapie mit 198-Gold ^{99m}Tc-Pertechnetat (BERNSTEIN et al., 1969) oder 188-Rhenium (CARTER et al., 1972) als Perrhenat zur Behandlung des Hydrozephalus vielfach diskutiert worden. An Katzen konnte die verminderte Liquorproduktion nach intrathekaler Applikation gesichert werden.

Durch Anwendung von Radionukliden und durch neue experimentelle Befunde wurden im Hinblick auf Pathogenese und Differentialdiagnose des Hydrozephalus in den letzten Jahren neue Erkenntnisse gewonnen. Wesentliche Informationen lieferte ein Symposium, das 1971 in Washington stattfand (HARBERT et al., 1972).

So sind die Befunde der Radionukliddiagnostik von besonderer Bedeutung bei der Auswahl für Patienten zur Anlage eines ventrikulo-atrialen Shunts (PUDENZ-HEYER; HOLTER). Nach STAAB et al. (1972a, b) hat diese Therapie bei den Formen des „normotensiven" Hydrozephalus eine höhere Erfolgsrate. Im sagittalen Scan kommt es in den ersten 6 Std zu einer raschen Darstellung der basalen Zisternen, ohne gleichzeitige Ausbreitung in die Ventrikel. Diese Verteilung wird als „psi(ψ)-forming" oder „jet-type" charakterisiert. Nach 24 Std sind zusätzlich Aktivitäten im Kortikal- und Sagittalbereich sichtbar. Dies wird als „umbrella-shaped pattern" charakterisiert. Daneben kann vorübergehender „ventrikulärer Reflux" oder „basale Retardation" beobachtet werden. In den Formen mit direkter Ventrikelfüllung können solche mit verzögerter oder völlig ausbleibender Clearance unterschieden werden. Es kann zu gleichzeitiger Diffusion in die Hemisphären kommen, oder diese bleibt aus. Beim Hydrocephalus communicans ist ein sofortiger Reflux in die Hirnkammern zu finden. „Transient Ventricular Reflux" ohne gute Füllung der basalen Zisternen spricht für einen normotensiven Hydrozephalus. Nach FLEMING et al. (1972) ist in den Fällen mit Druck über 180 mm Wasser eine normale subarachnoidale Ausbreitung zu beobachten. Danach kann gesagt werden, daß beim Hydrocephalus ex vacuo immer ein normales Subarachnoidalmuster entsteht. In Fällen mit normotensivem Hydrocephalus communicans kommt es dagegen zum Ventrikelmuster — „Ventrikelreflux" mit unterschiedlicher Resorptionszeit und seltener zur basalen Retention. Daneben gibt es Mischformen, deren Unterscheidung, wegen der bisher nur kleinen Kollektive, noch nicht möglich ist (ADAMS et al., 1965; HEINZ et al., 1970; LE MAY u. NEW, 1970a, b; LIN et al., 1968; MC CULLOUGH; PATTEN u. BENSON, 1968; TATOR u. MURRAY; STAAB et al., 1972a, b; HARBERT et al., 1972).

12.4. Postoperative Befunde und Mißbildungen

Die Darstellung der zerebrospinalen Flüssigkeitsräume mit einem Radiopharmakon kann bei Mißbildungen und nach postoperativen Zuständen unterschiedlicher Art besonders informativ sein (DIETZ et al., 1966; MC CULLOUGH et al., 1972; POLLAY, 1972; STAAB et al., 1972a, b). Dabei sind mit Hilfe der Szintigraphie Informationen über die atypische Anordnung und Ausbreitung des Radiopharmakons in den Liquorräumen einerseits und

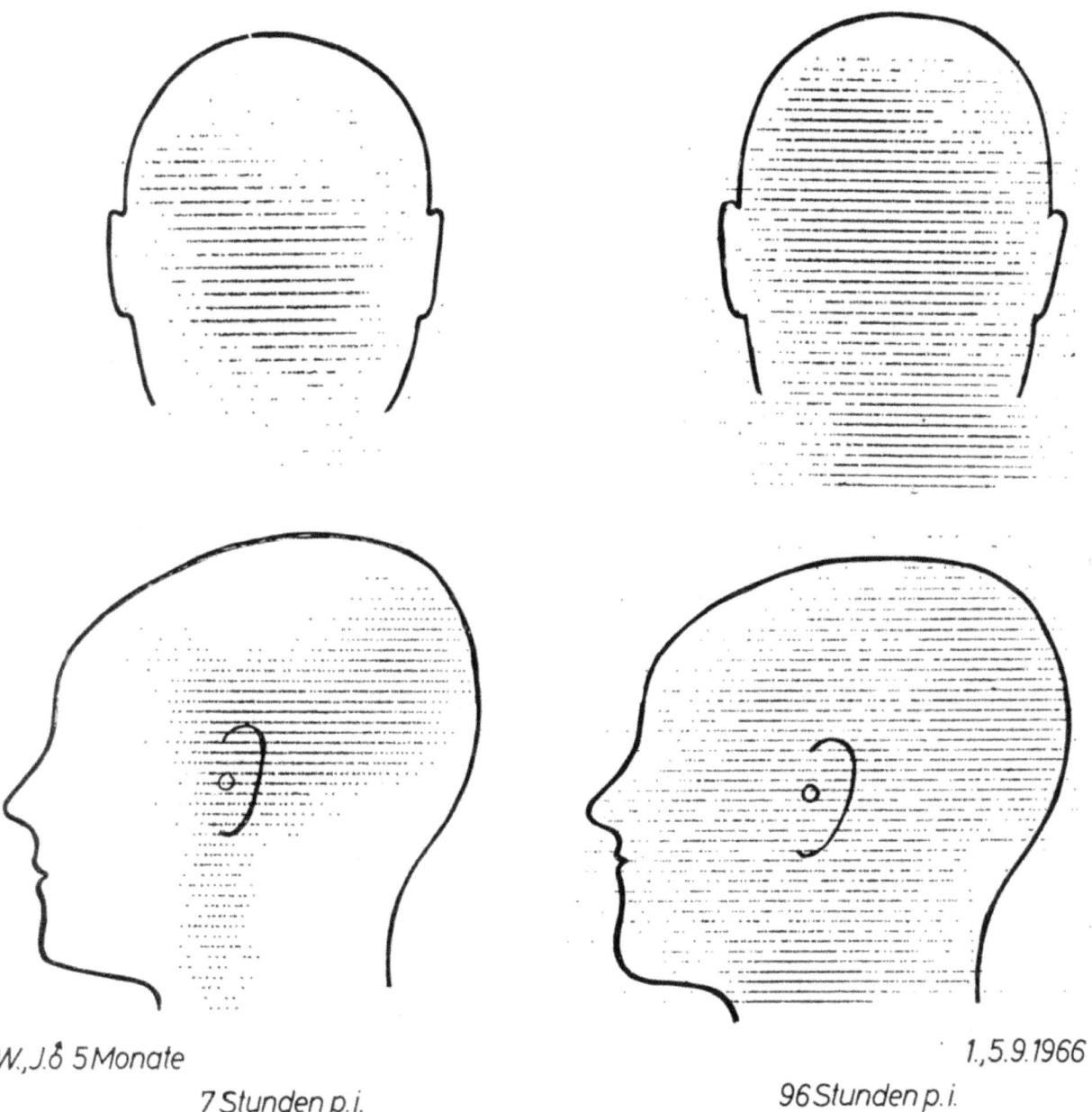

Abb. 22. 5 Monate alter Knabe. Zustand nach Operation einer riesigen Enzephalozele bei mißgebildetem Gesichts- und Hirnschädel. Lumbale Liquorraumdarstellung mit 42 µCi ^{131}Jod-RIHSA. Nach 7 Std ist der gesamte Spinalraum dargestellt. Intrakraniell ist die Aktivität besonders im Operationsbereich der Meningozele angesammelt; nach 96 Std zeigt sich ein asymmetrischer Hydrozephalus mit linksseitiger Meningozele und großem Liquorhohlraum im Operationsgebiet

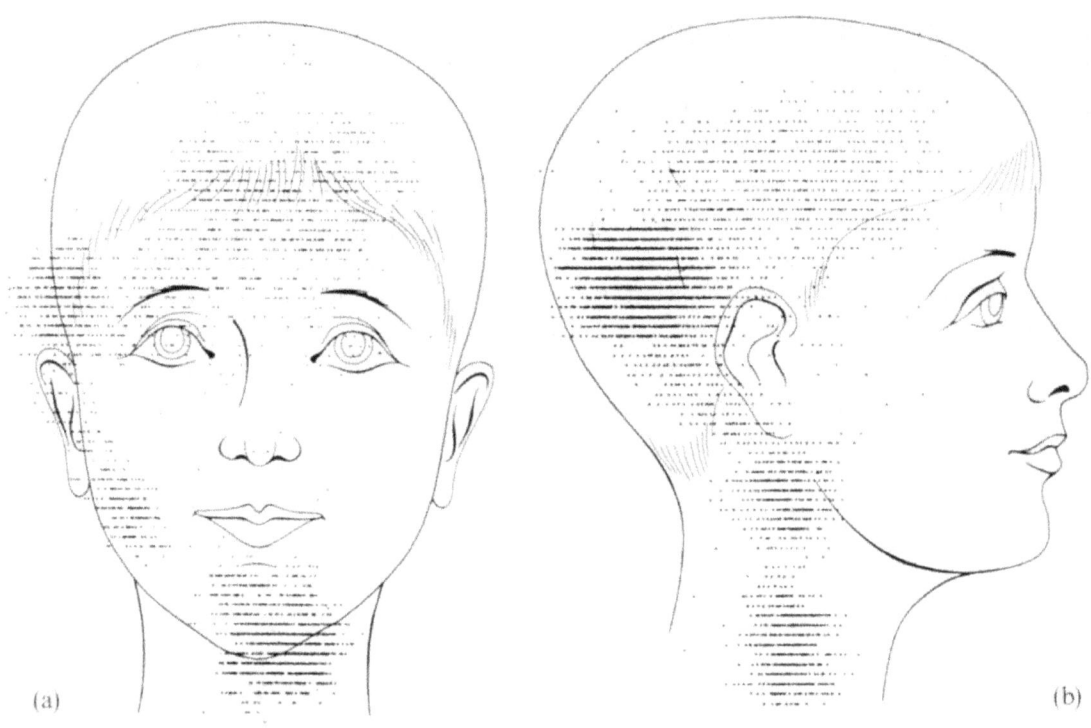

Abb. 23a u. b. 9 Monate altes Mädchen. Zustand nach operativer Behandlung einer Meningomyelozele. Nach der Operation entwickelte sich ein Hydrocephalus internus. Es wurde ein ventrikulo-atrialer Shunt zur Ableitung des Hydrozephalus angelegt. Nach intraventrikulärer Applikation von 46 μCi ^{131}Jod-RIHSA Darstellung des Hydrozephalus und des proximalen intrakraniellen Abschnitts der Liquordrainage. Kein Abfluß zum Herz. Nach direkter Applikation des Radionuklids in die Drainage im extrakraniellen Bereich, freier Abfluß zum Herzen nachweisbar. Die Blockade der ventrikulo-atrialen Drainage am Austritt aus dem Schädel ist damit gesichert und lokalisiert

durch die zeitliche Ausbreitung des Radiopharmakons andererseits Hinweise auf die Liquordynamik unter pathologischen Bedingungen zu erhalten.

So kann auch nach einem operativen Eingriff die Ausdehnung einer Meningozele, ihre Form und Anordnung sowie der Hydrozephalus szintigraphisch dargestellt (Abb. 22) oder der Erfolg einer Drainagebehandlung überprüft werden. Für die Überprüfung einer Ableitungsdrainage ist die Applikation des Radiopharmakons in die Hirnkammern am geeignetsten. Auf diese Weise ist prüfbar, ob der angelegte Shunt (Abb. 23) noch durchgängig oder blockiert ist. Durch differenziertere Applikation, nicht nur in die Hirnkammer, sondern auch in den Drainagetubus, kann der Ort der Drainagestörung lokalisiert werden. Von neurochirurgischer Seite wird gerade die Verlaufskontrolle nach operativen Eingriffen wegen eines Hydrozephalus als klare Indikation für die Radionukliddiagnostik angesehen (Dietz; Frigeni et al., 1972; Staab et al., 1972a, b). Bei der Beurteilung postoperativer Zustände sind „Ventrikulärer Reflux", Stagnation in Operationshöhlen und asymmetrische Ausbreitung differenzierbar.

13. Wertigkeit der subarachnoidalen Radionukliddiagnostik im Vergleich zu anderen Untersuchungsverfahren (Tabelle 7)

Wie die Ergebnisse der letzten Jahre gezeigt haben, ist es möglich, die verschiedenen Formen des Hydrozephalus mit der Radionukliddiagnostik besser zu unterscheiden. Da-

Tabelle 7. Wertigkeit diagnostischer Untersuchungen im Vergleich zur Radionuklid-Zisterno- und -Ventrikulographie

Diagnose	Röntgennativdiagnostik	EMI-Scan	Angiographie	Luftenzephalogr.	Kontrastmitteldarstellung	Radionukliddiagnostik
intrakranielle Blutung	∅	+ +	+	(+)	∅	∅
posttraumatische u.a. Liquorfistel	(+)	(+)	∅	(+)	(+)	+ +
zerebraler Tumor	(+)	+ +	+ +	+	(+)	∅
intraventrikulärer Tumor	∅	+ +	(+)	+ +	+ +	+
Hydrozephalus						
Differentialdiagnose (Erwachsene)	(+)	+	(+)	+	+	+
Differentialdiagnose (Kinder)	∅	+	(+)	+	∅	+ +
Kontrolle post op von Drainagen	∅	∅	∅	(+)	(+)	+ +
Liquordiffusions- u. Resorptionsstudien	∅	∅	∅	∅	(+)	+ +

∅ = Diagnose nicht möglich
(+) = indirekte Hinweise auf Diagnose oder zusätzliche Information
+ = Diagnose möglich (nicht immer in vollem Umfang)
+ + = vollständige Diagnose hinsichtlich Lokalisation, Ausdehnung und Existenz möglich

bei ist durch die Applikation eines Radiopharmakons besonders die Differenzierung zwischen Hydrocephalus communicans und Hydrocephalus occlusus am einfachsten. Diese Differentialdiagnose ist besonders im Kleinkindesalter von praktischer Bedeutung. Andererseits ist aber auch bei der Differentialdiagnose des Hydrozephalus des Erwachsenen eine Differenzierung zwischen Hydrocephalus ex vacuo und normotensivem Hydrocephalus communicans durch die Zisternographie möglich. Mittels Szintigraphie sind dabei unterschiedliche Störungen der Liquordynamik festzustellen. Zu diesen gehören während der zisternographischen Phase der ventrikuläre Reflux und die basale Retardation des Radionuklids. Die ventrikuläre Phase kann beim Hydrozephalus durch eine leicht verzögerte Resorption oder durch eine völlig fehlende Resorption charakterisiert werden. Fehlende Resorption definiert FLEMING (FLEMING et al., 1972) bei einem Verweilen der Aktivität in den Hirnkammern über 48 Std hinaus. Die basale Retention wird vorwiegend feststellbar nach zisternaler Applikation des Radionuklids und kann Folge der Punktionslochdränage sein. Sie kann aber auch ein Hinweis auf die gestörte Liquordynamik darstellen. Gleichzeitige Darstellung von Zisternen und Hirnkammern ist regelmäßig ein Befund im Sinne des Hydrozephalus. Bei vermehrter Aktivitätsansammlung in den Zisternen und deren großer räumlicher Ausdehnung spricht dies für einen Hydrocephalus ex vacuo. Es läßt sich häufig nur in Anlehnung an die Anamnese sichern, ob er eine Folge der Hirnatrophie ist, oder eine andere Ursache mit behinderter Liquorausdehnung in die Hirnkammern vorliegt.

Nach WILLIAMS et al. (1972) kommt es in 42% der Patienten, die eine Subarachnoidalblutung durchgemacht haben, zu einem Hydrozephalus. Dabei zeigen die Szintigramme sehr unterschiedliche, unregelmäßige Aktivitätsverteilungen, und es tritt unmittelbar nach der zisternalen Applikation des Radionuklids ein ventrikulärer Reflux ein. Bei den postoperativen Untersuchungen kommt es vor allem darauf an, daß die zeitliche und örtliche Ausbreitung des Radiopharmakons geprüft wird. Als pathologische Befunde müssen unterschieden werden: die Stagnation des Radiopharmakons in operativen Resthöhlen, die asymmetrische Diffusion des Radiopharmakons sowie der ventrikuläre Reflux mit früher oder verzögerter Resorption. Insbesondere die Kontrolle der postoperativen Befunde und die präoperative Diagnostik beim Hydrozephalus sowie der frontobasalen

Liquorfistel stellen eine Hauptindikation zur nuklearmedizinischen Diagnostik im Bereich der zerebrospinalen Liquorräume dar. Informationen über die Liquordynamik sind heute, ohne Risiko für den Patienten, mit keinem anderen Untersuchungsverfahren zu gewinnen. Dabei stellt die Radionukliddiagnostik keineswegs eine Methode dar, die als Ersatz für die neuroradiologischen Untersuchungsverfahren der Angiographie, Pneumenzephalographie, Ventrikulographie und der Röntgennativdiagnostik des Schädels anzusehen ist; vielmehr ist die Radionukliddiagnostik eine wesentliche funktionelle Ergänzung zu dem neuroradiologischen Untersuchungsverfahren. Ohne Frage hat die Entwicklung des automatischen computergesteuerten Tomographen (CT-Scan) für die Diagnose der intrakraniellen Tumoren, Lokalisation von intrakraniellen Blutungen oder Aneurysmen eine wesentliche Verbesserung gebracht, bei der dem Patienten ein schmerzhafter Eingriff erspart bleibt. Trotzdem ist gerade bei der Frage nach Liquordiffusions- und Resorptionsstörungen, der Kontrolle nach operativen Behandlungen sowie von Ableitungsdrainagen beim Hydrozephalus und zur Lokalisation von Liquorfisteln derzeitig die Radionukliddiagnostik für Klinik und Forschung ein echter Fortschritt und durch keine andere gefahrlose Methode ersetzbar.

Literatur

ADAMS, R.D., FISCHER, C.M., HAKIM, S.: Symptomatic occult hydrocephalus with "normal" cerebrospinal fluid pressure A treatable syndrome. New Engl. J. Med. 273, 117–126 (1965)

AKERMAN, M., DE TOVAR, G., GUIOT, G.: Abnormal CSF Circulation and Occult Hydrocephalus in Association with CSF Rhinorrhea. In: Cisternography and Hydrocephalus (Ed. J.C. HARBERT), p. 293–302. Springfield: Charles C. Thomas (1972a).

AKERMAN, M., DE TOVAR, G., GUIOT, G.: Indications de la dérivation ventriculocisternale et controle de son efficacité par les radio-isotopes. Acta radiol. Diagn. 13, 475–485 (1972b).

ALDERSON, P.O., SIEGEL, B.A.: Adverse reactions following ^{111}In-DTPA cisternography. J. nucl. Med. 14, 609–611 (1973).

ALKER, J.G. JR., LESLIE, E.V., GLASAUER, F.E.: Five years experience with isotope cisternography and ventriculography. Acta radiol. Diagn. 13, 486–491 (1972).

ALKINSON, J.R., FOLTZ, E.L.: Intraventricular 'RIHSA' as a diagnostic in pre- and postoperative hydrocephalus. J. Neurosurg. 19, 159–166 (1962).

AMBROSE, J.: Computerized transverse axial scanning (tomography). Part II. Clinical application. Brit. J. Radiol. 46, 1023 (1973).

AMUNDSEN, P., KRISTIANSEN, K., PRESTHUS, J.: Clinical encephalography and isotope investigations of hydrocephalus in adults. Acta radiol. Diagn. 13, 492–495 (1972).

ARNAIZ BUENO, F., CARRILLO YAGÜE, R., CHARMORRO ROMERO, J.L., ORTIZ BERROGAL, J.: Application of the Anger Camera in the Evaluation of the Permeability of Pudenz Valves. In: Angiography/Scintigraphy (Ed. L. DIETHELM), p. 89–95. Berlin-Heidelberg-New York: Springer 1972.

ASHBURN, W.L.: Cisternography: Instrumentation and Techniques, p. 143–152. In: Cisternography and Hydrocephalis (Ed. Harbert, J.C. et al.). Springfield, Ill.: Charles C. Thomas 1972.

ASHBURN, W.L., HARBERT, J.C., BRINER, W.H., DI CHIRO, G.: Cerebrospinal fluid rhinorrhea studies with the gamma scintillation camera. J. nucl. Med. 9, 523 (1968).

BAGGIO, G.F., MORGANDO, E.: Applicatione della mieloszintillografia nella diagnosi dei blocchi midollari. Riv. Pat. nerv. ment. 83, 285–306 (1963).

BAGGIO, G.F., MORGANDO, E.: Sicuro, la myéloszintillographie dans le diagnostic des obstructions de l'espace sousarachnoidien spinal. In: Radio-Isotopes et affections du système nerveux central. Publié par Th. Planiol. p. 89–99 Paris: Masson 1965.

BALZEREIT, F.: Punktion der Liquorräume, Indikationen, Kontraindikationen, Komplikationen. Dtsch. med. Wschr. 93, 963–967 (1968).

BANNISTER, R., GILFORD, E., KOCEN, R.: Isotope encephalography in the diagnosis of dementia due to communicating hydrocephalus. Lancet 1967 II, 1014.

BAUER, F.K., YUHL, F.T.: Myelographie by means of J^{131}. Neurology 3, 341–346 (1953).

BAUER, F.K., YUHL, F.T.: Radiosotope Myelography. Int. J. appl. Radiat. 2, 52–58 (1957).

BELL, R.L.: Isotope transfer test for diagnosis of ventriculo-subarachnoidal block. J. Neurosurg. 14, 674–679 (1957).

BELL, R.L.: Automatic contour myelography in infants. J. nucl. Med. 3, 288–292 (1962).

BELL, R.L., HERTSCH, G.H.: Automatic contour scanner for myelography. Int. J. appl. Radiat. 7, 19–22 (1959).

BELL, E.G., SUBRAMANIAN, G., McAFEE J.G., ROSS, G.S.: Gamma Cisternography with ^{99m}Tc-labeled inulin. J. nucl. Med. 11, 299 (1970).

BELL, E.G., SUBRAMANIAN, G., McAFEE, J.G., ROSS, G.S.: Radiopharmaceuticas for Cisternography in Cisternography and Hydrocephalus. (Ed. J.C. Harbert), p. 161–171. Springfield: Charles C. Thomas 1972.

BENSON, D.F., PATTEN, D.H., LE MAY, M.: Hydrocephalic Dementia. In: Cisternography and Hydrocephalus (Ed. J.C. Harbert), p. 343–355. Springfield: Charles C. Thomas 1972.

BERNSTEIN, G.A., FINGERHUT, A.G., BECKER, D.: Pertechnetate in the treatment of hydrocephalus. J. nucl. Med. 10, 322 (1969).

BLOCKLEHURST, G.: Use of radio-iodinates serum albumin in the study of cerebrospinal fluid flow. J. Neurol. Neurosurg. Psychiat. 31, 162 (1968).

BOWSHER, D.: A possible mechanism of hydrocephalus: the osmotic regulation of cerebrospinal fluid volume. In: G.E.W. Wolstenhome, C.M. O'Conner: CIBA-Foundation Symposium on the Cerebrospinal Fluid, p. 282–301. London: Churchill 1958.

BRAMWIT, D.N., SCHMELKA, D.D.: Traumatic Subarachnoid-Pleural Fistula. Radiology 89, 737–738 (1967).

CARTER, TH.E., BARDFELD, PH.A., SHULMAN, K.: The uptake of Rhenium 188 in the Choroid Plexus and its Effekt on CSF Production. In: Cisternography and Hydrocephalus (Ed. J.C. Harbert), p 131–140. Springfield: Charles C. Thomas 1972.

CASTRO, M., TORRES, J.: Unusual myelographic appearances of the lumbosacral radicular sheaths. Acta radiol. Diagn. 13, 762–766 (1972).

CHOU, S.N., FRENCH, L.A.: Systemic absorption and urinary excretion of RIHSA from subarachnoid space. Neurology (Minneap.) 5, 555–557 (1955).

CROW, H.J., KEOGH, C., NORTHFIELD, D.W.C.: The localisation of cerebrospinalfluid fistulae. Lancet 271 1956 II, 325–327.

CURL, F.D., HARBERT, J.C., McCULLOUGH, D.C.: Quantitative Cisternography: An Aid to Diagnosis. In: Cisternography and Hydrocephalus (Ed. J.C. Harbert), p. 441–451. Springfield: Charles C. Thomas 1972.

DAMS, R.D., SISHER, C.M., HAKIM, S.: Symptomatic occult hydrocephalus with "normal" cerebrospinal fluid pressure. A treatable syndrome. New Engl. J. Med. 273, 117–126 (1965).

DELAND, F.H., JAMES, A.E. JR., WAGNER, H.N. JR.: Cisternography with ^{168}Yb-DTPA. J. nucl. Med. 12, 683–689 (1972).

DELAND, F.H., WAGNER, H.N. JR.: Atlas of Nuclear Medicine, Vol. 1 Brain. Philadelphia: W.E. Saunders 1969.

DELAND, F.H., WAGNER, H.N., HOSAIN, G., JAMES, A.E.: Interpretation of brain scans III. Cisternography. J. nucl. Med. 11, 314 (1970).

DETMER, D.E., BLACKER, H.M.: A case of aseptic meningitis secondary to intrathecal injection of I 131 humanserum albumin. Neurology (Minneap.) 15, 642–643 (1965).

DI CHIRO, G.: RIHSA-encephalography and conventional neuroradiologic methods. Acta radiol. (Stockh.) Suppl. 201, 1–102 (1961).

DI CHIRO, G.: New radiographic and isotopic procedures in neurological diagnosis. J. Amer. med. Ass. 188, 524 (1964a).

DI CHIRO, G.: RIHSA-Ventriculography and RIHSA-Cisternography. Neurology 14, 185 (1964b).

DI CHIRO, G., ASHBURN, W.L.: Isotope cisterno- and ventriculography. J. nucl. Med. 8, 266 (1967).

DI CHIRO, G., ASHBURN, W.L., BRINER, W.H.: ^{99m}Tc serum albumin for cisternography. Arch. Neurol. Psychiat. 17, 218 (1968).

DI CHIRO, G., MATTHEWS, W.B.: RIHSA-Ventriculography and RIHSA-Cisternography. Neurology 14, 185 (1964).

DI CHIRO, G., REAMES, P.M., MATTHEWS, W.E.: RIHSA-ventriculography and RIHSA-cisternography. Neurology (Minneap.) 14, 185–191 (1964).

DIETHELM, L.: persönliche Mitteilung

DIETZ, H., ZEITLER, E., WOLF, R.: Die szintigraphische Darstellung der Liquorräume mit 131-J-markiertem menschlichen Serumalbumin (RIHSA)- Methodik, Indikationen, Ergebnisse. Fortschr. Röntgenstr. 105, 537–555, 5–9, 11–13 (1966).

DIETZ, H., WOLF, R., ZEITLER, E.: Ergebnisse mit der Isotopen-Myelographie. In: G. Hoffmann: Radionuklide in der klinischen und experimentellen Onkologie, S. 299–304. Stuttgart: Schattauer 1965a.

DIETZ, H., WOLF, R., ZEITLER, E.: Über die diagnostische Anwendung der Isotopen-Myelographie. Kolloq. Dtsch. Ges. Neurochir. Berlin 12–13. 2. 1965b.

DIETZ, H., WOLF, R., ZEITLER, E.: Die Isotopen-Myelographie in der klinischen Diagnostik. Acta neurochir. (Wien) 13, 575–576 (1965).

EIICHI, O., BUSKIRK, C.V., WORKMAN, J.B.: Circulation of the spinal cord studied by autoradiography. Neurology (Minneap.) 10, 112–122 (1960).

FAZIO, C., AGNOLI, A., BAVA, G.L., BOZZAO, L., FIESCHI, C.: Demonstration of Spinal Tumors with Intravenously Injected ^{99m}Tc-Pertechnetate: A new diagnostic technique. J. nucl. Med. 10, 508–510 (1969).

FAZIO, C., AGNOLI, A., BAVA, G.L., BOZZAO, C., FIESCHI, C.: La scintigrafia midollare. Tecnica con iniezione endovenosa di ^{99m}Tc. Minerva med. 59, 3459 (1968).

FLEMING, J.F.R., SHEPPARD, R.H., TURNER, V.M.: CSF Scanning in the Evaluation of Hydrocephalus: A Clinical Review of 100 Patients. In: Cisternography and Hydrocephalus (Ed. J.C. Harbert), p. 261–284. Springfield: Charles C. Thomas 1972.

FOLTZ, E.L., WARD, A.A.: Communicating hydrocephalus from subarachnoid bleeding. J. Neurosurg. 13, 546–566 (1956).

Frenkel, V.Kh., Sosonkin: Isotope method of determining the patency of the acute period of closed spinal injuries. Vop. Neirokhir. (Moskau) **28**, 16–19 (1964).

Frigeni, G., Gaini, S.M., Paoletti, P., Villani, R.: Study of Possible Postsurgical Complications in Neurosurgery Using Radioisotope Cisternography. In: Cisternography and Hydrocephalus. (Ed. J.C. Harbert), p. 303–316. Springfield: Charles C. Thomas 1972.

Fuenzalida, S., Bennet, R., Larson, J.: 111-Indium-Albumin: a new radioisotope for cisternography. J. nucl. Med. **11**, 639 (1970).

George, J., Alker, M., Jr., Franz, E., Glasauer, F.E.: Myelographic Demonstration of Lumbosacral Nerve Root Avulsion. Radiology **89**, 101–104 (1967).

Georgi, P., Menzl, J., Sinn, H., Erbs, G.: RIHSA-Myelographie. Zisternographie mit 111-Indium-HSA. Fortschr. Röntgenstr. **120**, 339–344 (1974).

Glasauer, F.E., Alker, G.J., Leslie, E.V.: Isotope cisternography in hydrocephalus with normal pressure. J. Neurosurg. **29**, 555–561 (1968).

Greitz, T., Hindmarsh, T.: Computer assisted Tomography of Intracranial CSF Circulation using a watersohible contrast Medium. Acta radiol. Diagn. **15**, 497–507 (1974).

Gros, Ch. M., Schneegans, E., Wackenheim, A., Oberson, R., Haarscher, A.M.: Examen scintigraphique des espaces pericérébraux et péri-médullaires. In: Scintigraphie de l'hématome sous-dural du nourrisson. J. Radiol. Électrol. **46**, 453–456 (1965).

Gros, Ch.M., Wackenheim, A., Vrousos, C., Subirana, M.: Notre expérience de la scintigraphie cisternale. VII. Symposium Neuroradiologicum, New York, September 1964.

Gros, Ch.M., Wackenheim, A., Vrousos, C., Subirana, M.: La scintigraphie des espaces sous-arachnoidiens du canal rachidien. J. Radiol. Électrol. **46**, 457–464 (1965).

Gros, Ch.M., Wackenheim, A., Oberson, R., Vrousos, C., Subirana, M.: Faux arrètes par troubles de la diffusion et rétrécissement du canal rachidien en scintigraphie des espaces sous-arachnoidiens du rachis. J. Radiol. Électrol. **46**, 514–517 (1965).

Grossman, Ch.B.: Dynamic Roentgengraphic Changes in the Emty Sella Syndrom. Radiology **116**, 341–344 (1975).

Hacker, H.: Tomometrie: die direkte Röntgendiagnose von Gehirnerkrankungen. Dtsch. Ärztebl. **72**, 811 (1975).

Hakim, S., Adams, R.D.: The special problem of symptomatic hydrocephalus with "normal" cerebrospinal fluid pressure Observations on cerebrospinal fluid hydrodynamics. J. Neurol. Sci. **2**, 307–327 (1965).

Harbert, J.C., McCullough, D.C., Zeiger, L.S., Davidson, J.D., Ashburn, W.L.: Spinal cord dosimetry in 131 J-RIHSA cisternography. J. nucl. Med. **11**, 534 (1972).

Heinz, E.R., Davis, D.O.: Clinical, Radiological, Isotopic and Pathologic Correlation in Normotensive Hydrocephalus, p. 217–234. Springfield: Charles C. Thomas 1972.

Heinz, E.R., Davis, D.O., Karp, H.R.: Abnormal isotope cisternography in symptomatic occult hydrocephalus. Radiology **95**, 109–120 (1970).

Heller, H.: Positive Myelographie mit Äthylmonojodstearat. Fortsch. Röntgenstr. **109**, 69–73 (1968).

Hemmer, R.: Erfahrungen mit der modernen operativen Hydrozephalus-Behandlung. Untersuchungsergebnisse bei Fällen mit ventrikulo-aurikulären Drainagen. Arch. Kinderheilk., Beiheft 51. Stuttgart: Enke 1964.

Hilditch, E.: Radiation dose in isotope encephalography. Lancet **1968 II**, 573.

Hounsfield, G.N.: Computrized transverse axial scanning (tomography) Part. I. Description of system. Brit. J. Radiol. **46**, 1016 (1973).

Hosain, F., Phil, D., Som, P.: Chelated ^{111}In: An ideal radiopharmaceutical for cisternography. Brit. J. Radiol. **45**, 677–679 (1972).

Hosain, F., Som, P., Deland, F.H., James, A.E., Eagner, H.N.: 169 Yb-Calcium-DTPA: A new agent for cisternography. J. nucl. Med. **11**, 328 (1970).

Hosain, F., Som, P., Everette, A.J., Jr., De Blanc, H.J., jr., Wagner, H.N., Jr.: Radioactive Chelates for Cisternography: The Dosis and the Choice. In: Cisternography and Hydrocephalus (Ed. J.C. Harbert), p. 185–193. Springfield: Charles C. Thomas 1972.

Hübner, M.D., Brown, D.W.: Scanning of the spinal subarachnoid space after intrathecal injection of 131 I labeled human albumin. J. nucl. Med. **6**, 465–472 (1965).

James, A.E., De Land, F.H., Hodges, F.J., Wagner, H.N.: Cerebrospinal fluid (CSF) scanning: Cisternography. Amer. J. Roentgenol. **110**, 110 (1970).

Jayabalan, V., White, D., Bank, M.: Adverse Reactions (Aseptic Meningitis) from ^{111}Indium DTPA Cisternographic Examinations. Radiology **115**, 403–405 (1975).

Joseph, K., Lang, W., Graul, E.H., Hermann, E., Calatayud, V.: Nuklearmedizinische Diagnostik in der Neurologie. Dtsch. Ärztebl. **17**, 967–974 (1968).

Kagen, A., Tsuchiya, G., Patterson, V., Sugar, O.: Test for patency of ventriculovascular shunt for hydrocephalus with radioactive iodinated serum albumin. J. Neurosurg. **20**, 1025–1028 (1963).

Kirchner, P.T., Kusick, K.M., Wagner, H.N.: Kinetics of chelated radiopharmaceuticae in cisternography. J. nucl. Med. **13**, 442 (1972).

Klaus, M., Mayer, K.: Die benigne, oft rezidivierende lymphozytäre Meningitis nach Mollaret. Psychiat. et Neurol. (Basel) **154**, 118–125 (1967).

Koziowski, K.: Intraspinale und spinale Tumoren bei Kindern. Pädiatrische Praxis 7, 113–120 (1968).

Krupin, E.N.: Anwendung von Radon zur topischen Diagnose der Rückenmarkstumoren. Vop. Neirokhir. (Moskau) 20, 18–21 (1956).

Larson, St.M., Schall, G.L., Di Chiro, G.: The unsuccessful injection in Cisternography: Incidence, Cause and Apperance. In: Cisternography and Hydrocephalus (Ed. J.C. Harbert), p. 153–160. Springfield: Charles C. Thomas 1972.

Lee, J.C., Olszewski, J.: Penetration of radioactive bovine albumin from cerebro-spinal fluid into brain tissue. Neurology (Minneap.) 10, 814–822 (1960).

Le May, M., New, P.F.J.: Pneumoencephalography and isotope cisternography in the diagnosis of occult normalpressure hydrocephalus. Radiology 96, 347–358 (1970).

Liass, F.M.: Radon-Isotopen-Myelographie. Vop. Neirokhir. (Moskau) 22, 26–31 (1958).

Liass, F.M.: Isotope myelography in the diagnosis of herniation of the intervertebral disc. Vop. Neirokhir. (Moskau) 25, 28–30 (1961).

Liass, F.M.: Stellungnahme zu den radioaktiven Isotopen, die in der Diagnostik von Tumoren des Rückenmarkes Anwendung finden. Radiobiol. Radiother. (Berlin) 4, 219–229 (1963).

Liass, F.M., Smagin, B.I.: The use of scanning method for more accurate localization of spinal cord tumors. Med. Radiol. 5, 51–52; Ref. In: Excerpta Medica (Amst.), Section XVI, 9, 1067 (1961).

Lin, J.P.-T., Goodkin, R., Tong, E.C.K.: Radiojodinated serum allumin (RISA) cisternography in the diagnosis of incisural block and occult hydrocephalus. Radiology 90, 36–41 (1968).

Lying-Tunell, U., Söderborg, B.: Quantitative scintigraphic method of estimating the circulation of cerebrospinal fluid. Acta radiol. Diagn. 13, 554–569 (1972).

Mamo, L.: Nouv. Presse méd. 3, 595 (1974).

Matin, P., Goodwin, D.A., Finston, R.: Cerebrospinal fluid scanning with ^{111}In a more ideal radionuclide. J. nucl. Med. 11, 346 (1970).

McCullough, D.C., Fox, J.S., Curl, F.D., Green, R.C.: Effects of CSF Shunts on Intracranial Pressure and CSF Dynamics. In: Cisternography and Hydrocephalus (Ed. J.C. Harbert), p. 335–342. Springfield: Charles C. Thomas 1972.

McCullough, D.C., Harbert, J.C., Di Chiro, G., Ommaya, A.K.: Prognostic criteria for CSF Shunting from isotope Cisternography in Communicating hydrocephalus. Neurology 20, 594–598 (1970).

Mealy, J.: Gamma-ray image of subdural effusions. Scanning after injection of radioiodinated serumalbumin into subdural space and its clinical application. J. Neurosurg. 19, 934–942 (1962).

Migliore, A., Paoletti, P., Villani, R.: L'impiego degli isotopi radioattivi nello studio della dinamica liquorale. Riv. Neurol. 31, 37–44 (1961).

Migliore, A., Paoletti, P., Villani, R.: Prime esperienze sull' impiego deu radioisotopi nello studio della dinamica liquorale. 12. Neurochir. Kongreß Rom 7.–8.12.1960; Minerva neurochir. 6, 7–8 (1962a).

Migliore, A., Paoletti, P., Villani, R.: Radioisotopic method for evaluating the patency of the Spitz-Holter valve. J. Neurosurg. 19, 605 (1962b).

Moretti, J.L.: Die Untersuchung des Kreislaufs der Hirn-Rückenmark-Flüssigkeit mit 111 In.-DTPA. Electromedica 43, 86–91 (1975).

Morrison, R.T.: Color Scintiencephaloscanning. J. Neurosurg. 22, 434–436 (1965).

Mundinger, F.: Radio-Isotopenuntersuchungen des Gehirns. Kolloq. Dtsch. Ges. Neurochir. Berlin 12. bis 13.2.1965. Acta neurochir. (Wien) 13, 572–573 (1965).

Mundinger, F., Anlauf, M., Bouchard, G.: Die kardiale Impulsfrequenzmessung des J 131-Hippuran, eine neue Methode zur Passageprüfung ventrikuloatrialer Shunts und die ventrikuläre Resorptionsprüfung zur Differentialdiagnose der Hydrocephali. Acta neurochir. (Wien) 11, 272–286 (1963).

Nicol, C.F.: A second case of aseptic meningitis following isotope cisternography using J 131-Human-Serum-Albumin. Neurology 17, 199–200 (1967).

Oberson, R.: La cisternographie radio-isotopique chez l'enfant. Schweiz. med. Wschr. 100, 867–874 (1970).

Oldham, R.K., Staab, E.V.: Aseptic meningitis following the intrathecal injection of radioiodinated serum albumin. Neurology 17, 199 (1967).

Ommaya, A.K., Di Chiro, G., Baldwin, M., Pennybacker, J.B.: Non-traumatic cerebrospinal fluid rhinorrhoea. J. Neurol. Neurosurg. Psychiat. 31, 214–225 (1968).

Otto, H., Bock, W.J., Pac, W., Sauer, J., Strötges, M.W.: Die Leistungsfähigkeit der Szintigraphie bei der Diagnostik von Liquorfisteln. Fortschr. Röntgenstr. 118, 641–648 (1973).

Otto, H., Sauer, J., Fiebach, O., Bettag, W.: Die Myeloszintigraphie als präoperative Untersuchungsmethode bei raumfordernden Prozessen des Spinalkanals. Fortschr. Röntgenstr. 116, 766–772 (1972).

Pantazis, G., Taptas, J., Mikropoulos, H., Kordiolis, N., Samaras, V., Paraschou, E., Savvas, Ch., Dermentzogiou, F.L.: Diagnosis of intraspinal neurological syndroms by myeloscintigram. II. Internat. Symposium of Isotopes, Athen 1964.

Paraicz, E., Simkovics, M.: Studies on absorption of the cerebrospinal fluid with intraventricularly administered radioactive isotopes. Minerva neurochir. 25, 245–247 .

Patten, D.H., Benson, D.F.: Diagnosis of normalpressure hydrocephalus by RISA Cisternography. J. nucl. Med. 9, 457–461 (1968).

Pecker, J., Javaiet, A.: Diagnostique des tumeurs cervicales par la gamma-myelographie et l'arteriographie vertebrale. Premères résultates. Neuro-chirurgie **6**, 284–288 (1960).

PENNING, L., KERCKHOFFS, H.P., TEN NAPEL, K., WOLDRING, M.G.: Experimental Investigation of Shake Emulsions of Radiopaque Oils in the Cranial Subarachnoid Space. Radiol. clin. biol. **37**, 103–112 (1968).

PEN-TZE LIN, J., GOODKIN, R., TONG, ECK et al.: Radioiodinated serum albumin (RHISA) cisternography in the diagnosis of incisuralblock and occult hydrocephalus. Radiology **90**, 36–41 (1967).

PERRYMAN, CH.R., NOBLE, P.R., BRAGDON, F.H.: Myeloscintigraphy: A useful procedure for localization of spinal block lesions. Amer. J. Roentgenol. **80**, 104–111 (1958).

PFANNENSTIEL, P.: Radionuklide zur Prüfung der zerebralen Hämodynamik und Szintiraphie von Hirn- und Liquorräumen. Med. Welt **24**, 324–328 (1973).

PIEPGRAS, U., JELASIC, F., KAMMERER, V., TRAUPE, H.: Radiologische Befunde bei zervikalen Wurzelausrissen. Radiologe **15**, 317–322 (1975).

PIEPGRAS, U., VOETS, P.: Diagnosis by Scanning in Pathological Processes of the Spinal canal (Intravenous Myelo-Scanning). In: Angiography/Scintigraphy (Ed. L. Diethelm), p. 117–120. Berlin-Heidelberg-New York: Springer 1972.

PIEPGRAS, U., VOETS, P., PINTO, F.: Mielocintilograma. Contribuicao à mielografia isotópica com a Rihsa nos bloqueios do espaco sub-aracnoideu. Edotora Impregrafica Ltda., Rio de Janeiro 1962; Beitrag zur Isotopen-Myelographie. Kongr. Dtsch. Ges. Neurol., Köln 17.–18.9.1962; Zbl. ges. Neurol. Psychiat. **171**, 254 (1963).

PIROTH, H.D., GLANZMANN, CH.: Nuklearmedizinische Diagnostik des Zentralnervensystems. Dtsch. Ärztebl. **13**, 929–932 (1974).

POLLAY, M.: CSF Formation and Mechanism of Drainage. In: Cisternography and Hydrocephalus (Ed. J.C. Harbert), p. 13–24. Springfield: Charles C. Thomas 1972.

RAU, H., PIROTH, D., MEIENBERG, O.: Möglichkeit und Grenze der Myeloscintigraphie. Dtsch. med. Wschr. **99**, 498–502 (1974).

RIESELBACH, R.E., DI CHIRO, G., FREIREICH, E.J., RALL, D.P.: Subarachnoid distribution of drugs after lumbar injection. New Engl. J. Med. **267**, 1273–1278 (1962).

RUDD, TH.G., O'NEAL, J.T., NELP, W.B.: Cerebrospinal Fluid Circulation Following Subarachnoidal Hemorrhage. J. nucl. Med. **12**, 61–63 (1971).

SARTOR, K., HILL, B.J., JERVA, M.J.: Hydrocephalus: Zur Radiologie der nichtvasalen Liquorshunts und ihre Komplikationen. Fortschr. Röntgenstr. **120**, 567–572 (1974).

SCHOLZ, S.: Quantitative myelographische Untersuchungen mit einer digitalen Gammakamera (Autofluoroskop n. Bender) über die ^{99m}Tc-Pertechnetat-Verteilung im spinalen Liquorraum. Inaug. Diss. Freiburg 1971.

SELVERSTONE, B.: Studies of the formation and absorption of the cerebrospinal fluid using radioactive Isotopes. A critical evaluation of data and conclusions. In: G.E.W. Wolstenholme, C.M. O'Connor: CIBA-Foundation Symposium on the cerebrospinal fluid, p. 147–167. London: Churchill 1958.

SHAPIRO, R.: Myelography. Year Book Medical Publishers Chicago 1962.

SHUIMAN, K., MARTIN, B.F., POPOFF, N.: Recognition and treatment of hydrocephalus from spontancous subarachnoid hemorrhage. J. Neurosurg. **20**, 1040–1049 (1963).

SIMKOVICS, M., FARKAS, I., KADAR, G.Y.: Gasmyelography with radioactive isotopes. Minerva neurochir. **24**, 242–244 (1969).

STAAB, E.V., ALLEN, J.H., YOUNG, A.B., SOPER, B.A. MEACHEN, W.: 131 J-HSA Cisternograms and Pneumoencephalograms in Evaluation of Hydrocephalus. In: Cisternography and Hydrocephalus (Ed. J.C. Harbert), p. 235–248. Springfield: Charles C. Thomas 1972.

SWEET, W.H., BROWNELL, G.L., SCHOOL, J.A., BOWSHER, D.R., BENDA, P., STICKLEY, E.E.: The formation, flow and absorption of cerebrospinal fluid: Newer concepts based on studies with isotopes. Re. Publ. Ass. nerv. ment. Dis. **34**, 101–159 (1954).

SWEET, W.H., LOCKSLEY, H.B.: Formation, flow and reabsorption of cerebrospinal fluid in man. Proc. Soc. exp. Biol. (N.Y.) **84**, 397–402 (1953).

TATEM, H.R., CROLL, M.N. MATHEWS, G.J., OSTERHOLM, J.W., LAURETA, R.C.: Reduction Rectilinear Scanning for the Evaluation of Ventriculosagittal Sinus in Hydrocephalus. In: Cisternography and Hydrocephalus (Ed. J.C. Harbert), p. 317–322. Springfield: Charles C. Thomas 1972.

TATOR, C.H., FLEMING, J.F.R., SHEPPARD, R.H.: Radioisotopic test für communicating hydrocephalus. J. Neurosurg. **28**, 327–340 (1968).

TATOR, C.H., FLEMING, J.F.R., SHEPPARD, R.H.: A radioisotopic test for communicating hydrocephalus. J. Neurosurg. **28**, 327–330 (1968).

TATOR, C.H., FLEMING, J.F.R., SHEPPARD, R.H.: Studies of cerebrospinal fluid dynamics with intrathecally administered radioiodinated human serum albumin (131 IHSA). Canad. med. Ass. J. **97**, 493–503 (1967).

TATOR, C.H., MURRAY, S.: A clinical, pneumoencephalographic and radioisotopie study of normal-pressure communicating hydrocephalus. Canad. med. Ass. J. **105**, 573–579 (1971).

TATOR, C.H., MURRAY, SH.: The Value of CSF Radiostope Studies in the Diagnosis and Management of Hydrocephalus. In: Cisternography and Hydrocephalus (Ed. J.C. Harbert), p. 249–260. Springfield: Charles C. Thomas 1972.

TOUYA, E., OSORIO, A., TOUYA, J.J., JR., PAEZA, A., GARCIA GUELFI, A.: Cerebrospinal fluid otorrhea due to congenital malformation. A cisternoscintillographic diagnosis. J. nucl. Med., **11**, 369 (1970).

Touya, E., Touya, J.J., Bekerman, C., Perillo, W., Garcia Guelfi, A., Osorio, A., Ferrari, M.: A new radiopharmaceutical for subarachnoid space scintillography (colloidal 113m In). J. nucl. Med. **10**, 376 (1969).

Van Wart, C.A., Dupont, J.R., Kraintz, L.: Transfer of radioiodinated human serum albumin (RIHSA) from cerebrospinal fluid to blood plasma. Proc. Soc. exp. Biol. (N.Y.) **103**, 708–710 (1960).

Wackenheim, A.: L'exploration du canal rachidien par la radiocartographie. J. Méd. Besoncon **1**, 211–216 (1965).

Wackenheim, A.: Isotopen-Myelographie. Radiologe **5**, 484–486 (1965).

Wackenheim, A., Vrousos, C., Subirana, M.: La scintigraphie des espaces sousarachnoidiens du canal rachidien. Quelques pages méd. scientif. litt. **150**, 10–11 (1964).

Wagner, H.N., Hosain, F., Deland, F.H., Som, P.: A new radiopharmaceutical for Cisternography chelated Ytterbium 169. Radiology **95**, 121 (1970).

Wellman, H.N., Lewis, H.P., Carrou, R., Ramirez, R.: Visualization and function studies of the cerebrospinal fluid space with 99mTc sulfide colloid. Neurology **18**, 1113 (1968).

Wiedenmann, D., Decker, K.: Das Myelogramm bei Ausrissen des Armplexus. Fortschr. Röntgenstr. **84**, 345 (1956).

Williams, J.P., Lynde, R.H., Pribram, H.F.W.: Cisternographic Changes Following Subarachnoid Hemorrhage. In: Cisternography and Hydrocephalus (Ed. J.C. Harbert), p. 285–291. Springfield: Charles C. Thomas 1972.

Zander, E., Oberson, R.: Diagnostic des fistules de liquide céphalorachidien par la cisternographie radioisotopique. Neurochirurgia (Stuttg.) **10**, 163–169 (1967).

Zeitler, E.: Möglichkeiten und Grenzen der Rückenmarkszintigraphie. In: Angiography/Scintigraphy (Ed. L. Diethelm), p. 121–126. Berlin-Heidelberg-New York: Springer 1972.

Zeitler, E., Dietz, H.: Über den diagnostischen Wert der Myelographie mit Suspensionen. Radiologe **5**, 489–496 (1965).

Zeitler, E., Dietz, H., Schürmann, K., Wolf, R.: Diagnostische Ergebnisse mit der RIHSA-Myelographie und RIHSA-Ventrikulographie 7. Int. Symposium Bad Gastein 10.–13.1.1966. In: Radioaktive Isotope in Klinik und Forschung. Berlin-München: Urban und Schwarzenberg 1966.

II. Speicheldrüsenfunktions- und Lokalisationsdiagnostik mit Radionukliden

Von

W. Börner

Mit 11 Abbildungen und 1 Tabelle

Seit Jahrzehnten ist bekannt, daß Jodid in zahlreichen extrathyreoidalen Organen in nicht unerheblichem Maß konzentriert wird; hierzu gehören vor allem der Magen, die Kopfspeicheldrüsen, die Brustdrüsen und der Plexus chorioidalis (Lit. bei Brown-Grant, 1961 und Wolff, 1964). Für nuklearmedizinische Verfahren zur Untersuchung der Speicheldrüsen bietet sich deshalb der Weg über den aktiven Transport an.

1. Physiologie

1.1. Jodid

Bereits 1947 konnten Schiff et al. mit Hilfe von Radiojod zeigen, daß die Konzentration von Jodid im menschlichen Speichel 30- bis 40mal so hoch ist wie diejenige im Serum. Nach Cohen und Myant (1959) sowie Stephen et al. (1971 b) bestehen sowohl zwischen den einzelnen Spezies als auch zwischen den verschiedenen Speicheldrüsen der jeweiligen Spezies große Unterschiede im Jodkonzentrierungsvermögen.

Honour et al. (1952) fanden im Gesamtspeichel des Menschen eine ebenso hohe Jodkonzentration wie im Parotisspeichel; sie nahmen deshalb an, daß die submandibulären und sublingualen Drüsen zu dieser hohen Konzentration von Jodid im Mischspeichel nicht unerheblich beitragen. Neuere Untersuchungen von Stephen et al. (1973) am Menschen bestätigten, daß die Jodid-Konzentration im Speichel von Parotis (serös) und Submandibularis (sero-mukös) des Menschen keine signifikanten Unterschiede aufweist, während diejenige im Speichel der Gl. sublingualis (mukös) deutlich höher liegt. Die Jodidausscheidung durch die Parotis und Submandibularis ist unabhängig vom Schilddrüsenfunktionszustand (Harden et al., 1965). Nach radiochromatographischen Analysen liegt im Speichel über 90% der Aktivität als Jodid vor (Logothetopoulos u. Myant, 1956).

Bereits 1953 wiesen Rowlands et al. am Menschen nach, daß — ähnlich wie bei der Schilddrüse — die Anreicherung von Jodid im Speichel durch Perchlorat und Thiocyanat dosisabhängig herabgesetzt werden kann, und zwar — unabhängig von der Speichelmenge — durch Perchlorat stärker als durch Thiocyanat. Ferguson et al. (1956, 1957) konnten diese Ergebnisse bestätigen; ohne Einfluß blieb dagegen die Verabreichung von Methimazolen.

Nach autoradiographischen Untersuchungen am Hamster diskutierten COHEN et al. (1955), ob die ^{131}J-Konzentration in den Epithelzellen der Ausführungsgänge aus den Zellen selbst stammt oder durch selektive Reabsorption von Wasser oder anderen Lösungen aus dem vorbeifließenden Speichel verursacht wird. HÖBEL und LEHRNBECHER (1967) gelang es, durch autoradiographische Untersuchungen mit ^{125}J am Meerschweinchen nachzuweisen, daß Jodid sich in erster Linie in den Epithelzellen des Gangsystems anreichert und nur in sehr geringem Umfang in den Zellen der Azini.

1.2. Pertechnetat

Nach ANBAR et al. (1959) beruht das qualitativ gleichartige Verhalten verschiedener monovalenter Anionen, wie ClO_4^-, TcO_4^-, ReO_4^- oder J^-, auf ihrem vergleichbaren Volumen ($J^- = 4{,}22 \times 10^{-23} cm^3$; ClO_4^-, TcO_4^-, $ReO_4^- = 4{,}05 \times 10^{-23} cm^3$), unabhängig davon, daß sich ein sphärisches Ion, wie J^-, und ein Ion mit der Struktur eines Tetraederkomplexes, wie TcO_4^-, gegenüberstehen. Aus diesem Grund wird ^{99m}Tc-Pertechnetat von denselben Organen wie Jodid gerafft, ohne jedoch nennenswert organisch gebunden zu werden (WOLFF, 1964). Für den Raffungsmechanismus wird von ANBAR et al. (1959) ein spezifischer Eiweißkörper diskutiert, der nur Ionen mit gleicher Ladung und vergleichbarem Volumen konzentriert.

Wie bereits erwähnt, besteht bei den einzelnen Tierarten ein erheblicher Unterschied in der Jodid-Raffung der Speicheldrüsen (COHEN u. MYANT, 1959). Deshalb waren Vergleichsuntersuchungen auch am Menschen über die Konzentrierungs-Fähigkeit der gesunden Speicheldrüsen für Jodid und Pertechnetat angezeigt. ALEXANDER et al. (1966) konnten nachweisen, daß die Speichel/Serum-Konzentration des Menschen für J^- doppelt so hoch ist wie diejenige für TcO_4^-. Dieses Ergebnis steht im Gegensatz zu den In-vitro-Studien am Tier von WOLFF (1964), die eine größere Affinität der Speicheldrüsen für TcO_4^- als für J^- vermuten ließen. In der Folge konnten aber die Befunde von ALEXANDER et al. (1966) mehrfach bestätigt und ergänzt werden (HARDEN et al., 1968; BÖRNER, 1968; BÖRNER et al., 1972; LAZARUS et al., 1973; STEPHEN et al., 1973).

Ein Geschlechtsunterschied in der Speichel-Sekretionsrate zeigte sich weder für J^- noch für TcO_4^-. Es gelang lediglich, durch Zitronensaft oder Salz die Speichelsekretion bei den Männern signifikant stärker anzuregen als bei den Frauen (LAZARUS et al., 1971). Die gegensinnige Beziehung zwischen dem Speichel/Serum-Quotienten der beiden Anionen und der Speichel-Sekretionsrate konnte auch von dieser Arbeitsgruppe bestätigt werden.

BÖRNER et al. (1972) kamen durch Messung der Radioaktivität von außen (über den entsprechenden Arealen) und des Parotisspeichels sowie durch quantitative Auswertung von Szintigrammen zu folgenden weiteren Ergebnissen über das physiologische Verhalten von J^- und TcO_4^-:

Beide Ionen werden von den einzelnen Drüsen mit individueller Geschwindigkeit, oft auch für beide Seiten unterschiedlich, gerafft und ausgeschieden. Das Maximum der Anreicherung tritt nacheinander in der Parotis, der Submandibularis und der Sublingualis auf. Im Gegensatz dazu fanden VAN DEN AKKER u. BUSEMANN SOKOLE (1974) durch sequenz-szintigraphische Untersuchungen in der Regel symmetrische Speicherkurven über den entsprechenden Drüsen links und rechts. Ebenfalls divergierend waren ihre Ergebnisse hinsichtlich der zeitlichen Reihenfolge des Speichermaximums über den einzelnen Kopfspeicheldrüsen: Das Speicher-Maximum wurde jeweils in der Gl. submandibularis früher erreicht als in der Gl. parotis.

Jodid und Pertechnetat verhalten sich ähnlich; jedoch wird Jodid rascher und etwa doppelt so stark angereichert und rascher wieder abgegeben als Pertechnetat (BÖRNER et al., 1972) (Abb. 1). Nach Gabe von Perchlorat werden beide Ionen von den Speicheldrüsen nicht mehr angereichert. Es tritt die gleiche kompetitive Hemmung ein wie bei der Schilddrüse. Durch Perchlorat werden Jodid und Pertechnetat aus den Zellen der Speicheldrüsen verdrängt, und zwar Pertechnetat rascher als Jodid. Daher ist im Parotisspeichel bei normaler oder gesteigerter Sekretion zunächst eine erhöhte Aktivität nachweisbar. Bei geringer oder verlangsamter Sekretion kann der Perchlorateffekt verzögert eintreten und bei zu kurzen Beobachtungszeiten nicht nachweisbar sein. Wegen der verminderten Sekretion von Jodid und Pertechnetat bleibt in diesem Fall die im Gangsystem vorhandene Aktivität noch einige Zeit erhalten.

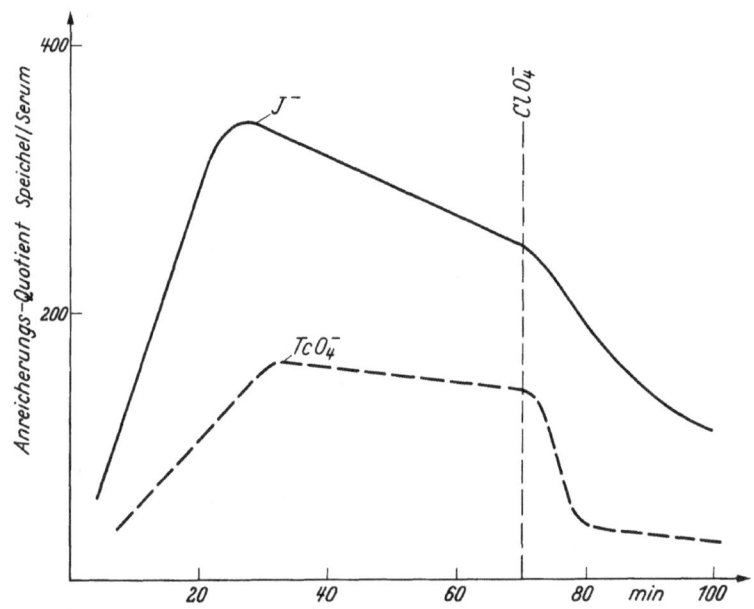

Abb. 1. Anreicherungsquotient Parotisspeichel/Serum für J⁻ und TcO_4^- in Abhängigkeit von der Zeit. (Nach BÖRNER, W., Med. Klin. 66, 1496 (1971))

STEPHEN et al. (1973) untersuchten Speichel der Parotis, Submandibularis und Lingualis — teilweise auch Biopsien der Lingualis — unter vorheriger Gabe eines Gemisches aus $^{132}J^-$, $^{99m}TcO_4^-$, $^{35}SCN^-$ und $^{82}Br^-$. Dabei wurden folgende interessante Befunde erhoben:

Die Speichelsekretionsrate lag für J⁻ am höchsten, gefolgt von SCN⁻, TcO_4^- und Br⁻.

Für J⁻ war die Konzentrierung im mukösen Speichel der Sublingualis-Drüse höher als in dem der serösen Parotis und der seromukösen Submandibularis, während TcO_4^-, SCN⁻ und Br⁻ im Parotis- und Sublingualis-Speichel höher angereichert wurden als im Speichel der Submandibularis.

Das Verhältnis von J⁻/TcO_4^- lag im Sublingual-Speichel mit 2,6 höher als im Submandibular-Speichel mit 2,0 und Parotis-Speichel mit 1,6, ohne daß eine Änderung durch die Speichel-Sekretionsrate eintrat.

Die Blockierung der Sekretionsrate durch Perchlorat war für J⁻, TcO_4^- und SCN⁻ in der Parotis stärker als in der Sublingualis.

1.3. Stimulation und Suppression durch Pharmaka

Bei vermehrter Speichelsekretion, z.B. nach Pilocarpin, kommt es zu einem Verdünnungseffekt und zu einer gesteigerten Ausscheidung von Jodid und Pertechnetat. Während der Speichelfluß auf das 25fache steigt, wächst die Ausscheidungsgeschwindigkeit nur um das Vier- bzw. Dreifache (BÖRNER et al., 1972). SETÄLÄ et al. (1967) konnten die spezifische Wirkung von Pilocarpin auf die Kopfspeicheldrüsen feststellen. Pilocarpin i.m. — 20 mg als Nitrat oder Hydrochlorid — wird vom Menschen gut vertragen und führt über eine exzessive Steigerung der Speichel- und Schweißsekretion zu einer gesteigerten Ausscheidung des radioaktiven Pertechnetats, während Atropin i.v. (0,5 mg) den umgekehrten Effekt aufweist. SCHMIDT (1972) verwendet als Stimulans 0,25 mg Karbamoylcholinchlorid (Doryl®) s.c. (in den Unterarm). Karbamoylcholinchlorid ist einer der wirksamsten Cholinester. Abgesehen von einer leichten Gefäßdilatation im Gesicht, wird der Kreislauf nicht nennenswert beeinflußt; in seltenen Fällen wurde profuser Schweißausbruch beobachtet. Als Parasympathikomimetikum ist Doryl bei Asthma bronchiale kontraindiziert.

2. ^{99m}Tc-Pertechnetat in der morphologischen und funktionellen Diagnostik der Kopfspeicheldrüsen

2.1. Geschichtliches

Obwohl bereits seit Jahrzehnten Radionuklide für Untersuchungen in der Speicheldrüsenphysiologie erfolgreich Anwendung gefunden haben, ist die Methode der szintigraphischen Darstellung der Kopfspeicheldrüsen und ihr Einsatz in der klinischen Diagnostik noch relativ jung (BÖRNER et al., 1965).

Bereits 1963 beobachteten TAPLIN et al. eine Anreicherung von ^{131}J in den Speicheldrüsen eines Patienten, dem 250 µCi ^{131}J-Albumin-Partikel zur Leberszintigraphie injiziert worden waren. Durch Abbau der Albumin-Partikel in den Kupffer'schen Sternzellen kam es, außer in der Schilddrüse, zu einer Akkumulation von Na^{131}J in den Speicheldrüsen. Die Autoren leiteten hieraus jedoch keine diagnostischen Konsequenzen ab. Das auf diese Weise erhaltene Szintigramm war qualitativ ausreichend. Bei Verwendung von ^{131}J für die Szintigraphie der Kopfspeicheldrüsen würde jedoch eine zu hohe Strahlenbelastung auftreten. Ein Jahr später empfahlen HARPER et al. (1964) ^{99m}Tc-Pertechnetat als Radionuklid für zahlreiche szintigraphische Verfahren. Sie beschrieben das gleichartige Verhalten von Pertechnetat und Jodid im Organismus mit einer Anreicherung u.a. in den Kopfspeicheldrüsen, ohne dabei dem ^{99m}TcO$_4^-$ für die Diagnostik dieser Drüsen eine Bedeutung beizumessen.

1965 berichteten BÖRNER et al. (1965a, 1967b) erstmals über die Anwendung von ^{99m}Tc-Pertechnetat in der Speicheldrüsen-Diagnostik. Sie folgerten aus ihren Untersuchungen, daß die Szintigraphie mit ^{99m}TcO$_4^-$ nicht nur in morphologischer sondern auch in funktioneller Hinsicht zur Abklärung von Speicheldrüsen-Erkrankungen dienen kann und wertvoll ist. Das Verfahren wurde somit bereits damals sowohl für die Lokalisations- als auch für die Funktionsdiagnostik der Kopfspeicheldrüsen empfohlen. Inzwischen hat sich die Methode in der Klinik bewährt; sie wurde von zahlreichen Arbeitsgruppen angewendet, verbessert und ergänzt (vgl. Tabelle 1 und Kapitel II.3.).

2.2. Physikalische Eigenschaften und Strahlenbelastung

^{99m}Tc emittiert eine praktisch monochromatische Gammastrahlung von 140 keV. Trotz der weichen Strahlung beträgt die Halbwertsschichttiefe im Gewebe 4,6 cm (MOLL et al., 1968), weshalb Absorptionsverluste relativ gering sind. Auch tiefer gelegene Drüsenanteile können daher mit gutem szintigraphischen Auflösungsvermögen ohne Schwierigkeit dargestellt werden.

Die kurze physikalische Halbwertszeit von 6 Std, die weiche monochromatische Gammastrahlung und das Fehlen einer primären Betastrahlung ermöglichen es, mit einer Testdosis von 1–2 mCi ^{99m}TcO$_4^-$ zu arbeiten. Die Strahlenbelastung liegt — trotz dieser vergleichsweise hohen Testdosis — nur bei 0,6–1,2 rad für die normal große Schilddrüse bei euthyreoter Funktionslage und bei 0,3–0,6 rad für die Speicheldrüsen des Mundbereichs.

Durch mehrtägige Verabreichung von Trijodthyronin (SMITH, 1972) kann die Schilddrüse für Pertechnetat blockiert werden, ohne daß hierdurch die Aufnahme von TcO$_4^-$ durch die Kopfspeicheldrüsen nennenswert beeinträchtigt wird. Perchlorat dagegen verhindert sowohl die Akkumulation von TcO$_4^-$ in der Schilddrüse als auch in der Speicheldrüsen (HARDEN et al., 1967; BÖRNER, 1968). Während nach SORSDAHL et al. (1969) Lugolsche Lösung, am Tag vor der geplanten Untersuchung verabreicht, im wesentlichen nur die Schilddrüse blockieren soll, wird nach JUDIN (1971) durch Jodid — ähnlich wie durch Perchlorat — erwartungsgemäß über eine kompetitive Hemmung die ^{99m}TcO$_4^-$-Anreicherung auch in den Kopfspeicheldrüsen verhindert. Mit der Blockierung der Thyreoidea durch Schilddrüsenhormone wird jedoch die Praktikabilität der Speicheldrüsen-Untersuchung eingeschränkt: Die Verabreichung von 100 µg Trijodthyronin pro Tag muß mindestens eine Woche vor dem Untersuchungstermin begonnen werden. Bei krankhaft herabgesetzter Speicherung von ^{99m}TcO$_4^-$ in den Speicheldrüsen kann die Anreicherung in der Schilddrüse als Nachweis einer technisch einwandfreien Applikation des Tracers nützlich sein und apparativ bedingte Fehler ausschließen.

Um Speicheldrüsenszintigramme vergleichbarer Qualität mit ^{131}J schreiben zu können, müßte man mindestens 0,5 mCi verabreichen. Hierdurch würde die Strahlenbelastung des kritischen Organs, der Schilddrüse, bei 500–1000 rad liegen, also in einer Größenordnung, die für eine diagnostische Maßnahme nicht zumutbar ist.

Für die Speicheldrüsenszintigraphie steht von den heute bekannten kurzlebigen radioaktiven Isotopen des Jods wegen seiner günstigen physikalischen Eigenschaften noch ^{123}J zur Diskussion. Durch eine physikalische Halbwertszeit von 13 Std und die organische Bindung in der Schilddrüse ist jedoch die Anwendung dieses Radionuklids im Vergleich zu ^{99m}TcO$_4^-$ mit einer höheren Strahlenbelastung, vor allem der Schilddrüse, verbunden (BÖRNER, 1971b). Nach neueren funktionsdiagnostischen Untersuchungen von REINERS et al. (1977) bringt ^{123}J gegenüber ^{99m}Tc in der Speicheldrüsendiagnostik keine echten Vorteile.

2.3. Technik der Speicheldrüsen-Diagnostik mit ^{99m}TcO$_4^-$

2.3.1. Methodische Vorbemerkungen

Die Beurteilung der Speicheldrüsenfunktion im Hinblick auf ihre sekretorische und exkretorische Leistung erfolgte früher ausschließlich durch quantitative und qualitative Speichelmessungen (RAUCH, 1959), also Methoden, die für die klinische Routine zu aufwendig sind. Die Untersuchungen sind meist nur für die Parotis möglich, da häufig die Ausführungsgänge von Submandibularis und Sublingualis gemeinsam münden und sich der Whartonsche Gang häufig nicht sondieren läßt. Für die kleinen polyostotischen Speicheldrüsen des Gaumens und der Zunge kann das Verfahren sowieso nicht angewendet werden. Die ^{99m}Tc-Szintigraphie brachte hier neue Möglichkeiten.

Die Speicheldrüsen-Szintigraphie mit ^{99m}TcO$_4^-$ ist einfach und ohne nennenswerte Belastung für den Patienten durchführbar. Mit ihrer Hilfe kann das sezernierende Parenchym der Kopfspeicheldrüsen direkt dargestellt werden. Damit wird eine Aussage über die Funktionsfähigkeit einzelner Drüsen bzw. Drüsenbezirke möglich. Außerdem erlaubt eine Beobachtung der Speicherung in Abhängigkeit von der Zeit, also der Konzentration und Sekretion des ^{99m}TcO$_4^-$, anhand mehrerer nacheinander angefertigter Szintigramme, den Funktionsablauf in den einzelnen Drüsen zu beurteilen.

In der diagnostischen Reihenfolge sollte die Speicheldrüsen-Szintigraphie der Sialographie vorausgehen, da letztere die Speicheldrüsenfunktion erheblich beeinflußt (SCHALL u. DI CHIRO, 1972). Zum anderen ist die Szintigraphie das technisch einfachere Verfahren.

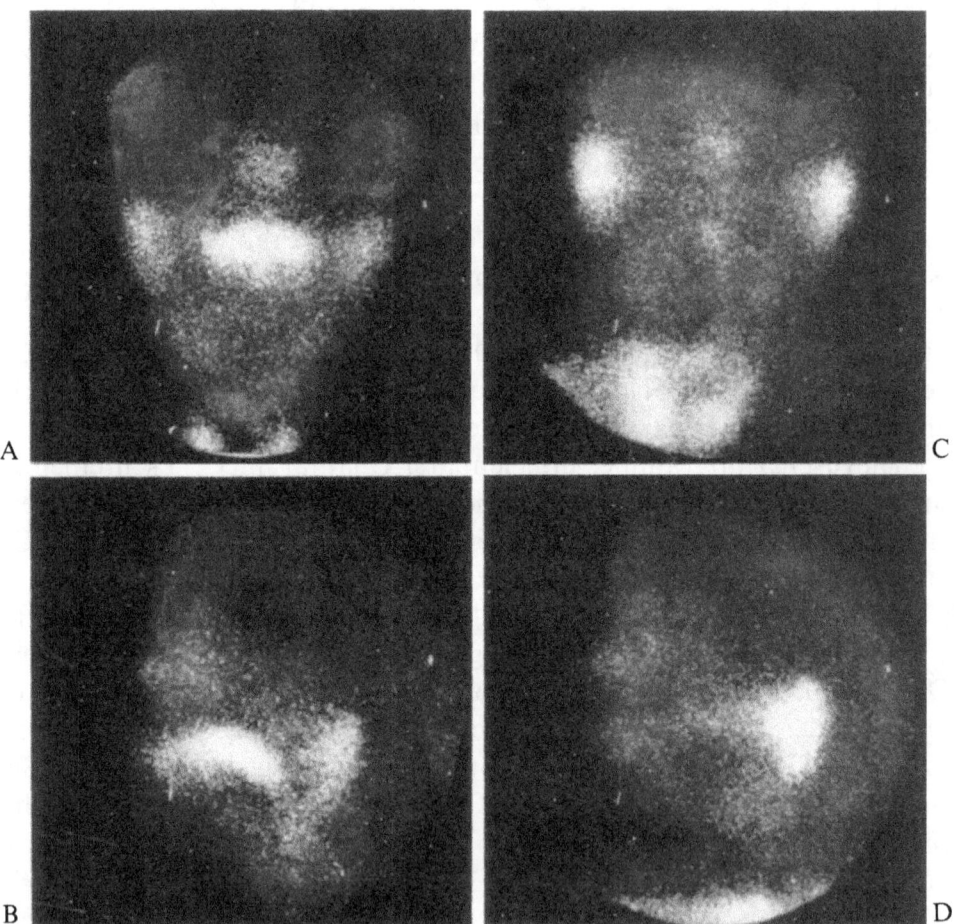

Abb. 2a. Camera-Szintigramme a.p. und seitlich 50 bzw. 65 min p.i. ohne (li. oben (A) und li. unten (B)) und mit Unterbindung der Parotis-Ausführungsgänge und Sondierung beider Submandibular-Ausführungsgänge (re. oben (C) und re. unten (D)). Die kleine Aktivitätsanreicherung im Camera-Szintigramm C ist durch die austretende sagittal getroffene Aktivität des Speichels in den aus der Mundhöhle austretenden Submandibular-Katheter hervorgerufen. Die Aktivitätsanreicherung in der Schilddrüsenregion in Szintigramm C und D ist durch radioaktiven Speichel verursacht, der aus einem versehentlich lecken Katheter von Zellstoff aufgesaugt wurde. (Nach VAN DEN AKKER, H.P., BUSEMANN SOKOLE, E., VAN DER SCHOOT, J.B., J. nucl. Med. 17 (1976) 959–964

Besonders wertvoll wird die Methode der Speicheldrüsendarstellung mit $^{99m}TcO_4^-$ dann, wenn bei einem wenig kooperativen Patienten die Sialographie nicht durchgeführt werden kann oder wenn eine Kontraindikation besteht (Kontrastmittel-Überempfindlichkeit, eitrige oder akute Entzündung; SCHALL et al., 1971a).

Im Szintigramm sind Parotis und Submandibularis in der Regel ohne Schwierigkeiten abzugrenzen. Problematisch war bisher die Interpretation der Aktivität im Mundbereich. Zunächst wurde diese Pertechnetat-Anreicherung den sublingualen Drüsen, den kleinen Speicheldrüsen der Mundhöhle und denjenigen des harten Gaumens, zugeschrieben. Später führte man die Aktivität im Mundbereich hauptsächlich auf Speichel aus den großen Kopfspeicheldrüsen zurück, der an die Mundschleimhaut adsorbiert ist. BUSEMANN-SOKOLE und VAN DEN AKKER (1975) und VAN DEN AKKER et al. (1976) gelang es nunmehr, den Beweis für die Richtigkeit der zweiten Behauptung zu führen: Die Autoren unterbanden bei Freiwilligen beide Parotis-Ausführungsgänge und sondierten beide Submandibular-Ausführungsgänge, um zu verhindern, daß Speichel dieser Drüsen in die Mundhöhle gelangt (Abb. 2a). Die Mundaktivität fiel dadurch auf die Größenordnung der Untergrundaktivität ab. Weiterhin konnte eine Anreicherung in den kleinen Speicheldrüsen des Mundbereichs nicht von der Untergrundaktivität unterschieden werden.

BRANDS UND BENZ (1971) kommen aufgrund von Vergleichsuntersuchungen mit der Sialographie zu der Auffassung, daß von den Kopfspeicheldrüsen nur die Gl. sublingualis kein Technetium speichert, während dies bei den übrigen kleinen Speicheldrüsen im Mund-Nasen-Bereich der Fall ist. Tatsächlich wurde aber die Gl. sublingualis von mehreren Autoren szintigraphisch dargestellt (BÖRNER et al., 1965; GROVE u. DI CHIRO, 1968; KESSLER et al., 1969a, b; SCHMIDT, 1972). Daß dies häufig nicht gelingt, dürfte u.a. auch darauf zurückzuführen sein, daß diese Drüse erst relativ spät zur Darstellung kommt (Rückgang der Aktivität in der Umgebung), und viele Untersucher die Szintigraphie vorzeitig beenden (BÖRNER, 1971). Darüber hinaus ist die Aktivitätsanreicherung in diesen Drüsen nur unter Schwierigkeiten von derjenigen des Mundbereichs zu trennen und oft nur im seitlichen Szintigramm zu erfassen (Abb. 2b).

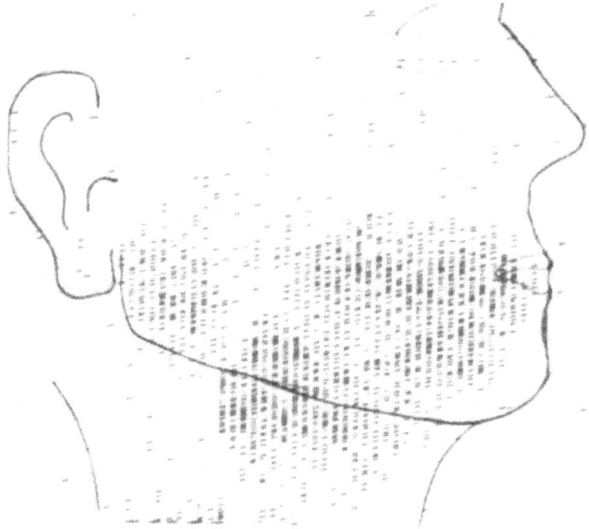

Abb. 2b. Szintigraphische Darstellung der Glandula sublingualis, die sich im seitlichen Szintigramm von der Aktivität im Zungen- und Mundbereich abgrenzen läßt. (Nach BÖRNER, W., Med. Klin. 66, 1496 (1971))

Tabelle 1. Literatur-Übersicht der Autoren (in zeitlicher Reihenfolge), welche die verschiedenen Verfahren der Kopfspeicheldrüsendiagnostik mit $^{99m}TcO_4^-$ angewandt haben

I. Scanner-Szintigraphie
  1965: BÖRNER et al.
  1966: GRÜNBERG u. BÖRNER
  1967: BÖRNER et al. (a), BÖRNER et al. (b), HARDEN et al., SETÄLÄ et al.
  1968: ABRAMSON et al., FRIDRICH u. WEY, GROVE u. DI CHIRO, GRÜNBERG u. BÖRNER, HARDEN et al., STEBNER et al.
  1969: ABRAMSON et al., ENFORS et al., FLETCHER u. WORKMAN, MÜNZEL u. SCHMODE
  1971: ALARCÓN-SEGOVIA et al., AUSBAND et al., BÖRNER (a), BRANDS u. BENZ, GATES, WILKINSON u. GOODRICH
  1972: BÖRNER, FOURESTER et al., POUQUIN u. LEVILLE
  1973: KRAAIJENHAGEN u. ROOS

II. Kamera-Szintigraphie
  1969: GELINSKY et al., KESSLER et al., KESSLER u. OTTO, SORSDAHL et al.
  1971: SCHALL et al.
  1972: CERNEA et al., LAUDENBACH et al.

III. Kombinierte Anwendung von Scanner- und Kamera-Szintigraphie
  1970: JANSSENS et al.
  1972: CADENAT et al.
  1973: MEYNIEL et al.

IV. Registrierung einer Funktionskurve über der Gesamtdrüse bzw. Uptake-Messung
  1966: GRÜNBERG u. BÖRNER
  1967: HARDEN et al.
  1968: BÖRNER, LINDENBRATEN u. JUDIN
  1971: GELINSKY et al., MÜNZEL, STEPHEN et al.
  1972: BÖRNER et al.

V. Funktionsszintigraphie
  a) Funktionskurven von „Regions of Interest" aus Sequenzszintigrammen
  1972: ANCRI et al., CERNEA et al.

  b) Funktionskurven von „Regions of Interest" aus Sequenzszintigrammen und Kamera-Szintigraphie
  1972: GOLDE et al., SCHALL et al., SCHMIDT
  1973: KEMPFLE u. RICHARTZ, HUG u. HOLTGRAVE
  1974: HUG u. HOLTGRAVE, SCHMIDT, VAN DEN AKKER u. SOKOLE
  1975: SOKOLE u. VAN DEN AKKER
  1976: VAN DEN AKKER et al.
  1977: REINERS et al.

2.3.2. Untersuchungstechnik

2.3.2.1. Scanner-Szintigraphie (vgl. Tab. 1/I)

Da die einzelnen Speicheldrüsen zu unterschiedlichen Zeiten ihr Maximum erreichen, hat sich folgende Reihenfolge der anzufertigenden Szintigramme bewährt (BÖRNER et al., 1965 u. 1966): Zehn Minuten nach intravenöser Injektion von $^{99m}TcO_4^-$ wird zunächst ein a.p.-Szintigramm geschrieben, anschließend ein seitliches Szintigramm der kranken Seite, falls die Krankheit einseitig ist. Als drittes Szintigramm folgt die kontralaterale Seite, dann wird die Untersuchung mit einem weiteren a-p-Szintigramm abgeschlossen (Abb. 3). Wenn nach ca. zwei Stunden die vier Szintigramme vorliegen, ist nicht nur eine morphologische sondern auch eine funktionelle Aussage anhand des Durchgangs der Testsubstanz durch die Kopfspeicheldrüsen möglich. Vorteil der Scanner-Szintigraphie ist das gute Auflösungsvermögen, Nachteil die relativ lange Untersuchungszeit pro Szintigramm und die Nichterfassung der Frühphase und einer eventuellen raschen Änderung der Radioaktivitätsverteilung in den einzelnen Speicheldrüsen.

2.3.2.2. Kamera-Szintigraphie (vgl. Tabelle 1/II)

Im Vergleich zur konventionellen Szintigraphie mit bewegtem Detektor bietet die Benutzung eines stationären Detektors in Form der Szintillations-Kamera besondere Vorteile (GELINSKY et al., 1969): Die Abbildung aller Speicheldrüsen erfolgt gleichzeitig. Eine rasche Bildfolge mit kurzen Aufnahmezeiten zur Prüfung des Funktionsablaufes

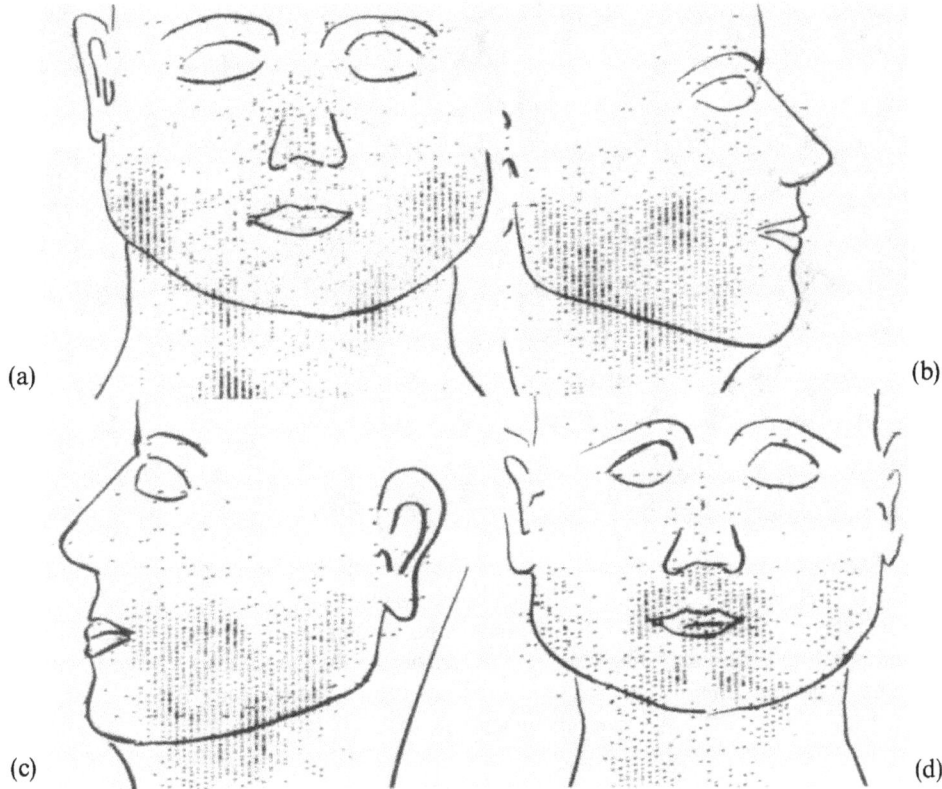

Abb. 3. Szintigramme in der zeitlichen Reihenfolge des Durchgangs von $^{99m}TcO_4^-$ durch die Kopfspeicheldrüsen beim Gesunden: a) 20', b) 55', c) 80', d) 105' p.i. (Nach BÖRNER, W., Med. Klin. 66, 1496 (1971))

in den einzelnen Speicheldrüsen, der Sekretion von Speichel und der Beeinflußbarkeit dieser Vorgänge durch Pharmaka ist möglich.

2.3.2.3. Kombinierte Anwendung von Scanner- und Kamera-Szintigraphie (vgl. Tabelle 1/III)

Durch eine kombinierte Untersuchung mit Scanner und Kamera wird versucht, die Vorteile beider Methoden für eine optimale Funktions- und Lokalisationsdiagnostik heranzuziehen (JANSSENS, 1970). Daß dieses Verfahren nur bedingt eine Verbesserung darstellen kann, so z.B. für eine zusätzliche Erfassung der Frühphase, wird allein vom zeitlichen Ablauf her verständlich.

2.3.2.4. Registrierung einer Funktionskurve über der Gesamtdrüse bzw. Uptake-Messung (vgl. Tabelle 1/IV)

Zur Funktionsbeurteilung von Kopfspeicheldrüsen sind wir in der Lage, durch fortlaufende Aktivitätsmessung von außen über einzelnen Speicheldrüsen mit dem Szintillationszähler eine Aktivitäts-Kurve zu registrieren. Unter Verwendung von Spezial-Kollimatoren ist darauf zu achten, daß die Parotiden bzw. die Submandibular-Drüsen exakt ausgeblendet sind und benachbarte Drüsenanteile nicht mit erfaßt werden. Durch gleichzeitige Speichel- und Serummessung läßt sich das Verfahren zu einem Speicheldrüsenfunktionstest ausbauen. Die Einführung dieses Funktionstests in die klinische Routine scheiterte bisher aber an dem relativ hohen Aufwand des Verfahrens und an der Problematik der Testtechnik selbst sowie der fehlenden Möglichkeit, simultan eine Lokalisationsdiagnostik durchzuführen.

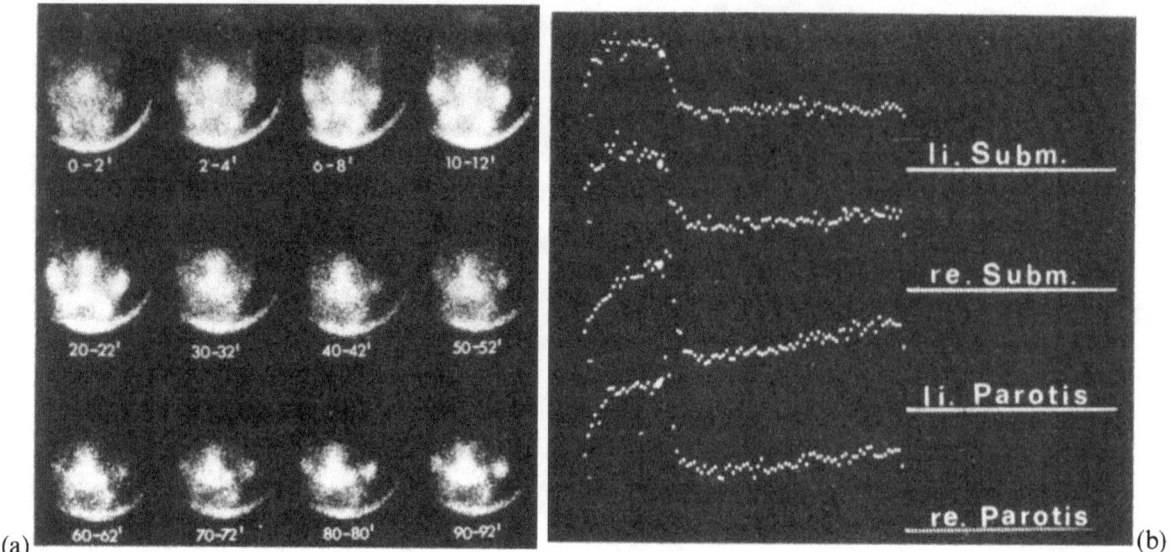

Abb. 4a u. b. (a) Sequenzszintigraphie der Speicheldrüsen (Normalfall). Zeitgerechte Pertechnetatanreicherung aller Speicheldrüsen. Nach Reiz (0,25 mg Karbamoylcholinchlorid s.c.) prompte Verschiebung der Radioaktivität in den Mundbereich. Darstellung auch der Gl. sublingualis als gemeinsames Drüsenareal. (b) Integrale Kurvenableitung (Normalfall). Steiler Initialanstieg, zügige Konzentrierung der Testsubstanz. Prompter Aktivitätsabfall nach Stimulation mit erneuter allmählicher Aktivitätsakkumulation, besonders in den Parotiden. (Nach SCHMIDT, L., Therapiewoche 24, 4142 (1974))

2.3.2.5. Funktionsszintigraphie (Ableitung der Funktionskurven von "Regions of Interest" aus Sequenzszintigrammen) (vgl. Tab. 1/V)

Erst die Sequenzszintigraphie mit der Kamera und die quantitative Auswertung von Funktionskurven ausgewählter "Regions of Interest" ermöglichen eine exakte Untersuchung der Speicheldrüsen mit und ohne Einwirkung von Pharmaka (SCHMIDT, 1972; GOLDE et al., 1972). Unmittelbar nach der i.v.-Injektion von $^{99m}TcO_4^-$ werden in Abständen von Minuten Kamera-Szintigramme gespeichert. Nach ca. 20 min kann die Stimulation durch s.c.-Injektion von 0,25 mg Karbamoylcholinchlorid (SCHMIDT, 1974) erfolgen; besser erscheint das problemlose Einträufeln von 2 ml Zitronensaft in den Mund nach 60 min (REINERS et al., 1977). Die Untersuchung dauert 1–1^1/$_2$ Std. Nach beendeter Untersuchung werden die Speicheldrüsen als "Regions of Interest" gekennzeichnet und von ihnen die Funktionskurven abgeleitet.

Die gesunde Speicheldrüse zeigt nach SCHMIDT (1974) drei typische Kurvensegmente (Abb. 4):
— einen Initialanstieg als Ausdruck für die Durchblutung (Perfusion = Phase 1),
— eine kontinuierliche Aktivitätsanreicherung infolge aktiver Leistung der Drüsenzellen (Sekretion = Phase 2),
— einen prompten Aktivitätsabfall nach Stimulation (Exkretion = Phase 3).

2.4. Klinische Anwendung der Speicheldrüsendiagnostik mit $^{99m}TcO_4^-$

2.4.1. Zuordnung von $^{99m}TcO_4^-$-speicherndem Gewebe im Bereich der Kopfspeicheldrüsen

Die Speicheldrüsenszintigraphie erlaubt es, Form, Größe und Lage der einzelnen Drüsen zu bestimmen und dystopes Drüsengewebe sowie Restgewebe nach Operation zu finden (BÖRNER et al., 1965; JANSSENS, 1970). An der unterschiedlichen Intensität der Speicherung — insbesondere in den ersten 15 min p.i. — ist in der Regel zu erkennen,

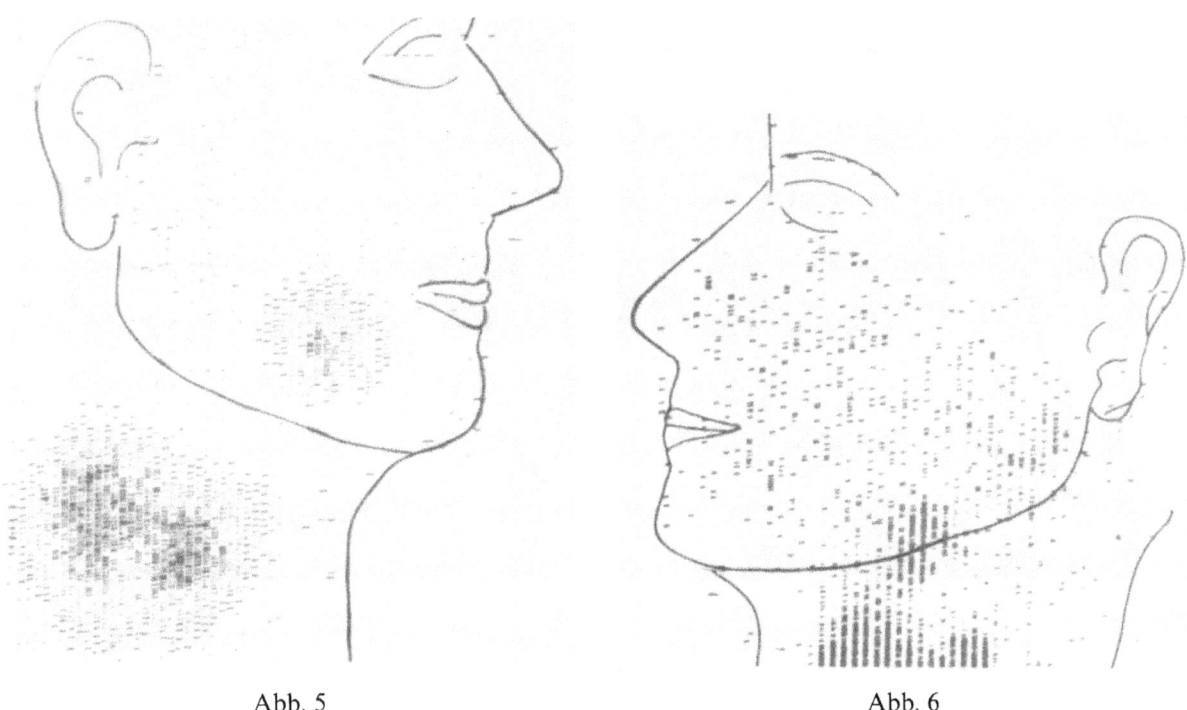

Abb. 5   Abb. 6

Abb. 5. Szintigraphische Darstellung von dystopem Schilddrüsengewebe am Mundboden bei angelegter Halsschilddrüse. Die Kopfspeicheldrüsen kommen bei der Einstellung auf das Schilddrüsengewebe in der Regel nicht zur Darstellung, da sie $^{99m}TcO_4^-$ wesentlich geringer raffen als die Schilddrüse. (Nach BÖRNER, W., Med. Klin. 66, 1496 (1971))

Abb. 6. Im Szintigramm Ausfall von Parenchym der Gl. parotis und Gl. submandibularis mit scharfer Begrenzung durch das ^{60}Co-Bestrahlungsfeld bei Epipharynx-Tumor. (Nach BÖRNER, W., Med. Klin. 66, 1496 (1971))

ob der Speicherbezirk der Schilddrüse oder den Speicheldrüsen angehört (BÖRNER et al., 1967c; BÖRNER, 1972) (Abb. 5).

2.4.2. Nachweis von Strahlenschäden

Die Ausdehnung eines Funktionsausfalls der Kopfspeicheldrüsen nach Strahleneinwirkung ist szintigraphisch feststellbar. Dabei hebt sich nach externer Radiatio die Grenze des Bestrahlungsfeldes scharf gegen das funktionsfähige Gewebe ab (GRÜNBERG u. BÖRNER 1966) (Abb. 6). Nach ERNST und GEGINAT (1973) ist eine Aktivitätsverminderung regelmäßig und sicher erst 9 Monate nach einer Herddosis von 2000 rad erkennbar, allerdings dann als Ausdruck einer irreversiblen Schädigung des Drüsenparenchyms.

2.4.3. Akute Sialadenitis

Durch die entzündliche Hyperämie kommt es über der kranken Drüse zu einem erhöhten initialen Anstieg mit einer starken Raffung in der zweiten Phase, während nach der Stimulation – vermutlich durch Schwellung der Gangepithelien und Einengung des Lumens der Ausführungsgänge – die Testsubstanz verzögert aus der Drüse abströmt (SCHMIDT, 1974) (Abb. 7).

2.4.4. Chronische Sialadenitis

Die chronische, meist rezidivierende Entzündung ist charakterisiert durch eine verminderte sekretorische Leistung der Drüsenzellen (Kurvensegment 2) bei normaler Durchblu-

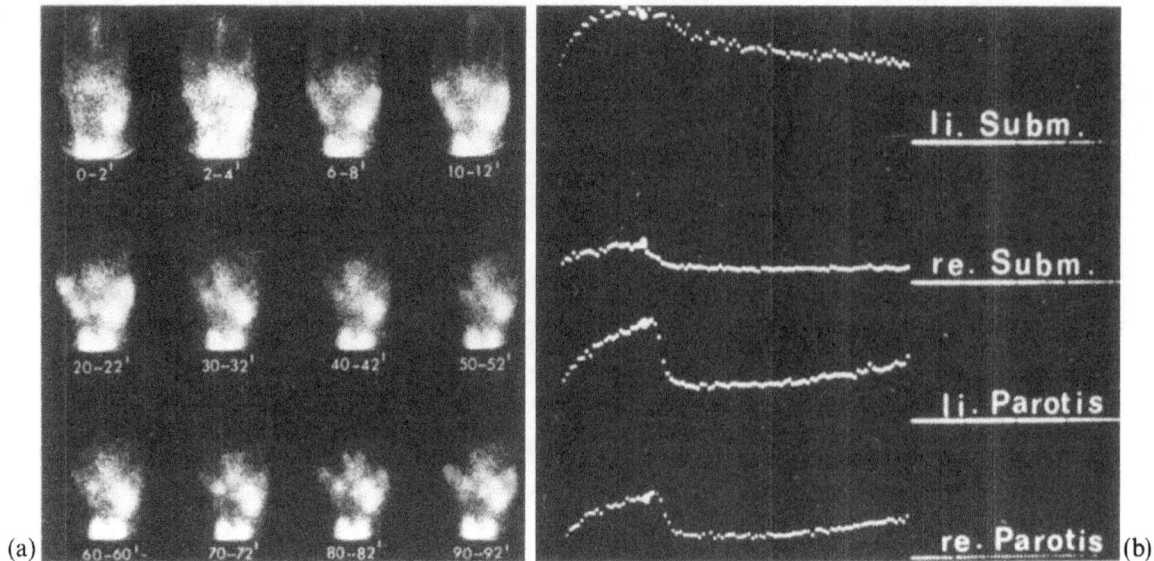

Abb. 7a u. b. Akute Entzündung der linken Gl. submandibularis. (a) Frühzeitige und verstärkte Darstellung der deutlich vergrößerten linken Gl. submandibularis. Etwas stärkere Anreicherung in der linken Parotis, die aber keine Entleerungsstörung zeigt. Erneute Akkumulation in den Parotiden nach 60 min. (b) Erhöhter Initialanstieg und verstärkte Akkumulation des Pertechnetats in der linken Gl. submandibularis. Nach Stimulation (0,25 mg Karbamoylcholinchlorid s.c.) verzögerter Kurvenabfall. Höherer Initialanstieg der linken Parotiskurve im Vergleich zur rechten Seite (Mitbeteiligung der linken Parotis?). (Nach SCHMIDT, L., Therapiewoche 24, 4142 (1974))

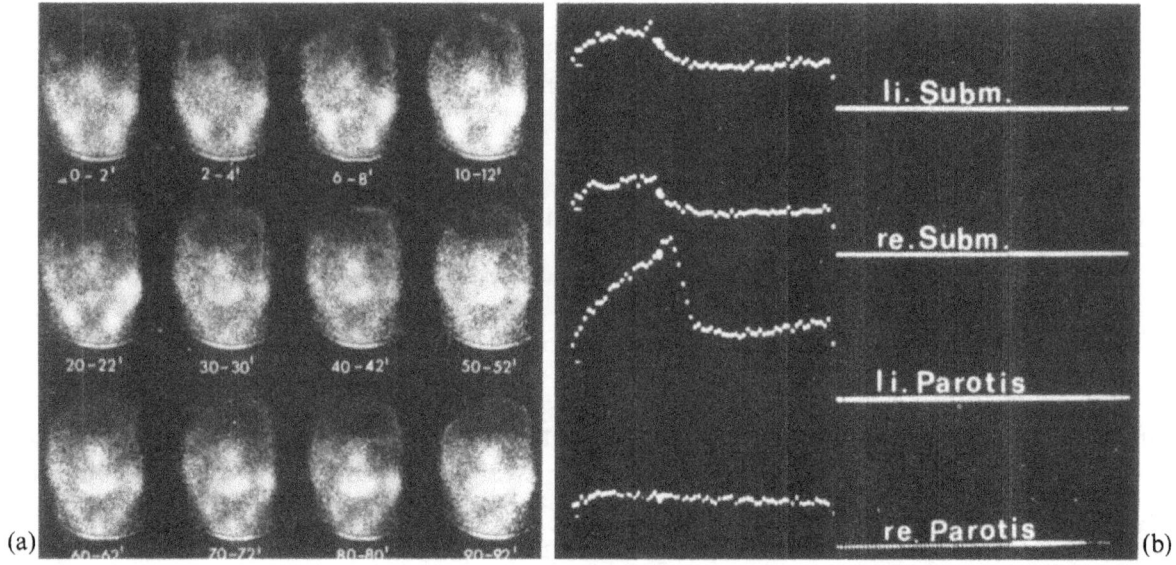

Abb. 8a u. b. Chronische Entzündung der rechten Parotis. (a) Die rechte Parotis reichert die Radioaktivität diffus vermindert an und bleibt gegenüber der linken Parotis deutlich zurück. Nach Stimulation (0,25 mg Karbamoylcholinchlorid s.c.) keine erkennbare Verschiebung der Aktivität in den Mundbereich. Unauffälliges Verhalten der übrigen Speicheldrüsen. (b) Die Kurve der erkrankten rechten Parotis zeigt im Vergleich zur linken Parotis nach uncharakteristischem Initialanstieg eine kaum merkliche Konzentrierung der Testsubstanz in Phase 2; nach Stimulation keine sichere Reaktion. (Nach SCHMIDT, L., Therapiewoche 24, 4142 (1974))

tungsphase. Der Aktivitätsabfall nach Reiz ist verzögert, der Kurvenverlauf abgeflacht (SCHMIDT, 1974) (Abb. 8).

Eine Sonderform der chronischen Entzündung, der *Morbus Sjögren* (SCHALL et al., 1971 b), und die multizentrische Sialoangiektasie (GRÜNBERG u. BÖRNER, 1968) zeigen in mehr als 80% der Fälle eine stark herabgesetzte bzw. fehlende Anreicherung im Szintigramm, wobei in der Regel meist alle Kopfspeicheldrüsen befallen sind (Abb. 9).

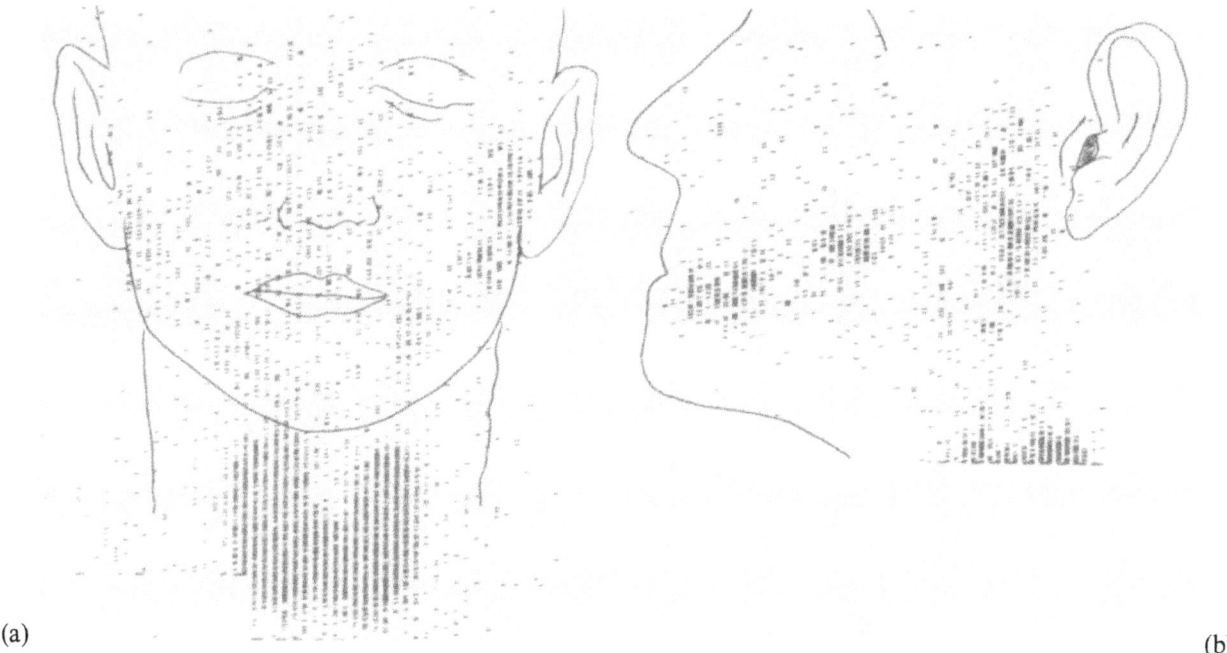

Abb. 9a u. b. Speicheldrüsenszintigramme bei multizentrischer Gangerweiterung. Alle Kopfspeicheldrüsen sind befallen und zeigen entsprechende Speicherausfälle: (a) a-p-Szintigramm (Frühphase), (b) seitliches Szintigramm (Spätphase). (Nach BÖRNER, W., Med. Klin. 66, 1496 (1971))

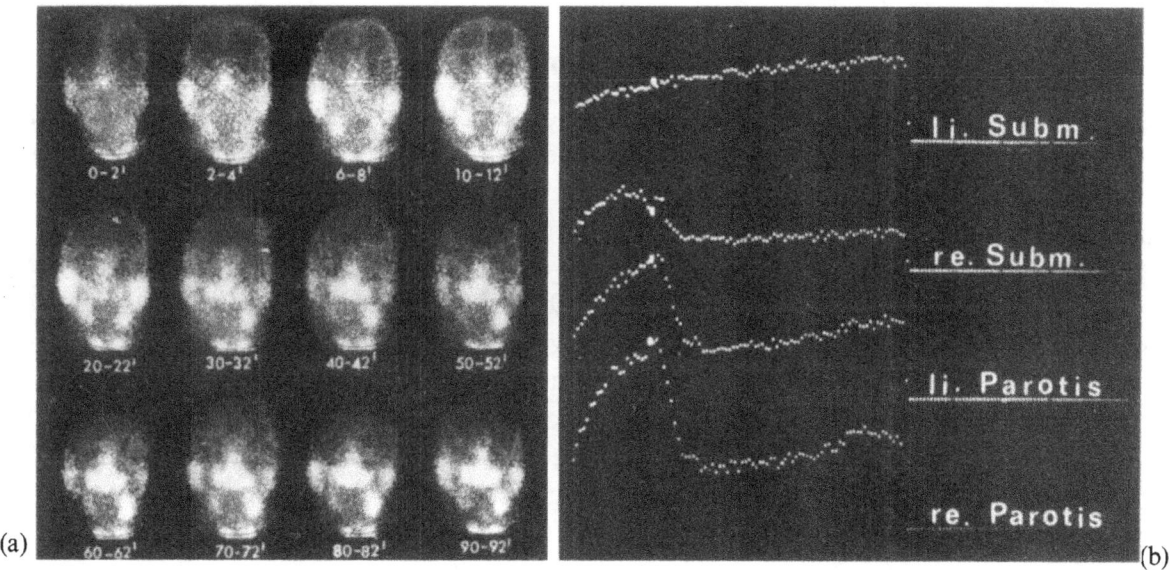

Abb. 10a u. b. Sialolithiasis der linken Submandibularis. (a) Die Radioaktivität wird in der linken Gl. submandibularis gegenüber rechts schwächer angereichert. Nach Stimulation (0,25 mg Karbamoylcholinchlorid s.c.) ist eine Zunahme der Aktivität in dieser Drüse bis zum Ende der Untersuchung zu beobachten. (b) Unauffälliger Initialanstieg der linken Submandibulardrüsen-Kurve. Phase 2 zeigt eine herabgesetzte Aktivitätsanreicherung. Nach Stimulation zunehmende Anreicherung der radioaktiven Substanz in der linken Gl. submandibularis. (Nach SCHMIDT, L., Therapiewoche 24, 4142 (1974))

2.4.5. Sialolithiasis

In der Diagnostik von Steinerkrankungen ist die Sialographie der Szintigraphie überlegen; dies gilt auch für Stenosen und Fisteln. Während das Szintigramm keine typischen Veränderungen zeigt, ist das Ausmaß der Abflußstörung aus der Funktionskurve ablesbar (SCHMIDT, 1974) (Abb. 10).

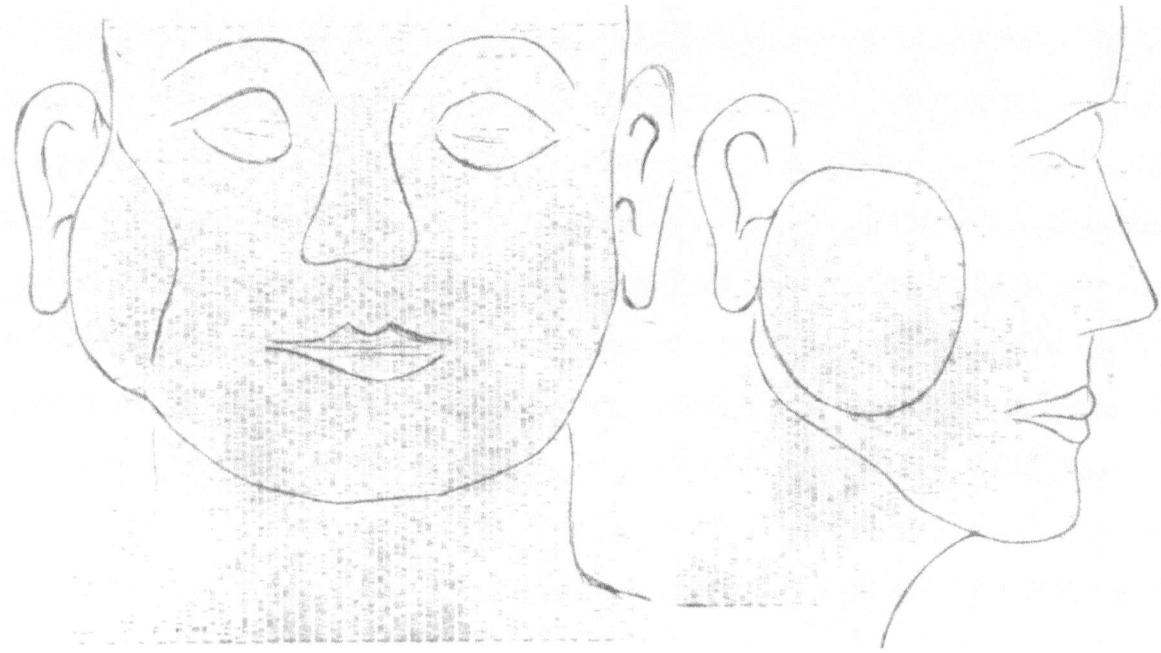

Abb. 11. Pleomorphes Adenom (Parotismischtumor). Im Szintigramm Verdrängung des normal funktionierenden Drüsenparenchyms nach medial und kaudal mit infiltrativem Wachstum. (Nach BÖRNER, W., In: Fortschritte der Kiefer- u. Gesichtschirurgie XV, S. 23 (K. SCHUCHARDT, ed.). Stuttgart: Thieme 1972)

2.4.6. Tumoren

Die Diagnostik mit $^{99m}TcO_4^-$ ist für Tumoren im Bereich der Kopfspeicheldrüsen von sekundärer Bedeutung, da sowohl benigne als auch maligne Geschwülste szintigraphisch "kalt" sein können (BÖRNER et al., 1967b; MÜNZEL u. SCHMODE, 1969). Als Ausnahme ist der WARTHIN-Tumor (papilläres Zystadenolymphom) bekannt, der im Vergleich zum normalen Drüsengewebe eher verstärkt speichert (ABRAMSON et al., 1969; GROVE u. DI CHIRO, 1968; STEBNER et al., 1968a; STEBNER et al., 1968b u.a.). Dieser Tumor gehört zu den benignen Sialomen und geht aus von den Epithelzellen des Gangsystems, die sekretorisch aktiv sind (STEBNER et al., 1968a).

Trotzdem kann die Abklärung von Tumoren mit Scanner oder Gamma-Kamera nützlich sein. Der Operateur wird auf diese Weise erfahren, ob der Tumor aktives Drüsengewebe enthält bzw. ob sich in der Umgebung noch durch den Tumor verdrängtes funktionsfähiges Gewebe befindet (Abb. 11) (BÖRNER, 1972; SCHALL, 1971; MÜNZEL, 1974).

Literatur

ABRAMSON, A.L.: Masseter muscle phlebolith. Ann. Otol. (St. Louis) **79**, 113–116 (1970).

ABRAMSON, A.L., GOODMAN, M., KOLODNY, H.: Sjögren's Syndrome. Arch. Otolaryng. **88**, 91–94 (1968).

ABRAMSON, A.L., LEVY, L.M., GOODMAN, M., ATTLE, J.N.: Salivary gland scinti-scanning with technetium 99m pertechnetate. Laryngoscope **79**, 1105–1117 (1969).

AKKER, VAN DEN, H.P., BUSEMANN SOKOLE, E.: Sequential scintigraphy of the salivary glands with special reference to the oral activity. Int. J. Oral Surg. **3**, 321 (1974)

AKKER, VAN DEN, H.P., BUSEMANN SOKOLE, E., SCHOOT, VAN DER, J.B.: Origin and location of the oral activity in sequential salivary gland scintigraphy with ^{99m}Tc-pertechnetate. J. nucl. Med. **17** (1976) 959–964

ALARCÓN-SEGOVIA, D., GONZÁLEZ-JIMÉNEZ, Y., GARZA, L.R., MAISERRENA, J.: Radioisotopic evaluation of salivary gland dysfunction in Sjögren's syndrome. Amer. J. Roentgenol. 112, 373–379 (1971)

ALEXANDER, W.D., HARDEN, R.McG., MASON, D.K., SHIMMINS, J., KOSTALAS, H.: Comparison of the concentrating ability of the human salivary gland for bromine, iodine and technetium. Arch. oral Biol. 11, 1205–1207 (1969).

ANBAR, M., GUTTMANN, S., LEWITUS, Z.: Effect of monofluorosulphonate, difluorophosphate and fluoroborate ions on the iodine uptake of the thyroid gland. Nature 183, 1517–1518 (1959)

ANCRI, D., LAUDENBACH, P., SZABO, G.: Un test isotopique de la fonction salivaire. Rev. Stomat. (Paris) 73, 285–294 (1972)

AUSBAND, J.R., KITTRELL, B.J., COWAN, R.J.: Radioisotope scanning for parotid oncocytoma. Arch. Otolaryng. 93, 628–629 (1971)

BÖRNER, W.: Diskussionsbemerkung. In: Radioaktive Isotope in Klinik und Forschung 8, 85–86 (Hrsg. K. FELLINGER, R. HÖFER). München: Urban und Schwarzenberg 1968.

BÖRNER, W.: Verminderung der Strahlenbelastung des Patienten in der Nuklearmedizin bei Verwendung kurzlebiger Radionuklide. Radiologe 10, 376–381 (1970).

BÖRNER, W.: Szintigraphische Darstellung der Kopfspeicheldrüsen. Med. Klin. 66, 1496–1501 (1971a).

BÖRNER, W.: Möglichkeiten zur Verkürzung der Testdauer und Verminderung der Strahlenbelastung beim Radiojodstudium. 7. Jahrestagung Ges. Nuklearmedizin Zürich, September 1969. In: Ergebnisse der klinischen Nuklearmedizin (Hrsg. W. HORST, H.W. PABST), S. 681–689. Stuttgart-New York: Schattauer 1971b

BÖRNER, W.: Die Szintigraphie der Kopfspeicheldrüsen mit ^{99m}Tc-Pertechnetat. 19. Jahrestagung Dtsch. Ges. Kiefer- u. Gesichtschirurgie, Mainz, Mai 1969. In: Fortschritte der Kiefer- u. Gesichtschirurgie 15, 23–26 (Hrsg. K. SCHUCHARDT). Stuttgart: Thieme 1972

BÖRNER, W., GRÜNBERG, H., MOLL, E.: Die szintigraphische Darstellung der Kopfspeicheldrüsen mit Technetium 99m. Med. Welt 1965, 2378–2380 (1965).

BÖRNER, W., GRÜNBERG, H., MOLL, E.: Die Speicheldrüsenszintigraphie mit ^{99m}Tc-Pertechnetat. 4. Jahrestagung Ges. Nuklearmedizin, Heidelberg, Oktober 1966. In: Radioisotope in der Lokalisationsdiagnostik, (Hrsg. G. HOFFMAN, K.E., SCHEER), S. 453–458. Stuttgart: Schattauer 1967b.

BÖRNER, W., GRÜNBERG, H., MOLL, E.: Raffung und Sekretion von Jodid und Pertechnetat durch die Kopfspeicheldrüsen. 19. Jahrestagung Dtsch. Ges. Kiefer- u. Gesichtschirurgie 15, 26–27 (Hrsg. K. SCHUCHARDT). Stuttgart: Thieme 1972.

BÖRNER, E., MOLL, E., BAYER, H.: Die Bedeutung von ^{99m}Tc für die nuklearmedizinische Lokalisationsdiagnostik. 3. Jahrestagung Ges. Nuklearmedizin, Lausanne, Oktober 1965. In: Radioisotope in der Gastroenterologie (Hrsg. G. HOFFMANN, B. DELALOYE), S. 305–314. Stuttgart: Schattauer 1967a.

BÖRNER, W., RAUH, E., LAUTSCH, M., MOLL, E.: Diagnostik der Zungenschilddrüse mit ^{99m}Tc-Pertechnetat. Med. Welt 18 (N.F.), 2282–2286 (1967c).

BRANDS, TH., BENZ, H.: Diagnostik der Speicheldrüsenerkrankungen mit dem radioaktiven Isotop Technetium 99, Laryng. 3, 200–207 (1971)

BROWN-GRANT, K.: Extrathyroidal iodid concentrating mechanisms. Physiol. Res. 41, 189–213 (1961)

BUSEMANN SOKOLE, E., VAN DEN AKKER, H.P.: Fundamental aspects of sequential salivary gland scintigraphy with technetium-99m pertechnetate. 13. Internationale Jahrestagung Ges. Nuklearmedizin, Kopenhagen, September 1975. In: Nuklearmedizin. Qualitätskriterien in der Nuklearmedizin (Hrsg.: T. MUNKNER, H.A.E. SCHMIDT), S. 807–810. Stuttgart: Schattauer 1977.

CADENAT, H., BARTHÉLÉMY, R., COMBELLES, R., FABIÉ, M., MARCOPOULOS, A.: Images scintigraphiques pathologiques des glandes salivaires. Rev. Stomat. (Paris) 73, 66–72 (1972)

CERNÉA, P., ANCRI, D., LAUDENBACH, P., SZABO, G.: Apport de la scintigraphie salivaire au diagnostic du syndrome de Gougerot-Sjögren. Ann. intern. Med. 123, 1073–1077 (1972a)

CERNÉA, P., LAUDENBACH, P., SZABO, G., HOSXE, G., BOUMAZA, M.: La composante salivaire du syndrome de Gougerot-Sjögren. Rev. Stomat. (Paris) 73, 529–542 (1972b).

COHEN, B., LOGOTHETOPOULOS, J.H., MYANT, N.B.: Autoradiographic localization of iodine-131 in the salivary glands of the hamster. Nature 176, 1268–1269 (1955)

COHEN, B., MYANT, N.B.: Concentration of salivary iodide: a comparative study. J. Physiol. 145, 595–610 (1959)

ENFORS, B., LIND, M., SÖDERBORG, B.: Salivary-gland scanning with ^{99m}technetium. Acta oto-laryng. (Stockh.) 67, 650–654 (1969)

ERNST, H., GEGINAT, G.: Kopfspeicheldrüsenszintigraphie nach perkutaner Strahlenbehandlung. 9. Jahrestagung Ges. Nuclearmedizin. Antwerpen, September 1971. In: Radionuklide in der Hämatologie. Gegenwärtiger Stand der Therapie mit Radionukliden, (Hrsg. H.W. PABST), S. 232. Stuttgart-New York: Schattauer 1973.

FERGUSON, M.H., NAIMARK, A., HILDES, J.A.: Parotid secretion of iodide. Canad. J. Biochem. 34, 683–688 (1956).

FERGUSON, M.H., NAIMARK, A., HILDES, J.A.: The interrelationship between the parotid secretion of thiocyanate, iodide, and chloride. Canad. J. Biochem. 35, 333–337 (1957).

FLETCHER, M.M., WORKMAN, J.B.: Salivary gland scintigram in inflammatory disease. Amer. Surg. 35, 765–772 (1969).

FOURESTIER, J., GACON, J., BRISOU, B., LESTIR, A., MORCELET, J.-L.: La scintigraphie des glandes salivaires dans le bouches seches. Rev. Stomat. (Paris) 73, 504–516 (1972).

FRIDRICH, R., WEY, W.: Beitrag zur Szintigraphie der Speicheldrüsen. Schweiz. med. Wschr. 98, 335–338 (1968).

GATES, G.A.: Radiosialographic aspects of salivary gland disorders. Laryngoscope 81, 115–130 (1971).

GELINSKY, P., FORSCHNER, D., FEINE, U.: Messung der Speicheldrüsenfunktion (Glandulae parotis) mit ^{99m}Tc-Pertechnetat. 7. Jahrestagung Ges. Nuklearmedizin, Zürich, September 1969. In: Ergebnisse der klinischen Nuklearmedizin, (Hrsg. W. HORST, H.W. PAPST), S. 1087–1091. Stuttgart-New York: Schattauer 1971.

GELINSKY, P., ZUM WINKEL, K., HASPER, M.: Szintigraphische Dokumentation des Sjögren-Syndroms. Fortschr. Röntgenstr. 110, 266–270 (1969).

GLASENAPP, G.B., KESSLER, L., SCHMIDT, W., OTTO, H.-J.: Zur Behandlung der chronisch rekurrierenden Parotitis mit Röntgenbestrahlung unter szintigraphischer Kontrolle. Z. Laryng. Rhinol. 49, 520–525 (1970).

GOLDE, G., LANGE, S., ZUM WINKEL, K., MOTZKUS, F., SCHMIDT, L., JOST, H., DAS, B.K.: Functional and morphological diagnosis using the scintillation camera and a data processing system. La Ricera Clin. Lab. 2, 83–148 (1972).

GROVE, A.S., DI CHIRO, G.: Salivary gland scanning with technetium 99m pertechnetate. Amer. J. Roentgenol. 102, 109–116 (1968).

GRÜNBERG, H., BÖRNER, W.: Die ^{99m}Tc-Pertechnetat-Szintigraphie in der Diagnostik von Krankheiten der Kopfspeicheldrüsen. Arch. Ohr.-, Nas.-, u. Kehlk.-Heilk. 187, 714–718 (1966).

GRÜNBERG, H., BÖRNER, W.: Multicentric sialoangiectasis: investigated by scintigraphie. J. Laryng. 82, 871–881 (1968).

HARDEN, R.McG., ALEXANDER, W.D., SIMMINS, J., RUSSEL, R.I.: Quantitative uptake measurements of ^{99m}Tc in salivary glands and stomach and concentration of ^{99m}Tc, ^{132}I and ^{82}Br in gastric juice and saliva. In: Radioaktive Isotope in Klinik und Forschung 8, 77–85 (Hrsg. K. FELLINGER, R. HÖFER). München: Urban und Schwarzenberg 1968.

HARDEN, R.McG., HILDITCH, T.E., KENNEDY, I., MASON, D.K., PAPADOPOULOS, S., ALEXANDER, W.D.: Uptake and scanning of the salivary glands in man using pertechnetate-^{99m}Tc. Clin. Sci. 32, 49–55 (1967).

HARDEN, R.McG., MASON, D.K., BUCHANAN, W.W.: Quantitative studies of iodide excretion in saliva in euthyroid, hypothyroid and thyrotoxic patients. J. clin. Endocr. 25, 957–961 (1965).

HARPER, P.V., BECK, R., CHARLESTON, D., LATHROP, K.A.: Optimization of a scanning method using Tc99m. Nucleonics 22, 50–54 (1964)

HÖBEL, M., LEHRNBECHER, W.: Autoradiographische Untersuchungen über die Verteilung von ^{125}J$^-$ in der Trachealschleimhaut und der Parotis thyreoidektomierter Meerschweinchen. Z. ges. exp. Med. 144, 24–30 (1967).

HONOUR, A.J., MYANT, N.B., ROWLANDS, E.N.: Secretion of radioiodine in digestive juices and milk in man. Clin. Sci. 11, 447 (1952).

HUG, I., HOLTGRAVE, E.A.: Die nuklearmedizinische Funktionsdiagnostik der Parotis. II. Die erkrankte Parotis. Fortschr. Röntgenstr. 119, 747–752 (1973).

HUG, I., HOLTGRAVE, E.A.: Entzündliche Erkrankungen der Parotis. Korrelation von Sialographie und Funktionsszintigraphie. Z. Laryng. Rhinol. 53, 213–222 (1974).

JANSSENS, A.: Exploration scintigraphique des glandes salivaires. Acta stomat. belg. 67, 25–75 (1970).

JUDIN, L.A.: Novye radioizotopnye metody issledovanija sljunnyeh zelez i diagnosticeskie wozmozuosti. Metodiceskoe posobie. Min. Zdravoochraneija SSSR Moskva 1971, zit. nach SCHMIDT (1972).

KEMPFLE, B., RICHARTZ, M.: Speicheldrüsendiagnostik mit der γ-Kamera nach ANGER. Dtsch. Zahn-, Mund- u. Kieferheilk. 60, 1–8 (1973).

KESSLER, L., OTTO, H.-J.: Zum diagnostischen Wert der Kameraszintigraphie bei Funktionsstörungen der Kopfspeicheldrüsen. Z. Laryng. Rhinol. 48, 495–499 (1969a).

KESSLER, L., SCHMIDT, W., OTTO, H.-J.: Die Kamera-Szintigraphie der Kopfspeicheldrüsen mit Technetium ^{99m}-Pertechnetat. Arch. Ohr.-, Nas.-, u. Kehlk.-Heilk. 193, 329–336 (1969b).

KRAAIJENHAGEN, H.A., ROOS, P.: Inleiding tot de scintigrafie van de speekselklieren. Ned. T. Tandheelk. 80, 84–86 (1973).

LAUDENBACH, P., RECOING, J., SZABO, G.: Les glandes salivaires. Rev. Prat. (Paris) 22, 4275–4287 (1972).

LAZARUS, J.H., HARDEN, R.McG., ROBERTSON, J.W.K.: Sex differences in human parotid salivary secretion of iodide, pertechnetate and bromide. Arch. oral Biol. 16, 225–231 (1971).

LAZARUS, J.H., STEPHEN, K.W., HARDEN, R.McG., ROBERTSON, J.W.K., LISTER, G.: Simultaneous quantitative measurement of ^{131}I-iodine and ^{99m}Tc-pertechnetate uptake by human salivary glands using scintiscanning with validation by direct estimation in biopsy samples. Europ. J. clin. Invest. 3, 156–159 (1973).

LINDENBRATEN, L.D., JUDIN, L.A.: Komplexe Untersuchung der Speicheldrüsen mittels radioaktiver Isotopen und Röntgenstrahlen. Fortschr. Röntgenstr. 108, 23–32 (1968).

LOGOTHETOPOULOS, J.H., MYANT, N.B.: Concentration of radio-iodide and ^{35}S-thiocyanate by the salivary glands. J. Physiol. 134, 189–194 (1956).

MEYNIEL, G., GAILLARD, DE COLLOGNY, L., LAFAYE, M., LAFAYE, C.: La scintigraphie dans la pathologie des glandes salivaires. J. franç. Oto-rhino-laryng. 22, 31–38 (1973).

MOLL, E., SINAGOWITZ, E., BÖRNER, W., RAUH, E.: Die Eignung niederenergetischer Gammastrahler für die Szintigraphie. Phantom-Untersuchungen mit ^{125}J, ^{197}Hg, ^{99m}Tc und ^{131}J. Nucl.-Med. (Stuttg.) **7**, 8–28 (1968).

MÜNZEL, M.: Die Anreicherung von 99m-Technetium in der Ohrspeicheldrüse des Menschen. Arch. Ohr.-, Nas.-, u. Kehlk.-Heilk. **199**, 619–622 (1971).

MÜNZEL, M.: Die radiologische Diagnostik von Speicheldrüsenerkrankungen. Z. Laryng. Rhinol. **53**, 511–515 (1974).

MÜNZEL, M., SCHMODE, G.: Zur Problematik der szintigraphischen Darstellung von Parotistumoren mit Technetium 99m. Z. Laryng. Rhinol. **48**, 491–495 (1969).

POUQUIN, J., LÉVEILLÉ, J.: Les scintigraphies salivaires en O.R.L. Un. méd. Can. **101**, 1123–1126 (1972).

RAUCH, S.: Die Speicheldrüsen des Menschen. Stuttgart: Thieme 1959.

REINERS, CHR., SEYBOLD, K., BÖRNER, W., MOLL, E., RUPPERT, G., SCHAFFHAUSER, R.: Kamera-Funktionsszintigraphie der Kopfspeicheldrüsen mit Na^{123}J und ^{99m}TcO$_4^-$: Vergleichende Untersuchung an Schilddrüsenmalignom-Patienten nach Thyroidektomie und ^{131}J-Therapie. 15. Internationale Jahrestagung Ges. Nuclearmedizin, Groningen: September 1977 i.Dr.

ROWLANDS, E.N., EDWARDS, D.A.W., HONOUR, A.J.: Study of effect of perchlorate and thiocyanate on salivary iodide. Clin. Sci. **12**, 399–406 (1953).

SCHALL, G.L.: The role of radionuclide scanning in the evaluation of neoplasms of the salivary glands: a review. J. surg. Oncology **3** (6), 699–714 (1971).

SCHALL, G.L., ANDERSON, L.G., BUCHIGNANI, J.S., WOLF, R.O.: Investigation of major salivary duct obstruction by sequential salivary scintigraphy. Amer. J. Roentgenol. **113**, 655–659 (1971a).

SCHALL, G.L., ANDERSON, L.G., WOLF, R.O., HERDT, J.R., TARPLEY, TH.M., CUMMINGS, N.A., ZEIGER, L.S., TALAL, N.: Xerostomia in Sjögren's Syndrome. J. Amer. med. Ass. **216**, 2109–2116 (1971b).

SCHALL, G.L., DI CHIRO, G.: Clinical usefulness of salivary gland scanning. Sem. Nucl. Med. **2**, 270–277 (1972).

SCHALL, G.L., LARSON, S.M., ANDERSON, L.G., GRIFFITH, J.M.: Quantification of parotid gland uptake of pertechnetate using a gamma scintillation camera and a "region-of-interest" system. Amer. J. Roentgenol. **115**, 689–697 (1972).

SCHIFF, L., STEVENS, C.D., MOLLE, W.E., STEINBERG, H., KUMPE, C.W., STEWART, P.: Gastric (and salivary) excretion of radioiodine in man (preliminary report). J. nat. Cancer, Inst. **7**, 349–354 (1947).

SCHMIDT, L.: Die Untersuchung der Speicheldrüsenfunktion mit Technetium-99m-Pertechnetat unter Anwendung der Szintillationskamera und elektronischer Datenverarbeitung. Inaug. Diss. Berlin 1972.

SCHMIDT, L.: Radiologische Untersuchungsverfahren in der Speicheldrüsendiagnostik. Therapiewoche **24**, 4142 (1974).

SETÄLÄ, K., TARKANNEN, J., TARRKIAINNEN, E., NYYSSÖNEN, O.: Pilocarpine in salivary gland and thyroid photoscanning. Brit. J. Radiol. **40**, 311–312 (1967).

SKANSE, B., GYNNING, I., HEDENSKOG, I.: Significance of uptake of radioactive iodine in salivary glands in carcinoma of the thyroid. Acta radiol. (Stockh.) **56**, 46–48 (1961).

SMITH, N.J.D.: The correlation of sialography with scintillation scanning using Tc99m as a means investigating the functional activity of the salivary glands. DMF Rad. **1**, 22–24 (1972).

SORSDAHL, O.A., WILLIAMS, C.M., BRUNO, F.P.: Scintillation camera scanning of the salivary glands. Radiology **92**, 1477–1480 (1969).

STEBNER, F.C., EYLER, W.R., DUSAULT, L.A., BLOCK, M.A., KELLY, A.P., NICHOLS, R.: ^{99m}Tc-pertechnetate scanning of salivary glands. Radiology **90**, 583–585 (1968a).

STEBNER, F.C., EYLER, W.R., DUSAULT, L.A., BLOCK, M.A.: Identification of Warthin's tumors by salivary glands. Amer. J. Surg. **116**, 513–517 (1968b).

STEPHEN, K.W., CHISHOLM, D.M., HARDEN, R.McG., ROBERTSON, J.W.K., WHALEY, K., STUART, A.: Diagnostic value of quantitative scintiscanning of the salivary glands in Sjögren's syndrome and rheumatoid arthritis. Clin. Sci. **41**, 555–561 (1971a).

STEPHEN, K.W., HARDEN, R.McG., ROBERTSON, J.W.K.: ^{131}I concentration in submandibular salivary glands of rats and mice. J. dent. Res. **50**, 979 (1971b).

STEPHEN, K.W., ROBERTSON, J.W.K., HARDEN, R.McG., CHISHOLM, D.M.: Concentration of iodide, pertechnetate, thiocyanate, and bromide in saliva from parotid, submandibular, and minor, salivary glands in man. J. Lab. clin. Med. **81**, 219–229 (1973).

TAPLIN, G.V., DORLE, E.K., JOHNSON, D.E.: Suspensions of radioalbumin aggregate for photoscanning the liver, spleen, lungs, and other organs. UCLA-519 US AEC. UCLA Sch. Med. Lab. 1–39 (1963).

WILKINSON, JR., R.H., GOODRICH, J.K.: A neurofibroma mimicking a parotid gland tumor both clinically and by scanning. J. nucl. Med. **12**, 646–648 (1971).

ZUM WINKEL, K., SCHMIDT, L., MEVES, M.: Measurement of salivary and gastric emptying. J. nucl. Med. **15**, 544 (1974).

WOLFF, J.: Transport of iodide and other anions in the thyroid gland. Physiol. Rev. **44**, 45–90 (1964).

III. Schilddrüse – Thyroid Gland

A. In vivo Thyroid Function Tests and Thyroid Imaging

By

W.R. Greig and H.W. Gray

With 22 Figures and 4 Tables

1. Introduction

The epoch-making discovery of radioactive iodine by Fermi in 1934 and its in vivo application to clinical studies of thyroid disease by Hertz et al. in 1938, heralded significant advances in our understanding of thyroidal iodine metabolism and the now widespread use of radioactive tracers in clinical investigation. Paralleling intensive clinical research into aberrations of thyroidal iodine handling caused by disease, laboratory research using sophisticated techniques of chromatography, ultracentrifugation, autoradiography, electron microscopy, and more recently radioimmunoassay, has supplemented the fund of basic knowledge of the thyroid and has illuminated the many complexities of its physiology and biochemistry. These varied but related profiles have confirmed clearly that thyroid hormone biosynthesis is a series of separate, sequential, yet integrated biochemical processes culminating in the production, storage, and secretion of thyroxine and triiodothyronine. Such studies have provided a rational basis for the in vivo and in vitro evaluation of thyroid function, a more meaningful approach to the treatment of thyroid disorders, and a solid infrastructure from which future advance will be possible.

While the administration of radioactive iodine to patients has provided a reliable basis for the routine clinical evaluation of thyroid function for over two decades, the indirect nature of the information obtained – the thyroid uptake is the resultant of several transfer rates – and the many fallacies to which such tests are prone, have always been major disadvantages. It is not surprising, therefore, that recent developments in the field of peptide hormone measurement and the successful synthesis of hypothalamic-releasing hormones have relegated many of the standard in vivo thyroid function tests to a role of secondary importance. In particular, radioimmunoassay of serum thyroxine, triiodothyronine, and thyrotrophin appears to provide the most discriminant of all tests of total thyroid function (Burke and Eastman, 1974) and, in addition, indicates the integrity of thyroid homeostasis. In vitro tests such as these have already become the thyroid screening tests of choice for hypo- and hyperthyroidism since they are convenient to both patient and clinician and as important, do not require the in vivo administration of radioactivity.

Acknowledging this rapidly changing emphasis from in vivo to in vitro tests for routine assessment of total thyroid function, it is salutary to remember that in vivo tests are technically simple, inexpensive, and require only modest equipment. Providing unique data on selected aspects of thyroidal iodine metabolism, in vivo studies are essential for diagnosis of many congenital and acquired thyroid disorders and for following the response of thyrotoxicosis to antithyroid drug therapy. Finally, by defining thyroid morphology and regional function, imaging techniques assist the early diagnosis of thyroid cancer. In this account of in vivo thyroid function tests, the authors have focused attention on those procedures which are likely to retain their value in this 'age of radioimmunoassay'.

2. Thyroid Development, Physiology, and Iodine Cycle

2.1. Thyroid Development

This topic has been reviewed by MEANS et al. (1963), ROGERS (1971), and SLOAN and FEIND (1971).

The thyroid gland develops early in the human embryo as a median endodermal downgrowth from the pharyngeal floor. It descends to the adult location in front of the 2nd to 6th tracheal rings where it is joined by a pair of lateral thyroid components, the ultimobranchial bodies, derived from the 4th pharyngeal pouches. Under normal conditions the connection to the pharynx and tongue atrophies but may remain in part as a pyramidal lobe extending cephalad to the normal position of the thyroid isthmus. Important variations in development include:
1. Agenesis where failure of development of the median thyroid component results in athyreotic cretinism.
2. Arrest of the usual descent of part or all of the median downgrowth resulting in lingual or sublingual (thyroglossal) thyroid tissue with or without development of the gland proper.
3. Excessive descent of the median downgrowth into the mediastinum resulting in an intrathoracic heterotopic gland.

2.2. Thyroid Physiology and the Iodide Cycle

The following reviews are recommended to supplement this brief account of thyroid and iodine metabolism (TONG, 1971; HALMOLSKY and FREEDBERG, 1960; RAPAPORT and DE GROOT, 1971; CATT, 1970). The normal thyroid gland constantly synthesizes, stores, and secretes the iodinated peptide hormones thyroxine (T_4) and triiodothyronine (T_3) under the homeostatic negative feedback control of pituitary thyroid-stimulating hormone (T.S.H.). The gland has adapted uniquely to the environmental scarcity of its raw material iodide, by developing an efficient iodide-concentrating mechanism.

Dietary intake of iodide varies widely, averaging 100–200 µg/day but may rise to 500 µg/day with iodide supplementation of salt or bread or fall to below 50 µg/day in endemic goiter areas. Rapidly and completely absorbed from the upper gastrointestinal tract (Fig. 1), it circulates in ionic form and is distributed primarily to extracellular and red blood cell fluids. The plasma inorganic iodide (PII), normally 0.04–1.0 µg% in Europe, reflects both dietary intake and iodide recycling from deiodination of thyroid hormone moieties. It is distributed to kidney and thyroid, a partition best expressed in terms of the iodide clearance of each organ. Clearance, the rate at which an organ removes iodide from plasma, is expressed as that volume of plasma which contains the quantity of iodide extracted by the organ in unit time. Subject to individual variation, the thyroid clearance averages 11–40 ml/min and renal iodide clearance 11–60 ml/min

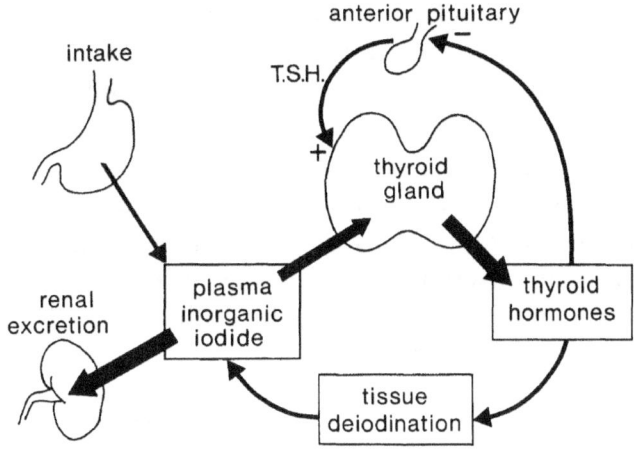

Fig. 1. Iodine metabolism

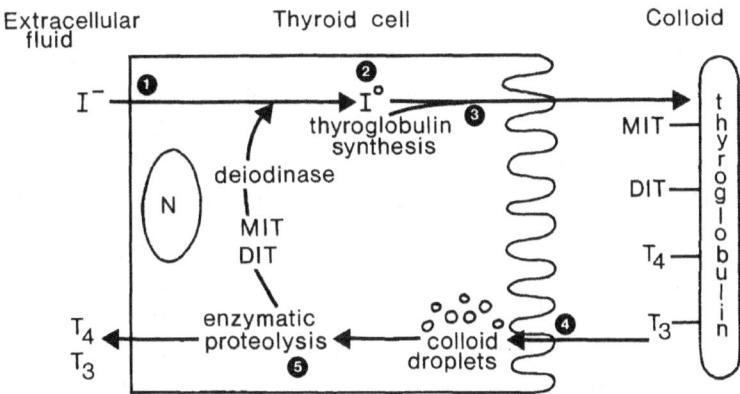

Fig. 2. Scheme of thyroid hormone synthesis; (1) iodide transport into follicular cell; (2) iodide oxidation; and (3) incorporation into tyrosyl residues of thyroglobulin; (4) pinocytosis of colloid to form thyroglobulin droplets; and (5) proteolysis within droplets with release of T_4 and T_3 which are secreted into parafollicular capillaries. MIT and DIT undergo deiodination with recycling of released iodide

(WAYNE et al., 1964a). Tubular reabsorption accounts for the value of renal iodide clearance, low in terms of renal plasma flow. Iodide is also concentrated by salivary glands, stomach mucosa, and lactating breast.

Biosynthesis of thyroid hormones is depicted diagrammatically in Figure 2. The iodide transport mechanism at the basal surface of follicular cells pulls iodide into the cell against an electrochemical gradient. When subsequent biosynthetic steps are blocked with thiouracil, this transported inorganic iodide is concentrated in colloid (PITT-RIVERS and TROTTER, 1953) to approximately 25 times the plasma level in normal subjects and up to 500 times in iodine deficiency states or hyperthyroidism. The transport mechanism of the thyroid is not specific for iodide since monovalent ions with ionic radii similar to iodide (i.e., pertechnetate, perrhenate, perchlorate, borofluorate) are also concentrated by the gland.

Following transportation into the follicular cell, iodide is oxidized to iodine by a peroxidase enzyme system on the apical cell membrane then incorporated instantaneously into tyrosyl residues of thyroglobulin as both molecules traverse the apical cell membrane with formation of 3-monoiodotyrosine (MIT) and 3,5-diiodotyrosine (DIT). Although it can be clearly shown that iodide organification is rate-limiting in rats (DE GROOT, 1961), there is no unanimity on whether this holds true for humans (RALL, 1956).

In the colloid reservoir, suitably sited molecules of M.I.T. and D.I.T. undergo a coupling reaction to form 3,5,3,5,tetraiodothyronine (thyroxine, T_4) and 3,5,3-triiodothyronine (T_3). This process may occur because the steric configuration of thyroglobulin allows juxtaposition of molecules or alternatively, because enzymatic tautomerization and peroxidation catalyzes the reaction.

Release of T_4 and T_3 from thyroglobulin occurs when follicular cells, stimulated by T.S.H., phagocytose thyroglobulin droplets and these coalesce with lysosomes; the resulting proteolysis degrades thyroglobulin with release of T_4, T_3, M.I.T., and D.I.T. Deiodination of the iodotyrosines occurs in the follicular cells while T_4 and T_3 are secreted into parafollicular capillaries.

2.3. Physiology of Pertechnetate

Technetium-99m, as the peroxyanion pertechnetate (^{99m}Tc), is distributed in the body like iodide with selective concentration by salivary glands, thyroid, and stomach but exclusion from CSF (HARPER et al., 1962; SORENSON and ARCHAMBOULD, 1963; ANDROS, 1965). BEASLEY et al. (1966) used whole-body counting techniques in humans and demonstrated an initial rapid urinary excretion of 30% administered pertechnetate with subsequent lower fecal excretion. In contrast with the predominant renal excretion of iodide, these findings probably reflect plasma protein binding (HAYS and GREEN, 1973) and biliary excretion (ABDEL-WAHAB et al., 1967) of pertechnetate.

Pertechnetate, like perchlorate, is transported into the thyroid by the iodide transport mechanism (WOLFF, 1963) and actively concentrates in the follicular colloid (GRAY, 1974a). WOLFF (1963) has further shown that pertechnetate and perchlorate in equivalent molar concentrations are competitive inhibitors of iodide transport but in clinical studies, administration of ^{99m}Tc does not affect thyroidal iodide kinetics because of the minute amounts which are used (e.g., 1 mCi of ^{99m}Tc contains approximately 2 p moles). When perchlorate is used for clinical tests, larger molar quantities are employed (e.g., 200 mg $NaClO_4$ is approximately 2 mmoles).

Accepting that iodide is the only halide which undergoes further metabolism in thyroid, the question of binding of ^{99m}Tc to thyroid protein has proven to be contentious. While SOCOLOW and INGBAR (1967), PAPADOUPOLOS et al. (1967), and BURKE et al. (1972) have reported binding, the studies of ANDROS et al. (1965), SHIMMINS et al. (1969a), and HECK et al. (1968) were less fruitful. Since ABDEL-WAHAB et al. (1967) reported small amounts of ^{99m}Tc labeled iodotyrosine in the urine, the authors conclude that a small though variable portion of transported ^{99m}Tc does undergo combination with a thyroid protein.

2.4. Thyroid Model Theory

Mathematical models of thyroidal iodide transport and organification have been devised (WOLFF et al., 1964) which agree well with experimental data derived from human (BERSON and YALOW, 1955) and animal (WOLLMAN and REED, 1962) kinetic studies. Although there are major assumptions in such model theory, thyroid model behavior assists the understanding of in vivo studies of thyroid function by illuminating the kinetics of thyroidal iodide and pertechnetate transport and iodide organification. The mechanics of modeling have recently been reviewed (MATTHEWS, 1971).

1. Two Compartment Model. When a pharmacologic block to iodide organification is present, ^{131}I concentration by thyroid is the resultant of inorganic ^{131}I transport into

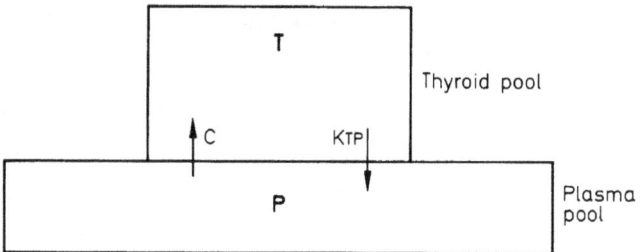

Fig. 3. The two compartment model

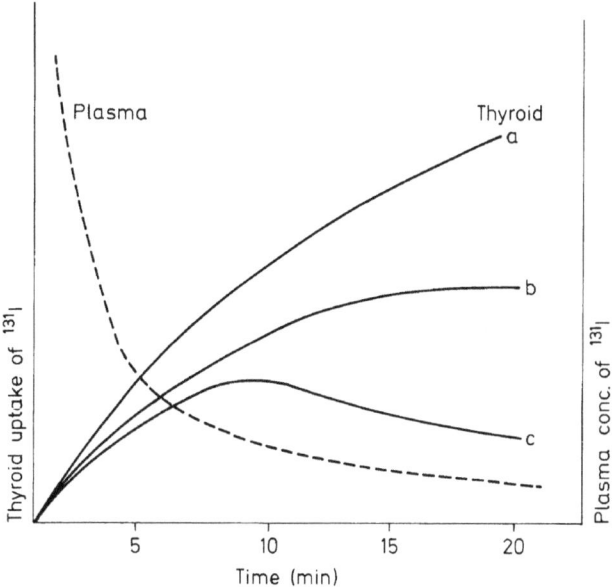

Fig. 4. Thyroid and plasma radioactivity curves after intravenous ^{131}I. Curve *a* represents organified ^{131}I in thyroid, while curves *b* and *c* represent inorganic ^{131}I in glands of thiouracil-treated patients. In curve *c*, exit rate constant (K_{TP}) is high

colloid from plasma and diffusion or 'leak' of inorganic ^{131}I from colloid to plasma. A similar concept is appropriate for ^{99m}Tc concentration by thyroid.

In this model (Fig. 3) the thyroid is a structureless compartment containing a uniform concentration $T(t)$ of inorganic ^{131}I. Exchange of plasma ^{131}I at concentration $P(t)$ with thyroidal ^{131}I is characterized by the linear differential equation

$$\frac{dT(t)}{dt} = CP(t) - K_{TP}T(t).$$

C, the thyroid unidirectional clearance of ^{131}I measures thyroidal iodide transport while K_{TP}, the exit-rate constant, is the fraction of total thyroidal ^{131}I which diffuses or 'leaks' to plasma in unit time.

Applying this model to assist interpretation of the early thyroidal uptake of ^{131}I or ^{99m}Tc, certain points emerge and are shown in Figure 4:

a) When iodide organification is normal (curve *a*), the thyroid uptake increases by C times $P(t)$ uCi each min. Since $P(t)$ falls with time, the rate of increase of thyroid uptake is not constant.

a) When iodide organification is completely inhibited (curve *b*), the thyroid uptake reaches an asymptote when the ^{131}I transported into colloid balances the 'leak' from it.

c) When the 'leak' is excessive (high exit-rate constant), as in 10–15% of thyrotoxic patients (GRAY, 1974a), the thyroid uptake reaches a maximum more quickly. Thereafter, the ^{131}I content of thyroid is reduced in parallel with a falling plasma ^{131}I concentration.

2. Three Compartment Model. When iodide organification is permitted, the thyroid is considered to be two structureless compartments, one containing a uniform concentration $T(t)$ of inorganic ^{131}I, the other a uniform concentration $B(t)$ of organified ^{131}I (Fig. 5). Of thyroidal inorganic ^{131}I, $T(t)$, a constant fraction equal to K_{TB} is incorporated

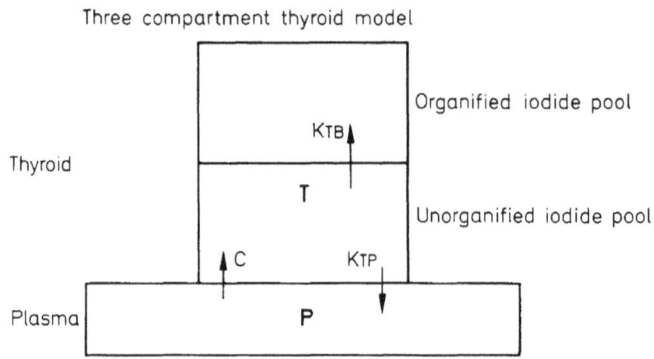

Fig. 5. The three Compartment model

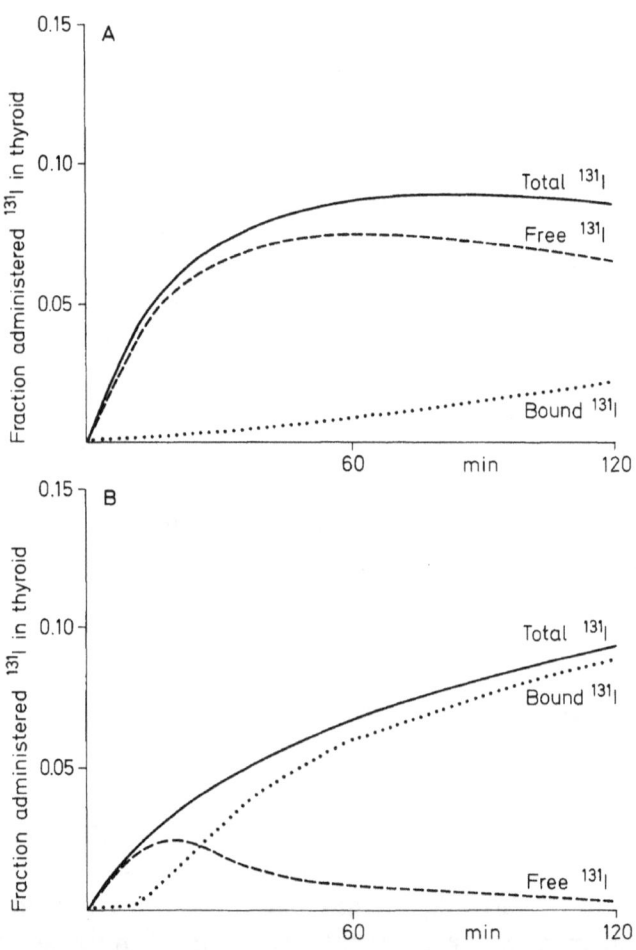

Fig. 6. Hypothetical representation of partition of ^{131}I into bound (organified) and free (inorganic) pools. *A*: Major binding defect showing heavy and persistent labeling of large free iodide pool with inorganic ^{131}I. *B*: Minor binding defect showing labeling of small free iodide pool with ^{131}I. This labeling is heavy only in first minutes after ^{131}I injection (Reproduced from GRAY et al. (1973) by courtesy of the editor, J. clin. Endocr.)

into the organified compartment per min and a second fraction K_{TP} diffuses or 'leaks' from thyroid to plasma per min. The complete process is characterized by the linear differential equation

$$dT(t)/_{dt} = CP(t) - K_{TP}T(t) - K_{TB}T(t).$$

Consideration of this theoretical thyroid model provides a rational approach to the detection of disorders of iodide organification. The hypothetical uptake pattern of ^{131}I in thyroid following its intravenous injection is illustrated diagrammatically in Figure 6. If a major iodide organification defect is present, most trapped ^{131}I remains in the gland as inorganic ^{131}I over several hours though 'leakage' reduces the uptake in parallel with the falling plasma ^{131}I concentration. Perchlorate administration at 2 h will discharge a large easily quantifiable fraction of total thyroid radioactivity. When a minor iodide organification defect is present, thyroid content of inorganic ^{131}I is high only in the first few minutes after its administration because organification of trapped iodide is more normal and since rapid equilibration between thyroid and plasma inorganic ^{131}I pools results in an early fall in thyroidal ^{131}I content paralleling that occurring in plasma. It is clear from this hypothesis, and has been shown experimentally (GRAY, 1974b), that early perchlorate administration is necessary if the minor defect of iodide organification is to be detected.

3. Technical Considerations

3.1. Choice of Radionuclides for Thyroid Investigation in vivo

3.1.1. Iodine-131

Widely used for over 2 decades, iodine-131 (^{131}I) is inexpensive, readily available with acceptable purity, and versatile, the half-life of 8.05 days allowing short, medium, and long-term studies (Table 1). The principal gamma photon energy of 364 keV is readily measurable in vivo with little error from tissue absorption.

Despite such favorable characteristics, two important disadvantages of ^{131}I are recognized. Firstly, the sizeable radiation exposure of thyroid from beta emission is a contraindication to its use in children and pregnant women since the developing and juvenile thyroid is especially susceptible to the carcinogenic effects of radiation (HAYEK and STANBURY, 1971). Secondly, the high photon energy of ^{131}I impairs the resolution

Table 1. Physical properties of radionuclides used in investigation of thyroid disorders

	Half-life	Principal beta emission (MeV)	Principal photon energies (MeV)	Radiation dose to adult thyroid—rads/µCi
^{123}I	13.3 h	0	0.159 (83%)	16×10^{-3} [a]
^{125}I	60 days	0	0.027 (138%) Te X-rays	1120×10^{-3} [a]
^{131}I	8.05 days	0.610 (87%)	0.364 (79%)	1520×10^{-3} [a]
^{132}I	2.3 h	0.80 (21%), 1.61 (21%) 2.14 (18%)	0.67 (100%), 0.78 (84%)	17×10^{-3} [a]
^{99m}Tc	6.0 h	0	0.140	0.2×10^{-3} [a]

[a] GOOLDEN et al., 1968

obtained in thyroid scanning despite the heavy shielding and collimation which are usually employed. Alternatives to ^{131}I are usually selected when the clinical situation requires either a low radiation dose to thyroid—a radionuclide with a shorter half-life and low beta emission—or where optimal resolution is essential for thyroid imaging.

3.1.2. Iodine-132

Obtained by elution from a column containing sodium tellurite-^{132}Te, iodine-132 (^{132}I) has certain advantages over ^{131}I for short-term studies (WELLMAN and ANGER, 1971). Its short half-life of 2.3 h results in a substantially lower total radiation dose to thyroid despite the higher beta and gamma photon emission (Table 1), and also permits serial testing without the technical problems associated with residual thyroid radioactivity (ALEXANDER et al., 1966).

The major disadvantages of ^{132}I include a restriction of thyroid uptake measurements to 4 h after administration and poor scanning resolution due to high energy photons. Despite reports of routine use in some centers (HOBBS et al., 1963) and the practicability of counting with standard equipment (LEVY and ASHBURN, 1969), ^{132}I has never been popular and has been superseded by the noniodine nuclide, ^{99m}Tc, for thyroid imaging and early uptake studies.

3.1.3. Iodine-125

Produced by neutron activation of xenon-124, iodine-125 (^{125}I) has the longest half-life (60 days) and lowest energy photons (27 keV) of all clinically useful 'radioiodines'. Radiation exposure of thyroid to ^{125}I (Table 1) is only slightly smaller than that with ^{131}I and especially designed instruments are required to measure the low energy gamma photons in vivo (WELLMAN and ANGER, 1971). Calibration of such instrumentation is made difficult and imprecise by tissue absorption of the soft photons, though partial depth correction is possible (ROLLO, 1971).

Thyroid imaging with ^{125}I may enable preferential detection of superficial nodules since gamma photons from deeper tissues are largely absorbed but an inability to detect posterior nodules or retrosternal goiters restricts the widespread application of ^{125}I for imaging purposes. Though useful for invitro labeling of iodinated compounds, ^{125}I appears to have limited application for routine in vivo studies of thyroid function.

3.1.4. Iodine-123

In theory, iodine-123 (^{123}I) is the most versatile and potentially the most clinically useful of all the radioiodines (MYERS, 1966). Decay by electron capture, absence of beta rays, a principal gamma photon energy of 159 keV and half-life of 13.3 h, reduce radiation exposure of thyroid to a level equivalent to ^{132}I. Minimal tissue absorption of the principal gamma photon enables precise quantitation of thyroid uptake studies without a major calibration problem. The energy of the principal gamma photon is ideally collimated for thyroid imaging and since ^{123}I organification occurs, the physical advantages of ^{99m}Tc combine with the advantages of the increased contrast of ^{131}I. The half-life of 13.3 h permits simultaneous quantitation and imaging of thyroid at 24 h though the P.B.^{123}I. is best measured at 24 rather than 48 h. Such characteristics are clearly invaluable when ^{123}I is used in children and pregnant women.

Unfortunately, the production of ^{123}I by accelerator limits the facility to a minority of clinicians and makes manufacture expensive and uneconomic. When these problems are overcome, this unique radioiodine will be ideal for most in vivo studies of thyroid function (MYERS, 1974).

3.1.5. ^{99m}Tc-Pertechnetate

^{99m}Tc is obtained as the daughter of molybdenum-99. Conveniently and inexpensively produced carrier-free, it is eluted daily in isotonic saline from a molybdenum-99 generator (half-life 67 h). ^{99m}Tc has a short physical half-life of 6 h and decays by isomeric transition to ^{99}Tc emitting a gamma photon of 140 keV without particulate radiation (Table 1). These physical characteristics coupled with biological behavior like iodide make ^{99m}Tc an especially useful alternative to ^{131}I for early thyroid uptake studies and thyroid imaging since there is minimal radiation deposited in the gland even after administration of millicurie doses.

Quantitative thyroid studies which measure the activity of thyroidal iodide transport, are little affected by tissue absorption of the gamma photons but special techniques are required to separate thyroid radioactivity in normal subjects from the larger contribution to total neck counts of the extrathyroidal radioactivity (HILDITCH et al., 1967). For imaging purposes, the most energetic photons are ideally collimated by thin septum collimators which permit a high detection efficiency and excellent spatial resolution.

3.2. Quantitation of Thyroid Radioactivity

Whether thyroid radioactivity is quantitated using directional counting, scintiscanning, or scintillation camera techniques, a background knowledge of the physical, anatomical, and physiologic factors which affect the precision of such measurements is essential if the full potential of the studies is to be realized.

3.2.1. Physical Factors

Absorption of gamma photons in thyroid and surrounding extrathyroidal tissues leads to underestimation of thyroid radioactivity when low energy nuclides such as ^{125}I are used. This error is minimized when a thyroid phantom (see below) is used to approximate in vivo conditions when calibrating the instruments. The I.A.E.A. recommend that the phantom should be a cylinder 15 cms in diameter and 15 cms high constructed of plastic with a hole to accept the radioactive standard drilled in the flat surface of the phantom, parallel to the axis of the cylinder and 0.5 cm from the edge. The volume of the standard solution should be 30 ml. Scattering of gamma photons from bony structures adjacent to thyroid may partially compensate for tissue absorption although this error has been reduced by the widespread adoption of energy selective or photopeak counting techniques.

3.2.2. Anatomical Factors

Precision in thyroid uptake measurements depends on the maintenance of identical detection geometry between thyroid radioactivity to be measured and the standard radioactivity against which the thyroid radioactivity is to be compared. The center of mass of the thyroid may not always be predicted and in many large glands, is much deeper in the neck than could be accounted for in the standard neck phantom. This error leads to underestimation of thyroid radioactivity.

Where capsules of radionuclide are administered, geometry is preserved by dissolving the standard capsule in 30 ml water prior to its insertion into the thyroid phantom.

3.2.3. Physiologic Factors

3.2.3.1. Extrathyroidal Neck Radioactivity

In addition to thyroid radioactivity, a counter placed over the neck will detect radionuclide present in plasma, extracellular fluid, and salivary glands. This extrathyroidal radioactivity (ETA) amounts to 5–7% of administered dose of ^{131}I (HILDITCH et al., 1967) and 4–6% of administered dose of ^{99m}Tc (SHIMMINS et al., 1969b) at 20 min after intravenous injection and when the standard I.A.E.A. collimator is used. Since a normal thyroid uptake of ^{131}I and ^{99m}Tc at 20 min is only 1–4% of administered dose, imprecise correction for ETA may result in large errors in the derived thyroid uptake at 20 min. The ETA of ^{131}I is negligible at 24 h after administration, therefore no correction is required when uptakes are measured at this time.

While it is true that sophisticated techniques using scintiscanners and gamma cameras allow precise correction for ETA, directional counting with a single-fixed detector remains the most widely used method for measurement of thyroid uptakes. When thyroid uptake of radioiodine or technetium is measured up to 6 h after injection, correction for ETA is desirable but not essential. GOOLDEN (1971a) rightly points out that for the specific diagnosis of thyrotoxicosis with the early uptake test, diagnostic discrimination is unchanged if ETA correction is omitted. Authors who have corrected neck uptake measurements for the contribution of ETA have used various methods. Some counted over the neck with a lead shield covering the thyroid (LAARSON, 1955; BRUCER, 1959; FLOYD et al., 1960; ALEXANDER (et al., 1962) while others used a corrected thigh count (MYANT et al., 1949; GOOLDEN and MALLARD, 1958; FRASER et al., 1960). Other workers made assumptions regarding the rate of fall of ETA (BERSON et al., 1952; VEAL and VETTER, 1958; KOUTRAS and SFONTOURIS, 1966). In 1967, HILDITCH et al. confirmed the initial report of ODDIE et al. (1955) that when ETA was expressed as a fraction of ^{131}I radioactivity remaining in the body but not in thyroid, it was not constant but did not fall as rapidly as plasma radioactivity. Both workers recommended the routine use of a mean value of ETA obtained in a group of patients using standard neck counting geometry. With this philosophy, SHIMMINS et al. formulated equations for calculating the early thyroid uptake of ^{131}I (1968a) and ^{99m}Tc (1971) (see below).

One may reduce the error which ETA introduces into thyroid uptake measurements by eliminating as much ETA as possible with close collimation. This method is not recommended for routine uptake studies because the collimation may shield a variable proportion of thyroid radioactivity from the detector if the gland is large or asymmetrical. The approach is useful, however, in discharge tests (GRAY et al., 1973a).

3.2.3.2. Arteriovenous Difference

If thyroid clearance studies are required, measurements of thyroid uptake and plasma radioactivity should begin 10 min after radionuclide injection since a significant arteriovenous difference in plasma ^{131}I and ^{99m}Tc concentration has been reported (GRAY et al., 1973b) in the first 7 min after injection.

3.2.4. Instrumentation

The reader is referred to the recommendations of the I.A.E.A. panel of experts on thyroid uptake measurements (GOMEZ-CRESPO and VETTER, 1966; I.A.E.A., 1973). The use of the standard collimator (BLECHER et al., 1964) designed specifically for thyroid uptake measurements has simplified calibration and allowed meaningful comparison between results from different centers.

4. In vivo Tests of Thyroid Function

At the present time, in vivo tests are usually applied to the assessment of thyroidal iodide transport or organification. Less commonly, a measurement of the plasma inorganic iodide, assessment of thyroid dehalogenase activity, or detection of abnormal serum iodoproteins is required.

4.1. Thyroidal Iodide Transport

The accumulation of radioiodine (usually ^{131}I) or ^{99m}Tc by the thyroid provides an inexpensive and reproducible test which requires modest equipment (SISSON, 1965). The new role for the uptake test is the provision of up-to-date information on thyroid function during treatment for thyrotoxicosis.

4.1.1. Thyroid Uptake of Radioiodine

Until recently, the most commonly used routine thyroid uptake test has been performed 24 h after an oral dose of ^{131}I but tests based on earlier measurements are now widely practiced. At any point in time after ^{131}I administration, the accumulation of radionuclide by the gland depends on the activity of thyroidal iodide transport (the trap), the efficiency of iodide organification, the rate of secretion of T_4 and T_3 labeled with ^{131}I, and finally the renal clearance of inorganic ^{131}I. It has been shown that an uptake measured 10–30 min after ^{131}I will mainly reflect iodide transport, the other factors having little influence on thyroid ^{131}I content so soon after dose administration (THOMAS et al., 1960; ALEXANDER et al., 1969). These early tests are especially valuable for the differential diagnosis of thyrotoxicosis but require intravenous injection of ^{131}I and quantitation of ETA. The uptake of ^{131}I at 24 h is more convenient to the clinician since the oral route is employed and ETA quantitation is not required. Most workers have found it useful for diagnosis of hypothyroidism but less helpful as a general screening test because of its dependance on multiple variables (see above). For example, WAYNE ET AL. (1964a) have shown that with a thyroid clearance of 50 ml/min, the 24-h uptake is 48% when the renal clearance of ^{131}I is 55 ml/min but 75% when the latter is 15 ml/min.

The 2-h thyroid uptake of ^{131}I is a compromise between early and late tests and is most valuable for diagnosis of hyperthyroidism.

4.1.2. Procedures

The methodology for thyroid uptake measurement is well recognized and will not be discussed. Reference should be made to I.A.E.A. (1973), GOMEZ-CRESPO and VETTER (1966), and HAMBURGER (1971). Normal values for ^{131}I uptake tests vary geographically but are usually between 1–14% for the 2-h and 15–45% for the 24-h test. ETA quantitation may be omitted in the 2-h test without reduction in discrimination but the upper limit of normal will be slightly raised (GOOLDEN et al., 1971a).

4.1.3. Factors Affecting Thyroid Uptake Studies

Brief mention must be made of these factors which reduce the utility of uptake tests (GRAYSON, 1960; DAVIS, 1966).

4.1.3.1. Variations in Iodide Intake

Since a thyroid uptake measures the fraction of plasma iodide which is trapped by the gland in unit time, the thyroid content of ^{131}I will depend on the activity of iodide transport and on the specific activity of the plasma iodide pool. Dilution of administered ^{131}I through administration of iodine or iodinated materials or by consumption of iodide in seafood (NAGATAKI et al., 1967; ALEXANDER et al., 1964) or bread (LONDON et al., 1965) will decrease the thyroid uptake of ^{131}I although the uptake of native iodide remains normal. Conversely, when the specific activity of the plasma iodide pool is increased as in iodide deficiency, the thyroid uptake of ^{131}I will be high while uptake of native iodide remains normal. Iodine deficiency most commonly results from poor dietary intake of iodide and may be seen in endemic goiter areas (STANBURY et al., 1954; GREIG et al., 1970) in some patients with simple goiter (WAYNE et al., 1964b) and in cirrhotic patients (SHIPLEY and CHUDZIK, 1957).

In addition to this 'dilution' effect, iodide excess or deficiency has long-term effects on thyroidal iodine metabolism, decreasing and increasing the activity of iodide transport, respectively. Clearly, in circumstances of variable iodine intake, thyroid uptake tests may be misleading.

4.1.3.2. Drugs

Pharmaceuticals affect thyroid function either directly by an action on one or more stages of thyroid hormone synthesis or indirectly by reducing pituitary secretion of TSH.

Monovalent anions such as perchlorate and thiocyanate compete with iodide for the thyroid transport mechanism (WOLFF, 1964) with resulting intrathyroidal iodine deficiency and goiter (BARKER, 1936). The thionamide drugs, propylthiouracil, methimazole, and carbimazole, directly inhibit the iodide organification and coupling reactions in thyroid and are widely used in the treatment of hyperthyroidism.

Paraaminosalicylic acid (BALINT et al., 1954), resorcinol (BULL and FRASER, 1950), and phenylbutanzone (LINSK et al., 1957) may produce thyroid enlargement as a side-effect by inhibiting iodide organification. Other drugs which produce goitrous hypothyroidism in a different as yet unidentified way include cobalt (PALEY et al., 1958) and lithium (LAZARUS and BENNIE, 1972).

In contrast, thyroactive compounds such as T_4 and T_3 reduce endogenous thyroid function by a direct effect on the pituitarythyroid axis (GREER, 1951). Glucocorticoids given in pharmacologic doses are thought to reduce thyroid function in a similar manner (BERSON and YALOW, 1952; INGBAR and FREINKEL, 1956).

4.1.4. Applications

Although early and late uptakes of ^{131}I by the thyroid are of value for diagnosis of hyper- and hypothyroidism, respectively, most clinicians now rely on hormone assays for diagnosis. In most centers, the 24-h uptake is now used only for

a) Assisting the prescription of a therapy dose of radioiodine.
b) The TSH stimulation test. Of value for differentiating hypopituitarism from primary hypothyroidism (FORE and WYNN, 1966; JEFFERIES et al., 1959), the test is being replaced in most areas by radioimmunoassay of TSH.

4.1.5. Thyroid Uptake of ^{99m}Tc-Pertechnetate

The uptake of ^{99m}Tc by the thyroid at 15–20 min after injection provides a versatile and discriminating test of thyroid function (GRAY et al., 1973c). Advantages of ^{99m}Tc include a small radiation dose to thyroid and whole body, a short half-life which permits sequential studies, and ideal physical characteristics for simultaneous imaging. The necessity for intravenous injection of ^{99m}Tc and for correction of the neck uptake to take account of ETA are acceptable disadvantages.

4.1.6. Thyroid Physiology of ^{99m}Tc

To understand the thyroid handling of ^{99m}Tc, it is helpful to liken its behavior in thyroid to a 2-compartment model since unlike radioiodine, ^{99m}Tc remains unbound and freely diffusible in thyroid (GRAY et al., 1974a). The author has used a technique of kinetic analysis (SHIMMINS et al., 1968b) to show that over a wide range of thyroid trap activity, both before and during antithyroid drug treatment, the plasma to thyroid unidirectional clearance (UDC) of ^{99m}Tc is directly proportional to the plasma to thyroid UDC of ^{131}I (Fig. 7) albeit consistently one third the value of the latter. The theoretical model indicates, however, that the thyroid uptake of ^{99m}Tc depends not only on the UDC or trap activity, but is also inversely dependent on the exit-rate constant or leak of ^{99m}Tc from the gland. This dual dependance of the uptake is shown in Figure 8. Fortunately, since approximately 90% of thyrotoxic subjects have exit-rate constant values between only 0.05 and 0.15 min^{-1} (GRAY, 1974a), this variable error may be disregarded for clinical practice and the ^{99m}Tc uptake of thyroid used as a general index of thyroid function. From this argument, however, it would appear that the ^{99m}Tc uptake is most suitable for sequential follow-up studies in the same patient where the exit-rate constant may be assumed unchanging.

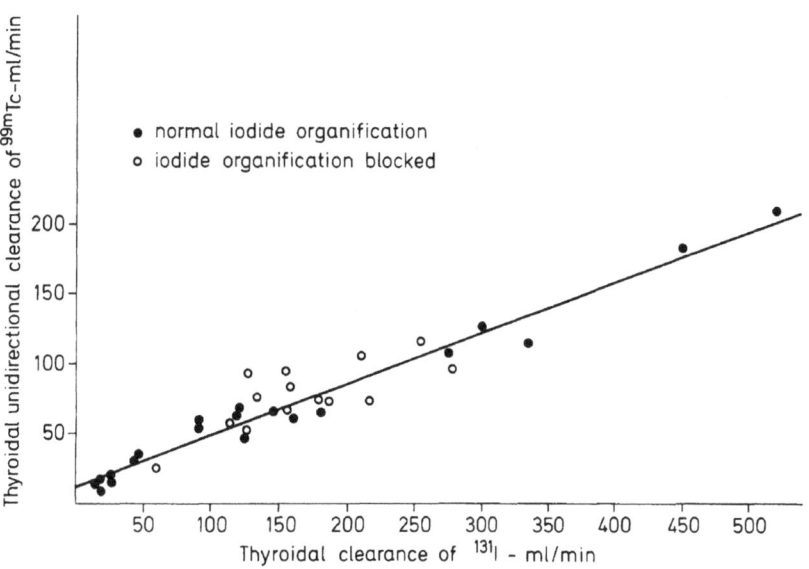

Fig. 7. Here, simultaneous measurements of thyroidal unidirectional clearance of both ^{99m}Tc and ^{131}I in 14 hyperthyroid patients on carbimazole (open circles) are superimposed on correlation between thyroidal unidirectional clearance of ^{99m}Tc and 10–20 min net clearance of ^{131}I in 20 untreated hyperthyroid patients. Combined regression equation is y = 0.37 x + 0.011 and r = 0.95

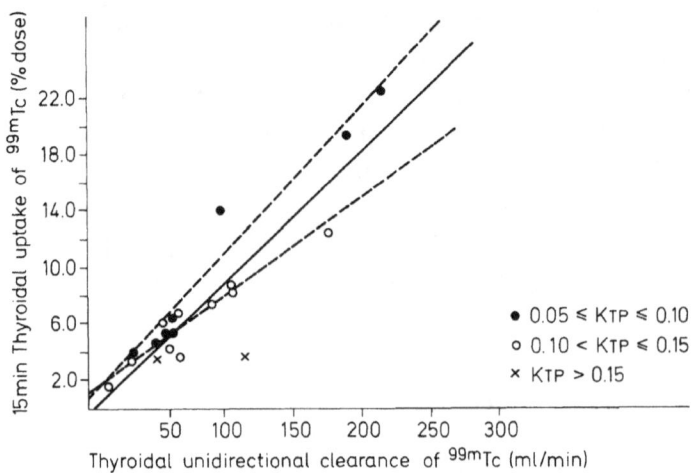

Fig. 8. This figure shows correlation between thyroidal uptake at 20 min and unidirectional clearance of ^{99m}Tc in 20 hyperthyroid patients. Upper broken regression line, $y=0.107 x +0.19$ and $r=0.98$ relates to 7 patients (closed circles) with $0.05 \leq K_{TP} \leq 0.10$ and lower broken regression line $y=0.0695 x +0.96$ and $r=0.95$ relates to 11 patients (open circles) with $0.10 < K_{TP} \leq 0.15$. Two patients are shown where $K_{TP}>0.15$. Unbroken regression line for all patients was $y=0.095 x - 0.46$ with $r=0.90$

4.1.7. Procedure

4.1.7.1. Single-Fixed Detector

a) *Dose Administration:* Four hundred uCi ^{99m}Tc are injected intravenously.

b) *Background Count:* With the standard I.A.E.A. collimated detector in position for a neck count but without a patient, background counts should be recorded for 10 min and the background count rate calculated for subtraction from all subsequent measurements.

c) *Standard Count:* It is suggested that 25% of dose is used as standard for counting in the thyroid phantom positioned like a patient's neck. Counts should be made in duplicate for 1 min or long enough to accumulate 10,000 counts (S.D. of 1%). The standard may be counted before each patient is studied or at the beginning of the session and subsequently corrected for decay.

d) *Thyroid Uptake Quantitation:* Since the patient's neck must be maintained at a standard distance from the crystal, the use of a laboratory chair with head rest is recommended. Duplicate total neck counts are measured after positioning the collimated detector a standard 8.5 cms from the patients' neck. The assumption of SHIMMINS et al. (1971) is used to obtain the thyroid uptake of ^{99m}Tc from the total neck uptake, namely that the mean ETA of ^{99m}Tc is 5.46% of whole body extrathyroidal radioactivity at 20 min. These workers showed that

Neck uptake of ^{99m}Tc at 20 min (U.20) = Thyroid uptake of ^{99m}Tc at 20 min (T.20)

$$+ \frac{5.46}{100} \times (100\text{-}T.20) \text{ i.e.,}$$

$$\text{Thyroid uptake of } ^{99m}\text{Tc (20 min)} = \frac{U.20 - 5.46}{0.945} \% \text{ dose}$$

This approximation for the thyroid uptake of ^{99m}Tc is most precise if the uptake is above normal (SHIMMINS et al., 1971).

Alternative techniques for measuring thyroid uptake of ^{99m}Tc using perchlorate orally (KUBA et al., 1967) and intravenously (GRAY et al., 1973c) are cumbersome for routine use.

4.1.7.2. Moving Detector

Thyroid uptake of ^{99m}Tc may be determined precisely using a scintiscanner (SHIMMINS et al., 1969b; WILLIAMS et al., 1971) though the technique is time-consuming unless computer facilities are available. Scanning is commenced 20 min after intravenous ^{99m}Tc and, on completion, the number of dots/unit area in two regions immediately above and below the thyroid region are determined. This is used to derive a value for extrathyroidal radioactivity in the rectangular area containing the thyroid image.

4.1.7.3. Scintillation Camera

Both thyroid uptake and image may be obtained with ^{99m}Tc using a gamma camera linked to a computer (HURLEY et al., 1972; BURKE et al., 1972; HIGGINS et al., 1973). At the present time, technical complexity makes its routine application unlikely in all but major teaching centers.

4.1.8. Clinical Use

There is general agreement on values for thyroid uptake of ^{99m}Tc in health and disease (Table 2). It has little value for diagnosis of hypothyroidism and with thyroid pathology where hyperactivity of the trap is usual (e.g., Hashimoto's disease, Pendred's syndrome), the uptake of ^{99m}Tc may overlap into the thyrotoxic range.

The thyroid uptake of ^{99m}Tc is of most value for an ongoing assessment of thyroid activity during drug treatment for thyrotoxicosis. In contrast to the significant morbidity which follows destructive treatment for thyrotoxicosis, conservative management with antithyroid drugs is reliable and safe. Since a significant proportion of patients achieve a remission of their disease after one course of drugs, it must be conceded that this approach is best for the majority of patients under 40 years (BAYLISS and HALL, 1972). Ideally this treatment depends on a fail-safe method for detecting a remission of hyperthyroidism while the patient is taking the drugs. The presence of thyroid suppressibility currently provides the best clinical index of disease remission.

Table 2. Results

Author	Technique	Normal subjects	Hyperthyroid subjects	Primary myxoedema	Simple goiter	Hashimoto's disease	Pendred's syndrome
GRAY et al., 1973c	Direct count	0.61–3.23%	3.30–27.0%	0.00–0.99%	0.40–9.88%	1.50–13.7%	7.20–13.30%
VANTHOFF, 1972	Direct count	0.2 –4.5%	4.1 –44%	–	0.2 –10.0%	–	–
GOOLDEN et al., 1971c	Scintiscanner	0.4 –3.0%	1.7 –40%	–	0.9 8.6%	–	–
MCGILL et al., 1971	Scintiscanner	0.34–1.51%	4.8 –33.9%	–	0.3 –7.0%	–	–
HIGGINS et al., 1973	Gamma camera	0.16–2.2%	2.5 –40.0%	–	–	–	–
BURKE et al., 1972	Gamma camera	0.2 –1.7%	9.7 –40.4%	–	–	–	–

* Figures given indicate range of values obtained

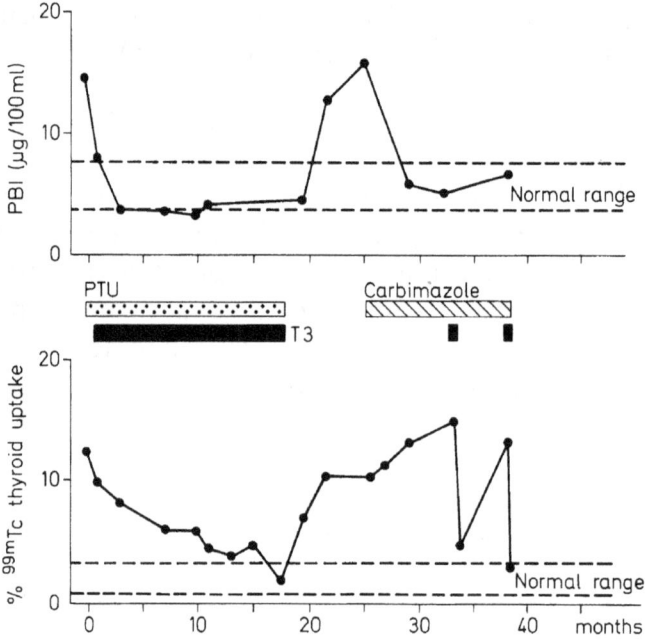

Fig. 9. Serial ^{99m}Tc uptake and Pb^{127}I measurements in patient who achieved normal uptake at end of 18 months treatment with prophylthiouracil and T$_3$ but relapsed within 6 months. Suppression tests were performed 6 and 12 months after starting second course of carbimazole. (Reproduced from GOOLDEN et al. (1973) by courtesy of the author and editor, Clin. Endocr.)

The suppression of normal thyroid function by administration of thyroid hormones (GREER, 1951) and failure of suppression of Graves' disease (WERNER, 1952) has been used as a diagnostic tool (GREER and SMITH, 1954). CASSIDY and VANDERLAAN (1960), CASSIDY (1965, 1970), and other workers (ALEXANDER et al., 1966, 1967, 1969; LOWRY et al., 1971; HALES et al., 1969) extended the use of the suppression test from the field of diagnosis to a means of predicting the outcome of treatment following a course of antithyroid drugs. Most workers now agree that there is a definite relationship between the emergence of thyroid suppression during treatment with antithyroid drugs, and subsequent remission of the disease but that the association is by no means absolute.

ALEXANDER et al. (1973) used the thyroid uptake of ^{132}I as index of suppressibility and gave his patients carbimazole and T$_3$. He found that 41% of his subjects sustained a remission of their disease after 1 year of treatment although 5% had a short-lived, self-limiting recurrence. A further 41% had persistence of hyperthyroidism as shown both by failure to suppress and by rapid clinical and biochemical relapse when carbimazole was stopped. The remaining subjects required two courses of drugs before continuous remission was achieved and it was shown that either an episode of hyperthyroidism had lasted longer than the first years course of drugs or that two separate episodes occurred within 2 years with normal suppressibility being found between episodes.

The thyroid uptake of ^{99m}Tc is ideal for measurement of thyroid suppressibility since this index is unaffected by the administration of the thiourylene drugs. Using ^{99m}Tc in this way, GOOLDEN et al. (1973) found that only 4 of 21 patients who had an uptake of ^{99m}Tc in the normal range when treatment was discontinued relapsed within 4 months but 8 of 9 patients whose uptake at the end of treatment was above normal relapsed. Figure 9 shows the course of the disease in a patient who relapsed, Figure 10 in a patient who achieved a remission.

At the present time, despite gaps in our knowledge of the etiology of hyperthyroidism and pathophysiology of thyroid suppression, measurement of thyroid suppressibility

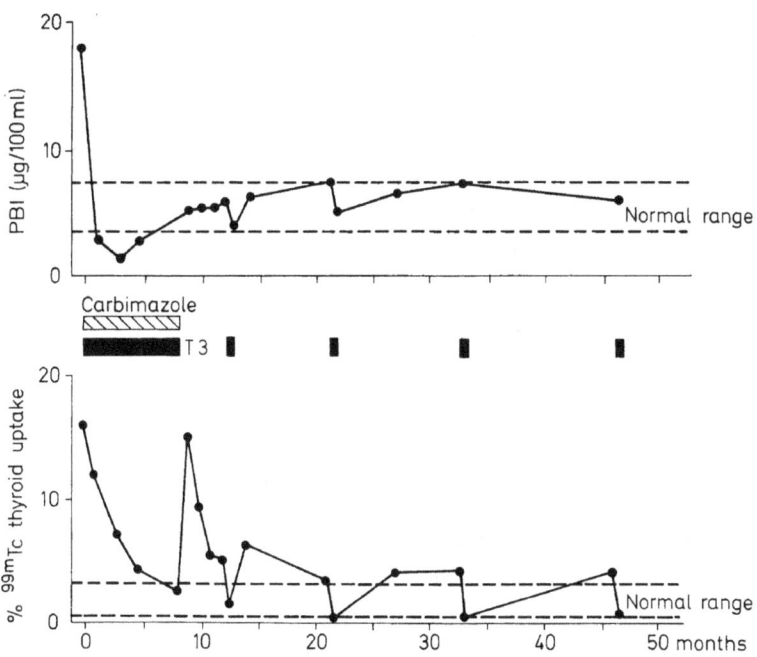

Fig. 10. Serial ^{99m}Tc uptake and Pb^{127}I measurements in patient who achieved normal uptake after 8-months treatment with carbimazole and T$_3$. Suppression tests 4 months and 1, 2, and 3 years after completing treatment were normal and she has remained euthyroid throughout period of follow-up. (Reproduced from GOOLDEN et al. (1973) by courtesy of the author and editor, Clin. Endocr.)

does provide for a rational approach to the treatment of the young patient with hyperthyroidism. With continuous administration of carbimazole and T$_3$, ALEXANDER et al. (1973) suggested that at 6 monthly assessments, a decision could be made:
a) To continue drugs – if thyroid remains unsuppressed
b) To stop antithyroid drugs – if suppressibility returns
c) To restart antithyroid drugs – if hyperthyroidism recurs
d) To advise destructive therapy – if the gland has remained continuously overactive for 2 years or the patient relapses after 2 courses of drugs.

4.2. Detection of Iodide Organification Disorders

Under normal conditions, iodide trapped by the human thyroid is immediately oxidized then instantaneously organified by incorporation into tyrosyl residues of thyroglobulin. Attenuation of this organification process by disease, antithyroid drug therapy, or an inherited lack of peroxidase leads to the accumulation in colloid of recently transported iodide in an inorganic and freely diffusible form. Discharge of this inorganic iodide from the thyroid by perchlorate or thiocyanate provides a good index of the integrity of thyroidal iodide organification.

In the conventional perchlorate discharge test, potassium perchlorate is given orally in a dose of up to 1 g, up to 2 h after administration of ^{131}I to the patient. Thyroid content of ^{131}I is monitored by directional counting and, if inorganic iodide is present in the colloid, a discharge of ^{131}I from the gland occurs after perchlorate administration. Although ideal for detection of large amounts of dischargeable ^{131}I, the insensitivity of this standard test makes the detection of small amounts of thyroidal inorganic iodide unreliable and this problem has been increasingly reflected in the plethora of both methods and criteria for test interpretation which have been proposed by its many protagonists (MORGANS and TROTTER, 1957; FRASER et al., 1960; BASCHIERI et al., 1963; STEWART and MURRAY, 1966).

The authors prefer a discharge test using intravenous perchlorate which is simpler, more rapidly performed, and probably more sensitive than the oral test (GRAY et al., 1973a). The theoretical basis for the test has been expanded previously but essentially, the sensitivity is achieved by administering perchlorate at short time intervals after ^{131}I at a time when the thyroidal inorganic iodide pool has the greatest specific radioactivity (i.e., is most heavily labeled).

4.2.1. Procedure—Materials and Method

4.2.1.1. Preparation of Sodium Perchlorate for Injection

The sodium perchlorate was dissolved in sterile distilled water and filtered through a sintered glass pipeline filter. After filling into ampoules, it was autoclaved at 115° C for 40 min. The solution was quality controlled by passing through an ion-exchange resin (Amberlite IR.120H) eluted with deionized water and the eluate titrated with decinormal sodium hydroxide. The final preparation gave ampoules of 200 mg sodium perchlorate in 2 ml for single intravenous injection.

4.2.1.2. Collimation

For optimum sensitivity, close collimation of the fixed crystal detector is required to reduce to a minimum, the contribution made by the extrathyroidal neck radioactivity (ETA) to total neck counts. Whereas the ETA of ^{131}I using the I.A.E.A. standard collimator is 5–7% of administered dose and the reduction from 10–20 min after ^{131}I is approximately 0.8% of administered dose (HILDITCH et al., 1967), the ETA using the author's collimator (GRAY et al., 1972) was $1.9 \pm 0.6\%$ administered dose (mean ± 2S.D.) and the reduction approximately 0.2% administered dose.

4.2.1.3. Methodology

Throughout the test, the patients lie on a couch and neck radioactivity is measured by the carefully positioned directional counter. The detector feeds an amplifier, scaler,

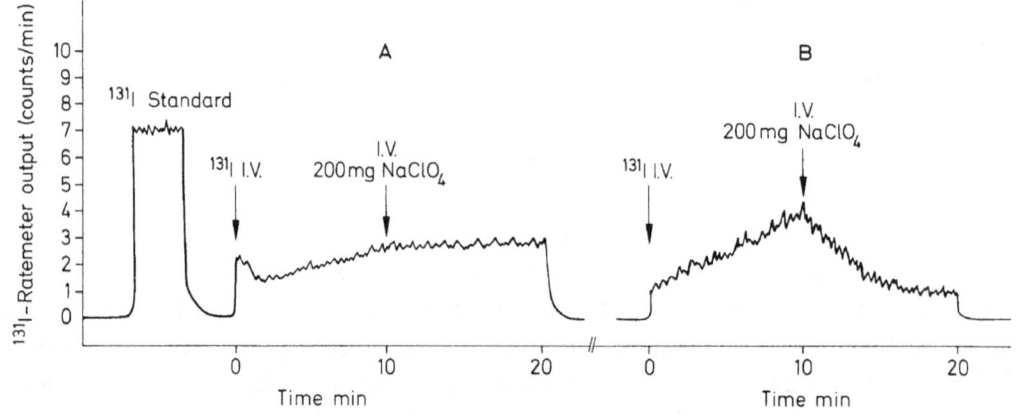

Fig. 11. Trace records of neck radioactivity in 2 patients during intravenous perchlorate test shown following ^{131}I standard recording. In *A*, a normal subject, no discharge of ^{131}I was seen after intravenous perchlorate. In *B*, a subject with Hashimoto's disease, discharge of thyroidal ^{131}I occurred after perchlorate injection

and ratemeter connected to a continuous potentiometric recorder. After the count from a standard in a phantom is recorded—a standard of 20% dose is recommended—25 uCi ^{131}I is injected intravenously and total neck radioactivity recorded continuously for 10 min. At that time 100–200 mg of sodium perchlorate is injected intravenously and the recording of total neck radioactivity, which includes thyroidal and extrathyroidal radioactivities, is continued for a further 10 min. The perchlorate discharge is calculated as the difference between the total neck radioactivities at 10 and 20 min (Fig. 11).

4.2.2. Interpretation

In the authors' series, the 'discharge' noted in normal subjects, $0.11 \pm 0.13\%$ administered dose (mean ± 1 S.D.) was nonthyroidal and equivalent to the fall in ETA between 10 and 20 min after ^{131}I (GRAY et al., 1973a). The upper limit of a normal 'discharge' was taken as 0.5% dose. This "normal" value will depend on the visual field of the collimator used for the study and should be calculated for each system which is constructed.

4.2.3. Clinical Application

A substantial discharge of thyroidal ^{131}I following intravenous perchlorate is characteristic of the inherited defects of iodide organification (Fig. 12). The most common cause for thyroid dyshormonogenesis, this condition often presents as Pendred's or goiter—deafness syndrome which has a recessive mode of inheritance (PENDRED, 1896; MORGANS and TROTTER, 1958). The syndrome may be confused with simple goiter since many such patients are euthyroid with little auditory disturbance.

The intravenous perchlorate test is useful for detection of some forms of drug-induced goiter or myxedema. Drugs which block iodide organification in thyroid include phenylbutazone (LINSK et al., 1957), P.A.S. (KUMROWER, 1951), and iodide (PARIS al., 1960).

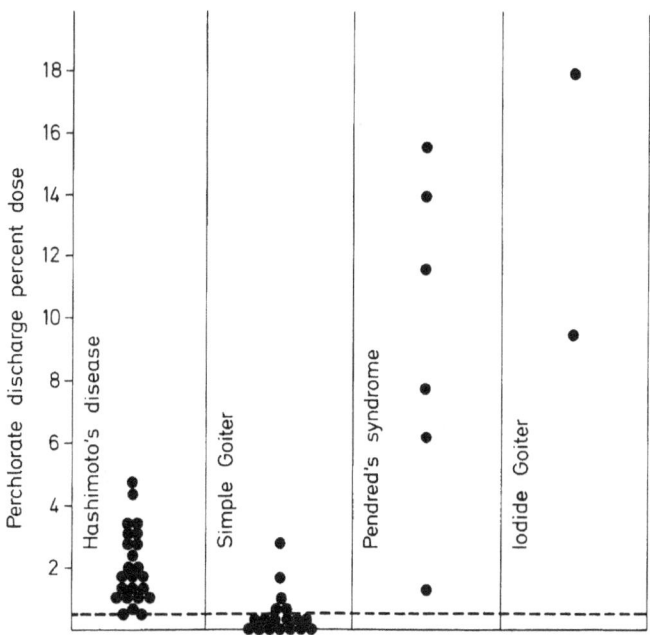

Fig. 12. Results of intravenous perchlorate test, in patients with histologically proven Hashimoto's disease (24) and simple goiter (18). Also shown are patients with Pendred's syndrome (6) and iodide goiter (2). Interrupted line indicates upper limit of normal discharge

Patients with iodide goiter usually have chronic chest disease and ingest large quantities of iodide in proprietory antiasthmatic and expectorrant mixtures. A failure of intrathyroidal homeostasis permits the gland to trap massive quantities of iodide which in turn blocks iodide organification (Fig. 12) and results in goitrous hypothyroidism (BEGG and HALL, 1963; FALLIERS, 1960).

The perchlorate test is most valuable for the differentiation of Hashimoto's disease from simple goiter (GRAY et al., 1974) and especially useful for the differential diagnosis in these euthyroid goitrous patients with low titers of antithyroid antibodies. Using the authors' criterion for a positive test (discharge > 0.5% dose), Table 3 shows that an average of 100% of patients with Hashimoto's disease and 33% with simple goiter showed a positive test. When the criterion for the positive test was revised to > 1.0% dose discharge, an average of 87% of patients with Hashimoto's disease but only 11% with simple goiter showed a positive test.

Table 3. Results of intravenous perchlorate test in patients with Hashimoto's disease and simple Goiter

Criterion for positive test	Hashimoto's disease	Simple goiter
Discharge > 0.5%	100% (24)	33% (6)
Discharge > 1.0%	87% (21)	11% (2)

Number of patients are shown in parentheses

Table 4. Data on euthyroid patients in whom diagnosis was obscure

Patient	Histologic diagnosis	Antibody titer	Perchlorate discharge % dose	Diagnosis from intravenous test
1	Simple Goiter	+	0.23%	Correct
2	Simple Goiter	+	0.00%	Correct
3	Simple Goiter	+	0.00%	Correct
4	Simple Goiter	+ +	0.14%	Correct
5	Simple Goiter	+	0.00%	Correct
6	Hashimoto's disease	+	2.70%	Correct
7	Hashimoto's disease	+	1.30%	Correct
8	Hashimoto's disease	neg	1.80%	Correct
9	Simple Goiter	neg	1.70%	Incorrect
10	Simple Goiter	neg	2.80%	Incorrect

Antibody titer of +indicates a weakly positive C.F. test and + +, a positive CF test.

The differential diagnosis of nontoxic goiter is most difficult in clinical practice when euthyroid goitrous patients with underlying thyroiditis have low titers of antithyroid antibodies. Thirty percent of patients with simple goiter usually fall into this category (HALL, 1962). In Table 4 a histologic diagnosis was obtained in 7 such cases (Table 4, cases 1–7) and in each subject the intravenous perchlorate test predicted the correct diagnosis prior to thyroidectomy. Prediction was less accurate in 2 of 3 goitrous patients with negative tests for antithyroid antibodies (Table 4, cases 8–10) who discharged more than 1% dose but this is not altogether surprising since the subjects categorized as simple goiter may have had an occult dyshormonogenesis of the inherited variety.

4.3. Plasma Inorganic Iodide

Estimation of plasma inorganic iodide (PII) may be useful for diagnosis of iodine deficiency or iodide goiter. The PII concentration is normally low—between 0.04 and 1.0 ug% in Scotland (GRAY et al., 1969)—and since direct chemical methods are insensitive, there is a choice of two indirect techniques which both utilize the more accurate measurement of urinary iodide.

1. The kidney handles ^{131}I-iodide (^{131}I$^-$) and ^{127}I$^-$ in an identical way, the specific activity (SA) of urinary iodide equaling the SA of plasma iodide. Following administration of ^{131}I, the PI^{127}I may be calculated thus (WAYNE et al., 1964a)

$$\frac{PI^{127}I}{\text{urinary }^{127}I} = \frac{PI^{131}I}{\text{urinary }^{131}I}.$$

2. VOUGHT et al. (1963) used the ratio of plasma and urinary iodide to plasma and urinary creatinine to calculate PII. No radioactivity is administered and results correlate well with method 1.

4.4. Monoiodotyrosine Test

Deficiency of the dehalogenase enzyme is one rare cause for dyshormonogenetic goiter (HUTCHISON and McGIRR, 1956; McGIRR et al., 1956). In contrast to normal subjects who excrete ^{131}I-iodide in urine following one oral dose of monoiodotyrosine (MIT-^{131}I), patients with dehalogenase deficiency excrete unchanged MIT-^{131}I and MIT-^{131}I conjugates (McGIRR et al., 1959).

4.5. Protein-Bound Iodine-131 Test

Measurement of the protein-bound iodine-131 (PB^{131}I) concentration is now seldom required for routine diagnosis of thyrotoxicosis. Combined with acid butanol extraction, the test may be used on occasion to detect the alcohol insoluble iodoproteins which may be found in Hashimoto's disease (OWEN and McCONAHEY, 1956), thyroid cancer (HALES et al., 1965), or goitrous hypothyroidism with an iodoprotein defect (DE GROOT and STANBURY, 1959; McGIRR et al., 1960).

5. Thyroid Imaging

Mapping the distribution of radioactivity in thyroid by scintillation camera or scanner is an important in vivo thyroid investigation, since it provides unique data on regional thyroid structure and function and may reveal aberrant thyroid tissue. Careful interpretation of the derived image, always with reference to the physical examination, will assist the resolution of the following clinical problems posed by thyroid disease:

1. What is the risk of thyroid cancer in a nodular gland?
2. What is the best treatment for the thyrotoxic patient with nodular goiter?
3. Is ectopic thyroid tissue present?
4. Are metastases from thyroid cancer functional?

5.1. General Considerations

At the present time, thyroid imaging with ^{99m}Tc is most popular, though radioiodine is preferable in certain well-defined situations (see below). When available, ^{123}I is the radioiodine of first choice for the reasons previously underlined. ^{131}I should only be employed in children if ^{99m}Tc fails to resolve a particular problem (TREVES and CRIGLER, 1973) because the small volume of juvenile glands results in an unacceptably high local absorbed dose of radiation (when up to 50 uCi ^{131}I are administered).

When ^{123}I is available, the decision to use ^{99m}Tc or ^{123}I in the first instance is difficult. Advantages of ^{99m}Tc include its routine availability and low cost. The image is obtained 30 min after injection and in half the time of that using ^{123}I.

The disadvantages of ^{99m}Tc, leaving aside the necessity for intravenous injection, relate in part to the short time interval between injection and imaging and in part to its unusual physiology. The high "blood-pool" radioactivity at 30 min after ^{99m}Tc injection is of little consequence when the thyroid target-to-nontarget ratio is high, as in normal and hyperthyroid conditions. The ratio is low, however, in hypothyroidism, functional suppression, or conceivably when a heterotopic thyroid in mediastinum lies close to the great vessels. Radioiodine is indicated in those situations because imaging is performed 18–24 h after administration when blood-pool activity has fallen to low levels. Again, saliva containing ^{99m}Tc may occasionally pool in the upper oesophagus and obscure or confuse the thyroid image for the unwary observer (SARTIN et al., 1975). A glass of water prior to imaging usually suffices.

The other minor disadvantage of ^{99m}Tc relates to its lack of organification in the gland. It has been noted that disparate images may occasionally be obtained when nodules are imaged first by ^{99m}Tc and then by radioiodine. The usual pattern of "functional" with ^{99m}Tc and "nonfunctional" with radioiodine has been observed in both malignant and nonmalignant lesions (STEINBERG et al., 1970; USHER et al., 1971; SHAMBAUGH et al., 1974). One thought is that the tumour retains some differentiation by trapping ^{99m}Tc and radioiodine but since no organification occurs, the radioiodine image at 24 h reveals a nonfunctional nodule (STRAUSS et al., 1970; GOOLDEN et al., 1971b). Hence, most centers would now advocate re-imaging of all hot ^{99m}Tc nodules with radioiodine (DOS REMEDIOS, 1971). Other workers (MILLER et al., 1976) have described the same pattern of discordant images in hyperfunctioning nodules which organify and secrete the radiolabel as hormone so rapidly that at 24 h, little radioiodine remains and the nodule appears nonfunctional on imaging.

The gamma camera is superior to the scintiscanner for thyroid imaging with ^{99m}Tc and ^{123}I. The advantages include speed of operation, the facility for oblique views and the enhanced resolution (6–8 mm) obtained by using the pinhole collimator which produces a magnified image on the camera crystal (MAISEY et al., 1973; ARNOLD et al., 1976).

For scintiscanning, a collimator should be selected which is capable of resolving "hot" or "cold" regions of 1 cm in diameter. The patient must be encouraged to remain still during scanning and with the conventional scanning speed of 0.5 cm/s, an average thyroid scan may be performed in 10 min. Regardless of display mode, the overall distribution and relative concentration of radioactivity in the gland must be indicated. Of necessity, the ideal photoscan is a compromise between overexposure which best demonstrates areas of low radioactivity but which obscures small nonfunctional areas surrounded by normal radioactivity, and under exposure, the result of excessive contrast enhancement which readily reveals small cold areas but which eliminates low radioactive zones such as a pyramidal lobe or partially suppressed extranodular tissue. Similar problems obtained with colour-scanning where incorrect matching of count registration to colour band yields a mono or bichromatic display.

Correlation of thyroid image to clinical findings is often difficult. Firstly, thyroid palpation is so insensitive that nodules smaller than 1 cm in diameter are rarely palpable. Secondly, the image itself may obscure pathology. An anterior or posterior nonfunctional nodule may elude detection on the standard anterior view because of normal thyroid tissue behind or in front of it. Equally, a nodule which functions normally may appear to contain more radioactivity than surrounding tissue (i.e., appear to be a hot nodule) if the detector accumulates counts from a greater than normal thickness of lobe. These problems are partially correctible by using oblique views in addition to the standard anterior view (KARELITZ et al., 1974). Such projections are best performed when the gamma camera and pinhole collimator are used and should be standard practice if this method of imaging is employed. The aforementioned strictures on image interpretation clearly indicate the inherent limitations and potential errors of the methodology (CHARKES, 1971).

5.2. Screening for Thyroid Cancer

While this is by far the most frequent indication for obtaining a thyroid image, it must be emphasized that a diagnosis of thyroid cancer can only be made by a pathologist following excision biopsy of the suspected lesion. The recognition that thyroid cancer does not usually accumulate radioiodine to the same extent as normal thyroid tissue and that this may appear on the thyroid image as a nonfunctioning (cold) area, enables the clinician to screen those patients who have no clinical evidence for a diagnosis of cancer. The clinical problem usually presents as

1. The single nodule
2. The multinodular goiter
3. A firm or hard area in thyroid

5.2.1. The Single Nodule

Optimum management for the single thyroid nodule remains controversial (LEADING ARTICLE, 1971; MALOOF et al., 1975) and unless one is of the opinion that all single nodules should be removed surgically, the exercise is to select those patients who may be managed conservatively.

After imaging with ^{99m}Tc and/or radioiodine, a palpable single nodule may be classified as

a) Hyperfunctioning (hot) or normal functioning (warm) — usually due to follicular/colloid adenomata or nodular hyperplasia.
b) Hypo or nonfunctioning (cold) — usually the result of haemorrhage, follicular/colloid adenomata, cystic or degenerative changes, Hashimoto's disease or malignancy (Fig. 13).
c) Nodule not delineated. This is a much less common occurrence with the more widespread adoption of routine oblique views.
d) Nodule nonfunctioning but one of several nonfunctioning areas in the gland. This is usually a multinodular gland with only one nodule palpable and probably occurs in 20–30% of patients who have palpable single nodules (MAISEY et al., 1973; GROESBECK et al., 1969; ALDERSON et al., 1976).

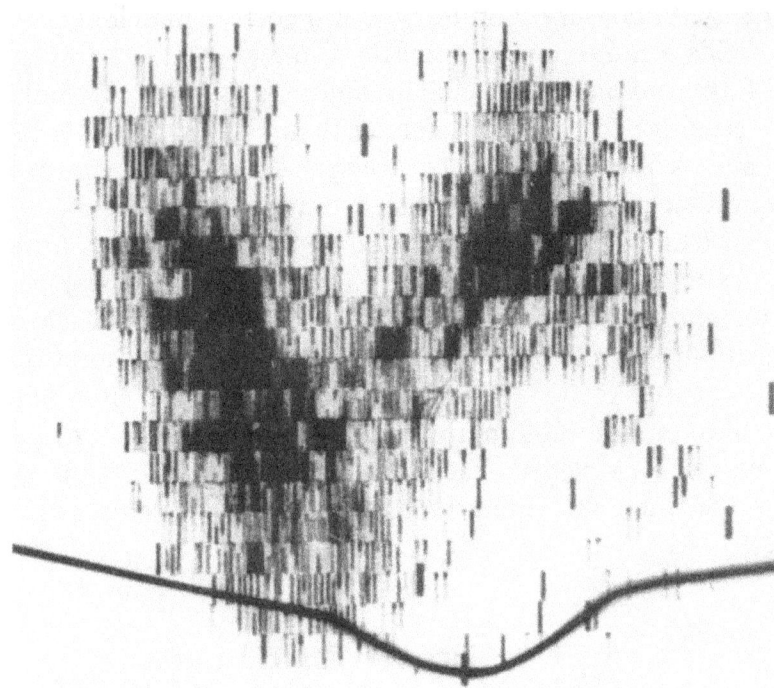

Fig. 13. Thyroid scintiscan using ^{99m}Tc showing a left cold nodule

Clinical experience over 20 years has provided conclusive evidence that single nonfunctional nodules are most likely to harbour unsuspected carcinoma (PERLMUTTER and SLATER, 1956; KENDAL and CONDON, 1969; MILLER and HAMBURGER, 1965; SHIMOAKA and SOKAL, 1964) and although there have been occasional reports of thyroid carcinoma presenting as a functioning nodule (FUGIMOTO et al., 1972), these cases are a rarity. While reported series vary in the proportion of cases in each group, a good generalisation is of 10% in the single functioning group, 50% in the single nonfunctioning group, and 20% in the multinodular group. Nondelineated nodules can account for up to 15% and in about 10% of those with a single palpable and imaged cold nodule, multinodular glands are found at operation.

The actual risk of thyroid carcinoma in a single nonfunctioning nodule with no clinical features of malignancy is dependent on several factors which include

a) *Geographical:* despite continuing problems of case selection in reported series (CRILE and DEMPSEY, 1949), there is little doubt that the prevalence of thyroid carcinoma in single nonfunctional nodules varies widely from area to area. Whereas the incidence in our own thyroid clinic in Glasgow approaches 8% (JACKSON and THOMSON, 1967) it is 12% around Athens (PSARROS et al., 1972) and even higher in the U.S.A. (MILLER et al., 1965).

b) *Age:* patients below 20 and over 40 years have a greater risk of harbouring carcinoma.

c) *Sex:* although nodules are much less common in males, a higher proportion of them are malignant.

d) *Radiation exposure:* neck or chest irradiation of children or young adults has been increasingly linked to the production of thyroid cancer (DE GROOT, 1975; ARNOLD and PINSKY, 1976; BECKER et al., 1975).

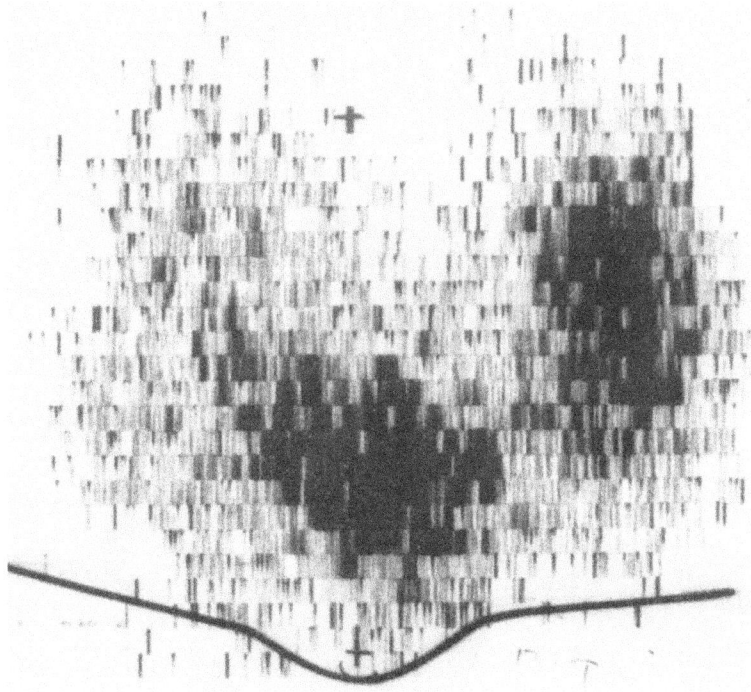

Fig. 14. Thyroid scintiscan using ^{131}I demonstrating patchy uptake in a nontoxic nodular goiter

e) *Presence of other nodules:* experience has shown that imaging a clinically single nodule will reveal the presence of other nodules in about 20% of cases (Fig. 14). Imaging appears to be at least three times as sensitive as palpation for the diagnosis of multinodular glands (GROESBECK et al., 1959; MAISEY et al., 1973; ALDERSON et al., 1976). This is an important finding since the risk of malignancy in a multinodular gland is much less than in those with single nodules; about 2–5%.

Accepting that the risk of malignancy in single nonfunctional nodules is small, it is clear that a thyroid image cannot distinguish between cancer and nonmalignant conditions. It is for this reason that other approaches to the in vivo diagnosis of cancer have flourished in recent years. Such techniques include fluorescent scanning (HOFFER et al., 1971; LE BLANC et al., 1973), ultrasound and thermography (THYS et al., 1972; CLARK et al., 1975) and rapid scintiphotography (BLACK, 1972)). The search for a specific tumour seeking radionuclide continues: ^{32}P (SIMPSON, 1965), ^{75}Se-Methionine (WEINSTEIN et al., 1971), ^{67}Ga (VAN DER SCHOOT, 1972; KOUTRAS et al., 1976), and ^{197}HgCl$_2$ (ARTAGAYTIA et al., 1970; WEINER and ROOS, 1970) have been found unhelpful. Clinical studies with ionic caesium chloride (^{131}CsCl) have shown more promise (MURRAY et al., 1970) and the most recent enthusiastic reports from these workers (BURKE et al., 1974; MURRAY, 1974) have indicated that a hot caesium, cold ^{99m}Tc nodule (Fig. 15), has a 35% risk of malignancy while a cold caesium, cold ^{99m}Tc nodule incurs only a 2% risk. Other workers have reported more variable success (KOUTRAS et al., 1976).

It must be concluded that, with our present knowledge, standard imaging of the clinically benign single nodule will indicate only those patients with an increased risk of harboring cancer. Whether that risk is acceptable to the clinician will depend on factors such as age, sex, local incidence of thyroid cancer, history of radiation exposure, suitability for regular follow-up and possibly the result of a second image, generated either by ultrasound or an as yet unproven tumor-seeking radionuclide.

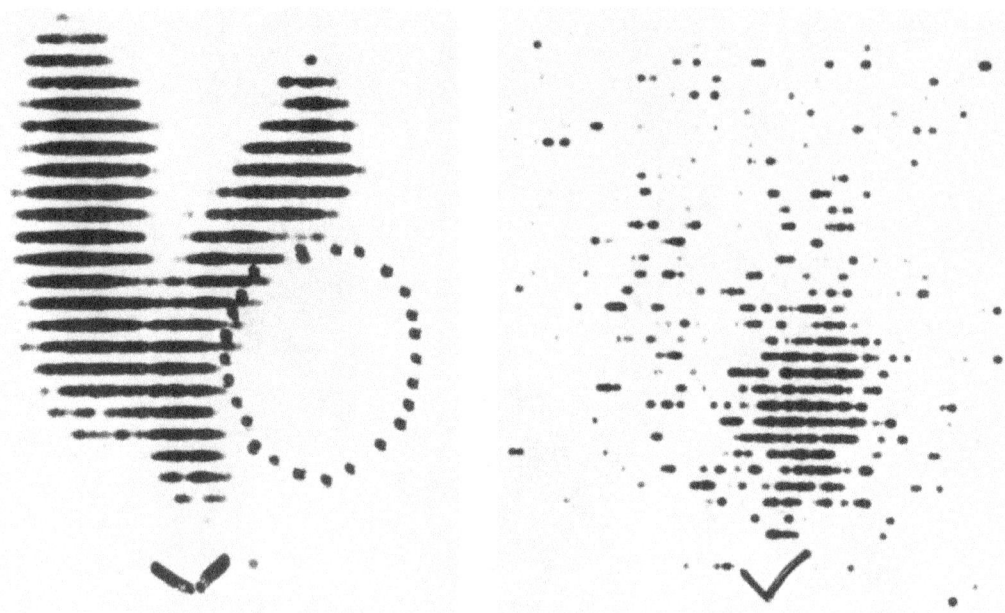

Fig. 15. Left: scintiscan of thyroid with ^{99m}Tc showing left cold nodule. Right: uptake of ^{131}Cs in cold nodule — a hot cesium scan. Papillary carcinoma of thyroid was later confirmed. (By courtesy of Dr. I.P.C. Murray)

5.2.2. The Multinodular Gland

The thyroid image in multinodular goiter, generally depicting enlargement with two or more areas of hypofunction (Fig. 14), is of no value for the detection of cancer. Fortunately, in most series the incidence of malignancy in this situation is less than 5%. The question of cancer must be raised when features such as rapid enlargement, pain or lymphadenopathy occur. In addition, one should ensure that there is no evidence of phaeochromocytoma or hypercalcaemia since patients with M.E.N. II and medullary cancer of thyroid often present with one or more nonfunctional nodules on the thyroid image.

5.2.3. Firm or Hard Area in Thyroid

This may occur with thyroid carcinoma, calcified adenomas, Hashimoto's disease or subacute thyroiditis. The calcified adenoma, warm or cold to scanning, is visible on neck radiographs but may be difficult to distinguish from a papillary carcinoma where calcification of psammoma bodies results in a finely stippled calcification pattern on radiograph. In Hashimoto's disease, a predominantly unilateral firm glandular enlargement may occur which is cold to ^{131}I imaging (BOYLE et al., 1966) but may give a hot ^{99m}Tc image (GOOLDEN, 1971 b). While compelling evidence for a diagnosis of Hashimoto's disease may be present (e.g., positive tests for antithyroglobulin antibodies), the clinical impression of the gland must prevail since there is a definite risk of thyroid carcinoma in Hashimoto's disease (SHANDS, 1960; CHESKY et al., 1962). When subacute focal thyroiditis produces a firm area in thyroid, cold to ^{131}I and ^{99m}Tc scanning, the history of fever, pain or rapid swelling may assist diagnosis. Some workers have found that treatment with prednisolone restores the image to normal and is a useful diagnostic test (LEWITUS et al., 1967).

5.3. The Thyrotoxic Patient with Nodular Goiter

Optimum therapy for hyperthyroid patients with nodular goiter requires the differentiation between single toxic adenomas, nodular thyroid hyperplasia, and Graves' disease with nodules.

A hyperfunctional (hot) nodule in a euthyroid patient may represent an autonomous or nonautonomous adenoma or simply thickened normal tissue. Discrimination between groups is achieved by imaging before and after a 10-day course of oral T_4 or T_3 since the radionuclide uptake of nonautonomous nodules is suppressed via the effect of exogenous hormone on TSH secretion by pituitary (Fig. 16). Autonomous nodules (adenomas or adenomatous hyperplasia) are unsuppressed by T_4 administration. Indeed, when endogenous T_4 production from the autonomous nodule meets body requirements, TSH secretion is inhibited and the normal thyroid parenchyma, increasingly suppressed, fails to accumulate radioactivity. This suppressed tissue may be imaged following TSH injections (Fig. 17). The final stage, production of the toxic adenoma occurs when hormone production exceeds body requirements (Fig. 18). The nonautonomous hot nodule, autonomous hot nodule with increasing suppression of normal parenchyma, and toxic nodule with complete suppression of normal tissue represent the same disease in different stages of development.

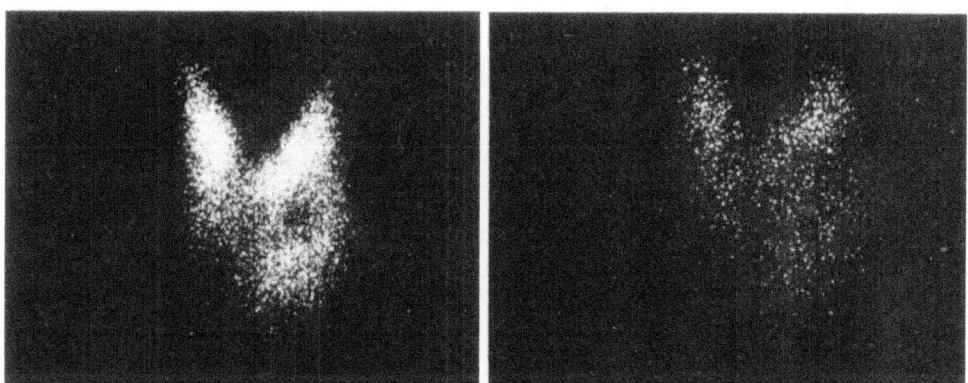

Fig. 16. Polaroid photographs of gamma camera display of thyroid imaged with ^{99m}Tc. Left: hot nodule at left lower pole. Right: suppression of this nodule by 10 days of thyroxine treatment

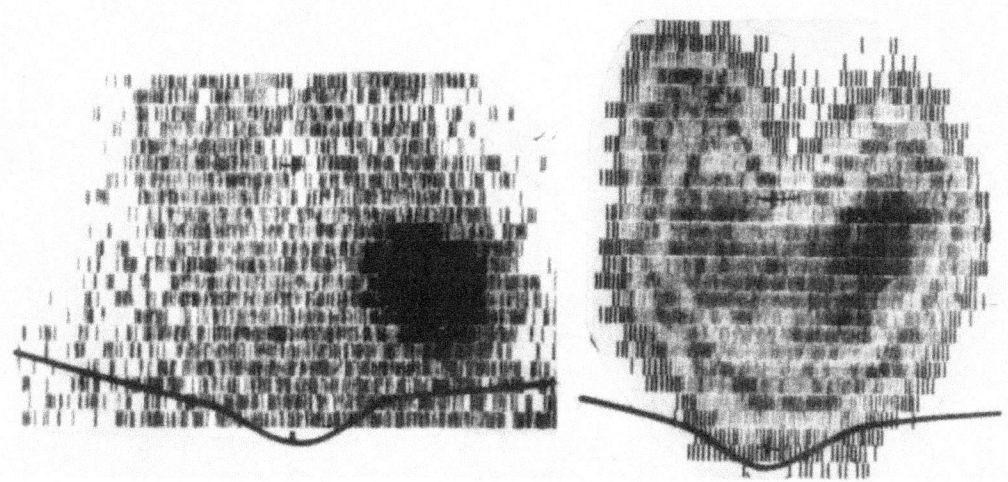

Fig. 17. ^{99m}Tc scintiscans. Left: a left autonomous nodule with suppressed right lobe. Right: stimulation of suppressed parenchyma by exogenous TSH administration

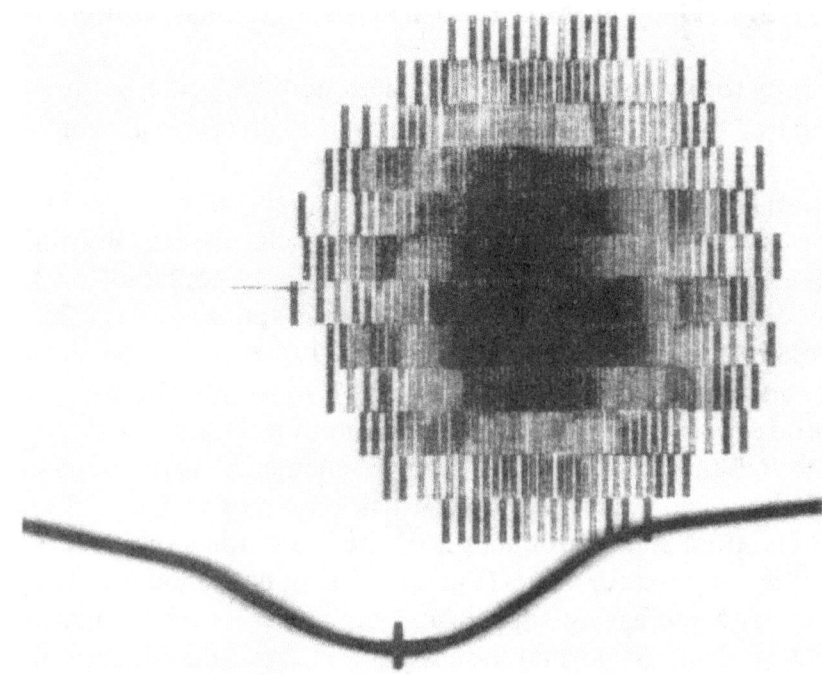

Fig. 18. ^{99m}Tc scintiscan of single toxic adenoma

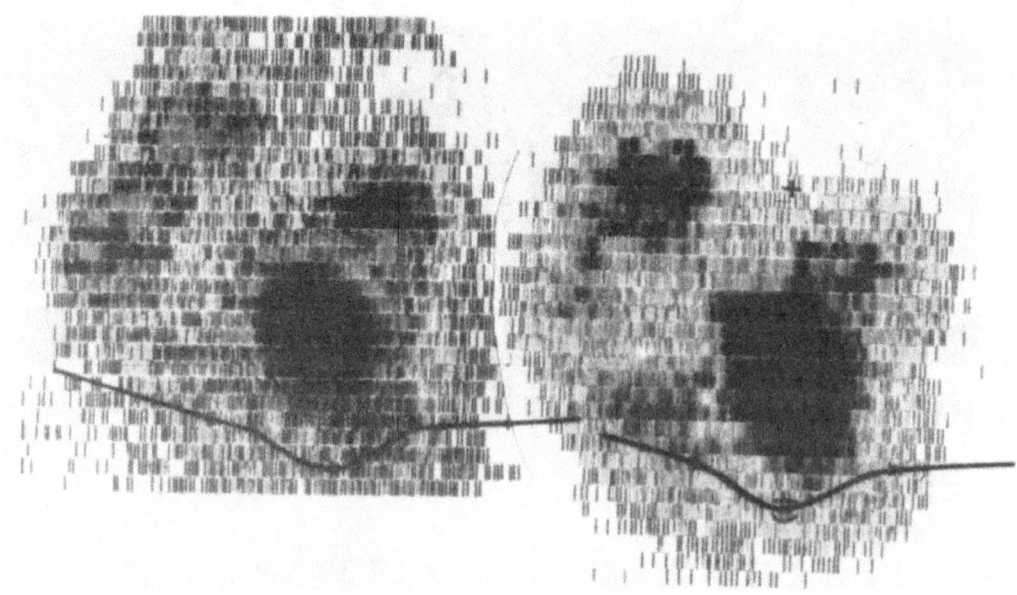

Fig. 19. ^{99m}Tc scintiscans: Left: autonomous nodules in multinodular gland of thyrotoxic patient. Right: exogenous TSH administration demonstrates suppressed internodular parenchyma characteristic of Plummers' disease

At the other end of the disease spectrum from a single toxic adenoma is multiple nodular hyperplasia, described individually by PLUMMER and WILSON in 1913 where hyperthyroidism is characterised by insidious onset, absence of ophthalmopathy, and long duration of goiter. The pathognomonic features of autonomous nodular tissue and presence of extranodular suppressed tissue (Fig. 19) assists differentiation from Graves' disease with nodules where no suppressed tissue is present.

Correct differentiation of pathologies allows rational therapy. The single nonautonomous hot nodule is likely to regress on T_4 or T_3 treatment. If autonomy develops, periodic review is required to detect hyperthyroidism although biochemical hyperthyroidism usually develops before clinical features appear (EVERED et al., 1974). Single toxic adenomas are best treated surgically. In Plummers' disease (nodular hyperplasia) radioactive iodine therapy is preferred although if autonomous tissue is localised to one lobe, or there are local pressure symptoms, partial thyroidectomy minimises the risk of post-treatment hypothyroidism.

5.4. Ectopic Thyroid Tissue

Substernal extension of a goiter is a frequent cause for a superior mediastinal mass picked up on chest radiography, and may also precipitate a superior mediastinal syndrome. Rarely, true heterotopic thyroid tissue, usually symptomless, causes an anterior mediastinal opacity on a chest radiograph made for other reasons (LE ROUX, 1961). If such ectopic tissue is functional, it is imaged easily 24 h after 50–100 uCi ^{131}I (Fig. 20). If nonfunctional, TSH administration (10–20 units) 24 h before a repeat scan may induce enough function to clarify the diagnosis.

Care must be exercised when TSH is given since thyroid tissue may enlarge rapidly under its influence. In this situation, steroids may afford some relief. ^{125}I and ^{99m}Tc are unsuitable for imaging in this area, the former because of absorption of radiation by the chest wall, the latter because of the proximity of major blood vessels.

Imaging is also appropriate for detection of ectopic thyroid tissue in the neck. The clinical problems confronting the clinician are:

1. The hypothyroid child with no thyroid tissue palpable. Scanning may show a small inadequate lingual thyroid or occasionally, foci of radionuclide accumulation along the line of descent of thyroid (MURRAY et al., 1966).

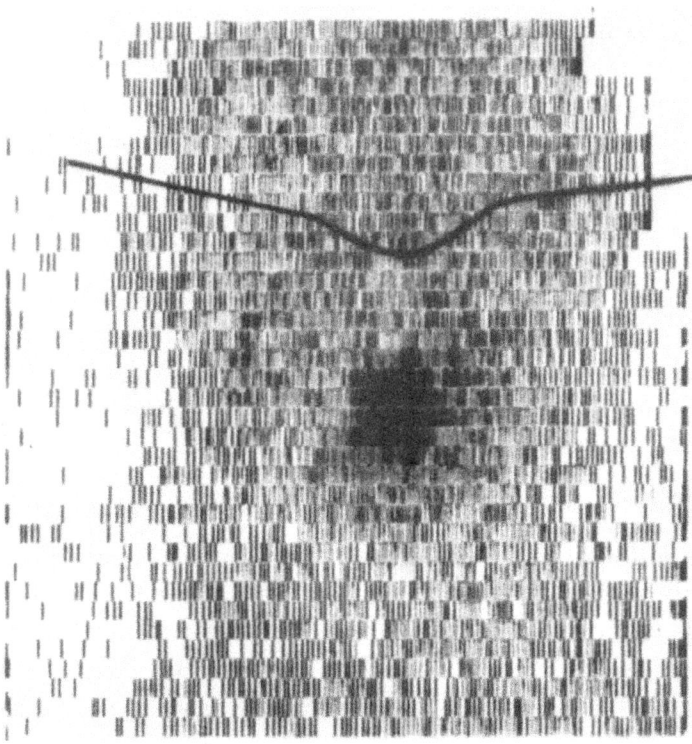

Fig. 20. Substernal extension of nodular goiter imaged with ^{131}I

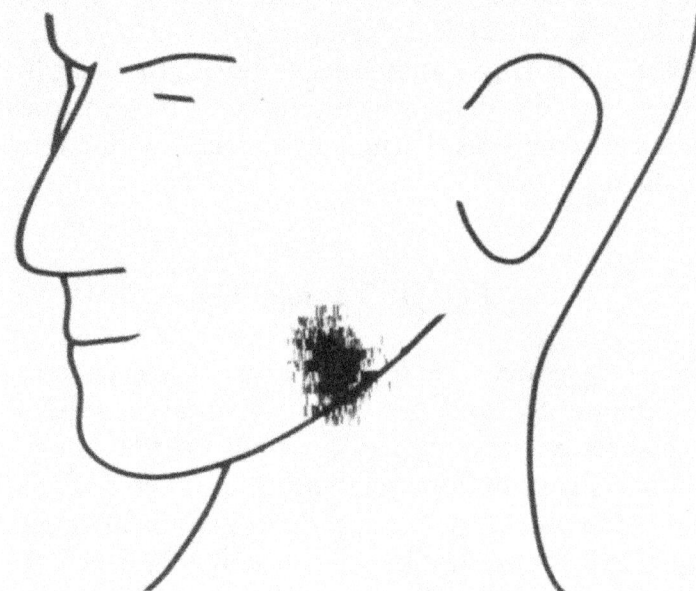

Fig. 21. Oblique scan using ^{131}I showing lingual thyroid. No normal thyroid tissue is present

2. The child or adult with a midline nodule in the neck above the normal position of thyroid. Before surgical excision, it is imperative to determine whether the nodule comprises the only thyroid tissue available to the patient or whether it is a thyroglossal cyst above a normal gland, since thyroxine replacement therapy may be required in the former situation (STRICKLAND et al., 1969).
3. The euthyroid or hypothyroid adult with a lump at the base of tongue. This lingual thyroid, which may or may not be associated with thyroglossal cysts, usually comprises all thyroid tissue present (Fig. 21).
   Replacement thyroxine rather than surgery is indicated (KATZ and ZAGER, 1971).

Although the authors prefer to use ^{131}I with a lateral scan of neck, ^{125}I may also be used. If ^{99m}Tc is employed, atropine must be given prior to the test to prevent salivary concentration of this radionuclide.

5.5. Functional Metastases from Thyroid Carcinoma

The treatment of functioning thyroid metastases with large doses of ^{131}I is often so successful that a whole body screen for metastatic lesions is mandatory when the diagnosis of thyroid cancer is made.

Important principles for detection of metastatic thyroid cancer are:

1. ^{131}I is the radionuclide of choice. The low radioiodine concentration by tumor necessitates a considerable fall in total body background radioactivity before the target/non-target ratio is high enough to be easily imaged. Therefore, the scan should be performed 48–72 h after the dose. ^{99m}Tc, ^{123}I or ^{132}I are excluded because of their short half-life. The deep situation of the tumour in the body results in considerable absorption of gamma photons. The higher energies of ^{131}I emission are best in this situation, ^{125}I being totally unsuitable.

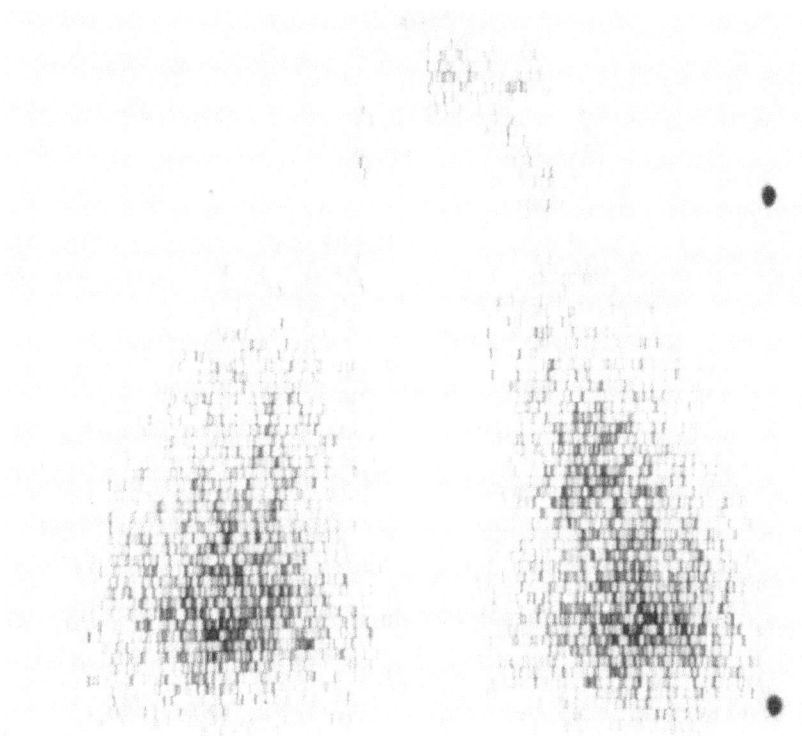

Fig. 22. Thorax and neck scan 48 h after 1 mCi ^{131}I in a patient who had a total thyroidectomy for thyroid carcinoma 6 weeks before the study. Residual thyroid tissue is present in the neck and uptake of radioiodine in pulmonary metastases is clearly visible

2. The screen for functioning metastases must, if at all possible, be performed after total thyroidectomy. Albeit functional, the trapping mechanism of metastases is seldom able to compete effectively with normal thyroid tissue for the available ^{131}I-iodide. One has a choice of two procedures:

a) Replacement hormone therapy is stopped several days before the test and bovine TSH injected to stimulate tumour uptake.

b) The patient is left off replacement thyroxine for 6 weeks post-thyroidectomy to stimulate endogenous TSH secretion or replacement thyroxine may be stopped 6 weeks before the test.
   1.0 mCi ^{131}I is given orally and a whole body scan is performed 48–72 h later (Fig. 22).

There are reports of the use of ^{99m}Tc in detection of functional tumors (SODEE et al., 1967; WIENER and GHOSE, 1970; FREEMAN and MEHNERT, 1972). Rapid turnover of ^{99m}Tc in the tumour (CARR et al., 1971) can make detection haphazard and blood background radioactivity invariably obscures mediastinal metastases (MEIGHAN and DWORKIN, 1970) so it is strongly recommended that ^{131}I remain the radionuclide of choice for detection of functional metastases from thyroid cancer.

References

ABDEL-WAHAB, M.F., IBRAHIM, M.S., MEGAHED, Y.M.: Technetium-99m in the study of thyroid disorders. Med. Pharmacol. exp. 17, 305–310, (1967).

ALDERSON, P.O., SUMNER, H.W., SIEGEL, B.A.: The single palpable thyroid nodule. Evaluation by ^{99m}Tc-Pertechnetate imaging. Cancer 37, 258–265 (1976).

ALEVIZAKI, C.C., GHEORGHIADIS, N., GONTICAS, S.C., IKKOS, D.G., KATSAS, A., TSIALAS, S. Diagnostic value of ^{131}Cs scanning in thyroid malignancy. Society of Nuclear Medicine, 11th Annual Meeting, Athens, September 1973, p. 28.

ALEXANDER, W.D., GUDMUNDSSON, TH.V., BLUHM, M.M., HARDEN, R.McG.: Studies of iodide metabolism in Iceland. Acta Endocr. (Kbh.) 46, 679–683 (1964).

ALEXANDER, W.D., HARDEN, R.McG., McLARTY, D., SHIMMINS, J.: Thyroid suppressibility after stopping long term treatment of thyrotoxicosis with antithyroid drugs. Metabolism 18, 58–62 (1969).

ALEXANDER, W.D., HARDEN, R.McG., SHIMMINS, J.: Thyroidal suppression by triiodothyronine as a guide to duration of treatment of thyrotoxicosis with antithyroid drugs. Lancet 1966 II, 1041–1044.

ALEXANDER, W.D., HARDEN, R.McG., SHIMMINS, J., McLARTY, D., McGILL, P.: Development of thyroidal suppression by triiodothyronine during 6 months treatment of thyrotoxicosis with antithyroid drugs. J. clin. Endocr. 27, 1682–1689 (1967).

ALEXANDER, W.D., HARDEN, R.McG., SHIMMINS, J.: Studies of the thyroid iodide "trap" in man. Recent Prog. Hormone Res. 25, 423–446 (1969).

ALEXANDER, W.D., KOUTRAS, D.A., CROOKS, J., BUCHANAN, W.W., McDONALD, E.M., RICHMOND, M.H., WAYNE, E.J.: Quantitative studies of iodine metabolism in thyroid disease. Quart. J. Med. 31, 281–305 (1962).

ALEXANDER, W.D., McLARTY, D.G., HORTON, P., PHARMAKIOTIS, A.D.: Sequential assessment during drug treatment of thyrotoxicosis. Clin. Endocr. 2, 43–50 (1973).

ANDROS, G., HARPER, P.V., LATHROP, K.A., McCARDLE, R.J.: Pertechnetate-99m localization in man with applications to thyroid scanning and the study of thyroid physiology. J. clin. Endocr. 25, 1067–1076 (1965).

ARNOLD, J.E., PINSKEY, S.: Comparison of ^{99m}Tc and ^{123}I for thyroid imaging. J. nucl. Med. 17, 261–267 (1976).

ARTAGAVEYTIA, D., DEGROSSI, O.J., PERCORINI, V.: Thyroid tumour scanning with 197-HgCl$_2$: Preliminary note. Nucl.-Med. (Stuttg.) 9, 350–353 (1970).

BALINT, J.H., FRASER, R., HANNO, M.G.W.: Radioiodine measurements of thyroid function during and after P.A.S. treatment of tuberculosis. Brit. med. J. 1954 I, 1234–1237.

BARKER, M.H.: The blood cyanates in the treatment of hypertension. J. Amer. Med. Ass. 106, 762–767 (1936).

BASCHIERI, L., BENEDETTI, G., DE LUCA, F., NEGRI, M.: Evaluation and limitations of the perchlorate test in the study of thyroid function. J. clin. Endocr. 23, 876–891 (1963).

BAYLIS, R.I.S., HALL, R.: In: Medicine. London: Medical Education (International) Ltd. 1972, p. 131.

BEASLEY, T.M., PALMER, H.E., NELP, W.B.: Distribution and excretion of technetium in humans. Health Phys. 12, 1425–1435 (1966).

BECKER, F.O., ECONOMOU, S.G., SOUTHWICK, H.W., EISENSTEIN, R.: Adult thyroid cancer after head and neck irradiation in infancy and childhood. Ann. Int. Med. 83, 347–351 (1975).

BEGG, T.B., HALL, R.: Iodide goitre and hypothyroidism. Quart. J. Med. 32, 351–362 (1963).

BELCHER, E.H., GOMEZ-CRESPO, G., TROTT, N.G., VETTER, H.: A standard collimator for thyroid radioiodine uptake measurements. Nucl.-Med. (Stuttg.) 4, 78–90 (1964).

BERSON, S.A., YALOW, R.S.: The effect of cortisone on the iodide accumulating function of the thyroid gland in euthyroid subjects. J. clin. Endocr. 12, 407–422 (1952).

BERSON, S.A., YALOW, R.S.: The iodide trapping and binding functions of the thyroid. J. clin. Invest. 34, 186–204 (1955).

BLACK, M.B.: ^{99m}Tc Pertechnetate flow study for evaluation of "cold" thyroid nodules. Radiology 102, 705–706 (1972).

BOYLE, J.A., THOMSON, J.A., GREIG, W.R., JACKSON, I.M.D., BOYLE, I.T.: The thyroid scan in patients with Hashimoto's disease. Acta Endocr. (Kbh.), 51, 337–340 (1966).

BRUCER, M.: Thyroid radioiodine uptake measurements. A standard system for universal intercalibration. Report ORINS-19. USAEC Technical Information Service (1959).

BULL, G.M., FRASER, R.: Myxoedema from resorcinol ointment applied to leg ulcers. Lancet 1950 I, 851–855.

BURKE, C.W., EASTMAN, C.J.: Thyroid hormones. Brit. med. Bull. 30, 93–99 (1974).

BURKE, G., HALKO, A., SILVERSTEIN, G.E., HILLIGOSS, M.: Comparative thyroid uptake studies with ^{131}I and ^{99m}Tc. J. clin. Endocr. 34, 630–637 (1972).

BURKE, J.J., McKAY, W.J., BRODERICK, F.L., INDYK, J.S., MURRAY, I.P.C.: The role of radio-caesium in the differential diagnosis of the solitary non functioning thyroid nodule. Proceedings of the First World Congress of Nuclear Medicine, Tokyo, p. 1341 (1974).

CARR, H.A., TEMPLE, T.E., STAAB, E.V.: Early visualisation of ^{99m}Tc-pertechnetate in metastatic thyroid cancer in a patient with Graves' disease. J. nucl. Med. 12, 40–42 (1971).

CASSIDY, C.E.: Use of a thyroid suppresion test as a guide to prognosis of hyperthyroidism treated with antithyroid drugs. J. clin. Endocr. **25**, 155–156 (1965).

CASSIDY, C.E.: Thyroid suppression test as an index of outcome of hyperthyroidism treated with antithyroid drugs. Metabolism **19**, 745–750 (1970).

CASSIDY, C.E., VANDERLAAN, W.P.: Thyroid-suppresion test in the progress of hyperthyroidism treated by antithyroid drugs. New Engl. J. Med. **262**, 1228–1229 (1960).

CATT, K.J.: The thyroid gland. Lancet **1970 I**, 1383–1389.

CHARKES, N.D.: Scintigraphic evaluation of nodular goitre. Sem. Nuc. Med. **1**, 316–333 (1971).

CHESKY, V.E., HELLWIG, C.A., WELCH, J.W.: Cancer of the thyroid associated with Hashimoto's disease: an analysis of forty-eight cases. Amer. Surg. **28**, 678–685 (1962).

CLARK, O.H., GREENSPAN, F.S., COGGS, G.C., GOLDMAN, L.: Evaluation of solitary cold thyroid nodules by echography and thermography. Amer. J. Surg. **130**, 206–211 (1975).

CRILE, G. JR., DEMPSEY, W.S.: Indications for removal of nontoxic nodular goitres. J. Amer. Med. Ass. **139**, 1247–1251 (1949).

DAVIS, P.J.: Factors affecting the determination of the serum protein bound iodine. Amer. J. Med. **40**, 918–940 (1966).

DE GROOT, L.J.: Thyroid carcinoma. Med. Clin. N. Amer. **59** (5), 1233–1246 (1975).

DE GROOT, L.J., DAVIS, A.M.: The early stage of thyroid hormone formation: Studies on rat thyroids *in vivo*. Endocrinology, **69**, 695–705 (1961).

DE GROOT, L.J., STANBURY, J.B.: The syndrome of congenital goiter with butanol insoluble serum iodine. Amer. J. Med. **27**, 586–595 (1959).

DOS REMEDIOS, L.V., WEBER, P.M., JASKO, I.A.: Thyroid scintigraphy in 1000 patients. Rational use of ^{99m}Tc and ^{131}I compounds. J. nucl. Med. **12**, 673–677 (1971).

EVERED, D.C., CLARK, F., PETERSEN, V.B.: Thyroid function in euthyroid subjects with autonomous thyroid nodules. Clin. Endocr. **3**, 149–154 (1974).

FALLIERS, C.J.: Goiter and thyroid dysfunction following the use of iodides in asthmatic children. A.M.A.J. Dis. Child. **99**, 58–66 (1960).

FERMI, E.: Radioactivity induced by neutron bombardment. Nature **133**, 757 (1934).

FLOYD, J.C. JR., BEIERWALTES, W.H., DODSON, V.N., CARR, E.A. JR.: Defective iodination of tyrosine; cause of nodular goitre? J. clin. Endocr. **20**, 881–888 (1960).

FORE, W., WYNN, J.: The thyrotrophin stimulation test. Amer. J. Med. **40**, 90–96 (1966).

FRASER, G.R., MORGANS, M.E., TROTTER, W.R.: The syndrome of sporadic goitre and congenital deafness. Quart. J. Med. **29**, 279–295 (1960).

FREEMAN, L.M., MEGNERT, P.: Metastatic thyroid carcinoma evaluated with rapid scintiphotography. J. nucl. Med. **13**, 335–337 (1972).

FUJIMOTO, Y., OKA, A., NAGATAKI, S.: Occurrence of papillary carcinoma in hyperfunctioning thyroid nodule. Report of a case. Endocr. jap. **19**, (4), 371–374 (1972).

GOMEZ-CRESPO, G., VETTER, H.: The calibration and standardization of thyroid radioiodine uptake measurements. Int. J. appl. Radiat. **17**, 531–549 (1966).

GOOLDEN, A.W.G.: Thyroid function tests and localisation studies. In: Radioisotopes in Medical Diagnosis. BELCHER, E.H., VETTER, H. (eds.). London: Butterworths 1971a, p. 617.

GOOLDEN, A.W.G.: Thyroid function tests and localisation studies. In: Radioisotopes in Medical Diagnosis. BELCHER, E.H., VETTER, H. (eds.) London: Butterworths 1971b, p. 634.

GOOLDEN, A.W.G., GLASS, H.I., WILLIAMS, E.D.: Use of ^{99}Tc^m for the routine assessment of thyroid function. Brit. Med. J. **1971c IV**, 396–399.

GOOLDEN, A.W.G., MALLARD, J.R.: A method of correction for extrathyroidal radioactivity. Brit. J. Radiol. **31**, 41–44 (1958).

GOOLDEN, A.W.G., WILLIAMS, E.D., THALASSINOS, N.C.: Studies of thyroid function using ^{99}Tc^m in thyrotoxic patients during treatment with antithyroid drugs. Clin. Endocr. **2**, 65–73 (1973).

GRAY, H.W.: M.D. Thesis, University of Glasgow, pp. 65–73 (1974a).

GRAY, H.W.: M.D. Thesis, University of Glasgow, pp. 86–97 (1974b).

GRAY, H.W., HOOPER, L.A., GREIG, W.R.: Method for reducing extrathyroidal neck radioactivity: use of a special collimated scintillation detector. J. nucl. Med. **13**, 693–694 (1972).

GRAY, H.W., HOOPER, L.A., GREIG, W.R.: An evaluation of the twenty-minute perchlorate discharge test. J. clin. Endocr. **37**, 351–355 (1973a).

GRAY, H.W., HOOPER, L.A., GREIG, W.R.: A simplified method for measuring thyroidal uptake of Technetium-99m using directional counting. J. Endocr. **59**, 1–5 (1973c).

GRAY, H.W., HOOPER, L.A., MASON, D.K., SMALL, M.S.: Autoradiography of pertechnetate-99 in rat thyroid. J. Endocr. **60**, 369–370 (1974a).

GRAY, H.W., MURPHY, A.V., LOGAN, R.W., GREIG, W.R., McGIRR, E.M.: Investigation of Nithsdale goitre. Scot. med. J. **14**, 48–50 (1969).

GRAY, H.W., PACK, A., BESSENT, R.G., GREIG, W.R.: Arteriovenous difference: a systematic error of early phase thyroidal clearance measurement. J. nucl. Med. **14**, 238–239 (1973b).

GRAY, H.W., THOMSON, J.A., GREIG, W.R., McLENNAN, I.: Intravenous perchlorate test in the diagnosis of Hashimoto's disease Lancet **1974 I**, 335–338.

GRAYSON, R.R.: Factors which influence the radioactive iodine thyroidal uptake test. Amer. J. Med. **28**, 397–415 (1960).

GREER, M.A.: The effect on endogenous thyroid activity of feeding dessicated thyroid to normal human subjects. New Engl. J. Med. **244**, 385–390 (1951).

GREER, M.A., SMITH, G.E.: Method for increasing the accuracy of the radioiodine uptake as a test for thyroid function by use of dessicated thyroid. J. clin. Endocr. **14**, 1374–1381 (1954).

GREIG, W.R., GRAY, H.W., McGIRR, E.M., KAMBAL, S., RAHMAN, I.A.: Investigation of endemic goitre in Sudan. Brit. J. Surg. **57**, 11–16 (1970).

GROESBECK, H.P.: Evaluation of routine scintiscanning of nontoxic thyroid nodules. 1. The pre-operative diagnosis of thyroid carcinoma. Cancer **12**, 1 (1959).

HALES, I., LANE, J., RICHARDS, M., STANLEY, P.G.: Abnormal iodinated proteins in two cases of anaplastic carcinoma of thyroid. Acta Endocr. (Kbh.) **48**, 513–521 (1965).

HALES, I., STIEL, J., REEVE, T., HEAP, T., MYHILL, J.: Prediction of the long term results of antithyroid drug therapy for thyrotoxicosis. J. clin. Endocr. **29**, 998–1001 (1969).

HALL, R.: Immunologic aspects of thyroid function. New Engl. J. Med. **266**, 1204–1211 (1962).

HALMOLSKY, M.W., FREEDBERG, A.S.: The Thyroid Gland. New Engl. J. Med. **262**, 23–27 and 129–137 (1960).

HAMBURGER, J.I.: Application of the radioiodine uptake to the clinical evaluation of thyroid disease. Sem. Nuc. Med. **1**, 287–300 (1971).

HARPER, P.V., ANDROS, G., LATHROP, K.: Argonne Cancer Research Hospital Semiannual Report to the Atomic Energy Commission **18**, 76–88 (1962).

HAYEK, A., STANBURY, J.B.: The diagnostic use of radionuclides in the thyroid disorders of childhood. Sem. Nuc. Med. **1**, 334–344 (1971).

HAYS, M.T., GREEN, F.A.: In vitro studies of ^{99m}Tc-pertechnetate binding by human serum and tissues. J. nucl. Med. **14**, 149–158 (1973).

HECK, L., LATHROP, K., GOTTSCHALK, A., HARPER, P.V., FULTZ, M.: Perchlorate washout of pertechnetate from the thyroid gland. J. nucl. Med. **9**, 323 (1968).

HERTZ, S., ROBERTS, A., EVANS, R.D.: Radioactive iodine as an indicator in the study of thyroid physiology. Proc. Soc. exp. Biol. (N.Y.) **38**, 510–513 (1938).

HIGGINS, H.P., BALL, D., EASTHAM, S.: 20-min ^{99m}Tc thyroid uptake. A simplified method using the gamma camera. J. nucl. Med. **14**, 907–911 (1973).

HILDITCH, T.E., GILLESPIE, F.C., SHIMMINS, J., HARDEN, R.McG., ALEXANDER, W.D.: A study of extra-thyroidal neck radioactivity using a radioisotope scanner. J. nucl. Med. **8**, 810–821 (1967).

HOBBS, J.R., BAYLISS, R.I.S., MACLAGAN, N.F.: The routine use of I-132 in the diagnosis of thyroid disease. Lancet **1963 I**, 8–13.

HOFFER, P.B., GOTTSCHALK, A.: Fluorescent thyroid scanning: scanning without radioisotopes. Initial clinical results. Radiology, **99**, 117–123 (1971).

HURLEY, P.J., MAISEY, M.N., NATARAJAN, T.K., WAGNER, H.N. JR.: A computerized system for rapid evaluation of thyroid function. J. clin. Endocr. **34**, 354–360 (1972).

HUTCHISON, J.H., McGIRR, E.M.: Sporadic non-endemic goitrous cretinism. Hereditary transmission. Lancet **1956 I**, 1035–1037.

INGBAR, S.H., FREINKEL, N.: A.C.T.H., cortisone and the metabolism of iodine. Metabolism **5**, 652–666 (1956).

International Atomic Energy Agency: Thyroid radionuclide uptake measurements. Report of a panel convened by the I.A.E.A. 1971. Brit. J. Radiol. **46**, 58–63 (1973).

JACKSON, I.M.D., THOMSON, J.A.: The relationship of carcinoma to the single thyroid nodule. Brit. J. Surg. **54**, 1007–1009 (1967).

JEFFERIES, W.McK., LEVY, R.P., STORAASLI, J.P.: Use of the TSH test in the diagnosis of thyroid disorders. Radiology **73**, 341–344 (1959).

KARELITZ, J.R., RICHARDS, J.B.: Necessity of oblique views in evaluating the functional status of a thyroid nodule. J. nucl. Med. **15**, 782–785 (1974).

KATZ, A.D., ZAGER, W.J.: The lingual thyroid. Its diagnosis and treatment. Arch. Surg. **102**, 582–585 (1971).

KENDALL, L.W., CONDON, R.E.: Prediction of malignancy in solitary thyroid nodules. Lancet **1969 I**, 1071–1073.

KOMROWER, G.M.: A case of myxoedema developing during p-amino-salicylic acid therapy. Brit. med. J. **1951 II**, 1193–1194.

KOUTRAS, D.A., PANDOS, P.G., SFONTOURIS, J., KOULOULOMMATI-SPENTZA, A., PSARRAS, A., MALAMOS, B.: Thyroid scanning with Gallium-67 and Caesium-131. J. nucl. Med. **17**, (4), 268–271 (1976).

KOUTRAS, D.A., SFONTOURIS, J.: Comparison of the early thyroidal iodide clearance with estimates obtained at later intervals. J. Endocr. **35**, 135–143 (1966).

KUBA, J., WIEDERMANN, M., KOMENDA, S.: Zur Problematik der 99mTc-Pertechnetate Speicherung in der Schilddrüse. Nuclearmedizin **6**, 53–64 (1967).

LARSSON, L.G.: Studies on radioiodine treatment of thyrotoxicosis with special reference to the behaviour of the radioiodine tracer tests. Acta radiol. (Stockh.) Suppl. 126 (1955).

LAZARUS, J.H., BENNIE, E.H.: Effect of Lithium on thyroid function in man. Acta Endocr. (Kbh.) **70**, 266–272 (1972).

Leading Article: The solitary thyroid nodule. Brit. med. J. **1971 III**, 720–721.

LEBLANC, A.D., BELL, R.L., JOHNSON, P.C.: Measurement of ^{127}I concentration in thyroid tissue by x-ray fluorescence. J. nucl. Med. **14**, 816–819 (1973).

LE ROUX, B.T.: Heterotopic mediastinal thyroid. Thorax **16**, 192–196 (1961).

LEVY, B.S., ASHBURN, W.: Thyroid uptake studies using ^{132}I. J. nucl. Med. **10**, 286–289 (1969),

LEWITUS, Z., RECHNIC, J., LUBIN, E.: Sequential scanning of the thyroid as an aid in the diagnosis of subacute thyroiditis. Israel J. Med. Sciences, 3, 847–854 (1967).

LINSK, J.A., PATON, B.C., PERSKY, M., ISAACS, M., KUPPERMAN, H.S.: The effect of phenylbutazone and a related analogue (G 25671) upon thyroid function. J. clin. Endocr. 17, 416–423 (1957).

LONDON, W.T., VOUGHT, R.L., BROWN, F.A.: Bread — a dietary source of large quantities of iodine. New Engl. J. Med. 273, 381 (1965).

LOWRY, R.C., LOWE, D., HADDEN, D.R., MONTGOMERY, D.A.D., WEAVER, J.A.: Thyroid suppressibility: Follow up for 2 years after antithyroid treatment. Brit. med. J. 1971 II, 19–22.

MAISEY, M.N., MOSES, D.C., HURLEY, P.J., WAGNER, H.N. JR.: Improved methods for thyroid scanning. A correlation with surgical findings. J. Amer. med. Ass. 223, 761–763 (1973).

MALOOF, F., WANG, C.A., VICKERY, A.L.: Nontoxic goitre — diffuse or nodular. Med. Clin. N. Amer. 59, 1221–1232 (1975).

MATTHEWS, C.M.E.: Theoretical aspects of radioactive tracer studies. In: Radioisotopes in Medical Diagnosis. BELCHER, E.H., VETTER, H. (eds.). London: Butterworths 1971, p. 236.

McGILL, P.E., HARDEN, R.McG., ROBERTSON, I.W.K., SHIMMINS, J.: A comparison between the uptake of technetium-99m and iodine-131 by the thyroid gland. J. Endocr. 49, 531–536 (1971).

McGIRR, E.M., HUTCHISON, J.H., CLEMONT, W.E.: Sporadic non-endemic goitrous cretinism. Identification and significance of monoiodotyrosine and diiodotyrosine in serum and urine. Lancet 1956 II, 906–908.

McGIRR, E.M., HUTCHISON, J.H., CLEMONT, W.E.: Sporadic goitrous cretinism. Dehalogenase deficiency in the thyroid gland of a goitrous cretin and in heterozygous carriers. Lancet 1959 II, 823–826.

McGIRR, E.M., HUTCHISON, J.H., CLEMONT, W.E., KENNEDY, J.S., CURRIE, A.R.: Goitre and cretinism due to the production of an abnormal iodinated thyroid compound. Scot. med. J. 5, 189–203 (1960).

MEANS, J.H., DE GROOT, L.J., STANBURY, J.B.: In: The Thyroid and its Diseases. p. 5. McGraw-Hill 1963

MEIGHAN, J.W., DWORKIN, H.J.: Failure to detect ^{131}I positive thyroid metastases with ^{99m}Tc. J. nucl. Med. 11, 173–174 (1970).

MILLER, J.M., HAMBURGER, J.I., MELLINGER, R.C.: The thyroid scintogram II. The cold nodule. Radiology 85, 702–710 (1965).

MILLER, J.M., KASENTER, A.G., MARKS, D.S.: Disparate imaging of the autonomous functioning thyroid nodule with ^{99m}Tc-pertechnetate and radioiodine. Radiology 119, 737–739 (1976).

MORGANS, M.E., TROTTER, W.R.: Defective organic binding of iodine by the thyroid in Hashimoto's thyroiditis. Lancet 1957 I, 553–555.

MORGANS, M.E., TROTTER, W.R.: Association of congenital deafness with goitre. The nature of the defect. Lancet 1958 I, 607–609.

MURRAY, I.P.C.: Personal communication, 1974.

MURRAY, I.P.C., McGIRR, E.M., THOMSON, J.A., HUTCHISON, J.H.: The role of thyroid dysgenesis in non-goitrous cretinism and juvenile myxoedema. Med. J. Aust. 2, 6–10 (1966).

MURRAY, I.P.C., STEWART, R.D.H., INDYK, J.S.: Thyroid scanning with ^{131}Cs. Brit. med. J. 1970 IV, 653–656.

MYANT, N.B., POCHIN, E.E., GOLDIE, E.A.G.: The plasma iodide clearance rate of the human thyroid. Clin. Sci. 8, 109–131 (1949).

MYERS, W.G.: Radioisotopes of iodine. In: Radioactive Pharmaceuticals. Proceedings of an Oak Ridge Institute of Nuclear Studies Symposium, November 1–4, 1965, USAEC, Division of Technical Information. p. 217 (1966).

MYERS, W.G.: Radioiodine-123 for Medical Research and Diagnosis. In 'Recent Advances in Nuclear Medicine'. LAWRENCE, J.H. (ed.).: Grune and Stratton 1974.

NAGATAKI, S., SHIZUME, K., NAKAO, K.: Thyroid function in chronic excess iodide ingestion: comparison of thyroidal absolute iodine uptake and degradation of thyroxine in euthyroid Japanese subjects. J. clin. Endocr. 27, 638–647 (1967).

ODDIE, T.H., MESCHAN, I., WORTHAM, J.: Thyroid function assay with radioiodine II. Routine calculation of thyroidal and renal rate factors. J. clin. Invest. 34, 106–114 (1955).

OWEN, C.A., McCONAHEY, W.M.: An unusual iodinated protein in the serum in Hashimoto's thyroiditis. J. clin. Endocr. 16, 1570–1579 (1956).

PALEY, K.R., SOBEL, E.S., YALOW, R.S.: Effect of oral and intravenous cobaltous chloride on thyroid function. J. clin. Endocr. 18, 850–859 (1958).

PAPADOPOULOS, S., MACFARLANE, S., HARDEN, R.McG.: A comparison between the handling of iodine and technetium by the thyroid gland of the rat. J. Endocr. 38, 381–387 (1967).

PARIS, J., McCONAHEY, W.M., OWEN, C.A. JR., WOOLNER, L.B., BAHN, R.C.: Iodide goitre. J. clin. Endocr. 20, 57–67 (1960).

PENDRED, V.: Deaf-mutism and goitre. Lancet 1896 II, 532.

PERLMUTTER, M., SLATER, S.L.: Which nodular goitre should be removed? A physiologic plan for the diagnosis and treatment of nodular goitre. New Engl. J. Med. 255, 65–71 (1956).

PITT-RIVERS, R., TROTTER, W.R.: The site of accumulation of iodide in the thyroid of rats treated with thiouracil. Lancet 1953 II, 918–919.

PLUMMER, H.S.: The clinical and pathological relationships of simple and exophthalmic goitre. Amer. J. med. Sci. 146, 790–795 (1913).

PSARRAS, A., PAPADOPOULOS, S.N., LIVADAS, D., PHARMAKIOTIS, A.D., KOUTRAS, D.A.: The single thyroid nodule. Brit. J. Surg, 59, 545–548 (1972).

Rall, J.E.: The role of radioactive iodine in the diagnosis of thyroid disease. Amer. J. Med. 20, 719–731 (1956).

Rapaport, B., De Groot, L.J.: Current concepts in thyroid physiology. Sem. Nucl. Med. 1, 265–286 (1971).

Rogers, W.M.: In: The Thyroid (3rd ed.), Werner, S.C., Ingbar, S.H. (eds.). New York: Harper and Row 1971, p. 304.

Rollo, F.D.: ^{125}I for measuring the radioiodine uptake of the thyroid. J. nucl. Med. 12, 8–13 (1971).

Sartin, M.A., Bogardus, C.R., Smith, C.: A pitfall in thyroid scanning. Radiology 116, 225 (1975).

Schoot, van der, J.B.: Gallium-67, its tumour affinity and tumour specificity. Radiol. clin. (Basel), 41, 371–377 (1972).

Shambaugh, G.E., Quinn, J.L., Oyasu, R.: Disparate thyroid imaging. Combined studies with sodium pertechnetate Tc99m and radioactive iodine. J. Amer. med. Ass. 228, 866–869 (1974).

Shands, W.C.: Carcinoma of the thyroid in association with struma lymphomatosa (Hashimoto's disease). Ann. Surg. 151, 675–682 (1960).

Shimmins, J., Alexander, W.D., McLarty, D.G., Robertson, J.W.K., Sloan, D.J.P.: ^{99m}Tc-Pertechnetate for measuring thyroid suppressibility. J. nucl. Med. 12, 51–54 (1971).

Shimmins, J., Jasani, B., Hilditch, T., Harden, R.McG., Alexander, W.D.: Affect of extrathyroidal activity on the estimation of radioiodine clearance. J. clin. Endocr. 28, 111–113 (1968a).

Shimmins, J., Harden, R.McG., Alexander, W.D.: Loss of pertechnetate from the human thyroid. J. nucl. Med. 10, 637–640 (1969a).

Shimmins, J., Hilditch, T., Harden, R.McG., Alexander, W.D.: Thyroidal uptake and turnover of the pertechnetate ion in normal and hyperthyroid subjects. J. clin. Endocr. 28, 575–581 (1968b).

Shimmins, J., Hilditch, T.E., Harden, R.McG., Alexander, W.D.: Neck extrathyroidal activity of ^{99m}Tc-pertechnetate. J. nucl. Med. 10, 483–486 (1969b).

Shimoaka, K., Sokal, J.E.: Differentiation of benign and malignant thyroid nodules by scintiscan. Arch. intern. Med. 114, 36–39 (1964).

Shipley, R.A., Chudzik, E.B.: Thyroidal uptake and plasma clearance of ^{131}I and ^{127}I in cirrhosis of the liver. J clin. Endocr. 17, 1229–1236 (1957).

Simpson, W.J.: The failure of radiophosphorus to identify malignant solitary thyroid nodules. J. nucl. Med. 6, 917–920 (1965).

Sisson, J.C.: Principles of, and pitfalls in, thyroid function tests. J. nucl. Med. 6, 853–901 (1965).

Sloan, L.W., Feind, C.R.: In: The Thyroid (3rd ed.). Werner, S.C., Ingbar, S.H. (eds.). New York: Harper and Row 1971, p. 317.

Socolow, E.L., Ingbar, S.H.: Metabolism of ^{99m}Pertechnetate by the thyroid gland of the rat. Endocrinology 80, 337–344 (1967).

Sodee, D.B.: The evaluation of metastatic thyroid carcinoma with Tc-99m pertechnetate. Radiology 88, 145–147 (1967).

Sorensen, L.B., Archambault, M.: Visualization of the liver by scanning with Mo^{99} (molybdate) as tracer. J. Lab. clin. Med. 62, 330–340 (1963).

Stanbury, J.B., Brownell, G.L., Riggs, D.S., Perinetti, H., Itoir, J., Del Castillo, E.B.: Endemic Goitre. The adaption of Man to Iodine Deficiency. Cambridge, Mass.: Harvard University Press 1954, p. 44.

Steinberg, M., Cavalieri, R.R., Choy, S.H.: Uptake of Technetium 99m-Pertechnetate in a primary thyroid carcinoma. Need for caution in evaluating nodules. J. clin. Endocr. 31, 81–84 (1970).

Stewart, R.D.H., Murray, I.P.C.: An evaluation of the perchlorate discharge test. J. clin. Endocr. 26, 1050–1058 (1966).

Strauss, H.W., Hurley, P.J., Wagner, H.N. Jr.: Advantages of ^{99m}Tc Pertechnetate for thyroid scanning in patients with decreased radioiodine uptake. Radiology 97, 307–310 (1970).

Strickland, A.L., MacFie, J.A., van Wyk, J.J., French, F.S.: Ectopic thyroid glands simulating thyroglossal duct cysts. Hypothyroidism following surgical excision. J. Amer. med. Ass. 208, 307–310 (1969).

Thomas, I.D., Oddie, T.H., Myhill, J.: A diagnostic radioiodine uptake test in patients receiving antithyroid drugs. J. clin. Endocr. 20, 1601–1607 (1960).

Thys, L.G., Roos, P., Wiener, J.D.: Use of ultrasound and digital scintiphoto analysis in the evaluation of solitary thyroid nodules. J. nucl. Med. 13, 504–509 (1972).

Tong, W.: Thyroid hormone synthesis and release. In: The Thyroid, (3rd ed.). Werner, S.C., Ingbar, S.H., (eds.). New York: Harper and Row 1971, pp. 24–40.

Treves, S., Crigler, J.F. Jr.: Diagnostic use of ^{131}I in children. Safety and utility compared to other tests. Paediatrics, 51, 929–930 (1973).

Usher, M.S., Arzoumanian, A.Y.: Thyroid nodule scans made with pertechnetate and iodine may give inconsistent results. J. nucl. Med. 12, 136–137 (1971).

Valenta, L.: Metastatic thyroid carcinoma in man concentrating iodine without organification. J. clin. Endocr. 26, 1317–1324 (1966).

Van't Hoff, W., Pover, G.G., Eiser, N.M.: Technetium-99m in the diagnosis of thyrotoxicosis. Brit. med. J. 1972 IV, 203–206.

Veall, N., Vetter, H.: In 'Radioisotope Techniques in Clinical Research and Diagnosis'. London-Washington D.C.: Butterworth, p. 289.

Vought, R.L., London, W.T., Lutwak, L., Dublin, T.D.: Reliability of estimates of serum inorganic iodine and daily faecal and urinary iodine excretion from single casual specimens. J. clin. Endocr. 23, 1218–1228 (1963).

WAYNE, E.J., KOUTRAS, D.A., ALEXANDER, W.D.: In: Clinical Aspects of Iodine Metabolism. pp. 3–38. Blackwell Scientific Publications 1964a.

WAYNE, E.J., KOUTRAS, D.A., ALEXANDER, W.D.: In: Clinical Aspects of Iodine Metabolism. pp. 149–171. Blackwell Scientific Publications 1964b.

WEINER, J.D., ROOS, P.: Failure of $^{197}HgCl_2$ Scintography to distinguish between benign and malignant 'cold' thyroid nodules. Nucl.-Med. (Stuttg.) **9**, 1–4 (1970).

WEINSTEIN, M.B., ASHKAR, F.S., CARON, C.D.: ^{75}Se Selenomethionine as a scanning agent for the differential diagnosis of the cold thyroid nodule. Sem. Nuc. Med. **1**, 390–396 (1971).

WELLMAN, H.N., ANGER, R.T. JR.: Radioiodine dosimetry and the use of radioiodines other than ^{131}I in thyroid diagnosis. Sem. Nuc. Med. **1**, 356–378 (1971).

WERNER, S.C., HAMILTON, H., NEMETH, M.: Graves' disease: hyperthyroidism or hyperpituitarism. J. clin. Endocr. **12**, 1561–1571 (1952).

WIENER, S.N., GHOSE, M.K.: Thyroid metastases diagnosed by ^{99m}Tc scanning. A case report. J. Canad. Ass. Radiol. **21**, 190–191 (1970).

WILLIAMS, E.D., GLASS, H.I., GOOLDEN, A.W.G., SATYAVANICH, S.: Comparison of two methods for measuring the thyroid uptake of ^{99m}Tc. J. nucl. Med. **13**, 159–162 (1972).

WILSON, L.B.: The pathology of the thyroid gland in exophthalmic goitre. Amer. J. med. Sci. **146**, 781–790 (1913).

WOLFF, J., MAUREY, J.R.: Thyroidal iodide transport I.V. The role of ion size. Biochim. biophys. Acta (Amst.) **69**, 48–58 (1963).

WOLFF, J.: Transport of iodide and other anions in the thyroid gland. Physiol. Rev. **44**, 45–90 (1964).

WOLLMAN, S.H., REED, F.E.: Kinetics of accumulation of radioiodine by thyroid gland: short time intervals. Amer. J. Physiol. **202**, 182–188 (1962).

„In Vitro"-Diagnostik

Von

R. Höfer, H. Fritzsche

Mit 4 Tabellen

1. Einleitung

Unter in vitro-Schilddrüsendiagnostik ist die Bestimmung der biologisch relevanten Konzentration der Schilddrüsenhormone Trijodthyronin (T3) und Thyroxin (T4), sowie des Steuerungshormons Thyroid Stimulating Hormon (TSH) in biologischen Proben zu verstehen. Für die Schilddrüsenhormone ist im Hinblick auf die biologische Relevanz in letzter Zeit wieder besonders Gewicht auf die Frage gelegt worden, ob Thyroxin möglicherweise nur eine Art Pro-Hormon des Trijodthyronins wäre. Diese Frage, die schon auf die Zeit der ersten Publikationen über das Trijodthyronin zurückgeht, ist auch heute nicht eindeutig gelöst, doch kann man heute wohl mit Sicherheit annehmen, daß die klinische und biologische Bedeutung der T3-Konzentration im Serum zumindest ebenso groß ist, wie die des T4.

In dieser Fragenkonstellation ist jedoch die Problematik des biologisch relevanten Parameters nicht ausgeschöpft. Es ist heute die allgemeine Ansicht, daß nur das freie, nicht proteingebundene T3 und ebenso das freie T4 biologisch aktiv sind, so daß es nach dem derzeitigen Stand der Dinge Ziel der in vitro-Diagnostik ist, die proteingebundenen Schilddrüsenhormone T3 und T4 sowie jene Parameter, die zu diesen Größen engste Beziehungen haben, zu bestimmen (Übersicht Hesch).

2. Bestimmung des nicht an Protein gebundenen Trijodthyronins und Thyroxins im Serum (freies T3 und freies T4)

Versuche, den freien Anteil der Schilddrüsenhormone im Serum zu bestimmen, gehen auf das Jahr 1960 zurück. Man ist dabei vor allem mit zwei Schwierigkeiten konfrontiert:

a) Trennung der freien von der gebundenen Fraktion, ohne dabei das gegebene Verteilungsverhältnis zu verändern;

b) die geringe Konzentration erfordert eine besonders sensitive Nachweismethode.

Der dadurch notwendige technische Aufwand ist Ursache dafür, daß keine der bis heute zur Verfügung stehenden Methoden den generellen Einsatz im klinischen Routinebetrieb möglich macht. Grundsätzlich können zur Trennung der freien von der gebundenen Fraktion der Schilddrüsenhormone Methoden der Gelfiltration, der Ultrafiltration und der Gleichgewichtsdialyse verwendet werden, wobei bei letzterer zur Hormonbestimmung im Dialysat, neben der Magnesiumfällung, heute wohl der Radioimmunoassay

Tabelle 1. Vergleich der von verschiedenen Autoren gemessenen freien Thyroxin-Serum-Konzentration (ng/100 ml) bei Normal-, hypo- und hyperthyreoten Personen sowie bei Gravidität

Autor	Eu-	Hypo-	Hyper-	Grav.
Lee u. Mitarb. (1964)	2,1 –4,3	1,3 –1,4	5,3 –19,5	2,2 –4,1
Sterlin u. Brenner (1966)	2,76 ± 0,50	0,38 ± 0,08	13,08 ± 3,42	2,35 ± 0,70
Schussler u. Plager (1967)	2,1 ± 0,4	-	-	-
Herrmann u. Mitarb. (1969)	2,1 ± 0,54	0,39 ± 0,31	12,6 ± 8,7	-
Irvine (1974)	2,73 ± 0,61	-	-	-

(RIA) (Jacobs et al., 1973) als Methode der Wahl anzusehen ist. Die Ergebnisse, die bisher publiziert wurden, variieren in Abhängigkeit von der angewendeten Methode relativ geringfügig. Bei T3 wird im Normalfall die freie Fraktion allgemein als 0,4% des Gesamt-T3 angegeben, das entspricht etwa 1–6 pg/ml. Der freie T4-Anteil beträgt unter normalen Verhältnissen um 0,04% des Gesamt-T4, also 20–60 pg/ml (Tabelle 1) (Lee et al., 1964; Sterling u. Brenner, 1966; Schussler u. Plager, 1967; Herrmann et al., 1969; Irvine, 1974).

3. Bestimmung von Trijodthyronin und Thyroxin im Harn

Die Messung der 24 Std Ausscheidung von T3 und T4 im Harn wird ebenfalls zur Beurteilung des freien Hormonanteils im Serum herangezogen. Es wird argumentiert, daß hier ultrafiltrierbare Fraktionen des Serumhormonspiegels erfaßt werden, denen eine besondere biologische Relevanz zukäme, da diese den tatsächlich dem Gewebe angebotenen Anteil der Hormone widerspiegeln. Außerdem wird der Durchschnittswert der Hormonsekretion über einen längeren Zeitabschnitt gemessen, während eine Bestimmung des Serumhormonspiegels nur die zum Zeitpunkt der Probengewinnung gegebene Situation erfaßt. Für die Anwendbarkeit dieser Methode spricht die gute Korrelation der für die 24 Std-Ausscheidung von T3 und T4 gemessenen Werte mit entsprechender Serumkonzentration von freiem Hormon. An Einwänden muß vorgebracht werden, daß bei Nierenerkrankungen durch Herabsetzung der Clearance oder Proteinurie die Meßergebnisse direkt oder durch Störung der Bestimmungsmethode beeinflußt werden können (Hüfner u. Hesch, 1973). Auch Kreuzreaktionen mit Hormonmetaboliten oder konjugiertem Hormon sind denkbar und müssen als Störfaktoren angesehen werden. Methodisch kann die Hormonkonzentration im Harn direkt mit einem Radioimmunoassay oder durch eine kompetitive Bindungsanalyse nach vorausgehender Extraktion bestimmt werden.

Die Ergebnisse der normalen 24 Std-Ausscheidung von T3 sind unterschiedlich (Tabelle 2); so wurden Werte von 2–4 µg/die (Chan et al., 1972), 0,4–2,4 µg/die (Hüfner u. Hesch, 1973) angegeben. Für T4 fanden sich Werte von 8,3 ± 2,2 µg/die (Chan u. Landon, 1972) und 2,07–3,75 µg/die (Burke et al., 1972). Auch für die Schilddrüsenfunktionsstörungen sind die Angaben nicht einheitlich, was nicht zuletzt auch durch die unterschiedlichen Bestimmungsmethoden begründet sein dürfte. Die hohen Werte von Chan et al. (1972) dürften auf die Erfassung der konjugierten Fraktion im Harn zurückzuführen sein. Es ist also auch hier festzustellen, daß es sich bei allen theoretisch gegebenen Vorteilen der Bestimmung der 24 Std-Ausscheidung von T3 und T4 im Harn um eine Methode handelt, die derzeit noch nicht über das Stadium der Erprobung hinausgeht.

Tabelle 2a. Vergleich der von verschiedenen Autoren gemessenen Trijodthyronin-Ausscheidung im Harn (μg/24 Std) bei Normal-, hypo- und hyperthyreoten Personen

Autor	Eu-	Hypo-	Hyper-
CHAN u.Mitarb. (1972)[a]	2,9 ±0,5	0,9±0,5	9,3±3,8
BURKE u.Mitarb. (1972)	0,38±1,91	–	–
HÜFNER u. HESCH (1973)	0,4 –2,4	<0,3	4,0–14,8

Tabelle 2b. Vergleich der von verschiedenen Autoren gemessenen Thyroxin-Ausscheidung im Harn (μg/24 Std) bei Normal-, hypo- und hyperthyreoten Personen sowie bei Gravidität

Autor	Eu-	Hypo-	Hyper-	Grav.
CHAN u.Mitarb. (1972)[a]	8,0 ±2,1	2,8±0,9	19,3±8,8	8,1±2,0
BURKE u.Mitarb. (1972)	1,81–3,74	–	–	–

[a] Die Werte entsprechen dem freien und konjungierten Hormon.

4. Bestimmung des Gesamtthyroxins und Gesamttrijodthyronins

Obwohl die Bestimmung der freien Hormone das Ziel der in vitro-Diagnostik ist, beherrscht heute die Messung des Gesamtthyroxins die praktische klinische Diagnostik. Das Serum Gesamt-T3 wird noch nicht in dem Maße zur Diagnostik herangezogen, wie es seiner Bedeutung zukommt, obwohl die T3-Bestimmungsmethoden im gleichen Maße wie bei T4 ausgereift sind. Ausschlaggebend dafür ist die erst spät einsetzende Entwicklung und Perfektionierung des T3-RIA. Einige Tatsachen in der Entwicklung der Schilddrüsendiagnostik waren für die Bevorzugung der Bestimmung des Gesamtthyroxinspiegels ausschlaggebend. Einerseits sind die angewendeten Methoden unbeeinflußt von der bei der zuvor beherrschenden PBI-Bestimmung so störenden Jodkontamination, andererseits eigneten sich die Methoden in besonderer Weise zur kommerziellen Herstellung und zum kommerziellen Vertrieb und ermöglichten damit eine breiteste Anwendung. Es sind offensichtlich diese beiden Vorteile, die bis heute noch die diesen Methoden anhaftende entscheidende Fehlerquelle tolerieren lassen. Die Gesamthormonbestimmung läßt Veränderungen der Transportproteine und der Bindungskapazität unberücksichtigt. Neben der Änderung der Bindungsproteinkonzentration im Plasma, etwa durch Gravidität oder krankhafte Prozesse der Leber, kommt noch deren Beeinflussung durch eine Reihe von Pharmaka eine zunehmende Bedeutung zu.

Indirekte Bestimmungen der freien Hormonfraktion, wie sie im nächsten Abschnitt besprochen werden, bilden hier die Brücke, bis das Ziel der direkten freien Hormonbestimmung erreicht wird.

Als Bestimmungsmethoden stehen uns für das T4 die kompetitive Bindungsanalyse und der Radioimmunoassay, für das T3 im wesentlichen nur der Radioimmunoassay zur Verfügung. Grundlage aller heute in Verwendung stehenden kompetitiven Bindungsanalysen zur Bestimmung des Gesamt-T4 ist die Murphy-Patty-Methode (MURPHY u. PATTEE, 1964). Das zu bestimmende Thyroxin reagiert mit spezifischen Rezeptoren (Thyroxin-Binding-Globulin) in einem Pool-Serum so, daß neben Bindung an Rezeptoren noch ungebundenes Thyroxin im System vorhanden ist. Das Verhältnis von ungebundenem zu gebundenem T4 im System ist dabei eine Funktion der gesamten Menge des zugesetzten T4. Eine unbekannte Menge T4 kann damit an Hand einer mit bekannten Mengen T4 hergestellten Standardkurve quantitativ erfaßt werden, wobei als Indikator kleinste Mengen radioaktiven Thyroxins dem System zugesetzt werden. Variationen der methodischen Details betreffen die vorausgehende Extraktion des Thyroxins aus seinem

Bindungsmilieu im Patientenserum und die Trennung von freien und gebundenen Fraktionen im System. Das T4 kann aus dem Patientenserum mit Alkohol, Säure oder chromatographisch extrahiert werden, die Trennung des freien vom gebundenen T4 wird heute mit Ionenaustauscher, Silikat oder Sephadex durchgeführt. Die kommerziell hergestellten Kits, und solche sind heute fast ausschließlich in Verwendung, bieten die verschiedensten methodischen Varianten an, deren Ziel eine möglichst rationelle Arbeitsweise ist. Die Auswahl wird aber immer nach den individuellen Gegebenheiten getroffen werden müssen.

Der Radioimmunoassay des Trijodthyronins und selbstverständlich auch des Thyroxins hat eine Reihe in der Methode begründeten Vorteile, insbesondere die hohe Spezifität der Antikörper und die damit verbundene außerordentliche Empfindlichkeit. Das Wegfallen der Extraktion ist ebenso als Vorzug anzuführen, wie die Möglichkeit einer weitgehenden Automatisation und somit Verwertung einer großen Anzahl von Serumproben. Die zuletzt angeführten Gründe haben dazu geführt, daß zur T4-Bestimmung auch zunehmend der Radioimmunoassay Anwendung findet. Die Technik des RIA ist für beide Hormone T3 und T4 gleich. Die Freisetzung der Hormone von den Bindungsstellen der Trägerproteine im Patientenserum ist noch nicht befriedigend gelöst. Zur Zeit erfolgt sie durch Anilinnaphthalensulfonsäure bzw. Merthiolat im alkalischen Milieu. Anfänglich bereiteten Kreuzreaktionen der Antikörper große Schwierigkeiten, sowohl hinsichtlich T3 und T4, als auch hinsichtlich deren Metaboliten. Die Carbodiimid-Bindung des Methyl bzw. Butylester-HCl von T3 und T4 bildet Antigene, die die Produktion hochspezifischer Antikörper möglich macht, bei denen Kreuzreaktionen für klinisch-diagnostische Fragestellungen nicht mehr ins Gewicht fallen (GHARIB et al., 1971). Es soll hier nicht unerwähnt bleiben, daß allerdings zwischen Isomeren der Hormone nicht differenziert werden kann.

Bei der Trennung der gebundenen von der freien Fraktion werden Charcoal, Ionenaustauscher, Eiweißfällung und schließlich Doppelantikörper mit annähernd vergleichbarem Erfolg angewendet. Die T4-Bestimmung bringt sowohl mit der kompetitiven Bindungsanalyse als auch mit dem RIA gleiche Ergebnisse. Die Normalwerte werden übereinstimmend zwischen 4 und 13,5 µg/100 ml bzw. 40–135 ng/ml angegeben.

Ergebnisse von T3 durch den RIA gehen erst auf das Jahr 1970 zurück und waren ursprünglich sehr unterschiedlich. In letzter Zeit jedoch hat die Perfektionierung und Vereinheitlichung der Methoden dazu geführt, daß mehr und mehr übereinstimmende Ergebnisse erzielt wurden und es dürfte nun vertretbar sein, T3-Werte bei Normalpersonen zwischen 90–150 ng/100 ml bzw. 0,9–1,5 ng/ml anzugeben (Tabelle 3).

Gesamt-T3 und -T4 zeigen nur geringe Schwankungen in Abhängigkeit von Geschlecht, Tagesablauf und Alter, wenn man von den Verhältnissen bei Neugeborenen bzw. Kleinkindern absieht. Für diese Altersstufen werden Normalwerte ansteigend von 0,48 ng/ml bei Geburt, 1,25 ng/ml nach 3 Tagen und 1,63 ng in der 6. Woche für das T3 angegeben. Die T4-Werte liegen zu den analogen Zeitpunkten bei 109 ng/ml, 177 ng/ml und 103 ng/ml (ABUID et al., 1974). Diesem Umstand kommt im Hinblick auf Screening-Tests bei Neugeborenen besondere Bedeutung zu.

Tabelle 3. Trijodthyronin in ng/100 ml bei Normalpersonen und SD-Funktionsstörungen

	Eu-	Hypo-	Hyper-	Proteinblocker
MITSUMA u. Mitarb. (1971)	96–170	44–80	248–1700	Tetrachlorthyronin
LIEBLICH u. UTIGER (1972)	145 ± 25	99 ± 24	429 ± 146	Dyphenylhydantoin
LARSEN (1972)	110 ± 25	99 ± 24	546 ± 44,2	Salizylat
HÜFNER u. HESCH (1973)	90–150	<20–50	300–3000	Merthiolat
MEINHOLD u. WENZEL (1974)	115 ± 24	<18–171	419 ± 252	Anilinaphtalensuffonsäure

5. Indirekte Bestimmung der freien, nicht proteingebundenen Serumhormonfraktion

Die in der Routinediagnostik der Schilddrüsenerkrankungen noch geübte Methode zur indirekten Erfassung des freien Thyroxins besteht in einer Bestimmung des Gesamtthyroxins einerseits und der zusätzlichen Durchführung einer jener Teste, im nuklearmedizinischen Sprachgebrauch T3-Teste genannt, die die ungesättigte Bindungskapazität der Transportproteine, vornehmlich des Thyroxin-Binding-Globulin (TBG) erfassen. Methodisch gehen alle diese Teste auf den Hamolski-Test zurück. Dem biologischen System, das als wesentlicher Bestandteil die T4-bindenden Proteine sowie das gebundene und freie T4 enthält, wird als Indikator markiertes T3 im Überschuß zugesetzt und dessen Bindung an die freien Valenzen durch Messung des freibleibenden Anteils berechnet. Variationen dieses Grundprinzips sind die verschiedenen Akzeptoren des freibleibenden Tracers. HAMOLSKI verwendete ursprünglich die im biologischen System vorhandenen Erythrozyten des Patienten, heute sind an deren Stelle Ionenaustauscher oder Sephadex getreten.

Die Ergebnisse des T3-Testes werden mit jenen eines normalen Standardserums, d.h. ein Serum mit gleichbleibendem T4- und TBG-Gehalt in Beziehung gesetzt. So gewinnt man den sog. Thyroxin-Binding-Index (TBI). Dieser Index berücksichtigt den T4-Spiegel einerseits, andererseits aber auch den TBG-Gehalt des Serums. Da die TBG-bedingten Veränderungen eines TBI-Testes gegensinnig den TBG-bedingten Gesamt-T4-Veränderungen sind, kann durch einfache Multiplikation des TBI und des Gesamt-T4 eine Normalisierung hinsichtlich des Gehaltes der Serumprobe an TBG erreicht werden und das Ergebnis dieses Produktes ist sodann im wesentlichen vom biologisch relevanten Thyroxingehalt, also des freien T4, abhängig. Die Berechnungsgröße wird Free-Thyroxin-Index (FTI) oder T7-Test genannt. Eine ökonomische Weiterentwicklung dieses Prinzips ermöglicht bis zu einem gewissen Grad die Abwicklung beider Teste in einem Arbeitsvorgang, der sog. Effective-Thyroxin-Ratio (ETR)-Test, der als Kit zur Verfügung steht (MINCEY et al., 1972).

Die numerischen Ergebnisse der T3- bzw. TBI-Teste, ebenso wie die der daraus berechneten FTI und der kombinierten Teste, sind als Indizes ohne Dimension nur zu ihren klinisch-diagnostischen Werten in Beziehung zu setzen. Es besteht heute allgemein Übereinstimmung über den hohen diagnostischen Wert dieser Teste. Es muß noch einmal wiederholt werden, daß diese Tatsache nicht darüber hinwegtäuschen darf, daß es sich hier nur um indirekte Indizes für die biologisch relevante Hormonkonzentration im Serum handelt.

6. Die Bestimmung von Thyroxin-Binding-Globulin im Serum

In den vorausgehenden Kapiteln haben wir mehrfach auf die Wichtigkeit des Transportträgerproteins der Schilddrüsenhormone, des thyroxinbindenden Globulins (TBG), hingewiesen, da Abweichungen von der physiologischen Konzentration im Serum die Ergebnisse einzelner Bestimmungsmethoden beeinflussen. Da TBG neben anderen Trägerproteinen die Hauptfunktion des Hormontransportes übernimmt, beeinflußt es sowohl den Gesamtspiegel als auch den freien Anteil des Schilddrüsenhormons. Eine Vielzahl von Faktoren, die eine Veränderung der TBG-Konzentration im Serum und/oder eine Veränderung der Bindungskapazität bedingen, wie genetische, hormonelle medikamentöse, sind bekannt. Damit scheint eine Bestimmung der TBG-Konzentrationen im Serum erforderlich. Die TBG-Konzentration im Serum kann heute mit der Gegenstrom-Elektrophorese, dem Radioimmunoassay (LEVY et al., 1971) und mit dem „Competitive-Ligand-Binding-Assay" (CHOPRA et al., 1972) bestimmt werden. Bei allen diesen Methoden liegt die Schwierigkeit in der exakten Reindarstellung des TBG, um einerseits einen verwertbaren Standard, andererseits im Fall des RIA ein reines Antigen, das keine Kreuzreaktionen hervorruft, zur Gewinnung von Antikörpern zur Verfügung zu haben. Beim „Competitive Ligand-Binding-Assay" kann man auf einen Standard verzichten, wenn die erzielten Werte zu jenem eines Pool-Serums in Beziehung gesetzt werden. Die normale Konzentration im Serum beträgt für das TBG 2–4,0 mg/100 ml, gemessen im RIA, beim CLBA $2,85 \pm 0,08$ mg/100 ml. Derzeit zur Verfügung stehende Methoden sind noch nicht genug ausgereift, um sie in die klinische Diagnostik einzuführen, jedoch dürfte der entscheidende Schritt zur Überwindung der bestehenden Schwierigkeiten bald getan werden. Die TBG-Konzentrationsbestimmung im Serum wäre somit im Stande, die genetischen, hormonellen und vor allem pharmakologisch bedingten Veränderungen, die an Häufigkeit stetig zunehmen, aufzudecken und somit eine exaktere Funktionsdiagnostik zu erlauben. Allerdings zeigen jüngste Untersuchungen eine altersabhängige Konzentration des TBG, was den diagnostischen Wert wiederum einschränkt (RUDORFF et al., 1975).

7. Die Bestimmung des Thyroid-Stimulating-Hormons im Serum

Seit UTIGER 1966 den TSH-RIA einführte, wurden die Bio-Assays zur TSH-Bestimmung völlig verdrängt. Der RIA für TSH findet heute wegen seiner relativen technischen Einfachheit und mittlerweile auch wegen des kommerziellen Vertriebes weiteste klinische Anwendung. Allerdings sind noch nicht alle methodischen Probleme eliminiert.

Allgemein wird heute nur mehr Human-TSH zur Markierung und für den Standard verwendet. TSH tierischer Herkunft, insbesondere Rinder-TSH war in früheren Jahren gebräuchlich, führte aber zu falschen Werten.

Die methodische Beeinflussung der TSH-Ergebnisse zeigt sich schon bei der Radiojodmarkierung des Hormons, da Tracer mit hoher spezifischer Aktivität zu falsch hohen Werten führen (ERHARDT et al., 1973). Die Herstellung der Standardverdünnungen sollte nur mehr in TSH-freiem Humanserum erfolgen und nicht in tierischen Seren oder Puffern, da sich hier deutliche Abweichungen in der TSH-Wiederfindung im RIA zeigen. Zur Qualitätsverbesserung des RIA trägt auch die Vorinkubation des Standards oder der Serumprobe mit dem Antikörper bei. Das markierte TSH wird erst 24 Std später hinzugefügt. Als Trennungsmethode der Bound-Free-Fraction findet derzeit im wesentlichen die Doppelantikörpermethode Anwendung.

Neben den oben erwähnten methodisch bedingten Differenzen führte die Verwendung der verschiedensten Standards zu großer Verwirrung bei den TSH-Normalwerten und erlaubte nicht den Vergleich der Ergebnisse unter den einzelnen Arbeitsgruppen. Da bis heute noch immer ein internationaler TSH-Standard fehlt, wird in zunehmendem Maße der Research Standard 68/38 des Medical Research Council's, London, herangezogen. Auch die meisten kommerziell vertriebenen TSH-Standards beziehen sich auf diesen Standard. Es kann heute noch keine bestimmte Methode und kein Standard als für den TSH-RIA bindend angegeben werden, da die Entwicklung noch nicht abgeschlossen ist. Alle diese hier angeführten Probleme schränken jedoch den diagnostischen Wert der TSH-Bestimmung nicht ein, solange der TSH-RIA in einem Labor unter gleichblei-

Tabelle 4. Normalwerte im HTSH-Radioimmunoassay

Autor	µE HTSH	Autor	µE HTSH
ODELL u. Mitarb. (1968)	2,8–9,4	ROTHENBUCHNER u. Mitarb. (1971)	1,8–20
MCHARDY-YOUNG u. KRISS (1969)	20,5 ± 6,7	FRITSCHE u. Mitarb. (1972)	8 –13
LEMARCHAND-BERAUD (1970)	5 –14	ERHARDT u. Mitarb. (1973)	0 –3,8
COBLE u. KOHLER (1970)	3,6–7,3		

benden standardisierten Methoden durchgeführt wird. Vergleiche der erzielten Werte zwischen den Arbeitsgruppen sind jedoch derzeit nur bedingt möglich.

Die ursprünglich verschiedentlich publizierten Normalwerte haben sich in letzter Zeit sehr angenähert, da, wie bereits erwähnt, der MRC-Standard 68/38 zunehmend herangezogen wird. Die damit erzielten Normalwerte liegen zwischen 1,5–6 µE/ml (Tabelle 4).

Der diagnostische Wert der TSH-Bestimmung ist heute allgemein anerkannt, und wird durch Einsatz der i.v. TRH-Belastung noch wesentlich erweitert.

Bei der Diagnose der primären Hypothyreose hat die TSH-Bestimmung ihren festen Platz und zeigt deutlich über die Norm erhöhte Werte. Bei der hypophysär (sekundären) und hypothalamisch (tertiären) bedingten Hypothyreose liegen die TSH-Werte weit unter der Norm bzw. sind nicht nachweisbar. Bei der Diagnose der hypophysär bedingten Hyperthyreose wird die TSH-Bestimmung verschiedentlich diskutiert (FAGLIA et al., 1973). Von großem Wert hat sich das TSH bei der Kontrolle einer Substitutionstherapie erwiesen, da sein Wert als Parameter einer exakten Einstellung herangezogen werden kann.

Seit Einführung des Thyroid-Releasing-Hormons (TRH) in die Schilddrüsendiagnostik wurde die TSH-Bestimmung wesentlich erweitert. TRH bewirkt nach i.v. Applikation einen vermehrten TSH-Ausstoß aus der Hypophyse, der bei Hypothyreose besonders hoch ist, jedoch bei Hyperthyreosen fehlen soll (ORMSTON et al., 1971). Von den verschiedenen TRH-Belastungstests, oral oder intravenös, hat sich die Applikation von 200 µg i.v. mit TSH-Bestimmung vor bzw. 20 oder 30 min nach TRH allgemein durchgesetzt. Eine weitere Indikation der TRH-Belastung findet sich bei der Bestätigung einer sekundären und tertiären Hypothyreose. Mit diesem Test ist es auch möglich, sog. latente Hypothyreosen nachzuweisen. Hier findet sich bei normalem Gesamt-T4 eine stark vermehrte TSH-Freisetzung nach TRH.

Die weitere Entwicklung wird sicher zu einer Vereinheitlichung der radioimmunologischen TSH-Bestimmung führen und auch einen Vergleich unter den einzelnen Laboratorien erlauben.

Zusätzlich stellt die TSH-Bestimmung ein wertvolles Instrument in der Schilddrüsendiagnostik dar.

Literatur

ABUID, J., KLEIN, A.H., FOLEY, T.P. jr., LARSEN, P.R.: Total and Free Triiodothyronine and Thyroxine in Early Infancy. J. Clin. Endocrinol. 39, 263–268 (1974).

BURKE, C.W., EASTMAN, C.J.: Thyroid Hormones. Brit. med. Bull. 30, 93–98 (1974).

BURKE, C.W., SHAKESPEAR, R.A., FRASER, T.R.: Measurement of Thyroxine and Triiodothyronine in Human Urine. Lancet 1972 II, 1117–1179.

CHAN, VIVIAN, BESSER, G.M., LANDON, J., EKINS, R.P.: Urinary Triiodothyronine Excretion as Index of Thyroid Function. Lancet 1972 II, 253–256.

CHAN, VIVIAN, LANDON, J.: Urinary Thyroxine Excretion as Index of Thyroid Function. Lancet **1972 I**, 4–6.

CHOPRA, I.J., SOLOMON, D.H., HO, R.S.: Competitive Ligand Binding Assay for Measurement of Thyroxine Binding Globulin (TBG). J. clin. Endocrinol. **35**, 565–573 (1972).

COBLE, Y.D., KOHLER, P.O.: Plasma TSH levels in endemic goiter subjects. J. clin. Endocr. **31**, 220–221 (1970).

ERHARDT, F., MARSCHNER, I., PICKARDT, R.C., SCRIBA, P.C.: Verbesserung und Qualitätskontrolle der radioimmunologischen Thyreotropin-Bestimmung. Z. klin. Chem. klin. Biochem. **11**, 381–387 (1973).

FAGLIA, G., BECK-PECCOZ, O., FERRARI, C., AMBROSI, B., SPADA, S., TRAFAGLINI, P., PARACCHI, S.: Plasma Thyrotropin Response to Thyrotropin-Releasing Hormone in Patients with Pituitary and Hypothalamic Disorders. J. clin. Endocrinol. **37**, 595–601 (1973).

FRITZSCHE, H., KROISS, A., HÖFER, R.: TSH-Bestimmung in der Routinediagnostik. In: Schilddrüse 1973. (H. Schleusner, B. Weinheimer, Hrsg.), S. 17–23. Stuttgart: Thieme 1974.

GHARIB, H., RYAN, R.J., MAYBERRY, W.E.: Radioimmunoassay for T3: I. Affinity and Specifity of the Antibody for T3. J. clin. Endocrinol. **33**, 509–516 (1971).

HERRMANN, J.H., KRÜSKEMPER, H.L., MÜLLER, H.: Zur Methodik der Bestimmung von freiem, dialysablen Thyroxin im Serum. Clin. chim. Acta **24**, 457–466 (1969).

HESCH, R.D.: Pathophysiologie der Trijodthyroninproduktion. Dtsch. med. Wschr. **99**, 2649–2656 (1974).

HÜFNER, M., HESCH, R.D.: Radioimmunoassay for Triiodothyronine in Human Serum. Acta endocrinol. (Kbh.) **72**, 464–474 (1973a).

HÜFNER, M., HESCH, R.D.: Triiodothyronine Determinations in Urine. Lancet **1973 I**, 101–102 b.

IRVINE, C.H.G.: Measurement of Free Thyroxine in Hum Serum by a Sephadex Binding Method. J. clin. Endocrinol. **38**, 655–662 (1974).

Jacobs, H.S., Mackie, D.B., Eastman, C.J., Ellis, S.M., Ekins, R.P., McHardy-Young, S.: Total and Free Triiodothyronine and Thyroxine levels in Thyroid Storm and recurrent Hyperthyroidism. Lancet **1973 II**, 236–238.

LARSEN, P.R.: Triiodothyronine Radioimmunoassay. J. clin. Invest. **51**, 157–166 (1972).

Lee, N.D., Henry, R.J., Golub, O.J.: Determination of the Free Thyroxine Content of Serum. J. clin. Endocrinol. **24**, 486–495 (1964).

Lemarchand-Beraud, Th.: Comparision between antibodies to bowine and human thyrotrophin (TSH) for radioimmunoassay in plasma: cross reaction studies with clinical results. Acta endocrinol. (Kbh.) **64**, 610–629 (1970).

LEVY, R.P., MARSHALL, J.S., VELAYO, N.L.: Radioimunoassay of Humn Thyroxine Binding Globulin (TBG). J. clin. Endocrinool. **32**, 372–381 (1971).

LIEBLICH, J., UTIGER, R.D.: Trijodthyronin Radioimmunoassay. J. clin. Invest. **51**, 157–166 (1972).

MCHARDY-YOUNG, S., KRISS, J.P.: Simplified technique for the radioimmunoassay of human TSH. J. nucl. Med. **10**, 356 (1969).

MEINOLD, H., WENZEL, K.W.: Radioimmunoassay for Triiodothyronine and Thyroxine in unextracted sera. Radioimmunoassays and Related Procedures in Medicine, Vol. II: 127–138. IAEA, Vienna 1974.

MINCEY, E.K., THORSON, S.C., BROWN, J.L., MORRISON, R.T., MCINTOSH, H.W.: A new Parameter of Thyroid Function – The effective Thyroxine Ratio. J. nucl. Med. **13**, 165–168 (1972).

MITSUMA, I., GERSHENGORN, M., COLUCCI, J., HOLLANDER, C.S.: Radioimmunoassay of Triiodothyronine in Unextracted Serum. J. clin. Endocrinol. **33**, 364–367 (1971).

MURPHY, B.E.P., PATTEE, C.J.: Determination of Thyroxine Utilizing the Property of Protein-Binding. J. clin. Endocr. **24**, 187–196 (1964).

ODELL, W.D., VANSLANGER, L., BATES, R.L.: Radioisotopes in Medicine: in vitro studies. U.S. Atomic Energy Commission Series **13**, 185 (1968).

ORMSHON, B.J., GARRY, R., CRYER, R.J., BESSER, G.M.: Thyrotrophin-Releasing Hormone as a Thyroid-Function Test. Lancet **1971 II**, 10–13.

ROTHENBUCHNER, G., VANHEALST, L., BIRK, J., GOLSTEIN, I., VOIGT, H.K., FEHM, H.L., LOOS, U., WINKLER, G., SCHLEYER, M., RAPTIS, S., PFEIFFER, E.F.: Blood levels of TSH, HGH, Cortisol and ACTH after synthetic thyrotrophin releasing factor (TRF). Horm. Metab. Res. **3**, 139 (1971).

Rudorff, K.H., Kröll, H.J., Herrmann, J.: TBG Measurements by Competitive Ligand Binding Assay (CLBA). Abstract: 21. Symp. Dtsch. Ges. Endokrin. Acta Endocrinol. Suppl. **193**, 15 (1975).

SCHUSSLER, G.C., PLAGER, J.E.: Effet of Preliminary Purification of 131 Thyroxine in the Determination of Free Thyroxine in Serum. J. clin. Endocrinol. **27**, 242–250 (1967).

STERLING, K., BRENNER, M.A.: Free Thyroxine in Human Serum: Simplified Measurement with the Aid of Magnesium Precipitation. J. clin. Invest. **45**, 153–163 (1966).

Bibliographie

Methoden der Hormonbestimmung. Hersg. H. Breuer, D. Hamel, H.L. Krüskemper. Stuttgart: Thieme 1975.

Methods of Hormone Radioimmunoassay. Ed. by B.M. Jaffee, H.R. Behrmann. New York: Academic Press 1974.

Radioimmunoassay and Saturation Analysis. Brit. Med. Bull. Vol. 30, Number 1, 1974.

Radioimmunoassay I: Seminars in Nuclear Medicine, Vol. 5, Number 2, April 1975.

Radioimmunoassay II: Seminars in Nuclear Medicine, Vol. 5, Number 3, Juli 1975 (im Druck).

# C. 131-J-Therapie (a–c)

Present Status of Radioiodine Treatment of Hyperthyroidism

By

DAVID V. BECKER

With 3 Figures and 2 Tables

Hyperthyroidism is the most common of the endocrine disorders but its etiology remains obscure today despite many years of detailed investigation. Since treatment cannot be directed at the cause of the disorder, it is directed instead at the thyroid gland itself, with the aim of reducing the level of circulating thyroid hormone. Surgery and radioiodine, the only permanent methods of treatment, achieve this aim by removing or destroying a significant proportion of the functioning follicular cells of the thyroid.

Although radioiodine (130-I) was first used as a therapeutic agent in the late 1930s at the Massachusetts General Hospital (CHAPMAN and EVANS, 1946) it was not until the early 1950s that 131-I became widely available to clinicians (WERNER et al., 1949; MCCULLAGH, 1952). It was rapidly established as an effective agent to control hyperthyroidism. Sixty to 80% of hyperthyroid patients receiving a single dose of radioiodine became euthyroid within 3–4 months. About 25% of patients were found to need two or more doses with almost all patients becoming euthyroid within a year, and with recurrence rare (WERNER, 1952; CHAPMAN and MALOOF, 1955).

Today, radioiodine is accepted as the treatment of choice for hyperthyroidism in most patients over the age of 30. It is preferred when hyperthyoidism is part of a complicated medical situation and after the failure of other therapeutic measures.

Between the ages of 21 and 30, radioiodine is gaining increasing use but is clearly contraindicated in pregnancy and in young children. Radioiodine is generally unsuited for older children unless they have severe disease uncontrollable by other means.

Early concern about possible serious hazards of radioiodine therapy led to an initial limitation of its use to patients over the age of 45. From previous knowledge of the biologic effects of radiation it was felt that it might induce malignancy and pose an unknown hazard in terms of its effects upon reproduction. Although many investigators have looked at these questions, it is only recently that it has become possible to answer some of them more precisely.

It has been well demonstrated that large doses of ionizing radiation lead to an increase in the incidence of leukemia in human populations with a peak about 6 years after exposure (BRILL et al., 1962; COURT-BROWN and DOLL, 1957). Patients treated for hyperthyroidism with radioiodine receive an average of 8–16 rads to the blood from a single treatment dose (GREEN et al., 1962). Since some patients require multiple doses, they may receive considerably more blood radiation. In 1961, the United States Public Health Service Cooperative Thyrotoxicosis Follow-up Study was initiated to test for an increase in the incidence of leukemia in hyperthyroid patients treated by radioactive iodine as compared to its incidence in patients treated by other therapeutic means (SAENGER et al., 1968). Thirty-six thousand hyperthyroid patients from 26 medical centers were collected and more than 98% of the patients were followed up and examined at a later date. Twenty-two thousand of these patients were treated with radioactive iodine (131-I) and 14,000 were treated surgically or with antithyroid drugs.

Eighteen thousand three hundred and seventy-nine patients treated with radioiodine were followed for a total of 119,000 patient years and were found to have an adjusted incidence of leukemia of 13 cases per 100,000 patient years (Table 1). Ten thousand

Table 1. Incidence of leukemia following treatment of hyperthyroidism
(Cooperative Thyrotoxicosis Follow-up Study – U.S.P.H.S. 1967)
SAENGER et al. JAMA **205**, 855 (1968)

	No. of treated patients	Patient years	Adjusted rate of incidence of leukemia in cases per 100,000 patient years	Standard error of rate
131-I	18,379	119,000	13	3.1
Surgery	10,731	114,000	16	4.0

(No significant difference for age, sex, or type of leukemia)

seven hundred and thirty-one patients treated with surgery were followed for 114,000 patient years with an adjusted incidence of leukemia of 16 cases per 100,000 patient years, showing no difference in the incidence of leukemia for surgically or radioiodine treated patients. No significant difference was found for age, sex, or type of leukemia. Of some interest was the finding that the mortality from leukemia in hyperthyroid patients was 50% higher than that for the United States population as a whole, and this figure remains unexplained, although it may be due to incomplete information on the general population.

It is well established that thyroid radiation occurring incidental to relatively small doses of roentgen therapy to the region of the thyroid gland in infants and children has been associated with the subsequent development of benign and malignant thyroid neoplasms (HEMPELMANN, 1968; REFETOFF et al., 1975). Animal studies have shown a similar relationship between internally delivered thyroid radiation from radioiodine and the development of thyroid neoplasms (MALOOF et al., 1952). A number of isolated case reports of thyroid cancer first diagnosed 4–12 years after 131-I treatment have been published. A major interest of the Thyrotoxicosis Follow-up Study has been to examine the question of whether the amounts of 131-I used to control hyperthyroidism could cause an increase in the occurrence of thyroid neoplasms (DOBYNS et al., 1974). Because of the very large number of variables involved in patients receiving radioiodine treatment such as previous treatment, difference in age and sex etc., comparison of groups has been rather complex.

This study found a total of 86 malignant thyroid neoplasms in its entire Graves' disease population of 36,000. Many of these neoplasms were found to be present at the time of treatment and could not be related to the form of therapy. In a subgroup of this study which included only patients with Graves' disease *without* palpable nodules, 8460 patients were operated for Graves' disease and in this group 32 *unsuspected* malignant neoplasms were found with an incidence rate of 3.8 per thousand. Sixteen thousand patients were treated with radioiodine and in this group 19 malignant neoplasms were found. If one assumes that the rate of malignancy found at surgery is identical to what might be expected in the radioiodine-treated patients, then 61 occult malignant neoplasms would have been expected to have been present in the glands of the radioiodine-treated patients at the time that I-131 was given. However, only 19 malignant neoplasms were found over an 8-year follow-up, considerably fewer than the 61 that might have been expected to be present.

On the basis of this and other data in this study the conclusion was reached that the risk of malignant thyroid neoplasms in patients receiving 131-I therapy for Graves' disease is negligible. However, it must be emphasized that a longer follow-up is desirable before final conclusions can be made.

Concern has also been voiced about possible genetic effects of radioiodine. Radiation dose to the gonads in the course of successful treatment of hyperthyroidism with radioiodine has been estimated to range up to about 17 rads (GREEN et al., 1962). Only long-term follow-up of the progeny of patients treated with radioiodine for several generations will provide the answer to this question. Studies by several different investigators show that fertility and pregnancy are not influenced by successful radioiodine therapy. The number of chromosomal breaks in children of patients receiving moderate doses of radioiodine, or of parents themselves, do not differ from nonirradiated control groups (EINHORN et al., 1972). Several studies have shown no abnormalities in the first generation after radioiodine treatment. Extrapolation of data from a variety of animal studies suggest that the maximum increased risk of having a child with a harmful trait following radioiodine therapy would be 0.025% or less (BECKER and HURLEY, 1971).

The early studies of the results of radioiodine therapy had rather a limited duration of follow-up. It took approximately 15 years after radioiodine was introduced before the growing incidence of hypothyroidism after treatment was fully appreciated (SEGAL et al., 1961). However, it was noted rather early that dose calculations were unsatisfactory and that no method of dose determination would consistently induce euthyroidism within any given period of time in a high percentage of patients (WERNER, 1956). BELING and EINHORN in 1961 were the first to describe a regular annual increment in the appearance of hypothyroidism after the first year (3% per year), with a final incidence of 26%, a finding that has subsequently been confirmed by numerous authors (BELING and EINHORN, 1961). Review in 1964 of the Massachusetts General Hospital series showed that in the 9 years subsequent to the first report (CHAPMAN and MALOOF, 1955) the overall incidence of hypothyroidism in patients followed for more than 10 years was 43%. Hypothyroidism increased in this series at a rate of 2% a year for 15 years (DUNN and CHAPMAN, 1964).

The Thyrotoxicosis Follow-Up Study represents the largest single such study concerned with the question of hypothyroidism and its data confirms these findings (BECKER et al., 1970). In a subgroup of this study, 11,094 patients with Graves' disease were given radioactive iodine as their initial treatment and followed for a mean period of 7.5 years. At the termination of the study 58.9% of the radioiodine treated patients were euthyroid, and 34.9% were hypothyroid. 6.3% had had a recurrence (defined for these purposes as patients who had one year elapse between radioiodine treatments). This is compared with a surgical group of 5221 patients with a somewhat longer follow-up of 12.7 years. At the termination of the study, 61.6% of the thyroidectomized patients were euthyroid, 24.8% hypothyroid, and 13.6% had had a recurrence. (Recurrence for surgically treated patients is defined as those patients requiring any additional definitive treatment for hyperthyroidism.) The mean age of radioiodine-treated patients was 49.7 years as contrasted to a significantly younger mean of 40.1 years for the surgical patients.

Using standard life table techniques, the probability of developing hypothyroidism following different treatment doses of 131-I delivered to the gland in a single administration was examined. Figure 1 shows the probability of having become hypothyroid follow-

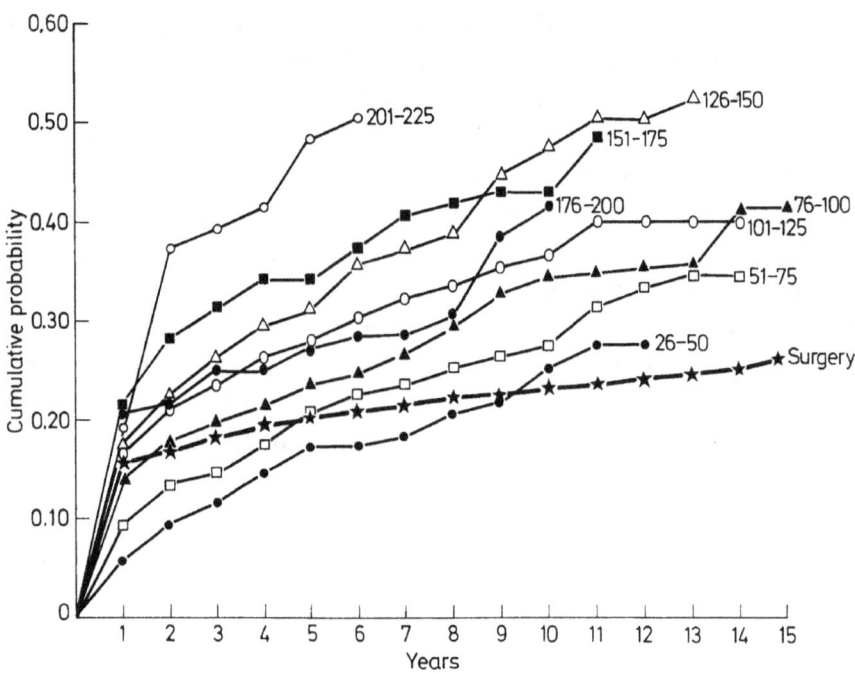

Fig. 1. This chart shows the cumulative probability of becoming hypothyroid on ordinate as determined by standard life table techniques. Data is obtained from 6000 patients without prior therapy for Graves' Disease who have received a single treatment dose of radioiodine. Abscissa shows interval in years from time of administration of radioiodine. The family of curves for the different doses of radioiodine show increasing probability of becoming hypothyroid paralleling increasing radioiodine dosage. Dose of radioiodine is indicated on each curve in µCi/g *delivered* to thyroid based upon measured thyroid uptake and estimated thyroid weight. Heavy line indicates annual probability of becoming hypothyroid following surgical thyroidectomy. With permission of the Thyrotoxicosis Follow-up Study as supported by the Bureau of Radiological Health, U.S. Department of Health, Education and Welfare. Reprinted from BECKER, D.V. et al. (1970).

ing a *single* treatment dose of radioactive iodine. The 6000 patients in this subset were those patients who had no treatment for hyperthyroidism prior to radioiodine and for whom the uptake data necessary to calculate the dose *delivered* to the thyroid was available. The cumulative probability of becoming hypothyroid is plotted on the ordinate and on the abscissa is the interval in years from the time of administration of radioiodine. The family of curves for the different doses of radioiodine show the increasing probability of becoming hypothyroid paralleling the increasing radioiodine dose from the lowest dose of 25–50 µCi per gram deposited in the thyroid up to the highest dose of over 200 µCi per gram. The number of patients comprising each dose category averages 750; each point represents the mean of about 50–100 patients.

In all groups it is apparent that the annual probability of becoming hypothyroid is greatest in the first year, ranging from about 6% with a dose of under 50 µCi per gram up to 21% in patients receiving initial doses of 176–200 µCi per gram. After the third year, the annual probability of becoming hypothyroid following doses of under 125 µCi per gram was 2.3% per year, as compared to 4.4% per year for patients receiving more than 125 µCi per gram. The rate of appearance of hypothyroidism rose sharply for the first 2 years after the treatment for all dose levels. By 10 years after treatment, patients who received relatively small doses of under 50 µCi per gram had a probability of becoming hypothyroid of 0.30. The late incidence and continued rise of hypothyroidism tended to plateau by 10 years for the higher dose schedules but somewhat later for the patients receiving lesser doses. Also shown in this figure (heavy line and star dots) is the cumulative probability of hypothyroidism following surgical treatment. About

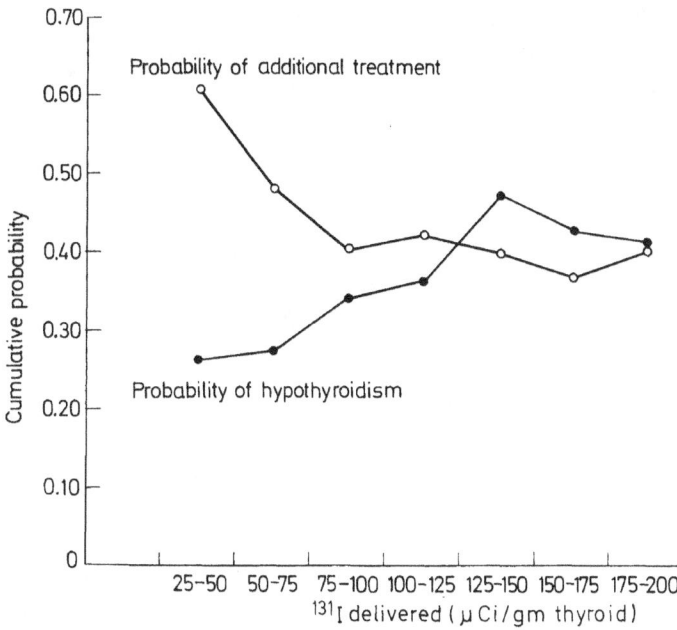

Fig. 2. The cumulative probability of having required additional treatment during 10 years following radioiodine dose is plotted on upper line with open circles. With delivered doses under 50 µCi/gm there is a probability of 0.63 of having required additional treatment and this decreases to 0.40 for patients receiving 76 to 100 µCi. Also plotted on same axis is cumulative probability of having become hypothyroid by 10 years. At doses greater than 126 µCi/gm there does not appear to be a significant increase in the probability of becoming hypothyroid by 10 years. With permission of the Thyrotoxicosis Follow-up Study as supported by the Bureau of Radiological Health, U.S. Department of Health, Education and Welfare. Reprinted from BECKER, D.V. et al. (1970).

11% of the surgical patients became hypothyroid in the first year while the probability of becoming hypothyroid in the second year was 8%. After the second year following treatment, the surgical patients showed an average annual probability of becoming hypothyroid of 0.7% per year through 22 years of observation.

Of those radioiodine-treated patients receiving less than 50 µCi per gram to the gland, 52% required additional treatment within the first year as compared to 33% of those patients receiving more than 76 µCi per gram. The percentage of patients requiring additional treatment within the first year does not change significantly with doses greater than 76 µCi per gram. In comparison, 14% of the surgical patients required additional treatment within the first year.

Figure 2 shows the cumulative probability of having required additional treatment during the 10 years following initial radioiodine treatment, the upper line with open circles. As the dose delivered to the thyroid is increased from 25 to 100 µCi per gram, the probability of requiring retreatment decreased. At doses above 100 µCi per gram there is no further change in the probability of retreatment which remains constant at 0.40 through the 10 years of follow-up (note that this figure includes additional treatment after the first treatment).

Also plotted on this figure is the cumulative probability of having become hypothyroid by 10 years (the lower darker line with closed circles). This ranges from 0.26 at doses of less than 50 µCi per gram to 0.47 at 126–150 µCi per gram. Doses greater than 126 µCi per gram are not accompanied by a significant increase in the probability of becoming hypothyroid through 10 years.

There appears to be no clinical advantage in this group of patients of increasing the radioiodine dose above 100 µCi per gram. Larger doses tend to increase the probability of hypothyroidism without decreasing further the probability of retreatment. The incidence of hypothyroidism in this series in patients with diffuse nodular glands as well as single toxic nodular glands (Plummer's Disease) was considerably less than in patients with diffuse glands without nodules. Patients with diffuse glands containing incidental nodules required more additional treatment over all dose ranges to achieve control than similar patients without nodules.

Efforts to reduce the high incidence of hypothyroidism have been focused upon the amount of radioiodine given to the patient. In one prospective study, comparison was made of the effects of single doses of radioiodine calculated to deliver 3500 and 7000 rads to the thyroid of hyperthyroid patients (SMITH and WILSON, 1967). The patients receiving the smaller dose ("half-dose" of 3500 rads) had a 5-year incidence of hypothyroidism of 7.4% rising to 12% by 8 years. However, 65% of the patients in this group were still hyperthyroid at the end of 1 year, and 30% were still hyperthyroid 3 years after treatment. Sixty-four percent of the patients receiving the "half-dose" required supplementary antithyroid drugs. In the patients receiving 7000 rads the 5-year incidence of hypothyroidism was 29% and at 8 years it was 40%. Forty-four percent of this group were still hyperthyroid at 1 year and 20% hyperthyroid 3 years later. Forty-three percent of this group required supplementary antithyroid drug therapy. The incidence of hypothyroidism rose steadily in both groups although at a slower rate in those patients receiving the smaller doses.

Other studies have also demonstrated that on a low dose schedule, the incidence of hypothyroidism is reduced, but usually at the price of a delay in control of hyperthyroidism with a greatly increased total duration of morbidity (HAGEN et al., 1967).

Since the purpose of radioiodine therapy is to produce a euthyroid state rapidly, safely, and economically, it is often necessary to use ancillary pharmacologic means to control symptoms of hyperthyroidism until the full effects of radioiodine are achieved. This is of particular importance in patients with cardiac disease and in conjunction with low dose radioiodine schedules. Beta-adrenergic blocking agents (particularly propranolol) are finding increasing use to minimize the symptoms of residual hyperthyroidism (STERLING and HOFFENBERG, 1971). Antithyroid drugs still have a major place in providing chemical control of the disease and potassium iodide has been used to achieve a euthyroid state rapidly after radioiodine therapy. With agents affecting the physiology of iodine, their introduction should be delayed for 10–14 days after radioiodine administration to permit the major radiation effects upon the thyroid to occur, since they will alter radioiodine kinetics. Potassium iodide is probably not suitable for prolonged use since it will induce myxedema in a significant proportion of radioiodine-treated patients (BRAVERMAN et al., 1969).

Some investigators have felt that the size of the dose is not the major factor in inducing hypothyroidism (HADDEN et al., 1970; SKILLMAN et al., 1969). In several reports, the average radioiodine dose in patients developing myxedema did not differ significantly from the average dose in those patients who became euthyroid (BURKE and SILVERSTEIN, 1969; NEAL, 1964).

The use of careful dosimetry for radioiodine dose determination lost many of its advocates as it became apparent that its application did not significantly improve results. Of all the factors that go into dose determination only a few are precisely known and these have to do with the physical characteristics of the radionuclide used, the physical half-life and the energy spectrum. It is essential and usually possible to determine the uptake of radioiodine by the thyroid. Although often difficult and inconvenient, the biologic half-life in the thyroid can be simply measured. This latter figure is often assumed in many dosimetry calculations but it varies considerably and if an assumed figure is used, this can represent a major source of error. Of considerable uncertainty is the mass of the gland, usually estimated from palpation or from scanning, with a probable accuracy for moderate size glands of about 20%. Poorly known also is the distribution of the radionuclide within the thyroid itself. Totally unknown is the radiosensitivity of the gland.

Although there is considerable variation in invidual response to radioiodine, some factors have been identified as influencing the outcome of therapy. Negroes have been reported to have a lower incidence of hypothyroidism following radioiodine treatment of hyperthyroidism than whites (BRONSKY et al., 1968). Much data has been accumulated to demonstrate that nodular goiters are more resistant to radioiodine, require larger doses, and have a lower incidence of hypothyroidism than do diffuse goiters (LAMBERG et al., 1959; NOFAL et al., 1966). This is particularly true for toxic nodular goiter (Plummer's Disease) where hyperthyroidism is due to the excessive secretion of thyroid hormone by one or more autonomous nodules within the thyroid. Since the extranodular tissue is suppressed and does not accumulate radioiodine, such patients will usually not become hypothyroid after treatment. When the secretion of thyroid hormone by the hyperfunctioning nodule is diminished by the action of radioiodine therapy, the pituitary suppression is reversed and with the return of pituitary thyroid stimulating hormone (TSH) secretion to normal, the rest of the gland returns to normal function. These patients have been considered by some to represent the theoretical ideal situation for radioiodine treatment since the normal part of the gland is, in fact, protected from radioiodine effects during treatment (BECKER and HURLEY, 1971). However, from the practical point of view, patients with toxic nodular goiter often require large and repeated doses of radioiodine for control protracting their treatment period although it is unusual for such patients to become hypothyroid after therapy.

The presence of incidental nodules in toxic diffuse goiter (Graves' Disease) also seems to require larger doses of radioiodine to provide optimum control of hyperthyroidism and patients with multinodular glands have been reported to have the lowest incidence of hypothyroidism (McGIRR et al., 1964).

Because of the variety of uncertainties involved in patient response, a number of empiric methods of dose calculation have gained wide usage and provide equally good, or poor results. Despite the difficulties, it is clearly necessary that some strategy of dose administration be formulated, no matter what its premise and it should be consistently applied. Without such a framework on which to base his dose estimate, the physician runs the risk of being swayed too easily by his most recent experience and sometimes irrelevant factors. No matter what method is used to calculate the dose, it is clearly necessary to measure neck uptake and blood levels of radioactivity of a pretherapy tracer.

In hyperthyroid patients, extrathyroidal radiation dosage is secondary to blood radioactivity, primarily as secreted PB131-I. Approximately 15% of hyperthyroid patients (usually following recent treatment with antithyroid drugs) demonstrate rapid thyroidal iodide turnover, presumably secondary to reduced intrathryoidal iodide pools. Figure 3 shows radioiodine in the thyroid in normal individuals, in usual hyperthyroidism, and in patients with a small pool of iodine and rapid turnover, showing the rapid early rise and then the rapid discharge of thryoidal radioiodine resulting in an elevated blood PB131-I.

Table 2 shows the biologic half-life of the 131-I in the thyroid in 50 unselected hyperthyroid patients (A) and their mean PB131-I at 48 h presented as a percentage of the dose per liter (BARANDES et al., 1973). Also shown is the calculated dose in millicuries of 131-I required to deliver 7000 rads to the thyroid in an individual with the parameters

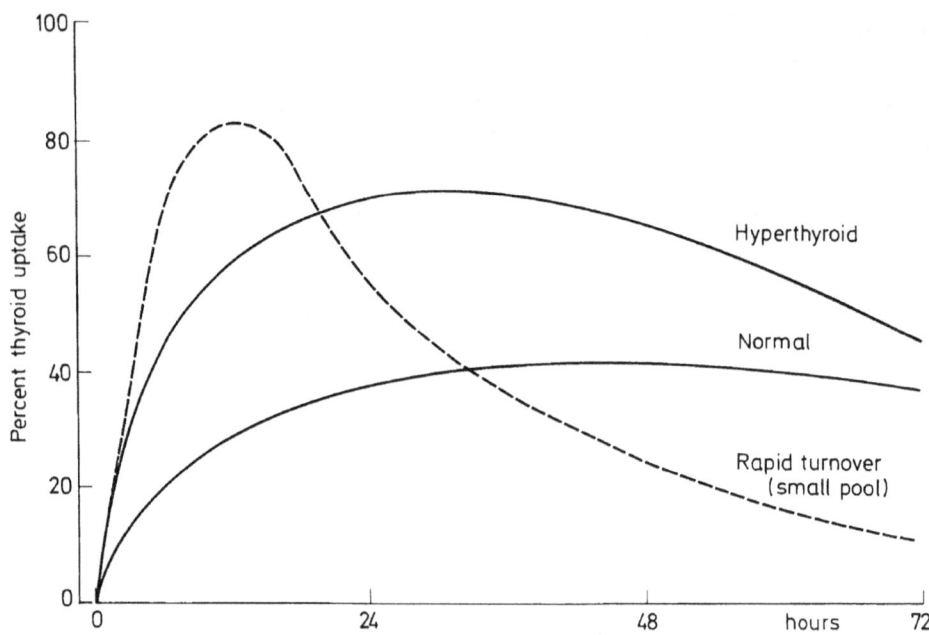

Fig. 3. Behavior of Radioiodine in the Thyroid Gland. Diagram of typical behavior of radioiodine in thyroid gland of usual hyperthyroid patient showing a relatively rapid rise to high uptake by 24–48 h and relatively rapid discharge from thyroid compared to behavior of radioiodine in normal thyroid gland. Dotted line shows behavior of radioiodine in thyroid of patient with small thyroidal iodine pool and rapid iodine turnover. Immediate early and very rapid increase in radioiodine content of thyroid often reaching peak at or before 24 h, followed by a rapid discharge of the organically bound thyroid iodine (hormone) into the blood where it can be measured as protein-bound 131-I. Patients with small iodine pool in thyroid tissue often have markedly elevated levels of organically bound radioiodine in blood

Table 2

	Hyperthyroid Patients	Thyroid $Tb^{1}/_{2}$ (days)	PB 131-I 48 h (%dose/L)	For 7000 rad dose to thyroid	
				Calculated mCi 131-I required orally	Calculated radiation dose to blood (rads)
A	Unselected (50)	32.2 ± 4.4	0.57 ± 0.5	4.8 ± 0.6	5.3 ± 0.7
B	Small Pool (7)	2.8 ± 0.7	4.4 ± 0.3	28.4 ± 2.3^a	154 ± 34^a

[a] Doses calculated but not administered.

identified and a thyroid weight as measured. This dose of 4.8 mCi administered would deliver a blood radiation dose of 5.3 rads. In 7 patients with rapid turnover and small pool (B) of the type shown on Figure 3, the biologic half-life in the thyroid was measured to be 2.8 days and the mean PB 131-I was almost 10 times higher than in the usual (unselected) hyperthroid patients (A), to a mean level of 4.4% of the dose per liter. To deliver 7000 rads to the thyroid in these patients would take a *calculated* dose of 28.4 mCi which would deliver the extraordinarily high and excessive radiation dose of 154 rads to the blood. This, of course, could not be given. In such an individual a standard therapeutic dose of 5 mCi radioiodine would give inadequate thryoidal radiation (1760 rads) and poor control would result. Nevertheless, 27 rads whole body radiation would be given. In a patient in this physiologic state radioiodine therapy would be inappropriate.

Only pretherapy tracer and blood radioactivity measurements can identify such patients and permit appropriate measures to be taken.

It has been suggested that impairment of the reproductive capacity of follicular cells due to radiation prevents thyroid cell renewal. Natural attrition leads to a shrinking follicular cell population and eventual hypothyroidism. Several investigators have attempted to minimize the incidence of hypothyroidism by using 125-I, which has a lower energy beta ray than 131-I. It is postulated that the shorter path length of the 125-I might spare the cell nucleus and its replicative mechanisms which are situated at the base of the cell (GREIG, 1965). This hypothesis has recently been challenged (DONIACH, 1975).

Early reports of 125-I use in hyperthyroidism suggested that the results were similar to those with 131-I (McDOUGALL and GREIG, 1970). Many patients have prompt responses to 125-I but there has been some relapse after smaller doses and postirradiation hypothyroidism has reached 20–40% as follow-up became longer. There has been an interesting suggestion that differences in dietary iodine intake might effect therapeutic results (WERNER et al., 1970).

A recent report using higher dose schedules of 125-I showed 30% of the patients persistently hyperthyroid, 6% permanently hypothyroid, and 25% with transient hypothyroidism at the time of final review with wide variation in sensitivity to radiation (WEIDINGER et al., 1974). Another question has been raised as to the possibility that thyroid cancer may be more frequent after 125-I than after 131-I. This is based upon animal studies, as well as the postulation that the low incidence of thyroid cancer in man after 131-I might be due to the total destruction of follicular cells so often achieved. In any event, it appears likely that as of this time radiotherapy with 125-I in Graves' disease should be considered experimental and its use limited.

The ideal objective of any regimen for treatment of hyperthyroidism is to bring the patient to a permanent euthyroid state as rapidly, safely, and as economically as possible. Delay in control following radioiodine treatment can pose a serious clinical problem, particularly in elderly and cardiac patients. A low dose strategy results in delay before the patient becomes euthyroid and usually requires supplemental drug therapy which has its own toxicity. However, persistent hyperthyroidism even if treated, prolongs the duration of the therapeutic episode and increases cost in terms of physician effort, laboratory tests, and time lost from work.

It seems likely that a significant incidence of hypothyroidism will result from radioiodine therapy no matter what dose is used and to date no effective way to predicting the response exists.

The dimensions of the total problem of posttreatment hypothyroidism are more formidable than first appears because the number of follow-up patients is cumulative. We have estimated that the population of iatrogenic hypothyroid patients in the United States will reach 250,000 by 1980 (BECKER and HURLEY, 1972). In the face of the growing size of the problem, it is difficult to greet it as an acceptable consequence of the management of hyperthyroidism.

Thyroid deficiency is serious only if not adequately treated. One major problem is diagnosis. In its mildest form, hypothyroidism is often difficult to diagnose, particularly if it is not considered among the differential possibilities. Laboratory tests have significant limitations in screening effectiveness. Low serum thyroxine levels are not uncommon in euthyroid radioiodine-treated patients, the metabolic difference being made up by increased secretion of triiodothyronine. Serum TSH, which has proved to be extremely sensitive in the diagnosis of spontaneous hypothyroidism, is not uncommonly elevated after radioiodine therapy even in apparently clinically euthyroid patients. In several studies, a high percentage of the euthyroid patients treated with radioiodine have abnormally elevated TSH levels (EVERED et al., 1975; TOFT et al., 1974; TUBIANA et al., 1971). TRH injection with a combination of TSH measurements may prove more sensitive but is not suitable for screening. In any event careful follow-up of all patients is of great importance.

It has been suggested (SAFA and SKILLERN, 1975) that the best approach to the problem might be to give all patients a large dose of radioiodide, accept hypothyroidism as inevitable, and immediately start therapy with thyroid hormone replacement to continue for life. Even this simple strategy has a major defect. Drug default or noncompliance has been found to be a serious problem in most therapeutic situations, particularly in the case of a drug whose discontinuance does not immediately produce easily recognizable symptoms. Most hypothyroid patients undertake replacement therapy with the intention of continuing the medication for life but when they run out of the pills and they do not immediately become ill, they frequently forget to restart thyroid (PENINGTON and MARTIN, 1967; SMIDT and JOHNSTON, 1975). The slow insidious onset of hypothyroidism, particularly in elderly people, is too easily accepted as part of the aging process, and the increasing fatigue and indolence only deepens their resistance to return to their physician. Strenuous efforts must be made to ensure that the patient and his family are aware of the necessity for maintaining contact with a physician regularly throughout the rest of his life.

Long-term follow-up by various direct means such as the computer follow-up programs established in Scotland seem likely to eventually become an integral part of treatment (HEDLEY, 1970; PHILP et al., 1968). However, in many populations it seems likely that an at-risk register will be difficult to use in a mobile population without strong government support and effort.

Conclusion

The major advantages of radioiodine therapy (131-I) are its simplicity, effectiveness, and low cost in terms of time and money. The major objection to its use is that it leads to an unacceptably high incidence of hypothyroidism. Alternative therapies at the moment seem to present even more problems. Surgical thyroidectomy produces almost as much hypothyroidism, but more frequent and more severe complications with a higher relapse rate. Antithyroid drugs rarely lead to hypothyroidism but induce permanent remission in only 15–30% of hyperthyroid patients. Serious side effects of antithyroid drugs are rare, but when they do occur are life-threatening and require careful supervision. Further, reactivation of hyperthyroidism is always a possibility.

None of the currently available methods for treatment of hyperthyroidism is physiologic in that none approaches the causative mechanism of the disease. Further research to this end is needed and, in the meantime, realistic recognition of the deficiencies and limitations of radioiodine therapy is vital to its proper use.

References

BARANDES, M., HURLEY, J.R., BECKER, D.V.: Implications of rapid intrathyroidal iodine turnover for ^{131}I therapy: the small pool syndrome. J. nucl. Med. **14**, 379 (1973).

BECKER, D.V., MC CONAHEY, W., DOBYNS, B., TOMPKINS, E., SHELINE, G., WORKMAN, J.: The results of radioiodine treatment of hyperthyroidism. A preliminary report of the thyrotoxicosis therapy follow-up study. Abstracts, Sixth International Thyroid Conference, Vienna, Wiener Medizinischen Akademie, 1970, p. 80.

BECKER, D.V., HURLEY, J.R.: Complications of Radioiodine treatment of hyperthyroidism. Semin. Nucl. Med. **1**, 442–460 (1971).

BECKER, D.V., HURLEY, J.R. The impact of technology on Clinical Practice in Graves' Disease. Proc. Mayo Clin. **47**, 835–846 (1972).

BELING, U., EINHORN, J.: Incidence of hypothyroidism and recurrences following I^{131} treatment of hyperthyroidism. Acta radiol. (Stockh.) **56**, 275 (1961).

BRAVERMAN, L.E., WOEBER, K.A., INGBAR, S.H.: Induction of myxedema by iodide in patients euthyroid after radioiodine or surgical treatment of diffuse toxic goiter. New. Engl. J. Med. **281**, 816 (1969).

BRILL, A.B., TOMANAGA, M., HEYSSEL, R.M.: Leukemia in Man Following Exposure to Ionizing Radiation: A Summary of the Findings in Hiroshima and Nagasaki, and a Comparison With Other Human Experience. Ann. intern. Med. **56**, 590–609 (1962).

BRONSKY, D., KIAMKO, R.T., WALDSTEIN, S.S.: Posttherapeutic myxedema. Relative occurrence after treatment of hyperthyroidism by radioactive iodine (I^{131}) or subtotal thyroidectomy. Arch. intern. Med. **121**, 113 (1968).

BURKE, G., SILVERSTEIN, G.E.: Hyperthyroidism after treatment with sodium iodide I^{131}. Incidence and relationship to antithyroid antibodies, longacting thyroid stimulator (LATS), and infiltrative ophthalmopathy. J. Amer. med. Ass. **210**, 1051 (1969).

CHAPMAN, E.M., EVANS, R.D.: The treatment of hyperthyroidism with radioactive iodine. J. Amer. med. Ass. **131**, 86 (1946).

CHAPMAN, E.M., MALOOF, F.: The use of radioactive iodine in the diagnosis and treatment of hyperthyroidism: Ten years' experience. Medicine **34**, 261 (1955).

COURT-BROWN, W.M., DOLL, R.: Leukemia and Aplastic Anaemia in Patients Irradiated for Ankylosing Spondylitis. Spec. Rep. Ser. med. Res. Coun. (Lond.) **295**, 1–135 (1957).

DOBYNS, B.M., SHELINE, G.E., WORKMAN, J.B., TOMPKINS, E.A., McCONAHEY, W.M., BECKER, D.V.: Malignant and Benign Neoplasms of the Thyroid in Patients treated for Hyperthyroidism. A report of the Cooperative Thyrotoxicosis Follow-Up Study. J. clin. Endocr. **38**, 976–998 (1974).

DONIACH, I.: Reconsideration of 125-I therapy in Graves' Disease. Lancet **1975 I**, 870.

DUNN, J.T., CHAPMAN, E.M.: Rising incidence of hypothyroidism after radioactive-iodine therapy in thyrotoxicosis. New Engl. J. Med. **271**, 1037 (1964).

EINHORN, J., HULTEN, M., LINDSTEN, J., WICKLUND, H., ZETTERQUIST, P.: Clinical and Cytogenetic Investigation in Children of Parents Treated With Radioiodine. Acta radiol. **11**, 193–208 (1972).

EVERED, D., YOUNG, E.T., TUNBRIDGE, W.M.G., ORMSTON, B.J., GREEN, E., PETERSEN, V.B., DICKINSON, P.H.: Thyroid function after subtotal thyroidectomy for hyperthyroidism. Brit. Med. J. **1**, 25–27 (1975).

GREEN, M., FISHER, M., MILLER, H., WILSON, G.M.: Blood radiation dose after 131-I therapy of thyrotoxicosis. Calculations with reference to leukemia. Brit. Med. J. **2**, 210 (1962).

GREIG, W.R.: Radiation, thyroid cells and 131-I therapy — a hypothesis. J. clin. Endocr. **25**, 1411 (1965).

HADDEN, D.R., LOWE, D.C., MONTGOMERY, D.A.D., SHAAKS, R.G., WEAVER, J.A.: Propranolol and radioactive iodine in the treatment of thyrotoxicosis. Br. J. Pharmacol. **39**, 198 (1970).

HAGEN, G.A., OUELLETTE, R.P., CHAPMAN, E.M.: Comparison of high and low dosage levels of ^{131}I in the treatment of thyrotoxicosis. New Engl. J. Med. **277**, 559

HEDLEY, A.J.: The use of a computer in patient follow-up in Scotland. Scot. med. J. **15**, 395 (1970).

HEMPELMANN, L.H.: Risk of thyroid neoplasms after irradiation in childhood. Science **160**, 159 (1968).

LAMBERG, B.-A., HERNBERG, C.A., WAHLBERG, P., HAKKILA, R.: Treatment of toxic nodular goitre with radioactive iodine. Acta med. scand. **165**, 245 (1959).

McCULLAGH, E.P.: Radioactive iodine in the treatment of hyperthyroidism. Ann. intern. Med. **37**, 739 (1952).

McDOUGALL, I.R., GREIG, W.R., GRAY, H.W., GILLESPIE, F.C.: Iodine-125 Treatment for Thyrotoxicosis. Lancet **1970 II**, 840–842.

McGIRR, E.M., THOMSON, J.A., MURRAY, I.P.C.: Radioiodine therapy in thyrotoxicosis. A review of 908 cases. Scot. med. J. **9**, 505 (1964).

MALOOF, F., DOBYNS, B.M., VICKERY, A.L.: The effects of various doses of radioactive iodine on the function and structure of the thyroid of the rat. Endocrinology **50**, 612 (1952).

NEAL, F.E.: Results of radioactive iodine treatment in thyrotoxicosis. Nucl. Med. (Stuttg.) (Suppl.) **2**, 303 (1964).

NOFAL, M.M., BEIERWALTES, W.H., PATNO, M.E.: Treatment of hyperthyroidism with sodium iodide I 131. J. Amer. med. Ass. **197**, 605 (1966).

PENNINGTON, J.S., MARTIN, F.I.R.: Hypothyroidism following treatment of thyrotoxicosis with radioiodine. Med. J. Aust. **2**, 641 (1967).

PHILP, J.R., DUTHIE, M.B., CROOKS, J.: A follow-up scheme for detecting hypothyroidism in thyrotoxic patients treated with radioiodine. Lancet **1968 II**, 1336.

REFETOFF, S., HARRISON, J., KARANFILSKI, B., KAPLAN, E.L., DE GROOT, L.J., BEKERMAN, C.: Continuing occurrence of thyroid carcinoma after irradiation to the neck in infancy and childhood. New Engl. J. Med. **292**, 171–173 (1975).

SAENGER, E.L., THOMA, G.E., TOMPKINS, E.A.: Incidence of leukemia following treatment of hyperthyroidism. Preliminary report of the Cooperative

Thyrotoxicosis Therapy Follow-Up Study. J. Amer. med. Ass. **205**, 855 (1968).

Safa, A.M., Skillern, P.G.: Treatment of hyperthyroidism with a large initial dose of sodium iodide I 131. Arch. intern. Med. **135**, 673–675 (1975).

Segal, R.L., Silver, S., Yohalem, S.B., Feitelberg, S.: Myxedema following radioactive iodine therapy of hyperthyroidism. Amer. J. Med. **31**, 354 (1961).

Skillman, T.G., Mazzaferri, E.L., Gwinup, G.: Random dosage of ^{131}I in the treatment of hyperthyroidism: Results of a prospective study. Amer. J. med. Sci. **257**, 382 (1969).

Smidt, K.P., Johnston, E.: Undetected Iatrogenic Hypothyroidism: A Late Complication of Radio-Iodine Therapy. N. Z. med. J. **81**, 325–328 (1975)

Smith, R.N., Wilson, G.M.: Clinical trial of different doses of ^{131}I in treatment of thyrotoxicosis. Brit. med. J. **1**, 129 (1967).

Sterling, K., Hoffenberg, R.: Beta blocking agents and antithyroid drugs as adjuncts to radioiodine therapy. Semin. Nucl. Med. **1**, 422 (1971).

Toft, A.D., Seth, J., Hunter, W.M., Irvine, W.J.: Plasma-Thyrotrophin and Serum-Thyroxine in Patients Becoming Hypothyroid in the Early Months After Iodine-131. Lancet **1974 I**, 704–705.

Tubiana, M., Freychet, P., Perez, R., Di Paola, R.: Plasma thyrotropin levels in patients treated with radioiodine for hyperthyroidism. Rev. Europ. Étud. clin. biol. **XVI**, 1006–1010 (1971).

Weidinger, P., Johnson, P.M., Werner, S.C.: Five Years Experience with Iodine-125 Therapy of Graves' Disease. Lancet **1974 II**, 74–77.

Werner, S.C., Quimby, E.H., Schmidt, C.: Radioactive iodine, I-131, in the treatment of hyperthyroidism. Amer. J. Med. **7**, 731 (1949).

Werner, S.C.: Results in the treatment of hyperthyroidism with radioiodine, I^{131}. Med. Clin. N. Amer. **36**, 623 (1952).

Werner, S.C.: Oak Ridge radioiodine I^{131} for hyperthyroidism-tenth anniversary. J. Amer. med. Ass. **161**, 628 (1956).

Werner, S.C., Johnson, P.M., Goodwin, P.N., Wiener, J.D., Lindeboom, G.A.: Long-Term Results With Iodine-125 Treatment for Toxic Diffuse Goitre. Lancet **1970 II**, 681–685.

The Radioiodine Treatment of Thyroid Cancer

By

David V. Becker

1. Introduction

A rare disease with a natural history of very long duration and a very high survival rate poses particularly difficult problems in terms of the appraisal of any modality of therapy. It is hardly surprising that in the treatment of thyroid cancer, enormously different results have been reported from many different competent centers. The rarity of the disease permits only the largest centers to accumulate sufficient patients to allow any type of statistical analysis. Even then, local medical situations bring patients to these centers at greatly varying stages and severity of disease, providing enormous preselection of patient populations and significant inherent bias. This ranges from centers that receive patients primarily with small newly discovered nodules to those that primarily see patients with large long standing and progressively growing neck masses. Pathologic classification too, differs from center to center and even from pathologist to pathologist, to say nothing of international differences. This inevitably influences the selection and classification of patients that constitute each published series.

Geographic, racial, and genetic differences, as well as environmental effects, such as iodine diet content, similarly influence patient populations. Some of these factors are recognized but many are unknown to the investigators and produce significant differences in results. In addition, the natural history of the disease and individual biological variations constitute a wide spectrum. It is apparent that those who treat different ends of this spectrum will obtain greatly different results no matter what type of therapy is used.

In clinical practice it is unlikely that any single form of therapy is used alone. The first step of both surgical and radioiodine treatments ablates all normal thyroid tissue and thus thyroid hormone supplement is required for the resulting hypothyroidism. It is, therefore, impossible to evaluate the significance of therapy without the superimposed effects of thyroid hormone as a suppressive agent. As if these variations were not enough, each clinician-investigator approaches the use of radioiodine therapy with a different attitude making difficult a useful intercomparison of results with regard to initiation of therapy, dose, and method of estimating dose used.

2. Pathology and Natural History of Thyroid Cancer

Most series reporting the results of radioiodine treatment of thyroid cancer are composed primarily of patients with tumors of papillary, follicular, and mixed histologies since these are the only cell types that take up significant amounts of radioiodine. The more anaplastic and medullary thyroid cancers take up no radioiodine and are most often excluded initially from the composition of those series that use radioiodine treatment. WOOLNER (WOOLNER et al., 1961) has generally divided thyroid cancers into a slowly growing, better differentiated group which constitute the majority, and a more rapidly growing, undifferentiated anaplastic group. The former group is primarily composed of papillary cancers (which most often consist of a mixture of both papillary and follicular elements). These primarily affect younger people, grow slowly, and frequently spread locally. They also include several types of less frequent follicular carcinoma which are more often encapsulated and invade blood vessels and are therefore more likely to spread distantly, particularly to bone and lungs. Many clinicians do not differentiate between follicular and papillary carcinomas.

The prognosis for younger patients with well-differentiated papillary or mixed tumors is particularly good and any form of therapy in such patients should produce excellent results. This is true despite the frequent spread of papillary tumors to local lymph nodes. Purely follicular carcinomas more often spread to distant sites such as bone and lung. As might be expected from the follicular structure of such tumors, which closely mimic the normal thyroid follicle structure including colloid, radioiodine uptake in follicular tumors is often greater than in papillary, and initial response to radioiodine often excellent. The natural history of the disease, however, suggests that such follicular tumors, once metastasized, will have a poorer long-term prognosis than will papillary and mixed cancers.

It seems reasonable to regard thyroid cancer as representing a very wide spectrum of tumors of differing biological characteristics which have very considerable bearing upon growth prognosis and the results of therapy.

In a recent review, part of the continuing autopsy studies of thyroid carcinoma in Hiroshima and Nagasaki, in Japan (SAMPSON et al., 1970), special efforts were made to examine the cervical lymph nodes on routine autopsy. In a series of almost 3000 consecutive autopsies, 518 "occult" thyroid cancers were found. Occult was defined as a lesion under 1.5 cm in its greater dimension and therefore not palpable or clinically recognizable. In a subgroup of 128 patients with occult papillary cancers, metastases to regional nodes were demonstrated in 20 cases or 16%. In their entire series only 1 occult thyroid cancer was the cause of death. Five hundred and seventeen others with occult papillary cancer reached the end of their life span without awareness or manifestation of the tumor. Many of the primary cancers in this study were extremely small and found with great difficulty. These data suggest that in this particular population, as long as a primary tumor and its metastases remain occult, there is little likelihood of more than limited local spread and it rarely effects the patient's life or health.

The same principal author of the Japanese study carried out an analogous study (SAMPSON et al., 1974) which examined a different population (Olmstead Country, Minnesota) for occult thyroid cancer at autopsy. The prevalence of occult thyroid cancer at routine autopsy here was found to be considerably lower (5.7%) than in the Japanese population. Unfortunately, study of lymphatic involvement was not made in this study.

The differences between the two populations support the widely held concept that geographic, racial, and other factors may produce differences in the incidence of thyroid carcinoma. These studies also indicate that the prevalence of occult thyroid carcinoma is much higher than suspected and raises major questions about the clinical significance of small thyroid cancers. There is also reason to believe, from other sources, that the initial presence of local lymph node metastases or invasion of the tumor capsule may not affect prognosis (GREEN, 1969). The 5-year survival rate with papillary cancer is probably the same as for the normal population for patients under the age of 40. This is true despite the involvement of cervical lymph nodes in 50% of the patients with papillary thyroid cancer (LEEPER, 1973).

The discrepancies found between the pathology and the usual clinical behavior of thyroid cancer are considerable. A number of studies have found that papillary thyroid cancer is frequently multicentric in occurrence despite a relatively low grade of malignancy. Data from the M.D. Anderson Hospital (RUSSELL et al., 1963) indicate the presence of histologic cancer in contralateral lobes in 87% of the thyroids studied although the clinical occurrence of this type of lesion was found in only 10–20% of patients. It has also been suggested that those patients who have developed thyroid cancer following neck radiation in the first few years of life have a particularly high percentage of multicentricity (DECOSSE et al., 1975). Despite the multicentricity of these tumors there is considerable evidence (WOOLNER et al., 1961) that low grade papillary or mixed papillary and follicular tumors may remain present in the thyroid gland for many years without treatment and with little or no evidence of progression.

3. Strategy of Therapy

There is general unanimity and little question that the initial approach to thyroid cancer is surgical. Radioiodine treatment has no place in the primary management of thyroid cancer. It should not be used until the tumor has first been approached surgically. In any event, radioiodine uptake in tumor in most patients is certainly not maximal until all normal thyroid tissue is totally ablated, most often by a combination of surgery and radioiodine.

The precise surgical approach used initially depends to a considerable degree upon the experience of the center and the skill and experience of the surgeon. Most surgeons will perform a total lobectomy of the involved lobe, and will usually remove the isthmus. Whether the other lobe will also be removed will depend upon the gross pathologic findings at surgery and the extent of disease. Since permanent paraffin sections will not be available until after the operation is completed, consideration of the problems of a second operation to remove a possible second focus of a low grade papillary carcinoma will frquently discourage further surgery. This is particularly true if nodes have been examined and found to show no evidence of tumor. If lymph nodes are involved with tumor, a modified or partial neck dissection of the involved side will often be performed. In any event, the entire thyroid gland should be carefully explored before any decision is made.

The necessity for a total thyroidectomy with total removal of all thyroid tissue is somewhat questionable since the hazard to the parathyroid glands and the recurrent laryngeal nerves is considerable, even in the hands of the most practiced surgeon. In one series from a large cancer center with much experience in head and neck surgery, the incidence of hypoparathyroidism following routine total thyroidectomy was 29% (TOLLEFSEN et al., 1973). The morbidity from such surgical complications may be so disabling as to be far worse for the patient than the potential of residual tumor. Radioiodine studies following operations that many surgeons have considered to be "total" thyroidectomies have often shown sizable remnants of normally functioning tissue, but these can be readily ablated with radioiodine later.

If extrathyroidal extension has been found at surgery and particularly if residual tumor has not been removed, a further approach to the disease with radioiodine is indicated. The initial step is to examine the extent of the resection with a tracer of radioiodine (0.200–0.500 mCi) and scan the neck for residual normally functioning thyroid tissue. This can be maximally effective if a similar study has been performed preoperatively so that any foci of function found postoperatively can be compared to preexisting uptake.

Any remaining normal thyroid tissue left by the surgeon must be completely ablated with radioactive iodine. This can usually be readily accomplished with a dose of 75–100 mCi of 131-I since the volume of tissue left behind is small. This initial therapy should usually be done soon after surgery, usually within 4 weeks. The longer the wait before this treatment, the greater the possibility that any decrease in the level of thyroid function postoperatively will stimulate the pituitary output of thyroid stimulating hormone (TSH) and increase uptake of any residual tumor. Although this is the eventual aim of the thyroidectomy, it is preferable to protect any partially functioning tumor from receiving an inadequate and inadvertant radiation exposure. Such exposure might selectively damage those cells most capable of concentrating 131-I and significantly interfere with the potential of the tumor for later developing its optimum uptake of the major therapeutic dose of radioiodine which will later be directed to it.

4. Measurement

Basic to all manipulative radioiodine therapy is the demonstration and quantitation of radioiodine accumulation as an index of the function and extent of remaining tumor. The amount of tumor remaining can often only be estimated from radioiodine scanning studies but the assumption is made in most circumstances that the percentage of radioiodine uptake in the tumor is a useful indication of its residual mass (POCHIN, 1971).

The absence of radioiodine accumulation, however, does not necessarily mean that tumor tissue is absent. It was an early observation (RAWSON et al., 1953) that small doses of radioiodine may destroy tumor function without producing a therapeutic effect upon the tumor. It has also been observed (HENK et al., 1972) that following several treatments, the effective half-life of radioactivity accumulated by tumors declines, suggesting that the effect of the radiation has been to diminish the ability of the tumor deposits to retain iodine. And it has been suggested that, as a result of radiation, well-differentiated tumors may be transformed into anaplastic cancers which have no uptake (KYRIAKIDES and SOSIN, 1974). However, as a guide to radioiodine therapy, measurement of the uptake of a tracer dose remains the key element since the amount of radiation delivered to the tumor must depend primarily upon the amount of radioiodine deposited.

Localization of radioactivity following radioiodine administration is best determined by some type of external scanning procedure. Because of a dissociation between iodine trapping and organification found in some thyroid tumors, technetium is not a suitable agent for the majority of studies of thyroid cancer and 131-I remains the optimal isotope of iodine for such procedures. The objective of such studies is to locate and identify the presence of functioning metastatic thyroid carcinoma in the neck and more distant parts of the body and to quantitate the concentration of radioiodine within the metastases. Since the term "concentration" implies that the size of the tumor tissue is known while, at best, external counting methods provide only a rough estimate of tumor mass, it is often necessary to be satisfied with a measure of the percent of the administered dose present in tumor tissue.

The simplest and most widely used instrument for such procedures is the rectilinear scanner. "Scans" are usually obtained at least 48 and, preferably, 72 h following the administration of the dose. Late measurement is made in order to permit the reduction of body background, i.e., radionuclide that has not been accumulated by thyroid tissue but which has not yet been excreted in the urine. Lowering body background enhances contrast by increasing the tumor/blood ratio making it easier to identify localized areas of accumulation of radioactivity, particularly in vascular areas where blood radioactivity background may be considerable. Since the radioiodine accumulated by tumors generally remains in the tissue a relatively short time (usual half-life in tumor is about 4 days) it is advisable not to delay such scanning procedures too long after dose administration.

By using "dot scanning", instead of photoscanning, and carefully selecting the scaling factor used, the relative amounts of radioactivity accumulated in different areas can be obtained simply by counting the dots in the relevant areas (SCOTT et al., 1970; HENK and KIRKMAN, 1972). Background can be readily subtracted and this data can be translated into a "percentage of the administered dose" by scanning (at identical scanning factors) a "standard" vial of appropriate geometry containing a suitable proportion of the administered dose.

Another technique that can be considerably more sensitive is linear profile scanning whereby a collimated detector with a rectangular narrow slit, oriented perpendicular to the longitudinal body axis, is mechanically moved at an appropriate speed along the axis of the body with the resulting ratemeter measurements (or their equivalent) plotted on an axis correlated to the patient (POCHIN, 1967; EDMONDS et al., 1970). It has been claimed that quantitative profile counting is the most sensitive method and will detect uptake in tumor at levels as low as 0.01–0.02% of the administered dose.

A scintillation camera and computer may be used to quantitate tissue accumulation of radioiodine in several adjacent separate areas simultaneously. This permits measurement of uptake and turnover of radioiodine in each area, a procedure that may be helpful when dealing with residual normal thyroid function as well as tumor uptake, since each may have a different turnover rate.

The early studies of thyroid cancer depended upon measurements made with a handheld detector moved over the body with comparison of the "counts" accumulated at different points. Since this technique had many defects, a more useful quantitative measure was widely applied, that of determination of urinary excretion of radioiodine as a reflection of whole-body retention. Complete urine collections are obtained daily for a minimum of 2–5 days following the radioiodine, and body retention is plotted. The difference between administered dose and the total amount excreted represents an index of the amount taken up in tumor tissue. Rates of excretion may be readily calculated. The technique has many limitations, not the least of which is the difficulty in obtaining truly accurate 24 h urine collections. When carefully done, however, this technique does provide a useful index of residual functioning thyroid tissue.

Such procedures are particularly useful when performed repeatedly in a standardized technique to follow a patient's response to therapy. By measurement of the half-life of appearance of radioiodine in the urine this technique has recently been used as an index of organically bound 131-I (which is excreted with a different half-life than is iodide) (EDMONDS et al., 1970). Whole-body retention can also be measured directly by a whole-body counter (EDMONDS et al., 1970).

A simpler index (that also indirectly reflects tumor presence by measuring the result of its function) is the measurement of the organically bound radioactivity in the blood (POCHIN, 1967). Measurement of the protein-bound 131-I in the plasma is made 6 days following the administration of the tracer dose and concentrations greater than 0.004% of the administered dose per liter of plasma are said to be the lowest level at which the presence of tumor tissue can be detected by the most sensitive direct counting methods.

All of these methods when performed repeatedly in a standard fashion will provide useful guidelines as required for the successful management of radioiodine therapy of thyroid cancer. Preference for any particular method depends upon availability of equipment and experience. Some methods are more precise and other are less time-consuming. In any event, it is necessary to carefully monitor the behavior of radioiodine tracers in patients with thyroid cancer in order to plan reasonable, safe, and effective therapy.

5. Radioiodine Dose Strategy

Most publications concerned with the radioiodine treatment of thyroid cancer present data in terms of millicuries administered, and measurements in terms of percent of administered dose in tumor foci. These parameters, of course, are not the most important ones when concerned with radiation therapy. Of critical concern is the question of absorbed dose by the tumor (as measured in rads). However, for such dosimetry calculations, it is necessary to know the concentration of the radioactivity and this means measuring not only the uptake but the mass and the "geometry" of the tumor tissue. This can only be estimated, however, in the most inexact fashion, if at all, by any external counting methods. In addition, it is necessary to know how long radioactivity remains in the tumor, its biological half-life. When such measurements are made, it has been found that different tumor foci in the same patient frequently retain radioiodine for different periods of time (SCOTT and HALNAN, 1970). The degree of response finally rests with still another factor, the biological sensitivity of the tumor to radiation, a totally unknown and unmeasurable factor.

The administration of any particular number of millicuries may deliver not only different tumor doses, depending upon the variables noted above, but also deliver very different whole body and organ radiation doses. Although for convenience, radioiodine therapy is usually planned in terms of millicuries administered, it is important to keep in mind that such quantities may bear little relation to what is actually happening during therapy.

6. Initial Tumor Therapy

Following total ablation of all remaining normal thyroid tissue by surgery and radioiodine (the latter usually accomplished with one or two doses of about 75 mCi) the patient is maintained without thyroid replacement for a varying period of time awaiting the induction of maximum function in tumor. Under these circumstances from 66% (STANBURY and DeGROOT, 1973) to 80% (POCHIN, 1967) of histologically differentiated tumors will develop significant uptake of radioiodine. The amount of uptake is difficult to predict but is usually correlated with the degree of differentiation. Tumors that are primarily follicular will usually accumulate more than papillary tumors.

Although it is usually reported that relatively few patients have significant uptake with an intact thyroid, POCHIN (1967) reported that 36% of his patients had significant uptake before thyroid ablation. In his series, an additional 49% developed uptake within 7–8 weeks and another 15% within 14–24 weeks following destruction of normal thyroid function. In most patients, uptake in tumors appears within a few weeks. Within 3 weeks after withdrawal of thyroid hormone replacement, TSH levels have been found to reach levels from 40 to 100 uU/ml (STANBURY and DEGROOT, 1973). Development of function in tumor can be monitored with measurements of serum TSH although repeat test doses of radioiodine represent a more direct measure of whether maximal uptake has been achieved. If tumor response does not appear adequate, it would seem advisable to await the appearance of hypothyroid symptoms. Stimulation of uptake in tumor can also be achieved with injection of exogenous TSH, 10 U a day for several days. This has also been used sometimes to help produce maximum uptake when given immediately before the therapeutic dose. However, the injection of bovine TSH has been shown to produce antibodies so that its efficacy is ultimately limited to two or three courses. It is very likely that thyrotropin-releasing hormone (TRH) injections may prove useful for endogenous stimulation of TSH secretion, especially in patients whose thyroid function is suppressed by exogenous thyroid hormone.

Another technique that has been proposed to increase isotope uptake in tumor is iodide depletion (HAMBURGER, 1969). A low iodine diet augmented by strenuous diuresis has been found to produce two to threefold increase in 24 h tumor uptake in most patients in which it was tried. The increase appeared to be independent of, and in addition to, that attributable to TSH. However, in a preliminary study (HURLEY and BECKER, 1975) using a variation of this technique and measuring the turnover and retention of radioiodine by the tumor focus in order to obtain dosimetry calculation, it was found that the increase in uptake was frequently accompanied by a slower total body disappearance of inorganic radioiodine which limited the size of the total dose of 131-I that could be administered so that a net increase in delivered tumor dose was not always achieved.

In most series, the size of the initial therapeutic dose ranges from 100 to 200 mCi with most using a dose of 150 mCi. The patient is then fully replaced on thyroid hormone so that he is euthyroid. Triiodothyronine has the advantage of a shorter metabolic halflife and therefore a shorter wait for uptake to develop when it is withdrawn. Usually 3 or 4 months are allowed to elapse before the thyroid is withdrawn, uptake allowed to develop and retested, and repeat therapy given. POCHIN (POCHIN, 1967) is the major proponent of repeating 150 mCi treatments as long as uptake in tumor tissue can be measured. His average total dose is about 900 mCi. Others limit the total dose to considerably less, usually 500 mCi, particularly in individuals under age 30 (VARMA et al., 1970).

The importance of estimating radiation dose delivered to the thyroid tumor and the whole body in planning radioiodine therapy of metastatic thyroid cancers has been emphasized (STANBURY and DEGROOT, 1973; BENUA et al., 1962; LEEPER, 1973). STANBURY and DEGROOT provide formulas for the simple estimation of these parameters. Using this calculation, they suggest that useful radiation doses can be delivered to small tumors with uptakes of 1.0% of the dose. However, they point out that with lower uptakes (0.1% and below), little therapeutic radiation effect can be achieved even though definite isotope accumulation can be seen on scanning.

Since the objective of therapy is to deliver the largest radiation dose to tumor, it seems reasonable to attempt to give the maximum dosage early in treatment, before tumor uptake is diminished by radiation. Radioiodine treatment early, when tumor uptake is highest, however, is likely to be associated with relatively high levels of organically bound radioiodine following therapy. Since protein-bound radioiodine has a relatively long half-life, it is responsible for the primary marrow, whole-body, and organ radiation. Blood levels of radioiodine vary in different patients, but if the patient has a relatively small pool of iodine in his functioning tissue and a rapid turnover, blood levels of protein-bound radioiodine may be rather high with consequently larger doses of whole-body radiation (BARANDES et al., 1975). For this reason, and in order to achieve the maximum radiation to the tumor with the initial therapy dose, it seems advisable to measure blood levels of radioactivity following the pretherapy tracer dose.

This procedure is relatively simple (BENUA et al., 1962) and it has shown that smaller doses of radioiodine may be associated with larger amounts of whole-body or blood radiation. Using a modification of this technique we limit the therapeutic dose so that less than 200 rads whole-body radiation are delivered (under 300 rads to the blood) as predicted from the pretherapy dosimetry. It is the practice at Memorial Hospital, New York, (LEEPER, 1973) to limit their maximum dose so that no more than 200 rads are delivered to the blood, no more than 120 mCi are retained at 48 h (from urine measurements), and no more than 80 mCi are retained at 48 h if diffuse lung metastases are present. In addition, they only consider a patient suitable for treatment if more than 20% of the tracer dose is retained at 48 h.

This type of measurement may seem onerous since few complications have been reported when the total admimistered 131-I dose is below 500 mCi. However, the amount of radiation delivered to the blood from even conservative amounts of 131-I can be considerable. In a series (BENUA et al., 1962) of 85 radioiodine doses in which blood radiation was measured, a mean dose of 1.15 rads per mCi was measured. This obviously represents patients with significant tumor uptake, since similar calculation (STANBURY and DEGROOT, 1973) in patients without organically bound iodine have indicated an estimated whole body radiation dose of 0.2 rads per mCi.

Bone marrow depression is not uncommon following large therapeutic doses of radioiodine and a significant incidence of leukemia in such radioiodine-treated thyroid cancer patients has been reported.

In a review of five series (BRINCKER et al., 1973) comprising 487 patients, 10 cases of myeloid leukemia occurred, corresponding to a frequency of 2%, most of which occurred within 3 years of treatment. Other complications have been reported such as nausea, parotitis, and dryness of the mouth, but they seem to be of relatively little clinical importance. Considering the size of the radiation dose to the kidneys and bladder it is surprising that patients receiving radioiodine in quantities approximating 1 000 mCi do not report significant local effects, but the only reports in this dose range appear to be of "burning" of the urinary bladder and menstrual irregularities (STANBURY and DEGROOT, 1973).

Radiation pneumonitis and fibrosis have been reported (RALL et al., 1957; BENUA et al., 1962) following radioiodine treatment of functioning pulmonary metastases. Because of this, in patients with lung tumor, an estimation of chest uptake should be made with a suitable phantom, and lung uptake calculated so that a maximum of 100 mCi will be accumulated by the lungs at any single dose (RALL et al., 1957).

7. Conclusion

With a biology and natural history of such diversity and duration, it is apparent that evaluation of the results of any particular treatment represents an almost impossible task. It seems clear that the results reported for the different strategies of therapy depend in very large part upon the selection of the patient population treated and upon the criteria used for estimating results.

Radioiodine will not cure metastatic thyroid cancer. In a considerable number of instances, however, it seems likely that radioiodine therapy has prolonged life and mitigated the severity of the disease. Demonstrable objective improvement may be seen in as few as 10% of the patients although 65% may accumulate radioiodine initially (STANBURY and DEGROOT, 1973). However, radioiodine therapy to be maximally effective requires strenuous efforts on the part of the physician and patient with considerable disruption of the patient's normal life patterns. One must be cautious that a too aggressive palliative therapy of relatively benign disease may produce greater morbidity than would be present from the natural history of the disease.

In 1953, with relatively limited experience, RAWSON and his associates (RAWSON et al., 1953) outlined the "uses and misuses" of radioactive iodine in treatment of cancer of the thyroid. Their conclusions largely hold today, 25 years later. Radioiodine is misused (1) when it is used for patients whose disease could be removed by a competent surgeon, (2) when it is used for patients whose tumors concentrate so little of the isotope that a therapeutic effect is impossible, (3) when so little 131-I is used that it destroys only the function without therapeutic effect, and (4) when the 131-I is administered in doses which are so great (single or cumulative) that serious body radiation occurs.

References

BARANDES, M., HURLEY, J.R., BECKER, D.V.: Implications of rapid intrathyroidal iodine turnover for ^{131}I therapy; the small pool syndrome. J. nucl. Med. 14, 379 (1973) Abstract.

BENUA, R.S., CICALE, N.R., SONENBERG, M., RAWSON, R.W.: The Relation of Radioiodine Dosimetry to Results and Complications in the Treatment of Metastatic Thyroid Cancer. Amer. J. Roentgenol. 87, 171–182 (1962).

BRINCKER, H., HANSEN, H.S., ANDERSEN, A.P.: Induction of leukemia by ^{131}I treatment of thyroid carcinoma. Brit. J. Cancer 28, 232–237 (1973).

DECOSSE, J.J., BEIERWALTES, W.H., BROOKS, J.R., THOMAS, C.G., WOOLNER, L.B.: Carcinoma of the Thyroid. Arch. Surg. 110, 783–789 (1975).

EDMONDS, C.J., SMITH, T., BARNABY, C.F.: Follow-up of Thyroid Carcinoma by Whole-body Counting. Brit. J. Radiol. 43, 868–75 (1970).

GREENE, R.: Treatment of Thyroid Cancer. Brit. med. J. 4, 787–789 (1969).

HAMBURGER, J.I.: Diuretic Augmentation of ^{131}I Uptake in Inoperable Thyroid Cancer. New Engl. J. Med.: 280, 1091–4 (1969).

HENK, J.M., KIRKMAN, S., OWEN, G.M.: Whole-body Scanning and ^{131}I Therapy in the Management of Thyroid Carcinoma. Brit. J. Radiol. 45, 369–376 (1972).

HURLEY, J.R., BECKER, D.V.: Preliminary Communication, (1975).

KYRIAKIDES, G., SOSIN, H.: Anaplastic Carcinoma of the Thyroid. Ann. Surg. 179, 295–299 (1974).

LEEPER, R.D.: The Effect of ^{131}I Therapy on Survival of Patients with Metastatic Papillary or Follicular Thyroid Carcinoma. J. clin. Endocr. 36, 1143–1152 (1973).

LINDAHL, F.: Papillary Thyroid Carcinoma in Denmark, 1943–1968: Cancer 36, 540–552 (1975).

POCHIN, E.E.: Prospects From the Treatment of Thyroid Carcinoma With Radioiodine. Clin. Radiol. 18, 113–25 (1967).

POCHIN, E.E.: Radioiodine Therapy of Thyroid Cancer. Semin. Nucl. Med. 1, 503–515 (1971).

RALL, J.E., ALPERS, J.B., LEWALLEN, C.G., SONENBERG, M., BERMAN, M., RAWSON, R.W.: Radiation Pneumonitis and Fibrosis: A complication of Radioiodine Treatment of pulmonary metastases from Cancer of the Thyroid. J. clin. Endocr. 17, 1263–1276 (1957).

RAWSON, R.W., RALL, J.E., ROBBINS, J.: Uses and Misuses of Radioactive Iodine in Treatment of Cancer of Thyroid. Arch. intern. Med. 92, 299–307 (1953).

RUSSELL, W.O., IBANEZ, M.L., CLARK, R.L., WHITE, E.C.: Thyroid Carcinoma: Classification, Intraglandular Dissemination, and Clinicopathological Study Based upon Whole Organ Sections of 80 Glands. Cancer 16, 1425–1460 (1963).

SAMPSON, R.J., OKA, H., KEY, C.R., BUNCHER, C.R., ITJIMA, S.: Metastases From Occult Thyroid Carcinoma. Cancer 25, 803–811 (1970).

SAMPSON, R.J., WOOLNER, L.B., BAHN, R.C., KURLAND, L.T.: Occult Thyroid Carcinoma in Olmstead County, Minnesota: Prevalence at Autopsy Compared With That in Hiroshima and Nagasaki, Japan. Cancer. 34, 2072–2076 (1974).

SCOTT, J.S., HALNAN, K.E., SHIMMINS, J., KOSTAKI, P., MCKENZIE, H.: Measurement of Dose to Thyroid Carcinoma Metastases from Radio-iodine Therapy. Brit. J. Radiol. 43, 256–262 (1970).

Stanbury, J.B., DeGroot, L.J.: Methods in Cancer Research, Busch, H. (ed.) New York: Academic Press (1973), 129–159.

Tollefsen, H.R., Shah, J.P., Huvos, A.G.: Follicular Carcinoma of the Thyroid. Amer. J. Surg. **126**, 523–528 (1973).

Varma, V.M., Beierwaltes, W.H., Nofal, M.M., Nishiyama, R.H. and Copp, J.E.: Treatment of Thyroid Cancer. J. Amer. med. Ass. **214**, 1437–42 (1970).

Woolner, L.B., Beahrs, O.H., Black, B.M., McConahey, W.M., Keating, F.R.: Classification and Prognosis of Thyroid Carcinoma. Amer. J. Surg. **102**, 354–387 (1961).

IV. Nuklearmedizinische in vitro-Diagnostik

Von

W. Finck

Mit 11 Abbildungen

1. Einleitung

Der Einsatz von nuklearmedizinischen Verfahren zur Analytik von Substanzen, die aufgrund ihrer geringen Konzentration in Körperflüssigkeiten oder wegen ihrer für die Analytik nicht günstigen Eigenschaften mit anderen Verfahren nicht oder nur mit hohem Aufwand meßbar sind, hat seit der Einführung im Jahr 1960 eine stürmische Entwicklung genommen. Aus einer Untersuchungsmethode, Anfang der sechziger Jahre noch beschränkt auf einige wenige Einrichtungen, die sich mit diesem Problem speziell beschäftigten, sich die wissenschaftlich-methodischen Grundlagen erst selbst erarbeiteten und die benötigten Analytika z.T. selbst herstellten, ist in diesem kurzen Zeitraum ein allgemein angewandtes Routineverfahren mit einem breiten Anwendungsspektrum geworden, mit kommerziell gefertigten und angebotenen Untersuchungsbestecken und mit relativ gesicherten theoretischen Grundlagen. Das Analysenspektrum ist weit: für Hormone, Vitamine, Kinine, Metaboliten des Intermediärstoffwechsels und Pharmaka sind Verfahren auf der Basis der nuklearmedizinischen in vitro-Diagnostik entwickelt worden.

Der Begriff „nuklearmedizinische in vitro-Diagnostik" wird nicht einheitlich definiert, und für die einzelnen dazugehörigen Verfahren werden unterschiedliche Einteilungsprinzipien und Termini verwandt. Hier soll unter „in vitro-Diagnostik" *die auf einer spezifischen Bindungsreaktion beruhende Analytik* verstanden werden, *bei der mindestens ein Reaktionspartner radioaktiv markiert ist und durch die Messung der Radioaktivität des Reaktionsproduktes der Rückschluß auf die Menge bzw. die Konzentration der zu bestimmenden Substanz möglich ist.* Die Darstellung wird auf die Beschreibung der in die klinische Medizin eingeführten Verfahren beschränkt.

Eine einheitliche in jeder Hinsicht zufriedenstellende Systematik und Nomenklatur für die unterschiedlichen in vitro-Techniken gibt es nicht. Die Begriffe „Sättigungsanalyse", „displacement assay", „Radiostereoassay", „kompetitiver Radioassay", „radio ligand binding assay" sind teils synonym benutzt worden, teils in einem umfassenderen, die anderen Termini einschließenden Sinne, z.B. radio ligand binding assay für *alle* Reaktionen mit radioaktiv markierten Liganden, unter denen dann die kompetitiven Radioassays als Spezialfall anzusehen wären (Murphy, 1970). Umgekehrt wird auch von Sättigungsanalyse bei Verwendung von Liganden gesprochen, die nicht radioaktiv markiert und aufgrund anderer Eigenschaften der Analytik zugänglich sind.

Wir gehen hier primär von dem Reaktionsprinzip aus, um dann weiter nach den eingesetzten Reaktionspartnern bzw. nach Besonderheiten des Reaktionsablaufs zu unterscheiden und folgen damit für die kompetitiven Reaktionen im Prinzip dem von Ekins (Ekins u. Newman, 1970) angegebenen Schema (Tabelle 1).

Tabelle 1. Nuklearmedizinische in vitro-Diagnostik

1. Kompetitiver Radioassay
   a) Radioimmunoassay (RIA)
      Bindungspartner: Antikörper
   b) kompetitiver Proteinbindungsassay
      (kompetitiver Radiorezeptorassay)
      Bindungspartner: spezifisch bindende Plasmaproteine oder Rezeptoren aus Gewebe und anderen biologischen Substanzen
   c) Radioenzymassay
      Bindungspartner: Enzym
2. Radioreagenzanalyse
   a) Radioreagenzanalyse mit markierten Antikörpern:
      Immunoradiometrischer Assay (IRMA)
   b) Radioreagenzanalyse mit anderen Bindungspartnern
3. Radioderivatanalyse und Doppelisotopenverdünnungsanalyse

2. Die kompetitiven Radioassays

Allgemeine Prinzipien

Allen kompetitiven Radioassays gemeinsam ist die Anwesenheit eines radioaktiv markierten Liganden, der im Reaktionsablauf mit den Molekülen der zu analysierenden Substanz um eine begrenzte Anzahl von Bindungsplätzen an einem spezifischen Bindungspartner konkurriert.

Die Unterscheidung in Radioimmunassay, kompetitiven Proteinbindungsassay und Radioenzymassay beruht auf der Art der spezifischen Bindungspartner (Tabelle 1) bei prinzipiell einheitlichen Reaktionen (Abb. 1). Voraussetzung ist neben der Verfügbarkeit eines Antikörpers, eines spezifisch bindenden Serum- bzw. Gewebsproteins oder eines Enzyms in jedem Fall die Möglichkeit, einen radioaktiv markierten Liganden herzustellen, der bei der Reaktion mit dem Bindungspartner den Bedingungen der Kompetition mit der zu analysierenden Substanz folgt. Da grundsätzlich die Konzentrationsberechnung über eine Standardkurve erfolgt, muß eine Standardsubstanz zugängig sein, die sich bezüglich der Reaktion mit dem Bindungspartner verhält wie die zu messende Substanz, ohne daß sie deshalb mit ihr identisch sein müßte.

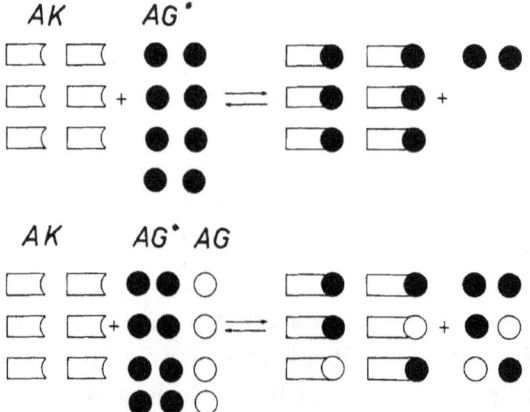

Abb. 1. Radioimmunoassay. AK ⊏ = Antikörper, Ag* ● = markiertes Antigen, Ag ○ = nicht markiertes Antigen (zu bestimmende Substanz).

Die unbekannte Menge der zu bestimmenden Substanz z.B. eines Hormones in einer Serumprobe, der radioaktiv markierte Ligand und der spezifische Bindungspartner werden als Inkubationsgemisch angesetzt, so daß sich die Reaktionsprodukte: Substanz-Bindungspartner und Ligand-Bindungspartner bilden (Abb. 1). Zwischen den beiden Grenzfällen der Abwesenheit der Testsubstanz und der praktisch vollständigen Absättigung des Bindungspartners bei ihrer Anwesenheit in sehr hohem Überschuß wird ein unterschiedlicher Anteil des markierten Liganden gebunden. Nach Trennung des gebundenen und des freien Anteils des Liganden („gebundene Aktivität" und „freie Aktivität") erlaubt die Messung dieser Anteile bei Einsatz einer Verdünnungsreihe des Hormonstandards die Aufstellung einer Standardkurve und bei Einsatz einer Serumprobe den Rückschluß auf die in ihr enthaltene Hormonmenge.

Simultane oder serielle Inkubation, Inkubationszeiten und -temperaturen sowie die Verfahren zur Trennung der freien von der gebundenen Aktivität variieren bei verschiedenen Methoden.

Einige Verfahren erfordern die Extraktion der Testsubstanz als einen der Inkubation vorausgehenden Schritt. Diese Extraktion kann notwendig sein:

— wenn die Substanz an ein endogenes Material, z.B. ein Protein gebunden ist,
— wenn Komponenten vorhanden sind, die durch Kreuzreaktivität oder durch Beeinflussung der Gleichgewichtseinstellung im Reaktionsgemisch bzw. der Trennung der gebundenen von der freien Aktivität die Reaktion stören,
— wenn Komponenten vorhanden sind, die die Testsubstanz während der Aufbewahrung oder der Inkubation abbauen,
— wenn die Konzentration der Testsubstanz für die Empfindlichkeit des Analysensystems zu gering ist (EKINS, 1970).

Dann muß die Wiederfindungsrate des Extraktionsverfahrens bestimmt werden, meist durch Zusatz von markierter Testsubstanz.

Die grundlegenden, allen kompetitiven Radioassays gemeinsamen Prinzipien werden am Beispiel der Radioimmunassays abgehandelt, um dann bei den anderen Formen der kompetitiven Radioassays darauf Bezug zu nehmen.

2.2. Radioimmunassay (RIA)

2.2.1. Einführung

Von allen in vitro-Verfahren ist die RIA-Technik heute am weitesten verbreitet. Sie ist charakterisiert durch den Einsatz von Antikörpern als spezifischen Bindungspartnern (Abb. 1, Tabelle 1).

Diese Technik geht auf BERSON und YALOW zurück, die auf der Grundlage ihrer Arbeiten über Insulin und Insulin-Antikörper mit ^{131}J-markiertem Insulin bei Diabetikern (BERSON u. YALOW, 1957, 1958, 1959a) feststellten, daß Insulin im Serum durch die Bindung an Insulin-Antikörper gemessen werden kann, wenn gleichzeitig Kompetition dieser Reaktion durch ^{131}J-Insulin stattfindet. Sie entwickelten die erste radioimmunologische Hormonbestimmung und erkannten die allgemeine Bedeutung dieses Prinzips (YALOW u. BERSON, 1959, 1960a, 1960b).

Die Entwicklung der Hormonforschung in den letzten Jahren ist sehr eng mit der Entwicklung der RIA-Technik verbunden. Die Isolierung von Hormonen bzw. die Aufklärung ihrer Struktur ermöglichte den Einsatz markierter Liganden für neue RIA-Verfahren. Umgekehrt hat das Verhalten von Hormonen gegenüber ihren spezifischen Bindungspartnern zur Aufklärung verschiedener Formen des Hormons mit unterschiedlichem biologischem Verhalten geführt, z.B. beim Insulin (YALOW u. BERSON, 1961; STEINER u. OYER, 1967; STEINER et al., 1967; ROTH et al., 1968; GOLDSMITH et al., 1969), beim Angiotensin (CAIN et al., 1969), beim Parathormon (BERSON u. YALOW, 1968a), beim Gastrin (YALOW u. BERSON, 1970a, 1971a, 1972) und beim ACTH (YALOW u. BERSON, 1971b, 1973).

2.2.2. Reaktionsbedingungen, Reaktionskinetik und Standardkurve

Als spezifischer Bindungspartner tritt bei dem RIA ein Antikörper (Ak) auf, der mit der zu analysierenden Substanz, dem Standard oder dem markierten Liganden als Antigen (Ag) reagiert:

$$Ag + Ak \underset{k_1}{\overset{k}{\rightleftarrows}} Ag\,Ak, \tag{1}$$

wobei k und k_1 die Geschwindigkeitskonstanten für die Bildung bzw. die Lösung des Antigen-Antikörper-Komplexes sind. Bei Einstellung des Gleichgewichts während der Inkubation gilt

$$K = \frac{k}{k_1} = \frac{[Ag\,Ak]}{[Ag]\cdot[Ak]}. \tag{2}$$

K ist die Gleichgewichtskonstante oder auch Affinitätskonstante; sie charakterisiert die Affinität des Antiserums zum Antigen und ist damit einer der Faktoren, die die Sensibilität des RIA bestimmen.

Es wurde bereits erwähnt, daß das Verhältnis zwischen gebundenem und freien Anteil des markierten Liganden (B/F) – hier des markierten Antigens – sich in Abhängigkeit von der im Ansatz vorhandenen Antigenmenge einstellt. Die Eichkurve muß also die Beziehung zwischen B/F und der zu Beginn der Reaktion vorhandenen Antigenmenge Ag_i beschreiben.

Nach Einstellung des Gleichgewichts ist das Verhältnis

$$\frac{\text{gebundenes Antigen}}{\text{freies Antigen}} = B/F = \frac{[Ag\,Ak]}{[Ag]}; \tag{3}$$

führt man die Initialkonzentrationen Ag_i und Ak_i des Ag und des Ak ein, so ergibt sich für den Gleichgewichtszustand

$$[Ag] = [Ag_i] - [Ag\,Ak] \tag{4}$$

und entsprechend

$$[Ak] = [Ak_i] - [Ag\,Ak] \tag{5}$$

Durch Kombination von (3) und (4) erhält man:

$$[Ag\,Ak] = \frac{[Ag_i]\cdot B/F}{B/F + 1}. \tag{6}$$

Durch Einführung von (4), (5) und (6) in (2) und durch Umstellung ergibt sich:

$$(B/F)^2 + B/F(1 + K\cdot Ag_i - K\cdot Ak_i) - K\cdot Ak_i = 0, \tag{7}$$

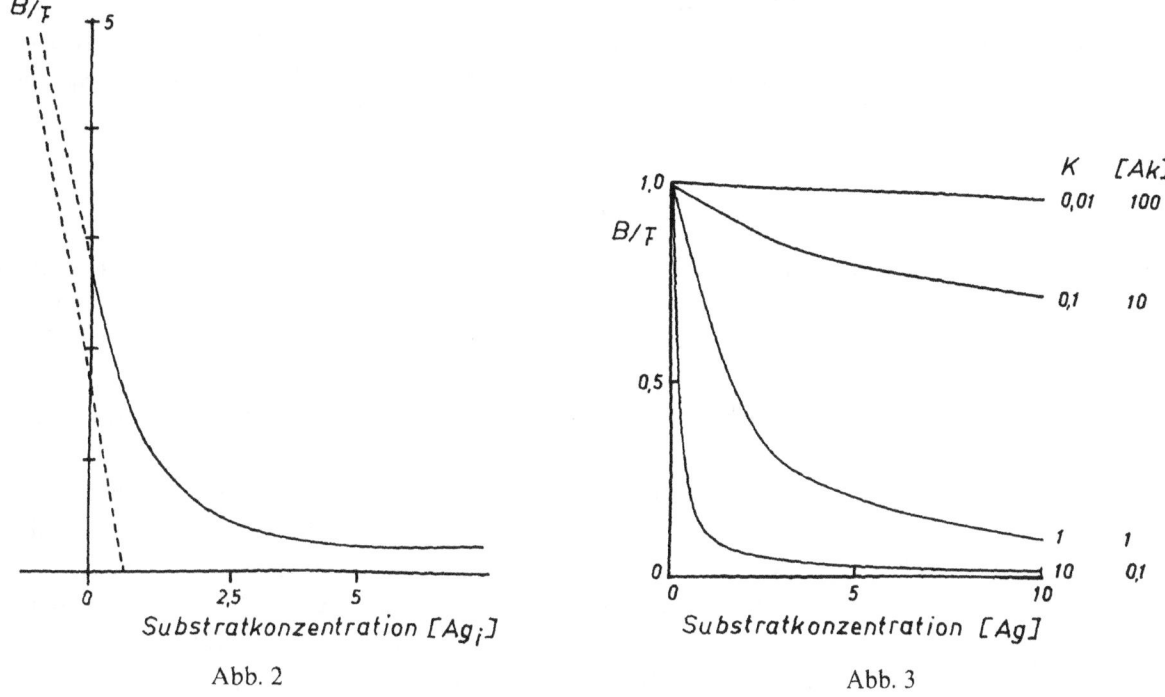

Abb. 2. Radioimmunassay — Standardkurve (nach POTTS et al., 1967), siehe Text.

Abb. 3. Abhängigkeit theoretischer Eichkurven von der Affinitätskonstanten K und der Antikörperkonzentration Ak; B = gebundene Aktivität, F = freie Aktivität (Nach POTTS et al., 1967).

wodurch die Beziehung zwischen den beiden Variablen B/F und Ak_i als Hyperbel charakterisiert wird (POOTS et al., 1967; EKINS, 1968), deren eine Asymptote die Substratkonzentration, die andere eine Gerade mit der Neigung K ist (Abb. 2). Die Abhängigkeit der theoretischen Eichkurve von der Affinitätskonstanten K und der Antikörperkonzentration Ak_i zeigt Abb. 3.

Die in den RIAs eingesetzten Antiseren enthalten meistens ein Antikörpergemisch mit unterschiedlichen Affinitätskonstanten. Für die Standardkurve werden auf der Ordinate die Parameter B/F, F/B, der Anteil der gebundenen Aktivität an der Gesamtaktivität $B/(F+B)$ bzw. %B oder B_0/B (B_0 = gebundene Aktivität in Abwesenheit der Testsubstanz) dargestellt, auf der Abszisse die Konzentration der Testsubstanz. Eine Linearisierung der Kurve oder von Kurvenanteilen kann erreicht werden, wenn B/F, $F/(F+B)$ oder logit B/B_0 über dem Logarithmus der Testsubstanz aufgetragen wird (MIDGLEY et al., 1969; EKINS u. NEWMAN, 1970).

Die mathematische Ableitung in Formeln (1)–(7) ist die eines vereinfachten Modells. Tatsächlich haben wir es fast immer mit einem Serum zu tun, das ein Antikörpergemisch mit unterschiedlichen Affinitätskonstanten enthält. Größere Antigene, z.B. Polypeptidhormone, haben mehrere Antigen-Determinanten, gegen die verschiedene Antikörper gebildet werden. Durch die Markierung werden Veränderungen am Molekül vorgenommen, die die Reaktion zwischen einer oder einigen Antigen-Determinanten mit ihren entsprechenden Antikörpern stören können und dann zu Affinitätskonstanten führen, die von der des nativen Materials abweichen. Zur Theorie der Standardkurve unter diesen Bedingungen s. BERSON u. YALOW (1959b, 1964, 1968b), MIDGLEY et al. (1969), EKINS (1970), EKINS u. BERSON (1970), YALOW u. BERSON (1970), RODBARD u. CATT (1972), RODBARD u. HUTT (1974).

Die Antigendeterminante muß nicht mit der biologisch aktiven Gruppe des Moleküls identisch sein, so daß der Immunoassay biologisch unwirksames Material, z.B. Abbauprodukte eines Hormons mit erfassen kann. Daraus erklären sich Unterschiede zwischen RIA und biologischem Test bei einigen Verfahren (HURN u. LANDON, 1971).

2.2.3. Antiserum

Antiseren werden durch heterologe Immunisierung mit den Antigenen gewonnen, meistens kombiniert mit der Injektion von FREUNDschem Adjuvans zur unspezifischen Stimulation der Antikörperbildung. Die Immunogenität hängt in hohem Maße von der Molekülgröße und -form sowie von der Anwesenheit bestimmter Molekülgruppen ab. Hohe Molekulargewichte und sterische Konfigurationen von größerer Rigidität bewirken eine gute Antikörperbildung.

Antigene mit niedrigem Molekulargewicht (Polypeptidhormone mit MG < 5000, Oktapeptide, Steroide) müssen als Haptene an größere Trägermoleküle gekoppelt werden, z.B. an menschliches Gammaglobulin, Serumalbumin von verschiedenen Spezies, synthetische Peptide (Polylysin) oder Polymere (Polyvinylpyrrolidon). Auch die Adsorption von Angiotensin II (BOYD u. PEART, 1968) oder ACTH (LANDON u. GREENWOOD, 1968) an Kohle-Mikropartikel und die Injektion dieser Präparate direkt in die Milz oder in einige mesenteriale Lymphknoten hat zu guten Antiseren geführt. Es ist aber auch gelungen, Antiseren gegen unkonjugierte Polypeptide mit niedrigerem Molekulargewicht herzustellen, z.B. gegen Angiotensin I (BOYD et al., 1967), Oxytocin (CHARD et al., 1970) und Vasopressin (EDWARDS et al., 1970). Es sind zahlreiche Schemata zur Immunisierung mit unterschiedlichen Antigendosierungen, unspezifischen Adjuvantien, zeitlichen Folgen der Einzelinjektionen und Injektionsarten für die einzelnen Antigene und verschiedene Tierspezies angegeben worden (WILLIAMS u. CHASE, 1967, 1968, 1971; HURN u. LANDON, 1971; SKELLEY et al., 1973; MERÈTY u. KOSCÀR, 1974; ABRAHAM 1974).

Die Qualität der Antiseren wird durch *Titer, Affinität* und *Spezifität* charakterisiert.

Zur *Bestimmung des Titers* wird der Anteil der gebundenen Aktivität (%B oder $B/(B+F)$) bei steigender Serumverdünnung bestimmt. Im allgemeinen bezeichnet man diejenige Serumverdünnung als Titer, die 50% der Aktivität bindet ($B/F=1$). Die übliche Darstellung ist semilogarithmisch B/F, %B bzw. $B/(B+F)$ gegen log Serumverdünnung (Abb. 4). Die Gewinnung hochtitriger Seren ist nicht nur ein kommerzielles Problem, da sie die Arbeit mit hohen Verdünnungen erlauben; zugleich wird die Wahrscheinlichkeit geringer, daß Substanzen in Konzentrationen anwesend sind, die in den Reaktionsablauf störend eingreifen. Ein hoher Antikörpertiter ist jedoch nicht gleichbedeutend mit einer hohen Empfindlichkeit des RIA. Da die Antiseren in der Regel Antikörpergemische mit unterschiedlichen Affinitätskonstanten enthalten, können Seren mit niedrigem Titer einen Test mit hoher Empfindlichkeit ermöglichen, wenn die Affinitätskonstante groß ist und umgekehrt (AUBERT, 1970), Abb. 4 u. 5 zeigen einige Antiserum-Verdünnungskurven.

Die *Spezifität* ist der Grad der Freiheit von Beeinflussungen der Reaktion durch andere Substanzen als die, die bestimmt werden soll (MIDGLEY et al., 1969). Die Spezifität der RIAs kann durch die erwähnte Heterogenität, durch die Kreuzreaktivität der Immunreaktion, durch die Anwesenheit unerwünschter markierter Substanzen und durch unspezifische Reaktionen im Inkubationsgemisch beeinflußt werden (MIDGLEY et al., 1969; SKELLEY et al., 1973).

Die Heterogenität gilt nicht nur für das Antikörpergemisch mit unterschiedlichen Affinitätskonstanten für eine bestimmte immunoreaktive Gruppe des Antigens, sondern auch umgekehrt für die Antigene mit mehreren immunoreaktiven Gruppen, die mit dem gleichen Antikörper mit unterschiedlicher Affinität reagieren. Die

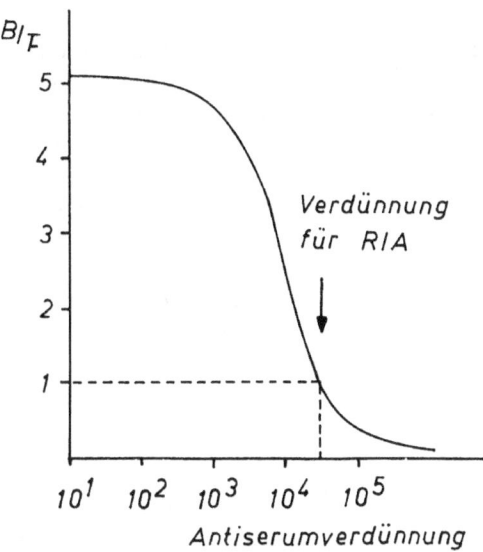

Abb. 4. Antiserumtitrationskurve; $B=$ gebundene Aktivität, $F=$ freie Aktivität.

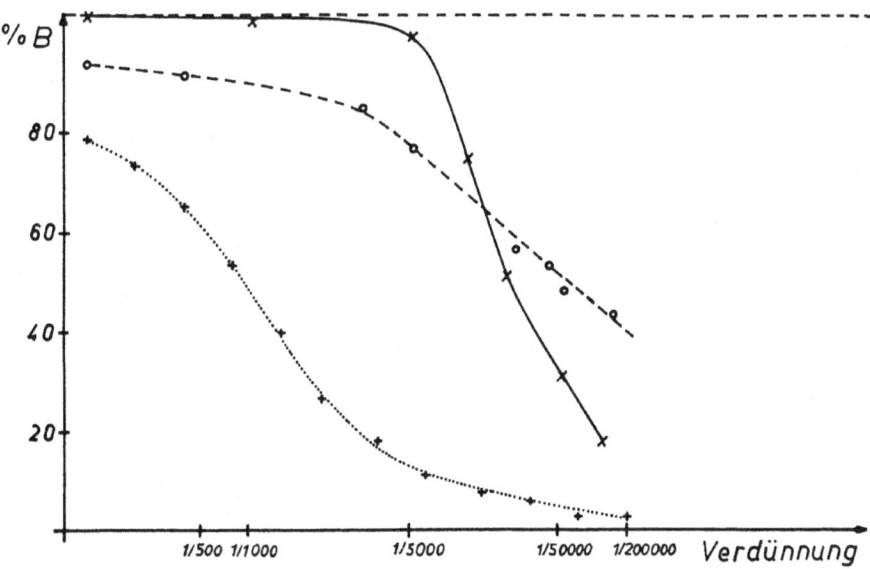

Abb. 5. Verschiedene Typen von Antiserumverdünnungskurven. ×−×−× hoher Titer und hohe Affinität, o--o--o hoher Titer und geringere Affinität, ×···×···× schwacher Antikörper (nach AUBERT, 1970).

Untersuchung des letzteren Typs der Heterogenität hat zur Auffindung verschiedener Arten eines Hormons geführt, z.B. des Parathormons, des Insulins und des Gastrins (BERSON u. YALOW, 1968; GOLDSMITH et al., 1969; YALOW u. BERSON, 1970, 1971; BERSON u. YALOW, 1971).

Immunologische Kreuzreaktivität ist für eine ganze Reihe von Antigenen bekannt, die chemisch verwandte immunoreaktive Gruppen besitzen, z.B. für die Glykopolypeptidhormone luteinsierendes Hormon (HLH), follikelstimulierendes Hormon (HFSH), Thyreotropin (HTSH) und Choriongonadotropin (HCG) (FRANCHIMONT 1968, 1971, 1973; ODELL et al., 1969). Der Grad der Kreuzreaktivität ist von Serum zu Serum unterschiedlich; ganz allgemein scheint zu gelten, daß durch häufige Antigeninjektionen zwar der Titer erhöht wird, zugleich aber ein Verlust an Spezifität auftritt (SCHLAFF et al., 1968). Die Beseitigung der Kreuzreaktivität des Antiserums mit Hilfe von spezifischer Immunoadsorption an die entsprechenden Antigene (ROSSELIN u. DOLAIS, 1967) oder die Inkubation jeder Einzelprobe mit einem Überschuß an diesen Antigenen kann notwendig sein (MIDGLEY, 1967).

Kreuzreaktivität kann auch mit Vorläufern, Abbauprodukten oder Fragmenten des Antigens auftreten. Das Desoctapeptid des Insulins z.B. ist biologisch unwirksam, reagiert aber noch mit dem Antiserum (YALOW u. BERSON, 1961). Liegen derartige Substanzen in Konzentrationen vor, die die Analyse stören, so ist eine Reinigung des Serums oder die Extraktion der Testsubstanz vor der Inkubation notwendig. Dann können auch Antiseren mit geringer Spezifität eingesetzt werden, während unbearbeitete Serumproben höhere Anforderungen an die Spezifität stellen.

Geringe speziesspezifische Unterschiede in der chemischen Zusammensetzung der Antigene, z.B. in der Aminosäurensequenz der Polypeptidhormone, können die komplette Kreuzreaktivität zur Folge haben und den Einsatz von heterologen Antigenen ermöglichen.

Das gilt z.B. für Insulin (YALOW u. BERSON, 1961) oder Gastrin (ODELL et al., 1968). Andere dagegen, z.B. das Wachstumshormon (HGH), sind stark speziesspezifisch (UTIGER et al., 1962) und sollten in einem homologen System bearbeitet werden, d.h. GH vom Menschen zur Immunisierung, zur Standardisierung und als markierter Ligand der Bindungsreaktion.

Die Anwesenheit unerwünschter markierter Substanzen im Inkubationsansatz kann auf ungenügende Reinheit des zu markierenden Liganden zurückzuführen sein. Da meistens die gleiche Substanz zur Immunisierung wie zur Herstellung des markierten Liganden eingesetzt wird, können in diesem Fall zwei oder mehrere von einander unabhängige Antigen-Antikörper-Reaktionen mit unterschiedlichen Reaktionsbedingungen ablaufen.

Aufklärung kann durch Analysen mit gereinigten Präparaten unter Zusatz der möglicherweise vorhandenen Kontaminaten geschaffen werden (MIDGLEY et al., 1969). Ebenso können bei der Markierung Produkte auftreten, die nicht oder mit anderer Kinetik mit dem spezifischen Bindungspartner reagieren. Die Bindung des markierten Liganden im Inkubationsgemisch in Abwesenheit des Bindungspartners (Antikörper) bezeichnet man als unspezifische Bindung. Sie muß durch mitlaufende Leerwerte in jedem RIA bestimmt werden. Ein System mit hoher unspezifischer Bindung ist nicht oder nur begrenzt einsetzbar.

Unterschiede in der Zusammensetzung des Inkubationsmediums wie pH, Ionenstärke und -zusammensetzung, Proteingehalt etc. beeinflussen das Ergebnis in unspezifischer Weise, ebenso die Reaktionszeit und die Temperatur. Um annähernd identische Reaktionsbedingungen für Standards und Proben zu schaffen, ist für die Hormonanalytik die Arbeit mit „hormonfreiem Plasma" als Inkubationsmedium vorgeschlagen worden, z.B. durch Passage über Austauscherharze (GOODFRIEND, 1969) oder durch Ausfällung des zur Analytik anstehenden Hormone mit unlöslichen Antikörpern (THORELL, 1969), ebenso der Einsatz von speziesspezifischen Seren, deren Hormon nicht mit dem RIA interferiert (ODELL, 1969a). MIDGLEY (1969) wirft die Frage auf, inwieweit nach derartigen Prozeduren mit dem Hormon die Identität des Mediums für Probe und Standard tatsächlich noch gegeben ist, verweist auf die Bedeutung von hochempfindlichen Tests, die eine starke Verdünnung der Probe und damit auch der störenden Komponenten im Inkubationsmedium ermöglichen und empfiehlt eine Kontrolle durch den Vergleich von Standardkurve und Hormonverdünnungen in den verschiedenen zum Einsatz kommenden Inkubationsmedien.

Es ist nützlich, sich über die chemischen und immunologischen Beziehungen der drei mit dem Antikörper reagierenden Substanzen: Testsubstanz in der Probe, Standard und markierter Ligand im klaren zu sein. Da generell die Testsubstanz in der Probe durch den Vergleich ihres Hemmeffektes auf die Bindung eines markierten Liganden an einen spezifischen Bindungspartner (Antikörper) mit dem Hemmeffekt eines bekannten Standards auf diese Bindung gemessen wird,

— ist die Identität der immunologischen Reaktivität von Standard und Probe notwendig,
— ist die Identität der immunologischen Reaktivität von Standard bzw. Probe und markiertem Liganden *nicht* notwendig,
— müssen Standard und Probe chemisch und biologisch *nicht* identisch sein (YALOW, 1973).

2.2.4. Der markierte Ligand

Zur Markierung des Liganden sind die Isotope ^{3}H, ^{14}C, ^{125}J und ^{131}J eingesetzt worden. Für ^{3}H und ^{14}C spricht, daß keine Fremdatome in das Molekül eingeführt werden müssen. Die dabei erreichten spezifischen Aktivitäten des Liganden sind geringer und verlangen eine um ein Vielfaches höhere Konzentration des Liganden im Inkubationsansatz, um zu verwertbaren Impulsraten bei der Messung der freien bzw. der gebundenen Aktivität zu gelangen. Diese Impulsraten werden durch die mittlere Zahl der in jedes Ligandmolekül eingebauten radioaktiven Atome, durch deren Halbwertszeit und durch Effektivität der Meßanordnung bestimmt. Vor allem wegen der langen Halbwertszeiten von ^{14}C (5700 a) und ^{3}H (12,3 a) müssen etwa 10000 Atome ^{14}C oder 100 Atome ^{3}H eingebaut werden, um die gleichen Impulsausbeuten zu erreichen wie von einem in das Molekül eingeführten Atom ^{125}J (HUNTER, 1971b). Es ist bei Proteohormonen auch versucht worden, höhere spezifische Aktivitäten mit ^{3}H zu erreichen, in dem mehrere ^{3}H-Alanin-Moleküle als N-carboxyanhydrid an HCG (ESKOL, 1969) oder an HGH (CANFIELD, 1968) gekoppelt wurden. Allerdings sind hohe spezifische Aktivitäten des Alanins notwendig, ebenso eine große Zahl von Alanin-Molekülen, wodurch wiederum das Problem der weitgehenden Veränderungen am Ligand-Molekül aufgeworfen wird.

Von den beiden Jodisotopen ^{131}J ($t_{1/2} = 8\ d$) und ^{125}J ($t_{1/2} = 60\ d$) wird dem ^{125}J der Vorzug gegeben, da es nahezu trägerfrei hergestellt werden kann, während das kommerzielle „trägerfreie" ^{131}J eine Radionuklidreinheit von nur 15–37% (BALE et al., 1966) bzw. 5–44% (BERSON u. YALOW, 1966) erreicht und daneben das stabile ^{127}J und das aus Sicht der hier zu Diskussion stehenden Messungen praktisch stabile ^{129}J ($t_{1/2} = 1{,}6 \cdot 10^7\ a$) enthält (ESKOL, 1969). Hinzu kommen die größere Effektivität der Meßanordnung, die wegen der fehlenden β-Emission geringere Radiolyse des Markierungsproduktes, die wegen der längeren Halbwertszeit einfachere Organisation in der Laboratoriumsroutine und der geringe Aufwand für den Strahlenschutz des Personals.

Zur Jodmarkierung von *Proteinen* und *Polypeptiden* wird radioaktives Jod eingesetzt, das nach Oxydation die Tyrosylgruppen jodiert. Am weitesten verbreitet ist die milde Oxydation mit Chloramin T (HUNTER u. GREENWOOD, 1962; GREENWOOD et al., 1963). Sie ist schnell, erlaubt das Arbeiten in kleinen Volumina und mit geringen Aktivitäten und vermeidet die Oxydation von Sulphhydrylgruppen weitgehend (HUNTER, 1971a). Das Originalverfahren ist vielfach modifiziert und speziellen Bedingungen angepaßt worden. Daneben wird die Jodierung mit der JCl-Methode (MCFARLANE, 1958) — auch in einer Mikromodifikation (SAMOLS u. WILLIAMS, 1961) — und die elektrochemische Jodierung (ROSA et al., 1964) eingesetzt. In jüngster Zeit werden Peroxydasen mit minimalem Zusatz von H_2O_2 zur schonenden Oxydation empfohlen (MORRISON et al., 1971; BAYSE et al., 1972 u.a.) sowie in speziellen Fällen anstelle der H_2O_2-Zugabe die kontrollierte Bildung von H_2O_2 durch Zusatz von Glukose und Glukoseoxydase zum System, z.B. zur ^{125}J-Markierung von LH-Releasing-Hormon (MIYACHI et al., 1973).

Für die Bestimmung von *Steroiden* werden häufig die entsprechenden ^{3}H-Verbindungen benutzt. Aber auch hier werden zunehmend ^{125}J-markierte Liganden eingesetzt, indem Konjugate des Steroidoxims mit ^{125}J-Humanserumalbumin, ^{125}J-Tyrosinmethylester oder mit ^{125}J-Histamin gebildet werden. Besonders die ^{125}J-Histaminkonjugate der Steroide erscheinen hinsichtlich der Empfindlichkeit, der Spezifität und der Präzision den ^{3}H-Verbindungen überlegen (EDWARDS u. GILBY, 1974).

Nach der Markierung wird der Ligand in jedem Fall von dem freien Radionuklid und von Nebenprodukten der Reaktion durch Gelfiltration, Adsorption, Elektrophorese oder Ionenaustausch abgetrennt (HUNTER, 1971).

2.2.5. Trennung der gebundenen von der freien Aktivität

Das erste Verfahren zur Trennung der freien von der gebundenen Aktivität ist die Chromatoelektrophorese gewesen (BERSON u. YALOW, 1958). Es wird auch jetzt als Referenzverfahren für die Beurteilung anderer Methoden empfohlen (ODELL, 1969b), obwohl die damit erhältliche zusätzliche Information über die Anwesenheit markierter Abbauprodukte bei der Wanderung im elektrischen Feld nicht unbedingt den Rückschluß auf gleichsinnige Störungen im Ablauf der Immunreaktion erlaubt (HUNTER, 1969). Eine Übersicht über die heute eingesetzten Trennverfahren gibt Tabelle 2 (nach CATT et al., 1970).

Tabelle 2. Methoden zur Trennung von freier und gebundener Aktivität. (Nach CATT et al., 1970)

1. Unterschiedliche Wanderung von freiem und gebundenem Liganden
   Chromatoelektrophorese
   Elektrophorese
   Gelfiltration
   Chromatographie

2. Isolierung des freien Liganden
   Ionenaustausch
   Adsorption an dextranbeschichtete Kohlepartikel
   Adsorption an fein verteiltes Silicagel oder Talcum
   Adsorption an Zellulosepulver

5. Isolierung des gebundenen Liganden
   Doppelantikörperpräzipitation mit Filtration oder Zentrifugation
   Salzfällung
   Lösungsmittelfraktionierung
   Dioxanfällung
   Enzymproteolyse
   Immunoradiometrische Methoden
   solid-phase-Antikörpermethoden:

   kovalent an unlösliche Polymere gekoppelte Antikörper,
   Adsorption von Antikörpern an die innere Oberfläche von Plaste-Röhrchen,
   Adsorption von Antikörpern an Bentonit-Partikel,
   Einlagerung von Antikörpern in vernetzte Gele,
   polymerisiertes Antiserum.

HUNTER nennt für die Qualität der Trennverfahren folgende Kriterien (HUNTER u. GANGULI, 1971):

die Vollständigkeit der Trennung des gebundenen und des freien Liganden,
das Inkubationsvolumen, das im Trennungsprozess verarbeitet werden kann,
die Wirkung von Veränderungen der Proteinkonzentration,
das Verhalten von chemisch veränderten Anteilen des markierten Liganden,
die Wirkung anderer unspezifischer Faktoren, die in biologischen Flüssigkeiten vorhanden sind,
die Geschwindigkeit des Trennprozesses,
der Zeitaufwand und die benötigte Erfahrung des Laboranten sowie die Eignung der Fraktionen zur Messung der Aktivität,
die Materialkosten,
der Gewinn zusätzlicher analytischer Informationen,
die allgemeine Einsetzbarkeit des Systems.

Je nach der zu analysierenden Substanz und nach dem Analysengang wird dem einen oder dem anderen Trennverfahren der Vorzug gegeben. Die *Doppelantikörperpräzipitation,* bei der ein zweiter Antikörper zur Präzipitation des Antigen-Antikörperkomplexes verwendet wird, ist weit verbreitet. Der Einsatz einer zweiten Immunreaktion bringt eine zusätzliche Fehlermöglichkeit mit sich, aber die universelle Anwendbarkeit im RIA sowie die Möglichkeit, mit großen Inkubationsvolumina zu arbeiten, sprechen für dieses Verfahren. Gegenwärtig nehmen die verschiedenen Varianten der solid-phase-Antikörpermethode stark an Verbreitung zu. Sie sind 1966 unter Verwendung von Antikörpern eingeführt worden, die an diazotiertes Polystyrol (CATT et al., 1966) bzw. an Sephadex (WIDE u. PORATH, 1966) gebunden wurden und nach Beendigung der Inkubation einfach durch Zentrifugation abgetrennt werden können. Inzwischen sind weitere Verfahren zur Bindung der Antikörper eingeführt worden (Tabelle 2), von denen vor allem die Bindung an kleine Scheibchen (CATT et al., 1967) und die Adsorption an die Innenwand der Reaktionsgefäße aus Plaste (CATT u. TREGEAR, 1967) wegen ihrer Praktikabilität Bedeutung erlangen (CATT, 1969).

2.2.6. Richtigkeit, Empfindlichkeit, Präzision

Die *Richtigkeit* gibt an, in welchem Maß die Ergebnisse einer Analyse mit dem tatsächlichen Wert übereinstimmen. Der tatsächliche Wert kann nur dann durch die Messung einer Standardsubstanz repräsentiert werden, wenn die chemische Struktur der Testsubstanz bekannt und ein Standard in genügender Reinheit zugänglich ist. Auf jeden Fall ist es notwendig anzugeben, welche Präparation als Standard verwandt wurde. Außerdem ist zu beachten, daß durch die kompetitiven Bindungsreaktionen ein Vergleich der Kompetition um den Bindungsplatz zwischen Probe und Standard ermöglicht wird, der nicht mit dem Vergleich der biologischen Aktivität übereinstimmen muß. So sind auch die Unterschiede zwischen den Analysenergebnissen der kompetitiven Bindungsreaktionen und den biologischen Tests zu verstehen, die für einige Substanzen, z.B. für LH (HOBSON u. WIDE, 1964; WILDE, 1969), beobachtet wurden. Es ist häufig nicht eindeutig festzulegen, welche Eigenschaft der Testsubstanz als Kriterium für die Richtigkeit angesehen werden soll. In der Regel kann daher nur von einer „relativen Richtigkeit" gesprochen werden. Der Vergleich der Ergebnisse verschiedener Verfahren oder verschiedener Modifikationen mit unterschiedlichen physikalischen und chemischen Bedingungen, vor allem der Vergleich unterschiedlicher RIAs und die Messung der Wiederfindungsrate der zugesetzten Testsubstanz können helfen, Einblick in die relative Richtigkeit von Analysenverfahren zu gewinnen.

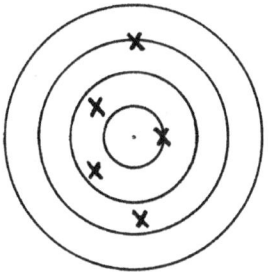
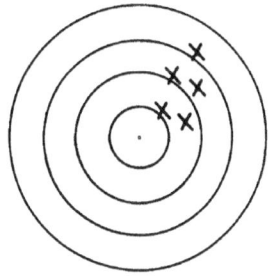

hohe Richtigkeit *geringe Richtigkeit*
geringe Präzision *hohe Präzision*

Abb. 6. Richtigkeit und Präzision.

Die *Empfindlichkeit* wird unterschiedlich definiert. Man versteht darunter entweder die geringste innerhalb eines vorgegebenen Vertrauensintervalles von 0 unterscheidbare Menge der Testsubstanz oder die Steilheit der Kurve, die die Abhängigkeit der Veränderungen des Meßwertes von der Veränderung der Substratmenge beschreibt. (Gelegentlich wird mit Empfindlichkeit auch der Mengen- oder Konzentrationsbereich bezeichnet, für den ein Analysenverfahren geeignet ist, meistens durch Angabe des mittleren Wertes und der oberen und unteren Grenzen).

Den beiden ersten Definitionen liegen absolut unterschiedliche Konzepte zugrunde. Verfahren mit hoher Empfindlichkeit im Sinne einer extremen Steilheit der Standardkurve müssen nicht immer extrem niedrige Nachweisgrenzen haben und umgekehrt (EKINS u. NEWMAN, 1970). Die untere Nachweisgrenze hängt von der Präzision des Verfahrens beim Meßpunkt 0, d.h. in Abwesenheit der Testsubstanz, ab:

$$\Delta[P] = \frac{\Delta R_0}{(dR/d[P])_0}$$

wobei ΔP die untere Nachweisgrenze für die Substanz P ist und ΔR_0 die Standardabweichung des Meßparameters R bei $P=0$ und bei der Steilheit der Kurve $(dR/d[P])_0$ an diesem Punkt (EKINS, 1970a). Hohe Empfindlichkeit verlangt Reaktionsbedingungen, unter denen ΔP minimiert wird. Die Abhängigkeit von R_0, also von der Gesamtheit der Meßfehler, ist eindeutig. Unter den Meßfehlern ist nur der der Zählstatistik einer Analyse zugänglich, die Aussagen über die Optimierung des Inkubationsansatzes erlauben. Bei genügend hohen spezifischen Aktivitäten des markierten Liganden kann dieser Fehler im Vergleich zu dem experimentellen Fehler (Pipettieren, Trennen von B und F usw.) relativ klein gehalten werden. EKINS hat einen Formalismus angegeben, der bei Einsetzen der spezifischen Aktivität des Liganden, der Meßzeit, des Meßvolumens und bei einer vernünftigen Abschätzung des experimentellen Fehlers die Berechnung des optimalen Inkubationsansatzes ermöglicht (EKINS, 1970a; EKINS u. NEWMAN, 1970), weist aber auch auf die mit dieser Abschätzung zusammenhängenden Probleme hin (EKINS, 1970a, b).

Für die Analyse der Steilheit der Kurve, die die Abhängigkeit des Meßparameters von der Substratmenge angibt, ergibt sich aus den Gleichungen (2), (3) und (5) (S. 188):

$$B/F = K \cdot ([Ak_i] - [Ag\ Ak])$$

mit den beiden Variablen B/F (Meßparameter) und $[Ag\ Ak]$ (gebundene Testsubstanz). B/F verändert sich mit $[Ag\ Ak]$, wenn aber $[Ak_i] \gg [Ag\ Ak]$, sind die relativen Veränderungen klein, die Kurve verläuft flach. Steile Kurven sind mit kleinen Werten für $[Ak_i]$, also mit stark verdünnten Antiseren zu erwarten (YALOW u. BERSON 1970). In der Praxis wird im allgemeinen mit Verdünnungen gearbeitet, bei denen in Abwesenheit der Testsubstanz $B/F \sim 1$ ist. Die Bedeutung der Affinitätskonstanten K für $\Delta(B/F)/\Delta[Ag\ Ak]$ geht aus der Formel hervor. Es läßt sich ableiten, daß für jeden beliebigen Wert von B die Kurve steiler wird, wenn $[Ag\ Ak]$ gegen 0 geht und daß ein Maximum an Steilheit bei $B = 1/3$ erreicht wird (YALOW u. BERSON, 1970).

Die *Präzision* gibt die Reproduzierbarkeit einer Messung an und wird gewöhnlich als Standardabweichung bei wiederholten Messungen angegeben. Sie hängt sowohl von der Summe der experimentellen Fehler ab als auch von der Neigung der Standardkurve am Meßpunkt (EKINS u. NEWMAN, 1970). Der Präzisionsindex λ, definiert als Quotient aus der Standardabweichung s und der Kurvensteilheit b am Meßpunkt ($\lambda = s/b$), variiert mit dem Meßwert. Variationskoeffizienten sind daher nur für einen definierten Meßwert und unter Angabe der Steilheit der Kurve b an diesem Punkt voll aussagekräftig (MIDGLEY et al., 1970). Für die einzelnen Verfahren werden Variationskoeffizienten für definierte Testsubstanzmengen innerhalb der Serie und zwischen verschiedenen Serien angegeben. Definiert man die Empfindlichkeit als geringste von 0 abweichende meßbare Menge, so wird die Empfindlichkeit ein Spezialfall der Präzision (Abb. 8).

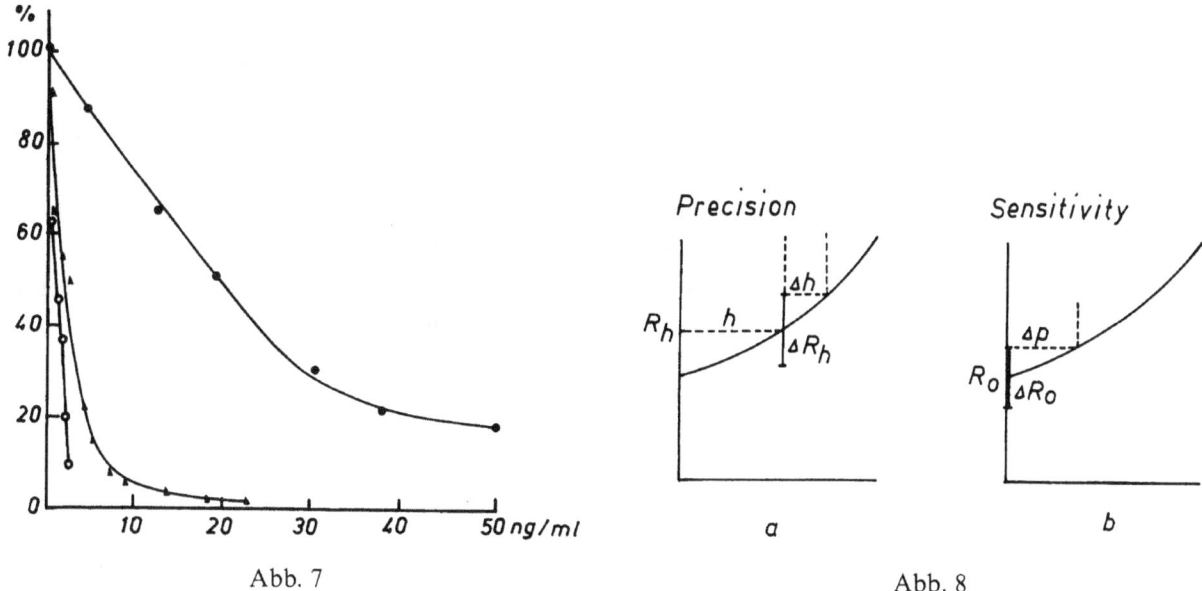

Abb. 7. Standardkurven für eine Hormonbestimmung (ng/ml) bei 3 verschiedenen Antiserumverdünnungen
○—○—○ 1:250000, ▲—▲—▲ 1:100000, ·—·—· 1:50000; normiert auf den initialen B/F-Wert = 100%.

Abb. 8a u. b. Präzision und Empfindlichkeit des Analysenverfahrens. R = Meßparameter zur Bestimmung von h. (a) Präzision der Bestimmung von $h = \Delta h$

ΔR_h = Standardabweichung für die Messung von R_h

$$\Delta h = \frac{\Delta R_h}{R/dh}$$

(b) Empfindlichkeit als Präzision der Messung von h wenn $h = 0$ ist (nach EKINS u. NEWMAN, 1970).

Auch für die Berechnung der Inkubationsbedingungen zur Optimierung der Präzision sind Methoden angegeben worden (YALOW u. BERSON, 1970b, EKINS u. NEWMAN, 1970), zugleich wurde auf ihre begrenzte Anwendbarkeit hingewiesen. BORTH hat die unterschiedlichen theoretischen Konzepte (EKINS u. NEWMAN, 1970; YALOW u. BERSON, 1970; BORTH, 1970) über die Bestimmung der Empfindlichkeit gegenübergestellt (BORTH, 1970).

2.3. Kompetitiver Proteinbindungsassay

Unter den kompetitiven Radioassays haben neben den RIAs die kompetitiven Proteinbindungsassays die weiteste Verbreitung gefunden. Sie unterscheiden sich von den RIAs dadurch, daß anstelle eines spezifischen Antikörpers ein natürliches Serum- oder Gewebsprotein als spezifischer Bindungspartner auftritt (Tabelle 1). Die Verfahren gehen auf die von EKINS (1960) entwickelte Thyroxinbestimmung unter Benutzung des thyroxinbindenden Globulins im Serum als spezifischer Bindungspartner zurück. MURPHY hat 1963 erstmals dieses Prinzip auf die Plasmacorticoide angewandt (MURPHY et al., 1963).

Die für die RIAs genannten Reaktionsbedingungen, die Herstellung markierter Liganden, die Trennmethoden, die Aussagen über Richtigkeit, Empfindlichkeit und Präzision gelten auch für die kompetitiven Proteinbindungsassays.

Plasmaproteine als spezifische Bindungspartner sind praktisch jederzeit verfügbar, spezifische Gewebsproteine können in kurzer Zeit (Std) präpariert werden. Das ist vorteilhaft im Vergleich zu den sich über Monate erstreckenden Prozessen der Immunisierung und der Charakterisierung von Antiseren.

Bei den Plasmaproteinen sind dagegen die Titer niedrig, die Affinitätskonstanten um mehrere Größenordnungen geringer als die der Antikörper und die Spezifität ist nicht stark ausgeprägt (MURPHY, 1970). Die niedrigen Titer erlauben keine starke Verdünnung des Plasmas, so daß Störungen der Reaktion zwischen Testsubstanz bzw. markiertem Ligand und dem spezifischen Bindungsprotein sowohl durch andere, weniger spezifisch bindende Proteine als auch durch Substanzen, die zusätzlich um die Bindungsplätze am spezifischen Protein konkurrieren, möglich sind. Die Spezifität bezieht sich bei diesen zum größten Teil im Plasma als Transportprotein fungierenden Substanzen zumeist nur auf eine bestimmte determinante Gruppierung im Molekül der Testsubstanz, so daß verwandte Substanzen, Vorläufer, Abbauprodukte mit erfaßt werden.

Das Transportprotein des Cortisols z.B., das Transcortin, bindet bei einer für die Plasmaproteine hohen Affinitätskonstanten von $6 \cdot 10^8$ l/Mol zusätzlich Deoxycortisol, Corticosteron, Deoxycorticosteron, Progesteron, 17-Hydroxyprogesteron und Prednisolon (VERMEULEN, 1975).

Der Inkubation mit dem Plasmaprotein und dem markierten Liganden wird daher eine Reinigung der Testsubstanz vorausgeschickt: entweder als Extraktion aus dem Plasma, wobei zugleich störende andere Bindungsproteine entfernt werden (z.B. bei der Bestimmung von Gesamtthyroxin, Gesamttrijodthyronin, Cortisol, Progesteron) oder als Extraktion und anschließende weitere Auftrennung durch verschiedene chromatographische Verfahren (z.B. bei der Bestimmung von Testosteron oder Östradiol-17β). Mitgeführte Ansätze mit Zusatz von markierter Testsubstanz geben Aufschluß über die Wiederfindungsrate. Zur Erhöhung der Empfindlichkeit des Verfahrens wird auch das spezifisch bindende Protein angereichert und teilweise gereinigt (z.B. das sexualhormonbindende Globulin aus Schwangerenserum zur Bestimmung von Östradiol-17β; DUFAU et al., 1970).

Die geringere Affinität der Testsubstanz zum Bindungspartner verlangt besondere Sorgfalt bei der Trennung der freien von der gebundenen Aktivität. Wird diese Trennung durch Adsorption des freien Liganden vorgenommen, so wird ständig wieder gebundene Aktivität freigesetzt (Abb. 9). Rasche Arbeit bei niedrigen Temperaturen und genaue Einhaltung der Zeit und der Reaktionsbedingungen sind deshalb erforderlich.

$$BL \rightleftharpoons B + L \xrightarrow{+A} \rightleftharpoons AL$$

Abb. 9. Bindungsmöglichkeiten des markierten Liganden L mit der Testsubstanz B und dem Adsorbens für die freie Aktivität A.

Spezifische Gewebsrezeptoren für kompetitive Radioassays sind erstmals von HERBERT et al. (1960) als Extrakte aus Leberhomogenaten zur Bestimmung von Vitamin B_{12} verwendet worden, ein Verfahren aus dem sich die Vitamin B_{12}-Bestimmung des Plasmas mit dem intrinsic factor als spezifischem Bindungspartner entwickelt hat (ROTHENBERG, 1961; BAKARAT u. EKINS, 1961). Affinität und Spezifität der Gewebsrezeptoren sind höher als die der Plasmaproteine, die Haltbarkeit der Präparate ist besonders bei den rohen Extrakten noch gering (MURPHY, 1970), allerdings ist für den steroidbindenden Rezeptor aus Uterusgewebe bei Aufbewahrung in flüssigem Stickstoff eine Haltbarkeit von mehreren Monaten beschrieben (KORENMAN, 1975). Das Spektrum von Substanzen, für die diese Verfahren einsetzbar sind, ist weit und reicht von den Steroid- und Proteohormonen über Vitamine und Pharmaka bis zu Messenger-RNS, für die DNS mit komplementärer Nukleotidsequenz als Rezeptor benutzt wurde (URSPRUNG et al., 1968).

Dieser Gruppe von kompetitiven Radioassays lassen sich einige weitere Verfahren mit spezifischen Bindungspartnern zuordnen, die nicht durch Immunisierung gewonnen werden, zumal der übliche und eingeführte Terminus „kompetitiver *Protein*bindungsassay" für die Gewebsrezeptoren ohnehin nur begrenzt zutrifft.

EKINS u. NEWMAN (1970) haben vorgeschlagen, Verfahren mit Serum- bzw. Gewebsproteinen und „anderen biologischen Bindungspartnern" denjenigen mit Mikroorganismen („radiomikrobiologischer Assay") gegenüberzustellen, ein Prinzip, das bei der breiten Anwendungsmöglichkeit der Sättigungsanalyse mit markierten Liganden zu immer neuen Termini führen wird. Zu diskutieren wäre der Begriff *„kompetitiver Radiorezeptorassay"* anstelle von „kompetitiver Proteinbindungsassay", der alle diese Verfahren einschließt, aber wiederum nicht konsequent von den anderen kompetitiven Radioassays abzugrenzen ist. Die Identität des Reaktionsablaufs und das Bestreben, die Zahl der uneinheitlich verstandenen Begriffe und Systematiken nicht noch weiter zu vermehren, mag das hier gewählte Vorgehen rechtfertigen.

Für die Bestimmung von Folsäure in Erythrozyten (MINCEY et al., 1974) und im Serum (LÉONARD et al., 1974) ist Milchprotein verwendet worden, und aus der Sicht der Reaktion ist auch die Verwendung von Bakterien als spezifische Bindungspartner hier einzuordnen, z.B. von Lactobacillus leichmannii zur Bestimmung von Vitamin B_{12} (VAN DE WIEL et al., 1974).

Ähnlich wie bei den RIAs wird zur Vereinfachung der Verfahren nach solid-phase-Systemen gesucht. RUBINI (1970) hat für die Vitamin B_{12}-Bestimmung Plaströhrchen mit intrinsic factor beschichtet. TALÁS u. MIDGLEY (1974) präparierten aus den Ovarien pseudogravider Ratten eine leicht sedimentierbare Fraktion („Pellets"), die HCG mit hoher Affinität bindet.

2.4. Radioenzymassay

Das Prinzip des Radioenzymassays, d.h. kompetitive Radioassays mit Enzymen als spezifischen Bindungspartnern, ist erstmals von ROTHENBERG (1965) zur Bestimmung der Folsäure angewandt worden. Abb. 10 stellt die Reaktion schematisch dar: Entsprechend der MICHAELIS-MENTEN-Kinetik steigt die Geschwindigkeit der Enzymreaktion mit steigender Substratkonzentration, bis sie einen Grenzwert erreicht, wenn alle Bindungsplätze des Enzyms mit Substratmolekülen besetzt sind (v_{max} in Abb. 11). In diesem Bereich

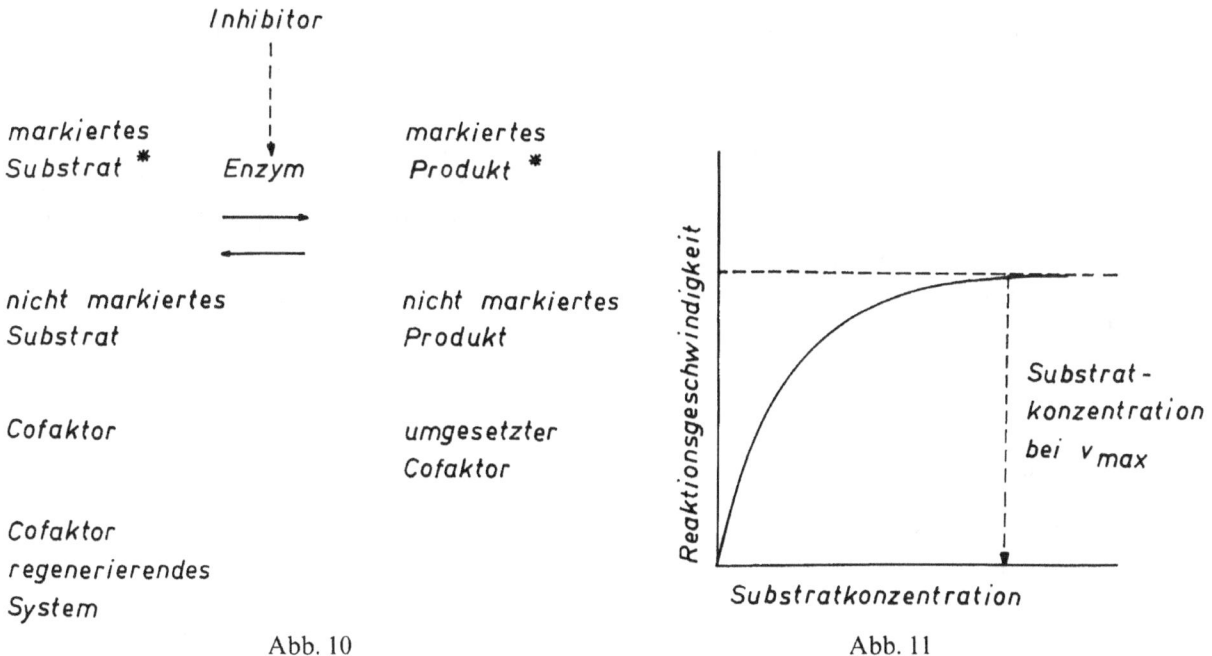

Abb. 10. Schematische Darstellung des Radioenzymassays.

Abb. 11. Abhängigkeit der Reaktionsgeschwindigkeit einer Enzymreaktion von der Substratkonzentration.

der Substratsättigung wird gearbeitet. Das Substrat wird mit einem geeigneten Radionuklid markiert. Das Enzym setzt in definierter Zeit eine definierte Menge markiertes Substrat um, der Meßparameter ist

$$\text{der umgesetzte Anteil der Radioaktivität} = \frac{\text{umgesetzte Aktivität}}{\text{Gesamtaktivität des Ansatzes}}$$

oder der Kehrwert dieses Ausdrucks. Wird nun zusätzlich weiteres nicht markiertes Substrat aus einer zu bestimmenden Probe zugesetzt, so wird der umgesetzte Anteil der Aktivität verringert als Funktion der Konzentration des nicht markierten Substrats in der Probe, da im Bereich der Substratsättigung die Substratmoleküle der Proben den Umsatz des markierten Substrats kompetitiv hemmen. Eine mit Standardsubstanz gemessene Eichkurve ermöglicht die Berechnung der Konzentration.

Die Radioenzymassays sind den kompetitiven Radioassays nur insoweit zuzuordnen, als eine Kompetition um einen Bindungsplatz zwischen einem markierten und dem zu messenden Molekül stattfindet. Da der spezifische Bindungspartner (das Enzym) das Substrat umsetzt und der Anteil der umgesetzten Aktivität gemessen wird, gelten die Ableitungen für die Reaktionsbedingungen der übrigen kompetitiven Radioassays (s. 2.2.2.–2.2.6.) nicht.

Für die Radioenzymassays gelten folgende Bedingungen (ROTHENBERG, 1970):

— Es muß reines Substrat und reines markiertes Substrat für die Enzymreaktion verfügbar sein;
— Enzyme und Kofaktoren müssen frei von endogenem Substrat sein, das die spezifische Aktivität des markierten Substrats senken und damit die Empfindlichkeit verringern würde;
— das markierte Substrat muß in hoher spezifischer Aktivität vorliegen, damit der Test empfindlich genug für die im biologischen Milieu vorliegenden Konzentrationen ist;
— das Enzym muß auch in geringen Konzentrationen stabil sein;
— die Trennung von Substrat und Produkt muß möglich sein.

Die Enzyme werden aus Geweben extrahiert und von Substratkontaminierungen gereinigt. Für die Substratmarkierung gelten die gleichen Kriterien wie für die Markierung der Liganden bei den übrigen kompetitiven Assays: möglichst hohe spezifische Aktivität ohne Verminderung der Affinität zum Enzym. Der Bereich der Substratsättigung wird experimentell ermittelt, ebenso die optimale Inkubationszeit. Ideale Bedingungen liegen vor, wenn Substratkonzentration in der Probe und markierte Substratkonzentration etwa gleich sind und das Enzym ohne instabil zu werden soweit verdünnt werden kann, daß es mit dem markierten Substrat allein gerade im Sättigungsbereich reagiert (ROTHENBERG, 1970). Für die Trennung von Substrat und Produkt kommen Präzipitation, Chromatographie, Ionenaustausch, Adsorption an Aktivkohle, Lösungsmittelextraktion und Gelfiltration in Betracht (ROTHENBERG, 1970).

Bei der Folsäurebestimmung werden ^{3}H-Folsäure als markiertes Substrat, Gewebsextrakte mit Folatreduktase als Enzym und NADHP als Kofaktor eingesetzt; das kofaktorregenerierende System ist Glukose-6-Phosphat, NADP und Glukose-6-Phosphatdehydrogenase. Als Produkt entsteht Tetrahydrofolsäure, die Abtrennung vom Substrat erfolgt durch Präzipitation oder Papierchromatographie.

Das diesem Verfahren zugrundeliegende Prinzip leistet mehr als nur die Bestimmung der Konzentration des Substrats. Es ist ebenso möglich, die Enzymaktivität, die Wirkung von Enzyminhibitoren, die Kofaktoren, die die Kofaktoren regenerierenden Sekundärsysteme und kinetische Konstanten für das Enzym bei physiologischen Substratkonzentrationen zu bestimmen. Definitionsgemäß sind diese Kombinationen aus Enzymanalytik und Tracertechnik nicht den kompetitiven Radioassays zuzuordnen.

Ein Anwendungsbeispiel ist die Bestimmung von Digitalis-Glykosiden durch die Messung einer Enzyminhibition (GJERDUM, 1970). Die Energie für den aktiven Kationentransport durch Zellmembranen liefert das Adenosintriphosphat, (ATP), sie wird durch das Enzym ATPase freigesetzt. Digitalis hemmt die ATPase; die Verminderung des aktiven Ionentransportes durch Membranen wird mit ^{86}Rb an Erythrozyten gemessen. Über eine Standardkurve wird die Digitaliskonzentration berechnet.

3. Radioreagenzanalyse

3.1. Allgemeines Prinzip

Bei der Radioreagenzanalyse reagiert eine zu analysierende Substanz S mit einem im Überschuß vorhandenen markierten Liganden L^*; als Reaktionsprodukte treten eine markierte Verbindung beider Reagenten und freier Ligand auf:

$$S + L^* \rightleftharpoons SL^* + L^*$$

Nach Trennung von SL^* und L^* wird die Radioaktivität gemessen.

3.2. Radioreagenzanalyse mit markierten Antikörpern Immunoradiometrischer Assay (IRMA)

3.2.1. IRMA mit Abtrennung des überschüssigen Antikörpers durch Zweitinkubation mit Immunoadsorbentien.

Im Gegensatz zu den Radioimmunassays wird bei diesen Techniken ein *Antigen mit Hilfe eines markierten Antikörpers bestimmt*. Er ist im Inkubationsgemisch im Überschuß und bildet mit den Antigenen markierte Antigen-Antikörperkomplexe. Die nicht gebundenen Antikörper werden an ein Immunoadsorbens (Antigen in unlöslicher Form) fixiert und abzentrifugiert. Die Radioaktivität im Überstand ist eine Funktion der zu bestimmenden Antigenmenge.

Das Verfahren ist 1968 von MILES u. HALES für die Bestimmung von Insulin (1968a) und Wachstumshormon (1968b) entwickelt worden. Inzwischen hat es für Antigene sehr unterschiedlicher Größe von Angiotensin (MG = 1 300) bis zum antihämophilen Faktor (MG = $2 \cdot 10^6$) Anwendung gefunden.

Der Inkubation des markierten Antikörpers mit dem zu bestimmenden Antigen gehen 4 präparative Schritte voraus (nach MILES u. HALES, 1970):

1. Präparation eines unlöslichen Antigens (Immunoadsorbens)
2. Sättigung des Immunoadsorbens mit Antikörpern
3. Markierung der Antikörper
4. Abtrennung der markierten Antikörper vom Immunoadsorbens

darauf folgen:
5. Inkubation der markierten Antikörper (Überschuß) mit dem zu bestimmenden Antigen
6. Zusatz des Immunoadsorbens zur Reaktion mit den freien Antikörpern und Abtrennung dieser Fraktion.

Zur Präparation des Immunoadsorbens wurde das Antigen an diazotierte Zellulose gebunden (GUREVICH et al., 1961), später wurden auch Bromazetylzellulose, cyanogenbromidaktivierte Zellulose bzw. Sephadex oder polymerisierte Antigenproteine benutzt. Die Markierung der Antikörper erfolgt während der Bindung an das Immunoadsorbens. Dadurch wird gesichert, daß zumindest die am Immunoadsorbens fixierten reaktiven Gruppen des Antikörpers nicht durch die Markierung verändert werden. Es sind aber auch Verfahren mit einer Markierung des freien Antikörpers durchgeführt worden. Das Radionuklid der Wahl ist ^{125}J (vgl. 2.2.4.), es werden etwa 1–2 Atome Jod an ein Molekül Protein gebunden. Die Abtrennung des markierten Antikörpers vom Immunoadsorbens geschieht durch Erniedrigung des pH-Wertes. Zur Inkubation, meist über einige Tage bei 4°, wird der geringstmögliche Überschuß an markierten Antikörpern eingesetzt, um eine unnötig hohe Leerwertaktivität zu vermeiden. Danach erfolgt die 2. Inkubation mit dem Immunoadsorbens für $1/2$–2 Std und die Abtrennung der Fraktionen. Die Ergebnisse werden über eine Standardkurve errechnet.

Bei Markierung mit trägerfreiem Jod, bei einem Molverhältnis $J/Ak=1$ und bei einer Effektivität der Aktivitätsmessung von 50% sollten ca. $2 \cdot 10^{-17}$ Mol des Antigens noch nachweisbar sein (MILES u. HALES, 1970); für Insulin ist diese Grenze nahezu erreicht worden.

Ist die Affinität des Antigens zum Antikörper groß, so werden Zeit und Temperatur für die 2. Inkubation nur von der Vollständigkeit der Bindung des freien Antikörpers abhängig sein. Bei geringerer Affinität dissoziiert der Antigen-Antikörperkomplex schnell und markierte Antikörper können zum Immunoadsorbens übergehen. Dann sind — ähnlich wie bei den kompetitiven Proteinbindungsassays dargestellt (Abb. 9) — optimale Bedingungen für die Zeit und die Temperatur zu erarbeiten und genau einzuhalten (ADDISON, 1974).

Wenn man bei einem Vergleich zwischen RIA und IRMA von einigen allgemeinen Anforderungen an die Analytik ausgeht:

— alle Moleküle der Testsubstanz sollten mindestens einmal reagieren,
— das Reaktionsprodukt sollte mit geringem Leerwert zu messen sein,
— geringe Konzentrationen des Produktes sollten meßbar sein,

so sprechen die beiden ersten Forderungen, die bei den RIAs wegen der Bedingungen der Kompetition und wegen der Arbeit im Bereich einer 50%igen Sättigung nicht erfüllt sind, für die immunoradiometrischen Assays (ADDISON, 1974). Eine genauere mathematische Analyse beider Verfahren (RODBARD u. WEISS, 1973; RODBARD u. HUTT, 1974) für verschiedene Reaktionstypen und unter verschiedenen Reaktionsbedingungen ergibt unter Vernachlässigung der Streuung durch experimentelle Fehler theoretisch einen minimalen Unterschied für die Empfindlichkeit ($2^{1/2}$) zugunsten des IRMA, wenn die mit dem Immunoadsorbens präzipitierte Aktivität gemessen wird. Bei der üblichen Messung des Überstandes kann die minimale bestimmbare Menge deutlich geringer sein als bei den RIAs. Die Annahme „idealer" Bedingungen (keine experimentellen Fehler, Identität der spezifischen Aktivität von Antigen und Antikörper sowie der Affinitätskonstanten, Aktivität des Überstandes=0 bei IRMA ohne Antigen) schränken diese Aussage ein. Die Ableitung einer optimalen Zeit für die Zweitinkubation und die Klärung ihrer Abhängigkeit von der Menge des Immunoadsorbens sowie des optimalen Verhältnisses zwischen den Konzentrationen von Immunoadsorbens und Antigen ermöglichen die Optimierung der Inkubationsansätze (ADDISON, 1974). Für kleine Moleküle, die schlecht mit hoher spezifischer Aktivität zu jodieren sind, kann die immunoradiometrische Bestimmung besonders vorteilhaft werden (RODBARD u. WEISS, 1973).

3.2.2. IRMA mit 2 Antikörpern: unlöslich gebundenen nicht markierten und löslichen markierten (two-sites-Verfahren).

Eine Weiterentwicklung der IRMA-Technik besteht in der Verwendung von 2 Antikörpern. Der erste ist nicht markiert und ähnlich wie die Immunoadsorbentien an Zellulose, Sephadex o.ä. gebunden. Er ist im Überschuß vorhanden und wird benutzt, um das Antigen schonend und spezifisch aus der biologischen Probe zu extrahieren. Die Flüssigkeit wird entfernt und damit die Gefahr störender Nebenreaktionen weitgehend vermieden. Dann erfolgt die Inkubation mit einem zweiten, löslichen, markierten Antikörper und die einfach durchzuführende Trennung der freien und gebundenen Aktivität. Die gebundene Aktivität ist der Menge des Antigens direkt proportional.

Diese Methoden verlangen, daß das Antigen mindestens 2 Antikörper binden kann. Sie sind als „junction test", „two-site assay" und „sandwich assay" bezeichnet worden. Die Verwendung von zwei Antikörpern, von denen der zweite reagiert, während das Antigen noch am ersten gebunden ist, ermöglicht eine starke Erhöhung der Spezifität. Nur diejenigen Antigene werden erfaßt, die mit beiden Antikörpern reagieren. Durch Auswahl geeigneter Antiseren, die gegen verschiedene Haptengruppen des Antigens gerichtet sind, wird die Kreuzreaktivität weitgehend vermieden.

Es sind zahlreiche Verfahren, vor allem zur Bestimmung von Polypeptid- und Proteohormonen beschrieben. Die Bindung des unmarkierten Antikörpers an Plasteröhrchen, in denen die Inkubation stattfindet, und deren Aktivität dann auch gemessen wird, hat sich als ein einfaches, gut zu automatisierendes Prinzip erwiesen (MILES et al., 1974).

3.3. Weitere Verfahren nach dem Radioreagenzprinzip

Ein weiteres Spektrum von Substanzen wird unter Verwendung sehr unterschiedlicher markierter Liganden und mit verschiedenen Trennungsmethoden nach dem Radioreagenzprinzip analysiert.

Die Bestimmung der freien Bindungskapazität spezifischer Transportproteine des Plasmas ist durch die Reaktion mit markierten Molekülen des zu bindenden Agens möglich, z.B. die freie Bindungskapazität des thyroxinbindenden Globulins (TBG) mit ^{125}J-T_3, die des Transferrins mit ^{59}Fe-Salzen oder die des Vitamins B_{12} mit ^{57}Co-B_{12}. Nach Absättigung der freien Bindungskapazität mit dem markierten Liganden wird die freie Aktivität abgetrennt. Es sind verschiedene Trennverfahren wie Adsorption an proteinbeschichtete Kohle, Gelfiltration, Ionenaustausch möglich. Besonders einfach ist die Durchführung der Bestimmung mit einem als feste Phase vorliegenden Adsorbens für den nicht gebundenen Liganden. Werden Serum, markierter Ligand und Festphase-Adsorbens in einem Arbeitsgang inkubiert, so hängt die Inkubationszeit von der Einstellung des Reaktionsgleichgewichts der beiden für den markierten Liganden möglichen Reaktionen ab (vgl. Abb. 9).

Ebenfalls nach dem Radioreagenzprinzip werden Antikörper in Seren mit markierten Bakterien, Viren oder Toxinen (Übersicht bei HABERMANN, 1974) und umgekehrt Bakterien im Stuhl mit markierten Antikörpern nachgewiesen (HERZMANN et al., 1969).

4. Derivatanalyse und Doppelisotopenverdünnungsanalyse

Das Prinzip der Derivatanalyse ist die Umsetzung der zu analysierenden Substanz mit einem markierten Reagenz von bekannter spezifischer Aktivität und die Messung der Radioaktivität des Reaktionsproduktes (Derivat). Voraussetzung ist der komplette Umsatz der Testsubstanz und die Reinigung des Derivates von markierten Nebenprodukten. Es ist 1946 von KESTON et al. zur Bestimmung von Aminosäuren angegeben worden. Kritisch ist die verlustfreie Reinigung des Derivates. Durch Zusatz einer bekannten Menge von nicht-markiertem Derivat in großem Überschuß und Reinigung bis zur Konstanz der spezifischen Aktivität kann unabhängig von den Verlusten auf die Menge der Testsubstanz zurück gerechnet werden (CARRIER-Technik, KESTON et al., 1949). Das gleiche ist möglich, wenn Derivat zugesetzt wird, das mit einem 2. Radionuklid markiert ist. Wird dem Analysenansatz die mit dem 2. Nuklid markierte *Test*substanz zugesetzt, so ist auch die quantitative Umsetzung nicht mehr notwendig, da die Messung der Aktivitäten beider Nuklide die Korrektur sowohl für den umgesetzten Anteil als auch für die Wiederfindungsrate nach der Reinigung erlaubt (*Doppelisotopenverdünnungsanalyse*). Neben den dem Derivat angepaßten üblichen Reinigungsverfahren werden bei der Doppelisotopenverdünnungsanalyse mit den Markierungen $^\Delta$ und * auch weitere für das Derivat spezifische Reaktionen nach folgendem Schema angewendet (KESTON, 1970):

$$A^\Delta + B^* \to C^{\Delta *}$$

$$C^{\Delta *} + D \to E^{\Delta *} \quad \text{usw.}$$

Diese Technik ist zur Bestimmung von Steroiden und Polypeptidhormonen eingesetzt worden. Zur ACTH-Bestimmung wird ^{14}C-ACTH zugesetzt und mit ^{3}H-Essigsäureanhydrid umgesetzt. Die Reaktion von Steroiden mit ^{3}H-Essigsäureanhydrid ermöglicht bei Zusatz der entsprechenden ^{14}C-markierten Steroide die simultane Bestimmung von Cortisol, Cortison, Corticosteron, Deoxycortisol, Deoxycorticosteron, Dehydroepiandrosteron und Testosteron (SCOGGINS et al., 1970).

Weitere Vorteile sind u.a. die Möglichkeit der Messung und der anschließenden Weiterbearbeitung des Derivates bis zur definitiven Konstanz des Aktivitätsverhältnisses der beiden Radionuklide sowie die Möglichkeit, nach Bildung des Derivates nicht markierten Carrier zuzusetzen. Nachteilig sind bisher noch die langwierigen und z.T. komplizierten Analysenschritte, die geringe Eignung zur Automatisierung, die Schwierigkeiten bei der Präparation der markierten Substanzen und die hohen Kosten, allerdings nicht bei den simultanen Mehrfachbestimmungen (SCOGGINS et al., 1970).

Literatur

ABRAHAM, G.E.: Radioimmunoassay of steroids in biological materials (IAEA-SM-177/207). In: Radioimmunoassay and related procedures in medicine. Proc. symp. radioimmunoassay and related procedures in clinical medicine and research. Vol. II, 3–29. Wien: IAEA 1974.

ADDISON, G.M.: New developments in the immunoradiometric assay (IAEA-SM-177/204). In: Radioimmunoassay and related procedures in medicine. Proc. symp. radioimmunoassay and related procedures in clinical medicine and research. Vol. I, 131–147, Wien: IAEA 1974.

AUBERT, M.J.: Critical study of the radioimmunological assay for the dosage of the polypeptide hormones in plasma. Minerva nucl. 14, 1–122 (1970).

BAKARAT, R.M., EKINS, R.P.: Assay of vitamin B_{12} in blood, a simple method. Lancet 1961 II, 25.

BALE, W.F., HELMKAMP, R.W., DAVIS, T.P., IZZO,

M.H., GOODLAND, R.L., CONTRERAS, M.A., SPAR, I.L.: High spezifity activity labelling of protein with ^{131}J vy iodine monochloride method. Proc. Soc. exp. Biol. (N.Y.) **122**, 407–441 (1966).

BAYSE, G.S., MICHAELS, A.W., MORRISON, M.: Biochim. biophys. Acta (Amst.) **284**, 30 u. 34 (1972).

BERSON, S.A., YALOW, R.S.: Kinetics of reaction between insulin and insulin-binding antibody (Abstr.). J. clin. Invest. **36**, 873 (1957).

BERSON, S.A., YALOW, R.S.: Isotopic tracers in the study of diabetes. Advanc. biol. med. Phys. **6**, 349–430 (1958).

BERSON, S.A., YALOW, R.S.: Recent studies on insulin-binding antibodies. Ann. N.Y. Acad. Sci. **82**, 338–344 (1959a).

BERSON, S.A., YALOW, R.S.: Quantitative aspects of the reaction between insulin and insulin-binding antibody. J. clin. Invest. **38**, 1996–2016 (1959b).

BERSON, S.A., YALOW, R.S.: Immunoassay of protein hormones. In: PINCUS, G., THIMANN, K.W., ASTWOOD, E.B.: The Hormones **IV**, 557–630 (1964).

BERSON, S.A., YALOW, R.S.: Immunological heterogeneity of parathyroid hormone in plasma. J. clin. Endocr. **28**, 1037–1047 (1968a).

BERSON, S.A., YALOW, R.S.: General principles of radioimmunoassay. Clin. chim. Acta **22**, 51–69 (1968b).

BERSON, S.A., YALOW, R.S.: Nature of immunoreactive gastrin. Gastroenterology **60**, 215–222 (1971).

BORTH, R.: Diskussion zu EKINS u. NEWMAN, 1970 S. 32–36.

BOYD, G.W., LANDON, J., PEART, W.S.: Radioimmunoassay for determining plasma levels of angiotensin II in man. Lancet **1967II**, 1002–1008.

BOYD, G.W., PEART, W.S.: The production of high-titre antibody against angiotensin II. Lancet **1968II**, 129–133.

CAIN, M.D., CATT, K.J., COGHLAM, J.P.: Effect of circulating fragments of angiotensin II on radioimmunoassay in arterial and venous blood. J. clin. Endocr. **29**, 1639–1643 (1969).

CANFIELD, R.E.: Ann. N.Y. Acad. Sci. **148**, 392 (1968).

CATT, K.J.: Radioimmunoassay with antibody-coated dics and tubes. In: DICZFALUSY, E. (Ed.) Immunoassay of gonadotrophins. Acta endocr. (Kbh.) Suppl. **142**, 222–243 (1969).

CATT, K.J., NIALL, H.D., TREGEAR, G.W.: Solid-phase radioimmunoassay of human growth hormone. Biochem. J. **100**, 31c–33c (1966).

CATT, K.J., NIALL, H.D., TREGEAR, G.W.: A solid-phase radioimmunoassay for human growth hormone. J. Lab. clin. Med. **70**, 820 (1967).

CATT, K.J., TREGEAR, G.W.: Solid-phase radioimmunoassay in antibody coated tubes. Science **158**, 1570–1571 (1967).

CATT, K.J., TREGEAR, G.W., BURGER, H.G.: Radioimmunoassay of polypeptide hormones in antibody coated tubes. (IAEA-SM-124/62). In: In vitro procedures with radioisotopes in medicine. Proc. Symp. in vitro procedures with radioisotopes in clinical medicine and research, p. 633–645. Wien: IAEA 1970.

CHARD, T., KITAU, M.J., LANDON, J.: The development of a radioimmunoassay for oxytocin: radioiodination, antibody production and separation techniques. J. Endocr. **46**, 269–278 (1970).

DOMINI, S., DOMINI, P.: Radioimmunoassay emplaying polymerized antisera. In: Immunoassay of gonadotrophins (Ed. DISZFALUSY, E.). Acta endocr. (Kbh.) Suppl. **142**, 257–277 (1969).

DUFAU, M.L., DULMANIS, A., CATT, K.J., HUDSON, B.: Measurement of plasma oestradiol – 17β by kompetitive binding assay employing pregnancy plasma. J. clin. Endocr. **30**, 351–356 (1970).

EDWARDS, C.R.W., CHARD, T., KITAU, M.J., FORSLING, M.L.: The development of a radioimmunoassay and plasma extraction method for vasopressin. J. Endocr. **48**, XI (1970).

EDWARDS, R., GILBY, E.D.: Iodine-125 tracers in steroid radioimmunoassay (IAEA-SM-177/25). In: Radioimmunoassay and related procedures in medicine. Proc. symp. radioimmunoassay and related procedures in clinical medicine and research. Vol. II, 31–37. Wien: IAEA 1974.

EKINS, R.P.: The estimation of thyroxine in human plasma by an electrophoretic technique. Clin. chim. Acta **5**, 453 (1960).

EKINS, R.P.: Problems of sensitivity with special reference to optimal conditions. In: MARGOULIES, M.: Protein and polypeptide hormones; Proceeding of the international symposium Liège. Excerpta Medica Foundation 672–682 (1968).

EKINS, R.P.: Theoretical aspects saturation analysis (IAEA-SM-124/105). In: In vitro procedures with radio isotopes in medicine. Proc. symp. in vitro procedures with radio isotopes in clinical medicine and research, p. 325–352. Wien: IAEA 1970a.

EKINS, R.: Diskussion zu EKINS u. NEWMAN, 1970b S. 31.

EKINS, R., NEWMAN, B.: Theoretical aspects of saturation analysis. In: Steroid assay by protein binding (Ed. DISZFALUSY, E.). Acta endocr. (Kbh.) Suppl. **147**, 11–30, 1970.

ESKOL, A.: Labelling of antigens by various isotopes. In: Immunoassay of gonadotrophins. (Ed. DICZFALUSY, E.). Acta endocr. (Kbh.) Suppl. **142**, 145–159 (1969).

FRANCHIMONT, P.: Radioimmunoassay of gonadotrophic hormones. In: MARGOULIES, M.: Protein and polypeptide hormones. Excerpta med. (Amst.) Bd. 1, 99–116 (1968).

FRANCHIMONT, P.: The gonadotrophins. In: VAN CAUWENBERGE, H. FRANCHIMONT, P. Pergamon Press 1971.

FRANCHIMONT, P.: Radioimmunoassay of human FSH and LH. In: BERSON, S.A.: Methods in investigative and diagnostic endocrinology, Vol. 2A, 518–526 (1973).

FRANCHIMONT, P.: Radioimmunologische Bestimmung von follikelstimulierenden Hormon (FSH) und luteinisierenden Hormon (LH) im Serum. In: BREUER, H., HAMEL, D., KRÜSKEMPER, H.L.: Methoden der Hormonbestimmung, S. 32–38. Stuttgart: Thieme 1975.

GJERDUM, K.: Determination of digitalis in blood (IAEA-SM-124/46). In: In vitro procedures with radioisotopes in medicine. Proc. symp. in vitro procedures with radioisotopes in clinical medicine and research, p. 167–172. Wien: IAEA 1970.

GOLDSMITH, S.J., YALOW, R.S., BERSON, S.A.: Significance of human plasma insulin sephadex fractions. Diabetes **18**, 834–839 (1969).

GOODFRIEND, T.L.: In: MARGOULIES, M.: Protein an polypeptide hormones. Excerpta med. (Amst.) Int. Congr. Ser. **161**, 565 (1969).

GREENWOOD, F.C., HUNTER, W.M., GLOVER, J.S.: The preparation of ^{131}J labelled human growth hormone of high specific radioactivity. Biochem. J. **89**, 114–123 (1963).

GUREVICH, A.E., KUZOVLEVA, O.B., TUMANOVA, A.E.: Biochimija **26**, 803–809 (1961).

HABERMANN, E.R.: New developments in the detection of bacterial and viral antigens and their antibodies (IAEA-SM-177/202). In: Radioimmunoassay and related procedures in medicine. Proc. symp. radioimmunoassay and related procedures in clinical medicine and research, Vol. II 341–354. Wien: IAEA 1974.

HERBERT, V., CASTRO, Z., WASSERMANN, L.R.: Stoichometric relation between liver-receptor, intrinsic factor and vitamin B_{12}. Proc. Soc. exper. Biol. (N.Y.) **104**, 160 (1960).

HERZMANN, H., OCKLITZ, H.W., WEPPE, CH.-M.: Radiojodmarkierte Antikörper und Möglichkeiten ihrer Anwendung zum Nachweis bakterieller Infekte. Isotopenpraxis **5**, 14–16 (1969).

HOBSON, B., WIDE, L.: The immunological and biological activity of human chorionic gonadotrophin in urine. Acta endocr. (Kbh.) **46**, 632–638 (1964).

HUNTER, W.M.: Immunoassay of gonadotrophins (Ed. DICZFALUSY, E.). Acta endocr. (Kbh.) Suppl. **142**, 379 (1969).

HUNTER, W.M.: The preparation and assessment of iodinated antigens. In: Radioimmunoassay methods (Eds. K.E. KIRKHAM, W.M. HUNTER) p. 3–23. Edinburgh: E. & S. Livingstone 1971a.

HUNTER, W.M.: Diskussion zu: Iodination. In: Radioimmunoassay methods (Eds. K.E. KIRKHAM, W.M. HUNTER), p. 61. Ediburgh: E. & S. Livingstone 1971b.

HUNTER, W.M., GANGULI, P.C.: The separation of antibody bound from free antigen. In: KIRKHAM, K.E., HUNTER, W.M.: Radioimmunoassay methods, p. 243–257. Ediburgh: E. & S. Livingstone 1971.

HUNTER, W.M., GREENWOOD, F.C.: Preparation of iodine ^{131} labelled growth hormone of high specific activity. Nature (Lond.) **194**, 496 (1962).

HURN, B.A.L., LANDON, J.: Antisera for radioimmunoassay. In: Radioimmunoassay methods (Eds. K.E. KIRKHAM, W.M. HUNTER), p. 121–142. Ediburgh: E. & S. Livingstone 1971.

KESTON, A.S.: General aspects of derivative analysis (IAEA-SM-124/103). In: In vitro procedures with radioisotopes in medicine. Proc. symp. in vitro procedures with radioisotopes in clinical medicine and research. 87–96. Wien: IAEA 1970.

KESTON, A.S., UDENFRIEND, S., CANNAN, R.K.: Microanalysis of mixtures (amino acids) in the form of isotope derivatives. J. Amer. chem. Soc. **68**, 1390 (1946).

KESTON, A.S., UDENFRIEND, S., CANNAN, R.K.: A method for the determination of organic compounds in the form of isotopic derivatives. Estimation of amino acid by the carrier technique. J. Amer. chem. Soc. **71**, 249 (1949).

KORENMAN, S.G.: Bestimmung von Östron und Östradiol im Plasma mit der Liganden-Methode. In: BREUER, H., HAMEL, D., KRÜSKEMPER, H.C.: Methoden der Hormonbestimmung, S. 345–347. Stuttgart: Thieme 1975.

LANDON, J., GREENWOOD, F.C.: Homologous radioimmunoassay for plasmalevels of corticotropin in man. Lancet **1968 I**, 273–276.

LÉONARD, J.-P., TAYMANS, F., BECKERS, C.: A radioassay for serum folate using milk protein as ligand-binding system. In: Radioimmunoassay and related procedures in medicine. Proc. symp. radioimmunoassay and related procedures in clinical medicine and research, Vol. II, 221–232. Wien: IAEA 1974.

MCFARLANE, A.S.: Efficient trac labelling of proteine with iodine. Nature (Lond.) **182**, 53 (1958).

MERÉTY, K., KOSCÀR, T.L.: Some problems of specific antibody production in radioimmunoassay techniques (IAEA-SM-177/5). In: Radioimmunoassay and related procedures in medicine. Proc. symp. radioimmunoassay and related procedures in clinical medicine and research, Vol. I, 23–29. Wien: IAEA 1974.

MIDGLEY, A.R., JR.: Radioimmunoassay for human follicle-stimulating hormone. J. clin. Endocr. **27**, 295–299 (1967).

MIDGLEY, A.R., JR., NISWENDER, G.D.: Radioimmunoassay of steroids. In: Steroid assay by protein binding (Ed. DICZFALUSY, E.). Acta endocr. (Kbh.) Suppl. **147**, 320–328 (1970).

MIDGLEY, A.R., JR., NISWENDER, G.D., REBAR, R.W.: Principles for the assesment of the reliability of radioimmunoassay methods (precision, accuracy, sensitivity, specificity). In: Immunoassay of gonadotrophins (Ed. DICZFALUSY, E.). Acta Endocr. (Kbh.) Suppl. **142**, 163–180 (1969).

MIDGLEY, A.R., JR., REBAR, R.W., NISWENDER, G.D.: Radioimmunoassay employing double antibody techniques. In: Immunoassay of gonadotrophins (Ed. DICZFALUSY, E.). Acta endocr. (Kbh.) Supp. **142**, 247–254 (1969).

MILES, L.E.M., BIEBER, C.P., ENG, L.F., LIPSCHITZ,

D.A.: Properties of two-site immunoradiometric (labelled antibody) assay systems (IAEA-SM-177/21). In: In vitro procedures with radioisotopes in medicine. Proc. symp. in vitro procedures with radioisotopes in clinical medicine and research, Vol. I, 149–163. Wien: IAEA 1974.

MILES, L.E.M., BIEBER, L.F., LIPSCHITZ, D.A.: Properties of two-site immunoradiometric (labelled antibody) assay systems (IAEA-SM-177/21). In: Radioimmunoassay and related procedures in medicine. Proc. symp. radioimmunoassay and related procedures in clinical medicine and research, Vol. I, 149–163. Wien: IAEA 1974.

MILES, L.E.M., HALES, C.N.: The preparation and propertics of ^{131}J-labelled antibodies to insulin. Biochem. J. **108**, 611–618 (1968a).

MILES, L.E.M., HALES, C.N.: Immunoradiometric assay of human growth hormone. Lancet **1968 II**, 492–493.

MILES, L.E.M., HALES, C.N.: Immunoradiometric assay procedures: new delopments. (IAEA-SM-124/107). In: In vitro procedures with radioisotopes in medicine. Proc. symp. in vitro procedures with radioisotopes in clinical medicine and research, 483–489. Wien: IAEA 1970.

MINCEY, E.K., WILCOX, E., MORRISON, R.T.: Estimation of Serum and red cell folate by a symple radiometric technique. In: Radioimmunoassay and related procedures in medicine. Proc. symp. radioimmunoassay and related procedures in clinical medicine and research, Vol. II, 205–218. Wien: IAEA 1974.

MIYACHI, Y., CHRAMBACH, A., MECKLENBURG, R., LIPSETT, M.B.: Preparation and properties of ^{125}I-LH-RH. Endocrinology **92**, 1725–1730 (1973).

MORRISON, M., BAYSE, G.S., WEBSTER, R.G.W.: Immunochem. **8**, 289 (1971).

MURPHY, B.E.P.: Methodological problems in competitive protein-binding techniques: the use of sephadex column chromatography to separate steroids. In: Steroid assay by protein binding (Ed. DICZFALUSY, E.). Acta endocr. (Kbh.) Suppl. **147**, 37–56 (1970).

MURPHY, B.E.P., ENGELBERG, W., PATTEE, C.J.: Simple methods for the determination of plasma corticoids. J. clin. Endocr. **23**, 293 (1963).

ODELL, W.D.: In: MARGOULIES, M.: Protein and polypeptide hormones. Excerpta med. (Amst.) Int. Congr. Ser. **161**, 563 (1969a).

ODELL, W.D.: In: Immunoassay of gonadotrophins (Ed. DICZFALUSY, E.). Acta endocr. (Kbh.) Suppl. **142**, 378 (1969b).

ODELL, W.D., ABRAHAM, G., RAUD, H.R., SWERDLOFF, R.S., FISCHER, D.A.: Influence of immunization procedures on the titer, affinity and specifity of antisera to glycopolypeptides. In: Immunoassay of gonadotrophins (Ed. DICZFALUSY, E.). Acta endocr. (Kbh.) Suppl. **142**, 54–70 (1969).

ODELL, W.D., CHARTERS, A.C., DAVIDSON, W.D., THOMPSON, J.C.: Radioimmunoassay for human gastrin as an antigen. J. clin. Endocr. **28**, 1840–1842 (1968).

POTTS, J.T., JR., SHERWOOD, L.M., O'RIORDAN, J.L.H., AURBACH, G.D.: Radioimmunoassay of polypeptid hormones. Advanc. Intern. Med. **13**, 183–240 (1967).

RODBARD, D., CATT, K.J.: Mathematical theory of radioligand assays: the kinetics of separation of bound from free. J. Steroid Biochem. **3**, 255 (1972).

RODBARD, D., HUTT, D.M.: Statistical analysis of radioimmunoassays and immunoradiometric (labelled antibody) assays: a generalized, weighted, iterative, least squares method for logistic curve fitting (IAEA-SM-177/208). In: Radioimmunoassay and related procedures in medicine. Proc. symp. radioimmunoassay and related procedures in clinical medicine and research, Vol. I 165–189. Wien: IAEA 1974.

RODBARD, D., WEISS, G.H.: Mathematical theory of immunoradiometric (labelled antibody) assays. Anal. Biochem. **52**, 10 (1973)

ROSA, U., SCASSELLATI, G.A., PENNSIS, F., RICCIONI, N., GIANONI, P., GIORDANI, R.: Labelling of human fibronogen with ^{131}J by electrolytic iodination. Biochim. biophys. Acta (Amst.) **86**, 519–526 (1964).

ROSSELIN, G., DOLAIS, J.: Dosage de l'hormone folliculostimulante humaine par méthode radio-immunologique. Presse méd. **75**, 2027–2030 (1967).

ROTH, J., GORDON, P., PASTAN, I.: Big insulin: a new component of plasma insulin detected by immunoassay. Proc. Nat. Acad. Sci. **61**, 138–145 (1968).

ROTHENBERG, S.P.: Assay of vitamin B_{12} concentrations using Co^{57}-B_{12} and intrinsic factor. Proc. Soc. exper. Biol. (N.Y.) **108**, 45 (1961).

ROTHENBERG, S.P.: A radioenzymatic assay for folic acid. Nature (Lond.) **202**, 1154 (1965).

ROTHENBERG, S.P.: Enzymic reduction of ^{3}H-folic acid: a model application für radioenzymatic assay procedures. In: In vitro-procedures with radioisotopes in medicine. Proc. symp. in vitro procedures with radioisotopes in clinical medicine and research, 145–166. Wien: IAEA 1970.

RUBINI, J.R.: Simplified assay for vitamin B_{12} in plastic tubes coated with intrinsic facotr. (IAEA-SM-124/16). In: in vitro procedures with radioisotopes in medicine. Proc. symp. in vitro procedures with radioisotopes in clinical medicine and research, 355–358. Wien: IAEA 1970.

SAMOLS, E., WILLIAMS, H.S.: Trace labelling of insuline with iodine. Nature (Lond.) **190**, 1211–1212 (1961).

SCHLAFF, S., ROSEN, S.W., ROTH, J.: Antibody to human folliclestimulating hormone: Cross-reactivity with three other hormones. J. clin. Invest. **47**, 1722–1729 (1968).

SCOGGINS, B.A., COGHLAN, J.P., ODDIE, C.J., WINTOUR, E.M., CAIN, D.M., HUDSON, B.: Application of double isotope derivate dilution procedures to steroid hormone measurement (IAEA-SM-124/59). In: In vitro procedures with radioisotopes in medicine. Proc. symp. in vitro procedures with radioisotopes in clinical medicine and research 97–111. Wien: IAEA 1970.

SKELLEY, D.S., BROWN, L.P., BESCH, P.K.: Radioimmunoassay. Clin. Chem. **19**, 146–186 (1973).

SPECTOR, S.: Radioimmunoassay of drugs (IAEA-SM-177/212). In: Radioimmunoassay and related procedures in medicine. Proc. symp. radioimmunoassay and related procedures in clinical medicine and research, 233–248. Wien: IAEA 1974.

STEINER, D.F., CUNNINGHAM, L., SPIEGELMAN, L., ATEN, B.: Insulin biosynthesis: evidence for a precursor. Science **157**, 697–700 (1967).

STEINER, D.F., OYER, P.E.: Biosynthesis of insulin and probable precursor of insulin by human isles cell adenoma. Proc. Nat. Acad. Sci. USA **57**, 473–480 (1967).

TALAS, M., MIDGLEY, A.R., JR.: Diagnostic use of a radioreceptor assay for human chorionic gonadotropin (IAEA-SM-177/81). In: Radioimmunoassay and related procedures in medicine. Proc. symp. radioimmunoassay and related procedures in clinical medicine and research, Vol. I, 267–273. Wien: IAEA 1974.

THORELL, J.I.: in MARGOULIES, M.: Protein and polypeptide hormones. Excerpta med. (Amst.) Int. Congr. Ser. **161**, 335 (1969).

URSPRUNG, H., SMITH, K.D., SOFER, W.H., SULLIVAN, D.T.: Assay study for the study of gene function. Science, 1075 (1968).

UTIGER, R.D., PARKER, M.L., DAUHADAY, W.H.: Studies of human growth hormone I. A. radioimmunoassay for human growth hormone. J. clin. Invest. **41**, 254 (1962).

VERMEULEN, A.: Bestimmungen von Cortisol im Plasma durch kompetitive Proteinbindung. In: BREUER, H., HAMEL, D., KRÜSKEMPER, H.L.: Methoden der Hormonbestimmung, S. 169–175, Stuttgart: Georg Thieme 1975.

WIDE, L., PORATH, J.: Radioimmunoassay of proteine with the use of sephadex-coupled antibodies. Biochim. biophys. Acta (Amst.) **130**, 257–260 (1966).

VAN DE WIEL, D.F.M., GOEDEMANS, W.T., DE VRIES, J.A., WOLDRING, M.G.: Radioimmunoassay of vitamin B_{12} using a polyurethane sponge and competitive protein bilding assay using Lactobacillus leichmannii. In: Radioimmunoassay and related procedures in medicine. Proc. symp. radioimmunoassay and related procedures in clinical medicine and research, Vol. II, 185–197. Wien: IAEA 1974.

WILDE, C.A.: The correlation between immunological and biological estimation of HCG in body fluids. In: Immunoassay of gonadotrophins (Ed. DICZFALUSY, E.). Acta endocr. (Kbh.) Suppl. **142**, 360–376 (1969).

WILLIAMS, C.A.: CHASE, M.W.: Methods in immunology and immunochemistry. **1, 2, 3** (1967, 1968, 1971).

WOODHEAD, J.S., ADDISON, G.M., HALES, C.N., O'RIODAN, J.L.H.: A labelled antibody assay for parathyroid hormone. In: Radioimmunoassay methods (Eds. K.E. KIRKHAM, W.M. HUNTER). Edinburgh: Livingstone 1970.

YALOW, R.S.: Radioimmunoassay, practices and pittfalls. Circulat. Res. **32/33**, Suppl. I (1973).

YALOW, R.S., BERSON, S.A.: Assay of plasma insulin in human subjects by immunological methods. Nature (Lond.) **184**, 1648–1649 (1959).

YALOW, R.S., BERSON, S.A.: Immunoassay of endogenous plasma insulin in man. J. clin. Invest. **39**, 1157–1175 (1960a).

YALOW, R.S., BERSON, S.A.: Plasma insulin concentrations in non diabetic and early diabetic subjects (determinations by a new sensitive immuno-assay technic). Diabetes **9**, 254–260 (1960b).

YALOW, R.S., BERSON, S.A.: Immunological aspects of insulin. Amer. J. Med. **31**, 882–891 (1961).

YALOW, R.S., BERSON, S.A.: Labelling of proteins — problems and practices. Trans. N.Y. Acad. Sci.: **28**, 1033–1044 (1966).

YALOW, R.S., BERSON, S.A.: Size and charge distinctions between endogenous human plasma gastrin in peripherical blood and heptadecapeptide gastrin. Gastroenterology **58**, 609–615 (1970a).

YALOW, R.S., BERSON, S.A.: General aspects of radioimmunoassay procedures (IAEA-SM-124/106). In: in vitro procedures with radioisotopes in medicine. Proc. symp. in vitro procedures with radioisotopes in clinical medicine and research, 455–478. Wien: IAEA 1970b.

YALOW, R.S., BERSON, S.A.: Further studies on the nature of immunoreactive gastrin in human plasma. Gastroenterology **60**, 203–214 (1971a).

YALOW, R.S., BERSON, S.A.: Size heterogenity of immunoreactive human ACTH in plasma and in extracts of pituitary glands and ACTH producing thymoma. Biochem. biophys. Res. Commun. **44**, 439–445 (1971b).

YALOW, R.S., BERSON, S.A.: A new „big big" gastrin. Biochem. biophys. Res. Commun. **48**, 391–395 (1972).

YALOW, R.S., BERSON, S.A.: Characteristics of „big ACTH" in human plasma and pituitary extracts. J. clin. Endocr. **36**, 415–423 (1973).

V. Endokrinologie

Von

B. Delaloye und A. Bischof-Delaloye

Mit 5 Abbildungen und 1 Tabelle

1. Nebenschilddrüsen

1.1. Untersuchungsmethoden

Die Darstellung der Nebenschilddrüsen ist aus mehreren Gründen besonders schwierig. Sowohl durch ihre Kleinheit als auch durch ihre anatomische Lage hinter der Schilddrüse entziehen sie sich im Normalfall der szintigraphischen Betrachtung. Dazu kommt, daß bisher noch kein spezifischer Tracer der Epithelkörperchen bekannt ist.

1.1.1. Tracers

Schon 1963 schlugen POTCHEN (1963) und DI GIULIO (DI GIULIO, 1963; DI GIULIO u. BEIERWALTES, 1964) vor, für die Darstellung der Nebenschilddrüsen mit Selen 75 markiertes Methionin zu verwenden. Die Aminosäure Methionin spielt im Aufbau des Parathormons eine Rolle, konzentriert sich unter anderem jedoch auch in der Schilddrüse. Der Kontrast zwischen den beiden Organen kann verbessert werden, entweder durch eine Verminderung der Konzentration des Tracers in der Schilddrüse nach vorhergehender Blockierung derselben, (POTCHEN et al., 1966) oder durch eine Doppeltracer-Untersuchung (BISCHOF-DELALOYE, 1973). In manchen Fällen kann eine Infusion von Glukagon (0,01 mg/kg KG) durch eine Erniedrigung des Serumkalziumspiegels (BIRGE u. DELALOYE, 1969) zu einer Stimulierung der Nebenschilddrüsen und dadurch zu einer erhöhten Konzentration des Selenomethionins führen (ASHKAR et al., 1971). Doch eine positive Antwort auf die Glukagon-Stimulierung ist nicht die Regel.

Die Doppelisotopenmethode (BISCHOF-DELALOYE et al., 1973) erfordert die gleichzeitige intravenöse Injektion von Selenomethionin und Pertechnetat. Während sich das Selenomethionin vorzugsweise in den Nebenschilddrüsen, besonders wenn sie eine Überfunktion aufweisen, anreichert, konzentriert sich das Pertechnetat in der Schilddrüse (Abb. 1).

Die injizierte Aktivität des ^{75}Se-Selenomethionins beträgt in der Regel 4–6 µCi/kg KG, die des Pertechnetats 1 mCi. Die gleichzeitige Darstellung der Schilddrüse hat mehrere Vorteile: Einmal erleichtert sie die Einstellung des Patienten unter dem Detektor, dann ermöglicht sie, durch die Subtraktion, die Differenzierung zwischen einer Aktivitätsanreicherung in der Thyreoidea oder den großen Gefäßen von einem Parathyreoidea-Adenom, und schließlich erlaubt sie die Lokalisierung eines etwaigen Adenoms in seiner anatomischen Beziehung zur Schilddrüse, was seine chirurgische Darstellung erleichtert.

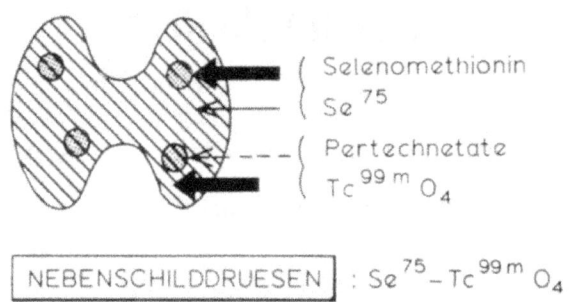

Abb. 1. Schema der szintigraphischen Darstellung von Parathyreoidea-Adenomen mit der Doppelisotopentechnik

Die Blockierung der Schilddrüse durch Hormonzufuhr ergibt keine besseren szintigraphischen Ergebnisse, die fehlenden topographischen Angaben erschweren oft die exakte Lokalisation des Adenoms.

Im Normalfall ist die Unterscheidung zwischen Thyreoidea- und Parathyreoidea-Aktivitätsanreicherung unmöglich. Nur das Nebenschilddrüsenadenom kann lokalisiert werden, da es wegen seines vermehrten Hormonumsatzes als heißer Bereich in Erscheinung tritt.

1.1.2. Detektoren

Die Wahl des Detektors hängt von der angewandten Methode ab. Scanner dienen vorzüglich zur Aufzeichnung der Aktivitätsverteilung bei Verwendung eines einzigen Tracers, können aber auch bei Verwendung der Doppelisotopentechnik eingesetzt werden, doch ist in diesem Fall die Datenverarbeitung etwas komplexer als bei Verwendung der Szintillationskamera.

In beiden Fällen beginnt die Aufzeichnung ungefähr 5 Minuten nach der Injektion. Bei Verwendung der Szintillationskamera arbeitet man mit dem "Pinhole"-Kollimator. Die Daten beider Tracer (^{75}Se 30 000 Impulse, ^{99m}Tc 9 000 Impulse) werden entweder gleichzeitig oder nacheinander gespeichert. Hierauf wird eine kontrollierte progressive Subtraktion vorgenommen. Da die Verhältnisse bei jedem Patienten verschieden sind, sollte diese empirische Form der Subtraktion der Verwendung eines konstanten Subtraktionsfaktors vorgezogen werden.

1.1.3. Dosimetrie

Praktisch bietet nur das Selen-75 mit seiner biologischen Halbwertszeit von 100 Tagen dosimetrische Probleme. Die Ganzkörperdosis für 100 µCi beträgt 600 mrad, die Gonadendosis 1 rad und die Nierendosis 5,6 rad (Publication ICRP No 17, 1971). Die Ganzkörperdosis für 1 mCi Pertechnetat beträgt 12 mrad, wobei der Magen-Darmtrakt als kritisches Organ 100 mrad erhält.

1.2. Klinische Ergebnisse

In den letzten Jahren haben zahlreiche Autoren nach POTCHEN (POTCHEN, 1963; POTCHEN et al., 1966) versucht, Nebenschilddrüsen-Adenome zu lokalisieren (PIRET et al., 1967; GREBE, 1967; HAUBOLD et al., 1967; CENTI COLELLA u. PIGORINI, 1970; DELALOYE, 1970).

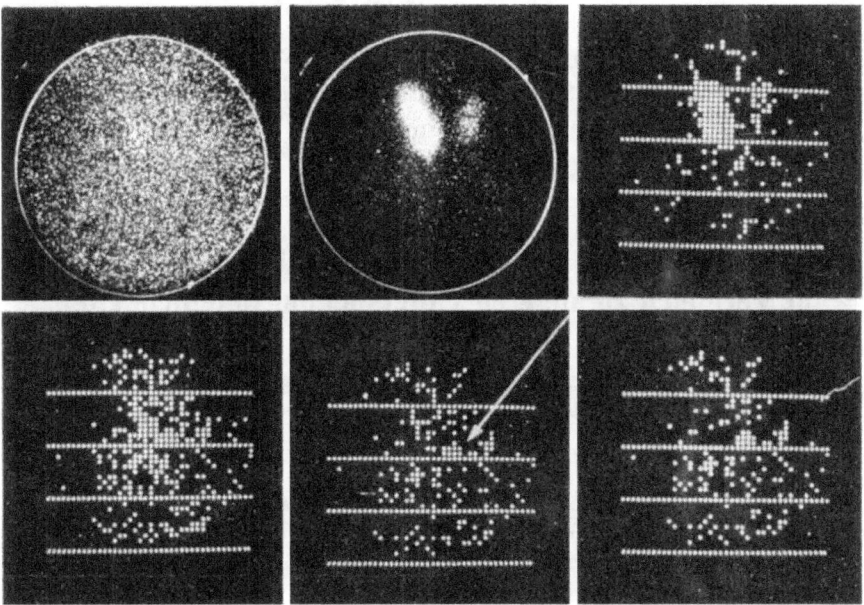

Abb. 2. Progressive Subtraktion ^{75}Se–^{99m}Tc. Sichtbarwerden einer Selenomethioninanreicherung hinter dem linken unteren Schilddrüsenpol (Pfeil), die einem winzigen, aber hochaktiven Parathyreoidea-Adenom entsprach

Die verstärkte Hormonbildung im Adenom erlaubt die Darstellung selbst winziger Adenome (2–4 mm $\varnothing$), während große Adenome weniger gut sichtbar sein können, wenn sie nekrotische Herde aufweisen (Abb. 2).

Mathematische Operationen mit Hilfe von Prozeß-Rechnern (PIZER, 1967; KEELING u. TODD-POKROPEK, 1969) können zu einer besseren Darstellung der Ergebnisse führen. Doch kann die Aussagekraft der Dokumente nur wenig erhöht werden, solange man nicht über einen Tracer mit einer besseren Affinität für die Nebenschilddrüsen verfügt, der statistisch wertvollere Aussagen ermöglicht.

Trotz dieser schlechten statistischen Voraussetzungen kann eine richtige präoperative Lokalisierung von Parathyreoidea-Adenomen in 50–80% der Fälle erreicht werden (Tabelle 1).

Tabelle 1. Präoperative szintigraphische Lokalisierung von Nebenschilddrüsen-Adenomen

Autoren	HAUBOLD et al.	DI GIULIO et al.	CENTI COLELLA et al.	POTCHEN et al.	Eigene Beobachtungen
+Korrelation	3	13	7	19	8
Teilweise +	2	–	7	2	4
Falsch +	–	1	–	–	1
Falsch –	1	9	3	7	2
Treffsicherheit	5/6	13/23	7/10	21/28	12/15
Treffsicherheit in %	83%	57%	70%	75%	80%

Falsch positive Resultate können sich durch eine Speicherung in der Halswirbelsäule, besonders den Apophysen, bei Vorliegen einer Osteoporose ergeben. Adenome der oberen Nebenschilddrüsen, die ihren Ursprung aus der vierten Kiementasche nehmen, sinken mit zunehmender Größe meist nur wenig ab, während die der unteren Epithelkörperchen, die ihren Ursprung aus der dritten Kiementasche nehmen, die Tendenz haben, nach abwärts zu gleiten. Deshalb ist es wichtig, die Schilddrüse so unter dem Detektor einzustellen, daß sich die beiden oberen Pole ganz am oberen Rand des Gesichtsfeldes befinden. Retrosternale Adenome können szintigraphisch nur in besonders günstigen Fällen nachgewiesen werden. Bei der Hyperplasie der Nebenschilddrüsen stellt man szintigraphisch eine diffuse Hyperaktivität fest, die vom Normalbefund nur schwer unterschieden werden kann.

1.3. Kritische Betrachtung der nuklearmedizinischen Untersuchung im Vergleich zu anderen Untersuchungsmöglichkeiten

Die Szintigraphie der Nebenschilddrüsen dient wegen ihrer zu hohen Fehlerquote nicht der Diagnose von Adenomen, sondern ihrer präoperativen Lokalisation, nach vorheriger klinischer und biochemischer Diagnosestellung (CHAMBERS et al., 1956; Gershberg et al., 1966; ARDAILLOU et al., 1967).

Die radioimmunologische Bestimmung des Kalzitonins (CLARK et al., 1969) trägt nicht zur Diagnose von Parathyreoidea-Adenomen bei, während die des Parathormons (BERSON et al., 1963), bei dem es sich um ein Polypeptid handelt (RASMUSSEN u. CRAIG, 1962; POTTS u. AURBACH, 1965), sowohl im peripheren Blut als besonders auch im Blut der Parathyreoidea-Venen (DOPPMAN et al., 1969; DOPPMAN u. HAMMOND, 1970; WANG et al., 1970) eventuell vor und nach rechter, dann linker Halsmassage (REITZ et al., 1969) zur Diagnose wertvoll ist. Der Katheterismus der Nebenschilddrüsenvenen zur Bestimmung des Parathormonspiegels und für die Phlebographie ist bei negativer Szintigraphie und weiterbestehendem Verdacht auf das Vorliegen eines Adenoms indiziert, damit auch eine eventuelle mediastinale Lokalisation nicht übersehen wird. Die Ergebnisse der Arteriographie der Nebenschilddrüsen, die von SELDINGER (1954) vorgeschlagen und besonders von DOPPMAN et al. (1973) entwickelt wurde, entsprechen denen der Szintigraphie. Daher sollte sie, als die einfachere, den Patienten weniger belastende Untersuchungsmethode, immer vor dem Katheterismus von Parathyreoidea-Arterien und -Venen eingesetzt werden.

2. Nebennieren

2.1. Szintigraphische Untersuchungsmethoden

2.1.1. Tracer

Cholesterin als Vorläufer der Steroide ist sicher das geeignetste Molekül zur Darstellung der Nebennieren (GOODMAN, 1965; COUNSELL et al., 1970). Nagai et al. (1968) versuchten ohne Erfolg, ein Nebennierenadenom mit Stigmasterol darzustellen. BLAIR et al. (1971) bestätigten, daß mit Jod-125 markiertes 19-Jodocholesterin beim Hund sich ähnlich verhält wie mit Kohlenstoff-14 markiertes 4-Cholesterin sowohl in Anwesenheit als auch in Abwesenheit von ACTH. Cholesterin und seine Ester werden in der Zona fasciculata der Nebennierenrinde gespeichert.

Um die Lokalisation der Nebennieren zu erleichtern, kann man eine Doppelisotopentechnik verwenden. ^{131}J-Cholesterin reichert sich in den Nebennieren an, während man mit ^{99m}Tc-markierten Molekülen die Nieren darstellt. Besonders rechts ist die Darstellung der Nebenniere durch eine Überlagerung mit dem das Jodocholesterin oft stark konzentrierenden Leberparenchym schwierig.

Vor der Untersuchung muß die Schilddrüse durch die Gabe von 5%iger Lugol'scher Lösung (20 Tropfen täglich während drei Tagen) blockiert werden.

0,8–2 mCi Jod-131-Cholesterin werden in drei bis fünf Minuten langsam intravenös injiziert. Dabei muß auf etwaige Nebenwirkungen, wie Nausea, Schwindel, Kopfschmerz, geachtet werden. Bei Überfunktion der Nebennierenrinde sollte eine erste Aufzeichnung bereits 24–30 Std nach der Injektion durchgeführt werden; weitere Aufnahmen werden an den folgenden Tagen gemacht. Bei anderen Krankheitsbildern hat man eine zufriedenstellende Darstellung der Nebennieren oft erst 8–12 Tage nach der Injektion. Die Speicherung des Jodocholesterins kann durch die Verabreichung von ACTH gesteigert werden (BLAIR et al., 1971).

2.1.2. Detektoren

Es können sowohl Scanner als auch die Szintillationskamera verwendet werden. Besonders bei der Wahl der Doppelisotopenmethode ist eine Szintillationskamera mit der Möglichkeit zur Datenverarbeitung, trotz ihrer geringeren Zählausbeute, vorzuziehen.

2.1.3. Dosimetrie

Die biologische Halbwertszeit des Cholesterins ist sehr lange. Als Radioisotop kann derzeit nur Jod-131 verwendet werden. Für 1 mCi Jod-131-Cholesterin beträgt die Ganzkörperdosis 0,94 rad, die der Leber 7,1 rad, die der Nebennieren 49 rad, die der Hoden 4,8 rad und die der Ovarien 20,7 rad (LOEVINGER u. BERMAN, 1968; KIRSCHNER et al., 1973).

2.2. Klinische Ergebnisse

Bisher wurde die Nebennierenszintigraphie fast ausschließlich zur präoperativen Lokalisation von klinisch und biochemisch diagnostizierten Adenomen (CONN et al., 1971, 1972) und hormonaktiven Karzinomen durchgeführt (Abb. 3).

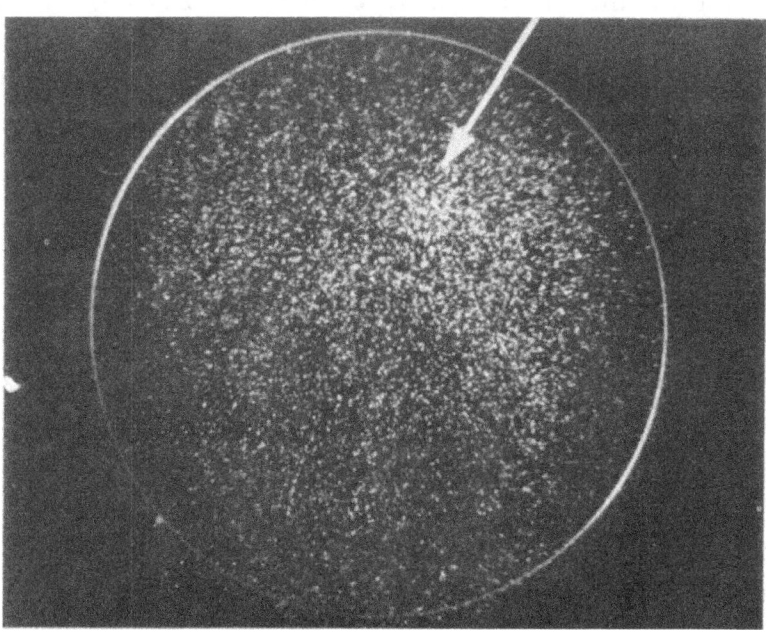

Abb. 3. Anreichung von Jod-131-Cholesterin im Bereich der rechten Nebenniere. Bei der Operation fand man ein Adenom rechts, bei dem es sich um einen virilisierenden Tumor handelte

Nicht hormonbildende Tumoren zeichnen sich durch das Fehlen von Aktivität über einem der beiden oberen Nierenpole aus. Da in solchen Fällen die gesunde Nebenniere eine relative kompensatorische Überfunktion aufweisen kann, muß die Differentialdiagnose zu einem Nebennierenrindenadenom mit gehemmter gesunder Nebenniere in einer Zweituntersuchung mit gleichzeitiger Gabe von ACTH oder Dexamethason gemacht werden, sofern klinische Zweifel bestehen. Bei Gabe von ACTH wird eine gesunde Nebenniere stimuliert, während eine solche Stimulierung bei einem Tumor nicht möglich ist. Dexamethason hemmt die Funktion einer gesunden Nebenniere, wohingegen das autonome Adenom weiter hormonproduktiv bleibt.

Wegen der hohen Strahlenbelastung, besonders der Gonaden, die eine strenge Indikationsstellung erfordert, und auch wegen der relativen Seltenheit dieser Krankheitsbilder, liegen noch nicht genügend Aufgaben über den klinischen Wert der Methode vor. Dies gilt besonders für die Diagnose von Nebennierenmetastasen (z.B. Mammakarzinom) und Nebennierenmarktumoren.

2.3. Kritische Betrachtung der nuklearmedizinischen Untersuchung im Vergleich zu anderen Untersuchungsmöglichkeiten

Den größten Beitrag zur Diagnose von Funktionsstörungen der Nebennierenrinde hat die Nuklearmedizin sicher auf dem Gebiet der radioimmunologischen Bestimmung der Hormonspiegel geleistet. Die Szintigraphie stellt in geübter Hand eine wertvolle Untersuchungsmethode dar, die in ihrer Einfachheit und relativen Treffsicherheit radiologischen Techniken (Arteriographie, Phlebographie) ebenbürtig, wenn nicht überlegen sein kann. Meist ist jedoch der kombinierte Einsatz aller dieser Methoden von Vorteil.

3. Endokrines Pankreas

Sehr viele Kenntnisse, die in neuerer Zeit über den Zucker- und Fettstoffwechsel sowie über die Lebensvorgänge der Zellen gewonnen wurden, sind das Ergebnis von Hormon-Forschungen, die mit radioaktiven Tracern durchgeführt wurden. Dies trifft sowohl auf Insulin als auch auf Glukagon zu.

3.1. Insulin

3.1.1. Bestimmungsmethode

Die empfindlichste Methode zur Bestimmung des Insulins ist sicher die radioimmunologische (BERSON et al., 1956; BERSON u. YALOW, 1959; HALES u. RANDLE, 1963), die auf dem Isotopenverdünnungsprinzip basiert. In der klassischen Auffassung handelt es sich um eine Antigen-Antikörper-Reaktion, wobei das Antigen markiert ist, selbst wenn jetzt auch markierte Antikörper verwendet werden.

Die Antigen-Antikörper-Reaktion ist durch das Massenwirkungsgesetz gesteuert. Zunehmende Mengen von nicht markiertem Hormon (Antigen) vermindern progressiv die Bindung des markierten Hormons an den Antikörper.

Die Behandlung der technischen Einzelheiten und Schwierigkeiten der verschiedenen Bestimmungsmethoden ginge über den Rahmen dieses Kapitels hinaus, es sei deshalb nur auf die einschlägige Literatur hingewiesen (SANGER u. TUPPY, 1951; SMITH, 1966; WILSON et al., 1962; HARINGTON u. NEUBERGER 1936; SAMOLS, 1964; ROSA et al., 1965; YALOW u. BERSON, 1959; ROSSELIN et al., 1965; DAUGHADAY u. JACOBS, 1971).

3.1.2. Klinische Anwendung

Die Hauptwirkung des Insulins ist seine Wirkung auf den Glukosetransport in die Zelle, während die Absorption der Glukose durch die Darmschleimhaut und ihre tubuläre Reabsorption insulinabhängig sind. Daneben fördert Insulin den Transport der Aminosäuren in Fett- und Muskelzellen, die Kaliumaufnahme in Muskelzellen und erhöht das elektrische Potential der Zellmembran. Außerdem begünstigt es die Speicherung von Glykogen, beeinflußt die Eiweißsynthese und hemmt die Lipolyse.

Die Reaktion zwischen Glukose und Insulin ist schwierig zu erfassen, da Insulin sehr schnell abgebaut wird. Beim Gesunden beträgt die Abbaurate 2%/min., beim Diabetiker ist sie etwas geringer (BERSON et al., 1956).

Der Plasmaspiegel des Insulins liegt beim gesunden, nüchternen Menschen bei 20 µE oder 0,8 ng (HALES u. RANDLE, 1963; BERSON u. YALOW, 1964; HERBERT et al., 1965). Die Erhöhung des Blutzuckerwertes ist von einer parallelen Erhöhung des Insulinspiegels gefolgt. Beim latenten oder leichten Diabetes bewirkt eine provozierte Hyperglykämie einen verspäteten und oft exzessiven Anstieg der Insulinämie. Beim manifesten Diabetes hingegen bleibt der Insulinanstieg nach Glukose aus (BERSON u. YALOW, 1964).

Mit Insulin behandelte Patienten bilden Antikörper gegen Insulin (BERSON u. YALOW, 1966), was zu einer Insulinresistenz führen kann.

Patienten mit einem Insulom weisen einen im Vergleich zum Blutzucker erhöhten Insulinspiegel auf, doch ist der Hyperinsulinismus durch die Bestimmung der Insulinämie wegen der großen Schwankungen, denen sie unterworfen ist, nur schwer zu erfassen. Zur Diagnose sind daher Hungerversuch, Tolbutamid- und Glukagontest einzusetzen.

Der Tumor kann als Speicherdefekt auf dem Pankreasszintigramm nachgewiesen werden, sofern er eine genügende Größe erreicht und nicht ektopisch gelegen ist (Abb. 4).

Im Serum konnten biologisch insulinähnliche Stoffe nachgewiesen werden, die sich jedoch durch gegen Insulin spezifische Antikörper nicht hemmen lassen (FROESCH et al., 1966).

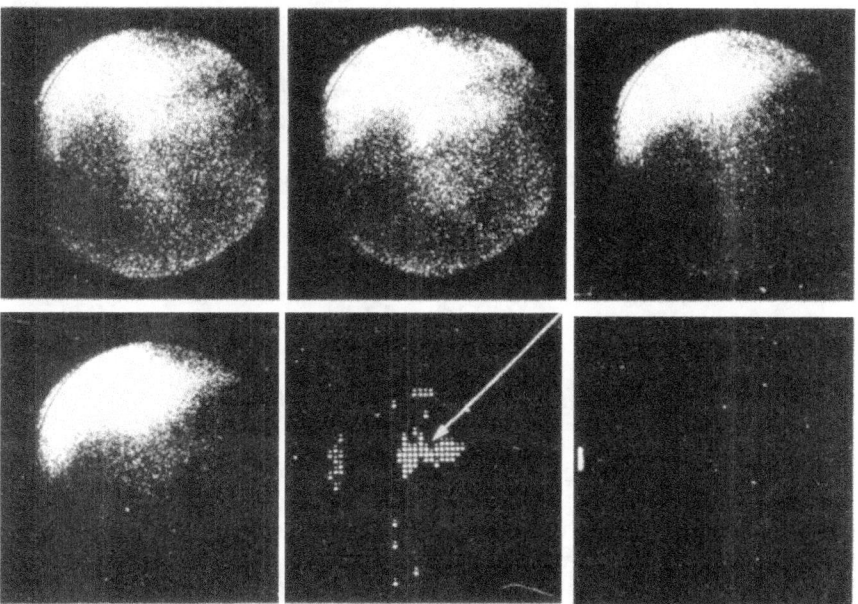

Abb. 4. Speicherdefekt (Pfeil) im Pankreas einer Patientin, bei dem es sich um ein histologisch bestätigtes Insulom handelte

Der Wert der Bestimmung des Insulins liegt besonders auf physiopathologischem Gebiet, während sie nur selten eine Schlüsselstellung in der klinischen Diagnostik einnimmt.

3.2. Glukagon

Assan et al. (1969) haben gezeigt, daß das von den Inselzellen des Pankreas produzierte Glukagon mit dem von Bromer et al. (1956) synthetisierten Polypeptid 1-29 identisch ist. Neben den A-Zellen der Langerhans'schen Inseln gibt es auch glukagonproduzierende Zellen im Darm (Orci et al., 1968).

Gastrointestinales und pankreatisches Glukagon sind nicht identisch und können mit spezifischen Antikörpern getrennt werden.

3.2.1. Klinische Anwendung

Glukagon fördert die Glykogenolyse beim Blutzuckerabfall, hat eine lipolytische Wirkung und senkt den Serumkalziumgehalt. Die Bestimmung der Glukagonämie ist in der Klinik nur bei Verdacht auf das Vorliegen eines Glukagonoms von Bedeutung. Dieser Tumor kann ebenfalls mit der Pankreasszintigraphie dargestellt werden (Abb. 5).

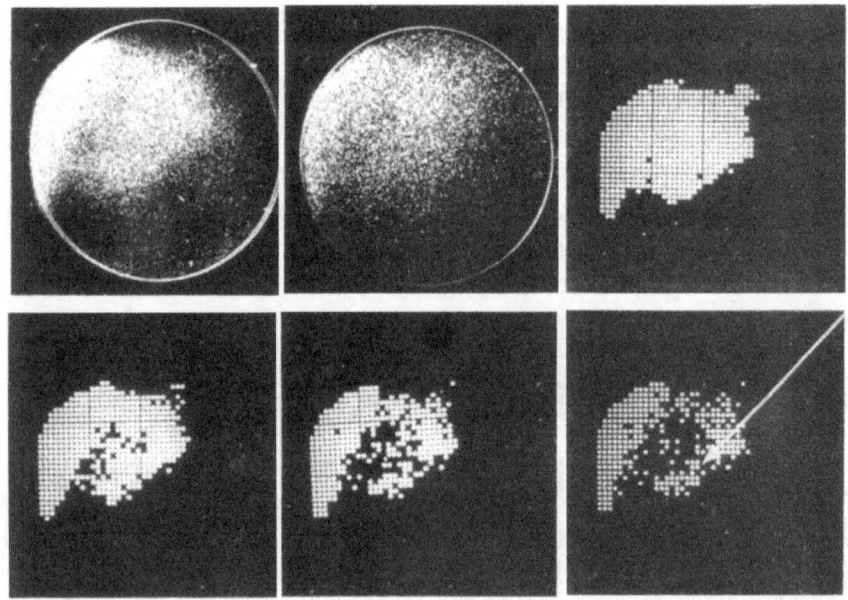

Abb. 5. Speicherdefekt im Pankreasszintigramm (Pfeil), der einem malignen Glukagonom entsprach

4. Steroide

4.1. Nebennierenrinde

Das Enzymsystem der Nebennierenrinde erlaubt, vom Cholesterin ausgehend, die Biosynthese aller bekannten Steroide. In diesem Abschnitt soll, ohne auf Details einzugehen, die Bestimmung von Aldosteron, Kortikosteron und Kortisol behandelt werden. Die Sexualsteroide werden im folgenden Abschnitt mit denen der Keimdrüsen besprochen.

Besonders wegen ihrer zu geringen Präzision, wurde die Bestimmung der Kortikoide durch kompetitive Bindung an Trägerproteine (Murphy u. Pattee, 1964) zugunsten der radioimmunologischen Methoden (ITO et al., 1972) verlassen. Die größte Schwierigkeit liegt dabei in der Ähnlichkeit dieser Hormone untereinander, der man nur unter Verwendung hochspezifischer Antisera beikommen kann. Auch Nicht-Steroid Interferenzen können Schwierigkeiten bereiten. Die großen Mengenunterschiede der einzelnen Hormone (Aldosteron ca. 20 pg/ml, Kortisol ca. 150000 pg/ml; ROSA, 1973) erschweren ihre Bestimmung noch zusätzlich.

Aldosteron ist ein Mineralokortikoid, das den Elektrolythaushalt reguliert, indem es die tubuläre Natrium-Retention und die Ausscheidung von Kaliumionen fördert. Eine Erhöhung des Aldosteronspiegels wird besonders beim primären Hyperaldosteronismus oder Conn-Syndrom gefunden, dessen führendes Symptom die von einer Hypokaliämie begleitete Hypertonie ist.
Normalwerte 1–10 ng/100 ml.

Kortikosteron hat eine doppelte Wirkung: Es ist ein schwächeres Mineralokortikoid als Aldosteron und ein schwächeres Glukokortikoid als Kortisol.
Normalwerte 0,4–2 µg/100 ml.

Kortisol hat eine hauptsächlich glukokortikoide Wirkung, indem es die Glukoneogenese fördert. Auf den Eiweißstoffwechsel hat es einen katabolen Einfluß, während seine mineralokortikoide Wirkung relativ schwach ist.
Normalwerte 6–25 µg/100 ml je nach Tageszeit.

Eine Erhöhung des Plasmakortisols, verbunden mit einer Störung der Tagesrhythmik (PAVLATOS et al., 1965; STREETEN et al., 1969), findet sich beim Cushing Syndrom, bei dem die glukokortikoide Wirkung meist im Vordergrund steht. Mischformen mit Hyperaldosteronismus und/oder adrenogenitalem Syndrom kommen beim Vorliegen von Nebennierenrinden-Adenomen und besonders hormonaktiven Karzinomen vor. Solche Tumoren können szintigraphisch dargestellt werden.

In der Nebennierenrinden-Insuffizienz oder Morbus Addison sind die Plasmaspiegel der Kortikoide erniedrigt, können aber unter Ruhebedingungen noch im Normalbereich sein. Die Erhöhung der Werte als Antwort auf einen Streß bleibt jedoch aus, was durch die Gabe von exogenem ACTH geprüft werden kann.

4.2. Keimdrüsen

Die Sexualsteroide sind in ihrer Struktur 11-17-18-19-21 den Kortikosteroiden sehr nahe; deswegen gelten für ihre Bestimmung die gleichen Bemerkungen, die im vorhergehenden Abschnitt gemacht wurden. Bei Verwendung hochspezifischer Antikörper erhält man ohne größere Schwierigkeiten verschiedene Eichkurven, unter anderem für Oestron, Progesteron, 17α-Hydroxyprogesteron, Testosteron, Aethiocholanolon, Androsteron, Dihydrotestosteron und Dehydroepiandrosteron (COLLINS et al., 1972).

Die *Oestrogene* werden als 17β-Oestradiol in einem Solid-Phase-Radioimmunoassay bestimmt (ABRAHAM, 1969; ABRAHAM et al., 1970).

Die Plasmakonzentration erfährt starke Zyklusschwankungen: Vom 1.–10. Tag liegt sie um 65 pg/ml, vom 11.–20. Tag um 124 pg/ml, vom 21. bis zum letzten Zyklustag um 137 pg/ml (KORENMAN et al., 1969). Die Bestimmungen der Plasmawerte des Oestradiols, zusammen mit denen von Progesteron, LH und FSH ermöglichen die genaue Festlegung des Ovulationstermins. Außerdem sind sie in der Verlaufskontrolle von komplizierten Schwangerschaften von Bedeutung.

Die radioimmunologische Bestimmung des *Progesterons* (ERLANGER et al., 1959; FURUYAMA et al., 1970; CHEN et al., 1971) ist sehr empfindlich. Sie dient besonders zur Untersuchung der Fertilität. In fertilen wie in nicht fertilen Zyklen findet man in der Follikelphase einen Progesteronwert von 3–4 ng/ml, der im fertilen Zyklus nach der Ovulation ansteigt, während er im nicht fertilen Zyklus abfällt (NEILL et al., 1969).

Die radioimmunologische Bestimmung von *Testosteron* (COLLINS et al., 1972) ergibt folgende Werte:

— beim Mann 573 ± 190 ng/100 ml,
— bei der geschlechtsreifen Frau 53 ng ± 10 ng/100 ml.

Die klinische Bedeutung dieser Dosierung liegt in Sterilitätsuntersuchungen, in Diagnose und Therapiekontrolle von virilisierenden Tumoren.

5. Hypophysenhormone

Die Hypophysenhormone unterliegen ihrerseits hypothalamischen "releasing factors", die hier nicht besprochen werden sollen. Nur die Hormone der Adenohypophyse, mit Ausnahme des TSH, das anderweitig besprochen wird, sollen kurz behandelt werden.

ACTH ist ein Polypeptid von relativ kleinem Molekulargewicht, das zum ersten Mal mit der radioimmunologischen Methode nach YALOW et al. (1969) von FELBER (1963) bestimmt wurde (IMURA et al., 1965; VIRASORO et al., 1974).

Für die Bestimmung der Plasmakonzentration von FSH, LH und STH (GREENWOOD et al., 1963; MIDGLEY et al., 1966, 1969; FRANCHIMONT, 1966, 1969; FRANCHIMONT u. HENDRICK, 1973) ist eine gute Extraktion Grundbedingung, damit jegliche Kontamination, selbst biologisch inaktiver, aber immunologisch aktiver Hormone, vermieden wird (YALOW, 1974).

Die Bestimmung des ACTH-Spiegels dient hauptsächlich zur Differentialdiagnose zwischen primären und sekundären Nebennierenrindenstörungen, während die des STH in der Diagnose des hypophysären Zwergwuchses sowie der Akromegalie eine Rolle spielt. Die Kenntnis von FSH- und LH-Konzentrationen ist in der Suche nach den Ursachen von Sterilität und Keimdrüsenunterfunktionen von Bedeutung (ODELL u. SWERDLOFF, 1968).

6. Plazentares Laktogen (HPL)

Das menschliche plazentare Laktogen und das hypophysäre Wachstumshormon sind immunologisch verschiedene Substanzen mit einer gewissen Anzahl gemeinsamer Antigengruppen (BECK et al., 1965, 1969; ITO u. HIGASHI, 1961).

Das vom Synzytiotrophoblast sekretierte HPL gelangt nur in den mütterlichen Kreislauf, während das mütterliche STH die Plazentarschranke passieren kann.

Die Sekretionsrate der Plazenta beträgt 3–4 g/Tag.

HPL unterliegt einem sehr raschen Abbau und ist bereits am ersten Tag post partum nicht mehr nachweisbar.

Autoren, wie CURCHOD et al. (1971), halten den HPL-Spiegel für einen sensiblen Indikator der Plazentarfunktion, während JOSIMOVICH et al. (1970) bei der Untersuchung von

151 normalen und 89 komplizierten Schwangerschaften keine Beziehung zwischen dem HPL-Wert und Krankheitsbildern, wie Diabetes mellitus, Sichelzellenanämie, Erythroblastose oder fetalem Wachstumsrückstand, feststellen konnten. Dazu bilden die Beobachtung von BURT et al. (1970) einen gewissen Widerspruch, der 30 Minuten nach Hyperglykämie einen Abfall des HPL-Wertes fand.

Die Entwicklung der radioimmunologischen Bestimmungsmethoden ermöglichte die Erfassung zahlreicher patho-physiologischer Phänomene, besonders in der Endokrinologie, die bisher ungeklärt, ja ungeahnt waren. Die klinische Aussagekraft wird durch Stimulations- und Hemmteste, sowie Verlaufsbetrachtungen erhöht. Die Kenntnis der Ansprechbarkeit der Rezeptoren, deren Bestimmung noch im Entwicklungsstadium ist, wird den Hormonstatus vervollständigen und in der Therapie eine gezieltere Anwendung der Hormone ermöglichen.

Es ginge zu weit, hier in Details einzugehen, deswegen soll zum Schluß eine Liste heute bestimmbarer Hormone angegeben werden, die keinen Anspruch auf Vollständigkeit erhebt.

Eiweißhormone
— Releasing und Release inhibiting Factors
 Thyrotropin releasing factor TRF
 LHRF
 Somatostatin
— Hypophysenhormone
 Wachstumshormon STH
 Adrenokortikotropes Hormon ACTH
 Melanozytenstimulierendes Hormon MSH
  α-MSH
  β-MSH
 Glykoproteine
  Thyreoidea-stimulierendes Hormon TSH
  Follikelstimulierendes Hormon FSH
  Luteinisierendes Hormon LH
 Prolaktin
 Lipotropin
 Vasopressin
 Oxytozin
— Plazentaäe Hormone
 Choriongonadotropin HCG
 Plazentares Laktogen HPL
— Pankreas-Hormone
 Insulin
 Glukagon
— Kalzium-Phosphor-Stoffwechsel Hormone
 Parathormon PTH

 Kalzitonin CT
— Gastrointestinale Hormone
 Gastrin
 Sekretin
 Cholezystokinin CCK
 Vasoaktives intestinales Polypeptid VIP
 Gastric Inhibitory Polypeptide GIP
— Vasoaktive Gewebshormone
 Angiotensin
 Brädykinin

Nicht eiweißartige Hormone
— Schilddrüsenhormone
 Thyroxin T_4
 Trijodothyronin T_3
 Reverse T_3
— Steroide
 Aldosteron
 Glukokortikoide
 Oestrogen
 Androgen
 Progesteron
— Prostaglandine
— Biogene Amine
 Serotonin
 Melatonin

Literatur

ABRAHAM, G.E.: Solid-phase radioimmunoassay of oestradiol 17-β. J. clin. Endocr. **29**, 866–870 (1969).

ABRAHAM, G.E., ODELL, W.D., EDWARDS, R., PURDY, J.M.: Solid-phase radioimmunoassay of estrogens in biological fluids. Acta endocr. (Kbh.), Suppl. 147, **64**, 332–346 (1970).

ARDAILLOU, R., VUAGNAT, P., MILHAUD, G., RICHET, G.: Effets de la thyrocalcitonine sur l'excrétion rénale des phosphates, du calcium et des ions H^+ chez l'homme. Nephron **4**, 298–314 (1967).

ASHKAR, R.P., NAYA, J.L., SMITH, E.M.: Parathyroid scanning with ^{75}Se-Selenomethionine and glucagon stimulation. J. nucl. Med. **12**, 751–753 (1971).

ASSAN, R., DROUET, J., ROSSELIN, G., WÜNSCH, E.,

SCHRÖDER, E.: Etude radio-immunologique de glucagons naturel et synthétique et de peptides synthétiques apparentés. Path. et Biol. **17**, 757–762 (1969).

BECK, J.S., GORDON, R.H., DONALD, D., MELVIN, J.M.O.: Characterisation of antisera to a growth hormone like placental antigen (human placental lactogen): immunofluorescence studies with these sera on normal and pathological syncytiotrophoblast. J. Path. **97**, 545–555 (1969).

BECK, P., PARKER, M.L., DAUGHADAY, W.H.: Radioimmunologic measurement of human placental lactogen in plasma by a double antibody method during normal and diabetic pregnancies. J. clin. Endocr. **25**, 1457–1462 (1965).

BERSON, S.A., YALOW, R.S.: Quantitative aspects of reaction between insulin-binding antibody. J. clin. Invest. **38**, 1996–2016 (1959).

BERSON, S.A., YALOW, R.S.: Immunoassay of protein hormones. The Hormones. Vol. **4**, chap. 9, p. 557–630. New York: Academic Press 1964.

BERSON, S.A., YALOW, R.S.: Insulin in blood and insulin antibodies. Amer. J. Med. **40**, 676–690 (1966).

BERSON, S.A., YALOW, R.S., AURBACH, G.D., POTTS, J.T., JR.: Immunoassay of bovine and human parathyroid hormone. Proc. nat. Acad. Sci. (Wash.) **49**, 613–617 (1963).

BERSON, S.A., YALOW, R.S., BAUMAN, A., ROTHSCHILD, M.A., NEWERLY, K.: ^{131}I-insulin metabolism in human subjects: demonstration of insulin binding globulin in circulation of insulin-treated subjects. J. clin. Invest. **35**, 170–190 (1956).

BIRGE, S.J., AVIOLI, L.V.: Glucagon-induced hypocalcemia in man. J. clin. Endocr. **29**, 213–218 (1969).

BISCHOF-DELALOYE, A., DELALOYE, B.: Diagnostic des adénomes parathyroïdiens par l'exploration radioisotopique. In: Radioaktive Isotope in Klinik und Forschung **10**, 472–478 (1973).

BLAIR, R.J., BEIERWALTES, W.H., LIEBERMAN, L.M., BOYD, C.M., COUNSEL, R.E., WEINHOLD, P.A., VARMA, V.M.: Radiolabeled cholesterol as an adrenal scanning agent. J. nucl. Med. **12**, 176–182 (1971).

BROMER, W.W., SINN, L.G., STAUB, H., BEHRENS, O.K.: The amino acid sequence of glucagon. J. Amer. chem. Soc. **78**, 3858–3860 (1956).

BURT, R.L., LEAKE, N.H., RHYNE, A.L.: Human placental lactogen and insulin – blood glucose homeostasis. Obstet. and Gynec. **36**, 233–237 (1970).

CENTI COLELLA, A., PIGORINI, F.: Experience with parathyroid scintigraphy. Amer. J. Roentgenol. **109/4**, 714–723 (1970).

CHAMBERS, E.L., JR., GORDON, G.S., GOLDMAN, L., REIFENSTEIN, E.C., JR.: Tests for hyperparathyroidism: Tubular reabsorption of phosphate, phosphate deprivation and calcium infusion. J. clin. Endocr. **16**, 1507–1521 (1956).

CHEN, J.C., ZORN, E.M., HALLBERG, M.C., WIELAND, R.G.: Antibodies to testosterone -3- bovine serum albumin, applied to assay of serum $17S^3 = \beta$—ol androgens. Clin. Chem. **17**, 581–586 (1971).

CLARK, M.B., BOYD, G.W., BYFIELD, P.G.H., FORSTER, G.V.: A radioimmunoassay for human calcitonin M. Lancet **1969 II**, 74–77.

COLLINS, W.P., MANSFIELD, M.D., ALLADINA, N.S., SOMMERVILLE, I.F.: Radioimmunoassay of plasma testosterone. J. Steroid-Biochem. **3**, 333–348 (1972).

CONN, J.W., BEIERWALTES, W.H., LIEBERMAN, L.M., ANSARI, A.N. COHEN, E.L., BOOKSTEIN, J.J., HERWIG, K.R.: Primary aldosteronism: Preoperative tumor visualisation by scintillation scanning. J. clin. Endocr. **33**, 713–716 (1971).

CONN, J.W., MORITA, R., COHEN, E.L., MCDONELL, W.J., HERWIG, K.R.: Primary aldosteronism. Photoscanning of tumors after administration of ^{131}I-19-iodocholesterol. Arch. intern. Med. **129**, 417–425 (1972).

COUNSELL, R.E., RANADE, V.V., BLAIR, R.J., BEIERWALTES, W.H., WEINHOLD, P.A.: Tumor localizing agents. IX Radioiodinated cholesterol. Steroids **16**, 317–328 (1970).

CURCHOD, A., AUBERT, M.L., STAUFFER, F.: Hormone placentaire de croissance. Schweiz. Z. Gynäk. Geburtsh. **2**, 5–9 (1971).

DAUGHADAY, W.H., JACOBS, L.S.: Principles of competitive proteinbinding assays, Vol. 34, p. 429. Philadelphia: Lippincott 1971.

DELALOYE, B.: Les acquisitions récentes de la médecine nucléaire pour le diagnostic des tumeurs. In: Current Problems in Surgery, Vol. 14, p. 273–295. Surgical oncology (Eds. F. Saegesser, J. Pettavel). Bern: Hans Huber 1970.

DI GIULIO, W., BEIERWALTES, W.H.: Parathyroid scanning with selenium 75 labelled methionine. J. nucl. Med. **5**, 417–427 (1964).

DI GIULIO, W., SISSON, J.C., BEIERWALTES, W.H.: Photoscanning the hyperfunctioning parathyroid gland. Clin. Res. **11**, 297 (1963).

DOPPMAN, J.L., HAMMOND, W.G.: The anatomic basis of parathyroid venous sampling. Radiology **95**, 603–610 (1970).

DOPPMAN, J.L., MELSON, G.L., EVANS, R.G., HAMMOND, W.G.: Selective superior and inferior thyroid vein catheterization. Venographic anatomy and potential applications. Invest. Radiol. **4**, 97–99 (1969).

DOPPMAN, J.L., WELLS, S.A., SHIMKIN, P.M., PEARSON, K.D., BILEZIKIAN, J.P., HEATH, D.A., POWELL, D., KETCHAM, A.S., AURBACH, G.D.: Parathyroid localization by angiographic techniques in patients with previous neck surgery. Brit. J. Radiol. **46**, 403–418 (1973).

ERLANGER, F., BOREK, F., BEISER, S.M., LIEBERMAN, S.: Steroid-protein conjugates. Preparation and characterization of conjugates of bovine serum albumin with progesterone, deoxycorticosterone and estrone. J. biol. Chem. **234**, 1090–1094 (1959).

FELBER, J.P.: ACTH-antibodies and their use for a radio-immuno assay for ACTH. Experientia **29**, 227–229 (1963).

FRANCHIMONT, P.: Dosage radio-immunologique des gonadotrophines folliculo-stimulante et lutéinisante. In: Labelled Proteins in Tracer Studies Euratom Report. EURATOM **2950**, d, f, e, 303–322 (1966).

FRANCHIMONT, P.: Immunological behaviour of FSH, LH, HCG and TSH. Acta endocr., Suppl. 142, **63**, 70–72 (1969).

FRANCHIMONT, P., HENDRICK, J.C.: Radioimmunoassay of glycoprotein hormones in Radioimmunoassay and related procedures in Medicine. AIEA **I**, 177–201 (1973).

FROESCH, E.R., MÜLLER, W.A., BÜRGI, H., WALDVOGEL, M., LABHART, A.: Non-suppressible insulin-like activity of human serum. II Biological properties of plasma extracts with non-suppressible insulin-like activity. Biochim. biophys. Acta (Amst.) **121**, 360–374 (1966).

FURUYAMA, S., MAYES, D.M., NUGENT, C.A.: A radioimmunoassay for plasma testosterone. Steroids **16**, 415–428 (1970).

GERSHBERG, H., MARI, S., ST. PAUL, H.: The one-hour response to parathyroid extract in hyperparathyroidism and renal disease. Metabolism **15**, 206–221 (1966).

GOODMAN, D.S.: Cholesterol ester metabolism. Physiol. Rev. **45**, 747–839 (1965).

GREBE, S.F.: Szintigraphische Darstellung eines Parathyreoideadenoms mit 75 Se-Methionin. Med. Klin. **62**, 672–674 (1967).

GREENWOOD, F.C., HUNTER, W.M., GLOVER, J.S.: The preparation of I 131 labeled human growth hormone of high specific radioactivity. Biochem. J. **89**, 114–123 (1963).

HALES, C.N., RANDLE, P.J.: Immunoassay of insulin with insulin-antibody precipitate. Biochem. J. **88**, 137–146 (1963).

HARINGTON, C.R., NEUBERGER, A.: Electrometric titration of insulin. Preparation and properties of iodinated insulin. Biochem. J. **30**, 809–820 (1936).

HAUBOLD, V., ZONNTAG, A., PABST, H.W., FREY, K.W., KARL, H.J.: Zum Problem der szintigraphischen Darstellung von Epithelkörperchenadenomen mit Hilfe von ^{75}Se-Selenomethionin. In: Radioisotope in der Lokalisations-Diagnostik, S. 389–395. Stuttgart: F.K. Schattauer 1967.

HERBERT, V., LAU, K.S., GOTTLIEB, C.W., BLEICHER, S.J.: Coated charcoal immunoassay of insulin. J. clin. Endocr. **25**, 1375–1384 (1965).

ICRP PUBLICATION 17: Protection of the patient in radionuclide investigations. Published for the International Commission on Radiological Protection by Pergamon Press. Oxford 1971.

IMURA, H., SPARKS, L.L., GRODSKY, G.M., FORSHAM, P.A.: Immunologic studies of adrenocorticotropic hormone (ACTH): Dissociation of biologic and immunologic activities. J. clin. Endocr. **25**, 1361–1369 (1965).

ITO, Y., HIGASHI, K.: Studies on the prolactin-like substance in human placenta. Endocr. jap. **8**, 279–287 (1961).

ITO, T., WOO, J., HANING, R., HORTON, R.: A radioimmunoassay for aldosterone in human peripheral plasma including a comparison of alternate techniques. J. clin. Endocr. **34**, 106–112 (1972).

JOSIMOVICH, J.B., KUSOR, B., BOCCELLA, L., MINTZ, D.H., HUTCHINSON, D.L.: Placental lactogen in maternal serum as an index of fetal health. Obstet. and Gynec. **36**, 244–250 (1970).

KEELING, D.H., TODD-POKROPEK, A.E.: Computer-assisted parathyroid scanning. In: Medical Radioisotope Scintigraphy. AIEA **I**, 745–757 (1969).

KIRSCHNER, A.S., ICE, R.D., BEIERWALTES, W.H.: Radiation dosimetry of ^{131}I-19-Iodocholesterol. J. nucl. Med. **14**, 713–717 (1973).

KORENMAN, S.G., PERRIN, L.E., MCCALLUM, TH.P.: A radio-ligand binding assay system for estradiol measurement in human plasma. J. clin. Endocr. **29**, 879–883 (1969).

LOEVINGER, R., BERMAN, M.: A formalism for calculation of absorbed dose from radionuclides. Phys. in Med. Biol. **13**, 205–217 (1968).

MIDGLEY, A.R., JR.: Radioimmunoassay: A method for human chroionic gonadotrophin and human luteinizing hormone. Endocrinology **79**, 10–18 (1966).

MIDGLEY, A.R., JR., NISWENDER, G.D., REBAR, R.W.: Principles for the assessment of the reliability of radioimmunoassay methods (precision, accuracy, sensitivity, specificity). In: Immunoassay of gonadotrophins, Karolinska Symposia on research methods in reproductive endocrinology. Acta endocr., Suppl. 142, **63**, 163–184 (1969).

MURPHY, B.E.P., PATTEE, C.J.: Determination of plasma corticoids by competitive protein-binding analysis using gel filtration. J. clin. Endocr. **24**, 919–923 (1964).

NAGAI, T., SOLIS, B.A., KOH, C.S.: An approach to developing adrenal-gland scanning. J. nucl. Med. **9**, 576–581 (1968).

NEILL, J.D., JOHANSSON, E.D., KNOBIL, E.: Patterns of circulating progesterone concentrations during the fertile menstrual cycle and the remainder of gestation in the rhesus monkey, Endocrinology **84**, 45–48 (1969).

ODELL, W.D., SWERDLOFF, R.S.: Radioimmunoassay of luteinizing and follicle stimulating hormones in human serum. In: Radioisotopes in Medicine: in vitro studies. USAEC **13**, 165–184 (1968).

ORCI, L., PICTET, R., FORSSMANN, W.G., RENOLD, A.E., ROUILLER, C.: Structural evidence for glucagon producing cells in the intestinal mucosa of the rat. Diabetologia (Basel) **4**, 56–67 (1968).

PAVLATOS, F.CH., SMILO, R.P., FORSHMAN, P.H.: A rapid screening test for Cushing's Syndrome. J. Amer. med. Ass. **193**, 720–723 (1965).

PIRET, L., MORELLE, J., NAGANT, C.: Intérêt de la scintigraphie dans le diagnostic des tumeurs de la parathyroide. Rev. franç. Endocr. clin. **8**, 135–143 (1967).

Pizer, S.M.: Production and processing of radioisotope scans. Ph. D. Thesis, Harvard University (1967).

Potchen, E.J.: Isotopic labeling of the rat parathyroid as demonstrated by autoradiography. J. nucl. Med. **4**, 480–484 (1963).

Potchen, E.J., Awwad, H.K., Adelstein, J.J., Dealy, J.B.: The thyroid uptake of selenium 75-selenomethiomine; effect of L-thyroxine and thyroid stimulating hormone. J. nucl. Med. **7**, 433–441 (1966).

Potts, J.T., Jr., Aurbach, G.D.: Chemistry of parathyroid hormone. In: The Parathyroid glands: ultrastructure, secretion and function, p. 63–67. University of Chicago Press, Chicago 1965.

Rasmussen, H., Craig, L.C.: Parathyroid polypeptides. Rec. Prog. Horm. Res. **18**, 269–295 (1962).

Reitz, R.E., Pollard, J.J., Wang, C.A., Fleischli, D.J., Cope, O., Murray, T.M., Deftos, L.J., Potts, J.T., Jr.: Localization of parathyroid adenomas by selective venous catheterization and radioimmunoassay. New Engl. J. Med. **281**, 348–351 (1969).

Rosa, U.: Steroid Radioimmunoassay. In: XVème Colloque de Médecine Nucléaire de Langue Française (Eds. C. Beckers, L. Piret) Ceuterick, Louvain 403–424 (1973).

Rosa, U., Bianchi, R., Federighi, C., Scasselati, G.A., Donato, L.: Marquage de proteines a l'aide de l'iode radioactif par une methode électrochimique. Effet de l'iodation progressive sur le compartement metabolique de la serumalbumine humaine. Bull. Acad. Suisse Sci. Méd. **21**, 185–196 (1965).

Rosselin, G., Tchobroutsky, E., Assan, R., Lellouch, J., Derot, M.: Etude radio-immunologique de la réaction insuline-anticorps anti-insuline. Rev. franc. Etud. Clin. Biol. **10**, 1045–1063 (1965).

Samols, E.: Immunochemical aspects of insulin. On the nature and treatment of diabetes mellitus. V. Congr. Intern. Diab. Fed. Toronto, Excerpta med. Foundation (Amst.) 259 (1964).

Sanger, F., Tuppy, H.: The amino-acid sequence of the phenylalanyl chain of insulin I, II. Biochem. J. **49**, 463–490 (1951).

Seldinger, S.I.: Localization of parathyroid adenoma by arteriography. Acta radiol. (Stockh.) **42**, 353–366 (1954).

Smith, L.F.: Species variation in the amino-acid sequence of insulin. Amer. J. Med. **40**, 662–666 (1966).

Streeten, D.H.P., Stevenson, C.T., Dalakos, Th. G., Nicholas, J.J., Dennick, L.G., Fellerman, H.: The diagnosis of hypercortisolism. Biochemical criteria differentiating patients from lean and obese normal subjects and from females on oral contraceptives. J. clin. Endocr. **29**, 1191–1211 (1969).

Virasoro, E., Copinschi, G., Bruno, O.D.: Degradation of labelled hormone in radioimmunoassay of ACTH. In: Radioimmunoassay and related procedures in Medicine. AIEA **I**, 323–335 (1974).

Wang, Ch.A., Reitz, R.E., Pollard, J.J., Fleischli, D.J., Murray, T.M., Deftos, L.J., Potts, J.T., Jr., Cope, O.: Localization of hyperfunctioning parathyroids. Amer. J. Surg. **119**, 462–464 (1970).

Wilson, S., Dixon, G.H., Wardlaw, A.C.: Resynthesis of cod insulin from its polypeptide chains and the preparation of cod-ox "hybrid" insulins. Biochim. biophys. Acta (Amst.) **62**, 483–489 (1962).

Yalow, R.S.: Heterogeneity of peptide hormone. Its implications for radioimmunoassay. In: Radioimmunoassay and related procedures in Medicine. AIEA **I**, 3–21 (1974).

Yalow, R.S., Berson, S.A.: Assay of plasma insulin in human subjects by immunological methods. Nature **184**, Suppl. 21, 1648–1649 (1959).

Yalow, R.S., Berson, S.A.: Preparation and purification of high specific activity ^{131}I labeled hormones: with special reference to use in radioimmunoassay of hormones in plasma. In: Radioactive Pharmaceuticals (Eds. H. Wagner, Jr., G. Andrews, R.W. Kniseley) USAEC Division of Technical Information Extension, Oak Ridge, Tennessee, 265–280 (1966).

VI. Lunge

A. Perfusions- und Inhalationsszintigraphie mit Partikeln

Von

K. Hennig und P. Woller

Mit 8 Abbildungen und 5 Tabellen

Für die Aufgabe der Lunge — ausreichende Sauerstoffaufnahme und Kohlendioxidabgabe unter Wahrung des Säure-Basen-Status — sind nicht nur die absoluten Größen der bekannten Faktoren Perfusion, Ventilation und Diffusion von Bedeutung, sondern auch ihre regionale Verteilung, die Distribution. Bereits beim Gesunden sind Ventilation, Perfusion und Diffusion ungleichmäßig auf die verschiedenen Lungenabschnitte verteilt. So sind bei aufrechtem Oberkörper unter dem Einfluß der Schwerkraft die Alveolen in den basalen Lungenabschnitten kleiner als in den oberen und daher einer stärkeren Ausdehnung fähig. Sie leisten bei normaler Atmung einen größeren Beitrag zum Gasaustausch. Mit zunehmender Atemstromstärke wirken sich zusätzlich die Atemwegwiderstände auf die Verteilung aus. Eine weitere Einflußgröße ist die Atemtiefe (Siegel und Potchen, 1973).

Auch die Durchblutung unterliegt dem Einfluß der Schwerkraft. In aufrechter Position sind die unteren Lungenabschnitte stärker durchblutet als die oberen (3:1). In Rücken- oder Bauchlage wird ein antero-posteriorer Gradient der Durchblutung zugunsten der jeweils unten befindlichen Abschnitte beobachtet.

Bei Lungenerkrankungen können weiterreichende funktionelle Inhomogenitäten auftreten; diese bezeichnet man als *Verteilungsstörungen*. So regelt bei obstruktiven Lungenerkrankungen hauptsächlich der Atemwegwiderstand die Verteilung der Ventilation, und die normale Verteilung wird verändert. Weiterhin wird die Verteilung, und zwar im umgekehrten Sinn wie durch die Schwerkraft, beeinflußt durch eine Vergrößerung des „closing volume", das heißt des aktuellen Lungenvolumens, bei dem ein Verschluß von terminalen Luftwegen („airway closure") in den unten gelegenen Lungenpartien bei der Ausatmung einsetzt (Milic-Emili, 1974).

Die Verteilung der Perfusion ändert sich bei Druckänderungen im kleinen Kreislauf: Druckerhöhung führt zu einer Umverteilung in dem Sinn, daß mehr Blut zu den oberen Lungenanteilen fließt. Damit werden die Unterschiede der Durchblutung zwischen oberen und unteren Lungenanteilen vermindert; das kann in einer lageunabhängigen Verteilung resultieren. Druckabfall (z.B. Schock) im kleinen Kreislauf dagegen führt zu einer Verstärkung der schwerkraftbedingten Unterschiede. Gravierende Auswirkungen auf die Verteilung der Durchblutung haben Verschlüsse größerer Gefäße (z.B. durch Emboli oder durch Tumorkompression oder -invasion).

Für die Effektivität der Lungenfunktion ist es entscheidend, daß Ventilation (V) und Perfusion (Q) annähernd die gleiche Verteilung aufweisen. Ventilation ohne Perfusion (Totraumventilation) oder Perfusion ohne Ventilation (Kurzschlußdurchblutung, funktioneller Shunt) sind ineffektiv, und es setzen Regelmechanismen ein, um Ventilation und

Perfusion auszubalancieren. Aufschluß darüber, inwieweit dieses Ziel erreicht wird, gibt die Verteilung des Ventilations-Perfusionsverhältnisses (V/Q).

Die bildhafte Darstellung der Verteilung der Ventilation und Perfusion ist Ziel der Lungenszintigraphie.

1. Geschichtliches

Die Geschichte der Perfusions-Lungenszintigraphie reicht zurück bis in das Jahr 1947, als MÜLLER und ROSSIER Radiogold-Holzkohlepartikel zu therapeutischen Zwecken über einen Herzkatheter in die Äste der Arteria pulmonalis injizierten. Diese Arbeiten wurden von ERNST et al. (1958) in Tierversuchen wieder aufgegriffen. Sie veranlaßten GIBEL et al. (1962) aus dem gleichen Arbeitskreis zu tierexperimentellen Untersuchungen über die Brauchbarkeit dieser Partikel zur Lungenszintigraphie. YA et al. (1961), ARIEL (1963) sowie HAYNIE et al. (1963) injizierten radioaktiv markierte Keramikkügelchen mit einem Durchmesser um 50 µm, die in den Lungenkapillaren hängen blieben. ALTENBRUNN und STOBER (1963) erprobten ^{131}J-markierte Stärkekörner zur Perfusions-Lungenszintigraphie. Versuche mit auflösbaren Radiopharmaka (^{203}Hg-Chlormerodrin, ^{131}J-Humanserumalbumin, ^{51}Cr-markierte Erythrozyten), die von QUINN (1963) zum szintigraphischen Nachweis von Lungeninfarkten unternommen wurden, schlugen fehl.

Der entscheidende Durchbruch gelang TAPLIN et al. (1963) mit der Herstellung ^{131}J-markierter Makroaggregate von Humanserumalbumin und der Testung in Tierversuchen. Das Nuklearpharmakon wurde von anderen Arbeitsgruppen sofort übernommen und zuerst von WAGNER et al. (1964a), wenig später auch von anderen Arbeitsgruppen klinisch angewendet (QUINN und WHITLEY, 1964; DWORKIN et al., 1964; TAPLIN et al., 1964).

Bei der Ventilations-Lungenszintigraphie bestand eine völlig andere Ausgangssituation. Methoden zur Untersuchung der Ventilation und ihrer Verteilung mit Hilfe von radioaktiven Gasen waren bereits seit 1955 (KNIPPING) bekannt. Die Einführung der Ventilations-Lungenszintigraphie erfolgte in dem Bestreben, das Verteilungsmuster in gleicher Weise wie bei der Perfusions-Lungenszintigraphie mit dem Scanner darzustellen.

Versuche mit Daueratmung eines ^{133}Xe-Luftgemisches während der Szintigraphie (PIRCHER, 1968 mitgeteilt) führten nicht zum gewünschten Ergebnis, da der Konzentrationsgradient für ^{133}Xe zwischen Alveolarluft und Blut sowie Gewebe zu gering war.

Aus Untersuchungen über die Strahlengefährdung durch inhalierte radioaktive Partikel war deren Verteilung in der Lunge bekannt (KORNBERG et al., 1961). Davon ausgehend, daß sich Partikel mit Teilchengrößen um 1 µm zum Teil in den Alveolen niederschlagen (MORROW, 1964), bot sich die Inhalation von radioaktiven Aerosolen an. 1965 berichtete ALTENBRUNN über Methodik und Ergebnisse der Lungenszintigraphie mit inhaliertem ^{198}Au-Kolloid-Aerosol. Im gleichen Jahr stellten PIRCHER et al. tierexperimentelle und klinische Ergebnisse der Ventilations-Szintigraphie nach Inhalation von vernebeltem ^{131}J-Humanserumalbumin vor. TAPLIN und POE (1965) untersuchten verschiedene radioaktive Substanzen auf ihre Eignung zur Ventilations-Lungenszintigraphie; als brauchbar erwiesen sich ^{125}J-, ^{131}J- und ^{99m}Tc-markiertes Humanserumalbumin, ^{197}Hg-Chlormerodrin und ^{198}Au-Kolloid.

Die Ventilationsszintigraphie konnte nicht die weite Verbreitung erlangen wie die Perfusionsszintigraphie, zum einen wegen des höheren methodischen Aufwandes, zum anderen wegen ihres bis heute umstrittenen Wertes.

2. Prinzip

Das Prinzip der Perfusions-Lungenszintigraphie besteht in der Injektion einer Suspension von radioaktiven Partikeln, die nach intravenöser Injektion und Passage des rechten Herzens von dem Kapillarfilter der Lunge abgefangen werden und als strahlende Mikroemboli die Verteilung der Durchblutung repräsentieren. Dieses Filter besteht aus den Endaufzweigungen der Lungenarterien, die in ein Netzwerk münden, das die Alveolen umgibt. Partikel mit einem Durchmesser unter 8 µm (z.B. Erythrozyten) können dieses Filter passieren; für die Lungenszintigraphie sind daher Teilchengrößen über 8 µm erforderlich. Andererseits müssen die Teilchengrößen unter 100 µm liegen, um Störungen der Lungenfunktion zu vermeiden (DWORKIN et al., 1966; TUBIS, 1971; SIEGEL und POTCHEN, 1973). Prinzipiell günstig ist die Verwendung von Partikelgrößen, die näher an der unteren Grenze des abgesteckten Bereiches liegen. Da eine Mindestanzahl von Partikeln notwendig ist (größenordnungsmäßig 10^5, BUCHANAN et al., 1969; HECK und DULEY, 1974), um die statistischen Schwankungen der Partikelverteilung hinreichend klein zu halten, nimmt bei gleicher Partikelzahl die injizierte Substanzmenge mit der dritten Potenz der Partikelgröße zu, das heißt bei einer Verdopplung des Partikeldurchmessers verachtfacht sich die Masse der Partikel.

Bei dem geschilderten Verfahren wird nur ein kleiner Bruchteil der Mikrozirkulation ausgeschaltet und das bei Verwendung metabolisierbarer Partikel auch nur vorübergehend. Für den blockierten Anteil der Gefäße liegen sehr unterschiedliche Angaben vor: JOHNSON (1971) schätzt den blockierten Anteil auf 0,1 bis 1%, FEINE und HILPERT (1971) geben 0,1% an, TAPLIN und MACDONALD (1971) kommen auf weniger als 0,1% und KONIETZKO et al. (1973) nur auf 0,01%. Diese Diskrepanzen beruhen auf unterschiedlichen Vereinfachungen, die auf Grund des breiten Partikelgrößenspektrums vorgenommen wurden. Neuere Berechnungen für kugelförmige Partikel einheitlicher Größe und der Dichte 1 g/cm^3 (HARDING et al., 1973) ergeben für eine applizierte Substanzmenge von 1 mg für Teilchen von 60–90 µm 0,31%; für kleinere und größere Partikel ist der blockierte Anteil geringer (z.B. 0,14% für 15 µm-Partikel und 0,12% für 525 µm-Partikel).

Die Verteilung der Partikel ist unter folgenden Voraussetzungen repräsentativ für die Verteilung der Durchblutung (WAGNER, 1970):

— Die Partikel werden während ihrer Passage von der Injektionsstelle zur Pulmonalarterie gleichmäßig mit dem Blut gemischt.
— Hämodynamik und Gravitation beeinflussen die Verteilung der Partikel und der roten Blutkörperchen in gleicher Weise.
— Die Partikel werden bei einer einzigen Lungenpassage nahezu komplett aus der pulmonalen Zirkulation extrahiert.
— Die Partikel verändern in den verabfolgten kleinen Mengen nicht selbst die Verteilung der Durchblutung.

Da die Verteilung der Partikel mit Hilfe externer Strahlungsdetektoren gemessen wird, ist zu fordern:

— Die Partikel werden nicht so rasch metabolisiert, daß sich ihre anfängliche Verteilung vor Abschluß der Messung ändert.
— Die Einflüsse der Strahlungsabsorption und der Meßgeometrie lassen sich durch geeignete Kalibrierung korrigieren.

Die Gültigkeit dieser Voraussetzungen wurde durch mehrere Untersuchungen bestätigt: von Tow et al. (1966) sowohl durch Vergleich der spezifischen Aktivität von Gewebeproben aus verschiedenen Lungenregionen als auch durch Vergleich der Verteilung markierter Makroaggregate und markierter Erythrozyten und von LOPEZ-MAJANO et al. (1964) sowie von CHERNICK et al. (1965) durch Vergleich der szintigraphisch und der differentialspirometrisch ermittelten Perfusionsverteilung auf die rechte und linke Lunge.

Aus dem Prinzip der Perfusions-Szintigraphie folgt, daß die markierten Partikel denjenigen aktuellen Zustand der Perfusionsverteilung signalisieren, der zum Zeitpunkt der Injektion und wenige Sekunden später bestand. Danach erfolgende Änderungen der Perfusionsverteilung beeinflussen die Verteilung der Partikel nicht mehr. Es ist somit möglich, die mit der Injektion der Partikel erfolgende „Momentaufnahme" zu einem späteren Zeitpunkt mit dem Scanner oder mit der Kamera zu „entwickeln".

Das Prinzip der Ventilations-Lungenszintigraphie beruht auf dem Niederschlagen inhalierter Aerosolpartikel im Tracheobronchialbaum und in den Alveolen. Die Verteilung der Aerosoldeposition ist jedoch nicht repräsentativ für die Ventilation, da die Aerosoldeposition von zusätzlichen Faktoren beeinflußt wird: von der Größenverteilung der Partikel und von den Strömungsverhältnissen in der Lunge, die ihrerseits wieder von gerätebedingten und von anatomischen Faktoren abhängen.

Partikel mit Durchmessern größer als 10 µm werden vorwiegend in den oberen Luftwegen niedergeschlagen, solche zwischen 2 und 10 µm in der Trachea und den größeren Bronchien. Etwa 10% der kleineren Partikel von 0,5–2 µm Durchmesser werden in den Alveolen deponiert; der Rest wird wieder abgeatmet (MORROW, 1964). Diese für trockene Aerosole ermittelten Beziehungen können ähnlich auch für feuchte Aerosole angenommen werden (POE und TAPLIN, 1971).

Das Niederschlagen des Aerosols erfolgt durch Sedimentation oder durch Aufprall auf Bronchialwände (Impaktion) an Krümmungen oder infolge Turbulenzen. Turbulenzen entstehen bei hohen Strömungsgeschwindigkeiten (Hyperventilation) und an Hindernissen im Luftstrom (starke Krümmungen, Verzweigungen, Obstruktionen). Bei Wirbelbildung kann die Partikeldeposition somit nicht die Ventilationsverhältnisse widerspiegeln. Das Aerosol-Lungenszintigramm wird daher höchstens bei normalen Ventilationsverhältnissen oder bei vollständiger Obstruktion von Bronchialwegen mit dem Xenon-Szintigramm übereinstimmen; bei forcierter Atmung, bei Rauchern und besonders bei Patienten mit obstruktiven Lungenerkrankungen werden sich dagegen sehr unterschiedliche Verteilungsmuster ergeben.

3. Nuklearpharmaka

3.1. Nuklearpharmaka zur Perfusions-Lungenszintigraphie

Mit der Entwicklung der ^{131}J-Albumin-Makroaggregate war das Problem der Lungenszintigraphie vom Prinzip her gelöst. In den folgenden Jahren setzten Bemühungen ein, Nuklearpharmaka mit günstigeren Eigenschaften zu gewinnen. Es wurde eine Vielzahl von Substanzen entwickelt und hinsichtlich ihrer Eignung zur Lungenszintigraphie erprobt. Einen Überblick, der keinen Anspruch auf Vollständigkeit erhebt, gibt die Tabelle 1. Größere Verbreitung konnten jedoch außer den ^{131}J-Albumin-Makroaggregaten nur ^{99m}Tc- und ^{113m}In-Albumin-Makroaggregate, ^{99m}Tc- und ^{113m}In-Albumin-Mikrosphären sowie ^{99m}Tc- und ^{113m}In-Eisenhydroxid-Partikel erlangen.

3.1.1. ^{131}J-Albumin-Makroaggregate

Die ersten kommerziell verfügbaren ^{131}J-Albumin-Makroaggregate wurden hergestellt, indem eine 0,1%ige ^{131}J-Humanserumalbumin-Lösung bei pH 5,5 für 20 min auf 79° C

Tabelle 1. Nuklearpharmaka zur Perfusions-Lungenszintigraphie

1.	^{131}J-Albumin-Makroaggregate	TAPLIN et al. (1963, 1964, 1966b, 1967), WAGNER et al. (1964a), QUINN und WHITLEY (1964), OGAWA et al. (1967) u.a.
2.	^{51}Cr-Albumin-Makroaggregate	WAGNER et al. (1964a)
3.	^{51}Cr-Dextran-Partikel	JOHNSON und GOLLAN (1967)
4.	^{99m}Tc-Albumin-Makroaggregate Markierung vor Denaturierung	
	mit Eisen-Askorbinsäure	MCAFEE et al. (1964), DE VERNEJOUL et al. (1968), PERSSON und LIDEN (1969), COOPER et al. (1970) u.a.
	mit Zinnchlorid	DREYER und MÜNZE (1969), LIN et al. (1971)
	elektrolytisch	BENJAMIN et al. (1970), DWORKIN und GUTKOWSKI (1971)
	Markierung nach Denaturierung	
	mit Eisen-Askorbinsäure	HONDA et al. (1970)
	mit Zinnchlorid	DEUTSCH und REDMOND (1972), ROBBINS et al. (1972)
5.	^{99m}Tc-Zinn-Kolloid-Albumin-Makroaggregate	LIN et al. (1972)
6.	^{99m}Tc-Schwefel-Kolloid-Albumin-Makroaggregate	CRAGIN et al. (1970), THOMAS und WIENER (1973)
7.	^{99m}Tc-Schwefel-Gelatine-Makroaggregate	FICKEN et al. (1970)
	^{113m}In-Schwefel-Gelatine-Makroaggregate	TUBIS et al. (1973)
8.	^{99m}Tc-Thionin-Makroaggregate	YEH et al. (1969)
9.	^{99m}Tc-Albumin-Mikrosphären	PASQUALINI et al. (1969), SUBRAMANIAN et al. (1969), RHODES et al. (1969), ZOLLE et al. (1970), NOVAK (1971a), BURDINE et al. (1971), RABAN et al. (1973).
10.	^{99m}Tc-Gelatine-Mikrosphären	SUBRAMANIAN et al. (1969)
11.	^{99m}Tc-Eisen-Hydroxid-Partikel	BOYD et al. (1969), BRUNO et al. (1970), YANO et al. (1971), DAVIS (1970, 1971)
12.	^{99m}Tc-Zinn-Hydroxid-Partikel	MAASS und ALVAREZ (1967)
13.	^{99m}Tc-Schwefel-Kolloid-Eisenhydroxid-Partikel	HUBERTY (1971)
14.	^{113m}In-Albumin-Makroaggregate	CISCATO et al. (1969), RODRIGUEZ et al (1969), CHAPMAN et al. (1970), CSETENYI et al. (1974).
15.	^{113m}In-Albumin-Mikrosphären	PASQUALINI et al. (1969), RHODES et al. (1969), ZOLLE et al. (1970), BUCHANAN et al. (1969, 1971), RABAN et al. (1973)
16.	^{113m}In-Hydroxid-Partikel	STERN et al. (1966)
17.	^{113m}In-Eisenhydroxid-Partikel	STERN et al. (1966), BURDINE (1969), GARNETT et al. (1969), COLOMBETTI et al. (1969), COOPER und WAGNER (1971), RYBAKOW et al. (1974)
18.	^{113m}In-Albumin-Hydroxid-Partikel	TROW et al. (1969)
19.	^{11}C- und ^{87m}Sr-Strontium-karbonat-Partikel	MYERS und HUNTER (1968)
20.	^{82}Br- und ^{131}J-Plastik-Mikrosphären	BLACK und WALSH (1970)
21.	^{68}Ga-Chromphosphat-Albumin-Makroaggregate	ANGHILERI und PRPIC (1967)
22.	^{68}Ga- und ^{67}Ga-Eisenhydroxid-Partikel	COLOMBETTI et al. (1970)

erhitzt wurde. Die Nachteile dieses Herstellungsverfahrens — mehr als 2% freies Jod, 10–20% nicht aggregiertes Radioalbumin, breites und variables Teilchengrößenspektrum — konnten später durch Mikrowellenerhitzung und Ultraschallbehandlung wesentlich verringert werden (TAPLIN und MACDONALD, 1971). Nach Untersuchungen von MÜLLER und ANDERSEN (1973) variieren trotzdem die Teilchengrößenspektren von Hersteller zu Hersteller und auch beim gleichen Hersteller von Charge zu Charge zum Teil erheblich.

Die in den Spezifikationen der Hersteller angegebenen Bereiche für die Partikelgrößen charakterisieren die Teilchengrößenspektren nur unvollständig; es wird ein zusätzlicher biologischer Test (Bestimmung der Aufnahme in Lunge und Leber) als notwendig angesehen (LICINSKA et al., 1972; CHARLTON, 1973).

Die Lungenaufnahme wird mit über 75% der applizierten Aktivität (SABISTON und WAGNER, 1964), mit 75–85% (NOVAK und LINDEN, 1970b) und mit 90–95% (POE und TAPLIN, 1971) angegeben. LICINSKA et al. (1972) fanden bei Kontrolluntersuchungen an im Handel befindlichen Präparaten mitunter nur Aufnahmen von 50–60% der applizierten Aktivität in der Lunge.

Die Partikel unterliegen in den Gefäßen einer Aufspaltung, nach QUINN und WHITLEY (1964) durch Phagozytose und Proteolyse, nach TAPLIN und MACDONALD (1971) durch mechanische Faktoren, bis sie schließlich durch das engste Kapillarlumen passen und dann vom retikuloendothelialen System phagozytiert werden. Im Gegensatz zu dieser vorherrschenden Meinung nehmen GALT und TOTHILL (1973) an, daß in der Lunge eine vollständige Lyse erfolgt und die Aktivität als Jodid die Lunge verläßt.

Das Verschwinden der Aktivität aus der Lunge hängt stark von den Eigenschaften der Makroaggregate ab: von der Größe und der Härte der Aggregate sowie von der injizierten Anzahl der Partikel (TAPLIN u. MACDONALD, 1971). FURTH et al. (1965) geben für Partikel mit 10–75 μm (mit 70–85% zwischen 25 und 30 μm) einen biphasischen Verlauf an: eine anfängliche rasche Komponente mit einer Halbwertzeit von 6 Std und eine langsamere von 3,2 Tagen Halbwertzeit. TAPLIN u. MACDONALD (1971) fanden nach Injektion einer 1%igen Suspension von Albumin-Makroaggregaten mit Partikelgrößen von 10–70 μm Halbwertzeiten von 4–6 Std. Bei Injektion von weniger oder kleineren Teilchen erfolgte die Abwanderung beträchtlich schneller, während größere Partikel länger verweilten. DELAND (1966) ermittelte einen mindestens dreiphasischen Verlauf mit Halbwertzeiten von 6 Std, 3 und 55 Tagen. Die Gesamtkörper-Halbwertzeit betrug 1,7 Std ohne und 21–22 Std mit Schilddrüsenblockade.

Während HADDAD und LUCHSINGER (1969) bei Patienten mit angeborenen Herzfehlern oder mit chronischer Bronchitis sowie bei Anwendung eines bronchodilatorisch wirkenden Medikaments (Isoproterenol) keine signifikanten Unterschiede zur Kontrollgruppe fanden, beobachteten TYSON et al. (1972) zum Teil erhebliche Verlängerungen der Halbwertzeit bei Patienten mit chronischen Lungenerkrankungen; auch BUSSE et al. (1973) stellten eine verlängerte Retention bei Asthma und anderen Lungenerkrankungen fest.

3.1.2. ^{99m}Tc- und ^{113m}In-Albumin-Makroaggregate

Für die Herstellung wurden zahlreiche Verfahren entwickelt, wie auch aus Tabelle 1 zu entnehmen ist.

Das kinetische Verhalten ist dem der Jod-Präparate ähnlich. Vorteilhaft ist die kurze Halbwertzeit der markierenden Nuklide bei ebenfalls metabolisierbaren Partikeln. Die Strahlungsenergie von ^{99m}Tc ist darüber hinaus für Untersuchungen mit der Szintillationskamera sehr günstig. Nachteilig sind der hohe Zeitbedarf für die Herstellung im eigenen Labor und die mangelhafte Reproduzierbarkeit der Partikelgrößenverteilung. Zur Verkürzung der Herstellungsdauer wurden verschiedene Kits entwickelt (CHAPMAN et al., 1970; COOPER et al., 1970; DWORKIN und GUTKOWSKI, 1971; DEUTSCH und REDMOND, 1972; ROBBINS et al., 1972). Auf die Verteilung der Teilchengrößen wirkt sich nach CHAPMAN et al. (1970) ein Zusatz von Zirkonsulfat günstig aus. Andere Autoren bevorzugen vorgefertigte Albumin-Makroaggregate (HONDA et al., 1970; ROBBINS et al., 1973 u.a.).

3.1.3. ^{99m}Tc- und ^{113m}In-Eisenhydroxid-Partikel

^{99m}Tc- bzw. ^{113m}In-Eisenhydroxid-Partikel lassen sich durch Ausfällen von Eisenhydroxid in Gegenwart von ^{99m}Tc-Pertechnetat bzw. ^{113m}In-Chlorid gewinnen. Es gibt zahlreiche Präparationsvorschriften und Modifikationen. Meistens wird als Stabilisator Gelatine verwendet. GARNETT et al. (1969) geben ein gelatinefreies Präparat an; RYBAKOW et al. (1974) empfehlen Polyvinylpyrrolidon als Stabilisator.

Für die Partikelgrößen werden 5–30 μm mit einem Mittelwert von etwa 50 μm (DAVIS, 1970), 10–50 μm mit 70% innerhalb 20–50 μm (BOYD et al., 1969), 5–95 μm mit 88% innerhalb 10–60 μm (SZYMENDERA et al., 1974) sowie 5–40 μm (RYBAKOW et al., 1974) angegeben.

Auch für die Lungenaufnahme finden sich sehr unterschiedliche Werte zwischen 70% (ADATEPE et al., 1968) und 98% (BOYD et al., 1969).

Bei der Abwanderung aus der Lunge ist zu unterscheiden zwischen der Abwanderung der Aktivität und der des Eisens.

Für ^{99m}Tc werden Halbwertszeiten von 24 Std (BOYD et al., 1969), 19 Std bei Lungengesunden und bis 200 Std und darüber mit biphasischem Verlauf bei Lungenerkrankungen (DAVIS, 1970) und ebenfalls ein biphasischer Verlauf mit Halbwertszeiten von 1 Std (27%) und 15 Std (60%) (BRUNO et al., 1970) angegeben. Für Indium fanden STERN et al. (1966) eine Halbwertszeit von etwa 10 Std; bei ^{113m}In mißt man daher praktisch den physikalischen Zerfall.

Zur Bestimmung der Eisenabwanderung wurde ^{59}Fe-Eisenhydroxid verwendet. STERN et al. (1966) beobachteten eine Halbwertszeit von 18 Std. GALT und TOTHILL (1973) fanden nach 13 Tagen 50%, nach 42 Tagen 30% und nach 105 Tagen noch 19% der applizierten Dosis in der Lunge. SZYMENDERA et al. (1974) geben eine Halbwertszeit von 106 Tagen an; 7,5% des injizierten Eisens blieben noch über 1 Jahr zurück.

Diese Diskrepanzen, auch zu anderen Autoren, beruhen auf Unterschieden in den untersuchten Spezies, bei der Präparation, in der Partikelgrößenverteilung, in der Wertigkeit des Eisens, in der Verbindung und im Gesundheitszustand der untersuchten Lungen (DAVIS, 1974).

Die Langzeitretention der Eisenpartikel sowie das breit streuende Spektrum der Partikelgrößen sind als Nachteile des Eisenhydroxid-Präparates anzusehen; vorteilhaft ist die leichte Präparation.

3.1.4. ^{99m}Tc- und ^{113m}In-Albumin-Mikrosphären

Albumin-Mikrosphären werden erzeugt, indem man eine Suspension von Humanserumalbumin in Pflanzenöl erhitzt (130–150° C) und so die suspendierten Albumin-Kügelchen verfestigt. Danach werden die Mikrosphären durch Filtration getrennt und durch Waschen mit einem fettlösenden Mittel vom restlichen Öl befreit. Die Partikel können getrocknet und durch Sieben in eng tolerierte Größenklassen unterteilt werden.

Der Hauptvorteil der Mikrosphären liegt in diesem eng begrenzten Partikelgrößenspektrum, das eine hohe Lungenaufnahme gewährleistet: RHODES et al. (1969) geben 91–99% an; NOVAK (1971 b) kam mit 94 ± 3% zu einem ähnlichen Ergebnis. Dadurch sind quantitative Bestimmungen (z.B. bei arteriovenösen Shunts) möglich (Abb. 1).

Die Halbwertszeit für das Verschwinden von ^{99m}Tc-Mikrosphären aus der Lunge geben BURDINE et al. (1971) mit etwa 5 Std an; NOVAK (1971) fand einen biphasischen Verlauf mit 2,4 (39%) und 5,3 (61%) Std Halbwertszeit. ZOLLE et al. (1970) demonstrierten die Abhängigkeit der Aufnahme und der Abwanderungsgeschwindigkeit aus der Lunge

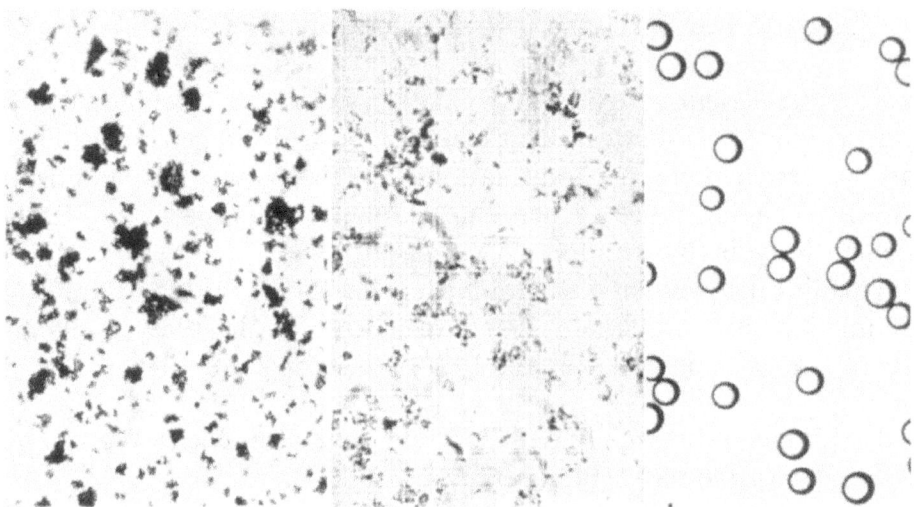

Abb. 1. Albumin-Makroaggregate (links), Eisenhydroxid-Partikel (Mitte) und Albumin-Mikrosphären (rechts). 150fache Vergrößerung.

von der Temperatur bei der Herstellung der Mikrosphären: Präparation bei 118° C ergab 55% Aufnahme und eine Abwanderungshalbwertszeit von 2,4 Std, bei 146° C 94% und 7,2 Std und bei 165° C 96% und 144 Std. BUCHANAN et al. (1969) weisen auf den Zusammenhang zwischen Teilchengröße und zu applizierender Substanzmenge hin: um den Einfluß der statistischen Schwankung in der Verteilung der Partikel hinreichend gering zu halten, sind etwa 100000 Partikel zu applizieren. Bei 35 μm Durchmesser besitzen diese eine Masse von 3 mg, bei 15 μm Durchmesser von nur 0,25 mg.

3.2. Nuklearpharmaka zur Ventilations-Lungenszintigraphie

Zur Inhalations-Lungenszintigraphie wird eine radioaktive Substanz benötigt, die ein Aerosol bilden kann, das möglichst gleichmäßig bis in die Alveolen vordringt, dort in ausreichendem Maße und genügend lange deponiert wird und dabei eine geringe Strahlenbelastung verursacht.

Von den Substanzen, die bisher untersucht wurden (Tabelle 2), haben nur noch ^{99m}Tc- und ^{113m}In-Präparate Bedeutung. Feste Aerosol-Partikel (Albumin-Mikrosphären) halten

Tabelle 2. Nuklearpharmaka zur Ventilations-Lungenszintigraphie

1.	^{198}Au-Kolloid	ALTENBRUNN (1965), TAPLIN und POE (1965), TAPLIN et al. (1966a)
2.	^{131}J-Albumin	PIRCHER (1965), TAPLIN und POE (1965), TAPLIN et al. (1966a)
3.	^{131}J-Bengalrosa	TAPLIN und POE (1965), TAPLIN et al. (1966a)
4.	^{125}J-Albumin	TAPLIN und POE (1965), TAPLIN et al. (1966a)
5.	^{125}J-Bengalrosa	TAPLIN und POE (1965), TAPLIN et al. (1966a)
6.	^{197}Hg-Chlormerodrin	TAPLIN und POE (1965), TAPLIN et al. (1966a)
7.	^{99m}Tc-Albumin	TAPLIN und POE (1965), POE und TAPLIN (1971), TAPLIN et al. (1974)
8.	^{99m}Tc-Sulfid	LOCHER et al. (1972)
9.	^{99m}Tc-Pertechnetat	COOK und LANDER (1971b), ISITMAN et al. (1974)
10.	^{99m}Tc-Albumin-Mikrosphären	GIUNTINI et al. (1973)
11.	^{99m}Tc-Zinn-Phytat	ISITMAN et al. (1974)
12.	^{111}In-Chlorid	ISITMAN et al. (1974)
13.	^{111}In-DTPA	ISITMAN et al. (1974)
14.	^{113m}In-Chlorid	COOK und LANDER (1971a), TAPLIN et al. (1974)

GIUNTINI et al. (1974) für günstiger in ihren Eigenschaften. Nach TAPLIN et al. (1974) könnte auch die Anwendung von trockenen Aerosolen bedeutungsvoll werden.

Über die Deposition der Aerosole in den Lungen liegen sehr unterschiedliche Angaben vor. Sie reichen von 1% für Ultraschall- und 2% für Düsen-Aerosole von ^{99m}Tc-Pertechnetat (ASMUNDSSON et al., 1973) bis zu 14% für Düsen-Aerosole von ^{131}J-Humanserumalbumin (PIRCHER et al., 1967).

Für die Halbwertszeit des Abtransports aus den Lungen geben PIRCHER et al. (1967) 20 Std an (^{131}J-Humanserumalbumin). ISITMAN et al. (1974) erhielten biphasische Verläufe für den Abtransport: die Halbwertszeiten der schnelleren Komponente betrugen 6 min für Pertechnetat, 16 min für ^{111}In-DTPA, 35 min für ^{111}In-Chlorid und 40 min für ^{99m}Tc-Zinn-Phytat.

4. Untersuchungstechnik

Der Patient bedarf keiner Vorbereitung mit Ausnahme einer Schilddrüsenblockade (nur bei Anwendung von ^{131}J-Präparaten). Hierfür werden beispielsweise 0,5 g Kaliumjodid am Abend vor der Untersuchung (KRÜGER und ERNST, 1967; LUTHER et al., 1973a), 100 mg Kaliumjodid vor der Injektion und täglich danach (GALT und TOTHILL, 1973) oder täglich 20 Tropfen Lugolsche Lösung für 3 Tage, beginnend am Tag vor der Untersuchung (FEINE und HILPERT, 1971) empfohlen.

Die übliche Dosierung des Nuklearpharmakons liegt bei 100–300 µCi ^{131}J-Albumin-Makroaggregate bzw. bei 1–3 mCi bei den ^{99m}Tc- und ^{113m}In-Präparaten (MÜLLER, 1970; FEINE und HILPERT, 1971; POE und TAPLIN, 1971; LUTHER et al., 1973a; SECKER-WALKER und SIEGEL, 1973 u.a.). Die Mikrosphären verdienen wegen ihres eng begrenzten Größenspektrums den Vorzug; ihre spezifische Aktivität sollte so eingestellt werden, daß etwa 60000 bis maximal 150000 Mikrosphären zur Injektion kommen. Damit sind unter Berücksichtigung aller patienten- und technisch bedingten Faktoren einschließlich der Restaktivität in der Spritze die statistischen Schwankungen in der Verteilung hinreichend gering; ein Überschreiten der angegebenen oberen Grenze ist unnötig (HECK und DULEY, 1974). Bei den anderen Partikeln liegen Angaben von notwendigen und hinreichenden Partikelzahlen wegen des größeren Streubereichs der Partikelgrößen nicht vor; hier spielt auch zum Teil die Markierungsausbeute eine Rolle (THOMAS und WIENER, 1973). Bei den Albumin-Präparaten ist unbedingt der Eiweißgehalt zu beachten: Die applizierte Albumin-Menge sollte 10 ng/kg nicht überschreiten (TAPLIN und MACDONALD, 1971). Die Partikelsuspension ist unmittelbar vor der Anwendung zu schütteln.

Bei alleiniger Durchführung der Perfusions-Szintigraphie erfolgt die Injektion in der Regel in Rückenlage des Patienten; entweder langsam bei ruhiger Atmung, um über die Atemphasen zu mitteln, oder rasch bei maximaler Inspiration, weil hierbei die Durchblutung der basalen Lungenabschnitte besser ist. JUDIN und USKOV (1973) lassen die Patienten Kniebeugen und Beugungen der Ellbogen- und Handgelenke durchführen, um die Lungenventilation zu verstärken und den kleinen Kreislauf zu beschleunigen.

Bei Kombination mit der Ventilations-Szintigraphie sind für beide Untersuchungen die gleichen Bedingungen einzuhalten. TAPLIN et al. (1974) führen beide Untersuchungen am sitzenden Patienten durch; RÖSLER et al. (1973) bevorzugen die Rückenlage des Patienten. Die Röntgenaufnahmen sollten ebenfalls in der gleichen Position des Patienten erfolgen (SILVER et al., 1973). Mit der Szintigraphie kann sofort nach der Injektion begonnen werden. Je nach Fragestellung ist die Szintigraphie in bis zu 4 Lagen des Patienten notwendig (anterior, posterior und zwei seitliche Lagen, SASAHARA et al., 1968;

Moser und Miale, 1968; Wagner, 1970 u.a.). Wellman (1971, 1974) betont besonders den Wert von schrägen Projektionen. Kontrastverstärkende Maßnahmen sind, wenn überhaupt, nur in geringem Ausmaß angezeigt: bei zu hohem Kontrast werden Aktivitätsverminderungen bis zum scheinbaren Fehlen von Aktivität verstärkt, und die Lungen können zu klein dargestellt werden. Sasahara et al. (1968) unterdrücken 5–10% und wenden keine weitere Kontrastverstärkung an. Wagner (1970) verlangt, daß im Szintigramm noch Untergrund dargestellt ist.

Mehrfachuntersuchungen dienen der Prüfung der Regulationsfähigkeit des Pulmonalkreislaufes. Die Reaktion der Lungenstrombahn auf alveoläre Hypoxie wird durch Wiederholung der Szintigraphie nach funktioneller Ausschaltung einer Lungenseite (Rückatmung eines Gasgemisches von 7 Vol.% CO_2, 5 Vol.% O_2 in N_2 für 12–15 min) kontrolliert (Felix et al., 1970, 1972b).

Durch Szintigraphie vor und nach Applikation von gefäß- bzw. bronchodilatorischen Pharmaka (Pharmako-Szintigraphie) lassen sich funktionelle und organische Durchblutungsstörungen differenzieren (Ernst et al., 1970; Koppenhagen et al., 1971; Sill et al., 1974). Diese Untersuchungen erfordern 2 Radionuklide mit unterschiedlichen Quantenenergien.

Bei der Ventilations-Lungenszintigraphie finden sich große methodische Unterschiede in der Inhalationstechnik. Zur Aerosolerzeugung werden Düsen oder Ultraschallgeräte verwendet. Ultraschallgeräte liefern homogene Aerosole. Die Bestimmung der Teilchengröße ist bei wäßrigen Aerosolen wegen ihrer Verdunstung oder Flüssigkeitsaufnahme schwierig. Für Düsenzerstäuber werden 5–15 µm (Goerg, 1971), 3–8 µm (Locher et al., 1972) und 0,01–4 µm (Pircher et al., 1971) angegeben; für Ultraschall-Aerosole findet man 1–2 µm (Goerg, 1971), 1–4 µm (Locher, 1972), kleiner als 3 µm (Isawa et al., 1970) und 0,01–2 µm (Pircher et al., 1971). Goerg und Locher (1971) halten im Hinblick auf maximale Aerosol-Deposition in den Lungen einen Düsenzerstäuber mit druckgesteuertem Respirator für optimal. Taplin et al. (1974) gingen 1966 vom Düsen- zum Ultraschallvernebler über, weil letzterer ein konzentrierteres Aerosol erzeugt und die eingesetzte Aktivität schneller vernebelt. Lin et al. (1973) benutzen einen modifizierten Ultraschallvernebler, der den Einsatz kleiner Volumina erlaubt und kleine Partikel (unsichtbares Aerosol) erzeugt. Pircher et al. (1971) geben noch eine Methode zur Nachbehandlung des Ultraschallaerosols durch Erwärmung an, mit der sich kleinere Partikel mit engerem Größenbereich erzielen lassen.

Die eingesetzten Aktivitäten sind wegen der nur geringen Deposition in den Lungen verhältnismäßig hoch: bei ^{99m}Tc- und ^{113m}In-Präparaten 3–5 mCi (Robinson et al., 1969; Secker-Walker und Siegel, 1973), 10–15 mCi (Cook und Lander, 1971b) und bis 30 mCi (Taplin et al., 1974). Hupka und Hupka (1971) beenden die Inhalation, wenn 300 µCi im gesamten Thorax nachweisbar sind.

Um Kontaminationen des Untersuchungsraums zu vermeiden, muß die während der Inhalation abgeatmete Aktivität aufgefangen werden (Filter, Plastebeutel).

Die Szintigraphie erfolgt unmittelbar im Anschluß an die Inhalation. Auch hier werden Scans in mehreren Lagen des Patienten angestrebt. Cook und Lander (1971a, b) postieren den Patienten vor der Inhalation vor die Szintillationskamera und nehmen Serienaufnahmen bereits während der Inhalation auf.

Die Zeitdauer für die Perfusions- und Ventilations-Szintigraphie kann mit Doppelkopf- (Dual-)Scannern, Schnellscannern und Szintillationskameras für die Routinepraxis in tragbaren Grenzen gehalten werden.

Sowohl bei der Perfusions- als auch bei der Ventilations-Lungenszintigraphie lassen die zahlreichen verwendeten Nuklear-Pharmaka und Untersuchungstechniken die Forderung von Munkner (1974) nach einer Standardisierung dringlich erscheinen.

5. Das Lungenszintigramm bei normaler Perfusion und Ventilation

Für das normale Lungenszintigramm ist charakteristisch:

- Die Lungen entsprechen ihrer bekannten anatomischen Konfiguration.
- Die Lungenkonturen sind relativ glatt und scharf begrenzt.
- Die Aktivität ist homogen in der Lunge verteilt, und die Impulsrate ist der Dicke der Lunge in der jeweiligen Projektion proportional.

Im antero-posterioren Szintigramm markiert sich das Herz als Gebiet mit verminderter oder fehlender Radioaktivität im medialen Teil des linken Unterfeldes. Im postero-anterioren Szintigramm tritt das Herz kaum hervor. Die basalen Gebiete können bei Scanner-Szintigrammen wegen der Atembewegung „ausgefranst" erscheinen, insbesondere bei hohen Scangeschwindigkeiten. Die Zwerchfellwinkel sind — am häufigsten bei fettleibigen Patienten — nicht selten abgerundet, annehmbar wegen einer Hypoventilation dieser Gebiete (DELAND und WAGNER, 1970). Das Mediastinum stellt sich als aktivitätsfreies Band dar.

Bei den seitlichen Projektionen ist die Lungenbasis entsprechend dem Zwerchfell konkav. In der linksseitigen Projektion verursacht das Herz eine konkave Eindellung der anterioren Lungengrenze. Zu beachten ist bei den seitlichen Projektionen die Überlagerung durch die kontralaterale Lunge, insbesondere bei Verwendung von ^{131}J oder ^{113m}In. Die gegenüberliegende Lunge trägt mit 15–30% zum szintigraphischen Bild bei, auch bei Verwendung fokussierender Kollimatoren (SURPRENANT, 1967).

Diese Überlagerungseffekte werden bei schrägen Projektionen vermieden. Sie ermöglichen darüber hinaus die Darstellung der Lingula (links-anteriore Schrägprojektion) und des rechten Mittellappens (rechts-anteriore Schrägprojektion) sowie der Gebiete hinter dem Herzen (links-posteriore Schrägprojektion) (WELLMAN, 1974).

Bewegung des Patienten während der Szintigraphie mit bewegtem Detektor können Verzerrungen des szintigraphischen Bildes verursachen. Sie lassen sich meistens im Szintigramm durch korrespondierende Veränderungen an gegenüberliegenden Lungenseiten erkennen. Bei der Szintillationskamera führen Bewegungen des Patienten zu Unschärfe.

Die Verteilung der Radioaktivität im Perfusions-Lungenszintigramm hängt von der Lage des Patienten bei der Injektion ab (Abb. 2). Wird das Nuklearpharmakon dem Patienten in aufrechter Position injiziert, ist die Aktivität in den Lungenspitzen niedriger als in den unteren Anteilen. Erfolgt die Injektion beim liegenden Patienten, so gleichen sich Spitzen und basale Gebiete an, dafür stellt sich in den seitlichen Projektionen eine geringe antero-posteriore Differenz dar. Zur Vermeidung auch dieses Unterschiedes injizieren manche Autoren (MOSER und MIALE, 1968) die eine Hälfte der Dosis in Rücken-, die andere Hälfte in Bauchlage des Patienten.

Als Artefakte müssen solitäre oder multiple Bezirke mit stark erhöhter Aktivität („hot spots") angesehen werden. Sie treten als Folge injizierter Aktivitätsklümpchen auf. Als Ursache dieser Aktivitätsklümpchen sind ungenügendes Schütteln des Präparates in der Spritze und die Bildung von Blutgerinnseln in der Spritze anzusehen (MOSER und MIALE, 1968; WAGNER, 1968). PRESTON und GREENLAW (1970) demonstrierten, daß Albumin-Makroaggregate die Blutgerinnung beschleunigen und daß diese Gerinnsel Albumin-Makroaggregate an sich reißen.

ANTAR et al. (1970) beobachteten zweimal ungewöhnliche Aktivitätsablagerungen, die sich auf Klümpchen zurückführen ließen: einmal in einer entzündlich veränderten Axillarvene und einmal innerhalb des Herzens. Im letzteren Falle verlagerte sich das Klümpchen nach drei Tagen in die Lunge und verursachte dort einen „hot spot".

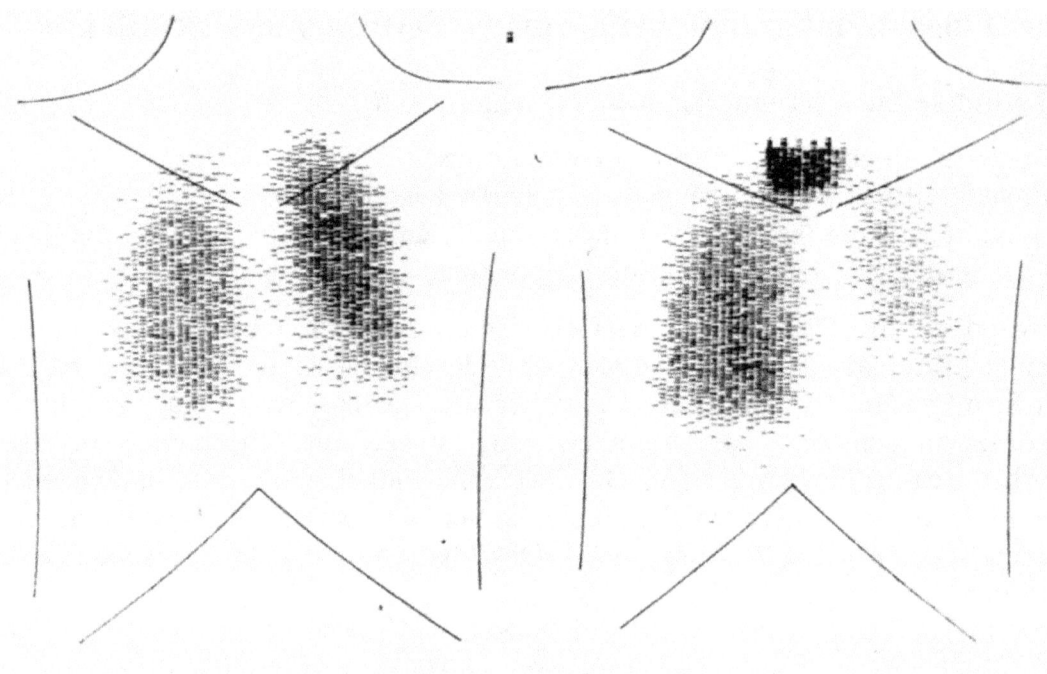

Abb. 2. Szintigramm eines lungengesunden Patienten nach Injektion von ^{131}J-Albumin-Makroaggregaten in linker Seitenlage (links) und rechter Seitenlage (rechts). Schilddrüse nicht blockiert. Aus: HENNIG et al., Fortschr. Röntgenstr. 107, 601 (1967).

Bei 46 Probanden fanden WEBBER et al. (1972) in 10 Fällen Abweichungen vom normalen Perfusionsszintigramm, die sich in einigen Fällen nicht durch andere Untersuchungen abklären ließen. Sie halten es für möglich, daß es sich dabei um Varianten oder Zeichen einer Prämorbidität handelt. Ein Lobus venae azygos kann zu einem subsegmentalen Perfusionsausfall im medialen Anteil des rechten Oberfeldes führen (POLGA und DRUM, 1972). Mitdarstellung von Leber und Milz ist auf zu kleine Partikel zurückzuführen, die die Lungenkapillaren passieren können und vom RES phagozytiert werden. Bei rechts-links-Shunts dagegen dominiert die Darstellung der Nieren, da deren Durchblutung gegenüber der Leberdurchblutung relativ hoch ist (DELAND und WAGNER, 1970).

Auch im Ventilations-Szintigramm ist ein Einfluß der Schwerkraft festzustellen, und zwar in gleicher Richtung wie bei der Perfusion, jedoch in geringerem Grade.

Normalerweise findet sich keine Aktivität in der Trachea und in den großen Bronchien. Gelegentlich kommt es zu einer Aktivitätsanreicherung im Pharynx und im Magen.

Zu große Aerosol-Partikel oder zu hohe Atemstromstärken bei der Inhalation ergeben eine erhöhte Aerosol-Deposition in den proximalen Luftwegen und im Szintigramm eine Betonung der zentralen Anteile.

Ein hoher Anteil der Raucher zeigt auch bei klinisch völliger Symptomfreiheit Veränderungen im Ventilations-Szintigramm: erhöhte tracheo-bronchiale Deposition und Unregelmäßigkeiten der Lungenperipherie (TETALMAN et al., 1971; SECKER-WALKER und EVENS, 1973).

6. Ursachen für Partikelfixationsstörungen

Ursachen für Partikelfixationsstörungen im Perfusions-Lungenszintigramm wurden von mehreren Autoren diskutiert (QUINN und HEAD, 1966; KRÜGER und ERNST, 1967; LEB et al., 1968; FEINE und ZUM WINKEL, 1969; QUINN, 1969; SECKER-WALKER und SIEGEL, 1973 u.a.).

Sie lassen sich einteilen in

— Verdrängung oder Ersatz von Lungengewebe (z.B. Kardiomegalie, Aortenaneurysma, Pulmonalarterienerweiterung, Pleuraerguß, retrosternale Struma, Emphysemblasen, Zysten, Zwerchfellhochstand)
— fehlende oder ungenügende Abfilterung der Partikel:
  pulmonalarterio-venöse Shunts (z.B. angeborene Anomalie)
  bronchial-pulmonalarterielle Verbindung mit Rückströmung in der Pulmonalarterie (z.B. bei Bronchiektasen)
  Erweiterung der Lungenkapillaren über Partikelgröße hinaus (z.B. Morbus WALDENSTROEM)
— fehlender oder ungenügender Antransport der Partikel:
  Verschluß von Pulmonalarterien durch Thromben und Emboli (Blut, Tumorzellen, Fett, Öl, Gas, Parasiten)
  reflektorische Verminderung der Durchblutung bei alveolärer Hypoxie (z.B. Bronchialkarzinom, Schleimpfropf)
  pulmonalvenöser Hochdruck (z.B. Mitralstenose)
  Pulmonalarterien- oder -venenkompressionen (z.B. Mediastinaltumor, Erguß)
  Gefäßveränderungen (z.B. durch Entzündung, Degeneration, Neoplasma)
  erhöhter Alveolardruck (z.B. Asthma)

Das Perfusions-Lungenszintigramm allein gibt Aufschluß über Lage und Größe eines Gebietes mit verminderter Durchblutung und den Grad der Verminderung. Wegen der vielfältigen in Frage kommenden Ursachen kann aber keine Aussage über den zugrunde liegenden Prozeß erfolgen. Die Deutung des pathologischen Perfusions-Lungenszintigramms soll daher nur unter Berücksichtigung des Röntgenbildes und — je nach Krankheitsbild — anderer Befunde erfolgen.

Als Ursachen für Verteilungsstörungen der Ventilation kommen in Frage (SECKER-WALKER und SIEGEL, 1973; SIEGEL und POTCHEN, 1973):

— Verzerrungen der Luftwege und Elastizitätsverlust (z.B. Emphysem, Bronchiektasen)
— regionale Bronchospasmen und partielle Obstruktionen (z.B. Bronchialasthma, akute und chronische Bronchitis)
— Atemwegsverschluß (z.B. Tumor, Fremdkörper, Schleimpfropf)
— Alveolen-Verfestigung (z.B. Pneumonie, Lungeninfarkt, Lungenödem).

Bei der Interpretation von Inhalations-Lungenszintigrammen ist stets zu berücksichtigen, daß wohl bei Verteilungsstörungen der Ventilation das Verteilungsmuster der Aerosol-Partikel Abweichungen von der Norm aufweist, daß jedoch bei Abweichungen im Inhalations-Lungenszintigramm nicht unbedingt eine Ventilationsstörung vorliegen muß. Die Möglichkeit falsch positiver Aerosol-Szintigramme diskutieren OPPELT et al. (1973) bei Vergleichen mit Xenon-Szintigrammen.

Eine herabgesetzte bis fehlende Partikelfixation findet sich sowohl in Gebieten mit verminderter Ventilation als auch in Bezirken, die partiellen Obstruktionen nachgeschaltet sind. Fehlende Aktivitätsanreicherung tritt in Gebieten mit vollständiger Obstruktion auf. Vermehrte Aktivitätsanreicherung charakterisiert die Orte partieller Obstruktion (PIRCHER, 1969; POE und TAPLIN, 1971).

Die Perfusions- und die Ventilations-Lungenszintigraphie reagieren im allgemeinen bei Lungenerkrankungen ähnlich. Ausnahmen sind die Lungenembolie sowie partielle Luftwegsverschlüsse und Ausbildung von Kollateralen. Eine Aufstellung unter Einbeziehung der Thoraxaufnahme zeigt Tabelle 3.

Tabelle 3. Ergebnisse der Aerosol- und der Perfusions-Szintigraphie sowie der Röntgendiagnostik bei verschiedenen Lungenerkrankungen. (Nach Lopez-Majano et al., 1974)

	Ventilation mit Aerosolen	Perfusion	Strahlentransparenz
bronchiale Obstruktion			
total	−	−	≪ oder −
partiell	−	≪	<
bronchioläre Obstruktion (Asthma)	<	<	≫
raumfordernde Prozesse, Parenchymerkrankungen	−	−*)	≪≪ oder −
Zwerchfell-Lähmung	<	<	>
bullöse Lungenerkrankung	−	−	≫≫
chronische obstruktive Lungenerkrankung (herdförmige Veränderungen)	−	< oder −	> oder ≫
Shunts der Atemwege	−	=	=
Lungenembolie			
einfach	=	−	=
mit Komplikationen	−	−	≫ oder <

− fehlt   < vermindert   > vermehrt   = unverändert

*) Bei hilusnahen Prozessen sind die Perfusions- und Ventilationsdefekte größer als die Ausdehnung des Prozesses im Röntgenbild.

7. Auswertung des Lungenszintigramms

Abweichungen vom normalen Perfusions-Szintigramm manifestieren sich als Aktivitätsverminderung oder -ausfall. Die Partikelfixationsstörungen werden beurteilt hinsichtlich

— Lokalisation
— Ausdehnung
— Begrenzung und
— Grad.

Man unterscheidet segmentale und lobäre sowie umschriebene und Totalausfälle einer Lunge. Die Begrenzung kann die verschiedensten Formen annehmen (gerade, dreieckig, rund usw.), sie kann glatt oder unscharf sein.

Von großer Bedeutung bei der Analyse von Perfusionsszintigrammen ist die Kenntnis der Anatomie der Pulmonalarterien. Für die Zuordnung der einzelnen Gebiete im Lungenszintigramm zu den Lungenlappen und -segmenten bei verschiedenen Projektionen findet sich eine sehr illustrative Darstellung bei Deland und Wagner (1970).

Nach den angeführten Kriterien wird jedes Szintigramm beurteilt. Zur Einschätzung des Schweregrades der Durchblutungsstörung oder zur Bestimmung der Aktivitätsverteilung auf die linke und rechte Lunge bzw. auf Ober- und Unterfelder bedarf es weitergehender Verfahren.

Zur semiquantitativen Bewertung wurden verschiedene Methoden entwickelt; die meisten beruhen auf einer Einteilung jeder Lunge in drei Felder und der Schweregrad der Durchblutungsminderung jedes Feldes in drei Grade; die resultierende Durchblutungsminderung läßt sich dann durch Zahlenwerte ausdrücken (Hennig et al., 1968; Pircher, 1969; Samanek et al., 1971).

Andere Verfahren basieren auf Impulsratenmessungen über verschiedenen Lungenabschnitten (Friedman und Braunwald, 1966; Busch und Würdinger, 1970; Wieners et al., 1971; Hör et al., 1971) oder auf einer zeilenweisen seitengetrennten Registrierung der Impulszahlen durch Zähler oder Ratemeter bzw. auf Messung mit elektronisch geteil-

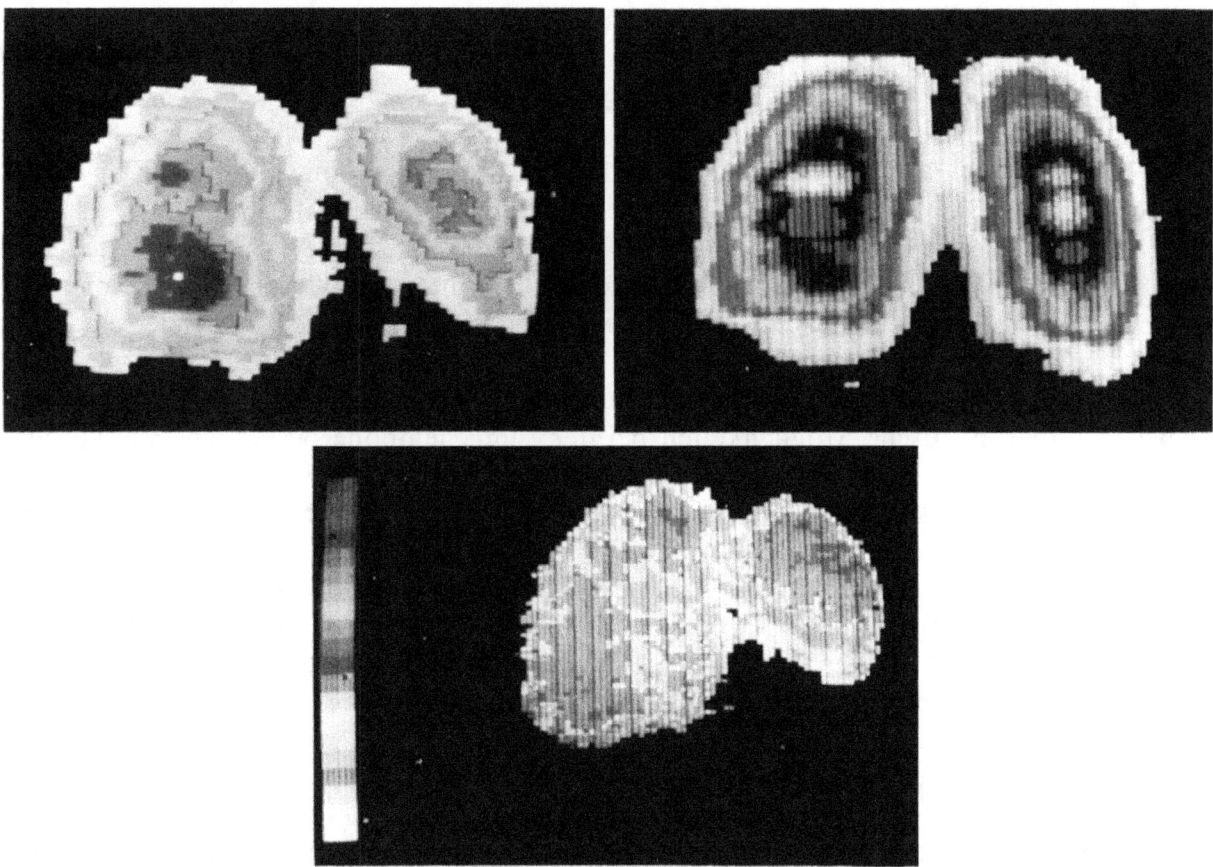

Abb. 3. Aerosol-Szintigramm (links), Perfusions-Szintigramm (rechts) und Computerbild des Verhältnisses beider Szintigramme (unten) bei einem Patienten mit bullösem Emphysem. Die Bilder wurden dankenswerterweise von Herrn Prof. Dr. *Hundeshagen* zur Verfügung gestellt.

tem Kristall bei Szintillationskameras (UEDA et al., 1964; HAITANI, 1969; HENNIG et al., 1970d).

Der Einsatz von Computern ist diesen Verfahren überlegen. Neben der Darstellung der Szintigramme in verschiedenen Modifikationen lassen sich die Impulszahlen beliebiger, ausgewählter Gebiete miteinander vergleichen sowie Szintigramme subtrahieren und dividieren (Abb. 3). Das letztere ist Voraussetzung zur Bildung und Darstellung des Ventilations-Perfusions-Quotienten (HUNDESHAGEN, 1968, 1972; ADAM et al., 1969; STRAUSS et al., 1970; WOLF et al., 1971; FELIX et al., 1971a, b, 1972a; WINKLER, 1972; KRÖNERT et al., 1972; KONIETZKO et al., 1972; NOVAK et al., 1974 u.a.).

Bei der Inhalations-Szintigraphie beschränkt man sich in der Regel auf die bildhafte Darstellung ohne oder mit Computer-Einsatz. Da das Aerosol-Inhalations-Szintigramm nicht die reale Verteilung der Ventilation widerspiegelt, sind quantitative Vergleiche in Analogie zum Perfusions-Szintigramm nur mit Vorbehalten zu bewerten.

8. Untersuchungsergebnisse bei pulmonalen und extrapulmonalen Erkrankungen

„Einer der wichtigsten Beiträge der Lungenszintigraphie ist der Nachweis, daß alle Arten von Lungenerkrankungen zu einer Einschränkung des pulmonal-arteriellen Blutflusses zu den betroffenen Gebieten führen. Daraus resultiert eine wirksamere Verteilung des pulmonalen Blutflusses, indem er auf diejenigen Gebiete gerichtet wird, in denen Gasaustausch stattfinden kann." (DELAND und WAGNER, 1970).

8.1. Gefäßsystem

8.1.1. Lungenembolie

Es besteht heute kein Zweifel darüber, daß die Lungenembolie häufig auftritt; die genaue Frequenz ist aber nicht bekannt. Bei einer Autopsie-Serie unter besonderer Beachtung der Lungen kam FREIMAN (1965) auf 64%. SASAHARA et al. (1971) schätzten die Häufigkeit der klinisch erkennbaren Lungenembolien unter allen Krankenhauspatienten auf etwa 3-4%. Die Lungenembolie wurde früher häufig nicht diagnostiziert, da die klinischen Symptome zu diskret waren oder einer Fehldeutung unterlagen.

Diese diagnostischen Schwierigkeiten waren nicht sehr schwerwiegend, solange wenig spezifische therapeutische Möglichkeiten bei der Lungenembolie bestanden. Sie wurden bedeutend mit den Fortschritten der medikamentösen und operativen Behandlung.

Durch die Entwicklung der Pulmonalis-Angiographie und der Lungenszintigraphie konnte die diagnostische Empfindlichkeit und Sicherheit ganz wesentlich verbessert werden (WHITLEY et al., 1963; TAPLIN et al., 1964; WAGNER et al., 1964b; DOERING, 1967; WAGNER, 1970; FRIDRICH, 1970; JOHNSON, 1971; SASAHARA et al., 1971; LINTON et al., 1971; WELLMAN et al., 1972; RANNIGER, 1972; NÄGELE, 1972; WIEDERMANN et al., 1973; MCNEIL et al., 1974 u.a.).

Die Lungenszintigraphie in mehreren Lagen sollte so bald wie möglich nach dem Auftreten verdächtiger akuter klinischer Anzeichen durchgeführt werden. Bereits nach 2 oder 3 Tagen kann der Befund verschleiert werden.

Im Perfusions-Szintigramm gibt es kein für die Lungenembolie spezifisches Verteilungsmuster. Das szintigraphische Bild wird von dem Durchmesser der verschlossenen Arterie, von der Zahl der Emboli und ihrer Verteilung sowie von anderen begleitenden Erkrankungen bestimmt. Entsprechend den Gefäßverschlüssen beobachtet man randständige halbmondförmige, subsegmentale, segmentale und Lappenausfälle.

Multiple Mikroembolien sind Ursachen für das Interlobärspalt-Symptom („fissure sign"), einem Ausfall der Partikelfixation an Lappengrenzen (EATON et al., 1969; GIZE et al., 1971; JAMES und EATON, 1971 a). Dieses Symptom kann jedoch auch bei Herzinsuffizienz mit Lungenstauung, chronisch obstruktiven Lungenerkrankungen, Pleuraerguß und Mukoviszidose auftreten.

Die Lungenszintigraphie ist derzeit die empfindlichste Methode zum Nachweis von Lungenembolien (Abb. 4). JOHNSON (1971) gibt einen Literatur-Überblick über vergleichende angiographische und szintigraphische Untersuchungen bei Lungenembolien. 10 von 122 angiographisch nachgewiesenen Lungenembolien blieben szintigraphisch verborgen, allerdings mit nicht ausreichender szintigraphischer Technik. WELLMAN et al. (1972) konnten bei insgesamt 60 Patienten jede von 24 angiographisch sichtbaren Lungenembolien auch szintigraphisch nachweisen; dagegen ergaben sich in 28 Fällen szintigraphische Befunde ohne angiographisches Korrelat. Zu gleichwertigen Aussagen bei 64 Patienten mit klinischem Verdacht auf Lungenembolie kamen POULOSE et al. (1970). WIEDERMANN et al. (1971) berichten über einen ähnlichen Vergleich; szintigraphisch können die herz- und zwerchfellnahen Gebiete Schwierigkeiten bereiten.

Ist bei der Perfusions-Szintigraphie in mehreren Lagen keine Durchblutungsstörung festzustellen, so wird auch mit der Angiographie der Nachweis einer Embolie nicht erbracht werden können (DELAND und WAGNER, 1970; JOHNSON, 1971), und eine klinisch signifikante Lungenembolie kann ausgeschlossen werden (TAPLIN, 1974).

Das Problem ist die differentialdiagnostische Abgrenzung gegen chronisch obstruktive Lungenerkrankungen. Charakteristisch für die Lungenembolie sind Veränderungen des szintigraphischen Bildes im Laufe von Tagen. Die schnelle Abklärung kann mit dem

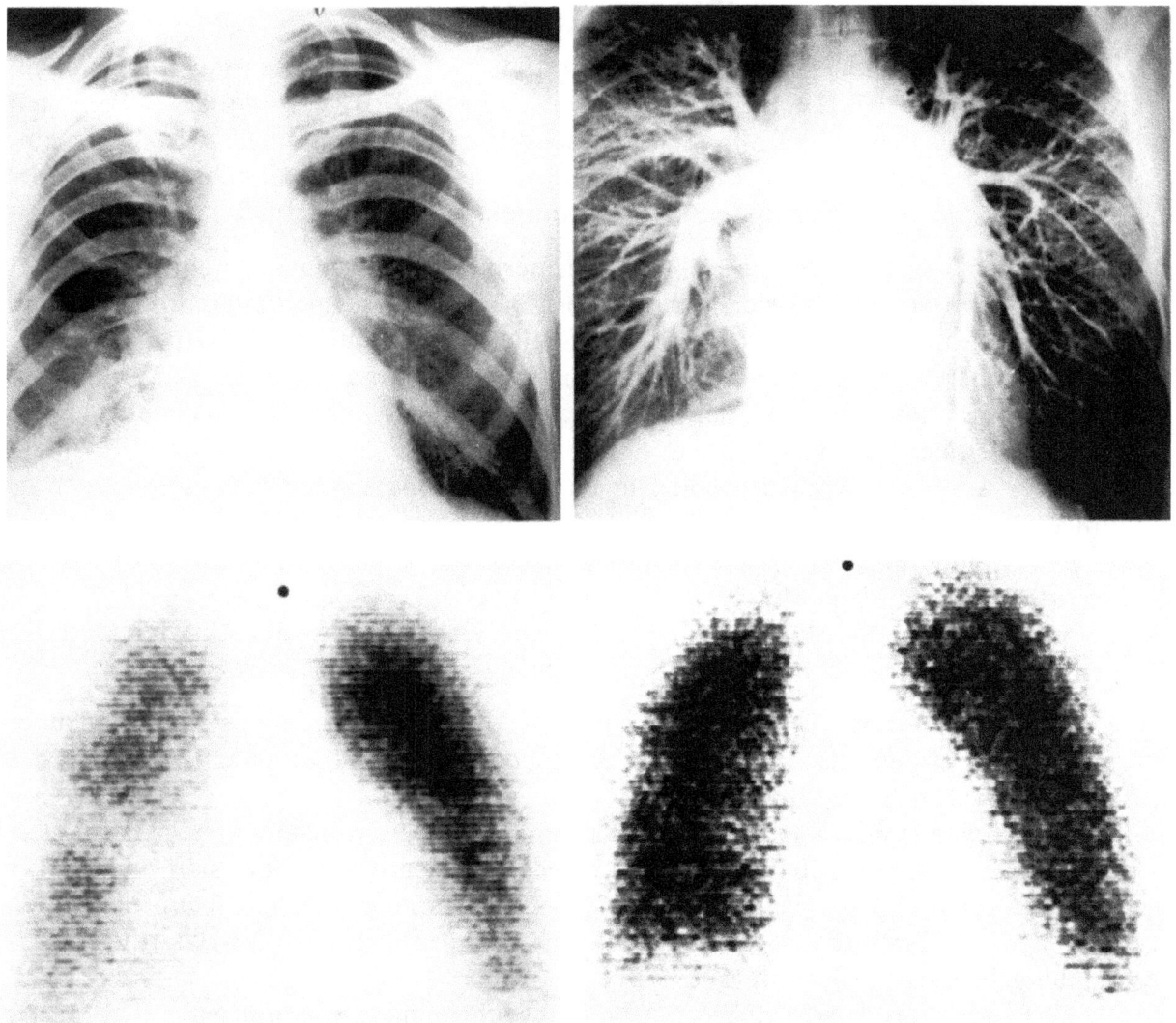

Abb. 4. Lungenembolie bei Mitralstenose. Oben links: Verdacht auf Lungeninfarkt rechts basal. Oben rechts: Kein angiographischer Füllungsdefekt, Gefäßzeichnung einer „Mitral-Lunge". Unten links: Perfusionsdefekt im medialen Teil des rechten Unterfeldes, an Ausdehnung den Röntgenbefund übertreffend, Zeichen von Mikroembolien in der gesamten rechten Lunge, Perfusionsverschiebung zum linken Mittel- und Oberfeld. Unten rechts: Wesentliche Verbesserung der Durchblutungsverteilung nach 3 Wochen. Aus: WIEDERMANN et al. In: M. SAMANEK (ed.): Investigation of the regional lung function, Karlovy Vary, 1973.

Ventilations-Szintigramm erfolgen. Bei einer Lungenembolie sind die suspekten Gebiete belüftet, bei obstruktiven Lungenerkrankungen nicht oder nur mangelhaft; der Ventilations-Perfusions-Quotient ($\dot{V}/\dot{Q}$) ist demnach in den von der Embolie betroffenen Bezirken erhöht.

Schwierig wird die Sicherung einer Embolie in Gebieten, die von einer chronisch-obstruktiven Lungenerkrankung betroffen sind. Beide Erkrankungen wirken sich konträr auf das Ventilations-Perfusions-Verhältnis aus. Nach BASS (1973) überwiegt der Einfluß der Embolie: Bei chronisch-obstruktiven Lungenerkrankungen ist der Ventilations-Perfusions-Quotient erniedrigt, bei zusätzlicher Embolie normal oder erhöht. SASAHARA et al. (1973) und POULOSE et al. (1970) halten in diesen Fällen eine angiographische Abklärung für notwendig.

Die kombinierte Perfusions-Aerosol-Inhalations-Szintigraphie sichert die Diagnose mit einer Wahrscheinlichkeit von mehr als 90% ohne zusätzliche Angiographie (TAPLIN et al., 1974).

8.1.2. Lungenödem

Die Veränderungen im Perfusions-Lungenszintigramm bei Patienten mit Lungenödem wurden von JAMES et al. (1971b, 1972) und von JAMES (1973) geprüft. Bei 69 Patienten mit ursächlich abgeklärtem Lungenödem, bei denen andere Erkrankungen wie Lungenembolie, Pneumonie, Asthma und chronische obstruktive Lungenerkrankungen auszuschließen waren, wurden im Perfusions-Lungenszintigramm folgende Befunde erhoben:

— Bei 97% fand sich ein unregelmäßiges Speicherbild mit unscharf begrenzten Speicherungsverminderungen, die sich nicht als herdförmig oder segmental einordnen lassen.
— Bei 17,6% waren diesem unregelmäßigen Speicherbild herdförmige Perfusionsstörungen überlagert. Die Befunde korrelierten mit der alveolaren Form des Lungenödems; bei 7 von 23 Patienten mit der alveolaren Form des Lungenödems fehlten diese überlagerten herdförmigen Defekte.
— Bei 48% waren Aktivitätsverminderungen an Interlobärspalten („fissure signs") als Folge von Pleura-Flüssigkeit zu beobachten.
— Eine Verminderung der basalen Durchblutung mit Umkehrung des apiko-basalen Perfusionsgradienten wiesen 26 Patienten (37,7%) auf.
— Bei 97% konnte auf Grund anomaler Größe und Konfiguration des Aktivitätsausfalls, den das Herz verursacht, eine Herzvergrößerung angenommen werden.

Beim Vergleich mit den Röntgenbildern fiel auf, daß sich szintigraphisch häufig früher Veränderungen zeigten als im Röntgenbild und daß diese fortbestanden, nachdem das Röntgenbild wieder unauffällig wurde.

Differentialdiagnostische Hinweise zur Abgrenzung gegenüber der Lungenembolie lassen sich daraus ableiten, daß die Ausfälle bei der Lungenembolie größer sind und stärker hervortreten als die Defekte beim interstitiellen Lungenödem und daß beim alveolaren Lungenödem die Perfusionsausfälle häufiger mit röntgenologischen Verschattungsbezirken einhergehen als bei der Lungenembolie.

Die Perfusionsstörungen bei chronischen Lungenerkrankungen sind mehr herdförmig als beim Lungenödem, meistens von homogenen Verschattungen im Röntgenbild begleitet und verändern sich nicht so rasch wie beim Lungenödem.

8.1.3. Pulmonale Hypertonie

Aus den Untersuchungen von DOLLERY und WEST (1960) ist bekannt, daß ein Zusammenhang zwischen dem pulmonalarteriellen Druck und der Verteilung der Durchblutung besteht. Bei der Perfusions-Lungenszintigraphie wird als häufigster Befund bei Patienten mit pulmonalem Hochdruck eine Verminderung der Partikelfixation in den Unterfeldern zugunsten der Oberfelder beschrieben, auch eine rechts-links-Umverteilung zugunsten der rechten Lunge wurde beobachtet (DOERR, 1970; LUTHER und CZEMPIEL, 1970; HÖR et al., 1971; LUTHER et al., 1973b). Weitere szintigraphische Befunde sind umschriebene Speicherungsstörungen, deren Schweregrad mit der Höhe des pulmonalen Druckes korrelierte (KOPPENHAGEN et al., 1971) oder nicht (LUTHER und CZEMPIEL, 1970).

Präzisere Aussagen erfordern eine quantitative Auswertung der Szintigramme. Dazu dienen Impulsratenmessungen über verschiedenen Lungenfeldern (FRIEDMAN und BRAUNWALD, 1966; HÖR et al., 1971), mitlaufende Zähler oder Ratemeter (UEDA et al., 1964; HAITANI, 1969) oder Computer-Auswertungen der Szintigramme (HUNDESHAGEN, 1968; FELIX et al., 1972a).

Bei Untersuchungen an Patienten mit pulmonalem Hochdruck — hauptsächlich als Folge von Mitralvitien — wurden unterschiedlich enge Beziehungen zwischen den Druckwerten im kleinen Kreislauf und den Impulsratenquotienten aus Ober- und Unterfeldern der Lunge gefunden (FRIEDMAN und BRAUNWALD, 1966; HAITANI, 1969; JEBAVY et al., 1970; HÖR et al., 1971; KRISHNAMURTHY, 1972; FELIX et al., 1973).

Die Zusammenhänge zwischen dem szintigraphischen Bild und der Schwere der Erkrankung, den pulmonalen Druckwerten sowie der Genese des pulmonalen Hochdruckes sind sehr komplexer Natur. Für die szintigraphischen Befunde können drei Faktoren verantwortlich gemacht werden, die je nach Schwere und Dauer der Erkrankung in graduell unterschiedlicher Kombination auftreten: Vasokonstriktionen, perivaskuläres Ödem und pathologische Gefäßbettveränderungen (WEST et al., 1965; HAITANI, 1969).

Mit unterschiedlichen Einschränkungen hinsichtlich der Aussagekraft und der Genese des Hochdruckes wird die Bedeutung der Lungenszintigraphie als Screening-Methode (KRISHNAMURTHY et al., 1972; FELIX et al., 1973), zur Einschätzung des Operationsrisikos (HAITANI, 1969), zur postoperativen Verlaufskontrolle (HÖR et al., 1971; KRISHNAMURTHY et al., 1972; FELIX et al., 1973) sowie zur Unterscheidung von organisch-obstruktiven (irreversiblen) und funktionell-restriktiven (reversiblen) Veränderungen der Lungenstrombahn gesehen (KOPPENHAGEN et al., 1971).

8.1.4. Hypoplasie und Aplasie der Arteria pulmonalis

Die Hypoplasie und Aplasie der A. pulmonalis bereiten wegen der vieldeutigen Röntgenbefunde und der häufig festzustellenden Symptomarmut differentialdiagnostische Schwierigkeiten. Da die Patienten zudem häufig nur geringe oder keine Beschwerden haben, wird man sich nur schwer zu eingreifenderen Untersuchungsverfahren entschließen. Der Einsatz der Lungenszintigraphie liegt daher nahe.

Von SCHAWOHL et al. (1971) wurden 8 Patienten mit einseitiger Hypoplasie der A. pulmonalis der Perfusions- und der Ventilations-Szintigraphie unterzogen. In allen Fällen ergaben sich globale schwere bis vollständige Perfusionsausfälle der betroffenen Seite, die die Schwere der Perfusionsstörung objektivierten. Parallel dazu ließ das Ventilations-Szintigramm mit Aerosolen eine analoge schwere Störung oder ein Ausbleiben der Partikelfixation dieser Lungenseite erkennen und erlaubte eine topographische Zuordnung der meistens festgestellten obstruktiven Ventilationsstörungen.

Bei 4 Patienten mit Aplasie der A. pulmonalis fanden GLUCK und MOSER (1970) eine fehlende Perfusion bei Erhaltung einer gleichmäßigen Ventilation (^{133}Xe) der betroffenen Seite. Differentialdiagnostisch kommen bei diesem szintigraphischen Befund nur noch eine angeborene Stenose eines Pulmonalarterienastes oder ein thrombotischer Verschluß in Frage, die sich anamnestisch, klinisch oder röntgenologisch meistens ausschließen lassen. Bei Verdacht auf eine Aplasie der A. pulmonalis sprechen sie der Lungenszintigraphie daher einen sehr hohen Wert zu und fordern die Durchführung als eine der ersten diagnostischen Maßnahmen.

8.1.5. Takayasu-Arteritis

Bei der Takayasu-Arteritis mit Wandstenosen der Aorta und ihrer Hauptäste können auch die Pulmonalarterien miterfaßt sein; in der Regel ist das Röntgenbild dabei unauffällig. Bei 15 Patienten konnten SUZUKI et al. (1973) in 12 Fällen mit dem Perfusions-Lungenszintigramm eine Mitbeteiligung der Pulmonalarterien feststellen. Die szintigraphischen Befunde ähnelten denen bei der Lungenembolie. Die Konstanz der Perfusionsdefekte bei Takayasu-Arteritis kann differentialdiagnostische Hinweise geben. Die Lungenszintigraphie wird als Screening-Verfahren vor der Angiographie angesehen.

8.2. Chronisch obstruktive Lungenerkrankungen

Es wird angenommen, daß chronisch obstruktive Lungenerkrankungen in den kleinsten Bronchien und Bronchiolen beginnen, welche weniger als ein Viertel zum totalen Atemwegswiderstand beitragen. Von diesen müssen viele erkranken, bevor der totale Atemwegswiderstand nachweisbar ansteigt (HOGG et al., 1968). Es ist daher zu vermuten, daß chronisch obstruktive Lungenerkrankungen durch Messungen der globalen Lungenfunktion später nachzuweisen sind als durch Messung der regionalen Lungenfunktion. Tatsächlich konnten MCKUSICK et al. (1973, 1974) bei einer epidemiologischen Studie an 30 Personen (Patienten mit chronisch obstruktiven Lungenerkrankungen und ihre symptomtragenden und symptomfreien Familienmitglieder) sogar in 5 von 8 symptomfreien Personen mit normalen Werten für die totale Lungenfunktion regionale Funktionsstörungen (Perfusion und Ventilation) feststellen. Nur 3 von diesen 5 Personen wiesen ein erhöhtes „closing volume" auf, das als sehr empfindlicher Lungenfunktionsparameter gilt.

Bei Patienten mit manifester chronisch obstruktiver Lungenerkrankung finden sich stets Veränderungen sowohl im Perfusions- als auch im Ventilationsszintigramm. Beim *Emphysem* fallen im Perfusions-Lungenszintigramm abhängig vom Grad der Überblähung vergrößerte Lungen auf. Im antero-posterioren Szintigramm kann die Aktivität mitunter bis über die Mittellinie reichen. Häufig ist eine Aktivitätsverlagerung von basal nach apikal mit Aufhebung der Schwerkraft-Effekte zu beobachten. SIMON et al. (1975) fanden eine Korrelation dieser Aktivitätsverlagerungen zum Druck in der A. pulmonalis und zum arteriolären Lungenwiderstand. Als Ursachen der Umverteilung werden diskutiert: Zunahme des arteriolären Lungenwiderstandes, funktionelle Engerstellung der Arteriolen und Zunahme des alveolären Druckes durch erhöhten transbronchialen Strömungswiderstand in den Lungenunterfeldern sowie eine Weiteröffnung der Gefäße in den oberen Lungenabschnitten als Folge einer Erhöhung des Druckes in der A. pulmonalis. Die Perfusionsumverteilung bleibt aus, wenn ausgedehnte parenchymatöse Veränderungen in den apikalen Segmenten bestehen. In fortgeschrittenen Stadien treten ausgedehnte regionale Perfusionsdefekte auf, bevorzugt in den Oberfeldern beginnend (DORE et al., 1968; POE und TAPLIN, 1971; SECKER-WALKER und SIEGEL, 1973). Bis zu 90% der Emphysem-Patienten haben herdförmige Defekte, die nur im Szintigramm, nicht aber im Röntgenbild nachzuweisen sind (WAGNER, 1970). Beim Emphysem mit alpha-1-Antitrypsin-Mangel finden sich Perfusionsverminderungen in den Unterfeldern (WELCH et al., 1969). Die szintigraphischen Bilder bleiben beim Emphysem zeitlich relativ konstant.

Bei Patienten mit Bronchial-*Asthma* treten während akuter Asthmaanfälle herdförmige Perfusionsstörungen auf, die von einem Anfall zum anderen wechseln können. In den anfallfreien Intervallen sind die Szintigramme weitgehend normal (MISHKIN et al., 1968; POE und TAPLIN, 1971), es wurden jedoch auch Durchblutungsstörungen beobachtet (ERNST et al., 1970). Charakteristisch ist die rasche Beeinflußbarkeit der Perfusionsstörungen durch bronchodilatorische oder gefäßwirksame Medikamente (POE und TAPLIN, 1971), von ERNST et al. (1970) und SILL et al. (1974) als differentialdiagnostisches Kriterium zur Abgrenzung vom destruktiven Lungenemphysem empfohlen (Pharmako-Perfusions-Szintigraphie).

Bei chronischer *Bronchitis* und bei Bronchiektasen sind nur, wenn sie mit unterbelüfteten oder emphysematösen oder anderen Parenchymläsionen einhergehen, Perfusionsveränderungen zu erwarten (POE und TAPLIN, 1971). Charakteristische Perfusionsstörungen wurden daher nicht beschrieben.

QUINN (1971) sieht die Bedeutung der Perfusions-Szintigraphie bei chronisch obstruktiven Lungenerkrankungen vor allem in der präoperativen Beurteilung von Patienten mit bullösem Emphysem, zur Lokalisation und quantitativen Einschätzung regionaler Perfusionsdefekte sowie zur Therapiekontrolle.

Im Inhalations-Szintigramm lassen sich die Veränderungen bei chronisch obstruktiven Lungenerkrankungen in drei Haupttypen einteilen:

— Die Verteilung des Aerosols gleicht annähernd der Verteilung der Perfusion.
— Das Aerosol-Szintigramm zeigt eine übermäßige Deposition in den größeren Atemwegen (Emphysem-Typ).
— Das Aerosol wird vorwiegend peripher abgelagert; es finden sich fleckförmige Gebiete mit vermehrter oder verminderter Deposition (Bronchitis-Typ).

Der erste Typ wird vorwiegend beim bullösen Emphysem beobachtet. Die Einteilung in die beiden anderen Typen stützt sich auf die Klassifikation der chronisch obstruktiven Lungenerkrankungen nach BURROWS et al. (1964); bei diesen beiden Typen sind die Abweichungen meistens bedeutender als im Perfusions-Szintigramm. Bei Zugrundelegung der Aerosol-Szintigramme fällt ein größerer Anteil der Patienten in die gemischte Gruppe als auf Grund der Lungenfunktionsuntersuchungen und der Röntgenaufnahmen. Szintigramme vom Emphysem-Typ beschreibt PIRCHER (1969) auch für Asthma: periphere Defizits, irreguläre Verteilung, zahlreiche „hot spots" und Depositionen in den großen Atemwegen.

Das Aerosol-Szintigramm kann die Differenzierung von emphysematösen, bronchitischen und gemischten Typen bei chronisch obstruktiven Lungenerkrankungen unterstützen (Abb. 5); die bisherigen Erfahrungen reichen noch nicht aus, um das Aerosol-Szintigramm als Grundlage der Klassifikation zu verwenden. Das Aerosol-Szintigramm ist die Methode der Wahl zur Lokalisation partieller oder kompletter Obstruktionen der Atemwege und neben der Szintigraphie mit radioaktiven Gasen zur Differentialdiagnose gegenüber der Lungenembolie (DORE et al., 1968; ISAWA et al., 1970; POE und TAPLIN, 1971; TAPLIN et al., 1974).

Führt eine chronisch obstruktive Lungenerkrankung zur Atelektase, so wird in dem betreffenden Gebiet ein Ausfall der Ventilation auftreten, während die Perfusion sowohl normal als auch gestört sein kann (SURPRENANT et al., 1971).

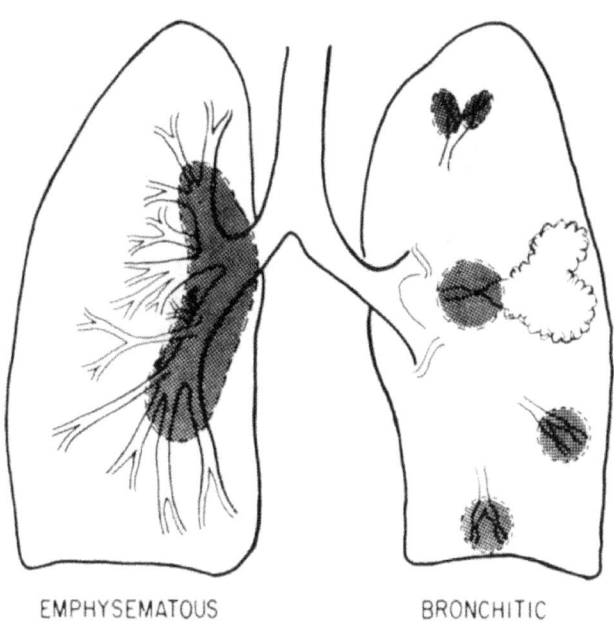

Abb. 5. Verteilung der Radioaerosol-Deposition bei chronisch obstruktiven Lungenerkrankungen (schematisch). Aus: TAPLIN et al. In: Scand. J. Resp. Dis. Suppl. No. 85: Regional lung function and closing volume, Munksgaard, Copenhagen 1974.

Auch bei der *Mukoviszidose* spielen — wenn es zu einer Lungenbeteiligung kommt — obstruktive Bronchialveränderungen eine wesentliche Rolle, die zu Emphysem, Atelektase und chronisch entzündlichen Bronchialveränderungen führen. GYEPES et al. (1969) fanden, daß die Perfusions-Lungenszintigraphie eine Lungenbeteiligung oft erkennen läßt, bevor sie klinisch suspekt oder röntgenologisch offenbar wird. Mit Hilfe der Lungenszintigraphie konnte gezeigt werden, daß die Störungen der Ventilation und der Perfusion meistens qualitativ parallel verlaufen (GYEPES et al., 1969; HENNIG et al., 1972a). Bei quantitativen Bestimmungen fanden ALDERSON et al. (1974) herdförmige Störungen des

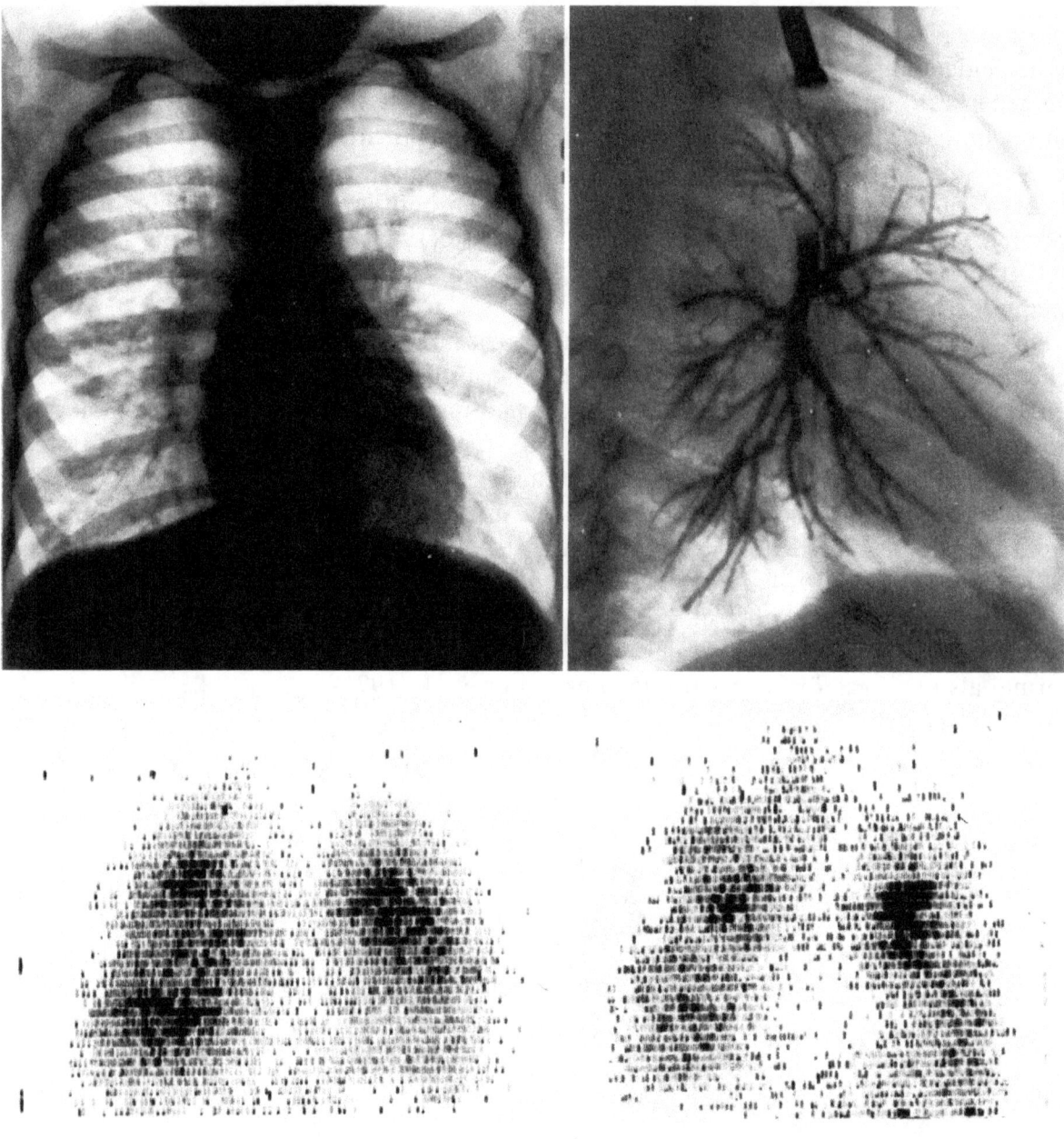

Abb. 6. 4 $^{11}/_{12}$ Jahre alter Junge mit leichter Mukoviszidose. Oben links: Streifige kleinfleckige Durchsetzung beider Lungenmittelfelder, rechts mehr als links. Oben rechts: Im Bronchogramm rechts umschriebene Schleimhautschwellungen an den Subsegmentbronchien im Ober- und ausgeprägter im Unterlappen. Auf der linken Lungenseite waren nur geringe Wandunregelmäßigkeiten an Unterlappensegmentbronchien im Sinne einer geringen Bronchitis nachweisbar. Die Bronchoskopie zeigte eine teilweise Verlegung des rechten Hauptbronchus durch Schleimhautschwellungen und Verlegung des Lingula-Stammbronchus. Unten links: Perfusionsminderung im Bereich des rechten Mittel- und linken Unterfeldes. Unten rechts: Ventilationsstörung im rechten Mittelfeld, vermehrte Deposition am linken Hilus infolge Obstruktion (Color-Szintigramm).

Ventilations-Perfusionsverhältnisses; sie beschrieben auch das Auftreten von „fissure signs" und einen bevorzugten Befall der Oberfelder; bei PIEPSZ et al. (1973) war es bei 94% der Patienten die rechte Spitze. WARING und MATTA (1968) beobachteten, daß die Störungen der Ventilation denen der Perfusion voreilen; beim Auftreten von Perfusionsdefekten wird eine Besserung als zweifelhaft angesehen. SAMANEK et al. (1971) betonen die Veränderlichkeit der Bronchialobstruktionen in den Frühstadien; konstant bleibende Störungen signalisieren einen ungünstigen Verlauf der Erkrankung (Abb. 6).

Die Lungenszintigraphie gewährt wertvolle ergänzende Aussagen, insbesondere für die Beurteilung des Schweregrades und zur Therapiekontrolle. Vorteilhaft ist es, daß die Szintigraphie auch bei Kleinstkindern durchgeführt werden kann. Die Perfusions-Szintigraphie ist bereits beim Neugeborenen möglich; die Ventilations-Szintigraphie gelingt gewöhnlich erst gegen Ende des 1. Lebensjahres. Die üblichen Lungenfunktionstests dagegen setzen wegen der erforderlichen Mitarbeit ein Alter von 5–6 Jahren voraus.

8.3. Bronchialkarzinom und andere Geschwülste

Etwa gleichzeitig beobachteten WAGNER et al. (1965) und ERNST et al. (1965) überraschend große Perfusionsausfälle bei Bronchialkarzinomen. Nachfolgende Untersuchungen ergaben eine Variationsbreite der szintigraphischen Befunde von normalen Szintigrammen bis zum totalen Perfusionsausfall einer Lungenseite. Die unerwartet großen, den Röntgenbefund weit übertreffenden Ausfälle traten bei zentralen Bronchialkarzinomen auf, während periphere Karzinome zu szintigraphischen Befunden führten, die etwa mit dem Röntgenbild in Einklang zu bringen sind (WAGNER et al., 1965; KRÖNERT et al., 1967; HENNIG et al., 1967a, b; TAUXE et al., 1970; FLETCHER et al., 1973).

Als Ursachen für die großen Ausfälle bei zentraler Lokalisation wurden direkte Verlegung von Gefäßen oder reflektorische Erhöhung des peripheren Widerstandes als Folge regionaler Hypoventilation diskutiert (QUINN und HEAD, 1966b; ERNST und KRÜGER, 1967). Einiges spricht gegen den letzteren Mechanismus (SECKER-WALKER und PROVAN, 1969; TAUXE et al., 1970; LÜTGEMEIER und LÖWE, 1973b). Die Unterscheidung wird mit Hilfe der „Pharmako-Perfusions-Szintigraphie" (SILL et al., 1974) möglich. Kapillarerweiterungen und Eröffnung arteriovenöser Anastomosen sind nach Untersuchungen von LEB et al. (1968a) als Ursache für den Ausfall der Partikelfixation unwahrscheinlich.

Der Nachweis hilusnaher Bronchialkarzinome gelingt bereits in einem Stadium, in dem sie sich dem Nachweis auf der Röntgenthoraxaufnahme noch entziehen (HENNIG et al., 1967b). Im Patientengut von ERNST und KOPPENHAGEN (1971) mit 300 histologisch gesicherten Bronchialkarzinomen betraf das 12% der Fälle mit zentraler Tumorlokalisation, die insgesamt 87% des Patientengutes ausmachten. Unter Berücksichtigung des Tumorwachstums läßt sich daraus ein Zeitgewinn in der Frühdiagnose des Bronchialkarzinoms von 5–10 Monaten ableiten (ERNST, 1968). Die Diagnostik eines Bronchialkarzinoms in der präsymptomatischen Phase bleibt vorerst wegen des Zeit- und Kostenaufwandes theoretisch; pulmonale Symptome bei unauffälligem Röntgenbild jedoch sind eine Indikation zur Perfusions-Lungenszintigraphie (TAUXE et al., 1970; MAYNARD und COWAN, 1971).

Die Erfolgsaussichten einer Operation nehmen mit zunehmender Größe des Perfusionsausfalls ab. Von mehreren Autoren wurde festgestellt, daß sich Bronchialkarzinome mit großen, den Röntgenbefund an Ausdehnung übertreffenden Perfusionsausfällen als inoperabel erweisen (SECKER-WALKER und PROVAN, 1969; HENNIG et al., 1971; MAYNARD und COWAN, 1971; FLETCHER et al., 1973). Die Einschätzungen, bei welcher Ausdehnung des Perfusionsausfalls die Grenze der Operabilität liegt, differieren etwas. SECKER-WALKER und SIEGEL (1973) z.B. rechnen bei einem Perfusionsausfall der betroffenen Lunge von mehr als zwei Dritteln mit einer Erfolgschance für die Operation von unter 5%. Wenn auch allein an Hand des Szintigramms nicht über Operabilität oder Inoperabilität entschieden werden kann (HATCH et al., 1965; MAYNARD und COWAN, 1971), so wird jedoch — mit Ausnahme von ROGERS und KUHL (1967) — die Perfusions-Szintigraphie als wesentliche Hilfe bei der Festlegung des operativen Vorgehens angesehen.

Ebenfalls von großer Bedeutung für die Operabilität ist die Funktion der nach der Operation verbleibenden Lungenanteile unter Einschluß der Gegenseite. Diese verbleibenden Lungenanteile müssen eine ausreichende Funktion gewährleisten, sonst ist mit einer respiratorischen Insuffizienz nach der Operation zu rechnen (HENNIG et al., 1971; FLETCHER et al., 1973; SECKER-WALKER und SIEGEL, 1973). Die Bedeutung dieser Prüfung geht aus Untersuchungen von GARNETT et al. (1968) bzw. von FRASER et al. (1970) hervor, die bei 20% bzw. 13% ihrer Patienten feststellen mußten, daß die Durchblutung der tumorbefallenen Lungen besser war als die der kontralateralen Seite, bei den letzteren sogar mit unauffälligem Röntgenbild der Gegenseite.

Veränderungen der Perfusionsverteilung durch die Therapie können ebenfalls mit der Szintigraphie objektiviert werden (OYAMADA et al., 1967; JOHNSON et al., 1968; GOLDMAN et al., 1969). Die Vielfalt der Veränderungen der Durchblutung nach der Strahlentherapie kann auf das Zusammenwirken zweier gegensätzlicher Effekte zurückgeführt werden: Verbesserung der Durchblutung auf Grund der Strahlensensibilität des Tumors und Verschlechterung der Durchblutung als Strahlenreaktion der Lunge (MAYNARD und COWAN, 1971).

Dabei ist naturgemäß keine Korrelation zwischen den szintigraphischen und den Röntgenbefunden zu erwarten. Trotz vereinzelter gegenteiliger Meinungen (McCORMACK et al., 1971) resultiert gerade hieraus der Nutzen der Szintigraphie zur Kontrolle des Therapieerfolges.

Über Ergebnisse der Aerosol-Szintigraphie bei Bronchialkarzinomen (Abb. 7) liegen nur wenige Berichte vor (ALTENBRUNN et al., 1967; TAPLIN et al., 1969; HENNIG et al.,

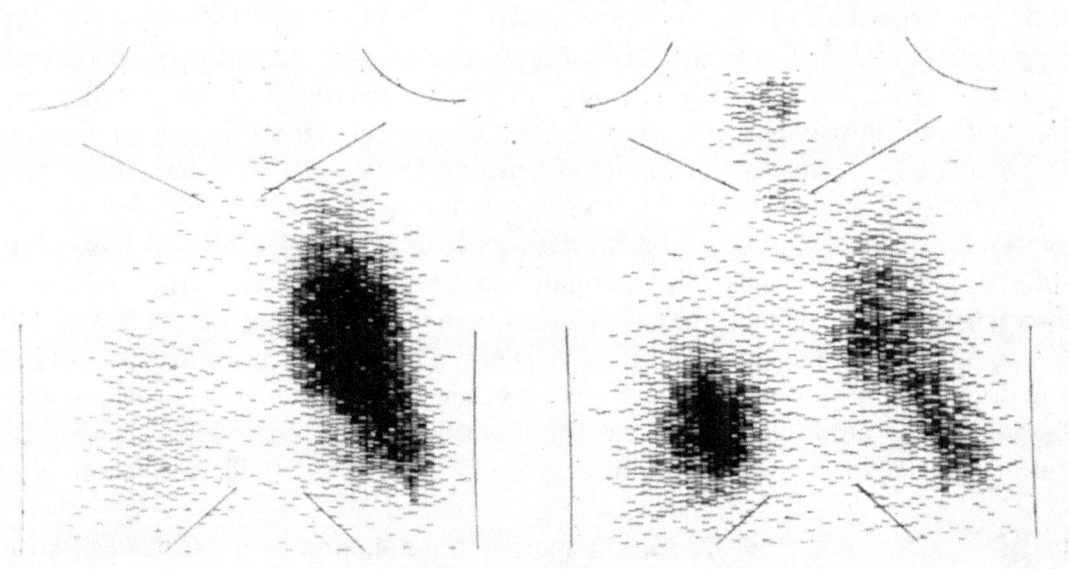

Abb. 7. Bronchialkarzinom. Das Perfusionsszintigramm (links) weist neben einer Perfusionsminderung im linken Spitzen-Oberfeld einen totalen Ausfall der Perfusion im rechten Mittel- Oberfeld und eine hochgradige Einschränkung der Perfusion im rechten Mittel-Unterfeld nach. Das Inhalations-Szintigramm zeigt mit Ausnahme des rechten Unterfeldes eine damit übereinstimmende Aerosol-Deposition; die vermehrte Deposition im rechten Unterfeld ist als Folge partieller Atemwegsobstruktion zu deuten.

1971). Das größte Patientengut überblickt PIRCHER (1969). Er fand Perfusion und Ventilation fast immer in ähnlichem Ausmaß beeinflußt. JAHN und BLAHA (1973) halten die Aerosol-Szintigraphie zur Früherkennung des Bronchialkarzinoms für genauso bedeutungsvoll wie die Perfusions-Szintigraphie. Sie ziehen zur Klärung der Operabilität die kombinierte Perfusions-Inhalations-Szintigraphie heran: Beim Ausfall nahezu der gesamten befallenen Lunge im Inhalations- und Perfusions-Szintigramm oder bei Perfusions- oder Ventilationsdefekten auf der Gegenseite erwiesen sich die Patienten als inoperabel.

Hinsichtlich Ventilationsuntersuchungen mit radioaktiven Gasen sei auf RÖSLER verwiesen.

Periphere, gut- oder bösartige Lungengeschwülste und -metastasen entziehen sich häufig dem szintigraphischen Nachweis. Nur bei relativ großer Ausdehnung — die Mindestgröße liegt je nach Lage des Prozesses, Nuklearpharmakon und Abbildungseigenschaften des Scanners oder der Kamera bei 2 cm Durchmesser und darüber — stellen sie sich als Gebiete mit verminderter oder seltener ausgefallener Aktivitätsspeicherung dar. Die Szintigraphie ist bei peripheren Lungengeschwülsten hinsichtlich Nachweis und Größenbestimmung den röntgenologischen Verfahren unterlegen. Dies gilt auch für die Aerosol-Szintigraphie, obwohl sie etwas empfindlicher im Nachweis einzelner peripherer Prozesse ist als die Perfusions-Szintigraphie.

Infiltrierend wachsende Mediastinaltumoren führen zu Durchblutungsstörungen im Szintigramm, die an Ausdehnung den Röntgenbefund übertreffen. Expansiv wachsende Mediastinaltumoren dagegen sind im Szintigramm — abgesehen von der Verdrängung des Lungengewebes — unauffällig. So fanden NOVAK und HILWEG (1971c) bei malignen Lymphomen mit alleiniger Vergrößerung mediastinaler und hilärer Lymphknoten keine pulmonalen Perfusionsstörungen. Ein Übergreifen des Prozesses auf das Lungenparenchym führte zu verminderter regionärer Durchblutung.

Bei Lymphogranulomatose beobachteten FADEJEW et al. (1973) damit übereinstimmend bei allen Patienten mit und bei einigen ohne klinisch oder röntgenologisch nachgewiesene Lungenbeteiligung szintigraphisch Durchblutungsstörungen; letzteres wurde als Frühsymptom einer Lungenbeteiligung gedeutet. Die Szintigraphie bietet damit differentialdiagnostische Kriterien (NOVAK und SCHNEIDER, 1967; HENNIG et al., 1967a), die das therapeutische Vorgehen entscheidend beeinflussen können.

Eine Sonderstellung nimmt die auf VIAMONTE und GILSON (1966) zurückgehende Angioszintigraphie ein. Dabei werden im Rahmen der selektiven Angiographie von Bronchialarterien markierte Partikel mit injiziert. RABKIN und MATEVOSOV (1975) berichten über Aktivitätsanreicherungen (^{131}J-Makroaggregate) im Bereich des Malignoms im Gegensatz zur konventionellen Perfusionsszintigraphie. Sie sehen eine hohe Ausgangsaktivität und langsames Abklingen als Zeichen für Malignität an. Bei chronischen Entzündungen und gutartigen Geschwülsten fanden sie eine niedrige Initialaktivität oder ein schnelleres Abklingen (1–2 Tage nach der Injektion).

8.4. Lungenparenchym

8.4.1. Pneumonie, Tuberkulose

Bei der Pneumonie ist die Lungenszintigraphie nicht sehr ergiebig (SIENIEWICZ et al., 1967). Fälle mit Lobärpneumonie zeigten Durchblutungsausfälle in der Ausdehnung der pneumonischen Infiltrate oder auch größer, bei Bronchopneumonie war der szintigraphische Ausfall meist geringer oder fehlte völlig (KRÖNERT et al., 1967).

Bei 67 Patienten mit chronischer Lungentuberkulose wurde als bezeichnendster Befund im Perfusions-Szintigramm eine Durchblutungsminderung der befallenen Gebiete festgestellt, die gewöhnlich den Röntgenbefund an Ausdehnung übertraf (LOPEZ-MAJANO et al., 1965). Mit Hilfe der kombinierten Perfusions- und Inhalations-Szintigraphie beobachteten TAPLIN et al. (1969) bei 400 Patienten sowohl Durchblutungs- als auch Belüftungsstörungen der betroffenen Areale. Lungenfunktionsprüfungen erbrachten verminderte Werte nur bei ausgeprägtem beidseitigem Befall. Zwischen Perfusionsstörungen und Röntgenbefund ergaben sich häufig Diskrepanzen in beiden Richtungen. Wenn die befallenen Gebiete noch gut durchblutet waren, sprachen sie schneller und vollständiger auf die Chemotherapie an, als nach dem Röntgen-Nativbild zu erwarten war.

Die Lokalisation und Ausdehnung durchblutungsgestörter Gebiete kann zur präoperativen Beurteilung von Interesse sein (KUTZIM, 1968; LÜTGEMEIER und HEBESTREIT, 1972).

8.4.2. Pneumokoniosen

Von HENNIG et al. (1968, 1970a) wurden 95 Patienten mit Silikose röntgenologisch, spirographisch und mit der Perfusions-Lungenszintigraphie untersucht. Die beobachteten Durchblutungsstörungen — mehr oder minder große Bezirke in den verschiedenen Lungenabschnitten mit verminderter oder ausgefallener Perfusion — wurden nach einem Punktsystem bewertet und in leicht, mittelschwer und schwer eingestuft. Trotz einer gewissen Korrelation zwischen Röntgenstadium und Schwere der Durchblutungsstörung kann im Einzelfall aus dem Röntgenstadium nicht auf die Beeinträchtigung der Lungendurchblutung geschlossen werden. Bei 36% war die Perfusionsstörung leichter als die spirographisch ermittelte Ventilationsstörung, während sich bei 24% eine gegenüber der Ventilationsstörung schwerwiegendere Perfusionsstörung ergab, bei 4% sogar mit gravierenden Abweichungen. Ohne Berücksichtigung des szintigraphischen Befundes wären diese Patienten hinsichtlich ihrer Leistungsminderung falsch beurteilt worden. Zu ähnlichen Ergebnissen kamen JUCKER und EZENEWA (1971). Bei 50 schweren Silikosen stellten KÜHNEMANN und FISCHEDICK (1968) fest, daß der Fixationsausfall der Lunge bei Schwie-

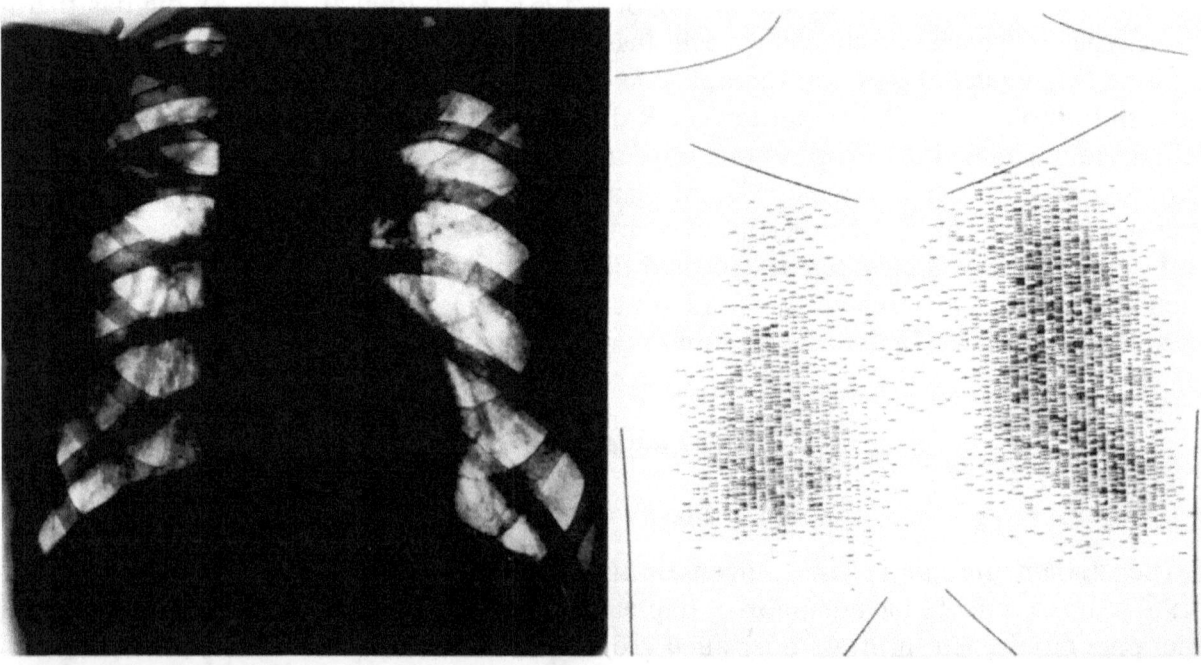

Abb. 8. Silikose im Röntgenstadium III. Spirographisch geringgradige obstruktive Ventilationsstörung. Szintigraphisch mittelschwere Perfusionsstörung. Ohne Berücksichtigung des szintigraphischen Befundes würde der Körperschaden im Gutachten zu niedrig festgesetzt werden.

lenbildungen nicht allein von der Größe der Schwielen, sondern mehr von den begleitenden perifokalen Emphysemen bzw. Hilusverschwielungen abhängt.

SEATON et al. (1971) untersuchten 35 Arbeiter aus Kohlengruben mit Staublungen-Erkrankung (Abb. 8). Nur 2 der 21 leichten Pneumokoniosen wiesen Durchblutungsstörungen auf, die ursächlich auf die Staubbelastung zurückzuführen waren. Alle 14 schweren Pneumokoniosen gingen mit Perfusionsausfällen einher, die nach Lage und Größe mit der Konglomeratbildung in Beziehung zu setzen waren. Bullöse und kompensatorische Emphyseme verursachten zusätzliche Durchblutungsstörungen und waren im Szintigramm oft leichter zu erkennen als auf der Röntgenaufnahme.

Ergebnisse der Lungenszintigraphie bei 57 Patienten mit Asbestose wurden von HENNIG und WOLLER (1970b) mitgeteilt. Da es bei der Asbestose primär zu einer Einschränkung der Ventilation und erst später zu einer Drosselung der Durchblutung kommt, war erwartungsgemäß beim überwiegenden Teil der Patienten die Perfusion nicht oder nur geringfügig beeinträchtigt. Bei Fortschreiten der Erkrankung – die nicht mit den Röntgenstadien korreliert – treten Perfusionsstörungen auf. Nur bei 9% der Erkrankten war die Durchblutungsstörung graduell etwas schwerwiegender als die spirographisch ermittelten Funktionsstörungen. Bedeutung wird der Perfusions-Lungenszintigraphie im Hinblick auf die Auswirkungen von komplizierenden Erkrankungen und Begleiterscheinungen eingeräumt.

8.4.3. Lungensarkoidose (Morbus Boeck)

Hauptursache für die pulmonalen Leistungsminderungen sind bei der Lungensarkoidose Diffusionsstörungen. Demgegenüber spielen Störungen der Ventilation und Perfusion eine geringere Rolle. Nach im wesentlichen übereinstimmenden Mitteilungen von NOVAK et al. (1968), BEHREND et al. (1968), WÜRDINGER (1969) und HENNIG und WOLLER (1970c) werden in den leichteren Fällen (Stadium I nach WURM et al., 1958) Perfusionsszintigramme beobachtet, die sich nicht oder nur durch eine Verbreiterung des speicherungsfreien Gebietes im Bereich des Mediastinums von normalen unterscheiden. Im Stadium II treten zum Teil normale Szintigramme auf, häufiger jedoch – besonders in den Stadien IIb, c, d, – klein- bis grobfleckige Aktivitätsverteilungsmuster. Im Stadium III finden sich mittelgroße bis große, unscharf begrenzte Bereiche mit verminderter Aktivität. Die Korrelation zwischen Röntgenstadien und dem Grad der Durchblutungsstörungen wird als gut angesehen. SHIBEL et al. (1969) erhielten mit einer eigenen Klassifikation der Röntgenbefunde dagegen keine Korrelation zu den szintigraphischen Befunden. WÜRDINGER (1969) fand erst bei ausgedehnteren Lungenveränderungen eine weitgehende Übereinstimmung des Verteilungsmusters im Szintigramm hinsichtlich Lokalisation und Defektnachweis mit der Röntgenmorphologie. Er beobachtete, daß szintigraphisch sichtbare Veränderungen den röntgenologisch faßbaren Prozessen um Wochen vorauseilen und nach Rückbildung röntgenmorphologisch sichtbare Veränderungen länger bestehen bleiben können.

Zum Nachweis von Funktionsstörungen bei der Lungensarkoidose waren Blutgasanalysen unter Belastung empfindlicher als die Szintigraphie. Das Szintigramm gibt jedoch früher Hinweise über Funktionsstörungen als Blutgasanalysen in Ruhe (HENNIG und WOLLER, 1970c; NOVAK et al, 1970a). In den schwereren Fällen der Lungensarkoidose kann die Perfusionsszintigraphie durch Nachweis regionärer Durchblutungsstörungen die Röntgendiagnostik ergänzen. Als besonders für die Verlaufskontrolle wertvoll wird die Lungenszintigraphie mit quantitativer Auswertung (Szintillationskamera und Digitalrechner) angesehen (NOVAK et al., 1974).

8.5. Pleuraerguß

Freie Pleuraflüssigkeit beeinflußt im Zusammenwirken mit der Schwerkraft das Perfusions-Szintigramm in zweifacher Weise (Tow und Wagner, 1970; Mishkin und Brashear, 1970):

— Durch Kompressionseffekte wird die Durchblutung der jeweils unten befindlichen Lungenpartien beeinträchtigt. Die Lokalisation der gestörten Region im Szintigramm hängt somit von der Lage des Patienten bei der Injektion ab; erfolgt z.B. die Injektion beim sitzenden Patienten, wird die Durchblutung des basalen Anteils der befallenen Lunge mehr oder weniger vermindert.
— Durch Verdrängungseffekte hängt das szintigraphische Bild aber auch von der Lage des Patienten bei der Szintigraphie ab. So unterscheiden sich die posterioren Szintigramme in Bauchlage (Detektor von oben) und Rückenlage des Patienten (Detektor von unten).

Der Einfluß der Strahlenabsorption durch die Pleuraflüssigkeit auf das Szintigramm wird von den angeführten Autoren unterschiedlich gewertet.

Der Pleuraerguß kann im Szintigramm folgende Veränderungen bewirken: Abrunden der basalen seitlichen Lungenbegrenzung, homogene Perfusionsänderung bei Lageänderung des Patienten, Wechsel in der scheinbaren Breite des Mediastinums beim anterioren und posterioren Scan in Rückenlage des Patienten und Auftreten von „fissure signs" (James et al., 1971 c).

8.6. Herzerkrankungen

Herzerkrankungen führen neben ihren Auswirkungen auf Form und Größe des Herzens zu Veränderungen in der Dynamik des kleinen Kreislaufs und zeichnen sich dadurch indirekt im Szintigramm ab.

Isolierte Pulmonalklappen-Stenosen zeigen im Szintigramm eine typische Betonung des linken Oberlappens im Vergleich zu den anderen Regionen (Samanek, 1973).

Mitralvitien sind eine der Hauptursachen für den pulmonalen Hochdruck und verursachen eine dafür typische Umkehrung des apiko-basalen Perfusionsgradienten (siehe Abschnitt „Pulmonale Hypertonie").

Links-rechts-Shunts größeren Ausmaßes (über 50%) können ebenfalls dazu führen, aber auch im Szintigramm eine Seitendifferenz mit geringerer Durchblutung der linken Lunge und diffus verteilte Aktivitätsausfälle verursachen (Luther et al., 1973b). Rechtslinks-Shunts lassen sich durch eine Fixation der radioaktiven Partikel in den Organen des großen Kreislaufs (Nieren, Milz, Leber usw.) qualitativ und unter bestimmten Voraussetzungen auch quantitativ nachweisen (Gates et al., 1971).

9. Risiken, Nebenwirkungen, Zwischenfälle, Strahlenbelastung

Nach dem in Abschnitt 2 Gesagten erscheinen Auswirkungen der Makroaggregat-Injektionen auf die pulmonalen Druckverhältnisse extrem unwahrscheinlich. Johnson (1971) konnte bei 4 Patienten mit mäßiger bis schwerer pulmonaler Hypertonie keine Änderung des pulmonal-arteriellen Druckes nach Injektion einer „Standard-Dosis" feststellen. Konietzko et al. (1973) berichteten jedoch über minimale, aber signifikante

Druckerniedrigungen im großen und kleinen Kreislauf bei Patienten mit restriktiven Lungenfunktionsstörungen unter mittelschwerer Belastung nach Injektion von 200 µCi ^{131}J-Makroaggregaten ($\sim$ 1 mg Albumin).

Blutdruckmessungen bei Hunden in den Pulmonal- und Femoralarterien vor und nach Injektion von Albumin-Makroaggregaten ergaben keine signifikanten Druckänderungen bis zu Dosen von 40 mg/kg bei Teilchengrößen unter 35 µm, bis zu 20–25 mg/kg bei Teilchengrößen unter 80 µm und bis zu 10 mg/kg bei Teilchengrößen unter 150 µm (TAPLIN und MACDONALD, 1971). Ebenfalls bei Hunden stellten ALLEN et al. (1973) fest, daß 60 Szintigraphiedosen (10^6 Albumin-Makropartikel entsprechend 14×10^3 Partikel/kg im Bereich 30–50 µm) notwendig sind, um eine Erhöhung des Pulmonalarteriendruckes zu verursachen. Injektionen von 100–150fachen Szintigraphiedosen ließen den Druck regelmäßig ansteigen. Auch bei ^{99m}Tc-Schwefelkolloid-Makroaggregaten konnte tierexperimentell keine Druckänderung nach Injektion von vielfachen Szintigraphiedosen festgestellt werden (FICKEN et al., 1970).

JOHNSON (1971) konnte bei 11 Patienten, darunter 8 mit pulmonalen vaskulären Obstruktionen, keine Änderung der Diffusionskapazität, des Totraumes, des Atem-Minutenvolumens, der arteriellen Gasdrücke und pH-Werte nach Injektion von Albumin-Makroaggregaten beobachten. Auch nach Injektion von ^{113m}In-Eisenhydroxid-Partikeln trat keine Verringerung der Diffusionskapazität auf. KONIETZKO et al. (1973) fanden bei den bereits genannten Untersuchungen geringe, aber statistisch signifikante Änderungen von Schlagvolumen, Herzfrequenz, Herzminutenvolumen und peripherer Sauerstoffausschöpfung des Blutes. Bei Kaninchen (1,5–2 kg) rief eine vierfache Erwachsenen-Dosis von ^{99m}Tc-Schwefel-Albumin-Makroaggregaten eine vorübergehende Atemnot hervor, eine einfache Erwachsenen-Dosis jedoch nicht (THOMAS und WIENER, 1973).

Bei Shunts zwischen dem kleinen und großen Kreislauf können die zur Lungenszintigraphie injizierten Partikel in den großen Kreislauf gelangen und Gefäßverschlüsse verursachen. ROSENTHAL (1965) hält bedeutendere Shunts für eine Kontraindikation zur Lungenszintigraphie, obwohl er bei Injektion von Albumin-Makroaggregaten (2–4 mg Albumin) in die A. carotis bei 15 Patienten keine klinisch-neurologischen Folgeerscheinungen feststellen konnte. Auf Grund von Untersuchungen an Menschenaffen schätzten KENNADY und TAPLIN (1965) sowie TAPLIN und MACDONALD (1971) das Risiko zerebraler Mikroembolien für äußerst gering ein, auch wenn die gesamte Szintigraphiedosis in den großen Kreislauf gelangt. In diesem Sinne spricht auch die Tatsache, daß Angio-Szintigramme bei verschiedenen Organen routinemäßig zur Anwendung kommen. Albumin-Mikrosphären werden zur Shuntbestimmung herangezogen (HURLEY, 1972).

Die toxische Minimaldosis liegt für Albumin-Makroaggregate bei 20 mg/kg (TAPLIN und MACDONALD, 1971). Sie sinkt mit zunehmender Partikelgröße. Bei Albumin-Mikrosphären fanden RHODES et al. (1969) bei verschiedenen Spezies bis 40 mg/kg keine sichtbaren Veränderungen in der Erscheinung und im Verhalten. Die LD 50 bei Mäusen war größer als 200 mg/kg. Bei Eisenhydroxid liegen die applizierten Eisenmengen unter 1 mg. STERN et al. (1966) stellten fest, daß Mäuse und Kaninchen nach Dosen von 67 mg/kg überlebten. DAVIS (1970) beobachtete bei Mäusen und Kaninchen keine Unverträglichkeitsreaktionen nach Applikation von 500fachen Szintigraphiedosen, bezogen auf das Körpergewicht.

Eine Schädigung oder Reaktion des Lungengewebes konnte DELAND (1966) bei 7 Patienten 1, 3 und 4 Std sowie 3, 4 und 7 Tage nach Injektion von ^{131}J-Albumin-Makroaggregaten histologisch nicht feststellen. Bei den Gewebsproben 3–7 Tage nach Injektion waren autoradiographisch nur noch spärliche Aktivitätsgebiete nachzuweisen, annehmbar innerhalb einkerniger Makrophagen. RHODES et al. (1969) konnten in Lungengewebsschnitten von Mäusen 10 Minuten und 2 Std nach Injektion von Mikrosphären diese gut sehen; 3 Tage nach der Injektion wurden sie nicht mehr gefunden. Gewebsreaktionen wurden nicht beschrieben. Die Eisenhydroxid-Partikel führen zu einer Langzeit-Retention mit noch unbekannten Auswirkungen. GALT und TOTHILL (1973) konnten 35 Tage nach der Injektion keine Entzündung um die abgelagerten Partikel feststellen. Histologische Untersuchungen von DAVIS (1974) an Mäuse- und Hundelungen über 1 Jahr ließen keine pathologischen Veränderungen erkennen, die ursächlich auf die Eisenpartikel zurückzuführen waren.

Wiederholt gegebene Tracerdosen von Albumin-Makroaggregaten bei Hunden, Kaninchen und Affen über mehrere Monate führten zu keinen allergischen Reaktionen; die Verabfolgung von Dosen im Bereich 10–20 mg/kg sensibilisierten die Tiere innerhalb 1–2 Wochen (TAPLIN und MACDONALD, 1971). Meerschweinchen ließen sich mit Humanserumalbumin-Mikrosphären gegen Humanserumalbumin in Lösung sensibilisieren, nicht aber gegen Humanserumalbumin-Mikrosphären; die Meerschweinchen zeigten auch keine Reaktion auf Mikrosphären von Meerschweinchen-Serumalbumin (RHODES et al., 1969). Bei Patienten, die mehrere Lungenszintigramme erhalten hatten, konnten keine Antikörper gegen Humanserumalbumin und ähnliche andere Antigene gefunden werden (JOHNSON, 1971).

Bei den eigenen über 2000 Patienten, bei denen die Lungenszintigraphie mit verschiedenen Nuklearpharmaka durchgeführt wurde, konnten keine Unverträglichkeitserscheinungen beobachtet werden. Über gelegentlich nach der Injektion von ^{99m}Tc-Albumin-Makroaggregaten aufgetretene Symptome wie Übelkeit oder Fieber bei Patienten mit anamnestisch wiederholten derartigen Symptomen berichten WEBBER et al. (1971). Zwei Zwischenfälle bei etwa 900 Lungenszintigrammen sahen LÜTGEMEIER und HEBESTREIT (1973); einmal trat nach Injektion von 1 mCi ^{113m}In-Eisenhydroxid-Kolloid eine vorübergehende leichte Gesichtsrötung ohne ernsthafte Folgen auf, im zweiten Fall kam es nach Applikation von 500 µCi ^{113m}In-Mikrosphären (10 mg Albumin) zu einer hochgradigen Asphyxie, die durch Reanimationsmaßnahmen überwunden werden konnte. Eine Lungenembolie, hervorgerufen durch Thromben mit Einschluß radioaktiver Partikel, die sich im Verlauf einer mißlungenen Venenpunktion und verzögerter Injektion des Makroaggregat-Blutgemisches gebildet hatten, sahen CHEYRETOVA und KETZKAROVA (1972). Nach einem Monat zeigte ein Kontrollszintigramm eine Normalisierung der Lungendurchblutung. Bei einer Patientin mit einem Mammakarzinom und ausgedehnter Metastasierung auch in der Lunge kam es 1–2 min nach Injektion von 300 µCi ^{131}J-Albumin-Makroaggregaten (11 mg Albumin) zu schweren Allgemeinreaktionen mit letalem Ausgang (DWORKIN et al., 1966). Bei einem 7 Jahre alten Kind mit Rechtsherz-Hochdruck nach Shuntoperation trat 3–4 min nach intravenöser Injektion von 800 µCi ^{99m}Tc-Albumin-Makroaggregaten (3,8 mg $\cong$ 0,16 mg/kg) der Tod durch Herzstillstand ein. Histologisch ergab sich als Ursache der kardiopulmonalen Erkrankung eine Einengung der kleinsten Lungenstrombahnen (VINCENT et al., 1968). Drei Todesfälle nach Injektion von ^{99m}Tc-Eisenhydroxid-Partikeln (mittlere Größe 25 µm, Zahl der applizierten Partikel unter 300000, Gelatinemenge unter 200 mg und Eisengehalt unter 100 µg) meldeten ROBINOWITZ et al. (1973); bei den Patienten entwickelten sich 15 min nach Injektion Atemnot, Tachykardie und Blutdruckabfall; sie starben innerhalb 30 min. Die Lungenszintigramme zeigten bei allen diesen Patienten bilateral multiple große Perfusionsdefekte. Bei einem Patienten bestanden unvermutet ein akuter Myokardinfarkt und beidseitige Bronchopneumonie; der zweite Patient wies große Thromboemboli in allen großen Pulmonalarterien auf, der dritte Patient kam nicht zur Autopsie.

Trotz der beschriebenen Zwischenfälle kann die Lungenszintigraphie als sehr sicheres Verfahren angenommen werden. Wie die oben angeführten Untersuchungen zeigen, liegen die üblichen Szintigraphiedosen um den Faktor 100 bis 1000 unter der Dosis, die eine nachweisbare Nebenwirkung hervorruft. Voraussetzung jedoch ist neben der selbstverständlichen Sterilität und Pyrogenfreiheit der Präparate, daß

— die applizierte Albuminmenge 10 ng/kg nicht übersteigt (TAPLIN und MACDONALD, 1971)
— die Injektion großer Teilchen vermieden wird. Als kritischer Durchmesser werden 100 bzw. 150 µm angesehen. MÜLLER und ANDERSEN (1974) fordern Qualitätskontrollen, die sicherstellen, daß die Zahl der Partikel mit Durchmessern größer als 100 µm (bei Berücksichtigung der Meinung anderer Autoren 150 µm) unter 5000 untersuchten Partikeln nicht 10 überschreitet.
— es in der Injektionsspritze nicht zur Bildung von Blutgerinnsel kommt.

Bei hochgradiger kardiopulmonaler Insuffizienz bedarf es darüber hinaus besonderer Vorsicht.

Tabelle 4. Strahlenbelastung bei der Perfusions-Lungenszintigraphie in mrad (bezogen auf 100 µCi injizierte Aktivität, falls nicht anders vermerkt)

Lunge	Schilddrüse	Leber	Gonaden	Ganzkörper	
^{131}J-Albumin-Makroaggregate:					
983±257		205±43	49±12	25±3	NOVAK und LINDEN, 1970b
560	3800			22	GALT und TOTHILL, 1973
(480–680)	(1160–8800)			(19–26)	
640				8	FURTH et al., 1965
630		132		34	SMITH et al., 1968
400–600	7000–20000 nicht blockiert	50–200	30–130	10–40	HINE und JOHNSTON, 1970
^{99m}Tc-Albumin-Makroaggregate:					
				10–20	HINE und JOHNSTON, 1970
22					ELLIS (ICRP-Publ.Nr.17)
40					RHODES et al., 1969
gestilltes Kind, Mutter 2 mCi i.v.:					
mit dem Stillen begonnen					
4 Std. post Inj.				1–2	
8 Std. post. Inj.				0,35–0,7	
12 Std. post Inj.				0,12–0,34	
18 Std. post Inj.				0,02–0,04	
äußere Bestrahlung bei engem Kontakt mit der Mutter					
von der Inj. an für 30 min.:				10–20	BERKE et al., 1973
^{99m}Tc-Eisen-Hydroxid:					
25–40		3,5–12,5		1,54–1,60	GALT und TOTHILL, 1974
30	50		2–5	0,5	HINE und JOHNSTON, 1970
^{99m}Tc-Albumin-Mikrosphären:					
29,32±3,39	13,27±	2,31±0,28	1,42±0,12	1,22±0,12	NOVAK, 1971b
40–60					BURDINE et al., 1971
^{113m}In-Eisen-Hydroxid:					
55		1,7		1,6	BROOKEMAN et al., 1970
75					STERN et al., 1966
60–80				1,0	HINE und JOHNSTON, 1970
^{113m}In-Albumin-Mikrosphären:					
70					RHODES et al., 1969

Mögliche Gefahren bei der Inhalation wurden im Zusammenhang mit der Inhalations-Therapie untersucht.

Eine Reizung der Bronchialschleimhäute durch Wasser oder Kochsalzlösung ist selten, der ausgelöste Husten zwingt dann meisten zum Abbruch der Inhalation. Auch allergische Reaktionen sind prinzipiell möglich, jedoch bis jetzt bei der Inhalations-Szintigraphie noch nicht beschrieben worden. Auf die Inhalationsapparatur als potentielle Infektionsquelle wird von mehreren Autoren hingewiesen (STEVENS et al., 1970; LOCKWOOD und TYLER, 1971 u.a.). Zur Desinfektion wird die Erhitzung der mit der Atemluft in Berührung kommenden Teile im Autoklaven als sicherste Methode angesehen; als wirksam und bedeutend einfacher erwies sich auch die Verneblung von Wasserstoffperoxid (7,5–20%ige Lösung). Bei einem nicht geringen Teil der Patienten wird ein Absinken des Sauerstoffpartialdruckes im Blut während der Inhalation beobachtet (PFLUG et al., 1970; TAGUCHI, 1971). Da möglicherweise zwei Todesfälle mit der Inhalation in Zusammenhang stehen können, wird empfohlen, die Inhalation beim Auftreten von Übelkeit der Patienten nicht weiter fortzusetzen (TAGUCHI, 1971) (Tabelle 4 und 5).

Tabelle 5. Strahlenbelastung bei der Aerosol-Lungenszintigraphie in mrad (bezogen auf 1 mCi vernebelte Aktivität)

Lunge	Ganzkörper	
^{131}J-Humanserumalbumin		
2128 ± 32,6	77 ± 6,8	14% Lungen-Deposition, HWZ 20 ± 2 Std, 10,5% extrapulmonal, HWZ 39 ± 28 Std, PIRCHER et al., 1967
134		100 µCi deponiert, HWZ 2 Std, TAPLIN et al., 1966a
^{99m}Tc-Humanserumalbumin		
82,5 ± 3,7	3,8 ± 0,8	24,5% im Ganzkörper, 14% Lungen-Deposition effektive HWZ 6 Std PIRCHER et al., 1967

Literatur

ADAM, W.E., WEIMANN, G., SCHLEHE, H., LORENZ, W.J.: Experimentelle Ergebnisse und Aussichten der Funktionsszintigraphie in der Pulmonologie. In: Beitr. Klin. Erforsch. Tbc und Lungenkrankh. **141**, 132–139 (1969).

ADATEPE, M.H., WELCH, M., ARCHER, E., STUDER, R., POTCHEN, E.J.: The laboratory preparation of indium-labeled compounds. J. Nucl. Med. **9**, 426–427 (1968).

ALDERSON, P.O., SECKER-WALKER, R.H., STROMINGER, D.B., MCALISTER, W.H., HILL, R.L., MARKHAM, J.: Quantitative assessment of regional ventilation and perfusion in children with cystic fibrosis. Radiology **111**, 151–155 (1974).

ALLEN, D.R., NELP, W.B., HARTNETT, D.E., CHENEY, F.W.: Critical assessment of changes in the pulmonary circulation following injection of lung scanning agent (MAA). In: New Developments in Radiopharmaceuticals and Labeled Compounds, IAEA-SM-171/14, 37–42, Wien 1974.

ALTENBRUNN, H.-J.: Die Isotopenthorakographie nach Inhalation von radioaktiven Aerosolen. In: Radioaktive Isotope in Klinik und Forschung (K. FELLINGER, K. HÖFER), S. 396–402. München: Urban u. Schwarzenberg 1965.

ALTENBRUNN, H.-J., GEORGI, P., RICHTER, E., ROTTE, K.-H.: Szintigraphische Darstellung der Lungenventilation und -durchblutung. In: Radioisotope in der Lokalisationsdiagnostik (G. HOFFMANN, K.E. SCHEER), S. 217–224. Stuttgart: F.K. Schattauer 1967.

ALTENBRUNN, H.-J., STOBER, D.: Untersuchungen zur 131-J-Markierung von Stärkekörnern und ihre Anwendbarkeit zur Darstellung der Lungendurchblutung. Fortschr. Röntgenstr. **98**, 757 (1963).

ANGHILERI, L.J., PRPIC, B.: ^{68}Ga-chromic phosphatealbumin aggregates for lung scanning. Acta. Isotop. (Pandova) **7**, 147 (1967).

ANTAR, M.A., FREEDMAN, G.S., CORNELIUS, E.A., SPENCER, R.P.: Intracardiac and intravascular deposition of lung scan macroaggregates. J. Nucl. Med. **11**, 381–382 (1970).

ARIEL, J.M.: Referiert in „Highlights of the Society of Nuclear Medicine Meeting". J. Amer. med. Ass. **183**, 32–33 (1963).

ASMUNDSSON, T., JOHNSON, R.F., KILBURN, K.H., GOODRICH, J.H.: Efficiency of nebulizers for deposity saline in human lung. Amer. Rev. Resp. Dis. **108**, 506–512 (1973).

BASS, H.: Assessment of regional pulmonary function with radioactive gases. Progr. Nucl. Med. **3**, 67–84 (1973).

BEHREND, H., DOMBROWSKI, H., WÜRDINGER, H.: Klinische, röntgenologische und szintigraphische Beurteilung der Lungenveränderungen bei Morbus Boeck. Kongreßbericht der 10. wiss. Tagung der Norddeutschen Gesellschaft für Tuberkulose und Lungenkrankheiten e.V. 21.–22. Oktober 1967.

BENJAMIN, P.P., RAJALI, A., FRIEDELL, H.: Electrolytic complexation of ^{99m}Tc at constant current: its applications in nuclear medicine. J. Nucl. Med. **11**, 147–154 (1970).

BERKE, R.A., HOOPS, E.C., KEREIAKES, J.C., SAENGER, E.L.: Radiation dose to breast-feeding child after mother has ^{99m}Tc-MAA lung scan. J. Nucl. Med. **14**, 51–52 (1973).

BLACK, A., WALSH, M.: The preparation of bromide-82 and iodine-131 labeled polystyrene microspheres with diameters from 0,1–30 microns. Ann. Occup. Hyg. **13**, 87 (1970).

BOYD, R.E., ACKERMAN, S.A., MORRIS, J.G., HUBERTY, J.P.: Lung scanning using ^{99m}Tc-labeled macroaggregated ferrous hydroxide (Tc-MAFA) as the perfusion agent. J. Nucl. Med. **10**, 737–739 (1969).

BROOKEMAN, V.A., SUN, P.C.J., BRUNO, F.P., DUNAVANT, B.G., MAUDERLY, W.: Internal distribution and absorbed calculations for radioaktive indium liver and lung scanning agents. Amer. J. Roentgenol., **109**, 735–741 (1970).

BRUNO, F.P., BROOKEMAN, V.A., ARBORELIUS, M., WILLIAMS, C.M.: ^{99m}Tc-iron hydroxide aggregates for lung scanning. J. Nucl. Med. **11**, 134–137 (1970).

BUCHANAN, J.W., RHODES, B.A., WAGNER, H.N.: Labeling albumin microspheres with ^{113m}In. J. Nucl. Med. **10**, 487–490 (1969).

BUCHANAN, W.J., RHODES, B.H., WAGNER, jr., H.N.: Labeling iron-free albumin microspheres with ^{113m}In. J. nucl. Med. **12**, 616–619 (1971).

BURDINE, J.A.: Indium-113m radiopharmaceuticals for multipurpose imaging. Radiology **93**, 605–610 (1969).

BURDINE, J.A., RYDER, L.A., SONNEMAKER, R.E., DEPUEY, G., CALDERON, M.: ^{99m}Tc-human albumin microspheres (HAM) for lung imaging. J. Nucl. Med. **12**, 127–130 (1971).

BURROWS, B., NIDEN, A.H., FLETCHER, C.M., JONES, N.L.: Clinical types of chronic obstructive lung disease in London and Chicago: A study of one hundred patients. Amer. Rev. Resp. Dis. **90**, 14 (1964).

BUSCH, M., WÜRDINGER, H.: Die Messung des Lungenperfusionsverhältnisses. In: G. HOFFMANN, H.A. LADNER: Radioisotope in Pharmakokinetik und klinische Biochemie, Stuttgart-New York: F.K. Schattauer, 1970, 151–153.

BUSSE, W., REED, CH., TYSON, I., BIRNBAUM, M.: Prolonged retention of radioactivity following perfusion lung scan in asthmatic patients. J. Nucl. Med. **14**, 837–839 (1973).

CHAPMAN, C., LONSDALE, M.D., HAYTER, C.J.: The use of zirconium sulphate in the preparation of ^{113m}In and ^{99m}Tc-labelled albumin macroaggregates. Int. J. appl. Radiat. Isotopes **21**, 679–681 (1970).

CHARLTON, J.C.: Diskussionsbeitrag zum Vortrag von T. MÜLLER und K.W. ANDERSEN: Quality control problems with particle suspensions for lung scintigraphy. In: Proceedings of the Symposion held in Copenhagen IAEA-SM-171/15, Wien, 1973, 88.

CHERNICK, V., LOPEZ-MAJANO, V., WAGNER, H.N., DUTTON, R.E.: Estimation of differential pulmonary blood flow by bronchospirometry and radioisotope scanning during rest and exercise. Amer. Rev. Resp. Dis. **92**, 958 (1965).

CHEYRÉTOVA, E., KETZKAROVA, S.: Certaines possibilités d'obtention de scintigrammes pulmonaires atypiques avec ^{131}J-Sari. Nucl.-Med. **11**, 175–179 (1972).

CISCATO, V.A., NICOLINI, J.O., PALCOS, M.C.: Albumin macroaggregates labeled with indium-113m for lung scintiscanning. Int. J. appl. Radiat. **20**, 115 (1969).

COLOMBETTI, L.G., GOODWIN, D.A., HINKLEY, R.L.: A method of preparing sterile radiopharmaceuticals using indicators. J. Nucl. Med. **10**, 633–636 (1969).

COLOMBETTI, L.G., GOODWIN, D.A., TOGAMI, E.: ^{68}Ga-labeled macroaggregates for lung studies. J. Nucl. Med. **11**, 704–707 (1970).

COOK, D.J., LANDER, H.: Inhalation lung scanning using carrier-free ^{113m}In. J. Nucl. Med. **12**, 765–766 (1971 a).

COOK, D.J., LANDER, H.: Inhalation pulmonary scintiphotography using pertechnetate. Amer. J. Roentgenol., **113**, 682–689 (1971 b).

COOPER, J.F., STERN, H.S., DELAND, F.H.: A kit for preparation of high specific activity ^{99m}Tc albumin for cisternography and blood pool imaging. Radiology **95**, 533–537 (1970).

COOPER, J.F., WAGNER, H.N.: Preparation and control of ^{113m}In radiopharmaceuticals. In: Radiopharmaceuticals from Generator-produced Radionuclides. IAEA-Pl-392/11, Wien 1971, 83–89.

CRAGIN, M.D., WEBBER, M.M., VICTERY, W.K., PINTAURO, D.: Technique for the rapid preparation of lung scan particles using ^{99m}Tc-sulfur and human serum albumin. J. Nucl. Med. **11**, 385 (1970).

CSETÉNYI, J., SZÁMEL, SZ.I., FÜZI, M., KARIKA, ZS.: Albumin macroaggregates containing ^{113m}In-sulfide (^{113m}In-SMAA): Technique for the prepara-

tion of a new lung scanning agent. Radiobiol.-Radiother. **15**, 55–61 (1974).
DAVIS, M.A.: ^{99m}Tc-iron hydroxide aggregates. Evaluation of a new lung-scanning agent. Radiology **95**, 347–352 (1970).
DAVIS, M.A.: ^{99m}Tc-iron hydroxide macroaggregates (^{99m}Tc-FHMA): Stability studies. Radiology **98**, 448–449 (1971).
DAVIS, M.A.: Long term retention and biologic fate of ^{99m}Tc-iron hydroxide aggregates. In: New developments in Radiopharmaceuticals and Labeled Compounds, IAEA-SM-171/43, 43–66, Wien 1974.
DAVIS, M.A., HOLMAN, B.L.: Radiopharmaceuticals for perfusion scanning. Progr. nucl. Med. **3**, 10–36, Baltimore-London-Tokyo: University Park Press 1973.
DELAND, H.F.: The fate of macroaggregated albumin used in lung scanning. J. Nucl. Med. **7**, 883–895 (1966).
DELAND, H.F., WAGNER, H.N.: Atlas of Nuclear Medicine, Vol. 2, Lung and Heart, Philadelphia, London, Toronto: W.B. Saunders Company, 1970.
DEUTSCH, M.E., REDMOND, M.L.: Unitary freeze-dried kits for preparation of technetium-labeled human serum albumin. J. Nucl. Med. **13**, 426–427 (1972).
DE VERNEJOUL, P., RUFF, F., KELLERSHOHN, C.: Apport du technétium-99m dans l'étude de la circulation pulmonaire par scintigraphie. In: Radionuklide in Kreislaufforschung und Kreislaufdiagnostik. (G. HOFFMANN, R. HÖFER), S. 95–101. Stuttgart-New York: F.K. Schattauer 1968.
DOERING, P., LORENZ, B., HOFMEISTER, W., STÖHR, M.: Lungenszintigraphie mit ^{131}J-Albuminpartikeln bei Lungenembolie und selteneren Lungenerkrankungen. In: Radioisotope in der Lokalisationsdiagnostik (G. HOFFMANN, K.G. SCHEER). Stuttgart: F.K. Schattauer 1967.
DOERR, F.: Lungenszintigraphie bei erworbenen Herzerkrankungen. In: Lungenzirkulation. Ergebnisse angiographischer und szintigraphischer Untersuchungen (H. RINK), S. 335–343. Stuttgart-New York: F.K. Schattauer 1970.
DOLLERY, C.T., WEST, J.B.: Regional uptake of radioactive oxygen, carbon monoxide and carbon dioxide in the lungs of patients with mitral stenosis. Circulat. Res. **8**, 765 (1960).
DORE, E.K., POE, N.D., ELLESTAD, M.H., TAPLIN, G.V.: Lung perfusion and inhalation scanning in pulmonary emphysema. Amer. J. Roentgenol. **104**, 770–777 (1968).
DREYER, R., MÜNZE, R.: Zur Tc^{99m}-Markierung von Serumalbumin. Isotopenpraxis **5**, 296 (1969).
DWORKIN, H.J., GUTKOWSKI, R.F.: Rapid closed-system production of ^{99m}Tc-albumin using electrolysis. J. Nucl. Med. **12**, 562–565 (1971).
DWORKIN, H.J., HAMILTON, C., SIMECK, C.M., BEIERWALTERS, W.H.: Lungscanning with colloidal RISA. J. Nucl. Med. **5**, 48 (1964).
DWORKIN, H.J., SMITH, J.R., BULL, F.E.: A reaction following administration of macroaggregated albumin (MAA) for a lung scan. Amer. J. Roentgenol., **98**, 427–433 (1966).
EATON, S.B., JAMES, A.E., POTSAID, M.S., FLEISCHNER, F.G.: Scintigraphic findings in pulmonary microembolism. Amer. J. Roentgenol. **106**, 778–786 (1969).
ELLIS, R.E.: zitiert aus: Protection of the patient in radionuclide investigations. JCRP Report 17 (1969).
ERNST, H.: Die Lungenszintigraphie zum Studium der normalen und pathologischen Blutverteilung im kleinen Kreislauf. In: Radionuklide in Kreislaufforschung und Kreislaufdiagnostik. (G. HOFFMANN, R. HÖFER), S. 81–86. Stuttgart-New York: F.K. Schattauer 1968.
ERNST, H., BRÄUER, H., MEISSNER, G.: Szintigraphische Untersuchungen bei Lungentumoren. Fortschr. Röntgenstr. **102**, 545 (1965).
ERNST, H., HERXHEIMER, H., KOPPENHAGEN, K., V. NIEDING, G.: Diagnostik des destruktiven Lungenemphysems durch Perfusionsszintigraphie. Acta Allerg. **25**, 404–422 (1970).
ERNST, H., IGLAUER, E., KRONSCHWITZ, H., SPODE, E.: Tierexperimentelle Untersuchungen zur Frage der Therapie von Lungentumoren mit Hilfe radioaktiver Gold-Kohle-Suspensionen. Strahlentherapie **107**, 382 (1958).
ERNST, H., KOPPENHAGEN, K.: Wert der Perfusionslungenszintigraphie beim Nachweis hilusnaher Bronchuskarzinome. In: Ergebnisse der klinischen Nuklearmedizin — Diagnostik, Therapie, Forschung. (HORST, PABST), S. 128–130. Stuttgart-New York: F.K. Schattauer 1971.
ERNST, H., KRÜGER, J.: Grundlagen und klinische Bedeutung der Lungenszintigraphie. In: Radioisotope in der Lokalisationsdiagnostik. (G. HOFFMANN, K.E. SCHEER), S. 225–230). Stuttgart: K.F. Schattauer 1967.
FADEJEW, N.P., GERSHANDWICH, M.L., JUSHKANTSEV, S.I.: O skennirowanii legkich pri limfogranulomatose (Über die Lungenszintigraphie bei Lymphogranulomatose). Woprosi Onkologii **14**, 25–30 (1973) (russisch mit engl. Zusammenfassung).
FEINE, U., HILPERT, P.: in: Emrich: Nuklearmedizin — Funktionsdiagnostik. Stuttgart: Georg Thieme 1971.
FEINE, U., ZUM WINKEL, K.: Nuklearmedizin — Szintigraphische Diagnostik. Stuttgart: Georg Thieme 1969.
FELIX, R., ASSHEUER, J., HAVERS, L., SCHWABE, H., BÜCHELER, E., BEHRENBECK, D., FELIX, G., WINKLER, C.: Untersuchungen über die Regelung der Lungendurchblutung bei organischer Einschränkung der pulmonalen Strombahn. In: Nuklearmedizin — Klinische Leistungsfähigkeit und technische Entwicklung. (H.W. PABST), S. 54–67. Stuttgart-New York: F.K. Schattauer 1972b.
FELIX, R., KNOPP, R., ASSHEUER, J., HAVERS, L., SCHWABE, H.U., WINKLER, C.: Computer-Szinti-

graphie des Lungenkreislaufs. II. Das Isointensitätszonen-Szintigramm. Fortschr. Röntgenstr. **115**, 502–517 (1971 b).

FELIX, R., KNOPP, R., ASSHEUER, J., BEHRENBECK, D.W., HAVERS, L., SCHWABE, H.U., WINKLER, C.: Computer-Szintigraphie des Lungenkreislaufs. I. Quantitative Ergebnisse über die pulmonale Durchblutungsregulation. Fortschr. Röntgenstr. **114**, 631–644 (1971 a).

FELIX, R., SIMON, H., FERLINZ, R., ASSHEUER, J., KNOPP, R., STADELER, H.J., WINKLER, C.: Computer-Szintigraphie des Lungenkreislaufs. III. Perfusionsmuster beim obstruktiven Syndrom und Beziehungen zur Lungenfunktion sowie Hämodynamik des kleinen Kreislaufs. Fortschr. Röntgenstr. **116**, 541–552 (1972 a).

FELIX, R., SIMON, H., WINKLER, C.: Röntgenologische und szintigraphische Befunde bei pulmonaler Hypertonie. Internist **14**, 470–476 (1973).

FELIX, R., WINKLER, C., HAVERS, L., DÜX, A., GEISLER, P.: Hämodynamik der pulmonalen Strombahn (Funktionsanalyse durch Pulmonalisangiogramm und Lungenszintigramm). In: Lungenzirkulation. Ergebnisse angiographischer und szintigraphischer Untersuchungen. (H. RINK), S. 213–274. Stuttgart-New York: F.K. Schattauer 1970.

FICKEN, V., HALPERN, S., SMITH, C., MILLER, L., BOGARDUS, C.: ^{99m}Tc sulfur colloid macroaggregates – a new lung scanning agent. Radiology **97**, 289–295 (1970).

FLETCHER, J.W., JAMES, A.E., HOLMAN, B.L.: Regional lung function in cancer. In: Holman u. Lindeman: Regional pulmonary function in health and disease. Progr. Nucl. Med. **3**, 135–148 (1973).

FLOHR, H., WÜRDINGER, H.: Szintigraphische Untersuchungen der pulmonalen Durchblutung bei experimenteller Ausschaltung einer Lunge vom Gasaustausch. Klin. Wschr. **45**, 322–323 (1967).

FRASER, H.S., MCCLEOD, W.M., GARNETT, E.S., GODDARD, B.A.: Lung scanning in the preoperative assessment of carcinoma of the bronchus. Amer. Rev. resp. Dis. **101**, 349 (1970).

FREIMAN, D.G.: Pathologic observations on experimental and human thromboembolism. In: SASAHARA, A.A., and STEIN, M.: Pulmonary Embolic Disease, New York: Grune u. Stratton 1965.

FRIDRICH, H., HARTWEG, H., LOCHER, J.: Differentialdiagnose von Perfusionsstörungen mit Hilfe der kombinierten Lungenszintigraphie, im besonderen zur Abgrenzung der Lungenembolie. Fortschr. Röntgenstr. **113**, 219–231 (1970).

FRIEDMAN, W.W., BRAUNWALD, E.: Alterations in regional pulmonary blood flow in mitral valve disease studied by radioisotope scanning. Circulation **94**, 363 (1966).

FURTH, E.D., OKINAKA, A.J., FOCHT, E.F., BECKER, D.V.: The distribution, metabolic fate and radiation dosimetry of ^{131}I labeled macroaggregated albumin. J. Nucl. Med. **6**, 506–518 (1965).

GALT, J.M., TOTHILL, P.: The fate and dosimetry of two lung scanning agents, ^{131}J MAA and ^{99m}Tc ferrous hydroxide. Brit. J. Radiol. **46**, 272–276 (1973).

GARNETT, E.S., BAYLY, R.J., MARLOW, C.G.: Pyrogen-free ^{113m}In scanning agents. Brit. J. Radiol. **42**, 709–710 (1969).

GARNETT, E.S., GODDARD, B.A., FRASER, H.S., MACLEOD, W.M.: Lung perfusion patterns in carcinoma of bronchus. Brit. med. J. **2**, 209–210 (1968).

GATES, G.F., ORME, H.W., DORE, E.K.: Measurement of cardiac shunting with technetium-labeled albumin aggregates. J. Nucl. Med. **12**, 746–749 (1971).

GIBEL, W.H., MATTHES, TH., ERNST, H., SPODE, E.: Tierexperimentelle Untersuchungen zur Diagnostik von Gefäßverschlüssen der A. pulmonalis durch radioaktive Gold-Kohle-Suspension. Fortschr. Röntgenstr. **96**, 350 (1962).

GIUNTINI, C., PASQUALINI, R., SANTOLICANDRO, A., PLASSIO, G., VILLA, M.: Preparation et marquage au ^{99m}Tc de microspheres d'albumine humaine de 1 a 5 µm pour les etudes dynamiques et la scintigraphie pulmonaire. In: New Developments in Radiopharmaceuticals and Labeled Compounds, IAEA-SM-171/62, 65–75, Vienna 1974.

GIZE, R., DIZON, M., MISHKIN, F.: Analysis of the fissure sign. J. Nucl. Med. **12**, 822–824 (1971).

GLUCK, M.C., MOSER, K.M: Pulmonary artery agenesis. Diagnosis with ventilation and perfusion scintiphotography. Circulation **16**, 859–867 (1970).

GOERG, R.: Mechanismen, welche die Verteilung von Radio-Aerosolen bestimmen. In: Bull. Schweiz. Akad. Med. Wiss. **27**, 446–454 (1971).

GOERG, R., LOCHER, TH.: Vorteile der Düsenzerstäubung für die Aerosoltherapie. Schweiz. med. Wschr. **101**, 1838–1843 (1971).

GOLDMAN, S.M., FREEMAN, L.M., GHOSSEIN, N.A., SANFILIPPO, L.J.: Effects of thoracic irradiation on pulmonary arterial perfusion in man. Radiology **93**, 289–296 (1969).

GYEPES, M.T., BENNETT, L.R., HASSAKIS, P.C.: Regional pulmonary blood flow in cystic fibrosis. Amer. J. Roentgenol. **106**, 567–575 (1969).

HADDAD, R.G., LUCHSINGER, P.C.: Disappearance rate of ^{131}I-tagged macroaggregated albumin from the lung. J. Nucl. Med. **10**, 560–561 (1969).

HAITANI, K.: Alterations in pulmonary blood flow distribution in heart diseases with pulmonary hypertension studied by radioisotope (^{131}J-MAA) scanning. Nagoya J. med. Sci. **31**, 443–466 (1969).

HARDING, L.K., HORSFIELD, K., SINGHAL, S.S., CUMMING, G.: The proportion of lung vessels blocked by albumin microspheres. J. Nucl. Med. **14**, 579–581 (1973).

HATCH, H.B., MAXFIELD, W.S., OCHSNER, J.L.: Radioisotope lung scanning in bronchogenic carcinoma. J. thorac. cardiovasc. Surg. **50**, 634 (1965).

HAYNIE, T.P., CALHOON, J.H., NASJLETI, C.E., NOFAL, M.M., BEIERWALTERS, W.H.: Visualization of pulmonary artery occlusion by photoscanning. J. Amer. med. Ass. **185**, 306–308 (1963).

HECK, L.L., DULEY, J.W.: Statistical Considerations in lung imaging with ^{99m}Tc Albumin Particles. Radiology **113**, 675–679 (1974).

HENNIG, K.: Leistungsfähigkeit der Szintigraphie im Rahmen der Lungendiagnostik. Dtsch. Ges. wesen **27**, 2288–2292 (1972b).

HENNIG, K., FRITZ, H., WOLLER, P., FRANKE, W.-G., KEMNITZ, H.-P.: Die Lungenszintigraphie bei der Silikose-Begutachtung. Fortschr. Röntgenstr. **108**, 303–313 (1968).

HENNIG, K., WOLLER, P.: Die Perfusionsszintigraphie bei Silikose, Asbestose, Lungensarkoidose und progressiver Lungendystrophie. I. Silikose. In: Lungenzirkulation. Ergebnisse angiographischer und szintigraphischer Untersuchungen. (H. RINK), S. 305–316. Stuttgart-New York: F.K. Schattauer 1970a.

HENNIG, K., WOLLER, P.: Die Perfusionsszintigraphie bei Silikose, Asbestose, Lungensarkoidose und progressiver Lungendystrophie. II. Asbestose. In: Lungenzirkulation. Ergebnisse angiographischer und szintigraphischer Untersuchungen. (H. RINK), S. 316–323. Stuttgart-New York: F.K. Schattauer 1970b.

HENNIG, K., WOLLER, P.: Die Perfusionsszintigraphie bei Silikose, Asbestose, Lungensarkoidose und progressiver Lungendystrophie. III. Lungensarkoidose (Morbus Boeck). In: Lungenzirkulation. Ergebnisse angiographischer und szintigraphischer Untersuchungen. (H. RINK), S. 323–329. Stuttgart-New York: F.K. Schattauer 1970c.

HENNIG, K., WOLLER, P., FRANKE, W.-G.: Erfahrungen bei der Lungenszintigraphie. Fortschr. Röntgenstr. **107**, 600–609 (1967a).

HENNIG, K., WOLLER, P., FRANKE, W.-G.: Lungenszintigraphie mit markierten Albumin-Makroaggregaten. Strahlentherapie **132**, 529–537 (1967b).

HENNIG, K., WOLLER, P., FRANKE, W.-G.: Die Perfusions- und Ventilationsszintigraphie der Lunge. Dtsch. Ges.wesen **25**, 834–841 (1970d).

HENNIG, K., WOLLER, P., GOTTSCHALK, B.: Lungenperfusions- und Ventilationsuntersuchungen bei Kindern mit Mukoviszidose. Z. Erkr. Atm. **137**, 187–200 (1972b).

HENNIG, K., WOLLER, P., THOMAS, E.: Die Lungenszintigraphie in der prä- und postoperativen Diagnostik. Z. Erkr. Atm. **134**, 67–76 (1971).

HINE, G.J., JOHNSTON, R.E.: Absorbed dose from radionuclides. J. Nucl. Med. **11**, 468–469 (1970).

HÖR, G., KLEMM, J., LANGHAMMER, H., GROHMANN, H., PABST, H.W., FREY, K.W., TAN, B.K.: Ergebnisse der Lungenperfusionsszintigraphie mit ^{113m}In-Fe-Hydroxid-Makrokolloid beim Gesunden und bei pulmonaler Hypertonie – mit kasuistischen Beiträgen bei angeborenen und erworbenen Herzvitien. Fortschr. Röntgenstr. **114**, 619–631 (1971).

HOGG, J.C., MACKLEM, P.T., THURLBECK, W.M.: Site and nature of airway obstruktion in chronic obstructive lung disease. New Engl. J. Med. **278**, 1355–1360 (1968).

HONDA, T., KAZEM, I., CROLL, M.N., BRADY, L.W.: Instant labeling of macro- and micro-aggregated albumin with ^{99m}Tc. J. Nucl. Med. **11**, 580–585 (1970).

HUBERTY, J.P.: ^{99m}Tc sulfur colloid absorbed on ferric hydroxide macroaggregates for lung perfusion imaging. Int. J. appl. Radiat. **22**, 425–427 (1971).

HUNDESHAGEN, H.: Clinical application of modern nuclear-medical-instrumentation. In: Nuklearmedizin – Klinische Leistungsfähigkeit und technische Entwicklung. (PABST, HÖR), S. 487–497. Stuttgart-New York: F.K. Schattauer 1972.

HUNDESHAGEN, H., STENDER, H.St., CREUTZIG, H.: Die Bestimmung der Lungendurchblutung bei Stauungslungen mit dem Dynapix-Schnell-Scanner. In: Radionuklide in Kreislaufforschung und Kreislaufdiagnostik. (G. HOFFMANN, R. HÖFER), S. 113–117. Stuttgart-New York: F.K. Schattauer 1968.

HUPKA, S., HUPKA, J.: Gleichzeitige szintigraphische Untersuchung von Lungenventilation und Lungenperfusion mit Hilfe von Radioisotopen. In: Ergebnisse der klinischen Nuklearmedizin – Diagnostik, Therapie, Forschung. (HORST, PABST), S. 243–248. Stuttgart-New York: F.K. Schattauer 1971.

HURLEY, P.J.: Patent foramen ovale demonstrated by lung scanning. J. Nucl. Med. **13**, 177–179 (1972).

ISAWA, T., WASSERMAN, K., TAPLIN, G.V.: Lung scintigraphy and pulmonary function studies in obstructive airway disease. Amer. Rev. Resp. Dis. **102**, 161–171 (1970).

ISITMAN, A.T., MANOLI, R., SCHMIDT, G.H., HOLMES, R.A.: An assessment of alveolar deposition and pulmonary clearance of radiopharmaceuticals after nebulization. Amer. J. Roentgenol., **120**, 776–781 (1974).

JAHN, E., BLAHA, V.: Inhalation and perfusion scanning in the diagnosis of lung carcinoma. In: M. Samánek: Investigation of the Regional Lung Function. Karlovy Vary: Czechoslovak Society for Clinical Respiratory Physiology 1973, 75–81.

JAMES, A.E.: Perfusion lung scan changes associated with pulmonary edema. In: Holman u. Lindeman: Regional Pulmonary Function in Health and Disease. Progr. Nucl. Med. **3**, 111–134 (1973).

JAMES, A.E., COOPER, M., WHITE, R.I., et al.: Perfusion changes on lung scans in patients with congestive heart failure. Radiology **100**, 99–106 (1971b).

JAMES, A.E., CONWAY, J.J., CHANG, C.H., COOPER, M., WHITE, R.J., STRAUSS, H.W.: The fissure sign: its multiple causes. Amer. J. Roentgenol. **111**, 492–500 (1971c).

JAMES, A.E., EATON, S.B.: Pulmonary microembolism. In: W. Horst: Frontiers of Nuclear Medicine. Berlin-Heidelberg-New York: Springer 1971a, 128–144.

JAMES, A.E., WHITE, R.I., COOPER, M.: Comparison

of interstitial and alveolar patterns of pulmonary edema on chest radiographs with patterns on perfusion lung scans. Radiol. clin. Biol. 41, 14–27 (1972).

JEBAVY, P., RUNCZIK, I., OPPELT, A., TILSCH, J., STANEK, V., WIDIMSKY, J.: Regional pulmonary function in patients with mitral stenosis in relation to haemodynamic data. Brit. Heart. J. 32, 330–336 (1970).

JOHNSON, A.E., GOLLAN, F.: Lung and liver scans with chromium-51 labeled dextran. J. Nucl. Med. 8, 306 (1967).

JOHNSON, P.M.: The role of lung scanning in pulmonary embolism. Seminars Nucl. Med. 1, 161–184 (1971).

JOHNSON, P.M., SAGERMAN, R.H., JACOX, H.W.: Changes in pulmonary arterial perfusion due to intrathoracic neoplasia and irradiation of the lung. Amer. J. Roentgenol. 102, 637 (1968).

JUCKER, A., EZENEWA, J.: Lungenszintigraphie und funktionelle Untersuchung bei Pneumokoniose. In: Ergebnisse der klinischen Nuklearmedizin – Diagnostik, Therapie, Forschung. (W. HORST, H.W. PABST), S. 215–219. Stuttgart-New York: F.K. Schattauer 1971.

JUDIN, L.A., USKOV, I.A.: Bedeutung der Lungenperfusionsszintigraphie in 4 Ebenen für die Diagnostik des Bronchialkarzinoms. Radiol. diagn. 14, 727–733 (1973).

KENNADY, J.C., TAPLIN, G.V.: Albumin macroaggregates for brain scanning: experimental basis and safety in primates. J. Nucl. Med. 6, 566 (1965).

KONIETZKO, N., SCHLEHE, H., RÜHLE, K.H., ADAM, W.E., MATTHYS, H.: Lungenfunktionsdiagnostik mit nuklearmedizinischen Methoden. Schweiz. med. Wschr. 102, 1448–1455 (1972).

KONIETZKO, N., SCHLEHE, H., RÜHLE, K.H., MATTHYS, H.: Hämodynamik und Gasaustausch nach Injektion von ^{131}Jod-Makroalbuminpartikeln. Nucl.-Med. 12, 56–63 (1973).

KOPPENHAGEN, K., ERNST, H., PAEPRER, H., LIEBENSCHÜTZ, H.W., MEINHOLD, H.: Perfusionslungenszintigraphie bei primär vaskulärer pulmonaler Hypertonie. Fortschr. Röntgenstr. 115, 27–34 (1971).

KORNBERG, H.A., BAIR, W.J., COHN, S.H., GAMERTSFELDER, C.C., HEALY, J.W., HOLDEN, F.R., SCOTT, J.K., STANNARD, J.N., TAPLIN, G.V.: Effects of inhaled radioactive particles. Pub. 848, Report of Subcommittee on inhalation hazards, Committee on Pathological Effects of Atomic Radiation, NAS, NRC, Washington, D.C. 1961.

KRISHNAMURTHY, G.T., SRINIVASON, N.V., BLAHD, W.H.: Pulmonary hypertension in acquired valvular cardiac disease: evaluation by a scintillation camera technique. J. Nucl. Med. 13, 604–611 (1972).

KRÖNERT, E., KASTENBAUER, J., PRÄG, R., ZEILHÖFER, R., WOLF, F.: Auswertung der quantitativen Inhalations-/Perfusionsszintigraphie in der pulmonologischen Diagnostik. In: Nuklearmedizin – Klinische Leistungsfähigkeit und technische Entwicklung. (H.W. PABST, G. HÖR), S. 84–92. Stuttgart-New York: F.K. Schattauer 1972.

KRÖNERT, E., MÜLLER, H., WOLF, F.: Die Leistungsfähigkeit der Lungenszintigraphie bei benignen und malignen Erkrankungen des Respirationssystems. In: Radioisotope in der Lokalisationsdiagnostik. (G. HOFFMANN, K.E. SCHEER), S. 239–245. Stuttgart: F.K. Schattauer 1967.

KRÜGER, J., ERNST, H.: Die Lungenszintigraphie (Perfusions-Lungenszintigraphie). Farbwerke Hoechst AG 1967.

KÜHNEMANN, K.A., FISCHEDICK, O.: Die Lungenszintigraphie bei schweren Silikosen. Fortschr. Röntgenstr. 108, 725–733 (1968).

KUTZIM, H.: Szintigraphische Untersuchungen bei Lungentuberkulose. In: Radionuklide in Kreislaufforschung und Kreislaufdiagnostik. (G. HOFFMANN, R. HÖFER), S. 119–124. Stuttgart-New York: F.K. Schattauer 1968.

LEB, G., EBER, O., WASCHER, H.: Untersuchungen über die Durchblutungsverhältnisse der Lunge bei Lungentumoren. Der Radiologe 8, 33–37 (1968a).

LEB, G., EBER, O., WASCHER, H., TILLICH, G.: Untersuchungen zur Methode der Lungenszintigraphie. In: Radionuklide in Kreislaufforschung und Kreislaufdiagnostik. (G. HOFFMANN, R. HÖFER), S. 103–107. Stuttgart-New York: F.K. Schattauer 1968b.

LICIŃSKA, I., LUCKA, B., PSZONA, B., SADOWSKA, B., WAGNER, M.: Biological and chemical investigations of ^{131}I-Albumin Macroaggregates used for lung scintigraphy. Nucl.-Med. 11, 51–58 (1972).

LIN, M.S., HAYES, T.M., GOODWIN, D.A.: Small-particle radioaerosol for inhalation lung scintigraphy. J. Nucl. Med. 14, 630–631 (1973).

LIN, M.S., WINCHELL, H.S.: Macroaggregation of an albumin-stabilized technetium-tin(II) colloid. J. Nucl. Med. 13, 928–931 (1972).

LIN, M.S., WINCHELL, S., SHIPLEY, B.A.: Use of Fe(II) or Sn(II) alone for technetium labeling of albumin. J. Nucl. Med. 12, 204–211 (1971).

LINTON, D.S., BELLON, E.M., BODIE, J.F., REJALI, A.M.: Comparison of results of pulmonary arteriography and radioisotope lung scanning in the diagnosis of pulmonary emboli. Amer. J. Roentgenol., 112, 745–748 (1974).

LOCHER, J.TH., GOERG, R., FRIDRICH, R.: Die Beeinflussung des lungenszintigraphischen Bildes durch die Verwendung verschiedener Inhalationstechniken. In: Nuklearmedizin – Klinische Leistungsfähigkeit und technische Entwicklung. (H.W. PABST, G. HÖR), S. 68–75. Stuttgart-New York: F.K. Schattauer 1972.

LOCKWOOD, W.R., TYLER, M.: Inhalation therapy equipment as a reservoir of infectious agents. South. Med. J. 64, 860–862 (1971).

LOPEZ-MAJANO, V., CHERNICK, V., WAGNER, H.N., DUTTON, R.E.: Comparison of radioisotope scanning and differential oxygen uptake to the lungs. Radiology 83, 697 (1964).

LOPEZ-MAJANO, V., LIN, S.C., LEE, J.K.: Perfusion and ventilation scintigrams with a gamma-camera. In: Regional Lung Function and Closing Volume. Scand. J. of Resp. Dis., Suppl. No. 85, Copenhagen: Munksgaard 1974, 169–174.

LOPEZ-MAJANO, V., WAGNER, H.N., TOW, D.E., CHERNICK, V.: Radioisotope scanning of the lungs in pulmonary tuberculosis. JAMA **194**, 1053–1058 (1965).

LÜTGEMEIER, J., HEBESTREIT, H.P.: Die szintigraphische Beurteilung des funktionsfähigen Restparenchyms bei tuberkulösen Lungenerkrankungen. Med. Welt **23**, Heft 52/53 (1972).

LÜTGEMEIER, J., HEBESTREIT, H.P.: ^{113m}-Indium-Albumin-Mikrosphären in der Perfusionsszintigraphie der Lunge. Fortschr. Röntgenstr. **118**, 200–206 (1973a).

LÜTGEMEIER, J., LÖWE, K.: Differentialdiagnostische Kriterien der Hilustumoren im Lungenszintigramm. Med. Welt **24**, 135–138 (1973b).

LUTHER, M., CZEMPIEL, H.: Das Lungenszintigramm bei primär vaskulärem Cor pulmonale chronicum. Z. Kreislaufforsch. **59**, 1061–1071 (1970).

LUTHER, M., CZEMPIEL, H., ERNST, H.: Die Perfusionsszintigraphie der Lungen in der Diagnostik von Herzfehlern. Teil 1: Mitralvitien. Med. Klin. **68**, 441–446 (1973a).

LUTHER, M., CZEMPIEL, H., ERNST, H.: Die Perfusionsszintigraphie der Lungen in der Diagnostik von Herzfehlern. Teil 2: Kongenitale Herzvitien. Med. Klin. **68**, 470–477 (1973b).

MAASS, R., ALVAREZ, J.: The use of stannous hydroxide precipipates as a radioisotope carrier in perfusion scanning. J. Nucl. Med. **8**, 304 (1967).

MAYNARD, C.D., COWAN, R.J.: Role of the scan in bronchogenic carcinoma. Seminars in Nuclear Medicine **1**, 195–205 (1971).

MCAFEE, J.G., STERN, H.S., FUEGER, G.F., BAGGISH, M.S., HOLZMAN, G.B., ZOLLE, I.: ^{99m}Tc labeled serum albumin for scintillation scanning of the placenta. J. Nucl. Med. **5**, 936–946 (1964).

MCCORMACK, K.R., CANTRIL, S.T., KAMENETSKY, S.: Serial pulmonary perfusion scanning in radiation therapy for bronchogenic carcinoma. J. Nucl. Med. **12**, 800–803 (1971).

MCKUSICK, K.A., SOIN, J.S., COOPER, M., WAGNER, H.N.: Measurement of regional lung function in the early detection of chronic obstructive lung disease. J. Nucl. Med. **14**, 427 (1973).

MCKUSICK, K.A., WAGNER, H.N., SOIN, J.S., BENJAMIN, J.J., COOPER, M., BALL, W.C.: Measurement of regional lung function in the early detection of chronic obstructive pulmonary disease. In: Regional Lung Function and Closing Volume. Scand. J. Resp. Dis., Suppl. No. 85, Copenhagen: Munksgaard (1974), 51–63.

MCNEIL, J., HOLMAN, B.L., ADELSTEIN, S.J.: The scintigraphic definition of pulmonary embolism. J. Amer. med. Ass. **227**, 753–756 (1974).

MILIC-EMILI, J.: Small airway closure, and its physiological significance. In: Regional Lung Function and Closing Volume. Scand. J. Resp. Dis., Suppl. No. 85, Copenhagen: Munksgaard 1974, 181–189.

MISHKIN, F.S., BRASHEAR, R.E.: An experimental study of the effect of free pleural fluid on the lung scan. Radiology **97**, 283–287 (1970).

MISHKIN, F.S., WAGNER, H.N., TOW, D.E.: Regional distribution of pulmonary arterial blood flow in acute asthma. J. Amer. med. Ass. **203**, 1019–1021 (1968).

MORROW, P.E.: Evaluation of inhalation hazards based upon the respirable dust concept and the philosophy and application of selective sampling. Amer. Industr. Hyg. Ass. J. **25**, 213 (1964).

MOSER, K.M., MIALE, A.: Interpretive pitfalls in lung photoscanning. Amer. J. Med. **44**, 366–376 (1968).

MÜLLER, J.H., ROSSIER, P.H.: De l'emploi d'isotopes radioactifs artificiels, dans le but d'exercer un effet radio-biologique localisé. Experienta (Basel) **3**, 75 (1947).

MÜLLER, T., ANDERSEN, K.W.: Quality control problems with particle suspensions for lung scintigraphy. In: New Developments in Radiopharmaceuticals and Labeled Compounds, IAEA-SM-171/15, 77–88, Vienna 1974.

MÜLLER, W.P.: Die Lungenszintigraphie. In: Lungenzirkulation. Ergebnisse angiographischer und szintigraphischer Untersuchungen. (H. RINK), S. 199–211. Stuttgart-New York: F.K. Schattauer 1970.

MUNKNER, T.: Pulmonary function studies with radioisotopes. Symposium on Dynamic Studies with Radioisotopes in Clinical Medicine and Research, Knoxville, Tennessee, USA, 1974, IAEA-SM-185/104.

MYERS, W.G., HUNTER, W.W.: Carbon-11 in bone and lung scanning. In: Medical Radioisotope Scintigraphy, IAEA-SM-108/155, 43–55, Wien 1968.

NÄGELE, E., LASCH, H.G., WICK, E., GREBE, S., NOLTE, D., SCHOEN, U.: Radiographic, angiographic and scintigraphic findings after relapsing pulmonary embolism. In: Angiography/Scintigraphy, (L. DIETHELM), p. 154–155. Berlin-Heidelberg-New York: Springer 1972.

NOVAK, D.: Untersuchungen über die Anwendbarkeit von ^{99m}Tc-markierten Humanalbumin-Mikrosphären (^{99m}Tc-HAM) zur Perfusionsszintigraphie der Lunge. I. Physikalische Eigenschaften und Organverteilung von ^{99m}Tc-HAM. Strahlentherapie **142/4**, 437–446 (1971a).

NOVAK, D.: Untersuchungen über die Anwendbarkeit von ^{99m}Tc-markierten Humanalbumin-Mikrosphären (^{99m}Tc-HAM) zur Perfusionsszintigraphie der Lunge. II. Berechnungen der Strahlenbelastung. Strahlentherapie **142/5**, 546–552 (1971b).

NOVAK, D., HILWEG, D.: Häufigkeit und Formen intrathorakaler Manifestation maligner Lymphome. Dtsch. med. Wschr. **96**, 230–234 (1971c).

NOVAK, D., HÖHNE, K.-H., LIPPS, H., PFEIFFER, G., SCHERER, K.: Quantification of regional lung per-

fusion in sarcoidosis of the lung using a scintillation camera and a digital computer system. Radiol. clin. Biol. **43**, 257–264 (1974).
NOVAK, D., LINDEN, W.A.: Untersuchungen zur Strahlenbelastung bei Lungenszintigraphie. In: Radioisotope in Pharmakokinetik und klinischer Biochemie. (G. HOFFMANN, H.A. LADNER), S. 627–631. Stuttgart-New York: F.K. Schattauer 1970b.
NOVAK, D., SCHNEIDER, C.: Lungenszintigraphie zur Differentialdiagnose von Mediastinaltumoren. In: Radioisotope in der Lokalisationsdiagnostik, (G. HOFFMANN, K.E. SCHEER), S. 253–255. Stuttgart: F.K. Schattauer 1977.
NOVAK, D., SCHNEIDER, C., BRANDENBURG, H.: Perfusionsszintigramm der Lunge bei verschiedenen Stadien der Lungensarkoidose (Morbus Boeck). In: Radionuklide in Kreislaufforschung und Kreislaufdiagnostik. (G. HOFFMANN, R. HÖFER), S. 125–130. Stuttgart-New York: F.K. Schattauer 1968.
NOVAK, D., WIENERS, H., FRENZEL, H.: Die Wertigkeit der Lungenszintigraphie bei der Lungensarkoidose. Praxis Pneumonol. **24**, 33–39 (1970a).
OGAWA, H., NOGAMI, M., IIO, M., UEDA, H., ISHI, T.: Study in the preparation and metabolism of macroaggregated albumin. J. Nucl. Med. **8**, 394 (1967).
OPPELT, A., JEBAVÝ, I., RUNCZIK, I.: Comparison of radioaerosol inhalation scanning with the evaluation of pulmonary ventilation using radioactive gases. In: M. SAMÁNEK: Investigation of the Regional Lung Function. Karlovy Vary: Czechoslovak Society for Clinical Respiratory Physiology 1973, 62–74.
OYAMADA, H., YONEYAMA, T., SAKURA, M., TSUBOI, E., ATSUMI, K.: Estimation of pulmonary blood flow by 131 I-MAA pulmogram with special reference to pulmonary carcinoma before and after radiotherapy. Tohoku J. exp. Med. **93**, 79 (1967).
PASQUALINI, R., PLASSIO, G., SOSI, S.: The preparation of albumin microspheres. J. Biol. Nucl. Med. **13**, 80 (1969).
PERSSON, R.B.R., LIDEN, K.: ^{99m}Tc-labeled human serum albumin. A study of the labeling procedure. Int. J. appl. Radiat. **20**, 241–248 (1969).
PFLUG, A.E., CHENEY, F.W., BUTLER, J.: The effects of an ultrasonic aerosol on pulmonary mechanics and arterial blood gases in patients with chronic bronchitis. Amer. Rev. Resp. Dis. **101**, 710 (1970).
PIEPSZ, A., DECOSTRE, P., BARON, D.: Scintigraphic study of pulmonary blood flow distribution in cystic fibrosis. J. Nucl. Med. **14**, 326–330 (1973).
PIRCHER, F.J.: The aerosol scan in the assessment of lung disease. In: Medical Radioisotope Szintigraphy. Symposion in Salzburg. IAEA Wien 1969.
PIRCHER, F.J., KNIGHT, C.M., BARRY, W.F., TEMPLE, J.R., KIRSCH, W.J.: Retention, distribution and absorption of inhaled albumin aerosol and absorbed dose estimates from its I^{131} and Tc^{99m} labels. Amer. J. Roentgenol., **100**, 813–821 (1967).
PIRCHER, F.J., LERNER, S.R., COOPER, P.H., EASTLAND, D.K.: Aerosol scans with particles in the submicronic range. J. Nucl. Med. **12**, 385–386 (1971).
PIRCHER, F.J., TEMPLE, J.R., KIRSCH, W.J., REEVES, R.J.: Distribution of pulmonary ventilation determined by radioisotope scanning. Amer. J. Roentgenol. **94**, 807–814 (1965).
POE, N.D., TAPLIN, G.V.: Pulmonary scanning. In: W.H. BLAHD: Nuclear Medicine (2nd Edition), New York: McGraw-Hill Book Company (1971), 323–349.
POLGA, J.P., DRUM, D.E.: Abnormal perfusion and ventilation scintigrams in patients with azygos fissures. J. Nucl. Med. **13**, 633–636 (1972).
POULOSE, P.K., REBA, R., GILDAY, L.D., DELAND, F.H., WAGNER, H.N.: Diagnosis of pulmonary embolism. A correlative study of the clinical scan, and angiographic findings. Brit. Med. J. **3**, 67–71 (1970).
PRESTON, D.F., GREENLAW, R.H.: "Hot spots" in lung scans. J. Nucl. Med. **11**, 422–425 (1970).
QUINN, J.L.: The lung: The challenge of nuclear medicine. Amer. J. Roentgenol., **105**, 251–259 (1969).
QUINN, J.L.: Perfusion scanning in chronic obstructive lung disease. Seminars Nucl. Med. **1**, 185–194 (1971).
QUINN, J.L., HEAD, L.R.: Pulmonary photoscanning: Current status. In: M.N. Croll and L.W. Brady: Recent Advances in Nuclear Medicine. New York: Appleton-Century-Crofts, 1966a.
QUINN, J.L., HEAD, L.R.: Radioisotope photoscanning in pulmonary disease. J. Nucl. Med. **7**, 1–22 (1966b).
QUINN, J.L., WHITLEY, J.E.: Lung scintiscanning. Radiology **83**, 937–943 (1964).
QUINN, J.L., WHITLEY, J.E., HUDSPETH, A.S., WATTS, F.C.: An approach to the scanning of pulmonary infarcts. Presented at the Tenth Annual Meeting, Society of Nuclear Medicine, June 1963.
RABAN, P., GREGORA, V., ŠINDELÁŘ, J., ALVAREZ-CERVERA, J.: Two alternativtechniques of labeling iron-free albumin microspheres with ^{99m}Tc and ^{113m}In. J. Nucl. Med. **14**, 344–345 (1973).
RABKIN, CH.J., MATEVOSOV, A.L.: Diagnostische Möglichkeiten der selektiven Angiographie von Bronchialarterien und der pulmonalen Arterioszintigraphie. Rad. diagn. **16**, 203–213 (1975).
RANNIGER, K.: Comparsion of pulmonary arteriography with lung scintigraphy in the diagnosis of pulmonary emboli. In: Angiography/Szintigraphy, (L. DIETHELM). Berlin-Heidelberg-New York: Springer 1972.
RHODES, B.A., ZOLLE, I., BUCHANAN, B.A., WAGNER, H.N.: Radioactive albumin microspheres for studies of the pulmonary circulation. Radiology **92**, 1453–1460 (1969).
ROBBINS, P.J., FORTMAN, D.L., LEWIS, J.T.: A kit for the rapid preparation of ^{99m}Tc-macroaggregated albumin. J. Nucl. Med. **13**, 463–464 (1972).
ROBBINS, P.J., FORTMAN, D.L., LEWIS, J.T.: A new

lung scanning agent: ^{99m}Tc(Sn) MAA. Int. J. appl. Radiat. **24**, 481–483 (1973).

ROBINOWITZ, M., MATHEW, J., ECKELMAN, W., HARBERT, J.: Fatal reactions following ^{99m}Tc-ferrous hydroxide lung scans. J. Nucl. Med. **14**, 445–446 (1973).

ROBINSON, A.E., GOODRICH, J.K., SPOCK, A.: Inhalation and perfusion radionuclide studies of pediatric chest disease. Radiology **93**, 1123–1128 (1969).

RODRIGUEZ, J., MAC-DONALD, N.S., TAPLIN, G.V.: Preparation of ^{113m}In-albumin aggregates for lung and liver scanning. J. Nucl. Med. **10**, 368–369 (1969).

ROGERS, R.M., KUHL, D.E.: Estimation and localization of pulmonary vascular abnormalities using radioisotope scanning. Radiol. Clin. North Amer. **5**, 433–451.

ROSENTHAL, L.: Human brain scanning with radioiodinated macroaggregates of human serum albumin. Radiology **85**, 110 (1965).

RÖSLER, H., RAMOS, M., KINSER, J., HOFFMANN, W., SCHNAARS, P., ZUPPINGER, A.: Die ^{133}Xe-/^{99m}Tc-MAP-Lungenszintigraphie. Schweiz. med. Wschr. **103**, 857–863 (1973).

RYBAKOW, Z., LICINSKA, I., LACHNIK, E., KULESZA, A., SAKOWICZ, A.: ^{113m}In-macroaggregate stabilized with PVP for lung scanning. Nucl.-Med. **12**, 341–345 (1974).

SABISTON, D.C., WAGNER, H.N.: The diagnosis of pulmonary embolism by radioisotope scanning. Ann. Surg. **160**, 575–588 (1964).

SAMÁNEK, M.: Indications for the regional lung function studies using radioisotope techniques. In: M. SAMÁNEK: Investigation of the Regional Lung Function, Karlovy Vary: Czechoslovak Society for Clinical Respiratory Physiology 1973, 134–139.

SAMÁNEK, M., HOUSTEK, J., VÁVROVÁ, V., RUTH, C., SNOBL, O.: Distribution of pulmonary blood flow in children with cystic fibrosis. Acta Paediat. Scand. **60**, 149–157 (1971).

SASAHARA, A.A., BELKO, J.S., MCINTYRE, K.M.: Problems in the diagnosis and management of pulmonary embolism. Seminars in Nuclear Medicine **1**, 122–131 (1971).

SASAHARA, A.A., BELKO, J.S., MCINTYRE, K.M., SHARMA, G.V.R.K., MORSE, R.L.: The diagnosis and management of pulmonary embolism. Progr. nucl. Med. **3**, 85–110 (1973).

SASAHARA, A.A., BELKO, J.S., SIMPSON, R.G.: Multiple-view lung scanning. J. Nucl. Med. **9**, 187–191 (1968).

SCHAWOHL, P., HENNIG, K., THOMAS, E.: Diagnostische Ergebnisse bei der Hypoplasie der Arteria pulmonalis. Dtsch. Ges.wesen **9**, 384–390 (1971).

SEATON, A., LAPP, N.L., CHANG, C.H.J.: Lung perfusion scanning in coal workers pneumoconiosis. Amer. Rev. Resp. Dis. **103**, 338–349 (1971).

SECKER-WALKER, R.H., EVENS, R.G.: The clinical application of computers in ventilation-perfusion studies. Progr. nucl. Med. **3**, 166–193 (1973).

SECKER-WALKER, R.H., PROVAN, J.L.: Scintillation scanning of lungs in preoperative assessments of carcinoma of bronchus. Brit. med. J. **3**, 327 (1969).

SECKER-WALKER, R.H., SIEGEL, B.A.: The use of nuclear medicine in the diagnosis of lung disease. Radiol. Clin. North Amer. **11**, 215–241 (1973).

SHIBEL, E.M., TISI, G.M., MOSER, K.M.: Pulmonary photoscanroentgenographic comparisons in sarcoidosis. Amer. J. Roentgenol., **106**, 770–777 (1969).

SIEGEL, B.A., POTCHEN, E.J.: Radionuclide studies of pulmonary function. In: Progress in Nuclear Medicine. Regional Pulmonary Function in Health and Disease. (B.L. HOLMAN, J.F. LINDEMAN), p. 49–66. Baltimore-London-Tokyo: University Park Press 1973.

SIENIEWICZ, D.J., ROSENTHAL, L., HERBA, M.J., BURGESS, J.H.: Correlative assessment of the macroalbumin lung scan with the clinical and roentgenographic chest findings. Amer. J. Roentgenol. **100**, 822–834 (1967).

SILL, V., VÖLKEL, N., SCHERER, K., NOVAK, D., MONTZ, R.: Experimental model for the pharmaco-perfusion lung scanning. Pneumonologie **150**, 13–17 (1974).

SILVER, T.M., MOSES, D.C., BOOKSTEIN, J.J., REDLIN, W.L.: The effect of patient posture on the position of the diaphragm. A cause of false-positive lung scans. Radiology **109**, 131–132 (1973).

SIMON, H., FELIX, R., PENSKY, W., FRICKE, G.: Die pulmonale Blutverteilung und deren Regulation bei Patienten mit obstruktiven Ventilationsstörungen. Dtsch. med. Wschr. **100**, 674–677 (1975).

SMITH, E.M., BROWNELL, G.L., ELLETT, W.H.: Radiation dosimetry. In: H.N. Wagner: Principles of Nuclear Medicine, Philadelphia-London-Toronto: W.B. Saunders Company 1968, 742–784.

STERN, H.S., GOODWIN, D.A., WAGNER, H.N., KRAMER, H.H.: In^{113m}—a short-lived isotope for lung scanning. Nucleonics **24**, 57–59 (1966).

STEVENS, H.R., MARTIN, R.A., ADISKA, T.R.: Disinfection of inhalation therapy equipment by ultrasonic nebulization. Inhalation Therapy **15**, 29–33 (1970).

STRAUSS, H.W., NATARAJAN, T.K., SZIKLAS, J.J., POULOSE, K.P., FUKUSHIMA, T., WAGNER, H.N.: Computer assistance in the interpretation and quantification of lung scans. Radiology **97**, 277–281 (1970).

SUBRAMANIAN, G., BELL, E.G., MCAFEE, J.G.: Preparation and labeling of gelatin, amylose and human serum albumin microspheres for in vivo use in nuclear medicine. J. Nucl. Med. **10**, 373 (1969).

SUBRAMANIAN, G., MCAFEE, J.G.: ^{197}Ru: Preliminary investigation of a new radionuclide for use in nuclear medicine. J. Nucl. Med. **11**, 365 (1970).

SURPRENANT, E.L.: Lateral lung scanning: anatomic and physiologic considerations. Amer. J. Roentgenol. **99**, 533 (1967).

SURPRENANT, E.L., WILSON, A., BENNETT, L.R.: Clinical application of regional pulmonary function studies. Radiology **99**, 623–631 (1971).

Suzuki, Y., Konishi, K., Hisada, K.: Radioisotope lung scanning in Takayasu's arteritis. Radiology **109**, 133–136 (1973).

Szymendera, J., Mioduszewska, O., Licinska, I., Czarnomska, A., Radwan, M.: Fate of ferric hydroxide macroaggregates in the lungs of mice. J. Nucl. Med. **15**, 17–21 (1974).

Taguchi, J.T.: Effect of ultrasonic nebulization on blood gas tensions on chronic obstructive lung disease. Chest **60**, 356–361 (1971).

Taplin, G.V., Dore, E.K., Johnson, D.E., Kaplan, H.S.: Scientific exhibit on colloidal radioalbumin aggregates for organ scanning. Tenth Annual Meeting, Society of Nuclear Medicine, Montreal, Canada 1963.

Taplin, G.V., Griswald, M.L., Hurwit, J., Johnson, D.E.: Radioalbumin suspensions of high specific activity and more uniform size. J. Nucl. Med. **8**, 303 (1967).

Taplin, G.V., Johnson, D.E., Dore, E.K., Kaplan, H.S.: Lung photoscans with macroaggregates of human serum radioalbumin. Health Physics **10**, 1219–1227 (1964).

Taplin, G.V., Johnson, D.E., Kennedy, J.C., Dore, E.K., Poe, N.D., Swanson, L.A., Greenberg, A.: Aggregated albumin labeled with various isotopes. In: G.A. Andrews, R.M. Kniseley and H.N. Wagner: Radioactive Pharmaceuticals. Oakridge, Tenn., US Atomic Energy Commission, Division of Technical Information 1966b.

Taplin, G.V., MacDonald, N.S.: Radiochemistry of macroaggregated albumin and newer lung scanning agents. Seminars Nucl. Med. **1**, 132–152 (1971).

Taplin, G.V., Poe, N.D.: Dual lung-scanning technic for evaluation of pulmonary function. Radiology **85**, 365–368 (1965).

Taplin, G.V., Poe, N.D., Dore, E.K., Swanson, L.A., Isawa, T., Greenberg, A.: Scintiscanning and roentgenographic procedures in managing major pulmonary disorders. In: Symposium on Medical Radioisotope Scintigraphy, Salzburg. IAEA SM-108/116, Wien 1969.

Taplin, G.V., Poe, N.D., Greenberg, A.: Lung scanning following radioaerosol inhalation. J. Nucl. Med. **7**, 77–87 (1966a).

Taplin, G.V., Poe, N.D., Isawa, T., Dore, E.K.: Radioaerosol and xenon gas inhalation and lung perfusion scintigraphy. In: Regional Lung Function and Closing Volume. Scand. J. of Resp. Dis., Suppl. No. 85. Copenhagen: Munksgaard 1974, 144–158.

Tauxe, W.N., Carr, D.T., Thorsen, H.C.: Perfusion lung scans in patients with inoperable primary lung cancer. Mayo Clin. Proc. **45**, 337–346 (1970).

Tetalman, M.R., Heck, L.L., Hoffer, P.B., Kunzmann, A., Gottschalk, A.: Appearance of the inhalation lung scan in normal individuals. J. Nucl. Med. **12**, 467 (1971).

Thomas, J., Wiener, S.N.: ^{99m}Tc-sulfur colloid macroaggregated albumin for lung imaging. Radiology **107**, 591–596 (1973).

Tow, D.E., Wagner, H.N., Lopez-Majano, V., Smith, E.M., Migita, T.: Validity of measuring regional pulmonary arterial blood flow with macroaggregates of human serum albumin. Amer. J. Roentgenol. **96**, 664–676 (1966).

Tow, D.E., Wagner, H.N.: Effect of pleural fluid on the appearance of the lung scan. J. Nucl. Med. **11**, 138–139 (1970).

Trow, R.S., Brown, D.W., Ahrens, C.A., Cleveland, J.D., Lee, J.I.: ^{113m}In aluminium hydroxide particles for lung scanning. Radiology **93**, 611 (1969).

Tubis, M.: Training requirements for radiopharmacists in relation to radiopharmaceuticals of generator-produced radioisotopes. In: Radiopharmaceuticals from Generator-produced Radionuclides (Proc. Panel Wien 1970), IAEA 3, Wien 1971.

Tubis, M., Cohen, M.B., Wagner, M.S., Gilliam, C.D.: Indium-113m sulphide macroaggregate (In SMA). A new lung scanning agent. In: Medical Radioisotope Scintigraphy 1972 (Proc. Symp. in Monte Carlo). IAEA-SM-164/10, Wien 1973, 395–402.

Tyson, I., Reed, C.E., Busse, W., Burnbaum, M.: Prolongation of primary biological half-life component of ^{131}I-macroaggregated albumin (MAA) for lung scan in patients with chronic respiratory disease. J. Nucl. Med. **13**, 475 (1972).

Ueda, H., Iio, M., Kaihara, S.: Determination of regional pulmonary blood flow in various cardiopulmonary disorders. Study and application of macroaggregated albumin labeled with J-131. Jap. Heart. J. **5**, 431 (1964).

Viamonte, M., Gilson A.: Angioscanography. Radiology **87**, 351–352 (1966).

Vincent, W.R., Goldberg, S.J., Desilets, D.: Fatality immediately following rapid infusion of macroaggregates of ^{99m}Tc albumin (MAA) for lung scan. Radiology **91**, 1181–1184 (1968).

Wagner, H.N.: Principles of nuclear medicine. Philadelphia-London-Toronto: W.B. Saunders Company 1968.

Wagner, H.N.: Lung scanning in pulmonary embolism. Bull. Physio-path. resp. **6**, 65–98 (1970).

Wagner, H.N., Lopez-Majano, V., Tow, D.E., Langan, J.K.: Radioisotope scanning of lungs in early diagnosis of bronchogenic carcinoma. Lancet **1**, 344 (1965).

Wagner, H.N., Sabiston, D.C., Iio, M., McAfee, J.G., Meyer, J.K., Langan, J.K.: Regional pulmonary blood flow in man by radioisotope scanning. J. Amer. Med. Ass. **187**, 601–603 (1964a).

Wagner, H.N., Sabiston, D.C., McAfee, J.G., Tow, D., Stern, H.S.: Diagnosis of massive pulmonary embolism in man by radioisotope scanning. New Engl. J. Med. **271**, 377–384 (1964b).

Waring, W.W., Matta, E.G.: Ventilation blood flow relations ships in cystic fibrosis: Pulmonary "claustration". Amer. J. Dis. Child **115**, 420–427 (1968).

WEBBER, M.M., CRAGIN, M.D., VICTERY, W.K.: Pulmonary scanning using technetium^{99m}labeled macroaggregates of albumin prepared according to a new and simplified technique. Amer. J. Roentgenol. **113**, 690–692 (1971).

WEBBER, M.M., RESNICK, L.H., FOUAD, B.-I., VICTERY, W.K.: Variants of the normal lung scan: Correlation with pulmonary function tests. J. Nucl. Med., **13**, 476 (1972).

WELCH, M.H., RICHARDSON, R.H., WHITCOMB, W.H., HAMMARSTEN, J.F., GUENTER, C.A.: The lung scan in α_1-Antitrypsin deficiency. J. Nucl. Med. **10**, 687–690 (1969).

WELLMAN, H.N.: Pulmonary imaging in non-embolic cardiopulmonary disease. Annual Spring Meeting (USA), Society of Nuclear Medicine 1974.

WELLMAN, H.N., MACK, J.F., ROMHILT, D.W., HOLMES, J.C., GANDEL, P., SPITZ, H.B., FENTON, J.C.: Scintigraphy in screening pulmonary emboli-prospective comparison with angiography. In: Angiography/Scintigraphy (L. DIETHELM), S. 146–153. Berlin-Heidelberg-New York: Springer 1972.

WEST, J.B., DOLLERY, C.T., HEARD, B.E.: Increased pulmonary vascular resistance in the dependent zone of isolated dog lung caused by perivascular edema. Circulation Res. **17**, 191 (1965).

WHITLEY, J.E., QUINN, J.L., HUDSPETH, A.S., PRICHARD, R.W.: The scintiscanning of experimentally produced pulmonary infarcts. Radiology **81**, 884–885 (1963).

WIEDERMANN, M., KRCOVÁ, V., MYSLIVECEK, M.: Significance of lung scanning in diagnosing and following pulmonary embolism. In: M. SAMÁNEK: Investigation of the Regional Lung Function. Karlovy Vary: Czechoslovak Society for Clinical Respiratory Physiology 1973, 82–91.

WIEDERMANN, M., VYKYDAL, J., BARBORÍK, M., ORAL, I.: Korrelation der MAA-Lungenszintigraphie und der Angiographie. In: Ergebnisse der klinischen Nuklearmedizin – Diagnostik, Therapie, Forschung. (W. HORST, H.W. PABST), S. 184–189. Stuttgart-New York: F.K. Schattauer 1971.

WIENERS, H., NOVAK, D., FRENZEL, H.: Vergleich der Befunde der Lungenszintigraphie mit den Ergebnissen der Lungenfunktionsprüfungen. In: Ergebnisse der klinischen Nuklearmedizin – Diagnostik, Therapie, Forschung. (W. HORST, H.W. PABST), S. 197–202. Stuttgart-New York: F.K. Schattauer 1971.

WINKLER, C.: Datenverarbeitung in der Nuklearmedizin im Klinikum der Universität Bonn. Erlangen: Siemens AG 1972.

WOLF, F., KRÖNERT, E., KASTENBAUER, J., ZEILHOFER, R.: Perfusions- und Inhalationsszintigraphie der Lunge. Fortschr. Med. **89**, 499–505 (1971).

WÜRDINGER, H.: Das Lungenszintigramm als ergänzende Funktionsbeurteilung zur Röntgenmorphologie, dargestellt am Beispiel der Lungensarkoidose und Strahlenfibrose. Rö. Bl. **22**, 567–570 (1969).

WURM, K., REINDELL, H., HEILMEYER, L.: Der Lungenboeck im Röntgenbild. Stuttgart: Thieme 1958.

YA, P.M., GUZMAN, T., LOKEN, M.K., PERRY, J.F.: Isotope localization with tagged microspheres. Surgery **49**, 644 (1961).

YANO, Y., ANGER, H.O., MCRAE, J., HONBO, D.: Lung scanning with technetium-99m ferric hydroxide macroaggregates. IAEA-Pl-392/16, Wien 1971, 59–65.

YEH, S.D., DELAHAY, J.E., KRISS, J.P.: Distribution and scintifotography of a new lung scanning agent, ^{99m}Tc-macroaggregated thionin: Studies in the rodent. J. Nucl. Med. **10**, 117 (1969).

ZOLLE, I., RHODES, B.A., WAGNER, H.N.: Preparation of metabolizable radioactive human serum albumin microspheres for studies of the circulation. Int. J. appl. Radiat. **21**, 155–167 (1970).

B. Untersuchungen zu Lungen-Perfusion und -Ventilation mit radioaktiven Edelgasen

Von

M. Ramos und H. Rösler

Mit 23 Abbildungen und 24 Tabellen

1. Einleitung, historischer Überblick

Gammastrahlende radioaktive Gase können nach Verteilung in der Lunge außerhalb des Thorax gemessen werden. Nach entsprechenden Eichungen (Aktivitätsänderungen/ Volumenänderungen) wird es möglich, nicht nur relative, sondern auch absolute Messungen der regionalen Lungenfunktion durchzuführen.

Knipping et al. (1955) verwendeten als erste ^{133}Xe-Xenongas für ihre „Isotopen-Thorakographie". Mit einer „Gamma-Retina", in der 16 Geiger-Müller-Zählrohre angeordnet waren, konnten sie schon über schlecht ventilierten Lungenabschnitten eine verminderte Gesamtaktivität mit verzögertem Washin und Washout beschreiben.

Später wurden gut lösliche radioaktive Gase eingesetzt, dies vor allem im Hammersmith-Hospital, London, von Dyson et al. (1960): ^{15}O$_2$, West u. Dollery (1960): C^{15}O$_2$, Dollery et al. (1960): C^{15}O.

Ball et al. (1962) veröffentlichten erste Studien zur Perfusion der Lunge mit i.v. injiziertem ^{133}Xe-NaCl. Sie definierten überdies eine genaue Meßanordnung, brachten reproduzierbare Untersuchungstechniken und dazugehörige Normalwerte. Sie begründeten das Konzept für die Verteilungsindizes für Ventilation und Perfusion.

Im Arbeitskreis des Royal Victoria-Hospitals (McGill-University) in Quebec, Kanada, haben verschiedene Autoren Variationen zur Grundtechnik erarbeitet. Ihnen sind wichtige Einsichten in die normale und pathologische Physiologie zu verdanken: Bentivoglio et al. (1963b): Auswertung der Washin-Kurve bei Inhalation von ^{133}Xe; Bryan et al. (1964): Berechnung eines Washout-Index; Milic-Emili et al. (1966): Regionale Ventilation der Lunge bei unterschiedlichen Atemlagen; Anthonisen et al. (1966): Berechnung des $\dot{V}/\dot{Q}$-Quotienten mit einer Dauerinfusion von ^{133}Xe-NaCl-Lösung; Dollfuss et al. (1967): Bestimmung des Verschlußvolumens mit einer bolusartigen ^{133}Xe-Inhalation. Dollery et al. (1962) führte für die Radiospirometrie ein System mit beweglichen Detektoren ein.

Die Pathophysiologie der regionalen Verteilung der Lungenperfusion wurde von West et al. (1964) anhand von Versuchen an isolierten Lungen aufgehellt.

Die Anwendung der Szintillationskamera als messendes System brachte eine entscheidende Verbesserung der räumlichen Auflösung; Funktionsstörungen können topographisch beschrieben werden (Loken u. Bugby, 1966). Newhouse et al. (1968) veröffentlichten neben einer exakt beschriebenen Kamerauntersuchungstechnik Normalwerte der Radiospirometrie.

Zusammenfassende Publikationen zu diesem Thema gaben West (1967), Miörner (1968), Feine u. Hilpert (1971), Konietzko et al. (1972b, 1974) und Holman u. Lindeman (1973).

Im eigenen Arbeitskreis sind Untersuchungen über die kombinierte ^{133}Xe/MAP-Lungenszintigraphie (RÖSLER et al., 1970, 1973a) standardisiert worden. Ihre klinische Bedeutung für die Diagnostik des Bronchialkarzinoms (RÖSLER et al., 1973b; RAMOS et al., 1974b) und seiner Stadieneinteilung (RÖSLER et al., 1974; RAMOS et al., 1974b, 1976a, 1976b, 1977) sowie in der Pädiatrie (SCHNAARS et al., 1972; RAMOS u. HAGMANN, 1974a) und in der Evolution der Lungentuberkulose (MÜHLBERGER u. RAMOS, 1977) wurden herausgearbeitet. Außerdem wurde die Abhängigkeit der Normalwerte der Radiospirometrie von der Untersuchungstechnik (RAMOS et al., 1975b), von der Körperlage des Probanden (RAMOS et al., 1976c) und von der körperlichen Belastung (RAMOS et al., 1976d) untersucht.

2. Regionale Lungenfunktion: Physiologische Grundlagen

2.1. Perfusion

Drei passive Faktoren bestimmen beim Gesunden die regionale Verteilung der Perfusion in der Lunge: P_A, P_a und P_v. Der Alveolardruck ($=P_A$) ist gleich hoch in allen Lungenabschnitten. Der arterielle Druck ($=P_a$) und der venöse Druck ($=P_v$) nehmen in kranio-kaudaler Richtung um die hydrostatische Komponente einer gleich hohen Blutsäule zu. In Versuchen an isolierten Lungen fanden WEST et al. (1964) 3 Zonen der Lungenperfusion, die anhand der Wechselwirkungen zwischen diesen 3 Faktoren getrennt definiert werden können (Abb. 1).

In der Zone 1 ist der arterielle Druck kleiner als der Alveolardruck ($P_A > P_a > P_v$). Hier wird keine Durchblutung gemessen, wahrscheinlich weil die Gefäße mit ihren elastischen Wänden unter Einwirkung des höheren extravasalen Druckes des umgebenden Parenchyms ($=$Alveolardruck) zum Kollaps gebracht werden. In der Zone 2 ist der

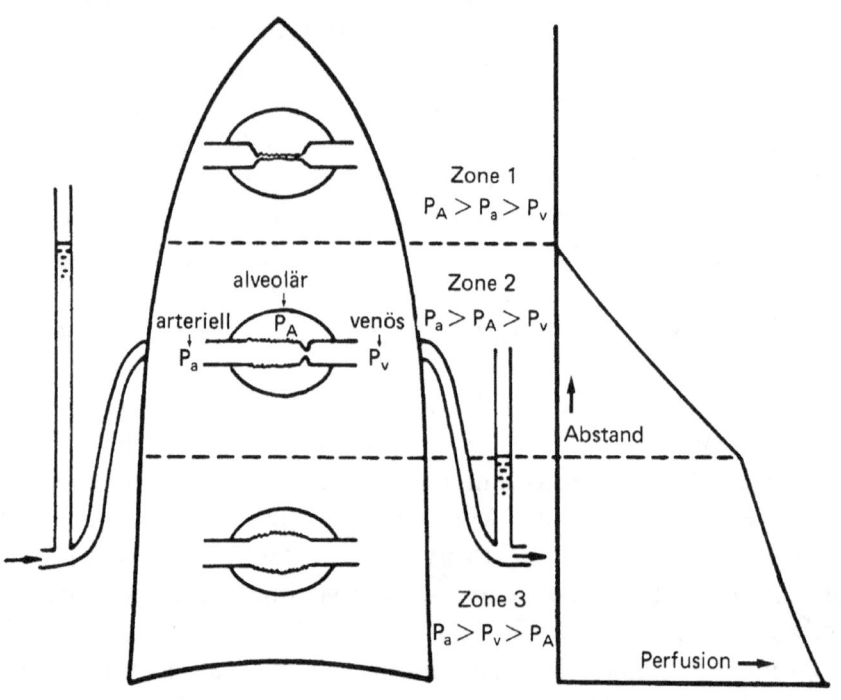

Abb. 1. Schema zur Physiologie der regionalen Lungenperfusion. P_a=arterieller Druck; P_V=venöser Druck; P_A=Alveolardruck. (Aus WEST et al., J. appl. Physiol. 1964)

arterielle Druck größer als der Alveolardruck ($P_a > P_A > P_v$). Das Ausmaß der Durchblutung wird vom transmuralen Druckgefälle (P_a-P_A) bestimmt. Die terminalen Teile der Kapillaren werden so weit komprimiert, bis sich intra- und extravaskulärer Druck angeglichen haben. Mit zunehmendem Abstand von der Lungenspitze nimmt (in aufrechter Position) der arterielle Druck stetig zu, der Alveolardruck bleibt dagegen konstant. Daraus resultiert eine lineare Zunahme der Lungenperfusion in Richtung auf die basaler gelegenen Abschnitte.

In der Zone 3 wird auch der venöse Druck höher als der alveoläre ($P_a > P_v > P_A$). Die regionale Durchblutung wird hier vom „treibenden" Druck, dem arterio-venösen Druckgefälle (P_a-P_v), bestimmt. Beim Gesunden nehmen sowohl arterieller wie venöser Druck in kranio-kaudaler Richtung zu und dies in gleichem Umfang, so daß die Durchblutung in dieser Zone konstant bleiben sollte. Da der intravaskuläre Druck in kraniokaudaler Richtung größer wird, der Alveolardruck konstant bleibt, nimmt der transvaskuläre Druck zu: die Gefäße dilatieren. Meßbar wird eine weitere Durchblutungszunahme in diese Zone hinein, doch erfolgt der Zuwachs flacher als in Zone 2.

Das Schema von WEST et al. (1964, Abb. 1) darf nicht maßstabsgetreu auf Lungenober-, -mittel- und -unterfelder des Menschen übertragen werden. ANTHONISEN u. MILIC-EMILI (1966a) fanden, daß die Zonen 1 und 3 nicht immer zu identifizieren waren.

Beim liegenden Probanden gleicht sich die Durchblutung in den verschiedenen Lungenregionen einander an (BRYAN et al., 1964; GLAZIER u. DENARDO, 1966; MIÖRNER, 1968; KORHONEN, 1971a; RAMOS et al., 1976c; Tabelle 7). Ein Maximum der Perfusion wird häufig in den Mittelfeldern lokalisiert. Liegt ein Patient mit dem Kopf tiefer als mit den Beinen, dann wird das Perfusionsmaximum in den Lungenspitzen gefunden (GLAZIER u. DENARDO, 1966). Beim Lagewechsel aus liegender in sitzende Position nimmt die Durchblutung der Lungenspitzen ab. 60% der gesamten Perfusionsänderung erfolgt im Laufe der 1. min (schnelle Phase, abhängig von der Schwerkraft). Dann nimmt die Perfusion im apikalen Lungenbereich nur noch langsam bis 20 min ab (LILJA, 1972).

2.2. Lungenvolumina

Infolge des Eigengewichtes der Lungen ist in aufrechter Körperhaltung der intrapleurale Druck über den kranialen Lungenabschnitten stärker negativ als in den Kaudalen ($\Delta P=$

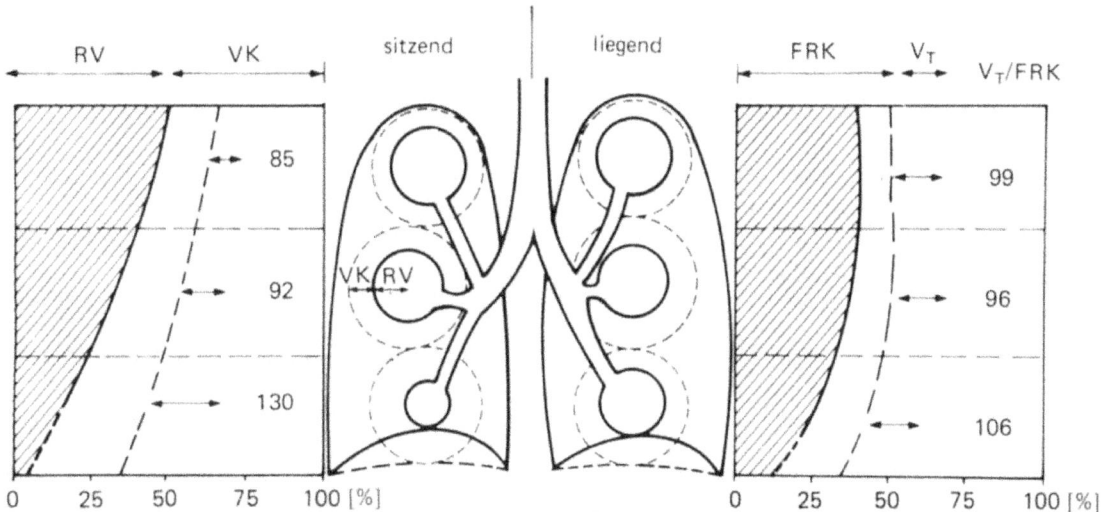

Abb. 2. Einfluß der Körperposition auf die regionale Verteilung der Lungenvolumina und der Ventilation. (Aus KONIETZKO et al., Münch. med. Wschr., 1974)

−0,20 bis −0,25 cm H$_2$O/cm in apiko-basaler Richtung) (MILIC-EMILI et al., 1964, 1966). Aus dem gleichen Grund sind — eine gleichmäßige Elastizität der Lunge vorausgesetzt — die Alveolen in den kranialen Partien in normaler Atemlage stärker gebläht als in den basalen. Das regionale Residualvolumen ist in den Oberfeldern relativ größer, der Anteil der regionalen Vitalkapazität an der Totalkapazität kleiner (Abb. 2) und umgekehrt: die regionale Vitalkapazität ist in den Unterfeldern am größten. In Rückenlage gleichen sich die Pleuradruckgradienten und die Lungenvolumina in baso-apikaler Richtung weitgehend aus, der Pleuradruck wird jetzt ventral negativer als dorsal.

2.3. Ventilation

In aufrechter Körperhaltung ist die Ventilation nicht gleich in allen Lungenabschnitten. Der Quotient aus dem inspirierten Volumen (ΔV) und der Änderung des intrathorakalen Druckes $\left(\Delta P; \frac{\Delta V}{\Delta P} = \text{Compliance}\right)$ folgt keiner linearen Beziehung, weil das Lungengewebe keine idealen elastischen Eigenschaften aufweist. Überdies befinden sich die verschiedenen Lungenpartien infolge des kranio-kaudalen Pleuradruckgradienten in verschiedenen Teilabschnitten dieser Kurve (Abb. 3).

Abbildung 4 zeigt, daß die kranialen Lungenpartien stärker gebläht sind als die kaudalen; erst bei TK erhalten alle Abschnitte den gleichen Grad der Blähung. Bei Lungenvolumina zwischen 20 und 100% der VK bleibt der Quotient dV_r/dV konstant (V_r = regionales Lungenvolumen in % der regionalen TK; V = totales Lungenvolumen in % der TK). Doch ist die Steigung für diesen Quotienten in den kaudalen Lungenpartien steiler als in den kranialen: die basalen Lungenabschnitte erhalten einen relativ größeren Anteil des inspirierten Volumens. Unterhalb von 20% der VK ändert sich das Verhältnis zwischen regionalem und totalem Lungenvolumen nicht stetig. In den oberen Partien der Lunge nimmt die Steigung für den Quotienten mit zunehmendem Lungenvolumen ab, der Anteil der inspirierten Luft, der in diese Partien einströmt, wird also mit zunehmender Blähung fortlaufend kleiner. Die unteren Lungenpartien verhalten sich gegensätzlich.

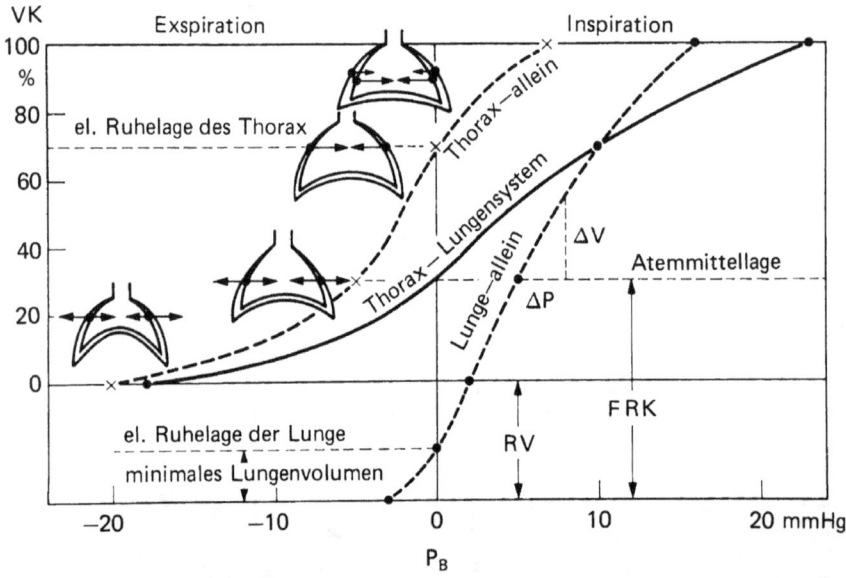

Abb. 3. Compliance (Volumenänderung/Änderung des Pleuradruckes = $\Delta V/\Delta P$) des Thorax, der Lunge und des Systems Thorax + Lunge. Die Pfeile repräsentieren die elastischen Kräfte von Thorax und Lungen in Abhängigkeit vom Blähungszustand. (Aus BÜHLMANN u. ROSSIER, Klinische Pathophysiologie der Atmung, 1970)

Mit Hilfe der Kurve der Abb. 4 ist es möglich, den Einfluß sowohl des Blähungsgrades der Lunge zu Beginn der Inspiration (Vo), wie den der inspirierten Luftmenge (V_T) auf die regionale Ventilation zu berechnen. In Abbildung 5 ist eine Vielzahl von berechneten Werten jeweils zu Einzelkurven zusammengetragen. Die linke Hälfte dieser Abbildung gibt die Änderungen der regionalen Ventilation unter unterschiedlichen Ausgangsbedingungen (Vo wird variiert) wieder. Das V_T bleibt konstant und beträgt immer 10% der

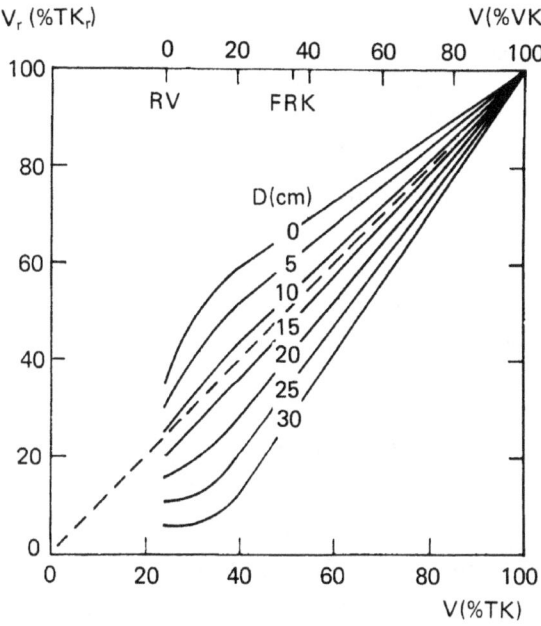

Abb. 4. Abhängigkeit des regionalen Lungenvolumens (Ordinate: in % der regionalen TK) vom Blähungsgrad der Lunge (Abszisse oben: gesamtes Lungenvolumen in %-Anteil der VK; Abszisse unten: in %-Anteil der TK). Abweichungen von einer theoretischen linearen Beziehung (gebrochene Linie) für verschiedene Lungenhöhen (Abstand in cm von der Lungenspitze, über jeder Kurve angegeben). (Aus MILIC-EMILI et al., J. appl. Physiol., 1966)

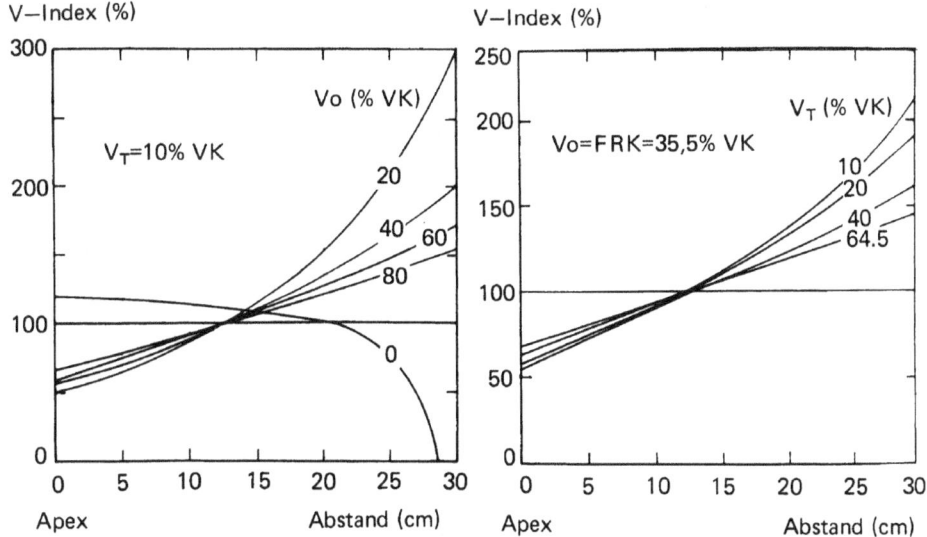

Abb. 5. Verteilungsindex der Ventilation (V-Index = Ordinate) für verschiedene Lungenhöhen (Abstand in cm von der Lungenspitze = Abszisse). *Linkes Teilbild*: Einfluß des Blähungsgrades der Lunge bei Beginn der Inhalation (V_o in % der VK) bei konstant bleibendem inspiriertem Volumen (V_T = 10% der VK). *Rechtes Teilbild*: Einfluß verschiedener inspiratorischer Volumina (V_T in % der VK) bei konstantem Blähungsgrad der Lunge zu Beginn der Inhalation (V_o = 33,5% der VK = FRK bei diesem Probanden) (Aus MILIC-EMILI et al., J. appl. Physiol., 1966)

VK. Nahe dem RV (Vo=0% der VK) sind basale Lungenanteile kaum oder nicht mehr ventiliert. Ab einer Vo von ca. 40% der VK ändern sich die Verhältnisse für die regionale Ventilation nicht mehr stark: die Kurven für jeweils Vo=40–80% der VK bleiben eng beieinander. Im rechten Teilbild sind die Änderungen der regionalen Ventilation in Abhängigkeit von unterschiedlichen inspiratorischen Volumina abgetragen. Vo bleibt konstant und wird mit 35,5% der VK, der FRK dieser Versuchsperson, angesetzt. Im Bereich der normalen Atemlage verursachen kleine Änderungen von Vo und V_T große Abweichungen in der regionalen Ventilation.

Diese Zusammenhänge vermögen die unterschiedlichen Ergebnisse für die gemessene regionale Ventilation bei den verschiedenen Autoren verständlich zu machen. Es ist zu fordern, daß die technische Durchführung der Radiospirometrie standardisiert wird; sicher sind Routineuntersuchungen, bei denen die Xenoninhalation aus Atemlagen <40% der VK begonnen wird, mit vermeidbaren Fehlern belastet.

Beim liegend untersuchten Patienten wird die regionale Ventilation homogener (BRYAN et al., 1964; GLAZIER u. DENARDO, 1966; MIÖRNER, 1968; RAMOS et al., 1976c; Tabelle 6). In dieser Lage wird häufig ein Maximum der Ventilation in den Mittelfeldern gemessen. Liegt der Patient auf der Seite, beträgt die Ventilation der unten liegenden Lunge etwa $2/3$ der Gesamtventilation.

2.4. Verschlußvolumen

Die peripheren kleinen Atemwege der basalen Lungenabschnitte sind im Zustand maximaler Ausatmung (bei Erreichen des Residualvolumens) infolge des weniger negativen Pleuradruckes kollabiert und öffnen sich erst dann wieder, wenn während der Einatmung ein kritischer Öffnungsdruck überschritten wird. Läßt man mit Beginn der Inhalation nach vorangegangener forcierter Exspiration einen kleinen ^{133}Xe-Gas-Bolus mitaspirieren (DOLLFUSS et al., 1967), dann hat sich dieses Gas schon über die Lunge verteilt, bevor die basalen, kleinen Atemwege offen sind. Diese füllen sich daher mit inaktiver Luft. In der folgenden Exspiration läuft der Vorgang in umgekehrter Reihenfolge ab (Abb. 6). Zuerst wird die Xenon-freie Luft des anatomischen Totraumes entweichen: in der exspirierten Luft kann deshalb keine ^{133}Xe-Aktivität gemessen werden=I. Die nächste Fraktion mit zunehmender ^{133}Xe-Konzentration enthält ein Gemisch von Luft aus Totraum und Alveolen=II. Die Xenonkonzentration erreicht ein Plateau=alveoläre Luft=III. Wenn bei weitgehender Ausatmung die basalen Atemwege kollabieren, gelangt nur noch das Luft-/^{133}Xe-Gemisch aus den immer offenen Lungenpartien ins Freie. Da hier

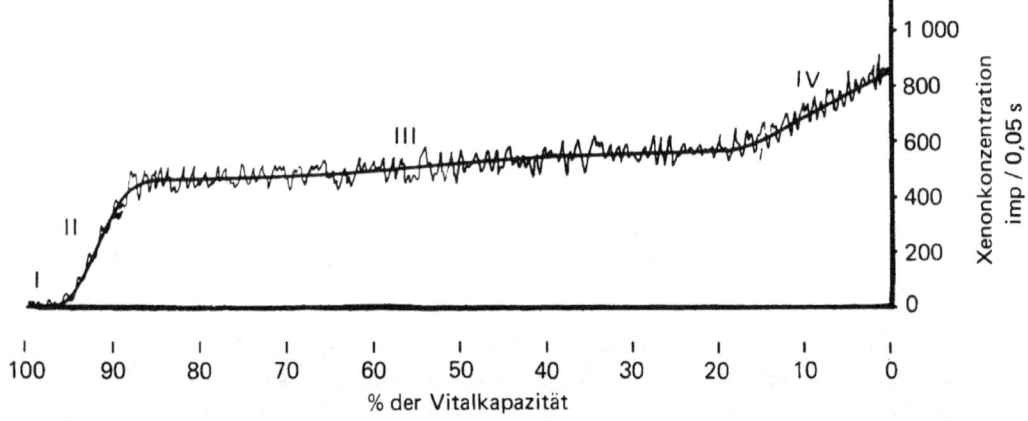

Abb. 6. ^{133}Xe=Konzentration in der vor dem Mund gemessenen Ausatmungsluft als Funktion des inspirierten Volumens. Diese Exspiration erfolgte nach Einatmung zur VK; ^{133}Xe war als Bolus bei 5% der VK zugegeben worden (Aus DOLLFUSS et al., Resp. Physiol., 1967)

während der Bolusinhalation eine höhere ^{133}Xe-Konzentration eingestellt worden war, steigt nun die vor dem Mund gemessene ^{133}Xe-Konzentration steil an = IV. Dieser „Knick" zwischen III und IV markiert den Anteil der gesamten VK, bei dessen Unterschreiten die basalen Atemwege sich wieder schließen. Je größer dieses Verschlußvolumen (= VV, oder CV = closing volume) ist, um so größer ist die Anzahl von Bronchiolen, die kollabieren.

Die Bestimmung des VV hat an Bedeutung gewonnen, weil sie Hinweise auf Affektionen der peripheren kleinen Atemwege liefert (DOLLFUSS et al., 1967; RUFF et al., 1971).

2.5. Ventilations-/Perfusions-Quotient

Die Lunge kann ihre hauptsächliche Aufgabe, das venöse Blut zu arterialisieren, nur ideal erfüllen, wenn Ventilation und Perfusion in allen Lungenpartien aufeinander abgestimmt sind. Der Quotient aus Ventilation und Perfusion beträgt für die Gesamtlunge beim Normalen zwischen 0,8 und 1,0. Allgemeine oder lokale Erhöhung des $\dot{V}/\dot{Q}$-Quotienten über 1,0 bedeutet vermehrte Totraumventilation; eine Absenkung unterhalb 0,8 kennzeichnet eine vermehrte venöse Zumischung.

3. Radiopharmakologie der radioaktiven Gase

3.1. Physikalische Eigenschaften

Für die Radiospirometrie werden zwei Gruppen von radioaktiven Gasen eingesetzt:
1. Mit guter Löslichkeit im Blut: $^{15}O_2$, $C^{15}O$, $C^{15}O_2$, $^{11}CO_2$
2. Mit schlechter Löslichkeit im Blut: $^{13}N_2$, ^{77}Kr, ^{85}Kr, ^{85m}Kr, ^{123}Xe, ^{127}Xe, ^{133}Xe, ^{135}Xe.

Die physikalischen Eigenschaften dieser Radioisotope sind in Tabelle 1 zusammengetragen (Daten nach Radiological Health Handbook 1960, nach WILSON, 1966; PANNETIER u. CHEVILLON, 1970; FEINE u. HILPERT, 1971; WELCH, 1973).

Gase mit guter Löslichkeit: Sowohl ^{11}C wie $^{15}O_2$ sind Positronenstrahler. Ihre harte Gammastrahlung (511 keV-Vernichtungsstrahlung) erschwert den Einsatz konventioneller Scanner oder Szintillationskameras, doch wird über eine Koinzidenzmessung eine gute geometrische Auflösung — bei allerdings niedriger Zählausbeute — gewährleistet. Beide sind Zyklotronprodukte und kurzlebig; ihre Anwendung ist deshalb auf Institute in unmittelbarer Nähe eines Zyklotrons beschränkt. Beide können in CO und CO_2 eingebaut werden (Tabelle 2).

Die regionale Ventilation wird durch Messungen der Radioaktivität über dem Thorax bestimmt, nachdem der Proband in einer forcierten Inspiration die Mischung Luft und radioaktives Gas aus einem Beutel inhaliert hatte. Während der bei TK eingehaltenen Atempause löst sich das radioaktive Gas im Blut und wird mit diesem aus dem Meßfeld abtransportiert. Bei Einsatz von CO_2 ist die nun registrierte Aktivitätsabnahme proportional zur regionalen Durchblutung. Bei CO ist die Diffusionskapazität der Lungen der entscheidende Faktor. Über die Herstellung und Vorbereitung der radioaktiven Gase, über Untersuchungstechnik, klinische Ergebnisse und theoretische Überlegungen muß bei TER-POGOSSIAN u. MORROW (1958), DYSON et al. (1958, 1960), DOLLERY et al. (1960a, 1960b, 1961) und bei WEST (WEST u. DOLLERY, 1960; WEST et al., 1961, 1962; WEST, 1967) nachgelesen werden.

Tabelle 1. Physikalische Eigenschaften für in der Radiospirometrie verwendete radioaktive Gase

Isotop	HWZ	β^+ (keV)	γ (keV)	β^- (keV)	Erzeugung	Löslichkeit[a]	
						H_2O, 20° C	Blut, 37° C
^{11}C	20,50 min	980(100%)	(511)	–	Zyklotron		
^{13}N	10 min	1190(100%)	(511)	–	Zyklotron ^{12}C (d,n) ^{13}N	0,0155	0,0147
^{15}O	2,5 min	1720(100%)	(511)	–	Zyklotron ^{14}N (d,n) ^{15}O	0,0314	0,0236
^{77}Kr	1,2 h	1860, 1670	(511) 135, 280, 655	–	^{76}Se (α,3n) ^{77}Kr		
^{85m}Kr	4,4 h	–	149 (77%), 305 (22%)	830	^{82}Se (α,n) ^{85m}Kr; ^{84}Kr (n,r) ^{85m}Kr	0,0626	0,059
^{85}Kr	10,8 J.	–	510 (0,7%)	670	Uranspaltung		
^{123}Xe	2 h	1700	150, (511)	–	^{122}Te (α, 3n) ^{123}Xe; ^{123}Te (^{3}He, 3n) ^{123}Xe		
^{127}Xe	36,4 d	–	203 (80%)	–	^{127}I (p, n) ^{127}Xe; ^{127}I (d,2n) ^{127}Xe	0,123	0,182
^{133}Xe	5,27 d	–	81 (50%)	350	Uranspaltung, ^{132}Xe (n,γ) ^{133}Xe		
^{135}Xe	9,2 h	–	250 (97%)	910	Uranspaltung, ^{134}Xe (n,γ) ^{135}Xe		

[a] BUNSEN-Löslichkeitskoeffizient (α = ml Gas/ml Flüssigkeit bei 760 mm Hg Druck).

Tabelle 2. BUNSEN-Löslichkeitskoeffizient für CO und CO_2

Gas	Löslichkeitskoeffizient = α[a]	
	in H_2O bei 20° C	Blut bei 37° C
CO	0,0232	–
CO_2	0,872	0,488

[a] BUNSEN-Löslichkeitskoeffizient α = ml Gas/ml Flüssigkeit bei 760 mm Hg (FEINE, 1971).

Tabelle 3. Die Strahlenbelastung bei der Radiospirometrie nach i.v. Injektion radioaktiver Edelgase

Isotope	Literatur	Applizierte Dosis Bemerkungen	Organdosis/Aktivität in mrd/mCi			(Energiedosis in Dosis/mrd)			
			Lunge	Trachea	Gonaden	Fettgewebe	Restkörper	Gesamtkörper	Blut
^{85}Kr	LASSEN N.A. (1965)	5 mCi	5,5(27,3)	14(71,9)	0,1(0,5)	–	0,1(0,5)	–	–
	HINE G.J. (1970)	–	5	14	0,1	–	–	–	–
^{133}Xe	LASSEN N.A. (1964)	5 mCi	3,5(17,5)	19,4(96,8)	0,22(1,1)	1,76(8,8)	0,32(1,6)	–	–
	HINE G.J. (1970)	–	4	20	0,2–40	2	–	0,3	–
	GREENFIELD M.A. (1971)	–	14	–	–	–	–	–	–
	ICRP Report 17 (1971)	–	14	–	0,1	–	–	–	40
	ICRP Report beim Lungenemphysem $^1/_4$ Lunge		20	–	0,3	–	–	–	–
	ICRP Report beim Lungenemphysem $^3/_4$ Lunge		15						

1 mrd = 10 µGy (neue Si = Einheit Gy = Gray)
1 mCi ≅ 37 MBq (neue Si = Einheit Bq = Becquerel)

Physikalische Eigenschaften

Tabelle 4. Die Strahlenbelastung bei der Radiospirometrie mit Inhalation radioaktiver Edelgase

Isotope	Literatur	Applizierte Dosis, Konzentration (mCi/l) Administrationsform Bemerkungen	Energiedosis in Dosis/mrd			(Organdosis/Aktivität in mrd/mCi)			
			Lunge	Trachea	Gonaden	Fettgewebe	Restkörper	Blut	Milz
^{13}N	Dollery C.T. (1963)	1 Atemzug von 5 mCi, 20 sec lang	54(11)	–	7(1,4)	–	–	33(6,6)	16
	ICRP Report 17 (1971)	1 mCi/l, 1 min lang	68	–	0,25–1	–	0,7	–	–
^{15}O	Dyson N.A. (1960)	1 Atemzug von 5 mCi, 20 sec lang	42(8,4)	–	2,8(0,56)	–	–	10,5(2,1)	–
	Dollery C.T. (1963)	1 Atemzug von 5 mCi, 20 sec lang	63(13)	–	5(1)	–	–	23(4,0)	12
	ICRP Report 17 (1971)	1 Atemzug von 10 mCi	166	–	33	–	–	–	–
C^{15}O	Dollery C.T. (1963)	1 Atemzug von 5 mCi, 20 sec lang	68 (13,6)	–	9(1,8)	–	–	39(7,8)	20
C^{15}O$_2$	Dollery C.T. (1963)	1 Atemzug von 5 mCi, 20 sec lang	80(16)	–	18(3,6)	–	–	72(14)	35
^{81m}Kr	ICRP Report 17 (1971)	6 mCi/l, 2 min lang	4,7–7	–	–	–	–	–	–
^{85}Kr	Lassen N.A. (1964)	1 mCi/l, 1 min lang, 5 mCi	27,3	71,9	0,5	4,2	0,5	–	–
	Hine G.J. (1970)	1 mCi/l, 1 min lang (5 mCi)	27	70–100	0,5	–	–	–	–
	ICRP Report 17 (1971)	10 mCi/Test	–	25(2,5)	–	–	–	–	–
^{133}Xe	Dollery C.T. (1963)	1 mCi/l, 2 min lang	70	–	5–8	18–22	4–7	–	–
	Lassen N.A. (1964)	1 mCi/l, 1 min lang	17,5	96,8	1,1	8,8	1,6	–	–
	Hine G.J. (1970)	1 mCi/l, 1 min lang	18–35	97	1–4	9–11	–	–	–
	ICRP Report (1971)	1 mCi/l, 1 min lang	28	–	1,4	–	–	–	–
	ICRP Report (1971)	1 mCi/l, 1 min lang (Emphysem)	31	–	–	–	–	–	–
	ICRP Report (1971)	1 Atemzug von 15 sec, 3 mCi	43	–	0,25	–	–	–	–
	ICRP Report (1971)	1 Atemzug von 15 sec (Emphysem)	<43	–	–	–	–	–	–
^{135}Xe	Newhouse M.T. (1968)	0,2 mCi/l, 5 l, 3 min	246	50	–	–	12 Gesamtkörper	–	–

1 mrd = 10 µGy (neue Si = Einheit Gy = Gray)
1 mCi ≙ 37 MBq (neue Si = Einheit Bq = Becquerel)

Mit ^{14}C-markierten Gasen (^{14}C β^--Strahler) ist die extrakorporale Messung von Ventilation und Durchblutung technisch nicht möglich.

Gase mit schlechter Löslichkeit: ^{13}N$_2$, ein Zyklotronprodukt, ist wegen der kurzen HWZ von 10 min für klinische Routineuntersuchungen nicht geeignet.

Krypton wäre wegen seiner geringen Löslichkeit im Blut — Abtransport aus den Lungen und Rezirkulation sind deshalb sehr gering — ein ideales Edelgas. Es fehlt aber ein geeignetes Radioisotop. ^{77}Kr und ^{85m}Kr haben für den praktischen Einsatz eine zu kurze Halbwertzeit. Diese wäre für ^{85}Kr günstig (HWZ = 10,8

Jahre), doch ist die Gamma-Ausbeute (=0,7%) beim Zerfall so gering, daß für zuverlässige extrakorporale Messungen unzulässig hohe Aktivitätsmengen (mehrere hundert mCi) nötig wären. Für bronchospirometrische Messungen mit β^--Zählern ist es dagegen geeignet.

Das Xenon hat eine höhere Löslichkeit als Krypton in Wasser und in Blut. Dieses Edelgas hat überdies eine störende Affinität zu Hämoglobin und anderen organischen Strukturen, besonders zu Fett und Nervengewebe (CONN, 1961).

MATTHEWS u. DOLLERY (1965) hatten mit Hilfe eines Analogrechners anhand eines Mehrkompartment-Modells Washin und Washout des ^{133}Xe für die Lungen simuliert. Dabei wurden drei hauptsächliche Störfaktoren für Ventilations- und Perfusionsstudien aufgedeckt.

a) Radioaktivität in der Thoraxwand. Mit dem arteriellen Blut gelang ^{133}Xe in die Thoraxwand. Der Anteil an der gesamten, gemessenen Aktivität beträgt 5% nach 2 min Rückatmung. Die langsame Mobilisation flacht die Washout-Kurve ab. Eine Korrektur ist über die Subtraktion der über dem Thorax nach Hyperventilation verbleibenden Restaktivität möglich, doch ist dieses Verfahren bei Patienten mit Ventilationsstörungen nicht brauchbar.

b) Kontinuierlicher Einstrom von ^{133}Xe in die Lungen aus anderen Organen. Die Washout-Kurve wird verfälscht durch diese kontinuierlich mit dem venösen Blut herangeführten Edelgasmengen, dies besonders stark in den besser durchbluteten Lungenanteilen.

c) Abtransport von Xenon aus den Lungen während der Rückatmung im geschlossenen System. Je besser die lokale Perfusion, um so ausgeprägter wird dieser Aktivitätsverlust: die regionale Aktivität wird kleiner als das Soll gemessen. Anhand dieser Werte berechnete regionale Lungenvolumina werden unterschätzt.

Günstige Halbwertzeit, eine für extrakorporale Messung noch geeignete Härte der Gammastrahlen bei höherer Gammaausbeute im Zerfall, machen ^{133}Xe für den Routineeinsatz in klinischen Funktionsuntersuchungen zum bestgeeigneten radioaktiven Gas. Die biologischen Eigenschaften von Xenon schränken seinen Wert für die Lösung physiologischer Probleme ein, bei denen genaueste Messungen notwendig sind.

3.2. Strahlenbelastung

Die in den Tabellen 3 und 4 gegebenen Angaben wurden von KAUL u. Mitarb. 1973 zusammengetragen. Die Differenzen zwischen den Angaben verschiedener Autoren reflektieren unterschiedliche mathematische Behandlung und uneinheitliche Modellvorstellungen über die Verteilung der radioaktiven Substanzen in den Organen, über Eliminationsgeschwindigkeiten und andere biologische Parameter.

4. Untersuchungstechnik

4.1. Radiospirometrie

4.1.1. Stationäre Detektoren

BALL et al. (1962) ordneten 6 Detektoren (10 cm Durchmesser) über dem Rücken des sitzenden Patienten an. Je ein oberster Detektor wird auf einen Punkt 3,8 cm (=1,5 inch) unterhalb des im Röntgenbild abgezeichneten Oberrandes der Lunge, je ein unterster auf einen Punkt 1,9 cm (=0,75 inch) oberhalb der Zwerchfellkuppe zentriert. Die mittleren Detektoren stehen exakt dazwischen. In der Vertikalen werden die beiden Detektoren eines Paares in gleichem Seitenabstand von der Körperlängsachse angebracht und jeweils auf die Mitte des Lungenquerdurchmessers zentriert. Entsprechend der typischen Thoraxform wird dabei die Distanz zwischen den tiefstehenden Meßköpfen am größten.

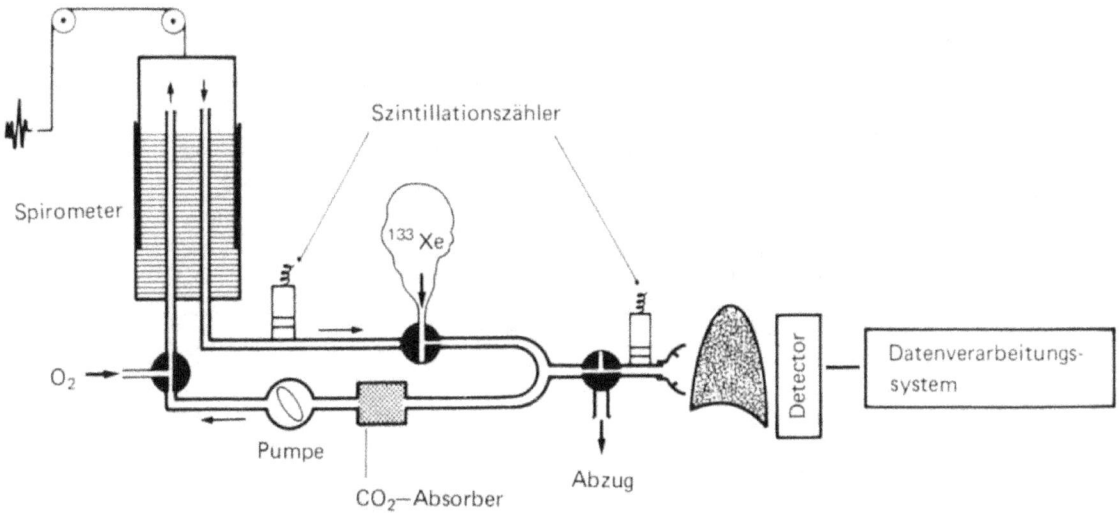

Abb. 7. Apparatur und Meßanordnung für die Durchführung der Radiospirometrie mit stationären Detektoren. (Nach BALL et al., 1962, modifiziert)

Im Wasserspirometer (mit einem CO_2-Absorber) wird der verbrauchte Sauerstoff fortlaufend ergänzt. Eine Pumpe beschleunigt die Mischung von Luft und ^{133}Xe; das Volumen im System wird konstant gehalten. Von 2 zusätzlichen Szintillationszählern mißt einer die ^{133}Xe-Konzentration im Spirometersystem, der andere die Radioaktivität über dem Mundstück, kontrolliert dabei Atempausen, und sorgt für die Aufzeichnung von Aktivitätszeitkurven (Washout während Atmung mit Zimmerluft) (Abb. 7).

Nachdem der Patient am Spirometer angeschlossen und seine Nase abgeklemmt wurde, atmet er zunächst Zimmerluft. Für ca. 20 bis 30 sec wird die Untergrundaktivität registriert.

Am Ende einer normalen Exspiration wird das System geschlossen (Abb. 8). Nach einer normalen Inspiration macht der Patient eine Atempause von mehreren Sekunden: 1. Messung = Plateau 1. Anschließend wird nach forcierter Inspiration eine Atempause bei TK gemacht, das Plateau 2 gemessen. Danach beginnt die Rückatmung im geschlossenen System, bis die Konzentrationen des ^{133}Xe zwischen Lungen und Spirometer ausgeglichen sind = „Gleichgewicht". Am Ende einer normalen Inspiration und nach erneuter, forcierter Inspiration werden in Atempausen Plateau 3 und 4 gemessen. Das System wird geöffnet, der Patient atmet Zimmerluft, und es beginnt der ^{133}Xe-Washout aus der Lunge. Die Konzentrationen der ^{133}Xe in der Spirometerluft müssen bei Beginn (= ca. 0,5 mCi/l) und am Ende der Untersuchung bekannt sein.

Modifikationen hinsichtlich Patientenlagerung, Zahl, Größe und Anordnung der Detektoren wurden von MANNELL et al. (1966) und MIÖRNER (1968) beschrieben.

Eine technische Variante von MILIC-EMILI et al. (1966) erlaubt es, die regionale Verteilung des inspirierten Volumens in unterschiedlicher Atemlage zu überprüfen. Sie verwendeten 12 Detektoren am sitzenden Patienten. Aus einem Spirometer mit bekannter ^{133}Xe-Konzentration in Zimmerluft werden wiederholt kleine Gasvolumina inspiriert und in jeweils anschließenden Atempausen von 5–6 sec Dauer die über den Lungenarealen vorhandene ^{133}Xe-Radioaktivität gemessen. Die inspiratorischen Manöver beginnen bei verschiedenen Initialvolumina in der Lunge und enden beim Erreichen der TK. Sie werden 12–20mal pro Patient wiederholt. Anschließend wird im geschlossenen System bis zum Gleichgewicht rückgeatmet. Die inspiratorischen Manöver und Messungen werden wiederholt, und damit die regionale Verteilung des Luftgehaltes der Lungen bei unterschiedlicher Atemlage bestimmt.

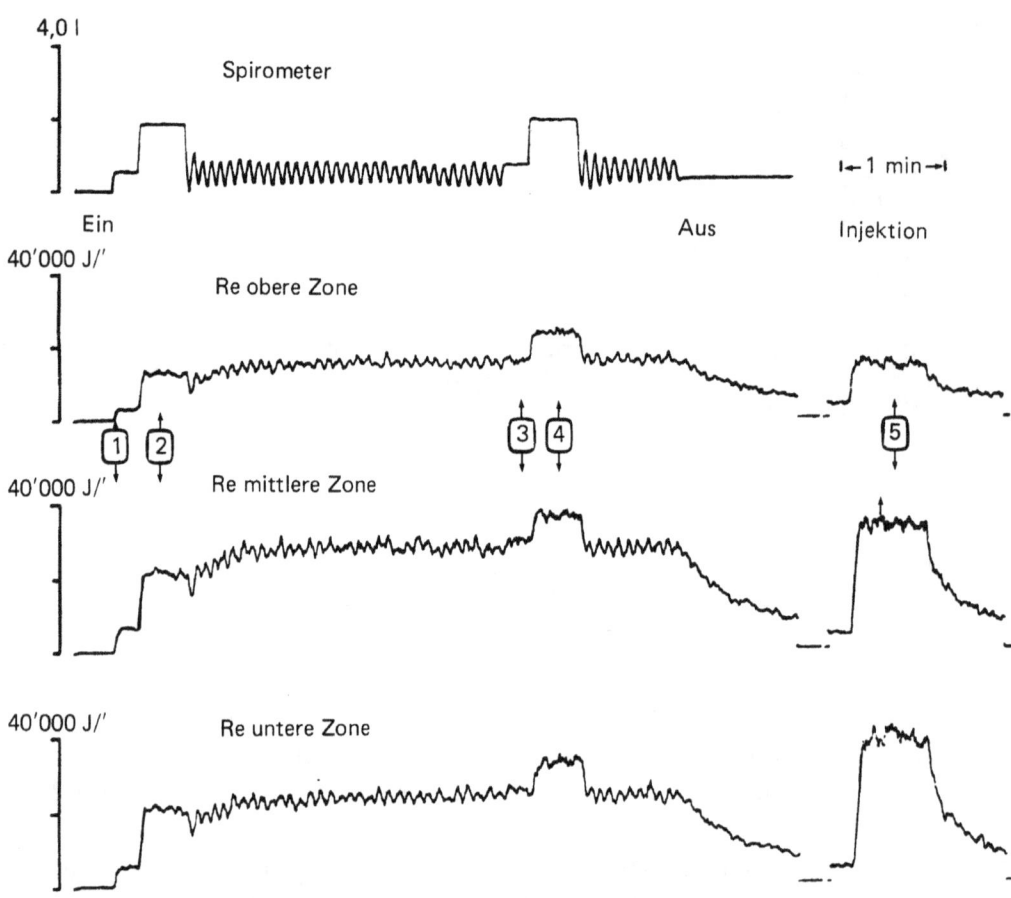

Abb. 8. Durchführung und Meßprotokoll einer radiospirometrischen Untersuchung. Erklärungen siehe Text. (Aus BALL et al., J. clin. Invest., 1962)

DOLLFUSS et al. (1967) hatten die regionale Ventilation der Lunge nach Inhalation eines ^{133}Xe-Bolus am sitzenden Probanden mit 11 Detektoren gemessen. Dabei atmet dieser bis zum RV aus; während der folgenden Inspiration von 5–10 sec Dauer bis zur TK wird 1 mCi ^{133}Xe-Gas (in 2–4 ml) innerhalb von Sekundenteilen in die inspirierte Luft nahe dem Mundstück injiziert. Die Atemlage, bei der die Injektion des ^{133}Xe-Bolus erfolgen soll, wird mit einem Schalter am Spirometer programmiert. Nach Erreichen der TK wird eine Atempause von 6–8 sec eingehalten und die regionale Aktivität gemessen. Danach wird langsam (Flow etwa 25 l/min, entsprechend in 10–15 sec) bis zum RV exspiriert. Die Konzentration der Radioaktivität in der Ausatemluft wird mit einem Szintillationszähler vor dem Mund kontinuierlich gemessen. Dieses Manöver wird im Durchschnitt 8mal wiederholt. Jedesmal erfolgt die Injektion des ^{133}Xe-Bolus bei veränderter Atemlage. Eine Rückatmung im geschlossenen System wird analog zu BALL et al. (1962) angeschlossen.

BENTIVOGLIO et al. (1963b) fanden für die Radiospirometrie nach BALL et al. (1962) methodische Grenzen. So kann die Verteilung einer Einmal-Inspiration nicht repräsentativ sein für die dynamische Verteilung der Ventilation. Sie empfehlen die Bestimmung von zusätzlichen Einwaschkurven (Meßanordnung nach BALL et al., 1962). Nach der ersten, forcierten Inspiration („1. Atemzug") aus dem mit ^{133}Xe und Luft gefüllten Spirometer atmet der Proband wieder Zimmerluft. Nachdem das aufgenommene ^{133}Xe wieder ausgewaschen ist, wird der Patient erneut an das Spirometer angeschlossen. Unter spontaner, normaler Atmung wird nun die Zunahme der Aktivität in den Lungen kontinuierlich über dem Thorax gemessen, bis die Aktivitätszeitkurve ein Plateau (=„Gleichgewicht") erreicht hat.

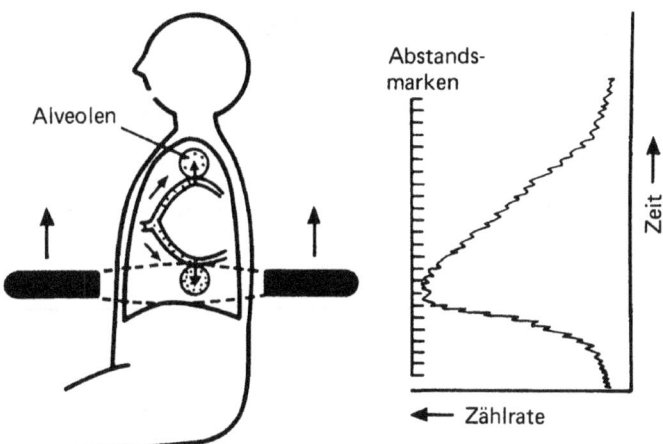

Abb. 9. Durchführung der Radiospirometrie mit beweglichen Detektoren. (Aus WEST, The use of radioaktive materials in the study of lung function, Amersham/England, 1967)

TREVES et al. (1974) hatten bei Kindern eine ähnliche Technik (Füllung des Atembeutels mit 800 ml O_2 und 10–20 µCi ^{133}Xe/ml O_2) angewendet.

Die Zählausbeute mit den stationär angeordneten Detektoren ist hoch; es sind nur kleine ^{133}Xe-Mengen nötig. In einigen Arealen außerhalb der von den Detektoren gesehenen Felder können pathologische Prozesse übersehen werden.

4.1.2. Bewegliche Detektoren

Diese Methode wurde von DOLLERY (DOLLERY et al., 1962; DOLLERY u. GILLAM, 1963b) und von WEST (1967) beschrieben (Abb. 9). Zwei Paare von Detektoren (3,8 cm Durchmesser), davon ein Paar ventral, das andere dorsal, werden hydraulisch an einer Säule mit 3,5 cm/sec vertikal bewegt. Jeweils zwei homolateral messende Detektoren werden mit einem Ratemeter und einem Linienschreiber verbunden. Zusätzliche Markierungen (alle 1,3 cm = 0,5 inch) geben die topographische Zuordnung. Der sitzende Patient wird an ein Spirometer angeschlossen, das Luft und 1–2 mCi ^{133}Xe/l enthält. Nach forcierter Inspiration bis zur TK wird innerhalb einer Atempause die Aktivitätsmessung durchgeführt, wobei die Detektorenpaare von der Basis bis zur Höhe der Lungenspitze aufsteigen. 30 sec nach Ende der Atempause wird eine zweite Messung vorgenommen, die zur Washout-Berechnung herangezogen wird. Mehrere Messungen in Minutenabstand während der Rückatmung am geschlossenen System erfassen den Washin. Die letzte Messung wird im erreichten „Gleichgewicht" während einer Atmpause in TK gemacht.

KORHONEN (1971a) hat eine ähnliche Technik am liegenden Patienten angewendet.

Gegenüber der Methode mit mehreren stationären Detektoren wird hier die ganze Lunge abgetastet; das Risiko, daß pathologische Zonen übersehen werden, ist damit beseitigt. Doch dauert die Messung jeder einzelnen Lungenpartie sehr kurz. Den dadurch bedingten, erheblichen Informationsverlust muß man durch größere ^{133}Xe-Dosen ausgleichen.

4.1.3. Gammakamera

Der Einsatz einer Szintillationskamera vereinfacht die technische Durchführung der Radiospirometrie erheblich. Sie macht eine Sequenzszintigraphie mit Verteilungsbildern in kurzen Zeitabständen möglich und erlaubt die Abnahme von Aktivitätszeitkurven in angepaßten Arealen (regions of interest). Diese Kombination von morphologischen resp. topographischen mit funktionellen Informationen macht eine detaillierte Beurteilung

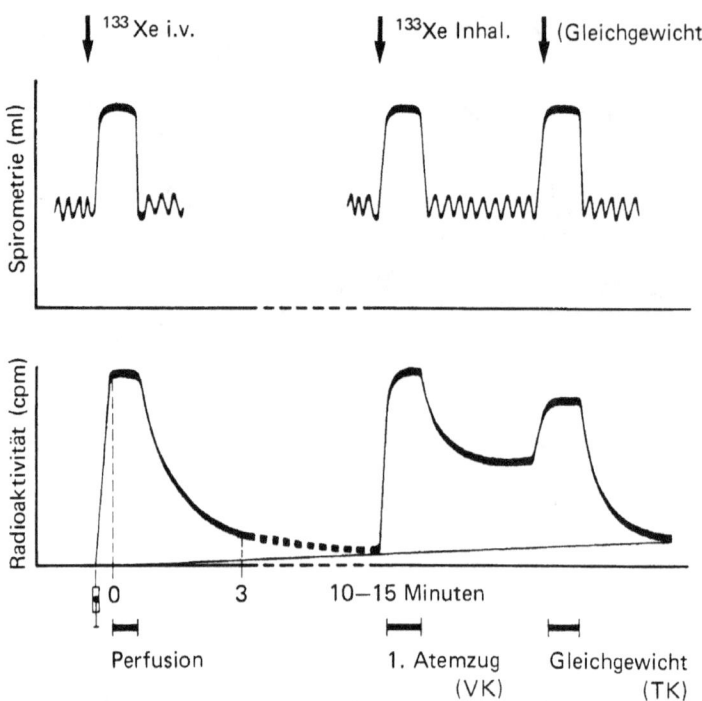

Abb. 10. Untersuchungsablauf bei der Radiospirometrie. *Oberes Teilbild:* Spirometerkurve (der Patient ist während der Perfusionsstudie am Spirometer nicht angeschlossen. Die Kurve wurde nur aus didaktischen Gründen mit abgebildet). *Unteres Teilbild:* Verlauf der über dem Thorax gemessenen ^{133}Xe-Radioaktivität. ⊢⊣ = Atempause ca. 10–20 sec Dauer; feine ansteigende Linie = Untergrund-Impulsrate (Radioaktivität aus der Thoraxwand)

möglich. Zahlreiche Autoren haben Variationen zur Grundtechnik (Abb. 10) beschrieben: LOKEN (LOKEN u. BUGBY, 1966; LOKEN u. WESTGATE, 1967; LOKEN et al., 1969; 1974), NEWHOUSE et al. (1968), KONIETZKO et al. (1971), INGRISCH et al. (1973a), BOESTEN u. TARKOWSKA (1974). Wie bei BALL et al. (1962) wird der sitzende Patient von dorsal untersucht. LOKEN et al. (1974) machen mit zwei Kameras gleichzeitig Messungen von ventral und von dorsal. Nach Registrierung der Untergrundzählrate inspiriert der Patient ein Gemisch von Luft und ^{133}Xe bis zur TK. Die Aktivitätsmessung geschieht in einer anschließenden Atempause. Nach Rückatmung im geschlossenen System wird nach erreichtem Gleichgewichtszustand erneut bis zur TK inspiriert und in Atempause gemessen. Einige Autoren, wie KONIETZKO et al. (1971), INGRISCH et al. (1973b) und BOESTEN u. TARKOWSKA (1974) ergänzen die Untersuchung mit mehreren VK-Manövern, wobei die Radioaktivität bei TK und RV gemessen, die VK am Spirometer abgelesen wird. Damit wird – nach Subtraktion des Backgrounds (feine, ansteigende Linie in der Abb. 10) in diesem Zeitpunkt – eine Eichung des Systems $\left(\frac{\text{Imp/min}}{\text{ml}}\right)$ möglich. Regionale Anteile der VK, der TK und des RV werden aus dieser Relation berechnet.

MARKS et al. (1968) und HADDON et al. (1968) haben diese Technik an einen Schnellscanner (= Dynapix) angepaßt.

Die Daten der Radiospirometrie können mit Hilfe von geeigneten Datenverarbeitungsanlagen in Verteilungsbildern dokumentiert werden: scheinbar dreidimensional (GOODRICH et al., 1972), als Areas gleicher Funktionsgrößen in verschiedenen Farben (BURDINE et al., 1972), oder als Computerbilder, welche Differenzen aus Ventilation und Perfusion sichtbar machen (TREVES et al., 1974).

Die Gammakamera bringt einige Nachteile. Gegenüber den Einzelmeßköpfen ist die Empfindlichkeit geringer, die applizierten Dosen müssen größer sein. Für die Datenverarbeitung sind kompliziertere Systeme nötig. Die Lungen können nicht immer im ganzen Umfang erfaßt werden. Inhomogenitäten in der Nachweisempfindlichkeit sind in den Randpartien regelmäßig vorhanden, in zentralen Regionen des Meßfeldes nicht immer vermeidbar.

4.2. Perfusions- und Exhalationsstudien nach i.v.-Injektion von gelöstem ^{133}Xe

Das Prinzip der Untersuchung zeigt Abbildung 8 und 10. ^{133}Xe, in 0,9% NaCl physikalisch gelöst, wird rasch intravenös injiziert. Unter Injektion oder kurz danach wird eine forcierte Inspiration verlangt und in der folgenden Atempause bei TK die 1. Aktivitätsmessung durchgeführt. Wegen der schlechten Löslichkeit des Xenons im Blut treten ca. 95% des angefluteten Edelgases während der ersten Lungenpassage in die alveoläre Luft über. Das jetzt über dem Thorax gemessene ^{133}Xe-Verteilungsmuster ist repräsentativ für die Lungendurchblutung über die Aa. pulmonalis.

Unter Spontanatmung werden die Folgemessungen während der Exhalation des injizierten ^{133}Xe gemacht. Verschiedene, methodische Varianten sind in Tabelle 5 zusammengefaßt.

Die applizierte Dosis muß der Empfindlichkeit des messenden Systems angepaßt sein: wieder werden für Untersuchungen an der Gammakamera die höchsten ^{133}Xe-Mengen gebraucht. Die Eingabe des ^{133}Xe durch einen Venenkatheter hat Vorteile: der Xenonbolus ist kompakter, die Koordination zwischen Aktivitätseinstrom in die Lunge und Beginn der Messung ist einfacher, es kann keine störende Restaktivität in der V. subclavia verbleiben. Doch bleibt für Routineuntersuchungen die einfache Applikation in eine Armvene üblich, weil die Belastung für den Patienten und der zeitliche und technische Aufwand dabei geringer sind.

Um jede Kooperation des Patienten unnötig zu machen, injizieren HECKSCHER et al. (1966) und RÖSLER et al. (1970) bei unbeaufsichtigter Spontanatmung. Alle anderen Autoren verbieten die Exspiration während Injektion und erster Aktivitätsmessung, um unkontrollierte Aktivitätsverluste zu vermeiden.

Bei Injektion unter Spontanatmung werden Meßwerte registriert, die niedriger sind als das Soll. Eine gewisse Menge des Edelgases hat die Lungen zum Zeitpunkt der 1. Messung schon verlassen, dies mehr in gut ventilierten als in hypoventilierten Zonen. In den ersteren wird daher die Durchblutung unterschätzt, in den anderen zu hoch gemessen.

Einige Autoren spülen die Vene mit 0,9% NaCl-Lösung nach und verbessern damit die Qualität des Bolus und reduzieren Restaktivitäten in den peripheren Venen.

Kleine Gasembolien durch unvorsichtige Injektion von Luftblasen können schwere Durchblutungsstörungen vortäuschen.

Während der erforderlichen Apnoe darf nicht gepreßt werden, weil sich die Verteilung der Lungendurchblutung während eines Valsalva-Manövers stark ändert. Man sollte den Probanden während der Atempause immer wieder auf die Fortsetzung der Inspiration drängen.

Der Washout der Radioaktivität aus der Lunge beginnt mit der Fortsetzung der spontanen Atmung. Die Steilheit des registrierten Aktivitätsabfalles ist ein Index für die Ventilation.

MANNELL et al. (1966) (Patient sitzend, 6 Paare von stationären Detektoren dorsal und ventral) lassen 3mal forciert ein- ausatmen. Beim Einsetzen der 2. Exspiration wird die ^{133}Xe-Lösung in die Vena Cava injiziert und der Katheter nachgespült. Nach Ende der 3. Inspiration wird in Apnoe von 10–15 sec Dauer bei TK die Radioaktivität gemessen. Die Abatmung erfolgt in ein geschlossenes System.

ANTHONISEN et al. (1966b) (Patient sitzend, 10–12 stationäre Detektoren von dorsal) machen eine Dauerinfusion in die V. mediana cubiti mit einer ^{133}Xe-Lösung von 2mCi/min, 5 min lang. Der Patient atmet dabei Zimmerluft.

Tabelle 5. Perfusions- und Exhalationsstudien nach i.v.-Injektion von gelöstem radioaktivem Xenon. Variationen der Grundtechnik

Autor	A. Lage des Patienten, Meßordnung				B. Applikation der Radioaktivität			C. Untersuchungstechnik				
	(a)	(b)	(c)	(d)	(a)	(b)	(c)	(a)	(b)	(c)	(d)	(e)
mehrere statische Detektoren												
BALL (1962)	sitzend	dorsal	6	1	0,5–1	+	mediane cubiti	o.A.	+TK	o.A.	o.A.	freie Luft
BRENDSTRUP (1966)	Rückenlage	ventral	6	1	0,5–1	+	brachialis (Katheter)	o.A.	+FRK	o.A.	10–15	geschlossenes System
HECKSCHER (1966)	Rückenlage	ventral	4	5	0,25	+	femoralis	Injektion bei normaler, spontaner Atmung				
MANNELL (1966)	sitzend	ve+do	6 p.	o.A.	o.A.	+	Cava sup. (Katheter)	Siehe Text				
MIÖRNER (1968)	Rückenlage	ve+do	4 p.	o.A.	0,1–2	+	Cava sup. (Katheter)	FRK	+FRK	–	8–10	freie Luft
bewegliche Detektoren												
DOLLERY (1963)	sitzend	ve+do	2 p.	0,1–0,2	1	o.A.	Cava sup. (Katheter)	o.A.	+TK	5	ca. 12	freie Luft
KORHONEN (1971a)	Rückenlage	ve+do	2 p.	0,2	1	o.A.	Subclavia-Cava (Katheter)	FRK	+TK	6–8	ca. 10	freie Luft
Gamma-Kamera												
NEWHOUSE (1968)[a]	sitzend	dorsal		o.A.	5	+	brachialis (Katheter)	FRK	+TK	5	30	Im Spirometer
LOKEN (1969)	sitzend	dorsal		o.A.	5–10	+	mediana cubiti	[b]	+TK	[b]	o.A.	freie Luft
RÖSLER (1970)	Rückenlage	dorsal		0,1	10	o.A.	i.v.	Injektion bei normaler, spontaner Atmung				freie Luft
KONIETZKO (1971)	sitzend	dorsal		o.A.	5–10	o.A.	mediana cubiti	RV	+TK	(2)	20	geschlossenes System
KRONENBERG (1973)	sitzend	dorsal		o.A.	20	o.A.	i.v.	TK	+TK	–	o.A.	geschlossenes System
INGRISCH (1973)	sitzend	dorsal		o.A.	2–3	o.A.	i.v.	o.A.	+TK	3–4	10–30	freie Luft
BOESTEN (1974)	sitzend	dorsal		o.A.	5	o.A.	mediana cubiti	RV	+TK	0	10–20	freie Luft

[a] ^{135}Xe.
[b] Die Injektion erfolgt während der Durchführung der forcierten Inspiration.
o.A. ohne Angabe

Zu A. – Lage des Patienten, Meßanordnung

(a) = Lage des Patienten
(b) = Meßrichtung
(c) = Zahl der Kollimatoren (p = Paare)
(d) = Zeit-Konstant (sec)

Zu B. – Applikation der Radioaktivität

(a) = Applizierte Dosis in mCi
(b) = Spülung der Vene bzw. des Katheters mit NaCl-Lösung
(c) = Injektionsort mit oder ohne Venenkatheter

Zu C. – Untersuchungstechnik

(a) = Atemlage während der Injektion
(b) = Atempause (+/–) und Atemlage während der Messung der Aktivität
(c) = Zeitintervall zwischen Injektion und Messung (sec)
(d) = Dauer der Atempause für die Aktivitätsmessung (sec)
(e) = Ausatmung des Xenons

Untersuchungen an der Szintillationskamera liefern szintigraphische Bilder der Aktivitätsverteilung während Perfusions- und Ventilationsphase. Progredient längere Expositionszeiten (beginnend mit 2 min, dann 3 und 4 min) tragen dem fortlaufend größeren Aktivitätsverlust Rechnung und lassen umschriebene oder generelle Ventilationserschwerungen besser erkennen (RÖSLER et al., 1970, 1973a).

4.3. Methoden der quantitativen Auswertung

4.3.1. Ventilationsindex

Die über dem Thorax registrierte, regionale Radioaktivität ist von der ^{133}Xe-Konzentration, dem Lungenvolumen, der Thoraxwanddicke und der Meßtechnik (Detektorempfindlichkeit und -kollimation, Meßgeometrie) abhängig. Konstante Meßbedingungen während der Untersuchungszeit vorausgesetzt, bleibt die gemessene Aktivität proportional der ^{133}Xe-Konzentration in der Lunge.

Um die Werte verschiedener Untersuchungen vergleichen zu können, wurde von BALL et al. (1962) das Konzept des „Verteilungs-Index" (distribution index) = Y eingeführt.

Der Verteilungsindex (der Ventilation) gibt die nach einmaliger Inspiration regional gemessene ^{133}Xe-Konzentration in der Lunge in Prozenten jener Konzentration an, die dann bestanden hätte, wenn sich das ^{133}Xe-Gas dabei homogen im ganzen Lungenvolumen verbreitet hätte:

$$Y = \frac{^{133}\text{Xe-Konzentration-IST}_{(\text{indirekt gemessen})}}{^{133}\text{Xe-Konzentration-SOLL}_{(\text{bei homogener Verteilung})}} \qquad [1]$$

$$^{133}\text{Xe-Konzentrations-SOLL} = \frac{\text{Inhalierte }^{133}\text{Xe-Menge in der Lunge}}{\text{Lungenvolumen nach der Inhalation}} \qquad [2]$$

$$\text{Inhalierte }^{133}\text{Xe-Menge} = F_I \cdot (V_I - V_D) \qquad [3]$$

$F_I = {}^{133}$Xe-Konzentration in der inspirierten Luft
$V_I = $ Inspiriertes Gasvolumen
$V_D = $ Totraum der Apparatur und Totraum des Patienten

$$\text{Lungenvolumen nach der Inhalation} = \text{FRK} + V_I \qquad [4]$$

Das ^{133}Xe-Konzentration-IST in der Lunge nach einmaliger Inspiration wird aus den Gleichungen [5 + 6] berechnet:

$$F_2/U_2 = F_4/U_4 \qquad [5]$$

$$F_2 = U_2 \frac{F_4}{U_4} \qquad [6]$$

$F_2 = {}^{133}$Xe-Konzentration in der Lunge nach einmaliger, forcierter Inspiration
 (= Plateau 2, Abb. 8)
$F_4 = $ id. im Spirometer-Patientensystem nach „Gleichgewicht"-Einstellung (= Plateau 4)
$U_2 = $ Extrakorporal über dem Thorax gemessene Aktivität während der Atempause nach einmaliger, forcierter Inspiration (Plateau 2)
$U_4 = $ id. während der Atempause bei TK im „Gleichgewicht" (= Plateau 4)

Y = Verteilungsindex (für die Ventilation) kann aus [1, 2–4] umgeschrieben werden:

$$Y = \frac{F}{F_1(V_I - V_D)/(V_I + FRK)} \cdot 100 \qquad [7]$$

Durch Ersatz von F_2 und U_2 durch F_1 und U_1 in Gleichung [5+6] kann der Ventilationsindex unter den Bedingungen der normalen Atmung berechnet werden.

$F_1 = {}^{133}$Xe-Konzentration in der Lunge nach einmaliger normaler Inspiration (= Plateau 1)

$U_1 =$ Über dem Thorax gemessene Aktivität während der Atempause (= Plateau 1)

Die Gleichung [7] wurde von MANNELL et al. (1966) vereinfacht. Wird F in Gleichung [7] ersetzt durch den Inhalt der Gleichung [6], dann ergibt sich:

$$Y = \frac{U_2 \times F_4(V_I + FRK)}{U_4 \times F_1(V_I - V_D)} \qquad [8]$$

Dabei sind: $F_4(V_I + FRK) = {}^{133}$Xe-Menge in der Lunge nach Einatmen des Volumen V_I im „Gleichgewicht".

$F_1 \cdot (V_I - V_D) =$ id. nach der ersten forcierten Inspiration

Da aber die über dem Thorax gemessene Aktivität proportional zu der ^{133}Xe-Menge in der Lunge ist, kann die Gleichung [7] umgeschrieben werden:

$$\dot{V}_r = \frac{Akt_{1.AZ_r}}{Akt_{GG_r}} \cdot \frac{Akt_{GG_t}}{Akt_{1.AZ_t}} \qquad [9]$$

$\dot{V}_r$ ist der regionale Ventilationsindex

$Akt_{1.AZ_r} =$ Über dem Thorax gemessene regionale Aktivität während der Atempause nach der ersten forcierten Inspiration („1. Atemzug" Abb. 10)

$Akt_{GG_r} =$ id. nach „Gleichgewicht"

$Akt_{1.AZ_t} =$ Über dem Thorax gemessene totale Aktivität während des „1. Atemzuges"

$Akt_{GG_t} =$ id. nach Gleichgewicht

Alle in Formel [9] geforderten Messungen werden durch extrakorporale angesetzte Detektoren möglich. Dieser nach [9] berechnete regionale Ventilationsindex ist besonders beim Einsatz der Szintillationskamera wertvoll, welche die ganze Lunge erfaßt.

4.3.2. Perfusionsindex

Ähnliche Überlegungen wie bei der Berechnung des Ventilationsindex sind für die Berechnung des Perfusionsindex gültig. Auch dieses Konzept wurde von BALL et al. (1962) formuliert.

Y = Verteilungs-Index (der Perfusion): Die nach i.v. Gabe einer ^{133}Xe-NaCl-Lösung indirekt gemessene regionale ^{133}Xe-Konzentration in der Lunge wird in Prozenten jener Konzentration angegeben, die bestanden hätte, wenn sich die injizierte Aktivität gleichmäßig im gesamten Lungenvolumen verteilt hätte.

$$Y = \frac{F}{X/(V_I + FRK)} \cdot 100 \qquad [10]$$

X = Gesamte i.v. applizierte ^{133}Xe-Menge

F: wird berechnet, indem U_2 und F_2 (Gleichung 6) durch F_5 und U_5 (Abb. 8) ersetzt werden:

$$F_5 = U_5 \frac{F_4}{U_4} \quad [11]$$

F_5 = ^{133}Xe-Konzentration in der Lunge nach i.v. Gabe von ^{133}Xe-NaCl-Lösung
U_5 = Gemessene Aktivität während der Atempause bei TK nach der ^{133}Xe-Injektion (Plateau 5)

MANNELL et al. (1966) haben diese Gleichung vereinfacht:

$$\dot{Q}_r = \frac{Akt_{P_r}}{Akt_{GG_r}} \cdot \frac{Akt_{GG_t}}{Akt_{P_t}} \quad [12]$$

Akt_{P_r} = Über dem Thorax gemessene regionale Aktivität während der Atempause nach der ^{133}Xe-Injektion (Abb. 8 und 10)
Akt_{P_t} = id. total registrierte Aktivität

4.3.3. Ventilations-/Perfusions-Quotient

Der Ventilations-/Perfusions-Quotient wird berechnet durch Division zugehöriger Werte für den Ventilations- und Perfusionsindex.

Grundsätzlich werden diese Berechnungen durch methodische Fehler belastet: Perfusion und Ventilation werden in zwei verschiedenen Manövern gemessen.

Die Messungen erfolgen fast immer unter den unphysiologischen Bedingungen einer Atempause bei TK.

Die Geschwindigkeit der forcierten Inspiration wird nicht kontrolliert.

Es wird angenommen, daß die inspirierten Volumina in 2.4.5 und 1.3 (Abb. 8) gleich groß sind, und daß die Relation zwischen ^{133}Xe-Menge in der Lunge und der extrakorporal gemessenen Aktivität unabhängig von dem Ausmaß der Lungenblähung ist.

Unter steady state-Bedingungen bestimmt der regionale Ventilations-/Perfusions-Quotient die regionale Konzentration eines Gases in der Lunge. Deshalb berechneten ANTHONISEN et al. (1966b) den $\dot{V}/\dot{Q}$-Quotienten aus Messungen während einer Dauerinfusion von ^{133}Xe und im Gleichgewicht nach Rückatmung aus dem geschlossenen System.

$$\dot{V}_A / \dot{Q} : \frac{C_{\bar{v}} \cdot U_i}{U_P \cdot F_I} \quad [13]$$

$\dot{V}_A$ = Regionale alveoläre Ventilation
$\dot{Q}$ = Regionale Lungendurchblutung
$C_{\bar{v}}$ = ^{133}Xe-Konzentration im Blut der Arteria pulmonalis nach Erreichen des steady state während der Dauerinfusion
U_i = Regionale Zählrate im Gleichgewicht bei Rückatmung aus dem geschlossenen System
U_P = Regionale Zählrate während des steady state der Dauerinfusion
F_I = ^{133}Xe-Konzentration in der inspirierten Luft

BRENDSTRUP (1966) und HECKSCHER et al. (1966) haben nach i.v.-Gabe von ^{133}Xe-NaCl-Lösung Ventilations-, Perfusions-Indizes und den Ventilations-/Perfusions-Quotienten berechnet. Diese drei letztgenannten Methoden haben bis jetzt weniger Verbreitung gefunden.

4.3.4. ^{133}Xe-Einwaschkurven

Nach BENTIVOGLIO et al. (1963b) wird diejenige Zeit gemessen, die nötig ist, um 90% der „Gleichgewichtskonzentration" des ^{133}Xe in der Lunge zu erreichen: $t_{90\% \text{ gemessen}}$. Sie wird in Prozenten der theoretischen Normalzeit angegeben, die nach einer Gleichung von BATES u. CHRISTIE (1950) berechnet wird: $t_{90\% \text{ berechnet}}$.

$$90\% \text{ Washin-Index} = \frac{t_{90\% \text{ gemessen}}}{t_{90\% \text{ berechnet}}} \cdot 100 \qquad [14]$$

(BENTIVOGLIO)

$$n = \frac{-1}{\log Q} \quad \text{(BATES u. CHRISTIE, 1950)} \qquad [15]$$

dabei ist n die Zahl der Atemzüge die nötig ist, um 90% des endgültigen Helium-Gleichgewichts zu erreichen.

$$Q = \frac{F(V-T)}{V(F+T)} \qquad [16]$$

F = Funktionelle Residualkapazität
V = Spirometervolumen vor Beginn der Inspiration
T = Alveoläres Atemvolumen

Das alveoläre Atemvolumen wird nach der Gleichung von BECKLADE u. GOLDMAN (1955) geschätzt:

$$T = \text{Atemvolumen} - \text{Totraum} \qquad [17]$$

wobei

$$\text{Totraum (l)} = 0{,}00137 \cdot \text{Größe (cm)} + 0{,}2 \cdot \text{Atemvolumen (l)} - 0{,}165 \qquad [18]$$

Da

$$t = \frac{n}{f} \qquad [19]$$

(t = Zeit, f = Atemfrequenz, n = Atemzahl), läßt sich die Gleichung [15] umschreiben:

$$t_{90\% \text{ berechnet}} = \frac{-1}{f \cdot \log Q} \qquad [20]$$

TREVES et al. (1974) haben für die Radiospirometrie bei Kindern folgende Berechnung angestellt:

$$D_i(\%) = \frac{\dfrac{\bar{A}_i}{T_{1/2i}} \cdot 100}{\sum\limits_{i=1}^{N} \dfrac{\bar{A}_i}{T_{1/2i}}} \qquad [21]$$

$\bar{A}_i$ = Mittlere Aktivität in einer Region „i" im „Gleichgewicht"
$T_{1/2i}$ = Halbwertzeit aus der Washin-Kurve einer Region „i" während der Inhalation (sec)
D_i = Regionale Verteilung der Ventilation (%).

4.3.5. ^{133}Xe-Auswaschkurven

Für die quantitative Auswertung der Washout-Kurven nach i.v.-Injektion des ^{133}Xe wurden unterschiedliche Berechnungen vorgeschlagen. Aus der Steilheit des Aktivitätsabfalles wurden Indizes entwickelt:

Halbwertzeit ($T_{1/2}$): Die höchste registrierte Aktivität (Zeitpunkt t=0, meist in Atempause nach der i.v.-Injektion) wird als 100% eingesetzt. Das Zeitintervall, innerhalb dessen die über dem Thorax gemessene Radioaktivität auf 50% abgefallen ist, wird in Sekunden protokolliert (DOLLERY et al., 1962; LOKEN u. WESTGATE, 1967; LOKEN et al., 1969; BASS et al., 1968; SILBERT-AIDAN et al., 1972).

Die Halbwertzeit läßt sich mit anderen Parametern kombinieren; zusätzliche Indizies können berechnet werden (BASS et al., 1968; ANTHONISEN et al., 1968b).

BRYAN et al. (1964) haben für die Berechnung der Washout-Kurve ein ähnliches Vorgehen wie BENTIVOGLIO et al. (1963b) (S. 284) für die Wash-in-Kurven vorgeschlagen. Doch läßt sich die Kurve wegen störender Backgroundaktivität und zu niedrigen Impulsraten nur bis auf etwa 50% der Maximalaktivität verfolgen:

$$\text{Index} = \frac{t_{50\% \text{ gemessen}}}{t_{50\% \text{ berechnet}}} \cdot 100 \qquad [22]$$

$$t_{50\% \text{ berechnet}} = \frac{0{,}302}{f \cdot \log Q} \qquad [23]$$

Für Q wird in dieser Technik eingesetzt:

$$Q = \frac{F}{F+T} \quad \begin{array}{l} F = \text{Funktionelle Residualkapazität} \\ T = \text{Alveoläres Atemvolumen} \end{array} \qquad [24]$$

F = Funktionelle Residualkapazität
T = Alveoläres Atemvolumen

RÖSLER et al. (1970, 1973a) berechneten aus der Aktivitätsabnahme zwischen 0,5 min und 3,5 min p.i. eine „Minutenexhalation der Lunge".

$$ME_{re/li} = \frac{(Imp_{0,5 \text{ min}} - Imp_{3,5 \text{ min}}) \cdot 100}{3 \cdot Imp_{0,5 \text{ min}}} \qquad [25]$$

= Minutenexhalation der Einzellunge

$$ME = \frac{ME_{re} + ME_{li}}{2} \% \qquad [26]$$

= Minutenexhalation der Gesamtlunge
Normalwerte > 30%.

$$MfVK = VK \cdot ME \cdot 10^{-2} \text{ ml/min} \qquad [27]$$

= Minutenfraktion der Vitalkapazität

$$FEV_{1,0} = MfVK \cdot 2{,}35 - 188 \text{ ml} \qquad [28]$$

= Erstsekundenvolumen, aus der ME berechnet

Ramos et al. (1974b) haben diesen Index abgewandelt und berücksichtigen das Aktivitätsmaximum (t=0). Der zweite Meßpunkt wird 3 min später gewählt.

Ingrisch et al. (1973a), Boesten u. Tarkowska (1974) und Ramos et al. (1976c) haben Normalwerte für die regionale Minuten-Exhalationsindices publiziert (Tabelle 13).

Heckscher et al. (1966), Brenstrup (1966), Bofilias et al. (1975) und Treves et al. (1974) haben verschiedene andere Auswertemethoden beschrieben.

Pain et al. (1967) hatten in Anlehnung an die Berechnung des N_2-Washouts nach einmaliger Inhalation von 100% O_2 die Änderung der Radioaktivität in der Ausatemluft nach i.v.-Gabe von ^{133}Xe während des alveolären Plateaus (zwischen 750 und 1250 ml ab Beginn der Exspiration) registriert. Die Änderungen wurden auf das Aktivitätsmaximum ($=100\%$) bezogen. Änderungen $>10\%$ sind pathologisch und weisen auf inhomogene Durchblutung und Ventilation hin.

Mit allen diesen Methoden sind Ventilationsbestimmungen nur in durchbluteten Lungenbezirken möglich. Nach i.v.-Gabe von ^{133}Xe kann die Ventilation von nicht durchbluteten Bezirken (z.B. bei der Lungenembolie) nicht gemessen werden.

Dollery et al. (1962), Anthonisen et al. (1968b), Bass et al. (1968) und Treves et al. (1974) verwendeten ähnliche Gleichungen für den Washout aus dem „Gleichgewicht". Da aber die physiologische ^{133}Xe-Retention in der Thoraxwand nach mehreren Minuten Rückatmung am geschlossenen, mit Luft und ^{133}Xe gefüllten System deutlich höher ist als nach intravenöser Gabe, verläuft die Washout-Kurve flacher. Diese Methode liefert aber Informationen aus allen ventilierten Alveolen. Aus dem Vergleich mit den Washout-Kurven nach i.v.-Injektion werden Inhomogenitäten der Ventilation und Durchblutung besser faßbar (Dollery et al., 1962).

Heidendal et al. (1972) legten den Washout-Kurven 2 Exponentialfunktionen zugrunde. Das Kompartment mit schneller Elimination sollte das „Lungenkompartment" sein, die langsamere Funktion dem „extrapulmonalen Kompartment" zugeordnet sein. Doch lassen sich — besonders bei Patienten mit Ventilationsstörungen — über den Lungen selbst noch weitere Koeffizienten finden (Comroe, 1964).

4.3.6. Regionale Lungenvolumina.

Ist die Eichung des Systems in $\frac{\text{Imp/min}}{\text{ml}}$ bekannt, können aus der Änderung der über dem Thorax gemessenen Radioaktivität bei Totalkapazität und Residualvolumen die regionalen Anteile der Vital-, Totalkapazität und des Residualvolumens berechnet werden (Konietzko et al., 1971). Die biologischen Eigenschaften von Xenon, besonders seine relativ hohe Löslichkeit im Blut und seine Affinität zu Hämoglobin und anderen organischen Strukturen, beeinträchtigen die Berechnung absoluter Lungenvolumina. So fanden Konietzko et al. (1971) und Ingrisch et al. (1973b) zwischen der mit der Ganzkörperpletysmographie bzw. Helium-Methode und mit ^{133}Xe gemessenen FRK einen Korrelationskoeffizienten von r=0,76 bzw. r=0,73. Aus diesem Grund verzichten wir auf die Bestimmung von absoluten Lungenvolumina mit der Radiospirometrie. In unserer Abteilung wird die Vitalkapazität der Einzellunge als das Produkt aus $VK_{(total)}$ (ml) und dem Anteil der nach dem ersten Atemzug über dieser Lunge gemessenen ^{133}Xenon-Aktivität (in % der Lungengesamtaktivität) berechnet. Ähnlich erfolgt die Berechnung der regionalen Totalkapazität aus dem regionalen Anteil der Radioaktivität nach Erreichen des „Gleichgewichtes".

Für die Bestimmung des Erstsekundenvolumens jeder Lunge (FEV_1; SKK) erlauben die Gleichungen von Rösler et al. (1970) und Ramos et al. (1974b) eine Annäherung (Gl. 25–28, S. 285. S. 291, Tabelle 14).

4.4. Normalwerte. Vergleich mit den Ergebnissen anderer Methoden der Spirometrie Reproduzierbarkeit radiospirometrischer Befunde

Die Werte für die regionalen *Ventilationsindices* (Tabelle 6) zeigen, unabhängig, ob mit der Mehrdetektormethode oder mit der Szintillationskamera bestimmt, bei verschiedenen Autoren eine gute Übereinstimmung. Die physiologischen Umverteilungen bei Positionswechsel werden mit beiden Techniken erfaßt.

Ähnlich gute Übereinstimmungen wurden für den regional bestimmten *Perfusionsindex* erhalten (Tabelle 7). Die relativ deutlicheren Abweichungen über den Oberfeldern können über die ungünstigere Meßgenauigkeit bei absolut niedrigeren Impulsraten erklärt werden.

Tabelle 8 enthält die Werte für den *Ventilations-/Perfusionsquotienten*. Regionale Verteilung von Totalkapazität, Vitalkapazität, Residualvolumen und von funktioneller Resi-

Tabelle 6. Regionale Verteilung des Ventilationsindex

	n	re OF	re MF	re UF	li OF	li MF	li UF
Sitzend/dorsal							
mehrere *statische*							
Detektoren							
BALL (1961)[a]	21	71 ± 8	81 ± 8	95 ± 9	71 ± 7	85 ± 8	104 ± 10
BALL (1961)[b]		58 ± 11	70 ± 11	87 ± 16	57 ± 9	70 ± 10	91 ± 16
BENTIVOGLIO[a]	33	70 ± 5	84 ± 5	100 ± 8	77 ± 9	94 ± 9	113 ± 10
(1965)[b]		59 ± 9	69 ± 9	90 ± 14	60 ± 10	78 ± 12	105 ± 18
MANNELL (1966)	6	0,813	0,896	1,111	0,835	1,048	1,226
		(0,48–1,15)	(0,68–0,98)	(0,84–1,35)	(0,66–1,00)	(0,92–1,23)	(1,04–1,76)
Gamma-Kamera							
LOKEN (1969)	—	79	106	115	80	102	110
KONIETZKO (1971)	16	88 ± 7,5	99 ± 4,1	109 ± 5,4	86 ± 2,7	105 ± 4,9	96 ± 6,3
INGRISCH (1973)	18	93,1 ± 12,0	100,2 ± 5,7	100,9 ± 6,8	97,2 ± 11,9	102,4 ± 9,5	100,2 ± 12,0
BOESTEN (1974)	16	83,2 ± 5,1	95,1 ± 2,9	110,8 ± 7,1	86,4 ± 6,0	98,6 ± 4,5	116,9 ± 6,6
Gruppe A[c]	8	82,5 ± 5,1	95,2 ± 3,0	109,1 ± 8,0	86,6 ± 7,1	99,8 ± 5,3	115,0 ± 5,3
Gruppe B[c]	8	83,9 ± 5,0	95,0 ± 2,7	112,5 ± 5,6	86,1 ± 4,7	97,8 ± 3,4	118,7 ± 7,3
RAMOS (1976c)	10	87,4 ± 4,7	97,2 ± 3,0	108,4 ± 6,6	84,9 ± 8,6	98,5 ± 4,0	113,6 ± 6,9
Liegend/Rückenlage							
mehrere *statische*							
Detektoren							
Dorsal							
BRYAN (1964)[d]	7	77 ± 10,0	85 ± 13	74 ± 11			
Dorsal + Ventral							
MIÖRNER (1968)[e]	38	0,95 ± 0,08	—	0,97 + 0,06	1,05 ± 0,10	—	1,06 ± 0,11
Bewegliche Detektoren							
Dorsal + Ventral							
KORHONEN (1971a)[f]	23	13,8 ± 4,2	22,1 ± 3,2	15,7 ± 4,0	13,9 ± 2,4	20,0 ± 3,4	14,4 ± 4,2
Gamma-Kamera (dorsal)							
RAMOS (1976c)	10	96,1 ± 5,6	97,0 ± 2,9	100,2 ± 3,8	95,6 ± 5,1	102,3 ± 3,2	105,2 ± 6,5

[a] Werte bei forcierter Inspiration.
[b] Werte bei normaler Inspiration.
[c] Alter der Patienten
  Gruppe A = 17–38 Jahre
  Gruppe B = 41–65 Jahre
[d] Mittelwerte aus der rechten und linken Lunge.
[e] Jede Lunge wurde in 2 Hälften halbiert.
[f] Prozentuale, regionale Verteilung der Ventilation ± 2 · SD.

Tabelle 7. Regionale Verteilung des Perfusionsindex

	n	re OF	re MF	re UF	li OF	li MF	li UF
Sitzend/dorsal							
mehrere *statische*							
Detektoren							
Ball (1962)	21	38±12	70±17	137±20	42±14	67±20	129±19
Bentivoglio (1965)	36	45±6	80±17	127±32	44±12	88±24	137±32
Mannell (1966)		0,572	0,911	1,433	0,512	0,893	1,308
		(0,40–0,96)	(0,84±1,28)	(1,03±1,65)	(0,39±0,75)	(0,78±1,04)	(0,94±1,64)
Gamma-Kamera							
Loken (1969)	—	60	91	126	66	100	130
Konietzko (1971)	16	79±6,3	98±3,4	129±5,4	69±6,8	99±2,5	116±8,5
Ingrisch (1973)	18	55,3±18,3	102,2±10,9	130,5±17,9	53,9±15,4	102,9±8,7	125,5±21,7
Boesten (1974)[a]	16	58,2±11,7	101,4±11,6	129,8±20,8	63,3±13,3	98,0±11,8	126,7±15,5
Gruppe A	8	57,2±10,9	96,6±12,2	131,6±14,5	63,9±10,7	97,3±10,4	128,2±19,6
Gruppe B	8	59,3±12,4	106,3±8,6	128,0±25,5	62,6±15,4	98,6±13,0	125,2±9,8
Ramos (1976c)[b]	10	48,1±10,3	89,5±7,8	143,6±16,0	44,1±6,5	88,8±9,0	143,3±14,5
Liegend/Rückenlage							
mehrere *statische*							
Detektoren							
Dorsal							
Bryan (1964)[c]	7	105±15	102±19	85±18			
Dorsal+Ventral							
Miörner (1968)[d]	38	0,97±0,08	—	0,95±0,06	1,00±0,11	—	1,10±0,05
Bewegliche Detektoren							
Dorsal+Ventral							
Korhonen (1971a)[e]	32	14,0±3,4	24,1±4,0	14,6±2,8	13,1±3,2	20,6±2,8	13,7±3,4
Gamma-Kamera (dorsal)							
Ramos (1976c)	10	101,3±7,5	103,3±2,9	91,7±4,8	104,3±12,7	107,1±4,7	94,3±6,9

[a] Alter der Patienten
   Gruppe A = 17–38 Jahre
   Gruppe B = 41–65 Jahre
[b] Alter der Probanden = 24,8 ± 3,2 J.; Gewicht = 63,4 ± 5,6 kg; Größe = 174,9 ± 6,5 cm (s. Text).
[c] Mittelwerte aus der rechten und linken Lunge.
[d] Jede Lunge wurde in 2 Hälften halbiert.
[e] Prozentuale regionale Verteilung der Perfusion ± 2·SD.

dualkapazität sowie des Eliminationsindices sind in den folgenden Tabellen zusammengestellt (Tabelle 9 bis 13).

Zumeist wurde für diese Untersuchungen jede Lunge in 3 Zonen aufgeteilt (Ober-, Mittel-, Unterfelder). Newhouse et al. (1968) und Kronenberg et al. (1973) haben mit der Kamera, Korhonen (1971a) mit beweglichen Detektoren die Lungen noch weiter unterteilt. Die Abweichung der eigenen Werte (Ramos et al., 1976c, Tabelle 7 und 8) von denen anderer Autoren ist sehr wahrscheinlich selektionsbedingt: die Gruppe umfaßt ausschließlich junge, gesunde, großgewachsene und magere Nichtraucher.

Normalwerte zur Radiospirometrie im Kindesalter wurden von Ronchetti et al. (1971), Alderson et al. (1974) und von Treves et al. (1974) publiziert. Die Verteilung der Perfusionsindices wird vom Ort der Injektion beeinflußt: Bei Injektion in den rechten Arm wird die Perfusion im gleichseitigen Lungenoberfeld, bei Gabe in eine Beinvene in beiden Unterfeldern zu hoch bewertet (Ronchetti et al., 1971). Die Ventilation wurde bei diesen Kindern aus Ein- und Auswaschkurven des Radio-Xenons und aus der Aktivitätsverteilung nach Einstellung des Gleichgewichtes bei Atmung am geschlossenen System bestimmt. Dabei wurde das Gas mit Hilfe einer Maske oder eines Nasenkatheters zugeführt.

Tabelle 8. Regionale Verteilung des Ventilations-/Perfusions-Quotienten

	n	re OF	re MF	re UF	li OF	li MF	li UF
Sitzend/dorsal mehrere *statische* Detektoren							
BALL (1962)[a]	21	1,75 (1,38–3,55)	1,73 (0,91–0,90)	0,65 (0,86–0,8)	1,58 (1,42–1,75)	1,19 (0,92–1,03)	0,81 (0,73–0,98)
MANNELL (1966)	6	1,636	1,073	0,764	1,724	1,187	0,887
Gamma-Kamera							
LOKEN (1969)	—	1,32	1,17	0,91	1,24	1,02	0,84
KONIETZKO (1971)	16	1,39±0,24	0,99±0,15	0,81±0,18	1,16±0,16	0,98±0,18	0,98±0,17
INGRISCH (1973)	18	1,8±0,6	0,97±0,10	0,80±0,12	2,0±0,8	1,02±0,1	0,80±0,1
BOESTEN (1974)[b]	16	1,51±0,40	0,95±0,13	0,88±0,15	1,44±0,36	1,02±0,13	0,94±0,12
Gruppe A	8	1,51±0,34	1,00±0,15	0,84±0,12	1,40±1,27	1,03±0,11	0,92±0,15
Gruppe B	8	1,50±0,45	0,90±0,09	0,91±0,17	1,48±0,44	1,01±0,14	0,95±0,09
RAMOS (1976c)[c]	10	1,90±0,42	1,09±0,09	0,76±0,08	1,96±0,33	1,12±0,10	0,80±0,08
Liegend/Rückenlage mehrere *statische* Detektoren Dorsal							
BRYAN (1964)[d]	7	0,70	0,71	0,74			
Dorsal + Ventral							
MIÖRNER (1978)[e]	38	0,98±0,08	—	1,02±0,07	1,05±0,12	—	0,97±0,10
Gamma-Kamera (dorsal)							
RAMOS (1976c)	10	0,95±0,09	0,94±0,04	1,10±0,06	0,93±0,12	0,95±0,02	1,12±0,10

[a] Berechnet von MANNELL 1966.
[b] Alter der Patienten
   Gruppe A = 17–38 Jahre
   Gruppe B = 41–65 Jahre
[c] Alter der Probanden = 24,8 ± 3,2 J.; Gewicht = 63,4 ± 5,6 kg; Größe = 174,9 ± 6,5 cm (s. Text).
[d] Mittelwerte aus der rechten und linken Lunge.
[e] Jede Lunge in 2 Hälften halbiert.

Tabelle 9. Regionale Verteilung der Totalkapazität (TK)

	n	re OF	re MF	re UF	li OF	li MF	li UF
Sitzend							
KONIETZKO (1971)	16	15±0,6	22±0,8	16±1,0	15±1,1	19±0,9	15±0,9
BOESTEN (1974)	16	14,3±2,4	20,2±2,8	22±4,2	12,3±2,0	17,7±2,6	16,6±3,0
Liegend							
KORHONEN (1971a)[a]	32	12,8±2,6	23,3±3,4	15,6±3,4	12,5±3,4	20,8±2,0	15,1±2,6

[a] ± 2 · SD.

Tabelle 10. Regionale Verteilung der Vitalkapazität (VK)

	n	re OF	re MF	re UF	re Lunge	li OF	li MF	li UF	li Lunge
Sitzend									
KONIETZKO (1971)	16	12±3,3	17±1,3	17±3,3	46	13±2,6	17±3,0	18±3,8	48
BOESTEN (1974)	16	10,9±1,6	17,2±2,4	29,0±5,1	—	9,8±2,1	15,9±2,0	21,9±3,5	
Liegend									
MIÖRNER (1968)[a]	38	21,1	—	30,9	52±2,5	21,2	—	26,8	48
KORHONEN (1971a)[b]	32	13,0±2,4	23,0±2,8	15,8±3,0		12,4±3,2	20,4±2,4	15,4±2,8	

[a] Berechnet aus der Tabelle 8 seiner Arbeit; jede Lunge wurde in 2 Hälften geteilt.
[b] ± 2 · SD.

Tabelle 11. Regionale Verteilung des Residualvolumens (RV)

	n	re OF	re MF	re UF	li OF	li MF	li UF
Sitzend							
KONIETZKO (1971)	16	19±4,0	24±3,4	7±2,6	19±3,0	24±3,5	8±2,7
INGRISCH (1973b)	12	19,7±3,2	23±1,8	9,8±2,7	19,5±1,9	19,6±2	8,3±2,7
BOESTEN (1974)	16	19,5±4,4	24,2±4,5	12,5±4,2	15,8±2,0	19,8±3,8	9,3±3,6

Tabelle 12. Regionale Verteilung der funktionellen Residualkapazität (FRK)

	n	re OF	re MF	re UF	re Lunge	li OF	li MF	li UF	li Lunge
Sitzend									
KONIETZKO (1971)	16	17±1,2	23±1,7	13±3,0	53	15±2,6	20±3,3	13±2,7	48
Liegend									
MIÖRNER (1968)[a]	38	23,1	—	31,7	54,8±2,5	20,6	—	24,6	45,2

[a] Berechnet aus den Daten der Tabelle 7 seiner Arbeit.

Tabelle 13. Regionale Minuten-Exhalationsindices

	n	re OF	re MF	re UF	li OF	li MF	li UF
Sitzend							
INGRISCH (1973a)[a]	18	85,8±5,4	94,5±2,37	95,1±15,3	85,5±6,9	93,3±2,55	95,4±2,13
BOESTEN (1974)[b]	16	30,9±1,2	32,1±0,6	32,1±1,0	30,9±1,5	32,1±0,8	32,3±1,0
Gruppe A	8	31,5±1,0	32,3±0,6	32,5±0,5	31,7±1,2	32,5±0,8	32,8±0,8
Gruppe B	8	30,3±1,1	32,0±0,6	31,7±1,1	30,2±1,4	31,7±0,6	31,8±0,8
RAMOS (1976c)[c]	9	30,0±1,22	31,9±0,60	32,3±0,50	29,0±2,06	31,8±0,83	32,2±0,44
Liegend							
RAMOS (1976c)[c]	10	32,5±0,53	32,7±0,48	32,7±0,48	32,4±0,70	32,8±0,42	32,8±0,42

[a] Berechnung nach RÖSLER (1970). Die Werte wurden nicht durch 3 geteilt.
[b] Berechnung nach RÖSLER (1970). Alter der Patienten: Gruppe A=17–38 J., Gruppe B=41–65 J.
[c] Berechnung nach RAMOS (1974b).

MIÖRNER (1968), KORHONEN u. POPPIUS (1971 b) und SILBERT-AIDAN et al. (1972) haben Ergebnisse der Radiospirometrie mit denen der Bronchospirometrie verglichen (Tabelle 14). Nur für die Perfusion errechneten sie statistisch signifikante Unterschiede. Wenn MIÖRNER (1968) jene Fälle mit ausgeprägter Umverteilung der relativen Durchblutung vor der Signifikanzberechnung eliminierte, erhielt er eine gute Übereinstimmung (Tabelle 14, s. Fußnote 1).

Auch andere Faktoren können für diese Differenz schuld sein. Nach KORHONEN u. POPPIUS (1971b) können regionale Gefäßspasmen infolge lokaler Hypoxämie durch die höhere Sauerstoffkonzentration im Beatmungsgas während der Spirometrie (80% O_2) gelöst werden; entsprechend wird die Durchblutung dieser Regionen durch die Bronchospirometrie überbewertet. Überdies wird in der Radiospirometrie die Durchblutung aller lufthaltigen Alveolen erfaßt, unabhängig davon, ob sie ventiliert sind oder nicht. Die Bronchospirometrie mißt dagegen nur die Durchblutung der ventilierten Alveolen.

GUISAN et al. (1972) verglichen den Washout von 133-Xenon aus den Lungen mit dem von Stickstoff. Die ^{133}Xe- und die N_2-Ausscheidung stimmten bei Gesunden und Kranken überein, soweit sie anhand der vor dem Mund kontinuierlich gemessenen Washoutkurven verglichen wurden. Bei Gesunden korrelierten beide Kurven gut zu einer 3. Bestim-

Tabelle 14. Vergleich zwischen Werte der Radiospirometrie bzw. MAP-Perfusionsszintigraphie und der Bronchospirometrie

	n	r		p	Literatur
$\dot{Q}$ Brsp (x)/Rasp (y)	33	–	y = 0,85x + 8,04	***	MIÖRNER (1968)
$\dot{Q}$ Brsp (x)/Rasp (y)	29	–	y = 0,92x + 4,45	–	MIÖRNER (1968)[a]
$\dot{Q}$ Brsp (x)/Rasp (y)	29	0,972	y = 0,75x + 15,84	< 0,005	KORHONEN (1971b)
$\dot{Q}$ Brsp (y)/Rasp (x)	51	0,93	y = 1,36x − 17		SILBERT-AIDAN (1972)
$\dot{V}$ Brsp (x)/Rasp (y)	35	–	y = 0,90x + 4,26	–	MIÖRNER (1968)
$\dot{V}$ Brsp (x)/Rasp (y)	11	0,973	y = 1x + 1,31	–	KORHONEN (1971b)
$\dot{V}$ Brsp (y)/Rasp (x)	51	0,93	y = 1,05x + 1	–	SILBERT-AIDAN (1972)
VK Brsp (x)/Rasp (y)	29	–	y = 0,96x + 4,72	–	MIÖRNER (1968)
VK Brsp (x)/Rasp (y)	25	0,950	y = 0,88x + 7,20	–	KORHONEN (1971b)
FRK Brsp (x)/Rasp (y)	21	–	y = 0,73 × + 16,03	*	MIÖRNER (1968)
FEV_1 (y)/Minutenfraktion der VK (x)	26	0,85	y = 2,19 − 207		RÖSLER (1970)
FEV_1 (y)/Minutenfraktion der VK[b] (x)	147	0,932	y = 2,35 × − 132,7		RAMOS, NOELP (nicht publizierte Ergebnisse)
$\dot{Q}$ Brsp (x)/ MAP-Szintigraphie (y)	18	0,96		< 0,001	LÓPEZ-MAJANO (1964)

[a] 4 Patienten mit Perfusionsanteil einer Lunge > 70% bzw. < 30% am Total wurden nicht berücksichtigt.
[b] Berechnet nach RAMOS (1974b).
(Brsp: Bronchospirometrie; Rasp: Radiospirometrie)

mung, bei welcher die ^{133}Xe-Abnahme über mehreren Lungenarealen mit einer Gammakamera gemessen wurde. Bei Patienten mit diffuser Lungenerkrankung waren N_2- und ^{133}Xe-Kurven am Mund abnorm, jedoch deckungsgleich. Die Kamera sah Regionen mit langsamer und schnellerer Xenonelimination. Diese Einzelkurven konnten mit den vor dem Mund erhaltenen Funktionen nicht mehr zur Deckung gebracht werden, erlaubten aber die topographische Zuordnung von Ventilationsstörungen.

Aus den über dem Thorax gemessenen ^{133}Xe-Auswaschkurven können Größen abgeleitet werden, die zum Erstsekundenvolumen korrelieren (Tabelle 14).

Bei Doppelbestimmungen sind die Werte der Radiospirometrie gut reproduzierbar: SILBERT-AIDAN et al. (1972) berechneten einen Korrelationskoeffizienten r = 0,96 (n = 12), siehe auch PAIN et al. (1967) und MIÖRNER (1968).

Meßtechnische Faktoren lassen den Funktionsanteil der rechten Lunge unterschätzen, wenn von dorsal, aber überschätzen, wenn von ventral gemessen wird. AULIN et al. (1970) erklären dies mit der unterschiedlichen Absorption der Gammastrahlen durch das auf der linken Seite zwischengelagerte Herz.

Das Lebensalter beeinflußt die Normalwerte. So wird bei liegend untersuchten Patienten die Ventilation mit zunehmendem Alter inhomogener (BAKE et al., 1967). HOLLAND et al. (1968) fanden bei alten Probanden eine übernormale Durchblutung der Oberfelder. Der Gradient zwischen $\dot{Q}_{OF}$ und $\dot{Q}_{UF}$ wird mit zunehmendem Alter niedriger, bleibt aber wie beim Normalen ausgerichtet. Die bei TK gemessene Ventilation ist altersunabhängig, doch besteht unter normaler Atmung keine Dominanz mehr für die Unterfelder. Die Autoren erklären dieses Verhalten mit der abnehmenden Lungenelastizität und einer dadurch begünstigten Kollapstendenz für die kleineren Luftwege in den Unterfeldern. Das bei jungen Personen nahe der FRK gelegene Verschluß-Volumen nimmt bei Alten bis auf 65% der TK zu. Entsprechend verkleinert diese Hypoventilation der Unterfelder bei Normalatmung den $\dot{V}/\dot{Q}$-Quotienten.

Ruff et al. (1971) haben mit der Technik von Dollfuss et al. (1967) eine Beziehung zwischen Verschlußvolumen und Alter gefunden:

VV (% TK) = 19,38 + [0,5 · Alter (Jahre)]

VV = Verschlußvolumen in % TK

Beim liegenden Patienten nimmt die FRK ab; die Formel heißt dann:

VV (% TK) = −2,84 + [0,56 · Alter (Jahre)]

Beim stehend untersuchten Probanden treffen sich VV- und FRK-Kurven bei 65 Jahren, beim liegenden schon um 45 Jahre.

Physiopathologische Konsequenz dieser Hypoventilation der Unterfelder ist eine Hypoxämie mit Zunahme von $P_{A_{O_2}} - P_{a_{O_2}}$ bei älteren Patienten.

Anaesthesierte gesunde Patienten mit oberflächlicher Atmung zeigen eine gleiche Befundkonstellation.

Kronenberg et al. (1973) fanden flachere Washoutkurven über den Unterfeldern bei älteren Personen. Der $\dot{V}/\dot{Q}$-Quotient war bei ihnen im Ober- wie im Mittelfeld gleich wie bei den Jüngeren. Nur über den Unterfeldern wurde eine kleine Differenz von 0,1 gefunden. Nach diesen Autoren bedingt zunehmendes Alter per se keine gröberen Änderungen in der Verteilung von Ventilation und Perfusion.

5. Klinik

5.1. Indikationen für Lungenuntersuchungen mit radioaktiven Gasen

Die Radiospirometrie ergänzt die konventionelle spirometrische Untersuchung mit Angaben zur regionalen Lungenfunktion. Im Gegensatz zur Bronchospirometrie ist sie technisch einfacher durchzuführen. Die Belastung für den Patienten ist kleiner; sie bringt kein Risiko. Die Radiospirometrie alteriert selbst — abgesehen von der Atempause — die physiologischen Bedingungen nicht.

Es soll unterschieden werden zwischen Erkrankungen, bei denen die Lungenszintigraphie entscheidend zur Feststellung bzw. Ausschluß der Diagnose beitragen kann:
Lungenembolie
Zentrales Bronchialkarzinom
und anderen Erkrankungen, bei denen die Lungenszintigraphie als ergänzende Untersuchung neben der Spirometrie und konventionellen Radiologie eingesetzt werden soll. Die Untersuchungen mit Radioisotopen sind besonders indiziert bei Fällen mit auffälliger Diskrepanz zwischen Schweregrad der klinischen Symptomatologie und Befunden der Spirometrie und Röntgendiagnostik:

— Regionale Lungenfunktion bei lokalisierten Lungenerkrankungen, wie bei Bronchiektasen, Lungenzysten und bullösem Emphysem.
— Topographische Ausdehnung und regionaler Schweregrad von Funktionsstörungen bei generalisierten Lungenerkrankungen, z.B. bei Emphysem, Mukoviszidose.
— Umverteilung der Lungendurchblutung (Dollery u. West, 1960, West, 1967) und der Ventilation (Spellberg et al., 1973) bei Herzerkrankungen, im besonderen bei Verdacht auf pulmonale Hypertonie.
— Beurteilung eines Therapieeffektes bei lokalisierter Lungenerkrankung.

– Abklärung der regionalen Lungenfunktion vor Operationen im Thoraxbereich: 1. bei schlechter globaler Lungenfunktion vor geplanter Resektion noch funktionstüchtigen Lungengewebes, 2. zur prospektiven Abschätzung der postoperativ verbleibenden Funktion.
– Kontrolle der regionalen Lungenfunktion nach Operation im Thoraxbereich, z.B. nach Exstirpation einer Emphysemblase (SILBERT-AIDAN et al., 1972), nach Dekortikation bei Pleuraschwarte.
– Semiquantitative Bestimmung der Lungenfunktion in Zuständen, bei denen die Spirometrie wegen fehlender Kooperation nicht möglich ist: Kleinkinder (RONCHETTI et al., 1971; ALDERSON et al., 1974; RAMOS u. HAGMANN, 1974a; TREVES et al., 1974), elektrische Stimulation des Zwerchfelles mit einem Pacemaker (FORBES et al., 1974), Status nach Trauma im Thoraxbereich (SILBERT-AIDAN et al., 1972; RICCABONA, 1975), sowie auch bei Tieren (SCHMIDT-HABELMANN et al., 1972).

In der klinischen Routine kann die Radiospirometrie auch die konventionelle Lungenszintigraphie vervollständigen. Diese MAP-Szintigraphie ist empfindlicher in der Erfassung von Durchblutungsstörungen als die ^{133}Xe-Methode. Das statische Perfusionsszintigramm bildet Störungen überdies in mehreren Ebenen ab. Dadurch wird die Korrelation zu den übrigen klinischen und röntgenologischen Befunden erleichtert. Werden beide Untersuchungen am gleichen Gerät, etwa der Gamma-Kamera durchgeführt, dann werden Perfusion und Ventilation in gleicher Ikonographie dokumentiert. Funktionelle Abläufe können aus der Serie von Verteilungsbildern gedanklich abgeleitet werden. Entsprechende Aktivitätszeitkurven berechnet ein Prozeßrechner.

5.2. Spezielle Klinik

Die Perfusionsszintigraphie mit radioaktiv markierten Makropartikeln (=MAP) macht Durchblutungsstörungen der Lunge sichtbar: bei regionaler Hypoperfusion ist die Dichte der deponierten Radioaktivität proportional zum herabgesetzten Zufluß vermindert.

Nach der Pathogenese kann es sich dabei handeln um:

1. Reflektorische Minderdurchblutungen bei Ventilationsstörungen. Beispiel: obstruktives Syndrom.
2. Minderdurchblutungen infolge primär vaskulärer Erkrankungen mit normaler oder nur leicht eingeschränkter, regionaler Ventilation: Totraumventilation. Beispiele: Lungenembolie, Agenesie von Lungenarterien.
3. Minderdurchblutung bei raumfordernden oder infiltrativen Prozessen. Beispiele: Pneumonien, periphere Lungentumoren, pleurale Prozesse.

Diese drei Hauptgruppen werden im Schema der Abb. 11 nach ihrem funktionsszintigraphischen Verhalten einander gegenübergestellt. Verglichen werden Thoraxröntgenbefund, MAP-Perfusionsszintigramm, szintigraphische Serie nach ^{133}Xe i.v. (nach RÖSLER et al., 1973a) und nach Inhalation von ^{133}Xe-Gas. Aus dem Thoraxröntgenbefund wird nur auf den Luftgehalt der betroffenen Partie geachtet (Verschattung ja oder nein). Alle andere Information, die die radiologische Untersuchung zu liefern vermag, wurde in diesem stark vereinfachten Schema – aus didaktischen Gründen – nicht berücksichtigt.

Der pathologische Befund wurde immer für den linken Lungen-Oberlappen angenommen, die Belegungsdichte mit Radioaktivität durch unterschiedliche Punktierung wiedergegeben. Physiologisch bedingte Inhomogenitäten, z.B. die geringere Aktivitätsdichte in den Oberfeldern bei Untersuchung am sitzenden Patienten, wurden nicht berücksichtigt.

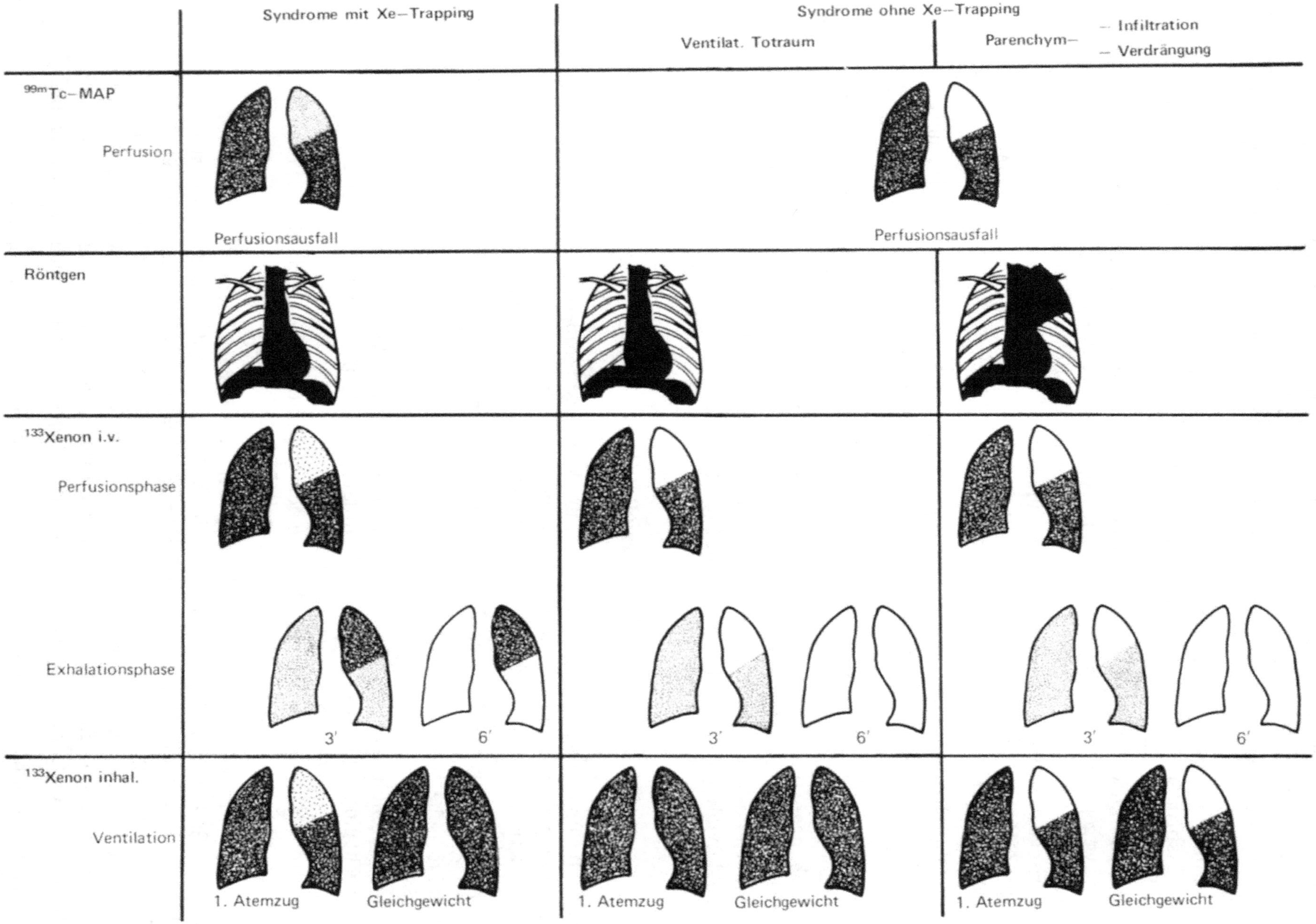

Abb. 11. Synopsis zur szintigraphischen Differentialdiagnostik zwischen obstruktivem Syndrom, Totraumventilation und Parenchymausfall bei raumfordernden und infiltrativen Prozessen. Es werden Thoraxröntgenbefund, MAP-Perfusionsszintigramm, szintigraphische Serie nach ^{133}Xe i.v. und ^{133}Xe-Inhalation verglichen. Für den linken Oberlappen wurde der pathologische Befund angenommen

1. Syndrome mit Xenon-Trapping (obstruktives Syndrom)

Die Ausdehnung des Perfusionsausfalles im Szintigramm (MAP-Szintigramm, Perfusionsphase der ^{133}Xe-i.v.-Serie) ist ausgeprägter als die röntgenologisch nachgewiesene Verdichtung. Ab drei bis vier Minuten p.i. (^{133}Xe-i.v.-Serie) ist bei ungestörter Ventilation die Lunge aktivitätsfrei. In Zonen mit gestörter Ventilation, z.B. bei einer Bronchialobstruktion, ist die Abatmung verzögert. Die Kamera-Sequenzaufnahmen, die in normal ventilierten Lungenarealen ab 3 min p.i. aktivitätsfrei sind, lassen dort eine Xenonretention erkennen. Dabei gibt die Dichte des verbleibenden Xenons approximativ ein Maß für die Schwere der Ventilationsstörung. Auch minimale Mengen von pulmonal-arteriell zugeführtem Edelgas werden gefangen. Weil sie länger im Gesichtsfeld der Kamera bleiben, zeichnet sich auch dann noch eine höhere Restaktivität ab, die als „warme Zone" das „Xenon-Trapping" kennzeichnet.

Wird eine Gasmischung von ^{133}Xe und Luft forciert inspiriert („1. Atemzug" in der Inhalationstechnik), dann zeigen hypoventilierte Regionen einen herabgesetzten Kontrast in der Aufnahme. Erst nach mehreren Minuten Atmung im geschlossenen System stellt sich ein Verteilungsgleichgewicht zwischen Lungen und Spirometer ein. Im „Gleichgewicht" wird die Aktivitätsdichte in gut oder schlecht ventilierten Zonen gleich hoch. Zonen mit schlechter Ventilation sind gegenüber normaler Lunge nicht mehr abtrennbar. Man kann gedanklich aus der bildhaften Darstellung des Schemas (Abb. 11) „Aktivitäts-Zeit-Kurven" ableiten. Hypoventilierte Zonen haben einen verzögerten Washin und Washout des radioaktiven Gases.

2. Totraumventilation

Bei komplettem Verschluß einer Lungenarterie gelangt keine radioaktive Substanz in ihre Versorgungszone. Während der Exhalationsphase de ^{133}Xe-i.v.-Serie bleibt ein solches Areal frei von Aktivität. Die betroffene Zone ist im Thoraxröntgenbild, solange sekundäre Veränderungen wie Lungeninfarkt oder Pleuraergüsse nicht vorhanden sind, lufthaltig: „hell" oder „überhell". Die Ventilation ist normal oder nur leicht vermindert: Schon mit dem „1. Atemzug" verteilt sich inhaliertes Xenon in diesen Zonen in gleicher Dichte wie in normaler Lunge.

3. Raumfordernde und infiltrative Prozesse

Das Areal ist im Thoraxröntgenbild verdichtet. Perfusionsausfall im Szintigramm und röntgenologische Verschattung sind deckungsgleich. Diese Partie bleibt während der Exhalationsphase nach ^{133}Xe-i.v.-Gabe frei von Radioaktivität. In der Inhalationsstudie erreicht das ^{133}Xe-Gas diese Zone ohne Luftgehalt nicht; sie bleibt auch nach Einstellen des Gleichgewichtes aktivitätsfrei. Ausgedehntere intrapulmonale Raumforderungen, wie große periphere Lungentumoren, zeigen allerdings in ihrer Nachbarschaft häufig Regionen mit gestörter Ventilation, die sekundär — nach Kompression und Verlagerung von Bronchien — auftreten.

Diese drei Syndrome sind in Tabelle 15 zusammengefaßt. Sie können als Einzelbefund, aber auch in Kombination und räumlich nebeneinander angetroffen werden. Die Funktionsstörungen können nach dem räumlichen Verteilungsmuster diffus, multifokal oder unifokal sein. Sehr verschiedene Lungenerkrankungen verursachen gleiche Symptome in der Radiospirometrie. Auch wenn einmal die Befundkonstellation eine bestimmte Erkrankung „sehr wahrscheinlich" macht, sind dennoch Radiospirometrie und Lungenszintigraphie keine eigentlich diagnostischen Verfahren. Sie müssen als topographisch orientierte Funktionsuntersuchungen eingesetzt werden.

Tabelle 15. Radiospirometrische Befunde beim obstruktiven Syndrom, Totraumventilation und Parenchymausfall bei raumfordernden und infiltrativen Prozessen. (Aus dem Thoraxröntgenbild wird nur auf den Luftgehalt der betroffenen Partie geachtet: Verschattung ja oder nein.)

	Rö-Thorax	MAP-Szinti-gramm	^{133}Xe-i.v.-Serie		^{133}Xe-Gas-Inhalation		Washin/Washout-Kurven radio-aktiver Edelgase
			Perfusion	Exhalation	1. Atemzug	Gleich-gewicht	
Obstruktives Syndrom		vermindert bis fehlend	vermindert bis fehlend	verzögert	vermindert	unauffällig	verzögert
Totraum-ventilation	„hell" bis „überhell"	fehlend	fehlend	$\emptyset$	unauffällig	unauffällig	normal
Peripherer, pulmonaler oder pleuraler Prozeß	„ver-schattet"	fehlend	fehlend	$\emptyset$	fehlend	fehlend	$\emptyset$

5.2.1. Restriktives Syndrom

Nach COMROE (1964) wird für dieses Syndrom eine eingeschränkte Totalkapazität der Lungen verlangt. Die Totalkapazität muß kleiner als 80% des Sollwertes sein (BÜHLMANN u. ROSSIER, 1970). Eine verringerte Vitalkapazität berechtigt nicht zur Einordnung unter dieses Syndrom, solange nicht ein vergrößertes Residualvolumen ausgeschlossen worden ist.

Sehr verschiedene Erkrankungen führen zu einer Restriktion (COMROE, 1964; BÜHLMANN u. ROSSIER, 1970), unter den extrapulmonalen Ursachen Thoraxdeformitäten und -erkrankungen, wie die Kyphoskoliose, Thorakoplastik, multiple Rippenfrakturen. Eine eingeschränkte Beweglichkeit des Zwerchfelles — bei Adipositas; großen intraperitonealen Massen, Phrenikusparese, Zwerchfellhernien — kann, wie auch ein pleuraler Prozeß — Pleuraerguß und -schwarte, Hämato- und Pneumothorax — Ursache sein. Pulmonale Erkrankungen, wie die Lungentuberkulose, die Sarkoidose (M. Boeck), eine diffuse Lungenfibrose, Pneumokoniosen, Lungenresektionen und akute Inhalationsschäden verkleinern ebenfalls die TK.

Intrapulmonale, raumfordernde Prozesse, wie Tumoren und Zysten, gehören dieser Gruppe an, soweit sie nicht zusätzliche Bronchialobstruktionen verursachen und ein Emphysem nicht vorliegt.

In der Diagnosestellung hat die Radiospirometrie eine geringere Bedeutung. Ihre Befunde sind uncharakteristisch. Sie ergänzt die konventionellen röntgenologischen und spirometrischen Untersuchungen mit der Funktionsbeschreibung in regionaler Ausdehnung.

Bei der *Skoliose* fanden BAKE et al. (1972) Perfusion und Ventilation vermindert in beiden Lungenunterfeldern (45 Patienten mit idiopathischer Skoliose). Wenn der Skoliose-Winkel ($=\alpha$) größer als 100° betrug, hatten unter 40 Jahre alte Patienten einen pathologischen radiospirometrischen Befund. Patienten älter als 40 Jahre hatten schon hypoventilierte Lungenunterfelder bei einem α ab 60°. Mit zunehmendem α wurden in beiden Altersgruppen die radiospirometrischen Störungen deutlicher.

Beim *Trauma im Thoraxbereich* werden Perfusion und Ventilation in der betroffenen Seite eingeschränkt (SILBERT-AIDAN et al., 1972; RICCABONA, 1975). Diese Funktionsstörungen sind stärker und ausgedehnter, als die Röntgenaufnahmen es erwarten lassen.

Bei *Adipositas* ist die Zunahme der Perfusion von den Ober- bis zu den Unterfeldern geringer ausgeprägt als beim Gesunden. Die Ventilation ist — im Gegensatz zum Normalen — in den Unterfeldern kleiner als in den Oberfeldern (HOLLEY et al., 1967): Der $\dot{V}/\dot{Q}$-Quotient ist in den Unterfeldern erniedrigt. Diese Verteilungsstörung, die die arterielle Hypoxämie bei Adipösen verursacht, wird von HOLLEY et al. (1967) und RUFF et al. (1971) mit einer Vergrößerung des Verschlußvolumens (=CV, closing volume) bei ruhiger Atmung erklärt.

Pleuraschwarten (RAMOS u. HAGMANN, 1974a) und *Pleuraergüsse* (RÖSLER et al., 1973a) verursachen eine Minderperfusion der gleichseitigen Lunge: diese ist „konzentrisch" verkleinert. Die ^{133}Xe-Abatmung erfolgt rasch.

Freie Flüssigkeit im Pleuraraum läßt beim liegenden Patienten die Lungen aufschwimmen. Detektoren unterhalb des Thorax zeigen nun einen starken Aktivitätsunterschied zu Ungunsten der Seite mit dem Erguß; der Unterschied wird bei zusätzlichen Messungen mit Detektoren oberhalb des Thorax deutlich kleiner. Die Gammastrahlen aus der Lunge werden durch die Flüssigkeitsansammlung zwischen Lunge und Detektor absorbiert. Diese unterschiedlichen Meßergebnisse sind bei ^{133}Xe (weiche Gammastrahlung) deutlicher als bei ^{99m}Tc. Interlobärergüsse werden in der Untertischmessung deshalb leichter faßbar.

Beim *Pneumothorax* fanden HECKSCHER et al. (1966, 19 Patienten) eine verminderte Perfusion bei ungestörtem ^{133}Xe-Washout. Die Veränderungen der Lungenfunktion bei der Sarkoidose variieren je nach den verschiedenen pulmonalen und/oder mediastinalen Manifestationen dieser Erkrankung. Störungen in der Lungenperfusion wurden von NOVAK et al. (1968, 1970) beschrieben. Sie korrelieren gut zu den röntgenologisch unterscheidbaren Stadien.

Bei dem 60 Jahre alten Patienten (Abb. 12) war seit 4 Jahren ein M. Boeck histologisch gesichert. Wegen zunehmender Dispnoe und Husten wurde eine erneute Abklärung, insbesondere zum Ausschluß eines Bronchialkarzinoms, notwendig. Der Röntgenbefund (Abb. 12b) zeigte den rechten Hilus stark vergrößert und verdichtet, mit Ausläufern vor allem in Ober- und Unterfeldern. Der linke Hilus schien schlecht abgesetzt. Beidseitig bestehen grob reticuläre Strukturen. Im Tomogramm des rechten Hilus fiel ein Kernschatten im oberen Hiluspol rechts auf, von dem aus in den dorsalen Schichten eine dichte Streifen-Atelektase gegen peripher zog.

Die Lungenfunktion sprach für ein restriktiv/obstruktives Syndrom. Der szintigraphische Befund (Abb. 12a) ist linksseitig, bis auf eine diskrete Xenon-Retention bis 6 min p.i., unauffällig. Die rechte Lunge ist gegenüber der linken schlechter durchblutet (MAP re:li=33:67% — gegenüber 55:45% in der Norm), aber auch hypoventiliert: die Xenonausatmung (nach i.v.-Injektion, s. mittlere Reihe, Abb. 12a) ist erschwert, der Washin (nach Inhalation) verzögert (rechtsseitiger ^{133}Xe-Anteil nach erstem Atemzug=36%), ohne daß der Luftgehalt herabgesetzt wäre (Zunahme des inhalierten ^{133}Xe für rechts auf 55% im „Gleichgewicht").

Diese Störungen sind im rechten Oberfeld besonders deutlich. Der Bereich ohne Durchblutung und ohne Luftgehalt in der Übergangszone zwischen rechtem Ober- und Mittelfeld ist das szintigraphische Korrelat zu dem röntgenologischen Befund (Hilusverbreiterung und Streifenatelektase). Bei fehlender Diskrepanz zwischen szintigraphischem und röntgenologischem Befund und bei eher diskreten Perfusions- und Ventilationsstörungen im übrigen rechten Oberfeld scheinen die Veränderungen zu diskret, um den Verdacht auf zentrales Bronchialkarzinom zu bestätigen (s. im Gegensatz dazu Abb. 20, 22 und 23).

Bronchoskopisch fiel später eine hochgradige Deformierung des Bronchialsystems, besonders im Bereich des rechten Oberlappens auf.

Unter medikamentöser Behandlung des M. Boeck und der chronischen Bronchitis trat eine deutliche Besserung der klinischen Symptomatik und eine Rückbildung des röntgenologischen Befundes ein: dieser Verlauf entkräftete zusätzlich den Karzinomverdacht.

5.2.2. Obstruktives Syndrom

5.2.2.1. Asthma bronchiale

Bei dieser anfallsweise auftretenden und reversiblen Obstruktion von Bronchien und Bronchiolen sind die Erhöhung der Strömungswiderstände im Bronchialbaum, die Zu-

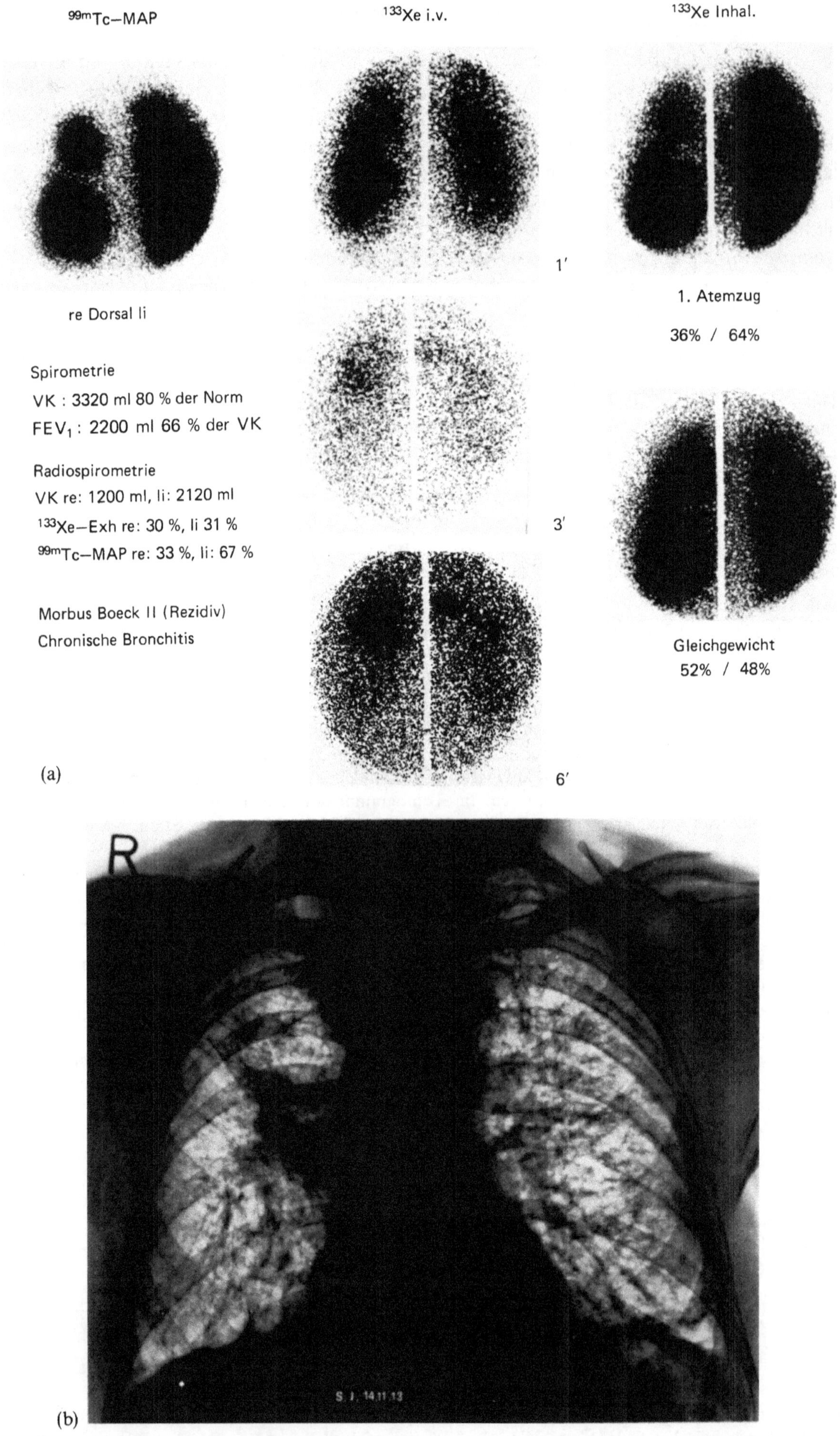

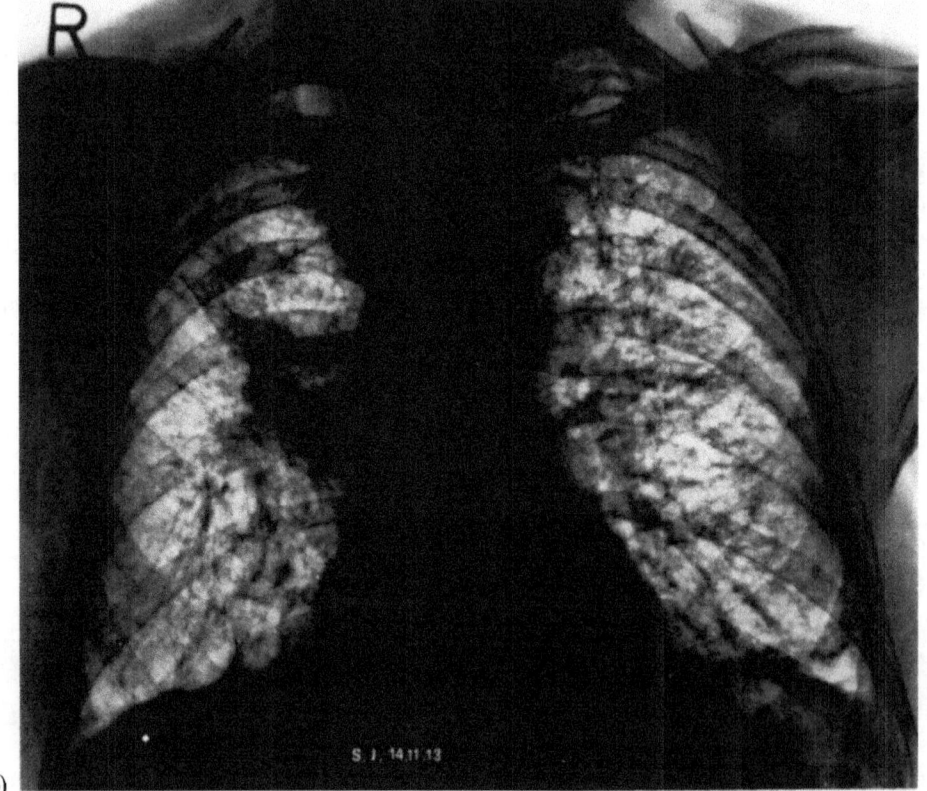

99mTc–MAP

re Dorsal li

Spirometrie
VK : 3320 ml 80 % der Norm
FEV$_1$: 2200 ml 66 % der VK

Radiospirometrie
VK re: 1200 ml, li: 2120 ml
^{133}Xe–Exh re: 30 %, li 31 %
99mTc–MAP re: 33 %, li: 67 %

Morbus Boeck II (Rezidiv)
Chronische Bronchitis

^{133}Xe i.v.

1'

3'

6'

^{133}Xe Inhal.

1. Atemzug
36% / 64%

Gleichgewicht
52% / 48%

(a)

(b)

Abb. 12a u. b. (Text in der Abb. gegeben)

nahme der funktionellen Residualkapazität, die Verminderung der dynamischen Compliance und die Erhöhung der elastischen Atemwiderstände die hauptsächlichen, mechanischen Funktionsstörungen. Die regionale Ventilation ist stärker eingeschränkt als die Perfusion (SCHLEHE et al., 1972; BASS, 1973), die Störungen neigen zur Generalisation, dann aber mit Dominanz in den Mittelfeldern (ANTHONISEN et al., 1968b).

Die Verteilungsstörungen erklären die begleitende Hypoxämie.

BENTIVOGLIO et al. (1963b) beobachteten eine gute Korrelation zwischen ihrem „90%-washin-Index" und der Diffusionskapazität, dem Atemgrenzwert und der maximal mid-expiratory flow rate ($p < 0{,}001$). Zwischen den statischen Parametern der Radiospirometrie (Ventilations- und Perfusionsindex) und den Werten der Spirometrie wurde keine Korrelation gefunden.

Im anfallsfreien Intervall können diese Patienten — soweit keine chronische Bronchitis vorliegt — normale Befunde in Spirometrie und Radiospirometrie haben.

5.2.2.2. Chronische Bronchitis

Für die Diagnose einer chronischen Bronchitis wird gefordert, daß das bronchitische Syndrom wenigstens während jeweils 3 Monaten in 2 aufeinanderfolgenden Jahren auftritt. Äußere Einflüsse — wie Klima, Rauchen, Staubexposition, Allergene — und chronische Infekte beeinflussen den klinischen Ablauf. Im Kindesalter sind häufig Mukoviszidose und Bronchiektasen vorhanden. Die chronische Obstruktion von Bronchien und Bronchiolen dominiert bei den meßbaren Störungen der Lungenfunktion.

In der Radiospirometrie sind die Änderungen in den dynamischen Meßgrößen besonders deutlich: Einwaschkurven (BENTIVOGLIO et al., 1963b) und Auswaschkurven (ANTHONISEN et al., 1968b) sind abgeflacht. In der Technik von PAIN et al. (1967, s. S. 26) werden Inhomogenitäten in Durchblutung und Ventilation nachgewiesen.

Der normale Gradient für die Perfusion von den Spitzen zur Basis (Tabelle 7) wird flacher oder aufgehoben. Die Ventilation der Lungenunterfelder ist deutlich herabgesetzt und kleiner als die der Oberfelder (DOLLERY u. WEST, 1963b; PAIN et al., 1967; SCHLEHE et al., 1972; KRONENBERG et al., 1973).

Die in aufrechter Position besser ventilierten Lungenunterfelder werden von Rauch und Staub mehr „kontaminiert" als die Lungenspitzen. Dies würde die Dominanz der Lungenveränderungen in der Lungenbasis beim Bronchitiker erklären (PAIN et al., 1967; BASS, 1973).

In Tabelle 16 sind die radioszintigraphischen Kriterien für die Diffentialdiagnose Asthma bronchiale/chronische Bronchitis zusammengefaßt.

Tabelle 16. Radiospirometrische Differentialdiagnose: Asthma bronchiale/Chronische Bronchitis

Asthma bronchiale	Chronische Bronchitis
Ventilation stärker eingeschränkt als Perfusion (SCHLEHE, 1972)	Perfusion stärker eingeschränkt als Ventilation
Störungen eher diffus, dominierend in den Mittelfeldern (ANTHONISEN, 1968)	Störungen lokalisiert, besonders häufig und ausgeprägt in der Basis (ANTHONISEN, 1968, SCHLEHE, 1972)
Gute Korrelation der dynamischen Meßgrößen (z.B. 90% Washin-Index) zur Spirometrie (BENTIVOGLIO, 1963)	Schlechte Korrelation zur Spirometrie (ANTHONISEN, 1968)

5.2.2.3. Emphysem

Das Lungenemphysem ist durch eine irreversible Erweiterung der Alveolen charakterisiert (BÜHLMANN u. ROSSIER, 1970). Das Residualvolumen ist entsprechend vergrößert. BÜHLMANN u. ROSSIER (1970) unterscheiden nach Ätiologie und Funktionsstörung zwischen nicht-obstruktiven und obstruktiven Formen. Das kompensatorische Emphysem nach Parenchymverlust und das primäre oder atrophische Emphysem — sei es konstitutionell oder durch Alter bedingt — gehören in die erste Gruppe. Obstruktive Formen können lokalisiert, generalisiert und bullös oder destruktiv sein.

BENTIVOGLIO (BENTIVOGLIO et al., 1963a; BENTIVOGLIO, 1965) unterscheidet nach der radiospirometrisch erfaßten Lokalisation und Ausdehnung unilaterale, bilaterale und diffuse Formen. Die Veränderungen können sowohl in den Oberfeldern wie in den Unterfeldern dominieren und auch bei diffuser Manifestation noch entsprechend lokale Akzentuierung zeigen.

In den betroffenen Partien sind Ventilation und Perfusion in gleichem Umfang vermindert (BENTIVOGLIO et al., 1963a; BENTIVOGLIO, 1965), doch fanden andere Autoren (BASS, 1973) häufig den Ventilationsindex stärker reduziert als den Perfusionsindex.

Aus dem $\dot{Q}/\dot{V}$-Quotienten der Radiospirometrie lassen sich Werte der Blutgasanalyse nicht voraussagen (BENTIVOGLIO, 1965), weil der Detektor jeweils eine „Säule" von Lungengewebe mißt, innerhalb derer Zonen mit ganz differentem funktionellen Verhalten gemittelt werden (WEST et al., 1961).

PAUWELS et al. (1972) führten bei Emphysematikern einen Vergleich durch zwischen Radiospirometrie (^{133}Xe-Inhalation und -Perfusion), Perfusionsszintigraphie (^{131}J-MAP) und Lungenangiographie. Die beste Korrelation wurde für Angiographie und Radiospirometrie gefunden. BENTIVOGLIO et al. (1963a) fanden eine gute Übereinstimmung zwischen schlecht perfundierten Zonen in der Radiospirometrie und entsprechenden Befunden der Angiographie und der Tomographie.

Große *Emphysemblasen* und *Lungenzysten* haben in der Radiospirometrie eine verminderte Perfusion und Ventilation mit stark verzögertem Washin und Washout (WEST et al., 1961; DOLLERY et al., 1962; DOLLERY u. GILLAM, 1963b; SILBERT-AIDAN et al., 1972; RÖSLER et al., 1970, 1973a). Perfusionsindex ($\dot{Q}/V$) und Ventilationsindex ($\dot{V}/V$) werden in der Radiospirometrie nicht korrekt — nämlich zu gut — gemessen, weil nicht einmal innerhalb von 5 min Atmung am geschlossenen System ein echtes Gleichgewicht erreicht wird, V daher zu klein bestimmt, die funktionelle Störung einer solchen Partie also unterschätzt wird (DOLLERY u. GILLAM, 1963b).

Eine chirurgische Behandlung ist nur bei den lokalisierten Emphysemformen indiziert, bei denen die überblähten Lungenpartien eine funktionelle Störung in benachbarten Zonen mit noch gesundem Lungenparenchym verursachen (BENTIVOGLIO, 1965). Normalisierung radiospirometrischer Befunde fanden SILBERT-AIDAN et al. (1972) nach erfolgreicher Operation.

Das schon immer infektanfällige Kind Cath. D., 6 Jahre (Abb. 13), wurde wegen rezidivierender Fieberschübe stationär abgeklärt. Im Thorax-Röntgenübersichtsbild (ohne Bild) fiel der auffällig helle, strukturarme linke Lungenoberlappen auf. Im Bronchogramm der linken Lunge (Abb. 13b) sind die Bronchialäste durch einen latero-kranial gelegenen, luftgefüllten Raum nach kaudal und dorsal verdrängt. In der ^{99m}Tc-MAP-/^{133}Xe-Serienuntersuchung ist nur das linke Oberfeld auffällig: fehlende MAP-Fixation bei reduzierter Perfusionsdichte im 1. min-^{133}Xe-Szintigramm sind kongruent mit einer bis 6 min p.i. deutlichen Xenonretention. Dieser unifokale Prozeß mit Xenontrapping wäre für eine generalisierte Lungenerkrankung, wie chronische Bronchitis oder Mukoviszidose, sehr ungewöhnlich. Es handelt sich wahrscheinlich um ein kongenitales lobäres Emphysem. Beachte: Der Wert für die Minutenexhalation (li=31%) wird wegen des kleinen Volumens der pathologischen Zone mit Xenon-Retention nicht in den pathologischen Bereich gesenkt; er ist jedoch gegenüber rechts deutlich niedriger.

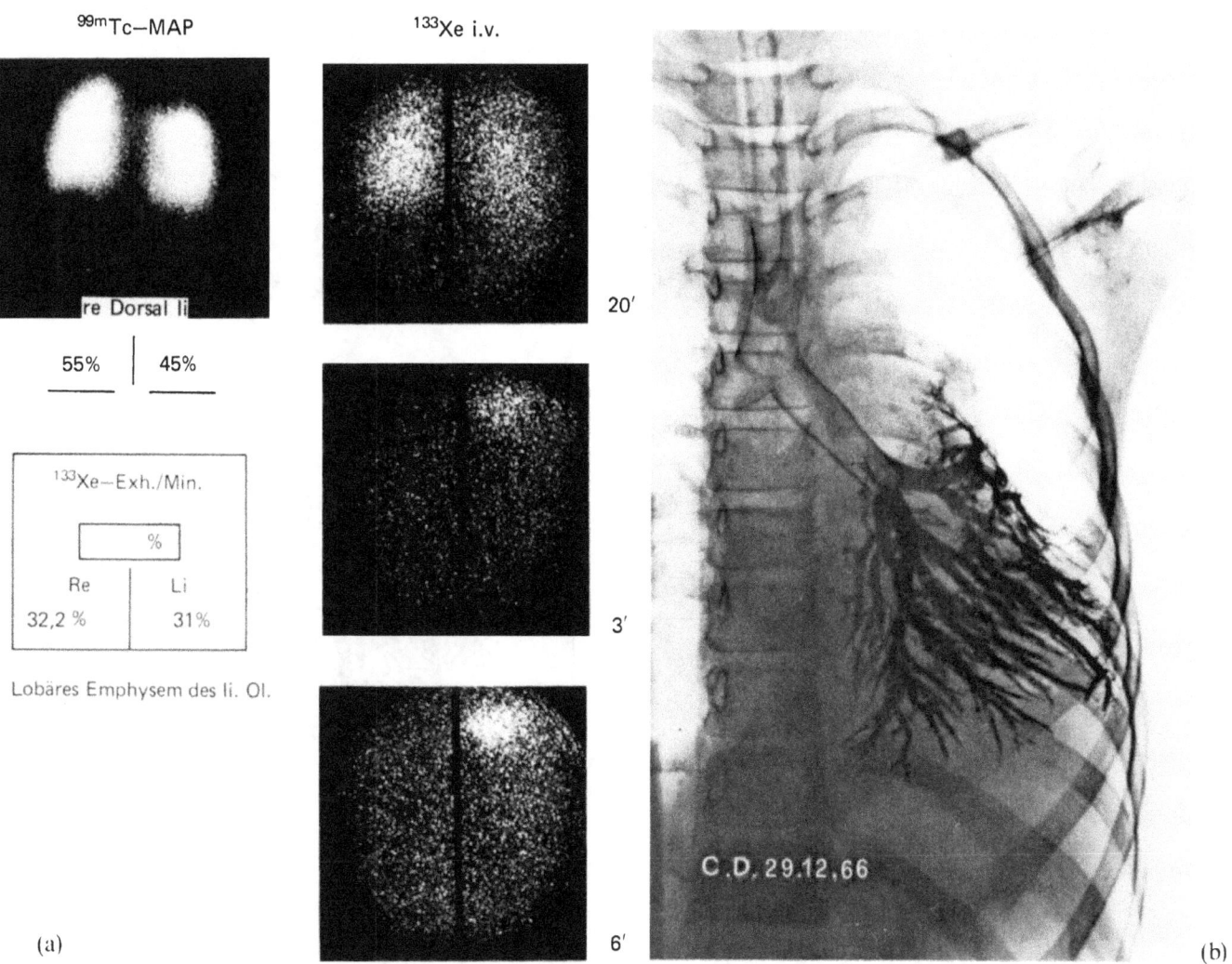

Abb. 13a u. b. (Text in der Abb. gegeben)

5.2.2.4. Andere obstruktive Lungenerkrankungen

Lokalisierte *Bronchiektasen* beeinträchtigen die globale Lungenfunktion in der Regel nicht schwer; sie begünstigen aber die Entwicklung einer chronischen Bronchitis.

In ihnen ist nach BASS (BASS et al., 1968; BASS, 1973) die Ventilation stärker eingeschränkt als die Perfusion: der $\dot V/\dot Q$-Quotient ist erniedrigt. Häufig wird eine Hypoventilation auch im umgebenden Lungengewebe beobachtet. Kompression der benachbarten Bronchien im gesunden Parenchym und zusätzliche Ektasien von Luftwegen mit kleinerem Durchmesser als 2 mm, die bronchographisch nicht mehr sichtbar gemacht werden können, werden als Erklärung für diesen ausgedehnteren Befund in der Radiospirometrie bemüht. Wenn der regionale Ventilationsindex 60% des Solls unterschreitet, wird regelmäßig eine zusätzliche Hypoperfusion dieser Zone beobachtet. Zwischen anatomo-pathologischem Typ der Bronchiektasen und den Störungen in der Bronchospirometrie wurde keine Korrelation gefunden. Bei Befall der Lungenoberfelder sind die radiospirometrischen Veränderungen weniger ausgeprägt als bei gleich ausgedehnten Bronchiektasen in der Lungenbasis: offenbar vermindert die spontan leichtere Drainage der Apices die lokale Ventilationsstörung.

Zwischen bronchographisch bestimmter Ausdehnung der Bronchiektasen, dem radiospirometrischen Befund und der Einschränkung der CO-Diffusionskapazität (in ml/min/mmHg) besteht eine sehr gute Korrelation (BASS et al., 1968).

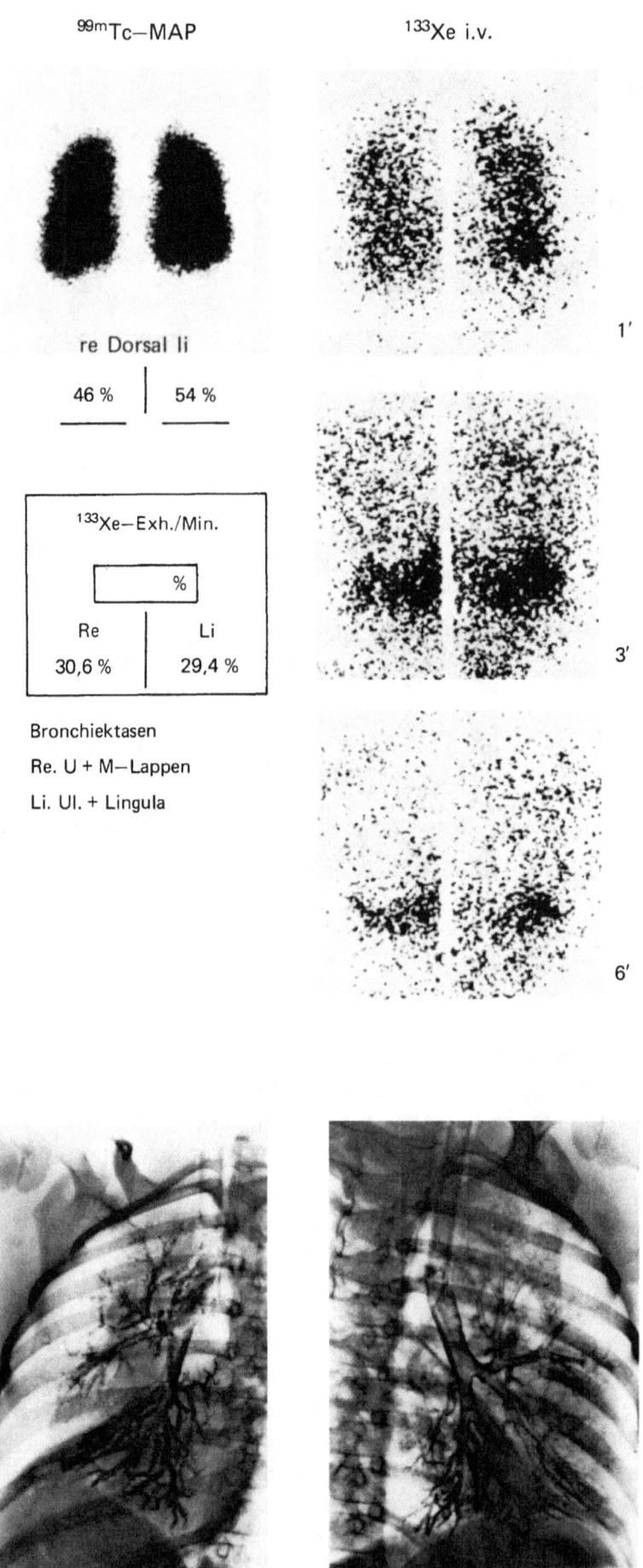

Abb. 14. (Text in der Abb. gegeben)

Charakteristisch für Bronchiektasen ist das Nebeneinander von Zonen mit normalem und stark pathologischem radiospirometrischem Befund. Im Gegensatz dazu zeigt die chronische Bronchitis verlaufende Übergänge zwischen Zonen mit normaler und gestörter Funktion.

Das fast 7 Jahre alte Kind Sud. JR. ♂ (Abb. 14) hatte seit dem 2. Lebenstag Atemschwierigkeiten, später immer wieder rezidivierende, therapierefraktäre Bronchopneumonien, zuletzt mit Atelektase des Mittellappens. Die ^{133}Xe-Exhalationsszintigraphie lokalisiert obstruktive Ventilationsstörungen in umschriebene Bezirke beider Unterfelder, links mehr als rechts. Die Durchblutung war in beiden Lungen leicht inhomogen, stärker gestört in den Zonen mit vermehrtem Xenon-Trapping. Bronchographisch (Abb. 14, unterer Teil) fanden sich zylindrische Bronchiektasien des rechten Mittel- und Unter-Lappens, der Lingula und des linken Unterlappens mit konsekutiver Schrumpfung dieser Gebiete.

Das *MacLeod-Syndrom* hat in der Spirometrie eine Bronchialobstruktion, im Röntgenbild eine „überhelle Lunge". Radiospirometrisches Leitzeichen ist die uni- bis bilobäre oder einseitige schwere Ventilationsstörung. In sieben Fällen von NAIRN u. PRIME (1967) bestand nie eine Obstruktion in den Oberfeldern; zwei eigene, gesicherte Fälle hatten eine, die ganze Lunge betreffende Ventilationsstörung. Häufig besteht eine begleitende chronische Bronchitis mit Lungenemphysem; sie würde die von NAIRN beobachteten Ventilationsstörungen in der kontralateralen Seite erklären.

Die *Mukoviszidose* (angeborene Pankreasfibrose mit Bronchiektasen oder zystische Fibrose der Lunge) führt mit der Zeit zu einer Fibrosierung der Lunge mit Bronchusobstruktion, Bronchiektasien und Vergrößerung des Residualvolumens. Sowohl mit der Radiospirometrie wie auch mit der Perfusionsszintigraphie werden multiple, beidseitige, bis in die Peripherie reichende Zonen mit schwerer Ventilations-Perfusionsstörung beschrieben (SCHNAARS et al., 1972; HENNING et al., 1972; ALDERSON et al., 1974). Die Mukoviszidose gibt wohl die häufigste Indikation für die Radiospirometrie im Kindesalter (RAMOS u. HAGMANN, 1974a), weil sie als einzige Methode im Kleinkindesalter eine wenigstens semiquantitative Abschätzung der eingeschränkten Lungenfunktion sowie der Ausdehnung der Funktionsstörungen möglich macht.

Bei dem 10 Jahre alten Kind Cimn. P. ♀ (Abb. 15) ist eine Mukoviszidose seit 5 Jahren bekannt. Es bestehen schon Trommelschlegelfinger und Zehenuhrglasnägel. Röntgenologisch besteht eine ausgeprägte Fibrosierung, besonders perihilär mit Emphysemthorax. Eine Lungenfunktionsuntersuchung vor einem Jahr hatte eine Reduktion der VK auf 51% des Soll, eine Bronchialobstruktion (Tiffenautest=55% der VK) und ein schweres Lungenemphysem mit Zunahme des RV auf 192% der Norm ergeben. Die Radiospirometrie zeigt multifokale Bezirke mit stark verzögerter Xenonabatmung bis 6 min nach Injektion in allen Lungenfeldern, die in Lage und Größe zu entsprechenden Zonen mit verminderter Perfusion korrelieren.

Beim familiären *Mangel an α_1-Antitrypsin-Globulin* im Serum ist mit einem Lungenemphysem und mit einem chronischen obstruktiven Syndrom zu rechnen. FALLAT et al. (1973) kontrollierten 53 Patienten und fanden bei Homozygoten schwerere Störungen als bei Heterozygoten.

Von insgesamt 34 Fällen, bei denen eine ^{133}Xe-Ventilationsuntersuchung durchgeführt werden konnte, hatten 18 eine verzögerte Ausatmung aus den Unterfeldern, 26 eine verzögerte Xenonelimination. Alle Perfusionsszintigramme waren pathologisch (23 Untersuchungen). Zehnmal gaben nur die Radioisotopenuntersuchungen abnormale Befunde.

5.2.3. Vermehrte Totraumventilation

5.2.3.1. Lungenembolie

Die bei der Lungenembolie häufigen segmentären bis lobären Perfusionsausfälle in der Lunge werden in der Perfusionsszintigraphie sichtbar. Da für die Erfassung von Lungenembolien die Anfertigung von Szintigrammen in mehreren Ebenen nötig ist, ist

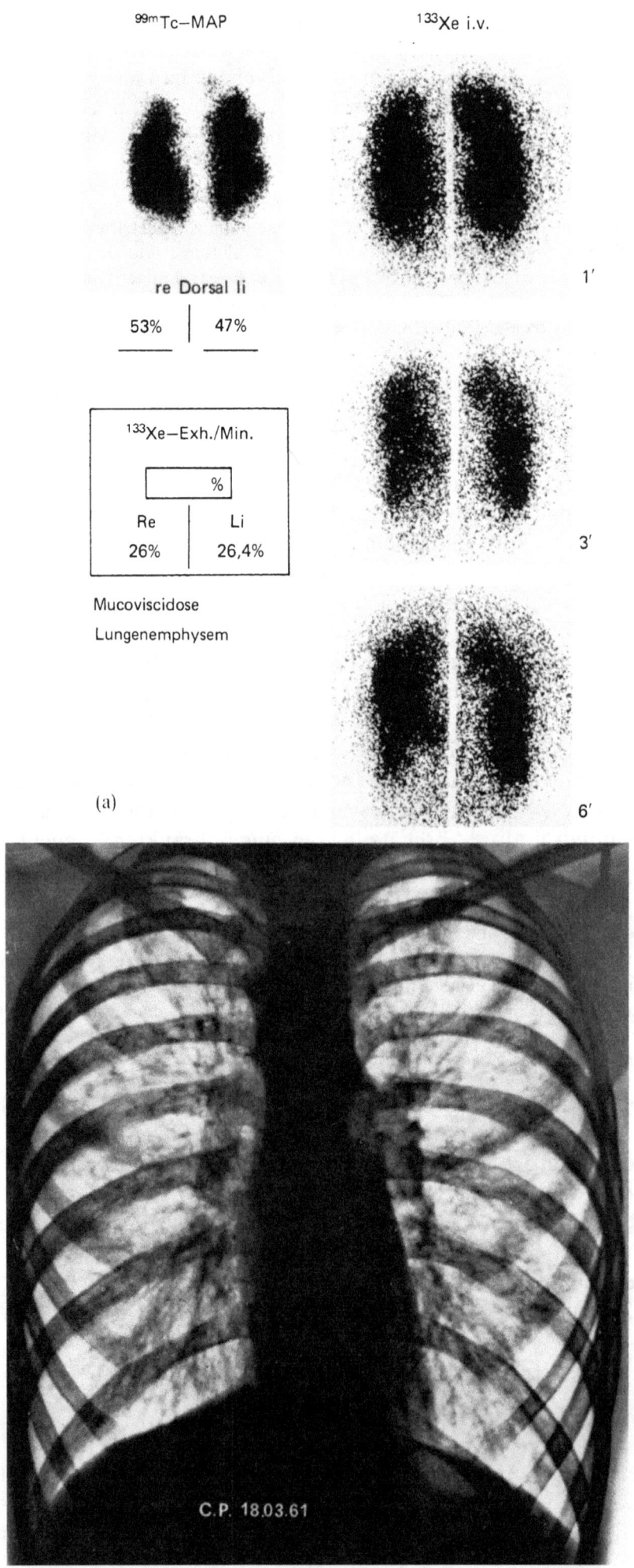

Abb. 15a u. b. (Text in der Abb. gegeben)

Tabelle 17. Diagnose der Lungenembolie. Nachweiswahrscheinlichkeit und Zuverlässigkeit der szintigraphischen Diagnose

Szintigramm	n	Klinische bzw. angiographische Diagnose	
		Lungenembolie	Keine Lungenembolie
Pathologisch	670	607	63
Normal	267	24	243
Total	937	631	306

Nachweiswahrscheinlichkeit der LE. im Szintigramm	607/607+24 = 96%
Richtige negative Szintigramme	243/243+63 = 79%
Richtige szintigraphische Befunde	607+243/937 = 91%
Zuverlässigkeit des pathologischen Szintigrammes	607/607+63 = 91%
Zuverlässigkeit des normalen Szintigrammes	243/243+24 = 91%

(WAGNER H.N. Jr. (1964); AMADOR E. (1966); FRED H.L. (1966a); MOSER K.M. (1966); POULOSE K. (1968); LINTON D.S. (1971); GILDAY D.L. (1972a); MOSES D.C. (1974); BISCHOF-DELALOYE A. (1975); MÜLLER-BRAND J. (1976))

die Perfusionsszintigraphie mit Makroalbuminpartikeln bzw. Mikrosphären die wichtigste nuklearmedizinische Methode.

Aus der Sammelstatistik der Tabelle 17 geht hervor, daß 96% der Lungenembolien mit der Perfusionsszintigraphie diagnostizierbar sind. Korrekt positive wie negative szintigraphische Befunde werden in 91% der Fälle erhoben. Für 670 Szintigramme, die verdächtig auf eine Lungenembolie befundet worden waren, wurde diese 607mal (=91%) mit anderen Untersuchungsmethoden bestätigt. Auffällig hoch ist die Zahl der falsch positiven Befunde (63/306=21%), dies ist auf die Unspezifität des Befundes in der Perfusionsszintigraphie zurückzuführen. Gerade hier ergänzen Untersuchungen mit radioaktiven Gasen die Untersuchung um Angaben zur Pathogenese der Perfusionsstörung; die Zahl der falsch positiven Befunde wird dadurch gesenkt.

Die Patientin Boic. L., 48 Jahre (Abb. 16), leidet an rezidivierenden Phlebitiden mit schubweise zunehmender Dyspnoe. Bei multiplen, segmentären Perfusionsausfällen rechts im MAP-Szintigramm (Anteil MAP rechts = 32% gegenüber normal = 55%), bestätigt im 1. min-Bild der ^{133}Xe-Serie, ist die Ventilation der rechten Lunge unauffällig: Exhalationsserie nach ^{133}Xe i.v. und Aufnahmen nach ^{133}Xe-Inhalation. Überdies ist die Belüftung auch im Röntgenbild (Abb. 16b) unauffällig. Diese Totraumventilation kann unter Berücksichtigung der Klinik mit embolischen Verschlüssen erklärt werden. Die linke Lunge ist hypoventiliert (1. Xe-Retention in der Serie nach ^{133}Xe i.v., 2. verzögerter Washin nach ^{133}Xe-Inhalation mit Zunahme der Aktivität vom „1. Atemzug" bis zum „Gleichgewicht" von 36% Anteil auf 47%).

Die Pulmonalisangiographie wies multiple Verschlüsse der Aufzweigungen I. Ordnung rechts nach, der mittlere arterielle Pulmonaldruck war auf 35 mmHg erhöht.

Die Ventilation der betroffenen Zonen ist normal oder nur leicht eingeschränkt. Der resultierende, vergrößerte Ventilations-/Perfusionsquotient ($\dot{V}/\dot{Q} > 1$) ist das radiospirometrische Leitzeichen: Unter 52 Patienten mit umschriebenem Perfusionsausfall fand sich bei 34 Fällen mit ausgeglichenem $\dot{V}/\dot{Q}$ nicht eine einzige Lungenembolie. Bei 14 von 18 Fällen mit einem erhöhten $\dot{V}/\dot{Q}$-Quotienten wurde diese gesichert (WILLIAMS et al., 1974).

DE NARDO et al. (1970) fanden bei 5 gesunden Probanden weder eine Einschränkung der Perfusion noch der Ventilation. Bei 10 Patienten mit Lungenembolie war die Perfusion im Durchschnitt um 26% eingeschränkt (Extremwerte 10 bis 50%); die Ventilation war dagegen normal mit Ausnahme eines Patienten. Bei 5 Patienten mit anderen Lungenerkrankungen waren Perfusion und Ventilation gleichermaßen eingeschränkt, im Mittel 25 bzw. 26%.

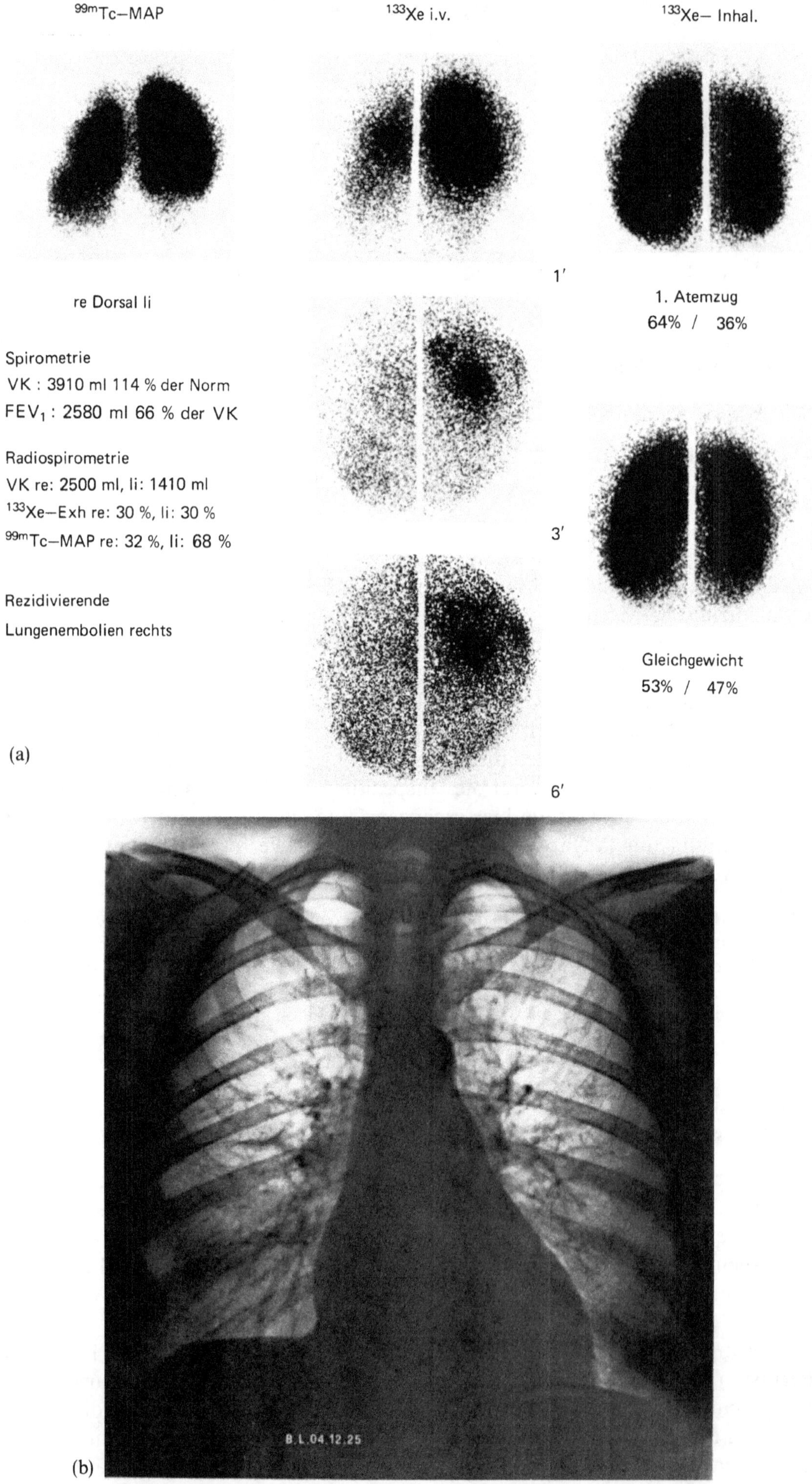

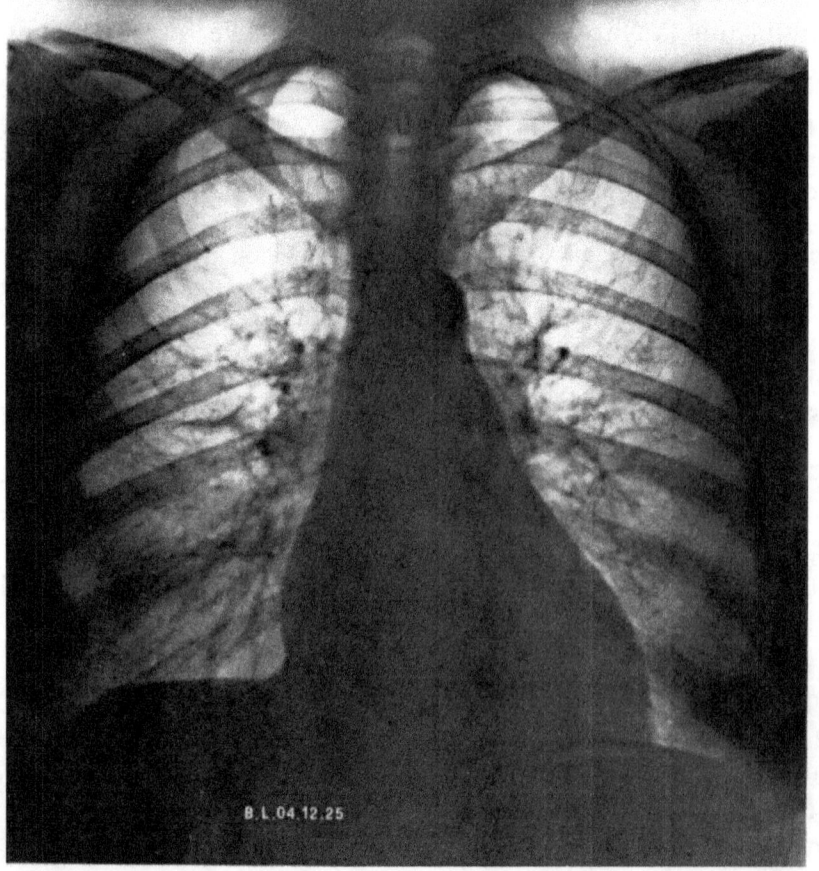

Abb. 16a u. b. (Text in der Abb. gegeben)

MÜLLER-BRAND et al. (1976) berichten von nur 2% falsch positiven Befunden bei einer Serie von 213 Patienten, die wegen Verdacht auf Lungenembolie sowohl mit der Perfusionsszintigraphie als auch mit ^{133}Xe-Gas-Inhalation untersucht worden waren.

Beachtenswert sind aber Tierversuche von SEVERINGHAUS et al. (1961) und ISAWA et al. (1972), die kurzfristig nach künstlicher totaler Ischämie einer Lungenregion eine zusätzliche, gleich lokalisierte Bronchialobstruktion beobachteten. Diese war häufig reversibel und konnte ätiologisch nicht eindeutig erklärt werden: reflektorische Hypoventilation aufgrund einer alveolären Hypokapnie, Freigabe von Histamin oder Serotonin? Die Perfusion blieb jedoch immer stärker eingeschränkt als die Ventilation; $\dot{V}/\dot{Q}$ blieb somit erhöht.

Ein ähnliches Phänomen wurde bei Menschen sowohl bei experimenteller Okklusion einer Lungenarterie (SWENSON et al., 1961) als auch nach spontan eingetretenen Lungenembolien (GUREWICH et al., 1963) beobachtet.

Bei Patienten mit einer vorbestehenden chronisch-obstruktiven Lungenerkrankung nimmt die regionale Ventilation nach zusätzlicher Lungenembolie ab. Dadurch kann der $\dot{V}/\dot{Q}$-Quotient normal werden (BASS, 1973); die Diagnosestellung wird erschwert bis unmöglich (WAGNER et al., 1968).

Lungeninfarkte nach Embolie zeigen eine verminderte regionale Perfusion und Ventilation. Doch ist die Perfusionseinschränkung stärker; der $\dot{V}/\dot{Q}$-Quotient bleibt — wie bei der unkomplizierten Embolie — erhöht (BASS, 1973).

Die Nachweiswahrscheinlichkeit für ältere Lungenembolien wird durch den zeitlich sehr unterschiedlichen Ablauf der Thrombolyse stark beeinflußt.

5.2.3.2. Agenesie einer Lungenarterie

Bei nicht angelegter A. pulmonalis ist die zugehörige Lunge in Perfusionsuntersuchungen ausgespart. Dabei bleibt die Ventilation erhalten. GLUCK u. MOSER (1970) haben bei Pulmonalarterienagenesie in der Perfusionsszintigraphie ca. 9% der total meßbaren Radioaktivität über der betroffenen Lunge gefunden (Extremwerte: 1 und 19%). Die Ventilation dieser Lunge betrug im Mittel 42% des Total. Da das gesamte Herzzeitvolumen durch die andere Lunge fließen muß, zeigt diese eine erhöhte Durchblutung, speziell eine Zunahme der Perfusionsdichte im Apex-Bereich.

Bei völlig fehlender Darstellung einer Lunge in der Perfusionsuntersuchung sind differentialdiagnostisch abzugrenzen:

Primär vaskulär		*Parenchymanomalie*	
kongenital:	Agenesie, Stenose einer Lungenarterie	*kongenital:*	Agenesie einer Lunge, eines Lappens
erworben:	Lungenembolie Parenchymerkrankung	*erworben:*	Infektionen, Bronchiektasen, Tumor, Emphysem, Status nach Resektion, Pleuraerguß, Fibrothorax, Pneumothorax, Bronchusruptur, Atelektase, Thorakoplastik. (Nach MALTZ u. NADAS, 1968; GLUCK u. MOSER, 1970)

Bei normaler oder nur leicht eingeschränkter Ventilation der betroffenen Seite kommen nur die primär vaskulären Erkrankungen in Frage.

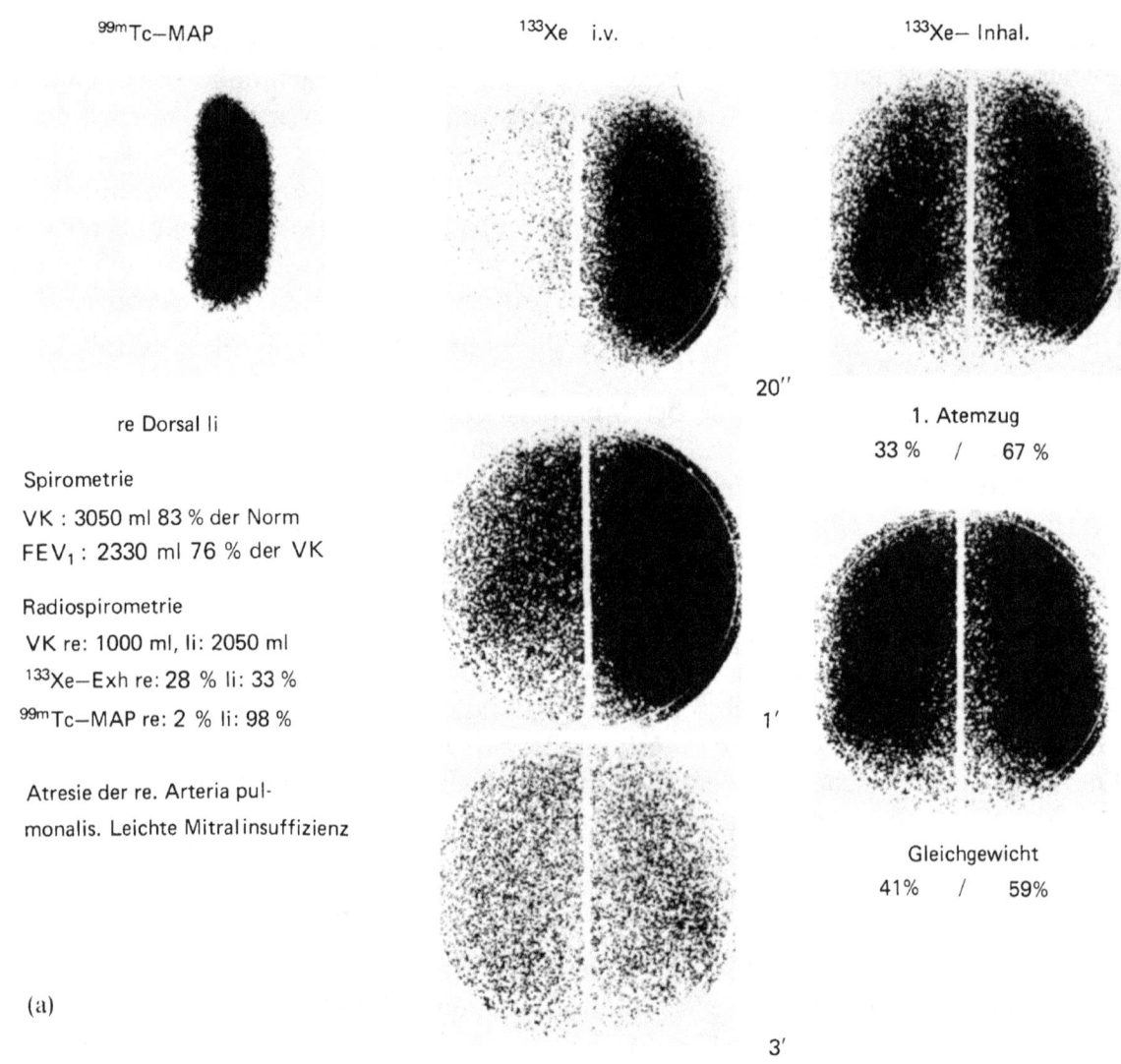

Abb. 17a u. b. (Text in der Abb. gegeben)

Ein „paradoxer Befund" — vermehrte Durchblutung der Lunge im Röntgenbild und fehlende Darstellung in der Perfusionsszintigraphie bei erhaltener Ventilation — wird beim Abgang einer Pulmonalarterie aus der Aorta gesehen. Diese Mißbildung wird von anderen Malformationen, am häufigsten von der FALLOTschen Tetralogie, der Aorta dextra und dem Situs inversus begleitet (MORGAN, 1972). Doch ist auch die Agenesie einer Lunge selten eine isolierte Mißbildung (MALTZ u. NADAS, 1968; HAAS et al., 1972).

Die 29 J. alte Frau (Mus. E., Abb. 17) wird wegen rezidivierenden Hämoptoen mit der Frage auf Lungenembolie abgeklärt. Die fehlende MAP-Fixation in der rechten Lunge wird im 20-sec-Bild der ^{133}Xe-i.v.-Serie bestätigt (die Radiospirometrie wurde im Sitzen durchgeführt, beachte auch den atypischen Rhythmus der Polaroidaufnahmen), doch stellt die zwischen 20 sec und 60 sec exponierte Aufnahme (s. 1 min in Abb. 17a) einen minimalen Zufluß zur rechten Lunge dar. Nach den mitgeschriebenen Zeitaktivitätskurven (ohne Bild) erfolgte dieser ^{133}Xe-Zustrom rechts gegenüber links um mehrere sec verzögert, simultan mit einer leichten Aktivitätszunahme über der Leber. Linksseitig fällt die ungewöhnliche, gegenüber Mittel- und Unter-Feld gleich starke Perfusion des Ober-Feldes auf. Die Xenonabatmung geschieht auf beiden Seiten rasch, die Ventilation der rechten Lunge ist vorhanden, wenn auch gegenüber links leicht vermindert (Zunahme des rechts-seitigen Anteils zwischen „1. Atemzug" und „Gleichgewicht" auf subnormalen Wert von 42%). Nach diesen radiospirometrischen Befunden war die kleinere rechte Lunge hypoventiliert, über die A. pulmonalis nicht durchblutet; der lebersynchrone Aktivitätsanstieg der ^{133}Xe i.v. rechts weckte aber Verdacht auf vermehrte bronchial-arterielle Durchblutung. Die Umverteilung der linksseitigen Durchblutung war verdächtig auf eine pulmonal-arterielle Hypertonie auf dieser Seite. Der Befund einer totraumventilierten rechten Lunge wäre mit einer zentralen Lungenembolie vereinbar.

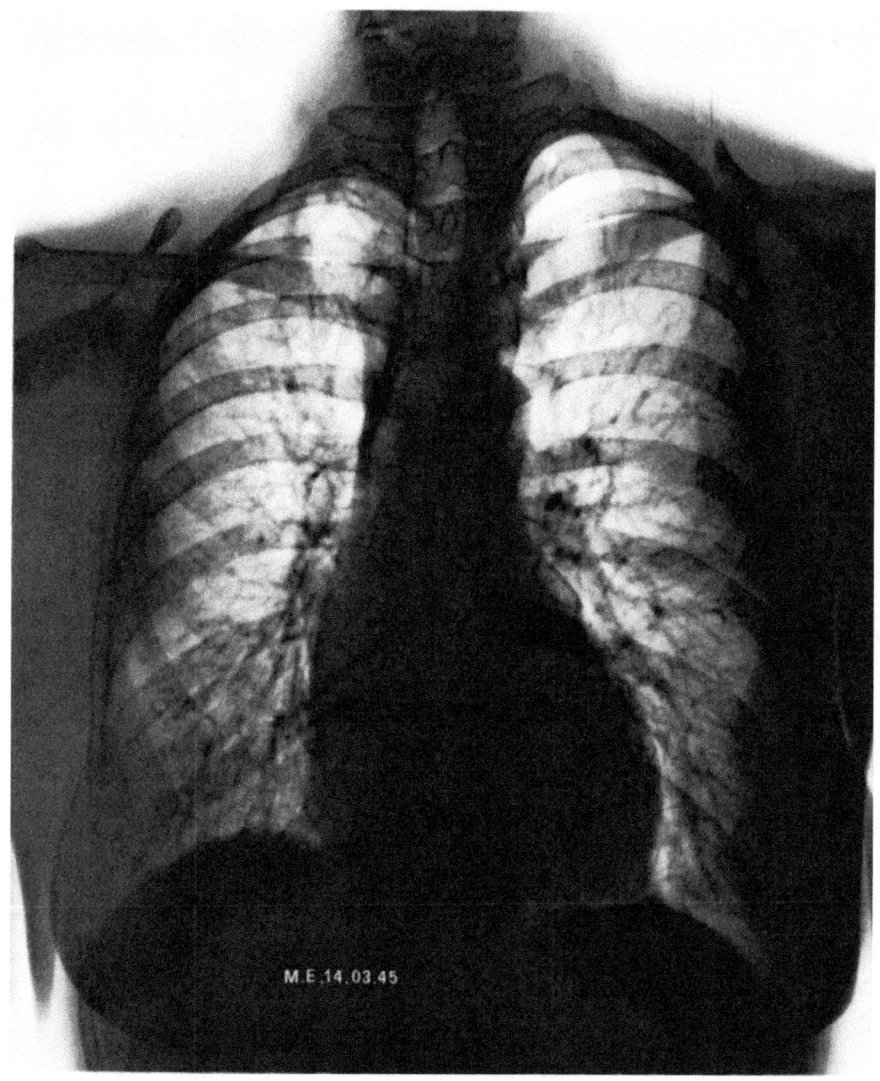

Abb. 17b

Das Röntgenthoraxbild (Abb. 17b) bestätigte die Hypoplasie der rechten Thoraxhälfte bei diskreter Verlagerung des Mediastinums nach rechts. Angiographie und Druckmessung beim Herzkatheter brachten die endgültige Diagnose einer Agenesie der rechten Pulmonalarterie mit flow-bedingter, mäßiger Druck- und Widerstandserhöhung in der linken Pulmonalarterie (32/11, $\overline{21}$ mm Hg, 424 dyn·sec·cm^{-5}) mit bronchialem Kollateralkreislauf. Daneben bestand eine geringgradige Mitralinsuffizienz bei Anomalie des subvalvulären Apparats. Die Hämoptoe konnte mit Rupturen der fragilen, dünnwandigen bronchialen Kollateralarterien der rechten Lunge erklärt werden. (Diese Patientin wurde ausführlich publiziert: RAMOS et al., 1975a.)

5.2.3.3. Andere Erkrankungen mit vermehrter Totraumventilation

Jede Lungenerkrankung mit gegenüber der Ventilation stärker herabgesetzter Durchblutung führt zu einer vermehrten physiologischen Totraumventilation. Klinisch bedeutsam ist der Nachweis umschriebener Totraumventilationen bei Tumoren des Mediastinums und der Lunge, die selbst — oder durch hiläre und mediastinale Lymphknotenmetastasen — Segment- oder Lappenarterien stenosiert oder obstruiert haben. Schon 1967 stellten GERSTENBERG u. ERNST fest, daß ausgedehntere Perfusionsausfälle im Lungenszintigramm bei peripheren Rundherden in der Lunge Mediastinalbefall anzeigen und damit für Malignität sprechen. Bei 7% von Patienten mit gesichertem Bronchialkarzinom wurden Perfusionsausfälle mit Totraumventilation gefunden (RÖSLER et al., 1973b). Nach Rückbildung des mediastinalen Tumors unter einer Strahlentherapie und/oder einer Chemotherapie ist mit Normalisierung der Lungenperfusion zu rechnen.

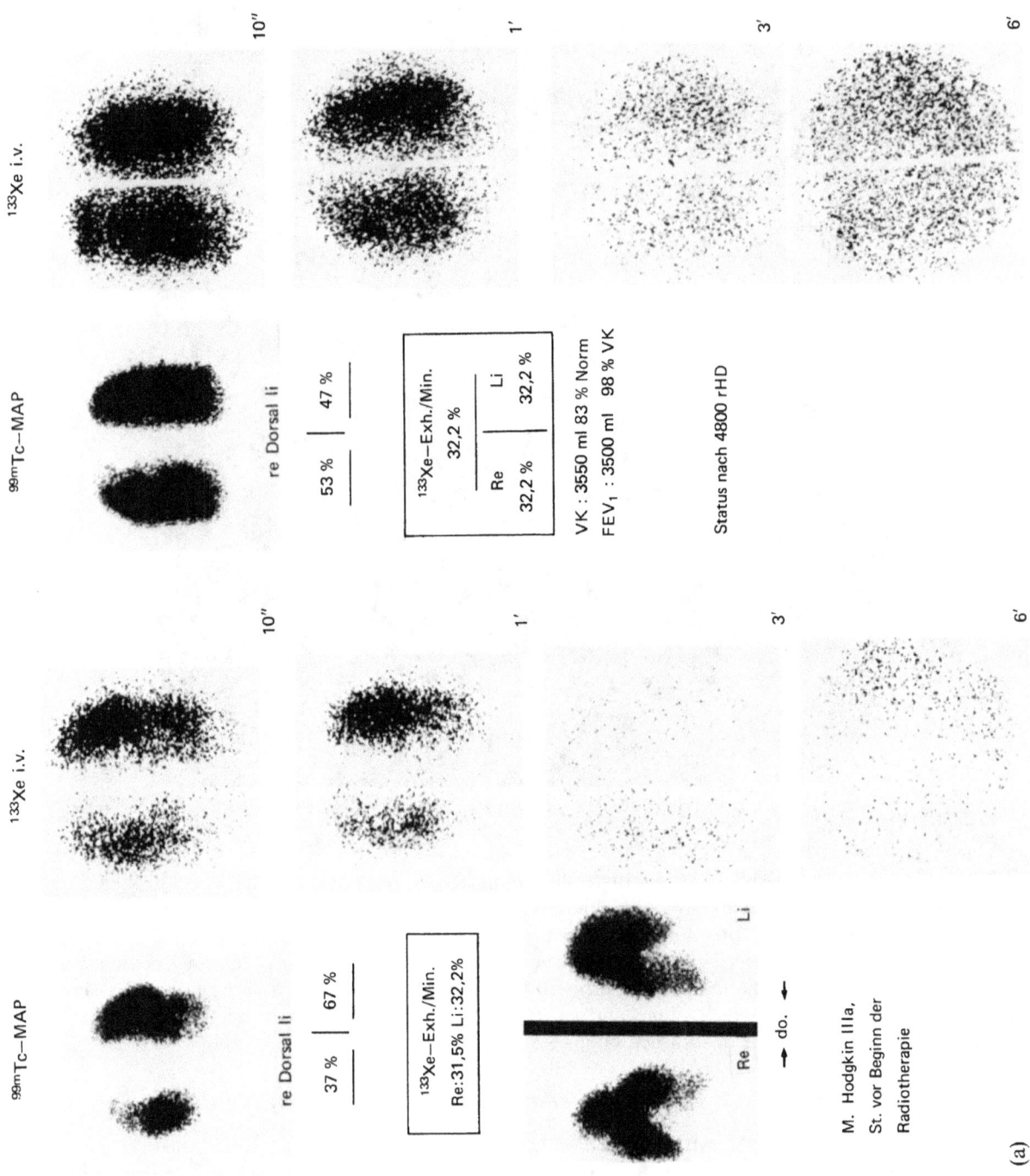

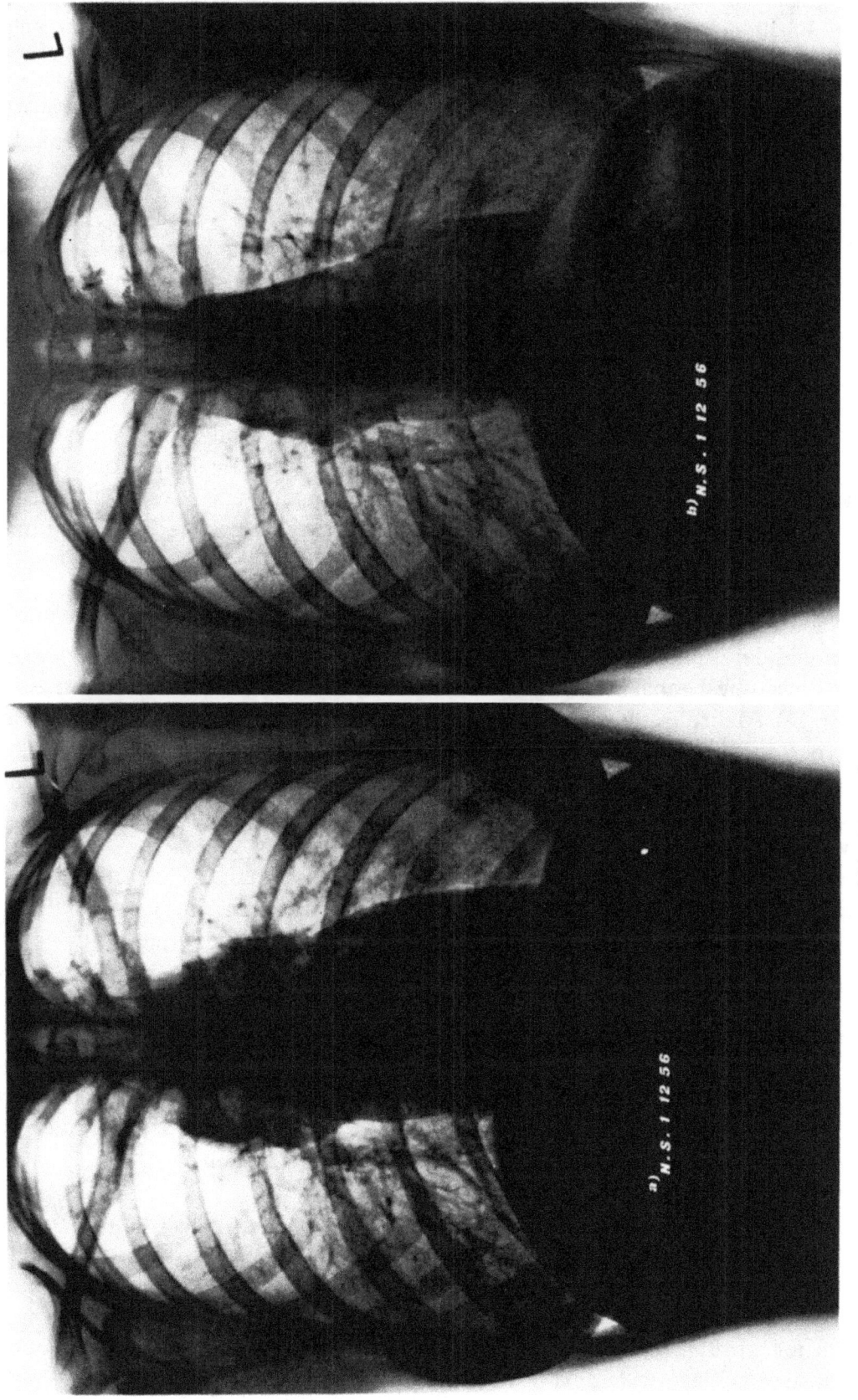

Abb. 18a u. b. (Text in der Abb. gegeben)

Bei röntgenologisch gesicherten, beidseitigen, perihilären Manifestationen eines M. Hodgkin IIIa (Neuh. S. ♀, 16 Jahre, Abb. 18b) zeigt die szintigraphische Erstuntersuchung (Abb. 18a: linkes Teilbild) multiple, segmentäre Perfusionsausfälle in allen Lungenfeldern. Die ^{133}Xe-Abatmung erfolgt rasch, die Belüftung ist normal (s. Röntgenbild, Abb. 18b). Diese multifokalen Zonen mit Totraumventilation werden mit tumorbedingten Stenosierungen von Lungenarterien erklärt. Diese Annahme wird durch den Erfolg einer Strahlentherapie (4800 r HD auf beide Lungenhili) bestätigt: mit Tumorrückbildung (Abb. 18c) wird die Lungendurchblutung normalisiert (Abb. 18a, re Teilbild).

5.2.4. Vermehrte Lungendurchblutung, pulmonal-arterielle Hypertonie, Lungenstauung, Kardiopathien

Bei Zunahme der globalen pulmonalen Durchblutung und bei der pulmonal-arteriellen Hypertonie kommt es zu einer Homogenisierung der Lungenperfusion: Die Grenzen der Zonen 1 und 2 im Schema von WEST et al. (1964) (s. Abb. 1) werden kranialwärts verlagert, wobei der normale Gradient ($\dot{Q}_{OF} < \dot{Q}_{UF}$) weniger steil wird, aber erhalten bleibt. Jede Zunahme der Lungenperfusion würde eine pulmonale Hypertonie verursachen, wenn die Lungen keinen Kompensationsmechanismus hätten. Physiologischerweise kollabierte Kapillaren der Zone 1 öffnen sich (Verlagerung der Zone 2 nach kranial); bei nun abnehmendem Lungengefäßwiderstand bleibt der pulmonal-arterielle Druck im Normbereich. Steigt er an, so bleibt er niedriger, als nach dem zuströmenden Volumen zu erwarten gewesen wäre.

Eine Zunahme der Lungenperfusion mit entsprechender $\dot{Q}_{OF}/\dot{Q}_{UF}$-Zunahme wird bei körperlicher Belastung beobachtet (WEST u. DOLLERY, 1960; BRYAN et al., 1964; RAMOS et al., 1976d). Die Mehrdurchblutung der Lunge bei Links-Rechts-Shunt ohne pulmonal-arterielle Hypertonie wird wiederum besonders in den Oberfeldern manifest. Erst mit Anstieg des pulmonal-arteriellen Druckes gleicht sich die Perfusion der Oberfelder jener der Unterfelder an ($\dot{Q}_{OF} \cong \dot{Q}_{UF}$). Die globale Lungendurchblutung nimmt dabei ab, bleibt jedoch höher als bei gesunden Probanden (DOLLERY et al., 1961).

Patienten mit ansteigendem Druck im pulmonal-venösen Schenkel (Mitralstenose, Dekompensation des linken Ventrikels) weisen eine Verminderung der Durchblutung in den basalen Lungenzonen auf: Inversion des physiologischen Gradienten ($\rightarrow \dot{Q}_{OF} > \dot{Q}_{UF}$) (DOLLERY et al., 1961; SPELLBERG et al., 1973). Diese Situation hat WEST (WEST et al., 1965; WEST, 1966) an der isolierten Lunge reproduzieren können, wenn unter Erhöhung des pulmonal-venösen Druckes, und mit Verringerung der Differenz gegen den arteriellen Druck, ein interstitielles Ödem ausgetreten ist. KAZEMI et al. (1971) fanden bei 25 Patienten nach Herzinfarkt ohne klinische Zeichen einer Herzinsuffizienz eine ähnliche Umverteilung der Lungendurchblutung. Alle Patienten hatten eine arterielle Hypoxämie, diese wurde auf die Perfusionsumverteilung und auf die Diffusionsstörung wegen des interstitiellen Ödems zurückgeführt.

In diesen Fällen mit pulmonal-venöser Hypertonie ist das 3-Zonen-Schema von WEST et al. (1964) aufgehoben. Der vermutliche Mechanismus für die Minderdurchblutung der unteren Lungenzonen besteht einmal in der Zunahme des Gefäßwiderstandes infolge des perivaskulären Ödems, zum zweiten in der Interferenz dieses Ödems mit den natürlichen Expansionskräften, die die mit Luft gefüllten Alveolen auf die extraalveolären Blutgefäße ausüben (WEST, 1966; Abb. 19).

Die Durchblutungsverhältnisse normalisieren sich folgerichtig nach Gabe eines Diuretikums (KAZEMI et al., 1971) oder nach Infusion einer hypertonen Harnstoff-Lösung in die A. pulmonalis (WEST et al., 1965; WEST, 1966).

Auch mit der MAP-Perfusionsszintigraphie wurden pathologische Aktivitätsverteilungsmuster bei pulmonaler Hypertonie gefunden (WINKLER u. FELIX, 1972). Die szintigraphischen Veränderungen sind reversibel, solange

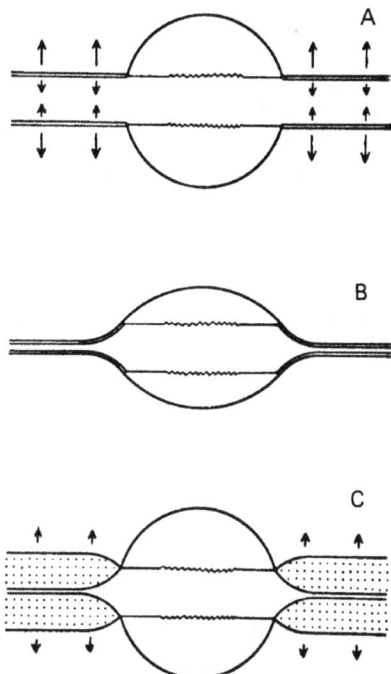

Abb. 19a–c. Möglicher Mechanismus zur Erklärung des erhöhten Gefäßwiderstandes in den basalen Lungenpartien bei interstitiellem Ödem (Untersuchungen an der isolierten Lunge). (a) In der belüfteten Lunge werden die Gefäße durch die natürlichen Expansionskräfte der mit Luft gefüllten Alveolen gegen die elastischen Kräfte der Kapillarwand offengehalten. (b) Bei Lungenkollaps werden die Kapillaren verschlossen, wenn ein kritischer Druck von 7 cm H_2O in der Umgebung unterschritten wird. (c) Ein interstitielles Ödem nimmt den Raum für eine mögliche Kapillarerweiterung ein und isoliert die Gefäßwand gegen die Einwirkung der normalen Expansionskräfte. (Aus WEST et al., Circulat. Res., 1965)

die pulmonale Hypertonie nicht fixiert ist (KOPPENHAGEN et al., 1972). Bei gleichzeitigem Vorhandensein einer pulmonal-venösen Hypertonie wird die pathologische Aktivitätsverteilung noch ausgeprägter (FELIX et al., 1973).

Bei Hypotonie der A. pulmonalis nimmt die relative Durchblutung der Oberfelder stark ab: die Zonen 1 und 2 (WEST et al., 1964) verschieben sich nach kaudal (Abb. 1). Dadurch wird das Perfusionsverteilungsbild noch inhomogener als bei normalen Probanden (WEST et al., 1964; WEST, 1966; BRYAN et al., 1964), die alveolär-arterielle P_{CO_2}-Differenz nimmt zu (WEST, 1966).

Bei angeborenen und erworbenen Kardiopathien wurden Ventilationsstörungen beschrieben. SPELLBERG et al. (1973) fanden eine gute Korrelation zwischen Hypoventilation der linken Lunge und dem Grad der Kardiomegalie, dem Druck in der A. pulmonalis und dem Lungengefäßwiderstand ($p < 0,05$). Diese Ventilationsstörungen haben verschiedene Ursachen: Kompression des linken Hauptbronchus durch die linke A. pulmonalis von oben, durch den linken Vorhof von unten her; Kompression des linken Oberlappenbronchus durch die linke A. pulmonalis, des rechten Mittel- und Unterlappenbronchus durch die A. pulmonalis; die Kardiomegalie selbst, ein vergrößertes Residualvolumen der linken Lunge (SPELLBERG et al., 1973; STOCKER et al., 1973). Bei Patienten mit arteriell-pulmonaler Hypertonie wurde eine unifokale Ventilationsstörung im linken Oberfeld beschrieben (RÖSLER et al., 1973a).

Hypertoniker ohne Herzinsuffizienz haben eine Hypoventilation der Oberfelder bei relativer Zunahme der Perfusion in den Ober-, und Abnahme in den Unterfeldern. Entsprechend ist der $\dot{V}/\dot{Q}$-Quotient in den Oberfeldern verkleinert, in den Unterfeldern vergrößert (TARKOWSKA, 1974).

5.2.5. Vermehrte venöse Zumischung

Die venöse Zumischung beträgt bei gesunden Personen in Ruhe 5–7% des Herzzeitvolumens. Sie nimmt bei Lungenerkrankungen zu. Bei größeren Rechts-Links-Shunts infolge Herzmißbildungen oder bei arterio-venösen Aneurysmen der Lunge wird sie Ursache für eine arterielle Hypoxämie. Blutgasanalysen in Ruhe, nach Belastung und nach mehrminütiger 100%iger O_2-Beatmung sind für die weitere Abklärung einer Hypoxämie unentbehrlich (BÜHLMANN u. ROSSIER, 1970).

Radioaktive Gase und Makropartikel für die Perfusionsszintigraphie werden nach intravenöser Gabe in erhöhtem Maße über extrapulmonale Strukturen nachweisbar, wenn bei einem Rechts-Links-Shunt die kapillär-alveoläre Membran bzw. der kapilläre Filter der Lunge umgangen wird.

INKLEY u. MCINTYRE (1972) berichteten von einem Fall mit Bronchialkarzinom, bei dem in der bei FRK durchgeführten Radiospirometrie in der betroffenen Seite keine Durchblutung und keine Ventilation meßbar war. Bei Wiederholung in TK wurde die Durchblutung normal, doch wiederum fehlte die Ventilation. Bei forcierter Inspiration trat eine große venöse Zumischung mit deutlicher arterieller Hypoxämie auf: entsprechend hatte der Patient einen großen Rechts-Links-Shunt während der Arbeit, aber nicht in Ruhe.

5.2.6. Bronchialkarzinom

5.2.6.1. Frühdiagnose des Bronchialkarzinoms mit der Lungenszintigraphie: Vorbemerkungen

Aus einer Tumorzelle von 10 μ Durchmesser wird nach 20 Verdoppelungen ein Tumor von 1 mm Durchmesser ($=10^6$ Zellen), wenn man voraussetzt, daß die Teilungsvorgänge in regelmäßigen Zeitintervallen erfolgen und daß alle Zellen lebens- und teilungsfähig bleiben. Für eine weitere Größenzunahme auf 1 cm Durchmesser ($=10^9$ Zellen) werden nur 10, von 1 cm auf 2 cm nur noch 3 Verdoppelungen nötig (COLLINS et al., 1956; GERSTENBERG u. ERNST, 1967; HÜRZELER, 1972). Das Zeitintervall für je eine Verdoppelung variiert mit der Tumorhistologie: es beträgt beim entdifferenzierten Bronchialkarzinom im Durchschnitt ca. 50 Tage, beim Bronchialkarzinom mit langsamem Wachstum ca. 100 Tage. Der schnell wachsende Tumor ist bei 1 cm Durchmesser 4–5 Jahre alt und wird in weiteren 5 Monaten ($=150$ Tage) 2 cm groß sein. Für das langsamer wachsende Karzinom betragen diese Zeiträume 8–9 Jahre und 10 Monate ($=300$ Tage).

Das zentrale Bronchialkarzinom im Frühstadium kann im Röntgenbild auf Grund von Belüftungsstörungen im zugehörigen Lungensegment oder -lappen diagnostiziert werden, wenn es — bei einem Durchmesser von 1 cm — selbst noch nicht direkt sichtbar ist (Annahme: Wachstum je zur Hälfte intra- und extrabronchial). Während der Inspiration wird das betroffene Areal mit Luft gefüllt: die routinemäßig bei forcierter Inspiration angefertigten Röntgenbilder sind unauffällig. Während der Exspiration verursacht der Tumor einen Ventilmechanismus = Luft-Trapping. Röntgenaufnahmen bei forcierter Exspiration machen diese Ventilationsstörung sichtbar als Hypertransparenz im überblähten Lungengebiet hinter dem Tumor und als Mediastinalpendeln (ZUPPINGER, 1966; OESER et al., 1969, 1970).

Infolge des Ventilmechanismus mit Luft-Trapping während der Exspiration steigt der intraalveoläre Druck (P_A) an. Das betroffene Lungengewebe wird während der Exspiration schlechter perfundiert (ähnlich der Zone 1 des Schemas nach WEST et al., 1964). Dieser Mechanismus, zusammen mit dem alveolo-vaskulären Reflex VON EULER-LILJESTRAND, erklärt die lokale Hypoperfusion, die zu einer Verkleinerung des Kalibers der Pulmonalarterien der zugehörigen Seite führt; im Thoraxröntgenbild wird ein „paradoxes Hiluszeichen" erkennbar (OESER et al., 1969).

Das in seiner Ventilation bzw. Perfusion beeinträchtigte Areal ist bedeutend größer als der Tumor selbst. Diese funktionellen Folgezustände sind in der Radiospirometrie bzw. im Szintigramm einfach zu sehen. Wenn man annimmt, daß das zentrale Bronchialkarzinom von 2 cm Durchmesser röntgenologisch nicht mehr übersehen wird, dann ergibt sich durch den Einsatz einer funktionellen Untersuchung, hier der Lungenszintigraphie, ein Zeitgewinn für die Diagnosestellung von 3 Verdoppelungszeitintervallen ($=150–300$ Tage). Gegenüber einem 4–9 Jahre dauernden, subklinischen Wachstum kann von einer echten Frühdiagnose des Bronchialkarzinoms nicht gesprochen werden. Dennoch ist ein Zeitgewinn von 5–10 Monaten nicht unbedeutend.

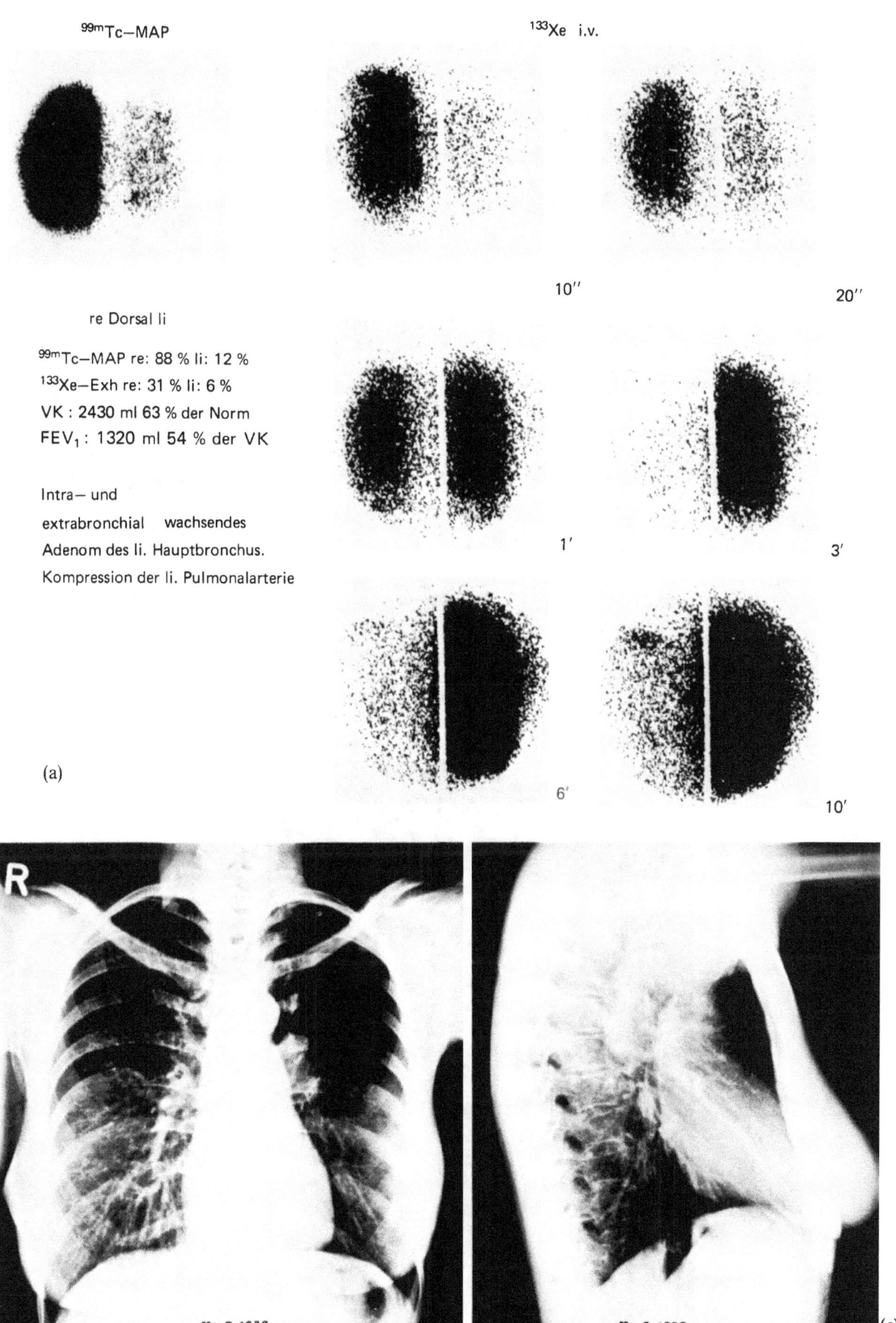

Abb. 20a–c. (Text in der Abb. gegeben)

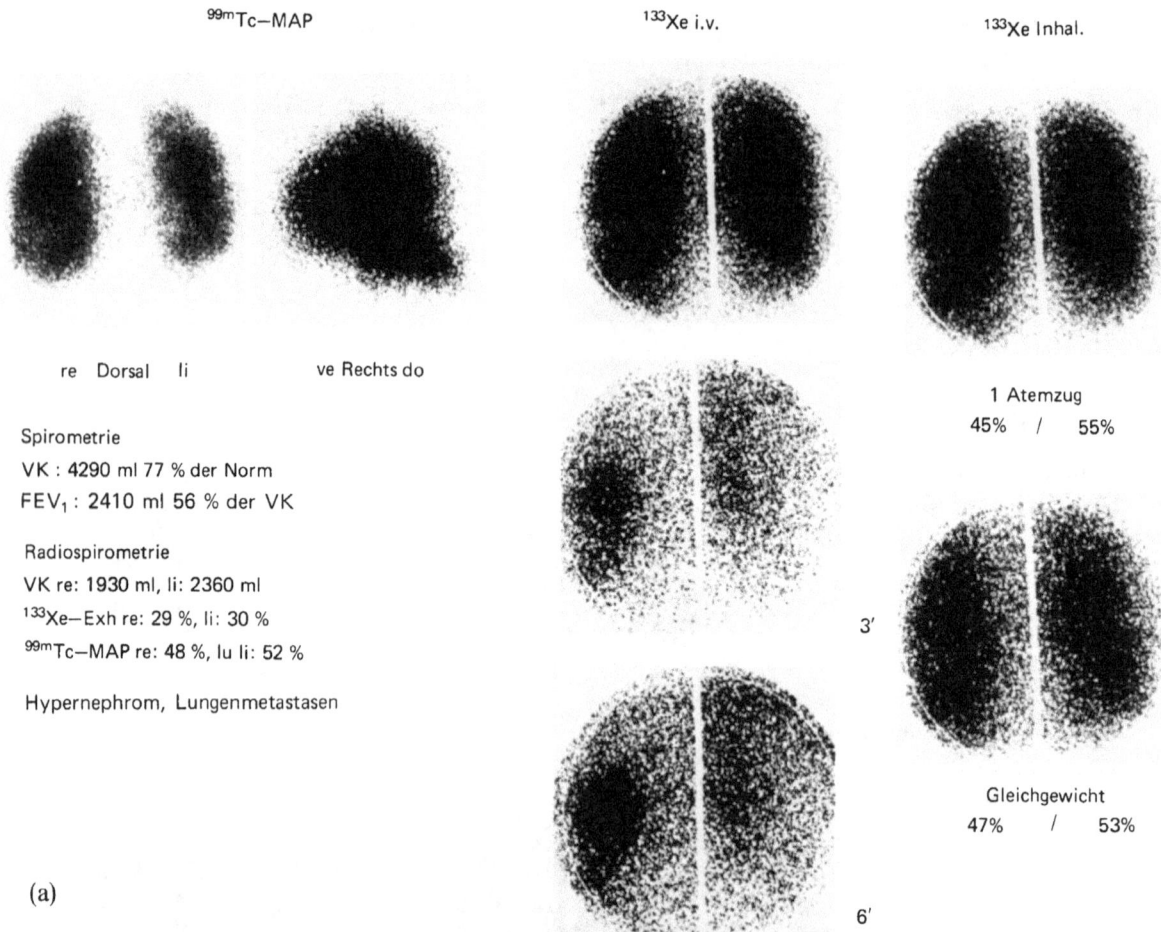

^{99m}Tc—MAP · ^{133}Xe i.v. · ^{133}Xe Inhal.

re Dorsal li   ve Rechts do

Spirometrie
VK : 4290 ml 77 % der Norm
FEV$_1$: 2410 ml 56 % der VK

Radiospirometrie
VK re: 1930 ml, li: 2360 ml
^{133}Xe—Exh re: 29 %, li: 30 %
^{99m}Tc—MAP re: 48 %, lu li: 52 %

Hypernephrom, Lungenmetastasen

1 Atemzug 45% / 55%

3'

Gleichgewicht 47% / 53%

6'

(a)

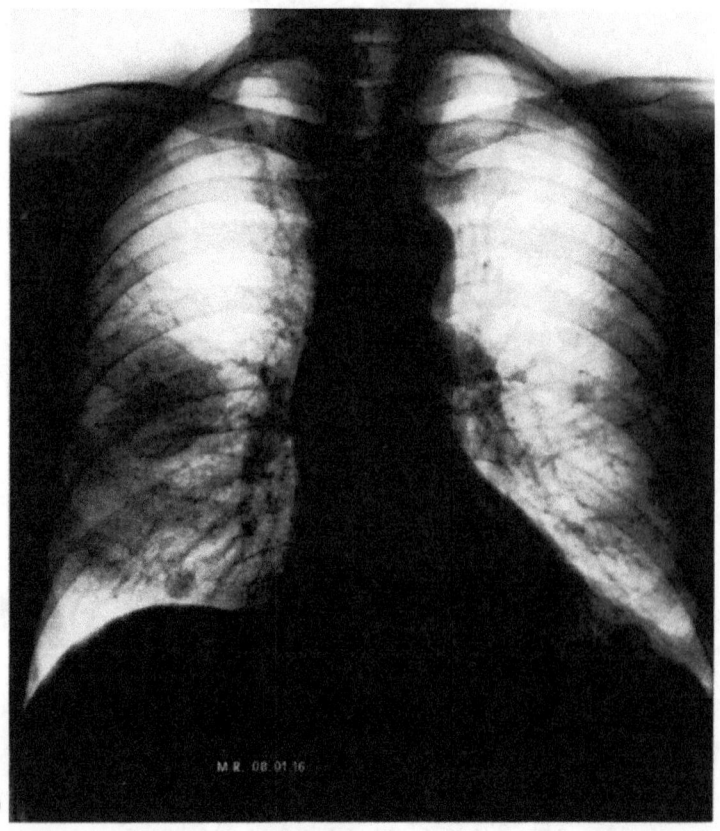

(b)

Abb. 21a–c. (Text in der Abb. gegeben)

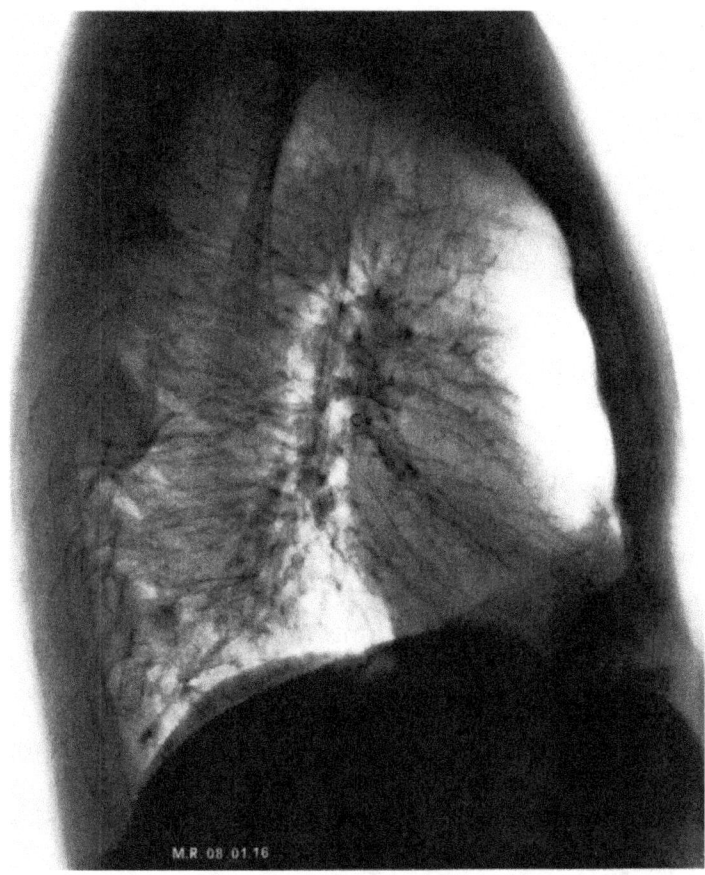

Abb. 21c

5.2.6.2. Szintigraphische Diagnose des Bronchialkarzinoms

Die Leitsymptome des zentralen Bronchialkarzinoms im Frühstadium sowie anderer, gutartiger intrabronchial wachsender Tumore sind die der lokalisierten, zentral gelegenen Bronchialobstruktion: Perfusionsausfall, welcher größer ist als die röntgenologische Raumforderung; verzögerte Xenon-Ausatmung aus dem Gebiet des Perfusionsausfalls, besonders sichtbar während der Exhalationsphase der ^{133}Xe-i.v.-Serie und verzögerter Aktivitätseinstrom während der ^{133}Xe-Gas-Inhalation (RÖSLER et al., 1973b; RAMOS et al., 1974b, 1976a, 1976b, 1977).

Diese Zeichen sind auf ein Bronchialkarzinom verdächtig, wenn sie unilokulär, d.h. in einem Segment, in einem Lappen oder in einer Lunge allein beobachtet werden.

Die 43 Jahre alte M.P. ♀ (Abb. 20) hatte seit Jahren als „Asthma" gedeutete Atembeschwerden. Der klinische Befund war unauffällig; in der Lungenfunktion war die Vitalkapazität stark eingeschränkt bei deutlicher Bronchialobstruktion. Im Thorax-Röntgenbild fiel ein polyzyklisch scharf begrenzter, vergrößerter Hilus links auf (Abb. 20b, c). Die Lungenszintigraphie wurde zur Sicherung eines Tumors (M. Hodgkin, Sarkom, Karzinom) gefordert. Die ^{133}Xe-Serie (nach i.v.-Injektion) zeigt eine gegenüber rechts verzögerte Aktivitätserscheinung in der linken Lunge. Im Erst-Minuten-Bild ist die Aktivitätsdichte in beiden Lungen etwa gleich. Die Xenon-Abatmung ist links erheblich verzögert (siehe hohen Restkontrast nach 10 Minuten). Die stark verminderte Durchblutung der linken Lunge wird im MAP-Szintigramm bestätigt. Dieser Befund sprach für eine fast totale, zentrale Obstruktion des linken Hauptbronchus. Operativ fand sich ein 4 × 4 cm großer, derber Tumor im Oberlappenhilus, der den Oberlappenbronchus umgriff, extrabronchial auf den Hauptbronchus hinüberreichte und dabei die linke Pulmonalarterie komprimiert hatte. Histologisch handelte es sich um ein papillomatöses Bronchus-Adenom vom Karzinoid-Typ ohne Zeichen für Malignität.

Das periphere Lungenkarzinom, sowie andere periphere Tumoren, haben keine Leitzeichen in der szintigraphischen Untersuchung.

Bei multiplen Lungenmetastasen eines Hypernephroms (M.R. ♂, Abb. 21) hatte die Spirometrie eine diskrete Restriktion mit Bronchialobstruktion ergeben. Im MAP-Szintigramm (Abb. 21a, Teilbild links oben) besteht ein umschriebener Perfusionsausfall dorsal im Grenzgebiet zwischen Mittel- und Unterfeld (in der Dorsalprojektion nur schwach angedeutet, da von überlagernder Aktivität überstrahlt), der im Erst-Minuten-Bild der Xenon-Serie bestätigt wird. Diese Zone bleibt auch während der ^{133}Xe-Inhalation (Abb. 21a, rechtsseitige Bildreihe) aktivitätsfrei und ist deckungsgleich mit der röntgenologischen Verschattung (Abb. 21 b, c). Diese Konstellation entspricht einem peripheren, raumfordernden Prozeß. Die ^{133}Xenon-Retention im rechts lateralen Unterfeld kann mit einer tumorbedingten Kompression peripherer Bronchialäste erklärt werden. Die zahlreichen weiteren Rundherde sind zu klein, um szintigraphisch aufgelöst zu werden.

Bei der Beurteilung der Zuverlässigkeit der Lungenszintigraphie in der Diagnosestellung des Bronchialkarzinoms sind das zentrale und das periphere Bronchialkarzinom auseinanderzuhalten.

Die funktionellen Störungen, die zur röntgenologischen bzw. szintigraphischen Diagnose eines zentralen Bronchialkarzinoms im Frühstadium führen, sind im Röntgenbild ungleich schwieriger zu erkennen als im Lungenszintigramm. Darum hat im Frühstadium die Lungenszintigraphie einen hohen diagnostischen Aussagewert. Ein unauffälliges Lungenszintigramm schließt ein zentral gelegenes Bronchialkarzinom weitgehend aus (2% falsch negative Befunde). Dagegen kann auf einer normalen Lungenaufnahme ein Karzinom im Frühstadium versteckt bleiben (11% falsch negative Befunde) (Tabelle 18).

Die Aussagekraft der Lungenszintigraphie wird bei beidseitigen Ventilationsstörungen mit Xenon-Retention stark herabgesetzt. Die Frage nach einer zentral lokalisierten Bronchialobstruktion i.S. eines Bronchialkarzinoms ist dann schwer bis unmöglich zu beantworten. Die Lateralisation des Tumors kann sogar falsch sein (Ramos et al., 1976a). Eine intensive broncholytische Behandlung vor der Durchführung der Lungenszintigraphie könnte diese Unsicherheit beheben; das generalisierte obstruktive Syndrom bildet sich unter der Therapie zurück, so daß weniger Xenon in den Lungen retiniert wird. Das fokale, tumorbedingte Xenon-Trapping bleibt dagegen unbeeinflußt (Rösler et al., 1973b).

Sonderfälle sind Stumpf-Rezidive bei Status nach Resektion eines Bronchialkarzinoms. Da der Bronchus-Stumpf kein Lungenareal ventiliert, bleibt der Tumor ohne szintigraphisch faßbare Konsequenzen (Ramos et al., 1976a).

Tabelle 18. Vergleich Thoraxröntgenbild/Szintigraphie/Bronchoskopie bei der Diagnosestellung und Stadieneinteilung (T) des Bronchialkarzinoms

	Thoraxröntgenbild	Szintigraphie	Bronchoskopie
Zytologische/histologische Bestätigung	−	−	+
Örtliche Beziehung Tumor/Bronchialostien	(+)	−	+
Information zur regionalen Lungenfunktion	−	+	−
Anatomische Detail-Erkennbarkeit	+	−	+
Falsch negative Befunde beim zentralen Bronchialkarzinom	17/157 = 11%[a]	7/356 = 2%[b]	41%–1,4%[c]
Falsch negative Befunde beim peripheren Bronchialkarzinom	0/ 30 = 0%[a]	24/ 73 = 33%[b]	90%–41%[c]
Korrekte T-Stadieneinteilung	19/ 28 = 68%[d]	31/ 63 = 49%[e]	11/63 = 16%[e]

[a] Ernst (1969); Ramos (1977).
[b] Ernst (1969); Maynard (1971); Rösler (1973b); Ramos (1976a)
[c] Barth (1968); Hürzeler (1972); Rösler (1973b); Ramos (1976a).
[d] Ramos (1977).
[e] Rösler (1974); Ramos (1976a).

Der Beweis kann naturgemäß auf radiologischem und szintigraphischem Weg nicht geführt werden. Bei röntgenologischem und/oder szintigraphischem Verdacht auf ein zentrales Bronchialkarzinom müssen Methoden zum Zuge kommen, die zytologisch oder bioptisch den Tumor direkt erfassen. Die Zahl der „falsch positiven" szintigraphischen Diagnose ist vom untersuchten Patientengut abhängig und kann zwischen 37% bei wenig selektionierten Patienten (RÖSLER et al., 1973b; RAMOS et al., 1974b) und 0% bei Patienten, die schon unter Karzinom-Verdacht einer Thorax-chirurgischen Spezialklinik zugewiesen worden waren (RAMOS et al., 1976a), schwanken.

Gegenüber der Lungenszintigraphie ist die Bronchoskopie zum Ausschluß eines Bronchialkarzinoms weniger geeignet. Hier liegt die Quote der falsch negative Befunde bei zentralen Tumoren zwischen 1,4%–41,1%, dies in Abhängigkeit von Untersuchungstechnik, Qualität des Bronchoskops (starr oder fiberoptisch) und Erfahrung des Untersuchers (Tabelle 18). Neben dem Gewinn einer Probebiopsie kann die Bronchoskopie aber die räumlichen Beziehungen des Tumors zum Bronchialbaum feststellen lassen und damit Informationen, die bei der operativen Behandlung wertvoll sind, liefern.

Ein unauffälliges Lungenszintigramm schließt ein peripheres Karzinom nicht aus (30% falsch negative Befunde). Im Thorax-Röntgenbild ist das periphere Bronchialkarzinom erkennbar (keine falsch negativen Befunde), es manifestiert sich in der Regel als peripher sitzender Rundherd. Die Differentialdiagnose gegenüber anderen intrapulmonalen Rundherden ist jedoch nicht leicht. Die Treffsicherheit der Bronchoskopie ist beim peripheren Sitz des Tumors schlecht (Tabelle 18).

5.2.6.3. Szintigraphische Stadieneinteilung des Bronchialkarzinoms

Zahlreiche Publikationen sind der Frage gewidmet, mit welcher Zuverlässigkeit die radikale Operabilität eines Bronchialkarzinoms aus der Lungenszintigraphie vorausgesagt werden kann.

SECKER-WALKER (SECKER-WALKER u. PROVAN, 1969; SECKER-WALKER et al., 1971) fand mit der MAP-Perfusionsszintigraphie, daß ein Patient nicht mehr operabel war, wenn die Perfusion einer Lunge weniger als 33% der Gesamtperfusion beider Lungen beträgt; nur 1 Patient von 22 Fällen, bei denen diese Grenze unterschritten war, war noch operabel.

ARBORELIUS et al. (1971) teilten die Lungen eines gesunden Probanden in 19 „Funktionssegmente"; jedes gibt einen Beitrag von 5,26% zu der mit der Radiospirometrie (^{133}Xe i.v. und -Inhalation) gemessenen Lungenfunktion. Beim Ausfall von einem oder mehreren „Funktionssegmenten" nimmt die relative Funktion der übrigen Segmente entsprechend zu. Ist mehr als die Hälfte einer Lunge befallen, wird die Lungenperfusion stärker eingeschränkt, als nach der Ventilationseinbuße zu erwarten wäre. Diese Tatsache erklärten sie über eine zusätzliche Parenchym- und Gefäßinfiltration durch den Tumor. Diese Autoren fanden eine gute Korrelation zwischen Perfusionseinschränkung der betroffenen Lunge und Mediastinalbefall von seiten des Bronchialkarzinoms (ARBORELIUS et al., 1973).

GUERIN (1972) fand mit der MAP-Perfusionsszintigraphie in einer Studie mit 443 Patienten, daß bei Verbreiterung des Mediastinums oder bei Perfusionsausfall in mehreren Lappen der Tumor technisch nicht mehr operabel war.

Aus diesen Arbeiten geht hervor, daß mit zunehmender Einschränkung der Funktion (Perfusion und/oder Ventilation) der betroffenen Lunge die Chancen einer radikalen Operabilität abnehmen. Gegen eine Allgemeingültigkeit dieser Veröffentlichungen lassen sich folgende Bedenken formulieren:

a) Die statistisch gewonnenen Werte liefern nur eine generelle Wahrscheinlichkeit, ob ein Bronchialkarzinom noch operabel ist oder nicht. Im Einzelfall erlauben sie aber keine verbindliche Aussage.
b) Die Funktion der betroffenen Lunge wird als Anteil der Gesamtfunktion beider Lungen angegeben. Ist die Funktion der kontralateralen Lunge eingeschränkt — wie bei Patienten mit Bronchialkarzinom sehr häufig —, so wird die Funktionseinbuße der karzinomtragenden Lunge unterschätzt.
c) Die Kriterien der lokalen radikalen Operabilität des Bronchialkarzinoms variieren mit den verschiedenen chirurgischen Kliniken: die sogenannte „radikale Operabilität" enthält ein stark subjektives Moment.

Ein gegenüber der röntgenologischen Verschattung größerer Perfusionsausfall im MAP-Szintigramm wird bei Vorhandensein eines Lungentumors von GERSTENBERG u. ERNST (1967) und LÜTGEMEIER u. LÖWE (1973) als Hinweis für mediastinale Tumormanifestationen bewertet.

Aus den gestörten Ventilations-Perfusionsverhältnissen lassen sich Kriterien erarbeiten, die die räumliche Ausdehnung des Primärtumors und seine Metastasierung in Richtung Hilus und Mediastinum definieren.

Die Ausdehnung des Tumors (T) (Stadieneinteilung nach der TNM-Klassifizierung, Tabelle 19) wurde anhand der „typischen Funktionsstörungen" der zentralen Bronchialobstruktion bestimmt (Abb. 20, 23a, 23c).

Tabelle 19. TNM-Stadieneinteilung des Bronchialkarzinoms (Nach: Die Klassifizierung der malignen Tumoren nach dem TNM-System. Berlin Heidelberg New York: Springer 1970)

TNM-Stadieneinteilung des Bronchialkarzinoms

T Primärtumor	M Fernmetastasen
T_0 Kein Primärtumor nachweisbar	M_0 Keine Fernmetastase
T_1 Segmentbronchus/Segment eines Lappens	M_1 Fernmetastasen vorhanden
T_2 Lappenbronchus/Lappen	M_{1A} Pleuraerguß mit malignen Zellen
T_3 Hauptbronchus/mehrere Lappen	M_{1B} Palpable zervikale Lymphknoten
T_4 über Lunge hinausgreifend	M_{1C} Andere Fernmetastasen

N Regionale Lymphknoten (Klinische Untersuchung, Rö-Aufnahme, Mediastinoskopie)
N_X Intrathorakale Lymphknoten nicht abschätzbar
N_0 Kein Anhalt für Vergrößerung der intrathorakalen Lymphknoten
N_1 Vergrößerung der intrathorakalen Lymphknoten

Bei fortgeschrittenen Karzinomen mit Parenchyminfiltrationen und insbesondere mit Behinderung der arteriellen Versorgung eines Lungenareals wegen hilären bzw. mediastinalen Lymphknotenmetastasen werden die Leitsymptome der zentralen Bronchialobstruktion von den szintigraphischen Zeichen der Parenchyminfiltration bzw. der Totraumventilation teilweise oder vollständig überlagert. Nach der Szintigraphie wurden hiläre bzw. mediastinale Manifestationen angenommen, wenn ein oder mehrere der in der Tabelle 20 angeführten Zeichen vorhanden waren (RÖSLER et al., 1974; RAMOS et al., 1974b, 1976a, 1976b).

Der 39 Jahre alte Pat. Ae. L. (Abb. 22) wurde wegen einer Verschattung parahilär rechts stationär abgeklärt (Abb. 22b,c). Die konventionelle Lungenfunktionsuntersuchung und die Radiospirometrie hatten eine VK an der unteren Grenze der Norm ergeben, dabei war die VK der linken Lunge normal, die der rechten Lunge leicht vermindert. Bei leichter Ventilationsstörung in beiden Unterfeldern (Xenon-Retention bis 6 min p.i.) war das Erst-Sekundenvolumen ebenfalls an der unteren Normgrenze. Im Szintigramm waren mehrere Kriterien,

Tabelle 20. Szintigraphische Kriterien des Mediastinalbefalls

1. Vorhandensein einer Totraumventilation.
   Einschränkung der Perfusion eindeutig größer als die der Ventilation bzw. Darstellung eines Lungenareals mit fehlender Perfusion und noch erhaltener Ventilation.
2. Lokalisierte Verzögerung der Aktivitäts-Erscheinung (^{133}Xe-i.v.-Serie).
3. Starke Restaktivität in V. subclavia/V. cava sup. bis 10 min p.i. (^{133}Xe-i.v.-Serie).

die für hiläre bzw. mediastinale Metastasen sprechen, erfüllt (Abb. 22d, s. auch Text). Bronchoskopie: Veränderungen der Trifurkation des rechten Oberlappenbronchus mit Verdickung der Schleimhaut, jedoch ohne sichere Infiltration und ohne sichtbaren tumorösen Prozeß. Im Bronchialaspirat Plattenepithelmetaplasie, aber keine neoplastische Zelle. Die Mediastinoskopie war makro- wie mikroskopisch unauffällig. Intraoperativ wurde ein undifferenziertes Karzinom des anterioren Oberlappensegmentbronchus rechts mit Infiltration des Mediastinums und mediastinalen Lymphknotenmetastasen zwischen oberer Hohlvene und Trachea gefunden.

Weitere Beispiele bei RAMOS et al. (1976b).

Von den einzelnen szintigraphischen Kriterien bei der Diagnose des Mediastinalbefalls sind am verläßlichsten 1. eine lokalisierte Verzögerung der Aktivitätserscheinung im betroffenen Lungenareal über 20 sec p.i. (18/19=95% der Fälle, die dieses Kriterium erfüllten, hatten tatsächlich einen Mediastinalbefall) sowie 2. das Vorhandensein einer Totraumventilation (=92%) (Tabelle 21). Eine Restaktivität im Bereich der Vv. subclavia/cava superior bis 10 min p.i. muß dagegen vorsichtig beurteilt werden; nur erhebliche Retentionen sind hier als positiv zu bewerten. Häufig sind in einem Szintigramm mehrere Kriterien gleichzeitig oder räumlich nebeneinander vorhanden (Abb. 22a–d). Tabelle 22 gibt die Korrelation für die Fälle, bei denen ein bis mehrere Kriterien erfüllt waren. Mit zunehmender Anzahl gegebener Zeichen für den Mediastinalbefall wird die Wahrscheinlichkeit größer, daß ein Mediastinalbefall besteht. Dabei ist die Angabe von 82% Patienten mit Mediastinalbefall bei 2 erfüllten Kriterien mit Zurückhaltung zu beurteilen, weil in dieser Gruppe 5 Patienten nicht weiter abgeklärt wurden.

Tabelle 21. Wertigkeit der einzelnen szintigraphischen Kriterien des Mediastinalbefalls

	n	Nicht abgeklärt	Mediastinalbefall −	Mediastinalbefall +
1. Vorhandensein einer Totraumventilation	14	2	1	11 (92%)
2. Lokalisierte Verzögerung der Aktivitäts-Erscheinung (^{133}Xe-i.v.-Serie)				
a) Verzögerung > 10″ < 20″	8	2	1	5 (83%)
b) Verzögerung > 20″ < 60″	15	3	1	11 (92%)
c) Verzögerung > 60″	8	1	0	7 (100%)
3. Restaktivität in V. subclavia/V. cava sup. bis 10 min p.i. (^{133}Xe-i.v.-Serie)	25	6	4	15 (79%)

Tabelle 22. Korrelation Anzahl erfüllter szintigraphischer Kriterien/Vorhandensein eines Mediastinalbefalls

	n	Nicht abgeklärt	Mediastinalbefall −	Mediastinalbefall +
Szintigramme mit einem erfüllten Kriterium	20	1	3	16 (84%)
Szintigramme mit zwei erfüllten Kriterien	16	5	2	9 (82%)
Szintigramme mit drei erfüllten Kriterien	6	1	0	5 (100%)

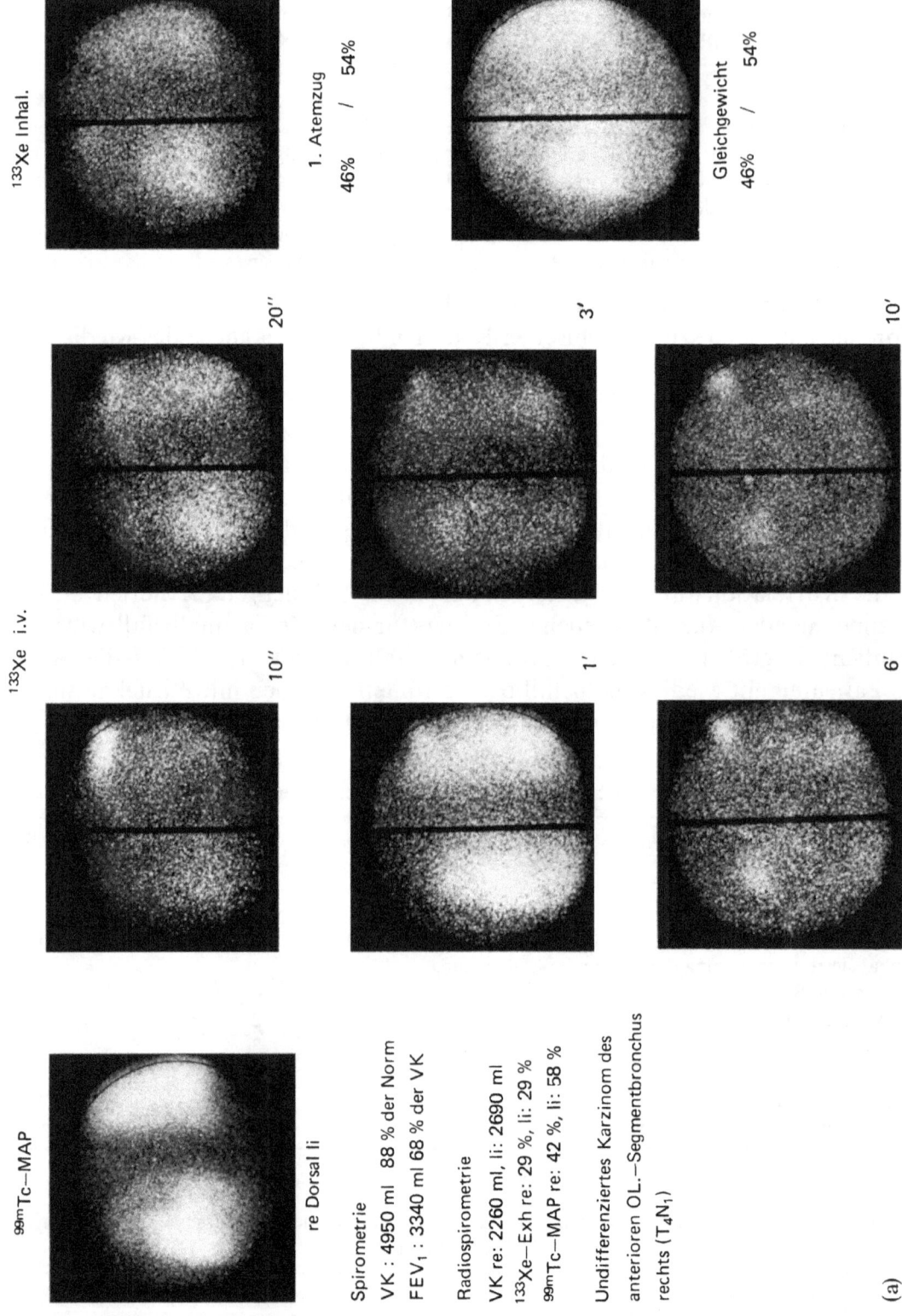

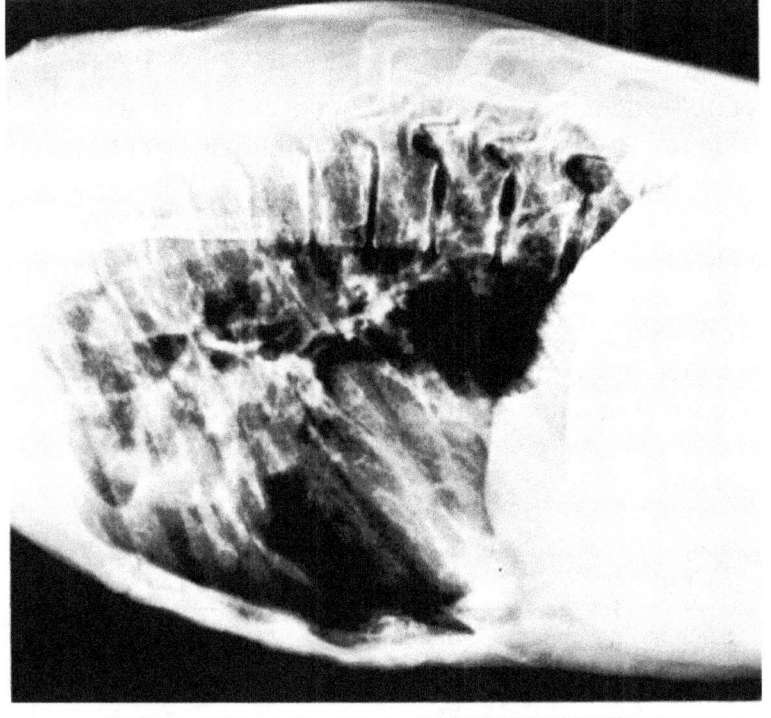

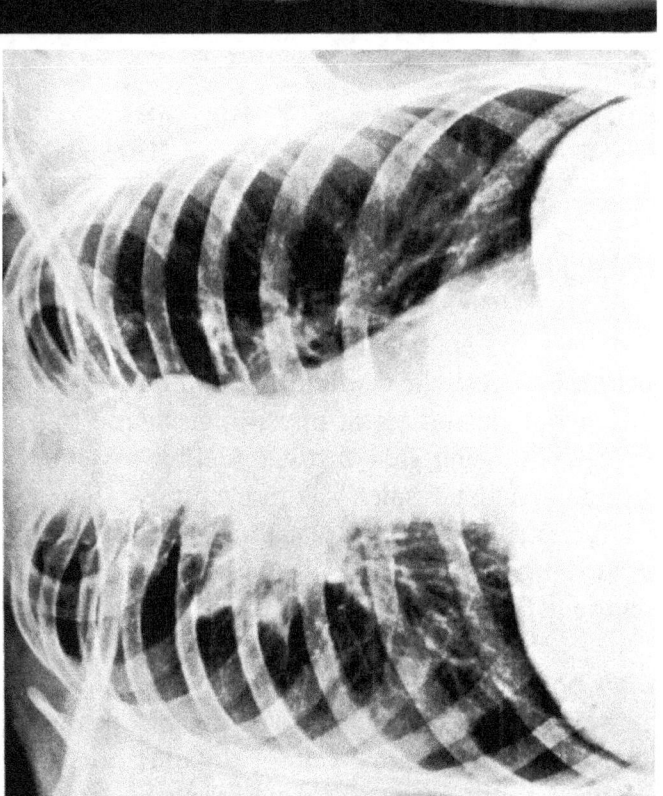

1. Lokalisierte Verzögerung der Aktivitäts-Erscheinung (^{133}Xe-i.v.-Serie)
2. Lokalisierte Bronchialobstruktion
   Perfusionsausfall im Szintigramm größer als Rö-Verdichtung
   Xenon-Retention in der Lokalisation des Perfusionsausfalls (^{133}Xe-i.v.-Serie)
   Verzögerter Einstrom der Aktivität während der ^{133}Xe-Gas-Inhalation
3. Totraumventilation
   Perfusionsausfall im Szintigramm größer als Rö-Verdichtung
   Keine Xenon-Retention in der Lokalisation des Perfusionsausfalls
   Ventilation vermindert jedoch noch vorhanden (^{133}Xe-Gas-Inhalation)
4. Parenchyminfiltration
   Perfusionsausfall im Szintigramm deckungsgleich mit Rö-Verdichtung
   Keine Xenon-Retention in der Lokalisation des Perfusionsausfalls
   Fehlende Aktivität während der ^{133}Xe-Gas-Inhalation

Abb. 22 a–d. (Text in der Abb. gegeben)

Die Tumorausdehnung (T) (Tabelle 18) wird durch die röntgenologische Untersuchung am zuverlässigsten festgelegt (68% Konkordanz mit dem endgültigen Befund). Die Lungenszintigraphie ist mit 49% nur beschränkt aussagekräftig. Wegen ihres begrenzten geometrischen Auflösungsvermögens ist die Identifikation einzelner Segmente nicht immer möglich. Insbesondere kann es schwerfallen, die Invasion benachbarter Segmente, eines oder mehrerer Lappen oder extrapulmonaler Strukturen (Pleura, Brustband) szintigraphisch zu erfassen (Ramos et al., 1976a).

Die Bronchoskopie, die nur die endobronchial wachsenden Tumoranteile beurteilen läßt, ist nicht in der Lage, die wahre Tumorausdehnung zu definieren (16% Konkordanz mit der operativ festgestellten Ausdehnung).

Eine Übereinstimmung in der Beurteilung der Tumorausdehnung zwischen Bronchoskopie und Szintigraphie wurde in $58/101 = 57\%$ der Fälle beobachtet (Ramos et al., 1974b, 1976a). Es handelt sich dabei fast immer um Tumoren in den Stadien T_2 und T_3, also um zentral gelegene, bronchoskopisch gut faßbare Tumoren, die andererseits ein gestörtes Ventilations-/Perfusions-Verhalten in einem großen Bezugsareal, nämlich einem ganzen Lappen oder einer Lunge, erwarten lassen und szintigraphisch nicht zu übersehen sind.

Tabelle 23. Vergleich Thoraxröntgenbild/Szintigraphie/Mediastinoskopie bei der Stadieneinteilung des Bronchialkarzinoms (N)

	Thoraxröntgenbild	Szintigraphie	Mediastinoskopie
Histologische Bestätigung	−	−	+
Anatomische Lokalisation der hilären bzw. mediastinalen Tumormanifestationen	(+)	−	+
Falsch positive Befunde	$5/45 = 11\%$ [a]	$1/113 = <1\%$ [b]	0 [b]
Falsch negative Befunde	$4/45 = 9\%$ [a]	$30/113 = 26\%$ [b]	$21/113 = 18\%$ [b]

[a] Ramos (1977). [b] Ramos (1974b, 1976a).

Tumormetastasen im Lungenhilus und Mediastinum (N) (Tabelle 23) können radiologisch, szintigraphisch oder mediastinoskopisch gesucht werden. Die szintigraphische Diagnose des Mediastinalbefalles stützt sich auf dessen pathophysiologischen Folgen, namentlich auf die Totraumventilation des Lungenareals infolge Gefäßdrosselung oder Gefäßinfiltration durch die hilären oder mediastinalen Tumormanifestationen. Die Lungenszintigraphie ist nicht in der Lage, strukturelle Details und eine topographische Beschreibung des Mediastinalbefalls zu definieren. Röntgenologisch manifestieren sich hiläre oder mediastinale Lymphknotenmetastasen durch eine entsprechende Raumforderung.

Die röntgenologische und die szintigraphische Untersuchung geben auch hier komplementäre Information. Sind die szintigraphischen Kriterien des Hilus- bzw. des Mediastinalbefalls erfüllt, so hat dieser ein solches Ausmaß, daß der Tumor mit einer an Sicherheit grenzenden Wahrscheinlichkeit nicht mehr radikal operabel ist. Diese Feststellung gilt auch, wenn die Mediastinoskopie unauffällig war (Ramos et al., 1976a) (weniger als 1% falsch positiver Befunde). Ein nicht auf hiläre oder mediastinale Tumormanifestationen verdächtiges Szintigramm schließt aber eine Metastasierung nicht aus (26% falsch negative Befunde). Falsche negative Befunde rühren daher, daß Tumormanifestationen wegen ihrer anatomischen Lage oder ihrer kleinen Größe keine Gefäßstenosierung verursachen.

Besteht röntgenologisch kein Verdacht auf hiläre oder mediastinale Tumormanifestationen, so können solche weitgehend ausgeschlossen werden (9% falsch positive Beurteilungen). Die positiven Befunde sind gegenüber denjenigen der Szintigraphie weniger zuverlässig (11% bzw. weniger als 1% falsch positiver Beurteilungen). Unspezifische Veränderungen werden als Tumormasse fehlinterpretiert.

Die Mediastinoskopie erlaubt, die anatomische Lokalisation mediastinaler Tumormanifestationen festzulegen und Material zur histologischen Untersuchung zu gewinnen. Falsch negative Mediastinoskopien (18%) sind zu erwarten, wenn nicht zugängliche mediastinale Organe (Hilus- oder paraoesophageale Lymphknotenmetastasen, Perikardinfiltration, Einbruch in die hilären Gefäße) befallen sind (RAMOS et al., 1976a).

5.2.6.4. Präoperative Lungenfunktion

Gegenüber Patienten mit normaler Lungenfunktion haben jene mit schlechter Funktion postoperativ ein erhöhtes vitales Risiko wegen ernsterer respiratorischer Komplikationen. Dies gilt nicht nur bei Eingriffen wegen eines Bronchialkarzinoms, sondern bei allen Operationen im Thoraxbereich.

Für die Spirometrie wurden kritische Werte publiziert (Tabelle 24).

Tabelle 24. Grenzwerte der Lungenfunktion vor Operationen im Thoraxbereich. (Individualbefunde unterhalb dieser Werte führen zur erhöhten Häufung postoperativer respiratorischer Störungen und zur erhöhten Letalität)

	FEV_1 ml	Atemgrenzwert l/min	Residualvolumen % der TK	TK% des Sollwertes	VK ml	P_{O_2} art. mm Hg
LEBRAM (1967) Pat. < 55 Jahre	< 1200	< 45	> 50			
Pat. > 55 Jahre (vor Pneumektomie)	< 2000	< 75		< 60		
HODGKIN (1973)	< 500	< 50% des Sollwertes			< 1000	< 55

HODGKIN et al. (1973) zitieren als zusätzliche Risikofaktoren: eine Hyperkapnie und eine maximal mid-expiratory flow rate < 0,6 l/sec sowie eine maximal expiratory flow rate < 100 l/min. Eine fehlende Besserung gestörter Werte nach broncholytischer Therapie und eine „deutlich gestörte" Radiospirometrie werden zusätzlich genannt.

Die Radiospirometrie wird von mehreren Autoren für die Abklärung der allgemeinen Operabilität vor Eingriffen im Thoraxbereich empfohlen: DOLLERY et al. (1962), SILBERT-AIDAN et al. (1972), KONIETZKO et al. (1972a) und MATTHYS (1973).

Andere Autoren berechnen prospektiv die nach Resektionen verbleibenden Lungenfunktionen mit Spirometrie und Radiospirometrie. KRISTERSSON et al. (1972) finden folgende Beziehungen zwischen den *postoperativ* gemessenen, spirometrischen Größen (=y) und den *präoperativ* in diesen kombinierten Techniken errechneten Werten (=x).

$$VK \rightarrow y = 0{,}95x + 0{,}17 \quad (r = 0{,}73$$
$$\bar{x} = 2{,}17 \text{ l}$$
$$\bar{y} = 2{,}22 \text{ l} \quad \pm 1\, SD = 0{,}35 \text{ l} = 16\%$$

$$FEV_1 \rightarrow y = 0{,}56x + 0{,}78 \quad (r = 0{,}63, \quad n = 19$$
$$\bar{x} = 1{,}56 \text{ l}$$
$$\bar{y} = 1{,}65 \text{ l} \quad \pm 0{,}2 \text{ l} = 12\%$$

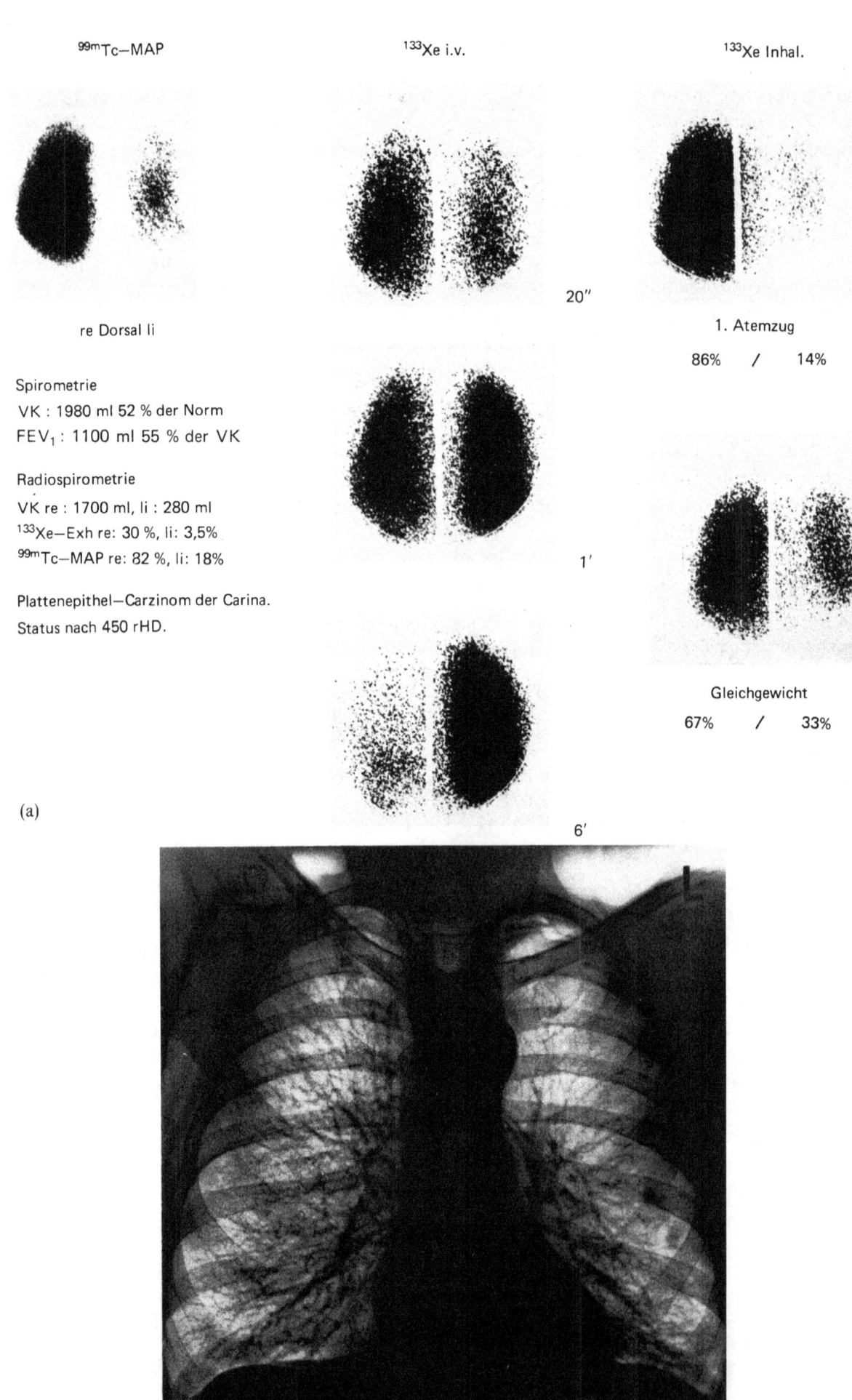

| 99mTc–MAP | 133Xe i.v. | 133Xe Inhal. |

re Dorsal li   20″   1. Atemzug
                                86% / 14%

Spirometrie
VK : 1980 ml 52 % der Norm
FEV$_1$: 1100 ml 55 % der VK

Radiospirometrie
VK re : 1700 ml, li : 280 ml
133Xe–Exh re: 30 %, li: 3,5%
99mTc–MAP re: 82 %, li: 18%

Plattenepithel–Carzinom der Carina.
Status nach 450 rHD.

1′

6′

Gleichgewicht
67% / 33%

(a)

(b)

Abb. 23a–d. (Text in der Abb. gegeben)

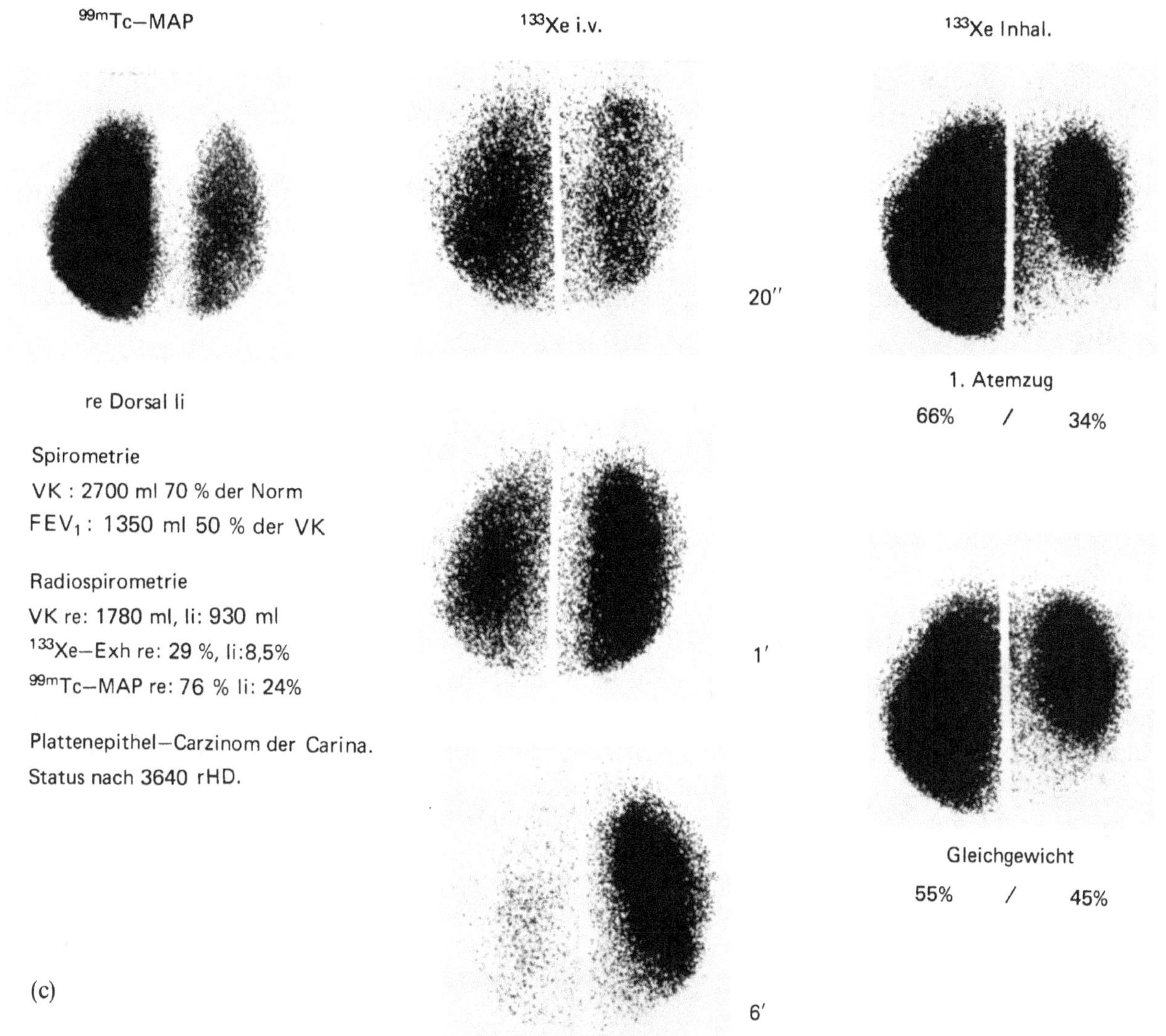

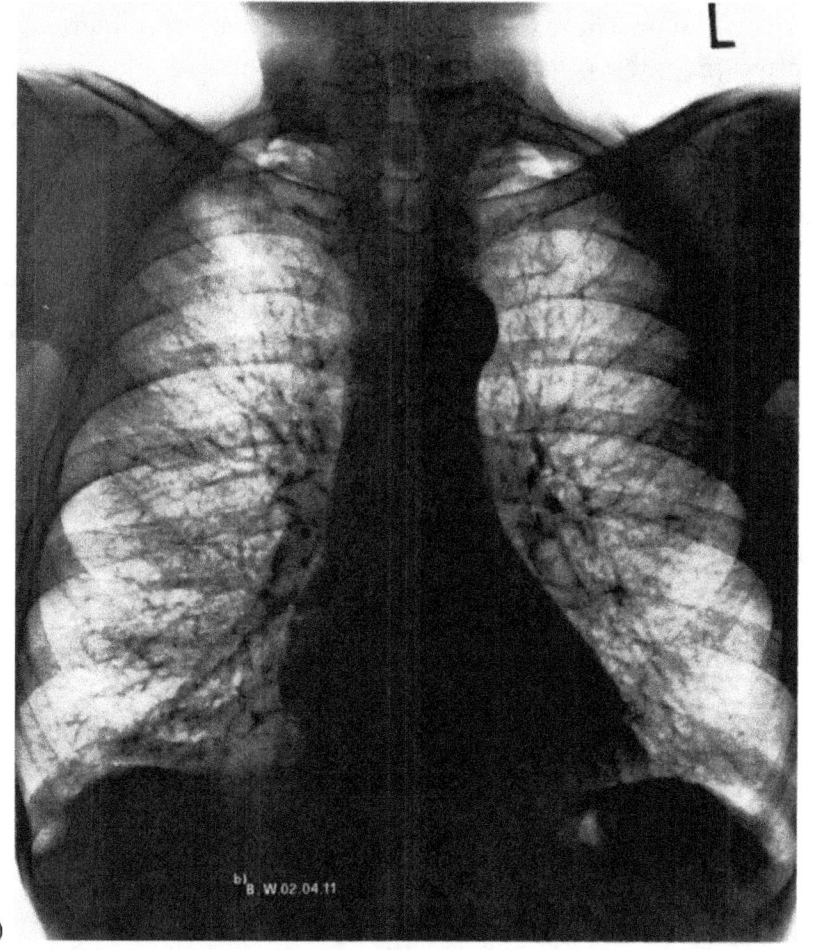

^{99m}Tc–MAP	^{133}Xe i.v.	^{133}Xe Inhal.
re Dorsal li	20″	1. Atemzug 66% / 34%
	1′	
	6′	Gleichgewicht 55% / 45%

Spirometrie
VK : 2700 ml 70 % der Norm
FEV$_1$: 1350 ml 50 % der VK

Radiospirometrie
VK re: 1780 ml, li: 930 ml
^{133}Xe–Exh re: 29 %, li:8,5%
^{99m}Tc–MAP re: 76 % li: 24%

Plattenepithel–Carzinom der Carina.
Status nach 3640 rHD.

(c)

(d)

Abb. 23c, d

ARBORELIUS et al. (1971) hatten gefunden, daß kein Patient infolge postoperativer Ateminsuffizienz verstarb, wenn der präoperativ für den Zustand nach Operation berechnete AGW größer gewesen war als 30 l/min.

In praxi wird die VK der Einzellunge als das Produkt aus VK_{Total} (ml) und dem Anteil der nach dem ersten Atemzug über dieser Lunge gemessenen ^{133}Xe-Aktivität (in % der Lungengesamtaktivität) berechnet. Für die Bestimmung des Erstsekundenvolumens jeder Lunge erlaubt die Gleichung von RÖSLER et al. (1970, s. Tabelle 14) eine Annäherung.

5.2.6.5. Kontrolle nach Therapie

Nach Pneumektomie konnten ANTHONISEN et al. (1968a) 2–10% einer i.v. injizierten ^{133}Xe-Dosis über der operierten Seite messen. Der Impulsratenanstieg geschah gleichzeitig über beiden Thoraxseiten. Die über der fehlenden Lunge registrierte Aktivität war somit Streustrahlung aus der gegenseitigen Lunge und stammte nicht aus der Thoraxwand. Nach Dauerinfusion von ^{133}Xe in NaCl-Lösung oder nach mehreren Minuten Rückatmung mit ^{133}Xe im geschlossenen System kann aber die aus der Thoraxwand kommende Impulsrate bis zu 25% an der gesamten, über dem Thorax gemessenen Aktivität beitragen. SILBERT-AIDAN et al. (1972) lokalisierten 10% der injizierten und 8% der inhalierten ^{133}Xe-Aktivität auf der Seite der fehlenden Lunge.

In der verbleibenden Lunge wird eine Zunahme der Perfusion beobachtet (ANTHONISEN et al., 1968a).

GUERIN (1972) stellte in einer mit der MAP-Perfusionsszintigraphie durchgeführten Studie bei 89 Patienten, die wegen eines Bronchialkarzinoms strahlentherapiert worden waren, fest, daß eine persistierende Durchblutungsstörung für eine schlechte Prognose des Leidens spricht, auch wenn der bronchoskopisch gesehene Lokalbefund normalisiert war.

Kurzfristige und langfristige Beeinflussungen der regionalen Lungenfunktion nach Radiotherapie und Operation im Thoraxbereich können mit der kombinierten ^{133}Xe-/^{99m}Tc-MAP-Lungenszintigraphie objektiviert werden (Abb. 18 und 23).

Der 65 Jahre alte Bür.W. (Abb. 23) hat ein Plattenepithelkarzinom im Bereich der Carina, das den linken Hauptbronchus subtotal obstruiert (Tomographie, Bronchoskopie). In der Thoraxübersicht (Abb. 23b) waren lediglich bronchopneumonische Herde im linken Unterfeld aufgefallen; die Lungenfunktionsuntersuchung hatte für ein restriktiv/obstruktives Syndrom gesprochen. Die bei Bestrahlungsbeginn (450 rHD) durchgeführte MAP-Szintigraphie (Abb. 23a, linkes oberes Einzelbild) zeigt die starke Verminderung der linksseitigen Lungendurchblutung (18% MAP-Anteil). Der Exhalationsindex links beträgt 3,5% (gegenüber 30% = normal, auf der rechten Seite) bei massiver Xenonretention der ganzen linken Lunge bis 10 min p.i. Die stark verminderte Ventilation der linken Lunge wird durch die ^{133}Xe-Inhalation bestätigt (Anteil links = 10% nach 1. Atemzug); der Luftgehalt ist herabgesetzt (Anteil links = 33% im „Gleichgewicht"). Nach 3640 r HD zeigt der Röntgenbefund eine Rückbildung der pneumonischen Herde (Abb. 23d), die Tomographie eine Verkleinerung des Tumors. In der Radiospirometrie (Abb. 23c) ist eine deutliche Befundbesserung festzustellen: die Durchblutung der linken Lunge hat auf 24% zugenommen, die Ventilation ist auch deutlich besser (Eliminationsindex = 8,5%, Aktivitätsanteil im „1. Atemzug" = 34%). Die Vitalkapazität ist von global 53% der Norm auf 70% größer geworden; der Vergleich der Einzelwerte macht deutlich, daß dieser Gewinn ausschließlich auf der linken Seite zu verzeichnen ist (von 280 ml auf 930 ml).

Bis zum Ende der Strahlentherapie (bis 6240 r HD) wurde radiospirometrisch eine weitere Besserung, jedoch keine Normalisierung erreicht, wie sie GUERIN (1972) für einen prognostisch günstigen Verlauf forderte. Der Patient starb 4 Monate nach der letzten Untersuchung an seinem Bronchialkarzinom.

Literatur

ALDERSON, P.O., SECKER-WALKER, R.H., STROMINGER, D.B., MCALISTER, W.H., HILL, P.L., MARKHAM, J.: Quantitative assessment of regional ventilation and perfusion in childres with cystic fibrosis. Radiology 111, 151–155 (1974).

AMADOR, E., POTCHEN, E.J.: Serum lactic dehydrogenase activity and radioactive lung scanning in the diagnosis of pulmonary embolism. Amer. intern. Med. 65, 1247–1255 (1966).

ANDERSON, H.A.: Lung biopsy via the bronchoscope. Ann. Otol. (St. Louis) 79, 933–942 (1970).

ANTHONISEN, N.R., BASS, H., HECKSCHER, T.: ^{133}Xe-Studies of patients after pneumektomy. Scand. J. resp. Dis. 49, 81–91 (1968a).

ANTHONISEN, N.R., BASS, H., ORIOL, A., PLACE, R.E.G., BATES, D.V.: Regional lung function in patients with chronic bronchitis. Clin. Sci. 35, 495–511 (1968b).

ANTHONISEN, N.R., DOLOVICH, M.B., BATES, D.V.: Steady state measurement of regional ventilation to perfusion ratios in normal man. J. clin. Invest. 45, 1349–1356 (1966).

ANTHONISEN, N.R., MILIC-EMILI, J.: Distribution of pulmonary perfusion in erect man. J. appl. Physiol. 21, 760–766 (1966).

ARBORELIUS, M., JR., KRISTERSSON, S., LINDELL, L., LINDELL, S.-E., MIÖRNER, G., SWANBERG, L.: Regional lung function (^{133}Xe-Radiospirometry) in bronchial cancer. In: Radioaktive Isotope in Klinik und Forschung, 10. Band (Hrsg. FELLINGER, V.K., HÖFER, R.), S. 351–355. Wien: Urban und Schwarzenberg 1973.

ARBORELIUS, M. JR., KRISTERSSON, S., LINDELL, S.-E., MIÖRNER, G., SWANBERG, L.: ^{133}Xe-Radiospirometry and extension of lung cancer. Scand. J. resp. Dis. 52, 145–152 (1971).

AULIN, I., LILJA, B., LINDELL, S.E., MIÖRNER, G.: Dorsal and/or ventral detectors in studies of regional lung function by ^{133}Xe-Radiospyrometry. Scand. J. clin. Lab. Invest. 26, 129–136 (1970)

BAKE, B., BJURE, J., GRIMBY, G., MILIC-EMILI, J., NILSSON, N.J.: Regional distribution of inspired gas in supine man. Scand. J. resp. Dis. 48, 189–196 (1967).

BAKE, B., BJURE, J., KASALICHY, J., NACHEMSON, A.: Regional pulmonary ventilation and perfusion distribution in patients with untreated idiopathic scoliosis. Thorax 27, 703–712 (1972).

BALL, W.C., JR., STEWART, P.B., NEWSHAM, L.G.S., BATES, D.V.: Regional pulmonary function studied with Xenon-133. J. clin. Invest. 41, 519–531 (1962).

BARTH, L., SIEGEL, S., LÜDER, M., RITZOW, H., RITZOW, E.: Die endoskopische Diagnose des Bronchial-Karzinoms. Ergebnisse von 9'841 diagnostischen Bronchoskopien bei 2'767 histologisch gesicherten Bronchialkrebsen. Arch. Geschwulstforsch. 32, 81–94 (1968).

BASS, H.: Assessment of regional pulmonary function with radioactive gases. Progr. nucl. Med. 3, 67–84, Basel-München-Paris-London-New York-Sidney: Karger 1973

BASS, H., HENDERSON, J.A.M., HECKSCHER, T., ORIOL, A., ANTHONISEN, N.R.: Regional structure and function in bronchiectasis. A correlative study using bronchography and ^{133}Xenon. Amer. Rev. resp. Dis. 97, 598–609 (1968).

BATES, D.V., CHRISTIE, R.V.: Intrapulmonary mixing of helium in health and in emphysema. Clin Sci. 9, 17–27 (1950).

BECKLADE, M.R., GOLDMAN, H.I.: The prediction of pulmonary dead space. Acta med. Scand. 152, Suppl. 306, 15–19 (1955).

BENTIVOGLIO, L.G.: Study of regional ventilation and perfusion using radioactive Xenon in emphysema. Dis. chest 48, 502–509 (1965).

BENTIVOGLIO, L.G., BEEREL, F., BRYAN, A.C., STEWART, P.B., ROSE, B., BATES, D.V.: Regional pulmonary function studied with Xenon-133 in patients with bronchial asthma. J. clin. Invest. 42, 1193–1200 (1963b).

BENTIVOGLIO, L.G., BEEREL, F., STEWART, P.B., BRYAN, A.C., BALL, W.C., JR., BATES, D.V.: Studies of regional ventilation and perfusion in pulmonary emphysema using Xenon-133. Amer. Rev. resp. Dis. 88, 315–329 (1963a).

BISCHOF-DELALOYE, A., NGUYEN-HUU, A., DELALOYE, B.: Das Lungenperfusionsszintigramm in der Notfallmedizin. In: Nuklearmedizin. Fortschritte der Nuklearmedizin in klinischer und technologischer Sicht (Hrg. PABST, H.W., HÖR, G., SCHMIDT, A.E.), S. 290–295. Stuttgart-New York: F.K. Schattauer 1975.

BOESTEN, R., TARKOWSKA, A.: Bestimmung der regionalen Lungenfunktion mit ^{133}Xenon. Nucl.-Med. (Stuttg.) 13, 62–71 (1974).

BOFILIAS, J., KRETSCHKO, J., HÖR, G., LICHTE, H., PABST, H.W.: Methodischer Beitrag zur Optimierung der Perfusions-Ventilations-Serienszintigraphie. In: Nuklearmedizin und Kinetik. Verhandlungen der Gesellschaft für Nuklearmedizin 1972, (Hrg. PABST, H.W., OEFF, K., GEHRING, D.), S. 589–592. Medico-Informationsdienste Berlin: 1975.

BRENDSTRUP, A.: Regional lung function studies with intravenous ^{133}Xenon. Scand. J. clin. Lab. Invest. 18, 289–298 (1966).

BRYAN, A.C., BENTIVOGLIO, L.G., BEEREL, F., MACLEISCH, H., ZIDULKA, A., BATES, D.V.: Factors affecting regional distribution of ventilation and perfusion in the lung. J. appl. Physiol. 19, 395–402 (1964).

BÜHLMANN, A.A., ROSSIER, P.H.: Klinische Pathophysiologie der Atmung. Berlin-Heidelberg-New York: Springer 1970.

Bühlmann, A.A., Scherrer, M.: Neue Normalwerte für die Vital- und Totalkapazität der Lungen. Schweiz. med. Wschr. **103**, 660–668 (1973).

Burdine, J.A., Murphy, P.H., Alagarsamy, V., Rider, L.A., Carr, W.N.: Functional pulmonary imaging. J. nucl. Med. **13**, 933–938 (1972).

Collins, V.P., Loeffler, R.K., Tivey, H.: Observations on growth rates of human tumors. Amer. J. Roentgenol. **76**, 988–1000 (1956).

Comroe, J.H., Jr.: El pulmón. Fisiología clínica y pruebas funcionales. Argentina: Editorial Universitaria 1964.

Conn, H.L., Jr.: Equilibrium distribtuion of radioxenon in tissue: xenon-hemoglobin association curve. J. appl. Physiol. **16**, 1065–1070 (1961).

DeNardo, G.L., Goodwin, D.A., Ravasini, R., Dietrich, P.A.: The ventilatory lung scan in the diagnosis of pulmonary embolism. New Engl. J. Med. **282**, 1334–1336 (1970).

Dollery, C.T., Dyson, N.A., Sinclair, J.D.: Regional variations in uptake of radioactive CO^{15} in the normal lung. J. appl. Physiol. **15**, 411–417 (1960).

Dollery, C.T., Fowler, J.F., Hugh-Jones, P., Matthews, C.M.E., West, J.B.: The preparation and use of radioactive oxygen, carbon monoxide and carbon dioxide for investigation of regional lung function, and their comparison with Xenon-133. In: Radioaktive Isotope in Klinik und Forschung V (Hrsg. Fellinger, K., Höfer, R.), S. 88–104. München: Urban und Schwarzenberg 1963a (Zitat nach Kaul 1973)

Dollery, C.T., Gillam, P.M.S.: The distribution of blood and gas within the lungs measured by scanning after administration of ^{133}Xe. Thorax **18**, 316–325 (1963b).

Dollery, C.T., Hugh-Jones, P., Matthews, C.M.E.: Use of radioactive Xenon for studies of regional lung function. A comparison with oxygen-15. Brit. med. J. **2**, 1006–1016 (1962)

Dollery, C.T., West, J.B.: Regional uptake of radioactive oxygen, carbon monoxide and carbon dioxide in the lungs of patients with mitral stenosis. Circulat. Res. **8**, 765–771 (1960).

Dollery, C.T., West, J.B., Wilcken, D.E.L., Goodwin, J.F., Hugh-Jones, P.: Regional pulmonary blood flow in patients with circulatory shunts. Brit. Heart J. **23**, 225–235 (1961).

Dollfuss, R.E., Milic-Emili, J., Bates, D.V.: Regional ventilation of the lung studied with boluses of $^{133}Xenon$. Resp. Physiol. **2**, 234–246 (1967).

Dyson, N.A., Hugh-Jones, P., Newbery, G.R., Sinclair, J.D., West, J.B.: Studies of regional lung function using radioactive oxygen. Brit. med. J. **1**, 231–238 (1960).

Dyson, N.A., Hugh-Jones, P., Newbery, G.R., West, J.B.: Preparation and use of Oxigen-15 with particular reference to its value in the study of pulmonary function. Second United Nations Conference on the Peaceful Uses of Atomic Energy. Geneva 1958. Paper 278 (nach Dyson 1960)

Ernst, H., Krüger, J., Vessal, K.: Lung scanning as a screening method for cancer of the lung. Cancer **23**, 508–512 (1969).

Fallat, R.F., Powell, M.R., Kuepers, F., Lilker, E.: ^{133}Xe ventilatory studies in α_1-Antitrypsin deficiency. J. nucl. Med. **14**, 5–13 (1973).

Feine, U., Hilpert, P.: Pneumologie. In: Nuklearmedizin-Funktionsdiagnostik (Hrsg. D. Emrich), S. 214–234. Stuttgart: Thieme 1971.

Felix, R., Simon, H., Winkler, C.: Röntgenologische und szintigraphische Befunde bei pulmonaler Hypertonie. Internist **14**, 470–476 (1973).

Forbes, G.S., Glenn, W.W.L., Lange, R.C.: Xenon-133 radiospirometry in electrophrenic respiration: Diaphragm pacing. Surgery **75**, 398–407 (1974).

Fred, H.L., Burdine, J.A., Jr., González, D.A., Lockhart, R.W., Peabody, C.A., Alexander, J.K.: Arteriographic assessment of lung scanning in the diagnosis of pulmonary thromboembolism. New Engl. J. Med. **275**, 1025–1032 (1966).

Gerstenberg, E., Ernst, H.: Lungenszintigraphie. Möglichkeiten zur Diagnostik des Lungenkrebses. Münch. med. Wschr. **109**, 1183–1187 (1967)

Gilday, D.L., Poulose, K.P., DeLand, F.H.: Accuracy of detection of pulmonary embolism by lung scanning correlated with pulmonary angiography. Amer. J. Roentgenol. **115**, 732–738 (1972).

Glazier, J.B., DeNardo, G.L.: Pulmonary function studied with the Xenon-133 scanning technique. Normal values and a postural study. Amer. rev. Resp. Dis. **94**, 188–199 (1966).

Gluck, M.C., Moser, K.M.: Pulmonary artery agenesis. Diagnosis with ventilation and perfusion szintiphotography. Circulation **41**, 859–867 (1970).

Goodrich, J.K., Jones, R.H., Coulam, C.M., Sabiston, D.C., Jr.: Xenon-133 measurement of regional ventilation. Radiology **103**, 611–619 (1972).

Greenfield, M.A., Laner, R.G.: Radioisotope dosimetry. In: Nuclear Medicine (Ed. W.H. Blahd), p. 120–127. New York: McGraw-Hill 1971 (Zit. nach Kaul 1973).

Guerin, R.A.: Scintigraphie pulmonaire et cancer bronchique. Intérêt diagnostic et prognostique de la scintigraphie tumorale sélective et de la scintigraphie par perfusion. J. Radiol. Électrol. **53**, 815–817 (1972).

Guisan, M., Tisi, G.M., Ashburn, W.L., Moser, K.M.: Washout of 133-Xenon gas from the lungs: comparison with nitrogen washout. Chest. **62**, 146–151 (1972).

Gurewich, V., Thomas, D., Stein, M., Wessler, S.: Bronchoconstriction in the presence of pulmonary embolism. Circulation **27**, 339–345 (1963).

Haas, R.J., Schäfer, H., Sigmund, E., Tosberg, P.: Unilaterale Lungenegenesie. Bericht über einen Fall mit diagnostischer Anwendung der Lungenszintigraphie. Klin. Pediatr. **184**, 135–139 (1972).

Haddon, R.W.T., Wood, D.E., Woolf, C.R.: The measurement of ventilation-perfusion relationships using a multiple crystal rectilinear scanner. Canad. med. Ass. J. **99**, 1111–1119 (1968).

HECKSCHER, TH., LARSEN, O.A., LASSEN, N.A.: A clinical method for determination of regional lung function using intravenous injection of Xenon-133. Scand. J. Resp. Dis. Suppl. **62**, 31–39 (1966).

HEIDENDAL, G.K., FONTANA, R.S., TAUXE, W.N.: Radioactive Xenon pulmonary studies in the smoker. Cancer **30**, 1358–1367 (1972).

HENNING, K., WOLLER, P., GOTTSCHALK, B.: Lungenperfusions- und Ventilationsuntersuchungen bei Kindern mit Mukoviscidose. Z. Erkr. Atm. **137**, 187–200 (1972).

HINE, G.J., JOHNSTON, R.E.: Absorbed dose from radionuclides. J. nucl. med. **11**, 468–469 (1970).

HODGKIN, J.E., DINES, D.E., DIDIER, E.P.: Preoperative evaluation of the patient with pulmonary disease. Proc. Mayo Clin. **48**, 114–118 (1973).

HOLLAND, J., MILIC-EMILI, J., MACKLEM, P.T., BATES, D.V.: Regional distribution of pulmonary ventilation and perfusion in elderly subjects. J. clin. Invest. **47**, 81–92 (1968).

HOLLEY, H.S., MILIC-EMILI, J., BECKLAKE, M.R., BATES, D.V.: Regional distribution of pulmonary ventilation and perfusion in obesity. J. clin. Invest. **46**, 475–481 (1967).

HOLMAN, B.L., LINDEMAN, J.F.: Regional pulmonary function in healt and disease. Progress in Nuclear Medicine. Basel-München-Paris-London-New York-Sidney: Karger 1973.

HÜRZELER, D.: Das Bronchus-Karzinom aus der Sicht des Bronchologen. Bern-Stuttgart-Wien: Hans Huber 1972.

ICRP-Publication 17: Protection of the patient in radionuclide investigations (A report prepared for the International Commission on Radiological Protection). Oxford-New York-Toronto-Sydney-Braunschweig: Pergamon Press 1971.

INGRISCH, H., HEINZE, H.G., PFEIFER, K.J., LISSNER, J.: Lungenfunktions-Szintigraphie mit ^{133}Xenon. Methodik und erste Ergebnisse. Münch. med. Wschr. **115**, 341–347 (1973a).

INGRISCH, H., KANTLEHNER, R., KÖHLER, T., BERGSTERMANN, H., SPECHT, H., HEINZE, H.G.: Seitengetrennte und regionäre Bestimmung des Residualvolumens der Lunge mit ^{133}Xenon und Vergleich mit der globalen Fremdgasverdünnungsmethode (Helium). Fortschr. Röntgenstr. **119**, 740–745 (1973b).

INKLEY, S.R., MACINTYRE, W.J.: Variable perfusion of the lung in bronchogenic carcinoma as measured by 133-Xenon. Chest. **62**, 517–520 (1972).

ISAWA, T., TAPLIN, G.V., BEAZELL, J., CRILEY, J.M.: Experimental unilateral pulmonary artery occlusion. Radiology **102**, 101–109 (1972).

KAUL, A., OEFF, K., ROEDLER, H.D., VOGELSAN, T.: Die Strahlenbelastung von Patienten bei der nuklearmedizinischen Anwendung offener radioaktiver Stoffe. Informationsdienst für Nuklearmedizin. Berlin: Klinikum Steglitz der FU Berlin 1973.

KAZEMI, H., AL BAZZAZ, F., PARSONS, E.F., HOOP, B.: Distribution of pulmonary perfusion after myocardial infarction and its relationship to arterial hypoxämia. In Dynamic studies with radioisotopes in Medicine, p. 819–827. Wien: IAEA 1971.

KNIGHT, L., GRASSINO, A., ANTHONISEN, N.R.A., MARTIN, R.R., RENZI, G.: Regional lung function in sarkoidosis. Clin. Res. **21**, 665 (1973).

KNIPPING, H.W., BOLT, W., VENRATH, H., VALENTIN, H., LUDES, H., ENDLER, P.: Eine neue Methode zur Prüfung der Herz- und Lungenfunktion. Die regionale Funktionsanalyse in der Lungen- und Herzklinik mit Hilfe des radioaktiven Edelgases Xenon 133 (Isotopen-Thorakographie). Dtsch. med. Wschr. **80**, 1146–1147 (1955).

KONIETZKO, N., ADAM, W.E., MATTHYS, H.: Radioisotope in der modernen Lungenfunktionsdiagnostik. Münch. med. Wschr. **116**, 159–168 (1974).

KONIETZKO, N., RÜHLE, K.H., SIGMUND, E., OVERRATH, G., SPILKER, D., MATTHYS, H., ADAM, W.E.: Investigation of the lung function using inert radioactive gases. In: Dynamic studies with radioisotopes in medicine, p. 799–807. Wien: IAEA 1971.

KONIETZKO, N., RÜHLE, K.H., SCHLEHE, H., OVERRATH, G., ADAM, W.E., MATTHYS, H.: Die Radiospirometrie als integraler Bestandteil der präoperativen Lungenfunktions-Diagnostik in der Thoraxchirurgie. Pneumologie **147**, 180–187 (1972a).

KONIETZKO, N., SCHLEHE, H., RÜHLE, K.H., ADAM, W.E., MATTHYS, H.: Lungenfunktionsdiagnostik mit nuklearmedizinischen Methoden. Schweiz. med. Wschr. **102**, 1448–1455 (1972b).

KOPPENHAGEN, K., ERNST, H., MEINHOLD, H., PAEPRER, H., LIEBENSCHÜTZ, H.W.: Perfusionsszintigraphie bei primär vaskulär pulmonaler Hypertonie. Angiography/Scintigraphy, S. 172–173. Berlin-Heidelberg-New York: Springer 1972.

KORHONEN, O.: 133-Xenon radiospirometry with moving detectors. Normal values and repeatability. Scand. J. clin. Lab. Invest. **27**, 113–122 (1971a).

KORHONEN, O., POPPIUS, H.: Comparison of 133 Xenon radiospirometry with moving detectors and bronchospirometry. Scand. J. resp. Dis. **52**, 63–66 (1971b).

KRISTERSSON, S., LINDELL, S.E., SVANBERG, L.: Prediction of pulmonary function loss due to pneumectomy using 133-Xe-radiospirometry. Chest. **62**, 694–698 (1972).

KRONENBERG, R.S., DRAGE, CH.W., PONTO, R.A., WILLIAMS, L.E.: The effect of age on the distribution of ventilation and perfusion in the lung. Amer. Rev. Resp. Dis. **108**, 576–586 (1973).

LASSEN, N.A.: Assessment of tissue radiation dose in clinical use of radioactive inert gases, with examples of absorbed doses from H^3, Kr^{85} and Xe^{133}. Minerva nucl. **8**, 211–217 (1964) (Zit. nach KAUL, 1973).

LASSEN, N.A.: Assessment of tissue radiation dose in clinical use of radioactive inert gases, with examples of absorbed doses from H^3, Kr^{85} and Xe^{133}. In: Radioaktive Isotope in Klinik und Forschung, Bd. IV, (Hrsg. FELLINGER, K., HÖFER, R.), S. 37–47. München: Urban und Schwarzenberg 1965.

Lebram, Ch., Bühlmann, A.: Zur Letalität und Häufigkeit schwerer respiratorischer Störungen nach thoraxchirurgischen Eingriffen bei eingeschränkter Lungenfunktion. Schweiz. med. Wschr. **98**, 444–449 (1967).

Lilja, B.: Regional lung function and central haemodynamics in man during two hours of sitting. Scand. J. clin. Lab. Invest. **30**, 5–9 (1972).

Linton, D.S., Jr., Bellon, E.M., Bodie, J.F., Rejali, A.M.: Comparison of results of pulmonary arteriography and radioisotope lung scanning in the diagnosis of pulmonary emboli. Amer. J. Roentgenol. **112**, 745–748 (1971).

Loken, M.K., Bugby, R.D.: Visualization of the lung by methods of scintigraphy. Amer. J. Roentgenol. **97**, 850–859 (1966).

Loken, M.K., Westgate, H.D.: Evaluation of pulmonary function using Xenon 133 and the scintillation camera. Amer. J. Roentgenol. **100**, 835–843 (1967).

Loken, M.K., Medina, J.R., Lillehei, J.P., L'Heureux, P., Kush, G.S., Ebert, R.V.: Regional pulmonary function evaluation using Xenon 133, a scintillation camera and computer. Radiology **93**, 1261–1266 (1969).

Loken, M.K., Ponto, R.A., Kronenberg, R.S., Williams, L.E., Goldberg, M.E.: Dual camera studies of pulmonary function with computer processing of data. Amer. J. Roentgenol. Nucl.-Med. **21**, 761–771 (1974).

Lütgemeier, J., Löwe, K.: Differentialdiagnostische Kriterien der Hilustumoren im Lungenszintigramm. Med. Welt **24**, 135–138 (1973).

Maltz, D.L., Nadas, A.S.: Agenesis of the lung. Presentation of eight new cases and review of the literature. Pediatrics **42**, 175–188 (1968).

Mannell, T.J., Prime, F.J., Smith, D.W.: A practical method of using radioactive xenon for investigating regional lung function. Scand. J. resp. Dis. suppl. **62**, 41–55 (1966).

Marks, A., Chervony, I., Lankford, R., Smith, E.M., Gilson, A.J., Smoak, W.: Ventilation-perfusion relationship in humans measured by scintillation scanning. J. nucl. Med. **9**, 450–456 (1968).

Matthews, Ch.M.E., Dollery, C.T.: Interpretation of ^{133}Xe lung wash-in and wash-out curves using an analogue computer. Clin. Sci. **28**, 573–590 (1965).

Matthys, H.: Globale und regionale präoperative Lungenfunktionsdiagnostik. Thoraxchirurgie **21**, 246–257 (1973).

Maynard, C.D., Cowan, R.J.: Role of the scan in bronchogenic carcinoma. Semin. nucl. Med. **1**, 195–205 (1971).

Milic-Emili, J., Henderson, J.A.M., Dolovich, M.B., Trop, D., Kaneko, K.: Regional distribution of inspired gas in the lung. J. appl. Physiol. **21**, 749–759 (1966).

Milic-Emili, J., Mead, J., Turner, J.M.: Topography of esophageal pressure as a function of posture in man. J. appl. Physiol. **19**, 212–216 (1964).

Miörner, G.: ^{133}Xe-Radiospirometry. Scand. J. resp. Dis. Suppl. **64**, 1–84 (1968).

Morgan, J.R.: Absence of the right pulmonary artery. Contribution of Xenon ventilations-perfusions studies to the diagnostic evaluation. Angiology **23**, 365–371 (1972).

Moser, K.M., Tisi, G.M., Rhodes, P.G., Landis, G.A., Miale, A., Jr.: Correlation of lung photoscans with pulmonary angiography in pulmonary embolism. Amer. J. Cardiol. **18**, 810–820 (1966).

Moses, D.C., Silver, T.M., Bookstein, J.J.: The complementary roles of chest radiography, lung scanning and selective pulmonary angiography in the diagnosis of pulmonary embolism. Circulation **49**, 179–188 (1974).

Mühlberger, F., Ramos, M.: Tuberkuloseevolution und Lungenperfusion. Schweiz. med. Wschr. **107**, 205–210 (1977).

Müller-Brand, J., Stäubli, Ph., Fridrich, R.: Zur Verbesserung der Diagnose der Lungenembolie mittels kombinierter Lungenszintigraphie. 14. Internationale Jahrestagung Ges. Nuklearmedizin. Berlin: Medico-Informationsdienst (1976) (Im Druck).

Nairn, J.R., Prime, F.J.: A physiological study of MacLeod's syndrome. Thorax **22**, 148–155 (1967).

Newhouse, T., Wright, F.J., Ingham, G.K., Archer, N.P., Hughes, L.B., Hopkins, O.L.: Use of scintillation camera and ^{135}Xenon for study of topographic pulmonary function. Respiration Physiology **4**, 141–153 (1968).

Novak, D., Schneider, C., Brandenburg, H.: Perfusionsszintigramm der Lunge bei verschiedenen Stadien der Lungensarkoidose (Morbus Boeck). In: Radionuklide in Kreislaufforschung und Kreislaufdiagnostik (Hrsg. Fellinger, K., Hoffmann, G., Höfer, R.), S. 125–130. Stuttgart-New York: Schattauer 1968.

Novak, D., Wieners, H., Frenzel, H.: Die Wertigkeit der Lungenszintigraphie bei der Lungensarkoidose. Prax. Pneumol. **24**, 31–39 (1970).

Oeser, H., Ernst, H.: Die Lungenszintigraphie als Mittel zur Früherkennung des Lungenkrebses. Dtsch. med. Wschr. **91**, 333–335 (1966).

Oeser, H., Ernst, H., Gerstenberg, E.: Das „paradoxe Hiluszeichen" beim zentralen Bronchialkarzinom. Fortschr. Röntgenstr. **110**, 205–208 (1969).

Oeser, H., Ernst, H., Gerstenberg, E.: Die wandlungsfähigen Röntgenzeichen des zentralen Bronchialkarzinoms. Dtsch. med. Wschr. **95**, 552–555 (1970).

Pain, M.C.F., Glazier, J.B., Simon, H., West, J.B.: Regional and overall inequality of ventilation and blood flow in patients with chronic airflow obstruction. Thorax **22**, 453–461 (1967).

Pannetier, R., Chevillon, P.L.: Tableau des isotopes. Paris: C.I.D. Le Bi-Répertoire Nucléaire 1970.

Pauwels, R., Schelstraete, K., Verhaeghe, L., Tasson, J., Kunnen, M., van Vaerenbergh, M., Barbier, F.: Comparative study of the pulmonary perfusion as determined by different scintigraphic techniques and by angiography. In: Angiography/Scintigraphy, S. 181–182. Berlin-Heidelberg-New York: Springer 1972.

POULOSE, K., REBA, R.C., WAGNER, H.N., JR.: Characterization of the shape and location of perfusion defects in certain pulmonary diseases. New Engl. J. Med. **279**, 1020–1025 (1968).

Radiological health handbook. U.S. Department of Health. Education and Welfare. Washington 25 D.C. 1960.

RAMOS, M., BAUMGARTNER, M.W., RÖSLER, H.: Der Wert der ^{133}Xe-/^{99m}Tc-MAP Lungenszintigraphie für Früherkennung und präoperative Abklärung des zentralen Bronchialkarzinoms. Ther. Umsch. **31**, 731–737 (1974b).

RAMOS, M., BURI, P., RÖSLER, H.: Die Leistungsfähigkeit der Lungenszintigraphie in der Abklärung des Bronchialkarzinoms. (Prospektive Studie zur TN-Stadieneinteilung). Schweiz. med. Wschr. **106**, 134–141 (1976a).

RAMOS, M., BURI, P., RÖSLER, H.: Die Zuverlässigkeit lungenszintigraphischer Kriterien für die Beurteilung des Mediastinalbefalls beim Bronchialkarzinom. (Prospektive Studie). Fortsch. Röntgenstr. **124**, 401–406 (1976b).

RAMOS, M., GERTSCH, M., RÖSLER, H.: Agenesia de la rama derecha de la arteria pulmonar. Su diagnóstico con la escintigrafía pulmonar. Arch. Inst. Cardiol. Méx. **45**, 668–677 (1975a).

RAMOS, M., HAGMANN, R.: Die ^{133}Xe/^{99m}Tc-MAP-Lungenszintigraphie im Kindesalter. Helv. paediat. Acta **29**, 135–143 (1974a).

RAMOS, M., NOELPP, U., RÖSLER, H.: Normalwerte der Radiospirometrie in Abhängigkeit von der Untersuchungstechnik. In: Qualitätskriterien in der Nuklearmedizin. 13. Jahrestagung Ges. Nuklearmedizin. S. 435–439 Stuttgart-New York: F.K. Schattauer 1977

RAMOS, M., NOELPP, U., RÖSLER, H.: Abhängigkeit der regionalen Lungenfunktion von der Körperlage. Radiospirometrische Befunde beim Gesunden. Nucl.-Med. (Stuttg.) **15**, 18–21 (1976c).

RAMOS, M., NOELPP, U., RÖSLER, H.: Belastungs-Radiospirometrie. Ergebnisse bei gesunden Probanden. 14. Internationale Jahrestagung Ges. Nuklearmedizin. Berlin: Medico Informationsdienst (1976d) (Im Druck).

RAMOS, M., ZURBRIGGEN, S., VOCK, P., BURI, P.: Bedeutung und Stellenwert der Thorax-Übersichtsaufnahme und der Lungenszintigraphie für die Diagnose und Stadieneinteilung des Bronchialkarzinoms. Schweiz. med. Wschr. **107**, 915–923 (1977).

RICCABONA, G.: Nuklearmedizinische Diagnostik bei Thoraxtraumen. In: Nuklearmedizin. Fortschritte der Nuklearmedizin in klinischer und technologischer Sicht (Hrg. PABST, H.W., HÖR, G., SCHMIDT, A.E.), S. 296–308. Stuttgart-New York: F.K. Schattauer 1975.

RONCHETTI, R., GEUBELLE, F., CHANTRAINE, J.M., SENTERRE, J.: Studio del rapporto ventilazione/perfusione nel neonato mediante lo Xe-133. Minerva pediat. **23**, 1476–1485 (1971).

RÖSLER, H., BAUMGARTNER, M.W., RAMOS, M., ZUPPINGER, A.: Ergebnisse der kombinierten ^{133}Xe/^{99m}Tc-MAP-Lungenszintigraphie beim Bronchialkarzinom. Eine retrospektive und prospektive Studie. Schweiz. med. Wschr. **103**, 1034–1042 (1973b).

RÖSLER, H., HÜNIG, R., NOSEDA, G.: 133-Xe-serienszintigraphische Untersuchungen zur Beschreibung der pauschalen und regionalen funktionellen Residualkapazität der Lunge. In: Radioaktive Isotope in Klinik und Forschung IX (Hrsg. FELLINGER, K., HÖFER, R.), S. 283–293. München-Berlin-Wien: Urban und Schwarzenberg 1970.

RÖSLER, H., RAMOS, M., KINSER, J., HOFFMANN, W., SCHNAARS, P., ZUPPINGER, A.: Die ^{133}Xe-/^{99m}Tc-MAP-Lungenszintigraphie. Schweiz. med. Wschr. **103**, 857–863 und 898–904 (1973a).

RÖSLER, H., RAMOS, M., MERENDA, C.: Die Kombinierte ^{133}Xe-/^{99m}Tc-MAP-Lungenszintigraphie: Kriterien für die Operabilität des Bronchialkarzinoms. In: Nuklearmedizin. Ergebnisse in Technik, Klinik und Therapie (Hrg. PABST, H.W., HÖR, G.), S. 174–178. Stuttgart-New York: F.K. Schattauer 1974.

RUFF, F., COUTURE, J., MILIC-EMILI, J.: Fermeture des voies aeriennes peripheriques. Démonstration par l'étude régionale du rinçade du Xénon-133. In: Dynamic studies with radioisotopes in medicine, p. 809–817. Wien: IAEA 1971.

SCHLEHE, H., RÜHLE, K.H., KONIETZKO, N., MATTHYS, H., ADAM, W.E.: Untersuchungen über die regionale Lungenfunktion mit ^{133}Xenon bei Patienten mit chronischer Bronchitis. Fortschr. Röntgenstr. Suppl. 169–170 (1972).

SCHNAARS, P., RÖSLER, H., STOCKER, F.P., HAGMANN, P.: Untersuchungen zur globalen und regionalen Lungenfunktionsprüfung mit der ^{133}Xe-Serienszintigraphie bei Säuglingen und Kleinkindern mit Mukoviscidose. Radiol. clin. Biol. **41**, 311–317 (1972).

SCHMIDT-HABELMANN, B., PONTO, R., ZAMORA, R., CASTANEDA, A.: Lungenfunktionstudien mit Xe-133 nach kardiopulmonaler Autotransplantation bei Primaten (Pavianen). Res. exp. Med. **157**, 226–228 (1972).

SECKER-WALKER, R.H., PROVAN, J.L.: Scintillation scanning of lungs in preoperative assessment of carcinoma of bronchus. Brit. med. J. **3**, 327–330 (1969).

SECKER-WALKER, R.H., PROVAN, J.L., JACKSON, J.A., GOODWIN, J.: Lung scanning in carcinoma of the bronchus. Thorax **26**, 23–32 (1971).

SEVERINGHAUS, J.W., SWENSON, E.W., KACKSO FINLEY, T.N., LATEGOLA, M.T., WILLIAMS, J.: Unilateral hypoventilation produced in dogs by occluding one pulmonary artery. J. appl. Physiol. **16**, 53–60 (1961).

SILBERT-AIDAN, D., LE ROY LADURIE, M., RANSON-

Bitker, B., Le Brigand, H.: Le comptage externe du 133 Xénon. (Méthode d'étude de la répartition de la fonction pulmonaire avant chirurgie thoracique). Rev. Tuberc. (Paris) **36**, 61–76 (1972).

Spellberg, R.D., Suprenant, E.L., O'Reilly, R.J.: Hypoventilation of left lung in acquired heart disease. Amer. J. Roentgenol. **118**, 785–791 (1973).

Stocker, F.P., Weber, J.W., Gurtner, M.P., Althaus, U.: Sekundäre Lungenveränderungen (Ventilationsstörungen) bei angeborenen Herzfehlern. Schweiz. med. Wschr. **103**, 287–290 (1973).

Swenson, E.W., Finley, T.N., Guzman, S.V.: Unilateral hypoventilation in man during temporary occlusion of one pulmonary artery. J. clin. Invest. **40**, 828–835 (1961).

Tarkowska, A.: Regionale Lungenfunktion bei Patienten mit arterieller Hypertonie. Nucl.-Med. (Stuttg.) **13**, 44–61 (1974).

Ter-Pogossian, M., Morrow, A.G.: Radioisotopes in scientific research. Edited by Extermann R.C. Proceedings first (Unesco) international conference. Paris 1957, **3**, 625. London: Pergamon Press 1958 (Nach Dyson 1960).

TNM-System. Die Klassifizierung der malignen Tumoren nach dem .... Berlin-Heidelberg-New York: Springer 1970.

Treves, S., Ahnberg, D.S., Laguarda, R., Stieder, D.J.: Radionuclide evaluation of regional lung function in children. J. nucl. Med. **15**, 582–587 (1974).

Wagner, H.N., Jr., Lopez Majano, V., Langan, J.K., Joshi, R.C.: Radioactive Xenon in the differential diagnosis of pulmonary embolism. Radiology **91**, 1168–1174 (1968).

Wagner, H.N., Jr., Sabiston, D.C., Jr., McAfee, J.G., Tow, D., Stern, H.S.: Diagnosis of massive pulmonary embolism in man by radioisotope scanning. New Engl. J. Med. **271**, 377–384 (1964).

Welch, M.J.: Choice and preparation of radioactive gases. Progr. Nucl. Med. **3**, 37–48. Basel-München-Paris-London-New York-Sidney: Karger 1973.

West, J.B.: Distribution du débit sanguin dans le poumon. Poumon **22**, 705–724 (1966).

West, J.B.: The use of radioactive materials in the studie of lung function. Medical Monograph **1**. The Radiochemical Centre Amersham, England 1967.

West, J.B., Dollery, C.T.: Distribution of blood flow and ventilation-perfusion ratio in the lung, measured with radioactive CO_2. J. appl. Physiol. **15**, 405–410 (1960).

West, J.B., Dollery, C.T., Heard, B.E.: Increased pulmonary vascular resistance in the dependent zone of the isolated dog lung caused by perivascular edema. Circulat. Res. **17**, 191–206 (1965).

West, J.B., Dollery, C.T., Hugh-Jones, P.: The use of radioactive carbon dioxide to measure regional blood flow in the lungs of patients with pulmonary disease. J. clin. Invest. **40**, 1–12 (1961).

West, J.B., Dollery, C.T., Naimark, A.: Distribution of blood flow in isolated lung, relation to vascular and alveolar pressures. J. appl. Physiol. **19**, 713–724 (1964).

West, J.B., Holland, R.A.B., Dollery, C.T., Matthews, C.M.E.: Interpretation of radioactive gas clearance rates in the lung. J. appl. Physiol. **17**, 14–20 (1962).

Williams, O., Lyall, J., Vernon, M., Croft, D.M.: Ventilationperfusion lung scanning for pulmonary emboli. Brit. med. J. **1**, 600–602 (1974).

Wilson, B.J.: The radiochemical manual. Second Edition. The Radiochemical Centre Amersham/England (1966).

Winkler, C., Felix, R.: Szintigraphische Diagnostik bei pulmonaler Hypertonie. Med. Welt **23**, 1009–1011 (1972).

Zuppinger, A.: Allgemeine Untersuchungsmethoden der Lungen-Bronchialerkrankungen: Röntgenuntersuchung. In: Handbuch der Inneren Medizin (Hrsg. Von Bergmann, G., Frey, W., Schwiegk, H.) Bd. IV, S. 587–606. Berlin-Göttingen-Heidelberg: Springer 1966.

C. Das Mediastinum

Von

U. Feine

Mit 12 Abbildungen

1. Einleitung

Das Mediastinum, das Mittelfeld des Thoraxraums, wird ventral durch das Sternum und die Rippen, seitlich durch die medialen Lungenflächen, nach dorsal durch die Wirbelsäule und den Rippenthorax, nach kaudal durch das Zwerchfell mit angrenzender Leber, Magenfundus und Milz und nach kranial durch die Schilddrüsenregion begrenzt, wobei letztere Grenze nicht scharf gezogen ist. Durch die Trachea- und Herzhinterwand wird das Mediastinum in ein vorderes und hinteres Mediastinum unterteilt, das vordere Mediastinum in ein oberes Mediastinum mit Thymus und Trachea, ein unteres Mediastinum mit dem Herzen (Kubik, 1975; Töndury, 1967). Das Mediastinum ist demnach kein einheitlicher Raum, sondern ein definierter Körperabschnitt, der eine Reihe verschiedener Organe und Organanteile beherbergt bzw. von verschiedenen Organen begrenzt wird. Somit ist die Diagnostik dieses Raums einer Vielfalt von Methoden offen, die zum Teil die Organdiagnostik der in diesem Bereich liegenden Organe betreffen, zum Teil auch spezielle diagnostische Techniken bedeuten.

Die Nuklearmedizin mit ihren teils organspezifischen Methoden, teils sehr unspezifischer Systemdiagnostik kann zur Erkennung pathologischer Veränderungen im Mediastinalbereich zahlreiche Bausteine liefern, in bestimmten Fällen sogar spezifische Aussagen machen. Damit sollte ein Kapitel über die nuklearmedizinische Diagnostik des Mediastinums die Methoden für die Thorax-, Hals- und Bauchorgane mit einbeziehen. Dies ist jedoch Aufgabe spezieller Organkapitel. Hier soll lediglich eine Übersicht gegeben und eine Auswahl getroffen werden, um die speziellen diagnostischen Belange des Mediastinums in der Nuklearmedizin aufzuzeigen.

In vielen Fällen muß auf andere Kapitel verwiesen werden.

Die hier zu beschreibende nuklearmedizinische Diagnostik des Mediastinums ist im weitesten Sinn eine Tumordiagnostik, d.h. auf die Erkennung raumfordernder Prozesse ausgerichtet. Die Fragestellung an die Nuklearmedizin wird somit weitgehend sein: Welche Ursachen hat eine umschriebene oder diffuse auf dem Röntgenbild sichtbare Verbreiterung des Mediastinums, bzw. besteht, trotz röntgenologisch normalem Mediastinum, bereits ein pathologischer Prozeß im weitesten Sinn als Raumforderung oder Tumorbefall im Mediastinum, besonders im Bereiche der Lymphknotenregionen? Damit ist insbesondere die Lokalisationsdiagnostik der Nuklearmedizin angesprochen, also die Szintigraphie, während die nuklearmedizinische Funktionsdiagnostik nur eine untergeordnete Rolle spielt, wenn z.B. Herz- und Lungen-Untersuchungen mit zur Aussage von Mediastinalerkrankungen herangezogen werden.

2. Nicht neoplastische Mediastinalveränderungen

2.1. Entzündliche Veränderungen

Entzündliche Veränderungen und abgegrenzte Entzündungen im Sinn von Abszessen im Bereich des Mediastinums können von den verschiedensten Organstrukturen ausgehen und in allen Abschnitten des Mediastinums lokalisiert sein. Eine spezifische Darstellung von Entzündungsprozessen, insbesondere von Abszessen durch nuklearmedizinische Lokalisationsmethoden, gibt es nicht. Eine unspezifische, allerdings recht gute Anreicherung ergibt das Gallium-67 schon in der frühen Phase (HOPKINS u. MENDE, 1975). Nach intravenöser Gabe von Gallium-Citrat, 1–2 mCi, können bereits nach 3–6 Std Abszesse als deutliche Anreicherung im Szintigramm erkannt werden; Szintigramme nach 2 und 3 Tagen werden allerdings meist eine bessere Abgrenzung erkennen lassen. Neoplasien bewirken jedoch auch eine Gallium-Anreicherung, so daß eine Differenzierung zwischen Tumor und entzündlichem Prozeß nicht möglich ist (LANGHAMMER et al., 1972).

2.2. Kardiovaskuläre Mediastinalverbreiterungen

Sie können mit der Radiokardiographie oder der mediastinalen Radiophlebographie szintigraphisch nachgewiesen werden (BONTE et al., 1969). Diese Diagnostik beruht auf der szintigraphischen Darstellung der großen Bluträume, wie den Herzkammern und den großen Schlagadern und Venen im Mediastinum mit radioaktiven Substanzen. Zur Darstellung mit dem Scanner werden intravenös radioaktiv markierte Substanzen gegeben, die längere Zeit im Blutkreislauf verweilen (^{131}J-Albumin 200–400 µCi, ^{99m}Tc-Albumin 5–10 mCi, ^{113}In-Transferrin 5–10 mCi). Nach Injektion dieser Substanzen lassen sich die blutgefüllten Räume des Herzens und der großen Schlagadern, so die A. pulmonalis und die Aorta thoracalis im Szintigramm darstellen. Die Aorta im Aneurysmabereich zeigt ein verbreitertes Aktivitätsband (Abb. 1), das von Tumoren des Mediastinums meist gut abzugrenzen ist (BONTE u. CURRY, 1969). Zur Darstellung unter der Gamma-Kamera genügt Pertechnetat-Lösung, die als kleiner, hochaktiver Bolus intravenös injiziert wird und deren Abfluß bzw. Durchfluß durch das Herz und die Lungen mit der Gamma-Kamera filmartig registriert werden kann (ADAM, 1974). Günstig ist eine Speicherung auf Magnetplatte oder -band über den Rechner mit anschließender Auswertung der Einzelbilder über „regions of interest" (Abb. 2). Mit der gleichen Methode kann der Abfluß über die obere Hohlvene kontrolliert werden. Dies wird als Radiophlebographie (Radiovenographie) bezeichnet und ist eine einfache, den Patienten als nicht invasive Methode nicht belastende Technik, die auch bei schwerer oberer Einflußstauung angewandt werden kann (KRISHNA MURTHY et al., 1973). Nach intravenöser Injektion kann der Abfluß des radioaktiven Bolus, evtl. sogar nach Injektion über die rechte und linke Kubital-Vene, in den rechten Vorhof unter der Gamma-Kamera beobachtet werden. Obstruktionen in diesem Bereich mit Einflußstauungen lassen sich gut darstellen, vor allem kurzfristig nach therapeutischen Maßnahmen kontrollieren (MIGANAE, 1973) (Abb. 3). Rupturen mediastinaler Venen im oberen Mediastinalabschnitt können auch mit ^{99m}Tc-Partikeln im statischen Szintigramm dargestellt werden (BACHYNSKI, 1973).

In der statischen Szintigraphie nach intravenöser Injektion von radioaktiven Substanzen, die im Blutkreislauf länger verbleiben, entspricht der röntgenologisch feststellbare Herzschatten größtenteils den szintigraphisch dargestellten Herzhöhlen, wobei der Transversaldurchmesser nicht mehr als 1,5–2 cm im Szintigramm kleiner sein soll (Abb. 4). Verbreiterungen der Herzwandung durch Prozesse im Herzmuskel sowie des Perikards mit Perikardergüssen und Tumorbildungen bewirken größere Abstände zu den umliegen-

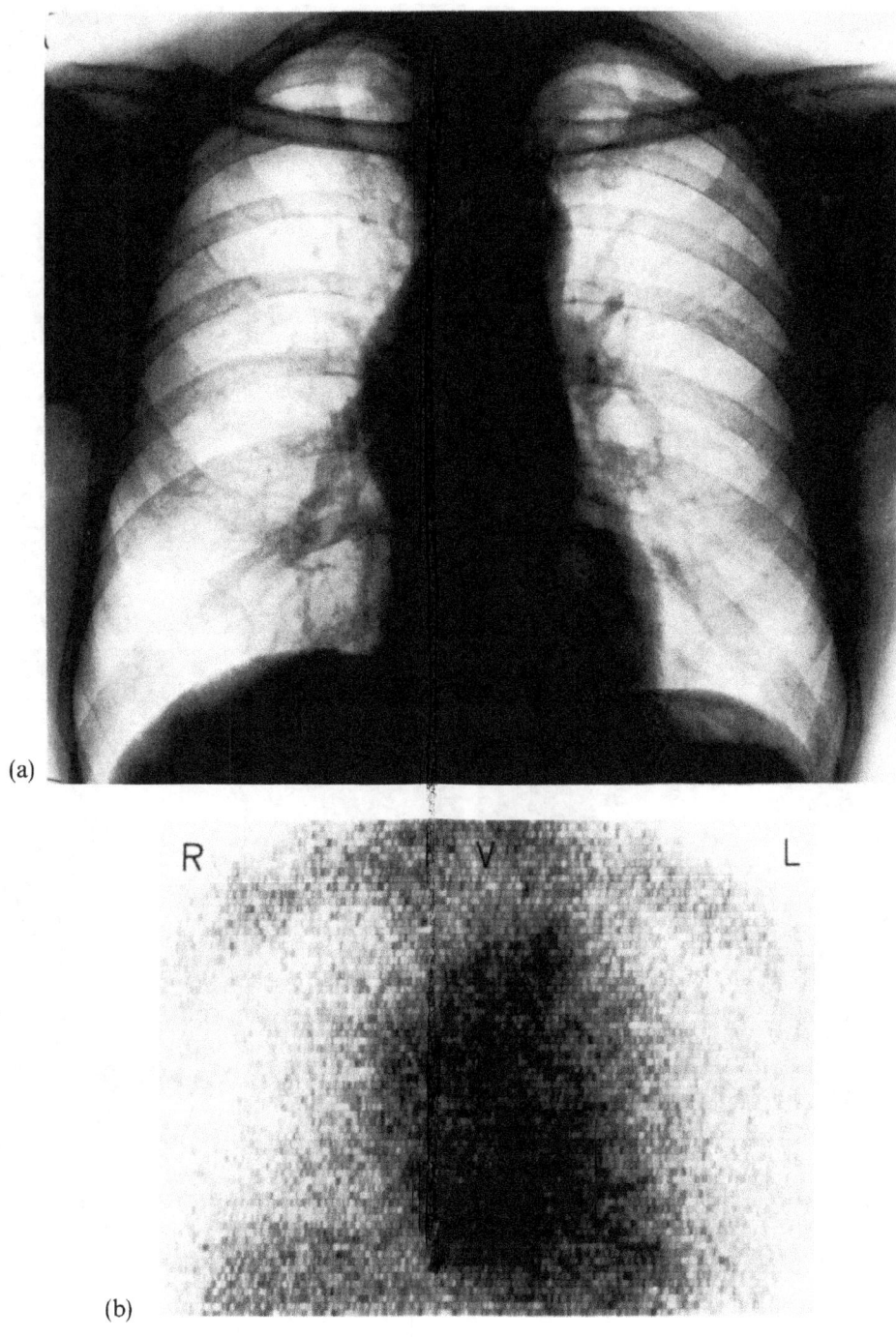

Abb. 1 (a) Thoraxaufnahme bei Aneurysma der Aorta ascendens, das als bogige Kontur des re. Mediastinums auf dem Röntgenbild zu erkennen ist. (b) Szintigramm der großen Informationen nach Injektion von 6 mCi^{99m}TcO$_4$. Man erkennt, neben der Füllung der Herzhohlräume, Aktivität im Bereich des auf dem Röntgenbild beschriebenen Mediastinaltumors re., was beweist, daß es sich um ein blutgefülltes Aneurysma der Aorta ascendens handelt (56jähriger Patient).

den Organen, so daß mit dieser Methode Perikardergüsse, Perikardzysten, Perikardtumoren von Herzdilatationen und Herzmuskelprozessen abgegrenzt werden können. Eine gleichzeitige Darstellung der Leber mit radioaktiven Kolloiden (^{99m}Tc-S-Kolloid) oder Lunge mit radioaktiv markierten Partikeln erleichtern die Diagnose, da der Abstand zwischen den dargestellten Herzbinnenräumen und benachbarten Organen besser erkennbar ist. Der Abstand zwischen Leberkuppe und angrenzender Herzkammer soll im Normalfall nicht größer als 1,5–2 cm sein. SKLAROFF und CHARKES (1964) geben folgende röntgenologisch-szintigraphische transversale Durchmesser an:

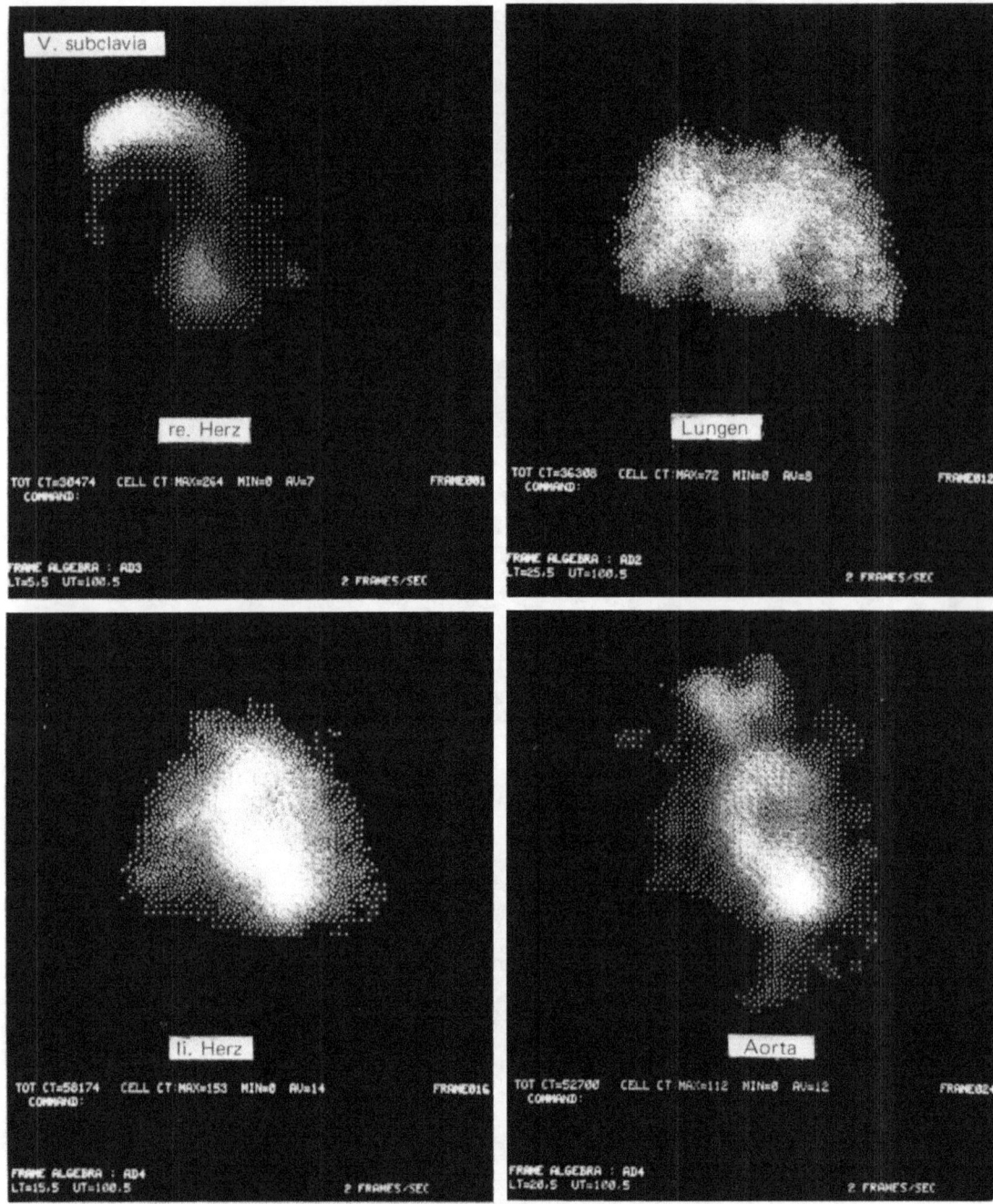

Abb. 2. Durchfluß eines 8 mCi^{99m}TcO$_4$-Bolus über die rechte Vena subclavia, obere Hohlvene, das rechte Herz, die Lungen und das linke Herz sowie Darstellung der Aorta und großer Halsschlagadern nach intravenöser Injektion. Rechnerausdruck mit aufaddierten Einzelbildern von je 0,5 sek nach Magnetplattenspeicherung (System Gamma 11).

Tabelle 1. Szintigraphischer und röntgenologischer Transversaldurchmesser (TDH) des Herzens (SKLAROFF u. CHARKES, 1964)

Diagnose	Differenz der TDH	Verhältnis szint. zu röntg. TDH
normale Herzgröße	bis 1,5 cm	über 0,9
Herzdilatation	bis 1,5 cm	über 0,9
Perikarderguß, 100 ml	2–3,5 cm	0,8–0,9
Perikardergruß, 200 ml und mehr	über 4,5 cm	unter 0,8

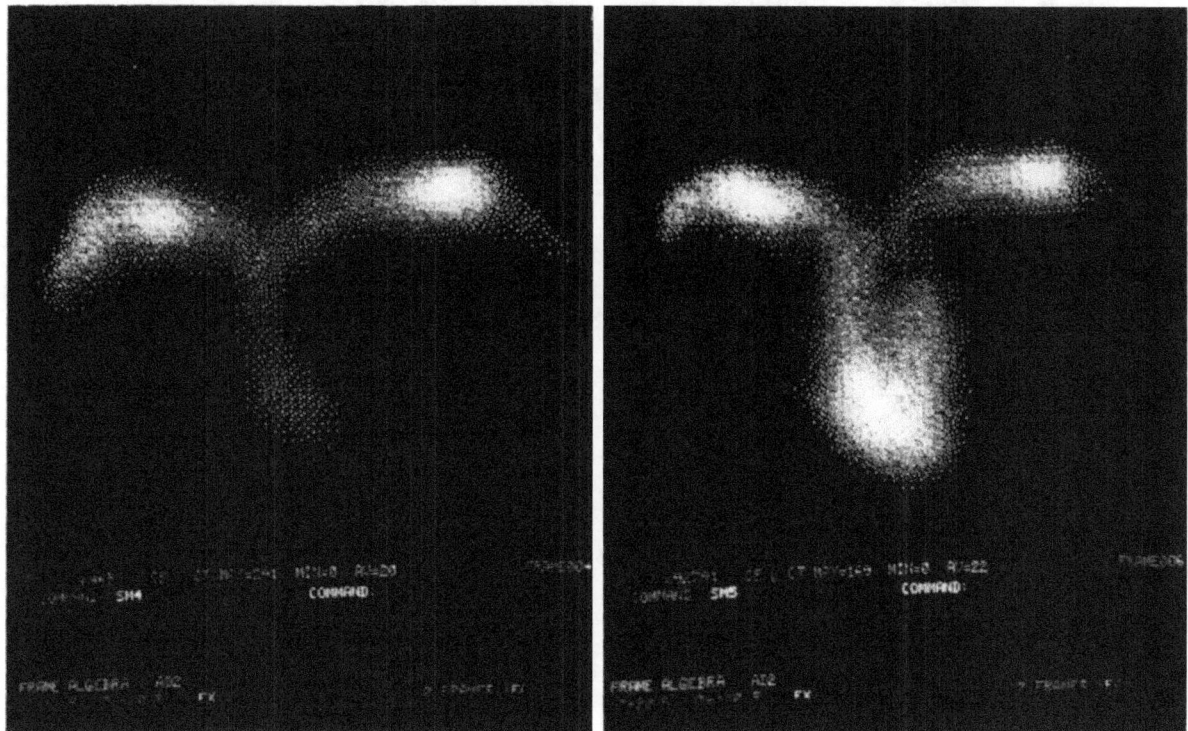

Abb. 3. Darstellung der oberen Hohlvene über die rechte und linke Vena subclavia mit Doppelinjektion von 2mal 8 mCi 99m-Tc-Pertechnetat. Aufaddierte Einzelbilder von je 0,5 sek Dauer.

Perikardtumoren und -zysten kommen als unregelmäßige, Perikardergüsse als das Herz relativ gleichmäßig umfassende, halbmondförmige Aktivitätsminderung zur Darstellung (BONTE et al., 1969). Das Röntgenthoraxbild, das meistens im Stehen gewonnen wird und einen Vergrößerungsfaktor aufweist, kann durch das Transmissionsszintigramm ersetzt werden, das in gleicher Patientenlage und ohne Vergrößerungsfaktor den Herzschatten im Thoraxraum darstellt (Abb. 4). Emissions- und Transmissionsszintigramm, zur Deckung gebracht, ergeben bei Perikardprozessen eine deutliche Verbreiterung der Herzbinnenraumumrandung.

Zur Transmissionsszintigraphie wird auf den Ober- oder Unterkopf eines Doppelkopf-Scanners eine Tc-Quelle von 2–4 mCi ^{99m}Tc befestigt und das Transmissionsszintigramm mit dem gegenüberliegenden Kopf aufgenommen.

Zur Diagnose von Perikardergüssen und -zysten hat sich eine einfache Methode bewährt (BONTE et al., 1969). Hierbei wird reines Tc-Pertechnetat, ohne eine andere chemische Substanz, in einer Menge von etwa 4–5 mCi intravenös injiziert und die Szintigraphie als Scann- oder Kamera-Szintigraphie sofort angeschlossen. Das Pertechnetat diffundiert dabei auch in den Herzmuskel und die Leber, so daß sich beide Organe darstellen, gleichzeitig mit den großen Bluträumen (Abb. 5). Perikardergüsse und -zysten, aber auch nicht mehr frische Hämatome nehmen das Pertechnetat langsamer auf, so daß im Szintigramm sofort nach Injektion ein aktivitätsfreier Raum von einer Aufhellung, entsprechend dem Perikarderguß, mantelförmig um den Herzschatten oder bei einer Zyste als rundliche Aufhellung zu erkennen ist (Abb. 6). Mit dieser Methode werden also nicht oder stark vermindert durchblutete Gebiete, wie Ergüsse, Zysten oder Hämatome, als Aktivitätsaussparung dargestellt, während gut durchblutete Tumoren sich eher verstärkt abheben. Allerdings kann das Pertechnetat in den Perikarderguß eindiffundieren und so bei Aufnahmen längere Zeit nach Injektion zu Fehlinterpretationen führen (CHRISTENSEN et al., 1967).

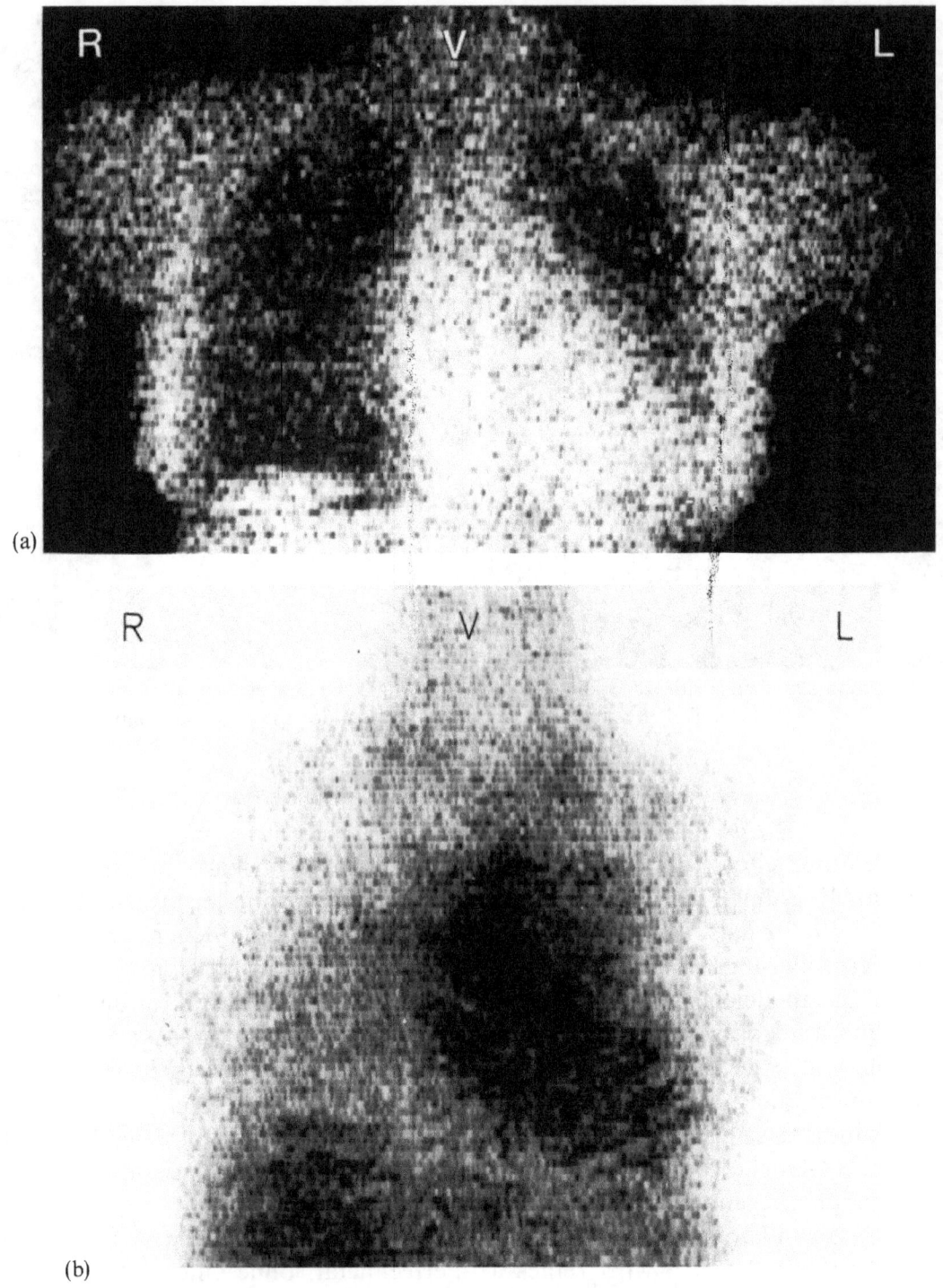

Abb. 4. (a) Transmissionsszintigramm mit 6 mCi^{99m}Tc auf dem Untertischdetektor eines Doppeldetektorscanners, aufgenommen mit dem Obertischdetektor. Szintigramm im Liegen. (b) Herzbinnenraum, 30 min nach Injektion von 6 mCi^{99m}Tc-Albumin. Die großen Bluträume des Herzens grenzen sich gut von der Leber ab, bei vergrößerter Herzkontur auf dem Röntgenbild ist ein größerer Perikarderguß auszuschließen.

2.3. Zwerchfellücken und -hernien

Zwerchfellücken, angeborene und meist traumatisch erworbene, sowie Zwerchfellhernien können zur Verlagerung von Abdominalorganen in den Thoraxraum, das Mediastinum führen und Tumoren vortäuschen. Die Darstellung von Milz und Leber durch Radiokolloide kann bei Verlagerung dieser Organe den Charakter der Tumoren klären.

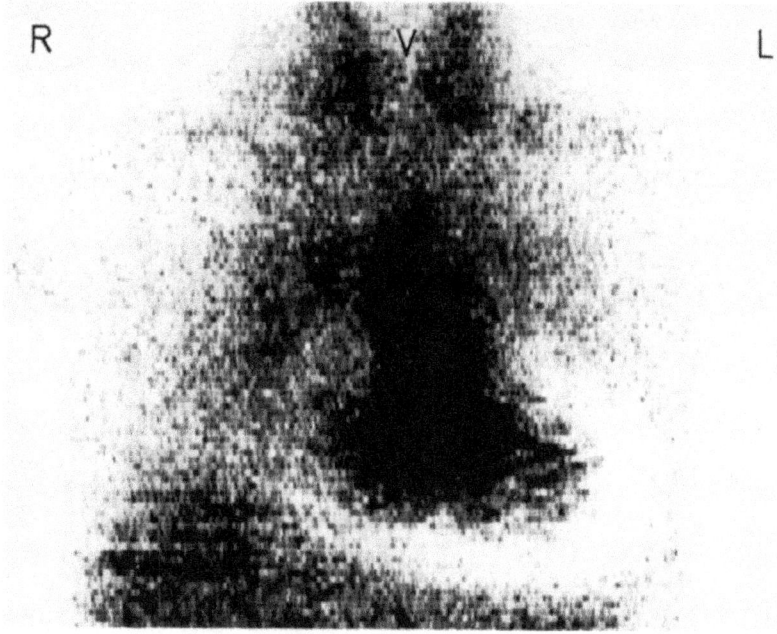

Abb. 5. Perikarderguß, dargestellt 10 min nach Injektion von 5 mCi ^{99m}TcO$_4$ als halbmondförmige Aktivitätsaussparung.

Eine Zwerchfellagenesie mit Leberverlagerung in das Mediastinum, was einen Tumor vortäuschte, wurde von uns beobachtet (Abb. 7). Größere Hiatushernien können durch ihren Anteil an Magenschleimhaut bei Verwendung von Pertechnetat, das in der Magenschleimhaut angereichert wird, im unteren Mediastinalanteil leicht nuklearmedizinisch erkannt werden. Magenschleimhaut im Ösophagus und Magenzysten im Thoraxraum lassen sich mit der Pertechnetat-Szintigraphie ebenfalls feststellen (BERQUIST et al., 1973; MARK et al., 1975). Vordere oder hintere Überblähungen der Lunge in Form von Mediastinalhernien werden im Lungenszintigramm als Perfusionsgebiete gut dargestellt.

3. Neubildung im Bereich des Mediastinums

3.1. Die Struma endothoracica und substernalis

Die Schilddrüse liegt an der kranialen Grenze des Mediastinums und breitet sich nicht selten als Struma, vor allem postoperativ nach Strumektomie, in die ventrale, zum Teil auch mittlere Lage des Mediastinums aus, bis über die Hilusregion. Hier können sich Tumoren bilden, die Mediastinalverbreiterungen aufweisen und primär keinen Zusammenhang mit einer zervikalen Struma zu zeigen brauchen (FELLINGER u. VETTER, 1950). So sollte als diagnostische Maßnahme die szintigraphische Untersuchung der Schilddrüse mit Pertechnetat (^{99m}Tc-O$_4$) bzw. ^{131}J gefordert werden, wenn die Genese des Mediastinaltumors nicht bekannt ist. In einer Zusammenstellung von 15231 Mediastinaltumoren durch WASSNER (1970) wurden 15% intrathorakale Strumen beschrieben. Unter 330 malignen Mediastinaltumoren waren 3% durch maligne Strumen bedingt (SABISTAN, 1970). Da oft ein M. Hodgkin zur Diskussion steht, wenn eine Mediastinalverbreiterung am oberen Mediastinum auf dem Röntgenbild sichtbar wird, und damit eine

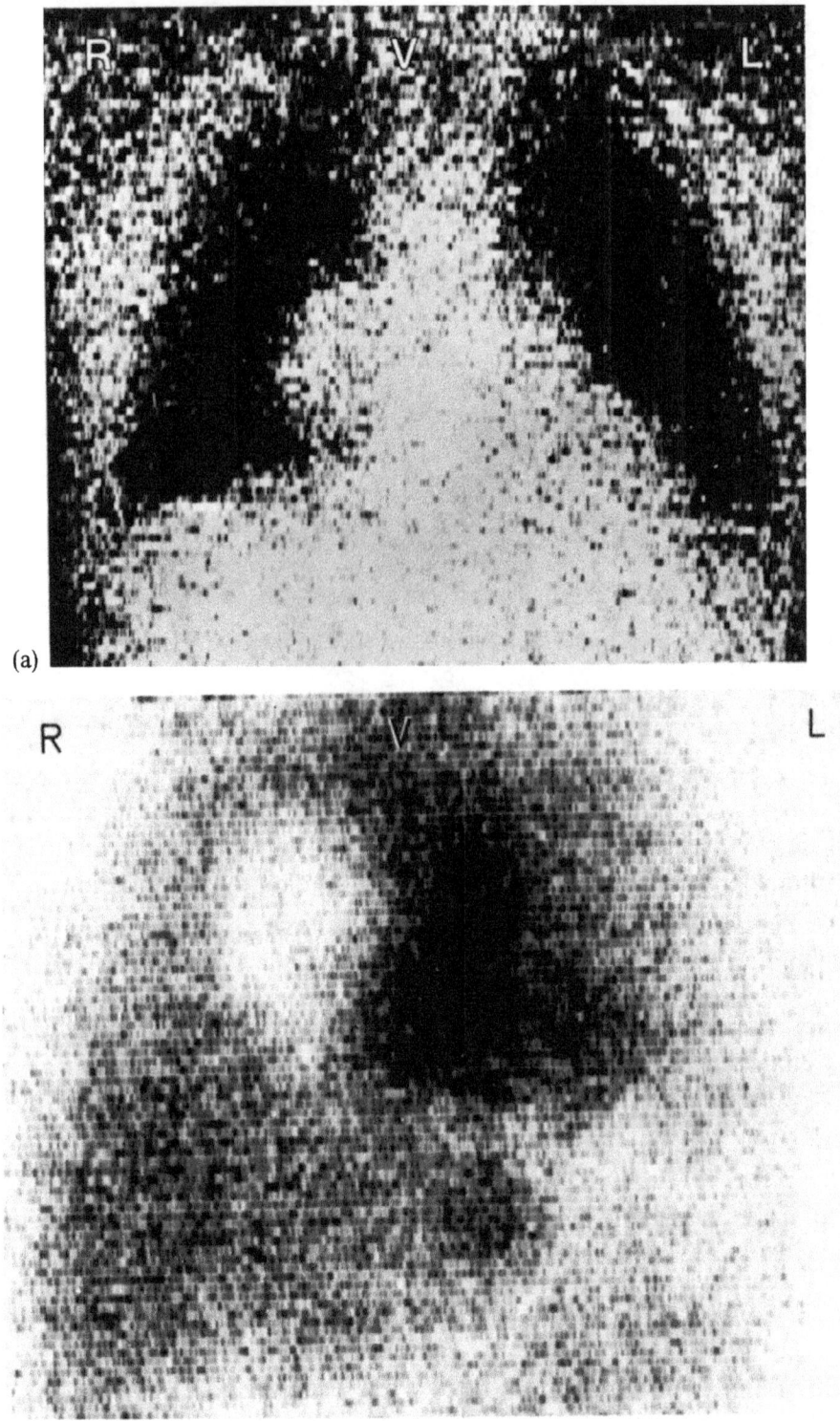

Abb. 6. (a) Perikardzyste im Transmissionsszintigramm mit 6 mCi ^{99m}TcO$_4$ als Mediastinaltumor im Bereich der rechten Herzkontur. (b) Perikardzyste im Emissionsszintigramm, nach Injektion von 6 mCi ^{99m}Tc-Albumin als Aktivitätsaussparung rechts neben dem Herzen erkennbar.

Lymphographie in Erwägung gezogen wird, muß beachtet werden, daß nach Lymphographie die Darstellung von Schilddrüsengeweben und somit auch einer Struma im Thoraxraum durch die Jodblockade sowohl mit ^{131}J als auch mit ^{99m}TcO$_4$ kaum mehr möglich ist.

Die den Patienten wenig belastende Schilddrüsen-Szintigraphie steht also als diagnostische Maßnahme an der Spitze (FEINE, 1973; ZUM WINKEL, 1975). Die Methodik ist

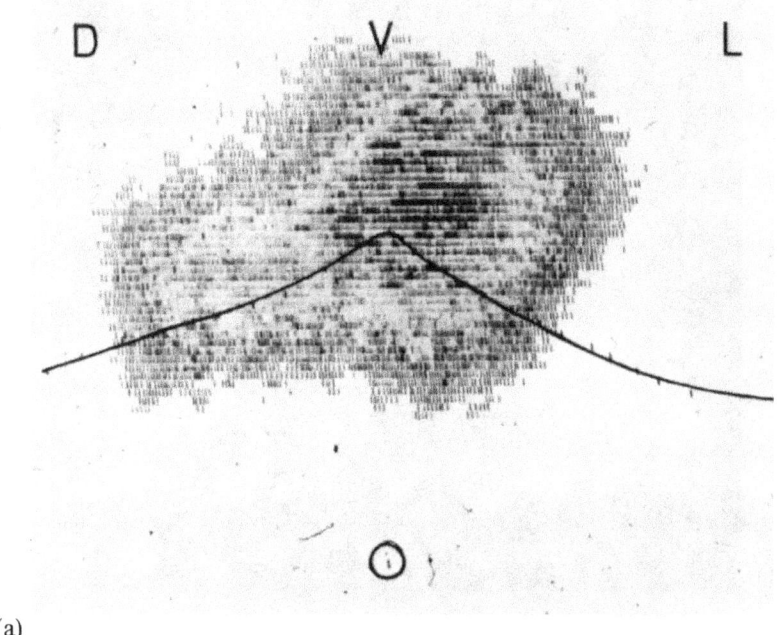

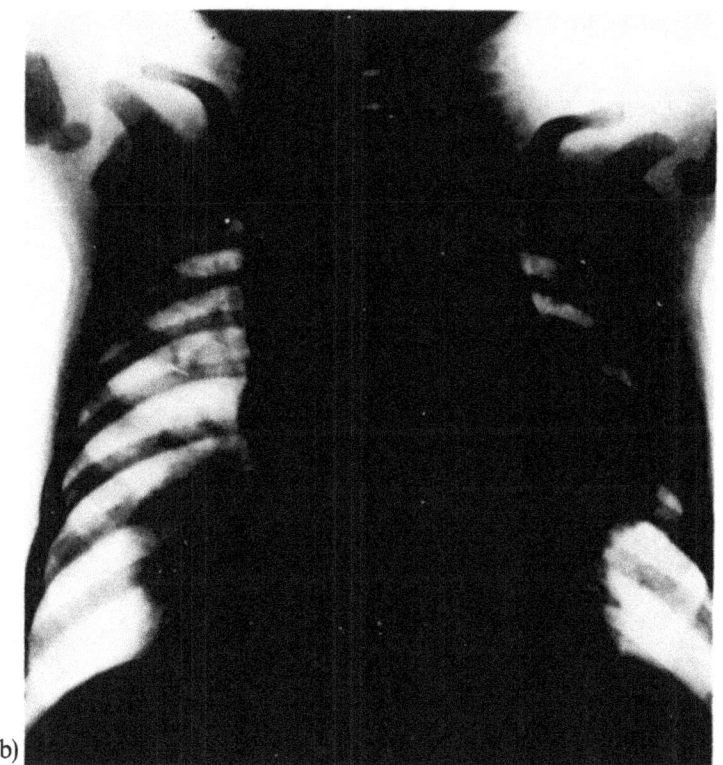

Abb. 7. (a) Zentrale Zwerchfellücke mit Leberprolaps bei 7 Monate altem Säugling. Röntgenaufnahme mit scheinbarem Tumor im unteren Mediastinalbereich, (b) Leberszintigramm mit 9 µCi ^{198}Au-Kolloid. Der Tumor stellt sich eindeutig als Leberparenchym dar.

im Kapitel Schilddrüsendiagnostik (s. Kapitel Lokalisationsdiagnostik der Schilddrüse) beschrieben und sei hier nur kurz erwähnt: Wenn keine speziellen Gründe dagegen sprechen (Funktionsdiagnostik der Schilddrüse, Zungengrundstrumen) sollte die Schilddrüse zuerst mit ^{99m}Tc-Pertechnetat dargestellt werden. Hierzu werden 500 µCi ^{99m}TcO$_4$ 10 min vor der Szintigraphie mit Scanner oder Kamera intravenös injiziert. Eine genügend tiefe Einsenkung des Fokus in den Thoraxraum ist bei Verdacht auf endothorakale

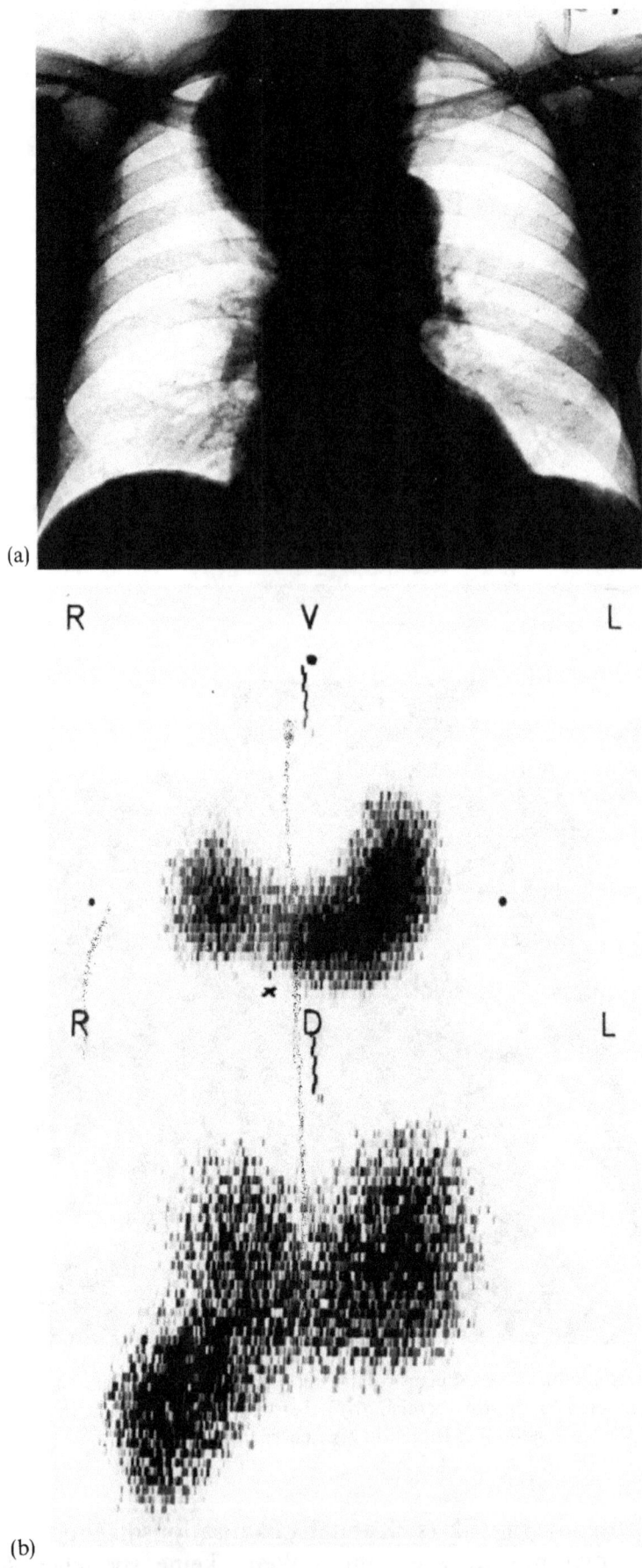

Abb. 8. (a) Tumor im Bereich des oberen Mediastinums, rechts ausladend, mit Verdrängung der Trachea nach links. (b) Szintigramm 24 Std nach Gabe von 80 µCi ^{131}J. Im Doppeldetektorscan zeigt sich nur im Untertischdetektor die in das Mediastinum zapfenartig vorspringende Strumakontur, die im Obertischdetektor nicht fokussiert ist und deshalb nicht erscheint. Es handelt sich also um eine vorwiegend im hinteren Mediastinum gelegene Struma intrathoracica.

Struma notwendig (Abb. 8). Die Szintigraphie wird von kaudal nach kranial durchgeführt, wobei die unterste Begrenzung der Aktivität zuerst aufgesucht wird. Im Tc-Szintigramm zeigen die großen Berliner des Mediastinums ebenfalls eine leichte Aktivitätsanreicherung, die bei Jod-Blockade der Schilddrüse bei geringer Speicherung des Pertechnetats oft schwer von der Struma abzugrenzen sind. Auch ein seitliches Szintigramm kann für die Diagnostik der Struma endothoracica günstig sein.

Eine speichernde Struma endothoracica oder substernalis setzt sich jedoch eindeutig von der leichten Aktivitätsanreicherung im Bereich der großen Berliner des Mediastinums (Herz und Gefäße) ab.

Bestehen Zweifel in der Abgrenzung, muß die Szintigraphie mit ^{131}J, das eine höhere Spezifität und selektivere Anreicherung im funktionierenden Schilddrüsengewebe aufweist, nachfolgen. Da die Strahlenbelastung bei ^{131}J wesentlich höher ist, sollte vor allem bei jüngeren Patienten primär das Tc-Szintigramm durchgeführt werden. Bei der primären Schilddrüsen-Szintigraphie mit ^{131}J, wenn es nicht um die Diagnostik einer malignen Struma geht, wird man nicht mehr als 50 µCi ^{131}J geben, was eine Strahlenbelastung der normalen Schilddrüse von ca. 25 g bei 50% Speicherung und 75–100 rad ergibt, bei Strumen mit höherem Gewicht entsprechend weniger. Die Szintigraphie erfolgt 6–24 Std, eventuell 48 Std nach Gabe des Radiojods (im übrigen siehe Technik im Schilddrüsenkapitel: FEINE, 1973; z. WINKEL, 1975; FREEMAN u. JOHNSON, 1975; JOHNSTON et al., 1973). Die Frage der kalten Bezirke (BÖRNER et al., 1965) ist bei der Struma endothoracica sehr sorgfältig zu prüfen. Hier ist ein Vergleich mit dem Röntgenbild unbedingt notwendig. Unter anderem muß die Impulsrate statistisch sichere Ergebnisse bringen und ein Auswandern der speichernden Gewebe aus dem Scan-Fokus vermieden werden. Oft weist die unregelmäßige untere Begrenzung einer Struma im Hals- und Jugulum-Bereich auf partiell kalte substernale Strumaanteile hin. Kalte Bezirke können mit tumorsuchenden Nukliden (^{67}Ga, ^{75}Se) kontrolliert werden und Anreicherungen auf einen malignen Prozeß hinweisen. Die Spezifität dieser szintigraphischen Untersuchungen des Mediastinums mit Jod-131, aber auch bei hoher Speicherung mit ^{99m}Tc-Pertechnetat ist so hoch, daß die Organdiagnose Struma/Schilddrüsengewebe gestellt werden kann. Maligne Strumaanteile werden relativ gut mit ^{67}Ga angefärbt (LANGHAMMER et al., 1972), so daß die Strumadiagnostik mit diesem Radionuklid bei kalten Bezirken erfolgreich sein kann.

Abzugrenzen von der endothorakalen substernalen Struma, die per continuitatem in das Mediastinum einwächst und häufig nach Strumektomie zu finden ist, ist die metastasierende Struma maligna mit guter Differenzierung und Radiojod-Aufnahme, die zu Metastasen im Mediastinal- und Hilusbereich führen kann. Das szintigraphische Bild mit einzelnen nodösen Herden läßt meistens gut eine Differenzierung als Metastasen zu (Abb. 9).

Die Größe des substernalen Anteils an der Struma ist im Szintigramm scheinbar geringer als auf der Röntgenthoraxaufnahme, die immer durch eine parallaktische Verzeichnung den Strumaschatten tiefer in den Thoraxraum eintauchen läßt. Außerdem wird die Thoraxaufnahme im Stehen angefertigt, die Szintigraphie der Schilddrüse und Struma im Liegen mit meist nach hinten leicht überstrecktem Kopf. Diese Diskrepanz zwischen spezifischen Schatten im Röntgenbild und der szintigraphischen Ausdehnung muß dem Nuklearmediziner bzw. Röntgenologen bekannt sein.

3.2. Unspezifische Tumordarstellung

Eine Anreicherung radioaktiver Substanzen in Tumoren unspezifischer Art ist durch verschiedene Radionuklid-Verbindungen zu erreichen. Obwohl maligne Tumoren be-

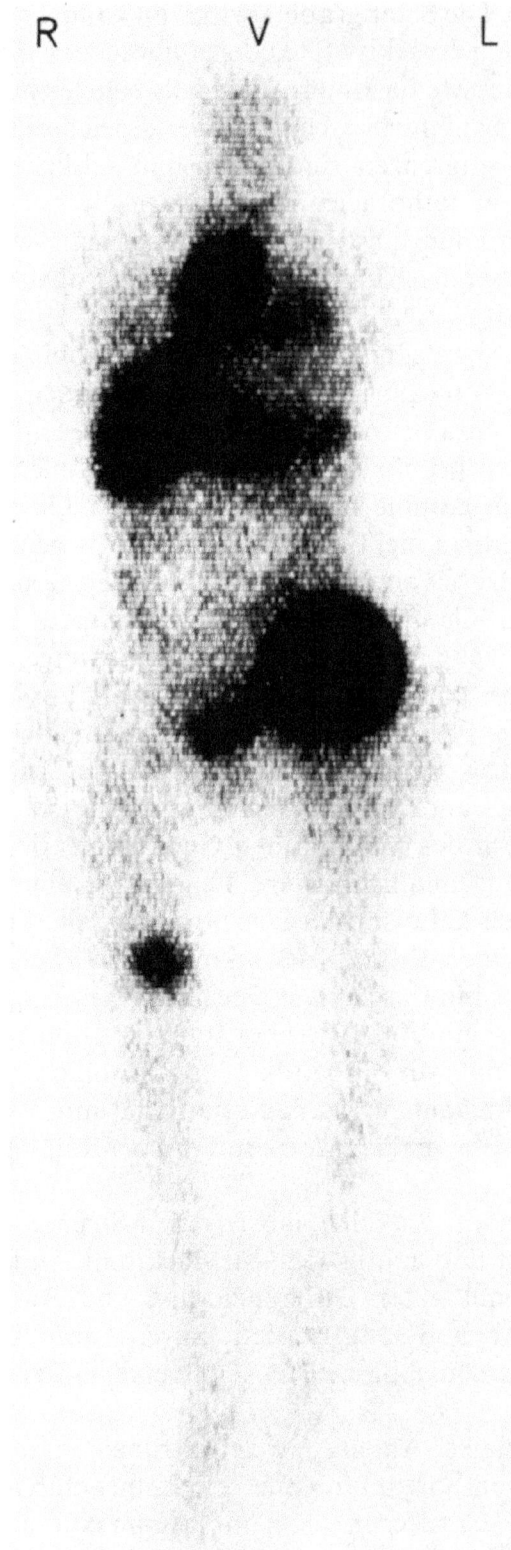

Abb. 9. Ganzkörperszintigramm nach ^{131}J-Therapie mit 80 mCi, 22 Tage nach oraler Verabfolgung. Mediastinalmetastasen, Beckenmetastasen links, Femurmetastase rechts. Die Leber ist durch die in den Metastasen gebildeten radiojodmarkierten Hormone angefärbt. Zustand nach Ausschaltung der Rest-Schilddrüse einer Struma maligna durch Radiojod.

stimmte Radionuklide anreichern, ist dies durchaus kein spezifischer Effekt, da auch entzündlich verändertes Gewebe und lokale Ödembildungen eine Anfärbung mit diesen Radionukliden bewirken können (s.S. 336). Obwohl die Tumoranfärbung also relativ unspezifisch ist, ist sie doch eine gewisse Hilfe zur Früherkennung von Tumoren im

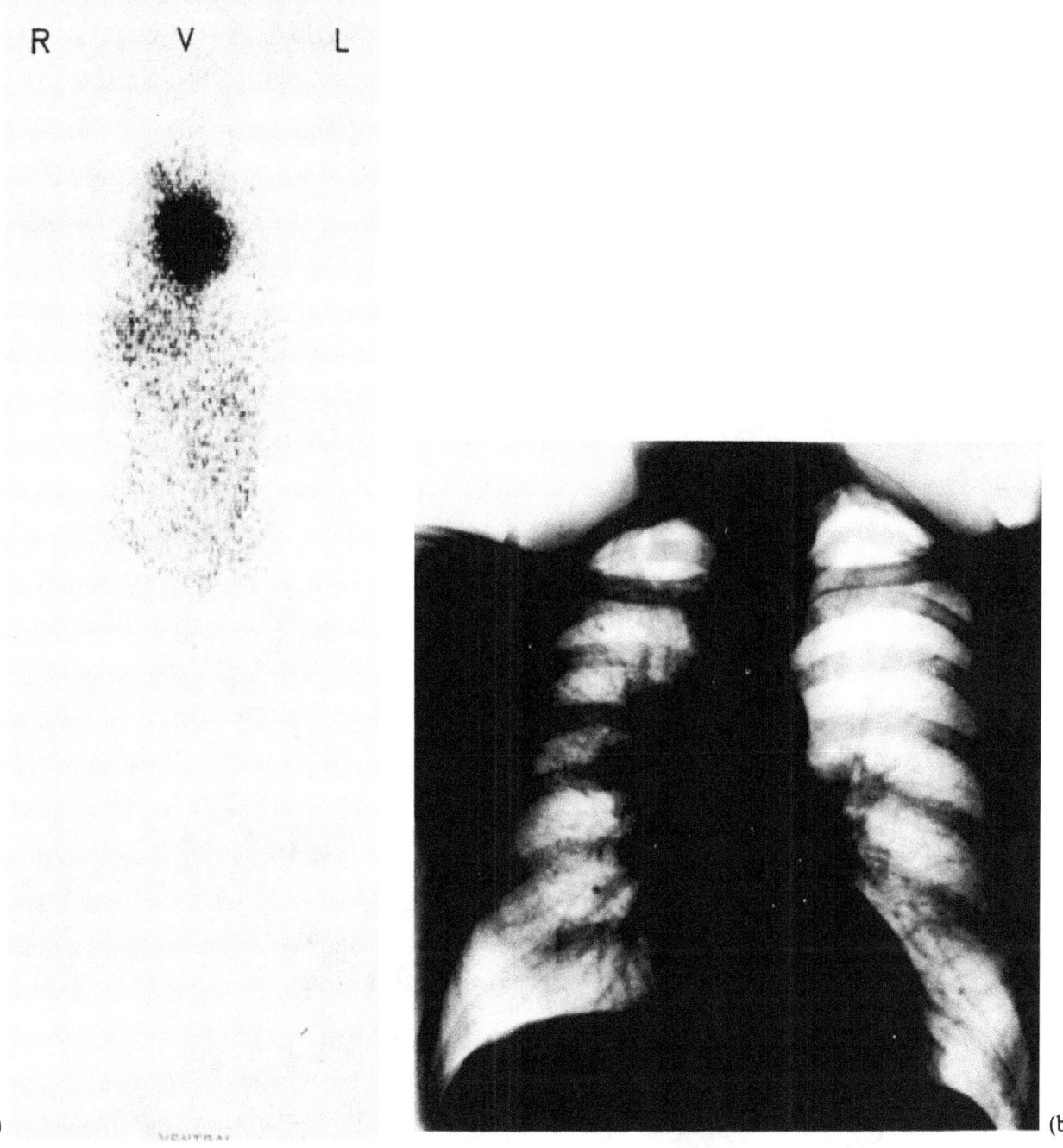

Abb. 10. (a) Mediastinale Metastasen bei Bronchuskarzinom rechts, 2 Tage nach Injektion von 2 mCi ^{67}Ga. Die Mediastinalmetastasen und der Hilustumor haben sich deutlich mit Aktivität angereichert. (b) Thoraxaufnahme mit Hilustumor rechts.

Bereich des Mediastinums und so vor allem bei der Stadieneinteilung mancher maligner Erkrankungen, z.B. dem Morbus Hodgkin (FEINE, 1973).

Für die Tumordiagnostik des Mediastinums können folgende Substanzen verwandt werden:

a) *Tc-Pertechnetat* (^{99m}TcO$_4$), das sich in gewissem Maß in Tumoren des Mediastinums anreichert, abhängig von der Durchblutung der Tumoren und der kapillaren Permeabilität im Tumor bzw. Ödembildungsneigung.

Dieses Radionuklid wird jedoch nur selten zur Tumorsuche verwandt und kann dafür nicht als Routinediagnostikum eingesetzt werden (z. WINKEL, 1975). Methode: Man gibt nach Perchlorat-Blockade der Schilddrüse 4–6 mCi Tc-Pertechnetat intravenös und führt die Szintigraphie 1–2 Std nach Gabe durch.

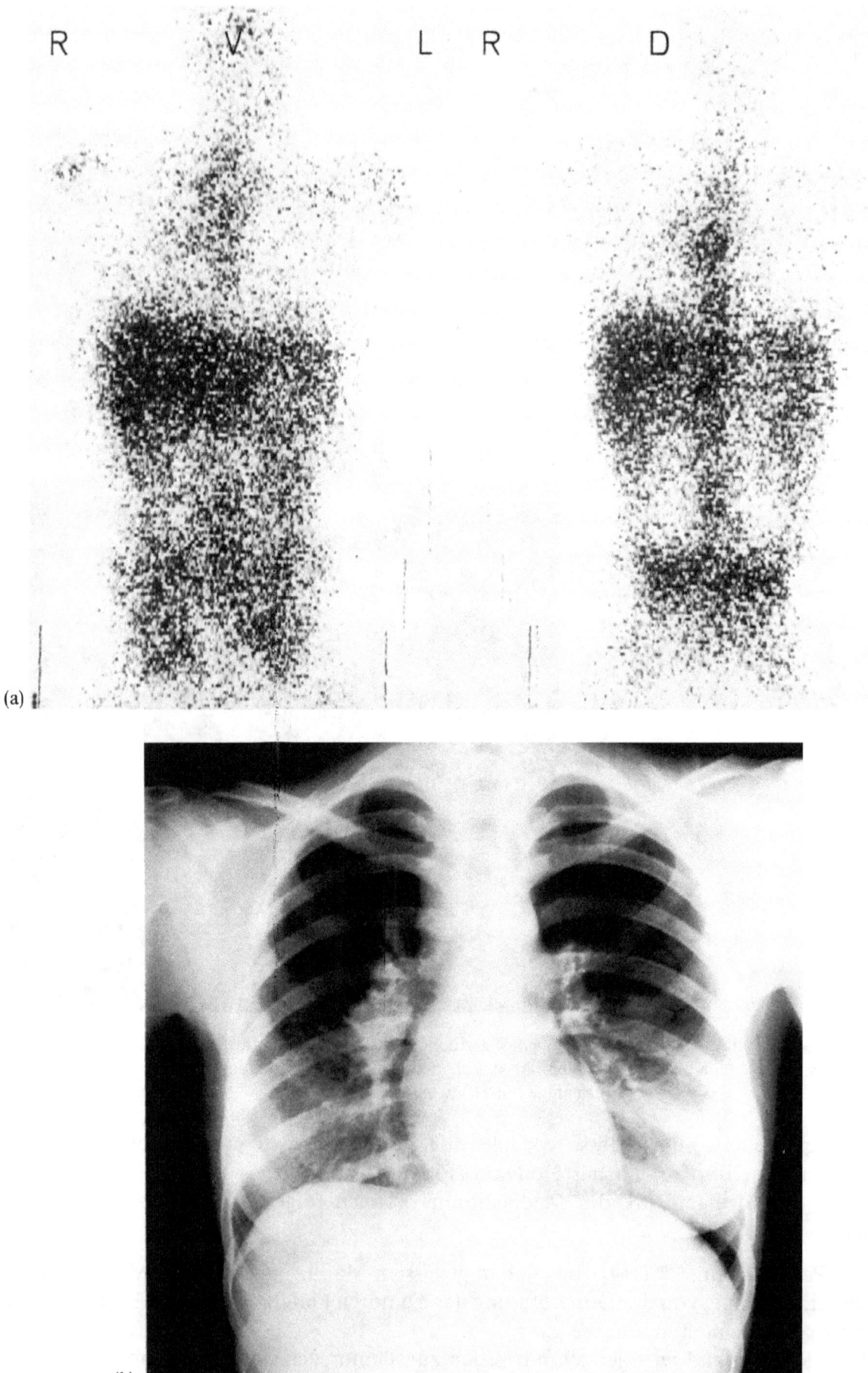

Abb. 11. (a) Morbus Hodgkin mit Mediastinalbefall, Aktivitätsanreicherung 3 Tage nach Gabe von 5 mCi ^{67}Ga. (b) Thoraxaufnahme der 28jährigen Patientin mit Mediastinaltumor.

b) ^{75}Se-*Selenit* (ESTEBAN et al., 1965) wird nicht nur in kartilaginären Tumoren gespeichert, sondern auch in Lymphknotenmetastasen und Tumoren, so daß eine Darstellung pathologisch veränderter Lymphknoten und Lymphknotenmetastasen im Mediastinum möglich wird. JEREB et al. (1973) zeigten, daß bei 24 gesicherten Tumoren des Mediastinums alle malignen Tumoren eine Selenit-Speicherung aufwiesen, während gutartige Tumoren keine Anreicherung erkennen ließen. NORDMANN (1974) fand bei 60% der Geschwülste im Thoraxraum eine Selenaufnahme. Damit würde sich dieses Radioisotop relativ gut zur spezifischen Tumordarstellung eignen; die Strahlenbelastung ist jedoch relativ hoch (effektive HWZ 60 Tage nach NORDMANN im Ganzkörper) und beträgt mehrere rad im Gesamtkörper. Als Dosis werden 200–400 µCi ^{75}Se als Natrium-Selenit gegeben, die Szintigraphie nach 24–42 Std durchgeführt. Während Tumoren des Abdomens durch die starke Anreicherung im Darm überlagert werden können, ist dies für die Thorax-Mediastinalszintigraphie kein Hindernis.

c) ^{67}Ga als Galliumcitrat bringt physikalisch günstigere Voraussetzungen bei ebenfalls relativ guter Anreicherung im metaplastischen Gewebe, d.h. in Tumoren und tumorbefallenen Lymphknoten des Mediastinums (HWZ 78 Std, keine Beta-Strahlung, Elektroneneinfang) (EDUARDS u. HAYES, 1969; FRÖHLICH et al., 1973). Im Thoraxraum fanden JOHNSTON et al. (1973) in 85% positive Befunde bei gesichertem Morbus-Hodgkin-Befall. LANGHAMMER et al. (1972) berichten über eine Anreicherung bei Tumoren des Respirationstrakts, vor allem beim Bronchus-Karzinom, wie bei M. Hodgkin, was beim Mediastinum eine relativ gute Diagnostik erlaubt (Abb. 10 u. 11). Nach Bestrahlung oder Chemotherapie von Malignomen ist allerdings die Speicherung im Tumor deutlich erniedrigt. Die prätherapeutische Stadieneinteilung kann durch Verwendung von ^{78}Ga nach ADLER et al. (1975) durch Erkennung befallener Lymphknoten im Mediastinum verbessert werden (Abb. 12).

Zur Methodik: Dosierung: 2–3 mCi. Szintigraphie nach 1–3 Tagen, möglichst Verlaufsserien über mehrere Tage. Auch eine seitliche Szintigraphie des Thoraxraums ist günstig, da eine Anreicherung in den Mammae nicht nur bei Laktation beobachtet werden kann. Allerdings zeigen entzündliche Herde, bei Sarkoidose oder Tuberkulose, eine Anreicherung von Gallium im Bereich des Mediastinums.

d) Das mit ^{57}Co oder ^{99m}Tc markierte *Bleomycin* (GROVE et al., 1973) in Dosen von 0,5–2 mCi ist ebenfalls eine Substanz, die zur Diagnostik von Mediastinaltumoren verwandt werden kann und zum Teil eine recht spezifische Anreicherung, vor allem im Plattenepithelkarzinom, aufweist.

Zusammenfassend sei gesagt, daß zur Zeit die Hauptbedeutung der unspezifischen, radioaktiven, tumoranfärbenden Substanzen bei dem Gallium-67 liegt und hier der Früherkennung von Lymphknotenbefall im Mediastinum bei Malignomen des Thoraxraums. Eine zunehmende Bedeutung hat die Substanz auch zur Stadieneinteilung beim Morbus Hodgkin als wenig belastende Untersuchung, die an der Spitze der diagnostischen Maßnahmen stehen kann, ohne ihr allerdings eine allzu große diagnostische Aussagekraft zuzumessen.

e) Als eine zusätzliche Maßnahme zur Lymphknotendiagnostik des Mediastinums mit Radionukliden kann die *Kolloid-Szintigraphie* angewandt werden. Hierbei werden 100 µCi ^{198}Au-Kolloid lateral des Prozessus xiphoides sterni in 2 cm Tiefe beiderseits oder subkutan 7 cm rechts und links von der Mittellinie und 3 cm unterhalb des Rippenbogens injiziert (ZUM WINKEL 1975). Unregelmäßige Speicherungen in der Lymphknotenkette und Ausfälle können für einen Lymphknotenbefall durch Metastasen, z.B. beim Bronchuskarzinom, aber auch beim Mammakarzinom, sprechen. Beim Bronchuskarzinom mit Mediastinalmetastasen ist der Lymphkknotenbefall mit dieser Methode relativ häufig zu beobachten (ANEZYRIS et al., 1973).

f) Auf die Darstellung von Parathyreoideaadenomen bei primärem Hyperparathyreoidismus, die sich im Bereich des oberen Mediastinums finden können, sei hingewiesen.

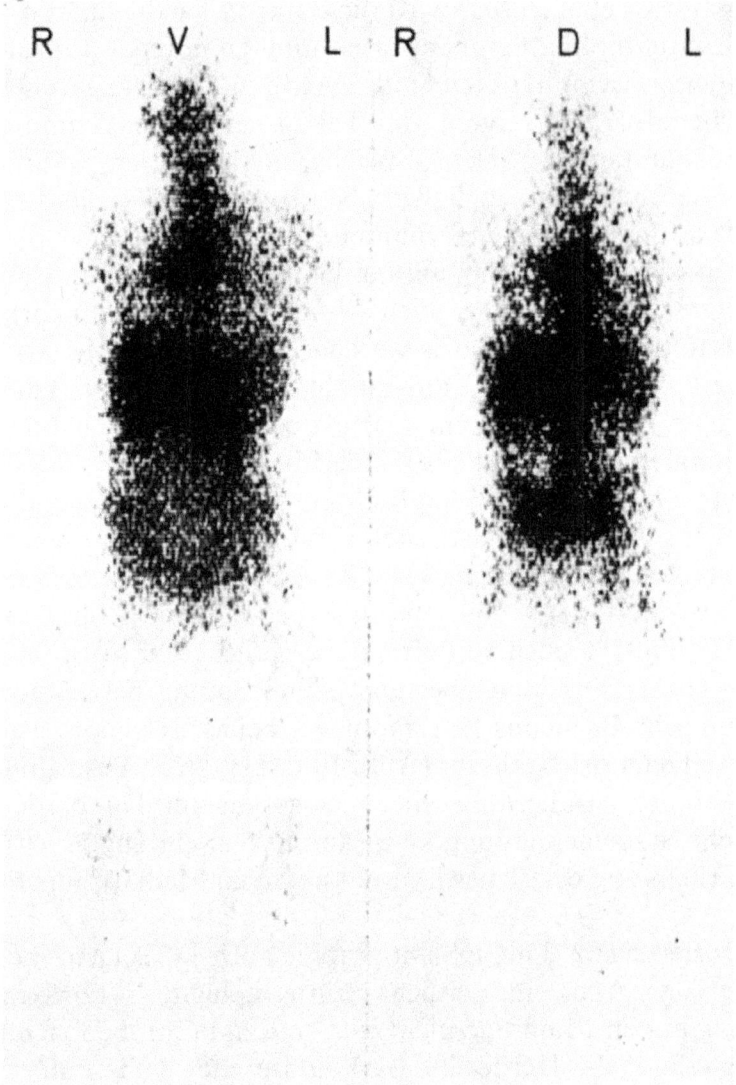

Abb. 12. Mediastinale Metastase eines Retikulumsarkoms, dargestellt mit ^{67}Ga, 2 Tage nach Injektion von 1,5 mCi.

Dies erfolgt mit Selen-75 Methyonin in einer Dosis von 3,5 µCi pro kg Körpergewicht und das Szintigramm eine halbe Std bis drei Std nach Injektion. Die Suche von Parathyreoideaadenomen ist jedoch nur gerechtfertigt, wenn diese Adenome mit anderen Methoden nicht aufgefunden werden können und klinisch ein Hyperparathyreoidismus eindeutig gesichert ist. Die Strahlenbelastung bei dieser Methode ist relativ hoch (HAUBOLD, 1974).

Die indirekte Darstellung der Mediastinalbreite im Lungenperfusionsszintigramm ermöglicht es, im Röntgenbild überdeckte Mediastinalverbreiterungen, besonders im hinteren Mediastinalabschnitt, zu erkennen, da auf der Röntgenaufnahme das Mediastinum im unteren Teil durch die Herzkontur überlagert wird (CHANDRA u. LAAR, 1975).

Literatur

ADAM, E.: Camera-Kinematographie des Herzens. Fortschr. Röntgenstr. **121**, 19 (1974).

ADLER, ST., PARTHASARATHY, K.L., BATZSHI, S.P.,

STUTZMAN, L.: Gallium-67-Citrate scanning for the localization and staging of lymphomas. J. nucl. Med. **16**, 255–260 (1975).

ANEZYRIS, U., SAWAS-DIMOPULU, C., DONTAS, SAMARAS, V.: Thoracic lymph node scintiscan as a diagnostic test in mediastinal malignant enlargement. Chest **59**, 372–377 (1973).

BACHYNSKI, J.E.: Rupture of mediastinal vein detected by MAA^{131}J+scanning. J. Canad. Ass. Radiol. **22**, 50–59 (1973).

BERQUIST, F.H., NOLAN, N.B., CARLSON, H.C.: Diagnosis of Barretts esophagus by pertechnetate scintigraphy. Proc. Mayo Clin. **48**, 236 (1973).

BÖRNER, W., LAUTSCH, M., MOLL, E., ROUEN, W.: Die diagnostische Bedeutung des kalten Knotens im Schilddrüsenszintigramm. Med. Welt **17**, 892 (1965).

BONTE, F.J., CHRISTENSEN, E.E., CURRY, T.S.: Tc-99m-pertechnetate angiocardiography in the diagnosis of superior mediastinal masses and pericardial effusions. Amer. J. Roentgenol. **107**, 404 (1969).

BONTE, F.J., CURRY, T.S., III: Radionuclide scanning in the diagnosis of mediastinal masses. Sem. Roentgenol. **4**, 33 (1969).

BONTE, F.J., KRISS, J.P.: Cardiovascular imaging. In: Clinical scintillation Imaging, 2nd edition (Eds. FREEMANN, L.M., JOHNSON, PH.M.). New York-San Francisco-London: Grune und Stratton 1975.

CHANDRA, S., LAAR, J.G.: Lung scan and wide mediastinum, Case report. J. nucl. Med. **16**, 324–325 (1975).

CHRISTENSEN, E.E., CURRY, G.C., BONTE, F.J.: A technique for percutaneous indwelling catheterization of the pericardium in dogs. Invest. Radiol. **2**, 391 (1967).

EDWARDS, C.L., HAYES, R.L.: Tumorscanning with 67-Ga-citrate. J. nucl. Med. **10**, 103 (1969).

ESTEBAN, J., LASA, R., PEREZ-MODREGO, S.: Detection of cartilagious tumors with Selenium-75. Radiology **85**, 149 (1965).

FEINE, U.: Nuklearmedizinische Diagnostik der malignen Lymphome. Radiol. clin. Biol. **42**, 308–324 (1973).

FEINE, U., Z. WINKEL, K.: Nuklearmedizin. Szintigraphische Diagnostik. Stuttgart: Thieme 1969.

FELLINGER, K., VETTER, H.: Radioaktives Jod in der Diagnostik aberranten Schilddrüsengewebes. Wien. klin. Wschr. 927 (1950).

FREEMAN, L.M., JOHNSON, PH.M.: Clinical scintillation imaging. New York-San Francisco-London: Grune and Stratton 1975.

FRÖHLICH, G., INVUE, Y., MAGNUS, H.E.: Zur Bedeutung der Anwendung von ^{67}Ga Zitrat in der Tumordiagnostik des Thorax. Fortschr. Röntgenstr. **119**, 578 (1973).

FROMMHOLD, W., GERHARDT, P.: Erkrankungen des Mediastinums. In: Klin. radiol. Seminar, Bd. 4. Stuttgart: Thieme 1975.

GROVE, R.B., REBA, R.C., ECKELMANN, W.C., GOODYEAR, M.: Clinical evaluation of radiolabeled bleomycin for tumor detection. J. nucl. Med. **14**, 401 (1973).

HAUBOLD, U.: Nebenschilddrüsenszintigraphie. Radiologe **14**, 200 (1974).

HOPKINS, G.B., MENDE, CH.W.: Gallium-67 and subphrenic abscesses — is delayed szintigraphy necessary? J. nucl. Med. **16**, 609–611 (1975).

JEREB, M., UNGER, B., JEREB, B.: Demonstration of malignant tumors in the lung and mediastinum by means of radionuclear ^{75}Se scintigraphy. Scand. J. Respir. Dis. **54**, 283–289 (1973).

JOHNSTON, G.S., JONES, A.E., MILDER, M.S., FRANKEL, R.L.: The Gallium-67 scan in clinical assessment of cancer. J. surg. Oncol. **5**, 529–537 (1973).

KRISHNAMURTHY, G.T., BLAHD, W.H., WINSTON, M.A.: Superior vena cava syndrome: Scintiphotographic evaluation of response to radiation therapy. Amer. J. Roentgenol. **117**, 609–614 (1973).

KUBIK, ST.: Anatomie des Mediastinalraumes. In: Erkrankungen des Mediastinums (W. Frommhold, P. Gerhardt). Stuttgart: Thieme 1975.

LANGHAMMER, H., GLAUBITT, D., GREBE, S.F., HAMPE, I.F., HAUBOLD, W., HÖR, G., KAUL, A., KOEPPE, P., KOPPENHAGEN, J., ROEDELER, H.D., VAN DER SCHOOT, J.B.: ^{67}Ga for tumor scanning. J. nucl. Med. **13**, 25 (1972).

MARK, R., YOUNG, L., FERGUSON, C., SUTHERLAND, J.D.: Diagnosis of an intrathoracic gastrogenic cyst using ^{99m}Tc-pertechnetate. Radiology **109**, 137 (1975).

MIGANAE, T.: Interpretation of ^{99m}Tc-superior vena cavograms and results of studies in 92 patients. Radiology **108**, 339–357 (1973).

NORDMAN, E.: ^{75}Se-Sodium-Selenite scintigraphy in diagnosis of tumors. Acta radiol. (Stockh.) Suppl. **340**, (1974).

SABISTAN, B.C.: Diseases of pleura, mediastinum and diaphragm. In: HARRISON: principles of internal Medicine (Eds. WINTROBE, M.M. et al.), 6nd edition. New York: Mc Graw-Hill Book 1970.

SKLAROFF, D.M., CHARKES, N.D.: Heart pool scanning. In: Scintillation scanning in clinical medicine. Philadelphia: Saunders 1964.

TÖNDURY, G.: Die Anatomie des Brustkorbes in der Sicht der Thoraxchirurgie. In: Allgemeine und spezielle chirurgische Operationenlehre, 2. Auflage, Bd. VI/6. (Hsg. U. GULEKE, R. ZANDER). Berlin-Heidelberg-New York: Springer 1967.

WASSNER, U.J.: Mediastinalgeschwülste, Häufigkeit, Klinik, Gestalt, Charakter. Stuttgart: Schattauer 1970.

ZUM WINKEL, K.: Nuklearmedizin. Heidelberger Taschenbücher. Berlin-Heidelberg-New York: Springer 1975.

ZUM WINKEL, K., DAS, B., HAUBOLD, U.: Recent results in cancer research, Vol. 46. Berlin-New York-Heidelberg: Springer 1974.

VII. Hämatologie

A. Das erythrozytäre System

Von

R. Montz

Mit 8 Abbildungen und 11 Tabellen

1. Diagnostik

1.1. Blutvolumina

1.1.1. Methodische Erörterungen

Zur Bestimmung der verschiedenen Blutvolumina bietet sich die Verdünnungsanalyse an, weil das Blut für jede intravenös applizierte Substanz der erste Verteilungsraum ist. Es eignen sich Substanzen, die den Blutraum nicht oder zumindest sehr langsam verlassen, und die im Blut spezifisch gemessen werden können. Diese Bedingungen erfüllen radioaktiv markierte Proteine (z.B. ^{125}J-Humanserum-Albumin = ^{125}J-HSA) und Erythrozyten (z.B. ^{32}P-, ^{51}Cr- oder ^{99}Tc^m-Erythrozyten).

Zur Bestimmung des Plasmavolumens hat sich die Benutzung radiojodmarkierten Albumins (^{131}J- oder ^{125}J-Humanserumalbumin) allgemein durchgesetzt. Streng genommen wird nicht das Plasmavolumen, sondern der Verteilungsraum für Albumin gemessen. Das seltener benutzte ^{113}In^m-Transferrin ergibt um 5% größere, das ^{131}J-IgG um 5% niedrigere Volumina als die Albuminvolumina (Wright et al., 1975).

Das Erythrozytenvolumen wurde früher mit ^{32}P-markierten roten Blutzellen (Hahn u. Hevesy, 1940), später mit ^{51}Cr-markierten gemessen (Gray u. Sterling, 1950). Die Markierung mit ^{51}Cr gilt noch heute als Standardmethode (Wright et al., 1975). Neuerdings gelang mit einem einfachen, zuverlässigen Verfahren die Erythrozyten-Markierung mit ^{99}Tc^m (Schwartz u. Krüger, 1971; Bardy et al., 1975; Smith u. Richards, 1976). Die Technetiumionen gehen mit Hilfe von Zinn-Pyrophosphat eine feste Verbindung mit dem Hämoglobinmolekül ein, ebenso wie dies für Chromionen bekannt ist (Dewanjee, 1974). Standardisierte Methoden, auch zur simultanen Messung von Plasma- und Erythrozytenvolumen, sind vielfach beschrieben worden (Icsh, 1973; Hardewig, 1960; Albert et al., 1968; Bardy et al., 1975; Wright et al., 1975).

Die Verdünnung eines Plasmatracers mißt man in Plasmaproben und erhält das Plasmavolumen. Für markierte Erythrozyten ist die Messung in hämolysierten Vollblutproben praktikabel. Mit Hilfe des Hämatokrits der Blutprobe läßt sich das Erythrozytenvolumen problemlos ermitteln. Das andere Teilvolumen oder das Gesamtblutvolumen kann aus dem gemessenen Teilvolumen errechnet werden, indem man voraussetzt, daß zwischen Ganzkörperhämatokrit und Hämatokrit des peripheren Bluts beim einzelnen Patienten das normale Verhältnis besteht (0,86:1 oder 0,91:1, zitiert nach Wright et al., 1975). Bei vielen Kranken, insbesondere solchen im Schockzustand, mit Herzinsuffizienz, mit Ödemen, mit Milzvergrößerung, ist diese Voraussetzung jedoch nicht gegeben. Es treten grobe Fehlbestimmungen auf (WRIGHT et al., 1975). Für die klinische Diagnostik wird daher die separate, simultane Bestimmung des Plasmavolumens und des Erythrozytenvolumens gefordert.

In der operativen und in der Notfallmedizin benötigt man das Ergebnis der Blutvolumenmessung schnell, möglichst innerhalb von 30 min. Deshalb wird häufig nur eine einzige Blutprobe 10 oder 15 min nach der Injektion gemessen. Man setzt dabei voraus, daß die Tracersubstanz sich in dem Zeitraum zwischen der Injektion und der Blutentnahme homogen im Blut verteilt hat. Die Durchmischungszeit ist aber gerade bei solchen Patienten verlängert, die einer Blutvolumenbestimmung bedürfen (Schock, Herzinsuffizienz, Polyzythämie, Splenomegalie). Es kommt zu Unterbestimmungen in der Größenordnung von 10–15% der tatsächlichen Volumina. Die Benutzung eines allgemeinen Korrekturfaktors (ICSH, 1973) erscheint problematisch (WRIGHT et al., 1975). Durch Messung mehrerer Blutproben innerhalb von 60 min p.i. und Extrapolation der nach der Durchmischungszeit erhaltenen Werte lassen sich die Fehler vermeiden. Durch die Extrapolation werden auch der langsame Proteinaustausch mit dem Extravasalraum und die Radionuklidauswaschung aus den Erythrozyten berücksichtigt (GIEBEL, 1966; FERRANT et al., 1974; WRIGHT et al., 1975).

1.1.2. Normalwerte

Das Blutvolumen ist Änderungen unterworfen. Es hängt ab von Körpergröße, Konstitutionstyp, Körpertraining, Geschlecht, Ernährungszustand, Grundumsatz, Gesundheitszustand. Andere verändernde Faktoren sind hohe Temperatur, niedriger Sauerstoffgehalt der Atemluft und Schwangerschaft, die zur Vergrößerung des Blutvolumens führen. Niedrige Außentemperaturen und Bettruhe reduzieren es (WRIGHT et al., 1975; Documenta Geigy, Wiss. Tab., 1968). Das Blutvolumen steht in enger Beziehung zur fettfreien Körpermasse (RETZLAFF et al., 1969). Die Normierung der Blutvolumenwerte auf die fettfreie Körpermasse ist aber schwierig, weil diese für den einzelnen Menschen nicht ohne weiteres festgestellt werden kann. Es werden Schätzungen aufgrund des idealen Körpergewichtes bei bestimmter Körpergröße, z.B. nach den Tabellen der Metropolitan Life Insurance, 1959 (Documenta Geigy, Wiss. Tab., 1968) vorgenommen. Wenn das Körpergewicht des Patienten im Streubereich des Idealgewichtes liegt, bezieht man die gemessenen Blutvolumina auf das gemessene Körpergewicht des Patienten. Bei adipösen Patienten werden 20% des Übergewichtes zum Idealgewicht addiert, bei abgemagerten und kachektischen Kranken erhöht man das festgestellte Körpergewicht um 20%. Die Blutvolumina werden in ml/kg korrigiertes Idealgewicht angegeben. Normalbereiche wurden aus mehreren Veröffentlichungen zusammengestellt in Tabelle 1 (nach POWSNER u. RAESIDE, 1971). Eine Normierung auf die Körperoberfläche ergibt einen etwas geringeren Variationskoeffizienten, ist aber weniger praktikabel. Sollwerte für die Blutvolumina, bezogen auf die Körperoberfläche, stellte HURLEY (1975) in einer umfangreichen Tabelle zusammen.

Tabelle 1. Normalbereiche der Blutvolumina in ml/kg korrigiertes Idealkörpergewicht. Es handelt sich um 2s-Streubereiche oder um 95%-Vertrauensbereiche, gemittelt aus mehreren Veröffentlichungen (nach POWSNER und RAESIDE, 1971). n = Anzahl untersuchter Personen.

		Frauen		Männer
	n	ml/kg	n	ml/kg
Plasmavolumen	213	36–50	215	31–48
Erythrozytenvolumen	121	21–29	268	24–33

1.2. Eisenstoffwechsel

1.2.1. Intestinale Eisenresorption

Der Eisenhaushalt des Menschen kann nur über die intestinale Resorption reguliert werden. Mit der Verfügbarkeit der radioaktiven Eisenisotope ^{55}Fe und ^{59}Fe war es möglich geworden, die intestinale Eisenresorption zu untersuchen, ohne unphysiologisch große Mengen Eisen zu verabreichen. Ganzkörpermeßanlagen vereinfachten die Messungen und erhöhten die Zuverlässigkeit der Meßergebnisse. Die gewonnenen Erkenntnisse klärten viele Fragen der Untersuchungstechnik sowie der Physiologie und der Pharmakologie. Für die klinische Diagnostik können hinreichend zuverlässige Richtlinien über die geeignete Methodik und die Beurteilung der Ergebnisse gegeben werden.

1.2.1.1. Einflußfaktoren

Die Menge resorbierten Eisens hängt von vielen verschiedenen Faktoren ab (BOTHWELL et al., 1958; FORTH und RUMMEL, 1973). Wesentlich sind die Masse und die chemische Form des zugeführten Eisens, die Bestandteile der Nahrung, die mit dem Eisen zusammen in den Darm gelangen, der allgemeine Funktionszustand der Darmmukosa, der Eisengehalt der Mukosazellen aus vorhergehender Eisenzufuhr, die Magenfunktion sowie die Menge des für die Blutbildung verfügbaren Reserveeisens. Die Erythropoese-Rate hat keinen direkten Einfluß (PESCHLE et al., 1974).

Von einer kleinen Menge oral zugeführten Eisens wird ein größerer Anteil resorbiert als von einer großen Menge (BONNET et al., 1960; vgl. Abb. 1 nach HEINRICH, 1970). Von der chemischen Form des zugeführten Eisens hängt die Größe des resorbierten Anteils bei bestimmter Dosis ab (FORTH u. RUMMEL, 1973). Durch die Dünndarmschleimhaut werden nur die im alkalischen Milieu löslichen Fe^{++}-Salze sowie komplex- oder chelatgebundenes Eisen resorbiert.

Vitamin C wirkt resorptionsfördernd durch seine reduzierenden und seine komplexbildenden Eigenschaften (HEINRICH, 1970; FORTH u. RUMMEL, 1973). Die Galle fördert

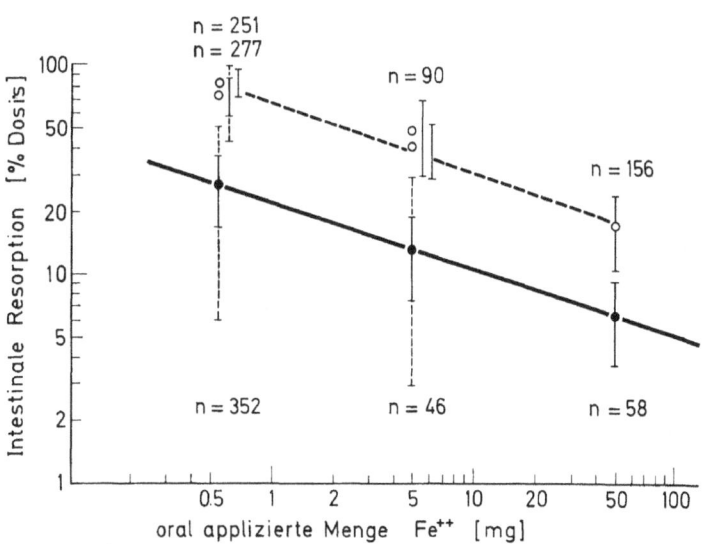

Abb. 1. Normalbereiche der intestinalen Eisenresorption für Testdosen mit verschiedener Menge Fe^{++}, gemessen als Ganzkörperretention von $^{59}Fe^{++}SO_4$ + Vitamin C nach HEINRICH et al. (1970, 1971, 1973). Dargestellt sind die Mittelwerte und die einfachen Standardabweichungen (für einzelne Kollektive gestrichelt die 2s-Bereiche)
● = Patienten mit normalem Reserve-Eisen im Knochenmark,
○ = Patienten mit erschöpftem Reserve-Eisen im Knochenmark.

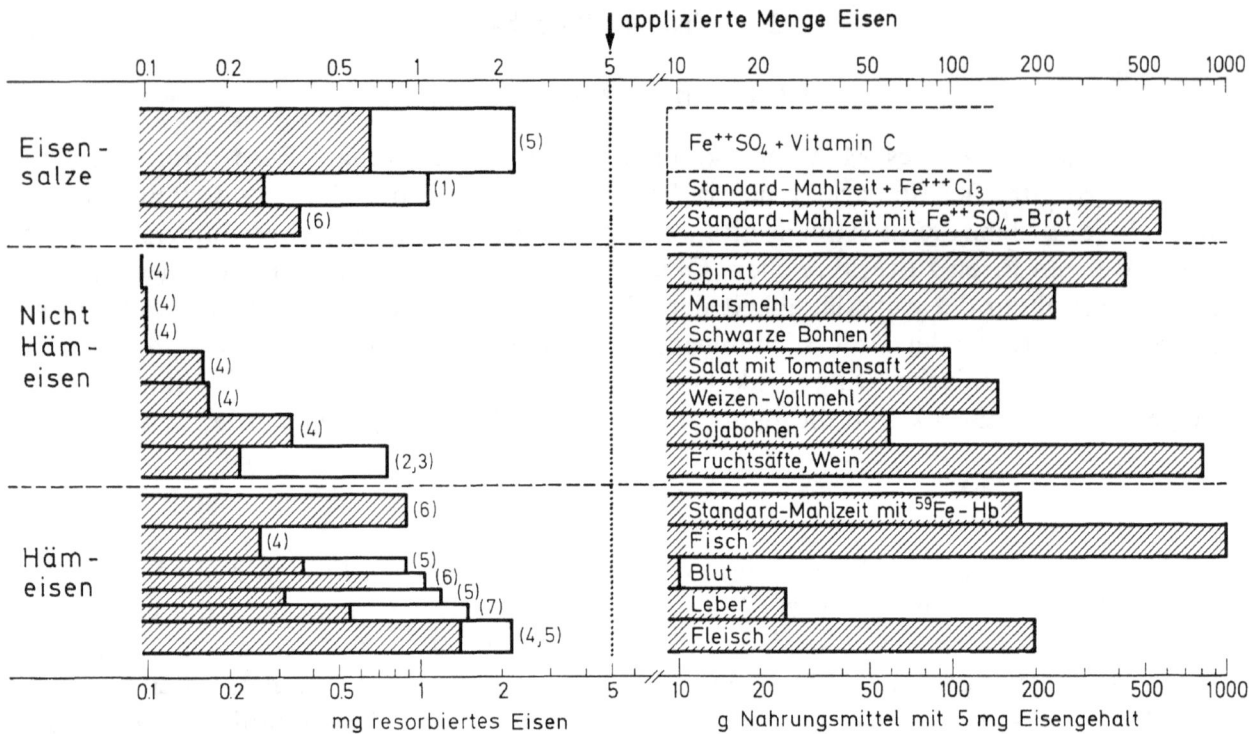

Abb. 2. Intestinale Eisenresorption bei Menschen mit normalem (schraffierte Säulenteile links) und erschöpftem Reserve-Eisen im Knochenmark (offene Säulenteile links) in Abhängigkeit von der chemischen Zusammensetzung und der Herkunft des Eisens, jeweils für eine applizierte Menge von 5 mg Fe. Die Säulen rechts stellen für die angegebenen Nahrungsmittel die Mengen dar, in denen je 5 mg Eisen enthalten sind. (1) PIRZIO-BIROLI et al., 1958; (2) BOTHWELL, 1964; (3) MOORE, 1964; (4) LAYRISSE et al., 1969; (5) HEINRICH et al., 1971; (6) BJÖRN-RASMUSSEN et al., 1974; (7) MARTINEZ-TORRES et al., 1974.

mit ihren Bestandteilen, vor allem dem Vitamin C, die Löslichkeit und Resorbierbarkeit des Eisens im Duodenum.

Alle pflanzlichen und einige tierische Nahrungsmittel (z.B. Eier, Milch) enthalten Eisen meist in schwer löslichen Verbindungen, wie Phytaten und Phosphaten, so daß nur unwesentliche Anteile (1–3% von 5 mg Eisen in solchen Nahrungsmitteln) resorbiert werden können. Etwas größer ist die Resorptionsquote aus Sojabohnen, Fruchtsäften und Wein, auch diejenige von Ferritin- und Hämosiderin-Eisen. Gut wird häm-gebundenes Eisen ausgenutzt, wobei das in einer Mischkost enthaltene Hämoglobin-Eisen in höherem Maße zur Resorption gelangt als bei alleiniger Gabe von Hämoglobin (HALLBERG u. SÖVELL, 1967; LAYRISSE et al., 1969; HEINRICH et al., 1971a; COOK et al., 1972; FORTH u. RUMMEL, 1973; BJÖRN-RASMUSSEN et al., 1974; RAFFIN et al., 1974; MARTINEZ-TORRES et al., 1974 und 1976). Die Resorption von anorganischem wie von organisch gebundenem Eisen wird durch fleischhaltige Nahrung (auch Huhn und Fisch) gefördert, durch Ei- und Milcheiweiß gehemmt (COOK u. MONSEN, 1976). Abb. 2 gibt einen Überblick über den Eisengehalt von Nahrungsmitteln und den Nutzungsgrad dieses Nahrungseisens im Vergleich zu einer Testdosis $^{59}Fe^{++}SO_4 + $ Vitamin C.

Die normale wie auch eine gesteigerte intestinale Eisenresorption geschieht überwiegend im Duodenum und Jejunum. Krankhafte Veränderungen der Darmschleimhaut führen zu verminderter Eisenresorption. Der normale Resorptionsprozeß läuft in zwei Phasen ab. In der schnellen Phase bis zu 2 Std nach dem Einfließen des oral applizierten Eisens in das Dünndarmlumen gelangen 60–80% der gesamten resorbierten Menge ins Blut (FAWWAZ et al., 1966; FORTH u. RUMMEL, 1973). Nicht sofort benötigtes Eisen kann mehrere Stunden lang in der Mukosazelle des Dünndarms in einem langsam austauschbaren Eisenpool verbleiben, wahrscheinlich an Ferritin gebunden. Eine Sättigung des zellulären Eisenpools vermindert die Resorptionskapazität auf etwa die Hälfte über einen Zeitraum von mehreren Stunden (HÖGLUND u. REIZENSTEIN, 1969; HÖGLUND, 1969b; FORTH u. RUMMEL, 1973). Dies ist die Erklärung für das Phänomen, das HAHN et al. (1943) den „Mukosablock" genannt hatten.

Eine regelrechte Magenfunktion übt indirekten Einfluß auf die Resorption von Nahrungseisen aus. Die schwer löslichen Eisenverbindungen gehen nur im sauren Magensaft teilweise in Lösung, dies um so mehr, je länger sie dort verweilen (JACOBS et al., 1966; WALZ et al., 1970; HEINRICH et al., 1971 b; FORTH u. RUMMEL, 1973). Die Resorption von Hämeisen geschieht unabhängig von der Magenfunktion (COOK et al., 1972). Ein Pankreasfaktor, der die Eisenresorption steigern oder hemmen könnte, scheint nicht zu existieren (HEINRICH et al., 1977 a und b).

1.2.1.2. Methodische Erörterungen

Die gebräuchlichste Testsubstanz für die Untersuchung der intestinalen Eisenresorption ist Eisensulfat ($Fe^{++}SO_4$) zusammen mit Vitamin C oder direkt als Eisenascorbat. Das molare Verhältnis zwischen Ascorbinsäure und Eisen ist im Bereich von 1:1 bis 10:1 nicht kritisch (HEINRICH, 1970; FORTH u. RUMMEL, 1973). HEINRICH (1970) empfiehlt als Eisendosis 10 µMol Fe^{++} = 0,56 mg zusammen mit 100 µMol L-Ascorbinsäure = 17,6 mg. Die angegebene Menge Vitamin C reiche aus, um das zweiwertige Eisen auch bei längerer Lagerung (6 Monate bei $-20°$ C) in der Ferro-Form gegen Oxidation zu stabilisieren. Als radioaktiver Tracer wird ^{55}Fe oder ^{59}Fe handelsüblich als $FeCl_3$ mit hoher spezifischer Aktivität benutzt. Radioaktives Eisenzitrat wird als nicht geeignet angesehen (HEINRICH, 1970).

Mit der geringen Testdosis von 0,56 mg Eisen fanden HEINRICH et al. (1971b) im Gegensatz zu Untersuchungen mit 5 mg Eisen praktisch keine Überlappung der Ergebnisbereiche von Patienten mit vermindertem Reserve-Eisen und solchen mit normalem Reserve-Eisen.

Zur Untersuchung der Eisenresorption aus der Nahrung eignet sich ein Verfahren, das auf der Erkenntnis beruht, daß das Nahrungseisen im wesentlichen in zwei unterschiedlich resorbierbaren Formen vorliegt, dem häm-gebundenen und dem nichthäm-gebundenen Eisen. Der Häm-Eisenpool der Nahrung wird durch Gabe von radioaktiv markiertem Hämoglobin repräsentiert, der Nicht-Häm-Eisenpool durch radioaktives $^{59}FeCl_3$, das mit der Nahrung vermischt appliziert wird (extrinsic tag im Unterschied zum intrinsic tag, der biosynthetisch radioaktiven Markierung von Nahrungsbestandteilen, COOK et al., 1972; BJÖRN-RASMUSSEN et al., 1974). Die Resorptionsquote des Häm-Eisens entspricht durchschnittlich derjenigen einer ohne Nahrung zugeführten Testdosis Eisensulfat + Vitamin C (vgl. Abb. 2).

Die Messung der Ganzkörperretention einer oral applizierten ^{59}Fe-Testdosis ist die gebräuchlichste Meßmethode zur Untersuchung der intestinalen Eisenresorption. Früher häufig benutzte Verfahren haben gegenüber der Ganzkörper-Retentionsmessung wichtige Nachteile. Messungen der Radioeisenanreicherung im Blutplasma über 6 Std nach der Applikation unterliegen dem Einfluß der individuell unterschiedlichen Plasma-Eisen-Clearance. Diese sollte durch intravenöse Injektion einer Tracerdosis ^{55}Fe separat ermittelt werden. Auf jeden Fall aber wird die langsame Phase der intestinalen Eisenresorption nicht mit erfaßt, wenn man auf Messungen zu späteren Zeitpunkten, z.B. 24 Std nach der Tracer-Applikation, aufgrund der dann sehr geringen Radioaktivitätskonzentration im Blutplasma verzichtet. Bei gesteigerter Eisenspeicherung in der Leber wird ein Teil des resorbierten Radioeisens in der Leber abgefangen, es gelangt somit im Blutplasma nicht zur Messung (FAWWAZ et al., 1967). Die letztgenannte Fehlerquelle gilt auch für die Messung der Radioeiseninkorporation in die Erythrozyten. Diese wird 14 Tage nach der oralen Radioeisen-Applikation bestimmt unter Berücksichtigung des gemessenen oder häufig auch geschätzten Blutvolumens und einer angenommenen 90%igen Inkorporation des ins Blut gelangten Radioeisens. Häufig wird simultan mit der oralen Zufuhr einer ^{59}Fe-Testdosis intravenös ^{55}Fe injiziert, um individuell die Erythrozyten-Inkorporation zu erfassen. Die Methode wird benutzt, wenn keine Ganzkörperradioaktivitätsmeßanlage zur Verfügung steht (HEINRICH, 1970).

Theoretisch zuverlässig gelingt die Messung der intestinalen Eisenresorption mit der Faeces-Recovery-Methode. Der Stuhl wird in Tagesportionen zwei Wochen lang nach oraler Zufuhr einer Tracerdosis ^{59}Fe gesammelt, und als nicht resorbierter Anteil der Tracerdosis gemessen. Bei unvollständig gesammelter Stuhlmenge ergibt sich für den resorbierten Anteil ein zu hoher Wert, bei intestinalem Blutverlust während der Sammelperiode ein falsch niedriger Wert. Nicht resorbierbare Tracer, wie z.B. ^{131}Barium-Sulfat (BOENDER u. VERLOOP, 1969) oder Glyzerin-^{75}Se-Triester (HOVING et al., 1975) können benutzt werden, um die Vollständigkeit der gesammelten Stuhlportionen zu überprüfen.

1.2.1.3. Normalwerte

Die Normalbereiche für die intestinale Resorption von ^{59}Fe^{++}SO$_4$ + Vitamin C sind in Abb. 1 in Abhängigkeit von der oral zugeführten Eisenmenge aufgetragen (nach HEINRICH, 1970). In dem dosisabhängigen 1 s-Streubereich liegen auch die meisten Ergebnisse anderer Autoren, wie sie in Tabelle 2 zusammengestellt sind. Für die statistische Definition des Normalbereiches der intestinalen Eisenresorption (vgl. Abb. 1) ist die Feststellung von COOK et al. (1969) wichtig, daß die Häufigkeitsverteilung der Ergebnisse aus 38 Serien, die in 10 Publikationen verschiedener Autoren mitgeteilt waren, annähernd einer logarithmischen Normalverteilung entsprach. Die maximale Häufigkeit lag in der niedrigen Bereichshälfte.

Bei einzelnen Kollektiven mit einer Ergebnishäufung in der oberen Bereichshälfte schien es sich um Kollektive mit höherer Inzidenz von Eisenmangel zu handeln. Ob die Häufigkeitsverteilung auch dann noch logarithmisch ist, wenn das Normalkollektiv durch Feststellung normalen Reserveeisens im Knochenmark bereinigt wurde, läßt sich aus den von HEINRICH et al. (1971 b) mitgeteilten Ergebnissen nicht sicher ausschließen. Eine der logarithmischen Verteilung entsprechende Berechnung der Normbereichsgrenzen brächte eine schärfere Begrenzung nach unten und damit eine sicherere Beurteilung von Resorptionsstörungen für Eisen. Leider stehen derartig definierte Normbereiche für größere Kollektive und einheitliche Untersuchungsverfahren in der Literatur nicht zur Verfügung.

1.2.1.4. Differenzierung des Eisenmangels

Die *Differentialdiagnostik* des Eisenmangels kann durch das Ergebnis der Eisenresorptionsprüfung in eine bestimmte Richtung geführt werden. Das diagnostische Schema in Abb. 3 benutzt als Ausgangsbefunde die Meßwerte der intestinalen Resorption von ^{59}Fe-Testdosen mit 0,56 oder 5,0 mg Trägereisen in Form von FeSO$_4$ und zugesetztem Vitamin C. Verminderte Eisenresorptionswerte weisen mit Wahrscheinlichkeit auf eine Dünndarmerkrankung hin. Im Rahmen einer gastro-enterologischen Abklärung können Resorptionsmessungen von radioaktivem Vitamin B$_{12}$, Kalzium, Fett oder Fettsäuren der weiteren Charakterisierung des Malabsorptionssyndroms dienen.

Normalwerte der intestinalen Eisenresorption bei bewiesenem Eisenmangel lassen keinen Rückschluß auf die Ursache des Eisenmangels zu. Es kann sich um eine enterale

Tabelle 2. Normalwerte der intestinalen Resorption von Eisensalz-Testmengen beim Menschen. Meßmethoden: GKR = Ganzkörperretention; 1 N und 2 N Blut = Messungen im Blut mittels 1 oder 2 Radioeisenisotopen (N = Nuklid); FR = Faeces Recovery.

Autoren, Publikationsjahr		Methode	Applizierte Dosis Fe-Salz	Personen- zahl Geschlecht	Intestinale Eisenresorption (% Dosis) $\bar{x}$	$\pm s$
Saito et al.	(1962)	GKR	0,0 mg Fe^{++}	12 ♂	17,5	5,3
Bonnet et al.	(1960)	FR	0,05 mg Fe^{++}	22 ♂	40,0	2,8
Price et al.	(1962)	GKR	0,25 mg Fe^{++}	13 ♀♂	15,9	7,2
Höglund	(1969)	GKR	0,25 mg Fe^{++}	33 ♀	43,5	25,2
				24 ♂	19,0	11,3
Heinrich et al.	(1973)	GKR	0,56 mg Fe^{++}	352 ♀♂	27,0	10,0
Crosby and Conrad[a]	(1964)	GKR	1,0 mg Fe^{++}	25 ♀♂	4,7	3,8
Cook et al.	(1972)	1N Blut	3,0 mg Fe^{++}	112 ♀	33,1	—
				♂	38,8	—
Martinez-Torres et al.	(1974)	1N Blut	3,0 mg Fe^{++}	27 ♀♂	16,8	−10,5, +29,0
Saito et al.	(1962)	GKR	4,0 mg Fe^{++}	12 ♂	11,8	2,9
Bannermann et al.[a]	(1964)	FR	5,0 mg Fe^{++}	45 ♀♂	30,0	—
Heinrich et al.	(1971b)	GKR	5,0 mg Fe^{++}	46 ♀♂	13,0	5,6
Rochna Viola et al.	(1974)	GKR	5,0 mg Fe^{++}	12 ♀	28,1	10,2
				7 ♂	19,1	4,4
Dubach et al.	(1948)	FR	6–8 mg Fe^{++}	10 ♀♂	13,6	—
Jacobs et al.	(1966)	FR, 2N Blut	10 mg Fe^{+++}	16 ♀♂	11,3	—
Höglund	(1969)	GKR	10 mg Fe^{++}	33 ♀	17,6	13,5
Strandberg	(1966)	FR	25 mg Fe^{++}	20 ♀	18,3	2,4
				6 ♂	12,7	6,1
Saito et al.	(1962)	GKR	30 mg Fe^{++}	12 ♂	4,2	1,6
Heinrich	(1970)	GKR	50 mg Fe^{++}	58 ♀♂	6,3	2,7
Saito et al.	(1962)	GKR	60 mg Fe^{++}	12 ♂	6,0	0,6
Hallberg et al.	(1966)	2N Blut	60 mg Fe^{++}	20 ♂	7,6	—
			74 mg Fe^{++}	78 ♂	4,9	—

[a] Zitiert nach Heinrich et al. 1973

Funktionsstörung geringeren Grades handeln, welche die für einen Eisenmangel typische Steigerung der intestinalen Eisenresorption verhindert. Die gastro-enterologischen Untersuchungsmöglichkeiten müssen daher genutzt werden. Es kann sich auch um eine Verminderung der Eisenkonzentration im Blut-Serum bei Infekten, Tumoren oder malignen Systemerkrankungen handeln. Die Messung der totalen oder latenten Eisenbindungskapazität mag hier einen nützlichen Hinweis geben. Die histologische Untersuchung des Knochenmarks einschließlich der Eisengranula-Färbung bringt in diesen Fällen den Nachweis normaler Eisenreserven (Hausmann et al., 1973). Eine sekundäre Störung der Hämoglobineisen-Resorption stellten Kimber und Weintraub (1969) bei Kindern sowie im Tierversuch bei Hunden mit lange Zeit bestehendem Eisenmangel fest. Extremer Gewebseisenmangel führte offenbar zur Abnahme der eisenhaltigen und eisenabhängigen Enzymsysteme der Darmschleimhaut und infolgedessen zu Veränderungen des Zellstoffwechsels und zu Eisenmalabsorption.

Findet sich bei Eisenmangel-Patienten eine Steigerung der intestinalen Eisenresorption, so muß in erster Linie an ursächliche Blutverluste gedacht werden. Der Eisenverlust des Körpers durch Blutungen kann vor längerer Zeit geschehen sein, oder er ist aktuell. Ein stärkerer Blutverlust während der Untersuchungszeit kann das Meßergebnis verfälschen und bei tatsächlich gesteigerter Eisenresorption eine nur normale Resorptionsrate

Intestinale Fe^{++}–Resorption (nüchtern) von		Aussage	weitere diagnostische Maßnahmen	
0,56 mg	5,0 mg		nuklearmedizinische	andere
< 10 %	< 5 %	Dünndarmerkrankung wahrscheinlich	Resorptionsmessung von Vit. B 12, Kalzium, Fett, Fettsäure	gastroentero- logische Abklärung
10 % – 30 %	5 % – 15 %	Enterale Störung? Hyposiderinämie bei normalen Eisenreserven: Infekt, Tumor?	Messung der Eisenbindungs- kapazität des Blutserums (TEBK, LEBK)	Knochenmark- histologie mit Eisenfärbung
		Blutverlust? anamnestisch? aktuell? permanent? periodisch?	Langfristige Messung der ^{59}Fe–Ganzkörper- retention 1mal/Woche: Quantitativer Blutungs- nachweis	Lokalisation der Blutungs- quelle
> 30 %	> 15 %	Blutverlust wahrscheinlich		
		Maldigestion?	Wiederholung der Fe^{++}–Resorptionsmessung mit markierter Nahrung	Magendiagnostik
		Mangelernährung?	—	Spezielle Diätanamnese

Abb. 3. Schema zur Diagnostik des Eisenmangels. Ergebnisse der Messung intestinaler $Fe^{++}SO_4$-Resorption, ihre Interpretation und die weiteren diagnostischen Konsequenzen.

vortäuschen. Ist beim Patienten mit Eisenmangel und gesteigerter intestinaler Eisenresorption anamnestisch oder klinisch keine Blutung bekannt, so sollte unbedingt die längerfristige Messung der Radioeisen-Ganzkörper-Retention nachfolgen, um einen aktuellen, kontinuierlichen oder intermittierenden Blutverlust auszuschließen oder nachzuweisen. Ist der Blutungsnachweis erbracht, kann die weitere Diagnostik auf die Lokalisation der Blutungsquelle konzentriert werden.

Eisenmangel und verstärkte intestinale Eisenresorption können auch Folgen einer Mangelernährung sein. Insbesondere fleischarme Ernährung bedingt bei Frauen und Kindern wegen deren erhöhtem Eisenbedarf mit Sicherheit einen Eisenmangel, der entsprechend weltweit verbreitet gefunden wurde (HEINRICH, 1970).

Die Maldigestion als mögliche Ursache eines Eisenmangels infolge ungenügender Ausnutzung des Nahrungseisens bei oft gleichzeitiger eisenarmer Diät wird mit der Untersuchung der Eisensalzresorption nicht erkannt. Nachgewiesen werden kann diese Eisenresorptionsstörung mittels Zufuhr ^{59}Fe-markierter Nahrung (^{59}Fe-Hämoglobin oder als „extrinsic tag" $^{59}FeCl_3$ vermischt mit einer Standard-Mahlzeit).

Für die Diagnostik der Hämochromatose kommt entgegen früherer Ansicht der intestinalen Eisenresorption und ihrer Messung keine entscheidende Bedeutung zu. HEINRICH et al. (1971 b) stellten fest, daß der Regulationsmechanismus für die intestinale Eisenresorption intakt ist, denn auch bei Hämochromatose-Patienten fand sich die gleiche negative Korrelation zwischen der Menge des vorhandenen diffusen Reserveeisens im Knochenmark und der intestinalen Eisenresorption.

Differentialdiagnostisch kann das Ergebnis der Messung intestinaler Eisenresorption genutzt werden bei Patienten mit Hypersiderinämie und Anämie: Eine gesteigerte intestinale Eisenresorption weist auf eine Knochenmark-Hyperplasie und vermehrte ineffektive Erythropoese, also auf eine sideroachrestische bzw. sideroblastische Anämie hin. Der pathophysiologische Zusammenhang ist unklar (HEINRICH et al., 1973; BENDER-GÖTZE et al., 1975).

1.2.2. Eisenausscheidung. Blutverlust

„Eine Besonderheit des menschlichen Eisenstoffwechsels besteht in der Unfähigkeit des Organismus, wesentliche Eisenmengen auszuscheiden. Ein bedeutender Eisenverlust stellt sich lediglich bei einer Blutung ein" (MOORE u. BROWN, 1967). Kleine Eisenmengen gehen normalerweise verloren mit Darmepithelzellen (ca. 100 µg täglich) und Erythrozyten (ca. 0,8 ml = 400 µg Eisen täglich) in den Faeces, mit Epithelzellen der Nieren und der ableitenden Harnwege im Urin (ca. 100 µg täglich), mit der Haut und mit dem Schweiß (ca. 200–300 µg täglich), zusammen durchschnittlich 0,9 mg Eisen täglich (GREEN et al., 1968). Menstruierende Frauen verlieren normalerweise zusätzlich 25–60 ml Blut im Monat entsprechend 10–30 mg Eisen monatlich (MOORE u. BROWN, 1967; RYBO, 1970).

1.2.2.1. Methodische Erörterungen

Theoretisch ist der Eisenverlust des Körpers an der Verminderung einer Tracerdosis ^{59}Fe im Körper oder im Blut meßbar, sofern dieses Radioeisen homogen im Körper verteilt ist. Es hat sich gezeigt, daß diese Bedingung auch mehrere Jahre nach der Tracerinkorporation nicht erfüllt ist (HEINRICH et al., 1971c; WARNER, 1973; MCKEE et al., 1974). Berechnungen des absoluten normalen Eisenverlustes aus den Ergebnissen von Langzeitbestimmungen der Radioeisenretention (Tabelle 3) sind daher problematisch. Den Berechnungen liegen jeweils verschiedene Annahmen zugrunde (z.B. Schätzungen des Blutvolumens, der Radioeiseninkorporation in die Erythrozyten, der gesamten Eisenmenge im Körper oder des austauschbaren Gewebeeisens). HEINRICH et al. (1971c) wiesen darauf hin, daß zu langfristigen Retentionsmessungen das ^{59}Fe radiochemisch gereinigt werden muß, um auch geringe ^{60}Co-Anteile zu entfernen. Außerdem ist die genaue physikalische Halbwertzeit des ^{59}Fe von 44,52 Tagen zu berücksichtigen. Anderenfalls ergibt sich ein zu hoch erscheinender ^{59}Fe-Verlust aus dem Körper. Untersuchungen von GREEN et al. (1968) ergaben, daß die Höhe des Radioeisenverlustes offenbar mit der Größe der am Austausch teilnehmenden Eisenpools (austauschbares Gewebeeisen und Erythrozyteneisen) zusammenhängt. Bei Bantunegern, deren Eisenpools vergrößert waren, fand sich ein höherer Radioeisenverlust im Vergleich zu Kontrollpersonen anderer Rassen und in anderen Erdteilen mit kleineren Eisenpools (vgl. Tabelle 3).

1.2.2.2. Normalwerte

Für die Untersuchung auf pathologischen Blutverlust mittels ^{59}Fe-Ganzkörperretentionsmessung kann der obere normale Grenzwert von 0,1% Radioeisenverlust täglich benutzt werden (Tabelle 3). Blutverluste von mehr als 3% des Blutvolumens (150 ml bei 5 l Blutvolumen) kumulativ innerhalb von 50 Tagen sind mit der Radioeisenretentionsmessung nachweisbar (WERNER et al., 1972; WARNER, 1973). Die Fehlerbreite, gemessen an Aderlaßmengen, liegt bei ±20% des tatsächlichen Blutverlustes. Durch mehrmalige Messungen kann der Fehler auf weniger als ±10% des Blutverlustes reduziert werden.

Tabelle 3. Normaler Radioeisenverlust aus dem menschlichen Körper, gemessen später als 20 Tage nach der Applikation. Werte in Klammern = absolute Streubereiche.

Autoren	Methode	Dauer der Meßperiode (Tage)	Anzahl, Geschlecht, Art der untersuchten Personen	Radioeisenverlust (%Dosis/Tag)	Berechneter Eisenverlust (mg/Tag)
Finch (1959)	^{55}Fe im peripheren Blut	1600		0,023	0,61
Price et al. (1962)	^{59}Fe-Ganzkörperretention	100	3 ♂	0,11; 0,11; 0,18	—
Saito et al. (1964)	^{59}Fe-Ganzkörperretention	300	12 ♂	0,052	—
	idem rechnerisch korrigiert			0,030	0,89
Heinrich et al. (1966)	^{59}Fe-Ganzkörperretention	120	5 ♂	0,136 ($\pm 0,056 = \pm 1s$)	—
Green et al. (1968)	^{55}Fe im peripheren Blut	1700	12 ♂ (USA, Weiße)	0,030 (0,018–0,055)	0,95
Green et al. (1968)	^{55}Fe im peripheren Blut	500–1400	12 ♂ (Venezuela, Mestizen)	0,034 (0,015–0,058)	0,90
Green et al. (1968)	^{55}Fe im peripheren Blut	600–1100	17 ♂ (Südafrika, Inder)	0,039 (0,028–0,051)	1,02
Green et al. (1968)	^{55}Fe im peripheren Blut	700–1600	19 ♂ (Südafrika, Bantu)	0,051 (0,031–0,088)	2,22
Heinrich et al. (1971c)	^{59}Fe-Ganzkörperretention	100–384	19 ♂	0,032 (0,006–0,086)	1,4
Heinrich et al. (1971c)	^{59}Fe-Ganzkörperretention	100–384	4 ♀ nach Menopause	0,020–0,058	
Heinrich et al. (1971c)	^{59}Fe-Ganzkörperretention	100–384	19 ♀ normale Menstruation	0,022–0,110	
Oberer Grenzwert bei gesunden Männern und nicht menstruierenden Frauen				0,09	
Oberer Grenzwert bei normal menstruierenden Frauen (Heinrich et al. 1971c)				0,11	

Wenn die Messungen über mehrere Monate verteilt durchgeführt werden und eine optimal geeichte Ganzkörpermeßanlage mit 4π-Geometrie zur Verfügung steht, lassen sich auch wesentlich geringere Blutverluste vom physiologischen Eisenverlust unterscheiden (Heinrich et al., 1971c).

Für die klinische Diagnostik bereitet es vor allem Schwierigkeiten, geringe Blutverluste aus dem Magen-Darmtrakt direkt nachzuweisen. Die Radioeisenretentionsmessung bietet eine elegante und empfindliche Untersuchungsmöglichkeit (Price et al., 1964; Werner et al., 1972). Ihr Nachteil ist die lange Untersuchungsdauer. In kürzerer Zeit können Blutverluste mit den Faeces mittels ^{51}Cr-markierter Erythrozyten festgestellt werden. Normal finden sich weniger als 1 ml täglich im Stuhl (0–2,8 ml), mehr als 3 ml täglich sind als pathologisch zu werten (nach Powsner u. Raeside, 1971).

1.2.3. Serumkonzentrationen von Transferrin, Ferritin und Erythropoetin

1.2.3.1. Transferrin, Eisenbindungskapazität des Serums

Transferrin ist das spezifische Trägerprotein für Eisen im Blut und Extravasalraum. Zwischen beiden Verteilungsräumen findet ein Transferrinaustausch mit einer Halbwert-

Tabelle 4. *Totale Eisen-Bindungs-Kapazität* (TEBK). Normalbereiche (2fache Standardabweichung oder 95%-Vertrauensbereich).

Autoren	TEBK (µg Fe/100 ml Plasma)
RAMSAY (1958), zit. n. DOCUMENTA GEIGY	250–400
BEARN und PARKER (1964)	200–400
MOORE und BROWN (1967)	280–400
FINTELMANN (1968)	280–350
SINNIAH und NEILL (1969)	380–550
HEIMPEL (1971)	270–370
POWSNER und RAESIDE (1971)	265–440
NYSSEN et al. (1974)	257–423
REINECKE et al. (1976)	358–382
Mittlerer Normalbereich	280–410

zeit von 20 Std statt, wobei das Eisen an das Transferrin gebunden bleibt. Die Transferrin-Konzentration im Serum wird indirekt bestimmt über die Messung der totalen Eisenbindungskapazität (TEBK). Ein Transferrinmolekül bindet 2 Fe^{+++}-Ionen. TEBK sowie die ungesättigte oder latente Eisenbindungskapazität (UEBK oder LEBK) lassen sich ohne Verwendung radioaktiven Eisens bestimmen. Die Meßtechnik mit Hilfe von ^{59}E ist einfacher (COOK, 1970). Die in der Literatur angegebenen Normalbereiche für TEBK stimmen nicht gut überein, die Streubereiche sind groß (vgl. Tabelle 4 sowie die Sammelstatistik von REINECKE et al., 1976). Die Hyposiderinämie der akuten und chronischen Infekte, der rheumatischen Polyarthritis, neoplastischer Prozesse und auch der Urämie, gehen charakteristischerweise mit verminderter Transferrin-Konzentration im Serum einher, die TEBK-Werte liegen unterhalb des Normbereiches. Ein Eisenmangel des ganzen Körpers liegt nicht vor, das Gewebseisen im Knochenmark und anderen Geweben ist im Gegenteil meist verstärkt nachweisbar, die intestinale Eisenresorption findet man nicht gesteigert (MOORE u. BROWN, 1967; HEINRICH, 1970; KARLE, 1974). Im Gegensatz dazu findet man beim wirklichen Eisenmangel erhöhte TEBK-Werte (MOORE u. BROWN, 1967). Die Bestimmung der TEBK scheint keine zuverlässige Aussage über das verfügbare Reserveeisen im Körper zu beinhalten. Eine Korrelation zwischen der Höhe der TEBK und der intestinalen Eisenresorption konnte nicht regelmäßig bestätigt werden (HÖGLUND, 1969a; HÖGLUND et al., 1970). Beziehungen zwischen dem Sättigungsgrad des Serumtransferrins und der intestinalen Eisenresorption wurden unter bestimmten Bedingungen gefunden (zitiert nach FORTH u. RUMMEL, 1973).

1.2.3.2. Ferritin

Zur Abschätzung des vorhandenen Reserveeisens kann der radioimmunologische Nachweis des Ferritins im Serum benutzt werden (COOK et al., 1974; LEYLAND et al., 1975; KALTWASSER et al., 1977). Es wurde eine enge Korrelation zwischen Ferritin-Konzentration im Serum und der Höhe der intestinalen Eisenresorption festgestellt. Mit steigender intestinaler Eisenresorption als Ausdruck zunehmend geringeren Reserveeisens lagen die Serum-Ferritinwerte niedriger. Bei Patienten mit Transfusionssiderose nahmen sie mit höherer Zahl von Bluttransfusionen zu. Zwischen TEBK und Ferritin-Konzentration im Serum zeigte sich eine schwache negative Korrelation.

Normalwerte: Die Häufigkeitsverteilung der Normalwerte für Serum-Ferritin ist logarithmisch normal (COOK et al., 1974; LEYLAND et al., 1975). Es wurde eine tagesrhythmische Schwankung festgestellt mit Maxima um 12 Uhr und 24 Uhr sowie

Minima zwischen 16 und 20 Uhr (LEYLAND et al., 1975). COOK et al. (1974) stellten bei 152 gesunden Frauen und 174 Männern Normalbereiche fest, die ungefähr mit früher in der Literatur mitgeteilten übereinstimmten. Für Frauen betrug das geometrische Mittel 34 ng/ml mit einem 95%-Vertrauensbereich von 9–125 ng/ml. Für Männer fand sich ein geometrisches Mittel von 94 ng/ml mit einem 95%-Vertrauensbereich von 27–329 ng/ml. LEYLAND et al. (1975) fanden höhere Werte mit 118 ± 9 µg/l Serum für gesunde Frauen und 189 ± 16 µg/l (Mittelwert $\pm$ Standardabweichung des Mittelwertes) für Männer.

1.2.3.3. Erythropoetin

Erythropoetin ist ein Hormon, das offenbar in den Nieren gebildet wird. Unter den Bedingungen der Anoxie, der Anämie oder der histiotoxischen Anoxie werden erhöhte Konzentrationen im Serum gefunden. Es stimuliert im Knochenmark die Erythropoese, wobei sein Angriffspunkt an den ersten erythropoetischen Zellvorstufen ist (SCHUMACHER u. ERSLEV, 1965). 2–3 Tage nach Erythropoetin-Injektion ist die Reaktion des erythropoetischen Knochenmarks am Reticulozytenanstieg im peripheren Blut ablesbar.

Erythropoetin kann im Bioassay in vivo an hypertransfundierten Mäusen oder Ratten oder in vitro an Knochenmarkskulturen nachgewiesen werden. Gemessen wird dabei in der Regel der ^{59}Fe-Einbau in die Erythrozyten. Im Plasma liegt die Erythropoetin-Konzentration an der Grenze der Nachweisbarkeit für diese Bioassays. Deshalb wurde meist die Erythropoetin-Ausscheidung im 24 Std-Harn gemessen, es wurden Normalbereiche mit Extremwerten zwischen 0,16 und 5,2 Intern. Einheiten im 24 Std-Urin mitgeteilt (Documenta Geigy, Wiss. Tab. 1968). GOLDWASSER et al. (1975) berichteten über einen in vitro-Bioassay mittels Primärkulturen von Knochenmarkzellen erwachsener Ratten. Sie erreichten eine hohe Empfindlichkeit, ihre Methode ist brauchbar im Bereich von 0,001–0,1 Einheiten. Die Methode hat den Nachteil, auch das biologisch nicht aktive Asialo-Erythropoetin nachzuweisen. Über erste Ergebnisse mit einem Radioimmunoassay für Erythropoetin berichteten FISHER et al. (1971).

1.2.4. Plasmaeisenumsatz

1.2.4.1. Methodische Erörterungen

Die Verteilung des Eisens aus seinem Transportkompartment, dem Plasma, in den Organismus spiegelt sich in der Radioeisenkinetik wider. Zur Messung der Kinetik eignet sich vor allem ^{59}Fe (physikalische Halbwertzeit $=45$ Tage). Das ^{52}Fe mit seiner Halbwertzeit von 8 Std ist wenig geeignet. Intravenös injiziertes, transferrin-gebundenes Radioeisen fließt mit einer Halbwertzeit von ca. 90 Minuten aus dem Plasma ab (sog. „Plasmaeisenclearance"). Daraus ergibt sich, daß das im Plasmavolumen vorhandene Eisen täglich ungefähr 8mal umgesetzt wird. Aus der Eisenkonzentration im Plasma, dem Plasmavolumen und der ^{59}Fe-Halbwertzeit im Plasma wird der Plasmaeisenumsatz (PEU, mg Fe/Tag) errechnet. Dabei wird vorausgesetzt, daß innerhalb der ersten Stunden der Radioeisenkinetik kein ^{59}Fe-Reflux ins Plasma stattfindet. Man darf diese Voraussetzung als erfüllt annehmen, wenn die Meßwerte der ^{59}Fe-Konzentration im Plasma im Verlauf dieser Zeit eine Zeitfunktionskurve beschreiben, welche einer einfachen e-Funktion entspricht: Die Meßwerte müssen halblogarithmisch aufgetragen auf einer Geraden liegen.

1.2.4.2. Einflußfaktoren

Der Eisengehalt des Plasmas und die ^{59}Fe-Halbwertzeit im Plasma unterliegen starken Tagesschwankungen, der Plasmaeisenumsatz dagegen nicht (FUNK, 1970). Die Größe

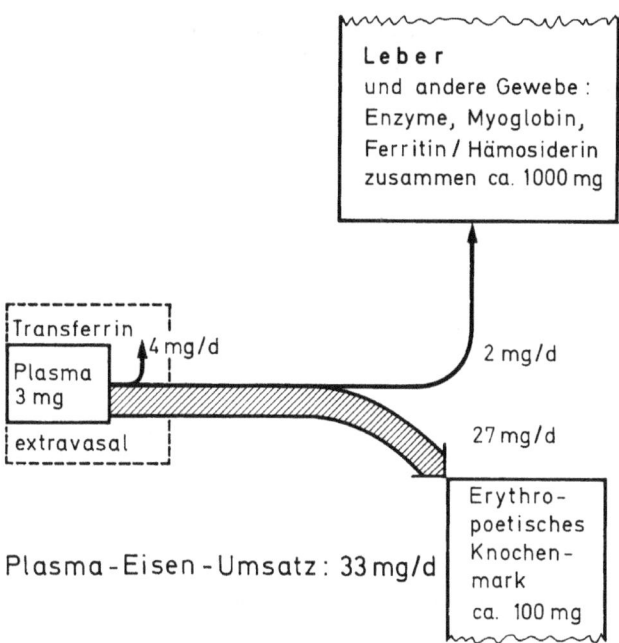

Abb. 4. Schema des Plasma-Eisen-Umsatzes mit den normalen Mengenverhältnissen auf den Abflußwegen und in den Stoffwechselräumen.

des Plasmaeisenumsatzes wird maßgeblich bestimmt vom Eisenbedarf des Knochenmarks zur Erythropoese (BOTHWELL et al., 1957; HILLMAN, 1969). Der konstante Eisensog des Knochenmarks führt also bei absinkender Plasmaeisenkonzentration zu kürzerer ^{59}Fe-Halbwertzeit und umgekehrt. Unerläßliche Konsequenz für die korrekte Ermittlung des Plasmaeisenumsatzes ist daher die simultane Messung der Plasmaeisenkonzentration und der ^{59}Fe-Halbwertzeit. NAJEAN et al. (1977) empfehlen die Korrektur jedes ^{59}Fe-Meßwertes im Plasma entsprechend der geänderten Plasmaeisenkonzentration. Die genannten Zusammenhänge drücken sich auch aus im relativ engeren Streubereich des normalen Plasmaeisenumsatzes; die Streubreiten der Normalbereiche für den Eisengehalt des Plasmas und die Eisenabflußgeschwindigkeit sind größer (Tabelle 5).

Das aus dem Plasma abfließende Eisen wird zu 90% primär vom erythropoetischen Knochenmark aufgenommen. Das entspricht täglich 27 mg Eisen (Abb. 4). Von den restlichen 10% des umgesetzten Plasmaeisens verteilt sich das meiste, 4 mg täglich, mit dem Transferrin im extravasalextrazellulären Flüssigkeitsraum. Nur etwa 2 mg Eisen täglich werden von verschiedenen Geweben, vornehmlich dem Leberparenchym, zum Einbau in eisenhaltige Enzyme, in Myoglobin und zur Eisenablagerung als Ferritin oder Hämosiderin benutzt.

1.2.4.3. Organfunktionskurven

Die Mengenverhältnisse auf den Wegen des Plasmaeisenumsatzes führen dazu, daß man mittels Oberflächen-Radioaktivitätsmessung beim gesunden Menschen eine Radioeisenanreicherung signifikant nur über erythropoetischem Gewebe nachweisen kann. Über Organen, in denen keine nennenswerte Blutbildung stattfindet, sinken die Meßwerte in den ersten Stunden nach der Radioeiseninjektion ab (POLLYCOVE u. MORTIMER, 1961). Dies geschieht nicht so stark wie im Blut, was unterschiedlich erklärt wird: Durchdringung der Detektorabschirmung durch die energiereichen ^{59}Fe-Gammastrahlen sowie teilweise Miterfassung des Knochenmarks in Rippen und Wirbelkörpern bei Messungen über Leber, Milz und Herz (MONTZ, 1970b), vorübergehende Eisenansammlung in einem ubiquitären, labilen Pool (NAJEAN et al., 1967), rascher ^{59}Fe-Durchfluß durch einen labilen Lebereisenpool (KUTZIM u. WELLNER, 1973).

Tabelle 5. Plasma-Eisen-Umsatz. Zusammenstellung von Normalbereichen aus 13 Literaturstellen. N=Anzahl untersuchter Normalpersonen. Aufgeführt sind die Mittelwerte mit den Standardabweichungen.

Autoren	N	Plasmaeisen µg Fe/100 ml	^{59}Fe-Halbwertzeit im Plasma min	Plasma-Eisen-Umsatz mg Fe/Tag/Liter Blut
BOTHWELL et al. (1957)	14	100 ± 31	93 ± 33	6,1 ± 1,3
COOK et al. (1970)	6	110 ± 15	85 ± 13	7,5 ± 0,6
FINCH et al. (1970)	11	105 ± 13	86 ± 11	7,0 ± 1,0
FUNK (1970)	45[a]	81 ± 27	69 ± 20	7,5 ± 1,9
HILLMANN und HENDERSON (1969)	6[a]	101 ± 26	76 ± 18	7,5 ± 0,7
HOSAIN et al. (1967)	6	98 ± 12	85 ± 13	7,6 ± 0,6
POLLYCOVE und MORTIMER (1961)	13	132 ± 35	113 ± 23	6,5 ± 1,1
Summe	101	97 ± 26	82 ± 21	7,1 ± 1,45
Variationskoeffizient		26%	25%	20%
POWSNER und RAESIDE (1971) (6 Literaturstellen)	57		95	8,4
Mittelwerte und 95%-Streubereiche			55 – 145	5,0 – 11,0
Normalbereiche (2 s-Streubereiche)		45 – 150	40 – 145	4,2 – 11,0

[a] Mehrfachbestimmungen

1.2.4.4. Normalwerte, Deutung pathologischer Werte

Eine Zusammenstellung der Normalbereiche aus 13 Publikationen enthält die Tabelle 5. Als Bezugsgröße für die Normierung des Plasma-Eisenumsatzes wird meist das Blutvolumen gewählt, PEU daher in mg Fe/Tag/l Blut angegeben (Tabelle 5). Im Mittel beträgt der normale Umsatz 7–8 mg Fe/d/l Blut. Der 2s-Streubereich muß, nach den Ergebnissen von FUNK (1970) bei dem einzigen größeren Kollektiv von 45 Normalpersonen, mit ± 3,8 mg/d/l Blut = ± 50% (!) angenommen werden.

Der Plasmaeisenumsatz ist gesteigert bei allen Krankheiten mit vermehrter Erythropoese, sofern genügend Eisen im Plasma verfügbar ist. Bei der Eisenmangelanämie findet man den Plasmaeisenumsatz normal oder sogar erniedrigt. Die ^{59}Fe-Halbwertzeit im Plasma ist dabei extrem kurz. Ihre Bestimmung bereitet Schwierigkeiten wegen frühzeitigen ^{59}Fe Rückflusses aus labilen Austauschräumen (MONTZ, 1974; POLLYCOVE u. TONO, 1975). Gesteigerter Plasmaeisenumsatz kann auch aus aktiv vermehrtem Depoteisenumsatz bei der Hämochromatose herrühren (POLLYCOVE, 1964). Verminderte Blutbildung äußert sich in der Regel in subnormalem Plasmaeisenumsatz, wobei es mit steigender Eisenkonzentration im Plasma zu einer relativen Zunahme der Eisenspeicherung, vornehmlich in der Leber, kommt.

1.2.5. Depoteisenumsatz

1.2.5.1. Organfunktionskurven

Der Sammelbegriff Eisendepot oder Depoteisen geht auf frühe Erfahrungen mit der Radio-Eisenkinetik zurück. Bei Patienten mit verminderter Erythropoese, mit Transfusionshämosiderose oder Hämochromatose hatte sich eine anomale, primäre Radioeisenspeicherung, vor allem in der Leber, in geringem Maße auch in der Milz gezeigt (POLLYCOVE u. MORTIMER, 1961; KEIDERLING, 1961; BRUNNER, 1966; MONTZ, 1970b). Diese für Siderose kennzeichnenden Organfunktionskurven steigen etwas langsamer an als Erythropoesekurven. Sie erreichen ihr Maximum 1–3 Tage p.i. und bleiben danach konstant hoch. Die Eisenanreicherung geschieht in den Hepatozyten, nicht in Zellen des retikulohistiozytären Systems (FINCH et al., 1970). In seltenen Fällen, bei Hämochromatose-Patienten nach Aderlässen sowie bei Kranken mit Eisenmangelanämie unter Eisensubstitutionsbehandlung (POLLYCOVE et al., 1971; MONTZ, 1970b) konnte durch Oberflächenaktivitätsmessungen beobachtet werden, daß dieses primär angereicherte ^{59}Fe die Leber innerhalb weniger Stunden wieder verläßt. Darin äußert sich ein verstärkter Umsatz in einem eisenverarmten Lebereisenpool.

1.2.5.2. Methodisch-kinetische Erörterungen

POLLYCOVE und MORTIMER (1961) erkannten in der ^{59}Fe-Plasmaaktivitätskurve eine Zwischenphase (r_2) zwischen der Plasma-Eisenclearance (r_1) und dem Eisenumsatz des erythropoetischen Knochenmarks (r_3). Mittels mathematischer Berücksichtigung dieser Zwischenphase kann nach geeigneten Stoffwechselmodellen (z.B. POLLYCOVE u. MORTIMER, 1961; NAJEAN et al., 1967) der Depot-Eisenumsatz, aufgeteilt in Eisenspeicherung und Eisenmobilisation, berechnet werden.

Es steht außer Zweifel, daß die Eisenkinetikmodelle die tatsächlichen Stoffwechselvorgänge besonders hinsichtlich des „Depot-Eisenumsatzes" grob vereinfacht, wenn nicht gar verfälscht darstellen. Als Einflußfaktoren für den Verlauf der ^{59}Fe-Plasmakurve seien aufgezählt: der Austausch zwischen dem Plasmaeisenpool und einem langsam austauschbaren Teil des extravasalen Transferrin-Verteilungsraumes (NAJEAN et al., 1967; HAHN et al., 1975), der Eisenaustausch mit ubiquitärem (NAJEAN et al., 1967) oder in der Leber bzw. im erythropoetischen Knochenmark lokalisierten, labilen Eisenpool (POLLYCOVE u. MORTIMER, 1961; KUTZIM u. WELLNER, 1971), der Austausch mit schnell und langsam bewegbarem Eisen (z.B. Ferritin bzw. Hämosiderin) im Leberparenchym und im retikulohistiozytären System (FILLET et al., 1974). Es ist gewiß notwendig und mit Einschränkung auch möglich, für Stoffwechselforschungen mit zunehmender Kenntnis des komplizierten Eisenstoffwechsels jeweils komplexere Modellvorstellungen zu entwickeln (KUTZIM u. WELLNER, 1971; NAJEAN et al., 1971; PRICE et al., 1975; RICKETS et al., 1975).

Grundsätzlich ist jedoch zu bedenken: „je einfacher ein Modell..., um so gültiger dürfte es sein... Allein schon der mathematischen Komplikationen wegen und aus Gründen der Anschaulichkeit müssen arbiträr Vereinfachungen eingeführt werden, die den Dingen Zwang antun" (KOBLET, 1971). Die kräftigsten Abstriche und Einschränkungen sind sicher erforderlich und erlaubt, um die Radioeisenkinetik für die klinische Diagnostik nutzbar zu machen. Unter diesem Gesichtspunkt reicht eine grobe Schätzung des Depot-Eisenumsatzes aus, um bei Patienten mit gesteigerter Eisenspeicherung den Eisenumsatz zur Erythropoese in der Größenordnung richtig ermitteln zu können (MONTZ, 1970b).

Zur direkten Untersuchung des Depoteisenumsatzes im retikulohistiozytären System eignen sich kinetische Messungen nach Injektion von ^{59}Fe- oder ^{55}Fe-markiertem Hämoglobin (NAJEAN et al., 1967, 1970a und b) oder Eisendextran (BEAMISH et al., 1972). Bei M. Hodgkin, neoplastischen Prozessen, chronisch-entzündlichen und rheumatischen Erkrankungen mit Hyposiderinämie wurde im Gegensatz zum echten Eisenmangel eine verzögerte Eisenfreisetzung aus dem retikulohistiozytären System festgestellt.

1.2.6. Eisenumsatz zur Erythropoese

1.2.6.1. Bestimmung aus der ^{59}Fe-Ferro-Kinetik. Einflußfaktoren

Es gibt bisher keine Methode, mit der die Hämoglobin-Synthese in vivo direkt quantitativ gemessen werden kann. Die Radioeisen-Kinetik bietet Möglichkeiten, ungefähr denjenigen Anteil des Plasmaeisen-Umsatzes zu ermitteln, der dem Eisenverbrauch zur Erythropoese entspricht. Tabelle 6 gibt einen Überblick über die Eigenarten der vorgeschlagenen Verfahren und ihre Ergebnisse beim gesunden Menschen.

Alle Autoren prüfen übereinstimmend die Richtigkeit ihrer Ergebnisse an einer mittleren Erythrozyten-Lebensdauer (MELD) von normal 120 Tagen (vgl. Abschnitt 1.3.3.). Die Mittelwerte der MELD, errechnet aus dem Eisenverbrauch zur Hämoglobinsynthese nach der ^{59}Fe-Ferrokinetik, liegen meist niedriger. Das hieße, die Hämoglobinsynthese wird aus der ^{59}Fe-Ferrokinetik in unterschiedlichem Ausmaß überschätzt. Der Erwartungswert aus der MELD von 120 Tagen für den Eisenverbrauch zur Erythropoese läge bei 64% des normalen Plasmaeisen-Umsatzes. Experimentell ergaben sich mit diesen Erwartungen übereinstimmend Werte von 66% bei Affen (DONOHUE et al., 1958) und 60% bei 13 Menschen unter Reutilisationsblockade (LOCKNER u. SKÅRBERG, 1974).

Für die Überschätzung der Hämoglobin-Synthese aus der Radioeisenkinetik werden als Gründe diskutiert:

1. eine „Eisenfalle" (KUTZIM u. WELLNER, 1971) in Nicht-Hämeisen-Pools und
2. „Ineffektive Erythropoese".

1. „Eisenfalle": Ein Teil des injizierten Radioeisens verteilt sich primär in extravaskulären Räumen (FINCH et al., 1970; NAJEAN et al., 1970a), die alles nicht hämgebundene Eisen umfassen. Dazu gehören extravasales Transferrin-Eisen und anderes proteingebundenes extrazelluläres Eisen (NAJEAN et al., 1971), eisenhaltige Enzyme sowie austauschbares intrazelluläres Eisen der unreifen roten Knochenmarkzellen, der Retikulozyten und schließlich der Eisenspeichergewebe (FINCH et al., 1970; POLLYCOVE u. TONO, 1975). Aus diesen Subcompartments fließt das Radioeisen innerhalb von etwa 2 Tagen nach

Tabelle 6. Übersicht über Methoden und Ergebnisse der Bestimmung der Hämoglobin-Synthese aus der ^{59}Fe-Ferro-Kinetik. Ausgangswert ist bei allen Verfahren der Plasma-Eisen-Umsatz (PEU). MELD = Mittlere Lebensdauer der roten Blutzellen, berechnet aus der Hämoglobin-Menge im Blut und der Hämoglobin-Synthese pro Tag.

Autoren	Methodische Variable	Art des Ergebnisses	PEU mg Fe/Tag/l Blut	Fe→Hb-Synthese	%PEU	MELD Tage
GIBLETT et al. (1956)	Maximale ^{59}Fe-Inkorporation in die Erythrozyten (F_{Ery} max.)	Effektive Erythropoese	7,6	5,9	77	92
LOCKNER (1966)	F_{Ery} max. bei Reutilisationsblockade mit inaktivem Eisen	Effektive Erythropoese	7,2	5,2	72	102
FINCH et al. (1970)	F_{Ery} max.	Effektive Erythropoese	7,0	5,6	80	97
COOK et al. (1970)	[F_{Ery} max.] − [Totaler ^{59}Fe-Reflux]	Effektive Erythropoese	7,5	4,1	55	133
COOK et al. (1970)	[F_{Ery} max.] − [Später ^{59}Fe-Reflux]	Totale Erythropoese	7,5	6,0	80	91
POLLYCOVE u. MORTIMER (1961)	Mehrkompartment-Analyse der ^{59}Fe-Plasma-Kurve	Totale Erythropoese	6,5	4,3	66	117

der Injektion mit einer Halbwertszeit von 7–10 Std in das Plasma-Compartment zurück (HOSAIN et al., 1967; COOK et al., 1970; KUTZIM u. WELLNER, 1973; POLLYCOVE u. TONO, 1975).

2. „Ineffektive Erythropoese" nennt man den Teil der gesamten Erythropoese, der für das periphere Blut nicht wirksam ist (GIBLETT et al., 1956): Den Normoblasten im Knochenmark geht bei der Ausstoßung der Zellkerne eine kleine Menge zytoplasmatischen Hämoglobins verloren (BESSIS u. BRETON-GORIUS, 1959). Nach POLLYCOVE und TONO (1975) macht dies 5% des insgesamt neugebildeten Hämoglobins aus. Ein anderer Teil der „Ineffektiven Erythropoese" wird dem Wesen nach als Hämolyse definiert (FINCH et al., 1970): Unreife, möglicherweise defekt gebildete rote Knochenmarkzellen und vielleicht einzelne kurzlebige Blutzellen werden phagozytiert, ihr Hämoglobin freigesetzt und katabolisiert. Als Indiz für die Existenz der „Ineffektiven Erythropoese" beim gesunden Menschen und für ihr physiologisches Ausmaß von 10–15% der gesamten Hämoglobin-Synthese galt das frühe Erscheinen von radioaktiv markierten Abbauprodukten des Porphyrins (LONDON et al., 1950; BARRETT et al., 1966; FINCH et al., 1970; LOCKNER u. SKÅRBERG, 1974). Neuere Untersuchungsergebnisse (WHITE et al., 1967; LANDAW et al., 1970; LINDAHL, 1974; SAMSON et al., 1976) ließen erkennen, daß der größte Teil dieser „Early-Peak"-Abbauprodukte aus dem raschen Umsatz der Hämenzyme in der Leber stammt, nur ein kleiner Teil aus frühem Hämoglobinabbau, also aus „Ineffektiver Erythropoese" (vgl. auch Abschnitt 1.3.1.).

1.2.6.2. Methodisch-kinetische Erörterungen

Für die Betrachtungen über die ^{59}Fe-Kinetik im erythropoetischen Knochenmark verdient Beachtung, daß das aus den verschiedenen Compartments des Nicht-Häm-Eisens ins Plasma zurückfließende Radioeisen im Knochenmark verzögert zur Hämoglobin-Synthese gelangt. Daraus ergibt sich ein protrahiertes Ansteigen Radioeisengehaltes der roten Blutzellen. Vom 7. Tag nach der Tracerinjektion an setzt sich der Anstieg mindestens bis zum 15. Tag fort (NAJEAN et al., 1967, 1969). Wird die Hämoglobin-Synthese nach HUFF et al. (1951) aus der maximalen ^{59}Fe-Fraktion in den Erythrozyten und dem Plasmaeisenumsatz ermittelt, so erhält man Werte, die um den Teil des protrahiert genutzten Radioeisens zu hoch sind. Die Überschätzung wird auf bis zu 50% veranschlagt (FINCH et al., 1970). Diesen Fehler vermeiden die Methoden, die den ^{59}Fe-Rückfluß ins Plasma berücksichtigen.

POLLYCOVE und MORTIMER (1961) gaben ein praktikables Verfahren zur graphischen Analyse der über 14 Tage gemessenen ^{59}Fe-Plasmaaktivitätskurve an. Diese Kurve lösten sie fakultativ in zwei oder drei exponentielle Abflußfunktionen und zusätzlich ein oder zwei Rückflußfunktionen auf. Die Anwendbarkeit auf die Untersuchung von Patienten mit pathologischen Veränderungen der Eisenkinetik wurde belegt durch sinnvolle Ergebnisse bei über 400 Patienten mit den verschiedensten Blutkrankheiten. Trotz vielfach geübter Kritik (NAJEAN et al., 1967; FINCH et al., 1970; GANZONI, 1970; HEIMPEL, 1971; KUTZIM u. WELLNER, 1971) war und ist dieses Verfahren bis heute das einzige vielerorts klinisch erprobte (FINCH et al., 1970; MONTZ, 1974; POLLYCOVE u. TONO, 1975).

COOK et al. (1970) bestimmten den ^{59}Fe-Reflux ins Plasma als prozentualen Anteil des Plasmaeisen-Umsatzes durch Integration unter der ^{59}Fe-Plasmakurve. Durch Verminderung des Plasmaeisen-Umsatzes um diesen Refluxanteil ergab sich der Eisenverbrauch zur Erythropoese. LOCKNER (1966) machte den Refluxanteil unwirksam durch Reutilisationsblockade mittels inaktivem Eisen.

Pathologische Veränderungen des Eisenstoffwechsels machen es beim einzelnen Patienten schwierig, die Anteile des Plasmaeisen-Umsatzes am Depot-Eisenumsatz und an der Erythropoese zu bestimmen. Die maximale ^{59}Fe-Inkorporation in die Erythrozyten kann nur dann als Maß für den Erythropoeseanteil angesehen werden, wenn eine Hyperhämolyse fehlt. Diese ist aber bei den meisten Blutkranken vorhanden (MONTZ, 1973). Im Falle der Hyperhämolyse befindet sich ein großer Teil des Radioeisens der zerstörten roten Blutzellen innerhalb des Untersuchungszeitraumes in den phagozytierenden Retikulumzellen, es erscheint also nicht im peripheren Blut (POLLYCOVE u. TONO, 1975). Die zur Erythropoese benutzte Fraktion des Radioeisens kann dagegen, von Hämolyse unabhängig, indirekt aus der Radioeisen-Speicherung der Leber ermittelt werden (POLLYCOVE u. MORTIMER, 1961; MONTZ, 1974). Die Kritik an diesem Verfahren durch KUTZIM und WELLNER (1973), der entscheidende Einfluß der Radioeisen-Umsatzgeschwindigkeit in der Leber bliebe unberücksichtigt, ist grundsätzlich berechtigt, trifft jedoch praktisch nicht zu, weil die bleibende ^{59}Fe-Anreicherung in der Leber mehrere Tage nach der Tracer-Injektion gemessen wird und der Lebersiderose, also langfristiger Ablagerung als Hämosiderin zuzuordnen ist. Passager in der Leber gespeichertes Radioeisen, das innerhalb der Untersuchungszeit wieder ins Plasma zurückfließt und damit sekundär im Knochenmark zur Erythropoese gelangt, ist bei Anwendung des genannten Verfahrens in der zur Erythropoese benutzten Fraktion des Radioeisens enthalten.

Anwendung der Mehr-Compartment-Modelle. Um die Gültigkeit und Richtigkeit der verschiedenen Modelle und Methoden zur Auswertung der Radioeisen-Kinetik wurde lange Zeit und leidenschaftlich diskutiert (SHARNEY et al., 1954; NAJEAN et al., 1967; FINCH et al., 1970; GANZONI, 1970; NAJEAN et al., 1971; WELLNER u. KUTZIM, 1971; POLLYCOVE u. TONO, 1975). So wichtig und auch fruchtbar diese Diskussionen für die Erforschung des Eisen-Stoffwechsels waren, die Unterschiede spielen für die diagnostische Anwendung der Radioeisen-Kinetik eine geringe Rolle. Das klinisch wichtige Ergebnis, das Ausmaß der Hämoglobinsynthese, ist bei der Anwendung verschiedener Mehr-Compartment-Modelle identisch (NAJEAN et al., 1967). Selbst Überschätzungen der normalen Hämoglobinsynthese und Unterschätzungen der gesteigerten Erythropoese bei Hyperhämolyse, wie sie bei Anwendung einfacher Verfahren (FINCH et al., 1970) entstehen, beeinflussen die qualitative Aussage kaum. In der Regel reicht die Information für die klinische Diagnostik aus. Dies gilt zumindest dann, wenn die Hyperhämolyse zusätzlich mit einer anderen Methode gemessen wird. Die adäquate Reaktion eines gesunden Knochenmarks auf eine mäßiggradige Hyperhämolyse beispielsweise ist mindestens eine Verdoppelung der normalen Hämoglobinsynthese. Diese kann trotz der methodischen Einschränkungen sicher von einer relativen Knochenmarkinsuffizienz unterschieden werden.

Vereinfachte Auswertung der ^{59}Fe-Ferro-Kinetik. Der Nachteil für die Praxis war bei allen Methoden der Radioeisen-Kinetik unabhängig von den Auswertverfahren die 14tägige Untersuchungsdauer. Zwei Verfahren, die eine Begrenzung der Untersuchungsdauer auf wenige Tage erlauben (COOK et al., 1970; MONTZ u. SCHNEIDER, 1972b), beruhen auf Erfahrungen, die statistisch durch hochsignifikante Korrelationen gesichert werden konnten.

COOK et al. (1970) stellten eine enge Beziehung zwischen der Serum-Eisen-Konzentration und dem Non-Erythron-Eisenumsatz (NEEU) fest:

Non-Erythron-Eisenumsatz (mg Fe/Tag/100 ml Blut)

$$= \mu g\ Fe/100\ ml\ Plasma \cdot Plasmatokrit \cdot 0{,}0035$$

$$\left(Plasmatokrit = 1 - \frac{Hämatokrit\ (\%)}{100}\right)$$

Der Erythron-Eisenumsatz ist die Differenz aus PEU und NEEU.

MONTZ und SCHNEIDER (1972b) fanden eine Korrelation zwischen der ^{59}Fe-Plasmaaktivität 24 Std p.i. und der Eisenabflußrate für die Hämoglobinsynthese. Die Formel lautet:

Eisenverbrauch zur Hämoglobinsynthese (mg Fe/Tag/100 ml Blut)

$$= \frac{f \cdot \text{PEU (mg Fe/Tag)}}{1 + \dfrac{0{,}693 \cdot 1440}{^{59}\text{Fe-Plasma-HWZ (min)}} \cdot e^{-3{,}45 + 0{,}9985 \cdot \ln(\text{Pl}_{24} \cdot f)}}$$

f = zur Erythropoese benutzte ^{59}Fe-Fraktion.

PEU = Plasmaeisenumsatz.

^{59}Fe-Plasma-HWZ = Halbwertzeit des ^{59}Fe im Plasma (vgl. Abschnitt 1.2.4.).

Pl_{24} = ^{59}Fe (Prozent der applizierten Dosis) im Plasmavolumen 24 Std. p.i.

Die Ergebnisse beider Berechnungsmethoden aus den Radioeisen-Kinetiken von 100 Patienten mit verschiedenen Krankheiten (Zufallsstichprobe aus einer Gesamtzahl von über 600 Fällen) sind in Abb. 5 einander gegenübergestellt. Für $^{2}/_{3}$ der Patienten wichen die Werte um weniger als 20% von der idealen Übereinstimmung ab. Bei Fällen mit Knochenmark-Hypoplasie lag der Erythron-turnover (ET nach COOK et al., 1970) niedriger als der Eisenumsatz zur Hämoglobinsynthese (FE→Hb-S. nach MONTZ u. SCHNEIDER, 1972b). In der zahlenmäßig überwiegenden Gruppe mit Fe→Hb-S. ≪ ET befanden sich viele Patienten mit ausgeprägter Hyperhämolyse.

Zusätzliche und abgeleitete Parameter. Die mittlere Verweildauer des Radioeisens im erythropoetischen Knochenmark hängt einerseits von der Geschwindigkeit der Erythropoese ab, andererseits wird sie durch medulläre Hyperhämolyse verlängert (MONTZ u.

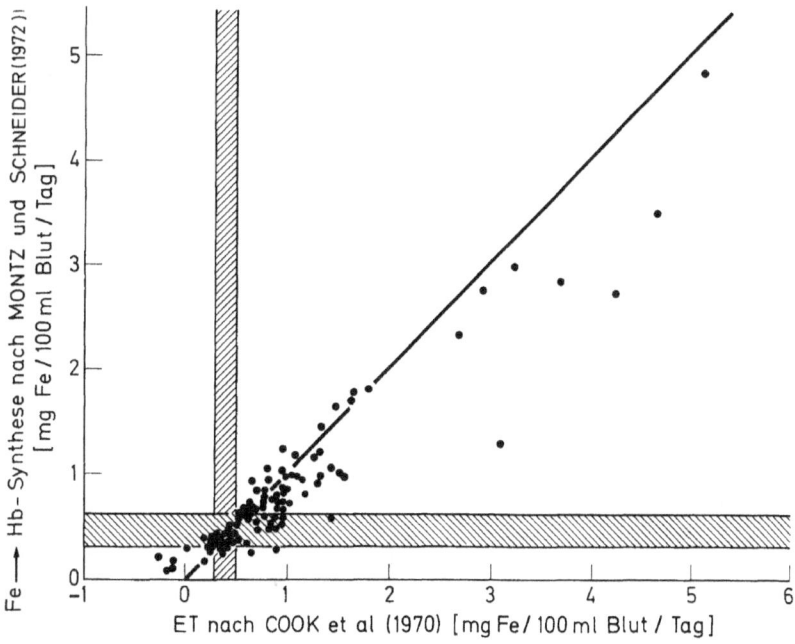

Abb. 5. Gegenüberstellung der Ergebnisse von zwei vereinfachten Methoden zur Berechnung des Eisenumsatzes zur Hämoglobin-Synthese. ET = Erythron-Turnover nach COOK et al. (1970), Fe→Hb.-S. = Eisenumsatz zur Hämoglobinsynthese nach MONTZ und SCHNEIDER (1972). Die 2s-Streubereiche der Normalwerte sind schraffiert dargestellt. Übereinstimmende Ergebnisse müßten auf der durchgezogenen Diagonalen liegen. Die Ergebnisse beider Berechnungsmethoden stammen aus einer Zufallsstichprobe von 100 aus einer Gesamtzahl von über 600 Patienten mit verschiedenen Blutkrankheiten.

SCHNEIDER, 1972a). POLLYCOVE und MORTIMER (1961) definierten die MEEHT (Mean Effective Erythron Haemoglobinisation Time) als Zeitspanne zwischen ^{59}Fe-Einbau in das Hämoglobin und Ausschleusung der ^{59}Fe-markierten Erythrozyten ins Blut, jeweils gemessen an der Hälfte der insgesamt in die Erythrozyten inkorporierten Radioeisenmenge. MEEHT fand sich verlängert bei medullärer Hyperhämolyse, auch beim Eisenmangel, verkürzt bei beschleunigter Erythropoese und Fehlen von medullärer Hyperhämolyse (POLLYCOVE, 1964). FINCH et al. (1970) bestimmte die MTT (marrow transit time) als Zeitspanne zwischen der ^{59}Fe-Injektion und dem Erscheinen ^{59}Fe-markierter Erythrozyten im peripheren Blut. MTT wurde als Ausdruck der Erythropoetin-Wirkung auf das Knochenmark angesehen. Die Transitzeit wurde kürzer mit zunehmender Stimulation der Erythropoese. Bei ineffektiver Erythropoese war die Bestimmung der MTT schwierig, sie schien verlängert zu sein. Kompliziertere kinetische Berechnungen der „Erythrozyten-Reifungszeit" bzw. der „Erythrozyten-Eiseneinbauzeit" entwickelten KUNI et al. (1963) sowie KUTZIM u. WELLNER (1971). Ein Maß für die Geschwindigkeit der Erythropoese, als MEHT (mittlere Erythron-Hämoglobinisationszeit) bezeichnet, kann nach MONTZ (1970a) unabhängig von der Bestimmung der Radioeisen-Verweildauer im Knochenmark aus der Geschwindigkeit des Plasmaeisenumsatzes ermittelt werden. Daraus ergab sich die Möglichkeit, die beiden verschiedenen Vorgänge, die die Eisenverweildauer im Knochenmark bestimmen, Geschwindigkeit der Erythropoese und medulläre Hyperhämolyse, voneinander getrennt zu beurteilen (MONTZ u. SCHNEIDER, 1972a).

Aus dem Produkt der täglichen Hämoglobinsynthese und der mittleren Erythron-Hämoglobinisationszeit MEHT wurde die Hämoglobinmenge im Knochenmark und die Zahl der erythropoetischen Knochenmarkzellen errechnet (MONTZ u. SCHNEIDER, 1970).

1.2.6.3. Normalwerte

Mit der Methode der Mehr-Compartment-Analyse (POLLYCOVE u. MORTIMER, 1961) und des Reflux-Modells (COOK et al., 1970) betragen die Normalwerte für den Eisenverbrauch zur Hämoglobinsynthese (2s-Streubereiche): 0,36–0,50 bzw. 0,31–0,51 mg Fe/Tag/ 100 ml Blut.

Für die zusätzlichen und abgeleiteten Parameter wurden folgende Normalbereiche angegeben:

MEEHT (POLLYCOVE u. MORTIMER, 1961): $1,4 \pm 0,4$ (2 s) Tage.
MTT (FINCH, 1970): ca. 3,5 Tage.
Erythrozyten-Eiseneinbauzeit (KUTZIM u. WELLNER, 1971): 1,2–2,1 Tage.
MEHT (MONTZ, 1970a): 1,0–1,5 Tage (1 s).
Erythropoetische Knochenmark-Zellmasse (MONTZ u. SCHNEIDER, 1970): 71 (± 10, 1 s) $\times 10^9$ Zellen, bezogen auf 1 l Blut.

1.2.7. Die topographische Verteilung des erythropoetischen Systems

Das blutbildende Knochenmark ist funktionell ein geschlossenes Gewebssystem, anatomisch jedoch keine Einheit, es liegt weit verstreut im Skelett. Die verschiedenen differenzierten Zellreihen (Erythroblasten, Myeloblasten, Megakaryozyten, die Zelltypen des retikulohistiozytären Systems) treten in der Regel an allen Stellen des Knochenmarks gemeinsam auf. Die Existenzfähigkeit des blutbildenden Marks scheint gebunden an das umgebende Knochengewebe, zumindest an die Knochendurchblutung (VAN DYKE, 1967; BOZZINI et al., 1974). Blutbildendes Mark findet sich in den spongiösen Knochen, die Röhrenknochen enthalten beim gesunden erwachsenen Menschen Fettmark.

Nuklearmedizinische Methoden der Knochenmarkdarstellung haben ältere pathologisch-anatomische Erkenntnisse über die Ausbreitung des blutbildenden Knochenmarks im Skelett bei gesunden Menschen und über ihre Veränderung bei verschiedenen Blutkrankheiten bestätigt und für die hämatologische Diagnostik verwertbar gemacht.

1.2.7.1. Einflußfaktoren

NEUMANN beschrieb 1882 aufgrund pathologisch-anatomischer Beobachtungen „Das Gesetz der Verbreitung des gelben und roten Marks in den Extremitäten-Knochen": „Es zeigte sich, daß bei erwachsenen Personen der normale Zustand darin besteht, daß die Anwesenheit eines roten, lymphoiden Markes sich auf die oberen Teile der Oberarme und Oberschenkelbeine beschränkt, während die untere Hälfte der genannten Knochen und die übrigen weiter peripher gelegenen Teile der Extremitäten überall gelbes Mark enthalten ... In Betreff der fettigen Umbildung des Markes während des Körperwachstums ... möchte ich aus meinen bisherigen Wahrnehmungen den Schluß ziehen, daß derselbe (Prozeß) von den Spitzen der Extremitäten ausgehend allmählich gegen den Rumpf vorrückt, somit also einen Gang einhält, welcher der durch Krankheitsprozesse bedingten Rückbildung in rotes Mark entgegengesetzt ist". Diese zentrifugale Rückbildung bei den „verschiedensten akuten und chronischen Krankheitszuständen eintretend" deutete NEUMANN als „der Blutregeneration dienende pathologische Umbildung des gelben Fettmarks in rotes Mark". Die gesetzmäßigen Vorgänge der zentripetalen Markdegeneration und der zentrifugalen Markausbreitung konnten durch Verlaufsmessungen am lebenden Menschen mittels Radioeisen bestätigt werden (MONTZ u. SCHNEIDER, 1966, 1971; MONTZ et al., 1972). Die zentripetale Rückbildung des erythropoetischen Markes

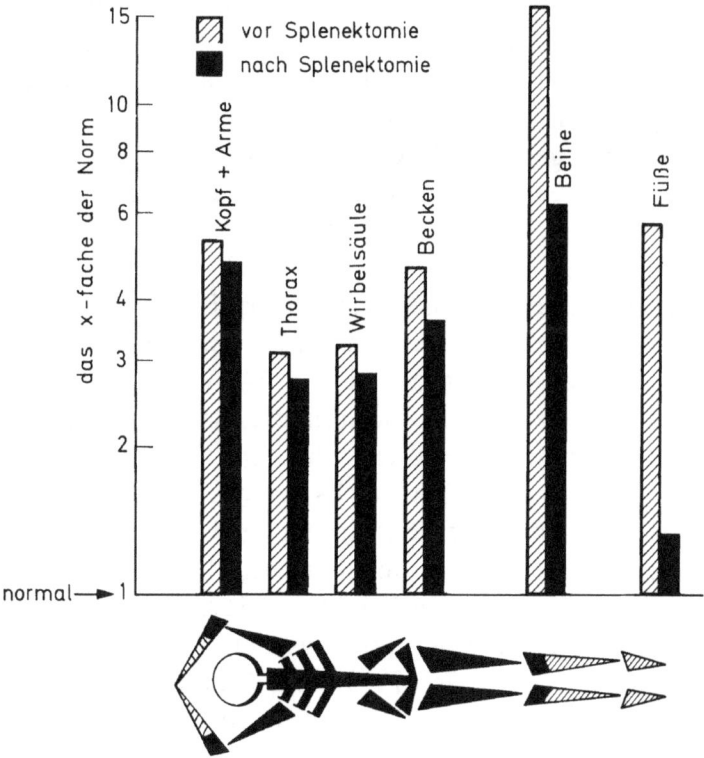

Abb. 6. Änderung der Knochenmarkverteilung nach Splenektomie bei einer Patientin mit hereditärem hämolytischen Ikterus. Ergebnisse des semiquantitativ ausgewerteten ^{59}Fe-Profil-Scanning nach SCHNEIDER und MONTZ (1966). Die Höhen der Säulen bezeichnen die Größe der Knochenmarksegmente im Vergleich zum Normalen, schraffierte Säulen = Befund vor Splenektomie, schwarze Säulen = Befund nach Splenektomie. Im Skelettsymbol ist der Zustand vor (schraffiert) und nach (schwarz ausgefüllt) der Milzexstirpation skizziert.

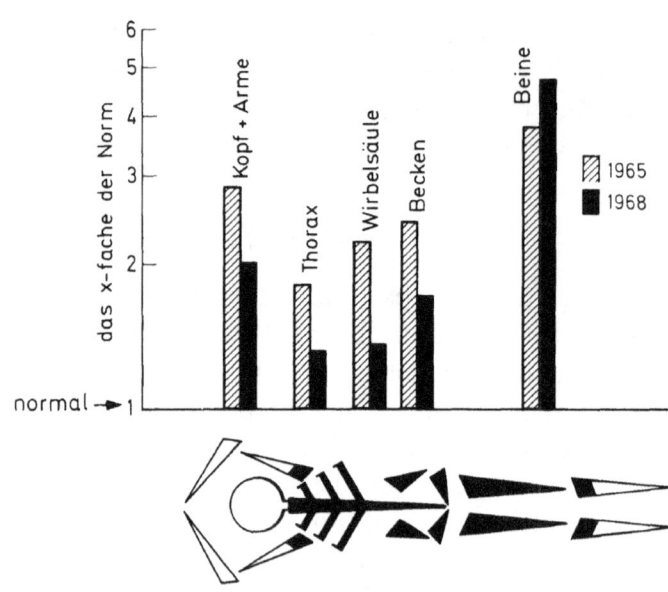

Abb. 7. Änderung der Knochenmarkverteilung im Krankheitsverlauf bei einer Patientin mit Osteomyelofibrose. Im Vergleich der Befunde von 1965 (schraffierte Säulen) und 1968 (schwarze Säulen) wird die „zentrifugale Markverdrängung" deutlich. Die erythropoetische Zellmasse nahm in den zentralen Segmenten (Wirbelsäule, Thorax, Becken) ab, in den Beinen kam es im Kniebereich zur Zunahme.

in den Extremitätenknochen war regelmäßig nach Splenektomie bei Patienten mit angeborenem hämolytischen Ikterus zu beobachten (Abb. 6). Eine Wiederausdehnung des Markes, umgekehrt in zentrifugaler Richtung, konnte bei einer Patientin mit Osteomyelofibrose im Verlauf verfolgt werden (Abb. 7). Zahlreich mitgeteilte Befunde nuklearmedizinischer Knochenmarkdarstellungen (Tabelle 7) fügen sich im Prinzip in das Neumannsche Gesetz. Ungleichmäßig in den Extremitäten verteilte Blutbildungsherde z.B. bei myeloproliferativen Prozessen (VAN DYKE, 1967) müssen nicht als Ausnahme betrachtet werden, weil die ungleichmäßige, herdförmige Verteilung auch im Markraum des Stammskelettes zur Eigenart dieser Prozesse gehört (GRALNICK et al., 1971).

Echte Ausnahmen vom Neumannschen Gesetz zeigte VAN DYKE (1967): Im Bereich typischer Knochenveränderungen beim Morbus Paget wurde ^{52}Fe angereichert, desgleichen im distalen Femurdrittel bei einer Patientin nach Femurschaftfraktur. Die Befunde sprachen mit Wahrscheinlichkeit für die Existenz erythropoetischen Knochenmarks, die allerdings noch histologisch bestätigt werden müßte. Eine Radioeisenaufnahme im Knochen selbst wurde beschrieben (THOMSEN et al., 1974).

Ungeklärt blieb bis jetzt, wie und wodurch die Rückbildung und die Ausdehnung des blutbildenden Knochenmarks gesteuert wird. Die Erklärung NEUMANNS (1882), die pathologische Umbildung des gelben Fettmarks in rotes Mark diene der Blutregeneration, ist bisher nicht bewiesen. Dafür sprechen die nachgewiesene periphere Ausdehnung des Knochenmarks (in das distale Drittel der Femura) bei etwa 10% der Patienten mit schweren chronischen Infekten (MÜLLER, 1923) und Hypertonie-Kranker mit Herzinsuffizienz (SHILLINGFORD, 1950), sowie die summarischen Angaben in älteren pathologisch-anatomischen Mitteilungen (zitiert nach FITTING, 1951), daß die Markausdehnung „häufig" oder „vor allem" bei erworbenen, chronischen, sekundären Anämien zu finden sei.

Mit den nuklearmedizinischen Methoden wurde die Markausdehnung dagegen mit Regelmäßigkeit nur bei kongenitalen Krankheiten und nur vereinzelt bei „erworbenen" hämolytischen Anämien festgestellt, nicht bei chronischen Blutungsanämien, Eisenmangelanämien und anderen sekundären Anämien (Tabelle 7). Auch bei sekundären Polyzythämien scheint die Markausdehnung nur ausnahmsweise vorzukommen. In Tierexperimenten konnte die zentrifugale Markumbildung weder durch chronische Blutungen, noch durch Hypoxie, noch durch Stimulation mittels Erythropoetin hervorgerufen werden (VAN DYKE et al., 1964). Die Gesetzmäßigkeit scheint darin zu liegen, daß die zentripetale Rückbildung des blutbildenden Marks bei kongenitalen Krankheiten unterbleibt (ALFREY et al., 1969; MONTZ u. SCHNEIDER, 1971), und daß eine pathologische Ausbreitung im Sinne der Metaplasie mit myeloproliferativen Prozessen im Zusammenhang steht (MONTZ et al., 1972). Viel häufiger als bei „erworbenen" Anämien wurde nämlich die periphere Markausdehnung bei Patienten mit malignen Erkrankungen festgestellt (Tabelle 7). In direktem Zusammenhang damit muß bei diesen myeloproliferativen Prozessen das ebenfalls häufige Vorkommen extramedullärer Blutbildungsherde in der Milz oder in der Leber gesehen werden. Auch hier scheint weniger die Blutregeneration Anlaß zur Ausdehnung des erythropoetischen Systems zu sein als vielmehr die maligne, proliferative Eigenart der Grunderkrankung. Strittig ist dabei, ob die Polyzythämia vera zu diesen malignen Erkrankungen, speziell den myeloproliferativen Prozessen, gehört (BURKHARDT et al.,

Tabelle 7. Zusammenstellung der Befunde von peripherer Knochenmarkausdehnung und extramedullärer Blutbildung aus 26 Veröffentlichungen (*Autopsie*: ASHKANAZY, 1927; MÜLLER, 1923; CUSTER, 1932; TURNBULL, 1936; SHILLINGFORD, 1950; FITTING, 1951; BOURONCLE und DOAN, 1962; HENNEKEUSER und FISCHER, 1967. *Röntgenaufnahmen*: KORSTEN et al., 1970; $^{52}Fe, ^{59}Fe$: KRAMER und WYNNE, 1958; GOLDBERG und SEATON, 1960; HAURANI und TOCANTINS, 1961; SZUR und SMITH, 1961; ANGER und VAN DYKE, 1964; OETTGEN und PRIBILLA, 1964; VAN DYKE et al., 1964; BRUNNER, 1965a; POLLYCOVE et al., 1966; VAN DYKE, 1967; VAN DYKE et al., 1967; ALFREY et al., 1969; MONTZ und SCHNEIDER, 1971; MONTZ et al., 1972. $^{198}Au\text{-}/^{99}Tc^m\text{-}Kolloid$: KNISELEY et al., 1966; VAN DYKE et al., 1968; GRALNICK et al., 1971; FISCHER et al., 1973; ALAVI et al., 1974; MCNEIL et al., 1974; SCHREINER, 1974.)

Diagnosen	Methoden	Periphere Ausdehnung des Knochenmarks	Extramedulläre Blutbildung
		Anzahl der Fälle	
Kongenitale Krankheiten (kongen. hämolyt. Anämien, Thalassämien, Sichelzell-A., A. perniciosa, sideroachrestische A., angeborene Herzfehler)	Autopsie	3 („mehrere", „meist" „immer")	–
	Röntgenaufnahmen	7[a]	10[a]
	^{52}Fe, ^{59}Fe	41	–
	^{198}Au- od. $^{99}Tc^m$-Kolloid	30	–
	Gesamt	*81*	*10 (?)*
Erworbene Anämien (erworbene hämolyt. A., chronische Blutungs-A., Eisenmangel-A., andere sekundäre A.)	Autopsie	(„häufig", „vor allem")	–
	^{52}Fe, ^{59}Fe	13	–
	^{198}Au- od. $^{99}Tc^m$-Kolloid	1	–
	Gesamt	*14*	
Besonderes: Schwere chronische Infektionen	Autopsie	14 (von 110)	–
Hypertonie mit Herzinsuffizienz	Autopsie	5 (von 40)	–
Morbus Paget	^{52}Fe	2	0
Zustand nach Femurfraktur	^{52}Fe	1	0
	Gesamt	*22*	*0*

[a] 10 Patienten mit Thalassaemia major mit intrathorakalen, paravertebralen Tumoren aus hämatopoetischem Gewebe, wahrscheinlich medullären Ursprungs.

Tabelle 7 (Fortsetzung)

Diagnosen	Methoden	Periphere Ausdehnung des Knochenmarks	Extramedulläre Blutbildung
		Anzahl der Fälle	
Karzinom-Patienten	Autopsie	—	17 (von 150)
	^{59}Fe	3	2
	^{198}Au-Kolloid	2	—
	Gesamt	*5*	*19*
Leukämie (Myelose),	Autopsie	2	—
Erythroblastose u.ä.	^{52}Fe, ^{59}Fe	16	20
	^{198}Au- od. ^{99}Tc^m-Kolloid	16	—
	Gesamt	*34*	*20*
Andere Systemerkrankungen			
Morbus Hodgkin	^{99}Tc^m-Kolloid	13	—
Multiple Myelome	^{198}Au- od. ^{99}Tc^m-Kolloid	4	—
Chron. lymphat. Leukämie	^{198}Au- od. ^{99}Tc^m-Kolloid	„einige"	—
	Gesamt	*17*	—
Myelofibrose/Osteomyelosklerose	Autopsie/Biopsie	—	51
	^{52}Fe, ^{59}Fe	9	60
	^{111}In	13	—
	^{99}Tc^m-Kolloid	6	—
	Gesamt	*28*	*111*
Polycythaemia vera	Autopsie	2	—
	^{52}Fe, ^{59}Fe	13	29
	^{198}Au- od. ^{99}Tc^m-Kolloid	6	—
	Gesamt	*21*^{b}	*29*^{b}
Sekundäre Polyzythämie	^{59}Fe	1	0

[b] Insgesamt 47 Fälle. Für 37 keine Angaben über histologischen Nachweis einer Myelofibrose. Merkmale des Myelofibrose-/Osteosklerose-Syndroms (Leukozytose über 12000/mm^3, extramedulläre Blutbildung, zentrale Knochenmarkhypoplasie) vorhanden bei 36 Patienten, bei den übrigen keine näheren Angaben, demnach höchstens 11 Fälle unkomplizierter Polycythaemia vera.

1969; MONTZ et al., 1972). Berücksichtigt man, daß von den in der Tabelle aufgeführten 47 Fällen von Polyzythämia vera mit peripherer Ausdehnung des Knochenmarks bei kritischer Sicht höchstens 11 Fälle als unkomplizierte Polyzythämie vera gelten können und die übrigen 36 Patienten zum Myelofibrose-/Osteosklerose-Syndrom gerechnet werden können, so scheint die pathologische Knochenmarkausdehnung beim Myelofibrose-/Osteosklerose-Syndrom häufig zu sein, während sie bei der Polyzythämia vera selten gefunden wird, sofern es sich dann nicht um Frühstadien der Myelofibrose handelt (MONTZ et al., 1972).

1.2.7.2. Methodische Erörterungen

Das blutbildende Knochenmark kann spezifisch mit radioaktivem Eisen markiert werden. Jedoch, die radioaktiven Fe-Isotope eignen sich für die Szintigraphie wenig oder gar nicht: ^{55}Fe ist ein reiner Betastrahler. ^{59}Fe sendet eine sehr energiereiche Gammastrahlung aus, die nur zu groben Verteilungsmessungen, z.B. dem Profil-Scanning (SCHNEIDER u. MONTZ, 1966; ALFREY et al., 1969) oder zur Ganzkörperszintigraphie mittels Spezialapparaturen (RONAI et al., 1969; CHAUDHURI et al., 1974) genutzt werden kann. Der Positronen-Strahler ^{52}Fe mit einer Halbwertzeit von 8 Std steht nur wenigen Zentren zur Verfügung (VAN DYKE u. ANGER, 1965).

Die retikulohistiozytären Gewebsanteile des Knochenmarks sind mittels radioaktiv markierter Kolloide (^{198}Au oder ^{99}Tc^m-Sulfur-Kolloid) szintigraphisch darstellbar. Große Teile des Knochenmarks im Rumpfskelett sind wegen der starken Kolloid-Einlagerung in die Leber und in die Milz nicht beurteilbar. Die Knochenmarkszintigraphie des Beckens und der Extremitätenknochen gelingt hervorragend (GAMM et al., 1972). Die Ausdehnung des retikulohistiozytären (RHS) Gewebsanteils ist in der Regel derjenigen des blutbildenden Marks gleich (NELP et al., 1967b). Bei Knochenmarkaplasie (VAN DYKE et al., 1967) sowie kurzzeitig nach Bestrahlung (NELP et al., 1967a) wurden Unterschiede festgestellt derart, daß RHS-Mark vorhanden war, wo erythropoetisches Mark fehlte. Der Reaktion des blutbildenden Marks auf spezifische Stimulation oder Suppression folgt das phagozytierende RHS-Mark bei intensivem und langdauerndem Einfluß (HENRY et al., 1974).

VAN DYKE (1967) stellte die Ähnlichkeit der Ausdehnung stark durchbluteter Knochenregionen mit der Verteilung des erythropoetischen Marks fest. Demnach läßt sich die Knochenmarkverteilung indirekt auch aus dem Knochenperfusions-Szintigramm 15–30 min nach i.v.-Injektion von osteotropen Radionukliden (^{18}F oder ^{99}Tc^m-Diphosphonat, -Pyrophosphat, -Polyphosphat) ermitteln (VAN DYKE et al., 1968). In jüngster Zeit wurde ^{111}In-Chlorid oder -Zitrat zur Knochenmarkszintigraphie benutzt. Der Stoffwechsel des Indiums weist Ähnlichkeiten, aber auch Unterschiede mit dem des Eisens auf (MCINTYRE et al., 1974; MERRICK et al., 1975). In der Regel stimmte die szintigraphische Knochenmarkdarstellung mit Radio-Indium mit den Radioeisen- und Radiokolloid-Scans (MERRICK et al., 1975) wie auch mit bioptischen und ferrokinetischen Daten (MCNEIL et al., 1974) überein. Meist fand sich eine mit Radioeisen nicht korrelierende Indium-Anreicherung in der Leber und Milz, bei einzelnen Patienten auch in den Nieren und in Projektion auf die großen Gelenke (MERRICK et al., 1975). GLAUBITT et al. (1975) stellten Radio-Indium-Anreicherungen in der Schamregion (Skrotum, Vulva) fest.

1.2.7.3. Normale Knochenmarkverteilung im Skelett

Was pathologisch-anatomisch längst bekannt war, wurde mit den szintigraphischen Untersuchungen der Knochenmarkverteilung im Skelett bestätigt: Das blutbildende Knochenmark des gesunden erwachsenen Menschen befindet sich im Stammskelett, in den Wirbelkörpern, dem Sternum, den Rippen, den Beckenknochen, den Schädelknochen sowie in den proximalen Teilen der Femura und Humeri. Das Verhältnis Zellmark: Fettmark in den genannten Knochen nimmt in der Reihenfolge ihrer Aufzählung ab. Bei Bedarf hyperplasiert das Knochenmark überall dort, wo Zellmark vorhanden ist. Die Regenerationskapazität ist offenbar an den Stellen mit hohem Fettmarkgehalt die größte (CUSTER u. AHLFELDT, 1932). Damit erklärt sich, daß bei manchen Patienten intensive Knochenmarkdarstellungen in den proximalen Teilen der Femura und Humeri oft bis in die Schaftmitte hinein nachweisbar sind, während sich bei gesunden Personen an diesen Stellen blutbildendes Knochenmark gar nicht oder spärlich darstellt (LARSSON et al., 1960; EDWARDS et al., 1964; VAN DYKE u. ANGER, 1965).

Bei Kindern findet sich blutbildendes Knochenmark in Abhängigkeit von ihrem Lebensalter mehr oder weniger intensiv und in unterschiedlicher peripherer Ausdehnung in den Extremitätenknochen. Es ist bisher unbekannt, welchem Lebensalter welcher Ausdehnungsgrad des blutbildenden Knochenmarks entspricht und wann die zentripetale Markrückbildung abgeschlossen ist (VAN DYKE, 1968).

1.3. Hämolyse

1.3.1. Arten und Orte der Hämolyse, Einflußfaktoren

Die Erythrozyten des gesunden Menschen haben eine Lebensdauer, die in einem engen Streubereich um 120 Tage liegt, d.h. alle gleichaltrigen roten Blutkörperchen verschwinden zum ungefähr gleichen Zeitpunkt als Kohorte aus der Blutbahn (cohort destruction). Ein Untergang von Erythrozyten unabhängig von ihrem Lebensalter (random destruction) ist normalerweise, wenn überhaupt vorhanden, minimal (BERLIN et al., 1959). Als Ort des physiologischen Erythrozytenabbaues gelten das Knochenmark allein (POLLYCOVE u. TONO, 1975) oder mit 60% überwiegend (STICH, 1964), ferner die Leber (30%) und die Milz (10%). Die Makrophagen des retikulohistiozytären Systems in diesen Organen weisen den höchsten Gehalt an Hämoxygenase auf (GEMSA u. SCHMID, 1974). Der Hämoglobinkatabolismus geschieht in den phagozytierenden Makrophagen. Die Hämoxygenase, die in den Mikrosomen der Makrophagen lokalisiert ist, bewirkt den ersten Schritt im enzymatischen Abbau des Häms zum Bilirubin.

Krankhaft gesteigerte Erythrozytenzerstörung (Hyperhämolyse) berücksichtigt in der Regel das Lebensalter der Zellen nicht, es handelt sich um Random Destruktion. Mit radioaktiv markierten Erythrozyten läßt sich als Ort der gesteigerten Destruktion meistens die Milz nachweisen, selten Leber, Lunge und Knochenmark (GEHRMANN, 1964; FISCHER u. WOLF, 1969; HEIMPEL, 1971; POLLYCOVE u. TONO, 1975). Bei einigen Kranken mit verkürzter Erythrozytenlebensdauer findet man in keinem dieser Organe eine Radioaktivitätsanreicherung. Dies mag bei intravasaler Hämolyse erklärt werden durch ubiquitäre Erythrophagozytose, die ihrerseits das Hämoxygenase-System der in allen Geweben vorkommenden Makrophagen stimuliert (GEMSA u. SCHMID, 1974). Pathophysiologische Gesetzmäßigkeiten, die den Ort der Hämolyse bestimmen, sind nur teilweise geklärt. KEENE und JANDL (1965) resümierten ihre Versuchsergebnisse an Ratten im Zusammenhang mit Literaturberichten dahingehend, daß gering veränderte Erythrozyten (z.B. durch Hitze oder inkomplette Antikörper) hauptsächlich in der Milz abgefangen und phagozytiert werden. Stärker geschädigte Zellen (z.B. durch komplette Antikörper), freies Hämoglobin und unreife rote Blutzellen werden überwiegend in der Leber und im Knochenmark sequestriert.

Phagozytose noch kernhaltiger roter Knochenmarkzellen im Knochenmark, also (intra-)medulläre Hämolyse ist beim gesunden Menschen nicht nachweisbar (POLLYCOVE u. TONO, 1975; NAJEAN et al., 1967). Die pathologische medulläre Hyperhämolyse wird heute im hämatologischen Sprachgebrauch mit dem Begriff „ineffektive Erythropoese" gleichgesetzt (HEIMPEL, 1973; MONTZ, 1974; POLLYCOVE u. TONO, 1975). Bei Krankheiten mit dem Befund der überschüssigen „ineffektiven" Erythropoese in der Radioeisenkinetik waren morphologisch die Zeichen einer Zellbildungsstörung mit Phagozytose von Erythroblasten im Knochenmark feststellbar. Zugleich zeigte sich ein erheblich verstärkter „Early Peak" bei der Ausscheidung ^{14}C-markierter Hämoglobin-Abbauprodukte (HEIMPEL, 1973; POLLYCOVE u. TONO, 1975; HORNE et al., 1975; SAMSON et al., 1976; vgl. auch Abschnitt 1.2.6.1.).

1.3.2. Methodische Erörterungen

Die Lebensdauer der roten Blutkörperchen kann in vivo auf verschiedene Weise mit Hilfe von radioaktiven Substanzen bestimmt werden. Markiert werden Bestandteile der Zelle, die erst bei deren Zerstörung freigesetzt werden: Das Hämoglobin mittels ^{51}Cr, ^{59}Fe, ^{15}N- oder ^{14}C-markiertem Glycin; Zellenzyme (besonders Cholinesterase) mit DF^{32}P (Diisopropyl-Fluoro-^{32}P-Phosphonat). Die ^{51}Cr-Markierung geschieht in vitro, die mit DF^{32}P in vitro oder in vivo, die mit Radioeisen oder markiertem Glycin in vivo. Mit ^{51}Cr und DF^{32}P werden die im Blut vorhandenen Erythrozyten von ihrem Alter unabhängig markiert (random labeling), Radioeisen und Radioglycin werden während der Hämoglobinsynthese in die Zellen eingebaut (cohort labeling). Folglich erfaßt man die Lebensdauer einer Mischpopulation von Erythrozyten des peripheren Blutes, wenn man die Verweildauer von ^{51}Cr- oder DF^{32}P-markierten Zellen im Blut mißt. Dagegen beginnt die Lebensdauer der ^{59}Fe- und der ^{15}N- oder ^{14}C-Glycin-markierten Erythrozyten mit dem Beginn der Hämoglobinsynthese als Erythroblasten im Knochenmark.

Bei Hyperhämolyse ergeben die Methoden mit altersunabhängig markierten Zellen (random labeling) ein Maß für die Sequestration der Erythrozyten des peripheren Blutes, die Resultate der anderen Verfahren (cohort labeling) umfassen die medulläre Hyperhämolyse = „ineffektive Erythropoese" sowie die periphere Erythrozyten-Sequestration. Anteilmäßig können bei diesen Methoden die periphere und die medulläre Hyperhämolyse getrennt beurteilt werden, weil sie sich zu verschiedenen Zeiten im Ablauf der Radionuklid-Kinetik manifestieren (POLLYCOVE u. MORTIMER, 1961; MONTZ, 1970a). Die medulläre Hyperhämolyse kann aus der Lebensdauer ^{51}Cr- oder DF^{32}P-markierter Erythrozyten indirekt durch Berechnung der täglichen Erythrozytenproduktion (HEIMPEL et al., 1968) oder des Erythrozyteneisenumsatzes (FINCH et al., 1970; WELLNER, 1971) ermittelt werden.

1.3.2.1. ^{51}Cr- und DF^{32}P-Markierung der Erythrozyten

Die Bindung des ^{51}Cr an das Hämoglobin in den Erythrozyten ist nicht ganz stabil. Die Elutionsrate beträgt beim Gesunden im Mittel 1% pro Tag, sie schwankt zwischen 0,6 und 1,4% je Tag, beim Kranken liegt sie zwischen 0 und 5% täglich (POLLYCOVE u. TONO, 1975). Man mißt die Halbwertszeit des ^{51}Cr im Blut nach Injektion Radiochrommarkierter Erythrozyten als „scheinbare halbe Erythrozytenlebenszeit". Die Messung beginnt 24 Std nach der Injektion, um die Frühelution des ^{51}Cr innerhalb der ersten 24 Std nach Injektion nicht mit zu erfassen. Die Größen der Frühelution und auch der späteren Elutionsrate hängen von der Markierungs-Methode ab (HEIMPEL, 1971). Bei Markierungsverfahren, die eine mittlere Elutionsrate von 1% täglich garantieren, beträgt die normale, scheinbar halbe Erythrozytenlebenszeit 35 ± 4 ($\bar{x} \pm 2$ s) Tage (POLLYCOVE u. TONO, 1975). Die ^{51}Cr-Markierung der Erythrozyten bietet gegenüber DF^{32}P den Vorteil, daß die Gammastrahlung des ^{51}Cr Oberflächenaktivitätsmessungen zur Ortsbestimmung der Erythrozyten-Sequestration möglich macht.

DF^{32}P bleibt, nach anfänglicher Elution von 3% innerhalb 24 Std p.i., vollständig in den roten Blutzellen (POLLYCOVE u. TONO, 1975). Das Abbauprodukt wird, wie das ^{51}Cr, nach Zerstörung der Erythrozyten nicht reutilisiert. Normalerweise findet sich ein linearer Abfall der Aktivität im Blut. Die mittlere normale Erythrozytenlebenszeit ist demgemäß gleich der doppelten biologischen Halbwertszeit der DF^{32}P-markierten Erythrozyten. Sie liegt zwischen 100 und 130 Tagen. HEIMPEL et al. (1964) fanden bei 10 gesunden Probanden einen Mittelwert von 115 Tagen. Oberflächen-Radioaktivitätsmessungen sind nicht möglich. Bei Hyperhämolyse kommen verschiedenartige Kurvenverläufe des Radioaktivitätsabfalls im Blut vor. Das mathematische Auswertverfahren muß diesen Kurventypen angepaßt werden (ICSH-Report, 1971; POLLYCOVE u. TONO, 1975). Bei biphasischem Verlauf, der auf die Existenz zweier verschiedener Erythrozyten-Populationen mit verschieden langer Lebensdauer hinweist, können die Anteile dieser Populationen an der Gesamtzellmenge und die jeweilige Lebensdauer ermittelt werden (HEIMPEL et al., 1968; POLLYCOVE u. TONO, 1975).

1.3.2.2. ^{59}Fe-Markierung über die Hämoglobin-Synthese

Nach in-vivo-Markierung der roten Knochenmarkzellen mit Radioeisen und Ausschleusung der markierten Zellen bleibt die Radioaktivität im Blut lange Zeit konstant. Sie sinkt geringgradig ab, wenn die Erythrozyten altersgemäß entsprechend der Cohort-Destruction abgebaut werden (POLLYCOVE u. TONO, 1975). Der Radioaktivitätsabfall ist gering und währt nur wenige Tage, weil das frei werdende Radioeisen sofort zur Erythropoese reutilisiert wird. Eine Verkürzung der Erythrozytenlebenszeit durch Random-Destruction ist nicht meßbar im Radioaktivitätsverlauf des Bluts.

Eine Hyperhämolyse wird in der Radioeisenkinetik erkennbar am ^{59}Fe-Reflux in das Plasma-Compartment (POLLYCOVE u. MORTIMER, 1961; GEVIRTZ et al., 1965; MONTZ und SCHNEIDER, 1966; COOK et al., 1970). Ein quantitatives Hämolysemaß wurde bisher aus diesem Radioeisenreflux ins Plasma nicht abgeleitet.

DAGG et al. (1972) gaben eine Methode an zur direkten Bestimmung der Erythrozytenlebensdauer aus der Radioeisenkinetik nach dem „Occupancy Principle". Folgende Meßwerte wurden benutzt: Das Integral unter der ^{59}Fe-Zeitkurve im Plasma, die maximale Inkorporation von ^{59}Fe in 100 ml Erythrozyten, sowie der Eisengehalt von je 100 ml Plasma und 100 ml Erythrozyten. Vorausgesetzt wird für die Gültigkeit des Verfahrens ein Steady State sowie nicht existenter bzw. vernachlässigbar geringer Radioeisenrückfluß aus frühzeitiger Sequestration junger Erythrozyten des peripheren Bluts im Zeitraum bis zum Erreichen der maximalen ^{59}Fe-Inkorporation in den Erythrozyten. Bei Patienten mit hochgradiger Hyperhämolyse dürfte die ermittelte Erythrozytenlebensdauer zu groß sein, da in solchen Fällen ein erheblicher, sehr frühzeitiger Radioeisen-Reflux ins Plasma nachgewiesen wurde (POLLYCOVE, 1964; GEVIRTZ et al., 1965; MONTZ u. SCHNEIDER, 1966). Eine Verkürzung der Erythrozytenlebensdauer durch medulläre Hyperhämolyse wird bei Anwendung des „Occupancy Principle" nicht erfaßt.

Indirekt kann die mittlere Erythronlebensdauer aus der Radioeisenkinetik berechnet werden: sie entspricht dem Verhältnis der im ganzen Körper vorhandenen Hämoglobinmenge zur täglichen Neubildung (POLLYCOVE u. MORTIMER, 1961). Diese Lebensdauer umfaßt die Reifungszeit im Knochenmark vom Beginn der Hämoglobin-Synthese an, sie wird also auch durch medulläre Hyperhämolyse bzw. ineffektive Erythropoese verkürzt. Die Bedingung des Steady State muß wie bei allen Methoden zur Bestimmung der Erythrozytenlebensdauer erfüllt sein. Änderungen des Status müssen gemessen und über Korrekturrechnungen berücksichtigt werden (POLLYCOVE u. TONO, 1975). Als Maßstäbe für medulläre Hyperhämolyse dienen die MEEHT nach POLLYCOVE und MORTIMER (1961) oder der medulläre Hämolyse-Index nach MONTZ (1974). Der letztgenannte Index wird aus der Differenz zwischen ^{59}Fe-Verweildauer im Knochenmark und MEHT (Mittlere Erythron-Hämoglobinisations-Zeit) errechnet (vgl. Abschnitt 1.2.6.2.3.). Die lienale Erythrozytensequestration läßt sich in ihrem Ausmaß aus der ^{59}Fe-Oberflächenaktivitätsmessung abschätzen. Durch empirisch ermittelte Transformation konnte ein lienaler Hämolyse-Index dem medullären vergleichbar gemacht werden (MONTZ, 1974).

1.3.2.3. ^{14}C- oder ^{15}N-Glycin-Markierung der Hämoglobin-Synthese

Die Markierung der roten Knochenmarkzellen mit ^{15}N- oder ^{14}C-Glycin bietet Möglichkeiten, die Ausscheidung von Hämoglobin-Abbauprodukten zu messen. Aus 1 Mol Hämoglobin entsteht 1 Mol Kohlenmonoxyd und 1 Mol Biliverdin (GEMSA u. SCHMID, 1974). Die Messung der Abbauprodukte des Biliverdins (Urobilinogen und Sterkobilinogen) im Urin und in den Fäzes hat sich als unpraktisch und fehlerhaft erwiesen (WHITE et al., 1967). Das endogene CO der Ausatmungsluft stammt praktisch ausschließlich aus dem Hämkatabolismus, wobei dem Hämoglobin-Abbau etwa 80%, dem übrigen Hämstoffwechsel (vorwiegend Enzymabbau in der Leber) die restlichen 20% zugeordnet werden (WHITE et al., 1967; HORNE et al., 1975). Aus Erythrozyten, die mit ^{14}C-2-Glycin markiert waren, wird nach ihrer Sequestration das ^{14}CO quantitativ abgeatmet. Bei normaler Erythrozyten-Lebensdauer wird das ^{14}CO als „Late Peak" im Zeitraum 100-140 Tage nach der Injektion des radioaktiven Glycin registriert (LANDAW u. WINCHELL, 1966; LINDAHL, 1974). Aus diesen Messungen wurden Erythrozytenlebenszeiten zwischen 106 und 135 Tagen bei gesunden Menschen ermittelt (LINDAHL, 1974). Das Verfahren ist zur Bestimmung der Erythrozytenlebensdauer in der klinischen Diagnostik ebensowenig anwendbar wie die direkte Ermittlung aus der Beobachtung des ^{59}Fe-Gehaltes im Blut. Als Index für die Beurteilung des Hämoglobinkatabolismus kann die Produktionsrate endogenen CO (V_{CO}) benutzt werden (LANDAW u. WINCHELL, 1966; WHITE et al., 1967; HORNE et al., 1975). Zu beachten ist, daß auch gesteigerter Porphyrinstoffwechsel oder intestinale Resorption von Blutbestandteilen die CO-Abatmung verstärken (WHITE et al., 1967; BROUILLARD et al., 1975).

Von klinischem Interesse kann die Messung der frühen ^{14}CO-Abatmung wenige Tage nach Injektion von ^{14}C-Glycin sein („Early Peak"). Sie erlaubt es, das Ausmaß medullärer Hyperhämolyse zu ermitteln. Bei Kranken mit „ineffektiver Erythropoese" wurde regelmäßig eine verstärkte ^{14}CO-Abatmung innerhalb der ersten 2 bis 9 Tage nach der Glycin-Injektion beobachtet (LANDAW u. WINCHELL, 1966; WHITE et al., 1967; HORNE et al., 1975). Dabei zeigte sich, daß dieser „Early Peak", ausgedrückt als „Excess V_{CO}", um 2 bis 3 Tage später im Vergleich zu gesunden Personen sein Maximum aufwies (LINDAHL, 1974). „Excess V_{CO}" (normal $4,0 \pm 3,7$ μmol/Std) wurde bis auf das 14fache des Normalen gesteigert gefunden, während Gesamt-V_{CO} (normal $18,7 \pm 3,2$ μmol/Std) um den Faktor 5 vergrößert war.

Tabelle 8. Übersicht über Normalwerte der Erythrozytenlebensdauer, Ergebnisse verschiedener Methoden (Mittelwerte und, in Klammern gesetzt, die Streubereiche ± 2s oder absolut, $n=$ Anzahl der untersuchten Personen).

Autoren	Methode	Ergebnisse Tage	
BERLIN et al. (Sammelstatistik) (1959)	Differentialagglutination n. ASHBY (1948)	117	(110–135, $n=87$)
	^{51}Cr T1/2	29	(25– 40, $n=163$)
	^{51}Cr Extinction point	113	(108–120, $n=37$)
	^{15}N-Glycin	118	(109–127, $n=3$)
	DF^{32}P	124	($n=10$)
POWSNER und RAESIDE (Sammelstatistik) (1971)	^{51}Cr T1/2	24–38	($n=62$)
POLLYCOVE und TONO (1975)	^{51}Cr T1/2 (Elutionsrate = 1%/Tag)	35	($\pm 4 = \pm 2$s)
HEIMPEL et al. (1964)	DF^{32}P	115	(101–123, $n=10$)
LINDAHL (1974)	^{14}C-2-Glycin	124	(106, 123, 131, 135)
POLLYCOVE und MORTIMER (1961)	^{59}Fe-Kinetik	117	(104–129, $n=13$)
HORTON et al. (1975)	^{59}Fe Occupancy Principle	115	(103–124, $n=8$)
	Mittelwert (außer ^{51}Cr T1/2)	116 Tage	

1.3.3. Normalwerte

Die Normalbereiche der Erythrozytenlebensdauer sind in Tabelle 8 für die verschiedenen Bestimmungsmethoden zusammengestellt. Zur Abschätzung medullärer und lienaler Hyperhämolyse dienen folgende Parameter mit ihren Normalwerten:

MEEHT nach POLLYCOVE und MORTIMER (1961): 1,0–1,8 Tage (2 s)
Excess V_{CO} nach WHITE et al. (1967): 0,3–7,7 μmol/Std (1 s)
Medullärer Hämolyse-Index nach MONTZ (1974): <0,8
Lienaler Hämolyse-Index nach MONTZ (1974): <0,8

1.4. Vorausschätzung des Splenektomieerfolges

1.4.1. Hämolytischer Ikterus

Der Nachweis überwiegender Erythrozytensequestration in der Milz wird allgemein gefordert für die Indikationsstellung zur Milzexstirpation bei erworbenem hämolytischen Ikterus (WEINREICH, 1970; STREICHER, 1975). Eine Vorausschätzung des Therapieerfolges erscheint notwendig, da Patienten mit erworbenem hämolytischen Ikterus, gemessen an der Verminderung der Hyperhämolyse, nur in der Hälfte der Fälle eine Besserung erfahren (GOLDBERG et al., 1966). Die Erwartung, daß sich nuklearmedizinische Methoden dazu eignen, beruht zum größten Teil auf älteren Erfahrungen, die überwiegend bei Patienten mit erblicher Sphärozytose gewonnen wurden (NIGHTINGALE et al., 1972); bei dieser Erkrankung ist die Splenektomie aber stets erfolgreich.

Als Kriterium für den Nachweis überwiegender Hämolyse in der Milz gilt eine Radioaktivitätsanreicherung über diesem Organ nach Injektion radioaktiv markierter Erythrozyten. Diese wird bei der ^{51}Cr-Erythrozytenkinetik gemessen als einfacher Milz-/Leber-Quotient, oder es werden die Überschußimpulsraten ermittelt und deren Milz-/Leber-Quotient beurteilt (vgl. Abschnitt 1.5.8.). Als Grenzwerte werden Milz-/Leber-Quotienten von 2,0 (POWSNER u. RAESIDE, 1971) bzw. 1,5 (NAJEAN et al., 1975) angesehen, sofern sie zu dem Zeitpunkt abgelesen werden, an dem die ^{51}Cr-Erythrozyten-Halbwertzeit im Blut erreicht ist. Es kommen erhebliche Überschneidungen der Quotientenwerte von Normalpersonen mit solchen von Patienten mit gutem Splenektomieerfolg vor (POLLYCOVE u. TONO, 1975). Für die ^{59}Fe-Ferrokinetik sehen POLLYCOVE und TONO (1975) einen Vorteil darin, daß die Meßergebnisse der Oberflächenradioaktivität über der Milz allein ohne Bezug auf andere Meßstellen beurteilt werden können. In unserer eigenen Erfahrung (MONTZ, 1973) hat sich die vergleichende Feststellung von lienalen und medullären Hämolyseindices bewährt.

Das postoperative Ergebnis der Splenektomie, gemessen an der Besserung einer Anämie oder der Verminderung der Hämolysezeichen, stimmt nicht in jedem Fall mit der Erfolgsvorausschätzung durch die nuklearmedizinisch-hämatologischen Methoden überein (NIGHTINGALE et al., 1972; MONTZ, 1973; IKKALA et al., 1974).

1.4.2. Hypersplenie-Syndrom, myeloproliferative Prozesse

Ein neues Verständnis des Hypersplenie-Syndroms (FISCHER, 1971; PÖTTGEN, 1972) veranlaßt, den Wert nuklearmedizinisch-hämatologischer Methoden zur Vorausschätzung des Splenektomie-Erfolges zu überprüfen. Bei myeloproliferativen Prozessen mit Splenomegalie galt es in erster Linie, das Überwiegen der Erythrozytensequestration gegenüber einer Erythropoese in der Milz festzustellen und das Vorhandensein ausreichender Blutbildungskapazitäten im Knochenmark oder auch in der Leber nachzuweisen (STRUMIA et al., 1966). Dazu wurde die kombinierte ^{59}Fe-Ferro-/^{51}Cr-Erythrozyten-Kinetik angewandt (SZUR u. SMITH, 1961; OETTGEN u. PRIBILLA, 1964; MILNER et al., 1973). Als weitere Entscheidungsfaktoren für den Erfolg einer Milzexstirpation wurde die Größe des lienalen Erythrozytenpools und die Vergrößerung des Plasmavolumens bei Splenomegalie herausgestellt (DONALDSON et al., 1970; NIGHTINGALE et al., 1972; CHRISTENSEN, 1973; MILNER et al., 1973). Heute scheint weitgehend geklärt, daß mit zunehmender Milzgröße beim Hypersplenie-Syndrom in der Regel auch die Gewebsmasse der roten Milzpulpa und entsprechend die Masse der phagozytierenden Retikulumzellen zunimmt. Damit wird der Filtrationsraum der Milz und mit ihm der Erythrozytenpool größer, und die Erythrozytensequestration verstärkt sich gesetzmäßig im gleichen Maß (FISCHER, 1971; PÖTTGEN, 1972; CHRISTENSEN, 1973). Diese Veränderungen sind von der Ursache der Splenomegalie unabhängig.

Die Größe des Filtrationsraumes und die Sequestrationsleistung der Milz können mit hitzealterierten, radioaktiv markierten Erythrozyten gemessen werden (FISCHER, 1971). Die szintigraphische Feststellung der Milzgröße bei Verdacht auf Hypersplenie-Syndrom ist notwendig, weil eine Milzvergrößerung auf 600–750 g beispielsweise nur in der Hälfte der Fälle palpatorisch nachweisbar ist (FISCHER, 1971). Die Funktionsprüfung und die Szintigraphie der Milz mit radioaktiv markierten, hitzegeschädigten Erythrozyten erscheint beim Hypersplenie-Syndrom im Hinblick auf eine geplante Splenektomie wichtiger als die Feststellung der Erythrozyten-Lebensdauer und des Sequestrationsortes. Denn die günstige Wirkung der Milzexstirpation ist in der Regel auf die Verminderung des Erythrozytenpools und der zwangsläufig gekoppelten Erythrozyten-Hypersequestration in der großen Milz sowie auf die Verminderung des großen Plasmavolumens zurückzuführen (CHRISTENSEN, 1973). Eine im wesentlichen Maß effektive Erythropoese in der Milz bei praktisch fehlender Blutbildungskapazität des Knochenmarks kann mit der ^{59}Fe-Ferrokinetik allein erkannt werden (MILNER et al., 1973; MONTZ, 1973; POLLYCOVE u. TONO, 1975). Nur bei diesem Befund, der selten vorkommt, muß mit der Möglichkeit gerechnet werden, daß sich das Blutbild nach Splenektomie verschlechtert. Sicher ist diese ungünstige Prognose jedoch nicht. Da der Splenektomie-Effekt, wie erwähnt, von mehreren Faktoren abhängt und nach eigenen Beobachtungen (MONTZ, 1973) die Erythropoese in der Leber nach Milzexstirpation sich verstärken kann, besteht die Chance, daß der Eingriff ohne negative Folgen bleibt.

Die Erörterungen bezüglich der Splenektomie gelten in ähnlicher Weise auch für eine Milzbestrahlung bei Splenomegalie. Die Bestrahlung mit 1000–2000 rd in Tagesdosen von 50–150 rd vermindert *direkt* die Blutbildung, nicht die Phagozytose-Aktivität des RHS im Knochenmark (SZUR et al., 1973). Über die Verkleinerung der bestrahlten Milz werden *indirekt* auch das Plasmavolumen, der Erythrozytenpool und die Erythrozytensequestration reduziert (FISCHER, 1971). SILVERSTEIN und REMINE (1974) beobachteten eine längere Überlebensdauer der splenektomierten Patienten gegenüber den mit Medikamenten oder Milzbestrahlung behandelten Fällen. Die Autoren stellten außerdem eine Abhängigkeit der postoperativen Komplikationshäufigkeit vom Geschlecht der Patienten fest, zugunsten der Frauen.

Erwähnt sei schließlich, daß vielfach erhebliche Splenomegalien ohne Zeichen eines Hypersplenismus bestehen können (PÖTTGEN, 1972), „funktionelle Asplenie" nach FISCHER (1971). Bei diesen Kranken findet sich eine verminderte Sequestrationsleistung wärmealterierter Erythrozyten. In der Erythrozytenkinetik mit ^{59}Fe- oder ^{51}Cr-markierten roten Blutzellen weist die Milz weder Zeichen der Erythropoese noch der Hyperhämolyse auf.

1.5. Empfohlene Methoden und Indikationen

1.5.1. Blutvolumina

1.5.1.1. Methoden

Standardisierte Methoden auch zur simultanen Messung von Plasmavolumen und Erythrozytenvolumen sind vielfach beschrieben worden (ICSH, 1973; BARDY et al., 1975; WRIGHT et al., 1975). Die am häufigsten benutzten Standardmethoden sind die Bestimmung des Plasmavolumens mittels ^{131}J- oder ^{125}J-Humanserum-Albumin, die des Erythrozyten-Volumens mittels ^{51}Cr-Markierung der roten Blutzellen.

Neuerdings wurde über eine zuverlässige Erythrozytenmarkierung mit ^{99}Technetium^{m} unter Verwendung von Zinn-Pyrophosphat berichtet (BARDY et al., 1975): 2 ml heparinisiertes Blut werden mit 0,1 ml einer Zinn-Pyrophosphatlösung (0,28 µg Zinn) aus einem kommerziellen Kit versetzt, durch leichtes Schütteln vermischt und 5 min lang inkubiert. Nach Zentrifugation wird der Überstand entfernt, ^{99}Tc^{m}-Lösung zugesetzt und vermischt. Die Lösung ist injektionsfertig, Waschungen der Zellen sind nicht notwendig. Mit zwei Waschvorgängen mittels Kochsalzlösung konnten weniger als 1,5% der zugegebenen Radioaktivitätsmenge entfernt werden.

Es empfiehlt sich, innerhalb einer Stunde nach der Injektion der Tracersubstanz mindestens 2 Blutproben zu entnehmen und zu messen. Die Meßergebnisse werden auf den Injektionszeitpunkt extrapoliert. Die Berechnung der Blutvolumina geschieht nach dem Verdünnungsprinzip.

1.5.1.2. Indikationen (POWSNER u. RAESIDE, 1971; POLLYCOVE u. TONO, 1975)

Akute Blutverluste bei
  größeren Knochen- und Herzoperationen,
  Blutungen anderer Genese

Unterscheidung zwischen
  Anämie und Hämodilution,
  Polyzythämie und Hämokonzentration

Therapiekontrolle von
  Blutungsanomalien,
  Polyzythämie

Quantitative Kinetik-Auswertung bei
  ^{59}Fe-Ferro-Kinetik,
  ^{51}Cr-Erythrozyten-Kinetik

1.5.2. Intestinale Eisenresorption

1.5.2.1. Methoden

Radioeisen-Applikation. Die orale Applikation der Testdosis 0,56 mg Fe^{++}SO$_4$ +17,6 mg L-Ascorbinsäure nach HEINRICH et al. (1973) erfolgt in der Regel als Einzeldosis. Der Patient soll 10 bis 12 Stunden lang vorher keine Nahrung und keine Flüssigkeit zu sich genommen haben. Die Testsubstanz kann in einem Pappbecher mit gewachster Oberfläche verabreicht werden, bei anderen Gefäßarten muß eine Eisenadsorption ausgeschlossen werden. Als Spülflüssigkeit gibt man Leitungswasser. Der Patient soll 2 Std nach der Applikation der Testdosis nüchtern bleiben.

Wiederholte Untersuchungen bei demselben Individuum ergaben bei einzeitig applizierter Testdosis große Abweichungen der Meßwerte. Der 1 s-Streubereich lag zwischen −50 und +80% des gemessenen Resorptionswertes bei Zugrundelegung einer logarithmischen Häufigkeitsverteilung (COOK et al., 1969). Die fraktionierte Gabe in 5 Teilen über mehrere Tage verminderte die Streubreite auf −10 bis +25% des mittleren Resorptionswertes (BRISE u. HALLBERG, 1962).

^{59}*Fe-Ganzkörperretentionsmessung.* Die Ganzkörperretentionsmessung zur Bestimmung der intestinalen Eisenresorption wird mit einer Nullwert-Messung des Patienten eingeleitet. Die Subtraktion dieses Patienten-Nullwertes bei späteren Retentionsmessungen ist wichtig, weil die 1,46 MeV-Gamma-Strahlung des ^{40}Kalium im Körper des Menschen das Meßergebnis verfälschen würde, wenn nur der Geräte-Nullwert berücksichtigt würde.

Die 100%-Messung der inkorporierten Dosis kann in Meßanlagen mit 4π-Meßgeometrie kurz nach der Tracer-Applikation erfolgen. In anderen Meßanlagen mit weniger homogener Meßgeometrie muß erst eine Verteilung des Radioeisens im Körper abgewartet werden. Zuverlässige Ergebnisse ohne wesentlichen Einfluß der Körperkonstitution des Patienten erhält man 2 Std nach der Tracer-Applikation (SCHIFFER et al., 1964; HÖGLUND, 1969a; HEINRICH, 1970).

Die Retentionsmessung wird in der Regel 14 Tage später vorgenommen. Bis dahin ist dasjenige Radioeisen, das von der Darmmukosa zwar aufgenommen, aber nicht ins Blut weitergeleitet wurde, ebenfalls ausgeschieden. Bei Eisenmangel kann die Retention schon 7 Tage nach der oralen Radioeisenzufuhr gemessen werden. Zwischenzeitlicher Blutverlust verfälscht, wie bei der Faeces-Recovery-Methode, das Meßergebnis.

Blutaktivitätsmessung nach ^{55}*Fe oral/*^{59}*Fe i.v.* Von den Tracerdosen, die zur oralen und zur intravenösen Applikation vorgesehen sind, wird je ein kleiner durch Pipettierung, Wägung oder Radioaktivitätsmessung definierter Teil zurückbehalten für eine spätere Vergleichsmessung in Blutproben und Rückrechnung auf die applizierte Dosis. Der Radioaktivitätsgehalt einer 14 Tage nach der Applikation entnommenen Vollblutprobe wird gemessen, die ^{55}Fe-Aktivität im Flüssig-Szintillationszähler, die ^{59}Fe-Aktivität desgleichen oder in einem Gamma-Strahlenmeßgerät. Das Eisen der Blutprobe wird dazu durch feuchte Veraschung über Fällung als FeOH in einen unlöslichen Ferriphosphatkomplex übergeführt und in einem Silicagel aufgenommen (EAKINS u. BROWN, 1966). Mit Hilfe des gemessenen oder in Bezug auf die Körperoberfläche geschätzten Blutvolumens wird die gesamte ^{55}Fe- und die ^{59}Fe-Radioaktivitätsmenge im Blut als Anteil der jeweils applizierten Mengen errechnet. Der Anteil der oral zugeführten Dosis multipliziert mit 100 und dividiert durch den Anteil der injizierten Dosis gibt die intestinale Eisenresorption in Prozent der oral zugeführten Dosis an (streng genommen nur den zur Erythropoese benutzten Teil der resorbierten Eisenmenge). Als Alternative bieten die Faeces-Recovery-Messungen keine wesentlichen Vorteile. Sie kommen in Frage, wenn weder die Ganzkörpermessung noch eine β-Szintillationsmessung möglich sind.

1.5.2.2. Indikationen (s. auch Abb. 3)

Verdacht auf enterale Eisenresorptionsstörung,
Verdacht auf „prälatenten" Eisenmangel,
Erfolgskontrolle einer Eisensubstitutionstherapie.

1.5.3. Blutverlust

1.5.3.1. Methoden

^{59}*Fe-Ganzkörperretentionsmessung:* Frühestens 10–14 Tage nach Injektion einer Tracerdosis ^{59}Fe wird mit einer Serie von Ganzkörpermessungen im Ganzkörperzähler begonnen. Die applizierte Menge Radioeisen richtet sich nach der Empfindlichkeit der Meßanlage (0,5–5 µCi ^{59}Fe). Der zeitliche Abstand zwischen zwei Messungen und die Häufigkeit der Messungen wird nach der Fragestellung gewählt. Je geringer ein Blutverlust ist, um so häufigere Messungen über Wochen und Monate verteilt, sind notwendig zum sicheren quantitativen Nachweis. Bei Verdacht auf intermittierende Blutverluste sind Untersuchungen einmal wöchentlich über mindestens 6 Wochen angezeigt (WERNER et al., 1972).

^{51}Cr-Erythrozytennachweis in den Faeces: Nach Injektion von ^{51}Cr-markierten Erythrozyten (Markierungsverfahren und Dosis wie bei der ^{51}Cr-Erythrozytenkinetik) wird das Blutvolumen bestimmt. Die Ergebnisse von Radioaktivitätsmessungen in 24 Stunden-Faeces-Portionen werden jeweils auf die Blutaktivität des Vortages bezogen. Aus diesem Aktivitätsverhältnis zwischen Stuhl und Blut ergibt sich bei bekanntem Blutvolumen der Blutverlust in ml/Stuhlprobe. Die Messungen können 1–2 Tage nach der Injektion der ^{51}Cr-Erythrozyten begonnen werden. Üblich ist die dreimalige Messung innerhalb einer Woche. Für zuverlässige quantitative Bestimmungen des Blutverlustes ist die vollständige Sammlung des Stuhles in der Untersuchungsperiode erforderlich. „Wenn intermittierende Blutungen vermutet werden, ist es das beste, den Stuhl solange zu sammeln und zu messen, bis der Blutverlust nachgewiesen ist, oder bis die Geduld aller Beteiligten erschöpft ist" (POWSNER u. RAESIDE, 1971).

1.5.3.2. Indikationen (nach PRICE et al., 1964)

Nachweis und Quantifizierung von Blutverlusten durch

    Hypermenorrhoe

    Intestinale Dauerblutung bei Blutgerinnungsstörungen und bei erosiven Erkrankungen der Magen- oder Darmschleimhäute

    Intermittierende Blutungen aus dem Magen-/Darm-Trakt

    Therapiekontrolle

1.5.4. Eisenbindungskapazität des Serums

1.5.4.1. Methode

Testkits sind kommerziell erhältlich. Das Prinzip ist, daß die Eisenbindungskapazität einer Serumprobe durch Zugabe einer mit ^{59}Fe-markierten Standardlösung mit 5 bis 7 µg Eisen/ml abgesättigt wird. Der nicht vom Transferrin gebundene Anteil des zugeführten Radioeisens wird an zugebenen Ionenaustauscher, Magnesium-Karbonat oder hämoglobinbeschichtete Aktivkohle adsorbiert und durch Zentrifugation beseitigt. Aus dem im Überstand verbliebenen Radioaktivitätsanteil wird über die gegebene spezifische Aktivität der ^{59}Fe-Standardlösung UEBK (=Ungesättigte Eisenbindungskapazität) in µg Eisen pro 100 ml Serum ermittelt. TEBK (=Totale Eisenbindungskapazität) ergibt sich durch Addition von UEBK und der Eisenkonzentration im Serum.

Vergleichende Untersuchungen zeigten, daß die genannten Absorbentien ungebundenes Eisen nicht ganz vollständig adsorbieren. Sie nehmen einen kleinen Teil des transferringebundenen Eisens mit auf (COOK, 1970). Beides führt zu systematischen Meßfehlern derart, daß die gemessenen Ergebnisse der UEBK um etwa 20 µg/100 ml für Aktivkohle und Magnesium-Karbonat, 30 µg/100 ml für Ionenaustauscher über der wahren UEBK liegen (COOK, 1970).

1.5.4.2. Indikationen

Differenzierung des echten Eisenmangels von der Hyposiderinämie bei Verdacht auf
Infekte,

Primär-chronische Polyarthritis,

Neoplasie,

Urämie.

1.5.5. Ferritinkonzentration im Serum, Radioimmunoassay (RIA)

1.5.5.1. Methode

Eine 10 µl Serumprobe, auf 0,2 ml verdünnt, wird in ein mit Ferritin-Antikörper beschichtetes Kunststoff-Probenröhrchen gebracht. Nach 24-stündiger Inkubation und Auswaschen des Röhrchens wird ^{125}Jod-markierter Antikörper hinzugefügt, der mit dem wandständig gebundenen Ferritin einen doppelseitigen Antigen-Antikörperkomplex bildet. Nach erneuter 24-stündiger Inkubation wird der nicht gebundene Anteil des ^{125}Jod-markierten Antikörpers entfernt und der gebundene Anteil als Maß für die Ferritinmenge im Serum gemessen (COOK et al., 1974).

1.5.5.2. Indikation

Abschätzung (indirekt) des Reserveeisens im Knochenmark
Behandlungskontrolle bei Eisensubstitution

1.5.6. ^{59}Fe-Ferrokinetik

1.5.6.1. Methoden

Eine Dosis von 0,1 (bis 0,3) µCi ^{59}Fe/kg Körpergewicht wird 30 min bei 37° C mit patienteneigenem Plasma oder einem käuflichen, transferrinhaltigen Humanplasma-Präparat (z.B. Seretin, Behring-Werke) inkubiert. Ein Vergleichsstandard mit 0,5–1 µCi ^{59}Fe mit gleichem Flüssigkeitsvolumen wie die für den Patienten vorgesehene Dosis wird angesetzt. Die injektionsfertige ^{59}Fe-Patientendosis und der Standard werden vorgemessen.

„Plasmaeisen-Clearance", Plasma-Volumen, Plasmaeisen-Umsatz: Innerhalb von 2 Std nach der intravenösen Injektion des ^{59}Fe werden 3–5 Blutproben für die Radioaktivitätsmessung im Plasma entnommen. Als Zeitpunkte haben sich 8–10, 20–30, 40–60 und 120 min p.i. bewährt. Die Netto-Impulsraten der Plasmaproben werden für je 1 ml Plasma errechnet und halblogarithmisch gegen die Zeit aufgetragen. Sie liegen in der Regel auf einer Geraden, an der die ^{59}Fe-Plasma-Halbwertzeit abzulesen ist. Diese ^{59}Fe-HWZ ist das Maß für die „Plasmaeisen-Clearance". Durch Extrapolation der Geraden ergibt sich die Plasmaaktivität zum Injektionszeitpunkt. Aus diesem extrapolierten Wert und seinem Verhältnis zur injizierten ^{59}Fe-Menge (gemessen in Impulsen/min) errechnet sich nach dem Verdünnungsprinzip das Plasmavolumen. Der tägliche Plasma-Eisenumsatz PEU wird nach folgender Formel berechnet:

$$\text{PEU (mg Fe/Tag)} = \frac{0{,}01 \cdot \text{Fe i.S. (µg/100 ml)} \cdot \text{Plasmavolumen(ml)}}{^{59}\text{Fe-Plasma-HWZ (min.)}}$$

⁵⁹Fe-Plasmakurve: Nach der initialen Abflußphase (Plasmaeisen-Clearance) muß der weitere Verlauf der ⁵⁹Fe-Aktivität im Plasma bis zu 14 Tagen weitergemessen werden, wenn kinetische Berechnungen der Hämoglobinsynthese und des Depoteisenumsatzes nach Mehrcompartment-Modellen vorgesehen sind (POLLYCOVE u. MORTIMER, 1961; COOK et al., 1970; KUTZIM u. WELLNER, 1971). In einem vereinfachten Verfahren kann ersatzweise der ⁵⁹Fe-Gehalt des Plasmas 24 Std p.i. in eine Regressionsgleichung eingesetzt und die Hämoglobin-Synthese berechnet werden (MONTZ u. SCHNEIDER, 1972 b). Oder man berechnet nach COOK et al. (1970) den Nicht-Erythron-Eisenumsatz aus einer Korrelation zum Serumeisen (vgl. Abschnitt 1.2.6.2.).

⁵⁹Fe-Erythrozytenkurve: Der Radioeisengehalt der Erythrozyten im Blutzellvolumen ergibt sich aus den Aktivitätsmeßwerten von Vollblutproben, die in der Regel täglich bis zu 14 Tagen nach der Injektion des Radioeisens entnommen werden. Die Radioeisenfraktion in den Erythrozyten wird unter Vernachlässigung der sehr geringen ⁵⁹Fe-Plasmaaktivität 24 Std p.i. und später nach der Formel berechnet:

$$F_{Ery} = \frac{\text{ipm VB} \cdot \text{ml ZV} \cdot 100}{\text{ml VB} \cdot \text{ipm } 100\% \,^{59}\text{Fe} \cdot 0{,}96 \cdot \text{Hkt}}$$

(VB = Vollblut, ZV = Blutzellvolumen, ipm 100% ⁵⁹Fe = Impulsrate für die applizierte Dosis ⁵⁹Fe, Hkt = Hämatokrit, 0,96 = Korrekturfaktor für venösen Hämatokrit.)

Das Blutzellvolumen wird separat gemessen oder aus dem Plasmavolumen und dem Hämatokrit berechnet (vgl. Abschnitt 1.5.1.). Die Zeitspanne zwischen Radioeiseninjektion und dem Zeitpunkt der 20%- oder der 50%-⁵⁹Fe-Anreicherung in den Erythrozyten gibt die mittlere ⁵⁹Fe-Verweildauer im Knochenmark an. Sie ist ein Maß für die mittlere Hämoglobinisationszeit im Knochenmark (POLLYCOVE u. MORTIMER 1961; FINCH et al., 1970; MONTZ, 1970a).

Die maximale Radioeisenanreicherung in den Erythrozyten kann normalerweise erst 14 Tage nach der ⁵⁹Fe-Injektion gemessen werden. Sie wird bei beschleunigter Erythropoese, beim Eisenmangel und bei hämolytischen Prozessen wesentlich früher, bei medullärer Hyperhämolyse erheblich später erreicht. Die maximal gemessene ⁵⁹Fe-Konzentration in den Erythrozyten entspricht nur beim Fehlen frühzeitiger lienaler oder medullärer Hyperhämolyse der zur Erythropoese benutzten Fraktion des Radioeisens (MONTZ, 1974; POLLYCOVE u. TONO, 1975).

Organfunktionskurven: Die Meßstellen für die ⁵⁹Fe-Oberflächenaktivitätsmessungen sind Kreuzbein und Knie als Vertreter des Knochenmarks. Als Eisenspeicherorgan wird die Leber und als Ort der Erythrozytensequestration die Milz gemessen. Innerhalb der ersten 30 min nach der Radioeiseninjektion werden die Meßergebnisse kontinuierlich mittels Direktschreibern aufgezeichnet. Danach erfolgen die Messungen im Rhythmus der Blutentnahme. Da quantitative Aussagen wegen der unberechenbaren Meßgeometrie für die einzelnen Organe nicht möglich sind, empfiehlt sich die Verlaufsaufzeichnung in Relation zum Ausgangswert. Diese Ausgangswerte erhält man durch Extrapolation der über 30 min p.i. kontinuierlich gemessenen Organfunktionskurven (POLLYCOVE u. MORTIMER, 1961; MONTZ, 1974).

Primäre ⁵⁹Fe-Anreicherung mit einem Kurvenmaximum spätestens 24 h p.i. und anschließendem Wiederabsinken der Kurve bis in den Ausgangsbereich bedeutet Erythropoese unabhängig davon, über welchem Organ diese Kurve gemessen wurde. Eine Erythropoesekurve über dem Kreuzbein ist beim erwachsenen Menschen normal, über dem Knie weist sie auf eine pathologische periphere Ausbreitung des blutbildenden Knochenmarks hin (MONTZ u. SCHNEIDER, 1971). Über der Milz oder der Leber gemessen, zeigt eine Erythropoesekurve pathologische extramedulläre Erythropoese an.

Bei medullärer Hyperhämolyse sinkt die Erythropoesekurve verzögert ab, entsprechend der verlängerten Verweildauer des ^{59}Fe im Knochenmark. Gleiches gilt für ineffektive Erythropoese bei extramedullärer Blutbildung in der Milz oder der Leber.

Primäre ^{59}Eisenanreicherung über der Leber mit einem Kurvenmaximum 24 Std p.i. oder später ohne nachfolgendes Wiederabsinken drückt vermehrte Eisenspeicherung im Depoteisensystem aus. An der Höhe des Kurvenmaximums kann abgeschätzt werden, wie groß der gespeicherte Teil der applizierten ^{59}Fe-Dosis ist. Daraus ermittelte MONTZ (1970b) ein Maß für den Anteil des injizierten ^{59}Fe (1−f), der nicht zur Erythropoese verwandt wird; f ist dann die zur Blutbildung benutzte Fraktion ^{59}Fe.

Bei lienaler Hyperhämolyse ergibt sich über der Milz eine Kurve mit primär normalem Absinken, jedoch sekundärem Anstieg der Oberflächen-Aktivität über den Ausgangswert hinaus. Aus einem Maximalwert dieser Milz-Hämolysekurve läßt sich ein lienaler Hämolyseindex berechnen und zur gradmäßigen Abschätzung der Erythrozytendestruktion in der Milz benutzen (MONTZ, 1973). Die relative Verminderung der Indexwerte durch erhebliche Milzvergrößerung muß zusätzlich berücksichtigt werden. Finden in der Milz Erythropoese und gesteigerte Erythroklasie gleichzeitig statt, so zeigt sich eine Summenkurve, die man sich leicht aus Erythropoese- und Hämolysekurve zusammengesetzt denken kann (MONTZ, 1974).

Wegen weiterer methodischer Einzelheiten und kinetischer Berechnungen sei auf Übersichtsarbeiten von MONTZ (1974) und POLLYCOVE und TONO (1975) sowie auf einzelne Zitate im Abschnitt 1.2.6.2. verwiesen.

Indikationen

Die ^{59}Fe-Ferro-Kinetik vermittelt einen Überblick über den Eisenumsatz im Körper. Damit gibt sie Auskunft über das Verhalten des blutbildenden Knochenmarks, über die Aktivität der Milz beim Blutabbau und ihre evtl. Beteiligung an der Blutbildung, über die Eisenspeicherung in der Leber. Die Auskünfte tragen dazu bei, die Pathogenese von Anämien und Erythrozytämien zu klären. Die Radioeisendiagnostik ergibt keine hämatologischen Diagnosen. Sie vermag aber, im komplizierten Einzelfall diagnostische Richtungen zu weisen und das Leiden des Patienten in eine von wenigen übergeordneten Krankheitsgruppen einzuordnen.

Als Indikationen zur ^{59}Fe-Ferro-Kinetik seien in erster Linie die mit dieser Methode nachweisbaren hämatologischen Symptome genannt:

Extramedulläre Erythropoese in Milz und Leber,
pathologische Knochenmarkverteilung im Skelett

Medulläre Hyperhämolyse,
„ineffektive Erythropoese"

Hyperhämolyse in der Milz

Mit Hilfe semiquantitativer Abschätzung dieser Veränderungen und quantitativer Bestimmung des Ausmaßes von Erythropoese und Hämolyse ergeben sich folgende Möglichkeiten:

Differenzierung von Blutkrankheiten nach dem Befundungsschema (in Abb. 8)

Erfolgsvoraussicht der Splenektomie bei hämolytischem Ikterus und beim Myelofibrose-/Osteosklerose-Syndrom bzw. Hypersplenie-Syndrom

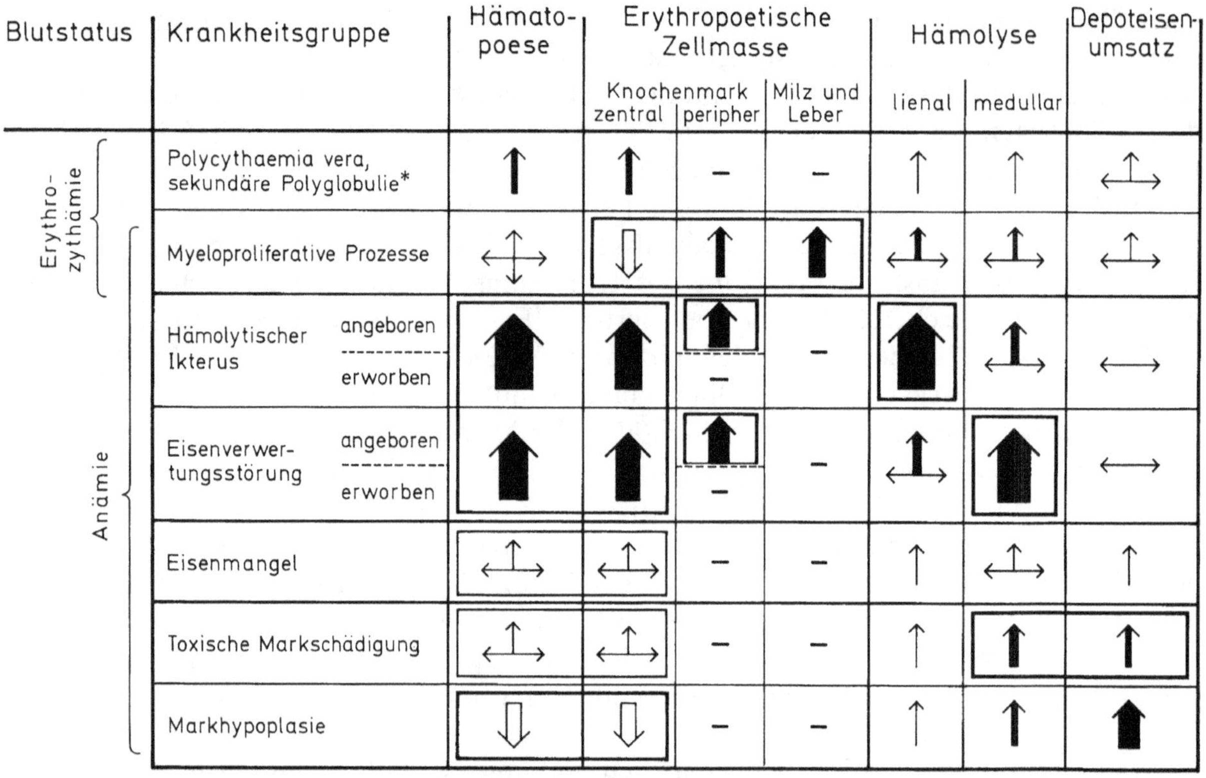

Blutstatus	Krankheitsgruppe	Hämato-poese	Erythropoetische Zellmasse		Hämolyse		Depoteisen-umsatz
			Knochenmark zentral | peripher	Milz und Leber	lienal	medullar	
Erythro-zythämie	Polycythaemia vera, sekundäre Polyglobulie*	↑	↑	−	−	↑	↑	↔
	Myeloproliferative Prozesse	↕↔	⇩	↑	↑	↔	↔	↔
Anämie	Hämolytischer Ikterus — angeboren	⬆	⬆	⬆	−	⬆	↔	↔
	Hämolytischer Ikterus — erworben			−				
	Eisenverwer-tungsstörung — angeboren	⬆	⬆	⬆	−	↔	⬆	↔
	Eisenverwer-tungsstörung — erworben			−				
	Eisenmangel	↔	↔	−	−	↑	↔	↑
	Toxische Markschädigung	↔	↔	−	−	↑	⬆	⬆
	Markhypoplasie	⇩	⇩	−	−	↑	↑	⬆

*außer erythrozythämisches Frühstadium der Osteomyelosklerose / Myelofibrose

Abb. 8. Systematische Zuordnung der Ergebnisse aus der Radioeisen-Diagnostik zu Krankheitsgruppen. Eingerahmt wurden jeweils die für die Unterscheidung maßgeblichen Veränderungen. Die Pfeilrichtungen geben die Abweichungen von den Normalwerten an: Pfeil nach oben = Steigerung, Pfeil waagerecht = normal, Pfeil nach unten = Verminderung. Die Dicke der Pfeile drückt das Ausmaß der Abweichung aus (aus MONTZ, Radiologe 14, 72–81 (1974)).

1.5.6.3. Differenzierung von Blutkrankheiten

Die systematische Zuordnung der Ergebnisse aus der Radioeisendiagnostik (Abb. 8) wurde aufgrund unserer eigenen Erfahrungen an über 600 Patienten mit Blutkrankheiten versucht (MONTZ, 1974). Im wesentlichen stimmen die darin zusammengefaßten Aussagen mit den Erfahrungsberichten anderer Autoren überein (ELMLINGER et al., 1953; POLLYCOVE u. MORTIMER, 1961; BRUNNER, 1965a, b; Frischauf et al., 1966; KUBA u. CIHAL, 1966; FINCH et al., 1970; POWSNER u. RAESIDE, 1971; NAJEAN et al., 1971; POLLYCOVE u. TONO, 1975).

Vier große Krankheitsgruppen lassen sich unterscheiden: Erythrozythämien, hämolytische Krankheiten, Eisenmangel, Knochenmarkhypoplasie.

Unter den Erythrozythämien wird die symptomatische Polyglobulie durch Blutvolumenbestimmung erkannt. Die Differentialdiagnose zwischen sekundären Polyglobulien und der Polycythaemia rubra vera (LAWRENCE, 1955; STROEBEL u. FOWLER, 1956; JEPSON, 1969; GILBERT, 1975) ist mit den nuklearmedizinischen Untersuchungen nicht möglich. Die Diagnose der Polycythaemia vera wird per exclusionem gestellt (vgl. Abschnitt 2.2.1.).

Die myeloproliferativen Prozesse (Hämoblastosen, Myelofibrose-/Osteosklerose-Syndrom, Knochenmarkverdrängung durch lymphoproliferative Prozesse und Karzinommetastasen) stellen eine besondere Zwischengruppe dar. Sie können im peripheren Blut als Erythrozythämie oder als Anämie erscheinen. Bei Splenomegalie ist durch Vergrößerung des Plasmavolumens und großen Erythrozytenpool der Milz oft eine Anämie nur vorgetäuscht oder ein vergrößertes Blutzellvolumen kaschiert (CHRISTENSEN, 1973; DAHLEM-WORKSHOP on Myelofibrosis-Osteosklerosis-Syndrom, 1974). Das Symptom der zentrifugalen Knochenmarkverdrängung mit Entstehung peripherer Blutbildungsherde in den Extremitätenknochen und extramedullärer Erythropoese in Milz und Leber kann in der Radioeisendiagnostik als Merkmal der myeloproliferativen Prozesse festgestellt werden. Damit schien uns eine Abgrenzung gegenüber der Polyzythämia vera wie auch den Knochenmarkhypoplasien anderer Ursachen möglich (MONTZ u. SCHNEIDER, 1968; MONTZ et al., 1972). Demgegenüber sahen andere Autoren die Vermutung einer natürlichen Entwicklung der Polyzythaemia rubra vera zum Myelofibrose-/Osteosklerose-Syndrom oder leukämoiden Prozessen durch ihre Beobachtungen bestätigt (POLLYCOVE et al., 1966; PRIBILLA u. OETTGEN, 1968; MEURET u. HOFFMANN, 1972). Ohne jede Präjudizierung empfiehlt sich die frühzeitige Konstatierung der genannten Unterschiedsmerkmale und ihre Beachtung bei Verlaufsbeurteilungen und Therapiekontrollen sowie bei späteren Kollektivvergleichen.

In der Gruppe der hämolytischen Krankheiten ist der hämolytische Ikterus mit lienaler Hyperhämolyse unterschieden von den Eisenverwertungsstörungen mit medullärer Hyperhämolyse oder „ineffektiver Erythropoese" (HAURANI u. TOCANTINS, 1961; MONTZ u. SCHNEIDER, 1972a; HEIMPEL, 1973; VIALA et al., 1973; POLLYCOVE u. TONO, 1975). Die Untergruppierung in angeborene und erworbene hämolytische Erkrankungen am Merkmal peripher in die Extremitätenknochen ausgedehnten erythropoetischen Knochenmarks (MONTZ u. SCHNEIDER, 1971; MONTZ, 1973) hat in der Regel nur theoretisches Interesse.

Beim Eisenmangel gibt die ^{59}Fe-Ferro-Kinetik keine diagnostisch weiterführenden Aufschlüsse (HEIMPEL et al., 1967). Häufig sind Zeichen einer Verzögerung der Erythropoese. Das Ausmaß der Blutbildung ist in der Regel nicht gesteigert, es besteht eine relative Knochenmarkinsuffizienz (MONTZ, 1970a; DÖRMER u. LAU, 1977). Differentialdiagnostische Hinweise gibt die ^{59}Fe-Hämoglobin- oder ^{59}Fe-Dextran-Kinetik (NAJEAN et al., 1970a und b; BEAMISH et al., 1972).

Der Begriff „toxische Markschädigung" ist ein Behelfsname für eine pathogenetisch sehr heterogene Krankheitsgruppe. Die Befundkonstellation mit praktisch normaler Erythropoese bei gering gesteigerter, medullär überwiegender Hämolyse und etwas vermehrtem Depoteisenumsatz fand sich besonders klar und regelmäßig bei Patienten mit medikamentöser oder chemischer Markschädigung (MONTZ, 1974). Allgemeiner kann man von Patienten mit „relativer Knochenmarkinsuffizienz" sprechen.

Die Gruppe der „Markhypoplasie" umfaßt die aplastischen Anämien verschiedener Ursachen (KRANTZ, 1974; BENESTAD, 1974; HUHN et al., 1975). Zur Vorausschätzung des Splenektomieerfolges beim hämolytischen Ikterus und bei myeloproliferativen Prozessen mit Hilfe der ^{59}Fe-Ferro-Kinetik wird in Abschnitt 1.4. Stellung genommen.

1.5.7. Darstellung der Knochenmarkverteilung im Skelett

1.5.7.1. Methoden

Die beste spezifische Abbildung des erythropoetischen Systems gelingt mit ^{52}Fe. Der technische Aufwand ist groß, die Kosten hoch, ein Zyklotron muß in der Nähe sein, eine Positronen-Gammakamera zur Verfügung stehen. Zur szintigraphischen Abbildung wird die 511-KeV-Vernichtungsstrahlung des ^{52}Fe genutzt. Die Kameraaufnahmen können mit einer Aufnahmedauer von jeweils etwa 10 min im Zeitraum zwischen 3 und 20 Std nach intravenöser Injektion von 100–200 μCi ^{52}Fe gemacht werden (VAN DYKE u. ANGER, 1965; MERRICK et al., 1975).

Ganzkörperszintigramme des erythropoetischen Knochenmarks mit 10–20 μCi ^{59}Fe sind möglich. Sie erfordern einen Ganzkörperscanner mit speziellen Kollimatoren wegen der hohen Gammastrahlenenergie von 1,1 und 1,3 MeV (RONAI et al., 1969; CHAUDHURI et al., 1974). Auf den Szintigrammen ist ein sehr grobes Verteilungsmuster erkennbar. Außer der Darstellung des erythropoetischen Systems 1 Tag nach der Injektion geben später wiederholte Ganzkörperszintigramme (1–2 Wochen p.i.) Aufschluß über eine Anreicherung in der Milz (Erythrozytendestruktion) oder in der Leber (Eisenspeicherung). Noch gröbere Aussagen über die Verteilung der Radioeisenanreicherung in großen Körpersegmenten erhält man mittels Profilscanning. Die Ergebnisse können semiquantitativ ausgewertet werden (SCHNEIDER u. MONTZ, 1966; ALFREY et al., 1969). Qualitative Hinweise auf krankhafte Veränderungen der Knochenmarkverteilung im Skelett erhält man einfacher durch Messungen der ^{59}Fe-Kinetik über einem Knie (MONTZ u. SCHNEIDER, 1971).

^{111}In-Chlorid hat trotz günstiger physikalischer Eigenschaften (Gammastrahlenenergie von 170 und 250 KeV, 2,8 Tage Halbwertzeit) bisher für die Knochenmarkszintigraphie keinen überzeugenden Vorteil ergeben. Sein biologisches Verhalten unterscheidet sich von dem des Eisens (MERRICK et al., 1975; POLLYCOVE u. TONO, 1975).

Die Verteilung des retikulohistiozytären Knochenmarkgewebes läßt sich im Bereich des Beckens und der Extremitäten sehr einfach und gut mittels ^{99}Tc^m-Sulfur-Kolloid darstellen (GAMM et al., 1974; MERRICK et al., 1975). Szintigraphische Aufnahmen werden 15–30 min nach Injektion von 6 mCi des Tracers durchgeführt. Aufschlußreiche Abbildungen der Knochenmarkperfusion erhält man durch Szintigraphien 15–30 min nach intravenöser Injektion von osteotropen Radionukliden, z.B. ^{18}F, ^{99}Tc^m-Diphosphonat, -Pyrophosphat oder -Polyphosphat (VAN DYKE, 1967; VAN DYKE et al., 1971).

1.5.7.2 Indikationen

Die folgenden „Indikationen" basieren mehr auf grundsätzlichen Überlegungen und Erwartungen als auf Erfahrungen (VAN DYKE et al., 1968; KNISELEY, 1972; DEGOWIN et al., 1974):

Darstellung von

umschriebenen Markresten, „Inseln"

herdförmigen oder generalisierten Markveränderungen (Hyperplasie, Metaplasie, Verdrängung, Aplasie)

Abschätzung der Reserve an blutbildendem Knochenmark vor Splenektomie

Stadieneinteilung und Verlaufs- bzw. Therapiekontrolle bei Myelofibrose, Hämoblastosen, M. Hodgkin

1.5.8. ^{51}Cr-Erythrozyten-Kinetik

1.5.8.1. Methoden

Erythrozytenmarkierung, Erythrozytenlebensdauer. Die Erythrozytenmarkierung mit radioaktivem ^{51}Cr zur Messung des Blutzellvolumens und der Erythrozytenüberlebenszeit ist eine seit vielen Jahren erprobte Routinemethode. Mit dem Ziel einer internationalen Standardisierung wurde 1971 vom International Committee for Standardization in Hematology der Report „Recommended Methods for Radioisotope Red Cell Survival Studies" (ICSH-Report) veröffentlicht. Eine solche Standardisierung erscheint notwendig, weil die Meßergebnisse der Erythrozytenüberlebenszeit von der Rate der ^{51}Cr-Elution aus den Erythrozyten und diese offenbar von der Markierungstechnik abhängen (POLLYCOVE u. TONO, 1975). In dem ICSH-Report finden sich 3 Varianten der Markierungstechnik mit allen notwendigen Einzelheiten beschrieben, desgleichen die Zeitfolge der Blutentnahme, die Zubereitung der Proben und die Radioaktivitätsmessung sowie die Präsentation und Analyse der Meßergebnisse. Auch die DF^{32}P-Markierung der Erythrozyten wird in ähnlicher Weise abgehandelt. Schließlich ist der Kompatibilitätstest mit ^{51}Cr-markierten Blutspender-Erythrozyten beschrieben. Mit diesem Test kann schon 1 Std nach der Infusion der markierten Zellen festgestellt werden, ob eine bestimmte Blutspende vom Patienten vertragen wird, oder ob eine Antikörperreaktion zu rascher Hämolyse der Spendererythrozyten führt. Es erscheint nicht angebracht, an dieser Stelle Einzelheiten aus diesem kompakten ICSH-Report zu referieren. Vielmehr sei empfohlen, sich methodisch nach den dort gegebenen Empfehlungen zu richten.

POLLYCOVE und TONO (1975) empfahlen eine standardisierte Markierungsmethode: Durch Inkubation von 60 ml Blut mit 150 µCi ^{51}Cr (spezifische Aktivität 50–200 µCi/µg) wird eine Chrom-Konzentration von weniger als 0,3 µg/ml Erythrozyten erreicht. Die Autoren erzielten die optimal geringe Elutionsrate von 1%/Tag. Die Normalwerte für die scheinbare halbe Erythrozytenüberlebenszeit liegen entsprechend hoch mit 35 ± 4 ($\bar{x} \pm 2s$) Tagen. Auf die Besonderheiten biphasischer Kurvenverläufe, ihre Auswertung und ihre Deutung im Sinne von 2 Erythrozytenpopulationen mit unterschiedlicher Lebensdauer wiesen HEIMPEL et al. (1968) hin. Diese Veränderung wurde regelmäßig bei Defekten im Energiestoffwechsel der Erythrozyten gefunden.

Die „scheinbare halbe Lebenszeit" ^{51}Cr-markierter Erythrozyten kann über Korrekturfaktoren zur echten Erythrozyten-Lebenszeit umgerechnet werden (WELLNER, 1971; HEIMPEL, 1971; ICSH-Report, 1971). In dieser Berechnung wird eine normale Erythrozytenlebensdauer von 115 bzw. 110 Tagen sowie eine bestimmte, konstante ^{51}Cr-Elutionsrate zugrunde gelegt. Unter steady-state-Bedingungen kann aus der echten Erythrozytenlebenszeit und dem Blutvolumen der Erythrozytenabbau in ml/Tag und entsprechend die Erythrozytenproduktion berechnet werden (HEIMPEL, 1971). Über den Meßwert des Hämoglobingehaltes im Blut und über die bekannte Relation 3,4 mg Eisen in 1 g Hämoglobin ergibt sich der Erythrozyten-Eisenumsatz in mg Eisen/Tag (HEIMPEL, 1968; WELLNER, 1971).

Organfunktions-Kurven. Die Ergebnisse der Oberflächenradioaktivitätsmessungen hängen in hohem Maße von der Meßgeometrie ab, vom Verhältnis der Organgröße zur Meßfeldgröße und von der Entfernung des Organs zum Detektor (KUBA und CIHAL, 1966). Bisher hat sich weder aus der Praxis heraus, noch durch internationale Absprache eine standardisierte Technik ergeben. NAJEAN et al. (1975) haben sich um eine solche Standardisierung bemüht, indem sie die gebräuchlichsten Meßmethoden und Auswertverfahren systematisch überprüften. Die Untersuchungen führten zu folgendem Methodenvorschlag:

Meßtechnik: Ein Szintillationsdetektor mit $2'' \times 2''$ großem NaJ-Kristall befindet sich in einer 4 cm dicken Bleiabschirmung, die eine zylindrische Kollimatorbohrung mit 5 cm Durchmesser und 7 cm Tiefe hat. Der Detektor wird auf die Haut des Patienten über dem zu messenden Organ aufgesetzt. Im Strahlenmeßgerät wird der Impulshöhenanalysator auf den Photonenpeak der ^{51}Cr-Strahlung eingestellt. Die bei jeder Messung registrierte Impulszahl soll so hoch sein, daß sie nach Abzug des Gerätenullwertes einen statistischen Zählfehler von weniger als $\pm 3\%$ gewährleistet. Die Messungen werden im Rhythmus der Blutentnahmen mindestens 14 Tage lang oder bis zur Halbwertzeit der ^{51}Cr-Erythrozyten im Blut vorgenommen. Die Meßkonstanz des Detektors wird mit einem Standardpräparat (10 µCi ^{51}Cr in 500 ml Wasser) täglich mit einer genau reproduzierten Meßgeometrie überprüft. Falls sich die Impulsrate bei diesen Standardmessungen ändert, werden die Patientenmeßwerte des Tages dementsprechend korrigiert.

Meßstellen: Für die Messung der Leber wird beim Patienten in Rückenlage der senkrecht stehende Detektor auf einen Punkt 4 cm kranial des rechten Rippenbogens in der Medio-Klavikularlinie zentriert. Für die Milzmessungen liegt der Patient in rechter

Seitenlage. Mit dem senkrecht stehenden Detektor wird bei jeder Einzelmessung die Stelle mit der höchsten Impulsrate im Bereich der Milzregion gesucht und dort der endgültige Meßwert gewonnen. Eine präkordiale Messung des Blutraumes ist nicht unbedingt erforderlich. Falls sie gewünscht wird, ist eine Zentrierung auf die Körpermittellinie in Höhe des 3. Interkostalraums bei Rückenlage des Patienten und vertikaler Detektorstellung zu empfehlen.

Ergebnisauswertung: Die Netto-Impulsrate einer Blutprobe bestimmten Volumens, entnommen 30 min nach der Injektion der ^{51}Cr-Erythrozyten, wird zu 1000 ins Verhältnis gesetzt, woraus sich der Umrechnungsfaktor f ergibt. Mit f werden die 30 min-Meßergebnisse der Organ-Radioaktivität (Leber, Milz) multipliziert und als Ausgangsimpulsraten protokolliert. Alle späteren Blut-, Milz- und Leber-Aktivitätswerte werden mit f und mit dem Korrekturfaktor für den physikalischen Zerfall (Zerfallsfaktor) multipliziert. Für einen beliebigen Meßzeitpunkt wird das Verhältnis der Blutaktivität zur Ausgangsaktivität im Blut errechnet und mit dem erhaltenen Faktor die Ausgangsimpulsrate für die Organaktivität multipliziert. Die erhaltene Impulsrate entspricht der Blutraumaktivität bei der Organmessung. Die Differenz zur tatsächlich gemessenen Organaktivität (korrigiert) ergibt die Organ-Überschuß-Impulsrate.

Beispiel: 5 ml Blut 30 min p.i. = 800 Ipm

$f = 1000:800 = 1,25$

5 ml Blut 14 Tage p.i. = 280 Ipm · 1,42 (Zerfallsfaktor) · 1,25 = 500 Ipm

Milz 30 min p.i. = 1000 Ipm · 1,25 = 1250 Ipm

Milz 14 Tage p.i. = 450 Ipm · 1,42 · 1,25 = 800 Ipm

Blut 14 Tage/30 min = 500:1000 = 0,5

Blutraumaktivität Milz 14 Tage = 0,5 · 1250 = 625 Ipm

Überschußimpulsrate Milz 14 Tage = 800 − 625 = 175 Ipm
(Normalwerte: Milz < 350 Ipm, Leber < 150 Ipm

1.5.8.2. Indikationen

Nachweis und Quantifizierung verstärkter Erythrozytensequestration
Erfolgsvoraussicht der Splenektomie bei hämolytischem Ikterus
Kompatibilitätstest vor Bluttransfusionen in besonderen Fällen

1.5.9. Kombinierte ^{59}Fe-Ferro/^{51}Cr-Erythrozyten-Kinetik

1.5.9.1. Methoden

Vom Prinzip der Methoden her und ihrer direkten Aussagen wegen liegt es nahe, bei besonders schwierigen Fragestellungen gleichzeitig die Erythropoese mit der ^{59}Fe-Ferro-Kinetik und die Hämolyse mit der ^{51}Cr-Erythrozyten-Kinetik zu untersuchen. Kinetik-Modelle wurden aufgestellt, zu deren mathematischer Lösung die Messung der kombinierten Kinetik erforderlich ist (KUNI et al., 1963; KUNI u. GRAUL, 1971; WELLNER, 1971; KUTZIM u. WELLNER, 1971). Meßtechnisch bestehen keine größeren Schwierigkeiten, weil sich die beiden Radionuklide in der Energie ihrer Gammaquanten erheblich unterscheiden (^{59}Fe mit 0,19, 1,10 und 1,29 MeV, ^{51}Cr mit 0,323 MeV). Im Energiefenster der ^{51}Cr-Photonen wird allerdings Compton-Strahlung des ^{59}Fe mitgemessen. Um dies zu berücksichtigen, muß für alle Messungen ein Korrekturfaktor bestimmt werden, der den vom ^{59}Fe-Compton-Effekt herstammenden Anteil der Gesamt-Impulsrate im ^{51}Cr-

Tabelle 9. Übersicht über die Aussagen der ^{51}Cr-Erythrozyten-Kinetik und der ^{59}Fe-Ferro-Kinetik. Die indirekten Parameter sind eingeklammert. (Aus MONTZ, Radiologe 14, 72–81 (1974))

Organ	^{51}Cr-Erythrozyten-Kinetik	^{59}Fe-Ferro-Kinetik
Blut	Blutzellvolumen, („Erythrozyten-Eisenumsatz"), Lebenszeit autologer oder heterologer Erythrozyten, Blutverlust	Plasmavolumen, Plasmaeisenumsatz (Erythron-Lebensdauer)
Knochenmark		Hämoglobin-Synthese, (Erythropoese), Hypo- oder Hyperplasie, topographische Verteilung im Skelet, Hämolyse = „ineffektive Erythropoese"
Milz	Hämolyse	Hämolyse, Erythropoese
Leber	Hämolyse (?)	Depoteisenumsatz, Erythropoese

Energiekanal im Verhältnis zur reinen ^{59}Fe-Impulsrate im hochenergetischen ^{59}Fe-Energiekanal angibt. Für Organoberflächenmessungen ist zusätzlich die Änderung des Compton-Effektes durch das Gewebe des Patientenkörpers zu berücksichtigen. Dies kann durch Messung einer ^{59}Fe-Standardprobe in einem adäquaten Streukörper oder am Patienten selbst geschehen, indem man die ^{51}Cr-Erythrozyten erst nach der ^{59}Fe-Injektion und der Messung der Korrekturfaktoren verabreicht. Die Auswertung der Meßergebnisse ist dieselbe wie bei der Einzelanwendung der beiden Radionuklide (HEIMPEL, 1971).

Die kombinierte ^{59}Fe/^{51}Cr-Methode wurde statt alleiniger Messung der ^{59}Fe-Ferro-Kinetik empfohlen, „da die Messung des Erythrozytenvolumens Voraussetzung zur korrekten Berechnung der ^{59}Fe-Utilisation ist" (HEIMPEL, 1971). Heute steht zur Erythrozytenmarkierung für die Blutvolumenbestimmung ein ^{99}Tc^m-Markierungs-Kit zur Verfügung. Die Anwendung einer der beiden Methoden, der ^{59}Fe-Ferro-Kinetik oder der ^{51}Cr-Erythrozyten-Kinetik allein ist die Regel, weil indirekte Aussagen ihre direkten Ergebnisse hinreichend ergänzen. Die in der Tabelle 9 gegebene Übersicht erleichtert die Wahl der einen oder der anderen Methode, je nach der Fragestellung im Einzelfall.

1.5.9.2. Indikation

Erfolgsvoraussicht der Splenektomie bei myeloproliferativen Prozessen

2. Therapie mit ^{32}Phosphor

2.1. Kinetik und Strahlenbiologie des ^{32}Phosphor

Das Phosphor-Radioisotop ^{32}P wird mit hoher spezifischer Aktivität (etwa 1 Curie/mg) aus ^{32}S, das zu 95% im natürlichen Schwefel vorkommt, durch Neutronenbeschuß hergestellt [^{32}S (n, p) ^{32}P]. Die Halbwertzeit beträgt 14,4 Tage. Unter β-Strahlung mit einer maximalen Energie von 1,71 und einer mittleren Energie von 0,695 MeV zerfällt ^{32}P wieder zu ^{32}S. Die maximale Reichweite der Betateilchen im Gewebe beträgt 7,5 mm, die mittlere 2 mm.

Radiophosphor wird als Natriumphosphatlösung mit einer spezifischen Aktivität von ungefähr 20 mCi/mg P intravenös injiziert. Eine orale Applikation ist wegen der Unsicherheit über die im Einzelfall intestinal resorbierte Menge wenig gebräuchlich. Das injizierte ^{32}P verläßt die Blutbahn schnell. Es verteilt sich auf alle Gewebe des Körpers. Im Knochen, im hämatopoetischen Knochenmark, in der Leber und in der Milz reichert es sich um den Faktor 6–10 im Vergleich zu anderem Gewebe an. Die Anreicherung im Knochenmark beruht auf der starken Proliferation des blutbildenden Zellsystems und damit auf dem großen Phosphorverbrauch zur Nukleinsäuresynthese (HAHN u. VON HEVESY, zit. nach RUCKENSTEINER, 1967; DAL SANTO u. CAMPUS, zit. nach BENASSI u. TORRETTA, 1968). Die Ausscheidung des Radiophosphors geschieht hauptsächlich mit dem Harn, innerhalb einiger Tage. Die kumulative Ausscheidungsmenge wird unterschiedlich zwischen 20 und 50% der injizierten Menge angegeben (HORST, 1951; BENASSI u. TORRETTA, 1968; Documenta Geigy wiss. Tab., 1968). Sie ist geringer als normal, wenn sich ^{32}P verstärkt in krankhaft proliferierendem Gewebe ansammelt.

Die Energiedosis im ganzen Körper bei intravenöser Applikation wurde geschätzt auf 52 rd für 0,1 mCi ^{32}P/kg Körpergewicht (nach HORST u. SAUER, 1951; HALLNAN u. RUSSEL, 1965). Die Knochenmarkdosen liegen höher. Aufgrund von Vergleichen der biologischen Wirksamkeit bei der Röntgenbestrahlung des ganzen Körpers wurden sie auf 15 R für 1 mCi ^{32}P (OSGOOD, 1965b) bzw. auf 200 rd für 10 mCi ^{32}P bei 70 kg Körpergewicht (HALLNAN u. RUSSEL, 1965) geschätzt. Demnach beträgt die Knochenmarkdosis das 2- bis 3fache der Ganzkörperdosis.

SPIERS et al. (1976) bestimmten die mittlere Knochenmarkdosis bei 9 Patienten mit Polycythaemia vera mittels Radioaktivitätsmessungen des ganzen Körpers sowie von Sternalmarkpunktaten und Beckenkammbiopsiematerial. Die Messungen erfolgten mehrfach im Verlauf von 1–27 Tagen nach Radiophosphor-Therapie. Die biologische Halbwertzeit für ^{32}P betrug im ganzen Körper $39,2 \pm 4,5$ Tage ($\bar{x} \pm 1s$), im Knochenmark 7–9 Tage. Für die absorbierte Strahlendosis im Knochenmark durch 1 mCi injiziertes ^{32}P-Orthophosphat ergaben sich 24 rd in den spongiösen Knochen (10 rd aus den Knochenbälkchen, 13 rd aus dem Knochenmark selbst und 1 rd aus den kortikalen Anteilen der Knochen), ungefähr 20 rd für Knochenmark in Röhrenknochen und ebensoviel für extramedulläre Blutbildungsherde. Den Dosisberechnungen liegt eine Normalisierung der Meßergebnisse auf 2,94 Liter Plasmavolumen zugrunde.

Die räumliche Dosisverteilung im Knochenmark kann als ziemlich gleichmäßig angesehen werden, da die Reichweite der Betateilchen des ^{32}Phosphor den Trabekelabstand des spongiösen Knochens und erst recht die Durchmesser der hämatopoetischen Zellkolonien übertrifft.

Mit der ^{32}P-Therapie entsteht ein gering- bis mittelgradiger Strahleninsult für das Knochenmark. Der therapeutische Effekt ergibt sich aus direkter Strahlenschädigung der pluripotenten Stammzellen, möglicherweise auch ihrer Mikroumwelt (microenvironment), und einem vorerst nicht entwirrbaren Komplex von Kettenreaktionen des hämatopoetischen Systems (LAJTHA, 1974). Im peripheren Blut kommt es innerhalb weniger Tage zu einem Absinken der Retikulozyten-, der Leukozyten- und der Thrombozytenzahlen, erst im Laufe von 2–3 Monaten zur Verringerung der Erythrozytenzahl (LAWRENCE, 1955; HEILMEYER u. KEIDERLING, 1961; HENNIG et al., 1965). Später steigen die Zellzahlen im Blut als Ausdruck der Erholung des Knochenmarks wieder an, sie erreichen jedoch über längere Zeit nicht das Ausgangsniveau. Dies entspricht der suboptimalen Erholung des Stammzellpools des hämatopoetischen Knochenmarks (LAJTHA, 1974). Während die

Depressionsphase des Knochenmarks in der Regel völlig symptomlos vorübergeht, bringt eine Überdosierung die Gefahren der Leukopenie mit verminderter Infektabwehr, der Thrombopenie mit zuweilen dramatischen Blutungen und schließlich der Anämie mit sich. Im Prinzip wahrscheinlich, in der Häufigkeit umstritten, ist die Induktion akuter Hämoblastosen und des Myelofibrosesyndroms (PERKINS et al., 1964; MODAN u. LILIENFELD, 1965; OSGOOD, 1964a; SZUR u. LEWIS, 1966; LAWRENCE et al., 1969; KRAUSS u. WASSERMAN, 1970; MODAN, 1975).

2.2. Behandlung der Polycythaemia rubra vera mit ^{32}P

2.2.1. Charakteristik der Polycythaemia rubra vera und Diagnostik

Die Polycythaemia vera ist gekennzeichnet durch eine überwiegende Vermehrung der Erythrozyten im Blut bei geringergradiger Leukozytose und Thrombozytose sowie leichter Milzvergrößerung. Im hyperplastischen Knochenmark findet sich eine auffallend starke Vermehrung der Megakariozyten (BURKHARDT et al., 1969). Die Diagnose ergibt sich durch Nachweis der vergrößerten Erythrozytenmenge im Blut und den Ausschluß einer Reihe von Krankheiten, die als Ursache einer „sekundären Polyglobulie" in Frage kommen (JEPSON, 1969; PALME, 1968; GILBERT, 1975). Häufigste Ursachen sekundärer Polyglobulien sind zur Hypoxämie führende Herz- und Lungenleiden sowie Nierenerkrankungen mit vermehrter Erythropoetinbildung.

Die Patienten mit Polycythaemia vera haben zu Beginn der Erkrankung in der Regel ein Lebensalter von mehr als 40 Jahren, im Mittel von 56 Jahren (LAWRENCE, 1955; OSGOOD, 1965a). Vereinzeltes Vorkommen der Erkrankung bei jüngeren Menschen und Kindern wurde berichtet (AGGELER et al., 1960). Die Ursache der Polycythaemia vera ist bis heute unbekannt. Es wurde u.a. ein mit dem Erythropoetin nicht identischer Myelostimulator vermutet (DAMESHEK, 1951; WARD u. BLOCK, 1971). Einen solchen Faktor konnten WARD et al. (1974) bei Patienten mit Polycythaemia vera und bei Kranken mit „Agnogenic myeloid metaplasia", jedoch nicht bei chronischer myeloischer Leukämie nachweisen. Es überwiegt die Auffassung, daß die Polycythaemia vera zu den myeloproliferativen Prozessen gehört, und daß ihr Übergang in akute Leukämien, Myelofibrose oder auch Myelosklerose die natürliche Entwicklung der Krankheit darstellt (WASSERMANN, 1954; MEURET u. HOFFMANN, 1972). Andere Autoren vermuten keinen ursprünglich neoplastischen Charakter der Polyzythämie und propagieren, soweit möglich, ihre Differenzierung von erythrozythämischen Stadien des Myelofibrose-/Osteosklerose-Syndroms und anderer Hämoblastosen (BERNADOU et al., 1968; BURKHARDT et al., 1969; CAMPBELL et al., 1970; MONTZ et al., 1972). Die Diskussion um Ätiologie und Pathogenese der Polycythaemia vera und des Myelofibrose-/Osteosklerose-Syndroms einschl. leukämoider Prozesse sind dermaßen offen (DAHLEM WORKSHOP, Berlin 1974; GILBERT, 1975; MODAN, 1975; GOLDE et al., 1977), daß der umstrittene Zusammenhang mit der Radiophosphortherapie hier nicht umfassend referiert werden kann. Bemerkenswert erscheint der Bericht von VISFELDT et al. (1973) über Chromosomenveränderungen der Knochenmarkzellen, die bei 26 von 75 Patienten mit Polycythaemia vera gefunden wurden. Die Chromosomenveränderungen waren selten bei unbehandelten Kranken (2 von 17), häufig bei Patienten (22 von 35), die über einen Zeitraum von mehr als 2 Jahren mit ^{32}P und mit pro Jahr berechneten Dosen von mehr als 2,5 mCi ^{32}P behandelt worden waren. Eine prognostische Signifikanz der Chromosomenveränderungen konnte bisher nicht festgestellt werden (WESTIN et al., 1976).

Zur Diagnostik der Polyzythämie gehört als Minimalprogramm die Blutvolumenbestimmung, die Blutgasanalyse, die Messung der alkalischen Leukozytenphosphatase und die Röntgenuntersuchung der Nieren. Vor Einleitung der Radiophosphorbehandlung ist die Untersuchung der Beckenkammhistologie, die Radioeisendiagnostik sowie die Chromosomenanalyse angezeigt, um Frühstadien des Myelofibrose-/Osteosklerose-Syndroms oder anderer myeloproliferativer Prozesse zu erkennen, und um die Ausgangsbefunde zu dokumentieren für den Fall späterer hämatologischer Komplikationen (SZUR u. SMITH, 1961; VARELA et al., 1962; DOERING u. LORENZ, 1963; OETTGEN u. PRIBILLA, 1964; POLLYCOVE et al., 1966; BURKHARDT et al., 1969; ROBERTS et al., 1969; SCHULZ et al., 1970; GELINSKI u. MÜLLER, 1972; LUNDIN et al., 1972; MONTZ et al., 1972; MEURET et al., 1973; GILBERT, 1975).

2.2.2. Behandlungsziel

Behandlungsziel bei der Polycythaemia vera ist es, den Zellgehalt des peripheren Blutes zu normalisieren und die abnorm gesteigerte Zellproduktion zu bremsen (HENNEMANN u. STECHER, 1967). Die Gefahren der unbehandelten Krankheiten liegen in thrombotischen und embolischen Ereignissen, die bei 30–50% unbehandelter Patienten das Leben bedrohen (BERNADOU et al., 1968; BARABAS et al., 1973; HÖR u. PABST, 1973). Blutungen aufgrund der begleitenden Thrombozythämie kommen bei etwa einem Drittel unbehandelter Patienten vor (BERNADOU et al., 1968). Die Remissionsphase nach ^{32}P-Therapie sollte möglichst lange dauern, weil mit jedem beginnenden Rezidiv die Gefahren durch die Komplikationen der Krankheit wieder akut werden. Dieses Ziel wird mit der Radiophosphortherapie in befriedigendem Maße erreicht. Zur Normalisierung des Blutbefundes kommt es in 60–85% nach einmaliger ^{32}P-Gabe, zu einer zumindest partiellen Remission nach zwei oder mehrmaliger Radiophosphor-Applikation bei fast allen übrigen Patienten (HÖR u. PABST, 1973). Absolute Therapieresistenz ist selten (4% nach SZUR u. LEWIS, 1966).

2.2.3. ^{32}P-Dosierung

Für die Dosierung des ^{32}P hat sich kein einheitliches Schema durchgesetzt. Die gebräuchlichen Mengen liegen zwischen 3 und 10 mCi bei intravenöser Applikation (HEILMEYER u. KEIDERLING, 1961; HÖR u. PABST, 1973). Die Reaktion im Einzelfall auf eine bestimmte Dosis Radiophosphor ist kaum voraussehbar (SZUR u. LEWIS, 1966), genaue Dosisberechnungen sind nicht möglich. Es wird daher grundsätzlich empirisch vorgegangen: Der Patient erhält eine erste Therapiedosis, deren Wirkung im Verlauf der folgenden 3 Monate durch Bestimmung des Hämatokrits, der Erythrozyten-, Retikulozyten-, Thrombozyten- und Leukozytenzahlen im peripheren Blut sowie der Serum-Eisenkonzentration überprüft wird. Bei ungenügendem oder fehlendem Erfolg wird etwa 3 Monate nach der ersten eine zweite Radiophosphortherapie eingeleitet. Sehr vorsichtige Therapeuten, wie WASSERMAN und GILBERT (1966) wählten als Dosis 3 mCi ^{32}P, sie gaben im Höchstfall 6–7 mCi im Verlauf von 6 Monaten. Die meist benutzten Dosen lagen zwischen 5 und 8 mCi bzw. um 0,1 mCi/kg Körpergewicht (HÖR u. PABST, 1973). Die Polycythaemia vera Study Group empfiehlt 2,3 mCi ^{32}P/m^2 Körperoberfläche intravenös (maximal 5 mCi/Dosis, nach 3 Monaten eventuell Zweitbehandlung mit 25% höherer Dosis (LOEB, 1975).

Vielfach wurde eine zusätzliche Aderlaßtherapie vor der Radiophosphorgabe und frühestens 2 Wochen nachher empfohlen (BENASSI u. TORRETTA, 1968). Damit soll eine hämodynamische Entlastung bis zur Auswirkung der Radiophosphortherapie herbeigeführt werden. Auch verspricht man sich von den Aderlässen eine Reizwirkung auf die Erythropoese und dadurch eine höhere Radiophosphoranreicherung im Knochenmark (GOLDECK et al., 1952). Zu beachten sind der entstehende Eisenmangel und mögliche ungünstige Kreislaufreaktionen (JEPSON, 1969).

2.2.4. Verlaufskontrollen

Nach der Radiophosphortherapie sind zunächst Kontrolluntersuchungen in ein- bis zweiwöchigen Abständen vorzunehmen. Es kann in seltenen Fällen zu einer Knochenmarkdepression mit thrombopenischen Blutungen und Leukopenie kommen. Die Wirksamkeit des ^{32}P drückt sich schon wenige Tage nach der Applikation in einer Normalisierung des Plasma-Eisen-Umsatzes aus (HORST et al., 1963). Anschließend sinken die Leukozytenzahlen von z.B. 10000 auf etwa 6000, die Thrombozytenzahlen auf Werte um 100000 und die Retikulozytenzahlen normalisieren sich. Hämatokrit und Erythrozytenzahlen vermindern sich erst 6–10 Wochen nach der Radiophosphor-Injektion bis in den Normbereich. Nach regelrecht erreichter Remission genügen Kontrolluntersuchungen in $^1/_4$jährlichem Abstand. Wichtig ist, den Patienten aufzufordern, bald nach Beginn erneuter Beschwerden zur Untersuchung zu kommen, damit ein entstehendes Rezidiv schon in seinem Beginn behandelt werden kann. Ein Hinauszögern der Behandlung läßt die Gefahr vaskulärer Komplikationen unnötig ansteigen. Die Remission der Polycythaemia vera nach ^{32}P-Therapie dauert durchschnittlich 2 Jahre mit Schwankungen zwischen 1 und maximal 6 Jahren (HÖR u. PABST, 1973).

Die Häufigkeit thrombembolischer Komplikationen kann bei lückenloser Überwachung und Behandlung der Polyzythämie-Patienten ohne längere Rezidivperioden um den Faktor 10 auf 2–4% im Vergleich zu 30–50% nicht behandelter Patienten gesenkt werden (LAWRENCE, 1955).

2.2.5. Spätkomplikationen

Die mittlere Lebensdauer der Polyzythämie-Patienten beträgt etwa 13 Jahre nach Beginn einer konsequenten Radiophosphorbehandlung (OSGOOD, 1965a). Ähnliche Überlebensraten wurden auch mit Zytostatika- und Aderlaßbehandlung erreicht (PERKINS et al., 1964). Unter den Todesursachen von Patienten mit Polycythaemia vera sind trotz Radiophosphortherapie die vaskulären Prozesse mit 25 bis zu 50% die häufigsten (HALNAN u. RUSSELL, 1965; HARMANN u. LEDLI, 1967; WATKINS et al., 1967; TUBIANA et al., 1968, 1969; CAMPBELL et al., 1970; MEURET et al., 1975). Dies legt den Verdacht nahe, daß zumindest in vielen Fällen die Polyzythämie nicht dauerhaft beherrscht wurde, was andererseits die Forderung nach konsequenter Überwachung und Behandlung der Polyzythämie-Patienten unterstreicht. Zweithäufigste Todesursache sind hämatologische Komplikationen, darunter in erster Linie akute Leukämien und verschiedene Formen des Myelofibrose-Osteosklerose-Syndroms. Die Häufigkeitsangaben für akute Leukämien schwanken zwischen 0 und über 20% (MODAN u. LILIENFELD, 1965; HALNAN u. RUSSELL, 1965; WATKINS et al., 1967; LAWRENCE et al., 1969; HÖR u. PABST, 1973). Übergänge der Polycythaemia vera zum Myelofibrose-/Osteosklerose-Syndrom wurden bei 4–13% der Polyzythämie-Kranken beobachtet (MODAN u. LILIENFELD, 1965; BURKHARDT et al., 1969; SILVERSTEIN, 1974). Es ist wahrscheinlich, wenn auch nicht erwiesen, daß die Radiophosphorbehandlung für die Häufung dieser myeloproliferativen Prozesse als späte Entwicklungsstadien der Polycythaemia vera mitverantwortlich ist. Die Wahrscheinlichkeit ist groß für die akuten Leukämien, geringer für das Myelofibrose-/Osteosklerose-Syndrom (MODAN, 1975). Dies sollte nicht dazu veranlassen (was häufig geschieht), die Radiophosphorbehandlung grundsätzlich zugunsten der zytostatischen Chemotherapie abzulehnen (ARTHUR, 1967; HÖR u. PABST, 1973). Vielmehr sollte in enger Zusammenarbeit zwischen Hämatologen und Nuklearmedizinern ein individueller Therapieplan für jeden einzelnen Patienten aufgestellt und langfristig gemeinsam durchgeführt werden. Dabei sollen außer den klinischen und hämatologischen Befunden auch das Lebensalter und die soziale Situation des Patienten berücksichtigt werden (MEURET, 1975; MODAN, 1975; LOEB,

1975). Die Prognose für eine ^{32}P-Behandlung kann auch für jüngere Polyzythämie-Patienten günstig sein, wenn sie auf die erste oder zweite Dosis gut ansprechen und die Remission lange andauert (Hör u. Pabst, 1973; Meuret et al., 1975).

2.3. ^{32}P-Therapie der chronisch-myeloischen Leukämie (CML) und der chronisch-lymphatischen Leukämie (CLL)

Die strahlenbiologischen Grundlagen sind dieselben wie für die Behandlung der Polycythaemia rubra vera mit ^{32}Phosphor. Das Radionuklid reichert sich in dem stark proliferierenden myeloischen oder lymphatischen Gewebe an. Vor allem Lawrence, der 1936 mit der Radiophosphortherapie der Polyzythämie und der chronischen Leukämien begann, sowie später Osgood (1964b) propagierten wiederholt die ^{32}Phosphor-Therapie auch der chronisch-myeloischen und chronisch-lymphatischen Leukämie. Low-Beer (1953) berichtete in einer Sammelstatistik über die Behandlungsergebnisse von 700 Patienten mit chronisch-myeloischen und 600 mit chronisch-lymphatischen Leukämien. Die durchschnittliche Überlebensdauer der Kranken betrug bei der myeloischen Leukämie 4,8 Jahre, bei der lymphatischen Leukämie 5,6 Jahre. Diese Erfolgsziffern wurden damals von keiner anderen Behandlungsmethode erreicht (Heilmeyer u. Keiderling, 1961). Es erstaunt, daß diese Behandlungsmöglichkeit keinen breiten Eingang in die Praxis gefunden hat (Benassi u. Torretta, 1968). Indikationen und Einschränkungen dürften denjenigen der Zytostatika-Behandlung gleichen, weil die Wirkungen auf die proliferierenden Zellen verwandt sind.

Die Dosierung des Radiophosphors muß bei den chronischen Leukämien vorsichtig und stark fraktioniert durchgeführt sowie individuell dem Krankheitsverlauf angepaßt werden. Es wird versucht, die Leukozytenzahl auf 10000–20000/ml Blut zu beschränken. Verschiedene Dosierungsverfahren wurden vorgeschlagen: Die Behandlung kann mit einer hohen Initialdosis von z.B. 6 mCi ^{32}P i.v. eingeleitet und mit kleinen Erhaltungsdosen fortgesetzt werden. Die Höhe der Erhaltungsdosen kann nach Paterson (1967) aus dem Absinken der Leukozytenzahlen im Blut nach der Initialdosis berechnet werden (Methode der einfachen Sättigung nach Benassi u. Torretta, 1968). Die Sättigung kann auch fraktioniert durch kleine Dosen zwischen 0,5 und 2 mCi bzw. 20 und 40 µCi ^{32}P/kg Körpergewicht in Abständen von wenigen Tagen erreicht werden (fraktionierte Sättigung). Bei der Methode der einfachen Fraktionierung nach Low-Beer (1953) werden gleich große Dosen in regelmäßigen Zeitabständen von 1–2 Wochen oder mehr gegeben (Benassi u. Torretta, 1968). Das Behandlungsschema von Osgood (1964) enthält die Tabelle 10. Dieser Autor zielt darauf ab, es nicht zu immer wiederkehrenden Leukozyten-

Tabelle 10. Schema zur ^{32}P-Therapie chronischer Leukämien (nach Osgood, 1964b). CLL=Chronische lymphatische Leukämie, CML=Chronische myeloische Leukämie. Gruppeneinteilung nach dem Grad der Leukozytose (oder bei aleukämischen Formen nach der Ausprägung der Lymphknotenschwellung entsprechend): I $\leq$ 40000, II = 40000 – 100000, III = 100000 Leukozyten je ml Blut.

Initialdosis (mCi ^{32}P i.v.)	CLL	I: 1,5	II: 2,0	III: 2,5
	CML	I: 3,0	II: 4,0	III: 5,0

„Period to Control":	Dauer 6–12 Wochen. Wöchentliche Kontrolle des Patienten. Weitere ^{32}P-Dosen stark variabel, je nach dem Effekt der Initialdosis. Ziel: Leukozytenzahlen 10000–20000/ml.
„Period of Maintenance":	Herantasten an optimale Dosis und Behandlungsintervall durch schrittweise Senkung der ^{32}P-Dosis und/oder Verlängerung des Intervalls. Ziel: konstante Leukozytose von 10000–20000/ml. Dosisbereich 0,3–10,0 mCi ^{32}P i.v., Intervallbereich 4–12 Wochen.

Tabelle 11. Übersicht über die gebräuchlichen Radiopharmaka, die applizierten Dosen und die im ganzen Körper sowie in kritischen Organen absorbierten Strahlendosen bei nuklearmedizinischen Untersuchungen des erythrozytären Systems. Die Angaben sind nur als Richtwerte anzusehen. Für die Berechnung der Strahlenbelastung in rd/applizierte Dosis wurde ein Körpergewicht von 70 kg eingesetzt, bei oraler Tracerapplikation (intestinale Eisenresorption) wurde die vollständige Resorption der applizierten Dosis angenommen. Abkürzungen: KM = blutbildendes Knochenmark, HSA = Human-Serum-Albumin.

Literatur: CHAUDHURI et al., 1974; FISCHER und WOLF, 1969; GLAUBITT et al., 1975; HEIMPEL, 1971; HINE und JOHNSTON, 1970; ICSH-Report, 1971; MCNEIL et al., 1974; POWSNER und RAESIDE, 1971; SPIERS et al., 1976; TREVES und SPENCER, 1973; VAN DYKE, 1968; ZUM WINKEL, 1975.

Radio-pharmakon	Anwendungs-ziel	Übliche applizierte Dosis μCi/kg Körper-Gewicht	Absorbierte Strahlendosis			
			Ganzkörper		Kritische Organe	
			mrd/μCi	rd/Dosis		mrd/μCi	rd/Dosis
^{14}C-Glyzin	Hämolyse	1,5				
^{32}P-Ortho-phosphat	Therapie	100	8	52	Knochenmark Knochen Leber Milz	20	140
^{32}P-DFP-Erythrozyten	Hämolyse	0,7 (2,5)	1	0,05 (0,18)	Blut	30	1,5 (5,5)
^{51}Cr-Erythrozyten	Hämolyse	1,5	0,8 (0,1 – 2,0)	0,08	Milz Leber Knochenmark Blut	2 – 90 3 2 2	0,2 – 9,0 0,3 0,2 0,2
^{52}Fe-Zitrat	KM-Szintigraphie	1,5	0,16 – 0,9		Knochenmark Leber	25 0,6 – 5,9	2,5 0,06 – 0,59
^{55}Fe-Chlorid	Intestinale Eisen-resorption	0,5	6	0,2	Blut Milz Knochenmark Leber	50 25 20 14	1,8 0,9 0,7 0,5
^{59}Fe-SO$_4$ ^{59}Fe-Zitrat	Intestinale Eisen-resorption, Ferro-Kinetik	0,1	20	0,14	Knochenmark Milz Leber Blut Gonaden	140 30 – 230 100 80 3	1,0 0,2 – 1,6 0,7 0,55 0,02
^{99}Tc^m-Erythrozyten	Blutvolumen	2	0,014	0,002	Blut	0,05	0,007
^{99}Tc^m-Sulfurkolloid	KM-Szintigraphie	150	0,02	0,2	Leber Milz	0,3	3,0
^{99}Tc^m-Phosphonate	Knochendurchblutung	200	0,01	0,15	Knochen Harnblase	0,07 0,2	1,0 3,0
^{111}In-Chlorid	KM-Szintigraphie	30			Knochenmark Gonaden	4,0 ?	8,0 ?
^{125}J-HSA	Plasmavolumen	0,1	2,8	0,02	Blut	5,0	0,035
^{131}J-HSA			2	0,014	Schilddrüse Blut	20 – 200 10	0,14 – 1,4 0,07

anstiegen und darauffolgend neuer Radiophosphorgabe kommen zu lassen. Vielmehr werden die Patienten durch prophylaktische Radiophosphor-Gaben, individuell dosiert bei möglichst regelmäßiger Applikation alle 4–12 Wochen, dauerhaft in gutem, arbeitsfähigem Zustand gehalten. Er erreichte bei 114 Patienten mit chronischer myeloischer Leukämie eine mittlere Überlebenszeit von 3,9 Jahren nach Beginn der spezifischen Behandlung, bei 212 Patienten mit chronisch lymphatischer Leukämie waren es 6,3 Jahre (OSGOOD, 1964b).

Ergänzend seien erfolgreiche Behandlungen der chronischen myeloischen Leukämie mittels ^{198}Au-Kolloid besonders bei Patienten mit starken Infiltrationen in Leber und Milz sowie die Behandlung von malignen Retikulo-Endotheliosen mit dem im Zyklotron produzierten radioaktiven Wismuth ^{206}Bi angeführt (Übersichten bei HEILMEYER u. KEIDERLING, 1961; BENASSI u. TORRETTA, 1968).

3. Strahlenbelastung

Eine Übersicht über die absorbierten Strahlendosen bei den nuklearmedizinischen Untersuchungen des erythrozytären Systems und bei der Therapie mit ^{32}Phosphor ist in Tabelle 11 gegeben. Für die diagnostischen Maßnahmen liegt die Strahlenbelastung des ganzen Körpers und der kritischen Organe wie auch der Gonaden in dem tolerablen Dosisbereich, der für die meisten Untersuchungen mit Radionukliden gilt. Die Untersuchungen können auch bei Kindern durchgeführt werden, wobei man die üblicherweise applizierte Dosis noch etwas reduzieren kann (bis etwa zur Hälfte der in Tabelle 11 angegebenen, auf das Körpergewicht berechneten Dosen). Die Angaben der absorbierten Strahlendosen beruhen zum Teil auf Schätzungen, sie sind als Richtwerte anzusehen (HINE u. JOHNSTON, 1970).

Literatur

AGGELER, P.M., POLLYCOVE, M., HOAG, S., DONALD, W.G., LAWRENCE, J.H.: Polycythemia vera in childhood. Studies of iron kinetics with ^{59}Fe and blood clotting factors. Blood 16, 345–350 (1961).

ALAVI, A., BOND, J.P., KUHL, D.E., CREECH, R.H.: Scan detection of bone marrow infarcts in sickle cell disorders. J. nucl. Med. 15, 1003–1007 (1974).

ALBERT, S.N., HIRSCH, E.F., ECONOMOPOULOS, B., ALBERT, C.A.: Triple-tracer technique for measuring red-blood-cell, plasma and extracellularfluid volume. J. nucl. Med. 9, 19–23 (1968).

ALFREY, C.P., LYNCH, E.C., HETTIG, R.A.: Studies of iron kinetics using a linear scanner. I. Distribution of sites of uptake of plasma iron in hematological disorders. J. Lab. clin. Med. 73, 405–417 (1969).

ANGER, H.O., VAN DYKE, D.: Human bone marrow distribution shown in vivo by iron-52 and the positron scintillation camera. Science 144, 1587–1589 (1964).

ARTHUR, K.: Radioactive phosphorus in the treatment of polycythaemia. A review of ten years' experience. Clin. Radiol. 18, 287–291 (1967).

ASHBY, W.: The span of life of the red blood cell. A résumé. Blood 3, 486 (1948).

ASKANAZY, M.: In HENKE, F., LUBARSCH, O.: Handbuch der Speziellen Pathologischen Anatomie und Histologie. Bd. I, Teil 2. Berlin: Springer 1927.

BARABAS, A.P., OFFEN, D.N., MEINHARD, E.A.: The arterial complications of polycythaemia vera. Brit. J. Surg. 60, 183–187 (1973).

BARDY, A., FOUYÉ, H., GOBIN, R., BEYDON, J., DE TOVAR, G., PANNECIÉRE, C., HÉGÉSIPPE, M.: Technetium-99m labeling by means of stannous pyrophosphate: application to bleomycin and red blood cells. J. nucl. Med. 16, 435–437 (1975).

BARRETT, P.V.D., CLINE, M.J., BERLIN, N.I.: The association of the urobilin "Early Peak" and erythropoiesis in man. J. clin. Invest. 45, 1657 (1966).

BEAMISH, M.R., ASHLEY, JONES, P., TREVETT, D., HO-

WELL EVANS, I., JACOBS, A.: Iron metabolism in Hodgkin's disease. Br. J. Cancer **26**, 444–452 (1972).

BEARN, A.G., PARKER, W.C.: Some observations on transferrin. In: GROSS, F.: Iron metabolism, CIBA-Symposium, p. 60–72. Berlin-Göttingen-Heidelberg: Springer 1964.

BENASSI, E., TORRETTA, A.: Isotopen-Diagnostik und -Therapie von Polyglobulien und Leukämien. Münch. med. Wschr. **110**, 765–775 (1968).

BENDER-GÖTZE, C., HEINRICH, H.C., GABBE, E.E., OPPITZ, K.H., SCHÄFER, K.H., SCHRÖTER, W., WHANG, D.H.: Intestinal iron absorption under the influence of available storage iron and erythroblastic hyperplasia. Z. Kinderheilk. **118**, 283–301 (1975).

BENESTAD, H.B.: Aplastic anaemia: considerations on the pathogenesis. Acta med. scand. **196**, 255–262 (1974).

BERLIN, N.I., WALDMANN, T.A., WEISSMAN, S.M.: Life span of red blood cell. Physiol. Rev. **39**, 577 (1959).

BERNADOU, A., CLAUVEL, J.P., ANTEBI, L., BILSKI-PASQUIER, G.: La maladie de Vaquez. Étude clinique et évolutive. A propos de 144 observations. Sem. Hôp. Paris **44/III**, 2101–2112 (1968).

BESSIS, M.C., BRETON-GORIUS, J.: Iron metabolism in the bone marrow as seen by electron microscopy: A critical review. Blood **19**, 635–663 (1962).

BJÖRN-RASMUSSEN, E., HALLBERG, L., ISAKSSON, B., ARVIDSSON, B.: Food iron absorption in man. Applications of the two-pool extrinsic tag method to measure heme and nonheme iron absorption from the whole diet. J. clin. Invest. **53**, 247–255 (1974).

BOENDER, C.A., VERLOOP, M.C.: Iron absorption, iron loss and iron retention in man: Studies after oral administration of a tracer dose of ^{59}FeSO$_4$ and ^{131}BaSO$_4$. Brit. J. Haemat. **17**, 45–58 (1969).

BONNET, J.D., HAGEDORN, A.B., OWEN, C., JR.: A quantitative method for measuring the gastrointestinal absorption of iron. Blood **15**, 36–44 (1960).

BOTHWELL, T.H.: Iron overload in the Bantu. In: GROSS, F.: Iron metabolism. CIBA-Symposium, p. 362–375. Berlin-Göttingen-Heidelberg: Springer 1964.

BOTHWELL, T.H., HURTADO, A.V., DONOHUE, D.M., FINCH, C.A.: Erythrokinetics. IV. The plasma iron turnover as a measure of erythropoiesis. Blood **12**, 409 (1957).

BOTHWELL, T.H., PIRZIO-BIROLI, G., FINCH, C.A.: Iron absorption, I. Factors influencing absorption. J. Lab. clin. Med. **51**, 24–36 (1958).

BOURONCLE, B.A., DOAN, C.A.: Myelofibrosis; clinical, hematologic and pathologic study of 110 patients. Amer. J. med. Sci. **243**, 697–715 (1962).

BOZZINI, C.E., ALIPPI, R.M., MONTANGERO, V.: The importance of the blood flow to bone in the conversion of fatty to hemoglobin synthesizing marrow. Acta physiol. lat.-amer. **24**, 14–18 (1974).

BRISE, H., HALLBERG, L.: Iron absorption studies. II. A method for comparative studies on iron absorption in man using 2 radioiron isotopes. Acta med. scand. Suppl. **376**, 171 (1962).

BROUILLARD, R.P., CONRAD, M.E., BENSINGER, TH.A.: Effect of blood in the gut on measurements of endogenous carbon monoxide production. Blood **45**, 67–69 (1975).

BRUNNER, H.E.: Die Osteomyelofibrose. Acta haemat. **34**, 257–276 (1965a).

BRUNNER, H.E.: Die Differentialdiagnose hämatologischer Erkrankungen mit Isotopenmethoden. Schweiz. med. Wschr. **95**, 285–296 (1965b).

BRUNNER, H.E.: Idiopathische Hämochromatose und Lebercirrhose mit Siderose. Differentialdiagnose durch Untersuchung der Ferro- und Erythrozytenkinetik mit radioaktivem Eisen (Fe-59) und Chrom (Cr-51). Klin. Wschr. **44**, 1235–1243 (1966).

BURKHARDT, R., PABST, W., KLEBER, A.: Knochenmark-Histologie und Klinik der Polycythaemia vera. Arch. klin. Med. **216**, 64–104 (1969).

CAMPBELL, A., EMERY, E.W., GODLEY, J.N., PRANKERD, T.A.J.: Diagnosis and treatment of primary polycythaemia. Lancet **1970**, 1074–1077.

CHAUDHURI, T.K., EHRHARDT, J.C., DE GOWIN, R.L., CHRISTIE, J.H.: ^{59}Fe Whole-body scanning. J. nucl. Med. **15**, 667–673 (1974).

CHRISTENSEN, B.E.: Erythrocyte pooling and sequestration in enlarged spleens. Scand. J. Haemat. **10**, 106–119 (1973).

COOK, J.D.: Methods to determine plasma iron and total iron-binding capacity. In: HALLBERG, L., HARWERTH, H.G., VANOTTI, A.: Iron deficiency, p. 397–407. New York: Academic Press 1970.

COOK, J.D., LAYRISSE, M., FINCH, C.A.: The measurement of iron absorption. Blood **33**, 421–429 (1969).

COOK, J.D., LAYRISSE, M., MARTINEZ-TORRES, C., WALKER, R., MONSEN, E., FINCH, C.A.: Food iron absorption measured by an extrinsic tag. J. clin. Invest. **51**, 805–815 (1972).

COOK, J.D., LIPSCHITZ, D.A., MILES, L.E.M., FINCH, C.A.: Serum ferritin as a measure of iron stores in normal subjects. Amer. J. clin. Nutr. **27**, 681–687 (1974).

COOK, J.D., MARSAGLIA, G., ESCHBACH, J.W., FUNK, D.D., FINCH, C.A.: Ferrokinetics: A biologic model for plasma iron exchange in man. J. clin. Invest. **49**, 197 (1970).

COOK, J.D., MONSEN, E.R.: Food iron absorption in human subjects. III. Comparison of the effect of animal proteins on nonheme iron absorption. Am. J. Clin. Nutr. **29**, 859–867 (1976).

CUSTER, R.P.: Studies on the structure and function of bone marrow. I. Variability of the hemopoietic pattern and consideration of method for examination. J. Lab. clin. Med. **17**, 951–960 (1932).

CUSTER, R.P., AHLFELDT, F.E.: Studies on the structure and function of bone marrow. II. Variations in cellularity in various bones with advancing years of life and their relative response to stimuli. J. Lab. clin. Med. **17**, 960–962 (1932).

DAGG, J.H., HORTON, P.W., ORR, J.S., SHIMMINS, J.:

A direct method of determining red cell lifespan using radioiron: an application of the occupancy principle. Brit. J. Haemat. **22**, 9 (1972).

DAHLEM WORKSHOP on Myelofibrosis-Osteosclerosis Syndrome. Berlin, 1974. Advances in the biosciences Vol. 16. New York: Pergamon Press; Braunschweig: Vieweg 1975.

DAMESHEK, W.: Some speculations on the myeloproliferative syndromes. Blood **6**, 372–375 (1951).

DE GOWIN, R.L., CHAUDHURI, T.K., CHRISTIE, J.H., CALLIS, M.N., MUELLER, A.L.: Marrow scanning in evaluation of hemopoiesis after radiotherapy. Arch. intern. Med. **134**, 297–303 (1974).

DEWANJEE, M.K.: Binding of ^{99m}Tc ion to hemoglobin. J. nucl. Med. **15**, 703–706 (1974).

DOCUMENTA GEIGY: Wissenschaftliche Tabellen. 7. Auflage, 1968, J.R. Geigy S.A., Basel.

DÖRMER, P., LAU, B.: Erythropoese bei Eisenmangel. Blut **34**, 453–464 (1977).

DOERING, P., LORENZ, B.: Zur Diagnostik der Osteomyeloretikulose bei Polyzythämie mit Radioeisen. Folia haemat. N.F. **8**, 346–359 (1963).

DONALDSON, G.W.K., MCARTHUR, M., MACPHERSON, A.I.S., RICHMOND, J.: Blood volume changes in splenomegaly. Brit. J. Haemat. **18**, 45–55 (1970).

DONOHUE, D.M., GABRIO, B.W., FINCH, C.A.: Quantitative measurement of hematopoietic cells of the marrow. J. clin. Invest. **37**, 1564–1570 (1958).

DUBACH, R., CALLENDER, S.T.E., MOORE, C.V.: Studies in iron transportation and metabolism. VI. Absorption of radioactive iron in patients with fever and with anemias of varied etiology. Blood **3**, 526–540 (1948).

EAKINS, J.D., BROWN, D.A.: An improved method for the simultaneous determination of iron-55 and iron-59 in blood by liquid scintillation counting. Int. J. appl. Radiat. **17**, 391–397 (1966).

EDWARDS, C.L., ANDREWS, G.A., SITTERSON, B.W., KNISELEY, R.M.: Clinical bone marrow scanning with radioisotopes. Blood **23**, 741–756 (1964).

ELMLINGER, P.J., HUFF, R.L., TOBIAS, C.A., LAWRENCE, J.H.: Iron turnover abnormalities in patients having anemia: serial blood and in vivo tissue studies with ^{59}Fe. Acta haemat. **9**, 73–96 (1953).

FAWWAZ, R.A., WINCHELL, H.S., POLLYCOVE, M., SARGENT, T.: Hepatic iron deposition in humans. I. First-pass hepatic deposition of intestinally absorbed iron in patients with low plasma latent iron-binding capacity. Blood **30**, 417–424 (1967).

FAWWAZ, R.A., WINCHELL, H.S., POLLYCOVE, M., SARGENT, T., ANGER, H., LAWRENCE, J.H.: Intestinal iron absorption studies using iron-52 and Anger positron camera. J. nucl. Med. **7**, 569–574 (1966).

FERRANT, A., LEWIS, S.M., SZUR, L.: The elution of ^{99}Tc^m from red cells and its effect on red cell volume measurement. J. clin. Path. **27**, 983–985 (1974).

FILLET, G., COOK, J.D., FINCH, C.A.: Storage iron kinetics VII. A biologic model for reticuloendothelial iron transport. J. clin. Invest. **53**, 1527–1533 (1974).

FINCH, C.A.: Body iron exchange in man. J. clin. Invest. **38**, 392–396 (1959).

FINCH, C.A., DEUBELBEISS, K., COOK, J.D., ESCHBACH, J.W., HARKER, L.A., FUNCK, D.D., MARSAGLIA, G., HILLMAN, R.S., SLICHTER, S., ADAMSON, J.W., GANZONI, A., GIBLETT, E.R.: Ferrokinetics in man. Medicine (Baltimore) **49**, 17 (1970).

FINTELMANN, V.: Zur Diagnostik des Eisenmangels. Med. heute **17**, 296–298 (1968).

FISCHER, J.: Hypersplenismus. Was er ist, was er nicht ist. Internist **12**, 176–186 (1971).

FISCHER, J., GAMM, H., BROD, K.H., WOLF, R., DENNHARDT, H., ROUX, A.: Knochenmarkszintigraphie mit ^{99m}Tc-markiertem Rhenium-Schwefelkolloid. In: PABST, H.W.: Nuklearmedizin. Radionuklide in der Hämatologie. Gegenwärtiger Stand der Therapie mit Radionukliden, S. 25–28. Stuttgart-New York: F.K. Schattauer 1973.

FISCHER, J., WOLF, R.: Funktionsdiagnostik mit Radioisotopen in der Hämatologie. Internist **10**, 351–359 (1969).

FISHER, J.W., THOMPSON, J.F., ESPADA, J.: A radioimmunoassay for human urinary erythropoietin. Israel J. med. Sci. **7**, 873–876 (1971).

FITTING, W.: Histologische Untersuchung über die Bedeutung des roten Knochenmarks. Frankfurt. Z. Path. **62**, 345–370 (1951).

FORTH, W., RUMMEL, W.: Iron absorption. Physiol. Rev. **53**, 724–792 (1973).

FRISCHAUF, H., HONETZ, N., KEIBL, E.: Weiter Untersuchungen zur Frage der Erythrokinetik bei Blutkrankheiten. Wien. klin. Wschr. **78**, 777–783 (1966).

FUNK, D.D.: Plasma iron turnover in normal subjects. J. nucl. Med. **11**, 107–111 (1970).

GAMM, H., FISCHER, J., WOLF, R.: Ergebnisse der Knochenmarkszintigraphie mit ^{99m}Tc-Schwefelkolloid und ^{111}In-Chlorid. In: PABST, H.W.: Nuklearmedizin. Ergebnisse in Technik, Klinik und Therapie, S. 367–369. Stuttgart-New York: F.K. Schattauer 1974.

GANZONI, A.M.: Kinetik und Regulation der Erythrozytenproduktion. Experimentelle Untersuchungen an der normalen und anämischen Ratte. Experimentelle Medizin, Pathologie und Klinik, Band 31. Berlin-Heidelberg-New York: Springer 1970.

GEHRMANN, G.: Hämolyse und hämolytische Anämien. Stuttgart: Thieme 1969.

GELINSKY, P., MÜLLER, D.: Die Anämie bei Osteomyelosklerose. Vergleich zwischen hämatologischen und erythrokinetischen Untersuchungen. Klin. Wschr. **50**, 21–32 (1972).

GEMSA, D., SCHMID, R.: Hämoglobinstoffwechsel und Bilirubinbildung. Klin. Wschr. **52**, 609–616 (1974).

GEVIRTZ, N.R., WASSERMAN, L.R., SHARNEY, L., TENDLER, D.: Studies of plasma ^{59}Fe disappearance—a manifestation of ineffective erythropoiesis and of hemolysis. Blood **25**, 976–989 (1965).

GIBLETT, E.R., COLEMAN, D.H., PIRZIO-BIROLI, G., DONOHUE, D.M., MOTULSKY, A.G., FINCH, C.A.:

Erythrokinetics: quantitative measurements of red cell production and destruction in normal subjects and patients with anemia. Blood 11, 291 (1956).

GIEBEL, O.: Zur Problematik der Blutvolumenbestimmung mit Hilfe von Radioisotopen. Anaesthesist 15, 173–175 (1966).

GILBERT, H.S.: Definition, clinical features and diagnosis of polycythemia vera. In: VIDEBAEK, A.: Polycythemia and myelofibrosis. Clinics in haematology 4 No. 2, p. 263–290. London-Philadelphia-Toronto: Saunders 1975.

GLAUBITT, D.M.H., SCHLÜTER, I.H., HABERLAND, K.U.R.: Bone marrow imaging using ^{111}In-citrate: ^{111}In-Kinetics in the pelvic region. J. nucl. Med. 16, 769–774 (1975).

GOLDBERG, A., HUTCHINSON, H.E., MACDONALD, E.: Radiochromium in the selection of patients with haemolytic anaemia for splenectomy. Lancet 1966/I, 109.

GOLDBERG, A., SEATON, D.A.: The diagnosis and management of myelofibrosis, myelosclerosis and chronic myeloid leukaemia. Clin. Radiol. 11, 266–270 (1960).

GOLDE, D.W., BERSCH, N., CLINE, M.J.: Polycythemia vera: Hormonal modulation of erythropoiesis in vitro. Blood 49, 399–405 (1977).

GOLDECK, H., GROTH, H., HORST, W.: Strahlentherapie mit Radiophosphor bei Polycythaemia rubra vera. Klin. Wschr. 30, 28–30 (1952).

GOLDWASSER, E., ELIASON, J.F., SIKKEMA, D.: An assay for erythropoietin in vitro at the milliunit level. Endocrinology 97, 315–323 (1975).

GRALNICK, H.R., HARBOR, J., VOGEL, C.: Myelofibrosis in chronic granulocytic leukemia. Blood 37, 152–162 (1971).

GRAY, S.J., STERLING, K.: The tagging of red cells and plasma proteins with radioactive chromium. J. clin. Invest. 29, 1604–1613 (1950).

GREEN, R., CHARLTON, R., SEFTEL, H., BOTHWELL, T., MAYET, F., ADAMS, B., FINCH, C., LAYRISSE, M.: Body iron excretion in man. Amer. J. Med. 45, 336–353 (1968).

HAHN, D., BAVIERA, B., GANZONI, A.M.: Functional heterogeneity of the iron transport compartment. I. In vivo radioiron clearance from high and low saturated transferrin. Acta haemat. 53, 285–291 (1975).

HAHN, L., HEVESY, G.: A method of blood volume determination. Acta physiol. scand. 1, 3–10 (1940).

HAHN, P.F., BALE, W.F., ROSS, J.F., BALFOUR, W.M., WHIPPLE, G.H.: Radioactive iron absorption by gastro-intestinal tract. J. exp. Med. 78, 169–188 (1943).

HALLBERG, L., SÖLVELL, L.: Succinic acid as absorption promotor in iron tablets. Acta med. scand. Suppl. 459, 23–35 (1966).

HALLBERG, L., SÖLVELL, L.: Absorption of hemoglobin iron in man. Acta med. scand. 181, 335–354 (1967).

HALNAN, K.E., RUSSELL, M.H.: Polycythaemia vera. Comparison of survival and causes of death in patients managed with and without radiotherapy. Lancet 1965, 760–763.

HARDEWIG, A.: Die Erythrozytenvolumenbestimmung im Blute mit Hilfe von radioaktivem Phosphor (^{32}P). – Eine Literaturübersicht. Atomkernenergie 5, 340–343 (1960).

HARMAN, J.B., LEDLIE, E.M.: Survival of polycythaemia vera patients treated with radioactive phosphorus. Brit. med. J. 2, 146–148 (1967).

HAURANI, F.I., TOCANTINS, L.M.: Ineffective erythropoiesis. Amer. J. Med. 31, 519–531 (1961).

HAUSMANN, K., KUSE, R., MEINECKE, K.H., BARTELS, H.: Interrelations between diagnostic criteria of the iron status and 50 mg ferrous iron absorption in iron-replete and iron-deficient subjects. Acta Haemat. 49, 129–141 (1973).

HEILMEYER, L., KEIDERLING, W.: Blutkrankheiten. In: Künstliche radioaktive Isotope in Physiologie, Diagnostik und Therapie (Hrsg. H. H. SCHWIEGK, F. TURBA), S. 833–885. Berlin-Göttingen-Heidelberg: Springer 1961.

HEIMPEL, H.: Hämatologie. In: EMRICH, D.: Nuklearmedizin, Funktionsdiagnostik. Stuttgart: Thieme 1971.

HEIMPEL, H.: Ineffektive Erythropoese – eine Störung der Zellbildung. Dtsch. Ärztebl. 20, 1343–1346 (1973).

HEIMPEL, H., ADAM, W., WETZEL, H.P., SCHMOLKE, M., GRAEFF, U., HOFFMANN, G.: Ergebnisse und diagnostische Bedeutung ferrokinetischer Untersuchungen beim Eisenmangel und bei Infektanämien mit Sideropenie. Nucl. Med. 6, 425–432 (1967).

HEIMPEL, H., BUSCH, D., SCHUBOTHE, H.: Erythrozytenelimination und Erythrozytenumsatz bei verschiedenen hereditären hämolytischen Anämien. Klin. Wschr. 46, 490–497 (1968).

HEIMPEL, H., FINKE, J., KEIDERLING, W.: Die Bestimmung der Lebenszeit menschlicher Erythrozyten mit radioaktivem Diisopropylfluorophosphat (DF^{32}P) und ihre Anwendung in der Klinik. Dtsch. med. Wschr. 89, 1463 (1964).

HEINRICH, H.C.: Intestinal iron absorption in man – methods of measurement, dose relationship, diagnostic and therapeutic applications. In: HALLBERG, L., HARWERTH, H.G., VANOTTI, A.: Iron deficiency, p. 213–296. New York: Academic Press 1970.

HEINRICH, H.C., BENDER-GÖTZE, CH., GABBE, E.E., BARTELS, H., OPITZ, K.H.: Absorption of inorganic iron-(^{59}Fe^{2+}) in relation to iron stores in pancreatic exocrine insufficiency due to cystic fibrosis. Klin. Wschr. 55, 587–593 (1977).

HEINRICH, H.C., GABBE, E.E., BARTELS, H., OPITZ, K.H., BENDER-GÖTZE, CH., PFAU, A.A.: Bioavailability of food iron-(^{59}Fe), Vitamin B$_{12}$-(^{60}Co) and protein bound selenomethionine-(^{75}Se) in pancreatic exocrine insufficiency due to cystic fibrosis. Klin. Wschr. 55, 595–601 (1977).

HEINRICH, H.C., GABBE, E.E., KUGLER, G., PFAU,

A.A.: Nahrungs-Eisenresorption aus Schweine-Fleisch, -Leber und -Hämoglobin bei Menschen mit normalen und erschöpften Eisenreserven. Klin. Wschr. **49**, 819–825 (1971a).

HEINRICH, H.C., GABBE, E.E., KUGLER, G., WHANG, D.H., HAUSMANN, K., BARTELS, H., KUSE, R., MEINECKE, K.H., KÜGLER, S., STELZNER, F.: Diagnostischer $^{59}Fe^{2+}$-Resorptions-Test und diffus verteiltes Reserveeisen der Knochenmarksmakrophagen bei Magenmucosaatrophie und nach Magen-2/3-Resektion bzw. totaler Gastrektomie. Klin. Wschr. **49**, 825–835 (1971b).

HEINRICH, H.C., GABBE, E.E., MEINEKE, B., WHANG, D.H.: Biologische Halbwertzeit und Umsatzrate des Eisens im Gesamtkörper des Menschen; ein Beitrag zur Frage des Gesamtkörper-Eisenbedarfs. Klin. Wschr. **44**, 904–906 (1966).

HEINRICH, H.C., GABBE, E.E., OPPITZ, K.H., WHANG, D.H., BENDER-GÖTZE, C., SCHÄFER, K.H., SCHRÖTER, W., PFAU, A.A.: Absorption of inorganic and food iron in children with heterozygous and homozygous β-thalassemia. Z. Kinderheilk. **115**, 1–22 (1973).

HEINRICH, H.C., GABBE, E.E., WHANG, D.H.: Physikalische und biologische Halbwertzeit von radiochemisch reinem ^{59}Fe. Z. f. Naturforsch. **26b**, 13–20 (1971c).

HENNEKEUSER, H.H., FISCHER, R.: Extramedulläre Blutbildung und leukämoide Reaktion bei bösartigen Tumoren. Dtsch. med. Wschr. **92**, 479–482 (1967).

HENNEMANN, H.H., STECHER, G.: Die Therapie der Polycythaemia vera. Dtsch. med. Wschr. **92**, 1874–1876 (1967).

HENNIG, K., FRANKE, W.-G., STRIETZEL, M.: Eigene Erfahrungen mit der Radiophosphorbehandlung bei Polycythaemia vera. Z. ges. inn. Med. **20**, 14–20 (1965).

HENRY, R.E., WARNECKE, M.A., DONATI, R.M.: Effect of alterations in erythropoiesis on distribution of ^{99m}Tc sulfur colloid in the rat. Life Sciences **15**, 1343–1351 (1974).

HILLMAN, R.S.: Characteristics of marrow production and reticulocyte maturation in normal man in response to anemia. J. clin. Invest. **48**, 443–453 (1969).

HILLMAN, R.S., HENDERSON, P.A.: Control of marrow production by the level of iron supply. J. clin. Invest. **48**, 454–460 (1969).

HINE, G.J., JOHNSTON, R.E.: Absorbed Dose from Radionuclides. J. nucl. Med. **11**, 468–469 (1970).

HÖGLUND, S.: Iron absorption in apparently healthy men and women. III. Studies in iron absorption. Acta med. scand. **186**, 487–491 (1969a).

HÖGLUND, S.: Studies in iron absorption. VI. Transitory effect of oral administration of iron on iron absorption. Blood **34**, 505–510 (1969b).

HÖGLUND, S., EHN, L., LIEDÉN, G.: Studies in iron absorption. VII. Iron deficiency in young men. Acta haemat. **44**, 193–199 (1970).

HÖGLUND, S., REIZENSTEIN, P.: Studies in iron absorption. V. Effect of gastrointestinal factors on iron absorption. Blood **34**, 496–504 (1969).

HÖR, G., PABST, H.W.: Radiophosphortherapie der Polycythaemia vera. Ther. Umsch. **30**, 789–796 (1973).

HORNE, MCD.K., III, ROSSE, W.F., FLICKINGER, E.G., SALTZMAN, H.A.: "Early-peak" carbon monoxide production in certain erythropoietic disorders. Blood **45**, 365–375 (1975).

HORST, W.: Zur Therapie der Polyzythämie mit künstlichen Radioisotopen. Strahlentherapie **85**, 196–198 (1951).

HORST, W., RÖSLER, H., VILLANUEVA-MEYER, H.: 201 Fälle von Polyzythämie: ^{32}P-Behandlungsergebnisse, Untersuchungen zur Ferrokinetik (^{51}Cr und ^{59}Fe) und über erythropoetische Plasmafaktoren vor, unter und nach Therapie. In: KEIDERLING, W., HOFFMANN, G.: Radio-Isotope in der Hämatologie, S. 361–375. Stuttgart: Schattauer 1963.

HORST, W., SAUER, H.: Die Strahlentherapie der Polyzythämie mit Radiophosphor. Dtsch. med. Wschr. **76**, 1237–1240 (1951).

HORTON, P.W., HUTCHEON, A.W., DAGG, J.H.: Measurement of red cell lifespan by application of the occupancy principle. In: Dynamic studies with radioisotopes in Medicine 1974, p. 445–454. Wien 1975.

HOSAIN, F., MARSAGLIA, G., FINCH, C.A.: Blood ferrokinetics in normal man. J. clin. Invest. **46**, 1 (1967).

HOVING, J., VALKEMA, A.J., WILSON, J.H.P., WOLDRING, M.G.: Properties of glycerol-^{75}Se-Triether: a lipid-soluble marker for the estimation of intestinal fat absorption. J. Lab. clin. Med. **86**, 286–294 (1975).

HUFF, R.L., HENNESSY, T.G., AUSTIN, R.E., GARCIA, J.F., ROBERTS, B.M., LAWRENCE, J.H.: Plasma and red cell iron turnover in normal subjects and in patients having various hematopoietic disorders. J. clin. Invest. **30**, 1512 (1951).

HUHN, D., FATEH-MOGHADAM, A., DEMMLER, K., KRONSEDER, A., EHRHART, H.: Hämatologische und immunologische Befunde bei Knochenmarkaplasie. Klin. Wschr. **53**, 7–15 (1975).

HURLEY, P.J.: Red cell and plasma volumes in normal adults. J. nucl. Med. **16**, 46–52 (1975).

ICSH-Report: Recommended methods for radioisotope red-cell survival studies. Brit. J. Haemat. **21**, 241–250 (1971).

ICSH: Standard techniques for the measurement of red cell and plasma volume. Brit. J. Haemat. **25**, 801 (1973).

IKKALA, E., KIVILAAKSO, E., HÄSTBACKA, J.: Splenectomy in blood diseases. A report of 80 cases. Ann. clin. Res. **6**, 290–299 (1974).

JACOBS, A., RHODES, J., PETERS, D.K., CAMPBELL, H., EAKINS, J.D.: Gastric acidity and iron absorption. Brit. J. Haemat. **12**, 728–736 (1966).

JEPSON, J.H.: Polycythemia: Diagnosis, pathophysiology and therapy. Canad. med. Ass. J. **100**, 271–277, 327–334 (1969).

KALTWASSER, J.P., WERNER, E., BECKER, HJ.: Serumferritin als Kontrollparamter bei oraler Eisentherapie. Dtsch. med. Wschr. **102**, 1150–1155 (1977).

KARLE, H.: The pathogenesis of the anaemia of chronic disorders and the role of fever in erythrokinetics. Scand. J. Haemat. **13**, 81–86 (1974).

KEENE, W.R., JANDL, J.H.: Studies of the reticuloendothelial mass and sequestering function of rat bone marrow. Blood **26**, 157–175 (1965).

KEIDERLING, W.: Eisenstoffwechsel. In: Künstliche radioaktive Isotope in Physiologie, Diagnostik und Therapie (Hrsg. H. SCHWIEGK, F. TURBA), S. 133–178. Berlin-Göttingen-Heidelberg: Springer 1961.

KIMBER, C.L., WEINTRAUB, L.R.: Sekundäre Eisenresorptionsstörung bei Eisenmangel. Fortschr. Med. **87**, 818–822 (1969).

KNISELEY, R.M.: Marrow studies with radiocolloids. Semin. Nucl. Med. **2**, 71–85 (1972).

KNISELEY, R.M., ANDREWS, G.A., TANIDA, R., EDWARDS, C.L., KYKER, G.C.: Delineation of active marrow by whole-body scanning with radioactive colloids. J. nucl. Med. **7**, 575–582 (1966).

KOBLET, H.: Begriffe und Modelle der Radionuklid-Kinetik. In: EMRICH, D.: Nuklearmedizin, Funktionsdiagnostik, S. 54–72. Stuttgart: Thieme 1971.

KORSTEN, J., GROSSMAN, H., WINCHESTER, P.H., CANALE, V.C.: Extramedullary hematopoiesis in patients with thalassemia anemia. Radiology **95**, 257–263 (1970).

KRAMER, H., WYNNE, K.N.: Method for clinical assessment of marrow hyperplasia in long bones. Lancet **1958 II**, 1045–1055.

KRANTZ, S.B.: Pure red-cell aplasia. New Engl. J. Med. **291**, 345–350 (1974).

KRAUSS, S., WASSERMAN, L.R.: Leukemia in patients with polycythemia vera treated with radioisotopes. In: CLOUTIER, R.J., EDWARDS, C.L., SNYDER, W.S.: Medical radionuclides: Radiation dose and effects, p. 441–452. U.S. Atomic Energy Commission, 1970.

KUBA, J., CIHAL, K.: Die Bestimmung des Erythrozytenabbauortes bei hämolytischen Erkrankungen mit Hilfe von Radioisotopen. Folia haemat. **86**, 197–208 (1966).

KUBA, J., WIEDERMANN, M., WIEDERMANN, B.: Zur Interpretation von Eisenstoffwechseluntersuchungen mit Radioeisen ^{59}Fe. Folia haemat. **82**, 58–75 (1964).

KUNI, H., GRAUL, E.H.: Use of regulation characteristics of erythropoiesis for analysing data on computer-assisted erythrokinetics. In: Dynamic studies with radioisotopes in medicine, p. 507–518. IAEA, Wien 1971.

KUNI, H., GRAUL, E.H., HUNDESHAGEN, H.: Theoretische und methodische Fortschritte in der nuklearmedizinischen Hämatologie. II. Eisenstoffwechsel und Ferrokinetik. Acta isotop. **2**, 319 (1963).

KUTZIM, H., WELLNER, U.: Untersuchungen des Eisenstoffwechsels mit einem neuen Modell der Eisenkinetik. In: Ergebnisse der klinischen Nuklearmedizin. Diagnostik, Therapie, Forschung. (Hrsg. W. HORST, H.W. PABST), S. 516. Stuttgart-New York: F.K. Schattauer 1971.

KUTZIM, H., WELLNER, U.: Die Bedeutung der Leber im Eisenstoffwechsel. In: Nuklearmedizin. Radionuklide in der Hämatologie, gegenwärtiger Stand der Therapie mit Radionukliden (Hrsg. P.M. VAN VAERENBERGH, H.W. PABST, G. HÖR), S. 97. Stuttgart-New York: F.K. Schattauer 1973.

LAJTHA, L.G.: Aetiological factors in marrow damage in leukaemia and myelofibrosis. In: Dahlem Workshop, Advances in the biosciences. Vol. 16, p. 145–164. New York: Pergamon Press; Braunschweig: Vieweg 1975.

LANDAW, S.A., CALLAHAN, E.W., JR., SCHMID, R.: Catabolism of heme in vivo: Comparison of the simultaneous production of bilirubin and carbon monoxide. J. clin. Invest. **49**, 914–925 (1970).

LANDAW, S.A., WINCHELL, H.S.: Endogenous production of carbon-14 labeled carbon monoxide: An in vivo technique for the study of heme catabolism. J. nucl. Med. **7**, 696–707 (1966).

LARSSON, L.-G., ENGSTEDT, L., FRANZEN, S., JONSSON, L.: Bone marrow scintigrams. An in vivo study of the bone marrow reticulum in malignant bone marrow diseases. Acta Un. int. Cancr. **16**, 1437–1477 (1960).

LAWRENCE, J.H.: Polycythemia. Physiology, Diagnosis and Treatment, based on 303 cases. New York-London: Grune & Stratton 1955.

LAWRENCE, J.H., WINCHELL, H.S., DONALD, W.G.: Leukemia in polycythemia vera. Relationship to splenic myeloid metaplasia and therapeutic radiation dose. Ann. intern. Med. **70**, 763–771 (1969).

LAYRISSE, M., COOK, J.D., MARTINEZ, C., ROCHE, M., KUHN, I.N., WALKER, R.B., FINCH, C.A.: Food iron absorption: A comparison of vegetable and animal foods. Blood **33**, 430–443 (1969).

LEYLAND, M.J., GANGULI, P.C., BLOWER, D., DELAMORE, I.W.: Immunoradiometric assay for ferritin in human serum. Scand. J. Haemat. **14**, 385–392 (1975).

LINDAHL, J.: Appearance of ^{14}CO in expired air and incorporation of ^{14}C in hemoglobin after administration of glycine-2-^{14}C in man. Scand. J. clin. Lab. Invest. **33**, 353–359 (1974).

LOCKNER, D.: Quantitation of erythropoiesis by a new method. I. Studies in healthy subjects. Scand. J. clin. Lab. Invest. **18**, 493 (1966).

LOCKNER, D., SKÅRBERG, K.O.: Quantitation of erythropoiesis by a new method. III. The blocking effect of inactive iron on radioiron reutilization. Acta med. scand. **195**, 319 (1974).

LOEB, V. JR.: Treatment of polycythemia vera. In: VIDEBAEK, A.: Polycythemia and myelofibrosis. Clinics in haematology **4**, No. 2, p. 441–456. London-Phildelphia-Toronto: Saunders 1975.

LONDON, I.M., WEST, R., SHEMIN, D., RITTENBERG, D.: On the origin of bile pigment in normal man. J. biol. Chem. **184**, 351 (1950).

LOW-BEER, B.V.A.: The external and internal use of ^{32}P. VII. Internat. Kongr. f. Radiologie, Kopenhagen 1953. In: GRAUL, E.H., HESS, F.: München-Berlin-Wien: Urban & Schwarzenberg 1955.

LUNDIN, P.M., RIDELL, B., WEINFELD, A.: The significance of bone marrow morphology for the diagnosis of polycythaemia vera. Scand. J. Haemat. **9**, 271-282 (1972).

MARTINEZ-TORRES, C., LEETS, I., RENZI, M., LAYRISSE, M.: Iron absorption by humans from veal liver. J. Nutr. **104**, 983-993 (1974).

MARTINEZ-TORRES, C., RENZI, M., LAYRISSE, M.: Iron absorption by humans from hemosiderin and ferritin, further studies. J. Nutr. **106**, 128-135 (1976).

MCINTYRE, P.A., LARSON, S.M., EIKMAN, E.A., COLMAN, M., SCHEFFEL, U., HODKINSON, B.A.: Comparison of the metabolism of iron-labelled transferrin (Fe-TF) and indium-labelled Transferrin (In-TF) by the erythropoietic marrow. J. nucl. Med. **15**, 856-862 (1974).

MCKEE, L.C., JR., PRICE, R., JOHNSTON, R.E., HEYSSEL, R.M., JOHNSON, L.E., BRILL, A.B.: Long-term studies of iron metabolism in normal males: comparison of red cell radioactivity with whole-body counter data. J. nucl. Med. **15**, 156-160 (1974).

MCNEIL, B.J., HOLMAN, B.L., BUTTON, L.N., ROSENTHAL, D.S.: Use of indium chloride scintigraphy in patients with myelofibrosis. J. nucl. Med. **15**, 647-651 (1974).

MERRICK, M.V., GORDON-SMITH, E.C., LAVENDER, J.P., SZUR, L.: A comparison of ^{111}In with ^{52}Fe and ^{99m}Tc-sulfur colloid for bone marrow scanning. J. nucl. Med. **16**, 66-68 (1975).

MEURET, G.: Present status of ^{32}P-Therapy in management of polycythemia vera. Klin. Wschr. **53**, 555-558 (1975).

MEURET, G., GEHRING, D., HOFFMANN, G.: Zur Erythrokinetik bei myeloproliferativen Syndromen. Radiobiol. Radiother. (Berl.) **14**, 61-71 (1973).

MEURET, G., HOFFMANN, G.: Pathogenese und Manifestation von Störungen der Erythro- und Granulopoese bei myeloproliferativen Syndromen. Klin. Wschr. **50**, 853-861 (1972).

MEURET, G., HOFFMANN, G., GMELIN, R.: Erfahrungen mit der Radiophosphor-Therapie bei Polycythaemia vera. Strahlentherapie **149**, 49-54 (1975).

MILNER, G.R., GEARY, C.G., WADSWORTH, L.D., DOSS, A.: Erythrokinetic studies as a guide to the value of splenectomy in primary myeloid metaplasia. Brit. J. Haemat. **25**, 467-484 (1973).

MODAN, B.: Inter-Relationship between poycythemia vera, leukemia and myeloid metaplasia. In: VIDEBAEK, A.: Polycythemia and myelofibrosis. Clinics in haematology 4 No. 2, p. 427-440. London-Philadelphia-Toronto: Saunders 1975.

MODAN, B., LILIENFELD, A.M.: Polycythemia vera and leukemia - the role of radiation treatment: A study of 1222 patients. Medicine (Baltimore) **44**, 305-344 (1965).

MONTZ, R.: Ein Maß für die Geschwindigkeit der Erythropoese aus der Ferrokinetik. Nucl.-Med. (Stuttg.) **9**, 50-61 (1970a).

MONTZ, R.: Über die Rolle der Leber in der ^{59}Fe-Kinetik. Nucl.-Med. (Stuttg.) **9**, 62-69 (1970b).

MONTZ, R.: Der Wert der Radioeisendiagnostik bei hämolytischen Erkrankungen. In: VAN VAERENBERGH, P.M., PABST, H.W., HÖR, G.: Nuklearmedizin. Radionuklide in der Hämatologie. Gegenwärtiger Stand der Therapie mit Radionukliden, S. 13-18. Stuttgart-New York: F.K. Schattauer 1973.

MONTZ, R.: Nuklearmedizinische Diagnostik des erythrozytären Systems. Radiologe **14**, 72 (1974).

MONTZ, R., SCHNEIDER, C.: Sphärozytose: Die Knochenmarkfunktion im Stadium der Dekompensation und der Kompensation durch Splenektomie, untersucht mit Radio-Eisen. Nucl.-Med. (Stuttg.) **5**, 339-354 (1966).

MONTZ, R., SCHNEIDER, C.: Neue Möglichkeiten zur Differentialdiagnose zwischen Polyzythämia vera und Myelofibrose mittels Radioeisen. Rad. biol. ther. **9**, 25-32 (1968).

MONTZ, R., SCHNEIDER, C.: Eine Methode zur Bestimmung der Größe des erythropoetischen Knochenmarks beim Menschen aus der Radioeisenkinetik. Blut **21**, 283 (1970).

MONTZ, R., SCHNEIDER, C.: Die diagnostische Bedeutung von Blutbildungsherden im Knie. In: HORST, W., PABST, H.W.: Ergebnisse der klinischen Nuklearmedizin, S. 1111-1114. Stuttgart-New York: F.K. Schattauer 1971.

MONTZ, R., SCHNEIDER, C.: Der Informationsgehalt der Eisenverweildauer im Knochenmark. In: VAN VAERENBERGH, P.M., PABST, H.W., HÖR, G.: Nuklearmedizin, Radionuklide in der Hämatologie, Gegenwärtiger Stand der Therapie mit Radionukliden, S. 13. Stuttgart-New York: Schattauer 1972a.

MONTZ, R., SCHNEIDER, C.: Eine neue Methode zur einfachen Bestimmung der Hämoglobin-Synthese aus der ^{59}Fe-Kinetik. Nucl.-Med. (Stuttg.) **11**, 59 (1972b)

MONTZ, R., SCHNEIDER, C., TRESKE, U.: Frühdiagnostik proliferativer Knochenmarkerkrankungen mit Radioeisen. Dtsch. med. Wschr. **97**, 994-1000 (1972)

MOORE, C.V.: Iron nutrition. In: GROSS, F.: Iron metabolism, CIBA-Symposium, p. 241-255. Berlin-Göttingen-Heidelberg: Springer 1964.

MOORE, C.V., BROWN, E.B.: Der Eisenstoffwechsel. Documenta Geigy, Acta clin. **7** (1967).

MÜLLER, E.F.: Knochenmark und Leukozyten. Virchows Arch., path. Anat. **246**, 49 (1923).

NAJEAN, Y., CACCHIONE, R., DRESCH, C., RAIN, J.D.: Methods of evaluating the sequestration site of red cells labelled with ^{51}Cr: A review of 96 cases. Brit. J. Haemat. **29**, 495-510 (1975).

NAJEAN, Y., CASTRO-MALASPINA, H., COLONNA, P.,

DRESCH, C.: The influence of circadian variations in plasma iron on the measure of plasm iron turnover. Eur. J. Nucl. Med. **2**, 189–191 (1977).

NAJEAN, Y., DONIO, J., DRESCH, C.: Modèle de l'érythropoïèse obtenu a partis de l'utilisation de ^{3}H-Thymidine par la moelle „in vitro" et sa vérification par l'étude de la cinétique du radio-fer „in vivo". I. Résultats obtenus chez des sujets normaux. Rev. franç. Étud. clin. biol. **14**, 575–586 (1969).

NAJEAN, Y., DRESCH, C., ARDAILLOU, N., BERNARD, J.: Iron metabolism – study of different kinetic models in normal conditions. Amer. J. Physiol. **213(2)**, 533 (1967).

NAJEAN, Y., DRESCH, C., BOULARD, M.: Regulation of the iron transport compartment. In: Iron deficiency, Colloquia Geigy (Eds. L. HALLBERG, H.G. HARWERTH, A. VANOTTI), p. 21. London-New York: Academic Press 1970b.

NAJEAN, Y., DRESCH, C., FAILLE, A.: Investigation of erythropoiesis and iron kinetics in man. In: Iron deficiency, Collognia Geigy (Eds. L. HALLBERG, H.G., HARWERTH, A. VANOTTI), p. 306. London-New York: Academic Press 1970b.

NAJEAN, Y., DRESCH, C., FAILLE, A., BOULARD, M.: Metabolisme du fer – Donnees generales sur la cinetique du radiofer chez l'homme. In: Dynamic studies with radioisotopes in medicine, p. 467–487. IAEA, Wien 1971.

NELP, W.B., LARSON, S.M., BOWER, R.E., GROUSE, L.D.: Temporary dissociation of RES and erythron activity in the marrow following irradiation. J. nucl. Med. **8**, 295 (1967a).

NELP, W.B., LARSON, S.M., LEWIS, R.J.: Distribution of the erythron and the RES in the bone marrow organ. J. nucl. Med. **8**, 430–436 (1967b).

NEUMANN, E.: Das Gesetz der Verbreitung des gelben und roten Markes in den Extremitätenknochen. Zbl. med. Wiss. **20**, 321 (1882).

NIGHTINGALE, D., PRANKERD, T.A.J., RICHARDS, J.D.M., THOMPSON, D.: Splenectomy in anaemia. Quart. J. Med. **41**, 261–267 (1972).

NORDØY, A., NESET, G.: Splenectomy in hematologic diseases. Acta med. scand. **183**, 117–126 (1968).

NYSSEN, M., ANDRE-FOUET, X., MAZUYER, E., MEGARD, M., DORCHE, J.: Etude de fer serique et de la capacité de fixation du fer par le serum chez le sujet age „sain". Lyon méd. **232**, 705–708 (1974).

OETTGEN, H.F., PRIBILLA, W.: Die Erythrokinetik bei Osteomyelofibrose. Klin. Wschr. **42**, 483–490 (1964).

OSGOOD, E.E.: Contrasting incidence of acute monocytic and granulocytic leukemias in ^{32}P-treated patients with polycythemia vera and chronic lymphocytic leukemia. J. Lab. clin. Med. **64**, 560–573 (1964a).

OSGOOD, E.E.: Treatment of chronic leukemias. J. nucl. Med. **5**, 139–153 (1964b).

OSGOOD, E.E.: Polycythemia vera: Age relationships and survival. Blood **26**, 243–256 (1965a).

OSGOOD, E.E.: The relative dosage required of total body X-ray vs intravenous ^{32}P for equal effectiveness against leukemic cells of the lymphocytic series or granulocytic series in chronic leukemia. J. nucl. Med. **6**, 421–432 (1965b).

PALME, G.: Polyzythämie und Polyglobulie. Dtsch. med. J. **19**, 472–474 (1968).

PATERSON, B.: The treatment of malignant disease by radiotherapy. 2nd Ed., London: Edward Arnold 1967.

PERKINS, J., ISRAELS, M.C.G., WILKINSON, J.F.: Polycythemia vera: clinical studies on a series of 127 patients managed without radiation therapy. Quart. J. Med. **33**, 499 (1964).

PESCHLE, C., JORI, G.P., CONDORELLI, M.: Independence of iron absorption from the rate of erythropoiesis. Blood **44**, 353–358 (1974).

PIRZIO-BIROLI, G., BOTHWELL, T.H., FINCH, C.A.: Iron absorption. II. The absorption of radioiron administered with a standard meal in man. J. Lab. clin. Med. **51**, 37–48 (1958).

PÖTTGEN, W.: Die moderne Theorie des Hypersplenismus auf der Grundlage zellkinetischer Befunde. Dtsch. med. Wschr. **97**, 1100–1102 (1972).

POLLYCOVE, M.: Iron Kinetics. In: GROSS, F.: Iron metabolism CIBA-Symposium, p. 148–182. Berlin-Göttingen-Heidelberg: Springer 1964.

POLLYCOVE, M., FAWWAZ, R.A., WINCHELL, H.S.: Transient hepatic deposition of iron in primary hemochromatosis with iron deficiency following venesection. J. nucl. Med. **12**, 28–30 (1971).

POLLYCOVE, M., MORTIMER, R.: The quantitative determination of iron kinetics and hemoglobin synthesis in human subjects. J. clin. Invest. **40**, 753 (1961).

POLLYCOVE, M., TONO, M.: Studies of the erythron. Semin. Nucl. Med. **5**, 11 (1975).

POLLYCOVE, M., WINCHELL, H.S., LAWRENCE, J.H.: Classification and evolution of patterns of erythropoiesis in polycythemia vera as studied by iron kinetics. Blood **28**, 807–829 (1966).

POWSNER, E.R., RAESIDE, D.E.: Diagnostic Nuclear Medicine. New York-London: Grune & Stratton 1971.

PRIBILLA, W., OETTGEN, H.F.: Isotopenuntersuchungen bei Osteomyelofibrose. Blut **18**, 178 (1968).

PRICE, D.C., COHN, S.H., WASSERMAN, L.R., REIZENSTEIN, P.G., CRONKITE, E.P.: The determination of iron absorption and loss by whole-body counting. Blood **20**, 517–531 (1962).

PRICE, D.C., FORSYTH, E.M., COHN, S.H., CRONKITE, E.P.: The study of menstrual and other blood loss and consequent iron deficiency, by ^{59}Fe whole-body counting. Canad. med. Ass. J. **90**, 51–54 (1964).

PRICE, R.R., MCKEE, L.C., JR., KRANTZ, S.B., BRILL, A.B.: Estimation of slow dynamic function parameters in iron kinetics studies using quantitative measurements and compartmental modelling analysis. In: Dynamic studies with radioisotopes in medicine 1974, p. 429–444. IAEA, Wien 1975.

Raffin, S.B., Woo, C.H., Roost, K.T., Price, D.C., Schmid, R.: Intestinal absorption of hemoglobin iron — Heme cleavage by mucosal heme oxygenase. J. clin. Invest. **54**, 1344–1352 (1974).

Reinecke, V., Naegele, W., Strötges, M.W., Poll, W.: In Vitro determination of unbound and total iron-binding capacity in serum by radioiron using a new ion exchange strip. Nucl.-Med. **15**, 119–125 (1976).

Retzlaff, J.A., Tauxe, W.N., Kiely, J.M., Stroebel, C.F.: Erythrocyte volume, plasma volume, and lean body mass in adult men and women. Blood **33**, 649–667 (1969).

Ricketts, C., Jacobs, A., Cavill, I.: Ferrokinetics and erythropoiesis in man: The measurement of effective erythropoiesis, ineffective erythropoiesis and red cell lifespan using ^{59}Fe. Brit. J. Haemat. **31**, 65–75 (1975).

Roberts, B.E., Miles, D.W., Woods, C.G.: Polycythaemia vera and myelosclerosis: a bone marrow study. Brit. J. Haemat. **16**, 75–85 (1969).

Rochna Viola, E.M., de Garreta, A.C.: Estudio de la absorción intestinal de hierro por determinación de la retención corporal de hierro. Rev. Biol. Med. Nucl. **6**, 101–106 (1974).

Ronai, P., Winchell, H.S., Anger, H.O., Lawrence, J.H.: Whole-body scanning of ^{59}Fe for evaluating body distribution of erythropoietic marrow, splenic sequestration of red cells and hepatic deposition of iron. J. nucl. Med. **10**, 469–474 (1969).

Ruckensteiner, E.: Zur Strahlentherapie der Polycythaemia rubra vera (Vaquez, Osler). Wien. klin. Wschr. **79**, 772–775 (1967).

Rybo, G.: Menstrual loss of iron. In: Iron deficiency (Eds. L. Hallberg, H.G. Harwerth, A. Vanotti), p. 163–171. Academic Press: London 1970.

Saito, H., Sargent, T., Parker, H.G., Lawrence, J.H.: Normal iron absorption in man. Proc. Congr. int. Soc. Haemat. **3**, 511–522 (1962).

Saito, H., Sargent, T. Parker, H.G., Lawrence, J.H.: Whole body iron loss in normal men measured with a gamma spectrometer. J. nucl. Med. **5**, 571–580 (1964).

Samson, D., Halliday, D., Nicholson, D.C., Chanarin, I.: Quantitation of ineffective erythropoiesis from the incorporation of (^{15}N)deltaaminolaevulinic acid and (^{15}N)glycine into early labelled bilirubin. I. Normal subjects, II. Anaemic patients. Brit. J. Haemat. **34**, 33–44 u. 45–53 (1976).

Schiffer, L.M., Price, D.C., Cuttner, J., Cohn, S.H., Cronkite, E.P.: A note concerning the "100 per cent value" in iron absorption studies by whole body counting. Blood **23**, 757–760 (1964).

Schneider, C., Montz, R.: Die quantitative Verteilung des erythropoetischen Knochenmarks beim Menschen gemessen mit Radioeisen. Klin. Wschr. **44**, 969–973 (1966).

Schreiner, D.P.: Reticuloendothelial scans in disorders involving the bone marrow. J. nucl. Med. **15**, 1158–1162 (1974).

Schulz, K., Nowotny, P., Bast, G., Preussner, S., Konrad, H., Kiencke, H.: Vergleichende Untersuchungen zur Erythrozytenkinetik und zur Knochenmarksmorphologie bei Patienten mit Osteomyelosklerose und Osteomyelofibrose. Acta Haemat. **43**, 280–290 (1970).

Schumacher, H.R., Erslev, A.J.: Bone marrow kinetics. In: Szirmai, E.: Nuclear Hematology, p. 89–132. New York-London: Academic Press 1965.

Schwartz, K.-D., Krüger, M.: Improvement in labeling erythrocytes with ^{99m}Tc-Pertechnetate. J. nucl. Med. **12**, 323–324 (1971).

Sharney, L., Schwartz, L., Wasserman, L.R., Port, S., Leavitt, D.: Pool systems in iron metabolism: with special reference to polycythemia vera. Proc. Soc. exp. Biol. (N.Y.) **87**, 489–492 (1954).

Shillingford, J.P.: The red bone marrow in heart failure. J. clin. Path. **3**, 24–28 (1950).

Silverstein, M.N.: Postpolycythemia myeloid metaplasia. Arch. intern. Med. **134**, 113–115 (1974).

Silverstein, M.N., Remine, W.H.: Sex, splenectomy, and myeloid metaplasia. J. Amer. med. Ass. **227**, 424–425 (1974).

Sinniah, R., Neill, D.W.: Serum iron, total iron-binding capacity, and percentage saturation in normal subjects. J. clin. Path. **21**, 603–610 (1968).

Smith, T.D., Richards, P.: A simple kit for the preparation of ^{99m}Tc-labelled red blood cells. J. Nucl. Med. **17**, 126–132 (1976).

Spiers, F.W., Beddoe, A.H., King, S.D., Hayter, C.J., Smith, A.H., Burkinshaw, L., Roberts, B.E.: The absorbed dose to bone marrow in the treatment of polycythaemia by ^{32}P. Brit. J. Radiol. **49**, 133–140 (1976).

Stich, W.: Physiologie und Pathologie der Hämsynthese. Folia haemat. NF. **9**, 197–216 (1964).

Strandberg, O.: Anemia in rheumatoid arthritis. Acta med. scand. Suppl. **454** (1966).

Streicher, H.-J.: Indikation zur Splenektomie. Dtsch. Ärtzebl. **35**, 2391–2396 (1975).

Stroebel, C.F., Fowler, W.S.: Secondary polycythemia. Med. Clin. N. Amer. **1956**, 1061–1076.

Strumia, M.M., Strumia, P.V., Bassert, D.: Splenectomy in leukemia: Hematologic and clinical effects on 34 patients and review of 299 published cases. Cancer Res. **26/I**, 519–528 (1966).

Szur, L., Bettit, J.E., Lewis, S.M., Bruce-Tagoe, A.A., Short, M.D.: The effect of radiation on splenic function in myelosclerosis: studies with ^{52}Fe and ^{99}Tc^m. Brit. J. Radiol. **46**, 295–301 (1973).

Szur, L., Lewis, S.M.: The haematological complications of polycythemia vera and treatment with radioactive phosphorus. Brit. J. Radiol. **39**, 122–130 (1966).

Szur, L., Smith, M.D.: Red-cell production and destruction in myelosclerosis. Brit. J. Haemat. **7**, 147–168 (1961).

Thomson, R.A.E., Corriveau, O.J., Rubin, P.: ^{59}Fe labeling in bone. J. nucl. Med. **15**, 161–163 (1974).

TREVES, S., SPENCER, R.: Liver and spleen scintigraphy in children. Semin. nucl. Med. **3**, 55–68 (1973).

TUBIANA, M., FLAMANT, R., ATTIE, E., HAYAT, M.: A study of hematological complications occurring in patients with polycythemia vera treated with ^{32}P. (Based on a series of 296 patients.) Blood **32**, 536–548 (1968).

TUBIANA, M., PARMENTIER, C., ATTIE, E., HAYAT, M.: L'évolution terminale des polyglobulies. Nouv. Rev. franç. Hémat. **9**, 860–873 (1969).

TURNBULL, H.M.: The anatomy of erythropoiesis. In: VAUGHAN, J.M.: The anemias. London: Oxford Med. Publ. 1936.

VAN DYKE, D.: Similarity in the distribution of skeletal blood flow and erythropoietic marrow. Clin. Orthop. Rel. Res. **52**, 37–51 (1967).

VAN DYKE, D., ANGER, H.O.: Patterns of marrow hypertrophy and atrophy in man. J. nucl. Med. **6**, 109–120 (1965).

VAN DYKE, D., ANGER, H.O., PARKER, H., MCRAE, J., DOBSON, E.L., YANO, Y., NAETS, J.P., LINFOOT, J.: Markedly increased bone blood flow in myelofibrosis. J. nucl. Med. **12**, 506–512 (1971).

VAN DYKE, D., ANGER, H.O., POLLYCOVE, M.: The effect of erythropoietic stimulation on marrow distribution in man, rabbit and rat as shown by Fe^{59} and Fe^{52}. Blood **24**, 356–371 (1964).

VAN DYKE, D.C., ANGER, H.O., YANO, Y.: Progress in determining bone marrow distribution in vivo. In: LAWRENCE, H.J.: Progress in atomic medicine. Vol. 2, p. 65–83. New York: Grune & Stratton 1968.

VAN DYKE, D., SHKURKIN, C., PRICE, D., YANO, Y., ANGER, H.O.: Differences in distribution of erythropoietic and reticuloendothelial marrow in hematologic disease. Blood **30**, 364–374 (1967).

VARELA, J.E., ROCHNA VIOLA, E.M., CARMENA, A.O., ETCHEVERRY, M.A., KREMENCHUZKY, S.: Polycythemia vera. Results of repeated radioisotope studies in 53 patients during a five-year period. Nucl.-Med. (Stuttg.) **3**, 1–19 (1962).

VIALA, J.J., DECHAVANNE, M., GENTILHOMME, O., FAVREGILLY, J., REVOL, L.: L'érythropoièse inefficace; à propos de 49 cas diagnostiqués par méthode radio-isotopique. Nouv. Rev. franç. Hémat. **13**, 363–365 (1973).

VISFELDT, J., FRANZEN, S., NIELSEN, A., TRIBUKAIT, B.: Primary polycythaemia. 3. Studies on the significance of the history of the disease and of the treatment for the development of clones in bone marrow cells. Acta path. microbiol. scand. A **81**, 195–203 (1973).

WALZ, A., PRIBILLA, W., HÄRING, R., KOEPPE, P.: Gleichzeitige Messung der Vitamin-B$_{12}$- und Eisen-Resorption mit einem Ganzkörperaktivitätszähler nach Gastrektomie, Magenresektion und bei atrophischer Gastritis. Dtsch. med. Wschr. **95**, 25–30 (1970).

WARD, H.P., BLOCK, M.H.: The natural history of Agnogenic Myeloid Metaplasia (AMM) and a critical evaluation of its relationship with the Myeloproliferative Syndrom. Medicine (Baltimore) **50**, 357–420 (1971).

WARD, H.P., VAUTRIN, R., KURNICK, J.: Presence of a myeloproliferative factor in patients with polycythemia vera and agnogenic myeloid metaplasia. I Expansion of the erythropoietin-responsive stem cell compartment. Proc. Soc. exp. Biol. (N.Y.) **147**, 305–308 (1974).

WARNER, G.T.: The use of total-body counters for the study of iron metabolism and iron loss. Postgrad. med. J. **49**, 477–485 (1973).

WASSERMAN, L.R., GILBERT, H.S.: The treatment of polycythemia vera. Med. Clin. N. Amer. **50**, 1501–1518 (1966).

WATKINS, P.J., HAMILTON FAIRLEY, G., BODLEY SCOTT, R.: Treatment of polycythaemia vera. Brit. med. J. **2**, 664–666 (1967).

WEINREICH, J.: Die Indikation zur Milzexstirpation bei hämatologischen Erkrankungen. Dtsch. med. Wschr. **95**, 348–349 (1970).

WELLNER, U.: Die Bestimmung des Erythrozyteneisenumsatzes mit Hilfe ^{51}Cr-markierter Erythrozyten. In: HORST, W.: Frontiers of Nuclear Medicine, S. 177–183. Berlin-Heidelberg-New York: Springer 1971.

WELLNER, U., KUTZIM, H.: Compartmentanalyse eines neuen Eisenstoffwechselmodells. In: HORST, W., PABST, H.W.: Ergebnisse der klinischen Nuklearmedizin, S. 530–537. Stuttgart-New York: F.K. Schattauer 1971.

WERNER, E., KALTWASSER, J.P., BECKER, HJ.: Quantitative Bestimmung von Blutverlusten mit dem Ganzkörperzähler. Klin. Wschr. **50**, 543–547 (1972).

WESTIN, J., WAHLSTRÖM, J., SWOLIN, B.: Chromosome studies in untreated polycythaemia vera. Scand. J. Haematol. **17**, 183–196 (1976).

WHITE, P., COBURN, R.F., WILLIAMS, W.J., GOLDWEIN, M.I., ROTHER, M.L., SHAFER, B.C.: Carbon monoxide production associated with ineffective erythropoiesis. J. clin. Invest. **46**, 1986–1998 (1967).

WRIGHT, R.R., TONO, M., POLLYCOVE, M.: Blood volume. Semin. nucl. Med. **5**, 63–78 (1975).

ZUM WINKEL, K.: Nuklearmedizin. Berlin-Heidelberg-New York: Springer 1975.

B. Leukozytäres System – Knochenmark

Von

F. Ritzl

Mit 2 Abbildungen

1. Einleitung

Der höher entwickelte Organismus verfügt über Abwehrmechanismen, die an die weißen Blutkörperchen und an ein weitgehend stationäres Zellsystem, das retikuloendotheliale System (RES), gebunden sind. Hierzu gehört die Phagozytose eingedrungener Fremdkörper, wie Bakterien und Viren, die neben dem retikuloendothelialen System, den Granulozyten und den Monozyten obliegt. Das stationäre Abwehrsystem der Makrophagen (RES) kann hier nicht weiter besprochen werden.

Die beweglichen Zellen durchkämmen ständig alle Körperprovinzen und Organe, um abbaureifes Material schließlich dem ortsständigen retikuloendothelialen System zuzuführen, ihm antigene Substanzen zuzutragen oder seine spezifischen Produkte wieder an die Peripherie zu führen. Das retikuloendotheliale System bildet zusammen mit dem lymphatischen System sowie den Granulozyten ein einheitliches Abwehr- und Stoffwechselorgan.

Die folgenden Kapitel befassen sich mit den Strukturen und Funktionen der Zellen des leukozytären Systems und des Knochenmarks, an die das retikuloendotheliale System eng geknüpft ist.

Es ist Aufgabe dieses Kapitels, die Funktionen und ihre Meßbarkeit und nicht die Morphologie in den Vordergrund zu stellen. Es ist deshalb ein Kapitel über die Markierungs- und Analysentechniken an die Beschreibung der Funktionen angeschlossen.

2. Das leukozytäre System

2.1. Struktur und Funktionen der neutrophilen Granulozyten

Die meisten Studien wurden an neutrophilen Granulozyten vorgenommen. Die Strukturen sind hier in Zusammenhang mit der Funktion zu sehen, die in der Infektabwehr und in der Pathogenese gewisser nicht infektiöser Krankheiten besteht.

Die neutrophilen Granulozyten werden mit neutralen Farben angefärbt. Der Kern des ausgereiften Granulozyten ist in zwei oder mehr Läppchen segmentiert, die durch Chromatinfäden verbunden sind. Ein Nukleolus findet sich nicht oder ist nur andeutungsweise zu sehen. Dieser verkümmerte Nukleolus vermag wenig oder keine Ribonukleinsäure (RNS) zu synthetisieren (Zucker-Franklin, 1968). Da fast keine RNS-Synthese erfolgt, fehlt auch die Biosynthese von Enzymen beinahe völlig.

Poren im Zellkern sind im segmentkernigen Granulozyten weniger häufig zu finden als in unreifen Zellen, die noch zu mitotischen Teilungen fähig sind.

Die Hauptaufgabe der neutrophilen Granulozyten, die in der Phagozytose, z.B. zur Abwehr von bakteriellen Infektionen, besteht, wurde bereits von METCHNIKOFF (1887). nachgewiesen. Die neutrophilen Granula sind membrangebunden und enthalten hydrolisierende und oxydative Enzyme, wie sie in Lysosomen vorkommen (COHN u. HIRSCH, 1960). Die neutrophilen Granula entwickeln sich bei der Differenzierung der Myeloblasten zu den schließlich im Blut zirkulierenden reifen neutrophilen Granulozyten.

Der neutrophile Granulozyt im Menschen enthält zwei unterschiedliche Typen von Granula, nämlich eosinophile und andere spezifische in Größe, Dichte, Ursprung und chemischer Zusammensetzung verschiedene Granula. Die großen, dichten eosinophilen Granula haben einen Durchmesser von ungefähr 800 Nanometer und erscheinen bereits in der Entwicklung der Promyelozyten. Diese Granula entstammen offensichtlich der inneren Oberfläche des Golgi-Apparats (BAINTON u. FARQUHAR, 1966a). Diese Granula entsprechen einem primären Lysosom, da sie Peroxidase und lysosomale Enzyme enthalten (BAINTON u. FARQUHAR, 1968a; BAINTON u. FARQUHAR, 1968b).

Die kleineren spezifisch neutrophilen Granula haben einen Durchmesser von 500 Nanometern. Sie treten erst im Stadium des Myelozyten auf und entstehen an der äußeren Oberfläche des Golgi-Apparats (BAINTON u. FARQUHAR, 1966).

Diese Granula enthalten alkalische Phosphatase, jedoch keine lysosomalen Enzyme. Während die eosinophilen Granula in der Hauptsache vor dem Stadium des Myelozyten gebildet werden und sich durch eine Serie von Mitosen und Vermehrungen in der Zahl reduzierten, werden die spezifisch neutrophilen Granula während des ganzen Myelozytenstadiums produziert. Der reife segmentkernige neutrophile Granulozyt besitzt beides, 75% der Granula sind neutrophile Granula und 25% sind eosinophile Granula. Außerdem enthält er noch Glykogenpartikel. Die Untersuchungen über die Natur der Granula und ihre prozentuale Verteilung wurden am Kaninchen (BAINTON u. FARQUHAR, 1966) und an menschlichen neutrophilen Granulozyten durchgeführt und mit Hilfe weiterer Studien (BAINTON et al., 1971; BAGGIOLINI et al., 1969; BAGGIOLINI et al., 1970) durch Trennung der Granula mittels Zonensedimentation erhärtet.

2.1.1. Wanderung der Granulozyten

Im gesunden biologischen Gleichgewicht werden ebenso viele Granulozyten in das Blut eingeschleust, wie Granulozyten das Blut verlassen.

SABIN et al. (1925) stellten dies bereits anhand von fortlaufenden Leukozytenzählungen und Anfertigungen von Blutbildern fest. Aufgrund ihrer Daten nahmen sie an, daß 6% der Neutrophilen pro Stunde absterben und wieder ersetzt werden.

Die rasche Vermehrung der Granulozyten im peripheren Blut durch körperliche Arbeit oder Adrenalinapplikation wurde schon seit langem als eine rasche Mobilisation aus einem zur Verfügung stehenden Granulozytenpool angesehen. VEJLENS (1938) beobachtete, daß in Körperteilen, in denen die Blutzirkulation relativ langsam vonstatten geht, ein Großteil der Leukozyten in den Gefäßen randständig zu finden ist.

Es wurde beobachtet, daß Granulozyten am Gefäßendothel verschieden lang haften, bevor sie wiederum in den Zentralstrom des Blutgefäßes gelangen. Wenn in vitro mit DFP^{32} markierte Granulozyten dem Spender wieder transfundiert werden, sind nur 50% der markierten Granulozyten in der Zirkulation zu finden (MAUER et al., 1960; ATHENS et al., 1961a). Dies wurde so gedeutet, daß die infundierten Granulozyten sich rasch im gesamten Blutgranulozytenpool verteilen, der tatsächlich jedoch aus zwei Subkompartimenten besteht, die sich rasch ausgleichen. Das eine Subkompartiment wurde als der zirkulierende Granulozytenpool bezeichnet, das andere als der randständige Granulozytenpool.

CARTWRIGHT et al. (1964) stellten fest, daß von den sich im Blut befindenden Granulozyten 16–99%, durchschnittlich 44%, mit dem Blutstrom zirkulieren. Sie stellten weiter fest, daß mit zunehmender Gesamtgranulozytenzahl die Zahl der zirkulierenden Granulozyten abnimmt.

Die Schwundrate von DFP^{32}-markierten Zellen wurde von einer Reihe von Autoren bestimmt. ATHENS et al. (1961) und MAUER et al. (1960) maßen einen Wert von 6,7 Std.

Andere Autoren, ALEXANIAN und DONOHUE (1965), VOGEL et al. (1967), BRUBAKER et al. (1968), KURTH et al. (1961), maßen kürzere Halbwertszeiten für die Schwundrate der Granulozyten, doch scheinen diese Daten experimentell nicht so zuverlässig zu sein.

Granulozyten werden aus dem Organismus statistisch ausgeschieden bzw. gehen zufällig verloren. Dies wurde experimentell bestätigt (MAUER et al., 1960; ATHENS et al., 1961; ALEXANIAN u. DONOHUE, 1965; GALBRAITH et al., 1965). Direkt nachgewiesen wurde dies durch ^3H-Thymidin-markierte Granulozyten, die nach Infusion beinahe gleichzeitig im Blut und im Speichel erscheinen (FLIEDNER et al., 1964).

Leukozyten wurden im normalen Urin (ADDIS, 1926), in Lungen (AMBRUS u. AMBRUS, 1959) und im Speichel (ISAACS u. DANIELIAN, 1927) gefunden. Dabei wandern die Granulozyten offenbar nur in einer Richtung; es besteht kein Anhalt für die Rückkehr von Granulozyten in den zirkulierenden Pool (BOGGS et al., 1964).

2.1.1.1. Chemotaxis

Wie später gezeigt wird, wandern Leukozyten über das Kapillarbett ins Gewebe ab. Um Infekte wirkungsvoll bekämpfen zu können, sind eine große Zahl von neutrophilen Granulozyten am Ort der Infektion notwendig. Chemotaxis führt zu einer solchen Konzentration. Chemotaxis kann als ein Phänomen der Erkennung schädlichen Materials, wie Bakterien oder ihrer Produkte, betrachtet werden. Sie ist die erste Antwort des Körpers gegen eine Infektion am Entstehungsort. Es gibt eine Reihe von Techniken, Chemotaxis in vitro und in vivo zu messen (SORKIN et al., 1970). Manche Substanzen üben selbst keine chemotaktische Wirkung aus, aber sie induzieren die Entstehung von chemotaktischen Substanzen im frischen Serum (KELLER u. SORKIN, 1965).

Chemotaxis ist ein sehr komplexer Begriff. Antigen-Antikörper-Komplexe und verschiedene Fraktionen des Komplements locken Granulozyten an. Kathionische Polypeptide von Granula der neutrophilen oder polymorphzelligen Zellen steigern die vaskuläre Permeabilität, Zellen bleiben an den Gefäßwänden haften und neutrophile Leukozyten infiltrieren das entzündete Areal (GOLUB u. SPITZNAGEL, 1966).

Es ist möglich, daß Chemotaxis durch einige wenige neutrophile Granulozyten am Ort der Entzündung hervorgerufen wird. Sobald einige wenige Granulozyten durch den Prozeß der Phagozytose zugrunde gehen, entlassen sie Material, das sowohl die Entzündung steigert wie auch Serumfaktoren aktiviert, die chemotaktische Eigenschaften besitzen und weitere neutrophile Granulozyten in das entzündete Gebiet locken.

Der Mechanismus der Entzündung, der mit den neutrophilen Granulozyten eng verknüpft ist, ist ein komplexer biochemischer Prozeß (DONALDSON, 1970). Ein wesentlicher Faktor in der Aktivierung des Kallikrein-Chinin-Kinasesystems, das zur Entzündung notwendig ist, ist der Schlüsselfaktor in der Blutkoagulation, der Hageman-Faktor (MARGOLIS, 1960; WEBSTER u. RATNOFF, 1961).

Es wurde auch angenommen, daß verschiedene andere, sogar nekrotisierende Entzündungen durch Chemotaxis von neutrophilen Granulozyten, wie z.B. bei Antigen-Antikörperreaktionen, hervorgerufen werden. Neutrophile Granulozyten werden ins Gewebe gelockt, z.B. bei Gelenkrheumatismus, Arteriitis nodosa, Glomerulonephritis; die neutrophilen Granulozyten gehen zugrunde und geben ihre Enzyme ab, was zu einer akuten Entzündung führt (JANOFF, 1970).

2.1.1.2. Phagozytose

Die aufeinanderfolgenden Ereignisse während der Phagozytose sind bekannt. Pseudopodien der neutrophilen Granulozyten werden ausgestreckt und umschlingen das Bakterium. Die Zellmembran umhüllt das zu phagozytierende Bakterium und wird zur Wand der phagozytierenden Vakuole. Die Granula verschwinden offensichtlich durch Injektion ihrer Enzyme in die phagozytierende Vakuole. Beide, sowohl die eosinophilen wie auch die neutrophilen Granulozyten, geben ihre Enzyme in einer ähnlichen Weise ab. Während des Prozesses der Phagozytose ist der aerobe und anaerobe Stoffwechsel gesteigert.

Die Glykolyse liefert die notwendige Energie für den Prozeß der Phagozytose der Neutrophilen (KARNOFSKY, 1962).

Oxigenasen, die molekularen Sauerstoff verwerten, sind in den Neutrophilen vorhanden und wahrscheinlich für das Abtöten der Bakterien notwendig. Der Hexose-Monophosphat-Shunt wird rasch aktiviert, und Wasserstoffperoxid entsteht. Nach Beendigung der Phagozytose und der damit verbundenen starken Aktivierung der enzymatischen und respiratorischen aktiven Enzyme werden durch das Abfallen des pH die hydrolytischen Enzyme offensichtlich aktiviert. Die Phagozytose eines einzelnen Bakteriums führt zu einer begrenzten Degranulierung des Granulozyten. Die Phagozytose von ungefähr 50 Bakterien dürfte zu einer vollständigen Degranulierung und zum Tod des neutrophilen Granulozyten führen, der seine restlichen lysosomalen Enzyme und Histamin in die Umgebung entläßt und damit zu einer Steigerung der Entzündung führt (CLINE, 1970).

Es läßt sich daher sagen, daß die neutrophilen Granulozyten eine bewegliche Zelleinheit darstellen, die stets, beladen mit wirksamen Enzymen, fremdes Material aufsuchen.

Wenn ein Leukozyt einen Fremdkörper gefunden hat, beginnt der spezifische Abwehrmechanismus durch Entzündung, Chemotaxis, Opsonisation, Phagozytose, Abtötung und Verdauung des Bakteriums. Um Fremdkörper, wie bakterielle Infektionen, wirkungsvoll abzuwehren, braucht der Körper einen ständigen Nachschub von neutrophilen Granulozyten.

Es ist möglich, daß unter bestimmten Bedingungen der Prozeß der Infektabwehr entgleist und selbst Krankheit hervorruft. So kann die Freisetzung der sehr wirkungsvollen Enzyme der Neutrophilen schwere und schmerzhafte Krankheiten hervorrufen. Bei der Gicht werden Uratkristalle in Gelenken und Knorpeln abgelagert und rufen eine mechanische Reizung hervor. Die neutrophilen Granulozyten besitzen keine Urikase. Trotzdem beginnen sie die Harnsäurekristalle zu phagozytieren, sie gehen daran zugrunde und entleeren ihre Enzyme, die wiederum die humorale Abwehr stimulieren und die Entzündung im Gelenk und in dem umgebenden Gewebe hervorrufen. Die Folge davon ist eine schmerzhafte Entzündung (MALAWISTA, 1968; PHELPS u. MCCARTY, 1966; PHELPS u. MCCARTY, 1967).

2.1.2. Kinetik der Granulopoese

Die Granulopoese ist über mehrere Dekaden in einer Reihe von Spezies untersucht worden. In dem nachfolgenden Kapitel soll die Granulopoese im Menschen geschildert werden, wobei Beobachtungen über die absolute Knochenmarkzellzahl (DONOHUE et al., 1958), die proportionale Verteilung der Zellen und der Mitose-Index (KILLMANN et al., 1962; KILLMANN et al., 1963), die Markierungen mit tritiiertem Thymidin (CRONKITE et al., 1958; CRONKITE et al., 1959; CRONKITE et al., 1960; CRONKITE u. FLIEDNER, 1963;

CRONKITE, 1964; CRONKITE, 1965) und mit Isopropylfluorophosphat (ATHENS et al., 1959; KURTH et al., 1961; MAUER et al., 1960; ATHENS et al., 1961a; ATHENS et al., 1961b; ATHENS et al., 1965) herangezogen werden. Diese quantitativen Messungen ermöglichen es, ein Modell für den proliferativen und nichtproliferativen Pool des Knochenmarks und deren Beziehungen zu den Blutgranulozyten und den Gewebsgranulozyten zu erstellen (PATT u. MALDNEY, 1964). Die proportionale Verteilung von Zellen im Knochenmark besteht in einer Differenzierung des Knochenmarks, wobei speziell auf die Reproduzierbarkeit in definierten zytologischen Kompartimenten Wert gelegt wird. Messungen der absoluten Zellzahl, wie sie DONOHUE et al. (1958) vorgenommen haben, liefert die Zahl der sich teilenden und nicht teilenden Zellen der weißen Reihe des Knochenmarks pro kg Körpergewicht, also Daten, die notwendig sind, um die absoluten Produktionsraten des Knochenmarks abzuschätzen. Kennt man außerdem den Mitose-Index oder den Thymidin-Markierungsindex, die durchschnittliche Zeit für die Mitose bzw. die DNS-Synthese und die absolute Menge der Vorläufer der Granulozytopoese pro kg Körpergewicht, dann kann man die absolute Zahl der Granulozytenproduktion errechnen, vorausgesetzt, daß die Mitosezeit und die Zeit für die DNS-Synthese in jedem zytologischen Kompartiment identisch sind. Bei entsprechender Zuordnungsmöglichkeit einzelner Mitosen kann man außerdem den Eintritt von Zellen in Kompartimente, die Vermehrungsrate innerhalb von Kompartimenten und den Austritt aus aufeinanderfolgenden Kompartimenten abschätzen.

2.1.2.1. Stammzellen

Die Granulopoese ist ein von der Stammzelle ausgehendes Zellerneuerungssystem. Die Gesamtheit aller Stammzellen wird als Pool bezeichnet. Der Stammzellenpool ist ein Konzept, da die Stammzelle selbst bisher nicht identifiziert werden konnte. Jedenfalls ist der Stammzellenpool in der Lage, sich immer wieder aufzufüllen und dabei Zellen für die weitere Differenzierung in der Granulopoese und für andere zu ersetzende Zellen zu liefern. Als einzige Zelle besitzt die Stammzelle die uneingeschränkte Fähigkeit, sich bei Bedarf zu vermehren. Dagegen ist es anderen differenzierteren Zellen nur möglich, eine bestimmte Anzahl von Teilungsschritten durchzuführen, bis eine Hemmung aus dem Zytoplasma oder dem Zellkern weitere Teilungen verhindert (CRONKITE u. VINCENT, 1969).

2.1.2.2. Messung der DNS-Syntheserate

Vor der Darstellung der Daten sollen einige wichtige technische Details geschildert werden. Tritiiertes Thymidin ist ein spezifischer Vorläufer der Desoxyribonukleinsäure (DNS) und wurde im Menschen zuerst von CRONKITE et al. (1958, 1959, 1960; CRONKITE u. FLIEDNER, 1963; CRONKITE, 1964, 1965) eingesetzt, um die DNS-Synthese und die Proliferation in der Hämatopoese zu messen. Die 4 Phasen des generativen Zellzyklus sind Mitose (M), eine Ruheperiode, die der DNS-Synthese vorausgeht (G_1), eine Phase der DNS-Synthese (S) und eine zweite Ruheperiode (G_2), die der Mitose vorausgeht. Zellen, sich nicht im generativen Zyklus befinden, aber fähig sind, in den generativen Zyklus wieder einzutreten, werden G_0 genannt. Nach der Mitose fällt der DNS-Gehalt des Zellkerns vom tetraploiden Wert auf den diploiden Wert ab. Mit Beginn der Vermehrung der Chromosomen steigt der DNS-Gehalt vom diploiden auf den tetraploiden Wert. Während der S-Phase steigt daher der DNS-Gehalt der Zellen vom diploiden auf den tetraploiden Gehalt an, und Zellen in der G_2 und M-Phase zeigen einen tetraploiden DNA-Gehalt und können daher zytophotometrisch identifiziert werden. Während der DNS-Synthese inkorporieren Zellen tritiummarkiertes Thymidin und können somit identifiziert werden. Nach einer Pulsmarkierung können diese Zellen durch die G_2 und

M-Phase verfolgt werden; es ist daher möglich, die Dauer der M-Phase, der G_2-Phase und der S-Phase zu erkennen.

Aus Abb. 1 und 2 sind zwei wichtige Übergänge zu ersehen. Der Übergang vom Myelozyten zu Metamyelozyten und der Übergang der Knochenmarkgranulozyten zum Blutgranulozyten. Der 1. Übergang ist klar an dem Übergang der radioaktiv markierten Zellen vom proliferativen Kompartiment in das nicht proliferative Kompartiment zu erkennen. Der zweite Übergang kann am Auftauchen markierter Granulozyten im peripheren Blut erkannt werden. Der Übergang der Stammzelle zum Vermehrungs- und Reifungskompartiment ist ebenso wichtig, kann jedoch nicht experimentell festgelegt werden. Auch die Umwandlung von Myeloblasten in den Promyelozyten und darauf in den Myelozyten ist nicht erkennbar, da alle diese Zellen noch DNS synthetisieren und somit bei einer Pulsmarkierung ^{3}H-markiertes Thymidin aufnehmen.

Aus Pulsmarkierungen mit anschließender Bestimmung des Markierungsgrades von Mitosen zeigte STRYCKMANS et al. (1966), daß die Zeit für die DNS-Synthese in der Granulopoese beim Menschen zwischen 11 und 14 Std. variiert.

2.1.2.3. Reifungsdauer in der Granulopoese

CRONKITE et al. (1965) bestimmten die Übergangsrate der Myelozyten zu Metamyelozyten. Sie wiesen nach, daß von den Metamyelozyten 3,3%/Std. beim Menschen aus den Myelozyten ersetzt werden. Von früheren Untersuchungen (CRONKITE et al., 1959) war nachgewiesen worden, daß die minimale Zeit für den Übergang aus dem nicht proliferierenden Knochenmark für den Myelozyten in den Metamyelozyten 3 Std. beträgt, für den Übergang von Myelozyten zu stabkernigen Neutrophilen 36 Std. und 48 Std. bis zum Übergang in den segmentkernigen Granulozyten im Knochenmark.

Wie FLIEDNER et al. (1964) zeigten, verstreichen 96–144 Std. vom Markieren der Myelozyten bis zum ersten Auftauchen von markierten Granulozyten im peripheren Blut beim Menschen. Bei schweren Infektionen reduziert sich die Erscheinungszeit bis auf 48 Std.

2.1.2.4. Regulation der Produktion und Ausschüttung

Die Produktion und Ausschüttung der Granulozyten aus dem Knochenmark wird durch einen Rückkopplungsmechanismus kontrolliert, der die Granulozytenzahl im Blut konstant hält.

MORLEY et al. (1970) nahmen an, daß der Rückkopplungsmechanismus eine zyklische Oszillation in der Blutgranulozytenzahl hervorruft. Der Durschnittswert dieser Oszillation verbleibt bemerkenswert konstant. MAUGHAN et al. (1973) stellen diese Interpretation in Frage und betonen, daß eine Schwankung der Werte leicht zu der Vorstellung einer zyklischen Oszillation führen könne; dies könne jedoch tatsächlich ein Fehler der Analysentechnik sein. Immerhin ist die Beziehung zwischen der Produktionsrate und der Schwundrate der Granulozyten eindeutig und deutet auf ein Fließgleichgewicht im proliferierenden System (CRONKITE, 1974). Ausgedehnte Daten (CRONKITE, 1974) zeigen, daß das granulozytenproduzierende System auf eine Neutropenie mit einer direkten Erhöhung der Zahl der neutrophilen Granulozyten im Blut reagiert:

1. indem es die Ausschüttung reifer neutrophiler Granulozyten aus dem Mark steigert,
2. indem es die Produktion der neutrophilen Granulozyten erhöht.

Akute Neutropenie, ob sie nun durch Entfernung der Leukozyten aus dem Blut, durch Gabe von Antigranulozytenserum oder durch Bestrahlung hervorgerufen ist, bewirkt eine gesteigerte Ausschüttung reifer neutrophiler Granulozyten aus dem Knochenmark. Dies ist zum Teil direkt die Folge der Verminderung der Granulozyten, die mit dem Blutstrom in das Mark gelangen. Außerdem bewirken Seren von Tieren, die durch die oben beschriebenen Methoden neutropenisch gemacht wurden, eine Steigerung der Granulozytenausschüttung aus dem Knochenmark (CRONKITE, 1974).

Leukozytose-induzierende Faktoren

Damit ist nachgewiesen, daß ein Faktor existiert, der eine Leukozytose induziert. Solche leukozytose-induzierenden Faktoren sind von mehreren Untersuchern mitgeteilt (GORDON et al., 1960). Leukozytose-induzierende Faktoren wurden als Begleiterscheinungen von Entzündungen oder nach Gaben von Typhusvakzine und bakteriellen Endotoxinen gesehen (RICKARD et al., 1971; BRADLEY u. METCALF, 1966). Ob diese Faktoren direkt einen Rückkopplungsmechanismus auf das sich vermehrende Kompartiment und den Fluß der Stammzellen in die Granulopoese hervorrufen ist nicht klar.

An Tieren, bei denen eine Neutropenie durch eine Bestrahlung hervorgerufen wurde, wurde eine gesteigerte Proliferation der granulozytenproduzierenden Zellen in den abgeschirmten Gliedmaßen festgestellt (RICKARD et al., 1970). Dem geht eine Vermehrung der granulozytenproduzierenden Stammzellen voraus. In der Maus wird die gesteigerte Granulopoese durch eine Vermehrung der Zahl von Myeloblasten, Promyelozyten und Myelozyten hervorgerufen. Dies ist offensichtlich eine Folge eines Zuflusses von Stammzellen und weniger eine Beschleunigung der Produktionsrate (CRONKITE u. VINCENT, 1969).

Kolonie-stimulierende Faktoren

Als einen kolonie-stimulierenden Faktor bezeichnet man einen Stoff, in dessen Gegenwart aus einer konstanten Zahl von Zellen, die in ein in vitro-Knochenmarkkultursystem gebracht werden, eine größere Anzahl von Zellkolonien entsteht als ohne den Zusatz dieses Stoffes. Als ein kolonie-stimulierender Faktor wurde ein Glykoprotein mit einem Molekulargewicht von ungefähr 45.000 identifiziert (STANLEY u. METCALF, 1971). Dieser kolonie-stimulierende Faktor scheint chemisch, nicht aber biologisch, ähnlich dem Erythropoietin zu sein. Sinnvollerweise sollte man ihn als Granulopoietin bezeichnen. Ein Ansteigen der Zahl von Zellkolonien kann durch eine Vermehrung der inokulierten Stammzellen oder aber auch bei Stammzellen, die durch den Stimulus vom ruhenden Stadium in das proliferierende Stadium gebracht werden, hervorgerufen werden.

Mäuseknochenmark läßt sich leicht stimulieren; viele Gewebsextrakte stimulieren Mäusezellen. Demgegenüber benötigt man zur Stimulation von menschlichen Stammzellen periphere Blutgranulozyten, Monozyten und/oder Urinfaktoren (ROBINSON u. PIKE, 1970; CHERVENICK u. BOGGS, 1970), die in hoher Konzentration im Blut oder Plasma von Patienten mit gewissen Formen der Leukämie gefunden werden.

Bei Patienten mit akuter Granulozyten- oder Myelozytenleukämie ist in 30% der kolonie-stimulierende Faktor im Serum erhöht und in 53% der kolonie-stimulierende Faktor im Urin gesteigert (METCALF et al., 1971). Stoffe, die die Koloniebildung hemmen, treten in mehr als 57% der Patienten mit Leukämie nicht auf oder sind sehr niedrig (METCALF et al., 1971; CHAN et al., 1971; MANGALIK u. ROBINSON, 1973).

Während eines Rezidivs der Leukämie können Patienten bei Infektionen keinen kolonie-stimulierenden Faktor im Serum bilden, wie es Gesunde tun (CHAN et al., 1971). Während einer Remission wird der Serumspiegel des kolonie-stimulierenden Faktors normal, und er sinkt mit dem Rezidiv ab. Die Konzentration des kolonie-stimulierenden Faktors steigt durch eine Transfusion von weißen Blutzellen an (ROBINSON et al., 1972). Es ist ferner bekannt, daß Zellkolonien, die aus Knochenmark oder Blut von Patienten mit Granulozyten-Leukämie gezüchtet werden, wesentlich kleiner sind, als Kolonien, die aus normalem Knochenmark oder vom Blut Gesunder stammen (Mangalik u. Robinson, 1972; Robinson et al., 1972).

Bei Untersuchungen von Patienten mit akuter Lymphozyten-Leukämie wurde festgestellt, daß signifikant mehr Zellkolonien gebildet werden, wenn Patientenzellen aus dem peripheren Blut auf „nährenden" Schichten von Granulozyten gesunder Menschen gezüchtet wurden.

Außerdem waren diese Zellkolonien Peroxidase-positiv. Der Spiegel des koloniestimulierenden Faktors im Urin wurde zur Granulozytenzahl behandelter und unbehandelter Patienten in Beziehung gesetzt (Mack et al., 1972).

Kolonie-bildende Zellen

Greenberg et al. (1971) fanden, daß im Knochenmark von Patienten mit akuter Granulozyten-Leukämie parallel zum Unvermögen der Blutzellen, einen kolonie-stimulierenden Faktor zu produzieren, die Zahl der kolonie-bildenden Zellen im Knochenmark abnimmt. Während einer Remission nimmt die Zahl der kolonie-bildenden Zellen wieder zu und die Konzentration des kolonie-stimulierenden Faktors steigt wieder auf die normale Höhe an. Auch bei Patienten mit aplastischer Anämie und Granulozytopenie wurde festgestellt, daß die Zahl der kolonie-bildenden Zellen abnimmt. Doch wurde das Wachstum von gesunden Knochenmarkszellen durch Serum oder Urin von diesen Patienten nicht gehemmt. Im peripheren Blut von Patienten mit Myelofibrosis wurde ein starker Anstieg an kolonie-bildenden Zellen festgestellt (Chervenick, 1973). Wird Mäuseknochenmark in vitro gezüchtet und später intravenös wieder injiziert, dann entstehen in der Milz Kolonien aus den injizierten Stammzellen; ein Zusatz eines Serums von Patienten mit Myelofibrosis steigert zeitweilig die Milzkolonieentstehung signifikant. Wenn Mäusezellen in Diffusionskammern intraperitoneal bei Mäusen, die tödlich bestrahlt wurden, implantiert werden, diffundiert ein Faktor in diese Kammern, der die Milzkoloniebildung steigert und außerdem das Wachstum von in die Kammer implantierten Vorstufen der Ganulozyten erhöht (Boyum et al., 1972).

Dies ist ein Beweis für das Vorkommen des kolonie-stimulierenden Faktors in vivo.

Bei der Suche nach der Herkunft des kolonie-stimulierenden Faktors wurde festgestellt, daß Nierenzellen-Kulturen einen kolonie-stimulierenden Faktor produzieren (Metcalf et al., 1967). Demgegenüber hat Chan (1970) festgestellt, daß bei Mäusen nach bilateraler Nephrektomie und uretraler Ligatur der kolonie-stimulierende Faktor ansteigt, und daß nach einer solchen Operation ein Absinken von kolonie-stimulierendem Faktor im Serum durch Cortison nicht eintritt. Dies läßt vermuten, daß der Hauptanteil des koloniestimulierenden Faktors im Urin aus dem Plasma und nicht aus den Nieren stammt.

Um festzustellen, in welchem Stadium des Zellzyklus sich die kolonie-bildenden Zellen befinden, wurde mit Hilfe der Thymidin-Suizid-Technik gezeigt (Metcalf, 1972), daß sich ungefähr 45% dieser Zellen im Stadium der DNS-Synthese befinden. Gewinnt man kolonie-bildende Zellen aus der Milz, so befinden sich nur 24% im Stadium der DNS-Synthese. Dies läßt vermuten, daß die Zykluszeit in der Milz entweder länger ist oder daß sich mehr kolonie-bildende Zellen in G_0 oder G_1 in der Milz befinden.

Bei Untersuchungen des Wirkungsmechanismus des kolonie-stimulierenden Faktors zeigt es sich, daß Concanavalin A die Koloniebildung beeinflußt. Concanavalin A wird über den Zuckeranteil an die Zelloberfläche gebunden und steigert die Mitoserate. Concanavalin A hemmt die Koloniebildung, wenn es zu einem System mit ernährenden Zellen zugegeben wird. Dies läßt vermuten, daß Concanavalin A mit dem kolonie-stimulierenden Faktor oder den kolonie-bildenden Zellen reagiert. Behandelt man kolonie-bildende Zellen mit Concanavalin A, so wird die Koloniebildung ebenfalls gehemmt; gibt man jedoch

Alphametylglukopyranosid zu, so wird dieser Effekt wieder aufgehoben (OTSUKA u. ROBINSON, 1972).

Der Spiegel des kolonie-stimulierenden Faktors im Urin war am höchsten bei Patienten, bei denen die Zahl der neutrophilen Granulozyten abnahm (MANGALIK u. ROBINSON, 1973). Dies läßt einen Rückkopplungsmechanismus der Granulopoese über den kolonie-stimulierenden Faktor des peripheren Bluts an das Knochenmark vermuten. Auch im Hund wurde jeweils in Abhängigkeit von der Granulozytenzahl eine gegenläufige Konzentration des kolonie-stimulierenden Faktors festgestellt (DALE et al., 1971; DALE et al., 1972a; DALE et al., 1972b). Dies läßt eine hormonelle Kontrolle der Granulopoese vermuten.

Eine Knochenmarkerschöpfung geht der Neutropenie voraus. Erst wenn das Knochenmark sich wieder gefüllt hat, kommt die Erholung von der Neutropenie. Dies zeigt, daß eine zyklisch auftretende Neutropenie Folge eines immer wiederkehrenden Fehlers in der Produktion ist (DALE et al., 1972b). Die mathematische Analyse von solchen Zyklen zeigt, daß sie ihre Ursache in einem Defekt des Regulationssystems auf der Ebene der Stammzelle haben. In diesen Fällen wird der stete Fluß der Stammzellen in die Granulopoese periodisch unterbrochen (DALE et al., 1972b).

Beim Studium der Granulopoese der Maus wurde ein Faktor von dem kolonie-stimulierenden Faktor abgetrennt, der von ROTHSTEIN et al. (1973) als eine diffundierbare, die Granulopoese stimulierende Substanz bezeichnet wird. Die Anwesenheit dieser Substanz läßt in einer Diffusionskammerkultur die Zahl der Myeloblasten und Promyelozyten ansteigen.

Frühere Studien ließen vermuten, daß Granulozyten einen kolonie-stimulierenden Faktor produzierten. Nunmehr ist allerdings eindeutig nachgewiesen (CHERVENICK u. LOBUGLIO, 1972; GOLDE u. CLINE, 1972), daß die Blutmonozyten notwendig für die Produktion von kolonie-stimulierendem Faktor sind; ob allerdings der kolonie-stimulierende Faktor ohne die Granulozyten produziert werden kann, konnte bisher nicht sicher nachgewiesen werden.

Ein weiterer Faktor, der einen sicheren Einfluß auf das Wachstum der Granulozyten besitzt, ist Leukogenenol. Dieses Material ist aus Penicillin Gilmanii (RICE, 1966) extrahiert und provoziert eine Leukozytose, wenn es in einer Dosis von 0,001 mg/kg Körpergewicht intravenös injiziert wird ohne eine Fieberreaktion hervorzurufen (RICE, 1968).

Leukogenenol wurde aus normaler menschlicher Leber und Milz isoliert (RICE u. SHAIKH, 1970). Nach Leukogenenol steigt die Zahl der Myeloblasten im Knochenmark (RICE u. DARDEN, 1968), entsprechend dem Mitoseindex und der Koloniebildung (FOSSATI et al., 1969) und parallel zum Thymidinmarkierungsindex im Knochenmark (RICE et al., 1971) an.

Ob diese Substanz die Produktion des kolonie-stimulierenden Faktors und des leukozytose-induzierenden Faktors stimuliert oder chemische Beziehungen zu dem kolonie-stimulierenden Faktor und dem leukozytose-induzierenden Faktor besitzt oder aber direkt am Knochenmark angreift, ist zur Zeit noch unbekannt.

2.1.2.5. Kontrolle der Granulopoese

Die meisten hier beschriebenen Untersuchungen konnten nur an Mäusen vorgenommen werden. Doch schon die Betrachtung von Blut- und Knochenmarksausstrichen unter dem Mikroskop zeigt, daß die Granulopoese bei allen Säugetieren nahezu identisch ist.

Injiziert man einer tödlich bestrahlten Maus unbestrahlte Zellen aus dem Knochenmark, so kann man später makroskopisch Zellkolonien in der Milz feststellen (McCUL-

LOCH u. TILL, 1970). Diese Autoren lieferten den Beweis, daß die injizierten Zellen Granulozyten, Erythroblasten, Thymozyten und Lymphknotenzellen produzieren können, die das Knochenmark nach tödlicher Bestrahlung wieder regenerieren lassen. Unter Normalbedingungen ist ein beträchtlicher Teil dieser zur Koloniebildung fähigen Zellfraktion in einem Ruhestadium, da im Suizidversuch mit einer hohen Dosis von hochmarkiertem ^{3}H-Thymidin nur ein kleiner Teil dieser Zellen abgetötet wird. Tritium markiertes Thymidin in hoher Dosis tötet aber in vitro eine große Zahl der kolonie-bildenden Zellen, weshalb anzunehmen ist, daß diese Zellen wesentlich stärker proliferieren als die gesamte Zellfraktion, die in der Lage ist, Zellkolonien zu bilden.

Offensichtlich ist der Anteil der zellkolonie-bildenden Zellen aus dieser Fraktion variabel und direkt an Kontrollmechanismen geknüpft, die mehr oder weniger Zellen aus dem Ruhestadium in ein proliferierendes Stadium bringen (CRONKITE, 1973). Die Natur des Faktors, der pluripotente Zellen dazu bringt, sich in eine bestimmte Zellart zu differenzieren ist nicht bekannt. Lokale Gewebefaktoren beeinflussen die Richtung der Differenzierung von kolonie-bildenden Zellen.

Bei tödlich bestrahlten Mäusen entwickeln sich intravenös injizierte unbestrahlte Knochenmarkzellen in der Milz vornehmlich zu erythropoetischen Kolonien, im Knochenmark vornehmlich zu granulopoetischen Kolonien (CURRY, 1967; WOLF u. TRENTIN, 1968). Die Untersuchungen zeigen, daß die Milz vier Arten von lokalen Stimuli enthält, die die kolonie-bildende Zellfraktion festlegen, sich in Zellkolonien der Erythropoese, der Granulopoese, der Megakaryozyten und in eosinophile Zellen zu differenzieren (MCCULLOCH, 1970).

Es dürfte sich dabei um eine klassische Induktion durch direkten Kontakt mit der Umgebung der Zellen handeln und dieser Effekt wird daher Hämatopoese-induktive Mikroumgebung genannt (WOLF u. TRENTIN, 1968). Weitere Untersuchungen zeigten, daß die Zahl der erythropoetischen Zellkolonien in Gebieten mit hohem mikrovaskulärem Fluß groß ist, und daß die granulopoetischen Zellkolonien auf Kosten der erythropoetischen Zellen bei trägem Blutstrom ansteigt.

Aufgrund ihrer Untersuchungen nahmen MCCUSKEY et al. (1972) an, daß eine Differenzierung zur Erythropoese eine Umgebung mit hohem Blutfluß und neutralen Mukopolysacchariden und eine Differenzierung zur Granulopoese einen trägen Blutfluß und saure Mukopolysaccharide benötigt.

Ob es sich bei der Beobachtung von MCCUSKEY um Chalone oder Antichalone handelt, ist nicht bekannt (KIVILAAKSO u. RYTÖMAA, 1971). In vitro Untersuchungen mit menschlichen, in Dichtegradienten getrennten Knochenmarkzellen zeigten, daß die Zugabe von einer an Granulozyten reichen Fraktion die Koloniebildung hemmt (HASKILL et al., 1972). Über eine Hemmung der Granulopoese durch reife Granulozyten war schon früher berichtet worden (PARAN et al., 1969; SHADDUK, 1971).

In Versuchen mit Mäuseknochenmarkzellen zeigten DELMONTE und MUMFORD (1972), daß der Zusatz von Erythropoietin oder einem granulopoetischen Faktor aus Nieren zu dem zu injizierenden Knochenmark die Milzkoloniebildung in eine Differenzierungsrichtung drängt. Eine Vorbehandlung mit Erythropoietin zu den Knochenmarkzellen provoziert in der Milz der tödlich bestrahlten Maus ausschließlich Kolonien der Erythropoese, der Zusatz des granulopoetischen Faktors ausschließlich Kolonien der granulopoetischen Reihe.

MALONEY et al. (1971) glauben, daß die Granulozytenproduktion durch den Zelluntergang von Myelozyten im Knochenmark kontrolliert wird. Diese Arbeitsgruppe beobachtete, daß ungefähr die Hälfte aller Granulozyten bei der Produktion bereits zugrunde geht und nimmt an, daß der Zelluntergang am Ort die Knochenmarkproduktion hemmt. Diese Gruppe und RYTÖMAA (1968), PARAN et al. (1969) und SHADDUK (1971), die glauben, daß die Granulozyten einen für die Granulopoese hemmenden Faktor produzieren, stehen im Gegensatz zu ROBINSON und MANGALIK (1972), die Gründe dafür aufbringen, daß Granulozyten einen Faktor produzieren, der die Produktion und Reifung von Granulozyten stimuliert.

2.1.3. Lebensdauer und Schicksal der Granulozyten

Granulozyten sterben einen Alterstod. Wird Knochenmark in vivo markiert, so erscheinen im peripheren Blut markierte Granulozyten. 30 Stunden nach dem Auftauchen markierter Granulozyten im peripheren Blut können markierte pyknotische Granulozyten gefunden werden (FLIEDNER et al., 1964). Mit dem statistischen Verlust der Granulozyten aus dem Blut konkurriert der Alterstod der Granulozyten. Pyknotische Granulozyten werden sehr wahrscheinlich vom retikuloendothelialem System aufgenommen und beseitigt.

CRONKITE und VINCENT (1969) betrachten das Blut als ein Kompartiment für die Granulozyten. Für die mittlere Verweildauer der Granulozyten in diesem Kompartiment errechnen sich 9,7 Std, wobei die von CARTWRIGHT et al. (1964) gemessene Granulozyten-turnover-rate $6,79 \times 10^7$ Zellen/kg/Std zugrunde liegt.

2.1.4. Eosinophile und basophile Granulozyten

Produktion und Lebensdauer der eosinophilen Granulozyten ähneln den Verhältnissen der neutrophilen Granulozyten (WALKER et al., 1969; OSGOOD, 1954). Es gibt Hinweise, daß die Kinetik der Eosinophilen durch ein Eosinopoietin (KOMIYA, 1956) kontrolliert wird. Offensichtlich wirken Antigen-Antikörper-Komplexe chemotaktisch auf Eosinophile. Die eosinophilen Granulozyten phagozytieren diese (LITT, 1964). Wahrscheinlich rufen Antigen-Antikörper-Komplexe eine Eosinophilie hervor, wobei das Auftreten von Histamin der primäre Stimulus zur Produktion und Ausschüttung von Eosinophilen ist (ARCHER, 1963). Wenn eine Substanz injiziert wird, die auf eosinophile Granulozyten eine Chemotaxis ausübt, wandern die Eosinophilen aus dem Blut zur Injektionsstelle. Dies führt zu einer Eosinopenie innerhalb einer Stunde mit einem Maximum zwischen der 2. und 4. Std nach der Injektion. Auch das Knochenmark verarmt an Eosinophilen für die Zeitdauer von 4–6 Std. Hierauf kommt es zu einer Eosinopoese mit einem Maximum 12 Std nach der Injektion. Eine Bluteosinophilie entwickelt sich 24 Std nach einer derartigen Injektion (DONOHUGH, 1966).

Der Mechanismus, der zur Produktion von basophilen Blutzellen führt, ist noch wenig bekannt. Die Tatsache, daß Basophilie bei Patienten mit Hypothyreose oder mit Myxödem beobachtet wurde, hat das Augenmerk auf die Schilddrüse und ihren Einfluß auf die Regulation der basophilen Zellen im Blute geführt (BOSEILA, 1963). Thyreotropin zeigt keinen Einfluß auf die Zellzahl der Basophilen im Blut; aber Schilddrüsenhormone dürften einen antagonistischen Effekt gegenüber der Zahl der Basophilen im Blut haben.

Einige Daten deuten auf eine Sensibilisierung gegenüber verschiedenen Antigenen, die zu einer Basophilie führen (SHELLEY u. PARNES, 1965).

2.2. Lymphozyten in ihrer Heterogenität

Obwohl sich die kleinen Lymphozyten morphologisch sehr ähneln, sind sie in funktioneller Hinsicht voneinander sehr verschieden. Die meisten der kleinen Lymphozyten im Körper sind bezüglich ihres Ursprungs, ihrer Lebensdauer und ihrer Wanderungseigenschaften im Körper sehr heterogen. Es besteht ein ständiger Austausch von Zellen des lymphatischen Systems im ganzen Körper.

Grundlage der hier vorgelegten Übersicht ist es, das lymphatische System in seiner Ganzheit zu betrachten und dabei den Thymus, das Knochenmark, die Lymphknoten und die Milz hervorzuheben.

Eine Einteilung unterscheidet Lymphozyten nach den 2 hauptsächlichen Immunreaktionen, nämlich nach Reaktionen zirkulierender Antikörper und nach Reaktionen zellulärer Immunität.

Beim Vogel werden Lymphozyten als Träger der humoralen Abwehr in der Bursa Fabricius produziert und als bursaabhängige (b-) Lymphozyten bezeichnet (COOPER et al., 1966).

Lymphozyten als zelluläres Abwehrsystem stammen aus dem Thymus und werden als vom Thymus stammende (t-) Lymphozyten bezeichnet. Aufgrund phylogenetischer Studien wurden die Namen auf Lymphozyten analoger Prägung beim Säugetier übertragen, so daß man heute auch beim Menschen b-Lymphozyten und t-Lymphozyten, unabhängig von der Produktionsstätte, unterscheidet.

Die lymphatischen Organe stehen durch die zirkulierenden Lymphozyten im Blut und in der Lymphe miteinander in Verbindung.

2.2.1. Struktur und Lebensdauer der Lymphozyten

Die reinste Lymphozytenpopulation in vivo findet man innerhalb der Lymphgefäße und hierbei besonders im Ductus thoracicus, durch den viele Lymphozyten kontinuierlich wiederum in den Blutstrom gelangen. Die Gesamtzahl dieser den Ductus thoracicus passierenden Lymphozyten pro Tag beträgt ein Vielfaches der gesamten Blutlymphozytenpopulation (YOFFEY u. COURTICE, 1970; REINHARDT, 1964). Ungefähr 95% der Lymphozyten im Ductus thoracicus haben einen kleineren Durchmesser als 8 μ und zeigen keine DNS-Synthese. Diese Zellen werden als kleine Lymphozyten bezeichnet. Die übrigen sind größere Zellen und zeigen ^{3}H-Thymidin-Aufnahme und Mitosen. Die kleinen Lymphozyten stammen von der Teilung der großen und mittelgroßen Lymphozyten (SCHOOLEY u. BERMAN, 1960; EVERETT et al., 1960).

Bei kleinen Lymphozyten werden aufgrund ihrer Lebensdauer kurzlebige und langlebige Lymphozyten unterschieden. Diese Einteilung fußt auf autoradiographischen Nachweisen des Erscheinens und des Verschwindens von radioaktiven Lymphozyten in erwachsenen Ratten nach DNS-Markierung mit ^{3}H-Thymidin (EVERETT u. TYLER, 1967). Besonders im Knochenmark und Thymus werden kleine Lymphozyten rasch und ständig ersetzt. In anderen Geweben, z.B. in der Lymphe des Ductus thoracicus, in den Mesenteriallymphknoten und im Blut, bleiben viele Lymphozyten unmarkiert nach langdauernder ^{3}H-Thymidin-Gabe (LITTLE et al., 1962; EVERETT et al., 1964; ROBINSON et al., 1965).

Im Blut erscheinen 5 Tage nach einer Pulsmarkierung kleine markierte Lymphozyten. Andererseits verschwinden kurzlebige Lymphozyten aus dem Blut innerhalb von 2 Wochen. Einige andere dagegen leben über Wochen und Monate und werden deshalb als langlebige Lymphozyten bezeichnet (EVERETT et al., 1964).

Aus diesen Daten wurde errechnet, daß in der Ratte ungefähr $^1/_4$ aller kleinen Lymphozyten für viele Monate überleben. Die übrigen 75% der kleinen Lymphozyten leben nur wenige Tage (EVERETT u. TYLER, 1967).

2.2.2. Zirkulation, Wanderung und Verteilung der Lymphozyten im Körper

Diese beiden verschiedenen Klassen von kleinen Lymphozyten sind nicht gleichmäßig im lymphatischen Gewebe verteilt. In der Ratte wurden langlebige Lymphozyten vornehmlich in der Lymphe des Ductus thoracicus gefunden, wo sie 90% aller kleinen Lymphozyten ausmachen. Demgegenüber sind in den Mesenteriallymphknoten 75%, im Blut 65%, in der Milz 25%, im Thymus und im Knochenmark 0–5% aller Lymphozyten langlebig (EVERETT et al., 1964).

Viele langlebige kleine Lymphozyten zirkulieren ununterbrochen vom Blut durch Gewebe und Lymphknoten, den Ductus thoracicus zurück ins Blut (GOWANS u. KNIGHT, 1964; GOWANS u. McGREGOR, 1965). Vom Blut wandern sie zur Milz (FORD u. GOWANS, 1967, 1969). Bei dieser Zirkulation sind sie in bestimmten umschriebenen Arealen in den lymphatischen Organen zu finden; so z.B. in der weißen Pulpa der Milz, in der Lymphknotenrinde (GOLDSCHNEIDER u. McGREGOR, 1968). Von dort kehren sie wieder ins Blut zurück (JANOUT u. WEISS, 1971). Kleine Lymphozyten gelangen aus dem Gewebe über die Lymphe in Lymphknoten (YOFFEY u. DRINKER, 1939; HALL u. MORRIS, 1965; SMITH et al., 1970). Sie können jedoch direkt aus dem Kapillarbett des Blutes in die kleinen Lymphgefäße gelangen (MARCHESI u. GOWANS, 1964). Bei Entfernung der zirkulierenden Lymphozytenpopulation aus bestimmten Regionen durch Drainage der Lymphe (McGREGOR u. GOWANS, 1963; EVERETT et al., 1964; PARROTT, 1967), durch extrakorporale Bestrahlung der Lymphe (CHANANA et al., 1969), durch Bestrahlung von Blut (CRONKITE et al., 1962) oder der Milz (FORD, 1968) füllt sich die zirkulierende Lymphozytenpopulation nur langsam auf oder erholt sich nicht mehr (MILLER u. OSOBA, 1967). Die Zirkulation ist eine spezifische Eigenschaft von kleinen langlebigen Lymphozyten, die besonders im Blut, in der Lymphe, in der Milz und in Lymphknoten gefunden werden und die hauptsächlich aus dem Thymus stammen (EVERETT et al., 1964; IVERSEN u. BENESTAD, 1970).

2.2.3. Thymozyten

2.2.3.1. Lymphopoese

Der Thymus zeigt eine intensive kontinuierliche Zellproduktion. Die gesamte mitotische Aktivität und der DNS-Umsatz im Thymus überschreiten weit vergleichbare Werte der Milz und der Lymphknoten (ANDREASEN u. OTTESEN, 1945; ANDREASEN u. CHRISTENSEN, 1949; KINDRED, 1955).

Im Thymus erfolgt die Lymphozytenproduktion in der dichten zellulären Rinde. Ungefähr 10% der kortikalen Zellen sind große und mittlere Lymphozyten, die einen hohen Mitoseindex (SAINTE-MARIF u. LEBLOND, 1958) und eine hohe Inkorporationsrate von ^{3}H-Thymidin zeigen (SCHOOLEY et al., 1959; YOFFEY et al., 1961; METCALF u. WIADROWSKI, 1956). Über ungefähr 5–7 Mitosen entstehen aus großen Lymphozyten die kleinen Lymphozyten (SAINTE-MARIE u. LEBLOND, 1965).

Einige wenige der sich teilenden Zellen kommen von außerhalb des Thymus. Das sind die Stammzellen, die in kleiner Zahl das Knochenmark verlassen und in den Thymus gelangen (HARRIS et al., 1964; MICKLEM et al., 1968). Der Einstrom der Stammzellen erfolgt völlig unabhängig von der Zirkulation der kleinen Lymphozyten. Da markierte Stammzellen nur in der Metaphase erkennbar sind, bleibt ihre Interphase morphologisch unbekannt. Einige monozytenartige Zellen wurden dafür angesprochen (EVERETT u. TYLER, 1969; CHAN u. SAINTE-MARIE, 1968). In den Thymus gelangen nur sehr wenige Lymphozyten aus dem Blutstrom (GOWANS u. KNIGHT, 1964; BRUMBY u. METCALF, 1967; BRAHIM u. OSMOND, 1970; CANNON u. WISSLER, 1967). Ungefähr 85% der kleinen Lymphozyten der Rinde des Thymus teilen sich nicht (EVERETT u. TYLER, 1967; SAINTE-MARIE u. LEBLOND, 1965). Diese Zellen werden jedoch kontinuierlich produziert. Nach einer Pulsmarkierung mit ^{3}H-Thymidin sind nach 3 Tagen 90% aller kleinen Thymuslymphozyten markiert (METCALF, 1966). Nach einer ^{3}H-Thymidin-Markierung dieser kleinen

Zellen schwinden sie in einer monoexponentiellen Funktion mit einer Halbwertszeit von 36 Std (EVERETT u. TYLER, 1967).

Hieraus läßt sich errechnen, daß $0,5 \times 10^9$ Zellen täglich im Thymus von 100 g schweren Ratten produziert werden (OSMOND, 1973). Diese Zellproduktionsrate reicht aus, um alle kleinen Lymphozyten im Thymus innerhalb von 60 Std zu ersetzen und außerdem die kleinen Lymphozyten in allen hämatopoetischen Geweben innerhalb von 2–3 Tagen zu erneuern. Daraus folgert weiter, daß die große Mehrheit aller kleinen Thymuslymphozyten kurzlebig sein muß, sowohl in Bezug auf das Organ wie auch auf das gesamte Tier. METCALF (1966) nahm an, daß viele, wenn nicht alle, neugebildeten kleinen Thymuslymphozyten innerhalb des Thymus sterben. Diese Annahme wurde durch MATSUYAMA et al. (1966) und SAINTE-MARIE und PENG (1971) unterstützt.

2.2.3.2. Wanderung und Verteilung

Mit radioaktiv markierten oder auch chromosomen-markierten Zellen war gezeigt worden, daß Lymphozyten aus dem Thymus auswandern und als typische Thymuslymphozyten im Organismus fortbestehen (PARROTT u. DE SOUSA, 1967; DAVIES, 1969; DOENHOFF et al., 1970). Durch Injektionen von tritiummarkiertem Thymidin direkt in den Thymus oder in die Thymusarterie wurden Thymozyten markiert und ihre Auswanderung aus dem Organ direkt nachgewiesen (LEBLOND u. SAINTE-MARIE, 1960; NOSSAL, 1964; WEISMANN, 1967; IORIO et al., 1970). Nach einer solchen Injektion wird der übrige Körper nicht markiert. Markierte Lymphozyten aus dem Thymus erscheinen in den nächsten Tagen in Milz und Lymphknoten (PARROTT et al., 1966). Eine beträchtliche Zahl solcher Thymozyten wandert auch in die Peyerschen Plaques (JOEL et al., 1971). Hingegen wandern nur wenige wenn überhaupt welche ins Knochenmark (NOSSAL, 1964; WEISMANN, 1967; IORIO et al., 1970).

Von DAVIES (1969) und DOENHOFF et al. (1970) war nachgewiesen worden, daß einige Thymozyten zirkulieren und bis zu 450 Tage lang leben. Thymuslymphozyten besitzen Theta-Alloantigen und können damit identifiziert werden (REIF u. ALLEN, 1966). So konnte nachgewiesen werden, daß in der Lymphe des Ductus thoracicus 80–85%, im Blut 70%, in Lymphknoten 65–70%, in der Milz 30–35% und im Knochenmark 0% aller kleinen Lymphozyten aus dem Thymus stammen (RAFF u. OWEN, 1971; EVERETT et al., 1964; RAFF, 1969; RAFF u. WORTIS, 1970; MILLER u. SPRENT, 1971).

Insgesamt wurde nachgewiesen, daß zwar einige langlebige Lymphozyten außerhalb des Thymus produziert werden (RIEKE u. SCHWARZ, 1967; NOWELL u. WILSON, 1971), daß aber in der Hauptsache die kleinen langlebigen Lymphozyten vom Thymus stammen und zirkulieren.

Dies sind jedoch beim erwachsenen Lebewesen nur wenige Zellen. Die große Zahl der kleinen Thymuslymphozyten sind kurzlebig und ihr Schicksal ist nicht genau geklärt (OSMOND, 1973).

2.2.4. Lymphozyten des Knochenmarks

Das Knochenmark enthält eine große Zahl von Lymphozyten, diffus verstreut über das ganze Parenchym (YOFFEY, 1966; YOFFEY u. COURTICE, 1970). In der Ratte und im Meerschweinchen sind ungefähr $^1/_4$ aller zellhaltigen Knochenmarkzellen Lymphozyten (RAMSELL u. YOFFEY, 1961; HUDSON et al., 1963). Beim Menschen werden ähnlich hohe Werte im Fötalstadium (YOFFEY et al., 1961) und unmittelbar nach der Geburt gesehen (WINTROBE, 1956).

Die Herkunft der kleinen Zahl langlebiger Lymphozyten im Knochenmark ist unbekannt, obwohl einige markierte Lymphozyten aus dem Blutstrom in das Knochenmark gelangen können, wenn markierte Lymphozyten intravenös injiziert werden (EVERETT et al., 1960; BOND et al., 1964). Mehrere Beobachtungen deuten darauf hin, daß in gesunden Tieren langlebige Lymphozyten nicht aus dem Thymus und nicht durch Zirkulation ins Knochenmark kommen können:

1. Sehr wenige markierte Lymphozyten gelangen ins Knochenmark und können dort weiterleben (EVERETT et al., 1964; NOSSAL, 1964; WEISSMAN, 1967; IORIO et al., 1970; BRUMBY u. METCALF, 1967).
2. Es wurden noch keine Theta-Antigen-tragende Zellen im Knochenmark entdeckt (RAFF u. OWEN, 1971).
3. Die langlebigen kleinen Lymphozyten des Knochenmarks zeigen eine sehr empfindliche Reaktion auf Ganzkörperbestrahlung, die bei den übrigen, langlebigen Zellen des Körpers nicht zu finden ist (HAAS et al., 1971).
4. Die Reaktion der Knochenmarkzellen auf Phytohämagglutinin wird durch Thymektomie nicht reduziert (BLOMGREN u. SVEDMYR, 1971).

Es dürfte daher, zumindestens im Meerschweinchen und in der Ratte, der größte Teil der kleinen Lymphozyten im Knochenmark selbst produziert werden (OSMOND u. EVERETT, 1962).

Die Umsatzrate von markierten kleinen Lymphozyten im Knochenmark während einer ^{3}H-Thymidin-Perfusion beträgt in 400 g Meerschweinchen $1,5 \times 10^9$ Zellen pro Tag oder $10 \times$ die Gesamtzahl an kleinen Lymphozyten im Blut (OSMOND, 1973).

Zudem erfolgt die Produktion von Lymphozyten im Knochenmark ohne Antigenstimulation und die Zahl der Knochenmarkslymphozyten wird nicht beeinflußt durch die Exstirpation eines anderen lymphatischen Organs, einschließlich des Thymus, der Milz oder der Lymphknoten (BIERRING u. GRUNNET, 1964; RIEKE u. SCHWARZ, 1967; CHRETIEN et al., 1967) oder durch eine Verarmung an zirkulierenden Lymphozyten (FORD, 1968; OSMOND, 1973). Diese Daten zeigen, daß das Knochenmark der Ort der kontinuierlichen Produktion kleiner Lymphozyten ist. Ein großer Teil der kleinen Lymphozyten verläßt das Knochenmark (HUDSON u. YOFFEY, 1960; DE BRUYN et al., 1971; BRAHIM u. OSMOND, 1970). Der größte Teil der kurzlebigen kleinen Blutlymphozyten stammt aus dem Knochenmark und erscheint in der Milz, besonders in den ersten 5 Lebenstagen und wird auch in den Mesenteriallymphknoten, allerdings kaum im Thymus, gefunden (BRAHIM u. OSMOND, 1970; OSMOND, 1966).

2.2.4.1. Struktur

Knochenmarklymphozyten haben im Kern einen Durchmesser von 6–14 µ (OSMOND, 1967a, b, c). Der Kerndurchmesser großer Lymphozyten beträgt mehr als 8 µ und zeigt einen ^{3}H-Thymidin Einbau (HARRIS et al., 1963; OSMOND u. EVERETT, 1964; YOFFEY et al., 1965; OSMOND, 1967a, b, c; ROSSE, 1970); aber diese Zellen bilden keine homogene Population. Die größten Lymphozyten, besonders die mit einem Kerndurchmesser von mehr als 11 µ, weisen die höchste DNS-Syntheserate auf (OSMOND, 1967a, b, c; MOFFATT et al., 1967; YOSHIDA u. OSMOND, 1971). Sie zeigen eine kürzere DNS-Synthesezeit als die kleineren Zellen mit 8–11 µ Durchmesser (OSMOND, 1973).

2.2.4.2. Produktion und Wanderung

Eine kleine Zahl langlebiger kleiner Lymphozyten wurde im Mark gefunden (HAAS et al., 1969, 1971; IVERSEN u. BENESTAD, 1970). Durch eine fortdauernde Applikation von ^{3}H-Thymidin über die Schwangerschaft und 3 Wochen über die Geburt hinaus gelingt es, alle Zellen des gesamten Körpers zu markieren (HAAS et al., 1969, 1971).

Wenn ³H-Thymidin abgesetzt wird, wird die große Mehrheit der kleinen Knochenmarklymphozyten rasch durch nicht markierte Zellen ersetzt. Auch dies zeigt, daß sie nur kurze Zeit im Knochenmark verweilen.

Immerhin bleiben ungefähr 3-5% dieser kleinen Knochenmarkzellen für 6 Wochen bis zu 6 Monaten markiert. 3-5% der Lymphozyten gehören deshalb zu den langlebigen Lymphozyten (OSMOND, 1973). Die Schwundrate der markierten kleinen Knochenmarkzellen erfolgt nach einer Exponentialfunktion im Verlauf der ersten 4 Tage; 50% der gesamten Population ist in 28 Std ersetzt.

2.2.5. Lymphozyten der Lymphknoten und der Milz

Im Stratum germinativum der Lymphknoten und in der ganzen Milz findet man proliferierende Zellen (Lymphoblasten; YOFFEY et al., 1961; CAFFREY et al., 1966). Hier findet eine intensive Proliferation statt (ERNSTRÖM u. HEDBACK, 1965; OORT u. TURK, 1965; TURK, 1967).

Viele der rasch gewachsenen Zellen gehen im Stratum germinativum wieder zugrunde. Sie verlassen nur bei den Tonsillen das Stratum germinativum (FLIEDNER et al., 1964; EVERETT u. TYLER, 1967; ODARTCHENKO et al., 1967; KOBURG, 1967).

Im Gegensatz zum Thymus ist die Zellproduktion in Lymphknoten und in der Milz sehr variabel und abhängig von der Antigenstimulation. Während die Zellpopulation in Lymphknoten vor der Geburt und im steril aufgezogenen Tier gering ist, rufen Antigene eine prompte Proliferation hervor (DUKOR et al., 1968; OLSON u. YOFFEY, 1967). Nicht stimulierte Lymphknoten liefern nur wenig neue Lymphozyten. Im efferenten Lymphstrom finden sich nach Markierung in einem Lymphknoten nur 1% markierte Lymphozyten und dies sind große Lymphozyten (HALL u. MORRIS, 1965; HALL, 1967). Weniger als 4% der gesamten, in efferenten Gefäßen gefundenen Lymphozyten stammen aus Lymphknoten. Die Lymphozyten zirkulieren lediglich und passieren dabei Lymphknoten. Nach einer Antigenstimulation steigt der Ausfluß von markierten Zellen aus Lymphknoten auf 5%. Allerdings sind es in diesem Fall ebenfalls nur große Formen (HALL u. MORRIS, 1965).

Direkt in den Blutstrom gelangen Lymphozyten von der Milz (YOFFEY u. COURTICE, 1970; ERNSTRÖM u. SANDBERG, 1968). Trotzdem stammen nicht alle kleinen Lymphozyten aus der Milz (FLIEDNER, 1967). Splenektomie, Lymphadenomektomie und Thymektomie, einzeln oder zusammen, verhindern nicht das Auftauchen von neugebildeten kleinen Lymphozyten im Blut (CHRETIEN et al., 1967; RIEKE u. SCHWARZ, 1967; EVERETT u. CAFFREY, 1967). Wie oben beschrieben, produziert das Knochenmark reichlich Lymphozyten.

2.2.6. Die Lymphozytentransformation

Bisher war es möglich, einige immunologische Reaktionen spezifischen Funktionen der Knochenmarklymphozyten bzw. der Thymuslymphozyten zuzuschreiben (CLAMAN u. CHAPERON, 1969; DAVIES, 1969; MILLER u. MITCHELL, 1969).

Phytohämagglutinin, spezifische Antigene, wie Tuberkulin, und andere Substanzen induzieren bei kleinen Lymphozyten eine Umwandlung (Transformation) in Blasten, die am Zellteilungszyklus wieder teilnehmen (BORJESON et al., 1966). Nur auf zelluläre Abwehr geprägte Lymphozyten werden transformiert (GOWANS u. McGREGOR, 1965).

Sowohl langlebige wie neugebildete kleine Lymphozyten können durch Phytohämagglutinin und durch genetisch fremde Zellen in der Kultur zu Blasten transformiert werden (METCALF u. OSMOND, 1966; RIEKE u. SCHWARZ, 1967; CLANCY u. RIEKE, 1969; TYLER et al., 1969; NOWELL u. WILSON, 1971; SCHWARZ, 1971).

Die Reaktion von Lymphozyten auf Phytohämagglutinin und auf fremde Zellen hängt zum großen Teil vom Thymus und von zirkulierenden Lymphozyten ab (RIEKE, 1966; MEUWISSEN et al., 1969; DUKOR u. DIETRICH, 1967; IVERSEN, 1969; DOENHOFF et al., 1970).

Andererseits haben OSMOND und YOSHIDA (1971) festgestellt, daß Lymphozyten, die aus dem Knochenmark abgetrennt wurden, ebenfalls auf mitosestimulierende Substanzen und auf genetisch fremde Zellen in vitro reagieren, und daß sie unter Einfluß einer Antigen-Antikörperreaktion in vivo zu Blasten umgewandelt werden.

BLOMGREN und SVEDMYR (1971) haben festgestellt, daß Lymphozyten im Knochenmark nach einer Ganzkörperbestrahlung am schnellsten wieder auf Phytohämagglutinin reagieren, während die Reaktion auf Phytohämagglutinin in Lymphknoten und in der Milz nach dieser Behandlung noch reduziert ist. Auch zeigt eine Thymektomie keinen Einfluß auf die Stimulation der Knochenmarklymphozyten, wohl aber auf die Stimulation von Lymphozyten in anderen lymphatischen Geweben. Möglicherweise können sowohl Thymuslymphozyten wie auch Knochenmarklymphozyten unter geeigneten Umständen transformiert werden.

3. Das Knochenmark

Der Standardmensch, 70 kg schwer, besitzt 1500 g rotes Knochenmark und 1500 g gelbes Knochenmark oder 21 g/kg rotes bzw. gelbes Mark (LISCO, 1948).

Im roten Knochenmark erfolgt die Erythropoese und die Granulopoese. DONOHUE et al. (1958) verglichen die beiden proliferierenden Systeme und stellten fest, daß $5,3 \times 10^9$ kernhaltige Vorläuferzellen der Erythrozyten/kg Körpergewicht und $2,6 \times 10^9$ Vorläuferzellen der Granulozyten/kg Mensch vorhanden sind.

Wie BOND et al. (1959) und ODARTCHENKO et al. (1963) feststellten, befinden sich ein Viertel bis zur Hälfte aller kernhaltigen Vorläuferzellen der Erythropoese unter Normalbedingungen im Ruhezustand.

Nimmt man an, daß die Hälfte der erythropoetischen Zellen sich nicht teilt, dann verhält sich die proliferierende Fraktion der Erythropoese zu der Granulopoese wie 2,68 zu 2,6 oder, grob gesprochen, wie 1:1. Die Turnover-Raten im Blut verhalten sich wie 12:6,8, d.h. der Quotient der Erythropoese zur Granulopoese beträgt 1,7 oder, aufgerundet, 2; d.h. für jeden Granulozyten werden ungefähr 2 rote Zellen hergestellt.

Dem Knochenmark steht nur ein begrenzter Raum zur Verfügung. Wird vom Knochenmark gefordert, mehr Zellen zu produzieren, so hat es dies auf dem begrenzten Raum zu tun. Jede Vergrößerung eines Kompartiments führt zu einer Vergrößerung des dafür benötigten Raumes. Zur Kompensation ist es möglich, die Generation des generativen Kompartiments und die Übergangszeit des reifenden, nicht proliferierenden Kompartiments zu verkürzen. Damit wird Raum frei für mehr Proliferation. Die Verkürzung der Generationszeit führt jedoch nur dann zu einer höheren Produktionsrate, wenn eine zusätzliche Mitose vor der Reifung eingeschoben werden kann. Steigert man die Zahl der Stammzellen im generativen Zyklus, so werden entsprechend mehr Granulozyten produziert. Noch mehr wird die Produktion von Granulozyten durch eine zusätzliche Mitose am Ende der Generationszeit gesteigert. Doch ist es wie im ersten so auch im zweiten Falle nötig, die Übergangszeiten entsprechend zu verkürzen, wenn nicht mehr Raum für das Knochenmark zur Verfügung steht.

Wie oben schon ausgeführt, inkorporieren Zellen während der DNS-Synthese Tritiummarkiertes Thymidin.

Da Teilungsschritte der granulopoetischen Zellen und somit eine DNS-Synthese nur bis zu Myelozyten möglich sind, kann durch eine Markierung der Myelozyten mit ^{3}H-Thymidin in vivo die Dauer der Reifungsphase bis zum Auftreten von Tritium-markierten Granulozyten im peripheren Blut gemessen werden. Diese Erscheinungszeit nach einer Myelozytenmarkierung wurde von FLIEDNER et al. (1964) bei Gesunden gemessen und beträgt zwischen 96 und 144 Std. In Fällen schwerer Infektionen kann sie bis auf 48 Std verkürzt sein.

Es ist der Platzmangel im Knochenmark, der bei manchen Krankheiten dazu führt, daß die Myelopoese auch außerhalb des Knochenmarks vor sich geht.

Nimmt man an, daß die Zahl der in den generativen Zyklus einbezogenen Stammzellen verdoppelt wird, daß außerdem eine zusätzliche Mitose bei den Myelozyten stattfindet, kommt es zu einer Erhöhung der Granulozytenproduktion um den Faktor 4.

Auch bei Verkürzung der Übergangs- und Reifungszeiten bringt dies bei konstanter Erythropoese eine Verdoppelung des Volumens der Granulopoese (CRONKITE u. VINCENT, 1969).

Ein Ersatz des gesamten gelben Marks durch die Granulopoese könnte zu einer 5,6fachen Vermehrung des granulopoetischen Marks führen. Es wären dann 6384×10^7 Zellen in der Granulopoese pro kg Körpergewicht unterzubringen (CRONKITE u. VINCENT, 1969). Unter der Annahme, daß die Hälfte der peripheren Granulozyten sich im marginalen Subkompartiment befinden, würde das zu einer Leukozytenzahl von 52500 Zellen/mm^2 im peripheren Blute führen. Eine weitere Erhöhung der Granulopoese muß entweder auf Kosten des roten Marks erfolgen oder durch eine extramedulläre Granulopoese bewerkstelligt werden (CRONKITE u. VINCENT, 1969).

3.1. Das proliferative Kompartiment der Granulopoese

Die Injektion von Tritium-markiertem Thymidin zeigte klar, daß lediglich die Myeloblasten, Promyelozyten und Myelozyten dem proliferativen Pool der Granulopoese angehören. Die Metamyelozyten, die stabkernigen und die segmentkernigen neutrophilen Granulozyten gehören dem Reifungspool an.

Im Nachfolgenden ist ein Modell von CRONKITE und VINCENT (1969) aufgetragen (Abb. 1, 2).

Das Modell stellt den proliferativen Pool der Granulopoese dar. Wenn man unterstellt, daß in der Granulopoese keine Zellen zugrunde gehen, dann läßt sich der proliferative Pool als ein System einer Serie von Zellteilungen darstellen, die von einer Stammzelle zu einer Serie von Zellen führt.

Die Zellreifung erfolgt fortlaufend mit der Proliferation und erlaubt die Unterteilung in morphologisch unterscheidbare Kompartimente. Das Modell (Abb. 1) zeigt die einzelnen Teilungsschritte und stellt sie als parallele Linien dar, die sich mit jedem Teilungsschritt verdoppeln. Jeder Arm führt von einer Mitose bis zur nächsten und repräsentiert einen generativen Zyklus, in dem die Zellen durch die G_1-Phase, die S-Phase und die G_2-Phase gelangen.

Die erste Mitose gehört zu zwei generativen Zyklen, die zweite Mitose zu vier, die dritte zu acht und die vierte zu sechzehn Zellen. Dem Modell liegt ein biologisches Gleichgewicht zugrunde, d.h. die Zellen bewegen sich alle mit einer konstanten Geschwindigkeit durch die Arme des hier aufgezeichneten Systems. Wäre das nicht der Fall, würden sich die Zellen in einem Stadium anhäufen.

Auch die Geschwindigkeit, mit der alle Zellen durch die Phasen des Zellzyklus bewegt werden, muß aus dem gleichen Grunde konstant sein. Ebenso muß die Anzahl der

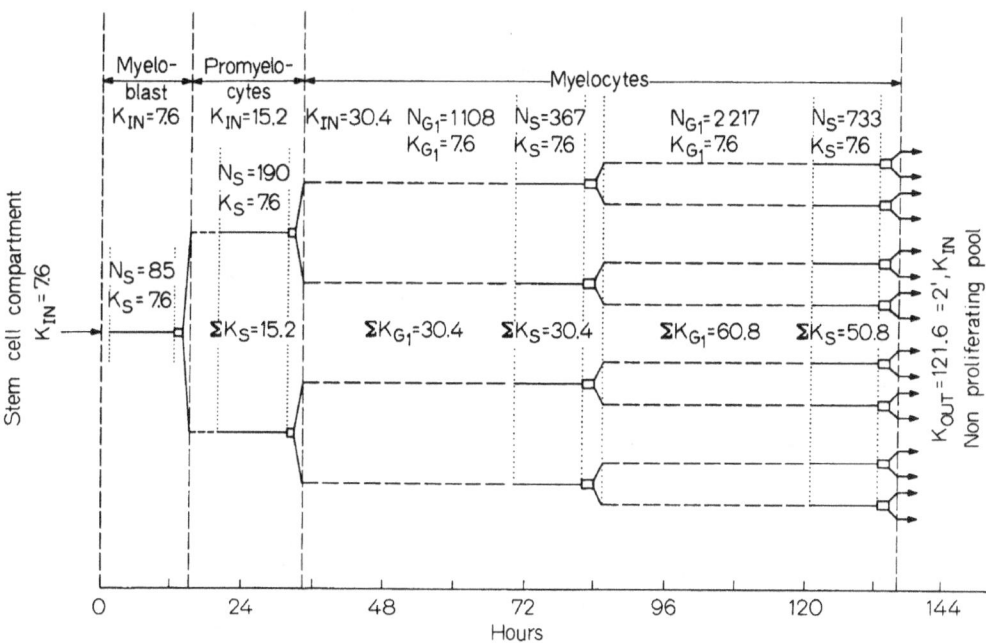

Abb. 1. Modell des Zellflusses durch den proliferierenden Pool der Granulopoese (CRONKITE u. VINCENT, 1969). Die im Modell aufgeführten Zellzahlen sind jeweils auf 100 Myeloblasten bezogen. Die Umsatzrate ist auf Zellen pro 100 Myeloblasten/Std. bezogen. Die Grenzen der Kompartimente sind als vertikale, gestrichelte Linien zu erkennen. Die Grenzen zwischen den Phasen des Zellzyklus G_1, S und (G_2+M) sind als vertikale, gepunktete Linien dargestellt. Die horizontalen Linien stellen die aufeinanderfolgenden generativen Zyklen, die unterteilt sind in G1 (----), S (————), G2 (====) und M (<), dar. Die Zeitdauer jedes Zyklus und der einzelnen Phasen ist auf der Zeit-Skala abzulesen. Die Zellen gelangen vom Stammzellenkompartiment mit einer Rate $(K_{IN}) = K_S$ (7,6 Zellen/100 Myeloblasten/Std) in das erste Kompartiment. Nach Verteilung gelangen zweimal soviel Promyelozyten in den nächsten generativen Zyklus, so daß die gesamte Flußrate $= 2 \times K_S$ oder 15,2 Zellen/100 Myeloblasten/Std ist. Nach der Teilung der Promyelozyten gelangen die Zellen in das Kompartiment der Myelozyten. Die Messungen verlangen hier zwei aufeinanderfolgende Mitosen in diesem Kompartiment, wobei die erste homomorphogen (zwei gleichartige Myelozyten ergebend) und die zweite heteromorphogen (zwei Metamyelozyten ergebend) ist. Hieraus resultiert ein $K_{aus} = 16 \times K_S$ oder 121,6 Zellen/100 Myeloblasten/Std. Eine Markierung der Myelozyten mit 3HTdR in der letzten S Phase (121—133 Stunden) führt nach G_2 und M zu dem Erscheinen von markierten Metamyelozyten mit einer Rate von 121,6 Zellen/100 Myeloblasten/Std. Dieser Wert liegt nahe an den gemessenen Werten von 147,1 Zellen/100 Myeloblasten pro Stunde. Die G_1-Phase in Myelozyten dauert relativ lang (36,3 Stunden) und sieht wie ein ruhendes, sich nicht teilendes Kompartiment aus. Zellen, die entweder als Promyelozyten oder im ersten Teilungsschritt der Myelozyten (7—82 Stunden) mit 3HTdR markiert werden, führen wiederum nach G_2 und M, zu dem Erscheinen von markierten G_1-Myelozyten mit einer Rate von 2,74%/Std. Dieser Wert liegt nahe bei der Erscheinungszeit der kleinen Myelozyten; kleine Myelozyten dürften daher in der Hauptsache Zellen in der G_1-Phase sein.

Zellen, die in einer bestimmten Zeiteinheit durch irgendeine Phase des Zellzyklus oder irgendein Stadium der Zellreifung durchwandern, konstant sein.

Desweiteren folgt daraus, daß die Rate, mit der Zellen in das System aus dem Stammzellpool eingeschleust werden, der Passage der Zellen durch das System entsprechen muß (CRONKITE u. VINCENT, 1969).

Die Daten von CRONKITE und VINCENT (1969) und von CRONKITE et al. (1965) zeigen, daß der proliferierende Zellpool in Subkompartimente aufgeteilt werden kann, wobei je eine Teilung den Myeloblasten und den Promyelozyten und zwei aufeinanderfolgende Teilungen den Myelozyten zugeordnet werden müssen.

Aus den Daten läßt sich errechnen, daß die S-Phase in dem proliferierenden Kompartiment 11—12 Std beträgt, 2,6% der Myelozyten pro Stunde produziert werden und daß ungefähr $4,2 \times 10^6$ Zellen/kg Körpergewicht/Stunde aus dem Stammzellenkompartiment in das proliferierende Kompartiment eintreten (CRONKITE u. VINCENT, 1969).

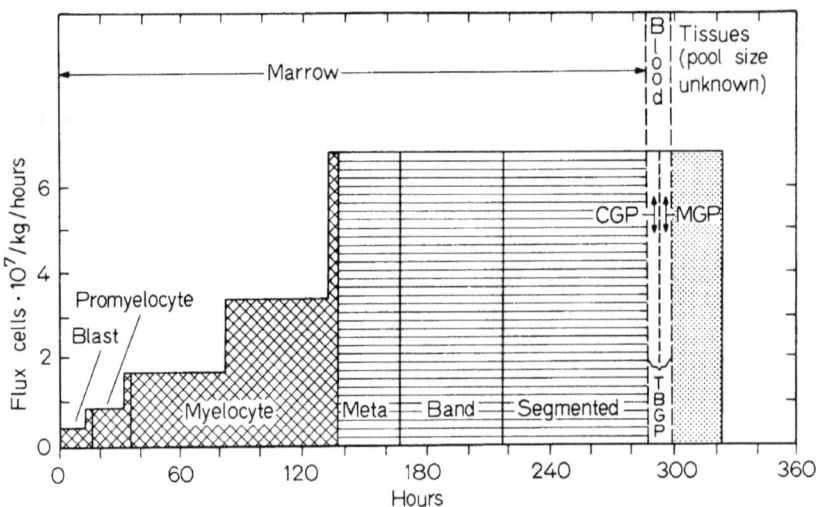

Abb. 2. Wanderung der Zellen durch die Granulopoese. Die Ordinate zeigt den Fluß durch jedes einzelne Kompartiment in Relation zur Granulozyten-Umsatzrate. Die Abszisse stellt die Verweildauer in jedem Kompartiment dar. Die Fläche in jedem Kompartiment, in dem keine Teilung stattfindet, gibt die Zahl der Zellen in diesem Kompartiment wieder. Bei den Kompartimenten mit Zellteilungen wurden die großen und die kleinen Myelozyten zusammengenommen. Die stufenweisen Steigerungen in den Zellzahlen in den Kompartimenten mit Zellteilung repräsentieren die einzelnen Teilungsschritte. Die Größe des Gesamtblut-Granulozytenpools wird im Zellfluß × 10^7/kg Körpergewicht/Std angegeben. Das Verhältnis zwischen dem zirkulierenden Granulozytenpool und dem randständigen Granulozytenpool setzt nicht notwendigerweise voraus, daß Zellen durch den randständigen Granulozytenpool zum Gewebe wandern. Die Existenz und die Größe des Granulozytenpools im Gewebe ist unbekannt.

3.1.1. Die Stammzelle

Im allgemeinen wird eine gemeinsame Stammzelle für die Erythropoese, Granulopoese und Thrombopoese angenommen, obwohl die Stammzellen in ihrer Entwicklung bald eine spezifische Differenzierung erfahren (STOHLMAN, 1967; BRUCE u. MCCULLOCH, 1964). Da die Stammzelle bis jetzt nicht mit Sicherheit identifiziert werden konnte, gibt es hierzu nur Annahmen. CUDKOWICZ et al. (1964) und FLIEDNER et al. (1964) glauben, daß den kleinen Lymphozyten ähnliche Zellen im Knochenmark die Stammzellen sind. Demgegenüber meinen TYLER und EVERETT (1966), daß die Stammzelle eine monozytoide Zelle sei. Möglicherweise kann man die Zelle nur in ihrer Funktion definieren. Sicherlich befindet sich der größte Teil der Stammzellen im biologischen Gleichgewicht in einem Ruhestadium (LAJTHA, 1965; BRUCE u. MEEKER, 1965; VALERIOTE et al., 1966).

3.1.2. Kleine und große Myelozyten

Die Mehrzahl der proliferierenden Zellen der Granulopoese im Knochenmark sind Myelozyten. Im Knochenmark kommen kleine und große Myelozyten vor. CRONKITE und VINCENT (1969) wiesen nach, daß es sich bei den kleinen Myelozyten um Zellen in der G_1-Phase handelt.

3.2. Die nicht proliferierenden Kompartimente der Granulopoese

Die Markierung der Zellen der Granulopoese mit Tritium-markiertem Thymidin erlaubt, den Fluß der Zellen durch die Subkompartimente der Metamyelozyten, der stabkernigen und der reifen Granulozyten im Knochenmark einfach zu deuten, da markierte

Zellen dieses Reifungsgrades nur von markierten Zellen aus proliferierenden Kompartimenten kommen können.

Wie schon früher erwähnt, beträgt der Fluß durch diese Kompartimente (Erscheinungszeit) beim Gesunden 96–144 Std. Bei Patienten mit schweren Infektionen kann die Erscheinungszeit bis auf 48 Std verkürzt werden (FLIEDNER et al., 1964).

4. Markierungs- und Analysentechnik

Zur Untersuchung der Zellkinetik und der Funktionen der weißen Blutkörperchen und der Granulopoese sind folgende Prüfungen nötig:

1. Messung der Produktion und des Umsatzes von Leukozyten und Lymphozyten,
2. Messung der Verweildauer der Zellen in verschiedenen Kompartimenten,
3. Fähigkeit dieser Blutelemente sich in verschiedenen Geweben des Körpers, z.B. bei Entzündungen, anzusammeln.

Erst die Entwicklung der im Nachfolgenden angesprochenen Isotopenmarkierungsmethoden und -Techniken ermöglichte, die im Teil I, II und III beschriebenen Ergebnisse zu erarbeiten. Aber auch in diesem Teil sind, neben den Verfahren für die Diagnostik, wichtige Ergebnisse geschildert.

4.1. Markierungen des leukozytären Systems

32-Phosphor war das erste radioaktive Hilfsmittel, um derartige Studien durchzuführen (OSGOOD, 1951). Das rasche Schwinden von ^{32}P aus dem Kreislauf nach einer einzigen intravenösen Injektion führte zu einer Pulsmarkierung der DNS und der Zellen, die in der DNS-Synthese begriffen waren. Der Wert dieser Technik in der Quantifizierung der zellulären Proliferation wurde in einer Zellkultur mit exponentiellem Wachstum bestätigt (SIMINOVITCH u. GRAHAM, 1956).

OTTESEN (1954) benutzte ^{32}PO$_4$ zur Messung der Leukozytenkinetik in 2 Normalpersonen.

Unter Berücksichtigung einer Wiederverwertung von ^{32}PO$_4$ konnten erste grundsätzliche Erkenntnisse über die Granulopoese, die Lebensdauer der Granulozyten und die Kinetik der Granulozyten gewonnen werden.

Eine Kombination der DNS-^{32}P-Technik mit Leukophorese und Endotoxinprovokation bestätigte das Vorhandensein einer Reserve an reifen Granulozyten im Knochenmark, die im Bedarfsfall sofort zur Verfügung steht (CRADDOCK et al., 1956; SCHNEEBERGER, 1964).

Die DNS-^{32}P-Technik ermöglichte es zudem nachzuweisen, daß reife Granulozyten aus der Knochenmarkreserve, chemotaktisch angelockt, in entzündete Exsudate wandern und aus dem Gewebe nicht mehr in den Blutkreislauf zurückkehren (CRADDOCK, 1957; CRADDOCK et al., 1964).

4.1.1. Die Messung der Granulopoese mit tritiummarkiertem Thymidin

Erst mit Tritium-markiertem Thymidin war es möglich, die mitotischen Aktivitäten des Knochenmarks zur Produktion der Granulozyten quantitativ zu erfassen.

Die Quantifizierung ermöglichte es, die normale Granulopoese von der krankhaften zu unterscheiden. Ebenso wie auf die Granulopoese, läßt sich diese Methode auf die Lymphopoese anwenden.

Da im gesunden Knochenmark die Granulopoese von der Stammzelle in einer Richtung zum reifen Granulozyten fortschreitet, lassen sich mit dieser Technik grundsätzliche Erkenntnisse gewinnen. Thymidin ist ein Zwischenprodukt des Stoffwechsels, das jedoch die Zellmembran ohne Schwierigkeiten durchdringt und intrazellulär zu Thymidin-Triphosphat, einem direkten Vorläufer der DNS, phosphoriliert wird. Alle bekannten proliferierenden Säugetierzellsysteme enthalten die Enzyme, die zur Phosphorilierung des Thymidins zum Triphosphat notwendig sind (CRONKITE, 1968; BIANCHI, 1961). Allein die Verfügbarkeit von Thymidin-Triphosphat begrenzt die Geschwindigkeit der DNS-Synthese in der Zelle. Dies wurde insbesondere in in vitro-Versuchen ausgenützt (BIANCHI, 1962; CRADDOCK u. NAKAI, 1962). Der intrazelluläre Pool an Thymidin ist sehr klein. Der gesamte Thymidin-Pool einer Maus kann mit einer Menge von nur 0,5 µMol Thymidin überschwemmt werden. Nach einer intravenösen Injektion von Tritium-markiertem Thymidin sind weniger als 5% Radioaktivität an DNS im Mäuseknochenmark gebunden (FEINENDEGEN et al., 1966). Thymidin, das nicht rasch in DNS inkorporiert wird, wird in der Leber rasch abgebaut und erscheint als freies Nukleosid sehr bald im Kreislauf und Harn (FEINENDEGEN, 1966; RUBINI et al., 1960; ROBINSON et al., 1965). Aus diesem Grund ist eine einzelne intravenöse Injektion von Tritium-markiertem Thymidin tatsächlich eine Blitzmarkierung der DNS von Zellen in der S-Phase. Sehr viel Aufmerksamkeit bei der Verwendung von Tritium-markiertem Thymidin zur Messung der Proliferationskinetik wurde der Wiederverwertung von Tritium-markiertem Thymidin gewidmet (FEINENDEGEN et al., 1966; HUGHES et al., 1964; GERBER u. REMY-DEFRAIGNE, 1963; CRADDOCK et al., 1964; CRADDOCK, 1965).

5-Iodo-2-Deoxyuridin, ein Thymidinanalog, wurde erstmals von GREULICH et al. (1961) eingesetzt. Diese Verbindung wird zwar in geringerem Ausmaß in die DNS eingebaut, jedoch aufgrund seiner molekularen Struktur praktisch nicht wieder verwertet (FEINENDEGEN et al., 1966). Diese Autoren zeigten, daß bis zu 50% von in Spurendosen appliziertem Thymidin zur DNS-Synthese verwandt wird. Andere Daten deuten darauf hin, daß ca. 50% von injiziertem ^{3}H-Thymidin nach der Erstinjektion beim Menschen eingebaut werden (RUBINI et al., 1960).

Der Vergleich der Einbaurate von ^{3}H-Thymidin und mit Jod-125-markiertem 5-Iodo-2-Deoxyuridin erlaubt, die Wiederverwertung zu messen. FEINENDEGEN et al. (1966) stellten fest, daß 35–40% der einmal in DNS nach Applikation von ^{3}H-Thymidin eingebauter Radioaktivität im Knochenmark erneut wiederverwertet wird, d.h. nochmals oder mehrere Male in die DNS eingebaut wird.

4.1.1.1. Die Suizidtechnik

Tritium-markiertes Thymidin mit hoher spezifischer Aktivität und in entsprechender Menge angeboten, wird von Stammzellen in vitro in einem solchen Ausmaß aufgenommen, daß die Zellen an der Beta-Strahlung des eingebauten Thymidins zugrunde gehen. Nur Zellen in der S-Phase, d.h. während der DNS-Synthese, nehmen derartige Mengen an Tritium in ihren Zellkern auf. Mit der Suizidtechnik läßt sich die proliferative Aktivität im Stammzellsystem abschätzen. Die Testung geschieht dadurch, daß derartige behandelte Mäuseknochenmarkstammzellen tödlich bestrahlten Mäusen intravenös injiziert werden. Stammzellen, die zur Zeit der ^{3}H-Thymidin-Exposition nicht in der S-Phase waren, vermögen in der Milz der Empfängertiere Zellkolonien zu bilden. Der Prozentsatz, der in der S-Phase befindlichen Stammzellen ist aufgrund dieser Technik erkennbar. Die

Ergebnisse der Untersuchungen führten zur Ansicht, daß sich der größte Teil der Knochenmarkstammzellen in einer Ruhephase befindet (LAJTHA, 1967).

4.1.1.2. Die Messung des Zellzyklus und seiner Phasen mit Hilfe von ^3H-Thymidin

Die Technik hierzu ist von (CRONKITE, 1968; CRONKITE et al., 1960; FLIEDNER et al., 1964) beschrieben. Sie beruht darauf, daß die DNS mit Tritium-markiertem Thymidin nur in der Synthesephase markiert werden kann. Nach einer Blitzmarkierung von Knochenmarkzellen in der S-Phase kann am Auftauchen markierter Mitosen, die autoradiographisch festgestellt werden, die S-Phase bestimmt werden. Fortlaufend angefertigte Autoradiogramme lassen das wellenförmige Auftauchen von markierten Mitosen erkennen. Aus der Länge der Welle lassen sich die Länge der S-Phase, die Dauer der Mitosephase und der G_1-Phase des Zellzyklus, ferner die Generationszeit abschätzen.

4.1.2. Die Messung des Granulozytenumsatzes im peripheren Blut

Untersuchungen mit verschiedenen Techniken, unter anderem mit $^{32}PO_4$, (OTTESEN, 1954) ergaben, daß Granulozyten nur eine relativ kurze Zeit im menschlichen Blut zirkulieren. Die besten Ergebnisse erbrachte die Granulozytenmarkierung mit Diisopropyl-Fluorophosphat und mit 51-Chromat.

4.1.2.1. Diisopropyl-Fluorophosphat-Markierung der Granulozyten

Eine Großzahl von Arbeiten befaßt sich mit der Leukozytenkinetik, die mit Hilfe der Diisopropyl-Fluorophosphat-Markierung vorgenommen wurde (ATHENS et al., 1959; BOGGS, 1960; ATHENS et al., 1961a; ATHENS et al., 1961b; BOGGS et al., 1964a; BOGGS et al., 1964b; CARTWRIGHT et al., 1965; ATHENS et al., 1965a; CARTWRIGHT et al., 1964; ATHENS et al., 1965b; BOGGS et al., 1964; BOGGS et al., 1966; BOGGS et al., 1965).

Diisopropyl-Fluorophosphat, ein Alkylphosphat, wird irreversibel inaktiviert durch eine Anzahl von Proteasen und Esterasen, wie Chymotrypsin, Trypsin, Thrombin, und einer Vielzahl von Cholinesterasen, indem eine stabile Verbindung aus Enzym und Diisopropylphosphat entsteht. Es wurde nachgewiesen, daß keine erkennbare Reutilisation der mit Diisopropyl-Fluorophosphat markierten Zellen nachweisbar ist, und daß auch keine Markierung aus gespeichertem Diisopropyl-Fluorophosphat nach einer intravenösen Injektion auftritt. Weiterhin wurde nachgewiesen, daß die Lebensfähigkeit und die Funktion der markierten Granulozyten nicht beeinträchtigt ist. Diisopropyl-Fluorophosphat ist deshalb ein nützliches Radio-Pharmakon zur Markierung von Leukozyten.

Diisopropyl-Fluorophosphat wurde in zwei verschiedenen Techniken gebraucht:

1. Markierung in vitro und Reinjektion der markierten Leukozyten,
2. Markierung in vivo durch Injektion von Diisopropyl-Fluorophosphat.

Bei der in vitro-Technik (CARTWRIGHT et al., 1965) werden 400 ml Blut mit Diisopropyl-Fluorophosphat markiert mit ^{32}P 1 Std lang inkubiert, sodann wird das Blut reinjiziert. Während der 1-stündigen Inkubation wird Diisopropyl-Fluorophosphat an die Zellen und Plasmaproteine gebunden, oder es entstehen Ester von Diisopropyl-Fluorophosphat, die rasch im Urin nach Injektion des markierten Bluts ausgeschieden werden.

Aus den in entsprechenden Intervallen abgenommenen Blutproben werden die Granulozyten von den roten Blutkörperchen und den Thrombozyten, die ebenfalls markiert sind, durch eine spezielle Gramicidinlysolezithin-Technik abgetrennt (ATHENS et al., 1959). Die spezifische Aktivität wird als ppm/mg Stickstoff ausgedrückt. Halblogarithmisch aufgetragen, erkennt man eine Exponentialfunktion und findet im Gesunden eine Halbwertszeit der Granulozyten im Blutstrom von 6–7 Std.

Aus den Daten läßt sich leicht der gesamte Blutgranulozytenpool errechnen. Mittels des Differenzialblutbildes läßt sich der Pool der Neutrophilen der stabförmigen und der polymorph-kernigen Zellen berechnen. Ebenso läßt sich hieraus die Poolgröße und die Granulozytenumsatzrate berechnen.

Die Richtigkeit dieser Berechnungen beruht auf folgenden Voraussetzungen:

1. muß ein steady state vorliegen,
2. müssen die Granulozyten vom Knochenmark in das Blut gelangen und sich rasch zwischen dem marginalen Granulozytenpool und dem zirkulierenden Granulozytenpool ausgleichen,
3. dürfen die Zellen durch die Markierung nicht beschädigt sein,
4. muß das Radionuklid für die Zeit der Untersuchung fest an die Zelle gebunden sein.

4.1.2.2. In vivo-Markierung der Knochenmark- und Blutgranulozyten mit Diisopropyl-Fluorophosphat

Durch die in vivo-Injektion von ^{32}P-markiertem Diisopropyl-Fluorophosphat werden die zirkulierenden Granulozyten, wie auch Granulozyten im Knochenmark, ferner-allerdings in geringerem Ausmaß-stabkernige Granulozyten, Metamyelozyten und Myelozyten radioaktiv markiert. Unreifere Formen aus der Granulopoese, ferner eosinophile und basophile Zellen, Lymphozyten und Monozyten werden praktisch nicht markiert. Myeloblasten werden weder beim Gesunden noch bei Leukämikern markiert. Reifere Formen sind in Fällen von Leukämie mit Diisopropyl-Fluorophosphat markierbar. Bestimmt man im Lauf der anschließenden 3 Wochen den Radioaktivitätsgehalt des Bluts, so erhält man eine aus 3 Regressionsgeraden zusammengesetzte Aktivitätsschwundrate (Cartwright et al., 1964). Die Halbwertszeit der am schnellsten abfallenden Regressionsgeraden beträgt 7 Std und entspricht der Halbwertszeit der Leukozyten im peripheren Blut.

Die beiden anderen Regressionsgeraden dürften einmal den relativ konstanten Nachschub reifer Granulozyten und später das Erscheinen weniger markierter Granulozyten aus dem zum Zeitpunkt der Injektion noch unreifen Granulozytenvorläuferzellen repräsentieren.

4.1.3. 51-Chrommarkierung von Leukozyten

51-Chrom besitzt den Vorteil, Gamma-Strahlen zu emittieren und damit — nach Markierung der Leukozyten — eine externe Messung über verschiedenen Körperteilen zur Suche von Leukozytenanhäufungen zu ermöglichen.

Verschiedene Techniken zur ausreichenden Trennung der weißen Blutzellen von den Erythrozyten und den Blutplättchen wurden beschrieben (McMillan et al., 1966; McMillan et al., 1968; Perillie u. Finch, 1964; McCall et al., 1955). Dabei werden 500 ml Zitratblut mit Dextran versetzt, um die Sedimentation der Erythrozyten zu beschleunigen. Die aus dem Überstand abgeschleuderten Granulozyten werden in 50 ml Dextrosephosphat, pH 7,4, das 300–400 µCi Natrium-51-Chromat enthält bei 37° für 30–60 min inkubiert. Der Überschuß an Chromat wird mit Askorbinsäure reduziert und durch Zentrifugation von den Zellen getrennt. Die Zellen werden sodann nach Resuspendierung in dem vom Patienten stammenden Plasmadextrangemisch wieder intravenös appliziert (Perillie u. Finch, 1964). Zur Analyse werden aus entnommenen Blutproben die Leukozyten mit der Gramicidin-Lysolezithin-Technik (Athens et al., 1959) von den übrigen Blutelementen abgetrennt. Bei der Markierung werden ungefähr 25% der gesamten Radioaktivität von den Leukozyten aufgenommen. Die restliche Aktivität verteilt sich auf Blutplasma, Erythrozyten und Thrombozyten. Die Granulozyten haben eine geringfügig stärkere Affinität zu Chrom als Lymphozyten. Leukozyten leukämischer Patienten können in der gleichen Weise markiert werden. Die Zellen werden in ihrer Vitalität durch die Chrommarkierung nicht beeinträchtigt. Das 51-Chrom wird während des Untersuchungszeitraums praktisch nicht aus den Leukozyten eluiert (PERILLIE u. FINCH, 1964).

Die Diisopropyl-Fluorophosphat-Technik und die Markierung von Leukozyten mit 51-Chrom bringt bezüglich der intravasalen Halbwertszeit der Leukozyten praktisch identische Ergebnisse.

Die 51-Chrommarkierung und externe Messung der Radioaktivität zeigte eine Sequestration der Granulozyten in der Milz. Durch Provokation mit Adrenalin können Granulozyten aus der Milz in die Peripherie ausgeschüttet werden.

4.1.4. Die Markierung menschlicher Blutphagozyten mit 99m-Tc-Schwefelkolloid

Jüngst wurde die Markierung von Phagozyten des menschlichen Blutes mit 99m-Tc-Schwefelkolloid beschrieben (ENGLISH u. ANDERSEN, 1975). Die Daten zeigen, daß die Markierung durch eine Phagozytose des radioaktiv markierten Kolloides stattfindet. Hierzu wurden Gesamtblut oder leukozytenreiche Präparationen 30 min in einem schüttelnden Wasserbad bei 37° C inkubiert. Das nicht an Zellen gebundene 99m-Tc-Schwefelkolloid wurde durch 3maliges Waschen mit nachfolgendem Abschleudern der Zellen bei 500 × g für 10 min und Verwerfen des Überstandes entfernt. Leukozytenreiche Zellpräparationen aus 50 ml peripherem Blut konnten durch eine Inkubation mit 20 mCi 99m-Tc-Schwefelkolloid mit 8 mCi 99m-Tc markiert werden.

Durch die Methode dürften lediglich die Granulozyten und die Monozyten, nicht aber die Lymphozyten markiert werden (ENGLISH et al., 1975).

4.2. Markierung und Szintigraphie des Knochenmarks

Die Möglichkeit, das Knochenmark szintigraphisch abzubilden, ist an zwei funktionelle Zellensysteme geknüpft:

1. an die im proliferierenden Knochenmark vorhandenen Makrophagen, die markierte Kolloide phagozytieren und
2. an die Eisenaufnahme der an der Erythropoese beteiligten Zellen. Bei einem Gesunden sind beide funktionell so verschiedenen Zellsysteme im proliferierenden Mark gleichartig verteilt. Deshalb ist bei der Szintigraphie von normalem Knochenmark ein übereinstimmendes Resultat der szintigraphischen Bilder sowohl nach Markierung des Knochenmarks mit radioaktiven Kolloiden wie auch nach Markierung mit einem Eisenisotop zu erhalten.

Bei der Szintigraphie des Knochenmarks mit ^{52}Fe stellt sich eine auffallende Abhängigkeit zwischen der Durchblutung des Knochenmarks und der Einlagerung von Radio-Eisen dar.

Wie weiter oben ausgeführt, kann sich rotes Knochenmark nur in stark durchbluteten Skelettgebieten entwickeln; umgekehrt bedingt das im Wachstum begriffene Knochenmark eine vermehrte Durchblutung des umgebenden Knochens.

4.2.1. Die Knochenmarkszintigraphie mit radioaktiv markierten Kolloiden

Für die klinische Szintigraphie kommen vorwiegend 99m-Tc-Schwefelkolloid (HARPER et al., 1966; ATKINS et al., 1964), ferner auch Jod-131-markierte Serumalbumin-Aggregate (TAPLIN et al., 1964), neben ^{198}Au-Kolloid (HÖFER u. EGERT, 1963; KNISELEY et al., 1966) in Frage. Bei der Funktionsprüfung des retikuloendothelialen Systems mit mikroaggregiertem Humanserum-Albumin empfehlen LOKEN et al. (1966) eine Belastung mit 4 mg/kg an inaktivem Material.

Wegen der weitaus geringeren Strahlenbelastung und der in den meisten Labors einfachen Präparation von 99m-Tc-Schwefelkolloid werden zur Zeit fast ausschließlich nur 99m-Tc-Schwefelkolloide zur Knochenmarkszintigraphie verwandt (GAMM et al., 1974; FISCHER et al., 1973; FISCHER et al., 1971).

Hinsichtlich des Verteilungsmusters des speichernden Knochenmarks lassen sich 4 Grundtypen beschreiben (GAMM et al., 1974):

Typ I: Normale Speicherung: Anreicherung des Kolloides im Becken, in der Wirbelsäule und im proximalen Drittel der Oberschenkelknochen.

Typ II: Ausdehnung des Knochenmarks in distale Femuranteile und Tibia (z.B. bei hämolytischen Anämien, Polyzythämien und Erythrämien).

Typ III: Verdrängung des Knochenmarks aus den zentralen Skelettanteilen in die Peripherie, d.h. verminderte oder fehlende Anreicherung des Radio-Kolloids im Becken und proximalen Femur, jedoch gute Anreicherung im distalen Femur und in der Tibia (z.B. bei der Myelofibrose oder bei fortgeschrittenen Stadien der chronischen myeloischen Leukämie; GAMM et al., 1972).

Typ IV: Fehlende Anreicherung in den untersuchten Bereichen, z.B. bei Knochenmarkaplasie, Endstadien der Myelofibrose.

Von unmittelbarer klinischer Bedeutung ist die Knochenmarkszintigraphie:

1. bei myeloproliferativen Störungen, wie bei chronischer Leukämie, Polyzythämie, Myelofibrose, essentieller hämorrhagischer Thromozythämie, akuter Leukämie;
2. bei lymphoproliferativen Störungen, wie bei der chronischen lymphatischen Leukämie, beim Lymphosarkom, bei der Lymphogranulomatose, beim multiplen Myelom, der Anämie, bei Metastasen und bei Strahlenschäden (KNISELEY, 1972).

Besonders hinzuweisen ist auf die Stadieneinteilung des Morbus Hodgkin, wo die Knochenmarkszintigraphie häufig Speicherdefekte aufdeckt.

Nach Injektion von 99m-Tc-Schwefelkolloid werden 80-90% der Radioaktivität in der Leber gespeichert, 4-5% in der Milz, der Rest im Knochenmark. Bei fortgeschrittenen Stadien der hepatischen Zirrhose findet sich eine Verschiebung der Leber-, Milz-, Knochenmark-Aktivitätsverteilung zugunsten der Milz und des Knochenmarks.

4.2.2. Die Markierung des erythropoetischen Systems

Mit dem kurzlebigen Positronenstrahler (^{52}Fe) läßt sich das erythropoetische Knochenmark szintigraphisch darstellen. Es wird als Zitratkomplex intravenös injiziert und rasch von den hämoglobinsynthetisierenden Zellen gespeichert. Radio-Eisen verbleibt nur 1-2 Tage im Knochenmark, um anschließend im Hämoglobin der frisch gebildeten Erythrozyten wie im Blut zu erscheinen.

Außer der Abbildung des blutbildenden Knochenmarks, ermöglicht die Szintigraphie mit Radio-Eisen auch den Nachweis einer eventuellen extramedulären Erythropoese.

Van Dyck et al. (1967) unterscheiden 5 Typen der medulären Radioeisenverteilung, die im Folgenden aufgeführt werden:

Typ I: Speicherung von ^{52}Fe in der Wirbelsäule, im Becken, in den Rippen, in den Schlüsselbeinen und in den proximalen Dritteln von Humerus und Femur (Patienten mit gesundem Knochenmark).

Typ II: Bei erheblich gesteigerter Knochenmarktätigkeit, wird Radioeisen im gesamten Femur und in der proximalen Hälfte des Humerus nachweisbar (primäre Polyzythämie, chronische Blutverluste, multiple Myelome, hypoplastische Anämie).

Typ III: Ausdehnung des roten Knochenmarks in die Gegend der Knie- und Ellenbogengelenke (bei mehrjähriger schwerer hämolytischer Anämie, ausgeprägter Polyzythämie sowie bei kongenitalen Vitien).

Typ IV: Verminderte oder aufgehobene Radioeiseneinlagerung in der Wirbelsäule und im Becken, vermehrte Eiseneinlagerung in den Extremitäten, mehr oder weniger intensiv in der Milz (bei myelofibrotischen Stadien der Polyzythämie, beim multiplen Myelom und bei der hämolytischen Anämie).

Typ V: Fehlende Eiseneinlagerung im Knochenmark, Eiseneinlagerung in der Milz (bei Myelofibrose). Unter Umständen findet sich bei diesem Krankheitsbild auch noch eine Eiseneinlagerung in der Leber.

Es sei darauf hingewiesen, daß bei erhöhtem Knochenumbau, z.B. beim Morbus Paget, Radio-Eisen in den entsprechenden Regionen vermehrt eingebaut wird.

Bei einer Thalassämie fanden Robinson et al. (1968) szintigraphisch eine extramedulläre Blutbildung in einem intrathorakal gelegenen Tumor.

Lilien und Bennett (1972) und Lilien et al. (1973) zeigten, daß anstelle des Radioeisens radioaktives Indium eingesetzt werden kann. Indium wird an Transferrin gebunden und zum Teil wie Eisen in die erythrozytären Vorstufen des Knochenmarks eingebaut. Als Radioisotop steht das 111-Indium in Form des Indiumchlorids zur Verfügung. 48 Stunden nach Injektion von 2,5–3 mCi M Indiumchlorid wird die Szintigraphie durchgeführt.

Literatur

Addis, T.: The number of formed elements in the urinary sediment of normal individuals. J. clin. Invest. **2**, 409–415 (1926).

Alexanian, R., Donohue, D.M.: Neutrophilic granulocyte kinetics in normal man. J. appl. Physiol. **20**, 803–808 (1965).

Ambrus, C.M., Ambrus, J.L.: Regulation of the leukocyte level. Ann. N.Y. Acad. Sci. **77**, 445–486 (1959).

Andreasen, E., Christensen, S.: The rate of mitotic activity in the lymphoid organs of the rat. Anat. Rec. **103**, 401–412 (1949).

Andreasen, E., Ottesen, J.: Studies on the lymphocyte production: investigations on the nucleic acid turnover in the lymphoid organs. Acta physiol. scand. **10**, 258–270 (1945).

Archer, R.K.: The Eosinophil Leucocytes. Chap. 16, p. 173. Oxford: Blackwell 1963.

Athens, J.W., Haab, O.P., Raab, S.O., Boggs, D.R., Ashenbrucker, H., Cartwright, G.E., Wintrobe, M.M.: Leukokinetic studies XI. Blood granulocyte kinetics in polycythemia vera, infection and myelofibrosis. J. clin. Invest. **44**, 778–788 (1965a+b).

Athens, J.W., Haab, O.P., Raab, S.O., Mauer, A.M., Ashenbrucker, H., Cartwright, G.E., Wintrobe, M.M.: Leukokinetic studies. IV. The total blood, circulating and marginal granulocyte pools

and the granulocyte turnover rate in normal subjects. J. clin. Invest. **40**, 989–995 (1961b).
Athens, J.W., Mauer, A.M., Ashenbrucker, H., Cartwright, G.E., Wintrobe, M.M.: Leukokinetic studies. I. A method for labeling leukocytes with diisopropylfluorophosphate (DFP32). Blood **14**, 303–333 (1959).
Athens, J.W., Raab, S.O., Haab, O.P., Boggs, D.R., Ashenbrucker, H., Cartwright, G.E., Wintrobe, M.M.: Leukokinetic studies. X. Blood granulocyte kinetics in chronic myelocytic leukemia. J. clin. Invest. **44**, 765–777 (1965).
Athens, J.W., Raab, S.O., Haab, O.P., Mauer, A.M., Ashenbrucker, H., Cartwright, G.E., Wintrobe, M.M.: Leukokinetic studies. III. The distribution of granulocytes in the blood of normal subjects. J. clin. Invest. **40**, 159–164 (1961a).
Athens, J.W., Raab, S.O., Haab, O.P., Mauer, A.M., Ashenbrucker, H., Cartwright, G.E., Wintrobe, M.M.: Leukokinetic studies. III. The distribution of granulocytes in the blood of normal subjects. J. clin. Invest. **40**, 159–164 (1961).
Atkins, H.L., Richards, P., Schiffer, L.: Scanning of Liver, Spleen and Bone Marrow with Colloidal 99 m Technetium. U.S.A.E.C. Report BNL-9210. Brookhaven National Laboratory (1964).
Baggiolini, M., Hirsch, J.G., De Duve, C.: Resolution of granules from rabbit heterophil leukocytes into distinct populations by zonal sedimentation. J. Cell Biol. **40**, 529–541 (1969).
Baggiolini, M., Hirsch, J.G., De Duve, C.: Further biochemical and morphological studies of granule fractions from rabbit heterophil leukocytes. J. Cell Biol. **45**, 586–597 (1970).
Bainton, B.F., Farquhar, M.G.: Origin of granules in polymorphonuclear leukocytes: Two types derived from opposite faces of the Golgi complex in developing granulocytes. J. Cell Biol. **28**, 277–301 (1966).
Bainton, B.F., Farquhar, M.G.: Differences in enzyme content of azurophil and specific granules of polymorphonuclear leukocytes I. Histochemical staining of bone marrow smears. J. Cell Biol. **39**, 286–298 (1968a).
Bainton, B.F., Farquhar, M.G.: Differences in enzyme content of azurophil and specific granules of polymorphonuklear leukocytes. II. Cytochemistry and electron microscopy of bone marrow cells. J. Cell Biol. **39**, 299–317 (1968b).
Bainton, D.F., Ullyot, J.L., Farquhar, M.G.: The development of neutrophilic polymorphonuclear leukocytes in human bone marrow. Origin and content of azurophil and specific granules. J. exp. Med. **134**, 907–934 (1971).
Bianchi, P.A.: Thymidine kinases in human tumors. Biochem. J. **81**, 21–22 (1961).
Bianchi, P.A.: Thymidine phosphorylation and desoxyribonucleic acid synthesis in human leukemic cells. Biochem. Biophys. Acta **55**, 547–549 (1962).
Bierring, F., Grunnet, I.: Quantitative bone marrow studies in the rat following a combination of subtotal splenectomy, total thymectomy and extensive removal of the lymph nodes. Acta anat. (Basel) **59**, 182–187 (1964).
Blomgren, H., Svedmyr, E.: Evidence for thymic dependence of PHA-reactive cells in spleen and lymph nodes and independence in bone marrow. J. Immunol. **106**, 835–841 (1971).
Boggs, D.R., Athens, J.W., Cartwright, G.E., Wintrobe, M.M.: The effect of adrenal glucocorticosteriods upon the cellular composition of inflammatory exudates. Amer. J. Path. **44**, 763–773 (1964a).
Boggs, D.R., Athens, J.W., Cartwright, G.E., Wintrobe, M.M.: The different effects of vinblastine sulfate and nitrogen mustard upon neutrophil kinetics in the dog. Proc. Soc. exp. Biol. (N.Y.) **121**, 1085–1090 (1966).
Boggs, D.R., Athens, J.W., Cartwright, G.E., Wintrobe, M.M.: The kinetics of neutrophils in exudates of patients with chronic myelocytic leukemia. Clin. Res. **13**, 124 (1965).
Boggs, D.R., Athens, J.W., Haab, O.P., Raab, S.O., Cartwright, G.E., Wintrobe, M.M.: Induced inflammatory exudates in normal man. A method designed to study the qualitative and quantitative cellular response to a pyogenic stimulus. Amer. J. Path. **44**, 61–71 (1964b).
Boggs, D.R., Athens, J.W., Haab, O.P., Raab, S.O., Cartwright, G.E., Wintrobe, M.M.: Leukokinetic studies. VIII. A search for an extramedullary tissue pool of neutrophilic granulocytes. Proc. Soc. exp. Biol. (N.Y.) **115**, 792–796 (1964c).
Bond, V.P., Feinendegen, L.E., Heinze, E., Cottier, H.: Distribution of transfused tritiated cytidine-labeled leukocytes and red cells in the bone marrow of normal and irradiated rats. Ann. N.Y. Acad. Sci. **113**, 1009–1019 (1964).
Bond, V.P., Fliedner, T.M., Cronkite, E.P., Rubini, J.R., Robertson, J.S.: Cell turnover in blood and blood forming tissues studied with tritiated thymidine. The Kinetics of Cellular Proliferation. (Ed. F. Stohlmann, Jr.), p. 188–200. New York-London: Grune & Stratton 1959.
Boseila, A.-W.A.: Hormonal influence on blood and tissue basophilic granulocytes. Ann. N.Y. Acad. Sci. **103**, 394 (1963).
Boyum, A., Boecker, W., Carsten, A.L., Cronkite, E.P.: Proliferation of human bone marrow cells in diffusion chambers implanted into normal or irradiated mice. Blood **40**, 163–173 (1972).
Bradley, T.R., Metcalf, D.: The growth of mouse bone marrow cells in vitro. Aust. J. exp. Biol. med. Sci. **44**, 287 (1966).
Brahim, F., Osmond, D.G.: Migration of bone marrow lymphocytes demonstrated by selective bone marrow labeling with thymidine-H^3. Anat. Rec. **168**, 139–160 (1970).

BRUBAKER, L.H., SPIVAK, J.L., PERRY, S.: Nonequivalence of 3H and 32P labeled diisopropylfluorophosphate for the study of granulocyte kinetics. J. Lab. clin. Med. **72**, 747–758 (1968).

BRUCE, W.R., MCCULLOCH, E.A.: The effect of erythropoietic stimulation on the hemopoietic colony-forming cell in mice. Blood **23**, 216–232 (1964).

BRUCE, W.R., MEEKER, B.E.: Comparison of the sensitivity of normal hematopoietic and transplanted lymphoma colony forming cells to tritiated thymidine. J. nat. Cancer Inst. **34**, 849–856 (1965).

BRUMBY, M., METCALF, D.: Migration of cells to the thymus demonstrated by parabiosis. Proc. Soc. exp. Biol. (N.Y.) **124**, 99–103 (1967).

CAFFREY, R.W., EVERETT, N.B., RIEKE, W.O.: Radioautographic studies of reticular and blast cells in the hemopoietic tissues of the rat. Anat. Rec. **155**, 41–58 (1966).

CANNON, D.C., WISSLER, R.W.: "Spleen cell migration in the immune response of the rat". Arch. Path. **84**, 109–117 (1967).

CARTWRIGHT, G.E., ATHENS, J.W., WINTROBE, M.M.: The kinetics of granulopoiesis in normal man. Blood **24**, 780–803 (1964).

CHAN, S.H.: Studies on colony-stimulating factor: Role of the kidney in clearing serum CSF. Proc. Soc. exp. Biol. (N.Y.) **134**, 733–737 (1970).

CHAN, S.H., METCALF, D., STANLEY, E.R.: Stimulation and inhibition by normal human serum of colony formation *in vitro* by bone marrow cells. Brit. J. Haemat. **20**, 329–341 (1971).

CHAN, C., SAINTE-MARIE, G.: Distribution and morphology of the subcapsular and reticular cells of the ten-week-old rat thymus. J. Anat. **102**, 477–491 (1968).

CHANANA, A.D., CRONKITE, E.P., JOEL, D.D., SCHIFFER, L.M., SCHNAPPAUF, H.: The role of immunologically committed lymphocytes in rejecting skin allografts. Transplantation **7**, 459–467 (1969).

CHERVENICK, P.A.: Spleen colonies produced by cells obtained from colonies grown *in vitro*. Proc. Soc. exp. Biol. (N.Y.) **138**, 967–970 (1971).

CHERVENICK, P.A.: Increase in circulating stem cells in patients with myelofibrosis. Blood **41**, 67–72 (1973).

CHERVENICK, P.A., BOGGS, D.R.: Bone marrow colonies: Stimulation in vitro by supernatant from incubated human blood. Science **169**, 691–692 (1970).

CHERVENICK, P.A., LOBUGLIO, A.F.: Human blood monocytes: Stimulators of granulocyte and mononuclear colony formation *in vitro*. Science **178**, 164–166 (1972).

CHRETIEN, P.B., BEHAR, R.J., KOHN, Z., MOLDOVANU, G., MILLER, D.G., LAWRENCE, W., Jr.: The canine lymphoid system: a study of the effect of surgical excision. Anat. Rec. **159**, 5–16 (1967).

CLAMAN, H.N., CHAPERON, E.A.: Immunologic complementation between thymus and marrow cells – a model for the two-cell theory of immunocompetence. Transplant. Rev. **1**, 92–133 (1969).

CLANCY, J., Jr., RIEKE, W.O.: In Proceedings of the Third Annual Leucocyte Culture Conference (Ed. W.O. RIEKE), p. 465–474. New York: Appleton-Century-Crofts 1969.

CLINE, M.J.: Leukocyte function in inflammation: The ingestion, killing and digestion of micro-organisms. Ser. Haematol. **3** (1970).

COHN, Z.A., HIRSCH, J.G.: The isolation and proportion of the specific cytoplasmic granules of rabbit polymorphonuclear leukocytes. J. exp. Med. **112**, 983–1004 (1960).

COOPER, M.D., PETERSON, R.D., SOUTH, M.A., GOOD, R.A.: The function of the thymus system and the bursa system in the chicken. J. exp. Med. **123**, 75–85 (1966).

CRADDOCK, C.G.: Bone marrow lymphocytes of the rat as studied by autoradiography. Acta Haemat. **33**, 19–27 (1965).

CRADDOCK, C.G., PERRY, S., LAWRENCE, J.S.: The dynamics of leukopoiesis and leukocytosis as studied by leukopheresis and isotopic techniques. J. clin. Invest. **35**, 285–296 (1956).

CRADDOCK, C.G., NAKAI, G.S.: Leukemic cell proliferation as determined by in vitro deoxyribonucleic acid synthesis. J. clin. Invest. **41**, 360–369 (1962).

CRADDOCK, C.G., NAKAI, G.S., FUKUTA, H., VANSLAGER, L.M.: Proliferative activity of the lymphatic tissues of rats. J. exp. Med. **120**, 389–412 (1964).

CRONKITE, E.P.: Enigmas underlying the study of hemopoietic cell proliferation. Fed. Proc. **23**, 649–661 (1964).

CRONKITE, E.P.: Kinetics of leukemic cell proliferation, in Perspectives in Leukemia, p. 158. New York: Grune & Stratton 1968.

CRONKITE, E.P.: Myelopoesis – Normal biochemistry and physiology. In: Physiological Pharmacology (Eds. W.S. ROOT, N.I. BERLIN), Vol. 5. New York: Academic Press 1974.

CRONKITE, E.P., BOND, V.P., FLIEDNER, T.M., KILLMANN, S.A.: The use of tritiated thymidine in the study of haemopoietic cell proliferation. Ciba Foundation Symp. on Haemopoiesis (Eds. G.E.W. WOLSTENHOLME, M. O'CONNOR), p. 70–92. London: Churchill 1960.

CRONKITE, E.P., FLIEDNER, T.M.: Granulocytopoiesis. New Engl. J. Med. **270**, 1347–1352 (1963).

CRONKITE, E.P., FLIEDNER, T.M., BOND, V.P., RUBINI, J.R.: Dynamics of hemopoietic proliferation in man and mice studied by H3 Thymidine incorporation into DNA. Ann. N.Y. Acad. Sci. **77**, 803–820 (1959).

CRONKITE, E.P., FLIEDNER, T.M., RUBINI, J.R., BOND, V.P., HUGHES, W.L.: Dynamics of proliferating cell systems of man studied with tritiated thymidine. J. clin. Invest. **37**, 887 (1958).

CRONKITE, E.P., FLIEDNER, T.M., STRYCKMANS, P., CHANANA, A.D., CUTTER, J., RAMOS, J.: Flow patterns and rates of human erythropoiesis and granulocytopoiesis. Ser. Haematol. **5**, 51–64 (1965).

CRONKITE, E.P., JANSEN, C.R., MATHER, G.C., NIELSEN, N.O., USENIK, E.A., ADAMIK, E.R., SIPE, C.R.: Studies on lymphocytes: I. Lymphopenia produced by prolonged extracorporal irradiation of circulatory blood. Blood **20**, 203–213 (1962).

CRONKITE, E.P., VINCENT, P.C.: Granulocytopoieses. Ser. Haematol. **2**, 3–43 (1969).

CUDKOWICZ, M., BENNET, G., SHEARER, M.: Pluripotent stem cell function of the mouse marrow lymphocyte. Science **144**, 866–868 (1964).

CURRY, J.L., TRENTIN, J.J., WOLF, N.: Hemopoietic spleen colony studies. II. Erythropoiesis. J. exp. Med. **125**, 703–720 (1967).

DALE, D.C., ALLING, D.W., WOLFF, S.M.: Cyclic hematopoieses: the mechanism of cyclic neutropenia in grey collie dogs. J. clin. Invest. **51**, 2197–2204 (1972a).

DALE, D.C., BROWN, C.H., CARBONE, P., WOLFF, S.M.: Cyclic urinary leukopoietic activity in grey collie dogs. Science **173**, 152–153 (1971).

DALE, D.C., WARD, S.B., KIMBALL, H.R., WOLFF, S.M.: Studies on neutrophil production and turnover in grey collie dogs with cyclic neutropenia. J. clin. Invest. **51**, 2190–2196 (1972b).

DAVIES, A.J.S.: The thymus and the cellular bais of immunity. Transplant. Rev. **1**, 43–91 (1969).

DE BRUYN, P.P.H., MICHELSON, S., THOMAS, T.B.: The migration of blood cells of the bone marrow through the sinussoidal wall. J. Morph. **133**, 417–438 (1971).

DELMONTE, L., MUNFORD, D.M.: *In vitro* commitment by hemopoietins of murine marrow exocolony forming units; preliminary report. Proc. Soc. exp. Biol. (N.Y.) **140**, 1389–1392 (1972).

DOENHOFF, M.J., DAVIES, A.J.S., LEUCHARS, E., WALLIS, V.: The thymus and circulatory lymphocytes of mice. Proc. roy. Soc. B. **176**, 69–85 (1970).

DONALDSON, V.H.: Blood coagulation and related plasma enzymes in flammation. Ser. Haemat. **III**, 39–95 (1970).

DONOHUE, D.M., REIFF, R.H., HANSON, M.L., BETSON, Y., FINCH, C.A.: Quantitative measurement of the erythrocytic and granulocytic cells of the marrow blood. J. clin. Invest. **37**, 1571–1576 (1958).

DONOHUGH, D.L.: Eosinophils and Eosinophile. Calif. Med. **104**, 421 (1966).

DUKOR, P., DIETRICH, F.M.: Impairment of phytohaemagglutinininduced blastic transformation in lymphnodes from thymectomized mice. Int. Arch. Allergy **32**, 521–544 (1967).

DUKOR, P., MILLER, J.F.A.P., SACQUET, E.: The immunological responsiveness of germ-free mice thymectomized at birth. II. Lymphoid tissue and histopathology. Clin. exp. Immunol. **3**, 191–212 (1968).

ENGLISH, D.K., ANDERSEN, B.R.: 99m-Tc-S colloid labeling of human phagocytes. J. nucl. Med. **16**, 5–9 (1975).

ENGLISH, D.K., ANDERSEN, B.R., AKALIN, H.E.: 99m-Technetium-S colloid-leukocytes for inflammatory processes. J. nucl. Med. **16**, 527–533 (1975).

ERNSTRÖM, U., HEDBACK, A.-L.: Mitotic studies in thyroxin-stimulated thymo-lymphatic tissue; an investigation in guinea-pigs with the colchicine technique. Acta path. microbiol. scand. **65**, 215–220 (1965).

ERNSTRÖM, U., SANDBERG, G.: Migration of splenic lymphocytes. Acta path. microbiol. scand. **72**, 379–384 (1968).

EVERETT, N.B., CAFFREY, R.W.: In 'The Lymphocyte in Immunology and Haemopoieses' (Ed. J.M. YOFFEY), p. 108–119. London: Edward Arnold 1967.

EVERETT, N.B., CAFFREY, R.W., RIEKE, W.O.: Recirculation of lymphocytes. Ann. N.Y. Acad. Sci. **113**, 887–897 (1964).

EVERETT, N.B., RIEKE, W.O., REINHARDT, W.O., YOFFEY, J.M.: CIBA Foundation Symposium on Haemopoiesis (Eds. G.E.W. WOLSTENHOLME, M. O'CONNOR), p. 46–66. Boston: Little Brown 1960.

EVERETT, N.B., TYLER, R.W.: Lymphopoiesis in the thymus and other tissues: functional implications. Int. Rev. Cytol. **22**, 205–237 (1967).

EVERETT, N.B., TYLER, R.W.: In Germinal Centers in Immune Responses (Eds. H. COTTIER, N. ODARTCHENKO, R. SCHINDLER, C.C. CONGDON), p. 145–151. New York: Springer 1967.

EVERETT, N.B., TYLER, R.W.: Radioautographic studies of the stem cell in the thymus of the irradiated rat. Cell Tissue Kinet. **2**, 347–362 (1969).

FEINENDEGEN, L.E., BOND, V.P., HUGHES, W.L.: Physiological thymidine reutilisation in rat bone marrow. Proc. Soc. exp. Biol. (N.Y.) **122**, 448–455 (1966).

FISCHER, J., BROD, K.H., GAMM, H., WOLF, R.: Erste Erfahrungen mit der Knochenmarkszintigraphie in der Klinik. Verh. dtsch. Ges. inn. Med. **77**, 409 (1971).

FISCHER, J., GAMM, H., BROD, K.H., WOLF, R., DENNHARDT, H., ROUX, A.: Knochenmarkszintigraphie mit 99m Tc-markiertem Rhenium-Schwefelkolloid. In: Nuklearmedizin. Radionuklide in der Hämatologie. Gegenwärtiger Stand der Therapie mit Radionukliden (Ed. H.W. PABST), S. 25–28. Stuttgart: Schattauer 1973.

FLIEDNER, T.M.: In Germinal Centers in Immune Responses (Eds. H. COTTIER, N. ODARTCHENKO, R. SCHINDLER, C.C. CONGDON), p. 348. New York: Springer 1967.

FLIEDNER, T.M., CRONKITE, E.P., KILLMANN, S.A., BOND, V.P.: Granulocytopoiesis. II. Emergence and pattern of labeling of neutrophilic granulocytes in humans. Blood **24**, 683–700 (1964).

FLIEDNER, T.M., CRONKITE, E.P., ROBERTSON, J.S.: Granulocytopoiesis. Senescence and random loss of neutrophilic granulocytes. Blood **24**, 402–414 (1964).

FLIEDNER, T.M., KESSE, M., CRONKITE, E.P., ROBERTson, J.S.: Cell proliferation in germinal centers of the rat spleen. Ann. N.Y. Acad. Sci. **113**, 578–594 (1964).

FLIEDNER, T.M., THOMAS, E.D., MEYER, L.M., CRONKITE, E.P.: The fate of transfused tritium thymidine labeled marrow cells in irradiated recipients. Ann. N.Y. Acad. Sci. **114**, 510–528 (1964).

FORD, W.L.: The mechanism of lymphopenia produced by chronic irradiation of the rat spleen. Brit. J. exp. Path. **49**, 502–510 (1968).

FORD, W.L., GOWANS, J.L.: The role of lymphocytes in antibody formation II. The influence of lymphocyte migration on the initiation of antibody formation in the isolated, perfused spleen. Proc. roy. Soc. B **168**, 224–262 (1967).

FORD, W.L., GOWANS, J.L.: The traffic of lymphocytes. Sem. Haemat. **6**, 67–83 (1969).

FOSSATI, G.C., FUMAROLA, D., CERRA, E., CAVALIERI, D.: Ricerche sui meccanismi della riposta leucocitaria indotta da una sostanza isolata dal Penicillium gilmanii: il leucogenenol. Riv. Emoter. Immunoemat. **16**, 91–100 (1969).

GALBRAITH, P.R., VALBERG, L.S., BROWN, M.: Patterns of granulocyte kinetics in health, infection and in carcinoma. Blood **25**, 683–692 (1965).

GAMM, H., KRÖGER, J., PREISS, J., ROUX, A., HABIGHORST, L., FISCHER, J., STELZIG, H., WOLF, R.: Szintigraphie und röntgenologische Befunde bei Myelofibrose. 10. Jahrestagung Ges. Nuclearmedizin. Freiburg, Sept. 1972. Berlin: Med. Informationsdienste 1972.

GAMM, H., PREISS, J., FISCHER, J., WOLF, R.: Die Knochenmarkszintigraphie bei M. HODGKIN. Verh. dtsch. Ges. inn. Med., Wiesbaden 1973, **79**, 498–500. München: J.F. Bergmann 1973.

GERBER, G.B., REMY-DEFRAIGNE, J.Z.: Synthesis of DNA in the isolated perfused rat liver. I. Synthesis of H3 thymidine in normal liver and after partial hepatectomy. Naturforsch. **18b**, 216 (1963).

GOLDE, D.W., CLINE, M.J.: Identification of the colony-stimulating cell in human peripheral blood. J. clin. Invest. **51**, 2981–2983 (1972).

GOLDSCHNEIDER, I., MCGREGOR, D.D.: Migration of lymphocytes and thymocytes in the rat II. Circulation of lymphocytes and thymocytes from blood to lymph. Lab. Invest. **18**, 397–406 (1968).

GOLUB, E.S., SPITZNAGEL, J.K.: The role of lysosomes in hypersensitivity reactions; tissue damage by polymorphonuclear neutrophil lysosomes. J. Immunol. **95**, 1060–1066 (1966).

GORDON, A.S., NERI, R.O., SIEGD, C.D., DARNFEST, B.S., HANDLER, E.S., LOE BUE, J., EISLER, M.: Evidence for a leukocytosis inducing factor. Acta haemat. (Basel) **23**, 323–341 (1960).

GOWANS, J.L., KNIGHT, E.J.: The route of recirculation of lymphocytes in the rat. Proc. roy. Soc. B **159**, 257–282 (1964).

GOWANS, J.L., MCGREGOR, D.D.: The Immunological activities of lymphocytes. Progr. Allergy **9**, 1–78 (1965).

GREENBERG, P.L., NICHOLS, W.C., SCHRIER, S.L.: Granulopoiesis in acute myeloid leukemia and preleukemia. New Engl. J. Med. **284**, 1225–1232 (1971).

GREULICH, R.C., CAMERON, I.L., THRASHER, J.D.: Stimulation of mitosis in adult mice by administration of thymidine. Proc. nat. Acad. Sci. (Wash.) **47**, 743–748 (1961).

HAAS, R.J., BOHNE, F., FLIEDNER, T.M.: On the development of slowly-turning-over cell types in neonatal rat bone marrow (studies utilizing the complete tritiated thymidine labeling method complemented by C-14 thymidine administration). Blood **34**, 791–805 (1969).

HAAS, R.J., BOHNE, F., FLIEDNER, T.M.: Cytokinetic analysis of $ slowly proliferating bone marrow cells during recovery from radiation injury. Cell Tissue Kinet. **4**, 31–45 (1971).

HALL, J.G.: Quantitative aspects of the recirculation of lymphocytes; an analysis of data from experiments on sheep. Quart. J. exp. Physiol. **52**, 76–85 (1967).

HALL, J.G., MORRIS, B.: The origin of the cells in the efferent lymph from a single lymph node. J. exp. Med. **121**, 901–910 (1965).

HARPER, P.V., LATHROP, K.A., JIMINEZ, F., HINN, G.M., ANWAR, M.: Technetium 99m-Sulfur colloid. In Radioactive Pharmaceuticals. Oak Ridge: U.S. Atomic Energy Commission 1966.

HARRIS, P.F., HAIGH, G., KUGLER, J.H.: Quantitative studies of mitoses and DNA-synthesizing cells in bone marrow and blood of guinea-pigs recovering from sublethal whole-body gamma irradiation. Brit. J. Haemat. **9**, 385–405 (1963).

HASKILL, J.S., MCKNIGHT, R.D., GALBRAITH, P.R.: Cell-cell interaction in vitro: Studied by density separation of colony forming, stimulating, and inhibiting cells from human bone marrow. Blood **40**, 394–399 (1972).

HÖFER, R., EGERT, H.: Radiogoldverteilung im Knochenmark. Szintigraphie und Radiokardiographie. Basel: Schwabe 1963.

HUDSON, G., OSMOND, D.G., ROYLANCE, P.J.: Cell-populations in the bone marrow of the normal guinea-pig. Acta Anat. **53**, 234–239 (1963).

HUDSON, G., YOFFEY, J.M.: The passage of lymphocytes through the sinusoidal endothelium of guinea-pig bone marrow. Proc. roy. Soc. B **165**, 486–496 (1966).

HUGHES, W.L., COMMERFORD, S.L., GITLIN, D., KREUZER, R.C., SCHULTZE, B., SHA, V., PRILLY, P.: Deoxyribonucleic acid metabolism in vivo. I. Cell proliferation and death as measured by incorporation and elimination of iododeoxyuridine. Fed. Proc. **23**, 640–645 (1964).

IORIO, R.J., CHANANA, A.D., CRONKITE, E.P., JOEL, D.D.: Distribution of bovine thymic lymphocytes in the spleen and lymph nodes. Cell Tissue Kinet. **3**, 161–173 (1970).

ISAACS, R., DANIELIAN, A.C.: Maintenance of leukocyte level and changes during irradiation. A study of the white blood corpuscles appearing in the saliva and their relation to those in the blood. Amer. J. med. Sci. **174**, 70–84 (1927).

IVERSEN, J.G.: Phytohemagglutinin response of recirculating and non-recirculating rat lymphocytes. Exp. Cell Res. **56**, 219–223 (1969).

IVERSEN, J.G., BENESTAD, H.B.: The presence of non-recirculating long-lived lymphocytes in rat blood. Scand. J. Haemat. **7**, 368–373 (1970).

JANOFF, A.: Mediators of tissue damage in human polymorphonuclear neutrophils. Ser. Hematol. **3**, 96–130 (1970).

JANOUT, V., WEISS, L.: Deep splenic lymphatics in the marmot. Anat. Rec. **172**, 197–219 (1972).

JOEL, D.D., HESS, M.W., COTTIER, H.: Thymic origin of lymphocytes in developing Peyer's patches of newborn mice. Nature, New Biol. **231**, 24–25 (1971).

KARNOFSKY, M.C.: Metabolic basis of phagocytic activity. Physiol. Rev. **42**, 143 (1972).

KELLER, H.U., SORKIN, E.: Studies on chemotaxis. The significance of normal sera for chemotaxis induced by various agents. Immunology **9**, 441 (1965).

KILLMANN, S.A., CRONKITE, E.P., FLIEDNER, T.M., BOND, V.P.: Mitotic indice of human bone marrow cells. I. Number and cytologic distribution of mitotis. Blood **19**, 743–750 (1962).

KILLMANN, S.A., CRONKITE, E.P., FLIEDNER, T.M., BOND, V.P., BRECHER, G.: Mitotic indices of human bone marrow cells. II. The use of mitotic indices for estimation of time parameters of proliferation in serially connected multiplicative cellular compartments. Blood **21**, 141–163 (1963).

KINDRED, J.E.: Quantitative studies on lymphoid tissues. Ann. N.Y. Acad. Sci. **59**, 746–756 (1955).

KIVILAAKSO, E., RYTÖMAA, T.: Erythrocytic chalone, a tissue specific inhibitor of cell proliferation in the erythron. Cell Tissue Kinet. **IV**, 1–9 (1971).

KNISELEY, R.M.: Marrow Studies with Radiocolloids. Semin. nucl. Med. **2**, 71–85 (1972).

KNISELEY, R.M., ANDREWA, G.A., TANIDA, R., EDWARDS, C.L., KYKER, G.C.: Delineation of active marrow by whole body scanning with radioactive colloids. J. nucl. Med. **7**, 575 (1966).

KOBURG, E.: Germinal Centers in Immune. Responses (Eds. COTTIER, H., ODARTCHENKO, N., SCHINDLER, R., CONGDON, C.C.), p. 176–182. New York: Springer 1967.

KOMIYA, E.: Die zentralnervöse Regulation des Blutbildes. Stuttgart: Thieme 1956.

KURTH, D., ATHENS, J.W., CONKITE, E.P., CARTWRIGHT, G.E., WINTROBE, M.M.: Leukokinetic studies. I. V. Uptake of tritiated diisoporopylfluorophosphate by leukocytes. Proc. Soc. exp. Biol. (N.Y.) **107**, 1422–1426 (1961).

LAJTHA, L.G.: Stem cell kinetics and erythropoietin. Erythropoiesis (Eds. L.O. JACOBSEN, M. DOYLE), p. 1940. New York-London: Grune & Stratton 1962.

LEBLOND, C.P., SAINTE-MARIE, G.: In CIBA Foundation Symposium on Haemopoiesis (Eds. WOLSTENHOLME, G.E.W., O'CONNOR, M.), p. 152–172. Boston: Little, Brown 1960.

LILIEN, D.L., BENNETT, L.R.: A comparison of the uptake and disposition of radioiron and 111 In-chloride in human erythrocytes (Abstract). J. nucl. Med. **13**, 786–787 (1972).

LILIEN, D.L., BERGER, H.G., ANDERSON, D.P., BENNETT, L.R.: 111 In-chloride. A new agent for bone marrow imaging. J. nucl. Med. **14**, 184–186 (1973).

LISCO, H.: Standard man. Argonne nat. Lab. Rep. 4253, 1948, Lemont, Ill.

LITT, M.: Eosinophils and antigen-antibody reactions. Ann. N.Y. Acad. Sci. **116**, 964 (1964).

LITTLE, J.R., BRECHER, G., BRADLEY, T.R., ROSE, S.: Determination of lymphocyte turnover by continuous infusion of H3 thymidine. Blood **19**, 236–242 (1962).

LOKEN, M.K., STAAB, E.V., SHEA, A.W.: 131I colloidal albumin as an agent for scanning liver and spleen. Invest. Radiol. **1**, 295–300 (1966).

MACK, T., ROBINSON, W.A., HOLTON, C.P.: Colony growth of peripheral blood cells from patients with acute lymphocytic leukemia. Cancer Res. **32**, 2054–2057 (1972).

MALAWISTA, S.E.: Colchicine: A common mechanism for its anti-inflammatory and antimitotic effects. Arthr. and Theum. **11**, 191–197 (1968).

MALONEY, M.A., PATT, H.M., LUND, J.E.: Granulocyte dynamics and the question of ineffective granulopoiesis. Cell Tissue Kinet. **4**, 201–209 (1971).

MANGALIK, A., ROBINSON, W.A.: The effect of serum from patients with acute granulocytic leukening on granulocyte colony formation in vitro. A search for inhibition. Proc. Soc. exp. Biol. (N.Y.) **141**, 515–518 (1972).

MANGALIK, A., ROBINSON, W.A.: Cyclic neutropenia: The relationship between urine granulocyte colony stimulating activity and neutrophil count. Blood **41**, 79–84 (1973).

MARCHESI, V.T., GOWANS, J.L.: The migration of lymphocytes through the endothelium of venules in lymph nodes: an electron microscope study. Proc. roy. Soc. B **159**, 283–290 (1964).

MARGOLIS, J.: The mode of action of Hageman factor in the release of plasma kinin. J. Physiol. **151**, 238–252 (1960).

MATSUYAMA, M., MARGARET, M.B., WIADROWSKI, N., METCALF, D.: Autoradiographic analysis of lymphopoiesis and lymphocyte migration in mice bearing multiple thymus grafts. J. exp. Med. **123**, 559–576 (1966).

MAUER, A.M., ATHENS, J.W., ASCHENBRUCKER, H., CARTWRIGHT, G.E., WINTROBE, M.M.: Leukokinetic studies. II. A method for labeling granulocytes in vitro with radioactive diisopropylfluorophosphate. J. clin. Invest. **39**, 1481–1486 (1960).

MAUGHAN, W.Z., BISHOP, C.R., PRYOR, T.A., ATHENS, J.W.: The question of the blood neutrophil concentrations and pitfalls in the statistical analysis of sampled data. Blood **41**, 85–91 (1973).

MCCALL, M.S., SUTHERLAND, D.A., EISENTRAUT, A.M., LANZ, H.: The tagging of leukemic leukocytes with radioactive chromium and measurement of the in vivo cell survival. J. Lab. clin. Med. **45**, 717–724 (1955).

MCCULLOCH, E.A.: Control of hematopoiesis at the cellular level. In Regulation of Hematolpoiesis, **2**, 132–158 (Ed. GORDON, A.S.). New York: Appleton-Century-Crofts 1970.

MCCULLOCH, E.A., TILL, J.E.: Cellular interactions in the control of hemopoiesis. 15–25. In Hemopoietic Cellular Proliferation (Ed. F. STOHLMAN, Jr.). New York: Grune and Stratton 1970.

MCCUSKEY, R.S., MEINEKE, H.A., TOWNSEND, S.F.: Studies of the hemopoietic microenvironment. I. Changes in the microvascular system and stroma during erythropoietic regeneration and suppression in the spleens of CF 1 mice. Blood **39**, 697–712 (1972).

MCGREGOR, D.D., GOWANS, J.L.: The antibody response of rats depleted of lymphocytes by chronic drainage from the thoracic duct. J. exp. Med. **117**, 303–320 (1963).

MCMILLAN, R., SCOTT, J.L.: Leukocyte labeling with Chromium 51. I. Technique and results in normal subjects. Blood **32**, 738–754 (1968).

MCMILLAN, R., SCOTT, J.L., MARINO, J.V.: The in vivo survival of leukocytes labeled in vitro with radioactive chromate. Blood **28**, 1009 (1966).

METCALF, D.: The Thymus. Recent Results in Cancer Research **5**, 20. Berlin-Heidelberg-New York: Springer 1966.

METCALF, D.: Effect of thymidine suiciding on colony formation in vitro by mouse hematopoietic cells. Proc. Soc. exp. Biol. (N.Y.) **139**, 511–514 (1972).

METCALF, D., BRADLEY, T.R., ROBINSON, W.: Analysis of colonies developing in vitro from mouse bone marrow cells stimulated by kidney feeder layers of leukemic serum. J. cell Physiol. **69**, 93–107 (1967).

METCALF, D., CHAN, S.H., GUNZ, F.W., VINCENT, P., RAVICH, R.B.M.: Colony-stimulating factor and inhibitor levels in acute granulocytic leukemia. Blood **38**, 143–152 (1971).

METCALF, D., OSMOND, D.G.: A radioautographic investigation of the identity of phytohaemagglutinin responsive cells in the lymphoid tissues of the rat. Exp. Cell Res. **41**, 669–672 (1966).

METCALF, D., WIADROWSKI, M.: Autoradiographic analysis of lymphocyte proliferation in the thymus and in thymic lymphoma tissue. Cancer Res. **26**, 483–491 (1966).

METCHNIKOFF, E.: Sur la lutte descellules de l'organism contre l'invasion des microbes. Ann. Inst. Pasteur **1**, 321–336 (1887).

MEUWISSEN, H.J., VAN ALTEN, P.A., GOOD, R.A.: Proceedings of the Third Annual Leucocyte Culture Conference (Ed. W.O. RIEKE), p. 227–236. New York: Appleton-Century-Crofts 1969.

MICKLEM, H.S., CLARKE, C.M., EVANS, E.P., FORD, C.E.: Fate of chromosome-marked monse bone marrow cells transfused into normal syngeneic recipients. Transplantation **6**, 299–302 (1968).

MILLER, J.F.A.P., MITCHELL, G.F.: Thymus and antigen-reactive cells. Transplant. Rev. **1**, 3–42 (1969).

MILLER, J.F.A.P., OSOBA, D.: Current concepts of the immunological function of the thymus. Physiol. Rev. **47**, 437–520 (1967).

MILLER, J.F.A.P, SPRENT, J.: Thymus-derived cells in mouse thoracic duct lymph. Nature, New Biol. **230**, 267–270 (1971).

MOFFATT, D.J., ROSSE, C., YOFFEY, J.M.: Identity of the haemopoietic stem cell. Lancet **1967 II**, 547–548.

MORLEY, A., KING-SMITH, E.A., STOHLMAN, F., Jr.: The oscillatory nature of hemopoiesis. In Hemopoietic Cellular Proliferation (Ed. F. STOHLMAN, Jr.), p. 3–15. New York: Grune and Stratton 1970.

NOSSAL, G.J.V.: Studies on the rate of seeding of lymphocytes from the intact guinea pig thymus. Ann. N.X. Acad. Sci. **120**, 171–181 (1964).

NOWELL, P.C., WILSON, D.: Studies on the life history of lymphocytes. J.exp. Med. **133**, 1131–1148 (1971).

ODARTCHENKO, N., BOND, V.P., FEINENDEGEN, L.E., COTTIER, H.: Kinetics of erythrocytic precursor proliferation in the dog. Cell Proliferation (Ed. L.F. LAMERTON), p. 172–187. London: Blackwell 1963.

ODARTCHENKO, N., LEWERENZ, M., SORDAT, B., ROOS, B., COTTIER, H.: Germinal Centers in Immune Responses (Eds. H. COTTIER, N. ODARTCHENKO, R. SCHINDLER, C.C. CONGDON), p. 212–217. New York: Springer 1967.

OLSON, I.A., YOFFEY, J.M.: In the Lymphocyte in Immunology and Haemopoiesis (Ed. J.M. YOFFEY), p. 358–361. London: Edward Arnold 1966.

OORT, J., TURK, J.L.: A histological and autoradiographic study of lymph nodes during the development of contact sensitivity in the guinea-pig. Brit. J. exp. Path. **46**, 147–154 (1965).

OSGOOD, E.E.: Number and distribution of human hemic cells. Blood **9**, 1141–1154 (1954).

OSGOOD, E.E., LI, J.G., TIVEY, H., DUERST, M.L., SEAMAN, A.J.: Growth of human leukemic leukocytes in vitro and in vivo as measured by uptake of P^{32} desoxyribose nucleic acid. Science **114**, 95–99 (1951).

OSMOND, D.G.: The origin of peritoneal macrophages from the bone marrow. Anat. Rec. **154**, 397 (1966).

OSMOND, D.G.: The Lymphocyte in Immunology and Haemopoiesis (Ed. J.M. YOFFEY), p. 120–130. London: Edward Arnold 1967a.

OSMOND, D.G.: The separation of lymphocytes from bone marrow by centrifugation in a density gradient. Anat. Rec. **157**, 295 (1967b).

OSMOND, D.G.: Separation of lymphocytes from bone marrow by centrifugation in density gradients and by filtration trough glass bead columns. Exp. Hemat. **14**, 37–38 (1967c).

OSMOND, G.: The Origins, Life spans and circulation of Lymphocytes. Sixth Leucocyte Culture Conference (Ed. O.R. MCINTYRE), p. 3–36. New York: Appleton-Century-Crafts 1973.

OSMOND, D.G., EVERETT, N.B.: Nucleophageocytosis in bone marrow. Nature **196**, 488–489 (1962).

OSMOND, D.G., EVERETT, N.B.: Radioautographic studies of bone marrow lymphocytes in vivo and in diffusion chamber cultures. Blood **23**, 1–17 (1964).

OSMOND, D.G., YOSHIDA, Y.: In Proceedings of the Fourth Annual Leucocyte Culture Conference (Ed. O.R. MCINTYRE), p. 97–109. New york: Appleton-Century-Crofts 1971.

OTTESEN, J.: On the age of human white cells in peripheral blood. Acta physiol. scand. **32**, 75–93 (1954).

OTSUKA, A.L., ROBINSON, W.A.: The effect of Concanavalin A on bone marrow colony formation in vitro. Proc. Soc. exp. Biol. (N.Y.) **140**, 1441–1446 (1972).

PARAN, M., ICHIKAWA, Y., SACHS, L.: Feedback inhibition of the development of macrophage and granulocyte colonies. II. Inhibition by granulocytes. Proc. nat. Acad. Sci. (Wash.) **62**, 81–87 (1969).

PARROTT, D.M.V.: The response of draining lymph nodes to immunological stimulation in intact and thymectomized animals. J. clin. Path. **20**, 456–465 (1967).

PARROTT, D.M.V., DE SOUSA, M.A.B.: The persistence of donorderived cells in thymus grafts, lymph nodes and spleens of recipient mice. Immunology **13**, 193–200 (1967).

PARROTT, D.M.V., DE SOUSA, M.A.B., EAST, J.: Thymus despendent areas in the lymphoid organs of neonatally thymectomized mice. J. exp. Med. **123**, 191–204 (1966).

PATT, H.: Leucopoesis in health and desease. N.Y. Sci. **113** (1964).

PATT, H.M., MALDNEY, M.A.: A model of granulocyte kinetics. Am. N.Y. Sci. **113**, 513–522 (1964).

PERILLIE, P.E., FINCH, S.C.: Quantitative studies of the local exudative cellular reaction in acute leukemia. J. clin. Invest. **43**, 425–430 (1964).

PHELPS, P., MCCARTY, D.J.: Crystal-induced inflammation in canine joints. II. Importance of polymorphonuclear leukocytes. J. exp. Med. **124**, 115–126 (1966).

PHELPS, P., MCCARTY, D.J., Jr.: Suppressive effects of indomethacin on crystal-induced inflammation in canine jounts and on neutrophilic motility in vitro. J. Pharmacol. exp. Ther. **158**, 546–553 (1967).

RAFF, M.C.: Theta isoantigen as a marker of thymus-derived lymphocytes in mice. Nature **224**, 378–379 (1969).

RAFF, M.C., OWEN, J.J.T.: Thymus-derived lymphocytes: their distribution and role in the development of peripheral lymphoid tissues of the mouse. Europ. J. Immunol. **1**, 27–30 (1971).

RAFF, M.C., WORTIS, H.H.: Thymus dependence of O-bearing cells in the peripheral lymphoid tissues of mice. Immunology **18**, 931–942 (1970).

RAMSELL, T.G., YOFFEY, J.M.: The bone marrow of the adult male rat. Acta Anat. **47**, 55–65 (1961).

REIF, A.E., ALLEN, J.M.: Mouse thymic isoantigens. Nature **209**, 521–523 (1966).

REINHARDT, W.O.: Some factors influencing the thoracic-duct output of lymphocytes. Ann. N.Y. Acad. Sci. **113**, 844–866 (1964).

RICKARD, K.A., MORLEY, A., HOWARD, D., STOHLMAN, F., Jr.: The in vitro colony forming cell and the response to neutropenia. Blood **37**, 6 (1971).

RICKARD, K.A., SHADDUCK, R.K., MORLEY, A., STOHLMAN, F., Jr.: In vitro and in vivo colony technique in the study of granulopoiesis. In Hemopoietic cellular Proliferation (Ed. F. STOHLMAN, Jr.). New York: Grune and Stratton 1970.

RICE, F.A.H.: Isolation from Penicillin gilmanii of a substance that causes leukocytosis in rabbits. Proc. Soc. exp. Biol. (N.Y.) **123**, 189–192 (1966).

RICE, F.A.H.: Leucocyte response to the injektion of leucogenenol in rabbits and mice. J. infect. Dis. **118**, 76–84 (1968).

RICE, F.A.H., CONNOLLY, J., AZIZ, K., MCCURDY, J.D.: Autoradiographic studies of the action of leucogenenol on leukocytes in the bone marrow, spleen, and peripheral blood of the rat. J. infect. Dis. **123**, 117–124 (1971).

RICE, F.A.H., DARDEN, J.H.: The effect of the intravenous injection of leucogenenol on the blood cells of the bone marrow. J. infect. Dis. **118**, 289–292 (1968).

RICE, F.A.H., SHAIKH, B.: Isolation of leucogenenol from bovine and human liver. Biochem. J. **116**, 709–711 (1970).

RIEKE, W.O.: Lymphocytes from thymectomized rats: immunologic, proliferative, and metabolic properties. Science **152**, 535–538 (1966).

RIEKE, W.O., SCHWARZ, M.R.: The types of rat thoracic duct lymphocytes which respond to phytohemagglutinin in vitro. Acta Haemat. **38**, 121–128 (1967).

RIEKE, W.O., SCHWARZ, M.R.: In "The Lymphocyte in Immunology and Haemopoiesis" (Ed. J.M. YOFFEY), p. 224–233. London: Edward Arnold 1967.

ROBINSON, A.E., ROSSE, W.F., GOODRICH, J.K.: Intrathoracic extramedullary hematopoiesis: a scan diagnosis. J. nucl. Med. **9**, 416–419 (1968).

ROBINSON, S.H., BRECHER, G., LOURIE, I.S., HALEY, J.E.: Leukocyte labeling in rats during and after continuous infusion of tritiated thymidine: implications for lymphocyte longevity and DNA reutilization. Blood **26**, 281–295 (1965).

ROBINSON, W.A., ENTRINGER, M.A., OTSUKA, A.L.: In vitro studies in acute granulocytic leukaemia in humans. In "The Nature of Leukemia" (Ed. VINCENT, P.C.), p. 151–161. New South Wales, Australia: V.C.N. Blight, Government Printer 1972.

ROBINSON, W.A., MANGALIK, A.: Regulation of granulopoiesis: Positive feedback. Lancet 1972 VII, 742–744.

ROBINSON, W.A., PIKE, B.L.: Leukopoietic activity in human urine. The granulocytic leukemias. New Engl. J. Med. 282, 1291–1297 (1970).

ROSSE, C.: Two morphologically and kinetically distinct populations of lymphoid cells in the bone marrow. Nature 227, 73–75 (1970).

ROTHSTEIN, G., HUGL, E.H., CHERVENICK, P.A., ATHENS, J.W., MACFARLANE, J.: Humoral stimulators of granulocyte production. Blood 41, 73–78 (1973).

RUBINI, J.R., CRONKITE, E.P., BOND, V.P., FLIEDNER, T.M.: Metabolism and fate of tritiated thymidine in man. J. clin. Invest. 39, 909 (1960).

RYTÖMAA, T.: Granulocytic chalone and antichalone. In vitro IV, 47 (1968).

SABIN, F.R., CUNNINGHAM, R.S., DOAN, C.A., KINDWALL, J.A.: The normal rhythm of the white blood cells. Bull. Johns Hopk. Hosp. 37, 14–67 (1925).

SAINTE-MARIE, G., LEBLOND, C.P.: Tentative pattern for renewal of lymphocytes in cortex of the rat thymus. Proc. Soc. exp. Biol. (N.Y.) 97, 263–269 (1958).

SAINTE-MARIE, G., LEBLOND, C.P.: Elaboration of a model for the formation of lymphocytes in the thymic cortex of young adult rats. Blood 26, 765–783 (1965).

SAINTE-MARIE, G., PENG, F.S.: Emigration of thymocytes from the thymus. A review and study of the problem. Rev. Can. Biol. 30, 51–78 (1971).

SCHNEEBERGER, R.: Der Pyriferbelastungstest mit Pyrexal Wander am Knochenmark des Gesunden unter Einwirkung von Cytostatica. Inaugural-Dissertation der Universität Zürich. Zürich: Iweis 1964.

SCHOOLEY, J.C., BERMAN, I.: Morphologic and autoradiographic observations of H3-thymidine-labeled thoracic duct lymphocytes cultured in vivo. Blood 16, 1133–1144 (1960).

SCHOOLEY, J.C., BRYANT, B.J., KELLEY, L.S.: In "The Kinetics of Cellular Proliferation" (Ed. F. STOHLMAN, Jr.), p. 208. New York: Grune and Stratton 1959.

SCHWARZ, M.R.: Proceedings of the Sixth Leucocyte Culture Conference. New York: Academic Press 1971.

SHADDUK, R.K.: Granulocytes stimulating and inhibiting activity from neutrophils. (PMN's): Possible dual feedback control of granulopoiesis. Blood 38, 820 (1971).

SHELLEY, W.B., PARNES, H.M.: The absolute basophil count. J. Amer. med. Ass. 192, 368–370 (1965).

SIMINOVITCH, L., GRAHAM, A.F.: Significance of ribonucleic acid turnover studies. J. Histochem. Cytochem. 4, 508–515 (1956).

SMITH, J.B., MCINTOSH, G.H., MORRIS, B.: The traffic of cells trough tissues; a study of peripheral lymph in sheep. J. Anat. 107, 87–100 (1970).

SORKIN, E., STECHER, V.J., BOREL, J.F.: Chemotaxis of leukocytes in inflammation. Ser. Haematol. 3, 131–162 (1970).

STANLEY, E.R., METCALF, D.: The molecular weight of colonystimulating factor (CSF). Proc. Soc. Exp. Biol. Med. 137, 1029–1031 (1971).

STOHLMAN, F., Jr.: Some aspects of erythrokinetics. Semin. Hemat. 4, 304–314 (1967).

STRYCKMANS, P.A., CRONKITE, E.P., FACHE, J., FLIEDNER, T.M., RAMOS, J.: DNA synthesis time of erythropoietic and granulopoietic cells in human beings. Nature (London) 211, 717–720 (1966).

TAPLIN, G.V., JOHNSON, D.E., DORF, E.K., KAPLAN, H.S.: Suspensions of radioalbumin aggregates for photoscanning the liver, lung and other organs. J. nucl. Med. 5, 259–275 (1964).

TURK, J.L.: Cytology of the induction of hypersensitivity. Brit. med. Bull. 23, 3–8 (1967).

TYLER, R.W., EVERETT, N.B.: Radioautographic study of hemopoietic repopulation using irradiated parabiotic rats––relation to stem cell problem. Blood 28, 873–890 (1966).

TYLER, R.W., GINSBURG, H., EVERETT, N.B.: Proceedings of the Third Annual Leucocyte Culture Conference (Ed. W.O. RIEKE), p. 461–464. New York: Appleton-Century-Crofts 1969.

VALERIOTE, F.A., BRUCE, W.R., MEEKER, B.E.: Comparison of the sensitivity of normal hematopoietic transplanted lymphoma colony forming cells of mice to vinblastine administered in vivo. J. nat. Cancer Inst. 36, 21–27 (1966).

VAN DYKE, D., SHURKIN, C., PRICE, D., YANO, Y., ANGER, H.O.: Differences in distribution of erythropoietic an reticuloendothelial marrow in hematologic disease. Blood 30, 364–374 (1967).

VEJLENS, G.: The distribution of leukocytes in the vascular system. Acta path. microbiol. scand. Suppl. 33 (1938).

VOGEL, J.M., YANKEE, R.A., KIMBALL, H.R., WOLFF, S.M., PERRY, S.: The effect of etiocholanolone on granulocyte kinetics. Blood 30, 474–484 (1967).

WALKER, R.I., HERION, J.C., GLASSER, R.M., PALMER, J.G.: Eosinophil kinetics. Blood 34, 845 (1969).

WEISSMAN, I.L.: Thymus cell migration. J. exp. Med. 126, 291–304 (1967).

WEBSTER, M.E., RATNOFF, O.D.: Role of Hageman factor in the activation of vasodilator activity in human plasma. Nature 192, 180 (1961).

WINTROBE, M.M.: Clinical Hematology. Philadelphia: Lea and Febiger 1956.

WOLF, N.S., TRENTIN, J.J.: Hemopoietic colony studies. V. Effect of hemopoietic organ stroma on differentiation of pluripotent stem cell. J. exp. Med. 127, 205–214 (1968).

Yoffey, J.M.: Bone Marrow Reactions. London: Edward Arnold 1966.
Yoffey, J.M., Courtice, F.C.: Lymphatics, Lymph and the Lymphomyeloid Complex. London: Academic Press 1970.
Yoffey, J.M., Drinker, C.K.: The cell content of peripheral lymph and its bearing on the problem of the circulation of the lymphocyte. Anat. Rec. **73**, 417–427 (1939).
Yoffey, J.M., Hudson, G., Osmond, D.G.: The lymphocyte in guinea-pig bone marrow. J. Anat. **99**, 841–860 (1965).
Yoffey, J.M., Reinhardt, W.O., Everett, N.B.: The uptake of tritium-labeled thymidine by lymphoid tissue. J. Anat. **95**, 293–299 (1961).
Yoffey, J.M., Thomas, D.B., Moffatt, D.J., Sutherland, I.H., Rosse, C.: In CIBA Foundation Study Group No. **10** (Eds. G.E.W. Wolstenholme, M. O'Connor), p. 45–54. Boston: Little, Brown 1961.
Yoshida, Y., Osmond, D.G.: Identity and proliferation of small lymphocyte precursors in cultures of lymphocyte-rich fractions of guinea pig bone marrow. Blood **37**, 73–86 (1971).
Zucker-Franklin, D.: Electron microscopic studies of human granulocytes: Structural variations related to function. Semin. Hemat. **5**, 109–133 (1968).

C. Thrombozytäres System

Von

P. Mariss

Mit 5 Abbildungen und 1 Tabelle

1. Einleitung

Physiologische und pathophysiologische Grundlagen

Aus der pluripotenten Stammzelle des Knochenmarks entwickeln sich über drei verschiedene Differenzierungsreihen Granulozyten, Erythrozyten und Thrombozyten. Im Proliferations- und Reifungsprozeß der thrombozytären Reihe, der beim Gesunden ca. 10 Tage dauert, bilden sich aus den Stammzellen über Megakaryoblasten die Megakaryozyten (Baldini u. Ebbe, 1974; Wintrobe, 1974; Begemann, 1975). Nach Endoreduplikation des Kerns, wobei Megakaryozyten unterschiedlicher Kernploidie (4 N–32 N) (Paulus, 1971) entstehen, reift das Zytoplasma unter Bildung von Zellorganellen und Demarkierung in zytoplasmatische Untereinheiten (Yamada, 1957). Am Ende des Reifungsvorganges werden diese Zytoplasmafragmente eines Megakaryozyten fast gleichzeitig als Thrombozyten direkt in den Kreislauf abgegeben (Kinosita u. Ohno, 1961; de Bruyn, 1964).

Der Thrombozyt ist eine 2–4 µm große kernlose Zelle von rundlicher, scheibenförmiger oder spindelförmiger Gestalt. Unterhalb der Zellmembran sind drei Fasersysteme, submembranöse Filamente, Mikrotubuli und Mikrofilamente angeordnet, die für die Erhaltung der Zellform verantwortlich sind. Auf der Membranoberfläche und im Zellinnern sind verschiedene Gerinnungsfaktoren abgelagert bzw. adsorbiert. Die Zelle enthält Mitochondrien, Granula und sogenannte „dichte Granula", in denen Nukleotide, wie Serotonin, Adenosindiphosphat und Adenosintriphosphat, Enzyme, Glykoprotein, Fibrinogen, Thrombosthenin und Mukopolysaccharide enthalten sind. Weiterhin finden sich im Zellinneren Vakuolen, die über kleine Kanäle mit der Zellmembran verbunden sind und den Blutplättchen ein schwammähnliches Aussehen im elektronenmikroskopischen Bild verleihen (Hovig, 1968; White, 1971).

Im peripheren Blut finden sich zirkulierende Thrombozyten 150000–300000/mm^3; als Thrombozytenspeicher wird vorwiegend die Milz angesehen (Aster, 1966; Penny et al., 1966), vereinzelt auch die Lunge (Bhowal et al., 1966). Die wesentliche Aufgabe der Thrombozyten besteht in der Aufrechterhaltung der Hämostase. Die einzelnen Thrombozytenfunktionen sind Adhäsion, Aggregation und Partizipation an der Blutgerinnung, Thrombusretraktion, Endothelabdichtung, Sekretion, Lagerung und Freisetzung gerinnungsaktiver Substanzen und schließlich Phagozytose (Breddin, 1971; Ljungquist, 1973; Baldini u. Ebbe, 1974; Begemann, 1975).

In den letzten 20 Jahren wurden verschiedene Verfahren zur radioaktiven Markierung von Bestandteilen des thrombozytären Systems publiziert (Aas u. Gardner, 1958; Cohen et al., 1961; NAJEAN et al., 1963; ASTER u. JANDL, 1964a; ASTER u. JANDL, 1964b; DAVEY, 1966; ABRAHAMSEN, 1968; SEIDL, 1968; HARKER u. FINCH, 1969; KOTILAINEN, 1969; PAULUS, 1971; KUMMER, 1972). Neben der Markierung der Megakaryozyten mit ^{75}Se-Methionin, ^{35}S-Natriumsulfat, ^{32}P-Natriumphosphat und ^{35}S-Methionin haben Methoden der direkten Thrombozytenmarkierung zunehmende Bedeutung erlangt. Die Markierung der Blutplättchen erfolgt entweder in vivo mit ^{32}P-Diisopropylfluorophosphat (DFP) sowie ^{14}C-Serotonin oder in vitro mit Hilfe der radioaktiven Verbindungen ^{32}P-Diisopropylfluorophosphat (DFP), ^{51}Cr-Natriumchromat sowie ^{14}C-Serotonin.

Diese Methoden haben im Verständnis sowohl der Physiologie des thrombozytären Systems als auch der Synthese, Verteilung und des Abbaus der Thrombozyten große Fortschritte ermöglicht. Insbesondere die in vitro-Markierung der Blutplättchen mit dem γ-Strahlen emittierenden Nuklid ^{51}Cr-Natriumchromat mit gleichzeitiger externer Messung des inkorporierten Nuklids durch Szintillationsdetektoren hat unsere Kenntnisse über die Pathophysiologie der Thrombozytosen und thrombozytopenischen Syndrome wesentlich erweitert (AAS u. GARDNER, 1958; NAJEAN et al., 1963; BLEIFELD u. GEHRMANN, 1966; SOLOMON u. CLATANOFF, 1967; KLINDA u. HRUBISKO, 1968; HARKER u. FINCH, 1969; KUTTI u. WEINFELD, 1971a; PAULUS, 1971; HARKER u. SLICHTER, 1974).

2. Methodik

2.1. Megakaryozyten

Die in vivo-Markierung der Megakaryozyten wird entweder mit der radioaktiv markierten Aminosäure Methionin (^{75}Se-Selenmethionin, ^{35}S-Methionin) oder mit den Anionen Sulfat (^{35}S-Natriumsulfat) bzw. Phosphat (Na-^{32}P-Phosphat) nach parenteraler Applikation des Radiopharmakons vorgenommen. Die Aminosäurederivate werden in zytoplasmatische Proteine der Megakaryozyten eingebaut (EVATT u. LEVIN, 1969). Radioaktiv markiertes Sulfat wird in Mukopolysaccharide, die in zytoplasmatischen Granula der Megakaryozyten lokalisiert sind, eingelagert (SPICER et al., 1969; WHITE u. HEAGAN, 1970). Der Phosphateinbau erfolgt in Phospholipide (FIRKIN u. WILLIAMS, 1961). Während die Markierungsmethoden mit den nur β-Strahlen emittierenden Nukliden ^{32}P und ^{35}S vorwiegend tierexperimentelle Bedeutung haben (ADELSON et al., 1963; ODELL u. McDONALD, 1964; EBBE u. STOHLMAN, 1965; ODELL et al., 1967), wurden die Verfahren mit dem Radiopharmakon ^{75}Se-Selenmethionin in den letzten Jahren auch in der Humanmedizin angewandt (COHEN et al., 1965; NAJEAN u. ARDAILLOU, 1969; BRODSKY et al., 1970).

Die Bestimmung der Megakaryozytenzahl im gesamten Knochenmark wurde von HARKER (1968a) inauguriert, wobei die Megakaryozytenzahl aus dem Plasmaeisenumsatz und dem Verhältnis aus Eisenaufnahme in die kernhaltigen Vorstufen des Erythron und in die Megakaryozyten im Knochenmark berechnet wird.

2.2. Thrombozyten

Der ideale radioaktive Marker für Thrombozyten sollte folgende Eigenschaften besitzen:

1. Keine Toxizität.
2. Fehlender Stoffwechsel.

3. Keine Elution.
4. Keine Reutilisation.
5. Keine Schädigung durch die Markierungsmanipulation.

2.2.1. In vivo-Markierung

Zur radioaktiven in vivo-Markierung der Thrombozyten können die Radiopharmaka ^{32}P- bzw. ^{3}H-Diisopropylfluorophosphat (DFP) und ^{14}C-Serotonin verwendet werden. Wegen der hohen Strahlenbelastung sind Untersuchungen mit dem ^{3}H-markierten DFP und mit ^{14}C-Serotonin beim Menschen nicht zu vertreten; Studien mit ^{32}P-DFP wurden von einzelnen Autoren beschrieben (BARKHAN, 1966; COONEY et al., 1968; SEIDL, 1968). Bei der in vivo-Markierung werden nach parenteraler Applikation weniger als 0,05% der im peripheren Kreislauf befindlichen Radioaktivität thrombozytengebunden nachgewiesen (COONEY et al., 1968). Während die Elution des DFP aus Thrombozyten fraglich erscheint, wird die Reutilisation des DFP von den meisten Arbeitsgruppen angenommen (EBBE et al., 1966; COONEY et al., 1968).

^{14}C-Serotonin wird durch aktiven Transport in die Blutplättchen aufgenommen und in den „dichten Granula" abgelagert (WHITE, 1968). Circa 10% der applizierten Aktivität werden nach parenteraler Injektion in Thrombozyten aufgenommen. Als wesentliche Nachteile der ^{14}C-Serotonin-Markierung sind der Austausch des thrombozytengebundenen Serotonin mit den übrigen körpereigenen Serotoninpools (ZUCKER et al., 1964) und die hohe Strahlenbelastung anzusehen, so daß sich auch dieses Radiopharmakon für thrombokinetische Untersuchungen beim Menschen nicht bewährt hat.

2.2.2. In vitro-Markierung

Obwohl bei in vitro-Markierung der Thrombozyten mit ^{32}P-Diisopropylfluorophosphat bzw. ^{14}C-Serotonin nach selektiver Isolierung der Plättchen durch Differentialzentrifugation wesentliche höhere Markierungsausbeuten zu erreichen sind, haben diese Methoden aus verschiedenen Gründen keine breite Anwendung gefunden, unter anderem wegen der fehlenden Möglichkeit, mit den β-Strahlen emittierenden Radiopharmaka externe Messungen zur Bestimmung von Sequestration und Destruktion der Thrombozyten durchführen zu können. Als am häufigsten verwendete radioaktive Substanz hat sich ^{51}C-Natriumchromat durchgesetzt, da seine γ-Quanten von 310 keV sowohl eine einfache und exakte Messung von Blutproben in γ-Spektrometern als auch eine externe Messung durch Szintillationsdetektoren mit Kollimator ermöglichen. Aus diesem Grunde soll die Markierungsmethode ausführlicher mitgeteilt werden. Wesentliche methodische Untersuchungen wurden von AAS und GARDNER (1958), ASTER und JANDL (1964a, 1964b), BLEIFELD und GEHRMANN (1966), ABRAHAMSEN (1968), VON MÜHLENEN et al. (1968), SEIDL (1968), KOTILAINEN (1969), KUMMER (1972) beschrieben.

Herstellung des Thrombozyten-Konzentrats

Bei Thrombozyten-Konzentrationen unter 50000/mm^{3} werden meistens Thrombozyten blutgruppengleicher Spender verwendet, darüber werden patienteneigene Plättchen zur Markierung benutzt.

100–400 ml Venenblut werden in einem Plastikbeutel mit konzentrierter ACD-Lösung (Acidum citricum-Dextrose) als Antikoagulans (ASTER u. JANDL, 1964a) gemischt. Nach

Zentrifugation bei 200–300 g über 15–30 min oder 900 g über 6 min wird das thrombozytenreiche Plasma (platelet rich plasma = PRP) abgetrennt. Zur Gewinnung der Thrombozytensuspension wird erneut 30 min bei 900–1000 g oder 10 min bei 4000 g zentrifugiert. Das thrombozytenarme Plasma (platelet poor plasma = PPP) wird aufgehoben, eventuell entstandene Thrombozytenaggregate lösen sich in einer 30minütigen Warteperiode (MOURAD, 1968) oder durch leichte Rotation auf (PAULUS, 1971).

Markierung des Konzentrats

Zwischen 300 und 600 µCi ^{51}Cr-Natriumchromat (spezifische Aktivität 100–500 mCi/mg) dienen zur Thrombozytenmarkierung. Die meisten Autoren inkubieren bei 22° bis 27° C ca. 30 min (VON MÜHLENEN et al., 1968; MURPHY et al., 1970; BALDINI u. EBBE, 1974).
Wesentlich für eine hohe Markierungsausbeute ist das pH des Inkubationsmediums; der pH-Wert sollte zwischen 6,2 und 6,5 liegen (TSUKADA et al., 1971). Die inaktive Chromatkonzentration beträgt zwischen 0,12 µMol/l und 5 mMol/l. Nicht-thrombozytengebundenes ^{51}Cr wird durch Waschen mit thrombozytenarmem Plasma oder spezielle Salz- bzw. Pufferlösungen entfernt (DAVEY, 1966; ABRAHAMSEN, 1968; BALDINI u. EBBE, 1974). Zur Messung der Markierungsausbeute werden aliquote Teile des Thrombozytenkonzentrats isoliert (ASTER u. JANDL, 1964a; PAULUS, 1971). Weiterhin wird die erythrozyten- und thrombozytengebundene Aktivität nach Waschen in isotoner NaCl-Lösung bzw. in 1%iger Ammonium-Oxalat-Lösung bestimmt.

Applikation und Messung am Probanden

Die markierte Thrombozytensuspension wird intravenös injiziert, danach erfolgen Bestimmungen der Blutradioaktivität und der thrombozytengebundenen Aktivität nach 15–30 min, 60 min, 120 min; die Zeitfolge der weiteren Blutabnahmen richtet sich nach der Lebensdauer der Thrombozyten. Bei normaler Lebenszeit werden die Messungen bis zum 8.–10. Tage nach Applikation vorgenommen. Die Messung der thrombozytengebundenen Aktivität erfolgt nach Isolierung der Thrombozyten durch Differentialzentrifugation (PAULUS, 1971) oder spezielle Sedimentationsverfahren (VON MÜHLENEN et al., 1968).
Oberflächenmessungen mittels eines Szintillationsdetektors mit Lochkollimator (1,5–3″ Kristalldurchmesser, Kollimatordurchmesser 70–120 mm) werden über den Organen Herz, Leber, Milz, evtl. Sakrum und Lunge durchgeführt. Zur Auswertung werden entweder die gemessenen Organimpulsraten oder Leber/Herz- bzw. Milz/Herz-Quotienten benutzt. Andere Autoren (BLEIFELD u. GEHRMANN, 1966; SEIDL, 1968; BEUERLEIN et al., 1975) bevorzugen das bei der Erythrokinetik übliche Verfahren (HUGHES-JONES u. SZUR, 1957), wobei die „Überschußimpulse" ermittelt werden, die nach Normierung auf die Herz- oder Blutaktivitätskurve und Subtraktion der durchblutungsbedingten Aktivität ein Maß für die organfixierte Radioaktivität darstellen. Zusätzlich sollten während der gesamten Untersuchungsperiode täglich die Thrombozyten beim Patienten gemessen werden (VON MÜHLENEN et al., 1968).
Kürzlich wurde über weitere Verfahren der Thrombozytenmarkierung berichtet. UCHIDA et al. (1974) gaben erstmals eine ^{99m}-Technetium-Markierung an, wodurch Thrombozytenverteilungsuntersuchungen mit der Szintillationskamera möglich werden. CESAREO publizierte eine Methode zur Bestimmung der Thrombozytenlebensdauer, wobei nach Markierung der Blutplättchen mit inaktivem D-L-Selen-Zystein durch Röntgenfluoreszenzmessung des Selens die Lebensdauer abgeschätzt wird (CESAREO, 1975).

Berechnung

Folgende Parameter werden bei der Thrombozytokinetik berechnet:

Lebensdauer: Die Lebensdauer der Thrombozyten wird nach verschiedenen Methoden bestimmt. Lineare, exponentielle und polynomiale Modelle sind in den letzten Jahren zur Beschreibung bei Normalpersonen angegeben worden (MURPHY et al., 1967; PAULUS et al., 1969a; PAULUS u. THOMPSON, 1969b; KUTTI u. WEINFELD, 1971a). Da allerdings der Mechanismus der Thrombozyten-Elimination nicht eindeutig geklärt ist (PAULUS, 1971; BALDINI u. EBBE, 1974) ziehen viele Autoren die Angabe eines Wertes bei 50% bzw. 10% der maximalen thrombozytengebundenen Aktivität als Maß für die Plättchenlebensdauer vor (BLEIFELD u. GEHRMANN, 1966; VON MÜHLENEN et al., 1968; SEIDL, 1968; BEUERLEIN et al., 1975).

Recovery: Die Recovery ist definiert als Quotient aus der höchsten thrombozytengebundenen Radioaktivität im Kreislauf und der gesamten injizierten thrombozytengebundenen Aktivität. Das zur Berechnung notwendige Blutvolumen wird entweder Nomogrammen entnommen oder durch Verdünnungsanalyse nuklearmedizinisch bestimmt (HARKER u. FINCH, 1969).

Thrombozytenumsatz: Verschiedene Autoren geben Formeln zur Berechnung des Thrombozytenumsatzes an. Insbesondere das von HARKER und FINCH (1969) mitgeteilte Verfahren wird häufig angewandt. Der Thrombozytenumsatz berechnet sich nach folgender Formel:

$$TU = \frac{T \times 90}{t \times r}$$

(TU = Thrombozytenumsatz/mm^3 u. Tag; T = Thrombozytenzahl/mm^3; t = Thrombozytenlebensdauer in Tagen; r = Recovery in %; 90% = Recovery-Wert bei splenektomierten Normalpersonen).

Der Faktor, der zur Korrektur des Thrombozytenumsatzes wegen des thrombozytären Milzpools benutzt wird, beträgt 90% dividiert durch die maximale Recovery des Probanden.

Bestimmung des Abbauortes: Die Meßzahlen für den Organabbau der Thrombozyten sind Leber-Herz-, Milz-Herz- bzw. Milz-Leber-Quotienten oder Überschußimpulse über Leber und Milz (HUGHES-JONES u. SZUR, 1957; NAJEAN et al., 1963; DAVEY, 1966; SOLOMON u. CLATANOFF, 1967).

Die Strahlenexposition bei einer thrombokinetischen Untersuchung mit Applikation von 50–100 µCi ^{51}Chrom wird mit 20–50 mrad, bei Verwendung von 250 µCi ^{75}Se-Selenmethionin mit 1–3 Rad Ganzkörperexposition angegeben (EMRICH, 1971).

3. Thrombozytenkinetik bei Normalpersonen

3.1. Thrombozytenlebensdauer

In der Literatur wurden zahlreiche Arbeiten über die Lebensdauer radioaktiv markierter Thrombozyten veröffentlicht. Eine tabellarische Übersicht ist in Tabelle 1 angegeben. Insgesamt kann von einer Lebensdauer der Thrombozyten von 8–12 Tagen ausgegangen werden; die geringen Unterschiede zwischen den Ergebnissen verschiedener Autoren sind sicherlich auch zum Teil methodologisch bedingt.

Tabelle 1

Autor	Jahr	radioaktiver Marker	Lebensdauer (Tage)
LEEKSMA und COHEN	1956	^{32}P-DFP	8 – 9
REISNER et al.	1956	^{51}Cr	5 – 8
AAS und GARDNER	1958	^{51}Cr	9 –11
CASTALDI und FIRKIN	1963	^{51}Cr	8 –11
DAVEY und LANDER	1963	^{51}Cr	8 –10
NAJEAN et al.	1963	^{51}Cr	7 –11
ASTER und JANDL	1964	^{51}Cr	8 –10
ABRAHAMSEN	1965	^{51}Cr	9 –11
COHEN et al.	1965	^{75}Se-Selenmethionin	9 –11
BLEIFELD und GEHRMANN	1966	^{51}Cr	7 –11
SOLOMON und CLATANOFF	1967	^{51}Cr	8 – 8,5
SEIDL	1968	^{32}P-DFP	9 –12
HARKER und FINCH	1969	^{51}Cr	8,3–11,1
KOTILAINEN	1969	^{51}Cr	8 –10
NAJEAN und ARDAILLOU	1969	^{75}Se-Selenmethionin	8 –12
BRODSKY et al.	1970	^{75}Se-Selenmethionin	7 –11
KUTTI und WEINFELD	1971	^{51}Cr	6,3– 7,9
KUMMER	1972	^{51}Cr	9 –11
BEUERLEIN et al.	1975	^{51}Cr	8 –10

In den ersten 2–3 Std nach Infusion ^{51}Chrom-markierter Thrombozyten ist der Verlauf der thrombozytengebundenen Aktivität im Blut durch verschiedene Mechanismen bestimmt; eine exakte Analyse dieses Zeitabschnittes wurde von KOTILAINEN (1969) publiziert. Nach Verteilung der infundierten Thrombozyten werden nur ca. 60% im Kreislauf nachgewiesen, ca. 30% beträgt der reversible Thrombozytenpool in der Milz (ASTER, 1966; PENNY et al., 1966; BRANEHÖG et al., 1973; GEHRMANN, 1973a). Die fehlenden 5–10% der thrombozytengebundenen Aktivität sind bedingt durch Ablagerung von Thrombozyten in andere Pools (Gefäßendothel oder Lunge), Elimination irreversibel beim Markierungsprozeß geschädigter Blutplättchen und eventuell minimale Elution von ^{51}Cr-Aktivität aus den markierten Thrombozyten.

Entsprechend dieser skizzierten Hypothese finden sich bei splenektomierten Patienten 90% der injizierten thrombozytengebundenen Aktivität im Kreislauf (s. Abb. 1). Vom 1.–7. Tag nach Injektion wird ein linearer Abfall der thrombozytengebundenen Aktivität beobachtet, während nach dem 7. Tag der Verlauf der Thrombozyten-Radioaktivität am ehesten einer exponentiellen Funktion gehorcht (Abb. 2). Die Überlebenszeitkurve der Thrombozyten wird deshalb so interpretiert, daß nach den komplexen Vorgängen in den ersten Stunden zwischen dem 1. und 7. Tag der normale Alterungsprozeß abläuft, da bei der Markierung Thrombozyten sämtlicher Altersstufen gleichmäßig markiert werden. Nach dem 7. Tag bestimmen altersunabhängige zufällige Prozesse die Überlebenskurve der Thrombozyten. Eine einmütig akzeptierte, exakte mathematische Beschreibung der Überlebenszeitkurve der Thrombozyten steht noch aus.

Nach in vivo-Markierung der Thrombozyten mit ^{75}Se-Selenmethionin kann die Lebensdauer der autologen Thrombozyten aus der Zeitaktivitätskurve der markierten Plättchen bestimmt werden (Abb. 3). Die Zeitspanne zwischen 50% des Maximalwertes im aszendierenden und 50% im deszendierenden Schenkel gilt als mittlere Lebensdauer. Die Thrombozytenlebensdauer, die verschiedene Autoren mittels dieser Methode berechnet haben, liegt wie bei der ^{51}Cr-Methode bei 8–12 Tagen (s. Tabelle 1).

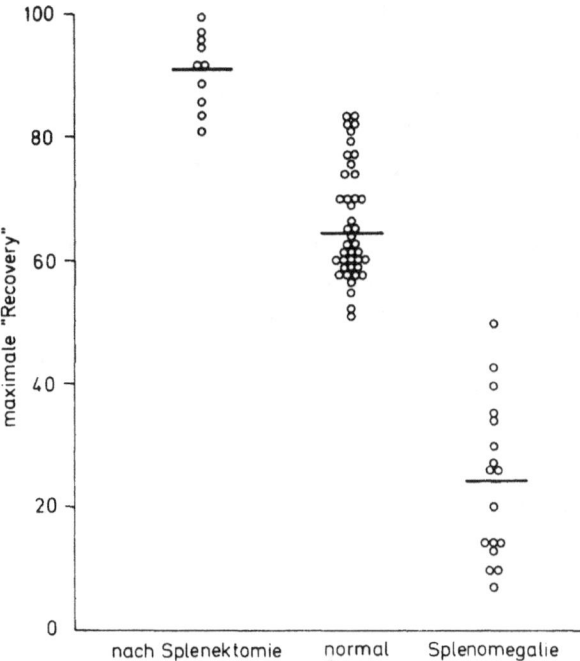

Abb. 1. Maximale „Recovery" bei verschiedenen Patientenkollektiven (splenektomierte Patienten, normale Probanden und Patienten mit Splenomegalie)

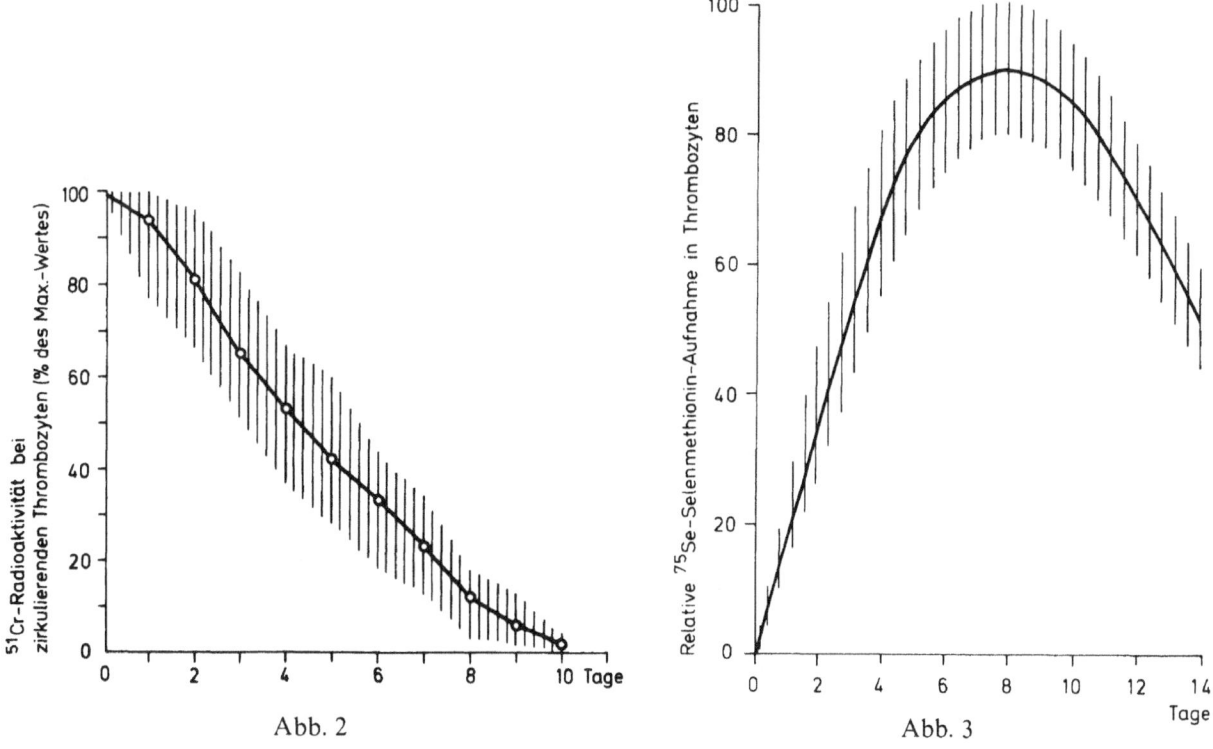

Abb. 2. Thrombozytengebundene Aktivität in Abhängigkeit von der Zeit bei Normalpersonen. Durch Extrapolation der Überlebenszeitkurve auf die Zeitachse ergibt sich die Plättchenüberlebenszeit

Abb. 3. ^{75}Se-Selenmethioninaktivität in Thrombozyten nach parenteraler Injektion; als Maß für die Plättchenlebensdauer wird die Zeitspanne zwischen 50% im aszendierenden und 50% im deszendierenden Kurvenschenkel definiert.

3.2. Recovery

Die maximale Recovery der Thrombozyten beträgt bei Normalpersonen ca. 55–70% der infundierten thrombozytengebundenen Aktivität. Dieser Parameter ist jedoch stark abhängig vom methodischen Vorgehen, insbesondere vom bei der Herstellung benutzten Antikoagulans, von der Zusammensetzung des Markierungsmediums und von der Größe des Milzpools. Bei EDTA-enthaltenden Stabilisatoren liegt die maximale Recovery deutlich niedriger als bei ACD-Stabilisatoren (ABRAHAMSEN, 1965; ASTER, 1965). Die Bedeutung des Milzpools konnte von ASTER (1966) weitgehend aufgeklärt werden. Durch Adrenalin-Infusionen konnte eine signifikante Abnahme der extern über der Milz gemessenen Radioaktivität nachgewiesen werden, bei gleichzeitiger Zunahme der Blutradioaktivität. Dieser Prozeß wurde durch eine reversible Ablagerung der Thrombozyten in der Milz erklärt, durch Adrenalin kann eine deutliche Verminderung dieses Plättchenreservoirs erreicht werden. Ähnliche Ergebnisse wurden von KOTILAINEN (1969), BRANEHÖG et al. (1973) und GEHRMANN (1973a) publiziert.

3.3. Thrombozytenumsatz

Der tägliche Thrombozytenumsatz wurde von HARKER und FINCH (1969) mit 35000 ± 4500/Thrombozyten/Tag u. mm³ (S.D.) angegeben. KUTTI und WEINFELD (1971a) kalkulierten einen etwas höheren Wert von 49000 ± 13000 Thrombozyten/Tag und mm³. Bei effektiver Thrombopoese besteht eine lineare positive Korrelation zwischen täglichem Plättchen-turnover und der gesamten Megakaryozytenmasse (Abb. 4).

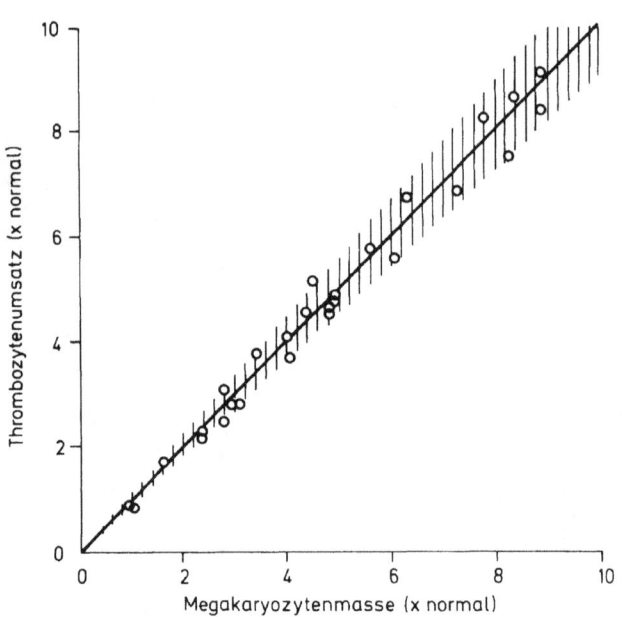

Abb. 4. Lineare Abhängigkeit zwischen Megakaryozytenmasse und Thrombozytenumsatz bei effektiver Thrombozytopoese. (Modifiziert nach HARKER, 1970)

3.4. Bestimmung des Abbauortes

Aussagen über die Verteilung und über den Abbauort der Thrombozyten sind beim Menschen nur durch Anwendung des in vitro-Markers ^{51}Cr-Natrium-Chromat möglich. Die übrigen Radiopharmaka sind wegen fehlender Selektivität der Thrombozytenmarkierung (^{75}Se-Selenmethionin) oder fehlender γ-Strahlung (^{32}P-DFP) ungeeignet für externe Messungen. Die oben aufgeführten verschiedenen Verfahren zur externen Messung weisen darauf hin, daß zur Zeit eine ideale Methode nicht verfügbar ist. Da die Meßbedingungen (Kristalldurchmesser, Kollimator-Charakteristik, Bestimmung der Organ-Lokalisation, Kontamination der injizierten Thrombozyten-Suspension durch ^{51}Cr-markierte Erythrozyten) die Normwerte der Maßzahlen stark beeinflussen, muß in jedem Laboratorium durch Untersuchung eines Normal-Kollektivs ein eigener Normbereich ermittelt werden. So konnten RIES und PRICE (1974) Unterschiede zwischen ventraler und dorsaler Detektorlokalisation bei der Milzmessung nachweisen; eigene Untersuchungen (BEUERLEIN et al., 1975) zeigten eine signifikant niedrigere Streuung der „Überschußimpulse" über Milz und Leber, wenn die theoretischen Impulse nicht mittels Herzaktivitäts- sondern Blutaktivitätskurve berechnet wurden. Weiterhin ist wesentlich, zu welchem Zeitpunkt die entsprechenden Maßzahlen gewonnen werden. Die meisten Autoren ermitteln die Quotienten bzw. Überschußimpulse zu dem Zeitpunkt, wenn 50% und/oder 10% der maximalen thrombozytengebundenen Aktivität vorliegen (KOTILAINEN, 1969; BEUERLEIN et al., 1975). Auch die Wahl des Antikoagulans bei der Markierung spielt eine wesentliche Rolle bei der Bestimmung des Abbautyps. NAJEAN und ARDAILLOU (1971) konnten zeigen, daß bei Verwendung von EDTA-haltigem Antikoagulans eine wesentlich höhere Impulsrate über der Leber nachgewiesen werden kann als bei einem ACD-haltigen Antikoagulans. Eingedenk der oben gemachten Einschränkungen können folgende Normwerte für die Maßzahlen gelten ($t_{50\%}$):

Leber-Herz-Quotient 1–1,8
Milz-Herz-Quotient 1–1,8
Milz-Leber-Quotient 1,2–2,5
Überschuß-Impulse (Milz): 70–870 Impulse
Überschuß-Impulse (Leber): 140–820 Impulse.

Wesentlich ist jedoch, festzuhalten, daß keine der angewandten Maßzahlen eine quantitative Aussage über die Thrombozytendestruktion in den einzelnen Organen ermöglicht (ASTER, 1972).

4. Erniedrigte Thrombozyten-Produktion

Die Ursache der erniedrigten Thrombozyten-Produktion besteht entweder in einer Hypoplasie oder Aplasie der Megakaryozyten im Knochenmark oder in einer ineffektiven Thrombozytopoese, wobei die Megakaryozyten im Mark in normaler oder sogar erhöhter Zahl vorliegen, während nur eine verminderte Anzahl funktionstüchtiger Thrombozyten in den Kreislauf entlassen wird. Die Lebensdauer der Thrombozyten ist normal oder nur gering verkürzt, im peripheren Blutbild findet sich eine Thrombozytopenie (NAJEAN et al., 1963; ABRAHAMSEN, 1968; KOTILAINEN, 1969; PAULUS, 1971).

Die Hypoproliferation der Megakaryozyten kann bedingt sein durch exogene Ursachen, wie ionisierende Strahlung (KUMMER, 1972), Chemikalien und Arzneimittel, insbesondere Zytostatika (KARPATKIN, 1971; MIESCHER, 1973). Von klinischer Bedeutung ist in diesem Zusammenhang auch die alkoholbedingte Thrombozytopenie (SULLIVAN et al., 1968; Heck u. GEHRMANN, 1973). Auch Infektionskrankheiten, wie Miliartuberkulose (COOPER, 1959), Hepatitis (Levy et al., 1965), Masern und infektiöse Mononukleose kommen selten als auslösende Faktoren in Betracht. Die angeborene Hypoplasie der Megakaryozyten kann bei der Panzytopenie des Fanconi-Syndroms (FANCONI, 1964) oder bei der seltenen kongenitalen Störung der hypoplastischen Thrombozytopenie auftreten. Schließlich wird eine Hypoproliferation bei infiltrativen Prozessen im Knochenmark beobachtet, z.B. bei verschiedenen Leukämieformen, malignen Lymphomen, soliden Tumoren und bei Osteomyelofibrose. Bei einigen dieser aufgeführten Erkrankungen konnten jedoch weitere Mechanismen erforscht werden, die zur Thrombozytopenie beitragen (s. Kap. 5 und 6). Eine ineffektive Thrombopoese wird als Ursache der Thrombopenie bei Vitamin-B-12-Mangel und einigen familiären Thrombozytopenien diskutiert (PAULUS, 1971). Im Gegensatz zu SULLIVAN et al. (1968) und HECK und GEHRMANN (1973) ordnet COWAN (1973a) auch die alkoholbedingte Thrombozytopenie in die Gruppe mit ineffektiver Thrombopoese ein.

5. Gesteigerter Thrombozytenabbau

Der gesteigerte Thrombozytenabbau ist entweder verursacht durch immunologische oder konsumptive Mechanismen. Die Thrombozytenlebenszeit ist mäßig bis stark verkürzt (Tage bis Stunden), kompensatorisch folgt eine anfangs zwei- bis vierfach, später eventuell bis zu achtfach erhöhte effektive Thrombopoese mit entsprechend vermehrtem Thrombozytenumsatz, die Megakaryozyten nehmen an Zahl und Größe zu (HARKER, 1970; BRANEHÖG et al., 1975). Die Thrombozytenzahl im peripheren Blut kann gering, mäßig oder stark verringert sein, der Thrombozytendurchmesser ist vergrößert; dies deutet auf eine junge Zellpopulation hin (BRANEHÖG et al., 1975). Eine Milzvergrößerung wird selten beobachtet.

5.1. Immunologische Ursachen

Die häufigste Krankheit, die mit einer auf immunologischer Basis ablaufenden Destruktion der Thrombozyten einhergeht, stellt die idiopathische thrombozytopenische Purpura (M. WERLHOF) dar; hierbei wird zwischen einer akuten und einer chronischen Form unterschieden (HIRSCH u. DAMESHEK, 1951). Die akute Form wird vorwiegend bei Kindern gefunden und tritt häufig nach Infektionen (z.B. Rubella) oder nach Einnahme von Noxen, wie in Medikamenten oder in Nahrungsmitteln, auf (KARPATKIN, 1971; MIESCHER, 1973). Insbesondere Sulfonamide, Chinin-Derivate, Methyl-Dopa und andere sind in diesem Zusammenhang zu erwähnen. In der Mehrzahl der Fälle kommt es nach wenigen Wochen oder Monaten zu einer vollständigen Restitution. In ca. 5-10% der Fälle jedoch geht die Erkrankung in eine chronische Form über (BALDINI, 1966). Als symptomatische Formen sind in Einzelfällen Lupus erythematosus und lymphoproliferative Erkrankungen, wie maligne Lymphome und die chronisch-lymphatische Leukämie (RABINOWITZ u. DAMESHEK, 1960; EBBE et al., 1962; BALDINI, 1966; KARPATKIN u. SISKIND, 1969; COOPER et al., 1972; KARPATKIN et al., 1972a; KHILANANI u. AL-SARRAF, 1973; MUELLER-ECKHARDT, 1974; RIES u. PRICE, 1974) aufzuführen.

Mütterliche Isoantikörper können Ursache der Thrombozytopenie bei Neugeborenen sein, bei Bluttransfusionen können ebenfalls antithrombozytäre Antikörper gebildet werden (SHULMAN et al., 1964; SEIDL, 1968).

Wegen der besonderen klinischen Bedeutung soll auf die idiopathische Thrombozytopenie ausführlich eingegangen werden. Der Abbaumechanismus der Thrombozyten bei idiopathischer Thrombozytopenie kann am ehesten durch eine exponentielle Funktion beschrieben werden (VON MÜHLENEN et al., 1968). Die Recovery der Thrombozyten wird mäßig bis deutlich erniedrigt angegeben (BALDINI, 1966; SEIDL, 1968; ASTER u. KEENE, 1969; BRANEHÖG et al., 1974; UCHIDA et al., 1974).

In Abb. 5 sind verschiedene Abbautypen (normaler Abbautyp, Leber- und Milztyp) schematisch dargestellt. In den Diagrammen sind die „Überschußimpulse" als Maßzahl für den Organabbau angegeben.

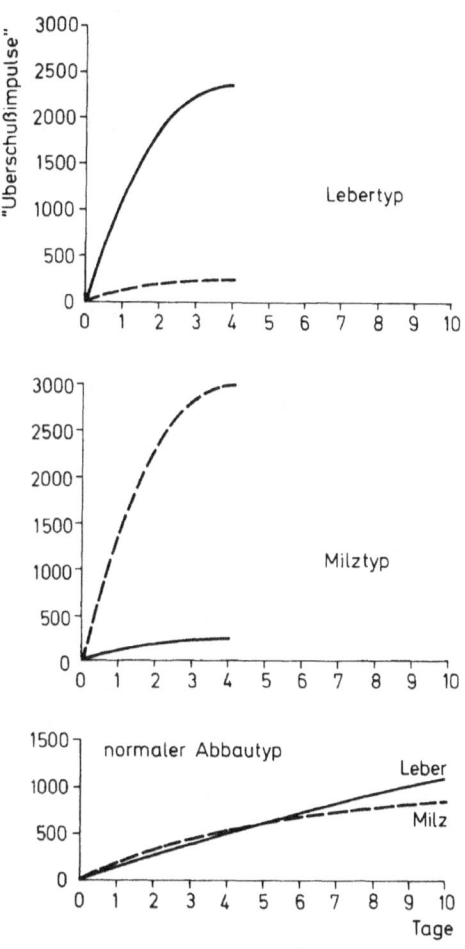

Abb. 5. Schematische Darstellung der Oberflächenkurven („Überschußimpulse") von Patienten mit verschiedenen Abbautypen bei gesteigerter Thrombozytendestruktion

Das pathogenetische Prinzip der idiopathischen Thrombozytopenie ist in der Existenz antithrombozytärer Antikörper zu sehen (HARRINGTON et al., 1951; BALDINI, 1966; SEIDL, 1968; KARPATKIN et al., 1972a; MÁJSKÝ et al., 1973). Die Milz spielt sowohl bei der Antikörpersynthese (MCMILLAN et al., 1971; MCMILLAN et al., 1974) als auch bei der Elimination antikörperbeladener Blutplättchen eine entscheidende Rolle (BALDINI, 1966; ASTER, 1972). So konnten KARPATKIN et al. (1972b) antithrombozytäre Antikörperaktivität durch Elution aus chirurgisch entfernten Milzen von Patienten mit M. Werlhof in 10 von 12 analysierten Fällen nachweisen.

Ein bestimmter Anteil von Patienten mit idiopathischer Thrombozytopenie weist auch nach Splenektomie eine Thrombozytopenie (DOAN et al., 1960) bzw. eine gering verkürzte Plättchenlebensdauer auf (HARKER, 1970; NAJEAN u. ARDAILLOU, 1971; GEHRMANN, 1972), so daß weitere pathogenetische Mechanismen an der Entstehung der idiopathischen Thrombozytopenie beteiligt sein müssen.

Seit 1963 wurden umfangreiche thrombokinetische Untersuchungen durchgeführt, um unter anderem aus dem Abbautyp prognostische und therapeutische Kriterien abzuleiten.

Zwei verschiedene Lehrmeinungen haben sich in diesem Zusammenhang herauskristallisiert. Die Arbeitsgruppe um ASTER (ASTER u. KEENE, 1969; ASTER, 1972) vertritt die Auffassung, daß im Anfangsstadium der idiopathischen Thrombozytopenie antikörperbeladene Thrombozyten in der Milz abgefangen werden, später werden die geschädigten Blutplättchen im gesamten retikulo-endothelialen System abgelagert. Im Gegensatz dazu folgern NAJEAN und ARDAILLOU (1971), die über das bei weitem umfangreichste Patientengut verfügen, aus ihren Resultaten, daß weder die Dauer noch die Schwere der Erkrankung Einfluß auf den Abbautyp besitzen. In dieser Studie wurde zwischen vier Sequestrationstypen unterschieden: 1. splenogen, 2. hepato-splenogen, 3. hepatogen, 4. diffus.

Weiterhin konnten diese Autoren keinen Unterschied im Abbautyp feststellen, wenn die Patienten in verschiedene Gruppen unterschiedlicher Verkürzung der Thrombozytenlebensdauer eingeteilt wurden. Signifikante Unterschiede im Sequestrationstyp ergeben sich jedoch, wenn man die Patienten in Altersgruppen gliedert; bei jüngeren Patienten bis 15 Jahren überwiegt der splenogene Abbautyp mit ca. 75–80%, in ca. je 10% werden der hepato-splenogene und der diffuse Abbautyp beobachtet. Zwischen 15 und 30 Jahren wird der splenogene Typ in ca. 70% gefunden, während die übrigen 30% sich gleichmäßig auf die drei restlichen Sequestrationstypen aufteilen. Bei Patienten über 30 Jahren wurde eine andersartige Verteilung der Abbautypen gesehen. Nur bei ca. 35% der Fälle liegt ein splenogener Typ vor, der hepato-splenogene und hepatogene findet sich in je ca. 20%, der diffuse in ca. 25% dieses Alterskollektivs.

Eine Korrelation zwischen Thrombozytenzahl und Abbauort konnte von mehreren Autoren nicht demonstriert werden (CASTALDI u. FIRKIN, 1963; SOLOMON u. CLATANOFF, 1967; PAWELSKI et al., 1971; COOPER et al., 1972). Es existiert somit kein bevorzugter Abbauort bei schwerer Thrombozytopenie. Unter Glukokortikosteroidtherapie findet man bei Patienten mit idiopathischer Thrombozytopenie eine signifikante Zunahme der Recovery-Werte und der Thrombozytenlebensdauer; daraus resultiert eine signifikante Zunahme der Thrombozytenzahl im Blut, da gleichzeitig die Thrombozytenproduktion auf gleich hohem Niveau bleibt (BRANEHÖG et al., 1974).

5.2. Konsumptive Ursachen

Ein vermehrter Thrombozytenverbrauch wird sowohl im Rahmen der intravasalen Koagulation (MCKAY, 1968) als auch bei gestörten Gefäßwandverhältnissen (ABRAHAMSEN, 1968; HARKER u. SLICHTER, 1970) postuliert.

Bei der intravasalen Gerinnung (Verbrauchskoagulopathie), die bei Komplikationen in der Geburtshilfe, Gynäkologie und Chirurgie auftreten kann, wird eine vermehrte Konsumption der Gerinnungsfaktoren und Thrombozyten beobachtet. Auch bei intravasaler Hämolyse, z.B. im Rahmen des hämolytisch-urämischen Syndroms (KATZ et al., 1973) und bei metastasierenden Carcinomen, konnte eine kombinierte Steigerung von Thrombozyten- und Fibrinogenumsatz festgestellt werden (MCKAY, 1968; ABRAHAMSEN, 1972a; SLICHTER u. HARKER, 1974). Bei Malignomen wird durch diesen gesteigerten Plättchenverbrauch eine Thrombozytopenie mit entsprechender Blutungsbereitschaft meistens jedoch nicht induziert; erst wenn bei Metastasierung durch Infiltration ins Knochenmark zusätzlich eine verminderte Thrombozytenbildung auftritt, kommt es zur klinischen Manifestation der Thrombozytopenie. ABRAHAMSEN (1970) beschrieb ähnliche Resultate bei M. Hodgkin, COWAN (1973b) bei akuter nicht-lymphatischer Leukämie.

Eine erhöhte intravasale Gerinnung kann gelegentlich als Komplikation bei bestimmten Viruserkrankungen (MCKAY u. MARGARETTEN, 1967) und bei bakteriellen Infektionen, insbesondere bei septischen Prozessen, auftreten (COHEN u. GARDNER, 1966; MCGEHEE et al., 1967; STOSSEL u. LEVY, 1970). Ein gleichzeitig gesteigerter Fibrinogen- und Thrombozytenverbrauch wird beobachtet bei venösen thromboembolischen Erkrankungen (HARKER u. SLICHTER, 1974).

Ein isolierter gesteigerter Thrombozytenverbrauch an alterierten Gefäßwänden gilt als Erklärung für die leicht bis mäßig erniedrigte Thrombozytenlebensdauer bei Atherosklerose (MURPHY u. MUSTARD, 1962; ABRAHAMSEN, 1968; ABRAHAMSEN et al., 1974; HARKER u. SLICHTER, 1974), Hypertonie, Diabetes mellitus (ABRAHAMSEN, 1968; FERGUSON et al., 1973) und arterieller Verschlußkrankheit (O'NEILL u. FIRKIN, 1964; ABRAHAMSEN, 1968; HARKER u. SLICHTER, 1974). Auch bei angeborenen Herzfehlern mit Cyanose (GOLDSCHMIDT et al., 1974) und chronisch obstruktiven Lungenerkrankungen (STEELE et al., 1975a) wurde eine verkürzte Plättchenlebensdauer nachgewiesen. JONKER et al. (1974) demonstrierten bei Patienten mit Angina pectoris eine signifikant verminderte Lebensdauer nur in den Fällen mit einer Hyperlipoproteinämie Typ IIb und IV, zu entsprechenden Ergebnissen kommen HUTH et al. (1972), die bei Patienten mit Hyperlipoproteinämie Typ II–IV und coronarer Herzkrankheit einen erhöhten Thrombozytenumsatz berechneten. Gegensätzliche Resultate wurden kürzlich von DABELS et al. (1974) veröffentlicht; diese Arbeitsgruppe fand lediglich in 3 von 20 Fällen einen mäßig gesteigerten Plättchenumsatz. Eine zweifelsfreie Analyse des Thrombozytenmetabolismus bei den verschiedenen Hyperlipoproteinämie-Formen steht somit zur Zeit noch aus.

Schon bald nach Einführung von Gefäß- bzw. Klappenprothesen wurde eine relativ hohe Komplikationsrate durch thromboembolische Zwischenfälle bei den betroffenen Patienten festgestellt (DUVOISIN et al., 1967). Der dafür verantwortliche Mechanismus wurde von WEILY und GENTON (1970) und von HARKER und SLICHTER (1970) aufgeklärt, die einen erhöhten Verbrauch der Thrombozyten an den künstlichen Klappen zeigen konnten, wobei eine positive Korrelation zwischen Klappenfläche und Thrombozytenumsatz existiert. Durch Entwicklung neuer, weniger thrombogener Klappen (STARR-EDWARDS, BEALL, CUTTER) und durch medikamentöse Prophylaxe mit Antikoagulantien und Thrombozytenaggregationshemmern konnte in den letzten Jahren eine deutliche Reduktion der thromboembolischen Komplikationen erreicht werden (BRODIE u. FIRKIN, 1972; WEILY et al., 1972; KUMMER et al., 1974; MANOHITHARAJAH et al., 1974; STEELE et al., 1975b). Entsprechend wurden in diesen Arbeiten auch nur minimal verkürzte oder normale Thrombozyten-Lebenszeiten bestimmt.

5 von 12 Patienten, die wegen Hydrocephalus mit einem ventriculo-jugulären Shunt versorgt wurden, weisen nach den Untersuchungen von STUART et al. (1972) eine Verkürzung der Thrombozyten-Lebenszeit auf.

Schließlich wurden thrombokinetische Untersuchungen bei verschiedenen nephrologischen Erkrankungen durchgeführt. Eine verkürzte Lebensdauer der Thrombozyten bei akuter proliferativer Glomerulonephritis, chronischem Nierenversagen und im Tierversuch bei hyperakuter Abstoßungsreaktion sind in diesem Zusammenhang beschrieben worden (ABRAHAMSEN, 1968; ANDERSON et al., 1973; CARRUTHERS et al., 1974). Systematische Analysen an größeren Patientenkollektiven stehen hingegen unserer Kenntnis nach noch aus.

Die Ätiologie der seltenen thrombotisch-thrombozytopenischen Purpura (Moschcowitz-Syndrom) ist noch unbekannt; wahrscheinlich kommt es jedoch im Rahmen eines Autoimmunprozesses zu einem stark gesteigerten Thrombozytenverbrauch an alterierten Gefäßen und damit zu multiplen Thrombosen (BEGEMANN u. HARWERTH, 1974).

Eine Hyperdestruktion der Thrombozyten wird bei verschiedenen genetisch bedingten Defekten, wie Wiskott-Aldrich-Syndrom, May-Hegglin-Anomalie und hereditärer thrombopathischer Thrombozytopenie beschrieben (PAULUS, 1971).

6. Thrombozytenverteilungsstörungen

Die Thrombozytopenie bei Splenomegalie wurde über eine längere Periode als Suppression der Thrombozytensynthese durch in der vergrößerten Milz gebildete humorale Faktoren gedeutet (HEILMEYER, 1954; DAMESHEK, 1955). Dieses Phänomen wurde als „Hypersplenismus" klassifiziert. Andere Autoren vertraten die Auffassung, daß ein vorzeitiger vermehrter Abbau in der Milz vorrangig sei (DOAN, 1949). Seit 1966 hingegen erscheint eine dritte Hypothese am wahrscheinlichsten, daß nämlich die Thrombozytopenie auf einer Verteilungsstörung der Blutplättchen mit deutlich erhöhtem intralienalen Pool beruht (ASTER, 1966; PENNY et al., 1966; SEIDL, 1968; KOTILAINEN, 1969; KUTTI et al., 1972; BRANEHÖG et al., 1973; GEHRMANN, 1973a). Die thrombokinetischen Daten sind bei der Thrombozytenverteilungsstörung durch folgende Konstellation charakterisiert:

a) deutlich bis stark erniedrigte Recovery der transfundierten Thrombozyten (Abb. 1);
b) normale oder allenfalls gering verkürzte Lebensdauer;
c) hoher Anstieg der Oberflächen-Radioaktivitätskurve über der Milz kurz nach der Injektion;
d) Zunahme der thrombozytengebundenen Aktivität im peripheren Kreislauf nach Adrenalin-Stimulation durch Entleerung des lienalen Speichers.

Die in dieser Weise definierte Verteilungsstörung wurde beschrieben bei Patienten mit Leberzirrhose, Pfortader- oder Milzvenenthrombose, lymphoproliferativen Erkrankungen, kongenitaler Sphärozytose, chronisch-lymphatischer Leukämie, Herzinsuffizienz, Morbus Gaucher, Kala-Azar, Osteomyelofibrose (ASTER, 1966; COONEY u. SMITH, 1968; KOTILAINEN, 1969; KUMMER u. EGGER, 1971; ABRAHAMSEN, 1972b; CANELLOS et al., 1972; DECHAVANNE et al., 1972; KUTTI et al., 1972; BRANEHÖG et al., 1973; GEHRMANN, 1973a; GEHRMANN, 1973b; OLDHAM et al., 1973; HECK u. GEHRMANN, 1974; HECK u. GEHRMANN, 1975; LOHRMANN, 1975).

Im Knochenmark kommt es bei der proliferativen Splenomegalie, wie Polyzythämie vera und Myelofibrose, zu einer zwei- bis vierfach gesteigerten effektiven Thrombozytopoese, bei kongestiver Splenomegalie, wie Leberzirrhose hingegen nur zu einer gering vermehrten oder normalen Plättchenbildung (PAULUS, 1971).

7. Gesteigerte Thrombozytenproduktion

In der Literatur wird zwischen einer reaktiven und autonomen Thrombozytose unterschieden. Da eine verlängerte Thrombozytenlebenszeit bisher bei kinetischen Untersuchungen nicht nachgewiesen werden konnte, beruht die Thrombozytose (Thrombozytenzahl > $500000/mm^3$) auf einer gesteigerten Plättchenbildung. Die Unterteilung in die obengenannten Formen kann sowohl nach ätiologischen Kriterien als auch nach zytologischen Gesichtspunkten erfolgen. Die reaktive Thrombozytose kann als physiologische Reaktion bei verschiedenen Zuständen, wie Infektionen, Trauma, Eisenmangel, Kollagenosen und nicht hämatologischen Malignomen, insbesondere Pankreastumoren, aufgefaßt werden (LEVIN u. CONLEY, 1964; BRESLOV et al., 1968; EURENIUS et al., 1972; CHOI u. SIMONE, 1973; DAVIS u. MENDEZ ROSS, 1973).

Die autonome Thrombozytose, die sich im Knochenmark durch vergrößerte Megakaryozyten von der reaktiven Form mit eher verkleinerten Megakaryozyten abgrenzen läßt, kann bei folgenden myeloproliferativen Syndromen auftreten:

a) Polycythaemia vera,
b) chronisch-myeloische Leukämie,
c) megakaryozytäre Leukämie und Erythro-Leukämie
d) essentielle Thrombozythämie

BRODSKY et al., 1972; VODOPICK et al., 1972; FICKERS u. SPECK, 1974).

Bei der reaktiven Thrombozytose wird die zugrunde liegende Erkrankung behandelt, die Therapie der autonomen Form besteht in Phlebotomie und/oder myelosuppressiver Therapie.

8. Thrombopoietin

In Analogie zum Erythropoietin wurde Thrombopoietin als Faktor in der Regulation der Thrombopoese postuliert. Anfangs wurde der Anstieg der Thrombozyten in thrombozytopenischen Versuchstieren (Maus, Ratte, Kaninchen) nach Injektion menschlichen Plasmas als Maß für die Thrombopoietin-Aktivität betrachtet (KELEMEN et al., 1958; ODELL et al., 1961; DE GABRIELE u. PENINGTON, 1967). Später wurde diese Methode ersetzt durch radioaktive Verfahren, wobei die maximale prozentuale Inkorporation von ^{75}Se-Selenmethionin oder ^{35}S-Sulfat in Thrombozyten von Mäusen oder Ratten als Indikator für die Thrombopoietin-Aktivität gilt (EVATT u. LEVIN, 1968; HARKER, 1968b; EVATT u. LEVIN, 1969; PENINGTON, 1970). Patienten mit idiopathischer Thrombozytopenie weisen eine erhöhte, Patienten mit Thrombozythämie eine normale oder sogar erniedrigte Thrombopoietin-Aktivität auf (PAULUS, 1971). Allgemein wird die gesamte Thrombozytenmasse und/oder -oberfläche und nicht die periphere Plättchenzahl als Regulator der Thrombopoese angesehen. Exakte Vorstellungen über chemische Eigenschaften, Syntheseort und biologische Halbwertszeit des Thrombopoietin existieren zur Zeit noch nicht (EBBE, 1974).

9. Thrombozytenkinetik und Indikation zur Splenektomie

Die Splenektomie wird aus chirurgischer oder internistischer Indikation vorgenommen. Bei den internistischen Indikationsbereichen sind zu erwähnen:

a) konstitutionelle hämolytische Anämie,
b) Autoimmunkrankheiten, wie idiopathische Thrombozytopenie,
c) Erkrankungen mit Hyperspleniesyndrom, wie portale Hyptertension, myelo- und lymphoproliferative Erkrankungen, Kollagenosen, Speicherkrankheiten und chronische Infektionskrankheiten,
d) Lymphome, speziell M. Hodgkin (BÖTTIGER et al., 1972; STOBBE, 1974).

Bei thrombozytopenischen Patienten mit chronischem M. Werlhof oder Thrombozytenverteilungsstörungen (Hyperspleniesyndrom) ist der Wert der thrombokinetischen Untersuchung einerseits in der pathophysiologischen Abklärung der Thrombozytopenie zu sehen, andererseits können prognostische Hinweise aus der Thrombokinetik mit Bestimmung des Abbauortes gegeben werden. Weitgehende Übereinstimmung besteht in der

Literatur, daß bei idiopathischer Thrombozytopenie mit alleinigem Abbauort in der Milz die Splenektomie unter Berücksichtigung einiger klinischer Voraussetzungen zu einer erheblichen Besserung oder zur Normalisierung der Thrombozytopenie führt (NAJEAN et al., 1963; NAJEAN et al., 1967; ASTER u. KEENE, 1969; NAJEAN u. ARDAILLOU, 1971; ASTER, 1972; GEHRMANN, 1972; DIMITROW et al., 1973; RIES u. PRICE, 1974). Die klinischen Bedingungen sind:

a) Ausschluß eines akuten M. Werlhof, einer amegakaryozytären Thrombozytopenie oder eines monosymtomatischen Lupus erythematosus.
b) Fehlende Effektivität oder Kontraindikation zur Immunsuppressiva-Glukokortikoid-Therapie.
c) Lebensalter unter 60 Jahren.
d) Thrombozytenzahl kontinuierlich unter $40000/mm^3$ (GEHRMANN, 1972; STOBBE, 1974).

Auch bei hepato-splenogenem Abbautyp wird eine Splenektomie bei chronischem M. Werlhof als indiziert betrachtet. Unterschiedliche Auffassungen bestehen hingegen bezüglich der Indikation zur Splenektomie bei hepatogenem Abbauort. Während einige Arbeitsgruppen (NAJEAN und ARDAILLOU, 1971; COOPER et al., 1972; DIMITROW et al., 1973) in diesem Fall eine Splenektomie weitgehend ablehnen, sehen andere Autoren die Frage der Splenektomie bei hepatogenem Abbautyp als ungeklärt an (ASTER, 1972; GEHRMANN, 1972). Interessant ist in diesem Zusammenhang, daß die Milz als Syntheseort der antithrombozytären Antikörper angesehen wird (McMILLAN et al., 1971; KARPATKIN et al., 1972b; McMILLAN et al., 1974); somit müßte auch bei hepatogenem und diffusen Abbautyp die Splenektomie einen positiven therapeutischen Effekt haben. Insgesamt muß jedoch festgestellt werden, daß umfangreiche prospektive Studien über eine längere Zeitperiode zur Lösung dieser Problematik unserer Kenntnis noch ausstehen.

10. Kombinierte Störungen

Bei verschiedenen Erkrankungen bestehen gleichzeitig multiple Störungen im Thrombozytenhaushalt. Bei Leukämien, myelo- und lymphoproliferativen Erkrankungen mit Splenomegalie können eine quantitative Beeinträchtigung der Thrombozytenbildung bei Knochenmarksbefall und eine Verteilungsstörung im Sinne eines vergrößerten Milzpools nebeneinander bestehen. Eventuell existiert zusätzlich noch ein immunologisch bedingter vermehrter Abbau (BALDINI, 1966; MUELLER-ECKHARDT, 1974).

Bei Leberzirrhose sind verschiedene pathogenetische Faktoren beim Entstehen der Thrombozytopenie gezeigt worden (KUMMER u. EGGER, 1971). Neben dem erhöhten lienalen Thrombozytenpool (s. Kap. 6) betonen diese Autoren die mäßige Hyperdestruktion der Blutplättchen als Ursache der Thrombopenie. Im Endstadium der Zirrhose kann es noch zu einer Verminderung der Thrombozytenproduktion kommen, die bei Folsäuremangel zusätzlich ineffektiv sein kann (COWAN u. HINES, 1973).

Bei chronischem Alkoholismus wurden ebenfalls Störungen der Produktion, Destruktion und Verteilung der Thrombozyten aufgrund thrombokinetischer Analysen abgeleitet; als wichtigster Pathomechanismus wurde jedoch die Suppression der Megakaryozytopoese angenommen (HECK u. GEHRMANN, 1973).

Literatur

AAS, K.A., GARDNER, F.H.: Survival of blood platelets labeled with Chromium^{51}. J. clin. Invest. **32**, 1257–1268 (1958).

ABRAHAMSEN, A.F.: The effect of EDTA and ACD on the recovery and survival of Cr^{51}-labeled blood platelets. Scand. J. Haemat. **2**, 52–60 (1965).

ABRAHAMSEN, A.F.: Platelet survival studies in man. With special reference to thrombosis and atherosclerosis. Scand. J. Haemat., Suppl. **3**, (1968).

ABRAHAMSEN, A.F.: Platelet survival in Hodgkin's disease. Scand. J. Haemat. **7**, 309–313 (1970).

ABRAHAMSEN, A.F.: The effects of acetylsalicylic acid and dipyridamole on platelet economy in metastatic cancer. Scand. J. Haemat. **9**, 562–565 (1972a).

ABRAHAMSEN, A.F.: Effects of an enlarged splenic platelet pool in Hodgkin's disease. Scand. J. Haemat. **9**, 153–158 (1972b).

ABRAHAMSEN, A.F., EIKA, C., GODAL, H.C., LORENTSEN, E.: Effect of acetylsalicylic acid and dipyridamole on platelet survival and aggregation in patients with atherosclerosis obliterans. Scand. J. Haemat. **13**, 241–245 (1974).

ADELSON, E., KAUFMAN, R.M., LEAR, A.A., KIRBY, J.C., RHEINGOLD, J.J.: Physiology of platelet destruction as revealed by tagging of cohorts. I. Studies in dogs. J. Lab. clin. Med. **62**, 385–393 (1963).

ANDERSON, O., TISSOT, R., COHEN, C., JONASSON, O.: Platelet survival in rabbits to detect hyperacute rejection. J. Surg. Res. **14**, 193–199 (1973).

ASTER, R.H.: Effect of Anticoagulant und ABO Incompatibility on Recovery of Transfused Human Platelets. Blood **26**, 732–743 (1965).

ASTER, R.H.: Pooling of platelets in the spleen: role in the pathogenesis of "hypersplenic" thrombocytopenia. J. clin. Invest. **45**, 645–657 (1966).

ASTER, R.H.: Platelet sequestration studies in man. Brit. J. Haemat. **22**, 259–263 (1972).

ASTER, R.H., JANDL, J.H.: Platelet sequestration in man. I. Methods. J. clin. Invest. **43**, 843–855 (1964a).

ASTER, R.H., JANDL, J.H.: Platelet sequestration in man. II. Immunological and clinical studies. J. clin. Invest. **43**, 856–869 (1964b).

ASTER, R.H., KEENE, W.R.: Sites of platelet destruction in idiopathic thrombocytopenic purpura. Brit. J. Haemat. **16**, 61–73 (1969).

BALDINI, M.: Idiopathic thrombocytopenic purpura. New Engl. J. Med. **274**, 1245–1251 (1966).

BALDINI, M.G., EBBE, S.: Platelets: production, function, transfusion and storage. New York: Grune & Stratton 1974.

BARKHAN, P.: Platelet survival studies in man with diisopropylphosphofluoridate (DF^{32}P). Some observations in patients with hypocoagulability, hypercoagulability and platelet disorders. Brit. J. Haemat. **12**, 25–36 (1966).

BEGEMANN, H. (Hrsg.): Klinische Hämatologie. 2. Auflage. Stuttgart: Thieme 1975.

BEGEMANN, H., HARWERTH, H.-G.: Praktische Hämatologie. 6. Auflage. Stuttgart: Thieme 1974.

BEUERLEIN, I., MARISS, P., STANGEL, W.: Untersuchungen mit radioaktiv markierten Eigen- und Fremdthrombozyten zur Ermittlung von Überlebensdauer und Abbauort. Nucl.-Med. (Stuttg.) **14**, 240–247 (1975).

BHOWAL, S.C., MAHESHWARI, H.B., KUMAR, S.: The haematologic functions of lung. II. The role of lung in the release of platelets into circulation. Indian. J. Path. Bact. **9**, 303–312 (1966).

BLEIFELD, W., GEHRMANN, G.: Über die Bedeutung der radioaktiven Markierung von Thrombozyten mit ^{51}Cr in der Diagnostik von Thrombozytopenien. Dtsch. med. Wschr. **91**, 1594–1599 (1966).

BÖTTIGER, L.E., EDHAG, O., FORSGREN, L.: Splenectomy — indications and results. Acta med. scand. **192**, 213–219 (1972).

BRANEHÖG, J., KUTTI, J., RIDELL, B., SWOLIN, B., WEINFELD, A.: The relation of thrombokinetics to bone marrow megakaryocytes in idiopathic thrombocytopenic purpura (ITP). Blood **45**, 551–562 (1975).

BRANEHÖG, J., KUTTI, J., WEINFELD, A.: Platelet survival and platelet production in idiopathic thrombocytopenic purpura (ITP). Brit. J. Haemat. **27**, 127–143 (1974).

BRANEHÖG, J., WEINFELD, A.: Platelet survival and platelet production in idiopathic thrombocytopenic purpura (ITP) before and during treatment with corticosteroids. Scand. J. Haemat. **12**, 69–79 (1974).

BRANEHÖG, J., WEINFELD, A., ROOS, B.: The exchangeable splenic platelet pool studied with epinephrine infusion in idiopathic thrombocytopenic purpura and in patients with splenomegaly. Brit. J. Haemat. **25**, 239–248 (1973).

BREDDIN, K.: Die Thrombocyten. Dtsch. med. J. **22**, 766–770 (1971).

BRESLOV, A., KAUFMAN, R.M., LAWSKY, A.R.: The effect of surgery on the concentration of circulating megakaryocytes and platelets. Blood **32**, 393–401 (1968).

BRODIE, G.N., FIRKIN, B.G.: Platelet life span in patients with valvular heart disease and Starr-Edwards prostheses. Med. J. Aust. **1**, 453–455 (1972).

BRODSKY, J., ROSS, E.M., PETKOV, G., KAHN, S.B.: Platelet and fibrinogen kinetics with (^{75}Se)-Selenomethionine in Patients with myeloproliferative Disorders. Brit. J. Haemat. **22**, 179–192 (1972).

BRODSKY, J., SIEGEL, N.H., KAHN, S.B., ROSS, E.M., PETKOV, G.: Simultaneous fibrinogen and platelet survival with (^{75}Se) selenomethionine in man. Brit. J. Haemat. **18**, 341–355 (1970).

CANELLOS, G.P., NORDLAND, J., CARBONE, P.P.: Splenectomy for thrombocytopenia in chronic granulocytic leukemia. Cancer **29**, 660–665 (1972).

CARRUTHERS, J.A., RALFS, J., GIMLETTE, T.M.D.,

FINN, R.: Platelet survival in acute proliferative glomerulonephritis. Clin. Sci. Mol. Med. **47**, 507–513 (1974).

CASTALDI, P.A., FIRKIN, B.G.: Studies of the life span and fate of platelets. Aust. NZ. J. Med. form. Austral. Ann. Med. **12**, 333–341 (1963).

CESAREO, R.: Medical applications of radioisotope induced x-ray fluorescence. 13. Jahrestagung Ges. Nuklearmedizin, Kopenhagen 1975.

CHOI, S.I., SIMONE, J.V.: Platelet production in experimental iron deficiency anaemia. Blood **42**, 219–228 (1973).

COHEN, P., COOLEY, M.H., GARDNER, F.H.: The use of selenomethionine (Se^{75}) as a label for canine and human platelets. J. clin. Invest. **44**, 1036–1037 (1965)

COHEN, P., GARDNER, F.H.: Thrombocytopenia as a laboratory sign and complication of gram-negative bacteremic infection. Arch. intern. Med. **117**, 113–124 (1966).

COHEN, P., GARDNER, F.H., BARNETT, G.O.: Reclassification of the thrombocytopenias by the Cr^{51}-labeling method for measuring platelet life span. New Engl. J. Med. **264**, 1294–1299 (1961).

COONEY, D.P., SMITH, B.A.: The pathophysiology of hypersplenic thrombocytopenia. Arch. intern. Med. **121**, 332–337 (1968).

COONEY, D.P., SMITH, B.A., FAWLEY, D.E.: The use of di-isopropylfluorophosphate (^{32}DFP) as a platelet label: evidence for reutilization of this isotope in man. Blood **31**, 791–805 (1968).

COOPER, W.: Pancytopenia associated with disseminated tuberculosis. Ann. Med. Interne (Paris) **50**, 1497 (1959).

COOPER, M.R., HANSEN, K.S., MAYNARD, C.D., ELROD, I.W., SPURR, C.L.: Platelet survival and sequestration patterns in thrombocytopenic disorders. Radiology **102**, 89–100 (1972).

COWAN, D.H.: Thrombokinetic studies in alcohol-related thrombocytopenia. J. Lab. clin. Med. **81**, 64–75 (1973a).

COWAN, D.H.: Thrombokinetics in acute nonlymphytic leukemia. J. Lab. clin. Med. **82**, 911–923 (1973b).

COWAN, D.H., HINES, J.D.: Thrombokinetics in dietary-induced folate deficiency in human subjects. J. Lab. clin. Med. **81**, 577–586 (1973).

DABELS, J., PREUSSNER, S., KONRAD, H., SCHULZ, K., ENGELMANN, C., CLAUS, R.: Blutgerinnungsuntersuchungen bei essentiellen Hyperlipoproteinämien unter besonderer Berücksichtigung der Thrombozytenkinetik. Folia haemat. (Lpz.) **101**, 833–841 (1974.

DAMESHEK, W.: Hypersplenism. Bull. N.Y. Acad. Med. **31**, 113–119 (1955).

DAVEY, M.G.: The survival and destruction of human platelets. Basel: S. Karger 1966.

DAVEY, M.G., LANDER, H.: The labelling of human platelets with radiochromate. Aust. J. exp. Biol. med. Sci. **41**, 581 (1963).

DAVIS, W.M., MENDEZ ROSS, A.O.: Thrombocytosis and Thrombocythemia: The Laboratory and Clinical Significance of an Elevated Platelet Count. Amer. J. clin. Path. **59**, 243–247 (1973).

DE BRUYN, P.P.: The fine structure of the megakaryocyte of the bone marrow of the guinea pig. Z. Zellforsch. **64**, 111–118 (1964).

DECHAVANNE, M., BERTHOUX, F., THOUVEREZ, J.-P., ARNAUD, PH., VIALA, J.-J.: Etude de la cinétique des plaquettes et du fibrinogène par marquage radioisotopique dans les cirrhoses splénomégaliques avec thrombopénie. Path. et. Biol. **20**, 127–130 (1972).

DE GABRIELE, G., PENINGTON, D.G.: Regulation of platelet production: "thrombopoietin". Brit. J. Haemat. **13**, 210–215 (1967).

DIMITROW, L., ORESCHKOW, W., NIKOLOW, T., MILEW, A.: Radiometrische Indizes und Splenektomie bei der Leberform der essentiellen Thrombopenie. Blut **26**, 134–140 (1973).

DOAN, C.A.: Hypersplenism. Bull. N.Y. Acad. Med. **25**, 625–650 (1949).

DOAN, C.A., BOURONCLE, B.A., WISEMAN, B.K.: Idiopathic and secondary thrombocytopenic purpura: Clinical study and evaluation of 381 cases over a period of 28 years. Ann. intern. Med. **53**, 861–876 (1960).

DUVOISIN, G.E., BRANDENBURG, R.O., MCGOON, D.C.: Factors affecting thromboembolism associated with prosthetic heart valves. Circulation **36**, Suppl. I, 1–70 (1967).

EBBE, S.: Thrombopoietin. Blood **44**, 605–608 (1974).

EBBE, S., STOHLMAN, F. JR.: Megakaryocytopoiesis in the rat. Blood **26**, 20–35 (1965).

EBBE, S., STOHLMAN, F. JR., DONOVAN, J., HOWARD, D.: Platelet survival in the rat as measured with tritium-labeled diisopropylfluorophosphate. J. Lab. clin. Med. **68**, 233–243 (1966).

EBBE, S., WITTELS, B., DAMESHEK, W.: Autoimmune thrombocytopenic purpura ("ITP" type) with chronic lymphocytic leukemia. Blood **19**, 23–37 (1962).

EMRICH, D.: Nuklearmedizinische Funktionsdiagnostik. Stuttgart: Thieme 1971.

EURENIUS, K., MORTENSEN, R.F., MESEROL, P.M., CURRERI, P.W.: Platelet and megakaryocyte kinetics following thermal injury. J. Lab. clin. Med. **79**, 247–257 (1972).

EVATT, B.L., LEVIN, J.: Detection of thrombopoietic activity by an isotopic method. Clin. Res. **16**, 302 (1968).

EVATT, B.L., LEVIN, J.: Measurement of thrombopoiesis in rabbits using ^{75}selenomethionine. J. clin. Invest. **48**, 1615–1626 (1969).

FANCONI, G.: Die familiäre Panmyelopathie. Schweiz. med. Wschr. **94**, 1309–1318 (1964).

FERGUSON, J.C., MACKAY, N., PHILIP, J.A.D., SUMMER, D.J.: Platelet and fibrinogen kinetic studies in diabetes mellitus. Brit. J. Haemat. **25**, 545 (1973).

FICKERS, M., SPECK, B.: Thrombocythaemia. Acta haemat. (Basel) **51**, 257–265 (1974).

FIRKIN, B.G., WILLIAMS, W.J.: The incorporation of radioactive phosphorus into phospholipids of human leukemic leukocytes and platelets. J. clin. Invest. **40**, 423–432 (1961).

GEHRMANN, G.: Thrombozytenkinetik und Splenektomie. Blut **25**, 229–234 (1972).

GEHRMANN, G.: Blutplättchenkinetik beim Morbus Werlhof und bei Hypersplenismus. Nucl.-Med. (Stuttg.) Suppl. **11**, 55–58 (1973a).

GEHRMANN, G.: Thrombocytenkinetik bei lymphoproliferativen Erkrankungen. Verh. dtsch. Ges. inn. Med. **79**, 523–524 (1973b).

GOLDSCHMIDT, B., SARKADY, B., GÁRDOS, G., MATHARY, A.: Platelet production and survival in cyanotic congenital heart disease. Scand. J. Haemat. **13**, 110–115 (1974).

HARKER, L.A.: Megakaryocyte quantitation. J. clin. Invest. **47**, 452–457 (1968a).

HARKER, L.A.: Kinetics of thrombopoiesis. J. clin. Invest. **47**, 458–465 (1968b).

HARKER, L.A.: Thrombokinetics in idiopathic thrombocytopenic purpura. Brit. J. Haemat. **19**, 95–104 (1970).

HARKER, L.A., FINCH, C.A.: Thrombokinetics in man. J. clin. Invest. **48**, 963–974 (1969).

HARKER, L.A., SLICHTER, S.J.: Studies of platelet and fibrinogen kinetics in patients with prosthetic heart valves. New Engl. J. Med. **283**, 1302–1305 (1970).

HARKER, L.A., SLICHTER, S.J.: Arterial and Venous Thromboembolism: Kinetic Characterization and Evaluation of Therapy. Thrombos. Diathes. haemorrh. (Stuttg.) **31**, 188–203 (1974).

HARRINGTON, W.J., MINNICH, V., HOLLINGSWORTH, J., MOORE, C.V.: Demonstration of thrombocytopenic factor in blood of patients with thrombocytopenic purpura. J. Lab. clin. Med. **38**, 1–10 (1951).

HECK, J., GEHRMANN, G.: Plättchenkinetik bei chronischem Alkoholismus. Dtsch. med. Wschr. **98**, 2123–2126 (1973).

HECK, J., GEHRMANN, G.: Thrombozytopenie bei Herzinsuffizienz. Z. Kardiol. **63**, 911–915 (1974).

HECK, J., GEHRMANN, G.: Lienale Plättchenspeicherung und Splenektomie bei lymphoproliferativen Hämoblastosen. Med. Welt **26**, 1704–1705 (1975).

HEILMEYER, L.: Rapports physiologiques entre la rate et la moelle osseuse. Rev. Hémat. **9**, 267–290 (1954).

HIRSCH, E.O., DAMESHEK, W.: "Idiopathic" thrombocytopenia: review of 89 cases with particular reference to differentiation and treatment of acute (self-limited) and chronic types. Arch. intern. Med. **88**, 701–728 (1951).

HOVIG. T.: The ultrastructure of blood platelets in normal and abnormal states. Ser. Haemat. **2**, 3–64 (1968).

HUGHES-JONES, N.C., SZUR, L.: Determination of the sites of red-cell destruction using ^{51}Cr-labeled cells. Brit. J. Haemat. **3**, 320–331 (1957).

HUTH, K., REIMERS, H.J., SCHMAHL, F.W.: Thrombozytenumsatz bei unterschiedlichen Hyperlipoproteinämieformen mit und ohne koronare Herzkrankheit. Thrombos. Diathes. haermorrh. (Stuttg.) Suppl. **52**, 137–142 (1972).

JONKER, J.J., VEEN, M.R., SCHOPMAN, W., DEN OTTOLANDER, G.J.G.: Platelet survival time in angina pectoris and hyperlipoproteinaemia. Thromb. Res. **4**, 65–67 (1974).

KARPATKIN, S.: Drug-induced thrombocytopenia. Amer. J. med. Sci. **262**, 68–78 (1971).

KARPATKIN, S., GARG, S.K., FREEDMAN, M.L.: Role of iron as a regulator of thrombopoiesis. Amer. J. Med. **57**, 521–525 (1974).

KARPATKIN, S., SISKIND, G.W.: In vitro detection of platelet antibody in patients with idiopathic thrombocytopenic purpura and systemic lupus erythematosus. Blood **33**, 795–812 (1969).

KARPATKIN, S., STRICK, N., KARPATKIN, M.B., SISKIND, G.W.: Cumulative experience in the detection of antiplatelet antibody in 234 patients with idiopathic thrombocytopenic purpura, systemic lupus erythematosus and other clinical disorders. Amer. J. Med. **52**, 776–785 (1972a).

KARPATKIN, S., STRICK, N., SISKIND, G.W.: Detection of splenic anti-Platelet antibody synthesis in idiopathic autoimmune thrombocytopenic purpura (ATP). Brit. J. Haemat. **23**, 167–176 (1972b).

KATZ, J., KRAWITZ, S., SACKS, P.V., LEVIN, S.E., THOMSON, P., LEVIN, J., METZ, J.: Platelet, erythrocyte, and fibrinogen kinetics in the hemolytic-uremic syndrome of infancy. J. Pediat. **83**, 739–748 (1973).

KELEMEN, E., CSERHATI, I., TANOS, B.: Demonstration and some properties of human thrombopoietin in thrombocythaemic sera. Acta haemat. (Basel) **20**, 350–355 (1958).

KHILANANI, R., AL-SARRAF, M.: The association of autoimmune thrombocytopenia and Hodgkin's disease. Oncology **28**, 238–245 (1973).

KINOSITA, R., OHNO, S.: Biodynamics of thrombopoesis. In: Henry Ford Hospital Symposium on Blood Platelets. Boston: Little Brown 1961.

KLINDA, F., HRUBISKO, M.: Lebensdauer der Thrombozyten und Bestimmung ihres Abbauortes bei Thrombozytopenien. Haematologia (Budap.) **2**, 337–347 (1968).

KOTILAINEN, M.: Platelet kinetics in normal subjects and in haematological disorders; with special reference to thrombocytopenia and to the role of the spleen. Scand. J. Haemat. Suppl. 5 (1969).

KUMMER, H.: Untersuchungen zu Kinetik und Funktion der Thrombozyten. Helv. med. Acta Suppl. 53 (1972).

KUMMER, H., EGGER, G.: Pathogenese der Thrombopenie bei Leberzirrhose. Schweiz. med. Wschr. **101**, 1816–1817 (1971).

KUMMER, H., HUNZIKER, H.R., ALTHAUS, U.: Medikamentöse Beeinflussung des Thrombozytenumsatzes bei Patienten mit künstlichen Herzklappen. Schweiz. med. Wschr. **104**, 142–144 (1974).

KUTTI, J., WEINFELD, A.: Platelet survival in man. Scand. J. Haemat. **8**, 336–346 (1971a).

KUTTI, J., WEINFELD, A.: Platelet survival in active polycythaemia vera with reference to the heamatocrit level. Scand. J. Haemat. **8**, 405–414 (1971b).

KUTTI, J., WEINFELD, A., WESTIN, J.: The relationship between platelet pool and spleen size. Scand. J. Haemat. **9**, 351–354 (1972).

LEEKSMA, C.H.W., COHEN. J.A.: Determination of the life span of human blood platelets using labeled diisopropylfluorophosphonate. J. clin. Invest. **35**, 964 (1956).

LEVIN, J., CONLEY, C.L.: Thrombocytosis associated with malignant disease. Arch. intern. Med. **114**, 497–500 (1964).

LEVY, R.N., SAWITSKY, A., FLORMAN, A.L., RUBIN, E.: Fatal aplastic anemia after hepatitis. Report of five cases. New Engl. J. Med. **273**, 1118–1123 (1965).

LJUNGQUIST, U.: Platelets in shock and trauma. J. surg. Res. **15**, 132–162 (1973).

LOHRMANN, H.-P.: Differentialdiagnose der Thrombozytopenien. Dtsch. med. Wschr. **100**, 2492–2494 (1975).

MÁJSKÝ, A., FORTÝNOVÁ, J., VOPATOVA, M.: Überlebenszeit und Vorkommen von Thrombozytenantikörpern bei Thrombozytopenien. Folia haemat. (Lpz.) **99**, 360–366 (1973).

MANOHITHARAJAH, S.M., RAHMAN, A.N., DONNELLY, R.J., DEVERALL, P.B., WATSON, D.A.: Platelet survival in patients with homograft and prosthetic heart valves. (Correlation with incidence of thromboembolism). Thorax **29**, 639–642 (1974).

McGEHEE, W.G., RAPAPORT, S.I., HJORT, P.F.: Intravascular coagulation in fulminant meningoccemia. Ann. intern. Med. **67**, 250–260 (1967).

McKAY, D.G.: Disseminated intravascular coagulation. Pathology, diagnosis and therapy of disseminated intravascular coagulation. Proc. Roy. Soc. Med. **61**, 1129–1134 (1968).

McKAY, D.G., MARGARETTEN W.: Disseminated intravascular coagulation in virus diseases. Arch. intern. Med. **120**, 129–152 (1967).

McMILLAN, R., LONGMIRE, R., YELENOSKY, R., CRADDOCK, C.G.: Platelet–binding antibodies produced in vitro by idiopathic thrombocytopenic purpura (ITP) spleens.J. clin. Invest. **50**, 65a (1971).

McMILLAN, R., LONGMIRE, R.L., YELENOSKY, R., DONNELL, R.L., ARMSTRONG, S.: Quantitation of platelet-binding Ig G produced in vitro by spleens from patients with idiopathic thrombocytopenic purpura. New Engl. J. Med. **291**, 812–817 (1974).

MIESCHER, P.A.: Drug-induced thrombocytopenia. Semin. Haemat. **10**, 311–325 (1973).

MOURAD, N.: A simple method for obtaining platelet concentration free of aggregates. Transfusion **8**, 48 (1968).

VON MÜHLENEN, A., KUMMER, H., BUCHER, U.: Bestimmung der Thrombozytenlebenszeit mit ^{51}Cr. Methodik und klinische Anwendung in der Abklärung von Thrombozytopenien. Schweiz. med. Wschr. **98**, 1731–1739 (1968).

MUELLER-ECKHARDT, C.: Immunthrombopenie. Med. Welt **25**, 1575–1580 (1974).

MURPHY, E.A., MUSTARD, J.F.: Coagulation tests and platelet economy in atherosclerotic and control subjects. Circulation **25**, 114–125 (1962).

MURPHY, E.A., ROBINSON, G.A., ROWSELL, H.C., MUSTARD, J.F.: The pattern of platelet disappearance. Blood **30**, 26–38 (1967).

MURPHY, S., SAYAR, S.N., GARDNER, F.H.: Storage of platelet concentrates at 22 degrees C. Blood **35**, 549–557 (1970).

NAJEAN, Y., ARDAILLOU, N.: The use of ^{75}Se-Methionine for the in vivo Study of Platelet Kinetics. Scand. J. Haemat. **6**, 395–401 (1969).

NAJEAN, Y., ARDAILLOU, N.: The sequestration site of platelet in idiopathic thrombocytopenic purpura: its correlation with the results of splenectomy. Brit. J. Haemat. **21**, 153–164 (1971).

NAJEAN, Y., ARDAILLOU, N., CAEN, J., LARRIEU, M.J., BERNHARD, J.: Survival of radiochromium-labeled platelets in thrombocytopenias. Blood **22**, 718–732 (1963).

NAJEAN, Y., ARDAILLOU, N., DRESCH, C., BERNARD, J.: The platelet destruction site in thrombocytopenic purpuras. Brit. J. Haemat. **13**, 409–426 (1967).

ODELL, T.T. JR., JACKSON, C.W., REITER, R.S.: Depression of the megakaryocyte-platelet system in rats by transfusion of platelets. Acta haemat. (Basel) **38**, 34–42 (1967).

ODELL, T.T. JR., McDONALD, T.P.: Two mechanisms of sulfate-S^{35} uptake by blood platelets of rats. Amer. J. Physiol. **206**, 580–584 (1964).

ODELL, T.T. JR., McDONALD, T.P., DETWILER, T.C.: Stimulation of platelet production by serum of platelet-depleted rats. Proc. Soc. Exp. Biol. Med. **108**, 428–431 (1961).

OLDHAM, R.K., LARSON, S.M., GIVELBER, H.M.G., CHRETIEN, P.B., JOHNSON, R.E.: A preliminary study of ^{51}Cr-labeled platelets for evaluation of splenic sequestration in chronic lymphocytic leukemia. J. nucl. Med. **14**, 219–222 (1973).

O'NEILL, B., FIRKIN, B.: Platelet survival studies in coagulation disorders, thrombocytopenia, and conditions associated with atherosclerosis. J. Lab. clin. Med. **64**, 188–201 (1964).

PAULUS, J.M.: Platelet kinetics: radioisotopic, cytological, mathematical, and clinical aspects, Vol. 2. Amsterdam: North Holland Pub. 1971.

PAULUS, J.M., FILLET, G., THOMPSON, K.H., WILLEMS, J.: Interprétation máthematique de l'étude de la durée de vie des plaquettes marquées au chrome radio-actif. Nouv. Rev. franc. Hémat. **9**, 886–888 (1969a).

PAULUS, J.M., THOMPSON, K.H.: Computer analysis

of platelet survival curves. Blood **34**, 529–530 (1969b).

PAWELSKI, S., RUDOWSKI, W., RECHNOVICZ, K., ZDZIECHOWSKA, H., KONOPKA, L., KOTELBA-WITKOWSKA, B., KLAVE, Z., NOWADZ, S.: The effect of splenectomy on the clinical picture and survival time of platelets in thrombocytopenia. Folia haemat. (Lpz.) **3**, 304–307 (1971).

PENINGTON, D.G.: Assessment of platelet production with ^{75}Se selenomethionine. Brit. Med. J. **4**, 782–784 (1969).

PENINGTON, D.G.: Isotope bioassay for "thrombopoietin". Brit. Med. J. **1**, 606–608 (1970).

PENNY, R., ROZENBERG, M.C., FIRKIN, B.G.: The splenic platelet pool. Blood **27**, 1–16 (1966).

RABINOWITZ, Y., DAMESHEK, W.: Systemic lupus erythematosus after "idiopathic" thrombocytopenic purpura: a review. Ann. intern. Med. **52**, 1–28 (1960).

REISNER, E.H., KEATING, R.P., FRIESEN, C., LOEFFLER, E.: Survival of sodium chromate 51 labeled platelets in animals and man. Proc. 6th Congr. Int. Soc. Haemat. Boston. New York: Grune & Stratton 1958.

RIES, C.A., PRICE, D.C.: ^{51}Cr-platelet kinetics in thrombocytopenia. Correlation between splenic sequestration of platelets and response to splenectomy. Ann. intern. Med. **80**, 702–707 (1974).

SEIDL, S.: Die Thrombozytentransfusion; Untersuchungen mit radioaktiv markierten Thrombozyten. Stuttgart: Gustav Fischer 1968.

SELROOS, O.: Thrombocytosis. Acta med. scand. **193**, 431–436 (1973).

SHULMAN, N.R., MARDER, V.J., HILLER, M.C., COLLIER, E.M.: Platelet and leukocyte isoantigens and their antibodies: serologic, physiologic and clinical studies. Progr. Haemat. **4**, 222–304 (1964).

SLICHTER, S.J., HARKER, L.A.: Hemostasis in malignancy. Ann. N.Y. Acad. Sci. **230**, 252–261 (1974).

SOLOMON, R.B., CLATANOFF, D.V.: Platelet survival studies and body scanning in idiopathic thrombocytopenic purpura. Amer. J. med. Sci. **254**, 777–784 (1967).

SPICER, S.S., GREENE, W.B., HARDIN, J.H.: Ultrastructural localization of acid mucosubstance and antimonate-precipitable cation in human and rabbit platelets and megakaryocytes. J. Histochem. Cytochem. **17**, 781–792 (1969).

STEELE, P., ELLIS, J.H., GENTON, E.: Platelet survival time in severe chronic airway obstruction. Chest **67**, Suppl. 2, 46–47 (1975a).

STEELE, P., WEILY, H., DAVIES, H., PAPPAS, G., GENTON, E.: Platelet survival time following aortic valve replacement. Circulation **51**, 358–362 (1975b).

STOBBE, H.: Indikation zur Splenektomie aus internistisch–hämatologischer Sicht. Zbl. Chir. **99**, 1153–1163 (1974).

STOSSEL, T.P., LEVY, R.: Intravascular coagulation associated with pneumococcal bacteriemia and symmetrical peripheral gangrene. Arch. intern. Med. **125**, 876–878 (1970).

STUART, M., STOCKMAN, J., MURPHY, S., SCHUT, L., AMES, M., URMSON, J., OSKI, F.: Shortened platelet lifespan in patients with hydrocephalus and ventriculo-jugular shunts: results of preliminary attempts at correction. J. Pediat. **80**, 21–25 (1972).

SULLIVAN, L.W., LIN, Y.K., TALARICO, L., EMERSON, C.P.: Alcohol-induced thrombocytopenia in man. J. clin. Invest. **47**, 95a (1968).

TSUKADA, T., STEINER, M., BALDINI, M.G.: Chromium^{51} uptake as a function of platelet age. Scand. J. Haemat. **8**, 270–275 (1971).

UCHIDA, T., YASUNAGA, K., KARIYONE, S., WAKISAKA, G.: Survival and sequestration of ^{51}Cr- and ^{99m}TcO$_4$-labeled platelets. J. nucl. Med. **15**, 801–807 (1974).

VODOPICK, H., RUPP, E.M., EDWARDS, C.L., GOSWITZ, F.A., BEAUCHAMP, J.J.: Spontaneous cyclic leukocytosis and thrombocytosis in chronic granulocytic leukemia. New Engl. J. Med. **286**, 284–290 (1972).

WEILY, H.S., GENTON, E.: Altered platelet function in patients with prosthetic mitral valves; effect of sulfinpyrazone therapy. Circulation **42**, 967–972 (1970).

WEILY, H.S., STEELE, P.P., GENTON, E.: Platelet survival in patients with a Beall valve: Relation to low incidence of thromboembolism. Amer. J. Cardiol. **30**, 229–231 (1972).

WHITE, J.G.: The dense bodies of human platelets.—Origin of serotonin storage particles from platelet granules. Amer. J. Path. **53**, 791–808 (1968).

WHITE, J.G.: Platelet morphology. In: The circulating platelet (Ed. S.A. Johnson). New York: Academic Press 1971.

WHITE, J.G., HEAGAN, B.: Mucopolysaccharides in platelet granules. Fed. Proc. **29**, 623 (1970).

WINTROBE, M.M.: Clinical Hematology. 7th ed. Philadelphia: Lea & Febinger 1974.

YAMADA, E.: The fine structure of the megakaryocyte in the mouse spleen. Acta anat. (Basel) **29**, 267–290 (1957).

ZUCKER, M.B., HELLMAN, L., ZUMOFF, B.: Rapid disappearance of C^{14}-labeled serotonin from platelets in patients with carcinoid syndrome. J. Lab. clin. Med. **63**, 137–146 (1964).

D. Nachweis von Thrombenbildung

Von

M. Friedrich

1. Einleitung

Die Häufigkeit tödlicher Lungenembolien hat sich in den letzten 20 Jahren mehr als verdoppelt (DORAN et al., 1970). Fast immer geht der Embolie eine *tiefe Venenthrombose,* zu 85% im Zustromgebiet der V. cava caudalis, voraus (SEVITT u. GALLAGHER, 1960/61). Der größte Teil dieser Thrombosen bleibt aber klinisch unerkannt (MAYER, 1967; HAEGER, 1969). Dies ist bedauerlich, weil bei rechtzeitiger Diagnosestellung heute eine erfolgreiche Behandlung möglich ist. Die sog. „klinischen Frühzeichen" sind für eine zuverlässige Thrombosefrüherkennung unzureichend (HAEGER, 1969; COON u. COLLER, 1959; MCLACHLIN et al., 1962). Die Phlebographie gilt zwar als die zur Zeit sicherste diagnostische Methode (NICOLAIDES et al., 1971; BROWSE, 1969; NEGUS et al., 1968), für eine systematische Untersuchung sämtlicher Risikopatienten ist sie jedoch zu aufwendig und belastend. Dies führte zur Entwicklung wenig belastender, generell anwendbarer und empfindlicher nuklearmedizinischer Nachweismethoden zur Thrombosefrüherkennung. Zum Thrombosenachweis mit Isotopen ist eine selektive Etiquettierung des Thrombus in vivo notwendig; dies ist auf vier Weisen möglich:

a) Applikation von radioaktiv markiertem Fibrinogen, welches wie körpereigenes in Thromben eingebaut wird.
b) Gabe von radioaktiv markierten Fibrinolytika (Plasmin, Streptokinase, Urokinase), die im Zuge der Fibrinolyse in Thromben eindringen und sich dort anreichern.
c) Verabreichung von radioaktiv markierten Fibrin-(ogen)-Antikörpern.
d) Applikation von radioaktiv markierten Blutzellen (Erythrozyten, Leukozyten) oder Albumin-Partikeln (Albumin-Makroaggregate, -Mikrosphären), die sich im Fibrinmaschenwerk eines Thrombus verfangen („entrapment").

Der Thrombosenachweis erfolgt entweder durch externe Oberflächenmessung über den Gefäßlogen mittels stationärer Szintillationszählköpfe oder, bei ausreichender Aktivitätsanreicherung, als *Thromboszintigraphie,* gegebenenfalls auch als *Radionuklid-Venographie* mittels dynamischer Kameraszintigraphie. — Während die unter b bis d genannten Verfahren bisher keine klinische Bedeutung erlangt haben, wird Radiofibrinogen seit Jahren von zahlreichen Arbeitsgruppen in der klinischen Diagnostik eingesetzt.

2. Thrombosenachweis mit Radiofibrinogen

2.1. Der Radiofibrinogen-Aufnahmetest
(fibrinogen uptake test)

2.1.1. Historisches

Als erste etiquettierten SHULMAN und TAGNON (1950) sowie AMBRUS et al. (1956) Thromben in vitro mit ^{131}J-Fibrinogen. HOBBS und DAVIES (1960) berichteten als erste über den Nachweis tierexperimentell erzeugter Thrombosen mittels ^{131}J-Fibrinogen und externer Szintillationszählung. Sie benutzten nach der Methode von McFARLAINE (1958, 1963) markiertes Fibrinogen, dessen biologische Aktivität weitgehend erhalten war. PALKO und NANSON (1963) sowie PALKO et al. (1964) wiesen erstmals beim Menschen postoperative Beinvenenthrombosen mit Radiofibrinogen nach.

2.1.2. Untersuchungstechnik

Ein bis zwei Tage vor Testbeginn erhält der Patient täglich 150 mg KJ per os zur Blockierung der Schilddrüse. Prä- oder postoperativ werden ca. 150 µCi $\hat{=}$ 1 mg jodmarkiertes Humanfibrinogen i.v. injiziert. Durch tägliche Aktivitätsmessungen von 6 bis 12 Bezugspunkten über den Gefäßlogen beider hochgelagerter Beine oder durch eine Profilmessung mittels bewegtem Detektor (BECHER u. MÜLLER-WIEFEL, 1971) werden die Areale erhöhter Aktivitätsaufnahme festgestellt. Die Impulsraten werden in % der präkordial gemessenen Zählraten ausgedrückt. Als Nuklide benutzt man ^{125}J oder ^{131}J.

2.1.3. Ergebnisse

Die meisten Arbeitsgruppen haben an eigenen Normalkollektiven Grenzwerte der Aktivitätsschwankungsbreite ermittelt, oberhalb derer das Vorliegen einer Thrombose anzunehmen ist. So wird von zahlreichen Untersuchern eine Impulsratenerhöhung an einer Meßstelle von über 15% gegenüber einer benachbarten oder der entsprechenden der Gegenseite oder ein entsprechender Impulshöhenanstieg an zwei aufeinander folgenden Tagen als zuverlässiges Zeichen für eine Thrombose gewertet (BROWSE, 1972; FRIDRICH, 1973; NEGUS et al., 1968; NEGUS u. EVANS, 1971). Unter Anwendung dieser oder geringfügig abweichender Meßparameter wiesen die meisten Autoren eine globale postoperative Thrombosehäufigkeit von ca. 30% nach (KAKKAR et al., 1970; NEGUS et al., 1968; FLANC et al., 1968). Bei chirurgischen Patienten betrug dieser Prozentsatz sogar 50%; über die Hälfte der postoperativen Thrombosen war während oder kurz nach der Operation entstanden. Die tiefen Unterschenkelvenen waren mit Abstand (über 90%) am häufigsten befallen (HOBBS u. NICOLAIDES, 1973; NICOLAIDES et al., 1971). Die Treffsicherheit des Tests, gemessen an der Korrelation mit der Phlebographie, wird für Unterschenkelthrombosen hoch angegeben: 77% BROWSE (1969), 90% LAMBIE et al. (1970), 92% FRIDRICH u. SCHMITT (1973), 94% NEGUS et al. (1968). Da frische Wunden (HEROLD et al., 1973), Hämatome und Frakturen (BECKER, 1972a, b), Varizen (NEGUS et al., 1968), Gefäßmißbildungen sowie fibrinöse Exsudate (FERNHOLZ u. MÜLLER, 1970a, b) eine vermehrte Radiofibrinogeneinlagerung aufweisen, erfährt die Aussagefähigkeit des Tests durch die genannten Zustände eine gewisse Einschränkung.

2.1.4. Wert des Tests in Klinik und Forschung

Der Radiofibrinogentests ist einfach durchzuführen und stellt für den Patienten keine Belastung dar. Er liefert bei Unterschenkelthrombosen zuverlässige Ergebnisse. Die Wahl des Nuklides (^{125}J oder ^{131}J) stellt in jedem Fall einen Kompromiß dar: ^{125}J läßt sich mit leichten, mobilen Zählköpfen nachweisen, schränkt jedoch die Aussagefähigkeit am Oberschenkel aufgrund der geringen Halbwertsdicke erheblich ein, ^{131}J erlaubt zwar Messungen am Oberschenkel, erfordert aber schwere unbewegliche Zählköpfe. Die Auffassungen über die Treffsicherheit bei Oberschenkel- und Beckenvenenthrombosen gehen ebenso auseinander wie über die Nachweiswahrscheinlichkeit älterer Thrombosen (BROWSE et al., 1971; MOSTBECK et al., 1973; DUCKERT, 1972; MAVOR et al., 1972; KAKKAR, 1972a, b; BECKER, 1972a, b). Gerade die Oberschenkelvenenthrombosen stehen wegen des erhöhten Embolierisikos im Mittelpunkt des klinischen Interesses (SEVITT u. GALLAGHER, 1960/61; COON u. COLLER, 1959). Ältere Thrombosen sind weniger durch die Anreicherung im Thrombus selbst zu erfassen (FERNHOLZ et al., 1973) als durch eine Ablagerung des Radiofibrinogens in der entzündlich veränderten Venenwand und dem perivaskulären Fettgewebe in unmittelbarer Thrombusumgebung (HOBBS u. NICOLAIDES, 1973). Als weiterer Nachteil ist das geringe räumliche Auflösungsvermögen der Messungen zu erwähnen (BECHER u. MÜLLER-WIEFEL, 1971). Bei positivem Testergebnis halten deshalb die meisten Untersucher zur exakteren Abgrenzung des Thrombus und zu dessen Altersbestimmung eine anschließende Phlebographie für unerläßlich (FRIDRICH u. SCHMITT, 1973). Neben dem vertretbaren Risiko einer geringen Strahlenbelastung (SMITH et al., 1966; SNYDER et al., 1969) ist der Test außerdem mit dem schwerwiegenden Risiko einer Serumhepatitis belastet (BECHER u. MÜLLER-WIEFEL, 1971, 1973). Zwar liegen Statistiken über die „sichere" Anwendung an einem umfangreicheren Krankengut vor (HICKS u. HAZELL, 1973), dennoch wird der Einsatz des Testes als generelles Thrombose-Screening von einigen Untersuchern abgelehnt (MAVOR et al., 1972; BECHER u. MÜLLER-WIEFEL, 1971, 1973). ANDRASSY et al. (1970) konnten in üblichen Fibrinogenpräparationen aus Australia-Antigen-positiven Spenderplasmen das Virus regelmäßig nachweisen; es schien geradezu eine erhöhte Affinität zum Fibrinogen zu besitzen. In einigen Ländern sind Fibrinogenpräparate aus diesen Gründen vorerst im Handel nicht mehr erhältlich. Die einzige wirklich sichere, aber aufwendige Alternative hierzu scheint bislang nur die Verwendung des autologen Patientenplasmas zur Fibrinogenmarkierung zu sein (ROBERTS et al., 1972). Jedenfalls sollte bei Verwendung von Fibrinogen aus Mischblutplasma der Test, solange das Hepatitisrisiko nicht abzuschätzen ist, nur mit klarer Indikationsstellung bei Patienten mit erhöhtem Thromboserisiko, d.h. in der postoperativen Thromboseprophylaxe, eingesetzt werden.

Der Wert des Radiofibrinogenaufnahmetests für die Erforschung der pathophysiologischen Zusammenhänge beim thromboembolischen Geschehen (Natural history of thrombosis, KAKKAR et al., 1969) ist unbestritten. Wesentliche Einblicke in die Pathogenese und den Krankheitsablauf der postoperativen Venenthrombose (Entstehungsort und -häufigkeit, Altersverteilung, Ausbreitungsmodus, Risikofaktoren) sind der klinischen Forschung erst durch diese einfache und sichere Früherkennungsmethode erschlossen worden (KAKKAR, 1972a; KAKKAR u. CORRIGAN, 1974; KAKKAR et al., 1969; KAKKAR et al., 1970; FRIEND u. KAKKAR, 1970; FLANC et al., 1968; BROWSE, 1972; BROWSE et al., 1974; DUCKERT, 1972; HOBBS u. NICOLAIDES, 1973; COVEY u. SHERMAN, 1974; BECKER, 1972a; ERHARDT et al., 1973; WALKER, 1972). Zahlreiche Probleme der Thromboseprophylaxe und der konservativen Therapie (Effizienz physiotherapeutischer Maßnahmen, Wirksamkeit von Antikoagulantien, Fibrinolytika und anderer Medikamente, Verlaufskontrollen unter Therapie) konnten erstmals in größerem Umfang bearbeitet werden

(TSAPOGAS et al., 1970; SABRI et al., 1971; BROWSE et al., 1969; FLANC et al., 1969; KAKKAR, 1971, 1972; KAKKAR et al., 1969; BROWSE et al., 1971; CLARKE et al., 1970; KAKKAR u. FLANC, 1968; GRUBER et al., 1973; HANDLEY, 1972; GALLUS et al., 1973). Zahlreiche andere pathophysiologische Abläufe, bei denen lokale oder generalisierte Störungen des Fibrinogenstoffwechsels eine Rolle spielen (Rejektionskrisen von Organtransplantaten, SALAMAN, 1970; Wundheilungsprozesse, HEROLD et al., 1973; intravasale Gerinnung, STRAUB, 1971; Fibrinexsudate, WRAY et al., 1973) sind einer Klärung zugänglich geworden.

2.2. Thromboszintigraphie mit Radiofibrinogen

Die beim Fibrinogenaufnahmetest eingesetzten Aktivitätsmengen reichen für einen szintigraphischen Thrombosenachweis in der Regel nicht aus. Tierexperimentelle Untersuchungen zur *Thromboszintigraphie* mit Radiofibrinogen sind von NURI et al. (1970, 1971), FERNHOLZ und MÜLLER (1969, 1970a, b), FERNHOLZ et al. (1973) sowie DUGAN et al. (1973) durchgeführt worden. Die Ergebnisse sind folgende: 1.) Eine Thromboszintigraphie mit Radiofibrinogen hat nur Aussicht auf Erfolg, wenn Thromboseentstehung und Tracergabe zeitlich eng zusammentreffen (FERNHOLZ et al., 1973). Andernfalls, z.B. in älteren Thromben, tritt keine hinreichende Aktivitätsanreicherung auf. 2.) Mit zunehmendem zeitlichen Abstand von der Tracerinjektion, d.h. nach Tagen, verbessern sich bei genügender Anfangsaktivität durch Absinken der Untergrundaktivität ($T^{1}/_{2}$eff. des Fibrinogens 2–3 Tage) die szintigraphischen Nachweischancen (FERNHOLZ et al., 1973). Eine Thrombosefrüherkennung wird dadurch allerdings in gleichem Maße verzögert. 3.) Unter optimalen Bedingungen sind im Tierversuch Thrombosen in allen Körperregionen mit Radiofibrinogen exakt zu lokalisieren und über Tage zu verfolgen (Wachstum, Lyse, Embolisierung). 4.) Der Ersatz des ^{131}J bzw. ^{125}J durch kernphysikalisch günstigere Nuklide, z.B. ^{99m}Tc oder ^{113m}In, verspricht für die Anwendung am Menschen wegen der zulässigen höheren Aktivitätsdosis eine Verbesserung der Bildqualität. Dieser Vorteil wird jedoch teilweise durch die Notwendigkeit wettgemacht, bald nach der Injektion, d.h. zum Zeitpunkt noch hoher Untergrundaktivität und geringer relativer Anreicherung im Thrombus, zu szintigraphieren. Für Screening-Zwecke dürfte diese Methode nur begrenzte Anwendung finden, da ja nur frische Thromben hinreichend markiert werden und andererseits die Chancen gering sind, während der relativ kurzen Zeitspanne hoher ^{113m}In- bzw. ^{99m}Tc-Aktivität einen Thrombus in seiner Wachstumsphase zu erfassen. Sind dagegen anderweitig, z.B. aufgrund eines Radiofibrinogentestes, Hinweise auf ein aktuelles thrombotisches Geschehen gegeben, erscheint die Thromboszintigraphie mit ^{113m}In- bzw. ^{99m}Tc-*Fibrinogen* zur exakteren Lokalisation und Abgrenzung des Prozesses aussichtsreich.

Erste szintigraphische Untersuchungen mit ^{113m}In-Fibrinogen am Menschen, allerdings bei älteren Karotisthrombosen, führten PAAL et al. 1971 durch. Die Thrombosen konnten jedoch nur aufgrund seitendifferenter Impulsraten und nicht direkt lokalisiert werden.

3. Thrombosenachweis mit radioaktiv markierten Fibrinolytika (Plasmin(-ogen), Streptokinase, Urokinase)

Ausgehend von der Überlegung, daß das fibrinolytisch aktive Enzym Plasmin zu seinem Substrat, dem Fibrin, eine besondere Affinität besitzen müsse, führten OUCHI und WARREN (1962) sowie GOMEZ et al. (1963) tierexperimentelle Untersuchungen zum Thrombosenachweis mit streptokinase-aktiviertem ^{131}J-*Plasminogen* durch. Drei Stunden nach Tracerinjektion waren über künstlich erzeugten Femoralvenenthrombosen durchschnittlich 20–30% höhere Impulsraten zu messen als auf der scheinoperierten Gegenseite. Bis zu sieben Tage alte Thromben zeigten eine, wenn auch etwas schwächere Aktivitätseinlagerung. Der Anreicherungsfaktor im Thrombus betrug allerdings nur vier. Nachteilig wirkten sich die große Empfindlichkeit des Plasminogens bei der Markierung sowie seine schnelle Dejodierung in vivo mit hohen Jod-Untergrundaktivitäten aus. Eine Thromboszintigraphie gelang nicht.

Streptokinase vermag in kurzer Zeit in Thromben einzudringen, um dort durch Plasminogenaktivierung eine Fibrinolyse zu bewirken (ALKJAERSIG et al., 1959; GROSS, 1963; GOTTLOB u. BLÜMEL, 1968). Gleiches gilt für Urokinase, einem aus menschlichem Urin isolierten Enzym mit Plasminogenaktivatoreigenschaft (OGSTON et al., 1968). SIEGEL et al. (1972) sowie DUGAN et al., (1973) berichteten über erste tierexperimentelle Ergebnisse zur Thromboszintigraphie mit ^{131}J- bzw. ^{99m}Tc-*Streptokinase*. Eine Stunde nach Tracerinjektion waren künstlich erzeugte, frische und ältere Femoralvenenthrombosen sowie künstlich hervorgerufene Lungenembolien szintigraphisch darzustellen (Anreicherungsfaktor im Thrombus 8 bis 20). GOODMAN et al. (1973) konnten diese Befunde nicht bestätigen.

RHODES et al. (1972) bevorzugten ^{131}J- bzw. ^{99m}Tc-*Urokinase*, weil sie schneller aus der Blutbahn eliminiert wird als Streptokinase (niedrigere Untergrundaktivität), größere Stabilität aufweist und als natives Humanprotein nicht antigen wirkt. Der Anreicherungsgrad im Thrombus lag ähnlich hoch wie bei Streptokinase.

4. Thrombosenachweis mit radioaktiv markierten Fibrin-(ogen-)Antikörpern

In Fortsetzung ihrer Untersuchungen über die intra- und perivaskuläre Ablagerung von Radiofibrinogen und J-markierten Fibrinogen-Antikörpern in Tier- und Humantumoren (MCARDLE et al., 1966) benutzten SPAR et al. (1965, 1966) *Jod-Fibrinogen-Antikörper* zum Nachweis von frischen und etablierten Venenthrombosen, später auch von intrakardialen Vorhofsthrombosen bei Herzvitien (SPAR et al., 1969). Ähnliche Studien stammen von REICH et al. (1966) und con KRAMER et al. (1967).

SPAR et al. (1966) verabreichten Patienten mit frischen und bis zu acht Tage alten, phlebographisch gesicherten Beinvenen- und Iliofemoralvenenthrombosen 400–700 µCi $\cong 0,1-1$ mg gereinigte, ^{131}J-markierte ^{131}J-markierte Humanfibrinogen-Antikörper aus Kaninchenimmunserum. 24 Std später waren sämtliche Thrombosen über mehrere Tage szintigraphisch nachzuweisen. Die Antikörperablagerung im Thrombus war, im Gegensatz zu derjenigen von ^{131}J-Fibrinogen, sehr stabil; sie trat bevorzugt in der Thrombusperipherie an Stellen aktiven Thrombuswachstums, aber auch in Gebieten beginnender Organisation sowie der intra- und perivaskulären Entzündung auf (SPAR et al., 1965). Durch Verabfolgung von Antikörpern gegen Kaninchenglobulin einen Tag nach der Tracergabe konnten im Tierversuch die nicht im Thrombus fixierten, „überschüssige" ^{131}J-Antikörper aus der Blutbahn eliminiert werden („immunologic cleansing", SPAR et al., 1965). Der Anreicherungsfaktor von Thrombus zu Blut erhöhte sich dadurch von siebenfach auf ca. 30fach, die Voraussetzungen für die Szintigraphie verbesserten sich erheblich. Immunreaktionen wurden nicht beobachtet.

Mit gleicher Methodik wiesen SPAR et al. (1969) wandständige Vorhofsthrombosen bei Patienten mit Mitralfehlern nach. Die Radio-Antikörperanreicherung im Thrombus betrug bis zu 30fach und ermöglichte eine Thrombuslokalisation selbst bei erheblich vergrößertem linken Vorhof. Dabei wurde auf eine immunologische Antikörperelimination aus der Blutbahn zunächst noch verzichtet.

KRAMER et al. (1967) führten ähnliche Untersuchungen bei angiokardiographisch und operativ gesicherten Vorhofs- und Ventrikelthrombosen durch (Antikörperanreicherung im Thrombus bis zu 16fach). Die Autoren wiesen nach, daß der Fibrin-(ogen-)Antikörper nach der Injektion zunächst einen reversiblen Komplex mit zirkulierendem Fibrinogen bildet und sich dann in dieser Form an der Thrombus-Blut-Grenze ablagert. Im Gegensatz zu Fibrinogen kann der Radioantikörper aber nicht mehr fibrinolytisch abgebaut werden und reichert sich so in der Thrombusperipherie an.

Weitere Studien müssen den diagnostischen Wert und die Risikofaktoren dieser radio-immunologischen Thrombosenachweismethoden abklären.

5. Thrombosenachweis mit radioaktiv markierten Blutzellen (Erythrozyten, Leukozyten) und Eiweißpartikeln (Albumin-Makroaggregate, -Mikrosphären)

LOTZ (1967) untersuchte als erster die Möglichkeit, Thromben durch Einlagerung korpuskulärer Blutbestandteile radioaktiv zu markieren. Hitzegeschädigte, ^{51}*Cr-markierte Erythrozyten* werden in das Fibrinmaschenwerk eines entstehenden Thrombus eingeschlossen. Es blieb bislang ungeklärt, ob mit diesem Prinzip ein Thrombosenachweis in vivo realisierbar ist.

KWAAN und GRUMET (1971, 1972) setzten ^{51}Cr-markierte Leukozyten zum Nachweis älterer Thrombosen im Tierexperiment und beim Menschen ein. 12 bis 24 Stunden nach Injektion von autologen, ^{51}*Cr-markierten Leukozyten* waren über Beinvenenthrombosen Aktivitätsanstiege bis zu 20% gegenüber der nicht erkrankten Seite zu messen. Wie Autoradiographien (KWAAN u. GRUMET, 1971) zeigten, waren die markierten Leukozyten, im Gegensatz zu dem an der Thrombusoberfläche abgelagerten Radiofibrinogen, ins Thrombusinnere eingewandert. Mit der Einführung ^{99m}*Tc-markierter Leukozyten* (DUGAN et al., 1972) dürften sich die Chancen für einen szintigraphischen Thrombosenachweis mit dieser Methode erhöhen.

WEBBER et al. (1969) beobachteten anläßlich von Lungenszintigraphien mit ^{99m}*Tc-Albumin-Makroaggregaten* bei Patienten, die einige Zeit vorher Venenkatheter bekommen hatten, „hot spots" im Gebiet der Vv. axillaris und subclavia. Phlebographisch ließen sich an diesen Stellen wandständige Thrombosen erkennen. Ähnliche Befunde erhoben BÜLL et al. (1972) mit ^{99m}*Tc-Albumin-Mikrosphären*. Wie anschließende Untersuchungen ergaben (WEBBER et al., 1969, 1971, 1972, 1974; WEBBER u. VICTERY, 1973; ROSENTHAL u. GREYSON, 1970; ROSENTHAL, 1971) kommt es, vermutlich aufgrund gewisser Ladungseigenschaften (WEBBER u. VICTERY, 1973) in Gebieten wandständiger, d.h. nicht okkludierender Thrombosen sowie bei endothelialen Gefäßwandläsionen (z.B. chemisch induzierte Phlebitis), ja selbst bei einfacher venöser Stase zu einer unspezifischen und flüchtigen Ablagerung bestimmter Eiweißpartikel (^{99m}Tc-markierte Albumin-Makroaggregate nach STERN et al., 1965; ^{99m}*Tc-Schwefel-Kolloid-Albumin-Makroaggregate* nach CRAGIN et al., 1969). Diese Tatsache macht man sich durch eine modifizierte *Radio-Nuklid-Venographie* (HENKIN et al., 1974) zunutze. Das Vorgehen ist ähnlich wie bei der aszendierenden Phlebographie: Durch zwei Fußrückenvenen werden bei über Knöchel- und Kniegegend angelegter Staubinde simultan ca. 1,5 mCi ^{99m}Tc-Schwefel-Kolloid-Albumin-Makroaggregat mit nachfolgender Spülung injiziert und durch aktive Fuß- und Beinbewegung im Venensystem verteilt. Nach Lösen der Staubinde beginnt die Messung, entweder als Aufnahmemessung mit Szintillationszählköpfen (D'AURIA et al., 1973; DUFFY et al., 1973) oder als dynamische Kameraszintigraphie (HENKIN u. QUINN, 1974; ROSENTHAL, 1971; ROSENTHAL u. GREYSON, 1970; WEBBER et al., 1969, 1971, 1974). Normalerweise fließt die Aktivität binnen einiger Minuten nach kranial ab (WEBBER et al., 1974); im Gebiet einer Thrombophlebitis oder wandständigen Thrombose kommt es nach fünf bis zehn Minuten zu einer lokalen Aktivitätsanreicherung, die nach einer halben Stunde langsam verschwindet.

Der Wert der Methode wird unterschiedlich beurteilt: Während die Mehrzahl der Autoren eine gute Korrelation mit der Phlebographie angibt (86% DUFFY et al., 1973; 80% WEBBER et al., 1974; 88% D'AURIA et al., 1973; 96% HENKIN u. QUINN, 1974; ^{99m}Tc-Albumin-Mikrosphären), bemängeln ROSENTHAL und GREYSON (1970) und ROSENTHAL (1971) den unspezifischen Charakter der Partikelablagerung, das völlige Versagen des Testes bei okkludierenden Thrombosen sowie die hohe Rate falsch positiver Ergebnisse (WEBBER et al., 1974: 20%). Sie sehen keine Vorteile gegenüber der bekannten Radio-Nuklid-Venographie mit einfachem Pertechnetat (MCDONALD et al., 1973; ROSENTHAL, 1966). Als Vorteile, insbesondere gegenüber dem Radiofibrinogentest, sind jedoch die gute Aussagefähigkeit über das gesamte kaudale Venensystem bis hinauf zur V. cava caudalis zu nennen, die Schnelligkeit des Testes sowie die Kombinationsmöglichkeit mit der Lungenszintigraphie in einem Untersuchungsgang, welche zusätzliche Hinweise auf das Vorliegen eines thromboembolischen Geschehens liefern kann.

Literatur

ALKJAERSIG, N., FLETCHER, A.P., SHERRY, S.: The Mechanism of Clot Dissolution by Plasmin. J. clin. Invest. 38, 1086–1095 (1959).

AMBRUS, J.L., BACK, N., MIHALYI, E., AMBRUS, C.M.: Quantitative Method for the In Vivo Testing of Fibrinolytic Agents: Effect of Intravenous Trypsin on Radioactive Thrombi and Emboli. Circulat. Res. 4, 430–439 (1956).

AMRIS, A., AMRIS, C.J.: Turnover and Distribution of ^{131}Iodine-Labelled Fibrinogen. Thrombos. Diathes. haemorrh. (Stuttg.) 11, 404–422 (1964).

ANDRASSY, K., RITZ, E., SANWALD, R.: Australia-Antigen-Nachweis in Fibrinogenkonzentraten und anderen gerinnungsaktiven Proteinen. Dtsch. med. Wschr. 95, 2467–2469 (1970).

ATENCIO, A.C., BAILEY, H.R., REEVE, E.B.: Studies on the Metabolism and Distribution of Fibrinogen in Young and Older Rabbits. I. Methods and Models. J. Lab. clin. Med. 66, 1–19 (1965).

ATENCIO, A.C., REEVE, E.B.: Studies on the Metabolism and Distribution of Fibrinogen in Young and Older Rabbits. II. Results. J. Lab. clin. Med. 66, 20–33 (1965).

ATKINS, P., HAWKINS, L.A.: Detection of Venous Thrombosis in the Legs. Lancet 1965II, 1217–1219.

ATKINS, P., HAWKINS, L.A.: The Diagnosis of Deep-Vein Thrombosis in the Leg Using ^{125}I-Fibrinogen. Brit. J. Surg. 55, 825–830 (1968).

BARNES, R.W., HAMILTON, G.W., MCDONALD, G.B., RUDD, T.G., STRANDNESS DE, J.R.: Radionuclide venography: Rapid dynamic visualization of the venous system. Surg. Forum 23, 236–237 (1972).

BECHER, R., MÜLLER-WIEFEL, H.: Früherfassung tiefer Venenthrombosen mit radioaktiv markiertem Humanfibrinogen. Radiologe 11, 353–356 (1971).

BECHER, R., MÜLLER-WIEFEL, H.: Zur Problematik der postoperativen Thrombosediagnostik mit ^{131}-J-Humanfibrinogen. In: Aktuelle Probleme in der Angiologie 19, Diagnostik mit Isotopen bei arteriellen und venösen Durchblutungsstörungen der Extremitäten (Hrsg. E. ZEITLER). Bern: Huber 1973.

BECKER, J.: The Diagnosis of Venous Thrombosis in the Legs Using I-Labelled Fibrinogen. An Experimental and Clinical Study. Acta chir. scand, 138, 667–681 (1972a).

BECKER, J.: Postoperative Venous Thrombosis. A Clinical and Experimental Study with Special Reference to Early Diagnosis, Prophylaxis, Course and Some Haematological Findings. Acta chir. scand. (Suppl.) 431, 1–38 (1972b).

BECKER, J., BERGQVIST, D., DAHLGREN, S.: Trombosdiagnostik med ^{125}J-märkt fibrinogen. Läkartidningen Stockholm 69/19, 2315–2318 (1972).

BERGQVIST, D., DAHLGREN, S.: Diagnosis of Deep Venous Thrombosis. Lancet 1973I, 1002.

BLOMBÄCK, B., CARLSON, L.A., FRANZÉN, S., ZETTERQVIST, E.: Turnover of ^{131}I-Labelled Fibrinogen in Man. Studies in Normal Subjects, in Congenital Coagulation Factor Deficiency States, in Liver Cirrhosis, in Polycythemia Vera and in Epidermolysis Bullosa. Acta med. scand. **179**, 557–574 (1966).

BOCKSLAFF, H., BARTELS, M., DOWIDAT, H.J., WUPPERMANN, TH., ZECH, G.: Thrombosefrüherkennung der unteren Extremitäten durch J-125-Fibrinogen bei Patienten mit Totalendoprothesen des Hüftgelenks. Gemeinsamer Kongreß d. Dtsch. Öst. Röntgenges. 1973. Beiheft Fortschr. Röntgen. Stuttgart: Thieme 1974.

BOGOLYUBOV, V.M.: The Use of I^{131}-Labeled Fibrinogen in the Diagnosis of Thrombosis and Atherosclerosis. Med. Radiol. (Mosk.) **13/3**, 47–51 (1968), zitiert nach Excerpta med. nucl. Med. **5**, 976 (1968).

BROWSE, N.L.: Deep Vein Thrombosis. Diagnosis. Brit. med. J. **4**, 676–678 (1969).

BROWSE, N.L.: The ^{125}I Fibrinogen Uptake Test. Arch. Surg. **104**, 160–163 (1972).

BROWSE, N.L., CLAPHAM, W.F., CROFT, D.N., JONES, D.J., THOMAS, M.L., OLWEN WILLIAMS, J.: Diagnosis of Established Deep Vein Thrombosis with the ^{125}I Fibrinogen Uptake Test. Brit. med. J. **4**, 325–328 (1971).

BROWSE, N.L., CLEMENSON, G., CROFT, D.N.: Fibrinogen-Detectable Thrombosis in the Legs and Pulmonary Embolism. Brit. med. J. **1**, 603–604 (1974).

BROWSE, N.L., THOMAS, M.L., SOLAN, M.J., YOUNG, A.E.: Prevention of Recurrent Pulmonary Embolism. Brit. med. J. **3**, 382–386 (1969).

BÜLL, U., FROST, H., FREY, K.W.: Die szintigraphische Darstellung von Thromben mit ^{99m}Tc-markierten Mikrosphären. Nucl.-Med. (Stuttg.) **11**, 362–370 (1972).

BUSCH, C., LUNDQUIST, H., SALDEEN, T.: Quantitative Determination of Intravascular Coagulation in Vivo in Various Organs in the Dog. Acta Pathol. Microbiol. Scand. (A) **78**, 492 (1970).

BUTTERFIELD, W.J.H.: Aspirin and Postoperative Venous Thrombosis. Lancet **1973I**, 48.

CHARKES, N.D., DUGAN, M.A., MAIER, W.P., SOULEN, R., ESCOVITZ, E., LEARNER, N., DUBIN, R., KOZAR, J.: Scintigraphic detection of deep vein thrombosis with ^{131}I-fibrinogen. J. nucl. Med. **15**, 1163–1166 (1974).

CHARKES, N.D., DUGAN, M.A., MALMUD, L.S., STERN, H., ANDERSON, H., KOZAR, J., MAGUIRE, R.: Labeled leucocytes in thrombi. Lancet **1974II**, 600.

CLARKE, M.B., KAKKAR, V.V., FLANC, C.: The Use of Labelled Fibrinogen in the Detection and Management of Deep Vein Thrombosis. Proc. Brit. Inst. Radiol. **43**, 829–830 (1970).

COATES, G., DENARDO, S.J., DENARDO, G.L., TROY, F.A.: Pharmacokinetics of radioiodinated streptokinase. J. nucl. Med. **16**, 136–142 (1975).

COLEMAN, R.E., HARWIG, S.S., HARWIG, J.F., SHERMAN, L.A., WELCH, M.J.: Radioiodinated soluble canine fibrin. Circulat. Res. **37**, 35–40 (1975).

COLEMAN, R.E., HARWIG, S.S., HARWIG, J.F., SIEGEL, B.A., WELCH, M.J.: Fibrinogen uptake by thrombi: Effect of thrombus age. J. nucl. Med. **16**, 370–373 (1975).

COON, W.W., COLLER, F.A.: Clinicopathologic Correlation in Thromboembolism. Surg. Gynec. Obstet. **109**, 259–269 (1959).

COVEY, T.H., SHERMAN, L.: The ^{125}I Labeled Fibrinogen Test in the Diagnosis of Postoperative Thrombophlebitis. Angiology **25/1**, 61–66 (1974).

CRAGIN, M.D., WEBBER, M.M., VICTERY, W.K.: Demonstration of Thrombophlebitis and Endothelial Damage. Technique of Rapid Preparation of Lung Scan Particles Using ^{99m}Tc-Sulfur and Human Serum Albumin. J. nucl. Med. **10**, 621–623 (1969).

DAHLGRUEN, H.: Anwendbarkeit des Radiojod-Fibrinogen-Testes in der Frühdiagnose von Beinvenenthrombosen. Röntgen-Bl. **29**, 174–177 (1976).

D'AURIA, D.A., DUFFY, G.J., BRIEN, T.G., ORMOND, D., MEHIGAN, J.A.: A New Bedside Radio-isotope Test for the Detection of Deep Venous Thrombosis in the Legs. Brit. J. Surg. **60**, 908 (1973).

DORAN, F.S.A., WHITE, M., DRURY, M.: A Clinical Trial Designed to Test the Relative Value of Two Simple Methods of Reducing the Risk of Venous Stasis in the Lower Limbs During Surgical Operations, the Danger of Thrombosis, and a Subsequent Pulmonary Embolus with a Survey of the Problem. Brit. J. Surg. **57**, 20–30 (1970).

DRIEDGER, A.A., REID, B.D., HEAGY, F.C.: Lung and leg scanning with ^{99m}Tc-labelled albumin macroaggregates. Canad. med. Ass. J. **111**, 403–405 (1974).

DUCKERT, F.: Die diagnostische Verwendung des markierten Fibrinogens. Bull. schweiz. Akad. med. Wiss. **28**, 201–208 (1972).

DUFFY, G.J., D'AURIA, D., BRIEN, T.G., ORMOND, D., MEHIGAN, J.A.: New Radioisotope Test for Detection of Deep Venous Thrombosis in the Legs. Brit. med. J. **1**, 712–714 (1973).

DUFFY, G.J., DE NARDO, G.L., ABINGTON, R.B.: Origin and Evolution of Radioactive Pulmonary Embolism in Man. Radiology **91**, 1175–1180 (1968).

DUGAN, M.A., KOZAR, J.J., CHARKES, N.D., MAIER, W., BUDZYNSKI, A.: The Use of Iodinated Fibrinogen for Localization of Deep Venous Thrombi by Scintiscanning. Radiology **106**, 445–446 (1973).

DUGAN, M.A., KOZAR, J.J., GANSE, G., CHARKES, N.D.: Localization of Deep Vein Thrombosis Using Radioactive Streptokinase. J. nucl. Med. **14**, 233–234 (1973).

DUGAN, M.A., KOZAR, J.J., GANSE, G., QUAP, C.: New Radiopharmaceuticals for Thrombosis Localization. J. nucl. Med. **13**, 782 (1972).

ENDERT, G., EGER, H., KLEINERT, P., KLOSE, E.: Nuklearmedizinische Thrombosediagnostik, gegenwärtiger Stand und Entwicklungstendenzen. Folia haemat. **102**, 157–162 (1975).

ENDERT, G., KASELOW, D., STEINWANDT, G., KLOSE, E.: Methodische Aspekte bei der nuklearmedizinischen Thrombosediagnostik mit ^{125}J-Fibrinogen. Radiol. diagn. (Berl.) **16**, 105–108 (1975).

ERHARDT, L.R., LUNDMAN, T., MELLSTEDT, H.: Incorporation of ^{125}I-Labelled Fibrinogen into Coronary Arterial Thrombi in Acute Myocardial Infarction in Man. Lancet **1973 I**, 387–390.

FERNHOLZ, H.J., MÜLLER, G.: Szintigraphischer Nachweis von im Tierexperiment erzeugten Thrombosen. In: Ergebnisse der klin. Nuklearmedizin. 7. Jahrestagung Ges. Nuklearmedizin 25.–28. Sept. 1968. Stuttgart: Schattauer 1969.

FERNHOLZ, H.J., MÜLLER, G.: Tierexperimentelle Untersuchungen zum szintigraphischen Nachweis frischer Thrombosen. Fortschr. Röntgenstr. **113**, 487–493 (1970a).

FERNHOLZ, H.J., MÜLLER, G.: Neue Wege zum Nachweis frischer Thrombosen. Dtsch. med. Wschr. **95**, 1697–1700 (1970b).

FERNHOLZ, H.J., MÜLLER, G., KÄMMERER, K.: Über die Verteilung und Anreicherung von markiertem Fibrinogen in experimentell erzeugten Thromben und deren Nachweiswahrscheinlichkeit. Nuklearmedizinische Radionuklide in der Hämatologie. 9. Jahrestagung Ges. Nuklearmedizin, Antwerpen 1971. Stuttgart: Schattauer 1973.

FLANC, C., KAKKAR, V.V., CLARKE, M.B.: The Detection of Venous Thrombosis of the Legs Using ^{125}I-Labelled Fibrinogen. Brit. J. Surg. **55**, 742–747 (1968).

FLANC, C., KAKKAR, V.V., CLARKE, M.B.: Postoperative Deep-Vein Thrombosis. Effect of Intensive Prophylaxis. Lancet **1969 I**, 477–479.

FLUTE, P.T., HOWE, C.T.: Radioactive Fibrinogen as an Index of Thrombosis. Proc. roy, Soc. Med. **62**, 1129–1131 (1969).

FRIDRICH, R.: Der Radiofibrinogentest bei Venenthrombosen. Hippokrates (Stuttg.) **44**, 458–460 (1973).

FRIDRICH, R., SCHMITT, H.E.: Die Treffsicherheit des Radiofibrinogentests zur Diagnose von frischen Venenthrombosen. NUCCOMPACT, Sept. **1973**, 18.

FRIDRICH, R., SCHMITT, H.E., MADAR, G., WIDMER, L.K.: Radiofibrinogen Test bei etablierter Venenthrombose. Vasa **3**, 446–449 (1974).

FRIDRICH, R., SCHMITT, H.E., WÄLTI, F., WIDMER, L., MADAR, G.: Der Radiofibrinogentest zur Diagnose der frischen Phlebothrombose. In: Gemeinsamer Kongreß d. Dtsch. Öst. Röntgenges. 1973. Beiheft Fortschr. Röntgen. Stuttgart: Thieme 1974.

FRIEND, J.R., KAKKAR, V.V.: The Diagnosis of Deep Vein Thrombosis in the Puerperium. J. Obstet. Gynaec. Brit. Cwlth **77**, 820–823 (1970).

FRIEND, J.R., KAKKAR, V.V.: Deep Vein Thrombosis in Obstetric and Gynaecological Patients. In: Thromboembolism. Diagnosis and Treatment. (Eds. V.V. KAKKAR, A.J. JONHAR). Livingstone-Edinburgh-London: Churchill 1972.

GALLUS, A.S.: ^{125}I-fibrinogen leg scanning. In: Prophylactic Therapy of Deep Vein Thrombosis and Pulmonary Embolism (FRATANTONI, J., WESSLER, S. Eds.), p. 77–79. Bethesda, N.I.H. 76-866 (1975).

GALLUS, A.S., HIRSH, J., TUTTLE, R.J., TREBILCOCK, R., O'BRIEN, S.E., CARROLL, J.J., MINDEN, J.H., HUDECKI, S.M.: Small Subcutaneous Doses of Heparin in Prevention of Venous Thrombosis. New Engl. J. Med. **288**, 545–551 (1973).

GAZZANIGA, A.B., WILL, D.I., SHOBE, J.B., BARTLETT, R.H., EISENMANN, J.I., MORTON, M.E.: ^{125}I-Fibrinogen Uptake and Bilateral Impedance Rheography. Arch. Surg. **108**, 66–68 (1974).

GOMEZ, R.L., WHEELER, H.B., BELKO, J.S., WARREN, R.: Observation on the Uptake of a Radioactive Fibrinolytic Enzyme by Intravascular Clots. Ann. Surg. **158**, 905–911 (1963).

GOODMAN, L.R., GOODMAN, C., GREENSPAN, R.H., PORTER, C.D.: Failure to Visualize Experimentally Produced Emboli and Thrombi Using ^{131}I Streptokinase. Invest. Radiol. **8**, 377–383 (1973).

GORE, W.G., FIRTH, M.J.: Iodine 125-Labelled Thrombosis Monitor. Biomed. Eng. **8**, 306–307 (1973).

GOTTLOB, R., BLÜMEL, G.: Studies on Thrombolysis with Streptokinase. I. On the Penetration of Streptokinase into Thrombi. Thrombos. Diathes. haemorrh. (Stuttg.) **19**, 94–98 (1968).

GROSS, R.: Findings with Labelled Streptokinase in vitro and in vivo. Proceedings of the 9th Congress of the European Society of Haematology, Lisboa 1963, Part II/2, p. 1342–1345. Basel: Karger 1963.

GRUBER, U.F., REM, J., ALTORFER, R., SCHAUB, N., FREDIE, K.E., FRIDRICH, R., DUCKERT, F.: Efficacy of Dextran 40 or Heparin in Prevention of Deep Vein Thrombosis after Major Surgery. European Society for Experimental Surgery. 2^{d} joint meeting 1972. Europ. Surg. Res. (Suppl. 1 u. 2) **5**, 15–16 (1973).

HAEGER, K.: Problems of Acute Deep Venous Thrombosis. I. The Interpretation of Signs and Symptoms. Angiology **20**, 219–223 (1969).

HALL, C.M., CLARK, C.G.: Clinical Signs in Deep-Vein Thrombosis. Brit. J. Surg. **58**, 101–103 (1971).

HANDLEY, A.J.: Low-Dose Heparin After Myocardial Infarction. Lancet **1972 II**, 623–624.

HARRIS, W.H., SALZMAN, E.W., ATHANASOULIS, C., WALTMAN, A., BAUM, S., DESANCTIS, R.W., POTSAID, M.S., SISE, H.: Comparison of ^{125}I fibrinogen count scanning with phlebography for detection of venous thrombi after elective hip surgery. New Engl. J. Med. **292**, 665–667 (1975).

HARWIG, J.F., COLEMAN, R.E., HARWIG, S.S., SHERMAN, L.A., SIEGEL, B.A., WELCH, M.J.: Highly iodinated fibrinogen: a new thrombus-localizing agent. J. nucl. Med. **16**, 756–763 (1975).

HARWIG, J.F., WELCH, M.J., COLEMAN, R.E.: Preparation and use of ^{123}I-labeled highly iodinated fibrinogen for imaging deep-vein thrombi. J. nucl. Med. **17**, 397–400 (1976).

HARWIG, S.S., HARWIG, J.F., COLEMAN, R.E., WELCH, M.J.: In vivo behavior of ^{99m}Tc-fibrinogen and its potential as a thrombus-imaging agent. J. nucl. Med. **17**, 40–46 (1976).

HENKIN, R.E., MARTONFFY, K., KENFIELD, K., YAO, J.S., QUINN, J.L.: An animal model of radionuclide venography. Radiology **116**, 211–213 (1975).

HENKIN, R.E., QUINN, J.L.: Nuclear Medicine Techniques in the Diagosis of Deep Vein Thrombosis. Surg. Clin. N. Amer. **54**, 57–68 (1974).

HENKIN, R.E., YAO, J.S.T., QUINN, J.L., BERGAN, J.J.: Radionuclide Venography (RNV) in Lower Extremity Venous Disease. J. nucl. Med. **15**, 171–175 (1974).

HEROLD, G., MEIER, W.E., STRAUB, P.W.: Surface Accumulation and Reduced Survival of I^{125}-Fibrinogen during Wound Healing. Helv. med. Acta **37**, 55–61 (1973).

HICKS, B.H., HAZELL, J.: Safe Use of ^{125}I-Fibrinogen. Lancet **1973 II**, 931–934.

HIRSH, J., GALLUS, A.S.: ^{125}I-labeled fibrinogen scanning. Use in the diagnosis of venous thrombosis. J. Amer. med. Ass. **233**, 970–973 (1975).

HIRSH, J., GALLUS, A.S., CADE, J.F.: Diagnosis of thrombosis. Thrombos. Diathes. haemorrh. (Stuttg.) **32**, 11–20 (1974).

HOBBS, J.T.: External Measurement of Fibrinogen Uptake in Experimental Venous Thrombosis and Other Local Pathological States. Brit. J. exp. Path. **43**, 48–58 (1962).

HOBBS, J.T., DAVIES, J.W.L.: Detection of Venous Thrombosis with ^{131}I-Labelled Fibrinogen in the Rabbit. Lancet **1960**, 134–135.

HOBBS, J.T., NICOLAIDES, A.N.: The Diagnosis of Acute Deep Vein Thrombosis with 125-Iodinated Fibrinogen. In: Aktuelle Probleme in der Angiologie 19, Diagnostik mit Isotopen bei arteriellen und venösen Durchblutungsstörungen der Extremitäten (Hrsg. E. ZEITLER). Bern: Huber 1973.

JEYASINGH, K., GLASS, H.I., HILLS, N.H., CALNAN, J.S.: Criteria in Radioisotope Detection of Venous Thrombosis. Brit. med. J. **3**, 500–503 (1972).

JOHNSON, W.C.: Evaluation of newer techniques for the diagnosis of venous thrombosis. J. Surg. Res. **16**, 473–481 (1974).

JUNG, W., FRIDRICH, R., DUCKERT, F., GRUBER, U.F.: Der Radiofibrinogentest zur Diagnose frischer tiefer Venenthrombosen. Schweiz. med. Wschr. **105**, 391–398 (1975).

KAKKAR, V.V.: Isotopic Detection of Deep Venous Thrombosis. In: Thromboembolism. Diagnosis and Treatment (Eds. V.V. KAKKAR, A.J. JONHAR). Livingstone-Edingurgh-London: Churchill 1972 a.

KAKKAR, V.V.: The Diagnosis of Deep Vein Thrombosis Using the ^{125}I Fibrinogen Test. Arch. Surg. **104**, 152–159 (1972 b).

KAKKAR, V.V.: Die Diagnose der tiefen Venenthrombose. Münch. med. Wschr. **115**, 2174–2181 (1973).

KAKKAR, V.V.: Review of Knowledge Obtained from the ^{125}J-Fibrinogen Technique. Brit. J. Haemat. **25**, 272–273 (1973).

KAKKAR, V.V.: A Clinical Assessment of Newer Techniques in the Diagnosis of Venous Thrombosis. Brit. J. Radiol. **46**, 158 (1969).

KAKKAR, V.V.: Treatment of Deep Vein Thrombosis. A Comparative Study of Heparin, Streptokinase and Arvin. Bull. schweiz. Adad. med. Wiss. **28**, 253–261 (1972).

KAKKAR, V.V.: Medical Treatment of Deep Vein Thrombosis. Brit. J. Hosp. Med. **6/6**, 741–750 (1971).

KAKKAR, V.V., CORRIGAN, T.P.: Detection of deep vein thrombosis. Prog. cardiovasc. Dis. **17**, 207–217 (1974).

KAKKAR, V.V., FLANC, C.: Role of Phlebography in Deep-Vein Thrombosis. Brit. J. Surg. **55**, 384 (1968).

KAKKAR, V.V., FLANC, C., O'SHEA, M.J., FLUTE, P.T., HOWE, C.T., CLARKE, M.B.: Treatment of Deep-Vein Thrombosis with Streptokinase. Brit. J. Surg. **56**, 178–183 (1969).

KAKKAR, V.V., HOWE, C.T., FLANC, C., CLARKE, M.B.: Natural History of Postoperative Deep-Vein Thrombosis. Lancet **1969 II**, 230–232.

KAKKAR, V.V., HOWE, C.T., LAWS, J.W., FLANC, C.: Late Results of Treatment of Deep Vein Thrombosis. Brit. med. J. **1969**, 810–811.

KAKKAR, V.V., HOWE, C.T., NICOLAIDES, A.N., RENNEY, J.T.G., CLARKE, M.B.: Deep Vein Thrombosis of the Leg. Is there a „High Risk" Group? Amer. J. Surg. **120**, 527–530 (1970).

KAKKAR, V.V., NICOLAIDES, A.N., RENNEY, J.T.G., FRIEND, J.R., CLARKE, M.B.: ^{125}I-Labelled Fibrinogen Test Adapted for Routine Screening for Deep-Vein Thrombosis. Lancet **1970 I**, 540–542.

KEMPI, V., LINDEN VAN DER, W., SCHEELE VON, C.: Diagnosis of deep vein thrombosis with ^{99m}Tc-streptokinase. Brit. med. J. **4**, 748–749 (1974).

KEMPI, V., LINDEN VAN DER, W., SCHEELE VON, C.: Uptake of ^{99m}Tc-tripolyphosphate in thrombotic leg. Nucl.-Med. (Stuttg.) **15**, 14–17 (1976).

KERRIGAN, G.N., BUCHANAN, M.R., CADE, J.F., REGOECZI, E., HIRSH, J.: Investigation of the mechanism of false positive ^{125}I-labeled fibrinogen scans. Brit. J. Haemat. **26**, 469–473 (1974).

KNOTHE, W.: Venöse Thrombose und Lungenembolie-Prophylaxe und Therapie. Chirurg **40**, 501–506 (1969).

KRAMER, R.S., ASHBURN, W.L., VASKO, J.S., MORROW, A.G.: Detection of Intracardiac Thrombi Using Radio-Iodinated Antifibrinogen (RIAF) and Precordial Scanning: Experimental and Clinical Studies. Ann. Surg. **166**, 173–182 (1967).

KRAVIS, T.C., SHIBEL, E.M., BROOKS, J.D., MOSER, K.M.: Incorporation of radiolabelled fibrinogen

into venous thrombi induced in dogs. Circulation **49**, 158–164 (1974).
KWAAN, H.C.: The use of isotopic tracers in the clinical detection of deep vein thrombosis. Thrombos. Diathes. haemorrh. (Stuttg.) (Suppl.) **56**, 157–161 (1973).
KWAAN, H.C., GRUMET, G.: A Comparison of Use of ^{125}I-Fibrinogen and ^{51}Cr-Leucocytes for Study and Detection of a Thrombus. Circulation (Suppl. II to Vol. XLIII and XLIV) **II**, 55 (1971)
KWAAN, H.C., GRUMET, G.: Clinical Use of ^{51}Cr-Leucocytes in Detection of Deep Vein Thrombosis. Circulation (Suppl. II to Vol. XLV and XLVI) **II**, 52 (1972).
LAMBIE, J.M., MAHAFFY, R.G., BARBER, D.C., KARMODY, A.M., SCOTT, M.M., MATHESON, N.A.: Diagnostic Accuracy in Venous Thrombosis. Brit. med. J. **1970**, 142–143.
LOTZ, W.: Die experimentelle Erzeugung von radioaktiven Thromben unter Verwendung von hitzegeschädigten, ^{51}Cr-markierten Erythrocyten. Klin. Med. (Wien) **22**, 100–109 (1967).
MAVOR, G.E., MAHAFFY, R.G., WALKER, M.G., DUTHIE, J.S., DHALL, D.P., GADDIE, J., REID, G.F.: Peripheral Venous Scanning with ^{125}I-Tagged Fibrinogen. Lancet **1972 I**, 661–662.
MAYER, W.: Thromboembolie-Prophylaxe in der Chirurgie. Stuttgart: Schattauer 1967.
MCARDLE, R.J., HARPER, P.V., SPAR, I.L., BALE, W.F., ANDROS, G., JIMENEZ, F.: Studies with Iodine-131-Labeled Antibody to Human Fibrinogen for Diagnosis and Therapy of Tumors. J. nucl. Med. **7**, 837–847 (1966).
MCDONALD, G.B., HAMILTON, G.W., BARNES, R.W., RUDD, T.G., STRANDNESS, D.E., NELP, W.B.: Radionuclide Venography. J. nucl. Med. **14**, 528–530 (1973).
MCFARLAINE, A.S.: The Role of Radioactive Fibrinogen in the Management of Deep Vein Thrombosis. Proc. roy. Soc. Med. **62**, 1127–1133 (1969).
MCFARLAINE, A.S.: In Vivo Behavior of I^{131}-Fibrinogen. J. clin. Invest. **42**, 346–361 (1963).
MCFARLAINE, A.S.: Efficient Trace-labelling of Proteins with Iodine. Nature **182**, 53 (1958).
MCFARLAINE, A.S., TODD, D., CROMWELL, S.: Fibrinogen Catabolism in Humans. Clin. Sci. **26**, 415–420 (1964).
MCLACHLIN, J., RICHARDS, T., PATERSON, J.C.: An Evaluation of Clinical Signs in the Diagnosis of Venous Thrombosis. Arch. Surg. **85**, 738–744 (1962).
MILLAR, W.T., SMITH, J.F.: Localisation of deep-venous thrombosis using technetium-99m-labelled urokinase. Lancet **1974 II**, 695–696.
MILNE, R.M., GRIFFITHS, J.M.T., GUNN, A.A., RUCKLEY, C.V.: Postoperative Deep Venous Thrombosis. A Comparison of Diagnostic Techniques. Lancet **1971 II**, 445–447.
MOSTBECK, A., LOFFERER, O., PARTSCH, H.: Thrombosenachweis der unteren Extremitäten mit 131-J-Fibrinogen. In: Aktuelle Probleme in der Angiologie 19, Diagnostik mit Isotopen bei arteriellen und venösen Durchblutungsstörungen der Extremitäten (Hrsg. E. ZEITLER). Bern: Huber 1973.
MUELLER-BRAND, J., FRIDRICH, R., DUCKERT, F., GRUBER, U.F., SCHMITT, H.E.: Tendenzen in der nuklearmedizinischen Thrombosediagnostik. Schweiz. med. Wschr. **106**, 78–81 (1976).
NANSON, M., PALKO, P.D., DICK, A.A., FEDORUK, S.O.: Early Detection of Deep Venous Thrombosis of the Legs Using I^{131} Tagged Human Fibrinogen: A Clinical Study. Ann. Surg. **162**, 438–445 (1965).
NEGUS, D., EVANS, D.S.: Postoperative Deep Venous Thrombosis: Comparison of diagnostic Techniques. Lancet **1971 II**, 763.
NEGUS, D., PINTO, D.J., LE QUESNE, L.P., BROWN, N., CHAPMAN, M.: ^{125}I-Labelled Fibrinogen in the Diagnosis of Deep-Vein Thrombosis and its Correlation with Phlebography. Brit. J. Surg. **55**, 835–839 (1968).
NICOLAIDES, A.N., KAKKAR, V.V., FIELD, E.S., RENNEY, J.T.G.: The Origin of Deep Vein Thrombosis: A Venographic Study. Brit. J. Radiol. **44**, 653–663 (1971).
NURI, M., KAMPMANN, H., KRAUSS, O., LORENZ, W.J., MAIER-BORST, W., OSTERTAG, H., SINN, H.: Untersuchungen zum szintigraphischen Nachweis von Thrombosen mit radioaktiv markiertem Fibrinogen. Ergebnisse der klin. Nuklearmedizin. 7. Jahrestagung Ges. Nuklearmedizin Zürich 1971. Stuttgart: Schattauer 1971.
NURI, M., KAMPMANN, H., SINN, H.: Tierexperimentelle Untersuchungen zur Thromboszintigraphie. Nucl.-Med. (Stuttg.) **9**, 167–176 (1970).
O'BRIEN, J.R.: Anti-Inflammatory Drugs and the Prevention of Thrombosis. Acta med. scand. (Suppl.) **525**, 211–213 (1971).
O'BRIEN, J.R.: Detection of Thrombosis with Iodine-125 Fibrinogen. Data Reassessed. Lancet **1970 II**, 396–398.
OGSTON, C.M., OGSTON, D., FULLERTON, H.W.: Observations on the Lysis of Artificial Thrombi by Urokinase. Thrombos. Diathes. haemorrh. (Stuttg.) **19**, 107–116 (1968).
OLSON, P.S., BUSCH, C., LINDQUIST, O.: Thrombus formation in the arterial and venous circulation in thrombocytopenic dogs. Eur. Surg. Res. **6**, 56–64 (1974).
OTTOLANDER, G.J., VAN DER MAAS, A.P., SCHOPMEN, W.: The use of the fibrinogen turnover and the isotope scanning of the legs for the diagnosis of venous thrombosis in non surgical patients. Thrombos. Diathes. haemorrh. (Stuttg.) **32**, 277–283 (1974).
OUCHI, H., WARREN, R.: Detection of Intravascular Thrombi by Means of I^{131}-Labeled Plasmin. Surgery **51**, 42–49 (1962).
PAAL, G., KAMPMANN, H., SINN, H.: Nachweis von Carotisthrombosen mit ^{113m}-Indium-Fibrinogen. Z. Neurol. **199**, 277–282 (1971).

PALKO, P.D., NANSON, E.M.: Early Detection of Deep Venous Thrombosis During Iodine-131-Tagged Fibrinogen. Surg. Forum **14**, 303–305 (1963).

PALKO, P.D., NANSON, E.M., FEDORUK, S.O.: The Early Detection of Deep Venous Thrombosis Using I^{131}-Tagged Human Fibrinogen. Canad. J. Surg. **7**, 215–226 (1964).

PARTSCH, H., LOFFERER, P., MOSTBECK, A.: Diagnosis of established deep-vein thrombosis in the leg using ^{131}I-fibrinogen. Angiology **25**, 719–728 (1974).

PERSON, B.R., KEMPI, V.: Labeling and testing of ^{99m}Tc-streptokinase for the diagnosis of deep vein thrombosis. J. nucl. Med. **16**, 474–477 (1975).

PERTYNSKI, T., OGINSKI, M., OLEJNIK, J., SURMA, M.: Isotope profile investigations for the detection of venous thrombosis in the legs with the use of ^{131}I-MAA. Nucl.-Med. (Stuttg.) **14**, 248–52 (1975).

PFEIFFER, G.W., DOERR, F., BROD, K.H.: Zur Pharmakokinetik von ^{131}J-Streptokinase am Menschen. Klin. Wschr. **47**, 482–486 (1969).

POLLAK, E.W., WEBBER, M.M., BARKER, W.F., VICTERY, W., CRAGIN, M., WITT, E.: Autologous ^{125}I-fibrinogen uptake test in the detection and management of venous thrombosis. Arch. Surg. **109**, 48–51 (1974).

POLLAK, E.W., WEBBER, M.M., VICTERY, W., WOLFMAN, E.F., JR.: Radioisotope detection of venous thrombosis. Arch. Surg. **110**, 613–616 (1975).

REGOECZI, E.: Iodine-Labelled Fibrinogen: A Review. Brit. J. Haemat. **20**, 649–663 (1971).

REGOECZI, E., WALTON, P.L.: Metabolism of ^{125}I-Fibrinogen in Normal Monkeys and in those with Pharmacologically Induced Plasminogen Activator Release. Clin. Sci. **33**, 559–568 (1967).

REICH, T., REYNOLDS, B.M., HEALY, M., WANG, M.C.H., JACOBSON, J.H.: Detection of Venous Thrombosis by Means of Radioiodinated Antifibrin-Fibrinogen Antibody. Surgery **60**, 1211–1215 (1966).

RHODES, B.A., TURAIHI, K.S., BELL, W.R., WAGNER, H.N.: Radioactive Urokinase for Blood Clot Scanning. J. nucl. Med. **13**, 646–648 (1972).

ROBERTS, R.C., SONNENTAG, C.O., FRISBIE, J.H.: Rapid Preparation of Autologous Radioiodinated Fibrinogen. J. Nucl. Med. **13**, 843–846 (1972).

ROBERTS, V.C.: Fibrinogen uptake scanning for diagnosis of deep vein thrombosis. Brit. med. J. **3**, 455–458 (1975).

ROSENTHAL, L.: Radionuclide Venography Using Technetium 99m Pertechnetate and the Gamma-Ray Scintillation Camera. Amer. J. Roentgenol. **97**, 874–879 (1966).

ROSENTHAL, L.: Combined Inferior Vena Cavography, Iliac Venography, and Lung Imaging with ^{99m}TcAlbumin Macroaggregates. Radiology **98**, 623–626 (1971).

ROSENTHAL, L., GREYSON, N.D.: Observations on the Use of ^{99m}TcAlbumin Macroaggregates for Detection of Thrombophlebitis. Radiology **94**, 413–416 (1970).

RUCKLEY, C.V., DAS, P.C., LEITCH, A.G., DONALDSON, A.A., COPLAND, W.A., REPATH, A.T., SCOTT, P., CASH, J.D.: Serum Fibrin/Fibrinogen Degradation Products Associated with Postoperative Pulmonary Embolus and Venous Thrombosis. Brit. med. J. **1970**, 395–398.

RYO, U.Y., COLOMBETTI, L.G., POLIN, S.G., PINSKY, S.M.: Radionuclide venography. J. nucl. Med. **17**, 590–595 (1976).

SABRI, S., ROBERTS, V.C., COTTON, L.T.: Prevention of Early Postoperative Deep Vein Thrombosis by Intermittent Compression of the Leg During Surgery. Brit. med. J. **1971**, 394–396.

SALAMAN, J.R.: Use of Radioactive Fibrinogen for Detecting Rejection of Human Renal Transplant. Brit. med. J. **1970**, 517–521.

SECKER-WALKER, R., POTCHEN, E.J.: Radiology of Venous Thrombosis—Current Status. Radiology **101**, 449–452 (1971).

SEVITT, S., GALLAGHER, N.G.: Prevention of Venous Thrombosis and Pulmonary Embolism in Injured Patients. A Trial of Anticoagulant Prophylaxis with Phenindione in Middle-aged and Elderly Patients with Fractured Necks of Femur. Lancet **1959 II**, 981–989.

SEVITT, S., GALLAGHER, N.G.: Venous Thrombosis and Pulmonary Embolism. A Clinico-Pathological Study in Injured and Burned Patients. Brit. J. Surg. **48**, 475–489 (1960/61).

SHULMAN, N.R., TAGNON, H.J.: Proteolytic Activity Determined with a Substrate Tagged with radioactive Iodine. J. biol. Chem. **186**, 69–75 (1950).

SIEGEL, M.E., MALMUD, L.S., RHODES, B.A., BELL, W.S., WAGNER, H.N.: Scanning of Thromboemboli with ^{131}I-Streptokinase. Radiology **103**, 695–696 (1972).

SIMMONS, V., SHEPPARD, M.A., COX, A.F.: Plasma ^{125}I-Labelled Fibrinogen Clearance in Diagnosis of Deep Venous Thrombosis after Myocardial Infarction. Brit. Heart J. **34**, 711–716 (1972).

SMITH, E.M., HARRIS, C.C., ROHRER, R.H.: Calculation of Local Energy Deposition due to Electron Capture and Internal Conversion. J. nucl. Med. **7**, 23–31 (1966).

SNYDER, W.S., FORD, M.R., WARNER, G.G., FISHER, H.L.: Estimates of Absorbed Fractions for Monoenergetic Photon Sources uniformly Distributed in Various Organs of a Heterogeneous Phantom. J. nucl. Med. (Suppl. 3) **10**, 5–52 (1969).

SPAR, I.L., GOODLAND, R.L., SCHWARTZ, S.I.: Detection of Preformed Venous Thrombi in Dogs by Means of I^{131}-Labeled Antibodies to Dog Fibrinogen. Circulat. Res. **17**, 322–329 (1965).

SPAR, I.L., PERRY, J.M., BENZ, L.L., DEWEESE, J.A., MAHONEY, E.B., IZZO, M.J., SCHWARTZ, S.I., YU, P.N.: Detection of Left Atrial Thrombi. Scintillation Scanning after Administration of ^{131}I Rabbit Antibodies to Human Fibrinogen. Amer. Heart J. **78**, 731–739 (1969).

SPAR, I.L., VARON, M.I., GOODLAND, R.L.,

SCHWARTZ, S.I.: Isotopic Detection of Thrombi. Arch. Surg. **92**, 752–758 (1966).

STERN, H.S., ZOLLE, I., MCAFEE, J.G.: Preparation of Technetium (Tc^{99m})-Labeled Serum Albumin (Human). Int. J. appl. Radiat. **16**, 283–288 (1965).

STRAUB, P.W.: Behaviour of Fibrinogen in Transplant Rejection. Thrombos. Diathes. haemorrh. (Stuttg.) Suppl. **45**, 191–201 (1951).

STRAUB, P.W.: Chronic Intravascular Coagulation. Acta med. scand. Suppl. 526, Zürich 1971.

TAKEDA, Y.: Studies of the Metabolism and Distribution of Fibrinogen in Healthy Men with Autologous ^{125}I-Labeled Fibrinogen. J. clin. Invest. **45**, 103–111 (1966).

TSAPOGAS, M.J., MILLER, R., PEABODY, R.A., ECKERT, C.L.: Detection of Postoperative Venous Thrombosis and Effectiveness of Prophylactic Measures. Studies with the Fibrinogen ^{125}I Technique. Arch. Surg. **101**, 149–154 (1970).

VAN DER MAAS, A.P.C., TEULINGS, F.A.G., DEN OTTOLANDER, G.J.H.: The Use of Labelled Fibrinogen in the Diagnosis of Venous Thrombosis. Thrombos. Diathes. haemorrh. (Stuttg.) **26**, 1–8 (1971).

WALKER, M.G.: The Natural History of Venous Thrombo-Embolism. Brit. J. Surg. **59**, 751–752 (1972).

WARLOW, C.P., TERRY, G.: The possible use of ^{125}I-labeled fibrinogen for the detection of mural thrombosis following myocardial infarction. Amer. Heart J. **88**, 315–318 (1974).

WEBBER, M.M., BENNETT, L.R., CRAGIN, M., WEBB, R.: Thrombophlebitis-Demonstration by Scintiscanning. Radiology **92**, 620–623 (1969).

WEBBER, M.M., POLLACK, E.W., VICTERY, W., CRAGIN, M., RESNICK, L.H., GROLLMAM, J.H.: Thrombosis Detection by Radionuclide Particle (MAA) Entrapment: Correlation with Fibrinogen Uptake and Venography. Radiology **111**, 645–650 (1974).

WEBBER, M.M., RESNICK, L.H., VICTERY, W.K., CRAGIN, M.D.: Thrombosis Scanning: Its Reliability and Usefulness. J. nucl. Med. **13**, 476–477 (1972).

WEBBER, M.M., SANSI, P.: Thrombosis detection using radionuclide techniques. Crit. Rev. clin. Radiol. nucl. Med. **7**, 263–290 (1976).

WEBBER, M.M., VICTERY, W.: MAA-Studies of Electrophoretic Mobility and Charge: Relationship to Thrombosis Affinity. J. nucl. Med. **14**, 463–464 (1973).

WEBBER, M.M., VICTERY, W., CRAGIN, M.D.: Demonstration of Thrombophlebitis and Endothelial Damage by Scintiscanning. Radiology **100**, 93–97 (1971).

WEIR, G.J., WENZEL, F.J., ROBERTS, R.C., SAUTTER, R.D.: Visualisation of thrombi with Technetium-99m urokinase. Lancet **1976 II**, 341–342.

WOLF, E., HUME, M.: The semiquantitative classification of thrombus size by the ^{125}I-labelled fibrinogen technique. Thromb. Res. **4**, 757–767 (1974).

WRAY, R., JEYASINGH, K., MAURER, B.: The Diagnosis of Acute Fibrinous Pericarditis Using ^{125}I-Labelled Fibrinogen. Brit. J. Radiol. **46**, 217–219 (1973).

WRAY, R., RIMMER, D., DENHAM, M., RAFTERY, E.B.: A correlative isotopic and histological study of soleal vein thrombosis. J. clin. Path. **27**, 813–816 (1974).

VIII. Lymphsystem

von

Karl zum Winkel und Heinrich Emde

Mit 10 Abbildungen und 5 Tabellen

1. Einführung

Seit etwa zwei Jahrzehnten ist bekannt, daß radioaktiv markierte Kolloide nach subkutaner oder intrakutaner Applikation in den regionären Lymphknoten abgelagert werden (Jackson u. Hahn, 1955; Kellershohn u. Beniboux, 1958; Sherman u. Ter Pogossian, 1953). Die Kolloide werden nach interstitieller Applikation ausschließlich auf dem Lymphweg abtransportiert, weil sie infolge ihrer Partikelgröße die Wände der Blutkapillaren nicht passieren können. Lymphknotenmetastasen solider Tumoren nehmen praktisch kein Kolloid auf (Fontaine et al., 1956; Hahn u. Carothers, 1953; Kottmeier u. Moberger, 1955; Leborgne et al., 1955; Seaman u. Power, 1955). Die ersten klinischen Lymphuntersuchungen mit Radiogoldkolloid wurden von Hultborn et al., 1955, die die Radioaktivitätsablagerung in den axillären Lymphknoten nach Applikation in die Mamma gemessen haben, durchgeführt. Malek und Vavrejn (1960) studierten den vom Injektionsort abhängigen Transport in verschiedenen Lymphbahnen der unteren Extremität. Lang (1960), Sage et al. (1960) und Gest (1963) veröffentlichen die ersten Lymphknotenszintigramme. Aufgrund eingehender tierexperimenteller und klinischer Untersuchungen publizierte zum Winkel (1963a) eine klinisch brauchbare Methode zur Durchführung der Lymphoszintigraphie im retroperitonealen, axillären und zervikalen (Schwab et al., 1964) Bereich.

Während die Lymphoszintigraphie nach Radiokolloidinjektion in der Peripherie pathologische Veränderungen durch fehlende Anfärbung oder abnorme Lymphzirkulation aufzudecken vermag, wurden in den vergangenen Jahren Radiopharmaka, wie radioaktiv markiertes Galliumcitrat (Edwards u. Hayes, 1969 und 1970) oder Bleomycin (Nouel et al., 1972), bekannt, die gerade in pathologisch — neoplastisch und entzündlich — veränderten Lymphknoten in erhöhtem Maße nachzuweisen sind.

Zum lymphatischen Transport eines Radiokolloids muß dieses interstitiell verabfolgt werden. Galliumcitrat und Bleomycin werden intravenös injiziert. Derzeit ist kein Radiopharmakon mit einer Ablagerung in gesunden Lymphknoten nach intravenöser Injektion bekannt. Zur röntgenologischen Darstellung des Lymphsystems wird Kontrastmittel direkt in ein operativ freigelegtes peripheres Lymphgefäß eingebracht; durch indirekte Technik läßt sich derzeit das Lymphsystem röntgenologisch nicht anfärben.

2. Physiologie und Pathophysiologie

Die Lymphe setzt sich aus Lymphplasma und Lymphozyten zusammen. Sie entsteht durch Austritt von Blutplasma aus den Blutkapillaren ins Gewebe, ist jedoch ärmer an Eiweiß und Kohlehydraten, hingegen fettreicher als das Blutplasma. Mit der Lymphe werden die mit Produkten des intermediären Stoffwechsels beladenen Gewebssäfte, aus den Darmzotten resorbierte Fette und weiße Blutkörperchen transportiert, die aus den lymphoiden Organen stammen. Der Lymphfluß ist abhängig vom intrakapillären Druck und der Permeabilität der Blutkapillarwände sowie vom Eiweißgehalt des Interstitiums, er ist umgekehrt proportional zum kolloidosmotischen Plasmadruck.

Die Lymphkapillaren bilden von Endothel ausgekleidete Spalten und Räume. Sie ähneln weitgehend den Blutkapillaren, weisen jedoch ein größeres Lumen auf; Basalmembranen fehlen. Die Lymphkapillaren beginnen in der Peripherie als blindsackartig erweiterte Röhren von Endothelzellen. In der Peripherie wirken aus dem Gewebe diffundierte Flüssigkeiten und Muskelkontraktionen fördernd auf den Lymphstrom. Im Ductus thoracicus wird durch den Lungensog der Transport beschleunigt. Die Lymphgefäße zeigen jedoch auch Eigenkontraktionen (SZEGVARI et al., 1964). Die Wand der Lymphgefäße ist dünn, baut sich aber wie die der Blutgefäße aus Intima, Media und Adventitia auf. Zahlreiche Klappen (1–2/1 cm) sorgen für einen beim Gesunden ausschließlich herzwärts gerichteten Lymphtransport.

Von den Schwimmhäuten der ersten und zweiten Zehe aus wird das vordere präfasziale Längsbündel gespeist. Aus Haut und Subkutangewebe des äußeren Fußrandes und der Ferse sammelt sich die Lymphe im hinteren subkutanen Bündel, das der Vena saphena parva folgt. Aus der Wadenmuskulatur und den übrigen subfaszial gelegenen Geweben wird die Lymphe über die tiefen Gefäße entlang den Arterien abtransportiert.

Für die Lokalisation und Intensität der lymphonodulären Speicherung von Radiokolloiden sind Anwesenheit und Funktion von retikulären Zellen verantwortlich zu machen. Die lymphoiden Elemente haben darauf nur sekundär einen Einfluß, doch führen ihre pathologische Vermehrung und Vergrößerung sowohl zur verminderten Ablagerung von Radiokolloid wie zu einer vergrößerten Speicherfläche im Lymphknotenbereich. Beim funktionellen Ausfall oder beim Fehlen der retikulohistiozytären Zellen wird im Lymphknoten kein Radiokolloid mehr gespeichert.

Normale speicherungsfähige Lymphknoten lagern interstitiell zugeführte radioaktive Kolloide aber auch dann nicht ab, wenn ihr Anschluß an das distale Lymphgefäßsystem unterbrochen ist. Bei einer partiellen oder totalen Blockade wird die Lymphe durch Kollateralen um den Lymphknoten herumgeleitet oder sistiert in den peripheren Lymphgefäßen. Außerdem können normale Lymphknoten ausgespart sein bei pathologischen, vorzeitigen Anschlüssen der Lymphe an den Blutkreislauf über lympho-venöse Shunts.

Die parasternalen Lymphbahnen finden sich dorsal und lateral vom Sternum und bilden eine doppelte, selten eine einfache Reihe (TÖNDURY, 1965). Regelmäßig sind Lymphknoten auf Höhe des ersten und zweiten, häufig auch auf Höhe des dritten und sechsten Interkostalraumes nachzuweisen, meist fehlen sie im vierten und fünften ICR. Parasternal sammelt sich die Lymphe aus der oberen Hälfte der Bauchwand, aus der Brustwand, den Interkostalräumen, den tiefen Partien der Brustdrüsen, dem Peritoneum und den oberen Leberbereichen.

Galliumcitrat wird konzentriert in metabolisch und mitotisch aktivem Gewebe (Lysosomen oder Stellen von lysosomaler Enzymaktivität). Die Einlagerung von Radiogallium in Tumorproteinen ist abhängig vom Vitalitätsgrad der Geschwulst und nimmt ab bei Nekrosen und Fibrosen sowie unter dem Einfluß von Strahlentherapie und Chemotherapie. Auch der Mechanismus der Speicherung von Bleomycin ist bisher noch nicht sicher abgeklärt; Radioaktivität findet sich in den lysosomalen Fraktionen der Tumorzellen. Die Ablagerung von Bleomycin nimmt ab nach Strahlentherapie.

3. Radiopharmakologie

3.1. Kinetik

Eine für die Untersuchung des Lymphsystems geeignete, radioaktiv markierte Substanz sollte folgende Voraussetzungen erfüllen:

1. interstitielle (subkutane) Applikation ohne Komplikationen,
2. rascher und weitgehender Abtransport von der Injektionsstelle,
3. geringe Strahlenbelastung der Gonaden (kurze physikalische Halbwertszeit des Radionuklids bei fehlender Betastrahlung),
4. ausschließlich lymphatischer Transport bis zur Anschlußstelle an den Blutkreislauf (Angulus venosus),
5. Ablagerung in mehreren nachgeschalteten Lymphknoten,
6. reproduzierbare und mit ähnlichen Untersuchungsverfahren vergleichbare Ergebnisse.

Diese Idealforderungen werden von den zur Zeit benutzten Radiopharmaka nur teilweise erfüllt. Als klinisch brauchbare Substanz hat sich ^{198}Au colloidale mit einer durchschnittlichen Partikelgröße von 5 nm herausgestellt (ZUM WINKEL u. SCHENCK, 1967). Auch mit ^{99m}Tc markierte Kolloide haben sich in der Lymphoszintigraphie bewährt (HAUSER et al., 1969; FAIRBANKS et al., 1972; KAZEM et al., 1973), obgleich eine wenige Stunden nach der Applikation ausgeführte Szintigraphie sowohl lymphonoduläre Radioaktivität als auch in den Lymphbahnen befindliches Radiokolloid nachweist. Allgemein ist der Transport um so effektiver, je geringer die Partikelgröße des verwendeten Kolloids ist und je aktiver Muskelbewegungen — etwa der unteren Extremität — ausgeführt werden. Radiogoldkolloid wird bis zu 70% von der Injektionsstelle abtransportiert, wenn der Injektionslösung Hyaluronidase beigefügt ist, die die Resorptionsfläche vergrößert, ohne die Geschwindigkeit des Lymphstromes aus der Peripherie zu erhöhen. Die Abhängigkeit des Lymphtransports von Bewegungen der unteren Extremitäten hat TEWES (1969) mit quantitativ ausgewertetem Körperprofil nachweisen können, die mit einem Ganzkörperzähler angefertigt wurden. Der Transport des Radiogoldkolloids war nach 3 h praktisch abgeschlossen. Nach 24 h waren bei $^4/_5$ der Kranken 52–64%, durchschnittlich 59% der Radioaktivität von der Injektionsstelle abtransportiert. BEST (1969) hat unter ausgiebigen Extremitätenbewegungen nach 4 h die gleiche Radioaktivitätsverteilung wie nach 24 h feststellen können. Patienten im Alter von 19 bis 40 Jahren hatten im Durchschnitt einen um 8% höheren Abtransport des Radiokolloids von der Injektionsstelle als die Altersgruppe von 55 bis 72 Jahren. Die ältere Krankengruppe zeigte eine Abhängigkeit des lymphatischen Transports von der injizierten Kolloidmenge. Wenn über 0,12 mg Goldkolloid appliziert wurden, trat ein Sättigungseffekt auf, d.h. es wurde relativ weniger Radioaktivität transportiert. Offenbar war die lokale Transportkapazität des Lymphsystems erschöpft.

Radiokolloide werden von den retikulohistiozytären Elementen der ersten Lymphknotenstation zum Teil retiniert, gelangen jedoch auch in zweite und dritte Lymphknotengruppen. Frühestens 20 min nach der Applikation gelangen Radiokolloide in den Blutkreislauf und werden im retikuloendothelialen System der Leber (von Kupffer'sche Sternzellen) abgelagert. Durch das in den retikulären Zellen der Lymphknoten gespeicherte, phagozytierte Kolloid wird eine Szintigraphie des Lymphsystems möglich. Der lymphatische Transport vom Applikationsort ist der Substanzmenge umgekehrt proportional. Deshalb müssen für lymphatische Studien Lösungen mit hoher spezifischer Radioaktivität (relativ kleine Gewichtsmengen) verwendet werden.

Radiokolloide sind weniger geeignet für Studien über den Lymphabstrom und die Transportgeschwindigkeit in Lymphgefäßen. Hingegen wird mit ^{99m}Tc oder ^{131}J markiertes Serumalbumin rasch von der Injektionsstelle abtransportiert, durchfließt ohne wesentliche Verweildauer die Lymphknoten und erreicht beim Gesunden nach etwa 20 min den Angulus venosus, um dort in den Blutkreislauf überzutreten. Die fehlende Fixation von radioaktiv markiertem Serumalbumin in den zahlreichen zwischengeschalteten Lymphknoten beruht wahrscheinlich darauf, daß ein „biologisches", d.h. ständig im Lymphsystem vorhandenes Material zugeführt wird.

Nach der i.v. Injektion von radioaktivem Galliumcitrat findet sich Radioaktivitätsablagerung in Leber und Intestinaltrakt. Nach 3 bis 5 Tagen, gelegentlich auch noch später, zeigen Tumoren eine Aufnahme von Radioaktivität. Galliumcitrat ist im Blut an Plasmaprotein gebunden, besonders an Transferrin. Interpretationsschwierigkeiten ergeben sich bei schlecht abgeführten Patienten, deshalb wird vor jeder Szintigraphie ein Einlauf empfohlen. Radioaktivität findet sich außer in der Leber auch in Milz, Knochen und Knochenmark.

Nach der i.v. Injektion von ^{57}Co- oder ^{99m}Tc- bzw. ^{111}In-markiertem Bleomycin fällt die Radioaktivität im Blut mit einer Halbwertszeit von 30 min ab (JUNG et al., 1974). Innerhalb von 12 h werden über 50% der applizierten Radioaktivität über den Urin ausgeschieden (NOUEL et al., 1972). Nach 4 h findet sich Radioaktivität in Nieren und Blase, während Leber und Milz nach 24 h deutlich abgebildet sind. Tumoren lassen sich üblicherweise nach 24 h durch die erhöhte Radioaktivitätskonzentration im Vergleich zur Umgebung diagnostizieren.

3.2. Strahlenbelastung

Die Strahlenbelastung beträgt nach der interstitiellen Applikation von 150 µCi ^{198}Au colloidale pro Seite für die Lymphknoten als kritische Organe durchschnittlich 30 rad. Abhängig vom Verteilungsvolumen ist unmittelbar an der Injektionsstelle mit einer Dosis von durchschnittlich 1000 rad zu rechnen; sinkt das Verteilungsvolumen unter 2 ml ab, so nimmt die Dosis erheblich zu und beträgt bei 1 ml ca. 5000 rad (HAAS et al., 1970). Die Ganzkörperbelastung liegt in der Größenordnung von wenigen mrd. Die Strahlenbelastung des Ovars wird durch die lymphonoduläre Radioaktivitätsspeicherung im kleinen Becken bedingt, sie beträgt durchschnittlich 0,7 rad, die der Testes etwa 0,1 rad (ZUM WINKEL, 1972).

Nach 2 mCi ^{99m}Tc-Kolloid pro Seite ergibt sich für den Ganzkörper eine Belastung von 0,1 rad, für die Injektionsstelle 29 rad, für die Gonaden 0,4 rad, für Leber 1,5 rad und für Lymphknoten zwischen 4 und 29 rad (DUNSON et al., 1973).

Nach 1 mCi ^{67}Ga-Citrat ist mit einer Strahlenbelastung für den Ganzkörper von 0,2–0,4 rad, für die Leber von 0,4–0,8 rad, für den Knochen von 0,4–0,7 rad und für die Gonaden von 0,2–0,4 rad zu rechnen (CZECH, 1974; GREBE et al., 1972; HÖR et al., 1972).

Nach 2,5 mCi ^{57}Co-Bleomycin gaben HAUBOLD et al. (1974) eine Ganzkörper- und Gonadenbelastung von 0,2–0,3 rad und eine Nierenbelastung von 1–2 rad an.

3.3. Lokale Reaktionen

Vereinzelt können bei der Injektion von Radiokolloid brennende Schmerzen an der Applikationsstelle auftreten, die vorwiegend durch die Gewebsdehnung bedingt sind und innerhalb einer Minute spontan verschwinden. Einige Tage bis Wochen nach der subkutanen Injektion von Radiogoldkolloid finden sich gelegentlich entzündliche Veränderungen an der Injektionsstelle des Fußrückens, die durch ein Erythem von mehrwöchiger Dauer, teigige Schwellung der Umgebung mit mäßigem Schmerz und nachfolgender Pigmentierung gekennzeichnet sind. Selten findet sich eine schmerzhafte Vergrößerung der regionären Lymphknoten (zervikale Lymphadenitis nach Injektion in der Mastoidgegend). Unter einer lokalen Therapie mit Kortikosteroiden oder Umschlägen klingen die Erscheinungen langsam ab. Bei einigen dieser lokalen Veränderungen handelt es sich um örtliche Strahlenreaktionen, andererseits spielen örtliche Durchblutungsstörungen eine wichtige Rolle als prädisponierender Faktor bzw. im Sinne eines stark herabgesetzten Kolloidtransports. An der unteren Extremität ist in weniger als 1% mit Reaktionen am Applikationsort zu rechnen, häufiger sind sie am Handrücken zu beobachten (HEILMANN, 1967). Zur Prophylaxe derartiger Reaktionen gelten folgende Grundsätze:

1. Radiokolloid nur in lockeres Unterhautgewebe und niemals unter Druck injizieren;
2. die Zugabe von Hyaluronidase vergrößert die Resorptionsfläche und damit den Abtransport;
3. frische Radiokolloidpräparate mit hoher spezifischer Radioaktivität erhöhen die vom Injektionsort abfließende relative Substanzmenge;
4. keine interstitielle Radioaktivitätsgabe in Gewebe mit verminderter Durchblutung.

4. Technik

4.1. Lymphtransport

Zur Untersuchung der Abflußbedingungen des peripheren Lymphsystems, einschließlich der Transportgeschwindigkeit, werden pro Extremität im Minimum 100 µCi ^{99m}Tc- oder ^{131}J-Serumalbumin in einem Volumen bis maximal 0,5 ml subkutan verabfolgt. Stationäre Strahlungsdetektoren werden über den Leistenregionen, dem mittleren Oberleib (paralumbales Lymphsystem), eventuell über dem Angulus venosus und der Leber aufgesetzt, die mit einem Ratemeter verbunden sind und auf diese Weise den zeitlichen Verlauf und die Intensität des Radioaktivitätsdurchflusses ermitteln lassen. Auch mit der Szintillationskamera sind ähnliche Aussagen möglich, wenn Szintiphotos des unteren oder oberen Abdomens mit einer Expositionszeit von wenigen Minuten angefertigt werden.

4.2. Lymphoszintigraphie

Für die Lymphoszintigraphie werden pro Extremität 1–2 mCi ^{99m}Tc-Lymphoscint (Kit mit Schwefelmikrokolloid, der stets frisch mit Tc-99m markiert werden muß, pH der kolloidalen Lösung 6–7,4) mit einer durchschnittlichen Teilchengröße von 3 nm (0,1 mg

Kolloid/Kit), resp. 100–150 µCi Aurum-198 colloidale mit einer durchschnittlichen Partikelgröße von 5 nm (Gewicht maximal 0,12 mg) entweder ohne oder zusammen mit 75 I.E. Hyaluronidase in einem Volumen von 0,3–0,5 ml subkutan injiziert. Durch Aspiration muß sichergestellt sein, daß kein Blutgefäß eröffnet wurde. Die Injektion muß in lockeres Gewebe, möglichst in eine Schwimmhaut, ohne Druck erfolgen. Injektionsstellen sind:

1. die Schwimmhäute in den Zwischenzehenräumen 1–3 am Fußrücken zur retroperitonealen Lymphoszintigraphie,
2. die Schwimmhäute in den Interphalangealräumen oder lockeres Subkutangewebe am Handrücken zur axillär-infraklavikulären Lymphoszintigraphie,
3. das Subkutangewebe unterhalb und dorsal-lateral des Processus xiphoideus sterni (subxiphoidal) zur parasternalen Lymphoszintigraphie,
4. lockeres Unterhautgewebe dorsal des Mastoidfortsatzes zur zervikalen Lymphoszintigraphie. Nach FERNHOLZ (1967) ist bei Injektion in den Zungenrand ein besserer Abfluß zu erreichen.

GEORGI et al. (1972) haben in Vollnarkose Radiogoldkolloid in die Glans penis injiziert und den Lymphabfluß des Penis untersucht. KAZEM et al. (1973) verabfolgten 1 mCi ^{99m}Tc-Antimon-Schwefelkolloid in 0,2–0,6 ml pro Extremität. JONSSON (1973) sowie LANGHAMMER et al. (1973) haben die parasternale Lymphoszintigraphie nach intraperitonealer Applikation von Radiokolloid ausgeführt. Dabei betont JONSSON (1973) die wesentlich geringere lokale Strahlendosis von ^{99m}Tc-Schwefelkolloid im Vergleich zu ^{198}Au-Kolloid.

Die Szintigraphie wird routinemäßig nach 6 Std, nach Radiogoldkolloid nach 24 Std ausgeführt, doch ist — besonders bei jüngeren Personen — eine Abbildung schon nach etwa 1 Std möglich. Allerdings ist dann auch bei gesundem Lymphsystem die nachgewiesene Radioaktivität, wenigstens zum Teil, noch in den Lymphbahnen abgelagert.

Das Szintigramm des retroperitonealen Lymphsystems wird kranial durch den Schwertfortsatz des Brustbeins, kaudal durch die Symphyse und seitlich durch die Nodi lymphatici inguinales begrenzt. Axillär soll das Feld die Nodi lymphatici axillares et infraclaviculares et supraclaviculares einschließen. Die Darstellung der parasternalen Lymphknoten muß sich auf einen Bereich von etwa 2 cm beiderseits parasternal entlang des gesamten Brustbeins, eventuell auch auf die Axillarregionen erstrecken. Die Nodi lymphatici cervicales profundi laterales et supraclaviculares können von ventral und von lateral szintigraphiert werden. Die Nodi lymphatici nuchales sind nur von dorsal zu erfassen (Tabelle 1).

Für eine routinemäßige Anwendung sind, wegen des inkonstanten Abflusses von der Injektonsstelle, wenig geeignet die Applikation von Radiokolloid in verschiedene Quadranten der Mamma (HULTBORN et al., 1955; MEYER-BURG u. WILHELMI, 1971; TRIVELLINI u. ROSS, 1964; ZUM WINKEL, 1972). Die von MAGNENAT und DELALOYE (1963) beschriebene Technik der Injektion von Radiogoldkolloid unter die Leberkapsel zur parasternalen Lymphoszintigraphie ist relativ aufwendig und leistet für die szintigraphische Darstellung nicht mehr als die subxiphoidale Applikation (BUCHWALD et al., 1968; DIETHELM, 1966; ROSSI u. FERRI, 1966; SCHENCK, 1966). Versucht wurde auch die positive Darstellung von pathologischen Prozessen im Lymphsystem mittels endolymphatischer Applikation von Pertechnetat, ^{99m}Tc-Eisenkomplex, ^{197}HgCl$_2$ oder ^{75}Se-Methionin (GÖBBELER et al., 1969; SAUER et al., 1968).

Zur positiven Anfärbung von neoplastischen oder entzündlichen Prozessen im Lymphsystem werden 2,5 mCi ^{67}Ga-Citrat i.v. verabfolgt. Die Szintigraphie wird nach 2–4 Tagen ausgeführt. Empfehlenswert ist eine Darmentleerung durch Einlauf; auch muß die Blase entleert sein, um Interpretationsschwierigkeiten vorzubeugen.

Zum gleichen Zweck werden 1–2,5 mCi ^{57}Co-, ^{99m}Tc- oder ^{111}In-Bleomycin i.v. verab-

Tabelle 1

	Für die Szintigraphie wichtige Lymphknoten
Für die abdominelle Szintigraphie	Nodi lymphatici inguinales (superficiales et profundi) Nodi lymphatici iliaci externi Nodi lymphatici iliaci communes Nodi lymphatici lumbales (sinistri, intermedii et dextri)
Für die Szintigraphie vom Handrücken aus	Nodi lymphatici axillares Nodi lymphatici infraclaviculares
Für die Halsregion	Nodi lymphatici cervicales profundi laterales Nodi lymphatici retroauriculares Nodi lymphatici nuchales Nodi lymphatici supraclaviculares
Für den parasternalen Bereich	Nodi lymphatici parasternales aut mammariae internae Nodi lymphatici in der Umgebung des Angulus venosus Nodi lymphatici pectorales
Szintigraphisch ist beim Gesunden nur selten eine Radioaktivitätsablagerung nachzuweisen in	Nodi lymphatici iliaci interni Nodi lymphatici obturatorii Nodi lymphatici vesicales, parauterini et rectales Nodi lymphatici glutaei Nodi lymphatici sacrales
und in	Nodi lymphatici intercostales Nodi lymphatici mediastinales Nodi lymphatici mesenterici
Nur mit erheblichem Aufwand und unvollständig ist eine Radioaktivitätsanreicherung zu erzielen in	Nodi lymphatici tracheobronchiales Nodi lymphatici gastrici et cardiaci et pancreatico-lienales

folgt. Die Szintigraphie wird durchgeführt nach 24 Std. Auch dabei ist auf die Blasenentleerung zu achten.

Nach minimal 150 µCi ^{75}Se-Methionin i.v. wurde eine Radioaktivitätskonzentration in malignen Lymphomen festgestellt (HERRERA et al., 1965). Szintigraphien des Thorax und Abdomens wurden nach 30 min und 24 h ausgeführt. Auf Blasenentleerung muß geachtet werden.

5. Funktionsuntersuchungen

Zweifellos sind nuklearmedizinische Untersuchungsmethoden gut geeignet, den zeitlichen Verlauf und die Intensität des lymphatischen Transports festzustellen.

5.1. Tierexperimentelle Grundlagen

Zahlreiche tierexperimentelle Untersuchungen wurden durchgeführt. So läßt sich am narkotisierten, bewegungslosen Kaninchen ein Radioaktivitätstransport nur in geringem Umfang und nur bis zu den regionären Lymphknoten nachweisen. Doch wird der Lymph-

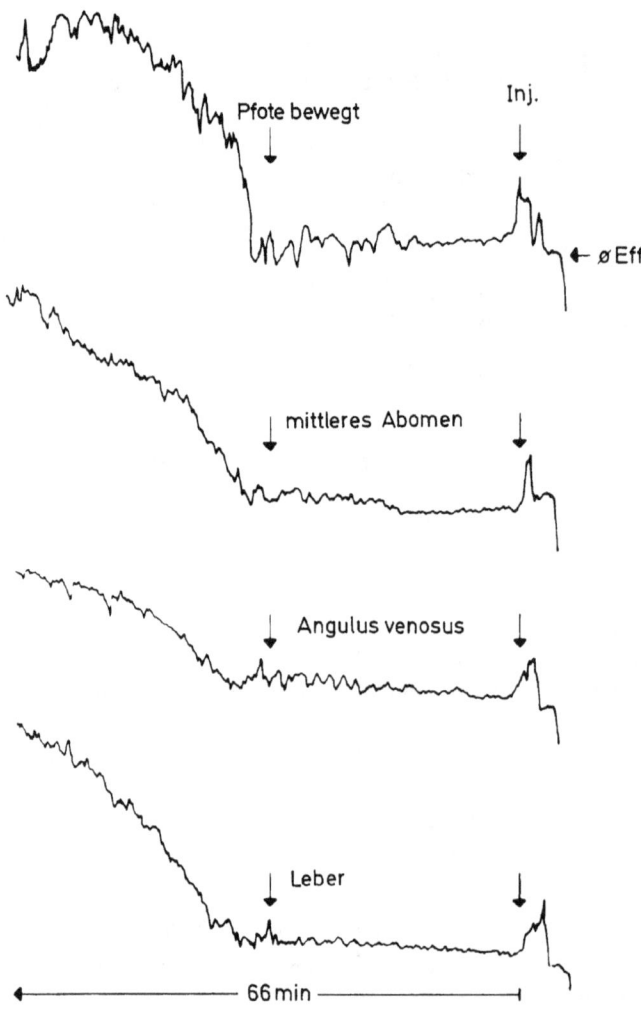

Abb. 1. Lymphatischer Transport von 100 µCi ^{198}Au coll. mit 75E Hyaluronidase (0,3 ml) beim Kaninchen nach Applikation in die linke Hinterpfote. Nach 33 min wurde die linke Hinterpfote kontinuierlich bewegt

transport unter passiven, speziell aber unter aktiven Bewegungen der betreffenden Extremität erheblich beschleunigt (Abb. 1). Unmittelbar im Anschluß an die kontinuierliche Radioaktivitätsaufzeichnung ausgeführte Szintigramme zeigen Radioaktivitätsmaxima über dem unteren Abdomen, in geringerer Intensität läßt sich Goldkolloid in der Leber, im mittleren Abdomen und am Angulus venosus nachweisen (ZÖLLNER, 1965). Auch wurde die Radioaktivität in den parasternalen Lymphknoten nach intraperitonealer Gabe von ^{99m}Tc-Schwefelkolloid (Teilchengröße $0,7 \pm 0,3$ µm) beobachtet (GÖRANSON u. JONSSON, 1974; LANGHAMMER et al., 1973 nach Radiogoldkolloid). Auch bei intralymphatischer Radiogoldkolloidgabe ist ein wesentlicher Transport erst bei passiven Bewegungen der Extremität festzustellen; die Radioaktivität fließt beim Kaninchen in 2–3 min vom Unterschenkel bis zur Iliakalregion, ist in 3–4 min im mittleren Abdomen nachweisbar und erreicht innerhalb von 7 min den Angulus venosus. Wenig später kann in der Leber Radioaktivität gemessen werden als Beweis, daß die Substanz in den Blutkreislauf übergetreten ist (ZÖLLNER, 1965; ZUM WINKEL, 1963b).

5.2. Gesundes Lymphsystem

Beim Gesunden ist 5–15 min nach der subkutanen Injektion von Radiogoldkolloid in den Fußrücken ein Aktivitätsanstieg über der Inguinalregion festzustellen. Vorausset-

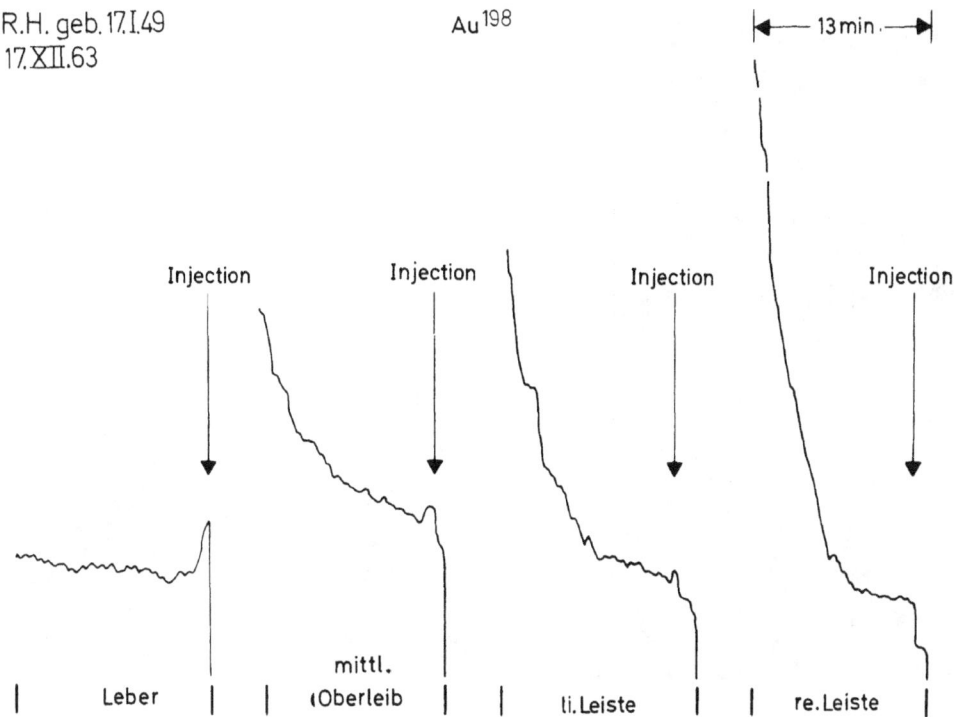

Abb. 2. Fortlaufende Aktivitätsmessung nach der subkutanen Radiogoldkolloidinjektion in beide Fußrücken bei ständiger Bewegung beider Beine. Nach 13 min Leberaktivität noch nicht sicher nachweisbar

zung dafür sind Bewegungen der unteren Extremitäten. Wenige Minuten später ist Radioaktivität über dem Gastrium, dann über dem Angulus venosus und frühestens nach 15 min über der Leber zu messen (Abb. 2). Wenn bei der subkutanen Punktion ein Blutgefäß eröffnet wurde, steigt die Radioaktivität über der Leber sofort an. Die Geschwindigkeit des Lymphflusses beträgt bis zu 10 cm/min.

5.3. Pathologischer Lymphfluß

Lymphstasis beim Lymphödem oder bei proximal gelegener Lymphblockade durch Metastasen verursacht einen stark verlangsamten Lymphfluß. Radioaktivität tritt entweder gar nicht oder sehr spät ins Blut über und wird dann über der Leber nachweisbar. Frühzeitig gemessene Leberradioaktivität deutet auf versehentliche intravasale Injektion des Radiopharmakons bzw. auf lympho-venöse Shunts.

6. Szintigraphie mit negativem Kontrast

6.1. Gesundes Lymphsystem

Wenige Stunden nach der Applikation wird Radiokolloid in den Lymphgefäßen und Lymphknoten, nach 24 h jedoch ausschließlich lymphonodulär beim Gesunden gespeichert.

Im Retroperitonealraum findet man eine kettenartige, auf Höhe der Aortengabel konfluierende Ablagerung (Abb. 3). Der Ductus thoracicus läßt sich nicht abgrenzen, doch wird bei einigen Patienten Radioaktivität in Lymphknoten nahe dem Angulus venosus

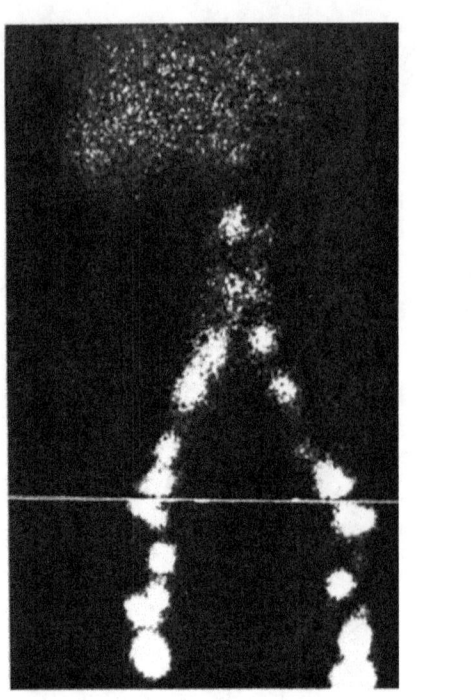 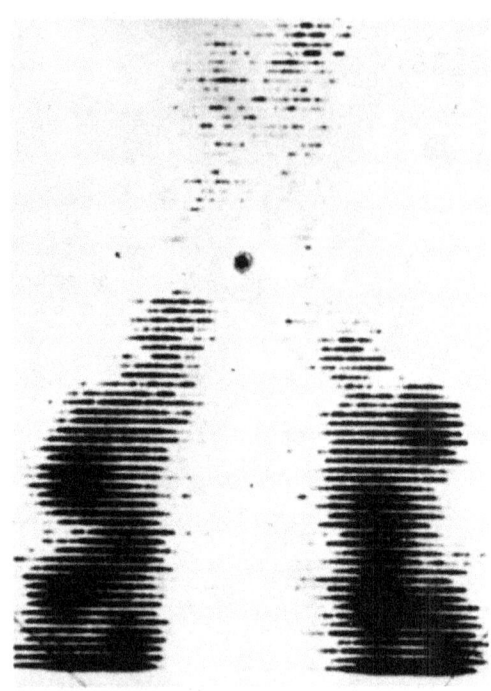

Abb. 3   Abb. 4

Abb. 3. Unauffällige Radioaktivitätsaufnahme in den retroperitonealen Lymphknoten und in der Leber, 6 Std nach 2 mCi ^{99m}Tc-Lymphoszint/Extremität. Kameraszintigramme der Paralumbal- und Iliakalregion übereinander gesetzt

Abb. 4. Scan bei entzündlicher Lymphknotenerkrankung (reaktive Hyperplasie nach Operation eines Rektumkarzinoms): Aufstau beiderseits iliakal und reduzierte Radiogoldkolloidablagerung paralumbal bei besonders kranial verbreitertem Speicherbezirk

gespeichert. Deutliche Radioaktivität ist in der Leber nachzuweisen. Die Nodi lymphatici inguinales et iliaci externi et iliaci communes et lumbales sind nur selten isoliert dargestellt. Radioaktivität kann auch in den Obturatoriuslymphknoten nachgewiesen werden, findet sich jedoch praktisch nie in den Nodi lymphatici iliaci interni und den Glutäallymphknoten. Nur selten werden sakrale Lymphknoten angefärbt.

Nach der Applikation auf den Handrücken sind axillär scharf begrenzte Speicherzonen mit infra- und supraklavikulärer Ausdehnung abgebildet. Erfaßt werden die Nodi lymphatici axillares et infraclaviculares et supraclaviculares.

Im zervikalen Anteil sieht man strangartige Radioaktivitätsablagerungen, die bei seitlicher Projektion in Nachbarschaft des Musculus sternocleidomastoideus gelegen sind. Das Radiokolloid wird dabei in den tiefen zervikalen, in den supraklavikulären und in den retroaurikulären Lymphknoten gespeichert. Die Lymphknoten und Lymphgefäße lassen sich weder voneinander isolieren noch einzeln darstellen. Leberaktivität ist im allgemeinen nicht nachzuweisen, wahrscheinlich weil zu viele Speicherstationen zwischengeschaltet sind.

Parasternal lassen sich beiderseits 2–5 Lymphknoten isoliert darstellen. Ziemlich regelmäßig sind Lymphknoten im 1. und 2., eventuell auch im 3. und 6. Interkostalraum nachzuweisen, meist fehlen sie im 4. und 5. Interkostalraum. Die Lymphe fließt von kaudal nach kranial und von dort weiter zu den infra- und supraklavikulären Lymphknoten, die sich jedoch nicht regelmäßig abbilden lassen. Ebenfalls sind bei gesundem parasternalem Lymphsystem axilläre Lymphknoten angefärbt.

Variationen in der Verteilung von speicherfähigem Lymphgewebe sind am Übergang der Nodi lymphatici iliaci communes zu den Nodi lymphatici iliaci externi relativ häufig. Typisch sind symmetrische, umschriebene Defekte in der Radioaktivitätskette.

Die Befunderhebung ist im röntgenologischen Lymphadenogramm wegen der bessern Auflösung und der Strukturbeurteilung des dargestellten Lymphknotens wesentlich einfacher. Die kraniale Begrenzung der Radioaktivitätskette kann im retroperitonealen Bereich auf Höhe des 3. bis 1. Lendenwirbelkörpers liegen. Oft ist szintigraphisch im paraortalen Bereich eine Ausziehung zu sehen, die links höher reicht als rechts.

Auch parasternal sind Variationen von Zahl und Lage der Lymphknoten häufig. Gelegentlich sieht man nur eine median verlaufende Lymphbahn.

Für die Deutung von szintigraphischen Befunden müssen folgende Kriterien bedacht werden (ZUM WINKEL, 1975):

1. Kontinuität der typischen Radioaktivitätskette (unterbrochen bei physiologischen Varianten, Metastasen, Zustand nach Lymphadenektomie etc.);
2. Breite der Speicherzone (verbreitert bei lymphatischen Affektionen von Systemerkrankungen, Lymphadenitis und Lymphstauung);
3. Speicherungsintensität (herabgesetzt bei Lymphadenitis, Systemerkrankung, Zustand nach Strahlentherapie, Fibrose, erhöht bei Stauung und einigen Lymphadenitiden);
4. Topographie der Radioaktivitätsablagerung (Verlagerung von speicherfähigen Lymphknoten durch Metastasen in der Umgebung, Lymphadenitis oder Kinking der Aorta abdominalis);
5. Leberaktivität (Fehlen bei unzureichenden Extremitätenbewegungen oder totalem Lymphblock).

Gesunde Lymphknoten sind nicht abgebildet nach der intravenösen Injektion von markiertem Galliumcitrat oder Bleomycin.

6.2. Entzündungen

Die Speicherfähigkeit ist häufig herabgesetzt, aber nicht aufgehoben. Szintigraphisch kann die Speicherfläche verbreitert sein; differentialdiagnostisch ist dabei an Lymphknotenaffektionen bei Systemerkrankungen zu denken (Abb. 4).

6.3. Lymphödem

Beim Verdacht auf Lymphödem muß die Szintigraphie über die regionären Lymphknotengebiete hinaus auch auf die Vasa lymphatica afferentia ausgedehnt werden. Der behinderte lymphatische Transport kennzeichnet sich durch die Radioaktivitätsretention in den Lymphgefäßen. Lymphödem ist bei neoplastischen oder entzündlichen Veränderungen, Zustand nach Lymphknotenexstirpation oder hoch dosierter Strahlentherapie zu beobachten. Ödeme anderer Genese beeinträchtigen den Lymphtransport nicht wesentlich.

6.4. Kontralateraler Lymphabfluß

Wahrscheinlich ist ein kontralateraler Lymphabfluß nur in pathologischen Fällen zu beobachten (SCHWAB u. ZUM WINKEL, 1967). Im zervikalen Bereich kann der kontralaterale Lymphabfluß nachgewiesen werden nach einseitiger supratonsillärer Injektion (SCHWAB u. ZUM WINKEL, 1967; ZITA, 1967). Er läßt sich auch im parasternalen Bereich nachweisen.

6.5. Metastasen solider Tumoren

Szintigraphisch sind solitäre oder multiple umschriebene Defekte, konsekutiv funktionelle Veränderungen wie einseitige Blockade mit noch nachweisbarem Radioaktivitätstransport anhand der Leberaktivität, beidseitige Blockaden mit fehlender Leberaktivität, Kollateralkreisläufe mit einer nach lateral oder zur Gegenseite zielenden Verlaufsrichtung und Verlagerungen der Radioaktivitätskette nach lateral oder medial zu sehen. Zu beachten sind auch die Intensität der abgelagerten Radioaktivität, die besonders bei Melanommetastasen anzutreffenden unscharf begrenzten Speicherareale und verbreiterte Speicherungszonen, die aufgestauten Lymphbahnen entsprechen können (Tabelle 2, Abb. 5).

Tabelle 2

Symptom	Äquivalent	Differentialdiagnose
Umschriebener Defekt	Metastase	Rarefizierte normale Lymphknoten (anatom. Variante), Zustand nach Lymphknotenexstirpation
Ausgedehnter Defekt	Blockade	Insuffiziente Extremitätenbewegungen, lympho-venöse Shunts, Fibrosen nach Strahlentherapie, Radiokolloid mit ungeeigneter Partikelgröße (20 nm und mehr)
Verbreiterte Speicherzone mit vermehrter Radioaktivitätsablagerung (iliakal)	Blockade mit Lymphgefäßstauung	Blockade anderer Ätiologie
Verbreiterte Speicherzone mit reduzierter Radioaktivitätsablagerung (paraortal)	Lymphome bei Systemerkrankung	Lymphadenitis Hyperplasie
Verlagerung nach medial oder lateral	Durch raumfordernde Prozesse verdrängte normale Lymphknoten	Verlagerung bei Skoliose der LWS oder Kinking der Aorta
Nach lateral oder medial gerichteter Verlauf	Kollateralkreislauf, Blockade	Blockade anderer Ätiologie
Fehlende Leberaktivität	Blockierter Lymphabstrom aus dem Abdomen	Unzureichender Lymphtransport
Vollständig fehlende Aktivität einer Seite	Lymphödem	i.v. Injektion der Testsubstanz

Szintigraphische Symptomatik bei retroperitonealen Metastasen

6.6. Systemerkrankungen

Szintigraphisch sind pathologische Veränderungen in Form von Verbreiterungen der typischen Radioaktivitätskette sowohl paraortal als auch iliakal und umschriebene bis gröbere Speicherdefekte nachzuweisen. Nur selten sieht man ausgedehnte Blockaden, häufiger lymphatische Kollateralkreisläufe. Speicherfähiges Lymphgewebe kann nach lateral oder medial verlagert sein. Wegen der lympho-venösen Shunts wird Leberaktivität — auch bei paraortalen Blockaden — nur selten vermißt. Typisch sind verbreiterte Lymphspeicher im paraortalen Bereich bei mäßig herabgesetzter Kolloidkonzentration (Abb. 6). Wegen der einfachen Untersuchungstechnik kommt der Lymphoszintigraphie bei der Suche nach retroperitonealen Veränderungen sowie bei der Verlaufskontrolle bei Patienten mit Systemerkrankung besondere Bedeutung zu.

6.7. Einfluß von therapeutischen Maßnahmen

6.7.1. Zustand nach Lymphadenektomie

Die operative Entfernung eines einzelnen Lymphknotens bewirkt in der Regel keine Veränderung im Szintigramm. Bei ausgedehnter Lymphadenektomie sind auf dem Szintigramm an korrespondierender Stelle gröbere Speicherdefekte zu sehen; dabei lassen sich Metastasen nur durch den unveränderten Befund bei Verlaufskontrollen ausschließen.

6.7.2. Zustand nach Strahlentherapie

Unter Einwirkung von perkutaner Strahlentherapie oder endolymphatischer Radionuklidtherapie nimmt das Lymphknotenvolumen ab (ENGESET, 1964; LANGE et al., 1975), doch bleibt das retikuläre Lymphgerüst im wesentlichen unverändert. Deshalb kann die lymphonoduläre Speicherfähigkeit für Radiokolloide auch nach hochdosierter Strahlentherapie erhalten bleiben. Allerdings führt bei der Lymphogranulomatose die Einwirkung von ionisierenden Strahlen zu weitgehender Fibrose von affizierten Lymphknoten. Kolloide werden dann nur noch in sehr geringem Maße oder überhaupt nicht mehr gespeichert, während die Lymphgefäße durchgängig bleiben.

Allgemein findet sich unmittelbar nach hochdosierter Strahlentherapie eine herabgesetzte Speicherfähigkeit der Lymphknoten. Bei gleichzeitiger Lymphadenitis ist die Kolloidspeicherung aufgehoben.

Verlaufskontrollen vor und nach Strahlentherapie ergeben unter Umständen recht unterschiedliche szintigraphische Befunde. Vor der Strahlentherapie können sich im Aus-

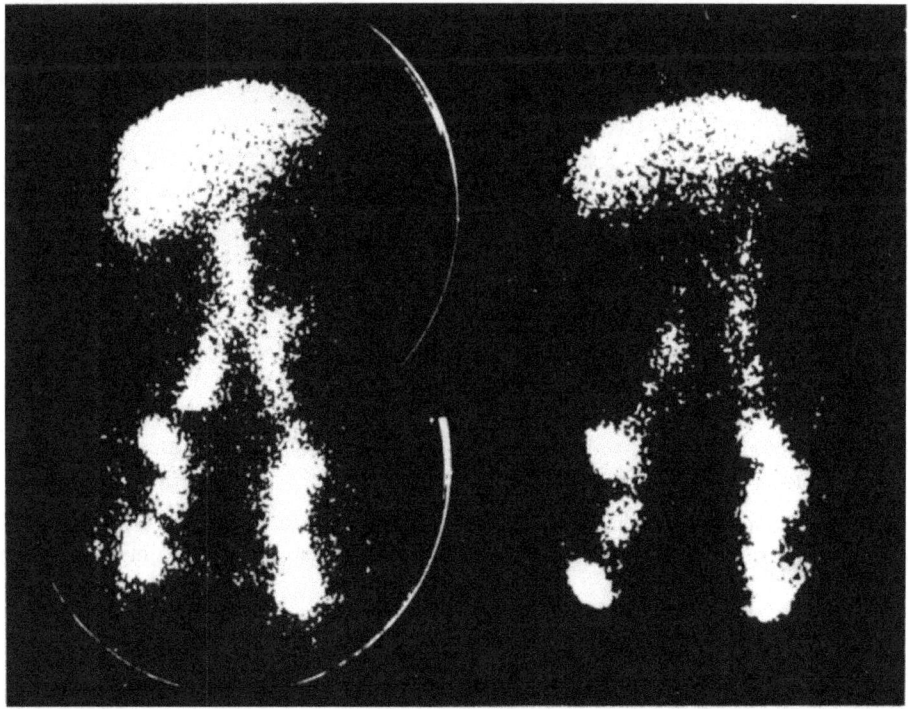

Abb. 5. Kameraszintigraphie bei metastasierendem Seminom (links): fehlende Aktivitätsablagerung links paralumbal, nach links lateral gerichtete Spornbildung als Zeichen eines Kollateralkreislaufes. Nach perkutaner Strahlentherapie mit 4000 rad (rechts) normales Verteilungsmuster bei verringerter Speicherung paralumbal

gangsbefund Defekte, kollaterale oder partielle Blockade manifestieren, die sich nach der Behandlung weitgehend normalisieren (Abb. 5). Andererseits kann die Speicherfähigkeit nach der Strahlentherapie deutlich herabgesetzt sein.

6.7.3. Regenerationen

Neubildung von Lymphgefäßen läßt sich szintigraphisch im zervikalen Bereich nach radikaler Halslymphknotenausräumung beobachten. Postoperativ bleibt die am Warzenfortsatz verabfolgte Radioaktivität zunächst an der Injektionsstelle liegen. Frühestens nach 3, oft nach 6 Monaten sieht man einen Radioaktivitätstransport etwa bis zur Halsmitte. Ungefähr nach 1 Jahr findet sich ein Transport am Warzenfortsatz bis in die Supraklavikularregion (Abb. 7). Gelegentlich ist auch ein kontralateraler Lymphabfluß zu sehen (SCHWAB u. ZUM WINKEL, 1967). Eindeutig läßt sich eine Neubildung von Lymphknoten szintigraphisch nicht nachweisen; auffällig sind immerhin Beobachtungen über eine vergrößerte Speicherfläche nach Lymphknotenexstirpation bei jahrelanger Kontrolle (ZUM WINKEL, 1972).

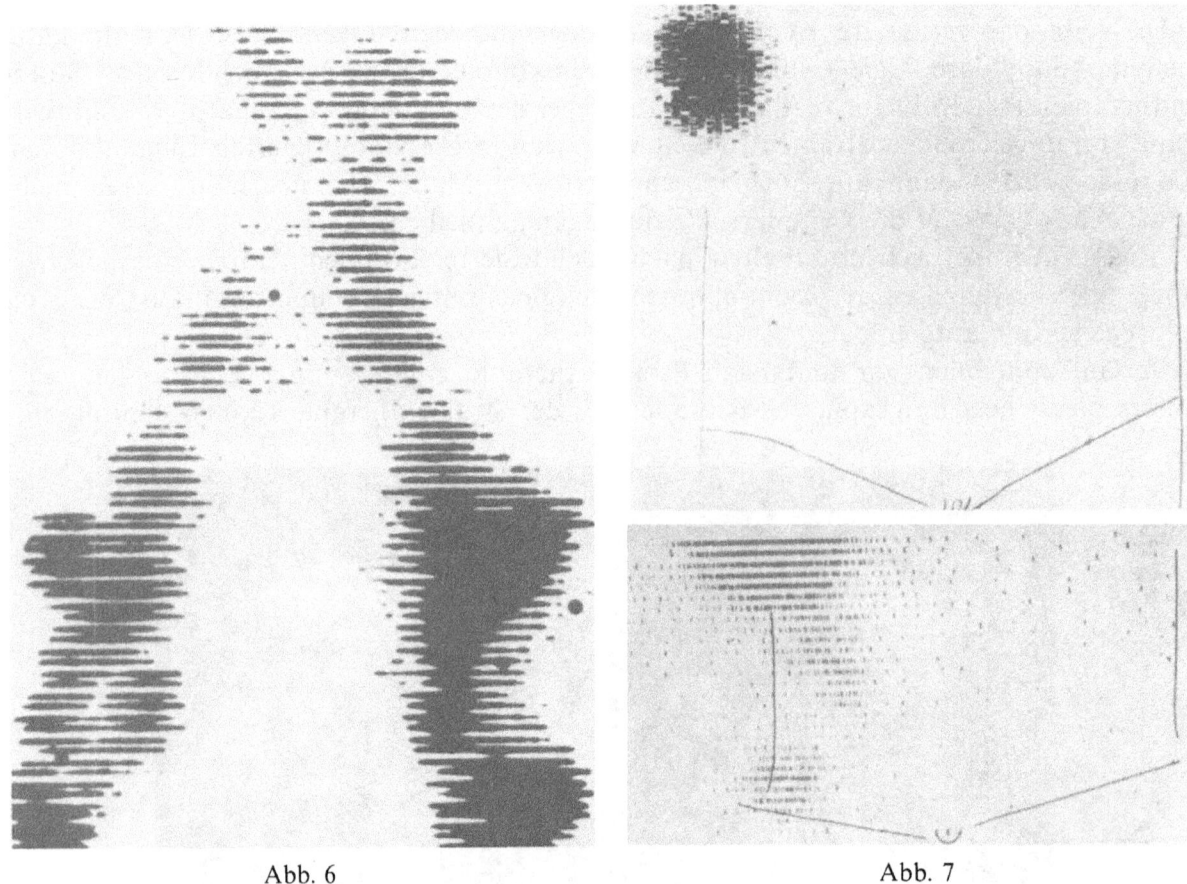

Abb. 6   Abb. 7

Abb. 6. Scan bei Lymphogranulomatose mit Aufstau links inguinal und iliakal, verbreiterter Speicherzone beiderseits paralumbal kranial und Speicherdefekt rechts paralumbal

Abb. 7. Zervikaler Lymphtransport nach neck dissection. 3 Monate nach der Operation (oben) Verbleib der Radioaktivität an der Injektionsstelle rechts retroaurikulär. Nach 1 Jahr (unten) annähernd normaler Transport

6.8. Vergleich mit anderen diagnostischen Verfahren

Die Ergebnisse der Lymphoszintigraphie wurden verschiedentlich mit denen der Lymphographie verglichen (Tabelle 3; GLASSBURN et al., 1972; LANGHAMMER et al., 1974; WOLF u. CANIGIANI, 1974). Auffallend ist dabei eine weitgehende Übereinstimmung der

Tabelle 3. Ergebnisse der Radioisotopen- und Röntgenlymphographie (461 Patienten; ZUM WINKEL, 1969)

Röntgenbefund	Szintigraphiebefund			
	o.B.	zweifelhaft	pathologisch	Gesamt
o.B.	29	70	11	110
zweifelhaft	4	12	28	44
pathologisch	3	43	261	307
Gesamt	36	125	300	461

mit beiden Methoden als einwandfrei oder eindeutig pathologisch befundeten Ergebnisse. Etwa 30% der untersuchten Patienten — größtenteils mit Primärtumoren in der unteren Rumpfhälfte — zeigten jedoch im Szintigramm zweifelhafte Befunde, die erst durch die röntgenologische Lymphadenographie als „unauffällig" oder „pathologisch" zugeordnet werden konnten. Gerade diese Patienten stellen somit das Kontingent für die Indikation zur röntgenologischen Lymphographie.

Werden die szintigraphischen Ergebnisse jedoch näher differenziert, so läßt sich generell feststellen, daß

1. ein im Szintigramm pathologischer Befund vieldeutig zu interpretieren ist;
2. die Detailerkennbarkeit der Szintigraphie eindeutig schlechter ist im Vergleich zur Lymphographie, die jedoch eine aufwendige direkte Kontrastmittelgabe erfordert, nicht beliebig wiederholt werden kann und allerdings auch nicht selten Interpretationsschwierigkeiten verursachen kann;
3. besonders die Differenzierung von Varianten in der Verteilung von speicherfähigen Lymphknoten von Metastasen solider Tumoren unmöglich sein kann;
4. die Abgrenzung von einzelnen Lymphknoten im retroperitonealen, axillären und zervikalen Lymphgebiet kaum möglich ist und Defekte in einzelnen Lymphknoten nicht nachweisbar sind, andererseits auch kleinere Metastasen dann zu Speicherausfällen führen, wenn afferente Lymphbahnen in größerem Umfange ausfallen.

Es herrscht keine Einigkeit über die Leistungsfähigkeit der Szintigraphie mit negativem Kontrast bei Metastasierung oder Systemerkrankungen. Einerseits wurden bei malignen Lymphomen in hohem Maße übereinstimmende Befunde beschrieben (Tabelle 4; GLASSBURN et al., 1972), andererseits wurden gerade bei malignen Lymphomen schlechte diagnostische Ergebnisse mitgeteilt (WOLF u. CANIGIANI, 1974).

Tabelle 4. Beziehung von Lymphographie und Lymphoszintigraphie (VOUTILAINEN u. WILJASALO)

1. Maligne Lymphome	10 Patienten:	gute Übereinst.	10 mal
2. Karzinome	30 Patienten:	sehr gute Übereinst.	18 mal
		gute Übereinst.	7 mal
		ausreichende Übereinst.	1 mal
		ungenügende Übereinst.	4 mal

Beim Vergleich mit Operationsbefunden entsprachen mehr oder weniger ausgedehnte szintigraphische Defekte zum großen Teil Metastasierungen (Tabelle 5), doch waren Einzelheiten, wie strukturelle Veränderungen oder metastatische Teildestruktionen von einzelnen Lymphknoten, zweifellos besser röntgenologisch zu erkennen (VON KEISER et al., 1964; VOUTILAINEN u. WILJASALO, 1965).

Tabelle 5. Morphologische Kontrolle der retroperitonealen Lymphoszintigraphie (24 Operationen, 2 Sektionen. ENSSLEN)

Pat.-Zahl	szintigraphischer Befund	Op., Autops.
1	umschriebene Aussparung	1 Metastase
5	grobe Defekte	5 Metastasen
8	weitgehend aufgehobene Speicherung (einzelne Inseln erhalten)	7 Metastasen 1 ausgedehnte Lymphknotenresekt.
9	Blockade	8 Metastasen 1 chron.-hyperpla. Lymphadenitis
2	Verlagerung, Kollateralkreislauf	2 Metastasen
1	verbreiterter Speicherbezirk	1 malig. Lymphom

7. Szintigraphie mit positivem Kontrast

7.1. Entzündungen

Gallium-67-Citrat wird in entzündlichen und benignen Affektionen gespeichert. So findet sich eine Radioaktivitätsspeicherung bei Sarkoidose (FOGH u. EDELING, 1972; LANGHAMMER et al., 1972; SCHERMULY et al., 1975). Nach Behandlung geht die Radioaktivitätsaufnahme in den Lymphknoten zurück (Abb. 8). Aktivitätsspeicherung findet sich auch bei der Lymphknotentuberkulose sowie bei entzündlichen Lungenaffektionen (FRÖHLICH et al., 1973). Die Speicherungsintensität wurde im Vergleich zu den malignen Tumoren und malignen Lymphomen als etwas weniger intensiv angesehen, doch ist dies kein Kriterium für die Differentialdiagnose, die sich aufbauen muß aus Szintigramm, Röntgenbild und gegebenenfalls Lungenszintigramm (SCHERMULY et al., 1975).

Radioaktives Bleomycin wird in postoperativen proliferierenden Narbengeweben, Skelettregionen mit erhöhter osteogener Aktivität, einigen entzündlichen Erkrankungen sowie benignen Hirntumoren und semimalignen Knochengeschwülsten abgelagert. Allerdings ist die Ablagerung bei entzündlichen und granulomatösen Veränderungen deutlich geringer nach Bleomycin im Vergleich zu Galliumcitrat (13% bzw. 67% nach MORI et al., 1975).

7.2. Metastasen solider Tumoren

Die Radioaktivitätsaufnahme in malignen Tumoren nach Galliumcitrat wurde in den vergangenen Jahren häufig beschrieben (Abb. 9). Gelegentlich wurde auch über die Aktivitätsspeicherung in Lymphknotenmetastasen berichtet (CZECH et al., 1974; HAUBOLD u. AULBERT, 1973).

Über die Anreicherung von Bleomycin in Lymphknotenmetastasen (Abb. 7) wird ebenfalls nur kasuistisch berichtet. Dabei betonen JUNG et al. (1974) die guten Nachweismöglichkeiten im Kopf-Halsbereich.

7.3. Systemerkrankungen

Die hohe Zahl von Aktivitätsanreicherungen nach Zufuhr von Gallium-67-Citrat in malignen Lymphomen wurde mehrfach und übereinstimmend veröffentlicht (HAUBOLD u. AULBERT, 1973; LARSON et al., 1973; MAKOSKI et al., 1975; PALUMBO et al., 1974;

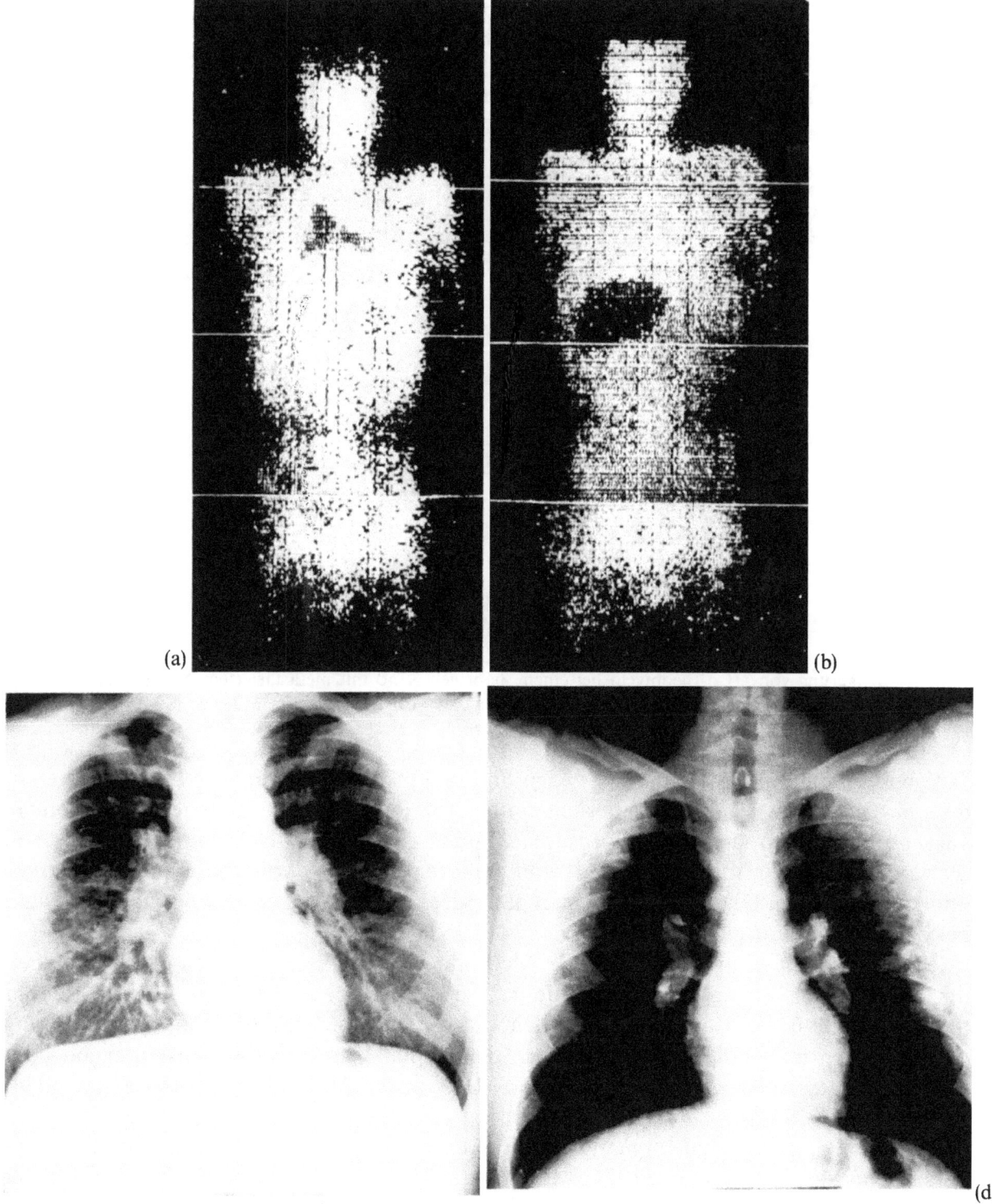

Abb. 8a–d. Colorscan mit ^{67}Ga und Thoraxröntgenaufnahmen vor (links) und nach (rechts) Therapie eines Morbus Boeck (Sarkoidose). Szintigraphisch und röntgenologisch deutliche Rückbildung der hilären Aktivitätsablagerung bzw. der Hiluslymphome

TURNER et al., 1972). Die Anreicherung läßt allerdings nach bei Beginn der Behandlung. Die Radioaktivitätsaufnahme ist bei der Lymphogranulomatose offenbar nicht beeinflußt von der Histologie (ZUM WINKEL et al., 1974). ADLER et al. (1975) sahen positive Befunde in 87% von Lymphknotenaffektionen unter 108 Patienten mit malignen Lymphomen. JOHNSTON et al. (1974) untersuchten 151 unbehandelte Kranke mit Lymphogranulomatose; die Lymphknotenaufnahme fand sich in 83% im Halsbereich, 85% im Mediastinum,

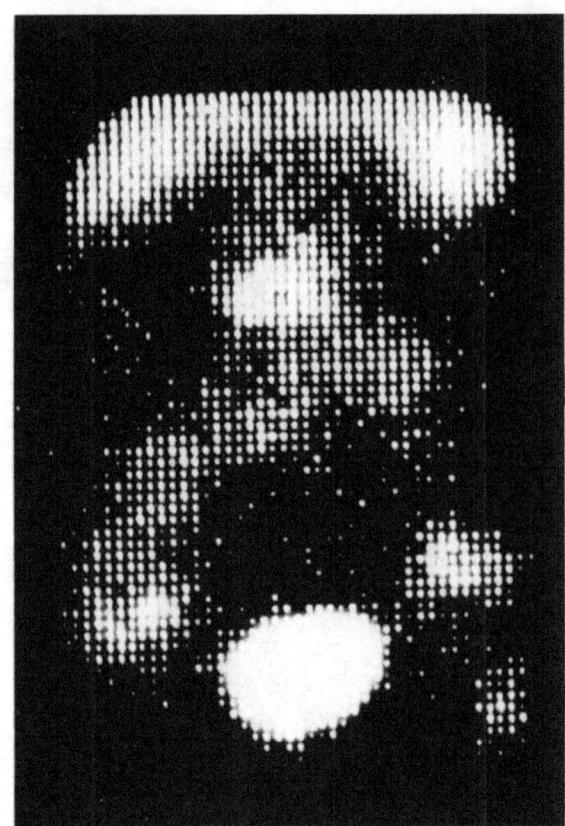

Abb. 9. Ablagerung von ^{57}Co-Bleomycin bei einem 8jährigen Kind mit metastasiertem Neuroblastom in den retroperitonealen Lymphknoten, in Leber und Milz (HAUBOLD u. Mitarb., 1974)

74% bei Lymphknotenbefall in der Axilla und in 50% bei abdomineller Lymphknotenaffektion. GREENLAW et al. (1974) berichten über 168 Patienten mit malignen Lymphomen, ausgenommen Lymphogranulomatose; sie fanden eine Aktivitätsaufnahme bei 53% von zervikalen, 66% von thorakalen, 33% von axillären und 48% von abdominellen Lymphknotenaffektionen. Die Autoren betonen besonders die hohe diagnostische Zuverlässigkeit bei der Lymphogranulomatose.

Zur Stadiumeinteilung erscheint die Methode bis zu einem gewissen Grad geeignet, doch lassen sich kleine lymphogranulomatöse Affektionen nicht feststellen. Offenbar ist die Gallium-67-Szintigraphie eine nützliche zusätzliche Methode für die Untersuchung von Patienten mit malignen Lymphomen, der jedoch kein alleiniger ausschlaggebender Wert beizumessen ist (ADLER et al., 1975; MAKOSKI et al., 1975; PALUMBO et al., 1974; TURNER et al., 1972).

Radioaktivitätsaufnahme in malignen Lymphomen ist nach Gabe von Bleomycin ebenfalls festzustellen (JUNG et al., 1974; MORI et al., 1975), doch ist diese Aufnahme weniger häufig und weniger intensiv als nach Galliumcitrat (MORI et al., 1975).

HALIE et al. (1969) fanden in beachtlicher Häufigkeit eine Radioaktivitätsaufnahme in malignen Lymphomen nach Selen-75-Methionin.

7.4. Einfluß von therapeutischen Maßnahmen

Die Radioaktivitätsspeicherung nach Gabe von Galliumcitrat und Bleomycin nimmt ab unter der Behandlung mit ionisierenden Strahlen bzw. mit Zytostatika. Aus strahlentherapeutischer Sicht muß dabei eine Dosisabhängigkeit betont werden; ab 4000 rad Herddosis ist eine wesentliche Radioaktivitätsaufnahme nicht mehr zu erwarten.

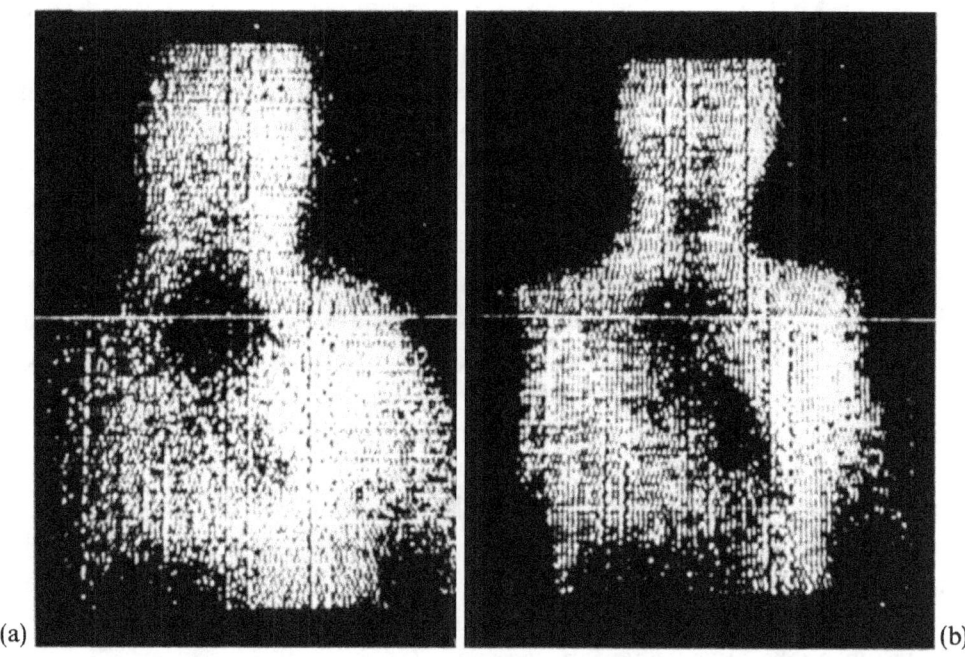

Abb. 10a u. b. Speicherung von ^{67}Ga in einem Bronchialkarzinom und mediastinalen Lymphknoten vor (links) und 3 Monate nach perkutaner Strahlentherapie mit 5000 rad (rechts): erneutes Tumorwachstum im linken Untergeschoß parahilär und in mediastinalen Lymphomen

Rezidivtumoren in einem bereits bestrahlten Bereich sind hingegen durchaus in der Lage, Galliumcitrat bzw. Bleomycin zu speichern, unter der Voraussetzung, daß keine erneute Therapie stattgefunden hat (Abb. 10). Die Radioaktivitätsspeicherung ist deshalb ein brauchbares Kriterium für die Erkennung von Rezidiven (HAUBOLD u. AULBERT, 1973).

8. Indikationen

Indikationen zur Lymphdiagnostik mit Radionukliden sind:

1. Suche nach Lymphknotenmetastasen solider oder systematisierter Tumoren mit Hilfe der Szintigraphie mit negativem bzw. positivem Kontrast;
2. Verlaufskontrolle von Patienten mit malignen Tumoren unter Einschluß des Nachweises bzw. des Ausschlusses von Rezidiven;
3. Kontrolle nach operativen, strahlentherapeutischen oder chemotherapeutischen Maßnahmen am Lymphsystem;
4. Untersuchung des Lymphtransports von der Peripherie unter Einschluß der Transportgeschwindigkeit;
5. Indikationsstellung zur endolymphatischen Therapie, speziell bei Patienten mit malignem Melanom, Hodenteratom, Blasen- oder Prostatakarzinome.

8.1. Vor- und Nachteile

Funktionsuntersuchungen mit Radionukliden bieten den Vorteil der zuverlässigen Bestimmung von Intensität und Geschwindigkeit des Lymphflusses unter weitgehend physiologischen Bedingungen. Allerdings kann der ausschließliche Verbleib von radioaktiv markiertem Serumalbumin im Lymphsystem bis zum Angulus venosus nicht unbedingt garantiert werden; Diffusion und lympho-venöse Shunts können die Meßergebnisse beeinflussen.

Die Lymphoszintigraphie mit negativem Kontrast ist eine einfach zu handhabende, beliebig wiederholbare Untersuchungsmethode des retroperitonealen, axillär-infraklavikulären, parasternalen und zervikalen Lymphsystems, die unter physiologisch angenäherten Bedingungen ausgeführt wird. Die Methode ist brauchbar zur Metastasensuche bei soliden Tumoren und Systemerkrankungen sowie zur Verlaufs- und Therapiekontrolle und bietet eine erhöhte diagnostische Ausbeute bei kombinierter szintigraphisch-röntgenologischer Untersuchung. Derzeit ist die Lymphoszintigraphie das wichtigste Auswahlverfahren für die endolymphatische Radionuklidtherapie.

Nachteilig ist die im Vergleich zur Röntgen-Lymphographie eindeutig unterlegene Detailerkennbarkeit, die fehlende Beurteilungsmöglichkeit der Lymphknotenstruktur, die relativ häufige Kontrolle der Ergebnisse durch die Röntgen-Lymphographie und die verhältnismäßig hohe Strahlendosis nach Goldkolloid; lokale Reaktionen an der Injektionsstelle sind möglich. Bisher ist noch keine Substanz bekannt, die als ideal für die Lymphoszintigraphie bezeichnet werden kann: Radiogoldkolloid sendet nicht nur Gamma- sondern auch Betastrahlung aus, hat eine relativ lange physikalische Halbwertszeit und zu große Kolloidpartikel. Technetium-Schwefelkolloid weist eine kurze physikalische Halbwertszeit auf, die Kolloidpartikel sind kleiner, doch kann abgespaltenes Technetium-^{99m} über die Niere ausgeschieden werden.

Die Lymphoszintigraphie mit positivem Kontrast bietet die Vorteile der Radioaktivitätskonzentration im pathologisch veränderten Lymphgewebe und der Erfassung von Affektionen mit unterschiedlicher Topographie. Nachteilig sind die Anreicherung von Galliumcitrat und Bleomycin in benignen und entzündlichen Affektionen ohne Differenzierungsmöglichkeit, die physiologische Einlagerung der Radioaktivität in Leber, Knochen, Intestinaltrakt etc. und der schwierige Nachweis kleiner Lymphknotenaffektionen.

8.2. Klinische Konsequenzen

Radioaktiv markiertes Serumalbumin ist zu Studien des Lymphabflusses geeignet, die Aufschlüsse erteilen über die Intensität des Lymphabstromes von der Peripherie und die Geschwindigkeit des Lymphtransports.

Die Lymphoszintigraphie mit negativem Kontrast ist geeignet zur Feststellung der Topographie des speicherfähigen Lymphgewebes. „Speicherausfälle" finden sich bei der Destruktion von Lymphknotengewebe, bei Blockaden, allerdings auch bei Varianten in der Verteilung der Lymphknoten. Die Ergebnisse der Methode sind deshalb unter Umständen vieldeutig. Bei der Interpretation müssen klinische und sonstige radiologische Befunde weitgehend berücksichtigt werden. Bleibt das Ergebnis zweifelhaft, muß eine röntgenologische Kontrolle durchgeführt werden. Die Lymphoszintigraphie ist unbedingt indiziert, wenn während der röntgenologischen Lymphographie eine Radionuklidapplikation in Betracht kommt.

Die Lymphoszintigraphie mit positivem Kontrast bedarf gleichfalls sorgfältiger und vorsichtiger Interpretation wegen der Radioaktivitätsablagerung in Primärtumoren sowie in den zur Ausscheidung befähigten Organen. Dies gilt besonders für den Nachweis von Lymphknotenaffektionen im Retroperitonealraum. In Verbindung mit der Lymphoszintigraphie mit negativem Kontrast bzw. der Röntgen-Lymphographie kann das Verfahren zur Differentialdiagnose wichtige Beiträge leisten. Auch bei der Diagnose von Rezidivtumoren ist das Verfahren klinisch wertvoll. Stets ist zu bedenken, daß bisher kein Radiopharmakon bekannt ist, das sich ausschließlich in malignen Tumoren oder bestimmten bösartigen Neoplasien ablagert.

Literatur

ADLER, S., PARTHASARATHY, K.L., BAKSHI, S.P., STUTZMAN, L.: Gallium-67-Citrate Scanning For The Localization And Staging Of Lymphomas. J. nucl. Med. **16**, 255 (1975).

BEST, H.D.: Die Prüfung des Transports und der Speicherung von Radiogoldkolloid im Lymphsystem. Inaug. Dissert. Univ. Heidelberg 1969.

BUCHWALD, W., DIETHELM, L., WOLF, R.: Ergebnisse der Szintigraphie bei Mammatumoren und parasternalen Lymphknoten. Fortschr. Röntgenstr. Beiheft 1968.

CZECH, W., CANIGIANI, G., WOLF, G., PULITZER, B.: 67 Gallium in der Tumordiagnostik. Fortschr. Röntgenstr. **120**, 413 (1974).

DIETHELM, L.: Elargissement du diagnostic de carcinom mammaire avec l'aide des isotopes. Sympos. Europ. Radiol. Mammaire, Strassbourg 1966.

Dunson, G.L., Thrall, J.H., Stevenson, J.S., Pinsky, S.M.: ^{99m}Tc Minicolloid for Radionuclide Lymphography. Radiology **109**, 387 (1973).

EDWARDS, C.L., HAYES, R.L.: Tumor scanning with ^{67}Ga-citrate. J. nucl. Med. **10**, 103 (1969).

EDWARDS, C.L., HAYES, R.L.: Scanning malignant neoplasms with gallium 67. J. Amer. Med. Assos. **212**, 1182 (1970).

EDWARDS, C.L., HAYES, R.L., NELSON, B.: The „normal" ^{67}Ga scan. J. nucl. Med. **13**, 428 (1972).

ENGESET, A.: Irradiation of Lymph Nodes and Vessels. Acta radiol. (Stockh.), Supp. 229 (1964).

ENSSLEN, R.: Ergebnisse der abdominellen Lymphknotenszintigraphie und ihre morphologische Kontrolle. Inaug. Dissert, Univ. Heidelberg 1968.

FAIRBANKS, V.F., TAUXE, W.N., KIELY, J.-M., MILLER, W.E.: Scintigraphic visualization of abdominal lymph nodes with ^{99m}Tc-Pertechnetate-labeled sulfur colloid. J. nucl. Med. **13**, 185 (1972).

FERNHOLZ, H.J.: Lymphoszintigraphie im Kopf-Hals-Bereich. Fortschr. Röntgenstr. **106**, 524 (1967).

FOGH, J., EDELING, C.-J.: ^{67}Ga Scintigraphy of Malignant Tumors. Nucl.-Med. (Stuttg.) **11**, 371 (1972).

FONTAINE, R., GROS, C., WAGNER, R.: De la répartition de l'or colloidal dans les ganglions axillaires après injections interstitielles dans le cancer du sein. Mein. Acad. Chir. **82**, 368 (1956).

FRÖHLICH, G., INOUE Y., MAGNUS, H.E.: Zur Bedeutung der Anwendung von ^{67}Ga-Zitrat in der Tumordiagnostik des Thorax. Fortschr. Röntgenstr. **119**, 578 (1973).

GEORGI, P., LICHTENAUER, P., SCHEER, K.E.: Szintigraphische Lymphabflußstudien am Penis mit ^{198}Au-Kolloid. Nucl.-Med. (Stuttg.) **11**, 180 (1972).

GEST, J.: La lymphographie isotopique. Bull. Acad. Suisse **19**, 97 (1963).

GLASSBURN, J.R., PRASASVINICHIA, S., NUSS, R.C., CROLL, M.N., BRADY, L.W.: Correlation of ^{198}Au Abdominal Lymph Scans With Lymphangiograms and Lymph Node Biopsies. Radiology **105**, 93 (1972).

GÖBBELER, T., MAGNUS, L., SAUER, J., STRÖTGES, M.W.: Eine neue Möglichkeit der positiven Tumordarstellung im retroperitonealen Lymphsystem. Dtsch. med. Wschr. **94**, 1164 (1969).

GÖRANSON, L.R., JONSSON, K.: Scintigraphy Of The Parasternal Lymphatics In The Rabbit Using Technetium-99m Sulfide Colloid. Acta radiol. **15**, 169 (1974).

GREBE, S.F., SCHOEN, H., STECKENMESSER, R., HEGER, N.: Die Möglichkeiten des Nachweises und der Lokalisation von malignen Tumoren mit der ^{67}Ga-Szintigraphie. Fortschr. Röntgenstr. **116**, 73 (1972).

GREENLAW, R.H., WEINSTEIN, M.B., BRILL, A.B., et al.: ^{67}Ga-citrate imaging in untreated malignant lymphoma: preliminary report of cooperative group. J. nucl. Med. **15**, 404 (1974).

HAAS, J.P., BUCHWALD, W., WOLF, R.: Zur Frage der Strahlenbelastung der Injektionsstelle bei der Lymphknotenszintigrafie mit kolloidalem ^{198}Au. Radioaktive Isotope in Klinik und Forschung. Bd. 9, 405. München-Berlin-Wien: Urban und Schwarzenberg 1970.

HAHN, P.F., CAROTHERS, E.L.: Lymphatic drainage following intrabronchial instillation of silver-coated radioactive gold colloid in therapeutic quantities. J. thorac. Surg. **25**, 265 (1953).

HALIE, M.R., BEEKHUIS, H., WOLDRING, M., NIEWEG, H.O.: Scanning with ^{75}Selenomethionine for the diagnosis of malignant lymphomas. Bericht Sympos. Kamera-Szintigraphie, Heidelberg 1969.

HAUBOLD, U., AULBERT, E.: Gallium-67 As A Tumour-Scanning Agent. Clinical and physiological aspects. International Atomic Energy Agency, Vienna 1973.

HAUBOLD, U., SCHMILOWSKI, M., JANSSEN, B.: Erfahrungen mit ^{57}Co-markiertem Bleomycin zur Tumorszintigraphie. Nuklearmedizin – Ergebnisse in Technik, Klinik und Therapie. Stuttgart-New York: F.K. Schattauer 1974.

HAUSER, W., ATKINS, H.L., RICHARDS, P.: Lymphnode scanning with ^{99m}Tc-sulfur-colloid. Radiology **92**, 1369 (1969).

HEILMANN, H.P.: Lymphoszintigraphie der Axillarregion beim Mammakarzinom. Radioisotope in der Lokalisationsdiagnostik. Stuttgart: F.K. Schattauer 1967.

HERRERA, N.E., GONZALES, R., SCHWARTZ, R.D., DIGGS, A.M., BELSKY, J.: ^{75}Se-Methionine as a diagnostic agent in malignant lymphoma. J. nucl. Med. **6**, 792 (1965).

HÖR, G., GLAUBITT, D., GREBE, S.F., HAMPE, J., HAUBOLD, U., KAUL, A., KOEPPE, P., KOPPENHAGEN, J., LANGHAMMER, H., VAN DER SCHOOT, J.B.: Tumorszintigraphie mit ^{67}Ga. Nuklearmedizin – Klinische Leistungsfähigkeit und technische Entwicklung. Stuttgart: Schattauer 1972.

HULTBORN, K.A., LARSSON, L., RAGNHULT, I.: The lymphdrainage from the breast to the axillary and parasternal lymphnodes, studies with the aid of colloidal ^{198}Au. Acta radiolog. **43**, 52 (1955).

JACKSON, A.H., HAHN, P.F.: Effects in dogs of large doses of intraperitoneally administered radioactive colloidal gold ^{198}Au. Cancer **8**, 482 (1955).

JONSSON, K.: Roentgenologic And Scintigraphic Methods for Examination of the Parasternal Lymphatics. Experimental and clinical studies using different contrast media and technetium-99m sulfide colloid. Lund: Illustration Department, Radiotherapy Department, University Hospital Lund 1973.

JUNG, H., GAMM, H., FISCHER, J., WOLF, R., HÜLSE, R., GRIMM, W.: Tumorszintigraphie mit ^{57}Co-Bleomycin. Nuklearmedizin — Ergebnisse in Technik, Klinik und Therapie. Stuttgart-New York: F.K. Schattauer 1974.

JUNG, H., GAMM, H., WOLF, R., FISCHER, J.: Tumorszintigraphie im Kopf-Halsbereich mit Hilfe von ^{57}Co-Bleomycin. Radiologe **14**, 513 (1974).

KAZEM, J., TUREK-MAISCHEIDEROVÁ, M., VERBEETEN, E.: Medical Radioisotope Scintigraphy 1972, 403, Vienna: International Atomic Energy Agency 1973.

VON KEISER, D., ZUM WINKEL, K., FRISCHBIER, H.-J., MÜLLER, H.: Vergleich zwischen röntgenologischer und szintigraphischer Darstellung des abdominellen Lymphsystems. Fortschr. Röntgenstr. **100**, 557 (1964).

KELLERSHOHN, C., BENIBOUX, R.: Etude comparée de la propagation dans les voies lymphatiques d'un corps gras radioactif, le diiodo stéorate d'éthyle marqué à 131 I, et d'une substance colloidale. Minerva nucl. **2**, 159 (1958).

KOTTMEIER, H.L., MOBERGER, G.: Experience with radioactive colloidal gold as an additional treatment on the radiotherapy of uterine cancer. Acta. obstet. gynec. scand. **34**, 1 (1955).

LANG, E.K.: Demonstration of blockade and involvement of the pelvin lymphatic system by tumor with lymphangiography and scintiscanograms. Radiology **74**, 71 (1960).

LANGE, S., AVILÉS, C., EMDE, H., HARBST, H., ZUM WINKEL, K.: Die Veränderungen am lymphatischen System nach endolymphatischer Therapie mit Radiophosphor (Tri-N-Octyl-Phosphat). Jubiläumsausgabe Therapiewoche 1975.

LANGHAMMER, H., BÜLL, U., KUCHARCZYK, D., HÖR, G., FREY, K.W., PABST, H.W.: Zur Treffsicherheit der abdominalen Lymphknotenszintigraphie in der Tumordiagnostik. Med. Welt (Stuttg.) **25**, 358 (1974).

LANGHAMMER, H., BÜLL, U., PFEIFFER, K.J., HÖR, G., PABST, H.W.: Experimental studies on lymphatic drainage of the peritoneal cavity using ^{198}Au-colloid. Lymphology **6**, 149 (1973).

LANGHAMMER, H., GLAUBITT, G., GREBE, S.F., HAMPE, J.F., HAUBOLD, U., HÖR, G., KAUL, A., KOEPPE, P., KOPPENHAGEN, J., ROEDLER, H.D., VAN DER SCHOOT, J.B.: ^{67}Ga For Tumor Scanning. J. nucl. Med. **13**, 25 (1972).

LARSON, S.M., MILDER, M.S., JOHNSTON, G.S.: Interpretation of the ^{67}Ga Photoscan. J. nucl. Med. **14**, 208 (1973).

LEBORGNE, F.E., LEBORGNE, F., SCHAFFNER, E., LEBORGNE, F.E. JR.: Study of lymphatics of mammary gland with radioactive gold. Thorax **4**, 233 (1955).

MAGNENAT, P., DELALOYE, B.: La lymphographie hépatique isotopique. Radioaktive Isotope in Klinik und Forschung, Bd. 6. München-Berlin: Urban und Schwarzenberg 1963.

MAKOSKI, H.-B., TESKE, H.-J., BECKER, G.: Comparative Investigations In Patients With Lymphomas. V. International Congress of Lymphology. Buenos Aires/Rio de Janeiro 1975.

MALEK, P., VAVREJN, B.: Die Radiolymphadenographie, eine Methode der gezielten Untersuchung der funktionellen Dynamik des lymphatischen Systems. Fortschr. Röntgenstr. **22**, 597 (1960).

MEYER-BURG, J., WILHELMI, U.: Ergebnisse szintigraphischer Untersuchungen parasternaler Lymphknoten mit Au^{198} bei Normalpersonen. Fortschr. Röntgenstr. **115**, 54 (1971).

MORI, T., HAMAMOTO, K., ONOYAMA, Y., TORIZUKA, K.: Tumor Imaging After Administration Of ^{99m}Tc-Labeled Bleomycin. J. nucl. Med. **16**, 414 (1975).

NOUEL, J.P., RENAULT, H., ROBERT, J., JEANNE, C., WICART, L.: La bléomycine marquée au Co 57. Nouv. Press. méd. **1**, 95 (1972).

PALUMBO, R., TONATO, M., MARTELLI, M.F., CORSO, S., ALLEGRA, A., CRINÒ, L., GRIGNANI, F.: ^{67}Ga Scanning in the Staging of Hodgkin's Disease. Acta haemat. (Basel) **52**, 280 (1974).

ROSSI, R., FERRI, O.: La risualizzazione della catena mammaria interna con ^{198}Au. Presentazione di un nuova metodica: la linfoscintigrafia. Minerva med. **57**, 1151 (1966).

SAGE, H.H., KIZILAY, D., MIYAZAKI, M., SHAPIRO, G., SINHA, B.: Lymph node scintigramm. Amer. J. Roentgenol. **84**, 666 (1960).

SAUER, J., GÖBBELER, T., MEISSEN, E., MAGNUS, L., STRÖTGES, M.W.: Die Aussagekraft der endolymphatischen Tumordiagnostik. Jahrestag. Ges. Nuclearmed., Wiesbaden 1968.

SCHENCK, P.: Szintigraphische Darstellung des parasternalen Lymphsystems. Strahlentherapie **130**, 504 (1966).

SCHERMULY, W., BEHREND, H., PÖHLS, P.H.: Die ^{67}Ga-Szintigraphie bei der Sarkoidose. Fortschr. Röntgenstr. **122**, 54 (1975).

SCHWAB, W., SCHEER, K.E., ZUM WINKEL, K.: Scintigraphie des cervicalen Lymphsystems. Arch. Ohren-, Nasen-, Kehlkopfheilk. **183**, 382 (1964).

SCHWAB, W., ZUM WINKEL, K.: Der gegenwärtige Stand der Szintigraphie des zervikalen Lymphsystems. Nucl. Med. (Stuttg.) **6**, 234 (1967).

SEAMAN, W.B., POWER, W.E.: Studies of the distribution of radioactive colloidal gold in regional lymphnodes containing cancer. Cancer **8**, 1044 (1955).

SHERMAN, A.I., TER POGOSSIAN, M.: Lymphnode concentrative colloidal gold following interstitial injection. Cancer **6**, 1238 (1953).

SZEGVÁRI, M., LAKOS, A., SZONTAGH, F., FÖLDI, M.: The active function of the subcutaneous lymphatic vessels of the human lower extremity. Acta med. Acad. Sci. hung. **20**, 209 (1964).

TEWES, H.: Untersuchungen über den lymphatischen Transport radioaktiv markierter Substanzen mit dem Ganzkörperzähler. Inaug. Dissert. Univ. Heidelberg 1969.

TÖNDURY, G.: Angewandte und topographische Anatomie. 5. Aufl., Stuttgart: Georg Thieme 1965.

TRIVELLINI, A., ROSS, R.: Scintigraphic techniques to evaluate the lymphatic drainage of normal and neoplastic breast. Acta Un. int. Cancr. **20**, 1834 (1964).

TURNER, D.A., GOTTSCHALK, A., HOFFER, P.B., HARPER, P.V., MORAN, E., ULTMANN, J.E.: Gallium-67 Scanning In The Staging of Hodgkin's Disease. Radiology **104**, 97 (1972).

TURNER, D.A., PINSKY, S.M., GOTTSCHALK, A. et al.: The use of ^{67}Ga scanning in the staging of Hodgkin's disease. Radiology **104**, 97 (1972).

VOUTILAINEN, A., WILJASALO, M.: On the correlation of lymphography and lymphoscintigraphy in metastases of tumors of the pelvic region. Ann. Chir. Gynaec. Fenn. **54**, 268 (1965).

WOLF, G., CANIGIANI, G.: Der Aussagewert szintigraphischer und radiologischer Untersuchungsmethoden im Rahmen der Lymphknotendiagnostik maligner Lymphome. Strahlentherapie **147**, 219 (1974).

ZUM WINKEL, K.: Zur Technik der indirekten abdominellen Lymphknotenszintigraphie mit ^{198}Au colloidale. Nucl. Med. (Stuttg.) **3**, 148 (1963a).

ZUM WINKEL, K.: Funktionsuntersuchungen des Lymphsystems mit radioaktiven Substanzen. Radioisotope in Klinik und Forschung, Bd. 6. München-Berlin: Urban und Schwarzenberg 1963b.

ZUM WINKEL, K.: Determination of metastases in bone and lymphnodes. XII. Intern. Congr. Radiology, Tokyo 1969.

ZUM WINKEL, K.: Lymphologie mit Radionukliden. 1. Auflage. Berlin: Hildegard Hoffmann 1972.

ZUM WINKEL, K.: Nuklearmedizin. Heidelberger Taschenbücher, Bd. 167. Berlin-Heidelberg-New York: Springer 1975.

ZUM WINKEL, K., DAS, B.K., HAUBOLD, U.: Radioisotope Investigations in Malignant Lymphoma. Recent Results in Cancer Research **46**, 141 (1974).

ZUM WINKEL, K., SCHENCK, P.: Radioisotope Investigation of the Lymphatic System. Progress in Lymphology. Stuttgart: Georg Thieme 1967.

ZITA, G.: Beitrag zur zervikalen Lymphszintigraphie. Fortschr. Röntgenstr. **207**, 644 (1967).

ZÖLLNER, K.-H.: Der lymphatische Transport radioaktiv markierter Substanzen im Tierversuch, Inaug. Dissert. Univ. Heidelberg 1965.

IX. Nephrologie und Urologie

Von

H.W. Pabst und G. Hör

Mit 68 Abbildungen und 38 Tabellen

Radionuklide und Radiopharmazeutika werden seit etwa 20 Jahren in der Nierendiagnostik eingesetzt. Zu den ursprünglich entwickelten Methoden der Radioisotopennephrographie und der Scannerszintigraphie der Nieren sind inzwischen qualitative und quantitative Funktionsprüfungen hinzugekommen, die jetzt integrierte diagnostische Informationen vermitteln (Tabelle 1).

Tabelle 1. Nuklearmedizinische Verfahren zur Nierendiagnostik. (Nach Hör und Pabst, 1974)

	Verfahren	Radiopharmazeutikum	Diagnost. Information
Qualitativ	Radioisotopennephrographie (RIN)	o-^{131}J-Hippursäure (OIH)	Seitenvergleich von Nierenfunktion und postrenalem Abflußverhalten
	Scannerszintigraphie[c]	^{99m}Tc-Penicillamin, -DMSA, -MMSA (u.a. tubulär gestapelte Verb.)	Nieren-Größe, -Form, -Lage, Stapelungskapazität
	Selektive Angioszintigraphie[c]	^{99m}Tc-Eiweißpartikel, -Mikrospähren	intrarenale Duchblutungsverteilung
	Sequenz-/Funktionsszintigraphie[a, d]	o-^{131}J, -^{123}J-Hippursäure	Seitenvergleich der integralen und regionalen Nierenfunktion und -exkretion
	i.v. Perfusionsserienszintigraphie („Radionuklid-Aorto-Angiographie")[a, d]	^{99m}TcO$_4$, ^{99m}Tc-Komplexe (-DMSA, -MMSA)	Seitenvergleich der Nierendurchblutung, Durchgängigkeit der Ao. Abdominalis
Quantitativ	Clearance-Bestimmung nach i.v. Inj., Inf., am teilkörperabgeschirmten Ganzkörperzähler	^{51}Cr-, ^{99m}Tc-EDTA, -DTPA, OIH, u.a.	Glomeruläre, tubuläre Clearance, (Gesamtclearance)
	Clearance + RIN	OIH	Seitengetrennte OIH-Clearance
	Selektive Clearance[b]	^{133}Xe, ^{15}O	RCBF
	Exkretionsteste	OIH, ^{99m}Tc-DTPA	Gesamtnierenfunktion
	Selektive Perfusionsserienszintigraphie[a, d]	^{133}Xe, ^{99m}TcO$_4$	RCBF, renale Transitzeiten, renales Gefäßvolumen

[a] mit Szintillationskamera und Auswertesystem.
[b] Einkanalmeßplatz.
[c] statisch.
[d] dynamisch.

Für die Praxis der Nuklearmedizin haben folgende Verfahren eine zentrale Bedeutung erlangt:

— Die quantitative Bestimmung der seitengetrennten Nierenfunktion durch Kombination von Clearancebestimmung mit vorwiegend renal eliminierten Radiopharmazeutika und Radioisotopennephrogramm.
— Die morphologische Nierendiagnostik mit rektilinearem Scanner oder Szintillationskamera.
— Die Untersuchung der prä-, intra- und postrenalen Kinetik nierenpflichtiger sowie intravasal retinierter Radiopharmazeutika mit Szintillationskamera und Auswertesystemen (renale Sequenz- und Funktionsszintigraphie, Radionuklid-Aorto-Angiographie).
— Die Kombination von Clearancebestimmung und Sequenzszintigraphie zur quantitativen Bestimmung der seitengetrennten Nierenfunktion.
— Radioimmunoassays, insbesondere die radioimmunologische Bestimmung von Angiotensin.

1. Radioisotopennephrographie (RIN)

Die RIN, durchgeführt mit Doppelsondenmeßgerät — auf den Vorstellungen von KIMBEL und BÖRNER (1955) beruhend —, wurde experimentell begründet von TAPLIN et al. (1956), klinisch eingeführt von WINTER (1963) und ZUM WINKEL (1964). (BLAUFOX, 1972, 1972c; OBERHAUSEN, 1973; OBERHAUSEN und MAY, 1973; BRITTON, 1975; HEINZE und PFEIFER, 1975; PFANNENSTIEL, 1975; ZUM WINKEL et al., 1975, 1975a; ZUM WINKEL und JOST, 1975; EMRICH, 1976; PABST, HÖR und KRIEGEL, 1976; HÖR und PABST, 1979.)

Heute haben verschiedene Zentren, die über eine Szintillationskamera verfügen, diese vereinfachte Meßtechnik verlassen. Zahlreiche, zumal kleinere nuklearmedizinische Abteilungen werden aber auch in Zukunft auf die Durchführung der Doppelsondennephrographie angewiesen sein. Gerade in diesen Fällen besteht in der Regel nicht die Möglichkeit, computerunterstützte Auswerteverfahren, z.B. Untergrundsubtraktion oder mathematische Kompartimentanalysen (s.S. 573), anzuwenden.

Abgesehen davon, daß die klinische Bedeutung der so modifizierten konventionellen Methode, trotz entsprechender Versuche (z.B. BRITTON und BROWN,1971), noch zu beweisen ist, ergibt sich für die Praxis die Notwendigkeit einer Rückbesinnung auf Möglichkeiten und Grenzen der einfachen, ohne aufwendige technische Hilfsmittel durchführbaren RIN.

1.1. Physiologische Grundlagen

Das Radioisotopennephrogramm (RIN) erfaßt eine in der Praxis nicht analysierbare Summenkinetik des applizierten nierenpflichtigen Radiopharmazeutikums. Bei dem am häufigsten verwendeten Radiohippuran sind die extra- und intrarenalen Funktionsabläufe im wesentlichen einem Zwei-Kompartimentmodell (bei Beobachtung bis zu 90 min p.i.) bzw. einem Drei-Kompartimentmodell (bei längerer Registrierzeit) zuzuordnen (BLAUFOX, 1972, 1972c).

Ortho-^{131}Jod-Hippursäure (OIH) unterliegt nach i.v. Injektion einer raschen Diffusion aus dem vaskulären in das extravaskuläre Kompartiment bei gleichzeitig einsetzender renaler Extraktion mit konsekutiver Rediffusion des extravaskulären OIH-Anteils in den

Gefäßraum; daraus resultiert ein bi- bzw. multiexponentieller Abfall der Plasmaverschwindekurve.

Nicht isoliert erfaßbar sind der Antransport über die A. renalis, die Extraktion aus dem Plasma durch das Nierenparenchym, die glomeruläre Filtration (ca. 20%), die tubuläre Sekretion (ca. 80%), sowie die Exkretion über Nierenbeckenkelchsystem (NBKS) und harnableitende Wege. Die Existenz eines tubulären Transportmaximums für PAH und OIH wird neuerdings angezweifelt (OBERHAUSEN, 1975). Der Anteil der extrarenalen Untergrundaktivität wird summarisch auf ca. 15% der vom Detektor registrierten Gesamtaktivität geschätzt; er variiert in Abhängigkeit von Nierenfunktion bzw. Nierentiefe und ist allenfalls durch computerunterstützte Auswerteverfahren, z.B. im Rahmen von Kompartimentanalysen, genauer abschätzbar.

1.2. Hippurankinetik

Nach intraaortaler Injektion beträgt die OIH-Passagezeit durch die proximalen Nierentubuli beim Hund zwischen 5 und 15 sek (ZUM WINKEL et al., 1968). Autoradiogramme bei Kaninchen zeigen eine hohe OIH-Konzentrierung in äußerer (10 sek) und innerer (30 sek) Nierenrinde bzw. in äußerem (90 sek) und innerem Nierenmark (4-10 min) (HIRAMATSU et al., 1970).

Nach steady-state-Infusion bei Mäusen ist ^{3}H-PAH überwiegend in den Sammelrohren, in Nierenrinde, proximalen Tubuluszellen und in erheblich geringerem Ausmaß in der tubulären Flüssigkeit autoradiographisch nachweisbar (WEDEEN und WEINER, 1969; WEDEEN, 1972b).

Beim Menschen hat BLAUFOX (1972c) eingehende kinetische Studien publiziert, die sich auf den Vergleich von direkten (klassischen) und indirekten (slope-)-Clearancebestimmungen stützen. Patienten mit zwei funktionstüchtigen Nieren ließen einen in arteriellem und venösem Blut identischen Abfall der OIH-Plasmaaktivität beobachten. Die Plasmaverschwindekurve zeigte bis zu 90 min einen biexponentiellen, zwischen 90 min und 8 Std p.i. einen triexponentiellen Abfall mit einer Ratenkonstante von 0,004/min.

Bei fehlender Nierenfunktion ist die OIH-Kinetik verzögert, die 3. Abfallkomponente — bis zu 12 Std p.i. — verläuft mit einer Ratenkonstante von 0,00066/min.

Experimentell in Plasma und Lymphe gemessene und extern über der Schläfenregion registrierte Zeit-Aktivitäts-Kurven wiesen eine enge Korrelation auf. Diese Angaben veranlaßten verschiedene Autoren, im Rahmen von klinischen Clearancebestimmungen die über der Schläfe oder anderen Körperteilbereichen gemessene Verschwindekurve der Aktivität als Parameter für die extrarenale Backgroundaktivität zugrunde zu legen.

Bezogen auf die Aktivitätskonzentration im Blut finden sich nach diesen Untersuchungen 20% der OIH-Aktivität in den Erythrozyten. Der Quotient der renalen Extraktion OIH/PAH (bestimmt über Slope-Clearance bzw. klassisches Clearance-Prinzip) beträgt beim Menschen mit 2 (1) funktionstüchtigen Nieren 0,898 (0,902).

Der Abfall der raschen Exponentialen der Plasmaverschwindekurve schwankt in den Experimenten von BLAUFOX nur geringfügig; der slope der langsamen Exponentialen variierte: 0,023/min bei Patienten mit 2 funktionstüchtigen Nieren, 0,18/min bei Einnierigen, 0,0035/min bei Nierenlosen, deren sog. Null-Clearance im Mittel 31 ml beträgt (entsprechend der biliären und extrarenalen interkompartimentalen Clearance).

Die kinetischen Studien haben wahrscheinlich gemacht, daß der Lymphraum, neben dem vaskulären Kompartiment, als zweites (theoretisches) Kompartiment für OIH anzusehen ist. Er hat ein Verteilungsvolumen von $(9,01 \pm 1,56)$% des Körpergewichts bei einem Gesamtverteilungsvolumen von $(22,38 \pm 2,87)$%.

FARMELANT und BURROWS (1974) nehmen an, daß ein intrarenaler „mixing-pool" bei ungestörtem Abfluß und adäquater Hydrierung nicht existiert, da die Slopes der über oberer Thoraxregion, Nieren und Blase gemessenen Abfallkurven ähnlich verlaufen.

Nach OBERHAUSEN (1975) ist, entgegen bisherigen Annahmen, ein proportionales Verhalten zwischen Serumkonzentration und Ausscheidung tubulär sezernierter Substanzen nur annäherungsweise und bei sehr geringen Substanzkonzentrationen gegeben.

Auf der Grundlage der Kompartimentanalyse reflektiert das RIN die in der Zeiteinheit ablaufende Aktivitätsänderung in den Kompartimenten von Plasma, Lymphe und Harn, dessen Anteil am RIN durch die ausgeschiedene Aktivität je Minute (sog. kidney-to-bladder-time) quantifizierbar ist (BLAUFOX, 1972c).

KOGSGAARD und FRIIS (1964) hatten seinerzeit eine enge Korrelation zwischen dem zeitlichen Eintritt des Kurvenmaximums im RIN (t_{max}) und der Höhe der endogenen Kreatininclearance gefunden.

Zur PAH-/Hippurankinetik s.a. MAGNUSSON, 1962; ZUM WINKEL, 1964; HELLER, 1965; WEDEEN et al., 1965a; WEDEEN, 1972a.

1.3. Das normale Radioisotopennephrogramm (Abb. 1)

In der Phase I (10–30 sek p.i.) wird die Resultante eines komplexen kinetischen Vorganges registriert: Konzentration des OIH im Plasma, Diffusion aus dem vaskulären Kompartiment und Rediffusion, OIH-Antransport über die A. renalis, beginnende tubuläre Sekretion. Die eigentliche „Nierendurchblutung" ist isoliert nicht erfaßbar.

WAX und MCDONALD (1962) wiesen nach, daß sich 60 sek p.i. nur 16% der registrierten Radioaktivität im renovaskulären Kompartiment befinden. Am Ende der Phase I entfallen bereits über 50% der gemessenen Gesamtaktivität auf den tubulären OIH-Transport bzw. auf die Ausscheidung im Nephron. Der intravaskuläre Anteil der OIH-Aktivität

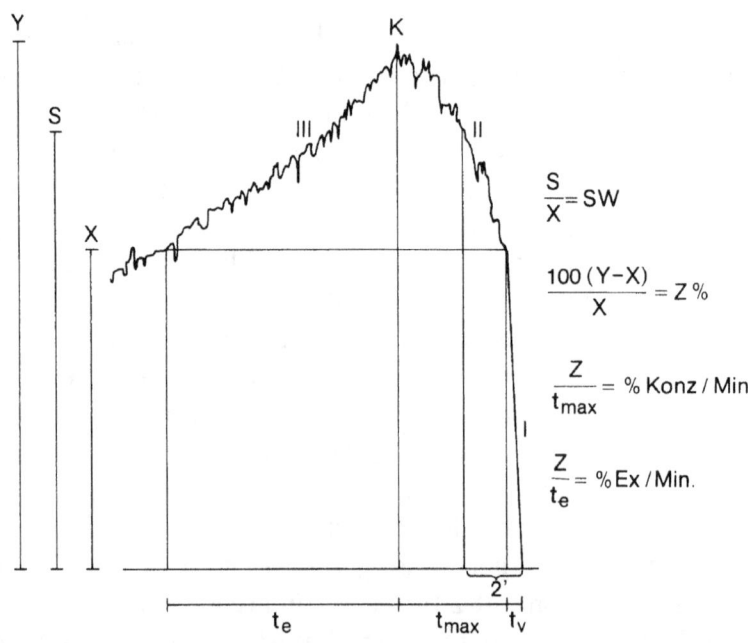

Abb. 1. Radioisotopennephrogramm mit ^{131}J-Hippuran (Kurve von rechts nach links geschrieben). Auswerteparameter: SW=Sekretionswert, Z%=Totalkonzentration, %Konz./min.=prozentuale Konzentrationsleistung pro Minute, %Ex/min.=prozentuale Exkretionsleistung pro Minute, t_v=Dauer der Initialphase, t_{max}=Zeit bis zum Erreichen des Kulminationspunktes (K) (sog. Sekretionsmaximum), t_e=Dauer der Exkretionszeit. (Y=Maximalaktivität, S=Aktivität 2 min. p.i., X=Aktivität am Ende der Phase I, I=Initialphase, II=sog. Sekretionsphase, III=sog. Exkretionsphase).

ist durch Vorgabe von ^{131}J-Albumin (s. KUTKA et al., 1963) nur approximativ subtrahierbar; renovaskuläre und extrarenal-vaskuläre Komponenten des RIN sind damit jedoch nicht trennbar. Dennoch wurde die sog. Albuminmethode wiederholt aufgegriffen, um den Nachweis einer „Nierenrestfunktion" zu führen (HALL und MONKS, 1966; BRITTON und BROWN, 1971; HÜNERMANN et al., 1973-76 u.a.), ferner zur sog. EPA[1]-Korrektur bei Clearancebestimmungen (s.S. 615ff).

FARMELANT und BURROWS (1974) ermitteln die „wahre Blutkurve" durch Subtraktion der infraklavikulär gemessenen Abfallkurve der Radioaktivität (=intravaskuläre+extravaskuläre Radioaktivität) von der präkordialen Zeit-Aktivitäts-Kurve (=überwiegend intravaskuläre Aktivität).

MAGNUSSON (1972) hält die Subtraktionsmethode im Rahmen der klinischen RIN für wenig brauchbar.

Der Übergang von Phase I nach Phase II ist zwar mathematisch angenähert, in praxi aber selbst mit einem Computer nicht genau bestimmbar.

Der Phase II (2-5 min p.i.) liegen die in Abhängigkeit von der Nierendurchblutung ablaufenden Prozesse zugrunde: Überwiegende Extraktion von OIH aus dem Plasma, Aufnahme in und konsekutive Sekretion durch die proximalen Nierentubuluszellen. Entgegen früher diskutierten Annahmen (s. PABST und HÖR, 1971) ist eine strenge Korrelation zwischen RPF und Phase II nicht mehr diskutierbar, da unterschiedliche Einflußfaktoren zu berücksichtigen sind, wie Konfiguration des NBKS, Harnflußrate, parenchymale Konzentrierungskapazität. WEDEEN (1965a, b, 1972a) hat die Auffassung vertreten, daß der größte Anteil der jenseits von 1 min p.i. gemessenen Radioaktivität bereits aus den Sammelrohren stammt, Phase II und III folglich von der OIH-Konzentration in Tubulusflüssigkeit und Harn bestimmt werden. Die renale OIH-Aufnahme ("fractional renal clearance") ist daher nur so lange dem Integral der arteriellen Blutkonzentration ("relative effective blood flow") korreliert, bis die Exkretion einsetzt (FARMELANT, 1970; FARMELANT und BURROWS, 1974).

Der glomerulär filtrierte Teil des OIH ist im RIN nach Tubulusblockade bzw. -sättigung, z.B. nach PAH-Belastung (load), analog registrierbar (ZUM WINKEL, 1964). Jedoch wurde hieraus bisher keine routinemäßig praktizierte klinische Funktionsprüfung entwickelt. Gleiches gilt für die wiederholt empfohlene Verwendung von vorwiegend glomerulär filtrierten EDTA-Komplexen, die aber im Rahmen der Sequenzszintigraphie Vorteile bieten (s. S. 562ff).

In Phase III (3-15 min p.i.) überwiegt die Ausscheidung des OIH. Die selbst beim Nierengesunden erhebliche Schwankungsbreite in Dauer und Konfiguration dieser Phase hat physiologische Ursachen.

1.3.1. Endogene Einflußfaktoren

Das Radioisotopennephrogramm wird durch endogene, physiologische Einflußfaktoren bestimmt:

— Heterogenität der Nephren (BAINES et al., 1969; JAMISON, 1973; THURAU, 1972),
— inter- und intraindividuelle Unterschiede in der Harnpassagezeit (Nephron to bladder delay time=2-4 min),
— Variationen des NBKS (intra-, extrarenal, ampullär),
— Tonizitätsschwankungen von NHS und Ureter,
— Lebensalter,
— aberrierende Gefäße (DEININGER und HEUCK, 1969).

---

[1] EPA=Extraparenchymale Aktivität

Unter Antidiurese ist die "single nephron filtrate rate" in oberflächlichen Glomerula niedriger als in juxtamedullären; hierdurch sowie durch die unterschiedliche Nephronlänge ergeben sich differente Passagezeiten durch das Nephron (FARMELANT und BURROWS, 1974).

Autoradiographisch ist ^{3}H-PAH in der Sekretionsphase (Phase II) sowohl im Sammelsystem als auch in Nierenrinden und proximalen Nierentubuli sichtbar (WEDEEN und WEINER, 1969; WEDEEN, 1972b). Im Zustand der Hydropenie (Harnminutenvolumen < 0,5 ml/min) wird ein "slow flow pattern" (WEDEEN, 1965a, b) bzw. eine größere Streuung des t_{max} im direkten Seitenvergleich zweier funktionstüchtiger Nieren (HÖR et al., 1965) beobachtet. Bei starker Exsikkose liegen die Sekretionsmaxima des RIN bis zu 30% höher als unter Diuresebedingungen (HOPPE, 1967), das Sekretionsmaximum kann bis zu 11min verspätet auftreten. Der Einfluß der Hydrierung erstreckt sich aber nur auf das terminale Nephron (Sammelrohre), lediglich Osmodiuretika wirken auf die proximalen Nierentubuli (FARMELANT und BURROWS, 1974).

Ein spastischer Entleerungstyp (Phase III) wird bei Nierengesunden unter Hydropenie, bedingt durch periodisch einsetzende Ureterperistaltik infolge verminderter Harnflußrate, aber auch im Rahmen von frischen und chronisch rezidivierenden Harnwegsinfekten angetroffen.

Zwischen dem zeitlichen Eintritt des Sekretionsmaximums (t_{max}) und der durch Harnblasenkatheter bestimmten Harnflußrate besteht eine negative Korrelation, am engsten bei Harnminutenvolumina (HMV) von 0,5-2,0 ml/min, weniger eng bei HMV zwischen 2-5 ml/min. Steigt das HMV über 7,0 ml/min, ist kein Einfluß auf das RIN mehr erkennbar. Wasserdiurese und Osmodiurese üben den gleichen Effekt auf die Konfiguration des RIN aus (WEDEEN, 1965/72; FARMELANT und BURROWS, 1974).

Eine negative Korrelation besteht auch zwischen Clearance und Sekretionsmaximum bzw. Eliminationshalbwertzeit (BERGSTRÖM, 1971). Ein zeitgerechtes t_{max} unter 5 min wird beobachtet, wenn das Nierenbeckenharnvolumen 30 ml/min bei einer Harnflußrate von 15 ml/min/Niere beträgt (REESE, 1967); jedoch sind diese tierexperimentellen Befunde nur mit Vorbehalt auf den Menschen übertragbar. Das Zusammentreffen von vermehrtem Nierenbeckenvolumen und verminderter Harnflußrate erzeugt aber in jedem Fall eine Verlängerung der Phase III.

Schließlich ist eine Altersabhängigkeit zu berücksichtigen. HOPPE und TATZIE (1970) haben festgestellt, daß die Parameter der Phase I und II nach dem 60. Lebensjahr in stärkerem Maße absinken.

Eine kompensatorische Hyperplasie der Restniere nach Nephrektomie läßt einen verzögerten Eintritt von t_{max} und eine erhöhte Restaktivität nach 30 min beobachten (ARNDT et al., 1973). Von Transplantatnierenspendern ist bekannt, daß die gesunde Gegenniere innerhalb von einer Woche ein Glomerulumfiltrat von 70% der ursprünglichen Leistung der beiden Nieren erreicht (OGDEN et al., 1967).

1.3.1.1. Tiefenlage der Nieren

Als weiterer endogener Einflußfaktor, der Seitendifferenzen in der Höhe der Nephrogrammkurven bewirken kann, ist die Tiefenlage der Nieren anzuführen.

Die Nieren liegen im Mittel 4,7 cm von der Körperoberfläche entfernt. TAUXE und BURKE (1968) bestimmen die Tiefe der Nieren (NT in mm) aus der Beziehungsgleichung

$$NT = 0,82 \times kg \text{ (Körpergewicht)} - 0,32 \times cm \text{ (Körpergröße)} \\ - 0,06 \times Alter \text{ (Jahre)} + 61,08 \text{ (mm)}$$

Standardfehler: 6,9 mm.

Bei einem Abstand zwischen Kristall und Hautoberfläche von 22 cm bzw. Kristall und Niere von 26,7 cm liegt der Schätzfehler unter 10% (bei RIN-Durchführung am liegenden Patienten).

TØNNESEN et al. (1975) messen die Nierentiefe aus dem Ultraschallbild (B-Scan), halten jedoch Korrekturen für die Nierentiefe nur bei Lageanomalien (Beckennieren) für klinisch sinnvoll (vgl. ferner NIMMON et al., 1975; OSTROWSKI und TOTHILL, 1975).

1.3.2. Exogene Einflußfaktoren

Bei der Interpretation ist auch eine Beeinflußbarkeit des RIN durch exogene, methodische und pharmakodynamische Effekte zu beachten.

Methodisch bedingte Fehlurteile resultieren bei

- falscher Detektorlokalisation
  (besonders bei dystopen Nieren; daher ist die Lokalisation mit Hilfe von Abdomenleeraufnahme oder Vorinjektion eines ^{99m}Tc-Komplexes erforderlich),
- Empfindlichkeitsdifferenzen der Szintillationskristalle,
- unterschiedlicher Körperhaltung
  (Sitzen, Liegen).

Pharmakodynamische Effekte auf den Verlauf des RIN üben aus:

- Vorausgegangene Renovasographien oder Infusionsurographien, die bis zu mehreren Stunden einen verzögerten Abfall der Phase III bzw. bei vorgeschädigten Nieren eine Veränderung der Phase II des RIN bewirken können (BANDHAUER et al., 1968; MALAMOS et al., 1968),
- PAH, Diuretika (RADO et al., 1967; FARMELANT et al., 1970), Spasmolytika, vasoaktive Substanzen, wie Theobrominderivate, Dihydralazin (WÜRDINGER et al., 1969), Angiotensin (WAX et al., 1966; VAN VAERENBERGH et al., 1968; WÜRDINGER et al., 1969).

Diuretika bewirken z.B. bei funktionstüchtigen Nieren eine Verkürzung der Parameter von Phase II (t_{max}) und III ($t/2_E$) (RADO, 1967).

Die Pharmakonephrographie wird immer noch vorwiegend im Experiment angewendet; als klinische Funktionsprüfung, z.B. zur Differentialdiagnose funktioneller und obstruktiv bedingter Harnabflußstörungen oder unter antihypertensiver Therapie findet sie bisher wenig Fürsprecher (RADO et al., 1967; WÜRDINGER, 1969; DARSINOS et al., 1971).

1.4. Pathophysiologische Grundlagen: Das RIN im Experiment

In der experimentellen Medizin wurden umfangreiche isotopennephrographische Untersuchungen mit dem Ziel durchgeführt, exakte Grundlagen für die Deutung normaler und pathologischer Kurvenverläufe zu erhalten.

Besonderes Interesse beanspruchen:

- die Kinetik nierenpflichtiger Radiopharmazeutika, insbesondere des Radiohippurans (s. S. 511),
- der Einfluß einer Durchblutungsdrosselung auf das RIN,
- die Abhängigkeit des RIN-Verlaufs von akut oder chronisch induzierten Abflußbehinderungen,
- die Kompartiment- bzw. Komponentenanalyse der Zeit-Aktivitäts-Kurven (s. S. 570),
- die pharmakodynamische Beeinflußbarkeit des RIN (s. S. 517).

Darüber hinaus interessieren eine Reihe von weiteren Einflußfaktoren, wie Nierenteilresektion, Nephrektomie, Strahlentherapie.

Erwähnenswert ist in diesem Zusammenhang, daß eine akute Nierenstielabklemmung (10–22 min Dauer), die bei Parenchymresektionen erforderlich wird, nachfolgend keine signifikanten Funktionsänderungen im RIN zeigte (STEUDE et al., 1971).

1.4.1. Das RIN bei durchblutungsgedrosselter Niere

Die Frage, ob das RIN als klinischer Indikator einer renalen Minderperfusion dienen kann, wurde wiederholt im Experiment überprüft. Die Ergebnisse sind widersprüchlich, z.T. infolge unterschiedlicher Versuchsansätze. Heute steht aber fest, daß der Phase I des RIN die geringste Aussagekraft für eine Durchblutungsdrosselung zuzuerkennen ist.

KLAPPROTH et al. (1962) und WINTER (1963) beschrieben eine dem Grad der Ligatur proportionale Reduktion im Initialanstieg bei geringfügig veränderter Gesamtkonfiguration des RIN.

Eine akute Ligatur der A. renalis beim Hund bewirkt nach SHARPE et al. (1962, 1974) bei Druckgradienten unter 50 mmHg nur eine Verlängerung der HWZ der Phase III (Typ I des durchblutungsgedrosselten RIN), während bei einem Druckgefälle über 55 mmHg auch eine Amplitudenreduktion und Fehlen von Phase II beobachtet wurde. Erklärbar ist dieser Mechanismus durch einen verminderten Harnfluß im Gefolge der renalen Minderperfusion bei Anstieg der mittleren renalen Passagezeit (mean transit time); unklar bleibt, wie der Typ II (fehlende oder signifikant herabgesetzte Amplitude in Phase II des RIN) zustande kommt (SHARPE et al., 1974).

2 Std nach Operation und Anlegen von Goldblattklemmen bei Hundenierenarterien haben WISENBAUGH et al. (1965) bereits RIN-Veränderungen beobachtet (Amplitudenreduktion, Abflachung der Phase II, Minderung des Slopes der Phase III). Diese z.T. reversiblen RIN-Veränderungen können durch eine operationsbedingte Traumatisierung des Nierengewebes erklärt werden. 3 Std nach Ligatur der Nierenarterie beim Hund haben TAPLIN et al. (1966) mittels elektromagnetischen Flow-meters eine Herabsetzung des RPF auf 47% der Norm registriert, gleichzeitig waren Phase II und III deutlich abgeflacht. ZUM WINKEL (1964) stellte 5 Tage nach kompletter Nierenarterienligatur bei der Ratte bereits eine funktionslose Niere fest.

Bei chronischen Ligaturen wurden 7–13 Monate nach persistierender Herabsetzung des reno-arteriellen Druckes um 33% der Norm irreversible Amplitudenreduktionen in der Initialphase gesehen (WISENBAUGH et al., 1965), bei kompletter Ligatur der Rattennierenarterie Nierenschrumpfung mit kompensatorischer Hypertrophie der Restniere (ZUM WINKEL, 1964).

Klinisch hat sich nicht bestätigen lassen, daß die Phase I als empfindlicher Indikator einer renalen Perfusionsminderung gelten kann (HÖR und PABST, 1965; HÖR et al., 1966). Ob das gleichzeitige Vorkommen von RIN-Veränderungen und Hypertension überhaupt einen ursächlichen Zusammenhang hat, kann aufgrund der bisherigen Daten nicht sicher entschieden werden.

BLAUFOX (1972a) beobachtete normale RIN-Verläufe bei einseitig nephrektomierten hypertensiven, aber nicht urämischen Hunden, während ein Umschlag zu pathologischen RIN-Veränderungen auftrat, wenn zur Hypertension noch eine Urämie hinzukam.

Da nach KATZ (1962) experimentell erzeugte Hypertonien gewöhnlich nur transitorischen Charakter haben, ist der kritische Drosselungswert, bei dem mit einem regelhaften Auftreten einer Hypertonie zu rechnen ist, schwer bestimmbar. Nach ADAM et al. (1972/73) zeigt dagegen das mit Hilfe des vorwiegend glomerulär filtrierten ^{113m}In-EDTA registrierte RIN bereits in der Phase der Autoregulation — bei Senkung des poststenotischen Druckes von 110–130 auf 80–90 mmHg — noch vor einer Perfusionsminderung eine Abflachung im Anstieg der Phase II als Folge verminderter Filtration durch reduzierten intraglomerulären Druck. Im Hippuran-Nephrogramm findet sich ein verzögerter Eintritt des Sekretionsmaximums durch die verlängerte tubuläre Passagezeit infolge verminderter tubulärer Reabsorption im stenosierten Nierenparenchym (über das RIN bei Entblutung s. S. 523).

Pharmakonephrographische Untersuchungen — wie nach Infusion von Harnstoff und antidiuretischem Hormon — lassen Seitendifferenzen der Nierenfunktion auf der Basis einer einseitigen renalen Ischämie akzentuieren: In 66% wurden Veränderungen der Phase III registriert (PAVONI et al., 1968).

1.4.2. Das RIN bei abflußgedrosselter Niere

Aus den Ergebnissen experimentell induzierter Abflußblockaden werden Aufschlüsse erwartet, inwieweit das RIN zu Aussagen über die Erholungsfähigkeit von Harnstauungsnieren befähigt ist.

Eine akute, mechanische Blockade des Harnabflusses führt zu kontinuierlichem Druckanstieg im Nierenbecken. Nach Überschreiten des kritischen, kolikauslösenden Druckes von ca. 30 mmHg treten die ersten RIN-Veränderungen — in Phase III — auf. Konsekutiver Rückstau des Harnes erzeugt ischämische Atrophie der Tubuli bei Drucken zwischen 70–80 mmHg mit fortlaufend herabgesetzter Extraktion sowohl tubulär sezernierter als auch tubulär gestapelter Radiopharmazeutika (WAX, 1972). Wird ein intrapelviner Druck von 90 mmHg erreicht, kommt es zum totalen Ausfall der Phase II, während eine vorwiegend glomeruläre Restfunktion — entsprechend einem im Ausscheidungsurogramm bei chronischen Harnstauungsnieren noch erkennbaren nephrographischen Effekt — weiter unterhalten wird (BRENES et al., 1966; WAX, 1968).

Bei einer akuten Harnstauung kommt es zunächst zu einem steilen Anstieg in Phase I und II, der offensichtlich der von SELKURT (1963) experimentell nachgewiesenen Steigerung des RPF — um durchschnittlich 30% in einer stop flow Periode — entspricht.

Die Toleranz gegenüber Harnleiterligaturen ist offenbar speziesabhängig.

Eine Harnleiterligatur bei der Ratte zeigt nach 10 Tagen einen reduzierten Anstieg im RIN, entsprechend einem abgeflachten Akkumulationstyp; jedoch werden komplette Abflußsperren von Ratten-, Kaninchen- und Hundenieren zwischen 7–14 Tagen ohne wesentliche bleibende Funktionseinbuße toleriert (ZUM WINKEL, 1964; WAX, 1968/72; KADEN et al., 1973). Bei Katzen werden bereits nach 2 Std RIN-Veränderungen angetroffen, wobei das RIN mit glomerulär filtriertem ^{131}J-Hypaque eher pathologische Veränderungen aufweist als mit OIH (DENNEBERG et al., 1961).

Unter klinischen Aspekten (s. S. 521 ff) ist der experimentelle Nachweis einer lymphogenen Resorption von OIH aus dem gestauten NBKS bedeutsam (ZUM WINKEL, 1964).

Chronische Abflußsperren zeigen nach einem Intervall von 20–30 Tagen Zeichen einer mäßigen Funktionsminderung und einer deutlich gestörten Entleerungsdynamik bei Rattennieren, die nach 3 Monaten zum Verlust der Phase II führen (ZUM WINKEL, 1964). (Zum Schicksal von Harnstauungsnieren nach Wiederherstellung des Harnabflusses s.a. KADEN et al., 1973).

Doppelseitige Harnleiterligaturen bewirken nach O'CONNOR et al. (1961) bereits nach 72 Std eine erhebliche Verminderung der in Phase II registrierten Nierenfunktion.

Die Regeneration der Nierenfunktion hängt von der Dauer der Harnleiterligatur ab: Wird diese nach 10 Tagen (bei der Ratte) entfernt, sind Sekretions- und Exkretionsfunktion zunächst gestört, normalisieren sich aber im Verlauf von 3 Monaten völlig (ZUM WINKEL, 1964); Harnleiterligaturen, die länger als 6 Wochen (bei Katzen) bzw. 3 Monate (bei Ratten) belassen werden, führen zu einem totalen Verlust der Sekretionsphase II des RIN (DENNEBERG et al., 1961; ZUM WINKEL, 1964). Frühere, mit anderen experimentellen Methoden gewonnene Daten setzen den kritischen Zeitpunkt der funktionellen Irreversibilität mechanischer Harnstauungsnieren auf ca. 40 Tage fest (HOLDER, 1956).

Zur Prüfung der Reversibilität bzw. Irreversibilität einer Harnwegsobstruktion wurde wiederholt die Durchführung des RIN nach Diuretikagabe empfohlen (RADO, 1967).

Der Einfluß einer Teilresektion des Nierenparenchyms wurde unterschiedlich beschrieben:

DE MARIA et al. (1960) fanden nach Resektion von 50% des Nierenparenchyms keine RIN-Veränderungen, DODGE und LOWE (1968) registrierten bereits nach Entfernung von 25% funktionstüchtigen Nierenparenchyms eine Erniedrigung der Amplitude des RIN um 20%, nach Resektion von 50% neben erheblicher Amplitudenreduktion auch eine Verzögerung der Phase III. Bereits nach 8 Monaten konnte jedoch im Falle einer einseitigen Nephrektomie und Resektion beider Pole an der verbleibenden Niere ein nahezu normaler RIN-Verlauf über dem Restnierenparenchym registriert werden. 25% der Gesamtnierenmasse werden deshalb als „renale Reserve" angesehen, die noch ausreicht, um ein normales RIN registrieren zu lassen.

Isotopennephrographische Kriterien einer kompensatorischen Hypertrophie nach einseitiger Ureter- und Nierenarterienligatur bei Kaninchen wurden von VOIGT et al. (1973/74) mitgeteilt: 16 Wochen nach Harnleiterunterbindung ließ sich die Hypertrophie am ehesten anhand des „Sekretionswertes" im RIN ablesen, im Anschluß an eine Nierenarterienligatur sogar bereits nach 8,5 Wochen (s.a. ARNDT et al., 1973).

Strahleninduzierte Parenchymschäden nach Mitbestrahlung der Nieren im Gefolge von Tumor-Radiotherapie führen zu dosisabhängiger Funktionseinschränkung zwischen 2000 und 4000 R mit einer Einbuße der integralen Clearanceleistung jenseits von 4000 R (WÖLLGENS et al., 1971).

BARGON und EMRICH (1968) haben nach Bestrahlung von Kaninchen mit 4000 R (Telekobalt-60-Quelle) bereits 7 Tage nach Bestrahlungsbeginn einen signifikanten Anstieg der Eliminations-Halbwertzeit als Frühzeichen eines vorwiegend tubulär bedingten Strahlenschadens beobachtet.

1.5. Die pathologischen Grundtypen des RIN

Man unterscheidet drei pathologische Grundtypen (PABST, 1965):

1. Nephrektomietyp (Abb. 2):
   Bei dieser schwersten Form der Funktionsstörung findet sich ein kompletter Ausfall der Phase II. Er wird beobachtet bei Nierenaplasie, bei Zustand nach Nephrektomie sowie bei funktionslosen Nieren jeglicher Genese.

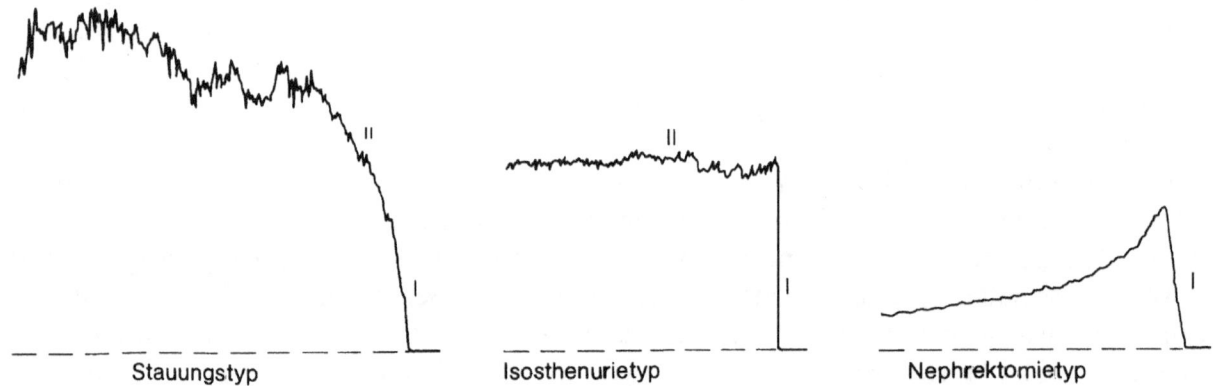

Abb. 2. Pathologische Grundtypen des Radioisotopennephrogramms.

2. Isosthenurie- oder Horizontaltyp

Als Zeichen einer schweren renalen Funktionseinbuße registriert man einen geringen oder fehlenden Anstieg der Radioaktivität in Phase II mit horizontalem Verlauf. Dieser Kurventyp kommt vor bei Schrumpfnieren vaskulärer, pyelonephritischer oder hydronephrotischer Genese.

Beiderseitiges Auftreten dieses Typs ist immer mit einer chronischen Niereninsuffizienz verbunden.

Nephrektomie- und Horizontaltyp sind oft nicht voneinander unterscheidbar. Über die Beurteilung der Nierenrestfunktion s. S. 576.

3. Stauungs- oder Akkumulationstyp

Bei frischer Harnstauung sind Phase I und der Anfangsteil der Phase II (bis ca. 120 sek p.i.) steil, gefolgt von fortlaufender Anreicherung des Radiohippurans bei Fehlen von Phase III. Dieser Typ findet sich bei Abflußhindernissen (Stein, Ummauerung des Ureters, akut aufgetretene Ureterstriktur, Schocknieren, Nieren im Schock, Abstoßungskrisen nach Nierentransplantation, distale Ureternekrose).

Chronische Harnstauung führt zu einer zunehmenden Abflachung im Anstieg der Phase II (abgeflachter Akkumulationstyp), als Hinweis auf eine bereits eingetretene stauungsbedingte Funktionsschädigung. Auch Nierenarterienstenosen können u.U. im RIN einen Stauungstyp bieten (LUKE et al., 1966).

Während die Beurteilung dieser drei pathologischen Grundtypen in der Regel keine Schwierigkeiten bereitet, sind Zwischenformen auch für den Geübten nicht problemlos, so z.B. die graduell unterschiedliche Verzögerung in der Phase III, die einer Abflußverzögerung bei chronischer Pyelonephritis mit Ureteratonie entsprechen kann, jedoch auch bei anderen Nephrouropathien (partielle Abflußbehinderungen, lageabhängige funktionelle Abflußverzögerungen) oder bei Nierengesunden mit verminderter Harnflußrate vorkommt.

1.6. Radiopharmazeutika

Für Radiopharmazeutika müssen folgende Kriterien der Qualitätskontrolle erfüllt sein:

— In-vitro-Stabilität (bei mehrtägiger Lagerungszeit),
— radiochemische Reinheit (keine Beimengung von anderen chemischen Verbindungen, z.B. Jodbenzoesäure im Fall des Radiohippuran),
— Radionuklidreinheit (keine Beimengung anderer Radionuklide neben dem Markierungsnuklid),
— Pyrogenfreiheit, Sterilität.

1.6.1. Ortho-^{131}J-Hippursäure (^{131}J-Hippuran, OIH)

Die von TUBIS et al. (1960) synthetisierte o-^{131}J-Hippursäure hat sich bis heute exclusiv für die RIN bewährt. Die Markierungssynthese wurde so optimiert, daß der Anteil der freien Radiojodaktivität nach einer Lagerung im Kühlschrank von 1 (2–3) Wochen bei 1 (2–3) % der Gesamtaktivität liegt.

Ortho-Jod-Hippursäure wird als Natriumsalz in physiologischer Kochsalzlösung (5 mg/ml) geliefert. Für die RIN sind spritzfertige Einzeldosen in Ganzglasmanoletten (z.B. Fa. Hoechst) kommerziell erhältlich:

1 Manolette enthält 1 ml der Lösung mit 20 µCi o-^{131}J-Hippursäure einer Konzentration von 0,2 mg der Substanz je ml.

Die Bestimmung des freien ^{131}J erfolgt papierelektrophoretisch in Pyridin-Essigsäure-Puffer bei pH 6,5. Die ortho-Jodbenzoesäure wird papierchromatographisch bestimmt; ihr Anteil an der Gesamtaktivität bleibt nach 2 Wochen weniger als 1%.

Die spezifische Aktivität beträgt 0,1 mCi ^{131}J/mg ortho-Jod-Hippursäure, die Aktivitätskonzentration 0,5 mCi ^{131}J/ml. In 1 ml sind 5 mg der inaktiven ortho-Jod-Hippursäure enthalten.

Für Untersuchungen in der Paediatrie wird Hippuran mit ^{125}J etikettiert. Die Strahlenbelastung ist erheblich geringer als bei ^{131}J-Hippuran, da ^{125}J unter Emission einer weichen γ-Strahlung (30 keV) ohne primäre β-Strahlung zerfällt. Eine Anwendung beim Erwachsenen ist nicht möglich, da die Impulsausbeute durch die Absorption der γ-Quanten in den wesentlich dickeren Gewebsschichten zu gering ist.

1.6.2. Glomerulär filtrierte Radiopharmazeutika

Wiederholt wurden Radiopharmazeutika wie ^{131}J-Inulin, ^{113m}In-, ^{99m}Tc-DTPA, -EDTA, ^{131}J-markierte Röntgenkontrastmittel für die RIN vorgeschlagen, um — bei noch normalem OIH-Nephrogramm — Störungen der glomerulären Partialfunktion, z.B. bei chronischer Glomerulonephritis, zu verifizieren. Klinische Bedeutung haben diese Radiopharmazeutika für die RIN nicht erlangt, sie werden für Clearance-Bestimmungen bzw. im Rahmen der Sequenzszintigraphie (s. S. 562) eingesetzt.

1.7. Vorbereitung des Patienten und Meßanordnung

30 min nach Flüssigkeitszufuhr (10 ml/kg Körpergewicht) werden 0,2 µCi ^{131}J-Hippuran/kg Körpergewicht bei Rückenlage des Patienten i.v. injiziert. Die Sonden eines Zwei-Kanal-Funktionsmeßplatzes müssen exakt über den Nieren lokalisiert werden, entweder mit Hilfe einer Abdomenleeraufnahme oder nach Voninjektion von ^{99m}Tc-DTPA. JOEKES (1975) hält es für zweckmäßig, einen dritten Detektor über dem Herzen aufzusetzen, um extern die Blutverschwindekurve mitzuregistrieren und dadurch diagnostische Hilfen bei akutem Nierenversagen zu gewinnen. HINE et al. hatten bereits 1963 einen 4-Kanal-Meßplatz beschrieben.

1.8. Auswertung des RIN

In der klinischen Beurteilung hat sich an der ursprünglichen Forderung einer rein qualitativen Auswertung des RIN (WINTER, 1963) nichts geändert. Die Beschreibung der pathologischen Grundtypen entsprechend Abb. 2 erwies sich bis auf den heutigen Tag als zweckmäßig, früher benutzte Parameter — z.B. nach KRUEGER et al., 1961 — wurden wieder verlassen.

Unter 20 simultan analysierten Parametern haben MEADE et al. (1970) die drei folgenden Parameter als am aussagekräftigsten charakterisiert, und zwar mit einer Treffsicherheit für die Erfassung sog. abnormer RIN von

95% für die Zeit, in der die maximale Aktivität auf 50% abfällt (Eliminationshalbwertzeit $t/2_E$),
93% für die Zeit von der Injektion bis zum Abfall auf 50% der maximalen Aktivität,
91% für den Winkel des exkretorischen Schenkels.

Auch FARMELANT und BURROWS (1974) messen der Bestimmung der Halbwertzeit des Anfangsteils der Phase III die beste Aussagekraft zu.

Der in der Praxis häufig benutzte Parameter t_{max} (zeitlicher Eintritt des Sekretionsmaximums) hat nach dieser Studie nur eine Treffsicherheit von 28%.

Quantitative Analysen der analog registrierten RIN-Kurven setzen elektronische Datenverarbeitungssysteme voraus.

1.8.1. Computerunterstützte Auswerteverfahren

Die computerunterstützte Auswertung des RIN verfolgt verschiedene Ziele:

- Digitale Analyse mit 4-Kanal-Meßplatz (HINE et al., 1963).
- Automatische Aufnahme, Auswertung und Befundausgabe von Nephrogrammen (WINKLER et al., 1968/71).
- Digitale Simulation bzw. Approximation von normalen bzw. pathologischen RIN-Verläufen unter Vergleich der Originalkurve mit der über Analog- oder Digitalcomputer abgerufenen Zeit-Aktivitäts-Kurve (OEFF, 1967; HORGAN et al., 1968; DE GRAZIA et al., 1974).
- Kompartimentanalyse. Hierbei wird versucht, aus dem multi-exponentiellen Verlauf der RIN-Kurve die eigentliche nierenspezifische Funktionskomponente zu isolieren, um zu einer „quantitativen Radioisotopennephrographie" zu gelangen.

Erste Modellvorschläge zur Komponentenanalyse des RIN stammen von HORST et al. (1961).

Unser Arbeitskreis hat sich bemüht, unter Verzicht auf Blutprobeentnahmen, eine Kompartimentanalyse allein aus den regional im Kameranephrogramm abgeleiteten Funktionskurven zu erstellen (s. S. 570).

In der Praxis einfach durchführbar ist bisher lediglich die über die ^{131}J-Albumininjektion erreichbare Subtraktion der Untergrundaktivität bei der Frage der Nierenrestfunktion eines dem Nephrektomietyp genäherten Kurvenverlaufes. Beim Isosthenurietyp einseitig funktionsgeschädigter Nieren kann die Restfunktion – ohne Backgroundsubtraktion – bis zu 15% unterschätzt werden (PIXBERG, 1974a, b/75).

Genauer beurteilbar und daher vorzuziehen ist der quantitative Seitenvergleich der Nierenfunktion durch Kombination von Radioisotopennephrogramm und Clearancebestimmung (s. S. 633).

Die Berücksichtigung einer Korrektur für die unterschiedliche Tiefenlage der Nieren wird im Rahmen der seitengetrennten quantitativen Nierenfunktionsanalyse für erforderlich gehalten.

Bei der qualitativ-deskriptiven Doppelsondennephrographie sind Korrekturen für die extrarenale Untergrundaktivität bzw. für die Tiefenlage der Nieren weder erforderlich noch praktikabel. Der Aufwand der von BRITTON und BROWN 1971 beschriebenen CABBS-renography oder ähnlicher Korrekturverfahren für den extraparenchymalen Background (HÜNERMANN, 1973–76) erscheint uns im Hinblick auf den für die Praxis erzielbaren Nutzen derzeit noch fraglich.

Auch andere Autoren halten die Subtraktionsmethode im Rahmen der klinischen RIN für wenig brauchbar (MAGNUSSON, 1972) oder nicht unbedingt erforderlich (PIXBERG, 1974a, b). Zum Problem der Subtraktion des extrarenalen Backgrounds s. auch S. 633ff.

1.9. Klinische Anwendung der Radioisotopennephrographie

1.9.1. Nephro-urologische Notfallsituation

Nicht-invasive Verfahren der Nuklearmedizin sind in der Notfallsituation mit an die Spitze diagnostischer Maßnahmen zu setzen, da sie den Patienten nicht belasten und dem Arzt wichtige Entscheidungshilfen liefern können.

1.9.1.1. Kolik

Das RIN kann bei Koliken zur diagnostischen Klärung beitragen (ZUM WINKEL et al., 1975a), es ermöglicht

- Seitenlokalisation und Bestimmung des Ausmaßes einer Entleerungsbehinderung in den oberen Harnwegen,
- Verlaufskontrollen der Regeneration von gestörter Funktion und Entleerung.

Ein im status colicus registriertes, seitengleich konfiguriertes RIN läßt eine Abflußbehinderung durch Nierenbecken-Ureterstein ausschließen und spricht mit Wahrscheinlichkeit gegen die renale Kolikgenese.

Nicht beweiskräftig sind passagere Verzögerungen der Phase III, die bei 200 Patienten mit klinisch nicht erklärbaren „Nierenschmerzen" in 62% der Fälle registriert wurden (HARVEY und KEELING, 1969), aber auch bei nephro-urologisch als gesund geltenden Patienten zu beobachten sind (MAXWELL, 1972): sog. „spastischer Entleerungstyp des RIN".

Die Konstellation Nierenkolik/Akkumulationstyp des RIN läßt — auch bei fehlender Kontrastmittelausscheidung im Urogramm — auf eine frische, höchstens 2-3 Wochen alte Obstruktion schließen. Ein Horizontal- oder Nephrektomietyp spricht dagegen für das längere Bestehen einer Verschlußsymptomatik mit sekundärer Parenchymleistungsstörung. Quantitativ bestimmbar ist diese jedoch nur durch die seitengetrennte Clearance.

1.9.1.2. Akutes Nierenversagen

Das akute, reversible Nierenversagen ist klinisch charakterisiert durch den plötzlichen Zusammenbruch der renalen Exkretionsleistung mit dem Resultat einer Oligo-Anurie (Oligurie: tägliche Harnmenge unter 500 ml, Anurie: unter 100 ml).

Klinisch werden folgende Phasen unterschieden:

I   Schädigung
II Oligo-Anurie (7-13 Tage)
III Polyurie (Harnexkretion über 2000 ml/24 Std)
IV Reparation

Mit Wiedereinsetzen der Diurese unterliegt das Glomerulumfiltrat bereits einer Regelung (siehe auch Abb. 3, S. 527).

Das akute Nierenversagen wird definitionsgemäß prärenal — in 80% zirkulatorisch ischämisch — ausgelöst, renale Durchblutung und glomeruläre Filtrationsleistung fallen unterhalb eines kritischen Druckes von 80 mmHg in der A. renalis ab. Die Oligo-Anurie ist reversibel („Niere im Schock"), bei Fortbestehen der Schocksituation kann eine hypoxische renale Schädigung eintreten („Schockniere"). Schockauslösend sind Nephrotoxine (Suizid), Unfall- oder Operationstrauma, Sepsis, kardiogener Schock, Volumenverluste (HEINZE, 1974; HALLAUER und SCHIRMEISTER, 1974).

Ohne Frage stehen heute beim akuten Nierenversagen aussagekräftigere Verfahren der Nuklearmedizin zur Verfügung, wie Sequenz-Funktionsszintigraphie, Radionuklid-Aorto-Angiographie (s.S. 562ff). Entgegen weit verbreiteter Unkenntnis sind aber in der Hand des Erfahrenen selbst mit der einfachen RIN einige beachtliche und z.T. „unverwechselbare" Entscheidungshilfen gewinnbar (JOEKES, 1972/75):

- Der Beginn eines akuten Nierenversagens ist — bei stationären Patienten — aus Serienverläufen des RIN „definitiv" (JOEKES, 1975) erkennbar;

— das Fehlen der Phase II — bei zuvor normalem RIN und klinisch akutem Ereignis — deutet auf Nierenarterienverschluß hin;
— ein akutes, obstruktiv bedingtes Nierenversagen (OIH-Akkumulationstyp) ist isotopennephrographisch in den ersten 48 Std „unverwechselbar" vom akuten, parenchymal bedingten Nierenversagen abtrennbar, da bei letzterem bereits vorher gravierend pathologische RIN-Verläufe vorliegen.

Bei der — allerdings seltenen — Nierenrindennekrose liegt beidseits ein Nephrektomietyp bzw. Horizontaltyp vor.

Diagnostische Hilfen des RIN bei akutem Nierenversagen wurden bereits früher aufgezeigt (O'CONNOR et al., 1961; PFEFFER und FROMMHOLD, 1963; BEALL und JOHNSON, 1963; TRINKLE und KISER, 1964; MUSCHMOV, 1970; MAYO et al., 1971; PAVEL und CHARNARD, 1972): Fehlende OIH-Konzentrierung bei Nieren im Schock, nach gefäßchirurgischen Eingriffen, bei Transfusionsreaktion.

Experimentell ließ sich unter Entblutung zeigen, daß bei Senkung des Blutdrucks in der A. renalis auf 70–80 mmHg zunächst die Phase III flacher wird, bei Drucken zwischen 30–40 mmHg und fehlender Harnexkretion ein nach Retransfusion normalisierbarer OIH-Akkumulationstyp auftritt (VOINEA et al., 1969).

In der polyurischen Phase korrelieren die RIN-Veränderungen nicht mit der ausgeschiedenen Harnmenge (MAYO et al., 1971). Aus dem RIN-Verlauf können aber prognostische Tendenzen abgeleitet werden.

PAVEL und CHARNARD (1972) unterscheiden drei verschiedene Schweregrade des RIN-Verlaufs (I–III) (Abb. 3).

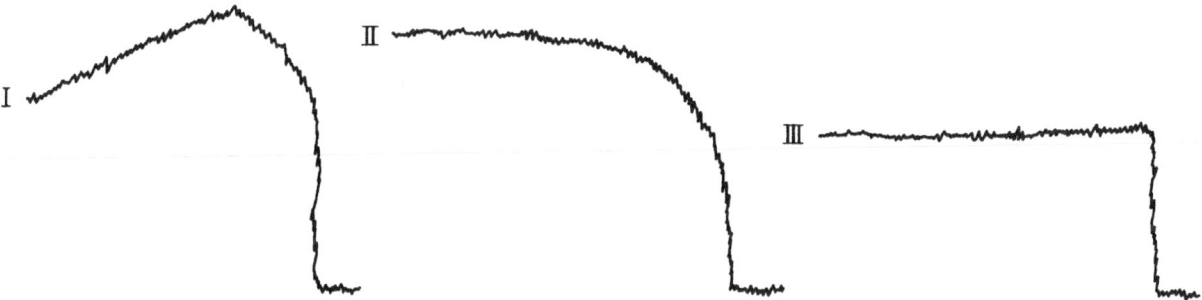

Abb. 3. Verlaufstypen des RIN bei akutem Nierenversagen. (Nach Pavel u. Charnad 1972). (Siehe Text).

Typ I geht lediglich mit einer Verlängerung der Eliminationshalbwertzeit der Phase III einher, Typ II als Akkumulationstyp ("dome like") ist Zeichen einer intrarenalen Radiohippuranstase mit erhaltener Reabsorption, aber gestörter Sekretionskapazität hypoxisch geschädigter Tubuluszellen, Typ III entspricht dem Nephrektomietyp.

Eine rasche Wiederherstellung der Funktion tritt ein, wenn Typ I um den 10. Tag nach Anuriebeginn beobachtet wird, bei Typ II kann um den 19. Tag entweder zunehmende Normalisierung eintreten oder eine weitere Persistenz als prognostisch ungünstiges Zeichen angesehen werden.

1.9.2. Stumme Niere

Häufigste Ursache einer fehlenden Kontrastmittelausscheidung im Ausscheidungsurogramm (AUG) sind Harnstauungsnieren (EARLAM, 1966). In der Differentialdiagnose müssen renale Dys-, Aplasien, Tumoren und Funktionsstörungen bei Nierenparenchymschäden berücksichtigt werden.

Eine von FRANK et al. (1975) analysierte Sammelstatistik von 240 Patienten ergab: Das RIN stimmt mit dem Standard-AUG in 63%, mit dem Infusionsurogramm in 70% überein.

Das Nierenszintigramm mit ^{197}Hg-Chlormerodrin geht dem Infusionsurogramm sogar in 81% parallel und ist — wie die Sequenzszintigraphie mit OIH — dem RIN beim Nachweis einer Restfunktion überlegen.

Werden alle Verfahren der Nuklearmedizin und Radiologie, einschließlich Angiographie, kombiniert, kann die Treffsicherheit von 70–80% (für die einzelnen Verfahren) auf 94% erhöht werden, bei 6% der Fälle ist mit keiner Methode eine sichere Diagnose erreichbar.

Wird durch das AUG der Nachweis einer fehlenden renalen Kontrastmittel-Ausscheidung erbracht, können also Verfahren der Nuklearmedizin die Restfunktion qualitativ, bei Kombination mit Clearancemethoden quantitativ bestimmen lassen. Besteht Verdacht auf Nierentumor als Ursache der stummen Niere, ist die Renovasographie unvermeidbar.

1.9.3. Harnstauungsnieren

Kongenital bedingte Abflußstörungen, z.B. durch subpelvine Stenosen oder aberrierende Gefäße (Hydronephrose im eigentlichen Sinn, NAGEL, 1975) und sekundäre Harnstauungsnieren (bei Harnleiterstenose nach gynäkologischen Operationen, Bestrahlung, Prostata-Adenom, Urogenital-Tuberkulose) gehören auch heute noch zu den für die Anwendung der RIN vertretbaren Indikationen, sofern die Durchführung von Sequenz- und Funktionsszintigraphie nicht möglich ist (s. Abb. 4).

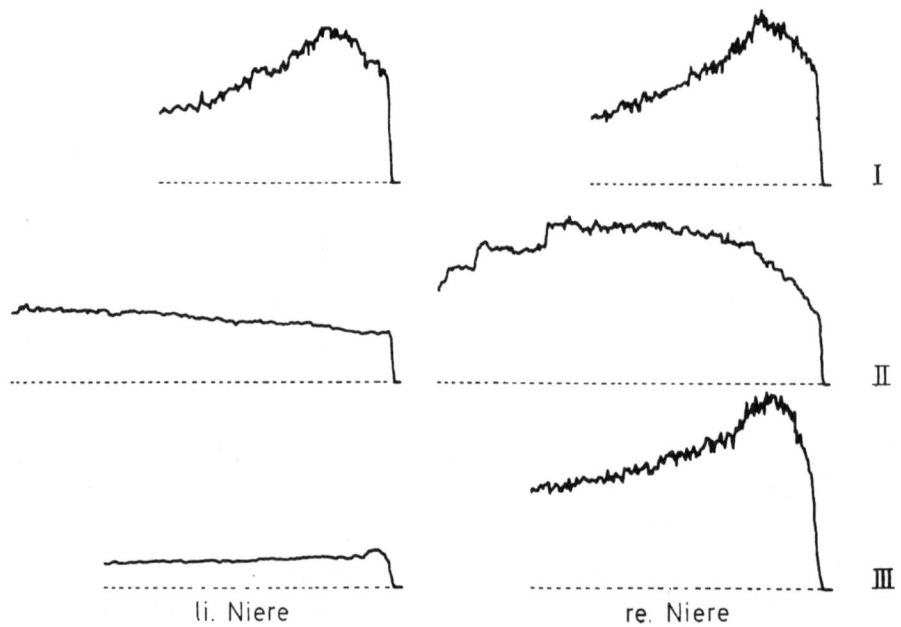

Abb. 4. ^{131}J-Hippuran-Nephrogramme. Verlaufskontrolle bei Blasen-Ca. I. RIN vor Ureterenstenose. II. Entwicklung einer hydronephrotischen Schrumpfniere links mit Stauungskomponente (Isosthenurietyp), rechts partielles Abflußhindernis. III. Zustand nach Strahlentherapie des Blasen-Ca. Stumme Niere links, weitgehende Beseitigung des Abflußhindernisses rechts, kompensatorische Überfunktion.

Bei 171 bioptisch oder autoptisch gesicherten Abflußbehinderungen mit verschiedenen Ursachen lagen in 55% Steinleiden zugrunde, in 16% extrarenale Tumoren, Blasenhalsobstruktionen, Megaureter, Mißbildungen, in 14% sog. Hydronephrosen. Das RIN lieferte in 49,5% Hinweise auf eine Abflußbehinderung (Tabelle 2).

Tabelle 2. Wertigkeit diagnostischer Verfahren der Nuklearmedizin und Radiologie bei Abflußbehinderungen, zusammengestellt von Heissen et al. (1975). ($n=171$, davon 20% Hydronephrosen, 80% primäre und sekundäre Abflußstörungen)

Nuklearmedizin	%[a]	Radiologie	%[a]
Radioisotopennephrographie	49,5	Infusionsurographie	91,2
Sequenz-Funktionsszintigraphie (mit OIH)	48,6	retrograde Pyelographie	82,5
Szintigraphie mit ^{99m}Tc-Fe-Komplex	29,6	AUG (Standard)	51,8
mit ^{197}Hg-Chlormerodrin	23,6	Angiographie	38,3
Clearance-Bestimmung[b]	15,4		
Funktionsszintigraphie mit ^{99m}Tc-Fe-Komplex	11,8		

[a] % der in der diagnostischen Kategorie „3" subsummierten Fälle, d.h. daß die Diagnose „Abflußbehinderung" an der Spitze der differentialdiagnostischen Überlegungen stand.
[b] Nachweis einer Funktionseinbuße durch seitengetrennte Funktionsanalyse.

Wax (1972) zieht das im Anschluß an einen urographischen Steinnachweis in Abständen von 2–4 Wochen durchgeführte RIN zur Entscheidung heran, wie lange ein Spontanabgang abgewartet werden kann (Übergang eines Akkumulationstyps in einen Isosthenurietyp). Prognosehilfen bezüglich des operativen Erfolges werden auch nach plastischen Eingriffen am Nierenbecken gewonnen (Davies et al., 1969).

1.9.4. Urogenitaltuberkulose

Im angiographischen Stadium I — beim sog. renalen Frühinfiltrat — liefert in der Regel keines der nuklearmedizinischen Verfahren sicher bewertbare Kriterien. Veränderungen an den Calices minores (Stadium II) können im RIN eine Verlängerung der Phase III nach sich ziehen, bei schwer destruierenden Prozessen mit Hydrokalixbildung (Stadium III) und progressiven Strikturierungen an NHS und Ureter (Stadium IV) zeigt das RIN zunächst Veränderungen in der Phase III, später auch in der Phase II, bei urographisch stummen Nieren in der Regel den Nephrektomietyp (Frey et al., 1965; Hennig et al., 1967). Urographisch nicht darstellbare Parenchymherde können im Szintigramm als umschriebene Ausfälle erkannt werden und zu therapeutischen Konsequenzen führen (Strauss, 1967; Müller, 1973).

Die generellen Indikationen nuklearmedizinischer Diagnostik bei Nierentuberkulose sind demnach:

Beurteilung von Funktion und Morphologie der gesunden Gegenniere bei einseitiger Nephrotuberkulose und geplanter Nephrektomie der erkrankten Niere, Lokalisation des globalen oder regionalen Befundschwerpunktes, Verlaufskontrollen nach tuberkulostatischer Therapie, insbesondere zur Kontrolle einer effektiven Beseitigung von Abflußhindernissen (Hennig et al., 1967), morphologische Darstellung und funktionelle Beurteilung des Restnierenparenchyms bei funktionsloser Kittniere (quantitative Beurteilung in Verbindung mit der Clearancebestimmung, s. S. 643).

Klinisch-bakteriologische Diagnose und urographischer Nachweis von Destruktionen am NBKS sind die spezifischen Verfahren, nuklearmedizinische Untersuchungen haben die sekundäre Aufgabe des quantitativen Nachweises einer globalen oder regionalen Leistungseinbuße (s. S. 615).

Detaillierte Aussagen über Lokalisation und Ausdehnung von Parenchymdestruktionen werden nur durch die selektive Renovasographie erreicht (Heinze et al., 1971; Nowrousian et al., 1975).

1.9.5. Nierentransplantation

Beim Transplantatnierenspender informiert das RIN über das Vorhandensein zweier funktionstüchtiger Nieren, beim Transplantatnierenträger über Verbesserung oder Verschlechterung von Nierenfunktion und Abflußverhältnissen im Gefolge von internistischen und chirurgischen Komplikationen sowie über die Remission einer Abstoßungskrise nach Röntgentiefenbestrahlung (COLLINS et al., 1965; MOBLEY und SCHLEGEL, 1965; BROWN und STARZEL, 1969; HÖR, 1969/72; ZUM WINKEL, 1969/72; JONAS et al., 1971; SAUER et al., 1971; MANEGOLD und JONAS, 1971; HEIDENREICH, 1974a; JOEKES, 1975).

Bei normaler Transplantatnierenfunktion unterscheidet sich das RIN nicht von dem beim Nierengesunden, unabhängig davon, ob eine Leichennieren- oder Lebend-Nierenverpflanzung erfolgte (SAUER et al., 1971; HÖR et al., 1972). Bei akuter Tubulusnekrose – nach verlängerter Ischämiezeit – kann jedoch in den ersten Tagen ein Akkumulationstyp zur Beobachtung kommen, der sich sekundär mit zunehmender Erholung der Transplantatnierenfunktion zurückbildet. Die mit einem Detektor über dem Herzen registrierte Halbwertzeit des OIH-Abfalls ist bei Verpflanzung von Leichennieren zunächst verlängert (40–60 min gegenüber 14–22 min bei normaler Transplantatnierenfunktion), wobei die Normalisierung den blutchemischen Reaktionen vorauseilt (JOEKES, 1975).

Die pathologischen Grundtypen des RIN bei gestörter Transplantatnierenfunktion sind ätiologisch nur mit Vorbehalt deutbar: Ein Nephrektomietyp bei zuvor normalem RIN mit plötzlich aufgetretener Oligo-Anurie spricht für einen frischen Gefäßverschluß, ein Akkumulationstyp bedarf dagegen differentialdiagnostischer Überlegung (Schockniere [Tubuluszellnekrosen] – postrenales Abflußhindernis [distale Ureternekrose]) (s. Tabelle 16, S. 585).

Zu Pathomorphologie und Funktion der Transplantatniere s.a. DEMPSTER, 1955; TRUNIGER et al., 1966; KINCAID-SMITH et al., 1968; KINCAID-SMITH und MAXWELL, 1975; ROSEN et al., 1968; BOHLE, 1969/70/72; ZUM WINKEL et al., 1969/74/75/75a; KOUNTZ, 1970.

1.9.5.1. Tubulusnekrose

Ist die Dauer der „warmen Ischämiezeit" über 60 min verlängert, wird über dem Nierentransplantat ein Akkumulationstyp registriert. Exkretionsverzögerung mit verlängerter Eliminationshalbwertzeit wird erstmals bei Ischämiezeiten von 40 min feststellbar (SAUER, 1971). Der kritische Zeitpunkt der Ischämietoleranz liegt nach VOSS et al. (1970) bei ca. 6 Std, dann kommt es zu irreversiblen strukturellen und biochemischen Veränderungen.

Nach GRUNDMANN et al. (1976) beträgt die Ischämietoleranz für eine 24-Std-Konservierung 30 min (Untersuchungen an 50 Hundenieren).

Bei Schocknieren normalisiert sich das mit vorwiegend glomerulär filtrierten Radiopharmazeutika registrierte RIN noch vor der Rückbildung des OIH-Akkumulationstyps (s. Abb. 5).

1.9.5.2. Akute Abstoßungskrise

Bei früher Abstoßungsreaktion mit zunächst ausreichender Diureseleistung manifestiert sich eine Transplantatischämie durch zunehmende Anhebung der Phase III, d.h. mit einer Verlängerung der OIH-Eliminationshalbwertzeit (SAUER et al., 1971; RODRIGUEZ-ANTUNEZ, 1972). Im weiteren Verlauf kommt es zur Ausbildung eines kompletten Akkumulationstyps (LOKEN et al., 1964; MOBLEY und SCHLEGEL, 1965; HÖR et al., 1969; HEIDENREICH et al., 1970).

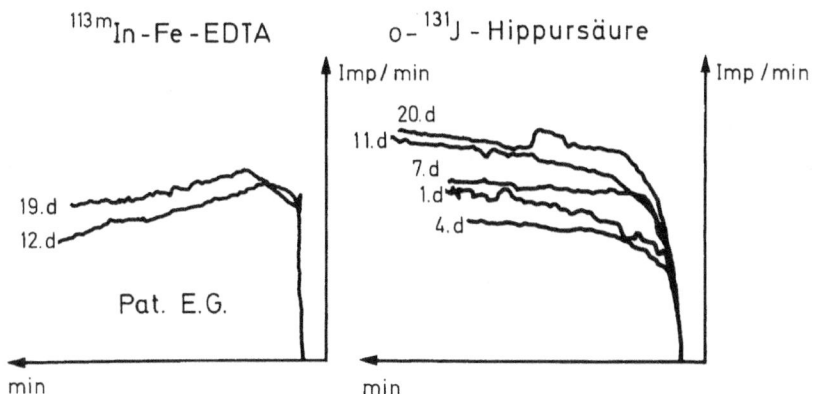

Abb. 5. Doppelradionuklid-Nephrographie bei Transplantat-Schockniere: Das RIN des vorwiegend glomerulär filtrierten ^{113m}In-EDTA ist eher normalisiert als das RIN des vorwiegend tubulär sezernierten ^{131}J-Hippuran (Akkumulationstyp). (Nach Heidenreich et al. 1974).

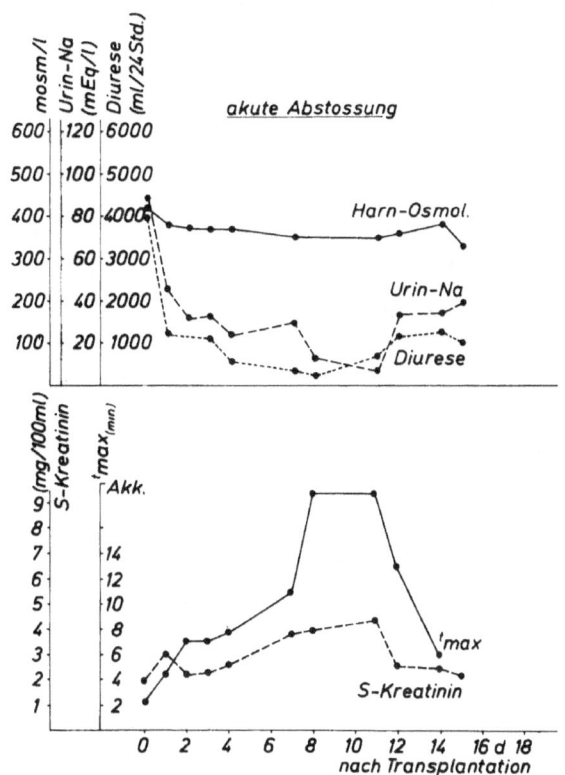

Abb. 6. Verlaufsbeobachtung klinischer und chemischer Parameter unter dem Vergleich mit dem Sekretionsmaximum im RIN bei akuter Abstoßung einer Transplantatniere. (Nach Heidenreich et al. 1974).

Die RIN-Zeichen gehen den blutchemischen Reaktionen voraus bzw. signalisieren den Abstoßungsprozeß (Abb. 6) (HEIDENREICH, 1974).

Eine zunehmende Funktionseinbuße an Transplantatnieren, unabhängig von deren Genese, konnte von uns bei 178 seriell registrierten RIN in 60–89% beobachtet werden; nur in 17% war ein pathologisch verzögerter Eintritt des Sekretionsmaximums von einem Anstieg des Serum-Kreatinin-Spiegels begleitet, ein Diureserückgang wurde nur in 58%, eine Hyponatriurie in 55% und ein Abfall der Harnosmolarität sogar nur in 24% verifiziert.

1.9.5.3. Chronische Abstoßung

Bei chronischen Abstoßungen kommt es zu einer zunehmenden Abflachung der Phase II des RIN bis zur Ausprägung eines Horizontal- oder Nephrektomietyps.

1.9.5.4. Nierenarterienthrombose, -verschluß

Die Totalinfarzierung des Transplantates (Nierenarterien-, Nierenvenenthrombose) geht ebenfalls mit einem Nephrektomietyp einher, Restperfusionen der Nierenrinde bei hochgradigen Nierenarterienobstruktionen zeigen dagegen eine, wenn auch nur geringgradig, erhaltene Restsekretion. Man findet Übergänge vom Akkumulations- zum Horizontaltyp.

1.9.5.5. Ureterobstruktion

Die distale Ureternekrose an der Anastomosenstelle des Harnleiters führt bei kompletter Abflußblockade zur Ausprägung eines OIH-Akkumulationstyps, bei längerem Bestehen des Abflußhindernisses schließlich ebenfalls zum Nephrektomie-Horizontaltyp. Partielle und totale Abflußhindernisse sind ebensowenig unterscheidbar wie distale und proximale.

Die nuklearmedizinische Diagnostik der Transplantatnierenfunktion wurde durch die Einführung der Sequenzszintigraphie (s. S. 583) und der Clearancebestimmung (s. S. 649) beachtlich verbessert.

1.9.6. Chronische Pyelonephritis

Die Indikation des RIN ist heute eingeengt auf klinisch bekannte obstruktive Pyelonephritiden mit Steindiathese, zumal im Anschluß an Nierenkoliken sowie zur Kontrolle vor und nach Antibiotikatherapie und operativer Beseitigung von Abflußhindernissen, möglichst in Verbindung mit der seitengetrennten Clearancebestimmung (s. S. 632).

Die Häufigkeit eines pathologischen RIN liegt für Pyelonephritis, Glomerulonephritis und vaskuläre Nierenschäden zwischen 70 und 90%. Szintigraphisch sind fortgeschrittene Parenchymreduktionen bei Hypertonien und chronischen Pyelonephritiden in 4,6–6% der Fälle anzutreffen (MÜLLER und GRAUL, 1971; EMRICH et al., 1972).

Die Wertigkeit der Radioisotopennephrographie ohne seitengetrennte Clearancebestimmung ist mit ca. 32% selbst bei pyelonephritischen Schrumpfnieren niedrig anzusetzen (ZITA et al., 1975). Zum Ergebnisvergleich von urographischen und nephrologischen Verlaufskontrollen s. HÖR et al., 1972.

1.9.7. Nephroptosen und andere lageabhängige Funktions- und Harnabflußstörungen

Zu den bekannten Ursachen einer funktionell bedingten, bei Lagewechsel nicht mehr nachweisbaren Verzögerung der Phase III des RIN bis zum partiellen oder kompletten Radiohippuran-Akkumulationstyp gehören aberrierende Nierengefäße, postpartuale Atonien des Uterus mit vorübergehender Kompression des distalen (rechten) Harnleiters sowie Nephroptosen (HENGST, 1966; KNÜSSEL et al., 1966; BALL, 1968; JORDAN, 1968; SPREAFIKO und BALLARATI, 1968; DEININGER und HEUCK, 1969).

Eigene Untersuchungen an 64 Patienten zeigten unter Vergleich des RIN in Rückenlage und im Stehen, daß 30% der ptotischen Nieren beim stehenden Patienten Exkretionsstörungen, d.h. Veränderungen der Phase III des RIN nachweisen lassen, Veränderungen der Phase II — Sekretions- bzw. Durchblutungsstörung — dagegen nur ca. 10% (BÜLL et al., 1971).

15,6% von 103 Nephroptosen hatten allerdings sowohl im Stehen wie im Liegen RIN-Veränderungen. Die Exkretionsstörungen traten in mehr als einem Drittel der Fälle auf, bei denen die Nieren um weniger als 2 Wirbelkörper absanken (BÜLL et al., 1972).

Das RIN kann dem Urologen als Entscheidungshilfe für die Indikation einer Nephropexie dienen, vor allem aber zur postoperativen Erfolgskontrolle. Nicht geeignet ist die RIN dagegen für die Entscheidung, ob eine „orthostatische Hypertension" nephroptosebedingt ist.

1.9.8. Hypertonie

Die Hochdruckkrankheit — die chronische Hypertonie im engeren Sinne — ist in rund 80% der Fälle als primär oder essentiell einzustufen, in 20% sind renale oder renovaskuläre (5–10%) Ursachen, Aorten-Isthmusstenosen, Erkrankungen von Nebennierenmark oder -rinde verantwortlich. Eine Hypertonie im Kindesalter ist dagegen bei 70% der Patienten nephrogen (BÜHLMEIER, 1974; LEDINGHAM, 1974; BOCK, 1975).

Man muß also davon ausgehen, daß nur bei einem kleinen Teil der Patienten eine Nierenerkrankung als primäre Ursache der Hypertonie erkennbar ist, wie z.B. eine chronische Pyelonephritis, eine Glomerulonephritis oder Zystennieren (LEDINGHAM, 1974).

1.9.8.1. Essentieller Hypertonus

Klinisch ist die Diagnose einer essentiellen Hypertonie demnach nur durch Ausschluß primärer Ursachen zu stellen.

Zu den ersten Befürwortern, die die RIN für die Selektionierung von Hypertonien mit ein- oder beiderseitigen Nierenfunktionsstörungen einsetzten, gehören STRAFFON und GARCIA (1960) sowie WINTER (1963).

Die Quote „pathologischer" RIN-Befunde bei klinisch als nicht renal klassifizierter Hypertonie wurde früher mit 13% (ZUM WINKEL, 1964), neuerdings aufgrund der Analyse eines internistischen Krankengutes mit 44% (EMRICH et al., 1972) angegeben.

Bei Hypertonikern mit normalem Kreatininspiegel fanden sich nach MÜLLER und GRAUL (1972) in 49%, nach EMRICH et al. (1972) sogar in 82% der Fälle Veränderungen des RIN.

Die Abgrenzung zwischen essentieller und renovaskulärer Hypertonie mit dem RIN kann offensichtlich verbessert werden durch Berücksichtigung eines Index (R-value) der Funktionsasymmetrie, d.i. das Verhältnis (pathologische/gesunde Niere) der Quotienten aus der Radioaktivität zum Zeitpunkt des Aktivitätsmaximums und der Aktivität zum Zeitpunkt der 50%igen Elimination des Tracers. Ein R-Wert von 0,8 findet sich z.B. bei nur 10% der essentiellen, aber bei 90% der renovaskulären Hypertonien (MAXWELL, 1975).

1.9.8.2. Renovaskuläre Hypertonie

Die renovaskuläre Hypertonie ist per definitionem durch eine Nierengefäßkrankheit, in der Regel durch eine Nierenarterienstenose bedingt. Die davon abzugrenzende renovaskuläre Krankheit kann ohne und mit Hypertonie einhergehen (BOOKSTEIN et al., 1966; BOOKSTEIN, 1975).

Der Prozentsatz der gefäßchirurgisch korrigierbaren renovaskulären Hochdruckformen beträgt nur ca. 3–5% aller Hypertonieformen.

Eine Übersicht über qualitative und quantitative Verfahren der nuklearmedizinischen Hochdruckdiagnostik vermittelt Tabelle 3.

Bei der Abschätzung der Aussagekraft des RIN sind folgende Gesichtspunkte zu beachten:

— Seitendifferenzen der Zeit-Aktivitäts-Kurven werden nur bei hämodynamisch wirksamen Nierenarterienstenosen angetroffen (TAUXE et al., 1961; HÖR et al., 1966; LUKE

Tabelle 3. Nuklearmedizinische Methoden in der Hochdruckdiagnostik

Qualitativ	Radioisotopennephrogramm (^{131}J-Hippuran)	i.v. Injektion
	Renale Funktions-Serienszintigraphie (^{131}J-Hippuran)	
	Renale Perfusions-Serienszintigraphie (^{99m}Tc-Pertech.)	
Quantitativ	Seitengetrennte Nieren-Clearancebest. (^{131}J-Hippuran)	i.v. Injektion
	Selektive renale ^{133}Xe-Clearance	i.a. Injektion (A. renalis)
	Selektive renale ^{99m}Tc-Clearance bzw. Perfusions-Serienszintigraphie	
	Angiotensin I-RIA	aus Nierenvenenblut

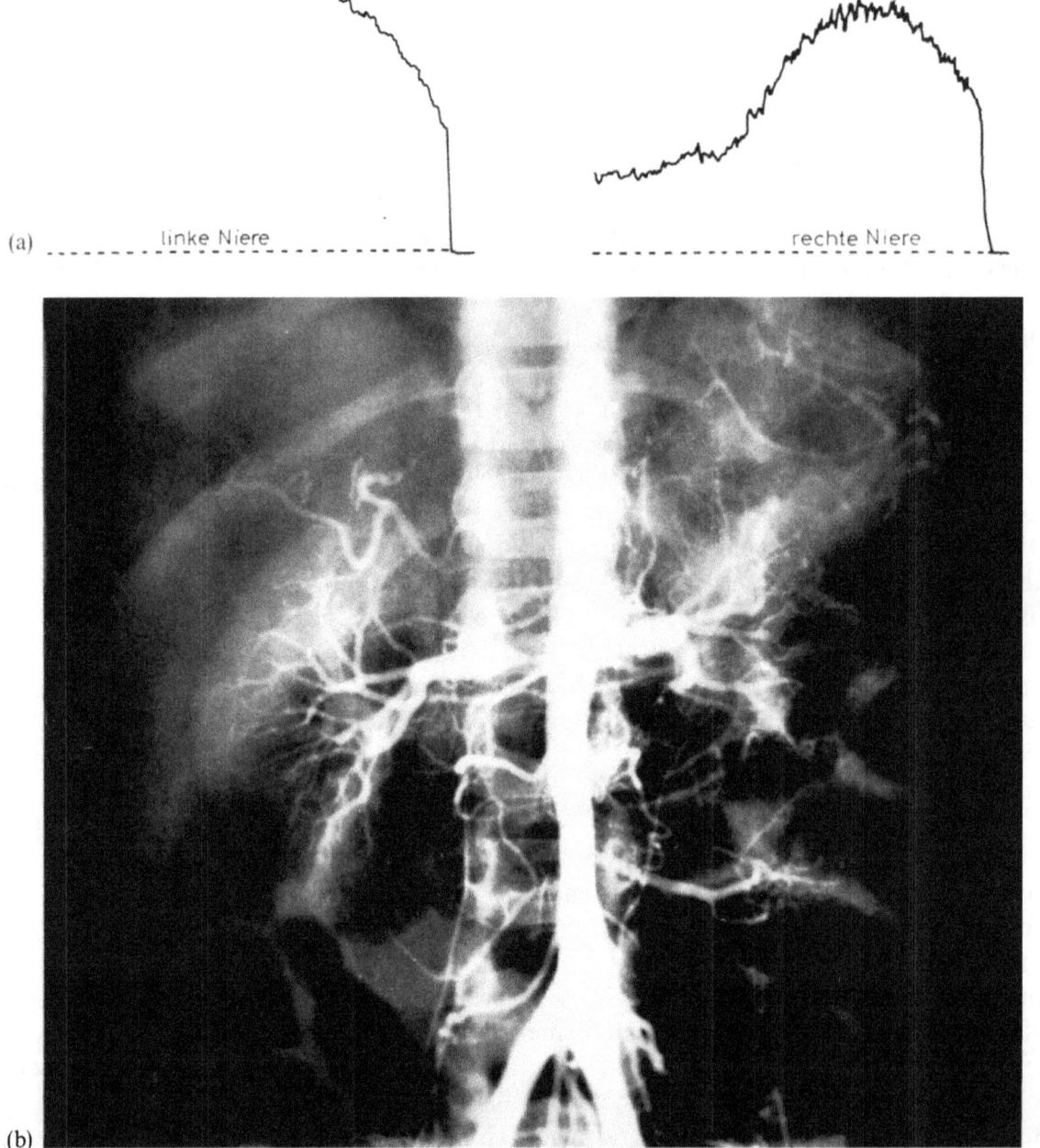

Abb. 7. (a) Radioisotopennephrogramm bei klinischem Verdacht auf Nierenarterienstenose. Radiohippuran-Akkumulationstyp links, verzögertes t_{max} rechts. Verdacht auf beiderseitige Minderdurchblutung (li > re); (b) Etagen-Aortogramm (Prof. Heinze); beiderseits Nierenarterienstenose mit poststenotischer Dilatation bei 11jährigem Jungen. Die Strömungsgeschwindigkeit des Kontrastblutes ist poststenotisch links gegenüber rechts deutlich verzögert (hypertoner Markpool). Damit ist der „Akkumulationstyp" im RIN erklärt.

et al., 1969), bei fibromuskulären (85%) häufiger als bei arteriosklerotisch bedingten Lumeneinengungen (45%) (HUNT et al., 1969).

Allerdings weist MAXWELL (1975) auf die Ergebnisse einer kooperativen Studie hin, derzufolge das rein qualitativ beurteilte RIN auch bei hämodynamisch nicht wirksamen Stenosen (kritische Grenze der Lumeneinengung der A. renalis unter 50%) falsch positiv ausfallen kann, so daß einem positiven RIN kein grundsätzlicher „diskriminatorischer" Wert in der Unterscheidung zwischen renovaskulärer Krankheit und renovaskulärer Hypertonie zuerkannt wird. Von den präoperativ positiven RIN (AUG) zeigten 76,4 (83)% einen Operationserfolg, 82,9 (81)% einen Mißerfolg.

Pathognomonische RIN-Kriterien existieren nicht. Ein verzögerter Eintritt von t_{max} bei abgeflachtem Anstieg in Phase II ist aber auf eine Minderdurchblutung verdächtig (TAUXE et al., 1961; SCHOLZ et al., 1964; HÖR et al., 1966; BENASSI et al., 1967; WEIDMANN et al., 1967; PIERACH et al., 1968; LUKE et al., 1969).

Die Treffsicherheit der RIN beträgt nach einer Sammelstatistik von 693 gesicherten Stenosen der A. renalis 86%, 14% sind falsch negativ, 16% eines Kontrollkollektivs falsch positiv (MAXWELL, 1972) (Tabelle 4). Nach BREIT (1975) beläuft sich die Anzahl der falsch positiven RIN — gemessen an 316 Renovasogrammen — auf 25%.

Ähnliche Daten stammen von BOOKSTEIN (1972/75), der anhand eines Untersuchungsguts von 2374 Hypertonien, davon 884 Patienten mit renovaskulärer Erkrankung, für das RIN eine Sensitivität (Spezifität) von 77 (74)% angibt und seine Verwendung als Suchtest weiter befürwortet (Tabelle 4, 5).

Tabelle 4. Treffsicherheit der Radioisotopennephrographie (^{131}J-Hippuran-RIN) bei Nierenarterienstenosen (Nach M.H. MAXWELL, M. HAYES: Progr. Nucl. Med., 2, 249, 1972)

n	Kontrollen		n	Nierenarterienstenosen			
	falsch positiv			positiv		negativ	
	n	%		n	%	n	%
869	139	16	693	594	86	94	14

Angaben über niedrigere Treffsicherheit sind bedingt durch den Einbezug hämodynamisch nicht wirksamer, beidseitiger oder segmentaler Nierenarterienstenosen.

Der „Wahrscheinlichkeitswert" — berechnet nach der BAYES'schen Formel —, d.h. die Chance, daß tatsächlich ein renovaskulärer Hypertonus besteht, beträgt für das AUG mit Ischämiezeichen 30%, für das positive RIN aber nur 12,5%, wenn das Verhältnis der Häufigkeiten von renovaskulärem und essentiellem Hypertonus mit 5%/95% (BOOKSTEIN, 1975) angesetzt wird.

Die Quote positiver AUG-Befunde wird bei renovaskulären Hypertonien zwischen 44% und 83% angegeben (FOSTER, 1973; MCNEIL, 1974; BOOKSTEIN, 1975), je nachdem, ob nur einseitige oder auch beidseitige Stenosen einbezogen werden. Falsch negative Frühurogramme werden in 32% der renalen Hypertonien angetroffen (FOSTER, 1973), falsch positive bei essentiellen Hypertonien in 10% (BOOKSTEIN, 1975).

Wir halten das AUG, allein angewendet, zwar nicht für eine ideale Suchmethode bei renovaskulärem Hypertonus bzw. für ein Verfahren zur Prognose einer postoperativen Normotension, es ist jedoch unentbehrlich zur Verifizierung der mit NHS-Deformationen einhergehenden Nephropathien, also eines renal parenchymatösen Hypertonus (Hydronephrose, Pyelonephritis, Zystenniere, Nierenzysten, Nierentumoren).

Bezogen auf die Gesamtpopulation der Hypertoniker und unter der Annahme eines Verhältnisses von 1:10 für renovaskuläre und essentielle Hypertonie liegt die Wahrschein-

Tabelle 5. Vergleich der Sensitivität und Spezifität nuklearmedizinischer und radiologischer Verfahren bei Hypertonie

Untersuchungsverfahren	P.E. Peters et al. 1975 (modifiziert)				J.J. Bookstein et al., 1972/75	
	Sensitivität		Spezifität		Sensitivität	Spezifität
	n	(richtig +)	n	(richtig −)		
Ureterenkatheter getrenntseitig (Na, K, Kreatinin)	−	−	−	−	65%	93%
Nuklearmedizin						
Perfusions-Serienszintigr. (99m-Tc-Pertechnetat)	44	80%	28	93%	−	−
Funktions-Serienszintigr. (131-J-Hippuran)	55	73%	48	75%	−	−
RIN (131-J-Hippuran)	100	76%	75	63%	77%	74%
Röntgendiagnostik						
AUG (Standarddosis)	101	33%	77	77%	77%	90%
AUG (Infusion, high dose)	51	41%	34	85%		
Frühurogramm	46	43%	23	91%		
Röntgen + Nuklearmedizin						
AUG + RIN	−	−	−	−	92%	65%
Angiographien	n = 283				n = 2374*	

* Gesamtuntersuchungsgut aller Hypertonien, davon 884 renovaskuläre Erkrankungen (s. Tabelle 9, S. 534)

lichkeit, daß ein Patient mit einem normalen AUG eine renovaskuläre Hypertonie hat, bei 2%, im Fall eines positiven AUG beträgt sie jedoch 44,8% (Bookstein, 1975).

Gestützt auf die bisher gewonnenen Daten setzt sich jetzt die Auffassung durch, daß weder RIN noch AUG, allein angewendet, aussagekräftig genug sind. Der kombinierte Einsatz beider Methoden erhöht zwar deren Sensitivität (von 77% auf 92%), vermindert aber deren Spezifität von 90% (für das AUG) bzw. 74% (für das RIN) auf 62%.

Das RIN sollte nur in Kombination mit anderen klinischen und radiologischen Verfahren, vor allem als Entscheidungshilfe für die Indikation zur Angiographie herangezogen werden (Maxwell, 1975), denn nur mit dieser gelingt die definitive Diagnose einer Nierenarterienstenose. Die Frage der hämodynamischen Wirksamkeit einer Stenose ist allerdings mit dem morphologischen Stenosenachweis keineswegs geklärt.

Als derzeit sicherster Parameter für die Feststellung der hämodynamischen Wirksamkeit einer Nierenarterienstenose wird die seitengetrennte Bestimmung der Reninkonzentration im Nierenvenenblut akzeptiert. Die prognostische Abschätzung der Effektivität eines gefäßchirurgischen Eingriffs soll mit einer Genauigkeit von 82% gelingen (Bookstein, 1975).

Aber auch unter Berücksichtigung eines relativ umfangreichen Datengutes kann aus derzeitiger Sicht selbst der Reninbestimmung im Einzelfall kein prognostischer Beweiswert für den Erfolg eines chirurgischen Eingriffes zuerkannt werden (Buchborn, 1971; Bookstein, 1975), da die Größe des minimalen signifikanten Verhältnisses der beidseitigen Reninwerte unterschiedlich hoch angegeben wird.

Früher geübte klinische Suchmethoden zur seitengetrennten Nierenfunktionsanalyse sind nach Bookstein (1975) im Hinblick auf Morbidität und Ungenauigkeit als überholt anzusehen.

Angaben zur Treffsicherheit finden sich in Tabelle 5, S. 532.

Die Bestimmung des poststenotischen Druckes hat sich für die Operationsplanung als nicht zuverlässig erwiesen, zumal die Angaben über die kritische Höhe erheblich (zwischen 5–40 mmHg) variieren.

Für den Nachweis segmentaler renaler Ischämien forderten FAIR und STAMEY (1971) eine Differenz der Harnflußraten von mindestens 2:1 und eine wenigstens um 16% höhere PAH-Konzentration im Harn der ischämischen Niere. Anstelle des RIN ist hier die Sequenzszintigraphie mit der Szintillationskamera vorzuziehen, da segmentale Durchblutungsminderungen oder -ausfälle gleichzeitig sichtbar gemacht werden können. Mit der selektiven Angioszintigraphie (s. S. 539) gelingt ein direkter Nachweis von Durchblutungsausfällen auf kapillärer Ebene. Die Methode wird deshalb sinnvoll mit der selektiven Kontrastmittel-Arteriographie kombiniert.

Zusammenfassend ist das Hypertonieproblem auch für den Nuklearmediziner heute nicht primär eine Angelegenheit der Screening-Diagnostik, sondern entsprechend internistischen Forderungen (BUCHBORN, 1971) gilt es vielmehr, Hypertonie-Patienten unter 45–50 Jahren einer genauen Untersuchung zu unterziehen, um gegebenenfalls einen gefäßchirurgischen Eingriff zu veranlassen, immer unter Beachtung der bis jetzt vorliegenden Operationsergebnisse (s. Tabelle 6), die eine Indikation zur Operation einengen auf:

Jugendliche Hypertoniker, besonders mit fibromuskulären Nierenarterienstenosen, malignem Verlauf einer Hypertonie mit refraktärem Verhalten gegenüber Antihypertonika, hochgradige beiderseitige Nierenarterienstenosen mit Niereninsuffizienz.

Tabelle 6. Operationsergebnisse nach Revaskularisation und Nephrektomie bei 1458 Hochdruckkranken mit Nierenarterienstenose (Sammelstatistik nach HEBERER, 1971)

Postoperatives Blutdruckverhalten	
normal	44,2%
gebessert	30,3%
nicht gebessert	20,0%
verstorbene Patienten	5,5%

Unter klinischen Gesichtspunkten ist in Übereinstimmung mit NORDYKE et al. (1969) der Wert des RIN beim essentiellen Hypertonus in erster Linie darin zu sehen, daß ein zuvor klinisch unbekannter Befund (hochgradige Funktionseinbuße bei Schrumpfnieren, Harnwegsobstruktion) aufgedeckt und einer exakten Diagnostik und Therapie zugeführt wird.

Renale Hypertoniefolgen sind mit der RIN aber nur bei konsequenten, über Jahre durchgeführten Verlaufskontrollen verifizierbar. Inwieweit das RIN dazu befähigt ist, Richtlinien für die Dosiswahl bei antihypertensiver Therapie essentieller Hypertoniker zu liefern (DARSINOS et al., 1971), bleibt abzuwarten.

Tabelle 7. Häufigkeitsverteilung der Ursachen eines renovaskulären Hypertonus (Sammelstatistik von 574 operierten Kranken nach HEBERER u. EIGLER, 1969)

Arteriosklerotische Stenosen	71,3%
Fibromuskuläre Stenosen	22,5%
Aneurysmen	2,7%
Kongenitale Mißbildungen	1,5%
Exogene Kompression der A. renalis	0,5%
Nierenarterienembolie	0,4%

Tabelle 8. Location of Maximal Stenosis in Renal Artery (n=884) (BOOKSTEIN et al., J. Amer. med. Ass. *221*, 368, 1972)

	athero- sclerosis in %	fibromuscular hyperplasia in %
orifice or prox 1/3	83	33,2
middle 1/3	4,3	28,2
distal 1/3	2,2	25,9
segmental	6,8	5,0

Tabelle 9. Renovaskuläre Erkrankungen (BOOKSTEIN et al., J. Amer. med. Ass. *221*, 368, 1972)

n=884	Nierenläsionen			
Arteriographie	arteriosklerotisch		fibromuskulär	
	2/3		1/3	
Lumenreduktion	<50	>50	<50	>80
Op. Erfolg (%)	43	68	72	91

Die Tabellen 6, 7, 8 und 9 orientieren über Operationsergebnisse, Häufigkeit der Ursachen eines renovaskulären Hypertonus, Stenoselokalisation und Art der renovaskulären Erkrankung in Abhängigkeit vom Grad der angiographisch nachgewiesenen Reduktion des Nierenarterienlumens.

Der diagnostische Beitrag nuklearmedizinischer Verfahren beim renalen Hypertonus ist heute wie folgt zu sehen:

1. Beurteilung der Gesamt- und Einzelnierenfunktion, am besten durch RIN und Clearance-Bestimmung (s. S. 646). Zeigt die nichtstenotische (kontralaterale) Niere in Verlaufskontrollen fortlaufende Leistungseinbußen, spricht dies gegen Erfolgschancen eines gefäßchirurgischen Eingriffs (VERTES et al., 1965; PALMER, 1971).
2. Objektivierung der Beseitigung einer haemodynamisch wirksamen Nierenarterienstenose. Die RIN ist bei postoperativer Normotonie in 84% korrekt negativ (MANI et al., 1969).
3. Weitere Einsatzschwerpunkte sind Hypertonien im Kindesalter, denen in 70% Nierenerkrankungen zugrunde liegen (BÜHLMEYER, 1974), rasche Verschlechterung einer Hypertonie bei Jugendlichen bzw. refraktäres Verhalten gegenüber Antihypertonika.

1.9.9. RIN in der Gynäkologie und Geburtshilfe

In der Gynäkologie wird die RIN vorwiegend bei Tumoren des kleinen Beckens eingesetzt, wenn die Frage nach postrenalen Abflußbehinderungen — z.B. im Gefolge einer tumorbedingten Ureterkompression — im Vordergrund steht (ZUM WINKEL, 1964; ROGGE, 1968; HENK und MCCREADY, 1969; GITSCH, 1972).

Auch für die Beurteilung der Nierenfunktion während der Schwangerschaft (LAAKSO et al., 1965; BAIRD et al., 1966) und im Wochenbett (JANISCH et al., 1970) wurden radioisotopennephrographische Untersuchungen herangezogen.

209 Toxikose- und 24 Pyelonephritis-Patientinnen boten Abflußstörungen im RIN, die sich in der Hälfte der Fälle innerhalb von 10 Tagen nach der Geburt zurückbildeten,

während Veränderungen der Phase II („tubuläre Sekretionsstörung") noch bis zu 3 Monate nach der Geburt registrierbar sind. Weist das RIN bereits präpartual Veränderungen auf, so sind diese, ebenso wie länger als 10 Tage post partum persistierende Abflußstörungen, nicht als schwangerschaftsbedingt anzusehen (WEISE et al., 1974).

Bei 68 Wöchnerinnen mit Verdacht auf Pfropfgestosen ergab sich nur in 31% der Fälle ein normaler RIN-Befund; vorwiegende Verzögerungen der Phase III (in 47%) können mit einer postpartualen Atonie des Nierenhohlsystems erklärt werden (KNÜSEL et al., 1966; WEISE et al., 1974).

1.9.9.1. Genital-Karzinome

Urologische Komplikationen können das Schicksal von Patientinnen mit Genital-Karzinomen entscheidend bestimmen. Nur 40% der Zervix-Karzinomfälle überleben 1 Jahr nach Therapie, wenn im Ausscheidungsurogramm bereits pathologische Befunde nachweisbar sind (RHAMY und STANDER, 1962).

Das operative Vorgehen wird durch Vorhandensein oder Fehlen von nephro-urologischen Komplikationen beeinflußt. Als generelle Indikationen für die RIN kommen in Betracht (ZUM WINKEL, 1964):

— Tumorunabhängige Nephropathien, erworbene Nephropathien bzw. kongenitale Anomalien,
— raumbeschränkende Tumorinvasionen an den oberen Harnwegen,
— operative Eingriffe in der Gegend der harnableitenden Wege,
— Skelettierung der Ureteren, z.B. bei Wertheim'scher Operation,
— strahleninduzierte Veränderungen an Nierenparenchym oder harnableitenden Wegen,
— postoperative und postradiotherapeutische narbenbedingte Stenosen am Ureter.

Bei der Analyse der RIN-Befunde von 206 Patientinnen mit Kolon-Karzinom wurden in der Gruppe ohne parametranen Tastbefund in 13%, bei schweren narbigen Veränderungen bzw. Infiltraten in 48 respektive 78% der Fälle pathologische Befunde registriert (ZUM WINKEL, 1964). Dabei nimmt die Zahl der pathologischen RIN-Befunde mit der Ausdehnung des Karzinoms zu, in den Stadien 3 und 4 auf 42%. Bei Patientinnen, die ein Rezidiv erlitten, fanden sich häufiger (40%) pathologische Befunde als bei rezidivfreien (23%). Bei den letzteren wurde eine Regression der RIN-Veränderungen 4 bis 8 Monate nach der Therapie festgestellt (vgl. auch ROGGE et al., 1968; GITSCH, 1972).

1.9.10. RIN in der pädiatrischen Nephrologie und Urologie

Seit den ersten Erfahrungsberichten über die Anwendung der RIN beim Kind (FEITEL und OLIVER, 1961; BALL et al., 1964; HÖR et al., 1964) ist der Anteil isotopennephrographischer Untersuchungen im Kindesalter ständig gestiegen. Wiederholt wurde die Wertigkeit dieser qualitativen, seitengetrennten Nierenfunktionsprobe insbesondere für die diagnostischen Belange der Kinderchirurgie und -urologie unter Beweis gestellt (DECKART, 1966; STRÖTGES et al., 1966; OLBING et al., 1966; WINTER, 1966/68; ANDREEW and HAYDU, 1967; FREY et al., 1967; HÖR, 1967/68/74; JOHNSTON und IRVING, 1967; DECKART et al., 1968; PREUSS und DECKART, 1969; KIRSCH et al., 1970; LÖBE und BEYER, 1970; FENDEL, 1971/73; BLAUFOX und FREEMAN, 1973; POCHON et al. 1973).

Abb. 8 gibt das Radioisotopennephrogramm eines Kindes nach Ileum-Blasenoperation wider. Bei Verwendung der Sondennephrographie empfiehlt sich im Kindesalter die Bevorzugung von ^{125}J-Hippuran (s. S. 538) sowie spezieller, der kindlichen Anatomie angepaßter Kleinkollimatoren (FENDEL et al., 1966; STRÖTGES et al., 1966; LÖBE und BEYER, 1970).

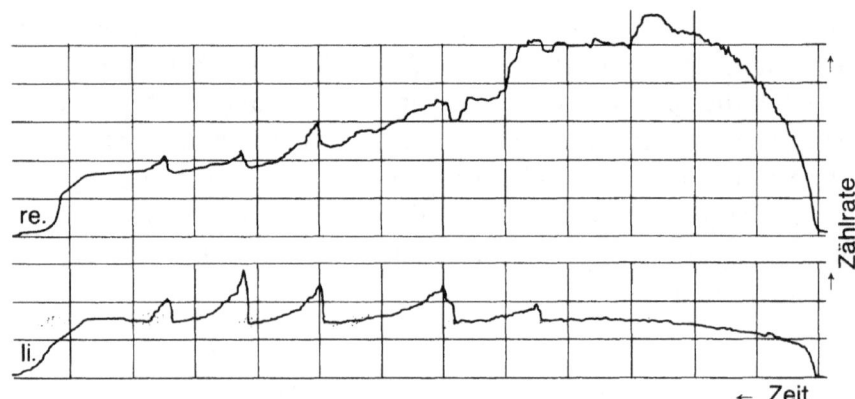

Abb. 8. Radioisotopennephrogramm bei Zustand nach Ileum-Blasen-Operation wegen Blasenekstrophie bei elfjährigem Jungen. Partieller Stauungstyp rechts, Horizontaltyp links (pyelonephritische Schrumpfniere). Multiple Refluxzacken, links stärker als rechts. (Nach Hör 1967).

Im ersten Lebenshalbjahr liegen die Mittelwerte für t_{max} und $t/2_E$ etwas höher als bei Altersstufen zwischen 7 Monaten und 14 Jahren, jedoch — entgegen früheren Annahmen — ohne wesentliche Abweichung von Normalwerten bei Erwachsenen. WINTER et al. (1968) stellten bei Neugeborenen kürzere Zeiten für t_{max} und Eliminationshalbwertzeit sowie niedrigere Amplituden als beim Erwachsenen fest (vgl. a. KATHEL, 1971).

1.9.10.1. Treffsicherheit

Anhand von 1000 Untersuchungen bei Kindern ermittelten LÖBE und BEYER (1970), daß die Quote an falsch positiven oder falsch negativen RIN-Befunden im ersten Lebensjahr um 30% höher liegt als bei älteren Kindern, bei denen von einer beim Erwachsenen vergleichbaren Trefferquote des RIN auszugehen ist.

Über Indikationen nuklearmedizinischer Verfahren bei nephro-urologischen Problemen im Kindesalter informiert Tabelle 10.

Auch im Kindesalter haben Untersuchungen mit der Szintillationskamera unter Verwendung von kurzlebigen ^{99m}Tc-Komplexen gegenüber der Sondennephrographie diagnostische Fortschritte erzielen lassen (s. S. 606).

Nachuntersuchungen im Ganzkörperzähler ließen bei Kindern, denen ^{131}J-Hippuran zu Nierenfunktionsuntersuchungen verabreicht worden war, trotz dreitägiger Blockade der jodspeichernden Organe mit inaktivem Jod eine langanhaltende Restaktivität nachweisen (KOEPPE und SCHAEFER, 1970).

Im Mittel ist die resultierende Strahlenbelastung der Schilddrüse bei applizierten Aktivitäten von 5 µCi ^{131}J als OIH auch für Kinder vertretbar; im Hinblick auf potentiell höhere Expositionen in Einzelfällen ergibt sich jedoch auch hier die Forderung, ^{125}J-Hippuran zu verwenden.

Zur Refluxprüfung mit Radiopharmazeutika s. S. 606.

1.10. Strahlenbelastung

Die Strahlenbelastung liegt bei allen nuklearmedizinischen Funktionsuntersuchungen der Nieren — außer bei der Kameraszintigraphie — unter 1% der Strahlenbelastung eines Ausscheidungsurogramms (Literaturangaben bei FENDEL, 1970; PABST und HÖR, 1971; KAUL et al., 1972/73).

Tabelle 10. Nephro-urologische Diagnostik mit nuklearmedizinischen Verfahren im Kindesalter

Indikationen	Verfahren	Radiopharmazeutika
Nachweis funktionstüchtiger Zweitniere vor Nephrektomie, bei unklarem AUG (fehlende KM-Exkretion, Darmgasüberlagerung)	RIN, SSZ, KSZ seitengetrennte Clearance	OIH, ^{99m}Tc-Komplexe, (z.B. -DMSA, -MMSA) OIH
Aplasie, Dysplasie des proximalen und distalen Harntrakts (bei rezidivierenden Pyurien)	RIN SSZ KSZ	OIH[a] OIH, ^{99m}Tc-DTPA ^{99m}Tc-Komplexe
Dystopien der Nieren	Scanner-SZ KSZ	^{99m}Tc-Komplexe wie oben
Reflux	SSZ	^{99m}Tc-DTPA
Verlaufskontrollen nach kinderchirurgischen Eingriffen (z.B. nach Zysto-Sigmoideostomie)	wie oben	wie oben
Hypertonus (Nierenarterienstenose?)	RIN PSS seitengetrennte Clearance	OIH ^{99m}Tc-Komplexe OIH
Urämie	Scanner-SZ oder KSZ	^{99m}Tc-Komplexe
Nierentrauma	wie oben u. seitengetrennte Clearance	wie oben
Nierentransplantation	RIN, SSZ (PSS)	OIH (^{99m}TcO$_4$)
KM-Allergie	wie oben	wie oben
Nierenlokalisation vor Biopsie	Scanner-SZ oder KSZ	^{99m}Tc-Komplexe

[a] ^{125}J-Hippuran bei Sondennephrographie, ^{123}J-, ^{131}J-Hippuran bei Untersuchungen mit der Szintillationskamera

SSZ = Sequenzszintigramm (dynamisch)
KSZ = Kamera-Szintigramm (statisch)
PSS = Perfusions-Serienszintigramm (dynamisch)
OIH = ^{131}J-Hippuran
^{99m}Tc-HSA = ^{99m}Tc-Humanserum-Albumin
DMSA = Dimercaptosuccinylsäure
MMSA = Monomerkaptosuccinylsäure

Bei Niereninsuffizienz mit Radiopharmazeutikumretention steigt sie an. Dies fällt aber bei kurzlebigen Radionukliden und reinen γ-Strahlern nicht ins Gewicht.

Strahlenbelastung:
bei Verwendung von 10–20 μCi ^{131}J–OIH

Beim Erwachsenen
Ganzkörper	1–2 mrd
Krit. Organ (Schilddrüse)	280–6280 mrd
Gonaden	1,2–5 mrd

Bei der Schwangeren und der stillenden Wöchnerin
Fet	0,5–2 mrd
Fetale Schilddrüse	4–400 mrd

(1 500 mrd bei röntgenologischer Abdomenübersicht)

Diaplazentarer Übertritt: 0,1% der verabreichten Dosis.

Ca. 2–3% der verabreichten Radioaktivität werden nach 48 Std in der Muttermilch gefunden. Eine kurzfristige Unterbrechung des Stillvorgangs ist nach einer RIN zu befürworten.

Beim Kind
Ganzkörperbelastung

Neugeborenes	0,33 mrd/µCi ^{131}J–OIH
1jähriges Kind	0,13 mrd/µCi ^{131}J–OIH
5jähriges Kind	0,08 mrd/µCi ^{131}J–OIH
10jähriges Kind	0,06 mrd/µCi ^{131}J–OIH

Gonadenbelastung um 0,03 mrd/µCi ^{131}J–OIH.

Bei Verwendung von ^{125}J verringern sich diese Dosen. Bei Beckenübersichtsaufnahmen beträgt die Gonadenbelastung dagegen 60 mrd (Mädchen) bzw. 12 mrd (Knaben mit Gonadenschutz).

Bei der Refluxdiagnostik mit ^{131}J-Albumin erhält die Blasenschleimhaut als kritisches Organ 70 mrd. (Zur Strahlenbelastung siehe auch Tabelle 17, S. 615.)

Die Strahlenbelastung der Blase läßt sich reduzieren, wenn für eine sofortige und möglichst vollständige Blasenentleerung nach der Untersuchung gesorgt wird.

2. Scannerszintigraphie der Nieren

Die Technik der rectilinearen Szintigraphie mit bewegtem Strahlungsdetektor wurde von McAfee und Wagner (1960) eingeführt und auf breiter Basis erstmals von zum Winkel (1964) erprobt. Die klinischen Indikationen wurden u.a. von Scheer (1963), Schmidt (1964), Wascher et al. (1965), Delaloye (1966), Kazem et al. (1968), Deininger et al. (1973), Hennig et al. (1973), Freeman (1975) ausführlich beschrieben. Das Verfahren wird jetzt, wenn immer möglich, durch die Szintigraphie mit stehendem Strahlungsdetektor ersetzt (s. S. 562). Die prinzipielle Möglichkeit, Größe, Form, Lage und Defekte der Nieren bei verschiedenen Nephro-Uropathien bildlich sichtbar zu machen, rechtfertigt jedoch die Anwendung der Scannerszintigraphie in Ergänzung zur Ausscheidungsurographie und vor dem Einsatz der invasiven Renovasographie, wenn eine Szintillationskamera nicht zur Verfügung steht. In manchen klinischen Situationen, wie bei Zystennieren und Nierenzysten, wird die Aussage der Scannerszintigraphie durch andere Verfahren, wie die Ultraschalltomographie, übertroffen, da diese eine Differenzierung gegenüber soliden Gewebsstrukturen ermöglicht (Kratochvil, 1970; Schreck und Holmes, 1970). Auch die Computer-Ganzkörpertomographie wird künftig in entsprechenden Zentren die morphologische Nierendiagnostik erweitern (Schellinger und Axelbaum, 1976).

Das mit dem Scanner gewonnene Szintigramm ist zwar dem in der statischen Phase mit der Szintillationskamera gewonnenen Szintigramm prinzipiell ebenbürtig, hat aber den Nachteil der langen Registrierzeit und der fehlenden Beurteilbarkeit dynamischer Vorgänge (Durchblutung, intrarenale Haemodynamik, Exkretion). Die Methode sollte daher grundsätzlich nicht für entsprechende Fragestellungen (renovaskulärer Hypertonus, Hydronephrose, Abflußbehinderung) eingesetzt werden. Hier vermag sie lediglich den Nachweis einer Parenchymreduktion (z.B. im Rahmen einer vaskulären, pyelonephritischen oder hydronephrotischen Schrumpfniere) zu erbringen.

2.1. Radiopharmazeutika

Die ursprünglich benutzten Radiopharmazeutika (^{203}Hg-Chlormerodrin, ^{203}Hg-Mersalyl) sind heute im Hinblick auf die hohe Strahlenbelastung der Nierenrinde kontraindiziert und durch Verbindungen mit Radionukliden kurzer physikalischer Halbwertzeit zu ersetzen.

Man verwendet neben ^{197}Hg-Chlormerodrin dieselben nierenpflichtigen Radiopharmazeutika, die zur statischen Szintillationskamera-Szintigraphie benutzt werden (s. S. 540). Es handelt sich also durchweg um Substanzen, die der Stapelung in den proximalen und distalen Nierentubuli unterliegen und bei denen es während des Untersuchungszeitraumes nicht zum Übertritt in das Nierenhohlsystem und damit zu Überlagerungen des Nierenparenchyms kommt. Bewährt haben sich ^{99m}Tc-DMSA und ^{99m}Tc-Penicillamin. Die Verwendung von vorwiegend glomerulär filtrierten, radioaktiv markierten Verbindungen (^{113m}In-, ^{99m}Tc-DTPA) ist im Hinblick auf deren rasche renale Elimination nur im Rahmen der dynamischen Sequenz- und Funktionsszintigraphie vertretbar.

Während die Scannerszintigraphie mit tubulär gestapelten Radiopharmazeutika das funktionstüchtige Nierenparenchym sichtbar macht, besteht die Möglichkeit, mit Hilfe von ^{99m}Tc-Mikrosphären oder ^{131}J-Albumin-Partikeln (10–30 μ Durchmesser) die intrarenale Durchblutungsverteilung bildlich darzustellen (siehe Angioszintigraphie unten) (SEIFERT et al., 1971/72; HAAS et al., 1972; HÖR et al., 1972; PABST, 1972). Es ist jedoch erforderlich, die radioaktiv markierten Partikel im Rahmen einer klinisch indizierten selektiven Renovasographie in die A. renalis zu injizieren.

Zu experimentellen Grundlagen s. RUDOLPH und HEYMAN, 1967.

2.2. Technische Durchführung der Scannerszintigraphie mit tubulär gestapelten Radiopharmazeutika

Eine besondere Vorbereitung des Patienten ist nicht notwendig. 100–200 μCi ^{197}Hg-Chlormerodrin oder 2–4 mCi eines nierenaffinen ^{99m}Tc-Komplexes (s. Tabelle 11) werden i.v. injiziert. Der Zeitpunkt der optimalen tubulären Radiochlormerodrinstapelung liegt bei 1 Std nach Injektion (FREEMAN, 1975).

Szintigramme von ausreichender Bildgüte können jedoch bis zu mehreren Stunden p.i. angefertigt werden. Ist der Scanner nur mit einem Detektor ausgerüstet, wird der Patient in der Regel in Bauchlage untersucht; bei Vorhandensein eines Doppelkopfscanners können die Nieren in Rückenlage des Patienten gleichzeitig in ventraler und dorsaler Ansicht szintigraphiert werden.

Zusätzliche Untersuchungen in links- oder rechtsseitlicher Lage des Patienten können zweckmäßig sein, wenn es um den Nachweis kleinerer, tumorbedingter, randständiger Defekte in den ventralen oder dorsalen Nierenparenchymanteilen geht.

2.3. Technische Durchführung der Angioszintigraphie

Nach Beendigung einer klinisch indizierten selektiven Renovasographie werden ca. 100 μCi ^{131}J-Albumin-Partikel oder – besser – 2–4 mCi ^{99m}Tc-Mikrosphären direkt in die A. renalis injiziert. Es erfolgt eine Mikroembolisation in den Nierenkapillaren und ca. 1 Std später wird die intrarenale Durchblutungsverteilung bei Bauchlage des Patienten durch das Angioszintigramm dokumentiert. Auch hier ist es vorteilhaft, gegebenenfalls einen Doppelkopfscanner einzusetzen, um die Durchblutungsverteilung in ventraler und dorsaler Ansicht der Nieren objektivieren zu können.

Tabelle 11. Radiopharmazeutika zur Nierendiagnostik mit Szintillationskamera und Auswertesystem
Gütekriterien: +++ sehr gut, ++ gut, + mäßig, 0 nicht (mehr) empfehlenswert

Autoren	Radiopharmazeutikum	Verfahren		
		PSS	SSZ,	KSZ (statisch)
POWELL et al., 1965	$^{99m}TcO_4$	+++	0	0
HARPER et al., 1962/65	^{99m}Tc-Fe-Ascorbinat	++	0	+
BOYD et al., 1973	^{99m}Tc-Gluconat	++	0	+
HALPERN et al., 1972a, b	^{99m}Tc-Penicillamin-Acetazolamid	++	0	+++
LICHTE u. HÖR, 1975	^{99m}Tc-Penicillamin	++	0	+++
LIN et al., 1974, ENGLANDER et al., 1974, HANDMAKER et al., 1975	^{99m}Tc-Dimercapto-succinat (DMS)	+++	0	+++
HAGAN et al., 1977	^{99m}Tc-Monomercapto-succinat	+++	0	+++
HAUSER, 1970 HEIDENREICH et al., 1975b, c	^{99m}Tc-DTPA	++	++ (postrenale Kinetik)	+
HOLROYD et al., 1970, WEINREICH et al., 1974, BUTTERMANN et al., 1976/77	^{123}J-Hippuran	++	+++	++
TUBIS et al., 1960	^{131}J-Hippuran	+	++	0
GEORGE et al., 1975/76 SOLARIC-GEORGE et al., 1974	^{99m}Tc-Kolloid	+	+	++ (chronische Abstoßungsreaktionen)

Das Scannerszintigramm wird heute in der Regel als Farb(Color)-Szintigramm aufgezeichnet, gelegentlich auch als Fotoszintigramm. Darüber hinaus wurden bereits früher Methoden zur Kontrastverbesserung des Scannerszintigramms beschrieben, wie z.B. die color television contrast technique (CHARKES und GERSHON-COHEN, 1963). Heute bedient man sich einer computerunterstützten Szintigrammbearbeitung (s. S. 573). Ausführliche Angaben zur Technik der Szintigraphie finden sich bei WOLF (1969), sowie FREEMAN (1975) und in den auf S. 538 zitierten Übersichtswerken.

2.4. Klinische Anwendung der Scannerszintigraphie

Das Szintigramm liefert eine bildliche Dokumentation der intrarenalen Aktivitätsverteilung eines intravenös oder intraarteriell applizierten nierenaffinen Radiopharmazeutikum. Damit sind Größe, Form und Lage der Nieren sowie Parenchymdefekte beurteilbar. Hieraus leiten sich die klinischen Indikationen ab (ROSENTHALL, 1963; ZUM WINKEL, 1964).

2.4.1. Lokalisation der Nieren

Eine der wichtigsten Indikationen der renalen Scannerszintigraphie ist die genaue Lokalisation der Nieren vor Biopsie und bei Verdacht auf dystope Nierenlage (TELFER et al., 1964; KELLER et al., 1964; ZUM WINKEL, 1964; ANDREEW und HAYDU, 1967). Die Beckenniere ist in Rückenlage besser nachweisbar als in Bauchlage (ZUM WINKEL, 1975).

Als Konkurrenzmethode wird die Ultraschall-Lokalisation empfohlen (KRATOCHVIL et al., 1970; BAHLMANN und OTTO, 1972), mit welcher die Nieren im Quer- und Längsschnitt darstellbar sind, wodurch auch bei fehlender Kontrastmittelausscheidung im AUG

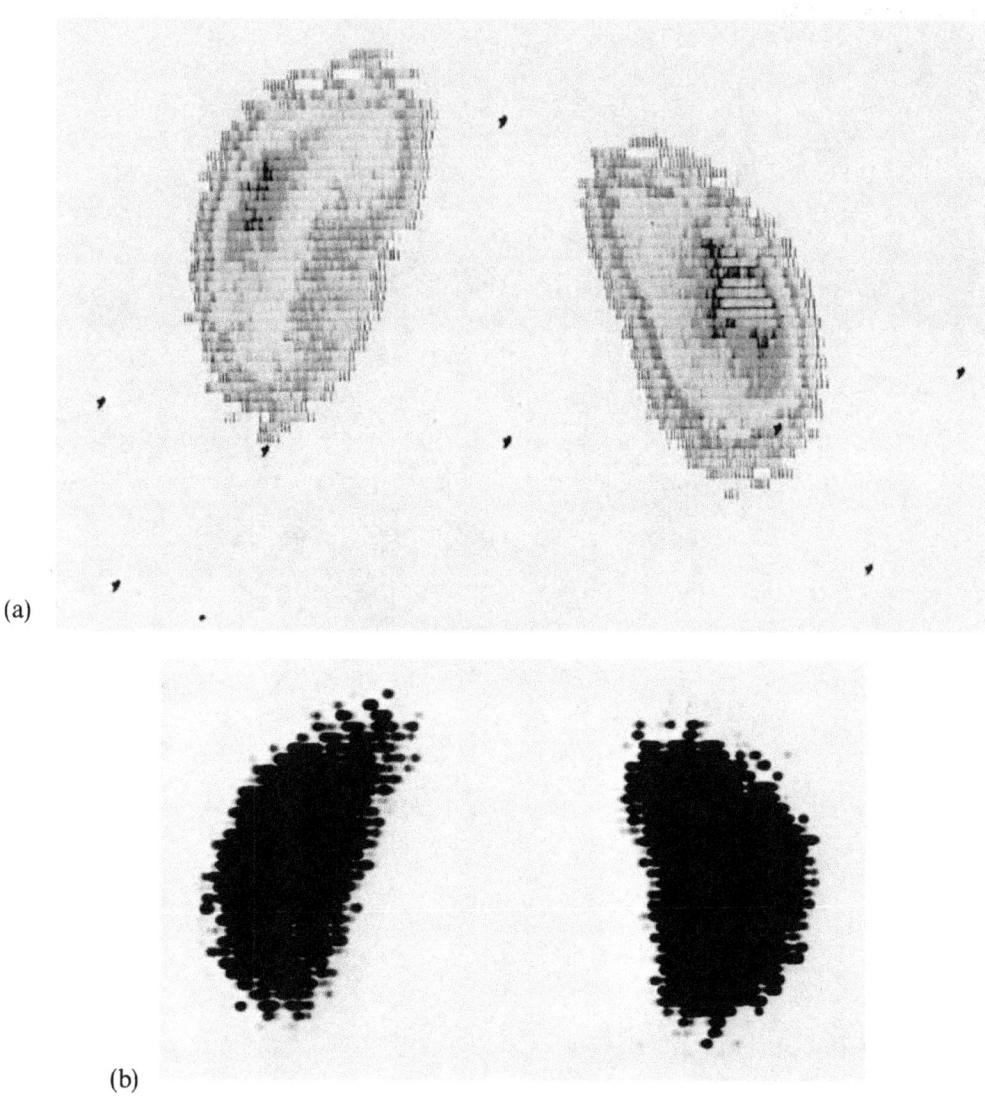

Abb. 9a u. b. Scannerszintigraphie der Nieren. Normalbefund. (a) Farbszintigramm, (b) Fotoszintigramm.

oder Verdacht auf renale Agenesie eine gezielte Entnahme von Nierengewebe durch Punktion ermöglicht wird. Abb. 9a, b zeigen Scannerszintigramme gesunder Nieren.

2.4.2. Nierenmißbildungen

Dysplasien (Hufeisennieren, s. Abb. 10), hypoplastische Nieren (Zwergnieren), Doppelnieren, gekreuzte Dystopien sind scannerszintigraphisch in der Regel einwandfrei lokalisierbar. Diese diagnostischen Probleme stellen sich vor allem in der pädiatrischen Urologie und Nephrologie (s. S. 557), aber auch beim Erwachsenen (RAZZAK, 1974).

Bei der Hufeisenniere ist zu beachten, daß ein Nachweis der tubulären Stapelkapazität, d.h. der Funktionstüchtigkeit einer Parenchymbrücke, oft nur im Szintigramm in ventraler Ansicht (Rückenlage des Patienten) gelingt. Divergenz der kranialen, Konvergenz der kaudalen Nierenpole sind szintigraphische Leitkriterien, die selbst dann die Diagnose stellen lassen, wenn eine fibrös-degenerierte Parenchymbrücke funktionslos ist.

Nierenaplasien und -agenesien lassen den Nachweis funktionstüchtigen Parenchyms vermissen (ZUM WINKEL, 1964; PATINO et al., 1968). Sie sind szintigraphisch nicht von der funktionslosen Niere unterscheidbar. Bei klinischer Indikation, z.B. Notwendigkeit der Nephrektomie wegen Vorliegens eines Hypernephroms und gleichzeitig fehlende Kon-

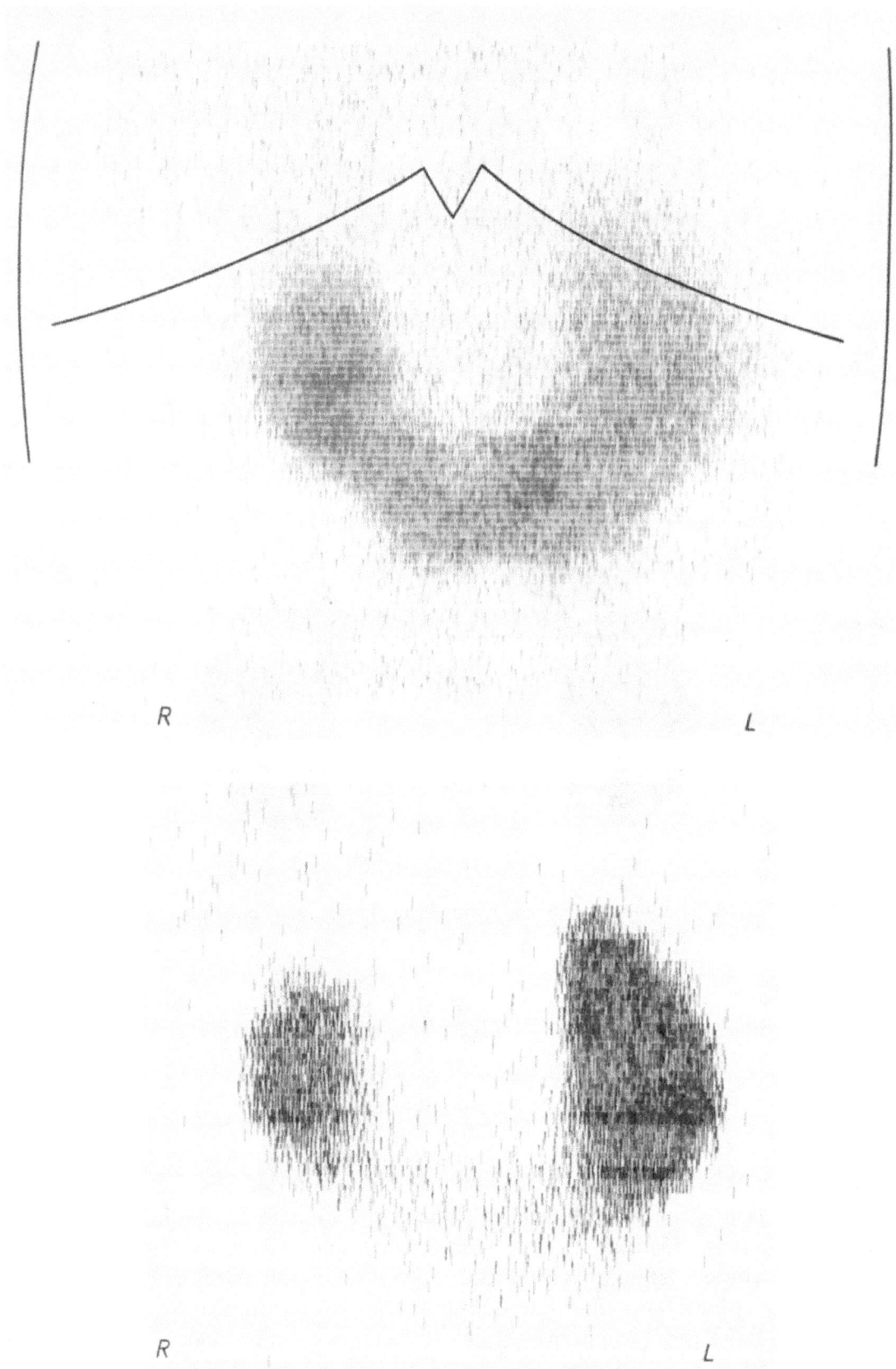

Abb. 10. Scannerszintigramm der Nieren nach i.v. Injektion von 1 mCi ^{99m}Tc-Penicillamin bei Hufeisenniere, aufgenommen mit dem Doppelkopfscanner. Beachte, daß die tubuläre Stapelfähigkeit der Parenchymbrücke nur in dem von ventral angefertigten Szintigramm (Obertischmeßkopf, oben), nicht dagegen in der dorsalen Ansicht (Untertischmeßkopf, unten) nachweisbar ist.

trastmittelausscheidung im AUG der Gegenniere, muß die Renovasographie zum Nachweis der Anlage oder des Fehlens einer A. renalis zu Rate gezogen werden.

Zwergnieren bzw. kongenital-hypoplastische Nieren bieten das gleiche szintigraphische Bild wie pyelonephritische oder vaskuläre Schrumpfnieren mit gut erhaltener Restfunktion. Eine Differentialdiagnose ist deshalb nicht möglich.

2.4.3. Intrarenal raumfordernde Prozesse

Zu den intrarenal raumfordernden Prozessen zählen bösartige (Abb. 11a, b) und gutartige Nierentumoren, wie Hypernephrome, hypernephroide Nierenkarzinome, Nierenzysten, Zystennieren.

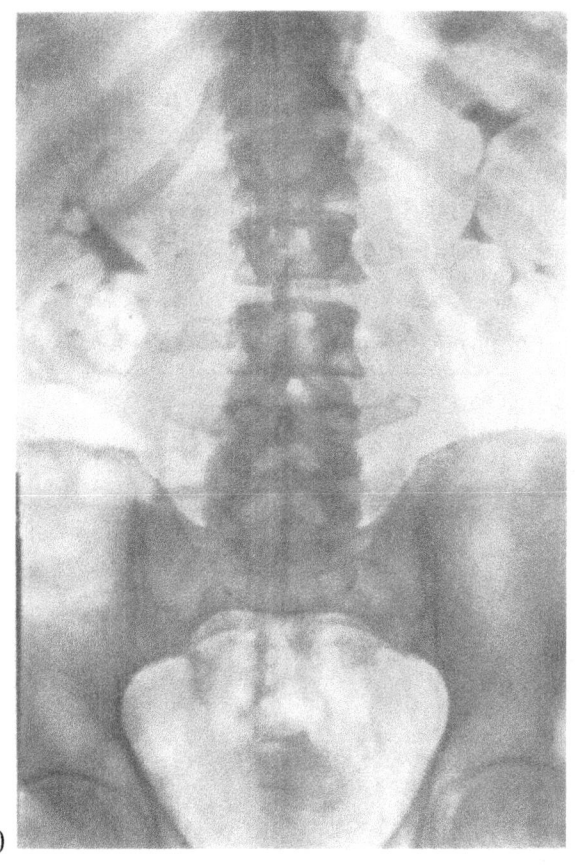

(a)

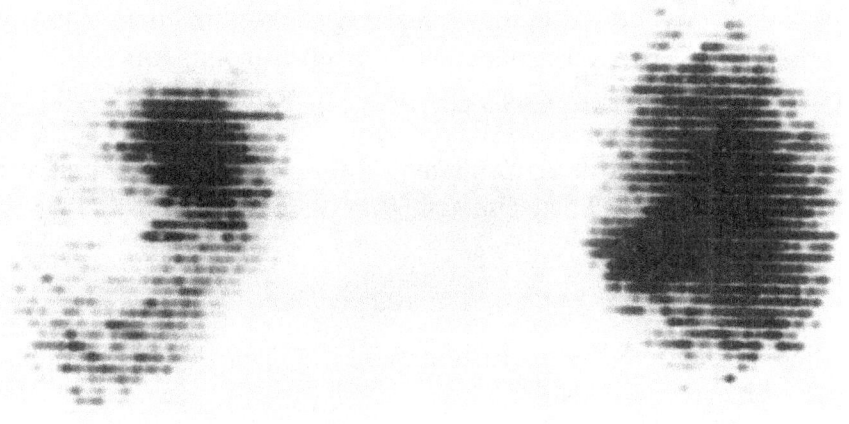

(b)

Abb. 11a u. b. Hypernephrom der linken Niere, (a) Auscheidungsurogramm (in Rückenlage): beachte die Verdrängung und Kompression der oberen und unteren Kelchgruppe links. (b) Fotoszintigramm (in Bauchlage): negativer szintigraphischer Kontrast im Bereich des Tumors.

In der Regel findet sich im Scannerszintigramm ein negativer szintigraphischer Kontrast: das tumorös destruierte Gewebe weist einen Verlust der tubulären Stapelkapazität auf und stellt sich als fokal aktivitätsgeminderter oder -leerer Bezirk dar. Extrem selten wird ein umschriebener heißer Bezirk mit Hyperaffinität des Tumorgewebes für nierenaffine Radiopharmazeutika beobachtet. In einzelnen Fällen wurden derartige Scannerszintigramme mit positivem szintigraphischen Tumorkontrast bei tubulären Nierenadenomen beschrieben (CAPLAN et al., 1968). Zu den Raritäten der nuklearmedizinischen Praxis gehören auch Befunde der positiven szintigraphischen Darstellung von Nierentumoren mit ^{67}Ga (ANTONIADES et al., 1973), während perinephritische Abszesse häufiger als heiße Bezirke zur Darstellung kommen (HOPKINS et al., 1976).

Werden nierenaffine, tubulär gestapelte ^{99m}Tc-Komplexe injiziert, bilden sich Pyonephrosen, abszedierende Pyelonephritiden und Nierenabszesse mit negativem szintigraphischen Kontrast ab.

Die Grenze der Nachweisbarkeit eines Tumors liegt bei 1,5 cm Durchmesser (ZUM WINKEL, 1964). Asymptomatische intrarenal raumfordernde Prozesse der Nieren wurden bei sequentiell durchgeführten Ausscheidungsurogrammen in 15% aufgedeckt (LANG, 1973). Das AUG zeigt jedoch nur dann Symptome, wenn der Tumor zu Veränderungen am NHS oder an den Randkonturen des Nierenschattens führt.

Tabelle 12. Ursachen bei 498 asymptomatischen intrarenal-raumfordernden Prozessen (LANG, 1973)

Gutartige Zysten	234
Pyelonephritis	165
Renaler „Pseudotumor" (Bertini-Säulen)	29
Adenome	21
Entzündliche Zysten	15
Tumore in Zysten	5
Metastatische Karzinome	9
Nekrotische Hypernephrome	8
Papilläre Karzinome	6
Hamartome	4
Tuberkulose	2

Ursachen asymptomatischer intrarenal-raumfordernder Prozesse sind in Tabelle 12 zusammengestellt. Sichere Parenchymdefekte im Szintigramm wiesen ZUM WINKEL et al. (1967) bei 76% operativ oder angiographisch gesicherter Nierentumoren nach. Über eine Gemeinschaftsstudie aus verschiedenen Zentren Europas mit vergleichender Auswertung von verschiedenen radiologischen und nuklearmedizinischen Verfahren bei 476 Nierentumoren haben FOCHEM et al. 1975 berichtet. Dabei wurde erstmals der Versuch unternommen, die Wertigkeit der einzelnen Verfahren in Abhängigkeit vom Vaskularisationsgrad der Nierentumoren abzuschätzen.

2.4.3.1. Gefäßreiche Tumoren

Bei 173 Fällen — davon 85% operativ gesichert — wurde die „eindeutige Diagnose" (sog. Wertigkeitskategorie 3) gestellt:

mit der Pharmakoangiographie in 100%,
mit der selektiven Renovasographie in 96,6%,
mit der Übersichtsangiographie in 93,7%,
mit der semiselektiven Renovasographie in 88,8%.

Ein Tumorverdacht wurde mit der Ausscheidungsurographie in 90,8% der Fälle ausgesprochen, mit der Scannerszintigraphie in 95,6%, mit der Ultraschallmethode in 54,6%.

Die Überlegenheit der Renovasographie zur Sicherung der (Art-)Diagnose eines intrarenal-raumfordernden Prozesses steht also in Übereinstimmung mit zahlreichen früheren Mitteilungen außer Frage (ZUM WINKEL 1964/1972; BRAEDEL und BACHER, 1966; BERGHAUS et al., 1967; DEININGER und HEUCK, 1969/73; PFEIFER et al., 1972a; HENNIG et al., 1973).

2.4.3.2. Gefäßarme Tumoren

Bei der Ausscheidungsurographie konnte in 74,1% der „Verdacht oder sehr starke Verdacht auf einen Tumor" ausgesprochen werden. Die Infusionspyelotomographie ist sogar in 100% zur Verdachtsdiagnose eines Tumors befähigt.

In der Differentialdiagnose gefäßreicher/gefäßarmer Tumoren hat die selektive Renovasographie die höchste Treffsicherheit (76,6%). Der Prozentsatz der Verdachtsdiagnosen läßt sich mit dem ^{197}Hg-Chlormerodrin-Scannerszintigramm auf 82,9% erhöhen, ohne daß — wie mit dem Angiogramm — eine Differentialdiagnose möglich ist.

2.4.4. Nierentrauma

Bei akuten Nierentraumen stößt die Scannerszintigraphie auf Schwierigkeiten, da den Patienten im Schock längere Untersuchungszeiten nicht zumutbar sind. Der Nachweis, ob eine Niere im Gefolge eines direkten Traumas von der Zirkulation ausgeschlossen ist, wird zweckmäßiger durch die auf Seite 569 beschriebene nicht invasive Radionuklid-Aorto-Angiographie geführt. Ist ein operativer Eingriff erforderlich, sind Etagenaortographie bzw. Renovasographie heranzuziehen.

Das Scannerszintigramm eignet sich dagegen gut für ie Beurteilung von Unfallfolgen, wie Nierenkontusionen, -rupturen, posttraumatischen Niereninfarkten (s. Abb. 12) mit konsekutiver Infarktschrumpfniere.

Die Darstellung des verbliebenen funktionstüchtigen Restparenchyms ist eine wichtige Diagnosehilfe im Rahmen von gutachterlichen Stellungnahmen, insbesondere bei der Frage des Zusammenhangs zwischen posttraumatisch aufgetretener Hypertonie und Nierentrauma (FREEMAN et al., 1966; WISOFF and CHAMERS, 1966; KAZMIN et al., 1967; BRAEDEL und BREUER, 1967; FREEMAN, 1975).

Totaler Ausfall der tubulären Stapelkapazität findet sich bei Verschluß der A. renalis bzw. Nierenstielabriß. Segmentale Ischämien werden bei Verschlüssen einer Segmentarterie angetroffen.

Intrarenale, mehr rundlich konfigurierte Ausfälle der Stapelkapazität entsprechen gewöhnlich Hämatomen.

Bei Nierenkontusionen fehlt eine Anreicherung von nierenaffinen Radiopharmazeutika oder die Radioaktivität ist diffus vermindert.

Niereninfarkte sind im typischen Fall durch keilförmige Aktivitätsdefekte charakterisiert (DRESSLER et al., 1974). Bei Nierenrupturen fällt eine bandförmige Aktivitätsminderung auf, unter Umständen mit Darstellung von zwei isolierten Aktivitätsmustern, z.B. bei Polabriß.

Die Differentialdiagnose zwischen Nierenkontusion (reversibler Verlust der tubulären Stapelkapazität) und Niereninfarkt (irreversibler Verlust) ist durch szintigraphische Verlaufskontrollen möglich (FREEMAN, 1975).

Wiederholungsuntersuchungen nach Nierentraumen mit dem Nachweis einer konsekutiven Verkleinerung des stapelfähigen Nierenparenchyms (Entwicklung einer Infarktschrumpfniere) bekräftigen den ursächlichen Zusammenhang mit einer zwischenzeitlich

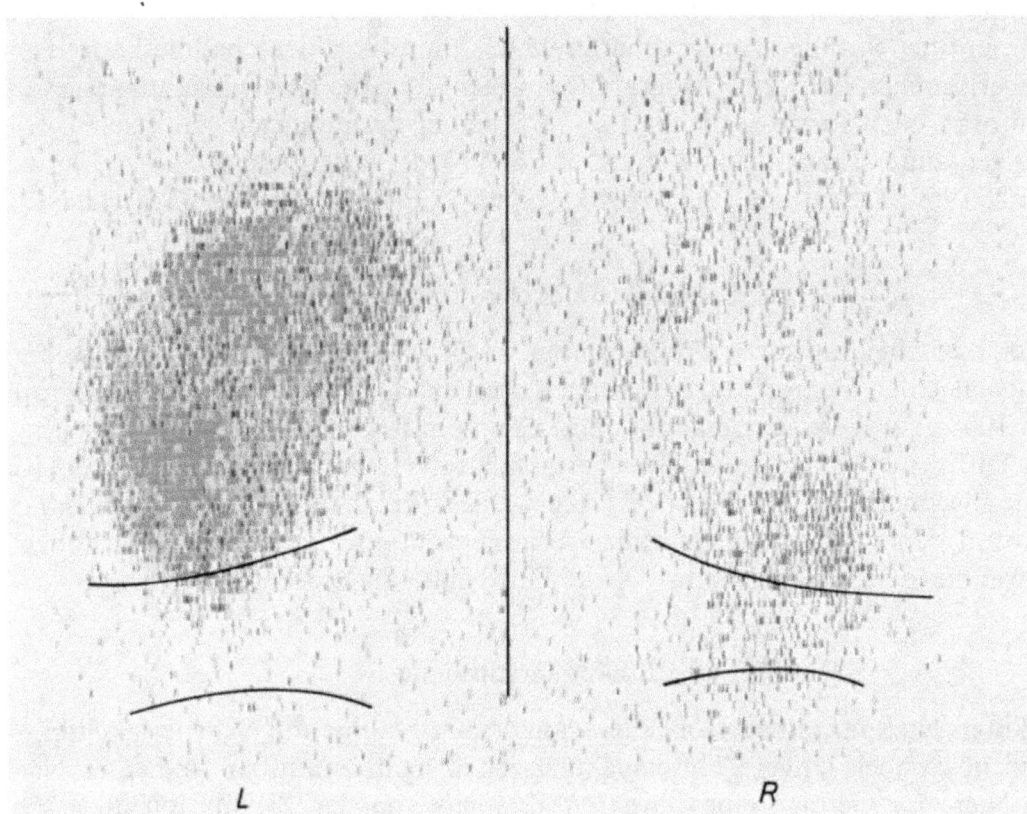

Abb. 12. Farbszintigramm mit ^{197}Hg-Chlormerodrin bei altem Niereninfarkt links (keilförmiger Ausfall der tubulären Stapelfunktion) und frischem Verschluß der A. renalis rechts (subtotaler Ausfall der Speicherfunktion).

aufgetretenen Hypertonie. Zur gutachterlichen Bestätigung eines Zusammenhanges müssen seitengetrennte Reninbestimmungen im nierenvenösen Blut bzw. die Renovasographie herangezogen werden.

Nach FREEMAN et al. (1966) erlaubt das Nierenszintigramm sogar in der Regel die Vorhersage, ob pathologische Befunde im Renovasogramm vorhanden sind, wenn es sich um mäßig- bis hochgradige Traumen handelt.

Beim Nachweis von segmentalen Ischämien, posttraumatischen Nierenarterienverschlüssen und/oder -thrombosen (Perfusionsausfall), a.v. Nierenfisteln, intrarenalen Aneurysmen ist die Scannerszintigraphie der RAAG (s. S. 569) unterlegen. Bei der Fahndung nach Abflußbehinderungen als Unfallfolge ist die Sequenz- und Funktionsszintigraphie das geeignetere nuklearmedizinische Verfahren (s. S. 568).

2.4.5. Niereninsuffizienz

Bei Hyperkreatininämien (Kreatininwerte > 5 mg%) wird die Beurteilung der Nieren im AUG infolge zunehmend verminderter Ausscheidung von Röntgenkontrastmitteln problematisch. Infusionsurographie und Scannerszintigraphie ergänzen sich insofern, als mit dem nuklearmedizinischen Verfahren neben Größe und Lage auch die tubuläre Stapelkapazität, somit die Funktionstüchtigkeit des Restparenchyms, beurteilt werden kann (s. Abb. 13).

Radioaktiv markierte Hg-Derivate eignen sich in diesen Fällen wegen der massiven kompensatorischen Ausscheidung durch die Leber nicht zur Beurteilung der Nierengröße; in der Regel wird insbesondere das Aktivitätsmuster der rechten Niere völlig durch die Leberaktivität überlagert.

Abb. 13. Farbszintigramm der Nieren mit ^{99m}Tc-Penicillamin bei Niereninsuffizienz (Serum-Kreatinin: 7 mg%).

Mehrfach wurde die Überlegenheit der Scannerszintigraphie mit OIH aufgezeigt (ROSENTHALL, 1966a; FREEMAN et al., 1969; TANNENBERG et al., 1972; FREEMAN, 1975).

Die Darstellbarkeit von Schrumpfnieren (s. S. 549) durch Szintigramme mit OIH beruht auf der verlängerten intrarenalen OIH-Transportzeit insuffizienter Nieren, wobei bereits eine Restfunktion von 3% der Norm für den szintigraphischen Nachweis einer OIH-Konzentrierung in den defekten Nephren ausreichen soll (ROSENTHALL, 1966a). Ähnliche Erfolge werden mit dem vorwiegend glomerulär filtrierten ^{113m}In-EDTA erzielt (HÖR und HAUBOLD, 1969).

Nach i.v. Gaben von 200–400 µCi OIH konnten FREEMAN et al. (1969) die Nieren im Szintigramm noch bis zu Serumkreatininspiegeln von 17 mg% darstellen, während andere Autoren nur bis zu 2,4 mg% noch gute Nierenszintigramme erhielten (TANNENBERG et al., 1972).

Die OIH-Scannerszintigraphie liefert jedoch keinen diagnostischen Beitrag zu der Frage, ob eine Niereninsuffizienz obstruktiv oder nicht obstruktiv bedingt ist. Hier führt die Sequenz- und Funktionsszintigraphie (s. S. 568) weiter.

2.4.6. Chronisch entzündliche Nierenkrankheiten

Bereits ZUM WINKEL (1964) hatte darauf hingewiesen, daß bei chronischer Pyelonephritis fokale Aktivitätsausfälle im Szintigramm erst in dem Maße auftreten, in dem eine renale Funktionseinbuße eintritt. Vergleiche mit der Standard-PAH-, Inulin- und mit der endogenen Kreatinin-Clearance haben dies bestätigt (POGGLITSCH et al., 1969; PIXBERG und SCHMIDT, 1972).

Bei Funktionsstörungen mit Kreatininspiegeln über 5 mg% — entsprechend einer endogenen Kreatininclearance unter 50 ml/min bzw. einer PAH-Clearance unter 350 ml/min — treten im Nierenszintigramm in zunehmendem Umfang multifokale Ausfälle der tubulären Stapelkapazität auf.

Inzwischen liegen zahlreiche Berichte vor, die bestätigen, daß das statisch-morphologische Scannerszintigramm bei chronisch-entzündlichen Nephropathien, ohne Hinzuziehung aussagekräftigerer Verfahren, wie Sequenz- und Funktionsszintigraphie, klinisch-nephrologische und radiologische Untersuchungsmethoden, in der Regel keine diagnostisch wegweisenden Zeichen bietet (ROSENTHALL, 1963; UTHGENANNT, 1965; BRAEDEL und BACHER, 1966; JUNGE-HÜLSING und FIRUZIAN, 1967; NUIC und HUNDESHAGEN, 1971; MÜLLER und GRAUL, 1971; DAVIES et al., 1972) (s. Abb. 14, 15).

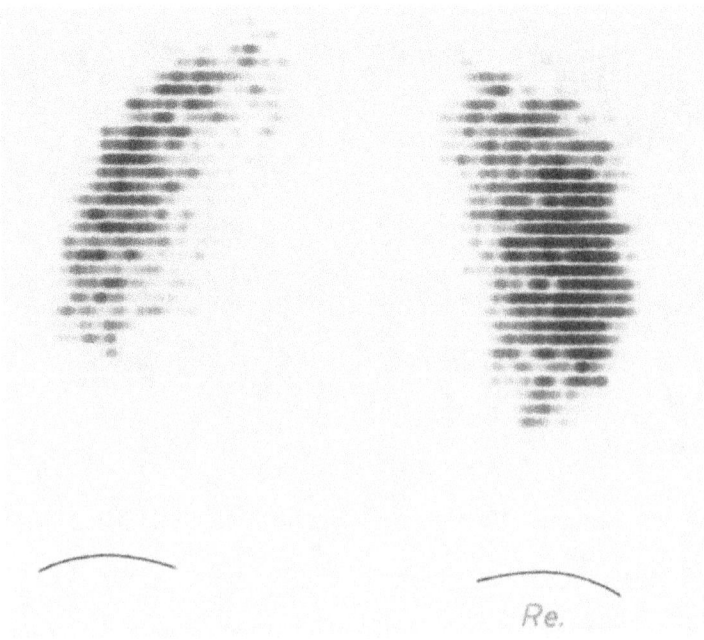

Abb. 14. Fotoszintigramm bei pyelonephritischer Schrumpfniere links.

Bei 102 Patienten des Bristol Chronic Pyelonephritic Register war das Szintigramm immer pathologisch, wenn im Ausscheidungsurogramm grob-deformative NHS-Veränderungen vorlagen, zusätzlich aber auch in 32% der normalen AUG.

Einseitige (beidseitige) normabweichende Szintigramme sahen NUIC und HUNDESHAGEN (1971) in 38 (62)% der Fälle von chronischer Pyelonephritis.

„Diskrete" Aktivitätsausfälle oder „diffus-inhomogene" Radioaktivitätsverteilungen sind vieldeutig. Differenzen der Nierengrößen im Szintigramm sind erst bei Unterschieden der Längsdurchmesser von mindestens 2 cm bewertbar.

Subjektiv ist auch die Interpretation einer „beginnenden" Schrumpfniere, während hochgradige Parenchymreduktionen (etwa Längsdurchmesser unter 6 cm) die szintigraphische Diagnose einer Schrumpfniere berechtigt erscheinen lassen, ohne daß eine sichere differentialdiagnostische Abgrenzung gegenüber vaskulären, hydronephrotischen Schrumpfnieren oder primär hypoplastischen Nieren ermöglicht wird.

Irregularitäten in der Randbegrenzung des Nierenaktivitätsmusters infolge narbig-deformierter Außenkonturen des Nierenparenchyms sind in den seltensten Fällen diagnostisch bewertbar, gelegentlich sogar im Sinne einer „pseudotumoralen" Verteilungscharakteristik irreführend (UTHGENANNT, 1965). Nach einer Gemeinschaftsstudie bei 145 Nierenparenchym- und Harnwegsinfektionen wurde in 13% der Fälle eine sichere Diagnose, in 67% die Verdachtsdiagnose einer chronisch-entzündlichen Nierenerkrankung gestellt. Im Vergleich zum AUG und zur selektiven Renovasographie erbrachte die Scannerszintigraphie jedoch nur in 15% eine zusätzliche Information, die AUG dagegen in 40% eine weitergehende Aussage (HEINZE et al., 1975c, d).

Die sichere Diagnose einer Pyelonephritis wird zwar durch kein Verfahren der Nuklearmedizin und Radiologie ermöglicht; fortgeschrittene chronische Pyelonephritiden zeigen indes verschiedene Formen der deformativen Veränderungen am NBKS als urographisches Leitsymptom (HÖR et al., 1972); Harnkulturen und unter Umständen Nierenbiopsie vervollständigen die Urteile über Aktivität und Progredienz des parenchymatös-entzündlichen Nierenprozesses.

An der Spitze der nicht-invasiven Verfahren steht die Infusionsurographie. Im direkten Vergleich lieferte die Nierenszintigraphie in einem Teil der Fälle weitergehende Informationen bezüglich Lokalisation und Ausmaß des parenchymatösen Prozesses (NOWRUSIAN et al., 1975).

2.4.7. Schrumpfnieren

Bei einem größeren Untersuchungsgut wurden durch das Szintigramm in 4,7% der Fälle Schrumpfnieren (Abb. 15) aufgedeckt (MÜLLER und GRAUL, 1971). Die Analyse von 179 Schrumpfnieren aus verschiedenen Untersuchungszentren ergab, daß die Scannerszintigraphie mit ^{99m}Tc-Komplexen den höchsten Anteil (54%) an „sicheren Diagnosen" liefert (ZITA et al., 1975). Die Treffsicherheit radiologischer Verfahren ist demgegenüber wie folgt einzustufen:

Selektive Renovasographie	80 %
Abdomenübersichtsangiographie	57,9%
Ausscheidungsurographie	42,2%
Ausscheidungsurographie mit Tomographie	17,6%

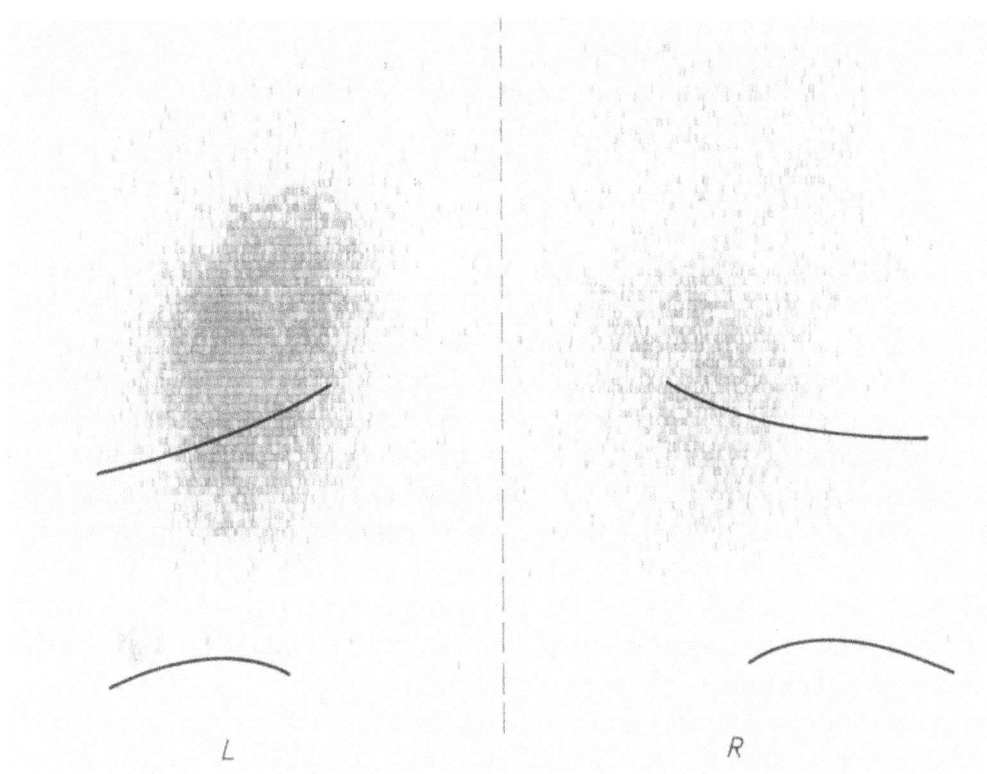

Abb. 15. Scannerszintigraphie der Nieren nach i.v.Injektion von 340 µCi ^{197}Hg-Chlormerodrin bei pyelonephritischer Schrumpfniere rechts.

2.4.8. Transplantatnieren

Eine integrierte nuklearmedizinische Beurteilung von Durchblutung, intrarenaler Hämodynamik, tubulärer und glomerulärer Transplantatnierenfunktion erfolgt heute mit Radionuklid-Aorto-Angiographie, Sequenz- und Funktionsszintigraphie sowie Clearance-Bestimmungen unter Verwendung von Szintillationskamera und EDV-System (s. S. 562ff).

Die diagnostischen Hilfen des Scannerszintigramms wurden erstmals von FIGUEROA et al. (1965) für radioaktiv markierte Quecksilber-Diuretika beschrieben. Unter Verwendung von Radiohippuran, ^{99m}TcO$_4$, ^{99m}Tc-Komplexen, radioaktiv markierten Fibrinogen-Verbindungen haben zahlreiche Autoren die Bedeutung der Transplantatnierenszintigraphie mit dem Scanner hervorgehoben (ZUM WINKEL et al., 1969; HÖR et al., 1969 a/70/72 b; LUBIN et al., 1969; DOSSETOR et al., 1970; HEIDENREICH et al., 1970/72; SALAMAN, 1970; MANEGOLD und Jonas, 1971; RODRIGUEZ-ANTUNEZ, 1972; SOLARIC-GEORGE, 1974; GEORGE et al., 1975/76).

In Ergänzung zur klinischen und nuklearmedizinischen Funktionsdiagnostik läßt die Transplantatnierenszintigraphie bereits in der prädiuretischen Phase nach der Nierenverpflanzung vital perfundiertes Transplantatnierenparenchym von avital-perfusionslosem Parenchym bildlich unterscheiden (BARNES et al., 1969; DOSSETOR et al., 1970; KOUNTZ, 1972).

Setzt die Diurese nach der Nierenverpflanzung spontan ein, dann ist das intrarenale Aktivitätsmuster nach i.v. Injektion tubulär gestapelter Radiopharmazeutika weitgehend homogen und das Aktivitätsmaximum wird im Nierenrindenparenchym bzw. in der kortikomedullären Übergangszone registriert.

Werden vorwiegend glomerulär filtrierte Radiopharmazeutika verabreicht, ist bei guter Transplantatnierenfunktion infolge der raschen Ausscheidung der Radiopharmazeutika eine inhomogene Verteilung festzustellen und 20 min p.i. findet sich das Maximum in Nierenbeckenregion und Harnblase.

Abb. 16 a–c zeigen Scannerszintigramme einer Transplantatniere mit vorwiegend glomerulär filtriertem ^{113m}In-EDTA (s. S. 551).

2.4.8.1. Akute Abstoßungsreaktion

Nach Verpflanzung von Leichennieren mit längerer Ischämiezeit treten Tubuluszellnekrosen unter dem klinischen Bild einer Schockniere auf. Im Scannerszintigramm ist die Fixationspotenz der Transplantatniere für tubulär gestapelte Radiopharmazeutika herabgesetzt. Es finden sich lokalisierte Ausfälle an den Nierenpolen, in der NHS-Region oder in den peripelvinen Abschnitten; das Aktivitätsmuster der Harnblase fehlt oder ist verkleinert (HÖR et al., 1969 a; ZUM WINKEL, 1969/74; ZUM WINKEL und KLINKE, 1969).

Allerdings beobachteten wir – wie RODRIGUEZ-ANTUNEZ (1972) – auch trotz klinisch einwandfrei diagnostizierter Abstoßungsreaktion gelegentlich ein homogenes Radioaktivitätsmuster in der Transplantatniere (HEIDENREICH et al., 1970).

Auf ein wichtiges szintigraphisches Leitkriterium der akuten Abstoßungsreaktion haben LUBIN et al. (1969) aufmerksam gemacht: Das Phänomen des aktivitätsleeren oder -geminderten Bezirkes in der Nierenbeckenregion.

In der Regel erholt sich die Transplantatnierenfunktion in wenigen Tagen, und mit der Zunahme der Diuresemenge erfolgt auch eine zunehmende Homogenisierung der Aktivitätsverteilung in den zuvor lokal oder diffus aktivitätsgeminderten Parenchymabschnitten (FIGUEROA et al., 1965; HÖR et al., 1969 a; RODRIGUEZ-ANTUNEZ, 1972).

2.4.8.2. Hyperakute Abstoßung

Diese ist oft von der Totalnekrose auf der Basis einer kompletten Durchblutungsblockkade (Nierenarterienthrombose) nicht unterscheidbar: Das Nierenaktivitätsmuster fehlt, gelegentlich findet sich sogar an seiner Stelle ein aktivitätsleerer Bezirk (negativer szintigraphischer Kontrast) (FIGUEROA et al., 1965).

2.4.8.3. Postrenale Abflußhindernisse

Distale Ureternekrosen führen zu einem lokalen Aktivitätsdepot (positiver szintigraphischer Kontrast) in der Gegend der Nierenbeckenregion, die mit Hilfe der Sequenzszintigraphie heute einwandfreier erfaßbar ist (s. S. 581).

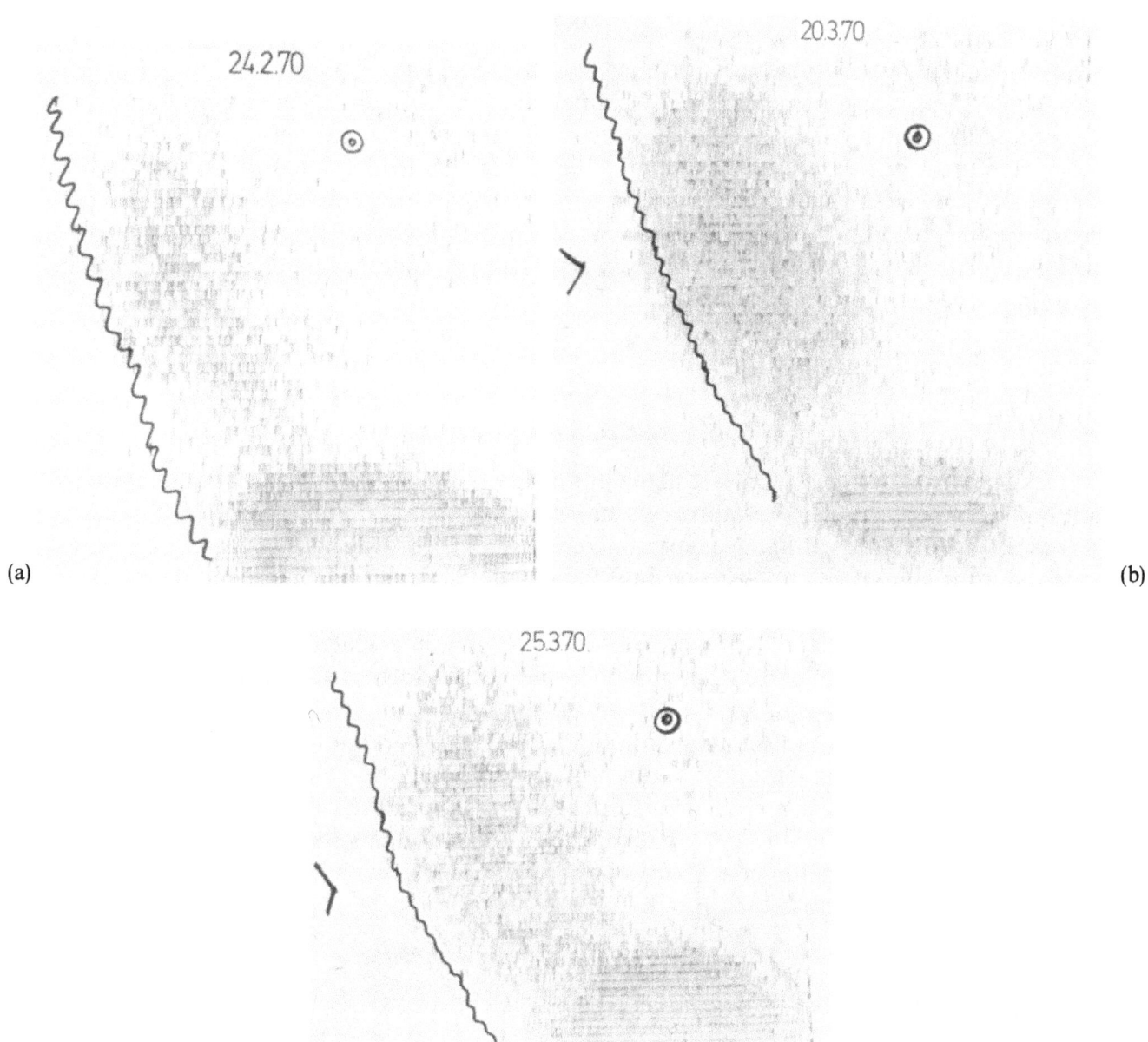

Abb. 16a–c. Scannerszintigraphie einer Transplantatniere nach i.v.Injektion von 2,5 mCi ^{113m}In-EDTA. (a) intakte Transplantatfunktion: inhomogene Radioaktivitätsverteilung wegen der raschen Elimination des Radiopharmazeutikum. (b) akute Abstoßungsreaktion (gleicher Fall): homogene Radioaktivitätsverteilung. (c) Normalisierung der Funktion nach abgeklungener Abstoßungsreaktion, wieder schütteres Impulsmuster.

2.4.8.4. Harnfistel

Nahtdehiszenen mit „ureter lack" lassen infolge Durchtritts des Radiopharmazeutikums durch den Ureter ein paravesikales Aktivitätsdepot erkennen.

2.4.8.5. Vaskuläre Komplikationen

Nierenarterienthrombosen bzw. -stenosen ergeben im Szintigramm je nach Grad der Durchblutungsdrosselung eine herabgesetzte oder fehlende Aktivitätsanreicherung in der Transplantatnierenloge.

Schließlich wurde die Transplantatnierenszintigraphie auch zu Verlaufskontrollen nach externer Strahlentherapie bei Abstoßungsreaktion herangezogen (MANEGOLD und JONAS, 1971).

2.4.9. Hypertonie

Die Darstellung des funktionstüchtigen Nierenparenchyms ist zwar bei allen Formen der Hypertonie von Interesse, die ursprüngliche Absicht, das Nierenszintigramm als Screening-Verfahren zur Erfassung einseitiger Nierenerkrankungen heranzuziehen (SKLAROFF, 1962; KUTZIM, 1965; BENASSI et al., 1967), hat sich jedoch nur mit Einschränkung verwirklichen lassen: Mit dem Nachweis der Nierenparenchymreduktion sind weitergehende Schlußfolgerungen nicht ableitbar, weder hinsichtlich der Hypertonie-Ursache (renal-parenchymatöser oder renovaskulärer Hypertonus) noch bezüglich eines definitiven Zusammenhanges mit einem bestehenden Hypertonus. Auch Prognosen nach Nephrektomie oder gefäßchirurgischen Eingriffen an der A. renalis sind mit dem Szintigramm allein nicht zu stellen.

2.4.9.1. Essentielle Hypertonie

Das Spektrum der Hypertonie ist heute nur durch den Einsatz klinischer, radiologischer und nuklearmedizinischer Verfahren einschließlich des Radioimmunoassays differenzierbar (s. S. 662). Die Mehrzahl der Hypertoniker zeigt ein grenzwertiges Blutdruckverhalten oder eine geringgradige Drucksteigerung. Bei einem kleineren Teil liegt eine permanente Erhöhung des diastolischen Blutdrucks auf 105 mm Hg und mehr vor. Diesem Patientenkollektiv muß nach FREIS (1974) besondere Aufmerksamkeit geschenkt werden, da die Zielorgane bei adäquater und rechtzeitiger Therapie vor Hypertoniefolgen bewahrt werden können.

Für die Entdeckung klinisch und radiologisch oft nicht erkannter Funktionseinbußen bei Harnwegsobstruktionen und Schrumpfnieren im Rahmen von Hypertonien messen NORDYKE et al. (1969) der nuklearmedizinischen Nierendiagnostik eine vorrangige Bedeutung zu. MÜLLER und GRAUL (1972) haben bei 4,6% der von ihnen untersuchten Hypertoniker mit dem Szintigramm eine Schrumpfniere aufgedeckt.

2.4.9.2. Nephrogene Hypertonie

Von 2442 untersuchten Hypertonikern hatten nach MAXWELL (1975)

primäre (essentielle) Hypertonie	1128 Fälle
renovaskuläre Erkrankung	880 Fälle
parenchymale Nephropathien	335 Fälle
gemischte Ursachen	79 Fälle

Der Nachweis einer Parenchymreduktion im Nierenszintigramm liefert allein keine Aussage darüber, ob es sich um den Endzustand einer primär renal-parenchymatösen oder renovaskulären Hypertonie handelt oder ob die Schrumpfniere Folge eines hypertonieunabhängigen Krankheitsprozesses ist.

Der (sub-)totale Verschluß einer A. renalis bedingt im statischen Nierenszintigramm einen (sub-)totalen Verlust der tubulären Stapelkapazität.

Nierenarterienstenosen mit hämodynamischer Wirksamkeit zeigen im Scannerszintigramm in früheren Verlaufsstadien

— Differenzen im Längsdurchmesser des Nierenaktivitätsmusters,
— Reduktion der peripher-kortikalen Stapelkapazität (HÖR, 1969a),
— gelegentlich ein Areal mit vermehrter Aktivitätskonzentration im Spätszintigramm, wenn tubulär gestapelte und sezernierte Radiopharmazeutika benutzt werden (KUTZIM, 1965).

Nephroptosen kommen bei weiblichen Patienten im Gefolge einer fibromuskulären Hyperplasie signifikant häufiger (41%) vor als bei Nephro-Angiosklerose (19,4%) oder essentieller Hypertonie (18,6%) (MAXWELL, 1975).

Keines der genannten szintigraphischen Zeichen ist aber pathognomonisch für eine nephrogene Hypertonie, da sie auch bei hypertonieunabhängigen Nephro-Uropathien zur Beobachtung kommen. Die gleiche Kritik trifft allerdings auch für alle bisher als Ischämiezeichen beschriebenen Veränderungen im Ausscheidungsurogramm zu, wie Nierenlängendifferenz, verzögerte Kontrastmittel-Erscheinungszeit im NBKS, Kontrastmittel-Dichte in Späturogrammen, Schlängelung des Harnleiters und Kontrastmittel-Aussparung im Kontrastband des Ureters als sogenanntes Kollateralgefäß-Zeichen. In 11,4% werden derartige Veränderungen auch bei essentiellen Hypertonien angetroffen (MAXWELL, 1975).

Differenzen des Längsdurchmessers der Nierenschatten in der Abdomen-Übersichtsaufnahme oder im Ausscheidungsurogramm wurden wiederholt als radiologische Kriterien einer nephrogenen Hypertonie beschrieben.

Neben der Feststellung einer Nierendystopie sind Größendifferenzen der Nierenaktivitätsmuster noch die am ehesten bewertbaren Zeichen des statischen Nierenszintigramms.

Als kritische Größendifferenzen der Nierenlänge im AUG sind bewertbar (KLATTE et al., 1972): rechter Nierenlängsdurchmesser > 1 cm gegenüber dem linken oder linker Nierenlängsdurchmesser > 1,5 cm im Vergleich zum rechten.

Nach heutiger Auffassung reichen weder Längs- noch Breitendurchmesser bzw. das aus beiden errechenbare Produkt der Nierenfläche zur Beurteilung der hämodynamischen Wirksamkeit von Stenosen aus. Zu berücksichtigen sind (SCHREIBER, 1966; BOOKSTEIN et al., 1966/72; HEGEDÜS und FAARUP, 1972; KLATTE et al., 1972; LUDIN et al., 1965/72):

— Initiale Hypokonzentration des Kontrastmittels (3-Minuten-Urogramm),
— Hyperkonzentration (10-Minuten-Urogramm),
— Kollateralzeichen (KM-Aussparung an Nierenbecken und Harnleiter),
— Verhältnis der Nierenarterienkaliber zur Nierenparenchymdicke,
— Druckmessung im prä- und poststenotischen Nierenarterienabschnitt.
— Nierenrindenvolumen.

2.4.10. Strahlennephropathie

Die Mitbestrahlung von Nieren bei benachbarten Tumorprozessen im Abdomen kann bei einer Überschreitung von 1700 bis 2300 rad zu histologisch nachweisbaren Destruktionen an Tubuli und Glomerula, bei mehr als 3000 rad zur Ausbildung einer nephrogenen Hypertonie führen. Szintigraphisch werden diffuse oder herdförmige Ausfälle der tubulären Stapelkapazität beobachtet, die mit einer Einschränkung der Clearanceleistung einhergehen (WÖLLGENS et al., 1970/71; FREEMAN, 1975).

2.4.11. Urogenitaltuberkulose

Die renale Scannerszintigraphie wurde auch als diagnostisches Hilfsmittel bei Urogenitaltuberkulose beschrieben (STRAUSS, 1967; RAATZSCH und HENNIG, 1968; SCHMIDT et al., 1970; MÜLLER et al., 1972).

Das Nierenszintigramm dient hier der Aufdeckung herdförmiger, destruktiver Prozesse, unterstützt die Festlegung des Befundschwerpunktes im direkten Seitenvergleich und kann bei fortgeschrittener Nierentuberkulose Anhaltspunkte für die Notwendigkeit einer organerhaltenden Operation liefern. Heute sind allerdings die quantitativ determinierenden Verfahren der seitengetrennten Clearancebestimmung sowie Sequenz- und Funktionsszintigraphie (s. S. 643) vorzuziehen.

Im Stadium I liefert in der Regel keines der nuklearmedizinischen Verfahren sicher bewertbare pathologische Befunde. Lediglich SCHMIDT et al. (1970) sowie MÜLLER (1973) beschrieben unter Verwendung von ^{99m}Tc-Komplexen verminderte und unregelmäßige Aktivitätsanreicherung in den Nierenpolen.

Mit Hilfe der selektiven Renovasographie werden an den größeren Gefäßen keine Pathologica beobachtet, dagegen zeigen die Aa. arcuatae bereits Kaliberschwankungen und Abbrüche (HEINZE et al., 1971).

Im Stadium II mit Veränderungen in den Calices minores im AUG werden focale Parenchymausfälle auf der Basis kavernöser Nierenprozesse erkennbar, wenn sie einen Durchmesser von über 2-3 cm haben.

Im Stadium III mit fortgeschrittener kavernöser Destruktion von $^2/_3$ oder mehr des Gesamtnierenparenchyms ist der Funktionsausfall szintigraphisch objektivierbar. Eine Artdiagnose ist jedoch nur in Verbindung mit Klinik (Harnkultur etc.) und AUG möglich.

2.5. Klinische Anwendung der Angioszintigraphie der Nieren

Die Angioszintigraphie (Abb. 17) vermittelt durch Mikroembolisation der Nierenkapillaren ein statisches Bild der intrarenalen Blutverteilung im Kapillarbereich und ist insbesondere bei entzündlichen Nierenerkrankungen und Nierentumoren von Bedeutung (KLEIN et al., 1972).

Nach eigenen Untersuchungen an 121 Nieren war das Angioszintigramm in 38–45% von zusätzlichem diagnostischen Wert (HÖR et al., 1972a).

Urographisch und angiographisch erkannte, verifizierte tuberkulöse Prozesse zeigen nach KLEIN et al. (1972/75) regelmäßig auch angioszintigraphisch einen pathologischen Befund (Abb. 18 a, b). Ulzero-cavernöse Destruktionsherde entsprechen Bezirken verminderter Partikelfixation, floride, hypervaskularisierte Areale weisen vermehrte Fixation auf.

Während angiographisch nachgewiesene Parenchymläsionen in der Regel mit den angioszintigraphisch dargestellten Veränderungen in Form und Größe übereinstimmen, kann das Angioszintigramm gelegentlich, besonders bei Darmgasüberlagerung, die Parenchymdestruktionen besser erfassen.

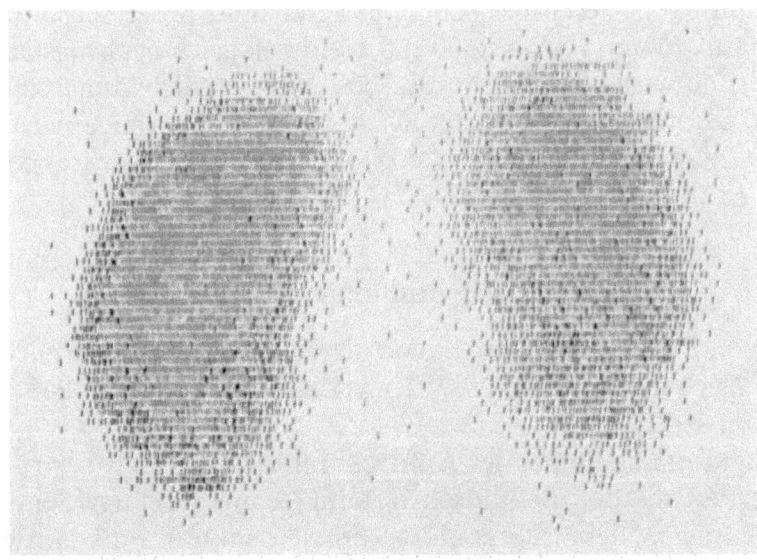

Abb. 17. Statische Angioszintigraphie der Nieren nach Injektion von 230 µCi ^{131}J-Albuminpartikel in die Aa. renales. Links: normale intrarenale Durchblutungsverteilung. Rechts: Aktivitätsreduktion im unteren Pol. Angiogramme beider Nieren normal, im AUG rechts fehlende Kontrastmittelausscheidung.

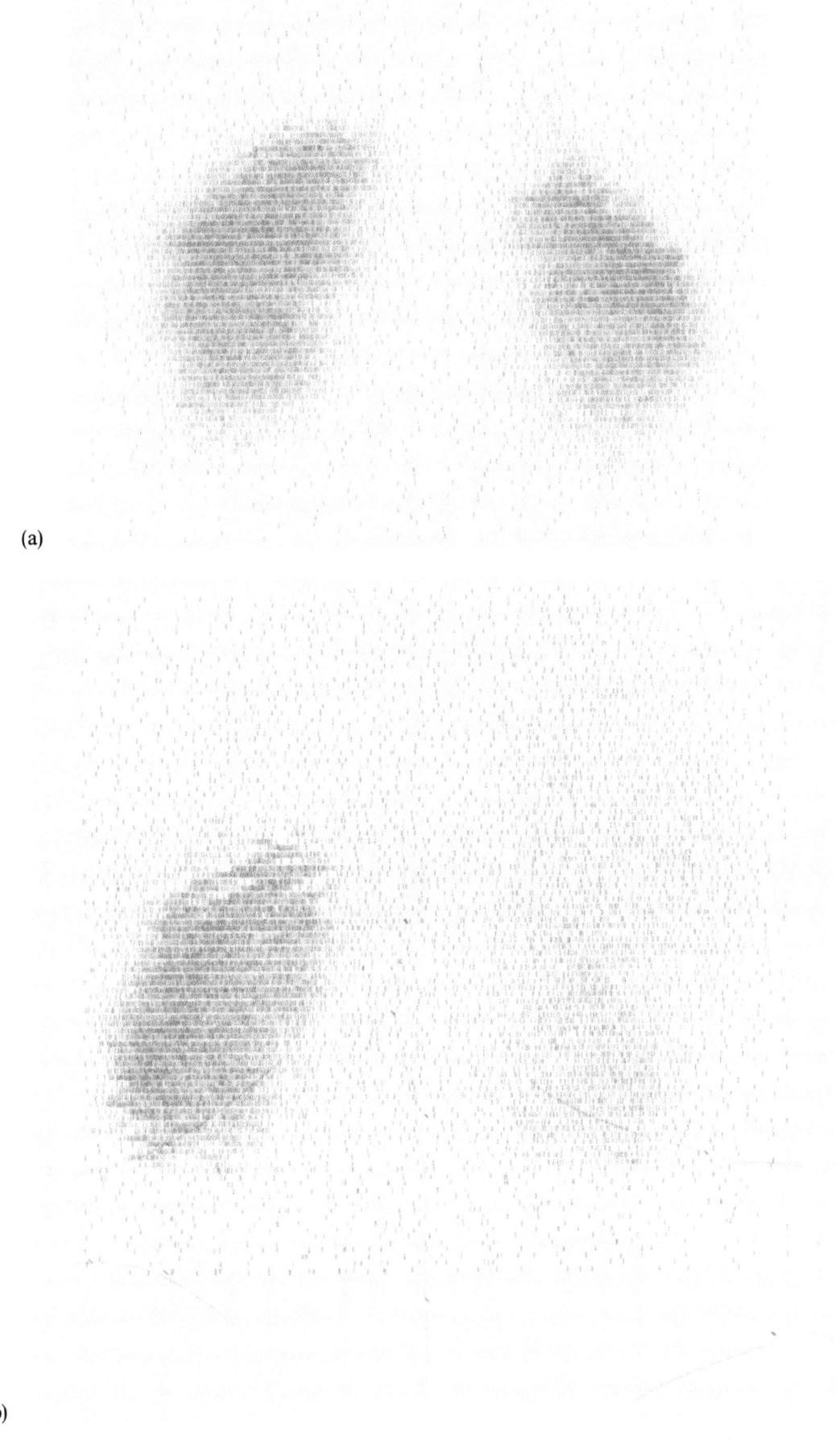

Abb. 18. (a) Statische Angioszintigraphie der Nieren nach i.a. Injektion von 300 µCi ^{131}J-Albuminpartikel bei beiderseitiger Nierentuberkulose. Aktivitätsausfall (rechts stärker als links). (b) Gleicher Fall: statisches Nierenszintigramm nach i.v. Injektion von 350 µCi ^{197}Hg-Chlormerodrin. Hochgradiger Verlust der tubulären Stapelfunktion rechts.

(a)

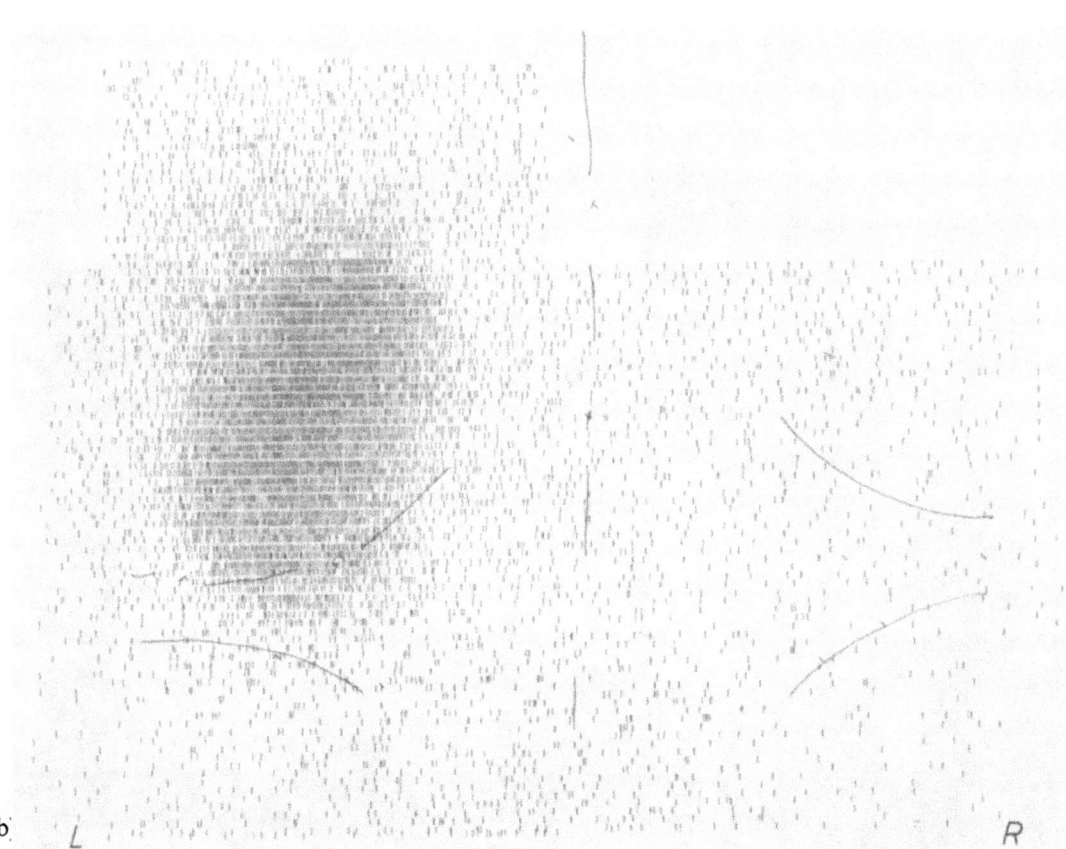

(b) L R

Abb. 19. (a) Statische Angioszintigraphie nach i.a.Injektion von 300 µCi ^{131}J-Albuminpartikel bei rechtsseitiger Schrumpfniere. (b) Im ^{197}Hg-Chlormerodrin-Szintigramm stumme Niere rechts (totaler Ausfall der tubulären Stapelfunktion).

Besonders im Stadium II und III kann die Angioszintigraphie vermehrt durchblutete, floride tuberkulöse Bezirke aufdecken, die angiographisch sogenannten Entzündungssäumen entsprechen und bei Darmgasüberlagerung schwer erkennbar sind. Dadurch ist eine Unterscheidungshilfe bei der Abgrenzung florider tuberkulöser Herde gegeben.

Bei $^2/_3$ der Fälle von KLEIN et al. erbrachte die Angioszintigraphie insofern eine weitergehende Information, als sie auf schwer erkennbare angiographische Befunde hinwies.

Bei Nierentumoren liefert das Angioszintigramm ein Verteilungsmuster, das von der Kapillarisierung des Nierenparenchyms bzw. des Tumors abhängig ist. Bei Zysten kommt der Prozess im Angioszintigramm mit dem Aktivitätsdefekt im konventionellen Szintigramm zur Deckung. Bei hypernephroiden Karzinomen zeigt das angiographische Bild, bedingt durch die Morphologie der Tumorgefäße und durch vorgeschaltete shunts, nicht selten einen gefäßarmen oder gefäßfreien Tumor, wogegen das Angioszintigramm Auskunft über die Verteilung von Kapillaren und Präkapillaren gibt (s. HAAS et al. 1972).

Abb. 19a, b stellt statische Angioszintigramme der Nieren bei einer rechtsseitigen Schrumpfniere vor.

2.6. Nierenszintigraphie im Kindesalter

Der systematische Einsatz der Nierenszintigraphie beim Kind wurde erstmals von BALL et al. (1964), FREY et al. (1964/67), DECKART und PREUSS (1966), KAY et al. (1966), ANDREEW und HAYDU (1967) beschrieben. Seither ist die szintigraphische Diagnostik von Größe, Form und Lage der Nieren gerade im Kindesalter zu einem unentbehrlichen Hilfsmittel geworden, da, im Gegensatz zu radiologischen Verfahren, die im kindlichen Abdomen häufige Darmgasüberlagerung eine Beurteilung des Nierenszintigramms nicht beeinträchtigt. Nachdem es sich ferner bei der Szintigraphie um ein nicht invasives Verfahren handelt, hat sie eine rasche Verbreitung gefunden.

Obgleich heute für die diagnostischen Belange der pädiatrischen Urologie und Nephrologie Untersuchungen mit der Szintillationskamera (s. S. 606) vorzuziehen sind, können auch mit Hilfe der Scannerszintigraphie bereits eine Reihe von wichtigen Informationen gewonnen werden, die dem Pädiater, dem Kinderchirurgen oder Kinderurologen bzw. dem pädiatrischen Radiologen zur Komplettierung seiner Diagnose dienen.

Klinische Indikationen der Nierenszintigraphie im Kindesalter sind

— Lagebestimmung dystoper Nieren (Abb. 20),
— Nierenmißbildungen (Hufeisennieren, renale Hypoplasie s. Abb. 21, Agenesie),
— Schrumpfnieren,
— intraabdominal-raumfordernde Prozesse.

(HÖR, 1967/68/74; REISNER et al., 1971; BLAUFOX und FREEMAN, 1973; OBERHAUSEN und MAY, 1973; HANDMAKER und LOWENSSTEIN, 1975).

2.6.1. Mißbildungen des Urogenitaltraktes

Solitärnieren (bei einseitigen Nierenaplasien als Ursache der sog. stummen Niere) kommen in einer Häufigkeit von 1:700 vor (ASHLEY und MOSTOFI, 1960). Einseitig fehlende Kontrastmittel-Ausscheidungen im Ausscheidungsurogramm beim Kind bedürfen deshalb einer sofortigen Abklärung. Mit der Szintigraphie läßt sich im Falle des Nachweises stapelfähigen Parenchyms — trotz fehlender Ausscheidung von Röntgenkontrastmittel im AUG — eine renale Agenesie ausschließen. Die umgekehrte Schlußfolgerung, fehlende Stapelfunktion bedeute Nierenagenesie, ist dagegen nicht statthaft. Auch mit der invasiven

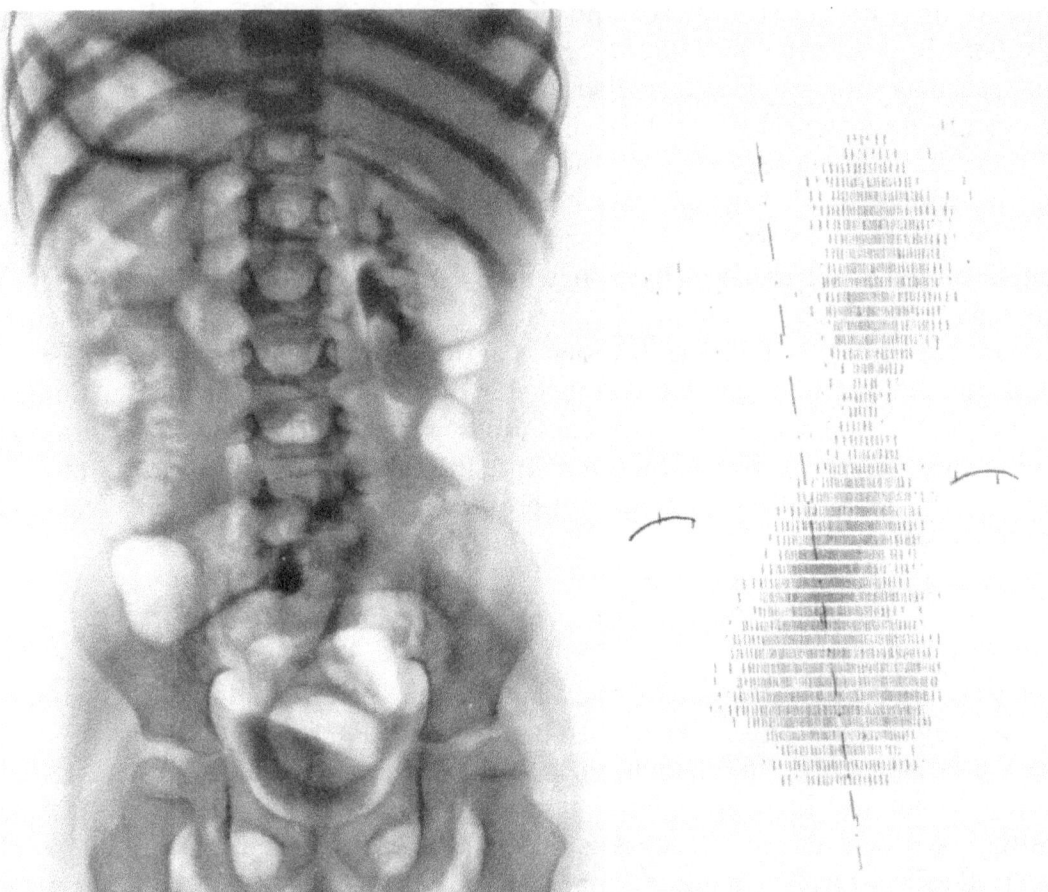

Abb. 20. Ausscheidungsurographie und statisches (Scanner)-Szintigramm bei dreijährigem Kind mit Beckenniere.

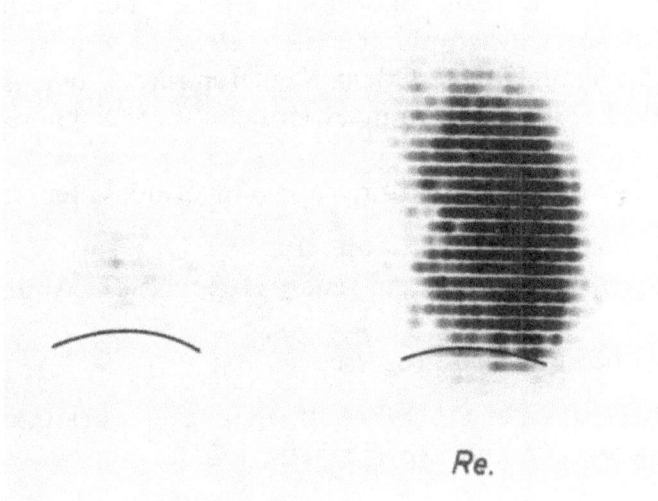

Abb. 21. Fotoszintigramm bei renaler Hypoplasie links.

Renovasographie ist bei fehlendem Abgang einer Nierenhauptarterie oft kein schlüssiger Beweis zu erbringen (BECKER et al., 1968). Erst die Trias: fehlende Röntgenkontrastmittelausscheidung, fehlendes Ureterostium, aortographisch gesichertes Fehlen der Nierengefäße und der Nierenparenchymanfärbung, läßt die fundierte Diagnose einer Nierenaplasie stellen.

Nierendystopien (Beckennieren, gekreuzte Dystopien) sind szintigraphisch in der Regel einfach diagnostizierbar (Abb. 20).

Bei 53 Kindern mit angeborenen Fehlbildungen des Urogenitaltraktes bzw. mit erworbenen Nephro-Uropathien trafen wir 23mal ein verkleinertes Nierenaktivitätsmuster, 10mal eine komplett fehlende tubuläre Stapelfunktion in der Nierenregion an. Ähnlich aufschlußreiche Informationen erhielten wir bei katamnestischen Untersuchungen der Nierenfunktion (2 bis 10 Jahre) nach Zystosigmoideostomie und plastischem Blasenverschluß wegen Blasenekstrophie. In einem Teil der Fälle ließen sich Parenchymreduktionen nachweisen (HÖR et al., 1968).

Unsere Erfahrungen haben gezeigt, daß die nuklearmedizinischen Untersuchungsmethoden der Ausscheidungsurographie bei Feststellung der Restnierenfunktion oft überlegen sind, wenn

a) die Nierenlogen durch Darmgas überlagert werden (wodurch die Aussagekraft der nuklearmedizinischen Diagnostik nicht beeinträchtigt wird),
b) die Schwere der NHS-Deformation im Urogramm beidseits im gleichen Ausmaß ausgeprägt ist. Hier kann trotz fehlender Seitendifferenz in der Morphologie eine oft erhebliche Funktions-Asymmetrie im Szintigramm (oder Radioisotopennephrogramm) nachgewiesen werden (HÖR, 1967).

2.6.2. Intraabdominal raumfordernde Prozesse

Oberbauchtumoren im Kindesalter liegen in der Regel kongenitale Hydronephrosen, Willmstumoren oder polyzystische Nierendegenerationen zugrunde. In diesen Fällen ist die Sonographie an die Spitze der Untersuchungen zu stellen (MICSKY et al., 1974), da sie in Verbindung mit dem Ausscheidungsurogramm die Differentialdiagnose zwischen kongenitaler Hydronephrose, Tumor und Zystennieren erleichtert.

2.6.3. Hypertonie

Die Scannerszintigraphie der Nieren liefert im Kindesalter zur Abklärung eines Hypertonus wenig brauchbare Hinweise. Mit der Renovasographie lassen sich in 70% einseitige (62%) oder beidseitige (38%) pathologische Befunde erheben (CLAYMAN und BOOKSTEIN, 1973). Als häufigste Ursache der renovaskulären Hypertonie fanden sich bei Kindern und Jugendlichen unter 18 Jahren fibromuskuläre Dysplasien, davon 84% mit hämodynamischer Wirksamkeit, d.h. mit einer Reduktion des Lumens der A. renalis unter 1 mm sowie mit Zeichen eines Kollateralkreislaufes. Gelegentlich sind Nierenhauptarterien auch im Rahmen von Neurofibromatosen mitbefallen.

Wie beim Erwachsenen gilt auch für das Kind der Grundsatz, daß ein normales Ausscheidungsurogramm die renovaskuläre Hochdruckgenese nicht ausschließt. CLAYMAN und BOOKSTEIN (1973) fanden sogar in 43% ihrer renovasographisch gesicherten nephrogenen Hypertonien beim Kind normale Ausscheidungsurogramme.

Da im Kindesalter immerhin $1/3$ der renovaskulären Hypertonien die schwersten Veränderungen an den segmentalen Gefäßen nachweisen läßt, ist es verständlich, daß die renale Funktionsszintigraphie mit der Möglichkeit der regionalen Analyse der intrarenalen Hämodynamik dem Scannerszintigramm überlegen ist (s. S. 606).

3. Restharnbestimmung

Restharn-Volumina über 200–300 ml führen auf die Dauer zur Nierenschädigung: über chronisch rezidivierende Harnwegsinfekte kommt es zur chronischen Pyelonephritis, zur pyelonephritischen und/oder hydronephrotischen Schrumpfniere mit terminaler Niereninsuffizienz. Daraus resultiert die präventivmedizinische Bedeutung der Früherkennung von Restharn-Volumina.

Die katheterlose Bestimmung des Restharns wird von den Urologen heute immer noch nach Injektion von Phenolsulphthalein oder über die Planimetrie des Blasenschattens nach Injektion von Röntgenkontrastmittel unmittelbar nach Blasenentleerung durchgeführt (COTRAN und KASKA 1958; HERSHMAN, 1960). Diese Methoden setzen eine gute Nierenfunktion voraus und erlauben nur grobe Angaben (Restharnvolumen unter 50 oder über 100 ml).

Nuklearmedizinische Verfahren führen auch bei mäßig herabgesetzter Nierenfunktion zu genaueren Resultaten (MURLOW et al., 1961; ROSENTHALL, 1963; LINDBJERG und BRANDT, 1964; SHAND et al., 1968; MÜLLER und GRAUL, 1970; STRAUSS und BLAUFOX, 1970; BARNARD et al., 1973).

Das methodische Vorgehen ist in verschiedenen Punkten uneinheitlich. Einigkeit besteht über die Wahl des Radiopharmazeutikums (10–30 µCi ^{131}J-Hippuran), dagegen werden Meßintervalle, Untersuchungslage, Hydrierung, Notwendigkeit der Korrektur für die extravesikale Backgroundaktivität unterschiedlich beurteilt.

Die Bestimmung des Restharns kann im Anschluß an das RIN (radioisotope uroflowmetry, WINTER, 1963) oder — wie von den meisten Autoren bevorzugt — 1,5–3 Std nach Injektion erfolgen.

Der Verzicht auf eine vorausgehende Hydrierung vermeidet zwar einen Überdehnungseffekt der Blase (STRAUSS et al., 1970), bedeutet jedoch auch Verzicht auf standardisierte Diuresebedingungen.

In Anlehnung an ROSENTHALL (1963), MÜLLER und GRAUL (1970), BARNARD et al. (1973) empfiehlt sich folgendes Vorgehen:

Blasenentleerung, orale Verabreichung von 10 ml/kg Tee, Injektion von 10 µCi OIH i.v., Durchführung eines RIN bei Rückenlage des Patienten. 1,5–3 Std später werden die Zählraten über der Blase vor ($\dot{N}_1$) und nach Blasenentleerung ($\dot{N}_2$) unter Berücksichtigung der über dem Nabel registrierten Zählrate der Backgroundaktivität ($\dot{N}_B$) gemessen. Verwendet wird eine Szintillationsmeßsonde mit einem 3-Zoll-Kristall, ein Kollimator mit 5 cm Fokustiefe bzw. ein Weitwinkelkollimator (MÜLLER u. GRAUL, 1970). Kollimatorposition 2,5 cm oberhalb der Symphyse unter Einhaltung identischer meßgeometrischer Bedingungen vor und nach Blasenentleerung.

Die Berechnung des Restharns (R) erfolgt nach der Formel

$$R = \frac{(\dot{N}_2 - \dot{N}_B)}{\dot{N}_1 - \dot{N}_2} \cdot V$$

wobei R = Restharn (ml)
$\dot{N}_1$ = Zählrate vor Blasenentleerung
$\dot{N}_2$ = Zählrate nach Blasenentleerung
$\dot{N}_B$ = Impulsrate der über dem Nabel gemessenen Backgroundaktivität
V = entleertes Harnvolumen

Beim Gesunden soll die Menge des Restharns im Idealfall 1 ml nicht überschreiten. Zu berücksichtigen ist, daß zwischen dem Zeitpunkt der Blasenentleerung und der externen Messung mindestens 2 min verstreichen. In dieser Zeit wird OIH in die Blase ausgeschieden, so daß eine Menge zwischen 0,03 und 1,4 ml Harn zum gemessenen Restharn zu addieren ist (STRAUSS und BLAUFOX, 1970). Bei einer Meßzeit von 400 sek (über der Blase) beträgt die zu berücksichtigende Verzögerungszeit (delay time) zwischen Beginn und Mittelpunkt der Zählzeit 200 sek; unter diesen Bedingungen ist es ausreichend, den Zeitpunkt der Blasenentleerung bzw. Restharnbestimmung 90 min p.i. (bei normaler

Nierenfunktion) bzw. 180 min p.i. (bei mäßig eingeschränkter Nierenfunktion) anzusetzen (SHAND et al., 1968; BARNARD et al., 1973). Vergleichende Bestimmungen der Restharnmenge ergaben mit der katheterlosen Radionuklidmethode Restharn-Volumina von (77 ± 17) ml, mit der Harnblasen-Kathetermethode solche von (80 ± 18) ml (STRAUSS und BLAUFOX, 1970).

Bei obstruktiven Uropathien besteht keine Korrelation zwischen Blasenfüllungsvolumen und Harnflußrate. Eine Trennung zwischen normalen und pathologischen Restharn-Volumina gelingt am exaktesten, wenn das initiale Blasenfüllungsvolumen über 200 ml liegt (STRAUSS und BLAUFOX, 1970).

Überschätzt wird das Restharn-Volumen, wenn zu früh gemessen wird, d.h. bevor der größte Teil der Radiohippuranaktivität in der Blase ist, bei unterschiedlicher Meßgeometrie (z.B. überdehnter Blase), bei schwer eingeschränkter Nierenfunktion, bei obstruktiven Uropathien mit signifikant eingeschränkten Harnflußraten.

Indikationen zur Restharnbestimmung sind alle urologischen Erkrankungen mit Verdacht auf Restharn, wie Prostata-Hypertrophie, -Adenome, -Karzinome. Die eigentliche Bedeutung der nicht-invasiven nuklearmedizinischen Methode ist aber darin zu sehen, daß es sich um ein präventivmedizinisches Verfahren zum Nachweis symptomloser Harnretentionen handelt (MÜLLER und GRAUL, 1970). Bei 430 über 50 Jahre alten Patienten wurde in jedem 3. (15.) Fall ein Restharn-Volumen von über 30 (100) ml nachgewiesen; bei $^2/_3$ der Patienten handelte es sich um eine latent-asymptomatische Harnretention.

Die Strahlenbelastung der Gonaden beträgt bei einer applizierten Aktivität von 10 μCi OIH um 1 mrad.

4. ^{131}J-OIH-Harnexkretionstest

Von verschiedenen Autoren wird die von WINTER (1963) vorgeschlagene Messung der Harnexkretionsrate von OIH als nuklearmedizinische Nierenfunktionsprobe routinemäßig herangezogen (s. Tabelle 13).

Tabelle 13. Ergebnisse des ^{131}J-OIH-Harn-Exkretions-Tests

Autor	Nierenfunktion	% ^{131}J-OIH-Exkretion			
		beider Nieren		einer Niere	
		1 min	15 min.	1 min.	15 min.
		p.i.		p.i.	
WINTER (1963)	normal nach Hydrierung	$3,4 \pm 0,7$	$50,5 \pm 10$	$1,7 \pm 0,35$	$25,0 \pm 5$
	normal ohne Hydrierung	$2,66 \pm 0,66$	$40,0 \pm 10$	$1,33 \pm 0,33$	$20,0 \pm 5$
	mäßig herabgesetzt nach Hydrierung	$2,0 \pm 0,6$	$30,0 \pm 10$	$1,0 \pm 0,30$	$15,0 \pm 5$
	mäßig herabgesetzt ohne Hydrierung	$1,60 \pm 0,40$	$24,0 \pm 6$	$0,80 \pm 0,20$	$12,0 \pm 3$
	erheblich herabgesetzt nach Hydrierung	$1,0 \pm 0,40$	$15,0 \pm 5$	$0,5 \pm 0,25$	$7,5 \pm 8$
	erheblich herabgesetzt ohne Hydrierung	$0,80 \pm 0,40$	$12,0 \pm 6$	$0,40 \pm 0,20$	$6,0 \pm 8$
SCHOLZ (1963)		–	$46,16 \pm 1,5$		

Normalerweise werden mit Diurese innerhalb von 15 min $(50\pm 10)\%$ des i.v. injizierten Radiohippuran ausgeschieden, bei mäßiger Funktionseinschränkung unter Diuresebedingungen $(30\pm 10)\%$, bei schwerer Funktionseinbuße im Mittel nur 15%. Bei fakultativ einseitigen Nierenerkrankungen kann infolge kompensatorischer Überfunktion der Gegenniere ein normales Ergebnis resultieren.

Unter Verwendung von Ureterenkathetern kann auch ein seitengetrennter ^{131}J-OIH-Exkretionstest durchgeführt werden. Nach der i.v. Injektion von OIH werden 6 Harnproben in 5-Minuten-Intervallen gesammelt und je 4 ml im Bohrloch-Szintillationszähler gemessen. Eine Seitendifferenz bis zu etwa 10–15% ist physiologisch.

Bei renaler Ischämie ist das Ausscheidungsmaximum zeitlich verlagert.

Nach TAPLIN (1963/64) kann man aus dem OIH-Exkretionstest auch die OIH-Gesamtclearance berechnen (Abb. 22).

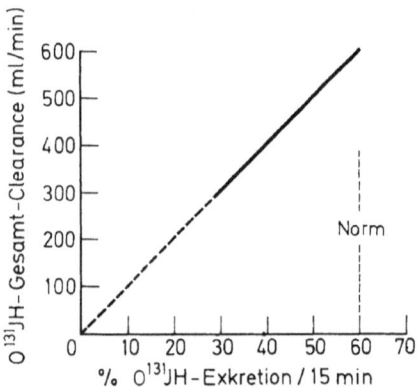

Abb. 22. Bestimmung der ^{131}J-Hippuran-Gesamtclearance aus dem ^{131}J-OIH-Exkretionstest (nach Taplin et al., 1963/64).

5. Nierendiagnostik mit Szintillationskamera und nachgeschaltetem elektronischen Datenverarbeitungssystem

Die Einführung der Szintillationskamera (SzK) nach ANGER (1952/58) und die Multikristallkamera nach BENDER und BLAU (1963) ließen die diagnostischen Aussagen der statischen Scannerszintigraphie erheblich erweitern, insbesondere seit Systeme mit verbessertem Auslösungsvermögen und der Möglichkeit zur Kontrastanhebung (image enhancement) zur Verfügung stehen.

Schon die ersten klinischen Anwendungen hatten gezeigt, daß mit Hilfe der rasch registrierenden Szintillationskamera in der dynamischen Phase prä-, intra- und postrenale Kinetik nierenpflichtiger Radiopharmazeutika in Sequenzen rasch hintereinander aufgenommener Szintiphotos dokumentierbar sind (renale Sequenzszintigraphie[1]); zugleich können in der statischen Phase Größe, Form, Lage und Parenchymdefekte der Nieren mitbeurteilt werden (MYERS, 1964; POWELL und ANGER, 1965/66; GOTTSCHALK und ANGER, 1965/66; ZUM WINKEL, 1965; BURKE et al., 1966; ROSENTHALL, 1966; ERD et al., 1970b).

5.1. Prärenale Kinetik

Für die Beurteilung von Aortendurchgängigkeit und Seitendifferenzen der Nierendurchblutung müssen kurzlebige Radionuklide und Radiopharmazeutika in hoher Aktivität

---
[1] Sequenzszintigraphie: bildliche Darstellung sequenziell aufgenommener Szintigramme; Funktionsszintigraphie: kurvenmäßige Auswertung der bildlichen Sequenzen über „region-of-interest"-Technik

verabreicht werden ($^{99m}TcO_4$ bzw. dessen Komplexe): Radionuklid-Aorto-Angiographie (RAAG), renale Perfusionsserienszintigraphie (PSS). (ROSENTHALL, 1966b/67/71/74/74a; ROSENTHALL und REIT, 1968; FREEMAN et al., 1968/71/72; BIRNHOLZ, 1970; MEINDOK, 1972).

5.2. Intra- und postrenale Kinetik

Bei Verwendung von proximal tubulär sezerniertem ^{131}J-, ^{123}J-Hippuran ist die transrenale Kinetik mit den Phasen des intra- und postrenalen Hippurantransports verfolgbar. Integrale und regionale Nierenfunktion (Nierenrinde, oberer und unterer Nierenpol) können über die „region-of-interest" (ROI)-Technik mit Ableitung von Funktionskurven analog dem RIN beurteilt werden: renale Funktionsszintigraphie.

Im einzelnen werden folgende Phasen durchlaufen: Perfusions-(Anflutungs-)phase, Parenchymphase, peripelvine und pelvine Phase (Abb. 23).

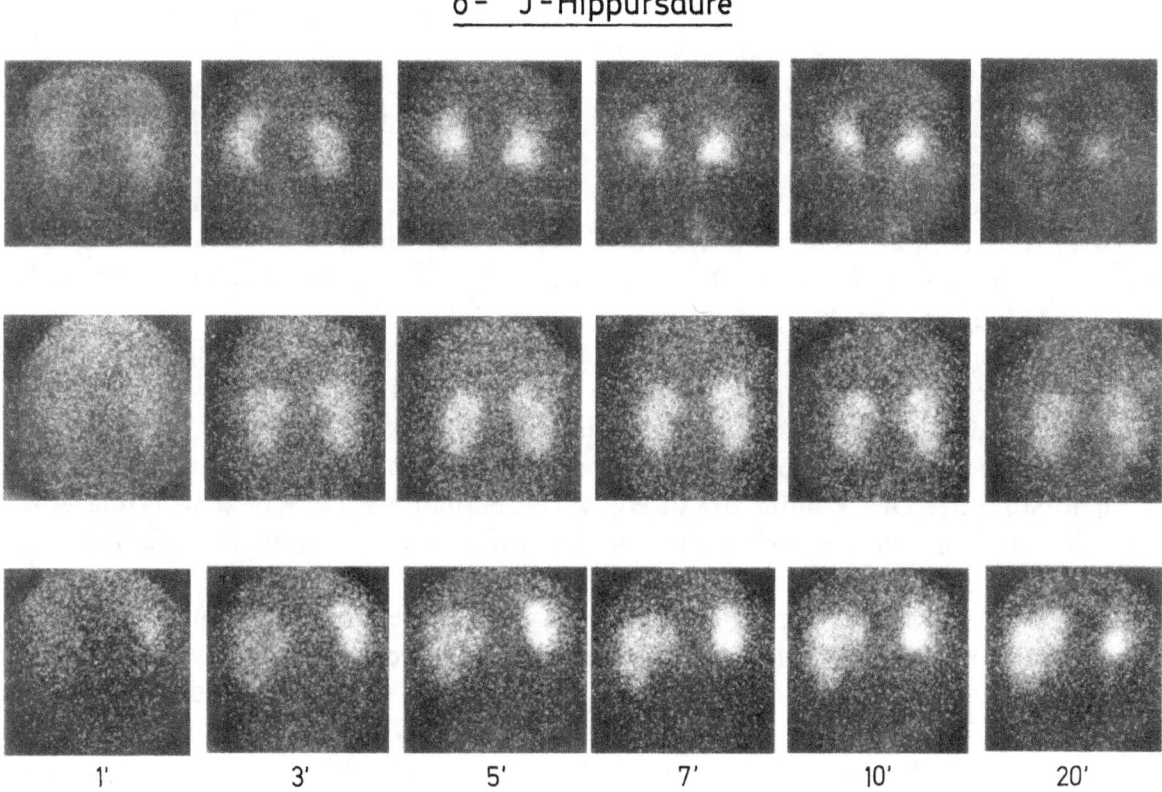

Abb. 23. Renale Sequenzszintigraphie mit der Szintillationskamera bei normaler Nierenfunktion (oben), intrarenaler (Mitte) und vorwiegend postrenaler Radiohippuran-Transportstörung (unten).

Die normale renale Transitzeit vom Zeitpunkt der Injektion bis zum Beginn der peripelvinen bzw. pelvinen Phase beträgt – je nach Hydrierungsgrad – 2,5–4 min.

Die Funktionsszintigraphie kann durch gleichzeitige Anwendung der Clearancebestimmung zur quantitativen Funktionsdiagnostik erweitert werden.

Für die sequenzszintigraphische Darstellung der harnableitenden Wege bei postrenalen Abflußverzögerungen oder -behinderungen haben sich in letzter Zeit vor allem überwiegend glomerulär filtrierte ^{99m}Tc-DTPA-Komplexe bewährt, für die statische Phase – analog zum Scannerszintigramm – tubulär gestapelte ^{99m}Tc-Komplexe mit hoher Nierenaffinität, die gleichzeitig die Perfusion (innerhalb der ersten 30 sek p.i.) und die Abflußverhältnisse (ab 20–30 min p.i.) dokumentieren lassen (Tabelle 11, S. 540).

Mit der Sequenzszintigraphie kann auf diese Weise auch eine semiquantitative Funktionsprüfung der Ureterperistaltik (HARVEY et al., 1970) und der Blasenfunktion vorgenommen werden (TREVES und SPENCER, 1970).

Besondere Beachtung verdient nach unseren Erfahrungen in Zukunft ^{123}J-Hippuran wegen der Möglichkeit, Aktivitäten im mCi-Bereich zu applizieren. In einem Untersuchungsgang werden dadurch universelle Informationen über Aortenpassage, Nierenperfusion, -funktion und -exkretion geliefert (SHORT et al., 1973; BUTTERMANN et al., 1976/77; WOLF et al., 1977).

Auf der Bestimmung der renalen Raffungskapazität beruhen Messungen der $^{197}HgCl_2$-Aufnahme mit der Gamma-Kamera (RAYNAUD et al., 1970/74). Die Methode hat bisher jedoch keine Verbreitung gefunden.

5.3. Bemerkungen zu Physiologie und Pathophysiologie

Zelluläre OIH-Kinetik, intrarenales Harnvolumen, Harnflußrate, Füllungszustand der Blase bestimmen die Geschwindigkeit der transrenalen OIH-Kinetik (BURKE und HALKO, 1966/67; TRAPP et al., 1969; HARBERT, 1970).

Experimentell gelingt die Zerlegung der einzelnen Phasen des renalen Sequenzszintigramms über die gleichzeitige Bestimmung der tubulären Passagezeit mit Lissamingrün (ZUM WINKEL et al., 1968):

Unter Normotension wird der Kulminationspunkt des renalen Durchgangs intraaortal injizierten ^{125}J-Hippurans bereits 1 min p.i. überschritten, entsprechend der Passagedauer durch die proximalen Nephren. Der OIH-Durchgang durch die distalen Nephren fällt mit dem Abfall der Zeit-Aktivitätskurve zusammen.

In Hypotension (Mitteldrucke zwischen 45 und 55 mmHg) wird eine verlängerte Passagezeit der durchblutungsgedrosselten Niere beobachtet, unabhängig davon, ob tubulär sezernierte oder glomerulär filtrierte Radiopharmazeutika verabreicht werden. Nach 15 min ist eine vermehrte Konzentrierung ohne Abtransport in die peripelvine Region zu sehen. Sinkt der Druck unter 40 mmHg, wird überhaupt keine Konzentrierung glomerulär filtrierter und nur eine schwache Anreicherung tubulär sezernierter Radiopharmazeutika registriert.

Die experimentelle Erhöhung des Ureterdruckes hat eine verlängerte tubuläre Passagezeit mit verminderter Radiohippurankonzentration in der Frühphase und konsekutiv plateauförmigem Verlauf in der Funktionsphase zur Folge, wobei in der peripelvinen und pelvinen Phase (15 min p.i.) eine vermehrte Radiohippurananreicherung erfolgt.

Eine Verminderung der GFR, vermehrte Natrium- und Wasserreabsorption in den distalen Nephren bedingen eine verzögerte initiale und pelvine Phase (Ischämie-Bild, z.B. bei Nierenarterienstenose).

Ein verzögerter intrarenaler OIH-Transport wird bei Nieren im Schock (ROSENTHALL, 1970), Nierenarterienstenosen unter Dehydratation (GALEN und SCHLEGEL, 1973), diabetischen Nephropathien (KEMPKEN et al., 1975) und bei Zunahme des intrarenalen Harnvolumens beobachtet. Ein ampulläres, intrarenal liegendes Nierenbecken kann eine Störung des intrarenalen OIH-Transportes vortäuschen. Auch nach kontrollierter Hypovolämie bei Blutspendern, denen 11–15 ml Blut/kg entnommen worden war, wurde die initiale Aktivitätsanflutung im Mittel um 35% herabgesetzt gefunden, der intrarenale OIH-Transport war verzögert, offensichtlich als Folge eines Zusammenwirkens von reduzierter GFR und endokrin bedingter Antidiurese mit vermehrter Ausschüttung von antidiuretischem Hormon (LANGE und STREY, 1974).

Vorwiegend postrenale Transportstörungen treten bei Abflußbehinderungen (frische

Harnstauungsniere) auf, kombinierte intra- und postrenale Kinetikstörungen bei chronischer Harnstauungsniere mit Parenchymuntergang.

Abflußverzögerungen kommen als Frühzeichen bei chronischer Pyelonephritis vor.

Nach Diuretikagaben (Furosemid) können Differenzen der regionalen Nierenfunktion bei obstruktiven Nephropathien akzentuiert werden (FERRANT et al., 1973; FREEMAN und JOHNSON, 1975).

Wichtige Erkenntnisse ergaben sich durch den Einsatz vorwiegend glomerulär filtrierter ^{99m}Tc-Komplexe, die im Falle bereits eingetretener Einbuße der tubulären Leistung, z.B. bei obstruktiven Uropathien, infolge der dann noch erhaltenen glomerulären Partialfunktion einer Ausscheidung unterliegen und damit eine Darstellbarkeit des Nierenparenchyms bzw. der harnableitenden Wege im Sequenzszintigramm erlauben. Auf diese Weise ist auch bei Niereninsuffizienz eine Abschätzung der Größe des Restparenchyms, z.B. von Schrumpfnieren, oft bis zu Hyperkreatininämien von 5–7 mg% möglich (s. Abb. 13, S. 547).

Eine zuweilen auch beim Nierengesunden zu beobachtende inhomogene Radiohippuranausscheidung in einzelnen Nierenteilabschnitten ist vermutlich durch unterschiedliche Struktur, Perfusion und Funktion von Nephren-Populationen beim Gesunden erklärbar.

5.4. Radiopharmazeutika

Die für die Nierendiagnostik mit der Szintillationskamera in Frage kommenden Radiopharmazeutika sind in Tabelle 11, S. 540 zusammengestellt. Vergleichende Untersuchungen mit verschiedenen nierenaffinen ^{99m}Tc-Komplexen haben ARNOLD et al. (1975) sowie HAGAN et al. (1977) durchgeführt.

5.4.1. ^{131}J-Hippuran

Für die Sequenz- und Funktionsszintigraphie ist man in der Praxis derzeit immer noch vorwiegend auf ^{131}J-Hippuran angewiesen.

5.4.2. ^{123}J-Hippuran

Die physikalische Halbwertzeit von ^{123}J beträgt 13 Std, der Zerfall erfolgt durch Elektroneneinfang unter Emission einer monoenergetischen Gammastrahlung bei 159 keV in 84% der Zerfälle ohne simultane Betastrahlenemission.

Klinisch bestehen demnach die Vorteile von ^{123}J gegenüber ^{131}J in einer geringeren Strahlenbelastung, trotz Applikation höherer Aktivitäten (mCi-Bereich), sowie in der für Untersuchungen mit der Szintillationskamera günstigen Strahlenqualität. Nachteilig war bisher, daß ^{123}J nur als Zyklotronprodukt verfügbar war. Inzwischen liegen jedoch Mitteilungen über die Herstellbarkeit von trägerfreiem ^{123}J als Natriumjodid aus einem Xenon-123-Generator vor (LAMBRECHT et al., 1973). Die Radionuklidreinheit für ^{123}J beträgt über 99,8%, einziger Radiokontaminant ist ^{125}J (Gehalt <0,2%).

^{123}Xe zerfällt durch Positronenemission und Elektroneneinfang mit 2,1 Std Halbwertzeit zu ^{123}J, der Gehalt an Telurium beträgt unter 1 µg/ml, ^{124}J ist nicht vorhanden.

Die Vorteile von ^{123}J-Hippuran für renale Untersuchungen mit der Szintillationskamera wurden von HOLROYD et al. (1970) sowie SHORT et al. (1973) beschrieben. Eigene Erfahrungen (BUTTERMANN et al., 1976/77) ergaben, daß die Möglichkeit, Aktivitäten im mCi-Bereich zu applizieren, gegenüber ^{131}J-Hippuran zu 10- bis 20fach höheren Impulsausbeuten führt. Unter Verwendung eines 250 keV-Kollimators konnten wir eine weitere Steigerung um den Faktor 2 erreichen, so daß bei Expositionszeiten von 1 min in der statischen Phase Szintigramme aufgenommen werden können, deren Qualität — vergleichbar tubulär gestapelten Technetium-Komplexen — weit über der szintigraphischen Bildgüte der mit ^{131}J-Hippuran gewinnbaren Szintiphotos liegt.

Die Markierung mit ^{123}J erfolgt wie bei ^{131}J-Hippuran durch Austausch in wäßriger Lösung.

Die chemische und radiochemische Reinheit entspricht der von ^{131}J-Hippuran. Zum Zeitpunkt der Herstellung ist kein freies ^{123}J feststellbar.

Nach Angaben einer Herstellerfirma (MEDIPHYSICS, 1974) besteht zum Zeitpunkt der Kalibrierung folgende Radionuklidzusammensetzung:

> 93,75% ^{123}J   < 0,50% ^{24}Na
< 1,00% ^{124}J, ^{126}J   < 3,00% ^{130}J
< 0,75% ^{131}J   (WEINREICH et al. 1974).

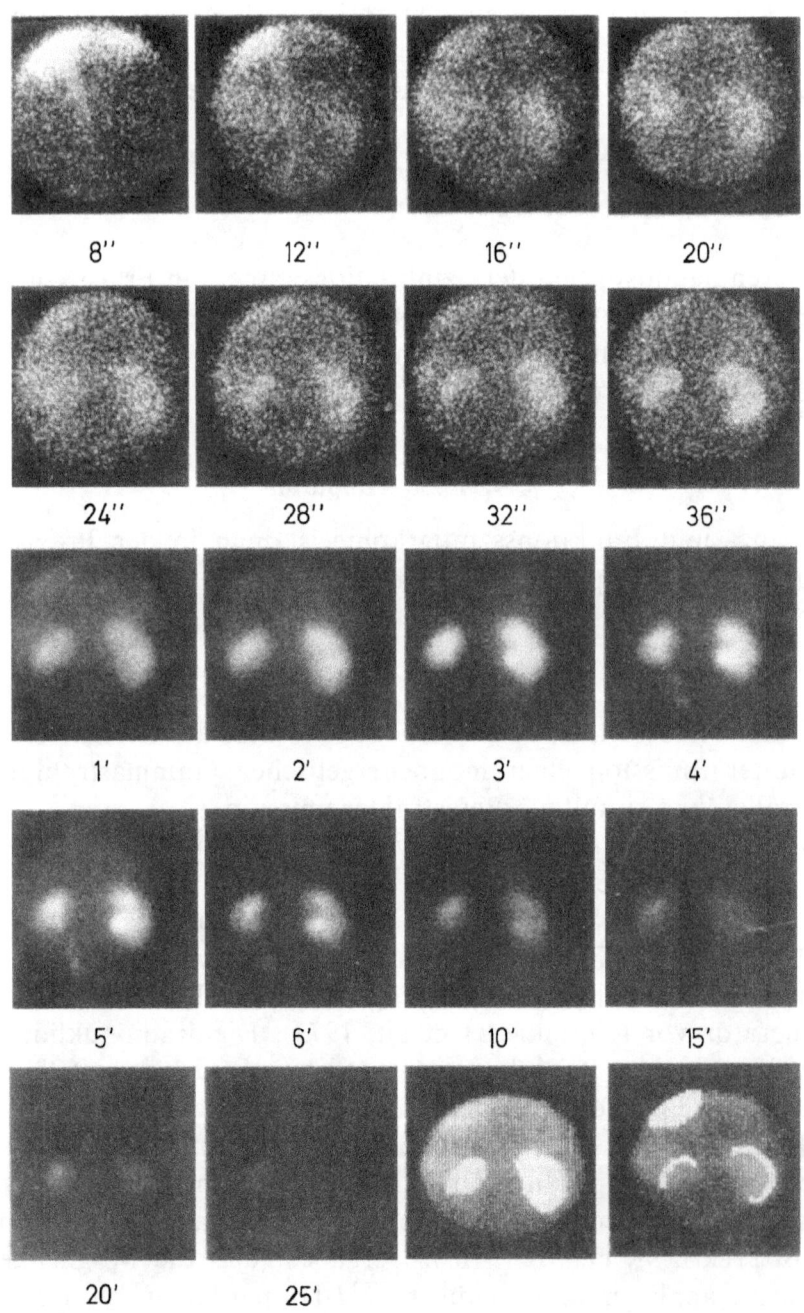

(a)

Nierenkontusion links vor 1 Monat

Abweichend hiervon ergaben Untersuchungen von JOHNSTON et al. (1975) mit Hilfe eines Germanium-Lithium-Detektors, daß in verschiedenen kommerziell verfügbaren Chargen zum Zeitpunkt der Kalibrierung Radionuklidverunreinigungen von 20–25% bestehen.

Nach intravenöser Injektion von 2,5 mCi ^{123}J-Hippuran gewinnen wir in der Anflutungsphase Szintiphotos in Intervallen von 2,5 bzw. 4 sek (s. Abb. 24):

Durchblutung, proximal tubuläre Sekretion bzw. Konzentrierungskapazität, Abflußverhältnisse und Nierenmorphologie (in der statischen Phase) können demnach in einem Untersuchungsgang bestimmt werden. Regionale Funktionsanalysen (Rinden-, Nierenbeckennephrogramme) sind exakter durchführbar (Abb. 24) und gleichzeitig können quantitative Clearancewerte von Gesamtnieren und Einzelnieren gewonnen werden (BUTTERMANN et al., 1976/77; WOLF et al., 1977).

Gegenwärtige und künftige Anwendungen des ^{123}J wurden von DE NARDO et al. (1977) diskutiert.

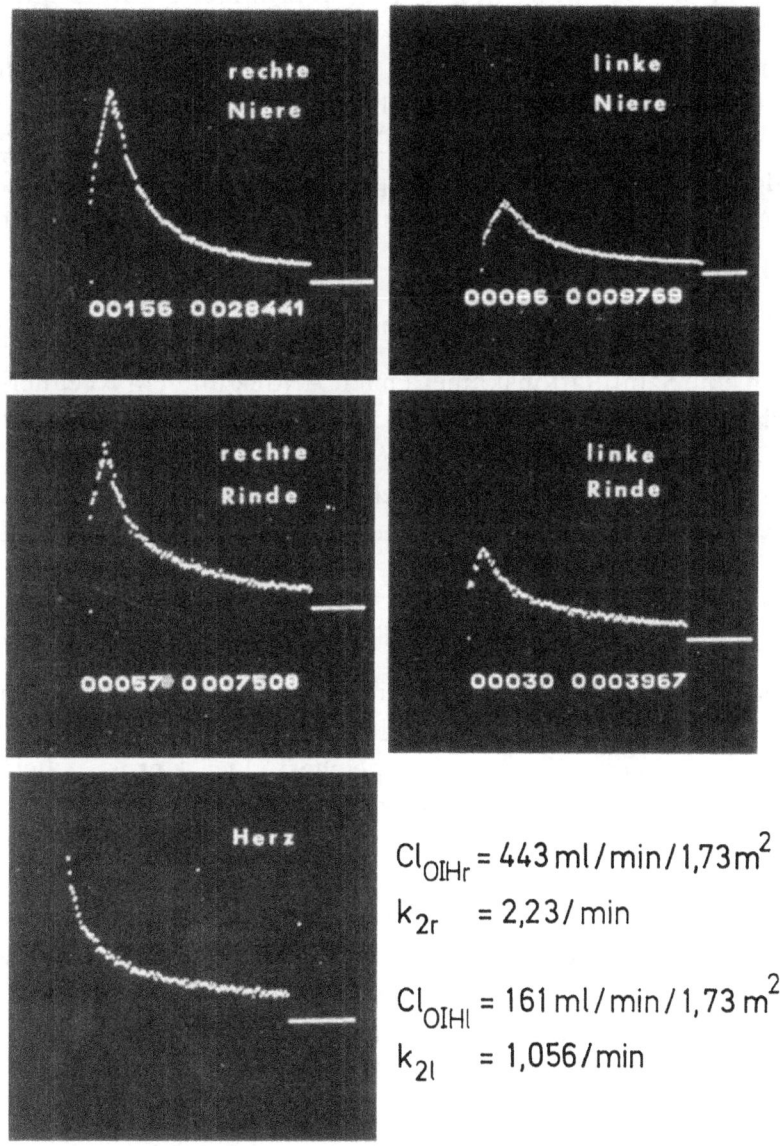

Abb. 24a u. b. Renale Funktionsserienszintigraphie mit ^{123}J-Hippuran bei Nierenkontusion links (vor 1 Monat). (a) Perfusionsphase (8–36 sek), Funktionsphase und Exkretionsphase (1–25 min). Darstellung der regions of interest von Gesamtnieren, Nierenrinden und Herz. (b) Integrale und regionale Szintillationskamera-Nephrogramme mit Berechnung der seitengetrennten Clearance

5.4.3. ^{99m}Tc-Komplexe

Bei der Beurteilung der Nierenmorphologie (statische Szintillationskamera-Szintigraphie) bevorzugen wir ^{99m}Tc-Dimerkaptosuccinat (DMS), das allerdings wegen seiner kurzen in-vitro-Stabilität sofort injiziert werden muß. Das derzeit noch nicht im Handel befindliche ^{99m}Tc-Mono-mercaptosuccinat (MMS) bietet darüber hinaus auch den Vorteil der in-vitro-Stabilität (HAGAN et al., 1977). Außerdem kommen ^{99m}Tc-Penicillamin und ^{99m}Tc-Glukoheptonat zur Anwendung.

^{125}J-, ^{131}J-Fibrinogen wird bei akuten, ^{99m}Tc-S-Kolloid vorwiegend bei chronischen Abstoßungsreaktionen nach Nierentransplantation verwendet. ^{67}Ga reichert sich vermehrt bei entzündlichen und abszedierenden Prozessen in der Transplantatniere an (SALAMAN, 1970; SOLARIC-GEORGE et al., 1974; George et al., 1975/76).

5.5. Technische Durchführung

Die Homogenität des Detektors der Szintillationskamera muß in angemessenen Intervallen überprüft werden, am besten täglich.

Nach Blasenentleerung erhält der Patient 30 min vor Beginn der Sequenzszintigraphie ausreichend Flüssigkeit – möglichst standardisiert 10 ml/kg – zu trinken. Unmittelbar vor Untersuchungsbeginn erfolgt erneute Blasenentleerung, da bei überfüllter Blase eine Beeinflussung des Sequenzszintigramms möglich ist (HARBERT et al., 1970). Bei Rückenlage des Patienten wird der Detektor der Gammakamera von dorsal über der Nierenregion aufgesetzt.

5.5.1. Aufnahme- und Auswertesystem

Wir verwenden eine Szintillationskamera nach ANGER und ein Rechner-Auswertesystem (Gamma-Sys-Philipps-Digital-Equipment®) mit 2 Analog-Digitalkonvertern. Es handelt sich um einen Rechner der Klasse PDP 11/40 mit 4-K-Kernspeicher, DEC-Bildschirm, Magnetplatte, digitalem Magnetband, schnellem Lochstreifenleser und -stanzer.

Heute sind zahlreiche leistungsfähige Rechnersysteme mit "real-time"-Verarbeitung im Handel.

5.5.2. Sequenz- und Funktionsszintigraphie

Nach i.v. Injektion von 0,4 mCi ^{131}J-Hippuran (2 mCi ^{123}J-Hippuran) werden die Analog-Signale aus der Gammakamera digitalisiert und ortsgerecht in einem Kernspeicher der Matrixgröße 64×64 Kanäle abgespeichert. Der Kernspeicherinhalt wird nach der Injektion zunächst 5 min lang alle 10 sek und im folgenden 25 min lang alle 60 sek auf eine Magnetplatte übertragen.

Nach Beendigung der Untersuchung wird die gesamte Kamerainformation auf digitalem Magnetband zurückgespielt und am Sichtgerät des Computers werden mit Hilfe eines „light pen" distinkte Teilbereiche („regions of interest" = ROI) aus Nierenrinde, oberem und unterem Nierenpol, Nierenbecken elektronisch ausgewählt und die gespeicherten Informationen als Aktivitäts-Zeitkurven wiedergegeben. Die Kurven werden in einem SAVE-Register auf der Magnetplatte gespeichert und anschließend mit Hilfe eines Rechenprogramms rechnerisch ausgewertet.

Sofern kein Aufnahme- und Auswertesystem vorhanden ist, werden über eine Polaroidfilmkamera Szintiphotos zwischen 1 und 30 min p.i. angefertigt.

FREEMANN (1975) empfiehlt, für die Anfertigung des 1. Szintiphotos 20 000 Impulse zu akkumulieren und die zur Erstellung des 2. Szintiphotos erforderliche Zeit als Referenzintervall für die Anfertigung der folgenden Szintiphotos heranzuziehen. Billiger und rationeller ist, anstelle der Szintiphotos, der in Zukunft zu bevorzugende Schmalfilm.

5.5.3. Radionuklid-Aorto-Angiographie (RAAG), ^{99m}Tc-Perfusionsserienszintigraphie (PSS)

Bei der RAAG wird ein Aktivitätsbolus (15–20 mCi ^{99m}TcO$_4$ in 1,0 ml Elutionsmittel) i.v. injiziert* und die analoge Information der Szintillationskamera in Zeitinkrementen von 2 sek ca. 30 sek lang auf das digitale Magnetband transferiert. Szintiphotos werden nach 8, 12, 16, 20, 24 und 30 sek angefertigt. Nach Rückspielen der Kamerainformation auf das Analog-Sicht-Scope werden die integralen, von der Gesamtniere abgeleiteten Zeit-Aktivitäts(Perfusions)-Kurven dargestellt. Unter der Voraussetzung eines möglichst kompakten Aktivitätsbolus beträgt die minimale Ankunftszeit der Aktivität beim Gesunden in der Aorta ca. 10–12 sek, in den Nieren ca. 10–14 sek. Zur semiquantitativen Auswertung der Perfusionskurven bieten sich der Impulsquotient rechte/linke Niere im Maximum sowie die Halbwertzeit des Aktivitätsabfalls des deszendierenden Schenkels der Perfusionskurven an.

5.5.4. Computerauswertung renaler Funktions- und Sequenzszintigramme

Im einfachsten Fall werden die nach 1 und 2 min bei jeder Niere akkumulierten Impulszahlen verglichen (SCHLEGEL und WARLICK 1972, FREEMAN 1975). Bei normaler Nierenfunktion sollen die Nierenlogen 25 min p.i. aktivitätsfrei sein.

Erste Vorschläge zur computerunterstützten Auswertung von Szintillationskamera-Szintigrammen bzw. Nephrogrammen stammen von LORENZ und ADAM (1967), WINKLER et al. (1968/69), LOKEN et al. (1969) sowie AMMENDE et al., 1972.

Inzwischen wurden zahlreiche Computerprogramme zur semiquantitativen bzw. quantitativen Auswertung renaler Sequenzszintigramme beschrieben (IMHOF et al., 1970/71; BENTLEY et al., 1971; VERNON und GLASS, 1971; HALKO et al., 1973; DE GRAZIA et al., 1974; KENNY et al., 1974; ROHLOFF et al., 1974; WIENER et al., 1974; LARSON und COX, 1974; HOLROYD et al., 1975; BUTTERMANN et al., 1976/77; WOLF et al., 1977 u.a.).

5.5.4.1. Hardware

Geräte, Vorverarbeitungseinheiten und Möglichkeiten des Anschlusses an einen Hauptrechner (Klinikrechner der nuklearmedizinischen Kliniken oder Abteilungen) sind in Tabelle 14 zusammengestellt.

5.5.4.2. Software

Bei dem von uns angewendeten Verfahren erfolgt die rechnerische Auswertung mit einem in der Programmiersprache „Focal" geschriebenen Programm. Nach Aufruf und Start des Programms wird über den DEC-writer die Nummer des Save-Registers eingegeben, in dem die Nephrogramme gespeichert sind.

Für jedes der regional abgeleiteten Kamera-Nephrogramme wird folgendes Programm durchgeführt (Abb. 25a, b: Flußdiagramm): Umrechnung der Impulsraten auf gleiches Zeit-Inkrement, Glättung der statistischen Schwankungen, Bestimmung des Zeitpunktes (UT)** sowie der Impulsraten (UP) zum Zeitpunkt des Überganges von Phase I nach Phase II, zeitliches Maximum der Phase II (MT) und Impulsrate (MP) zum

---
* Nach vorheriger Blockade der Schilddrüsenaufnahme durch Endojodin oder Perchlorat.
** UT = Zeitpunkt des „Umschlags" von Phase I zu Phase II des Gammakamera-Nephrogramms.

Tabelle 14. Übersicht über die Geräte, die Verarbeitungseinheiten und den Anschluß an den Hauptrechner

Meßgerät	Koppelglied	Vorverarbeitungs-einheit	Speicher	Koppel-glied	Daten-übertragung
Szintillations-kamera	Doppel-ADC	freiprogrammierbarer Rechner oder festverdrahtetes System	Magnetplatte Magnetband Floppy-Disk	Treiber-stufe	bit-parallel
Scanner	Verstärker Impulshöhen-analysator Untersetzer	1. digitaler Zähler mit Zwischenspeicher, Impulsgenerator für Zeilenumschaltung	–	Parallel-Serien-Wandler	bit-seriell
		2. Vielkanalanalysator in Betriebsweise: Vielkanalzählung	–	–	bit-seriell
		3. Mikroprozessor	Magnetbandkassette Floppy-Disk	–	off-line off-line
Probenwechsler Bohrloch Funktions-meßplatz Organmeßplatz Ganzkörperzähler Halbleiter-meßplatz	Verstärker Impulshöhen-Analysator	1. digitaler Zähler/Zeitgeber mit Zwischenspeicher		Parallel-Serien-wandler	bit-seriell
			Magnetband-kassette Floppy-Disk Lochstreifen	–	off line
		2. Vielkanal-Impulshöhen-analysator	Magnetband-kassette Floppy Disk	Treiber-stufe	bit-parallel off line
		3. Mikroprozessor	Magnetband-kassette Floppy Disk	Treiber-stufe	bit-parallel off line

Zeitpunkt t_{max}, Steigung der Kurve zwischen der 1. und 2. min p.i., bezogen auf die Impulsrate zur Zeit 1,5 min p.i. (ST), prozentuale Totalkonzentration (PT), Exkretions-halbwertzeit (EH), die der halben maximalen Impulsrate (MP/2) entspricht, Exkretionskonstante (EK), Sekretionswert (SW) und Dauer der Exkretionsphase (EP).

Entscheidend ist die individuelle Bestimmung des Umschlagpunktes von Phase I zu Phase II des ROI-Gammakamera-Nephrogramms (OBERDORFER, 1977; HÖR und KRETSCHKO, 1978).

5.5.4.3. Kompartimentanalyse von Szintillationskamera-Nephrogrammen

Unser Arbeitskreis hat ferner ein Verfahren zur quantitativen Analyse von Kameranephrogrammen entwickelt (BUTTERMANN et al., 1976/77). Die Auswertung basiert auf einem 6-Kompartiment-Modell der Biokinetik des Radiohippurans. Alle extern gemessenen Zeit-Aktivitätskurven werden als gewichtete Summen der Aktivitätsverläufe über den einzelnen Kompartimenten dargestellt. In erster Annäherung werden die Aktivitätsbeiträge von extra- und intrarenalem Extra- und Intravasalraum sowie von erythrozytengebundener Radiohippuranaktivität durch Subtraktion einer thorakal gewonnenen Backgroundkurve aus dem Nephrogramm eliminiert (Abb. 26) (s. a. Abb. 51, S. 635).

Da es nicht möglich ist, die zur Nephrogramm-Analyse notwendigen Plasmaverschwindekurven aus dem Bereich der Aa. renales auch nur näherungsweise extern zu messen, werden die korrigierten Nephrogramme zunächst addiert. Bis zum Zeitpunkt t_0, zu dem

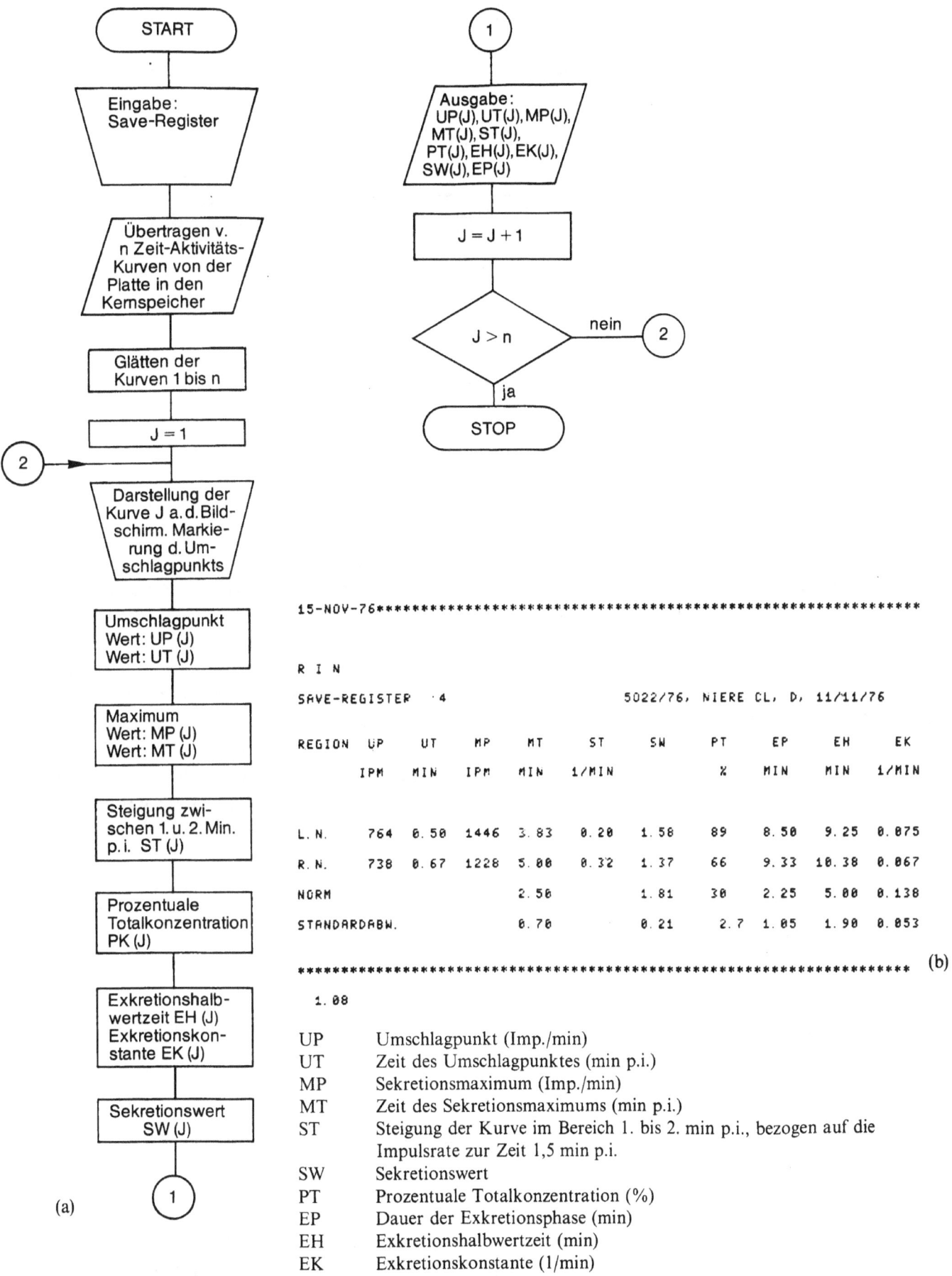

Abb. 25a u. b. Flußdiagramm (a) und Computerausdruck (b) zur computerunterstützten Auswertung von Szintillationskamera-Nephrogrammen.

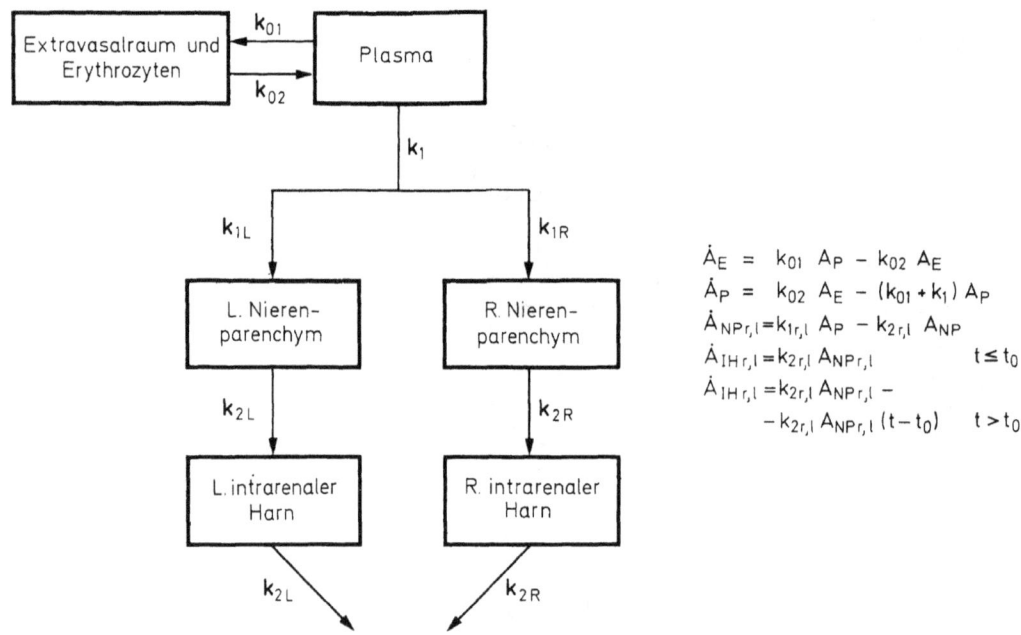

Abb. 26. Kompartimentmodell der Biokinetik des Radiohippurans.

Aktivität erstmals die Niere verläßt, gilt, daß die über beiden Organen gemessene Gesamtaktivität derjenigen entsprechen muß, die bis zu diesem Zeitpunkt aus dem Plasma in die Nieren abgeflossen ist. Aus dieser Bedingung läßt sich eine theoretische Plasmaverschwindekurve bestimmen.

Die aus dem Modell abgeleiteten Funktionen für die Aktivitätsverläufe in den Kompartimenten Nierenparenchym und intrarenales harnableitendes System der Einzelniere werden addiert und nach der Methode der kleinsten Quadrate den gemessenen und korrigierten Nephrogrammen angepaßt. Da t_0 klein ist ($\sim 2'$), ergeben sich aus wenigen Meßpunkten primär nicht eindeutige Intercepte und Exponenten der biexponentiellen Plasmaverschwindekurve. Aus diesem Grund werden bei der Anpassung neben den Übergangsraten in und aus dem Nierenparenchym (k_1, k_2) auch die in diesen Funktionen enthaltenen Exponenten der Plasmaverschwindekurve variiert. Werden hierbei bestimmte Gütekriterien erreicht, bricht die Rechnung ab, andernfalls wird mit den hierbei gewonnenen Exponenten als Startwerten die theoretische Plasmaverschwindekurve erneut angepaßt und danach der Fit der Einzelnephrogramme wiederholt.

Ergebnisse dieser iterativen Näherungen sind

1. auf verschiedenen Wegen gewonnene und übereinstimmende Werte für die Übergangsrate Plasma/Nierengesamtparenchym, die sog. totale Clearancekonstante,
2. seitengetrennte Clearancekonstanten, deren Summe gleich der totalen Clearancekonstanten ist,
3. Übergangsraten Nierenparenchym/Urin, seitengetrennte sog. Exkretionskonstanten.

Die Umrechnung der Clearancekonstanten in die tubuläre Clearance erfolgt durch Multiplikation mit dem auf andere Weise ermittelten Plasmavolumen.

Die mit Hilfe der Nephrogramm-Analyse bestimmten Clearances korrelieren gut mit den Werten klassischer, seitengetrennter PAH-Clearancebestimmungen ($r = 0,98$, $p < 0,001$, $n = 33$) und ebenfalls mit den Ergebnissen der Ganzkörpermethode (Abb. 27) ($r = 0,93$, $p < 0,001$, $n = 45$).

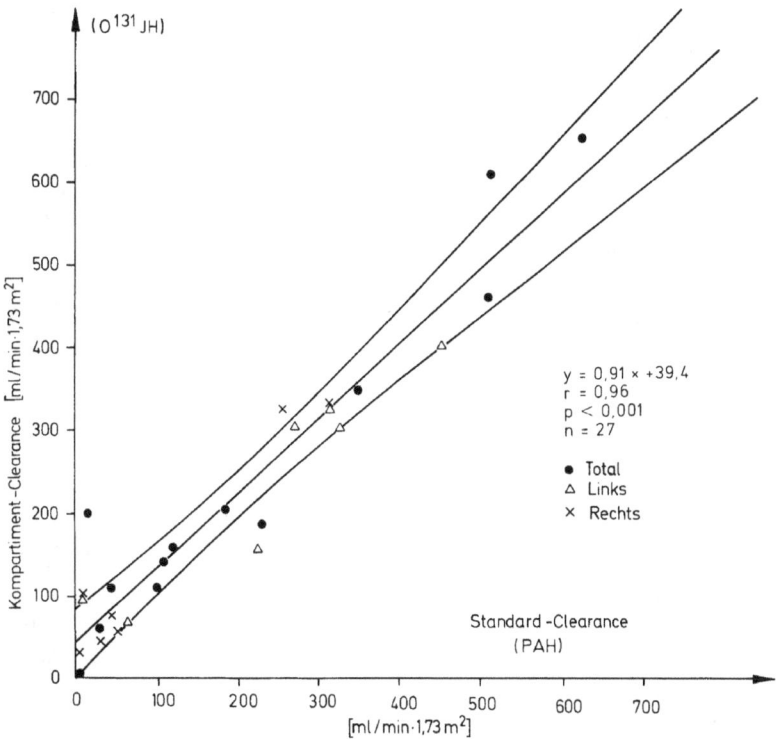

Abb. 27. Vergleich der Clearance-Berechnung nach der Standard (PAH)-Methode und der Kompartiment (o-^{131}J-Hippursäure)-Clearance-Bestimmung aus Szintillationskamera-Nephrogrammen.

Vorteile der Nephrogramm-Analyse sind, daß insbesondere keine weiteren Untersuchungsverfahren zur separaten Clearancebestimmung mit erneuter Strahlenbelastung erforderlich sind. Die zusätzliche Gewinnung von Exkretionsparametern sowie die Bestimmung auch von regionaler Clearance und Exkretion ermöglicht die Quantifizierung von intrarenalen Transportstörungen und postrenalen Abflußstörungen. Das Verfahren kann an allen nuklearmedizinischen Abteilungen durchgeführt werden, die über eine Szintillationskamera mit programmierbarem Auswertesystem verfügen. Zusätzliche Meßplätze sowie den Patienten belästigende Blutentnahmen erübrigen sich. Das Problem der automatischen Ausgabe von ärztlichen Befunden halten wir, im Gegensatz zu anderen Autoren, zum gegenwärtigen Zeitpunkt für noch nicht befriedigend gelöst. Wir beschränken uns auf die Gewinnung digitaler Meßwerte, die sodann vom Arzt in konventioneller Weise interpretiert werden.

5.5.4.4. Clearencebestimmung an Gammakamera und Auswertsystem in Anlehnung an OBERHAUSEN

Die ursprüngliche Konzeption, Radioisotopennephrographie und Clearancebestimmung zu einer quantitativen Bestimmung der Gesamt- und Einzelnierenfunktion zu verbinden (TAPLIN et al., 1963/64; MESCHAN et al., 1967; RÖSLER, 1967), hat in der Praxis weite Verbreitung gefunden (s. S. 632). Anstelle des Vier-Kanal-Meßplatzes wird, wie von LOKEN et al. (1969), SCHMIDT et al. (1970) vorgeschlagen, in zunehmendem Umfang die Szintillationskamera mit EDV herangezogen (Tabelle 14) (BAUER et al., 1972; HAST et al., 1974; LANGE et al., 1974; PONTO et al., 1974; ROHLOFF et al., 1975; OBERDORFER et al., 1977; HÖR und KRETSCHKO, 1978), wobei wir in der Praxis das ursprüngliche Methodenprinzip von OBERHAUSEN auf die Gammakamera übertragen haben.

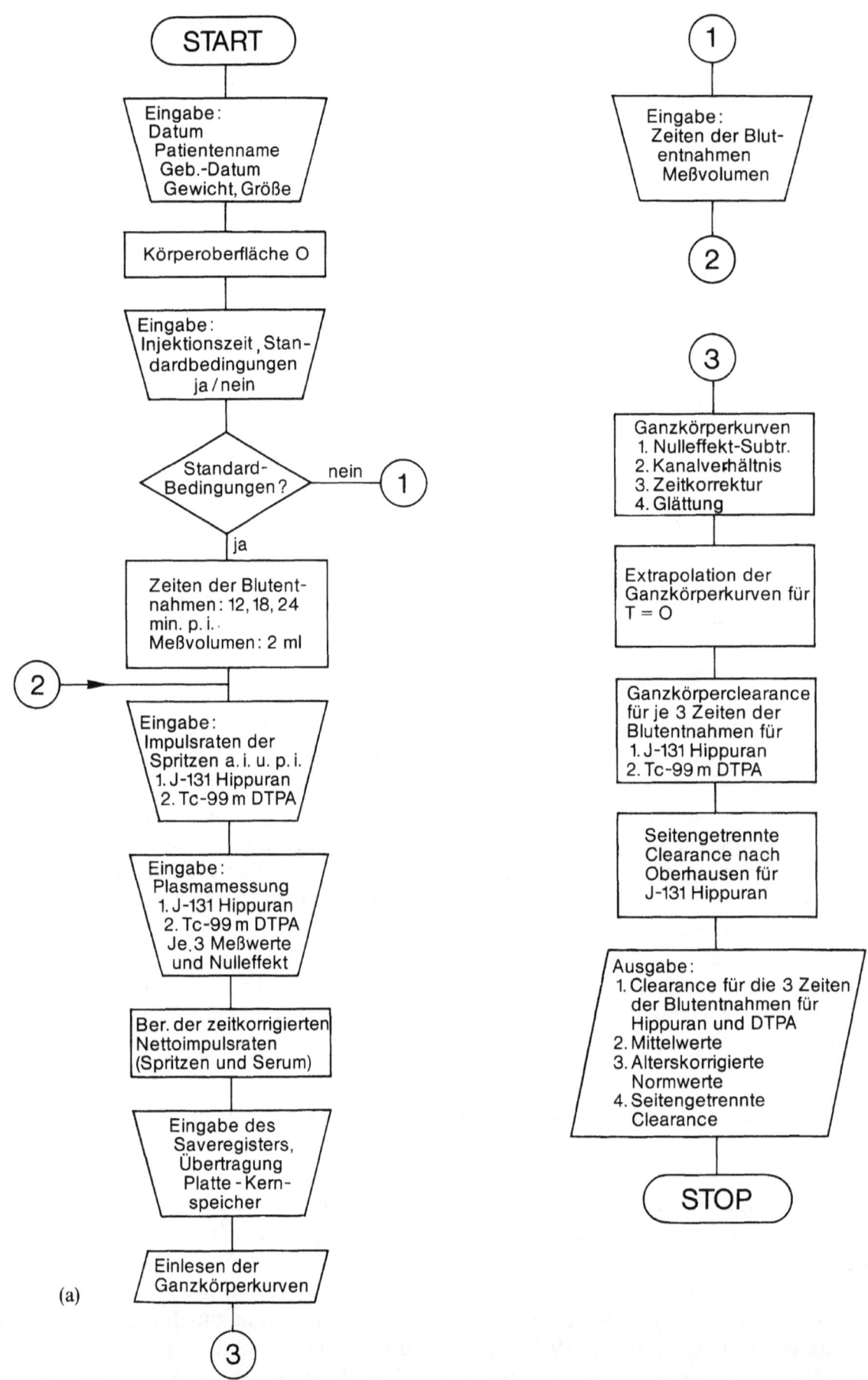

Abb. 28a. u. b. Flußdiagramm (a) und Computerausdruck (b) zur Berechnung der Gesamt- und Einzelnieren-Clearance, bestimmt an der Szintillationskamera nach dem Prinzip von Oberhausen (Teil-Diagramm, s. OBERDORFER et al. 1977)

Computerauswertung renaler Funktions- und Sequenzszintigramme

```
CLEARANCE-BERECHNUNG              DATUM DER UNTERSUCHUNG: 26.05.76
PATIENTENNAME: S.    B.           GEBURTSDATUM:27.06.33  GESCHLECHT: W
GEWICHT(KG):59   GROESSE(CM):171   F = 1.69 M2    T INJ:10.00
STANDARDBEDINGUNGEN?J

HIPPURAN:     NV:45811   T:9.00    NL:621    T:10.06
              APPL. AKTIVITAET:  408 MIKROCURIE

TC-DTPA:      NV:75829   T:9.04    NL A.I.:384   T:9.06
                                   NL P.I.:643   T:10.06
              APPL. AKTIVITAET:  464 MIKROCURIE

              PLASMAMESSUNG        T(N1):15.58
J-131         N0:34   N1:37320   N2:24740   N3:17235
TC-DTPA       N0:42   N1:77486   N2:66874   N3:57412

ZEIT P.I.     CP(J-HIPP)       CP(TC-DTPA)
  12          0.0193437        0.0444714
  18          0.0128174        0.0388247
  24          0.0089240        0.0335935

LOCHSTREIFEN EINLEGEN!
SAVE-REGISTER:4 S. _ _ B . . .    2383/76,         26/5/76
::::::::::::::::::::::::::::::::::::::::::::::::::::::::::::::::::

******************************************************************
PATIENT: S.    B.           GEB. 27.06.33
DATUM DER UNTERSUCHUNG: 26.05.76

J-131-HIPPURAN:
  12 MIN P.I.       CL= 425 ML/MIN
  18 MIN P.I.       CL= 396 ML/MIN
  24 MIN P.I.       CL= 382 ML/MIN
MITTELWERT          CL= 401 ML/MIN
ALTERSENTSPRECHENDE NORM:  460 ML/MIN

SEITENGETRENNTE CLEARANCE
LINKE NIERE: 50%( 200 ML/MIN)    RECHTE NIERE:  50%( 201 ML/MIN)

FILTRATIONSFRAKTION:  0.157

TC-99M-DTPA:
  12 MIN P.I.       CL=  67 ML/MIN
  18 MIN P.I.       CL=  76 ML/MIN
  24 MIN P.I.       CL=  76 ML/MIN
MITTELWERT          CL=  73 ML/MIN
ALTERSENTSPRECHENDE NORM:  107 ML/MIN

******************************************************************
NIEREN-CLEARANCE-UNTERSUCHUNG VOM 26.05.76

NAME DER PATIENTIN: S.   B.           GEB. 27.06.33

J-131-HIPPURAN:         CL= 401 ML/MIN
ALTERSENTSPRECHENDE NORM:  460 ML/MIN

SEITENGETRENNTE CLEARANCE
LINKE NIERE: 50%( 200 ML/MIN)    RECHTE NIERE:  50%( 201 ML/MIN)

TC-99M-DTPA:            CL=  73 ML/MIN
ALTERSENTSPRECHENDE NORM:  107 ML/MIN
```

(b) FILTRATIONSFRAKTION: 0.157

F	Körperoberfläche (m^2)
NV	Impulsraten der Spritzen a.i.
T	Zeitpunkt der Spritzen- bzw. Plasmaprobenmessung
NL	Impulsrate der Spritze nach der Applikation, gemessen im J-Kanal
NL A.I.	Impulsrate der DTPA-Spritze nach dem Umfüllen in die Applikationsspritze
NL P.I.	Impulsrate der Spritze nach der Applikation, gemessen im Tc-Kanal
N0-N3	Impulsraten der Plasmaproben, gemessen im Bohrloch
CP	Aktivitätskonzentration im Plasma ($\mu Ci/ml$)

Die Überlegenheit dieses Systems beruht auf folgenden methodischen Möglichkeiten:

— Simultane Durchführung von Doppelradionuklid-Funktionsszintigraphie (mit Beurteilung von Nierenperfusion und transrenaler Kinetik) und glomerulärer und tubulärer Clearancebestimmung;
— weitgehende Eliminierbarkeit der extrarenalen Backgroundaktivität;
— Bestimmbarkeit der integralen und regionalen Clearance einzelner Nierenteilabschnitte über die ROI-Technik.

Problemlos realisierbar ist die computerunterstützte Ausgabe von Parametern des Sonden- oder Kameranephrogramms sowie die gleichzeitige Ausgabe von alterskorrigierten Clearancewerten (WINKLER et al., 1969; ROHLOFF et al., 1975; HECKING et al., 1975).

Abbildung 28a, b zeigt das Flußdiagramm mit dem Computerausdruck der von uns routinemäßig praktizierten renalen Funktionsszintigraphie und Clearancebestimmung an der Szintillationskamera.

Die Software für Systemkorrekturen, z.B. Detektorinhomogenität, ist heute ebenfalls einfach zu erstellen.

Probleme, die bisher nicht oder nicht wünschenswert gelöst sind, betreffen die Auswahl der optimalen ROI für die extrarenale Backgroundaktivität und die Korrektur für die unterschiedliche Tiefenlage der Nieren.

Bei der von OBERHAUSEN und ROHMAN (1968) entwickelten Clearancemethode erfolgt eine automatische Korrektur für extrarenale Backgroundaktivität durch Projektion der Ganzkörper-Retentionskurve auf das RIN beider Nieren (s. S. 633).

Auf die Notwendigkeit einer zusätzlichen Subtraktion der sogenannten extraparenchymalen Aktivität (EPA) haben HÜNERMANN et al. (1973/75) hingewiesen. Diese Forderung wird erhoben, da innerhalb der ersten 2 min p.i. extraparenchymale und Gesamtkörperaktivität differieren. Bei beidseits gleichem EPA-Background kann der Clearanceanteil einer leistungsschwächeren Niere übermäßig verringert berechnet werden. Eine Vergleichsstudie aus unserem Arbeitskreis ließ allerdings keinen statistisch signifikanten Unterschied in den Clearancewerten mit und ohne Berücksichtigung der EPA-Korrektur nachweisen (HEIDENREICH et al., 1976b).

Wiederholt diskutiert wurde die Frage, welcher Körperteil als Referenzregion für die extrarenale Blutclearance akzeptiert werden kann.

Nach MAGNUSSON (1962/72) hängt die über verschiedenen Teilkörperregionen gemessene Abnahme der OIH-Aktivität zwar von der Nierenfunktion ab, bei nierenlosen Patienten ist jedoch das Verhältnis der Amplituden der extern gemessenen Verschwindekurve (20/5 min p.i.) über der nephrektomierten Nierenloge niedriger als über dem Referenzpunkt Manubrium sterni. Als weitere Referenzregionen wurden angegeben: Subclavicularregion (HINE et al., 1963; FARMELANT et al., 1970), Schläfenregion (BLAUFOX et al., 1972), Schulter (PIXBERG et al., 1975). ROHLOFF et al. (1975) wiesen eine vorzügliche Übereinstimmung in allen Clearancewerten bei Berücksichtigung von Ganzkörperkurve, Kopf- und Schulterkurve nach.

Auch für die renale Funktionsszintigraphie ist noch kein ideales extrarenales Referenzareal gefunden worden. Da ROI oberhalb der Nierenpole mit den Aktivitäten von Leber und Milz interferieren können, wurden entsprechende Areale unterhalb der kaudalen Nierenpole, in Projektion auf den Verlauf der LWS, sowie auf eine perirenale Randzone gelegt. Für Radionuklide mit technetiumähnlichen Energien ist nach BRITTON et al. (1975) eine Backgroundkorrektur wegen der hohen Aktivitäten überhaupt nicht erforderlich. Es ist allerdings üblich, im Rahmen der renalen Perfusionsserienszintigraphie (Radionuklid-Aorto-Angiographie) bei der Ableitung der Zeit-Aktivitäts-Kurven sowohl die Nieren- als auch das Aortenaktivitätsmuster (extrarenale Referenzzone) als ROI auszuwählen (s. S. 569). Bezogen auf die „uptake"-Funktion liefern die computerunterstützte RIN (CABBS-Renography*) und die Funktionsszintigraphie mit der Szintillationskamera in Subtraktionstechnik eng korrelierende Werte (r = 0,895 nach BROWN et al., 1975).

Eine Berücksichtigung der unterschiedlichen Tiefenlage der Nieren wurde bereits von TAUXE und BURKE (1968) für die RIN vorgeschlagen (s. S. 514). Im Rahmen des quantitativen Seitenvergleichs der Nierenfunktion gewann das Problem erneut an Aktualität. ERD et al. (1975) haben mit Hilfe einer Technetium-Punktreferenzquelle auf dem Analogsichtgerät eines Vielkanalanalysators den Abstand Körperoberfläche – Zentrum der Nierenaktivität gemessen. Der Anteil der weiter hinten liegenden Niere beträgt danach 21 (24)% der Gesamtaktivität für ^{99m}Tc (^{131}J). Die Nierentiefe liegt bei 9,2 ± 2,4 cm (ERD et al., 1975), 4,9–15,6 cm (MOSTBECK et al. 1975), 7,3 cm (Mittelwert nach OSTROFSKY und TOTHILL, 1975). Die mittlere Tiefendifferenz der Nieren kann mit 1,7 cm angesetzt werden. Die Kurvenhöhen gleichspeichernder Nieren differieren bei Tiefendifferenzen von 1,5 cm um 14%, in Extremfällen, wie bei Nephroptosen, sogar um 83% (MOSTBECK et al., 1975). Weitere Methoden zur Nierentiefenbestimmung sind die Doppelradionuklidmethode (^{125}J–^{131}J) sowie die Ultraschall-Echographie (NIMMON et al., 1975; TØNNESEN et al., 1975).

Die Strahlenenergie des verwendeten Radionuklides wirkt sich auf die Zählausbeute aus; bei einem Kristall-Hautabstand von 5 cm beträgt das Verhältnis der Zählraten (li./re. Niere) bis 1,4 (für ^{131}J-Hippuran) bzw. 1,9 (für ^{125}J-Hippuran).

Die Quantifizierung der regionalen und integralen Radionuklidverteilung in Organen scheint prinzipiell auch mit dem Ganzkörper-Scanner und der Szintillationskamera in 2- bzw. 3-dimensionaler Projektion möglich zu sein. (BUDINGER et al., 1974).

Weitere in der Nierendiagnostik interessante Computerprogramme sind die Dekonvolutionsanalyse (KENNY et al., 1975), die das Frequenz-Spektrum renaler Transitzeiten, möglicherweise mit der Trennbarkeit von renalen und nicht renalen Komponenten, aufzeichnen läßt (BRITTON und BROWN, 1971; KENNY et al., 1975; MAAS et al., 1975), sowie das sog. SAAM-Programm zur Analyse von ^{133}Xe-Clearancekurven (PETERS et al., 1975).

Zusammenfassend ist in der Praxis bei Vorhandensein von Szintillationskamera und Kleincomputer folgendes Programm realisierbar: Systemkorrektur, weitgehende Subtraktion der extrarenalen Backgroundaktivität, automatische Berechnung und Erstellung von Parametern der integralen und regionalen Nierenfunktion, auch im Rechts-Linksvergleich. Das gewöhnlich in „basic" oder „fortran" geschriebene Programm ist durch entsprechende assembler-Unterprogramme zu ersetzen (verkürzte Programmlaufzeit, Einsparung von Speicherplätzen). (s. hierzu auch AMMENDE et al., 1972; PFANNENSTIEL, 1975).

Im Prinzip erfassen alle bisher verfügbaren Software-Programme die elementaren Partialfunktionen der Niere („uptake, transit, removal") (BRITTON et al., 1975).

5.6. Störfaktoren bei der Beurteilung von Sequenzszintigrammen

Fehlbeurteilungen können bei Nichtbeachtung biologischer und physikalischer Einflußfaktoren resultieren (HÜHN et al., 1973). HEINZE et al. (1975b) haben gezeigt, daß die semiquantitativ ermittelten Parameter von der Wahl des Meßfeldes im Rahmen der region-of-interest (ROI)-Technik beeinflußt werden. Selbst bei kleinen regions-of-interest soll die extraparenchymale Aktivität einen bisweilen nicht unerheblichen Einfluß ausüben.

---

* CABBS-Renography = Computer assisted blood background subtraction renography

Die Verkleinerung des Meßfeldes hat eine Abnahme der Höhe der Phase I des Kameranephrogramms zur Folge, der sog. Sekretionswert (berechnet aus dem Anstieg der Phase II) ist bei großem (kleinem) Meßfeld klein (größer). Rechteckige Meßfelder, die direkt in die Flächen des renalen Aktivitätsmusters gelegt sind, werden als optimal angesehen. Weitgehend unabhängig von der Meßfeldgröße wurde t_{max} gefunden.

Fehldiagnosen können sich bei Verwendung von in-vivo instabilen Technetium-Komplexen, gelegentlich auch bei OIH durch „hot spots" in Projektion auf renale oder extrarenale Areale ergeben (McKusick et al., 1973; Bekier und Bandhauer, 1974; Freeman, 1975).

Freies $^{99m}TcO_4$ oder ^{131}J wird über den Magendarmtrakt ausgeschieden und kann infolge Überlagerung des gastrointestinalen und des renalen Aktivitätsmusters zur Fehldiagnose eines Nierentumors führen.

Als weitere Fehlermöglichkeiten kommen in Frage:

Verwechslung eines kompensatorisch dargestellten Leberaktivitätsmusters (bei chronischer Niereninsuffizienz) mit dem vermuteten Restparenchym der rechten Niere, Fehldeutung eines aktivitätsleeren Nierenhilus (bei Harnstauungsniere, renaler Fibrolipomatose, Niereninfarkten [Meringoff, 1972]) als Zyste oder Tumor, Einbezug von Aktivitätsarealen eines gestauten NHS in die regionalen Kameranephrogramme der Nierenrinde. Freeman empfiehlt daher, nur die oberen Anteile des Nierenpols für die Ableitung der Rindennephrogramme heranzuziehen, um den Einfluß der Aktivität aus dem gestauten NHS möglichst klein zu halten.

Eine „Schrumpfniere" kann durch eine passagere Retention von Aktivität in der pelvinen Region vorgetäuscht werden. Ebenso darf die vorübergehende Darstellung des Aktivitätsbandes eines oder beider Harnleiter im Hinblick auf die physiologische Peristaltik bei fehlenden Zeichen im AUG nicht als pathologische Abflußverzögerung oder -behinderung gedeutet werden. Häufig geübter Fehler ist die Wahl ungleicher Flächen der ROI (fehlende Normierung auf die Kanalzahl) im direkten Seitenvergleich der Nierenfunktion oder -perfusion.

Die Fehldiagnose einer funktionslosen Niere kann vermieden werden, wenn die Nierenloge mit dem primär fehlenden Nierenaktivitätsmuster mit pinhole-Kollimator oder unter

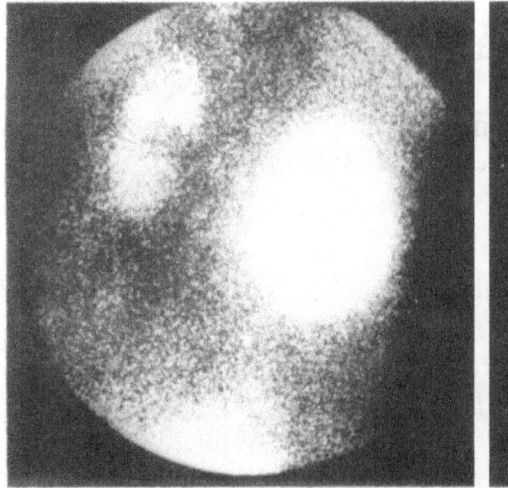 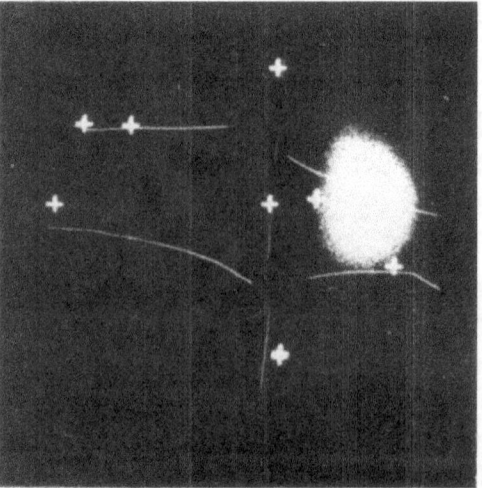

Abb. 29. Statisches Szintillationskamera-Szintigramm bei Schrumpfniere links. Beachte, daß die Schrumpfniere nur bei längerer Akkumulationszeit (300000 counts über der Schrumpfniere) („Übersteuerungstechnik") sichtbar wird (Linkes Bild).

Inkaufnahme einer Übersteuerung der gesunden Niere gesondert dargestellt wird (s. Abb. 29).

Im Sequenzszintigramm mit OIH darf ein Umkehrphänomen (initiale hypo-, konsekutive Hyperkonzentration in der pelvinen Phase) dann nicht als Ischämiezeichen (Nierenarterienstenose, Schrumpfniere) aufgefaßt werden, wenn im AUG ein extrarenales Nierenbecken oder Zeichen einer Abflußstörung vorhanden sind.

Verminderte oder fehlende Aktivitätsanreicherung im Nierenhilus wird bei intrarenal gelegenem Nierenbecken, renaler Fibrolipomatose, Ausgußstein und bei den selten vorkommenden Nierenbeckentumoren beobachtet.

Zur Erzielung eines optimalen RAAG muß die Aktivität als kompakter Bolus (20 mCi in 0,5–1 ml Elutionsflüssigkeit) injiziert werden, da sonst die szintigraphische Bildgüte infolge Bolusdistension unzureichend wird.

Seitendifferenzen in der Nierendurchblutung können infolge Beeinflussung der ROI der Nieren durch Leber- bzw. Milzaktivität verfälscht werden (ROSENTHALL, 1974).

Allerdings wird die Ankunftzeit des Aktivitätsbolus in der rechten Perfusionskurve von der Leberdurchblutung insofern nicht kritisch beeinflußt, als 80% der Leberversorgung über die V. portae erfolgen und somit eine zeitliche Verzögerung der Leberperfusion zu beobachten ist.

ROSENTHALL (1974) sowie KIEPFER et al. (1976) analysierten die integralen Perfusionskurven beider Nieren zur Feststellung von Seitendifferenzen der Nierendurchblutung. Sie bestimmen Tm (Zeit bis zum Maximum) und Tm/2 (Halbwertzeit des Aktivitätsabfalls nach Interpolation des abfallenden Schenkels zwischen 0 und 10 sek zur Korrektur der Rezirkulation). Eine Differenz von über 15% in Tm und Tm/2 oder ein Quotient rechte/ linke Niere von über 1,14 wird als pathologisch bewertet.

Andere Autoren bewerten kritische Seitendifferenzen erst von 20–25% an (FREEMAN et al., 1975; KOENIGSBERG et al., 1974).

Eine signifikante Abweichung beider renaler Perfusionskurven von der Aortenperfusionskurve weist auf eine verminderte Perfusion beider Nieren hin. Bei pathologischen Fällen, z.B. bei Nephrosklerose, können Tm und Tm/2 in der rechten und linken Nierenperfusionskurve 70–94% von der Aortenperfusion abweichen.

Ein genaueres Korrekturmodell für die Subtraktion des rezirkulierenden Aktivitätsanteils wurde von unserem Arbeitskreis im Rahmen der Arbeiten über die selektive Perfusionsserienszintigraphie beschrieben (HEIDENREICH et al., 1974; OBERDORFER u. HEIDENREICH, 1975).

Die Treffsicherheit der RAAG (mit ^{99m}Tc-Albumin) wird mit 85% angegeben, wobei Spätaufnahmen zu berücksichtigen sind (HENKIN et al., 1974).

5.7. Klinische Anwendung

Nicht invasive Verfahren der Nuklearmedizin sollten in der klinischen Notfallsituation Priorität haben, wenn der zeitliche Aufwand der Untersuchung — wie z.B. im Falle der Radionuklid-Aorto-Angiographie (RAAG) — vertretbar ist.

Nephrologische Indikationen für Untersuchungen mit der Szintillationskamera sind in Tabelle 15 zusammengestellt.

Funktionell-morphologische Nierendiagnostik mit Sequenzszintigraphie und Ausscheidungsurographie ergänzen sich (ZUM WINKEL et al., 1971, 1971a; ZUM WINKEL und JOST, 1972; LANGE et al., 1975; ZUM WINKEL et al., 1975; HEIDENREICH et al., 1975c; HEINZE und PFEIFER, 1975d; HEINZE et al., 1975a; HÖR und HEIDENREICH, 1976).

Tabelle 15. Nephrologische Indikationen der renalen Kamera-Sequenzszintigraphie. (Nach G. Hör und H.W. Pabst, 1974)

$O^{131}JH$ (^{113m}Jn-^{99m}Tc -EDTA-DTPA)	$^{99m}TcO_4$(-DTPA)	^{99m}Tc-Penicillamin, -DMSA
Sequenz-, Funktionsszintigraphie	Perfusions-Serien-Szintigraphie („Radionuklid-Angiographie")	Statische Kameraszintigraphie
← Diff. Diagnose des akuten Nierenversagens → postrenal ↙ ↘ prärenal Hypertonus renal-parenchymat. ↙ ↘ „renovaskulär" → Intrarenal raumf. Prozesse ← hypervaskularisiert Nierenarterienstenose -embolie -thrombose Aortenaneurysma -verschluß akute Transplantatkrise Abstoßung ↙ ↘ Gefäßkomplikation ischämische Nekrose		Nierengröße (bei Niereninsuffizienz) hypovaskularisiert Niereninfarkt einseitig stumme Niere (AUG)
chronisch-entz. Nephropathien diabet. Nephropathien	renale a.v. Fistel	Parenchymreduktion

5.7.1. Nephro-urologische Notfallsituationen

Anurien unbekannter Genese sind u.U. in wenigen Minuten abklärbar:

5.7.1.1. Prärenale Ursachen

Verschluß oder Stenosierung der Aorta abdominalis, einer oder beider Aa. renales (Abb.) können im RAAG ohne Belastung des Patienten sichtbar gemacht werden.
Auch renale AV-Fisteln (nach Nierenbiopsie), Aortenaneurysmen (Abb. 31), Nierenarterienembolien (z.B. im Gefolge von Mitralvitien, frischem Myokardinfarkt) mit Anurie und fehlender Kontrastmittelausscheidung im AUG, Perfusionsausfälle nach Nierentrauma, Reflexanurie nach nierengefäßchirurgischen Eingriffen sind nachweisbar (Freeman et al., 1968/75; Tori et al., 1970/74; Hartenbower et al., 1970; Birnholz, 1973; Weiss, 1971; Constantinides et al., 1971/72; Meindock et al., 1972; Dressler et al., 1974; Feine, 1975; Krönert und Wolf, 1975).

5.7.1.2. Intrarenale Ursachen

Bei Schocknieren und Nieren im Schock zeigt die renale Sequenzszintigraphie eine meist ungestörte Anflutungsphase (als Zeichen erhaltener Nierendurchblutung) mit er-

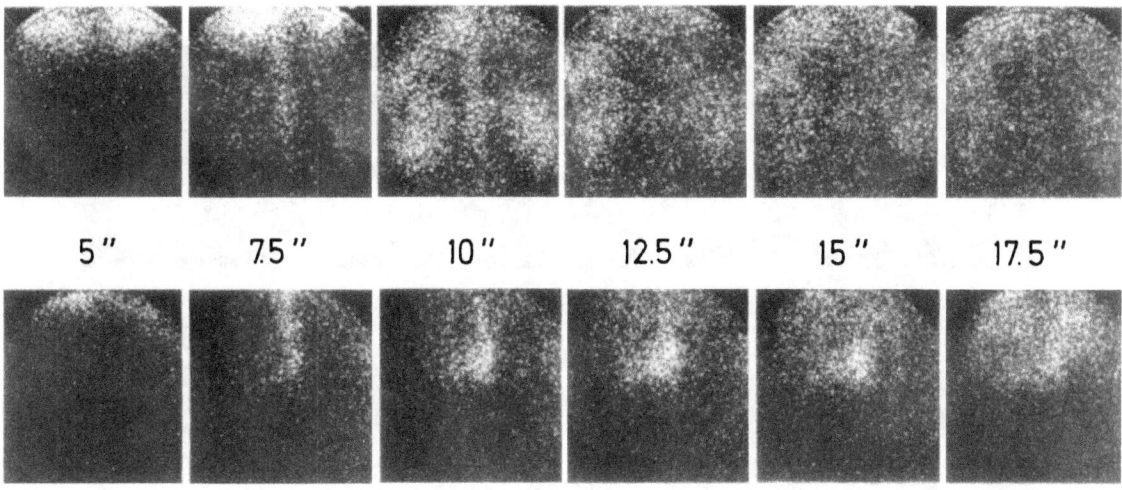

Abb. 30. Radionuklid-Aorto-Angiographie nach i.v. Injektion von $^{99m}TcO_4$. Obere Reihe: Normalfall. Untere Reihe: Thrombose der Aorta abdominalis mit Totalverschluß der rechten und subtotalem Verschluß der linken Nierenhauptarterie.

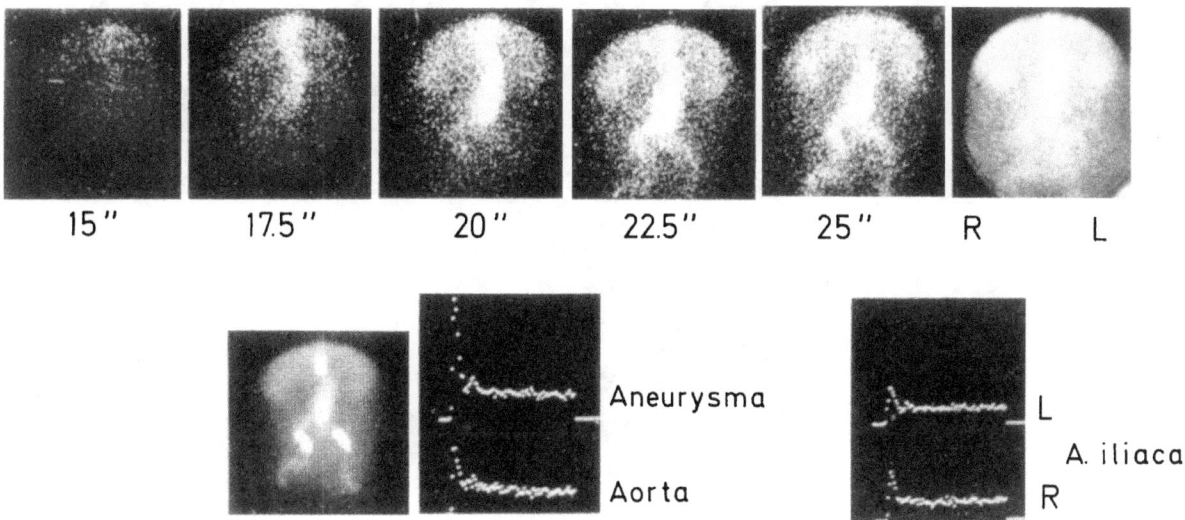

Abb. 31. Radionuklid-Aorto-Angiographie nach i.v. Injektion von $^{99m}TcO_4$ bei Aortenaneurysma. Unten: ROI und zugehörige Perfusionskurven.

heblich verzögertem intrarenalen OIH-Transport (Abb. 32) (ROSENTHALL et al., 1970/74; ZUM WINKEL et al., 1967/75; HÖR und PABST, 1974).

Das Funktionsbild einer akuten Glomerulonephritis muß anhand von anderen klinischen Kriterien differentialdiagnostisch abgegrenzt werden.

Prognostische Aussagen sind aus sequenzszintigraphischen Verlaufskontrollen abzuleiten: Fehlende OIH-Konzentrierung nach akutem Nierenversagen ist ein ungünstiges Zeichen, eine früh einsetzende OIH-Konzentrierungskapazität ist dagegen günstig zu bewerten (STAAB et al., 1973).

5.7.1.3. Postrenale Ursachen

Doppelseitiger Harnleiterverschluß (Steine, Tumoren, Metastasen, Prostata-Ca., Harnröhrenstriktur) zeigt bei frischer Harnabflußbehinderung mit noch erhaltener Nierenfunktion einen verzögerten postrenalen OIH-Transport mit Aktivitätsdepot in der pelvinen

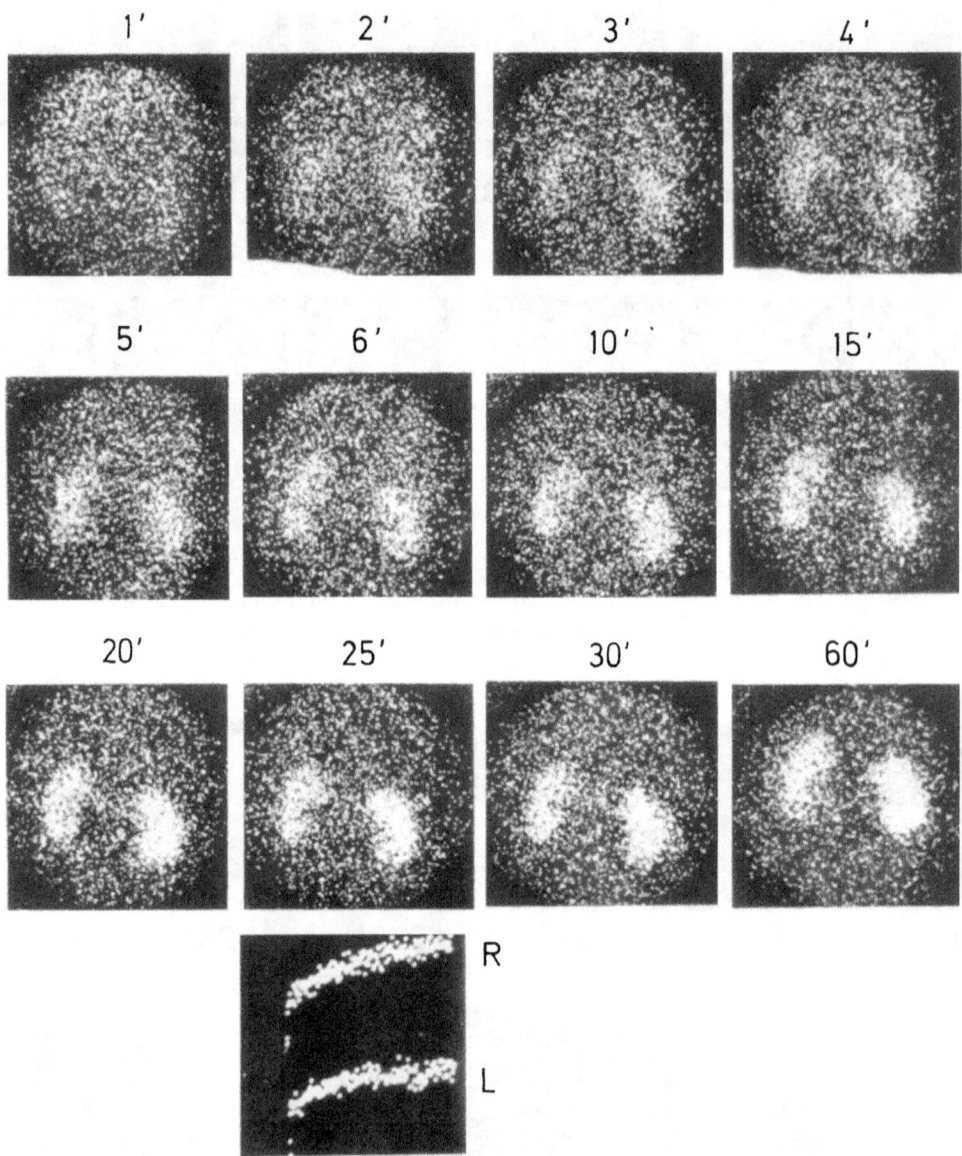

Abb. 32. Funktionsserienszintigramm mit ^{131}J-Hippuran von Schocknieren bei akuter Pankreatitis.

Phase, unter Umständen mit Darstellung des Aktivitätsbandes der Harnleiter. In der Anflutungsphase kann der Nierenhilus als aktivitätsleerer oder -geminderter Bezirk erscheinen (s. auch S. 592).

5.7.1.4. Kolik und Hämaturie

Direkter oder indirekter Konkrementnachweis sind durch das AUG zu führen; verminderte Perfusion, umschrieben gestörte Konzentration, verzögerte Entleerungsdynamik in Nierenteilbereichen als Kolikfolge können dagegen nur mit Sequenz- und Funktionsszintigraphie aufgedeckt werden (ZUM WINKEL et al., 1975) (s. Abb. 33).
Bezüglich Tumorausschluß s.S. 595.

5.7.1.5. Sog. stumme Niere

Bei fehlender Ausscheidung von Röntgenkontrastmitteln gelingt mit nuklearmedizinischen Verfahren noch ein Funktionsnachweis. Die Übereinstimmung mit Verfahren der Radiologie (AUG, Infusionsurogramm) liegt zwischen 63 und 81%.
Die Rangfolge der Treffsicherheit läßt sich nach einer Gemeinschaftsstudie für die einzelnen Untersuchungen wie folgt festlegen (PFANNENSTIEL, 1975): Seitengetrennte Clea-

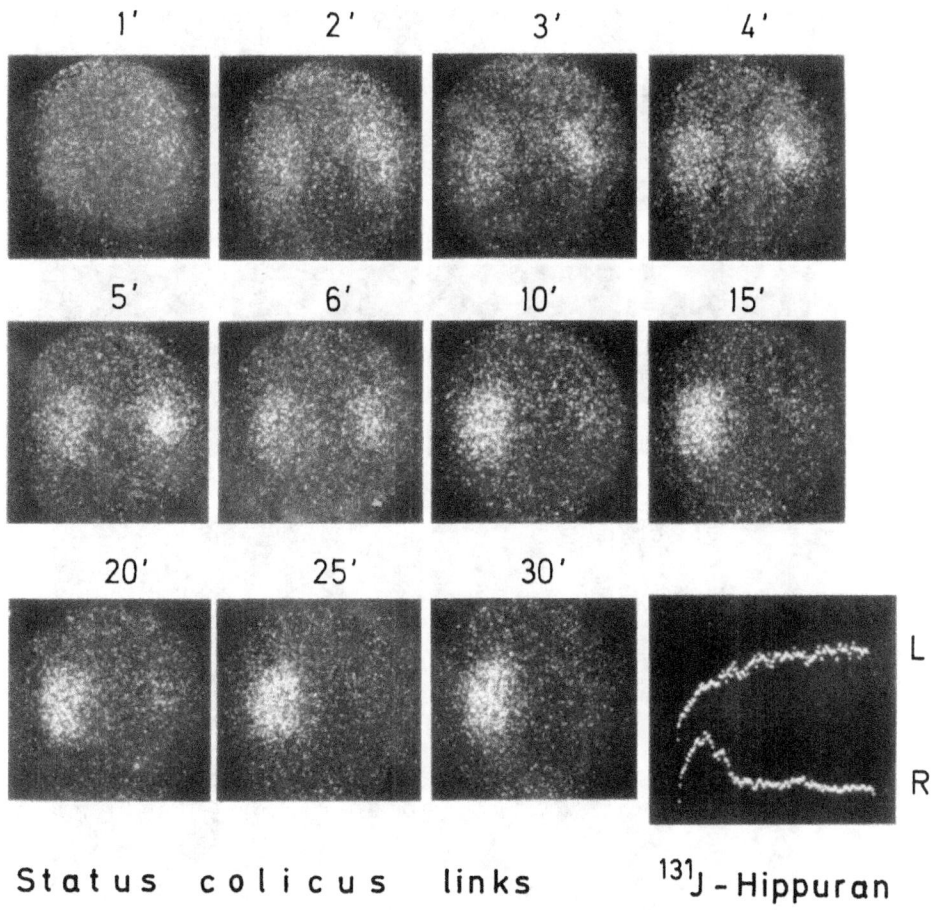

Abb. 33. Funktionsserienszintigramm mit ^{131}J-Hippuran im Status colicus. Vorwiegend intrarenale Transportstörung mit Akkumulationstyp im Szintillationskamera-Nephrogramm.

rance (zum quantitativen Nachweis der Restfunktion), Scanner-Szintigraphie, Sequenz- und Funktionsszintigraphie mit OIH zur Darstellung des funktionstüchtigen Nierenparenchyms. Besonders zu berücksichtigen sind die jetzt verfügbaren Radiotechnetiumkomplexe mit hoher Nierenaffinität und in-vivo-Stabilität.

5.7.1.6. Nierentrauma

Bereits die Scannerszintigraphie liefert brauchbare Informationen (s. FREEMAN et al., 1975). Die Szintillationskamera-Szintigraphie ist auch hier eindeutig überlegen, weil sie den Nachweis von segmental gelegenen, posttraumatischen Niereninfarkten erlaubt. Kontusionen und geringfügigere Traumen bedingen eine generalisierte oder segmental verminderte, in der Verlaufskontrolle aber reversible Aktivitätsbelegung. Ein keilförmiger persistierender Ausfall der Aktivität weist auf einen segmentalen Infarkt hin, ein bandförmiger Aktivitätsverlust auf Nierenruptur (KOENIGSBERG et al., 1974; FREEMAN, 1975). Im Gegensatz zur AUG, die sowohl bei Verschluß einer A. renalis wie einer Segmentarterie zu dem identischen Bild einer fehlenden Kontrastmittelausscheidung führt, lassen RAAG und Funktionsszintigraphie integrale und regionale Nierendurchblutung und -funktion erfassen (s. Abb. 34).

5.7.1.7. Chirurgische und internistische Komplikationen nach Nierentransplantation

Prärenale Ursachen einer postoperativen Anurie sind Thrombosen der A. renalis an der Anastomosenstelle. Im RAAG fehlt eine Transplantatnierenperfusion (ROSENTHALL et al., 1974; FREEMAN, 1975; ZUM WINKEL, 1975, weitere Zusammenfassungen dort).

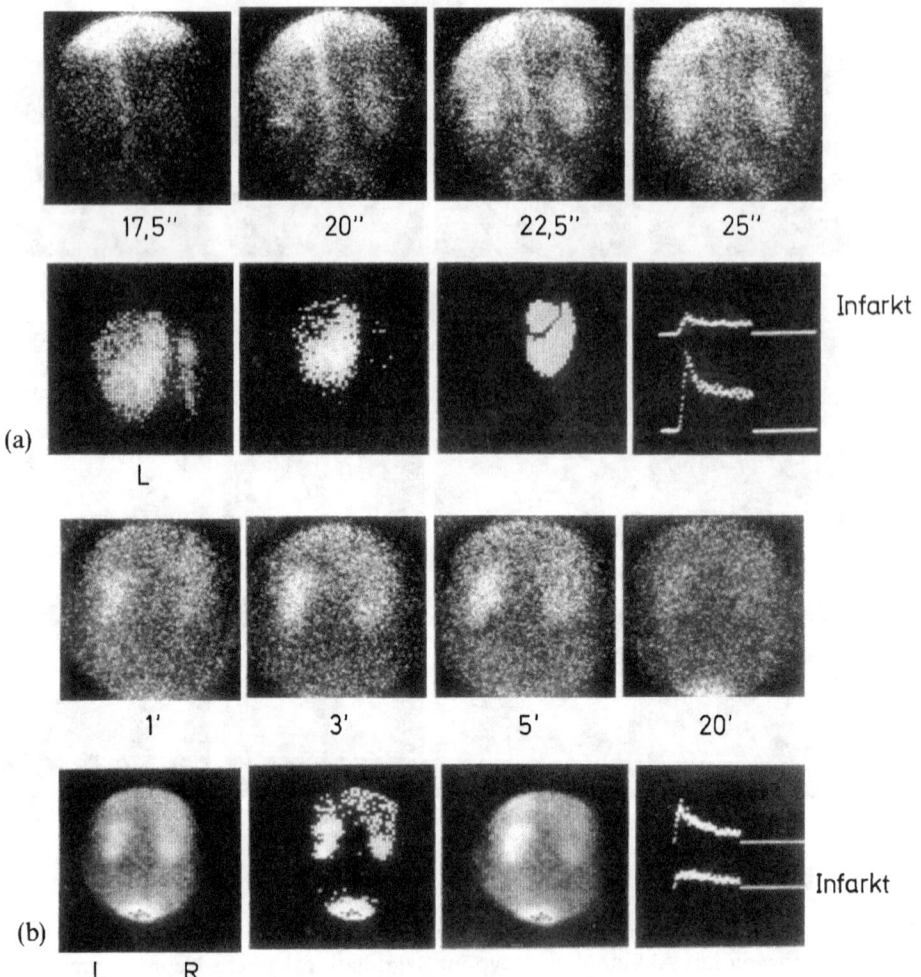

Abb. 34. (a) Radionuklid-Aorto-Angiographie mit $^{99m}TcO_4$ bei Infarkt im linken oberen Nierenpol (obere Reihe). Kernspeichersummenbild, ROI und Perfusionskurven (untere Reihe). (b) Funktions-Serienszintigraphie mit ^{131}J-Hippuran bei Infarkt im oberen Pol der rechten Niere. Untere Reihe: Kernspeicherdarstellung mit und ohne Subtraktion der extrarenalen Backgroundaktivität, Szintillationskamera-Nephrogramme.

Akute Anurien auf der Basis postrenaler Abflußbehinderungen (distale Ureternekrose) bieten im Sequenz- und Funktionsszintigramm fehlenden oder verzögerten Abtransport von Radiohippuran aus der pelvinen Region, während im RIN lediglich ein Akkumulationstyp erkennbar ist. Weitere Zeichen können Mitdarstellung des verbreiterten und gestauten Ureteraktivitätsbandes sowie ein paravesikales Aktivitätsdepot (bei Harnleiterfisteln) sein (AWAD et al., 1968; WILKINSON et al., 1970; WEISS et al., 1971; CANDRELL et al., 1972; PFEIFER et al., 1972b/1975a; WIBELL et al., 1974).

Auch für die Testung der Ischämie-Toleranz vor der Transplantation von Leichennieren kann die Szintillationskamera-Szintigraphie in Verbindung mit Clearancebestimmung wertvolle Hilfe leisten (PEREYRA et al., 1973; ALBERT et al., 1974a). Ähnliche Informationen werden gewonnen, wenn es um die Frage des protektiven Effekts einer organschonenden Operation in hypothermer Perfusion geht (HEINZE et al., 1974).

Bei ungestörter Transplantatnierenfunktion unterscheiden sich Perfusion sowie intra- und postrenale Radiohippurankinetik nicht von den Verhältnissen bei gesunden Nieren mit entsprechend intakter tubulärer Sekretions- und Konzentrierungskapazität.

Nach ROSENTHALL et al. (1974) liegt bei gut funktionierenden Transplantatnieren das Verhältnis der Aktivitäten über Niere und Background über 6,5, die Ankunftzeit von Radiohippuran in der Blase beträgt 3–6 min, sofern der Patient ausreichend hydriert ist und nicht unter Diuretikamedikation steht (s.a. ROSENTHALL, 1971; ROSENTHALL et al., 1974a).

Tabelle 16. Verfahren der Nuklearmedizin bei internistischen und chirurgischen Komplikationen nach Nierentransplantation

Komplikation	Nuklearmedizinische Verfahren			
	SSZ und FSZ	PSS (RAAG)	Clearance	
			OIH-	DTPA-, ^{133}Xe-
Akute Abstoßung	Verzögerte u. verm. Anflutung, verzög. intrarenaler OIH-Transport (Akk. Typ). Keine Blasendarstellung. Keine Normalisierung bei Verlaufskontrolle ohne Therapie	Perfusion herabgesetzt	erniedrigt	erniedrigt, bei rezid. u. hyperakuten A. fehlendes Komp. I.
Akute tubuläre Nekrose („Schocknieren")	Erst verminderte OIH-Anreicherung, später verzögerter intrarenaler Transport, Normalisierung bei Verl. Kontrolle	Perfusion normal		Durchblutung des Komp. I leicht bis mäßig herabgesetzt (Redistribution)
Distale Ureternekrose	Anflutung u. intraren. Tr. im wesentl. ungestört, postrenaler Tr. verzögert. Bei Ureterfistel paravesikale Akt. Anreicherung	Perfusion normal	bisher nicht untersucht	
Thrombose der A. renalis	Fehlende OIH-Anflutung	Perfusionsausfall		
Chron. Abstoßung	nicht unterscheidbar von hyperakuter Abstoßung OIH-Transport vermind. u. verlangsamt	Perfusion herabgesetzt	stark erniedrigt	Redistribution des RBF von Komp. I nach II, u.U. Fehlen d. Durchblutung Komp. I

FSZ-Funktions-Serienszintigraphie (Erklärung weiterer Abkürzungen s. Tabelle 10, S. 537)
Lit. Hinweise zur Tabelle: AWAD et al., 1968; ZUM WINKEL et al., 1969/74; WILKINSON et al., 1970; CANDRELL et al., 1971; WEISS et al., 1971; HÖR et al., 1970, 1972b; PFEIFER et al., 1972/73; SAUER et al., 1971; ROSENTHALL et al., 1974; SCHMIDT et al., 1974a; FREEMAN, 1975.

Tabelle 16 informiert über die mit Verfahren der Nuklearmedizin erfaßbaren internistischen und chirurgischen Komplikationen nach Nierentransplantation.

5.7.1.7.1. Akute tubuläre Nekrose

Die akute tubuläre Nekrose tritt bei Übertragung von Leichennieren in Abhängigkeit von der Dauer der warmen Ischämiezeit meist innerhalb der ersten 48 Std auf. Klinisch ist nach initial milder Diurese (normales Sequenz- und Perfusionsserienszintigramm) eine konsekutive Oligurie zu beobachten. In diesem Stadium ist der Verlauf der nuklearmedizinischen Untersuchung charakterisiert durch eine verminderte Perfusion (im ^{99m}Tc-Perfusionsserienszintigramm), einen verlängerten intrarenalen Radiohippurantransport und eine verzögerte OIH-Ankunft in der Blase. Die Normalisierung – sei es durch Spontanverlauf, sei es durch eine überbrückende Hämodialyse – kann mit der Szintillationskamera hervorragend verfolgt werden. Grundlage des verzögerten intrarenalen OIH-Transportes ist unter Umständen eine initiale Vasodilatation mit Erhöhung des TRBF* und dadurch bedingter verminderter Radiohippuran-Extraktion (KOUNTZ, 1970; HOLLENBERG, 1972). Abb. 35 gibt die Verlaufskontrolle der Sequenz- und Funktionsszintigraphie bei einer Transplantatniere mit akuter tubulärer Nekrose wieder.

---

* TRBF = total renal blood flow

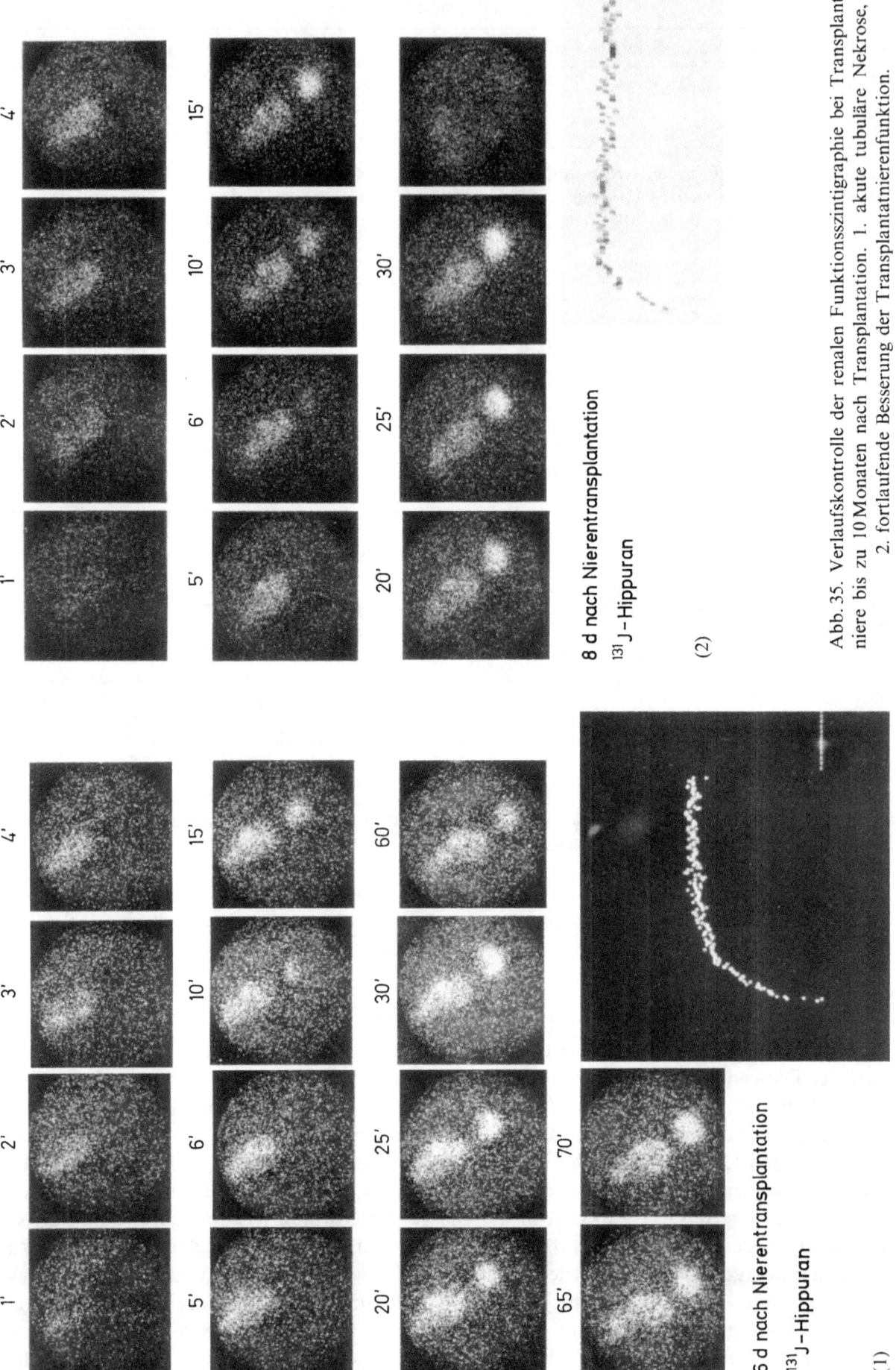

Abb. 35. Verlaufskontrolle der renalen Funktionsszintigraphie bei Transplantatniere bis zu 10 Monaten nach Transplantation. 1. akute tubuläre Nekrose, ab 2. fortlaufende Besserung der Transplantatnierenfunktion.

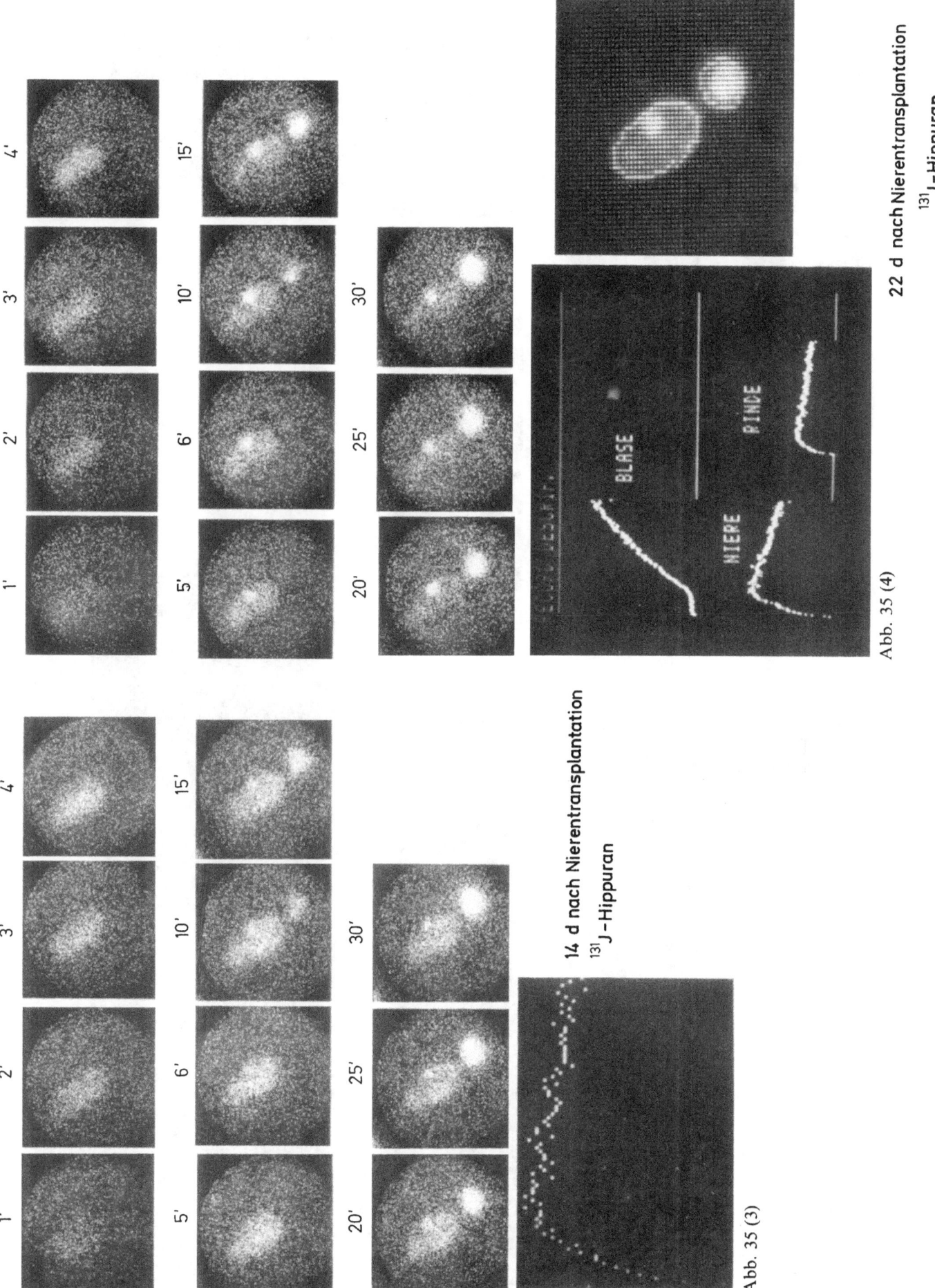

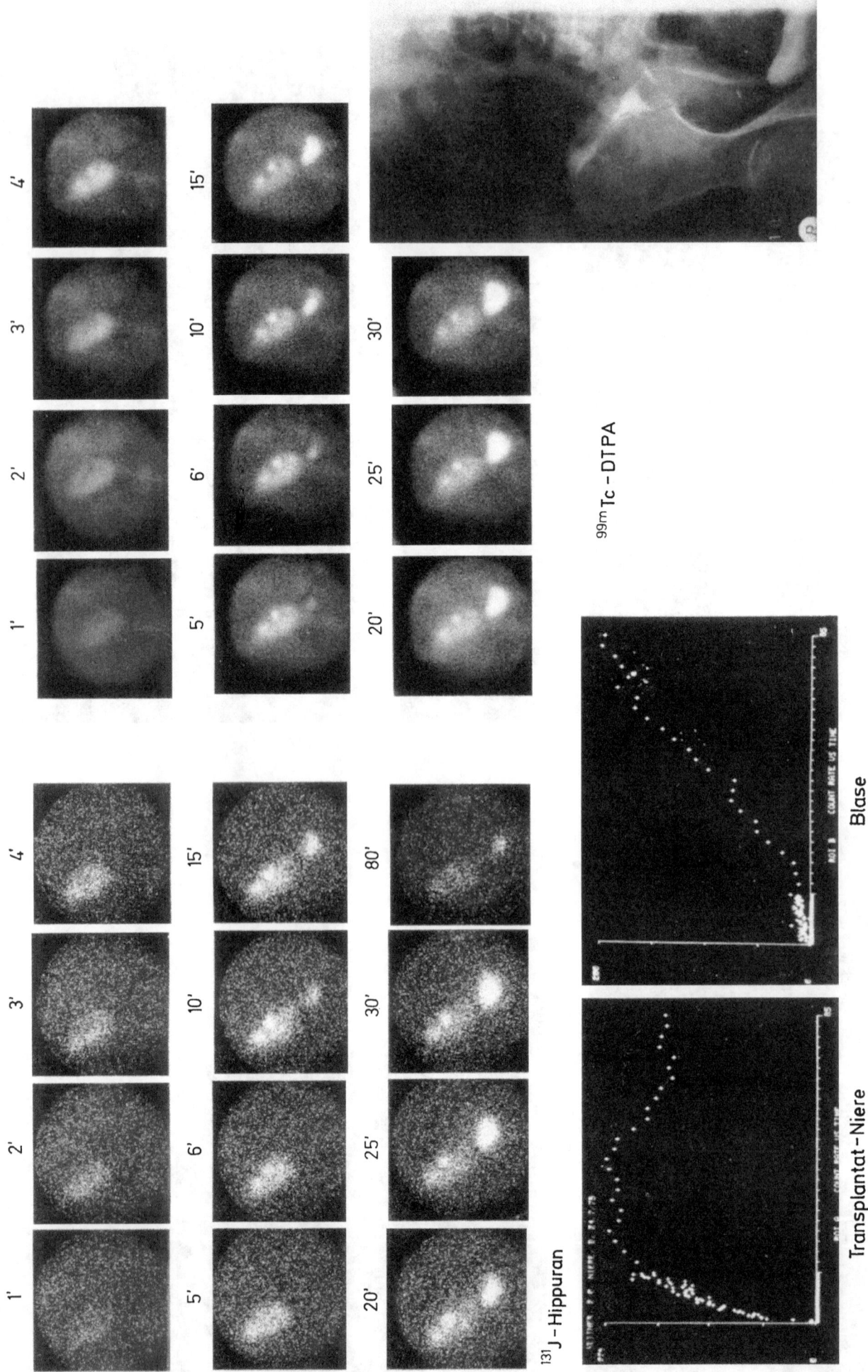

Abb. 35 (5) 30 d nach Nierentransplantation

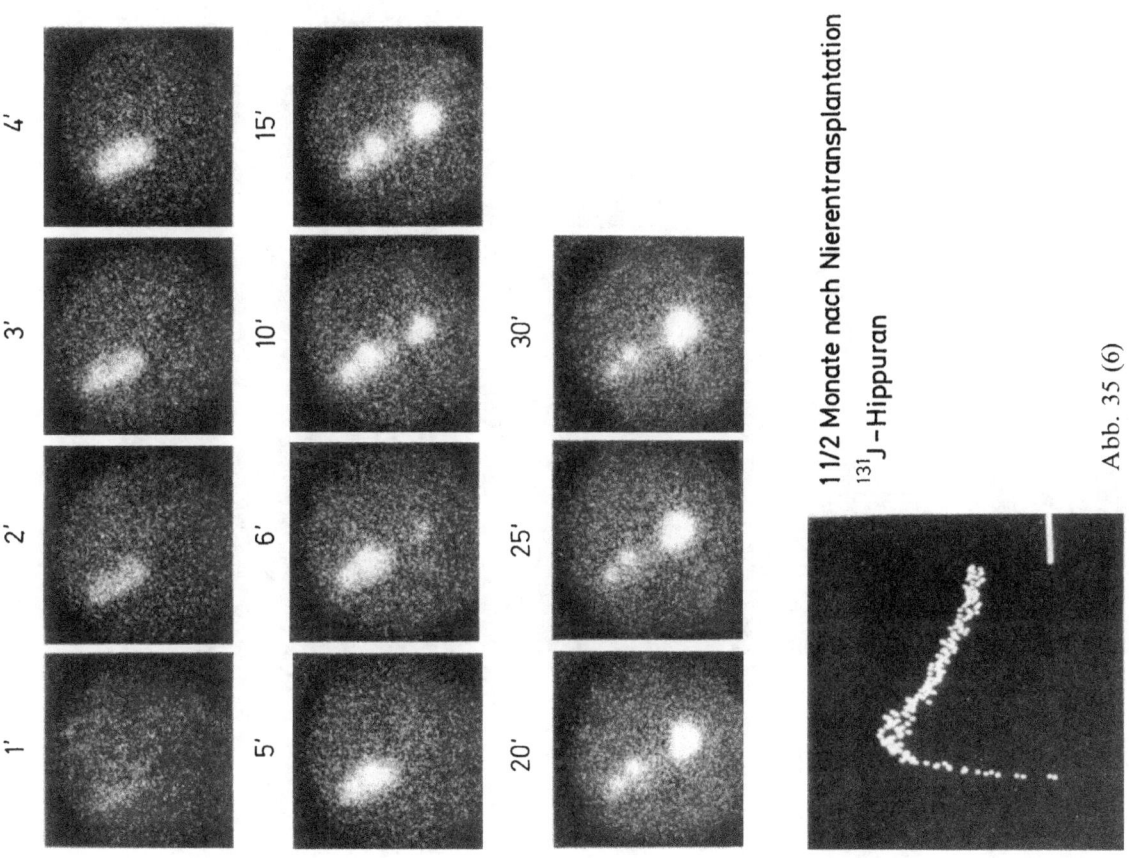

Abb. 35 (6) 1 1/2 Monate nach Nierentransplantation ^{131}J-Hippuran

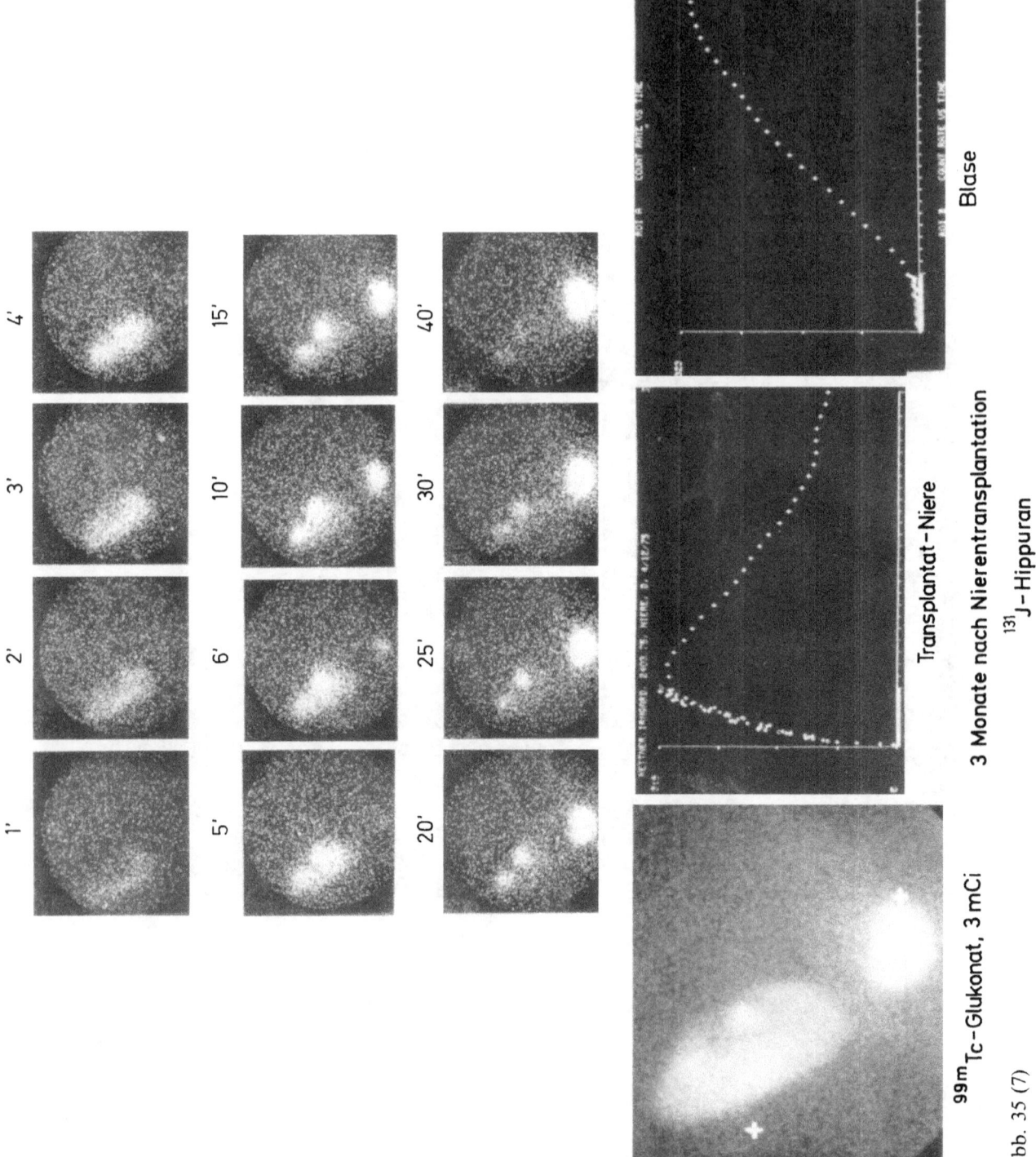

Abb. 35 (7)

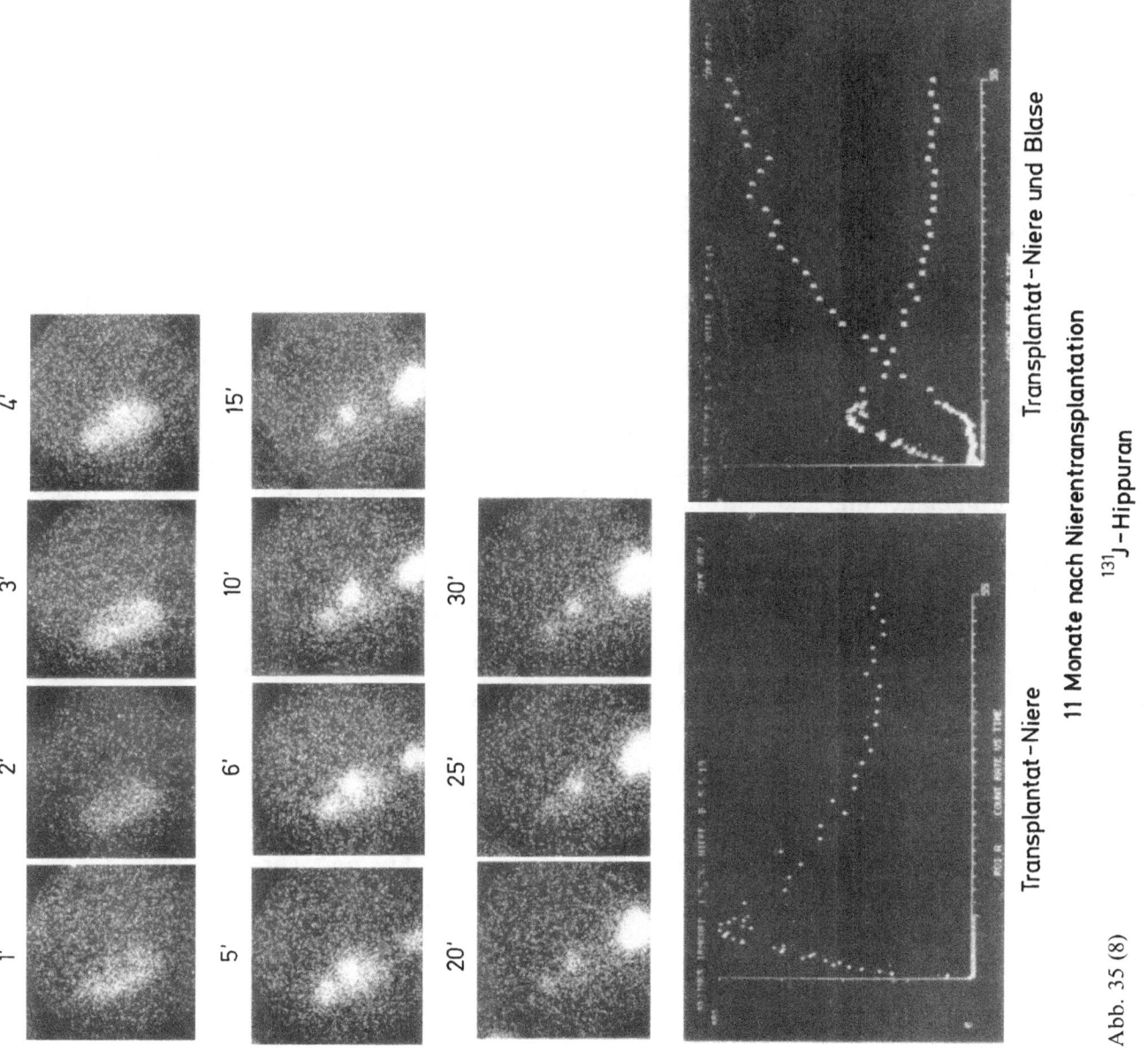

Abb. 35 (8)

5.7.1.7.2. Akute Abstoßungsreaktion

Noch bevor Abstoßungszeichen klinisch erkennbar sind, können sie durch Untersuchungen mit der Szintillationskamera angezeigt werden. Als „erste und empfindlichste" Zeichen werden angegeben:

Im Radiohippuran-Sequenzszintigramm:

Reduzierte Aktivitätsbelegung der Transplantatnierenloge 15–30 sek p.i. bzw. verzögerter und verminderter intrarenaler OIH-Transport (ZUM WINKEL et al., 1972/74; KOUNTZ, 1972; PFEIFER et al., 1972/73; DUBOVSKY et al., 1975).

Das Transplantatnierenaktivitätsmuster erscheint unter Umständen vergrößert, das Blasenaktivitätsmuster kommt erst zwischen 20 und 30 min p.i. zur Darstellung. Das integral über der Transplantatniere abgeleitete Kameranephrogramm zeigt einen Radiohippuranakkumulationstyp.

Der Quotient der über Blase und Niere registrierten Impulse ist erniedrigt (HAYES u. MOORE, 1971). Als charakteristisches Zeichen einer voll ausgeprägten akuten Abstossungsreaktion findet sich eine Verminderung des Quotienten der Aktivität über Niere und Background (ROSENTHALL et al., 1974).

Im Perfusionsserienszintigramm:

Verzögerter Transit des i.v. injizierten $^{99m}TcO_4$ durch die Transplantatniere (WEISS et al., 1970; ROSENTHALL et al., 1974), u.U. noch bevor eine Pathokinetik des OIH-Transports erkennbar ist.

Diese hämodynamischen Befunde stehen im Einklang mit den histomorphologischen Befunden einer akuten Abstoßungsreaktion: interstitielle Infiltrate, vaskuläre Reaktionen mit Fibrinablagerung und Thrombosen (DEMPSTER 1955, KINCAID-SMITH et al., 1968; BOHLE et al., 1969; BOHLE, 1972; KOUNTZ, 1972).

5.7.1.7.3. Chronische Abstoßungsreaktion

Bei leichten chronischen Abstoßungen sind nur OIH- und EDTA-Clearance (s. S. 649) mäßig eingeschränkt, während das RIN bzw. die Sequenz- und Funktionsszintigraphie einen unauffälligen Verlauf zeigen (PFEIFER et al., 1972/73). Der Impulsquotient Niere/Blase ist von normal 5:1 auf 3:1 herabgesetzt (ROSENTHALL et al., 1974).

GEORGE et al. (1975/76) haben ferner gefunden, daß bei chronischer Abstoßung eine verstärkte intrarenale Retention des i.v. applizierten Technetium-Schwefelkolloids beobachtet wird, vermutlich als Folge der ablaufenden Vaskulitis und Thrombosierung.

Schwere chronische Abstoßungsreaktionen mit erheblicher Retention harnpflichtiger Substanzen führen zu einer reduzierten OIH-Aufnahme (in der Frühphase) und zur Reduktion der Sekretionsphase (ZUM WINKEL, 1969/72), wobei der intrarenale OIH-Transport nur gering verzögert ist (PFEIFER et al., 1973). Die Exkretionsphase kann verzögert sein, das Blasenaktivitätsmuster kann reduziert sein bzw. fehlen.

Zu den Verlaufskontrollen bei chronischer Abstoßung werden zweckmäßigerweise Clearanceverfahren herangezogen.

Typische Befunde der Sequenzszintigraphie und der RAAG bei verschiedenen Komplikationen der Nierentransplantation nennt Tabelle 16.

5.7.2. Harnstauungsnieren

Die primäre Infusionsurographie liefert in 91,2% der Fälle sichere Diagnosen (BREIT, 1975). Die Berechtigung, Sequenz- und Funktionsszintigraphie zusätzlich heranzuziehen,

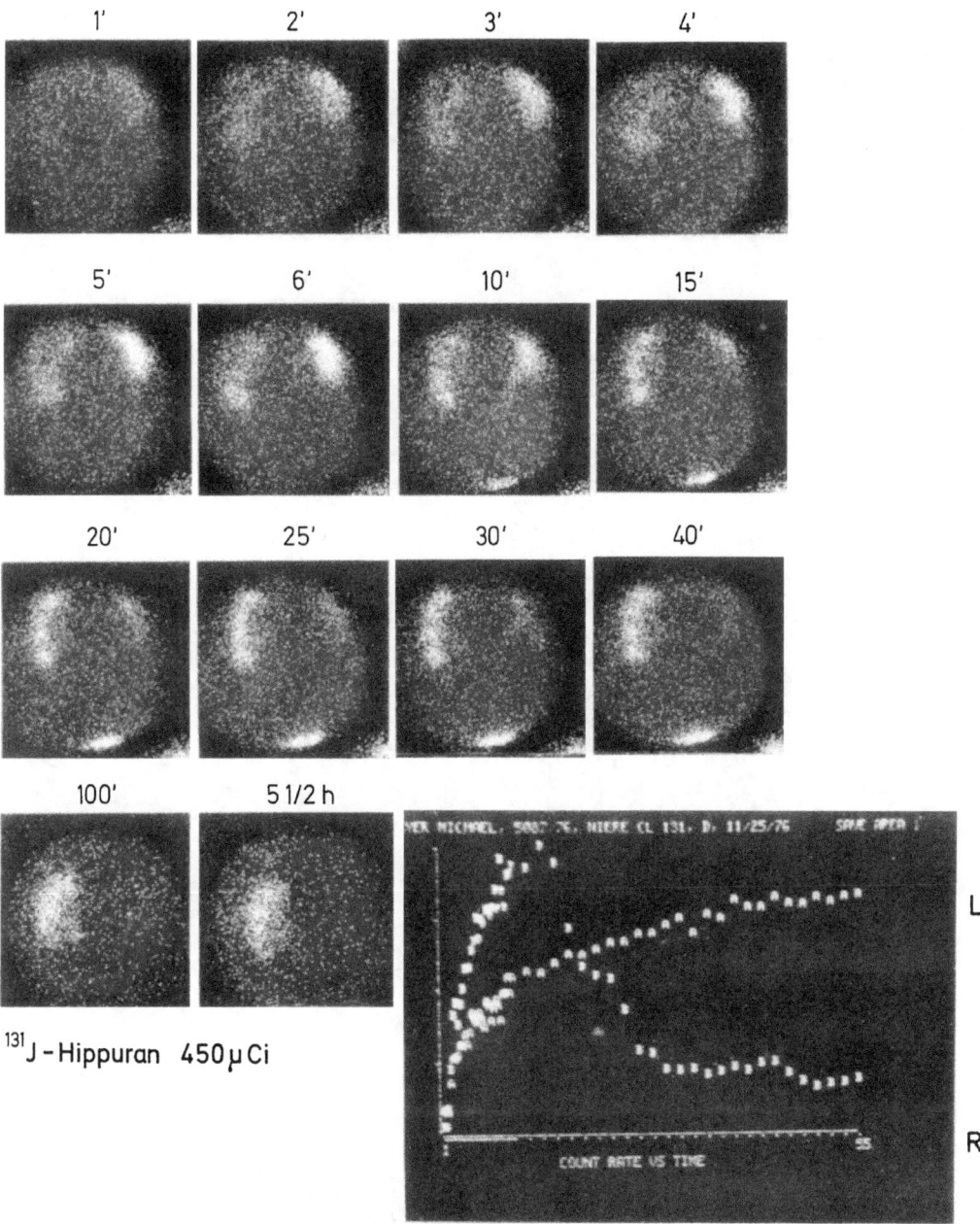

Abb. 36. Funktionsserienszintigraphie mit ^{131}J-Hippuran bei einseitiger Harnstauungsniere mit intra- und postrenaler Transportstörung. Im Szintillationskamera-Nephrogramm Akkumulationstyp. Auf den Spätaufnahmen Darstellung der Aktivitätsanreicherung in der Nierenbeckenregion.

liegt in der Möglichkeit des Nachweises von Funktionsstörungen in Gesamtniere und Nierenteilbereichen. Die Szintigraphie mit der Szintillationskamera ist ein empfindlicherer Funktionsindikator als das AUG (ERD et al., 1970) (s. Abb. 36 u. Abb. 37).

Bei 41 Harnstauungsnieren fanden wir in allen Fällen eine Störung der postrenalen OIH-Kinetik, in über 50% eine zusätzliche Störung des intrarenalen Transportes (HEIDENREICH et al., 1975c).

Sicheres Kriterium für eine Harnstauungsniere ist die Persistenz eines OIH-Depots in NHS und Harnleitern im Spätszintigramm 1–2 Std p.i.

Die quantitative Erfassung des Schweregrades einer Leistungseinbuße muß über die seitengetrennte Clearancebestimmung erfolgen (s. S. 615). Für die Praxis ergibt sich folgende Rangfolge des diagnostischen Vorgehens (HEIDENREICH u. HÖR, 1975):

Primäre Infusionsurographie, Sequenz- und Funktionsszintigraphie, seitengetrennte Clearancebestimmung.

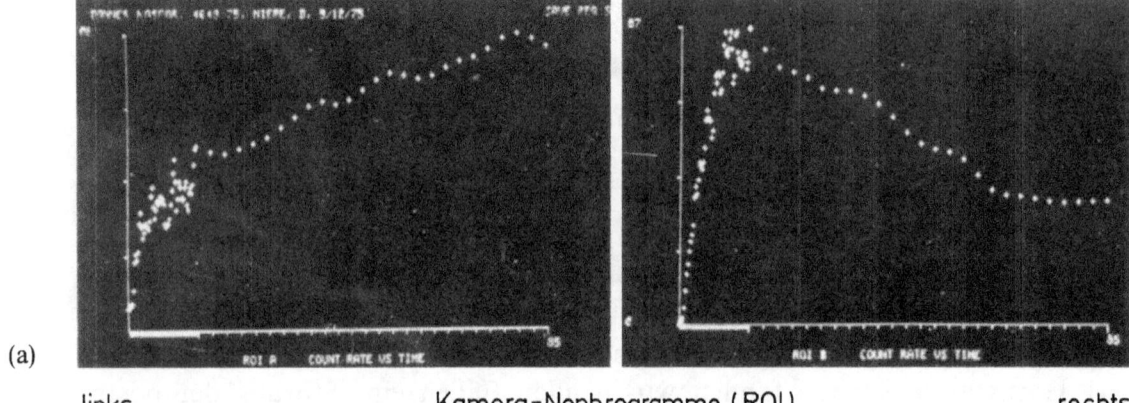

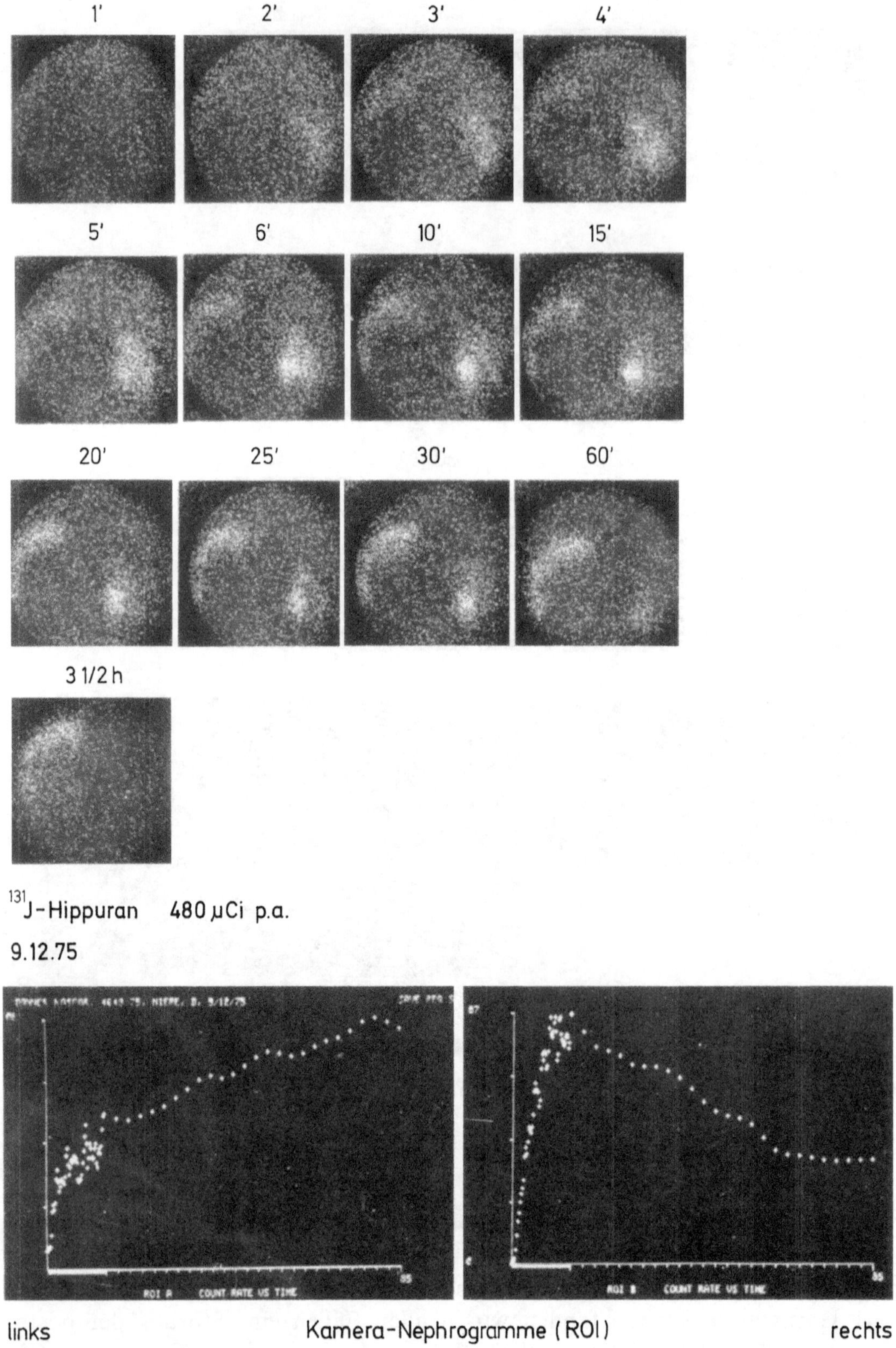

Abb. 37. Renale Funktionsserienszintigraphie mit ^{131}J-Hippuran, statische Nierenszintigraphie mit ^{99m}Tc-Gluconat und Ausscheidungsurogramm bei Harnstauungsniere links und Nierenbecken-Ureterektasie rechts.

Über die Ableitung der Rindennephrogramme bei gestautem NHS siehe S. 577ff.

Nach MAHER (1975) werden im Rahmen der Ganzkörper-Skelett-Szintigraphie mit ^{99m}Tc-Phosphatkomplexen in 15% der Fälle renale oder postrenale Komplikationen aufgedeckt. Vgl. a. PARK et al., 1973.

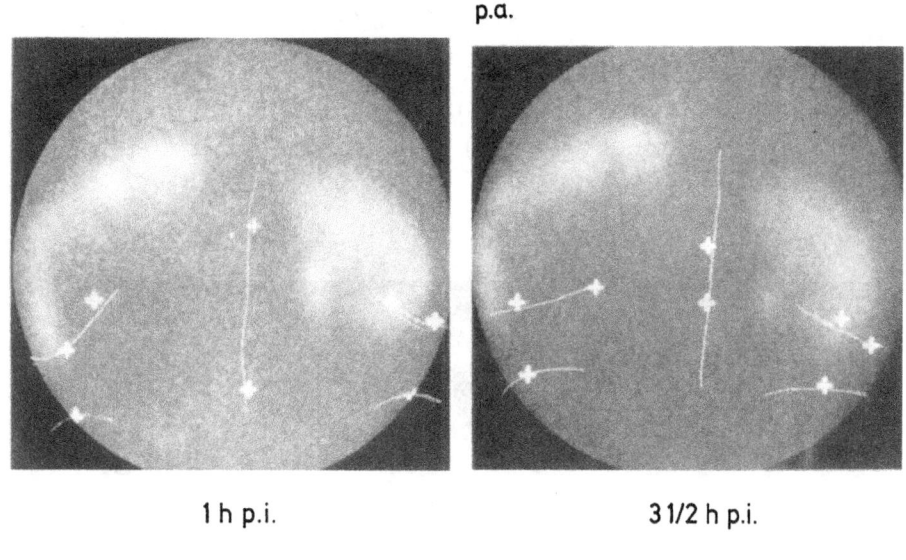

p.a.

1 h p.i.   3 1/2 h p.i.

Szintigramme ^{99m}Tc-Gluconat 3 mCi

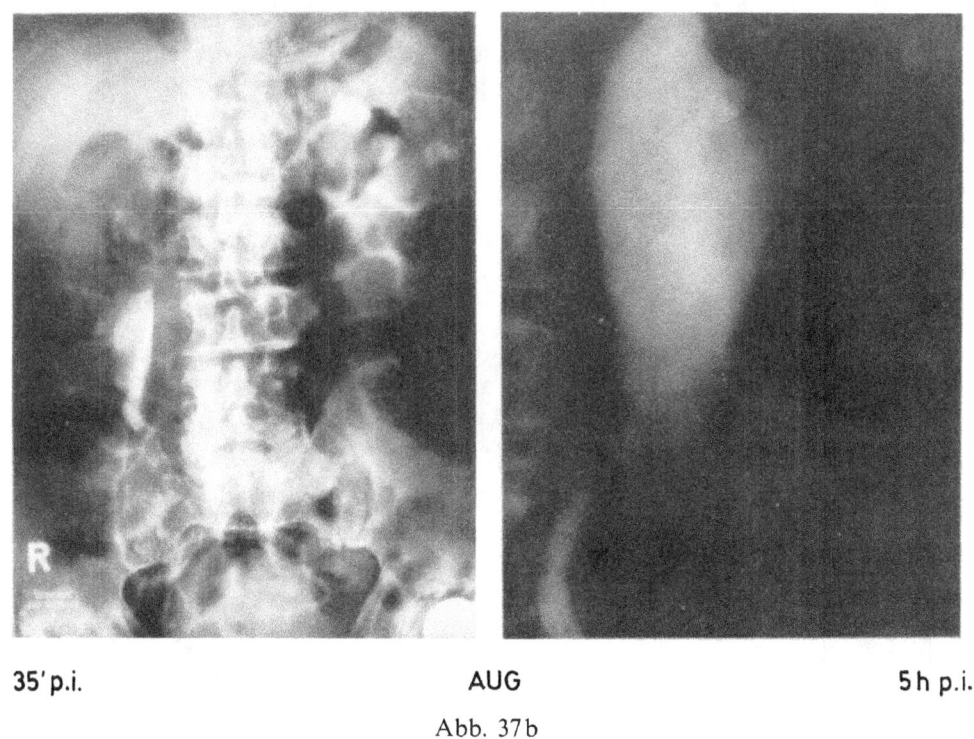

35' p.i.   AUG   5 h p.i.

Abb. 37 b

5.7.3. Intrarenal raumfordernde Prozesse

Im rektilinearen Scannerszintigramm stellt sich ein intrarenal raumfordernder Prozeß – unabhängig von seinem Vaskularisierungsgrad – in der Regel mit negativem szintigraphischen Kontrast dar.

Sequenzszintigraphie und RAAG lassen zwischen vaskularisierten und nicht vaskularisierten Nierenprozessen differenzieren (Abb. 38). Diese erstmals von POWELL und ANGER (1965), sowie von ROSENTHALL et al. (1966/68) mitgeteilte Beobachtung wurde inzwischen vielfach bestätigt (BLACK et al., 1967; BREIT et al., 1972; GÜNTHER et al., 1972; TORI et al., 1970/74; MORALES, 1974; FOCHEM et al., 1975; FREEMAN u. JOHNSON, 1975, u.a.).

5.7.3.1. Gefäßreiche Tumoren

Unter den nuklearmedizinischen Verfahren weist die RAAG mit ^{99m}TcO$_4$ die höchste Trefferquote (66%) auf (Abb. 38). Die selektive Angiographie (96,6%) bleibt natürlich das sicherste Verfahren (Fochem et al., 1975).

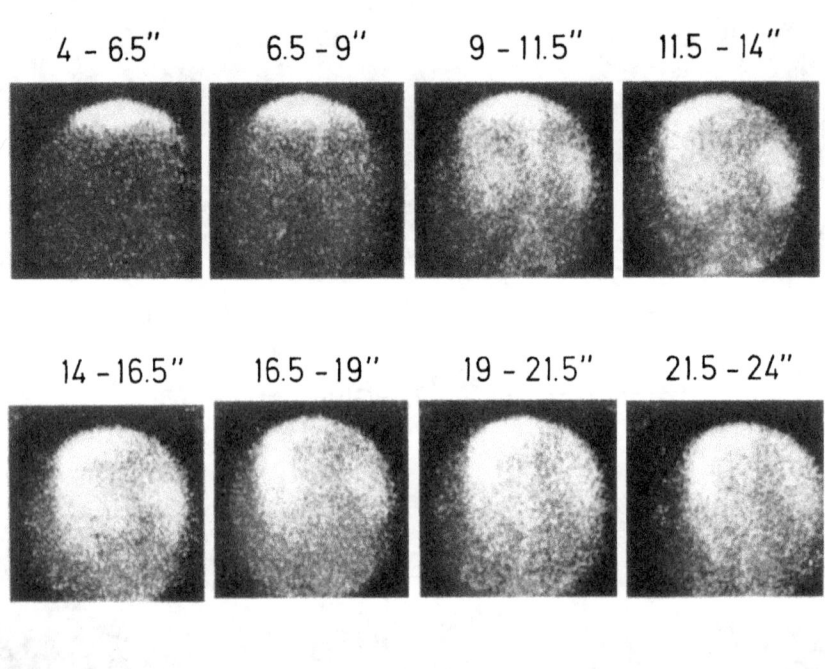

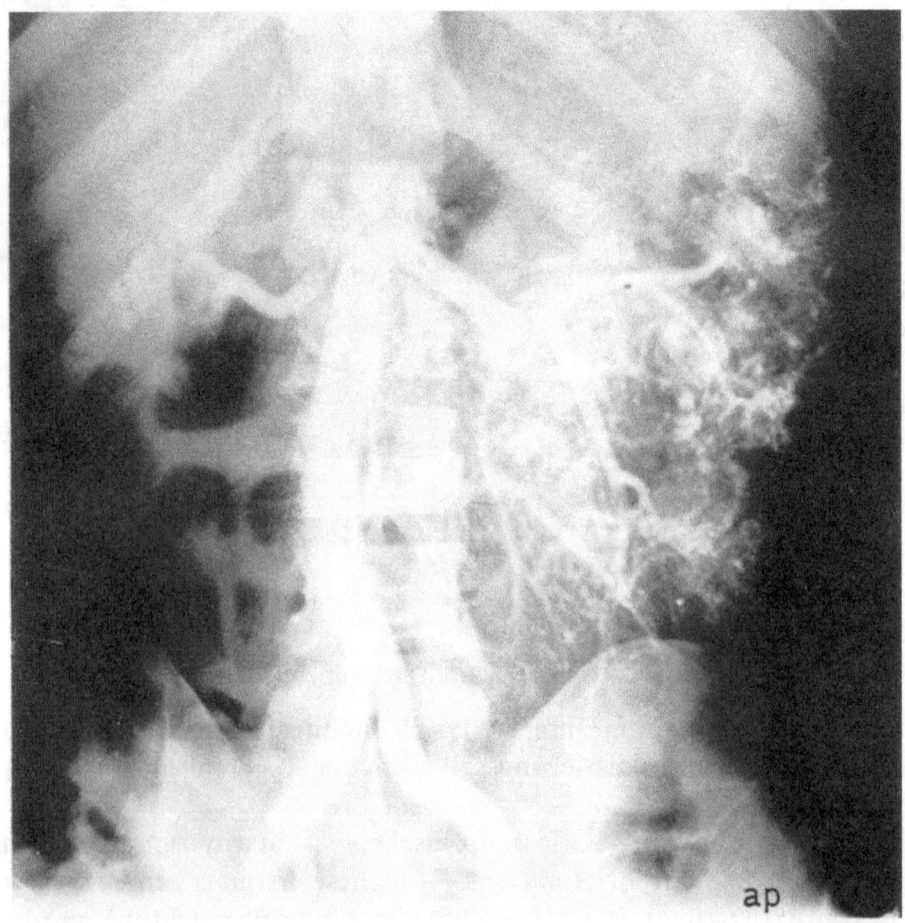

Abb. 38. Radionuklid-Aorto-Angiographie mit ^{99m}TcO$_4$ und Renovasographie bei hypernephroidem Nierenkarzinom links.

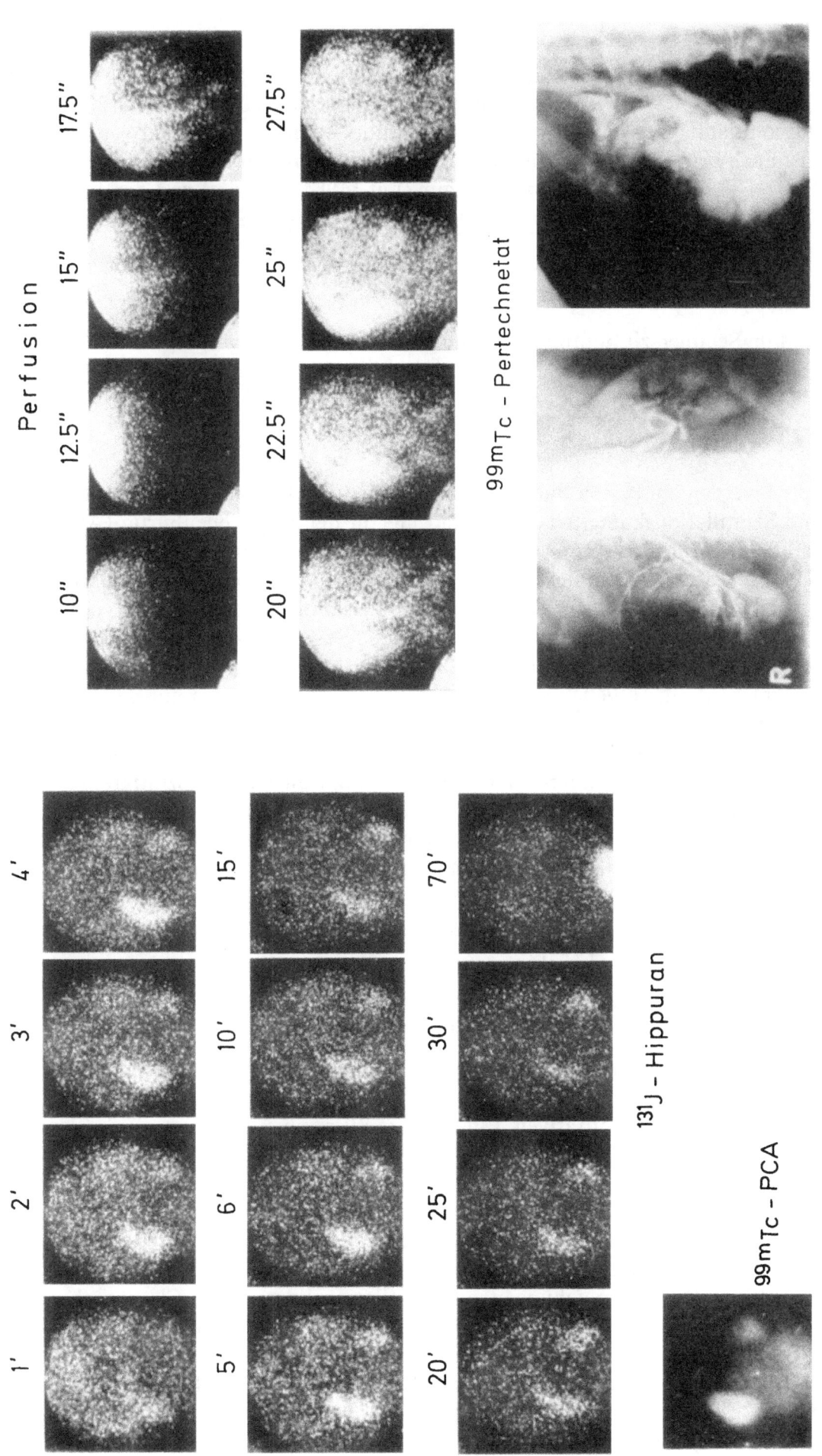

Abb. 39. Funktionsserienszintigraphie mit ^{131}J-Hippuran, Perfusionsserienszintigraphie mit ^{99m}TcO$_4$, statisches Szintillationskamera-Szintigramm mit ^{99m}Tc-PCA und Renovasogramm (kapilläre und Parenchym-Phase) (Prof. Anacker) bei gefäßarmem Nierentumore. Ausfall der tubulären Sekretions- und Stapelkapazität sowie der Perfusion im Tumorbereich.

5.7.3.2. Gefäßarme Tumoren

Die AUG (Infusionsurographie) bringt in 74,1 (100)% der Fälle einen sehr starken Tumorverdacht. Die selektive Angiographie läßt aber nur mit einer Treffsicherheit von 76% die Differentialdiagnose eines gefäßarmen Tumors stellen. Der Anteil der sicheren Diagnosen ist auch beim RAAG gegenüber gefäßreichen Tumoren und Zysten wesentlich geringer (36%). Das Funktionsserienszintigramm (mit ^{131}J-Hippuran) und das Radionuklid-Aorto-Angiogramm (Perfusionsserienszintigramm) eines gefäßarmen Tumors zeigt Abb. 39.

5.7.3.3. Nierenzysten

Zysten sind im Scannerszintigramm als raumfordernder Prozeß mit Aktivitätsdefekten diagnostizierbar, die RAAG ist der Scannerszintigraphie hier nicht überlegen (Treffsicherheit um 50%).

5.7.3.4. Zystennieren

Zystennieren werden am besten mit nierenaffinen Radiotechnetium-Komplexen erfaßt. Scanner- und Szintillationskamera-Technik sind hier in der Regel ebenbürtig (Abb. 40).

Für die Differentialdiagnose eines intrarenal raumfordernden Prozesses ist die RAAG mit ^{99m}TcO$_4$ oder dessen Komplexen derzeit als nuklearmedizinisches Verfahren der Wahl anzusehen. Nach MORALES (1974) spricht das Zusammentreffen einer Hyperperfusion in der Frühphase des RAAG und eines Aktivitätsdefektes im statischen Kameraszintigramm „praktisch mit absoluter Sicherheit" für ein Neoplasma. Tumoren mit einer Ausdehnung unter 2,5 cm entgehen grundsätzlich auch dem Nachweis mit der Szintillationskamera-Szintigraphie.

Für die Vorfelddiagnostik der Raumforderung empfiehlt sich daher die Kombination von RAAG und statischem Scanner- oder besser Szintillationskamera-Szintigramm. Die Renovasographie liefert die definitive Tumordiagnose.

Zysten, avaskularisierte Tumoren und solche mit zentralen Nekrosen sind in der Regel mit keinem Verfahren der Nuklearmedizin unterscheidbar. Nierenabszesse können mit ^{67}Ga dargestellt werden.

Der Wert der Ultraschalltomographie liegt in der Darstellbarkeit septierter Zysten (GOLDBERG et al., 1971; KING, 1972).

5.7.4. Urogenitaltuberkulose

Gegenüber RIN und Scannerszintigraphie leistet die Szintigraphie mit der Szintillationskamera bei Urogenitaltuberkulose wertvollere Hilfen, wenn sie zusammen mit Clearance-Bestimmungen zur quantitativen Funktionsszintigraphie erweitert wird (PFEIFER et al., 1975).

Zwar werden im Stadium I in der Regel keine pathologischen Befunde erfaßt, im Stadium II (Beteiligung von Kelchgruppen) liefern RIN und Scannerszintigramm in 2/3, quantitative Funktionsszintigraphie in 75% der Fälle pathologische Befunde. Parenchymherde unter 2–3 cm werden im konventionellen Szintigramm nicht entdeckt (NOWROUSIAN et al., 1975). Die Untersuchungen mit Szintillationskamera und Clearancebestimmung geben dem Urologen wichtige Entscheidungshilfen vor und nach schweren Eingriffen (MAY u. KOENIG, 1968; OBERHAUSEN u. MAY, 1973; HERTEL et al., 1974; HEINZE und PFEIFER, 1975; PFEIFER et al., 1975a; HÖR u. HEIDENREICH, 1976). Es kann festgestellt werden, ob die Restniere zu einer postoperativen Kompensation der Gesamtnierenfunktion im Falle einer Nephrektomie fähig oder ob ein organerhaltender Eingriff unabdingbar

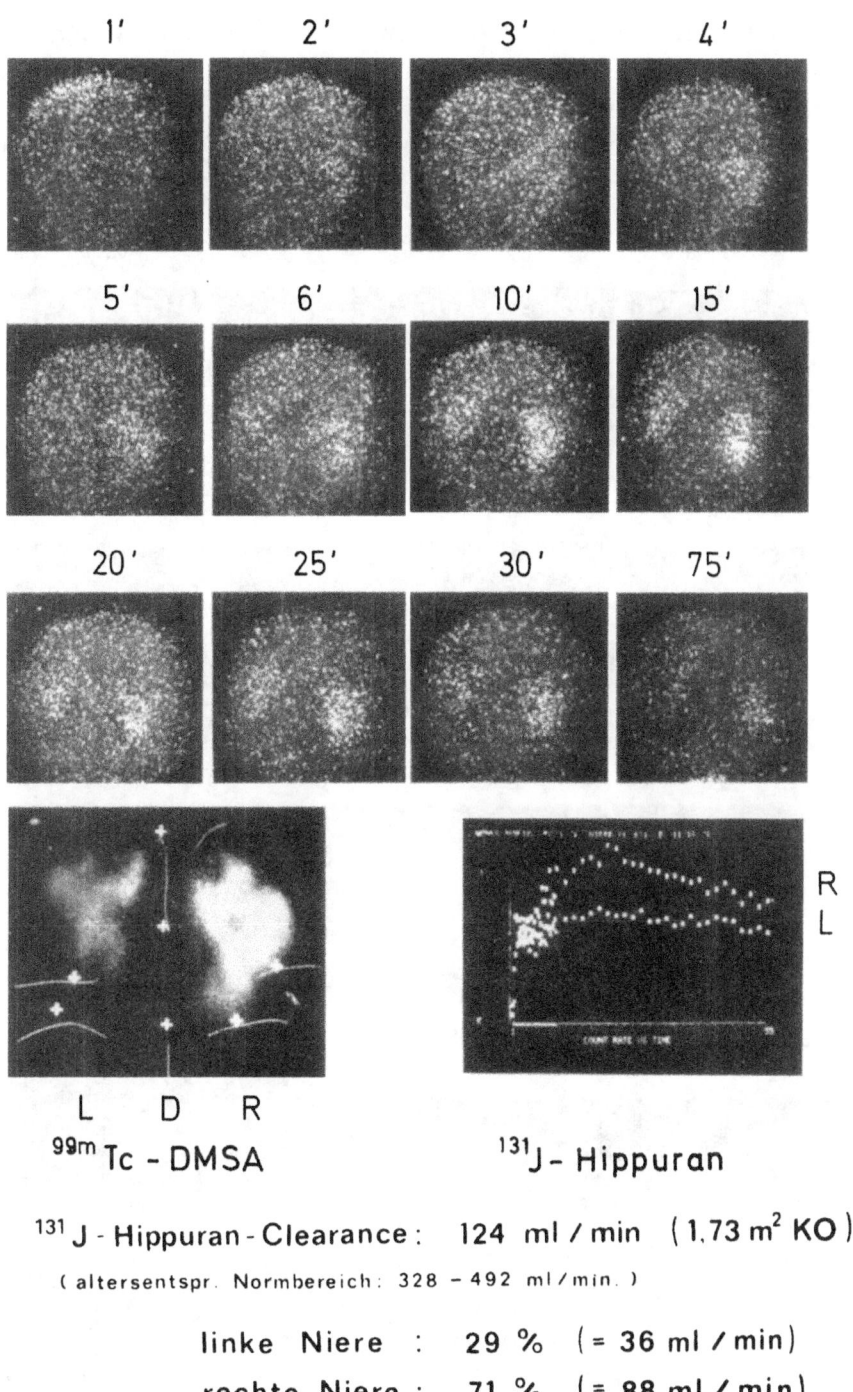

Abb. 40. Funktionsserienszintigraphie mit ^{131}J-Hippuran und statische Szintillationskamera-Szintigraphie mit ^{99m}Tc-DMSA bei Zystennieren. Erheblich eingeschränkte Nierenfunktion links > rechts.

ist. Weiterhin kann die Frage beantwortet werden, ob eine Operationsmethode zu einer postoperativ reversiblen oder irreversiblen Leistungseinbuße der Nierenfunktion geführt hat.

5.7.5. Chronisch entzündliche Nierenkrankheiten

Die chronische Pyelonephritis ist ohne Nierenbiopsie schwer zu diagnostizieren. Über die Ergebnisse mit der Scannerszintigraphie siehe Seite 528.

Sequenz- und Funktionsszintigraphie bieten weitergehende Informationen als das Scannerszintigramm, das lediglich diffuse oder fokale Ausfälle der Parenchymfunktion diagnostizieren läßt. Überwiegend hat sich OIH bewährt, während vorwiegend glomerulär filtrierte Radiopharmazeutika – sieht man von Abflußbehinderungen ab (s.S. 592) – keine überzeugenden Vorteile bieten (HAUBOLD et al., 1970).

Das Funktionsserienszintigramm eines Patienten mit Diabetes mellitus, chronischer Pyelonephritis und jahrelang bestehendem Hypertonus zeigt Abb. 41.

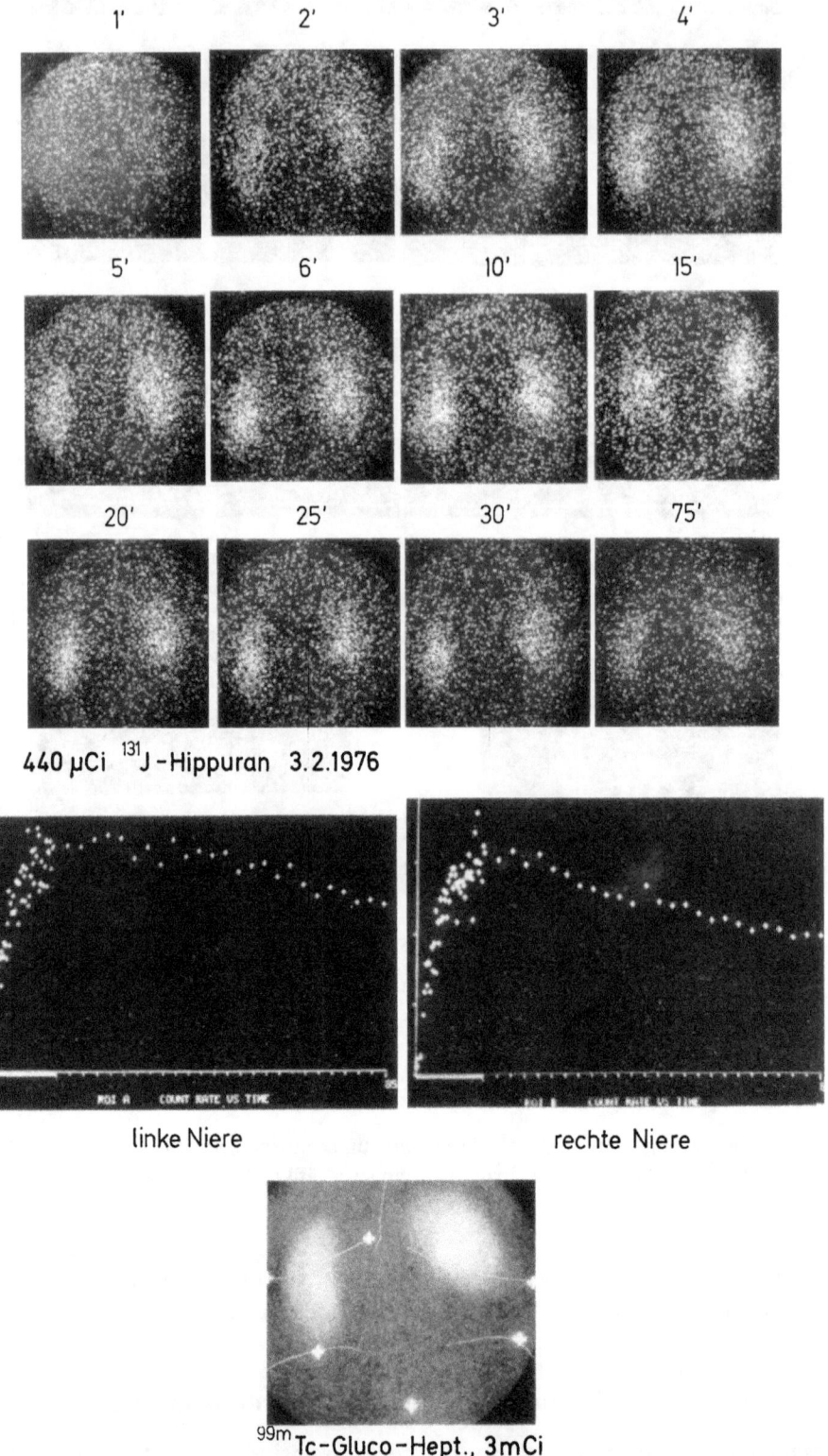

Abb. 41. Renale Funktionsserienszintigraphie mit ^{131}J-Hippuran und statische Nierenszintigraphie mit ^{99m}Tc-Gluco-Heptonat bei einem Patienten mit Diabetes mellitus, chronischer Pyelonephritis und jahrelang bekanntem Hypertonus.

Bei chronisch entzündlichen Nephropathien werden Störungen des intrarenalen OIH-Transportes (56%), herabgesetzte Konzentrierung in der Parenchymphase (52%) und ein verkleinertes Parenchym (41%) beobachtet (ZUM WINKEL et al., 1967). Die gleiche Arbeitsgruppe hat inzwischen eine Analyse von 1985 Sequenzszintigrammen vorgelegt, die in 37% eine intrarenale OIH-Retention unterschiedlichen Ausmaßes boten: Retention von diffus parenchymatösem (36%), von mono- (30%) und von multifokalem Typ (13%) bei der chronischen Pyelonephritis, während Schrumpfnieren in 100% eine diffuse OIH-Retention aufwiesen (LANGE et al., 1974). Ein pyelärer Retentionstyp wurde in 18%, ein ureteraler nur in 10% bei Ureterstenosen und in 5% bei Urolithiasis gesehen.

Radionephritiden — nach 3000–4000 rd — führen zu generalisierten oder lokalisierten Funktionsausfällen (SCHULMANN et al., 1973).

Bemerkenswert ist die Mitteilung von CLAYTON und ROBERTS (1973), daß in 38% postpartual durchgeführter renaler Sequenzszintigraphien eine verzögerte Ausscheidung des OIH beobachtet wurde.

Bezüglich der Wertigkeit nuklearmedizinischer Verfahren wurde festgestellt, daß keine der heute verfügbaren Methoden bei Nierenparenchymerkrankungen artspezifische Hinweise liefert. Die standardisierte und mit der Clearance-Bestimmung kombinierte renale Funktionsszintigraphie erlaubt aber gegenüber dem Scannerszintigramm in 28% und gegenüber dem RIN in 21% eine weitergehende Information, insbesondere den Nachweis einer Progredienz von Funktionseinbußen, unabhängig vom Vorliegen einer NHS-Deformation, deren Dokumentation weiterhin dem AUG vorbehalten bleibt (HEINZE et al., 1975c) (vgl. auch WINKLER, 1973).

5.7.6. Chronische Niereninsuffizienz

Bei chronischer Niereninsuffizienz interessiert die Größe des funktionstüchtigen Nierenparenchyms, zumal bei fehlender Ausscheidung von Röntgenkontrastmitteln. Die Größe des Nierenschattens auf der Abdomenleeraufnahme und im Leertomogramm läßt keine Rückschlüsse auf das Ausmaß des funktionstüchtigen Restparenchyms zu. Nach unseren Erfahrungen mit ^{99m}Tc-Komplexen kann funktionstüchtiges Parenchym bis zu Serum-Kreatinin-Spiegeln von 7 mg% dargestellt werden (LICHTE u. HÖR, 1975) (siehe Abb. 13, S. 547); gelegentlich ist eine Sichtbarmachung sogar bei Hyperkreatininämien bis zu 17 mg% möglich (FREEMAN, 1975).

5.7.7. Hypertonie

Die Vorteile der Szintillationskamera für die Feststellung von Seitendifferenzen der Nierendurchblutung stehen heute außer Frage. Ursprünglich wurde die OIH-Sequenz- und Funktionsszintigraphie herangezogen (ZUM WINKEL, 1972).

WANG (1973/74) wies nach, daß mit der regionalen Kameranephrographie bei Hypertonikern doppelt so häufig abnorme Funktionsverläufe nachgewiesen werden als mit dem RIN.

Unter den nicht invasiven Verfahren ist heute die 1965 von POWELL u. ANGER empfohlene Radionuklid-Aorto-Angiographie (RAAG) als Methode der Wahl anzusehen. In wenigen Sekunden gelingt es, den Ausfall der Nierenperfusion oder eine renale Minderdurchblutung, z.B. auf dem Boden einer hämodynamisch wirksamen Nierenarterienstenose, zu beweisen (Abb. 42a, b).

(ROSENTHALL, 1966/71/74; CONSTANTINIDES et al., 1970/71; FREEMAN, 1972; KEANE und SCHLEGEL, 1972; PABST, 1972; GALEN und SCHLEGEL, 1973; RICCABONA et al., 1973; HÖR und PABST, 1974; KEIM et al., 1974; HECKING et al., 1975).

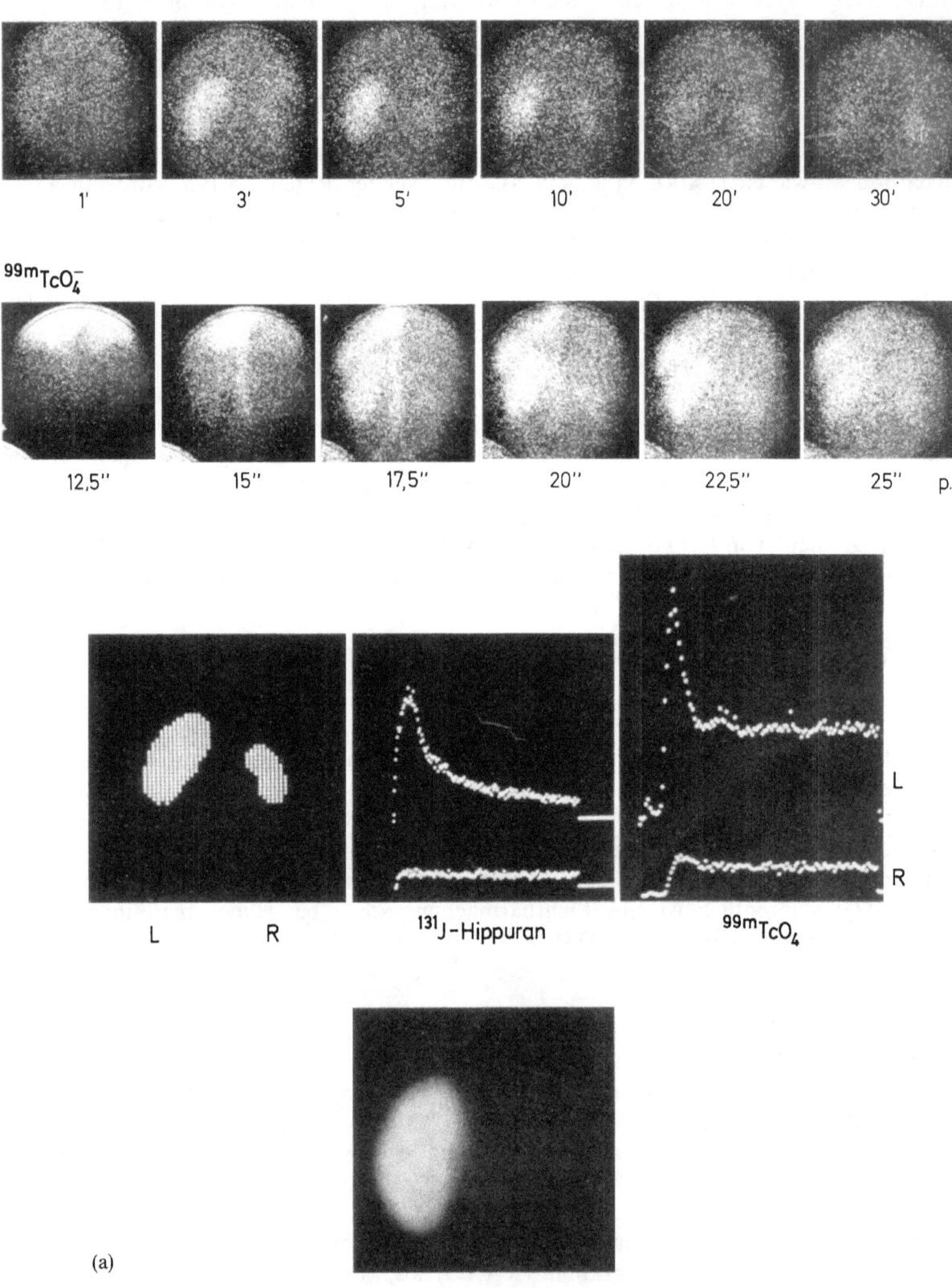

Abb. 42. (a) Renale Funktionsserienszintigraphie mit ^{131}J-Hippuran, Radionuklid-Aorto-Angiographie mit ^{99m}TcO$_4$ und statisches Nierenszintigramm mit ^{99m}Tc-Penicillamin bei Nierenarterienstenose rechts mit vaskulärer Schrumpfniere. (b) Bestimmung der seitengetrennten Nierenclearance am teilkörperabgeschirmten Clearance-Meßstand in Doppelradionuklid-Technik. Oben: Ganzkörperretentionskurven von ^{99m}Tc-DTPA und ^{131}J-Hippuran. Unten: Radiohippuran-Nephrogramme. (c) Renovasographie (Prof. Anacker)

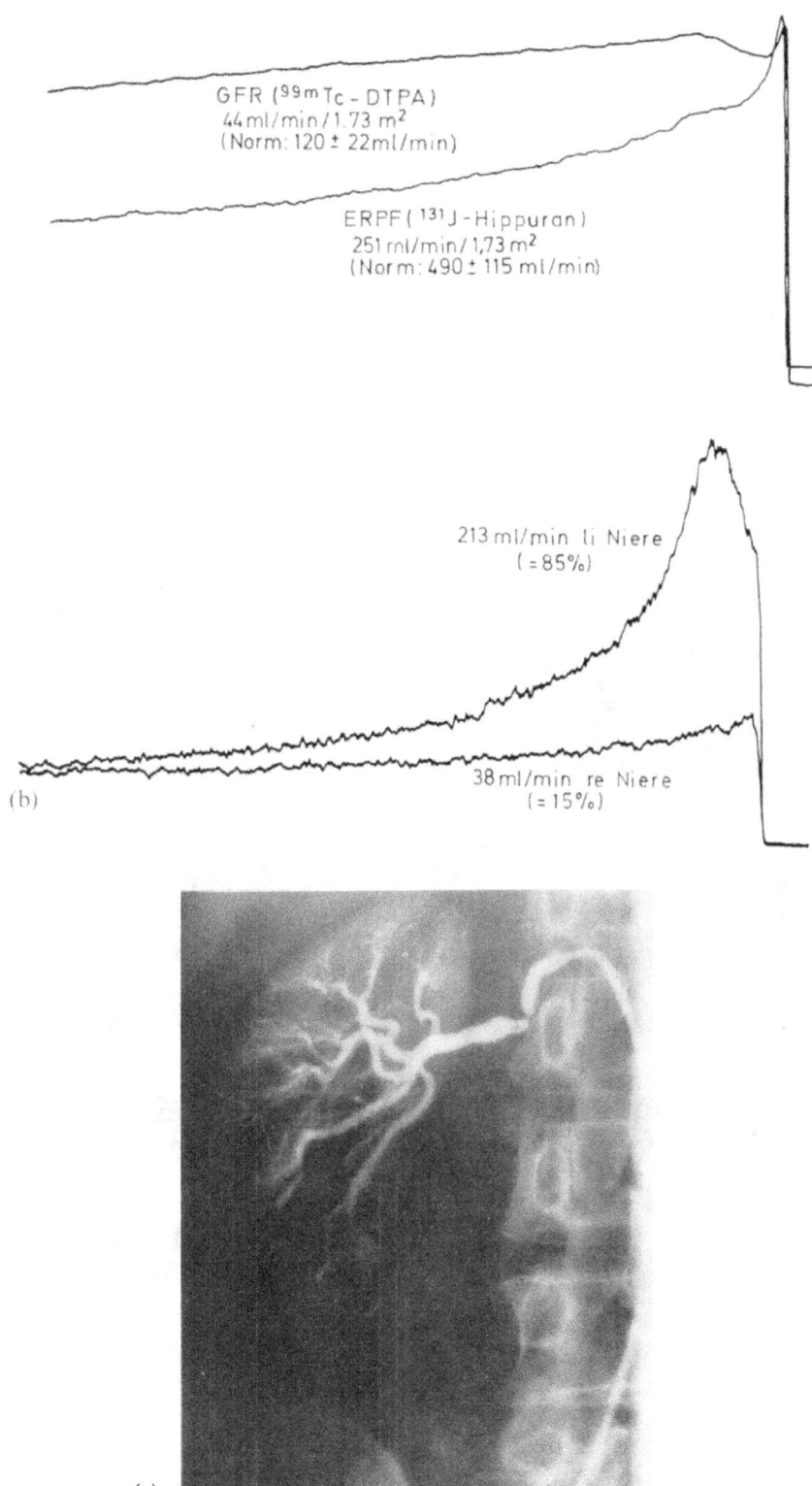

Abb. 42 b u. c.

ROSENTHALL (1974) hat die $^{99m}TcO_4$-Transitzeit durch beide Nieren als empfindlichen semiquantitativen Parameter für die Objektivierung einer Seitendifferenz der Nierendurchblutung bezeichnet. Eine maximale Differenz von 15% in den Parametern $Tm + Tm/2$ (s. S. 569) wird auch bei gesunden Nieren beobachtet.

Die Treffsicherheit des RAAG ist signifikant höher als die anderer nuklearmedizinischer Verfahren.

In 74% der sequenzszintigraphisch suspekten Befunde ließ die Nierenangiographie renovaskuläre Hypertonieursachen aufdecken (KEANE u. SCHLEGEL, 1972). Eine ähnliche Treffsicherheit in der Diagnostik der renalen Hypertonie (78,7% gegenüber 75% beim AUG, 73,6% beim Frühurogramm, 85,7% beim Angiogramm) wurde von RICCABONA et al. (1973) mitgeteilt. In 17% kam es zu falsch positiven und in 4% zu falsch negativen Ergebnissen.

Nach einer Gemeinschaftsuntersuchung an 283 Hypertonien ist die Treffsicherheit der RAAG wie folgt anzusetzen: diagnostische Sensitivität (Anzahl der richtig positiven Befunde) = 80% gegenüber 76% beim RIN, bestätigt durch eine Studie bei 2374 Hypertonikern von BOOKSTEIN (1975), diagnostische Spezifität (Prozentzahl der richtig negativen Befunde) = 93% gegenüber 63% beim RIN. (PETERS et al., 1975) (s. Tabelle 5 Seite 532).

Bei 14 reninabhängigen renovaskulären Hypertonien zeigte das RAAG in keinem einzigen Fall einen falsch negativen Befund (das AUG 3 mal), 12 mal wies das nuklearmedizinische Verfahren auf die betroffene Seite hin, bei 6 beidseitigen Nierenarterienstenosen

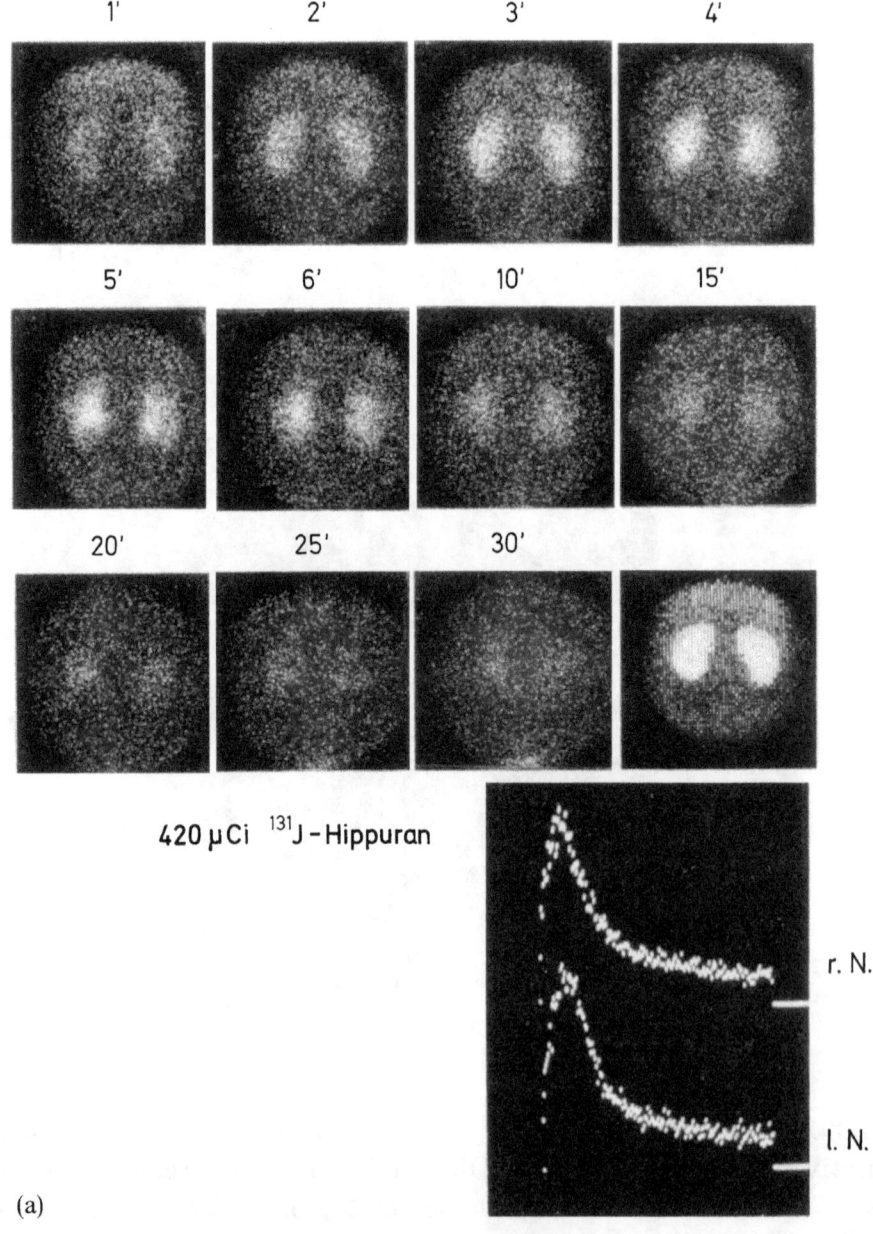

Abb. 43a u. b. Renale Funktionsserienszintigraphie mit ^{131}J-Hippuran bei Ren mobilis. (a) im Liegen. (b) im Stehen mit Nephroptose und Abflußbehinderung rechts. (c) AUG im Stehen (oben) und im Liegen (unten) (Dr. Reisinger).

wurde in jedem Fall die schwerer betroffene Seite erkannt (KEIM et al., 1974; vgl. auch MCAFEE, 1976/77).

Nach FREEMAN et al. (1975) läßt ein positives Radionuklid-Angiogramm bei positivem Renovasogramm, u.E. in Verbindung mit der seitengetrennten Bestimmung des Reningehalts (s.S. 672), die Indikation zu einer Gefäßoperation stellen. Ein negatives Radionuklidangiogramm bei negativem Renovasogramm spricht für eine endokrin bedingte oder essentielle Hypertonie mit der Notwendigkeit einer internistischen Behandlung.

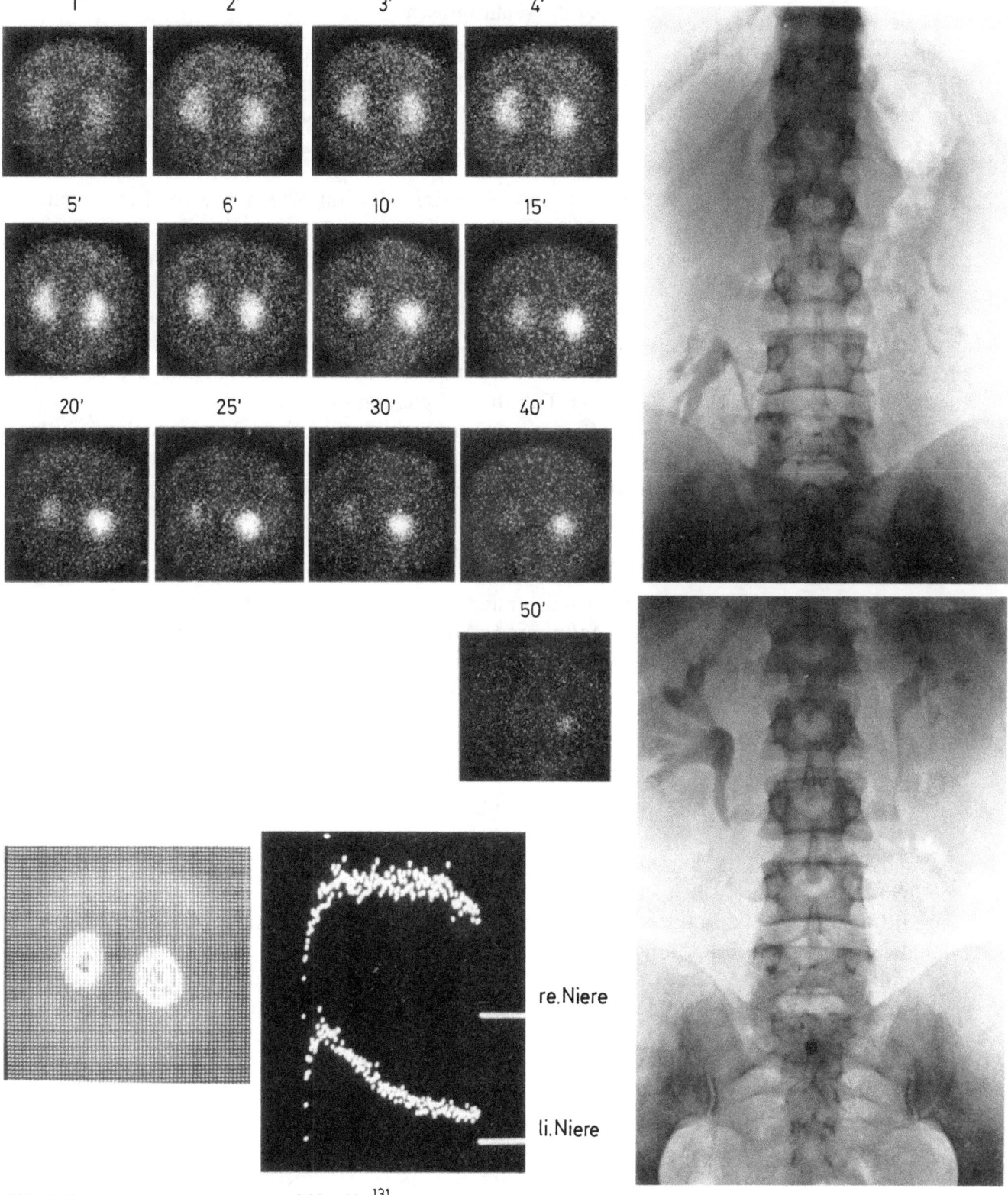

Abb. 43b   348 μCi ^{131}J-Hippuran   Abb. 43c

Der Nachweis einer renalen Minderperfusion im Radionuklid-Angiogramm bei fehlender Nierenarterienstenose ist im Sinne einer primär medikamentös zu behandelnden Erkrankung erklärbar. Zu überprüfen bleibt, ob im Falle eines Stenosenachweises im Angiogramm bei negativem Radionuklid-Angiogramm (seitengleiche Nierenperfusion) in bezug auf die hämodynamische Wirksamkeit von einem falsch positiven renovasographischen Befund auszugehen ist.

5.7.8. Nephroptosen

Die Vorzüge der Szintillationskamera für den Nachweis lageabhängiger Funktions- und Abflußbehinderungen wurden 1967 erstmals von Schenck et al. beschrieben und inzwischen mehrfach bestätigt (Clorius et al., 1973; Albert et al., 1974b; Leisner et al., 1975). Abb. 43a, b illustriert das renale Funktionsserienszintigramm mit funktioneller Abflußbehinderung bei Nephroptose im Stehen.

Lageabhängige Funktionsstörungen sind gleichermaßen im Sitzen wie im Liegen zu beobachten, eine Korrelation zur Absinkhöhe der Niere ist — wie bereits von Büll et al. (1972) beschrieben — nicht zu verifizieren, ebensowenig wie der Zusammenhang zwischen lageabhängiger Durchblutungsstörung und Hypertonie (Albert et al., 1974). Leisner et al. stellten bei Nephroptosen in 65% der Fälle normale, in 35% deutlich eingeschränkte Werte der Einzelnierenclearances mit OIH fest, Locher et al. (1974) fanden bei einer Drosselung der Nierendurchblutung um 30% eine vermehrte Exkretion der LDH-Isoenzyme als Zeichen einer Tubuluszellschädigung.

Eindeutige Auskünfte liefert die Sequenz- und Funktionsszintigraphie im Stehen und im Liegen in der Regel darüber, ob eine Ren mobilis mit oder ohne Abflußstörung vorliegt. Damit erhält der Urologe Planungshilfen für das operative Vorgehen.

5.7.9. Refluxprüfung

Die Prüfung eines Harnrefluxes ist in erster Linie im Klein- und Kleinstkindesalter eine entscheidende diagnostische Maßnahme. Auch beim Erwachsenen werden Reflexe im Anschluß an Eingriffe im Bereich des distalen Harntraktes (Schlingenextraktion von Harnleitersteinen, Operationen am uretero-vesikalen Übergang) beobachtet. Zur Beschreibung der Methode s.S. 611.

5.8. Nierendiagnostik mit der Szintillationskamera im Kindesalter

Auch im Kindesalter hat die Erweiterung der diagnostischen Möglichkeiten durch die Szintillationskamera Beachtung gefunden. Die in einem Untersuchungsgang erreichbare Information über Funktion und Morphologie der Nieren und harnableitenden Wege (renale Sequenz- und Funktionsszintigraphie) hat besonders bei Dysplasien des proximalen und distalen Harntraktes diagnostisches Gewicht erlangt. Darüber hinaus hat der Einsatz von $^{99m}TcO_4$ und seinen Komplexen das routinemäßige Studium der Nierenperfusion bzw. deren Seitendifferenzen (renale Perfusionsserienszintigraphie, Radionuklid-Aorto-Angiographie) ermöglicht und damit zu einer Bereicherung der nicht invasiven Diagnostik in der nephro-urologischen Notfallsituation beigetragen (Kay et al., 1966; Radwin u. Novoselsky, 1967; Höfer u. Zweymüller, 1967; Schlegel u. Bakule, 1970; Shuler et al., 1970; Krepler, 1970; Erd et al., 1970a; Constable et al., 1972; O'Neill u. Maxfield, 1972; Blaufox u. Freeman, 1973; Hattner et al., 1974; Färber et al., 1974; James et al., 1974/75; Conway u. Filmer, 1975; Bueschen et al., 1975).

Auf die Besonderheiten, die bei renalen Sequenzszintigraphien im Kindesalter zu beachten sind, haben ERD et al. (1970) hingewiesen:

1. Der Großflächenkristall ermöglicht die Erfassung von Nieren und harnableitenden Wegen, weshalb dem initialen Aktivitätsanstieg bei Ableitung der Aktivitätskurven analog dem Radioisotopennephrogramm („Funktionsszintigraphie") eine andere Bedeutung zukommt als dem klassischen Nephrogramm, umso mehr, als auch die Gesamt-Funktionskurve einen etwas flacheren Verlauf aufweist.
2. Mitregistrierung von Blasenaktivität kann unter den besonderen Bedingungen der kindlichen Topographie gelegentlich nicht vermieden werden, so daß die Phase III des Szintillationskamera-Nephrogramms eine entsprechende Beeinflussung erfahren kann.
3. Bei Kindern unter 3 Jahren sind die Ergebnisse unbefriedigend, offensichtlich deshalb, weil die hier verabreichte geringe Aktivität eine zu geringe Auflösung durch das Szintillationskamera-System ermöglicht (vgl. dagegen CONWAY und FILMER, 1975).
4. Die Sequenzszintigraphie eignet sich in hervorragendem Maße zu Verlaufskontrollen bei prä- und postoperativen urologischen Eingriffen (s. auch KIRSCH et al., 1970; HERTEL et al., 1974).
5. Es besteht die Möglichkeit der Kombination von Kamerasequenzszintigraphie und slope-clearance-Methode.

5.8.1. Radiopharmazeutika

Im Kindesalter ist heute die Sequenzszintigraphie mit ^{99m}Tc-DTPA (0,5–1 mCi) zu bevorzugen, da die Strahlenexposition gegenüber o-^{131}J-Hippursäure niedriger ist. Außerdem können hiermit sowohl die Nierenperfusion (in der Frühphase) als auch die Nierenmorphologie (in der Parenchymphase) und die Exkretionsverhältnisse (in der Spätphase) in einem Untersuchungsgang beurteilt werden (zur Kinetik von ^{99m}Tc-DTPA s. S. 627). Über die Bedeutung von ^{123}J-Hippuran s. S. 565.

5.8.2. Technik der Radionuklid-Aorto-Angiographie

Je nach Größe des Kindes werden 0,5–1 mCi ^{99m}Tc-DTPA injiziert. Die weitere Technik entspricht der auf S. 569 beschriebenen.

5.8.3. Sequenz- und Funktionsszintigraphie mit ^{131}J-Hippuran

Führt die Radionuklid-Aorto-Angiographie nicht zu einem ausreichenden Ergebnis, kann die Sequenz- und Funktionsszintigraphie mit OIH durchgeführt werden (s. S. 562).

Neugeborene werden zweckmäßigerweise im Zustand der normalen Hydratation untersucht (O'NEIL und MAXFIELD 1972). Größere Kinder werden – wie Erwachsene – am besten unter standardisierter Flüssigkeitszufuhr untersucht, um hydropenische Verläufe der Kamera-Sequenz- und Funktionsszintigraphie auszuschließen (FÄRBER et al. 1974, RADWIN und NOVOSELSKY, 1967). Injiziert werden 3–4 µCi OIH/kg Körpergewicht, jedoch nicht unter 30 µCi. Die Schilddrüsenfunktion wird am Abend vor der Untersuchung mit 10–20 Tropfen Lugolscher Lösung blockiert (ERD et al., 1970).

Bei nierengesunden Kindern beträgt die innerhalb von 1–2 min nach Injektion von OIH über jeder Niere erreichte Zählrate („relative renal plasma flow") 45–55% der maximal registrierten Zählrate, bis 30 min p.i. werden über 67% der injizierten Aktivität im Harn ausgeschieden (BUESCHEN et al., 1975).

5.8.4. Klinische Anwendung

Die Sequenzszintigraphie mit der Szintillationskamera ist heute auch im Kindesalter gegenüber der RIN und der Scannerszintigraphie zu bevorzugen. Bei Kindern wurde bisher überwiegend die Szintillationskamera nach ANGER benutzt, während mit dem Autofluoroskop (nach BENDER u. BLAU, 1963) nur vereinzelte Erfahrungsberichte mitgeteilt wurden (FÄRBER et al., 1974; JÜLCH et al., 1974).

Über die pädiatrische Nuklearmedizin und die nuklearmedizinische Diagnostik in der pädiatrischen Nephro-Urologie orientieren ausführlich HANDMAKER et al., 1973; JAMES et al., 1974; HANDMAKER und LOWENSTEIN, 1975.

5.8.4.1. Dysplasien des Urogenitaltrakts

Doppelnieren zählen zu den häufigsten Fehlbildungen des Harntraktes, sie sind in 75% der Fälle mit rezidivierenden Harnwegsinfekten vergesellschaftet (KOLLIAS u. BOEHMINGHAUS, 1974). Chronisch rezidivierende Harnwegsinfekte sollten grundsätzlich den Verdacht auf eine kongenitale Mißbildung lenken. Operativ korrigierbare Veränderungen am Harntrakt bestanden in 20% von 150 untersuchten kindlichen Pyelonephritiden (PERSKY, 1965).

Mit ^{99m}Tc-Komplexen sind in der Regel Dystopien der Nieren sicher erkennbar (Bekkennieren, intrathorakale Dystopien, Hufeisennieren). Bei Doppelnieren kann der Funktionsanteil der oberen und unteren Nierenanlage mit Hilfe der ROI-Technik getrennt als regionales Kameranephrogramm abgeleitet werden (CONSTABLE et al., 1972). Diese Information ist mit dem AUG nicht erzielbar.

Dysplasien des proximalen (Ureterabgangsstenose) und distalen Harntraktes (Blasenhalsstenose) führen über eine Abflußbehinderung zu Harnstauungsnieren.

5.8.4.2. Tumoren

Die RAAG läßt oft zwischen hypervaskularisierten (malignen) und avaskularisierten (Zysten) raumfordernden Prozessen unterscheiden (FÄRBER et al., 1974). Tumoren mit zentraler Nekrose und gering vaskularisierte Tumoren können als Zysten fehlgedeutet werden.

In Konkurrenz zu den nuklearmedizinischen Verfahren tritt die ohne jegliche Strahlenbelastung anwendbare Sonographie in der Unterscheidung zwischen avaskularisierten Tumoren und Zysten. Sie soll beim Kind sogar dem Arteriogramm überlegen sein (MICSKY et al., 1974). Das Verfahren unterstützt die radiologische Diagnostik bei Agenesie, multizystischen Nierenprozessen, Nierengefäßprozessen.

5.8.4.3. Akute und chronisch-entzündliche Nephro-Uropathien

Nephritiden, Nephrosen, chronisch rezidivierende Harnwegsinfekte, chronische Glomerulonephritiden und Pyelonephritiden gehen vorwiegend mit Störungen des intrarenalen OIH-Transportes einher. (RADWIN und NOVOSELSKY, 1967; FÄRBER et al., 1974). Für das nephrotische Syndrom liegen entsprechende Untersuchungsergebnisse vor (ERD et al., 1970).

Bei der akuten Glomerulonephritis (BURKE u. HALKO, 1967) ist der im Sondennephrogramm ätiologisch nicht weiter differenzierbare Akkumulationstyp mit Hilfe der Sequenz- und Funktionsszintigraphie ebenfalls eindeutig einer Störung der intrarenalen OIH-Kinetik zuzuordnen.

Prognostische Schlüsse liefert die Sequenzszintigraphie mit OIH bei der Differenzierung von akutem reversiblen Nierenversagen und terminal irreversiblen Verlaufsformen nach exazerbierender Nephrose. Hier findet man eine verzögerte und verminderte OIH-Aufnahme mit Störung der intrarenalen OIH-Konzentrierung (HATTNER et al., 1974). Sequenzszintigraphisches Frühzeichen einer chronischen Pyelonephritis ist die Verlängerung der Eliminations-Halbwertzeit (im integralen Kameranephrogramm), bei fortgeschrittenen Stadien werden diffus verteilte Funktionsausfälle mit Verkleinerung des Nierenparenchyms bis zur pyelonephritischen Schrumpfniere beobachtet (FÄRBER et al., 1974).

Nach RADWIN und NOVOSELSKY (1967) kann die Sequenzszintigraphie bei Wasserdiurese und bei pharmakologisch induzierter Antidiurese differentialdiagnostische Hilfen liefern. Unter durch Pitressin induzierter Antidiurese wird eine Verzögerung des postrenalen OIH-Transports bei einseitiger Pyelonephritis akzentuiert. Sie gilt als Frühzeichen einer eingeschränkten tubulären Konzentrierungskapazität oder einer Peristaltikstörung. Obstruktiv bedingte Abflußstörungen sind im Diurese-Sequenzszintigramm verbessert darzustellen.

5.8.4.4. Nephro-urologische Notfalldiagnostik

Nierentraumen (Kontusionen), Rupturen, subkapsuläre Hämatome und deren Folgen (Niereninfarkte), akutes Nierenversagen nach Vergiftungen, Nierenvenenthrombosen sind auch im Kindesalter bevorzugte Indikationen für die RAAG (CONWAY und FILMER, 1975; FEINE, 1975; JAMES et al., 1975). Ebenso sind vaskuläre Komplikationen nach Nierentransplantation nachweisbar.

5.8.4.5. Harnstauungsnieren

Auf die günstigen Voraussetzungen der Szintillationskameraszintigraphie für die Erkennung obstruktiver Uropathien beim Neugeborenen auf der Basis von angeborenen Mißbildungen wiesen insbesondere O'NEIL und MAXFIELD (1972) hin. Urethrovaginalfisteln, Anus imperforatus, proximale und distale Harntrakt-Dysplasien (Ureterabgangsstenose, Ureterostiumstenose) führen zu einer verminderten OIH-Exkretion (s. Abb. 44). Im 30-Minuten-Harn werden weniger als 67% der injizierten Aktivität nachweisbar, weshalb die Kombination von Sequenzszintigraphie und Harnexkretionstest (s. S. 561) empfohlen wird (BUESCHEN et al., 1975).

Die Sequenzszintigraphie mit ^{99m}Tc-DTPA ist bei Neugeborenen mit Verdacht auf Harntraktdysplasie als ausgesprochene Screening-Methode anwendbar, insbesondere bei fehlender oder abgeschwächter Röntgenkontrastmittelausscheidung im AUG, bei Darmgasüberlagerung und bei Hyperhydratation. Im Gegensatz zum AUG ist die Untersuchung mit der Szintillationskamera mit geringeren technischen Fehlern behaftet und liefert oft qualitativ eindeutigere Befunde (O'NEIL und MAXFIELD, 1972). Die Bedeutung der nuklearmedizinischen Screening-Verfahren ergibt sich aus Untersuchungen an 600 Kindern, von denen nur 5% normale Befunde boten (CONWAY und FILMER, 1975). Beachtenswert ist, daß im Untersuchungsgut von O'NEIL u. MAXFIELD (1972) bei keinem der untersuchten 23 Neugeborenen das AUG einen pathologischen Befund ergab, der nicht auch im Sequenzszintigramm nachgewiesen wurde. Es fanden sich weder falsch positive noch falsch negative Resultate der Sequenzszintigraphie. Akute und chronische Abflußhindernisse, z.B. Steine, werden durch die Sequenzszintigraphie mit ^{99m}Tc-DTPA aufgezeigt (CONWAY und FILMER, 1975; JAMES et al., 1974/75). Anatomischer Sitz und Ursache werden bei erhaltener Ausscheidung von Röntgenkontrastmitteln durch das AUG bzw. Infusionsurogramm allerdings besser sichtbar gemacht.

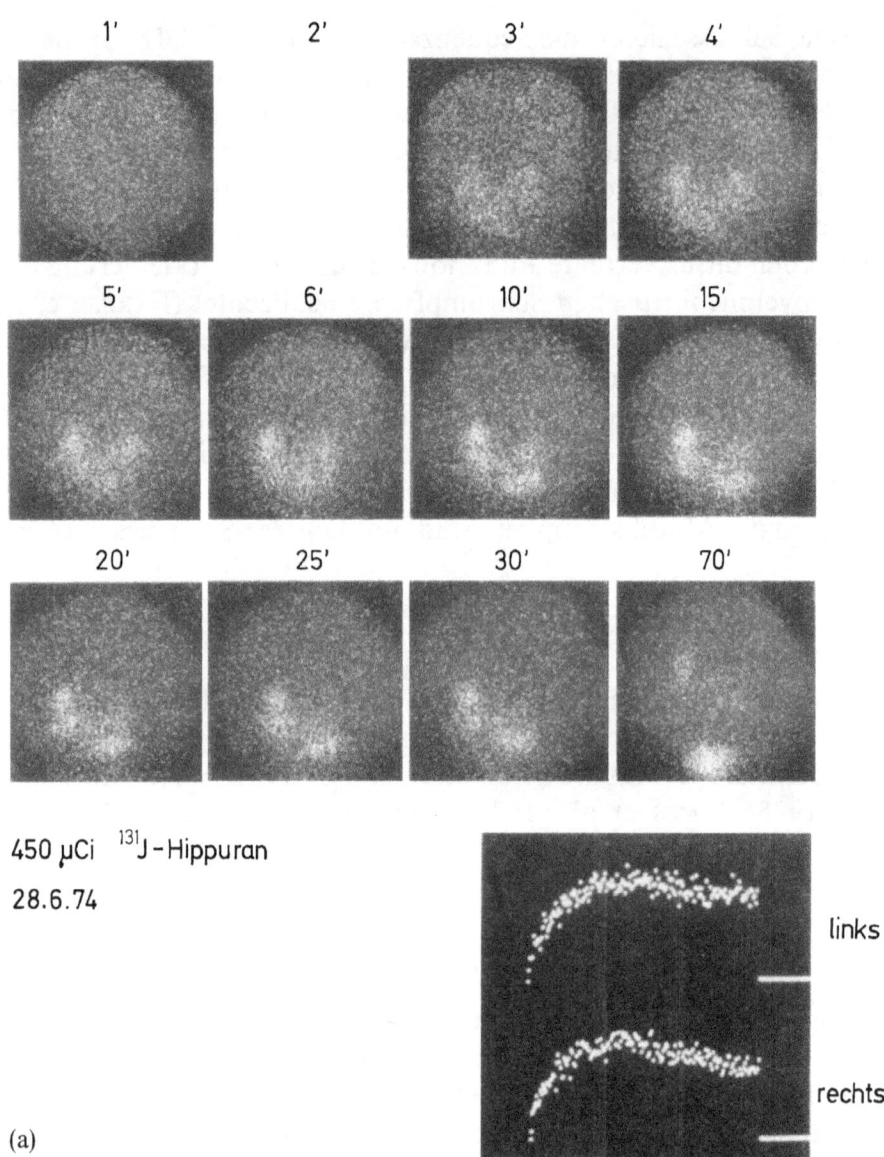

Abb. 44a. Renale Funktionsserienszintigraphie mit ^{131}J-Hippuran bei Hufeisenniere mit beiderseitiger Abflußverzögerung.

Bei Verwendung von Radiohippuran können infolge extrarenaler Clearance komplette Ausfälle der Nierenfunktion u.U. maskiert werden; auch deshalb werden Radiotechnetium und seine Komplexe heute bevorzugt. Damit kann auch die Differentialdiagnose von Zystennieren (avaskuläre Bezirke im Radionuklidangiogramm) und Hydronephrosen (persistierende Aktivitätsfoci im Spätszintigramm) gestellt, dysontogenetische Geschwülste (Hamartome, Willms-Tumoren) können besser erkannt und der Leistungsanteil von Doppelnierenanlagen kann getrennt beurteilt werden (CONSTABLE et al., 1972).

Zur Verlaufskontrolle ist die Sequenzszintigraphie besonders geeignet nach Nierentraumen, akutem Nierenversagen (nach Vergiftung), bei Röntgenkontrastmittelallergien, nach Antirefluxplastik, nach Uretero-Sigmoideostomie wegen Blasenexstrophie.

5.8.4.6. Vaskuläre Nierenerkrankungen

Störungen der prärenalen Kinetik sind mit der Radionuklid-Aorto-Angiographie erfaßbar. In Betracht kommen angeborene Nierenarterienstenosen, renovaskuläre Hypertonie, isolierte Aortenanomalien, kombinierte aortorenale Anomalien (NENNHAUS et al., 1967).

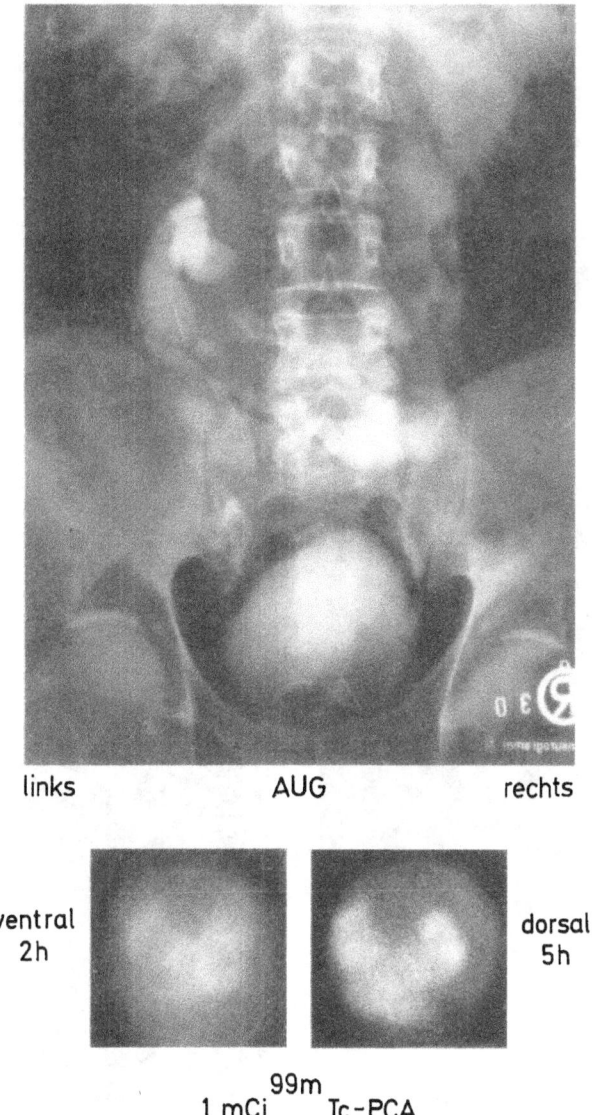

Abb. 44b. Ausscheidungsurogramm und statische Szintillationskameraszintigraphie mit ^{99m}Tc-Penicillamin.

Ca. 80% aller kindlichen Hypertonien sind sekundärer Genese und bieten deshalb günstige Voraussetzungen für gefäßchirurgische Korrekturen (LOGGIE, 1969).

Für die Indikation von kinderurologischen Eingriffen hat sich der quantitative Seitenvergleich der Nierenfunktion mit Hilfe von Clearancebestimmungen (s.S. 632) bewährt.

5.8.4.7. Refluxprüfung mit Radiopharmazeutika

Nuklearmedizinische Verfahren zur Prüfung eines vesiko-ureteralen, vesiko-pelvinen oder vesiko-renalen Refluxes beruhen entweder auf der intravenösen Injektion (antegrade, indirekte Radionuklid-Zystographie) oder auf der intravesikalen Instillation eines Radiopharmazeutikums (retrograde, direkte Radionuklid-Zystographie) (s. OLBING et al., 1966).

Das Verfahren der Wahl ist die Sequenzszintigraphie mit der Szintillationskamera (ERD et al., 1970; BLAUFOX et al., 1971/73; KREPLER, 1971; CONWAY et al., 1972/74; BLAUFOX und FREEMAN, 1973; HAHN et al., 1975; HANDMAKER und LOWENSTEIN, 1975).

Als Radiopharmazeutika werden ^{99m}TcO$_4$ (BLAUFOX et al., 1971/73) und ^{99m}Tc-DTPA (HANDMAKER et al., 1973/75), gelegentlich ^{99m}Tc-S-Kolloid (CORRIERE et al., 1967) verwendet. ^{131}J-Hippuran bietet sich im Rahmen der Sequenzszintigraphie zur indirekten Radionuklidzystographie an (ERD et al., 1970).

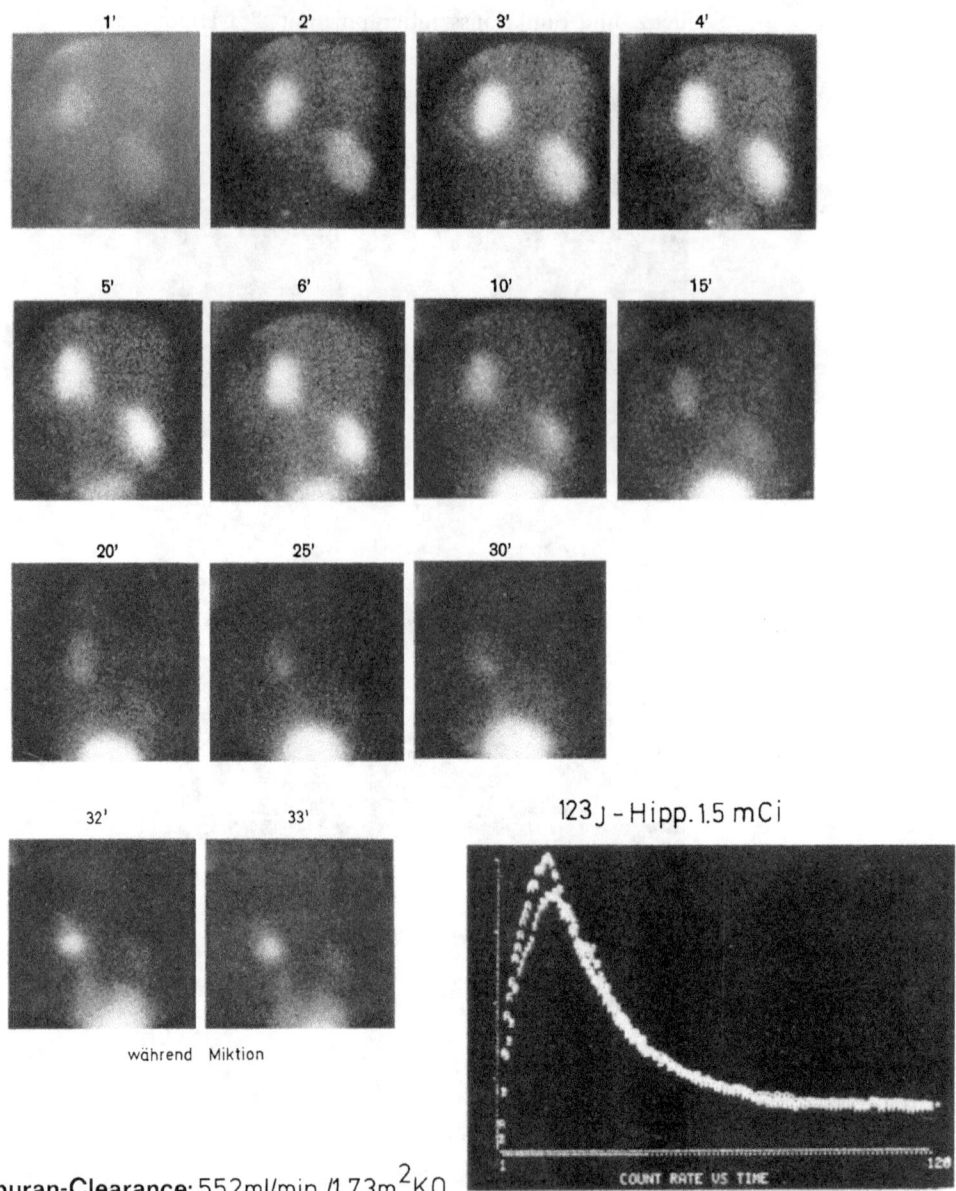

¹²³J-Hippuran-Clearance: 552ml/min /1.73m²KO
(altersentspr. Normber.: 610–915 ml/min) linke Niere: ca. 60%; rechte Niere: ca. 40%

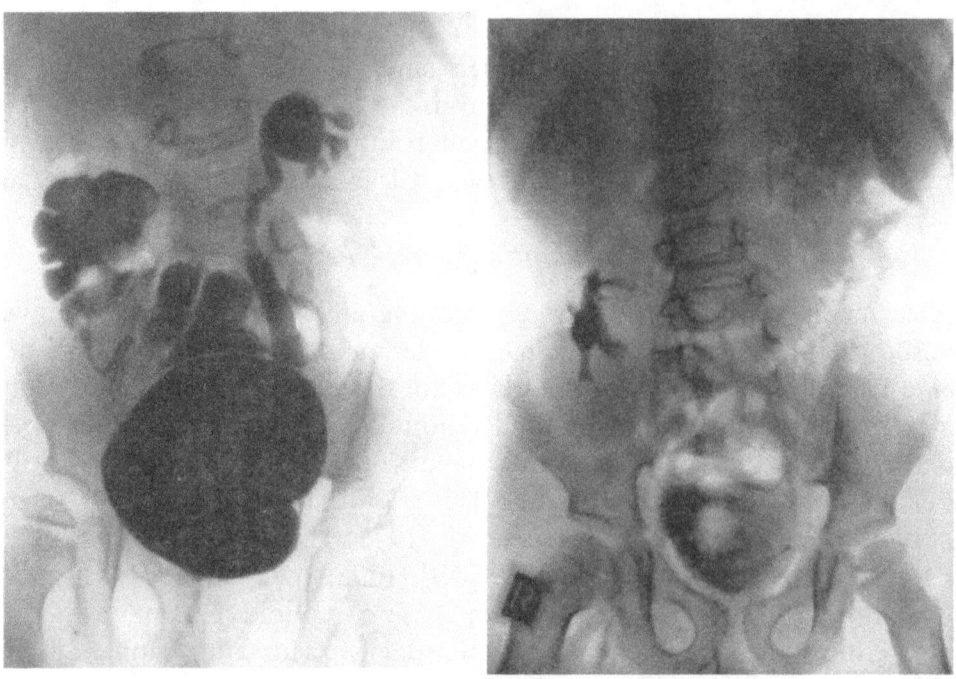

Abb. 45a

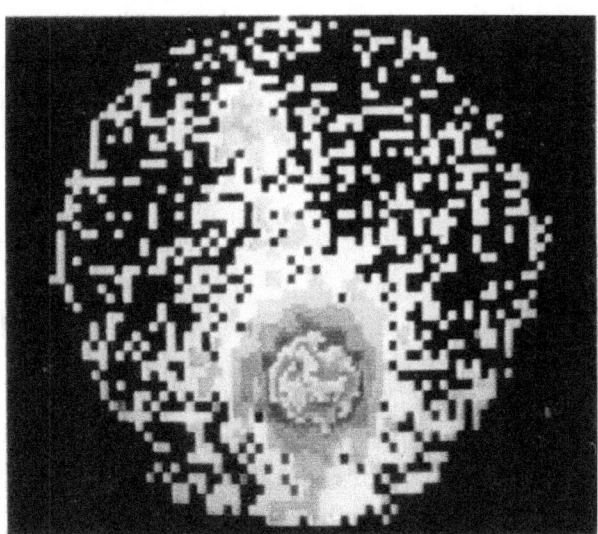

Abb. 45b. Retrogrades Radionuklid-Miktionszystogramm bei fünfjährigem Kind mit vesico-ureteralem Reflux rechts. (Nach SCHWARTZ et al. 1977).

5.8.4.7.1. Antegrade (indirekte) Radionuklidzystographie

Im Rahmen der Doppelsonden-RIN sind intermittierende Einzelrefluxe, Mehrfachrefluxe oder atonische Dauerrefluxe in der Phase III erkennbar (s. S. 536). Die Szintillationskamera mit nachgeschaltetem Auswertesystem ermöglicht gleichzeitig die Beurteilung der Morphologie des proximalen und distalen Harntrakts und der Funktion (s. Abb. 45a).

Technik: Entsprechend den Empfehlungen von HANDMAKER et al. (1973) werden 100 µCi ^{99m}Tc-DTPA/kg (5 mCi beim Erwachsenen) i.v. injiziert. Szintiphotos der transrenalen Kinetik werden in üblicher Weise angefertigt (s. S. 612), mindestens jedoch so lange, bis die Nierenlogen nahezu komplett aktivitätsfrei sind. Dann wird der Patient — mit dem Rücken zum Detektor der Szintillationskamera — aufgefordert, Harn zu lassen. Je 1 Szintiphoto (Belichtungszeit ca. 20 sek) wird vor, während und nach Blasenentleerung zur Dokumentation eines vesiko-ureteralen Refluxes angefertigt. Zweckmäßig ist die Speicherung der Kamerainformation auf digitalem Magnetband zur nachträglichen Auswertung über ROI (EISSNER et al., 1975; HEDMAN et al., 1978).

5.8.4.7.2. Retrograde (direkte) Radionuklidzystographie

Dieses invasive Verfahren muß eingesetzt werden, wenn diagnostische Unklarheiten bestehen bleiben (s. Abb. 45b).

Technik: Der Detektor der Szintillationskamera wird so eingestellt, daß Nieren, proximaler Verlauf der Harnleiter und Blasendach im Sichtfeld liegen. Bei Kleinkindern reicht ein Parallelloch-Kollimator (high-sensitivity), bei größeren ist ein divergierender Kollimator erforderlich. Entscheidend ist, daß die intensity hoch genug gewählt wird, um auch

---

Abb. 45a. Antegrade (indirekte) Radionuklidzystographie im Rahmen der Funktionsszintigraphie mit ^{123}J-Hippuran bei fünfjährigem Kind. Klinische Diagnose: Doppelniere li. mit Ureter duplex, Doppelniere re. mit Ascensionshemmung. Zustand nach Anal-Atresie, recto-urethrale Fistel. Ergebnis: Unterer Anteil der Doppelniere li. ist funktionsstumm. Vesico-ureteraler Reflux über den unteren Ureter duplex in das ektatische Hohlsystem des unteren Anteils der li. Doppelniere. Röntgenbefund (Prof. Fendel): Links: retrograde Zystographie: vesico-ureteraler Reflux in das NHS des oberen Anteils der Doppelniere li.; recto-urethrale Fistel. Rechts: AUG.

geringfügigere Refluxzacken zu erfassen; eine zu hohe Einstellung der intensity vor Blasenentleerung läßt dagegen u.U. Refluxzacken übersehen (FREEMAN, 1975).

Nach Einführung eines an ein Infusionssystem angeschlossenen Harnblasenkatheters (FOLEY No. 8 oder 10) werden 0,5–1,0 mCi $^{99m}TcO_4$* mit 5 ml NaCl in den Katheter injiziert (Lagekontrolle am „persistence scope"). Jetzt erfolgt die Infusion von NaCl bis zum Maximum der Blasenkapazität (tonometrische Überprüfung) oder bis zur Angabe von Harndrang (Toleranzbreite beim Kind zwischen 50 und 500 ml), danach Abklemmen des Harnblasenkatheters. Aufsetzen des Kindes zum Wasserlassen. 8 Szintiphotos (Akkumulation von mindestens 300000 Imp. entsprechend 3–5 min bei 1,0 mCi $^{99m}TcO_4$) werden während der NaCl-Infusion, vor Abklemmen des Katheters, unmittelbar nach Beginn und während der Miktion sowie 60 min später angefertigt (Erfassung eines vesiko-renalen Refluxes). Aus dem restlichen NaCl-Volumen zum Zeitpunkt des Refluxes kann auf das Blasenvolumen geschlossen werden (quantitativer Parameter der Refluxdynamik). Manche Autoren empfehlen die Anwendung von high-pressure-Methoden, wie exogenen Druck auf Harnblase, Husten, Valsalva-Versuch (EISSNER et al., 1975; HAHN et al., 1975). Mit Hilfe eines pinhole-Kollimators können Defekte im Aktivitätsmuster des Blasenbodens (infolge Ureterozele) dargestellt werden (CONWAY und FILMER, 1975). Mit Hilfe der ROI-Technik kann die Dynamik der Refluxdrainage als Zeit-Aktivitätskurve analog und digital ausgewertet und das Refluxvolumen durch Bildung von Zählratenquotienten über Blase und Refluxareal quantifiziert werden.

Klinische Indikationen der Refluxprüfung. Indikationen sind: Chronisch rezidivierende Pyurien unklarer Herkunft mit Verdacht auf distale Harntrakt-Dysplasien, wie Ureter-Blasenhalsstenose, Ureterozele, Ureterostium-Insuffizienz, Urethralklappe, Megazystis, Megaureter, Hydronephrose, Enuresis unklarer Genese.

Eine der häufigsten Indikationen ist die Verlaufskontrolle nach Antirefluxplastik (Einsparung von Strahlenbelastung gegenüber den radiologischen Methoden), Kontrastmittelallergie, Darmgasüberlagerung.

Die Verfahren der Nuklearmedizin können die speziellen Untersuchungsmethoden der pädiatrischen Uroradiologie (Ausscheidungsurographie, Reflux-Pyelographie, Miktions-Zystourographie) bei der Primärdiagnose nicht ersetzen, da nur diese eine Information über die morphologischen Details liefern. Auch die Röntgenkinematographie ist bisher zur Beurteilung der Motilität der harnableitenden Wege nicht ersetzbar. Priorität genießen jedoch Verfahren der Nuklearmedizin in der Verlaufskontrolle sowie bei jedem unklaren radiologischen Befund.

Kritik des Verfahrens: Nachteile der indirekten Radionuklid-Zystographie sind — da die Mitarbeit des Patienten im Klein- und Kleinstkindesalter auf Schwierigkeiten stößt —, daß transitorische Refluxe und solche bei eingeschränkter Nierenfunktion übersehen werden (CONWAY et al., 1974; HANDMAKER et al., 1975) und daß eine verzögerte Elimination aus der pelvinen Region als vesiko-renaler Reflux fehlgedeutet werden kann.

Besondere Vorteile sind der Verzicht auf einen Harnblasenkatheter und die Möglichkeit zur Prüfung der Uretertonizität über die Halbwertzeit des Radioaktivitätsabfalls in der ROI des Harnleiters oder das Refluxareals.

Artefakte entstehen bei Kontamination von Körperteilen mit radioaktivem Harn infolge Spontanmiktion während der Untersuchung. Derartige Aktivitätsareale können sich neben das Blasenaktivitätsmuster projizieren und als Reflux fehlgedeutet werden. Ähnliche Probleme ergeben sich im Fall einer intragastralen Technetiumanreicherung nach Resorption durch die Blasenwand (vermeidbar durch Anwendung von Tc-Schwefelkolloid (CORRIERE et al., 1967).

---

* Die Verwendung von ^{99m}Tc-Komplexen läßt eine Schilddrüsenblockade vermeiden.

5.8.5. Strahlenexposition

Über die Strahlenexposition bei Untersuchungen mit der Szintillationskamera orientiert Tabelle 17.

Tabelle 17. Strahlenexposition bei Nierendiagnostik mit Szintillationskamera. (Alle Angaben in mrd/µCi)

Radionuklid bzw. Radiopharmazeutikum	Schilddrüse (Jodblockade)	Nieren (Rinden)	Blase	Leber	Ovarien Testes	Ganzkörper	
^{131}J-Hippuran	28–828	0,47	0,4–8	0,06	0,05–0,2	0,03–0,2	KAUL et al., 1972 (Zusammenstellung von Lit.-Daten)
^{123}J- („pure") Hippuran	Nierenfunktion normal	0,07	0,35				MIRD, Dose estimate report 5. J. Nucl. med. 16 (1975) 857 u. SHORT et al., 1973
	Nierenfunktion eingeschränkt	0,39	1,79				
^{99m}Tc-Glucoheptonat		0,17 (0,20)	0,80	0,01?	0,02	0,007	Zit. n. ARNOLD et al., 1975
-DMS		0,62 (0,76)	0,28	0,02?	0,02	0,016	
-DTPA		0,042	0,55	–	0,019	0,016	HAUSER et al., 1970

Bei der Röntgenkontrastmittel-Zystographie werden Strahlenexpositionen im Bereich von mehreren hundert mrd bis zu einigen rd in Kauf genommen (FENDEL, 1970).

Die Radionuklid-Zystographie führt zu einer Strahlenexposition der Harnblase von ca. 30 mrd (bei 1 mCi ^{99m}TcO$_4$ und 30 min Verweildauer), die Gonadendosis wird auf 5 mrd geschätzt. Mit ca. 100 Radionuklid-Zystographien würde also erst die Strahlenexposition einer Röntgen-Zystographie erreicht (CONWAY et al., 1974).

6. Clearancebestimmungen mit vorwiegend renal eliminierten Radiopharmazeutika

In der Nuklearmedizin werden zu Clearance-Untersuchungen Radiopharmazeutika benutzt, die entweder überwiegend tubulär sezerniert oder vorwiegend glomerulär filtriert werden.

Die nuklearmedizinischen Clearancemethoden zur Bestimmung der Nierenfunktion folgten zunächst dem klassischen Bestimmungsprinzip mit Dauerinfusion und Harnblasenkatheterisation. Wenig Verbreitung hat die modifizierte katheterlose Dauerinfusionsclearance (indirekte Clearance) gefunden.

Die Bestimmung der Gesamt-Clearance beider Nieren interessiert in begrenztem Umfang im Rahmen nephrologischer Fragestellungen (Tabelle 18). In letzter Zeit wurde hier auf die Verwendung von Clearancesubstanzen zurückgegriffen, die mit Betastrahlenemittierenden Radionukliden (^{3}H und ^{14}C) markiert werden (KRAMER et al., 1974).

Tabelle 18. Renale Clearance-Bestimmung in der Nuklearmedizin. — Nephro-urologische Indikationen

Gesamt-Nierenclearance	Seitengetrennte Nierenclearance
Innere Medizin/Nephrologie	Urologie/Nephrologie

Nierenfunktion (GFR, RPF, FF) bei
  Diabetes mellitus
  chronischer Pyelonephritis u.
  Glomerulonephritis (auch nach Therapie)
Indikation für Antibiotika und Digitalis-Therapie
(bei chronischer Niereninsuffizienz)
Hypertonie
  renal parenchymatös
  reno-vaskulär
  essentiell (Hochdruckfolgen)
Restitution nach akutem Nierenversagen
	Funktion der Einzelniere
	prä- und postoperativ
	  (Op. an Nieren, -becken, Ureter)
	Urogenital-Tb (regionale Nierenfunktion)
	Restnieren-, Nierenrestfunktion
	Funktion von Harnstauungsnieren u.
	ptotischen Nieren
	Indikationen zu kinderurologischen Eingriffen
	Zystennieren (Fistelung)
	Nierentraumen (Gutachten)
	Hypertonie
	  renal parenchymatös (Indikation z. Nephrektomie)
	  reno-vaskulär (Indikation z. Gefäßplastik)
	Funktion der Gegenniere,
	Transplantatnierenspender
	Transplantatnierenfunktion
	(chronische Abstoßung)

In der Regel wird die Clearance heute abweichend vom klassischen Methodenprinzip nach einmaliger intravenöser Injektion einer nierenpflichtigen radioaktiv markierten Substanz ermittelt: Single-shot-clearance, Clearance im Slope, Kurzzeit-Clearance, Bolus-Clearance. HINE et al. (1963) schlugen eine digitale Analyse mit 4-Kanal-Meßplatz vor.

Vorteil dieser nuklearmedizinischen Clearancebestimmungen ist, daß es sich um katheterlose, somit nicht invasive Verfahren handelt. Die Kinetik der Clearance-Substanz wird dabei nach dem Ein- und Zweikompartimentmodell verfolgt. Auch die Clearancebestimmung am teilkörper-abgeschirmten Ganzkörpermeßstand ist ein Einmalinjektionsverfahren. Die Überlegenheit dieser von OBERHAUSEN (1968) entwickelten Methode besteht jedoch darin, daß auf die Annahme eines Mono- oder Doppelkompartiments verzichtet werden kann. Besondere Bedeutung kommt der Möglichkeit einer seitengetrennten Bestimmung der Clearance zu.

Verschiedene Autoren haben vorgeschlagen, bei der Clearancebestimmung die Messung der Ganzkörperretentionskurve durch eine lokale Zeit-Aktivitäts-Kurve (über der Klavikula, der Schulterregion etc.) zu ersetzen (PIXBERG et al., 1975; PFEIFER et al., 1975). Die Berechtigung für die Anwendung einer derart vereinfachten Clearancetechnik wird in der engen Korrelation der Ergebnisse zwischen modifizierter Clearancetechnik und der von OBERHAUSEN u. ROHMAN (1968) angegebenen Methode der Clearancebestimmung gesehen (ROHLOFF et al., 1975).

Klinischer Schwerpunkt von nuklearmedizinischen Clearancebestimmungen ist der quantitative Seitenvergleich der Nierenfunktion. Die getrenntseitige Bestimmung der Clearance vorwiegend renal eliminierter Radiopharmazeutika mit Gammastrahlen-emittierenden Markierungsnukliden ist erreichbar mit simultaner Durchführung von

— Radioisotopennephrogramm und slope Clearance-Technik
— Radioisotopennephrogramm und Clearancebestimmung am teilkörper-abgeschirmten Ganzkörpermeßstand
— Funktionsszintigraphie mit Szintillationskamera und nachgeschaltetem Auswertesystem und teilkörper-abgeschirmter Clearancebestimmung.

6.1. Physiologische Grundlagen

6.1.1. Definition des Clearancebegriffes

Nach der klassischen Definition ist die Clearance (Cl) ein virtuelles Plasmavolumen, das infolge renaler Eliminationsvorgänge in der Zeiteinheit von einer bestimmten nierenpflichtigen Substanz geklärt wird. Ursprünglich wurde die Clearance aus der Konzentration einer Clearancesubstanz in Plasma (P) und Urin (U) unter Berücksichtigung des Harnzeitvolumens (V) bestimmt:

$$Cl \text{ (ml/min)} = \frac{U \times V}{P} \quad \text{(korrigiert für 1,72 m}^2\text{)} \tag{1}$$

(MÖLLER, MCINTOSH, VAN SLYKE, 1928/29; SMITH, 1951)

Clearance

inaktiv	radioaktiv
$U = \dfrac{\text{mg (Clearancesubstanz)}}{\text{ml (Urin)}}$	$\dfrac{\text{Impulse (Radiopharmazeutikum)}}{\text{min} \times \text{ml (Urin)}}$
$P = \dfrac{\text{mg (Clearancesubstanz)}}{\text{ml (Plasma)}}$	$\dfrac{\text{Impulse (Radiopharmazeutikum)}}{\text{min} \times \text{ml (Plasma)}}$

$$V = \frac{\text{ml}}{\text{min}} \text{ (Harnminutenvolumen)}$$

Die Anwendung der Clearancebestimmung nach dem klassischen Methodenprinzip mit inaktiven Clearancesubstanzen setzt voraus, daß die Plasmakonzentration der Clearancesubstanz über eine Dauerinfusion konstant gehalten wird.

Durch die Einführung von Radiopharmazeutika ist es gelungen, die Clearancegleichung (1) in differentieller Form anzuwenden (OBERHAUSEN et al., 1968, 1970) (s. Abb. 46).

Setzt man intakte Nierenfunktion voraus, so gilt für ausschließlich oder überwiegend nierenpflichtige Substanzen, daß deren Ausscheidungsgeschwindigkeit $-dm/dt$ proportional der Menge m dieser Substanz im Plasma ist

$$-\frac{dm}{dt} = \lambda \cdot m \tag{2}$$

λ ist ein Proportionalitätsfaktor.

Die Konzentration im Plasma ist gemäß

$$C_p = \frac{m}{V_p} \tag{3}$$

durch die Substanzmenge m und das Plasmavolumen V_p bestimmt. Somit ist

$$m = V_p \cdot C_p \tag{4}$$

und

$$-\frac{dm}{dt} = \lambda \cdot V_p \cdot C_p. \tag{5}$$

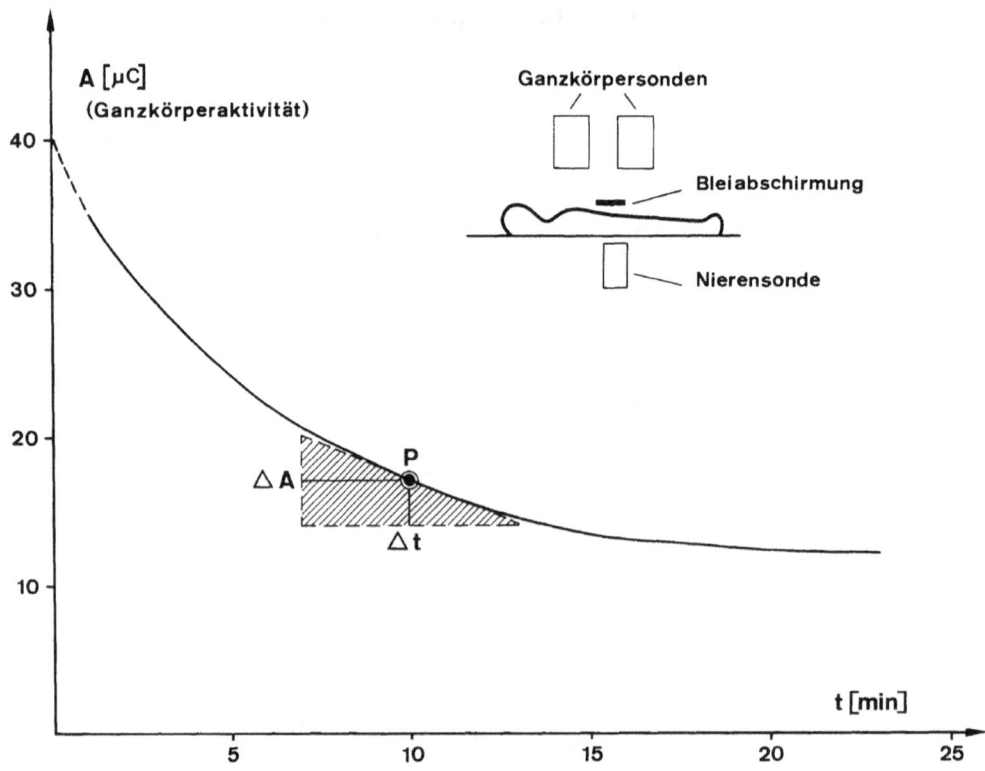

Abb. 46. Clearancebestimmung am teilkörperabgeschirmten Ganzkörper-Meßstand: Meßanordnung und Retentionskurve.

Das Produkt $\lambda \cdot V_p$ stellt im Sinne von MÖLLER, MCINTOSH und VAN SLYKE (1928) das virtuelle Plasmavolumen dar, welches in der Zeiteinheit von einer bestimmten Substanz geklärt wird. Damit erhält man nach OBERHAUSEN u. ROHMAN (1968) als allgemeine Definitionsgleichung für die Clearance

$$Cl = \lambda \cdot V_p = \frac{-\frac{dm}{dt}}{C_p}. \qquad (6)$$

Diese Gleichung kann als Ausgangsbasis für alle Clearance-Bestimmungsmethoden verwendet werden. Sie gilt nicht nur für renale Eliminationsprozesse, sondern in gleicher Weise auch für die Ausscheidung von Testsubstanzen durch andere Organe unter der Voraussetzung ihrer exklusiven Organpflichtigkeit. Bezieht man den Clearance-Begriff auf die Elimination nierenpflichtiger Stoffe, so kann zwischen totaler Clearance, renaler Gesamtclearance und seitengetrennter renaler Clearance unterschieden werden.

Totale Clearance (Cl_{tot})

Die Cl_{tot} einer Substanz ist definiert als deren Extraktion aus dem Plasma durch die Gesamtheit aller renalen und extrarenalen Eliminationsprozesse.

DOST (1968) hat erstmals die Bedeutung der totalen Clearance für die Analyse pharmakokinetischer Prozesse sowie im Rahmen der angewandten Diagnostik herausgestellt.

Renale Gesamtclearance (Cl_{ren})

Die Cl_{ren} umfaßt die spezifische renale Extraktion nierenpflichtiger Substanzen aus dem Plasma durch glomeruläre Filtration und tubuläre Sekretion. Renale und totale Clearance sind identisch, wenn davon ausgegangen werden kann, daß eine extrarenale Clearance fehlt oder vernachlässigbar gering ist.

Seitengetrennte renale Clearance ($Cl_{renR,L}$)

Die renale Gesamtclearance liefert keine Aussage über die Funktionsleistung der Einzelniere. Für viele klinische Fragestellungen ist jedoch die Kenntnis der Leistungsfähigkeit der einzelnen Niere erforderlich. Ein Maß hierfür ist die seitengetrennte renale Clearance, also die Clearance einer glomerulus- bzw. tubuluspflichtigen Substanz durch die Einzelniere.

6.1.2. Glomeruläre Filtrationsrate (GFR)

Die GFR ist mit Hilfe von radioaktiv markierten Clearancesubstanzen bestimmbar, die keine Eiweißbindung eingehen, keiner Metabolisierung oder Rückresorption durch die Tubuluszellen unterliegen, sondern lediglich durch glomeruläre Filtration im Nephron ausgeschieden werden. Die mit diesen Substanzen bestimmbare renale Gesamtclearance entspricht der glomerulären Filtrationsrate (RICHARDS et al., 1934; GAYER, 1957; GAYER et al., 1961; BAUMANN et al., 1965; MATERSON et al., 1969).

6.1.3. Renaler Plasmafluß (RPF)

Substanzen, die bei einmaliger Passage durch die Nieren sowohl durch glomeruläre Filtration als auch durch tubuläre Sekretion vollständig oder nahezu vollständig aus dem Plasma eliminiert werden, liefern ein quantitatives Maß für die in der Zeiteinheit die Nieren durchströmende Plasmamenge, d.h. für den renalen Plasmafluß (RPF). Standardsubstanz ist die para-Aminohippursäure (PAH), die durch proximal tubuläre Sekretion bei einmaliger Passage durch die Nieren fast vollständig aus dem Plasma extrahiert wird. Die renale Extraktion der PAH beträgt ca. 93%, wenn die Plasmaspiegelkonzentration 3–4 mg/100 ml nicht übersteigt (SMITH 1951).

Da ca. 93% der Gesamtnierendurchblutung auf die Rindendurchblutung entfallen, ist mit PAH vorwiegend die Nierenrindendurchblutung erfaßbar. 7% der Gesamtnierendurchblutung verteilen sich auf die Durchblutung von Nierenmark (Durchströmung der Vasa recta), Nierenkapsel, Nierenbecken und perirenalem Fettgewebe.

Die renale Extraktion (E) ist nur mit Hilfe eines Nierenarterien- bzw. Venenkatheters erfaßbar. Die Berechnung erfolgt nach der Formel

$$E = \frac{C_a - C_v}{C_a} \qquad (7)$$

wobei C_a die Konzentration der Testsubstanz im Plasma des die A. renalis durchströmenden Blutes, C_v die Substanzkonzentration im venösen Blut bedeuten. Somit erhält man für den totalen renalen Plasmafluß (TRPF) die Definitionsgleichung:

$$TRPF = \frac{Cl}{E} \qquad (8)$$

Cl ist die renale Gesamtclearance, E die renale Extraktion gemäß Gl. 7.

Zur Vermeidung des dem Patienten in der Routinediagnostik nicht zumutbaren Eingriffs der Nierenarterien- und Nierenvenenkatheterisierung begnügt man sich in der Klinik mit der Bestimmung des sog. effektiven renalen Plasmaflusses (ERPF). Hierbei handelt es sich um das Verhältnis von der in der Zeiteinheit ausgeschiedenen Menge der Clearancesubstanz zu ihrer Plasmakonzentration.

Unter Berücksichtigung des Hämatokrits wird die Nierendurchblutung nach der Formel bestimmt:

$$\text{RBF} = \frac{Cl}{1 - \text{HK}} \qquad (9)$$

6.1.4. Filtrationsfraktion (FF)

Die FF spiegelt das Verhältnis zwischen glomerulärer Filtration (GFR), gemessen mit der klassischen Inulin-Clearance, und dem renalen Plasmafluß (RPF), bestimmt über die PAH-Clearance, wider:

$$\text{FF} = \frac{\text{GFR}}{\text{RPF}}. \qquad (10)$$

Die mit konventionellen Clearanceverfahren bestimmte FF ist nach MERTZ (1968) nur als virtuelle Größe aufzufassen, da sie in der Regel nicht auf der Ermittlung der renalen Extraktion der tubulär sezernierten Clearancesubstanz basiert.

Da die OIH-Clearance mit der PAH-Clearance nicht identisch ist, darf auch der Quotient der Clearance-Werte vorwiegend glomerulär filtrierter und überwiegend tubulär sezernierter Radiopharmazeutika nicht ohne weiteres mit der Filtrationsfraktion im klassischen Sinne gleichgesetzt werden, es sei denn über eine Korrektur der nuklearmedizinisch gewonnenen Clearance-Werte (HÖR et al., 1974).

6.2. Slope-Clearance-Technik

Die Idee, die Nierenfunktion nach einmaliger Injektion einer Clearancesubstanz zu ermitteln, ist nicht neu.

Bereits 1940 haben ALVING u. MILLER mit Hilfe von inaktivem Inulin eine vereinfachte Methode zur Bestimmung der GFR vorgeschlagen.

Nach Einführung von radioaktiv markierten Clearancesubstanzen wurde das Verfahren der Einmalinjektion wiederum aufgegriffen (DENNEBERG, 1961; GOTT et al., 1961; BIANCHI und TONI, 1964/71/73; BLAUFOX u. MERRILL, 1966; BLAUFOX et al., 1967; RÖSLER, 1967, u.a.).

6.2.1. Methodenprinzip

Nach i.v.-Injektion einer radioaktiv markierten renalen Clearancesubstanz wird die Abnahme der Aktivität in Plasma oder Blut (blood disappearance curve) als Funktion der Zeit gemessen. Werden die Meßwerte in ein halblogarithmisches Raster übertragen, resultiert ein biphasischer Kurvenverlauf:

Ein initialer Steilabfall der Radioaktivität, während der das Radiopharmazeutikum aus dem vaskulären in den extravaskulären Verteilungsraum diffundiert; ein nachfolgender langsamerer Abfall, der die Rückdiffusion der markierten Testsubstanz in das Gefäßsystem und die Phase der Organclearance repräsentiert. Die Ermittlung der Plasmaverschwindekurve erfolgt über die Bestimmung der Aktivitätskonzentration in einer oder mehreren Blutproben nach 6 min (JOHNSON u. GOLLAN, 1968) oder nach 7 und 17 min (RÖSLER, 1967).

Bei der slope-Clearance-Technik mit vorwiegend glomerulär filtrierten Radiopharmazeutika empfehlen verschiedene Autoren weitere Blutentnahmen im Falle

leicht herabgesetzter GFR bis zu 180 min p.i.,
mäßig bis schwer eingeschränkter GFR bis zu 4 Std p.i.,
chronischer Niereninsuffizienz 6–12 (u.U. bis 24) Std p.i. (MASEY et al., 1969; DITZEL et al., 1973; BAHLMANN et al., 1975).

Aus der Plasmaverschwindekurve werden die zur Bestimmung der Clearance erforderlichen Parameter abgeleitet. In der Regel wird entweder nach dem Einkompartiment- oder nach dem Zweikompartimentmodell verfahren (Abb. 47).

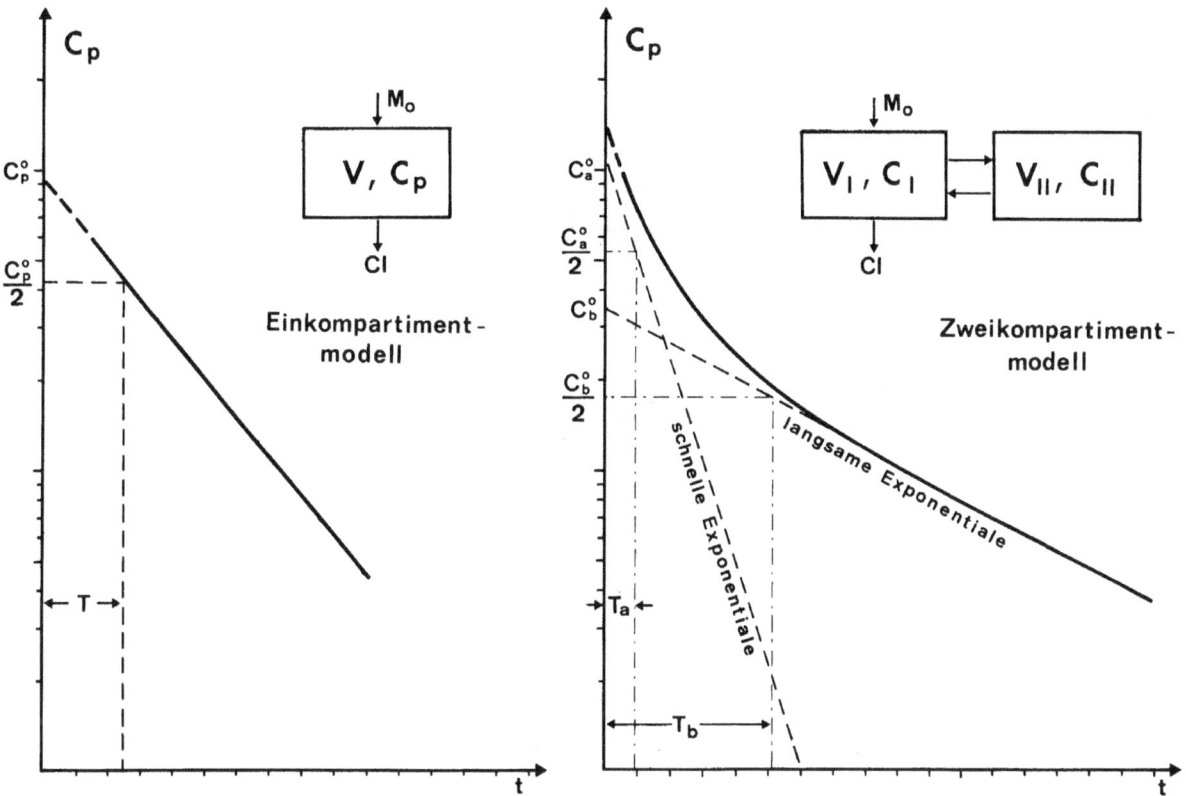

Abb. 47. Clearancebestimmung in der slope-Technik nach dem Einkompartimentmodell (links) und nach dem Zweikompartimentmodell (rechts).

6.2.1.1. Kompartimentanalyse

Die bei der Kompartimentanalyse ermittelten Parameter sind: Eliminations-Halbwertzeit, Eliminationskonstante und Verteilungsvolumen.

Die sog. Eliminations- oder Clearancekonstante entspricht der (negativen) Steigung der Geraden in halblogarithmischer Darstellung der Plasmaverschwindekurve. Sie wird in der anglo-amerikanischen Literatur als „slope" bezeichnet (slope clearance technique).

6.2.1.1.1. Einkompartimentmodell

Der Gefäßraum wird als einziges Kompartiment akzeptiert, aus dem die Clearancesubstanz exklusiv durch renale Eliminationsprozesse entfernt wird.

In diesem Fall ist die zeitliche Änderung der Konzentration der Testsubstanz $-dC_p/dt$ proportinal der Konzentration dieser Substanz im Plasma C_p (s.S.617).

$$-\frac{dC_p}{dt} = k\, C_p. \tag{11}$$

Die Lösung dieser Gleichung ist eine Exponentialfunktion:

$$C_p = C_p^0 \cdot e^{-kt}. \tag{12}$$

Hierbei bedeuten:
C_p^0 die Anfangskonzentration (zur Zeit t=0), k die Eliminationskonstante.

In halblogarithmischer Darstellung ist diese Funktion eine Gerade. Zwischen der Eliminationskonstanten und der Halbwertzeit (Zeitkoordinate für $C_p^0/2$) besteht die Beziehung:

$$k = \frac{\ln 2}{T}. \tag{13}$$

Die Anfangskonzentration C_p^0 erhält man durch Extrapolation der Plasmaverschwindekurve nach $t=0$ und die Halbwertzeit T durch Ermittlung der Zeitkoordinate für $C_p^0/2$.

Definitionsgemäß ist die Clearance (s.S. 617):

$$Cl = k \cdot V_p. \tag{14}$$

Das Verteilungsvolumen V_p kann aus der applizierten Aktivität A_0 und der Anfangskonzentration C_p^0 bestimmt werden:

$$V_p = \frac{A_0}{C_p^0}. \tag{15}$$

Für die Clearance folgt dann

$$Cl = \frac{A_0}{C_p^0} \cdot \frac{\ln 2}{T}. \tag{16}$$

6.2.1.1.2. Zweikompartimentmodell

Dieses Konzept geht von der Annahme aus, daß sich das renal eliminierte Radiopharmazeutikum in zwei Verteilungsräumen, nämlich im Vasalraum und im extravasalen Raum verteilt.

Die nach der Formel von SAPIRSTEIN et al. (1952/55) vorgenommene Analyse der Plasmaverschwindekurve liefert hier eine schnelle und eine langsame Exponentiale als gesonderte Geraden in halblogarithmischer Darstellung, aus denen die zur Clearance-Bestimmung erforderlichen Parameter abgeleitet werden:

$$C_p = C_a^0 \cdot e^{-at} + C_b^0 e^{-bt} \tag{17}$$

C_a^0 und C_b^0 sind Anfangskonzentrationen, a und b die entsprechenden Eliminationskonstanten.

Die schnell verlaufende Exponentialfunktion (Index a) beschreibt die transvasale Abdiffusion der Testsubstanz aus dem Vasalraum, die langsame Exponentiale (Index b) repräsentiert die renale Extraktion aus dem Plasma.

Die Clearance wird nach der Formel berechnet:

$$Cl = \frac{A_0 \cdot \ln 2}{C_a^0 \cdot T_a + C_b^0 \cdot T_b}. \tag{18}$$

Hierbei bedeuten:
A_0 die injizierte Aktivität der Testsubstanz, C_a^0 und C_b^0 die anfängliche Aktivitätskonzentration der schnellen bzw. langsamen Exponentialen, T_a und T_b die entsprechenden Halbwertzeiten.

Das Zweikompartimentmodell stellt ebenfalls lediglich eine Annäherung an die tatsächlichen Gegebenheiten der Substanzkinetik dar. Die in beiden Verteilungsräumen ablaufenden Aequilibrierungsprozesse (intercompartimental clearance) werden über die von SAPIRSTEIN et al. (1952/55) benutzte Formel berücksichtigt.

Die slope-Technik ist ein außerordentlich einfaches und mit geringem apparativen Aufwand durchführbares Verfahren.

6.2.2. Radiopharmazeutika

Von einer für Zwecke der Nierenclearance-Bestimmung verwendeten radioaktiv markierten Clearancesubstanz sind folgende Eigenschaften zu fordern:

— Etikettierung mit einem Gammastrahlen-emittierenden Radionuklid, möglichst ohne gleichzeitige primäre Betastrahlenemission,
— Radiochemische Reinheit
— Radionuklid-Reinheit
— hohe in-vitro und in-vivo-Stabilität
— hohe, im biologischen Experiment gesicherte, renale Clearance für vorwiegend tubuluspflichtige Radiopharmazeutika,
— keine Eiweißbindung, keine Metabolisierung, keine Sekretion oder Reabsorption im Tubulus bei Radiopharmazeutika für die Bestimmung der glomerulären Clearance.

Von den zahlreichen renal eliminierten Radiopharmazeutika, die für Clearancebestimmungen erprobt wurden, ist nur ein geringer Teil in die Praxis der Nuklearmedizin übernommen worden.

6.2.2.1. Vorwiegend tubulär sezernierte Radiopharmazeutika

Die in ortho-Stellung mit ^{131}J markierte Hippursäure hat bisher noch keinen brauchbaren Ersatz gefunden.

Während nicht radioaktiv markiertes PAH bei einmaliger Passage durch die Nieren fast vollständig aus dem Plasma extrahiert wird (zu ca. 93%), beträgt die renale Extraktion der in der Nuklearmedizin benutzten o^{131}J-Hippursäure im Mittel nur 0,84. Deshalb ist bei der Umrechnung der ^{131}J-Hippuran-Clearance auf den effektiven Plasmafluß ein Korrekturfaktor zu berücksichtigen.

Bei der Ratte wird nach WEDEEN et al. (1969) der wahre RPF mit ^{3}H-PAH um 9%, mit o^{131}J-Hippursäure um 12% überschätzt. Im menschlichen Plasma werden ca. 70–80% der OIH bzw. 25–30% der PAH an Proteine gebunden, der Quotient Cl_{OIH}/Cl_{PAH} liegt stets unter 1, unabhängig davon, ob OIH als Tracer oder in Konzentrationen verabreicht wird, die denen der PAH entsprechen (SMITH, 1951; SCHWARTZ und MADELOFF, 1961; BLUM und SCHOLZ, 1963; BONATZ et al., 1967; MAHER und TAUXE, 1969; MAHER et al., 1970; BOTSCH et al., 1973; KLETTER et al., 1976). Differenzen im Molekulargewicht beider

Substanzen (PAH 194; OIH 309) könnten hier mitverantwortlich sein. Jedenfalls bewirkt ein Zusatz von inaktivem OIH zum radioaktiv markierten entgegen früheren Untersuchungen nur eine geringfügige Erhöhung des Clearance-Quotienten Cl_{OIH}/Cl_{PAH} (weniger als 1–2%) (BOTSCH et al., 1973).

Wir halten es daher für richtig, daß sich die Aussage bei der Clearance-Bestimmung mit OIH auf den quantitativen Seitenvergleich der Nierenfunktion beschränkt, unter Verzicht auf die Angabe des nur mit der PAH-Clearance bestimmbaren ERPF.

Nach Erfahrungen unseres Arbeitskreises dürfte künftig die mit ^{123}J markierte Hippursäure für die simultane Durchführung der Sequenzszintigraphie an der Szintillationskamera mit nachgeschaltetem EDV-Auswertesystem und der Clearancebestimmung Vorzüge bieten (BUTTERMANN et al., 1976/77). Ähnliche Untersuchungen wurden mit ^{99m}Tc-Hippuran vorgenommen, ohne daß diese beiden Radiopharmazeutika bereits auf breiter Basis empfohlen werden können.

6.2.2.1.1. Radioaktiv markierte para-Aminohippursäure (PAH)

Versuche, PAH mit einem Gammastrahlen-emittierenden Radionuklid zu markieren, blieben erfolglos (BIANCHI, 1961). Verfügbar ist bisher lediglich ^{14}C- oder ^{3}H-PAH, die im Experiment, zumal für die renale Autoradiographie (s. WEDEEN, 1972) seit Jahren verwendet, vereinzelt auch zur Bestimmung der Gesamtnierenclearance nach dem klassischen Verfahrensprinzip empfohlen werden (s. S. 628).

6.2.2.2. Vorwiegend glomerulär filtrierte Radiopharmazeutika

Zur Bestimmung der glomerulären Clearance mit nuklearmedizinischer Technik haben sich in den letzten Jahren Radiopharmazeutika durchgesetzt, die entweder der Gruppe der radioaktiv markierten Röntgenkontrastmittel angehören, oder der Klasse der Polyaminosäuren, den Chelaten, entstammen (s. Tabelle 19 u. 20).

6.2.2.2.1. Radioaktiv markierte Röntgenkontrastmittel

Chemisch unterscheiden sich diese Verbindungen durch Zahl und Art der Substituenten in Position 3 und 5 (Tabelle 19).

Tabelle 19. Substituenten in der chemischen Konfiguration verschiedener Röntgenkontrastmittel. (Zusammenstellung nach CHERVU et al., 1974)

Handelsname		Chemische Verbindung	Position 3	Position 5
Deutschland	USA			
	Urokon	Acetrizoat	H	$NHCOCH_3$
Urografin	Renografin Hypaque	Diatrizoat	$NHCOCH_3$	$NHCOCH_3$
Conray	Conray	Jothalamat	$NHCOCH_3$	$CONHCH_3$

Wie bereits früher gezeigt wurde, hängt der renale Ausscheidungsmechanismus von Röntgenkontrastmitteln von ihrer Plasmakonzentration ab.

Der mittlere Clearancequotient (Röntgenkontrastmittel-/Inulin-Clearance) liegt bei Plasmaspiegelkonzentrationen um oder unter 1,0 mg/100 ml um 1,0, bei höheren Plasmakonzentrationen steigt er als Zeichen einer akzessorischen tubulären Sekretion des Röntgenkontrastmittels auf weit über 1,0 an. Bei den in der Radiologie benutzten Jod- bzw. Substanzkonzentrationen kann jedoch von einer vorwiegend glomerulären Filtration des Kontrastmittels ausgegangen werden.

In-vitro- und in-vivo-Instabilität, d.h. Abspaltung von ^{131}J mit konsekutiver Radiojodaufnahme in der Schilddrüse, Bindung an Plasmaproteine (8–27% nach MAHER u. TAUXE, 1969) und die damit verbundene Notwendigkeit einer vorausgehenden Jodblockade der Schilddrüse sowie einer Korrektur für den durch Gelfiltration bestimmten Anteil der freien Radiojodaktivität standen einer routinemäßigen Anwendung der mit ^{131}J markierten Röntgenkontrastmittel entgegen.

In der Praxis hat sich das mit ^{125}J etikettierte Jothalamat verschiedenenorts zur Clearancebestimmung bewährt (HÖR et al., 1974).

^{125}J-Jothalamat

Das von SIGMAN et al. (1965) erstmals für Zwecke der GFR-Bestimmung empfohlene Jothalamat (5-Acetylamino – 2, 4, 6 – Trijod – isophthalsäuremethyl – amid) war zunächst mit ^{131}J markiert. Die radiochemische in-vitro-Stabilität des mit ^{125}J etikettierten Röntgenkontrastmittels ist jedoch günstiger, der Anteil an freiem Jodid liegt unter 2%, die Plasmabindung beträgt weniger als 3%, bei Ultrafiltration allerdings mehr (MAHER u. TAUXE, 1969).

Eine tubuläre Sekretion findet nach tierexperimentellen Untersuchungen nicht statt. Die Clearance beim Menschen ist bei hohen und niedrigen Plasmakonzentrationen von nicht markiertem Jothalamat konstant (SIGMAN et al., 1965).

PIHL (1973) hat umfassende kinetische Daten vorgelegt. Danach beträgt das Verteilungsvolumen des ^{125}J-Jothalamats ca. 18% des Extrazellularraums und entspricht damit dem Verteilungsraum des Inulins. Ca. 60% der applizierten Aktivität werden innerhalb von 120 min p.i. im Harn ausgeschieden (gegenüber 80–90% OIH), die renale Extraktion des Jothalamats bei einmaliger Passage (26,6%) ist praktisch identisch mit derjenigen des ^{51}Cr-EDTA (27,4%).

6.2.2.2.2. Radioaktiv markierte Chelate

Chelate sind Polyaminokarbonsäuren, die durch eine hohe Komplexstabilität mit Metallkationen ausgezeichnet sind (s. Tabelle 20).

Tabelle 20. Vorwiegend glomerulär filtrierte Radiopharmazeutika

Radionuklid	Chemische Verbindung	Handelsname	Autoren
$^{125, 131}$J-	Jothalamat	Conray	SIGMAN et al., 1965 MAHER u. TAUXE, 1969 EIDE, 1970; PIHL, 1973; HÖR et al., 1974
^{51}Cr, ^{113m}In-	äthylendiamino-tetra-acetat	-EDTA	PABST u. HÖR, 1971
^{51}Cr, ^{169}Yb-	diäthylentriamino-penta-acetat	-DTPA	STACY u. THORBURN, 1966
^{99m}Tc-	diäthylentriamino-penta-acetat	-DTPA	KLOPPER, 1971; ECKELMANN u. RICHARDS, 1971/72; HÖR et al., 1975
^{169}Yb-	äthylendiamino-tetra-acetat	-EDTA	PFEIFER et al., 1972

EDTA-Komplexe wurden bereits 1954 für Kontrastmitteluntersuchungen in der Radiologie vorgeschlagen (SAPEIKA), wegen ihrer potentiellen Toxizität jedoch von klinischer Seite nicht akzeptiert. Erst seit trägerfreie ^{51}Cr-EDTA-Verbindungen verfügbar wurden (MYERS und DIENER, 1960; WINTER und MYERS, 1962), konnte die Eignung des Komplexes auch für die Bestimmung der GFR in der Klinik überprüft werden (STACY und THORBURN, 1966).

^{51}Cr-Äthylendiamino-tetra-acetat (EDTA).

Metabolismus und Exkretion der Chelatbildner wurden von FOREMAN u. TRUJILLO 1954 sowie FORLAND et al. 1966 eingehend untersucht. Gemessen an der Inulinclearance wurde gezeigt, daß EDTA einer rein glomerulären Filtration ohne tubuläre Reabsorption und Sekretion unterliegt.

Gegenteilige Ergebnisse, die für einen doch nicht zu vernachlässigenden Anteil an tubulärer Sekretion sprechen, wurden von HELLER (1965) und HEATH et al. (1971) vorgelegt. Aufgrund der Experimente von EIDE (1970) unter stop-flow-Bedingungen, sowie im Hinblick auf die inzwischen vorliegenden umfassenden klinischen Vergleichsstudien ist jedoch eher davon auszugehen, daß der EDTA-Komplex zumindest einer vorwiegenden glomerulären Filtration unterliegt (MOLNAR et al., 1970). Zur Standard-Inulin-Clearance besteht eine enge Korrelation (PABST und HÖR 1971).

^{51}Cr-EDTA ist sowohl in vitro (über 2–3 Monate) als auch in vivo stabil.

Die Eliminationskurve der Aktivität aus dem Blut zeigt beim Hund einen triexponentiellen Verlauf, die Eliminationsrate ist von der 40. min p.i. an konstant. Die Proteinbindung im Plasma beträgt ca. 1–2% (STACY u. THORBORN, 1966; GARNETT, 1967).

Beim Menschen ist eine biphasische Eliminationskurve nachweisbar, die dem Zweikompartimenttyp der Verteilungskinetik folgt. Nach ca. 30 min wird der Komplex mit einer Halbwertzeit von ca. 50–75 min aus dem Blut geklärt (einfache Exponentialfunktion). Der Verteilungsraum beträgt 12–13% des Körpergewichts (HESSE et al, 1967; UTHGENANNT et al., 1967). Die Halbwertzeit der Durchmischungsphase beträgt 4–7 min, sie kann extrem bis auf 19 min verlängert sein (KUNI u. GRAUL, 1967; DECKART et al., 1968). 30 min p.i. sind 14%, 24 min p.i. 95–102% des zugeführten ^{51}Cr-EDTA renal eliminiert (WINTER u. MYERS, 1962; GARNETT et al., 1967; HESSE et al., 1967). Die mit dem Ganzkörperzähler gemessenen Retentionskurven zeigen, daß etwa 3% der zugeführten Aktivität im Körper retiniert und mit einer erheblich langsameren Halbwertzeit renal ausgeschieden werden (OBERHAUSEN, 1975).

^{99m}Tc-Verbindungen.

In der nuklearmedizinischen Nierendiagnostik wurde eine Reihe von ^{99m}Tc-Verbindungen erprobt. Die meisten dieser Komplexverbindungen eignen sich zwar für das Funktionsstudium mit der Szintillationskamera (Tabelle 11, S. 540), nicht jedoch zur Bestimmung der glomerulären Filtrationsrate.

^{99m}TcO$_4$ wird zu ca. 87% tubulär reabsorbiert (DAYTON et al. 1969), ^{99m}Tc-Fe-DTPA unterliegt einer Stapelung in den Nierentubuli, so daß beide Radiopharmazeutika für Clearance-Untersuchungen nicht in Frage kommen.

^{99m}Tc-Diäthylentriamino-penta-acetat (DTPA). Für die Präparation von ^{99m}Tc-DTPA-Komplexen wurden verschiedene Methoden angegeben, die von einfachen Analyseschritten bis zu komplizierten elektrolytischen Syntheseverfahren reichen (STEIGMAN et al., 1974). Die mit den verschiedenen ^{99m}Tc-DTPA-Komplexen erhaltenen Clearancedaten sind demnach nicht ohne weiteres vergleichbar.

ECKELMANN u. RICHARDS (1971/72) beschrieben erstmals eine rasche und einfache Herstellung von ^{99m}Tc-markiertem DTPA („Instant ^{99m}Tc DTPA").

DTPA cheliert Technetium nur in seiner vierwertigen Oxydationsstufe, die durch die Zugabe von Zinnion erreicht wird. Da der Anteil des hydrolytischen Technetiumpeaks in den verschiedenen DTPA-Chargen erheblich variieren kann, sollten nur in vivo vorgeprüfte Komplexe verwendet werden (ECKELMANN und RICHARDS, 1972; KLOPPER et al., 1972; HEIDENREICH et al., 1975b; HÖR et al., 1975).

Zur Kinetik von ^{99m}Tc-DTPA. Die Biokinetik der verschiedenen ^{99m}Tc-DTPA-Komplexe differiert erheblich.

Von ^{99m}Tc-DTPA (Fa. Squipp) sind im Mäuseplasma 10 min p.i. $(8,18 \pm 1,24)$ % der injizierten Aktivität nachzuweisen (HAYNIE et al. 1972). 20 min p.i. ist die Aktivität auf etwa die Hälfte abgesunken $(4,06 \pm 1,53)$ %. Unter fortlaufendem Abfall der Technetium-Verschwindekurve finden sich nach 240 min p.i. noch $(0,91 \pm 0,19)$ % der verabreichten Aktivität im Plasma.

25 min p.i. sind 50% des ^{99m}Tc-DTPA im Mäuseharn nachweisbar. Da die renale Clearance (36,1 ml/min/1,73 m^2 Körperoberfläche) nur ein Drittel der gleichzeitig bestimmten ^{14}C-Inulinclearance ausmacht (HAYNIE et al. 1972), wird ein tubulärer Reabsorptionsmechanismus postuliert. 5–10% der verabreichten Aktivität unterliegen einer intrarenalen Retention; 24 Std p.i. findet man eine Ganzkörperretention von (30 ± 2)%.

Vom Instant-^{99m}Tc-DTPA werden dagegen im gleichen Zeitpunkt nur (11 ± 5)% im Ganzkörper wiedergefunden (ECKELMANN und RICHARDS 1972).

Die Plasmaverschwindekurve folgt im wesentlichen einem Zweikompartimenttyp (Anteil des 3. Kompartiments unter 2% der verabreichten Aktivität). Die Halbwertzeit der raschen Komponente liegt bei 15,6 min, die der 2. langsameren Komponente bei 118,4 min, die der 3. bei 13,6 Std.

Die 2. Komponente der mittleren Ganzkörperretention hat eine HWZ zwischen 9 und 20 Std (bei einer Beobachtungszeit von 24 Std).

Nach experimentellen Untersuchungen am Hund sowie klinischen Clearancebestimmungen sprechen folgende Ergebnisse für die Eignung des Instant-^{99m}Tc-DTPA zur Bestimmung der GFR:

1. die vergleichend bestimmte ^{14}C-Inulin- und ^{99m}Tc-DTPA-Clearance ist bei konstanter Infusion der Radiopharmazeutika trotz unterschiedlicher Harnflußraten oder Tubulusblockade mit Probenezid unverändert. Die OIH-Clearance nimmt dagegen im Mittel von 6,8 ml/kg (vor Probenezid) auf 3,3 ml/kg (nach Probenezid) ab.
2. Nach einmaliger Injektion ist die Proteinbindung beim Menschen mit 1,8–5,9 (im Mittel 3,7) % 1 Std p.i. niedrig. Nach Dauerinfusion beim Hund werden dagegen 9,7% der verabreichten Radioaktivität gebunden.
3. Die 24 Std-Ausscheidung im Harn ist bei ^{99m}Tc-DTPA (95%) und ^{125}J-Jothalamat (95,3%) identisch (KLOPPER 1972).

Nach konstanter Infusion der Radiopharmazeutika ist die ^{99m}Tc-DTPA-Clearance beim Hund im Mittel um 17% niedriger als die gleichzeitig bestimmte ^{14}C-Inulin-Clearance.

Der von uns benutzte ^{99m}Tc-DTPA-Komplex (5 mg Na$_5$-DTPA und 0,25 mg NaSnCl$_2$) war bei chromatographischer Trennung zu 95% als Komplex nachweisbar. Der Anteil des freien Pertechnetats betrug etwa 3%, am Start blieben 2,6 bzw. 0,9% der aufgetragenen Chelate liegen (HEIDENREICH et al., 1975b).

Untersuchungen zur Biokinetik an Ratten zeigten eine hohe Aktivitätskonzentration des DTPA in den Nieren, die zwischen 5 und 20 min erheblich höher lag als in allen übrigen untersuchten Rattenorganen.

Die Schilddrüsen von Kontrolltieren wiesen 20 min nach Injektion von $^{99m}TcO_4$ (Maximum der Tc-Raffung) eine etwa 180-fach höhere Radiotechnetiumkonzentration auf

(3,5% der Aktivität/100 mg Gewebe gegenüber 0,019%/100 mg bei gleich alten Ratten nach Applikation des ^{99m}Tc-DTPA-Komplexes). Nach Verabreichung eines instabilen Komplexes ist bereits 10–20 min p.i. eine deutliche Zunahme der intrathyreoidalen Tc-Konzentration erkennbar. Die nach dem Zweikompartimentmodell bestimmte ^{99m}Tc-DTPA-Clearance männlicher Ratten betrug 87,9 ml/min/1,73 m^2 Körperoberfläche.

Für die rasche Komponente (a) der Clearancekurve ergab sich eine Eliminations-Halbwertzeit von 12,1 min, für die langsame Komponente (b) eine solche von 20,6 min.

Den Verteilungsraum für ^{99m}Tc-DTPA bei der Ratte bestimmten wir zu 18,7% des Körpervolumens, entsprechend dem von GAUDINO u. LEVITT (1949) ermittelten Inulinverteilungsraum. Hieraus, sowie aus der Tatsache der engen Korrelation von ^{99m}Tc-DTPA-Clearance und ^{125}J-Jothalamat-Clearance folgerten wir einen überwiegend glomerulären Ausscheidungsmechanismus des Radiopharmazeutikums.

6.2.2.3. ^{14}C-Hydroximethyl-Inulin

An der rein glomerulären Filtration des 1934 von RICHARDS et al. geprüften Inulin bestehen heute keine Zweifel (GAYER, 1958/61; BAUMANN et al., 1965, u.a.). Während die renale Clearance von Carboxyl-^{14}C-Inulin von der Clearance des nativen Inulins differiert, gilt für Hydroximethyl-^{14}C-Inulin und ^{3}H-Inulin eine Clearance-Identität mit dem inaktiven Inulin als gesichert (MARLOW u. SHEPPARD, 1972; SHEIKH et al., 1972; KRAMER et al., 1974).

Abbauprodukte des Inulins sollen erst nach mehrmonatiger Lagerung der Präparate beobachtet werden. Chemisch bestimmte Inulinkonzentration und die gemessene ^{14}C-Aktivität lieferten auf einer Sephadex-G-25-Säule identisches Verhalten (KRAMER et al., 1974).

Zur Inulinkinetik s.a. GAUDINO und LEVITT, 1949; LEVY et al., 1952.

6.3. Bestimmung der Clearance nach dem klassischen Prinzip

Seit dem ersten Vorschlag von BURBANK et al. (1961/63), die renale Clearancebestimmung mit Radiopharmazeutika nach dem klassischen Vorgehen durchzuführen, folgten zahlreiche Mitteilungen zu dieser Thematik (Zusammenfassung s. bei PABST u. HÖR, 1971). Das invasive, zeitraubende Vorgehen hat weder mit inaktiven noch mit radioaktiv markierten Clearancesubstanzen eine routinemäßige Verbreitung gefunden. Als Voraussetzung muß ein vollkommen homogener Konzentrationsausgleich der Clearancesubstanzen zwischen Gefäßraum und Interstitium gefordert werden. Dieser Ausgleich wird aber z.B. für Inulin erst nach mehr als 5 Std erreicht.

In der Praxis der Nuklearmedizin ist deshalb die Clearancebestimmung mit Radiopharmazeutika nach dem klassischen Clearanceprinzip gegenüber der slope-Technik und dem Verfahren nach OBERHAUSEN ohne Bedeutung geblieben. Auch vereinfachte Verfahren (sog. Depotclearance-Methoden), die zum Ziele hatten, die Dauerinfusion zu ersetzen (KUNI u. GRAUL, 1970), haben sich nicht durchsetzen können.

Vor kurzem wurde wiederum die Durchführung des klassischen Clearanceverfahrens in nuklearmedizinischer Technik mit ^{14}C-Hydroximethyl-Inulin und ^{3}H-PAH von KRAMER et al. (1974) empfohlen. Aus Nomogrammen wird die individuelle Initialdosis und die Dauerzufuhrrate der Clearancesubstanzen berechnet; 1 Std nach Infusion werden folgende Konzentrationen im Plasma erreicht:

15–20 mg Inulin/100 ml, entsprechend 300–600 DPM[1]/ml bei ^{14}C-Hydroximethyl-Inulin, bzw. 2,0–2,5 mg PAH/100 ml, entsprechend 1500–3000 DPM/ml bei ^{3}H-PAH. Für

---
[1] DPM = Desintegrations(= Zerfälle) per minute

die Dauerinfusion werden Infusionspumpen verwendet. Die Analysen der Aktivitätskonzentration in Serum und Harn in den einzelnen Harnsammelperioden erfolgt über Flüssigkeitsszintillationsspektrometer mit Automatik für Doppelradionuklid-Meßtechnik, Quench-Korrektur und Berechnung der absoluten Aktivität mit automatischer Ausgabe der DPM-Werte.

6.4. Durchführung der Gesamtnieren-Clearancebestimmung in Doppelradionuklidtechnik

Es hat sich als zweckmäßig erwiesen, bei der Berechnung der Gesamtnierenclearance vorwiegend tubulär sezernierte und überwiegend glomerulär filtrierte Radiopharmazeutika simultan zu verabreichen, um in einem Untersuchungsgang Auskunft über beide renalen Partialfunktionen zu bekommen. Die Doppelradionuklid-Clearance-Technik ist sowohl nach dem slope-Verfahren wie nach der Methode von OBERHAUSEN durchführbar (HÖR et al., 1974; HÖR et al., 1975; HEIDENREICH et al., 1975a).

Zur simultanen Bestimmung von glomerulärer und tubulärer Clearance haben sich in der Praxis die in Tabelle 21a aufgeführten Radiopharmazeutika-Kombinationen bewährt.

Tabelle 21a. Radiopharmazeutika zur simultanen Bestimmung der tubulären (A) und glomerulären (B) Gesamt-Nierenclearance

A	B	Clearance-Technik	Autoren
^{131}J-Hippuran	^{125}J-Diatrizoat	Klassische, slope-Technik	TAUXE et al., 1964
	^{51}Cr-EDTA	slope-Technik	SPECK, 1969
	^{169}Yb-EDTA	teilabgeschirmte Ganzkörpertechnik	OBERHAUSEN et al., 1970
		Modifikation der vorgen. Technik	PFEIFER et al., 1972
	^{125}J-Jothalamat	slope-Technik	RICCABONA et al., 1970
			HOWEN et al., 1971; HÖR et al., 1974/75
	^{99m}Tc-DTPA	teilabgeschirmte Ganzkörpertechnik	HEIDENREICH et al., 1975a, b/1976a; HÖR et al., 1975
	^{111}In-DTPA	klassische Technik	MÖHRING et al., 1975
^{125}J-Hippuran	^{131}J-Diatrizoat	slope-Technik	STOKES u. TER-POGOSSIAN, 1964
	^{51}Cr-EDTA	klassische Technik	ERD u. HÖFER, 1968
		slope-Technik	DONATH, 1971

6.4.1. Simultane Doppelradionuklid-Clearancebestimmung in der slope-Technik

Je 20 µCi ^{131}J-Hippuran und 50 µCi ^{125}J-Jothalamat werden mit einer Tuberkulinspritze in einem Volumen von 0,5 ml physiologischer Kochsalzlösung i.v. injiziert.

In einem definierten Abstand vom Szintillationskristall eines Einkanal-Meßplatzes wird die Injektionsspritze vor und nach Injektion sukzessiv im ^{131}J- und im ^{125}J-Kanal gemessen und es werden die Zählratendifferenzen $(\dot{N}_I^1 - \dot{N}_I^0)$ bzw. $(\dot{N}_{II}^{1,2} - \dot{N}_{II}^0)$ berechnet. Der Index (I) bezeichnet den ^{131}J-, der Index II den ^{125}J-Kanal. Entsprechend werden die verwendeten Radionuklide mit arabischen Indices angegeben.

Vor der Injektion der Radionuklide wird eine Leerblutprobe entnommen. Je nachdem, ob nach dem Ein-Kompartiment- oder Zwei-Kompartiment-Modell verfahren wird, erfolgen weitere Blutentnahmen.

Zur simultanen Bestimmung der Aktivität von ^{125}J und ^{131}J in den Blutproben 3, 6, 15, 25 min p.i. (^{131}J-OIH) bzw. 6, 15, 25 und 60 min p.i. (^{125}J-Jothalamat) dient ein Probenwechsler. Da das Compton-Kontinuum von ^{131}J in den ^{125}J-Kanal hineinreicht, muß zur Bestimmung der Nettoimpulse von ^{125}J diese Einstreuung durch eine entsprechende Korrektur berücksichtigt werden. Die Nettoimpulsrate für ^{125}J ergibt sich wie folgt:

$$\dot{N}_{II}^2 = \dot{N}_{II}^{1,2} - \dot{N}_{II}^0 - \xi \cdot (\dot{N}_I^1 - \dot{N}_I^0). \tag{19}$$

Dabei ist

$\dot{N}_I^1$ = die mit dem Probenwechsler gemessene Impulsrate im Kanal I für ^{131}J
$\dot{N}_I^0$ = die Impulsrate der Nullblutprobe im Kanal I,
$\dot{N}_{II}^{1,2}$ = die mit dem Probenwechsler gemessene Impulsrate der Proben im Kanal II für ^{125}J und ^{131}J
$\dot{N}_{II}^0$ = die Impulsrate der Nullblutprobe im Kanal II
ξ = das Kanalverhältnis.

Mit den Meßwerten wird die Plasma-Verschwindekurve im halblogarithmischen Maßstab dargestellt.

Berechnung der Clearance nach dem Ein-Kompartiment-Modell.

Angewendet wird folgende Formel:

$$Cl = \frac{\dot{N}_0 \cdot \ln 2 \cdot V}{k \cdot N_P^0 \cdot T}. \tag{20}$$

Darin ist

$\dot{N}_0$ = Zählrate der injizierten Aktivität
N_P^0 = die extrapolierte Zählrate der Plasma-Verschwindekurve
T = Eliminations-Halbwertzeit
k = Bohrlochfaktor
V = Volumen der Plasmaprobe.

Berechnung der Clearance nach dem Zwei-Kompartiment-Modell.

Hierzu dient die von SAPIRSTEIN et al. (1952/55) nach entsprechender Modifikation auf nuklearmedizinische Meßgrößen angegebene Formel:

$$Cl = \frac{\dot{N}_0 \cdot \ln 2 \cdot V}{k \cdot (\dot{N}_a^0 \cdot T_a + \dot{N}_b^0 \cdot T_b)}. \tag{21}$$

Dabei ist

$\dot{N}_0$ = Zählrate der injizierten Aktivität
$\dot{N}_a^0$ = extrapolierter Zählratenwert für die schnelle Exponentiale
$\dot{N}_b^0$ = extrapolierter Zählratenwert für die langsame Exponentiale
T_a = Halbwertzeit der schnellen Exponentiale
T_b = Halbwertzeit der langsamen Exponentiale.

Die zur Berechnung der Clearance erforderlichen Parameter $\dot{N}_a^0$, $\dot{N}_b^0$, T_a und T_b werden durch Analyse der Plasma-Verschwindekurve bestimmt.

Mit den Werten t_3 und t_4 wird die Gerade der langsamen Exponentialen im halblogarithmischen Maßstab bestimmt, während die Werte t_1 und t_2 (Tabelle 21 b) zur Ermittlung der schnellen Exponentialen dienen.

Tabelle 21 b. Blutentnahmen (t_1-t_4) bei slope-Clearance (Zwei-Kompartiment-Modell)

Radiopharmazeutikum	t_1 (min)	t_2 (min)	t_3 (min)	t_4 (min)
^{131}J-OIH	3	6	15	25
^{125}J-Jothalamat	6	15	25	60

Zur Berechnung der Netto-Impulsraten und der Clearance sowohl nach dem Ein-Kompartiment- wie nach dem Zwei-Kompartiment-Modell wurde ein Programm für einen elektronischen Tischrechner (Hewlett Packard) erstellt. Die Clearance-Werte werden hierbei auf die Standard-Körperoberfläche von 1,73 cm² normiert.

6.4.2. Simultane Doppelradionuklid-Clearance-Technik am teilabgeschirmten Ganzkörpermeßstand

Für die gleichzeitige Bestimmung der tubulären und glomerulären Clearance haben OBERHAUSEN et al. seinerzeit (1970) die Verabreichung von ^{131}J-Hippuran und ^{169}Yb-EDTA vorgeschlagen. Dieses Verfahren wurde jedoch nur vereinzelt, nach sukzedaner Verabreichung der Radiopharmazeutika und in modifizierter Technik angewendet (PFEIFER et al., 1972c).

Bei uns hat sich folgendes Vorgehen bewährt:

30 µCi ^{131}J-Hippuran und 200 µCi ^{99m}Tc-Sn-DTPA (radiochromatographisch zu 95% als Komplex nachweisbar, Anteil des freien Pertechnetats etwa 3%) werden in einer 2 ml Spritze in 1,0 ml physiologischer Kochsalzlösung i.v. injiziert. Wie bei der simultanen Doppelradionuklid-Clearancebestimmung in der slope-Technik (s.S. 629) wird die Injektionsspritze in definiertem Abstand vom Szintillationskristall eines Ein-Kanal-Meßplatzes vor und nach Injektion im ^{131}J- und ^{99m}Tc-Kanal gemessen, die Zählratendifferenz bestimmt und die Einstreuung von ^{131}J in den ^{99m}Tc-Kanal entsprechend der Gleichung (19), die eine exakte Bestimmung des Kanalverhältnisses ermöglicht, korrigiert. Die Aktivität beider Clearancesubstanzen (µCi) wird an einem Dosiskalibrator bestimmt.

Vor der Applikation beider Radiopharmazeutika wird eine Leerblutprobe entnommen, weitere Blutentnahmen erfolgen 12, 18 und 25 min p.i. mit heparinisierten Spritzen aus einer liegenden Flügelkanüle. Die simultane Radioaktivitätsmessung von ^{131}J und ^{99m}Tc in den Plasmaproben erfolgt wie auf S. 627 angegeben.

Mit Hilfe eines Rechenprogramms (z.B. Multi-20, Fa. Intertechnique) können Bohrlochfaktoren, Kanalverhältnisse beider Radionuklide, Korrektur der physikalischen Halbwertzeit, Aktivitätskonzentration und Höhe der applizierten Aktivität im Plasma zum Zeitpunkt der Blutentnahme, sowie die definitiven Clearancedaten errechnet werden.

Die Messung der Ganzkörperretentionskurve erfolgt mit dem Ganzkörpermeßstand (z.B. Nucleopan M, Fa. Siemens) und 2 Obertischganzkörpersonden (5-Zoll-Szintillationskristalle); 2 Nephrographiesonden (3-Zoll-Szintillationskristalle) dienen der Aufnahme des RIN (siehe seitengetrennte Clearance S. 632). Anstelle von 2 Nephrographiesonden kann auch eine Szintillationskamera eingesetzt werden. Als Elektronik dient ein aus NIM-Bausteinen (z.B. Fa. Berthold-Friesecke) zusammengesetzter 6-Kanal-Meßplatz. Die in beiden parallel geschalteten Obertischmeßsonden durch ^{131}J und ^{99m}Tc ausgelösten Impulse werden durch zwei Impulshöhenanalysatoren spektrometriert und über Analog-Ratemeter auf einen Zweikanal-Kompensationslinienschreiber (Fa. Servogor) übertragen (Papiervorschub = 2 cm/min). Über die Nephrographiesonden wird nur der OIH-Anteil spektrometrisch erfaßt und als RIN aufgezeichnet. Gleichzeitig erfolgt die Registrierung der Meßwerte durch Aufsummieren der Impulse mit Hilfe eines digitalen Ratemeters und Ausgabe über eine Teletype. In den ersten beiden Minuten werden die 4 Kurven in Zeitschritten von 10 sek, dann in Schritten von 1 min über 30 min verfolgt.

Wichtig ist die Überprüfung der Ganzkörpermeßgeometrie mittels einer Punktquelle.

Die Berechnung der Clearance erfolgt dann nach der Gleichung

$$Cl = -\frac{l}{k} \cdot \frac{\dot{N}_n^0}{\dot{N}_c^0} \cdot \frac{V}{\dot{N}_b} \cdot \frac{d\dot{N}_c}{dt}. \tag{22}$$

Diese Gleichung ist eine Umformung von Gleichung (6) auf nuklearmedizinische Meßgrößen, darin bedeuten

$\dot{N}_n^0$ = Zählrate der applizierten Aktivität (Ein-Kanal-Meßplatz)
$\dot{N}_c^0$ = Extrapolierte Zählrate der Ganzkörperkurve für die Zeit $t=0$
$\dot{N}_b$ = Zählrate der Plasmaprobe
$\dot{N}_c$ = Zählrate der Ganzkörperkurve
k = Bohrlochfaktor
V = Volumen der Plasmaprobe

Die Bestimmung der Steigung der Ganzkörperretentionskurve erfolgt nach dem Vorschlag von OBERHAUSEN. Zur Festlegung der Zählrate $\dot{N}_c^0$ wird die Ganzkörperretentionskurve unter Anwendung von 6 Kurvenpunkten zwischen 2,5 und 6,5 min p.i. durch eine Parabel 2. Ordnung angenähert.

6.5. Bestimmung der seitengetrennten Clearance

Durch Kombination von slope-Clearance-Bestimmung und gleichzeitiger Anfertigung eines Radioisotopennephrogramms kann die seitengetrennte ^{131}J-Hippuran-Clearance auf nicht invasivem Wege, d.h. ohne Ureteren-Katheter bestimmt werden*. Die von TAPLIN 1963/64 angegebene Bestimmungsmethode wurde auch von anderen Autoren aufgegriffen (PIXBERG et al., 1974 a b/75).

6.5.1. Verfahren nach TAPLIN (1963/64)

Bestimmt wird die Steigung der Phase II des RIN durch Anlegen einer Tangente zwischen 0,5 und 4,5 min p.i. an beide RIN-Kurven. Voraussetzung einer exakten Vergleichbarkeit ist, daß die Zeitkoordinaten beider Tangentenberührungspunkte im RIN der rechten und linken Niere übereinstimmen (Abb. 48).

Die Steigung der Tangente für die linke Niere (m_L) beträgt

$$m_L = \frac{\Delta A_L}{\Delta t_L} \tag{23}$$

entsprechend ergibt sich für die Steigung der Tangente über der rechten Niere (m_R)

$$m_R = \frac{\Delta A_R}{\Delta t_R}. \tag{24}$$

---

* Bei Vorinjektion von ^{99m}Tc-DMSA (zur Nierenlokalisation vor Bestimmung der ^{131}J-Hippuran-Clearance) sollte das Aktivitätsverhältnis von 1:1 nicht überschritten werden (SCHMIDT et al., 1977).

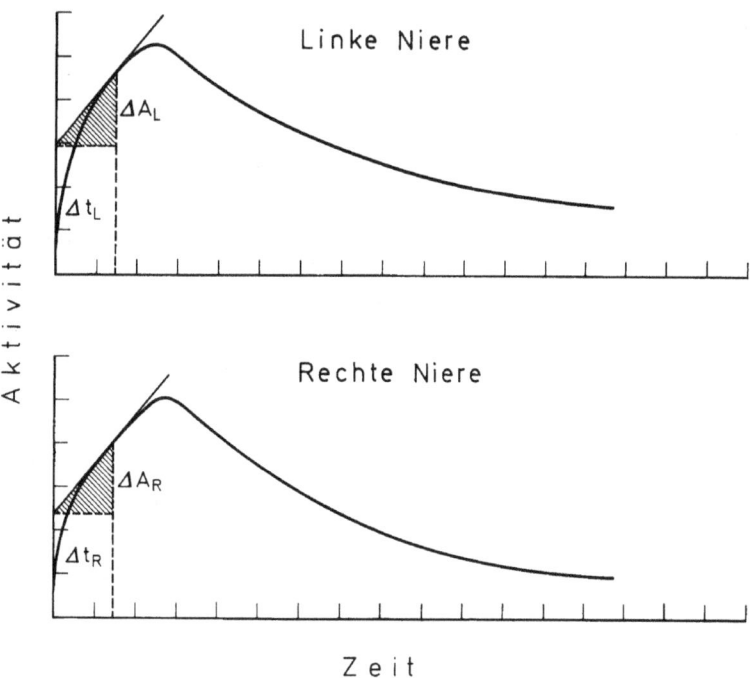

Abb. 48. Bestimmung der seitengetrennten Clearance nach der Tangentenmethode aus dem Radioisotopennephrogramm. (Nach Taplin 1963/64).

Die Berechnung der seitengetrennten Clearance erfolgt unter Berücksichtigung gleicher Zeitdifferenzen (Δt) für die linke und rechte Niere wie folgt:

$$Cl_L = \frac{\Delta A_L}{\Delta A_L + \Delta A_R} \cdot Cl_{tot} \tag{25}$$

und

$$Cl_R = \frac{\Delta A_R}{\Delta A_L + \Delta A_R} \cdot Cl_{tot}. \tag{26}$$

Siehe hierzu Abb. 48

6.5.2. Verfahren nach Oberhausen und Rohman (1968)

Die Berechnung der Steigung der Phase II durch die Tangentenmethode hat sich gegenüber der von Oberhausen praktizierten Methode als ungenau erwiesen. Exakter ist daher die Bestimmung der getrenntseitigen Nierenfunktion durch Projektion der Gesamtkörper-Retentionskurve auf das Radioisotopennephrogramm der rechten und linken Niere zwischen t_1 (=45 sek p.i.) und t_2 (=2 min p.i.) (s. Abb. 49).

Die von beiden Kurven umschlossene Fläche (I_R, I_L) ist ein Maß für die selektive Anreicherung der Clearance-Substanz in der Niere und damit für den quantitativen Leistungsanteil des einzelnen Organs.

Die ermittelten Werte der Integrale I_R und I_L sind deshalb der Clearanceleistung der rechten (Cl_R) und linken Niere (Cl_L) proportional:

$$Cl_R : Cl_L = I_R : I_L. \tag{27}$$

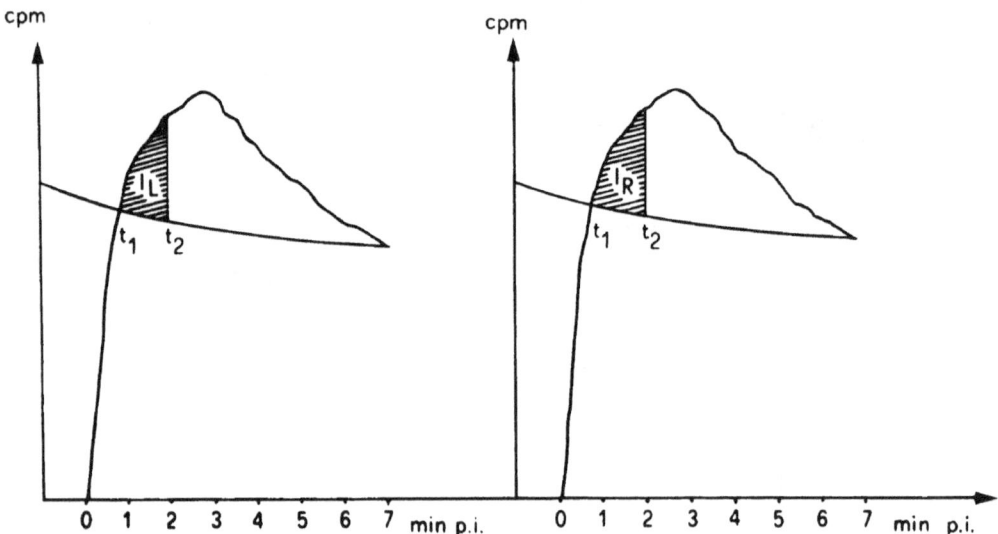

Abb. 49. Seitengetrennte Nierenclearancebestimmung. Projektion der Ganzkörperretentionskurve (normiert auf den 40-sec-Wert) auf die RIN-Kurven. (Nach Oberhausen et al., 1972).

Die seitengetrennte Clearance ergibt sich demnach aus

$$Cl_R = \frac{I_R}{I_R + I_L} \cdot Cl_{tot} \tag{28}$$

$$Cl_L = \frac{I_L}{I_R + I_L} \cdot Cl_{tot} \tag{29}$$

Siehe Abb. 49.

Weitere Verfahren zur Bestimmung der getrenntseitigen Nierenfunktion stützen sich auf die Bestimmung des Aktivitätsanstiegs über der Blase bzw. über der Niere nach externer Kompression eines Ureters (BIANCHI et al., 1964/67) (s. Abb. 50), sowie auf die Bestimmung der Raffungskapazität bzw. der sogenannten Fixationsindices der rechten und linken Niere nach i.v. Injektion tubulär stapelbarer, radioaktiv markierter Quecksilberpräparate (REBA et al., 1962; RAYNAUD et al., 1970; TABERN et al., 1970). Nieren mit normaler Funktion stapeln $(27 \pm 3,5)\%$ (rechts) bzw. $(26 \pm 3,5)\%$ (links) der injizierten ^{197}Hg-Cl$_2$-Aktivität.

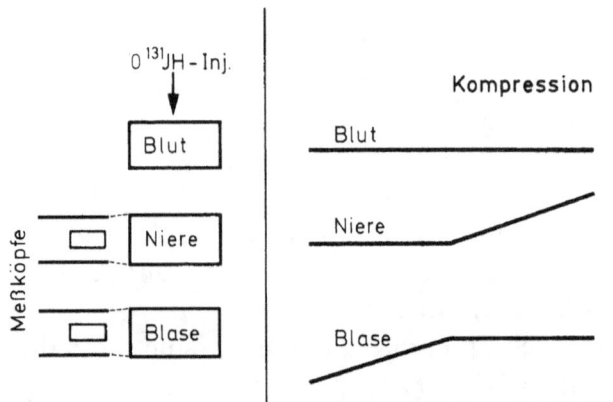

Abb. 50. Bestimmung der seitengetrennten Clearance nach externer Kompression der Ureter. (Nach Bianchi et al., 1967).

Die Berechnung der seitengetrennten Nierenfunktion mit Hilfe des ^{197}Hg-Chlormerodrin-Akkumulations-Testes (REBA et al., 1962) erfolgt nach der Formel:

$$\frac{C_1/C_2 \text{ re. Niere}}{C_1/C_2 \text{ li. Niere}} = 0{,}85 - 1{,}05 \tag{30}$$

C_1/C_2 = Zählrate über den Nieren 20 und 2 min p.i.

6.5.3. Verfahren nach Kompartiment-Analysen von Szintillations-Kamera-Nephrogrammen.

Das Prinzip der Kompartiment-Clearancebestimmung wurde auf S. 570 behandelt.

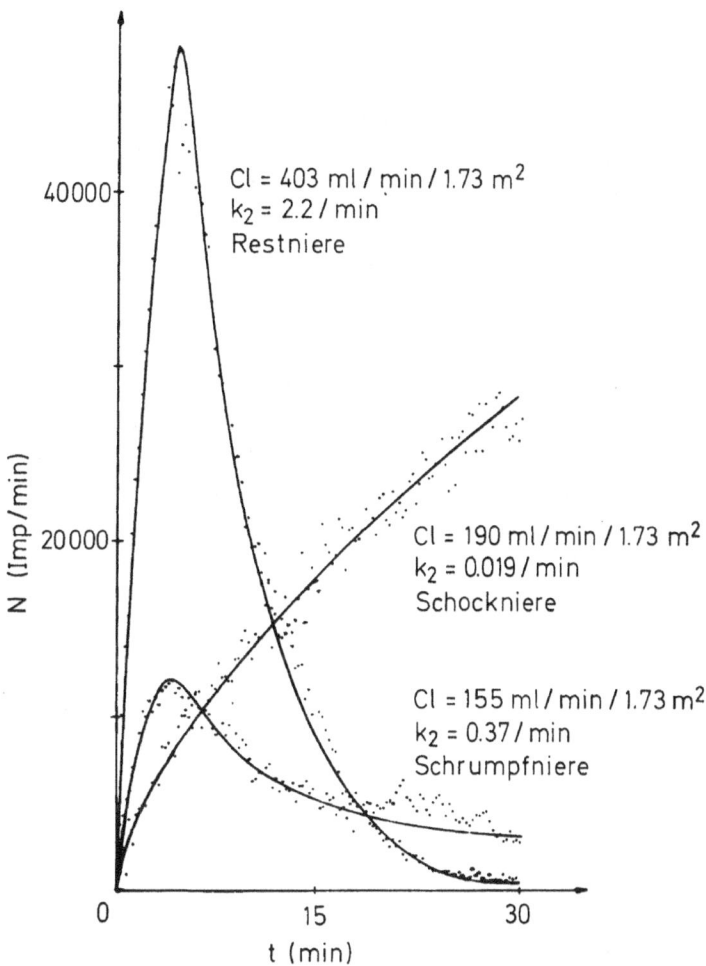

Abb. 51. Bestimmung der seitengetrennten Clearance nach Kompartiment-Clearance aus Szintillationskamera-Nephrogrammen mit ^{123}J-Hippuran. Darstellung von 3 verschiedenen Original-Szintillationskamera-Nephrogrammen (gepunktete Kurven) und der vom Computer erstellten Kurven-Fits (ausgezogene Kurven) einschließlich Angabe der daraus bestimmten Clearance- (Cl) und Exkretions-Werte (k_2).

6.6. Vergleich der Clearanceergebnisse von nuklearmedizinischen und nicht nuklearmedizinischen Verfahren

Jahrelang Mühen wurden darauf verwandt, das Ergebnis der Clearance renal eliminierter Radiopharmazeutika an den Standard-Clearancemethoden von Inulin und PAH (Dauerinfusion, Harnblasenkatheter) zu messen.

6.6.1. ERPF

Die renale Clearance der verwendeten Radiopharmazeutika ist niedriger als die Clearance der zur Berechnung von ERPF und GFR anerkannten, nicht radioaktiven Clearancesubstanzen.

Unter den hierfür verantwortlichen Faktoren sind zu nennen: Unterschiedliche Plasmakonzentration, differente Eiweißbindung (bei Plasmakonzentrationen von 0,02–2,3 mg/100 ml ist OIH zu 79% gebunden, ^{3}H-PAH zu 39%, jeweils in Rattenblut), verminderte renale OIH-Extraktion (WEDEEN u. WEINER, 1969; MAHER u. TAUXE, 1969; BOTSCH et al., 1973, u.a.).

Wir errechneten aus 7 Literaturangaben einen Mittelwert für die renale OIH-Extraktion von 0,84 und schlugen vor, das Ergebnis der OIH-Clearance durch Multiplikation mit dem Korrekturfaktor 1,2 auf den ERPF umzurechnen (HÖR et al., 1974).

6.6.2. GFR

Auch für alle bisher bekannten, überwiegend glomerulär filtrierten Radiopharmazeutika wurde von der Mehrzahl der Autoren gezeigt, daß die GFR durch die Clearancebestimmung in nuklarmedizinischer Technik unterschätzt wird. VORBURGER et al. (1969) halten es für gerechtfertigt, die GFR über die mit dem Faktor 1,073 korrigierte renale ^{51}Cr-EDTA-Clearance zu berechnen. Bedient man sich der slope-Clearance-Technik, ist eine systematische Überschätzung der Inulinclearance durch Multiplikation des ^{51}Cr-EDTA-Clearancewertes mit 0,8 korrigierbar (VEALL, 1968).

Davon unabhängig bleibt bis heute die Frage offen, ob aufgrund systematischer methodischer Fehler, wie sie z.B. von KUNI et al. (1975) diskutiert wurden, alle singleshot(slope)-Clearanceverfahren eher im Sinne von Clearance-ähnlichen Methoden einzustufen sind und daher nur Clearance-äquivalente Parameter liefern.

Überzeugend bewährt haben sich jedenfalls die nuklearmedizinischen Verfahren zum quantitativen Seitenvergleich der Nierenfunktion (s.S. 632).

6.7. Klinische Anwendung der Gesamtnieren-Clearancebestimmung mit renal eliminierten Radiopharmazeutika

Die Beurteilung von Schweregrad und Verlauf einer Funktionseinbuße bei chronischen Nephropathien, zumal im Rahmen von Gutachten, wird als wichtigste internistische Indikation zur Durchführung von Clearancebestimmungen anerkannt. Im sogenannten Kreatinin-blinden Bereich mit noch normaler endogener Kreatininclearance bzw. Normokreatininämie kann die GFR in 23% der Fälle bereits auf 50–60 ml/min eingeschränkt sein (KIM et al., 1969). Eine Differentialdiagnose mit Hilfe von Clearancemethoden ist nach heutiger Auffassung nur in begrenztem Umfang statthaft.

Es kann davon ausgegangen werden, daß zwischen der Clearance des ^{125}J-Jothalamat und der ^{99m}Tc-DTPA-Clearance eine enge Korrelation besteht, wobei die bekannte hyperbolische Regression zwischen Serumkreatininspiegel und ^{125}J-Jothalamat-Clearance von uns bestätigt werden konnte (Abb. 52).

Wir fanden eine enge Korrelation zwischen den Ergebnissen der ^{131}J-Hippuran-slope-Clearance nach dem Ein- und Zweikompartimentmodell (Abb. 53), sowie zwischen der slope-Clearance von DTPA bzw. OIH (jeweils berechnet nach dem Zweikompartimentmodell) einerseits und der Clearancebestimmung am teilabgeschirmten Ganzkörpermeßstand andererseits (HÖR et al. 1974/75; HEIDENREICH et al. 1975).

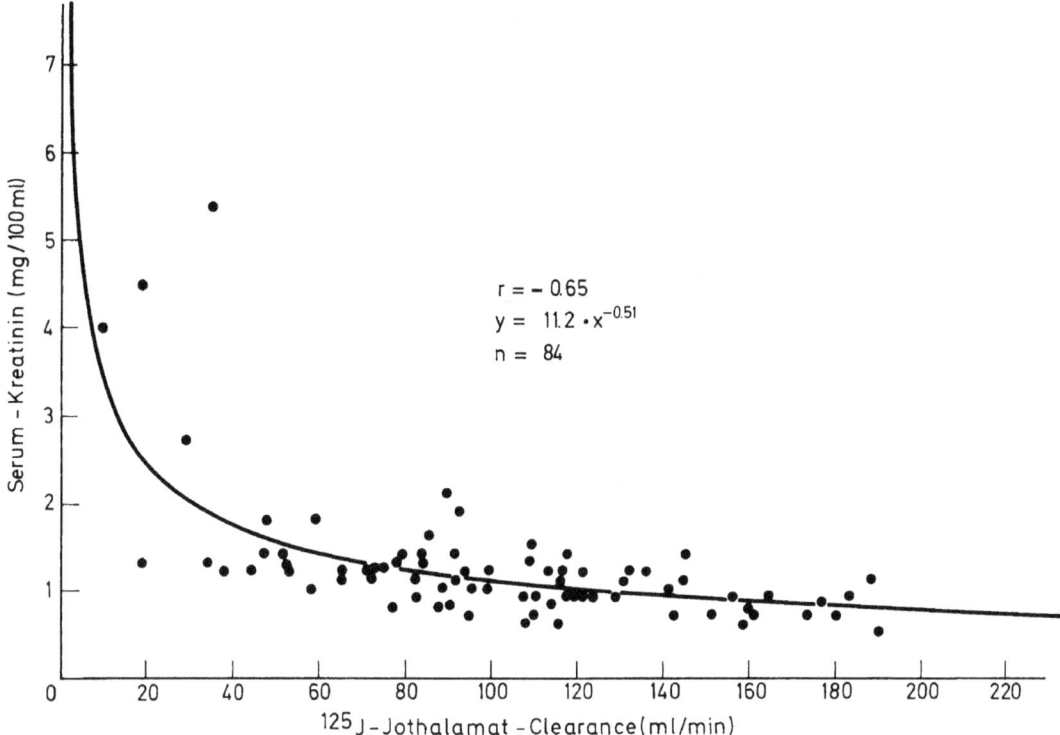

Abb. 52. Serumkreatininspiegel und ^{125}J-Jothalamat-Clearance (slope-Clearance-Technik, Zweikompartimentmodell).

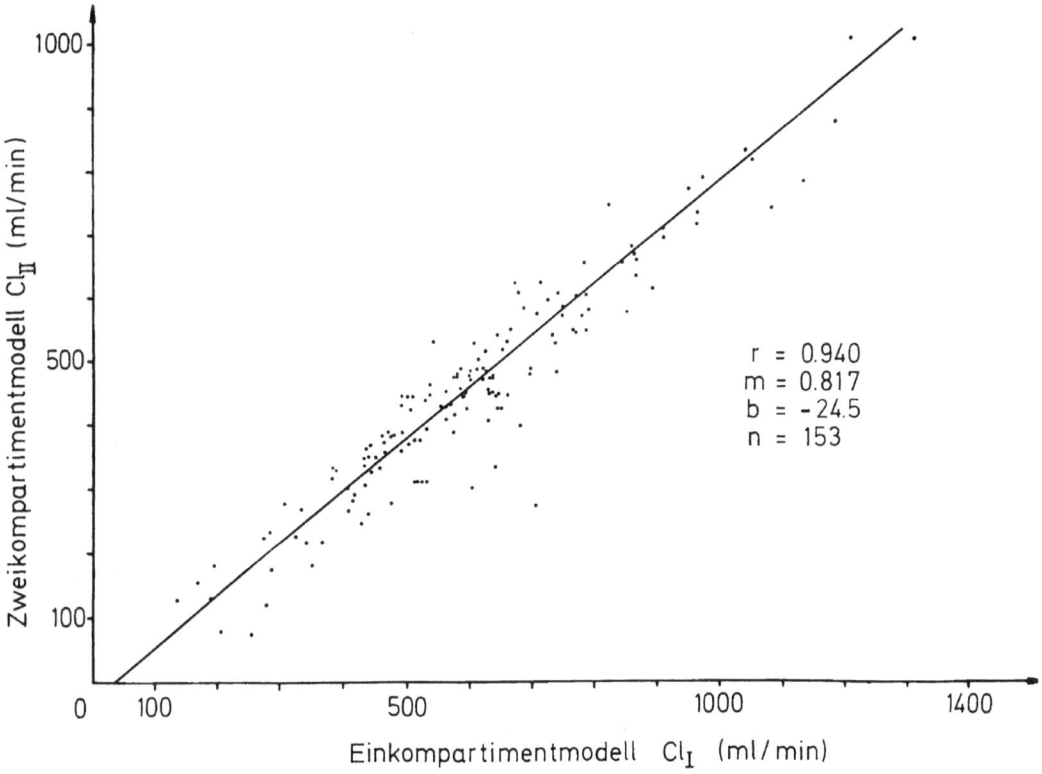

Abb. 53. Korrelation der ^{131}J-Hippuran-Clearance nach dem Ein- und Zweikompartimentmodell (slope-Technik).

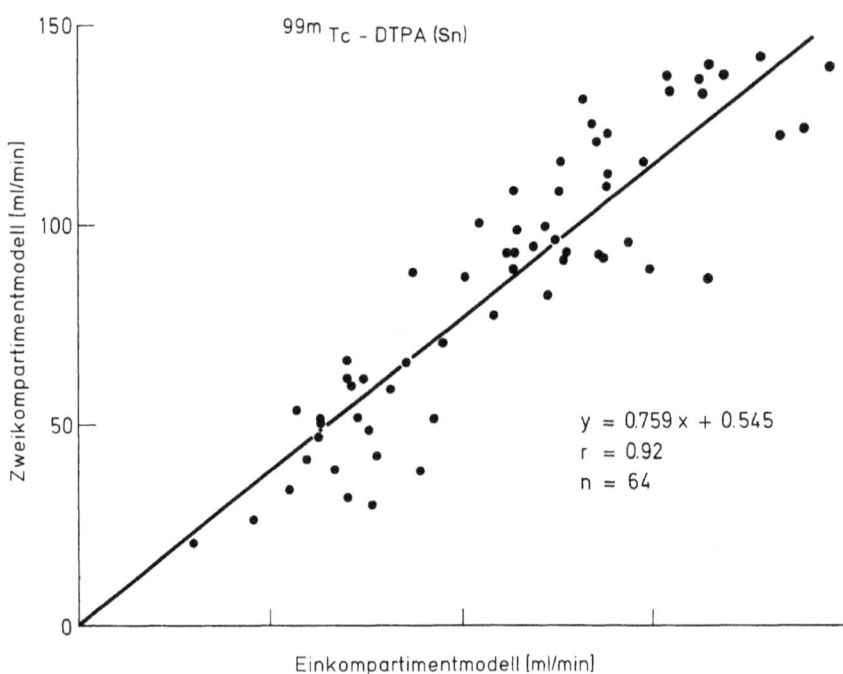

Abb. 54. Korrelation der ^{99m}Tc-DTPA-Clearance nach Ein- und Zweikompartimentmodell (slope-Technik).

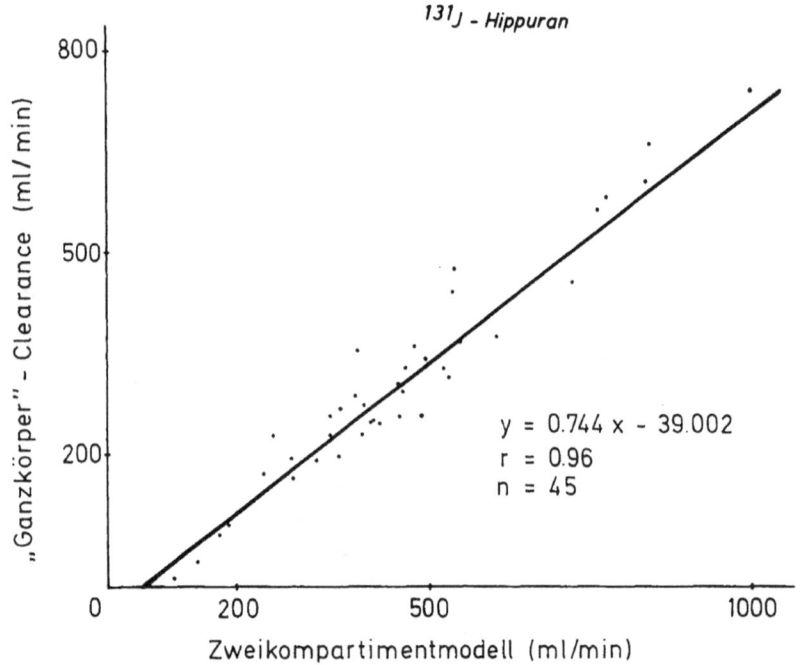

Abb. 55. Korrelation der ^{131}J-Hippuran-slope-Clearance (Zweikompartimentmodell) und der Clearancebestimmung am teilabgeschirmten Ganzkörpermeßstand.

Ist die OIH-Clearance auf Werte unter 300 ml/min eingeschränkt, korreliert sie auch mit der Clearance des ^{125}J-Jothalamats als Zeichen einer simultanen Einschränkung von tubulärer und glomerulärer Partialfunktion (Abb. 57).

Bestimmungen der sogenannten Filtrationsfraktion nach der slope-Technik (FF = Cl_{IOTH}/Cl_{OIH}) und nach dem Ganzkörperprinzip (FF = $Cl_{99mTc\text{-}DTPA}/Cl_{OIH}$) sind in Tabelle 23 verglichen.

Während die FF bei normaler tubulärer und glomerulärer Clearance 0,19 beträgt, ist sie bei ausschließlicher Reduktion der glomerulären Nierenpartialfunktion im Mittel

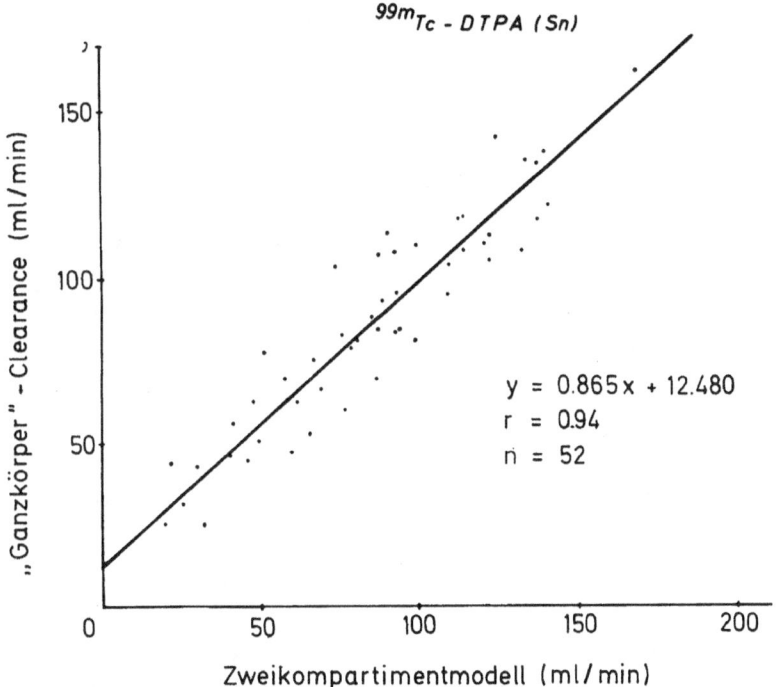

Abb. 56. Korrelation der ^{99m}Tc-DTPA-slope-Clearance (Zweikompartimentmodell) und Clearancebestimmung am teilabgeschirmten Ganzkörpermeßstand („Ganzkörper"-Clearance).

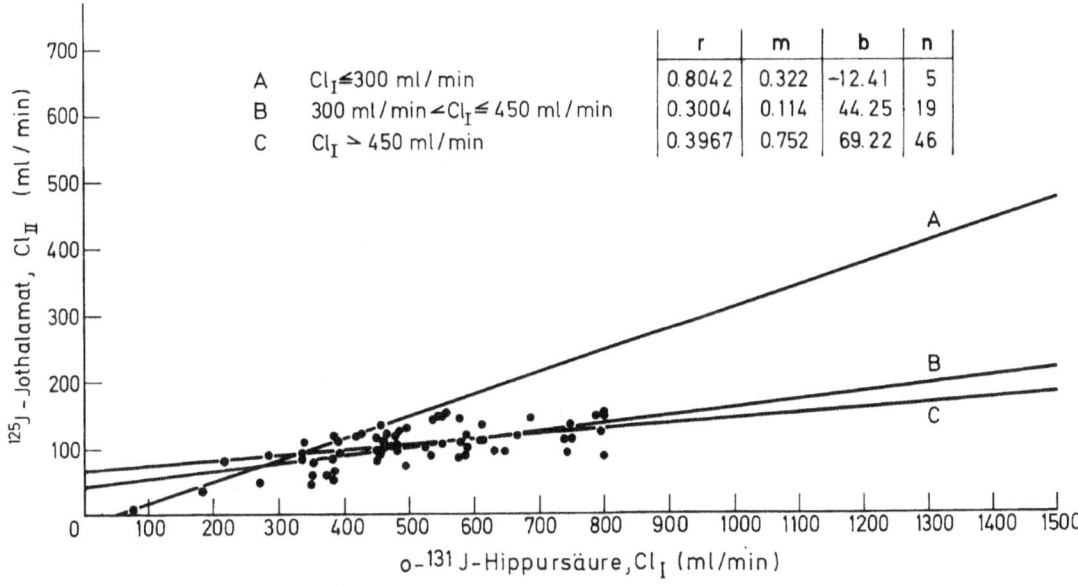

Abb. 57. Korrelation zwischen der ^{131}J-Hippuran-Clearance und der ^{125}J-Jothalamat-Clearance (slope-Technik). (Cl_I = Clearance-Daten errechnet nach dem Einkompartimentenmodell, Cl_{II} = Clearance-Daten errechnet nach dem Zweikompartimentenmodell.)

auf 0,11 herabgesetzt, bei alleiniger Einschränkung der tubulären Clearance auf 0,27 erhöht. Die gleichzeitige Einschränkung von glomerulärer und tubulärer Clearance ließ eine normale FF bestimmen (s. Tabelle 23, Slope-Clearance).

Nach den Untersuchungen von ROSENBAUM et al. (1967/70) können Clearance-Untersuchungen trotz mäßiger bis schwerer histologischer Veränderungen noch normal ausfallen. Als Faustregel kann aber gelten, daß bei einer Filtrationsfraktion von < 0,14 (> 0,21) eine Nephrosklerose (glomeruläre Nephropathie) höchst unwahrscheinlich ist bzw. selten beobachtet wird. KRAMER et al. (1974) raten deshalb zu einer zurückhaltenden Beurteilung der FF auch im Rahmen der Doppelradionuklid-Clearancebestimmung. Die bisher vorliegenden Ergebnisse sind unter dem Vorbehalt aufzunehmen, daß für den Einzelfall nur Extremwerte zur klinischen Gesamtbeurteilung beitragen.

6.7.1. Diabetes mellitus

Die im Verlauf eines Diabetes mellitus auftretenden renalen Komplikationen (chronische Pyelonephritis, Arterio-Arteriolosklerose, Glomerulosklerose im engeren Sinne) werden unter dem Begriff der diabetischen Nephropathie zusammengefaßt. HEUCHEL (1960) stellte bei 1130 unausgewählten Diabetikern in rund 30% Nierenveränderungen fest.

Frühere Untersuchungen stellten den Wert der Inulin- und PAH-Clearance zur Früherkennung einer Leistungseinbuße der Gesamtnierenfunktion in den Vordergrund (z.B. SINGER, 1966). Im ^{51}Cr-EDTA-Nephrogramm fanden SLAVNOV und YEFIMOV (1971) in 48,5% der untersuchten Diabetiker Veränderungen in der Phase II. SCHRÖDER und SCHÜTTE (1969) wiesen mit der slope-Clearance-Technik bei einem kleinen Kollektiv von manifestem und latentem Diabetes mellitus in 36,7% eine Herabsetzung der GFR nach.

Bei Diabetikern im Kindes- und Jugendalter ließ sich mit ^{51}Cr-EDTA eine Erhöhung des Glomerulumfiltrates nachweisen (DIETZEL u. SCHWARTZ, 1967; DIETZEL u. JUNKER, 1972). Nach exogener Glukosezufuhr (oral, Infusion) bleibt die mit ^{125}J-Jothalamat gemessene GFR und der mit ^{131}J-Hippuran gemessene RPF bei diabetischen Kindern und jugendlichen Erwachsenen unverändert hoch (DIETZEL u. SCHWARTZ, 1967; DIETZEL u. JUNKER, 1972).

Eigene Untersuchungen an 67 Patienten mit Diabetes mellitus (HEIDENREICH et al., 1975a) führten zu folgenden Ergebnissen (Tabellen 22, 23, 24, 25):

Bei asymptomatischem Diabetes mellitus ergab sich gegenüber einem Normalkollektiv keine Einschränkung der OIH- und ^{99m}Tc-DTPA-Clearance (Tabelle 22, 23)

Erwachsene mit manifestem Diabetes mellitus ohne Hypertonie wiesen eine statistisch signifikante Einschränkung der glomerulären und tubulären Clearance auf (2 p < 0,05); trat eine Hypertonie hinzu, dann ergab sich eine gegenüber der Norm ebenfalls signifi-

Tabelle 22. Ergebnisse renaler Clearance-Untersuchungen am teilkörperabgeschirmten Ganzkörperzähler in Doppelradionuklidtechnik bei Diabetes mellitus und Hypertonie (HEIDENREICH et al., 1975a)

Diagnose		n	Cl$_{OIH}$	Cl$_{Tc-DTPA}$	FF
Normalkollektiv		40	497 ± 114	120 ± 22	0,21 ± 0,04
Diabetes mellitus	asymptomatisch	15	497 ± 214	115 ± 29	0,20 ± 0,09
	manifest	28	438 ± 110	104 ± 25	0,21 ± 0,06
	manifest mit Hypertonie	20	376 ± 86	90 ± 27	0,21 ± 0,05
	juvenil	4	663 ± 102	136 ± 22	0,18 ± 0,01
Hypertonie	jahrelang bestehend	19	358 ± 85	87 ± 20	0,21 ± 0,04
	juvenil	4	596 ± 148	116 ± 12	0,17 ± 0,04

Tabelle 23. Results of renal filtration fraction (FF)

	Clearance principle					
	Slope			whole body		
Renal split function	n	FF	$\frac{\text{Ioth}}{\text{OIH}}$	n	FF	$\frac{\text{DTPA}}{\text{OIH}}$
glomerular normal, tubular normal	20	0,19 ± 0,04		29	0,21 ± 0,05	
glomerular reduced, tubular normal	13	0,11 ± 0,04		10	0,16 ± 0,03	
glomerular normal, tubular reduced	15	0,27 ± 0,04		6	0,35 ± 0,06	
glomerular reduced, tubular reduced	16	0,17 ± 0,07		21	0,25 ± 0,08[a]	
Total	64			66		

[a] patients with diabetes mellitus

Symbols: Ioth = ^{125}I-Iothalamate
DTPA = ^{99m}Tc-DTPA (lyophylized)
OIH = o-^{131}I-Hippuran

Tabelle 24. Ergebnisse nuklearmedizinischer Nierenclearance-Bestimmungen bei Komplikationen des Diabetes mellitus (HEIDENREICH et al., 1975a)

		n	Cl_{OIH}	$Cl_{Tc-DTPA}$	FF
Nieren- und Harnwegs-symptomatik	Albuminurie	14	382 ± 130	106 ± 28	0,25 ± 0,07
	Infektion der Harnwege	23	400 ± 148	105 ± 34	0,24 ± 0,07
	normal	12	443 ± 125	99 ± 29	0,20 ± 0,05
Augen-hinter-grund	diabetische Retinopathie Fundus hypertonicus	14	330 ± 57	82 ± 29	0,22 ± 0,07
	normal	11	512 ± 100	110 ± 28	0,19 ± 0,03

Tabelle 25. Ergebnisse nuklearmedizinischer Nierenclearance-Bestimmungen in Abhängigkeit von Therapie und Schweregrad des Diabetes mellitus (ohne juvenilen Diabetes mellitus) (HEIDENREICH et al., 1975a)

	n	Cl_{OIH}	$Cl_{Tc-DTPA}$	FF
Einstellbar durch Diät	10	478 ± 184	100 ± 30	0,18 ± 0,07
orale Antidiabetika	24	434 ± 127	111 ± 35	0,22 ± 0,08
Insulin	15	376 ± 129	80 ± 31	0,18 ± 0,05
schwer einstellbar	16	374 ± 123	91 ± 35	0,21 ± 0,06

kante Erniedrigung der Clearancewerte (2 p < 0,001), die beide renalen Partialfunktionen im gleichen Maße betraf. Die FF (0,21) blieb folglich in beiden Kollektiven konstant.

Auch ein jahrelang bestehender Hypertonus ohne Diabetes mellitus führt zu einer deutlichen Abnahme der Nierenfunktion gegenüber der Norm (2 p < 0,001) (Tabelle 22).

Bei Albuminurien oder Harnwegsinfekten ließ sich eine signifikante Einbuße der OIH-Clearance (2 p < 0,005 bzw. < 0,01) bei noch im Normbereich liegender glomerulärer Clearance nachweisen. Entsprechend war die FF erhöht (0,25 bzw. 0,24). Die schwersten Einschränkungen beider renaler Partialfunktionen wurden beobachtet, wenn eine Retinopathia diabetica bzw. ein Fundus hypertonicus vorlagen. Die reduzierten Clearancewerte waren gegenüber den bei Patienten ohne Veränderungen an den Augenhintergrundgefäßen gemessenen bzw. gegenüber einem gesunden Normkollektiv statistisch signifikant 2 p < 0,025 bzw. < 0,01) (Tabelle 24).

Therapie und Schweregrad des Diabetes mellitus beeinflussen ebenfalls die Clearancewerte (Tabelle 25):

Ausschließlich mit Diät behandelte Patienten weisen eine normale OIH-Clearance mit Reduktion der GFR gegenüber der Norm auf (2 p < 0,0025).

Diabetiker, die unter der Behandlung mit oralen Antidiabetika stehen, zeigen eine signifikante Erniedrigung der tubulären Clearance (2 p < 0,05) bei normaler glomerulärer Clearance.

Bei insulinbedürftigen Diabetikern findet sich eine signifikante Einschränkung sowohl der glomerulären als auch der tubulären Clearance (2 p < 0,05). Für schwer einstellbaren Diabetes bzw. für Patienten mit häufigen Dekompensationen der diabetischen Stoffwechsellage treffen ähnliche Feststellungen zu.

Damit ist gezeigt, daß die Nierenfunktion in Abhängigkeit von der Stadieneinteilung des Diabetes mellitus, von Begleitkomplikationen und von der Behandlungsart differiert (HEIDENREICH et al., 1975).

6.7.2. Hypertonie

Durch die Einführung nuklearmedizinischer Verfahren zum quantitativen Seitenvergleich der Nierenfunktion sind die Indikationen der Gesamtnierenclearancebestimmung eingeengt worden.

Die Gesamtnierenfunktion ist bei essentieller Hypertonie im Mittel normal, ohne signifikanten Unterschied der Clearancewerte gegenüber Patienten mit renovaskulärer Hypertension (MAXWELL, 1975):

$Cl_{Kreat.} = 102 \pm 32$ ml/min/1,73 m^2
$Cl_{PAH} = 450 \pm 147$ ml/min/1,73 m^2
FF $= 0,219$ (Mittelwerte einer kooperativen Studie)

Bei renaler Funktionseinbuße – z.B. im Gefolge von sekundären Nephrosklerosen – wird eine gleichmäßige Einschränkung von GFR und RPF mit normaler FF beobachtet, wobei selbst eine Herabsetzung der Cl_{PAH} unter 200 ml/min × 1,73 m^2 entgegen früheren Annahmen keinen Operationserfolg im Sinne einer postoperativen Normotension garantiert (MAXWELL 1975).

6.7.3. Nierenparenchymerkrankungen

Chronische Pyelonephritiden und Glomerulonephritiden zählten früher zu den bevorzugten Indikationen renaler Clearancebestimmungen (s. Tabelle 18, S. 616).

Nach ROSENBAUM (1970) sind Clearancestudien hier von besonderem klinischen Wert, um die Stabilität der Nierenfunktion bei noch fehlendem chronischen Nierenversagen sicher zu stellen.

Indikationshilfen werden ferner gewonnen für die Vertretbarkeit einer Therapie mit Antibiotika oder zur Vermeidung von Digitalis-Intoxikationen. KRAMER et al. (1974) haben auf die Wichtigkeit der Erfassung von Nierenfunktionseinbußen bei noch normalem oder mäßig erhöhtem Serumkreatininspiegel hingewiesen, wenn Medikamente mit geringer therapeutischer Toleranzbreite und hoher renaler Eliminationsquote (z.B. Strophantin) verabreicht werden.

Das bisher publizierte Untersuchungsgut ist klein. MELDOLESI et al. (1975) fanden bei akuter Glomerulonephritis die mit ^{169}Yb-DTPA gemessene glomeruläre Clearance stärker eingeschränkt als die tubuläre OIH-Clearance, entsprechend war die FF als Zeichen einer vorwiegend glomerulären Funktionsstörung vermindert. Bei chronischer Glomerulonephritis waren im Mittel beide renalen Partialfunktionen reduziert. Bei chronischer Pyelonephritis war die Hippuranclearance etwas stärker eingeschränkt als die glomeruläre Clearance, die Filtrationsfraktion entsprechend erhöht. Nach BROD (1971) können Nierenerkrankungen wie folgt funktionell klassifiziert werden:

GFR stärker eingeschränkt als Konzentrierungskapazität:

Auf funktioneller Basis:
Orthostatische, emotionale, belastungsbedingte Proteinurie, bei Herzinsuffizienz und essentieller Hypertonie (Stadium I nach WHO).

Auf organischer Basis:
Bei essentieller Hypertonie im Stadium III, ohne schwere Veränderung der Kapillarmembran (vaskuläre Nephrosklerose),
bei diabetischer Glomerulosklerose, renaler Amyloidose, Schwangerschaftstoxikose mit schweren Veränderungen der Kapillarwand.

Parallele Reduktion von glomerulärer Filtration und tubulärer Konzentrationskapazität:
Bei Glomerulonephritis.

Stärkere Einschränkung der Konzentrationskapazität als der GFR:
Bei interstitieller Nephritis (chronischer Pyelonephritis), polyzystischer Nierenerkrankung, Schocknieren.

6.7.4. Urogenitaltuberkulose

Obgleich hier in erster Linie die seitengetrennte Clearancebestimmung interessiert (s. S. 649), kann auch die simultane Bestimmung der glomerulären und tubulären Clearance zur Beurteilung der Gesamtnierenfunktion bei ein- und beidseitigen Nephrotuberkulosen bedeutungsvoll sein.

KÖNIG et al. (1971) haben — abweichend von früheren, mit nicht nuklearmedizinischen Nierenfunktionsproben gewonnenen Daten — gezeigt, daß kein Unterschied in der Filtrationsfraktion von Patienten mit Urogenitaltuberkulose (n = 135, FF = 0,203 ± 0,054) gegenüber einem nierengesunden Kontrollkollektiv (n = 101, FF = 0,208 ± 0,045) besteht, unabhängig davon, ob die Erkrankung ohne (FF 0,208 ± 0,056) oder mit röntgenologischen Stauungszeichen (FF = 0,196 ± 0,048) einhergeht. Glomeruläre und tubuläre Nierenpartialfunktion sind demnach bei Urogenitaltuberkulosen in gleichem Ausmaß vermindert, sodaß eine normale FF resultiert.

6.7.5. Gestosen

Während die RIN nur in 25% der Fälle von Schwangerschaftsgestosen normabweichende Befunde liefert, werden mit Hilfe der Clearancebestimmung bereits bei leichten und mittelschweren Verlaufsformen in über 60% pathologische Funktionsdaten ermittelt (PIXBERG et al., 1971).

6.7.6. Renale Beteiligung bei primär extrarenalen Erkrankungen

Nierenfunktionseinbußen im Rahmen von primär nicht renalen Erkrankungen können z.B. im Verlauf der Arthritis urica in einem höheren Prozentsatz (91%) nachgewiesen werden, als mit Hilfe der Szintigraphie (33%) bzw. RIN (37,5%). Bei Gicht-Glomerulosklerose wird vorwiegend eine Einschränkung der glomerulären Clearance mit Abnahme der Filtrationsfraktion beobachtet (WASCHER et al., 1970).

6.7.7. Clearanceuntersuchungen im Kindesalter

Renale Clearancebestimmungen nach dem klassischen Verfahren stoßen gerade im Kindesalter auf Schwierigkeiten. Die Einführung der nicht invasiven nuklearmedizinischen Verfahren mit dem Verzicht auf Harnblasenkatheter und Infusion bieten hier besondere Vorzüge.

Im Anschluß an die ersten Mitteilungen von STRÖTGES et al. (1966) sowie von BIANCHI et al. (1967) wurde die single-shot-Clearance mit Radiopharmazeutika auch bei Kindern wiederholt angewendet (COHEN et al., 1969; LUDESCHER et al., 1969; DONNATH, 1971; VÖGELI et al., 1971; MAY et al., 1971 b; HAUSCHILD et al., 1972; MAY u. OBERHAUSEN, 1974).

Zur Bestimmung der Gesamtnierenclearance im Kindesalter kommt insbesondere die Methode nach OBERHAUSEN (s. S. 633) in Frage; darüber hinaus wurde von zahlreichen Autoren die slope-Clearance-Technik (s. S. 620) empfohlen, die nach COHEN et al. (1969) eine gute Korrelation zur gleichzeitig gemessenen Inulin-Clearance gezeigt hat.

Tabelle 26. Clearancebestimmung mit renal eliminierten Radiopharmazeutika bei Kindern

Radio-pharmazeutikum	Appl. Akt. (μCi)	Technik	Clearance (ml/min/1,73 m^2)			Autor
^{125}J-Hippuran	0,6/kg	Slope- 1 Kompartiment-Modell, Blasenkatheter, 3 Cl-Perioden, je 10 min	495–960 (610)			STRÖTGES et al., 1966
			9 J	11 J	14 J	
^{125}J-Hippuran ^{51}Cr-EDTA	40/m^2 100/m^2	Slope- 2o.3-Kompartiment- Modell, Blutproben 8, 16, 24, 32, 40, 55, 70, 85 min p.i.	596,5 ±5,45	610,75 ±13,93	584,8 ±10,0	DONATH, 1971
^{51}Cr-EDTA	100/m^2	wie oben	121,75 ±7,28	105,0 ±5,48	102,8 ±5,45	
^{131}J-Hippuran	30–60	wie oben 1 Blutprobe n. 53′	278–314[a]			TAUXE et al., 1974

[a] Mittelwerte bei verschiedenen Nephropathien

In Tabelle 26 sind Ergebnisse der Clearancebestimmung mit renal eliminierten Radiopharmazeutika im Kindesalter zusammengestellt.

LUDESCHER et al. (1969) verglichen direkte und indirekte Iothalamat-Clearance. Sie errechneten für das Ein-Kompartiment-Modell (Zwei-Kompartiment-Modell) Korrelationskoeffizienten von $r = 0{,}704$ $(0{,}745)$ bei einfachen Standardabweichungen von $\pm 29{,}377$ bzw. $\pm 20{,}88$ und zogen daraus den Schluß, daß die indirekte Clearance keine exakten Parameter bei eingeschränkter Nierenfunktion liefert.

Befürworter der Anwendung der single-shot- bzw. slope-Clearance-Technik im Kindesalter sind DONATH (1971), VÖGELI (1971) und TAUXE et al. (1974). Letzere Autoren vertreten sogar die Ansicht, daß der ERPF bei Kindern mit einer einzigen Plasmaprobe bei 53 min p.i. genau bestimmt werden kann. Diese Ergebnisse wurden bereits von VÖGELI et al. (1971) sowohl für die mit ^{51}Cr-EDTA bestimmte glomeruläre Clearance als auch für die tubuläre mit OIH berechnete Clearance im Vergleich zu der Inulin- und PAH-Clearance bestätigt.

Der durch Verzicht auf die Berechnung eines Drei-Kompartiment-Modells in Kauf genommene Fehler bewirkt eine Differenz der Clearancewerte von 3 ml/min (DONATH, 1971).

6.8. Klinische Anwendung der seitengetrennten Clearancebestimmung mit Radiopharmazeutika

Bisher gab es kein diagnostisches Verfahren, das auf nicht invasivem Wege einen quantitativen Seitenvergleich der Nierenfunktion ermöglichte.

Untersuchungen mit doppelseitigen Ureterenkathetern verbieten sich als Routinemaßnahme, da sie nicht nur einen belastenden, sondern u.U. auch gefährlichen Eingriff darstellen. Überdies haben die nicht radioaktiven Funktionsproben nach HOWARD bzw. RAPOPORT (1960) sowie STAMEY (1961), z.B. im Falle der renovaskulären Hypertonie, einer kritischen Überprüfung nicht standgehalten (BOOKSTEIN, 1975) (Tabelle 27).

Tabelle 27. Seitengetrennte Nierenfunktionstests bei Hypertonie (nicht-nuklearmedizinische Technik)

HOWARD-Test		Treffsicherheit der seitengetrennten	
Harnvolumen um	60% ↓	Testverfahren	
Na-Konzentration um	15% ↓	nach BOOKSTEIN (1975)	
Kreatinin-Konz. um	50% ↑	Sensitivität	65%
		Spezifität	93%
RAPOPORT-Test			
"Tubular rejection fraction" nach FOSTER		Allgemeine Treffsicherheit	
$\dfrac{U_{kr}\,\text{re} \cdot U_{Na}\,\text{li}}{U_{kr}\,\text{li} \cdot U_{Na}\,\text{re}} \geq 1{,}6$		HOWARD-Test	70%
		STAMEY-Test	55%
		kombiniert	97%
STAMEY-Test			
Harnvolumen um	65% ↓		
Inulin-, PAH-Konz. um	100% ↑		

Nach MAXWELL (1975) sind optimale Diskriminierungsparameter zwischen essentieller und renovaskulärer Hypertonie die folgenden Quotienten „Q" (Werte für ischämische zur kontralateralen Niere).

	Q
Harnvolumen	<0,4
Konzentration (Kreatinin oder PAH)	>1,6

Nuklearmedizinische Verfahren, die katheterlos die Funktion jeder einzelnen Niere quantitativ beurteilen lassen, gewannen deshalb zunehmend an Bedeutung. Davon unberührt bleibt allerdings die Forderung, daß ein Ausscheidungsurogramm in der Regel vor der Durchführung der seitengetrennten Clearancebestimmung vorliegen sollte.

Gesunde Nieren weisen nach HULET et al. (1960) Funktionsdifferenzen des ERPF von im Mittel 6,3%, maximal bis 20%, und der GFR bis zu 21% auf (gemessen mit nicht nuklearmedizinischer Technik).

Bei Serumkreatininspiegeln unter 1,2 (über 1,3) mg% fanden wir Seitendifferenzen der Nierenfunktion von 7 (32%) in der slope-Technik bzw. von 15 (28)% nach dem Verfahren von OBERHAUSEN (HÖR et al., 1975). BIANCHI et al. (1971) geben für Nierengesunde ein Verhältnis der tubulären (glomerulären) Funktionsleistung von linker zu rechter Niere von $1,01 \pm 0,07$ ($1,07 \pm 0,11$) an. Die durchschnittliche Differenz der Clearanceleistung von linker und rechter Niere beträgt nach diesen Autoren für die vorwiegend tubulär sezernierten (überwiegend glomerulär filtrierten) Radiopharmazeutika $5,04 \pm 4,35$ ($8,89 \pm 7,44$)%.

Indikationen zur quantitativen Bestimmung der seitengetrennten Clearanceleistung der Nieren sind in Tabelle 18 angeführt.

6.8.1. Harnabflußstörungen und Harnstauungsnieren

Abflußverzögerungen, inkomplette Abflußbehinderungen oder komplette (postrenale) Abflußblockaden können mit abgeschwächter, verzögerter oder fehlender Ausscheidung von Röntgenkontrastmitteln im AUG einhergehen. Eine Beurteilung der NHS-Morphologie entfällt dann. Unabhängig von den zugrunde liegenden Ursachen — chronische Pyelonephritis, primäre oder sekundäre Harnstauungsniere, z.B. bei Konkrementen — ergeben sich, speziell bei chronischen Abflußbehinderungen, für den Urologen folgende Fragen (OBERHAUSEN u. MAY, 1973):

1. Reicht die Funktion der abflußbehinderten oder -gedrosselten Niere aus, um nach Korrekturoperation eine funktionelle Restitution erwarten zu lassen bzw. ist eine Erholungsfähigkeit unwahrscheinlich.
2. Zwingt eine Einschränkung der Clearance-Kapazität der kontralateralen Niere zur Erhaltung der Stauungsniere mit ihrer Restfunktion.

Ein organerhaltender Eingriff ist im allgemeinen gerechtfertigt, wenn die Funktion der Niere noch einen Clearancewert von über 100 ml/min bietet, jedoch sind im Einzelfall alle klinischen, urologischen und radiologischen Beurteilungskriterien mit heranzuziehen (OBERHAUSEN u. MAY, 1973).

6.8.2. Pyelonephritische Schrumpfnieren

Der Nachweis einer getrenntseitigen Leistungseinbuße konnte durch die Clearance-Bestimmung der Einzelniere bei 179 Schrumpfnieren in 69% der Fälle erbracht werden (s. ZITA et al., 1975).

6.8.3. Hypertonie

Die Bestimmung der seitengetrennten Clearance erlaubt keine Aussage über die Hochdruckwirksamkeit einer ischämischen oder verkleinerten Niere. Ist jedoch die Leistung der (gesunden) Gegenniere zu weniger als 50% an der Gesamtnierenfunktion beteiligt, liegen Veränderungen in AUG und Sequenzszintigramm vor, sollte eine Nephrektomie mit Zurückhaltung beurteilt werden (PIXBERG et al., 1971/74a, b).

BIANCHI et al. (1971/73) fanden bei Hypertonien mit einseitigen Nierenerkrankungen Clearancedifferenzen zwischen den beiden Nieren von im Mittel 79,22% (gegenüber [5,04 ± 4,35]% bei Gesunden). Durch die simultane Bestimmung des getrenntseitigen RPF (OIH-Clearance) und der GFR (^{131}J-Hypaque-Clearance) wird nach diesen Autoren die Differentialdiagnose zwischen einseitiger chronischer Pyelonephritis und reno-vaskulärer Hypertonie erleichtert.

6.8.4. Funktionsvergleich der Einzelnieren vor und nach Operationen

Frühere mit nicht nuklearmedizinischen Methoden durchgeführte und daher nur die Gesamtnierenfunktion erfassende Studien hatten postoperativ einen Anstieg des Serumkreatinin-Spiegels und einen Abfall der Kreatininclearance nachweisen lassen, wenn präoperativ bereits ausgeprägte chronische Leistungseinbußen der Gesamtnierenfunktion vorlagen (FIGDOR et al., 1972).

Seit 1974 wurden die ersten Ergebnisvergleiche prä- und postoperativer Clearanceuntersuchungen mit nuklearmedizinischen Methoden bei verschiedenen urologischen Eingriffen mitgeteilt (s. Tabelle 28a, b).

Tabelle 28a. Ergebnisse der seitengetrennten Nierenclearance-Bestimmungen mit Radiopharmazeutika vor und nach operativen Eingriffen

Operation	Autoren	n	1–2 Monate p.op.		4–6 Monate p.op.	
			operierte Niere	nicht operierte Niere	operierte Niere	nicht operierte Niere
Ureterotomie	MAY u. OBERHAUSEN, 1974	12	136%[a]	92%	—	—
	eigene Ergebnisse	7	123%	99%	143%	115%
Pyelotomie	MAY u. OBERHAUSEN, 1974	22	100%[a]	100%	—	—
	EISEN et al., 1974 (Ausgußsteine)	11	75%[b]	—	105%	—
	eigene Ergebnisse	9	89%	102%	100%	105%
Nephrotomie	MAY u. OBERHAUSEN, 1974	21	78%[a]	118%	—	—
	EISEN et al., 1974	4	75%[a]	—	96%	—
	eigene Ergebnisse	10	71%	145%	77%	148%
Sektionsschnitt	EISEN et al., 1974	10	55%[b]	—	60–75%	—
	MERIDIES, 1974	17	69,5%[c]	—	—	—
Operation nach in-situ-Perfusion u. Unterkühlung	HEINZE et al., 1974	9	(74,5 ± 11,3)% p.op.	—	(91,8 ± 9,3)% (6 Wo.–3 Mon.)	—

[a] berechnet aus Mittelwerten der präoperativen Clearance in ml/min
[b] aus graphischer Darstellung übernommen
[c] seitengetrennte PAH-Clearance, 3 Wochen p.op.

Tabelle 28b. Ergebnisse der seitengetrennten Nierenclearance-Bestimmungen vor und nach operativen Eingriffen (HEIDENREICH et al., 1976a)

Operation	Patienten (n)	Cl_{OIH} seitengetrennt				Cl_{OIH} global		Cl_{DTPA} global	
		operierte Niere		nicht op. Niere					
		1–2 Mon.	4–6 Mon.	1–2 Mon.	4–6 Mon.	1–2 Mon.	4–6 Mon.	1–2 Mon.	4–6 Mon.
Ureterotomie	7	123± 25	143± 21	99± 35	115± 38	109± 31	124± 31	115± 42	111± 25
Pyelotomie	11	89± 34	100± 22	102± 33	105± 38	93± 31	105± 28	105± 17	99± 14
Nephrotomie Polresektion	10	71± 53	77± 47	145± 66	148± 93	102± 47	104± 38	88± 39	95± 24

Angaben in %
Präoperative Clearance-Untersuchungen = 100%

Systematische Vergleichsstudien zwischen prä- und postoperativ gemessenen Clearancewerten an der operierten und nicht operierten Niere bei 28 Patienten haben gezeigt, daß das Funktionsverhalten in Abhängigkeit von dem urologischen Eingriff differiert:

— Nach Ureterotomie zeigten die operierten Nieren bereits 1–2 Monate später an Hand der OIH-Clearance einen Funktionszuwachs auf 123%, nach 4–6 Monaten fand sich eine weitere Zunahme auf 143%. Auch die global bestimmte glomeruläre Clearance zeigte einen Anstieg.
— Nach Parenchymeingriffen (Nephrotomie, Polresektion) ist eine Reduktion der Clearanceleistung der operierten Niere auf im Mittel 71% 1–2 Monate bzw. 77% 5–6 Monate postoperativ feststellbar (HEIDENREICH et al., 1976, s. Abb. 58).

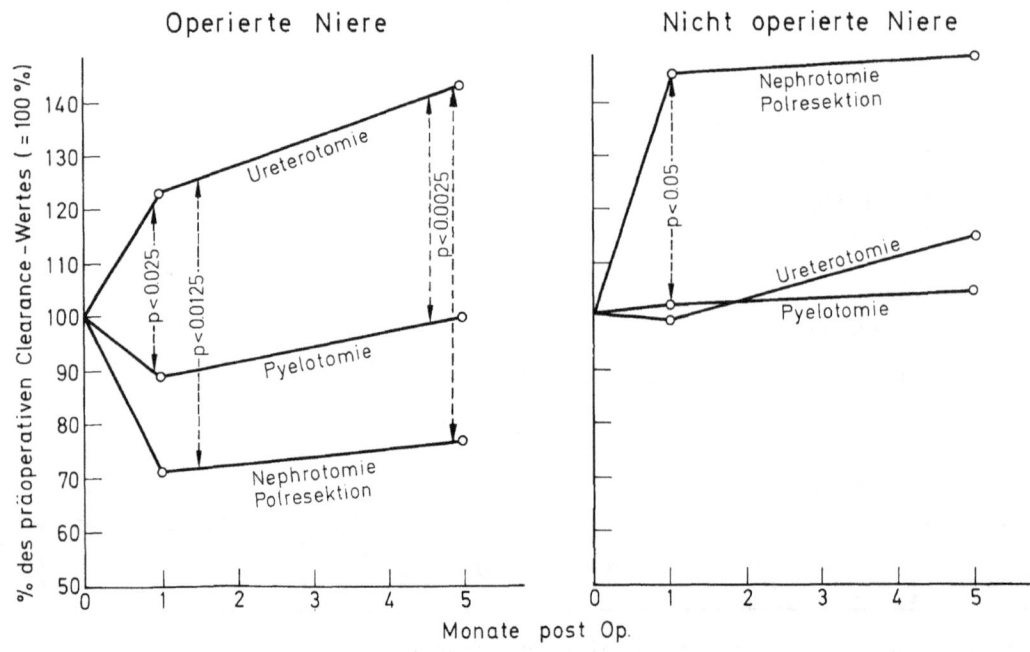

Abb. 58. Vergleich der prae- und postoperativen Clearancebestimmung der operierten und nichtoperierten Niere (am teilabgeschirmten Ganzkörpermeßstand).

6.8.5. Urogenitaltuberkulose

Die frühere nuklearmedizinische Diagnostik bei Urogenital-Tuberkulose beschränkte sich auf die Durchführung von RIN und Szintigraphie. Durch die Kombination von Kamerafunktionsszintigraphie (s. S. 598) und Clearancebestimmung (s. auch S. 615ff.) hat sich ein beachtlicher Informationszuwachs ergeben.

Bei der nicht erkrankten kontralateralen Niere ermittelten Pfeifer et al. (1975) eine OIH-Clearance von (328 ± 86) ml/min × 1,73 m². Bei erkrankten Nieren sank die Clearance auf 261 (Stadium II), 196 (Stadium III/1) bzw. 59 ml/min × 1,73 m² (im Stadium III/2) (zur Stadieneinteilung s. Heinze et al., 1971). Bei ca. 2/3 der Fälle wurde das therapeutische Vorgehen hinsichtlich der Operationswahl (Nephrektomie, Teilresektion, konservative Behandlung) beeinflußt.

6.8.6. Nierentransplantation

Bei Transplantatnierenspendern orientiert die seitengetrennte Clearance über die Leistungsanteile der Spenderniere und der Restniere.

Bei potentiellen Nierenspendern können mit Hilfe von ^{99m}Tc-DTPA in einem Untersuchungsgang Entscheidungshilfen für die Diagnose des dissoziierten Hirntodes gewonnen und zugleich die Funktion der zu transplantierenden Niere durch die Clearance im Slope bestimmt werden (Hupe et al., 1975).

Die Funktion von Transplantatnieren ist in Verlaufskontrollen mit Clearancebestimmungen exakter kontrollierbar als mit RIN und radiologischen Verfahren allein. Auch klinisch-chemische Resultate (Serumkreatinin-Spiegel, Harnosmolarität, Natriurese, Harnenzymbestimmungen) reichen nicht immer aus, um eine Leistungseinbuße der Transplantatniere frühzeitig zu verifizieren.

Unter Anwendung konventioneller Verfahren haben Ogden et al. (1967) bei einer durchschnittlichen Nachuntersuchungszeit von 22,9 Monaten gefunden, daß der ERPF (gemessen mit der PAH-Clearance) mit 360 ml/min × 1,73 m² niedriger ist als der 50%-Wert zweier funktionstüchtiger Nieren, während die GFR – gemessen mit der Inulinclearance – höher liegt (73,7 ml/min × 1,73 m²).

Auf die Kombination von RIN und nuklearmedizinischer Clearancebestimmung wies erstmals Rösler (1967) hin. Bei schwer pathologischen RIN-Veränderungen bestimmte er mit der OIH-Clearance stets Werte unter 350 ml/min.

Abstoßungsreaktionen gehen mit einer Herabsetzung des TRPF und des ERPF einher (Dempster, 1955; Kountz, 1972).

Blaufox u. Merrill (1966/67) fanden mit der OIH-slope-Clearance-Technik bei stabiler Funktion der Transplantatniere Clearancewerte zwischen 222 und 295 ml/min. Die Korrelation zur Cl$_{PAH}$ wird durchbrochen, wenn die Clearanceleistung unter 100 ml/min absinkt. Fehlt jegliche Funktion der Transplantatniere, so werden als Zeichen einer extrarenalen Radiohippuran-Clearance immer noch Werte um 40–60 ml/min bestimmt (sog. Nullclearance nach Rösler, 1967). Mit ^{125}J-Jothalamat haben Kountz et al. (1970) nach dem klassischen Verfahren bei Frischtransplantierten eine GFR zwischen 22 und 87 ml/min gemessen.

Detaillierte Studien stammen von Pfeifer et al. (1972c/73): Bei akuten Abstoßungsreaktionen lassen sich niedrigere Meßwerte für OIH- und ^{169}Yb-EDTA-Clearance nachweisen, wobei die Werte jedoch höher liegen, als nach dem Serumkreatinin-Spiegel zu erwarten wäre.

Bereits bei leichten chronischen Abstoßungsreaktionen werden mäßige Einbußen der tubulären und glomerulären Clearance beobachtet, während schwere chronische Abstossungen immer hochgradige Einschränkungen beider Partialfunktionen bedingen. Der

Erfolg einer immunsuppressiven Behandlung kann durch Verlaufskontrollen der Clearance-Leistung objektiviert werden (AWAD et al., 1968).

6.8.7. Kinderurologie

Bei angeborenen Anomalien des proximalen und distalen harnableitenden Systems mit Konkrementen, Refluxen, partieller oder kompletter Harnabflußblockade liefert die Bestimmung der Clearanceleistung der abflußgestörten, gedrosselten oder refluxgeschädigten Niere Entscheidungshilfen, ob Rezidivoperation, Antirefluxplastik oder Nephrektomie sinnvoll sind. Nicht eingeschränkte Funktion der Gegenniere vorausgesetzt, kann davon ausgegangen werden, daß eine Niere, deren OIH-Clearance sich mit weniger als 20% an der Gesamtnierenfunktion beteiligt, nicht erhaltungswürdig ist (MAY et al. 1971).

Auch bei angeborenen Nierenarterienstenosen, die im Kindesalter eine seltenere Operationsindikation darstellen, ist eine seitengetrennte Clearance-Bestimmung unerläßlich (NENNHAUS et al., 1967; LOGGIE, 1969).

6.9. Strahlenbelastung bei Clearanceuntersuchungen mit Radiopharmazeutika

Nach einer Zusammenstellung aus KAUL, OEFF, ROEDLER, VOGELSANG (1973) ergeben sich die in Tabelle 29 angegebenen Werte für die Strahlenexposition. Bei Verwendung von ^{99m}Tc-DTPA liegen diese zwischen 0,01 (Gonaden), 0,04 (Nieren) und 0,55 mrd/µCi (Blase) (CHERVU et al., 1974).

Tabelle 29. Strahlenexposition bei Clearance-Untersuchungen mit Radiopharmazeutika (Zusammenstellung nach KAUL, OEFF, ROEDLER, VOGELSANG, 1973)

	^{131}J-OIH	^{51}Cr-EDTA	^{169}Yb-EDTA
Ganzkörper	0,01 – 0,2	0,01 – 0,05	0,06
Nieren	0,3 – 1,0	0,03 – 0,3	2,0
Gonaden	0,05 – 0,3	0,01 – 0,2	1,0

Strahlendosen in mrad/µCi

6.9.1. Strahlenexposition des Personals bei Verwendung von ^{99m}Tc

GREBE u. RÖMER (1968) haben das Strahlenfeld eines ^{99}Mo/^{99m}Tc-Generators gemessen. Das Expositions-Maximum wird beim Herausnehmen der ^{99}Mo-Säule aus dem Bleischutz erreicht. Im Abstand von 1 m von der Strahlenquelle ist die gemessene Dosisleistung durch optimale Bleiabschirmung auf 1,0 mR/h reduziert. Eine 1,5 mCi ^{99m}Tc enthaltende Spritze liefert in 30 cm Abstand eine Dosisleistung von 1 mR/h, an ihrer Oberfläche jedoch 100 mR/h.

NEIL (1969) fand mit Hilfe von Thermolumineszenzdosimetern für eine 10 mCi ^{99m}Tc enthaltende Spritze in unmittelbarer Nähe der Strahlenquelle einen Dosiswert von 500 mrem, wenn die Tc-Quelle für 5 min in Arbeitsposition mit der linken Hand gehalten wurde. Die maximale Belastung der Hand wurde mit 10 mrem/mCi/min errechnet.

7. Nierendurchblutung

7.1. Physiologische Vorbemerkungen

Die Durchblutung der Nieren beträgt ca. 1200 ml/min, entsprechend einer renalen Fraktion des Herzminutenvolumens von 25%. Der Anteil der Nierenrindendurchblutung (RCBF) an der Gesamtnierendurchblutung liegt bei 95%, 5% gehen zu Lasten der Nierenmarkdurchblutung. Unter physiologischen Bedingungen unterliegt die renale Hämodynamik dem Mechanismus der Autoregulation, d.h. die Durchblutung wird innerhalb bestimmter Schwankungen des intrarenalen Blutdrucks durch Anpassung des Widerstandes im Vas afferens an den arteriellen Druck konstant gehalten (DEETJEN, 1970; KIIL, 1970).

Mit direkter photoelektrischer Messung der Farbstoffpassagezeit an der Hundeniere wurden 3 unterschiedlich durchblutete Nierenzonen (Rinde, äußeres und inneres Mark) unterschieden (KRAMER et al., 1960). Die Durchblutung der Nierenrinde beträgt beim Hund 458 ml/100 g × min, $1/5$ bzw. $1/16$ der Gesamtdurchblutung entfallen auf äußere bzw. innere Markzone (DEETJEN et al., 1964).

Die sog. spezifische Nierendurchblutung (SRBF) erhält man aus dem Verhältnis von RBF/Einheit Blutvolumen. Die SRBF ist umgekehrt proportional der mittleren Transitzeit (1/k) (SCHMITZ-FEUERHAKE, 1976).

Das renale Blutvolumen (RBV in ml/1,73 m² Körperoberfläche) ist errechenbar aus dem RBF und der durchschnittlichen („mean") spezifischen Durchblutung (MSRBF)

$$\text{RBV (ml)} = \frac{\text{RBF}}{\text{MSRBF}}. \tag{1}$$

7.2. Bestimmung der Nierendurchblutung mit nicht nuklearmedizinischen Methoden

Indikatorverdünnungstechnik und Fremdgasmethoden waren lange Zeit bevorzugte Verfahren zur Bestimmung der Nierendurchblutung (REUBI et al., 1966).

Indikatorverdünnungsmethoden erfordern jedoch die Konzentrationsbestimmung in A. u. V. renalis; Fremdgasmethoden (KETY u. SCHMIDT, 1945) setzen fehlende pharmakodynamische Wirkung der verwendeten leicht diffusiblen Indikatoren auf den Nierenkreislauf, Vermeidung von slow-flow-Effekten im Katheter, präzise und vollkommene Injektion, fortlaufende Entnahme möglichst äquivalenter Blutproben aus der V. renalis und die Vermeidung von sog. delay-time Effekten voraus.

Besondere Vorteile bieten nach BRETSCHNEIDER et al. (1966) die sog. Argon- und Heliummethode. Für die Bestimmung der Argonextraktion ist ein Gaschromatograph erforderlich. Der im Rahmen von diagnostischen Herzkatheteruntersuchungen bestimmte Schwankungsbereich der Nierendurchblutung bewegt sich zwischen 200 und 750 ml/ min × 100 g. Durch die Möglichkeit von punktuellen Blutentnahmen ist eine selektive Gefäßkatheterisierung nicht erforderlich. Da Argon im Vergleich zu N_2O in Wasser nur zu etwa $1/15$, in Fett zu $1/9$ löslich ist, ist die arterielle Aufsättigungszeit kürzer als bei anderen Fremdgasen und weitgehend unabhängig vom Herzzeitvolumen (BRETSCHNEIDER). Der erfaßbare Durchblutungsbereich, in dem noch eine hohe Meßgenauigkeit erreicht wird, liegt zwischen 100 und 600 ml/min × 100 g.

Eine Verbesserung stellt die Heliummethode dar. Der Empfindlichkeitsbereich wird auf Durchblutungswerte bis zu 1000 ml/min × 100 g erweitert. Hohe Diffusibilität des Heliums bei geringer Löslichkeit in Blut und Gewebe bedingen einen günstigeren Extraktionsquotienten mit einer gegenüber Argon (4–5 min) auf 2–3 min verkürzten Aufsättigungsphase.

7.3. Nuklearmedizinische Verfahren zur Bestimmung von Nierendurchblutung und intrarenaler Durchblutungsverteilung

Nuklearmedizinische Verfahren zur dynamischen Beurteilung der Nierendurchblutung (renal blood flow, RBF) bzw. zur Sichtbarmachung und Berechnung der statischen intrarenalen Durchblutungsverteilung (renal blood flow distribution, RBFD) sind klassifizierbar als

1. Nicht invasive Methoden: Sie ermöglichen entweder rein qualitativ die Beurteilung von Seitendifferenzen des RBF, wie z.B. die Perfusionsserienszintigraphie (Radionuklid-(Aorto-Angiographie, s.S. 569) oder die quantitative Erfassung der Nierenrindendurchblutung (renal cortical blood flow, RCBF), z.B. durch die ^{133}Xe-Inhalationsmethode.

2. Invasive Methoden: Nach selektiver Injektion von Radionukliden oder Radiopharmazeutika in die A. renalis läßt sich z.B. mit Hilfe der selektiven ^{133}Xe-Clearance oder der selektiven Perfusionsserienszintigraphie eine quantitative Berechnung des RCBF durchführen und nach Injektion von radioaktiv markierten Eiweißpartikeln kann man mit Scanner- oder Szintillationskamera (statische Aufnahme) die RCBFD* bildlich darstellen.

Die ersten quantitativen Messungen des RBF mit nuklearmedizinischen Methoden wurden in Experiment und Klinik unter Verwendung von ^{85}Kr (BRUN et al., 1955; THORBORN et al., 1963), später mit ^{133}Xe (LADEFOGED, 1966; STEINHOFF u. PABST, 1968; HOLLENBERG et al., 1968; BLAUFOX et al., 1970) durchgeführt. Die Messung der Gewebsperfusion aus dem Quotienten der Aktivität von ^{81}Rb und ^{81m}Kr wurde von JONES und MATTHEWS (1971) vorgeschlagen. Weitere Lit.: KEW et al., 1971; BLAUFOX, 1972a; BLAUFOX und FUNCK-BRENTANO, 1972; REUBI et al., 1973; KINOSHITA et al., 1974; GRÜNFELD et al., 1974.

Die Verwendung von radioaktivem Wasser (Markierung mit kurzlebigem ^{15}O, HWZ 2,03 min) (PETERS et al., 1972) hat bisher ebensowenig Verbreitung gefunden wie die Anwendung radioaktiv markierter Erythrozyten (BAEHLER et al., 1973).

7.3.1. Selektive renale ^{133}Xe-Clearance

^{133}Xe wird unmittelbar vor der Durchführung oder 15 min nach Beendigung einer klinisch indizierten Renovasographie in die A. renalis injiziert. Nach der Injektion tritt sofort ein Diffusionsgleichgewicht zwischen Nierengewebe und abfließendem venösen Blut ein. Das radioaktive Edelgas wird proportional der Blutstromstärke ausgewaschen, deshalb stellt die extern gemessene Verschwinderate ein quantitatives Maß für die Nierendurchblutung dar. Nachdem 95% auf die Nierenrindendurchblutung (RCBF) entfallen, wird mit dieser Methode im wesentlichen der kortikale Anteil der Durchblutung gemessen. Nach Injektion von 60–70 μCi der ^{133}Xe-Lösung wird der Radioaktivitätsabfall mit einer über der Nierenregion aufgesetzten Szintillationsmeßsonde von außen ca. 10–15 min lang registriert (Abb. 59). Die Notwendigkeit der nach dem Fick'schen Prinzip unerläßlichen Blutentnahme aus Arterie und Vene entfällt.

Bei Verwendung einer Szintillationskamera werden 5 mCi ^{133}Xe, physikalisch gelöst in 0,8 ml physiologischer NaCl-Lösung, in den in der A. renalis liegenden Katheter

---

* RCBFD = renal cortical blood flow distribution.

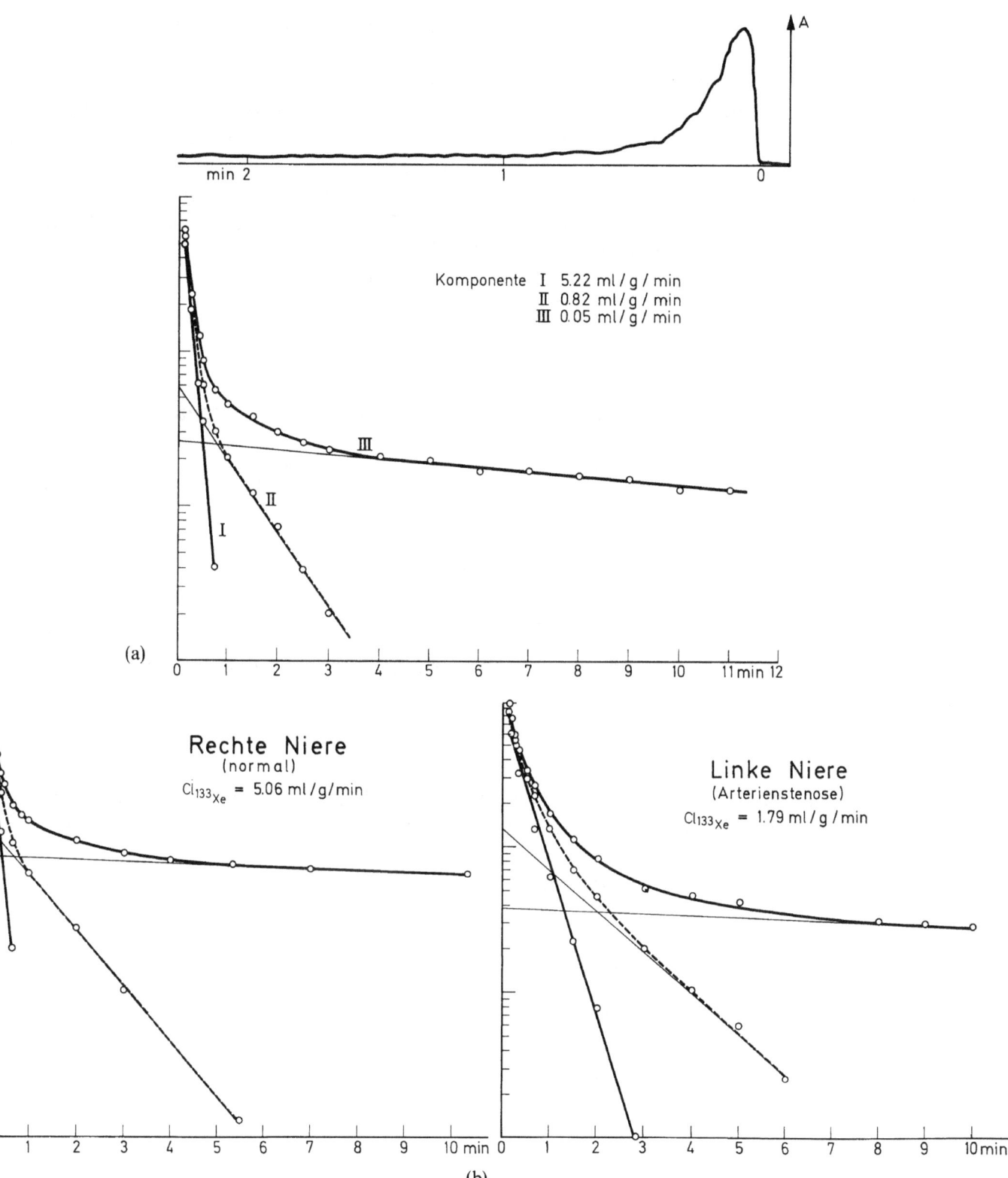

Abb. 59. (a) Selektive renale ^{133}Xe-Clearance, oben: Orginalkurve, unten: Exponentialanalyse der Verschwindekurve. (b) Exponentialanalyse der ^{133}Xe-washout-Kurven bei Nierenarterienstenose.

injiziert (Injektionszeit < 2 sek); anschließend erfolgt eine Nachinjektion von 5 ml physiol. NaCl-Lösung. Der Detektor mit 140 keV-Parallelloch-Kollimator wird von ventral über der betreffenden Niere lokalisiert. In Zeitschritten von 5 sek wird die analoge Information der Szintillationskamera 10 min lang über einen 4096-Kanal-Kernspeicher auf ein digitales Magnetband übertragen. Die szintigraphische Dokumentation des Radioxenon-wash-out erfolgt während der ersten 80 sek nach Injektion, wobei 8 Szintiphotos mit je 10 sek Expositionszeit angefertigt werden.

Um eine Raumkontamination und damit eine mögliche Inhalation von Radioxenon durch das Untersuchungspersonal zu vermeiden, wird die Exspirationsluft des Patienten durch ein Kühlfallensystem geleitet, das Xenon adsorbiert (BOFILIAS et al., 1975).

Die erhaltenen Clearance-Kurven (bei Verwendung der Szintillationskamera über die region-of-interest-Technik abgeleitet) werden entweder graphisch oder mit Hilfe eines Rechenprogramms ausgewertet. Sie bestehen in der Regel aus 3 Komponenten, deren erste der Nierenrindendurchblutung zugeordnet wird.

Der Abfall der Einzelkurven folgt einer einfachen Exponentialfunktion. Die Eliminationskonstante k leitet sich wie folgt ab:

$$A_t = A_0 \cdot e^{-kt} \tag{2}$$

A_t, A_0 = Radioxenonaktivität, proportional der Konzentration zum Zeitpunkt t bzw. 0. Für den Fall, daß $A_t = 1/2 A_0$ ist, gilt

$$1/2 A_0 = A_0 \cdot e^{-kt} \tag{3}$$

$$\ln 1/2 = -kt$$

$$k = \frac{\ln 2}{T_{1/2}} = \frac{0{,}693}{T_{1/2}} (\min^{-1}). \tag{4}$$

Die Berechnung der Nierendurchblutung (RBF) erfolgt nach folgender Gleichung:

$$\text{RBF} = k \cdot \lambda \tag{5}$$

λ = Verteilungskoeffizient des ^{133}Xe (Verhältnis von Gewebsaktivität zu Blutaktivität). Zwischen Hämatokrit und λ besteht eine lineare Beziehung, deshalb muß λ mit Hilfe eines Nomogramms für jeden Hämatokritwert korrigiert werden ($\lambda = 0{,}7$ bei $H = 50\%$ (Andersen und Ladefoged, 1965)).*

Bei verschiedenen Durchblutungszonen erhält man durch Summation der Einzelkomponenten die Gesamtdurchblutung:

$$A_t = A_{01} \cdot e^{-k_1^t} + A_{02} \cdot e^{-k_2^t} + \cdots. \tag{6}$$

Die intrarenale Blutverteilung (IBV) erhält man durch Berechnung des prozentualen Anteils der Einzelkomponente an ihrer Summenaktivität. Bei Zugrundelegung von n Komponenten gilt für Komponente I:

$$\text{IBV}_1 = \frac{A_{01}}{A_{01} + A_{02} + A_{0n}} \%. \tag{7}$$

Die *selektive renale Perfusionsserienszintigraphie mit* ^{133}Xe unter Einsatz von Szintillationskamera und EDV-System bringt durch die Anwendungsmöglichkeit der region-of-interest-Technik insofern Vorteile, als Durchblutungsminderungen in Teilgebieten der Niere, z.B. durch Stenose einer Arterie erster Ordnung in einem Nierenpol, nachgewiesen werden können, die bei integraler Erfassung der Gesamtniere in einer geringfügig reduzierten Gesamtdurchblutung untergegangen wären (Abb. 60, 61).

---

* $\lambda_{\text{Hct}_x} = \lambda_{\text{Hct}_{50}} \cdot \dfrac{0{,}012\, \text{Hct}_x + 1{,}02}{1{,}58}$

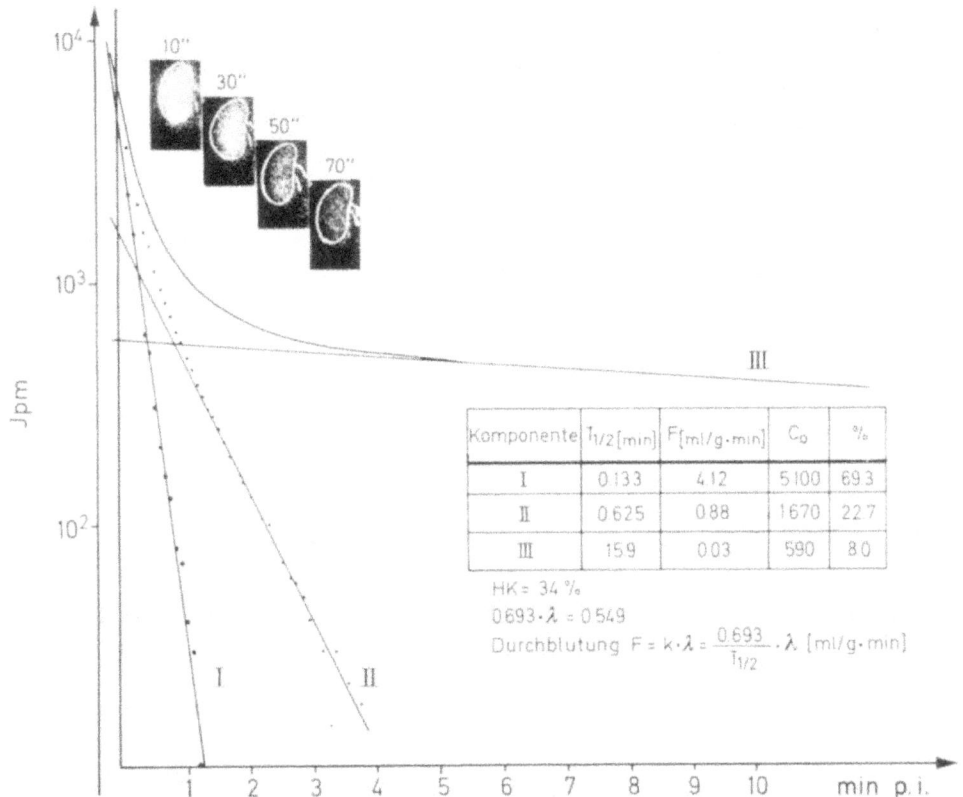

Abb. 60. Selektive renale Perfusionsserienszintigraphie nach Injektion von ^{133}Xe in die A. renalis, oben: Sequenzszintigramm, unten: Exponentialanalyse der über region-of-interest-Technik abgeleiteten Perfusionskurven.

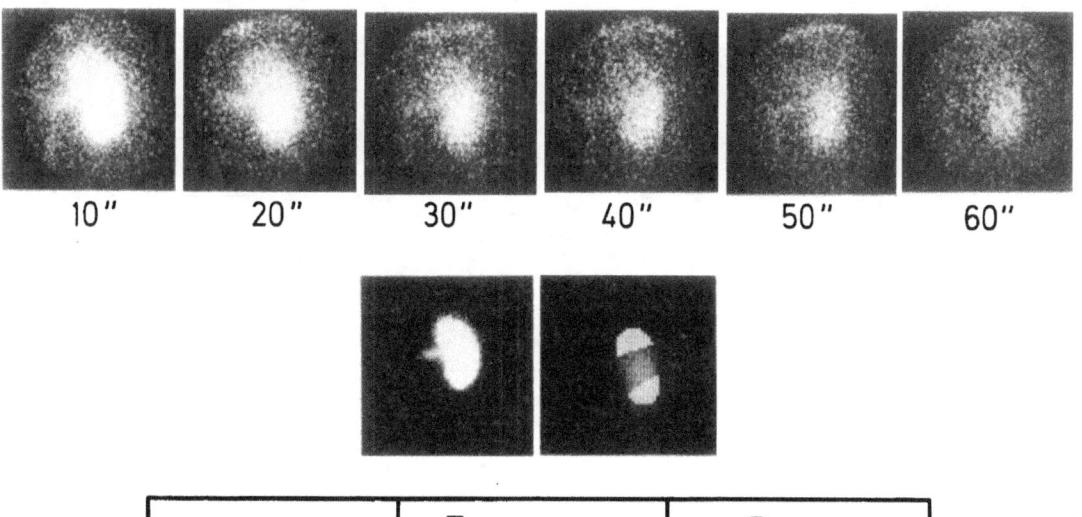

Region of interest	F(ml/g·min)			D (%)		
	I	II	III	I	II	III
ganze Niere	3.42	0.98	0.04	61	34	5
oberer Pol	5.75	1.01	0.04	72	24	4
unterer Pol	2.64	0.82	0.04	63	31	6

Abb. 61. Selektive renale Perfusionsserienszintigraphie nach i.a. Injektion von ^{133}Xe mit Clearancebestimmung in Teilgebieten der Niere über die ROI-Technik (Stenose einer Polarterie).

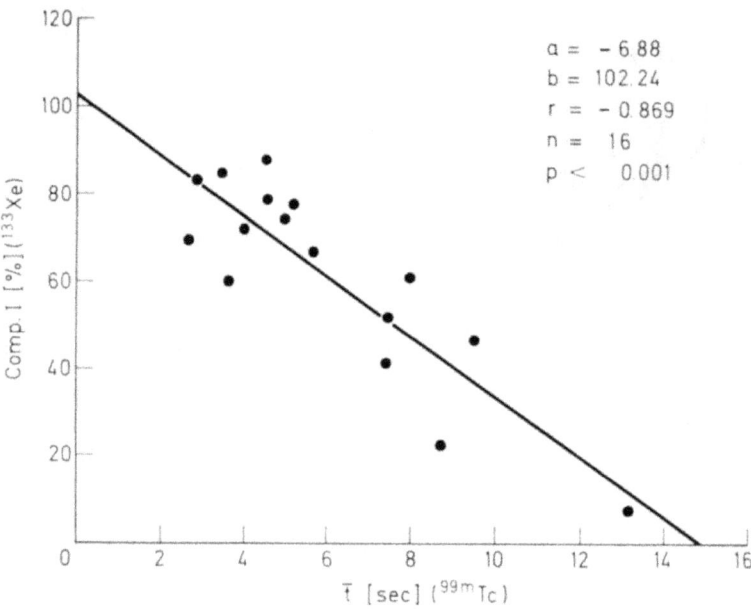

Abb. 62. Vergleich der selektiven renalen ^{99m}Tc-Perfusionsserienszintigraphie (mittlere Transitzeit $\bar{t}$) und der Nierenrindendurchblutung.

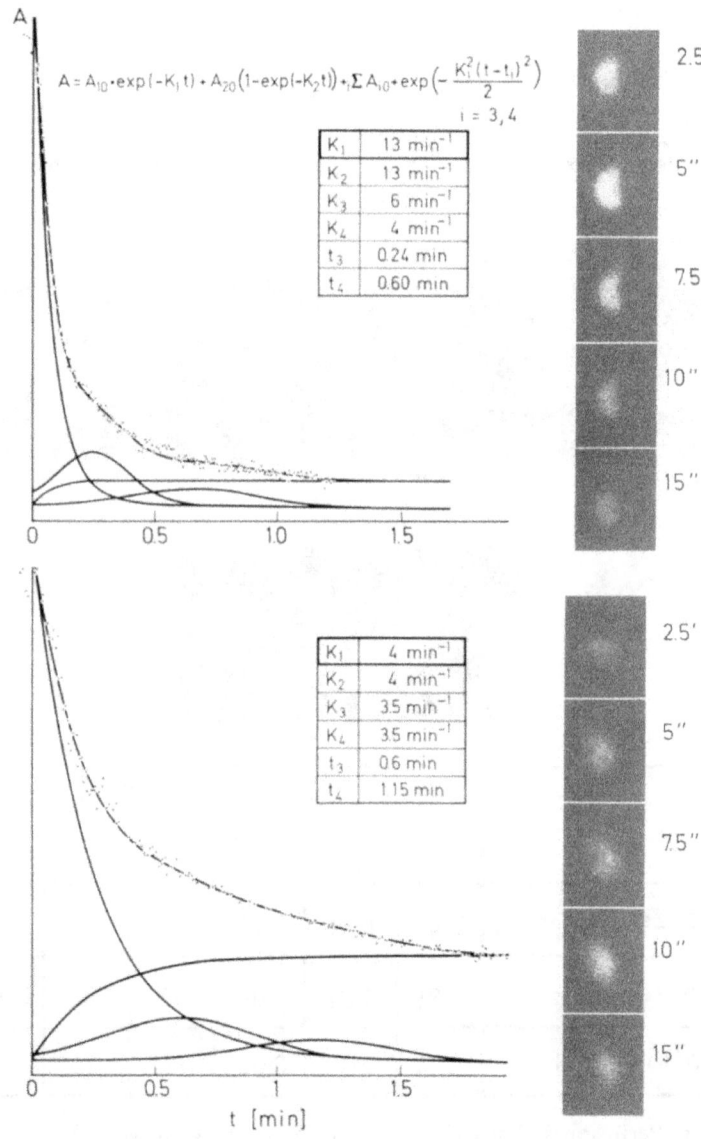

Abb. 63. (a) Selektive renale ^{99m}Tc-Perfusionsserienszintigraphie mit Analyse der in ROI-Technik abgeleiteten Perfusionskurven. (b) Flußdiagramm zur Berechnung der mittleren Transitzeit ($\bar{t}$).

Die Bestimmung der ^{133}Xe-Clearance durch externe Messung über der Niere nach Inhalation des Edelgases (SCHMITZ-FEUERHAKE et al., 1976, vgl. a. MALLET und VEALL, 1965) hat zwar den großen Vorteil eines nichtinvasiven Verfahrens, bietet aber infolge von Überlagerungseffekten durch andere Organe Schwierigkeiten bei der Auswertung.

Zur Aktivitätskonzentration der Raumluft nach Untersuchungen mit ^{133}Xe s. KRETSCHKO und BOFILIAS (1974).

7.3.2. Selektive renale ^{99m}Tc-Perfusions-Serienszintigraphie

Eine weitere Methode zur Untersuchung der intrarenalen Haemodynamik ist die Bestimmung der mittleren Transitzeit mit Hilfe der Perfusions-Serienszintigraphie an der Szintillationskamera nach intraarterieller Injektion von ^{99m}Tc (HEIDENREICH et al., 1973/75 d). Vergleichende Untersuchungen mit der Edelgasmethode und Ergebnisse unter pharmakologisch induzierter Vasokonstriktion im Nierenrindenkompartiment ergaben eine Proportionalität zur Nierenrindendurchblutung (s. Abb. 62).

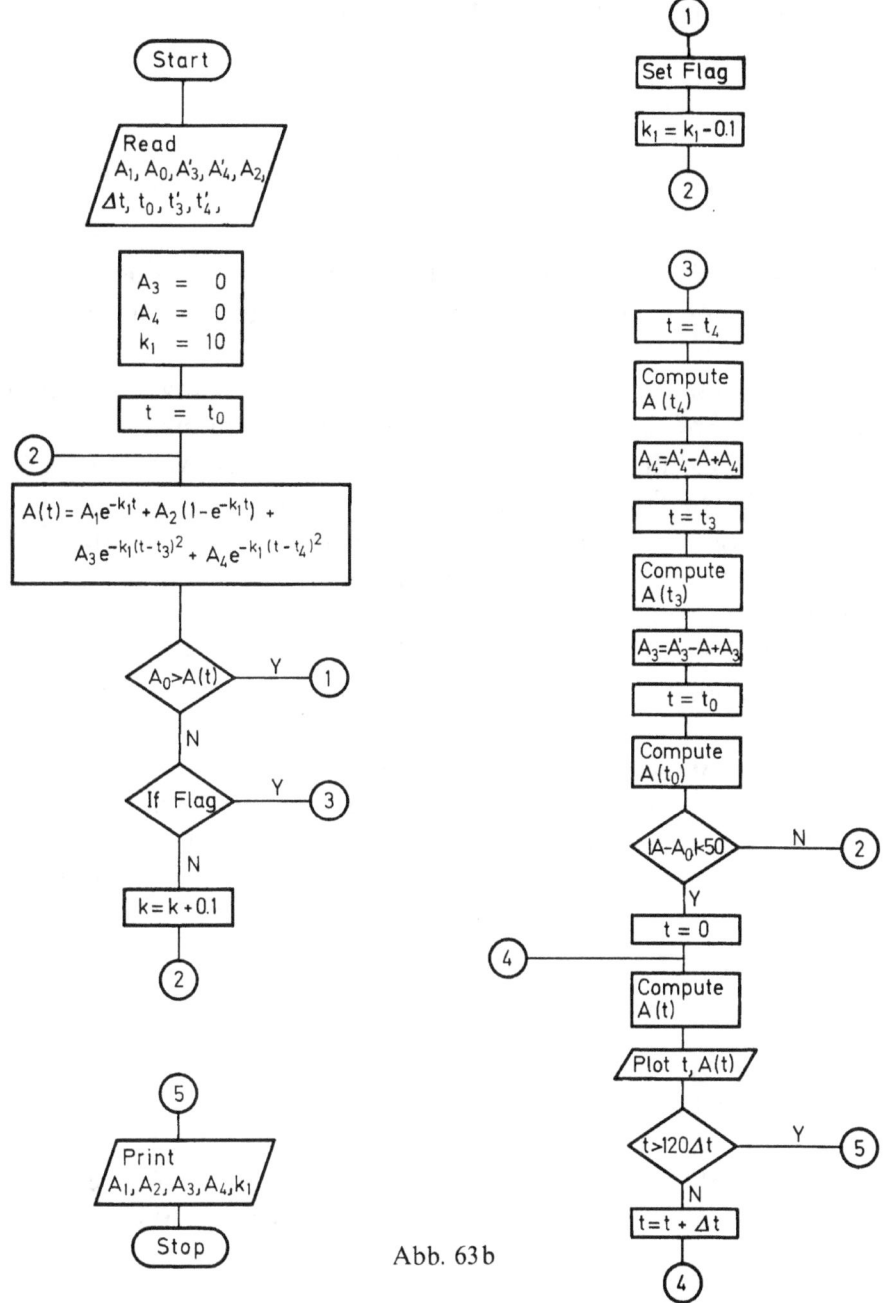

Abb. 63 b

Die im Rahmen einer klinisch indizierten Renovasographie vorgenommene Injektion von 5 mCi $^{99m}TcO_4$ in die A. renalis mit anschließender Aufzeichnung der Radioaktivitätsmessung (Übertragung der Information in Blocks von 0,5 sek über eine Dauer von 2 min auf ein digitales Magnetband) und Auswertung mit Hilfe von Kernspeicher und „region-of-interest"-Technik führt zu einer Verdünnungskurve, die sich nicht mehr durch ein einfaches Zwei-Kompartimentmodell beschreiben läßt (s. Abb. 63). Der durchblutungsspezifische Anteil der Perfusionskurve wird durch Rezirkulation von ^{99m}Tc und allmählich akkumulierende extravasale Untergrundaktivität verfälscht. Mit Hilfe eines Rechenprogramms, in dem die Rezirkulationswellen als Gauß'sche Glockenkurven mit den Konstanten k_3 und k_4 angenommen werden und die Untergrundaktivität (k_2) exponentiell in gleichem Maße ansteigt wie die initiale Radioaktivität (k_1) abfällt, kann der initiale, exponentiell verlaufende perfusionsspezifische Anteil der Zeit-Aktivitätskurven nach Subtraktion der zwei Rezirkulationswellen und der sich aufbauenden Untergrundaktivität weitgehend störungsfrei gewonnen werden (OBERDORFER und HEIDENREICH, 1975). Es gilt die Gleichung:

$$A(t) = A_{1,0} e^{-k_1 t} + A_{2,0}(1 - e^{-k_2 t}) + \sum_{i=3}^{4} A_{i,0} e^{-\frac{k_i^2 (t - t_i)^2}{2}} \tag{8}$$

Für die mittlere Transitzeit ($\bar{t}$) gilt:

$$\bar{t} = \frac{1}{k_1} \text{ (min)} \tag{9}$$

7.4. Klinische Bedeutung der selektiven renalen Edelgasclearance bzw. der selektiven Perfusions-Serienszintigraphie

Der Wert dieser Verfahren besteht darin, daß in Ergänzung der angiographischen Diagnose quantitative Angaben über die integrale und regionale Nierendurchblutung erzielbar sind. Bei Verwendung von ^{99m}Tc ergeben sich für die verschiedenen Nephropathien unterschiedlich lange Transitzeiten.

Die Analyse der multiexponentiell verlaufenden Auswaschkurven von $^{133}Xenon$ liefert Werte für den RBF von im Mittel 4,29 ml/g × min für die Durchblutung des Kompartimentes I und 0,75 ml/g × min für die Durchblutung des Kompartimentes II.

Die mit der Szintillationssondenmessung (selektive ^{133}Xe-Clearance) erhaltenen Durchblutungswerte (Tabelle 30) zeigen gute Übereinstimmung mit den an der Szintillationskamera (selektive ^{133}Xe-Perfusions-Serienszintigraphie) gewonnenen Ergebnissen (Tabelle 31). Dagegen differieren die Anteile der intrarenalen Durchblutungsverteilung. Während bei der Sondenmessung für Kompartiment I und II 85,7 bzw. 9,4% bestimmt wurden, liegen die entsprechenden Werte bei der Untersuchung mit der Szintillationskamera bei 77,3 bzw. 18,7%. Letztere Ergebnisse entsprechen den von BLAUFOX et al. (1970) erhaltenen. Diese Diskrepanz dürfte vor allem darin begründet sein, daß mit Szintillationskamera und ROI-Technik eine praktisch untergrundfreie Erfassung der Nierenareale möglich ist, so daß meßtechnische Probleme, wie sie bei der Verwendung von Szintillationssonden mit Kollimatoren unterschiedlichen Öffnungswinkels auftreten, nicht existieren. Vergleichende Untersuchungen von KINOSHITA et al. (1974) mit Szintillationskamera und Szintillationssonden haben ergeben, daß bei der Sondenmessung insbesondere Fehlbestimmungen der 3. Komponente der Auswaschkurve möglich sind.

Als weiterer Einflußfaktor ist die Na-Aufnahme des Patienten zu erwähnen. Bei vermehrtem Kochsalzangebot wird der Anteil der Nierenrindendurchblutung an der Gesamtnierendurchblutung erhöht (HOLLENBERG et al., 1970).

Tabelle 30. Renale Durchblutung und Blutverteilung. Bestimmung mit Hilfe der selektiven ^{133}Xe-Clearance

Klinisch-angiographischer Befund	n	Durchblutung (ml/g × min)			Blutverteilung (%)		
		F_I	F_{II}	F_{III}	D_I	D_{II}	D_{III}
Normal	24	4,29 ±0,68	0,75 ±0,23	0,03 ±0,017	85,7 ± 7,5	9,4 ± 6,1	4,9 ± 3,3
Nierenarterienstenosen	12	2,78 ±0,43	0,53 ±0,13	0,03 ±0,01	87,8 ± 3,4	7,3 ± 2,9	5,6 ± 2,6
Arterio-Arteriolosklerose	10	3,25 ±0,96	0,87 ±0,46	0,03 ±0,016	62,8 ±20,1	25,3 ±15,6	11,7 ± 7,5
Schrumpfnieren	3	2,12 ±0,42	0,54 ±0,27	0,02 ±0,003	44,4 ±33,5	26,4 ±16,9	29,2 ±24,6
Zystennieren, Nierenzysten	15	3,39 ±0,88	0,88 ±0,29	0,03 ±0,021	68,2 ±15,4	23,1 ±14,1	8,7 ± 3,6
Tumoren	14	3,25 ±1,17	0,66 ±0,24	0,04 ±0,025	69,5 ±16,7	19,5 ±10,9	10,9 ± 6,9

Tabelle 31. RBF und RBFD der mit ^{133}Xe an der Anger-Kamera untersuchten Nieren (Mittelwert und Standardabweichung)

Klinisch-angiographischer Befund	n	Durchblutung (ml/g × min)				Blutverteilung (%)		
		F_I	F_{II}	F_{III}	MF	D_I	D_{II}	D_{III}
Hypertonus, angiographisch o.B.	7	4,42 ±0,83	0,87 ±0,16	0,03 ±0,01	3,15 ±0,83	77,3 ±11,8	18,7 ±10,0	4,0 ±2,0
Arterio-Arteriosklerose	4	3,54 ±1,48	1,67 ±0,83	0,03 ±0,01	2,02 ±0,73	43,9 ±16,3	41,2 ± 6,1	14,9 ±10,9
Schrumpfnieren	2	2,07	0,85	0,02	1,28	46,6	39,4	14,0
Interstitielle Nephritis, chron. Pyelonephritis	4	3,49 ±0,51	0,94 ±0,20	0,03 ±0,00	2,19 ±0,25	66,8 ± 9,5	23,7 ± 6,2	9,5 ± 3,7
Hypoplastische Niere	1	3,64	1,08	0,03	2,49	74,7	10,8	14,5
Zystennieren, Nierenzysten	4	3,10 ±1,06	0,94 ±0,17	0,04 ±0,01	1,70 ±0,39	51,1 ±15,5	39,3 ±17,1	9,7 ± 2,4
Hydronephrosen	2	2,40	0,71	0,03	1,37	64,8	24,9	10,2
Tumoren	5	3,26 ±1,77	0,68 ±0,28	0,06 ±0,03	1,89 ±0,97	60,4 ±23,6	27,6 ±14,4	12,0 ± 9,7

Der Einfluß des Nierenarterienkatheters auf den RBF ist, wie mit verschiedenen Methoden einschließlich der PAH-Clearance gezeigt werden konnte, allenfalls geringfügig und reversibel (LINDELL und OLIN, 1957; LEITER, 1965; LELEK, 1971). Diese Annahme wird auch durch die Beobachtung gestützt, daß unabhängig davon, ob der Katheter in der A. renalis belassen oder nach Injektion sofort entfernt wird, übereinstimmende Ergebnisse des RBF erhalten werden.

Röntgenkontrastmittel vom Typ der Diatrizoessigsäure vermindern den RBF in der ersten Minute um 18–22% des Ausgangswertes, der nach 5–20 min wieder erreicht wird (APERIA et al., 1968). Es kann davon ausgegangen werden, daß die mit ^{133}Xe und ^{99m}Tc gemessenen Werte höchstens bis zu 15 min nach Injektion des Kontrastmittels in die A. renalis verfälscht werden.

Die mittleren Transitzeiten sind bei allen pathologischen Nierenprozessen gegenüber klinisch und angiographisch normalen Nieren signifikant verlängert, bei Patienten mit

Tabelle 32. Ergebnisse der selektiven renalen Perfusionsserienszintigraphie mit $^{99m}TcO_4$. Bestimmung der mittleren renalen Transitzeit ($\bar{t} \pm SD$) und Signifikanztest (nach H.W. Pabst et al., 1974)

Klinisch-angiographischer Befund	n	$\bar{t}_{(sek)}$	p
Klinisch und angiographisch normale Nieren	10	4,6 ± 1,0	
Hypertonie bei angiographisch normalen Nieren	10	3,4 ± 0,7	< 0,005
Arterio-Arteriolosklerose	11	8,6 ± 1,3	< 0,0005
Schrumpfnieren	4	13,5 ± 4,4	< 0,0005
Chron. Glomerulonephritis	2	17,7 ± 0,7	< 0,0005
Hydronephrose	3	12,3 ± 5,2	< 0,0005
Nierenzysten, Zystennieren	11	7,3 ± 2,1	< 0,0025
Tumoren	11	14,0 ± 8,9	< 0,0025

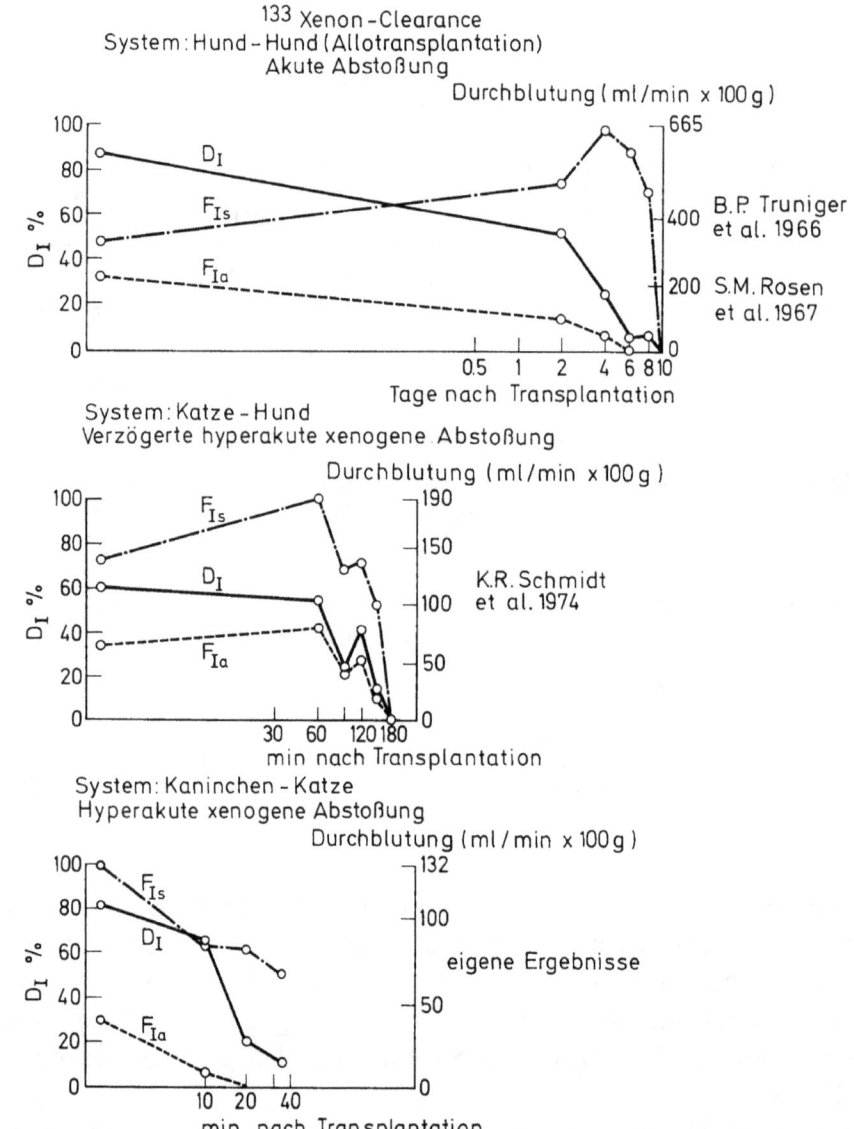

Abb. 64. Verhalten von absoluter (F_{Ia}) und spezifischer (F_{Is}) Nierenrindendurchblutung sowie des Rindenanteils an der renalen Blutverteilung (D_I) nach allogener und xenogener Nierentransplantation.

essentieller Hypertonie und angiographisch unauffälligem Nierengefäßsystem sind sie dagegen statistisch signifikant verkürzt (Tabelle 32).

Die Nierendurchblutungsmessung ist klinisch von Bedeutung bei akutem oligurischen Nierenversagen, bei Schocknieren, nach Hämodialyse, bei extrakorporalen Transplantatnieren, bei akuter Transplantatabstoßung (Abb. 64, 65), bei renovaskulärer und renalparenchymatös bedingter Hypertonie, bei Nierenzysten und Nierentumoren (s. Abb. 66). SCHMITZ-FEUERHAKE (1976) berichtete über den Einsatz der ^{133}Xe-Inhalationsmethode zur Überwachung von Transplantatnieren.

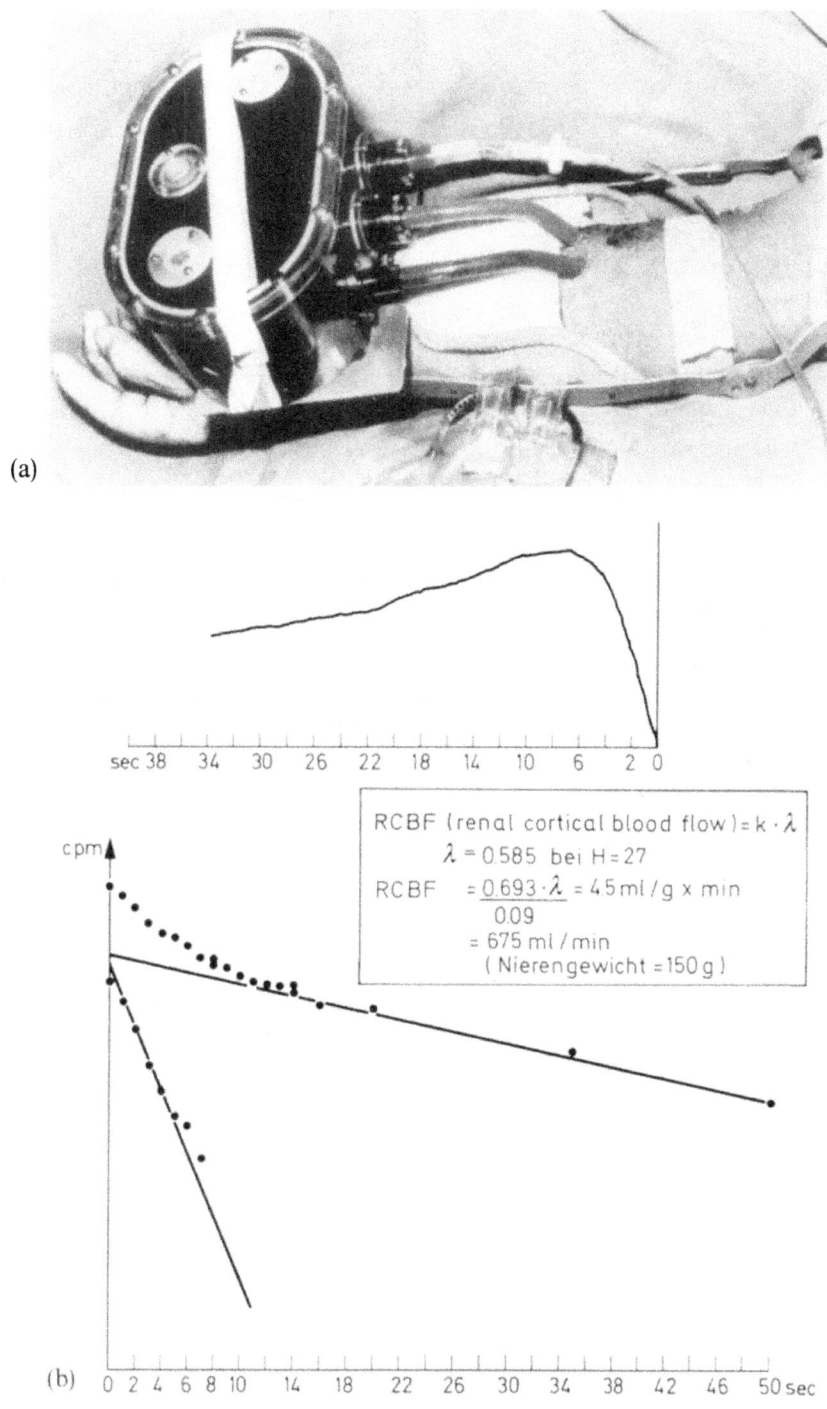

Abb. 65. (a) Konservierung einer Transplantatniere in einer präparierten Kunststoffkammer mit Anschluß an die Armgefäße (nach Pichlmaier et al. 1969). (b) Bestimmung der Durchblutung der konservierten Niere mit Hilfe der ^{133}Xe-Clearance nach Injektion in den arteriellen Schenkel (nach Hör et al. 1972). Oben Originalkurve, unten Exponentialanalyse.

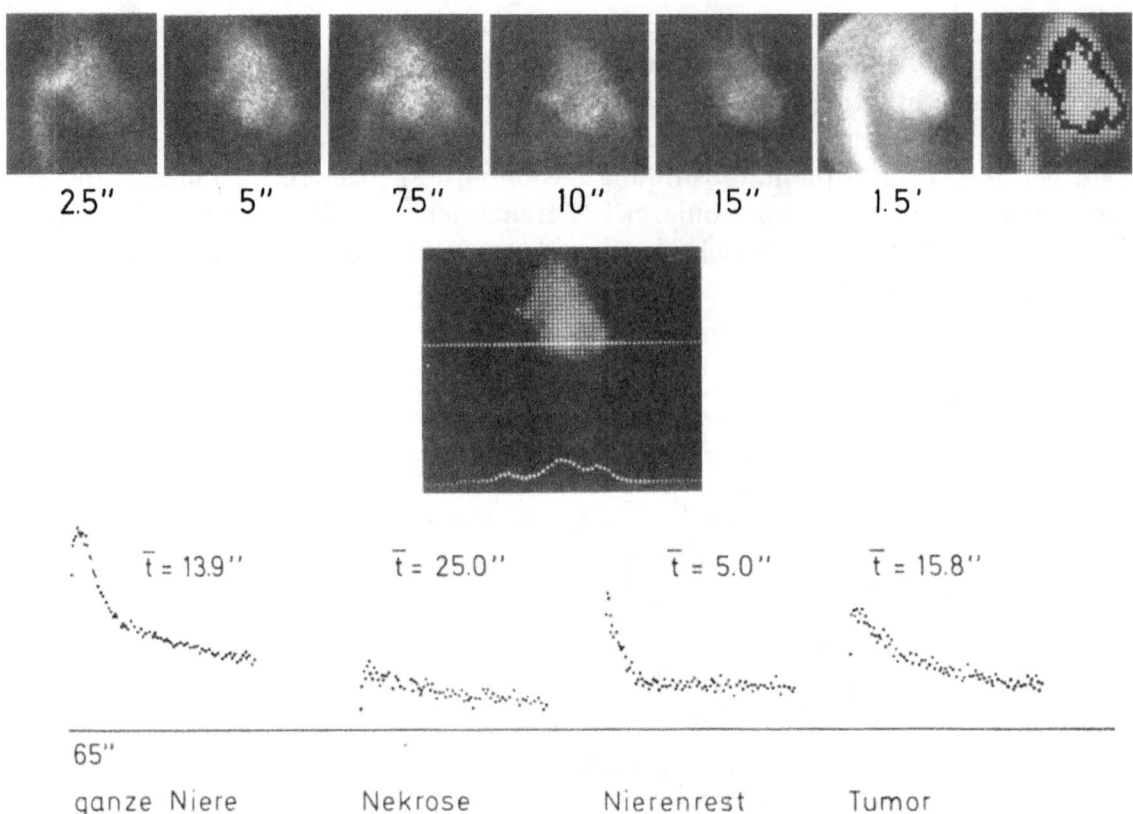

Abb. 66. Selektive renale ^{99m}Tc-Perfusionsserienszintigraphie mit Auswertung in ROI-Technik bei Nierentumor.

Unsere Kenntnisse über die klinische Pathophysiologie der intrarenalen Hämodynamik wurden durch Anwendung der ^{133}Xe-Clearance beachtlich erweitert (LADEFOGED, 1966; LEVIS u. BERGENTZ, 1966; HOLLENBERG et al., 1968/69a, b/70/72/76; STEINHOFF u. PABST, 1968; KEW et al., 1971; PABST, 1972; KINOSHITA et al., 1974; Pfeifer et al., 1974/75b.

8. Radioimmunoassay (RIA)

In den letzten Jahren wurden radioimmunologische Verfahren für verschiedene, besonders in der Pathogenese der Hypertonie bedeutsame Hormone und hormonähnliche Substanzen entwickelt. Für die Praxis hat die Reninbestimmung und – seit der Verfügbarkeit hochspezifischer Aldosteron-Antiseren (AFRICA u. HABER, 1971; VETTER u. VETTER, 1974) – der Aldosteron-RIA Bedeutung erlangt.

Die Anwendung der heute kommerziell angebotenen Kits, also fertiger Reagenzienansätze, ist jedoch nicht ohne Kritik geblieben (s.S. 666).

Im folgenden beschränken wir uns auf die Besprechung des Radioimmunoassay von Angiotensin I, der dem Angiotensin II-RIA (BOYD et al., 1967) vorgezogen und mit dessen Hilfe indirekt die Reninaktivität bestimmt wird.

8.1. Radioimmunoassay von Angiotensin I

Alle Bestimmungsmethoden beruhen auf der enzymatischen Reaktion des zirkulierenden Plasmarenin mit endogenem Plasmareninsubstrat; gemessen wird das dabei entstehende Angiotensin. In der Regel wird die Plasmareninaktivität (PRA), gelegentlich auch die Plasmareninkonzentration (PRK) ermittelt (BOYD u. PEART, 1974; PAGE u. BUMPUS, 1974).

Die Bestimmung der PRA beruht auf der Fähigkeit des Plasmas, Angiotensin freizusetzen. Dabei wirkt das endogene Plasmaangiotensinogen während der Inkubation als Reninsubstrat.

Bei der Ermittlung der PRK wird dem Inkubationsmedium ein bestimmter Betrag an Reninsubstrat (Angiotensinogen) exogen zugesetzt (SEALEY und LARAGH, 1975). CATT und DOUGLAS (1974) sehen dieses Verfahren als das genauere an, da die Bildung von Angiotensin I erst nach Absättigung des Reninsubstrates direkt von der Reninkonzentration des Plasmas abhängt. Weitere Modifikationen betreffen die Zugabe von endogenem Humanrenin zum Plasma bzw. die Messung der Substrat-Reaktivität unter Einwirkung von Aktivatoren und Inhibitoren der Reninreaktion (PICKENS et al., 1965).

Tabelle 33 nennt verschiedene Radioimmunoassays, die in Urologie und Nephrologie über den Angiotensin I-RIA hinaus Bedeutung erlangt haben.

Tabelle 33. Radioimmunoassays in Urologie und Nephrologie

Radioimmunoassay	Autoren
Renin (PRA)	HABER et al., 1969; BOYD et al., 1969
Angiotensin I	CHERVU et al., 1972
	SEALEY u. LARAGH, 1972/75
Aldosteron	BAYARD et al., 1970,
	MAYES et al., 1970,
	VECSEI u. GLESS, 1975
Vasopressin	ROTH et al., 1966
(antidiuretisches Hormon)	BEARDWELL, 1971
	ROBERTSON et al., 1971/73
	MILLER u. MOSER, 1972
	JOHNSTON, 1972
	FUKUCHI et al., 1975
Testosteron	FURUYAMA et al., 1970
	NIESCHLAG u. LORIAUX, 1972
	WIEDEMAN et al., 1974
Prostaglandine	BERGSTRÖM, 1966; LEE, 1967;
	Edwards et al., 1969

Für den endokrin bedingten Hochdruck können verschiedene Steroid-RIA eingesetzt werden (Cortisol, Corticosteron, ACTH etc.) (JAFFE u. BEHRMAN, 1974; ROTHFELD, 1974; KARL, 1975; VECSEI und GLESS, 1975).

8.2. Physiologie und Pathophysiologie des Renin-Angiotensin-Aldosteron-System (RAAS)

Die Entdeckung des Renin (TIGERSTÄDT u. BERGMAN, 1898) und des Angiotensin (PAGE u. HELMER, 1939) hat die bereits früher vermutete endokrine Funktion der Nieren in der Hochdruckentstehung (GOLDBLATT et al., 1934) bestätigt.

Heute kennt man eine Reihe von vasopressorisch und vasodepressorisch wirksamen Substanzen, deren pathophysiologische Bedeutung noch nicht restlos geklärt ist, die aber radioimmunologisch bestimmbar sind (Tab. 33). (Lit.: GROSS, 1958; VALLOTON et al., 1967; GENEST u. KOIW, 1972; WERNING, 1972; BÜHLER, 1974; FREEDLENDER et al., 1974; PAGE und BUMPUS, 1974; DISTLER, 1975; LARAGH et al., 1975; VECSEI und GLESS, 1975; ZUM WINKEL, 1975; SIEGENTHALER, 1976). Der Funktionsmechanismus des RAAS ist nach heutigen Vorstellungen komplexer Natur und wird in verschiedenen Punkten durch Theorien gestützt. Vereinfacht dargestellt ergibt sich folgender Zusammenhang:

Renin, ein Ferment mit dem Molekulargewicht 40000, wird im juxtaglomerulären Apparat der Nieren gebildet und unter dem Einfluß verschiedener Stimuli in das nierenvenöse Blut abgegeben (Abb. 67). Es bewirkt die Freisetzung des biologisch inaktiven Angiotensin I (ein Tetrapeptid) aus dem Reninsubstrat — Angiotensinogen — (ein nicht pressorisches Dekapeptid). Angiotensin I wird seinerseits intrapulmonal durch das conver-

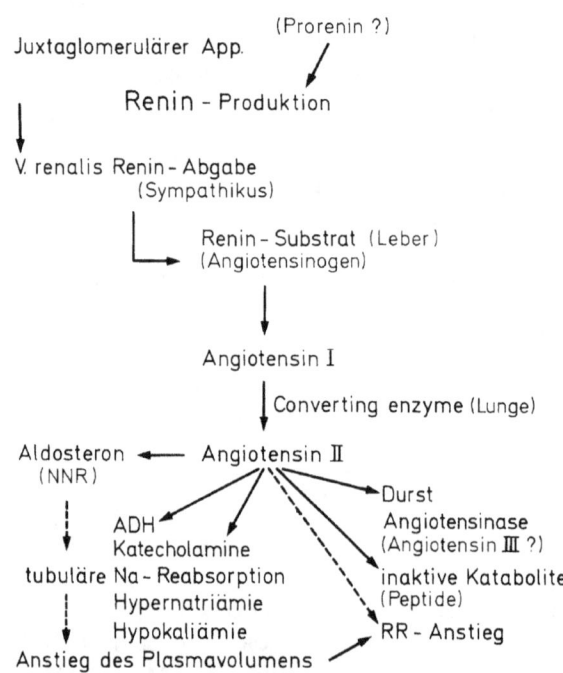

Abb. 67. Mechanismus des Renin-Angiotensin-Aldosteron-Systems.

ting enzyme in das eigentlich vasopressorisch wirksame Angiotensin II (ein Oktapeptid) übergeführt. GOODFRIEND et al. (1972) postulierten die Existenz eines Angiotensin III (als Katabolit), das eine hohe Affinität zu hypoxischem Herzmuskel zeigt. Als weitere Rezeptoren gelten die glatte Muskulatur der Gefäße und Zellen der Zona glomerulosa der Nebennierenrinde, wie von HOLLENBERG et al. (1975) mit Angiotensin II und Angiotensin II-Antagonisten (1-Sar,-8-ala-Angiotensin II = Saralasin) wahrscheinlich gemacht wurde.

Die Reninsubstratkonzentrationen haben einen Schwankungsbereich von 1000–2000 pg/ml (SEALEY u. LARAGH, 1975). Die wahre Plasmaspiegelkonzentration des endogen zirkulierenden Angiotensin I liegt dagegen unter 50 pg/ml (CATT u. DOUGLAS, 1974). Unklar ist noch die Funktion des von SAMBHI u. WIEDEMANN (1970) beschriebenen Reninakzelerators, der im Venenblut ischämischer Nieren bei renovaskulärem Hypertonus nachgewiesen wurde.

Durch Angiotensin II (HWZ < 1 min, Plasmaspiegelkonzentration um 25 pg/ml) wird die Aldosteronsekretion in der Zona glomerulosa der Nebennierenrinde stimuliert mit konsekutiver Förderung der distal-tubulären Natriumreabsorption und verminderter Reninfreisetzung (sog. intrarenaler feedback-Mechanismus). Renin- und Aldosteronsekretion sind über einen weiten Bereich direkt korreliert (BÜHLER, 1974). Extrarenale Produktionsstätten des Renin, z.B. im Gehirn (Isorenin, renin-like-substances) wurden beschrieben (s. CATT u. DOUGLAS, 1974; PAGE u. BUMPUS, 1974).

Das RAAS ist für die Homöostase des Kreislaufsystems und des Wasser-Elektrolythaushaltes verantwortlich. Natriumrestriktion, Saluretika, Orthostase, verminderter renaler Perfusionsdruck bewirken einen Anstieg von Renin, Angiotensin I und II mit dem Effekt einer Antidiurese und Antinatriurese beim Gesunden, mit der gegenteiligen Wirkung bei Hypertonikern. Umgekehrt löst eine Natriurese über osmo-sensible Rezeptoren in der Macula densa der distalen Tubuli eine vermehrte Reninproduktion aus. Neben renalen gelten auch extrarenale Wirkungen des Renin als gesichert. Die Abhängigkeit der Reninsekretion vom mittleren renalen Perfusionsdruck und vom extrazellulären Flüssigkeitsvolumen wird über den Barorezeptor-Mechanismus in den afferenten Arteriolen geregelt (Pathomechanismus bei Hämorrhagien und Hypovolämien). Weitere Einflußfaktoren der Reninsekretion sind in Tabelle 34 zusammengefaßt.

Tabelle 34. Einflußfaktoren der Reninsekretion

Reninsekretion erhöht
  Orthostase
  Natrium-Restriktion
  Diuretika
  Circadianrhythmik   (Maximum 11 Uhr vormittags)
  Corpus-luteum-Phase d. Menstruations-Zyklus
  Gravidität
  Antikonzeptiva
  Neonatalperiode
  Prostaglandine

Reninsekretion erniedrigt
  Natrium-Zufuhr
  Methyl-Dopa
  Guanethidine
  Normotensive Neger

Die Ergebnisse kombinierter Bestimmungen der Radioimmunoassays von Angiotensin I und Vasopressin lassen vermuten, daß das RAAS eine direkte Kontrolle der Vasopressinsekretion ausübt, da der radioimmunologisch bestimmte Vasopressinspiegel durch Angiotensin stimulierbar ist ohne gleichzeitigen Anstieg der Plasmaosmolalität (FUKUCHI et al., 1975). Bei Flüssigkeitsrestriktion steigen die Arginin-Vasopressinspiegel an, bei Hydrierung sind sie in Korrelation zur Plasma- und Harnosmolalität erniedrigt (ROBERTSON et al., 1971).

Für die Aldosteronsekretion steht die dominierende Rolle des Renin-Angiotensin-System heute außer Frage, ungeachtet des im einzelnen noch nicht überschaubaren funktionellen Zusammenspiels zwischen RAAS, ACTH-Wirkung und Kaliumhaushalt (s. CONN et al., 1964; CONN und COHEN, 1974; CATT u. DOUGLAS, 1974).

Die Abhängigkeit bestimmter, für Betarezeptorenblocker sensitiver Hypertonien (sog. high renin hypertension) vom RAAS wurde neuerdings mit Angiotensin-Antagonisten sichergestellt. Davon abgrenzbar sind die Diuretika-sensitiven Hypertonien (low renin hypertension, s. S. 671) mit erniedrigtem Plasmarenin bei normaler Aldosteronsekretion. Die letzteren gehen mit vermehrtem Plasmavolumen einher, wobei verschiedene Formen, u.a. eine durch Mineralocorticoidexzeß unterhaltene Hypertonie, diskutiert werden (BÜHLER, 1974). Bei terminaler Niereninsuffizienz wird eine Autonomie der Reninproduktion diskutiert (WEIDMANN u. MAXWELL, 1975).

Zur Pathophysiologie des RAAS siehe Tabelle 35.

Neben den aufgeführten Syndromen und Krankheiten sind eine Reihe weiterer Syndrome bekannt, die mit Suppression des RAAS einhergehen:

Hypermineralocorticoid-Syndrome, wie z.B. das Biglieri-Syndrom (17α-Hydroxylasemangel) und das Cushing-Syndrom. Iatrogene Hypertonien nach Antiovulantien werden über einen Anstieg des Reninsubstrates und sekundäre Erhöhung der PRA ausgelöst.

Tabelle 35. Zur Pathophysiologie des Renin-Angiotensin-Aldosteron-Systems (RAAS)

PRA erniedrigt	Primärer Aldosteronismus z.B. Conn-Syndrom (aldosteronproduzierender Tumor der Nebennierenrinde)
PRA erhöht	Sekundärer Aldosteronismus essentielle Hypertonie renovaskuläre Hypertonie maligne Hypertonie Renin-sezernierende Tumoren (Reninome) (sog. primärer Reninismus) Bartter-Syndrom (ohne Hypertonie)

8.3. Allgemeines Methodenprinzip des Angiotensin I-RIA

Eine allgemein anerkannte Standardmethode der Reninbestimmung gibt es bisher nicht (CATT u. DOUGLAS, 1974). Im Grundkonzept ähnlich, variieren die beschriebenen Methoden in technischen Details (s. Tabelle 36).

Die radioimmunologische Bestimmung von Angiotensin I beruht auf der von YALOW u. BERSON (1960) entwickelten immunologischen Reaktion, gemäß der Gleichung

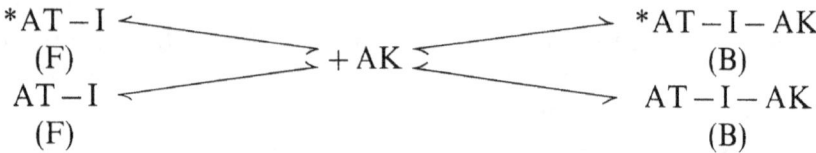

Darin bedeuten

*AT – I	radioaktives (^{125}J)-Angiotensin I
AT – I	inaktives (endogenes)-Angiotensin I
AK	Antikörper
*AT – I – AK	antikörpergebundenes ^{125}J-Angiotensin I
AT – I – AK	antikörpergebundenes, inaktives Angiotensin I
F	free fraction
B	bound fraction

8.4. Technische Durchführung des Angiotensin I-RIA

Fertige Reagenziensätze (Kits) sollten nur unter kritischer Beachtung der in Tabelle 36 genannten Standardisierungsbedingungen und Einflußfaktoren benutzt werden (s. auch S. 668). Antihypertensiva und Saluretika sind mindestens 4 Wochen zuvor abzusetzen.

Nach SEALEY u. LARAGH (1975) empfiehlt sich folgendes Vorgehen:

Vorinkubation

Eine Stunde vor dem RIA wird ^{125}J-Angiotensin (ca. 250000 cpm) 200 ml Trispuffer zugesetzt und durchmischt. 10 ml des Gemisches werden (vor Zugabe der Antikörper) zur Feststellung unspezifischer Angiotensinbindung an Proteine der Pufferlösung entfernt.

Inkubation

Zu 2 ml Plasma mit 0,003 m EDTA (Blockade des converting enzyme), 25 µl 10% Neomycinsulfat (Bakteriostase), 2 Tropfen DFP (Angiotensinaseblocker), pH-Optimum 5,7, eingestellt mit 1 n, 0,5 n oder 0,1 nHCl,

wird radioaktives ^{125}J-Angiotensin zusammen mit ^{125}J-Angiotensin I-Antiserum zugesetzt.

Diese Lösung wird in drei Portionen geteilt und 3 bzw. 18 h lang bei 37° C inkubiert.

Liegt der Reningehalt nach 3 h Inkubation unter 1,0 ng/ml/h erfolgt „reassay" der 18 h inkubierten Probe.

Gewinnung der Standardkurven

Parallel zu jedem Probenansatz des Patientenplasmas wird für die Erstellung einer Standardeichkurve ein Kontrollansatz ohne Plasma mitgeführt, der jeweils Angiotensin in folgenden Konzentrationen enthält: 50, 100, 200, 300, 400 pg (Kit der Firma Squibb) oder 0, 30, 60, 80, 100, 200, 300, 600 pg (Kit der Firma Byk-Mallinckrodt).

SEALEY u. LARAGH (1975) verwenden 10 Paar Teströhrchen zur Doppelbestimmung, davon 7 Paar mit Angiotensin I-Konzentrationen zwischen 10–400 pg, ferner Probenröhrchen für die Messung der Gesamtaktivität des Gemisches, für den an unspezifische Proteine gebundenen Anteil an Angiotensin (in der Pufferlösung, s.o.) und für die Ermittlung von B_0 (Wert für die prozentuale Bindung von ^{125}J-Angiotensin, wenn kein inaktives Angiotensin zugeführt wird).

Der ^{125}J-Angiotensin-Standard (in Kits mitgeliefert) soll täglich aus einer Stammlösung von 10 µg/ml neu hergestellt werden.

Nach der Inkubation wird Charcoal (Aktivkohle) zugesetzt, zentrifugiert und die Radioaktivität in Charcoal und Überstand gemessen. Der Anteil des antikörpergebundenen Angiotensin I (% B) ist errechenbar aus

$$\% B = \frac{\text{Radioaktivität in der überstehenden Lösung} \times 100}{\text{Radioaktivität in der überstehenden Lösung} + \text{Radioaktivität in Charcoal bzw. Aktivkohle}}$$

Die Standardkurven werden erstellt, indem die Werte der exogen zugesetzten (inaktiven) Angiotensin I-Mengen auf der Abszisse, der Anteil der prozentual an den Antikörper gebundenen Aktivität auf der Ordinate aufgetragen werden. Entsprechend der Abb. 68 soll nach CATT u. DOUGLAS (1974) das Verhältnis $B/B_0 \times 100$ bei der Angiotensinkonzentration berücksichtigt werden. Standardisierbare Einflußfaktoren des Testes nennt Tabelle 36.

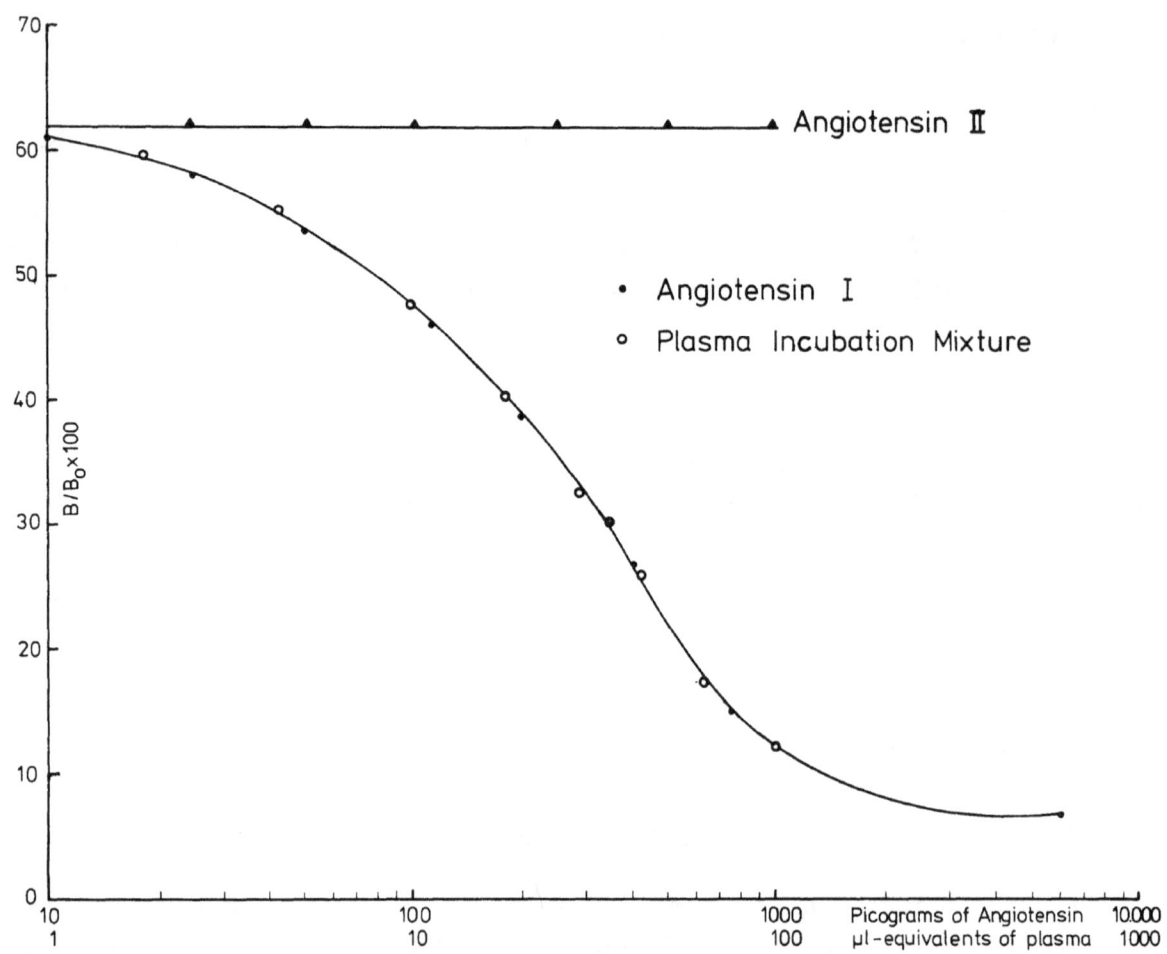

Abb. 68. Radioimmunoassay von Angiotensin I. Das während der Inkubation des Plasmas gebildete Peptid (○—○) und synthetisches Angiotensin I (●—●) ergeben identische Verdrängung des Tracers. Es besteht keine meßbare Kreuzreaktion mit Angiotensin II (▲—▲). (Nach Catt und Douglas 1974).

Tabelle 36. Standardisierbare Einflußfaktoren des Angiotensin I-RIA. (In Anlehnung an Catt u. Douglas, 1974; Sealey u. Laragh, 1975)

Blutprobenentnahme und -aufbereitung
    später Vormittag, Orthostase, EDTA-Zusatz (zur Blockade des converting enzyme), kein Heparin-Zusatz (da Renin-Antagonist), Aufbewahrung der Proben bei $-15°C$, Aufbereitung in Kühlzentrifuge, Probenvolumina um 20 µl.

Inkubationsbedingungen (Dauer, pH)
    in der Regel 3 h, (18 Std zum Nachweis von Angiotensinspiegeln unter 1 ng/ml (low renin hypertension)). pH-Justierung (Optimum 5,5–6,5), pH-Konstanz während Inkubation.

Ausschluß unspezifisch extrarenaler Enzymreaktionen durch
    Vorinkubation

Verdünnung des Plasmas
    möglichst minimal, sonst Verlangsamung der Renin-Reaktion mit verminderter Angiotensinbildung.

Trennverfahren
    z.B. Charcoal

Blockade der Wirksamkeit von Inhibitoren
    EDTA (s.o.), Dimercaprol (für pH 7,4), Diisopropylfluorophosphat (DFP) (Blockade von Konversion und Abbau des Angiotensin I)

Entfernung von freiem ^{125}J
    durch Ionenaustauscher

8.5. Dimensionierung der Plasmarenin-Aktivität (PRA)

Da bei der Reninbestimmung immer das aus Angiotensinogen gebildete Angiotensin I im RIA gemessen wird, kann die Reninaktivität einer Probe wie folgt angegeben werden: PRA = ng (pg) Angiotensin I (gebildet) pro Stunde bei 37° C. Manche Autoren empfehlen die Doppelinkubation der Plasmaproben bei 37° C und 4° C; PRA wird aus der Differenz beider Meßwerte ermittelt.

8.6. Renin-Natrium-Index

Die Arbeitsgruppe um LARAGH (1975) empfiehlt, die PRA mit der gleichzeitig gemessenen Natriumausscheidung im 24-Std-Harn in Beziehung zu setzen. Renin steigt (fällt) bei Natriumverarmung (-belastung).

8.7. Stimulationsteste

Die Bestimmung der PRA unter Ruhebedingungen ist gewöhnlich ergänzungsbedürftig durch Untersuchung unter Stimulationsbedingungen, wie Orthostase oder mehrtägige Natriumrestriktion (10–20 mMol/Tag) oder Diuretika-Gabe (40 mg Furosemid).

Auch Doppelstimulation (Orthostase und simultane Furosemidgaben) wurden empfohlen.

Ergebnisse der PRA beim Gesunden und bei verschiedenen Erkrankungen sind in Tabelle 37 zusammengestellt.

Tabelle 37. Ergebnisse der PRA-Bestimmung (Angiotensin I-Entstehungsrate in ng/ml × h) und der Angiotensin I-Plasmakonzentration (in pg/ml)

Ruhe		Orthostase bzw. Furosemid		Bemerkung	Methode nach	Autoren
ng/ml × h	pg/ml	ng/ml × h	pg/ml			
Gesunde						
1,02 ± 0,21	–	16,0 ± 1,5	–	–	HABER et al., 1969	
1,66 ± 0,96	50–100	–	–	Blutspender	BOYD et al., 1968/69 u. 1974	
2,50 ± 0,5	62 ± 13	7,7 ± 1,0	157 ± 25	120 m Äq Na	COHEN et al. 1972	
7,10 ± 0,8	–	17,2 ± 2,2	–	10 m Äq Na		
7,5 ± 7,7	–	9,0 ± 11,7	–	30 mval Na/die	c	MEURER 1970
0,5 ± 0,05	–	0,86 ± 0,19	–	Stim. durch Furosemid	HABER	RAVE 1972
0,57 ± 0,07	–	–	–		HABER	WERNER et al., 1974
1,17 ± 0,9	–	–	–	Vergleich mit Vasopression-RIA	FUKUCHI et al., 1975	

c Bioassay (ng AT/l·min)

Tabelle 37 (Fortsetzung)

Ruhe		Orthostase bzw. Furosemid		Bemerkung	Methode nach	Autoren
ng/ml × h	pg/ml	ng/ml × h	pg/ml			
Essentielle Hypertonie						
1,81 ± 0,12	–	4,22 ± 0,28	–	Einfache Stimulation	HABER	ESCH et al., 1974
		6,71 ± 0,44	–	Doppelstimulation (Orthostase + Furosemid)		
0,46 ± 0,06	–	0,80 ± 0,07	–	Einfache Stimulation	[a]	ESCH et al., 1974
		1,28 ± 0,12		Doppelstimulation		
2,41 ± 0,15	–	5,81 ± 0,31	–	Einfache Stimulation	[b]	
		9,14 ± 0,52		Doppelstimulation		
1,0 ± 0,4	–	7,0 ± 6,2	[a]	4 Wochen n. Spironolakton	HABER	KLUMPP et al. 1975
7,8 ± 1,5		17,1 ± 16,9	[b]			
14,5 ± 21	–	34 ± 37	–	30 mval Na/die	[c]	MEURER et al., 1970
Maligne Hypertonie u. terminale Niereninsuffizienz						
1808 ± 1372	–	–	–	ca. 15% der term. Nierenins. (uncontrollable) hypertension	BOYD et al., 1972	WEIDMANN u. MAXWELL, 1975
Renovaskuläre Hypertonie						
2,99 ± 0,31	–	–	–	Katecholamin-Extr. erhöht	HABER	WERNER et al. 1974
		Renin-Quotient				
		1,5		eins. i. 20% falsch		FOSTER et al. 1973
		3,2	(0,7 –10,3)	eins. Nierenart. Stenose		COHEN et al. 1972
		2,2	(1,27– 3,18)	nur hämodyn. Stenosen		PFANNEN-STIEL 1975
Primärer Aldosteronismus (Tumor)						
0,23 ± 0,04	–	0,62 ± 0,11	–	–		COHEN et al., 1972
6,33 ± 113	14 ± 12,7			30 mval Na +/die		MEURER et al., 1970
Bilaterale Nephrektomie						
0,15 ± 0,04	–	–	–	–		COHEN et al., 1972

[a] Hyporeninämie-Gruppe
[b] Normo- und Hyperreninämie-Gruppe
[c] Bioassay (ng AT/1.min)

8.8. Klinische Anwendung des Angiotensin I-RIA

Ergebnisse radioimmunologischer Angiotensin-Bestimmungen sind nur im Rahmen der klinischen Gesamtdiagnostik verwertbar. Mehrfachbestimmungen unter standardisierten Stimulationsbedingungen gewinnen an Gewicht, insbesondere in der Synopsis mit Analysen der Aldosteronkinetik. Gerechtfertigt sind derartig aufwendige Untersuchungen in erster Linie, wenn, wie beim Conn-Syndrom, therapeutische Konsequenzen erwartet werden (s. LOMMER, 1975).

Die Bestimmung der PRA kann auch bei ambulanten Patienten zunächst als Screening-Test durchgeführt werden, dessen Ergebnis dann durch Reassay zu überprüfen ist (s. MEIRER, 1975).

Klinische Bedeutung erlangte die Bestimmung der PRA über den Angiotensin I-RIA insofern, als das Spektrum der Hypertonien entsprechend der Höhe der PRA in verschiedene Formen eingeteilt werden konnte.

8.8.1. Essentielle Hypertonie

CONN et al. (1964) und BROWN et al. (1964) hatten bereits mit dem Bioassay unterschiedlich hohe Reninspiegel festgestellt. Nach HOLLENBERG et al. (1969) wird bei Hypertonie mit mäßiggradig bis schwerem Befall der intrarenalen Gefäße generell eine erhöhte Reninsekretion beobachtet. Die Werte der PRA sind

— erniedrigt in 20–40% (low renin hypertension) und durch Diuretika oder Orthostase nicht oder nicht ausreichend stimulierbar,
— erhöht in ca. 20% (high renin hypertension),
— normal in ca. 50% der Fälle.

(CHANNICK et al., 1969; JOSÉ et al., 1970; BRUNNER et al., 1972; CAREY et al., 1972; CRANE et al., 1972; LARAGH et al., 1972; KLAUS et al., 1972/73; BÜHLER, 1974; DUNN u. TANNEN, 1974; ESCH et al., 1974; PADFIELD et al., 1975; DISTLER, 1975.)

8.8.1.1. Hypertonie mit Normoreninämie

Nach BÜHLER (1974) könnte es sich hier um die essentielle Hypertonie im engeren Sinne handeln, wobei diese häufigste Form als pathogenetische Resultante eines erhöhten zirkulierenden Blutvolumens und einer Vasokonstriktion auffaßbar ist. Für diese Annahme spricht die klinische Erfahrung, daß sowohl mit Diuretika als auch mit Renin-Antagonisten Blutdruck-Senkungen erreicht werden können.

8.8.1.2. Hypertonie mit Hyporeninämie

Der Renin-Natrium-Index (s.S. 669) ist bei einem Teil der Hypertonien erniedrigt, die Aldosteronkonzentration bei höherer Salzzufuhr weniger supprimierbar und höher als nach der erniedrigten PRA zu erwarten wäre (abnorme Aldosteron-Renin-Relation) (BRUNNER et al., 1972; BÜHLER, 1974). Aldosteronantagonisten (Spironolaktone), aber auch andere Diuretika zeigen hier einen antihypertensiven Effekt (CRANE u. HARRIS, 1970; BÜHLER, 1974; DISTLER, 1975; KLUMPP et al., 1975).

Nicht unwidersprochen blieb die Beobachtung, daß hyporeninämische Hypertonien eine günstigere Prognose (keine Myokardinfarkte oder cerebro-vaskuläre Insulte) zeigen (BRUNNER et al., 1972). Denkbar ist, daß die supprimierte Reninsekretion auch als Hochdruckfolge angesehen werden kann, zumal sie bei den Schweregraden II und III in

53%, im Stadium I nur in 16% nachgewiesen wurde (KLAUS et al., 1974). Verschiedene Autoren fassen daher die Hypertonie mit Hyporeninämie nur als ein Syndrom mit unterschiedlicher Ätiologie auf (DISTLER, 1975; PADFIELD et al., 1975). Dagegen erscheint der Therapieerfolg prognostizierbar, je nachdem ob die supprimierten PRA-Werte durch Diuretika stimulierbar (responders) oder nicht stimulierbar (non responders) sind (BÜHLER, 1974; KLUMPP et al., 1975).

8.8.1.3. Hypertonie mit Hyperreninämie

Die mit erhöhter arteriolärer Vasokonstriktion einhergehende Verlaufsform der Hypertonie eignet sich für die Behandlung mit Langzeitdiuretika und Betarezeptorenblockern. Sie bewirken über die Reninsuppression eine verminderte Vasokonstriktion (Antirenineffekt) und eine Volumenreduktion (Antialdosteroneffekt).

Die klinische Bedeutung der von LARAGH et al. (1975) getroffenen Unterscheidung zwischen reninabhängiger vasokonstriktorischer Form (hyperreninämische Hypertonie) und volumenabhängiger vasodilatatorischer Form (hyporeninämische Hypertonie) dürfte in der Möglichkeit der Differentialtherapie liegen.

8.8.2. Renovaskuläre Hypertonie

Gegenüber den früher geübten seitengetrennten Nierenfunktionsproben (s.S. 645) und dem von KAPLAN u. SILAH (1964) empfohlenen Angiotensin-Infusionstest (Nachweis eines herabgesetzten Pressoreffektes) hat sich die Bestimmung der PRA durchgesetzt. Hämodynamisch wirksame, somit gefäßchirurgisch erfolgreich korrigierbare Nierenarterienstenosen gehen in 70–90% mit erhöhten PRA-Werten einher (GENEST et al., 1966; FITZ, 1967; HUNT et al., 1969; GOCKE et al., 1969; PALMER et al., 1971; FOSTER et al., 1973; MAXWELL, 1975; BOOKSTEIN, 1975; MEURER, 1975; SALVETTI, 1975; LARAGH et al., 1975).

Entsprechend dem Vorschlag von VAUGHAN et al. (1973) und LARAGH et al. (1975) ist die PRA sowohl seitengetrennt im Nierenvenenblut als auch im peripheren Blut simultan zu bestimmen, da letztere die nephrogene Sekretionsrate widerspiegelt (Tabelle 38).

Tabelle 38. Therapiekriterien durch Reninbestimmung in nierenvenösem (V) und nierenarteriellem (A) Blut (VAUGHAN et al., 1973; LARAGH et al., 1975)

Befund	Stenose	Bedeutung	Operativ heilbar
$V_{Ren} - A_{Ren} = 0$	nein	Inkomplette kontralaterale Suppression bei okkulter bilat. Erkrankung	nein
$(V_{Ren} - A_{Ren})/A_{Ren} > 48\%$	ja	Renin-Hypersekretion	ja

V_{Ren}, A_{Ren} = Reninkonz. im Blut der V. u. A. renalis

Für den Nachweis der hämodynamischen Wirksamkeit einer Nierenarterienstenose wird gefordert, daß der Quotient aus der Reninaktivität im Nierenvenenblut der stenosierten und nichtstenosierten Seite über 1,5 liegt (zum sog. paradoxen Reninanstieg, MC ALLISTER et al., 1972).

Die Genauigkeit der Vorhersage eines chirurgischen Erfolges beträgt nach einer Sammelstatistik (224 Fälle, 10 Literaturstellen) 81,7%, wobei BOOKSTEIN (1975) den Reninquotienten als nicht vollständig verläßlich zur Voraussage des hämodynamischen Effektes eines chirurgischen Eingriffes anerkennt. LARAGH et al. (1975) halten die reninabhängige, vasokonstriktorische Verlaufsform der renovaskulären Hypertonie im Gegensatz zur hyporeninämischen (Volumenform) für chirurgisch heilbar.

Prognostisch günstig bewertbar wird ein Verhältnis der PRA im Nierenvenenblut der stenosierten und der nichtstenosierten Seite von 2:1 (bei segmentaler Ischämie) bzw. von 3:1 (bei Stenosen der Nierenhauptarterie) (FAIR u. STAMEY, 1971).

Nach KOROBKIN et al. (1976) sollten die Blutproben zur Reninbestimmung bei Stenose oder Infarkt einer Nierensegmentarterie aus der zugehörigen Segmentvene entnommen werden, da die Reninspiegel im Blut der korrespondierenden Segmentvene oft viel höher sind als diejenigen im Blut der Nierenhauptvene.

8.8.3. Renal-parenchymatöse Hypertonie

Einseitige Schrumpfnieren können einen Hypertonus unterhalten und Seitendifferenzen der PRA verursachen, wie dies bei Nierenarterienstenosen der Fall ist. Im Frühstadium fand SCHELER (1974) die Reninspiegel normal oder sogar erniedrigt, vor allem, wenn eine Pyelonephritis zugrunde lag. KLUMPP et al. (1975) wiesen eine verminderte PRA und eine Plasma-Aldosteron-Suppression nach. In der oligurischen oder anurischen Phase des akuten Nierenversagens und bei Nierentumoren wurden von PAGE und BUMPUS (1974) erhöhte PRA-Werte beschrieben.

Literatur

ADAM, W.E., KADDATZ, R., BITTER, F., SIGMUND, E., WACK, H.O.: Investigations on kidney perfusiontests with radioactive substances. In: M.D. Blaufox, J.L. Funck-Brentano (Eds.), Radionuclides in Nephrology, p. 341. New York: Grune & Stratton 1972.

ADAM, W.E., KADDATZ, R., BITTER, F., SIGMUND, E.: Untersuchungen über die Aussagekraft des Isotopennephrogramms bei einseitigen Nierenarterienstenosen. In: H.W. Pabst, G. Hör (Hrsg.), Nuklearmedizin, S. 200. Stuttgart-New York: F.K. Schattauer 1973.

AFRICA, B., HABER, E.: The production and characterization of specific antibodies to aldosterone. Immunochemistry 8, 479 (1971).

ALBERT, J.P., WEISSBACH, L., HÜNERMANN, B., MORAKIS, A.: Ein nuklearmedizinisches Verfahren zur Beurteilung hypotherm perfusionskonservierter Nieren. In: H.W. Pabst, G. Hör (Hrsg.),, Nuklearmedizin, S. 295. Stuttgart-New York: F.K. Schattauer 1974a.

ALBERT, J.P., WEISSBACH, L., HIRTH, K., PENSKY, W.: Nierenfunktionsstörungen in Abhängigkeit von der Körperposition, speziell bei Ren mobilis. Nachweis durch quantitative Sequenzszintigraphie. Fortschr. Röntgenstr. 120, 697 (1974b).

ALVING, A., MILLER, B.: A practical method for the measurement of the GFR (Inulinclearance). Arch. intern. med. 66, 306 (1940).

AMMENDE, H.P., HECKING, E., PFANNENSTIEL, P.: Auswertung von Sequenzszintigrammen durch elektronische Datenverarbeitung. EDV in Medizin u. Biologie 3, 77 (1972).

ANDERSEN, A.M., LADEFOGED, J.: Relationship between hematocrit and solubility of Xenon-133 in blood. J. pharm. Sci. 54, 1685 (1965).

ANDREEW, I., HAYDU, G.: Über das Isotopennephrogramm und Szintigramm angeborener Nierenanomalien. Dtsch. Gesundheitsw. 22, 488 (1967).

ANGER, H.O.: Use of a gamma ray pinhole camera for in vivo studies. Nature (Lond.) 170, 200 (1952).

ANGER, H.O.: Scintillation camera. Rev. sci. Instruments 29, 27 (1958).

ANTONIADES, J., HONDA, T., CROLL, N.N., BRADY, L.W.: Gallium-67 scanning in patients with renal cell carcinoma. J. Urol. (Baltimore) 564 (1973).

APERIA, A., BROBERGER, O., EKENGREN, K.: Renal hemodynamics during selective renal angiography. Invest. Radiol. 3, 389 (1968).

ARNDT, J., VOIGT, R., UNVERRICHT, A.: Zum Informationswert des Isotopennephrogramms bei kompensatorischer Hypertrophie der Restniere nach Nephrektomie. Fortschr. Röntgenstr. 118, 197 (1973).

ARNOLD, R.W., SUBRAMANIAN, G., McAFEE, J.G., BLAIR, R.J., THOMAS, F.D.: Comparison of ^{99m}Tc complexes for renal imaging. J. Nucl. Med. 16, 357 (1975).

ASHLEY, D.J.B., MOSTOFI, F.K.: Renal agenesis and dysgenesis. J. Urol. (Baltimore) **83**, 211 (1960).

AWAD, W., BOAKE, R.C., BENNETT, L.R., MARTIN, D.C.: Double isotope scan in kidney transplantation. Amer. Surg. **34**, 768 (1968).

BAEHLER, R.W., CATANZARO, A.J., STEIN, J.H., HUNTER, W.: The radiolabeled frog red blood cell (a new marker of cortical blood flow distribution in the kidney of dog). Circulat. Res. **32**, 718 (1973).

BAHLMANN, J., OTTO, P.: Perkutane Nierenbiopsie mit Ultraschall-Lokalisation. Dtsch. med. Wschr. **97**, 840 (1972).

BAHLMANN, J., BEUERLEIN, I., JUST, G., KLEMENT, V., MARISS, P.: A comparison of various methods for the estimation of the glomerular filtration rate. In: K. ZUM WINKEL, M.D. BLAUFOX, J.L. FUNCK-BRENTANO (Eds.), Radionuclides in Nephrology, p. 283. Stuttgart: Georg Thieme Verlag 1975.

BAINES, A.D., BAINES, C.J., DE ROUFFIGNAC, C.: Functional heterogeneity of nephrons. Pflügers Arch. ges. Physiol. **308**, 244 (1969).

BAIRD, D.TH., GASSON, P.W., TOIG, A.: The renogram in pregnancy. Amer. J. Obstet. Gynec. **95**, 597 (1966).

BALL, F.: Differentialdiagnose der Harnabflußstörungen im Isotopennephrogramm. Fortschr. Röntgenstr. **108**, 33 (1968).

BALL, F., FRIEDERISZICK, F.K., WOLF, R.: Bisherige Erfahrungen mit der Isotopennephrographie und Nierenszintigraphie im Kindesalter. Mschr. Kinderheilk. **112**, 224 (1964).

BANDHAUER, K., BANDTLOW, K., RICCABONA, G.: Isotopen-nephrographische Untersuchungen über den Einfluß großer Kontrastmittelmengen bei der Infusionsurographie. Urologe **7**, 330 (1968).

BARGON, G., EMRICH, D.: Tierexperimentelle Untersuchungen zur Erfassung einer Strahlenschädigung der Niere durch das Isotopennephrogramm mit ^{131}J-Hippuran. Fortschr. Röntgenstr. **109**, 40 (1968).

BARNARD, D., BASTABLE, J.R.G., RICHARDS, B.: Estimation of residual urine volume with ^{131}I-hippuran. Brit. J. Urol. **45**, 408 (1973).

BARNES, A.D., BEELEY, L., DROLIC, Z., HOBBY, J.A.E., EDWARDS, P.W.: The clinical value of Technetium-99m scanning after renal allotransplantation. Lancet **1969 I**, 1293.

BAUER, H., FALKENSAMMER, M., HÖLLWARTH, M., RICCABONA, G.: Nierensequenzszintigraphie mit ^{113m}In-EDTA und Simultanbestimmung des Glomerulumfiltrates. Nucl. Med. **11**, 146 (1972).

BAUMANN, K., OELERT, H., RUMRICH, G., ULLRICH, K.J.: Ist Inulin zur Messung des Glomerulumfiltrates beim Warmblüter geeignet? Pflügers Arch. ges. Physiol. **282**, 238 (1965).

BAYARD, F., BEITINS, I.Z., KOWARSKI, A., MIGEON, C.J.: Measurement of plasma aldosterone by radioimmunoassay. J. clin. Endocr. **31**, 1 (1970).

BEALL, A.C., JOHNSON, P.C.: Use of the radioisotope renogram in the differential diagnosis of renal insufficiency following vascular surgery. J. Nucl. Med. **4**, 106 (1963).

BEARDWEL, C.G.: Radioimmunoassay of arginine vasopressin in human plasma. J. clin. Endocr. **33**, 739 (1971).

BECKER, CH., BECKER, H.W., FRITZ, W.: Die einseitige Nierenaplasie als Ursache der sogenannten „stummen Niere" im Kindesalter. Kinderchir. **5**, 418 (1968).

BEEVERS, D.G., BROWN, J.J., FRASER, R., LEVER, A.F., MORTON, J.J., ROBERTSON, J.I.S., SEMPLE, P.F., TREE, M.: The clinical value of renin and angiotensin estimations. Kidney Internat. **8**, 181 (1975).

BEKIER, A., BANDHAUER, K.: An artifact in dynamic imaging of the kidneys with ^{131}J ortho-iodo-hippurate. J. Nucl. Med. **15**, 134 (1974).

BENASSI, E., SANNAZZARI, G.L.: Contributo dei metodi radioisotopici nella diagnosi eziopatogenetica del l'ipertensione di origine renale. Minerva med. **58**, 3713 (1967).

BENDER, M., BLAU, M.: Evaluation of renal and cardiac dynamics with the autofluoroscope. J. Nucl. Med. **4**, 186 (1963).

BENTLEY, R.E., MCCREADY, V.R., POPHAM, M.G.: The use of a small digital computer connected on-line to a gamma camera for dynamic studies (IAEA-SM-136/8). In: Dynamic studies with radioisotopes in medicine, p. 153. Wien: IAEA 1971.

BERGHAUS, H., SENGE, TH., HEILMANN, M.: Diagnostischer Wert der Ausscheidungsurographie, retrograden Pyelographie, Nierenangiographie und Szintigraphie bei raumfordernden Nierenprozessen. Dtsch. med. Wschr. **92**, 742 (1967).

BERGSTRÖM, H.: Influence on the radiorenogram of variations in renal clearance, renal pelvic volume and urinary flow-rate – an experimental model study. Scand. J. clin. Lab. Invest. **28**, 299 (1971).

BERGSTRÖM, S.: The prostaglandins. Recent Progr. Hormone Res. **22**, 153 (1966).

BERSON, S.A., YALOW, R.S.: General principles of radioimmunoassay. Clin. chim. Acta **22**, 51 (1958).

BIANCHI, C.: Valore comparativo nell'indagine nefrografica del diodrast, dell'hypaque e del PAI marcati con ^{131}I. Minerva nucl. **5**, 157 (1961).

BIANCHI. C., BONADIO, M., ANDRIOLE, V.T.: Influence of postural changes on the glomerular filtration rate in nephroptosis. Nephron **16**, 161 (1976).

BIANCHI, C., COLI, A., GALLUCCI, L., PACI, A., PALLA, R., RINDI, P.: The measurement of glomerular filtration rate in children by ^{131}J-Hypaque and external counting. J. Nucl. Biol. Med. **11**, 144 (1967).

BIANCHI, C., COLI, A., PALLA, R., GIANOTTI, P.: Unilateral renal clearance by external counting in the study of hypertension. In: W. Horst und H.W. Pabst (Hrsg.), Ergebnisse der klinischen Nuklearmedizin, p. 251. Stuttgart: F.K. Schattauer 1971.

BIANCHI, C., COLI, A., PALLA, R., GIANOTTI, P.: The functional and etiological diagnosis of unilateral hypertensive kidney diseases using external counting. Kidney Internat. **3**, 194 (1973).

BIANCHI, C., TONI P.: The measurement of the renal clearance of gamma emitting tracers by the use of external counting. Experientia (Basel) 20, 1 (1964).

BIANCHI, C., ZAMPIERI, A.: Sulla clearance renale del radiohypaque ^{131}J. Bull. Soc. Ital. Biol. Sper. 37, 260 (1961).

BIGLIERI, E.G., STOCKIGT, J.G., SCHAMBELAN, M., COLLINS, R.D.: Secondary hyperaldosteronism. In: I.H. Page, F.M. Bumpus (Eds.), Angiotensin, p. 284. Berlin-Heidelberg-New York: Springer 1974.

BIRNHOLZ, J.C.: Alternatives in the diagnosis of abdominal aortic aneurysm: Combined use of isotope aortography and ultra-sonography. Amer. J. Roentgenol. 118, 809 (1973).

BLACK, M.B., KING, C.D., SMITH, D.R.: Double isotope scintiphotography for differentiating between renal cysts and renal tumors. J. Urol. (Baltimore) 98/6, 728 (1967).

BLAUFOX, M.D.: Methods of measurement of the renal blood flow. In: M.D. BLAUFOX (Ed.), Evaluation of renal function and disease with radionuclides, p. 72. Basel: Karger 1972a.

BLAUFOX, M.D.: Determination of residual urine. In: M.D. BLAUFOX (Ed.), Evaluation of renal function and disease with radionuclides, p. 138. Basel: Karger 1972b.

BLAUFOX, M.D.: Evaluation of renal function and disease with radionuclides. In: E.J. POTCHEN, V.R. MCCREADY (Eds.), Progress in Nuclear Medicine. Basel: Karger 1972c.

BLAUFOX, M.D., FREEMAN, L.M.: Radionuclide techniques for the evaluation of diseases of the urinary tract in children. Semin. Nucl. Med. 3, 27 (1973).

BLAUFOX, M.D., FROMOWITZ, A., GRUSKIN, A.: Validation of use of Xenon 133 to measure intrarenal distribution of blood flow. Amer. J. Physiol. 219, 440 (1970).

BLAUFOX, M.D., FUNCK-BRENTANO, J.L. (Eds.): Radionuclides in Nephrology. Proc. Int. Symp., New York 1971. New York-London: Grune & Stratton 1972.

BLAUFOX, M.D., GRUSKIN, A., SANDLER, P., OGWO, J., GOLDMAN, H., EDELMANN JR., C.: Radionuclide scintiphotography for the detection of vesicoureteral reflux in children. J. Pediat. 79, 239 (1971).

BLAUFOX, M.D., MERRILL, J.P.: Simplified Hippuran-Clearance. Nephron 3, 274 (1966).

BLAUFOX, M.D., MERRILL, J.P.: Evaluation of renal transplant funtion by iodohippurate sodium I 131. J. Amer. Med. Ass. 202, 575 (1967).

BLAUFOX, M.D., POTCHEN, E.J., MERRILL, J.P.: Measurement of effective renal plasma flow in man by external counting methods. J. Nucl. Med. 8, 77 (1967).

BLUM, K.W., SCHOLZ, A.: Aufnahme von ^{131}J-Hippuran durch Erythrozyten. Klin. Wschr. 41, 899 (1963).

BOCK, K.D.: Die Differentialdiagnose des Hochdrucks — Ein Basisprogramm für die Praxis —. Med. Klin. 70, 67 (1975).

BOFILIAS, I., KRETSCHKO, J., HÖR, G., LICHTE, H., PABST, H.W.: Methodischer Beitrag zur Optimierung der Perfusions-Ventilations-Serienszintigraphie. In: H.W. PABST, K. OEFF (Hrsg.), Verhandlungen Ges. Nuclearmedizin 1972, S. 589. Berlin: Medico-Informationsdienste 1975.

BOHLE, A.: Zur Pathomorphologie der akuten, perakuten und chronischen Abstoßung von Nierentransplantaten. Verh. Dtsch. Ges. Path. 54, 136 (1970)

BOHLE, A.: Die Pathomorphologie der transplantierten Niere. Klin. Wschr. 50, 636 (1972)

BOHLE, A., H.H. EDEL, H.H. PICHLMAIER: Über die Beziehungen von Struktur und Funktion bei der akuten, perakuten und chronischen Abstoßung von Nierentransplantaten. In: Organtransplantation — Immunologie und Klinik. Stuttgart-New York: F.K. Schattauer 1969

BONATZ, K.G., HARDT, H., ADAM, W.E., BETTGE, S.: Probleme der Bestimmung des renalen Plasmastromes mit ortho-^{131}J-Hippursäure. Klin. Wschr. 45, 814 (1967).

BONGARTZ, W., KUNI, H., GRAUL, E.H.: Weiterentwicklung der steady state Clearance mit Eigenblut-Depot-^{51}Cr-EDTA. In: H.W. PABST u. K. OEFF (Hrsg.), Verhandlungen Ges. Nuclearmedizin 1972, S. 285. Berlin: Medico-Informationsdienste 1975.

BOOKSTEIN, J.J.: Appraisal of arteriography in estimating the haemodynamic significance of renal artery stenoses. Invest. Radiol. 1, 281 (1966).

BOOKSTEIN, J.J.: Die Bedeutung der Röntgenuntersuchung bei renovaskulärer Hypertonie. Radiologe 15, 139 (1975).

BOOKSTEIN, J.J., ABRAMS, H.L., BUENGER, R.E., REISS, M.D., LECKY, J.W., FRANKLIN, S.S., BLEIFER, K.H., VARADY, P.D., MAXWELL, M.H.: Radiologic aspects of renovascular hypertension. J. Amer. med. Ass. 221, 368 (1972).

BOTSCH, H., HAHN, W., SCHOLZ, A., MEINHOLD, H.: Neue Ergebnisse zum Problem der Messung des Nierenplasmastroms mit radioaktiv markiertem Hippuran. Fortschr. Röntgenstr. 119, 596 (1973).

BOYD, G.W., ADAMSON, A.R., FITZ, A.E., PEART, W.S.: Radioimmunoassay determination of plasma renin activity. Lancet 1969 I, 213.

BOYD, G.W., LANDON, J., PEART, W.S.: Radioimmunoassay for determining plasma levels of angiotensin II in man. Lancet 1967 II, 1002.

BOYD, G.W., PEART, W.S.: Angiotensin Immunoassay. In: J.H. PAGE, F.M. BUMPUS (Eds.), Angiotensin, p. 211. Berlin-Heidelberg-New York: Springer 1974.

BOYD, R.E., ROBSON, J., HUNT, F.C., SORBY, P.J., MURRAY, J.P.C., MCKAY, W.J.: ^{99m}Tc gluconate complexes for renal scintigraphy. Brit. J. Radiol. 46, 604 (1973).

BRAEDEL, H.U., BACHER, K.: Die klinische Bedeutung der Nieren-Szintigraphie. Fortschr. Röntgenstr. 104, 348 (1966).

BRAEDEL, H.U., BREUER, E.: Szintigraphische Untersuchungen bei Nierenverletzungen. Fortschr. Röntgenstr. **107**, 213 (1967).

BREIT, A. (Hrsg.): Wertigkeit radiologischer Methoden. Nieren – Leber – Pankreas. Stuttgart: Thieme 1975.

BREIT, A., REINDL, P., GROTEMEYER, P.: Wertigkeit nuklearmedizinischer Funktionsdiagnostik (Autofluoroscope) im Vergleich mit Röntgen-Kontrastdarstellungen der Nieren (Pyelogramm, Angiogramm). Fortschr. Röntgenstr. **116**, 93 (1972).

BRENES, W.G., FORLANO, H., KOUTOURATSAS, N., STAUFFER, H.M.: Mechanism of the nephrographic effect during urinary stasis. Acta radiol. (N.S. Diagn.) **4**, 1 (1966).

BRETSCHNEIDER, H.J., COTT, L., HILGERT, G., PROBST, R., RAU, G.: Gaschromatographische Trennung und Analyse von Argon als Basis einer neuen Fremdgasmethode zur Durchblutungsmessung von Organen. In: Soziosomatik der Kreislaufkrankheiten (32. Tagung d. Dtsch. Ges. f. Kreislaufforschung): Darmstadt: Dr. D. Steinkopff 1966.

BRITTON, K.E.: Renal function studies with radioisotopes – an appraisal. In: Dynamic studies with radioisotopes in medicine, p. 215. Wien: IAEA 1975.

BRITTON, K.E., BROWN, N.J.G.: Clinical Renography. London: Lloyd-Luke (Medical Books) Ltd 1971.

BRITTON, K.E., HALL, F.M., WELLS, P., COX, N.J., GOODWIN, D.J., BLUHM, M.M.: The measurement of individual renal function: a comparison of a Gamma-Camera-Computer-Light-Pen-System with background subtraction renography. In: R. HÖFER (Hrsg.), Radioaktive Isotope in Klinik und Forschung, S. 186. München-Berlin-Wien: Urban & Schwarzenberg 1975.

Brod, J.: Study of renal function in the differential diagnoses of kidney disease. Brit. med. J. **3**, 135 (1971).

BROWN, D.W., STARZL, TH.E.: Radionuclides in the postoperative management of orthotopic organ transplantation. Radiology **92**, 373 (1969).

BROWN, J.J., DAVIES, D.L., LEVER, A.F., ROBERTSON, J.I.S.: Variations in plasma renin concentration in several physiologic and pathological state. Canad. med. Ass. J. **90**, 210 (1964).

BRUN, C., CRONE, C., DAVIDSON, H.G., FABRICIUS, J., HANSEN, A.T., LASSEN, N.A., MUNCK, O.: Renal blood flow in anuric subject determined by use of radioactive Krypton 85. Proc. Soc. exp. Biol. (N.Y.) **89**, 687 (1955).

BRUNNER, H.R., LARAGH, J.H., BAER, L., NEWTON, M.A., GOODWIN, F.T., KRAKOFF, L.R., BART, R.H., BÜHLER, F.R.: Essential hypertension: Renin and aldosterone, heart attack and stroke. New Engl. J. Med. **286**, 441 (1972).

BUCHBORN, E.: Nierenarterienstenose aus internistischer Sicht. Münch. med. Wschr. **113**, 65 (1971).

BUDINGER, T.F., GULLBERG, G.T., NOHR, M.L., MCRAE, J., ANGER, H.O.: Quantitative sequential imaging of radionuclide distribution using the whole-body scanner and the gamma camera. In: H.W. PABST u. G. HÖR (Hrsg.), Nuklearmedizin, S. 2. Stuttgart-New York: F.K. Schattauer 1974.

BÜHLER, F.R.: Essentielle Hypertonie: Renin und Aldosteron, Schlüssel zu Pathogenese und Therapie? Schweiz. med. Wschr. **104**, 1013 (1974).

BÜHLMEYER, K.: Differentialdiagnose des Hypertoniebefundes im Kindesalter. Münch. med. Wschr. **116**, 711 (1974).

BÜLL, U., FAUL, P., LANGHAMMER, H., PFEIFER, K.J., ELSÄSSER, E., FREY, K.W.: Isotopennephrographische Untersuchungen zur Korrelation von lageabhängiger Funktionsbeeinträchtigung mit der Absinkhöhe bei Nephroptosen. Urologe **11**, 148 (1972).

BÜLL, U., LANGHAMMER, H., HÖR, G., FREY, K.W.: Funktionsuntersuchungen bei Nephroptosen mit der o-^{131}J-Hippuran-Nephrographie. Fortschr. Röntgenstr. **114**, 407 (1971).

BUESCHEN, A.J., EVANS, B.B., SCHLEGEL, J.U.: Renal function evaluation in children by scintillation camera study. In: K. ZUM WINKEL, M.D. BLAUFOX, J.L. FUNCK-BRENTANO (Eds.), Radionuclides in Nephrology, p. 93. Stuttgart: Thieme 1975.

BURBANK, M.K., TAUXE, W.N., MAHER, F.T., HUNT, J.C.: Evaluation of radioiodinated hippuran for the estimation of renal plasma flow. Proc. Mayo Clin. **36**, 372 (1961).

BURBANK, M.K., TAUXE, W.N., MAHER, F.T., HUNT, J.C.: Use of labelled substance in classic renal clearance tests. J. Physiol. (Paris) **55**, 433 (1963).

BURKE, G., HALKO, A.: Scintillation camera renography in the study of prolonged renal transit time. Radiology **88**, 704 (1967).

BURKE, G., HALKO, A., COE, F.L.: Dynamic clinical studies with radioisotopes and the scintillation camera. I. Sodium iodohippurate I 131 renography. J. Amer. med. Ass. **197**/1, 85 (1966).

BUTTERMANN, G., WOLF, I., HÖR, G., PABST, H.W.: Clinical experiences in studying liver and kidney diseases using ^{123}I-compounds. In: S.M. QUAIM, G. STÖCKLIN, R. WEINREICH (Eds.), Iodine-123 in Western Europe, Proc. Panel Disc. KFA Jülich, Feb. 13, 1976, Jül-Conf-20, Aug. 1976, p. 19.

BUTTERMANN, G., WOLF, I., HÖR, G., PABST, H.W., KUHLMANN, H.: Verbesserung nuklearmedizinischer Nierendiagnostik durch Integration der dynamischen Szintigraphie mit statischem Nierenscan und Berechnung der integralen und regionalen seitengetrennten Clearance unter Verwendung von ^{123}J-Hippuran. In: H.A.E. SCHMIDT (Herausg.), Nuklearmedizin, p. 361, Stuttgart-New York: F.K. Schattauer 1977.

CAPLAN, G.E., HARTMANN, H.R., YOUNG, R., VICTOR, J.: "Hot" renal tumor: scanning and angiographic characteristics of a solid renal tubular adenoma. Radiology **91**, 991 (1968).

CAREY, R.M., DOUGLAS, J.G., SCHWEIKERT, J.R., LIDDLE, G.W.: The spironolactone in essential hypertension and suppressed plasma renin activity. Arch. intern. Med. **130**, 849 (1972).

Catt, K., Douglas, J.: The renin-angiotensin system. In: B. Rothfeld (Ed.), Nuclear Medicine in Vitro, p. 291. Philadelphia-Toronto: J.B. Lippincott 1974.

Channick, B.J., Adlin, E.V., Marks, A.D.: Suppressed plasma renin activity in hypertension. Arch. intern. Med. **123**, 131 (1969).

Charkes, N.D., Gershon-Cohen, J.: Color television contrast expansion of photoscans. Amer. J. Roentgenol. **90**, 406 (1963).

Chasis, H., Redish, J.: Function of the separate kidneys in hypertensive subjects. Arch. intern. Med. **70**, 738 (1942).

Chervu, L.R., Freeman, L.M., Blaufox, M.D.: Radiopharmaceuticals for renal studies. Semin. Nucl. Med. **4**, 3 (1974).

Chervu, L.R., Lory, M., Liang, D.: Determination of plasma renin activity by radioimmunoassay: Comparison of results from two commercial kits. J. Nucl. Med. **13**, 806 (1972).

Clayman, A.S., Bookstein, J.J.: The role of renal arteriography in pediatric hypertension. Radiol. **108**, 107 (1973).

Clorius, J.H., Schalkhäuser, K., Georgi, P., Reinbold, F.: Die Kippniere. Fortschr. Röntgenstr. **119**, 592 (1973).

Coe, F.L., Burke, G.: Renal transit times: Its measurement by the ^{131}I-hippuran renogram. J. Nucl. Med. **6**, 269 (1965).

Cohen, E.L., Conn, J.W., Lucas, C.P., McDonald, W.J., Grim, C.E., Mayor, G.H., Saltman, S.E., Caldwell, J.N.: Radioimmunoassay for angiotensin I: Measurement of plasma renin activity, plasma renin concentration, renin substrate concentration and angiotensin I in normal and hypertensive people. In: J. Genest, E. Koiw (Eds.), "Hypertension 72", p. 569. Berlin-Heidelberg-New York: Springer 1972.

Cohen, M.L.: Radionuclide clearance techniques. Semin. Nucl. Med. **4**, 23 (1974).

Cohen, M.L., Smith, F.G., Mindell, R.S., Vernier, R.L.: A simple reliable method of measuring glomerular filtration rates using single low dose sodium Iothalamate-^{131}J. J. Pediat. **43**, 407 (1969).

Cohn, R., Kountz, S.L.: Relationship of blood flow in kidney to the homograft reaction. Amer. J. Surg. **108**, 245 (1964).

Coleman, R.E.: Renal colloid localization. J. Nucl. Med. **15**, 367 (1974).

Collins Jr., J.J., Wilson, R.E.: Functional evaluation of human kidney transplants with renograms. Ann. Surg. **161**, 428 (1965).

Conn, J.W., Cohen, E.L.: Primary aldosteronism: importance of the level of plasma renin as an adjunct in diagnosis. In: I.H. Page, F.M. Bumpus (Eds.), Angiotensin, p. 264. Berlin-Heidelberg-New York: Springer 1971

Conn, J.W., Cohen, E.L., Rovner, D.R.: Suppression of plasma renin activity in primary aldosteronism. Distinguishing primary from secondary aldosteronism in hypertensive disease. J. Amer. med. Ass. **190**, 213 (1964).

Connor, T.B., Thomas, jr., C.W., Haddock, L., Howard, J.E.: Unilateral renal disease as a cause of hyertension: its detection by ureteral catheterization studia. Amer. Int. Med. **52**, 44 (1960).

Constable, A.R., Verry, D.M.: Simplified regional renography applied to the duplex kidney. Brit. J. Radiol. **45**, 377 (1972).

Constantinides, C., Kostamis, P., Binopoulos, D., Darsinos, J., Malamos, B.: Radionuclide angiography for detection of relative differences in renal blood flow. In: Dynamic studies with radioisotopes in medicine, p. 321. Wien: IAEA 1971.

Constantinides, C., Kostamis, P., Binopoulos, D., Paschos, A., Constantes, J., Malamos, B.: Sequential renal scintigraphy by using ^{99m}Tc-DTPA and the Anger-Camera – Comparison study with other scintigraphic procedures. Medical Radioisotope Scintigraphy. Monte Carlo: IAEA 1972.

Conway, J.J., Bellman, A.B., King, L.R.: Direct and indirect radionuclide-cystography. Semin. Nucl. Med. **4**, 197 (1974).

Conway, J.J., Filmer, R.B.: Kidney. In: H. Handmaker, J.M. Lowenstein (Eds.), Nuclear medicine in clinical pediatrics, p. 117. Soc. Nucl. Med. Inc. New York 1975, Liberary of Cong. No. 74/75.

Conway, J.J., King, L.R., Bellman, A.B., Thorson, jr., B.: Detection of vesico-ureteral reflux with radionuclide-cystography. Amer. J. Roentgenol. **115**, 720 (1972).

Corriere, jr., D., Kuhl, E., Murphy, J.J.: The use of ^{99m}Tc-labelled sulphur – colloid to study particle dynamics in the urinary tract. Invest. Urol. **4**, 570 (1967).

Cotran, R.S., Kaska, E.H.: Determination of the volume of residual urine in the bladder without catheterization. New. Engl. J. Med. **259**, 337 (1958).

Crandell, D.C.: Scintillation camera imaging of post renal transplantation ureteral death. Radiology **102**, 663 (1972).

Crane, M.G., Harris, J.J.: Effect of spironolactone in hypertensive patients. Amer. J. med. Sci. **260**, 311 (1970).

Crane, M.G., Harris, J.J., Johns, W.J.: Hyporeninemic Hypertension. Amer. J. Med. **52**, 457 (1972).

Darsinos, J., Alexandrou, C., Papadakis, E., Gyftaki, E.: Postural changes in essential hypertension under treatment and their effect on the renogram. Nucl. Med. **10**, 39 (1971).

Davies, R., Jones, D.J., Croft, D.N.: An assessment of Anderson-Hynes pyeloplasty by radioisotope renography. Proc. Roy. Soc. Meet. **62**, 23 (1969).

Davies, E.R., Roberts, M., Roylance, J.: The renal scintigram in pyelonephrits. Clin. Radiol. **23**, 370 (1972).

Dayton, D.A., Maher, F.T., Elveback, L.R.: Renal

Clearance of Technetium (^{99m}Tc) as Pertechnetate. Proc. Mayo Clin. **44**, 549 (1969).

DECKART, H.: Nuklearmedizinische nephrologische Untersuchungsverfahren in der Pädiatrie. Kinderärztl. Prax. **34**, 197 (1966).

DECKART, H., FLENTJE, H., HERZMANN, H.: ^{51}Cr-DTPA in der Nierendiagnostik. Nucl. Med. **7**, 205 (1968).

DEETJEN, P., BRECHTELSBAUER, H., KRAMER, K.: Hämodynamik des Nierenmarks. Pflügers Arch. ges. Physiol. **279**, 281 (1964).

DE GRAZIA, J.A., SCHEIBE, P.O., JACKSON, P.E., LUCAS, Z.J., FAIR, W.R., VOGEL, J.M., BLUMIN, L.J.: Clinical applications of a kinetic model of hippurate distribution and renal clearance. J. Nucl. Med. **15**, 102 (1974).

DEININGER, H.K., HEUCK, F.: Der Einfluß von aberrierenden Gefäßen auf das Isotopennephrogramm. Fortschr. Röntgenstr. **111**, 397 (1969).

DEININGER, H.K., HEUCK, F., KAMMERER, V.: Das Nierenszintigramm und Isotopennephrogramm als Screeningtest in der uroradiologischen Diagnostik. Radiologe **13**, 57 (1973).

DELALOYE, B.: Introduction à la szintigraphie clinique (Atlas). Paris: Masson Ed. 1966.

DE MARIA, W., KRUEGER, R.P., SANDERS, A.P., JAMES, J.M., POLITANO, V.A., BAYLIN, G.J.: Evaluation of renal function with radiorenogram. Proc. Soc. exper. Biol. (N.Y.) **104**, 762 (1960).

DEMPSTER, W.A.: A consideration of the course of functional arrest of homotransplanted kidneys. Brit. J. Urol. **27**, 66 (1955).

DE NARDO, G.L., KROHN, K.A., JANSHOLT, A.L., DE NARDO, S.J., LAGUNAS-SOLAR, M., JUNGERMAN, J.A.: Present and future applications of iodine-123. In: Medical radionuclide imaging, Vol. II, p. 3, Wien: IAEA, 1977.

DENNEBERG, T.: Clinical studies on kidney function with radioactive sodium diatrizoate (Hypaque). Acta med. scan. Suppl. **442** ad Vol. **179**, 1965.

DENNEBERG, T., EK, J., HEDENSKOG, J.: A comparison of the renal excretion of ^{131}J labelled diodrast, hypaque and inulin. Acta med. scand. **170**, 169 (1961).

DIETHELM, L.: Angiography/Scintigraphy. Berlin-Heidelberg-New York: Springer 1972.

DISTLER, A.: Renin-Angiotensin-Aldosteron-System bei der essentiellen Hypertonie. Med. Klin. **70**, 691 (1975).

DITZEL, J., JUNKER, K.: Abnormal glomerular filtration rate, renal plasma flow and renal protein excretion in recent and short term diabetics. Brit. med. J **2**, 13 (1972).

DITZEL, J., SCHWARTZ, M.: Abnormally increased glomerular filtration rate in short-term insulin-treated diabetic subjects. Diabetes **16**, 264 (1967).

DODGE, E.A., LOWE, A.K.: Experimental approach to quantitative analysis of the renogram. Austr. paediat. J. **4**, 274 (1968).

DONATH, A.: The simultaneous determination in children of glomerular filtration rate and effective renal plasma flow by single injection clearance technique. Acta paediat. scand. **60**, 512 (1971).

DOSSETOR, J.B., ZWEIG, S.M., TREVES, S., ROSS, W.M.: Ortho-iodohippurate—^{131}I-photoscan in human renal allografts. Canad. med. Ass. J. **102**, 1373 (1970).

DOST, F.H.: Grundlagen der Pharmakokinetik. Stuttgart: Thieme 1968.

DRESSLER, J., HÖR, G., HEIDENREICH, P.: Nuklearmedizinische Diagnostik des Niereninfarktes. Med. Klin. **69**, 1130 (1974).

DUBOVSKY, E.V., LOGIC, J.R., TAUXE, W.N., DIETHELM, A.G., STERLING, W.A.: Dynamic renal studies in the early post-transplant period. In: Dynamic studies with radioisotopes in medicine, p. 329. Wien: IAEA 1974.

DUNN, M.J., TANNEN, R.L.: Low-renin hypertension: an editorial review. Kidney internat. **5**, 317 (1974).

EARLAM, R.J.: The radio-isotope renogram in the nonfunctioning kidney. Brit. J. Urol. **38**, 288 (1966).

ECKELMAN, W.C., MEINKEN, G., RICHARDS, P.: Chemical state of ^{99m}Tc in biomedical products. J. Nucl. Med. **12**, 596 (1971).

ECKELMAN, W.C., RICHARDS, P.: Instant ^{99m}Tc-compounds. J. Nucl. Med. **10**, 245 (1971).

ECKELMAN, W.C., RICHARDS, P.: Analytical pitfalls with ^{99m}Tc-labeled compounds. J. Nucl. Med. **13**, 202 (1972).

EDWARDS JR., W.G., STRONG, C.G., HUNT, J.C.: A vasodepressor lipid resembling prostaglandin E_2 (PGE_2) in the renal venous blood of hypertensive patients. J. Lab. clin. Med. **74**, 389 (1969).

EIDE, J.: Renal excretion of ^{51}Cr-EDTA studies with stop flow technique. Scand. J. clin. Lab. Invest. **26**, 373 (1970).

EIGLER, F.W.: Operative Therapie der renalen Hypertonie. Med. Klin. **65**, 1237 (1970).

EISEN, M., ALTROCH, K., PIXBERG, H.U., PFANNENSTIEL, P.: Nierenfunktion nach Ausgußsteinoperation. Helv. chir. Acta **41**, 309 (1974).

EISSNER, D., HAHN, K., GRIMM, W., WOLF, R., ALTWEIN, J.E.: Die Aussagekraft der katheterlosen Isotopenrefluxprüfung mit ^{99m}Tc-Eisenkomplex und ^{99m}Tc-DTPA im Vergleich zur Röntgenrefluxprüfung. In: H.A.E. SCHMIDT, Nuklearmedizin, p. 407, Stuttgart-New York: F.K. Schattauer 1977.

EMRICH, D.: Nuklearmedizinische Diagnostik und Therapie. Stuttgart: Thieme 1976.

EMRICH, D., KLEINFELD, G., BARTHOLOMÉ, HESCH, R.D., SCHELER, F., EMMRICH, J.: Kritische Analyse der Ergebnisse der Radioisotopennephrographie bei 534 Patienten eines internistischen Krankengutes. Dtsch. Röntgenkongr. 1970, S. 114. Stuttgart-New York: Thieme 1972.

ENLANDER, D., WEBER, P.M., DOS REMEDIOS, L.V.: Renal cortical imaging in 35 patients: Superior quality with ^{99m}Tc-DMSA. J. Nucl. Med. **15**, 743 (1974)

ERD, W., FRITZER, W., HÖFER, R., OEI, H.J., PFEIFFER, G.: Vergleichende Untersuchungen der renalen Clearance mit Inulin, PAH, Cr-51-EDTA und ^{125}J-Hippuran. Wien. Z. inn. Med. 50, 106 (1969).

ERD, W., GASSER, G., HÖFER, R., NIEDOBA, H.: The gamma scintillation camera in urology. Helv. chir. Acta 37, 435 (1970b).

ERD, W., HAVLIK, E., SALAMBASCHEV, L., HÖFER, R.: Die Bedeutung der Organtiefe für seitengetrennte quantitative Nierenuntersuchungen. In: R. HÖFER (Hrsg.), Radioaktive Isotope in Klinik und Forschung, S. 196. München-Berlin-Wien: Urban & Schwarzenberg 1975.

ERD, W., HAVRANEK, CH. HÖFER, R., KREPLER, P.: Serienszintigraphie und Nephrographie zur seitengetrennten Beurteilung der Nierenfunktion bei Kindern. Mschr. Kinderheilk. 118, 204 (1970a).

ESCH, I., PLACHETA, P., GAUL, G., RAUSCHER, W.: Reningruppen bei essentieller Hypertonie: Ein Vergleich verschiedener Stimulationsmethoden. Wien. klin. Wschr. 86, 528 (1974).

FÄRBER, D., JÜLCH, R., CZEMPIEL, H.: Nuklearmedizinische Nierendiagnostik mit dem Autofluoroskop bei Säuglingen und Kindern (2. Klinische Anwendung und Erfahrungen). Pädiat. Fortbild. Prax. 14, 275 (1974).

FAIR, R., STAMEY, TH. A.: Differential renal function studies in segmental renal ischemia. J. Amer. med. Ass. 217, 790 (1971).

FARMELANT, M.H., BURROWS, B.A.: The renogram: physiologic basis and current clinical use. Semin. Nucl. Med. 4, 61 (1974).

FARMELANT, M.H., DUKSTEIN, W., BURROWS, B.A.: Influence of water and mannitol loads on radiohippuran renal function curves. J. Nucl. Med. 11, 186 (1970).

FEINE, U.: Nuklearmedizinische Untersuchungen beim Kind und Säugling in Notfallsituationen. In: H.W. PABST, G. HÖR, H.A.E. SCHMIDT (Hrsg.), Nuklearmedizin, S. 355. Stuttgart-New York: F.K. Schattauer 1975.

FEITEL, M., OLIVER, W.J.: Clinical experience with the radioactive iodopyracet (diodrast) renogram in pediatric subjects. Pediatrics 27, 441 (1961).

FENDEL, H.: Radiation exposure due to urinary tract disease. Proc. Pediat. Radiol. 3, 116 (1970).

FENDEL, H.: Vesico-ureteral reflux. Ann. Radiol. 14, 217 (1971).

FENDEL, H.: Urinary tract obstruction in children; its sign in the isotopic nephrogram. Ann. Radiol. 16, 227 (1973).

FENDEL, H., FEINE, U.: The radioisotope-nephrogram with ^{125}I-labelled hippuran in infancy and childhood. Ann. Radiol. 9, 54 (1966).

FERRANT, A., V. DER LINDEN, S., PIRET, L.: Quantitative evaluation of segments of kidney by isotopic nephrography using the scintillation camera under forced diuresis by furosemid. J. Radiol. Électrol. 54, 695 (1973).

FIGDOR, P.P., HÖLTI, G., ZEKERT, F., ZINNBAUER, B.: Changes in renal function associated with operations. Internat. Urol. Nephrol. 4, 109 (1972).

FIGUEROA, J.E., RODRIGUEZ-ANTUNEZ A., NAKAMOTO, S., KOLFF, W.J.: The scintigram after renal transplantation in man. New Engl. J. Med. 273, 1406 (1965).

FITZ, A.: Renal venous renin determinations in the diagnosis of surgically correctable hypertension. Circulation 36, 942 (1967).

FOCHEM, K., OGRIS, E., BREIT, A., REINDL, P., OLBERT, F.O., FUCHS, S.F., NEUMANN, I.: Raumfordernde Prozesse. In: A. BREIT (Hrsg.), Wertigkeit radiologischer Methoden: Niere-Leber-Pankreas, S. 59. Stuttgart: Thieme 1975.

FOREMAN, H., TRUJILLO, T.T.: The metabolism of ^{14}C-labeled ethylenediaminetetraacetic acid in human beings J. Lab. clin. med. 43, 566 (1954).

FORLAND, M., PULLMAN, T.N., LAVENDER, A.R., ARO, I.: The renal excretion of EDTA in the dog. J. Pharmacol. exp. Ther. 153, 42 (1966).

FOSTER, J.H., DEAN, R.H., PINKERTON, J.A., RHAMY, R.K.: Ten years experience with the surgical management of renovascular hypertension. Ann. Surg. 177, 755 (1973)

FRANK, P., SCHENCK, P., WÜRDINGER, H., METZ, O., SCHEURLEN, H.: Sogenannte „Stumme Niere". In: A. BREIT (Hrsg.), Wertigkeit radiologischer Methoden: Niere-Leber-Pankreas, S. 50. Stuttgart: Thieme 1975.

FREEDLENDER, A.E., FYHRQUIST, F., HOLLEMANS, H.J.G.: Renin and the Angiotensins. In: B.M. JAFFE, H.R. BEHRMAN (Eds.), Methods of Hormone Radioimmunoassay, p. 455. New York-London: Academic Press 1974.

FREEMAN, L.M.: Clinical aspects of dynamic renal imaging with Radiochlormerodrin, Technetium-99m-Pertechnetate and Iodine-131-ortho-iodohippurate. In: N. CROLL, L.W. BRADY, H.R. TATEM III, T. HONDA (Eds.), Clinical Dynamic Function Studies with Radionuclides, p. 47. New York: Appleton-Century-Crofts, Meredith Corporation 1972.

FREEMAN, L.M., CHIEN-HSING, M., BLAUFOX, M.D.: Diagnosis of arteriovenous fistula of the kidney with renal blood flow scintiphotography. Radiology 91, 1189 (1968).

FREEMAN, L.M., GOLDMAN, ST.M., SHAW, R.K., BLAUFOX, M.D.: Kidney visualization with ^{131}J-ortho-iodohippurate in patients with renal insufficiency. J. Nucl. Med. 10, 545 (1969).

FREEMAN, L.M., JOHNSON, PH.M.: Clinical Scintillation Imaging – second edition. New York-London-San Francisco: Grune and Stratton 1975.

FREEMAN, L.M., KAY, C.J., MENG, C.: The contribution of renal scanning in the evaluation of renal trauma. Radiology 86, 1021 (1966).

FREEMAN, L.M., MENG, CH., RICHTER, M.W., BLAUFOX, M.D.: Patency of major renal vascular pathways demonstrated by rapid blood flow scintiphotography. J. Urol. (Baltimore) 105, 473 (1971).

FREEMAN, L.M., MINDELZUN, R.: Diagnosis of aortic aneurysm with radionuclide angiography. Amer. J. Surg. **116**, 433 (1968).

FREIS, E.D.: The clinical spectrum of essential hypertension. Arch. intern. Med. **133**, 982 (1974).

FREY, K.W., HEINZE, H.G., HÖR, G.: Nierenszintigraphie im Kindesalter. Fortschr. Med. **82**, 637 (1964).

FREY, K.W., HÖR, G., HEINZE, H.G.: Die Radioisotopennephrographie bei der Nierentuberkulose. Nucl. Med. **4**, 249 (1965).

FREY, K.W., HÖR, G., STEINHOFF, H., SEIDEL, P.: Isotopendiagnostik des Urogenitaltraktes in der Kinderchirurgie. Z. Kinderchir. **4**, 166 (1967).

FUKUCHI, S., NAKAJIMA, K., MICHIMATA, Y., TSUCHIDA, S.: The interrelation of plasma vasopressin and plasma renin activity measured by radioimmunoassay. In: K. ZUM WINKEL, M.D. BLAUFOX, J.L. FUNCK-BRENTANO (Eds.), Radionuclides in Nephrology, p. 114. Stuttgart: Thieme 1975.

FURUYAMA, S., MAYES, D.M., NUGENT, C.A.: A radioimmunoassay for plasma testosterone. Steroids **16**, 415 (1970).

GALEN, N.R., SCHLEGEL, J.U.: The creation of sustained renovascular hypertension with functional evaluation using gamma scintillation camera studies. J. Urol. (Baltimore) **110**, 619 (1973).

GARNETT, E.S., PARSONS, V., VEALL, N.: Measurement of renal glomerular filtration using EDTA-Complex. Lancet **1967II**, 818.

GAUDINO, M., LEVITT, M.F.: Inulin space as a measure of extracellular fluid. Amer. J. Physiol. **157**, 387 (1949).

GAYER, J.: Über die Deponierung von Inulin im Nierenparenchym. Klin. Wschr. **35**, 568 (1957).

GAYER, J., GRAUL, E.H., HUNDESHAGEN, H.: Autoradiographical detection of tritium–labelled inulin in the kidney. Nature (Lond.) **189**, 500 (1961).

GENEST, J., KOIW, E. (Eds.): Hypertension 72. Berlin-Heidelberg-New York: Springer 1972.

GENEST, J., TREMBLY, G.Y., BOUCHER, R., CHAMPLAN, J.D., ROGO-ORTEGA, J.M., LEFEBRE, R., RAY, P., CARTIER, P.: Significance of humoral factors in renovascular hypertension. In: F. GROSS (Ed.), Antihypertensive Therapy, p. 518. Berlin-Heidelberg-New York: Springer 1966.

GEORGE, E.A., CODD, J.E., NEWTON, W.T.: Further evaluation of ^{99m}Tc sulfur colloid accumulation in rejecting renal transplants in man and canine model. Radiology **116**, 121 (1975).

GEORGE, E.A., CODD, J.E., NEWTON, W.T., HAIBACH, H., DONATI, R.M.: Comparative evaluation of renal transplantation rejection with radioiodinated fibrinogen, 99mTc-sulfur colloid and 67Ga-citrate. J. Nucl. Med. **17**, 175 (1976).

GITSCH, E.: Zur Früherkennung eines Beckenwandrezidivs nach Kollumkarzinom durch die Isotopennephrographie. Zbl. Gynäk. **94**, 1628 (1972).

GOLDBERG, B.B., POLLACK, H.M.: Differentiation of renal masses using A-mode ultrasound. J. Urol. (Baltimore) **105**, 765 (1971).

GOLDBLATT, H., LYNCH, J., HANZAL, R.F., SUMMERVILLE, W.W.: Studies on experimental hypertension (I. Production of persistent elevation of systolic blood pressure by means of renal ischemia). J. exp. Med. **59**, 347 (1934).

GOODFRIEND, T.L., FYHRQUIST, F., GUTMANN, F., KNYCH, E., HOLLEMANS, H., ALLMANN, D., KENT, K., COOPER, T.: Clinical and conceptual uses of angiotensin receptors. In: J. GENEST, E. KOIW (Eds.), „Hypertension 72", p. 549. Berlin-Heidelberg-New York: Springer 1972.

GOTT, F.S., PRITCHARD, W.H., YOUNG, W.R., MACINTYRE W.J.: Renal blood flow measurement from the blood clearance of a single injection of hippu-tope. Clin. Res. **9**, 201 (1961).

GOTTSCHALK, A., ANGER, H.O.: Renal scintiphotography with the gamma-ray scintillation camera and Neohydrin-Hg-203. Radiology **84**, 861 (1965).

GRÄNGSJÖ, G., ULFENDAHL, H.R., WOLGAST, M.: Determination of regional blood flow by means of small semiconductor detectors and red cells tagged with Phosphorus 32. Nature **211**, 1411 (1966).

GREBE, S.F., RÖMER, M.: Das Strahlenfeld beim Arbeiten mit der ^{99}Mo/^{99m}Tc-Säule und mit ^{99m}Tc. Atompraxis **6** (1968).

GROSS, F.: Renin und Hypertensin: Physiologische oder pathologische Wirkstoffe. Klin. Wschr. **36**, 693 (1958).

GRÜNFELD, J.P., SABTO, J., BANKIR, L., FUNCK-BRENTANO, J.L.: Methods for measurement of renal blood flow in man. Semin. Nucl. Med. **4**, 39 (1974).

GRUNDMANN, R., EICHMANN, J., KECKSTEIN, J., RAAB, M., MEUSEL, E., PICHLMAIER, H.: Einfluß der warmen Ischämie auf die Ergebnisse der Nierenperfusion. Dtsch. med. Wschr. **101**, 499 (1976).

GÜNTHER, R., SCHENCK, P., YOSHIDA, S., PRAGER, P.: Die Nierensequenzszintigraphie mit ^{131}J-o-Jodhippursäure zur Darstellung gut durchbluteter Nierentumoren und Möglichkeiten der Fehlinterpretation. Fortschr. Röntgenstr. **117**, 451 (1972).

HAAS, J.P., CLAUS, H.G., KUTZNER, J.: Vergleichende Untersuchungen über die Aussagekraft von Angioszintigraphie, der Angiographie und der Szintigraphie der Nieren. Dtsch. Röntgenkongreß München 1970, S. 106. Stuttgart: Thieme 1972.

HABER, E., KOERNER, T., PAGE, L.B., KLIMAN, P., BURNOD, A.: Application of a radioimmunoassay for angiotensin I to the physiologic measurements of plasma renin activity in normal human subjects. J. clin. Endocr. **29**, 1349 (1969).

HAGAN, PH.L., CHAUNCEY JR., D.N., HALPERN, S.E., AYRES, PH.: ^{99m}Tc-Thiomalic acid complex – a nonstannous chelate for renal scanning. J. Nucl. Med. **18**, 353 (1977).

HAHN, K., EISSNER, D., KERKMANN, D., GRIMM, W., EISEN, M., STRAUB, E.: Die katheterlose Isotopenrefluxprüfung mit ^{99m}Tc-Eisen-Komplex. Fortschr. Röntgenstr. **123**, 321 (1975).

HALKO, A., BURKE, G., SORKIN, A., ENENSTEIN, J.: Computer-aided statistical analysis of the scintillation camera ^{131}I-Hippuran renogram. J. Nucl. Med. **14**, 253 (1973).

HALL, F.M., MONKS, G.K.: The renogram – a method for separating vascular and renal component. Invest. Radiol. **1**, 220 (1966).

HALLAUER, W., SCHIRMEISTER, J.: Das schockbedingte akute Nierenversagen. Z. Allgemeinmed. **50**, 108 (1974).

HALPERN, S., TUBIS, M., ENDOW, J., WALSH, C., KUNSA, J., ZWICKER, B.: ^{99m}Tc-penicillamine-Acetazolamide complex, A new renal scanning agent. J. Nucl. Med. **13**, 45 (1972a).

HALPERN, S., TUBIS, M., GOLDEN, M., KUNSA, J., ENDOW, J., WALSH, C.: ^{99m}Tc-PAC, A new renal scanning agent. II. Evaluation in humans. J. Nucl. Med. **13**, 723 (1972b).

HANDMAKER, H., LOWENSTEIN, J.M. (Eds.): Nuclear medicine in clinical pediatrics. Soc. Nucl. Med. Inc. New York, Library of Congr. No. 74/75, 383 (1975).

HANDMAKER, H., MCRAE, J., BUCK, E.G.: Intravenous radionuclide voiding cystography – an atraumatic method of demonstrating vesico-ureteral reflux. Radiology **108**, 703 (1973).

HANDMAKER, H., YOUNG, W., LOWENSTEIN, M.: Clinical experience with ^{99m}Tc-DMSA (Dimercaptosuccinic Acid). A new renal imaging agent. J. Nucl. Med. **16**, 28 (1975).

HARBERT, J.C., FRALEY, E.E., DECKERS, P.J.: Alterations in radioactive isotope renogram pattern with urinary bladder filling. Amer. med. Ass. **211**, 810 (1970).

HARPER, P.V., ANDROSS, G., LATHROP, K.A.: Preliminary observations on the use of six hour ^{99m}Tc as a tracer in biology and medicine. Argonne Cancer Res. Hosp. Semiannual report to the Atomic Energy Commission ACRH **18**, 76 (1962).

HARPER, P.V., LATHROP, K.A., GOTTSCHALK, A.: Pharmaco-dynamics of some ^{99m}Tc-preparations. In: Radioactive Pharmaceuticals, p. 335. U.S. Atomic Energy Commission 1965.

HARRIES, J.D., MILDENBERGER, R.R., MALOWANY, A.S., DRUMMOND, K.N.: A computerized cumulative integral method for the precise measurement of the glomerular filtration rate. Proc. Soc. exp. Biol. (N.Y.) **140**, 1148 (1972).

HARTENBOWER, T.L., WINSTON, M.A., WEISS, E.R., COBURN, J.W.: The scintillation-camera in embolic acute renal failure. J. Urol. (Baltimore) **104**, 790 (1970).

HARVEY, R.F., KEELING, D.H.: Investigation of ureteric function by isotope renography: with particular reference to patients with unexplained renal pain. Lancet **1969 I**, 847.

HAST, B., ROHLOFF, R., HEINZE, H.G.: Computer-Auswerteprogramm für die quantitative Kamera-Funktionsszintigraphie der Nieren. Nuc. Comp. **5**, 138 (1974).

HATTNER, R.S., MALTZ, H., HOLLIDAY, M.: The ^{131}I-Hippurate renal scan in differentiation of endstage renal failure from reversable acute renal failure in nephrotics. (Abstract.) J. Nucl. Med. **15**, 501 (1974).

HAUBOLD, U., JOST, H., ZUM WINKEL, K.: Sequenzszintigraphien der Niere mit ^{131}J-o-Jod-Hippursäure und ^{113m}In-EDTA. Strahlentherapie **140**, 89 (1970).

HAUSCHILD, G., LÖBE, J., MÜLLER, G., SCHÖNE, D., WÄSSER, ST.: J^{131}-Hippuran-Clearance im Slope während der Isotopennephrographie. Kinderärztl. Prax. **40**, 248 (1972).

HAUSER, W., ATKINS, L., NELSON, K.G., RICHARDS, P.: Technetium-99m-DTPA: A new radiopharmaceutical for brain and kidney scanning. Radiology **94**, 679 (1970).

HAYES, M., MOORE, T.C.: Early detection and classification of renal transplant rejection by B/K scan ratio and blood isotope clearance data. Transplantation **12**, 139 (1971).

HAYNIE, TH.P., KONIKOWSKI, T., GLENN, H.J.: The kinetics of ^{99m}Tc-, ^{113m}In- and ^{169}Yb-DTPA compounds in brain sarcoma and kidneys of mice. J. Nucl. Med. **13**, 205 (1972).

HEATH, D.A., KNAPP, M.S., WALKER, W.H.C.: Comparison between Inulin and ^{51}Cr-labelled edetic acid for the measurement of glomerular filtration rate. Lancet **1968 II**, 1110.

HEBERER, G., EIGLER, F.W.: Operative Therapie bei arterieller Hypertonie. In: R. HEINTZ, H. LOSSE (Hrsg.), Arterielle Hypertonie, S. 381. Stuttgart: Thieme 1969.

HECKING, E., KNICK, C., NETTER, P., PFANNENSTIEL, P., PETERS, P.E., PIXBERG, H.U., ABDELHAMID, S.: Bedeutung der Isotopennephrographie mit ^{131}J-Hippuran aus nephrologischer Sicht. – Vergleich klinischer Befunde mit der Funktionsszintigraphie der Nieren an 171 Patienten. In: B. SCHLEGEL (Hrsg.): Verhandl. Dtsch. Ges. Inn. Med., S. 75. München: J.F. Bergmann 1974.

HECKING, E., PFANNENSTIEL, P., PIXBERG, U., KNICK, C., AMMENDE, H.P., STOCK, S., NETTER, P., PHILIPP, TH., PETERS, P.E., FIEGEL, P.: Klinischer Wert der Nierensequenzszintigraphie mit ^{131}J-Hippuran und der Nierenperfusion mit ^{99m}Tc-Präparaten nach Computerverarbeitung. Fortschr. Röntgenstr. **123**, 103 (1975).

HEGEDÜS, V., FAARUP, P.: Cortical volume of the normal human kidney. Acta Radiol. Diagn. **12**, 481 (1972).

HEIDENREICH, P., EGGER, B., HÖR, G., KEMPKEN, K., OBERDORFER, M., HUBER, H.: Klinische Anwendung nuklearmedizinischer Nierenclearance-Meßtechnik: Bestimmung der tubulären, glomerulären und seitengetrennten Nierenclearance im Verlauf von Nierenoperationen. In: R. HÖFER (Hrsg.), Radioaktive Isotope in Klinik und Forschung, 12. Bd. Gasteiner Internat. Sympos. 1976, S. 265. Wien: H. Egermann 1976a.

HEIDENREICH, P., HÖR, G.: Abflußbehinderung – renale Sequenz- und Funktionsszintigraphie. In: A. BREIT (Hrsg.), Wertigkeit radiologischer Methoden — Niere-Leber-Pankreas, S. 19. Stuttgart: Thieme 1975.

HEIDENREICH, P., HÖR, G., KEMPKEN, K., BOTTERMANN, P., PABST, H.W.: Nierenclearance-Untersuchungen mit ^{131}J-Hippuran und ^{99m}Tc-DTPA bei Nephropathien im Rahmen des Diabetes mellitus. In: H.W. PABST, G. HÖR, H.A.E. SCHMIDT (Hrsg.), Nuklearmedizin, S. 392. Stuttgart-New York: F.K. Schattauer 1975a.

HEIDENREICH, P., HÖR, G., PABST, H.W., BÖSSNER, O., PICHLMAIER, H., EDEL, H.H.: Funktions- und Lokalisationsdiagnostik mit dem ^{113m}Indium-Eisen-Äthylendiamintetraacetat-Komplex (EDTA) nach Nierentransplantationen. Langenbecks Arch. klin. Chir. **328**, 91 (1970).

HEIDENREICH, P., HÖR, G., PFEIFER, K.J., PABST, H.W., BÖSSNER, O.: Ergebnisse radioisotopennephrographischer Untersuchungen bei Frühkomplikationen nach Nierentransplantationen. Intensivmedizin **11**, 9 (1974).

HEIDENREICH, P., KRIEGEL, H., HÖR, G., GÖGER, H., KEYL, W., SCHRAMM, E.: ^{99m}Tc-DTPA (Sn): Biologische und klinische Untersuchungen zur Kinetik, Verteilung und in-vivo-Stabilität einer neuen Clearancesubstanz. In: R. HÖFER (Hrsg.), Radioaktive Isotope in Klinik und Forschung, S. 174. München-Berlin-Wien: Urban & Schwarzenberg 1975b.

HEIDENREICH, P., LANGHAMMER, H., KEMPKEN, K., HÖR, G., PABST, H.W.: Funktionell-morphologische Nierendiagnostik mit Sequenzszintigraphie und Ausscheidungsurographie. In: H.W. PABST, K. OEFF (Hrsg.), Verhandlungen d. Ges. f. Nuclearmedizin 1972, S. 240. Berlin: Medico-Informationsdienst 1975c.

HEIDENREICH, P., MUTZENBACH, P., HÖR, G., KEMPKEN, K., WEISS, H.D.: Die selektive renale Perfusions-Serienszintigraphie mit ^{99m}-Technetium, eine Erweiterung der angiographischen Nierendiagnostik. In: K. FELLINGER, R. HÖFER (Hrsg.), Radioaktive Isotope in Klinik und Forschung, 10. Bd. Gasteiner Internat. Sympos. 1972, S. 148. München-Berlin-Wien: Urban & Schwarzenberg 1973.

HEIDENREICH, P., OBERDORFER, M., HÖR, G.: Zum Problem der Subtraktion von extraparenchymaler Aktivität bei der katheterlosen, seitengetrennten Nierenclearance-Bestimmung am teilabgeschirmten Ganzkörperzähler. Nuc. Comp. **7**, 6 (1976b).

HEIDENREICH, P., OBERDORFER, M., HÖR, G., KEMPKEN, K., PABST, H.W.: Estimation of renal blood flow by means of Technetium-99m and Xenon-133. In: K. ZUM WINKEL, M.D. BLAUFOX, J.L. FUNCK-BRENTANO (Eds.), Radionuclides in Nephrology, p. 58. Stuttgart: Thieme 1975d.

HEINZE, H.G., EISENBERGER, F., PFEIFER, K.J., ROTHE, R., CHAUSSY, CH., KLEIN, U.: Kamerafunktionsszintigraphie der Nieren nach hypothermer In-situ-Perfusion in Tierexperiment und Klinik. In: H.W. PABST, G. HÖR (Hrsg.), Nuklearmedizin, S. 289. Stuttgart-New York: F.K. Schattauer 1974.

HEINZE, H.G., HAST, B., ROHLOFF, R.: Quantitative Funktionsszintigraphie der Nieren mit der Kamera. Röntg. Berichte (Nürnberg) **4**, 32 (1975a).

HEINZE, H.G., HAST, B., ROHLOFF, R.: Abhängigkeit von Meßdaten und Meßmethoden am Beispiel des Region-of-interest-Nephrogramms. In: H.W. PABST, G. HÖR, H.A.E. SCHMIDT (Hrsg.), Nuklearmedizin, Fortschritte der Nuklearmedizin in klinischer und technologischer Sicht, S. 762. Stuttgart-New York: F.K. Schattauer 1975b.

HEINZE, H.G., KLEIN, U., SCHMIDT-MENDE, M.: Selektive Serien-Renovasographie zur Beurteilung von Morphologie und Therapie der Nierentuberkulose. Fortschr. Röntgenstr. **114**, 758 (1971).

HEINZE, H.G., PFEIFER, K.J.: Nuklearmedizinische Funktions- und Lokalisationsdiagnostik der Nieren und Harnwege. In: R. ZENKER, F. DEUCHER, W. SCHINK (Hrsg.), Chirurgie der Gegenwart, Bd. 6, S. 1. München-Berlin-Wien: Urban & Schwarzenberg 1975c.

HEINZE, H.G., PFEIFER, K.J., KLEIN, U., LÖW, C.: Nierenparenchym- und Harnwegsinfektionen. In: A. BREIT (Hrsg.), Wertigkeit radiologischer Methoden: Niere-Leber-Pankreas, S. 29. Stuttgart: Thieme 1975d.

HEINZE, V.: Klinik und Praxis des akuten Nierenversagens. Med. Welt **25**, 1653 (1974).

HEISSEN, E., BETZNER, J., FLEISCHMANN, K., STRÖTTGES, M.W., HERMANN, E.J., ZUM WINKEL, K.: Abflußbehinderung — Radioisotopennephrographie. In: A. BREIT (Hrsg.), Wertigkeit radiologischer Methoden: Niere-Leber-Pankreas, S. 24. Stuttgart: Thieme 1975.

HELLER, J.: Distribution space of p-aminohippuric acid and the role of the gastrointestinal tract in its regulation. Physiol. bohemoslov. **14**, 423 (1965).

HELLER, J., VOSTAL, J.: Renal excretion of calzium-disodium-ethylene diaminetetra-acetic acid — A new tubular secretory mechanism? Experientia (Basel) **20**, 99 (1964).

HENGST, W.: Die Bedeutung der Radioisotopennephrographie für die Diagnostik der Entleerungsstörungen des Nierenbeckens und ihre Problematik. Nucl. Med. **5**, 164 (1966).

HENK, J.M., MCCREADY, V.R.: The use of the renogram in obstructive uropathy due to pelvic tumours. Nucl. Med **9**, 30 (1970).

HENNIG, K., PLATZBECKER, H., RAATZSCH, H.: Nephrographische Untersuchungsergebnisse bei der Nierentuberkulose. Radiol. diagn. (Berl.) **8**, 155 (1967).

HENNIG, K., WOLLER, P., FRANKE, W.-G., PLATZBEKKER, H., KIRSCH, E.: Szintigraphische und angiographische Ergebnisse bei Nierentumoren. Z. ges. inn. Med. **28**, 641 (1973).

HERSHMAN, H.A.: New method of determining bladder residual urine. J. Urol. (Baltimore) **83**, 283 (1960).

HERTEL, E., HEIDENREICH, P., HÖR, G.: Nuklearmedizinische Methoden in der Verlaufskontrolle schwerer urologischer Nierenoperationen. Z. Urol. **67**, 431 (1974).

HESSE, L., LUDWIG, HJ., UTHGENANNT, H.: Untersuchungen mit ^{51}Cr-EDTA zur Bestimmung der glomerulären Filtrationsrate. Fortschr. Med. **85**, 876 (1967).

HEUCHEL, G.: Klinisch-statistische Untersuchungen über die diabetische Nierenbeteiligung. Leipzig: VEB G. Thieme 1960, 162.

HINE, G.J., FARMELANT, N.H., CARDARELLI, J.A., BURROWS, B.: Four channel magnetic table recording and digital analysis of radiohippuran renal function-tests in normal subjects. J. Nucl. Med. **4**, 371 (1963).

HIRAMATSU, Y., O'MARA, R.E., MCAFEE, J.G., MARKARIAN, B.: Intrarenal distribution of diagnostic agents. Invest. Radiol. **5**, 295 (1970).

HÖFER, R., ZWEYMÜLLER, E.: Detection of vesicoureteral reflux in infants. Nucl. Med. **6**, 337 (1967).

HÖR, G.: Indikationskritik renaler Nukleardiagnostik in der Kinderheilkunde. Arch. Kinderheilk. **176**, 263 (1967/68).

HÖR, G.: Advantages and limitations of radioisotope clearance methods from a clinician's point of view. J. Nucl. Biol. Med. **16**, 167 (1972).

HÖR, G.: Nuklearmedizinische Diagnostik. In: H.J. Pompino (Hrsg.), Kinderchirurgie – Neue Wege in Diagnostik und Therapie, S. 53. München-Berlin-Wien: Urban & Schwarzenberg 1974.

HÖR, G., BEHRENS, U., LANGHAMMER, H., EDEL, H.H.: I.v. Ausscheidungsurographie und nephrologische Diagnostik: Vergleichende Ergebnisse bei chronischer Pyelonephritis und bei chronischer Glomerulonephritis. In: O. HUG (Hrsg.), Beiheft d. Zschr. Fortschr. Röntgenstr., S. 95. Stuttgart: Thieme 1972.

HÖR, G., BUTTERMANN, G., HEINZE, H.G., KLEIN, U., LANGHAMMER, H., MÜLLER-FASSBENDER, H., PABST, H.W.: Selective angioscintigraphy and angiography in kidney diseases. In: L. DIETHELM (Ed.), Angiography/Scintigraphy, p. 393. Berlin-Heidelberg-New York: Springer 1972a.

HÖR, G., FREY, K.W., BÖSNER, O., LANGHAMMER, H., PABST, H.W., FAUL, P., PICHLMAIER, H., EDEL, H.H., HEIDENREICH, P.: Nuklearmedizinische und nephrologische Verlaufskontrollen nach Nierentransplantationen. In: O. HUG (Hrsg.), Dtsch. Rö. Kongr. München 1970, S. 121. Stuttgart: Thieme 1970.

HÖR, G., FREY, K.W., HAUBOLD, U., POMPINO, H.J.: Katamnestische Nieren-Isotopendiagnostik nach Zysto-Sigmoideostomie und plastischem Blasenverschluß wegen Blasenekstrophie. Z. Urol. **61**, 811 (1968).

HÖR, G., HAUBOLD, U.: ^{113m}In-Äthylendiamintetraazetat (EDTA) und Nierenszintigraphie – vorläufige klinische Erfahrungen. Klin. Wschr. **47**, 550 (1969).

HÖR, G., HEIDENREICH, P.: Funktionell-morphologische Nierendiagnostik in der Nuklearmedizin. Fortschr. Med. **94**, 899 (1976).

HÖR, G., HEIDENREICH, P., KRETSCHKO, J., SCHWARZENDORFER, A., KEMPKEN, K., GÖGER, H., PABST, H.W., KRIEGEL, H.: Simultaneous application of radiopharmaceuticals to determine glomerular and tubular function using different clearance technique, including divided renal clearance. In: K. ZUM WINKEL, M.D. BLAUFOX, J.L. FUNCK-BRENTANO (Eds.), Radionuclides in Nephrology, p. 294. Stuttgart: Thieme 1975.

HÖR, G., HEINZE, H.G., FREY, K.W.: Radioisotopennephrographie im Kindesalter. Fortschr. Med. **82**, 941 (1964).

HÖR, G., HEINZE, H.G., NUMBERGER, J., ZIMMERMANN, H., PABST, H.W.: Vergleich zwischen isotopennephrographischen und angiographischen Nierenbefunden. Klin. Wschr. **44**, 550 (1966).

HÖR, G., HEINZE, H.G., PABST, H.W., KLEMM, J., FREY, K.W.: Vergleichende Untersuchungen über den diagnostischen Wert von Radiosalyrgan und Radiohippuran in der Nierenklinik. Nucl. Med. **4**, 271 (1965).

HÖR, G., KRETSCHKO, J.: Diagnostische Fortschritte der Nuklearmedizin durch Kooperation mit dem Medizin-Physiker. Lab. Berichte der Technischen Univ. München 1978 (im Druck).

HÖR, G., KRETSCHKO, J., HEIDENREICH, P., PABST, H.W., KEMPKEN, K., SCHWARZENDORFER, A.: Bestimmung der renalen Filtrationsfraktion durch simultane Doppelradionuklid-Clearancetechnik. Fortschr. Röntgenstr. **120**, 322 (1974).

HÖR, G., PABST, H.W.: Methodenkritik und Indikationswert der Radio-Isotopennephrographie im Vergleich zu Standardfunktionstesten. Schweiz. med. Wschr. **95**, 445 (1965).

HÖR, G., PABST, H.W.: Funktionsdiagnostik in Urologie und Nephrologie. In: D. EMRICH (Hrsg.), Nuklearmedizin – Funktionsdiagnostik, 2. Auflage. Stuttgart: Thieme 1978/79 (im Druck).

HÖR, G., PABST, H.W.: Kritische Sichtung nuklearmedizinischer Nierendiagnostik. In: P. KRAMER, F. SCHELER (Hrsg.), Mitteilungen d. Arbeitsgem. f. klin. Nephrol. Nr. 1 u. 2/III, S. 60: Göttingen: Hubert & Co. 1974.

HÖR, G., PABST, H.W., EDEL, H.H.: Möglichkeiten nuklearmedizinischer Diagnostik nach Nierentransplantationen: Münch. med. Wschr. **111**, 1190 (1969a).

HÖR, G., PABST, H.W., HAUBOLD, U.: Studies of localization after renal transplantation. In: Medical Radioisotope Scintigraphy, p. 209. Wien: IAEA 1969b.

HÖR, G., PABST, H.W., PFEIFER, K.J., HEIDENREICH, P., LANGHAMMER, H., HEINZE, H.G.: Radionuclides in renal transplantation. J. Nucl. Med. **13**, 795 (1972b).

HOLDER, E.: Die mechanische Hydronephrose und ihre Fähigkeit zur Rückbildung im Experiment. Ergebn. Chir. Orthop. **40**, 266 (1956).

HOLLENBERG, N.K.: Renal blood flow in hypertension and in renal disease. In: M.D. BLAUFOX (Ed.), Evaluation of Renal Function and Disease with Radionuclides, p. 200. Basel: S. Karger 1972.

HOLLENBERG, N.K., ADAMS, D.F., ABRAMS, H.L., MERRILL, J.P.: The relationship between intrarenal perfusion and sodium homeostasis in man. In: M.D. BLAUFOX, J.L. FUNCK-BRENTANO (Eds.), Radionuclides in Nephrology, p. 37. New York-London: Grune & Stratton 1972.

HOLLENBERG, N.K., EPSTEIN, M., ROSEN, S.M., BASCH, R.I., OKEN, D.E., MERRILL, J.P.: Acute oliguric renal failure in man: evidence for preferential renal cortical ischaemia. Medicine **47**, 455 (1968).

HOLLENBERG, N.K., EPSTEIN, M., BASCH, R.I., MERRILL, J.P.: "No man's land" of the renal vasculature. An arteriographic and hemodynamic assessment of the interlobar and arcuate arteries in essential and accelerated hypertension. Amer. J. Med. **47**, 845 (1969a).

HOLLENBERG, N.K., EPSTEIN, M., BASCH, R.I., COUGH, N.P., HICKLER, R.B., MERRILL, J.P.: Renin secretion in essential and accelerated hypertension. Amer. J. Med. **47**, 855 (1969b).

HOLLENBERG, N.K., MANGEL, R., FUNG, H.Y.N.: Assessment of intrarenal perfusion with radioxenon. A critical review of analytical factors and their implications in man. Semin. Nucl. Med. **6**, 193 (1976).

HOLLENBERG, N.K., MERRILL, J.P.: Intrarenal perfusion in the young "essential" hypertensive: A subpopulation resistant to sodium restriction. Trans. Amer. Ass. Phys. **83**, 93 (1970).

HOLLENBERG, N.K., WILLIAMS, G.H.: The vascular and adrenal receptor for Angiotensin II: evidence for a functional difference. In: K. ZUM WINKEL, M.D. BLAUFOX, J.L. FUNCK-BRENTANO (Eds.), Radionuclides in Nephrology, p. 129. Stuttgart: Thieme 1975.

HOLROYD, A.M., CHISHOLM, G.D., GLASS, H.J.: The quantitative analysis of renograms using the gamma-camera. Phys. in Med. Biol. **15**, 483 (1970).

HOPKINS, G.B., HALL, R.L., MENDE, CH.W.: Gallium-67 scintigraphy for the diagnosis and localization of perinephric abscess. J. Urol. (Baltimore) **115**, 126 (1976).

HOPPE, G.: Beitrag zur Physiologie des Diurese-Nephrogramms. Fortschr. Röntgenstr. **107**, 727 (1967).

HOPPE, G., TATZIE, K.Y.: Altersabhängigkeit des Hippurannephrogramms. Fortschr. Röntgenstr. **112**, 676 (1970).

HORGAN, J.D., MEADE, R.C., MADDEN, J.A., TORZALA, T.A.: Digital computer simulation study of the Radio-Hippuran-Renogram. Int. J. appl. Radiat. **18**, 797 (1967).

HORST, W., RÖSLER, H., SCHNEIDER, C., CONRAD, B.: Die kombinierte Untersuchung von Nierenfunktion und Nierenanatomie durch Radio-Nephrographie und Renoszintigramm. Dtsch. med. Wschr. **86**, 2485 (1961).

HOUWEN, B., DONKER, AJ.M., WOLDRING, M.G., BEEKHUIS, H., VAN ZANTEN, A.K., LOOYE, A., V.D. HEM, G.K.: Simultaneous determination of glomerular filtration rate with ^{125}I-iothalamate and effective renal plasma flow with Hippuran. In: Dynamic studies with radioisotopes in medicine, p. 331. Wien: IAEA 1971.

HÜHN, E.A., FASSBENDER, C.W.: Der Einfluß biologischer und physikalischer Parameter auf die Nierenfunktionsanalyse mit der Gammakamera und dem Nephrographen. Strahlentherapie **145**, 39 (1973).

HÜNERMANN, B., ALBERT, J.P., WEISSBACH, L., WINKLER, C.: Die katheterlose seitengetrennte Bestimmung der renalen Clearance mit EPA-Korrektur. Picker Bull, Nuc. **2**, 3 (1973).

HÜNERMANN, B., KNOPP, R., WESENER, K.W., ALBERT, J.P., WINKLER, C.: Zur nuklearmedizinischen Technik der seitengetrennten Nierenclearance. Einfluß der extraparenchymalen Aktivität und deren praktische Berücksichtigung. In: H.W. PABST, K. OEFF (Hrsg.), Verhandlungen d. Ges. f. Nuclearmedizin 1972, S. 270. Berlin: Medico-Informationsdienst 1976.

HÜNERMANN, B., WEISSBACH, L., WINKLER, C.: Significance of EPA-correction in individual renal radiohippurate-clearance determination. In: K. ZUM WINKEL, M.D. BLAUFOX, J.L. FUNCK-BRENTANO (Eds.), Radionuclides in Nephrology, p. 298. Stuttgart: Thieme 1975.

HULET, W.H., BALDWIN, D.S., BIGGS, A.W., GOMBOS, E.A., CHASIS, H.: Renal function in the separate kidneys of man. I. Hemodynamics and excretion of solute and water in normal subjects. J. clin. Invest. **39**, 389 (1960).

HUNT, J.C., STRONG, C.G., SHEPS, S.G., BERNATZ, P.E.: Diagnosis and management of renovascular hypertension. Amer. J. Cardiol. **23**, 434 (1969).

HUPE, W., MONTZ, R., DOEHN, M., OTTO, H.F., HÖHNE, K.H., PFEIFFER, G.: Kombinierte Hirnkreislauf- und Nierenuntersuchungen mit ^{99m}Tc-DTPA bei potentiellen Nierenspendern. In: H.W. PABST, G. HÖR, H.A.E. SCHMIDT (Hrsg.), Nuklearmedizin, S. 329. Stuttgart-New York: F.K. Schattauer 1975.

IMHOF, H., CZEMBIREK, H., DORAU, F., UMEK, H., FRISCHAUF, H.: Renale Funktionsszintigraphie mit Computerauswertung. Nucl. Med. **9**, 36 (1970).

JAFFE, M., BEHRMAN, H.R. (Eds.): Methods of hormone radioimmunoassay. New York-London: Academic Press Inc. 1974.

JAFFE, B.M., SMITH, J.W., NEWTON, W.T., PARKER, C.W.: Radioimmunoassay for prostaglandins. Science **171**, 494 (1971).

JAMES, A.E., HESHIKI, A., KOHLEMANN, R.E., SIEGEL, B.A.: Emergency nuclear medicine. In: J. POTCHEN (Ed.), Current concept in Radiology, Vol. 2, p. 258. St. Louis: Mosby 1975.

JAMES, A.E., WAGNER, H.N., COOKE, R.E.: Pediatric Nuclear Medicine. Philadelphia, Toronto, London: W.B. Saunders 1974.

JAMISON, R.L.: Intrarenal heterogeneity – The case for two functionally dissimilar populations of nephrons in the mammalian kidney. Amer. J. Med. **54**, 281 (1973).

JANISCH, H., TULZER, H., HERNUSS, P.: Die Nierenfunktion im Isotopennephrogramm post partum. Wien. Klin. Wschr. **82**, 845 (1970).

JOEKES, A.M.: Isotopes and the kidney. Brit. med. Bull. **28**, 200 (1972).

JOEKES, A.M.: Requirements of Nephrology/Urology regarding Nuclear Medicine – Diagnosis of emergency cases. In: H.W. PABST, G. HÖR, H.A.E. SCHMIDT (Hrsg.), Nuklearmedizin, S. 313. Stuttgart-New York: F.K. Schattauer 1975.

JOHNSON, A.E., GOLLAN, A.: Determination of glomerular filtration rate by external monitoring of chromium-51 labeled inulin. Int. J. appl. Radiat. **19**, 43 (1968).

JOHNSTON, A.S., BAKER, S.I., ARNOLD, J.E., COLOMBETI, L.G., PINSKY, ST.: Radionuclidic impurities in commercial I-123 and their influence on the dose calibrator assay of I-123. J. Nucl. Med. **16**, 540 (1975).

JOHNSTON, C.I.: Radioimmunoassay for plasma antidiuretic hormone J. Endocr. **52**, 69 (1972).

JOHNSTON, J.H., IRVING, I.M.: Experiences with radioisotope renography in children. Arch. Dis. Childh. **42**, 583 (1967).

JONAS, D., MANEGOLD, K., THOMAS, K.: Strahlentherapeutische und nuklearmedizinische Möglichkeiten in der akuten Transplantatkrise nach Nierentransplantation. Strahlentherapie **142**, 653 (1971).

JONES, T., MATTHEWS, C.M.E.: Tissue perfusion measured using the ratio of ^{81}Rb to ^{81m}Kr in the tissue. Nature **230**, 119 (1971).

JOSE, A., CRONT, J.R., KAPLAN, N.M.: Suppressed plasma renin activity in essential hypertension. Ann. intern. Med. **72**, 9 (1970).

JÜLCH, R., CZEMPIEL, H., FÄRBER, D.: Nuklearmedizinische Nierendiagnostik mit dem Autofluoroskop bei Säuglingen und Kleinkindern (1. Grundlagen, Untersuchungstechnik, Methodik). Int. Pädiat. Prax. **14**, 77 (1974).

JUNGE-HUELSING, G., FIRUZIAN, N.: Szintigraphische Befunde bei der Pyelonephritis. Nucl. Med. Suppl. **6**, 319 (1967).

KADEN, W., REINHOLD, F., NEUMERKEL, H.J.: Experimentelle Untersuchungen über das Schicksal von Harnstauungsnieren nach operativer Wiederherstellung des Harnabflusses mit längerer Überlebenszeit. Z. Urol. **66**, 503 (1973).

KAPLAN, N.M., SILAH, J.G.: The effect of angiotensin II on the blood pressure in humans with hypertensive disease. J. clin. Invest. **43**, 659 (1964).

KARL, H.J.: Klinische Bedeutung der radioimmunologischen Bestimmung von Steroidhormonen. In: H.W. PABST, G. HÖR, H.A.E. SCHMIDT (Hrsg.), Nuklearmedizin, S. 529. Stuttgart-New York: F.K. Schattauer 1975.

KATHEL, B.L.: Radioisotope renography as a renal function test in the newborn. Arch. Dis. Childh. **46**, 314 (1971).

KATZ, Y.J.: The pulse of the kidney and identification of significant stenosis of the renal artery. J. Urol (Baltimore) **87**, 16 (1962).

KAUL, A., OEFF, K., ROEDLER, H.D.: Die Strahlenbelastung von Patienten bei der nuklearmedizinischen Anwendung offener radioaktiver Stoffe. Inf. Dienst Nucl. med., Klinikum Steglitz d. FU. Berlin 1972.

KAUL, A., OEFF, K., ROEDLER, H.D., VOGELSANG, T.: Radiopharmaka – biokinetische Daten und Ergebnisse von Neuberechnungen der Strahlendosis. Inf. Dienst Nucl. med., Klinikum Steglitz d. FU. Berlin 1973.

KAY, C., FREEMAN, L., AVNET, N.: Scintillation scanning in pediatrics. Pediatrics **37**, 794 (1966).

KAZEM, I., BRADY, L.W., CROLL, M.N.: Radioisotope scanning in geriatrics. Geriatrics **23**, 154 (1968).

KAZMIN, M.H., SWANSON, L.E., COCKET, A.T.K.: Renal scan: the test of choice in renal trauma. J. Urol. (Baltimore) **97**, 189 (1967).

KEANE, J.M., SCHLEGEL, J.U.: The use of scintillation camera system for screening of hypertensive patients. J. Urol. (Baltimore) **108**, 12 (1972).

KEIM, H.J., JOHNSON, P.M., VAUGHAN JR., E.D., BEG, K., LARAGH, J.H.: Dynamische Nierenszintigraphie mit ^{99m}Technetium-Pertechnetat und i.v. Pyelogramm mit Frühaufnahme: ein Vergleich beider Methoden als Suchtest bei arterieller Hypertonie. Verh. Dtsch. Ges. Inn. Med., S. 303. München: J.F. Bergmann 1974.

KELLER, H.I., MALLOY, J.P., SAUER, G.F.: The renal scan. J. Amer. med. Ass. **188**, 1085 (1964).

KEMPKEN, K., HEIDENREICH, P., LANGHAMMER, H., BOTTERMANN, P., PABST, H.W.: Renale Sequenz- und Funktionsserienszintigraphie mit o-^{131}J-Hippursäure bei Patienten mit Diabetes mellitus. In: H.W. PABST, G. HÖR, H.A.E. SCHMIDT (Hrsg.), Nuklearmedizin, S. 398. Stuttgart-New York: F.K. Schattauer 1975.

KENNY, R.W., ACKERY, D.M., FLEMING, J.S.: Deconvolution analysis of the scintillation camera renogram. Brit. J. Radiol. **48**, 481 (1975).

KETY, S.S., SCHMIDT, C.F.: The determination of cerebral blood flow in man by use of nitrous oxide in low concentrations. Amer. J. Physiol. **143**, 53 (1975).

KEW, M.C., VARMA, R.R., WILLIAMS, H.S., BRUNT, P.W., HOURIGAN, K.J., SHERLOCK, S.: Renal and intrarenal blood-flow in cirrhosis of the liver. Lancet **1971II**, 505.

KIEPFER, R.F., KIRCHNER, P.T., GERBER, F.H.: Clinical application of kidney to aortic blood flow index (Abstract). J. Nucl. Med. **17**, 437 (1976).

KIIL, F.: Renovascular hypertension and autoregulation. Scand. J. clin. Lab. Invest. **22**, 252 (1970).

KIM, K.E., QUESTI, G., RAMIREZ, O., BREST, A.N., SCHWARTZ, C.: Creatinine clearance in renal disease – a reappraisal. Brit. med. J. **4**, 11 (1969).

KIMBEL, K.H.: Diskussion zum Vortrag Schlungbaum:

Die Bestimmung der effektiven Plasma-Nierendurchströmung mit radioaktivem, mit 131-Jod-markiertem Perabrodil M. Radioakt. Isotope in Klin. u. Forsch. **2**, 150 (1956).

KIMBEL, K.H., BÖRNER, W.: Über den Verbleib von ^{131}J-markiertem Urographin im Körper. Naunyn-Schmiedebergs Arch. Exp. Pathol. Pharmakol. **226**, 262 (1955).

KINCAID-SMITH, P.: The Kidney—A Clinico Pathological Study. Oxford, Blackwell, 1975.

KINCAID-SMITH, P., MORRIS, P.J., SAKER, B.M., TING, A., MARSHALL, V.C.: Immediate renal-graft biopsy and subsequent rejection. Lancet **1968 II**, 748.

KING, D.L.: Renal ultrasonography. Radiology **105**, 633 (1972).

KINOSHITA, B., HOLMAN, L., ZIMMERMAN, R.E., ADAMS, D.F., ADELSTEIN, S.J., HOLLENBERG, N.K.: Regional intrarenal perfusion in man: An assessment with the scintillation-camera. J. Nucl. Med. **15**, 775 (1974).

KIRSCH, W., MAY, P., OBERHAUSEN, E.: Bestimmung des effektiven Plasmastromes der Einzelnieren mit ^{131}J-Hippuran — Tierexperimentelle und klinische Ergebnisse. Urologe **9**, 135 (1970).

KLAPPROTH, H.J., HIRAKAWA, A., CORCORAN, A.C.: Functional significance of the radioisotope renogram: an experimental study. J. Urol. (Baltimore) **87**, 77 (1962).

KLATTE, E.C., BABB, O.W., BURKO, H., FORSTER, J.H., RHAMY, R.K., OATES, J.A.: The roentgenographic pre- and postoperative assessment of patients with renovascular disease. Amer. J. Roentgenol. **114**, 696 (1972).

KLAUS, D., KLUMPP, F., ZEHNER, J.: Primäre Hypertonie mit niedrigem Plasma-Renin. Dtsch. med. Wschr. **98**, 1980 (1973).

KLAUS, D., KLUMPP, F., ZEHNER, J.: Suppressed plasma renin in advanced primary hypertension. In: A. DISTLER, H.P. WOLFF (Eds.), Hypertension — Current problems, p. 130. Stuttgart: Thieme 1974.

KLETTER, K., KOPSA, H., SCHMIDT, P., FRISCHAUF, H.: Untersuchungen zur Verteilungskinetik von o-^{131}J-Hippursäure. In: R. HÖFER (Hrsg.), Radioaktive Isotope in Klinik und Forschung, Bd. 12, S. 277. Wien: H. Egermann 1976.

KLEIN, U., BUTTERMANN, G., HÖR, G., HEINZE, H.G.: Selektive renale Angioszintigraphie (Perfusionsszintigraphie) im Vergleich zur Angiographie. Dtsch. Röntgenkongreß 1970. Stuttgart: Thieme 1972.

KLEIN, U., PFEIFER, K.J., HEINZE, H.G.: Angioszintigraphische Untersuchungen bei Uro-Tuberkulose. In: H.W. Pabst, K. Oeff (Hrsg.), Nuklearmedizin und Kinetik, S. 317. Berlin: Medico-Informationsdienste 1975.

KLOPPER, J.F., HAUSER, W., ATKINS, H.L., ECKELMAN, W.C., RICHARDS, P.: Evaluation of ^{99m}Tc-DTPA for the measurement of glomerular filtration rate. J. Nucl. Med. **13**, 107 (1972).

KLUMPP, F., BRAUN, B., KLAUS, D., LEMKE, R., ZEHNER, J., ZÖFEL, P.: Spironolacton und Thiabutazid bei der Behandlung der essentiellen Hypertonie. Dtsch. med. Wschr. **100**, 577 (1975).

KNÜSEL, H., HAUSER, G.A., ETTER, H., HORST, W.: Die Bedeutung des Isotopennephrogramms und des Renovasogramms für die Erfassung der Pfropfgestosen. Schweiz. med. Wschr. **96**, 973 (1966).

KÖNIG, K., MAY, P., OBERHAUSEN, E., BERBERICH, R., KLÄSER, E.: Isotopen-Clearance-Untersuchungen bei Patienten mit Urogenitaltuberkulose. Urologe **11**, 18 (1971).

KOENIGSBERG, M., BLAUFOX, M.D., FREEMAN, L.M.: Traumatic injuries of renal vasculature and parenchyma. Semin. Nucl. Med. **4**, 117 (1974).

KOENIGSBERG, M., NOVICH, I., LORY, M., FREEMAN, L.M., BLAUFOX, M.D.: Detection of asymmetrical renal perfusion by radiopertechnetate angiography. J. Nucl. Med. **15**, 507 (1974).

KOEPPE, P., SCHAEFER, H.: Nachuntersuchung von ^{131}J-Hippuran-Nierenfunktionstests bei Kindern im Ganzkörperzähler. Mschr. Kinderheilk. **118**, 227 (1970).

KOGSGAARD, A.R., FRIIS, TH.: Isotope renography with ^{131}J-hippuran. Acta med. scand. **176**, 17 (1964).

KOLLIAS, G., BOEMINGHAUS, F.: Morbidität der Doppelniere. Med. Klin. **69**, 141 (1974).

KOROBKIN, M., GLICKMAN, M.G., SCHAMBELAN, M.: Segmental renal vein sampling for Renin. Radiology **118**, 307 (1976).

KOUNTZ, S.: Radionuclides and renal transplantation. In: M.D. BLAUFOX (Ed.), Evaluation of renal function and disease with Radionuclides, p. 235. Basel: S. Karger 1972.

KOUNTZ, S.L., TRUEX, G., EARLEY, L.E., BELZER, F.O.: Serial hemodynamics after renal allotransplantation in man. Circulation **41**, 217 (1970).

KRAMER, K., THURAU, K., DEETJEN, P.: Hämodynamik des Nierenmarks. Pflügers Arch. ges. Physiol. **270**, 251 (1960).

KRAMER, P., KÖTHE, E., GIRNDT, J.: Konventionelle Clearance-Verfahren (Stand und Bedeutung). In: Mitteilungen d. Arbeitsgemeinschaft f. klinische Nephrologie BRD u. West-Berlin, Nr. 1 u. 2/III (1974) 25.

KRATOCHWIL, A., GRASSER, G., MAYR, H.G.: Die Ultraschalldiagnostik in der Urologie. Wien. klin. Wschr. **82**, 795 (1970).

KREPLER, P.: The use of the scintillation camera in renographic studies of divided renal function in children with pyelonephritis. Ann. Radiol. **14**, 242 (1971).

KRETSCHKO, J., BOFILIAS, I.: Die Bestimmung der Aktivitätskonzentration der Raumluft bei nuklearmedizinischen Untersuchungen mit ^{133}Xenon. In: H.W. PABST, G. HÖR (Hrsg.), Nuklearmedizin, S. 643. Stuttgart-New York: F.K. Schattauer, 1974.

KRÖNERT, E., WOLF, F.: Doppelnuklid-Kamera-Untersuchungen zur gleichzeitigen und seitengetrennten Erfassung von Nierenfunktion und -durchblutung. In: H.W. PABST, G. HÖR, H.A.E. SCHMIDT (Hrsg.), Nuklearmedizin, S. 756. Stuttgart-New York: F.K. Schattauer 1975.

KRUEGER, R.P., SANDERS, A.P., MARIA, W. DE, BAYLIN, G.J.: Analysis of the Radio-renogram curve. Amer. J. Roentgenol. **86**, 819 (1961).

KUNI, H., GRAUL, E.H.: Die Methode der Clearance-Untersuchung mit Cr^{51}-EDTA im abfallenden Blutspiegel. Atompraxis **13**, 357 (1967).

KUNI, H., GRAUL, E.H.: Steady-state-Clearance ohne Dauerinfusion mit Depot-^{51}Cr-EDTA. In: Radioisotope in Pharmakokinetik und klinischer Biochemie, S. 700. Stuttgart-New York: F.K. Schattauer, 1970.

KUNI, H., NABER, K., BONGARTZ, W., GRAUL, E.H.: Zwei systematische Fehler der „Ganzkörper"-Clearance bei abfallendem Blutspiegel und ihre gegenseitige Beeinflussung. In: H.W. PABST, K. OEFF (Hrsg.), Verhandlungen d. Ges. f. Nuclearmedizin 1972, S. 276. Berlin: Medico-Informationsdienste 1975.

KUNKEL, R., OBERHAUSEN, E.: Radiation doses in renal clearance studies. On the assessment of radioactive organ and body burdens (IAEA/SM – 150/26). Stockholm: IAEA 1971.

KUTKA, M., SEMPREBENE, L., SCUNCIO, G.: Study of the Radiohippuran renogram vascular phase. Nucl. Med. **3**, 406 (1963).

KUTZIM, H.: Nephrographie und Szintigraphie bei Nierenarterienstenose. Nucl. Med. **4**, 405 (1965).

LAASKO, L., REKONEN, A., HOLOPAINEN, T.: Suitability of isotope renography for study of the kidney in pregnancy. Scand. J. clin. Lab. Med. **17**, 395 (1965).

LADEFOGED, J.: Renal cortical blood flow and split function test in patients with hypertension and renal artery stenosis. Acta med. scand. **179**, 641 (1966).

LAMBRECHT, R.M., NORTON, E., WOLF, A.P.: Kit for carrier free ^{123}I sodium iodide VIII. J. Nucl. Med. **14**, 269 (1973).

LANG, E.K.: Roentgenographic assessment of asymptomatic renal lesions. Radiology **109**, 257 (1973).

LANGE, S., NAGEL, R., WINKEL, K. ZUM, LANGE, J., NEWIGER, TH.: Classification of impaired renal evacuation by sequential scintigraphy. In: K. ZUM WINKEL, M.D. BLAUFOX, J.L. FUNCK-BRENTANO (Eds.), Radionuclides in Nephrology, p. 97. Stuttgart: Thieme 1975.

LANGE, D., SCHENCK, P., GÜRTLER, K.F., MÜLLER, S.: Highly automated evaluation of renal function studies in clinical routine by means of scintillation camera and a data acquisition system. In: H.W. PABST, G. HÖR (Hrsg.), Nuklearmedizin, S. 48. Stuttgart-New York: F.K. Schattauer 1974.

LANGE, S., STREY, W.: Sequenzszintigraphie der Nieren nach kontrolliertem Blutverlust. Med. Welt **25**, 50 (1974).

LARAGH, J.H., BAER, L., BRUNNER, H.R., BÜHLER, F.R., SEALEY, J.E., VAUGHAN, E.D.: Renin, Angiotensin and Aldosterone system in pathogenesis and management of hypertensive vascular disease. Amer. J. Med. **52**, 633 (1972).

LARAGH, J.H., SEALEY, J.E., BÜHLER, F.R., VAUGHAN, E.D., BRUNNER, H.R., GAVRAS, H., BAER, L.: The renin axis and vasoconstriction volume analysis for understanding and treating renovascular and renal hypertension. Amer. J. Med. **58**, 3 (1975).

LARAGH, J.H., WICK, S., JANUSZEWICZ, V., DEMING, Q.B., KELLY, W.G., LIEBERMANN, S.: Aldosterone secretion in primary and malignant hypertension. J. clin. Invest. **39**, 1091 (1960).

LARSON, K.B., COX, J.R.: Computer processing of dynamic images from an Anger scintillation camera. Soc. Nucl. Med. Inc., New York 1974, Library of Congr. No 73–90924.

LAWRENCE, J.R., DOIG, A., KNIGHT, J.C.S., MCLAREN, J.F., DONALD, K.W.: Renal artery stenosis without renal ischaemia. Lancet **1964II**, 62.

LEDINGHAM, J.M.: Ätiologie und Pathogenese der Hypertonie. Internist (Berl.) **15**, 114 (1974).

LEE, J.B.: Antihypertensive activity of the kidney – the renomedullary prostaglandines. New Engl. J. Med. **277**, 1073 (1967).

LEISNER, B., BÜLL, U., ROHLOFF, R., HAST, B., HEINZE, H.G.: Seitengetrennte ^{131}J-Hippuran-Clearance-Bestimmung bei Nephroptosen im Rahmen der Kamerafunktionsszintigraphie. Nucl. Med. **14**, 125 (1975).

LEITER, E.: The effect of renal arterial catheterisation on renal function in humans. J. Urology **93**, 655 (1965).

LELEK, J.: Der Einfluß der renalen Arteriographie auf die Nierenfunktion — selektive Katheterisierung und Injektion. Fortschr. Röntgenstr. **114**, 26 (1971).

LEVY, M.N., ANKENEY, J.L., BERNE, R.M.: Kinetics of inulin distribution and excretion following a constant infusion. Amer. J. Physiol. **169**, 363 (1952).

LEWIS, D.H., BERGENTZ, S.E.: Renal blood flow measurement with $Xenon^{133}$ at the time of operation for renal artery stenosis. Surgery **59**, 1043 (1966).

LICHTE, H., HÖR, G.: Nierenszintigraphie mit ^{99m}Tc-Penicillamin. Fortschr. Röntgenstr. **122**, 119 (1975).

LIN, T.H., KHENTIGAN, A., WINCHELL, H.S.: ^{99m}Tc-Dimercaptosuccinic acid for renal imaging. (Abstract) J. Nucl. Med. **15**, 512 (1974).

LINDBJERG, I.F., BRANDT, N.J.: Indirect determination of the volume of residual urine with I-131-labelled hippuran. Acta chir. scand. **127**, 675 (1964).

LINDELL, S.E., OLIN, T.: Catheterization of the renal arteries in dogs and cats. Acta physiol. scand. **39**, 73 (1957).

LOCHER, J.TH., RIEST, M., STEDTLER, K., RUTISHAUSER, G., REIDIGER, A., SCHÖNENBERGER, G.A.: Renaler Bloodflow bei Nephroptose. In: H.W. PABST, G. HÖR (Hrsg.), Nuklearmedizin, S. 320. Stuttgart-New York: F.K. Schattauer 1974.

LÖBE, J., BEYER, W.: Zur Treffsicherheit der Isotopennephrographie im Kindesalter. Radiobiol. Radiother. (Berl.) 11, 547 (1970).

LOGGIE, J.M.H.: Hypertension in children and adolescents—causes and diagnostic studies. J. Pediat. 74, 331 (1969).

LOKEN, M.K., LINNEMANN, R.E., KUSH, G.S.: Evaluation of renal function using a scintillation camera and computer. Radiology 93, 85 (1969).

LOKEN, M.K., STAAB, E.V., VERNIER, R.L., KELLY, W.D.: Radioisotope renogram in kidney transplants. J. Nucl. Med. 5, 809 (1964).

LOMMER, D.: Aldosteron- und Reninbestimmung bei primärem und sekundärem Aldosteronismus. In: H.W. PABST, G. HÖR, H.A.E. SCHMIDT (Hrsg.), Nuklearmedizin, S. 561. Stuttgart-New York: F.K. Schattauer 1975.

LORENZ, W.J., ADAM, W.E.: Digitale und analoge Auswertung von Aufnahmen mit der Szintillationskamera. Nucl. Med. 6, 367 (1967).

LUBIN, E., LEWITUS, Z., ROSENFELD, J., LEVI, M.: Kidney scanning with Hippuran: a necessary complement for correct interpretation of renography in the transplanted kidney, p. 223. Wien: IAEA 1969.

LUDESCHER, E., HOHENWALLNER, W., FRISCH, J.: Vergleich der direkten mit der indirekten „single injection" Clearance mit ^{131}J-Na-Iothalamat bei Kindern. Pädiatr. Pädol. 5, 326 (1969).

LUDIN, H.: Tomographische Bestimmung der Nierengröße. Fortschr. Röntgenstr. 95, 215 (1961).

LUDIN, H.: Zur quantitativen Bestimmung des relativen Nierenarterienkalibers. Fortschr. Röntgenstr. 103, 604 (1965).

LUKE, R.G., BRIGGS, J.D., KENNEDY, A.C., BARR STIRLING, W.: Isotope renogram in detection and assessment of renal artery stenosis. Quart. J. Med. 35, 237 (1966).

MAAS, R.E., PEREZ, R.E., MONTESINOS, R.C.: Determination of renal mean transit time with electronic data processing equipment. In: K. ZUM WINKEL, M.D. BLAUFOX, J.L. FUNCK-BRENTANO (Eds.), Radionuclides in Nephrology, p. 72. Stuttgart: Thieme 1975.

MAGNUSSON, G.: Kidney function studies with ^{131}I-tagged sodium orthoiodohippurate. Acta med. scand. Suppl. 378, 7—124 (1962).

MAGNUSSON, G.: Quantitative ^{131}I-Hippuran renography: critical aspects based on studies of the extrarenal component of the renogram in bilaterally nephrectomized patints. In: M.D. BLAUFOX (Ed.), Evaluation of Renal Function and Disease with Radionuclides, p. 325. Basel: S. Karger 1972.

MAHER, F.T.: Evaluation of renal and urinary tract abnormalities noted on scintiscans. Proc. Mayo Clin. 50, 370 (1975).

MAHER, F.T., TAUXE, W.N.: Renal clearance in man of pharmaceuticals containing radioactive iodine: influence of plasma binding. J. Amer. med. Ass. 207, 97 (1969).

MAHER, F.T., TAUXE, W.N., STRONG, C.G., ELVEBACK, L.R.: Renal clearance in man of pharmaceuticals containing radioactive iodine: influence of added carrier iodopyracet or o-iodohippurate. Proc. Mayo Clin. 45, 700 (1970).

MALAMOS, B., CHRISTEAS, N., GYFTAKI, E., BALAS, P., ALEVIZOU-TERZAKI, V.: The influence of aortography on the radioisotope renogram. Nucl. Med. 7, 222 (1968).

MALLET, B.L., VEALL, N.: The measurement of regional cerebral clearance rates in man using Xenon-133-inhalation and extracranial recording. Clin. Sci. 29, 179 (1965).

MANCZAK, G., BOEHM-JURCOVIC, H., WOLF, R., SCHWARZHAUPT, W.: New test for vesico renal reflux. Med. Radioisotope Scintigraphy 1972. Vol. II. Int. Atomic Energy Agency, Vienna (1973), S. 210.

MANEGOLD, K., JONAS, D.: Strahlentherapeutische und nuklearmedizinische Möglichkeiten in der akuten Transplantatkrise nach Nierentransplantationen. Strahlentherapie 142, 653 (1971).

MANI, P., JOHNSON JR., PH.C., SCOTT JR., R., MORRIS JR., G.C., DE BAKEY, M.: Comparison of renogram curves before and after renovascular reconstructive surgery for hypertension. J. Urol. (Baltimore) 101, 16 (1969).

MARLOW, C.G., SHEPPARD, G.: New radioactive inulin derivatives (hydroxymethyl-^{14}C) inulin and inulin ^{3}H for measurement of glomerular filtration rate and extracellular space. In: H.W. PABST, G. HÖR (Hrsg.), Nuklearmedizin, S. 193. Stuttgart-New York: F.K. Schattauer 1972.

MASEY, M.N., OGG, C.S., CAMERON, J.S.: Measuring glomerular filtration rate. Lancet 1969 I, 733.

MATERSON, B.J., JOHNSON, A.E., PEREZ-STABLE, E.C.: Inulin labeled with chromium 51 for determination of glomerular filtration rate. J. Amer. med. Ass. 207, 94 (1969).

MAXWELL, M.H.: Cooperative study of renovascular hypertension. Current status. Kidney internat. 8, 153 (1975).

MAXWELL, M.H., HAYES, H.: The renogram and hypertension. In: M.D. BLAUFOX (Ed.), Evaluation of renal function and disease with redionuclides, p. 249. Basel: S. Karger 1972.

MAY, P., BERBERICH, R., BURWICK, P., MOORMANN, J.G.: Die Bedeutung seitengetrennter Isotopenclearance-Untersuchungen für die Indikation zu kinderurologischen Eingriffen. Urologe 10, 201 (1971a).

MAY, P., BRAEDEL, H.-U., KÖNIG, K., OBERHAUSEN, E.: Nuklearmedizinische Verlaufskontrollen nach Nierentraumen. Urologe 10, 276 (1971b).

MAY, P., KOENIG, K.: Fortschritte und Probleme in Diagnostik und Therapie der Urogenital-Tuberkulose. Internist (Berl.) 9, 195 (1968).

MAY, P., OBERHAUSEN. E.: Seitengetrennte Isotopenclearance-Untersuchungen vor und nach operativen Eingriffen bei einseitiger Nephrolithiasis. Verh. dtsch. Ges. Urol. 25, 236 (1974).

MAYES, D., FURUYAMA, S., KEM, D.C., NUGENT, C.A.: A radioimmunoassay for plasma-aldosterone. J. clin. Endocr. 30, 682 (1970).

MAYO, M.E., HILTON, J., JONES, N.F., LLOYD-DAVIES, R.W., CROFT, D.N.: Hippuran-^{131}I-Renogram in acute renal failure. Brit. med. J. 3, 516 (1971).

MCAFEE, J.G., THOMAS, F.D., GROSSMAN, Z.D., STREETEN, D.H.P., GAGNE, G.: Comparison of renal imaging, Saralasin-infusion and renin assays in the evaluation of angiotensinogenic hypertension (Abstr.). J. Nucl. Med. 17, 562 (1976).

MCAFEE, J.G., WAGNER, H.N.: Visualization of renal parenchyma by scintiscanning with Hg^{203}-Neohydrin. Radiology 75, 820 (1960).

MCALLISTER JR., R.G., MICHELAKIS, A.M., OATES, J.A., FOSTER, J.H.: Malignant hypertension due to renal artery stenosis – greater renin release from the nonstenotic kidney. J. Amer. med. Ass. 221, 865 (1972).

MCINTYRE, W.J., BAGHERY, S., RODRIGUEZ-ANTUNEZ, S., HUNTER, T.W., COOK, S.A.: Evaluation of perfusion, filtration and excretion of the kidney using ^{99m}Tc-DTPA and sequential scintillation camera scanning. In: K. ZUM WINKEL, M.D. BLAUFOX, J.L. FUNCK-BRENTANO (Eds.), Radionuclides in Nephrology, p. 86. Stuttgart: Thieme 1975.

MCKUSICK, K.A., MALMUD, L.S., KIRCHNER, P.T., WAGNER JR., H.N.: An interesting artifact in radionuclide imaging of the kidneys. J. Nucl. Med. 14, 113 (1973).

MCNEIL, B.J., VARADY, P.D., BURROWS, B.A., ADELSTEIN, S.J.: Cost/benefit analyses in renovascular disease. J. Nucl. Med. 15, 516 (1974).

MEADE, R.C., HORGAN, J.D., MADDEN, J.A.: Comparison of methods for renogram evaluation. J. Nucl. Med. 10, 40 (1970).

MEINDOK, H.: Visualization of arterial and arterial graft patency by intravenous radionuclide angiography. Canad. med. Ass. J. 106, 1180 (1972).

MELDOLESI, U., RONCARI, G., CONTE, L., MOMBELLI, L.: The renal plasma flow and glomerular filtration rate as estimated through double radiocompound renography. Nucl. Med. 13, 279 (1975).

MERIDIES, R.: Funktionsminderung der Nieren nach Anwendung des „Sektionsschnittes". Verh. dtsch. Ges. Urol. 25, 235 (1974).

MERINGOFF, B.N.: Partial renal infarct simulating a collecting system tumor. J. Nucl. Med. 13, 125 (1972).

MERTZ, D.P.: Physiologische Grundlagen und methodische Voraussetzungen der renalen Clearance. In: R. HÖFER (Hrsg.), Nierenclearance – Schriftenreihe d. Fa. Hoechst (1968) 1.

MESCHAN, I., WATTS, F.C., MAYNARD, C.D., WITCOFSKI, R.L., SMITH, N.: Quantification of the glomerular filtration of the individual kidney by the I^{131}-renografin renogram. Radiology 88, 984 (1967).

MEURER, K.A.: Das Renin-Angiotensin-Aldosteron-System. Nürnberg: Sandoz AG 1975.

MEURER, K.A., SCHECK, K.D., KAUFMANN, W.: Plasma-Reninaktivität bei Hypertonien unter Stimulations- und Suppressionsbedingungen. Klin. Wschr. 48, 275 (1970).

MEURER, K.A., HELBER, A., TAUCHERT, M., SCHRÖDER, A., EISENHARDT, H.J.: Plasma-Renin-Aktivität, Durchblutung und Sauerstoffverbrauch der Nieren als Parameter zur Beurteilung der funktionellen Wirksamkeit von Nierenarterienstenosen. Verh. Dtsch. Ges. Inn. Med., S. 1077. München: Bergmann 1975.

MICHELAKIS, A.M., FOSTER, J.H., LIDDLE, G.W., RHAMY, R.K., KÜCHEL, O., GORDON, R.D.: Measurement of renin in both renal veins. Arch. intern. Med. 120, 444 (1967).

MICSKY, L., RADKOWSKI, M.A., HECKER, J., FINBY, N.: Optimal diagnosis of renal masses in children by combining and correlating diagnostic features of sonography and radiography. Amer. J. Roentgenol. 120, 438 (1974).

MILLER, M., MOSER, A.M.: Radioimmunoassay of urinary antidiuretic hormone in man: Response to water load and the hydration in normal subjects. J. clin. Endocr. 34, 537 (1972).

MOBLEY, J.E., SCHLEGEL, J.U.: Radiohippuran accumulation in the transplanted kidney as a signal of rejection. Surgery 58, 815 (1965).

MÖHRING, K., GEORGI, P., RÖHL, L., SINN, H.: Simultaneous split measurement of glomerular filtration rate (GFR) and effective renal plasma-flow (ERPF) by ^{111}In-DTPA and ^{131}I-ortho-iodo-hippurate-infusion-clearance following initial double-isotope scintigraphy. In: K. ZUM WINKEL, M.D. BLAUFOX, J.L. FUNCK-BRENTANO (Eds.), Radionuclides in Nephrology, p. 309. Stuttgart: Thieme 1975.

MÖLLER, E., MCINTOSH, J.M., SLYKE, D.D. VAN: Studies of urea excretion. J. clin. Invest. 6, 427 (1928).

MOLNAR, G., PAL, I., STÜTZEL, M., JAKY, L.: Determination of glomerular filtration rate with ^{51}Cr, ^{58}Co, ^{114m}In, ^{115m}In and ^{169}Yb labelled with EDTA and DTPA-complexes. IAEA-Symposium: Dynamic studies with radioisotopes in clinical medicine and research, Rotterdamm 1970, IAEA/SM-136/48.

MORALES, J.O.: Space-occupying lesions of the kidney. Semin. Nucl. Med. 4, 133 (1974).

MÜLLER, H., GRAUL, E.H.: Die katheterlose Restharnbestimmung mit Radiojod-Hippursäure. Dtsch. Ärztebl. 46, 3437 (1970).

MÜLLER, H., GRAUL, E.H.: Die chronische Pyelonephritis im Spiegel von Szintigramm und Radionephrogramm. Münch. med. Wschr. 113, 645 (1971).

MÜLLER, H., GRAUL, E.H.: Nierendiagnostik mit radioaktiven Substanzen bei Hochdruckpatienten. Münch. med. Wschr. 114, 666 (1972).

MÜLLER, W.: Nuklearmedizinische Untersuchungsmethoden bei der Nierentuberkulose. Med. Welt (N.F.) 24, 359 (1973).

MURLOW, P.J., HUVOS, A.A., BUCHANAN, D.L.: Measurements of residual urine with I-131-labelled diodrast. J. Lab. clin. Med. 57, 109 (1961).

Muschmov, D.: Die Isotopennephrographie als Test für die Wiederherstellung der Nierenfunktion nach akutem Nierenversagen. Dtsch. Ges. Wesen **25**, 443 (1970).

Myers, W.G.: Dynamic studies with a gamma-ray scintillation camera. Med. Radioisot. Scanning **1**, 377 (1964).

Myers, C.G., Dina, C.F.: ^{51}Cr-EDTA-gamma-ray carrier. J. Nucl. Med. **1**, 124 (1960).

Nagel, R.: Stellungnahme des Urologen. In: A. Breit (Hrsg.), Wertigkeit radiologischer Methoden. Nieren–Leber–Pankreas, S. 85. Stuttgart: Thieme 1975.

Neil, C.M.: The question of radiation exposure to the hand from handling ^{99m}Tc. J. Nucl. Med. **10**, 732 (1969).

Nennhaus, H.P., Javid, H., Hunter, J.A.: Surgical treatment of renovascular hypertension in children with a review of infradiaphragmatic arterial hypoplastic anomalies. J. thorac. cardiovasc. Surg. **54**, 246 (1967).

Nieschlag, E., Loriaux, D.L.: Radioimmunoassay for plasma testosterone. Z. klin. Chem. **10**, 164 (1972).

Nimmon, C.C.: Kidney position and the measurement of relative uptake of ^{131}I hippuran in renography. Brit. J. Radiol. **48**, 286 (1975).

Nimmon, J., McAlister, M., Hickson, B., Cattel, W.: Study of the post-equilibrium slope approximation in the calculation of glomerular filtration rate using the ^{51}Cr-EDTA single injection technique. In: IAEA: Dynamic studies with radioisotopes in medicine, Vol. 1, p. 249. Wien: IAEA 1975.

Nordyke, R.A., Gilbert, F.I., Simmons, E.L.: Screening for kidney disease with radioisotopes. J. Amer. med. Ass. **208**, 493 (1969).

Nowrousian, M.R., Emrich, D., Breuel, H.P.: Nierentuberkulose. In: A. Breit (Hrsg.), Wertigkeit radiologischer Methoden. Nieren–Leber–Pankreas, S. 39. Stuttgart: Thieme 1975.

Nuic, M., Hundeshagen, H.: Über die Aussagemöglichkeiten der Nierenszintigraphie. Fortschr. Röntgenstr. **114**, 32 (1971).

Oberdorfer, M., Heidenreich, P., Kretschko, J., Hör, G., Böhne, A.: Getrenntseitige Bestimmung der Nierenclearance am teilabgeschirmten Ganzkörperzähler unter Verwendung von Doppelisotopentechnik und EDV. In: H.W. Pabst, G. Hör, H.A.E. Schmidt (Hrsg.), Nuklearmedizin, S. 750. Stuttgart-New York: F.K. Schattauer 1975.

Oberdorfer, M., Heidenreich, P., Kretschko, J., Hör, G.: Ein neues Auswerteverfahren zur Bestimmung der seitengetrennten Nierenclearance an der Gamma-Kamera einschließlich Fehlerbetrachtung. 15. Internat. Jahrestagg. d. Ges. f. Nuclearmedizin, Groningen, 13.–16. Sept. 1977. Nuklearmedizin (im Druck).

Oberhausen, E.: Leitfaden der Technik der Nuklearmedizin. MTR-Lehrbuch. Lövenich: Deutscher Ärzteverlag 1973.

Oberhausen, E.: Die Ausscheidung von tubulär sezernierten Substanzen in der Niere. In: H.W. Pabst, G. Hör, H.A.E. Schmidt (Hrsg.), Nuklearmedizin, S. 767. Stuttgart-New York: F.K. Schattauer 1975.

Oberhausen, E., Kunkel, R., Emrani, J., Tkocz, R.: Funktionsuntersuchungen mit teilabgeschirmtem Ganzkörperzähler. In: Radioaktive Isotope in Klinik und Forschung, S. 181. München-Berlin-Wien: Urban & Schwarzenberg 1970.

Oberhausen, E., May, P.: Nuklearmedizinische Untersuchungen. In: C.E. Alken, W. Staehler (Hrsg.), Klinische Urologie, S. 76. Stuttgart: Thieme 1973.

Oberhausen, E., Rohman, A.: Bestimmung der Nierenclearance durch externe Gammastrahlenmessung. In: K. Fellinger, R. Höfer (Hrsg.), Radionuklide in Kreislaufforschung und -diagnostik, S. 323. Stuttgart-New York: F.K. Schattauer 1968.

O'Connor Jr., V.J., Libretti, J.V., Grayhack, J.: The early differential diagnose of postoperative anury using the radioactive renogram: an experimental study. J. Urol. (Baltimore) **86**, 276 (1961).

Oeff, K.: Quantitative Analyse von Radioisotopen-Renogrammen mit dem Analogcomputer. In: C. Winkler (Hrsg.), Nuclearmedizin (Entwicklung, Methoden, Ergebnisse), S. 86. Bonn: Akadem. Verlag 1967.

Ogden, D.A., Porter, K.A., Terasaki, P.I., Marchioro, T.L., Holmes, J.H., Starzl, T.E.: Chronic renal homograft function. Amer. J. Med. **43**, 837 (1967).

Olbing, H., Sack, H., Strötges, M.W.: Radioisotope bei der Untersuchung des vesicoureteralen Refluxes. Z. U. Kinderheilk. **95**, 84 (1966).

O'Neill Jr., A., Maxfield, W.S.: ^{131}I-hippuran camera renogram for detection of urologic pathology in the newborn. J. pediat. Surg. **7**, 236 (1972).

Ostrowski, S.T., Tothill, P.: Kidney depth measurements using a double isotope technique. Brit. J. Radiol. **48**, 291 (1975).

Pabst, H.W.: Isotopendiagnostik von Nierenkrankheiten. Münch. Med. Wschr. **34**, 1581 (1965).

Pabst, H.W.: Investigations of blood flow in the kidneys with radioisotopes. J. Nucl. Biol. Med. **16**, 158 (1972).

Pabst, H.W., Heidenreich, P., Oberdorfer, M., Hör, G.: Investigations of renal blood flow using Technetium-99m and Xenon-133. In: Proc. First World Congr. Nucl. Med. World. Fed. Nucl. Med. Biol., p. 582. Tokyo 1974.

Pabst, H.W., Hör, G.: Nephrologie. In: D. Emrich (Hrsg.), Nuklearmedizin–Funktionsdiagnostik, S. 275. Stuttgart: Thieme 1971.

Pabst, H.W., Hör, G., Kriegel, H.: Einführung in die Nuklearmedizin. Stuttgart: Gustav Fischer 1976.

Padfield, P.L., Brown, J.J., Lever, A.F., Schalekamp, M.A.D., Beevers, D.G., Davies, D.L., Robertson, J.I.S., Tree, M.: Is low-renin hypertension a stage in the development of essential hypertension or a diagnostic entity? Lancet **1975I**, 548.

PAGE, I.H., BUMPUS, F.M.: Angiotensin. New York-Heidelberg-Berlin: Springer 1974.

PAGE, I.H., HELMER, O.M.: A crystalline pressor substance (angiotensin) resulting from the reaction between renin and renin-activator. J. exp. Med. **71**, 29 (1939).

PAGE, L.B.: Radioimmunoassay of angiotensin and determination of renin activity. In: M.D. BLAUFOX (Ed.), Evaluation of renal function and disease with radionuclides, P. 85. Basel: S. Karger 1972.

PALMER, J.M.: Prognostic value of contralateral renal plasma flow in renovascular hypertension. J. Amer. med. Ass. **217**, 794 (1971).

PARK, CH., GLASMAN, H.L.M., THOMSON, N.L., MATHA, J.S.: Reliability of renal imaging obtained in polyphosphate–^{99m}Tc-bone scanning. J. Nucl. Med. **14**, 534 (1973).

PATINO, J.P.: Etude scintigraphique des agénésies, des ectopies et des fusions rénales. Acta urol. belg. **36**, 79 (1968).

PAVEL, D., CHARNARD, J.: Renography in patients with acute renal failure in the polyuric stage. In: M.D. BLAUFOX, J.L. FUNCK-BRENTANO (Eds.), Radionuclides in nephrology, p. 351. New York-London: Grune & Stratton 1972.

PAVONI, P., SEMPRENE, L., SCUNCIO, G.: Radiohippuran renography in the diagnosis of nephrovascular hypertension. Acta urol. belg. **36**, 71 (1968).

PENSKY, W., HÜNERMANN, B., KNOPP, R., SCHMIDT, H., WINKLER, C.: Computer-Assistenz bei der Befundung von Szintigrammen. Ein Programm zur Nierenszintigraphie. Fortschr. Röntgenstr. **117**, 713 (1972).

PEREYRA, L.H., GOLDBERG, M.E., PONTO, R.A.: Kidney donor selection by sodium pertechnetate Tc-99m flow patterns. Arch. Surg. **107**, 872 (1973).

PERSKY, L.: Pyelonephritis in children. J. Urol. (Baltimore) **94**, 20 (1965).

PETERS, P.E.: Messung der Nierendurchblutung mit Radionukliden. Münch. med. Wschr. **116**, 53 (1974).

PETERS, P.E., COPLE, C.S., ROCKOF, M.L.: Simulation renaler Auswaschkurven mit Hilfe des „SAAM"-Computer-Programms. In: H.W. PABST, K. OEFF (Hrsg.), Verhandlungen d. Ges. f. Nuclearmedizin 1972, S. 245. Berlin: Medico-Informationsdienste 1975.

PFANNENSTIEL, P.: Vergleich konventioneller und nuklearmedizinischer Untersuchungsverfahren auf dem Gebiete der Nephro-Urologie. Forsch. Bericht K75-05 (BMFT), Zentralst. f. Atomkernenergie-Dokumentation, Leopoldshafen 1975.

PFEFFER, K.H., FROMMHOLD, W.: Die Isotopennephrographie als funktionsdiagnostischer Test in der Inneren Medizin. 1. Mitteilung: Das akute Nierenversagen nach Schock. Med. Welt **52**, 2650 (1963).

PFEIFER, K.J., EISENBERGER, F., HEINZE, H.G.: Aussagekraft der quantitativen Kamerafunktionsszintigraphie bei der Urogenital-Tuberkulose. Fortschr. Med. **93**, 1249 (1975).

PFEIFER, K.J., FREY, K.W., HEINZE, H.G., KLEIN, U., MÜLLER-FASSBENDER, H., LANGHAMMER, H.: Comparison of the diagnostic value of renal scan and angiography. In: L. DIETHELM (Ed.), Angiography/Scintigraphy, p. 436. Berlin-Heidelberg-New York: Springer 1972a.

PFEIFER, K.J., GRUNDMANN, R., LANGHAMMER, H.: Nuklearmedizinische Untersuchungen bei postoperativen Ausscheidungsstörungen von Transplantatnieren. Fortschr. Röntgenstr. **116**, 86 (1972b).

PFEIFER, K.J., ROTHE, R., FREY, G., MÜLLER, O.A., HEINZE, H.G.: Bestimmung des Glomerulumfiltrates mit ^{169}Yb-EDTA und des effektiven Nierenplasmastromes mit ^{131}J-Hippuran. Fortschr. Röntgenstr. **117**, 456 (1972c).

PFEIFER, K.J., ROTHE, R., HÖR, G., HEIDENREICH, P., PICHLMAYER, H., INGRISCH, H., HEINZE, H.G.: Nuklearmedizinische Verlaufsbeobachtung transplantierter Nieren. In: H.W. PABST, K. OEFF (Hrsg.), Verhandlungen d. Ges. f. Nuclearmedizin 1972, S. 307. Berlin: Medico-Informationsdienste 1975a.

PFEIFER, K.J., ROTHE, R., RICHERT, J., KLINGER, W., HEINZE, H.G.: Tubuläre und glomeruläre Clearance und Sequenzszintigraphie bei transplantierten Nieren. In: R. HÖFER (Hrsg.), Radioaktive Isotope in Klinik und Forschung, S. 119. München-Berlin-Wien: Urban & Schwarzenberg 1973.

PFEIFER, K.J., SCHMIDT, K.R., KANTLEHNER, R., SEYFFART, G., INGRISCH, H., HEINZE, H.G.: Intrarenaler Hippurantransport und Nierenrindendurchblutung bei transplantierten Nieren. In: H.W. PABST, G. HÖR, H.A.E. SCHMIDT (Hrsg.), Nuklearmedizin, S. 298. Stuttgart-New York: F.K. Schattauer 1974.

PFEIFER, K.J., SCHMIDT, K.R., SEYFFART, G., LEISNER, B., HEINZE, H.G.: Follow-up studies of transplanted kidneys with ^{131}I-Hippuran and ^{133}Xe. In: K. ZUM WINKEL, M.D. BLAUFOX, J.L. FUNCK-BRENTANO (Eds.), Radionuclides in Nephrology, p. 200. Stuttgart: Thieme 1975b.

PICHLMAIER, H., EDEL, H.H., LAVENDER, R.: Die Bedeutung der chirurgischen Vor- und Nachbehandlung bei Organtransplantationen. Dtsch. med. Wschr. **41**, 2082 (1969).

PICKENS, P.T., BUMPUS, F., MERLIN, F. et al.: Measurement of renin activity in human plasma. Circulat. Res. **17**, 438 (1965).

PIERACH, C.A., HAAS, J.P., SCHMIDT, K.J., WOLF, R., WEYER, K.H. VAN DE: Isotopennephrogramm — Nierenszintigramm — pressorische Aktivität im Nierenvenenblut: ihre Korrelation. Münch. med. Wschr. **48**, 2830 (1968).

PIHL, B.: Studies on the single injection technique for determination of renal clearance. Akad. Avhandl., Malmö 1973, print. in Lund, Studentlitteratur.

PIXBERG, H.U.: Die renale Ganzkörperclearance. In: W. HORST (Hrsg.), Aktuelle Nuklearmedizin, S. 195. Berlin-Heidelberg-New York: Springer 1971.

PIXBERG, H.U.: Nuklearmedizinische Nierendiagnostik. Med. Welt **25**, 1457 (1974a).
PIXBERG, H.U.: Die Radioisotopennephrographie – heute. Act. Urol. **5**, 233 (1974b).
PIXBERG, H.U., GEIPEL, K., NUIC, M.: Nuklearmedizinische Diagnostik von Nierenschädigungen bei Gestosen. Med. Klin. **66**, 265 (1971).
PIXBERG, H.U., HENNE, W., PFANNENSTIEL, P.: A simple method for the determination of unilateral effective renal plasma flow. In: K. ZUM WINKEL, M.D. BLAUFOX, J.L. FUNCK-BRENTANO (Eds.), Radionuclides in nephrology, p. 315. Stuttgart: Thieme 1975.
PIXBERG, H.U., SCHMIDT, J.: Das szintigraphische Bild entzündlicher und vaskulärer Nierenerkrankungen. Med. Klinik **67**, 1688 (1972).
POCHON, J.P., GOLDSCHMIDT, H., HERZOG, B., HOFER, B., FRIDRICH, R.: Die Stellung des Isotopennephrogramms in der Diagnostik und nach Kontrolle urologisch-kranker Kinder. Schweiz. med. Rundsch. **62**, 532 (1973).
POGGLITSCH, H., WACHSER, H., GIESSAUF, W., STÖCKL, G.: Ergebnisse der Renoszintigraphie bei bilateralen Nierenerkrankungen. Wien. med. Wschr. **119**, 12 (1969).
PONTO, R.A., PAYN, J.TH., GOLDBERG, M.E., LOKEN, M.H.: Dual isotope renal clearance studies using a scintillation camera. In: K. ZUM WINKEL, M.D. BLAUFOX, J.L. FUNCK-BRENTANO (Eds.), Radionuclides in nephrology, p. 302. Stuttgart: Thieme 1975.
POWELL, M.: Use of scintillation camera for evaluation of renal function. J. Nucl. Med. **6**, 323 (1965).
POWELL, M.R., ANGER, H.O.: Triple isotope renal evaluation with the scintillation camera. J. Nucl. Med. **7/5**, 373 (1966).
PREUSS, H.J., DECKART, H., BREUNUNG, M., PADELT, H.: Röntgenologische, nuklearmedizinische und klinische Ergebnisse von Nachuntersuchungen der Harnwegsinfektionen im Kindesalter. Fortschr. Röntgenstr. **110**, 462 (1969).
RAATZSCH, H., HENNIG, K.: Ergebnisse der Isotopennephrographie und Renoszintigraphie bei der Nierentuberkulose. Z. Tuberk. **127**, 321 (1968).
RADÓ, J.P., BÁNOS, CS., TAKÓ, J.: Furosemide renography. Lancet **1967II**, 1419.
RADWIN, H.M., NOVOSELSKY, S.P.: The gamma-camera in pediatric urologic diagnosis. J. Urol. (Baltimore) **87**, 942 (1967).
RAPOPORT, A.: Modification of the „Howard-Test" for the detection of renal artery obstruction. New Engl. J. Med. **263**, 1159 (1960).
RAVE, O., WENNING, N., LONAUER, G., BÖCKEL, K., HRUBESCH, H., WESSELS, F., WAGNER, H.: Radioimmunologischer Nachweis von Angiotensin I und II zur Funktionsdiagnostik des Renin-Angiotensin-Systems bei verschiedenen Formen der Hypertonie. Med. Welt **23**, 1801 (1972).
RAYNAUD, C., JACQUOT, C., FREEMAN, L.M.: Measuring renal uptake of $^{197}HgCl_2$ by gamma-camera. Radiology **110**, 413 (1974).
RAYNAUD, C., RICARD, S., KARAM, Y., KELLERSHOHN, C.: The use of the renal uptake of ^{197}Hg as a method for testing the functional value of each kidney. J. Nucl. Med. **11**, 125 (1970).
RAZZAK, M.A.: Radionuclide evaluation of crossed renal ectopia. Strahlentherapie **147**, 258 (1974).
REBA, R.C., WAGNER, H.N., MCAFEE, J.G.: Measurement of Hg-203 Chlormerodrin accumulation by the kidneys for detection of unilateral renal disease. Radiology **79**, 134 (1962).
REESE, L.: An experimental analysis of the ^{131}-Iodohippurate renogram. Invest. Urol. **5**, 265 (1967).
REISNER, S., LUBIN, E., STARK, H., GRÜNEBAUM, M., PERLMAN, M.: The use of renal scanning in the investigation of flank masses in the neonatal period. Schweiz. med. Wschr. **101**, 39 (1971).
REUBI, F.C., GOSSWEILERN, N., GURTLER, R.: Renal circulation in man studied by means of a dye-dilution method. Circulation **33**, 426 (1966).
REUBI, F.C., VORBURGER, C., TUCKMAN, J.: Renal distribution volumes of indocyanine green, ^{51}Cr-EDTA and ^{24}Na in man during acute renal failure after shock. J. clin. Invest. **52**, 223 (1973).
REEVE, J., CRAWLEY, J.C.W., HAMILTON, S.N., GOLDBERG, A.D.: Deconvolution analysis of the standard renogram and its clinical application. In: K. ZUM WINKEL, M.D. BLAUFOX, J.L. FUNCK-BRENTANO (Hrsg.) Radionuclides in Nephrology, S. 321. Stuttgart: Thieme 1975.
RHAMY, R.K., STANDER, R.W.: Pyelographic analysis in radiation therapy in carcinoma of cervix. Amer. J. Roentgenol. **87**, 41 (1962).
RICCABONA, G., BANDTLOW, K., MADERSBACHER, H., BAUER, H., NEUBERER, G., FILL, H.: Nuklearmedizinische und röntgenologische Diagnostik der renalen Hypertonie. Nuc. Comp. **4**, 61 (1973).
RICCABONA, G., DITTRICH, P.: Indirekte Bestimmung des Glomerulumfiltrates mit ^{131}Jod-Jothalamat. In: Radioisotope in Pharmakokinetik und klinischer Biochemie, S. 703. Stuttgart-New York: F.K. Schattauer 1970.
RICHARDS, A.N., WESTFALL, B.B., BOTT, P.A.: Renal excretion of inulin, creatinine, xylose in normal dogs. Proc. Soc. exp. Biol. (N.Y.) **32**, 73 (1934).
ROBERTSON, G.L.: Radioimmunoassay of plasma vasopressin in man. Clin. Res. **19**, 562 (1971).
ROBERTSON, G.L., MAHR, E.A., ATHAR, S., SINHA, T.: Development and clinical application of a new method for the radioimmunoassay of arginine vasopressin in human plasma. J. clin. Invest. **52**, 2340 (1973).
RODBARD, D.: Statistical aspects of radioimmunoassay. In: W. DAUGHADAY, W. ODELL (Eds.), Competitive Protein Binding Assay, p. 204. Philadelphia: J.B. Lippincott 1971.
RODRIGUEZ-ANTUNEZ, A.: Assessment of function in the transplanted kidney with ^{131}I-hippuran. In: L. DIETHELM (Ed.), Angiography/Scintigraphy,

p. 356. Berlin-Heidelberg-New York: Springer 1972.
ROHLOFF, R., HAST, B., LEISNER, B., HEINZE, H.G.: Bestimmung der ^{131}J-Hippuranclearance im Rahmen der Kamerafunktionsszintigraphie der Nieren nach vereinfachten Modifikationen der Methode von Oberhausen. Nucl. Med. **13**, 303 (1975).
ROHLOFF, R., LEISNER, B., HAST, B., HEINZE, H.G.: Einfaches Programm für die Kompartmentanalyse mit einem Kleincomputer. Nuc. Comp. **4**, 94 (1975a).
RÖSLER, H.: Die Bestimmung der o^{131}J-Hippursäure Total-Clearance als Grundlage einer quantitativen Radionephrographie. Dtsch. med. Wschr. **92**, 881 (1967).
RÖSLER, H.: Die quantitative Radionephrographie als Funktionsuntersuchung nach Nierentransplantation. In: Radionuklide in Kreislaufforschung und Kreislaufdiagnostik, S. 369. Stuttgart-New York: F.K. Schattauer 1968.
ROGGE, V., SCHMIDT, W., OTTO, H.J.: Vergleichende Untersuchungen über den Aussagewert der Radionephrographie, intravenösen Urographie und Chromocystoskopie zur Erfassung urologischer Komplikationen bei der Behandlung des weiblichen Genitalcarcinoms. Zbl. Gynäkol. **90**, 487 (1968).
ROSEN, S.M., HOLLENBERG, N.K., DEALY JR., J.B., MERRILL, J.P.: Measurement of the distribution of blood flow in the human kidney using the intraarterial injection of ^{133}Xe-Relationship to function in the normal and transplanted kidney. Clin. Sci. **34**, 287 (1968).
ROSENBAUM, J.L.: Evaluation of clearance studies in chronic kidney disease, J. chron. Dis. **22**, 507 (1970).
ROSENBAUM, J.L., MIKAIL, M., WIEDMANN, F.: Further correlation of renal function with kidney biopsy in chronic renal disease. Amer. J. med. Sci. **254**, 156 (1967).
ROSENTHALL, I.: Angiotensin I. Schriftenreihe der Firma Squibb, Heyden, München 1974.
ROSENTHALL, L.: Residual urine determination by roentgenographic and isotopic means. Radiology **80**, 454 (1963).
ROSENTHALL, L.: The usefulness of renal scanning as an adjunct to excretory urography. J. Canad. Ass. Radiol. **14**, 76 (1963a).
ROSENTHALL, L.: Applications of the gamma-ray scintillation camera to dynamic studies in man. J. Nucl. Med. **7**, 386 (1966).
ROSENTHALL, L.: Ortho-jodo-hippurate-^{131}I kidney scanning in renal failure. Radiology **87**, 298 (1966a).
ROSENTHALL, L.: Radionuclide diagnosis of renal cysts and neoplasms using the gamma-ray scintillation camera: preliminary work. J. Canad. Ass. Radiol. **17**, 85 (1966b).
ROSENTHALL, L.: Radionuclide diagnosis of malignant tumors of the kidney. Amer. J. Roentgenol. **101**, 662 (1967).
ROSENTHALL, L.: Radionuclide angiography as a method for detecting relative differences in renal blood flow: a preliminary report. J. Canad. Ass. Radiol. **19**, 8 (1968).
ROSENTHALL, L.: Radiopertechnetate renography with the gamma-ray scintillation camera. Canad. med. Ass. J. **105**, 467 (1971).
ROSENTHALL, L.: Radiotechnetium renography and serial radiohippurate imaging for screening renovascular hypertension. Semin. Nucl. Med. **4**, 97 (1974).
ROSENTHALL, L., GREYSON, N.D., MARTIN, R.H.: Serial radiohippurate renal scintiphotography. Canad. med. Ass. J. **103**, 1266 (1970).
ROSENTHALL, L., MANGEL, R., LISBON, A.R., LACOURCIERE, Y.: Diagnostic applications of radio-pertechnetate and radiohippuran imaging in postrenal transplant complication. Radiology **111**, 347 (1974).
ROSENTHALL, L., REIT, E.C.: Radionuclide distinction of vascular and non-vascular lesions of the kidney. Canad. med. Ass. J. **98**, 1165 (1968).
ROTH, J., GLICK, S.M., KLEIN, L.A., PETERSON, M.J.: Specific antibody to vasopressin in man. J. clin. Endocr. **26**, 671 (1966).
ROTHAUGE, C.F.: Die seitengetrennte, quantitative Nierenfunktionsprüfung. Heidelberg: A. Hüthig 1967.
ROTHFIELD, B.: Nuclear medicine – in-vitro. Philadelphia-Toronto: J.B. Lipponcott 1974.
RUDOLPH, A.M., HEYMAN, M.A.: The circulation of the fetus in utero: methods for studying distribution of blood flow, cardiac output and organ blood flow. Circulat. Res. **21**, 163 (1967).
SALAMAN, J.R.: Use of radioactive fibrinogen for detecting rejection of human renal transplants. Brit. med. J. **2**, 517 (1970).
SALVETTI, A., ARZILLI, F., SASSANO, P., PRESOLA, A.: Clinical significance of plasma renin activity in human reno-vascular hypertension. In: H.W. PABST, G. HÖR, H.A.E. SCHMIDT (Hrsg.), Nuklearmedizin, S. 578. Stuttgart-New York: F.K. Schattauer 1975.
SAMBHI, M.P., WIEDEMAN, M.C.: Evidence for a protein renin accelerator originating from "ischemic" kidney in renovascular hypertension (abstract). J. clin. Invest. **49**, 85a (1970).
SAPEIKA, N.: Lead-EDTA Complex, further radiological studies. S. Afr. med. J. **28**, 953 (1954).
SAPIRSTEIN, L.A., HERROLD, M.R., JANAKIS, M., OGDEN, E.: Validity of values for glomerular filtration rate and extracellular fluid obtained from plasma concentration time decay curves after single injection of mannitol in the dog. Amer. J. Physiol. **171**, 487 (1952).
SAPIRSTEIN, L.A., VIDT, D.G., MANDEL, M.J., HANUSEK, M.J.: Volumes of distribution and clearances of injected creatinine in the dog. Amer. J. Physiol. **181**, 330 (1955).
SAUER, R., FRIDRICH, R., THIEL, G., ENDERLIN, F.: Zur Differentialdiagnose der Abstoßungsreaktion transplantierter Nieren mit Hilfe nuklearmedizini-

scher Verfahren. Fortschr. Rötgenstr. 115, 767 (1971).
SEALEY, J.E., GERTEN-BANES, J., LARAGH, J.H.: The renin system: variations in man measured by radioimmunoassay or bioassay. Kidney internat. 1, 240 (1972).
SEALEY, J.E., LARAGH, J.H.: Radioimmunoassay of plasma renin activity. Semin. Nucl. Med. 5, 189 (1975).
SECKER-WALKER, R.H., SHEPHERD, E.P., CASSELL, K.J.: Clinical applications of computer-assisted renography. J. Nucl. Med. 13, 235 (1972).
SEIFERT, J.: Die renale Angioszintigraphie — Ein Beitrag zur Differentialdiagnose raumfordernder, intrarenal gelegener Prozesse. In: W. HORST (Hrsg.), Aktuelle Nuklearmedizin, S. 59. Berlin-Heidelberg-New York: Springer 1971.
SELKURT, E.E.: Effect of ureteral blockade on renal blood flow and urinary concentratory ability. Amer. J. Physiol. 205, 286 (1963).
SHAND, D.G., MACKENZIE, J.C., CADDEL, W.R., CATO, J.: Estimation of residual urine volume with ^{131}I-hippuran. Brit. J. Urol. 40, 196 (1968).
SHARPE JR., A.R., KOUNTOS, H.A., MAGEE, J.H., OATES, J.F.: Radioisotope renogram in experimental renal artery stenosis. Circulation 26, 785 (1962).
SHARPE JR., A.R., KOUNTOS, H.A., MAGEE, J.H., OATES, J.F.: The radioactive renogram in experimental renal arterial stenosis. Urol. 111, 130 (1974).
SHEIKH, M.I., MØLLER, J.V., JØRGENSEN, K.E.: The use of ^{14}C and ^{3}H labelled derivates of inulin as tracers of inulin "in vivo". Arch. int. Physiol. 80, 489 (1972).
SHORT, M.D., GLASS, H.J., CHISHOLM, G.D., VERNON, P., SILVER, D.J.: Gamma-camera renography using ^{123}J-Hippuran. Brit. J. Radiol. 46, 289 (1973).
SHULER, S.E., MECKSTROTH, G.R., MAXFIELD, W.S.: Scintillation camera in pediatric renal disease. Amer. J. Dis. Child. 120, 115 (1970).
SIEGENTHALER, W. (Hrsg.): Klinische Pathophysiologie. Stuttgart: Thieme 1976.
SIGMAN, E.M., BENDER, M., BLAU, M.: Radiohippuran renography and Radiohippuran renal autofluroscopy. J. Urol. (Baltimore) 92, 153 (1964).
SIGMAN, E.M., ELWOOD, CH.M., REAGAN, M.E., MORRIS, A.M., CATANZARO, A.: Renal clearance of ^{131}J-labelled sodium iothalmate in man. J. Lab. clin. Med. 65, 1041 (1965).
SINGER, P.: Diabetische Nephropathie — Clearanceuntersuchung und ihre Beziehung zu morphologischen Nierenbefunden. Med. Klin. 61, 1210 (1966).
SKLAROFF, D.M.: Photoscanning of the kidney in hypertension. Geriatrics 17, 423 (1962).
SLAVNOV, V.N., YEFIMOV, A.F.: Radioisotope renography, renocystography and radioangiography in diabetes mellitus. Endokrinologie 58, 403 (1971).
SOLARIC-GEORGE, E.A., FLETCHER, J.W., NESTON, W.T., HENRY, R.E., DONNATI, R.M.: Renal accumulation of ^{99m}Tc-sulfur colloid in transplant rejection. Radiology 111, 465 (1974).
SMITH, H.W.: The kidney: structure and function in health and disease. New York: Oxford University Press 1951.
SPECK, B.: Determination of renal clearances with radioactive diatrizoate, EDTA and o-J-hippuric acid using the single injection technique. Helv. med. Acta 34, 486 (1969).
SPREAFICO, G.L., BALLARATI, U.: L'indagine radionephrografica nello studio della ptosi renale. Med. Nucl. Radiobiol. Lat. (Milano) 11, 45 (1968).
SUBRAMANIAN, G., RHODES, B.A., COOPER, J.F., SODD, V.J. (Eds.): Radiopharmaceuticals. Soc. Nucl. Med. Inc., Libr. of Congr. No. 75–16093, New York 1975.
SCHEER, K.E.: Die szintigraphische Darstellung der Niere. In: Szintigraphie und Radiokardiographie. Basel-Stuttgart: Schwabe & Co. 1963.
SCHELER, F.: Niere und Hochdruck (Referat). In: B. SCHLEGEL (Hrsg.): Verhandl. Dtsch. Ges. Inn. Med., S. 72. München: J.F. Bergmann 1974.
SCHELLINGER, D., AXELBAUM, ST.P.: Ganzkörper-Tomographie mit dem Computer. Dtsch. Ärztebl. 26, 1747 (1976).
SCHENCK, P., LANGE, D., MÜLLER, S., CLAUSSEN, C.: Streubreite der Hippuran-Nierenclearance mit der Angerkamera (Oberhausen-Methode) und Korrelation zur steady-state-clearance. Nuc. Comp. 4, 105 (1975).
SCHENCK, P., POTEMPA, J., GELINSKY, P.: Nachweis lageabhängiger Nierenfunktionsstörungen mit der Szintillationskamera. Nucl. Med. 6, 315 (1967).
SCHLEGEL, J.U., BAKULE, P.T.: A diagnostic approach in detecting renal and urinary tract disease. J. Urol. (Baltimore) 104, 2 (1970).
SCHLEGEL, J.U., WARLICK, J.: Experience in urologic diagnosis using a gamma ray scintillation camera system. J. Urol. (Baltimore) 108, 15 (1972).
SCHMIDT, H.A.E.: Die Nierenszintigraphie. Eine Methode zur Darstellung funktionstüchtigen Nierenparenchyms. Beiträge zur Inneren Medizin, Pathologische Physiologie-Diagnostik-Therapie, S. 223. Stuttgart-New York: F.K. Schattauer 1964.
SCHMIDT, H.A.E., CHEN, TH., MICHELE, E.: Die Anwendung einer Kombination von Zweidetektorsystemen und Autofluoroskop zur Nierendiagnostik. In: H.W. PABST, G. HÖR (Hrsg.): Nuklearmedizin, S. 250. Stuttgart-New York: F.K. Schattauer 1972.
SCHMIDT, K.J., PIERACH, C.A., AY, R., WOLF, R., BROD, K.H.: Die Bedeutung der Nierenszintigraphie im Rahmen der radiologischen Untersuchung der Nierentuberkulose. Radiologe 10, 412 (1970).
SCHMIDT, K.R., PFEIFER, K.J., SEYFFART, G., KANTLEHNER, R., HEINZE, H.G.: Durchblutungsmessung mit ^{133}Xe nach klinischer Nierentransplantation — Vergleich mit ^{131}J-Hippuran — Funktionsszintigraphie. Fortschr. Röntgenstr. 121, 477 (1974).
SCHMIDT, W., MAHLSTEDT, J., JOSEPH, K.: Einfluß einer vorausgegangenen Applikation von ^{99m}Tc-DMSA auf die Meßergebnisse bei der ^{131}J-OIH-Clearance. Nuc. Comp. 8, 196 (1977).

SCHMITZ-FEUERHAKE, I., FRÖHLICH, H., HUTZERMEYER, H.: Atraumatische Durchblutungsmessung mit radioaktiven Edelgasen. Bern: Hans Huber 1976.

SCHOLZ, A.: Die Radioisotopen-Renographie. In: Der renale Hypertonus, Wissen und Praxis, S. 13. Berlin: Dr. Georg Lüttke 1963.

SCHOLZ, A., HAUGE, A., OEFF, K.: Die Bedeutung der Isotopenrenographie für die Diagnostik des renalen Hypertonus, insbesondere der operablen Formen. Dtsch. med. Wschr. **89**, 1011 (1964).

SCHRECK, W.R., HOLMES, J.H.: Ultrasound as a diagnostic aid for renal neoplasma and cysts. J. Urol. (Baltimore) **103**, 281 (1970).

SCHREIBER, M.H.: Renal artery-parenchyma ratios in the diagnosis of renovascular hypertension. Amer. J. Roentgenol. **96**, 877 (1966).

SCHRÖDER, H., SCHÜTTE, H.: Vergleichende Bestimmung des Glomerulumfiltrates mit Inulin und mit ^{51}Cr-EDTA bei Hypertonikern und bei Diabetikern. Fortschr. Röntgenstr. **111**, 573 (1969).

SCHWARTZ, F.D., MADELOFF, M.S.: Simultaneous renal clearances of radiohippuran and PAH in man. Clin. Res. **9** 208 (1961).

SCHWARTZ, K.D., GALLE, B., MEYER, H., KARSTEN, V., DIETRICH, R.: Die Miktionszystourographie mit ^{113m}In unter Einsatz der rechnergestützten Auswertung an der Szintillationskamera. Rad. diagn. **18**, 261 (1977).

SCHWARTZ, K.D., STOLPE, H.J.: Die Nierendiagnostik mit Radionukliden im Kindesalter. Dtsch. Gesundheitsw. **21**, 1986 (1966).

STAAB, E.V., HOPKINS, J., PATTON, D.D., HANCHETT, J., STONE, W.J.: The use of radionuclide studies in the prediction of function in renal failure. Radiology **106**, 141 (1973).

STACY, B.D., THORNBURN, G.D.: Chromium^{51} ethylenediaminetetraacetate for estimation of glomerular filtration rate. Science **152**, 1076 (1966).

STAMEY, T.A.: The diagnosis of curable unilateral renal hypertension by ureteral catheterization. J. postgrad. Med. **29**, 29 (1961).

STEIGMAN, J., ECKELMAN, W.C., MEINKEN, G., ISAACS, H.S., RICHARDS, P.: The chemistry of technetium labeling of radiopharmaceuticals by electrolysis. J. Nucl. Med. **15**, 75 (1974).

STEINHOFF, H., PABST, H.W.: ^{133}Xe-Clearance der Nieren. In: G. HOFFMANN, R. HÖFER (Hrsg.), Radionuklide in Kreislaufforschung und -diagnostik, S. 341. Stuttgart-New York: F.K. Schattauer 1968.

STEUDE, U., FERBER, C., ROTHE, G.: Nierenstielabklemmung bei Parenchymresektion. Isotopennephrographische Nachuntersuchung. Z. Urol. Nephrol. **64**, 903 (1971).

STOKES, J.M., TER-POGOSSIAN, M.M.: Double isotope technique to measure renal functions. J. Amer. med. Ass. **187**, 20 (1964).

STRAFFON, R.A., GARCIA, A.M.: A clinical evaluation of the radioactive diodrast renogram as a screening test in hypertension. J. Urol. (Baltimore) **83**, 774 (1960).

STRAUSS, I.: Isotopennephrographie und Nierenszintigraphie bei Nierentuberkulose. Med. Klin. **62**, 1227 (1967).

STRAUSS, P.S., BLAUFOX, M.D.: Estimation of residual urine and urine flow rates without urethral catheterization. J. Nucl. Med. **11**, 81 (1970).

STRÖTGES, M.W., SACK, H., OLBING, H.: Ergebnisse qualitativer und quantitativer Isotopenuntersuchungen des kindlichen Harntraktes bei Harnwegsinfektionen. Fortschr. Röntgenstr. **104**, 722 (1966).

TABERN, D.L., KEARNEY, J., SOHN, H.: The quantitative measurement of tubular chlormerodrin binding as an index of renal function: A study of 400 cases. Canad. med. Ass. J. **16**, 601 (1970).

TANNENBERG, A.M., FINLAY, A., PANARO, V.A.: Renal radionuclide scanning in renal insufficiency. Radiology **102**, 383 (1972).

TAPLIN, G.V.: Studying organ circulation, function and structure with Radioisotopes. Nucleonics **22**, 58 (1964).

TAPLIN, G.V.: Radioisotope renography in renovascular hypertension. J. postgrad. Med. **40**, 302 (1966).

TAPLIN, G.V., DORE, E.K., JOHNSON, D.E.: The quantitative radiorenogram for total and differential renal blood flow measurements. J. Nucl. Med. **4**, 404 (1963).

TAPLIN, G.V., DORE, E.K., JOHNSON, D.E.: Recent advances in the diagnosis of renal hypertension with radioisotope procedures. Proc. 5th Japan Conference on Radioisotopes Special Session No 2, Tokyo, May, 21–24, 1963a.

TAPLIN, G.V., MEREDITH JR., O.M., KADE, H., WINTER, C.C.: The radioisotope renogram (an external test for individual kidney function and upper urinary tract patency). J. Lab. clin. Med. **48**, 886 (1956).

TAUXE, W.N.: The radioisotope renogram in renal artery disease. Proc. Mayo Clin. **36**, 684 (1961).

TAUXE, W.N., BURBANK, M.K., MAHER, F.I., HUNT, J.C.: Renal clearances of radioactive ortho-jodohippurate and diatrizoate. Proc. Mayo Clin. **39**, 761 (1964).

TAUXE, W.N., BURKE, E.C.: Kidney depth and isotope renography. J. Nucl. Med. **9**, 225 (1968).

TAUXE, W.N., HAGGE, W., STICKLER, G.B.: Estimation of effective renal plasma flow in children by use of a single plasma sample after injection of orthoiodohippurate (IAEA-SM-185/48). In: Dynamic Studies with Radioisotopes in Medicine, Vol. I, p. 265. Wien: IAEA 1974.

TELFER, N., ACKROYD, A.E., STOCK, ST.L.: Radioisotope localisation for renal biopsy. Lancet **1964/18**, 132.

THORNBORN, G.D., KOPALD, H.H., HERD, J.A., HOLLENBERG, M., O'MORCHOL, C.C.C., BARGER, A.C.: Intrarenal distribution of nutrient blood flow determined with Kr 85 in the unanaesthetized dog. Circulat. Res. **13**, 290 (1963).

Thurau, K.: Aspects in renal physiology. Klin. Wschr. **50**, 221 (1972).

Tigerstedt, R.P., Bergman, G.: Niere und Kreislauf. Scand. Arch. Physiol. **8**, 223 (1898).

Tønnesen, K.H., Munck, O., Hald, T., Mogensen, P., Wolf, H.: Influence on the radiorenogram of variation in skin to kidney distance and the clinical importance hereof. In: K. zum Winkel, M.D. Blaufox, J.L. Funck-Brentano (Eds.), Radionuclides in Nephrology, p. 79. Stuttgart: Thieme 1975.

Tori, G., Marabini, A., Fattovich, G.: Abdominal radionuclide aortography with the gamma scintillation camera. Brit. J. Radiol. **43**, 344 (1970).

Tori, G., Marabini, A., Franchi, R., Giorgetti, P.G.: Angioscintiphotography with Tc^{99m} in 310 cases of kidney occupying lesions. J. Nucl. Med. **15**, 539 (1974).

Trapp, P., Petersen, F., Adam, A.: Die Bedeutung der Transportzeit von ^{131}J-Hippuran im Radioisotopen-Nephrogramm. Fortschr. Röntgenstr. **111**, 649 (1969).

Treves, S., Spencer, R.P.: Kinetic and clinical comparison of ^{99m}Tc-diethylenetriamine pentaacetic acid, ^{131}J-orthojodhippurate and ^{125}J-Iothalamate (Abstr.). J. Nucl. Med. **11**, 645 (1970).

Trinkle, J.K., Kiser, W.S.: Acute renal failure: diagnosis of etiology by radioisotope renography. J. Urol. (Baltimore) **91**, 199 (1964).

Truniger, B., Rosen, S.M., Kriek, H.: Rejektion und Hämodynamik der homotransplantierten Niere. Schweiz. med. Wschr. **96**, 618 (1966).

Uthgenannt, H.: Über den diagnostischen Wert der Renoszintigraphie bei der chronischen Pyelonephritis. Fortschr. Röntgenstr. **103**, 730 (1965).

Vaerenbergh, P.M. van, Baekert, S., Dewulf, L., Huys, H.: Das Nephrogramm unter dem Einfluß des Angiotensin. Fortschr. Röntgenstr. **108**, 771 (1968).

Vallotton, M.B., Page, L.B., Haber, E.: Radioimmunoassay of angiotensin in human plasma. Nature **215**, 714 (1967).

Vaughan Jr., E.D., Bühler, F.R., Laragh, J.H., Sealey, J.E., Baer, L., Bard, R.H.: Renovascular hypertension: Renin measurements to indicate hypersecretion and contralateral suppression, estimate renal plasma flow, and score for surgical curability. Amer. J. Med. **55**, 402 (1973).

Veall, N.: Die Bestimmung der glomerulären Filtrationsrate mit ^{51}Cr-EDTA. In: R. Höfer (Ed.), Nieren-Clearance, Wien, Güssing 1968 (Schriftenreihe Fa. Hoechst).

Vecsei, P., Gless, K.H.: Aldosteron-Radioimmuno-Assay. Stuttgart: Ferdinand Enke 1975.

Vernon, P., Glass, H.I.: Processing gamma-camera data obtained from an offline system. In: Dynamic studies with radioisotopes in medicine, p. 133. Wien: IAEA 1971.

Vertes, V., Grauel, J.A., Goldblatt, H.: Studies of patients with renal hyertension undergoing vascular sugery. New Engl. J. Med. **272**, 186 (1965).

Vetter, H., Vetter, W.: High titre antiserum specific to aldosterone. J. Steroid. Biochem. **5**, 197 (1974).

Vögeli, B., Riedwyl, H., Donath, A., Oetliker, O.: Comparison of glomerular filtration rate and effective renal plasma flow determinations obtained by a single injection technique and by means of a standard clearance technique in children. Acta paediat. scand. **60**, 528 (1971).

Voigt, R., Albert, L.: Zum Informationsgehalt des Isotopennephrogramms bei der Erfassung der kompensatorischen Hyperplasie der kontralateralen Niere nach einseitiger Nierenarterienligatur im Tierexperiment. Fortschr. Röntgenstr. **121**, 490 (1974).

Voigt, R., Arndt, J., Albert, L.: Über die Erfassung der kompensatorischen Hyperplasie der Niere im Isotopennephrogramm nach einseitiger Ureterligatur im Tierexperiment. Fortschr. Röntgenstr. **40**, 600 (1973).

Voinea, V., Augustin, A., Giurgin, T., Grigorescu, G., Ioanescu, N., Safta, T.: Experimental and clinical investigations on the merits of the renogram in hemorrhagic shock. Radiology **92**, 1229 (1969).

Vorburger, C., Riedwyl, H., Reubi, F.: Vergleichende Studien zwischen den renalen Clearances von Na-Cr$_2$ Cr^{51}-äthylendiamintetraacet, Inulin und Natriumthiosulfat beim Menschen. Klin. Wschr. **47**, 415 (1969).

Voss, R., Ruile, K., Vogell, W., Kunz, W.: Untersuchungen zur Ischämietoleranzzeit der Nieren. Klin. Wschr. **48**, 1089 (1970).

Wang, Y.: Regional (compartmental) renogram for hypertension evaluation. Amer. J. Roentgenol. **118**, 842 (1973).

Wang, Y.: Regional renogram. Arch. intern. Med. **134**, 463 (1974).

Wascher, H., Eber, O., Schneck, O.: Die Nierenszintigraphie mit ^{197}Hg-Neohydrin. Wien. med. Wschr. **115**, 329 (1965).

Wascher, H., Klein, G., Eber, O., Hayn, H., Goebel, R.: Nierenfunktionsuntersuchung mit Radioisotopen bei Arthritis urica. Z. Rheumaforsch. **29**, 85 (1970).

Watkin, D.M., Shock, N.W.: Agewise standard value for C_{In}, C_{PAH} and Tm_{PAH} in adult males. J. clin. Invest. **34**, 969 (1955).

Wax, S.H.: Radioisotope uptake in experimental hydronephrosis. J. Urol. (Baltimore) **99**, 497 (1968).

Wax, S.H.: The renogram in urinary tract obstruction. In: M.D. Blaufox (Ed.): Evaluation of renal function and disease with radionuclides, p. 259. Basel: S. Karger 1972.

Wax, S.H., Al-Hussaini, M., McDonald, D.F.: The effect of angiotensin on the ^{131}J-sodium-o-iodohippurate renogram. Invest. Urol. **3**, 520 (1966).

Wax, S.H., McDonald, D.F.: Analysis of the I-131

sodium o-iodohippurate renogram. J. Amer. med. Ass. **179**, 140 (1962).

WEDEEN, R.P.: The normal Radiohippuran renogram. In: M.D. BLAUFOX (Ed.): Evaluation of renal function and disease with radionuclides, p. 124. Basel: S. Karger 1972a

WEDEEN, R.P.: Renal autoradiography. In: M.D. BLAUFOX (Ed.): Evaluation of renal function and disease with radionuclides, p. 147. Basel: S. Karger 1972b.

WEDEEN, R.P., GOLDSTEIN, M.H., LEVITT, M.F.: The radioisotope renogram in normal subjects. Amer. J. Med. **34**, 765 (1965a).

WEDEEN, R.P., LITMAN, E., LEVITT, M.F., GOLDSTEIN, M.H.: The use of the ^{131}I-Hippuran renogram in the detection of disparate kidney function in hypertensive patients. Circulation **32**, 5 (1965b).

WEDEEN, R.P., WEINER, B.: Extraction of hippuran-^{131}I and PAH-^{3}H from red blood cells and plasma in the rat. Amer. J. Physiol. **217**, 838 (1969).

WEIDMANN, P., MAXWELL, M.H.: The renin — angiotensin — aldosteron-system in terminal renal failure. Kidney internat. **8**, 219 (1975).

WEIDMANN, P., SIEGENTHALER, W., MÖHRING, J., WIRZ, P., SCHEITLIN, W., RÖSLER, H.: Vergleich von Reninaktivität, Angiotensin-Infusionstest, Separatharnuntersuchungen nach Rapoport und Isotopennephrogramm bei Nierenarterienstenose. Schweiz. med. Wschr. **97**, 1031 (1967).

WEINREICH, R., SCHULT, O., STÖCKLIN, G.: Production of ^{123}I via the ^{127}I (d, 6n) ^{123}Xe (β^+, EC) ^{123}I process. Int. J. appl. Radiat. **25**, 535 (1974).

WEISE, W., OTTO, H.J., MORCZEK, A., ROGGE, U.: Postpartale Änderung pathologischer Kurvenverläufe im Radionephrogramm bei Spätgestosen und Pyelonephritiden. Zbl. Gynäkol. **96**, 241 (1974).

WEISS, E.R., WINSTON, M.A., KRISHNAMURTHY, G.T., HARTENBOWER, D.L., BLAHD, W.H., THOMAS, P.B.: Ureteral kinking and hydronephrosis in a transplanted kidney mimicking the rejection phenomenon. J. Nucl. Med. **12**, 43 (1971).

WERNER, U., GÜNNEWEG, H., BOCK, K.D.: Harnkatecholaminexkretion und Plasmareninaktivität bei primärer Hypertonie und renovaskulärer Hypertonie durch Nierenarterienstenose. In: B. SCHLEGEL (Hrsg.): Verhandl. Dtsch. Ges. Inn. Med., S. 248. München: J.F. Bergmann 1974.

WERNING, C.: Das Renin-Angiotensin-Aldosteron-System. (Biochem. u. Klinik). Stuttgart: Thieme 1972.

WIBELL, L., FRÖDIN, L., JUNG, B., WICKLUND, H.: Gamma-camera scintigraphy after kidney transplantation. Scand. J. Urol. Nephrol. **7**, 56 (1974).

WIEDEMANN, M., DÖRING, G., BAUER, H.J., KARL, H.J., RAITH, L.: Erfahrungen mit einer radioimmunologischen Methode zur Bestimmung von Testosteron im Serum ohne Chromatographie. In: H.W. PABST, G. HÖR (Eds.): Nuklearmedizin, S. 574. Stuttgart-New York: F.K. Schattauer 1974.

WIENER, ST.N., BORKAT, F.R., FLOYD, R.M.: Functional imaging: A method of analysis and display using regional rate constants. J. Nucl. Med. **15**, 65 (1974).

WILKINSON, R.H., GOODRICH, J.: Scintillation-camera renography in the identification of an uncommon renal transplant complication. J. Urol. (Baltimore) **104**, 36 (1970).

WINKLER, C.: Isotopennephrographie und Sequenzszintigraphie in der Diagnostik der Pyelonephritis. Therapiewoche **23**, 350 (1973).

WINKLER, C., KNOPP, R.: Untersuchungen über die intrarenale Hippurankinetik mit Anger-Kamera und Digitalcomputer. Radioaktive Isotope in Klinik und Forschung, 8, S. 69. München: Urban u. Schwarzenberg 1968.

WINKLER, C., KNOPP, R., HÜNERMANN, B.: Automatische Aufnahme, Auswertung und Befundausgabe von Isotopennephrogrammen mit Hilfe eines Computersystems. In: W. HORST, H.W. PABST (Hrsg.): Ergebnisse der klinischen Nuklearmedizin, S. 300. Stuttgart-New York: F.K. Schattauer 1971.

WINKLER, C., KNOPP, R., SCHULTE, P.: Computer-Nephrographie. Ein Programm zur automatischen Auswertung und Befundausgabe von Isotopen-Nephrogrammen. Nucl. Med. **8**, 154 (1969).

WINTER, C.C.: Radioisotope renography. Baltimore: William a. Wilkins 1963.

WINTER, C.C.: Pediatric urological tests using radioisotopes. J. Urol. (Baltimore) **95**, 584 (1966).

WINTER, C.C., ELLIOTT, J., GRACE, D., ROBERTSON, A.: Radioisotope renography in assessment of renal function in the newborn. J. Urol. (Baltimore) **100**, 99 (1969).

WINTER, C.C., MYERS, C.G.: Three new test agents for radioisotope renogram: DISA-I-131, Cr-51-EDTA and Hippuran-I-125. J. Nucl. Med. **3**, 273 (1962).

WISENBAUGH, P.E., CLARK, R.E., WILLS, N.E., JELLIFFE, R.W.: The radioisotope renogram in dogs with experimental renal artery stenosis. Amer. Heart J. **69**, 665 (1965).

WISOFF, C.P., CHAMERS, D.E.: Subtotal renal infarctions. Amer. J. Roentgenol. **98**, 63 (1966).

WÖLLGENS, P., ALBRECHT, H.J., PETSCHEN, I.: Ergebnisse nuklearmedizinischer Nierendiagnostik nach therapeutischen Strahlendosen im Nierenparenchym bei Malignomkranken. Fortschr. Röntgenstr. **114**, 415 (1971).

WOLF, I.H., BUTTERMANN, G., HÖR, G., KRIESSMANN, H.: Berechnung von seitengetrennter tubulärer Clearance und Exkretion aus dem Kamera-Sequenzszintigramm mittels Kompartmentanalyse. In: H.A.E. SCHMIDT (Hrsg.): Nuklearmedizin, S. 353. Stuttgart-NewYork: F.K. Schattauer 1977.

WOLF, R.: Technik. In: U. FEINE, K. ZUM WINKEL (Hrsg.): Nuklearmedizin — szintigraphische Diagnostik, S. 21. Stuttgart-New York: Thieme 1969.

WÜRDINGER, H., AUST, W., MÖLLER, U.: Nierendurchblutung und Glomerulumfiltrat unter Dihydralazinwirkung. Dtsch. med. Wschr. **94**, 1688 (1969).

Yalow, R.S., Berson, S.A.: Immunoassay of endogenous plasma insulin in man. J. clin. Invest. **39**, 1157 (1960).

Zita, G., Uiberrak, H., Müller, Ch.H.: Pyelonephritische Schrumpfniere — kleine Niere. In: A. Breit (Hrsg.): Wertigkeit radiologischer Methoden (Niere-Leber-Prankreas), S. 41. Stuttgart-New York: Thieme 1975.

Zum Winkel, K.: Nierendiagnostik mit Radioisotopen. Stuttgart-New York: Thieme 1964.

Zum Winkel, K.: Radiopharmaceuticals in kidney investigations. London: Ann. Congr. Brit. Inst. Radiol. 1967.

Zum Winkel, K.: Nuklearmedizin. Berlin-Heidelberg-New York: Springer 1975.

Zum Winkel, K., Blaufox, M.D., Funck-Brentano, J.L.: Radionuclides in Nephrology (Proc. IIIrd. Internat. Symp. Berlin 1974). Stuttgart-New York: Thieme 1975.

Zum Winkel, K., Hallwachs, O., Steinhausen, M.: Kameraszintigraphie und Isotopennephrographie an der Hundeniere und deren Überprüfung durch die Intravitalmikroskopie. Fortschr. Röntgenstr. **108**, 382 (1968).

Zum Winkel, K., Harbst, H., Schenck, P., Franz, H.E., Ritz, E., Röhl, L., Ziegler, M., Ammann, W., Maier-Borst, W.: Sequential scintigraphy in renal transplantation. Medical Radioisotope Scintigraphy, Vol. II, p. 197. Wien: IAEA 1969.

Zum Winkel, K., Harbst, H., Sonderkamp, H., Andreew, I.: Indikationen zur Sequenzszintigraphie der Nieren. In: W. Horst, H.W. Pabst (Hrsg.): Nuklearmedizin, S. 448. Stuttgart-New York: F.K. Schattauer 1971b.

Zum Winkel, K., Harbst, K., Das, K.D., Newiger, Th.: Applications of radionuclides in renal transplantation Semin. Nucl. Med. **4**, 169 (1974).

Zum Winkel, K., Jost, H.: Funktionsszintigraphie der Nieren. Aktuelle Urol. **3**, 1 (1972).

Zum Winkel, K., Jost, H.: Intrarenal kinetics of radiopharmaceuticals applied to the artery. In: K. Zum Winkel, M.D. Blaufox, J.L. Funck-Brentano (Eds.), Radionuclides in Nephrology, p. 225. Stuttgart-New York: Thieme 1975.

Zum Winkel, K., Jost, H., Motzkus, F., Golde, G.: Renal function studies with radioisotopes. In: Dynamic Studies with Radioisotopes in Medicine, p. 229. Wien: IAEA 1971a.

Zum Winkel, K., Klinke, J.D.: Radioisotopenuntersuchungen bei der Nierentransplantation. Wiederbelebung, Organersatz, Intensivmedizin (Darmstadt) 6, S. 121 (1969).

Zum Winkel, K., Lange, F., Hermann, H.J.: Nuklearmedizinische Notfalldiagnostik in der Nephrologie — Urologie. In: H.W. Pabst, G. Hör, H.A.E. Schmidt (Hrsg.): Nuklearmedizin, S. 318. Stuttgart-New York: F.K. Schattauer 1975a.

Zum Winkel, K., Scheer, K.E., Schenck, P., Gelinsky, P., Prpic, B., Adam, W.E.: Die funktionell-morphologische Diagnostik von Nierenkrankheiten mit der Kamera-Szintigraphie und der Isotopen-Nephrographie. Dtsch. med. Wschr. **90**, 2229 (1965).

Zum Winkel, K., Sonderkamp, H.M., Jost, H., Marx, F., Hermann, H.J.: Angiography and scintigraphy of the kidney. In: L. Diethelm (Ed.): Angiography/Scintigraphy, p. 387. Berlin-Heidelberg-New York: Springer 1972.

Nachtrag bei der Korrektur:

Hedman, P.J.K., Kempi, V., Voss, H.: Measurement of vesicoureteral reflux with intravenous ^{99m}Tc-DTPA compared to radiographic cystography. Radiology **126**, 205 (1978).

X. Szintigraphische Untersuchungen von Knochen und Gelenken

Von

W. Bessler

Mit 30 Abbildungen und 6 Tabellen

1. Einleitung

Dem Skelett kommt eine Doppelfunktion zu. Es dient dem Körper erstens als Stützorgan und zweitens als Mineralreservoir. Zur Erfüllung seiner statischen Aufgabe muß der Aufbau des Knochens eine den Anforderungen entsprechende Belastbarkeit garantieren, die durch den morphologischen Aufbau gegeben ist. Als Reservoir der für den Körper wichtigen Mineralstoffe ist der Knochen jedoch auch einem dauernden Umbau und einem intensiven Stoffwechsel unterworfen. Eine volle Beurteilung des Skelettes ist nur möglich, wenn sowohl Informationen über seinen morphologischen wie auch über seinen metabolischen Zustand vorliegen.

2. Radiologische Untersuchungsmethoden

2.1. Die Röntgenuntersuchung

Das klassische Verfahren zur Skelettabklärung ist die Röntgenuntersuchung. Die hohe Strahlenabsorption des Kalziums bietet die bestmögliche Voraussetzung für die Darstellung der Knochenstruktur bis in ihr feinstes Detail. Erkennbare morphologische Veränderungen lassen hierbei Rückschlüsse zu auf das Vorliegen pathologischer Prozesse. Über die metabolischen Vorgänge im Skelett gibt das Röntgenbild jedoch keinen direkten Aufschluß. Erst wenn diese zu morphologischen Veränderungen geführt haben, treten Röntgensymptome auf. In den Frühstadien fehlen diese oder sind krankheitsunspezifisch. Abgesehen von unmittelbaren Traumafolgen sind pathologische Knochenprozesse häufig erst nach wochen- oder monatelangem Vorbestehen zu erkennen.

2.2. Radionukliduntersuchungen

Eine direkte Abklärung des Kalziumstoffwechsels ist mit Hilfe von nuklearmedizinischen Untersuchungen möglich. Ihr Prinzip besteht in der Verabreichung einer radioaktiven Tracersubstanz, die eine spezielle Affinität zum Knochengewebe aufweist. Solche osteotrope oder knochensuchende Nuklide (bone seekers) sind durch die Eigenschaft gekennzeichnet, mit den Ionen der Kristalloberflächen in einen intensiven Austausch zu treten und schließlich in die Hartsubstanz des Knochens eingebaut zu werden.

Zur Abklärung pathologischer Skelettprozesse, die primär nicht vom ossären Gewebe ausgehen, können auch nicht osteotrope Tracersubstanzen verwendet werden, die in tumorösen oder entzündlichen Geweben oder im Knochenmark gespeichert werden. Der Mineralstoffwechsel des Skelettes wird bei Untersuchungen mit solchen Nukliden nicht mitberücksichtigt.

2.2.1. Untersuchungsmethoden

Für *Stoffwechselbilanzuntersuchungen* werden in vitro Messungen der zu applizierenden Tracersubstanz und in verschiedenen Abständen nach deren Verabreichung Messungen in Blut, Urin und Stuhl vorgenommen. Die erhaltenen Resultate geben Informationen über die Verteilung der Tracersubstanz im Körper, über deren Einbau im Skelett und über ihre Ausscheidung.

Ganzkörpermessungen erleichtern die methodische Durchführung von Bilanzuntersuchungen; sie ergeben insbesondere Aufschluß über das Ausmaß und die Länge der Tracerretention im Körper.

Nach Applikation von osteotropen Radioisotopen kann die Radioaktivitätsverteilung im Skelett auch äußerlich am Patienten gemessen werden, sofern Nuklide angewandt werden, deren Strahlung den Körper nach außen durchdringt. Zur Registrierung der Radioaktivitätsablagerung stehen hierbei folgende Möglichkeiten zur Verfügung.

1. Lokale Aufnahmemessungen

Bei dieser Untersuchungsmethode, die als *Szintimetrie* bezeichnet wird, werden an einzelnen Punkten der über interessierenden Skeletteilen gelegenen Körperoberfläche Impulsratenmessungen durchgeführt und aufgezeichnet. Die Höhe der Impulsraten gibt einen Hinweis auf die Radioaktivitätsablagerung in den entsprechenden Knochenpartien.

Für die Aussageverwertung solcher Impulsratenmessungen werden von verschiedenen Autoren Verhältniszahlen zu den Aufnahmewerten bestimmter Skelettstellen gebildet. Als Bezugspunkte werden beispielsweise die Tibiaschaftmitte oder die Ferse gewählt. Bei Veränderung der Stoffwechsellage solcher Bezugsstellen, z.B. bei generalisierten Skeletterkrankungen, ergibt sich jedoch eine Verfälschung der Resultate, welche zu Fehlinterpretationen führen kann.

2. Szintigraphie

Bei szintigraphischen Untersuchungen wird die Radioaktivitätsverteilung im Skelett mit Hilfe eines Scanners oder der Gammakamera bildlich wiedergegeben. Ganzkörperszintigraphien führen in einem einzigen Untersuchungsgang zur Darstellung des gesamten Skelettsystems, das in verkleinertem Maßstab abgebildet wird.

3. Quantifizierende Knochenszintigraphie nach ANGER

Mit dem Ziel, eine möglichst exakte Bestimmung der im Gesamtskelett und in den einzelnen Skeletteilen vorhandene Tracerablagerung zu erreichen, wird die von einem von ventral und einem von dorsal aufgenommenen Ganzkörperszintigramm registrierte Aktivität geometrisch gemittelt und in bezug auf Schwächung und Dicke des strahlenden Organes korrigiert. Skelett- und Weichteilaktivität werden mit Hilfe eines am Oberschenkel gemessenen Weichteilindex getrennt behandelt. Als Vergleichsparameter dient ein standardisiertes normales Szintigramm.

Von ANGER werden die Szintigramme 4 Std nach Injektion von 5–10 mCi ^{99m}Tc-Sn-Pyrophosphat an einem Ohio Nuclear 8" Doppeldetektorscanner durchgeführt und über ein Rechner PdP 11/20 mit Hilfe des Gamma-11-Programmpaketes automatisch ausgewertet.

Mit dieser Methode ist es möglich, in einem Untersuchungsgang die Gesamtaktivitätsretention und das Skelettweichteilverhältnis zu bestimmen, sowie herdförmige Aktivitätsveränderungen zu erfassen, quantitativ auszuwerten und automatisch zu kennzeichnen.

2.2.2. Literaturüberblick

Das Schrifttum über Radioisotopenuntersuchungen des Knochens ist heute dermaßen umfangreich, daß für eine Besprechung ihrer chronologischen Entwicklung nur auf einen repräsentativen Teil der Publikationen hingewiesen werden kann.

CHIEVITZ u. HEVESY führen 1935 die erste Radioisotopenapplikation am Menschen durch, wobei sie über die Austauschreaktionen von ^{32}P am Knochen berichten.

1942 beobachten TREADWELL et al., daß ^{89}Sr in primären Knochenmalignomen angereichert wird. Dasselbe gilt auch für ^{72}Ga, wie von MULRY u. DUDLEY (1951) festgestellt wird.

BAUER et al. gelingt 1957 die Berechnung der Neubildungsrate des Knochenminerals, der sog. Akkretionsrate, aufgrund von mit ^{45}Ca durchgeführten Messungen.

BAUER u. RAY untersuchen 1958 die Kinetik des Strontiumstoffwechsels beim Menschen unter Verwendung von ^{85}Sr, indem sie neben Bilanzuntersuchungen auch äußere Messungen durchführen.

Daß ^{85}Sr in umschriebenen Skelettläsionen in derselben Weise angereichert wird wie das ^{45}Ca, wird 1959 von BAUER u. WENDEBERG in einer vergleichenden Untersuchung nachgewiesen. Im besonderen wird erwähnt, daß nicht nur Malignome sondern auch benigne Affektionen, wie Frakturen, der M. Paget und die Osteomyelitis zu einer Traceranreicherung in den befallenen Skeletteilen führen. Zu demselben Schluß kommen auch BAUER u. SCOCCIANTI (1961) aufgrund von Wirbelsäulenmessungen.

GYNNING et al. lokalisieren 1961 anhand von äußeren Aktivitätsmessungen Mammakarzinommetastasen in der Wirbelsäule. Sie beobachten, daß Metastasen auf diese Weise früher erkannt werden können, als auf dem Röntgenbild. Eine Feststellung, die 1962 von COREY et al. bestätigt wird.

Die ersten Skelettszintigramme mit bildlicher Darstellung der Radioaktivitätsverteilung stammen von FLEMING et al. (1961).

SKLAROFF u. CHARKES, KOFMAN et al. sowie CHARKES u. SKLAROFF berichten 1963 und 1964 einerseits über Knochenmetastasen mit positivem Szintigramm und negativem Röntgenbild, andererseits über röntgenologisch erkennbare Metastasen, die szintigraphisch nicht in Erscheinung treten.

Die in den folgenden Jahren erscheinenden zahlreichen Veröffentlichungen über Skelettszintigraphie mit ^{85}Sr behandeln vor allem ihre Bedeutung für die Frühdiagnose von Metastasen (ROSENTHALL, 1965; GREENBERG et al., 1966, 1968; CHARKES et al., 1966; DENARDO u. VOLPE 1966; DENARDO et al., 1972; BESSLER, 1967a, e, 1968a, 1970a, 1971, 1973a; FREY et al., 1967a, b, 1968; KOLAR et al., 1967b, c; FASSBENDER et al., 1968, 1969).

Über die ^{85}Sr-Anreicherung in primären Knochentumoren berichten WENDEBERG u. YAMAMURO (1965). Sie stellen fest, daß hohe Speicherungswerte vor allem beim osteogenen Sarkom erreicht werden.

Publikationen über Resultate der ^{85}Sr-Szintigraphie und Szintimetrie bei nicht tumorösen Skeletterkrankungen, z.B. bei M. Paget, erfolgen durch KLEIN u. LUND (1964), bei Osteomyelitis durch DYMLING u. WENDEBERG (1965), HÖR et al. (1969), bei degenerativen Gelenkleiden durch DANIELSSON et al. (1963), BESSLER (1967d), KOLAR et al. (1967a) und CRUTCHLOW (1970), bei Knochennekrosen durch AHLBÄCK et al. (1968), BESSLER (1969a), FEINE u. HENKEL (1971), BÜLL et al. (1974b), bei Frakturen und nach Knochenoperationen durch BAUER u. WENDEBERG (1959) sowie durch BESSLER (1967c, 1970b, 1973c).

Zusammenfassende Arbeiten über die Resultate von Skelettuntersuchungen mit ^{85}Sr werden durch BESSLER (1969b) und in bezug auf orthopädische Problemstellungen durch BAUER (1968) veröffentlicht. Erfahrungen mit ^{87m}Sr publizieren u.a. CHARKES et al. (1964), JASINSKI et al. (1968), BESSLER (1970c), FUEGER et al. (1970), FUEGER (1973), ALEXANDER u. GILLESPIE (1971), SAUER (1971), VENOHR u. ZUM WINKEL (1971) und CHONÉ et al. (1973).

Besonders vorteilhafte Qualitäten weist das ^{18}F für die Skelettszintigraphie auf. Entsprechende Veröffentlichungen stammen von BLAU et al. (1962), FRENCH u. MCCREADY (1967), HOLSTI u. PATOMÄKI (1967), WEBER et al. (1969), SCHEER (1969), ZUM WINKEL et al. (1971), FRANKE u. HENNIG (1972), HOPKINS et al. (1972).

^{99m}Tc-Phosphorverbindungen werden seit ihrer erstmals 1971 erfolgten Beschreibung durch SUBRAMANIAN u. MCAFEE für szintigraphische Untersuchungen des Knochensystemes z.Z. bevorzugt angewandt. Unter den zahlreichen, bisher erschienenen Publikationen können als Autoren erwähnt werden: SUBRAMANIAN et al. (1972a, b), CASTRONOVO u. CALLAHAN (1972), COHEN et al. (1972), BÜLL u. FREY (1973), FREY et al. (1973), HENNE et al. (1973), PENDERGRASS et al. (1973), SILBERSTEIN et al. (1973), BÜLL et al. (1974), COX (1974a), KUTZNER et al. (1974), WEBER et al. (1974a).

Auf die Schwierigkeiten der Interpretation der Radioaktivitätsablagerung im Skelett nach Verwendung von ^{99m}Tc-Polyphosphat wird von CHARKES et al. (1973) hingewiesen. THRUPKAEW et al. (1974) erwähnen die Möglichkeit einer falsch negativen Befundung von Szintigrammen bei Vorliegen einer diffusen Metastasierung mit symmetrischer Radioaktivitätsanreicherung im ganzen Skelett.

Nach BARRETT u. SMITH (1974) und WEBER et al. (1974b) ergibt jedoch das ^{99m}Tc-Polyphosphat für die szintigraphische Darstellung von Skelettmetastasen deutlich bessere Resultate als das ^{18}F. ^{99m}Tc-Phosphorverbindungen sind heute die weitaus am häufigsten gebrauchten Tracersubstanzen für die Skelettszintigraphie, ihre Resultate lassen sich indessen nur bei voller Mitberücksichtigung der Röntgenbefunde richtig auswerten (BESSLER, 1975).

Deutsche Autoren, wie GEORGI u. LORENZ (1974) erachten das Radiofluor aufgrund seiner biologischen Eigenschaften als die beste Tracersubstanz für die Skelettszintigraphie.

CREUTZIG et al. (1973, 1975a u. b) weisen mit experimentellen Untersuchungen nach, daß sich das ^{18}F im Knochen und Frakturkallus signifikant stärker anreichert als die ^{99m}Tc-Phosphatkomplexe. Auch bei Patienten ohne Knochenerkrankung zeigt es eine bis 4mal höhere Extraktionsrate als die anderen gebräuchlichen Radionuklide. Infolge der hohen Energie der Annihilationsstrahlung ist das ^{18}F jedoch für Messungen mit der Gammakamera ungeeignet und führt auch bei Verwendung von Hochenergiekollimatoren zu einer schlechten Bildqualität (KRISHNAMURTHY et al., 1972).

^{99m}Tc-Methylen-diphosphonat wird von SUBRAMANIAN et al. (1975) für die Skelettszintigraphie verwendet. Nach diesen Autoren erfolgt die Knochenfixation und die Blut- und Weichteilclearance rascher als bei den übrigen ^{99m}Tc-Phosphatverbindungen, wie Poly- und Diphosphat oder Diphosphonat. In bezug auf seine biologischen Qualitäten läßt sich das mit ^{99m}Tc markierte Methylendiphosphonat mit dem ^{18}F vergleichen und kann z.Z. als die beste Tracersubstanz für die Skelettszintigraphie gelten.

3. Physiologie und Pathologie des Knochenstoffwechsels

Die Härte des Knochens wird bedingt durch seinen Gehalt an Mineralsalzen, die in einer organischen Matrix deponiert sind. Radioisotopenuntersuchungen geben einen entscheidenden Einblick in die dauernd vor sich gehenden Austauschvorgänge des Knochenminerals. Das wichtigste Element des Knochens ist das Kalzium. Von dem im Körper eines 70 kg schweren Mannes vorhandenen 1,2 kg Kalzium sind rund 99% als Hydroxyapatit $[Ca_{10}(PO_4)_6(OH)_2]$ in Kristallform gebunden.

Eine Vorstellung über die Vorgänge des Kalziumstoffwechsels gibt das vereinfachte Compartmentmodell von HEANY und WHEDON (1958) (Abb. 1). Nach Applikation von Radiokalzium kommt es sehr rasch zu intensiven Austauschvorgängen zwischen den Kalziumionen der Körperflüssigkeit und der Kristalloberfläche, die zusammen den austauschbaren Kalziumpool ausmachen. Die Kalziumionen können diesen Pool nach Erreichen eines Gleichgewichtszustandes nur über die Ausscheidung durch Urin und Stuhl oder durch Einbau in den Knochen verlassen. Parallel mit der Knochenneubildung verläuft eine Diffusion der Kalziumionen in die Tiefe des Kristallgefüges. Diese Kalziumfraktion ist nicht austauschbar und kompensiert die Abwanderung von Kalziumionen in die Körperflüssigkeiten durch den ebenfalls dauernd vor sich gehenden Knochenabbau.

Werden knochensuchende Radioisotope, die sich ähnlich wie Kalzium verhalten, in die Blutbahn injiziert, erfolgt während einer ersten Phase eine sehr rasche Ablagerung der Tracersubstanz an den Knochenkristalloberflächen. Diese Mischungsvorgänge innerhalb des austauschbaren Pools führen zu einem raschen Abfall der Plasmakonzentration (FRASER et al., 1960a, b).

Nach Applikation von Radiostrontium wird beispielsweise im Verlauf von 24–48 Std ein Gleichgewichtszustand innerhalb des austauschbaren Pools erreicht (BAUER u. RAY,

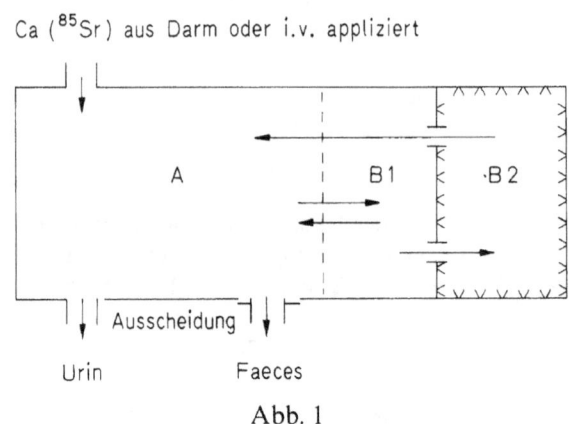

Abb. 1

1958). In der Folge tritt ein langsamer exponentieller Abfall der Radiostrontiumkonzentration im Plasma ein, bedingt durch die Diffusion des Radioisotops in die tiefen Knochenkristallschichten, durch Knochenneubildung sowie durch die dauernd vor sich gehende Ausscheidung über Urin und Fäzes. Diese 2. Phase verläuft bei Vorliegen von normalen Stoffwechselverhältnissen vom 1.–10. Tag nach der Isotopenapplikation. Nach 10 Tagen tritt im Rahmen einer 3. Phase eine weitere Verlangsamung des Abfalles der Radioaktivität im Plasma ein, hervorgerufen durch einen Neueintritt der Tracersubstanz in den austauschbaren Pool. Nach HEANY u. WHEDON (1958) sowie FRASER et al. (1960a, b) ist diese Erscheinung durch den bereits einsetzenden Abbau von radioisotopenhaltigen Knochen bedingt.

Ein mineralotropes Radioisotop wird aufgrund physiko-chemischer Mechanismen auch an den Kristalloberflächen von toten Knochen abgelagert (BLUHM et al., 1960). Am lebenden Knochen verlaufen diese Diffusions- und Austauschprozesse wesentlich rascher. Besonders intensiv ist die Ablagerung der Tracersubstanz in Knochenbezirken mit aktiver Osteogenese.

DALLEMAGNE (1961) vertritt die Hypothese, daß das Knochenmineral einem Alterungsprozeß unterliegt und dabei seine chemische Zusammensetzung ändert. Er unterscheidet eine hochreaktive Form des Knochenminerals, das als kalziumdefizientes Apatit zu einem raschen Ionenaustausch an der Kristalloberfläche fähig ist und ein gereiftes Knochemineral, das durch Alterung in ein mehr stabiles Hydroxyapatit transformiert wurde. In diesem Sinne läßt sich auch feststellen, daß die Ionenaustauschvorgänge an erst partiell mineralisierten Osteonen besonders rasch vor sich gehen.

In Übereinstimmung mit diesen Überlegungen läßt sich nachweisen, daß neugebildeter oder im Umbau begriffener Knochen eine besonders starke Avidität für knochensuchende Radioisotope zeigt, wie diese insbesondere auch durch autohistoradiographische Untersuchungen von KELLERSHOHN u. PELLERIN (1960) sowie von APPLEGREEN et al. (1963) bewiesen wurde.

24–48 Std nach Applikation einer Tracersubstanz deutet eine Radioaktivitätsanreicherung in bestimmten Skelettpartien auf das Vorliegen von neugebildetem Knochen, wobei die Stärke der Radioaktivitätsablagerung auch quantitative Rückschlüsse auf die Intensität der osteogenetischen Vorgänge erlaubt.

Werden die Messungen früher, d.h. bereits einige Stunden nach Verabreichung des Radionuklids durchgeführt, scheint für die Tracerablagerung vor allem die Durchblutung maßgebend zu sein (VAN DYKE et al., 1965; SAUER, 1971; GENANT et al., 1974).

Die Reaktion des Knochens auf pathologische Prozesse ist beschränkt. Ein gesteigerter Abbau führt zur Osteoporose oder Osteolyse, ein vermehrter Anbau zur Osteosklerose oder periostaler Knochenneubildung. Anstelle von lamellären Knochen kann Faserknochen ausgebildet werden. Mineralisationsstörungen führen zu einer verminderten Verkalkung der Knochenmatrix. Alle diese Knochenprozesse sind mit einem reaktiv gesteigerten Umbau des Knochenminerals verbunden, was sich bei Radioisotopenuntersuchungen in einer Vermehrung der Radioaktivitätsablagerung äußert.

4. Radiopharmazeutika

4.1. Osteotrope Radioisotope

Im weitesten Sinn ist jedes Element, das sich im Skelett ablagern kann, eine osteotrope Substanz. Es ist dies bei der Mehrzahl der Elemente der Fall. Ihre Verwendbarkeit

Tabelle 1. Physikalische Eigenschaften der hauptsächlich verwendeten osteotropen Radiopharmaka

Radionuklid	Phys. Halbwertszeit	Zerfallsart	$E\beta_{max}$ MeV	$E\gamma$ MeV	Strahlenbelastung (rad/µCi)
^{18}F	110 min	$\beta+$ EE	0,645	0,511	K $< 0,02 \times 10^{-3}$ G $< 0,05 \times 10^{-3}$
^{85}Sr	65 Tage	EE	–	0,514	K $\approx 0,04$ G $\approx 0,5 \ \times 10^{-2}$
^{87m}Sr	2,8 Std	IÜ EE	–	0,382	K $< 0,1 \times 10^{-3}$ G $< 0,02 \times 10^{-3}$
^{99m}Tc (PP.)	6 Std	γ	–	0,140	K $< 0,06 \times 10^{-3}$ G $< 0,01 \times 10^{-3}$

IÜ: isomerer Übergang; EE: Elektroneneinfang; K: Knochen; G: Ganzkörper

als Tracersubstanzen für Radioisotopenuntersuchungen wird eingeschränkt durch folgende Forderungen: 1. selektive Ablagerung im Skelett, 2. fehlende Toxizität, 3. geringe Strahlenbelastung des zu untersuchenden Organismus, 4. geeignete physikalische Eigenschaften (Halbwertszeit und Strahlenenergie), 5. tragbarer Herstellungspreis.

Für Stoffwechselbilanzuntersuchungen werden vor allem ^{32}P und ^{45}Ca verwendet. Da diese Radioisotope nur Betastrahlen emittieren, können nur in vitro Messungen der zu applizierenden Substanz von Blut, Urin und evtl. Stuhl vorgenommen werden. Sie ermöglichen die Vornahme von Stoffwechselbilanzuntersuchungen.

Für die Vornahme von äußeren Messungen oder von Szintigrammen müssen Nuklide verwendet werden, die Gammastrahlen emittieren, deren Energie den für die Messungen zur Verfügung stehenden Apparaturen angepaßt ist.

Am naheliegendsten wäre für Radioisotopenuntersuchungen am Knochen die Verwendung von ^{47}Ca. Dieses zerfällt mit einer HWZ von 4,7 Tagen in das radioaktive ^{47}Sc, das sich mit einer HWZ von 3,4 Tagen in das stabile ^{47}Ti umsetzt. Bei diesem Vorgehen werden neben Betastrahlen auch Gammastrahlen von einer maximalen Energie von 3,1 MeV emittiert. Die hohe Energie dieser Strahlung bringt erhebliche Probleme für die Kollimation der Meßapparaturen, so daß diese Substanz für den praktischen Gebrauch nicht verwendbar ist.

Die physikalischen Eigenschaften der heute gebräuchlichen osteotropen Radiopharmaka sind in Tabelle 1 zusammengestellt (vgl. GEORGI et al., 1973).

4.1.1. ^{18}Fluor

Die kurze HWZ dieses Positronstrahlers von nur 110 min ermöglicht eine Dosierung von mehreren mCi pro Untersuchung ohne die Gefahr einer übermäßigen Strahlenbelastung des Patienten. Das Radiofluor kann jedoch nur in Instituten in unmittelbarer Nähe eines Zyklotrons oder Reaktors verwendet werden, die ohne längere Transportzeiten beliefert werden können. Die Applikation des ^{18}F erfolgt trägerfrei in Form von Fluorid oder eines Fluorkomplexes.

Das Fluor zeichnet sich durch eine sehr schnelle Blut- und Gewebsclearance aus. Ca. 50% der Tracerdosis werden am Knochen fixiert, der Rest über das Urogenitalsystem ausgeschieden. Der Anreicherungsmechanismus des ^{18}F im Knochengewebe beruht wahrscheinlich auf einem Austausch mit Hydroxylionen an der Knochenkristalloberfläche.

4.1.2. ^{85}Strontium

Die physikalische HWZ von 65 Tagen bedingt eine relativ hohe Bestrahlungsbelastung. Es können maximal 100 µCi ^{85}Sr pro Untersuchung appliziert werden, wodurch der Gesamtkörper mit 500 mrad und der Knochen mit 4 rad belastet wird.

Nach FUJITA et al. (1963) beträgt die biologische HWZ für Strontium in den Weichteilen und Flüssigkeitsräumen des Körpers 1,5 Tage und im Knochengewebe 65 Tage. 25% des applizierten Strontiums werden in das Knochengewebe eingebaut und verschwinden aus diesem mit einer HWZ von 600 Tagen. Wegen der relativ langsamen Blut- und Weichteilclearance sollten Radioaktivitätsmessungen frühestens 3 Tage nach der Tracerapplikation vorgenommen werden.

4.1.3. ^{87m}Strontium

Infolge seiner kurzen HWZ von nur 2,8 Std kann das ^{87m}Sr wesentlich höher dosiert werden als das ^{85}Sr. Auch nach Applikation von 1–5 mCi beträgt die Strahlenbelastung des Skelettsystems und des Gesamtkörpers weniger als 1 rad. Szintigramme müssen bereits 1–3 Std nach Tracerapplikation angefertigt werden, d.h. in einem Zeitraum, in dem in den Körperflüssigkeiten und Weichteilen noch relativ viel Radioaktivität vorhanden ist.

Gegenüber dem ^{18}F hat das ^{87m}Sr den Vorteil, daß es aus einem ^{87m}Yttrium-Chlorid-Generator eluiert werden kann, dessen HWZ 3,3 Tage beträgt.

4.1.4. ^{99m}Technetium-Polyphosphat-Pyrophosphat oder -Diphosphonat

^{99m}Tc hat eine HWZ von 6 Std. Es ist ebenfalls ein Generatornuklid, das aus einem ^{99}Mo-Generator gewonnen werden kann. Für die Ablagerung im Knochengewebe entscheidend ist die Bindung an Poly- resp. Pyrophosphat oder an Diphosphonat. Die Präparation der betreffenden Radiopharmaka muß vom Untersucher selbst vorgenommen werden. Da im Handel entsprechende „Kits" zur Verfügung stehen, ist dies ohne größeren laboratoriumsmäßigen Aufwand möglich.

Die beim Kernzerfall frei werdende Gammastrahlung besitzt die relativ niedrige Energie von 140 keV, die von den im Handel erhältlichen Scanner-Apparaturen und auch von der Gammakamera ohne spezielle Abschirmung gemessen werden kann.

Phosphatkomplexe werden für die Skelettszintigraphie erstmals von SUBRAMANIAN u. MCAFEE (1971) verwendet, die nachweisen, daß lineare Phosphate mit ^{99m}Tc in Gegenwart von Zinnionen stabile Komplexe bilden, die sich nach i.v. Injektion in Skelettläsionen stärker anreichern als im normalen Knochen. Das anfänglich gebrauchte Tripolyphosphat wird später durch ein längere Ketten bildendes Polyphosphat ersetzt (SUBRAMANIAN et al., 1972). PERÉZ et al. empfehlen 1972 das ^{99m}Tc-Sn-Pyrophosphat und YANO et al. (1973) das ^{99m}Tc-Sn-Diphosphonat (EHDP). Das letztere bildet seither vor allem in den USA die für die Skelettszintigraphie bevorzugte Tracersubstanz.

Währenddem bei Verwendung von mit ^{99m}Tc markiertem Di- und Polyphosphat oder gewöhnlichem Diphosphonat frühestens 4 Std nach Tracerapplikation szintigraphiert werden kann, können bei Verwendung von Methylendiphosphonat, das eine besonders intensive Knochenfixation gekoppelt mit rascher Blut- und Weichteilclearance aufweist, die Szintigramme bereits 2 Std p.i. angefertigt werden (SUBRAMANIAN et al., 1975).

4.1.5. Bariumisotope

Für Radioisotopenuntersuchungen des Skeletts wurden als Tracersubstanzen auch das ^{131}Ba (HWZ 11,6 Tage, Photonenenergie 124–216 keV) und das ^{135m}Ba (HWZ 28,7 Std, Photonenenergie 268 keV) gebraucht (SPENCER et al., 1971; SYED et al., 1972; HEINZEL et al., 1973). Obwohl das Barium aus dem Blutstrom etwa doppelt so rasch wie das Kalzium eliminiert und im Verlauf eines Tages bis zu 60% im Knochen fixiert wird, finden diese beiden Nuklide bisher wenig Anwendung für Skelettuntersuchungen.

4.2. Bedeutung der Halbwertszeit

Nuklide mit kurzen Halbwertszeiten können ohne Gefährdung des Patienten hoch dosiert werden. Die resultierende starke Radioaktivitätsablagerung im Knochen führt zu einer besseren statistischen Auswertung der Meßergebnisse als bei Vorliegen geringer Radioaktivitätsablagerungen. Zudem können die Szintigramme wesentlich rascher angefertigt werden als bei geringer Radioaktivitätsdosierung.

Bei der Verwendung kurzlebiger Tracersubstanzen müssen die Radioaktivitätsmessungen wenige Stunden nach der Tracerapplikation durchgeführt werden. Voraussetzung für die Erhaltung eines verwertbaren Ergebnisses ist das Vorliegen einer selektiven Tracerablagerung im Knochen und eine bereits weitgehende Eliminierung der Radioaktivität aus Blut und Weichteilen. Diese Voraussetzungen sind beim Fluor und bei den Technetium-Phosphorverbindungen weitgehend vorhanden. Strontium hingegen wird relativ langsam über die Nieren ausgeschieden. Auf Frühszintigrammen findet sich regelmäßig noch eine stärkere Radioaktivitätsablagerung in den Weichteilen, wodurch die Genauigkeit der Auswertung, speziell bei Vorliegen von Knochenprozessen mit geringer Einbaurate, beeinträchtigt wird.

Infolge der langen Halbwertszeit können Szintigramme nach Verabreichung von ^{85}Sr auch noch mehrere Tage nach der Radiostrontiumapplikation durchgeführt werden. Die Hintergrundaktivität ist in diesem Zeitpunkt weitgehend abgeklungen. Da wegen der Strahlenbelastung nur geringe Tracermengen appliziert werden können, ist die Radioaktivitätsanreicherung im Gesamtskelett entsprechend niedrig. Knochenpartien mit erhöhter An- resp. Umbaurate zeigen eine umschrieben vermehrte Tracerablagerung. Ein Vorteil der Szintigraphie mit diesem langlebigen Nuklid ist die relative Konstanz der Tracerablagerung. Auch während einer u.U. mehrstündigen Untersuchungszeit kann diese quantitativ ausgewertet und verglichen werden, ferner läßt sich die Radioaktivitätsverteilung im Skelett über längere Zeit verfolgen. Es können szintigraphische Kontrolluntersuchungen bis 14 Tage und später nach Tracerapplikation durchgeführt werden. Das langsame Abklingen der Radioaktivität weist jedoch auch den Nachteil auf, daß bei kurzfristigen Kontrolluntersuchungen mit erneuter Tracerapplikation die Restaktivität früherer Untersuchungen störend wirkt, resp. berücksichtigt werden muß.

Zur Ausnützung der Vorteile der Früh- und Spätszintigraphie kann die Applikation einer kurzlebigen osteotropen Tracersubstanz mit derjenigen von ^{85}Sr kombiniert werden (BÜLL u. FREY, 1973; SAUER et al., 1974). Es können in diesem Fall sowohl Frühszintigramme zur Erhaltung einer raschen Information wie auch Profil- oder szintimetrische Messungen zu einem späteren Zeitpunkt angefertigt werden.

Die lange Halbwertszeit einer Tracersubstanz wirkt sich insbesondere ungünstig auf die *Strahlenbelastung* des untersuchten Organismus aus. Als kritisches Organ steht im Vordergrund der Knochen, der beim ^{85}Sr bei einer Dosierung von 50 µCi mit 2 rad belastet wird. Auch die Gesamtkörperbelastung, die bei dieser Dosis ca. 250 mrad ausmacht, ist relativ hoch. Bei Verwendung kurzlebigerer Radioisotope, wie ^{18}F, ^{87m}Sr, ^{99m}Tc, ist die Bestrahlungsbelastung wesentlich geringer. Selbst wenn 10 mCi dieser Tracersubstanzen verabreicht werden, ist die Strahlendosis auf den Knochen und auf den Gesamtkörper erheblich geringer als bei der erwähnten Dosierung des ^{85}Sr. ^{99m}Tc-Phosphatkomplexe erzeugen eine relativ hohe Strahlenbelastung der Harnblasenwandung. Infolge der raschen renalen Ausscheidung dieser Substanzen wird diese bei Verwendung von Pyro- oder Polyphosphat mit 0,32 rad/mCi und bei Verwendung von Diphosphonat mit 0,44 rad/mCi belastet und muß bei solchen Untersuchungen als kritisches Organ betrachtet werden (SUBRAMANIAN et al., 1975).

4.3. Bedeutung der Strahlungsenergie

Die hohe Strahlungsenergie von ^{18}F und von ^{85}Sr verlangen die Verwendung eines stark abgeschirmten Kollimators. Die niedrig energetischen Gammastrahlen des ^{87m}Sr und ^{99m}Tc bieten diesbezüglich keine Probleme; diese Substanzen sind auch geeignet für Untersuchungen mit der Gammakamera.

Szintigramme, durchgeführt mit osteotropen Radioisotopen mit geringer Strahlenenergie, lassen einen gewissen tomographischen Effekt erkennen. Da die Strahlung der Radioaktivitätsablagerung im Knochen den Körper nur noch aus gewissen Schichttiefen nach außen durchdringt, kommen tiefer liegende Knochenpartien nicht mehr zur Darstellung. Nach Applikation von ^{99m}Tc-Phosphorverbindungen wird eine Szintigraphie von ventral her ein anderes Bild ergeben als von dorsal her aufgenommen.

Da bei Verwendung einer Gammakamera die Kollimatoren keine fokusierenden Eigenschaften aufweisen, ist der tomographische Effekt bei der Szinti-Photographie geringer, als wenn die fokusierenden Kollimatoren der konventionellen Scanner zur Anwendung gelangen.

4.4. Nicht osteotrope Radioisotope

Indirekte Informationen über das Skelettsystem lassen sich auch bei der Verwendung von Radiokolloiden (^{198}Au oder ^{99m}Tc-Schwefelkolloid) oder von Indiumchlorid, das sich im Körper mit Transferrin verbindet, erhalten. Bei hoher Dosierung lagern sich diese Tracersubstanzen im Knochenmark ab. Direkte Informationen über den Stoffwechsel des Knochens können bei Verwendung dieser Nuklide jedoch nicht erhalten werden.

Auch bei der Tumorszintigraphie mit ^{76}Ga, ^{75}Se oder ^{99m}Tc-Metallsalzkomplexen wird die Tracersubstanz im nicht ossären neoplastischen Gewebe und nicht im Knochen selbst angereichert.

5. Technische Durchführung der Skelettszintigraphie

5.1. Mit Strontium-85

Intravenöse Injektion von 50–100 µCi ^{85}Sr in wässeriger Lösung mit einer spezifischen Aktivität von 1–2 mCi pro mg. Die szintigraphische Untersuchung kann 3–10 Tage nach der Radiostrontiumapplikation durchgeführt werden. Am 7. Tag p.i. sind ca. 55% des injizierten Radiostrontiums über die Nieren und ca. 10% über die Darmsekrete ausgeschieden. Die Harnwege treten auf den Szintigrammen nicht mehr radioaktiv angefärbt in Erscheinung, hingegen finden sich noch häufig, vor allem bei obstipierten Patienten, Tracerablagerungen im Kolon. Vor Durchführung der Szintigraphie muß deshalb routinemäßig ein Reinigungseinlauf vorgenommen werden.

Szintigramme werden von den interessierenden Skeletteilen angefertigt, wobei über bestimmten Abschnitten Impulsratenmessungen oder ein Profilscan vorgenommen werden können. Bei Einhalten konstanter Untersuchungsbedingungen und gleichem zeitlichem Abstand zur Tracerinjektion können die erhaltenen Impulsratenwerte semiquantitative Aussagen über das Ausmaß des Knochenstoffwechsels an der Messungsstelle ergeben und auch zwischen verschiedenen Patienten verglichen werden.

Das ^{85}Sr hat als erste für den Routinegebrauch zur Verfügung stehende Tracersubstanz die entscheidenden Kenntnisse über die szintigraphische Darstellung von Knochenerkrankungen vermittelt (vgl. Kapitel 2.2.2). Für die Skelettszintigraphie werden heute ^{99m}Tc-Phosphatkomplexe allgemein bevorzugt.

5.2. Mit kurzlebigen Radioisotopen

Bei Verwendung von ^{87m}Sr, ^{18}F oder ^{99m}Tc-Phosphorverbindungen können hohe Tracerdosen verabreicht werden. Beim ^{99m}Tc-Diphosphonat und Methylen-diphosphonat (MDP) variiert die Dosierung zwischen 5 und 15 mCi. Am eigenen Untersuchungsgut beträgt sie 8 mCi.

Werden ^{87m}Sr oder ^{18}F verwendet, werden in der Regel 1–5 mCi appliziert.

Ganzkörperszintigramme oder szintigraphische Untersuchungen einzelner Skelettpartien können am besten 2–4 Std nach Tracerinjektion durchgeführt werden. Bei der Vornahme von Impulsratenmessungen, die sich über einen längeren Zeitraum erstrecken, muß der durch die physikalische Halbwertszeit bedingte Radioaktivitätsabfall berücksichtigt werden. Sofern eine Computeranlage zur Verfügung steht, ist es möglich einzelne Regionen der erhaltenen Szintigramme quantitativ direkt auszuwerten und miteinander zu vergleichen, ein Verfahren das jedoch stets mit einem großen Zeitaufwand verbunden ist und bei der Routineszintigraphie nur für Sonderfälle angewendet werden kann.

5.3. Apparative Ausrüstung

Skelettszintigramme können mit jedem konventionellen Scanner durchgeführt werden, wobei der verwendete Kollimator der Energie der Strahlung und der Dosierung des verwendeten Isotops angepaßt werden muß. Impulsratenmessungen über verschiedenen Skelettstellen können mit demselben Kollimator, mit dem die Szintigramme durchgeführt werden, vorgenommen werden. Kristallgrößen von 5 oder 8 Zoll haben sich in bezug auf Empfindlichkeit und Auflösungsvermögen als besonders geeignet erwiesen, wogegen 3-Zoll Kristalle längere Untersuchungszeiten bedingen.

Für Ganzkörperszintigraphien muß eine Apparatur zur Verfügung stehen, die einen raschen Scanningablauf ermöglicht. Mit dem Dyna- oder Colorpix der Firma Picker können rasch Szintigramme größerer Körperpartien angefertigt werden, die bei entsprechendem Verschieben des Patienten ein Zusammenfügen der erhaltenen Szintigramme zu einem Ganzkörperszintigramm ermöglichen (VENOHR u. ZUM WINKEL, 1971). Für gewisse Scanner steht ein spezielles Zusatzgerät zur Verfügung, das die Radioaktivitätsverteilung im Gesamtkörper verkleinert wiedergibt. Solche Behelfseinrichtungen genügen in der Regel für Screeninguntersuchungen. Eine wesentlich bessere Wiedergabe der Radioaktivitätsverteilung im Gesamtkörper ergeben jedoch spezielle Ganzkörper-Apparaturen, wie sie beispielsweise von den Firmen Picker, Ohio-Nuclear oder Elscint offeriert werden.

Vor allem bei Verwendung der ^{99m}Tc-Phosphorverbindungen haben sich Untersuchungen mit der Gammakamera mit oder ohne Ganzkörperscanningzusatz durchgesetzt. Sie geben heute die rascheste Information über den Zustand des Gesamtskeletts bei Erreichen eines optimalen Auflösungsvermögens.

6. Das normale Skelettszintigramm

Unter physiologischen Bedingungen tritt szintigraphisch in voluminösen spongiosareichen Knochenteilen und in Skelettpartien mit erhöhtem Stoffwechsel eine höhere Ablagerung der osteotropen Tracersubstanz in Erscheinung als in dünneren, spongiosaarmen und metabolisch weniger aktiven Skelettpartien.

Bei der ^{85}Sr-Szintigraphie mit einer Dosierung von maximal 100 µCi ist physiologischerweise eine etwas vermehrte Radioaktivitätsbelegung der mittleren BWS an Stelle der stärksten Kyphose, in beiden Iliosacralgelenkregionen und im Bereich der Körpergelenke festzustellen, währenddem die übrigen Skelettpartien szintigraphisch nicht in Erscheinung treten (Abb. 2).

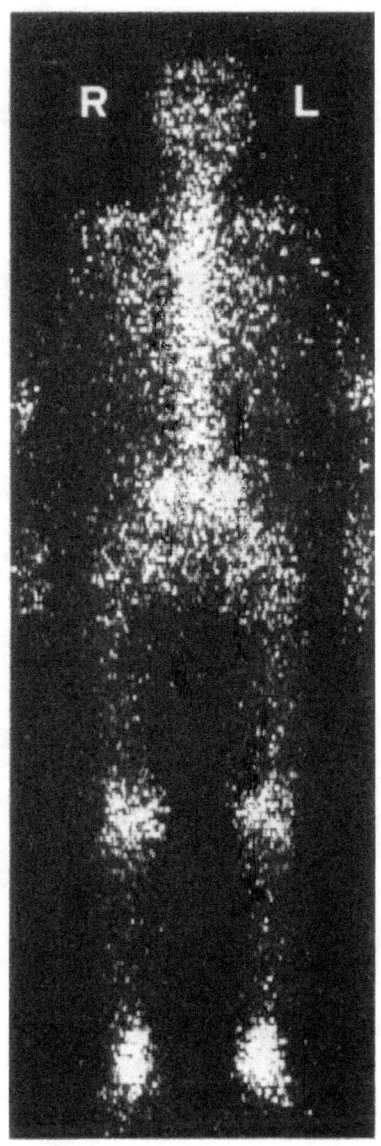

Abb. 2. Ganzkörperszintigramm mit normaler Radioaktivitätsverteilung im Skelett, 7 Tage nach i.v. Applikation von 100 µCi ^{85}Sr. (Von Prof. U. Feine, Tübingen, freundlicherweise zur Verfügung gestellt)

Bei Verwendung kurzlebiger Radioisotope in der Dosierung von mehreren mCi erfolgt eine radioaktive Anfärbung des Gesamtskelettes mit zusätzlicher Radioaktivitätsanreicherung in denselben Skelettpartien wie bei der ^{85}Sr-Szintigraphie.

Ein von dorsal her aufgenommenes Szintigramm läßt im Thorakalbereich die Bogenwurzeln, die Wirbelkörperfazetten und die Querfortsätze der Brustwirbel sowie die Rippenköpfchen erkennen, währenddem bei der Szintigraphie von ventral her vor allem das Sternum in Erscheinung tritt. Im Lumbal- und Beckenbereich können auf den von dorsal her angefertigten Szintigrammen die Fortsätze der Lendenwirbel, die Sakrumflügel und die Sitzbeine erkannt werden, währenddem bei der Szintigraphie von ventral her die Wirbelkörper von L5 und S1, die Beckenkämme, die Azetabularregion und die großen Trochanteren dargestellt werden (Abb. 3 u. 4).

Bereits eine leichte Rotationsstellung des Patienten kann zu einer ungleichen Radioaktivitätsbelegung in symmetrischen Skelettanteilen führen mit scheinbar verstärkter Radioaktivitätsablagerung in der kollimatornahen Skelettpartie. Solche Befunde werden häufig fälschlicherweise als pathologisch interpretiert.

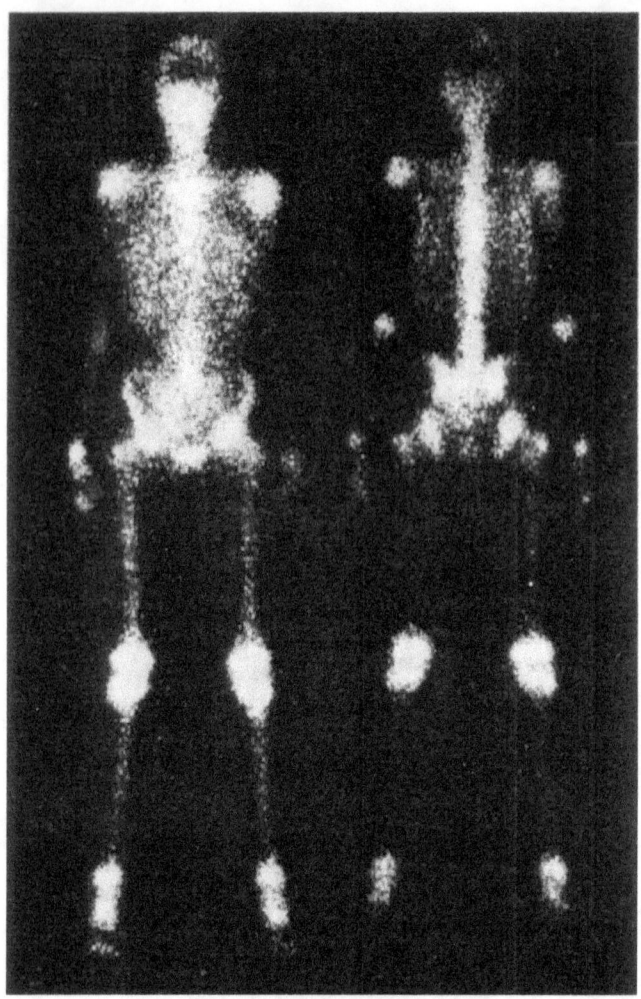

Abb. 3. Ganzkörperszintigramm links von ventral, rechts von dorsal her aufgenommen. 4–5 Std nach i.v. Applikation von 5 mCi ^{87m}Sr. Normale Radioaktivitätsbelegung des Skelettes. (Von Prof. U. Feine, Tübingen, freundlicherweise zur Verfügung gestellt)

Auf Szintigrammen, angefertigt nach Applikation von ^{18}F oder von ^{99m}Tc-Phosphorverbindungen findet sich eine meistens intensive Radioaktivitätsbelegung der Nieren und der Harnblase sowie u.U. auch der Ureteren. Es lassen sich hierbei auch Störungen in der Funktion einer oder beider Nieren oder eine Behinderung der Passage der oberen ableitenden Harnwege erkennen (PARK et al., 1973). Häufig störend ist die Radioaktivitätsablagerung in der Harnblase, welche die Beurteilung der Radioaktivitätsbelegung des Beckenskelettes beeinträchtigen kann. Es ist deshalb darauf zu achten, daß die Harnblase unmittelbar vor der Beckenszintigraphie vollständig entleert wird.

7. Pathologische Szintigramme

7.1. Metastasenszintigraphie

Die wichtigste und häufigste Indikation für die Skelettszintigraphie ist die Abklärung einer vermuteten oder vorhandenen Metastasierung. Eine besonders intensive Radioaktivitätsablagerung läßt sich in aktiven osteoplastischen Metastasen oder bei gemischt osteo-

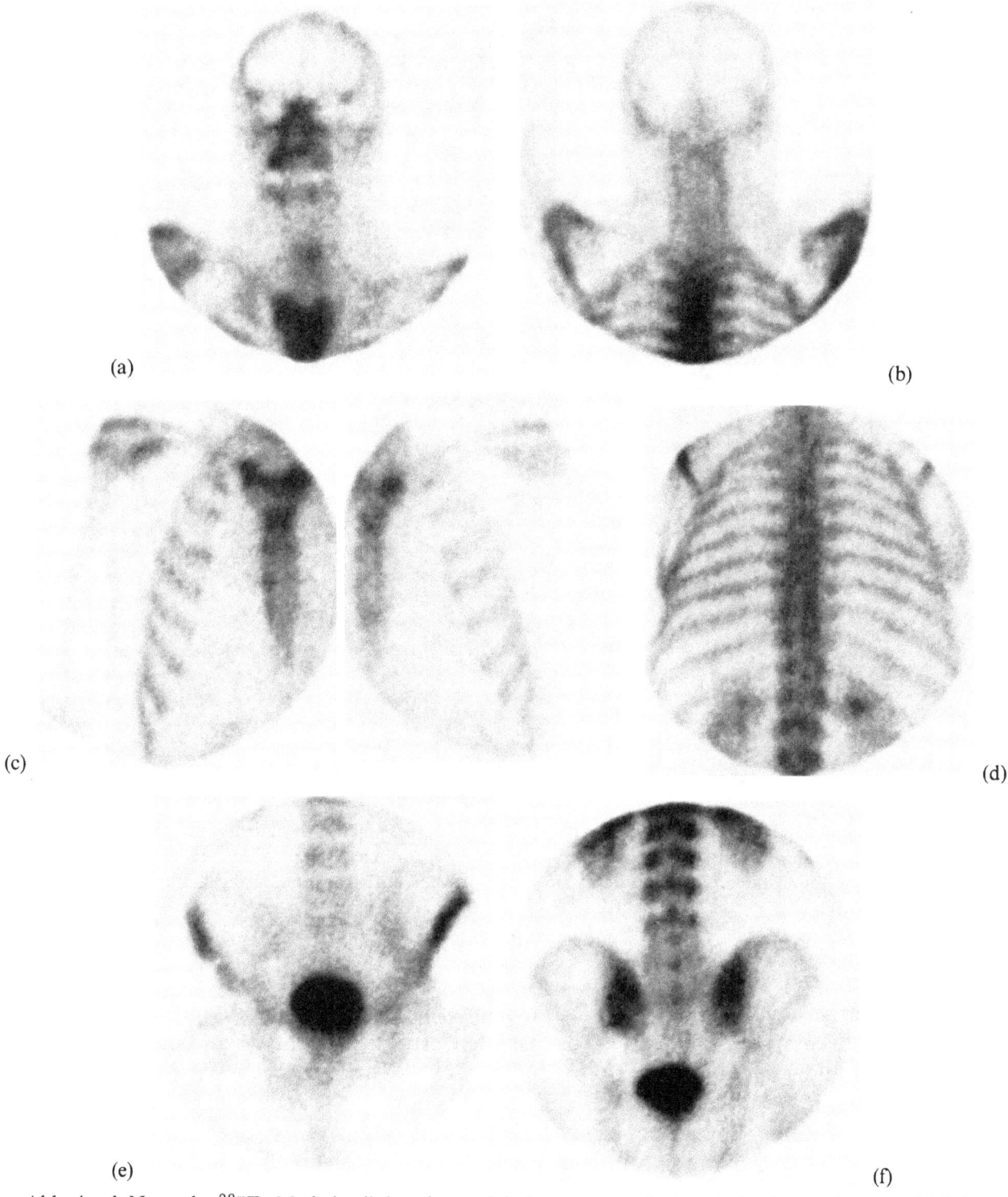

Abb. 4a–d. Normales ^{99m}Tc-Methylendiphosphonat-Szintigramm, angefertigt mit der Gammakamera. (a) Schädel und Schultergürtel von ventral. (b) Schädel und Schultergürtel von dorsal. (c) Rechte und linke Thoraxhälfte von ventral. (d) Brustkorb mit Brustwirbelsäule von dorsal. (e) Becken von ventral. (f) Becken von dorsal

lytischen-osteoplastischen Metastasen feststellen. Entsprechend der bei diesen Prozessen vorliegenden starken Erhöhung der Knochenumbaurate tritt auch eine intensive Tracereinlagerung in den befallenen Skelettpartien auf (Abb. 5). Auch röntgenologisch rein osteolytische Metastasen führen in den Randbezirken zu einer reaktiven Erhöhung des Knochenumbaues und werden dadurch szintigraphisch darstellbar (Abb. 6). Bei Befall von dünnen Skeletteilen, z.B. der Schädelkalotte oder der Beckenschaufeln, läßt sich

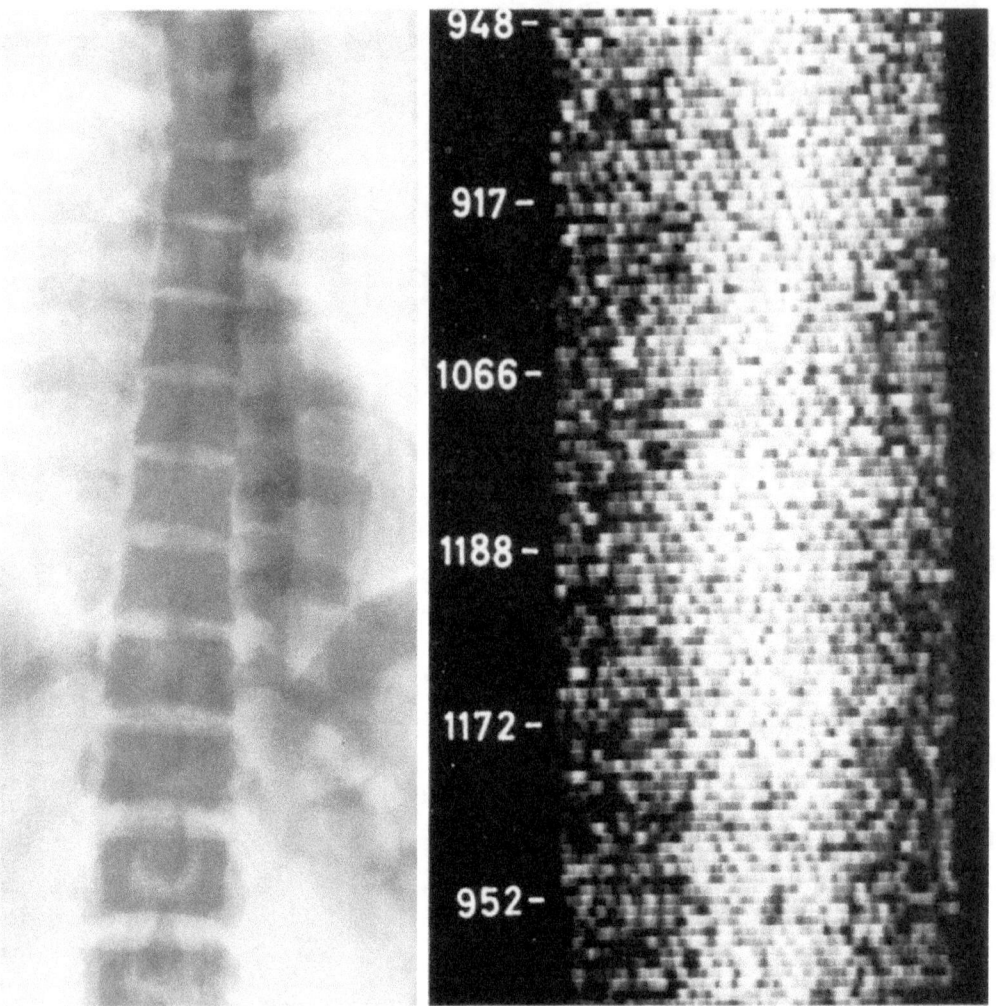

Abb. 5. Röntgenbild und ^{85}Sr-Szintigramm der Brustwirbelsäule einer 60jährigen Patientin mit diffuser osteoplastischer Metastasierung eines Blasenkarzinoms. Erhebliche Traceranreicherung in der metastasendurchsetzten Wirbelsäule. Impulsraten bis auf maximal 1188 Imp. pro min erhöht (normal 200–300 Imp. pro min)

bei größerer Ausdehnung solcher Läsionen innerhalb der Radioaktivitätsanreicherung eine zentrale Aussparung erkennen, die den Skelettbezirken entspricht, die durch den Tumor vollständig zerstört sind.

Sehr kleine, im Knochengewebe lokalisierte Tumorzellverbände, die im Röntgenbild noch nicht in Erscheinung treten, können bereits eine intensive osteogenetische Reaktion auslösen und werden dadurch szintigraphisch darstellbar (Abb. 7). Die Skelettszintigraphie ist deshalb zur Früherfassung einer Metastasierung besonders geeignet. Im eigenen Untersuchungsgut finden sich Patienten, bei denen Metastasen mit dem Szintigramm mehrere Monate bis Jahre früher zu erkennen sind als auf dem Röntgenbild.

Von besonderem Wert ist die *Ganzkörperszintigraphie* für die Metastasenabklärung (KUTZNER, 1968; HEINZEL et al., 1973). Sie gibt als einzige Untersuchungsmethode die Möglichkeit, mit einem relativ kurzen Zeitaufwand und mit einer nur geringen Strahlenbelastung das ganze Skelettsystem zu erfassen (Abb. 8). Vor allem bei Verwendung von ^{99m}Tc-Phosphorverbindungen als Tracersubstanz müssen jedoch Szintigramme sowohl von ventral wie auch von dorsal her angefertigt werden. Steht ein Scanner mit Doppelkopfdetektoren zur Verfügung, kann das Skelett in einem einzigen Untersuchungsgang dargestellt werden.

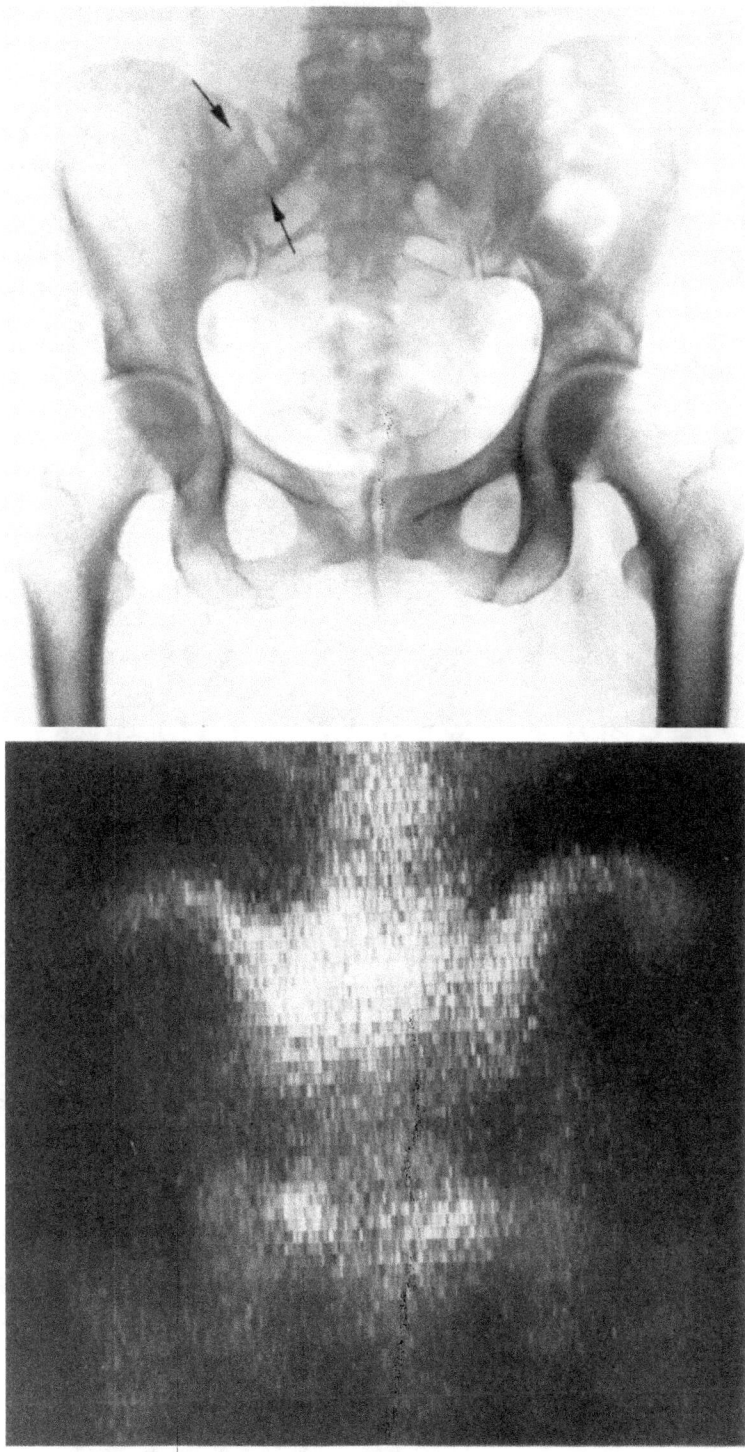

Abb. 6. Beckenröntgenbild und ^{99m}Tc-Diphosphonat-Szintigramm einer 45jährigen Patientin mit Portiokarzinom. Umschriebene Traceranreicherung im Bereich der osteolytischen Metastase des rechten Sakrumflügels. Physiologische Radioaktivitätsbelegung der Iliosakralgelenkregion, der unteren LWS und der Harnblasengegend

Bei der ^{85}Sr-Szintigraphie zeigen Skelettmetastasen nach Bestrahlungsbehandlung, Hormon- oder Chemotherapie in der Regel vorerst eine vermehrte Tracerablagerung, die über mehrere Monate nach der Behandlung anhalten kann. Erst nach Abschluß der eintretenden reparativen Knochenprozesse wird und bleibt das Szintigramm negativ (Abb. 7). Ein Befund, der für einen Behandlungserfolg, d.h. für eine dauernde Inaktivierung des Tumorherdes spricht. Werden hingegen ^{99m}Tc-Phosphorverbindungen für die

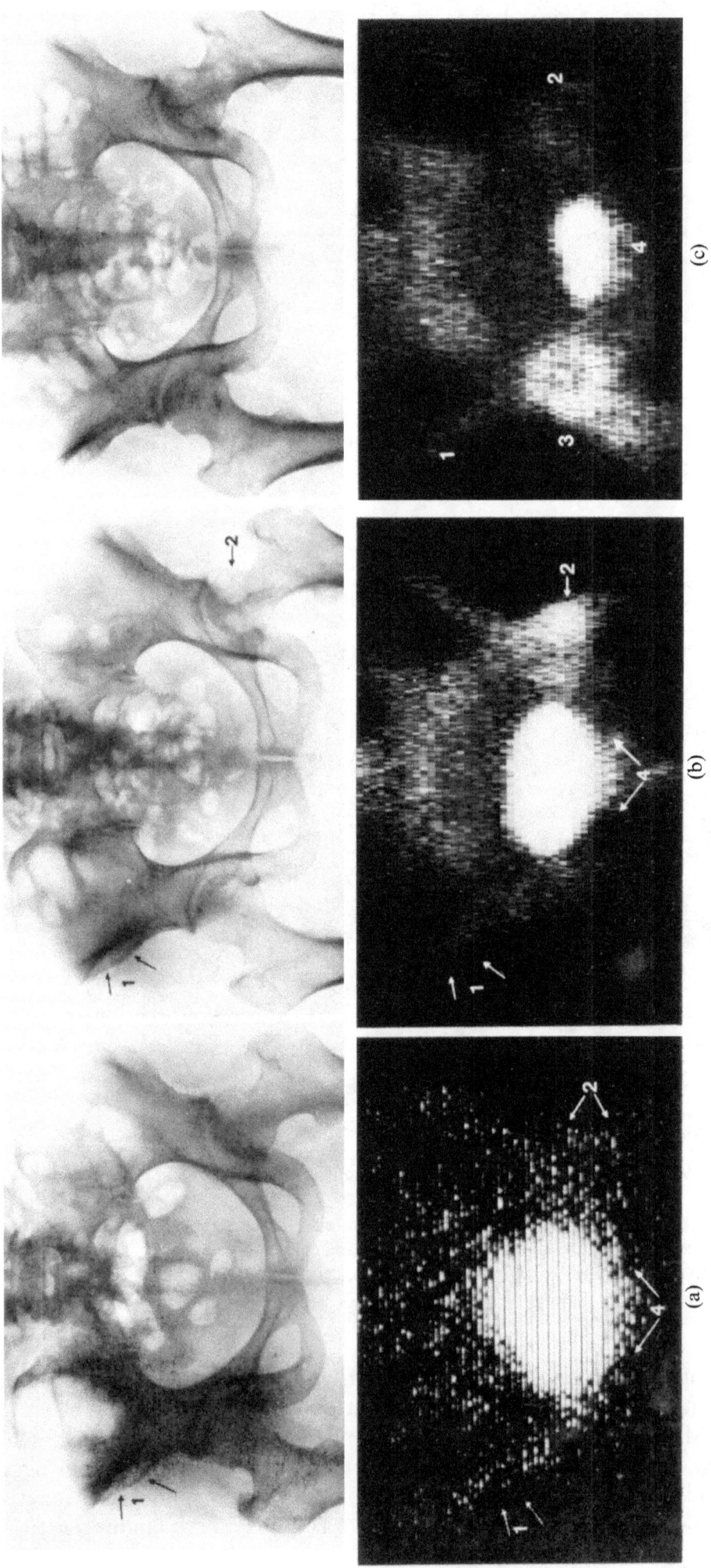

Abb. 7. Metastaseninaktivierung durch Bestrahlung und szintigraphische Früherkennung einer Metastase, resp. Femurkopfnekrose: 59jährige Patientin mit Mammakarzinom. Bilder links: Beckenröntgenbild und ^{18}F-Szintigramm. Osteolytische Metastase im Becken rechts ventral mit Radioaktivitätsablagerung in den Randpartien (1), leichte Traceranreicherung in der Gegend des röntgenologisch normalen linken Femurkopfes (2). Bilder Mitte: Beckenaufnahme und ^{99m}Tc-Diphosphonat-Szintigramm 1^{1}/$_{2}$ Jahre später. Bestrahlte Beckenmetastase rechts, szintigraphisch inaktiv (1), erhebliche Traceranreicherung in der Gegend der nun auch röntgenologisch erkennbaren Femurkopfmetastase links (2). Bilder rechts: Metastasen im Becken rechts und Femurkopf links durch Bestrahlung inaktiviert. Durch die Radiotherapie der rechten Beckenmetastase vor 2^{1}/$_{2}$ Jahren induzierte, nur szintigraphisch erkennbare Femurkopfnekrose rechts (3). Starke radioaktive Anfärbung der Harnblase (4)

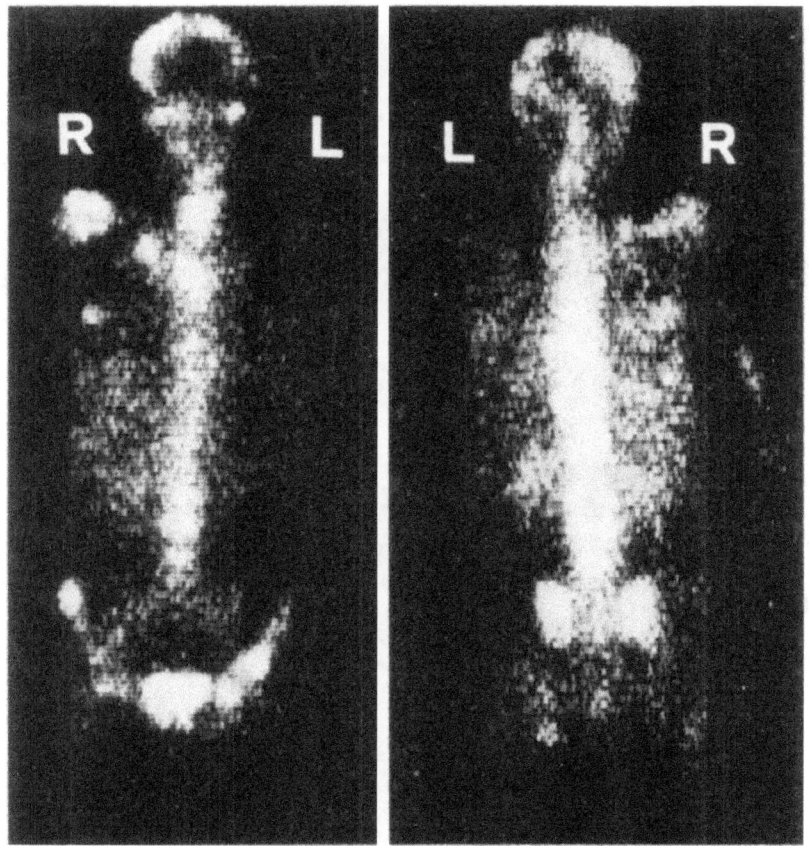

Abb. 8. Metastasierendes Mammakarzinom. ^{99m}Tc-Pyrophosphat-Szintigramme, links von ventral, rechts von dorsal. Traceranreicherung in den multiplen Skelettmetastasen

Skelettszintigraphie verwendet, findet sich unmittelbar anschließend an eine Bestrahlungsbehandlung eine verminderte Tracerablagerung in den bestrahlten Skelettpartien (CASTRONOVO et al., 1973; Cox, 1974b). Diese unterschiedlichen Verhältnisse sind wahrscheinlich dadurch zu erklären, daß bei der ^{85}Sr-Szintigraphie die osteogenetische Knochenreaktion erfaßt wird, währenddem bei der Frühszintigraphie mit ^{99m}Tc-Verbindungen vorwiegend die Knochendurchblutung dargestellt wird, die durch bestrahlungsbedingte degenerative Gefäßveränderungen beeinträchtigt wird (Cox, 1974b).

7.2. Szintigraphie von Knochentumoren

Bei malignen primären Knochentumoren, wie osteogenem Sarkom, Chondrosarkom, Retikulosarkom, Ewing-Sarkom, Fibrosarkom etc., finden sich dieselben Verhältnisse wie bei Vorliegen von Metastasen. Eine besonders hohe Radioaktivitätsablagerung ist bei tumoreigener Knochenbildung oder bei Verkalkungen, wie sie beim osteogenen Sarkom oder Chondrosarkom in Erscheinung treten, festzustellen (Abb. 9), währenddem bei rein osteolytisch wachsenden Sarkomen, wie z.B. beim Fibrosarkom, eine Radioaktivitätsanreicherung lediglich in den ossären Randpartien erkannt werden kann.

Auch benigne Knochentumoren führen zu einer lokalen Erhöhung der Knochenumbaurate und werden dadurch szintigraphisch darstellbar (Abb. 10).

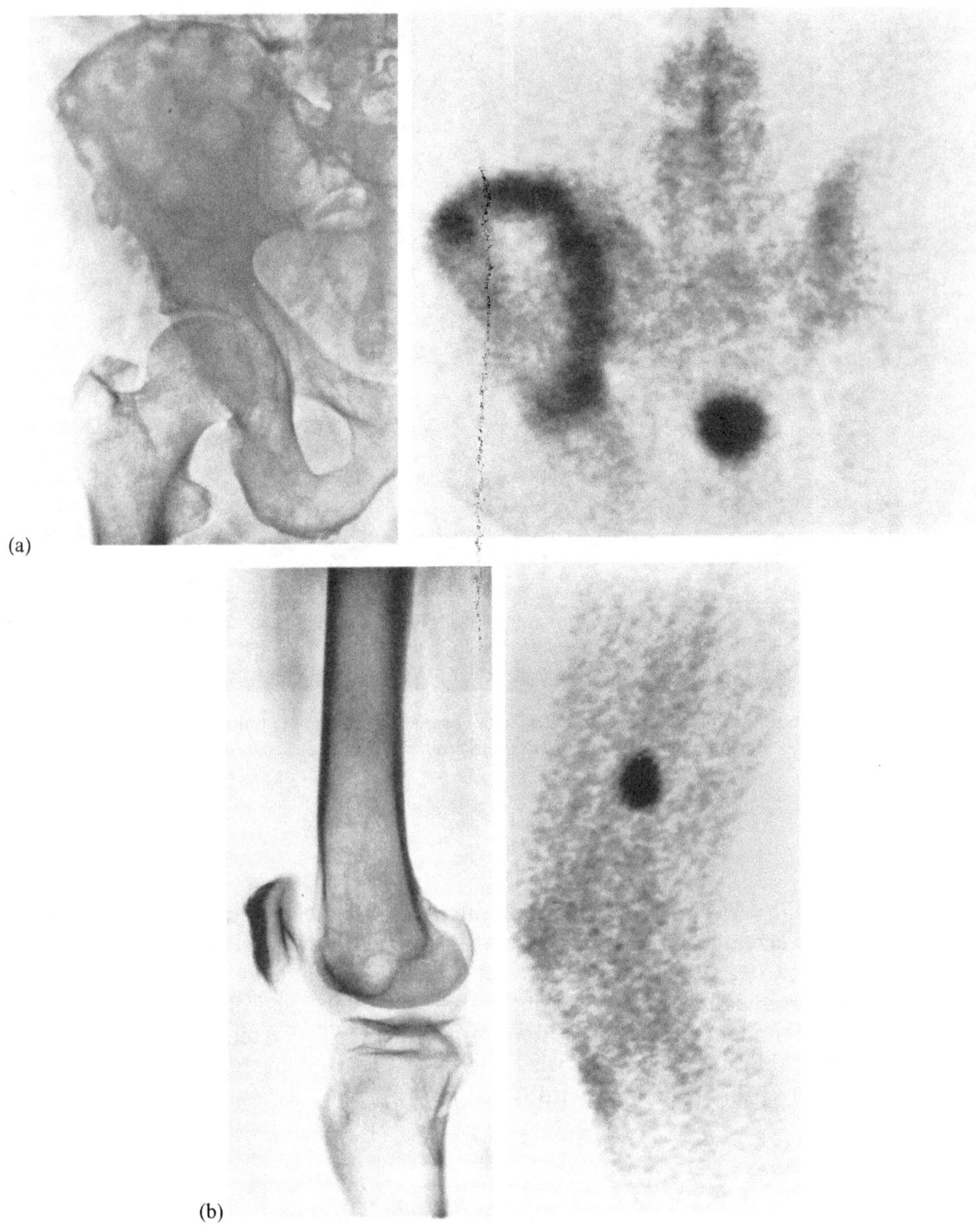

Abb. 9. Röntgenbilder und ^{99m}Tc-MDP-Szintigramme des Beckens und distalen Femurendes eines 78jährigen Mannes mit chondroplastischem osteogenem Sarkom des rechten Os ilium und röntgenologisch nur diskret dargestellter radioaktivitätsspeichernder Metastase im distalen Femurschaftdrittel

7.3. Szintigraphie bei Osteomyelitis

Bei entzündlichen Knochenprozessen reagiert der Knochen ebenfalls mit einer reaktiven Vermehrung der Knochenumbauvorgänge. Je intensiver diese sind, desto stärker ist die Radioaktivitätsanreicherung. Bei akuten Formen mit vorherrschender Osteolyse ist eine

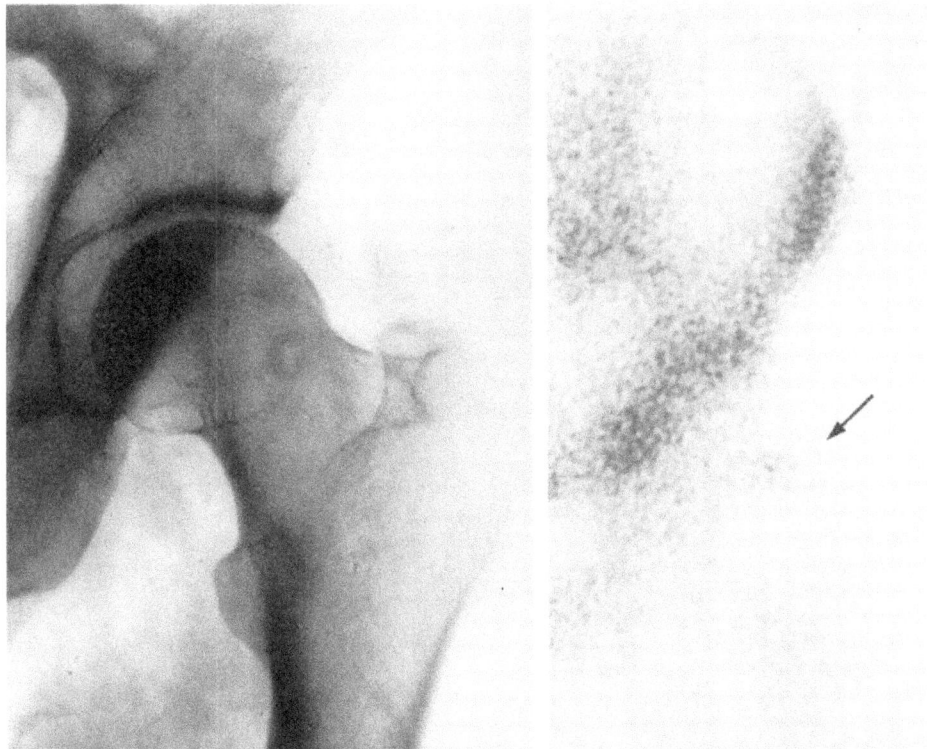

Abb. 10. Röntgenbild der linken Hüfte und ^{99m}Tc-MDP-Szintigramm des Beckens eines 37jährigen Mannes mit Osteoidosteom im linken Schenkelhals. Traceranreicherung an der Tumorstelle

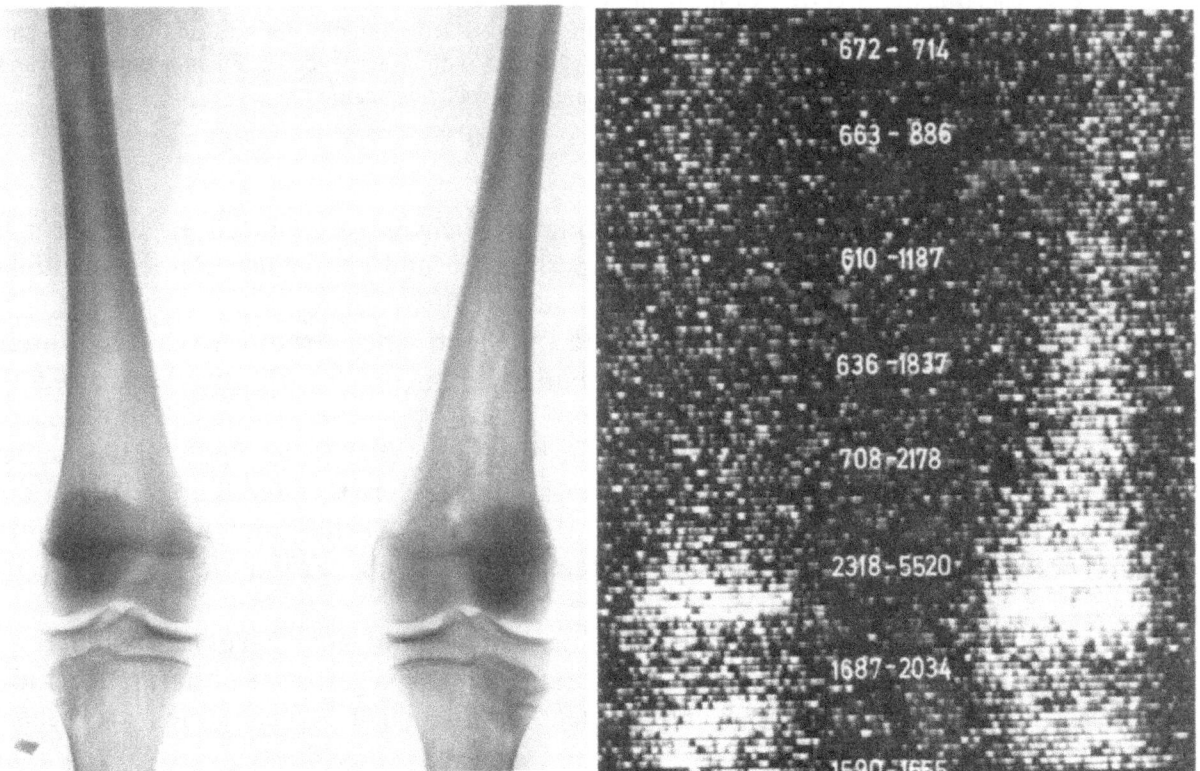

Abb. 11. Röntgenbild und ^{18}F-Szintigramm eines 14jährigen Knaben mit Osteomyelitis im distalen Schaftdrittel und Metaphysenbereich des linken Femurs. Impulsraten im Bereich des Entzündungsherdes mehr als doppelt so hoch als auf der normalen Gegenseite

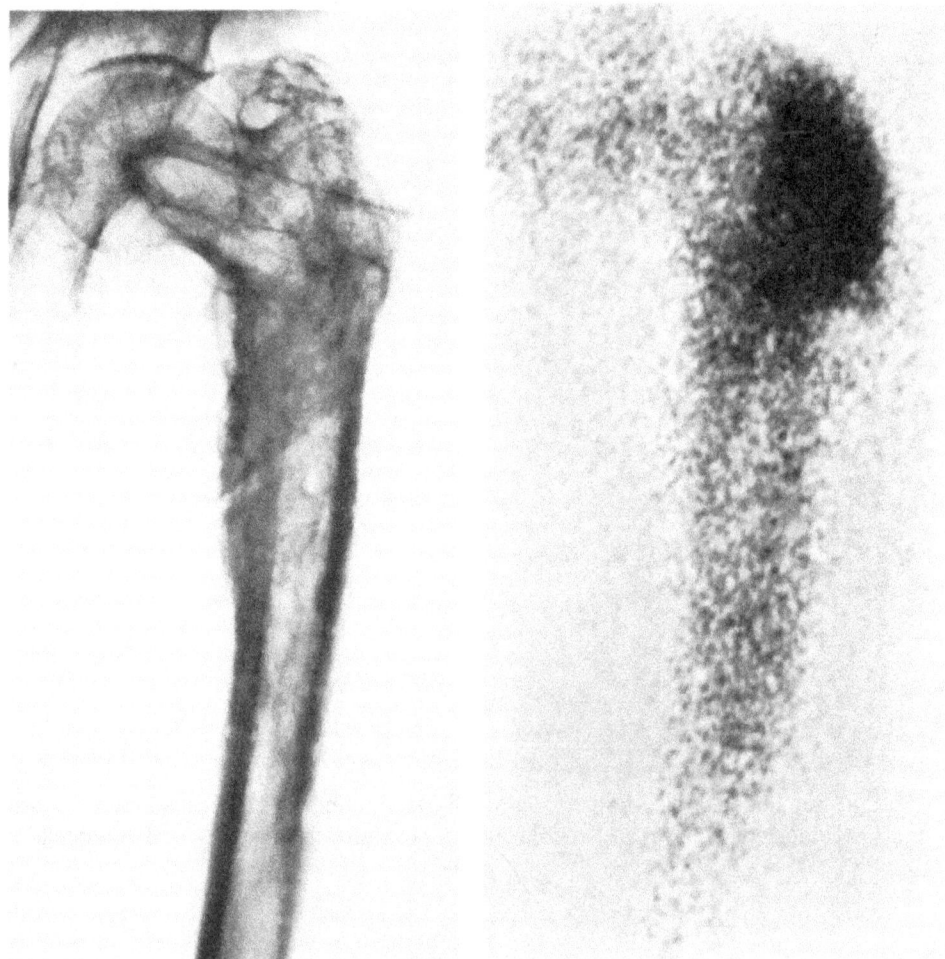

Abb. 12. Röntgenbild und ^{99m}Tc-MDP-Szintigramm des linken Oberschenkels eines 67jährigen Mannes mit Osteomyelitis der linken proximalen Femurhälfte. Status nach subtrochanterer Fraktur und Anlegen einer Winkelplatte vor $1^1/_2$ Jahren. Die zur Zeit noch aktiven Entzündungsherde beschränken sich auf Grund des Szintigraphiebefundes auf die Trochanterregion

geringere Radioaktivitätsbelegung des erkrankten Knochens zu erwarten als bei chronischen Formen, die stets mit einer intensiven periostalen und endostalen Knochenneubildung einhergehen (Abb. 11).

Selbst alte abgekapselte Osteomyelitisherde im Sinne eines Brodie-Abszesses führen noch zu einer Knochenreaktion in der Umgebung mit entsprechend positivem Szintigraphiebefund.

Da frische osteomyelitische Prozesse und insbesondere eine frühe Spondylitis häufig röntgenologisch nicht erfaßt werden können, aufgrund der vorliegenden Knochenreaktion jedoch bereits szintigraphisch in Erscheinung treten, hat die Skelettszintigraphie bei klinischem Verdacht auf das Vorliegen einer Osteomyelitis für die Frühdiagnose besondere Bedeutung.

Alte abgeheilte Osteomyelitiden zeigen oft im Röntgenbild noch Strukturveränderungen, die dauernd bestehen bleiben, auch wenn aufgrund des negativen Szintigraphiebefundes ausgesagt werden kann, daß keine aktiven entzündlichen Prozesse mehr vorliegen (Abb. 12).

Vor allem bei Kindern mit Osteomyelitis finden sich häufig multiple Entzündungsherde im Skelett, die auch, wenn sie klinisch noch stumm sind, mit Hilfe eines Ganzkörperszintigrammes dargestellt werden können.

7.4. Szintigraphie degenerativer Prozesse

Bei Arthrosen und Spondylosen treten als Reaktion auf eine primär vorliegende Knorpeldegeneration hyperostotische Knochenprozesse auf im Sinn einer Sklerosierung der Gelenkkortikalis und in der Ausbildung von Osteophyten, die vor allem bei Vorliegen progredienter Formen zu einer vermehrten Tracerablagerung in den gelenkbildenden Knochenanteilen und ihrer Umgebung führen (Abb. 13).

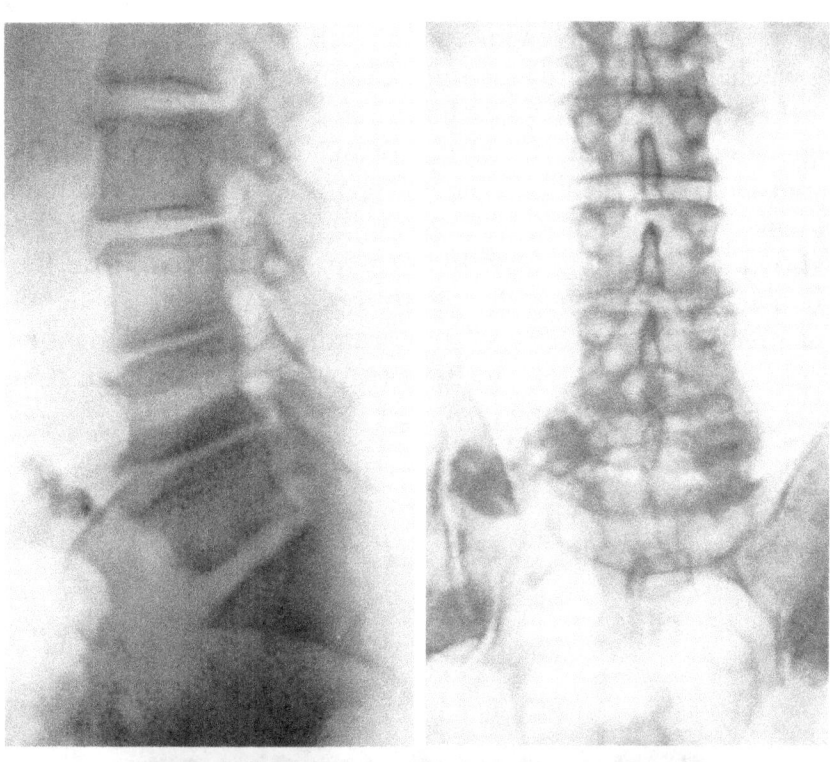

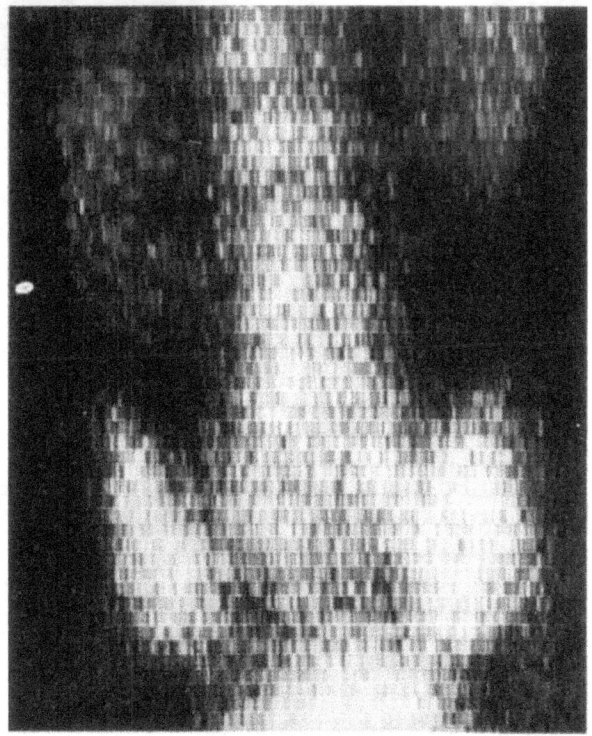

Abb. 13. Röntgenbilder und ^{99m}Tc-Diphosphonat-Szintigramm der Wirbelsäule eines 68jährigen Mannes mit Spondylosis deformans vor allem der unteren LWS. Traceranreicherung in den degenerativ veränderten Wirbelsäulenpartien. Physiologische Radioaktivitätsanfärbung der Iliosacralgelenke und der Harnblase

Nach gelenkentlastenden Operationen, z.B. an Hüftgelenken in Form einer intertrochanteren Femurvarisation, läßt sich häufig ein Rückgang der Radioaktivitätsanreicherung bei Kontrollszintigraphien feststellen; ein Befund, der als Operationserfolg bewertet werden kann.

7.5. Szintigraphie von Knochennekrosen

Bei Vorliegen einer totalen Knochenischämie, z.B. einzelner Fragmente nach Splitterfrakturen, oder nach Femurhalsfraktur mit vollständiger Unterbindung der Blutzufuhr lagert sich im nekrotischen Knochenabschnitt keine Tracersubstanz ab (Abb. 14).

Meistens liegt jedoch nur eine partielle Störung der Knochendurchblutung vor, bei denen die ischämischen Knocheninseln einen reparativen Umbau des noch vitalen Knochens hervorrufen. In diesen Fällen läßt sich in den nekrotischen Skeletteilen eine vermehrte Radioaktivitätsablagerung feststellen (Abb. 15). Idiopathische Femurkopfnekrosen, ein Morbus Perthes sowie auch die meisten posttraumatischen Femurkopfnekrosen ergeben dementsprechend ein positives Szintigramm. Dasselbe ist der Fall bei den verschiedenen Epiphysionekrosen des Knochens (Morbus Scheuermann, Osgood-Schlatter, Tanner-Kienböck, Sinding-Larsen Syndrom etc.).

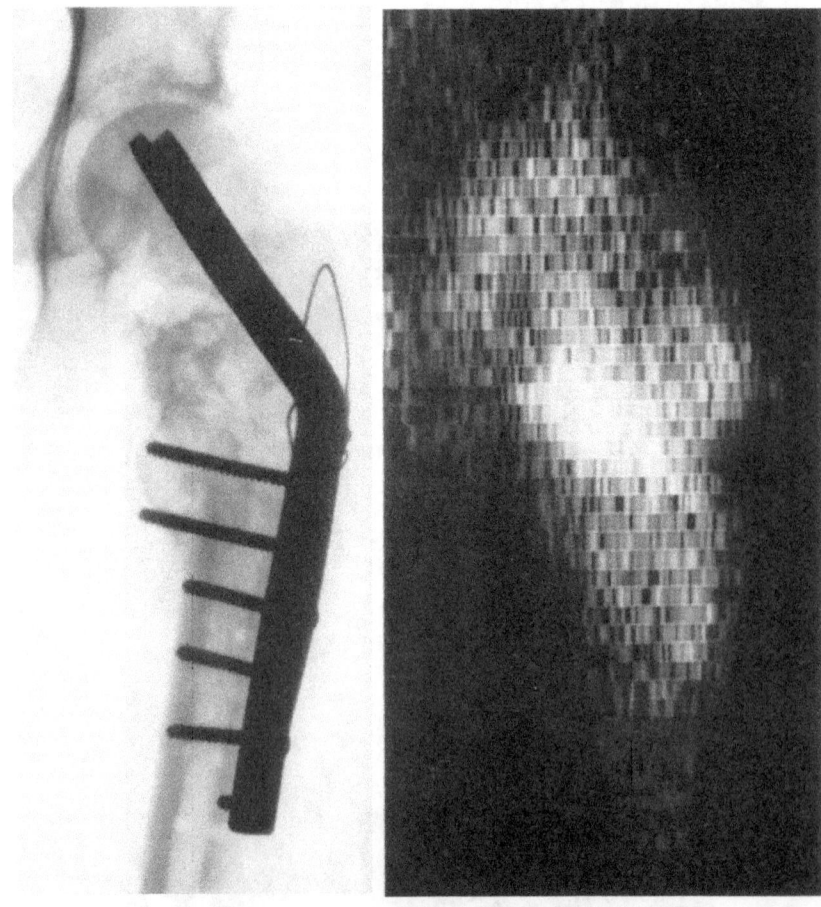

Abb. 14. Röntgenbild und ^{99m}Tc-Diphosphonat-Szintigramm der Hüfte einer 25jährigen Frau. 6 Monate alte, nicht verheilte Schenkelhalsfraktur bei Femurkopf-Ischaemie. Radioaktivitätsanreicherung in der Frakturzone, Aussparung in der Femurkopfgegend

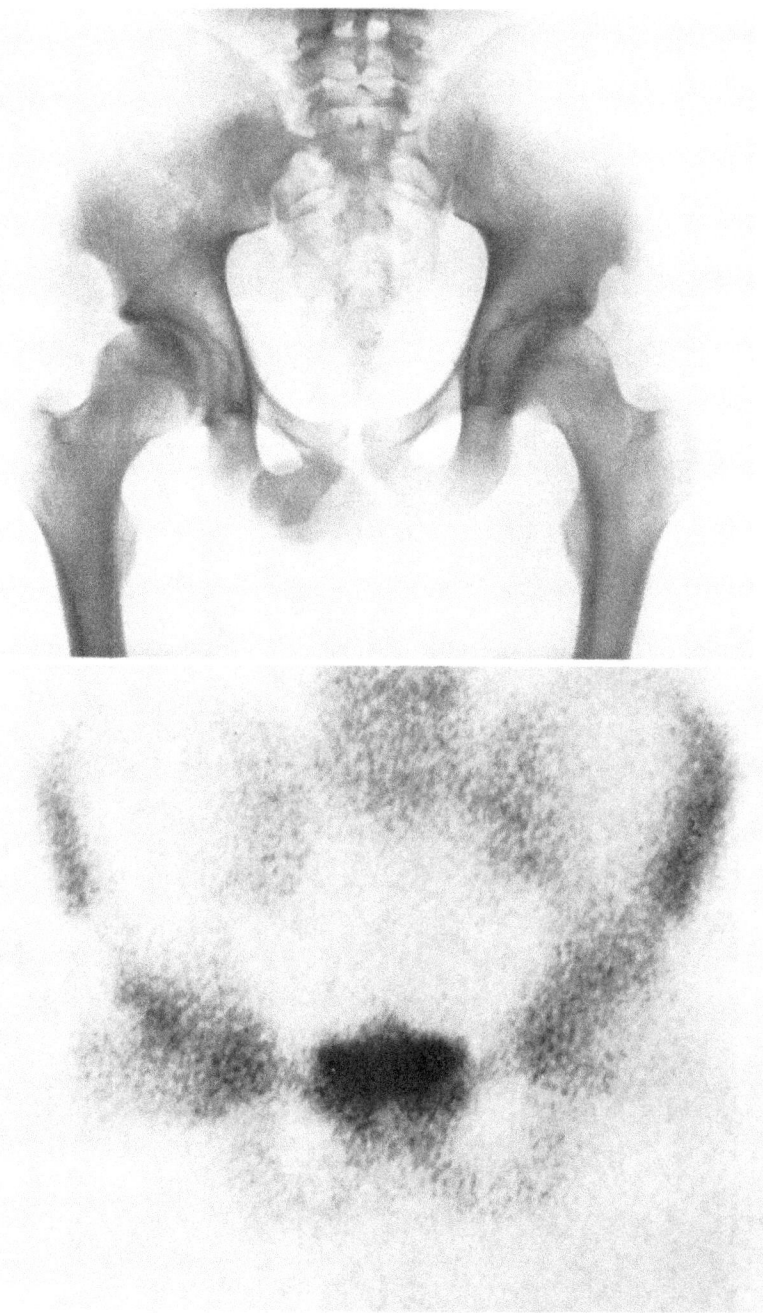

Abb. 15. Beckenröntgenbild und ^{99m}Tc-MDP-Szintigramm eines 21jährigen Mannes mit idiopathischer Femurkopfnekrose rechts, bestätigt durch den späteren Verlauf. Röntgenologisch nur diskrete Veränderungen im Femurkopf; szintigraphisch Radioaktivitätsanreicherung im Femurkopf, im Trochanter und auch im Acetabulum

7.6. Szintigraphie nach Frakturen und Knochenoperationen

Unmittelbar nach einer Fraktur oder durchgeführten Knochenoperation erfolgt eine Erhöhung des ossären Umbaus im umgebenden Knochen (Abb. 16). Diese ist vor allem verantwortlich für die szintigraphisch erkennbare Tracerablagerung an der Stelle der Läsion. Die Kallusbildung selbst, die erst wesentlich später einsetzt, bedingt nur in gewissen Verheilungsphasen und zu einem Bruchteil die Traceranreicherung. Nach erfolgtem kallösem Durchbau der Fraktur bleibt die Radioaktivitätsanreicherung an der Frak-

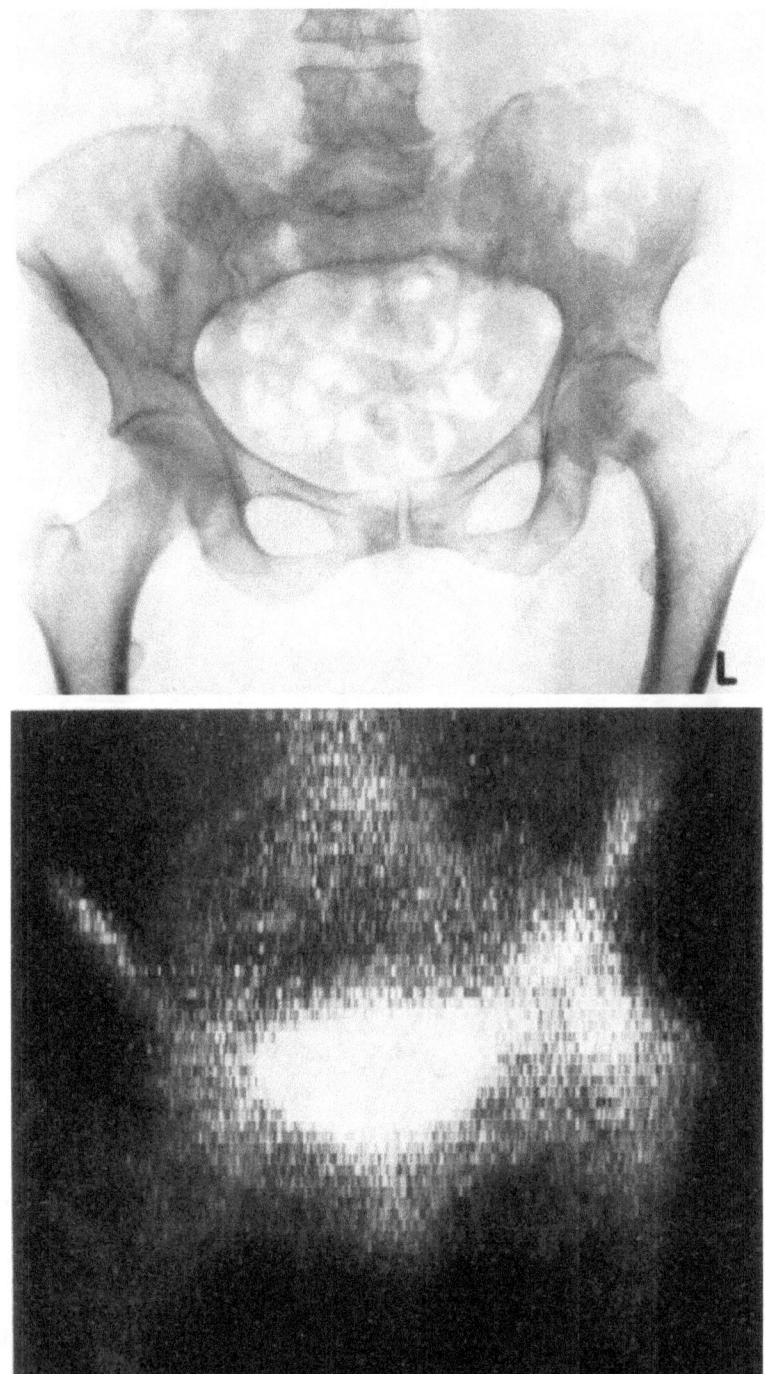

Abb. 16. Beckenröntgenbild und ^{99m}Tc-Diphosphonat-Szintigramm des Beckens einer 64jährigen Frau mit 1 Monate alter Schenkelhalsfraktur links. Traceranreicherung nicht nur an der Frakturstelle, sondern infolge reaktiver Erhöhung des Knochenumbaues auch in den benachbarten Skelettpartien, vor allem in der Hüftpfanne

turstelle zunächst noch erhöht. Erst nach vollständig abgeschlossenem Knochenumbau mit erfolgter Reorganisation des Knochenaufbaus wird das Szintigramm negativ (Abb. 17).

Auf der graphischen Darstellung von Abb. 18 sind die prozentualen Impulsratenerhöhungen über Wirbelfrakturen verschiedenen Alters von 50 Patienten im Vergleich zu den in 5 cm Abstand gemessenen Impulsraten der übrigen Wirbelsäule wiedergegeben.

Die höchsten Impulsraten werden in der 3.–6. Woche gemessen, wobei massive Impressionsfrakturen in der Regel höhere Impulsratenwerte ergeben als geringe Deckplattenfrakturen. Die bei einem Patienten festgestellte abnorm hohe Impulsratensteigerung von 500% 5 Wochen nach dem Trauma hängt wahrscheinlich

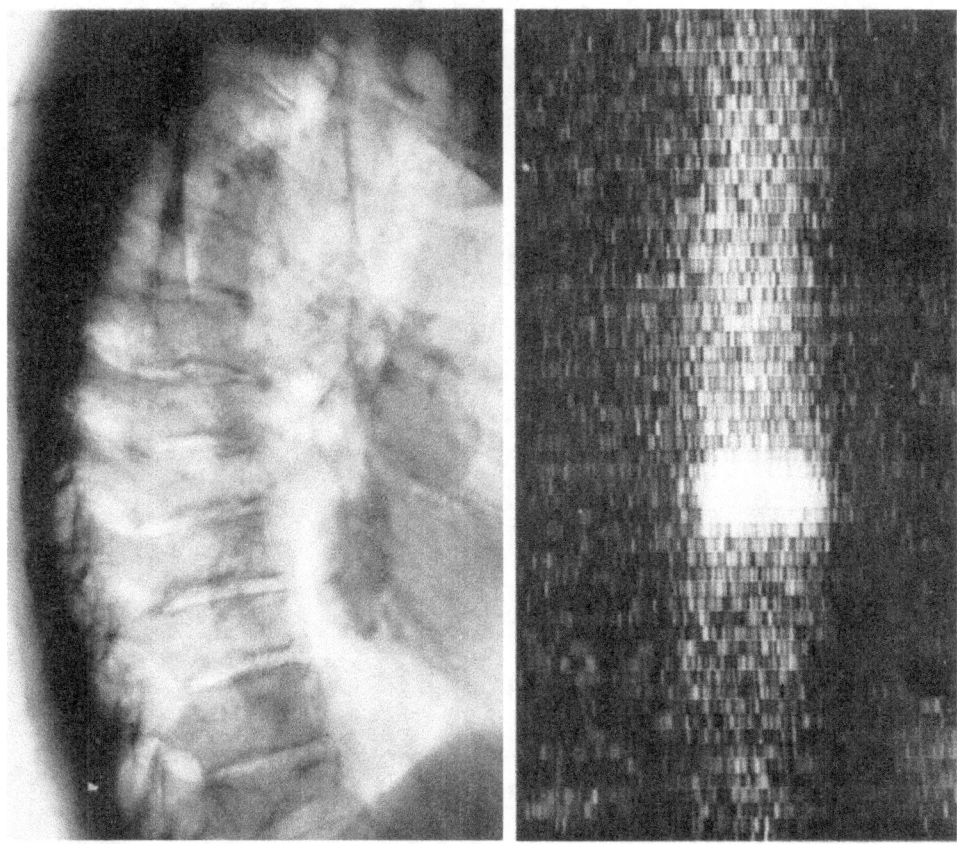

Abb. 17. Seitliche Röntgenaufnahme und von dorsal her aufgenommenes ^{99m}Tc-Diphosphonat-Szintigramm der Brustwirbelsäule einer 71jährigen Frau. Alte verheilte Kompressionsfraktur des 12. BWK, szintigraphisch ohne Radioaktivitätsanreicherung. Frische, leichtere Kompressionsfraktur des 8. BWK mit intensiver Tracerablagerung im Frakturbereich

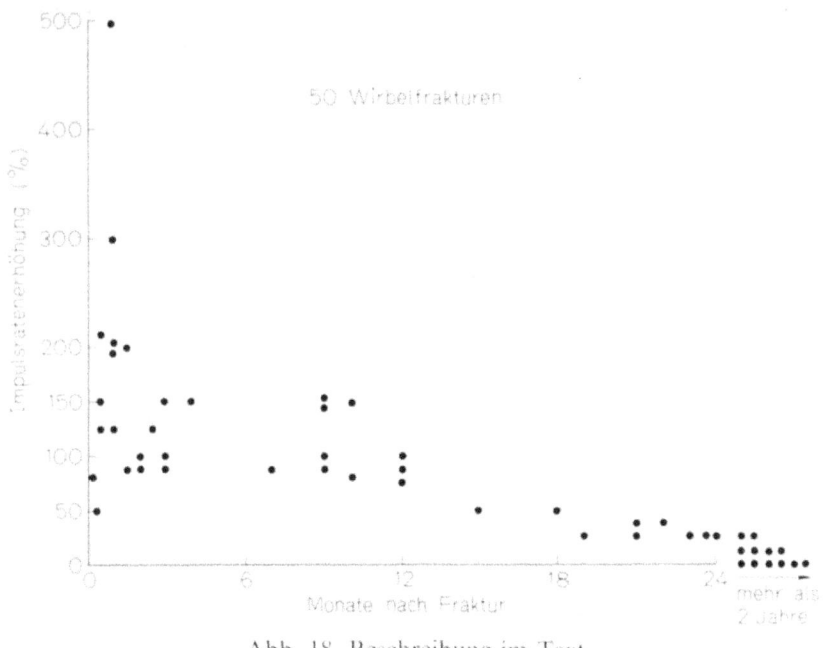

Abb. 18. Beschreibung im Text

mit einem ausgedehnten verkalkenden Hämatom zusammen. 2–12 Monate nach dem Unfall liegen die Impulsratenerhöhungen zwischen 75 und 150%. Im 2. Jahr nach der Fraktur sind die Impulsraten noch maximal um 50% erhöht. Mehr als 2 Jahre alte Frakturen weisen noch erhöhte Impulsraten auf, wenn sich sekundäre degenerative Veränderungen ausgebildet haben, oder wenn eine starke Gibbusbildung vorliegt. In der Mehrzahl der Fälle haben sich die Impulsraten jedoch normalisiert.

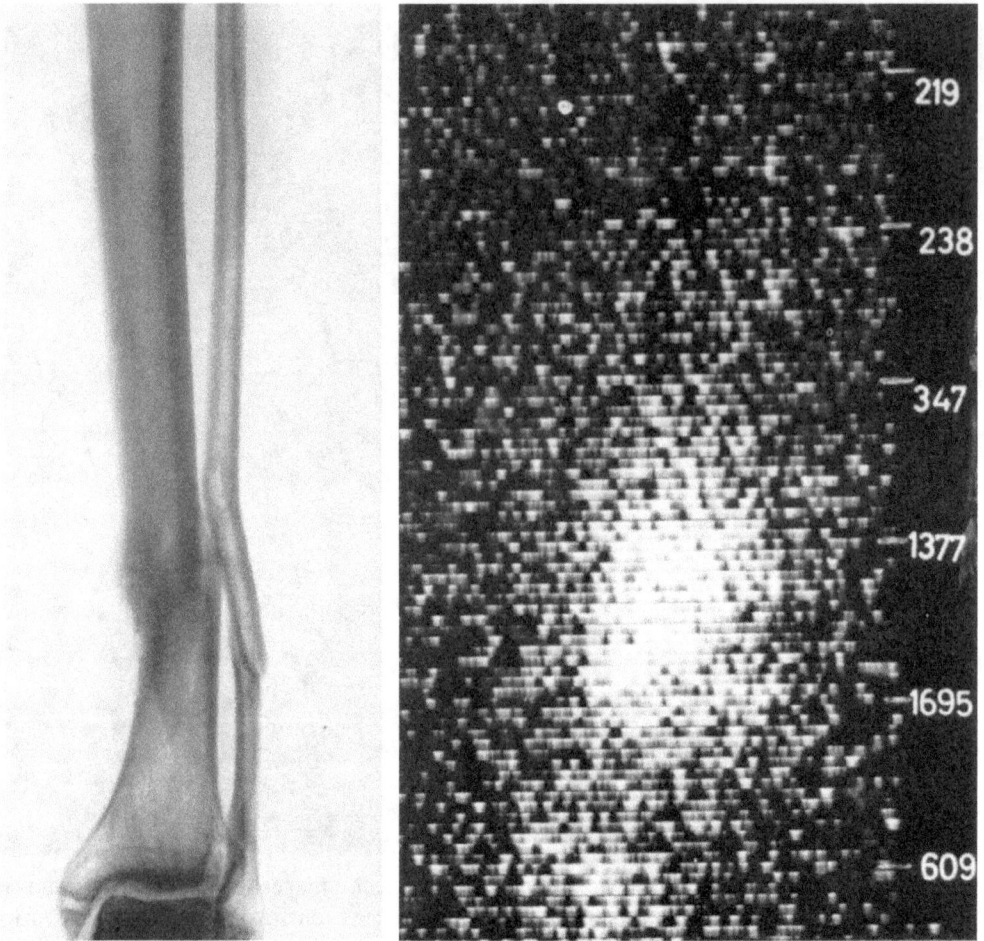

Abb. 19. Röntgenbild und ^{85}Sr-Szintigramm eines 41jährigen Mannes mit 6 Monate alter Unterschenkelfraktur. Die szintigraphisch außergewöhnlich hohe Radioaktivitätsablagerung im Frakturbereich (Impulsraten 6–7fach über der Norm) spricht für das Vorliegen einer Pseudarthrose

Aufgrund dieser Resultate läßt sich aussagen, daß bei Wirbelfrakturen das Frakturalter durch die Radioaktivitätsablagerung approximativ bestimmt werden kann, im besonderen lassen sich mit dem Szintigraphiebefund frische von alten verheilten Wirbelfrakturen unterscheiden.

Schwieriger sind die Verhältnisse bei Röhrenknochenfrakturen, wobei das szintigraphische Bild durch den Verlauf der Frakturlinien und durch Anwesenheit von Stückfragmenten und durch die Frakturstellung entscheidend beeinfluß wird. Nach WENDEBERG (1961) benötigen Röhrenknochenfrakturen u.U. 6–9 Jahre bis zu einer Normalisierung der Tracerablagerung an der früheren Frakturstelle.

Bei gestörter Frakturheilung infolge verzögerter Kallusbildung, ungünstiger Frakturstellung, Weichteilinterposition oder ungenügender Fixation kommt es zur *Pseudarthrosenbildung*.

Szintigraphisch läßt sich in diesen Fällen ein erheblicher Anstieg der Impulsraten feststellen (Abb. 19), die auch bei späteren Kontrolluntersuchungen keine Tendenz zum Abfallen aufweisen.

Dieselbe Erscheinung ist zu beobachten, wenn eine *Frakturinfektion* auftritt, wobei die Radioaktivitätsablagerung die Ausdehnung der entzündlichen Prozesse genau wiedergibt.

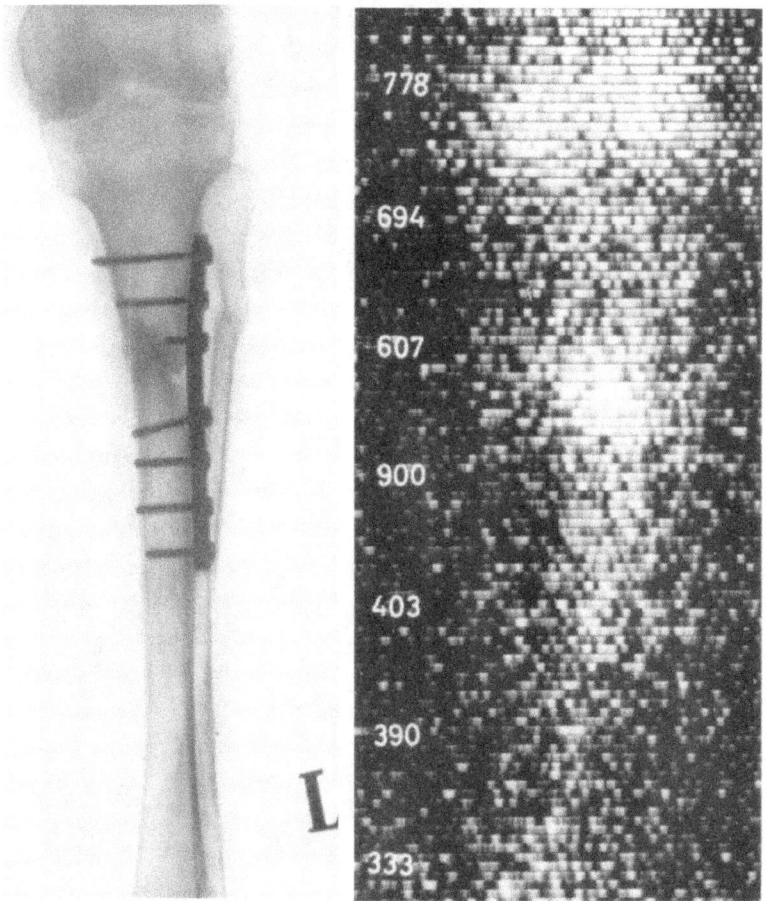

Abb. 20. Röntgenbild und ^{85}Sr-Szintigramm des linken Unterschenkels einer 71jährigen Frau. Status nach proximaler Unterschenkelfraktur vor einem Jahr und Anlegen einer Druckplatte vor 9 Monaten wegen Pseudarthrose. Radioaktivitätsanreicherung im Bereich der noch nicht verheilten Pseudarthrose sowie infolge Knochendystrophie im ganzen Unterschenkel und vor allem auch in den distalen Femurkondylen

Nicht nur entzündliche Knochenprozesse sondern auch eine Knochendystrophie als Folge eines Sudeck-Syndroms oder eine Inaktivitätsatrophie führen zu einer Vermehrung der Radioaktivitätsablagerung, die ausgedehnte Partien des lädierten Knochens sowie auch benachbarte Skeletteile erfassen kann. Obwohl wegen des vorherrschenden Knochenabbaues der Kalkgehalt des Knochens zunehmend abnimmt, sind auch die Umbauprozesse reaktiv verstärkt mit entsprechend positivem Szintigraphiebefund (Abb. 20).

Von den operativen Frakturversorgungen scheint die *Marknagelung* den Knochen am wenigsten zu traumatisieren. Nach der Nagelung findet sich nur vorübergehend eine zusätzliche Radioaktivitätsanreicherung, die bei stabiler Fixation rasch wieder abklingt. *Frakturverschraubungen* oder das Anlegen von *Druckplatten* erzeugen demgegenüber Zug- und Druckspannungen, die eine verstärkte Tracerablagerung im Osteosynthesebereich bedingen (Abb. 21). Mit fortschreitender Frakturheilung nimmt diese nur sehr langsam ab und verschwindet erst nach Entfernung des Osteosynthesematerials.

Bei Lockerung der eingeführten Schrauben oder bei Auftreten einer Infektion zeigt die Radioaktivitätsablagerung im Szintigramm ein verstärktes Ansteigen.

Klinisch schwierig zu beurteilen ist oft die Bedeutung von Hüftschmerzen nach früherem Einlegen einer *Totalprothese*. Ein positives Szintigramm spricht für eine Prothesenlockerung, evtl. auch für eine entzündliche Infektion (Abb. 22), ein negatives Szintigramm für eine fest sitzende Prothese (Abb. 23).

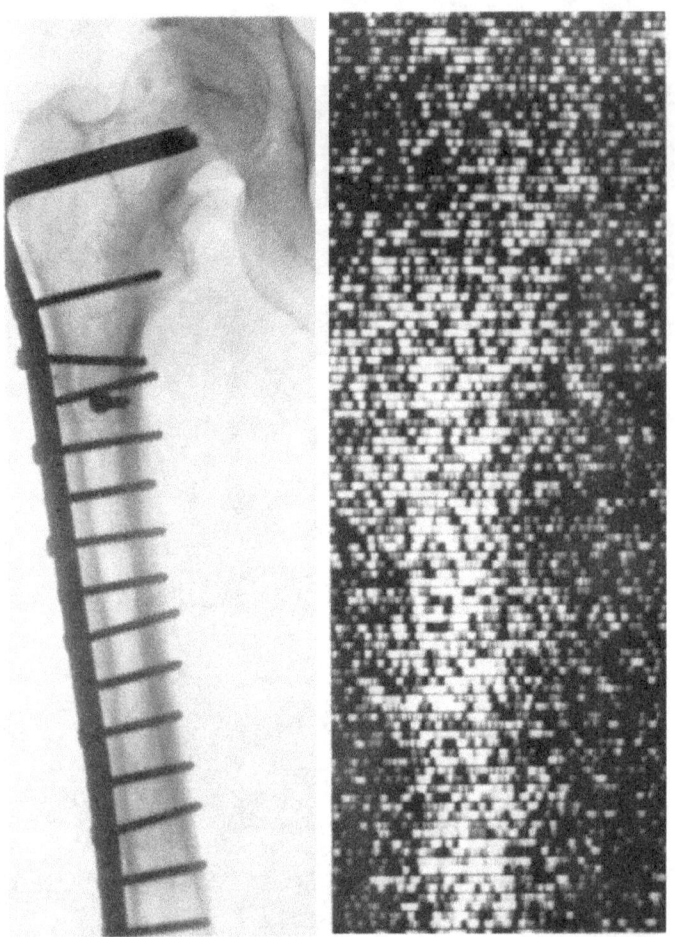

Abb. 21. Röntgenbild und ^{85}Sr-Szintigramm des rechten Oberschenkels eines 57jährigen Mannes mit 5 Monate alter, verheilter Oberschenkelfraktur. Deutlich erhöhte Radioaktivitätsbelegung der von den Schrauben durchsetzten Femurschaftabschnitte

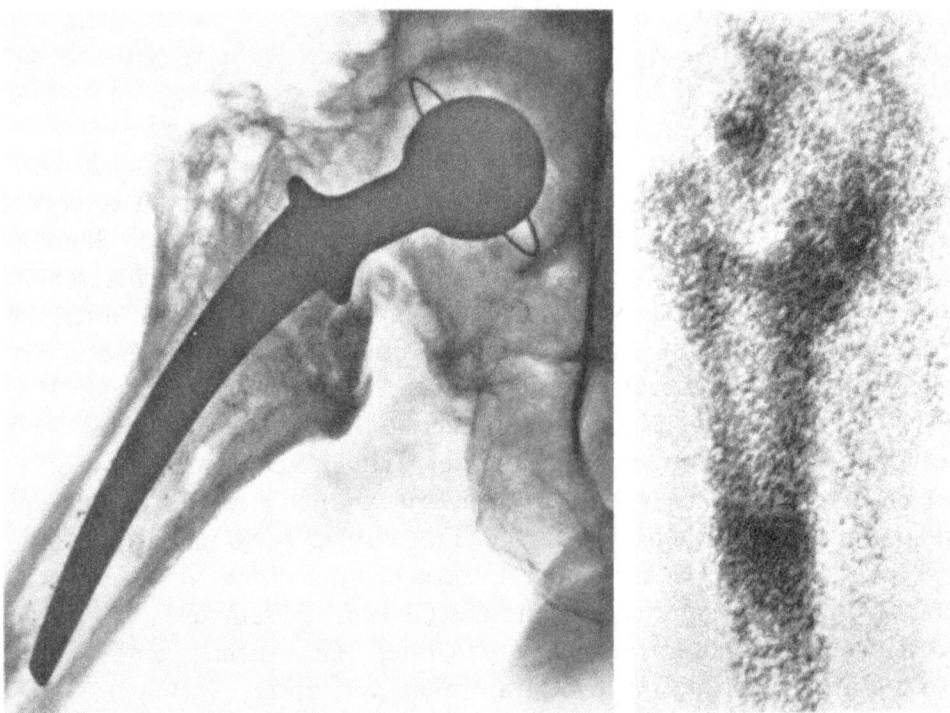

Abb. 22. Röntgenbild und ^{99m}Tc-MDP-Szintigramm der rechten Hüfte eines 68jährigen Mannes. Status nach Einlegen einer Hüftgelenktotalprothese rechts vor 13 Monaten. Die Radioaktivitätsablagerung in der Umgebung der Prothesenspitze im Femurschaft spricht für eine Lockerung des Prothesenstachels. Traceranreicherung in Weichteilverkalkungen der Gelenksgegend

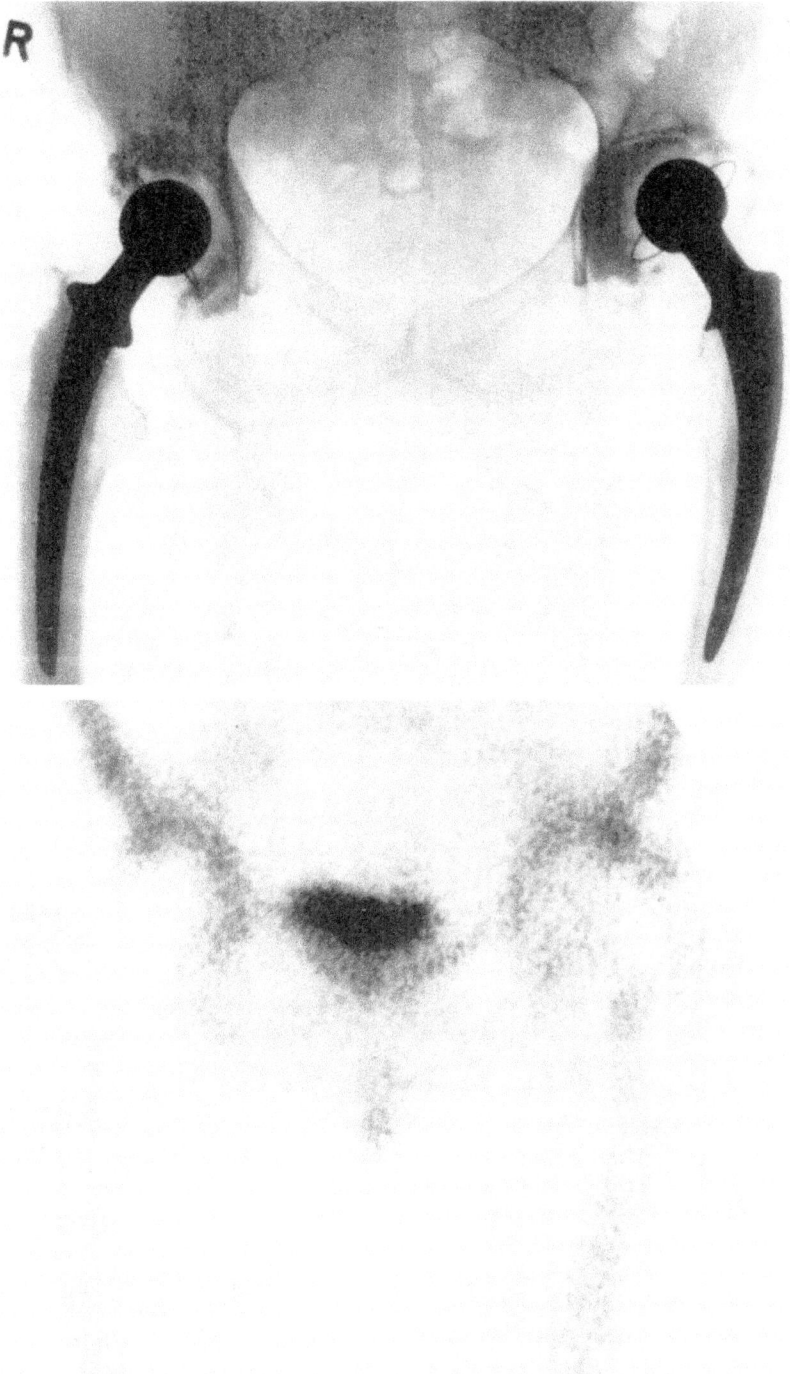

Abb. 23. Röntgenbild und ^{99m}Tc-MDP-Szintigramm des Beckens einer 62jährigen Frau. Status nach Hüftgelenktotalprothesenoperation links vor 5, rechts vor 4 Jahren. Der Szintigraphiebefund spricht gegen eine Lockerung der Prothese

7.7. Szintigraphie spezieller Skelettaffektionen

Der *Morbus Paget* ist charakterisiert durch einen stark erhöhten Knochenumbau in den befallenen Skeletteilen mit entsprechend vermehrter Tracerablagerung (Abb. 24). Impulsratenmessungen zeigen bis auf das 7fache der Norm erhöhte Werte (BAUER u. WENDEBERG, 1959). Skeletteile mit einem Frühbefall und u.U. noch kaum erkennbaren Röntgensymptomen zeigen im Szintigramm bereits eine erhebliche Radioaktivitätsanrei-

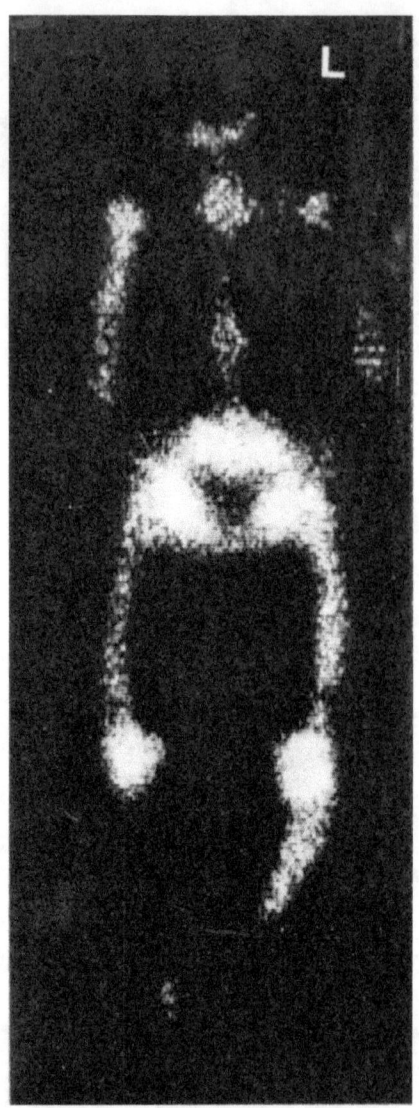

Abb. 24. ^{87m}Sr-Ganzkörperszintigramm einer 65jährigen Patientin mit Morbus Paget. Erhebliche Traceranreicherung in den krankheitsbefallenen Skelettpartien. (Von Prof. U. Feine, Tübingen, freundlicherweise zur Verfügung gestellt)

cherung. Zur Erfassung sämtlicher Krankheitsherde ist deshalb die Vornahme einer Ganzkörperszintigraphie von besonderem Wert.

Umschriebene Knochenläsionen, wie Zysten, Ossifikationsdefekte, eine fibröse Dysplasie oder zur Generalisation neigende Affektionen, wie Osteomyelosklerose, Osteopetrose oder Speicherkrankheiten (Abb. 25), führen praktisch immer zu einer Radioaktivitätsanreicherung in den betroffenen Skelettpartien. Je nach dem Ausmaß der vorliegenden Knochenreaktion ist diese verschieden stark ausgeprägt.

7.8. Szintigraphische Befunde bei Skelettsystemaffektionen

Obwohl bei den verschiedenen Osteoporoseformen die Knochensubstanz verringert ist, findet sich fast regelmäßig eine erhöhte Tracerablagerung im Skelett. Stoffwechseluntersuchungen ergeben, daß bei der Osteoporose die Knochenabbaurate erhöht ist. Reaktiv kann es zu einer Vermehrung der Knochenanbaurate kommen, wie das bei der Inaktivitätsdystrophie, beim Sudeck-Syndrom, bei der nephrogenen Osteopathie, der

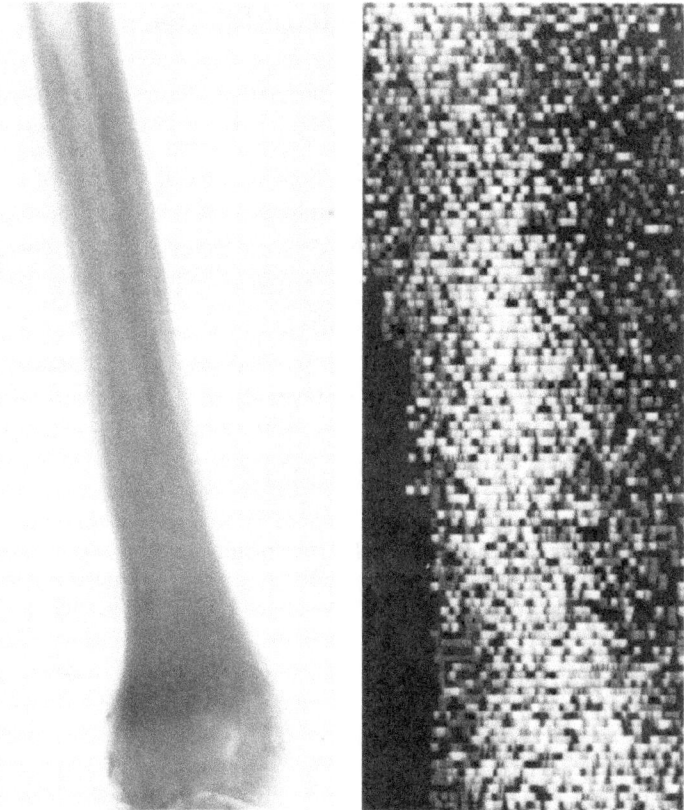

Abb. 25. Röntgenbild und ^{85}Sr-Szintigramm des rechten Oberschenkels eines 65jährigen Mannes mit Morbus Hand-Schüller-Christian. Deutlich verstärkte Radioaktivitätsbelegung der röntgenologisch in ihrer Struktur veränderten Knochenabschnitte

Osteomalazie und beim primären Hyperparathyreoidismus der Fall ist. Bei der senilen Osteoporose ist die Knochenanbaurate normal oder vermindert, trotzdem ist bei Vorliegen zumindesten schwerer Formen eine Traceranreicherung zu erkennen, möglicherweise als Folge von durch die statische Beanspruchung auftretenden Mikrofrakturen oder durch eine vorliegende Knochenhyperämie. Auch beim Morbus Cushing findet sich eine vermehrte Tracerablagerung im Skelett, die auffallenderweise bei der Steroidosteoporose gegenüber der Norm herabgesetzt erscheint (BESSLER, 1973b).

Bei der Interpretation von Skelettszintigrammen müssen Veränderungen der Tracerablagerung, die durch Skelettsystemaffektionen hervorgerufen werden, berücksichtigt werden. Verbindliche Aufschlüsse über die Stoffwechsellage des Knochens sind bei diesen Affektionen jedoch nur durch Ganzkörpermessungen oder direkte Stoffwechseluntersuchungen mit Radioisotopen zu erhalten.

8. Resultate der Skelettszintigraphie

An einem Teil des eigenen Krankengutes wurde ein Vergleich der Resultate röntgenologischer und szintigraphischer Skelettuntersuchungen durchgeführt. Es handelt sich um total 400 Patienten mit klinisch und größtenteils auch histologisch gesicherten Knochenerkrankungen. Bei 190 Patienten liegen benigne, bei 210 Patienten maligne Affektionen vor.

8.1. Benigne Skelettaffektionen

Über die Szintigraphieresultate benigner Erkrankungen, die röntgenologisch typische Veränderungen aufweisen, gibt Tabelle 2 Aufschluß. Es läßt sich feststellen, daß bei benignen Tumoren, Osteomyelitiden und Osteoporose ein positiver Szintigraphiebefund erwartet werden kann, wenn aktive Formen vorliegen. Die unter speziellen Osteoporosen angeführten Erkrankungen führen fast durchwegs zu einer Vermehrung der Tracerablagerung, die einzig bei der Steroidosteoporose vermindert ist, sofern keine pathologischen Frakturen vorliegen. Beim Hyperparathyreoidismus ist die Tracerablagerung erhöht, sofern das Skelett mitbefallen ist. Regelmäßig positiv ist der Szintigraphiebefund beim Morbus Paget. Aseptische ossäre Nekrosen betreffen meist nur einzelne kleine Knochenareale und führen zu einer Steigerung der Knochenneubildung in der Umgebung und damit im Szintigramm zu einer Radioaktivitätsanreicherung.

Tabelle 2. Szintigraphiebefund bei 190 Patienten mit benignen Skelettaffektionen

Röntgendiagnose	Patientenzahl	Traceranreicherung		
		keine	fraglich	sicher
benigne Tumoren	13	3	5	5
Osteomyelitis	28	2	1	25
Osteoporose	33	8	6	17
spezielle Osteoporosen:				
Hyperthyreose	3			3
Osteomalazie	5			5
renale Osteopathie	5			5
Hyperparathyreoidismus	4	2		2
M. Cushing	4		2	2
Steroidosteoporose	5	4[a]		1
Sudeck	4			4
Morbus Paget	13			13
aseptische Nekrose	48	5	7	36
degenerative oder entzündliche Gelenkaffektionen	25		7	18

[a] vermindert

8.2. Maligne Skelettaffektionen

Klinisch und therapeutisch von Bedeutung ist vor allem die radiologische Abklärung maligner tumoröser Knochenerkrankungen. Zur Aufdeckung evtl. klinisch nicht manifester Metastasen müssen in solchen Fällen meist ausgedehnte Teile des Skeletts untersucht werden. In einem Krankengut von 210 Patienten mit Knochenmalignomen, meistens handelte es sich um Metastasen, wurden insgesamt 998 verschiedene Skelettpartien szintigraphiert. Tabelle 3 zeigt eine Übersicht über die erhaltenen Resultate. Hervorzuheben ist vor allem, daß in 544 röntgenologisch negativen Skelettabschnitten szintigraphisch 95mal sichere und 43mal fragliche Metastasen nachgewiesen werden können.

122 Fälle mit röntgenologisch fraglichem Befund erweisen sich aufgrund des Szintigramms in 91 Fällen als sichere Metastasen. 30% der Szintigramme ergeben somit wichtige zusätzliche Informationen über den Tumorbefall des Skelettsystemes. Unter 454 röntgenologisch sicheren oder verdächtigen Metastasen versagt die Szintigraphie in 30 Fällen. Es entspricht dies einer Fehlerquote von 6–7%. Osteoplastische Metastasen entge-

Tabelle 3. Wertigkeitsvergleich Röntgenbild — Szintigramm bei 998 untersuchten Skeletteilen von 210 Patienten mit maligner, tumoröser Skeletterkrankung

Röntgenbilder		Szintigramme		
		negativ	fraglich positiv	sicher positiv
negativ	544	406	43	95
verdächtig positiv	122	5	26	91
Tumorherde:				
osteoplastisch	81	3	7	71
osteolytisch	251	22	32	197

hen hierbei nur in 4% der Fälle und osteolytische Metastasen in 9% der Fälle dem szintigraphischen Nachweis.

In dem erwähnten Untersuchungsgut wurde als Tracersubstanz noch vorwiegend ^{85}Sr verwendet, wobei die Szintigramme 5–7 Tage nach Applikation angefertigt wurden. Vergleichsserien mit ^{87m}Sr und ^{18}F ergeben analoge Resultate.

Bei einer weiteren Untersuchungsserie, die 183 Patienten umfaßt, die wegen bekanntem oder vermuteten Tumorbefall des Skelettes szintigraphiert wurden, wurde als Tracersubstanz ^{99m}Tc-Diphosphonat verwendet. Bei 8 dieser Patienten lassen sich die ossären Tumorherde nur bei der Szintigraphie erkennen. In 49 Fällen finden sich zusätzliche Skelettmetastasen, die auf dem Röntgenbild nicht in Erscheinung treten. Die Prozentzahl der erhaltenen Zusatzinformationen liegt somit auch bei der ^{99m}Tc-Diphosphonatszintigraphie von tumorösen Skeletterkrankungen bei ca. 30%. Bei 6 der 183 Patienten finden sich röntgenologisch einzelne Metastasen, die zu keinem positiven Szintigraphiebefund führen. Es handelt sich hierbei vorwiegend um bestrahlte Tumorherde oder um Patienten unter Hormon- oder Chemotherapie. Der Prozentsatz der aktiven Metastasen, die szintigraphisch verpaßt wurden, reduziert sich somit auf 1–2%.

Für die Metastasensuche ergibt die mit ^{99m}Tc-Diphosphonat durchgeführte Skelettszintigraphie somit eher bessere Ergebnisse als die ^{85}Sr-Szintigraphie. Eingeschränkt wird dieses Resultat jedoch durch die Erfahrung, daß nach ^{99m}Tc-Diphosphonatapplikation regelmäßig auch ausgedehnte normale oder degenerativ veränderte Skelettpartien eine relativ starke Radioaktivitätsbelegung aufweisen. Anhand des Verteilungsmusters der Tracersubstanz im Skelett und vor allem mit Hilfe von Röntgenbildern muß in diesen Fällen entschieden werden, ob wirklich Metastasen vorliegen. Röntgenologisch negative Frühmetastasen sind deshalb häufig nur schwierig und als fragliche Befunde zu erfassen. Bei 65 Patienten, d.h. bei rund $^1/_3$ der untersuchten Fälle läßt sich eine Radioaktivitätsanreicherung in verschiedenen Skelettpartien feststellen, die aufgrund der röntgenologischen Untersuchung und der Weiterentwicklung des Krankheitsbildes nicht tumorbedingt ist. Bei klinisch wichtigen Entscheidungsfällen muß in solchen Situationen u.U. durch eine Knochenbiopsie oder -punktion eine Sicherstellung der Diagnose versucht werden.

9. Interpretation der Skelettszintigramme

9.1. Bedeutung eines positiven Szintigramms

Die szintigraphischen Ergebnisse bei den verschiedenen Knochenaffektionen deuten darauf hin, daß eine vermehrte Tracerablagerung an allen Skelettstellen auftritt, in denen

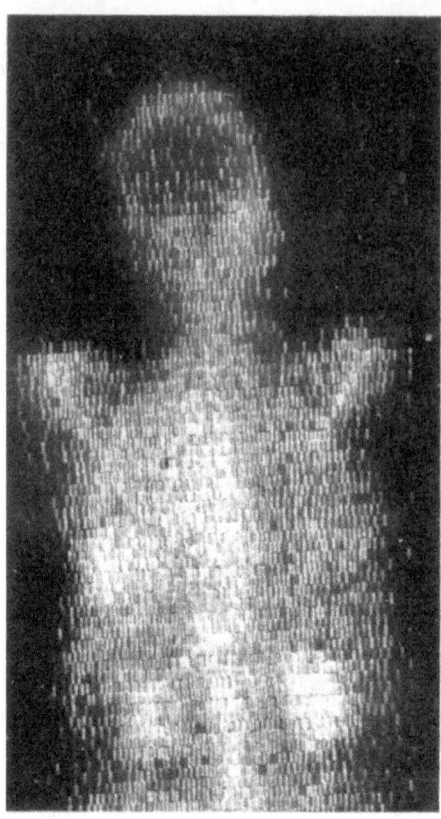

Abb. 26. 62jähriger Mann mit inoperablem Bronchuskarzinom des linken Unterlappens. Das von dorsal her aufgenommene ^{99m}Tc-Diphosphonat-Szintigramm ergibt eine radioaktive Anfärbung des Tumors. Keine Anhaltspunkte für Skelettmetastasen

eine erhöhte osteogenetische Aktivität vorliegt. Besonders deutlich tritt dies beim wachsenden Knochen in Erscheinung, bei dem die Wachstumszonen selektiv angefärbt erkennbar werden. Bei Vorliegen pathologischer Knochenaffektionen reagiert der Knochen fast regelmäßig mit einer Steigerung seiner Umbaurate, wodurch eine verstärkte Radioaktivitätsbelegung der entsprechenden Skelettpartie erfolgt. In ihrem Ausmaß verläuft diese parallel dem Grad der Umsatzsteigerung. Nicht nur innerhalb vom Knochen lokalisierte Prozesse können die ossäre Reaktion auslösen; diese tritt auch auf bei Vorliegen von Krankheitsherden, die in der Nachbarschaft des Knochens lokalisiert sind. So läßt sich beispielsweise bei paraossären neoplastischen Lymphomen, häufig vor allem beim Morbus Hodgkin, an den benachbarten Knochenoberflächen bereits eine Radioaktivitätsanreicherung feststellen, wenn auf Röntgenbildern oder Tomogrammen noch keine Knochenarrosion erkannt werden kann.

Bei der Verwendung kurzlebiger Radioisotope mit Durchführung der Szintigraphie wenige Stunden nach Tracerapplikation scheint nach SAUER (1971) und GENANT et al. (1974) die Durchblutung die lokale Radioaktivitätsanreicherung zu bestimmen.

Meistens ist diese jedoch auch in Skelettpartien vermehrt, bei denen auch eine erhöhte osteogenetische Aktivität vorliegt.

Auf Szintigrammen, angefertigt nach ^{99m}Tc-Phosphorverbindungen, ist als u.U. störender Nebeneffekt relativ häufig eine Tracerablagerung in Tumoren oder entzündlichen Weichteilen festzustellen (Abb. 26), was zu einer Fehlinterpretation Anlaß geben kann (BERG et al., 1973).

9.2. Bedeutung eines negativen Szintigramms

Das Ausbleiben einer Radioaktivitätsanreicherung im Bereich einer röntgenologisch erkennbaren Skelettläsion läßt darauf schließen, daß entweder die Tracersubstanz der entsprechenden Knochenstelle nicht zugeführt wurde, z.B. beim Unterbruch der Blutzufuhr, oder daß keine osteogenetische Reaktion auf den erkennbaren Knochenprozeß vorliegt. In weitaus den meisten Fällen läßt ein solcher Befund auf eine fehlende oder nur geringe Aktivität der ossären Läsion schließen, oder es handelt sich um einen abgeheilten Prozeß, der infolge einer dauernd gesetzten morphologischen Strukturveränderung im Röntgenbild immer noch zu erkennen ist. Solche Verhältnisse können nach Bestrahlungsbehandlung von ossären Tumorherden oder bei abgeheilten Osteomyelitiden beobachtet werden.

Negative Szintigraphieresultate bei Vorliegen biologisch aktiver Tumorherde sind ausgesprochen selten und stellen eine Ausnahme dar. Der Grund, warum solche Befunde gelegentlich zu beobachten sind, ist unklar.

Nach HELLNER (1963) findet sich in der Umgebung von Tumorherden im Knochen regelmäßig eine lokalisierte Ostitis fibrosa, die nach DIHLMANN u. FRICK (1974) durch vom Tumor ausgeschiedene Metabolite ausgelöst wird. Es ist möglich, daß bei szintigraphisch negativen Metastasen diese Tumormetabolite nicht gebildet werden.

9.3. Vergleich Szintigramm, Röntgenbild und Serologie bei Skelettaffektionen

Auf Tabelle 4 sind Symptome aufgeführt, die im Rahmen einer Skelettabklärung bei der röntgenologischen und bei der szintigraphischen Untersuchung auftreten können. Die Röntgensymptome sind rein morphologischer Art. Ihre große Zahl ermöglicht die Stellung einer Diagnose, resp. Differentialdiagnose, zwischen verschiedenen ossären Erkrankungen. Die Szintigraphie ist demgegenüber äußerst symptomarm. Als funktionelle Untersuchung informiert sie über quantitative Verhältnisse. Bei der Beurteilung von Intensitätsunterschieden in der Radioaktivitätsablagerung muß jedoch stets berücksichtigt werden, daß diese nicht unmittelbar vom krankhaften Prozeß selbst, sondern nur von der begleitenden Knochenreaktion abhängen.

Tabelle 4. Symptomatologie von Skeletterkrankungen

Röntgenbild — Morphologie		
Strukturveränderungen		*Konturveränderungen*
Fissur		Änderungen in Länge, Dicke oder Form
Osteolyse		Fragmentdislokation
Osteoporose: Entkalkung, Rarefaktion		Auflagerungen: Periost, Exostose
Sklerose		Osteophyten
Umbau:		
Spongiosa:	hypertrophe Atrophie	Arrosionen
Kortikalis:	Dickenänderung	Durchbrüche
	Spongiosierung	
	Aufblätterung	

Szintigramm — Stoffwechsel		
Traceranreicherung		
Intensität	Ausdehnung	Verteilungsmuster

Tabelle 5. Skeletterkrankungen
Informationsgehalt

Röntgenbild		Szintigramm
negativ	Frühform	positiv, unspezifisch
positiv, spezifisch	Spätform	positiv, unspezifisch
Diagnose		Früherkennung
Differentialdiagnose		

Indirekt können dadurch auch Rückschlüsse auf die Aktivität der Skelettläsion selbst gezogen werden. Eine gewisse diagnostische und differentialdiagnostische Information liefert häufig auch das Verteilungsmuster der Radioaktivitätsablagerung.

Die Unterschiede in der Symptomatologie ergeben den unterschiedlichen Informationsgehalt der beiden Untersuchungen (Tabelle 5).

Das Röntgenbild ist in der Frühform einer Skeletterkrankung negativ, in der Spätform positiv und ermöglicht die Diagnosestellung. Das Szintigramm ist in den frühen wie auch in den späten Krankheitsstadien positiv. Sein Vorteil ist die Früherkennung eines pathologischen Prozesses. Eine Diagnosestellung ist aufgrund der Szintigraphie jedoch nicht möglich.

Relativ wenig Aussagekraft über den Zustand des Skelettsystemes haben serologische Untersuchungen. Eine erhöhte alkalische Phosphataseaktivität spricht, sofern eine Lebererkrankung ausgeschlossen werden kann, für eine Knochenaffektion, die sowohl benigner wie auch maligner Natur sein kann. Ein normaler alkalischer Phosphatasewert läßt eine Skeletterkrankung jedoch nicht ausschließen. Im eigenen Untersuchungsgut zeigt $^1/_5$ der Patienten mit gutartigen Skelettaffektionen eine gesteigerte alkalische Phosphataseaktivität. Bei multiplen malignen Tumorprozessen im Skelett ist diese in etwas mehr als der Hälfte der Fälle, bei umschriebenen Skelettmalignomen nur in $^1/_5$ der Fälle erhöht (BESSLER, 1974).

10. Indikationsstellung zur Skelettszintigraphie

Praktisch jede Skelettaffektion kann die Indikation zur Skelettszintigraphie ergeben, sofern eine der 3 in Tabelle 6 aufgeführten Situationen vorliegt.

Bei klinisch umschriebenen Skelettsymptomen (Schmerzen, Druck- und Klopfempfindlichkeit) ist primär stets die Vornahme einer Röntgenuntersuchung indiziert. Gibt diese die volle gewünschte Information, erübrigt sich eine szintigraphische Abklärung.

Bei einem unklaren Röntgenbefund hingegen, z.B. bei fraglicher Fraktur-, Operations- oder Osteosyntheseverheilung, bei Verdacht auf Metastasen oder Osteomyelitisherde, zur Abklärung der Knochenreaktion um Tumor- oder Entzündungsherde, zur Beurteilung einer degenerativen oder posttraumatischen Knochenreaktion, kann die Szintigraphie zusätzlich Informationen liefern. In diesen Fällen ist das Szintigramm von der abzuklärenden Skelettregion im Größenverhältnis 1:1 anzufertigen.

Eine unklare Krankheitssituation, z.B. bei Schmerzen oder pathologischen Serumwerten, bei der Suche nach Malignommetastasen oder Osteomyelitisherden, ergibt ebenfalls die Indikation zur Skelettszintigraphie. Dies ist auch der Fall, wenn weitere Knochenherde bei bereits bekannten Metastasen oder bei einer Osteomyelitis gesucht werden, oder

Tabelle 6. Indikationen zur Skelettszintigraphie und methodisches Vorgehen

1. Unklarer Röntgenbefund
   ↓
   1:1 Szintigraphie

2. Unklare Krankheitssituation ↘
                                  Ganzkörperszintigraphie
3. Frage nach weiteren Knochenherden ↗   ↓   ↓
                                           positiv   negativ
                                              ↓
                                          Röntgenbild

wenn bei einem polyblessierten Patienten abgeklärt werden soll, wo überall Frakturen vorliegen.

Da in diesen Fällen keine lokalen Symptome vorhanden sind, muß das Skelettsystem durch eine Ganzkörper-Szintigraphie untersucht werden. Stellen mit abnormer Radioaktivitätsanreicherung müssen gezielt röntgenologisch abgeklärt werden. Bei negativen Szintigrammen kann in der Regel auf die Durchführung eines röntgenologischen Skelettstatus verzichtet werden.

In bezug auf die Indikationsstellung für eine Skelett-Szintigraphie und für ihre diagnostische Auswertung muß stets berücksichtigt werden, daß Röntgenbild und Szintigramm bei der Abklärung von Skelettaffektionen sich ergänzende Untersuchungen darstellen. Die Interpretation eines positiven Szintigraphiebefundes ist ohne Berücksichtigung des Röntgenbildes unvollständig und mit einer hohen Fehlerquote behaftet. Andererseits können die oft unbefriedigenden Resultate einer röntgenologischen Skelettbeurteilung durch eine zusätzliche szintigraphische Untersuchung in vielen Fällen ergänzt und präzisiert werden.

11. Szintigraphie von Gelenkaffektionen

Bei Gelenkerkrankungen ist zu unterscheiden zwischen pathologischen Prozessen, die den Knorpel und gelenkbildenden Knochen betreffen und solchen, die von den Gelenkweichteilen ausgehen. Je nachdem, welche Erkrankungsart vorliegt oder vermutet wird, muß entweder eine Skelettszintigraphie mit osteotropen Tracersubstanzen oder eine Weichteilszintigraphie durchgeführt werden.

11.1. Skelettszintigraphie bei Gelenkerkrankungen

Erkrankungen des Gelenkknochens oder -knorpels äußern sich bereits in ihrem Anfangsstadium durch eine lokale Erhöhung der Knochenumbaurate. Osteotrope Tracersubstanzen werden dementsprechend schon in einem frühen Krankheitsstadium in Gelenknähe vermehrt abgelagert. Mit Hilfe der Knochenszintigraphie können somit auch Informationen über Gelenkaffektionen erhalten werden.

Solche szintigraphischen Untersuchungen werden, wie in den vorangehenden Kapiteln erwähnt, am besten mit ^{99m}Tc-Phosphorverbindungen durchgeführt. Besonders genaue

Resultate geben osteoszintimetrische Untersuchungen nach Applikation von ^{85}Sr (AHLBÄCK et al., 1968; BAUER u. SMITH, 1969; CRUTCHLOW, 1970).

11.2. Szintigraphie der Gelenkweichteile

Erkrankungen der Gelenkweichteile sind regelmäßig mit einer Hyperämie verbunden, wobei die Durchblutungsverhältnisse der Synovialmembran mit radioaktiven Tracermethoden untersucht und szintigraphisch dargestellt werden können.

WEISS et al. verwandten 1965 erstmals ^{131}I menschliches Serumalbumin für die Beurteilung der synovialen Entzündung bei Patienten mit rheumatischer Arthritis. Währenddem bei normalen Gelenkverhältnissen im Gelenkbereich dieselbe Tracerablagerung vorliegt wie in den Weichteilen und in den Gefäßstrukturen der Umgebung, findet sich bei rheumatischen Gelenkaffektionen eine Radioaktivitätsanreicherung. Entsprechende szintigraphische Befunde können auch mit ^{99m}Tc markiertem menschlichem Serumalbumin und mit ^{99m}Tc-Pertechnetat erhalten werden (WEISS et al., 1966; ALARCON-SEGOVIA et al., 1967; MAXFIELD u. WEISS, 1969; SKUPENOVA et al., 1972).

Der Mechanismus der Tracerablagerung im Gelenk scheint auf 2 Wegen zu erfolgen. ST. ONGE et al. wiesen 1968 unter Verwendung von ^{133}Xe nach, daß die Durchblutung der Synovialmembran bei Patienten mit rheumatischer Arthritis 3fach über der Norm liegt. WHALEY et al. (1968) nahmen an, daß die Tracerablagerung in der Synovialmembran vom Grad ihrer Entzündung abhängt und im wesentlichen durch die Durchblutung der Gelenkweichteile bedingt ist. Als weiterer Faktor scheint jedoch auch die Diffusion der Tracersubstanz in die Gelenkflüssigkeit eine Rolle zu spielen (MCCARTHY et al., 1969).

Abbildung 27 zeigt ein normales ^{99m}TcO$_4$-Szintigramm beider Hände mit physiologischer Radioaktivitätsablagerung im Bereich der Handwurzeln.

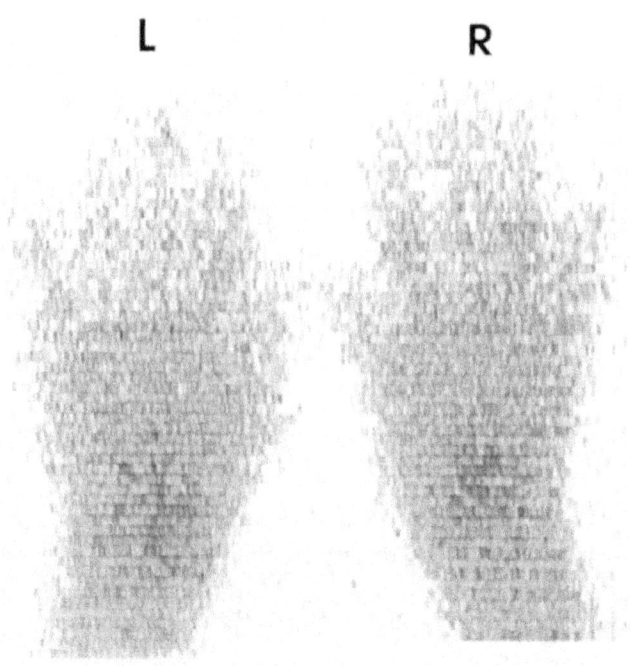

Abb. 27. Normales Gelenkweichteilszintigramm beider Hände, 1 Std nach i.v. Applikation von 1 mCi ^{99m}TcO$_4$. (Von Prof. U. Feine, Tübingen, freundlicherweise zur Verfügung gestellt)

11.3. Szintigraphische Abklärung verschiedener Gelenkaffektionen

11.3.1. Degenerative Gelenkerkrankungen

Arthrosen manifestieren sich pathologisch-anatomisch primär am Knorpel mit frühzeitiger Reaktion des benachbarten Knochens im Sinn einer Vermehrung des Umbaues, später mit hyperostotischer Reaktion, erkennbar an einer Sklerosierung der Gelenkkortikalis und Ausbildung von Randosteophyten. Synovialmembran oder Gelenkkapsel werden höchstens sekundär in Mitleidenschaft gezogen.

Zur szintigraphischen Abklärung von degenerativen Gelenkleiden ist die Durchführung einer Knochenszintigraphie mit osteotropen Tracersubstanzen indiziert (vgl. S. 719).

11.3.2. Arthritiden

Gelenkentzündungen befallen primär die Gelenkweichteile mit Auftreten einer Hyperämie als Frühsymptom. Für die szintigraphische Früherfassung ist in erster Linie die Vornahme einer Weichteilszintigraphie indiziert. Es gilt dies im besonderen für die klinisch und röntgenologisch oft schwer erfaßbaren Synovitiden ohne Knochenbeteiligung. Frühentwicklungsformen einer primär-chronischen Polyarthritis zeigen röntgenologisch oft nur eine u.U. fragliche Kapselschwellung der befallenen Gelenke, im Szintigramm führen sie zu einer umschriebenen Traceranreicherung (Abb. 28). In fortgeschrittenen Stadien einer PCP oder Psoriasis-Arthritis läßt sich neben den röntgenologisch veränderten Gelenken häufig noch ein zusätzlicher Gelenkbefall erkennen (Abb. 29 u. 30).

11.3.3. Spezielle Gelenkaffektionen

Für die Frühdiagnose einer *ankylosierenden Spondylitis* (Morbus Bechterew) hat sich nach DIHLMANN et al. (1971) eine ^{85}Sr-Profilographie der Sakroiliakalgelenke besonders bewährt.

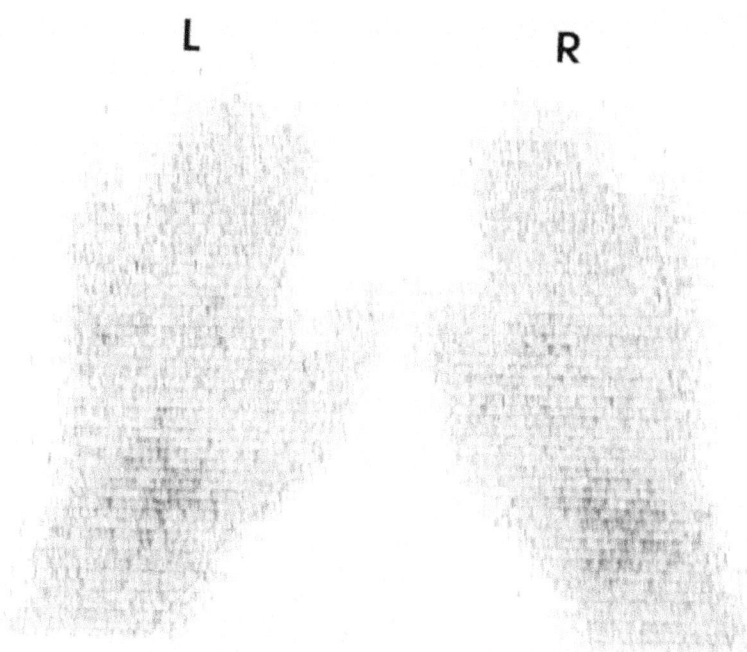

Abb. 28. Röntgenbild und ^{99m}TcO$_4$-Szintigramm der Hände eines 43jährigen Mannes mit Gelenkbeschwerden. Röntgenbefund negativ. Das Szintigramm spricht für das Vorliegen arthritischer Prozesse im Bereich der Handwurzeln und einzelner Fingergrundgelenke beidseits. (Von Prof. U. Feine, Tübingen, freundlicherweise zur Verfügung gestellt)

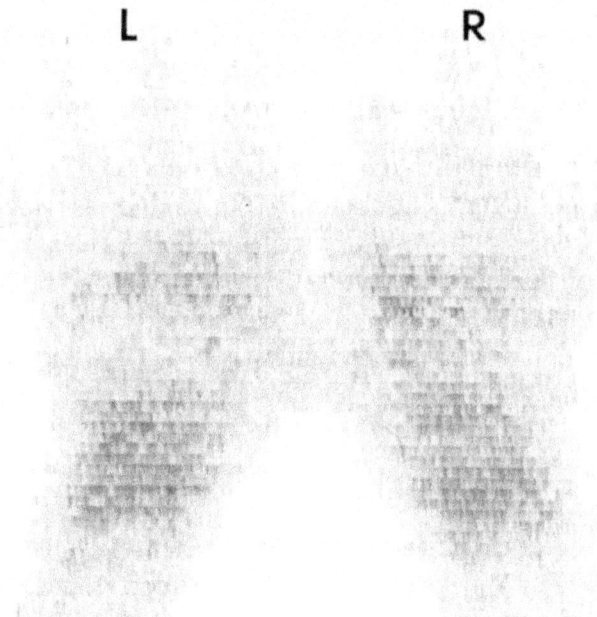

Abb. 29. ^{99m}TcO$_4$-Szintigramm beider Hände eines 40jährigen Mannes mit primär chronischer Polyarthritis. Radioaktivitätsanreicherung in den krankheitsbefallenen Gelenken der Handwurzeln und der Fingergrundgelenke (querer Fingergelenkbefall). (Von Prof. U. Feine, Tübingen, freundlicherweise zur Verfügung gestellt)

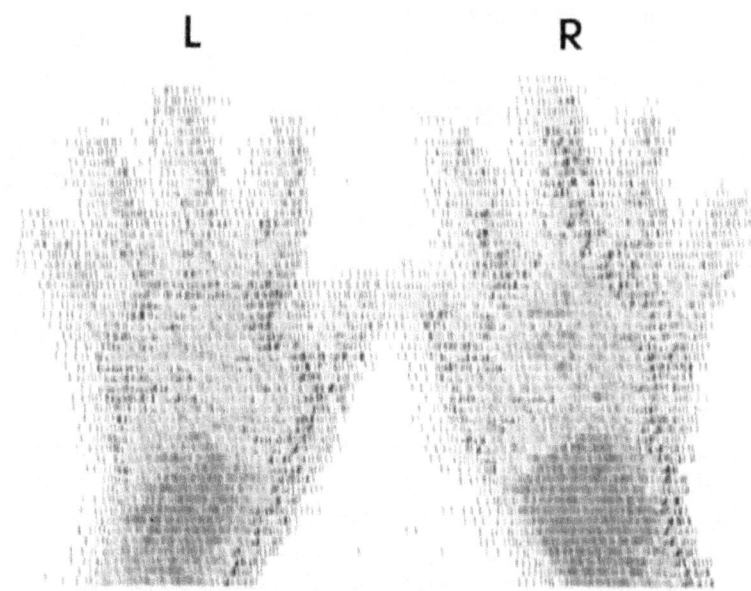

Abb. 30. ^{99m}Tc-Szintigramm beider Hände eines 22jährigen Mannes mit Psoriasiarthritis. Szintigraphisch vermehrte Tracerablagerung im Bereich der Handwurzelgelenke sowie des Zeige- und vor allem Mittelfingerstrahles rechts (strahlenförmiger Befall der Fingergelenke). (Von Prof. U. Feine, Tübingen, freundlicherweise zur Verfügung gestellt)

BÜLL et al. (1974a, b) vertreten demgegenüber ansicht, daß die Skelettszintigraphie mit ^{99m}Tc-Pyrophosphat oder ^{87m}Sr beim Morbus Bechterew nur in Einzelfällen eine Mehrinformation gegenüber der Röntgenuntersuchung ergibt.

Eine *Osteochondrosis dissecans* kann mit Hilfe einer Knochenszintigraphie frühzeitig lokalisiert werden, da primär ossäre Krankheitsprozesse vorliegen.

Ein Sonderfall bildet die *Gelenkchondromatose,* bei der knochensuchende Radioisotope direkt in die verkalkenden Chondrome eingebaut werden.

Bei der *Synovitis villosa* hingegen sind primär die Gelenkweichteile befallen. Für die Diagnosestellung kann, neben der Arthrographie, eine Weichteilszintigraphie aufschlußreich sein.

11.4. Indikation zur Gelenkszintigraphie

Die Indikation zur Vornahme einer Gelenkszintigraphie ist im wesentlichen dieselbe wie die Indikationsstellung für die Skelettszintigraphie bei Vorliegen entzündlicher oder degenerativer Knochenerkrankungen. Bedeutungsvoll ist vor allem die Möglichkeit der Früherkennung eines Gelenkleidens durch szintigraphische Darstellung der Durchblutungsverhältnisse. Aufgrund der auf dem Szintigramm erkennbaren Radioaktivitätsverteilung ist es in gewissen Fällen auch möglich, diagnostische Informationen zu erhalten. Im weiteren können auch quantitative Aussagen über das Ausmaß der Synovialdurchblutung gewonnen werden, wodurch der Grad der Gelenkerkrankung sowie ein eventueller Therapieerfolg beurteilt werden kann.

Literatur

AHLBÄCK, S., BAUER, G.C.H., BOHNE, W.H.: Spontaneous osteonecrosis of the knee. Arthr. and Rheum. **11**, 705–733 (1968).

ALARCON-SEGOVIA, D., TRUJEQUE, M., TOVAR, E., ADAME, M.A.: Scintillation scanning of joints with technetium-99m. Arthr. and Rheum. **10**, 262 (1967).

ALEXANDER, J.L., GILLESPIE, P.J.: The optimum injection to scan interval for spinal scans using ^{87m}Sr. Brit. J. Radiol. **44**, 878–880 (1971).

ANGER, K.: Möglichkeiten und Grenzen einer quantifizierenden Knochenszintigraphie. Med. Welt **28**, 61–67 (1977).

APPLEGREEN, L.E., NILSSON, A., ULLBERG, S.: Autoradiographic localization of strontium 85 in osteosarcomas. Acta radiol. Ther. Phys. Biol. **1**, 459–464 (1963).

BARRETT, J.J., SMITH, P.H.S.: Bone imaging with ^{99m}Tc polyphosphate: a comparison with ^{18}F and skeletal radiography. Brit. J. Radiol. **47**, 387–392 (1974).

BAUER, G.C.H.: The use of radionuclides in orthopaedics. Part IV: Radionuclide scintimetry of the skeleton. J. Bone Jt Surg. **50-A**, 1681–1709 (1968).

BAUER, G.C.H., CARLSSON, A., LINDQUIST, B.: Bone salt metabolism in humans studied by means of radiocalcium. Acta med. scand. **158**, 143–150 (1957).

BAUER, G.C.H., RAY, R.D.: Kinetics of strontium metabolism in man. J. Bone Jt Surg. **40-A**, 171–186 (1958).

BAUER, G.C.H., SCOCCIANTI, P.: Uptake of ^{85}Sr in non malignant vertebral lesions in man. Acta orthop. scand. **31**, 90–102 (1961).

BAUER, G.C.H., SMITH, E.M.: ^{85}Sr scintimetry in osteoarthritis of the knee. J. nucl. Med. **10**, 109–116 (1969).

BAUER, G.C.H., WENDEBERG, B.: External counting of ^{47}Ca and ^{85}Sr in studies of localized skeletal lesions in man. J. Bone Jt Surg. **41-B**, 558–580 (1959).

BERG, G.R., KALISHER, L., OSMOND, J.D., PENDERGRASS, H.P., POTSAID, M.S.: ^{99m}Tc-diphosphonate concentration in primary breast carcinoma. Radiology **109**, 393–394 (1973).

BESSLER, W.: Szintigraphie mit Strontium 85 bei Knochenmetastasen. Fortschr. Röntgenstr. **106**, 43–51 (1967a).

BESSLER, W.: Resultate mit ^{85}Sr-Skelettszintigraphie. In: Radioisotope in der Lokalisationsdiagnostik (Hrsg. G. HOFFMANN, K.E. SCHEER), S. 431. Stuttgart: Schattauer 1967b.

BESSLER, W.: Szintigraphische Untersuchungen nach Frakturen und Knochenoperationen. Fortschr. Röntgenstr. **107**, 654–662 (1967c).

BESSLER, W.: Röntgenologische und szintigraphische Befunde am alternden Skelett. Praxis **56**, 1243–1251 (1967d).

BESSLER, W.: Röntgenologische, szintigraphische und serologische Untersuchungen bei Knochenmetastasen. Radiobiol. Radiother. (Berl.) **8**, 749–759 (1967e).

BESSLER, W.: Skeletal scintigraphy as an aid in practical x-ray diagnosis. Amer. J. Roentgenol. **102**, 899–907 (1968a).

BESSLER, W.: Röntgenologische, autoradiographische und szintigraphische Befunde bei Femurkopfnekrose. Fortschr. Röntgenstr. **110**, 214–223 (1969a).

BESSLER, W.: Skelettszintigraphie mit Radiostrontium. In: Ergebnisse der medizinischen Radiologie, (Hrsg. R. GLAUNER, A. RÜTTIMANN, P. THURN, M. VIAMONTE, E. VOGLER), Bd. 2, S. 1. Stuttgart: Thieme 1969b.

BESSLER, W.: Röntgenologische und szintigraphische

Untersuchungsresultate bei Knochenmetastasen. In: Symposium ossium, (Hrsg. A.M. JELIFFE, B. STRICKLAND). Edinburgh-London: Livingstone 1970a.

BESSLER, W.: Bedeutung szintigraphischer Untersuchungen für die Beurteilung von Folgezuständen nach Frakturen und Knochenoperationen. Langenbecks Arch. klin. Chir. **327**, 146–152 (1970b).

BESSLER, W.: Die Kalziumtherapie beim Morbus Scheuermann. Szintigraphische Untersuchungen mit ^{87m}Sr. In: Radioisotope in Pharmakokinetik und klinischer Biochemie. (Hrsg. G. HOFFMANN, H.A. LADNER), S. 407–411. Stuttgart-New York: Schattauer 1970c.

BESSLER, W.: Die Skelettszintigraphie als quantitative Untersuchungsmethode. Impulsratenmessungen zur Abklärung von Wirbelmetastasen. In: Ergebnisse der klinischen Nuklearmedizin, S. 147. Stuttgart-New York: Schattauer 1971.

BESSLER, W.: Die Radiostrontiumszintigraphie beim Plasmocytom. Fortschr. Röntgenstr. **116**, 64–72 (1972).

BESSLER, W.: Szintigraphische Untersuchungen bei tumorösen Knochenerkrankungen. Helv. chir. Acta **40**, 29–40 (1973a).

BESSLER, W.: Szintigraphische Untersuchungen bei Skelettsystemerkrankungen. Radiologe **13**, 117–124 (1973b).

BESSLER, W.: Knochenszintigraphie bei Verletzungen. In: Chirurgie der Gegenwart, Bd. 4, Unfallchirurgie. S. 1 (Hrsg. R. ZENKER, F. DEUCHER, W. SCHINK). München-Berlin-Wien: Urban & Schwarzenberg 1973c.

BESSLER, W.: Röntgenologische und szintigraphische Diagnose von Skeletterkrankungen im Vergleich zur alkalischen Phosphataseaktivität im Serum. Schweiz. med. Wschr. **104**, 333–340 (1974).

BESSLER, W.: Die Skelettszintigraphie. Ihre diagnostischen Möglichkeiten und Indikation im Vergleich zur Röntgenuntersuchung. Schweiz. med. Wschr. **105**, 175–180 (1975).

BLAU, M., NAGLER, W., BENDER, M.A.: Fluorine-18: A new isotope for bone scanning. J. nucl. Med. **3**, 332–334 (1962).

BLUHM, M., MCGREGOR, J., NORDIN, B.E.C.: In vitro and in vivo studies with bone seeking isotopes. In: Radioaktive Isotope in Klinik und Forschung, Bd. 4, S. 29 (Hrsg. K. FELLINGER, R. HÖFER). München: Urban & Schwarzenberg 1960.

BÜLL, U., FREY, K.W.: Untersuchungen zur Knochenanreicherung von ^{99m}Tc-pyrophosphat, ^{99m}Tc-polyphosphat und Radiostrontium. Fortschr. Röntgenstr. **119**, 569–577 (1973).

BÜLL, U., SCHATTENKIRCHNER, M., FREY, K.W.: Vergleich röntgenologischer und szintigraphischer Befunde bei der Spondylitis ankylopoetica. Fortschr. Röntgenstr. **121**, 369–377 (1974a).

BÜLL, U., STOLZ, S., MÜNSTERER, F., HAENDLE, H., THAN, S., FREY, K.W.: Konzentration und Verteilung von ^{85}Sr in degenerativ, nekrotisch und entzündlich veränderten Femurköpfen. Ein Vergleich der Ergebnisse quantifizierender, autoradiographischer und röntgenologischer in Vitro Untersuchungen. Radiologe **14**, 383–391 (1974b).

CASTRONOVO, F.P., CALLAHAN, R.J.: New bone scanning agent ^{99m}Tc-labelled 1-hydroxy-ethylidene-1, 1-disodium phosphonate. J. nucl. Med. **13**, 823–827 (1972).

CASTRONOVO, F.P., POTSAID, M.S., PENDERGRASS, H.P.: Effects of radiation therapy on bone lesions as measured by ^{99m}Tc-diphosphonate. J. nucl. Med. **14**, 604–605 (1973).

CHARKES, N.D., SKLAROFF, D.M.: Early diagnosis of metastatic bone cancer by photoscanning with strontium-85. J. nucl. Med. **5**, 168–179 (1964).

CHARKES, N.D., SKLAROFF, D.M., BIERLY, J.: Detection of metastatic cancer to bone by scintiscanning with strontium-87m. Amer. J. Roentgenol. **91**, 1121–1127 (1964).

CHARKES, N.D., SKLAROFF, D.M., YOUNG, I.: A critical analysis of strontium bone scanning for detection of metastatic cancer. Amer. J. Roentgenol. **96**, 647–656 (1966).

CHARKES, N.D., VALENTINE, G., CRAVITZ, B.: Interpretation of the normal ^{99m}Tc polyphosphate rectilinear bone scan. Radiology **107**, 563–570 (1973).

CHIEVITZ, O., HEVESY, G.: Radioactive indicators in the study of phosphorus metabolism in rats. Nature (London) **136**, 754–755 (1935).

CHONÉ, B., SCHENK, P., BECKER, H.: Szintigraphische Frühdiagnostik von Knochenmetastasen mit Strontium-87m. Therapiewoche **23**, 1499–1505 (1973).

COREY, K.R., KENNY, P., GREENBERG, E., LAUGHLIN, J.S.: Detection of bone metastases in scanning studies with calcium 47 and strontium 85. J. nucl. Med. **3**, 454–471 (1962).

COHEN, Y., PÉREZ, R., HENRY, R., BARDY, A., PANNECIÈRE, C.: Utilisation du pyrophosphate de sodium marqué par le technetium 99m dans la scintigraphie du squelette. C.R. Acad. Sci. (Paris) **275**, 1719–1721 (1972).

COX, P.H.: ^{99}Tc^{m}complexes for skeletal scintigraphy. Physico-chemical factors affecting bone and bone-marrow uptake. Brit. J. Radiol. **47**, 845–850 (1974a).

COX, P.H.: Abnormalities in skeletal uptake of ^{99}Tc^{m}polyphosphate complexes in areas of bone associated with tissues which have been subjected to radiation therapy. Brit. J. Radiol. **47**, 851–856 (1974b).

CREUTZIG, H.: Vergleichende Untersuchungen mit osteotropen Radiopharmaka. 2. Plasmaclearence von ^{18}F und ^{99m}Tc-EHDP. Fortschr. Röntgenstr. **123**, 313–318 (1975b).

CREUTZIG, H., CREUTZIG, A., GERDTS, K.-G., GREIF, E., ECKHARDT, W.: Vergleichende Untersuchungen mit osteotropen Pharmaka. 1. Tierexperimentelle Untersuchungen zur Anreicherung von ^{18}F, ^{85}Sr und ^{99m}Tc-EHDP. Fortschr. Röntgenstr. **123**, 137–143 (1975a).

CREUTZIG, H., HUNDESHAGEN, H.: Knochenszintigraphie mit ^{99m}Tc-Polyphosphat und Strontium-Radionukliden. Fortschr. Röntgenstr. **119**, 560–568 (1973).

CRUTCHLOW, W.: ^{85}Sr scintimetry of the hip in osteoarthritis and osteonecrosis. Amer. J. Roentgenol. **109**, 803–812 (1970).

DALLEMAGNE, M.J.: Les sels osseux. Etat actuel de la question. Bull. Acad. roy. Méd. Belg. **1**, 749–808 (1961).

DANIELSSON, L.G., DYMLING, J.F., HERIPRET, G.: Coxarthrosis in man studied with external counting of ^{85}Sr and ^{47}Ca. Clin. Orthop. **31**, 184–199 (1963).

DE NARDO, G.L., JACOBSON, S.J., RAVENTOS, A.: ^{85}Sr bone scan in neoplastic disease. Seminars Nucl. Med. **2**, 18–30 (1972).

DE NARDO, G.L., VOLPE, J.A.: Detection of bone lesions with the strontium-85 scintiscan. J. nucl. Med. **7**, 219–236 (1966).

DIHLMANN, W., FRICK, W.: Die tumorinduzierte, unspezifische Kompaktareaktion. Fortschr. Röntgenstr. **119**, 64–74 (1974).

DIHLMANN, W., KLEMM, C., STOCKBERG, H., BÜHLMANN, E.-J.: Sakroiliacale ^{85}Sr-Profilographie bei der ankylosierenden Spondylitis. Fortschr. Roentgenstr. **115**, 42–53 (1971).

DYMLING, J.F., WENDEBERG, B.: External counting of ^{85}Sr and ^{47}Ca in localized bone infections. Acta orthop. scand. **36**, 8–20 (1965).

FASSBENDER, C.W., HIPP, E.G., HÜHN, E.A.: Die Bedeutung nuklearmedizinischer Methoden in der Diagnostik von Erkrankungen der Knochen und Gelenke. Fortschr. Med. **86**, 693–699 (1968).

FASSBENDER, G.F., HIPP, E.G., HÜHN, E.A.: Zur Bedeutung der Knochenszintigraphie bei der Diagnostik von Erkrankungen der Wirbelsäule unter besonderer Berücksichtigung der Tumoren. Z. Orthop. **106**, 61–69 (1969).

FEINE, U.: Nuklearmedizinische Diagnostik bei Wirbelsäulen- und Gelenkerkrankungen. In: Entzündliche und degenerative Erkrankungen der Gelenke und der Wirbelsäule, (Hrsg. V.W. FROMMHOLD, P. GEBHARDT). Stuttgart: Thieme 1974.

FEINE, U., HENKEL, L.: Szintigraphische Untersuchungen bei der spontanen Knochennekrose des Kniegelenkes. In: Angiologie und Szintigraphie bei Knochen- und Gelenkerkrankungen. S. 149. (Hrsg. R. GLAUNER). Stuttgart: Thieme 1971.

FEINE, U., ZUM WINKEL, K.: Szintigraphische Diagnostik. Stuttgart: Thieme 1969

FLEMING, W.H., MCILRAITH, J.D., KING, E.R.: Photoscanning of bone lesions utilizing strontium 85. Radiology **77**, 635–636 (1961).

FRANKE, W.G., HENNIG, K.: Knochendiagnostik und ^{18}F-Natrium-Hexafluoroaluminat. Dtsch. Gesundh.-Wes. **27**, 1814–1819 (1972).

FRASER, R., HARRISSON, M., IBBERTSON, K.: The role of calcium turn over in bone. Measurements by a tracer test using stable strontium. Quart. J. Med. **29**, 85–111 (1960a).

FRASER, R., HARRISSON, M., JONES, E.: Tracer studies of bone metabolism in man using stable strontium and ^{47}Ca. In: Radioaktive Isotope in Klinik und Forschung, Bd. 4, S. 45–48, (Hrsg. K. FELLINGER, R. HÖFER). München: Urban & Schwarzenberg 1960b.

FRENCH, R.J., MCCREADY, V.R.: The use of ^{18}F for bone scanning. Brit. J. Radiol. **40**, 655–661 (1967).

FREY, K.W., BÜLL, U., HUEBER, M.: Nuklearmedizinische Untersuchungen des Stammskelettes. Röntgen Berichte **2**, 311–424 (1973).

FREY, K.W., SCHEYBANI, M. SCH., SONNTAG, A., FUCHS, P.: Die Knochenszintigraphie mit Strontium 85 und ihre klinische Bedeutung. Med. Klin. **62**, 978–981 (1967b).

FREY, K.W., SCHEYBANI, M. SCH., SONNTAG, A., FUCHS, P.: Szintigraphie und Profilmessung mit ^{85}Sr zur Diagnostik primärer und sekundärer Knochengeschwülste. Rad. Austr. **18**, 85–94 (1968).

FREY, K.W., SONNTAG, A., SCHEYBANI, M. SCH., KRAUSS, O., FUCHS, P.: Knochenszintigraphie mit Strontium 85. Vergleichende Untersuchungen zwischen Röntgendiagnostik und Szintigraphie. Fortschr. Röntgenstr. **106**, 206–215 (1967a).

FUEGER, G.F.: Nuklearmedizinische Untersuchungen an Frakturen. In: Ergebnisse der medizinischen Radiologie (Hrsg. R. GLANNER, A. RUTTIMANN, P. THURN, M VIAMONTE, E. VOGLER) BD. 6, S. 1. Stuttgart: Thieme 1973.

FUEGER, G.F., TSCHERNE, H., SCHWARZ, G., SZYSKOVITZ, R.: Szintigraphische Untersuchungen mit 87m Strontiumcitrat zur Beurteilung der Frakturheilung. Deutscher Röntgenkongreß 1969. Beiheft zu Fortschr. Röntgenstr., S. 26. Stuttgart: Thieme 1970.

FUJITA, M., YABE, A., HENO, K., OSHINO, M., OKUYAMA, N.: The behaviour of strontium 85 in a normal man following a single ingestion. Absorption and Excretion. Hlth Phys. **9**, 407–415 (1963).

GENANT, H.K., BAUTOVICH, G.J., SINGH, M., LATHROP, K.-A., HARPER, P.V.: Bone-seeking radionuclides. An in vivo study of factors affecting skeletal uptake. Radiology **113**, 373–382 (1974).

GEORGI, P., DREYER, J., CLORIUS, J.: Grundlagen der Skelettszintigraphie. Therapiewoche **17**, 1484–1488 (1973).

GEORGI, P., LORENZ, J.W.: Knochenszintigraphie mit digitaler Datenverarbeitung. Radiobiol. Radiother. (Berl.) **15**, 155–166 (1974).

GREENBERG, E.J., ROTHSCHILD, E.O., DE PALO, A., LAUGHLIN, J.S.: Bone scanning for metastatic cancer with radioactive isotopes. Med. Clin. N. Amer. **50**, 701–710 (1966).

GREENBERG, E.J., WEBER, D.A., POCHACZEVSKY, R., KENNY, P.J., MYERS, W.P.L., LAUGHLIN, J.S.: Detection of neoplastic bone lesions by quantitative scanning and radiography. J. nucl. Med. **9**, 613–620 (1968).

Gynning, I., Langeland, P., Lindberg, S., Waldeskog, B.: Localization with ^{85}Sr of spinal metastases in mammary cancer and changes in uptake after hormone and roentgen therapy. Acta Radiol. **55**, 119–128 (1961).

Heany, R.P., Whedon, G.D.: Radiocalcium studies of bone formation rate in human metabolic bone disease. J. clin. Endocr. **18**, 1246–1267 (1958).

Heinzel, F., Lutomirsky, C., Hoenle, R., Müller-Duysing, W.: Ganzkörperszintigraphie mit verschiedenen Radionukliden. Radiol. clin. biol. **42**, 334–340 (1973).

Hellner, H.: Die Biopsie. Notwendigkeit, Fehler, Grenzen. Chirurg **34**, 540–545 (1963).

Henne, W., Pfannenstiel, P., Pixberg, H.U.: Knochen- und Gelenksszintigraphie mit ^{99m}Tc markiertem Pyrophosphat bzw. Polyphosphat – ein vorläufiger Erfahrungsbericht. Fortschr. Röntgenstr. **119**, 187–193 (1973).

Hör, G., Frey, K.W., Kegl, W., Hertel, E.: Vergleich von Szintigraphie und Röntgendiagnostik bei Osteomyelitis. Fortschr. Röntgenstr. **110**, 708–716 (1969).

Holsti, L.P., Patomäki, L.K.: ^{18}F scanning of primary and metastatic bone tumors. Ann. Med. intern. Fenn. **56**, 131–135 (1967).

Hopkins, G.B., Kristensen, K.A., Blickenstaff, D.E.: Fluorine-18 bone scans in the detection of early metastatic bone tumors. J. Amer. med. Ass. **222**, 813–814 (1972).

Jasinski, W.K., Malinowska, J., Mackiewicz, H., Siwicki, H., Lukawska, K.: Strontium 87m scanning of pelvic bones. Nucl.-Med. (Stuttg.) **7**, 28–36 (1968).

Kellershohn, C., Pellerin, P.: Etude de la distribution du ^{45}Ca en fonction du temps chez le rat nouveau-né par la méthode de l'autoradiographie à basse température. In: Radioaktive Isotope in Klinik und Forschung, Bd. 4, S. 37, (Hrsg. K. Fellinger, R. Höfer). München: Urban & Schwarzenberg 1960.

Klein, E.W., Lund, R.R.: Strontium-85 photoscanning in Pagets disease. Amer. J. Roentgenol. **92**, 195–201 (1964).

Kofman, S., Sky-Peck, H.H., Thibaudeau, Y., Ray, R.R., Taylor, S.G.: The use of strontium 85 in the evaluation of bone metastases. J. nucl. Med. **4**, 9–17 (1963).

Kolar, J., Babicky, A., Janko, L., Bek, L., Vyhnanek, L., Drapelova, D.: Degenerative Wirbelsäulen- und Gelenkleiden bei der Untersuchung mit ^{85}Sr. Beitr. Orthop. Traum. **14**, 390–402 (1967a).

Kolar, J., Bek, V., Babicky, A., Janko, L., Vyhnanek, V.: ^{85}Sr bei der Darstellung von Knochenmetastasen bei chirurgischen Krebskranken. Zbl. Chir. **46**, 2831–2836 (1967b).

Kolar, J., Bek, V., Janko, L., Vyhnanek, L., Babicky, D., Drapelova, D.: Zu Sinn und Grenzen der Knochendiagnostik mit ^{85}Sr. Fortschr. Röntgenstr. **106**, 216–224 (1967c).

Krishnamurthy, G.T., Walsh, C., Winston, M.A., Weiss, E.R., Blahd, W.H.: Comparison of fluorine-18 bone studies obtained with rectilinear scanner and scintillation camera equipped with hogh-energy diverging-hole collimator. Radiology **103**, 365–369 (1972).

Kutzner, J.: Der Ganzkörper ^{85}Sr scan zur systematischen Suche von Skelettmetastasen. Fortschr. Röntgenstr. **108**, 89–94 (1968).

Kutzner, J., Hahn, K., Grimm, W., Brod, K.H.: Skelettszintigraphische Untersuchungen bei der Sudeckschen Knochendystrophie. Fortschr. Röntgenstr. **121**, 361–369 (1974).

Maxfield, W.S., Weiss, T.E.: Technetium-99m joint images. Radiology **92**, 1461–1466 (1969).

McCarthy, D.J., Polcyn, R., Gottschalk, A., Collins, A.: ^{99m}Technetium (^{99m}Tc) scintiphotography – clinical applications. Arthr. and Rheum. **11**, 831 (1969).

Mulry, W.G., Dudley H.C.: Studies of radiogallium in bone tumors. J. Lab. clin. Med. **37**, 239–252 (1951).

Park, C.H., Glassman, M., Thompson, N.L., Mata, J.S.: Reliability of renal imaging obtained incidentially in ^{99m}Tc-polyphosphate bone scanning. J. nucl. Med. **14**, 534–536 (1973).

Pendergrass, H.P., Potsaid, M.S., Castronovo, F.P.: The clinical use of ^{99m}Tc-diphosphonate (HEDSPA). Radiology, **107**, 557–562 (1973).

Pérez, R., Cohen, Y., Henry, R., Pannecière, C.: A new radiopharmaceutical for ^{99m}Tc bone scanning. J. nucl. Med. **13**, 788–789 (1972).

Pfannenstiel, P.: Szintigraphie von Knochen, Knochenmark und Gelenken. Med. Welt **24**, 343–348 (1973).

Rosenthall, L.: The role of strontium 85 in the detection of bone disease. Radiology **84**, 75–82 (1965).

Sauer, R.: Die Stellung des Strontium-87m in der Skelettszintigraphie. Schweiz. med. Wschr. **101**, 1129–1137 (1971).

Sauer, R., Hartweg, H., Fridrich, R.: Zur Diagnostik klinisch okkulter Skelettmetastasen bei Therapiebeginn des Mammakarzinoms. Schweiz. med. Wschr. **104**, 1942–1946 (1974).

Scheer, K.E.: The use of short-lived isotopes in medical diagnosis. Brit. J. Radiol. **42**, 641–650 (1969).

Silberstein, E.B., Saenger, E.L., Tofe, A.J., Alexander, G.W., Park, H.M.: Imaging of bone metastases with ^{99m}Tc-Sn-EHDP (diphosphonate), ^{18}F and skeletal radiography. Radiology **107**, 551–555 (1973).

Sklaroff, D.M., Charkes, N.D.: Studies of metastatic bone lesions with strontium 85. Radiology **80**, 270–272 (1963).

Skupenova, A., Makaiova, F., Makai, F., Hupka, S., Pipa, V.: Untersuchungen bei Gelenksentzündungen mit Radiotechnetium ^{99m}Tc. Nucl. Med. (Stuttg.) **11**, 396–406 (1972).

Spencer, R.P., Lange, R.C., Treves, S.: Use of

^{135m}Ba and ^{131}Ba as bone-scanning agents. J. nucl. Med. **12**, 216–221 (1971).

St. Onge, R.A., Dick, W.C., Boyle, J.A., Jasani, M.K., Whaley, K., Pack, A.I., Buchanan, W.: Measurement of synovial blood flow in the human knee joint. Arthr. and Rheum. **11**, 508 (1968).

Subramanian, G., McAfee, J.G.: A new complex of ^{99m}Tc for skeletal imaging. Radiology **99**, 192–196 (1971).

Subramanian, G., McAfee, J.G., Bell, E.G., Blair, R.J., O'Mara, R.E., Ralston, P.H.: ^{99m}Tc-labelled polyphosphate as a skeletal imaging agent. Radiology **102**, 701–704 (1972a).

Subramanian, G., McAfee, J.G., Blair, R.J., Mehter, A., Connor, T.: ^{99m}Tc-EHDP: A potential radiopharmaceutical for skeletal imaging. J. nucl. Med. **13**, 947–950 (1972b).

Subramanian, G., McAfee, J.G., Blair, R.J., Kallfelz, F.A., Thomas, F.D.: Technetium-99m-methylen diphosphonat – a superior agent for skeletal imaging: comparison with other technetium complexes. J. nucl. Med. **16**, 744–755 (1975).

Syed, I.B., Hosain, F., Wagner, H.N.: Development of Barium-135m radiopharmaceutical for skeletal imaging. Nucl. Med. (Stuttg.) **11**, 291–301 (1972).

Thrupkaew, A.K., Henkin, R.E., Quinn, J.L.: False negative bone scans in disseminated metastatic disease. Radiology **113**, 383–386 (1974).

Treadwell, A., Low-Beer, B.V., Friedell, H.L., Lawrence, J.H.: Metabolic studies on neoplasm of bone with the aid of radioactive strontium. Amer. J. med. Sci. **204**, 521–530 (1942).

Tscherne, H., Fueger, G.F.: ^{87m}Strontium in der Beurteilung der Frakturheilung langer Röhrenknochen. Langenbecks Arch. klin. Chir. **327**, 171–174 (1970).

Van Dyke, D., Anger, H.O., Yano, Y., Bozzini, C.: Bone blood flow shown with ^{18}F and the positron camera. Amer. J. Physiol. **209**, 65–70 (1965).

Venohr, H., zum Winkel, K.: Knochenszintigraphie mit dem Multidetektorscanner. Med. Welt **22**, 177–183 (1971).

Weber, D.A., Greenberg, E.J., Dimich, A., Kenny, P.J., Rothschild, E.O., Myers, W.P.L., Laughlin, J.S.: Kinetics of radionuclides used for bone studies. J. nucl. Med. **10**, 8–17 (1969).

Weber, D.A., Keyes, J.W., Benedetto, W.J., Wilson, G.A.: ^{99m}Tc pyrophosphate for diagnostic bone imaging. Radiology **113**, 131–137 (1974a).

Weber, D.A., Keyes, J.W., Landman, S., Wilson, G.T.: Comparison of ^{99m}Tc-polyphosphate and ^{18}F for bone imaging. Amer. J. Roentgenol. **121**, 184–190 (1974b).

Weiss, T.E., Maxfield, W.S., Murison, P.J., Hidalgo, J.H.: Iodinated human serum albumin (^{131}J). Localization studies of rheumatoid arthritis joints by scintillation scanning (Preliminary report). Arthr. and Rheum. **8**, 976–987 (1965).

Weiss, T.E., Maxfield, W.S., Murison, P.J., Hidalgo, J.H.: Scintillation scanning in rheumatoid arthritis. Sth. med. J. (Bgham., Ala.) **59**, 484–488 (1966).

Wendeberg, B.: Mineral metabolism of fractures of the tibia in man studied with external counting of ^{85}Sr. Acta orthop. scand. Suppl. 52 (Stockholm) 1961.

Wendeberg, B., Yamamuro, T.: Mineral metabolism in primary bone tumors studied by external counting of ^{85}Sr. Acta orthop. scand. **36**, 21–34 (1965).

Whaley, K., Pack, A.I., Boyle, J.A., Dick, W.C., Downie, W.W., Buchanan, W.W., Gillespie, F.C.: The articular scan in patients with rheumatoid arthritis: A possible method of quantitating joint inflammation using radio-technetium. Clin. Sci. **35**, 547–552 (1968).

Yano, Y., McRae, J., VanDyke, D.C., Anger, H.O.: Technetium-99m labeled stannous ethane-1-hydroxy-1, 1-diphosphonate; a new bone scanning agent. J. nucl. Med. **14**, 73–78 (1973).

Zum Winkel, K., Dreyer, H., Herb, R., Harbst, H., Georgi, M., Maier-Borst, W.: Szintigraphie von Knochen- und Gelenkaffektionen mit Fluor-18 im Vergleich zur Röntgendiagnostik. In: Angiologie und Szintigraphie bei Knochen- und Gelenkkrankheiten (Hrsg. R. Glauner). Stuttgart: Thieme 1971.

XI. Gastroenterologie

A. Der Magen

Von

GERLINDE ZITA

Mit 7 Abbildungen und 2 Tabellen

1. Szintigraphie

1.1. Geschichtlicher Rückblick

1962 HARPER et al. (1965): Grundlegende Feststellung der szintigraphisch auswertbaren Magenaktivität im Rahmen von Untersuchungen mit ^{99m}Tc-Pertechnetat.

1964, 1965 BAPTISTA et al. (1964), CZERNIAK et al. (1964), MELDOLESI et al. (1965), RICCABONA u. PORPACZY (1965), LOGOTHETOULOS u. MYANT (1965): Erste Veröffentlichungen über die Magenszintigraphie mit spezieller Berücksichtigung der Differentialdiagnose von benignen und malignen Prozessen. Als Tracer wurden sowohl ^{131}J als auch ^{99m}Tc verwendet.

1966, 1967 BARTELNIK et al. (1966) sowie MCHARDEN et al. (1967) widmeten sich der speziellen Verhaltensweise von ^{99m}Tc im Magen. SETÄLÄ et al. (1967): Entwicklung einer quantitativen dreidimensionalen Magenszintigraphie mittels ^{99m}Tc.

1968–1970 FRIDRICH (FRIDRICH u. ENGELHARDT, 1968, 1969; FRIDRICH et al., 1970a, b; ENGELHARDT u. FRIDRICH, 1968; HELL et al., 1969; FRIDRICH, 1969): Richtungsweisende Methodikverbesserungen und Ausarbeitung einer Befundcharakteristik für den Einsatz der Magenszintigraphie in der Routine. Klare Herausstellung der Unterschiede im Verhalten von ^{131}J und ^{99m}Tc.

1969 KRÖNERT et al. (1969) stellten ihre szintigraphischen Befunde in Kombination mit der Funktionsdiagnostik vor. WINKLER et al. (1969) berichteten über experimentelle und klinische Untersuchungen mittels eines neuen Verfahrens bei der Magenszintigraphie.

1970 befaßten sich SEIFERT et al. (1970) mit dem Vergleich gastroskopischer und szintigraphischer Befunde. ZITA (1970) stellte ein Basisschema von Scanresultaten für die Norm und verschiedene Krankheitsgruppen auf.

1971–1973 DUSZINSKI (DUSZINSKI, 1972; DUSZINSKI et al., 1971): Erweiterung der szintigraphischen Ergebnisse auf andere gastrointestinale Erkrankungen. BERQUIST et al. (1973a, b) sowie JAROS et al. 1973: Diagnostischer Nachweis von Meckelschem Divertikel und Hiatushernie mittels der Tc-Szintigraphie.

1.2. Verwendete Nuklide

^{131}J als Natriumjodid in wäßriger (pH 8–10) oder gepufferter isotoner Lösung (pH 7) steril; Dosierung: 100–200 µCi.

^{99m}Tc-Pertechnetat in Kochsalzlösung steril; Dosierung: 1–5 mCi.

1.3. Methodik inklusive Strahlenbelastung

^{131}J kommt heute aufgrund seiner höheren Strahlenbelastung nicht mehr zur Anwendung. Diese beträgt für die Schilddrüse etwa 1 rad/µCi und für den Gesamtkörper 1,5 mrad/µCi.

^{99m}Tc wird am nüchternen Patienten intravenös (früher auch peroral) appliziert. Empfehlenswert ist dabei eine vorherige Blockade der Schild-(bzw. Speichel-)drüse mit Kaliumperchlorat. Bisher wurde ein Fall beschrieben, der durch die Gabe von 200 mg dieser Substanz keinen Magenuptake aufwies (IRVINE et al., 1967). Der Zeitpunkt für die linearszintigraphische Aufzeichnung liegt unmittelbar post injektionem; es empfiehlt sich aber eine weitere Untersuchung ca. 30–90 min p.i. anzuschließen. Steht eine Gamma-Kamera zur Verfügung, sind serienszintigraphische Abnahmen von der Applikation bis ca. 2 h p.i. in zunächst kürzeren, dann längeren Zeitabständen angezeigt. Die Strahlenbelastung hierbei wurde für den Magen mit 100–300 mrad/µCi, für die Schilddrüse mit 0,2 mrad und für den Gesamtkörper mit nahezu 0,02 mrad/µCi berechnet. Demgegenüber steht eine 10–100fach höhere Belastung durch radiologische Maßnahmen (CZERNIAK et al., 1969).

1.4. Das normale Magenszintigramm

Unter physiologischen Bedingungen werden beide Tracer in der Magenwand rasch angereichert und über die Schleimhaut parallel zur Magensaftmenge schon ab den ersten 10 min p.i. in das Lumen ausgeschieden (FRIDRICH, 1969). Die Jodidkonzentration des Magens zum Serum beträgt 15:1 wie DAVENPORT schon 1943 nachweisen konnte. Während Jod eine Affinität zu den Hauptzellen zeigt, bevorzugt Technetium die Belegzellen. Hier geht ein *"Trapping-mechanism"* vor sich, worunter man eine Anreicherung ohne Metabolisierung versteht (McHARDEN et al., 1967; HARPER et al., 1962). Szintigraphisch bedeutet dies eine anfänglich mehr homogene Speicherung für Jod, während Technetium aboralwärts geringere Aktivitäten zeigt (FRIDRICH u. ENGELHART, 1969). Ungefähr ab 30 min p.i. kommt es bei beiden Nukliden zu einer unregelmäßigen Verteilung, potenziert durch die abtransportierte Magensaftaktivität. Infolgedessen bietet die Spätaufzeichnung praktisch nur unter ausgeprägt pathologischen Bedingungen eine Zusatzinformation, d.h. in Gegenwart gestörter Magensaftsekretion bzw. eines verzögerten Technetiumturnovers. Es ist daher leicht möglich, ohne Miteinbeziehung dieser physiologischen Gegebenheiten Fehlbeurteilungen abzugeben (FRIDRICH et al., 1970b). Normalerweise stellt sich der Magen als normotones, sehr selten als hypotones Gebilde dar (FRIDRICH, 1969); Technetium läßt sich weder in der Wand der Kardia, des Bulbus duodeni noch in anderen Dünndarmabschnitten szintigraphisch oder autoradiographisch nachweisen (FRIDRICH et al., 1970b).

Zu den bereits angedeuteten Schwierigkeiten für die Beurteilung sind eine Reihe weiterer Störfaktoren zu berücksichtigen: Peristaltik, Sekretionsschwankungen, Lageveränderungen des Organs während der Untersuchung, Atembewegungen, die Projektion der gegenüberliegenden Magenwand und eine fehlende Korrelation zu Röntgenaufnahmen (DEININGER, 1969; LAVENDER, 1969; MARTINEZ-VILLASENOR, 1969). Selbst die für solche Art von Untersuchungen praedestinierte Gamma-Kamera ist bei ihren Resultaten auf die Ergebnisse anderer Fachrichtungen angewiesen (HARPER, 1969). Naturgemäß trachtete man diese Schwierigkeiten zu eliminieren. HARPER, 1969, versuchte die Peristaltik durch Bariumauffüllung unter Atemanhaltung mit hohen Tracerdosen (10 mCi) und 15 sec-Szintiphotos intermittierend auszuschalten; trotzdem war keine klare Organbegrenzung zu erzielen. Um möglichst wenig Aktivität des Mageninhalts mitzuerfassen, entwickelte WINKLER et al. (1969) einen ^{99m}Tc-Fe-Komplex, welcher selektiv in der Magenwand bzw. Schleimhaut angereichert wird und nur zu geringem Prozentsatz in das Lumen übertritt. IRVINE et al. (1967) empfahlen die Gabe von Atropin oder eines adaequaten Agens, welches Motilität und Sekretion hemmt. Nichtsdestoweniger bleibt auch bei ausreichender Erfahrung die Beurteilung des Normalfalles problematisch, wenn man davon absieht, sich mit der einfachen Aussage über die anatomische und physiologische Situation des Magens zu begnügen (MCHARDEN et al., 1967).

1.5. Das pathologische Magenszintigramm

1.5.1. Tumor

Hier geht die Fähigkeit der Konzentration und Exkretion des Tracers graduell unterschiedlich verloren (RICCABONA u. PORPACZY, 1965; ENGELHART u. FRIDRICH, 1968; CZERNIAK et al., 1969). Eine Ausnahme bildet die Angabe von CLODE et al. (1961), welche einen erhöhten ^{131}J-Uptake im Neoplasma gegenüber dem umgebenden Gewebe feststellten. Bei Vorliegen einer verminderten bis aufgehobenen Speicherung stimmt die Ausdehnung des Defektes weitgehend mit dem Destruktionsbezirk überein (CZERNIAK et al., 1964; FRIDRICH et al., 1970a; KRÖNERT et al., 1969; WINKLER et al., 1969). Handelt es sich um eine Lokalisation im Fundus oder Antrum, so konnte der Aktivitätsausfall relativ am besten ab 20–60 min p.i. (danach unverändert), im Bereich der großen Kurvatur ab 40 min p.i. beobachtet werden. Falls eine p.o. Tracerapplikation noch berechtigt erscheint, dann lediglich bei Verdacht auf ein Funduskarzinom, wo sich im Einzelfall diagnostische Vorteile ergaben. Zusätzlich ist bei malignen Prozessen eine verlangsamte Aktivitätsabwanderung zu beobachten (ZITA, 1970). Bezüglich der diagnostischen Treffsicherheit wurden die unterschiedlichsten Stellungnahmen abgegeben. Beachtlich optimistisch war die Beurteilung von FRIDRICH und ENGELHART (1968) sowie CZERNIAK et al. (1969); letzterer gab lediglich eine Fehlerbreite von 10% an. Die Mehrzahl der Berichte korreliert jedoch mit weitaus weniger befriedigenden Resultaten. OTTO et al. (1964) vertraten die Meinung, daß die Magenszintigraphie bei 12 Karzinomen völlig wertlos war. SEIFERT et al. (1970) widerlegten mit Hilfe von Vergleichsuntersuchungen zwischen gastroskopischen und szintigraphischen Befunden die Behauptung von FRIDRICH u. ENGELHART (1968), benigne von malignen Prozessen unterscheiden zu können. Die von ihnen eruierte, scheinbar hohe Treffsicherheitsquote von 75% bei umschriebenen Wandprozessen konnte mit der Feststellung, daß gastroskopisch unauffällige Mägen in 42% und Magengesunde in 54% falsch positive szintigraphische Befunde aufwiesen, als irrelevant erklärt werden. Damit vertraten sie den Standpunkt, die Magenszintigraphie sei weder als klinisch diagnostische Methode, noch als Screeningtest brauchbar. ZITA (1970) wiederum gab eine mittlere Treffsicherheit bei bekannter Diagnose im Falle einer Tumorlokalisation im Fundus mit 60%, im Antrum mit 71% und im Bereich der großen Kurvatur mit 65% an.

Selbstverständlich gilt auch hier die allgemein gültige Voraussetzung, daß der Durchmesser eines Speicherdefizits mindestens 2–2,5 cm betragen muß, um szintigraphisch sichtbar zu werden. Als zusätzliche Fehlerquelle könnten Blutkoagula und länger sistierender Mageninhalt bei Stenosen eine nicht tumorbedingte Ausfallszone vortäuschen (FRIDRICH, 1969). Von der Kardia oder dem Pylorus ausgehende Karzinome konnten bestenfalls erst bei Infiltration in den Magen selbst einer positiven Befundung zugänglich gemacht werden. Prozesse der Magenwand oder eines von außen übergreifenden Tumors

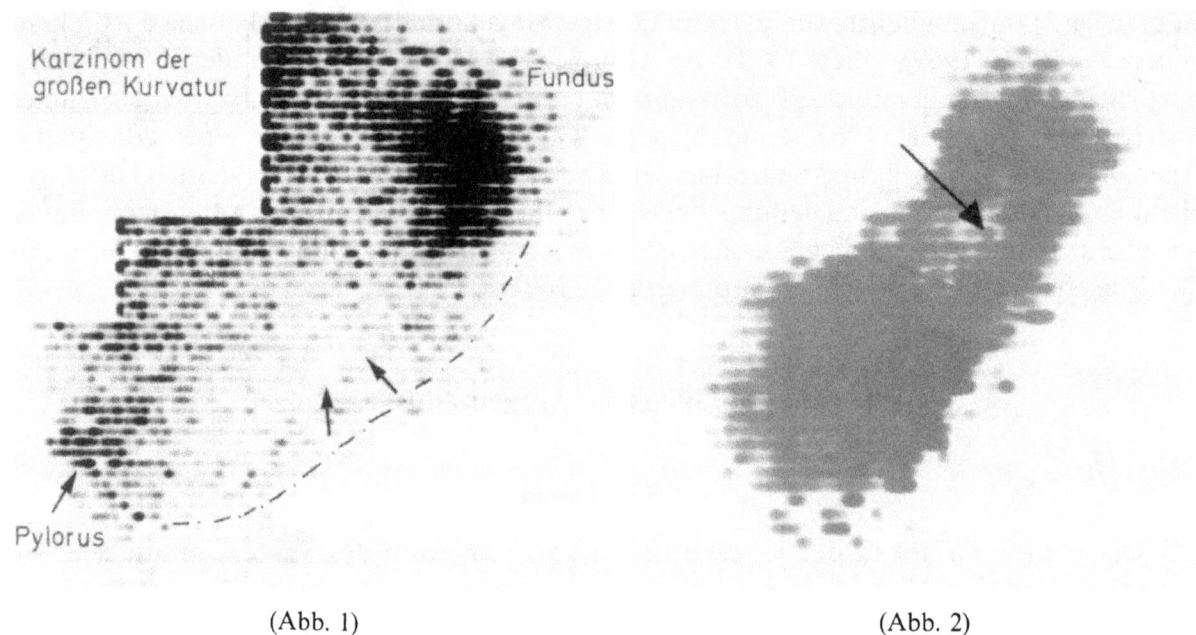

(Abb. 1) (Abb. 2)

Abb. 1. Ausgedehntes Magenkarzinom an der großen Kurvatur im Bereich des Speicherdefizits

Abb. 2. Maligen degeneriertes Ulkus kleinkurvaturwärts in hypotonem Magen (50 min p.i.). Mittels Leberszintigraphie nachgewiesene multiple Metastasen erhärteten diesen Hinweis, der laparoskopisch verifiziert wurde

sind differentialdiagnostisch nicht abzuklären (IRVINE et al., 1967). Beispiele des szintigraphischen Nachweises unter günstigen Voraussetzungen zeigen die Abb. 1 und 2.

Faßt man all diese, teils widersprechenden Angaben zusammen, so müßte man bestenfalls den einschränkenden Standpunkt vertreten: Der szintigraphische Hinweis auf ein malignes gastrales Geschehen sei keinesfalls ohne den mit höherer Treffsicherheit behafteten Methoden wie die der Radiologie, Gastroskopie, Zytologie, Histologie und Gastrokamera auszusprechen.

1.5.2. Gastritis

FRIDRICH (1969) erklärte, daß entzündliche Veränderungen der Magenwand zu keiner Änderung im Technetium-Umsatz führen; der Uptake könnte nur indirekt über eine etwaige Störung der Magensekretion erhöht oder erniedrigt sein. Er erwähnte, daß Schleimhautarrosionen und akute bzw. chronische Gastritiden keine Ausfälle zeigen. Demgegenüber wurde von ZITA (1970) eine gewisse Charakteristik bei unterschiedlichen Stadien und Formen der Gastritis festgestellt. Während akute hypersekretorische Fälle eine sofort nach der Tracerverabreichung einsetzende komplette Magendarstellung mit beginnender angrenzender Darmaktivität aufwiesen, zeigten chronische Geschehen zu diesem Zeitpunkt eine signifikante Verschiebung des Aktivitätsmaximums in das Antrum. Diese Befunde waren unabhängig von einer hyper-, norm- oder anaziden Situation inklusive einer atrophischen Beschaffenheit der Schleimhaut. Bei Vorliegen einer Kombination mit Gallenwegsaffektionen bzw. einer Gastroduodenitis kam eine sistierende Aktivitätsanreicherung im Bulbus duodeni zur Beobachtung (Abb. 3). Im Falle eines entzündlich veränderten Duodenaldivertikels fand sich analog dem Röntgenbefund dessen szintigraphische Darstellung (Abb. 4). Solche Ergebnisse wären am ehesten auf eine Verschiebung bzw. Veränderung des Funktionsgeschehens zurückzuführen, wie sie bei der „Antrum"- oder „Umbaugastritis" oder einer „Dissoziation in der Magensaftproduktion" zur Diskussion stehen.

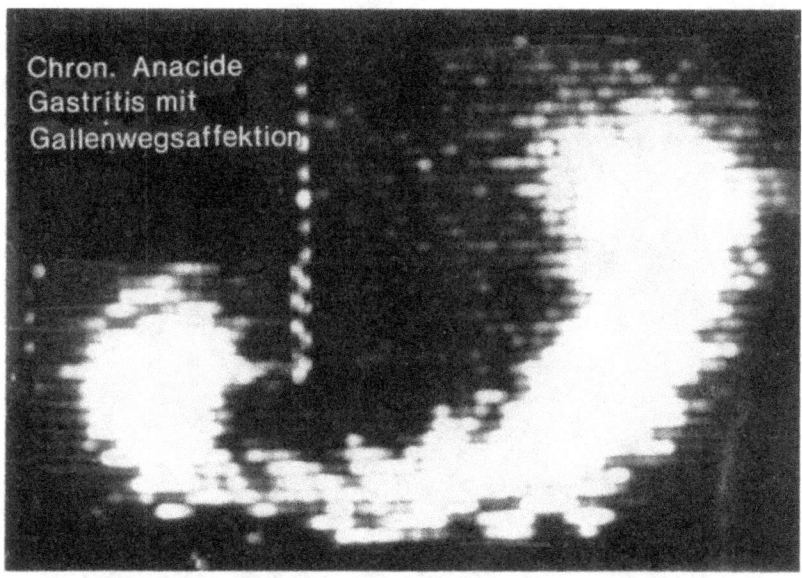

Abb. 3. Sistierende Aktivitätsanreicherung im Bulbus duodeni bei Gastroduodenitis ab 35 min p.i.

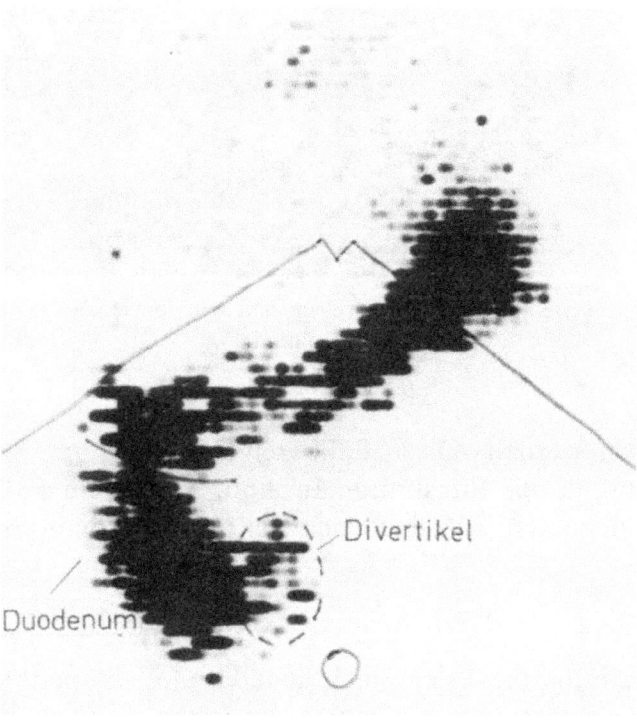

Abb. 4. Speicherung in einem röntgenologisch nachgewiesenen Duodenaldivertikel mit Darstellung des übrigen Duodenums ab 40 min p.i.

1.5.3. Ulkus

Diesbezügliche Untersuchungen von CZERNIAK et al. (1969) sowie FRIDRICH (1969) ergaben szintigraphisch negative Befunde bzw. identische Anreicherung mit der Umgebung, so daß deren Beurteilung unmöglich schien. Hingegen bewiesen SEIFERT et al. (1970), daß sowohl beim Ulkus als auch beim Karzinom Speicherdefekte im Verhältnis 84% zu 81% aufschienen. In ihrem gastroskopisch und bioptisch abgesicherten Material waren lediglich 11% als unauffällig zu bezeichnen. Ein Aktivitätsmaximum im röntgenologisch verifizierten flouriden Ulcus ventriculi und duodeni konnte von ZITA (1970)

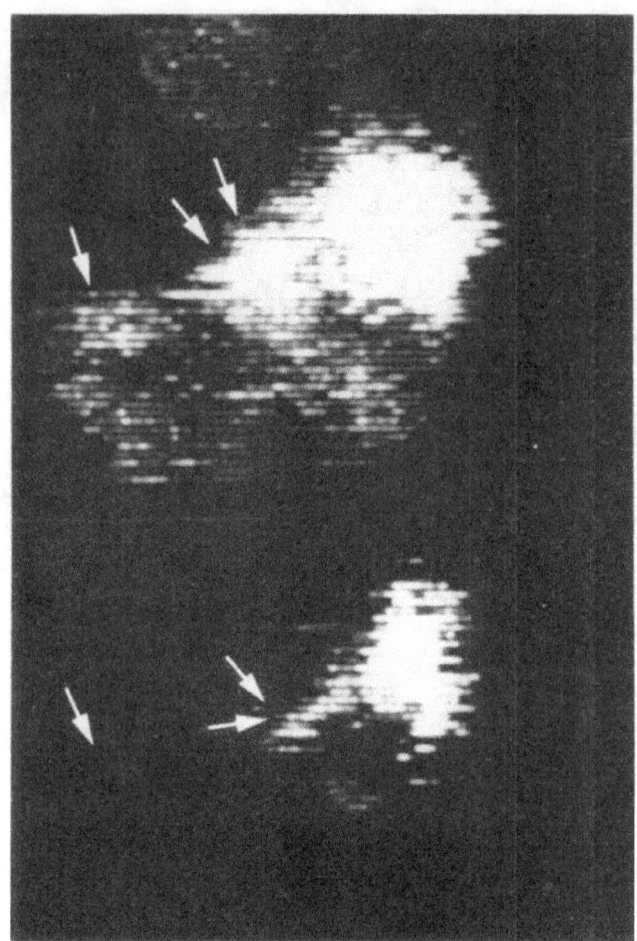

Abb. 5. Ulcus ventriculi et duodeni bei einem 45jährigen Patienten; oben Scanbeginn post injektionem, unten 60–100 min p.i.

fallweise nachgewiesen werden. Diese Fälle zeigten ab 10 min p.i. eine beschleunigte Aktivitätsabwanderung in das Intestinum. In Abb. 5 wird ein Fall mit Ulcus ventriculi und duodeni, aufgezeichnet zu verschiedenen Zeitpunkten, demonstriert.

1.5.4. Andere Erkrankungen

Die Domäne der Szintigraphie liegt nach neueren Gesichtspunkten im Nachweis eines *Meckelschen Divertikels,* welche vor allem in der Pädiatrie wertvolle Aussagen abgeben kann (McHARDEN et al., 1967; DUSZINSKI et al., 1971; BERQUIST et al., 1973a; JAROS et al., 1973). Ähnlich verhält es sich beim Nachweis von *Hiatushernien* (McHARDEN et al., 1967; BERQUIST et al., 1973b); es kommt hierbei zu intrathorakal oder in den Bereich des übrigen Abdomens verlagerte erhöhte Speicherareale, welche imstande sind, den klinisch vorhandenen Verdacht zu objektivieren. DUSZINSKI (DUSZINSKI, 1972; DUSZINSKI et al., 1971) demonstrierte darüber hinaus mittels Abdominalszintigrammen initial und 24 h p.i. eine *Jejunum-Intussuszeption* und *akut* bzw. *chronisch verlagerter Dünndarmschlingen.*

Über eine gute Unterscheidungsmöglichkeit bei *Resektionsmägen* berichtete ZITA (1970): Während der normal funktionierende Restmagen ein unauffälliges szintigraphisches Bild zeigte, war bei Sturzentleerungen bzw. Ulkus peptikum jejuni intensitätsgleiche Anreicherung in der angrenzenden Jejunumschlinge zu beobachten. Hingegen meinten SEIFERT et al. (1970), daß bei operierten Mägen eine nuklearmedizinische Beurteilung

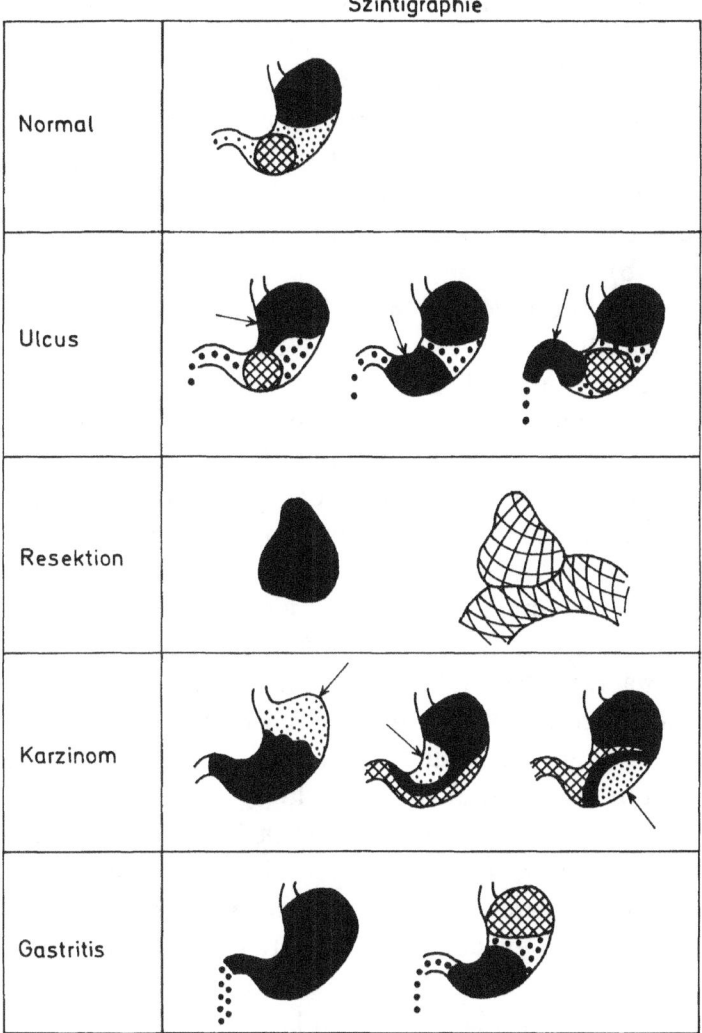

Abb. 6. Schema szintigraphischer Darstellung bei einzelnen Krankheitsgruppen

nicht möglich wäre. Abschließend zeigt Abb. 6 eine schematische Aufstellung szintigraphischer Ergebnisse bei einzelnen Krankheitsgruppen, wie sie von ZITA (1970) angegeben wurde.

2. Funktionsbestimmungen

2.1. Geschichtlicher Rückblick

1965 RICCABONA veröffentlichte Studien über den Jodidtransport im Verdauungstrakt von Meerschweinchen.

1967 McHARDEN et al. berichteten über den Verlauf des gastralen Technetium-Uptakes. IRVINE et al. (1967) stellten fest, daß die Technetiumsekretion mit der Magensaftmenge und weniger mit den Säurewerten und dem Intrinsic Factor korreliert.

1968 CZERNIAK et al. verfolgten den zeitlichen Aktivitätsablauf in den einzelnen Magenwandschichten.

1966, 1968 GRIFFITH et al.: Erste Funktionsstudien mittels ^{51}Cr-markiertem Probefrühstück. BROMSTER et al. verwendeten dazu ^{131}J-markiertes Humanserumalbumin.

1969 KRÖNERT et al. berichteten über funktionsdiagnostische Befunde mittels Zeitaktivitätsbestimmungen.

1970 führten FRIDRICH und STALDER Bestimmungen der Magenentleerungszeit mit ^{113m}In-Mikrokolloid durch. Gleichzeitig publizierten HARVEY et al. diesbezügliche Untersuchungen mit der Gamma-Kamera; JONES et al. erprobten dafür ^{129}Cs.

1971 HEADING et al. wählten ^{113m}In-DTPA für Entleerungsstudien. Mit der Charakteristik von Zeitaktivitätskurven über normalen und pathologischen Magenarealen beschäftigte sich ZITA (1971 a, b).

1972 BICKEL et al. nützten die Pertechnetatclearance zum Studium der Magenphysiologie. Die Mukosapermeabilität wurde von CHAPMAN et al. mittels Perfusionsstudien am intakten Kaninchenmagen eruiert. POULAKOS und KENT studierten die Magenentleerung und Dünndarmperistaltik bei nüchternen und gefütterten Ratten. Durch den Wirkungsvergleich von Polyäthylen, Glykol und Phenolrot fanden GREENWALD et al. nicht absorbierbare Indikatoren für klinische Studien von Testmahlzeiten. DINOSO et al. führten Untersuchungen über den akuten Äthanoleffekt auf die menschliche Magenmukosa durch und SHANBOUR studierte den Mechanismus der Alkoholwirkung auf das gleiche Substrat an der Ratte. Mit dem Zusammenhang von Eisenverlust und Magenfunktion befaßte sich DAGG und mit der Erkennung einer B_{12}-Malabsorption bei Darmdysfunktion HERBERT. Der Blutverlust nach partieller Gastrektomie wurde von BAIRD und SUTTON untersucht. JONES et al. studierten den Albuminstoffwechsel bei Patienten mit Mukosahypertrophie. DAS und LANGE ermöglichten durch Kamerafunktionsstudien eine sondenlose Magensekretionsbestimmung aus Region-Untersuchungen.

1973 PURDON und BASS sowie CHAUDURI und CHRISTIE befaßten sich erneut mit Messungen des Magen-Darm-Transits. Bestimmungen des Elektrolytverlustes als angebliche Haupttodesursache des gastrointestinalen Syndroms wurden von GITS und GERBER durchgeführt. BEERMANN et al. befaßten sich mit der gastrointestinalen Digoxinabsorption nach Anastomosenoperationen. Der Einfluß von Galle auf die Mukosadurchlässigkeit (BIRKETT u. SILEN), die Wirkung von Gallensalzen und Aspirin auf die Mukosadurchblutung (O'BRIEN u. SILEN) sowie der Äthanoleffekt auf isolierte Froschmukosa (DURBIN et al. stellen Varianten bzw. eine Fortführung der schon früher begonnenen Thematik dar.

2.2. Entleerungsstudien

Früher angewandte – inaktive – Methoden, etwa die Entleerungsmessung nach HUNT u. SPURELL (1951) oder die Zeitbestimmung der vollständigen Elimination des Kontrastmittelbreies aus dem Magen, wurden allgemein als unbefriedigend angesehen (FRIDRICH u. STALDER (1970). Sowohl eine flüssige Testmahlzeit als auch Bariumbrei vermitteln nur annähernd reale physiologische Vorgänge; darüber hinaus stellen wiederholte Intubationen eine nicht zu unterschätzende Patientenbelastung dar. Nach der Auffassung von SALAMANCA (1949) und HUNT u. SPURELL (1951) gleicht die Flüssigkeitsentleerung einer Exponentialkurve; mittels des Verhältnisses aus der Quadratwurzel der verabreichten (Speise-)Menge zur Zeit erzielte HOPKINS (1966) exaktere Ergebnisse. Die Anwendung radioaktiv markierter Testmahlzeiten stellt eine wesentliche Methodikvereinfachung dar, sie kommt den physiologischen Bedingungen am nächsten und zeigt eine gute Reproduzierbarkeit.

2.2.1. Verwendete Nuklide

Eine wesentliche Voraussetzung dafür ist die Nichtabsorbierbarkeit der verabreichten markierten Testmahlzeit sowie die homogene Verteilung des Tracers im Speisebrei. Als Nuklide wurden angewandt:

^{51}Cr-Chromat in Kochsalzlösung; Dosierung 200 µCi; Markierung von Porridge, Eiern (GRIFFITH et al. (1966, 1968). Danach entspricht die Gesamtkörperstrahlenbelastung 0,32 MeV, ähnlich einer Abdomenleeraufnahme. Diese Verbindung wurde auch von GREENWALD et al. (1972) für das Studium nicht absorbierbarer Indikatoren verwendet.

^{131}J-HSA (BROMSTER et al. (1968) und

^{129}Cs (JONES et al. (1970) stellen weitere Möglichkeiten dar.

^{113m}In-Mikrokolloid in Kochsalzlösung; Dosierung 1 mCi; Markierung von 200 ml Milchkaffee (FRIDRICH u. STALDER, (1970). Diesen Tracer in Verbindung mit DTPA setzte HEADING et al. (1971) ein.

^{99m}Tc-DTPA (Renotec) in Kochsalzlösung; Dosierung 1 mCi (CHAUDURI u. CHRISTIE, 1973; CHAUDURI, 1974). Die Gesamtkörperstrahlenbelastung beträgt hierbei 0,012 rad/mCi, die des Dünndarms 0,029 rad/mCi.

2.2.2. Methodik

Die Verabreichung erfolgt am nüchternen Patienten; in der Zusammensetzung der Testmahlzeiten besteht ein individueller Unterschied; die durchschnittliche Menge beträgt 500 ml. Anfänglich erfolgten serienszintigraphische Aufzeichnungen am Linearscanner (GRIFFITH et al., 1966, 1968); bei Einsatz der Gamma-Kamera mittels Region-Studien (FRIDRICH u. STALDER, 1970; HARVEY et al., 1970; BROMSTER et al., 1968; HEADING et al., 1971; CHAUDURI u. CHRISTIE, 1973; CHAUDURI, 1974), welche 5 bis 6 15 min-Intervall-Aktivitätsmessungen über Fundus, Korpus und Antrum unter konstanten Bedingungen beinhalteten. Die Bestimmung des Flächenintegrals innerhalb 100 sec und die Kalkulation der HWZ im semilogarithmischen System (FRIDRICH u. STALDER, 1970) vervollständigten die Daten.

2.2.3. Ergebnisse

Auch mittels radioaktiv markierter Nahrung gelang es, die Entleerung für die initiale und mittlere Phase als Exponentialfunktion nachzuweisen. Unter vergleichbaren Untersuchungsbedingungen scheint die Elimination bei ein und derselben Person in gleicher Art zu erfolgen. Im Gegensatz dazu ist die Bariumentleerungszeit neben größeren unsystematischen Abweichungen im Mittel um die Hälfte kürzer. *HWZ-Bestimmungen* unmittelbar nach *Vagotomie* und *Anastomosierungsplastik* zeigten eine erhebliche Verlängerung auf durchschnittlich 300 min und reduzierten sich bis zu fünf Monate postoperativ auf 80 min. Die *Normwerte* selbst wurden mit einer mittleren Zeit von 64 min trotz verschiedener Tracer und Methoden festgelegt (GRIFFITH et al., 1966; FRIDRICH u. STALDER, 1970). Hingegen weist das *Ulcus duodeni* eine beschleunigte HWZ von 40–60 min, das *Ulcus ventriculi* eher eine Verlängerung gegenüber der Norm, im Einzelfall bis zu 110 min,

Tabelle 1. HWZ der Magenentleerung

Diagnose	$\bar{x}$ in min	Literatur
Normal (Testmahlzeit)	64	37, 40
Normal (Flüssigkeiten)	12 ± 3	59
Ulkus duodeni	40–60	37
Ulkus ventrikuli	60–110	37
Vagotomie mit Anastomosierungsplastik		
unmittelbar postoperativ	bis 300	37
5 Monate postoperativ	bis 80	37

ähnlich der Kombination von *Ulcus duodeni mit Pylorusstenose* auf (GRIFFITH et al., 1966). Mehr generell sprach FRIDRICH und STALDER (1970) von einer beschleunigten Entleerungszeit bei *flouriden* und einer verlängerten Elimination bei *abgeheilten Ulzera*. CHAUDURI (1974), der seine Bestimmungen lediglich mit markierter Flüssigkeit durchführte, gab einen Normwert von 12 min ± 3 an. Er beobachtete eine signifikante Änderung durch das Alter, die Position des Patienten, die Art der Testmahlzeit und deren Menge (Tabelle 1). Bei all diesen Werten ist jedoch nur eine vorsichtige Beurteilung möglich, da es in der Regel zu einer Überschneidung der Grenzbereiche kommt.

2.3. Funktionsteste

Eine Voraussetzung hierfür stellten primär einfache Uptake-Studien dar, wie sie z.B. von McHARDEN et al. (1967) durchgeführt wurden; der 60 min-Wert betrug dabei 2,4–11,4% ($\bar{x}=6,8\% \pm 0,85$) der verabreichten Dosis. CZERNIAK et al. (1969) fanden in den ersten 6 h 24%, ansteigend auf 40% (=maximaler Uptake) bis zu 8 h p.i., wobei das Gleichgewicht zwischen Magenwand- und Saftaktivität nach 2–3 h hergestellt war. Die Mukosa zeigte allerdings 7–8fach höhere Werte als Muskularis und Serosa. IRVINE et al. (1967) gaben für die erste Stunde 6,5% bei säureproduzierenden Probanden, 4,1% bei Perniziöser Anämie und 3,4% bei Achlorhydrie an. FRIDRICH u. ENGELHARDT (1970) stellten den maximalen Output im Saft in der 2. oder 3. 15 min-Fraktion fest; die Korrelation zur Magensaftmenge betrug 0,92, zur HCl-Konzentration 0,6. Dies reflektiert auch die vorwiegende Meinung, daß die Technetiumsekretion mit dem Magensaftvolumen und nicht mit dem Verhalten der HCl oder des Intrinsic Factors korreliert.

Im Bestreben einen quantitativen Index für die Magenfunktion zu finden, wurden in der Folge zahlreiche Anstrengungen unternommen. Die dafür zweckmäßige und vorteilhafte Methodik sollte unter Verzicht der sonst üblichen Intubation klinisch einsatzfähig sein. In Kenntnis des Technetium-Turnovers erfolgten als weiterer Schritt Oberflächenaktivitätsmessungen über bestimmten gastralen Lokalisationen, welche jedoch in der Prae-Kamera-Aera problematisch blieben (KRÖNERT et al., 1969; ZITA, 1971 a, b). Nichtsdestoweniger gelangen einige Ansätze. Die von ZITA publizierten Zeitaktivitätskurven weisen unter physiologischen und pathologischen Bedingungen bestimmte Charakteristika auf. Im Normalfall setzt ein regelmäßiger wellenförmiger (Breite 20–24 sec) Anstieg 5 min p.i. 1 mCi ^{99m}TcO$_4$ ein, nimmt bis 85 min an Amplitudenhöhe zu und geht anschließend in ein Niveau über. Ein etwaiger Vergleich zur objektivierbaren Motilität glatter Muskulatur, wie sie mittels des BER (basic electric rhythm, SOTGIU, 1970) gewonnen wurde, läßt sich schon allein aufgrund der Aktivitätssummation durch sezerniertes Technetium nicht anstellen; der BER mißt im Mittel 14 sec für den Peristaltikablauf. Andererseits war über fluriden Ulzera eine deutlich unregelmäßige Amplitudenerhöhung zu registrieren, die schon 1–2 min p.i. aufscheint und das Kurvenniveau bei 40 min erreicht. Hypersekretorische akute Gastritiden verhielten sich über den einzelnen Magenabschnitten kurvenmäßig identisch, das Niveau stellte sich schon nach 30–35 min p.i. ein und fiel nach 50 min p.i. ab. Karzinome wiesen graduell unterschiedlich flache Kurven auf.

Es gelang auch entsprechende pharmakologische Effekte, wie sie aus Abb. 7 ersichtlich sind, zu objektivieren (ZITA, 1971b). Den Nachweis der Histamin- und Atropinwirkung erbrachten schon vorher ENGELHART und FRIDRICH (1968) sowie IRVINE et al. (1967): Nach Histamingabe war bei Säureproduzenten der höchste Aktivitätsgehalt in den ersten 20 min p.i. und in Gegenwart von Achlorhydrie in den zweiten 20 min festzustellen. Ohne Aspiration findet daher eine rasche Aktivitätsabwanderung in das Duodenum statt, während Atropin diesen Effekt naturgemäß verhindert.

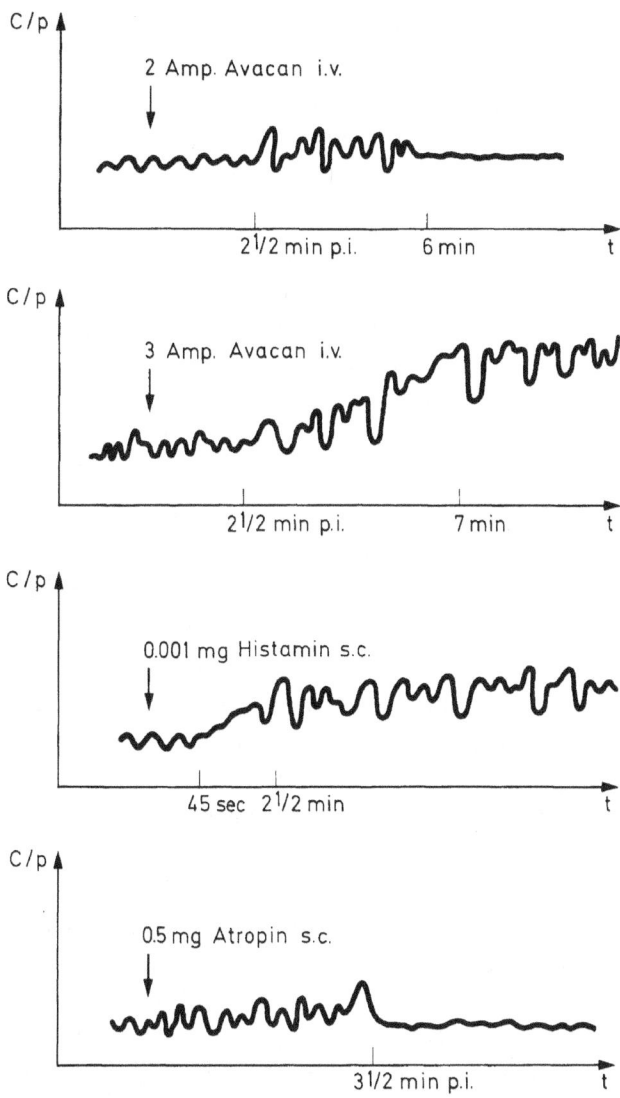

Abb. 7a–d. Pharmakologische Effekte auf gastrale Oberflächenaktivitätskurven mit (a) 2 Amp. Avacan i.v., (b) 3 Amp. Avacan, (c) 0,001 mg Histamin s.c., (d) 0,5 mg Atropin s.c.

DAS und LANGE (1973) veröffentlichten eine Zusammenstellung der ingesamt möglichen Funktionsbestimmungen und empfahlen darüber hinaus mittels dynamischer Studien an der Gamma-Kamera die relativ am besten vertretbare Methode. Ausgehend von der Bezugnahme auf die maximale Aktivitätsanreicherung in der Magenregion über die Bestimmung des Maximums der Magen-Leber-Differenz bzw. des -Quotienten, gelangte man zum Kriterium des „Technetiumanstiegswertes". Er wurde mit 1,25/10 min berechnet und zeigte eine Korrelation von $r = 0,88$ zu den Ergebnissen der chemischen Säuresekretionsanalyse, $HCl = 0,82$ (nach LAMBLING u. BERNIER, 1959). Trotzdem vertreten die Autoren den Standpunkt, daß sich die fraktionierte Säurebestimmung dadurch nicht erübrigt, die nuklearmedizinische Methode aber bei entsprechend reduzierten Patienten eingesetzt werden kann.

2.4. Experimentelle Untersuchungen

$^{99m}Tc\,O_4$-Clearance-Studien an Patienten und Hunden, von BICKEL et al. (1972) durchgeführt, bestätigten die Proportionalität zur Sekretion. Diese Feststellung betraf auch

Versuche mit unterschiedlicher Betazolstimulation und Clearancebestimmungen von Aminopyrin.

Mittels ^{57}Co B$_{12}$-Markierung einer Perfusionslösung haben CHAPMAN et al. (1972) den Ionenfluß durch die Magenmukosa unter verschiedenen Versuchsanordnungen im kombinierten Tierversuch gemessen. Dabei konnte ein relativ großes Oberflächenareal, das der Perfusion zur Verfügung steht gefunden und die Fragen bezüglich eines pylorischen Verlustes beantwortet werden. Das Experiment ermöglichte eine Abschätzung der Magenmukosabarriere am intakten Kaninchenmagen.

Mit der Wirkung von Gallensalzen und Aspirin auf die Mukosadurchblutung mittels ^{14}C-markiertem Polyäthylenglukol befaßten sich O'BRIEN und SILEN (1973). Beide Stoffe führen zu einer markanten Durchblutungsverminderung. Die gleiche Arbeitsgruppe, BIRKETT und SILEN (1973) gab weiter an, daß diese Substanzen die Mukosabarriere unterschiedlich durchbrechen. Entgegen dem Verhalten des Aspirins, wird die Permeabilität durch Natriumtaurochlorat erhöht. Allerdings sind die Einzelheiten der dabei ablaufenden physio-pathologischen Vorgänge noch unbekannt.

Die Alkoholwirkung auf die Magenmukosa scheint primär in einer Blockierung des Chloridtransportes zu liegen. Nach Anstieg des elektrischen Widerstandes kommt es aber eher zu einem aktiven Chloridtransport als zu einer Zunahme der Permeabilität für das Chlorid. Die Blockierung des aktiven Chloridtransports ist höchstwahrscheinlich durch eine Hemmung des membrangebundenen Enzyms Adenylzyklase verursacht. Diese Meinung vertritt SHANBOUR (1972). Ausgehend von ^{14}C-markierter ATP zu markierter 3'5'-AMP-Lösung, wurden diese in die Mukosa instilliert, womit die Aktivität der Adenylzyklase bestimmt werden konnte.

Der akute Effekt von 40%igem Äthanol auf die Magenmukosa wurde von DINOSO et al. (1972) an 4 Alkoholikern mit teils unauffälligen und teils pathologischen Befunden beobachtet. Methodisch erfolgten Impulsmessungen in Blut und Stuhl, damit die Bestimmung des Blutverlustes, neben gastroskopischen und bioptischen Untersuchungen. Die Autoren nehmen an, daß für die Mukosareaktion der jeweilige morphologische Status entscheidend sein könnte. Das gravierendste Ergebnis fand sich bei der atrophischen Gastritis, wo es zu einem Zell- und Blutverlust kam. DURBIN et al. (1973) nehmen als Folge von Äthanolinstillationen in das Lumen des Hundemagens eine Zerstörung der Magenmukosabarriere an: Äthanol auf der serösen Oberfläche führt zu einer Verminderung des osmotischen Drucks im Gewebe und damit zu einer Zelldeformation bzw. Störung im System der parazellulären Kanäle. Diese Untersuchungen wurden mittels ^{14}C-Mannitol-Fluxstudien durchgeführt.

Den Nachweis eines pathologischen Albuminstoffwechsels in Gegenwart normaler Plasma-Albuminkonzentrationen konnte JONES et al. (1972) bei der Menetrierschen Erkrankung erbringen. Mit Hilfe der ^{14}C-Karbonatmethode und ^{125}J-Fibrinogen-Messungen wurde ein exzessiver Albuminverlust in den Magen festgestellt. Findet sich neben der Mukosahypertrophie zusätzlich eine superfizielle Gastritis, so trägt diese zu einem weiteren Proteinverlust bei. An Ratten wiesen GITS und GERBER (1973) nach Ganzkörperbestrahlung mittels ^{22}NaCl und ^{125}J-markiertem Albumin Permeabilitätsveränderungen in allen Organen nach, die zu einem irreversiblen Schock und damit zum Exitus führen. Dieses Ergebnis widerlegte die bisherige Meinung, wonach der Elektrolytverlust in das Intestinum dafür verantwortlich zu machen wäre.

Das Problem der noch unklaren Gastritisätiologie griff DAGG (1972) auf und wandte für seine Untersuchungen ^{59}Fe- bzw. ^{55}Fe-markierte Testmahlzeiten an. Bei einem kleineren Teil von Eisenmangelfällen geht die Magenläsion, welche durch bestimmte Immunmechanismen ausgelöst wird, der Anämie voraus; hier ist der Eisenmangel die Folge der durch Achlorhydrie bedingten Malabsorption. In der Mehrzahl der Fälle erscheint es aber wahrscheinlicher, daß es sich um eine erworbene Magenabnormität handelt, die durch den Eisenmangel selbst entsteht, obwohl der dafür verantwortliche Mechanismus weiter unklar bleibt. Der Autor nimmt bei Eisenmangelanämien das Vorhandensein von Autoantikörpern gegen Magenparietalzellen an. Den Blutverlust nach partiellen Gastrektomien versuchten BAIRD und SUTTON (1972) durch die Wholebody-Counter-Methodik und prozentueller Bestimmung der ^{59}Fe-Retention abzuklären. Im Falle akuter Blutungen konnten zufriedenstellende Daten gewonnen werden; bei der Bestimmung eines ansteigenden freien Eisenverlustes müßte die Methode noch verbessert werden. HERBERT (1972) faßte zwecks der diagnostischen Abklärung einer Vitamin B$_{12}$-Malabsorption eine Reihe von möglichen Testen zusammen: Genannt wurden Untersuchungen mit ^{57}Co (HWZ 270 d), ^{58}Co (71 d), ^{60}Co (5,26 a) bzw. vom Schilling-Test bis zu Wholebodycounting, inklusive eines in vitro-Assays für den gastrischen Intrinsic-Factor. BEERMANN et al. (1973) stellten bei ihren Untersuchungen mittels Digoxin-12 Alpha-^{3}H fest, daß 55% der Substanz im oberen Gastrointestinaltrakt absorbiert werden. Dabei war kein wesentlicher Unterschied zwischen Patienten mit partieller Gastrektomie und gesunden Kontrollpersonen zu beobachten.

3. Hormonbestimmungen

3.1. Geschichtlicher Rückblick

1961 WADELL et al.: Erste Versuche mit der Herstellung eines Antiserums gegen Gastrin aus Schweineantrumextrakten.

1963, 1964 GREGORY u. TRACY: Darstellung und Synthese des Gastrins, die wichtigste Voraussetzung für den Aufbau eines Radioimmunoassays (RIA).

1968, 1971, 1972 MCGUIGAN, FRITSCH et al., DÖRNER et al., RAPTIS et al. und STADIL u. REHFELD: Infolge weiterer Schwierigkeiten konnten erst diese Arbeitsgruppen einigermaßen empfindliche Gastrinbestimmungen ausarbeiten.

1970 YALOW u. BERSON fanden extreme Hypergastrinämien beim Zollinger-Ellison-Syndrom (ZES) und deutlich erhöhte Werte bei Perniziöser Anämie. SANDERS u. SCHIMMEL berichteten über den Mechanismus der Gastrinfreisetzung sowie deren Stimulatoren und Inhibitoren. MCGUIGAN et al. bestimmten endogenes Gastrin im Portalkreislauf und Ductus thoracicus.

1971 Die Arbeitsgruppe von MCGUIGAN befaßte sich mit den Beziehungen zwischen Gastrin und HCl-Sekretion sowie der Ermittlung einer metabolischen Clearancerate (MCR). WALSH et al. und HANSKI et al. studierten den Effekt von Atropin und Sekretin auf das Serumgastrin. TRUDEAU und MCGUIGAN fanden signifikante Hypergastrinämien beim Ulcus ventriculi im Gegensatz zum Ulcus duodeni.

1972 TRUDEAU und MCGUIGAN führten Serum- und Gewebegastrinmessungen bei Patienten mit Magenkarzinom durch. ROYSTON et al. beschrieben mittels RIA das ZES bei infiltrativem Tumor des Magens. Mit dem Verhalten von Glukagon und Gastrin bei diesem Syndrom befaßten sich 1973 auch KORMAN et al. Die Pentagastrinwirkung, von verschiedenen Aspekten aus betrachtet, studierten SALGANIK et al., COOPER et al., CHANDLER u. JOHNSON, HUBEL und CHRISTIANSEN u. HENDEL. Physiologische und immunologische Studien mit Desamidogastrin führten MCGUIGAN u. THOMAS durch. CSENDES u. GROSSMANN wiesen D- und L-Isomere von Serin und Alanin als identisch wirksame

Substanzen für die Freisetzung von Gastrin nach. SAHADEVAN u. FRASER führten Pseudoangiotensin-II-Bestimmungen im Magensaft durch.

1973 veröffentlichten HAUSAMEN und FRITSCH eine wertvolle Gesamtübersicht zur Physiologie und Pathophysiologie des Gastrins, worin sie vor allem betonen, daß der Informationsgehalt der Ergebnisse des Gastrin-RIA nicht überbewertet werden darf. KOLTS und McGUIGAN befaßten sich mit der Gastrinsynthese und McGUIGAN erneut mit der Freisetzung und Verteilung des Gastrins. Eine extragastrale bzw. duodenale Gastrinproduktion nach Magenresektionen nahmen STERN und WALSH, FRITSCH et al. sowie KAESS und MERIADEK an. TANSY et al. studierten die quantitative Verteilung von Serotonin in der Magenmukosa des Hundes, BODEN und DINOSO erforschten die Immunreaktionen des natürlichen und synthetischen Sekretins. DEUTSCH et al. beschrieben ein tumorverwandtes Antigen in der Sekretion beim Magenkarzinom.

1974 Angabe einer mathematischen Korrektur von B/F-Kurven (CSIRIK et al.) und Stellungnahme zur Problematik des Gastrin-RIA (ZITA et al.). Bestimmung einzelner Gastrinfraktionen mittels eigenem RIA-Verfahren, ausgearbeitet von ARNOLD et al.

3.2. Der Gastrin-RIA

3.2.1. Allgemeine Betrachtungen

Die radioimmunologische Bestimmung kann mittels handelsüblicher Kits, die neben den entsprechenden Reagenzien synthetisches menschliches Gastrin I als spezifischen Antikörper mit ^{125}J markiert als Antigen und als Bezugsstandard enthalten, durchgeführt werden. Doch handelt es sich um keinen sehr sensitiven Test. Sephadex G-50 und Stärkegelfraktionierung von Kontrollseren sowie Seren und Tumoren von Patienten mit einem ZES zeigten auf, daß immunoreaktives Gastrin (IRG) im Serum in Form von mindestens 5 Komponenten vorliegt:

Component I = G-45;
Component II = G-33 (basic oder *big gastrin*);
Component III = G-17 (*little gastrin*);
Component IV = G-13 (*mini gastrin*);

darüber hinaus wurde eine als *big-big Gastrin* bezeichnete Fraktion gefunden. Alle Komponenten liegen in einer sulphatierten und nichtsulphatierten Form vor, deren Nachweis bezüglich Genauigkeit und exakter Kalkulation von der Spezifität des verwendeten Antikörpers abhängig ist (ARNOLD et al., 1974). Die Herstellung solcher Antikörper erfolgt jeweils noch in institutseigenen Labors. Die Bestimmung einzelner Gastrinkomponenten stellt für die gastroenterologische Klinik einen eindeutigen Vorteil dar. Der radioimmunologischen Methode käme bei genereller Anwendungsmöglichkeit somit eine entscheidende Rolle zu, da sich die unterschiedlichen Gastrine bisher nur mit Säulenchromatographie und Elektrophorese mühsam identifizieren ließen. Es steht heute fest, daß die RIA-Forschung an der Umwandlung vom einstmals einfachen Schema des antralen Gastrins zum derzeitigen Spektrum hormoneller Substanzen, deren Bildungsorte und biologischen Wirkungsbereiche entscheidend mitgewirkt hat. Doch ist dieses Gebiet von praktischer Seite her noch lange nicht als abgeschlossen anzusehen.

3.2.2. Bisherige Ergebnisse

Basierend auf den eingangs erwähnten technischen Schwierigkeiten, den unterschiedlichen Bestimmungsmethoden und den schwer kontrollierbaren variablen biochemischen

Tabelle 2. RIA-Gastrinwerte des Normalbereiches

Literatur	pg/ml[a]
TRUDEAU, W.L. und MCGUIGAN, J.E.	85 ± 9,8
ZITA, G. et al.	88 ± 32
RAPTIS, S. et al.	unter 100
KORMAN, M.G. et al.	0–120
DÖRNER, M.S. et al.	unter 140
MCGUIGAN, J.E. und TRUDEAU, W.L.	0–162
TRUDEAU, W.L. und MCGUIGAN, J.E.	165 ± 28,3
FRITSCH, W.P. et al.	unter 200
STADIL, F.	0–240
HANSKI, J. und CAIN, M.D.	0–290
KORMAN, M.G. et al.	0–300
MCGUIGAN, J.E. und TRUDEAU, W.L.	245–668

[a] Antiserum gegen Gastrin I-Albumin.

Vorgängen, besteht schon bei Normalwerten eine fehlende Korrelation. Tabelle 2 vermittelt einige diesbezügliche Angaben aus der Literatur. Eine noch größere Diskrepanz besteht bei den einzelnen Krankheitsgruppen und -fällen. Es wäre daher völlig unzulänglich, eine Klassifizierung pathologischer Bereiche aufzustellen.

3.3. Interhormonelle Wechselbeziehungen

Die vorhandene Problematik bleibt nicht allein auf die Bestimmung des Gastrins oder seiner Komponenten beschränkt. Sie ist zu einem entscheidenden Anteil durch die biochemische Verwandtschaft mit anderen gastrointestinalen Hormonen verursacht. Die Gruppierung von Aminosäuren im C-terminalen Ende der Heptadekapeptide findet sich sowohl im Gastrin wie z.B. im Cholezystokinin-Pankreozym (CCK-PZ), Zärulein und Phytozärulein. Antiseren gegen das C-terminale Gastrin-Tetrapeptid reagieren dementsprechend in äquivalenten Mengen mit CCK-PZ; auch Antiseren gegen Gastrin zeigen eine Kreuzreaktion mit CCK-PZ, die jedoch geringer ist als bei den Antiseren gegen das Tetrapeptid. Weiters ließ sich feststellen, daß Antiseren gegen das C-terminale Ende des Gastrins zwischen dem C-terminalen Tetrapeptid und dem gesamten Gastrinmolekül nicht unterscheiden können, d.h. sie binden äquivalente Mengen beider Substanzen.

Durch die Anwendung die für Gastrin bekannten Stimulatoren wie Metacholin, Glukagon und Inhibitoren wie Sekretin, Insulin, Kalzitonin, Enterogastron, kommt man differentialdiagnostischen Erwägungen näher (SANDERS u. SCHIMMEL, 1970; ARNOLD et al., 1974. Unbeantwortet bleibt nach wie vor etwa die Objektivierung einer Störung im cholinergischen Hormonreflexgeschehen mit möglichen Blockierungs- oder Hemmeffekten bzw. eines ablaufenden Rückkoppelungsmechanismus. Ohne weitere entscheidende kommunizierende Bindeglieder lassen sich die teils verwirrenden Vorstellungen der Erfassung realer Vorgänge kaum näher bringen.

4. Spezielle Tumoruntersuchungen

Radioaktiver Phosphor wird identisch der inaktiven Substanz als Bestandteil des Nukleinsäuremoleküls parallel zur Geschwindigkeit der DNS-Synthese intrazellulär eingebaut. Den beschleunigten Umsatz im malignen Gewebe nützend, läßt sich der Nachweis karzinomatöser oder sarkomatöser Magenwandveränderungen mittels 0,5–1,0 mCi ^{32}P i.v. 24–48 h p.i. durch Mikrosonden erbringen (NAKAYAMA, 1956). GREGOR et al. (1965) entwickelten dazu die Methode der Ballonautoradiographie. Da aber auch entzündliche Prozesse eine erhöhte ^{32}P-Anreicherung aufweisen, kann die Entscheidung zwischen chronisch entzündlicher oder langsam wachsender maligner Veränderung nicht immer eindeutig getroffen werden (NELSON et al., 1964). Der gleiche Autor kommt nach 12jähriger Erfahrung zu dem Resümee, daß der ^{32}P-Magentest als unzuverlässig anzusehen ist (NELSON, 1970).

SIELAFF (1967) wandte für seine Untersuchungen radioaktives Gold an, welches unter Sicht des Gastroskopes submukös in die Magenschleimhaut injiziert, über die intra- und extragastralen Lymphgefäße abtransportiert wird. Ein malignes Geschehen kann dadurch als Lymphblock, d.h. in der szintigraphischen Darstellung als Defekt, erscheinen. Zusätzlich läßt sich aus der Speicherfähigkeit perigastraler Lymphknoten das Stadium der Geschwulsterkrankung abschätzen.

Über eine andere Substanz, das ^{35}S-Sulphat, welches sich in menschlichen gastrointestinalen Karzinomen anreichert, berichteten GOTTSCHALK et al. (1965). CORNET et al. (1973) führten Studien an einem Leiomyom des Magens mit S-3504 und S-35-Zystein durch. Sonstige, bisher allgemein erprobte, mehr oder weniger tumorspezifische radioaktive Verbindungen haben sich im Fall des Magenkarzinoms praktisch als unbrauchbar erwiesen. Trotz zahlreicher Versuche mit unterschiedlichen Resultaten, bleibt somit die routinemäßige Abklärung von Malignomen anderen dafür einschlägigen Fachgebieten vorbehalten.

Literatur

ARNOLD, R., TRACK, N.S., CREUTZFELD, W.: Radioimmunologische Bestimmung von Gastrin. Mitteilung, 12. Jahrestagung Ges. Nuklearmedizin, München 1974.

BAIRD, M., SUTTON, D.R.: Blood loss after partial gastrectomy. Gut 13, 634 (1972).

BAPTISTA, A.M., BASTO, E.L., CLODE, W.H., SOBRAIL, J.M.V.: Radioiodine scanning in cancer of the stomach; a possibility new diagnostic procedure. Acta Un-int. Cancr. 20, 1821 (1964).

BARTELNIK, E., SMEETS, E.H.J., HOEDEMAKER, PH.J., VEEGER, W., WOLDRING, M.G., ABELS, J.: ^{99m}Tc in the examination of the stomach. Excerpta med. (Amst.), Sect. VI, 137, 381 (1966).

BEERMANN M B., HELLSTRÖM, K., ROSEN, A.: The gastrointestinal absorption of digoxin in seven patients with gastric or small intestinal reconstructions. Acta med. scand. 193, 293 (1973).

BERQUIST, T.H., NOLAN, N.G., ADSON, M.A., SCHUTT, A.J.: Diagnosis of Meckel's diverticulum by radioisotope scanning. Proc. Mayo Clin. 48, 98 (1973a).

BERQUIST, T.H., NOLAN, N.G., CARLSON, H.C., STEPHENS, D.H.: Diagnosis of Barret's esophagus by pertechnetate scintigraphy. Proc. Mayo Clin. 48, 267 (1973b).

BICKEL, J.G., WITTEN, T.A., KILLIAN, M.K.: Use of pertechnetate clearance in the study of gastric physiology. Gastroenterology 63, 60 (1972).

BIRKETT, D., SILEN, W.: Alteration of physical pathways through gastric mucosa by bile and ASA. Gastroenterology 64, 701a (1973).

BODEN, G., DINOSO, V.P.: Immunoreactivities of natural and synthetic secretins. Gastroenterology 64, 878b (1973).

BROMSTER, D., CARLBERGER, G., LUNDHI, G.: Measurement of gastric emptying rate, using ^{131}J-HSA. A methodological study in man. Scand. J. Gastroent. 3, 641 (1968).

CHANDLER, A.M., JOHNSON, L.R.: Pentagastrin-stimulated incorporation of ^{14}C-orotic acid into RNA gastric and duodenal mucosa. Proc. Soc. exper. Biol. (N.Y.) 141, 110 (1972).

CHAPMAN, M.L., WERTHER, J.L., RUDICK, J., JANOWITZ, H.D.: Perfusion of intact canine stomach: A measure of mucosal permeability. Gastroenterology 62, 730b (1972).

CHAUDURI, T.K.: Use of ^{99m}Tc-DTPA for measuring gastric emptying time. J. nucl. Med. 15, 391 (1974).

CHAUDURI, T.K., CHRISTIE, J.H.: Evaluation of Tc-99m-DTPA for the measurement of gastric emptying time (GET). J. nucl. Med. 14, 622a (1973).

CHRISTIANSEN, J., HENDEL, L.: Interaction of calcium

and pentagastrin on gastrin acid secretion in man. Gut **13**, 643 (1972).
CLODE, W.H., SOBRAL, J.M.V., BASTO, E.L., BAPTISTA, A.M.: Elective Uptake of Radioiodine by Cancer of the Stomach. Surgery **50**, 725 (1961).
COOPER, C.W., BIGGERSTAFF, C.R., WISEMAN, C.W., CARLONE, M.F.: Hypocalcaemic effect of pentagastrin and related gastrointestinal hormonal peptides in the rat. Endocrinology **91**, 1455 (1972).
CORNET, A., BESCOL-LIVERSAC, J., LEPERCHEY, F.: Study of a gastric leelomyoma with S-3504 and S-35-cystin. Sem. Hôp. Paris **14**, 911 (1973).
CSENDES, A., GROSSMANN, M.I.: D- and L-Isomers of serine and alanine equally effective as releasers of gastrin. Experientia (Basel) **28**, 1306 (1972).
CSIRIK, J., ZITA, G., RABE, I.: Eine Empfehlung zur Korrektur von B/F-Kurven bei radioimmunologischen Bestimmungen. Nuccompact 3/5, 68 (1974).
CZERNIAK, P., MEYTES, E., SINKOVER, A., BANK, H.: Diagnosis of stomach carcinoma by radioisotope scanning. Medical Radioisotope Scintigraphy, Vol. II, p. 750. Wien: IAEA 1969.
CZERNIAK, P., SINKOWER, A., BONNER, G.: Radioisotope scanning of the stomach. Nucl.-Med. (Stuttg.) **4**, 172 (1964).
DAGG, J.H.: Some aspects of iron deficiency and gastric function. Schweiz. med. Wschr. **102**, 1633 (1972).
DAS, B.K., LANGE, S.: Funktionsuntersuchungen des Magens mit Technetium-99m-Pertechnetat und der Szintillationskamera. Nucl.-Med. (Stuttg.) **12**, 35 (1973).
DAVENPORT, H.W.: Gastroenterology **1**, 1055 (1943).
DEININGER, H.K.: Disk. Bemerkg. Medical Radioisotope Scintigraphy, Vol. II, p. 750. Wien: IAEA 1969.
DEUTSCH, E., APFFEL, CH.A., MORI, H., WALKER, J.E.: A tumor-associated antigen in gastric cancer secretions. Cancer Res. **33**, 112 (1973).
DINOSO, V.P., MESHKINPOUR, H., LORBER, S.H.: Studies on the acute effects of ethanol on the gastric mucosa in man. Gastroenterology **62**, 843b (1972).
DÖRNER, M.S., LACKAAS, H., KAESS, H.: Plasmagastrinkonzentration bei Normalpersonen sowie Patienten mit Erkrankungen des Magens, der Leber, der Nieren und des Pankreas. Verh. dtsch. Ges. inn. Med. **78**, 1409 (1972).
DURBIN, R.P., CARSON, L., NICKEL, A.: Effects of ethanol on isolated frog gastric mucosa. Gastroenterology **64**, 721a (1973).
DUSZINSKI, D.O.: Radionuclide imaging studies of gastrointestinal disorders. Nucl.-Med. (Stuttg.) **4**, 383 (1972).
DUSZINSKI, D.O., JEWETT, TH.C., ALLEN, J.E.: $Tc^{99m}Na$ Pertechnetate scanning of the abdomen with particular reference to small bowel pathology. Amer. J. Roentgenol. **113**, 258 (1971).
ENGELHART, G., FRIDRICH, R.: Physiologische und pathologische Befunde bei der Anwendung von Technetium 99m zur Magenszintigraphie. Schweiz. med. Wschr. **98**, 301 (1968).
FRIDRICH, R.: Zur Magenszintigraphie mit Tc 99m. Dtsch. med. Wschr. **94**, 1193 (1969).
FRIDICH, R., ENGELHART, G.: Der Wert der Magenszintigraphie mit ^{99m}Tc als diagnostisches Routineverfahren. Schweiz. med. Wschr. **98**, 1789 (1968).
FRIDRICH, R., ENGELHART, G.: Grundlagen zur Magenszintigraphie mit ^{99m}Tc und erste Erfahrungen im klinischen Routinebetrieb. Röntg.-Forsch. **110**, 328 (1969).
FRIDRICH, R., MEIER-RUGE, W., ENGELHART, G.: Zum Verhalten von Technetium 99m und J 131 im Magen. Klin. Wschr. **48**, 174 (1970b).
FRIDRICH, R., STALDER, G.A.: Zur Bestimmung der Magenentleerungszeit mit radioaktiven Substanzen. Mitteilung, Jahrestagung Ges. Nuklearmedizin, September 1970, Hannover.
FRIDRICH, R., STALDER, G.A., LOCHER, J., HEINIMS, P.: Zur Erweiterung der Magendiagnostik mit nuklearmedizinischen Verfahren. Dtsch. med. Wschr. **45**, 2261 (1970a).
FRITSCH, W.P., HAUSAMEN, T.U., RICK, W.: Beziehungen der Serumgastrinkonzentration zur Funktion und Histologie der Magenschleimhaut. Verh. dtsch. Ges. inn. Med. **77**, 507 (1971).
FRITSCH, W.P., MÜLLER, J., RICK, W., HAUSAMEN, T.U.: Serumgastrinspiegel und Magenresektion bei Patienten mit Ulcus pepticum. Dtsch. med. Wschr. **97**, 1945 (1972).
FRITSCH, W.P., MÜLLER, J., RICK, W., HAUSAMEN, T.U.: Serum-Gastrinspiegel und Magensekretion nach Magenteilresektionen bzw. Gastrektomie. Mitteilung, 79. Tagung Dtsch. Ges. Inn. Med., Wiesbaden 21.IV.-3.V.1973.
GITS, J., GERBER, G.B.: Electrolyte loss, the main cause of death from the gastrointestinal syndrome. Radiat. Res. **55**, 18 (1973).
GOTTSCHALK, R.G., BELL, P., MILLER, PH.O.: Localisation of sulfat S^{35} in human gastointestinal carcinomas. Cancer Res. **14**, 911 (1965).
GREENWALD, A.J., MILLER, D.L., REINKEN, B., SCHEDL, H.P.: Non-absorbed indicators für clinical studies using testmeals: comparison of polyethylene glycol (PEG) phenol red (PR) and Cr-51 C13 (Cr-51). Gastroenterology **62**, 758a (1972).
GRIFFITH, G.H., OWEN, G.M., CAMPELL, P.H., SHIELDS, R.: Gastric emptying in health and in gastroduodenal disease. Gastroenterology **54**, 345 (1968).
GRIFFITH, G.H., OWEN, G.M., KIRKMAN, S., SHIELDS, R.: Measurement of rats of gastric emptying using Chromium-51. Lancet **1966 I**, 1244.
GREGOR, O., ANDRYSEK, O., BEDHAR, B.: Makroautoradiography with radiophosphorus in cancer of the stomach. Gut **6**, 234 (1965).
GREGORY, R.A., TRACY, H.J.: Constitution and properties of two gastrins, extracted from hog antral mucosa. J. Physiol. (London) **169**, 189 (1963).
GREGORY, R.A., TRACY, H.J.: Constitution and prop-

erties of two gastrins, extracted from hog antral mucosa. Gut **5**, 103 (1964).

HANSKI, J., CAIN, M.D.: Radioimmunoassay of gastrin in human serum. Lancet **1969 II**, 1388.

HANSKI, J., SOVENY, C., KORMAN, M.G.: Effect of secretion on serum gastrin as measured by immunoassay. Gastroenterology **61**, 62 (1971).

HARPER, P.V.: Medical Radioisotope Scintigraphy, Vol. II, Disk.-Bemerkung. p. 750. Wien: IAEA 1969.

HARPER, P.V., ANROS, G., LATHROP, K.: Preliminary observations in the use of six-hour Tc^{99m} as a tracer in biology and medicine. Argonne Cancer Research Hospital Semiannual Report to the Atomic Energy Commission **18**, 76 (1962).

HARPER, P.V., LATHROP, K.A., JIMENETZ, F., FINK, R., GOTTSCHALK, A.: Technitium 99m as a scanning agent. Radiology **85**, 101 (1965).

HARVEY, R.F., MACKIE, D.B., BROWN, N.J.G., KEELING, D.H., DAVIES, W.T.: Measurement of gastric emptying time with a gamma-camera. Lancet **1970 I**, 16.

HAUSAMEN, T.U., FRITSCH, W.P.: Zur Physiologie und Pathophysiologie des Gastrins. Klin. Wschr. **51**, 937 (1973).

HEADING, R.C., TOTHILL, P., LAIDLAW, A.J., et al.: An evaluation of ^{113}In-DTPA chelate in the measurement of gastric emptying by scintiscanning. Gut **12**, 611 (1971).

HELL, K., FRIDRICH, R., GRUBER, U.F.: Kasuistischer Beitrag zum diagnostischen Wert der Magenszintigraphie. Schweiz. med. Wschr. **22**, 16 (1969).

HERBERT, V.: Detection of Malabsorption of Vit B_{12} due to gastric or intestinal dysfunction. Semin. Nucl. Med. **2**, 220 (1972).

HOPKINS, A.: Detection of Malabsorption of Vit B_{12} due to gastric or intestinal dysfunction. Semin. Nucl. Med. **182**, 144 (1966).

HUBEL, K.A.: Effects of pentagastrin and cholecystokinin on intestinal transport of ions and water in the rat. Proc. Soc. exp. Biol. (N.Y.) **140**, 670 (1972).

HUNT, J.N., SPURELL, W.R.: The pattern of emptying of the human stomach. J. Physiol. (London) **113**, 157 (1951).

IRVINE, W.J., STEWART, A.G., LOUGHLIN, G.P., TOTHILL, P.: Appraisal of the application of ^{99m}Tc in the assessmant of gastric function. Lancet **1967/23**, 643.

JAROS, R., SCHUSSHEIM, A., LEVY, L.M.: Preoperative diagnosis of bleeding Meckel's Diverticulum utilizing technetium-99m pertechnetate scintiimaging. J. Pediat. **82**, 45 (1973).

JONES, E.A., YOUNG, W.B., MORSON, B.C., DAWSON, A.M.: A study of six patients with hypertrophy of the gastric mucosa with particular reference to albumin metabolism. Gut **13**, 270 (1972).

JONES, T., CLARK, J.C., KOCAK, N., COX, R., GLASS, W.: Measurement of gastric emptying using scintillation camera and ^{129}Cs. Brit. J. Radiol. **43**, 537 (1970).

KAESS, H., MERIADEK, B.: Dosage Radioimmunologique de la Gastrine mise au point du dosage et resultats cliniques. Symp. Radioimmunoassay, Istanbul, September 1973. Wien: IAEA 1974.

KOLTS, B., MCGUIGAN, J.E.: Direct demonstration of gastrin synthesis. Gastroenterology **64**, 862a (1973).

KORMAN, M.G., LAVER, M.C., HANKY, J.: Hypergastrinaemia in chronic renal failure. Brit. med. J. **1**, 209 (1972).

KORMAN, M.G., SOVENY, C., HANSKY, J.: Serum gastrin in duodenal ulcer. Gut **12**, 899 (1971).

KORMAN, M.G., SOVENY, C., HANSKI, J.: Glucagon, gastrin and the Zollinger-Ellison syndrome. Gastroenterology **64**, 756a (1973).

KRÖNERT, E., WOLF, F., HÖFKE, R.: Tc^{99m} in der Magendiagnostik, szintigraphische und funktionsdiagnostische Befunde. In: Ergebnisse der klinischen Nuklearmedizin (Hrsg. W. HORST, H.W. PABST), S. 608. Stuttgart-New York: F.K. Schattauer 1971.

LAMBLING, A.J., BERNIER, J.: Functional study of normal and pathological gastric secretion. Biological diagnosis of gastritis. True achlorhydria and relative achlorhydria. Gastroenterologia (Basel) **92**, 335 (1959).

LAVENDER, J.P.: Disk. Bemerkung, Medical Radioisotope Scintigraphy, Vol. II, p. 750. Wien: IAEA 1969.

LOGOTHETOULOS, J.H., MYANT, N.B.: Concentration of radioiodine by the stomach. J. Physiol. (London) **133**, 213 (1965).

MCGUIGAN, J.E.: Immunochemical studies with synthetic human gastrin. Gastroenterology **54**, 1005 (1968).

MCGUIGAN, J.E.: On the distribution and release of gastrin. Gastroenterology **64**, 497 (1973).

MCGUIGAN, J.E., ISAZA, J., LANDOR, J.H.: Relationships of gastrin dose, serumgastrin and acid secretion. Gastroenterology **61**, 659 (1971).

MCGUIGAN, J.E., JAFFE, B.M., NEWTON, W.T.: Immunochemical measurements of endogenous gastrin release. Gastroenterology **59**, 499 (1970).

MCGUIGAN, J.E., THOMAS, H.F.: Physiological and immunological studies with desamidogastrin. Gastroenterology **62**, 553 (1972).

MCGUIGAN, J.E., TRUDEAU, W.L.: Immunochemical measurement of elevated levels of gastrin in the serum of patients with pancreatic tumors of the Zollinger-Ellison variety. New Engl. J. Med. **278**, 1308 (1968).

MCGUIGAN, J.E., TRUDEAU, W.L.: Studies with antibodies to gastrin: radioimmunoassay in human serum and physiological studies. Gastroenterology **58**, 139 (1970).

MCHARDEN, G., ALEXANDER, W.D., KENNEDY, I.: Isotope uptake and scanning of stomach in man with ^{99m}Tc-pertechnetate. Lancet **1967 I**, 1305.

MELDOLESI, U.G., TAROLO, L., RONCARI, G.: La scintigrafia gastria con J^{131} ricievi clinici e esperimentali. Nunt. radiol. (Roma) **31**, 334 (1965).

MARTINEZ-VILLASENOR, D.: Disk. Bemerkung, Medical Radioisotope Scintigraphy, Vol. II, p. 750. Wien: IAEA 1969.

NAKAYAMA, K.: Die Frühdiagnose des Karzinoms im Verdauungstrakt durch P^{32}. Z. Krebsforsch. **61**, 22 (1956).

NELSON, R.S.: Die Verwendung radioaktiver Isotope (P^{32}) für die Diagnose maligner Tumoren des Magen-Darmtraktes. Triangel **9**/5, 179 (1970).

NELSON, R.S., DEWEY, W.C., ROSE, R.G.: The use of radioactive phosphorus 32 and a miniature Geiger tube to detect malignant neoplasia of the gastrointestinal tract. Gastroenterology **46**, 6 (1964).

O'BRIEN, P., SILEN, W.: Effect of bile salts and aspirin on the gastric mucosal blood flow. Gastroenterology **64**, 246 (1973).

OTTO, D., HORWITH, N.H., KURTMAN, R.S., LOFSTROM, J.E.: Radioactive I^{131} and P^{32} as aids in the diagnosis of lesion of the stomach. Amer. J. Roentgenol. **91**, 784 (1964).

POULAKOS, L., KENT, T.H.: Gastric emptying and small intestinal propulsion in fed and fasted rats. Gastroenterology **62**, 795b (1972).

PURDON, R.A., BASS, P.: Gastric and intestinal transit in rats measured by a radioactive test meal. Gastroenterology **64**, 986 (1973).

RAPTIS, S., SCHRÖDER, K.E., ROTENBUCHNER, G., STRAUB, K., BIRK, K., PFEIFFER, E.F.: Gastrinbestimmung. Klausurtagg. des Sonderforschungsber. 87-Endokrinologie, Ulm 1972.

RICCABONA, G.: Jodidtransport im Verdauungstrakt von Meerschweinchen. Rad. Isotop. Klinik und Forschg. (Eds. H. FELLINGER, R. HÖFER), Bd. 6, S. 74. München-Wien: Urban & Schwarzenberg 1965.

RICCABONA, G., PORPACZY, F.: Radiojod in der Differentialdiagnose benigner und maligner Magenerkrankungen. Acta gastro-ent. belg. **28**, 803 (1965).

ROYSTON, C.M.S., BREW, S.S.J., GARNHAM, J.R., STAGG, B.H., POLAK, J.: The Zollinger-Ellison syndrome due to an infiltrating tumor of the stomach. Gut **13**, 638 (1972).

SAHADEVAN, V., FRASER, R.: Pseudoangiotensin II in gastric juice. Hormone Metab. Res. **4**, 210 (1972).

SALAMANCA DE, F.E.: Arch. Méd. exp. **12**, 17 (1949).

SALGANIK, R.I., ARGUTINSKAYA, S.V., BERSIMBAEV, R.I.: The stimulating action of gastrin pentapeptide, histamine and cyclic adenosine, 3'5'-monophosphate on carbonic anhydrase in rat stomach. Experientia (Basel) **28**/10, 1190 (1972).

SANDERS, M.G., SCHIMMEL, E.M.: Gastrin. Amer. J. Med. **49**, 380 (1970).

SEIFERT, E., HUNDESHAGEN, H., DITTMANN, A., PAUL, F.: Korrelation zwischen gastroskopischen und szintigraphischen Befunden am Magen. Mitteilung, 8. Jahrestagung Ges. Nuklearmedizin, Sept. 1970, Hannover.

SETÄLÄ, K., SIURALA, M., NYYSSÖNEN, O., TARKIAINEN, E.: Quantitative threedimensional scintillography of the stomach with technetium (^{99m}Tc). Acta radiol. (Stockh.), Suppl. **273** (1967).

SHANBOUR, L.L.: Mechanism of action of alcohol on the rat gastric mucosa. Gastroenterology **62**, 809b (1972).

SIELAFF, H.J.: Erweiterte radiologische Magendiagnostik mittels endoskopischer Biopsie und Isotopenanwendung. 47. Tagung Röntgen-Strahlen. Stuttgart: Thieme 1967.

SOTGIU, G.: Physiopathology of gastroduodenal activity. Kap.: BARBARA, L.: Electrical and electromanometric activity and radiological aspects of duodenal motility. Rass. Clin. Ter. **47**, 36 (1970).

STADIL, F.: Effect of vagotomy and gastrin release during insulin hypoglycaemia in ulcer patients. Scand. J. Gastroent. **7**, 225 (1972).

STADIL, F., REHFELD, J.F.: Preparation of ^{125}J-Labelled synthetic human Gastrin I for Radioimmunoanalysis. Scand. J. clin. Lab. Invest. **30**, 4, 361 (1972).

STERN, D.H., WALSH, J.H.: Gastrin release in postoperative ulcer patients: evidence for release of duodenal gastrin. Gastroenterology **64**, 363 (1973).

TANSY, M.F., HOHENLEITNER, F.J., SEABROOK, M.L.: Quantitative distribution of serotonine in the gastric mucosa of the dog. Surg. Gynec. Obstet. **136**, 23 (1973).

TRUDEAU, W.L., McGUIGAN, J.E.: Serum gastrin levels in patients with peptic ulcer disease. Gastroenterology **59**, 6 (1970).

TRUDEAU, W.L., McGUIGAN, J.E.: Relationship between serum gastrin levels and rates of gastric hydrochloric acid secretion. New Engl. J. Med. **284**, 408 (1971).

TRUDEAU, W.L., McGUIGAN, J.E.: Serum and tissue gastrin measurments in patients with carcinoma of the stomach. Gastroenterology **62**, 822b (1972).

WADELL, W.R., LYTHGOE, J.P., MONACO, J.P.: Immunological studies of gastrin. Science **134**, 2099 (1961).

WALSH, J.H., YALOW, R.S., BERSON, S.A.: The effect of atropine on plasma gastrin response to feeding. Gastroenterology **60**, 16 (1971).

WINKLER, C., AKHTAR, M., PASCHKE, K.G.: Experimentelle und klinische Untersuchungen über ein neues Verfahren zur Magenszintigraphie. In: Ergebnisse der klinischen Nuklearmedizin (Hrsg. W. HORST, H.W. PABST), S. 605. Stuttgart-New York: F.K. Schattauer 1971.

YALOW, R.S., BERSON, S.A.: Radioimmunoassay of Gastrin, Gastroenterology **58**, 1 (1970).

ZITA, G.: Aussagemöglichkeiten bei Magenuntersuchungen mit ^{99m}Tc-Pertechnetat. 8. Jahrestagung Ges. Nuklearmedizin, Hannover Sept. 1970.

ZITA, G.: Gyomorvizsgalat izotop-eljarasokkal. Magy. Radiol. **23**, 293 (1971a).

ZITA, G.: Aktivitätskurvencharakteristik beim normalen und patholologischen Magen. Nuccompact **59**, 1971b.

ZITA, G., HAYR, A., UIBERRAK, H., CSIRIK, J.: Die Problematik des Gastrin-RIA. In: Nuklearmedizin, Fortschritte der Nuklearmedizin in klinischer und technologischer Sicht (Hrsg. H.W. PABST, G. HÖR, H.A.E. SCHMIDT), S. 623. Stuttgart-New York: F.K. Schattauer 1975.

B. Leber und Gallenwege

Von

FRIEDRICH WOLF und EKKEFRIED KRÖNERT

Mit 53 Abbildungen

1. Einleitung

Der nuklearmedizinische Beitrag bildet eine Facette im Gesamtbezug der modernen Hepatologie. Bei umfangreicher, rasch wachsender Detailkenntnis klinischer, morphologischer und biochemischer Fakten steht er methodisch im Schnittpunkt verschiedener Betrachtungsweisen und erfordert grenzüberschreitende Information und enge interdisziplinäre Kooperation. Der begleitende Einsatz komplementärer röntgenologischer, endoskopisch-bioptischer, sonographischer oder weiterer Methoden ist häufig zwingend.

Leberuntersuchungen stellen ca. 12–15% der nuklearmedizinischen in vivo-Untersuchungen. Für die derzeit im Vordergrund stehenden Organ-abbildenden Techniken ist eine gewisse Standardisierung von Indikation, Untersuchungstechnik und Auswertekriterien festzustellen. Darüberhinaus muß den noch weniger ausgeschöpften dynamischen, funktionsanalytischen Verfahren Raum gegeben werden. Erst in den letzten Jahren wurden durch schnelle Kamerasysteme und Einführung neuer Testsubstanzen ältere biologische Untersuchungskonzepte praktisch durchführbar. Möglichkeiten, Modifikationen und Grenzen sind teilweise noch nicht abschließend zu bewerten, stichwortartige Literaturhinweise sollen den Zugang ermöglichen. Auf eine für die Entwicklung der Methoden interessante Vollständigkeit der Dokumentation muß verzichtet werden.

2. Anatomische, physiologische, klinische Vorbemerkungen

Die Grundlagen von Anatomie und Physiologie der Leber, der Gallenwege und der Gallenblase unter nuklearmedizinischen und radiologischen Gesichtspunkten sind anderenorts detailliert dargestellt (DE LAND u. WAGNER, 1973; IIO et al., 1974; in Band XII/1 dieses Handbuches – LINDERQUIST, 1976; MÜNSTER, 1976; RÖSCH, 1976; SWART et al., 1976).

Einige unter nuklearmedizinischem Aspekt zu berücksichtigende Besonderheiten der Leber sind: die Organgröße mit ihrer starken Abhängigkeit vom Blutgehalt – die ausgeprägte biologische Variabilität im Organzuschnitt – die erhebliche Abhängigkeit in Form und Lage von Körperposition, Respiration, Veränderungen der angrenzenden Strukturen einschließlich der Gallenwege und der Gallenblase – der hohe Anteil der Elemente des RES mit über 25% der Gesamtzellzahl der Leber als anatomisch integrierte, funktionell scharf von den Hepatozyten abgrenzbare Population – die doppelte Blutversorgung durch A.hepatica und den enteroportalen — funktionsbezogenen — Kreislauf mit der Problematik der portalen Hypertonie sowie extra- und intrahepatischer Kurzschlußverbindungen — die weitgehend geklärte Zuordnung subzellulärer Strukturen zu umrissenen Partialfunktionen — das breite Spektrum biochemischer Leistungen mit einem praktischen Schwerpunkt der Cholestase — die stark variierende chemische Zusammensetzung des Organs, beispielsweise des Fett- und Lipidanteils mit kontinuierlichem Übergang von physiologischen Speicher- zu pathologischen Ablagerungsvorgängen — die mannigfache Beteiligung der Leber an primär nicht hepatischen Erkrankungen.

Zusammenfassende Darstellungen des Standes von Leberklinik und -forschung geben BOCKUS, 1976; DEMLING, 1973; POPPER u. SCHAFFNER, 1970; SCHAFFNER et al., 1974; SHERLOCK, 1968; WALLNÖFER et al., 1974.

3. Radiopharmazeutika

Die Vielzahl der biologischen Leistungen der Leber und der daraus folgenden Fragestellungen erfordern ein breites Spektrum von markierten Substanzen.

Die zwei praktisch wichtigsten Gruppen von Radiopharmazeutika, RES-pflichtige Stoffe und polygonalzellgängig-biliär ausgeschiedene Verbindungen sind in Tabelle 1 und 2 dargestellt.

Die *Strahlenbelastung* ist abhängig vom jeweiligen Radionuklid, von der Kinetik der Verbindung, von der durch Krankheitsprozesse verursachten Normabweichung in Anreicherung, Speicherung und Ausscheidungsvorgängen. Richtzahlen gibt Tabelle 3. Für die Technetium-markierten cholaffinen Verbindungen liegen gesicherte Zahlen noch nicht vor, sie sind hinsichtlich der Leber deutlich geringer als für ^{99m}Tc-Kolloide, für Gallenwege und Magen-Darm-Trakt niedriger als für ^{123}J-Bengalrosa anzusetzen.

Tabelle 1. RES-pflichtige, in der Leberdiagnostik benutzte markierte Verbindungen

^{32}P-Chromphosphat	DOBSON u. JONES, 1952
^{198}Au-Kolloid	SHEPPARD et al., 1951
-Kolloid (250Å)	VETTER et al., 1954
^{131}J-Humanserumalbumin-Mikroaggregate	HALPERN et al., 1956
-Fettemulsionen	SCHÖN et al., 1963; SABA et al., 1970, 1972
^{99m}Tc-Fettemulsion	HARPER et al., 1963
-Schwefelkolloid	HARPER et al., 1964
-Antimon-Sulfid-Kolloid	DEGROSSI et al., 1965; mod. AKHTAR, 1969
-HSA-Kolloidal	KORT, 1969
-Gelatine	POLLAHNE et al., 1970
-Dioxid	JOHNSON u. GOLLAN, 1970
-Natriumphytat	SUBRAMANIAN et al., 1973
^{113m}In-Hydroxid-Kolloid	
(Gelatine)	GOODWIN et al., 1966
(Mannitol)	SEWATKAR et al., 1970
-Fe-Partikel	COLOMBETTI et al., 1969
-Acetonyl-Acetat	SINN et al., 1974

Tabelle 2. Polygonalzellpflichtige und cholaffine Testsubstanzen, markiert mit gebräuchlichen Radionukliden

^{131}J-Gallenkontrastmittel	OESER u. BILLON, 1952; KIMBEL et al., 1955
-Bengalrosa	TAPLIN et al., 1955
-Bromsulfan	TUBIS et al., 1961
-Toluidinblau	CZERNIAK et al., 1973
-Asialo-Human-Choriogonadotropin	BIRKEN U. CANFIELD, 1974; VAN RIJK et al., 1975
-Joglycamsäure	BUTTERMANN et al., 1975
^{99m}Tc-Toluidinblau	YEH, 1968
-Penicillamin	KRISHNAMURTHY et al., 1972
-Dihydrothioctsäure	TONKIN u. DE LAND, 1974
-Mercaptid-Komplexe	JACKSEN et al., 1973
-Mercapto-iso-buttersäure	LIN et al., 1974
-Protamin-Komplex	SPENCER, 1974
-Tetracylin	FLIEGEL, 1974
-IDA = Imino-diacetat-Verbindungen	HARVEY et al., 1975
-Pyridoxal-Aminosäuren-Komplexe	BAKER et al., 1974, 1975
	FOTOPOULOS et al., 1977
^{123}J-Bromsulfan	GORIS, 1973; BRITTON et al., 1975
-Indocyaningrün	ANSARI, 1975
-Jodtetrinsäure	BUTTERMANN et al., 1974
-Bengalrosa	SERAFINI et al., 1975
^{11}C-Kohlenstoff-aminonitrile	WINSTEAD et al., 1975

Tabelle 3. Strahlenbelastung bei Leberuntersuchung mit RES-pflichtigen Kolloiden verschiedener Radionuklide in Abhängigkeit von unterschiedlichem Schweregrad der Lebererkrankung, sowie mit ^{131}J- und ^{123}J-Bengalrosa als Farbstoff (nach KAUL u. ROEDLER, 1978 und mird Dose report nr. 7, SMITH (Ed.) 1975)

Radiopharmazeutikum	Leber-erkrankung	Energiedosis (mrad/μCi)				
		Leber	Milz	Ovarien	Testes	rotes Knochenmark
^{198}Au-Kolloid	keine	39	12	0,14	0,035	2,7
	leichter	24	38	0,27	0,11	4,5
	schwer	19	56	0,47	0,19	8,9
^{99m}Tc-Schwefelkolloid	keine	0,34	0,21	0,0056	0,0011	0,027
	leichter	0,21	0,28	0,0081	0,0021	0,045
	schwer	0,16	0,42	0,012	0,0032	0,079
^{113m}In-Kolloid		0,48		0,0025	0,0011	0,020
^{131}J-Bengalrosa		0,8		1,6	0,14	0,32 unterer Dickdarm 35
^{123}J-Bengalrosa		0,19		0,28	0,014	0,08 unterer Dickdarm 15

Über *Nebenwirkungen* der gängigen Testsubstanzen liegen nur wenige Mitteilungen vor. ATKINS et al., 1973 erfaßten in einer Erhebung der American Society of Nuclear Medicine 51 Zwischenfälle bei Anwendung von ^{99m}Tc-Sulfur- und ^{113m}In-Kolloid von insgesamt 142 gemeldeten Fällen: 13mal wurden Pyrogene oder mangelnde Sterilität der Präparation, in 9 Fällen toxisch-pharmakologische (nicht näher definierte) Ursachen nachgewiesen – in 29, also mehr als der Hälfte, lagen allergische oder Überempfindlichkeitsreaktionen vor ("most likely to the stabilizers used"). Keiner der Zwischenfälle verlief tödlich. Die Wahrscheinlichkeit für das Auftreten von Nebenwirkungen kann mit etwa 1:10000 angesetzt werden, d.h. um 1–2 Zehnerpotenzen günstiger als bei Röntgenkontrastmitteln unvermeidbar. Vorkehrungen für Notfallbehandlung sind trotzdem sinnvoll. RHODES u. WAGNER, 1974 geben Hinweise für Prüfung und Bewertung von Zwischenfällen.

4. Untersuchungsmethoden von Durchblutung und Partialfunktionen der Leber

4.1. Messung der Leberdurchblutung durch nicht invasive Verfahren

"The measurement of hepatic blood flow has been a highly desirable if somewhat elusive goal in the establishment of hepatic physiopathology. Today, thirty years following the original methodologic description [1] it is uncertain whether any technique can produce reliable flow data under all circumstances" (BRADLEY, E.L., 1974).

Clearance-Methoden. Entsprechend dem Fickschen Prinzip ergibt sich bei selektiver Entnahme einer Testsubstanz das Stromzeitvolumen ($\dot{V}$) eines Organs aus dem Verhältnis der pro Zeiteinheit entnommenen Substanzmenge ($\dot{m}$) und der arterio-venösen Konzentrationsdifferenz:

$$\dot{V} = \dot{m}/(c_{\text{zuführend}} - c_{\text{abführend}}) \text{ (ml/min)}.$$

Unter den (Ideal-)Bedingungen einer sofortigen Gleichverteilung der Testsubstanz im Intravasalraum, ihrer vollständigen Entnahme ausschließlich durch die Leber und einer auch für A.hepatica und Pfortader repräsentativen peripheren Aktivitätskonzentration vereinfacht sich die Beziehung nach Einmalinjektion (single shot) zu:

$$\dot{V} = k \cdot \text{BV} \text{ (ml/min)}$$

mit k = Eliminationskonstante (min^{-1}) der Blut-Zeitaktivitätskurve $c(t) = c_0 \cdot e^{-kt}$; BV = Blutvolumen (ml).

4.1.1. Kolloidclearance mittels Einzeldetektormessung

Nach tierexperimentellen Studien von SHEPPARD et al., 1951 über die weitgehend selektive Raffung von intravenös injizierten Kolloiden durch das RES von Leber und Milz berichteten DOBSON und JONES, 1952 erstmals über die Bestimmung der Leberdurchblutung am Menschen mit ^{32}P-Chromphosphat im fallenden Plasmaspiegel.

1954 führten VETTER et al. kolloidales ^{198}Au als extern meßbaren Gammastrahler zunächst gut definierter Kolloidteilchengröße von 25–30 nm ein. Die Registrierung der Eliminationskurve über der Präkordial-, Schläfen- oder Oberschenkelregion ohne wieder-

---
[1] nach dem Fickschen Prinzip durch Bromsulfalein-Dauerinfusion und Lebervenenkatheterismus (BRADLEY, S.E. et al., 1945)

holte Blutentnahme wurde möglich. Ebenso die Erfassung der Raffungskurve über der Leber.

Wegen der nicht vollständigen Entnahme des Kolloids in einer Leberpassage fand der Begriff des „minimalen Leberstromvolumens" Eingang, entsprechend

$$\dot{V} = \frac{1}{E} \cdot k \cdot BV \text{ (ml/min)} - \text{mit Extraktionseffizienz}$$

$$E = \frac{c_{\text{zuführend}} - c_{\text{hep. venös}}}{c_{\text{zuführend}}}, \quad E < 1,00.$$

Für Normalfälle ergaben sich zunächst plausible Werte zwischen 1200 und 1600 ml/min. Die Befunde verschiedener Arbeitsgruppen enthält Tabelle 8 (s. 794).

Variierende Teilchengrößen der Kolloidchargen (HÖFER et al., 1968), insbesondere Übergang auf ^{99m}Tc- und ^{113m}In-Kolloide, und zunehmende klinische Erfahrungen mit überproportional niedrigen Durchblutungswerten bei Kollateralkreisläufen (PLAYOUST et al., 1959, SHALDON et al., 1961) schränkten den diagnostischen Wert der Untersuchung ein. Geblieben sind jedoch Ansätze, über die Geschwindigkeit der Kolloidentnahme die Durchblutungsverhältnisse der Leber im Rahmen der RES-Szintigraphie abzuschätzen. ^{99m}Tc- und ^{113m}In-Kolloide weisen dabei im allgemeinen kürzere Halbwertzeiten als das klassische Standardkolloid ^{198}Au auf (ADLUNG et al., 1972; DESGREZ et al., 1971; HAAS et al., 1968; HAUBOLD, 1971; MUNDSCHENK et al., 1971; WOLF et al., 1971).

Aus zahlreichen Arbeiten mit verbessertem Untersuchungsmodus oder Einführung von Korrekturgrößen seien erwähnt: externe Korrektur für die unterschiedliche Leber- und Milzentnahme aus dem Endzustand der Raffung (SCHLICHTING et al., 1972; SZANTAY et al., 1972); Messungen am teilabgeschirmten Ganzkörpermeßplatz mit variierter Abdeckung (TKOCZ et al., 1971); Untersuchung mit ^{99m}Tc-Sulfurkolloid als hepatisch geraffter, anschließend ^{99m}Tc-Pertechnetat als inerter Testsubstanz, injiziert in die A. mesenterica, zur Bestimmung der Entnahmeeffizienz und hepato-systemischer Shunt-Volumina (BRADLEY et al., 1974); 4-Kompartment-Modell-Berechnung bei voller Erfassung von Leber und Milz, zusätzlicher Aortenregistrierung (DE NARDO et al., 1976).

HALPERN et al., 1956 führten als RES-pflichtige Testsubstanz mikroaggregiertes, radiojodmarkiertes Serumalbumin ein. Im Gegensatz zu biologisch stabilen Kolloiden, die in den Kupfferschen Sternzellen verweilen, erlauben Albumin-Mikroaggregate höhere Substanzbelastung, da durch körpereigene Enzyme ihr Abbau sichergestellt ist (YAMADA et al., 1971: HWZ des Leberabtransports 4–5 Std). Kritische Menge und andere kinetisch wichtige Größen, auch für die RES-Funktionsprüfung, wurden bestimmbar. BENACERRAF et al., 1957 definierte den Phagocytoseindex k, analog der Eliminationskonstanten, die kritische RES-Dosis als $k \cdot D$/Maximalwert von k, mit D = applizierter Dosis. Als wichtigste Verknüpfung folgt die Dosisabhängigkeit der Eliminationskonstanten ($k \cdot D$ = const) oberhalb der kritischen Dosis. Beim Tier (der Maus) läßt sich für applizierte Substanzmengen zwischen 0,025 und 0,250 mg/100 g Körpergewicht die Dosisunabhängigkeit des Leberstromvolumens mit $1,3 \pm 0,2$ ml/g/min sichern. Zusätzliche Aussagen über die metabolische RES-Funktion werden aus der Geschwindigkeit des Abbaus gewonnen (KITANI u. TAPLIN, 1972; TAPLIN et al., 1961; WAGNER et al., 1963; YAMADA et al., 1969).

Ähnlich den Albumin-Mikroaggregaten werden in den Kupfferschen Sternzellen Fettemulsionen abgebaut (SABA et al., 1972); ^{99m}Tc-Dioxid (JOHNSON u. GOLLAN, 1970) geht mit einer Halbwertzeit von wenigen Stunden als Pertechnetat wieder in Lösung.

Zusammenfassend erlauben die besprochenen Clearanceverfahren eine Abschätzung der Lebergesamtdurchblutung; eine exakte Messung wird eingeschränkt durch den Einfluß der Teilchengröße der Kolloide, die Beeinträchtigung der RES-Raffung durch bestimmte Erkrankungen und Wechselwirkungen (s.S. 782), die stark streuende Entnahmeeffizienz für Kolloide bei Kollateralumgehungen. Letztere Einschränkung gilt gleichermaßen für Katheterverfahren.

4.1.2. Kolloidclearance- und Perfusionsuntersuchung mittels dynamischer Kameraregistrierung

Einen Fortschritt gegenüber dem Abgriff von Aktivitätszeitverläufen über der Leber mit kollimierten Einzeldetektoren bedeutet die dynamische Kamerasequenz- und Funktionsuntersuchung der Leberdurchblutung. Gemeinsam ist den in Frage kommenden Verfahren die Erfassung eines möglichst großen Körperteilbereiches (neben repräsentativen Abschnitten der Leber oder des Gesamtorgans auch Milz, Herz, große Gefäße) nach Bolusinjektion der Testsubstanz. Geeignet sind sowohl hepatisch-geraffte Verbindungen (^{99m}Tc-Schwefelkolloid – ASAHARA u. UEDA, 1974; CARIDE et al., 1974; DE NARDO et al., 1974; WAXMAN et al., 1972; WOLF, 1976; Natriumphytat – JÄGGI et al., 1977) als auch inerte intravaskuläre Radiopharmazeutika („Szintiangiographie" – ^{99m}Tc-Pertechnetat – BIERSACK et al., 1975; FREEMAN u. MANDELL, 1972; ^{113m}Indium-Transferrin – HANELIN u. MENA, 1975).

Zur visuellen Beurteilung werden Szintiphotos in rascher Folge ab Erscheinen des Bolus in der Aorta gewonnen. Bei anfänglich deutlicher Erkennbarkeit von Milz und Nieren findet sich eine nur geringe Aktivitätsbelegung der Leber, entsprechend ihrem arteriellen Versorgungsanteil. In den folgenden 6–10 sek tritt mit portalem Einstrom eine gleichmäßige Zunahme der Impulsrate über den Leberabschnitten auf.

Auf einen zweigipfligen Kurvenverlauf des Durchblutungseinstroms in die Leber, zuerst durch A.hepatica-Anteil, einige Sekunden später über die Vena portae hatte erstmals UEDA, 1962 hingewiesen. Neben der Anstiegssteilheit beider Komponenten ist ihr zeitlicher Abstand von Interesse. Verschiedene Auswerteverfahren sind vorgeschlagen (CARIDE et al., 1974; GEORGE et al., 1974; SZILVASI et al., 1976; WOLF, 1976). BIERSACK et al., 1975 ermitteln einen Perfusionsquotienten durch Anwendung von ^{99m}Tc-Sulfurkolloid zur Definierung des Leberraffungsvolumens und anschließende ^{99m}Tc-Pertechnetat-Einstromuntersuchung. Eine Vereinheitlichung von Untersuchungstechnik und Auswertung steht noch aus.

4.1.3. Edelgas-Auswaschtechnik

Die Verwendung der ^{133}Xenon-Auswaschtechnik zur Messung der Leberdurchblutung nach Inhalation des Edelgases wurde von verschiedenen Autoren diskutiert (ARONSON et al., 1968; DIETZE et al., 1975; SCHMITZ-FEUERHAKE et al., 1973). Schwierigkeiten ergeben sich aus dem Einfluß der der Leber vorgeschalteten Organe sowie wechselnder Lipidlöslichkeit des Tracers. Die Zeitaktivitätskurven weisen multiexponentiellen Verlauf auf. OHNHAUS et al., 1976 versuchen eine Korrektur für die Leber überlagerndes, in der Exhalationsphase Xenon enthaltendes Lungengewebe.

4.1.4. Untersuchung mittels rektaler Instillation der Testsubstanz

Zur Beurteilung der Druckverhältnisse im Enteroportalkreislauf bei zirrhotischem Organumbau, bei Lebermetastasierung, zur Prüfung der Durchgängigkeit portocavaler Shunts finden rektale Resorptionsproben Verwendung. Für Na^{131}J-Jodid stellt sich über der Leber innerhalb von 5,3 ± 3,4 min, über dem Herzen innerhalb von 16 min ein Plateau der Impulsrate ein. Die Bewertung der Untersuchung ist unterschiedlich (DEMBSKI u. STRÖTGES, 1970; GILLESPIE et al., 1970; KRÖNERT et al., 1968; LEWITUS u. LAOR, 1968; HUYS u. VAN VAERENBERGH, 1968).

4.2. Messung der Leberdurchblutung durch invasive Verfahren

Einen unmittelbaren Zugang zum Enteroportalkreislauf bietet die intralienale Injektion der Testsubstanz oder die technisch schwierige Sondierung einer Umbilikalvene (HÖFER et al., 1967; UEDA et al., 1967).

4.2.1. Radioisotopen-Splenoportographie mittels inerter Substanzen

Im Normalfall wird ca. 6–10 sec nach intralienaler Injektion von ^{131}J-Hippursäure, ^{99m}Tc-Pertechnetat, RIHSA o.ä. ein steiler Anstieg der Impulsrate über der Leber beobachtet. Erst nach diesem Zeitpunkt nimmt die Impulsrate präkordial mit Maximum ca. 25 sec p.i. zu, während die Leberaktivität bereits auf etwa ein Drittel des Höchstwertes abgefallen ist (COTUL et al., 1974; KUBA et al., 1969; KUBA u. SEIDLOVA, 1972; LENTI et al., 1967; MAKARENKO et al., 1969; PARAF et al., 1974).

4.2.2. Radioisotopen-Splenoportographie und -Coeliaca-Angiographie mittels kapillar geraffter Substanzen

Die Injektion von Makroaggregaten intrasplenisch oder im Anschluß an die selektive oder superselektive Kontrastmittelangiographie intraarteriell liefert in unterschiedlichen Perfusionsmustern Aussagen über das versorgte Kapillarbett und im Irrigationsgebiet lokalisierte pathologische Prozesse. Methodisch liegt ein Vorteil in dem zeitlich hinreichend langen Erhaltenbleiben der Aktivitätsverteilung nach Injektion, so daß die Registrierung unter optimalen Untersuchungsbedingungen möglich ist (TAPLIN, 1971; UEDA et al., 1967; KUBA et al., 1967 mit intrahepatischer Injektion). Eine brauchbare Kenngröße bei intrasplenischer Injektion von MAA zum Nachweis porto-systemischer Shunts wurde der

$$\text{Shunt-Index} = \frac{\text{Impulse Lunge}}{\text{Impulse Lunge} + \text{Impulse Leber}} \cdot 100 \, (\%).$$

Sein Wert liegt im Normalfall unter 5%, da höchstens unbedeutende Anteile der injizierten Makroaggregate im Leberkapillarbett nicht fixiert werden. Die Leberzeitaktivitätskurve stellt die Integralkurve der von der Milz kommenden Aktivität dar (UEDA et al., 1967 – Abb. 1).

Nach Injektion der Makroaggregate in die Arteria coeliaca verteilt sich das Stromvolumen normalerweise gleichmäßig auf Leber und Milz; Hinweise für eine laminare Strömung bei GATES u. DORE, 1973; KARRAN et al., 1975. Über die intraportale und intraarterielle ^{133}Xe-Anwendung nach der klassischen Auswaschtechnik berichten BUCHALI et al., 1974; DIETZ et al., 1975; KUNZLI u. FRIDRICH, 1972; STRANDELL et al., 1973; UEDA et al., 1971. Die Erscheinungszeit des Edelgases in der Exspirationsluft ergibt unmittelbare Hinweise für porto-systemische Shunts. Als Arbeiten unter Anwendung der Indikatorverdünnungstechnik mit hepatovenöser Messung seien angeführt HUET et al., 1973 (^{51}Cr-Erythrozyten); COHN et al., 1970 (^{131}J-Albumin).

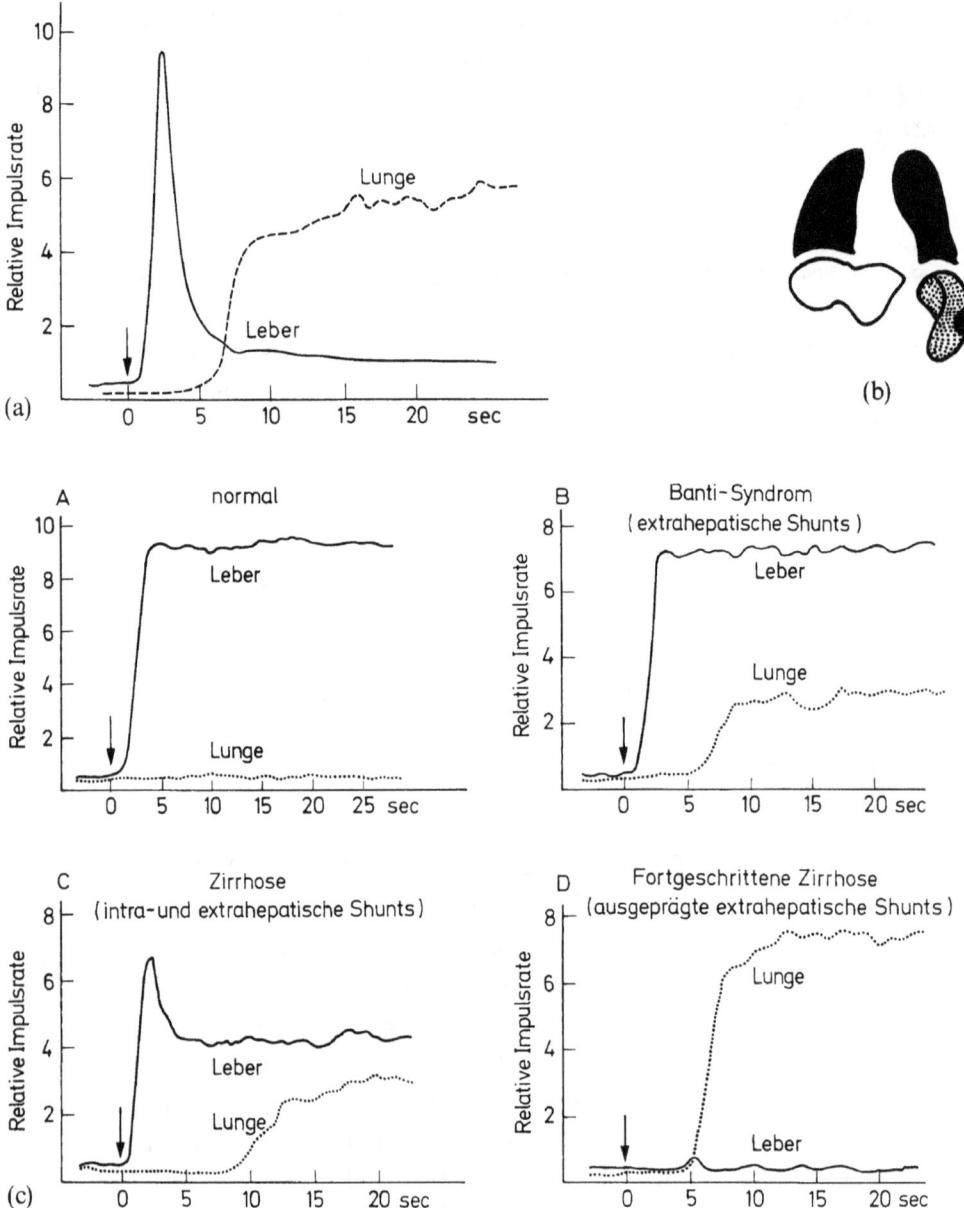

Abb. 1. Portocavale Shuntvolumenbestimmung durch intrasplenische Partikelinjektion. (a) Aktivitätszeitkurven über Leber und Lunge bei fortgeschrittener Leberzirrhose mit portaler Anflutung, jedoch fehlender hepatischer und fast ausschließlicher Lungenfixation. (b) Schematische Aktivitätsverteilung. (c) Verhalten der Leber- und Lungenaktivität im Normalfall *A*, bei isolierten extrahepatischen Shunts — Banti-Syndrom *B*, bei intra- und extrahepatischen Shunts — Zirrhose *C*, sowie ausgeprägten extrahepatischen Shunts bei fortgeschrittener Zirrhose *D* (nach UEDA et al., 1967).

4.3. Untersuchungen der Eliminations- und Exkretions-Funktion

4.3.1. Voraussetzungen und Untersuchungsmethoden

Die Kenntnisse und diagnostischen Erfahrungen mit drei Gruppen leberzellpflichtiger Substanzen bildeten die Ausgangsbasis für die Entwicklung nuklearmedizinischer Verfahren: polygonalzellpflichtige Farbstoffe (beginnend mit Einführung des Bromthaleins durch ROSENTHAL u. WHITE, 1925); gallenpflichtige Röntgenkontrastmittel (Lit. s. SWART et al., 1976, Bd. XII/1 dieses Handbuches); begrenzt Bilirubin und andere physiologisch auszuscheidende körpereigene Substanzen.

In der Forschung und praktischen Anwendung dominieren körperfremde Testsubstanzen. 1955 markierten TAPLIN et al. durch Ionenaustausch Bengalrosa mit ^{131}J und wiesen eine unterschiedlich rasche Entnahme aus dem Blut und entsprechend verzögerte Aufnahme und Ausscheidung durch die Leber bei verschiedenen Erkrankungen nach. GLASER et al., 1959 bewiesen an der Ratte die Einlagerung im Leberparenchym. Die Entwicklung weiterer polygonalzellpflichtiger Substanzen ist in Tabelle 2 zusammengefaßt. Gemeinsam ist sämtlichen interessierenden Stoffen über die Leberraffung hinaus die mehr oder weniger rasche Ausscheidung über das Gallensystem. Die externe Messung über Blut, Leber, Gallenblase und Oberbauch liefert Informationen über den Exkretionsvorgang.

Als gemeinsame chemische Eigenschaften der inhomogenen Gruppe der hepatobiliär ausgeschiedenen endogenen und exogenen Substanzen stellt FIRNAU, 1976, empirisch zusammen:
1. Molekulargewicht zwischen 300 und 1000 mit relativ scharfer Abgrenzung nach niedrigeren Werten zugunsten der dann dominierenden renalen Ausscheidung;
2. zwingendes Vorhandensein einer stark polaren Gruppe, vorzugsweise ionisierbar (wie Carboxyl oder Sulfonsäure, basisch wie Amin); nahezu alle körpereigenen hepatobiliär ausgeschiedenen Substanzen sind organische Anionen, pKa = 5.
3. intramolekulare Konstellation zwischen polaren und nicht polaren Molekülabschnitten gekennzeichnet durch zwei oder mehr zyklische Strukturen in wenigstens zwei unterschiedlichen Ebenen (mit scharfer Trennung zwischen lipophilem und hydrophilem Pol);
4. kräftige Eiweißbindung als Voraussetzung für die Einschleppung des Anions vom Disse'schen Raum in die Hepatozyten mit Annahme eines unterschiedlich schnelleren aktiven Transport- oder Durchsatzmechanismus gegenüber den langsamer verlaufenden Konjugationsvorgängen bei allen endogenen und verschiedenen exogenen Substanzen (unter den markiert gängigen Verbindungen z.B. Bromthalein).

Über die Kinetik der klassischen polygonalzellpflichtigen Substanzen Bengalrosa und Bromthalein liegen zahlreiche tierexperimentelle Untersuchungen und Daten am Menschen vor (LUSHBAUGH et al., 1964 — mit ausführlicher Literatursammlung; WHEELER, 1960). Eine Abnahme der Eliminationskonstanten mit zunehmender injizierter Menge, entsprechend der Michaelis-Menten-Beziehung, ist abgesichert. Unterhalb Mengen von 0,88 mg/kg/min erfolgt eine gleichbleibende durchblutungsabhängige Entnahme (zusammenfassend IIO et al., 1974).

Zu berücksichtigen ist bei allen Überlegungen, daß die „Plasmaverschwinderate" generell kein quantitatives Maß der Leberzellfunktion ist, sondern die Resultante aus verschiedenartigen Einflüssen in der Transportkette von der Blutbahn bis zur definitiven Ausscheidung ins Duodenom darstellt (WERNZE u. SPECHT, 1976).

4.3.2. Auswerteverfahren

Unter Verzicht auf Einzelheiten einige allgemeine Anmerkungen zu Auswertemöglichkeiten bei Untersuchung derartiger Eliminations-/Exkretionsvorgänge:
a) Einfachste Verfahren beschränken sich auf die Bestimmung der Blutverschwinderate (= Elimination), wie beim klinisch-chemischen Bromthalein-Test, durch Messung zweier oder mehrerer Aktivitätskonzentrationen zu unterschiedlich definierten Zeitpunkten mit Quotientenbildung der Impulsraten von Serumproben oder von Oberflächenwerten über der Schläfen- oder Präkordialregion (HÖFFKEN et al., 1974; JOSEPH et al., 1977; NORDYKE u. BLAHD, 1959; ROSENTHALL, 1974; TORIZUKA et al., 1971).
b) Graphische oder digitale Auswertung der mehrfach exponentiell abfallenden Serumaktivitätszeitkurven mit Ermittlung einer ersten raschesten Halbwertzeit (HEINZEL et al., 1972; STRÖTGES et al., 1973; WOLF, 1967);

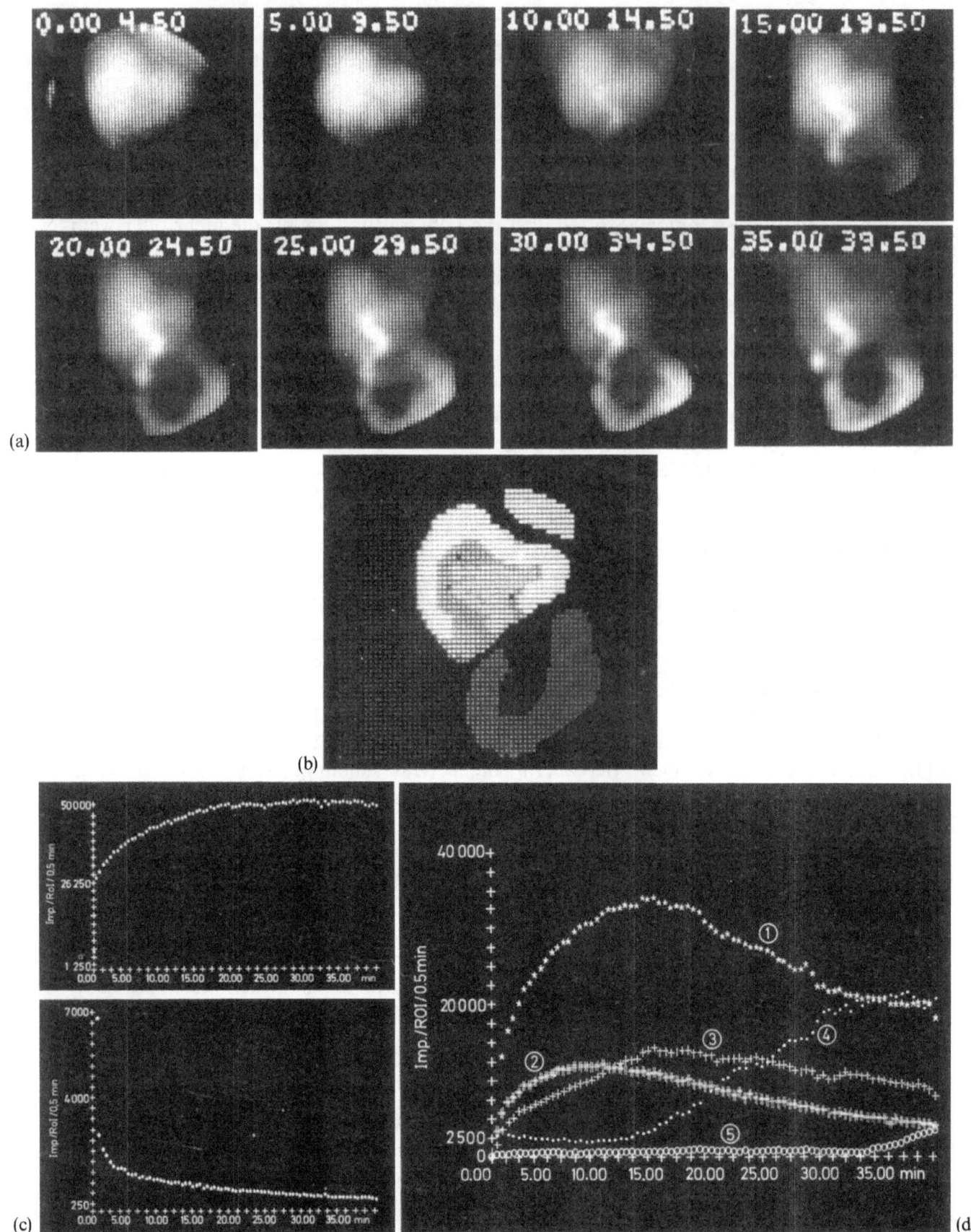

Abb. 2a–d. Hepatobiliäre Kamerafunktionsszintigraphie mit ^{99m}Tc-BIDA (divergierender Kollimator). (a) Computersequenz (Integrationszeit 5 min je Einzelbild, fortlaufende Zeitintervalle in Minuten am oberen Bildrand). (b) Regions of interest. (c) Aktivitätszeitkurven aus Gesamtuntersuchungsfeld (oben) und Blut bzw. Herz/Lunge (unten). (d) Aktivitätszeitkurven über Gesamtleber (*1*), peripheren (*2*), zentralen (*3*) Leberabschnitten, Dünndarm (*4*) und Gallenblase (*5*).
75 J., w.; chronische Cholangitis, Cholezystogramm unauffällig, sonographisch weite intrahepatische Gallengänge. Plasmatotalclearance (aus c, unten) 312 und 200 ml/min zur 10. und 30. min p.i.

c) Nach dem Vorschlag von LOWENSTEIN, 1956 Auswertung der Zeitaktivitätskurve auch über der Leber unter Mitberücksichtigung der Exkretion der Testsubstanz.

d) Messungen am Ganzkörpermeßplatz zur Bestimmung der Plasmaclearance unter Abschirmung der Leber- und Dünndarmregion (TKOCZ et al., 1971; SZILVASI et al., 1976).

e) Kinetische Ansätze nach 2-Kammer- bis Vielkammer-Modellen wurden erarbeitet (BRITTON, 1975; BUTTERMANN et al., 1975; KLAPDOR u. EPPERS, 1974; VARL u. HRIBAR, 1971; WAXMAN et al., 1970/1972b; ZEIDLER et al., 1971).

f) Gegenüberzustellen sind den Untersuchungen im fallenden Plasmaspiegel solche mit durch Dauerinfusion konstant gehaltenem Spiegel (FRIEDRICH et al., 1972).

g) Heute steht die sequenz- und funktionsszintigraphische Kamera-Untersuchung im Vordergrund, über die erstmals BURKE und HALKO, 1966 berichteten. Die Auswertekriterien folgen den angesprochenen Prinzipien. Die zweckmäßige Wahl der ROI erlaubt differenzierte Aussagen, insbesondere über die diagnostisch wertvollen intrahepatischen Aktivitätsverschiebungen von peripheren zu zentralen Organabschnitten (Abb. 2). Die in Fällen pathologisch gestörten Transports langfristige Kontrolle der verzögerten Dünndarmausscheidung der Testsubstanz bis zu 48 Std p.i., auf welche WAGNER und ANDERSON, 1967; YAMADA et al., 1968 (noch als Scanneruntersuchungen) hingewiesen hatten, wird praktikabel.

4.4. Kombinierte Untersuchung mit Kolloiden und hepatozellulär entnommenen Substanzen

In die Farbstoffclearance geht als wesentlicher Teilfaktor die Organdurchblutung ein. Durch geeignete Kombination von Kolloiden mit polygonalzellpflichtigen Substanzen wurde versucht, die durchblutungsunabhängige Parenchymfunktion durch das relative Extraktionsverhältnis für die benutzte hepatozellulär ausgeschiedene Substanz zu gewinnen.

Abbildung 19 (S. 795) zeigt neben den Verschiebungen in pathologischen Fällen einige tierexperimentelle Befunde unter selektiver Beeinträchtigung von Durchblutung oder Polygonalzellfunktion (WOLF, 1968).

Weitere Erfahrungen insbesondere mit dynamischer Kameratechnik liegen bisher nur in begrenztem Umfang vor (JOST et al., 1974; DE NARDO et al., 1974; MOMBELLI u. MELDOLESI, 1974; INOUE et al., 1974).

4.5. Radionuklidmarkierung körpereigener Elemente und Verbindungen bei hepatologischen Fragestellungen

Untersuchungen über Verteilungsräume, Poolgrößen, Synthese-, Umsatz- und Abbauraten physiologisch interessierender Elemente sowie körpereigener Verbindungen erfolgen in der Leberdiagnostik nach den gängigen methodischen Ansätzen (KOBLET, 1971).

Unter klinischem Aspekt erwiesen sich als bedeutungsvoll:

a) Bilirubinstoffwechsel (SCHMIDT und EISENBURG, 1969; SCHMIDT et al., 1971);

b) Proteinsynthese, -bestand und -katabolismus (BIANCHI et al., 1974; DYKES, 1968; DYKES u. JONES, 1968; EWE et al., 1968; ROTHSCHILD et al., 1970; STEFANOVIC et al., 1972);

c) Cholesterin- und Gallensäure-Stoffwechsel (BOREL u. MAGNENAT, 1973; HOFMANN u. HOFFMANN, 1974; KAYE et al., 1973; MC CORMICK et al., 1973; MIETTINEN, 1973; QUARFORDT u. GREENFIELD, 1973; VLAHCEVIC et al., 1972);

d) Kohlenhydrat-Stoffwechsel (ADLUNG et al., 1970; SHREEVE et al., 1974) und weitere $^{14}CO_2$-Exhalationsuntersuchungen (CASPARY, 1975; HEPNER et al., 1974);

e) Schwermetalle, insbesondere Eisen und Kupfer (S. 796), sowie Elektrolyte, vorwiegend Kalium (BURROWS et al., 1974; KUKRAL et al., 1969).

4.6. in vitro-Untersuchungen

Hinsichtlich der in vitro-Untersuchungen, im hepatologischen Bereich einsetzend mit den Arbeiten von WALSH et al., 1970 zum radioimmunologischen Nachweis des Hepatitis B-Antigens bis zum positiven Nachweis des Hepatitis A-Antigens und der Hepatitisantikörper sei auf die Literatur verwiesen (FRÖSNER, 1977; MILLER u. OVERBY, 1974; OHLEN u. RICHTER, 1975/76; SHERLOCK, 1976). Entsprechendes gilt für den in unmittelbarer Beziehung zu nuklearmedizinischen in vivo-Befunden stehenden Nachweis der onkofoetalen Antigene Alpha-Foetoprotein und CEA (GOLD u. FREEDMAN, 1975; LAMERZ u. FATEH-MOGHADAN, 1975; LEHMANN, 1976; WEISS, 1978).

5. Statische Leberszintigraphie als funktionsmorphologische Untersuchung

Die längerfristige Ablagerung RES-pflichtiger oder langsam über Polygonalzellen ausgeschiedener Stoffe bot günstige Voraussetzungen für die Organabbildung (erste Scannerszintigramme STIRRET et al., 1954).

5.1. Untersuchungstechnik einschließlich Sonderverfahren

Bei der geometrisch unregelmäßigen Form der Leber mit der Schwierigkeit ihrer zweidimensionalen Projektion stehen Fragen der Kollimation, der Patientenlagerung und Detektoreinstellung sowie der sekundären Bearbeitung der abgespeicherten Primärdaten durch EDV-Verfahren im Vordergrund.

Statische Szintigramme unter Verwendung RES-pflichtiger Stoffe werden nach Abschluß der hepatischen Raffung (10–30 min p.i.) aufgenommen. Die Standard-Projektion sagittal-ventral wird teils in Rücken-, teils in Bauchlage des Patienten mit ventro-dorsaler Detektorachse gewonnen. Hauptvorteil der ersten Einstellung ist die auch bei schlecht beweglichen Patienten nahezu stets mögliche Lagerung, nachteilig sind stärkere respiratorische Exkursionen sowie eine kranial-dorsale Kippung der Leber. Die in Bauchlage (WAGNER u. MISHKIN, 1968; SMOAK et al., 1971) günstigere Fixierung des Oberbauchsitus ist nicht immer möglich. Zwingend notwendig ist die Darstellung der Leber in mehreren Projektionsebenen (WEISS u. BLAHD, 1971; BLUM u. GEORGE, 1970; VAZQUEZ-ALBERTINO et al., 1972; PANA et al., 1971; CRANDELL et al., 1972; WINSTON et al., 1972; COWAN, 1971). Bei der zeitraubenden Scanner-Szintigraphie sind wenigstens die ventro-sagittale, rechts-laterale und dorsale Projektion zu fordern, Kollimatoren mit Fokusabstand zwischen 3 und 5" erfassen dann jedes Teilvolumen des Organs wenigstens einmal mit hinreichender Auflösung (IIO et al., 1974). Wegen der größeren Freiheit in der Einstellung des Detektors zum Patienten an der Szintillationskamera mit Schrägprojektionen ist neben einer zuverlässigen Kennzeichnung der Lage des Patienten die Mobilität der Oberbauchorgane und ihre relative Position zu berücksichtigen.

Intensiv wurde versucht, die respirationsbedingte Leberverschiebung auszuschalten, da sie Organgrößenbestimmung und räumliche Auflösung stört. WEISS et al., 1972 geben bei ruhiger Atmung Werte von $0,8 \pm 0,2$ cm in aufrechter Haltung an, im Liegen von $1,1 \pm 0,3$ cm; bei willkürlich tiefer Atmung werden Exkursionen zwischen 1,2–7,5 cm erreicht. Mechanische Fühler zur Steuerung der Aufnahme nur während definierter Atemphasen beschreiben DE LAND und MAUDERLI, 1972; MIKOLAJKOW und MACKIEWICZ, 1972. WEISS et al., 1972 sowie MATSUMOTO et al., 1972/73/74 diskutieren Rechnerprogramme zur Korrektur respiratorischer Organverschiebung. Für eine technisch einfache Stabilisierung der Leber durch ihr Eigengewicht im Stehen (besonders bei der Metastasensuche) sprechen sich METTLER et al., 1977 aus. Hinweise auf die Untersuchung im Atemstillstand (inspiratorisch oder exspiratorisch) gibt KANEKO, 1972. Atemmanöver als Lokalisationshilfe in der Unterscheidung intra- und extrahepatischer Veränderungen empfehlen OPPENHEIM u. HOFFER, 1971 und OPPENHEIM et al., 1972 mit dem Hinweis, daß sich nur intrahepatisch gelegene fokale Läsionen mit der Leber bewegen. KRANZLER et al., 1969/70 benutzen die Verformbarkeit der Leber in getrennten Kameraszintigrammen in tiefer Inspiration und Exspiration. Eine deutliche Abflachung der Kuppel des rechten Lappens fehlt bei Zirrhose und Leukämie, ist bei Hepatitis inkonstant vorhanden. Die Plastizität ist erhalten bei ausgedehnter Metastasierung, granulomatösen Erkrankungen und Gallenwegsverschluß. KANEKO et al., 1974 beschrieben eine axiale Einstellung am stehenden vornübergebeugten Patienten mit nach oben gerichtetem Kamerakopf, bei der sich die Beziehung der Leber zu den Nachbarorganen besonders gut herausarbeiten lasse.

Eine erwähnenswerte Untersuchungstechnik erscheint die Organtomographie. DE LAND et al., 1972 fassen als Erfahrung zusammen, daß bei normaler Leber oder Hepatomegalie mit homogener Aktivitätsverteilung kein wesentlicher diagnostischer Beitrag gewonnen werden kann. In Fällen von Hepatomegalie mit inhomogener Aktivitätsverteilung, fokalen

Tabelle 4. Differentialdiagnostik und Artbewertung umschriebener Leberprozesse einschließlich gebräuchlicher Doppelnuklid- und Mononuklid/Doppelsubstanz-Kombinationen

Aussage	Radiopharmazeutika
auf Prozeß gerichtet	
Vaskularisation	^{99m}Tc-Pertechnetat ^{99m}Tc-HSA ^{113m}In-Transferrin
Eiweißumsatz	^{75}Se-Methionin
„tumoraffine" Substanzen	^{67}Ga-Citrat ^{111}In/^{57}Co-Bleomycin
organspezifische Nuklide	^{131}J-Jodid bei Schilddrüsenkarzinom, knochenaffine Stoffe bei Osteosarkom-Metastasierung
zur Charakterisierung weiterer Strukturen	
Sicherung gallenblasen- und gallenwegsbedingter Befunde	^{131}J-BSP ^{131}J-Toluidinblau ^{99m}Tc-IDA u.a. ^{99m}Tc-Verbindungen
renaler Ursache	^{99m}Tc-DTPA, -DMSA u.a. ^{113m}In-EDTA ^{169}Yb-EDTA
Lungenperfusion	^{99m}Tc-Mikrosphären

Veränderungen sind Zusatzaussagen möglich. Weiter COTTRAL et al., 1973; LINDENBERG et al., 1973; KEYES et al., 1974.

KUHL und EDWARDS, 1964 berichteten über Versuche der zylindrischen und Schnittszintigraphie. Der dreidimensionale Bildaufbau aus mehreren Kameraprojektionen wurde von BUDINGER und GULLBERG, 1974 realisiert. In den letzten beiden Jahren gewinnt die Emissionstomographie in der technischen Entwicklung Bedeutung.

Besonders nützlich zur Klärung der Beziehung der Leber zu den kranialen Nachbarorganen (beispielsweise im Bereich der Lungen-Lebergrenze) ist die Transmissionsuntersuchung (VOLPE et al., 1970; WOLF u. KRÖNERT, 1971; GO et al., 1975).

Der Mehrnuklidtechnik mit simultaner Gabe zweier unterschiedlicher Testsubstanzen und getrennter Registrierung, z.B. ^{99m}Tc-Sulfurkolloid zur Darstellung der Leber und ^{131}J-Makroaggregaten zur Lungenabgrenzung (erstmals BROWN, 1966) kommt hier wie zur Differentialdiagnostik intrahepatischer Veränderungen eine wesentliche Bedeutung zu. Hinweise für methodische Überlegungen bei GOLD u. JOHNSON, 1975; KRÖNERT u. WOLF, 1971. In Tabelle 4 sind verschiedene für Kombinationsuntersuchungen gebräuchliche Radiopharmaka dargestellt.

Bei der Multicompound-Untersuchung, welche identisch markierte, jedoch biologisch unterschiedlich verarbeitete Testsubstanzen zeitlich nacheinander benutzt, ist die energieunabhängige Vergleichbarkeit verschiedener Organe und Organabschnitte Hauptvorteil. Datenspeicherung und Datenverarbeitung erleichtern die Auswertung.

5.2. Auswertung des Leberszintigramms

Die Auswertung des Leberszintigramms in seinen verschiedenen Modifikationen erfolgt unter Berücksichtigung von Größe, Form und Lage des Organs, des Aktivitätsverteilungsmusters, von Zusatzinformationen (besonders über extrahepatische Kolloidanreicherung) und erforderlichenfalls ergänzend dargestellter Nachbarorgane oder Teilstrukturen.

Lebergröße: Das dem Erwachsenenalter entsprechende Gewicht von durchschnittlich 1600 g beim Mann, 1400 g bei der Frau wird etwa ab dem 18. Lebensjahr erreicht, eine altersbedingte Involution setzt gegen Ende des 5. Lebensjahrzehntes ein (RÖSSLE u. ROULET, 1932).

Gebräuchliche Parameter sind: größter kranio-kaudaler Organdurchmesser $16,7 \pm 2,1$ cm (MC AFEE et al., 1965); $15,1 \pm 2,3$ cm (NUIC, 1974); größter horizontaler Organdurchmesser $18,3 \pm 1,7$ cm (MC AFEE et al., 1965), $20,7 \pm 1,8$ cm (NUIC, 1974). Weitere Meßgrößen werden vorgeschlagen, z.B. größter Schrägdurchmesser von rechts caudolateral nach links cranio-medial (HORN et al., 1974; ROSENFIELD u. SCHNEIDER, 1974). Für die Ermittlung der Organprojektionsfläche empfehlen MC AFEE et al., 1965 die Beziehung Fläche$=$(Vertikal- $\times$ Horizontaldurchmesser $-22,91)/1,46$ mit einem Mittelwert von $193,5 \pm 31,5$ cm^2. Das Flächenverhältnis des linken zum rechten Leberlappen ergibt sich wie 1:6.

Zur Bestimmung des Organvolumens nähern ROLLO u. DE LAND, 1968 den rechten Leberlappen einem Ellipsoid, den linken einem Paraboloid. BRASE et al., 1975 geben unter Benutzung dreier Durchmesser einen Mittelwert von $1364+83$ g für Frauen, 1583 ± 200 g für Männer an.

Der unmittelbare Vergleich von Größenangaben verschiedener Arbeitsgruppen ist problematisch, es sollte der Bezug zum jeweiligen Normalwert beachtet werden (TOLWINSKI et al., 1973).

Organform: Eine erste systematische Zusammenstellung der häufigsten Formvarianten der Leber im Szintigramm geben CAROLI u. BONVILLE, 1962. Die Autoren unterscheiden aufgrund der sagittal-ventralen Projektion mit unterschiedlicher Häufigkeit im Scanner-Szintigramm

Typische Dreieckform 65%
Rechteckleber 12%
En Chapeau de Gendarme 14%
Kugelförmige Leber 3%
Hornförmiges Organ 1–2%
Riedellappen 4–5%

Ein ähnlicher Ansatz liegt der Zusammenstellung von Mc AFEE et al., 1965 zugrunde (Abb. 3a).

MOULD, 1972, empfiehlt ein flexibles, auf den Zuschnitt des oberen und unteren Leberrandes abhebendes Klassifikationsschema. Abbildung 3b zeigt die benutzten Kennlinien und Merkmale. Als häufigste Konfiguration der oberen Begrenzung werden der s-förmige (45%) und konkave (32%) Rand, für die kaudale Begrenzung der dreieckförmige Zuschnitt angegeben.

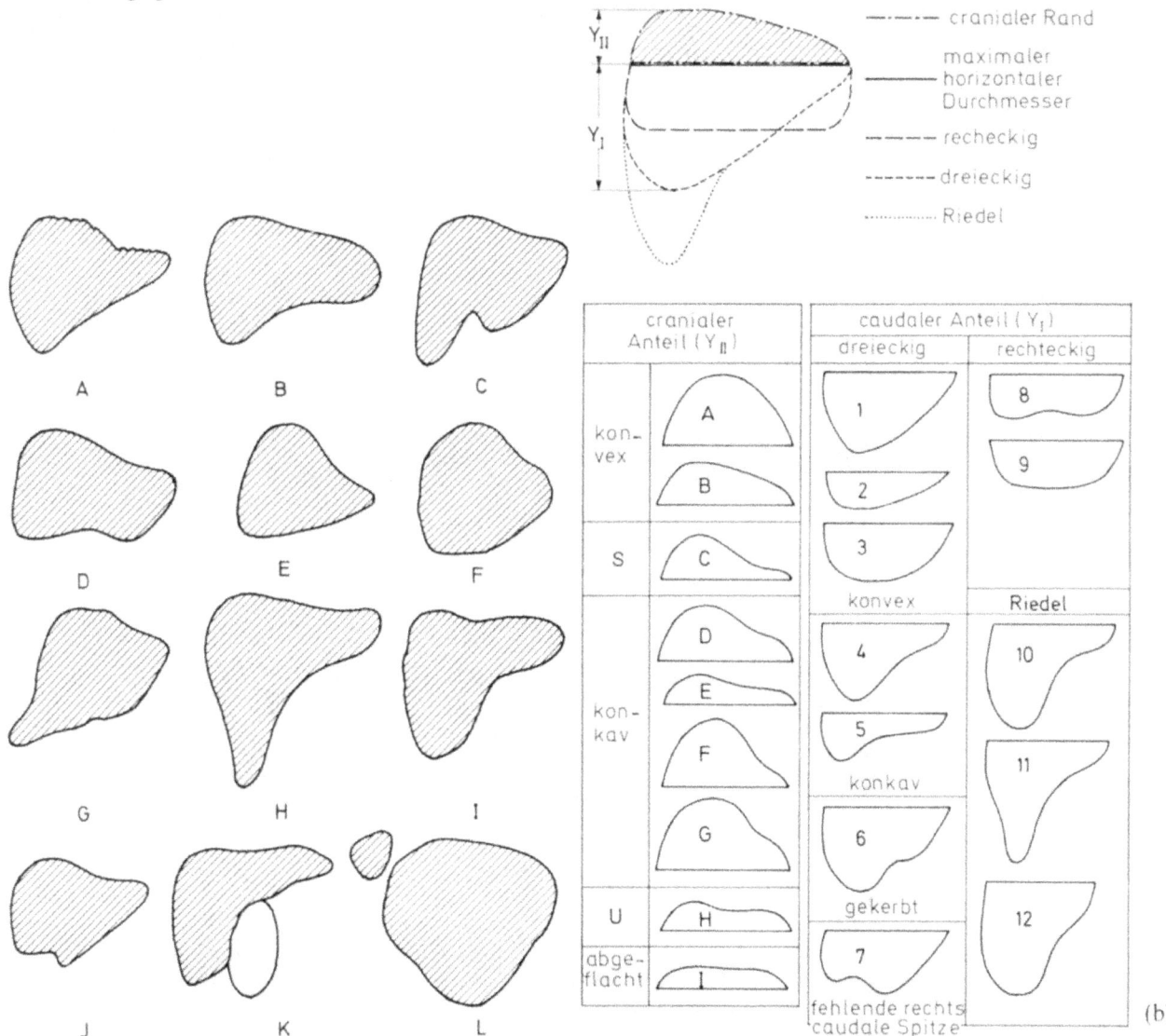

Abb. 3a u. b. Deskriptive Klassifikationen der Leberform: (a) nach Mc AFFEE et al. 1965: A: Dreieckform; B: Dreieckform mit konkavem kaudalen Rand; C: hiläre Einkerbung; D: Rechteckleber; E: «en-chapeau de gendarme»; F: Kugelform; G: „hornförmige" Leber; H: Riedellappen; I: oberer „zusätzlicher Lappen"; J: fehlende Ausbuchtung des rechten Lappens, K: Nierenimpression im rechten Lappen, L: Coloninterposition rechts bei anormaler Lage. (b) nach MOULD, 1972 mit getrennter Betrachtung der cranialen und caudalen Organabschnitte.

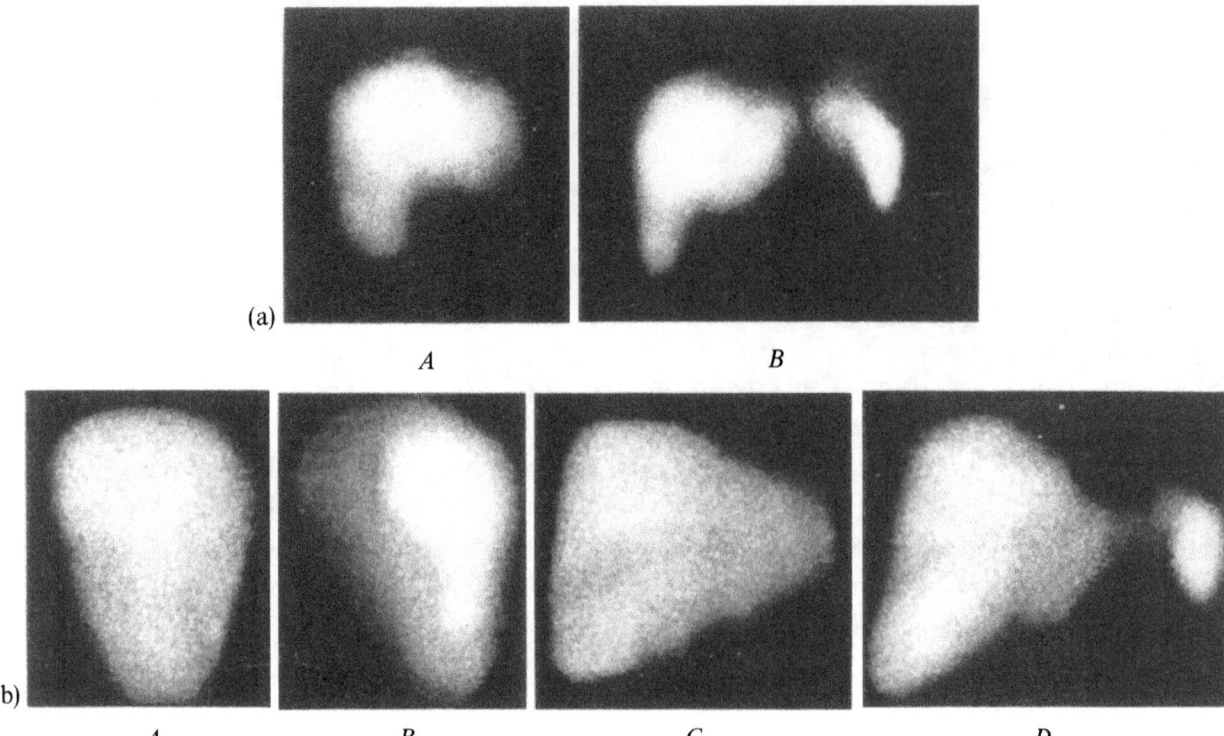

Abb. 4a u. b. Formvarianten: (a) 64 J., w.; Riedellappen (Cholelithiasis, Leber histologisch unauffällig. ^{99m}Tc-SK); *A*: schrägrechts, *B*: ap. (b) 59 J., w.; Schnürfurchenbildung in Rippenbogenhöhe rechts bei diffus vergrößerter Leber (Polymyositis). *A*: pa, *B*: re. stl., *C*: rechtsschräg, *D*: ap.

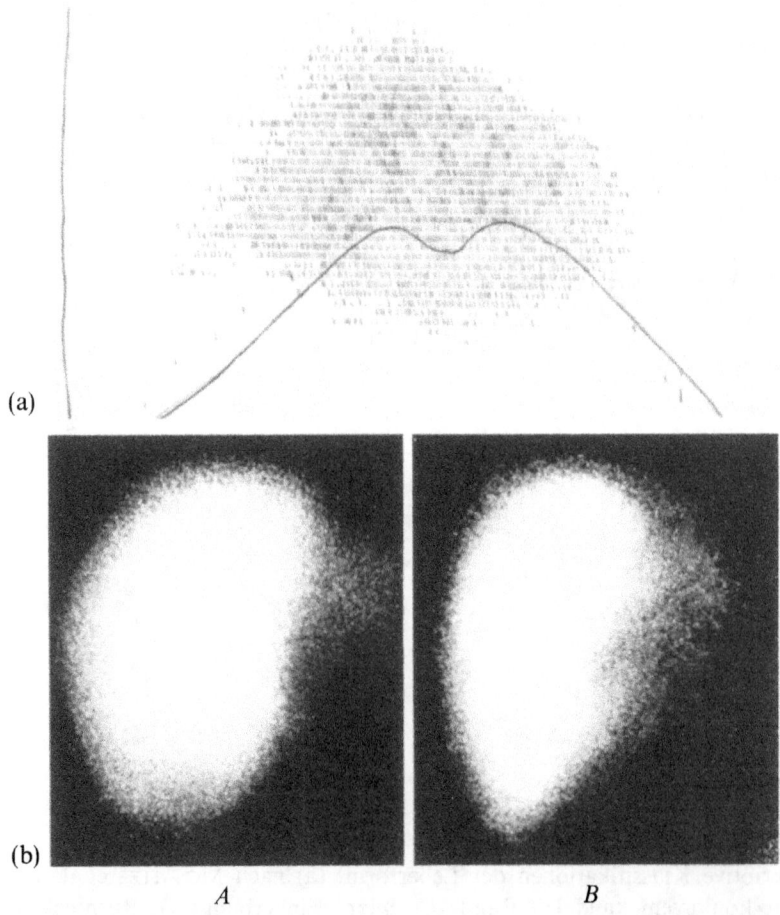

Abb. 5a u. b. Fehlende Leberlappen: (a) 52 J., w.; kongenitale, symmetrisch zur Medianlinie angeordnete monolobäre Leber (laparoskopisch und histologisch unauffällig, Gallenblase atypisch hoch, quer zwischen Leber und Bauchwand gelegen). ^{198}Au-Kolloid, ap. (b) 59 J., m.; Zustand nach Resektion des linken Leberlappens bei benignem Hämangiom, 4 Jahre postoperativ, ^{99m}Tc-SK. *A*: rechtsschräg, *B*: ap.

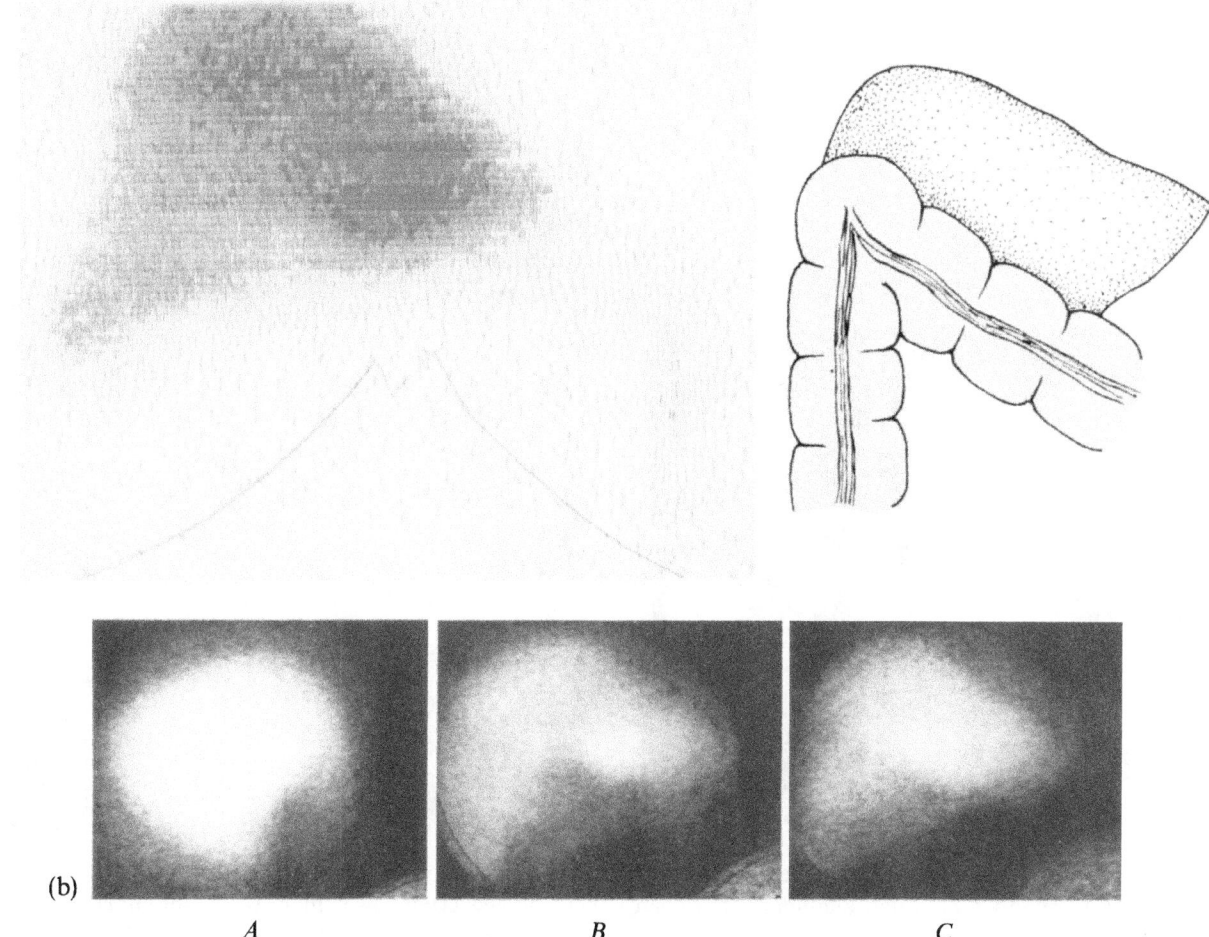

Abb. 6a u. b. Verdrängung der Leber durch Nachbarorgane: 57 J., w.; Coloninterposition. (a) Farbstrichszintigraphie und Situsschema. (b) Kameraszintigraphie; *A*: rechtsseitlich, *B*: rechtschräg, *C*: ap (^{99m}Tc-SK).

Beispiele gängiger bis seltener Formvarianten zeigen die Abb. 4 und 5. Die Abgrenzung gegenüber Lageanomalien und kombiniertem Vorkommen beider ist nicht immer möglich.

Die *Organlage* wird wesentlich bestimmt durch topographisch benachbarte Strukturen, Konstitution des Patienten und Lagerung (Abb. 6). Zu berücksichtigen sind insbesondere: kaudale und kraniale Verlagerungen des Organs bei Zwerchfelltief- oder -hochstand (Abb. 7); Kippung der Leber um eine horizontale Achse in der Frontalebene mit Anhebung des kaudalen Leberrandes; Rotation um eine Vertikalachse mit Abweichen des rechten Leberlappens nach dorsal, so daß sich in 45°-rechtsschräger oder 90°-rechtsseitlicher Einstellung die sonst als ap-Projektion gewonnene Leberkonfiguration darstellt (Abb. 8).

Insgesamt überwiegen projektions- bzw. lagebedingte Formabweichungen gegenüber seltenen wirklichen Fehlbildungen des Organs (Abb. 9, 10, 13).

Aktivitätsverteilungsmuster: Das Spektrum der deskriptiven Befundung reicht von der gleichmäßig homogenen Einlagerung im Gesamtorgan über mottenfraßähnlich ("mottled") und fleckförmig ("patchy") inhomogen bis zum sicher erkennbaren solitär und multipel vorkommenden Speicherdefekt unterschiedlicher Form, Größe, Lage sowie Randkonturierung und Aktivitätsgradienten zur Umgebung mit relativer oder „komplettem" Raffungsausfall (Tab. 6).

Defekte innerhalb des Organs sind „notwendige aber nicht hinreichende Bedingungen für die Diagnose einer Raumforderung" (JOHNSON, 1975). Subjektive Beurteilung und

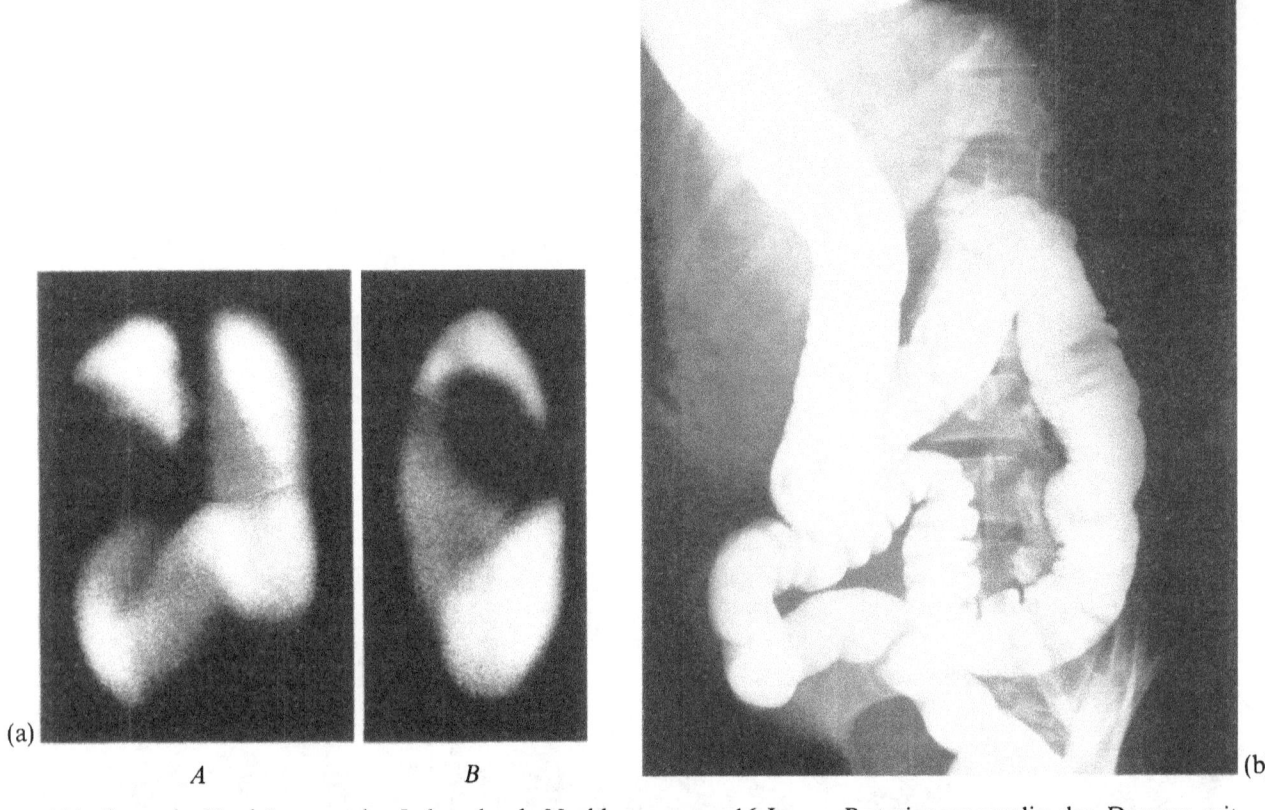

Abb. 7a u. b. Verdrängung der Leber durch Nachbarorgane: 16 J., w.; Rotationsanomalie des Darmes mit Verlagerung von Coecum und Dünndarm zwischen Leber und eleviertem Zwerchfell. (a) Mononuklid-Doppelcompound-Untersuchung mit ^{99m}Tc-Mikrosphären (Lungendarstellung) und ^{99m}Tc-SK. *A*: ap, *B*: rechtsseitlich. (b) Abdomen-Übersicht bei Colonkontrasteinlauf.

Erfahrung gehen gleichermaßen ein wie technisch bedingte Unsicherheiten: Zählstatistik über allen oder insbesondere schichtdünnen Teilabschnitten der Leber, verwendetes Detektorsystem, Geräteparameter, Dokumentationsart und -material, Aktivität, Strahlenqualität, Kooperation des Patienten und entscheidend die zugrundeliegende Lebererkrankung, u.U. Mehrfacherkrankung (Tab. 5).

Arbeiten, die sich mit Fragen der Zuverlässigkeit der Auswertung unter allgemeineren Aspekten befassen, legten vor DOVEY u. MC CREADY, 1971; DRUM u. CHRISTACOPOULOS, 1972; LUDBROOK et al., 1972; NISHIYAMA et al., 1975.

Dem *Verhältnis der Kolloidraffung in Leber und extrahepatischem RES*, hauptsächlich von Milz und Knochenmark, kommt wesentliche diagnostische Bedeutung zu. Es wird in erster Linie durch die hämodynamischen Parameter der Leber bestimmt, eine Zahl von Einflußgrößen kommt hinzu, die heute nur teilweise geklärt sind. Die verzögerte hepatische Kolloidentnahme bei Minderdurchblutung führt zu einem verlängerten Angebot an extrahepatische RES-Elemente mit dort vermehrter Ablagerung. Neben dieser globalen Einschränkung des Leberstromvolumens bei häufigkeitsmäßig dominierender praesinusoidaler intrahepatischer Blockierung wird, bei fokalen Krankheitsprozessen, die Bedeutung der Kupfferschen Sternzellen selbst für die sinusoidale Mikrozirkulation diskutiert. Die Hauptrolle einer verminderten Entnahme kommt jedoch präformierten Kurzschlüssen und Umgehungskreisläufen mit aufgehobenem Kontakt des Kolloids mit den Sternzellen zu (PLAYOUST et al., 1959; RANKIN et al., 1961; SHALDON et al., 1961). Hinsichtlich der RES-Raffung selbst sind neben definierter Schädigung (z.B. bei lokaler

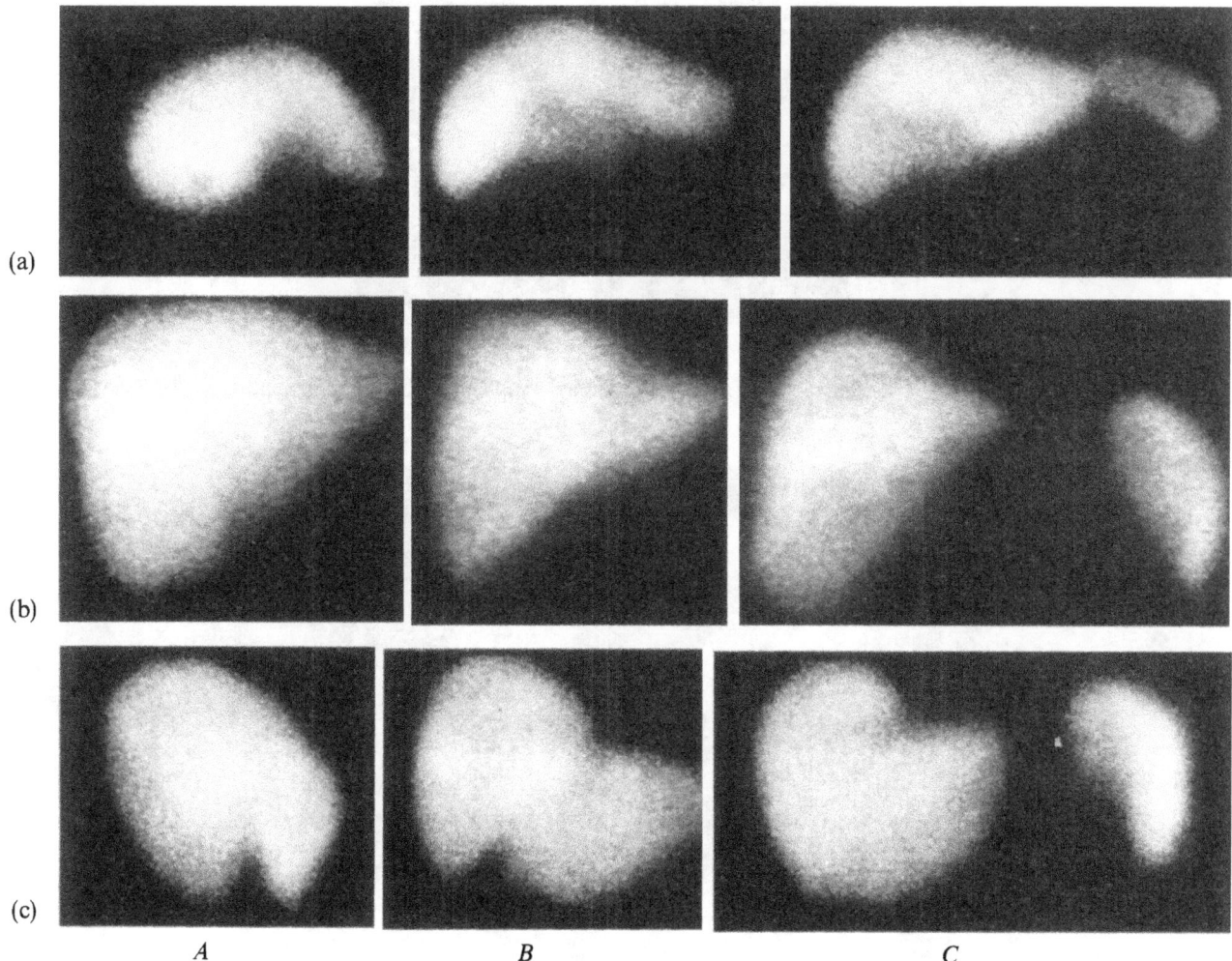

Abb. 8a–c. Formvarianten durch Organrotation: (a) 57 J., m.; Zustand nach Billroth II-Operation vor 8 Jahren. (b) 66 J., m.; Adenokarzinom des Magens, laparoskopisch und sonographisch kein Anhalt für Lebermetastasen. (c) 58 J., m.; chronische Cholezystitis und -lithiasis. ^{99m}Tc-SK. A: rechtsseitlich, B: rechtsschräg C: ap.

Strahlentherapie) modellhaft kompetitive und Blockadevorgänge bekannt (Überschuß des Stabilisators Gelatine – BERGOC u. CARO, 1974; Plasmaexpandern ähnliche PVP-Verbindungen – LEONHARDT, 1970; Corticoidgaben – NUIC et al., 1975). Eine Altersabhängigkeit der Kolloidraffung wird diskutiert (KATSUNUMA, 1974). Sicher leberunabhängige Veränderungen des Leber-Milz-Raffungsverhältnisses liegen vor bei hämatologischen und Systemerkrankungen, Infektionskrankheiten, Eisenmangel (BEKERMAN u. GOTTSCHALK, 1971; BIRD et al., 1969; EDDLESTON et al., 1969; FRANKE et al., 1971; HAUBOLD u. TRUBER, 1974; SABA et al., 1972; SHEAGREN et al., 1967/69/70; SPENCER et al., 1974; WAGNER et al., 1963). Auf den Beitrag „Milz" sei verwiesen.

Bei Verwendung von ^{198}Gold-Kolloid und Szintigraphie von ventral war die Milz im Normalfall nicht bis gerade erkennbar. Zahlenmäßige Auswertungen (mit Leber-Milzindex über 0,1) befriedigen in der Trennschärfe wegen der stark variierenden Milzlage mit wenig definierter Abbildungsgeometrie der Milz in ihrem Verhältnis zur Leber kaum. Sinnvoll erscheint die Grobskalierung in folgende Gruppen: Milz nicht erkennbar, Maximum Milz < Maximum Leber, Maximum Milz = Maximum Leber, Maximum Milz > Maximum Leber (AIGNER et al., 1975; JOHNSON et al., 1969; WILSON u. KEYES, 1974). Der im Knochenmark abgelagerte Anteil der in der Leberdiagnostik benutzten Kolloide liegt im Normalfall unter 5%.

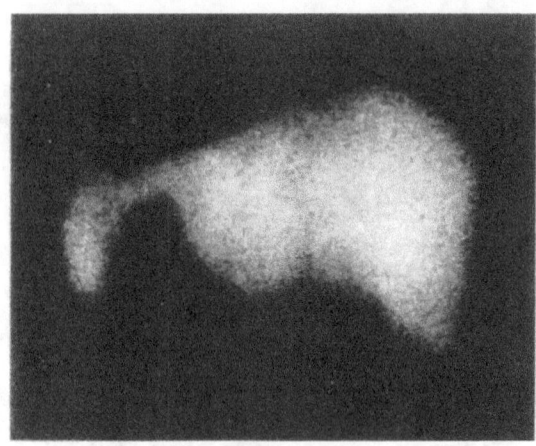

Abb. 9. Lageanomalie der Leber: 53 J., m.; Situs inversus totalis bei Kartagener-Syndrom. ^{99m}Tc-SK, ap-Darstellung.

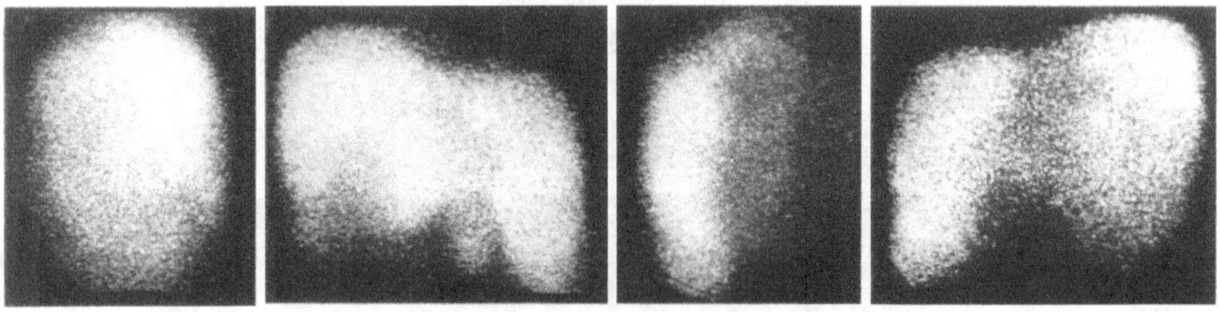

(a) A B C D

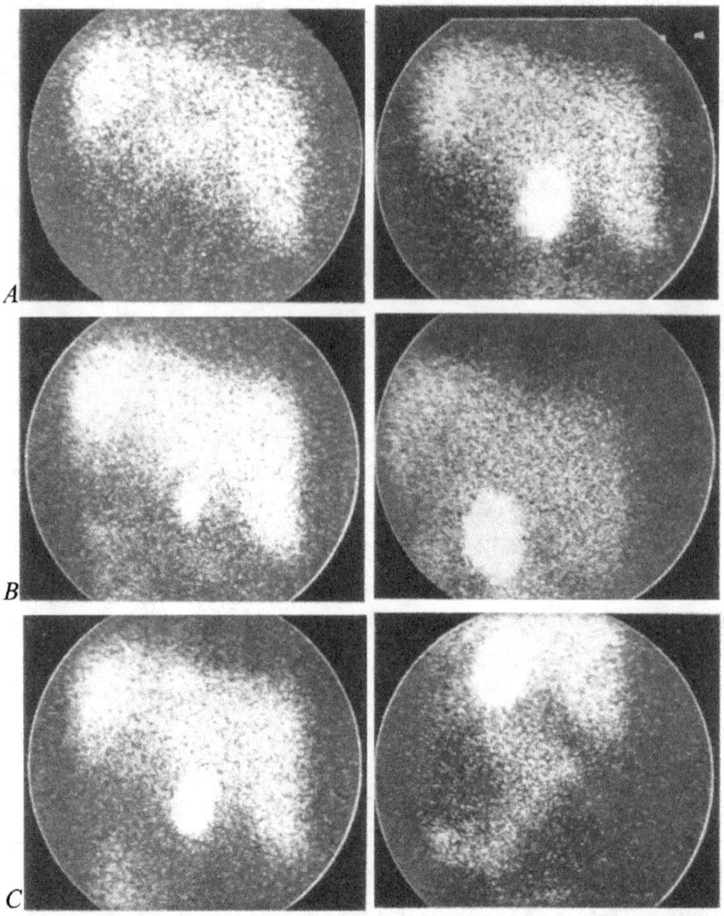

(b) A B C D E F

Abb. 10a u. b. Lage- und Formanomalie: 35 J., w.; Situs inversus abdominalis mit überzähligen Leberlappen, Milz in Höhe des rechten Rippenbogens ventral. (a) statische Szintigramme mit ^{99m}Tc-SK: A rechtsseitlich, B ap, C linksseitlich, D pa-Ansicht. (b) Kameraserienszintigraphie mit ^{131}J-Bromsulfan in ap-Ansicht mit divergierendem Kollimator: A: 6, B: 25, C: 30, D: 50, E: 90 min p.i., F: Dünndarmregion 60 min p.i.

Tabelle 5. Ursachen von Fehldeutungen des Leberszintigramms (teilweise nach DE LAND u. WAGNER, 1973)

Technisch bedingt:

Prozeßgröße unter 2–3 cm Durchmesser, bei ungünstiger Lokalisation im Organ auch größer
ungenügende Statistik bei geringer Impulszahl
Kamerainhomogenität
mangelhafte Präparation des Radiopharmazeutikums
ungewöhnliche Konfiguration durch Überlagerung und Fehlprojektion bei ungenauer Positionierung (z.B. Patient nicht 90°, sondern schräg zum Detektor)
injektionsbedingt heißer Bezirk (Kava-Katheter in Lebervene)
Peritonealdrainage

Durch andere nuklearmedizinische und sonstige Untersuchungen verursacht:

Überlagerung durch Magenaktivität (besonders freies Pertechnetat)
^{67}Gallium/^{99m}Technetium und andere Radionuklide im Bereich des Colons
Barium im Magen-Darm-Trakt (mit stärkerer Absorption)

Aufgrund atypischer Leberverhältnisse:

Riedellappen und andere Formvarianten
tief eingezogene Leberpforte, ausgeprägte Lappengrenze
hypoplastischer Einzellappen, schichtdünner linker Lappen
luxurierende Fehlbildungen
Situs inversus
schlaffe Bauchdecken
ungewöhnliche Kippung und Rotation eines normalen Organs

Durch Nachbarorgane und abführende Gallenwege:

Rippenbogenimpression
Wirbelimpression – Skoliose
Lebervenenerweiterung
Lungen- und Pleuraveränderungen rechts basal
Mammaüberlagerung – auch Prothese
Tumoren der Thorax- und Bauchwand
Bauchwandgefäße
Gallenblasengrube/gestaute intrahepatische Gallenwege
Coloninterposition
Nierenprozesse (Tumoren, Zysten, Hydronephrose, Abszeß)
Pankreasprozesse (Tumoren, Zysten)
retroperitoneale Veränderungen (Tumoren, Zysten, Abszeß)
Aszites
Splenosis

Tabelle 6. Ursachen diffus inhomogener Kolloidverteilung in der Leber (ergänzt nach WAGNER u. MISHKIN, 1968)

Zirrhose
Virus-Hepatitis – akut, subakut, chronisch
Cholangitis, bes. Cholangiolitis
Stauungsleber
Stoffwechselerkrankungen
    Fettleber
    Amyloidose
    M.v. Gierke
    Galaktosämie
    M. Niemann-Pick
    M. Wilson

Hämochromatose
Systemerkrankungen z.B.
    M. Hodgkin
    Leukämie
Spirochäten-Infektionen – M. Weil, Lues
Granulome – Histoplasmose, Sarcoidose, Bruccelose
Schistosomiasis
M. Whipple
diffus infiltrierende Metastasierung

6. Spezielle nuklearmedizinische Befunde bei verschiedenen Lebererkrankungen

Die Besprechung von Krankheits- und Symptomengruppen steht unter dem Aspekt der häufig monotonen szintigraphischen Befunde und zusätzlicher nuklearmedizinisch faßbarer Normabweichungen.

Die Trennung in diffuse und fokale Veränderungen des Leber-Aktivitätsverteilungsmusters gibt ein pragmatisches Einteilungsprinzip nach der meist am Untersuchungsbeginn stehenden Szintigraphie.

Hinsichtlich der Aussagefähigkeit der verfügbaren angiographischen Untersuchungsmethoden sei auf die ausführliche Darstellung in Band XII verwiesen.

Szintigraphisch-sonographische Vergleichsuntersuchungen bei CARLSEN et al., 1974; HUENIG et al., 1972; LEE et al., 1974; LEYTON et al., 1973; MATTHEW et al., 1973; Mc

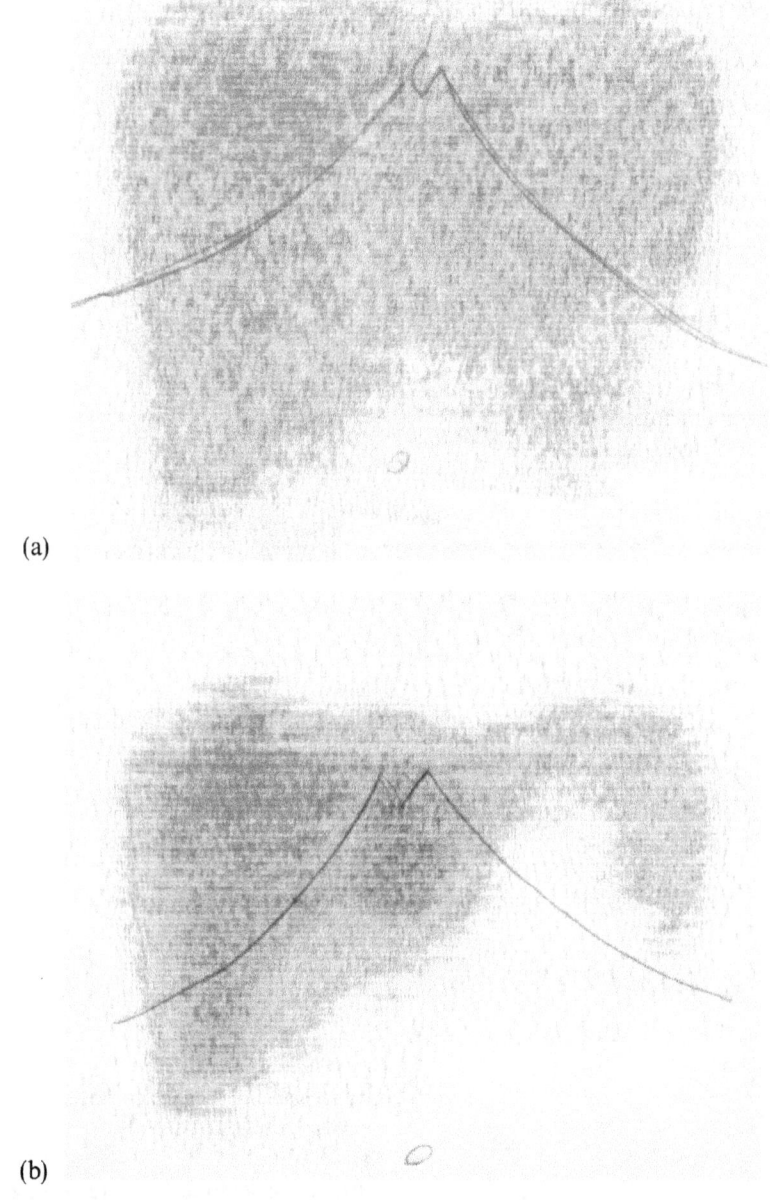

(a)

(b)

Abb. 11a u. b. Diffuse Lebermitbeteiligung bei primär extrahepatischen Erkrankungen: 35 J., w.; Verlaufsbeobachtung bei Ileitis regionalis CROHN. (a) Erstszintigramm vor Therapie. (b) Kontrolluntersuchung 6 Monate später. Jeweils ap-Ansicht, ^{99m}Tc-SK.

CARTHY et al., 1970; PLANIOL und CHENILLE, 1973. Computertomographische Vergleichsserien von QUINN et al., 1977; SCHERER et al., 1978; GROSSMANN et al., 1977.

6.1. Diffuse Lebererkrankungen

Die diffusen Erkrankungen der Leber stellen aufgrund der das Gesamtorgan gleichermaßen treffenden ätiologischen Noxe den zahlenmäßig überwiegenden Anteil an Lebererkrankungen. Ihr Spektrum umfaßt die unterschiedlichen Typen und Verlaufsformen der Virushepatitis (mit Übergang in chronische Verlaufsformen in ca. 8,5% der Fälle — KABOTH et al., 1976), die alkoholische, die Fettleberhepatitis, die mögliche Beteiligung des Organs bei nahezu allen Virusinfektionen, bakterielle Erkrankungen, intrahepatische Cholangitis, Cholangiolitis (Abb. 11, 12). Die histologisch häufigste Biopsiediagnose überhaupt stellt die „reaktive Hepatitis" dar (POPPER u. MEDLINE, 1973). Hinzu kommen Thesaurismosen,

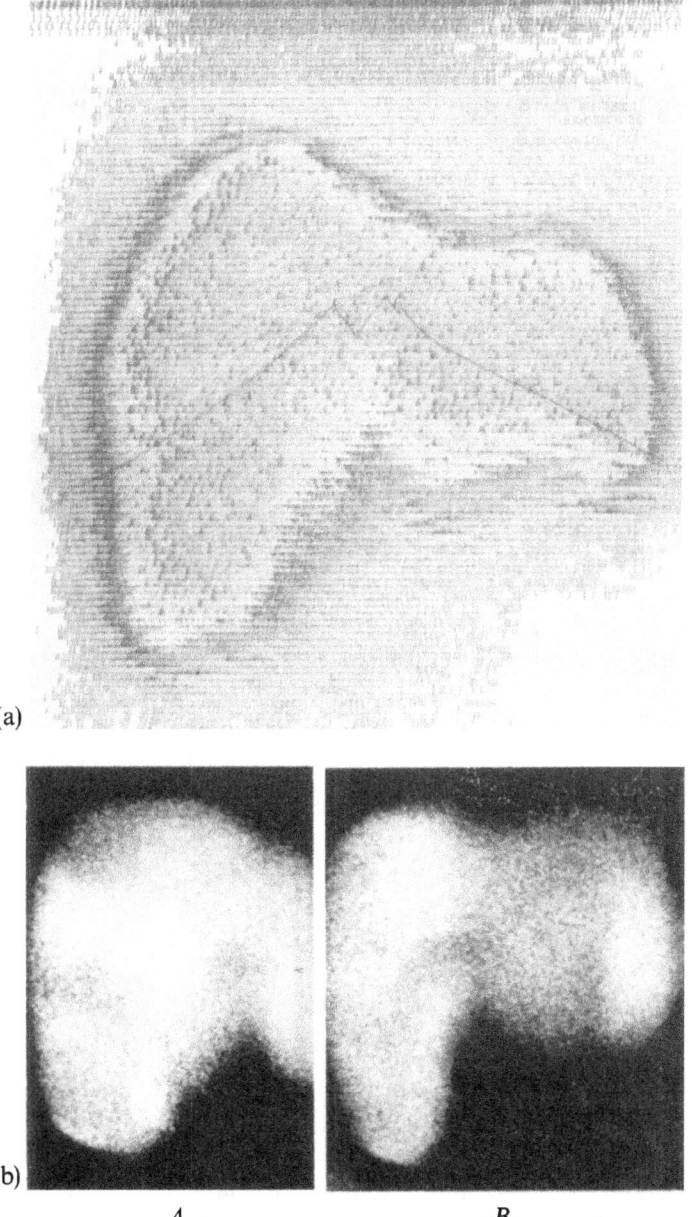

Abb. 12a u. b. Diffuse Lebermitbeteiligung bei primär extrahepatischen Erkrankungen: (a) granulomatöse Hepatitis (Morbus Boeck), ap, ^{99m}Tc-SK. (b) 21 J., w.; Brucellose A: rechtsschräg, B: ap, ^{99m}Tc-SK.

degenerative Veränderungen, die unterschiedlichen Grade der Stauungsleber, Stoffwechseldefekte, toxische Einwirkungen, ein Teil der Systemerkrankungen. Die histologische Untersuchung sichert die diagnostische Zuordnung. Nuklearmedizinische Methoden liefern bei Beachtung ihrer Grenzen, ihrer geringen Belastung des Kranken mit der Möglichkeit der Verlaufskontrolle Informationen für Diagnose und Prognose.

6.1.1. Kolloid-szintigraphische Befunde bei akuter Hepatitis, chronischen Verlaufsformen, der Leberzirrhose

Für die im europäischen und nordamerikanischen Untersuchungsgut dominierenden Hepatitisformen nimmt der Beitrag der szintigraphischen Aussage von den akuten Krankheitsbildern über die chronischen Verlaufsformen bis hin zum Vollbild der Leberzirrhose zu.

AIGNER et al., 1975; BUBLITZ et al., 1973; DEININGER u. HEUCK, 1971; FODOR et al., 1972; GESLIEN et al., 1974; GHEORGHESCU et al., 1969; KRÖNERT et al., 1971; NUIC u. OTTO, 1971; OHTAKE et al., 1974; SAUER et al., 1973; SCHMOLL u. WURM, 1973; TEYMOORIAN u. RASHED-MOHASSEL, 1973; UENO et al., 1974; VIDO et al., 1975; WILSON u. KEYES, 1974.

Das Beispiel eines progredienten Verlaufes zeigt Abb. 13, in Abb. 14 zwei weitere Fälle.

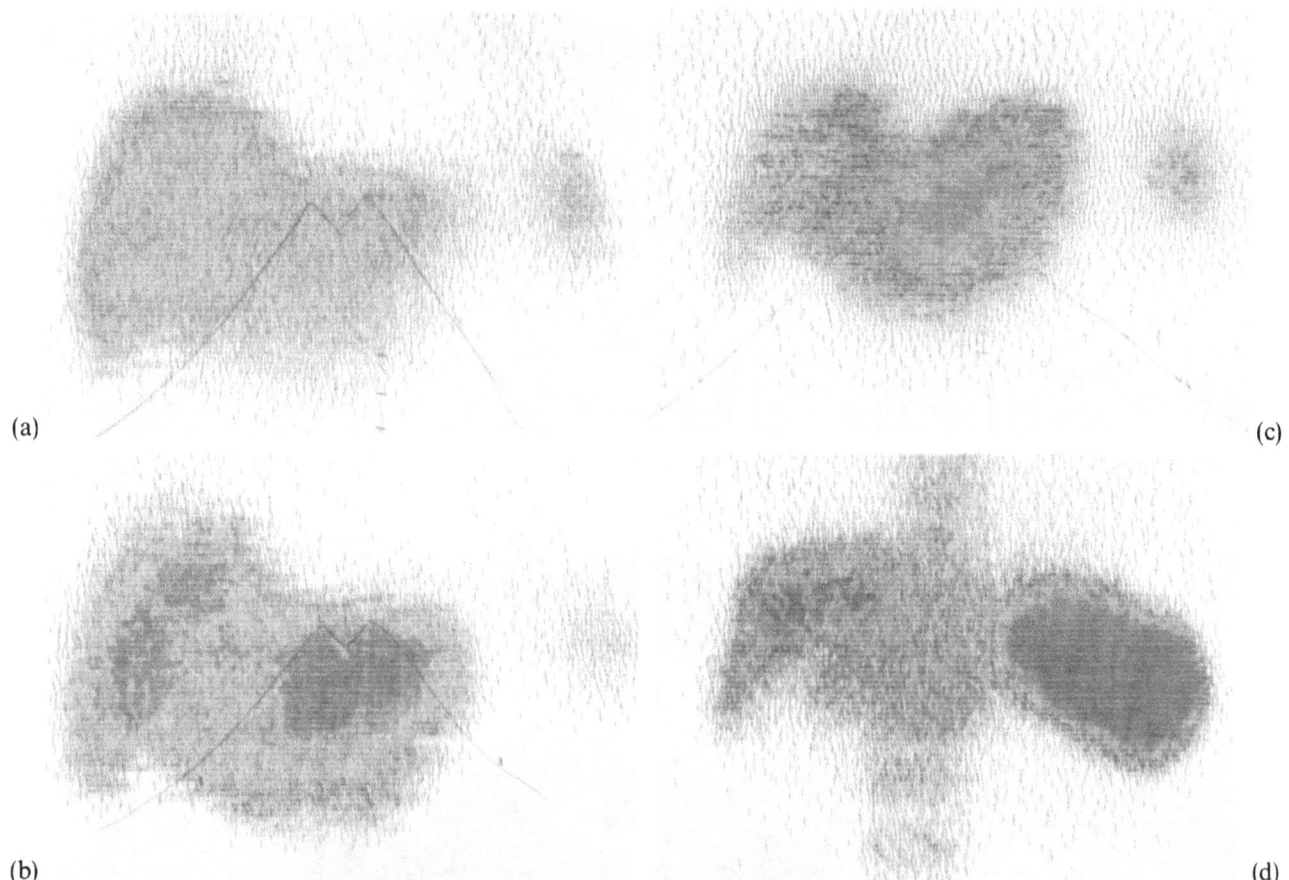

Abb. 13a–d. Verlaufsbeobachtung Serumhepatitis: 64 J., m.; Serumhepatitis 4 Monate nach Colonteilresektion wegen Adenokarzinom. Fortschreitender zirrhotischer Leberumbau, Tod im Coma hepaticum. Autoptisch kein Metastasennachweis. (a) ^{113m}In-Hydroxid, ap, 4 Wochen nach klinischer Manifestation (subakute Hepatitis). (b) ^{99m}Tc-SK, Kontrolle nach 3 Monaten. (c) ^{99m}Tc-SK, ap-Ansicht; nach 6 Monaten mit Ascites und Oesophagus-Varizen. (d) wie c, pa-Ansicht (Untertischdetektor Doppelkopfscanner, Seitenorientierung wie in ap-Ansicht)

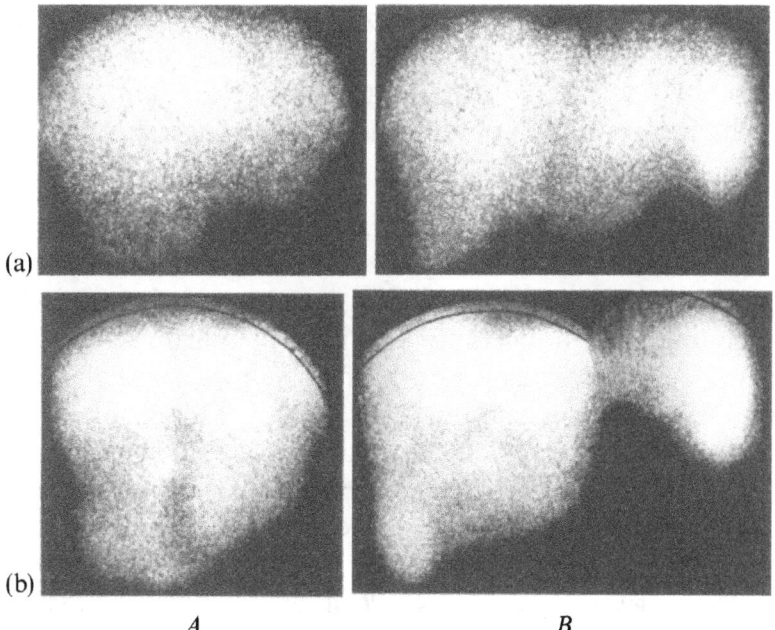

Abb. 14a u. b. Chronisch entzündliche Lebererkrankungen: (a) 70 J., w.; Seit 12 Jahren bekannte chronisch aggressive Hepatitis mit Übergang in Zirrhose geringer Progredienz. (b) 42 J., w.; chronisch destruierende Cholangitis mit beginnendem zirrhotischen Umbau. ^{99m}Tc-SK, A rechtsschräg, B ap.

Akute Hepatitis. Im akuten Stadium der Hepatitis weist die szintigraphische Organgröße eine gegenüber dem Normalen ausgeprägtere Streuung auf, eine für den Einzelfall verbindliche Korrelation zwischen Abweichungen von Körpergewicht- oder Oberflächennormiertem Sollwert und individuellem Verlauf läßt sich nicht gewinnen (LUTHRA et al., 1968; MCAFEE et al., 1965; MURRAY-LYON et al., 1973). Für die Tendenz zu eher höheren Werten verantwortlich sind in der akut entzündlichen Phase stark wechselnder Blutgehalt des Organs, Oedem, in geringerem Umfang zelluläre Infiltration. Rasch innerhalb weniger Tage wechselnde Maße sind möglich.

Organform und Kolloidraffungsmuster der Leber bieten keine charakteristischen Besonderheiten, eine Inhomogenität der Aktivitätseinlagerung ist — abhängig von den Bewertungskriterien — in ca. 1/4 der Fälle erkennbar.

Die extrahepatische Kolloidraffung — insbesondere in der Milz — weist im akuten Stadium der Hepatitis keine einheitliche Tendenz auf. Bei Verwendung von ^{198}Au-Kolloid fehlt die Milzdarstellung meist. Mit den neueren Kolloiden und ihrer unterschiedlich physiologischen Milzraffung ist eine Milzvergrößerung in etwa 1/3 der Fälle nachweisbar, eine signifikant höhere Kolloidraffung im akuten Stadium findet sich kaum. Eine Kolloidverschiebung zum Knochenmark, insbesondere der Wirbelkörper fehlt bei der akuten Hepatits.

Bei dem klinisch dramatischen Bild der fulminanten Verlaufsform der Hepatitis unterschied sich bei MURRAY-LYON et al., 1973 die durchschnittliche szintigraphische Leberfläche bei den Überlebenden der untersuchten Gruppe (7 von 33 Patienten) nicht von den Werten der Verstorbenen. Jedoch überlebte keiner der Patienten mit einer szintigraphischen Leberfläche unter 100 cm² (bei Bezugswerten von 144 ± 26 cm² für Frauen, 183 ± 36 cm² für Männer).

Kasuistische Mitteilungen liegen vor über fokale Ausfälle bei akuten Hepatitiden von KOENIGSBERG u. FREEMAN, 1973; BEAUCHAMP et al., 1974; WINSTON u. SHAPIRO, 1974. Die Autoren beobachteten umschriebene Raffungsdefekte im ^{99m}Tc-Kolloidszintigramm mit vermehrter ^{75}Se-Methionin-, bzw. ^{67}Ga-Citrateinlagerung in den jeweils singulär auftretenden kalten Bereichen. Nach operativem Malignitätsausschluß erfolgte eine Rückbildung innerhalb von 2 bzw. 4 Monaten mit Normalisierung des szintigraphischen Befundes. Histologisch fanden sich Schwellungen und Nekrosen der Hepatozyten mit relativer Auflockerung in der Verteilung der Kupfferschen Sternzellen, mehrkernige Riesenzellen und eine Cholestase.

b) Chronische Verlaufsformen bis Zirrhose. Entsprechend dem pathologisch-anatomischen Substrat mit zunehmend bindgewebigen Strukturen und Regeneratbildungen sowie ihren pathophysiologischen Folgen am Portalkreislauf treten bei chronischen Verlaufsformen in zunehmender Intensität und Häufigkeit über die chronisch aggressive Hepatitis zur Zirrhose vermehrt, jedoch keineswegs scharf abgesetzt, deutlichere szintigraphische Veränderungen auf. Da in dieser wiederum feststellbaren Monotonie der Reaktionsmöglichkeit des Leber/Milz-Szintigramms keine qualitativen Unterschiede faßbar werden, seien die Einzelaspekte am Vollbild der Zirrhose beschrieben (BOSCO-LOAIZA, 1974; CHRISTIE et al., 1967; DI STEFANO et al., 1968; GONZALEZ-IGLESIAS et al., 1967; HABIBIAN et al., 1975; IMAEDA, 1972; JOHNSON et al., 1969; JULESZ u. CSERNAY, 1971; MINCEV u. UZUNOV, 1972; NACCARATO et al., 1974; POHL et al., 1973; ROZENTAL et al., 1966; VACHON et al., 1969; VIDO et al., 1975; WILSON u. KEYES, 1974 — auch die Autoren s.S. 788). (Beispiel Abb. 15).

Die Gesamtgröße des Organs ist uncharakteristisch. Die Angaben über unterschiedliche Häufigkeiten einer Größenabweichung lassen sich nicht verallgemeinern. Geographische Abhängigkeiten in der Ätiologie chronischer Parenchymerkrankungen gehen in erheblichem Maße ein (z.B. im Unterschied zwischen dem europäisch-nordamerikanischen Raum mit überwiegend hypertrophischen posthepatitischen und Alkoholzirrhosen und den Regionen des Eiweißmangels, exogener Noxen). Es besteht eine Verschiebung zugunsten des linken Lappens in der Kolloidraffung und häufig auch der Projektionsfläche. Im typischen Falle der normalen Dreieckleber in sagittal-ventraler Projektion zeigt die Verlaufsbeobachtung den Übergang zu rautenförmiger bis rechteckiger Konfiguration.

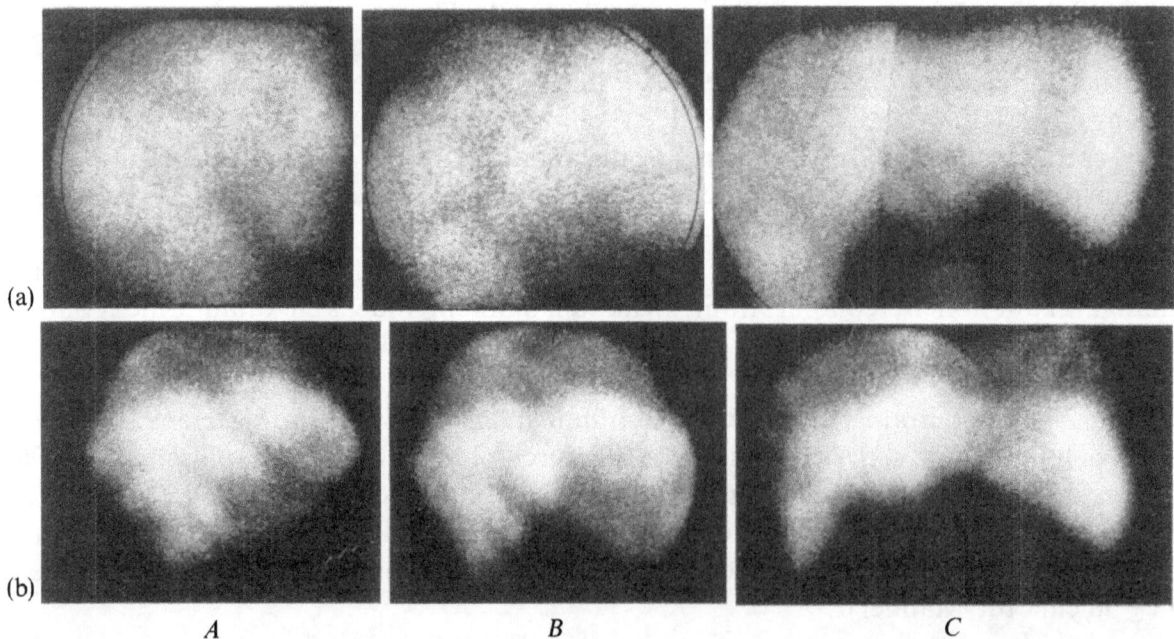

Abb. 15a u. b. Verlaufsbeobachtung Leberzirrhose: 49 J., m.; grobknotige alkoholische Leberzirrhose mit portaler Hypertension, splenogener Markhemmung und intrapulmonalen AV-Shunts. (a) Erstszintigraphie 12 Monate ante finem. (b) Kontrolle 9 Monate später nach Entwicklung eines Ascites. ^{99m}Tc-SK, *A*: rechtsseitlich, *B*: rechtsschräg, *C*: ap-Ansicht mit Milz.

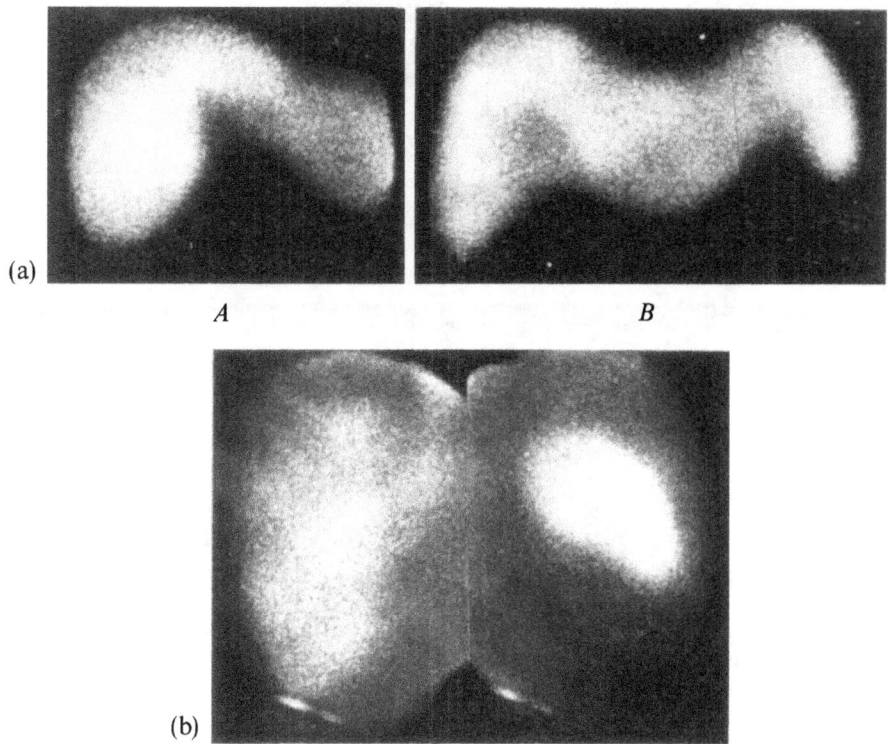

Abb. 16a u. b. Ungewöhnliche Leberformen bei Zirrhose: (a) 44 J., m.; atrophische Leberzirrhose nach chronisch aggressiver Hepatitis mit deformiertem Mittel- und linkem Lappen, Vortäuschung eines großen Speicherdefektes durch ungewöhnlich verlaufenden kaudalen Leberrand. ^{99m}Tc-SK; A: rechtsschräg, B: ap. (b) 66 J., w.; dekompensierte feinknotige Alkoholzirrhose mit auffällig kleinem linken Lappen. ^{99m}Tc-SK, ap-Ansicht.

Die kaudalen, seltener auch kranialen Abschnitte des rechten Lappens können eine weitgehend verschwindende Aktivitätseinlagerung, damit mehr oder weniger verkleinerte Projektionsfläche aufweisen. CHRISTIE et al., 1967 diskutieren eine in der Peripherie ausgeprägtere Minderdurchblutung infolge intrahepatischer Kurzschlüsse und demzufolge vermindertes Kolloidangebot. Das Verteilungsmuster innerhalb des Organs geht von einer eben erkennbaren diffusen Unregelmäßigkeit über gering fleckige in u.U. grob inhomogene Einlagerungsbilder über. Ungewöhnliche Leberformen bei Zirrhose zeigt Abb. 16. In ca. 10–15% der Fälle werden isolierte lakunäre Raffungsdefekte beobachtet, deren Abgrenzung gegenüber fokalen Prozessen auch bei Anwendung ergänzender Verfahren unmöglich sein kann (Abb. 17). Für den Fall hochgradig eingeschränkter Kolloidraffung kann die Zusatzuntersuchung mit polygonalzellpflichtigen Stoffen hilfreich sein (LOCHER und ELKE, 1970). Hinsichtlich der in zirrhotischen Lebern häufiger auftretenden zusätzlichen primären Lebermalignome s.S. 809 und Abb. 32b.

Diagnostisch höher zu gewichten als die Raffungsinhomogenität ist die Verschiebung des Maximums der Impulsrate auf den in ca. 30–40% normal großen, in 60–70% vergrößerten linken Lappen.

Die in Häufigkeit und Aussagefähigkeit wichtigste Veränderung stellt die extrahepatisch nachweisbare Aktivität dar. In den ausgewerteten Arbeiten findet sich zu 80–100% eine Kolloidverschiebung zugunsten der Milz.

Für das meist untersuchte Goldkolloid besteht eine grobe Proportionalität zwischen zunehmender Milzaktivität und Schwere der Leberveränderung. Dies gilt gleichermaßen für die bei dekompensierter Zirrhose nahezu regelmäßig, in früheren Stadien in unterschiedlicher Häufigkeit geringer nachweisbare Kolloidablagerung im Knochenmark (insbesondere der im unmittelbaren Untersuchungsfeld gelegenen Wirbelkörper). In terminalen Stadien kommen die phagozytären Elemente des Lungenkreislaufs mit ebenfalls er-

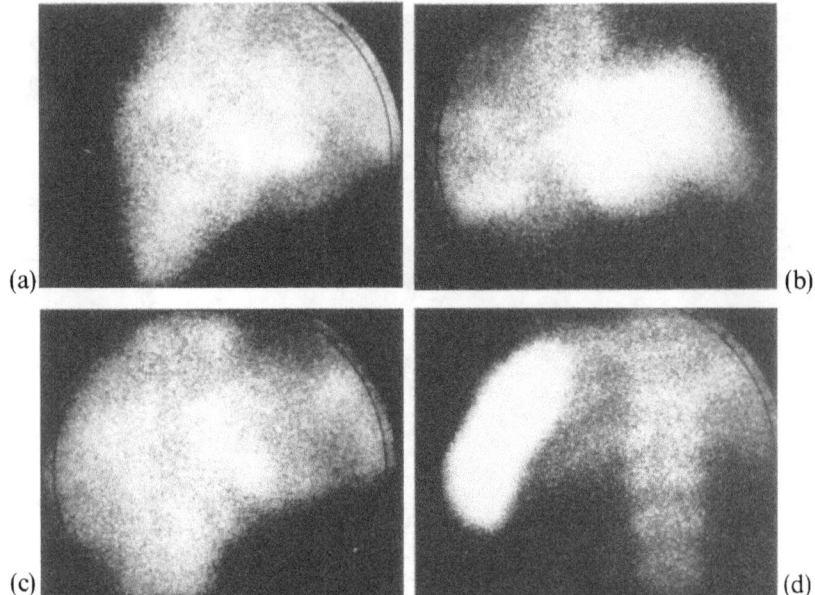

Abb. 17a–d. Leberzirrhose bei zystischer Organdegeneration: 48 J., m.; granuläre Leberzirrhose nach Alkoholabusus mit portaler Hypertension, multiple Leberzysten bis 5 cm Durchmesser. ^{99m}Tc-SK; (a): ap-Ansicht, Leber. (b): ap-Ansicht Leber und Milz, (c): rechtsschräge Ansicht, (d): pa-Ansicht Milz, Wirbelsäule.

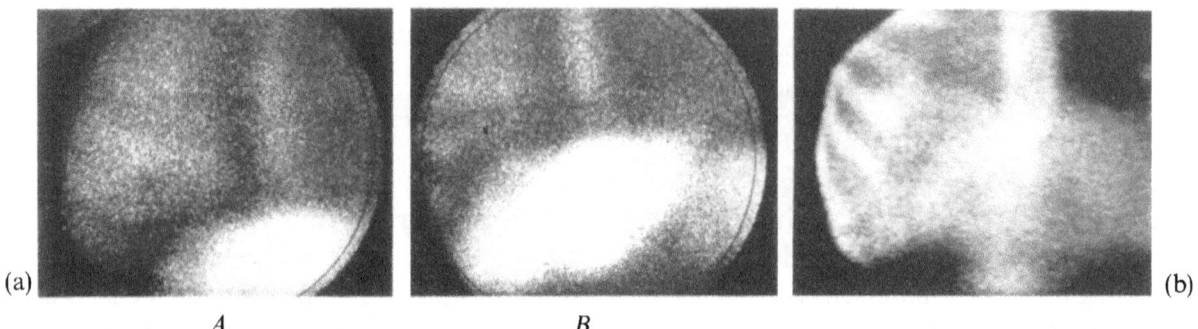

Abb. 18a u. b. Terminale Leberzirrhose: (a) 71 J., m.; dekompensierte Leberzirrhose nach Alkoholabusus mit ausgeprägter Lungenraffung. Abdrängung der Leber vom Zwerchfell und der lateralen Thoraxwand durch massiven Ascites. *A*: ap-Ansicht, rechte Lunge, Sternum, Leber angeschnitten; *B*: ap-Ansicht mit voller Erfassung der Leber. (b) 51 J., m.; feingranuläre Leberzirrhose bei Hämochromatose im Coma hepaticum, 24 Std ante finem; histologisch ausgedehnte Nekrosen der Pseudolobuli; rechtsschräge Ansicht; ^{99m}Tc-SK.

kennbarer Raffung hinzu (Abb. 18). Hier ist jedoch die Qualitätskontrolle der benutzten Kolloidpräparation unerläßlich, da bei technischen Fehlern Kolloidpartikel einer auch physiologischerweise in den Pulmonalkapillaren gerafften Größe entstehen können (BOBINET et al., 1974; GILLESPIE et al., 1973; IMARISIO, 1975; KEYES et al., 1973; KLINGENSMITH u. RYERSON, 1973; MIKHAEL u. EVENS, 1975; TURNER et al., 1974). Auf eine ungewöhnliche Nierenraffung bei 2 Patienten mit kongestivem Herzfehler weisen HIGGINS et al., 1974 hin.

Keine dieser „Grundveränderungen" des Aktivitätsverteilungsmusters bei diffusen Lebererkrankungen hat, einzeln auftretend, einen unmittelbaren Beweiswert. Bei gleichzeitigem Auftreten mehrerer bis aller der genannten Veränderungen nimmt jedoch die Spezifität der Aussage für eine fortgeschrittene aggressive Hepatitis bzw. das Vollbild der Zirrhose auf eine Wahrscheinlichkeit um und über 90% zu (eingangs genannte Autoren).

Eine Zusammenstellung der gesicherten und potentiellen ätiologischen Faktoren der Zirrhose, die im Einzelfalle zur Ordnung der klinischen Information nützlich sein kann, gibt Tabelle 7.

Tabelle 7. Ätiologische Faktoren der Zirrhose (nach SHERLOCK, 1968)

Allgemein anerkannt:	Virushepatitis
	Alkoholismus
	länger bestehende Cholestase
	Herzfehler — Lebervenenobstruktion
	Hämochromatose
	hepato-lentikuläre Degeneration (M. Wilson)
	Mukoviszidose
	Galaktosämie
	kongenitale Syphilis
Potentiell:	Mangelernährung
	Gifte (Arsen, Aflatoxin u.a.)
	Infektionen (teilweise nur unter Zusatzbedingungen: Malaria nur, wenn über Mangelernährung, Virushepatitis, gleichzeitig toxische Einwirkungen; Syphilis nicht beim Erwachsenen; Schistosomiasis ähnlich Malaria, lediglich portale Fibrosen!); granulomatöse Läsionen (Brucellose, Tuberkulose, Sarkoidose — heilen mit Fibrose, Zirrhose-Kriterium nicht erfüllt!); kryptogene Zirrhose (in England ca. 50% — antikterische Hepatitis! pathologisch meist makronodulär)
	Immunitätsstörungen

Zu primär nicht entzündlichen, in den zirrhotischen Umbau mündenden Formen s.S. 796.

6.1.2. Funktionelle Veränderungen im Verlauf diffuser Lebererkrankungen

6.1.2.1. Leberdurchblutung

Bei der akuten Hepatitis findet sich das minimale Leberstromvolumen, bestimmt mittels Kolloidclearancetechnik, stärker streuend, innerhalb des Normalbereichs (FODOR et al., 1974; SASAKI et al., 1973; WOLF, 1968, 1971).

Für die chronischen Verlaufsformen ergibt sich eine zunehmende Einschränkung. Eine Übersicht der Ergebnisse verschiedener Arbeitsgruppen zeigt Tabelle 8. Die Aussagefähigkeit der Werte erwies sich durch folgende Tatsachen eingeschränkt:

Eine Trennung von arteriellem und portalem Stromvolumen ist nicht möglich, so daß Verschiebungen im Verhältnis der Stromvolumina von Vena portae und Arteria hepatica nicht faßbar werden.

Überproportional geringe Meßwerte finden sich bei Kollateral-Kreisläufen mit größerem Umgehungsstromvolumen (bei Injektion von Chrom-Phosphat ante finem mit postmortaler Bestimmung im RES der Leber zwischen 46 und 96% der Dosis — RANKIN et al., 1961). Sie werden verursacht durch bis zu 87% des Organminutenvolumens abführende arteriovenöse, porto-venöse Anastomosen (SHERLOCK, 1968) und in nicht sicher definierter Weise die lienale und weitere extrahepatische Raffung des Kolloids (PLAYOUST et al., 1959; SHALDON et al., 1961; WOLF, 1971).

Die Entnahmeeffizienz der Kupfferschen Sternzellen kann beeinträchtigt sein (s.S. 782).

Kritische zusammenfassende Diskussionen zur Brauchbarkeit der Clearancetechnik unter dem Aspekt der Indikation und Prognose beim Pfortaderhochdruck legten jüngst vor THIEL et al., 1976; OSSENBERG et al., 1976; NEUMAYR, 1977.

Die Aktivitätszeitkurve des Lebereinstroms nach Kolloidinjektion (mittels ROI-Technik an der Kamera) verliert mit Verminderung des portalen Stromanteils ihre charakteristische Inzisur ca. 6 sec nach dem Herzdurchgang und 4–6 sec vor dem Pfortadereinstrom (CARIDE et al., 1974; GEORGE et al., 1974; HANELIN u. MENA, 1975; UEDA, 1974; WOLF,

Tabelle 8. k-Werte (min^{-1}) der Kolloidclearance zur Bestimmung des minimalen Leberstromvolumens in Normalfällen, bei akuten und chronischen diffusen Lebererkrankungen (%-Werte = Extraktionseffizienz)

	Substanz	normaler Mittelwert	akute Hep.	chron. Hep. (evtl. mit weiterer Diff.)	Zirrhose (evtl. mit weiterer Diff.)	Sonstige
GHEORGESCU et al., 1969	^{198}Au	0,231	–	stabilisiert 0,22 ± 0,0245 aggressiv 0,186 ± 0,036	kompensiert 0,146 ± 0,038 dekompensiert 0,122 ± 0,021	
PABST u. HAUBOLD, 1967	^{198}Au	0,281 ± 0,048	–	0,258 ± 0,024	0,121 ± 0,034	Stauungsleber 0,180 ± 0,023
SASAKI et al., 1973	^{131}J-MAA	0,337 (93%)	0,337 (86%)	0,293 (83%)	0,248 ohne Splenomegalie (76%) 0,383 mit Splenomegalie (61%)	prähepatische portale Hypertonie 0,417 (77%)
WOLF, 1967	^{198}Au	0,269 ± 0,047	0,269 ± 0,068	0,167 ± 0,044	0,161 ± 0,046	Fettleber 0,306 ± 0,023 Gallenwegserkrankungen 0,237 ± 0,043

1976). DE NARDO et al., 1974 fanden bei der szintiangiographischen Untersuchung in 90% der Fälle von Leberzirrhose (22/24) eine Erhöhung der arteriellen und Verminderung der venösen Phase, bei ca. 1/3 der Untersuchten bestand eine uniforme, bei 2/3 eine irreguläre Verteilung der Arterialisierung. BIERSACK et al., 1975; KLEIN et al., 1973; MILETTE et al., 1973 konnten Korrelationen zu hämodynamischen Parametern des Portalkreislaufes nachweisen.

Mit der rektalen Jodidresorptionsprobe findet sich bei zirrhotischem Umbau der Leber mit portaler Drucksteigerung eine verzögerte Einstellung des Impulsratenplateaus über der Leber, in geringem Ausmaß über der Präkordialregion, der Quotient der Äquilibrierungszeit ist vermindert (KRÖNERT et al., 1968; LEWITUS u. LAOR, 1968; SUTARMAN, 1975). Als Ursachen stehen ein Überwiegen des Durchblutungsanteils der Arteria hepatica, eine frühzeitige Kompression von Läppchenvenen in der Nachbarschaft zirrhotischer Umbauzonen (und von differentialdiagnostisch abzugrenzenden Metastasen) in der Diskussion.

Brauchbare Aussagen liefern die invasiven Untersuchungsverfahren mit Zugang zum Portalkreislauf über die Milz, die wegen der Organpunktion allerdings ungestörte Gerinnungsverhältnisse voraussetzen:

Die Bestimmung des Shunt-Index nach intralienaler Injektion von ^{131}J- oder ^{99m}Tc-MAA ergibt bei Vorhandensein prähepatischer Kollateralverbindungen, insbesondere von Fornix- und Ösophagusvarizen bereits geringer Ausprägung Werte über 5% als Ausdruck der erhöhten Lungenraffung (HÖFER et al., 1967; UEDA et al., 1967).

Informationen über intrahepatische Kurzschlüsse liefert die dynamische Szintillationskamerauntersuchung nach intralienaler MAA-Injektion: der im Normalfall vollständigen Partikelraffung in der Leber entspricht eine im Plateau verbleibenden Sättigungskurve. Die Abweichungen bei prähepatischen und intrahepatischen Shunts zeigt schematisch Abb. 1. Über die zuverlässige Abgrenzung zwischen Zirrhose und Banti-Syndrom berichten besonders japanische Autoren (Iio et al., 1974; Taplin, 1971). Die dynamische Radioisotopen-Splenoportographie mit inerten Testsubstanzen zeigt bei portaler Hypertension ohne Kollateralenbildung einen flachen Leberanstieg, auf das Maximum folgt bei gleichzeitig ansteigender präkordialer Impulsrate ein verzögerter Abfall. Bei portaler Hypertension mit Varizenbildung findet sich über dem Herzen bereits ca. 3 sec nach Injektion ein Aktivitätsanstieg, entsprechend der über Kollateralen anflutenden Aktivität. Dagegen zeigt die Leber erst später einen Anstieg der Impulsrate. In Fällen mit umbilikalem und portokavalem Kurzschluß ist ein steiler kurzfristiger Aktivitätsgipfel über der Leber zu beobachten, anschließend dort keine Aktivität mehr nachweisbar (Lit. bei Taplin, 1971).

6.1.2.2. Farbstoffelimination und -exkretion

Die polygonalzellpflichtige Farbstoffelimination ist bei der akuten Hepatitis – meist kurzfristig – eingeschränkt, die Exkretion verzögert. Bei den chronischen Formen bis hin zur Zirrhose bestehen deutlichere Abweichungen. Die umfangreichsten Erfahrungen liegen vor mit ^{131}J-RB und ^{131}J-BSP (Lit. Lushbaugh et al., 1964; Vetter, 1971). Für Routinezwecke konnte sich die Untersuchung gegenüber der verfeinerten biochemischen Diagnostik nicht einführen. Über geringe Trennschärfe berichten u.a. Moertel u. Owen, 1958; Uthgenannt et al., 1967; Varl u. Hribar, 1971. Ein unter der Frage der Leberzellschädigung diskutierter Gesichtspunkt ist die mit der Untersuchung gegebene Substanzbelastung: sie beträgt bei der markierten Verbindung nur ca. 1/100 und weniger der Testdosis gegenüber der beim klassischen BSP-Test. Da diese sehr geringe Substanzmenge häufig auch von der stark geschädigten Leber noch eliminiert und ausgeschieden wird, wurde der Zusatz inaktiver Substanzmengen geprüft (Hengst u. Mosler, 1973; Höfken et al., 1974; Mena et al., 1959; Strötges et al., 1973). Damit wird allerdings einer der Hauptvorteile, die sichere Ausschaltung von Nebenwirkungen, aufgegeben.

Da in die Farbstoffclearance neben der Funktionsminderung der Leberzelle die Durchblutung des Organs eingeht, beide Parameter keineswegs stets in gleicher Richtung durch den Krankheitsprozeß beeinträchtigt sind, zeigt bei simultaner Anwendung eines Farbstoffes mit einem Kolloid das Extraktionsverhältnis in den Mittelwerten einheitlicher Diagnosegruppen charakteristische Unterschiede (Abb. 19). Die im Tierexperiment mit

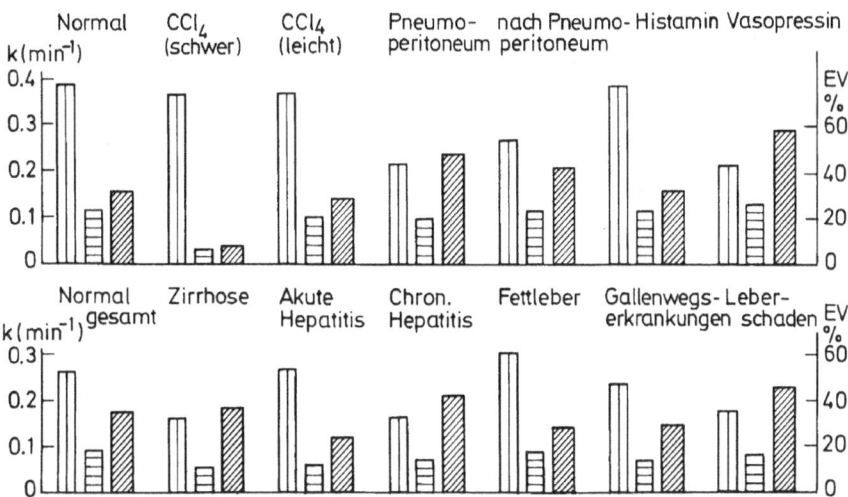

Abb. 19. Mittelwerte der Eliminationskonstanten für ^{198}Au-Kolloid und ^{131}J-Bengalrosa sowie des relativen Extraktionsverhältnisses. Oben: beim Hund unter verschiedenen Einwirkungen (Leerversuche, schwere, leichte CCl$_4$-Intoxikation, Pneumoperitoneum, nach Pneumoperitoneum; Histamin, Vasopressin). Unten: beim Menschen (Lebergesunde – 36, Leberzirrhose – 26, akute Hepatitis – 6, chronische Hepatitis – 6, Fettleber – 4, Gallenwegserkrankungen – 8, sogenannter „Leberschaden" – 5 Fälle) (Wolf, 1967).

isoliert vaskulärer oder zellulärer Schädigung erreichbare hohe, für den Einzelfall anwendbare Trennschärfe fehlt jedoch (ANTOGNETTI et al., 1960; MC INTYRE et al., 1963; TAPLIN et al., 1961; WOLF, 1968).

Befunde dynamischer Kamerauntersuchungen unter dem Hauptaspekt der Leberfunktionsprüfung bei diffusen Parenchymerkrankungen sind pathophysiologisch von Interesse, hinsichtlich des Routinebedarfes ist derzeit eine verbindliche Aussage nicht möglich (BUTTERMANN et al., 1975; HEINZEL et al., 1972; JOSEPH et al., 1977; RICCABONA et al., 1973; TORIZUKA et al., 1971; WOLF et al., 1978; ZITA et al., 1975).

6.1.3. Sonderformen diffuser, nicht primär entzündlicher Lebererkrankungen

Unter Verzicht auf rein pathophysiologische Studien seien einige nuklearmedizinische Ergebnisse mit diagnostischer Relevanz für Sonderformen diffuser Lebererkrankungen angesprochen.

6.1.3.1. Hämochromatose/Hämosiderose

Die primäre Hämochromatose = p.H. (ca. 1 Fall auf 20000 Krankenhausaufnahmen) stellt eine der bekannten nicht entzündlichen Zirrhoseursachen dar, chronisch diffuse Parenchymerkrankungen führen zu sekundären Eisenablagerungen in der Leber (sekundäre Hämosiderose = s.H. in 25–50% der Fälle von Leberzirrhose). Siehe auch Beitrag „Fe-Stoffwechsel".

Die Transferrinclearance findet sich bei p.H. verlangsamt, bei der Mehrzahl der Fälle von s.H. beschleunigt (vorwiegend aufgrund der mit ^{51}Cr-Markierung erkennbaren hämolytischen Komponente (ADLUNG et al., 1969; PIXBERG u. HUNDESHAGEN, 1971; KEIDERLING et al., 1958). Die Organaktivitätsmessung über der Leber weist bei p.H. einen deutlichen Anstieg während mehrerer Stunden p.i. auf, wie sonst nur über dem Knochenmark, während bei s.H. normal niedrige Werte, gering mit der Blutaktivität abfallend, gemessen werden. Bei stärker intrahepatischer Hämolyse steigen die Impulsraten einige Tage nach Eisengabe an. Die Utilisationsrate ist bei p.H. deutlich, bei s.H. gering eingeschränkt (KUTZIM u. WELLNER, 1971; MONTZ, 1970; POLLYCOVVE u. MORTIMER, 1961; ROMMEL et al., 1968). Eine höhere Eisenresorption bei portaler Zirrhose wird häufig diskutiert (BRODANOVA u. HOENIG, 1968; STOJCEVCKI et al., 1970).

Bedeutung kommt dem in vitro-Test zur Bestimmung der freien Fe-Bindungskapazität zu: bei in beiden Fällen hohen Serumeisenspiegeln ist die latente Bindungskapazität bei p.H. nahezu aufgebraucht (unter 50 ug/100 ml), bei diffusen Parenchymerkrankungen im Normbereich, eher erhöht.

Die im Szintigramm bei p.H. in 90% nachweisbare Hepatomegalie wird als Frühsymptom gewertet (ALELE u. WOOD, 1972; PETERA et al., 1969).

6.1.3.2. Hepatolentikuläre Degeneration (M. Wilson)

Untersuchungen mit ^{64}Cu und ^{67}Cu dienen der Abgrenzung der sekundären hepatobiliären Exkretionsstörung für Kupfer bei biliärer Zirrhose, Verschlußikterus von der hepatolentikulären Degeneration (M. Wilson).

Die Kupferkinetik ist bei M.W. gekennzeichnet durch eine verzögerte Plasmaclearance, träge, eher verminderte Leberaufnahme (des ionalen Kupfers) mit weitgehend fehlendem Wiederanstieg der dann Coeruloplasmin-gebundenen Serumaktivität, ausgeprägt verlängerte biologische Halbwertzeit bei verminderter Stuhl- und unbedeutend gesteigerter Urinausscheidung (BECKNER et al., 1969; LEVI u. WILLIAMS, 1968; OSBORN u. WALSHE, 1969; SMALLWOOD et al., 1971).

Trennscharfe Befunde liefert die Messung der biologischen Halbwertzeit am Ganzkörperzähler (gegenüber normal 17,1 Tagen für ^{64}Cu durchschnittlich 97 Tage – HAMAMOTO et al., 1968; 140 Tagen gegenüber normal 24 bei ^{67}Cu von O'REILLY et al., 1971 mit klarer Trennung zwischen homozygoten und heterozygoten Merkmalsträgern).

Eine Modifikation mit oraler Applikation von 0,3–2 mCi ^{64}Cu und Blutentnahmen nach 1, 2, 4, 24 und 48 Std empfehlen STERNLIEB u. SCHEINBERG, 1972 (ausführliche Literaturübersicht!).

Über szintigraphische Befunde – auch unter Penicillamintherapie – berichten OSBORN et al., 1969, Werte der quantitativen Kupferbestimmung mittels Neutronenaktivierungsanalyse geben SMALLWOOD et al., 1968.

6.1.3.3. Vinylchlorid-Krankheit – Alpha-Antitrypsinmangel – Amyloidose – hepatische Porphyrie – Fettleber – konstitutionelle Hyperbilirubinämien – außereuropäische Formen

Bei der durch *Vinylchlorid* ausgelösten spezifischen RES-Schädigung der Leber mit erhöhter Angiosarkominzidenz findet sich frühzeitig eine Beeinträchtigung der Leberperfusion (BIERSACK et al., 1975); MAKK et al., 1974 beschreiben in 15% szintigraphische Normabweichungen.

Über Fälle von *Alpha-Antitrypsinmangel* als kongenitale Zirrhoseursache berichten RYO et al., 1974. Die hepatobiliäre Funktionsszintigraphie eines eigenen Falles zeigt Abb. 20.

Bei *Amyloidose* steht die Raffungsinhomogenität bei Organvergrößerung uncharakteristisch im Vordergrund (SOSTRE et al., 1975); in einer Kasuistik von VANEK et al., 1977 fand sich eine ausgeprägte ^{99m}Tc-Diphosphonat-Raffung der Leber; CASTLEMAN et al., 1974 beobachteten eine diskrepant hohe Knochenmark- bei nur mäßiger Milzraffung für Schwefelkolloid.

Bei *hepatischer Porphyrie* liefern ^{14}C-markierte Präkursoren trennscharfe Aussagen (DOWDLE et al., 1968; JONES et al., 1971; STEIN et al., 1970).

Die häufigste nicht entzündliche Ursache einer szintigraphisch nachgewiesenen Hepatomegalie, die *Fettleber* unterschiedlicher Ätiologie ist nuklearmedizinisch unergiebig. ALCANTARA, 1970; ALEKSEEV et al., 1972; SLAVNOV, 1972 berichten über Kolloidelimination, STEVNOV et al., 1972 über Ergebnisse mit markierten Farbstoffen bei Diabetes.

Die Untersuchung der nicht entzündlichen, teilweise *konstitutionellen Hyperbilirubinämien* ist ebenfalls diagnostisch kaum relevant: Der bei M. Dubin-Johnson im konventionellen Bromthaleintest charakteristische sekundäre Plasmaanstieg fehlt für ^{131}J-Bengalrosa (ERLINGER et al., 1973); bei M. Gilbert beschrieben eine Dissoziation der Elimination mit verminderter ^{131}J-Jodipamid-, normaler Bengalrosa-Aufnahme bereits 1963 GALAMBOS und MCLAREN. Ein größeres Material eigener Fälle legen IIO et al., 1974 vor; die Sequenzszintigraphie erlaubt teilweise eine Differenzierung der den verschiedenen Formen zugrunde liegenden Eliminations- und Exkretionsstörungen. Erfahrungen mit den modernen hepatobiliären Substanzen fehlen.

Ebenfalls auf IIO et al., 1974 sei hinsichtlich der nur außereuropäisch geläufigen, überwiegend parasitär bedingten Sonderformen periportaler Fibrosen, überwiegend atrophischer Zirrhosen, Beeinträchtigungen größerer Pfortader- oder Mesenterialvenenäste und ihre szintigraphischen und funktionsbezogenen Befunde verwiesen.

6.1.3.4. Leberveränderungen nach Strahlentherapie und Zytostase

Bei der Strahlentherapie maligner Prozesse im Bereich der Leber sind strahlenbedingte Organveränderungen, bezogen auf die applizierte Dosis, und Behandlungseffekt zu tren-

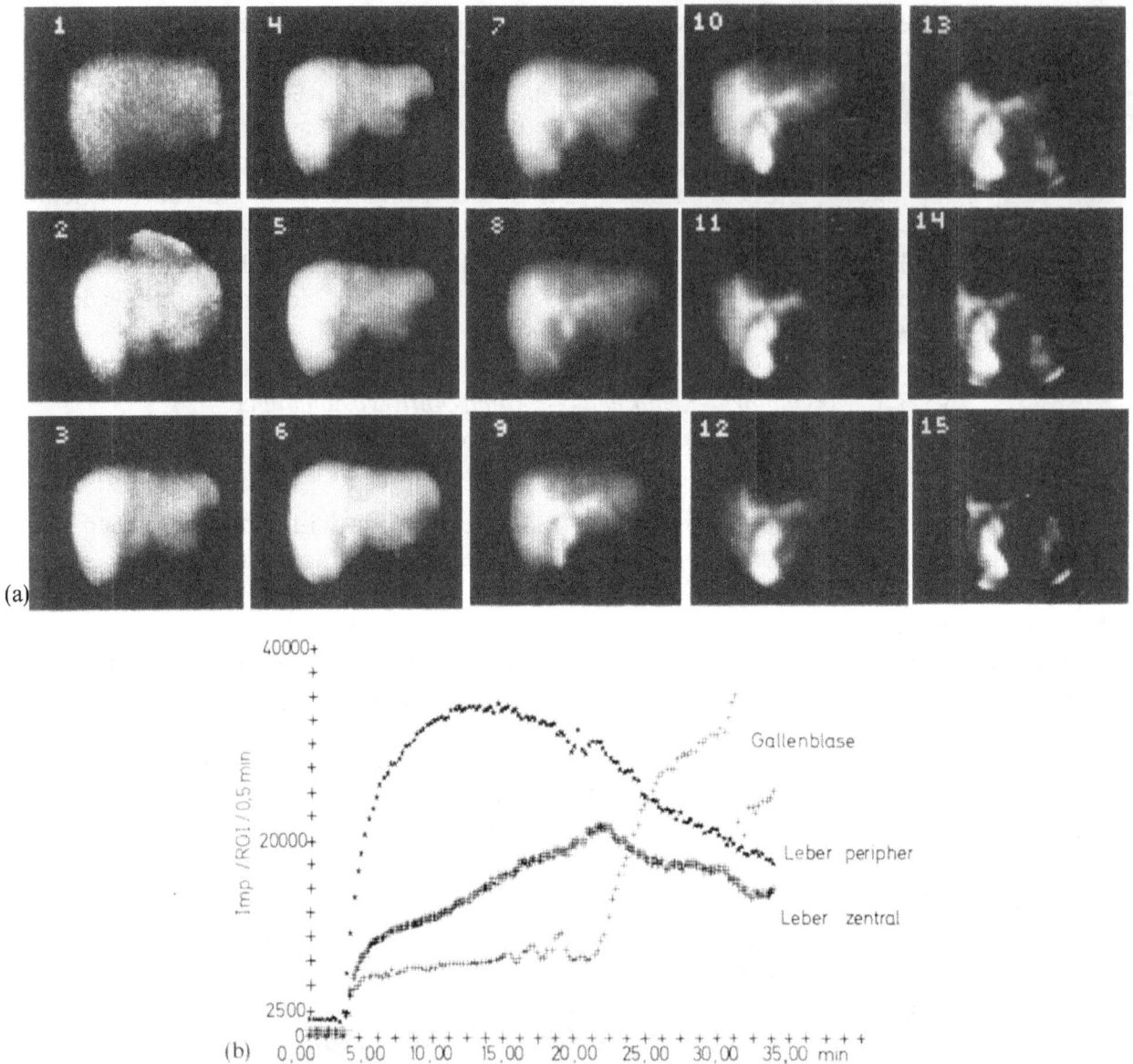

Abb. 20a u. b. Gallentransportstörung: 22 J., w.; verzögerter intra- und extrahepatischer Gallentransport mit Hepatomegalie bei heterozygotem Alpha-Antitrypsinmangel. (a) Computersequenz, zeitliche Inkrementierung 2 min je laufender Bildfolgenummer. (b) Aktivitätszeitkurven über entsprechenden regions of interest. ^{99m}Tc-BIDA, ap-Ansicht.

nen. Die Kolloidraffung findet sich nach Herddosen von 2400, die hepatozelluläre ^{131}J-Aufnahme erst ab 3600 rad beeinträchtigt, das Verhältnis von bestrahlter zu unbestrahlter Region fällt für Tc-Sulfurkolloid ausgeprägter ab als für ^{131}J-RB (ANTAR et al., 1970). Eine praktisch aufgehobene Phagozytose wird fast stets nach 4500 rad beobachtet (BRASE et al., 1972; MARCZINKOWSKI, 1969). Die Veränderungen sind bei Teilbestrahlung des Organs reversibel (BRASE et al., 1972; SPENCER und KLIGERMAN, 1970; FRUHLING und BALIKDJIAN, 1973). Es folgt die Notwendigkeit einer individuellen, zeitlich hinreichend dichten Verlaufsbeobachtung, andererseits unter Nutzung der geringeren Strahlensensibilität der Hepatozyten erforderlichenfalls die Untersuchung mit polygonalzellpflichtigen Stoffen. KÄRCHER, 1969 hält wegen der Einschränkungen zusätzliche gezielte enzymchemische Verlaufsbeobachtungen für unerläßlich.

Hinsichtlich der Zytostase mit teilweise ähnlicher Problematik liegen wenige Erfahrungen vor (BREUEL et al., 1976; SPENCER u. KLIGERMAN, 1970; WITEK u. SPENCER, 1974) (Abb. 21, Abb. 22).

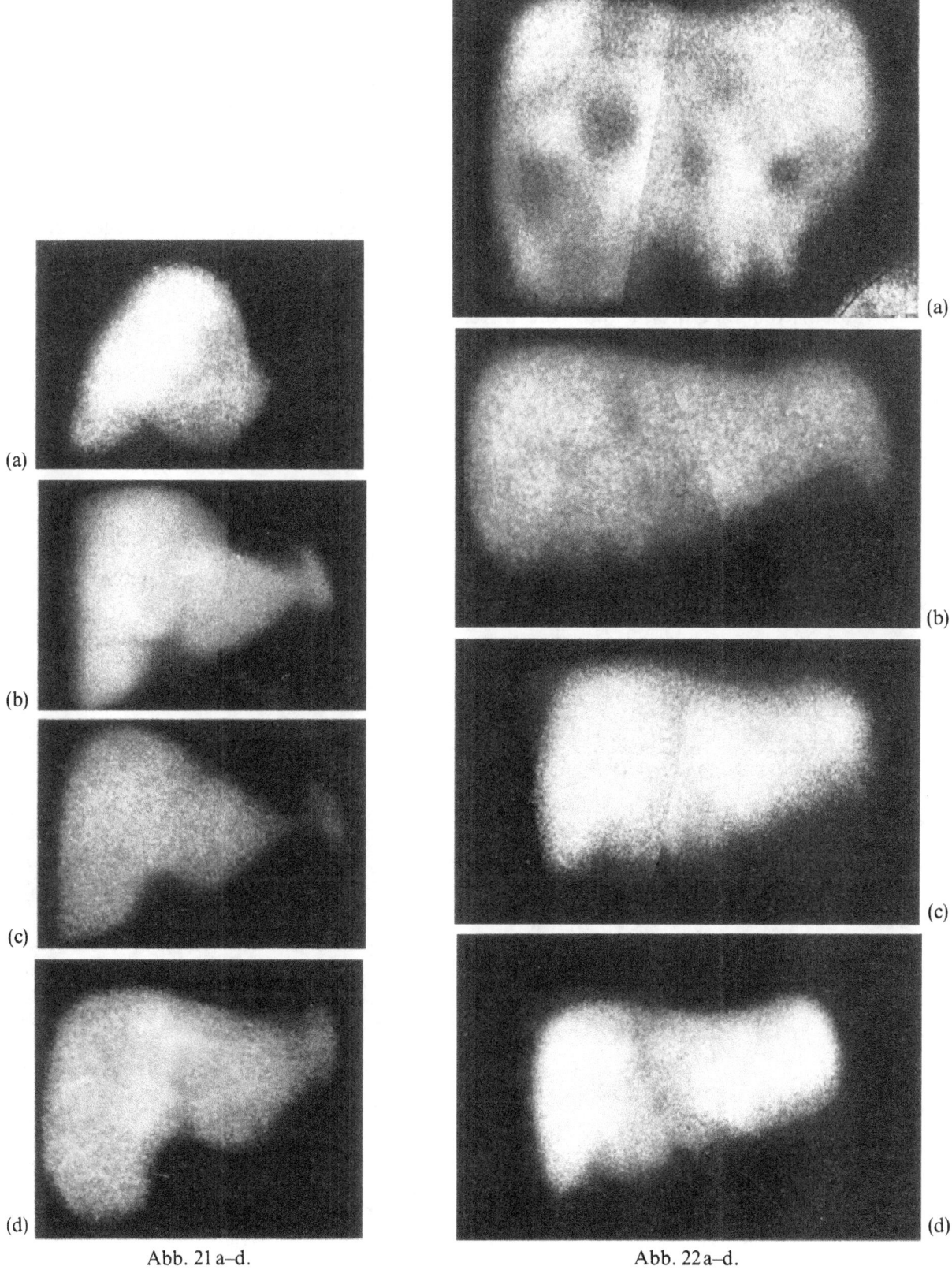

Abb. 21 a–d.   Abb. 22 a–d.

Abb. 21 a–d. Lage-, Form- und Größenwandlung der Leber unter Zytostase. 66 J., w.; metastasierendes Mammakarzinom. (a) Erstszintigraphie-en chapeau de gendarme-Form der Leber vor medikamentöser Therapie. (b) Nach 2monatiger Zytostase (Endoxan, Metothrexat, Velbe). (c) 6 Monate nach Erstszintigraphie unter zusätzlicher Hormontherapie (Gestagene, später Oestrogene). (d) 8 Monate nach Erstszintigraphie und Auftreten eines hämorrhagischen Pleuraergusses. ^{99m}Tc-SK, ap-Ansicht.

Abb. 22 a–d. Metastasenrückbildung bei Mammakarzinom unter medikamentöser Zytostase: 27 J., w. ^{99m}Tc-SK; jeweils identische ap-Projektionen in Abständen von 8(b), 7(c) bzw. 15(d) Monaten nach der Erstuntersuchung (a).

6.2. Stauungsleber und vaskuläre Prozesse

Die kardiale Stauungsleber ist szintigraphisch gekennzeichnet durch die Organvergrößerung, meist zunächst harmonisch bei gering verschobener Lappenrelation. Die klinischen Daten des Einzelfalles sind zu berücksichtigen, da Art und Dauer der kardialen Dekompensation oder ein rezidivierendes Auftreten der Stauung mit entsprechendem fibrotischen Umbau des Organs und Strombahn-Veränderungen in das szintigraphische Bild eingehen. Sie finden ihren Ausdruck in stärkerer Lobus quadratus-Prominenz (Vergrößerung), Auftreten unterschiedlich ausgeprägter Kolloid-Raffungsinhomogenität, übergehend — bei fortgeschrittenen Verläufen — in das Vollbild der Stauungszirrhose mit dann vermehrter lienaler Speicherung bei meist vergrößerter Milz und medullärer Raffung (Abb. 23). Bei fortgeschrittenem Umbau kann die differentialdiagnostische Abgrenzung einer Zirrhose anderer Ursache, auch einer Lebermetastasierung Schwierigkeiten bereiten. Erweiterte Vv. hepaticae können kraniale Raumforderungen vortäuschen. Kolloid- und Farbstoff-Clearancewerte sind gering bis deutlich eingeschränkt, sie weisen kein typisches Verhalten auf (ABDEL KADER et al., 1972; DEININGER u. HEUCK, 1971; GOULD et al., 1972; KEVESH et al., 1969; PABST u. HAUBOLD, 1967).

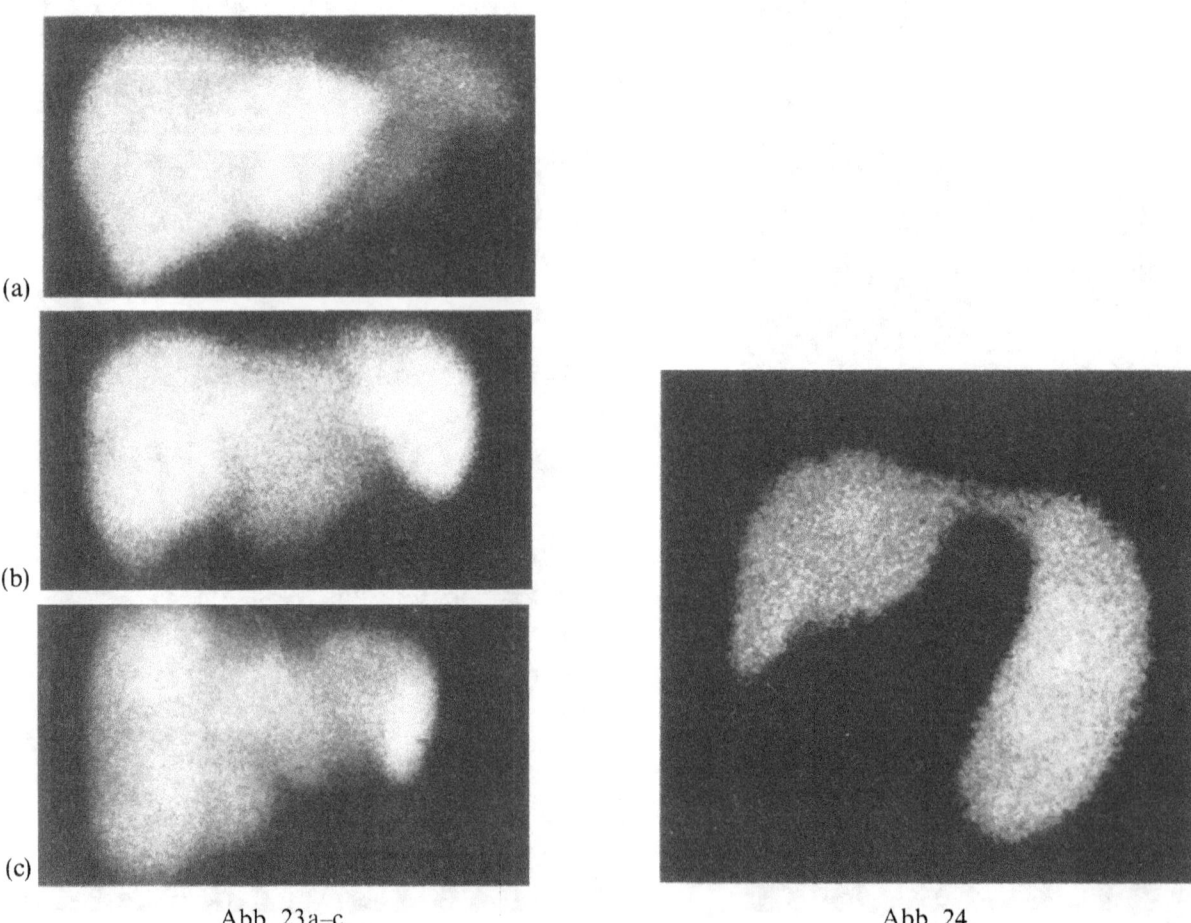

Abb. 23a–c.   Abb. 24.

Abb. 23a–c. Stauungsleber: (a) 73 J., m.; Cor pulmonale bei chronisch asthmoider Bronchitis mit pulmonaler Hypertonie. (b) 79 J., w.; Zustand nach Schrittmacherimplantation bei dekompensierter Herzinsuffizienz. (c) 71 J. w.; Herzinsuffizienz, Bradyarrhythmia absoluta, sonographisch massive Stauungsleber. ^{99m}Tc-SK, jeweils ap-Ansicht.

Abb. 24. Portale Hypertension bei prähepatischem Block: 8 J., m.; variköse Pfortaderthrombose nach Nabelvenenkatheter. Ausgeprägte Oesophagus- und Magenfundusvarizen, splenomegale Markhemmung, Oesophagusvarizenblutung. Leber laparoskopisch unauffällig. ^{99m}Tc-SK, ap-Ansicht.

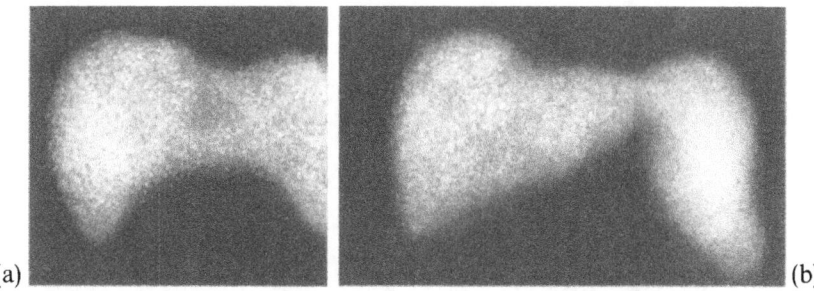

Abb. 25a u. b. Präsinusoidaler intrahepatischer Block, seit 7 Jahren funktionierender portokavaler Shunt nach Oesophagusvarizenblutung. Choledocho-Cystolithiasis mit chronisch unspezifischer Cholangiolitis und Cholangitis. ^{99m}Tc-SK. (a) rechtsschräg, (b) ap-Ansicht.

Der *Pfortaderthrombose* entspricht eine Kombination von verzögerter Kolloidclearance, szintigraphisch kleiner Leber mit vergrößerter, volumenbezogen nur gering vermehrt raffender Milz. Durchfluß- und Blutpooluntersuchung zeigen keine wesentliche Normabweichung (ANTAR et al., 1971; SPENCER et al., 1971 — Abb. 24). Auslösende Ursachen sekundärer Formen mit szintigraphischem Äquivalent (z.B. Leberzirrhose, chronische Cholangiolitis) sind zu beachten (Abb. 25).

Über *Leberinfarkte* im Szintigramm konnten 2 Fallberichte mit allerdings keineswegs charakteristischen Ausfällen aufgefunden werden (GILLICK u. SMITH, 1968; CHANDRA u. LAOR, 1973): Ausgedehnte Zonen verminderter Aktivitätsanreicherung — in einem Fall zunächst fehlinterpretiert als Abdrängung des rechten Lappens wie bei Ascites — standen im Vordergrund. Über nur geringe Beeinträchtigung der Bengalrosa-Clearance bei tierexperimenteller Unterbrechung des A. hepatica-Hauptstammes berichten ZISSIADIS et al., 1974.

Der szintigraphische Befund beim *Budd-Chiari-Syndrom* wird geprägt durch die direkte Drainage des Lobus caudatus in die untere Hohlvene: eine überwiegende Kolloidablagerung im Bereich der zentralen Organpartien, entsprechend dem Lobus caudatus (L. Spiegel) — meist zusätzlich vergrößert — findet sich kasuistisch (CLAINS et al., 1967; CARULLI et al., 1973), in 78% von 19 Fällen (TAVILL et al., 1975), in 70% (bei 5 Fällen — KLEIN, 1976). In Fällen von gesicherter paroxysmaler nächtlicher Hämoglobinurie fanden STAAB et al., 1975 eine sich rasch entwickelnde Vergrößerung besonders des rechten Leberlappens, daneben Bereiche verminderter Kolloidraffung im Versorgungsgebiet der befallenen Venen und extrahepatische Kolloidanreicherung. Auf die Schwierigkeit der Abgrenzung vom Befund der fortgeschrittenen Zirrhose in älteren Fällen weisen CHAUDHURI et al., 1972 hin.

Tumorbedingte Kompressionen der V. cava sup. können szintigraphisch ähnliche Speichermuster hervorrufen: stärker kolloidanreichernder Bezirk in der Lappengrenzzone („hot spot") (COEL et al., 1972; FITZER, 1975; HANELIN et al., 1975; HATTNER u. SHAMES, 1974; HOLMQUEST u. BURDINE, 1973). Eine Rückbildung, z.B. nach Strahlentherapie des zugrundeliegenden Prozesses, kann beobachtet werden.

6.3. Erkrankungen der ableitenden Gallenwege sowie der Gallenblase

6.3.1. Kompletter/inkompletter Gallenwegsverschluß

In der Differentialdiagnostik des internistischen und chirurgischen Ikterus liegen die Vorzüge der nuklearmedizinischen Untersuchung in der nichtinvasiven Erfassung der funktionsdynamischen Exkretionsabläufe mittels geringer Substanzmengen und der inner-

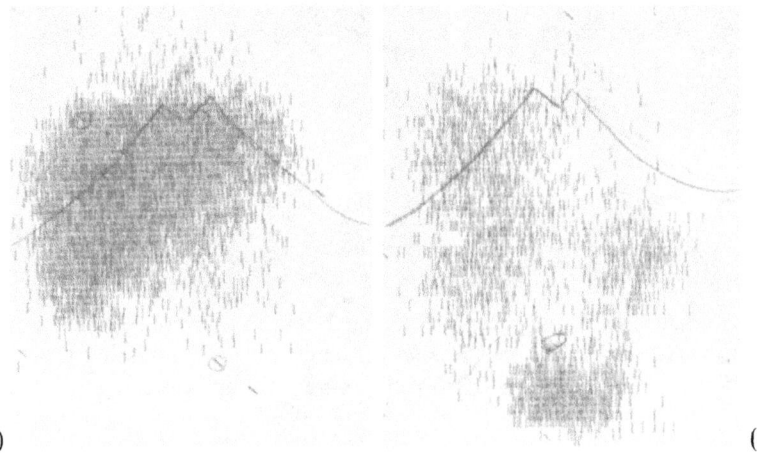

Abb. 26a u. b. Gallengangsatresie: 6 W., w.; Farbstrichszintigraphie mit ^{131}J-Bengalrosa, ap-Ansicht. (a) 50 min p.i., (b) 16 Std p.i. (Ausscheidung der Testsubstanz über die Nieren).

halb eines weiten Bereiches geringerer Abhängigkeit von Leberfunktion und Höhe des Bilirubinspiegels als bei Kontrastmitteluntersuchungen (HANDMAKER, 1975; WINSTON u. BLAHD, 1972).

Kollimierte Einzeldetektormessungen über Leber- und Dünndarmregion zeigten bei extrahepatischem Verschluß neben verzögerter Leberraffung markierter Farbstoffe, einem verspäteten Kurvenmaximum und einem verlangsamten bis fehlenden exkretorischen Abfall der Leberkurve im Fall des kompletten Verschlusses ein Fehlen von Aktivität im Dünndarm, bei partiellem Verschluß ein verspätetes Auftreten (NORDYKE, 1960; zusammenfassend TAPLIN, 1971; WOLF, 1971). Aufgrund der anatomisch wenig definierten Einstellung des Detektorgesichtsfeldes waren Überlagerungen unvermeidbar (Gallenblase, große Gallengänge, Niere mit vikariierender Ausscheidung), eine Quantifizierung der Durchsatzverhältnisse durch Zeitangaben erwies sich als nur beschränkt möglich.

Die von EYLER et al., 1965; YAMADA et al., 1968 empfohlene langfristig (bis zu 96 Std p.i.) fortgesetzte Scannerdarstellung der Aktivitätsverteilung der jodmarkierten Testsubstanzen über Leber und Oberbauchregion erlaubte nur in geeigneten Fällen eine Abgrenzung des kompletten Verschlusses von fortgeschrittenen Parenchymschäden. Auf die bei vollständigem Verschluß häufige, unterschiedlich starke Nierendarstellung ist hinzuweisen (Abb. 26). Sie kann eine irrtümlich positive Aussage über die Darmausscheidung verursachen (WAGNER u. ANDERSON, 1967; FREEMAN et al., 1968). BURKE u. HALKO, 1966 setzten erstmals die Szintillationskamera zu Langzeitkontrollen bei innerhalb der ersten Stunde p.i. fehlender Exkretion der Testsubstanz in den Darm ein. Als Merkmal des kompletten Verschlusses wurde eine fehlende Darmausscheidung über 48-96 Std p.i. hinaus gesichert (KANEKO, 1972; ROSENTHALL, 1974; SAKURAI et al., 1974; TAPLIN, 1971).

Die Szintillationskamera-Systeme brachten zwei weitere Vorteile:

Die Projektion in mehreren Ebenen begünstigte die Darstellung der charakteristischen kolloidszintigraphischen Veränderungen bei Stauung im Gallenwegssystem: bandförmige, streifige, kugelige, häufig sternförmig radiär in die Lappen hineinreichende Raffungsminderungen, entsprechend den aufgeweiteten intrahepatischen Gallengängen werden faßbar (erstmals GAMMILL et al., 1969 am Scanner – HECK u. GOTTSCHALK, 1971; OKUDA u. KUNIYASU, 1974; RONAI et al., 1976 – Abb. 27). Verifizierung erforderlichenfalls durch Doppelnuklidtechnik (Abb. 28).

Durch ROI über Leberparenchym, intrahepatischen und extrahepatischen Gallenwegen sowie Gallenblase definierte Zeitaktivitätskurven werden über die sequenzszintigraphische Verteilung hinaus bewertbar (JOSEPH et al., 1977; WOLF et al., 1978) (Abb. 29).

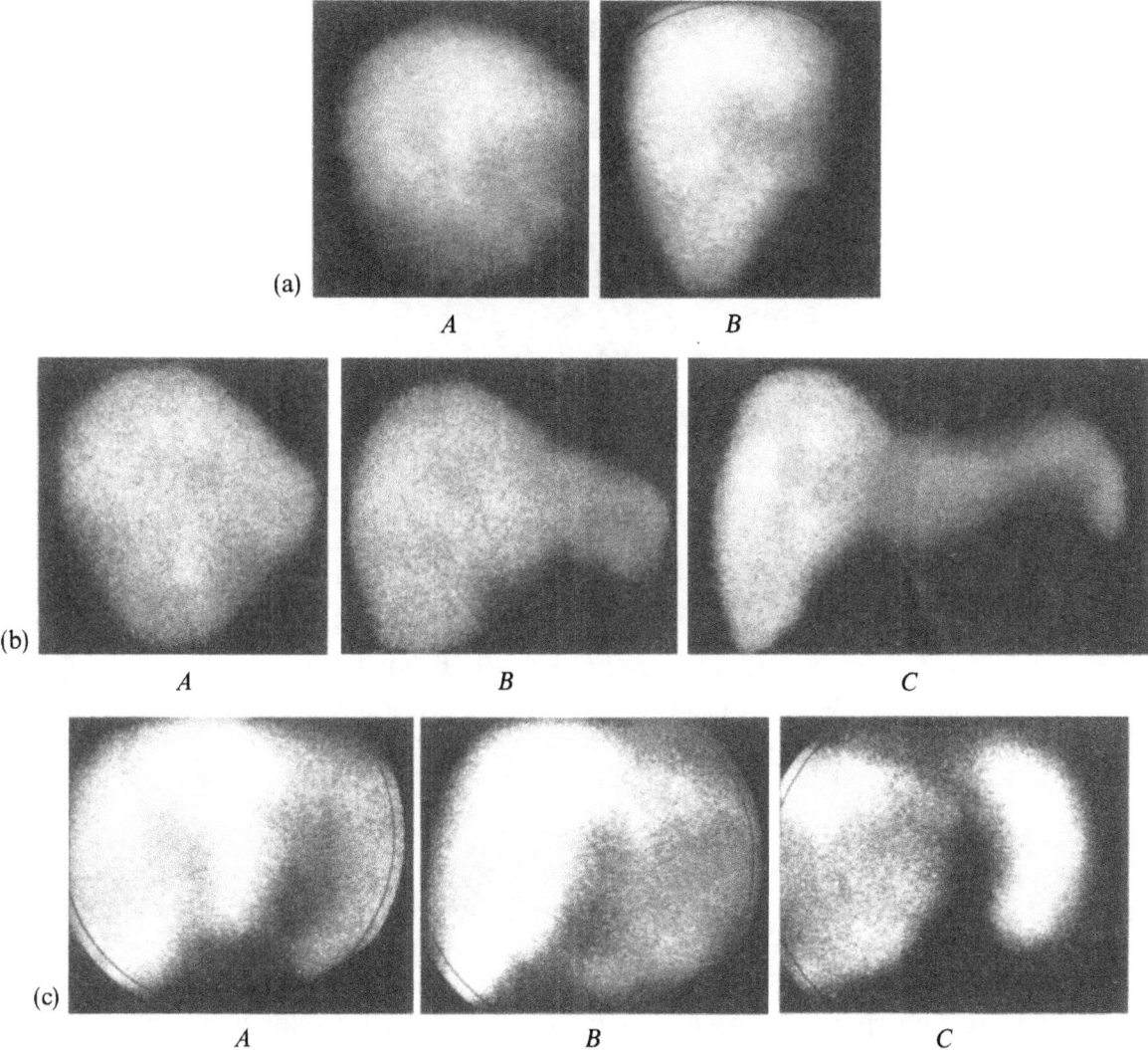

Abb. 27a–c. Leber bei Verschlußikterus: (a) 32 J., m.; Echinoccocus alveolaris, taubeneigroße Zyste, gestaute Gallengänge und Gangabbrüche im Pfortenbereich (ERCP); A: rechtsschräg, B: ap. (b) Pankreaskopfneoplasma, laparoskopisch geringe Lebervergrößerung und Cholestase. Solitärmetastase an der Ventralseite des rechten Lappens; A: rechtsseitlich, B: rechtsschräg, C: ap. (c) 60 J., m.; metastasierendes Pankreaskarzinom mit infiltrativ-verdrängendem Wachstum, Pfortaderthrombose; A: rechtsschräge, B: ap-Ansicht Leber, C: ap-Ansicht linker Leberlappen, Milz. ^{99m}Tc-SK.

Cholaffine Substanzen bei Verschluß des Choledochus und seiner Hauptäste:
Nach distaler Choledochusligatur im Tierversuch verändern sich die funktionsszintigraphischen Befunde in typischer Weise: in der Akutphase postoperativ unauffällig initiale Leberdarstellung, gefolgt von charakteristischer Verschiebung der Aktivität von der Leberperipherie zu den zentralen Organanteilen, Darstellung der intrahepatischen Gänge und der Gallenblase, fehlender Übertritt von Aktivität in den Dünndarm; Eliminationshalbwertzeit im Normbereich. Im Intermediärstadium (etwa ab dem 5. Tag) nach verzögerter Leberraffung und verspätetem Erreichen des Kurvenmaximums kein erkennbar intrahepatischer Aktivitätstransport, keine erkennbare Gallenblasendarstellung. Etwa ab der 3. Woche p.i. deutlich verzögerte Aktivitätsaufnahme der Leber, Aussparung der in der Stauungsphase dominierenden Bereiche der großen Gallenwege (gefüllt mit „weißer Galle"), kompensatorisch renale Ausscheidung der Testsubstanz als Ausdruck des sekundären Parenchymschadens (KAMPMANN u. BEDUHN, 1970; YAMADA et al., 1968).

RONAI et al., 1975 beschreiben unter Verwendung von ^{99m}Tc-Pyridoxalglutamat als Charakteristika bei komplett extrahepatischem Verschluß das Fehlen von Aktivität im

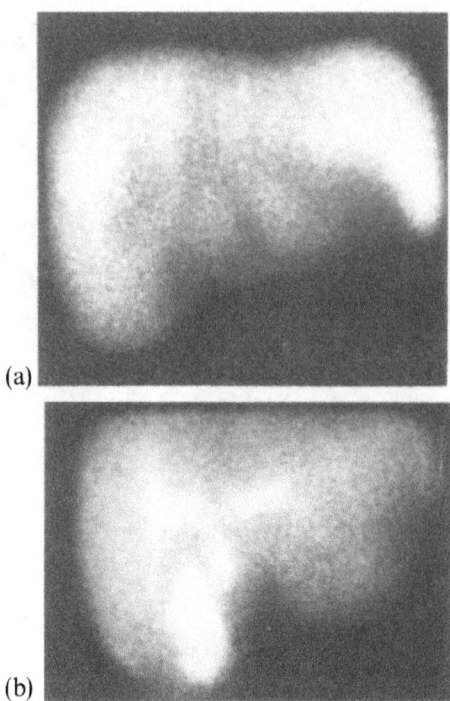

Abb. 28a u. b. Mononuklid-Doppelcompound-Untersuchung zur differentialdiagnostischen Klärung von Raffungsdefekten in der Leber. 22 J., w.; Hepato- und Splenomegalie bei heterozygotem Alpha-Antitrypsinmangel. (a) ^{99m}Tc-SK, (b) ^{99m}Tc-BIDA-Szintigraphie (ap).

Gallengang und im Dünndarm bis zu 18 Std p.i. bei Erkennbarkeit oder Fehlen einer „negativen Gallenblasenregion" (szintigraphisches Courvoisier-Zeichen, insbesondere bei langsam entstandenen malignen Verschlüssen). Bilirubinspiegel bis etwa 15 mg% behindern die Untersuchung im allgemeinen nicht. Differentialdiagnostisches Hauptproblem ist der schwerste Leberparenchymschaden mit auch langfristig fehlender Aktivitätsausscheidung in den Dünndarm. Zur Abgrenzung des schweren Parenchymschadens sollte stets die Raffungsphase mit erfaßt werden (Abb. 30). Die Kenntnis der Eliminationskonstanten oder eines Äquivalents erlaubt häufig auch bei nahezu völlig fehlender Darmausscheidung noch eine Differenzierung (EICKENBUSCH et al., 1974; ROSENTHALL, 1974; TORIZUKA et al., 1971; VARL u. HRIBAR, 1971).

Beim inkomplett extrahepatischen Verschluß steht die verzögerte Ausscheidung in das Duodenum mit erweitertem Choledochus oder wiederum der „negativen Gallenblasenregion" als Aussparung im Vordergrund, daneben der verzögerte hepatobiliäre Durchsatz in den Zeitaktivitätskurven (OSHIUMI, 1974).

Entweder inkomplett extrahepatische Verschlüsse oder Leberzellschaden bestehen bei der verzögerten Ausscheidung ins Duodenum ohne erweiterten Gallengang oder ohne „negative Gallenblasenregion".

6.3.2. Akute und chronische Cholecystitis

In der Gallenblasendiagnostik mit ^{131}J-markierten Farbstoffen und Scanner war nur die positive oder fehlende Darstellung des Organs bewertbar. SPESIVCEVA et al., 1972 fanden bei sämtlichen Patienten mit akuter purulenter und phlegmonöser Cholezystitis eine fehlende Gallenblasendarstellung (bei operativer Aktivitätsmessung weniger als 0,2% der applizierten Dosis in der Gallenblase). In 171 Fällen chronisch rezidivierender Cholezystitis wird 109 mal eine fehlende, 62mal eine unterschiedliche, jedoch erkennbare Gallenblasenanreicherung beschrieben.

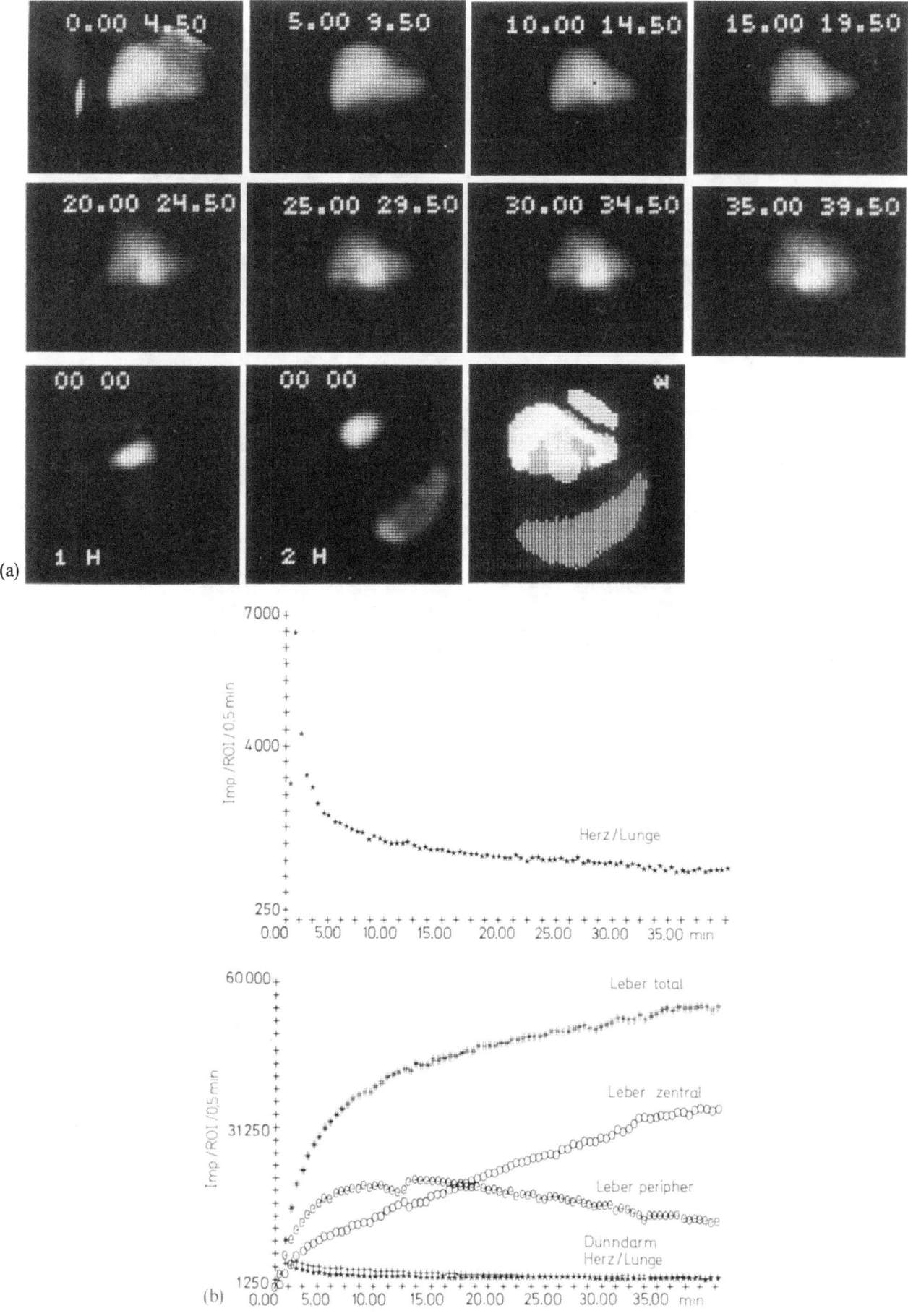

Abb. 29a u. b. Verschlußikterus: 42 J., m.; intermittierender, extrahepatischer Verschluß bei Cholelithiasis, röntgenologisch negatives Cholezystogramm, intraoperativ kleines präpapilläres Konkrement. ^{99m}Tc-BIDA-Exkretionsstudie mit divergierendem Kollimator in ap-Ansicht. (a) Computersequenz 0–40 min p.i., Integrationszeiten 5 min, Spätszintigramme 1 und 2 Std p.i. regions of interest, (b) zugehörige Aktivitätszeitkurven.

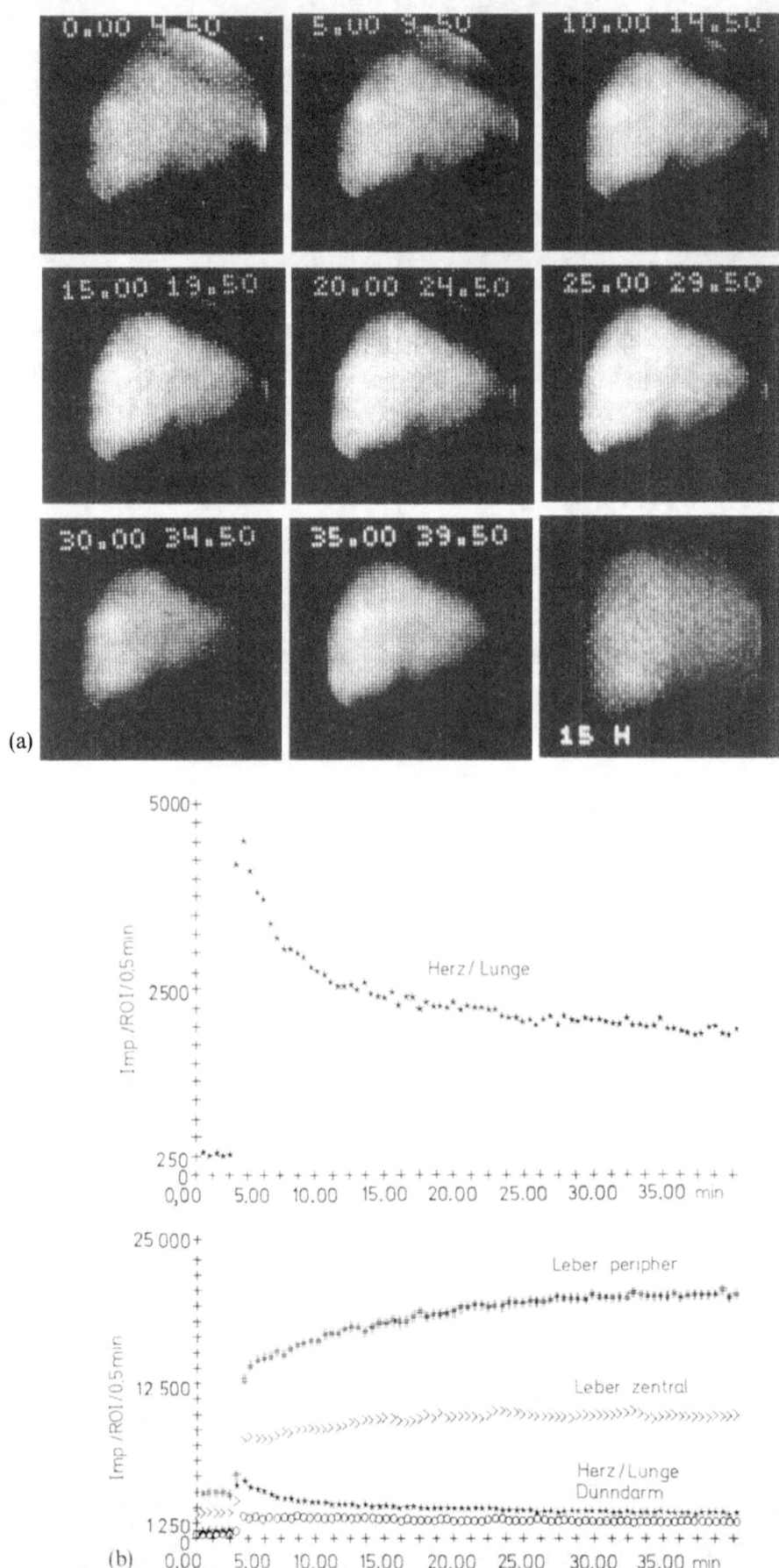

Abb. 30a u. b. Verschlußikterus: 67 J., w.; Choledocho-Cholezystolithiasis. ^{99m}Tc-BIDA, Parallellochkollimation in ap-Ansicht. (a) Computersequenz 0–40 min p.i., Integrationszeit je 5 min, sowie Spätaufnahme 15 Std p.i. (b) Aktivitätszeitkurven über entsprechenden ROI.

Eine Funktionsprüfung des Sphincter Oddi nach ^{131}J-BSP mittels Oberbauch-Einzeldetektor diskutiert SEYSS, 1972. Neben dem Fehlen von Aktivität im Dünndarm wird die schubweise Ausscheidung, ein verlangsamter Anstieg der Duodenalaktivität sowie eine Mischkurve beschrieben. Weitere Untersuchungen mittels ^{131}J-markierten Verbindungen legte OSHIUMI, 1974 vor.

Die Häufigkeit sequenzszintigraphischer Gallenblasendarstellung bzw. von Normabweichungen bei Cholezystitis/-lithiasis mit ^{99m}Tc-markierten Verbindungen spricht für eine befriedigende Trennschärfe: falsch negativ zwischen 0 und 10%, falsch positiv zwischen 0 und 30% (EIKMAN et al., 1973; RONAI et al., 1975; STADALNIK et al., 1977). In Fällen von Gallenblasenkarzinom stets fehlende Gallenblasendarstellung beobachteten KANEKO, 1970; SPESIVCECA et al., 1972.

Nicht geklärt erscheint die Bedeutung der Vorbereitung des Patienten. Zur Vermeidung falsch fehlender Gallenblasendarstellung empfehlen mehrstündige Nüchternheit beispielsweise PAUWEL et al., 1977; STADALNIK et al., 1977, während die höchste Trennschärfe nach Reizmahlzeit bzw. vorheriger Gallenblasenentleerung durch Cholezystokinin EIKMAN et al., 1973 u.a. finden.

Für ^{67}Ga-Citrat beschreiben WAXMAN u. SIEMSEN, 1975 4–48 Std p.i. eine kräftige Anreicherung nur bei akut entzündlichen Gallenblasenprozessen; sie fehlt bei chronisch-entzündlichen oder narbigen Veränderungen. Kasuistisch hatten bereits 1972 LOMAS u. WAGNER ein Empyem der Gallenblase so nachgewiesen. Bei dringlicher Entscheidung stellt die lange Untersuchungsdauer von bis zu 2 Tagen eine Limitierung dar.

6.3.3. Sonstige Befunde

WIENER u. VYAS, 1974 konnten dreimal *Gallenfisteln* (davon zwei bronchobiliäre) durch Serienszintigraphie mit ^{131}J-Bengalrosa darstellen, den Primärhinweis gab jeweils ein Defekt im Kolloidszintigramm. Kasuistische Berichte über *Choledochuszysten* bei DI MASE et al., 1973; PARK et al., 1974; TADA et al., 1972; WILLIAMS et al., 1970; über den Nachweis einer kavernösen Ektasie der intrahepatischen Gallenwege bei *kongenitaler Leberfibrose (M. Caroli)* mit ^{131}J-Bengalrosa MALL et al., 1974.

Durch die etwa parallel der Entwicklung geeigneter Szintillationskamerasysteme gehende Einführung der transhepatischen und der retrograd endoskopischen Gallengangsdarstellung, der Sonographie und Computer-Tomographie, als teilweise komplementäre, teilweise weiterführende Verfahren, andererseits unverkennbare Fortschritte durch hepatobiläre Technetium-Verbindungen besteht derzeit eine gewisse Unsicherheit hinsichtlich der Prioritäten der Indikation (GREENE u. SADOWSKY, 1972; RONAI, 1977).

6.4. Umschriebene Lebererkrankungen — fokale Prozesse

6.4.1. Definition — Detailerkennbarkeit — Sensitivität — Spezifität

Umschriebenen Leberprozessen im nuklearmedizinischen Sinne entspricht eine umfangreiche Gruppe von Lebererkrankungen, charakterisiert durch solitär oder multipel auftretende Speicherdefekte im Kolloidszintigramm („focal space-occupying lesion"). Differentialdiagnostisch abzugrenzen sind die aus Form-, Größen- und Lageanomalien der Leber, Fremdorganimpressionen resultierenden Täuschungsmöglichkeiten. (Übersicht bei MCCREADY, 1972 – Tabelle 5, S. 785).

Die Nachweiswahrscheinlichkeit umschriebener Veränderungen ist, besonders bei solitärem Vorkommen, in erster Linie von der Ausdehnung des Prozesses abhängig mit einer unteren Grenze bei 2–3 cm Durchmesser. Sie wird zusätzlich beeinflußt durch die Lage im Organ und zum Detektor sowie die individuellen Untersuchungsbedingungen.

Die Nachweisempfindlichkeit für umschriebene Läsionen, überwiegend Metastasen, ergibt sich nach einer Sammelstatistik (Tabelle 9) von über 1000 Fällen zu 82%, sie ist belastet mit einer mittleren falsch positiven Quote von 20%, einer durchschnittlich falsch negativen von 18%.

Der kolloidszintigraphische Nachweis fokaler Prozesse ist unspezifisch und gibt ohne Zusatzuntersuchungen und klinische Informationen keine unmittelbare diagnostische Zuordnung. Versuche durch Anwendung weiterer Radiopharmaka die Spezifität der Aussage zu erhöhen, bedienen sich der Multinuklid- und Multicompoundtechnik. Hinzu kommen radioimmunologische in vitro-Bestimmungen von tumorassoziierten Antigenen, wie Alpha-Foetoprotein, CEA zur Verbesserung der Differentialdiagnostik.

Tabelle 9. Treffsicherheit der Leberszintigraphie bei fokalen Prozessen (überwiegend Metastasen)

	Jahr	N	Fok. Läsionen nachgewiesen		N	Fok. Läsionen nicht nachgewiesen		Substanz	Fälle gesamt	
			richtig + (%)	falsch − (%)		richtig − (%)	falsch + (%)		richtig (%)	
Nagler et al.	1963	402	84	15	146	88	12	^{131}J-RB	84	548
Gollin et al.	1964	101	73	28	31	89	11	^{198}Au	77	132
Baum et al.	1966	46	89		70	99	1			
Smith u. Williams	1968	60	79	21	121	86	14		84	181
Ariel u. Molander	1969	167	94	6	29	34	66	^{198}Au	85	196
Ferrier et al.	1969							^{198}Au	84	155
Georgi et al.	1969	30	67	33	27	70	30	^{198}Au	68	57
Wilson et al.	1969	18	78	22	61	87	13		85	79
Covington	1970		61	39		79	21	^{198}Au + ^{131}J-RB	82	387
Lin et al.	1970	166	94	6	79	65	35		85	245
Nordman	1971	29	79	21	11	55	45	^{198}Au	73	40
Castagna et al.	1972		89	11		85	15	^{131}J-HSA	74	109
Drum u. Christacopoulos	1972		90	10		63	37			344
Du Priest et al.	1973							^{99m}Tc	75	56
Mangum u. Powell	1973								83	173
Poulose et al.	1973	27	70	30	57	98	2		89	84
Teymoorian u. Rashed-Mohassel	1973	297	89	11						
Bekier	1974		74	26		98	2	^{99m}Tc	85	197
Fee et al.	1974	23	74	26	47	89	11	^{99m}Tc	84	70
Ferlin	1974	150	93	7	28	68	32	^{99m}Tc	90	178
Sauer u. Müller	1974	97	79	21	120	91	9	^{99m}Tc	86	217
Schwartz et al.	1974	76	79	21	64	70	21		75	140
Watanabe et al.	1974	44	84	16	106	93	7	^{198}Au ^{99m}Tc	91	150
Yumoto et al.	1974	42	88	12				^{99m}Tc		
Lunia et al.	1975	183	83	17	398	75	25	^{99m}Tc	77	581
Nishiyama et al.	1975	40	87	13	25	70	11		80	65
Vido et al.	1975	38	89	11						
Oster et al.	1975	30	83	11	3	67	33		82	33
Emrich	1976	52	88	12	58	84	16		86	110

6.4.2. Primäre Lebertumoren

Die histologischen Kriterien folgende Einteilung der primären Lebertumoren nach EDMONDSON, 1958 — (Band XII/1, S. 100) hat für praktisch nuklearmedizinische Belange nur eingeschränkte Bedeutung, da eine Differenzierung der einzelnen Tumorformen kaum hinreichend sicher gelingt. Sie liefert jedoch eine brauchbare Gliederung.

Primäres Leberkarzinom. Bei ausgeprägter geographischer Abhängigkeit mit Bevorzugung tropischer Regionen ist im europäischen Sektionsgut und den USA eine Häufigkeit von 0,12 (HERXHEIMER, 1930) bis 0,8% (TIEFENBACHER, 1975) zu beobachten. Eine Zunahme in den letzten Jahren läßt auch eine Zunahme szintigraphisch erfaßter Karzinome erwarten. Ätiologisch kommt der zirrhotischen Vorerkrankung die größte Bedeutung zu.

Kolloidszintigraphischer Befund: Trotz des unspezifischen und uneinheitlichen Musters, solitäre oder multiple Speicherdefekte bei meist vergrößerter Leber, erweist sich die Szintigraphie mit Radiokolloiden in Verbindung mit Bestimmung des Alphafoetoproteins als leistungsfähigste Primäruntersuchung. Die Nachweiswahrscheinlichkeit beträgt 93% allein für die Kolloidszintigraphie (Tabelle 10).

Tabelle 10. Hepatom-Nachweiswahrscheinlichkeit mittels Kolloid- (Bengal-Rosa)-Szintigraphie

	Jahr	N	pos. (%)
BIELER et al.[b]	1972	100	96
SHARPSTONE et al.	1972	48	95
TEYMOORIAN u. RASHED-MOHASSEL	1973	33	85
KAWATA et al.	1974	66	91
LEVIN et al.	1974	202	99
YUMOTO et al.	1974	28	89
WEISS	1978	70	100

[b] Bengal-Rosa

Für den zu erwartenden Befund kann die pathologisch-makroskopische Einteilung nach EGGEL, 1901 nützlich sein: massive Form mit bis mannskopfgroßem Tumor in einem Leberlappen; nodöse Form mit voluminöser Leber, durchsetzt mit Knötchen und Knoten von 1 mm bis mehrere cm Durchmesser; diffuse Form mit Befall der gesamten Leber durch makroskopisch schwer abgrenzbare Tumorinfiltrationen oder disseminiert-miliare Durchsetzung.

Autoptisch sind rechter und beide Lappen etwa gleich häufig befallen, ein isoliertes Vorkommen im linken Lappen ist mit ca. 13% relativ selten.

Szintigraphisch fanden LEVIN et al., 1974 in 72% monofokale, in 15% multifokale Defekte, in 12% eine fleckförmige Verteilung, in 1% eine zirrhosegleiche Einlagerung; TEYMOORIAN u. RASHED-MOHASSEL, 1973 in über 80% eine Hepatomegalie, in 85% umschriebene Defekte, multipel in 27%.

Meist einem zirrhotischen Grundverteilungsmuster aufgepfropft, sind differentialdiagnostisch vor allem zirrhotische Regeneratknoten und unabhängig davon bestehende Erkrankungen (Zysten, seltener Metastasen) abzugrenzen.

BIELER et al., 1972 konnten bei der Szintigraphie mit polygonalzellpflichtigen Substanzen einen etwa gleichempfindlichen Nachweis führen. Nur 5% ihrer Fälle waren bei solitärem Tumor in einem Lappen potentiell operabel.

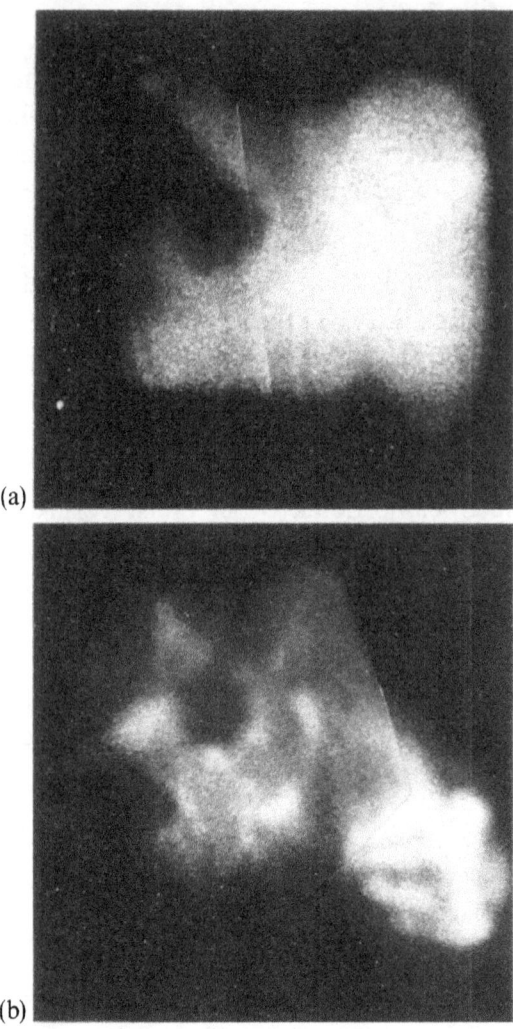

Abb. 31a u. b. Primäres Leberzellkarzinom: 42 J., W; (a) ^{99m}Tc-SK, (b) ^{99m}Tc-BIDA, 45 min p.i.; ap-Ansicht.

Die Anreicherung von polygonalzell-gallenpflichtigen Substanzen in Hepatomen gehört zu den Seltenheiten (kasuistische Mitteilungen GAMLEN et al., 1975; SHOOP, 1969). Eine Differenzierung zwischen hepato- und cholangiozellulärem Karzinom, auch bei ausgereiften Formen über die Farbstoffanreicherung ist nicht möglich (BIELER et al., 1972). (Abb. 31).

Multinuklid-Untersuchungen: Das primäre Leberkarzinom weist von allen tumorösen Raumforderungen der Leber die höchsten Anreicherungsquoten für „tumorgängige" und dem Eiweißstoffwechsel folgenden Substanzen auf. Sein hoher Vaskularisationsgrad ist mit entsprechenden Verbindungen faßbar. ^{75}Selen-Methionin reichert sich in etwa $^3/_4$ der Hepatom-Fälle nachweisbar an (Tabelle 11). Dies wird einerseits der hohen Tumordurchblutung, andererseits der erhaltenen Fähigkeit der Hepatomzelle zur ^{75}Selen-Methionin-Metabolisierung zugeschrieben (KAPLAN et al., 1969, ergänzt 1971 und 1972 (KAPLAN u. DOMINGO) durch Zweikanal-Szintigraphie). CAVALIERI et al., 1966 diskutieren einen Abbau extratumoral synthetisierter Plasmaproteine im Tumorgewebe, dagegen spricht die zu beobachtende Frühanreicherung (ANDERSON u. PERLMUTTER, 1972). Anaplastizität und Nekrosen beeinflussen die Hepatomanreicherung negativ (KEW et al., 1974), nicht dagegen der häufig vorliegende zirrhotische Umbauprozeß (CAROLI et al., 1971; KUSAKABE et al., 1974). Die ^{75}Se-Methionin-Anreicherung scheint auf Leberkarzinome vom hepatozellulären Typ beschränkt zu sein, cholangiozelluläre Hepatome, Kupfferzell-

Tabelle 11. ^{75}Se-Selenmethionin-Anreicherung in Hepatomen

	Jahr	N	pos. (%)
CAROLI	1971	18	89
EDDLESTON et al.	1971	11	100
MAISTERRENA et al.	1971	4	75
KAPLAN u. DOMINGO	1972	9	89
SHARPSTONE et al.	1972	48	72
ABURANO et al.	1974	19	68
KEW et al.	1974	45	49
KUSAKABE et al.	1974	31	100

Tabelle 12. ^{67}Galliumcitrat-Anreicherung in Hepatomen

	Jahr	hepatocellulär				cholangiocellulär			
			%				%		
		N	+	(+)	0	N	+	(+)	0
LOMAS et al.	1972	13	92		0				
SIEMSEN et al.	1973	14	29	57	14				
ABURANO et al.	1974	12	83		17				
SUZUKI et al.	1974	27	70	25	5	5	0	20	80
YUMOTO et al.	1974	18	88		12				
YEH et al.	1975	43	75		25				
WEISS	1978	65	80	18	2				

+ : ^{67}Ga-Anreicherung im Tumorgebiet > umgebendes Gewebe
(+): ^{67}Ga-Anreicherung im Tumorgebiet ≦ umgebendes Gewebe
0: Fehlende ^{67}Ga-Anreicherung

Sarkome, undifferenzierte und bestrahlte Hepatome lassen sie vermissen. EDDLESTON et al., 1971 konnten anhand der Methionin-Raffung zwei extrahepatische Hepatom-Metastasen nachweisen.

„Tumoraffine" Substanzen: Hepatozelluläre Karzinome zeigen in über 80% 48–72 Std nach ^{67}Galliumcitrat-Applikation eine unterschiedlich intensive Aktivitätseinlagerung (Tabelle 12), Unterschiede zwischen der Tumoranreicherung in zirrhotisch oder nicht zirrhotisch veränderten Organen bestehen nicht, wohl aber Beziehungen zum Vaskularisierungsgrad der Raumforderung. Beim cholangiozellulären Hepatom fehlt die ^{67}Ga-Einlagerung meist (HAMAMOTO et al., 1972; SUZUKI et al., 1974), ebenso bei therapeutisch angegangenen oder nekrotischen Tumoren (BLAZEK et al., 1975). Die häufigere Gallium-Anreicherung in AFP-negativen Hepatomen harrt noch einer biologischen Erklärung (WEISS, 1978).

Differentialdiagnostisch abzugrenzen sind andere Gallium-positive Prozesse (Amöbenabszess mit überwiegender Randeinlagerung, Tuberkulome (SIEMSEN et al., 1973), maligne

Lymphome und Melanome). ^{169}Ytterbium-Citrat, ^{111}In-Bleomycin weisen Galliumcitratähnliches Verhalten auf (ABURANO et al., 1974; YEH, S.D. et al., 1975).

Prüfung des Vaskularisierungsgrades: GORDON et al., 1973; LUBIN u. LEWITUS, 1970, 1972; SA-NGOBWARCHAR, 1974; YEH, S.H. et al., 1974 fanden in etwa $^{3}/_{4}$ der Hepatomfälle hohe intratumorale Blutpoolaktivitäten. Gelegentlich kann die intratumorale Aktivitätsverteilung – Hämangiom zentral höhere, Hepatom bei Nekrose zentral geringere Blutpoolaktivität; Abszess mit Randsaumhyperämie, avaskuläre Raumforderung bei Cysten; minderperfundierte Areale zirrhotischer Pseudotumoren – differentialdiagnostisch verwertet werden. Mittels dynamischer Perfusionsstudien (DE NARDO et al., 1974; FREEMAN u. MANDELL, 1972) nach i.v.-Bolusinjektion lassen Hepatome einen fokal verstärkten arteriellen Einstrom mit gleichsinnig veränderter venöser Phase erkennen. Ähnliche Ergebnisse bei ABDEL-DAYAM et al., 1975; ARNOLD, 1969; MUROFF u. JOHNSON, 1974; PLENGVANIT et al., 1972 (mit Xenon); RUNCAN et al., 1972; ZANGHI et al., 1966 (mit RIHSA).

Die unterschiedlichen Häufigkeitsangaben über positiven *AFP-Nachweis* bei Hepatomen, der von ca. 50% auf über 85% gestiegen ist, sind auf die zunehmende methodische Empfindlichkeit der Bestimmung zurückzuführen. Der obere Normalwert wird heute allgemein mit ca. 10 ng/ml angegeben. Etwa 85–90% der hepatozellulären Karzinome zeigen eine vermehrte AFP-Produktion mit Serumkonzentration über 100 ng/ml. Die Ursache ist unbekannt, Hepatoblastenpersistenz, fehlende Repression, Aktivierung stummer Zellklone, evtl. Vitamin-B 6-Mangel werden diskutiert. Beziehungen zwischen AFP-Produktion und Tumorgröße sowie histologischem Differenzierungsgrad sind nachgewiesen. AFP-produzierende Tumoren scheinen einen maligneren Verlauf zu nehmen, zeichnen sich durch häufigere Fernmetastasierung, Tumornekrosen und erhöhte Mitoseraten aus (Literatur bei WEISS, 1978). Primäre Leberzellkarzinome ohne gesteigerte AFP-Produktion zeigen eine besonders intensive Gallium-Einlagerung (SUZUKI et al., 1974). Andere Erkrankungszustände, die mit geringer bis mäßiger, meist unter der Hepatomschwelle liegenden AFP-Erhöhung einhergehen, sind auszuschließen.

Die Kombination von Galliumszintigraphie und AFP-Bestimmung im Serum bei nachgewiesenen Speicherdefekten im Kolloidszintigramm ergibt heute eine Trefferquote von ca. 92–94%, demgegenüber die selektive Angiographie 88,2% (WEISS, 1978).

Weitere primäre Lebermalignome. Lebersarkome mit unterschiedlichem Differenzierungsgrad und Hepatoblastome sind häufig oder ausschließlich auf das Säuglings- bzw. Kindesalter beschränkt.

Kolloidszintigraphisch imponieren sie zu praktisch 100% als ausgedehnte, relativ glatt begrenzte, kugelförmige, z.T. polyzyklische Speicherausfälle (TEFFT, 1969), eine hohe Vaskularisation ist nachzuweisen (Abb. 32a und 33). Als weitere seltene Kasuistik Abb. 34.

Gutartige Lebertumoren und umschriebene Hyperplasien.

Über die selten vorkommenden *gutartigen epithelialen Neubildungen der Leber* (hepatozelluläres, cholangiozelluläres Adenom und Mischformen sowie Gallengangszystadenome) liegen nur kasuistische Mitteilungen vor (SHORT et al., 1971 dreißigster, FORDE et al., 1974 31. Fall der Literatur eines Zystadenoms). Ein Zystadenokarzinom des eigenen Beobachtungsgutes in Abb. 35.

Leberadenome zeigen ein uneinheitliches Speicherverhalten gegenüber kolloidalen Substanzen und Farbstoffen: SACKETT et al., 1971 beschreiben ein Kolloid und Bengalrosa wie normales Lebergewebe raffendes Adenom, DANAIS et al., 1973 fanden kasuistisch keine Raffung für beide Substanzen, mittels Pertechnetat-Flow konnte eine hoch vaskularisierte Raumforderung demonstriert werden. In einer eigenen Beobachtung war die

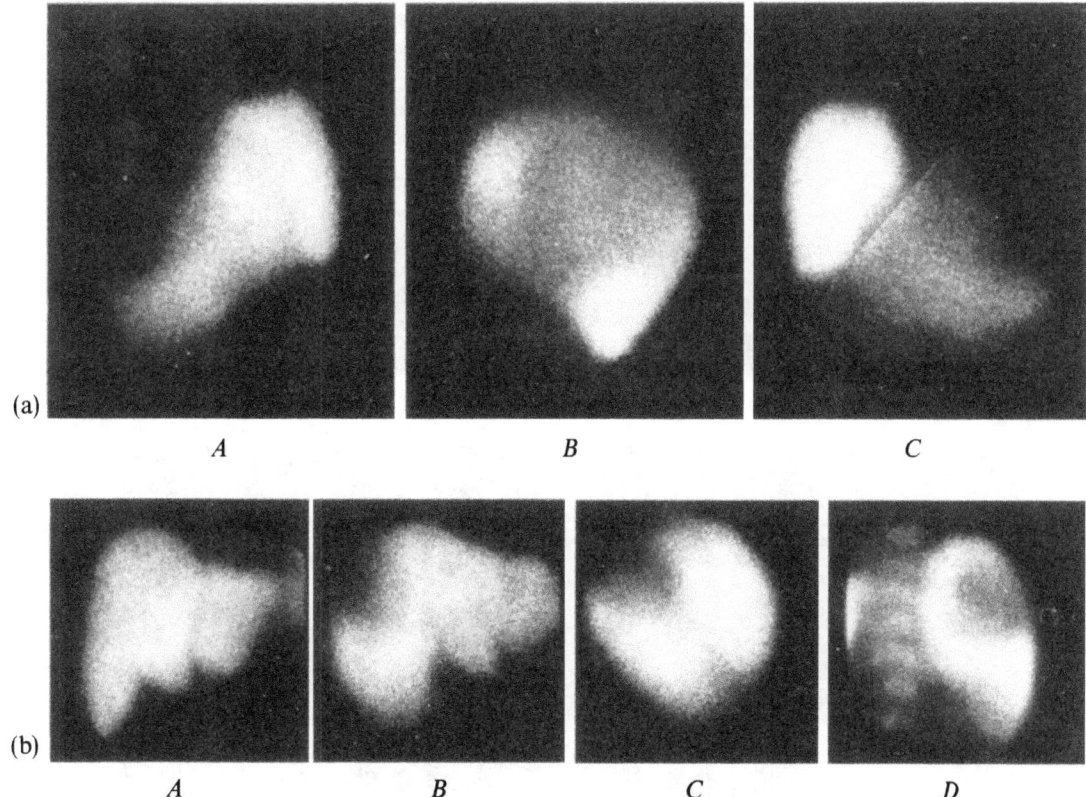

Abb. 32a u. b. Primäre Lebertumoren: (a) 6 J., m.; kindskopfgroßes, in toto exstirpierbares Lebersarkom; A: ap, B: rechtsseitlich, C: pa. (b) Dorsal gelegenes primäres Leberzellkarzinom bei grobknotiger Leberzirrhose, Alpha-Foetoproteinspiegel erhöht; A: ap, B: rechtsschräg, C: rechtsseitlich, D: pa. ^{99m}Tc-SK.

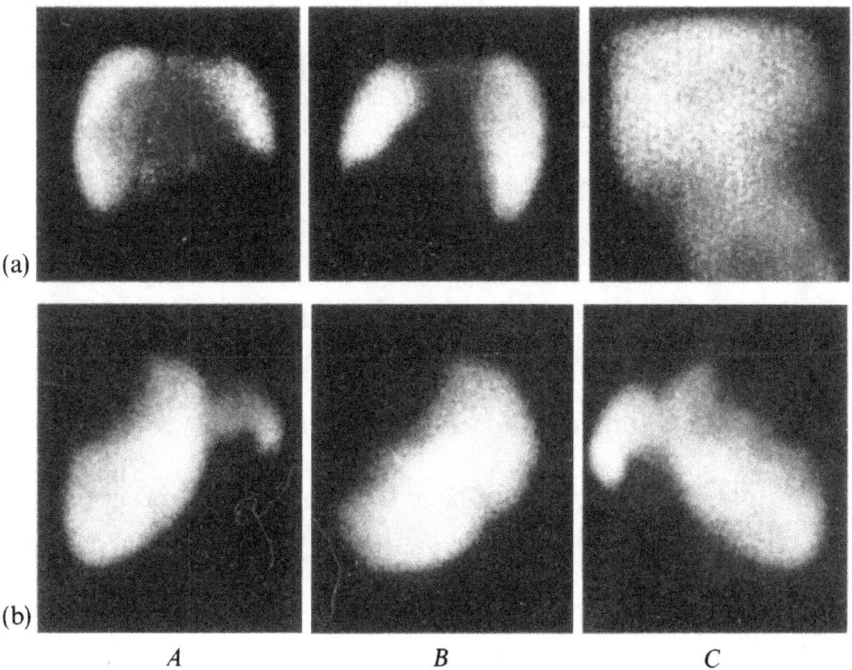

Abb. 33a u. b. Primäre Lebertumoren: 6 M. w.; apfelsinengroßes Hepatoblastom des linken Leberlappens. (a) präoperativ; A: ap-, B: pa-Ansicht, C: Perfusionsszintigramm in ap-Ansicht mit ^{113m}In-Transferrin. (b) Rezidiv bzw. Metastasen im rechten Lappen 3 Monate nach Resektion des linken bei konstant erhöhtem Alpha-Foetoproteinspiegel; A: ap, B: rechtsseitlich, C: pa. ^{99m}Tc-SK.

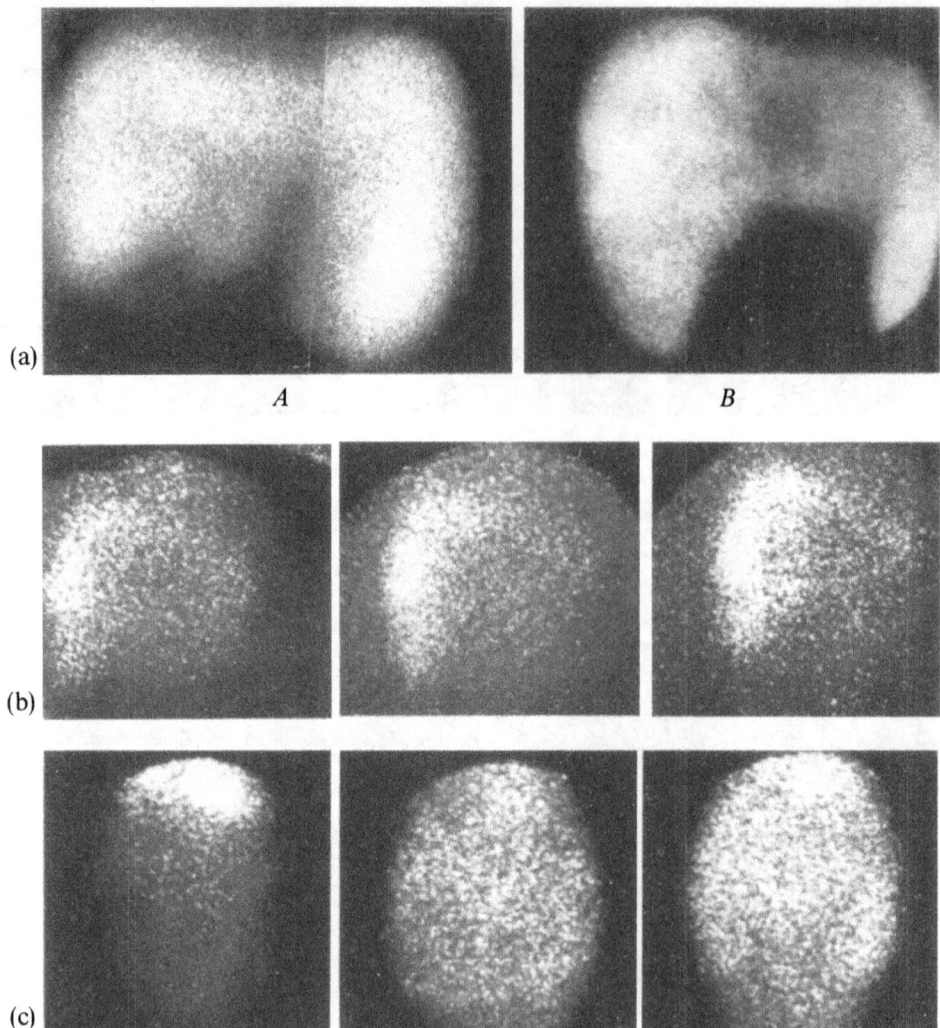

Abb. 34a–c. Primäre Leberzellkarzinome bei Geschwistern auf der Grundlage einer familiären Leberzirrhose (Mutter): (a) statische Szintigramme mit ^{99m}Tc-SK in ap-Ansicht; A: älterer Bruder im Alter von 6 1/2 Jahren, 10 Monate präfinal, B: Schwester im Alter von 6 Jahren, 4 Wochen ante finem, autoptisch differenziertes Leberzellkarzinom in beiden Lappen mit arrodierendem Tumorzapfen in der Pfortader. (b) ^{131}J-Bromsulfan-Exkretion bei B 15–20 min, 30–35 min, 55–60 min p.i. in ap-Ansicht. (c) Initiale Perfusionsstudie mit ^{99m}Tc-SK in ap-Projektion bei 5 sec, 15 sec, 20 sec p.i.

Kolloid- und Farbstoffraffung (Toluidinblau) herabgesetzt (Abb. 36). Einen weiteren eigenen Fall des seltenen Morbus BOURNEVILLE-PRINGLE mit Leberbeteiligung in Form multipler Adenome zeigt Abb. 37.

Von den tumorösen Neubildungen sind zu unterscheiden die *knotigen, reaktiv-regenerativen Hyperplasien:*

Die häufige multiple noduläre Hyperplasie als Regeneratknoten bei Zirrhose kann wegen fehlender oder herabgesetzter Kolloidraffung Abgrenzungsschwierigkeiten gegenüber anderen Raumforderungen machen. Blutpoolszintigraphisch zeigt sich eine fehlende oder verminderte Aktivitätsbelegung (ABDEL-DAYAM et al., 1975; LUBIN et al., 1973). Über ^{75}Selen-Methionin liegen unterschiedliche Angaben vor (EDDLESTON et al., 1971 und KUSAKABE et al., 1974 überwiegend fehlende Einlagerung, gegensätzlich SAUER u. MÜLLER, 1974). ^{67}Gallium-Citrat wird nicht oder höchstens entsprechend dem umgebenden Lebergewebe angereichert (BLAZEK et al., 1975; LOMAS et al., 1972; SIEMSEN et al., 1973; SUZUKI et al., 1974).

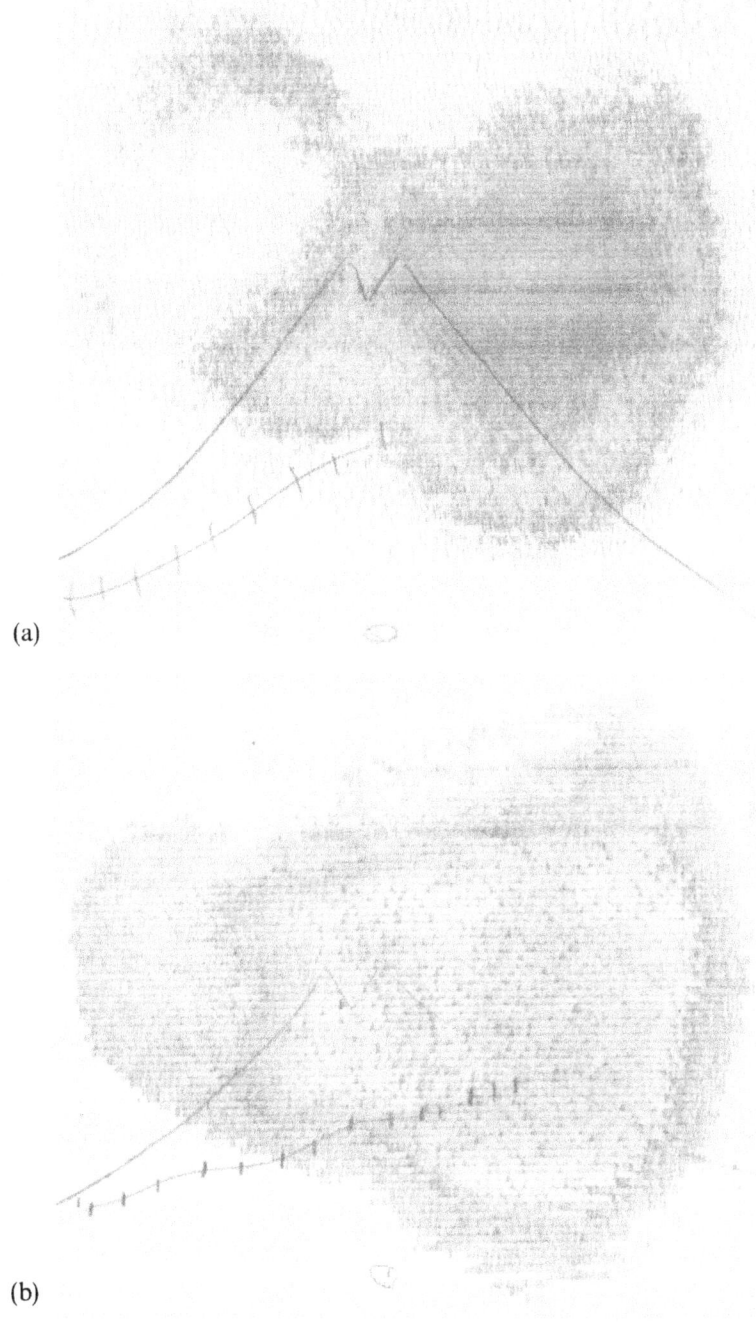

Abb. 35a u. b. Zystadenokarzinom: 59 J., w.; Zustand nach duodenaler Marsupialisation (1,5 l Inhalt) 8 Monate vor der Erstuntersuchung (a) bei rezidivierenden Cholangitiden und hämorrhagischem Pleuraerguß rechts; (b) Kontrollszintigraphie nach Relaparotomie mit Entfernung eines doppelfaustgroßen papillären Cystadenokarzinoms aus dem rechten Leberlappen; ap-Ansicht.

Die seltene fokale oder solitäre knotige Hyperplasie, in normalen Lebern vorkommend, ist nomenklatorisch und pathologisch-anatomisch trotz existierender morphologischer Kriterien häufig nur schwer vom Adenom abzugrenzen. Ein Zusammenhang zwischen Adenomen und fokaler nodulärer Hyperplasie mit oralen Kontrazeptiva wird zunehmend diskutiert. Als gut vaskularisierte Prozesse (mit Gefahr der Ruptur und Blutung) imponieren sie im Kolloidszintigramm meist als Speicherdefekte (ANTONIADES et al., 1975; BAUM et al., 1973; MCMULLAN u. MONTGOMERY, 1973; STAUFFER et al., 1975), szintigraphische Hinweise können auch fehlen (JHINGRAN et al., 1977; MCLAUGHLIN et al., 1973; ZUBRIGGEN u. TYLEN, 1975). BIERSACK et al., 1977 wiesen mit der hepatobiliären Funktionsszinti-

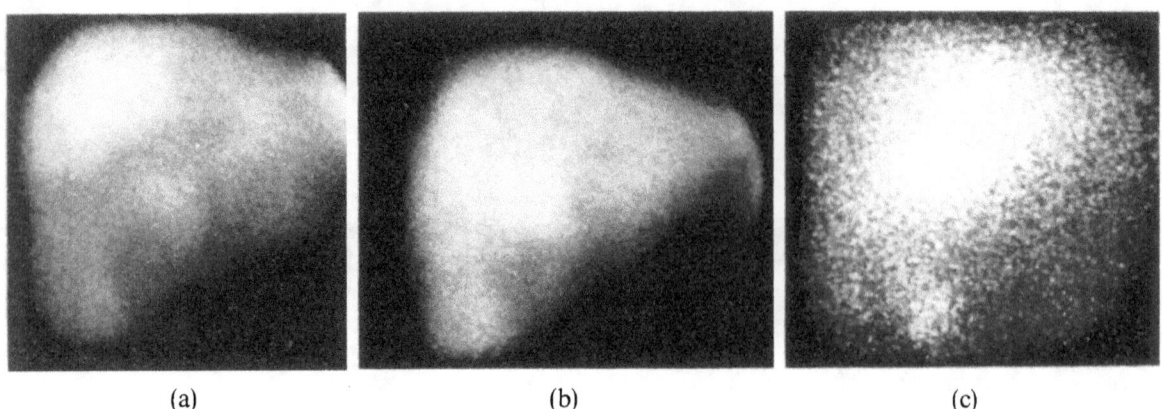

Abb. 36a–c. Gutartiges, ca. 8 × 4 cm großes Adenom an der Leberunterfläche, der Gallenblase anhaftend und in toto mit ihr exstirpierbar: 29 J., w. (a) rechtsschräg; (b) ap; ^{99m}Tc-SK, (c) Gallenblasendarstellung mit ^{131}J-Toluidinblau, ap.

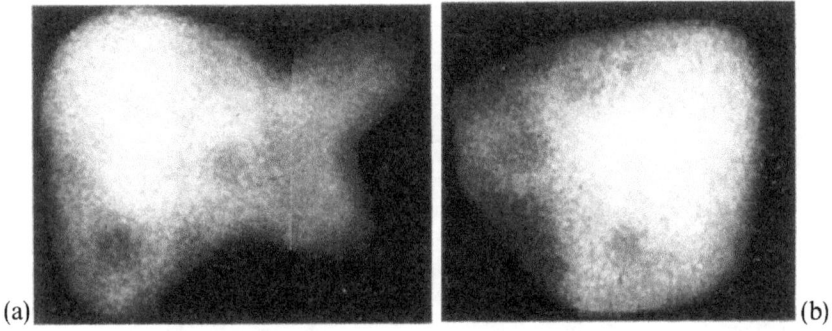

Abb. 37a u. b. Morbus Bourneville-Pringle: 39 J., w.; Haut- und Leberadenome, teils zystisch, teils solide Gebilde von histologisch hepatomähnlichem Aufbau mit pflanzenzellähnlichen Zellen. (a) ap, (b) rechtsseitlich ^{99m}Tc-SK.

graphie (^{99m}Tc-IDA) eine umschriebene Gallenabflußstörung bei unauffälligem Kolloidszintigramm nach.

Von den *mesenchymalen Tumoren der Leber* spielen praktisch nur Hämangiome in der Klärung kolloidszintigraphischer Speicherausfälle eine Rolle. Sie treten in der Leber am häufigsten von allen inneren Organen unter Bevorzugung des linken Lappens auf. Meist asymptomatische Zufallsbefunde, sind exzessive hämangiomatöse Neubildungen beschrieben, multiples Vorkommen ist geläufig, desgleichen eine frühere klinische Manifestation bei Frauen. (Abb. 38).

Die kolloidszintigraphisch glatt begrenzte Raumforderung stellt sich bei Blutpoolszintigraphie hypervaskularisiert dar, solange nicht zentrale Inhomogenitäten durch thrombotisch-fibrosierende Veränderungen vorliegen (BEAL et al., 1974; CZEMBIREK u. POKIESER, 1972; GORDON et al., 1973a; KAGAN et al., 1971; LEWITUS, 1974; LUBIN u. LEWITUS, 1972; RUNCAN et al., 1972; YEH, S.H. et al., 1974). Ergebnisse dynamischer Untersuchungen von FREEMAN u. MANDELL, 1972 (Pertechnetat) und DE NARDO et al., 1974 (Schwefelkolloid).

Über Peliosis hepatis berichten kasuistisch BANGHERI und BOYER, 1974 mit vergrößerter Leber, unregelmäßiger Kolloidaufnahme bei normal großer Milz unter Androgen/Anabolika-Therapie.

GROSDIDIER et al., 1973 teilen den szintigraphischen Nachweis des bislang einzigen Falles der Literatur von Myelolipom der Leber mit.

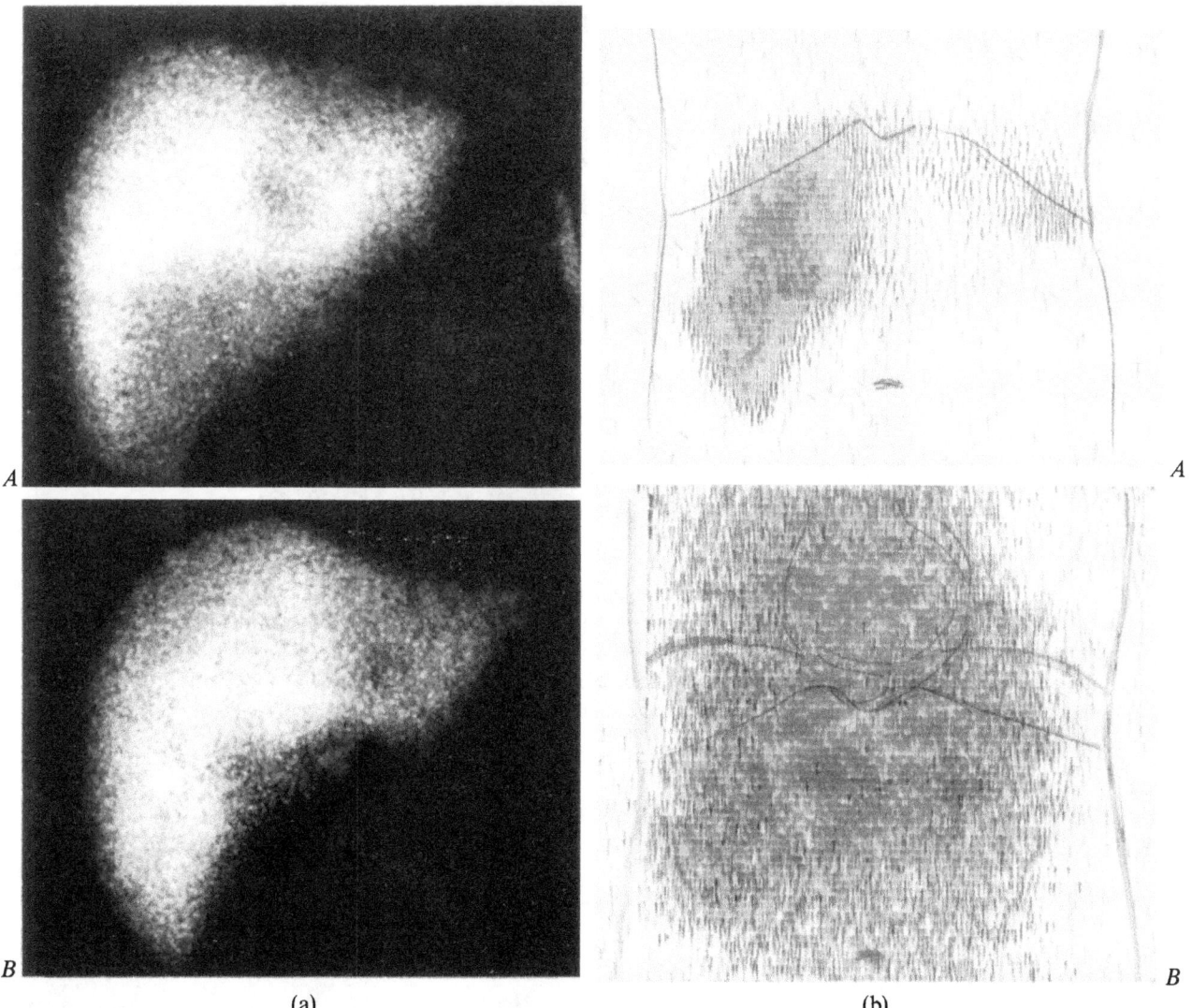

Abb. 38a u. b. Gutartige Lebertumoren — Hämangiom: (a) 48 J., m.; operativ gesichert, ca. pflaumengroß im linken Leberlappen, 6 Jahre nach Rektumamputation szintigraphisch nachgewiesen; bei der Relaparotomie kein Anhalt für Lebermetastasen. ^{99m}Tc-SK; A: ap, B: rechtsschräg. (b) 8 M., w.; ausgedehntes, fast den gesamten linken Lappen einnehmendes Hämangiom; A: ^{99m}Tc-SK; B: Perfusionsuntersuchung (^{113m}In-Transferrin), jeweils ap-Ansicht.

Thorotrastose der Leber. Die Speicherung von Thoriumdioxid in phagozytierenden Zellen prädisponiert die Leber zum oft krankheitsbestimmenden Organ. Uncharakteristische Parenchymschädigung, Fibrosierung, zirrhotischer Leberumbau sind die häufigsten Veränderungen, in ca. 4,4% der autopsierten Thorotrastträger finden sich Malignome bei zusätzlicher Zirrhose (KAICK u. WEGENER, 1972). Das Verhältnis von Angiosarkomen zu Karzinomen beträgt etwa 1:1 (KROMINGA, 1976).

Kasuistische Mitteilungen über szintigraphische Befunde stammen von GROSDIDIER et al., 1969 (Haemangioendotheliom); TRÜBESTEIN u. CITOLER, 1973 (3 Fälle von angioblastischem Sarkom und chronischer myeloischer Leukämie); MARQUEZ et al., 1973 (radiologische und autoradiographische Untersuchungen eines Falles von Thorotrast-Zirrhose). Dosisberechnungen an Hand von Messungen im Ganzkörperzähler bei 44 Patienten ergaben 0,36 bis 1,51 rd/Woche für die Leber und 0,39–2,68 rd/Woche für die Milz (NOZUE, 1972). Eigene Beobachtungen zeigt Abb. 39.

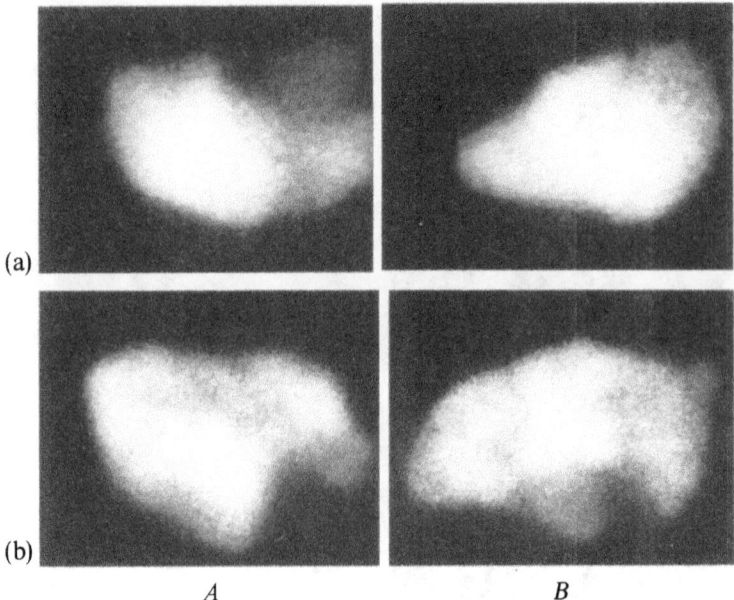

Abb. 39a u. b. Thorotrastleber: (a) 80 J., m.; teils hepatozellulär, teils cholangiolär differenziertes Karzinom im rechten Leberlappen mit zahlreichen Metastasen (Autopsie) bei massiver Thorotrastablagerung im Interstitium, lokalem narbigen Parenchymumbau, Abschnürung einzelner Pseudolobuli. A: ap-, B: rechtsschräg. (b) 45 J., m.; Thorotrastleber mit geringgradiger mittel- bis großtropfiger Epithelverfettung. Sonographisch und laparoskopisch kein sicherer Hinweis für umschriebenen Tumor. A: ap-, B: rechtsschräg; ^{99m}Tc-SK.

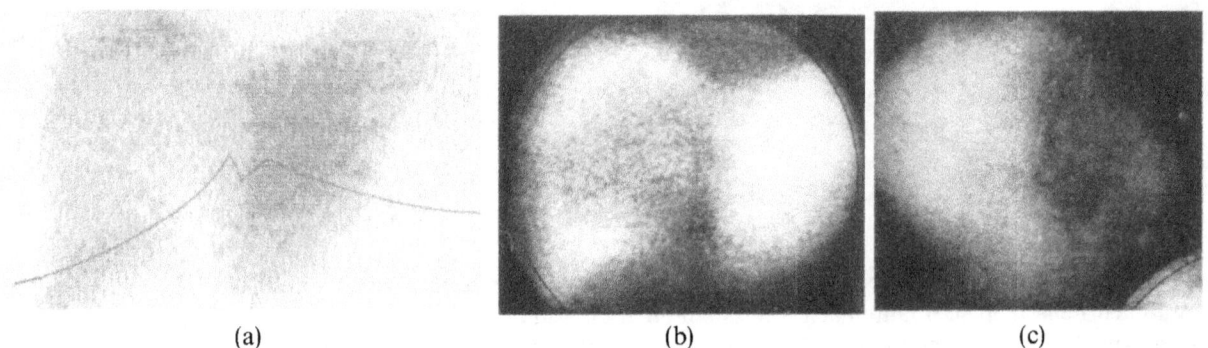

Abb. 40a–c. Metastasenleber: 61 J., w.; ausgedehnte Solitärmetastase eines Collumkarzinoms im rechten Leberlappen. (a) Farbstrichszintigraphie, (b) Kameraszintigraphie, jeweils in ap-Ansicht, (c) rechtsseitlich; ^{99m}Tc-SK.

6.4.3. Lebermetastasen extrahepatischer Primärtumoren

Die häufigste Indikation zur Leberszintigraphie mit kolloidalen Substanzen ist die Metastasensuche bei extrahepatischen Primärtumoren.

Im Sektionsgut weisen 25–30% der Malignomträger Lebermetastasen auf, am häufigsten bei Karzinomen des Pankreas und der Gallenwege (ca. 60%), des Magens (35%) und des Darmtraktes (34%). Organe des Pfortaderkreislaufes führen mit ca. 47%, gefolgt von Lungenprozessen (30%), Malignome vom „Hohlvenentyp" haben in ca. 24% zum Todeszeitpunkt in die Leber metastasiert (davon Mammakarzinom mit ca. 45% am häufigsten) (nach WALTHER, 1948).

Die durch Autopsie gewonnenen Häufigkeitszahlen können nicht als Erwartungswerte zum Zeitpunkt der Szintigraphie angesehen werden, da häufig Früh- den Terminalstadien der Erkrankung gegenüberstehen (Abb. 40–43). Gesicherte Beziehungen zwischen Primärtumor und Metastasenlokalisation in der Leber bestehen nicht, insbesondere ist keine Abhängigkeit vom Pfortadereinzugsgebiet mit Auftreten in Leberabschnitten beid-

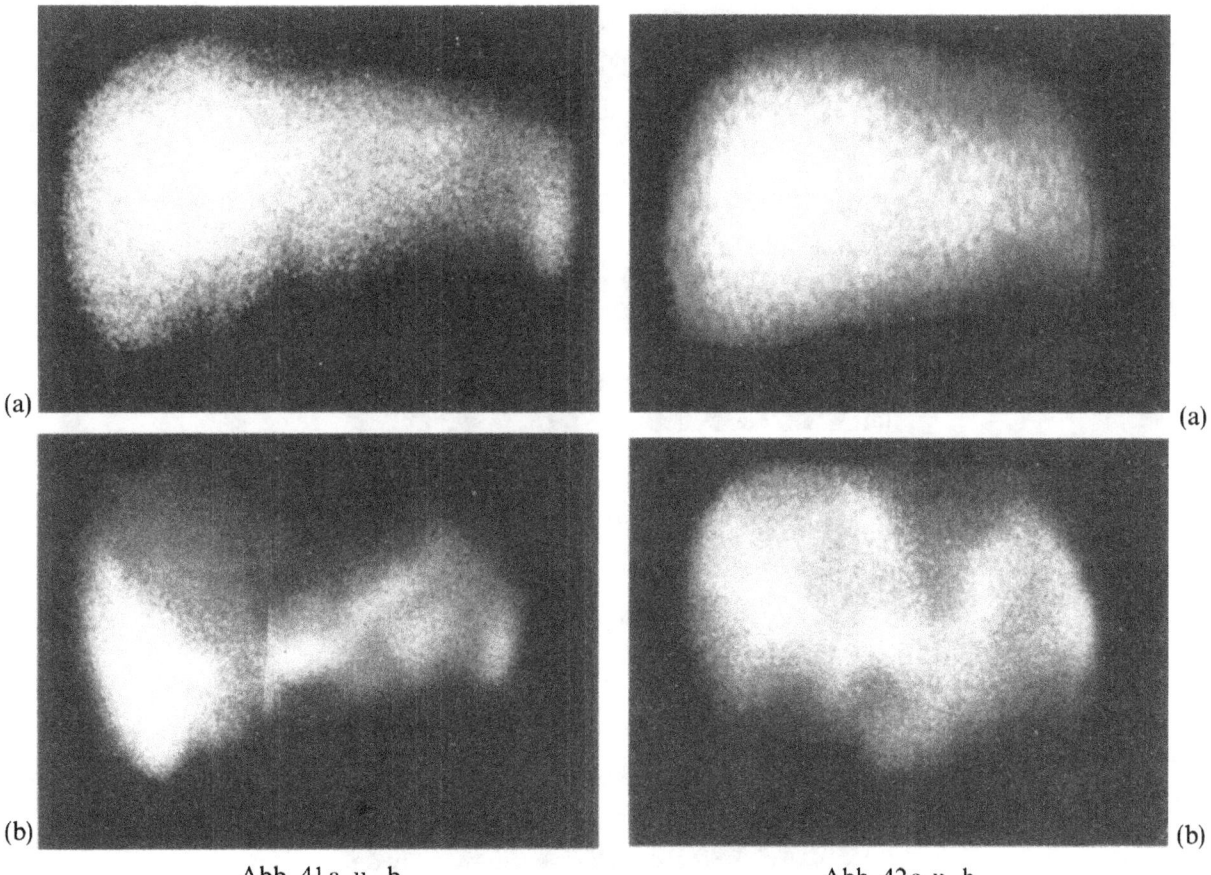

Abb. 41a u. b.   Abb. 42a u. b.

Abb. 41a u. b. Leberspätmetastasierung unter zytostatischer Therapie: 32 J., w.; Dysgerminom des Ovars. (a) Erstszintigraphie 3 Jahre postoperativ, auch sonographisch kein Anhalt für intrahepatische Metastasen, bei der Zweitlaparotomie multiple Lymphknotenmetastasen bei freier Leber. (b) Kontrolle nach 2jähriger zytostatischer Behandlung 12 Tage ante finem; ^{99m}Tc-SK, ap-Ansicht.

Abb. 42a u. b. Metastasenentwicklung bei Sigmakarzinom: 45 J., w. (a) präoperativ, (b) Kontrolle 9 Monate später (4 Monate präfinal). ^{99m}Tc-SK, jeweils ap-Ansicht.

seits der SEREGE-CANTLIE-Linie zu sichern (ca. 70% der Lebermetastasen aus dem linken, 30% dem rechten Einzugsgebiet der Vena portae). Metastasen weisen eine arterielle Gefäßversorgung auf. Infolge Kompression der zentralen Läppchenvenen erfolgt der Abstrom retrograd über Pfortaderäste, so daß relativ frühzeitig eine gestörte Leberdurchblutung, diagnostisch genutzt bei rektalen Resorptionsproben, resultiert.

a) Treffsicherheit, Nachweiswahrscheinlichkeit. Über die Treffsicherheit der statischen Kolloidszintigraphie liegt eine Vielzahl von Arbeiten vor, eine Auswahl gibt Tabelle 9, S. 808. Der richtig-positive Nachweis ist durchschnittlich in 81% mit relativ breiten Schwankungen (60–93%) zu führen. Die falsch-positiven Befunde (1–45%, im Mittel 20%) überwiegen.

In ca. 3/4 der Fälle findet sich ein multiples Vorkommen, in 9% nur scheinbar solitäre Herde (TEYMOORIAN und RASHED-MOHASSEL, 1973). Die Schwankungen in der Nachweiswahrscheinlichkeit dürften einerseits durch Zusammensetzung und Auswahl des Patientengutes und der Art der Verifizierung — autoptisch, bioptisch, chirurgisch — beeinflußt, andererseits von der angewandten Untersuchungstechnik abhängig sein. So finden sich bei COVINGTON, 1970 eine höhere szintigraphische Treffsicherheit bei bioptisch gesicherten Fällen mit 87% (fortgeschrittene Erkrankungen?) gegenüber 71% bei direktem Nachweis, auch scheinen gewisse Abhängigkeiten vom Primärtumor zu bestehen (LUNIA et al., 1975).

Bei diffus infiltrierendem Wachstum — malignes Melanom, undifferenziertes Mamma-, Bronchial-, Magenkarzinom — ist die szintigraphische Auflösung häufig nicht mehr aus-

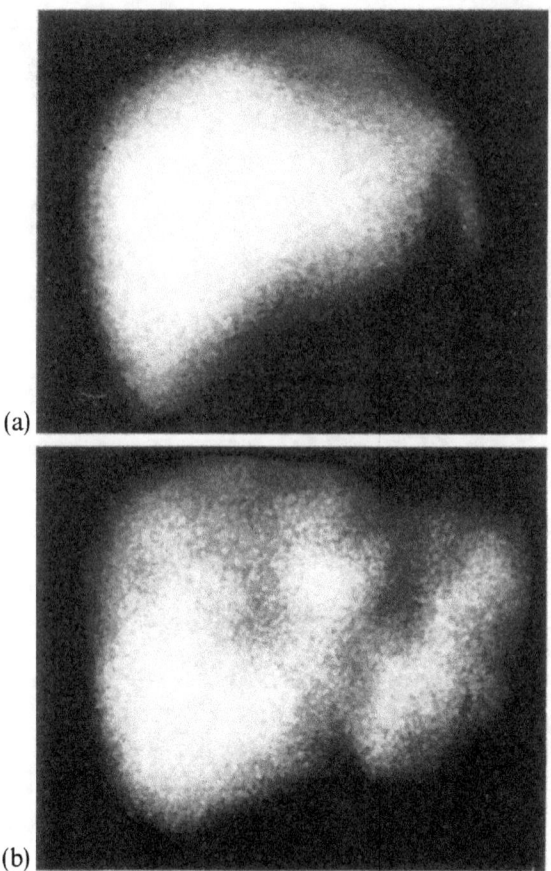

Abb. 43a u. b. Metastasenleber: bei Mammakarzinom: 57 J., w. (a) 10 Monate postoperativ (auch skeletszintigraphisch unauffällig). (b) 19 Monate postoperativ (zusätzlich massive Skeletmetastasierung). ^{99m}Tc-SK, jeweils ap.

reichend, der Leberbefall nur durch Organvergrößerung, eventuell durch die Zeichen der beeinträchtigten Portaldurchblutung (Milzvergrößerung und -raffung) faßbar (GOLDMAN et al., 1974). Die Beurteilung der ausschließlichen Lebervergrößerung ohne Nachweis von Raffungsdefekten bleibt problematisch, da eine Abgrenzung gegenüber chronisch entzündlichen Umbauprozessen oder einer Leberschädigung durch Therapie (Zytostase, Bestrahlung) kaum möglich ist.

HAYNIE et al., 1970 konnten bei Vergleichsuntersuchungen mit ^{198}Au und ^{99m}Tc den Prozentsatz der szintigraphisch richtig-positiven Befunde praktisch nicht verändern (81 bzw. 82%), wohl aber die Zahl der falsch-positiven Befunde um mehr als die Hälfte reduzieren, ähnlich bei RICCABONA et al., 1970. Limitierender Faktor im positiv-richtigen Nachweis der Raumforderung ist der Durchmesser der Metastasen. GEORGI et al., 1969 fanden bei autoptischer Kontrolle die Nachweisbarkeitsgrenze bei 4 cm Durchmesser, bei 1 oder 2 cm ist die Einzelraumforderung nicht mehr faßbar, bei multiplem Vorkommen nicht mehr gegen diffuse Lebererkrankungen abgrenzbar, LUNIA et al., 1975 machten falsch-negative Aussagen in 60% der Fälle bei einem unteren Durchmesser der Raumforderung von 2,5 cm Durchmesser; WATANABE et al., 1974 fanden bei Magenkarzinom in 9% der falsch-negativen Aussagen Metastasen von unter 2 cm Durchmesser. Jedoch können auch wesentlich größere Prozesse bei ungünstiger anatomischer Lage oder ungünstigen Untersuchungsbedingungen dem szintigraphischen Nachweis entgehen (bis 10 cm Durchmesser bei COVINGTON, 1970).

Hinsichtlich der hauptsächlichen Ursachen der Fehlinterpretationen des Kolloid-Szintigramms siehe Tabelle 5 — S. 785, auch BEKIER und BERKOVITS, 1974; COVINGTON, 1970;

LUNIA et al., 1975; MANGUM und POWELL, 1973; MCCLELLAND, 1975; SCHWARTZ et al., 1974; WATANABE et al., 1974; ZUBOVSKY et al., 1971. Verlaufsbeobachtungen über Wachstumsraten von Lebermetastasen (mit ca. 0,1–0,4 mm Durchmesser/Tag), unter zytostatischer Therapie und Bestrahlung bei SPENCER u. KLIGERMAN, 1970; SPENCER u. WITEK, 1973; WITEK u. SPENCER, 1974 (Abb. 42).

b) Doppel- und Mehrnuklid- sowie weitere artdiagnostische Ergänzungsuntersuchungen

α) Polygonalzellpflichtige Farbstoffe zur Spezifizierung von Speicherdefekten durch Erweiterung intrahepatischer Gallengänge und der Gallenblase; zur Abgrenzung zirrhotischer Regeneratknoten mit erhaltener Farbstoffraffung gegenüber fehlender in Metastasen und diffus zirrhotisch bzw. chronisch entzündlichen Veränderungen (ARIEL u. MOLANDER, 1969; HAUBOLD u. PABST, 1967; HUNDESHAGEN u. DITTMANN, 1974; RUNCAN et al., 1972; SAUER u. MÜLLER, 1974; TEYMOORIAN u. RASHED-MOHASSEL, 1973).

β) Artdiagnostische Substanzen, die auf Organherkunft des metastatischen Leberprozesses schließen lassen, sind nur in Sonderfällen erfolgreich. Als Zufallsbefunde im Rahmen der ^{131}J-Jodid-Ganzkörperszintigraphie bei der Suche nach Schilddrüsenkarzinom-Metastasen oder bei osteogenem Sarkom mit Strontium-, Fluor- oder Phosphatverbindungen (DALINKA et al., 1971; O'MARA et al., 1971). Bei CHAUDHURI et al., 1973; YEH, E.L., 1974 ohne Erklärungsmöglichkeit Sr-Anreicherung in Lebermetastasen von Colon-Karzinomen.

γ) Ergebnisse über das Zeitaktivitätsverhalten von ^{131}J-Fibrinogen zur Differenzierung maligner und benigner Speicherdefekte legten RICCIONI et al., 1968 und RICCIONI, 1970 vor mit 84% richtig-positiven und 91% richtig-negativen Befunden.

δ) ^{75}Se-Methionin wurde ebenfalls auf seine Brauchbarkeit zur Differenzierung metastatischer Läsionen der Leber geprüft. Die Anreicherung in metastatischen Raumforderungen ist weniger einheitlich erhöht als beim primären Leberzellkarzinom. Mit Ausnahme von CAROLI, 1971 finden alle Untersucher eine überwiegend negative bis geringe Selen-Anreicherung (ABURANO et al., 1974; ANDERSON u. PERLMUTTER, 1972; KEW et al., 1974; KUSAKABE et al., 1974). KAPLAN u. DOMINGO, 1971, 1972; KAPLAN et al., 1969 diskutieren eine Abhängigkeit der Selen-Einlagerung von der Wachstumsgeschwindigkeit der Metastasen, fanden besonders bei Kolon- und Karzinoid-Metastasen höhere Aufnahmen, EDDLESTON et al., 1971 bei malignem Melanom, KUSAKABE et al., 1974 bei einer Leiomyosarkommetastase.

SAUER und MÜLLER, 1974 benutzten ^{75}Se-Methionin, um anhand der Raffung im positiven Fall zirrhotische Pseudotumoren von nicht speichernden metastatischen Prozessen abzugrenzen. Untersuchungen über ^{75}Se-Selenit bei fokalen Läsionen, auch im Hinblick auf die Metastasendifferenzierung wurden von MOMBELLI und MELDOLESI, 1972; BAPTISTA, 1973 durchgeführt mit teilweiser Anreicherung, jedoch starkem Einfluß nekrotischer Veränderungen.

ε) Ebenfalls im Gegensatz zu Hepatomen weisen Lebermetastasen eine geringere und uneinheitlichere ^{67}Ga-Citrat-Raffung auf: 10–20% mäßig bis gering erhöht, 20–30% dem umgebenden Lebergewebe entsprechend, in 50% herabgesetzt. Der differentialdiagnostische Wert der Untersuchung zur Abgrenzung gegenüber zirrhotischen Pseudotumoren, nekrotischen Hepatomen, Abszessen, Infiltrationen bei Systemerkrankungen ist umstritten (ABURANO et al., 1974; BLAZEK et al., 1974; BURAGGI, 1974; DE ROO, 1975; HAMAMOTO et al., 1972; LOMAS et al., 1972; MAZE u. WOOD, 1975; SIEMSEN et al., 1973; SUZUKI et al., 1974; YUMOTO et al., 1973).

Gallium-ähnliches Verhalten scheinen ^{169}Ytterbium-Citrat (ABURANO et al., 1974) und ^{111}In/^{57}Co-Bleomycin (YEH et al., 1975) zu zeigen.

ζ) Blutpoolszintigraphische Untersuchungen mit intravasal verbleibenden, meist an Bluteiweißkörper gebundenen Tracern, in Verbindung mit dem Kolloidszintigramm beschrieben ABDEL-DAYAM et al., 1975; COTUL u. SZANTAY, 1970; GORDON et al., 1973a; LUBIN u. LEWITUS, 1972; LUBIN et al., 1970 u. 1973; YEH et al., 1973.

Metastatische Leberveränderungen zeigen meist eine nachweisbare, wenn auch im Vergleich zum umgebenden Lebergewebe geringere Blutpoolaktivität, gelegentlich eine höhere (SA-NGOBWARCHAR, 1974). Über günstige Ergebnisse berichten ANDREWS et al., 1973; MUROFF u. JOHNSON, 1974; RUNCAN et al., 1972. Die ^{113m}In-Methode erfuhr durch LEWITUS, 1974 nach Prüfung eines größeren Materials die Einschränkung, daß mit 15–25% diagnostischen Fehlaussagen zu rechnen sei, typische Perfusionsmuster für die

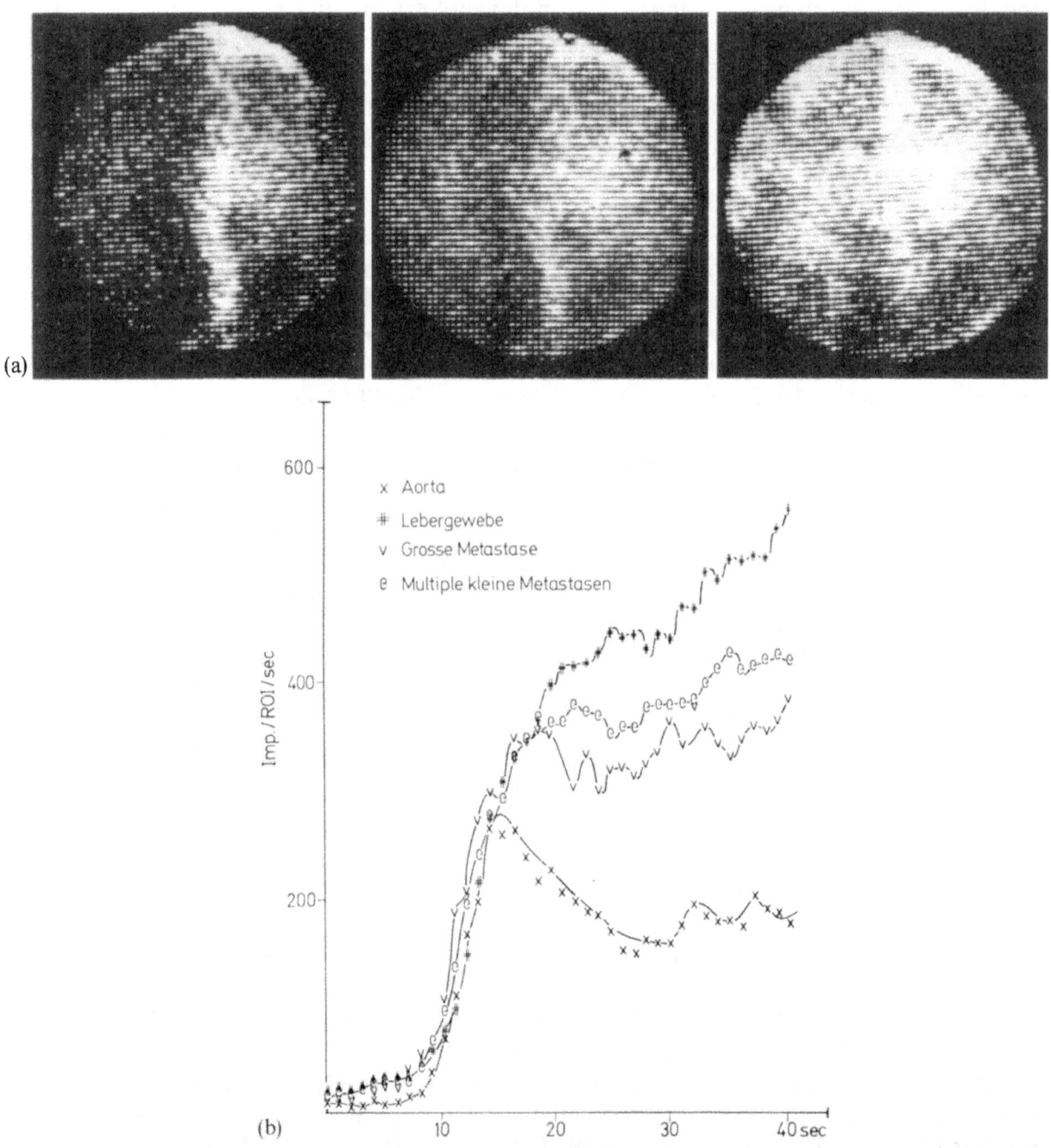

Abb. 44a u. b. Angioszintigraphie der Leber: Fortgeschrittene Lebermetastasierung bei Adenokarzinom des Rektum; 67 J., m.; (oben) Computersequenz des initialen Aktivitätsdurchganges 12–20, 15–25 und 25–35 sec p.i. (von links nach rechts). (unten) Aktivitätszeitkurven der Bolusanflutung nach i.v.-Applikation von ^{99m}Tc-SK mit unterschiedlichen Anteilen portalen und arteriellen Einstroms über Parenchym und Metastasenregionen.

unterschiedlichen Raumforderungen nicht existieren, als einziger Prozeß das Leberhämangiom differentialdiagnostisch hinreichend abzugrenzen sei. GORDON et al., 1974 legten eine „3-Schritt-Diagnostik" mit zusätzlicher Spätaufnahme etwa 6 Std nach Indium-Applikation vor, die ca. 30% frühnegative, somit abszessähnliche Verteilungsmuster durch Nachweis geringer Aktivitäten innerhalb der Läsion richtig zuordne. Eine Aufnahme des Indiums in die Tumorzelle wird diskutiert (FARRER et al., 1972).

η) Dynamische Flow-Studien: Über intravenöse Radionuklidangiographie zum Lebermetastasennachweis berichten mit RES-pflichtigen Kolloiden ARNOLD, 1969; DE NARDO et al., 1974; WITEK u. SPENCER, 1975; RAMANATHAN et al., 1974 (Abb. 44), mit inerten Substanzen ABURANO et al., 1974; FREEMAN u. MANDELL, 1972; ROCKETT u. BUCHIGNANI, 1974.

Die Veränderungen bei Metastasen sind im Gegensatz zu Hepatomen, Hämangiomen einerseits, Abszessen, Cysten andererseits uneinheitlich. Intravasal verbleibende Tracer zeigen nur in ca. 1/4 der Metastasen einen positiven arteriellen Flow, bei Anwendung von Kolloiden ist die Nachweiswahrscheinlichkeitsquote höher: in der Hälfte der Fälle bei WITEK u. SPENCER, in über 80% bei ARNOLD; sowie DE NARDO et al., 1974.

Bei Perfusionsszintigraphie mit ^{131}J/^{99m}Tc-MAA, von BLANK u. TYSON, 1969 erstmals untersucht, weisen Metastasen teilweise eine erhöhte Partikelfixation auf. Ergänzend zur Angiographie lassen sich kleinere hyperperfundierte Areale oder gering durchblutete Raumforderungen erfassen (CLAUS u. HAAS, 1972). RADIX et al., 1974, KHRIPTA, 1974 messen der Untersuchung wegen der notwendigen Katheterisierung und der geringen Trennschärfe zwischen benignen und malignen Prozessen nur eingeschränkte Bedeutung zu, während sie für Kontrollen unter arterieller Perfusionschemotherapie brauchbar sein kann (KIRKHAM et al., 1970).

6.4.4. Leberzysten

a) Nichtparasitäre Zysten. Für die Negativdarstellung kongenitaler Zysten im Kolloidszintigramm ist wiederum je nach Lage eine Mindestgröße von 2–4 cm Durchmesser Voraussetzung. Abhängig von der Ausdehnung kann die Leber unterschiedlich vergrößert oder deformiert sein (Abb. 45). Bei polyzystischem Befall ist das Szintigramm durch Überlagerung kleinerer Ausfälle häufig nicht vom Bild chronisch entzündlicher Leberveränderungen zu unterscheiden. In ca. der Hälfte der Fälle gleichzeitig bestehende Zystennieren können differentialdiagnostische Hinweise geben. Bei Zweiterkrankungen der Leber, insbesondere Zirrhose, wird die Differenzierung besonders erschwert (s. Abb. 17).

Der kolloidszintigraphischen Diagnostik kommt neben Angiographie und Sonographie komplementärer Charakter zu, da mit den genannten Methoden eine Artdiagnose möglich ist.

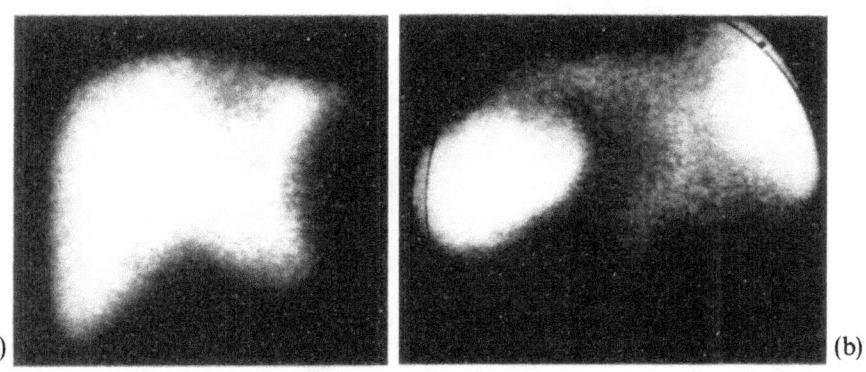

Abb. 45a u. b. Kongenitale, faustgroße Leberzyste im linken Lappen, kleinere im kranialen Lappengrenzbereich; (a) ap-, (b) pa-Ansicht mit Milz; ^{99m}Tc-SK.

PELTOKALLIO et al., 1967 berichten über ^{198}Gold-Kolloidszintigraphische Befunde bei 26 Fällen mit polyzystischer Lebererkrankung, LAWOYIN u. PRIEST, 1972 über 36 Fälle nichtparasitärer, chirurgisch oder autoptisch verifizierter Leberzysten und ihre szintigraphische, angiographische und sonographische Diagnostik, OREOPOULOS et al., 1971 untersuchten szintigraphisch 20 Patienten mit polyzystischer Nierenerkrankung. Chirurgisches Krankengut beschreiben BELCHER u. HULL, 1969; COUTSOFTIDES u. HERMANN, 1974; JONES et al., 1974.

Kasuistische Mitteilungen bei teils polyzystischen, teils solitären Riesenzysten legten BEKAERT et al., 1974; DA ROCHA u. PELLIZZARO, 1972; MASTROGIACOMO u. VIANELLO, 1967; MOREAU et al., 1972; VAN DAMME u. VAN HONSEBROUCK, 1973 vor.

LAMOUREUX et al., 1972, ferner DE NARDO et al., 1974 konnten mit Hilfe von Flow-Studien die avaskuläre Natur von Zysten zeigen; über fehlende ^{75}Selen-Methionin-Anreicherung berichten KUSAKABE et al., 1974.

b) Parasitäre Zysten. In der Diagnostik von Echinococcus-Zysten hat die Kolloidszintigraphie mit dem Nachweis solitärer oder multipler Raumforderungen lokalisatorische Bedeutung ohne krankheitsspezifische Aussage, allerdings hohe Nachweiswahrscheinlichkeit (CAVALLO et al., 1968; LOPEZ et al., 1968; TEYMOORIAN u. RASHED-MOHASSEL, 1973; VAN CAUTER u. BERGE, 1972; VIANELLO u. CASSON, 1967).

Typischer Befund sind ausgedehnte, häufig multiple Speicherdefekte in verschiedenen Leberabschnitten mit Hypertrophie des restlichen Lebergewebes (Abb. 46 und 47). Im Material von IKKOS et al., 1970 fanden sich bei 100 operativ kontrollierten Fällen 1% falsch-positive, 9% falsch-negative Aussagen, in 66% Übereinstimmung zwischen Größe,

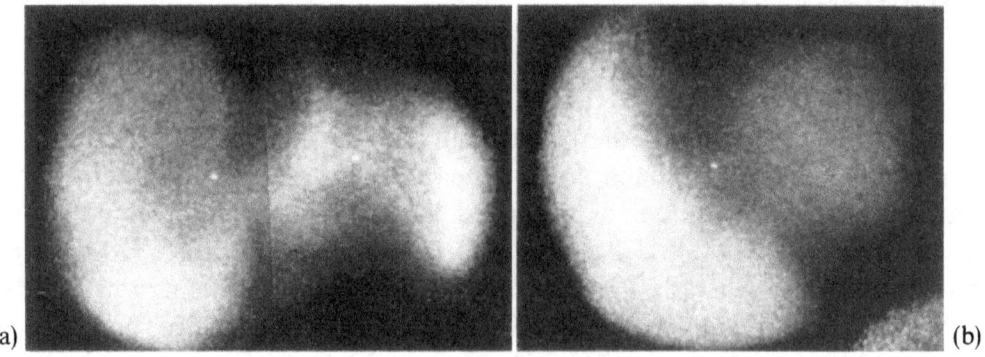

Abb. 46a u. b. Inoperabler, multilokulärer Befall der Leber mit Echinococcus alveolaris: 40 J., w. Intraoperativ große fluktuierende Zyste im Leberzentrum mit Ausdehnung bis zur Pfortader hin, mehrere kleinere oberhalb des Tripus Halleri; (a) ap-, (b) rechtsseitliche Ansicht.

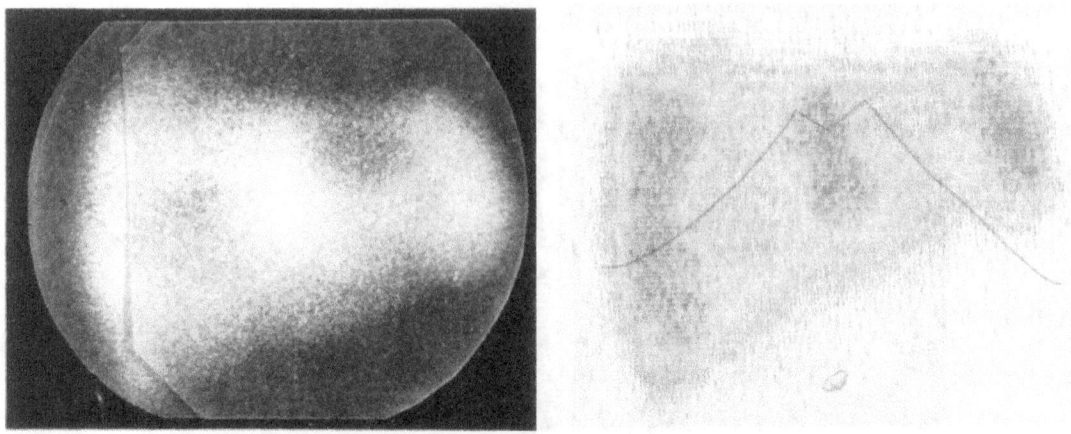

Abb. 47a u. b. Multilokulärer Echinococcus alveolaris mit 2 größeren Zysten in beiden Leberlappen; (a) statisches Kamera-, (b) Farbstrichszintigramm, jeweils in ap-Ansicht; ^{99m}Tc-SK.

Zahl und Lokalisation. Mangelnde Übereinstimmung resultierte aus Überinterpretation des Szintigramms, Zystenruptur, intraoperativem Nichtauffinden einer Zyste, Falschbestimmung des kaudalen Leberrandes, überwiegend extrahepatisch entwickelten Zysten bzw. diffusen Infiltrationen mit zirrhose-ähnlichem Bild. Wesentliche Unterschiede in der Diagnostik mit ^{131}J-Bengalrosa oder ^{198}Au-Kolloid fanden sich nicht. In vier Fünftel der Fälle bestanden multiple, in einem Fünftel Solitärzysten. Der rechte Lappen war bevorzugt befallen mit geringer Häufung in den kranialen und dorsalen Leberabschnitten, nur ein Fünftel der Solitär- und ein Viertel der multiplen Zysten waren im linken Lappen lokalisiert. TEYMOORIAN u. RASHED-MOHASSEL, 1973 fanden bei 75 Echinokokkuszysten in 72% röntgenologisch nachweisbare Veränderungen, die Splenoportographie erbrachte in ca. 65% einen pathologischen Befund, die Arteriographie in allen Fällen. Demgegenüber zeigte das Kolloidszintigramm in 91% einen positiven, in 9% einen negativen Befund mit Speicherdefekten in 79%, Hepatomegalie in 65%, Leberverdrängungen in 48%, Speicherinhomogenitäten in 8%. In 5% konnte mit ^{131}J-Bengalrosa eine Gallenwegsobstruktion nachgewiesen werden. SHEFFER u. PRIBYLOWSKY fanden in ca. einem Drittel ihrer Fälle einen komplizierenden Verschlußikterus. ANTIC et al., 1970 fanden bei 56 operierten Patienten in 95% eine Übereinstimmung mit dem szintigraphischen Befund. Für die Verlaufsbeobachtung kommt der Szintigraphie eine hohe klinische Bedeutung zu (DEDERER et al., 1972; SHEFFER et al., 1969), wenn das operative Vorgehen bekannt ist und damit Kolloidfixationsstörungen im Narbenbereich berücksichtigt werden können (KOURIAS et al., 1970, 1971; TEYMOORIAN u. RASHED-MOHASSEL, 1973). Zur Frühdiagnostik bei gefährdeten Personen empfehlen szintigraphische Methoden PUIG et al., 1970; MABILLE et al., 1971.

6.4.5. Leberabszesse

Von den abszedierenden Lebererkrankungen kommt unter Bevorzugung der tropischen Regionen

a) Amöbenabszessen zahlenmäßig die größte Bedeutung zu; 36% der an Amöbiasis Gestorbenen und 8% der Befallenen (ca. 10% der Weltbevölkerung — POULOSE et al., 1974) weisen eine Leberbeteiligung auf.

Im Material von CUARON u. GORDON, 1970 und CUARON et al., 1972 mit 2500 bzw. 4800 Fällen fanden sich in 83% singuläre, in 17% multiple Abzesse. Der linke Lappen ist in ca. 20% befallen. Im rechten Lappen fand sich eine Bevorzugung der lateralen Hälfte (65%) mit gehäuftem Auftreten in den dorsalen Anteilen (56%) und den kranialen Leberbezirken (42%). Häufigste Komplikationen sind Übergreifen auf Zwerchfell, Pleura und Lunge mit Ergußbildung, Infiltrationen, Bronchusfisteln, andererseits metastatische Herde, Rupturen in die Bauchhöhle mit Peritonitis und bakterielle Superinfektionen (BIELER et al., 1974; BATISSE et al., 1973).

Der kolloidszintigraphische Befund ist charakterisiert durch Speicherausfälle, unscharf begrenzt, bei meist zusätzlicher diffuser Organvergrößerung mit inhomogener Aktivitätseinlagerung als Ausdruck der Amöbenhepatitis; die Milz erscheint meist vergrößert und speichert vermehrt.

Mit der Szintigraphie in pa-Ansicht werden 95%, in ap-Ansicht 93%, in seitlicher Ansicht 72% nachgewiesen, bei Aufnahme in allen 3 Projektionen erreicht die Nachweiswahrscheinlichkeit 99% (CUARON u. GORDON, 1970; CUARON et al., 1972).

Der kolloidszintigraphisch nachweisbare Speicherausfall ist durchschnittlich viermal größer als die tatsächliche Abszessausdehnung (CUARON et al., 1973). Verantwortlich dafür ist der zonenförmige Aufbau des Amöbenabszesses mit breitem nekrotisch-nekrobiotischen Saum, hyperämischem Randwall und Funktionseinschränkung des RES.

Eine exaktere Größenabschätzung des Abszesses ist mittels Doppelnuklidverfahren, besonders zusätzlicher Blutpoolszintigraphie mit ^{113m}Indium möglich. Sie erfaßt vorwiegend den hyperämischen Randsaum, multiple kleinere Abszesse in ausgedehnten Speicherdefekten können demaskiert werden (in ca. 7% der Fälle — CUARON et al., 1973; GORDON u. CUARON, 1971; LUBIN et al., 1970; LUBIN u. LEWITUS, 1972; SA-NGOBWARCHAR, 1974; YEH et al., 1973). Die Aussage wird erschwert bei Lokalisation des Abszesses im linken Lappen durch überlagernde Aorten- und Hohlvenenaktivität (CUARON et al., 1973; RAMANATHAN et al., 1974).

Ähnliche Aktivitätsverteilungen, zum Teil an Einzelfällen, beschreiben mit ^{75}Se-Methionin KAPLAN et al., 1969; KAPLAN u. DOMINGO, 1971, 1972; bei Untersuchung mit ^{67}Gallium-Citrat, zum Teil auch pyogenen Abszessen BEIHN et al., 1974; GESLIEN et al., 1974; LOMAS et al., 1972; SIEMSEN et al., 1973. Über Täuschungsmöglichkeiten berichten kasuistisch CHAHINE, 1969 (Adenokarzinommetastase), MAZE u. WOOD, 1975 (Hepatom mit abszessähnlicher Randsaumaktivität und Hepatom-gleiche Galliumeinlagerung bei pyogenem Abszeß); CHAYES et al., 1974 teilen einen kolloidszintigraphisch nachweisbaren „heißen" pyogenen Abszeß mit histologisch faßbarer reaktiver perifokaler Vermehrung von funktionstüchtigen RES-Zellen mit.

Dynamische Kamerastudien mit ^{99m}Technetium-Schwefelkolloid führten durch DE NARDO et al., 1974; RAMANATHAN et al., 1974 mit ^{113m}Indium. ROCKETT et al., 1973 wanden zusätzlich Pertechnetat zum Nachweis subdiaphragmatisch oder subhepatisch lokalisierter Abszesse an. Über zusätzliche ^{131}J-Bengalrosa-Retentionsmessungen bei Amöbenabszessen berichten KUNHALI et al., 1974.

Über Füllung der Abszeßhöhle mit Radionukliden sind Ausdehnung und Verlauf verfolgbar (NOSNY u. GRUET, 1972; VIRANUVATTI et al., 1971) mit Rückbildungszeiten zwischen 22 und 222 Tagen.

Eine Normalisierung des Szintigramms unter medikamentöser oder chirurgischer Behandlung erfolgt innerhalb von 5 Monaten (OTERO, 1968), in 80% der Fälle von PERCHES und DE LEON, 1971 nach 6 Monaten, bei MONGES et al., 1973 in 86% der mit Metronidazol behandelten Fälle innerhalb von 1–3 Monaten (Abb. 48).

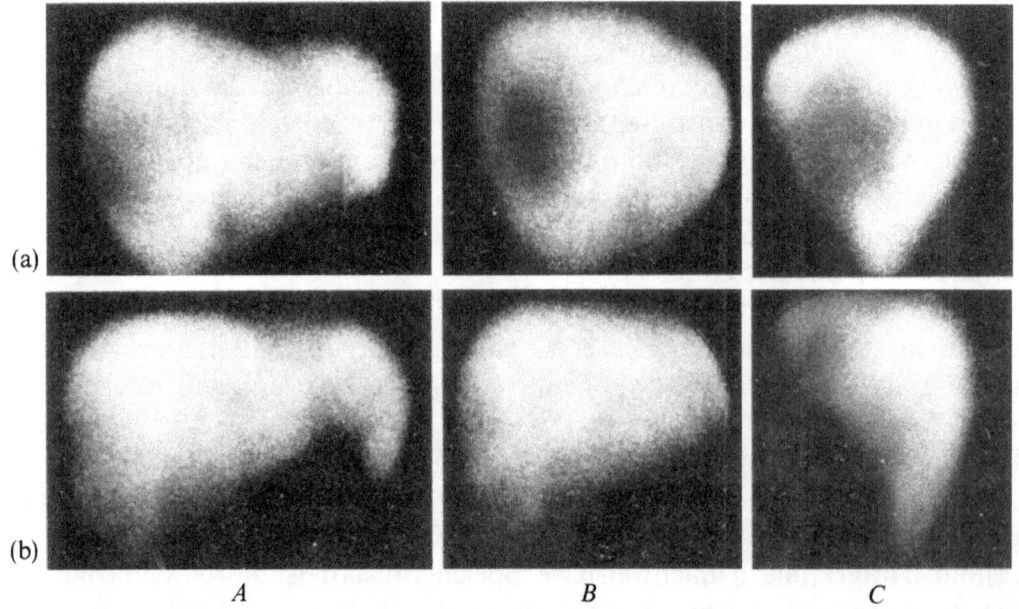

Abb. 48a u. b. Verlaufsbeobachtung eines Amöbenabszesses im rechten Leberlappen unter Metronidazole-Therapie: 29 J., m. (a) Untersuchung vor Therapie; *A*: ap-, *B*: rechtsschräge, *C*: rechtsseitliche Ansicht. (b) Kontrollszintigraphie 3 Monate nach Therapie in identischen Ebenen. ^{99m}Tc-SK.

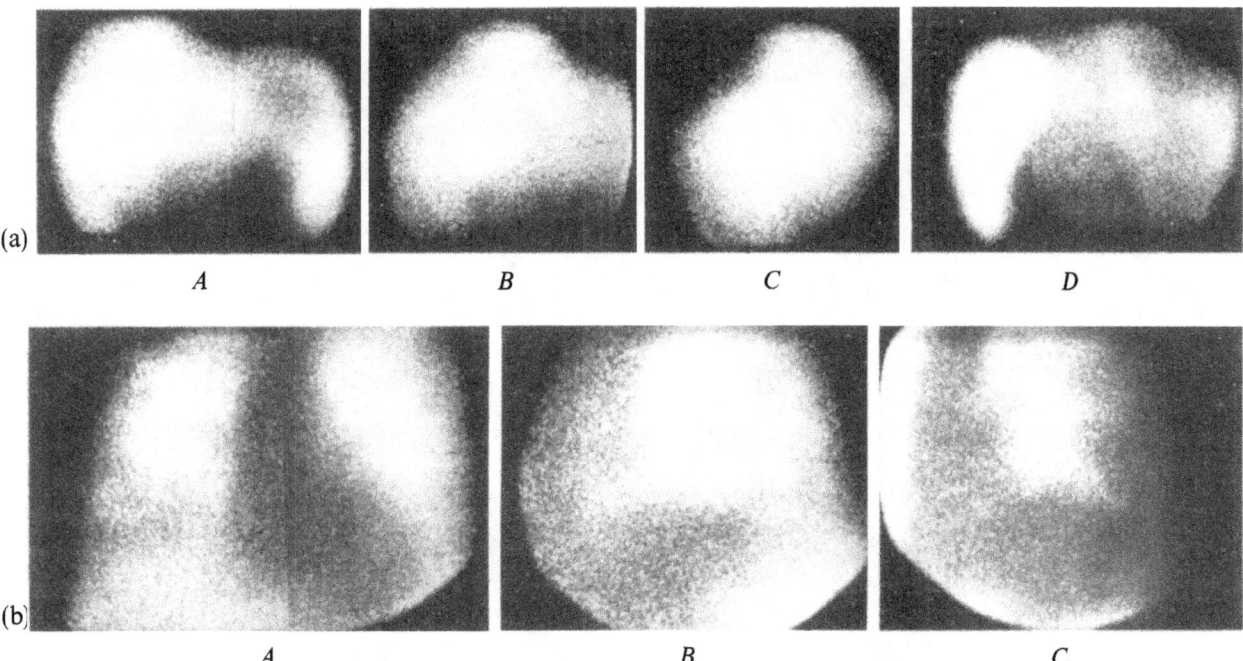

Abb. 49a u. b. Leberabszeß: 28 J., m.; rechts dorsal gelegener subphrenischer Abszeß. (a) Leberszintigraphie mit ^{99m}Tc-SK, A: ap-, B: rechtsschräg, C: rechtsseitliche, D: pa-Ansicht. (b) zusätzliche Darstellung des Lungengewebes mit ^{99m}Tc-Mikrosphären: A: ap, B: rechtsseitlich, C: pa.

b) Bei *pyogenen Leberabszessen* kommt der Szintigraphie als nicht invasiver Untersuchungsmethode bei klinischen Verdachtszeichen für Diagnose und effektive Therapie größte Bedeutung zu (FUTCH et al., 1973; GRUET et al., 1973; LAZARCHICK et al., 1973; NOSEDA u. ARMA, 1972; RAMBO u. BLACK, 1969; SCHRAIBMAN, 1974). Mit Einführung der Leberszintigraphie konnte nach LEE u. BLOCK, 1972 ab 1965 die Mortalität von 83 auf 23% gesenkt werden. Perihepatische Abszesse und ihre Diagnostik mittels kombinierter Lungen/Leberszintigraphie sowie Kontraststudien teilen SANDER et al., 1972 mit. Ein Beispiel in Abb. 49. Eine unter Drainage und Chemotherapie innerhalb von 2 Wochen reversible erhöhte extrahepatische zirrhose-ähnliche Kolloidraffung bei multiplen pyogenen Leberabszessen beobachteten GATES et al., 1973.

6.4.6. Leberveränderungen bei Systemerkrankungen

Dem Nachweis einer Lebermitbeteiligung bei Systemerkrankungen kommt ein hoher differentialtherapeutischer Wert zu. Bei Hodgkin-Lymphomen findet sich in der Sektionsstatistik (WESTLING, 1965) eine Leberbeteiligung in 58% der Fälle, bioptisch gelingt der Nachweis in etwa 10% (HOERNI et al., 1973). Bei Nichthodgkin-Lymphomen ist in etwa 9–22% autoptisch eine Leberbeteiligung nachzuweisen.

Die mit Radiokolloiden zu erhebenden szintigraphischen Befunde umfassen einerseits Organvergrößerung, zum anderen Speicherdefekte und/oder Raffungsinhomogenitäten (Abb. 50). Abzugrenzen hiervon sind extrahepatische, das Speichermuster der Leber tangierende Lymphknotenveränderungen, besonders im Pfortenbereich.

WAGNER und VERDON, 1969 berichteten über gute Korrelationen zwischen Leber/Milzszintigraphischem Befund und Ausmaß der Organmitbeteiligung bei Hodgkin-Lymphomen, TEYMOORIAN und RASHED-MOHASSEL, 1973 sahen in 9 von 15 malignen Lymphomen Hepatomegalien mit diffus herabgesetzter Kolloidspeicherung und zirrhose-ähnlicher Splenomegalie. LUNIA et al., 1975 konnten bei 61 Patienten in 79% aufgrund des szintigra-

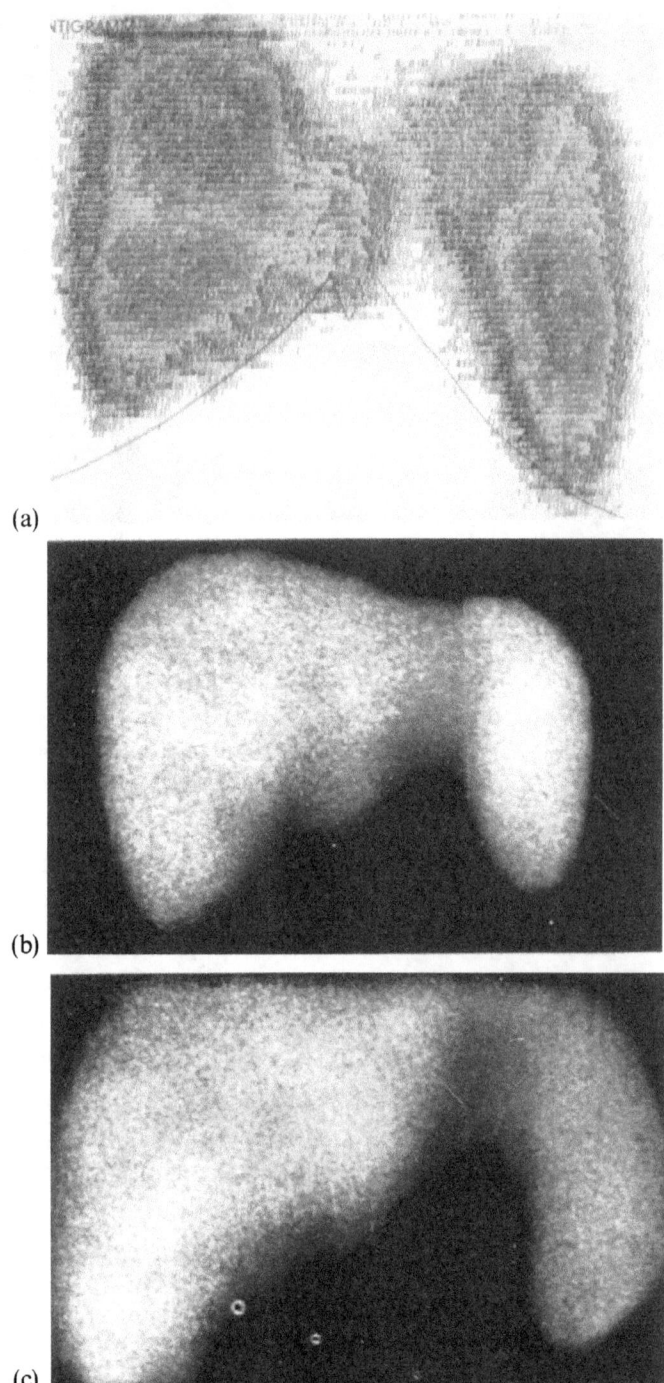

Abb. 50a–c. Leber bei Systemerkrankungen: (a) 60 J., w.; Polycythämia vera. (b) 24 J., m.; Lymphogranulomatose, klinisch Stadium III. (c) 33 J., m.; akute myeloische Leukämie. Jeweils ap-Ansicht, ^{99m}Tc-SK.

phischen Befundes richtige Aussagen über die Organmitbeteiligung bei malignen Lymphomen machen.

ERBE u. FREISENHAUSEN, 1972 fanden an einem überwiegend Hodgkin-Patienten enthaltenden Untersuchungsgut von Systemerkrankungen in 47% der Fälle eine Lebermitbeteiligung. Aufgrund des szintigraphischen Befundes mußten 20% der Hodgkin-Fälle neu dem Stadium 4 zugeordnet werden. Das szintigraphisch bestimmte Lebergewicht war in 40% (bei klinisch in 50% palpabler Leber) erhöht, in einem Drittel der Fälle war eine Verschiebung der Lappenrelation zugunsten des linken nachweisbar. Die szintigraphischen Speichermuster zeigten je zur Hälfte eine kleinfleckige Auflockerung bzw. umschriebene Speicherdefekte (22% solitär, 17% multipel).

In der Studie von LIPTON et al., 1972, die in 10% eine vergrößerte Leber, in 16% eine fleckförmige Einlagerung und in 2% fokale Defekte fanden, konnte nur in 8% aller Fälle bioptisch-histologisch der Nachweis einer Leberbeteiligung geführt werden, in 14% lagen andere Lebererkrankungen vor, in 78% ergab sich morphologisch kein Anhalt für eine Lebermitbeteiligung.

Beweisend für eine Leberbeteiligung ist somit allein der Speicherdefekt, der jedoch nur in etwa der Hälfte der Fälle beobachtbar ist. Die Grauzone ist wegen der häufigen unspezifisch-reaktiven bzw. granulomatösen Hepatitis breit (OEHLERT et al., 1970). Als weitere Ursache diskutieren LIPTON et al., 1972 andere Leberveränderungen (histologisch in 80% zusätzliche Verfettungen unterschiedlichen Grades). Eine falsch-negative Biopsie bei szintigraphisch fraglich oder deutlich pathologischem Szintigramm konnte durch Verlaufsbeobachtungen nicht nachgewiesen werden. Ähnlich einschränkend MILDER et al., 1973. Auch BURAGGI et al., 1973 fanden bei szintigraphischer Untersuchung von Lymphoblastosen eine relativ große Zahl zweifelhafter Befunde, so daß auf eine Leberbiopsie bzw. chirurgische Exploration nicht verzichtet werden kann. Weitere Mitteilungen von ASCARI et al., 1971, BECHER et al., 1972, HARDIN u. JOHNSTON, 1971; JUILLARD et al., 1970.

Über leberfunktionsdiagnostische Untersuchungen bei Lymphogranulomatose und Retikolosarkom vor und nach Chemotherapie berichten KALIKA et al., 1972. Gold-Kolloidclearance-Untersuchungen bei Systemerkrankungen wurden von HAUBOLD u. TRÜBER, 1974; PABST u. HAUBOLD, 1968 bei Morbus Hodgkin, Retothel- und Lymphosarkomen nach frühen Mitteilungen von TAPLIN et al., 1963 vorgelegt. In Frühstadien konnten im Mittel auf das etwa 1,3fach erhöhte Kolloidentnahmeraten durch die Leber nachgewiesen werden, die unter Therapie auf erniedrigte Werte abfielen. Demgegenüber verminderte Entnahmeraten bei Polyzythämie, chronisch myeloischer und lymphatischer Leukose.

Die tägliche Gewichtszunahme einer diffus befallenen Leber bei akut lymphatischer Leukämie aus kolloidszintigraphischen Verlaufsbeobachtungen kalkulierten WITEK und SPENCER bis zu 30,5 g/Tag.

Über ^{75}Selen-Methionin-Untersuchungen berichten KUSAKABE et al., 1974; Mitteilungen über die ^{67}Gallium-Citrat-Einlagerung in malignen Lymphomen mit Leberbeteiligung liegen vor von YEH et al., 1975 mit Positivdarstellung in über Dreiviertel der Fälle von Hodgkin-Lymphom und Lymphomsarkom, in allen Fällen von Retikulumzellsarkom.

6.4.7. Lebertraumen und postoperative Zustände

Die szintigraphische Untersuchung erlaubt nichtinvasiv den Nachweis von subkapsulären Gewebsläsionen, die Sicherung postpunktioneller Hämatome, die Prüfung der Regenerationsfähigkeit nach operativen Eingriffen, die Abschätzung der Restdurchblutung nach Gefäßrupturen. Sie kann nach O'MARA, 1973 außer bei zweifelhaften oder ungewöhnlichen Befunden eine Angiographie ersparen. Besonders bei Verwendung der Szintillationskamera sind in kurzen Untersuchungszeiten Läsionen zu erfassen und ihre Ausdehnung zu bestimmen (VADAS et al., 1973). Bei Verdacht auf stumpfes Trauma der Leber sollte die Szintigraphie an erster Stelle stehen (BURGHARD et al., 1973).

Das Kolloidszintigramm gibt die Ausdehnung bzw. Verdrängung funktionstüchtigen Lebergewebes durch Hämatome wieder, wird jedoch auch beeinträchtigt durch den Ausfall größerer nachgeschalteter Areale bei zentraler Gefäßverletzung. (CARROL et al., 1973; EVANS et al., 1972; GILDAY u. ALDERSON, 1974; RICHIE u. FONKALSRUD, 1972; VERHAS, 1973 — Abb. 51, 52 und 53).

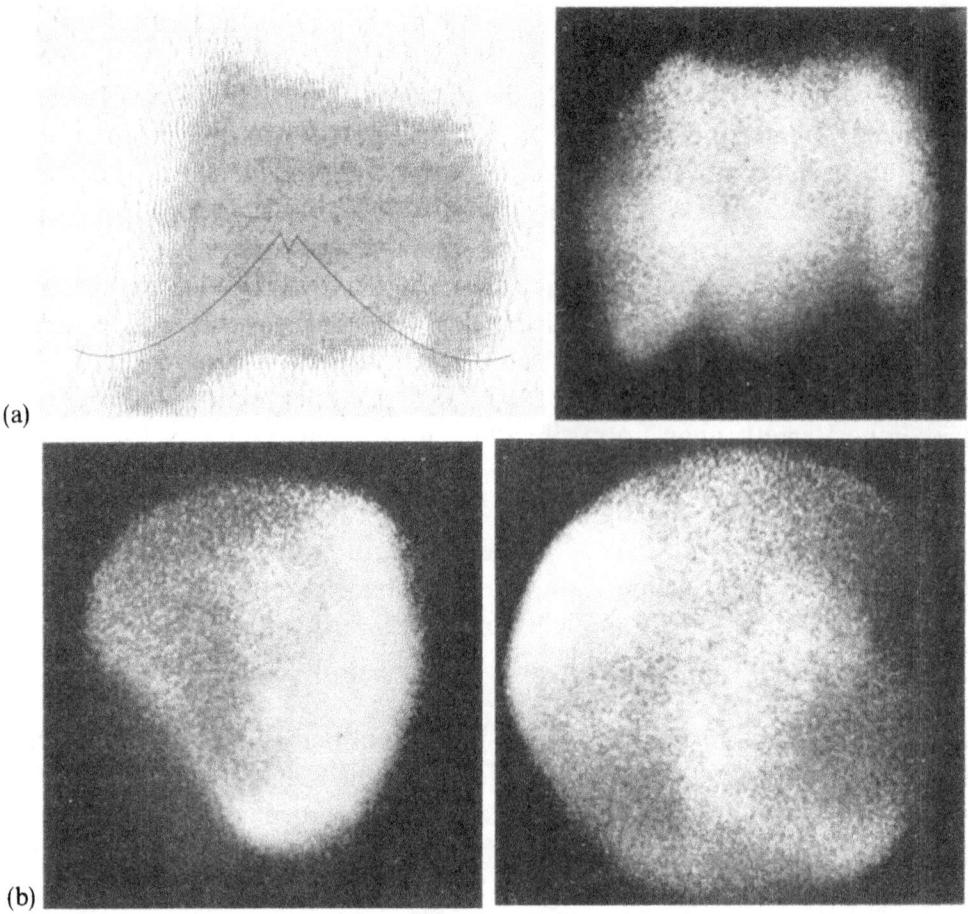

Abb. 51a u.b. Traumatische Leberveränderungen: 23 J., m.; subkapsuläres Leberhämatom 3 Wochen nach stumpfem Oberbauchtrauma (Fußballspieler). (a) Farbstrich- und statisches Kameraszintigramm in ap-Projektion. (b) Kameraszintigramme in rechtsseitlicher und pa-Ansicht.

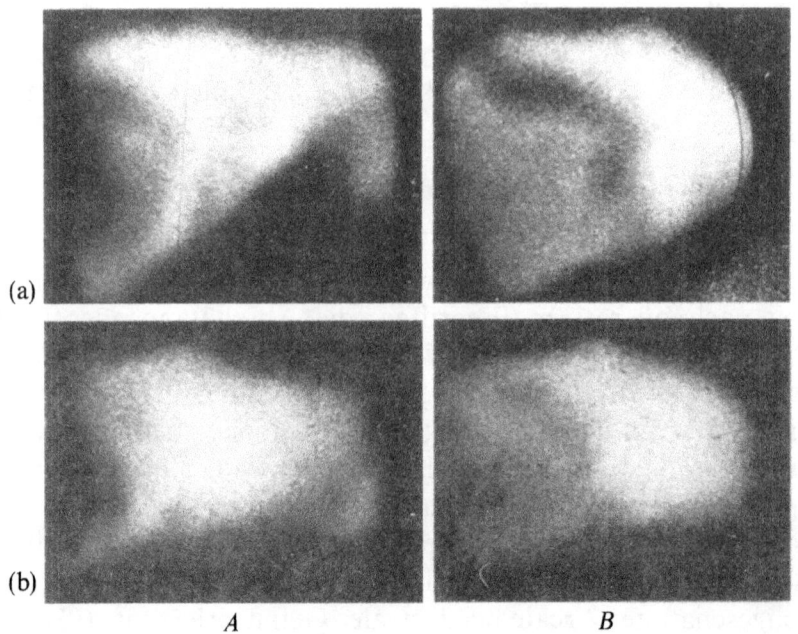

Abb. 52a u. b. Traumatische Leberveränderungen: 35 J., w.; postpunktionelles subkapsuläres Hämatom. (a) präoperativ. (b) nach operativer Ausräumung; A: jeweils ap-, B: rechtsschräge Ansicht; ^{99m}Tc-SK.

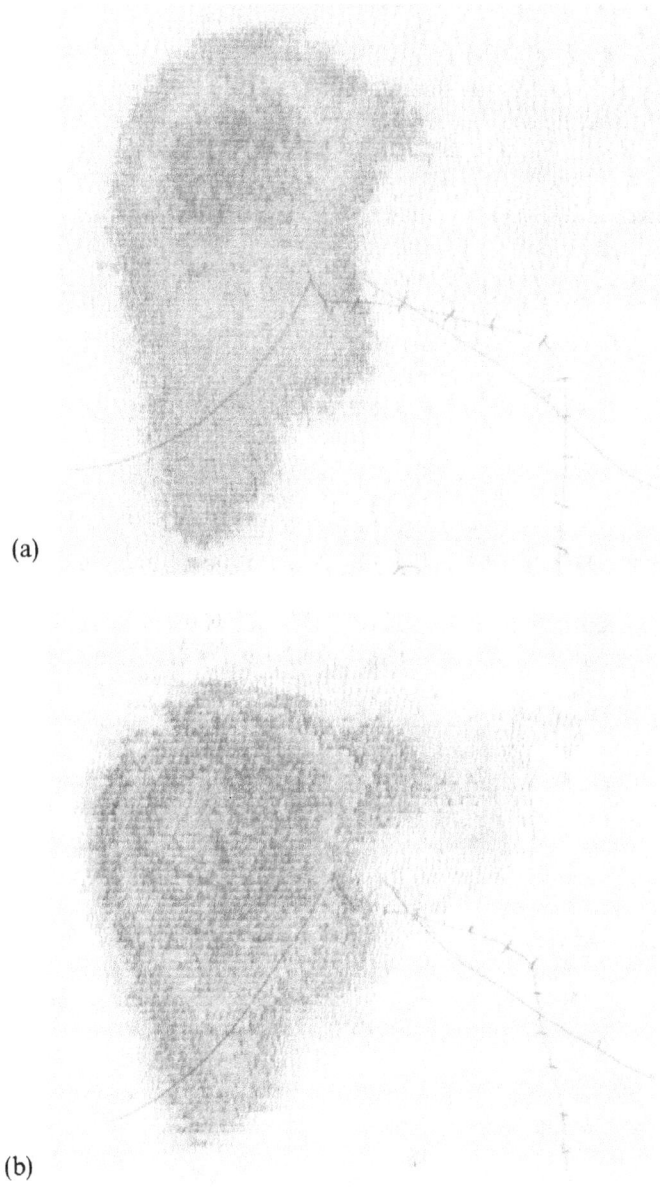

Abb. 53a u. b. Traumatische Leberveränderungen: 24 J., m.; Zustand nach Unterbindung eines blutenden Astes der Arteria hepatica im Leberhilusbereich nach Bauchtrauma. (a) 8. postoperativer Tag. (b) Kontrolluntersuchung 5 Wochen später. Jeweils ap-Ansicht, ^{99m}Tc-SK.

Kasuistiken posttraumatischer Zwerchfellhernien mit Leberdurchtritt, diagnostiziert mit szintigraphischen Untersuchungen, legten ARMSTRONG et al., 1968; LAPORTE et al., 1972 vor; BLACK u. HUDSON, 1973 berichten über eine Leberzyste nach stumpfem Bauchtrauma; MALETTE et al., 1973 und SZIKLAS u. SPENCER, 1975 über intrahepatische traumatische arteriovenöse Fisteln.

Nach biliodigestiven Anastomosen oder rekonstruktiven Gallengangseingriffen, portocavalem Shunt, Lappen- oder Segmentresektion bis zur orthotopen Lebertransplantation erweisen sich besonders hepatobiliäre Sequenzszintigraphie und hämodynamische Flußstudie als biologisch wenig belastend und aussagefähig (ARONSEN et al., 1968; BAKALOUDIS, 1972; BLAHA u. VOSMIK, 1969; BOSTROM et al., 1973, 1974; CASTELL u. CONN, 1972; CIRENEI u. BERNARDINI, 1968; HARRIS u. JOHNSON, 1972; LAUNOIS et al., 1972; MANCUSO et al., 1968; RONAI, 1977; SHIU et al., 1971).

Literatur

ABDEL-DAYAM, H.M., ELKOUSY, A.M., LESLIE, E.V., PANARO, V.A.: Experience with 111In-chloride scanning in patients with focal defects on 99mTc-sulfur colloid liver scans. Radiology **114**, 403–406 (1975).

ABDEL KADER, M.M., ANGEL, H., KAMEL, G. et al.: Untersuchungen über die hepato-portale Hämodynamik und Leberfunktion bei Herzerkrankungen. Dtsch. Gesundheitswes. **27**, 1458–1462 (1972).

ABURANO, T., TONAMI, N., HISADA, K.: Combined examinations of hepatic tumor. Proc. First World Congr. Nucl. Med. Tokyo: WFNMB, 1974, pp. 474–476.

ADLUNG, J., HANNIG, E., UTHGENANNT, H.: Vergleichende Untersuchungen der Leberdurchblutung mit 198 Au-Mikropartikeln und 99m Tc-S-Kolloid. Fortschr. Geb. Röntgenstr. **116**, 655–657 (1972).

ADLUNG, J., RITTER, U., UTHGENANNT, H.: Untersuchungen über den Glucoseumsatz und die Glucoseoxidation bei der Leberzirrhose. Dtsch. Med. Wochenschr. **95**, 401–406 (1970).

ADLUNG, J., UTHGENANNT, H., WEINREICH, J.: Nuklearmedizinisch hämatologische Untersuchungen zur Frage der Anämie bei der Leberzirrhose. Z. Gastroenterol. **7**, 157–170 (1969).

AIGINER, P., ATEFIE, K., SCHERAK, O., SEYFRIED, H., WOLF, A., HÖFER, R.: Leberszintigraphie bei diffusen Leberparenchymerkrankungen. Fortschr. Geb. Röntgenstr. **123**, 121–125 (1975).

AKHTAR, M.: Ein einfaches Verfahren zur Herstellung von 99m Tc-Sulfurkolloid für die Leberszintigraphie. Fortschr. Geb. Röntgenstr. **110**, 271–275 (1969).

ALCANTARA, A.G.: Contribution a l'etude du foie diabetique a l'aide de la medecine nucleaire. Diabete (Le Raincy) **18**, 159–163 (1970).

ALEKSEEV, Y.P., MIRKHODZHAEV, A.K., KLYACHKO, V.R.: Radioisotopic assessment of the functional condition of the liver in diabetic patients (Russ.). Probl. Endokrinol. **18**, 9–13 (1972).

ALELE, C.O., WOOD, D.E.: The liver scintigram in early hemochromatosis. J. Can. Assoc. Radiol. **23**, 275–277 (1972).

ANDERSON, J.E., PERLMUTTER, G.S.: Diagnosis of hepatoma using a multiple radionuclide approach. Radiology **102**, 387–389 (1972).

ANDREWS, J.T., STEVEN, L.W., ARKLES, L.B. et al.: Reticulo endothelial and blood pool scanning in the diagnosis and differentiation of space occupying lesions of the liver. Aust. N. Z. J. Surg. **43**, 14–18 (1973).

ANSARI, A.N., ATKINS, H.L., LAMBRECHT, R.M., REDVANLY, C.S., WOLF, A.P.: 123 J-Indocyanine green (123 J-ICG) as an agent for dynamic studies of the hepato-biliary System. In: Dynamic Studies with Radioisotopes in Medicine. Wien: IAEA, 1975, Vol. I p. 111–123.

ANTAR, M.A., SPENCER, R.P., FREEDMAN, G.S., PEARSON, H.A.: Portal vein obstruction: Radionuclide studies of a cause of a small liver and splenomegaly. J. Nucl. Med. **12**, 411 (1971).

ANTAR, M.A., SPENCER, R.P., LANGE, R.C., KLIGERMAN, M.M.: Radionuclide studies on effects of different doses of focal radiation on the function of the liver. J. Nucl. Med. **11**, 296b (1970).

ANTIC, M., DUKNIC, M., ATANASIJEVIC, T. et al.: Scintigrafia u dijagnostici ehinokokusa jetre. Zbornik. Vojnomed. Akad. 20–24 (1970).

ANTOGNETTI, L., FERRINI, C., BESTAGNO, M.: Aspetti Applicativi dei Radioisotopi Nella Semeiologia Funzionale del Fegato e dell'Apparato Gastroenterico. Minerva nucl. **4**, 37 (1960).

ANTONIADES, K., CAMPBELL, W.N., HECKSHER, R.H., KESSLER, W.B., MC CARTHY, G.E.: Liver cell adenoma and oral contraceptives. J. Am. Med. Ass. **234**, 628–632 (1975).

ARIEL, I.M., MOLANDER, D.: Hepatic gammascanning. An aid in determining treatment policies for cancer involving the liver. Am. J. Surg. **118**, 5–14 (1969).

ARMSTRONG, R.G., DOOLEY, B.N., HOOD, R.H. JR.: Liver scan in the diagnosis of ruptured right hemidiaphragm with herniation of the liver. Ann. Thorac. Surg. **6**, 480–483 (1968).

ARNOLD, J.S.: Liver cyst and tumor differentiation by 99m Tc bolus injection. J. Nucl. Med. **10**, 319a (1969).

ARONSON, K.F., GRUNDSELL, H., OHLSSON, E.G.: Liver function studies following surgical injury to the common bile duct. Acta Chir. Scand. **134**, 453–456 (1968).

ASAHARA, A., UEDA, H.: Study of hepatic circulation with scintillation camera coupled with medical computer and digital analyzer. Proc. First World Congr. Nucl. Med. Tokyo: WFNMB, 1974, pp. 539–541.

ASCARI, E., CANOSSI, G.C., SILINGARDI, V.: La scintigrafia epatica nel morbo di Hodgkin. Minerva Med. **61**, 5652–5658 (1971).

ATKINS, H.L., HAUSER, W., RICHARDS, P., KLOPPER, J.: Adverse reactions to radiopharmaceuticals. J. Nucl. Med. **13**, 232–233 (1972).

BAGHERI, S.A., BOYER, J.L.: Peliosis hepatis associated with androgenic anabolic steroid therapy, a severe form of hepatic injury. Ann. Intern. Med. **81**, 610–618 (1974).

BAKALOUDIS, P.: Scanning hepatique et regeneration du foie. Rev. Roum. Med. Intern. **9**, 119–121 (1972).

BAKER, R.J., BELLEN, J.C., RONAI, P.M.: 99m Tc-pyridoxylideneglutamate: a new rapid cholescintigraphic agent. J. Nucl. Med. **15**, 476a (1974).

BAKER, R.J., BELLEN, J.C., RONAI, P.M.: 99m Tc-pyridoxylideneglutamate: a new hepatobiliary radiopharmaceutical. J. Nucl. Med. **16**, 720–727 (1975).

BAPTISTA, A.M.: Ensaios sobre localizacao gamagrafica positiva de tumores. Distincao de tumores malignos de outros tumores hepaticos com selenito iao (75 Se). Arq. Pathol. (Lisboa) **45**, 27–71 (1973).

BATISSE, R., DUCLOUX, J.M., DEBONNIERE, C. et al.: Aspects scintigraphiques de l'abces hepatique a propos de vingt observations. Ann. Radiol. **16**, 331–340 (1973).

BAUM, J.K., BOOKSTEIN, J.J., HOLTZ, F., KLEIN, E.W.: Possible association between benign hepatomas and oral contraceptives. Lancet 926–929 (1973).

BAUM, S., SILVER, L., VONCHIDES, D.: The recognition of hepatic metastases through radioisotope colour scanning. J. Am. Med. Assoc. **83**, 1979 (1966).

BEAL, W., SOIN, J.S., BURDINE, J.A.: Hepatic cavernous hemangioma presenting as an "avascular mass" in a newborn. J. Nucl. Med. **15**, 902–903 (1974).

BEAUCHAMP, J.M., BELANGER, M.A., NEITZSCHMAN, H.R.: Intrahepatic focal lesion in acute viral hepatitis. J. Nucl. Med. **15**, 356–357 (1974).

BECHER, R., GREMMEL, H., HAAGE, H.: Szintigraphische Untersuchungen bei der Lymphogranulomatose. Radiologe **12**, 216–220 (1972).

BECKNER, W.M., STRICKLAND, G.T., LEU, M.L., O'REILLY, S.: External gamma scintillation counting of 67 Cu over the liver and other sites in patients with Wilson's disease, family members and controls. J. Nucl. Med. **10**, 320a (1969).

BEIHN, R.M., DAMRON, J.R., HAFNER, T.: Subtraction technique for the detection of suphrenic abscesses using 67 Ga and 99m Tc. J. Nucl. Med. **15**, 371–373 (1974).

BEKAERT, S., AFSCHRIFT, M., VERDONK, G., KUNNEN, M.: Les kystes non parasitaires du foie a propos d'un cas. Ann. Radiol. **17**, 445–449 (1974).

BEKERMAN, C., GOTTSCHALK, A.: Diagnostic significance of the relative uptake of liver compared with spleen in 99m Tc-sulfur colloid scintiphotography. J. Nucl. Med. **12**, 237–240 (1971).

BEKIER, A.: Leistungsfähigkeit der Leberszintigraphie bei der Suche nach herdförmigen raumfordernden Parenchymerkrankungen. Schweiz. Med. Wochenschr. **104**, 729–732 (1974).

BEKIER, A., BERKOVITS, G.: Der heutige Stand der Leberszintigraphie. Dtsch. Med. Wochenschr. **99**, 1983–1986 (1974).

BELCHER, H.V., HULL, H.C.: Nonparasitic cysts of the liver: Report of three cases. Surgery **65**, 427–431 (1969).

BENACERRAF, B., BIOZZI, G., HALPERN, B.N., STIFFEL, C., MOUTON, D.: Phagocytosis of heat-denatured human serum albumin labelled with 131 I and its use as a means of investigating liver blood flow. Br. J. Exp. Pathol. **38**, 35–48 (1957).

BERGOC, R.M., CARO, R.A.: The mechanism of reticuloendothelial blockade. Rev. Biol. Med. Nucl. **6**, 1–11 (1974).

BIANCHI, R., MARIANI, G., PILO, A., TONI, M.G.: Serum albumin turnover in liver cirrhosis. J. Nucl. Biol. Med. **18**, 20–29 (1974).

BIELER, E.U., MEYER, B.J., JANSEN, C.R.: Liver scanning as a method for detecting primary liver cancer, report on 100 cases. Am. J. Roentgenol. **115**, 709–716 (1972).

BIELER, E.U., MEYER, B.J., JANSEN, C.R., DU TOIT, D.: The liver in amoebic disease. A report on clinical and scintigraphic observations in 247 patients. S. Afr. Med. J. **48**, 308–320 (1974).

BIERSACK, H.J., EBINGER, H., HÜNERMANN, B., WINKLER, C.: Sequentielle Hepatosplenoszintigraphie mit 99m Tc-Pertechnetat zur Untersuchung der Leberdurchblutung. Nuc compact **6**, 32–35 (1975).

BIERSACK, H.J., LANGE, C.E., EBINGER, H., MARSTELLER, H.J., LELBACH, W.K., VELTMAN, G., WINKLER, C.: Sequenzszintigraphische Untersuchungen von Leber und Milz bei Patienten mit Vinylchlorid-Krankheit. Dtsch. Med. Wochenschr. **100**, 615–617 (1975).

BIERSACK, H.J., THELEN, M., BREUEL, H.P., WINKLER, C.: Szintigraphische Befunde bei fokal-nodulärer Hyperplasie (FNH) der Leber. Nuc compact **8**, 179–180 (1977).

BIRD, D.C., SHEAGREN, J.N., BENNETT, J.E.: Reticuloendothelial phagocytic function during systemic mycotic infections in man. J. Lab. Clin. Med. **74**, 340 (1969).

BIRKEN, S., CANFIELD, R.E.: Labeled asialo-human chorionic gonadotropin as a liver-scanning agent. J. Nucl. Med. **15**, 1176–1178 (1974).

BLACK, J.E., HUDSON, M.J.: Traumatic liver cyst. N. Z. Med. J. **77**, 322–325 (1973).

BLAHA, V., VOSMIK, J.: The effect of artificial portocaval anastomosis or splenectomy on hepatic and portal haemodynamics in cirrhotics. Nucl. Med. **8**, 232–241 (1969).

BLANK, R.J., TYSON, I.B.: Intra-arterial 131 I-macroaggregated albumin to define intrahepatic tumors: a possible method of quantitating tumor response to therapy. J. Nucl. Med. **10**, 514–516 (1969).

BLAZEK, G., MASTNAK, CH., KAHN, P. et al.: Die 67Galliumszintigraphie als Hilfsmittel zur Abklärung von Parenchymdefekten der Leber. Wien. Med. Wochenschr. **87**, 77–81 (1975).

BLUM, M., GEORGE, A.: Lateral liver scanning: an index to hepatic and retrohepatic disease. J. Nucl. Med. **11**, 753–757 (1970).

BOBINET, D.D., SEVRIN, R., ZURBRIGGEN, M.T., SPOLTER, L., COHEN, M.B.: Lung uptake of 99m Tc-sulfur colloid in patient exhibiting presence of Al^{3+} in plasma. J. Nucl. Med. **15**, 1220–1222 (1974).

BOCKUS, H.L. (Ed.): Gastroenterology (The Liver, Gallblader, Bile Ducts and Pancreas). Philadelphia, London, Toronto: W.B. Saunders, 1976, Vol. 3.

BOLCK, F., MACHNIK, G.: Leber und Gallenwege. Spezielle Patholog. Anatomie. Doerr, Seifert, Uehlinger (Eds.) Berlin-Heidelberg-New York. Springer, 1978, Vol. 10.

BOREL, G.A., MAGNENAT, P.: The clearance of a tracer dose of cholic acid in liver cirrhosis. Helv. Med. Acta **37**, 129–135 (1973).

Bosco-Loaiza, J.: The scintillographic pattern of the hepatic cirrhosis. Proc. First World Congr. Nucl. Med. Tokyo: WFNMB, 1974, pp. 486–488.

Bostrom, S.E., Corman, J.L., Brown, D.W.: Liver evaluation following orthotopic hepatic homotransplantation. J. Nucl. Med. 14, 382a (1973).

Bostrom, S.E., Brown, D.W., Nelson, G.L.: The role of nuclear medicine in human liver transplantation. J. Nucl. Med. 15, 479/2 (1974).

Bradley, E.L.: Measurement of hepatic blood flow in man. Surgery 75, 783–789 (1974).

Bradley, S.E., Ingelfinger, F.J., Bradley, G.P., Curry, J.J.: The estimation of hepatic blood flow in man. J. Clin. Invest. 24, 890 (1945).

Bradley, E.L., Quinton, D.L., Martin, L.G., Kourias, E., Larose, J.: Sinusoidal shunt fraction by radioextraction ratio. Surgery 76, 918–923 (1974).

Brase, A., Bockslaff, H., Kaumann, M.: Szintigraphische Befunde der Leber nach Teilbestrahlung mit Kobalt-60. Strahlentherapie 143, 41–47 (1972).

Brase, A., Bockslaff, H., Kaumann, M.: Szintigraphische Verlaufsuntersuchungen nach Kobalt-60-Bestrahlung von Lebertumoren. Strahlentherapie 143, 179–185 (1972).

Brase, A., Nuic, M.: Veränderungen im Szintigramm nach gezielter Strahlentherapie von Lebermetastasen. Nuc compact 3, 2–3 (1972).

Brase, A., Pfeiffer, E., Jahns, E.: Ein Vorschlag zur genaueren Bestimmung der Lebergröße nach dem Szintigramm. Nucl. Med. 14, 52–59 (1975).

Breuel, H.-P., Douwes, F., Bähre, M., San Luis, T., Emrich, D.: Liver scintigraphy in the follow-up of a patient on cytotoxic therapy. Eur. J. Nucl. Med. 1, 263–266 (1976).

Britton, K.E., Suwanik, R., Tuntawiroon, C., Premoydin, M., Reuben, A., Narasimha, K., Myers, M., Wood, T.P., Brown, N.J.G.: Computer-assisted blood background subtraction (CABBS) hepatography with 131 I- and 123 I-Bromsulphthalein (BSP). In: Dynamic Studies with Radioisotopes in Medicine. Wien: IAEA, 1975, Vol. I pp. 157–171.

Brodanova, M., Hoenig, V.: Iron metabolism in liver disease. Rev. Czech. Med. 14, 1–14 (1968).

Brown, D.W.: Liver-lung radioisotope scans in the diagnosis of subdiaphragmatic abscesses. J. Am. Med. Assoc. 197, 728–730 (1966).

Bublitz, G., Herzer, R., Riebel, Th.: Zur Problematik des „normalen Leberszintigramms". Fortschr. Geb. Röntgenstr. 118, 578–584 (1973).

Buchali, K., Zimmermann, H.B., Schneider, G., Strangfeld, D.: Zur Methode der Messung der portalen Durchblutung mit Radioxenon. Radiobiol. Radiother. 15, 213–216 (1974).

Budinger, T.F., Gullberg, G.T.: Three-dimensional imaging from multiple gamma camera views. Proc. First World Congr. Nucl. Med. Tokyo: WFNMB, 1974, pp. 1267–1272.

Buraggi, G.L.: Radioisotope technique in differential diagnosis of malignant hepatic lesions. J. Nucl. Biol. Med. 18, 200 (1974).

Buraggi, G.L., Rodari, A., Grisotti, G., Laurini, R.: La scintigrafia epatica e splenica nello studio deli linfomi maligni. Tumori 59, 129–136 (1973).

Burghard, A., Bottger, E., Hebestreit, H.P.: Verlaufsbeobachtung von Leberverletzungen im Szintigramm. Fortschr. Geb. Röntgenstr. 118, 584–588 (1973).

Burke, G., Halko, A.: Dynamic clinical studies with radioisotopes and scintillation camera. II. Rose bengal 131 I liver function studies. J. Am. Med. Assoc. 198, 608–618 (1966).

Burrows, B.A., Zimmermann, H.J., Podolsky, St.: Studies of potassium depletion in hepatic cirrhosis using a whole body counter. Nucl. Med. Suppl. 12, 253–254 (1974).

Buttermann, G., Wolf, I., Pabst, H.W., Hör, G., Schulze, P.E.: Quantitative analysis of hepatogramms using a gamma camera and labelled contrast media. In: Dynamic Studies with Radioisotopes in Medicine. Wien: IAEA, 1975, Vol. I pp., 137–155.

Caride, V.J., Antar, M.A., Spencer, R.P.: Comparison of computer and visual interpretations of liver flow studies. J. Nucl. Med. 15, 481 e (1974).

Carlsen, E.N., Grames, G.M., Jansen, C.: The combined use of radionuclide imaging and ultrasound grey scale imaging in focal liver disease. Proc. First World Congr. Nucl. Med. Tokyo: WFNMB, 1974, pp. 472–473.

Caroli, J.: Valeur comparee de la recherche des alpha 1 foeto proteines et du double marquage al l'or et a la selenmethionine en scintigraphie dans le diagnostic des cancers du foie. Ann. Gastroenterol. Hepatol. 7, 577–582 (1971).

Caroli, J., Bonneville, J.: Diagnostic value of scintillography. Arch. Mal. Appar. Dig. 51, 55 (1962)

Caroli, J., Milhaud, G., de Saint Laurent, J.E. et al.: Methode originale de diagnostic des cancers du foie. La scintigraphie a la selenmethionine. Ann. Méd. Intern. 122, 747–754 (1971).

Carrol, C.P., Cass, K.A., Whelan, T.J. Jr.: Wounds of the liver in Vietnam: a critical analysis of 254 cases. Ann. Surg. 177, 385–392 (1973).

Carulli, N., Boraldi, F., Roncaia, R., Piaggi, W.: Liver scans in the Budd-Chiari syndrome. J. Am. Med. Assoc. 233, 1161 (1973).

Caspary, W.F.: Atemanalytische Tests in der gastroenterologischen Diagnostik. Zschr. Gastroenterol. 8, 704–714 (1975).

Castagna, J., Benfield, J.R., Yamada, T., Johnson, D.E.: The reliability of liver scans and function tests in detecting metastases. Surg. Gyncol. Obstet. 134, 463–466 (1972).

Castell, D.O., Conn, H.O.: The determination of portocaval shunt patency: a critical review of methodology. Medicine (Baltimore) 51, 315–336 (1972).

Castleman, B., Scully, R.E., Mc Neely, B.U.: Case

record (25–1974). N. Engl. J. Med. **290**, 1474–1481 (1974).

CAVALIERI, R.R., SCOTT, K.G., SAIRENJI, E.: Selenite (75 Se) as a tumor localizing agent in man. J. Nucl. Med. **7**, 197–208 (1966).

CAVALLO, V., FRESU, I., TASCHIERI, A.M.: Considerazioni sull impiego comparativo della scintigrafia epatica e della splenoportografia nella diagnostica delle cisti idatidee del fegato. Nunt. Radiol. **34**, 481–502 (1968).

CHAHINE, R.A.: Pitfalls in the diagnosis of amoebic liver abscess (2 case reports). J. Med. Liban. **22**, 621–632 (1969).

CHANDRA, S., LAOR, Y.G.: Liver scan in a case of hepatic infarct. J. Nucl. Med. **14**, 858–860 (1973).

CHAUDHURI, T.K., CHAUDHURI, T.K., GO, R.T., TAUBE, R.R., CHRISTIE, J.H.: Uptake of 87m Sr by liver metastasis from carcinoma of colon. J. Nucl. Med. **14**, 293–294 (1973).

CHAUDHURI, T.K., CHAUDHURI, T.K., SUZUKI, Y., CHRISTIE, J.H.: Liver scan in the Budd-Chiari syndrome. J. Am. Med. Assoc. **221**, 506–507 (1972).

CHAYES, Z., KOENIGSBERG, M., FREEMAN, L.M.: The "hot" hepatic abscess. J. Nucl. Med. **15**, 305–307 (1974).

CHRISTIE, J.H., CRESPO, G.G., KOCH-WESSLER, D. et al.: The correlation of clearance and distribution of colloidal gold in the liver as an index of hepatic cirrhosis. Radiology **88**, 334–341 (1967).

CIRENEI, A., BERNARDINI, P.: La scintigrafia come mezzo di accertamento del potere rigenerativo del fegato. Minerva Med. **8**, 430–438 (1968).

CLAIN, D., FRESTON, J., KREEL, S., SHERLOCK, S.: Clinical diagnosis of the Budd-Chiari-Syndrome. Am. J. Med. **43**, 544 (1967).

CLAUS, H.G., HAAS, J.P.: Zur Angio-Szintigraphie im Abdominalraum. In: Angiography/Scintigraphy (Diethelm, L., Ed.), Berlin-Heidelberg-New York. Springer, 1972, pp. 237–240.

COEL, M., HALPERN, S., ALAZRAKI, N., ASHBURN, W., LEOPOLD, G.: Intrahepatic lesion presenting as an area of increased radiocolloid uptake on a liver scan. J. Nucl. Med. **13**, 221–222 (1972).

COHEN, M.B.: Cirrhosis and the hepatic photoscan. Radiology **93**, 1139–1144 (1969).

COHN, J.N., KHATRI, I.M., GROSZMANN, R., KOTELANSKI, B.: Splanchnic hemodynamics in portal hypertension by an indicator dilution technique. Gastroenterology **58**, 298 b (1970).

COLOMBETTI, L.G., GOODWIN, D.A., HERMANSON, R.: 113m In-labeled compound for liver and spleen studies. J. Nucl. Med. **10**, 597–602 (1969).

COTTRALL, M.F., FLIONI-VYZA, A., MC CREADY, V.R.: Clinical applications of gamma camera tomography. Br. J. Radiol. **46**, 76 (1973).

COTUL, S., SZANTAY, I.: Acta Gastro-Enterologica Belgica **32**, 719 (1970).

COTUL, S., SZANTAY, I., TAMAS, S. et al.: La spleno portographie isotopique a l'albumine (99m)Tc. Rev. Roum. Med. Intern. **11**, 47–50 (1974).

COUTSOFTIDES, T., HERMANN, R.E.: Nonparasitic cysts of the liver. Surg. Gynecol. Obstet. **138**, 906–910 (1974).

COVINGTON, E.E.: The accuracy of liver photoscans. Am. J. Roentgenol. **109**, 742–744 (1970).

COWAN, R.J.: Value of posterior liver scans. J. Nucl. Med. **12**, 576–577 (1971).

CRANDELL, D.C., BOYD, M., WENNEMARK, J.R., FRIEDMAN, B.I.: Liver-spleen scanning: the left lateral decubitus position is best for lateral views. J. Nucl. Med. **13**, 720–722 (1972).

CUARON, A., GORDON, F.: Liver scanning: analysis of 2,500 cases of amebic hepatic abscesses. J. Nucl. Med. **11**, 435–439 (1970).

CUARON, A., GORDON, F., LANDA, L.: La evolucion de la centelleografia en el diagnostico del absceso hepatico amibiano. Arch. Invest. Med. **2**, 403–414 (1972).

CUARON, A., GORDON, F., MUNOZ, R., LANDA, L.: Scanning of the hepatic blood pool in liver amebiasis. Am. J. Roentgenol. **47**, 373–379 (1973).

CUARON, A., GORDON, F., RODRIGUEZ, C.: Positive imaging of liver tumors by delayed hepatic scintiscanning with acidic ionic indium 113m chloride. Am. J. Roentgenol. **122**, 318–332 (1974).

CZEMBIREK, H., POKIESER, H., UMEK, H.: Extrahepatisch entwickeltes Leberhämangiom. Fortschr. Geb. Röntgenstr. **116**, 429–431 (1972).

CZERNIAK, P., BORUCHOWSKY, S., YARSHOVA, A., MALCHI, M.: Use of radioactive Toluidine Blue for cholescintigraphy. In: Medical Radioisotope Scintigraphy. Wien: IAEA, 1973, Vol. II, pp. 75–95.

DALINKA, M.K., FIVEASH, A.E., ASTON, J.K.: Metastatic extraosseous osteosarcoma to the liver: A case demonstrated by 85 Sr and 99m Tc-colloid scanning. J. Nucl. Med. **12**, 754–755 (1971).

DANAIS, S., LAMOUREUX, J., HAREL, C. et al.: Radiopertechnetate flow study and liver scan in a case of benign hepatoma (liver cell adenoma). Am. J. Roentgenol. **118**, 836–841 (1973).

DA ROCHA, C.E., PELLIZZARO, R.R.: Doenca policistica do figado. Rev. Bras. Med. **29**, 513–518 (1972).

DEDERER, Y.M., DOTSENKO, E.A., SOKHNIN, A.G.: Experience in radioisotopic scanning and assessment of its diagnostic possibilities in alveococcosis of the liver (Russ.). Vestn. Rentgenol. Radiol. **47**, 56–61 (1972).

DEGROSSI, O., MARTINEZ, J.S., GOTTA, H.: A new 99m Tc-labelled colloid for liver scanning (übers.). Minerva nucl. **9**, 424–425 (1965).

DEININGER, H.K., HEUCK, F.: Szintigraphische Diagnostik und Laborwerte bei diffusen Leberparenchymerkrankungen. Fortschr. Geb. Röntgenstr. **114**, 108–119 (1971).

DE LAND, F.H., JAMES, A.E., MUEHLLEHNER, G., WAGNER, H.N., JR.: The value of tomography in liver scanning. Radiology **102**, 429–432 (1972).

DE LAND, F.H., MAUDERLI, W.: Gating mechanism

for motion-free liver and lung scintigraphy. J. Nucl. Med. **13**, 939–941 (1972).

De Land, F.H., Wagner, H.N., Jr.: Atlas of Nuclear Medicine. Vol. 3: Thyreoid, Liver/Spleen, RHS. Philadelphia, London, Toronto: W.B. Saunders, 1973.

Dembski, J.C., Strötges, M.W.: Der Nachweis von Lebermetastasen durch Funktionstests und bildliche Darstellung mit Radio-Nukliden. Dtsch. Med. Wochenschr. **95**, 313–316 (1970).

Demling, L. (Ed.): Klinische Gastroenterologie. Band II. Stuttgart: Thieme, 1973.

De Nardo, G.L., De Nardo, S.J., Stadalnik, R.C., Raventos, A.: Rapid sequential liver imaging in the assessment of focal hepatic lesions. Proc. First World Congr. Nucl. Med. Tokyo: WFNMB, 1974, pp. 29–30.

De Nardo, G.L., Stadalnik, R.C., De Nardo, S.J., Raventos, A.: Hepatic scintiangiographic patterns. Radiology **111**, 135–141 (1974).

De Nardo, S.J., Bell, G.B., De Nardo, G.L., Carretta, R.F., Scheibe, P.O., Imperato, Th.J., Jackson, P.E.: Diagnosis of cirrhosis and hepatitis by quantitative hepatic and other reticuloendothelial clearance rates. J. Nucl. Med. **17**, 449–459 (1976).

De Nardo, S.J., Bell, G.B., De Nardo, G.L., Scheibe, P.O., Jackson, P.E., Carretta, R.F.: Clinical assessment of hepatic disease by dual dynamic radioisotopic analysis. J. Nucl. Med. **15**, 487a (1974).

De Roo, M.J.: Scintigraphic appearance of necrotic liver metastasis identical with that of amebic abscesses. J. Nucl. Med. **16**, 250–251 (1975).

Desgrez, A., Chambron, J., Reeber, A., Agnely, J., Dutheil, M., Falconi, N.: Cinetique d'epuration sanguine des colloides radioactifs et caracteres physico-chimiques de leur morphologie. In: Dynamic Studies with Radioisotopes. Wien: IAEA, 1971, pp. 393–405.

Dietze, G., Wicklmayr, M., Czempiel, H., Henftling, H.G., Hepp, K.D., Mehnert, H.: Zur Analyse der lebervenösen 133Xenon-Clearance nach Zufuhr des Gases durch Inhalation. Klin. Wochenschr. **53**, 639–640 (1975).

Di Mase, J.D., Lee, H.K., Frater, S.I.: Choledochal cyst, use rose bengal scan in diagnosis. R. I. Med. J. **56**, 21–24 (1973).

Di Stefano, A., Magnenat, P., Delaloye, B.: La scintigrafia all'oro colloidale nella cirrosi epatica. Fegato **14**, 199–208 (1968).

Dobson, E.L., Jones, H.B.: The behaviour of intravenously injected particulate material: Its rate of disappearance from the blood stream as a measure of liver blood flow. Acta Med. scand. **144**, (Suppl. 273), 1 (1952).

Dovey, P., Mc Cready, V.R.: The clinical value and limitations of liver scanning. Proc. R. Soc. Med. **64**, 565–568 (1971).

Dowdle, E., Mustard, P., Spong, N., Eales, L.: The metabolism of (5-14C) δ-amino-laevulic acid in normal and porphyric human subjects. Clin. Sci. **34**, 233–251 (1968).

Drum, D.E., Christacopoulos, J.S.: Hepatic scintigraphy in clinical decision making. J. Nucl. Med. **13**, 908–915 (1972).

Du Priest, R.W. Jr., Hanes, J.E., Rosch, J., Krippaehne, W.W.: A comparison of scintiscans and arteriograms for identifying metastatic intrahepatic tumors. Surg. Gynecol. Obstet. **136**, 705–710 (1973).

Dykes, P.W.: The rates of distribution and catabolism of albumin in normal subjects and in patients with cirrhosis of the liver. Clin. Sci. **34**, 161–183 (1968).

Dykes, P.W., Jones, J.H.: Albumin exchange between plasma and ascitic fluid. Clin. Sci. **34**, 185–197 (1968).

Eddleston, A.L., Blendis, L.M., Osborn, S.B., Williams, R.: Significance of increased splenic uptake on liver scintiscanning. Gut **10**, 711–716 (1969).

Eddleston, A.L., Rake, M.O., Pagaltsos, A.P. et al.: 75Se selenomethionine in the scintiscan diagnosis of primary hepatocellular carcinoma. Gut **12**, 245–249 (1971).

Edmondson, H.A.: Tumors of the liver and intrahepatic bile ducts. In: Atlas of Tumor Pathology. Washington, D.C.: Armed Forces Institute of Pathology, 1958, Sect. VII, Fasc. 25.

Eggel, H.: Über das primäre Karzinom der Leber. Beitr. Pathol. **30**, 506 (1901).

Eickenbusch, W., Koka, R., Stute, A.: 131 Jod-Radio-Toluidin-Blau zur Funktionsdiagnostik und Szintigraphie des Gallensystems. Nucl. Med. Suppl. **12**, 250–252 (1975).

Eickenbusch, W., Stute, A., Chen, T.: 131 I-radiotoluidine blue a new diagnostic agent for biliary function study and gallbladder scanning. Proc. First World Congr. Nucl. Med. Tokyo: WFNMB, 1974, pp. 459–461.

Eikman, A.E., Cameron, J.L., Colman, M., Natarajan, T.K., Dugal, P., Wagner, H.N., Jr.: Radioactive tracer techniques in the diagnosis of acute cholecystitis. J. Nucl. Med. **14**, 393b (1973).

Emrich, D.: Nuklearmedizinische Diagnostik und Therapie. Stuttgart: Thieme, 1976.

Erbe, W., Freisenhausen, H.D.: Szintigraphische Diagnostik einer Leberbeteiligung bei malignen Lymphomen. Strahlentherapie **144**, 414–420 (1972).

Erlinger, S., Dhumeaux, D., Desjeux, J.F., Benhamou, J.P.: Hepatic handling of unconjugated dyes in the Dubin-Johnson Syndrome. Gastroenterology **64**, 106–110 (1973).

Evans, G.W., Curtin, F.G., Mc Carthy, H.F., Kieran, J.H.: Scintigraphy in traumatic lesions of liver and spleen. J. Am. Med. Assoc. **222**, 665–667 (1972).

Ewe, K., Summerskill, W.H.J., Marcoux, J.P., Tauxe, W.N.: Metabolism of albumin in cirrhosis studied by a double-isotope technique. Digestion **1**, 200–208 (1968).

EYLER, W.R., SCHUMAN, B.M., DU SAULT, L.A., HINSON, R.E.: Radioiodinated rose bengal liver scan as an aid in differential diagnosis of jaundice. Am. J. Roentgenol. **94**, 469–476 (1965).

FARRER, P.A., SAHA, G.B., SHIBATA, H.N.: Evaluation of 111 In-Transferrin as a tumor scanning agent in humans. J. nucl. Med. **13**, 429a (1972).

FEE, H.J., PROKOP, E.K., CAMERON, J.L., WAGNER, H.N., JR.: Liver scanning in patients with suspected abdominal tumor. J. Am. Med. Assoc. **230**, 1675–1677 (1974).

FERLIN, G.: Focal and diffuse hepatic lesions: A comparison of liver scans with anatomical and histological findings. J. Nucl. Biol. Med. **18**, 200-B (1974).

FERRIER, F.L., HATCHER, C.R. JR., ACHORD, J.L., ABBOTT, O.A., WHITEHEAD, J.B.: The value of liver scanning for detection of metastatic cancer. Am. Surg. **35**, 112–120 (1969).

FIRNAU, G.: Why do 99mTc-chelates work for cholescintigraphy? Eur. J. Nucl. Med. **1**, 137–139 (1976).

FITZER, P.M.: Technetium-99m-sulfur colloid and pertechnetate blood pool scans in hepatic veno-occlusive disease: case report. J. Nucl. Med. **16**, 1130–1131 (1975).

FLIEGEL, C.P., DEWANJEE, M.K., HOLMAN, L.B., DAVIS, M.A., TREVES, S.: 99mTc-tetracycline as a kidney and gallbladder imaging agent. Radiology **110**, 407–412 (1974).

FODOR, O., COTUL, S., SZANTAY, I., NICOARA, G., PAHOMEANU, R.: La scintigraphie hepatique a l'au-198-colloid dans les hepatopathies chroniques. Rev. Roum. Med. Intern. **9**, 95–97 (1972).

FODOR, O., COTUL, S., SZANTAY, I., TAMAS, S., FODOR, I.: Evaluation des informations obtenues par l'exploration a l'or colloidal radioactif dans le diagnostic de routine des hepatopathies chroniques. Rev. Roum. Med. Intern. **11**, 19–22 (1974).

FORDE, K.A., WOLFF, M., FULD, S.L., PRICE, J.B.: Hepatic lobectomy for biliary cystadenoma. Am. Surg. **40**, 647–650 (1974).

FOTOPOULOS, A., CHIOTELIS, E., KOUTOULIDIS, C., DASSIOU, A., PAPADIMITRIOU, J.: Evaluation of 99mTc-pyridoxal-phenylalanine as a hepatobiliary imaging agent. Part 1 Experimental studies. J. Nucl. Med. **18**, 1189–1193 (1977).

FRANKE, W.G., JOHANSSEN, B.A., HENNIG, K.: Funktionsdiagnostik der Leber mit 113m Indiumkolloid. Z. ges. Inn. Med. **26**, 629–634 (1971).

FREEMAN, L.M.: Combined angiographic and scintigraphic investigations of the liver. Angiography, Scintigraphy. Diethelm, L. (Ed.) Berlin-Heidelberg-New York: Springer, 1972, p. 236.

FREEMAN, L.M., BERNSTEIN, R.G., KATZ, M.C., DERMAN, A., MENG, C.: Combined diagnostic approach of hepatic scanning and celiac angiography in the investigation of liver disease. J. Nucl. Med. **10**, 628–632 (1969).

FREEMAN, L.M., KAY, C.J., DERMAN, A.: Renal excretion of radio-iodinated rose bengal. A pitfall in the interpretation of rose bengal abdominal scans. J. Nucl. Med. **9**, 277 (1968).

FREEMAN, L.M., MANDELL, C.H.: Dynamic vascular scintiphotography of the liver. Semin. Nucl. Med. **2**, 133–138 (1972).

FRIEDRICH, M., WESKAMP, P., BOTSCH, H., OEFF, K.: Analyse des Bengalrosa-Compartment-Modells für Untersuchungen bei konstantem Plasmaspiegel. Nucl. Med. Suppl. **10**, 127–134 (1972).

FRÖSNER, G.G.: Nachweis von Hepatitis A-Antigen und -Antikörpern zur Diagnose der Hepatitis A-Infektion. Münch. Med. Wochenschr. **119**, 825–828 (1977).

FRUHLING, J., BALIKDJIAN, D.: Modification de l'image scintigraphique du foie après irradiation partielle par haute energie. J. Belge Radiol. **56**, 223–230 (1973).

FUCHS, W.A., VOEGELI, E., SCHWEGLER, N., HÜNIG, R., RÖSLER, H.: Angiographie, Szintigraphie und Ultraschalltomographie der Leber. Schweiz. Med. Wochenschr. **101**, 1180–1186 (1971).

FUTCH, C., ZIKRIA, B.A., NEU, H.C.: Bacteroides liver abscess. Surgery **73**, 59–65 (1973).

GALAMBOS, J.T., MC LAREN, J.R.: Hepatic uptake defect in patients with "Gilbert's Disease". Arch. Intern. Med. **111**, 214–218 (1963).

GAMLEN, T.R., ACKERY, D.M., GRANT, R.W. et al.: Combined colloid and rose bengal liver scanning in a patient with cirrhosis and a functional hepatoma. Br. J. Radiol. **48**, 61–62 (1975).

GAMMILL, S.L., MAXFIELD, W.S., FONT, R.G., SPARKS, R.D.: Filling defects on scintillation scans of the liver associated with dilatation of the bile ducts. Am. J. Roentgenol. **107**, 37–42 (1969).

GATES, G.F., DORE, B.K.: Streamline flow in the human portal vein. J. Nucl. Med. **14**, 79–83 (1973).

GATES, G.F., GWINN, J.L., LEE, F.A., PAYNE, V.C., JR.: Excess extrahepatic uptake of radiocolloid associated with liver abscesses. J. Nucl. Med. **14**, 537–540 (1973).

GEORGE, E.A., SHIELDS, J.B., CABAL, E.C., HERBIG, F.K., DONATI, R.M.: First transit hepatic deposit of 99mTc sulfur colloid (TSC) – an indicator of hepatic wedge pressure? J. Nucl. Med. **15**, 493c (1974).

GEORGI, M., MISRI, H., SONDERKAMP, H., KEMPMANN, G.: Zur Treffsicherheit der szintigraphischen Diagnostik von Lebermetastasen. Ein Vergleich mit autoptischen Befunden. Strahlentherapie **138**, 157–161 (1969).

GESLIEN, G.E., PINSKY, S.M., POTH, R.K., JOHNSON, M.C.: The sensitivity and specificity of the liver scan in diffuse hepatocellular disease. J. Nucl. Med. **15**, 493e (1974).

GESLIEN, G.E., THRALL, J.H., JOHNSON, M.C.: Gallium scanning in acute hepatic amebic abscess. J. Nucl. Med. **15**, 561–563 (1974).

GHEORGHESCU, B., JOVIN, G., PAVEL, D., HOANCA, O., LIDIA MARCULESCU, SUSEANU, I., SPARCHEZ, T.: Interpretation of scintigraphic changes during chronic hepatitis and cirrhosis of the liver. In: Medical radioisotope scintigraphy. Wien: IAEA, 1969, Vol. 2, pp. 517–529.

GILDAY, D.L., ALDERSON, P.O.: Scintigraphic evaluation of liver and spleen injury. Semin. Nucl. Med. **4**, 357–370 (1974).

GILLESPIE, P.J., ALEXANDER, J.L., EDELSTYN, G.A.: High concentration of 99m Tc-sulfur colloid found during routine liver scan in lungs of patient with advanced breast cancer. J. Nucl. Med. **14**, 711–712 (1973).

GILLESPIE, P.J., EDELSTYN, G.A., KEYES, W.I.: Rectally administered radio iodide in the detection of hepatic metastases. Clin. Radiol. (Lond.) **21**, 266–269 (1970).

GILLICK, J.B., SMITH, F.W.: Hepatic infarction discovered with photoscan. J. Am. Med. Assoc. **204**, 397–399 (1968).

GO, T.R., TONAMI, N., SCHAPIRO, R.L., CHRISTIE, J.H.: The manifestations of diaphragmatic and juxta diaphragmatic diseases in the liver-spleen scintigraphy. Radiology **115**, 119–127 (1975).

GOLD, P., FREEDMANN, S.: Test for carcinoembryonic antigen. J. Am. Med. Ass. **234**, 190–193 (1975).

GOLD, R.P., JOHNSON, P.M.: Efficacy of combined liver-lung scintillation imaging. Radiology **117**, 105–111 (1975).

GOLDMAN, A.B., BRAUNSTEIN, P., SONG, C.: Augmented splenic uptake of 99m Tc-sulfur colloid in patients with malignant melanoma. Radiology **112**, 631–634 (1974).

GOLLIN, F.F., SIMS, J.L., CAMERON, J.R.: Liver scanning and liver function tests. J. Am. Med. Assoc. **187**, 111–116 (1964).

GONZALEZ IGLESIAS, J.L., JUNCAL, D., LOPEZ LARA, F., DE CASTRO DEL POZO, S.: Gammagrafia hepatica en las cirrosis. Rev. Clin. Esp. **106**, 281–285 (1967).

GOODWIN, D.A., STERN, H.S., WAGNER, H.N. JR., KRAMER, H.H.: Indium-113m: A new radiopharmaceutical for liver scanning. Nucleonics **24**, 65 (1966).

GORDON, F., CUARON, A.: Avances en el estudio centelleografico del absceso hepatico amibiano. Arch. Invest. Med. **1**, 415–420 (1971).

GORDON, F., CUARON, A., MUNOZ, J.R., LANDA, L.: Scanning of the hepatic blood pool in the differential diagnosis of space-occupying lesions of the liver. With emphasis on amebic abscess. Ann. Intern. Med. **78**, 247–250 (1973a).

GORDON, F., CUARON, A., MUNOZ, R., LANDA, L.: Comparison of colloidal and ionic 113m In in the study of liver tumors. Radiology **108**, 359–361 (1973b).

GORDON, F., CUARON, A., MUNOZ, R., LANDA, L.: A three-step scintigraphic method in the diagnosis of malignant tumors of the liver. Proc. First World Congr. Nucl. Med. Tokyo: WFNMB, 1974, pp. 43–45.

GORIS, M.L.: 123 I-iodobromsulphalein as a liver and biliary scanning agent. J. Nucl. Med. **14**, 820–825 (1973).

GOULD, L., COLLICA, C., COMPRECHT, R.F., INDELICATO, R., GELSOMINO, J.: Scintiphotography in congestive heart failure. The disappearing flying bat pattern. J. Am. Med. Assoc. **219**, 1734–1737 (1972).

GREENE, A.G., SADOWSKY, N.L.: A radiologic approach to the differential diagnosis of surgical and nonsurgical jaundice. Am. J. Roentgenol. **116**, 368–374 (1972).

GROSDIDIER, J., BOISSEL, P., MACINOT, C., DROUIN, P.: Myelolipome hepatique. Nouv. Presse Méd. **2**, 1777–1779 (1973).

GROSIDIER, J., RAUBER, G., PARIETTI, R., ROBERT, D.: Hemangio endothelio sarcome: tumeur maligne primitive du foie evolution sur deux ans apres hepatectomie gauche. Ann. Med. **8**, 419–425 (1969)

GROSSMAN, Z.D., WISTOW, B.W., BRYAN, P.J., DINN, W.M., MC AFEE, J.G., KIEFFER, S.A.: Radionuclide imaging, computed tomography, and grayscale ultrasonography of the liver. J. Nuc. Med. **18**, 327–332 (1977).

GRUET, M., COUTURIER, Y., HONORAT, M., LESBRE, F.X.: Place de la scintigraphie dans le diagnostic et le traitement des abces primitifs aigus du foie. Med. Armees **1**, 5–10 (1973).

HAAS, J.P., BROD, K.H., WOLF, R., SCHMIDT, K.J.: Vergleichende Bestimmung der Leberdurchblutung mit kolloidalem 198 Au und einem Tc-S-Kolloid. Nucl. Med. Suppl. **7**, 237–241 (1968).

HABIBIAN, M.R., KUTKA, N., WILKINSON, R.H. et al.: Technetium 99m sulfur colloid spleen/liver ratio and other liver function tests in the diagnosis of cirrhosis. South Med. J. **68**, 5–12 (1975).

HALPERN, B.N., BIOZZI, G., BENACERRAF, B., STIFFEL, C., HILLEMAND, B.: Cinétique de la phagocytose d'une sérum albumine humaine spécialement traitée et radiomarquée et son application à l'étude de la circulation hépatique chez l'home. C.R. Soc. Biol. (Paris) **150**, 1307 (1956).

HAMAMOTO, K., TAUXE, W.N., NOVAK, L.P., GOLDSTEIN, N.P.: Use of whole-body counter to study body retention of radio-copper in Wilson's disease. J. Lab. Clin. Med. **72**, 754–759 (1968).

HAMAMOTO, K., TORIZUKA, K., MUKAI, T., KOSAKA, T., SUZUKI, T., HONJYO, I.: Usefulness of computer scintigraphy for detecting liver tumor with 67 Ga-citrate and the scintillation camera. J. Nucl. Med. **13**, 667–672 (1972).

HANDMAKER, H.: Nuclear medicine in the evaluation of the patient with jaundice. J. Am. Med. Assoc. **231**, 1172–1176 (1975).

HANELIN, L.G., MENA, I.: Hepatic hemodynamics in metastatic lesions: standardization of method. J. Nucl. Med. **16**, 533b (1975).

HANELIN, L.G., USZIER, J.M., SOMMER, D.G.: Liver scan "hot spot" in hepatic veno-occlusive disease. Radiology **117**, 637–638 (1975).

HARDIN, V.M., JOHNSTON, G.S.: Liver and spleen scintigraphy in staging Hodgkin's disease. J. Surg. Oncol. 3, 109–115 (1971).

HARPER, P.V., LATHROP, K.A., MC CARDLE, R.J.: Improved liver scanning with 6-hour 99mTc in fat emulsion. J. Nucl. Med. 4, 189 (1963).

HARPER, P.V., LATHROP, K.A., RICHARDS, P.: 99mTc as a radiocolloid. J. Nucl. Med. 5, 382b (1964).

HARRIS, R.C., JOHNSON, P.M.: Hepatic excretion of 131 I rose bengal in patients with repaired common bile duct cysts or atresia. Gastroenterology 62, 870b (1972).

HARVEY, E., LOBERG, M., COOPER, M.: 99mTc-HIDA: a new radiopharmaceutical for hepato-biliary imaging. J. Nucl. Med. 16, 533d (1975).

HATTNER, R.S., SHAMES, D.M.: Nonspecificity of the radiocolloid hepatic "hotspot" for superior vena caval obstruction. J. Nucl. Med. 15, 1041–1043 (1974).

HAUBOLD, U.: Zur Szintigraphie und Funktionsdiagnostik der Leber mit 198 Au-, 99mTc$_2$S$_7$- und 113mIn(OH)$_3$-Kolloiden. Nucl. Med. Suppl. 9, 612–617 (1971).

HAUBOLD, U., PABST, H.W.: Leberszintigraphie. Ther. Umsch. 24, 419–424 (1967).

HAUBOLD, U., TRÜBER, E.: Die Clearance radioaktiv markierter Kolloide bei Erkrankungen der Leber und des reticuloendothelialen Systems. Rev. Roum. Med. Intern. 11, 75–81 (1974).

HAYNIE, T.P., JHINGRAN, S.G., ILTER, R.G., NELSON, R.S.: Liver scintigrams in patients with cancer. Bull. Cancer 22, 33–36 (1970).

HECK, L.L., GOTTSCHALK, A.: The appearance of intrahepatic biliary duct dilatation on the liver scan. Radiology 99, 135–140 (1971).

HEINZEL, F., LUTOMIRSKY, C., MÜLLER-DUYSING, W.: 131 J-Bengalrosa Leberfunktionsuntersuchung mit der Angerkamera. Rev. Roum. Med. Intern. 9, 123–127 (1972).

HENGST, W., MOSLER, D.: Kritische Untersuchungen zum Leberfunktionstest mit J-131-Bromsulfan und Bromthalein. Fortschr. Geb. Röntgenstr. 118, 330–335 (1973).

HENKE, G., MOLLMANN, H., ALTHOFF, W.: Die Anwendung der Neutronenaktivierungsanalyse zur Diagnostik und Verlaufsbeobachtung bei Morbus Wilson. Klin. Wochenschr. 49, 284–286 (1971).

HEPNER, G.W., HOFMANN, A.F., MALAGELADA, J.R., SZCZEPANIK, P.A., KLEIN, P.D.: Increased bacterial degradation of bile acids in cholecystectomized patients. Gastroenterology 66, 556–564 (1974).

HERXHEIMER, G.: Lebergewächse. In: Handbuch der speziellen pathologischen Anatomie und Histologie. Henke, F., Lubarsch, P. (Eds.) Bd. V/1. Berlin-Heidelberg-New York: Springer, 1930, S. 797.

HIGGINS, C.B., TAKETA, R.M., TAYLOR, A., HALPERN, S.E., ASHBURN, W.L.: Renal uptake of 99m Tc-sulfur colloid. J. Nucl. Med. 15, 564–566 (1974).

HÖFER, R., OGRIS, E., PFEIFFER, G.: Der szintigraphische Nachweis portosystemischer Shunts mit makroaggregiertem Albumin. Nucl. Med. Suppl. 6, 279–286 (1967).

HÖFER, R., OGRIS, E., PFEIFFER, G., PROBST, P.: Kolloid-Clearance: Einfluß von Partikelgröße und extrahepatischer Speicherung. Nucl. Med. Suppl 7, 225–229 (1968).

HÖFFKEN, K., DECKNER, K., BECKER, G., HORNUNG, G.: Vergleichende Untersuchungen über den konventionellen und radioaktiven Bromthaleintest bei Gesunden und bei Patienten mit lymphoproliferativen Systemerkrankungen. Rev. Roum. Med. Intern. 11, 69–73 (1974).

HOERNI, B., LELEU, J.B., DURAND, M., CHAUVERGNE, J.: Localisations hepatiques de la maladie de Hodgkin. Med. Chir. Dig. 2, 333 (1973).

HOFMANN, A.F., HOFFMAN, N.E.: Measurement of bile acid kinetics by isotope dilution in man. Gastroenterology 67, 314–323 (1974).

HOLMQUEST, D.L., BURDINE, J.A.: Caval portal shunting as a cause of a focal increase in radio-colloid uptake in normal livers. J. Nucl. Med. 14, 348–351 (1973).

HORN, Y., WALACH, N., REICH, E., HOCHMAN, A.: Normal and pathological parameters of the liver as measured on the scannogram. Nucl. Med. 12, 300–308 (1974).

HÜNIG, R., WALTHER, E., KINSER, J.: Kontrolle szintigraphischer und tomoszintigraphischer Leberbefunde mit Hilfe der Ultraschall-Tomographie. Sonderb. Strahlenther. 72, 164–175 (1972).

HUET, P.M., LAVOIE, P., VIALLET, A.: Simultaneous estimation of hepatic and portal blood flows by an indicator dilution technique. J. Lab. Clin. Med. 82, 836–846 (1973).

HUNDESHAGEN, H., DITTMANN, A.: Investigations of liver diseases by aid of the double radionuclide function scintigraphy in combination with the Anger camera and a data processing system. Proc. First World Congr. Nucl. Med. Tokyo: WFNMB, 1974, p. 31.

HUYS, J., VAN VAERENBERGH, P.M.: Detection of hepatic metastasis with rectally administered 131 I. Nucl. Med. Suppl. 5, 185–189 (1967).

IIO, M., YAMADA, H., KITANI, K., SASAKI, Y.: Nuclear Hepatology – Clinical and Physiological Aspects of Liver Diseases by Radioisotopes. Stuttgart, Tokyo: Thieme Publishers/Igaku Shoin, 1974.

IKKOS, D., GONTICAS, S., GATSOU, P.: Diagnostic value of routine liver scanning in ecchinococcus disease of the liver; a comparison of scintigraphic and surgical findings in 100 consecutive cases. Nucl. Med. 9, 5–16 (1970).

IMAEDA, T.: The clinical evaluation of the liver scintigram with 198 Au colloid for following up the course and estimating the prognosis of diffuse hepatic diseases (Jap.). Nippon Acta Radiol. 32, 595–618 (1972).

IMARISIO, J.J.: Liver scan showing intense lung uptake in neoplasia and infection. J. Nucl. Med. 16, 188–190 (1975).

INOUE, R., ADACHI, Y., FUJII, M., YAMAMOTO, T., WAKISAKA, G.: A clinical study of relationship between indocyanine green (ICG) clearance and the hepatic clearance of 198Au-colloid or 131I-bromsulphalein (131 I-BSP) clearance by the simultaneous determination in liver diseases. Proc. First World Congr. Nucl. Med. Tokyo: WFNMB, 1974, pp. 498–500.

JACKSEN, R.A., BOLLES, T.F., KUBIATOWICZ, D.O., KREJCAREK, G.E.: Technetium-mercaptide complexes and their potential application as a liver specific agent. J. Nucl. Med. **14**, 411c (1973).

JÄGGI, J., LÜTOLF, U.M., GLANZMANN, CH., HORST, W.: Tc-Phytat zur Ermittlung der Leberdurchblutung und des Leber-Milz-Quotienten als Funktionsparameter. Nucl. Med. Suppl. **14**, 564–565 (1977).

JHINGRAN, S.G., MUKHOPADHYAY, A.K., AJMANI, S.K., JOHNSON, P.C.: Hepatic adenomas and focal nodular hyperplasia of the liver in young women on oral contraceptives: Case reports. J. Nucl. Med. **18**, 263–266 (1977).

JOHNSON, A.E., GOLLAN, F.: 99mTc-technetium dioxide for liver scanning. J. Nucl. Med. **11**, 564–565 (1970).

JOHNSON, P.M.: The Liver. In: Freemann, L.M., Johnson, P.M. (Eds.) Clinical Scintillation Imaging. 2. ed. New York, San Francisco, London: Grune and Stratton, 1975.

JOHNSON, R.B., CASTELL, D.O., LUKASH, W.M.: Liver scanning for detection of collateral circulation in liver disease. J. Am. Med. Assoc. **207**, 528–532 (1969).

JONES, E.A., BLOOMER, J.R., BERLIN, N.I.: The measurement of the synthetic rate of bilirubin from hepatic hemes in patients with acute intermittent porphyria. J. Clin. Invest. **50**, 2259–2265 (1971).

JONES, W.L., MOUNTAIN, J.C., WARREN, K.W.: Symptomatic non parasitic cysts of the liver. Br. J. Surg. **61**, 118–123 (1974).

JOSEPH, K., MAHLSTEDT, J., WELCKE, U., PRIES, H.H.: Hepatobiliäre Funktionsszintigraphie (HBFS) mit Hepatobida. Nuc compact **8**, 20–30 (1977).

JOST, H., HAUBOLD, U., TRÜBER, E., SONDERKAMP, H.M.: Funktionsszintigraphie der Leber mit Radiokolloiden und 131 J-Bromthalein. Rev. Roum. Med. Intern. **11**, 5–11 (1974).

JUILLARD, G., PIEROTTI, T., ABBES, M., PINTO, J.: A propos d'une image lacunaire du foie dans la maladie de Hodgkin. J. Radiol. Electrol. **51**, 176–177 (1970).

JULESZ, J., CERNAY, L.: Scintigrafiaval szerzett tapasztalatok maj cirrhosisban. Magy. Belorv. Arch. **24**, 184–190 (1971).

KABOTH, U. et al. Zwischenbericht über die kooperative DFG-Studie „Akute Virushepatitis". Verh. Dtsch. Ges. Inn. Med. **82**, 399–402 (1976).

KÄRCHER, K.H.: Enzymatische und szintigraphische Veränderungen während der Strahlentherapie von Lebermetastasen. Strahlentherapie **137**, 540–545 (1969).

KAGAN, A.R., JAFFE, H.L., KENNAMER, R.: Hemangioma of the liver treated by irradiation. J. Nucl. Med. **12**, 835–837 (1971).

KAICK, G., WEGENER, K.: Thorotrastose der Leber. 27. Tgg. Ges. Verdauungs- u. Stoffwechselkrankh. 5.–7.10.1972.

KALIKA, V.L., TABACKMAN, Y.Y., RAEVSKY, I.G.: Radiohepatography in assessment of efficiency in the treatment of some reticuloblastomatoses (Russ.). Med. Radiol. (Mosk.) **17**, 20–24 (1972).

KAMPMANN, H., BEDUHN, D.: Funktionsszintigraphische und serienangiographische Untersuchungen der Leber von Hunden mit experimentell erzeugtem Verschlußikterus. Nucl. Med. **9**, 156–166 (1970).

KANEKO, M.: Bedeutung der 131J-BSP (Bromsulfalein) und 131J-RB (Bengalrot) Serien-Szintiphotographie in der Diagnostik der Gallenwegs- und Gallenblasenkrankheiten. Nucl. Med. Suppl. **10**, 117–122 (1972a).

KANEKO, M.: Szintikamera Darstellung der Leber mit 99mTc-Sulfurkolloid beim Atemanhalten. Nagoya J. Med. Sci. **34**, 209–313 (1972b).

KANEKO, M., INADA, S., INUKAI, A.: Axial view of the hepatoscintigraphy. J. Nucl. Med. **15**, 505d (1974).

KAPLAN, E., DOMINGO, M.: Further observations of 75Se-Selenmethionine metabolism in hepatic focal lesions. J. Nucl. Med. **12**, 441–442 (1971).

KAPLAN, E., DOMINGO, M.: 75Se-Selenmethionine in hepatic focal lesions. Semin. Nucl. Med. **2**, 139–149 (1972).

KAPLAN, E., DOMINGO, M.B., BEN-PORATH, M., SAKAMOTO, A.: Evaluation of focal lesions of the liver by dual-channel scanning. J. Nucl. Med. **10**, 348–349 (1969).

KARRAN, S.J., LEACH, K.G., WISBEY, M.L., BLUMGART, L.H.: Uptake of a colloid in rat liver following intravenous intrasplenic and intramesenteric injection. J. Nucl. Med. **16**, 377–379 (1975).

KATSUNUMA, H., WATANABE, Y., MURAYAMA, H., OKAMOTO, T.: Effect of age on reticuloendothelial function in man. Proc. First World Congr. Nucl. Med. Tokyo: WFNMB, 1974, pp. 504–506.

KAUL, A., ROEDLER, H.D.: Strahlenexposition von Patienten durch Radiopharmaka. Nuc compact **9**, 22 (1978).

KAWATA, H., SHIMIZU, Y., KOJIMA, G. et al.: Retrospective study on the evaluation of diagnostic procedure for hepatoma in patients with cirrhosis of the liver. Acta hepatogastroenterol. (Stuttg.) **24**, 106–119 (1974).

KAYE, M.D., STRUTHERS, J.E., JR., TIDBELL, I.S. et al.: Factors affecting plasma clearance of 14C-cholic acid in patients with cirrhosis. Clin. Sci. Molec. Med. **45**, 147–161 (1973).

KEIDERLING, W., LEE, M., SCHMIDT, H.A.E.: Eisenstoffwechselstudien bei Leberzellschädigung. Sonderb. Strahlenther. **38**, 182–194 (1958).

KEVESH, E.L., BYKHOVSKAYA, A.M., GRIGORIEV, P.S., KRECHETOVA, E.P.: Radiohepatography and rheohepatography in patients with cardiac insufficiency (Russ.). Med. Radiol. (Mosk.) **14**, 50–54 (1969).

KEW, M.C., GEDDES, E.W., LEVIN, J.: Fals-negative 75 Se-Selenmethionine scans in primary liver cancer. J. Nucl. Med. **15**, 234–236 (1974).

KEYES, J.W., JR., KAY, D.B., LEES, D.E.B., SIMON, W., WALTERS, T.E.: Applied comparison of methods for radionuclide transverse section tomography. Proc. First World Congr. Nucl. Med. Tokyo: WFNMB, 1974, pp. 1281–1283.

KEYES, J.W., JR., WILSON, G.A., QUINONEST, J.D.: An evaluation of lung uptake of colloid during liver imaging. J. Nucl. Med. **14**, 687–691 (1973).

KHRIPTA, F.P.: Scanning of the liver with 198 Au and 111 In and selective angioscanning with labelled macroaggregated albumin (131 I-MAA) in cases of tumors of the abdominal cavity organs (Russ.). Med. Radiol. (Mosk.) **19**, 58–67 (1974).

KIMBEL, K.H., BÖRNER, W., HEISE, E.: Untersuchungen mit radioaktivem Biligrafin. Fortschr. Röntgenstr. **83**, 1–9 (1953).

KIRKHAM, B.C., TYSON, I.B., WIRTANEN, G.W.: Comparison of 131 I-macroaggregated liver scanning and selective hepatic arteriography. J. Nucl. Med. **11**, 196–202 (1970).

KITANI, K., TAPLIN, G.V.: Biliary excretion of 99mTc-albumin microaggregate degradation products (a method for measuring Kupffer cell digestive function?). J. Nucl. Med. **13**, 260–265 (1972).

KLAPDOR, R., EPPERS, J.: Multicompartmentanalysen 2- und 3-exponentieller Plasmaschwundkurven nach i.v.-Injektion von 14C-Cholsäure, Bromsulphthalein und 14C-Bilirubin sowie ihre Bedeutung für quantitative Untersuchungen der exkretorischen Leberfunktion. Z. Gastroenterol. **12**, 1–8 (1974).

KLEIN, U.E.: Zur Diagnostik und Ätiologie des Budd-Chiari-Syndroms. Inn. Med. **3**, 108–115 (1976).

KLEIN, W.W., PAVEK, P., PASSATH, A. et al.: Das Szintigramm bei diffusen Lebererkrankungen mit portalem Hochdruck. Wien. Med. Wochenschr. **123**, 81–87 (1973).

KLINGENSMITH, W.C., RYERSON, T.W.: Lung uptake of 99mTc-sulfur colloid. J. Nucl. Med. **14**, 201–204 (1973).

KOBLET, H.: Begriffe und Modelle der Radionuklid-Kinetik. In: Emrich, D. (Ed.) Nuklearmedizin — Funktionsdiagnostik. Stuttgart: Thieme, 1971, pp. 53–72.

KOENIGSBERG, M., FREEMAN, L.M.: Intrahepatic focal lesion in acute viral hepatitis. J. Nucl. Med. **14**, 612–614 (1973).

KORT, W.: 99mTc-Humanserumalbumin in kolloidaler Form für die Leberszintigraphie. Strahlentherapie **137**, 420–423 (1969).

KOURIAS, B., GYFTAKI, H., PEVERETOS, P.: L'apport de la scintigraphie a l'étude des resultats eloignes des operations pour kystes hydatiques du foie. J. Chir. (Paris) **99**, 493–502 (1970).

KOURIAS, B., PEVERETOS, P., GYFTAKI, H.: Liver scanning in the study of late results of operations for liver echinococcosis (Griech.). Hellin. Cheir. **4**, 497–505 (1971).

KRANZLER, J.K., HARPER, P.V., POLCYN, R.E., GOTTSCHALK, A.: Scintiphotographic demonstration of hepatic pliability as a diagnostic criterion. J. Nucl. Med. **10**, 416c (1969).

KRANZLER, J.K., VOLLERT, J.M., HARPER, P.V.: The diagnostic value of hepatic pliability as assessed from inspiration and expiration views on the gamma camera. Radiology **97**, 323–326 (1970).

KRISHNAMURTHY, G.T., TUBIS, M., ENDOW, J.S., BLAHD, W.H.: 99mTc-penicillamine – a new radiopharmaceutical for cholescintigraphy. J. Nucl. Med. **13**, 447 (1972).

KRÖNERT, E., KEIDEL, J., WOLF, F.: Untersuchungen zur Diagnostik von Lebermetastasen mittels der rektalen 131 J-Resorptionsprobe. Verh. Dtsch. Ges. Inn. Med. **74**, 241 (1968).

KRÖNERT, E., WOLF, F.: Zweikanal-Szintigraphie mit bewegtem Detektor. I. Mitteilung: Doppelnuklid-Emissionsszintigraphie. Nuc compact **1**, 48–50 (1971).

KRÖNERT, E., WOLF, F., DEYHLE, P., BECKER, J., OTTENJANN, R.: Vergleichende Auswertung hepatologischer und nuklearmedizinischer Befunde einer ausgewählten Patientengruppe chronisch Leberkranker. Nucl. Med. Suppl. **9**, 623–627 (1971).

KROMINGA, W.: Zur Pathologie der Thorotrastspätschäden. Diss. Med. Fak., Bonn (1976).

KUBA, J., SEIDLOVA, V.: Untersuchung des Pfortadersystems nach intrasplenischer Applikation von Radionukliden unter Anwendung einer Szintillationskamera. Nucl. Med. **11**, 164–174 (1972).

KUBA, J., SEIDLOVA, V., WIEDERMANN, M.: Klinische Erfahrungen mit der kombinierten Isotopensplenoportographie. Radiobiol. Radiother. **10**, 57–65 (1969).

KUBA, J., SEIDLOVA, V., WIEDERMANN, M., CHARAMZA, O.: Zur Verwendung von MAA-131J für den Nachweis von Shunts im Pfortadersystem. Fortschr. Geb. Röntgenstr. **106**, 865–870 (1967).

KUHL, D.E., EDWARDS, R.Q.: Cylindrical and section radioisotope scanning of the liver and brain. Radiology **83**, 926 (1964).

KUKRAL, J.C., BRANDLY, J.M., FRITSCH, B.A.: Total body composition in cirrhotic patients with metabolic alkalosis, hypokalemia, hyperammoniemia, and portacaval shunt. Am. J. Surg. **117**, 85–90 (1969).

KUNHALI, K., POULOSE, K.P., PAI, K.N.: 131J-rose bengal liver scanning in amoebic liver abscess. J. Indian Med. Assoc. **62**, 365–368 (1974).

KUNZLI, H.F., FRIDRICH, R.: Zur Bestimmung der relativen portalen Leberdurchblutung mit Xenon 133 nach Kanülierung der Umbilikalvene. Dtsch. Med. Wochenschr. **97**, 1159–1161 (1972).

Kusakabe, K., Yamasaki, T., Ono, Y., Maki, M., Kamoi, K.: Diagnosis of hepatocellular carcinoma with 75Se-selenmethionine scanning. Proc. First World Congr. Nucl. Med. Tokyo: WFNMB, 1974, pp. 469–471.

Kutzim, H., Wellner, U.: Untersuchungen des Eisenstoffwechsels mit einem neuen Modell der Eisenkinetik. Nucl. Med. Suppl. 9, 516–529 (1971).

Lamerz, R., Fateh-Moghadan, A.: Carzinofetale Antigene. I. Alpha-Fetoprotein./II. Carzinoembryonales Antigen. Klin. Wochenschr. 53, 147–169/193–203 (1975).

Lamoureux, J., Harel, C., Plante, R. et al.: Radionuclide hepatic flow study and liver scan in two cases of nonparasitic hepatic cysts. Am. J. Roentgenol. 116, 359–367 (1972).

Laporte, J., Eschapasse, H., Fedou, R. et al.: Hernie trans diaphragmatique du foie apres traumatisme. Rev. Gastroenterol. Mex. 82, 53–63 (1972).

Launois, B., Corman, J.L., Porter, K.A. et al.: Radioiodinated rose bengal kinetics in extrahepatic biliary obstruction and hepatic homograft rejection in the dog. Surg. Forum 23, 338–339 (1972).

Lawoyin, V., Priest, R.J.: Nonparasitic cysts of the liver: Analysis of 36 cases and review of modern diagnostic techniques. Henry Ford Hosp. Med. J. 20, 153–162 (1972).

Lazarchick, J., De Souza e Silva, N.A., Nichols, D.R., Washington, J.A.: Pyogenic liver abscess. Mayo Clin. Proc. 48, 349–355 (1973).

Lee, G.C., Wilson, R.L., Waxman, A.D., Siemsen, J.K.: Correlation of scintigraphic and sonographic findings in focal liver disease. J. Nucl. Med. 15, 511d (1974).

Lee, J.F., Block, G.E.: The changing clinical pattern of hepatic abscesses. Arch. Surg. 104, 465–470 (1972).

Lehmann, F.G.: Tumorantigene in der Gastroenterologie. Gräfelfing: K. Demeter 1976.

Lenti, G., Pellegrini, A., Pagano, G., Massacci, E., Brotzu, M.V.: La splénoportographie radioisotopique dans la pratique clinique. Premiers résultats. Schweiz. Med. Wochenschr. 97, 1117–1122 (1967).

Leonhardt, L.: Ergebnisse über die Beeinflussung der Phagozytoseleistung des Leber-RES durch "PV-NO" (Polyvinylpyridin-N-Oxid). Nucl. Med. 9, 98–100 (1970).

Levi, A.J., Williams, H.S.: The liver/thigh 64Cu ratio in Wilson's disease. Clin. Sci. 34, 379–383 (1968).

Levin, J., Geddes, E.W., Kew, M.C.: Radionuclide scanning of the liver in primary hepatic cancer: an analysis of 202 cases. J. Nucl. Med. 15, 296–299 (1974).

Lewitus, Z.: Do radioisotopes make possible a histological diagnosis of liver disease? Proc. First World Congr. Nucl. Med. Tokyo: WFNMB, 1974, pp. 48–51.

Lewitus, Z., Laor, J.: The diagnosis of portal hypertension with 131 J. Isr. J. Med. Sci. 4, 41–46 (1968).

Leyton, B., Halpern, S., Leopold, G., Hagen, S.: Correlation of ultrasound and colloid scintiscan studies of the normal and diseased liver. J. Nucl. Med. 14, 27–33 (1973).

Lin, T.H., Khentigan, A., Winchell, H.S.: A 99mTc-labeled replacement for 131I-rose bengal in liver and biliary tract studies. J. Nucl. Med. 15, 613–615 (1974).

Lin, S., Mansfield, C.M., Kramer, S., Southard, M.E.: Liver scanning in patients with suspected or proven cancer. Am. J. Roentgenol. 109, 98 (1970).

Lindberg, R.S., Larsson, G.A.B., Roos, B.O.: A comparison between tomography and conventional scintigraphy of the liver with a scintillation camera. Med. Radioisotope Scintigraphy. Wien. IAEA, 1973, Vol. 2, pp. 45–52.

Lipton, M.J., De Nardo, G.L., Silverman, S., Glatstein, E.: Evaluation of the liver and spleen in Hodgkin's disease. 1. value of hepatic scintigraphy. Am. J. Med. 356 361 (1972).

Locher, J.T., Elke, M.: Zweiphasen-Scan nach unterschiedlichem physiologischem Prinzip bei zirrhotischem Leberumbau. Schweiz. Med. Wochenschr. 100, 1599–1603 (1970).

Lomas, F., Wagner, H.N., Jr.: Accumulation of ionic 67 Ga in empyema of the gallbladder. Radiology 105, 689–692 (1972).

Lomas, F., Dibos, Ü.E., Wagner, H.N., Jr.: Increased specificity of liver scanning with the use of 67 gallium citrate. N. Engl. J. Med. 286, 1323–1329 (1972).

Lopez, O., Riesco, J., Litvak, J. et al.: El centelleograma hepatico con 198 Au en el diagnostico del quiste hidatidico. Bol. Chil. Parasitol. 23, 38–42 (1968).

Lowenstein, J.M.: Radioactive rose bengal test as a quantitative measure of liver function. Proc. Soc. Exp. Biol. Med. 93, 377–378 (1956).

Lubin, E., Lewitus, Z.: Blood pool scanning in investigating hepatic mass lesions. Semin. Nucl. Med. 2, 128–132 (1972).

Lubin, E., Laor, J., Lewitus, Z., Ben-Porath, M.: Radioisotopic study of the blood pool of space-occupying lesions of the liver J. Nucl. Med. 11, 344b (1970).

Lubin, E., Laor, J., Shimeoni, A., Lewitus, Z., Pick, A., Kadish, U., Dintsman, M., Garti, I.: Two stage scintiscanning in the differential diagnosis of vascularized and non-vascularized intrahepatic spaceoccupying lesion. Nucl. Med. 9, 17–24 (1970).

Lubin, E., Lewitus, Z., Dujovni, M., Askenasy, H.M.: Indium-113m eluate blood pool studies in brain and liver pathology. Med. Radioisotope Scintigraphy. Wien: IAEA, 1973, Vol. 2, pp. 431–434.

Ludbrook, J., Slavotinek, A.H., Ronai, P.M.: Observer error in reporting on liver scans for space-occupying lesions. Gastroenterology 62, 1013–1019 (1972).

Lunia, S., Parthasarathy, K.L., Bakshi, S., Bender,

M.A.: An evaluation of 99m Tc-sulfur colloid liver scintiscans and their usefulness in metastatic workup: a review of 1,424 studies. J. Nucl. Med. **16**, 62–65 (1975).

LUSHBAUGH, C.C., KRETCHMAR, A., GIBBS, W.: Liver function measured by the blood clearance of 131 I-rose bengal: A review and a model based on compartmental analysis of changes in arm, blood and liver radioactivity. In: Dynamic Clinical Studies with Radioisotopes. Kniseley, R.M., Tauxe, W.N. (Eds.). US. Atomic Energy Commission (TID-7678), 1964, pp. 319–354.

LUTHRA, M.S., SCHERL, N.D., GOLDEN, D. et al.: Scintiphotography in hepatitis. Arch. Intern. Med. **122**, 207–210 (1968).

MABILLE, J.P., MICHIELS, R., GAUDET, M. et al.: L'echinococcose alveolaire du foie, donnees nouvelles. II. etude anatomo-pathologique et radiologique. Sem. Hop. Paris **47**, 759–767 (1971).

MACINTYRE, W.J., CHRISTIE, J.H., KOCH-WESER, D., GOMEZ-CRESPO, G.: The ratio of colloidal gold-rose bengal clearance as a differential measurement of impaired hepatic function. Strahlenther. Sonderb. **53**, 378–385 (1963).

MAISTERRENA, J.A., TOVAR, E.Z., CERVANTES, A. et al.: La 75Se selenmethionine en la centellografia de lesiones tiroedeas y hepaticas. Rev. Biol. Med. Nucl. **3**, 18–29 (1971).

MAKARENKO, T.P., UPYREV, A.V., BARSAGOV, M.S.: Radioisotope spleno-portocirculography in estimation of disturbances in the portal blood circulation (Russ.). Vestn. Khir. **102**, 59–65 (1969).

MAKK, L., CREECH, J.L., WHELAN, J.G., JR., JOHNSON, M.N.: Liver damage and angiosarcoma in vinyl chloride workers. J. Am. Med. Ass. **230**, 64–68 (1974).

MALETTE, W.G., GRIFFEN, W.O., STIVERS, J.R., BERARDI, R.S.: Traumatic intrahepatic fistula of the hepatic artery and portal vein. Am. Surg. **39**, 164–169 (1973).

MALL, J.C., GHAHREMANI, G.G., BOYER, J.L.: Caroli's disease associated with congenital hepatic fibrosis and renal tubular ectasia. Gastroenterology **66**, 1029–1035 (1974).

MANCUSO, M., PICCHIOTTI, R., TONELLI, F.: Trapianto eterotopico di fegato. Revisione del problema e rapporto su una serie di trapianti eterotopici a rivascolarizzazione sistemica senza terapia immunosopressiva. Bol. Sez. Chir. **75**, 137–170 (1968).

MANGUM, J.F., POWELL, M.R.: Liver scintiphotography as an index of liver abnormality. J. Nucl. Med. **14**, 484–489 (1973).

MARCZINKOWSKI, N.: Szintigraphische, anatomische und histologische Befunde nach Teilbestrahlung der Leber mit schnellen Elektronen. Strahlentherapie **137**, 267–276 (1969).

MARQUEZ, U.A., COSTA, M.E., MUNDO, R.M., ROZMAN, C.: Thorotrastosis y cirrosis hepatica a proposito de un casa. Med. Clin. (Barcelona) **60**, 98–101 (1973).

MASTROGIACOMO, I., VIANELLO, A.: Valore della scintigrafia nella diagnosi del fegato policistico. Acta. Istop. (Padova) **6**, 91–97 (1967).

MATSUMOTO, T., FUKUDA, N., YABUMOTO, E., FUKUHISA, K.: Correction of image distortion in the liver scintigram due to the respiratory movement, using an on line computer system (Jap.). Nippon Acta Radiol. **32**, 653–666 (1972).

MATSUMOTO, T., FUKUDA, N., YABUMOTO, E., FUKUHISA, K.: Detection of two dimensional respiratory movement and its correction for the radioisotopic images. Proc. First World Congr. Nucl. Med. Tokyo: WFNMB, 1974, pp. 779–781.

MATTHEWS, A.W., GOUGH, K.G., DAVIES, E.R., ROSS, F.G., HINCHLIFFE, A.: The use of combined ultrasonic and isotope scanning in the diagnosis of amoebic liver disease. Gut **14**, 50–53 (1973).

MAZE, M., WOOD, J.: Uptake of 67Ga in space-occupying lesions in the liver. J. Nucl. Med. **16**, 443–444 (1975).

MCAFEE, J.G., AUSE, R.G., WAGNER, H.N., JR.: Diagnostic value of scintillation scanning of the liver. Arch. Intern. Med. **116**, 95 (1965).

MCCARTHY, C.F., DAVIES, E.R., WELLS, P.N.T., ROSS, F.G.M., FOLLETT, D.H., MUIR, K.M., READ, A.E.: A comparison of ultrasonic and isotope scanning in the diagnosis of liver disease. Br. J. Radiol. **43**, 100–109 (1970).

MCCLELLAND, R.R.: Focal porta hepatis scintiscan defects: what is their significance? J. Nucl. Med. **16**, 1007–1012 (1975).

MCCORMICK III, W.C., BELL, C.C., JR., SWELL, L., VLAHCEVIC, Z.R.: Cholic acid synthesis as an index of the severity of liver disease in man. Gut **14**, 895–902 (1973).

MCCREADY, V.R.: Scintigraphic studies of space-occupying liver disease. Semin. Nucl. Med. **2**, 108–127 (1972).

MCLOUGHLIN, M.J., COLAPINTO, R.F., GILDAY, D.L., HOBBS, B.B., KOROBKIN, M.T., MCDONALD, P., PHILLIPS, M.J.: Focal nodular hyperplasia of the liver. Radiology **107**, 257–263 (1973).

MCMULLEN, C.T., MONTGOMERY, J.L.: Arteriographic findings of focal nodular hyperplasia of the liver and review of the literature. Am. J. Roentgenol. **117**, 380–387 (1973).

MENA, I., KIVEL, R., MAHONEY, P., MELLINKOFF, S.M., BENNETT, L.R.: A method for increasing the sensitivity of the 131I rose bengal liver function test with the use of bromsulfalein. J. Lab. Clin. Med. **54**, 167 (1959).

METTLER, F.A., SHEA, W.H., GUIBERTEAU, M.J., POTSAID, M.S.: Improvement in visualization of hepatic lesions with upright views. J. Nucl. Med. **18**, 1128–1130 (1977).

MIETTINEN, T.A.: Bile acid excretion and formation in liver cirrhosis. Helv. Med. Acta **37**, 113–119 (1973).

MIKHAEL, M.A., EVENS, R.G.: Migration and embolization of macrophages to the lung—a possible mechanism for colloid uptake in the lung during liver scanning. J. Nucl. Med. 16, 22–27 (1975).

MIKOLAJKOW, A., MACKIEWICZ, H.: A simple device for reducing respiratory artifacts in liver scans made with a scintillation camera. A preliminary report. Nucl. Med. 11, 95–97 (1972).

MILDER, M.S., LARSON, S.M., BAGLEY, C.M, JR., DEVITA, V.T., JR., JOHNSON, R.E., JOHNSTON, G.S.: Liver-spleen scan in Hodgkin's disease. Cancer 826–834 (1973).

MILLER, J.P., OVERBY, L.R.: Australia Antigen. In ROTHFELD, P. (Ed.): Nuclear Medicine—In vitro. Philadelphia, Toronto: Lippincott, 1974, pp. 363–383.

MILLETTE, B., CHARTRAND, R., LAVOIE, P., VIALLET, A.: The extrahepatic uptake of radioactive colloidal gold in cirrhotic patients as an index of liver function and portal hypertension. Am. J. Dig. Dis. 18, 719–728 (1973).

MINCEV, M., UZUNOV, I.: On the prognostic significance of the index liver spleen activity colloidal radioactive gold 198 Au in the scintigraphic examination of patients with hepatic cirrhosis. Folia Med. (Plovdiv) 14, 241–247 (1972).

MIYAMOTO, A.T., THADEPALLI, H., MISHKIN, F.S.: 67 gallium images of amebic liver abscess. N. Engl. J. Med. 291, 1363 (1974).

MOERTEL, C.G., OWEN, C.A., JR.: Evaluation of the radioactive (131 I-tagged) rose bengal liver function test in nonjaundiced patients. J. Lab. Clin. Med. 52, 902 (1958).

MOMBELLI, L., MELDOLESI, U.: Hepatic scintigraphy with 75 Se sodium selenite and 198 Au colloidal gold for the diagnosis of neoplastic lesions. Strahlenther. Sonderb. 72, 158–163 (1972).

MOMBELLI, L., MELDOLESI, U.: Simultaneous use of 131 I rose bengal and 99m Tc colloid for the functional and morphological investigation of the liver. Rev. Roum. Med. Intern. 11, 13–17 (1974).

MONGES, H., ANDRE, L.J., REMACLE, J.P., BARABE, P.: Amibiase hepatique avec lacune scintigraphique traitee par le metronidazole (presentation de 15 cas). Arch. Fr. Mal. App. Dig. 62, 655–662 (1973).

MONTZ, R.: Über die Rolle der Leber in der 59 Fe-Kinetik. Nucl. Med. 9, 62–69 (1970).

MOREAU, J.F., BLERY, M., DUPUY, P. et al.: Les kystes solitaires non parasitaires du foie (a propos d'une observation). Ann. Radiol. (Paris) 15, 543–551 (1972).

MOULD, R.F.: An investigation of the variations in normal liver shape. Br. J. Radiol. 45, 586–590 (1972).

MUNDSCHENK, H., HROMEC, A., FISCHER, J.: Phagocytic activity of the liver as a measure of hepatic circulation—a comparative study using 198 Au and 99m Tc-sulfur colloid. J. Nucl. Med. 12, 711–718 (1971).

MUROFF, L.R., JOHNSON, P.M.: The use of multiple radionuclide imaging to differentiate the focal intrahepatic lesion. Am. J. Roentgenol. 121, 728–734 (1974).

MURRAY-LYON, I.M., DAVIDSON, A.R., RAKE, M.O., OSBORN, S.B., WILLIAMS, R.: Hepatic scintiscanning in fulminant hepatic failure. Br. J. Radiol. 46, 30–33 (1973).

NACCARATO, R., OKOLICSANYI, L., PERELLI, R., POLIN, R., RAVASINI, R.: Liver scintiscan in clinical practice. J. Nucl. Biol. Med. 18, 202 (1974).

NAGLER, W., BENDER, M.A., BLAU, M.: Radioisotope photoscanning of the liver. Gastroenterology 44, 36–43 (1963).

NEUMAYR, A.: Normale und pathologische Leberdurchblutung—Mechanismen und klinische Relevanz. Leber Magen Darm 7, 227–235 (1977).

NISHIYAMA, H., LEWIS, J.T., ASHARE, A.B., SAENGER, E.L.: Interpretation of radionuclide liver images: do training and experience make a difference? J. Nucl. Med. 16, 11–16 (1975).

NORDMAN, E.: Reliability of liver scanning with 198 Au. Strahlentherapie 141, 677–681 (1971).

NORDYKE, R.A.: Biliary tract obstruction and its localization with radioiodinated rose bengal. Am. J. Gastroenterol. 35, 563–573 (1960).

NORDYKE, R.A., BLAHD, W.H.: Blood disappearance of radioactive rose bengal: rapid simple test of liver function. J. Am. Med. Ass. 170, 1159–1164 (1959).

NOSEDA, G., ARMA, S.: Zur Diagnose und Therapie des Leberabszesses. Schweiz. Med. Wochenschr. 102, 1783–1790 (1972).

NOSNY, P., GRUET, M.: Les abces tropicaux du foie a l'heure de la scintigraphie. Chirurgie 98, 492–501 (1972).

NOZUE, Y.: Late effects of thorotrast administration 21 to 27 years before. Clinical study on 44 patients (Jap.). Nippon Acta Radiol. 32, 436–475 (1972).

NUIC, M.: Die Leber (Anatomie-Physiologie-Biochemie): Szintigraphie. In: „Synopsis der Leberkrankheiten" WALLNÖFER, H., SCHMIDT, E., SCHMIDT, F.W. (Hrsg.). Stuttgart: Thieme 1974.

NUIC, M., OTTO, P.: Der Wert der Leberszintigraphie für die Verlaufsbeobachtung chronischer Lebererkrankungen. Dtsch. Med. Wochenschr. 96, 1297–1301 (1971).

OEHLERT, W., MUSSHOFF, K., WUNSCH, B., WILLMANN, H., BECK, K.: Unspezifische Mesenchymreaktionen und Parenchymschäden der Leber bei Patienten mit Morbus Hodgkin. Klin. Wochenschr. 48, 126 (1970).

OESER, H., BILLION, H.: Untersuchungen mit etikettiertem Biliselektan. Fortschr. Röntgenstr. 74, 197–203 (1951).

OESER, H., BILLION, H.: Funktionelle Strahlendiagnostik durch etikettierte Röntgenkontrastmittel. Fortschr. Röntgenstr. 76, 431–442 (1952).

OHLEN, J., RICHTER, J.: Australia-Antigen. Eine Übersicht 1.–5. Fortschr. Med. 93, 519–522, 833–837 (1975); 94, 23–27, 1571–1576, 1608–1618 (1976).

OHNHAUS, E.E., RAMOS, R., NOELPP, H.B.: Eine Modifizierung der 133 Xenon-Inhalationsmethode zur Messung der Leberdurchblutung am Menschen. 14. Jahrestg. Ges. Nucl. Med. Berlin (1976) (im Druck).

OHTAKE, H., SUZUKI, T., SYOH, T., TAKAHASHI, K.: Clinical evaluation of liver scintigraphy with 198 Au-colloid in diagnosis of diffuse liver diseases. Proc. First World Congr. Nucl. Med. Tokyo: WFNMB, 1974, pp. 483–485.

OKUDA, K., KUNIYASU, Y.: Colloid scintigraphy in the diagnosis of obstructive jaundice. Proc. First World Congr. Nucl. Med. Tokyo: WFNMB, 1974 pp. 61–64.

O'MARA, R.E.: Scanning in abdominal trauma. Postgrad. Med. 53, 109–113 (1973).

O'MARA, R.E., BRETTNER, A., DANIGELIS, J.A., GOULD, L.V.: 18 F uptake within metastatic osteosarcoma of the liver. A case report. Radiology 100, 113–114 (1971).

OPPENHEIM, B.E., HOFFER, P.B.: Inspiration – expiration views as an aid in liver scanning. J. Nucl. Med. 12, 453 b (1971).

OPPENHEIM, B.E., HOFFER, P.B., GOTTSCHALK, A.: The use of inspiration-expiration scintiphotographs to determine the intrinsic or extrinsic natur of liver defects. J. Nucl. Med. 13, 554–556 (1972).

O'REILLY, S., WEBER, P.M., OSWALD, M., SHIPLEY, L.: Abnormalities of the physiology of copper in Wilson's disease. III. The excretion of copper. Arch. Neurol. 25, 28 (1971).

OREOPOULOS, D.G., BELL, T.K., MCGEOWN, M.G.: Liver function and the liver scan in patients with polycystic kidney disease. Br. J. Urol. 43, 273–276 (1971).

OSBORN, S.B., SZAZ, K.F., WALSHE, J.M.: Studies with radioactive copper (64 Cu and 67 Cu): abdominal scintiscans in patients with Wilson's disease. Qt. J. Med. 38, 467–474 (1969).

OSBORN, S.B., WALSHE, J.M.: The influence of genetic and acquired liver defects on radiocopper turnover in Wilson's disease. Lancet 2/7610, 17–20 (1969).

OSHIUMI, Y.: Diagnosis of obstructive jaundice using sequential scanning with 131 I-BSP in aged patients. Proc. First World Congr. Nucl. Med. Tokyo: WFNMB, 1974, pp. 446–448.

OSSENBERG, F.W., BÜTZOW, G.H., BECKER, K.: Die Selektion zur portokavalen Shunt-Operation – ein ungelöstes Problem. Inn. Med. 3, 371–380 (1976).

OSTER, Z.H., LARSON, S.M., STRAUS, H.W., WAGNER, H.N., JR.: Analysis of liver scanning. J. Nucl. Med. 16, 450–453 (1975).

OTERO, E.: 198Au liver scanning in hepatic amebic disease. J. Nucl. Med. 9, 406–411 (1968).

PABST, H.W., HAUBOLD, U.: Kolloidclearance und Szintigraphie der Leber bei normalen und pathologischen Zuständen. Nucl. Med. Suppl. 6, 343–350 (1967).

PABST, H.W., HAUBOLD, U.: Kolloidclearance und Szintigraphie in der Diagnose und Verlaufskontrolle von Lebererkrankungen. Deutscher Röntgenkongreß 1967 Teil A. Stuttgart: Thieme 1968, S. 166–169.

PABST, H.W., HAUBOLD, U.: Möglichkeiten und Grenzen einer quantitativen Bestimmung der Leberdurchblutung mit radioaktiven Kolloiden. In: „Aktuelle Gastroenterologie" BARTELHEIMER, H. und HEISIG, N. (Hrsg.). Stuttgart: Thieme 1968, S. 286–289.

PANA, I., BANU, I., NICOLAESCU, S., ROGER, V.: Valoarea inregistrarilor scintigrafice hepatice in incidenta laterala dreapta. Oncol. Radiol. 10, 489–497 (1971).

PARAF, A., VINOT, J.M., SYROTA, A., ROUCAYROL, J.C.: La splenoportographie isotopique. Resultats morphologiques et cinetiques. Sem. Hop. Paris 50, 237–242 (1974).

PARK, C.H., GARAFOLA, J.H., O'HARA, A.E.: Preoperative diagnosis of asymptomatic choledochal cyst by rose bengal liver scan. J. Nucl. Med. 15, 310–311 (1974).

PAUWELS, S., STEELS, M., PIRET, L., BECKERS, C.: Diethyl-IDA: A promising hepatobiliary radiopharmaceutical. J. nucl. Med. 18, 1141 (1977).

PELTOKALLIO, P., TASKINEN, P.J., PELTOKALLIO, V.: The value of liver scanning in the diagnosis of polycystic disease of the liver. Am. J. Roentgenol. 101, 543–547 (1967).

PERCHES, A., DE LEON, A.: El tiempo de resolucion centelleografica del absceso hepatico amibiano. Arch. Invest. Med., Suppl. 1, 401–404 (1971).

PETERA, V., LAHN, V., VIRT, S. et al.: Eisen und Kupferstoffwechsel bei der Hämochromatose und der Wilsonschen Krankheit, Untersuchungen an Familienangehörigen. Z. Ges. Inn. Med. 24, 315–319 (1969).

PIXBERG, H.U., HUNDESHAGEN, H.: Hyperspleniesyndrom – ein Beispiel kombinierter nuklearmedizinischer Diagnostik. Nuc compact, 56–57 (1971).

PLANIOL, T., CHENILLE, E.: Echotomography associated with scintillography in hepatic disorders. Med. Chir. Dig. 2, 255–263 (1973).

PLAYOUST, M.R., MCRAE, J., BODEN, R.W.: Inefficient hepatic extraction of colloidal gold: Resulting inaccuracies in determination of hepatic blood flow. J. Lab. Clin. Med. 54, 728–738 (1959).

PLENGVANIT, U., SUWANIK, R., CHEARANI, O. et al.: Regional hepatic blood flow studied by intrahepatic injection of 133 xenon in normals and in patients with primary carcinoma of the liver, with particular reference to the effect of hepatic artery ligation. Aust. N.Z.J. Med. 2, 44–48 (1972).

POHL, G., GALVAN, G., HAAS, P.: Das szintigraphische Bild der Leberzirrhose. Wien. Klin. Wochenschr. 85, 812–814 (1973).

POLLAHNE, W., DECKART, H., ROMER, J.: 99m Tc-Gelatine. Ein Radiopharmakon für die Leberszintigraphie. Radiobiol. Radiother. (Berl.) 11, 541–545 (1970).

POLLYCOVE, M., MORTIMER, R.: Quantitative determination of iron kinetics and hemoglobin synthesis

in human subjects. J. Clin. Invest. **40**, 753–782 (1961).
POLLYCOVE, M., FAWWAZ, R.A., WINCHELL, H.S.: Transient hepatic deposition of iron in primary hemochromatosis with iron deficiency following venesection. J. Nucl. Med. **12**, 28–30 (1971).
POPPER, H., MEDLINE, A.: Morphologische Diagnostik der Leberkrankheiten. In: DEMLING, L. (Ed.). „Klinische Gastroenterologie". Stuttgart: Thieme Bd. II, 566–589 (1973).
POPPER, H., SCHAFFNER, F. (Eds.): Progress in Liver Disease. New York-London: Grune and Straton, 1970.
POULOSE, K.P., REBA, R.C., CAMERON, J.L., WAGNER, H.N. JR.: The value and limitations of liver scanning for the detection of hepatic metastases in patients with cancer. J. Indian Med. Ass. **61**, 199–205 (1973).
POULOSE, K.P., SAHAJANANDAN, V.K., PADMANABHAN, V., PARAMESWAREN, K.: Resolution of amoebic liver abscess studied by serial liver scanning. Proc. First World Congr. Nucl. Med. Tokyo: WFNMB, 1974, pp. 462–465.
PUIG, R., RUBIO, R., TOUYA, J.J.: Tratamiento quirurgico de eleccion en el quiste hidatico de la cara posterior del higado. Valor diagnostice de la gammagrafia. Chir. Uruguay **40**, 158–163 (1970).
QUARFORDT, S.H., GREENFIELD, M.F.: Estimation of cholesterol and bile acid turnover in man by kinetic analysis. J. Clin. Invest. **52**, 1937–1945 (1973).
QUINN, C.A., MCINTYRE, W.J., COOK, S.A., ALFIDI, R.J., HAAGA, J.: The inter-relationship of radionuclide imaging and computed tomographic scanning of the abdomen. Medical radionuclide imaging Wien: IAEA, 1977, Vol. I, pp. 445–453.
RADIX, B., BISSET, J.P., PIEROTTI, T.: La serum albumine radio iodee et les macroagregats d'albumine marquee a l'iode 131 (M.A.I.) dans le diagnostic des tumeurs malignes hepatiques. Mediterr. Med. **2**, 47–54 (1974).
RAMANATHAN, P., GANATRA, R.D., BLAU, M.: Dynamic bloodflow studies of space-occupying lesions in the liver. J. Nucl. Med. **15**, 1021–1024 (1974).
RAMBO, W.M., BLACK, C.H.: Intrahepatic abscess. Am. Surg. **35**, 144–148 (1969).
RANKIN, J.G., PLAYOUST, M.R., BEAL, R.W.: Significance of alterations in extraction and distribution of colloidal chromic phosphate in patients with liver disease. J. Lab. Clin. Med. **58**, 920 (1961).
RHODES, B.A., WAGNER, H.N., JR.: Adverse reactions to radiopharmaceuticals. J. Nucl. Med. **15**, 213–214 (1974).
RICCABONA, G., FALKENSAMMER, M., BAUER, H.: Funktionsszintigraphie der Leber mit 131J-Bromsulfalein. Nucl. Med. **12**, 64–76 (1973).
RICCABONA, G., JÜNGER, H., BAUER, H.: 99mTc-Schwefelkolloid, eine Möglichkeit zur Verbesserung der szintigraphischen Leberdiagnostik. Langenbecks Arch. Chir. **327**, 245–249 (1970).

RICCIONI, N.: Diagnosis of malignant lesions of the liver by radiocolloid and 131 J-fibrinogen. J. Nucl. Biol. Med. **13**, 160–166 (1970).
RICCIONI, N., BECCHINI, M.F., NAVALESI, R., LOFARO, A.: The use of radiofibrinogen in the evaluation of the cold areas of the hepatic scans. J. Nucl. Biol. Med. **12**, 101–106 (1968).
RICHIE, J.P., FONKALSRUD, E.W.: Subcapsular hematoma of the liver. Nonoperative management. Arch. Surg. **104**, 781–784 (1972).
ROCKETT, J.F., BUCHIGNANI, J.S., JR.: Radionuclide perfusion of hepatic metastases. J. Nucl. Med. **15**, 314 (1974).
ROCKETT, J.F., FRIEDMAN, B.I., WENNEMARK, J.R., MILLER, K.D., JR.: Demonstration of a subdiaphragmatic abscess and a subhepatic abscess using the radionuclide angiogram. South. Med. J. **66**, 1308–1310 (1973).
ROESSLE, R., ROULET, F.: Maß und Zahl in der Pathologie. Berlin-Wien: Springer 1932.
ROLLO, F.D., DE LAND, F.H.: The determination of liver mass from radionuclide images. Radiology **91**, 1191–1194 (1968).
ROMMEL, K., GLADTKE, E., MAHR, G. et al.: Eisenumsatz und enterale Eisenabsorption bei Leberkranken. Schweiz. Med. Wochenschr. **98**, 1854–1859 (1968).
RONAI, P.M.: Hepatobiliary radiopharmaceuticals: defining their clinical role will be a galling experience. J. Nucl. Med. **18**, 488 (1977).
RONAI, P.M., BAKER, R.J., BELLEN, J.C., COLLINS, P.J., LANDER, H.: Technetium 99m-pyridoxylideneglutamate: II. Clinical aspects. J. Nucl. Med. **16**, 728–737 (1975).
ROSENFIELD, A.T., SCHNEIDER, P.B.: Rapid evaluation of hepatic size on radioisotope scan. J. Nucl. Med. **15**, 237–240 (1974).
ROSENTHAL, S.M., WHITE, E.C.: Studies in hepatic function. VI. The pharmacological behavior of certain Phthalein dyes. The value of selected Phthalein compounds in the estimation of hepatic function. J. Pharmacol. Exp. Ther. **24**, 265 (1925).
ROSENTHALL, L.: The use of radionuclides in the differential diagnosis of jaundice. Proc. First World Congr. Nucl. Med. Tokyo: WFNMB, 1974, pp. 58–60.
ROTHSCHILD, M.A., ORATZ, M., SCHREIBER, S.S.: Changing concepts of albumin metabolism and distribution in cirrhosis of the liver. Scand. J. Gastroenterol. 5/Suppl. 7, 17–23 (1970).
ROZENTAL, P., MILLER, E.B., KAPLAN, E.: The hepatic scan in cirrhosis, biochemical and histological correlations. J. Nucl. Med. **7**, 868–877 (1966).
RUNCAN, V., JOVIN, G., SUSEANU, I., HOANCA, O., GHEORGHESCU, B.: Combined scintigraphy with two or three radioactive compounds in the diagnosis of abdominal masses and of lacunar images of the liver scan. Rev. Roum. Med. Intern. **9**, 107–110 (1972).
RYO, U.Y., MOSES, D.C., MILAM, W.F.: Abnormal

liver scans in patients with alpha 1-antitrypsin deficiency. J. Nucl. Biol. Med. **18**, 39–43 (1974).

SABA, T.M., KAPLAN, E., GRAHAM, L., CORNELL, R.P.: Scintigraphic and colloid clearance determination of blood and liver dynamics with lipid emulsion. J. Nucl. Med. **11**, 641 b (1970).

SABA, T.M., KAPLAN, E., GRAHAM, L., CORNELL, R.P.: Hepatic phagocytic, metabolic, and blood flow evaluation by dynamic scintigraphy. J. Nucl. Med. **13**, 300–306 (1972).

SACKETT, J.F., MOSENTHAL, W.T., HOUSE, R.K., JEFFERY, R.F.: Scintillation scanning of liver cell adenoma. Am. J. Roentgenol. **113**, 56–60 (1971).

SAKURAI, K., KIDO, C., TAKEDA, T., HIBINO, K.: Differential diagnosis of medical and surgical jaundice with 131 I-BSP (monoiodide). Proc. First World Congr. Nucl. Med. Tokyo: WFNMB, 1974, pp. 449–451.

SANDERS, R.C., JAMES, A.E., JR., FISCHER, K.: Correlation of liver scans and images with abdominal radiographs in perihepatic sepsis. Am. J. Surg. **124**, 346–352 (1972).

SA-NGOBWARCHAR, P.: Differential diagnosis between benign and malignant intrahepatic space-occupying lesions using double radionuclides. Proc. First World Congr. Nucl. Med. Tokyo: WFNMB, 1974, pp. 477–478.

SASAKI, K., NAKAMURA, S., TAKEZAWA, Y. et al.: Use of 131 I albumin microaggregates for examination of hepatic circulation. Gastroent. Jap. **8**, 70–71 (1973).

SAUER, R., FRIDRICH, R., FAHRLÄNDER, H.: Zur Diagnostik chronischer Lebererkrankungen mit Hilfe der Radiokolloidszintigraphie. Ein Vergleich der szintigraphischen und laparoskopischen Treffsicherheit anhand von 309 simultan untersuchten Patienten. Fortschr. Geb. Röntgenstr. **119**, 175–184 (1973).

SAUER, R., MÜLLER, J.: Der Wert der Kolloid- und Leberzellszintigraphie sowie der Laparoskopie und Leberserologie bei der Diagnose von Lebergeschwülsten. Schweiz. Med. Wochenschr. **104**, 1085–1091 (1974).

SCHAFFNER, F., SHERLOCK, S., LEEVY, C.M. (Eds.): The liver and its Diseases. Stuttgart: Thieme, 1974.

SCHERER, U., BÜLL, U., ROTHE, R., EISENBURG, J., SCHILDBERG, F.W., MEISTER, P., LISSNER, J.: Computerized tomography and nuclear imaging of the liver – a comparative study in 83 cases. Eur. J. Nucl. Med. **3**, 71–80 (1978).

SCHLICHTING, R., PRÄG, R., WOLF, F., KRÖNERT, E.: Geometrieunabhängige Lokalisationsaussage durch Doppeldetektor-Szintigraphie mit elektronischer Datenverarbeitung. Nucl. Med. Suppl. **10**, 449–457 (1972).

SCHMIDT, M., EISENBURG, J.: Ikterus-Diagnostik mit Isotopen. Über die klinisch-diagnostische Anwendung von 14C-Bilirubin bei Erkrankungen der Leber. Fortschr. Med. **87**, 452–454 (1969).

SCHMIDT, M., EISENBURG, J., STICH, W.: Die 14C-Bilirubinclearance bei Lebercirrhose. Klin. Wochenschr. **49**, 345–348 (1971).

SCHMITZ-FEUERHAKE, I., TÄGDER, K., FRÖHLICH, H., PIXBERG, H.U., HAUBOLD, E.: Die Bestimmung der spezifischen Durchblutung von Leber, Milz und Niere durch Inhalation von radioaktivem Xenon. Nucl. Med. Suppl. **11**, 264–268 (1973).

SCHMOLL, H., WURM, D.: Ergebnisse der Leberszintigraphie bei 100 Patienten mit histologisch gesicherten diffusen Leberparenchymerkrankungen. Nucl. Med. (Freiburg), Suppl. **11**, 279–280 (1973).

SCHÖN, H., WOLF, F., ZELLER, W., KLEYENSTEIBER, G.: Untersuchungen über den Abtransport einer intravenös zugeführten Fettemulsion. Med. Klin. **58**, 1296–1301 (1963).

SCHRAIBMAN, I.G.: Non parasitic liver abscess. Brit. J. Surg. **61**, 709–712 (1974).

SCHWARTZ, K.D., FINCK, W., FUCHS, E., SCHUELKE, M.: Untersuchungen über die Treffsicherheit der Leberszintigraphie bei der Metastasendiagnostik. Z. Ges. Inn. Med. **29**, 24–26 (1974).

SERAFINI, A.N., HUPF, H.B., LINDBERG, D., SMOAK, W.M., GILSON, A.J.: Iodine-123 rose bengal in the evaluation of the jaundiced patient. J. Nucl. Med. **16**, 567 D (1975).

SEWATKAR, A.B., PATEL, M.C., SHARMA, S.M.: A simple and safer 113m In colloid preparation for scanning the liver. Int. J. Appl. Radiatr. **21**, 36–38 (1970).

SEYSS, R.: Die 131 J-Bengalrosaprobe zur Überprüfung der Funktion des Sphinkter Oddi. Münch. Med. Wochenschr. **114**, 740–744 (1972).

SHALDON, S., CHIANDUSSI, L., GUEVARA, L., CAESAR, J., SHERLOCK, S.: The estimation of hepatic blood flow and intrahepatic shunted blood flow by colloidal heat-denatured human serum albumin labeled with 131 I. J. Clin. Invest. **40**, 1346 (1961).

SHARPSTONE, P., RAKE, M.O., SHILKIN, K.B. et al.: The diagnosis of primary malignant tumours of the liver. Findings in 48 consecutive patients. Quart. J. Med. **41**, 99–110 (1972).

SHEAGREN, J.N., BLOCK, J.B., WOLFF, S.M.: Reticuloendothelial system phagocytic function in patients with Hodgkin's disease. J. Clin. Invest. **46**, 855 (1967).

SHEAGREN, J.N., BLOCK, J.B., TRAUTMAN, J.R., WOLFF, S.M.: Immunologic reactivity in patients with leprosy. Ann. Int. Med. **70**, 295 (1969).

SHEAGREN, J.N., TOBLE, J.E., FOX, L.M., WOLFF, S.M.: Reticuloendothelial system phagocytic function in naturally acquired human malaria. J. Lab. Clin. Med. **75**, 481–487 (1970).

SHEFFER, R.Y., PRIBYLOWSKY, S.L.: Radioisotope scanning of the liver in diagnosis of obstructive jaundice in cases of alveococcosis (Russ.). Vesth. Khir. **103**, 17–19 (1969).

SHEFFER, R.Y., PRIBILOWSKY, S.L., BYCHINOWA, L.S.: Scanning in liver alveococosis. Med. radiol. **14**, 17–20 (1969).

SHEPPARD, C.W., JORDAN, G., HAHN, P.P.: Disappearance of isotopically labeled gold colloid from the circulation of the dog. Am. J. Physiol. **164**, 345 (1951).

SHERLOCK, S.: Diseases of the Liver and Biliary System. 4. ed. Oxford/Edinburgh: Blackwell 1968.

SHERLOCK, S.: Predicting progression of acute type B hepatitis to chronicity. Lancet **2**, 354–356 (1976).

SHIU, M.H., MONAHAN, W.G., RAISIS, A., LAUGHLIN, J.S., FORTNER, J.G.: Blood flow concepts in heterotopic liver homografts based on kinetic studies using a digital Anger camera. J. Nucl. Med. **12**, 393a (1971).

SHOOP, J.D.: Functional hepatoma demonstrated with rose bengal scanning. Am. J. Roentgenol. **107**, 51–53 (1969).

SHORT, W.F., NEDWICH, A., LEVY, H.A., HOWARD, J.M.: Biliary cystadenoma. Report of a case and review of the literature. Arch. Surg. **102**, 78–80 (1971).

SHREEVE, W.W., SHOOP, J.D., OTT, D.G., MCINTEER, B.B.: Evaluation of liver function by oxydation of 14C or 13C labeled galactose in vivo. Proc. First World Congr. Nucl. Med. Tokyo: WFNMB, 1974, pp. 26–28.

SIEMSEN, J.K., WAXMAN, A.D., LEINS, P.A., MC IFF, B.: Scintigraphic differentiation of focal hepatic disease. J. Nucl. Med. **14**, 452–453 (1973).

SINN, H., SELMAIR, H., GEORGI, P., MAIER-BORST, W.: Experimentelle Untersuchungen über die Verwendung des 113mIn-(Pentandion 2, 4, 3)-Komplexes zur Leberszintigraphie. Nucl. Med. Suppl. **12**, 514–516 (1974).

SLAVNOV, V.N.: Functional condition of the liver in diabetes mellitus (Russ.). Probl. Endokrinol. **18**, 33–38 (1972).

SMALLWOOD, R.A., MC ILVEEN, B., ROSENOER, V.M., SHERLOCK, S.: Copper kinetics in liver disease. Gut **12**, 139–144 (1971).

SMALLWOOD, R.A., WILLIAMS, H.A., ROSENOER, V.M., SHERLOCK, S.: Liver copper levels in liver disease. Studies using neutron activation analysis. Lancet **2**, 1310–1313 (1968).

SMITH, E.M. (Ed.): mird/Dose estimate report no. 7: Summary of current radiation dose estimates the humans from 123 J, 124 J, 126 J, 130 J, and 131 J as sodium Rose Bengal. J. Nucl. Med. **16**, 1214–1216 (1975).

SMITH, L.B., WILLIAMS, R.D.: The relative diagnostic accuracy of liver radioactive isotope photoscanning. Arch. Surg. **96**, 693–697 (1968).

SMOAK, W.M., SMITH, M., KENNY, P.J.: Reduction of physiologic degradation in imaging the liver. J. Nucl. Med. **12**, 119–122 (1971).

SOSTRE, S., MARTIN, N.D., LUCAS, R.N., STRAUSS, H.W.: Scintigraphic findings in primary amyloidosis. An analysis of 7 cases. Radiology **115**, 675–677 (1975).

SPENCER, R.P., KLIGERMAN, M.M.: Scan evidence of hepatic "refunction" after tumor irradiation. J. Nucl. Med. **11**, 140–141 (1970).

SPENCER, R.P., MC INTOSH, S., PEARSON, H.A., TOULOUKIAN, R.J.: Fraction of intravenously injected 99mTc-sulfur colloid in the spleen of children. J. Nucl. Med. **15**, 446–447 (1974).

SPENCER, R.P., MILLER, R.E., AANTAR, M.A.: 99mTc-protamine complex with biliary excretion. J. Nucl. Med. **15**, 535a (1974).

SPENCER, R.P., TOULOUKIAN, R.J., LANGE, R.C., NULAND, S.B., FISCHER, D.S.: Effects of vascular lesions on hepatosplenic accumulation of radiocolloid. J. Nucl. Med. **12**, 397–398 (1971).

SPENCER, R.P., WITEK, J.T.: Radionuclide studies of the growth of intrahepatic tumors and of the infiltrated liver. Cancer **32**, 838–842 (1973).

SPESIVCEVA, V.G., RUBIN, M.P., TROSCILO, O.D.: Szintigraphische Diagnostik von Gallenblasenerkrankungen. Radiol. Diagn. (Berl.) **13**, 21–26 (1972).

STAAB, E.V., HARTMAN, R.C., PARROTT, J.A.: Liver imaging in the diagnosis of hepatic venous thrombosis in paroxysmal nocturnal hemoglobinuria. Radiology **117**, 341–348 (1975).

STADALNIK, R.C., MATOLO, N.M., KROHN, K.A., JANSHOLT, A.L., DE NARDO, G.L.: Scintigraphy of the biliary system using 99mTc-pyridoxylideneglutamate (PG). In: Medical Radionuclide Imaging. Wien: IAEA, 1977, Vol. 2, p. 163.

STEFANOVIC, S., BOSNJAKOVIC, J., STAJNFL, S., PETRIC, J., RISTIC, M.: Characteristics of albumin turnover in different stages of cirrhosis of liver evaluated by means of radioisotope technique and analog computer analysis. Radiobiol. Radiother. **13**, 105–111 (1972).

STEIN, J.A., BLOOMER, J.R., BERK, P.D.: The kinetics of organic anion excretion by the liver in acute intermittent porphyria. Med. Clin. Sci. **38**, 677–686 (1970).

STERNLIEB, I., VAN DEN HAMER, C.J.A., MORELL, A.G., ALPERT, S., GREGORIADIS, G., SCHEINBERG, I.H.: Lysosomal defect of hepatic copper excretion in Wilson's disease (hepatolenticular degeneration). Gastroenterology **64**, 99–105 (1973).

STERNLIEB, I., SCHEINBERG, I.H.: Radiocopper in diagnosing liver disease. Semin. Nucl. Med. **2**, 176–188 (1972).

STIRRETT, L.A., YUHL, E.T.: Clinical evaluation of hepatic radioactivity survey. Ann. Surg. **138**, 857 (1953).

STIRRETT, L.A., YUHL, E.T., CASSEN, B.: Clinical applications of hepatic radioactive surveys. Am. J. Gastroenterol. **21**, 310 (1954).

STRANDELL, T., ERWALD, R., KULLING, K.G. et al.: Measurement of dual hepatic blood flow in awake patients. J. Appl. Physiol. **35**, 755–761 (1973).

STRÖTGES, M.W., NEHEN, H.G., HEISSEN, E.: Leberfunktionsuntersuchungen mit 131 Jod-Bromsulphalein. Leber Magen Darm **3**, 257–260 (1973).

STOJCEVSKI, T., GRUNEVSKA, B., DAVCEV, P., MARKOVIC, V.: A study of iron metabolism in cases of hepatitis and liver cirrhosis. Acta Med. Jugosl. **24**, 41–48 (1970).

SUBRAMANIAN, G., MC AFEE, J.G., MEHTOR, A., BLAIR, R.J., THOMAS, F.D.: 99m Tc-stannous phytate—a new in vivo colloid for imaging the reticuloendothelial system. J. Nucl. Med. 14, 459 (1973).

SUTARMAN: Portohepatography by rectal administration of sodium iodide-131 in early diagnosis of portal hypertension. In: Dynamic Studies with Radioisotopes in Medicine. Wien: IAEA, 1975, pp. 173–180.

SUZUKI, T., HONJO, I., HAMAMOTO, K., KOUSAKA, T., TORIZUKA, K.: Positive scintiphotography of cancer of the liver with 67Ga citrate. Am. J. Roentgenol. 113, 92–103 (1971).

SUZUKI, T., MATSUMOTO, Y., MANABE, T., HONJO, I., HAMAMOTO, K., TORIZUKA, T.: Serum alpha-fetoprotein and 67Ga citrate uptake in hepatoma. Am. J. Roentgenol. 120, 627–633 (1974).

SZANTAY, V., BALINT, T.: Scintigraphie combinée à l'198Au et à la RISHA pour le diagnostic differentiel des tumeurs hepatiques de l'enfant. Rev. Roum. Med. Intern. 9, 111–113 (1972).

SZANTAY, I., COTUL, S., TAMAS, S., VAIDA, T.: Beitrag zur Bestimmung der Leberdurchblutung mit kolloidalem 198Au bei chronischen Leberleiden. Rev. Roum. Med. Intern. 9, 35–140 (1972).

SZIKLAS, J.J., SPENCER, R.P.: Hepatic artery-portal vein fistula detected on hepatic flow study: Case report. J. Nucl. Med. 16, 910–911 (1975).

SZILVASI, I., RUSS, N., KRÖNERT, E., WOLF, F.: Erweiterung des Spektrums polygonalzellpflichtiger Testsubstanzen durch 131 J-Toluidinblau? Nucl. Med., Suppl. 15 (im Druck).

SZILVASI, I., WOLF, F., REGLER, G., KRÖNERT, E.: Vergleichende dynamische Szintillationskamera-Untersuchungen der initialen Leber/Milz-Aktivitäts-Zeitkurven organpflichtiger und inerter Testsubstanzen. Nucl. Med., Suppl. 15 (im Druck).

TADA, S., YASUKOCHI, H., SHIDA, H., MOTEGI, F., FUKUDA, A.: Choledochal cyst demonstrated by 131 I rose bengal scanning. Report of a case. Am. J. Roentgenol. 116, 587–589 (1972).

TAPLIN, G.V.: Dynamic studies of liver function with radioisotopes. In: Dynamic Studies with Radioisotopes. Wien: IAEA 1971, pp. 373–390.

TAPLIN, G.V., HAYASHI, J., JOHNSON, D.E., DORE, E.: Liver blood flow and cellular function in hepatobiliary disease. Tracer studies with radiogold and rose bengal. J. Nucl. Med. 2, 204–214 (1961).

TAPLIN, G.V., MEREDITH, O.M., KADE, H.: The radioactive (131 I tagged) rose bengal uptake excretion test for liver function using external gamma ray scintillation counting techniques. US. Atomic Energy Commission Report UCLA-319, University of California at Los Angeles, 154.

TAPLIN, G.V., MEREDITH, O.M., KADE, H.: The radioactive 131 I tagged rose bengal uptake excretion test for liver function using gamma ray scintillation counting techniques. J. Lab. Clin. Med. 45, 665 (1955).

TAPLIN, G.V., DORE, E.K., JOHNSON, D.E.: Reticuloendothelial functions in man—tracer studies with colloidal suspensions of human albumin J 131. In: FELLINGER, K., HÖFER, R. (Ed.) „Radioaktive Isotope in Klinik und Forschung" Bd. V. München, Urban u. Schwarzenberg, 1963, pp. 346–358.

TAVILL, A.S., WOOD, E.J., KREEL, L., JONES, E.A., GREGORY, M., SHERLOCK, S.: The Budd-Chiari syndrome: Correlation between hepatic scintigraphy and the clinical, radiological, and pathological findings in nineteen cases of hepatic venous outflow obstruction. Gastroenterology 68, 509–518 (1975).

TEFFT, M.: Radioisotopes in malignancies in children. Use in the study of involvement by primary and metastatic processes in brain and liver. J. Amer. Med. Assoc. 207, 1853–1958 (1960).

TEYMOORIAN, G.A., RASHED-MOHASSEL, M.A.: Diagnostic value of scanning in liver diseases. In: Med. Radioisotope Scintigraphy. Wien: IAEA 1973, Vol. 2, pp. 55–64.

THIEL, H., GRÜN, M., LIEHR, H.: Zur Bedeutung der arteriellen Leberdurchblutung für die portocavale Shunt-Operation bei Lebercirrhose. Inn. Med. 3, 86 (1976).

TIEFENBACHER, H.: Die extrahepatische Ausbreitung des primären Leberkarzinoms. Einschließlich pathologisch-anatomischer Auswertung von 104 obduzierten Fällen. Inaug. Diss. Med. Fak. Bonn, 1975.

TKOCZ, H.J., OBERHAUSEN, E., GLÖBEL, B.: Measurement of liver-clearance rate with partially shielded whole body counter. In: Dynamic Studies with Radioisotopes. Wien: IAEA 1971, pp. 409–416.

TOLWINSKI, J., MACKIEWICZ, H., GWIAZDOWSKA, B., JASINSKI, W.K.: The effect of count rate discrimination on the size of the liver image. Nucl. Med. 12, 120–128 (1973).

TONKIN, A.L., DELAND, F.H.: Dihydrothioct acid: a new polygonal cell imaging agent. J. Nucl. Med. 15, 539 (1974).

TORIZUKA, K., HAMAMOTO, K., MORITA, R., MUKAI, T., KOUSAKA, T.: Studies on liver function test with 131 I BSP monoiodide and scinticamera. Am. J. Roentgenol. 113, 41–49 (1971).

TRÜBESTEIN, G.K., CITOLER, P.: Drei Fälle von Thorotrast-Spätschäden. Med. Klin. 68, 1442–1447 (1973).

TUBIS, M., KRISHNAMURTHY, G.T., ENDOW, J.S., BLAHD, W.H.: 99mTc-penicillamine, a new cholescintigraphic agent. J. Nucl. Med. 13, 652–654 (1972).

TUBIS, M., NORDYKE, R.A., POSNICK, E., BLAHD, W.H.: The preparation and use of 131 I-labelled sulphobromophthalein in liver function testing. J. Nucl. Med. 2, 282–288 (1961).

TUBIS, M., BLAHD, W.H., ENDOW, J.S., KRISHNAMURTHY, G.T., STEIN, R.A., SUWANIK, R.: Development of I-131 and T-99m-labeled metronidazoles as new agents for amebic hepatic abscess imaging. J. Nucl. Med. 14, 461–462 (1973).

TURNER, J.W., SYED, I.B., HANC, R.P.: Lung uptake of 99m Tc-sulfur colloid during liver scanning. J. Nucl. Med. **15**, 460–462 (1974).

UEDA, H.: Circulation of hepatic artery and portal vein. In: Aktuelle Probleme der Hepatologie. MARTINI, G.A. (Ed.). Stuttgart: Thieme, 1962, pp. 58–62.

UEDA, H.: Hepatic circulation studies with radionuclides. J. Nucl. Med. **15**, 540c (1974).

UEDA, H., KITANI, K., KAMEDA, H., JAMADA, H., IIO, M.: Detection of hepatic shunts by the use of 131J-macroaggregated albumin. Gastroenterology **52**, 480–487 (1967).

UENO, K., ABURANO, T., WATANABE, H., HISADA, K.: Extrahepatic radioactivities with 99mTc-compounds for evaluation of diffuse hepatic diseases. Proc. First World Congr. Nucl. Med. Tokyo: WFNMB, 1974, pp. 501–503.

UTHGENANNT, H., DAHL, P., HESSE, L., BURREY, U., GAEDT, R.: Vergleichende Leberfunktionsdiagnostik mit Bengalrosa-131Jod und Bromsulphalein. Z. Gastroenterol. **5**, 355–362 (1967).

VADAS, M., MCLAUGHLAN, A.F., MORRIS, J.G.: Emergency evaluation of liver trauma using the gamma camera. Med. J. Aust. **1**, 56–58 (1973).

VANEK, J.A., COOK, S.A., BUKOWSKI, R.M.: Hepatic uptake of 99mTc-labeled diphosphonate in Amyloidosis: Case report. J. Nucl. Med. **18**, 1086–1088 (1977).

VAN CAUTER, J., BERGE, S.: La gammagraphie hepatique examen essentiel du diagnostic de kyste hydatique hepatique. Bull. Soc. Clin. Hop. Charleroi **23**, 11–19 (1972).

VAN DAMME, L., VAN HONSEBROUCK, P.: Bijdrage van de scintigrafie en van de arteriografie tot de diagnose van niet parasitaire cysten van milt en lever. T. Gastro-enterol. **16**, 420–433 (1973).

VAN RIJK, P.P., DE GRAAF, C.N., VAN DEN HAMER, C.J.A.: 131 J-asialo-α_1-acid glycoprotein—a new pharmaceutical for dynamic liver functions studies. In: Dynamic Studies with Radioisotopes in Medicine. Wien: IAEA, 1975, pp. 99–109.

VARL, B., HRIBAR, M.: Die Bedeutung der Compartment-Transportrate-Konstanten des Bengalrot-Umsatzes und der Szintigraphie bei Funktionsuntersuchungen des hepatobiliären Systems. Radiobiol. Radiother. **12**, 79–86 (1971).

VAZQUEZ, A.R., MORENO, R.M., LAPUERTA, B.J., VELASCO, E.J.: Interes de la proyeccion lateral en gammagrafia hepatica. Rev. Esp. Enferm. Apar. Dig. **38**, 321–334 (1972).

VERHAS, M.: Les techniques de visualisation isotopique dans l'abdomen chirurgical. Acta Chir. Belg. Suppl. **1**, 81–88 (1973).

VETTER, H.: Studies of hepatic circulation, function and morphology. In: Radioisotopes in Medical Diagnosis. BELCHER, E.H., VETTER, H. (Eds.). London: Butterworths, 1971, pp. 518–545.

VETTER, H., FALKNER, R., NEUMAYR, A.: The disappearance rate of colloidal radiogold from the circulation and its application to the estimation of liver blood flow in normal and cirrhotic subjects. J. Clin. Invest. **33**, 1594 (1954).

VIANELLO, A., CASSON, F.: La scintigrafia nell'idatidosi epatica. Acta Isot. (Padova) **6**, 203–219 (1967).

VIDO, I., HUNDESHAGEN, H., BECKER, H., SCHMIDT, F.W.: Vergleich laparoskopischer und szintigraphischer Befunde bei chronischer Hepatitis, Leberzirrhose und Lebertumoren. Dtsch. Med. Wochenschr. **100**, 129–132 (1975).

VIRANUVATTI, V., SUWANIK, R., KALAYASIRI, C. et al.: Intracavitary 113 I labeled BSP as follow up for management of amebic liver abscess. A preliminary report. Am. J. Gastroenterol. **55**, 33–42 (1971).

VLAHCEVIC, Z.R., BUHAC, I., FARRAR, J.T., BELL, C.C., SWELL, L.: Bile acid metabolism in patients with cirrhosis. 1. Kinetic aspects of cholic acid metabolism. Gastroenterology **60**, 491–498 (1971).

VLAHCEVIC, Z.R., JUTTIJUDATA, P., BELL, C.C., JR., SWELL, L.: Bile acid metabolism in patients with cirrhosis. II. Cholic and chenodeoxycholic acid metabolism. Gastroenterology **62**, 1174–1181 (1972).

VOLPE, J.A., MCRAE, J., JOHNSTON, G.S.: Transmission scintigraphy in the evaluation of subphrenic abscess. Am. J. Roentgenol. **109**, 733–734 (1970).

WAGNER, R., ANDERSON, T.R.: Isotopic liver scanning S. Dakota J. Med. **20**, 33–37 (1967).

WAGNER, H.N., JR., MISCHKIN, F.: The Liver. In: Principles of Nuclear Medicine. WAGNER, H.N., J., (Ed.). Philadelphia, London, Toronto: W.B. Saunders, 1968.

WAGNER, S.C., VERDON, T.A., JR.: Use of the liver-spleen scan in the clinical staging of patients with Hodgkins disease. J. Nucl. Med. **10**, 450a, (1969).

WAGNER, H.N., JR., IIO, M., HORNICK, R.B.: Studies of the reticuloendothelial system (RES). II. Changes in the phagocytic capacity of the RES in patients with certain infections. J. Clin. Invest. **42**, 427–434 (1963).

WALLNÖFER, H., SCHMIDT, E., SCHMIDT, F.W. (Eds.): Synopsis der Leberkrankheiten. Stuttgart: Thieme, 1974.

WALSH, J.H., YALOW, R., BERSON, S.A.: Detection of Australia antigen and antibody by means of radioimmunoassay techniques. J. Infect. Dis. **121**, 550 (1970).

WALTHER, H.E.: Krebsmetastasen. Basel: B. Schwabe, 1948.

WATANABE, K., KAWAHIRA, K., MATSUURA, K.: Clinical evaluation of preoperative liver scintigraphy in gastric carcinoma patients. Am. J. Roentgenol. **121**, 720–727 (1974).

WAXMAN, A.D., APAU, R., SIEMSEN, J.K.: Rapid sequential liver imaging. J. Nucl. Med. **13**, 522–524 (1972a).

WAXMAN, A.D., FINCK, E.J., SIEMSEN, J.K.: Combined contrast and radionuclide angiography of the liver. Radiology **113**, 123–129 (1974).

WAXMAN, A.D., LEINS, P.A., SIEMSEN, J.K.: In vivo dynamic studies of hepatocyte function: a computer method for the interpretation of rose bengal kinetics. Comput. Biomed. Res. 5, 1–13 (1972b).

WAXMAN, A.D., SIEMSEN, J.K.: Gallium gallbladder scanning in cholecystitis. J. Nucl. Med. 16, 148–150 (1975).

WAXMAN, A.D., SIEMSEN, J.K., LEINS, P.A.: In vivo dynamic studies of hepatocyte function. J. Nucl. Med. 11, 374–375 (1970).

WEISS, W.: Klinische Relevanz der α-1-Fetoprotein (AFP)-Bestimmung im Serum. Oncology 1, 6–14 (1978).

WEISS, P.H., BACKER, J.M., POTCHEN, E.J.: Assessment of hepatic respiratory excursion. J. Nucl. Med. 13, 758–759 (1972).

WEISS, E.R., BLAHD, W.H.: The importance of the lateral liver scan. Nucl. Med. 10, 47–54 (1971).

WERNZE, H., SPECH, H.J.: Funktionsdiagnostik der Leber mit Farbstoffen. Dtsch. Med. Wochenschr. 101, 620–622 (1976).

WESTLING, P.: Studies of the prognosis in Hodgkin's disease. Acta Radiol. (Suppl.) 245, 5 (1965).

WHEELER, H.O., MELTZER, J.I., BRADLEY, S.E.: Biliary transport and hepatic storage of sulfobromophthalein sodium in the unanesthetised dog, in normal man and in patients with hepatic disease. J. Clin. Invest. 39, 1131 (1960).

WIENER, S.N., VYAS, M.: The scintigraphic demonstration of bile leakage utilizing 131 I-rose bengal. J. Nucl. Med. 15, 1044–1046 (1974).

WILSON, F.E., PRESTON, D.F., OVERHOLT, E.L.: Detection of hepatic neoplasm. Hepatic scanning combined with liver function studies. J. Amer. Med. Ass. 209, 676–679 (1969).

WILSON, G.A., KEYES, J.W., JR.: The significance of the liver-spleen uptake ratio in liver scanning. J. Nucl. Med. 15, 593–597 (1974).

WINKLER, C., DÜX, A., BÜCHELER, E.: Vergleichende vasographische und szintigraphische Untersuchungen zum Nachweis von Lebertumoren Angiography/Scintigraphy. DIETHELM, L. (Ed.). Berlin-Heidelberg-New York: Springer 1972, pp. 213–225.

WINSTEAD, M.B., WIDNER, P.J., MEANS, J.L., ENGSTROM, M.A., GRAHAM, G.E., KHENTIGAN, A., LIN, T.H., LAMB, J.F., WINCHELL, H.S.: Carbon-11 aminonitriles. J. Nucl. Med. 16, 582 C (1975).

WINSTON, M.A., BLAHD, W.H.: 131 I-rose bengal imaging techniques in differential diagnosis of jaundiced patients. Semin. Nucl. Med. 2, 167–175 (1972).

WINSTON, M.A., KARELITZ, J., WEISS, E.R., KRISHNAMURTHY, G.T.: Variation in the appearance of the lateral liver scan with patients position. Radiology 102, 665–666 (1972).

WINSTON, M.A., SHAPIRO, M.: Pseudotumors in acute hepatitis. J. Nucl. Med. 15, 1039–1040 (1974).

WITEK, J.T., SPENCER, R.P.: Scan evidence of decrease in size of intrahepatic tumors after chemotherapy. Gastroenterology 67, 516–518 (1974).

WITEK, J.T., SPENCER, R.P.: Clinical correlation of hepatic flow studies. J. Nucl. Med. 16, 71–72 (1975).

WOLF, F.: Die Radioisotopendiagnostik in der Hepatologie. Ergebn. Laboratoriums-Med. 3, 161–170 (1967).

WOLF, F.: Beziehungen zwischen Leberdurchblutung und -zellfunktion (gemessen mit 198 Au-Kolloid und 131 J-Bengalrot). In: Aktuelle Gastroenterologie. BARTHELHEIMER, H., HEISIG, N. (Eds.). Stuttgart: Thieme 1968, pp. 289–292.

WOLF, F.: Gastroenterologie. In: EMRICH, D. (Ed.). Nuklearmedizin–Funktionsdiagnostik. Stuttgart: Thieme, 1971, pp. 235–258.

WOLF, F.: Biokybernetik in der Gastroenterologie/Hepatologie–Grundlagen und Ergebnisse von Funktions- und Regulationsuntersuchungen. Nucl. Med., Suppl. 15 (1976b im Druck).

WOLF, F., KRÖNERT, E.: Zweikanal-Szintigraphie mit bewegtem Detektor. II. Mitteilung: Kombinierte Emissions-Transmissionsszintigraphie. Nuc compact 1, 74–76 (1971).

WOLF, F., KRÖNERT, E., REGLER, G.: Nuklearmedizinische Diagnostik der Leber und Gallenwege mit 99m Tc-markierten Verbindungen–am Beispiel der Untersuchung mit HepatoBIDA. Fortschr. Med. 96, 455–461 (1978).

WOLF, F., PRÄG, R., KRÖNERT, E., KELLNER, R.: Untersuchungen zur leberpflichtigen Kolloidentnahme und Versuch ihrer quantitativ-kinetischen Auswertung mittels elektronischer Datenverarbeitung. Nucl. Med. Suppl. 9, 587–590 (1971).

YAMADA, H., SWANSON, L.A., JOHNSON, D.E., TAPLIN, G.V.: Sequential liver and upper abdominal scanning in hepatobiliary disease. J. Nucl. Med. 9, 361c (1968).

YAMADA, H., JOHNSON, D.E., GRISWOLD, M.L., TAPLIN, G.V.: Radioalbumin microaggregates for reticuloendothelial organ scanning and function assessments. J. Nucl. Med. 10, 453–454 (1969).

YAMADA, H., IIO, M., CHIBA, K. et al.: 131 J albumin microaggregates (131 I MIAA) for liver spleen scanning (Jap.). Jap. J. Nucl. Med. 8, 80–89 (1971).

YEH, E.L.: Extraosseous tumor uptake of 85 Sr and 67 Ga. J. Nucl. Med. 15, 361–362 (1974).

YEH, E.L., POHLMANN, G.P., MEADE, R.C.: Liver-heart imaging in evaluating hepatic focal defect. J. Nucl. Med. 16, 896–898 (1975).

YEH, S.D., LEEPER, R.D., BENUA, R.S.: Multi-radionuclide studies of filling defects in liver and spleen of patients with cancer. J. Nucl. Med. 16, 583c (1975).

YEH, S.H., DELAHAY, J.E., KRISS, J.P.: 99mTc labelled toluidine blue of for liver scintillography. Int. J. Appl. Radiat. Isot. 19, 885–887 (1968).

YEH, S.H., SHIH, W.J., LIANG, J.C.: Intravenous radionuclide hepatography in the differential diagnosis of intrahepatic mass lesions. J. Nucl. Med. 14, 565–567 (1973).

Yeh, S.H., Shih, W.J., Liao, S.Q., Chen, W.L.: Intravenous radionuclide hepatography in hepatoma. Proc. First World Congr. Nucl. Med. Tokyo: WFNMB, 1974, pp. 46–47.

Yeh, S.H., Shih, W.J., Liao, S.Q., Chen, W.L.: Intravenous radionuclide hepatography in hepatoma. J. Nucl. Med. 15, 546c (1974b).

Yumoto, Y., Tanaka, Y., Kosaka, K.: Diagnosis of primary hepatocellular carcinoma by means of the serial estimation of serum fetoprotein concentration and computerscintigraphy. Proc. First World Congr. Nucl. Med. Tokyo: WFNMB, 480–482 (1974).

Zanghi, M., Russo, A., Di Benedetto, A., Deodato, G., Biondi, M., Battiato, F.: Il flusso sanguigno epatico nelle affezioni neoplastiche del fegato. Studio mediante la clearance dell' 198 Au. G. Ital. Chir. 22, 949–971 (1966).

Zeidler, U., Nuic, M., Reblin, T., Bar, U.: Leberbelastungsproben: 1. Leberfunktionsuntersuchungen mit radioaktiv markierten Farbstoffen. Radiol. Diagn. (Berl.) 12, 749–761 (1971).

Zissiadis, A., Grammaticos, Ph., Vizantiadis, A., Aletras, H., Valtis, D.: Radioiodinated Rose Bengal clearance as a liver function test after ligation of the hepatic arteries in dogs. Nucl. Med. Suppl. 12, 255–258 (1974).

Zita, G., Mueller, C.H., Uiberrak, H.: Interessante Aspekte der 131 J-BSP Untersuchungen an der Dynacamera 2. Rev. Roum. Med. Intern. 11, 29–33 (1974).

Zita, G., Uiberrak, H., Csirik, J., Schwarz, K.K.: Liver studies with various radioactive tracers and methods. In: Dynamic Studies with Radioisotopes in Medicine. Wien: IAEA, 1975, pp. 125–135.

Zubovsky, G.A., Ryazanskaya, G.V., Savitskaya, A.A.: Clinical and scintiscan characteristics of the liver in lung cancer patients after combined treatment (Russ.). Med. Radiol. (Mosk.) 16, 44–49 (1971).

Zurbriggen, S., Tylen, U.: Angiographische Befunde bei focaler nodulärer Hyperplasie der Leber. Fortschr. Röntgenstr. 122, 404–409 (1975).

C. Pankreas

Von

H. Hundeshagen

Mit 9 Abbildungen

Das exokrine Pankreas ist das Organ mit der höchsten Proteinsyntheserate, dies ist bedingt durch die Synthese von Verdauungsenzymen. Somit ist ein rascher und gegenüber anderen Organen erhöhter Einbau von Aminosäuren zu erwarten (Wheeler et al., 1949; Busch et al., 1959; Hansson, 1959). Friedberg et al. (1948) sowie Wheeler et al. (1949) fanden, daß mit Radionukliden markierten Aminosäuren nach Applikation ein Gleichgewicht zwischen Gewebeproteinen und freien Aminosäuren im Blut entsteht. Es bestehen jedoch bei den Inkorporationsraten der einzelnen Organe deutliche Unterschiede.

Erkrankungen der Bauchspeicheldrüse sind mit den üblichen klinischen und radiologischen Untersuchungsverfahren schwer zu diagnostizieren. Besonders schwierig ist es aber, das Organ zur Beurteilung seines Zustandes sichtbar zu machen. Diese Tatsache führte dazu, mit von außen meßbaren gammastrahlenden Nukliden markierten Aminosäuren und der hohen Aminosäure-Einbaurate in das Organ die Bauchspeicheldrüse mittels der Szintigraphie sichtbar zu machen.

1. Radiodiagnostika

Zink ist ein normaler Bestandteil des Insulinmoleküls. Es wurde versucht, mit den Zink-Radionukliden eine für die Szintigraphie erforderliche Inkorporation in die Bauchspeicheldrüse zu erhalten (Meschau et al., 1969; Cottrall u. Taylor, 1970). Dies führte zu keinen befriedigenden Ergebnissen. Greenlaw et al. (1962) verwendeten eine Chelatverbindung Radiozink-Glycerin und fanden eine zweimal höhere Einbaurate in das Pankreasgewebe gegenüber Lebergewebe. Dies reicht jedoch nicht für eine Pankreas-Darstellung aus. Das gleiche gilt, wie Sodee (1965) fand, für ^{131}Cs-Acetat. Alloxan hat einen spezifischen Effekt auf das Inselorgan und wurde dort nachgewiesen, aber ^{14}C-markiertes Aloxan hatte keine signifikant höhere Einbaurate in die Bauchspeicheldrüse (Bekdick et al., 1968). Für die von den Beta-Zellen des Inselorgans ausgehenden Karzinome bietet sich ^{125}J-Propamid als Radiodiagnostikum an, aber auch hier ist das Pankreas-Leber-Anreicherungsverhältnis ungünstig (Boyd et al., 1971; Liebermann et al., 1972). Auch Versuche von Archer et al. (1972) mit ^{125}J-Toluidinblau führten zu keinem befriedigenden Ergebnis.

Mit Jod-Radionukliden und Fluor-18 markierte Aminosäuren zeigten dagegen Anreicherungsverhältnisse 5–6mal höher im Pankreas als in der Leber (Ullberg u. Blomquist, 1968; Di-Giulio et al., 1969; Varma et al., 1969; Hoyte et al., 1971).

Klinische Studien zeigten aber im Gegensatz zu den tierexperimentellen Untersuchungen wenig Erfolg, hinzu kommt die Toxizität der Fluorverbindungen (COTTRALL et al., 1973; TAYLOR u. COTTRALL, 1973). Nach neueren Untersuchungen kommen KUNG et al. (1977) zu dem Schluß, daß Jod- und Brom-substituierte Aminosäure-Analoge für die szintigraphische Darstellung des Pankreas nicht brauchbar sind. BURKE und GOLDSTEIN (1964) behaupten, daß so markierte Aminosäuren nicht bei der Proteinsynthese mit verwendet werden und damit ein Einbau in das Pankreas nicht erfolgt.

Die Untersuchungen wurden hauptsächlich alle im Tierexperiment durchgeführt. Untersuchungen mit mit ^{128}J und Fluor markierten Aminosäuren ergaben eine Darstellung der Bauchspeicheldrüse mit der Doppelradionuklid-Funktionsszintigraphie (HUNDESHAGEN, 1969, 1975; HUNDESHAGEN et al., 1972; CREUTZIG u. HUNDESHAGEN, 1970, 1971). Hier störte jedoch die Radioaktivitätseinlagerung in die Magen- und Darmschleimhaut (GIELOW, 1977; GIELOW u. HUNDESHAGEN, 1976). TUBIS et al. (1967) untersuchten ^{99m}Tc-markierte Verbindungen zur Darstellung des Pankreas, aber auch dies führte bis heute zu keinem Erfolg für die Klinik.

VARLEY et al. (1977) injizierten Hunden retrograd mittels der endoskopischen retrograden Pankreatographie ^{99m}Tc-markierte Verbindungen. Sie fanden eine Darstellung der Bauchspeicheldrüse nach ^{99m}Tc-Pyrophosphat, Schwefelkolloid-Partikel und Albuminmikrospheres. Die Methode ist aufwendig und z.Z. noch nicht am Menschen erprobt.

Selen ist dem Element Schwefel sehr ähnlich. Ersetzt man das Schwefelatom im Molekül der Aminosäure Methionin durch Selen, so ist die Eigenschaft des Methionin-Moleküls biologisch kaum anders. Zur Verfügung steht das Radionuklid Selen-75 (BLAU u. MANSKE, 1961).

$$CH_3 - S - CH_2 - CH(NH_2) - COOH \qquad \text{Methionin}$$

$$CH_3 - {}^{75}Se - CH_2 - CH(NH_2) - COON \qquad {}^{75}Se\text{-Methionin}$$

Zunächst gelang die Markierung nur durch Biosynthese (BLAU, 1964). Saccharomyces cerevisiae wird in einer schwefelarmen Nährlösung gezüchtet. Bis zu 10 ml ^{75}Se/l konnte der Lösung beigegeben werden, ohne daß das Wachstum der Hefe beeinflußt wurde. Nach 18–24 Std waren etwa 50% der Radioaktivität eingebaut. Danach wurde die Hefe dehydriert und hydrolysiert. Die Selen-markierten Aminosäuren wurden auf eine Dowex-50-Säule gegeben und anschließend die radioaktiven Fraktionen mit 1,1 N HCl ausgewaschen.

Das biosynthetisch markierte L-^{75}Se-Methionin hat eine höhere molare spezifische Aktivität, das durch eine Synthese gewonnene (OTTO, 1971; GRUMMON u. WIEGERT, 1971) eine höhere Reinheit (BAYLY et al., 1976). Das Radionuklid ^{75}Se ist für den nuklearmedizinischen Einsatz aufgrund seiner Strahlungsenergie und seiner physikalischen Halbwertszeit von 120 Tagen bei dem heutigen Entwicklungsstand der Radiodiagnostika aufgrund der erzielten hohen Strahlenbelastung als sehr ungeeignet zu bezeichnen (s. Abb. 1).

Die wichtigste Entwicklung für die Zukunft der nuklearmedizinischen Pankreas-Diagnostik muß auf dem Gebiete der Entwicklung neuer Radiodiagnostika liegen. Ansätze liegen einmal bei den Fluor-Verbindungen (HOYTE et al., 1971) und dem Einsatz von kurzlebigen, Zyklotron-produzierten Positronenstrahlern wie ^{11}C und ^{13}N (BOBINET,

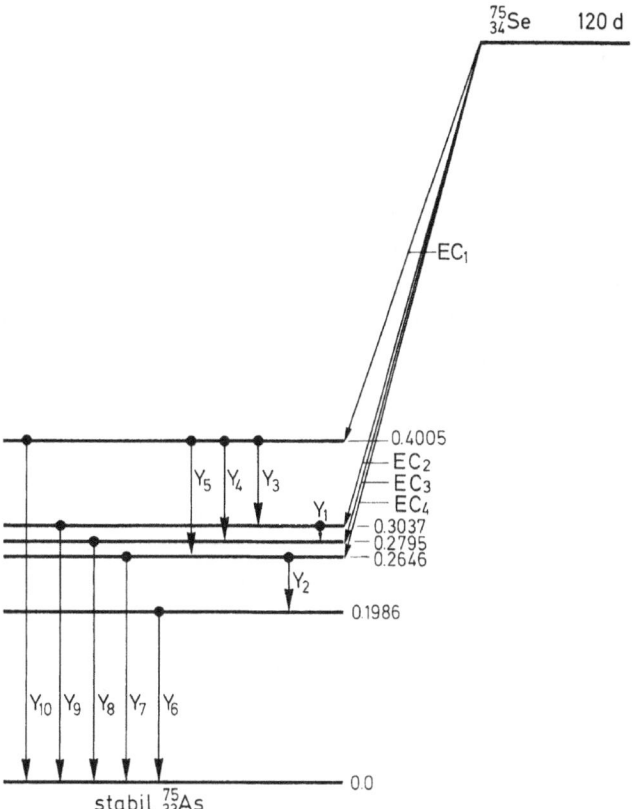

Abb. 1. Vereinfachtes Zerfallschema von ^{75}Se

1975; VAALBURG et al., 1975; MEINHOLD u. SCHWARTZ-PORSCHE, 1975). Aber auch die Entwicklung Tumor-spezifischer Radiodiagnostika erschließt neue Möglichkeiten für die Pankreas-Tumor-Darstellung (MARKOE et al., 1977).

2. Verteilungsstudien und Strahlenbelastung mit ^{75}Se-Methionin

2.1. Verteilungsstudien

1–2 Std nach Applikation von ^{75}Se-Methionin erreicht die Radioaktivität bei Tieren ein Maximum (BLAU u. MANSKE, 1961; HAYNIE et al., 1964; HANSSON u. JACOBSSON, 1966). 6% der applizierten Radioaktivitätsmenge wurden in der Bauchspeicheldrüse gefunden, ähnlich wie ^{14}C-Methionin (BLAU u. MANSKE, 1961). 8–9mal höher wurde die Aktivität pro Gramm Gewebe im Pankreas gegenüber der in der Leber gefunden. ZUIDEMA et al. (1963) erhielten nach i.v.-Applikation von ^{75}Se-Methionin bei Affen eine 2–7mal höhere Konzentration im Pankreas gegenüber der Leber. AWWAD et al. (1966) untersuchten den Stoffwechsel von ^{75}Se-Methionin an Ratten bei einer einmaligen Injektion. Die nichtgebundene Radioaktivität fiel im Plasma rasch ab und 2 Std nach Applikation waren 13,5% der applizierten Radioaktivitätsmenge im Plasma an Protein gebunden. Insgesamt ergibt sich auch in den Geweben ein rascher Anstieg der freien Radioaktivität nach Applikation, und nach etwa 5 min sind noch 50% vorhanden, dann tritt ein rascher Abfall und ein Anstieg der proteingebundenen Radioaktivität mit einem Maximum nach

1–2 Std ein. Die Verteilung des ^{75}Se-Methionin in den Geweben entspricht der Proteinturnover-Rate. Dabei sind über 90% der applizierten Radioaktivität 1–2 Std nach Applikation im Pankreas, Dünndarm, Leber und Nieren nachweisbar. Pankreas, Leber und Dünndarm sind die Organe mit den höchsten Aufnahmeraten, aber auch mit dem höchsten Umsatz. Wenig Radioaktivität wurde in den Ovarien und im Knochenmark gefunden. Differenzen in der zeitlichen Verteilung der Radioaktivität nach Applikation von ^{75}Se-Methionin und ^{35}S-Methionin zeigen, daß die Reutilisation von Selen-Methionin geringer als die von Methionin ist.

Van Goidsenhovon et al. (1967) untersuchten den ^{75}Se-Methionin-Stoffwechsel an Hunden. Sie fanden, daß ^{75}Se-Methionin in den verschiedenen Organproteinen eingebaut wird, eine Organspezifität aber nicht vorhanden ist. Verteilungsstudien an Ratten nach verschiedenen Applikationsarten (i.v., i.m., s.c., i.p., oral) ergaben ein ähnliches Verteilungsmuster in den Organen. Auch Experimente mit höheren Trägermengen an Methionin ergaben keine höheren Organanreicherungsraten (Graham et al., 1971), sondern eine Erniedrigung der Aufnahmerate bis zu 50% (Atkins et al., 1971).

Zu ähnlichen Ergebnissen führten Untersuchungen am Menschen. Oldendorf und Kitano (1963) fanden im peripheren Blut einen raschen Abfall der Radioaktivität bis zu 40 min nach der Applikation, dann steigt diese wieder an. Man muß dies als Ergebnis der Utilisation der radioaktiven Aminosäure durch den Stoffwechsel bestimmter Organe zur Produktion von Hormonen und Enzymen ansehen. Ben-Porath et al. (1968) fanden wie Awwad et al. (1968) im Blut nach einmaliger Applikation von ^{75}Se-Methionin im Ganzkörperzähler eine dreiphasige Abfallkurve der Radioaktivität. Ein erster Anteil von 10 Std Halbwertszeit repräsentiert die Elimination von nicht-organisch oder nicht in Peptiden gebundener ^{75}Se-Methionin-Radioaktivität sowie die Ausscheidung von Radioaktivität in den Pankreas-Enzymen durch den Darm. Die zweite Phase hat eine Halbwertszeit von 8 Tagen, sie wird von den Autoren als charakteristisch für die Inkorporation in den Proteinpool ohne besondere Identifikation gedeutet. Diese Phase fehlt nach Ben-Porath et al. (1968) bei Lymphom-Patienten. Die dritte Phase mit einer biologischen Halbwertszeit von 90 Tagen schließt sich an. Sie wird bestimmt durch die in den Serum- und Organ-Proteinen eingebaute Radioaktivität und die Radioaktivität in den Erythrozyten.

Eine dreiphasige Ganzkörper-Eliminationskurve erhielten auch Lathrop et al. (1968). Jedoch waren die Zeiten für die einzelnen Phasen unterschiedlich zu den oben beschriebenen Ergebnissen. Sie fanden nach einer einmaligen Applikation von ^{75}Se-Methionin die erste Phase mit einer Halbwertszeit von 6,8 Tagen für 8% der applizierten Radioaktivitätsmenge, die zweite Phase mit 73 Tagen und 64% und die dritte Phase mit 325 Tagen und 28%.

In einer Studie des „Members of the Medical Internal Radiation Dose Commitees" wurden diese Aussagen 1972 von Lathrop et al. korrigiert. Dies aufgrund der Ergebnisse der Ganzkörperretentionsmessungen an 24 Personen, zusammengestellt von 4 Untersuchungsgruppen mit verschiedenen Ganzkörper-Meßanordnungen (Lathrop et al., 1968; Laughlin et al., 1964; Ben-Porath, 1968; Wellman et al., 1970).

Danach hat die erste Phase der Ganzkörperretentionskurve eine biologische Halbwertszeit von 0,55 Tagen und betrifft 13% der gesamt injizierten Aktivität. 44% haben eine biologische Halbwertszeit von 46 Tagen und 42% von 220 Tagen. 50% der applizierten Dosis werden innerhalb von 70 Tagen ausgeschieden. Wenn man die physikalische Halbwertszeit des ^{75}Se mit berücksichtigt, sind nach 47 Tagen 50% der Radioaktivität im Körper nicht mehr vorhanden. Die Ausscheidung erfolgt mit 80% im Urin und mit 15% im Kot (Lathrop et al., 1968).

Die Gewebeverteilung wurde durch Radioaktivitätsmessungen nach chirurgischen Eingriffen oder Autopsie bestimmt. Die Radioaktivität der Erythrozyten steigt in den ersten

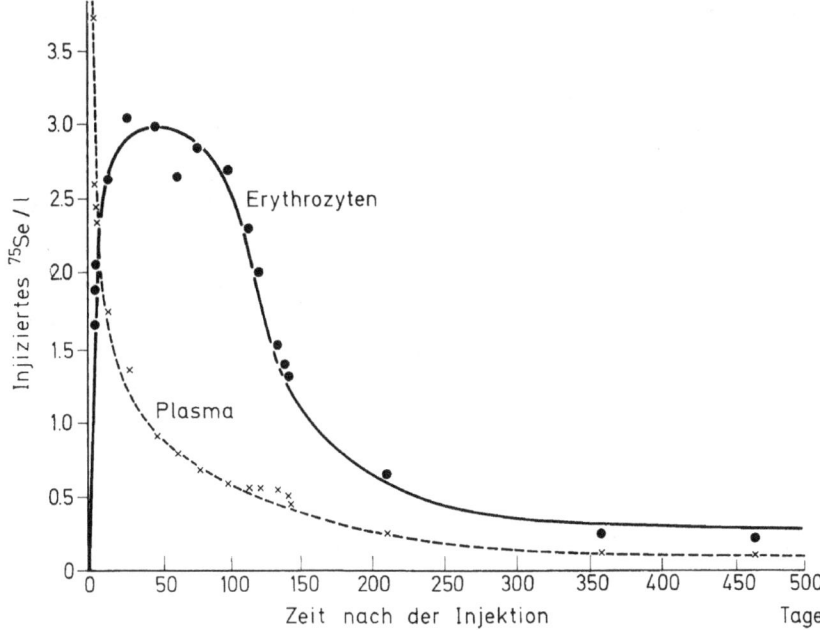

Abb. 2. Konzentration von ^{75}Se in den Erythrozyten und im Plasma bei einer Versuchsperson (nach LATHROP et al. 1972)

6 Tagen stark an (PENNER, 1964, 1966; AWWARD et al., 1966), um dann bis 100 Tage nahezu gleich zu bleiben und danach langsam abzufallen. Die Plasma-Radioaktivität fällt schnell innerhalb der ersten 4 Tage ab und hat nach etwa 6 Tagen eine biologische Halbwertszeit von 20 Tagen (s. Abb. 2).

In Blut, Leber, Muskelgewebe und Haut sind 70% der applizierten Radioaktivität abgelagert, im Fettgewebe, Gonaden, Nieren, Lunge, Milz, Pankreas und Schilddrüse 10%. Der Rest von 20% ist in anderen Organen und Geweben, wie Dünndarm, Magen, Hirn und Knochen abgelagert. Wichtig erscheint besonders für die Pankreas-Szintigraphie das Verhältnis Pankreas- zu Leber-Radioaktivität. Man versucht dieses durch Zugabe von Enzymen und anderen Pharmazeutika zu Gunsten der höheren spezifischen Pankreas-Gewebe-Radioaktivität zu verbessern.

2.2. Beeinflussung der spezifischen Pankreas-Gewebe-Radioaktivität

Für die Beeinflussung der spezifischen Pankreas-Gewebe-Radioaktivität ist eine genaue Kenntnis der exokrinen Funktion der Bauchspeicheldrüse erforderlich (s. hierzu u.a. DUPRÉ, 1970). So wurden schon frühzeitig Versuche unternommen, durch eiweißreiche Kost und zusätzlich durch Applikation von Pharmaka eine höhere Aktivitätseinlagerung in der Bauchspeicheldrüse zu erreichen. BLAU (1964) verwendet Cecekin, ein Cholezystokinin aus duodeno-jejunaler Schleimhaut. SODEE (1964) zeigte, daß dieses ebenfalls die Leber und Gallenblase stimuliert, er gab nur eine proteinreiche Mahlzeit und Glutaminsäure zur Verstärkung der Sekretion. RODRIGUEZ-ANTUNEZ (1964b) applizierte Morphin-Präparate i.m. vor dem ^{75}Se-Methionin. TABERN et al. (1965) ersetzten diese durch das anticholergische Pharmakon Prokanthin, etwa eine Stunde vor Applikation von ^{75}Se-Methionin.

HAYNIE et al. (1964) applizierten i.v. 100 Einheiten Pankreomycin. Andererseits fand die Arbeitsgruppe auch (BURDINE u. HAYNIE, 1965) gute Ergebnisse ohne vorherige Präparation des Patienten. Pankreashormon 90 min vor der Applikation von ^{75}Se-Methionin injiziert, ergab im Tierversuch nach AGNEW et al. (1969) keinen Anstieg der Pankreas-

Radioaktivität. Pankreozymin steigert jedoch die Enzymsekretion im Pankreas (DUNNINGAN, 1970).

CREUTZIG et al. (1972) bestätigten, daß eine vorherige Applikation von 100 I.E. Pankreozymin eine signifikante Verbesserung der Pankreas-Darstellung ergab durch den Mehreinbau von Radioaktivität, aber nicht durch das günstigere Pankreas/Leber-Verhältnis. Zu dem gleichen Ergebnis kommt HUNDESHAGEN (1976a) mit dem Präparat Clanobutin, dabei treten keinerlei Nebenwirkungen auf. WINSTON et al. (1974) applizierten vor dem Pankreozymin Urocholin.

KUPIC und KASENTER (1969) injizierten im Tierexperiment intraarteriell, und zwar in Höhe des Abgangs der A. coeliaca, den radioaktiven Indikator. Im Vergleich zu den üblichen Applikationstechniken erhielten sie eine höhere Einlagerung von ^{75}Se-Methionin-Aktivität in der Bauchspeicheldrüse, dieser Effekt wurde durch eine vorherige Gabe von Sekretin oder Pankreozymin signifikant verstärkt.

Die systematischen Untersuchungen von LEWANDER (1975), der bei Mäusen den Einbau von ^{75}Se-Methionin in das Pankreas nach Applikation von nur ^{75}Se-Methionin, vorheriger Applikation von Sekretin, eines Aminosäuregemisches (Aminosol), Sekretin und Aminosol, sowie Vitamin B_{12} untersuchte, ergaben ähnliche Ergebnisse, wie sie von TABERN et al. (1965) schon am Menschen vermutet wurden. Die zusätzliche Applikation eines Aminosäuregemisches steigerte die ^{75}Se-Methionin-Aufnahme signifikant. Beim Menschen konnte dies jedoch nicht exakt nachgewiesen werden. Auch Methionin-Analoge wie das Äthionin, ein Äthylanaloges des Methionin, steigerte die Aufnahme von ^{75}Se-Methionin (EATON, 1967). Diese Substanz, in Dosen von 1 g/kg Körpergewicht appliziert, erzeugt aber eine Pankreatitis und andere zytopathologische Effekte im Pankreasgewebe (FARBER u. POPPER, 1950; EKHOLM et al., 1962). Auch andere Analoge von Methionin und Cystein, mit ^{75}Se markiert, führten zu keinem besonderen Ergebnis (TOTHILL u. HEADING, 1975). Trotz aller Bemühungen ist es bis heute noch nicht gelungen, durch zusätzliche Gabe von Enzymen, Aminosäuren oder anderen Pharmaka beim Menschen die Einbaurate von ^{75}Se-Methionin in die Bauchspeicheldrüse allein zu steigern. Auch die von COLOMBETTI und PINSKY (1974) im Tierexperiment erprobten und als aussichtsreich empfohlenen Thyroxylsulfat-Verbindungen brachten beim Menschen noch keinen Fortschritt. Lediglich die Zählstatistik wird besser durch einen allgemeinen Anstieg der Radioaktivität in den Organen. Auch liegen zurzeit noch keine befriedigenden Ergebnisse mit anderen Radiodiagnostika für die Bauchspeicheldrüse vor, so daß unter Verwendung von ^{75}Se-Methionin besonders die Untersuchungstechnik durch Einsatz mehrerer Radionuklide und durch die Datenverarbeitung zu befriedigenden klinisch-diagnostischen Ergebnissen führte.

3. Untersuchungstechnik

Von ventral gesehen liegt die Bauchspeicheldrüse tief im Abdomen. Die Längsachse des Organs geht nicht parallel der Körperoberfläche (KAPLAN, 1972; KREEL et al., 1973). Fettgewebe, Darm und besonders der untere Leberrand überdecken das Organ. Von dorsal ist wegen der Gewebeschichtdicke der Muskeln und der Wirbelsäule kaum eine hinreichende Impulsausbeute, bedingt durch die Absorption, zu erreichen. Auch können ein Aszites und teilweise das Pankreas überlagernde Organmassen beim normalen Organ einen pathologischen Befund vortäuschen (SODEE, 1966a; AGNEW et al., 1969, 1973, 1976). Eine vollständige Darstellung der Bauchspeicheldrüse erhält man nur dann, wenn beide Organe, Leber und Pankreas, so liegen, daß sie von dem Szintillationsmeßkopf getrennt werden können (BURDINE u. HAYNIE, 1965; BURKE u. GOLDSTEIN, 1964). Die Lagerung des Patienten gegenüber dem Detektorkopf ist von Bedeutung. So berichtet ANDRYSEK (1965), daß er die besten Ergebnisse bei Lagerung des Patienten in der sogenannten Trendelenburgschen Position erhielt. SODEE (1966b) berichtet, daß er die Patienten in Anterior-Posterior-Position untersucht. Später (1967) berichtet er, daß er die Patienten von ventral scannt, dabei aber die linke Seite um etwa 10% anheben läßt. Mehrere Untersuchergruppen variieren diese Patientenlage (MELMED et al., 1968b; LEVRAT et al., 1970; RODRIGUEZ-ANTUNEZ et al., 1968; ROMANINI u. TRONCONE, 1968; CENTI COLELLA et al., 1972; POZZA et al., 1967).

STEVEN et al. (1969) kippen den Patienten mit dem Kopf nach unten, ähnlich wie ESPIRITU und ROLFS (1972), während SODEE (1964) den Meßkopf in verschiedene Neigungswinkel einstellt. Um zu einer optimalen Darstellung des Organs zu kommen, untersuchten BLANQUET et al. (1968) die Abhängigkeit der Lagerung des Patienten von der Körpergröße, dem Umfang und der Gestalt des Patienten. Im allgemeinen hat sich die Lagerung des Patienten auf dem Rücken (KING et al., 1966) und mit Anheben der linken Seite halb im zweiten Schrägen als am günstigsten erwiesen (HUNDESHAGEN, 1976b; HUNDESHAGEN et al., 1972; HUNDESHAGEN, 1975; CREUTZIG u. HUNDESHAGEN, 1970, 1971, 1973; KISSELER u. SCHMIDT, 1974; FINK et al., 1969). Dies gilt sowohl für den Ein- oder Mehrkristall-Scanner als auch für die Gamma-Kamera. Bedauerlich ist, daß keine besonderen Versuche zur Konstruktion eines Kollimators mit entsprechender Lage der Fokusebene unternommen wurden (AGNEW et al., 1976; MIALE et al., 1972).

Ein weiterer wichtiger Faktor ist die Zeit der Untersuchung nach i.v.-Applikation des ^{75}Se-Methionin.

4. Zeit der Untersuchung nach i.v.-Applikation

Wie HUNDESHAGEN (1969), CREUTZIG (1969), HUNDESHAGEN et al. (1971) durch die ^{75}Se-Methionin-Funktions-Szintigraphie nachweisen konnten, erreicht die Radioaktivität des Organs nach i.v.-Applikation von ^{75}Se-Methionin frühestens nach 15 min und spätestens nach 30 min den maximalen Einbau. Es besteht ein Aktivitätsplateau bis zu 2 Std nach Applikation. CHARLESWORTH et al. (1970) kamen aufgrund von ^{75}Se-Methionin-Bestimmungen in der Galle und aufgrund der Einbaurate in den Plasma-Proteinen zu dem Ergebnis, daß die beste Scanzeit bei 20 min liegt. Hier ist auch das Verhältnis Blut-Darm-Aktivität zu Pankreas-Aktivität am günstigsten.

Die „background"-Radioaktivität spielt bei der Beurteilung des Pankreas-Szintigrammes eine wichtige Rolle (BACHRACH et al., 1972). Die Radioaktivität im Duodenum spielt eine untergeordnete Rolle (DE NARDO et al., 1967; BLANQUET et al., 1969). Die Radioaktivität im Jejunum kann aufgrund der zeitlichen Verhältnisse nicht durch Ausscheidung in den Darm, sondern durch Einlagerung in das Darmepithel verursacht sein (YOUNGS et al., 1971; BLANQUET et al. 1969). HUNDESHAGEN et al. (1972) nutzten diesen Effekt zu diagnostischen Aussagen aus. Der Anstieg der „background"-Radioaktivität in Magen und Darm direkt nach Injektion des ^{75}Se-Methionin wird von HUNDESHAGEN (1969) und auch von CENTI COLELLA et al. (1970) bei Pankreopathien beobachtet und erklärt durch die vermehrte Durchblutung und durch eine Kompensation der Exkretion des radioaktiven Indikators in der Magen- bzw. der Darmschleimhaut bei verminderter Pankreasaufnahme.

Während CENTI COLELLA und PIGORINI (1967) zunächst 30 min bis 2 Std nach i.v.-Applikation als besten Zeitpunkt für den Beginn der Untersuchung angaben, begannen sie später (1968) gleich nach der Applikation. Ähnlich verhielten sich RODRIGUEZ-ANTUNEZ et al. (1968; RODRIGUEZ-ANTUNEZ, 1964, 1965). SODEE (1966b) begann mit der Untersuchung zunächst 30 min nach der Applikation, jedoch dann später nach 1-2 Std. Es ergibt sich bei allen Untersuchungen, daß die Zählrate über der Bauchspeicheldrüse bis zu 2 Std ansteigt (GOEBEL et al., 1971; CENTI COLELLA et al., 1972; GORIGA et al., 1975; MELMED et al., 1968b; BLANQUET et al., 1968, 1969). Andere Autoren berichten, daß der Zeitpunkt des Scanbeginnes nach Applikation von ^{75}Se-Methionin von der Diagnose abhängig ist (TRONCONE et al., 1970). LAHDEVIRTA (1967) findet, daß die Aufnahme des Radioindikators in etwa der exokrinen Funktion des Pankreas proportional ist. Alles in allem ergibt sich — und dies bestätigen auch die mit der Gamma-Kamera durchgeführten Sequenzszintigramme (LANDMAN et al., 1971; HATCHETTE et al., 1972) — wie am Anfang gesagt, nach Applikation von ^{75}Se-Methionin als günstigste Scanzeit 15 min bis 2 Std. Vor 60-90 min wird keine Radioaktivität in den Darm für die in Anwendung kommenden Untersuchungssysteme meßbar ausgeschieden (YOUNGS et al., 1971). Die Dauer der Untersuchung hängt von der applizierten Radioaktivitätsmenge und von dem verwendeten Gerät ab. Es werden im allgemeinen 3 mCi ^{75}Se-Methionin/kg Körpergewicht appliziert. Die durchschnittliche Scangeschwindigkeit für einen 5-Zoll-Scanner mit entsprechendem Kollimator beträgt 24 cm/min (AGNEW et al., 1973). Die Aufnahmezeit für einen 10-Kristall-Scanner beträgt 12 min (HUNDESHAGEN, 1969; HUNDESHAGEN et al., 1968, 1972b; CREUTZIG, 1969; CREUTZIG u. HUNDESHAGEN, 1970). Für die Gamma-Kamera werden Aufnahmezeiten bis zu 40 min angegeben (BLANQUET et al., 1970; BERGERON u. VOGEL, 1970; DESGREZ et al., 1972; MIALE et al., 1972), dies alles, um zu einer Flächenimpulsdichte von 400-500 Counts/min zu kommen und so eine einigermaßen gute Zählstatistik zu erhalten.

5. Strahlenbelastung

^{75}Se-Methionin ist kein ideales Radiodiagnostikum, da durch die effektive Halbwertszeit und die Strahlungsenergie von ^{75}Se eine gegenüber allen heute gebräuchlichen nuklearmedizinischen Routineverfahren sehr hohe Strahlenbelastung resultiert. Eine umfassende Zusammenstellung der Daten sowie der Berechnung der Strahlenbelastung findet man bei LATHROP et al. (1972). Das Radionuklid Selen-75 hat eine physikalische Halbwertszeit von 120 Tagen. Das Gammaspektrum setzt sich aus 10 verschiedenen Energien zusammen (DILLMAN, 1969). Wie schon beschrieben setzt sich die Ganzkörperretentionskurve von ^{75}Se-Methionin nach einer einmaligen Injektion am Menschen aus drei Komponenten zusammen, die folgende biologische Halbwertszeit ergeben:

I.: 13%   0,55 Tage
II: 44%   46   Tage
III: 42% 220 Tage

50% der injizierten Radioaktivität sind nach etwa 70 Tagen vom Stoffwechsel her noch im Körper, unter Berücksichtigung der physikalischen Halbwertszeit liegt die 50%-Ausscheidungsrate bei 47 Tagen (LATHROP et al., 1972). Betrachtet man die Organverteilungsstudien, so kommt man zu folgenden Werten (s. Tab. 1):

Tabelle 1. Absorbierte Dosis (mrad) pro µCi ^{75}Se nach einer einmaligen intravenösen Injektion von ^{75}Se-L-Selen-Methionin (nach LATHROP et al., 1972)

Gewebe	mrad/µCi ^{75}Se
Blut (ges. Vol.)	9 ± 1
Niere re.	21 ± 3
Niere li.	23 ± 1
Leber	25 ± 4
Ovarien	5 ± 1
Pankreas	12 ± 2
Milz	16 ± 2
Hoden	11 ± 2
Schilddrüse	6 ± 1
Gesamtkörper	8 ± 1

Diese Angaben sind natürlich mit Fehlern behaftet, da keine echten Dosisbestimmungen am Lebenden möglich sind, sondern die Werte unter den verschiedenen Annahmen auch für die Berechnungsformeln theoretisch ermittelt wurden. Es besteht aber kein Zweifel, daß die Strahlenbelastung hoch ist. Somit ergibt sich die Frage nach der noch zu verantwortenden Radioaktivitätsmenge im Verhältnis zur Zählstatistik, d.h. zur Bildgüte bei der Szintigraphie. Die verschiedenen Autoren kommen zu der Radioaktivitäts-Applikationsmenge von 3–5 µCi/kg Körpergewicht, jedoch insgesamt nicht mehr als 200–300 µCi (NAGAI, 1964; DIETHELM u. HAAKE, 1965; BURDINE u. HAYNIE, 1965; SAKURAI et al., 1968; SODEE, 1966a u. b; CENTI COLELLA u. PIGORINI, 1967; LAHDEVIRTA et al., 1966; HUNDESHAGEN, 1969; CREUTZIG, 1969; CHARLESWORTH et al., 1970; HATCHETTE et al., 1972; FRÜHLING u. VINCENT, 1975).

6. Gerätetechnik, Datenverarbeitung

Das Hauptproblem der Pankreas-Szintigraphie mit ^{75}Se-Methionin ist die Überlagerung des Organs durch den unteren Leberrand. BECK et al. (1968) geben eine Überlagerung in 90% ihrer Fälle an. Bei BACHRACH et al. (1972) lag diese Quote bei 50%. CHARLESWORTH et al. (1970) geben eine Quote von 33% aller Szintigraphien an, bei Normalfällen von 50%. STAAB et al. (1971) fanden in 66 Fällen 20 Überlagerungen (40%). BOUCHIER (1970) fand dagegen nur bei 10% seiner Fälle eine Überlagerung durch die Leber. CLAUSEN et al. (1976) geben an, daß von 436 untersuchten Patienten bei 73 = 16,3% eine Leberüberlappung vorlag. Durch Einsatz der Doppelradionuklid-Methode konnte diese Anzahl auf 6,4% gesenkt werden.

Die Überlagerung des Leberrandes wirkt sich auch auf die richtige Aussage, ob die Bauchspeicheldrüse normal oder nicht normal ist, im Vergleich zu anderen klinischen Methoden aus. OVERTON et al. (1971) fanden weniger als 50% richtige Aussagen, wenn sie nur das ^{75}Se-Methionin-Szintigramm allein auswerteten. DEININGER und BARTH (1974) konnten ohne Subtraktionsverfahren bei 237 Patienten 73% der Szintigramme beurteilen. SCHNEIDER und MONTZ (1975) schätzen die Nichtbeurteilbarkeit der Szintigramme auf 85%. STEINBERG (1974) konnte durch konsequente Vorbehandlung mit Vitamin B_{12}, Polyphosphaten und nach der i.v.-Applikation von ^{75}Se-Gabe von 240 ccm Milz ohne Subtraktionsverfahren mit der Gamma-Kamera und Kernspeicher 375 Pankreas-Szintigramme von 375 Patienten beurteilbar erhalten.

Um die Überlagerung für die Beurteilung der Bauchspeicheldrüse auszuschalten, wurden im Laufe der Jahre die verschiedensten Verfahren entwickelt. Für die reine ^{75}Se-Methionin-Darstellung wurde versucht, durch Lagerung des Patienten und durch entsprechende Winkeleinstellung des Gamma-Kamera-Meßkopfes entsprechend eindeutige Bilder von nur dem Pankreas zu erhalten (RODRIGUEZ-ANTUNEZ et al., 1968; KAPLAN et al., 1966; SCHNEIDER, 1966; LIEWENDAHL u. KVIRT, 1970). Es wurde auch versucht, die Leber mit Blei abzuschirmen (BURDINE u. HAYNIE, 1965; TABERN et al., 1965), aber vergleichende Studien von DEININGER und SIELAFF (1967) zeigten keinen großen Effekt auf das Ergebnis (DEININGER u. SIELAFF, 1968).

Schon bald kam die Idee, durch eine Doppelradionuklid-Szintigraphie einmal Leber und Pankreas und zum anderen nur die Leber darzustellen. ARONOW et al. (1959) stellten die Leber mit ^{64}Cu und Leber und Pankreas mit dem Radionuklid ^{62}Zn dar. Dies waren die ersten Ansätze. Bis heute wird die Doppelradionuklid-Szintigraphie im allgemeinen nach Injektion von ^{75}Se-Methionin und Darstellung der Leber durch Applikation eines radioaktiven Kolloids, z.B. ^{198}Au-Kolloid, ^{99m}Tc-Schwefelkolloid (LANDMAN et al., 1971) oder ^{113m}In-Mikropartikel als Standardverfahren für die Klinik empfohlen. Mit der Entwicklung der elektronischen Datenverarbeitung wurde auch das Auswerteverfahren mit den beiden Bildinformationen immer besser. Zunächst erfolgte die einfache visuelle Betrachtung beider Bilder (EATON et al., 1967), dann wurden durch eine spezielle Einstellung des Scanner-Farbdisplay mit kleinen elektronischen Schaltelementen die ersten Versuche einer Subtraktion beider Bildinformationen und damit die isolierte Darstellung des Pankreas zu erhalten versucht (KAPLAN et al., 1966; BEN-PORATH et al., 1967; EATON et al., 1967; FINK et al., 1969; GABUNIJA et al., 1976). Aber auch eine photographische Subtraktion brachte schon bessere Ergebnisse (BLANQUET et al., 1968; CHARLESWORTH et al., 1970).

Groß ist die Anzahl der Untersuchergruppen, die ganz spezielle elektronische Schaltungen zur Subtraktion der Doppelradionuklid-Information entwickelten (SPENCER, 1965; KAPLAN et al., 1966; EATON et al., 1967; BLANQUET et al., 1968; COTTRALL et al., 1968; FINK et al., 1969; FISCHER et al., 1969; MCCREADY u. COTTRALL, 1971; KISSELER u. SCHMIDT, 1974).

Erst die Einführung der EDV-Verfahren brachte methodisch einen neuen Aufschwung (HUNDESHAGEN et al., 1968, 1971, 1972b; HUNDESHAGEN, 1969; CREUTZIG, 1969; BLANQUET et al., 1969; KUPIC u. KASENTER, 1969; CHARLESWORTH et al., 1970; BERGERON u. VOGEL, 1970; CREUTZIG u. HUNDESHAGEN, 1970, 1971; STAAB et al., 1971; OVERTON et al., 1971; ZUROWSKI et al., 1977).

Angefangen hat zunächst die Datenverarbeitung nach Pankreas-Szintigraphie, wie auch bei anderen Organen, mit der Bandspeicher- und Kernspeichertechnik (HUNDESHAGEN, 1966, 1967; KAPLAN et al., 1966; BLANQUET et al., 1968, 1969; BECK et al., 1968; BUTTERMANN u. DRESSLER, 1972, 1973; BUTTERMANN et al., 1974). BERGERON und VOGEL (1970) verwenden für die Leberdarstellung statt der ^{198}Au-Partikel ^{99m}Tc-Schwefelkolloid und die Subtraktionstechnik mit Kernspeicher an einer Szintillationskamera.

Es waren einfache elektronische Subtraktionsverfahren. Der weitere Schritt ist in einer echten Datenverarbeitung zu sehen mit einem entsprechenden „hard ware"- und „soft ware"-System. Hierbei bestehen die einzelnen Schritte z.B. aus Glättung (smoothing) der Rohinformation durch Filterverfahren, Berücksichtigung der Background-Impulse in den einzelnen Energiebereichen und verschiedene Arten der Subtraktion der Informationen nach vorheriger Normierung nach Applikation der beiden radioaktiven Substanzen, möglichst auch gleich durch Serienaufnahmen in bestimmten Zeitabschnitten als sogenannte Funktionsszintigraphie.

Ein solches System wurde von HUNDESHAGEN (1968, 1969) vorgestellt. Mit diesem wurden unter konstanter Beibehaltung der Technik bis heute über 9000 Patienten unter-

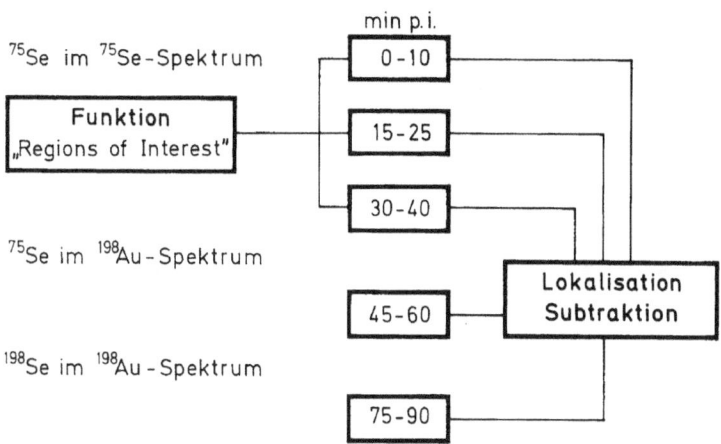

Abb. 3. Untersuchungsschema zur Doppelradionuklid-Pankreas-Funktionsszintigraphie, hier mit ^{75}Se-Methionin und ^{198}Au-Kolloid (HUNDESHAGEN, 1969)

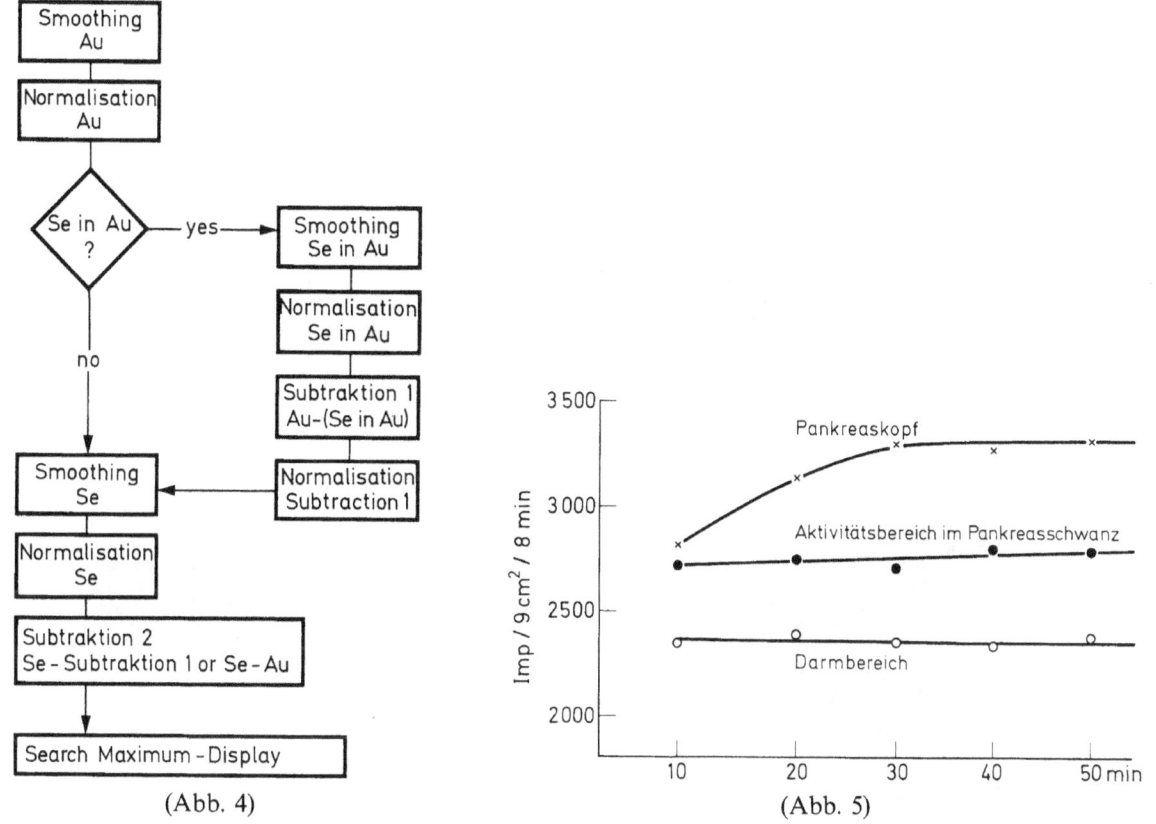

(Abb. 4)   (Abb. 5)

Abb. 4. Flußdiagramm des Software-Programmes zur Pankreas-Funktions-Szintigraphie (HUNDESHAGEN, 1969)

Abb. 5. Durch Serienszintigraphie und Integralbildung ermittelte Funktionskurven (CREUTZIG, 1969)

sucht (HUNDESHAGEN, 1968, 1969; CREUTZIG, 1969; HUNDESHAGEN et al., 1968, 1971, 1972; CREUTZIG et al., 1970 bis 1973). Das Verfahren hat sich für die tägliche Praxis bewährt.

15 min nach Applikation von Pankreozymin werden 2,5–3 mCi pro kg Körpergewicht ^{75}Se-Selenmethionin i.v. appliziert. Der Patient liegt in LAO 30°-Position. Als Aufnahmegerät dient ein 10-Kristall-Scanner, angeschlossen on line an einen Linc 9-Computer, oder eine Szintillationskamera, angeschlossen an ein PDP 11/35-System. Innerhalb der ersten 40 min werden in 5–10 min Abstand Szintigramme des Oberbauches angefertigt und weggespeichert. Dann wird die Background-Radioaktivität in dem jeweiligen Energiebereich aufgenommen, z.B. für ^{198}Au-Kolloid oder für ^{99m}Tc als Schwefelsulfidpartikel

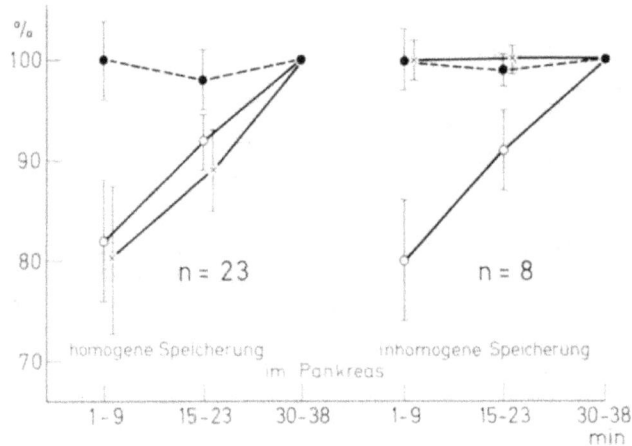

Abb. 6. Anreicherung von ^{75}Se-Selenmethionin in Pankreaskopf ×——×, Lebermitte ○——○ und Darmbereich ●——● 100% = von 30–38 min nach Injektion gemessene Aktivität pro 9 cm² (CREUTZIG, 1969)

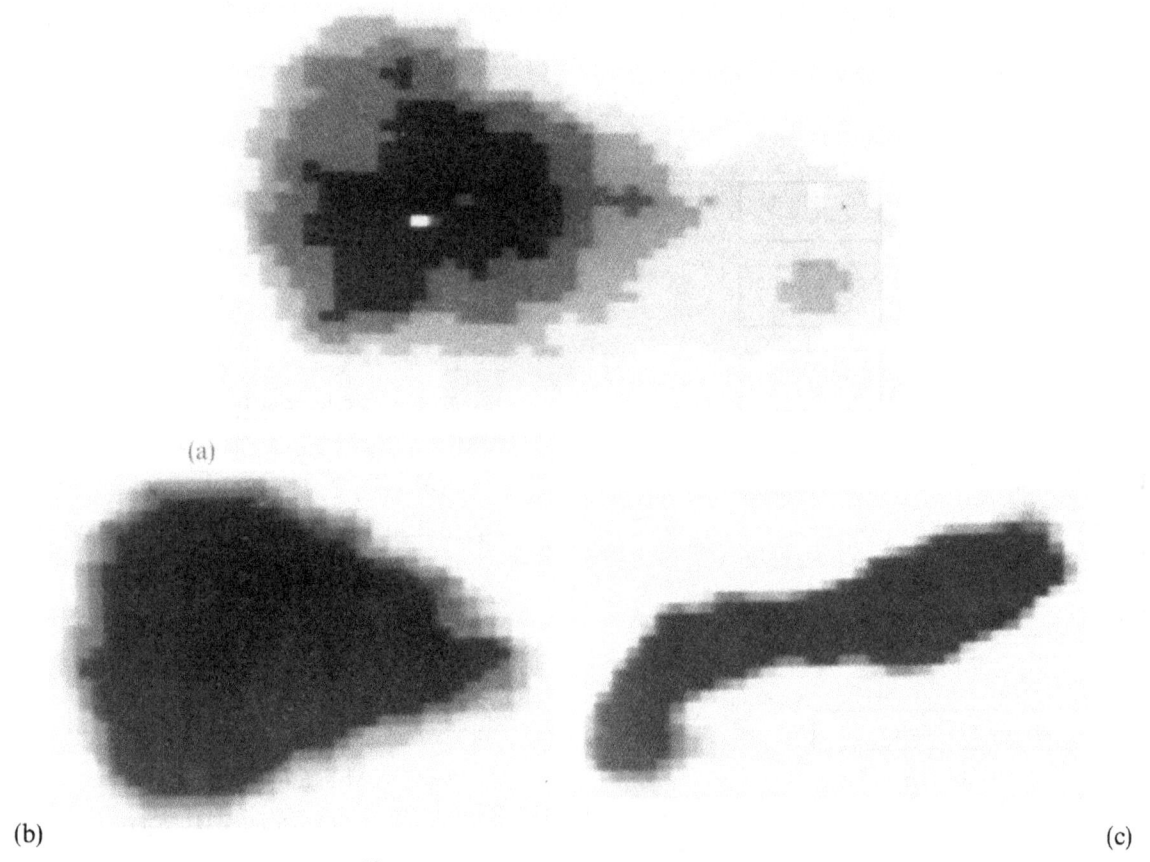

Abb. 7a. ^{75}Se-Methionin Pankreas- und Leberszintigramm

Abb. 7b. ^{198}Au-Kolloid Leber-Szintigramm

Abb. 7c. Pankreas-Szintigraphie nach Bearbeitung mit dem Prozeßrechner-Programm

bzw. neuerdings als ^{99m}Tc-Hepatobida. Daran anschließend wird die zweite radioaktive Substanz zur Darstellung der Leber appliziert und Szintigramme hergestellt (s. Abb. 3).

Die abgespeicherten Informationen werden durch ein spezielles Software-Programm bearbeitet, wobei es möglich ist, nicht nur die Bauchspeicheldrüse isoliert darzustellen, sondern auch noch von regions of Interest Funktionskurven zu erhalten (s. Abb. 4).

CHARLESWORTH et al. (1970) testeten ihr System: Ein 5-Zoll-Kristallscanner mit Impulshöhenanalysator sowie ein Magnetband mit 3 Kanälen (2 Kanäle für jeweils ^{75}Se- und

^{99m}Tc-Energie und einen Kanal zur Lokalisation der Meßsonde) unter Verwendung einer Phantomleber. Die Daten wurden „of line" in einen Computer übertragen. Die Untersuchungen mit dem „soft ware"-Programm am Patienten zeigten, daß eine isolierte Darstellung der Bauchspeicheldrüse möglich war. Befriedigend erschien den Autoren die Methode aber nicht.

Ähnlich gingen STAAB et al. (1971) vor. Sie fanden die Methode für die Klinik brauchbar. In 42% ihrer Fälle (61) war die Subtraktionsmethode zur Beurteilung erforderlich.

Of line bringen OVERTON et al. (1971) ihre über Kernspeicher als Pufferspeicher auf Magnetband übertragenen Daten zu einer IBM 360/67 zur Auswertung. Auch sie kommen zu dem Ergebnis, daß die Datenverarbeitung die Aussagemöglichkeiten der Pankreas-Szintigraphie deutlich sicherer macht. MARKWARDT et al. (1973, 1975) behaupten, daß bei der Doppelradionuklid-Subtraktions-Szintigraphie die Impulszahlen im Pankreas vermindert werden und geben ein mathematisches Verfahren zur Elimination der Leber an, mit dem sie zu guten klinischen Ergebnissen kommen.

Heute bedienen sich die meisten Untersuchergruppen der Doppelradionuklid-Szintigraphie mit Gamma-Kamera und Datenverarbeitung. Leider sind erst wenige erste erfolgversprechende Untersuchungen am Patienten mit ^{128}J-Phenylalaninderivaten zum Ausschalten des Radiodiagnostikums ^{75}Se-Methionin bekannt (HUNDESHAGEN et al., 1978). Das ^{198}Au-Kolloid wird im allgemeinen jetzt durch ^{99m}Tc- oder ^{113m}In-Kolloide ersetzt. Die Kombination der Pankreas-Szintigraphie mit der Leber-Galle-Sequenzszintigraphie (HUNDESHAGEN, 1978) eröffnet neue Möglichkeiten der Oberbauchdiagnostik mit dem entsprechenden apparativen Aufwand. Damit sind auch die Fehlermöglichkeiten durch die unterschiedliche Verteilung des Kolloid (in den Kupfferschen Sternzellen) und des ^{75}Se-Methionin (in den Hepatozyten), besonders auch bei Lebererkrankungen (EATON et al., 1967; BLANQUET et al., 1970), nicht mehr gegeben. Allerdings muß sehr darauf geachtet werden, daß gleich nach Injektion der Derivate der Iminosäuren (z.B. ^{99m}Tc-Hepatobida) das Szintigramm während der ersten 4 min nach der Injektion zur Subtraktion verwendet wird, da sonst, ähnlich wie beim ^{99m}Tc, durch freies ^{99m}Tc-Pertechnetat in Magen und Darm oder durch Kolloid-Einlagerung in das Knochenmark (EATON et al., 1967; MCCREADY u. COTTRALL, 1971) Artefakte entstehen können. HENRY et al. (1972) applizierten ^{99m}Tc-Pertechnetat zur Subtraktion von Magen und Darm (HATCHETTE et al., 1972), um die Durchblutung z.B. der Aorta im Oberbauch mit darzustellen.

Andere Untersucher kommen für ihre klinische Aussage ohne den technischen Aufwand (SCHNEIDER, 1966, 1975) oder mit einer einfacheren elektronischen Technik (MICHELE u. SCHMIDT, 1976) aus. Da das methodische Vorgehen immer noch sehr verschieden ist, muß für die Darstellung der Ergebnisse die Aussage gefordert werden: „Bei unseren Untersuchungsverfahren erhielten wir folgende Ergebnisse" (HUNDESHAGEN, 1976b). Trotz all dieser untersuchungstechnischen Schwierigkeiten haben sich für die Klinik wichtige Aussagen in bezug auf normale oder pathologische Zustände der Bauchspeicheldrüse von allgemeiner Gültigkeit ergeben.

7. Die Darstellung der normalen Bauchspeicheldrüse

Die Beurteilung eines Pankreas-Szintigrammes ist trotz aller technischen Hilfen schwierig und setzt eine große Erfahrung des Beurteilenden voraus (CREUTZIG u. HUNDESHAGEN, 1973; MCCARTHY et al., 1969; CLAUSEN et al., 1976). Als normal ist das Szintigramm zu bezeichnen, wenn die Randkonturen scharf begrenzt sind und die Radioaktivität

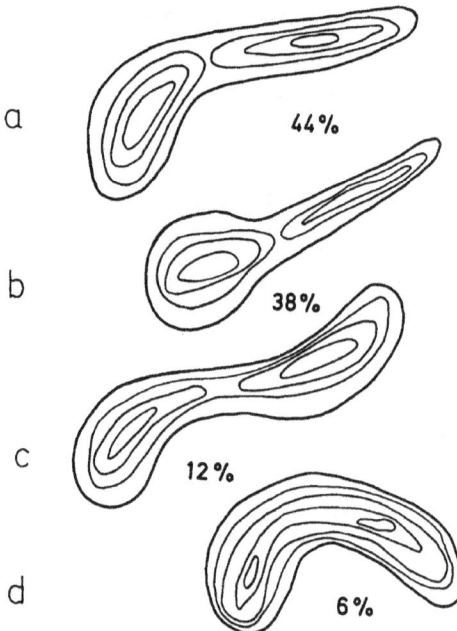

Abb. 8. Normalformen der szintigraphischen Darstellung des Pankreas in Isoimpulslinien-Darstellung (HUNDESHAGEN et al., 1971) a) Lehrbuchtyp, b) Kometenform, c) Sigmoidtyp, d) Hufeisenform

in dem das Organ abbildenden Areal gleichmäßig je nach Dicke des Organs angereichert ist (HUNDESHAGEN, 1969; CREUTZIG, 1969; MCCARTHY et al., 1969; RODRIGUEZ-ANTUNEZ et al., 1968).

Es werden verschiedene Formen des Pankreas unterschieden. KING et al. (1966) beschreiben 4 Typen:
1. den Lehrbuchtyp (Textbook)
2. den hohen transversalen Typ (high Transverse)
3. den Hufeisentyp (horseshoe)
4. den Sigmoidtyp (sigmoid).

HUNDESHAGEN et al. (1971) analysierten 144 Normalfälle und fanden (s. Abb. 8) in 44% den Lehrbuchtyp (auch Horizontaltyp), die Kometenform in 38%, den Sigmoidtyp in 12% und die Hufeisenform in 6%.

LIEWENDAHL und KVIRT (1970) fanden eine Verteilung der Normaltypen von 69 Patienten in 33 Horizontaltyp, 28 Sigmoidform, 8 Hufeisenform. HATCHETTE et al. (1972) erhielten bei 64 normalen Bauchspeicheldrüsen in 14% den Horizontaltyp, in 17% den Hufeisen- und Sigmoidtyp und in 25% eine Pistolenform, in dem Rest andere Formvarianten (ROMANINI u. TRONCONE, 1968). KRÖNERT und WOLF (1972) beschreiben bei ihren Normalfällen folgende Typen: 44% Lehrbuchform, 38% Kometenform, 12% Sigmoidform, 6% Hufeisenform. KISSELER und SCHMIDT (1974) fanden die Keulenform in 43%, die Kommaform in 35%, eine Hammerform in 22%. TSUCHIYA (1968) findet in 40% die Hufeisenform.

Die Kenntnis der Formvarianten ist für die Beurteilung des Pankreas-Szintigrammes wichtig. Pankreas- und Gallengang können Speicherungsverminderungen hervorrufen (MELMED et al., 1968a). Die Größe des Pankreaskopfes kann variieren. Wichtig ist ebenfalls die scheinbar verminderte Radioaktivitätsspeicherung im Bereich des Pankreaskörpers, der über der Wirbelsäule liegt, verursacht durch eine Verminderung der Gewebedicke des Organes (SALDINO u. MISHKIN, 1968). Auch die Vena porta (MELMED et al., 1968a) und die Aorta (LANDMAN et al., 1971; HATCHETTE et al., 1972) können Radioaktivitätsverminderungen verursachen.

Eine der wichtigsten Aussagen der Pankreas-Szintigraphie überhaupt ist die von vielen Autoren belegte Erfahrung, daß, wenn im Szintigramm sich eine Bauchspeicheldrüse normal darstellt, die Möglichkeit des Vorliegens einer Pankreas-Affektion sehr gering ist (BLANQUET et al., 1969; SODEE, 1967; DOUTRE et al., 1970; RODRIGUEZ-ANTUNEZ et al., 1968; VAN DE WEYER, 1969). STAAB et al. (1971) erhielten von 49 Normalpersonen in 42 Fällen normale Szintigramme und 7 Fälle waren nicht normal im Szintigramm. LANDMAN et al. (1971) in 88%, ESPIRITU und ROLFS (1972) in 89,5%. MCCARTHY et al. (1972) beobachteten bei 85 Normalpersonen 77 normale Farbszintigramme des Pankreas. RODRIGUEZ-ANTUNEZ und ALFIDI (1972) erhielten 92 normale Szintigramme bei Normalpatienten, HATCHETTE et al. (1972) von 86 „Normalen" 78 normale Szintigramme. Bei CREUTZIG und HUNDESHAGEN (1973) entsprach bei 609 Fällen in 99,3% ein unauffälliger klinischer Befund. HIRAKI und HISADA (1974) fanden bei 83 Normalpersonen 83 normale Pankreas-Szintigramme.

8. Das pathologische Pankreas-Szintigramm

Wie dargelegt wurde, ist die Einlagerung von Radioaktivität nach Applikation von ^{75}Se-Selenmethionin ein Ergebnis des Proteinstoffwechsels des Organs und hier speziell der exkretorischen Organfunktion. Somit repräsentiert das Szintigramm eine Organfunktion. Zonen mit verminderter Funktion speichern weniger Radioaktivität. Dies wird besonders eindrucksvoll bestätigt durch den Nachweis, daß mit zunehmendem Alter des Patienten die Radioaktivitätsbelegung unregelmäßiger wird (KING et al. 1966; CREUTZIG u. HUNDESHAGEN, 1973; WINKLER, 1975).

Eine Beurteilung der Abnormalität ist am besten durch ein Schema zu standardisieren (HUNDESHAGEN et al., 1971; DEININGER et al., 1973; CENTI COLELLA et al., 1970). Hierbei sollte nicht nur die Organform und die Organradioaktivitätsverteilung, sondern auch die Ablagerung von Radioaktivität in den Magen und Darmzellen (CENTI COLELLA et al., 1970; HUNDESHAGEN et al., 1971) berücksichtigt werden. So hat sich ein Beurteilungsschema sehr gut bewährt (HUNDESHAGEN et al., 1971):

Neben den umschriebenen Speicherungsdefekten im Organ bzw. der Nichtdarstellung des Organs oder einzelner Teile werden 3 Stadien beurteilt:

  I. Aufgelockertes Speicherungsmuster mit einer Fläche mit wenig Radioaktivitätsbelegung von größer als 35%, unregelmäßige Randkontur.
 II. Wie I. und zusätzlich Vergrößerung des Organs sowie Zunahme der nichtspeichernden Fläche.
III. Wie II. und zusätzlich schon nach 15 min (also nicht ausgeschieden) Radioaktivität im Darm.

CLAUSEN et al. (1976) bewerten die Pankreas-Szintigramme nach folgenden Kriterien:
1. Regelrecht,
2. Rarefizierte Aktivitätsanreicherung,
3. Speicherungsdefekte,
4. Teilweise Darstellung (Organabbruch),
5. Keine Darstellung,
6. Nicht beurteilbar.

Zur ähnlichen Einteilung kamen die meisten Autoren, wobei die Unterteilung nach HUNDESHAGEN et al. (1971) die weitestgehende ist. Die seit 1970 vorliegenden Untersuchungen, die einen Vergleich durch Autopsie, Biopsie, durch chirurgische Maßnahmen

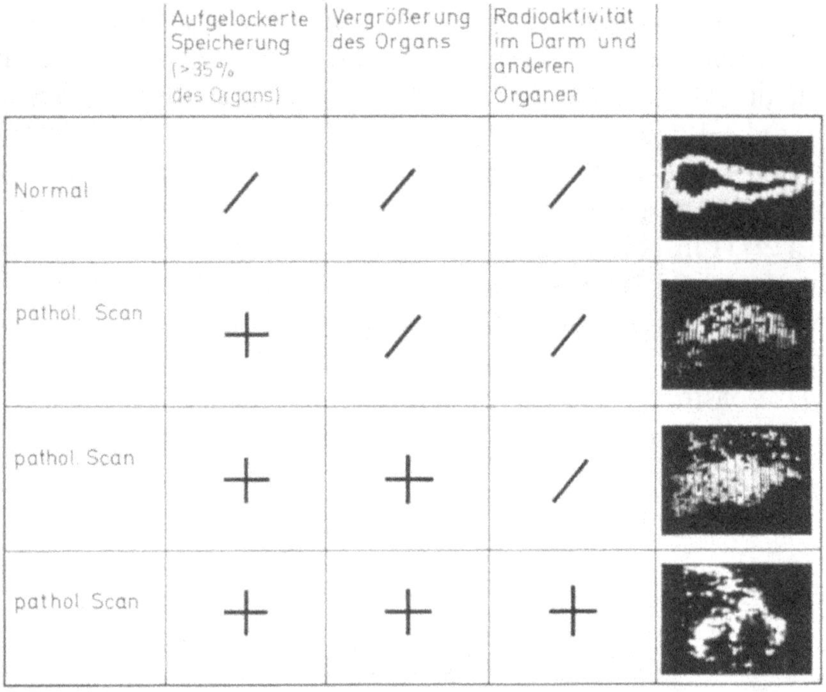

	Aufgelockerte Speicherung (>35% des Organs)	Vergrößerung des Organs	Radioaktivität im Darm und anderen Organen	
Normal	/	/	/	
pathol. Scan	+	/	/	
pathol. Scan	+	+	/	
pathol. Scan	+	+	+	

Abb. 9. Schema zur Einteilung und Beurteilung diffuser Defekte im Pankreas-Szintigramm (aus HUNDESHAGEN et al., 1971)

und eine gesicherte klinische Diagnostik eine echte Wertung der Pankreas-Szintigraphie für die Klinik erlauben, sind u.a. folgende:

STAAB et al. (1971): Radiodiagnostika: ^{75}Se-Selenmethionin, ^{99m}Tc-Schwefelkolloid. Gerät: Angerkamera, of line in Datenverarbeitung.

Ergebnis Szintigraphie	Enddiagnose		
	Normal	Pathologisch	Insgesamt
Normal	42	3	45
Pathologisch	7	9	16
Insgesamt	49	12	61

Sie kommen zu der Aussage, daß es sich hier um einen guten Test zur Differenzierung von normalen und pathologischen Pankreasfällen handelt.

LANDMAN et al. (1971): Radiodiagnostika: ^{75}Se-Methionin.
Gerät: Gamma-Kamera, verschiedene Lagerung des Patienten.
    48 normale Pankreas-Darstellungen,
      davon 42 Normalpatienten,
         5 Patienten mit chronischer Pankreatitis,
         1 Patient mit Pankreas-Karzinom,
d.h. 88% Treffsicherheit.

Keine Darstellung des Pankreas in 22 Fällen
    davon 9 Patienten mit Pankreas-Karzinom,
         9 Patienten mit chronischer Pankreatitis,
         1 Patient mit Diabetes.

Nicht normales Pankreasszintigramm bei 24 Patienten,
davon 6 Patienten mit Pankreas-Karzinom,
9 Patienten mit chronischer Pankreatitis,
1 Patient mit Diabetes,
4 normale Fälle.

Die Autoren glauben, daß die Pankreasszintigraphie zur Entscheidung von normalen und nichtnormalen Pankreasfällen wichtig ist, aber nichts für die Differentialdiagnose der Pankreasaffektion bringt.

RODRIGUEZ-ANTUNEZ und ALFIDI (1972) kamen mit ihrem methodischen Vorgehen bei 439 Patienten zu folgenden Ergebnissen:

Diagnose	Szintigramm	Richtig	Falsch	%
Normal	304	281	23	92
Pathologisch	135	69	66	51

Ein Vergleich von 150 Fällen zwischen Szintigraphie und Angiographie und der Klinik ergab:

Beide Methoden richtig   89 = 59%,
                  falsch   8 = 5%.

Szintigraphie richtig
Angiographie falsch.   29 = 19%,

Angiographie richtig
Szintigraphie falsch.   24 = 16%,

CEN und FERNHOLZ (1972) fanden ebenfalls bei einem Vergleich Szintigraphie zu Angiographie:
Angiographie in 55% richtig,
Szintigraphie in 70% richtig.

Die Kombination beider Methoden wirkt sich positiv auf die Diagnosestellung aus.

HATCHETTE et al. (1972) Radiodiagnostika: ^{75}Se-Methionin, ^{99m}Tc-Sulfid, ^{99m}Tc-Pertechnetat. Gerät: Szintillationskamera. Subtraktion: Leber, Magen, Darm.

Diagnose	Zahl der Patienten	Szintigraphie	
		Normal	Nicht normal
Normal	86	78	8
Pankreas-Karzinom	18	1	17
Pankreatitis	12	2	10
Pseudozysten	2	—	2

Die Treffsicherheit bei 125 durchuntersuchten Fällen lag bei 89% mit 6% falsch-negativen und 14% falsch-positiven Ergebnissen.

CREUTZIG und HUNDESHAGEN (1973):
Radiodiagnostika: ^{75}Se-Methionin, ^{198}Au-Kolloid.
Gerät: Dyna pix, on line EDV.

Von 609 normalen Fällen erhielten sie 605 normale Szintigramme=99,3%.

Von 112 Patienten mit Pankreastumor zeigten 111 pathologische Szintigramme.

Von 46 histologisch gesicherten Pankreasaffektionen, wie chronische Pankreatitis, Pankreasfibrose, fanden sie nur 1 normales Pankreasszintigramm.

Den 0,9% falsch-negativen Befunden standen 26,5% falsch-positive gegenüber.

Eine genaue Analyse der falsch-positiven Gruppe ergab jedoch, daß hier auch Patienten mit Diabetes mellitus und hepato-biliären Erkrankungen mit erfaßt waren. Außerdem wird auf die Abhängigkeit der szintigraphischen Ergebnisse von dem Alter der Patienten hingewiesen.

HIRAKI und HISADA (1974) fanden nach Applikation von ^{75}Se-Selenmethionin und Szintigraphie 24 Std nach der Applikation:

Klinische Diagnose	Anzahl der Fälle	Szintigraphie		
		pathologisch	normal	%
Normal	83	—	83	100
Pankreatitis	117	96	21	82
Karzinom	79	74	5	93,7

LANDMAN et al. (1971) erhielten eine Quote von 12% falsch-negativer Ergebnisse.

WINKLER (1975) weist noch einmal ausdrücklich darauf hin, daß die Zone der Bauchspeicheldrüse, die über der Wirbelsäule liegt, wegen der geringeren Gewebedicke weniger oder keine Radioaktivität speichert. Er findet 30% falsch-positive und weniger als 3% falsch-negative Befunde.

Das Alter des untersuchten Patienten ist wichtig, da mit zunehmendem Alter der Einbau des ^{75}Se-Methionin unregelmäßiger wird.

PABST et al. (1975) gaben bei 83 durchuntersuchten Patienten an, daß bei 70 Patienten= 84% die klinischen und szintigraphischen Untersuchungsergebnisse übereinstimmten. 10 waren falsch-positiv (1,2%) und 3 falsch-negativ (3,5%).

Insgesamt ergibt sich bei einem Überblick über die in der Literatur bis heute dargestellten Ergebnisse der Pankreasszintigraphie die Aussage:

1. Wenn die Bauchspeicheldrüse im Szintigramm sich normal darstellt, ist die Wahrscheinlichkeit, daß das Organ erkrankt ist, sehr gering.
2. Eine Artdiagnose bei pathologischem Pankreasszintigramm ist unsicher und hängt besonders von dem methodischen Vorgehen und von der Erfahrung des Beurteilers ab.
3. Wichtig ist, das Alter des Patienten und das Vorliegen anderer Erkrankungen — so besonders eines Diabetes mellitus und Erkrankungen des hepato-biliären Systems — zu berücksichtigen.
4. Ausschlaggebend für die Sicherheit der Aussage ist die Erfahrung des Beurteilenden.

Die zukünftige Entwicklung der Methode liegt bei der Entwicklung neuer Radiodiagnostika, die die Strahlenbelastung stark reduzieren, und bei der Erweiterung der Funktions-Analyse sowohl der Bauchspeicheldrüse als auch des hepato-biliären Systems. Der Autor ist davon überzeugt, daß sich doch noch ein nuklearmedizinischer Screening-Test für das Pankreas entwickeln läßt, welcher trotz Transmissions-Computer-Tomographie und Sonographie einen wesentlichen Beitrag zur Beurteilung des sonst diagnostisch schwer zugänglichen Organs erbringen wird.

Literatur

Agnew, J.E., Maze, M., Mitchell, C.J.: Pancreatic scanning. Brit. J. Radiol. 49, 979–995 (1976).

Agnew, J.E., McCarthy, D.M., Melmed, R.N., Bouchier, J.A.D.: Count rate analysis as an adjunct to the ^{75}Se-Selenomethionine pancreas scan. Brit. J. Radiol. 42, 762–769 (1969).

Agnew, J.E., Youngs, G.R., Bouchier, J.A.D.: Conventional and subtraction scanning of the pancreas: an assessment based on blind reporting. Brit. J. Radiol. 46, 83–98 (1973).

Andrysek, O.: Anwendung von Isotopen bei Pankreaserkrankungen. Dtsch. Z. Verdau.- u. Stoffwechselkr. 25, 208 (1965).

Andrysek, O., Berndt, H.: Gastroenterologische Isotopendiagnostik. Berlin: VEB Verlag Volk und Gesundheit 1965.

Archer, E.G., Potchen, E.J., Studer, R., Siegel, B.: Tissue distribution of ^{125}J-toluidine blue in the Rat. J. nucl. Med. 13, 85 (1972).

Aronow, S. et al.: Positron-Scanning of Liver and Pancreas. In: Medical Radioisotope Scanning. Wien: IAEA 1959.

Atkins, H.L., Hauser, W., Klopper, J.F.: Effect of Carrier on Organ Distribution of ^{75}Se-Selenomethionine. Metabolism 20, 1052–1056 (1971).

Awwad, H.K., Potchen, E.J., Adelstein, S.J., Dealy, J.B. jr.: ^{75}Se-selenomethionine incorporation into human plasma proteins and erythrocytes. Metabolism 15, 626 (1966).

Awwad, H.K., Potchen, E.J., Adelstein, S.J., Dealy, J.B. jr.: The regional distribution of Se^{75}-selenomethionine in the rat. Metabolism 15, 370 (1966).

Bachrach, W.H., Birsner, J.U., Izenstark, I.L., Smith, V.L.: Pancreatic scanning: A Review. Gastroenterology 63, 890–910 (1972).

Bayly, R.J., Evans, A., Glover, I.S., Rabinowitz, I.L.: Synthesis of labbeled Compounds, p. 362 Chapter 13. In: Tubis, M., Wolf, W. (Eds.). New York-London-Sydney-Toronto: John Wily & Sons 1976.

Beck, C., Pigneux, J., Blanquet, P.: Scintigraphie pancreatique par soustraction electronique. A propos de 200 examens. Ann. Radiol. (Paris) 11, 850–856 (1968).

Bekdick, F.C., Farmelaut, M.M., Tyson, I.: Studies of Tissue alloxan uptake. J. nucl. Med. 9, 31 (1968).

Ben-Porath, M.: Radiopharmacological evaluation of ^{75}Se-Selenomethionine in man. PhD. Dissertation, Loyola University, Chicago, 26–43, (1968).

Ben-Porath, M., Case, L., Kaplan, E.: The biological half-life of ^{75}Se-selenomethionine in man. J. nucl. Med. 9, 168 (1968).

Ben-Porath, M., Clayton, G., Kaplan, E.: Modification of a milliisotope color scanner for multipurpose scanning. J. nucl. Med. 8, 411 (1967).

Bergeron, D.A., Vogel, J.M.: Dual isotope pancreatic imaging utilizing the Anger camera and Tc^{99m}sulfur colloid. Amer. J. Roentgenol. 109, 764–768 (1970).

Blanquet, P., Beck, C.R., Fleury, I.: Pancreas scanning with ^{75}Se-Selenomethionine and ^{198}Au using digital-data-processing techniques. J. nucl. Med. 9, 486–488 (1968).

Blanquet, P., Doutre, L.P., Beck, C., Ducasson, D.: Intérêt et limites de la scintigraphie du pancréas. Acta gastro-ent. belg. 33, 409–421 (1970).

Blanquet, P., Dubarry, J.J., Beck, C. et al.: Scintigraphie pancreatique par soustraction electronique. A propos de 200 examens. Presse Med. 77, 1237–1240 (1969).

Blanquet, P., Rigaud, A., Beck, C.: A propos d'um essai de' utilization des radioisotopes en anatomic. Etude d'un Scintigramme pancreatique en fonction des types morphologiques humains. Bull. Ass. Anat. 141, 568–575 (1968).

Blau, M.: Biosynthesis of ^{75}Se-selenomethionine and ^{75}Se-selenocystine. Biochim. biophys. Acta 49, 389 (1961).

Blau, M.: Pancreas scanning with ^{75}Se-Selenomethionine. In: Medical Radioisotope Scanning, Bd. 2. Int. Atomic Energy Agency Wien (1964).

Blau, M., Manske, R.F.: The pancreas specificity of Se^{75}-selenomethionine. J. nucl. Med. 2, (1961).

Bobinet, D.D.: Human Pancreatic Imaging with ^{13}N-L-Alonine. SNM, 1975, Juni, Philadelphia.

Bouchier, I.A.D.: Radiologic and isotopic investigation of the pancreas. Proc. roy. Soc. Med. 63, 434–436 (1970).

Boyd, C.M., Holcomb, G.N., Counsell, R.E., Beierwaltes, W.H., Libermann, L.M.: Studies on the tissue distribution of ^{125}J-iodopropamide in the dog. J. nucl. Med. 12, 117 (1971).

Burdine, J.A., Haynie, T.P.: Diagnosis of pancreatic carcinoma by photoscanning. J. Amer. med. Ass. 194, 979 (1965).

Burke, G., Goldstein, M.S.: Radioisotope photoscanning in the Diagnosis of pancreatic Disease. Amer. J. Roentgenol. 92, 1156–1161 (1964).

Busch, H., Davis, J.R., Honig, G.R., Anderson, D.C., Nair, P.V., Nyhan, W.J.: The uptake of a Variety of Amino Acids into Nuclear Proteins of Tumors and other Tissues. Cancer Res. 19, 1030 (1959).

Buttermann, G., Dressler, J.: Simultane Doppelnuklid-Subtraktions-Szintigraphie des Pankreas unter Verwendung von Zwei-Kanal-Scanner und Magnetbandspeicher. IX. Nuklearmedizinisches Symposion der Ges. f. Med. Radiologie der DDR, Reinhardsbrunn 1972. S. 260 (K.D. Schwartz, Hrsg.). Berlin: Iscommerz 1972.

Buttermann, G., Dressler, J.: Simultane Doppelradionuklid-Szintigraphie des Pankreas unter Verwendung von Doppeldetektorscanner und Bandspeicher. Electromedica 1, 13 (1973).

Buttermann, G., Dressler, J., Pabst, H.W.: Ergebnisse der Pankreas-Subtraktions-Szintigraphie unter Verwendung von Scann und Band- oder Bildspeicher. In: Nuklearmedizin (H.W. Pabst, Hrsg.), Verh. d. Ges. f. Nuklearmedizin, 1973, S. 263–266. Stuttgart-New York: F.K. Schattauer 1974.

CEN, M., FERNHOLZ, H.J.: Combined Angiographie and Scintigraphie Examination of the Pancreas. In: Angiography-Scintigraphy (L. Diethelm, Hrsg.), S. 287. Berlin-Heidelberg-New York: Springer-Verlag 1972.

CENTI COLELLA, A., DIGIUSEPPE, G., PIGORINI, F.: Diagnostica scintigrafica nelle pancreatiti croniche. In: Orientamenti d'oggi nel trattamento chirurgico delle Pancreatiti Croniche, 67–72. Padua: Piccin 1972.

CENTI COLELLA, A., PIGORINI, F.: Experiences in pancreas scanning using ^{75}Se-selenomethionine. Brit. J. Radiol. **40**, 662 (1967).

CENTI COLELLA, A., PIGORINI, F.: Pancreas scanning. Brit. J. Radiol. **41**, 74 (1968).

CENTI COLELLA, A., PIGORINI, F., TOMISELLI, A.: L'indagine scintigrafica nelle pancreatiti croniche. Minerva Med. **61**, 3214–3220 (1970).

CHARLESWORTH, D., TESTA, H.J., PULLAN, B.R., TORRANC, H.B.: Experiences with data processing to separate the images in pancreatic scanning. Gut **11**, 261–267 (1970a).

CHARLESWORTH, D., TESTA, H.J., PULLAN, B.R., TORRANC, H.B.: Radio-Isotope Scanning in the Diagnosis of Pancreatic Disease. Brit. J. Surg. **57**, 413–417 (1970b).

CLAUSEN, C., FINKO, E., MENGES, V., LANGE, D., SCHENK, P.: Wertigkeit der Pankreasszintigraphie mit der Angerkamera in der klinischen Diagnostik. In: Gasteiner Intern. Symp. 1976, Radioisotope in Klinik und Forschung (R. Höfer, Hrsg.) S. 115, Verlag H. Engermann.

COLOMBETTI, L.G., PINSKY, ST.: The potential use of gastrointestinal Hormones and Enzymes for pancreatic scanning. Proc. of the 1th World Congr. of Nucl. Med. 1974, Tokyo, p. 55.

COTTRALL, M.F., FRECH, R.J., TROTT, N.G.: Investigation of differential scanning techniques using two radionuclides. In: Medical Radioisotope Scintigraphy Vol. II, pp. 347–374. Wien: IAEA 1968.

COTTRALL, M.F., TAYLOR, D.M.: Investigations Relating to the Use of Zink-62 for Pancreas scanning. Radioaktive Isotope in Klinik und Forschung, Bd. IX, 412–420 (1970).

COTTRALL, M.F., TAYLOR, D.M., MCELWAIN, T.J.: Investigations of ^{18}F-p-fluorophenylalanine for pancreas scanning. Brit. J. Radiol. **46**, 277–278 (1973).

CREUTZIG, H.: Nuklearmedizinische Lokalisations- und Funktionsdiagnostik des Pankreas. Dissertation, Med. Hochschule Hannover, 1969.

CREUTZIG, H., HUNDESHAGEN, H.: Pankreasszintigraphie mit ^{75}Se-Selenmethionin. Med. Klin. **65**, 2234 (1970).

CREUTZIG, H., HUNDESHAGEN, H.: Die Leistungsgrenze der Pankreasszintigraphie. Dtsch. med. Wschr. **96**, 1981 (1971).

CREUTZIG, H., HUNDESHAGEN, H.: Ergebnisse der Doppelradionuklid-Pankreasszintigraphie. Dtsch. med. Wschr. **98**, 1019 (1973).

CREUTZIG, H., HUNDESHAGEN, H., DOPSLAFF, H., TIMM, M.: Szintigraphische Darstellung des normalen Pankreas. Strahlentherapie **141**, 587 (1971).

CREUTZIG, H., HUNDESHAGEN, H., TIETZ, H., HAUBOLD, E.: Pankreasszintigraphie mit ^{75}Se-Selenmethionin und Pancreozymin. Fortschr. Röntgenstr. **116**, 57 (1972).

DEININGER, H.K., BARTH, V.: Die szintigraphische und arteriographische Diagnostik von verschiedenen Pankreaserkrankungen. Klinikarzt **1**, 23 (1974).

DEININGER, H.K., BARTH, V., HEUK, F.: Vergleich angiographischer und szintigraphischer Untersuchungsergebnisse bei verschiedenen Erkrankungen des Pankreas. In: Nuklearmedizin (H.W. Pabst, Hrsg.), Vrh. d. Ges. f. Nuklearmed. 1973, S. 267–270. Stuttgart-New York: K. Schattauer 1974.

DEININGER, H.K., SIELAFF, H.J.: Pankreasszintigraphie mit ^{75}Se-Selenmethionin. Fortschr. Röntgenstr. **107**, 353–360 (1967).

DEININGER, H.K., SIELAFF, H.J.: A comparison of scintigraphic and radiological results in the diagnosis of pancreatic diseases. In: Medical Radioisotope Scintigraphy. Int. Atomic Energy Agency. Salzburg 1968.

DE NARDO, G.L., CROWLEY, L., PARDRE, R.: Animal studies with ^{75}Se-selenomethionine. J. nucl. Med. **8**, 350 (1967).

DESGREZ, A., BISMUTH, H., REGENSBERG, C., BOK, B., LEMORT, J.P.: Pancreas, scintigraphie et soustraction électronique. Nouv. Presse Med. **1**, 1003–1008 (1972).

DIETHELM, L., HAAKE, W.: Bisherige Erfahrungen mit der Isotopendiagnostik des Pankreas. Radiologe **5**, 307–312 (1965).

DI GIULIO, W., COUNSELL, R.E., SKINNER, R.W.S.: Radioiodinated phenylolanine analogs for parathyroid and pancreas scanning. J. nucl. Med. **10**, 398–399 (1969).

DILLMAN, L.P.: Radionuclide decay schemes and nuclear Parameters for use in radiation dose estimation. J. nucl. Med. Suppl. No. 2, MJRD Pamphlet No. 4, p. 20 (1969).

DOUTRE, L.P., BLANQUET, P., PERISSAT, J. et al.: A propos de la scintigraphie du pancreas. Son interet en chirurgie et ses limites. Chirurgie **96**, 500–505 (1970).

DUNNINGAN, J.: On protein synthesis in the pancreas. Gastroenterology **59**, 333 (1970).

DUPRÉ, J.: Regulation of the secretions of the pancreas. Ann. Rev. Med. **21**, 299 (1970).

EATON, S.B.: A potential method for increasing pancreatic accumulation of ^{75}Se-selenomethionine. Radiology **89**, 933 (1967).

EATON, S.B., POTSAID, M.S., LO, H.H., BEAUDIEN, E.:

Radioisotopic "subtraction" scanning for pancreatic lesions. Radiology **89**, 1033–1039 (1967).

EKHOLM, R., EDLUND, Y., ZELANDER, T.: The Ultrastructure of the Rat Exocrine Pancreas after Brief. J. Ultrastruct. Res. **7**, 102–120 (1962).

ESPIRITU, C.R., ROLFS, H.E.: Diagnostic Accuracy of Pancreatic Scanning. Digestive Diseases **17**, 539–543 (1972).

FARBER, E., POPPER, H.: Production of Acute Pancreatitis with Ethionine and its Prevention by Methionine. Proc. Soc. exp. Biol. (N.Y.) **74**, 838–840 (1950).

FINK, S., BEN-PORATH, M., JACOBSON, B., CLAYTON, G.D., KAPLAN, E.: Current status of dual-channel pancreas scanning. J. nucl. Med. **10**, 78–82 (1969).

FISCHER, D.S., SOLARIE, E., STEWART, W.: New Method of Liver subtraction from Pancreatic scans (Abstr.). J. nucl. Med. **10**, 459 (1969).

FORELL, M.M., STAHLHEBER, H.: Gallenwege und exokrines Pankreas. In: Klinische Physiologie (K. Sigenthaler, Hrsg.). Stuttgart: Thieme 1970.

FRIEDBERG, F., TARVER, M., GREENBERG, D.M.: The Distribution of sulfur-labeled methionine in the protein an the free amino acid fraction of tissues after intravenous administration. J. Biol. Chem. **173**, 355 (1948).

FRÜHLING, J., VINCENT, J.L., VAN DER HOEDAN, R., DELCOURT, A.: Correlation Between Isotopic Scanning and Pancreatic Function Tests in the Diagnosis of Pancreatic Diseases: Image and Digital Computer Techniques. Int. J. nucl. Med. Biol. **2**, 145–152 (1975).

GABUNIJA, R.J., KLIMOVA, M.E., GORKI, L.A., SOSIN, L.D.: Doppelnuklid-Pankreas-Colorszintigraphie nach Subtraktionsverfahren. Radiol. Diagn. (Berl.) **4**, 579 (1976).

GIELOW, P.: A Synthesis of ^{128}J-p-Jodophenylalanine. Int. J. appl. Radiat. **28**, 326–327 (1977).

GIELOW, P., HUNDESHAGEN, H.: A New Synthesis of Jodine-123-Jodophenylalanine. Europ. J. nucl. Med. **1**, 66 (1976).

GOEBEL, R., EBER, O., WASCHER, H.: Se-Methionin-Uptake-Bestimmungen über Leber und Pankreas mit der Gammakamera. Nucl. Med. **9**, 466–470 (1971).

VAN GOIDSENHOVON, G.E., DENK, A.F., PFLEGER, B.A., KNIGHT, W.A. JR.: Pancreatic Metabolism of Se^{75}-Selenomethionine in Dogs. Gastroenterology **53**, 403–411 (1967).

GORIGA, Y., HOSHI, M., ETANIE, N., KIMURA, K., SHICHIRI, M., SHIGETA, I.: Dynamic study of exocrine function of the pancreas in diabetes mellitus with scintigraphy using ^{75}-Se-selenomethionine. J. nucl. Med. **16**, 270–274 (1975).

GRAHAM, A.L., BEATCH, R.L., KAPLAN, E.: Distribution of ^{75}Se-Selenomethionine as influenced by the Rute of Administration. J. nucl. Med. **12**, 566–569 (1971).

GREENLAW, R.H., STRAIN, K.H., CALLNER, T.E., DUBILIER, L.D., STRAIN, S.C.: Experimental studies for scintillation scanning of the Pancreas. J. nucl. Med. **3**, 47 (1962).

GRUMMON, G.D., WIEGERT, P.E.: Selenoderivatives of α-amino acids. Chem. Abstr. **73**, 49581 c (1971).

HANSSON, E.: The formation of Pancreas Juice Protein Studied with labelled Amino Acids. Acta Physiolog. Scand. **46**, Suppl. 161 (1959).

HANSSON, E., JACOBSSON, S.D.: Uptake of ^{75}Se-Selenomethionine in the tissues of the mouse by whole body autoradiography. Biochim. biophys. Acta **115**, 285 (1966).

HATCHETTE, J.B., SHULER, S.E., MURISON, P.J.: Scintiphotos of the pancreas: analysis of 134 studies. J. nucl. Med. **13**, 51 (1972).

HAYNIE, T.P., SVOBODA, A.C., ZUIDEMA, G.D.: Diagnosis of pancreatic disease by photoscanning. J. nucl. Med. **5**, 90 (1964).

HENRY, J., FRÜHLING, J., TURPIN, J., VERBIST, A.: Scintigraphie pancreatique par double soustraction isotopique et traitement des informations par ordinateur. In: Medical Radioisotope Scintigraphy, Vol. 2, pp. 181–189. Wien: IAEA 1972.

HIRAKI, T., HISADA, K.: Clinical Assesment of Scintigraphic Detection of the pancreas Duct stenosis. In: Proceedings of the First World Congress of Nuclear Medicine. Tokyo, p. 433 (1974).

HOYTE, R.M., LIN, S.S., CHRISTMAN, D.R., ATKINS, H.L., HAUSER, W., WOLF, A.P.: Organic radiopharmaceuticals labeled with short-lived nuclides III. ^{18}F-labeled phenylalanines. J. nucl. Med. **12**, 280 (1971).

HUNDESHAGEN, H.: Magnetband-Magnetspeicher-Szintigraphie. Atompraxis 3, Beilage Nuklearmedizin, 1966.

HUNDESHAGEN, H.: Die szintigraphische Lokalisationsdiagnostik mittels eines Magnetband-Magnetkernspeichers. Fortschr. Röntgenstr. **106**, 56 (1967).

HUNDESHAGEN, H.: Quantitative Organverteilungsuntersuchungen nach Applikation mehrerer Radionuklide mittels eines Zehnkristallscanners und der Computer-Szintigraphie. In: Radioaktive Isotope in Klinik und Forschung (K. Fellinger, R. Höfer, Hrsg.). Bd. VIII, S. 1 (1968).

HUNDESHAGEN, H.: Medical Radioisotope Scanning. Vol. II, p. 729. Wien: IAEA 1969.

HUNDESHAGEN, H.: Value and limitation of computer-controlled pancreatic function scintigraphy. In: Efficiency and Limits of Radiologic Examination of the Pancreas (H. Anacker, Ed.), pp. 222–229. Stuttgart: Thieme 1975.

HUNDESHAGEN, H.: Doppelradionuklid Funktionsszintigraphie der Bauchspeicheldrüse nach Applikation von Clanobutin. Nuc-Compact **7**, 2–4 (1976a).

HUNDESHAGEN, H.: Diskussionsbeitrag. In: HÖFER, R.: Radioaktive Isotope in Klinik und Forschung, Bd. 12/2. Teil, S. 729 (1976b) Verlag H. Egermann, A-Wien.

HUNDESHAGEN, H.: Leber-, Galle-, Pankreas-Sequenzszintigraphie mit 99m-Tc-Hepatobida und 75-Se-Methionin. In: R. HÖFER: Gasteiner Intern. Symposium 1978, Radioaktive Isotope in Klinik und Forschung, 13. Bd., H.E. Egermann-Verlag, A-Wien.

HUNDESHAGEN, H., CREUTZIG, H., DOPSLAFF, H.: Doppelradionuklid-Pankreas-Funktionsszintigraphie mit einem Prozeßrechner. Radiobiol. Radiother. (Berl.) **6**, 212–222 (1971).

HUNDESHAGEN, H., CREUTZIG, H., DOPSLAFF, H.: Doppelradionuklid-Pankreas-Funktionsszintigraphie mit einem Prozeßrechner. In: Angiographie/Scintigraphy (L. Diethelm, Hrsg.), S. 289. Berlin-Heidelberg-New York: Springer 1972a.

HUNDESHAGEN, H., CREUTZIG, H., HENSKES, D., GEISLER, S.: A Computerized Pancreas Function Scintigraphy with a Multicristal-Scanner. I.A.E.A. SM-164/94, Monaco 1972b.

HUNDESHAGEN, H., GIELOW, P., PRETSCHNER, D.P.: Pancreatic-function scintigraphy with a ^{128}J-labelled phenylalanine derivate. Europ. J. nucl. Med. **3**, issue 1 (1978).

HUNDESHAGEN, H., HENSKES, D.T., GEISLER, S., GETTNER, U., CREUTZIG, H.: Der Ausschluß eines datenverarbeitenden Systems an einem modifizierten Dynapix-Scanner. Picker Nuclear Bulletin 2 (1968, 1971, 1972).

KAPLAN, E.: Pancreatic Scanning: A Critique. Gastroenterology **63**, 911–913 (1972).

KAPLAN, E., CLAYTON, G., FINK, S., JACOBSON, B., BEN-PORATH, M.: Elimination of liver interference from the selenomethionine pancreas scan. J. Nucl. Med. **7**, 807 (1966).

KING, E.R., SHARPE, A., GRUBB, W. et al.: A study of the morphology of the normal pancreas using Se^{75} methionine photoscanning. Amer. J. Roentgenol. **96**, 657–663 (1966).

KISSELER, B., SCHMIDT, H.A.E.: Früherkennung von Pankreasaffektionen im Szintigramm. Aktuel. Probl. Chir. **9**, 167–176 (1974).

KREEL, L., SANDIN, B., SILVAIN, G.: Pancreatic Morphology. A combined Radiological and pathologica study. Clin. Radiol. **24**, 154–161 (1973).

KRÖNERT, E., WOLF, F.: Der gegenwärtige Stand der Pankreasszintigraphie. Leber, Magen, Darm **2**, 82–87 (1972).

KUNG, H., GILANI, S., BLAU, M.: Pancreas specifity of Jodo and Brano Aliphatic Amino Acid Analogs. J. nucl. Med. **18**, 609 (1977).

KUPIC, E.A., KASENTER, A.G.: Experimental Pancreatic Scanning: Preliminary Results Using Intra-Arterial ^{75}Se-Selenomethionine and Hormone Stimulation. Radiology **93**, 1376–1379 (1969).

LAHDEVIRTA, J.: Testing of exocrine function of pancreas in diabetes mellitus by use of ^{75}Se-methionine and of secretion. Acta Med. scand. **182**, 345–351 (1967).

LAHDEVIRTA, J., RASANEN, T., HAIKONEN, M.: Isotope scanning of the pancreas as a diagnostic aid in some cases of pancreatic disease. Ann. Med. intern. (Paris) **55**, 115–119 (1966).

LANDMAN, S., POLCYN, R.E., GOTTSCHALK, A.: Pancreas imaging – Is it worth it? Radiology **100**, 631–636 (1971).

LATHROP, K.A., HARPER, P.V., MALKINSON, F.D.: Human total-body retention and excretory routes of ^{75}Se from selenomethionine. In: Fellinger and Höfer (Eds.): Radioaktive Isotope in Klinik und Forschung. Bad Gastein Symposium. Vol. VIII, p. 436. München: Urban & Schwarzenberg 1968.

LATHROP, K.A., JOHNSTON, R.E., BLAU, M., ROTHSCHILD, E.D.: Radioation Dose to Humans From ^{75}Se-Selenomethionine. J. nucl. Med. Suppl. 6, Vol. 13 (1972).

LAUGHLIN, J.S., WEBER, D.A., KENNY, P.J.: Total body scanning. Brit. J. Radiol. **37**, 287–296 (1964).

LEVRAT, M., LAHNECHE, B., PASQUIER, J.: La scintigraphie comparee aux autres methodes d'exploration dans le diagnostic des maladies pancreatiques chronique. Lyon Med. **233**, 1287–1294 (1970).

LEWANDER, R.: ^{75}Se-Methionine Uptake in the Pancreas. An experimental investigation in mice. Acta Radiologica **16**, 618 (1975).

LIEBERMANN, L.M., BEIERWALTES, W.M., BOYD, C.M.: Tissue distribution of ^{125}J-iodopropamide in the hamster with beta cell carcinoma of the pancreas. J. nucl. Med. **13**, 215 (1972).

LIEWENDAHL, K., KVIRT, G.: Evaluation of Pancreatic Scanning. Acta Med. scand. **188**, 75–80 (1970).

MARKOE, A.M., RUSCH, V.R., HEINDEL, N.D., EMRICH, J., LIPPINCOTT, W., BRADY, L.W.: Tissue Distribution of 5-Thio-D-Glucose in Hamsters Bearing Pancreatic Tumor Models. Proc. of 24th Annual Meeting of Soc. Nucl. Med. J. nucl. Med. **18**, 610 (1977).

MARKWARDT, J., NAUBER, G., ROSCHE, G., OCZKO, B.: Ein neues mathematisches Verfahren zur Elimination der Leber aus dem Pankreasszintigramm. In: K.D. SCHWARTZ: Wiss. Tagungen der DDR, X. Nuklearmed. Symposion 1973, S. 6, Isocommerz, DDR-1115 Berlin.

MARKWARDT, J., NAUBER, G., WOLF, E., MARKWARDT, H.: ^{75}Se-Selenmethionin-Aufnahme des Pankreas als Maß für dessen exkretorische Leistungsfähigkeit. In: K.D. SCHWARTZ: Wiss. Tagungen der DDR, XII. Nuklearmed. Symposion 1975, S. 104, Isocommerz, DDR-1115 Berlin. Bouchier, L.A.D.

MCCARTHY, D.M., BROWN, P.: Measurement of duodenal tryptic activity and ^{75}Se-selenomethionine pancreatic scanning compared as tests of pancreatic function. Gut **10**, 913 (1969).

MCCARTHY, D.M., BROWN, P., MELMED, R.N., AGNEW, J.E., BOUCHIER, I.A.D.: ^{75}Se-selenomethionine scanning in the diagnosis of tumours of the pancreas and adjacent viscera. The use of the test and its impact on survival. Gut **13**, 75–87 (1972).

MCCARTHY, D.M., KREEL, L., AGNEW, J.E.: Value of hypotonic duodenography as an adjunct to pancreatic scanning. Gut **10**, 665–673 (1969).

MCCREADY, V.R., COTTRALL, M.F.: Combined pancreas and liver scanning using a double isotope technique. Brit. J. Radiol. **44**, 870–877 (1971).

MEINHOLD, H., SCHWARTZ-PORSCHE, D.: Organverteilung und Ausscheidungsgeschwindigkeit von ^{125}J-Jodphenylalanin mit ^{75}Se-Selenmethionin bei Mäusen und Hunden. In: PABST, H.W., OEFF, K.: Verhdlg. Ges. f. Nuklearmedizin, S. 848–851. Berlin: Medico-Informationsdienste 1975.

MELMED, R.N., AGNEW, J.E., BOUCHIER, I.A.D.: The normal and abnormal pancreatic scan. Quart. J. Med. **37**, 607 (1968a).

MELMED, R.N., AGNEW, J.E., BOUCHIER, I.A.D.: Pancreas scanning. Brit. J. Radiol. **4**, 73 (1968b).

MESCHAU, J., QUINN, R.L., WITCOFSKI, R.L., HOSICK, T.A.: The Utilization of Radioactive Zink and Manganese in an Effect to Visualize the Pancreas. Radiology **73**, 62 (1969).

MIALE, A.: Pancreas scanning: myth or reality? In Hemotapoietic Gastrointestinal Investigations with Radionuclides. (Gilson, A.J., Smoak, W., and Weinstein, M.B., Eds.). Springfield, Ill., Charles C. Thomas (1972).

MICHELE, E., SCHMIDT, H.A.E.: Methodik der Pankreasszintigraphie. In: R. HÖFER: Gasteiner Intern. Symposium 1976. Radioaktive Isotope in Klinik und Forschung, S. 107. Verlag: H. Egermann, A-Wien.

NAGAI, T.: Preliminory studies with Se^{75} methionine for clinical diagnosis of pancreas tumor. Jap. Nucl. Med. **3**, 40 (1964).

OLDENDORF, W.H., KITANO, M.: Selenomethionine reappearance in blood following intravenous injection. J. nucl. Med. **4**, 231 (1963).

OTTO, P.P.HL.: Radioactive selenomethionine. Chem. Abstr. **74**, 126057c (1971).

OVERTON, T.R., HESLIP, P.G., BARROW, P.A., JELINEK, J.: Dual-radioisotope techniques and digital image-subtraction methods in pancreas visualization. J. nucl. Med. **12**, 493 (1971).

PABST, H.W., BUTTERMANN, G., DRESSLER, J., HÖR, G., WIESNER, W.: Pancreatic scanning and diagnosis of exocrine Pancreatic functions with radio-seleno-methionine. In: H. AMIAKER: Efficiency and Limits of Radiology Examination of the Pancreas, p. 235. Stuttgart: Thieme 1975.

PENNER, J.A.: Selenmethionine incorporation into plasma proteins. Clin. Res. **12**, 277 (1964).

PENNER, J.A.: Investigation of erythrocyte turnover with selenium-75-labeled methionine. J. Lab. clin. Med. **67**, 427–438 (1966).

POZZA, F., ROMANI, S., RAOVASINI, R.: Proporte metodologiche in tema di scintigrafia Pancreatica. Quad. Radiol. **32**, 551–570 (1967).

RODRIGUEZ-ANTUNEZ, A.: Pancreatic scanning with selenmethionine-^{75}Se, utilizing morphine to enhance contrast: preliminary report. Cleveland Clin. Quart. **31**, 213 (1964a).

RODRIGUEZ-ANTUNEZ, A.: Use of morphine in pancreating scanning with Se^{75} methionine. J. nucl. Med. **5**, 729 (1964b).

RODRIGUEZ-ANTUNEZ, A.: Pancreatic scanning utilizing ^{75}Seleniummethionine and morphine. J. nucl. Med. **6**, 357 (1965).

RODRIGUEZ-ANTUNEZ, A., ALFIDI, R.J.: Pancreatic Scanning in Clinical pratice and its Comparison with Splachnic Angiography. In: L. DIETHELM: Angiography-Scintigraphy, p. 299. Berlin-Heidelberg-New York: Springer 1972.

RODRIGUEZ-ANTUNEZ, A., ALFIDI, R.J., GILL, W.M.: Pancreas-Scanning. Crit. Rev. Radiol. Sci. **1**, 25 (1970).

RODRIGUEZ-ANTUNEZ, A., ALFIDE, R.J., GILL, W.M.: Pancreas scanning. In Critical Reviews in Radiological Sciences vol. 1, p. 25–45. Cleveland, Ohio: The Chemical Rubber Co. 1970.

RODRIGUEZ-ANTUNEZ, A., EGLESTON, T.A., FILLION, E.J.: Pancreatic scanning. Lahey Clin. Bull. **17**, 24–33 (1968).

ROMANINI, A., TRONCONE, L.: La scintigrafia con Se^{75}-Seleniometionina nelle studio morfo-funzionale del pancreas. Med. Nucl. Radiobiologica Latina **11**, 119–152 (1968).

SAKURAI, A., MURAYAMA, H., SUZUK, S.: Study on pancreas scintigram. Tokyo Ika Daigaku-Zasshi **26**, 757–764 (1968).

SALDINO, R.M., MISHKIN, F.S.: Pancreatic scanning. Its role in the evaluation of pancreatic disease. Arch. Surg. **97**, 558–561 (1968).

SCHNEIDER, C.: Morphologische Pankreasdiagnostik mit Radioisotopen. Dtsch. med. Wschr. **91**, 1122 (1966).

SCHNEIDER, C.: Erfahrungen mit der Pankreas-Szintigraphie – ein Rückblick nach 10 Jahren. In: K.D. SCHWARTZ: Schriftenreihe Wiss. Tagungen der DDR. XII. Nuklearmed. Symposion 1975, S. 110, Isocommerz, DDR-1115 Berlin.

SCHNEIDER, C., MONTZ, R.: Pankreasszintigraphie. Radiologe **15**, 203–209 (1975).

STAAB, E.V., BABB, O.A., KLATTE, E.C., BRILL, A.B.: Pancreatic radionuclide imaging using electronic subtraction technique. Radiology **99**, 633 (1971).

SODEE, D.B.: Radioisotope scanning of the pancreas with selenomethionine (Se^{75}). Radiology **83**, 910–916 (1964).

SODEE, D.B.: ^{131}C- a new isotope for pancreatic scanning in animals. Nucleonies **23**, 56 (1965).

SODEE, D.B.: The clinical correlation of isotope Pancreatography. Amer. J. Gastroenterol. **45**, 454–459 (1966a).

SODEE, D.B.: Pancreatic scanning. Radiology **87**, 641 (1966b).

SODEE, D.B.: Pancreatic scanning. Geriatrics **22**, 133–138 (1967).

SPENCER, R.P.: Simultaneous use of Two Radioisotopes by Scanner Plus Analogue Computer Coupling. J. nucl. Med. **6**, 844–846 (1965).

STEINBERG, S.S.: The value of a Standard Protocol in Evaluating the Morphology, Function and Pathology of the Pancreas. In: Proceedings of the First World Congress of Nuclear Medicine, Tokyo 1974, p. 436.

STEVEN, L.W., ANDREVS, J.T., ARKLES, L.B.: The optimum measurement of selenium-75 for pancreas scanning. Australas. Radiol. **13**, 418–420 (1969).

Tabern, D.L., Kearney, J., Dolbow, A.: The use of intravenous amino acids in the visualization of the pancreas with seleno 75 methionine. J. nucl. Med. **6**, 762 (1965).

Taylor, D.M., Cottrall, M.F.: Evaluation of amino acids labelled with ^{18}F for pancreas scanning. Radiopharmaceuticals and labelled compounds **1**, 433–439 (1973).

Tothill, P., Heading, R.C.: The fate of four ^{75}Se-labeled amino acids, studies of some unsuccessful pancreas scanning agents. J. nucl. Med. **16**, 933–937 (1975).

Troncone, L., DeRossi, G., Cellini, N.: La scintigrafia nelle pancreatiti. II. Fissazione e distribuzione della Selenomethionin-Se^{75}. Policlinico (Med.) **77**, 1–23 (1970).

Tsuchiya, S.: A study on the pancreatic scanning using ^{75}Se-selenomethionine. Nippon Acta Radiol. **28**, 1143–1159 (1968).

Tubis, M., Blahd, W.H., Endow, J.S.: Technetium-99m-labeled compounds for possible pancreatic scanning. J. nucl. Med. **8**, 302 (1967).

Ullberg, S., Blomquist, L.: Selective localization to pancreas of radiodinated phenylalanine analogues. Acta Pharm. Suec. **5**, 45–53 (1968).

Vaalburg, W., Beerling-van der Molen, H.D., Woldring, M.G.: Evaluation of Carbon-11 Labelled Phenylglycine and Phenylalanine for Pancreas scintigraphy. Nucl. Med. **1**, 60–66 (1975).

Varley, P.F., Silois, S.E., Shafer, R.B.: Pancreatic Scanning Using Retrograde Injection of Technetium-99m-labeled Compounds. J. nucl. Med. **18**, 676–679 (1977).

Varma, V.W., Beierwaltes, W.H., Gyorgy, P.: Studies on the localisation of tagged Methionine within the pancreas. Proc. Soc. exp. Biol. (N.Y.) **10**, 219 (1969).

Wellman, H.N., Kerliakes, J.G., Branson, B.M.: Total- and partial-body counting of children for radiopharmaceutical dosimetry data. In: Medical Radionuclides: Radiation Dose and Effects. Cloutier, R.J., Edwards, C.L., Snyder, W.S. (Eds.) Oak Ridge Conf. – 691212, 1970, p. 135–137.

Van de Weyer, K.H.: Röntgen- und Isotopendiagnostik des Pankreas. Therapiewoche **19**, 553–560 (1969).

Wheeler, J.K., Lukens, F.D.W., Gyorgy, P.: Studies on Localisation of tagged methionine within Pancreas. Proc. Soc. exp. Biol. (N.Y.) **70**, 187–189 (1949).

Winkler, C.G.: Potentials and limits of pancreatic scintigraphy. In: H. Annaker: Effelieney and Limits of Radiologic Examination of the pancreas, p. 229. Stuttgart: Thieme 1975.

Winston, M.A., Guth, P., Endow, J.S., Blahd, W.H.: Enhancement of pancreatic concentration of ^{75}Se-Selenomethionine. J. nucl. Med. **15**, 662–666 (1974).

Youngs, G.R., Agnew, J.E., Levin, G.E., Bouchier, I.A.B.: Radioselenium induodenal aspirate as an assessment of pancreatic exocrine function. Brit. med. J. **2**, 252–255 (1971).

Zuidema, G.D., Kirsh, M., Turcotte, J.G., Gaisford, W.D., Powers, W., Kowalczyk, R.S.: Pancreatic uptake of ^{75}Se-selenomethionie. Amer. J. Surg. **158**, 894 (1963).

Zurowski, S., Graban, W.T., Jakubowski, W.: Fully Automatic Computer-Assisted Pancreas Imaging. Europ. J. nucl. Med. **2**, 273 (1977).

XII. Die Milz

Von

K. Anger und U. Feine

Mit 20 Abbildungen und 9 Tabellen

1. Geschichtlicher Überblick

Nuklearmedizinische Funktionsdiagnostik und Darstellungsmethoden der Milz entwickelten sich um 1960 als eigenständige Methodik aus den hämatologischen Funktionsuntersuchungen. Letztere reichen in die allerersten Anfänge der medizinischen Isotopenanwendung zurück, so Untersuchungen mit ^{59}Fe und ^{32}P zur Kinetik von Blutbildung und -abbau von Hahn et al. (1939, 1940), Hevesy (1942) sowie Huff (1950). Eine verläßliche Methode der Markierung von Erythrozyten mit ^{51}Cr zur Bestimmung der Erythrozytenkinetik stellten Gray und Sterling (1950) vor. Im Rahmen dieser Methoden wurde die Milzaktivität extern gemessen, eine Darstellung der Milz oder eigentliche Funktionsdiagnostik der Milz war damit nicht gegeben.

Die Beobachtung von Harris et al. (1957), daß künstlich geschädigte Erythrozyten ebenso wie pathologische Erythrozyten bei hereditären Erythrozytenanomalien rasch in der Milz abgefangen werden, wurde 1960 fast gleichzeitig von Johnson et al. und Winkelmann et al. dazu benutzt, mittels intravenöser Injektion radioaktiv markierter und künstlich geschädigter Erythrozyten die Milz szintigraphisch darzustellen. Die Erythrozyten wurden zunächst mit ^{51}Cr markiert, später durch Wagner et al. (1963) mit ^{197}Hg-BMHP simultan geschädigt und markiert, schließlich durch Fischer et al. (1967) erstmals mit ^{99m}Tc. Gleichzeitig wurde die Kinetik der Elimination geschädigter Erythrozyten von Fischer zu einer umfassenden Funktionsdiagnostik der Milz mit Bestimmung von Milzminutenvolumen, Milzsequestrationsleistung und Milzerythrozytenpool ausgebaut.

Durchblutungsmessung, Funktionsdiagnostik und Darstellung der Milz über die Phagozytose von kolloidalen Radiopharmaka durchs reticuloendotheliale System wurden zusammen mit der Leberszintigraphie entwickelt. Bei der Verwendung von ^{198}Au-Kolloid fanden Stirett et al. (1954) wohl durch die Szintigraphietechnik bedingt nur in pathologischen Fällen eine Darstellung der Milz bei der Leberszintigraphie, worauf auch Zum Winkel et al. (1963) noch hinweisen. Bei der Verwendung von ^{99m}Tc-Schwefel-Kolloid mit größeren Partikeln kommt die Milz immer zur Darstellung, so daß dieses Radiopharmakon seit der ausführlichen Beschreibung der Milzszintigraphie durch Petasnick et al. (1965) wegen der einfachen Präparation und der Kombination mit der Leberszintigraphie die bisherigen Methoden der Milzszintigraphie weitgehend verdrängte.

Während die nuklearmedizinische Funktionsdiagnostik der Milz auf spezielle hämatologisch ausgerichtete Arbeitsgruppen beschränkt blieb, erlebte die Milzszintigraphie rasche Verbreitung, wurde in ihrer Aussagekraft bei hämatologischen Erkrankungen, tumorösen Systemerkrankungen und Traumen klar definiert und in Übersichtsarbeiten von Petasnick et al., Pfisterer et al. und Fischer (1965), später von Kesse-Elias et al. (1971),

McIntyre (1972), Treves und Spencer sowie Fischer et al. (1973) und Feine (1976), sowie in den Lehrbuchbeiträgen von Feine (1969), Johnson und Spencer und Freedman (1975) abgehandelt.

Wesentliche zusätzliche Aussagen sind seit 1966 nicht hinzugekommen, auch wenn man die verbesserte Darstellung mit ^{99m}Tc-markierten Erythrozyten und die Einführung der dynamischen Szintigraphie mit der Gamma-Camera berücksichtigt. Die Milzszintigraphie als morphologische Methode erhält heute Konkurrenz durch verbesserte Ultraschalldiagnostik und Transmissionscomputertomographie, so daß bisher gesichert erscheinende Indikationen und Aussagen heute wieder diskutiert werden.

2. Anatomische und physiologische Grundlagen

2.1. Entwicklung, Anatomie, Histologie

Die Milz legt sich in der 5. Fetalwoche als Verdickung der rückwärtigen Wand des Netzbeutels am Magen an, und ist damit mesodermaler Herkunft. Im 3. Monat hat sie ihre charakteristische Form und topographische Lage erreicht.

Sie ist in der Form sehr variabel, jedoch im allgemeinen kaffeebohnenähnlich geformt, weich, gefäßreich, von blaugrauer oder purpurroter Farbe. Der Vorderrand ist scharf, gelegentlich gekerbt, der Hinterrand gerundet. Sie liegt mit der konvexen Außenfläche dem Zwerchfell an bis zur Zwerchfellkuppe, während die Eingeweidefläche zentral den Milzhilus mit Arterie und Vene enthält und mit formvariablen konkaven Anteilen Lagebeziehungen zu Magen, Niere, Pankreas und li. Colonflexur hat, so daß raumfordernde Prozesse dieser Organe zu Verdrängungserscheinungen führen können. Ihre Längsachse entspricht etwa dem Lauf der 10. Rippe und liegt beim Astheniker mehr vertikal, beim Pykniker mehr quer unter dem Zwerchfell. Entwicklungsgeschichtliche Varianten betreffen Form und Lage, Kerbung des Vorderrands und abnormale Lappung mit allen Übergängen bis zum Vorkommen von in der Regel 1–2, jedoch in Sonderfällen bis zu 20 Nebenmilzen. Das Gewicht der Milz beträgt nach Schulz et al. (1962) bei der Geburt im Mittel 12 g, nach Seltzer et al. (1964) im Wachstum (24 + 7mal Lebensalter) g, beim Erwachsenen nach Rauber-Kopsch 150–200 g. Eine sichere Beziehung zu Körpergröße und Körpergewicht sowie Geschlechtsunterschiede bestehen nach Boyd (1933), Meyer et al. (1963) und McCormick et al. (1965) nicht, jedoch eine deutliche Abnahme der Milzgröße mit dem Alter vom 40. Lebensjahr an, die sich jenseits des 70. Lebensjahrs erheblich verstärkt. Normalwerte für Länge und Fläche werden bei der Milzszintigraphie (Tabelle 5) aufgeführt.

Die Milz wird arteriell versorgt über die A. lienalis, welche zusammen mit der Milzvene in den Hilus eingeht, teilweise auch über Äste der A. gastroepiploica und der A. mesenterica sup. Histologisch besteht die normale Milz nach Stutte (1970) zu 79% aus roter, das Maschenwerk zur Erythrozytensequestration enthaltender, zu 16% aus weißer Pulpa mit Follikeln zur Lymphozytenproduktion, zu 5% aus Trabekeln und Gefäßen. Die feine Gefäßstruktur ist unterschiedlich mit offenen und geschlossenen Kreisläufen. Ein Teil der Arteriolen mündet direkt in die Sinusoide, ein anderer endet blind im Maschenwerk der roten Pulpa, den sogenannten Billrothschen Strängen. Außerdem bestehen reticuloendotheliale Zellen in den Wänden der venösen Sinusoide und als interstitielle Makrophagen in der Pulpa.

Erkrankungen mit Milzvergrößerung gehen in der Regel mit einer Vermehrung der roten Milzpulpa einher. Auch zytologische Befunde ergeben eine Trennung zwischen Material aus roter Pulpa = sinuchordales Zellmaterial und aus weißer Pulpa = lymphoglanduläres Zellmaterial. Die typischen cytologischen Befunde, myeloische Metaplasie, lymphozytäre Plethora und plasmozytäre Reaktion sind jedoch mit grob morphologischen Veränderungen nicht korrelierbar (SÖDERSTRÖM, 1970). So spielt der histologische Aufbau der Milz für die nuklearmedizinische Diagnostik nur eine untergeordnete Rolle.

2.2. Physiologische Grundlagen

Die Funktionen der Milz sind durchweg nicht lebenswichtig, da sie nach Milzexstirpation ohne Ausfallerscheinungen von anderen Organen übernommen werden. Sie sind teilweise mit nuklearmedizinischen Methoden meßbar und machen eine szintigraphische Milzdarstellung möglich.

1. Die Rolle der Milz als Speicher für Erythrozyten und Thrombozyten und als Regulationsorgan für den Pfortaderdruck ist nach KÖBLER und ROGAUSCH (1970) umstritten. Diese Regulation wird nach FISCHER et al. (1972) möglicherweise durch arteriovenöse Shunts in der Milz bewirkt, die durch den höheren O_2-Gehalt des Pfortaderbluts gegenüber dem venösen Blut bewiesen scheinen.

2. Die funktionelle Bedeutung der Milz bei der Sequestration alter, geschädigter oder anderweitig veränderter Zellbestandteile des Bluts ist nach PRIBILLA (1970) ebenfalls umstritten. Nähere Untersuchungen bestehen lediglich zum Erythrozytenabbau. Ein Teil des Bluts gelangt in der roten Milzpulpa in die blind endigenden Billrothschen Stränge, von dort durch ca. 2,5 μ große Öffnungen im Gefäßendothel in die Sinusoide. Der normal elastische und verformbare Erythrozyt kann diese Öffnungen durchwandern. Alternde Erythrozyten verlieren nach HARRIS et al. (1957) ihre Plastizität ebenso wie wärmealterierte, chemisch oder serologisch geschädigte Erythrozyten und bleiben im Maschenwerk hängen. Nach SCHNITZER et al. (1972) scheinen auch die dem RES zugehörigen Gefäßendothelien eine aktive Rolle zu spielen und immunologisch oder durch andere Einschlüsse veränderte Zellen zu erkennen und auszusondern, wie an Malariaerythrozyten elektronenmikroskopisch gezeigt werden konnte. Daneben werden DNS-haltige Einschlüsse der Erythrozyten, evtl. Reste des Kerns, regelrecht mechanisch ausgemolken, denn solche erscheinen nach Splenektomie oder bei funktioneller Asplenie als sogenannte Howell-Jolly-Körperchen in den Erythrozyten des peripheren Bluts. Insgesamt erkennen nach RAPPAPORT (1970) die Makrophagen selbst feinste physikochemische Veränderungen an der Zelloberfläche der Erythrozyten. Je geringer daher die Veränderung, desto größer die Rolle der Milz bei der Sequestration, starke Veränderungen führen zur intravaskulären Hämolyse.

3. Die Lymphknotenfunktion der Milz als „second level lymphoid organ" ist nuklearmedizinischen Methoden nicht zugänglich.

4. Das reticuloendotheliale System ist nach ASCHOFF definiert als mesenchymales Zellsystem, das injizierte Partikel oder Kolloid phagozytieren und speichern kann. Diesem System in der Milz kommt vor der Geburt und der Entwicklung des immunologischen Systems als einzigem Abwehrsystem gegen Bakterien besondere Bedeutung zu. Da der RES-Anteil der Milz etwa 10% beträgt, läßt sie sich über das RES gut mit Radiokolloiden darstellen, dessen Funktion meist mit der Erythrozytensequestration gekoppelt ist. SPENCER und PEARSON (1974) beschreiben auch Fälle, bei denen funktionelle Asplenie mit aufgehobener Erythrozytensequestration mit normaler RES-Funktion der Milz einhergeht.

5. Die Blutbildung in der Milz beginnt im 4. Fetalmonat, erreicht im 5. und 6. Monat ihr Maximum und geht nach der Geburt rasch zurück. Sie ist jedoch zeitlebens latent vorhanden und wird bei Bedarf reaktiviert. Sie kann im Rahmen hämatologischer Untersuchungsmethoden mit ^{59}Fe gemessen werden, ist jedoch für die eigentliche Milzdiagnostik ohne Bedeutung. (R. FISCHER et al., 1970).

3. Radiopharmakologie

Das für eine Milzuntersuchung zu wählende Radiopharmakon hängt vom Zweck der Untersuchung ab. Für die Standard-Milzszintigraphie wählt man ^{99m}Tc-markierte Kolloide wegen der einfachen Handhabung, für dynamische Untersuchungen eher ^{99m}Tc-Pertechnetat wegen der geringeren Strahlenbelastung für Leber und Milz bei den erforderlichen hohen Aktivitäten. Die selektive Milzszintigraphie wird mit wärmealterierten ^{99m}Tc- oder ^{51}Cr-markierten Erythrozyten oder ^{197}Hg-BMHP durchgeführt, die Funktionsuntersuchungen mit dem jeweils speziell geeignetsten Radiopharmakon.

3.1. Radiopharmaka zur Blutpooldarstellung

^{99m}*Tc-Pertechnetat* oder ^{99m}Tc-Albumin in der Dosis von 10 mCi/Patient ist das günstigste Radionuklid für die dynamische Szintigraphie wie für jede Radionuklidangiographie.

^{113m}*In-Chlorid oder − Transferrin* wird mit 3 mCi/Patient injiziert und eignet sich für die statische Darstellung des Milzblutpools. Nach FRENCH et al. (1969) finden sich nach i.v. Injektion 1,6% in der Milz, 90% in der Leber, 2% im Knochenmark.

^{99m}*Tc-markierte Erythrozyten* in Dosis von 3–10 mCi/Patient eignen sich für die dynamische und statische Darstellung des Milzblut- bzw. Milzerythrozytenpools.

3.2. Radiopharmaka zur RES-Darstellung

^{198}*Au-Kolloid*, je nach chemischer Präparation von unterschiedlicher, jedoch dann einheitlicher Größe von 50 bzw. 300 Å ist am genauesten untersucht (HÖFER et al., 1968, HAAS et al., 1968; NELP, 1970; WOLF und HAHN, 1975).

^{99m}*Tc-Schwefel-Kolloid und* ^{113m}*In-Kolloid* sind mit Durchmessern von 0,1–1 μ größer und weniger einheitlich, abhängig von der Präparation (PETASNICK und GOTTSCHALK, 1965; LARSON und NELP, 1966). So kann es zur Ausflockung der kolloidalen Partikel und zur Fixation in den Lungenkapillaren kommen. Die Präparationen sind stabil und werden quantitativ ins RES eingespeichert, LARSON und NELP (1966) fanden innerhalb 48 h nur 3% des injizierten ^{99m}Tc-S-Kolloid im Urin wieder. Mit ^{99m}*Tc-Phytat*, das 1973 von SUBRAMANIAN et al. vorgestellt wurde und erst in vivo durch Chelatbildung mit Calziumionen ausfällt, bestehen für die Milzszintigraphie noch keine Erfahrungen.

Sämtliche genannten Kolloide sind über Dextran, Gelatine oder Albumin stabilisiert und können daher zu allergischen Nebenreaktionen führen. Ihre kinetischen Eigenschaften sind unterschiedlich: HÖFER et al. sowie HAAS et al. (1968) finden eine um so schnellere

Elimination der Partikel aus dem Blut, je größer sie sind und parallel dazu eine Umverteilung, so daß die kleinsten Partikel am stärksten ins Knochenmark, die größten, raschest eliminierten am stärksten in die Milz wandern (Tabelle 1). Die normale Verteilung verschiebt sich erheblich unter pathologischen Bedingungen, wodurch sich auch die Strahlenbelastung zu Lasten des Knochenmarks und der Milz verändern, in extrem pathologischen Fällen nach WOLF und HAHN (1975) auf das 5–10fache steigern kann. Verteilung und Strahlenbelastung sind darüber hinaus altersabhängig (Tabelle 2 nach FREEDMAN, 1975).

Tabelle 1: Pharmakokinetik verschiedener Radiokolloide bei Erwachsenen.

Kolloid	Autor	HWZ im Blut (min)		%Verteilung			Ausscheidung
				Leber	Milz	Mark	
^{198}Au-Kolloid	NELP (1970)	—		90	2	8	—
	WOLF (1975)	2,0		90	5	5	nicht nachweisbar
^{99m}Tc-S-Kolloid	NELP (1970)	—		86	6	8	3% in 48 Std
	WOLF (1975)	70%	1,5	80	10	10	—
		30%	60				
^{113m}In-Kolloid	WAGNER (1969)	—		80	10	10	—
	WOLF (1975)	70%	1,5	80	10	10	—
		30%	60				

Tabelle 2: Strahlenbelastung durch ^{99m}Tc-S-Kolloid in verschiedenem Alter (mrad/mCi) nach Semin. Nucl. Med. 3:55–68 (1973)

Alter	Ganzkörper	Leber	Milz
Geburt	180	2100–2700	4950–1650
1. Lebensjahr	65	1030–1320	1590– 530
5. Lebensjahr	43	630– 815	960– 320
10. Lebensjahr	29	435– 560	600– 200
15. Lebensjahr	19	330– 420	450– 150
Erwachsen	15	240– 310	370– 123

3.3. Markierung und Schädigung von Erythrozyten

Radioaktive Markierung und Schädigung von Erythrozyten sind getrennte Vorgänge, die jedoch bei den meisten Präparationsmethoden kombiniert werden.

Die *Markierung mit* ^{51}Cr wurde 1950 von GRAY und STERLING eingeführt, die biochemischen Vorgänge 1963 von PEARSON et al. näher untersucht. 15 ml Blut mit 3 ml ACD-Lösung werden im Wasserbad mit 150–300 µCi ^{51}Cr-Na-Chromat steril inkubiert. Je nach beabsichtigter Schädigung wählt man die Temperatur von 49–56° C, die Inkubationszeit von 10–60 min. Nach Zugabe von 100 mg Ascorbinsäure zur Reduktion des ungebundenen Chromats und 2–3 Waschvorgängen ist die Erythrozytensuspension mit einer Markierungsausbeute von 99% (FISCHER und WOLF, 1967) injektionsfertig.

Die *Markierung mit* ^{99m}Tc, von FISCHER et al. (1967) erstmals beschrieben und lange methodisch unbefriedigend wegen ihrer Instabilität (BECHER und GEMMEL, 1970), ist seit 1972 routinefähig geworden. BÜLL et al. (1972) finden stabile Markierungsausbeuten von 21,5–99%, wenn unter streng konstanten Bedingungen gearbeitet wird (Stahl-Glas-Spritze, Markierung 1 h bei Zimmertemperatur), ebenso ECKELMAN et al. (1971), ATKINS et al. (1972). Gutkowski und DVORKIN (1974) kommen mit einer Ausbeute von 97% sogar der Chrommarkierung gleich. Seit 1975 stehen kommerzielle Kits zur Verfügung, denen eine Vorpräparation der Erythrozyten mit Zinnchlorid, Glukoheptonat oder EDTA gemeinsam ist. Die Schädigung ist ein getrennter Arbeitsgang.

Andere Markierungsmethoden, z.B. mit ^{103}Ru-Ruthenium-Rot, wie sie von ANGHILERI (1975) beschrieben wird mit einer Ausbeute von 8%, oder mit ^{81}Rb, 1968 von FRIEDMAN et al. beschrieben, haben keine klinische Bedeutung erlangt.

Die *Markierung mit* ^{197}Hg in Form des Brom-1-mercuri-2-hydroxypropans BMHP wurde 1964 von WAGNER et al. eingeführt, die Kinetik der Substanz 1965 von CROLL et al. beschrieben. Markierung und Schädigung sind kombiniert, heparinisiertes Blut wird im Verhältnis 1 mg BMHP/1 ml Blut bei Zimmertemperatur 3 min lang inkubiert.

Die *Schädigung der Erythrozyten* wurde zunächst über eine Änderung der immunologischen Oberflächeneigenschaften erreicht. HUGHES-JONES et al. (1957) sowie JOHNSON et al. (1960) sensibilisierten Rh$_0$ (D) positive Zellen mit Anti Rh$_0$ (D) negativem Antikörper, ZUM WINKEL und KLUGE (1963) versuchten zusätzlich eine Fermentbehandlung der Zelloberfläche und eine Hitzedenaturierung, welche im übrigen von WINKELMANN et al. (1960) eingeführt wurde. Die Denaturierung führt zu einer mechanischen Schädigung, bzw. zur Erhöhung der osmotischen Brüchigkeit ohne Hämolyse. Cytologisch sieht man Poikilozytose, Anisozytose und Pseudopodien an der Zelloberfläche, Verlust der Plastizität

Tabelle 3. Pharmakokinetik von Radionukliden zur selektiven Milzdarstellung

Markierung	Autor	Elimination HWZ	Verteilung	Ausscheidung
^{51}Cr-hitze-denaturierte Erythrozyten	JOHNSON (1961)	<20 min	Milz/Leber 4	—
	WINKELMANN (1960)	—	—	25% Urin HWZ Milz 8 Tage
	FISCHER (1965)	70% 4 min 30% 50 min	—	—
^{99m}Tc-hitze-denaturierte Erythrozyten	BÜLL (1972)	—	Milz/Leber 51% >2,5 43% 1–2,5 6% <1	—
	GUTKOVSKI (1974)	<20 min	% in Milz 60 min 5,1–22	—
	FISCHER (1967)	1,3; 3.7; 210 min	—	—
^{99m}Tc-chemisch alterierte Erythrozyten	ATKINS (1972)	—	% in Milz 2 Std 11–14 3 Std 16–26	4% im Urin nach 3 Std
^{197}Hg-BMHP	CROLL (1965)	20–100 min	1–4 h p.i. in Milz, dann 25% in Leber, 75% in Nieren	0,3–0,5%/d im Urin HWZ biol: 140 d.

und Auswaschung der Glukose-6-Phosphat-Dehydrogenase. Bei einem experimentellen Vergleich von Hitzedenaturierung, chemischen Veränderungen durch BMHP, N-Äthyl-Maleimid oder Parahydroxymercuribenzoat, und Zinnüberschuß bei der Technetiummarkierung stellten HAMILTON et al. (1976) fest, daß die hitzedenaturierten Erythrozyten am schnellsten in der Milz abgelagert werden, die chemischen Methoden jedoch bei einfacherer Präparationstechnik nur wenig schlechter sind. Die *Pharmakokinetik* der einzelnen Substanzen ist vielfach untersucht, die Ergebnisse sind in Tabelle 3 zusammengestellt. Für ^{197}Hg-BMHP gilt die Niere als kritisches Organ. Die von FISCHER und WOLF (1965, 1967, 1970) angegebenen Werte für die Sequestrationsgeschwindigkeit hitzedenaturierter ^{51}Cr-Erythrozyten gehen direkt in die Milzfunktionsdiagnostik ein.

4. Untersuchungstechniken

4.1. Die statische Milzszintigraphie

4.1.1. Durchführung

Die Technik der Milzszintigraphie ist in Tabelle 4 zusammengestellt. Scanner und Gammacamera sind gleichwertig, wenn die Camera das Setzen von Markierungen und eine Größenmessung zuläßt. Für die Größenbestimmung des Organs ist beim Scanner auf exakte Tiefeneinstellung des Kollimatorfokus besonders zu achten. Da die Milz meistens im Rahmen der Leber-Milz-Szintigraphie mit dargestellt wird, kommt es häufig zur Überlagerung des Milzoberpols durch den linken Leberlappen. Nach einem Hinweis von CRANDELL et al. (1972) ist diese am ehesten zu vermeiden, wenn die linkslaterale Sicht, die die Milz neben der dorsalen Sicht am besten zur Darstellung bringt, in linker Seitenlage durchgeführt wird, in der die Leber nach vorne wegfällt (Abb. 1). Gelegentlich sind zur sicheren Abgrenzung Schrägsichten erforderlich, so nach LUTZKER und KÖNIGSBERG (1974) auch eine Aufnahme in dorsaler Sicht mit 30° Schrägstellung des Detektors nach caudal. So lassen sich bei Verdacht auf raumfordernde Prozesse und Trauma falsch positive Befunde am Milzoberpol vermeiden (BÜLL et al., 1973).

Tabelle 4. Technik der statischen Milzszintigraphie.

Radionuklid	^{99m}Tc-S-Kolloid	^{51}Cr-Erythrozyten	^{197}Hg-BMHP	^{99m}Tc-Erythrozyten
Vorbereitung	keine			
Dosis	0,5–2 mCi	200–300 µCi	200 µCi	1 mCi
Szintigramm Zeit p.i.	20 min	1–2 Std	1–2 Std	1 Std
Gerät	Scanner oder Gammacamera			
Sichten	4	Ventral, li. lateral, dorsal		

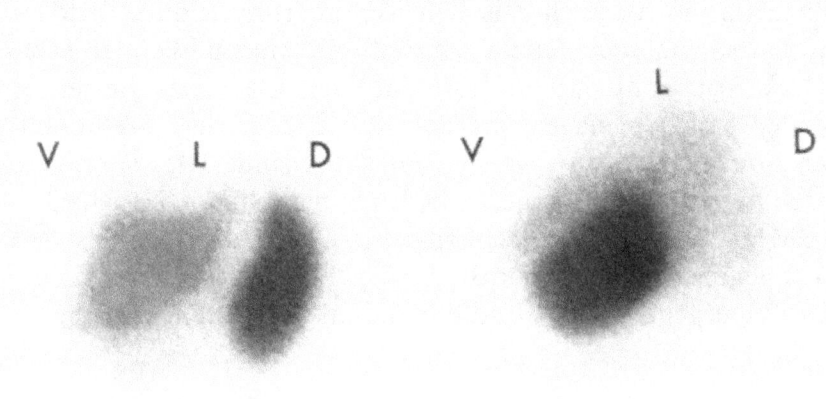

Abb. 1. Leber-Milz-Szintigramm mit 1 mCi ^{99m}Tc-S-Kolloid. Links-laterale Sicht. Linkes Bild: Linke Seitenlage, Untertischdetektor, rechtes Bild: Rechte Seitenlage.

4.1.2. Auswertung

Das statische Milzszintigramm wird visuell nach Lage, Form und Gleichmäßigkeit der Aktivitätsbelegung beurteilt. Als Parameter für die Beurteilung der Milzgröße wurden Länge, Fläche im seitlichen Szintigramm und Volumen vorgeschlagen. Wegen der Schräglage in allen Achsenrichtungen gibt keine der zweidimensionalen Sichten die echte Länge der Milz wieder. Diese errechnet sich aus Höhe a in dorsaler Sicht, Lateralverschiebung b in dorsaler und Ventralverschiebung c des Unterpols in lateraler Sicht nach der Formel $1 = \sqrt{a^2 + b^2 + c^2}$. Da jedoch die Lateral- oder Medialverschiebung meist nicht ins Gewicht fällt, reicht in der Regel der Längsdurchmesser im seitlichen Szintigramm aus. SIGEL et al. (1970) sowie LARSON et al. (1971) verwenden den Längsdurchmesser in dorsaler Sicht und finden zum anatomischen Milzgewicht einen Korrelationskoeffizienten von 0,96.

FISCHER und WOLF (1963) sowie ROLLO et al. (1970) geben die teils aus Länge und Querdurchmesser berechnete, teils planimetrisch ausgemessene *Fläche im seitlichen Szintigramm* an, und zwar, wie PFISTERER et al. (1965), nicht absolut, sondern als Milzflächenindex MFI = Milzfläche im seitlichen Szintigramm/Körperoberfläche.

Das *Volumen* berechnen HAAS et al. 1972 über 2 Halbellipsoide sehr genau, jedoch aufwendig, ROLLO et al. (1970) als Ellipsoid (V = 4/3 π a b c) mit einem Fehler von 12% nach pathologischen Vergleichsmessungen. LARSON et al. (1971) errechnen das Milzgewicht in g auf Grund der Korrelation zur Länge L mit $71 \times L$ (cm)−537, SPENCER (1967) aus der Fläche F (cm^2) mit $0{,}257 \times F^{1,5}$, FISCHER und WOLF (1965) das Milzvolumen in cm^3 mit $0{,}3 \times F^{1,5}$. Die bei uns bewährte Methode der Größenbestimmung (ANGER et al., 1976) ist in Abb. 2 dargestellt.

Nach Meinung vieler Autoren und eigenen Messungen (MOHR, 1949; BERGSTRAND und EKMAN, 1957; WHITLEY et al., 1966; BLENDIS et al., 1969; KREEL und MINDEL, 1969; GELINSKI et al., 1971, 1973, 1976; KEMPE, 1974) reicht für die Milzgrößenbestimmung insbesondere bei Verlaufskontrollen eine Milzweichteilröntgenaufnahme aus. Der Abstand vom unteren Milzpol zur Zwerchfellkuppe korreliert gut mit dem szintigraphischen Längsdurchmesser (Abb. 3).

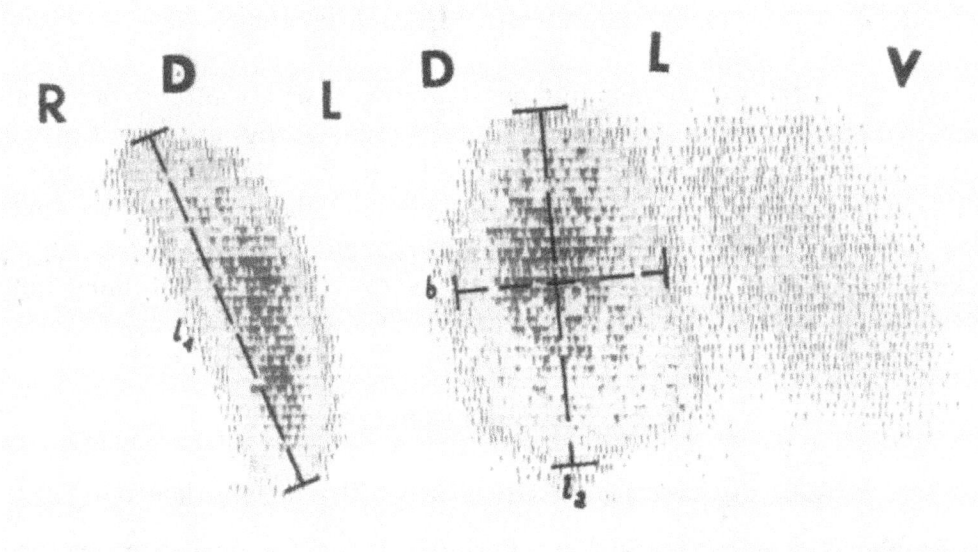

Abb. 2. Leber-Milz-Szintigramm mit 0,5 mCi ^{99m}Tc-S-Kolloid. Links dorsale, rechts links laterale Sicht. $l_1 =$ dorsaler Längsdurchmesser, $l_2 =$ lateraler Längsdurchmesser, $b =$ Querdurchmesser in lateraler Sicht. Daraus werden errechnet: $F = \pi/4 \cdot l_2 \cdot b$ (cm^2) $V = 0,3 \cdot F^{1.5}$ (cm^3).

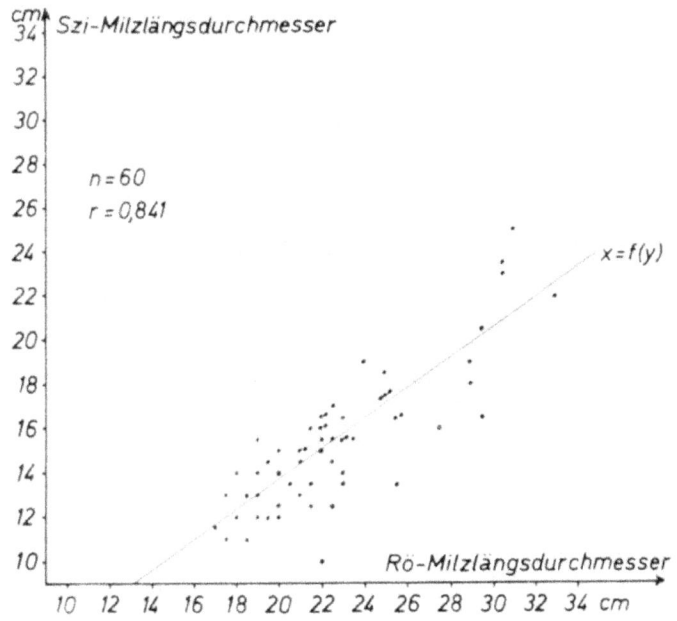

Abb. 3. Korrelation zwischen röntgenologischem Milzlängsdurchmesser (Abszisse) und seitlichem szintigraphischem Längsdurchmesser (Ordinate). $r = 0,84$.

Weitere Methoden der quantitativen Szintigrammauswertung sind seltener, so die quantitative Messung der Gesamtaktivität in der Milz mit Hilfe der quantitativen Szintigraphie mit Doppeldetektorscanner (Prinzip bei MÜLLER-SCHAUENBURG et al., 1973) oder einfacher „Regions of interest"-Technik an der Gammacamera, wie sie von HEGDE et al. (1973) für die Bestimmung des Milzblutvolumens empfohlen wird. SPENCER et al. (1971/1972) erfassen rasche Größenänderungen der Milz, durch Gammacamera-Serienszintigraphie mit „region of interest" am Unterpol. Die gewonnene „Funktionskurve" zeigt durch Anstieg oder Abfall bereits sehr geringe Größenveränderungen an.

4.2. Dynamische Milzszintigraphie

WAXMAN et al. (1973) gewinnen mit der Gammacamera während der Injektion von 6–10 mCi ^{99m}Tc-S-Kolloid im Rahmen der Leber-Milz-Szintigraphie für 1 min eine rasche Folge von Szintigrammen mit 2 sek Expositionszeit. Es zeigt sich eine sehr frühe gute Darstellung der Milz in der arteriellen Phase, die der Leberanfärbung vorausgeht. WAXMAN et al. setzen die Methode zur besseren Abgrenzung der Milz sowie zur Beurteilung der Vaskularisation von Milzdefekten ein. BIERSACK et al. (1977) trennen mit derselben Methode arterielle und portale Durchblutung der Leber.

4.3. Milzfunktionsdiagnostik

4.3.1. Sequestrationsleistung und Milzminutenvolumen

Die normale Milz eliminiert wärmealterierte und ^{51}Cr-markierte Erythrozyten bei einem einzigen Durchgang aus dem Blut und kann 3–5 ml markierte Erythrozyten sicher und rasch entfernen. Auf Grund dieser Eigenschaft entwickelten FISCHER et al. (1965, 1967, 1969, 1971, 1972) eine Methode zur Bestimmung der Milzsequestrationsleistung und des Milzminutenvolumens.

Nach Injektion von 5 ml wärmegeschädigten, mit 200–400 µCi ^{51}Cr-markierten Erythrozyten wird in kurzen Abständen bis 40 min p.i. Blut entnommen und gemessen. Im halblogarithmischen System ergibt sich eine biphasische Eliminationskurve nach Abb. 4.

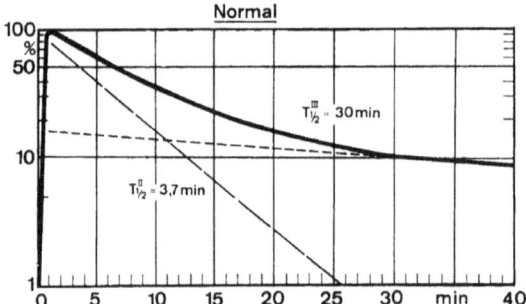

Abb. 4. Elimination von ^{51}Cr-markierten, wärmealterierten Erythrozyten aus dem Blut bei einem Gesunden (nach FISCHER und WOLF).

Der rasche Anteil ist die milzspezifische Sequestration, der Sequestrationsindex, der langsame Anteil die Phagozytose von Erythrozytenfragmenten im RES. Neben der Eliminationshalbwertszeit und dem Sequestrationsindex läßt sich aus der Eliminationskonstante k (z.B. für HWZ = 4 min 0,173 min^{-1}) und dem Blutvolumen V mit Hilfe der Formel MMV = k × V das Milzminutenvolumen MMV und in Kenntnis des Milzgewichts die spezifische Milzdurchblutung (ml/min/g) errechnen und diagnostisch verwerten. LOKEN et al. (1969) verwenden für die Milzfunktionsdiagnostik ^{197}Hg-BMHP-markierte Erythrozyten.

4.3.2. Sequestrationskapazität

Eine relativ zeitaufwendige Methode zur Bestimmung der Größe des Filtrationsraums in der Milz geben GAMM et al. (1971/1972) an. Werden mehrere Testinjektionen von je 4 ml ^{51}Cr-markierten wärmealterierten und 8 ml nur wärmealterierten Erythrozyten nacheinander gegeben, so fällt der Sequestrationsindex von normalerweise 60–75% nach etwa 30 ml Testerythrozyten steil ab und signalisiert die Auffüllung des Filtrationsraums.

4.3.3. Milzerythrozytenpool

Zur Bestimmung des Milzerythrozytenpools werden neben der bereits erwähnten Berechnung von HEGDE et al. (1973) aus dem statischen Szintigramm Methoden von TOGHILL (1964) und CHRISTENSEN (1973) angegeben und von GELINSKY und MÜLLER (1972), von WEBER (1977) mit klinischen Erfahrungen belegt. Bei Bestimmungen des Erythrozytenvolumens mit ^{51}Cr-Erythrozyten zeigt die Blutaktivitäts-Zeit-Kurve bei Patienten mit Splenomegalie einen deutlich biphasigen Verlauf, da das fließende Erythrozytenvolumen mit dem Milzerythrozytenpool nur zögernd vermischt wird. TOGHILL nimmt nach Injektion ^{51}Cr-markierter Erythrozyten bis 90 min p.i. zunächst in Minutenabständen, später in 5 min-Abständen Blut ab. Aus der Aktivitätskonzentration im Plateau wird das gesamte Erythrozytenvolumen, aus der rückextrapolierten Anfangskonzentration das unvermischte Erythrozytenvolumen errechnet. Die Differenz entspricht dem Milzerythrozytenpool, beträgt im Mittel 103 ml und stimmt mit den von HEGDE et al. gemessenen Werten überein. Dieselbe Berechnung ist aus Uptakekurven der Milz möglich.

4.3.4. Reticuloendotheliale Clearance

Die Funktionsprüfung des Milz-RES ist schwierig, da bei der Elimination radioaktiver Kolloide aus dem Blut Leber, Milz und Knochenmark mit wirken. WOLF et al. (1972) errechnen auf Grund theoretischer Annahmen aus Eliminationskurven von ^{198}Au-Kolloid (300 Å) aus dem Blut für die gesunde Milz einen Extraktionskoeffizient von 0,1. DENARDO et al. (1976) beschreiben eine Clearancebestimmung für ^{198}Au-Kolloid über Auswertung eines dynamischen Gammacamera-Szintigramms mit einem 4-Kompartment-Modell. Beide Techniken dürften wegen der Kompliziertheit der verwickelten Systeme für die klinische Milzdiagnostik keine Bedeutung erlangen.

5. Symptomatologie

5.1. Statisches Milzszintigramm

5.1.1. Das normale Milzszintigramm

Die normale Darstellung der Milz wird von der verwendeten Technik — kolloidales Radiopharmakon oder markierte Erythrozyten, Scanner oder Gammacamera — nur wenig beeinflußt. Routineuntersuchung ist das Leber-Milz-Szintigramm mit Kolloiden, ein spezielles Milzszintigramm wird notwendig bei Schwierigkeiten in der Deutung, so bei Überlagerungen von li. Leberlappen und Milz, anatomischer oder funktioneller Asplenie und Situs inversus, also vorwiegend pädiatrischen Fragestellungen. Die Gammacamera stellt die Milz je nach Tiefenlage in allen Sichten in ihrer Ausdehnung relativ gleichmäßig dar, mit dem Scanner ist wegen des Kollimatorschichteffektes in der Regel im ventralen Szintigramm der Unterpol, im dorsalen Szintigramm der Oberpol besser beurteilbar. Ein normales Leber-Milz-Szintigramm in 4 Sichten ist in Abb. 5 dargestellt. Die Milz kommt in ventraler, links seitlicher und dorsaler Sicht kommaförmig, glattrandig und gleichmäßig mit Aktivität belegt zur Darstellung, die Achsenstellung ist je nach Konstitutionstyp unterschiedlich schräg im frontalen und sagittalen Durchmesser. In dorsaler Sicht ist der linke Leberlappen oft weit im linken Oberbauch und von der

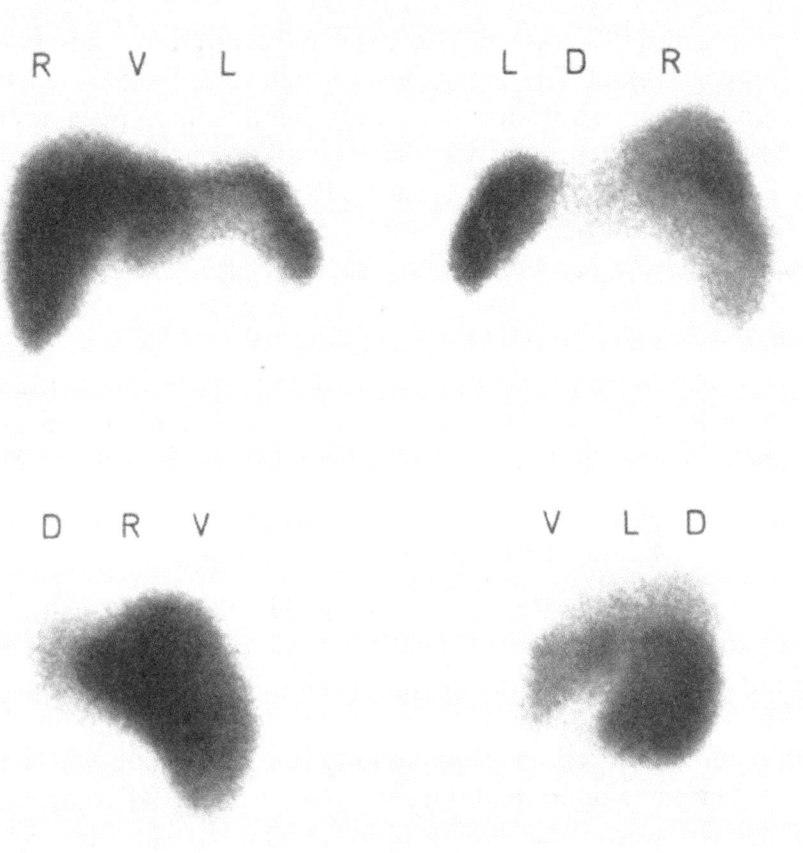

Abb. 5. Leber-Milz-Szintigramm mit 1 mCi ^{99m}Tc-S-Kolloid. Normales Szintigramm in ventraler, dorsaler, rechts und links seitlicher Sicht. Die Buchstaben am oberen Bildrand geben die Seitenbezeichnung (rechter und linker Buchstabe) und die Sicht (mittlerer Buchstabe) wieder.

übrigen Leber abgetrennt (Abb. 6) und darf nicht der Milz zugeordnet werden, da sonst falsche Milzdefekte diagnostiziert werden, wie zuletzt YUN RYO (1975) am Fall eines fehldiagnostizierten Milzinfarkts zeigte. Eine Schrägaufnahme bringt Klärung. Lage und Form der Milz im Szintigramm fanden PARKER et al. (1971) an 9 Patienten bei Untersuchung im Liegen und Stehen sehr variabel, jedoch ohne Spontanveränderungen der Milzgröße. SPENCER et al. (1972) betonen dagegen gerade die Konstanz von Form und Lage der Milz. Die Angaben verschiedener Autoren über die normale Milzgröße sind in Tabelle 5 zusammengestellt. Diese Größen, der fehlende Zusammenhang mit Körpergewicht und Geschlecht, jedoch die deutliche Altersabhängigkeit mit Rückgang vom 40. Lebensjahr ab, stimmen mit anatomischen und pathologischen Arbeiten überein. RAUBER-KOPSCH gibt die Milzgröße mit $10-12 \times 6-8 \times 3-4$ cm an, HAERTEL und BENSCH (1974) an 205 Milzangiogrammen ohne Vergrößerungskorrektur mit $13,07 \pm 1,53 \times 6,92 \pm 1,03$ cm. Bei Kindern hängt die normale Milzlänge L nach SPENCER (1971) mit Alter (Jahre) und Größe (cm) zusammen nach den Formeln:

$$L = 5,7 + 0,31 \times \text{Alter} \quad \text{und} \quad L = 2,3 + 0,005 \times \text{Größe}.$$

Entgegen den Befunden von PARKER et al. (1971) finden CHILES et al. (1973) an 50 Patienten in der Hälfte der Fälle bei Lagewechsel deutliche Veränderungen von Größe und Kontur im Milzszintigramm und schließen, daß szintigraphische Milzgrößenmessungen rohe Schätzungen seien.

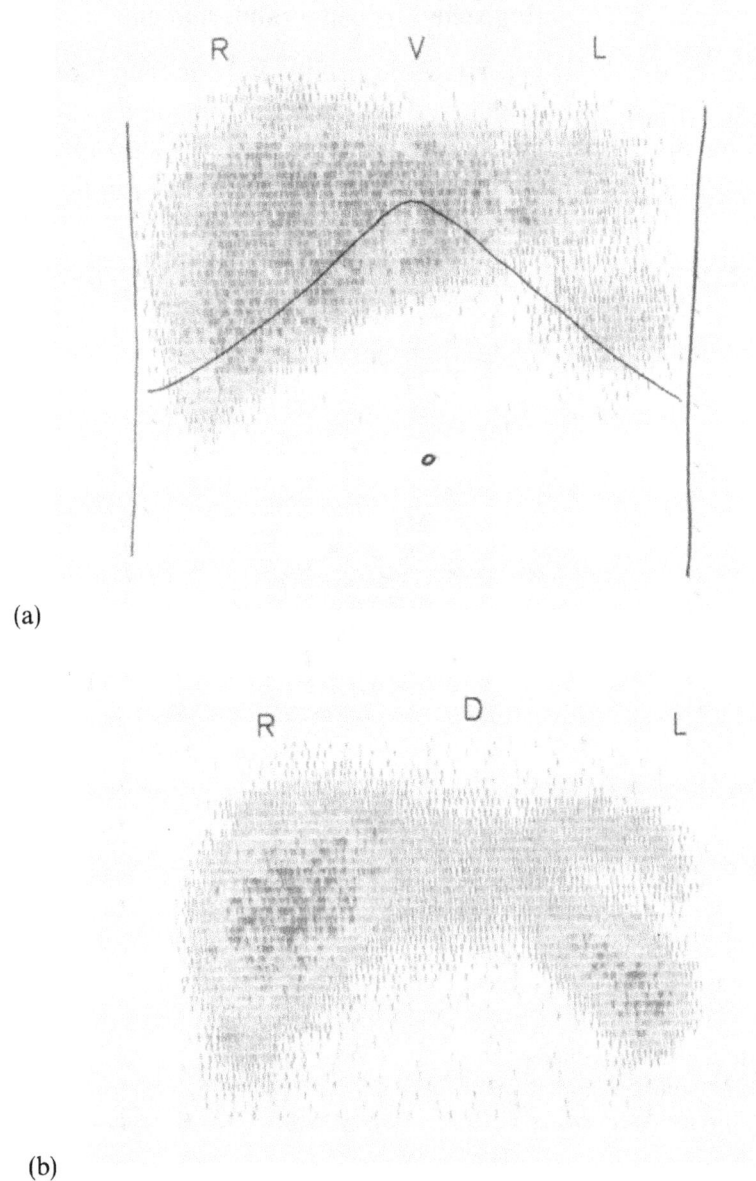

Abb. 6a u. b. 13jähriger Junge mit abdominalem Lymphosarkom. Leber-Milz-Szintigramm mit 150 µCi ^{99m}Tc-S-Kolloid, a ventrale, b dorsale Sicht. Der weit in den linken Oberbauch reichende linke Leberlappen ist im dorsalen Szintigramm durch die Wirbelsäule von der übrigen Leber abgetrennt und täuscht einen Milzdefekt vor.

Tabelle 5. Schrifttum zur Normalgröße der Milz im Szintigramm

Autor	Länge (cm)	Fläche (cm^2)	MFI	Gewicht (g)
Sigel (1970)	6–14			
Larson (1971)	10,0 ± 1,5	52,8 ± 14,6		
Fischer (1973)		30–100	2,5–4,5 × 10^{-3}	< 225
Rollo (1970)		66– 75	3,9–4,1 × 10^{-3}	

Kurzfristige Veränderungen der Milzgröße durch Medikamente werden von Dujoune et al. (1971), von Spencer et al. (1971/1972) beschrieben (s. 6.3.5.). Eine von Almen et al. (1961) behauptete Vergrößerung der Milz durch 1 l Wasser peroral, also Überwässerung, die als „water loading test" zur Diagnose der portalen Hypertention eingesetzt wurde, konnte szintigraphisch von Parker et al. (1972) nicht bestätigt werden.

5.1.2. Pathologische Größenveränderungen

Die *Splenomegalie* ist die häufigste pathologische Veränderung der Milz. Sie wird bei der klinischen Untersuchung oft nicht erfaßt und im Milzszintigramm angenommen, wenn die Länge größer als 13 cm, das Gewicht mehr als 225 g beträgt.

Fischer und Wolf (1969) fanden unter 4078 Patienten bei einem Milzgewicht von 225–300 g nur 4,5% der Milzen tastbar, von 900–1250 g nur 80% (Abb. 7). So ist für die erstmalige Feststellung einer Splenomegalie die Milzszintigraphie die sicherste Untersuchungsmethode.

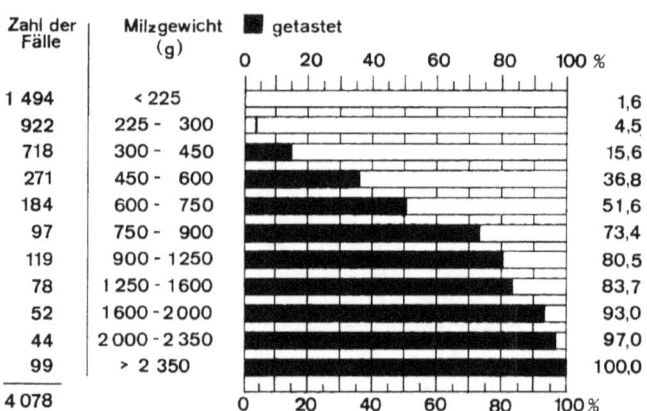

Abb. 7. Gewicht und Tastbarkeit der Milz. Unausgewähltes Krankengut (nach Fischer und Wolf).

Tabelle 6. Ursachen der Splenomegalie (nach Johnson und Spencer, 1975)

Störungen des venösen Abflusses:
  Zirrhose, Rechtsherzversagen, Hepatitis
  Milz-, Pfortader-, Lebervenenverschluß

Neoplastische Erkrankungen:
  Hämangiom und andere gutartige Tumoren
  Leukosen, Myelosen, Lymphome, Polycythämia vera, Metastasen

Andere Blutkrankheiten:
  Hämoglobinopathien, Sphärozytose, Eisenmangelanämien

Infektionen:
  Malaria und andere Parasitosen, Viruserkrankungen
  Brucellose und andere Bakterienerkrankungen, Abszeß
  Sarkoidose und andere Granulomatosen

Rheumatische Erkrankungen
  Primär chronische Polyarthritis, Felty' Syndrom
  Lupus erythematodes disseminatus

Sonstige Erkrankungen:
  Akuter Infarkt, toxische Splenomegalie, Cysten
  Speicherkrankheiten, idiopathische Splenomegalie

Einen Überblick über die Ursachen von Milzvergrößerungen gibt Tabelle 6. Sie sind mäßig ausgeprägt bei Gefäßprozessen, cardialer, hepatischer, infektiöser und rheumatischer Genese sowie bei den meisten Speicherkrankheiten, sehr stark bei Leukosen, der Gaucher'schen Erkrankung und am extremsten bei der Osteomyelosklerose. Die mit den meisten Splenomegalien verbundene szintigraphische Speicherverminderung ist lediglich durch die Verteilung auf ein größeres Volumen, nicht durch eine Verminderung

Tabelle 7. Ursachen für Milzverkleinerungen (nach SPENCER, 1975)

Pränatale Entwicklungsstörungen
    familiäre Hypoplasie, Fanconi-Anämie

Postnatale Entwicklungsstörungen
    Marasmus, z.B. bei Infektionen

Behinderung der Blutzufuhr
    Sichelzellanämie, Thrombozytämie, Infektionen
    mit Thrombose, Zustand nach Infarkten
    Ligatur der Arteria lienalis

Bestrahlung
    Thorotrastmilz, externe Bestrahlung

Medikamente
    Immunologische Ursachen bei Organtransplantationen

Unbekannte Mechanismen
    Magen-Darm-Erkrankungen, Hauterkrankungen
    Coeliakie, Colitis ulcerosa, Dermatitis herpetiformis

---

der Gesamtaktivität bedingt. Die häufigste Ursache in den gemäßigten Zonen ist die portale Hypertension bei Leberzirrhose, in den Tropen die Malaria.

Verkleinerungen der Milz sind wegen der erheblichen Variationsbreite der Milzgröße nach unten schwerer abzugrenzen. Es handelt sich oft um Nebenbefunde ohne klinische Bedeutung, auch Nebenmilzen und ektopische Milzen sind in der Regel klein. Die wichtigsten Ursachen sind nach SPENCER (1975) in Tabelle 7 zusammengefaßt.

5.1.3. Veränderungen von Form und Lage

Form- und Lageveränderungen sind wegen der normalen Variabilität (s. 5.1.1.) nur eingeschränkt diagnostisch zu verwerten. Neben konnatalen Veränderungen der Milz, z.B. bei Heterotaxiesyndrom (FREEDOM et al., 1973), Situs inversus und Nebenmilzen, werden Verdrängungen durch raumfordernde Prozesse im Oberbauch, vorwiegend der Niere, durch Magendilatation (LANDGARTEN und SPENCER, 1972), sowie Abflachungen und Eindellungen durch raumfordernde Prozesse (Go et al., 1975) beobachtet. Eine disseminierte Verteilung von Milzgewebe im Netz findet sich bei der Splenose nach Milzruptur und operativen Eingriffen (JACOBSON und DENARDO, 1971).

5.1.4. Veränderungen der Aktivitätsaufnahme

Fehlende Aktivität in der Milzgegend ist Zeichen der anatomischen Asplenie (Agenesie, Splenektomie) oder funktionellen Asplenie, bei der meist fehlende RES-Funktion und aufgehobene Erythrozytensequestration kombiniert sind bis auf seltenere dissoziierte Funktionsstörungen (SPENCER et al., 1972). Die funktionelle Asplenie kommt idiopathisch vor, kombiniert mit chronisch idiopathischer Leukozytose (PEARSON et al., 1971), ist jedoch meist erworben bei kongenitalen Herzvitien mit Rechts-Links-Shunt und bei der Sichelzellanämie (JOSHPE et al., 1973). Anatomische und funktionelle Asplenie gehen in der Regel einher mit vermehrtem Auftreten von Howell-Jolly-Körpern in den Erythrozyten.

Verminderte Speicherung von ^{99m}Tc-S-Kolloid in der Milz kommt bei verschiedenen Erkrankungen vor, die mit Milzvergrößerung einhergehen, und ist Zeichen der Minderdurchblutung oder der diffusen Verdrängung von RES durch anderes, meist myeloisches oder Tumorgewebe, so bei chronisch myeloischer oder chronisch lymphatischer Leukämie, Hodgkin oder anderen malignen Lymphomen, Amyloidose, Arterienverschluß und gelegentlich bei der Milzvenenthrombose. BEKERMAN und GOTTSCHALK (1971) geben die verminderte Milzdarstellung im Leber-Milz-Szintigramm sogar als allgemeines Symptom für ein Tumorleiden an. Die Speicherung der Milz ist quantitativ nur im Vergleich zur Leber zu beurteilen. Der normale Milz/Leber-Quotient wird von GOODRICH und HEINZ (1975) mit $0,84 \pm 0,26$ angegeben.

Eine *Erhöhung* der Milzspeicherung gegenüber der Leber findet man vorwiegend bei portaler Hypertension, also bei Leberzirrhose und Hypersplenismus—Osteomyelosklerose (WILSON und KEYES, 1974). Der Mechanismus dieser Erhöhung dürfte nach WOLF et al. (1972) in einer Veränderung der Leberdurchblutung liegen, ist jedoch nicht letztlich geklärt.

5.1.5. Fokale Defekte

Jeder Defekt im Milzszintigramm zeigt eine Verdrängung oder ein Fehlen der Milzpulpa oder regional fehlende Funktion an. Szintigraphisch sind externe Ursache (Pankreaszysten, raumfordernde Prozesse der Nachbarschaft) von internen Ursachen nicht zu trennen. Große Defekte sind in der Reihenfolge der Häufigkeit Infarkte, Hämatome oder Rupturen nach Traumen, Tumoren, Abszesse oder entzündliche Granulome, Cysten. Kleine Defekte, meist multilokulär, kommen vor bei Metastasierung in die Milz und Milzbefall bei Systemerkrankungen. Herde müssen eine Größe von 2 cm übersteigen, um im Szintigramm sichtbar zu werden, was den Wert der Szintigraphie für die Metastasensuche und das Staging von Systemerkrankungen einschränkt. Differentialdiagnostische Aussagen sind allenfalls beim Milzinfarkt mit dreieckiger Form und scharfer Abgrenzung möglich, sonst sind Defekte grundsätzlich unspezifisch, die Differentialdiagnose stellt sich auf Grund von Anamnese (Trauma, Schmerz, Grunderkrankung) und klinischem Befund (z.B. Hb-Abfall). WAXMAN et al. (1972) weisen darauf hin, daß avaskuläre Prozesse wie Infarkte oder Cysten in der dynamischen Milzszintigraphie von durchbluteten Prozessen abgrenzbar sind.

5.2. Veränderungen bei Funktionsuntersuchungen

Das *Milzminutenvolumen* beträgt nach FISCHER et al. 1972 im Mittel 490 ml/min und steigt — gemessen an 488 Patienten mit hämatologischen Erkrankungen — absolut mit der Milzgröße bis auf 1125 ml/min an. Das spezifische Milzminutenvolumen $MMV_{spez.}$ fällt dabei mit zunehmender Masse m (g) ab nach der Formel $MMV_{spez.} = a \times m^{-b}$ (ml/min/g), wobei a und b Konstanten sind. Es ergeben sich damit Normalwerte von 6,4 ml/min × g, die bei extremer Splenomegalie bis 0,9 ml/min × g abfallen. Diese Abhängigkeit der Durchblutung vom Milzgewicht verhält sich für alle hämatologischen Erkrankungen ähnlich. Identische Abhängigkeiten zeigt der *Milzerythrozytenpool,* der von TOGHILL et al. (1964) ebenso wie von WEBER (1977) normal mit im Mittel 103 ml (1,5 ml/kg Körpergewicht) entsprechend 5,1% des gesamten Erythrozytenvolumens angegeben wird. Er steigt leicht exponentiell bei Splenomegalien mit der Milzmasse bis auf 44% des gesamten Erythrozytenvolumens an unabhängig von der Grunderkrankung, Werte, die für sich schon zur Erklärung der Anämie bei Splenomegalien, also des Hypersplenismus, ausreichen. Beiden Meßwerten kommt auf Grund ihrer ausschließlichen Abhängigkeit von der Milzgröße keine klinisch-diagnostische Bedeutung zu.

Der *Sequestrationsindex* für wärmealterierte ^{51}Cr-Erythrozyten liegt nach FISCHER (1965), FISCHER und WOLF (1967) normal bei 60–75%, die Sequestrationshalbwertszeit bei etwa 4 min. Er fällt unter Verlängerung der Halbwertszeit ab bei den meisten Erkrankungen mit Splenomegalie, also Leukosen und malignen Lymphomen, steigt unter Verkürzung der Halbwertszeit an bei der Osteomyelosklerose und den übrigen Formen des Hypersplenismus und kann somit zur Differentialdiagnose eingesetzt werden. Die Bestimmung der *Filtrationskapazität,* die normal nach GAMM et al. (1972/1973) bei 30 ml Erythrozyten liegt, läßt bereits früher als der Sequestrationsindex pathologische Veränderungen erkennen. Die spezifische Filtrationskapazität (ml/g Milzmasse) ist vergrößert beim Hypersplenismus, vermindert bei allen übrigen Formen der Splenomegalie. Die *Clearance der Milz für* ^{198}*Au-Kolloid* als Maß für die RES-Funktion der Milz wird von DeNARDO et al. (1976) normal mit $1{,}4 \pm 0{,}8$ ml/min/100 ml Plasma angegeben und von der Leber-Clearance mit $16{,}0 \pm 3{,}5$ ml/min/100 ml Plasma um mehr als das 10fache übertroffen. Diagnostisch verwertbare Veränderungen dieser Clearance sind nicht beschrieben.

6. Klinik

6.1. Isolierte Milzerkrankungen

6.1.1. Fehlbildungen, Varianten

Accessorische Milzen — Polysplenie — sind die häufigste Variante, bleiben klinisch meist stumm und werden bei der Autopsie als Zufallsbefunde entdeckt. HALPERT und ALDEN (1964) beschreiben unter 2700 Autopsien 291mal entsprechend 10,8% Nebenmilzen, davon in 15% 2–5 Milzen, die in 37% der Fälle größer als 1 cm waren. CAHALANE und KIESSELBACH 1970 finden bei 945 Kindersektionen 10–11% Nebenmilzen, in 53% mit zusätzlichen Mißbildungen kombiniert, HAERTEL et al. (1974) bei 105 abdominalen Angiographien 5% accessorische Milzen. Sie liegen bevorzugt im Milzhilus, in allen übrigen Aufhängebändern der Milz, im Mesocolon transversum, im großen Netz und im Pankreasschwanz. In vivo werden sie erst nach Splenektomie diagnostiziert und gewinnen klinische Bedeutung, wenn sie sich einige Monate nach Splenektomie vergrößern, die Howell-Jolly-Körperchen aus den Erythrozyten wieder verschwinden, die hämatologische Erkrankung, die zur Splenektomie geführt hat, rezidiviert oder Komplikationen durch mechanische Störungen, Entzündungen oder Neoplasien eintreten. Erst nach Splenektomie lassen sich Nebenmilzen in der Regel szintigraphisch darstellen (Abb. 8). FISCHER und WOLF (1963) finden bei 67 Splenektomierten szintigraphisch 5 Nebenmilzen. Differentialdiagnostisch abzutrennen ist das Bild der Splenosis (s. 6.1.3.).

Der *Situs inversus abdominalis* ist bei Kindern szintigraphisch schwierig zu diagnostizieren, da der li. Leberlappen meist groß ist und Leber und Milz, weitgehend symmetrisch im ventralen Szintigramm, sich in den seitlichen Szintigrammen kaum unterscheiden. So wird meist ein spezielles Milzszintigramm erforderlich. SHAH et al. weisen 1964 auf die häufigen Beziehungen zwischen Situs inversus abdominalis, kardialen Mißbildungen und deren prognostische Bedeutung hin. Eine Sonderform ist das Kartagener-Syndrom mit zusätzlichen Sinusitiden und Bronchitiden. Die Kombination von Herzfehlern und

(a) (b)

Abb. 8a u. b. Szintigraphische Darstellung einer Nebenmilz nach Milzexstirpation vor 3 Jahren. Die Nebenmilz befindet sich an der normalen Stelle der Milz. Szintigramm mit 1 mCi ^{99m}Tc-S-Kolloid in dorsaler (a) und links lateraler Sicht (b).

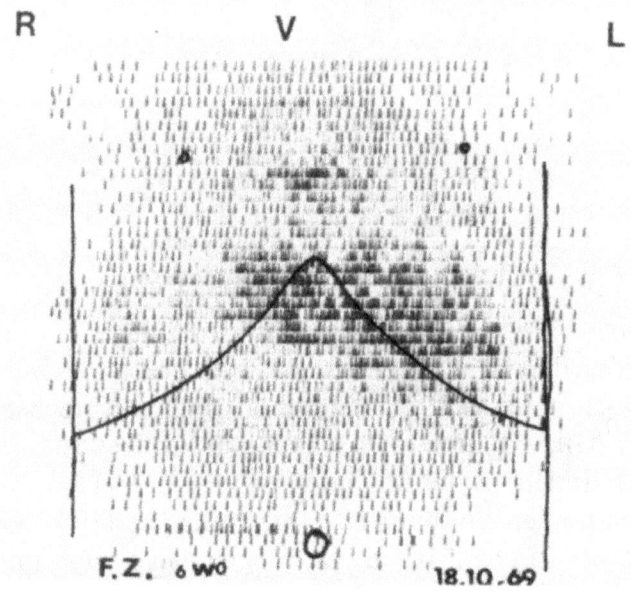

Abb. 9. Situs inversus abdominalis bei Milzagenesie. Szintigramm mit 10 µCi ^{197}Hg-BMHP bei sechs Wochen altem Säugling. Leberdarstellung auf der linken Seite und Darstellung des Herzraums bei verzögerter Sequestration der geschädigten Erythrozyten. Keine Milzdarstellung.

visceraler Organverlagerung fällt allgemein unter den Begriff des Heterotaxiesyndroms, von dem zuletzt FREEDOM und TREVES (1973) 9 Fälle zusammengestellt haben. Sie verbanden die Leber-Milz-Szintigraphie mit einer Radionuklidphlebographie und fanden multiple Varianten der Vena cava, 3mal Polysplenie, 3mal Asplenie, eine zentrale Milz und eine Rechtsverlagerung der Milz (s. auch Abb. 9).

Die *Wandermilz* ist durch lockere Aufhängung am verlängerten Stiel und Caudalverlagerung gekennzeichnet. Wichtigste Komplikation ist die Torsion des Stiels mit Milzinfarzierung, an die bei schmerzhaften Oberbauchtumoren immer gedacht werden muß. Über das erstmals 1933 von ABELL beschriebene Krankheitsbild, das überwiegend bei Frauen zwischen dem 20. und 40. Lebensjahr vorkommt, geben CROSSETT et al. (1969) einen Überblick. Szintigraphisch beschreiben ROSENTHALL et al. (1974) einen Fall, der 6 Tage nach einem Unfall keinerlei Milzdarstellung aufwies. Angiographisch fand sich eine Stenose der A. lienalis, fehlende Milzvenendarstellung, bei Splenektomie die Torsion der Arterie, ein Infarkt am unteren Milzpol und eine Thrombose der Milzvene. Der Extremfall der Milzverlagerung ist der Lien caudatus mit Verlagerung ins Scrotum. Im Schrifttum sind bis zur Übersichtsarbeit von GUARIN et al. (1975) 65 Fälle beschrieben, in 25% autoptische Zufallsbefunde, in 20% mit Knochenmißbildungen kombiniert. Das Krankheitsbild führt oft zu erheblicher Hodenschwellung und wird als Hodentumor fehldiagnostiziert, das Leber-Milz-Szintigramm führt zur Diagnose (MENDEZ und MORROW, 1969).

Anatomische und funktionelle Hypo- und Asplenien sind ebenfalls häufig mit kongenitalen Cardioangiopathien kombiniert. Die kongenitalen Formen der Milzagenesie wurden 1955 von IVEMARK klassifiziert und sind von Geburt an durch Howell-Jolly-Körper in den Erythrozyten gekennzeichnet, eine kongenitale Form der Hyposplenie beschreiben KEVY et al. (1968) an 3 Geschwistern mit normalfunktionierenden, jedoch sehr kleinen Milzen und kongenitaler Bakteriämie. Die meisten Hypo- und Asplenien sind funktionell und erworben bei Anämien, cyanotischen Herzvitien, chronischem Blutentzug oder Behinderung der Blutzufuhr in die Milz. Szintigraphisch darf eine Asplenie nur angenommen werden, wenn sich auch mit markierten Erythrozyten kein Milzgewebe darstellt (Abb. 9).

Eine *kongenitale Splenomegalie* mit Hypersplenismus wird von RAO et al. (1974) beschrieben. Splenomegalien treten sekundär bei Speicherkrankheiten auf (s. 6.3.4.). Bei der cystischen Fibrose sind keine Veränderungen im Leber-Milz-Szintigramm beschrieben (FEIGELSON et al., 1972). Außerdem sind die seltenen kongenitalen Milzzysten zu den Fehlbildungen zu zählen (s. 6.1.4.).

6.1.2. Durchblutungsstörungen

Als gut durchblutetes Organ mit großem Erythrozytenpool ist die Milz gegen arterielle Embolie und venöse Thrombose besonders anfällig. Da sie arteriell mehrfach versorgt ist, führt ein *Verschluß der A. lienalis* nicht zur Infarzierung, sondern lediglich zur Minderung des Blutangebots und damit zur Verkleinerung des Organs bei erhaltener Speicherung für Radiokolloide, wie von NULAND et al. (1970) sowie von SPENCER und PEARSON (1977) an Fällen belegt wird, bei denen eine technisch nicht durchführbare Splenektomie durch eine Ligatur der A. lienalis ersetzt wurde. Eine kleine normal speichernde Milz schließt damit eine Milzarterienembolie nicht aus. Verkalkungen, Aneurysmen und arteriovenöse Fisteln der A. lienalis wurden bisher szintigraphisch nicht dokumentiert.

Verschlüsse kleinerer Milzarterien sind dagegen häufig und führen zu umschriebenen *Infarkten*. Ursachen sind arterielle Embolien bei bakterieller Endocarditis, Myokardinfarkt, und Vorhofthrombosen, Sichelzellanämie, Polycythämia vera und Pankreaskopfkarzinom. Das szintigraphische Bild wurde mehrfach kasuistisch beschrieben, so von ALARCON-SEGOVIA et al. (1970), NELP und KUHN (1966), multiple Infarkte bei Amyloidose von KIM und MATTAR (1976). Das Milzszintigramm zeigt einen oder mehrere scharf abgegrenzte, dreieckige, randständige, dem Hilus abgewandte Defekte (Abb. 10), die sich bei Verlaufskontrollen zurückbilden. VAGENAKIS et al. (1972) fanden Rückbildung nach 5 Monaten, SPENCER (1974) bereits nach 17 Tagen unter Milzverkleinerung. Ein unauffälliges Szintigramm schließt kleinere Infarkte nicht aus, umgekehrt sind Defekte nur zusammen mit Anamnese, Klinik und Grunderkrankung zu deuten. Eine isolierte *Milzvenenthrombose* ist äußerst selten, nach SUTTON et al. (1970) sind bis 1968 im Schrifttum nur 53 Fälle beschrieben. Meist ist sie, wie auch in 4 von 5 Fällen von BIERSACK et al. (1975) mit einer Pfortaderthrombose kombiniert, einem häufigen Krankheitsbild, das sich klinisch durch Splenomegalie und in 60% durch gastrointestinale Blutungen auszeichnet und in der Spätphase zur Fibroadenose führt. Ursache ist nach YALE und CRUMMY

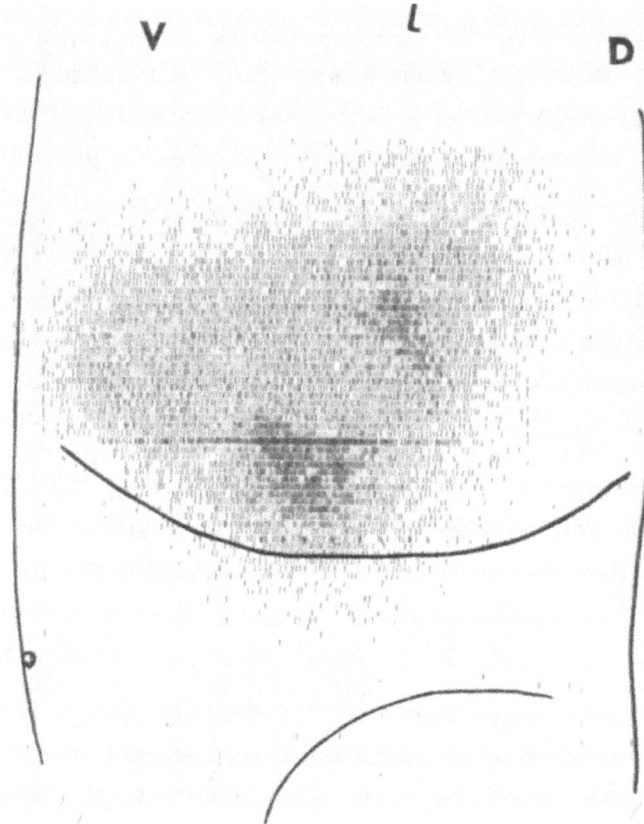

Abb. 10. Milzinfarkt bei 65jährigem Mann mit Herzinfarkt. Leber-Milz-Szintigramm mit 0,5 mCi ^{99m}Tc-S-Kolloid. Links seitliches Szintigramm mit bandförmigem Defekt im Milzparenchym. Der linke Leberlappen kommt teilweise ventral zur Darstellung.

(1971) häufig eine Pankreatitis, Therapie der Wahl die Splenektomie zur Entlastung des portalen Kreislaufs. Das szintigraphische Bild ist variabel, die Milz vergrößert, die Aktivitätsbelegung eher vermindert und aufgelockert. Die fehlende Mehrspeicherung der Radiokolloide wird mit einer reflektorischen Drosselung der arteriellen Blutzufuhr erklärt. Im Schrifttum werden die Szintigramme ganz unterschiedlich beschrieben von fehlender Milzdarstellung (FEINE und ZUM WINKEL, 1969) über verminderte Darstellung (SPENCER und PEARSON, 1977) bis zu ganz normaler Darstellung (BIERSACK et al., 1975). Noch bunter wird das Bild beim *Budd-Chiari-Syndrom*, wenn die Pfortaderthrombose mit einer zentralen Lebervenenthrombose kombiniert ist. Im Vordergrund steht die Leberschädigung mit Zugrundegehen von Lebergewebe. CHAUDURI et al. (1972) beschreiben ebenso wie TAVILL et al. (1975) und MEINDOK und LANGER (1976) ein Szintigramm ähnlich der Leberzirrhose mit Betonung der zentralen Leberanteile und Splenomegalie, ein eigener Fall (Abb. 11) zeigt ausschließliche Durchblutung und Anfärbung des linken Leberlappens bei normal speichernder Milz. Einen kombinierten arteriellen und totalen venösen Verschluß mit großer nekrotischer Milz und Clostridienabszeß und szintigraphisch fehlender Milzdarstellung beschreiben ROSENBLUM et al. (1974). Differentialdiagnostische Aussagen mit Hilfe der Milzszintigraphie sind daher bei Durchblutungsstörungen der Milz sehr schwierig.

6.1.3. Traumen — Abszesse

Verletzungen der Milz bei Verkehrsunfällen nehmen trotz der geschützten Lage des Organs im unteren Thorax zu. TERRY et al. (1956) berichten über 102 Patienten, SHIRKEY

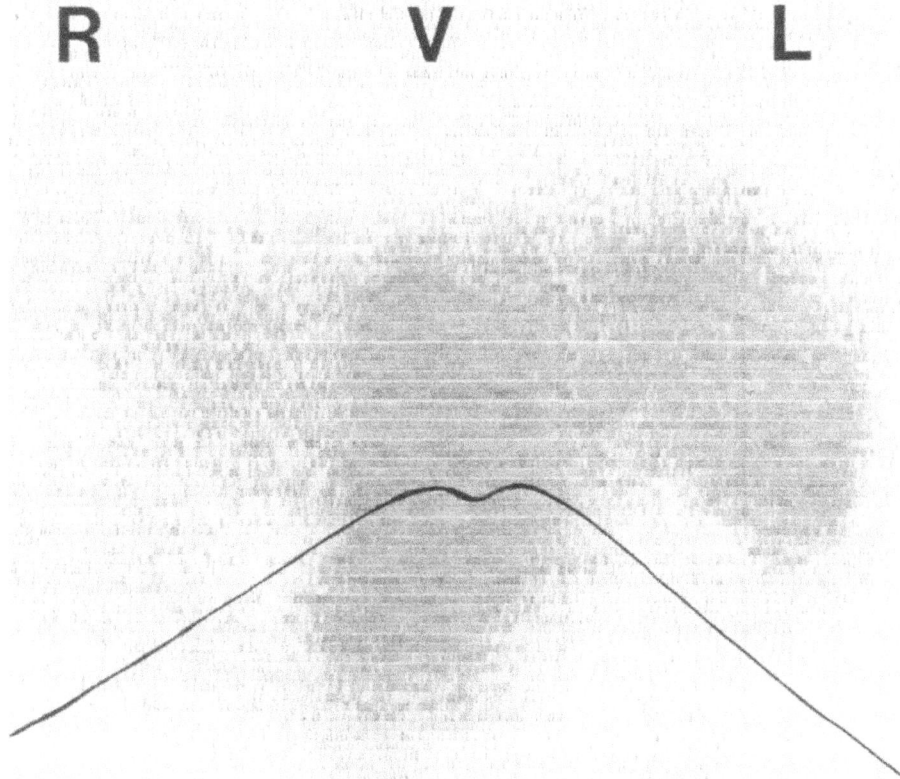

Abb. 11. 40jähriger Mann. Budd-Chiari-Syndrom mit plötzlich aufgetretenem massivem Aszites. Leber-Milz-Szintigramm mit 1 mCi ^{99m}Tc-S-Kolloid, ventrale Sicht. Die Milz ist mäßig vergrößert und speichert etwas verstärkt, die Leber speichert vorwiegend im linken Lappen, im rechten nur angedeutet und ist durch den Aszites von der lateralen Bauch- und Thoraxwand abgedrängt.

et al. (1964) über 189 Fälle, davon 66% penetrierend durch Stich- oder Schußverletzungen, 34% stumpf, ein Verhältnis, das sich erheblich zu Gunsten der stumpfen Verletzungen verschoben hat. 81% der Rupturen sollen direkt, 19% zweizeitig sein, die Zeit zwischen Trauma und Ruptur betrug bei TERRY et al. (1956) wenige Stunden bis 3 Monate. Subkapsuläre Milzhämatome sind besonders häufig bei Kindern (FEINE, 1976; SIERIG, 1976), mit besonders typischen Unfällen: Sturz vom Fahrrad oder Dreirad mit Lenkstangenprellung. LEAPE und BORDY (1971) beschreiben Milzrupturen bei Neugeborenen, wobei in 6 von 19 Fällen eine Zangengeburt oder sonst erschwerter Geburtsvorgang vorausging. Spontane Milzrupturen kommen nach SPENCER und PEARSON (1977) ebenfalls vor bei Infektiöser Mononukleose, Virushepatitis, Pankreatitis, Typhus, Malaria, Sarkoidose, Aktinomykose, M. Gaucher, Leukosen, fötaler Erythroblastose, Hämangiom und starken Anstrengungen. AYALA et al. (1974) sprechen dagegen von okkulter Milzruptur, bei der immer kleine Traumen vorausgingen, und fügen 22 Fällen aus der Literatur 4 eigene Patienten hinzu.

Bei der direkten Milzruptur weisen adäquates Trauma, Schmerzen im li. Oberbauch, in die Schulter ausstrahlend, und rascher Abfall des Hämatokrit auf die Diagnose hin. Das Milzszintigramm zeigt große, unscharf abgegrenzte Defekte oder sogar Milzdurchtrennungen, ist jedoch zur Diagnose nicht notwendig und verzögert allenfalls die sofort angezeigte Laparotomie. Bei Verdacht auf subkapsuläres Hämatom ist das Trauma oft gering, der klinische Befund nicht typisch, weder ein Abfall von Hämatokrit und Hb noch zunächst die von PRAGER et al. (1971) beschriebene Ahaptoglobulinämie zu beobachten. Auf der Milzweichstrahlaufnahme zeigt sich gelegentlich eine nichts beweisende

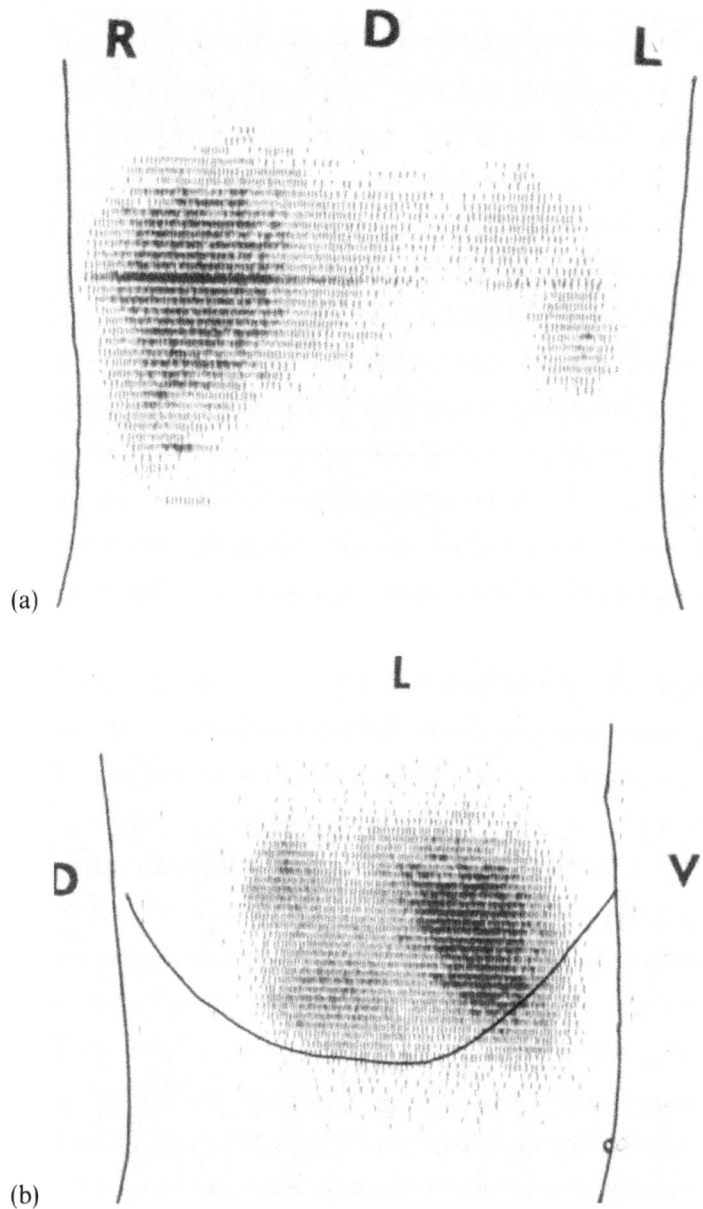

Abb. 12a u. b. Milzhämatom nach stumpfem Oberbauchtrauma bei 4jährigem Mädchen. Leber-Milz-Szintigramm in dorsaler Sicht (Untertischdetektor) (a) und links seitlicher Sicht (b). Deutlicher Parenchymdefekt im mittleren Milzanteil.

Milzvergrößerung, die Angiographie ist eine invasive Methode, die Ultrasonographie läßt intralienale Hämatome kaum abgrenzen. Die Computertomographie ist nicht allgemein verfügbar. Hier ist die Leber-Milz-Szintigraphie von zentraler Bedeutung, wie auch die Zahl der Publikationen zeigt, so nach der ersten Beschreibung durch WENER und BOYLE (1967), Arbeiten von O'MARA et al. (1970), PRAGER et al. (1971), 19 Fälle von EVANS et al. (1972), BURGHARD et al. (1973), 22 Patienten von WITEK et al. (1974), 32 Patienten von NEBESAR et al. (1974) und 16 Patienten von LUTZKER et al. (1974). Das Szintigramm zeigt große oder diskrete, meist scharf abgegrenzte Defektbildungen (Abb. 12), daneben auch lediglich Milzvergrößerung mit inhomogener Aktivitätsbelegung. Falsch positive Befunde entstehen durch Leber- oder Rippenüberlagerung sowie durch Defekte anderer Ursache und sind durch Schrägaufnahmen sowie unter Einbeziehung von Anamnese und klinischem Befund zu vermeiden, falsch negative Befunde sind ungefährlich, da Hämatome unter 2 cm Durchmesser kaum rupturieren. WITEK et al. konnten

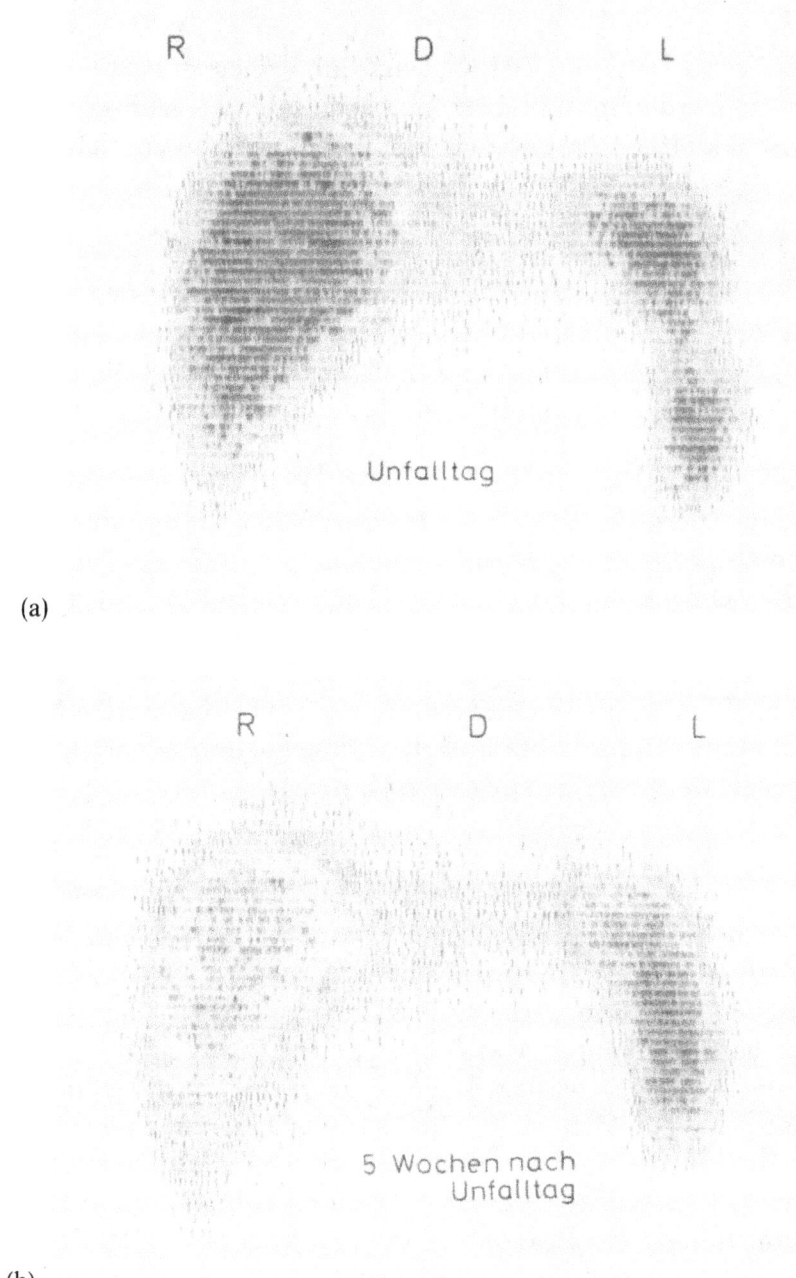

Abb. 13a u. b. Milzhämatom nach Sturz auf die Bordsteinkante bei 10jährigem Jungen. a) Leber-Milz-Szintigramm mit 0,5 mCi ^{99m}Tc-S-Kolloid, dorsale Sicht, am Unfalltag. Dreieckiger, zentral lateraler Defekt in der Milz. b) 5 Wochen nach Unfall bei konservativer Behandlung hat sich der Defekt zurückgebildet.

unter 21 Patienten 2 Std–2 Tage nach stumpfem Bauchtrauma 8 positive Szintigramme operativ bestätigen, NEBESAR et al. (1974) erhoben ebenfalls bei 32 Patienten keinen falsch positiven, jedoch 1 falsch negativen Befund. Sie weisen darauf hin, daß fragliche Szintigrammbefunde in jedem Fall angiographisch geklärt werden können. In einer nuklearmedizinischen Abteilung sollte die Leber-Milz-Szintigraphie mit dieser Indikation als Notfalluntersuchung auch nachts und an Feiertagen zur Verfügung stehen. Während SPENCER und PEARSON (1977) betonen, daß jede Milzverletzung operativ anzugehen sei, zeigen eigene Erfahrungen (Abb. 13), daß kleinere subkapsuläre Hämatome spontan abheilen. Die szintigraphische Feststellung kleinerer Defekte führt daher nur zur stationären Beobachtung und Kontrollszintigraphie nach 3–4 Tagen. Auf die Bedeutung von Kontrollszintigraphien weisen EVANS et al. (1972) ebenfalls hin.

Weitere Gesichtspunkte zum Trauma seien kurz erwähnt: FINK demonstriert 1972 eine rupturierte Nebenmilz im Szintigramm. JACOBSON et al. (1971) sowie WIDMAN et al. (1971) weisen auf die Splenose als Traumafolge hin, einen Austritt von Milzpulpa in den Bauchraum mit Absiedelung multipler Transplantate, die szintigraphisch darstellbar sind. ROSENTHALL et al. (1974) beschreiben die Torsion des Milzstiels mit Infarzierung nach einem Sturz. Als Komplikation des Milzhämatoms kommt die sekundäre Infizierung und Einschmelzung als Milzabszeß vor.

Der *Milzabszeß* ist selten mit einer Inzidenz von 0,4% der Fälle in einem großen Autopsiematerial (REID und LANG, 1954) und oft mit Leberabszessen kombiniert. Ursachen sind nach PICKLEMAN et al. (1970) hämatogene Streuung eines Fokus, generalisierte Sepsis, direkte Streuung von intraabdominellen Prozessen und Einschmelzung von Infarkten und Hämatomen. Der klinische Befund weist bei Sepsis und Antibiotikatherapie im allgemeinen nicht auf einen Milzabszeß hin, so wurden nach GADACZ et al. (1974) von 30 Milzabszessen innerhalb 10 Jahren bei 23 Patienten mit multiplen Abszessen nur 7 in vivo diagnostiziert, nur 3 überlebten. Eine Beschreibung des szintigraphischen Bildes geben neben GADACZ et al. (1974) LE PAGE et al. (1972). Große solitäre Abszesse sind einfach zu erfassende scharf abgegrenzte Defekte. Multiple Milzabszesse bei septischen Bildern sind dagegen unscharf abgegrenzt und klein bei an sich bestehender Milzvergrößerung und Aktivitätsauflockerung, die Diagnose daher schwierig. Eine positive Abszeßdarstellung ist mit ^{67}Ga-Zitrat und neuerdings mit ^{89m}Tc-markierten Leukozyten möglich (HAGEMANN et al., 1977), beide Methoden bieten jedoch wegen der normalen Speicherung der Radiopharmaka in der Milz Schwierigkeiten.

6.1.4. Zysten und benigne Tumoren

Die relativ seltenen Milzzysten werden nach FOWLER (1940) eingeteilt in primäre oder wahre Zysten mit Endothelbelag, sekundäre oder falsche Zysten ohne zelluläre Begrenzung und parasitäre Zysten. Die erweiterte Einteilung in Tabelle 8 wird etwas vereinfacht auch von neueren Übersichten durch MARTIN (1958) und DAVIS et al. (1971) übernommen. Der Milzbefall beim Echinococcus liegt sicher unter 10%, macht jedoch $^2/_3$ aller zystischen Milzprozesse aus. Von den nicht parasitären primären Zysten ist die häufigste das Hämangiom, 10% Epidermoidzysten, die seltenste die Dermoidzyste. Im Milzszintigramm sind zystische Prozesse glatt begrenzte Defekte (Abb. 14), die zu einer Zweiteilung der Milz führen können, der von PEARSON et al. (1970) bei einer Pseudozyste beschriebenen „binary spleen". Weitere szintigraphische Darstellungen von Milzzysten geben HELD

Tabelle 8. Einteilung von Milzzysten nach FOWLER

I. Primäre oder wahre Zysten mit Endothelbelag
   1. Kongenitale Zysten
   2. Traumatisch bedingte Zysten
   3. Entzündlich bedingte Zysten
   4. Zysten bei Neubildungen
      a) Epidermoidzysten
      b) Dermoidzysten (ohne Epithel)
      c) Lymphangiome
      d) kavernöse und kapilläre Hämangiome

II. Sekundäre Zysten ohne zelluläre Begrenzung
   1. Traumatische Zysten (Blutzysten, seröse Z.)
   2. Degenerative Zysten (Verflüssigung)
   3. Entzündlich bedingte Zysten (Nekrosen, Tbc)

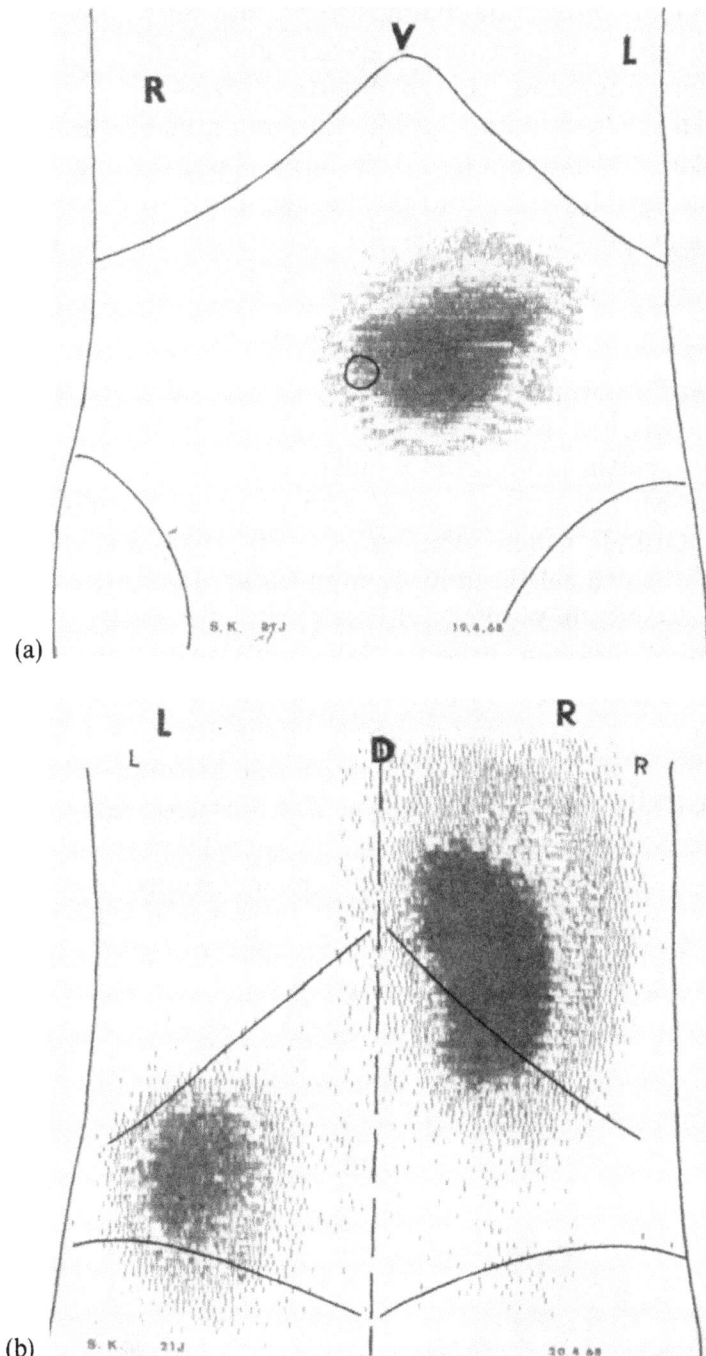

Abb. 14a u. b. Dystope Milz mit Verlagerung in den Mittelbauch bei 18jähriger Frau mit großer Milzzyste am Operpol. a) Milzszintigramm mit 200 µCi ^{197}Hg-BMHP. b) Szintigramm nach 24 Std mit Nierendarstellung durch das jetzt aus der Milz abgewanderte ^{197}Hg. Tiefstand der linken Niere durch die große, operativ bestätigte Milzzyste.

et al. (1972), BÜLL et al. (1973) und GARFUNKEL (1976), letzterer mit einer guten Übersicht über Schrifttum, Vorkommen und klinische Gesichtspunkte bei Epidermoidzysten. WARSHAW et al. (1972) beschreiben 4 Fälle mit Einbruch von Pankreaspseudozysten in die Milz. Eine Sonderstellung nehmen die Gefäßtumoren, die häufigen Hämangiome und die selteneren Lymphangiomatosen ein (Übersichten und Fallbeschreibungen bei BENJAMIN et al., 1965; MÜLLER und FREITAG, 1972 und SHANSER et al., 1973). Differentialdiagnostisch leistet die Milzszintigraphie in der Regel keinen Beitrag, sondern gilt als Suchmethode. Gefäßtumoren lassen sich jedoch im dynamischen Szintigramm durch ihre

Durchblutung erkennen. Differentialdiagnostische Hinweise gibt die Röntgenuntersuchung mit Verkalkungen bei parasitären Zysten und Hämatomen, die Angiographie durch klare Organzuordnung und Abgrenzung der Prozesse.

Eine Übersicht über seltenere gutartige Milztumoren gibt TEATES et al. (1972). Hamartome, Splenome, Splenadenome und noduläre Hyperplasien zeichnen sich szintigraphisch durch gute oder sogar verstärkte Kolloidspeicherung und gute Erythrozytensequestration aus und sind so szintigraphisch von anderen Prozessen zu unterscheiden.

6.1.5. Tumormetastasen

Die Häufigkeit von Tumormetastasen in der Milz liegt nach großen Sektionsstatistiken bei Tumorsektionen zwischen 1,9 und 5,4% (STRÄULI, 1970). Die Milz steht daher an 8.–9. Stelle der Organmetastasierung. Bei Kindern fand DARGEON (1960) unter 175 bösartigen Tumoren keine Milzmetastasen. Allgemein kommen sie nur bei fortgeschrittener Metastasierung vor. Gründe geben VERHEYDEN et al. (1974) an: die Abgrenzung durch eine feste Kapsel, das Fehlen zuführender Lymphgefäße, Kontraktionsfähigkeit der Milz, der Arterienabgang im spitzen Winkel, seltenere arterielle Ausbreitung von Metastasen, filterartige Lymphknotenwirkung, erhöhte Sauerstoffkonzentration, evtl. antineoplastische Aktivität durch Stimulierung des Milz-RES. Für letztere Ursache sprechen Beobachtungen von GOLDMAN et al. (1974), die bei 63 Patienten mit malignem Melanom in 34% der Fälle im Leber-Milz-Szintigramm eine erhöhte Milzaktivität ohne Splenomegalie fanden, in der Kontrollgruppe in 1,8%, sowie eine Vergleichsuntersuchung von WATANABE und TANAKA (1969) zwischen 569 metastasierenden Tumoren ohne und 247 Tumoren mit Cytostatica. 4,9% Milzmetastasen in der ersten Gruppe standen 9,3% in der 2. Gruppe gegenüber. Die Primärtumoren liegen am häufigsten in Mamma, Lunge und Ovar, wichtig ist auch die häufige Milzmetastasierung des malignen Melanoms im Stadium der Progression, auf die neben GOLDMAN (1974) auch GOULD et al. (1970) sowie VERHEYDEN et al. (1970) hinweisen.

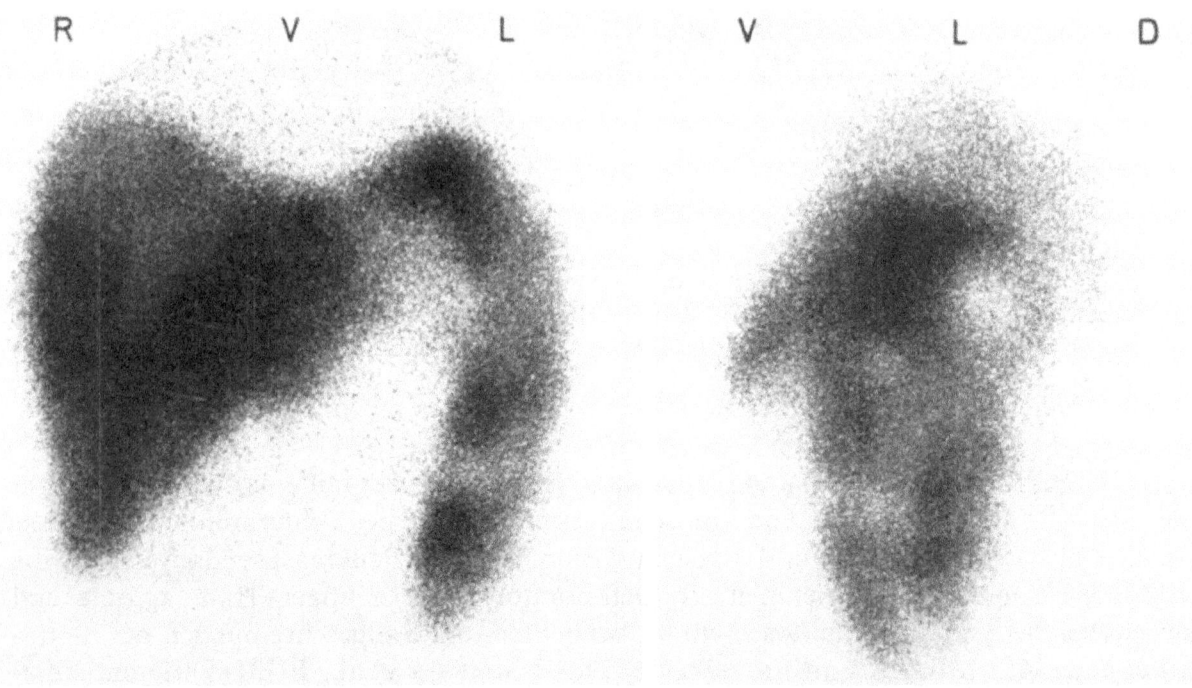

(a) (b)

Abb. 15a u. b. Progressives Melanom bei 35jährigem Mann. Leber-Milz-Szintigramm mit 1,3 mCi ^{99m}Tc-S-Kolloid. a) ventrale, b) links laterale Sicht. Multiple kreisrunde Metastasendefekte in der Milz.

Im Szintigramm kommen Milzmetastasen als umschriebene Defekte (Abb. 15) oder als Splenomegalie mit diffuser Auflockerung zur Darstellung. Systematische Untersuchungen zur Wertigkeit der Methode liegen nicht vor, ihre Grenzen liegen jedoch in der Auflösung — Herde müssen größer als 2 cm sein, und in der mangelnden Spezifität. So muß bei Defekten an eine Koinzidenz mit Infarkt oder Hämangiom, bei Milzvergrößerung an alle anderen Ursachen der Splenomegalie, besonders auch portale Hypertension durch Tumor am Leberhilus gedacht werden.

6.2. Milzbeteiligung bei hämatologischen und RES-Erkrankungen

6.2.1. Störungen des roten Blutbildes

Die Milz ist in alle Anämien mit verwickelt, da sie bei Störungen der Knochenmarksfunktion die fetale Erythropoese wieder aufnimmt, bei vermehrtem Erythrozytenuntergang den Hauptort des Erythrozytenabbaus bildet. Die Krankheitsbilder der Osteomyelofibrose bzw. Osteomyelosklerose, die idiopathisch oder als Spätform der Polycythämia vera und der Leukämien auftreten, kombinieren verminderte Blutbildung mit gesteigertem Erythrozytenabbau.

Hypoplastische und aplastische Anämien bewirken nach SPENCER und PEARSON (1977) in der Regel keine Veränderung der Kolloidspeicherung oder der Sequestration von ^{51}Cr-wärmegeschädigten Erythrozyten. Das Milzszintigramm ist unauffällig. Lediglich bei der Fanconi-Anämie beschreiben GARRIGA und CROSBY (1959) eine hohe Inzidenz hypoplastischer Milzen, wohl im Rahmen einer allgemeinen Dystrophie von Geweben mesenchymalen Ursprungs. Bei akuter hämatologischer Streßsituation mit massiver Reticulozytose beschreiben SPENCER und PEARSON (1974) 3 Fälle von funktioneller Asplenie für die Erythrozytensequestration. Im Kolloidszintigramm stellte sich die Milz normal dar, die Autoren sprechen vom „Overload syndrome" bei übermäßigem Reticulozytenangebot.

Hämolytische Anämien führen je nach dem Ausmaß des Angebots an Erythrozyten mit unterschiedlicher Häufigkeit zu Splenomegalien ohne weitere szintigraphische Veränderungen. Dies gilt besonders für die hereditäre Sphärozytose und Elliptozytose, die Kolloidspeicherung in der Milz ist in Korrelation mit einem histologisch nachweisbaren vermehrten Gehalt an Makrophagen eher erhöht. Die Sichelzellanämie führt in der heterozygoten Form nur in großer Höhe und bei starken Anstrengungen zur hämolytischen Krise, in der homozygoten Form haben nach SPENCER und PEARSON (1977) bereits unter physiologischen Bedingungen 5–10% der Erythrozyten eine Überlebenszeit von nur 2–10 Tagen. Daraus resultiert im 1. Lebensjahr eine Vergrößerung der Milz mit passagerer funktioneller Asplenie im Verlauf hämolytischer Krisen (JOSHPE et al. 1973). Jenseits des 1. Lebensjahres besteht immer eine funktionelle Asplenie für Erythrozytensequestration und Kolloidspeicherung, die nach PEARSON et al. (1970) durch Bluttransfusionen rückgängig gemacht werden kann, nach SPENCER et al. (1972) durch Infusionen von Epinephrin (0,0042 mg/kg Körpergewicht in 30 ml Kochsalzlösung) beeinflußbar ist, später auch anatomische Milzverkleinerung durch Milzinfarkte, wobei die Milz in vielen Fällen tastbar bleibt. Ein Fall von funktioneller Asplenie bei Sichelzellanämie (GOY und CROWE, 1976) zeigte röntgenologisch Milzverkalkungen, im Knochenszintigramm mit ^{99m}Tc-Diphosphonat eine massive Milzspeicherung. Auch Leukopenien und Thrombopenien mit gesteigertem Blutzerfall gehen mit Splenomegalie und Infarkten einher.

Die *myeloische Metaplasie* der Milz ist definiert als vermehrtes Wachstum von Zelltypen in der Milz, die eigentlich dem Knochenmark angehören. Erstmals beschrieben und definiert als „agnogenic myeloid metaplasia" von JACKSON et al. (1940), später von BLOCK und JACOBSON (1950), wurden ihr im Rahmen einer Literaturübersicht von WARD (1971) insgesamt 37 Synonyme zugeordnet. Sie ist am häufigsten Zeichen von Osteomyelofibrose und Osteomyelosklerose (49%), kommt jedoch nach LÖFFLER (1970) bei Perniciosa, Thalassämia major und neoplastischer Infiltration des Knochenmarks, nach JOHNSTON et al. (1968) in 62% der Osteopetrosen vor. Histologisch besteht eine Vermehrung der roten Milzpulpa, die bis zur aggressiven Hämopoese mit Tumorbildung gehen kann. Unter cytologischen Untersuchungen nach Milzpunktion ist nach SÖDERSTRÖM (1970) die myeloische Metaplasie der häufigste Befund. Eine Blutbildung ist in der Milz mit ^{59}Fe nach WETZEL et al. (1970) zwar in 35 von 38 Fällen nachweisbar, es handelt sich bei der Osteomyelosklerose jedoch um ineffektive Erythropoese, die zur Ausschwemmung von Aniso- und Poikilozyten mit vermehrtem DNS-Gehalt führt. Mit nuklearmedizinischen Methoden werden folgende Befunde erhoben:

1. Die Milz ist massiv vergrößert, bei FISCHER (1970) mit einem mittleren Gewicht von 2200 g. Dagegen beschreiben DEMMLER und BURKHARDT (1970) an 49 Patienten, daß in 18% der Osteomyelosklerosen die Knochenmarksfibrose der Milzvergrößerung vorausgegangen sei, ein normales Milzszintigramm demnach eine Osteomyelofibrose nicht ausschließt. Die Splenomegalie ist progressiv und kann durch Kapselspannung und Infarkte zu Beschwerden und zur Ruptur führen.

2. Die Erythrozyten-Überlebenszeit ist nach BOWDLER (1961) in $^1/_3$ der Fälle verkürzt als Zeichen einer hämolytischen Komponente, der Sequestrationsindex wärmealterierter Erythrozyten nach FISCHER (1965) auf über 80% erhöht unter Verkürzung der Sequestrationshalbwertszeit. Die Erhöhung des Milzerythrozytenpools bzw. des Milzblutpools trägt mit zur Pancytopenie bei, der Übergang von der reaktiven myeloischen Hyperplasie zum Vollbild des Hypersplenismus (FISCHER, 1970) ist fließend.

3. Durch die vermehrte Milzdurchblutung kommt es zu vermehrter Kolloidspeicherung in der Milz gegenüber der Leber bei fehlender Knochenmarkspeicherung mit Milz/Leber-Quotienten bis zu 20. Die portale Hypertension bei Leberzirrhose ist demgegenüber durch vermehrte Knochenmarkspeicherung abzugrenzen.

Das Milzszintigramm bei Osteomyelosklerose ist ähnlich dem bei *Polycythämia vera*, einem ätiologisch unklaren Krankheitsbild mit Vergrößerung der Erythrozytenmenge ohne erkennbare Ursache. Es wird eine Erythrozytenmenge von mehr als 36 ml/kg Körpergewicht erreicht, bei Hämoglobinerhöhung und meist Hyperplasie aller Blutelemente. Die klinische Symptomatik ist bedingt durch die Viskositätserhöhung des Bluts, die von 60% Hämatokrit an kritisch nach oben geht. BOWDLER (1972) findet in $^2/_3$ der Fälle bezw. $^{15}/_{23}$ Patienten die Milz palpabel als Zeichen einer Splenomegalie, jedoch ohne Vergrößerung des Milzerythrozytenpools, da der Quotient aus venösem Hämatokrit und Körperhämatokrit mit 0,92 einem Kontrollkollektiv entspricht. Die Splenomegalie ist nach DEMMLER und BURKHARDT (1970) nicht obligatorisch mit Knochenmarkfibrose kombiniert, zeigt cytologisch lediglich vermehrte Thrombozyten, histologisch hyperplastische rote Pulpa, erhebliche Blutfülle, gelegentlich Infarkte und Herde extramedullärer Hämatopoese.

Die Milzszintigraphie dokumentiert die Splenomegalie und bestätigt damit die Diagnose (Abb. 16). ROUX et al. (1970) finden mit ^{51}Cr-Erythrozyten in 96% der Fälle ein Milzgewicht von mehr als 300 g, WESTIN et al. (1972) bei unbehandelter Polycythämia vera eine Szintigrammfläche von 136 ± 49 cm^2, bei Rezidiven 135 ± 31 cm^2, in Remission 89 ± 22 cm^2 gegenüber einem Normalkollektiv mit 57 ± 12 cm^2. SPENCER und PEARSON (1977) beschreiben Fälle mit normaler Milzgröße, jedoch erhöhtem Milz/Leber-Quotien-

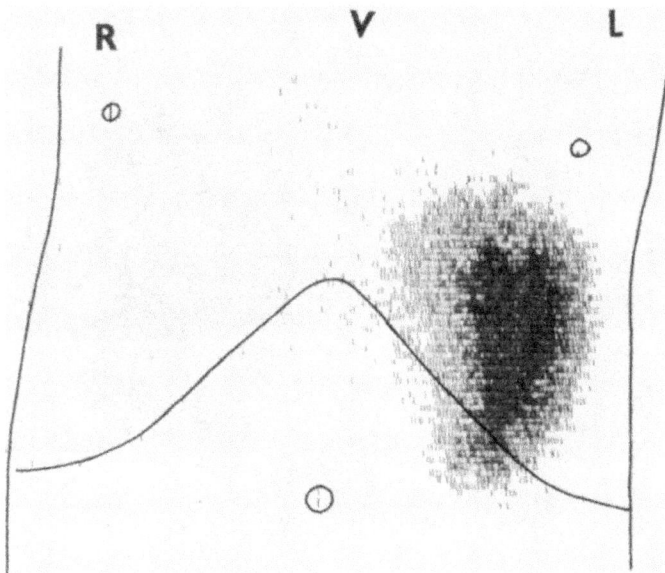

Abb. 16. Mäßige Milzvergrößerung bei Polycythämia vera. Selektives Milzszintigramm mit 200 µCi ^{197}Hg-BMHP

ten und diskutieren eine reaktive RES-Überfunktion. Umschriebene Speicherdefekte als Zeichen von Infarkten und tumoröser Infiltration beschreiben HENNIG et al. (1970) in 12 von 37 Fällen. Der mit ^{51}Cr-Erythrozyten bestimmte Milzerythrozytenpool ist nach WEBER (1977) in 2 Fällen nicht erhöht, das Milzminutenvolumen nach FISCHER et al. (1967, 1970 und 1972) mit im Mittel 735 ml/min mäßig erhöht, das spezifische Milzminutenvolumen mit 2,5 ml/g/min auf fast die Hälfte erniedrigt, bei stärkeren Splenomegalien noch mehr. Erythrozytensequestrationsleistung und Filtrationskapazität nehmen durch die Verstopfung des Maschenwerks ab, die Plättchensequestration allerdings nach BOWDLER (1972) zu.

Vorgetäuschte Polyglobulien mit normalem Erythrozytenvolumen und vermindertem Plasmavolumen kommen bei Hypertonie und anderen cardiovaskulären Erkrankungen vor, echte Polyglobulien mit Erythrozytenvermehrung aus erkennbarer Ursache bei verminderter O_2-Sättigung, also in großer Höhe, bei Lungenerkrankungen mit Ventilationsstörungen, Rechts-Links-Shunt und abnormalem Hämoglobin. Milzspezifische Probleme bestehen bei diesen Erkrankungen nicht, ROUX et al. (1970) fanden szintigraphisch an 48 Fällen in 93% ein Milzgewicht von weniger als 300 g.

6.2.2. Leukosen und maligne Lymphome

Erkrankungen des granulo- und lymphopoetischen Systems beziehen oft die Milz mit ein. Histologisch findet man eine diffuse oder nodöse Infiltration des proliferierenden Gewebes in die Milz, so daß eine Verdrängung des RES und eine verminderte Radiokolloidspeicherung resultiert. So verwenden BEKERMAN und GOTTSCHALK (1971) und WILSON und KEYES (1974) eine Verminderung des Milz/Leber-Quotienten als differentialdiagnostisches Kriterium zur Abgrenzung tumorbedingter Splenomegalie gegen Osteomyelosklerose oder Lebererkrankungen. Die theoretische Grundlage liefern Untersuchungen von PALMER et al. (1971), die bei leukämischen Patienten Abbau und Phagozytose von ^{131}J-Albumin-Kolloid in der Milz nicht vermehrt finden, woraus sich bei Splenomegalie eine lokale Minderspeicherung ergibt.

Bei der *chronisch myeloischen Leukämie* ist die Milz in fast allen Fällen, bei der *chronisch lymphatischen Leukämie* in 60–80% der Fälle palpabel vergrößert. Das Milzszin-

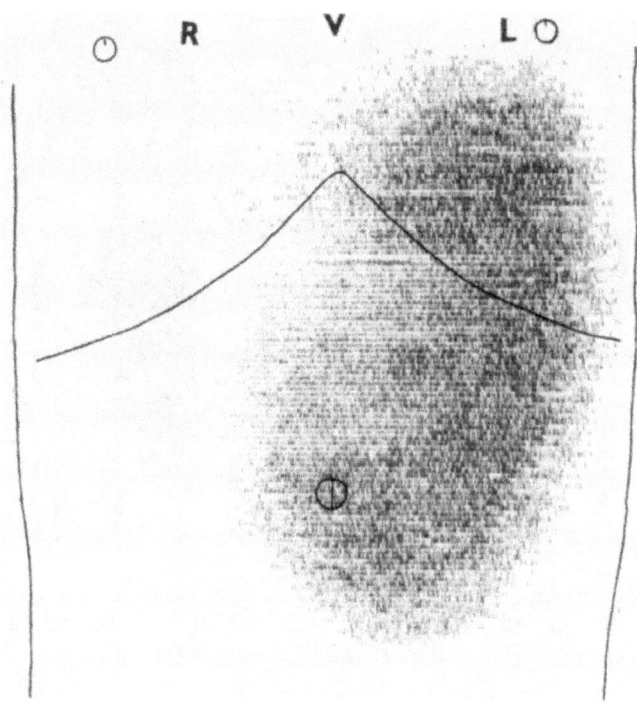

Abb. 17. Stark vergrößerte bis ins Becken reichende Milz mit gleichmäßiger Speicherung bei chronischer Myelose. Selektives Milzszintigramm mit 200 µCi ^{197}Hg-BMHP.

tigramm stellt das Organ vergrößert, meist erheblich vermindert speichernd, fleckig mit Aktivität belegt dar (Abb. 17). HENNIG et al. (1970) sehen Speicherdefekte bei 4 von 22 lymphatischen und 3 von 10 myeloischen Leukämien, die nodösen Infiltraten und Infarkten zugeschrieben werden. Die Sequestration wärmealterierter ^{51}Cr-Erythrozyten wurde wohl methodisch bedingt unterschiedlich gemessen: BADRAWI et al. (1967) geben bei einer normalen Eliminationshalbwertszeit von 172 ± 69 min in 4 von 6 Fällen mit akuter Leukämie, in 4 von 15 Fällen mit chronisch myeloischer Leukämie eine beschleunigte Sequestration, bei chronisch lymphatischer Leukämie unauffällige Werte an. FISCHER und WOLF (1967) und FISCHER (1970) finden eine Verminderung des Sequestrationsindex auf die Hälfte, eine Verlängerung der Eliminationshalbwertszeit auf 25 min mit Verminderung der spezifischen Milzdurchblutung und des Filtrationsraums, die durch Verstopfung des Pulpamaschenwerks mit vermehrt produzierten und zugrunde gehenden Leukozyten erklärt wird. Die Rolle der Milzszintigraphie ist begrenzt: Klärung, ob ein Tumor im Oberbauch einer vergrößerten Milz oder Lymphknoten entspricht, zusätzliche Feststellung von Leberinfiltraten, Dokumentation der Splenomegalie und eventuell vorhandener Defekte insbesondere bei Verdacht auf Milzinfarkt, Verlaufskontrolle unter cytostatischer oder Strahlentherapie (nach SPENCER und PEARSON, 1977).

Die *malignen Lymphome* sind nach einer Statistik von MOSS und BRAND (1969) zu 43% Hodgkin-, im übrigen Non Hodgkin-Lymphome, die sich auf Lymphosarkome, Retikulosarkome und großfollikuläre Lymphoblastome aufteilen. Die diagnostischen Probleme sind bei allen Gruppen ähnlich, nach bioptisch gestellter Diagnose hilft ein exaktes Staging bei Erstellung des Therapieplans und Beurteilung der Prognose. Schritte des Stagings sind: Thoraxaufnahme, Leber-Milz-Szintigramm, Lymphographie, Lymphknotenszintigramm mit ^{67}Ga oder ^{198}Au-Kolloid, Knochenszintigramm zum Ausschluß eines Knochenbefalls und Laparotomie mit Lymphknotenbiopsien, Organbiopsien und Splenektomie. Beim M. Hodgkin ist die Milz in etwa $1/3$ der Fälle beteiligt. Das Milzszintigramm zeigt dann Splenomegalie, unregelmäßig fleckige Speicherung, fokale Defekte,

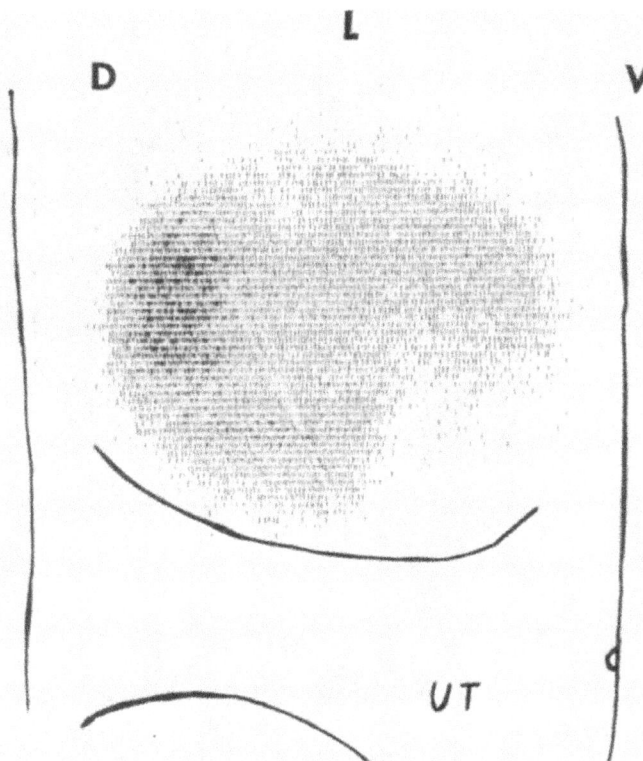

Abb. 18. Milzbefall bei Lymphogranulomatose. Deutlich vergrößerte Milz mit zentralem großem Defekt. Leber-Milz-Szintigramm mit 0,5 mCi ^{99m}Tc-S-Kolloid, links seitlich, in Linksseitenlage mit Untertischdetektor aufgenommen.

ganz selten auch vermehrte Kolloidspeicherung (Abb. 18). Die Milzszintigraphie zum Staging wird positiv beurteilt von PARMENTIER et al. (1969), die eine gute Korrelation zu operativ erhobenen Befunden beschreiben, WAGNER und VERDON (1969), die bei 5 von 13 Lymphogranulomatosen Splenomegalien finden, und FUZY et al. (1969), die an 102 malignen Lymphomen szintigraphisch Infiltrate und Splenomegalien diagnostizieren, jedoch bereits betonen, daß eine normale Milzszintigraphie den Milzbefall nicht ausschließe. HENNIG et al. (1970) geben bei 12 von 48 Szintigrammen fokale Defekte an, MILDER et al. (1972) unter 110 Patienten einen signifikanten Längenunterschied der befallenen Milzen gegenüber normalen mit 15,5 gegenüber 11,9 cm. Sie finden bei guter Korrelation zwischen Krankheitsstadium und Milzgröße 7mal Füllungsdefekte. Kritischer wird die Untersuchung seit 1972 beurteilt. SILVERMAN et al. (1972) beschreiben unter 20 Patienten mit operativ gesichertem Milzbefall 7 unauffällige Szintigramme, nur 2 fokale Defekte, 11 Splenomegalien mit irregulärer Speicherung, umgekehrt sehen ELL et al. (1975) an 68 splenektomierten Patienten keine Korrelation zwischen histologischem Befall und Milzgröße und können von 51 szintigraphisch vergrößerten Milzen nur 23 histologisch positiv bestätigen. Eine Übersicht über die Wertigkeit von Angiographie, Szintigraphie und Sonographie geben CZEMBIREK et al. (1975) an 21 später splenektomierten Patienten mit 11 histologisch positiven Befunden, davon 7 mit Knoten von mehr als 0,5 cm Durchmesser, 4 diffus. Auch unter Einbeziehung aller Methoden halten sich richtig diagnostizierte, falsch positive und falsch negative Befunde die Waage, so daß eine Mitteilung von GLATSTEIN et al. (1969) zunehmend Beachtung findet, die unabhängig von erhobenen szintigraphischen Befunden bei jedem M. Hodgkin die sofortige Splenektomie vorschlägt. M. FISCHER et al. (1974) bestätigen diese Meinung an Hand des eigenen Materials und schreiben der Splenektomie außerdem einen vom Milzbefall unabhängigen therapeutischen Effekt zu.

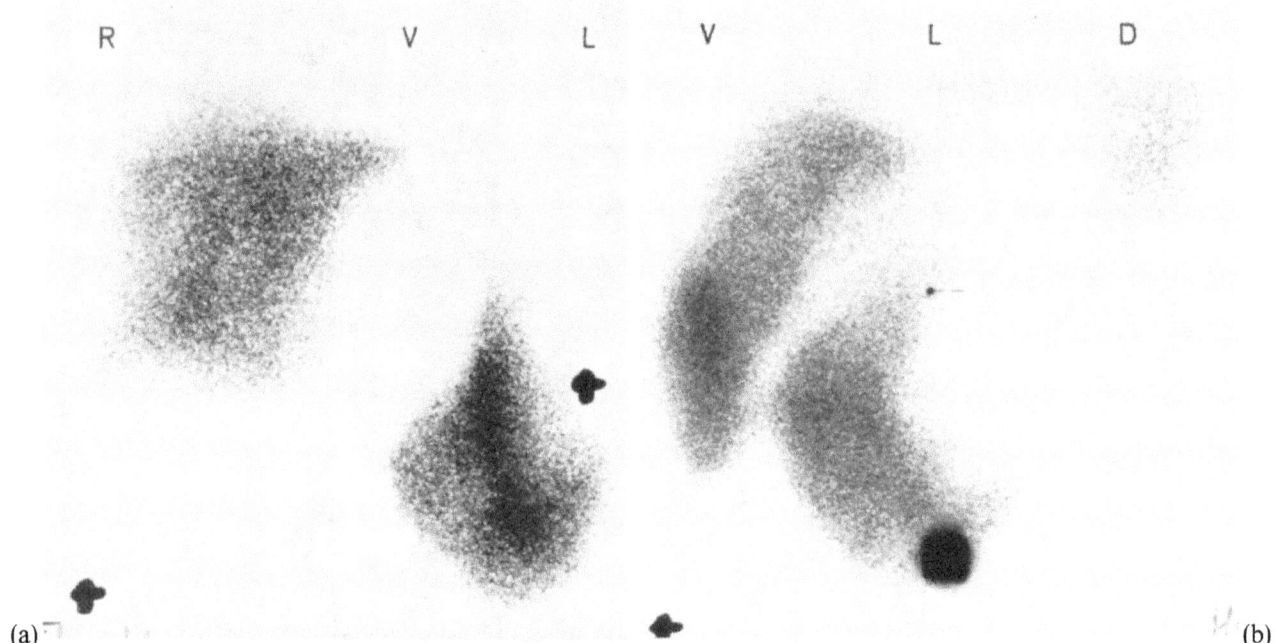

Abb. 19a u. b. Immunoblastisches malignes Lymphom bei 71jähriger Frau, klinisch seit 1 Jahr rezidivierende Fieberschübe. Leber-Milz-Szintigramm mit 750 µCi ^{99m}Tc-S-Kolloid. a) ventrale, b) li. laterale Sicht. Großer Defekt am oberen Milzpol.

Die Non Hodgkin-Lymphome sind weniger untersucht. SKARIN et al. (1971) fassen 11 Lymphosarkome der Milz zusammen, die durchweg mit Splenomegalie (500–4500 g) und großen Defekten einhergingen; HENNIG et al. (1970) finden bei Lymphosarkomen in 3 von 13 Fällen, bei Retikulosarkomen in 6 von 27 Fällen Milzdefekte. Der Befall erscheint eher grobnodulär, nicht diffus, die Sicherheit der szintigraphischen Diagnostik daher größer (Abb. 19).

6.2.3. Der Hypersplenismus

Das Hyperspleniesyndrom ist definiert von DAMESHEK (1955) als Kombination aus Cytopenie, wobei einer oder mehrere Zellbestandteile des Bluts vermindert sein können, normaler Knochenmarksfunktion, Besserung bzw. Heilung durch Splenektomie, Splenomegalie. Letztere ist nach FISCHER (1971) und CROSBY (1972) nicht obligatorisch. Man nimmt einen vermehrten Abbau von Blutzellen in der Milz an, der Nachweis wird durch Bestimmung von ^{51}Cr-Erythrozyten-Überlebenszeit und -Abbauort geführt. Neben symptomatischen Formen (s. 6.2.1.) gibt es das Bild des primären Hypersplenismus, identisch mit dem alten Banti-Syndrom. Ätiologisch wird eine Vergrößerung der Markräume mit Stase der Erythrozyten, Schädigung und vermehrtem Abbau mit Antikörperbildung gegen Blutzellen diskutiert. Szintigraphisch ist die Milz vergrößert mit erhöhtem Milz/Leber-Quotienten, die funktionsdiagnostischen Befunde entsprechen denen der Osteomyelosklerose (FISCHER et al. 1972).

6.3. Milzbeteiligung bei anderen Erkrankungen

6.3.1. Hepatolienale Erkrankungen

Veränderungen der Leberdurchblutung wirken sich auf die Radiokolloidverteilung im Leber-Milz-Szintigramm aus, wenn sie mit Einengung des Leberstrombetts und Erhöhung

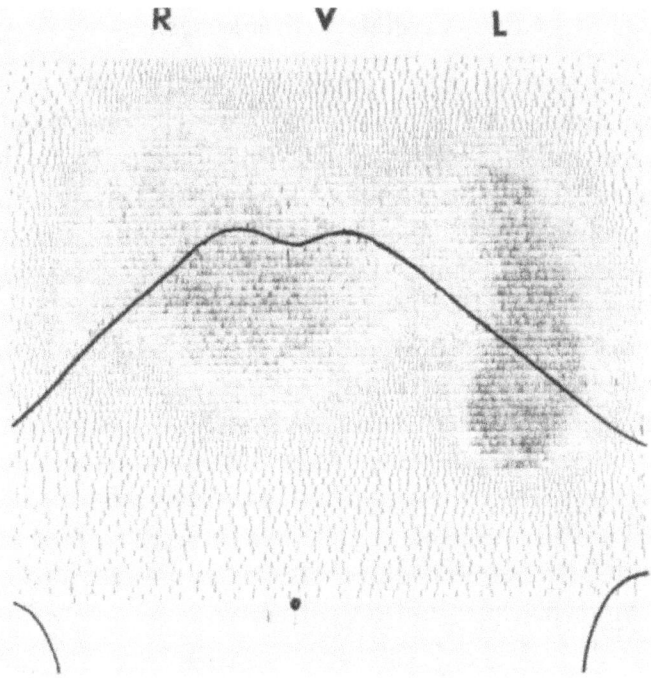

Abb. 20. Vergrößerte und verstärkt speichernde Milz bei Leberzirrhose mit typischem Umbau bei 70jähriger Frau mit Ösophagusvarizen.

des portalen Drucks auf mehr als 25 cm Wasser einhergehen. JOHNSON et al. (1969) sehen mit ^{198}Au-Kolloid normalerweise keine Milzdarstellung, bei Leberzirrhosen jedoch immer eine Milz. SAUER et al. (1973) legen 309 laparoskopisch und histologisch erfaßte Patienten mit chronischen Lebererkrankungen vor, davon 133 Zirrhosen, und finden bei chronischer Hepatitis, Fettleber und Leberfibrose selten eine geringe Aktivitätsverschiebung zur Milz, bei Zirrhosen eine deutliche Aktivitätsverschiebung, und zwar vorwiegend bei schwerer, hypertropher Zirrhose und portaler Hypertension. Die Ergebnisse sind mit den allgemeinen Erfahrungen nicht ganz vergleichbar, da bei der gewählten Aufnahmetechnik auch mit ^{99m}Tc-S-Kolloid und ^{113m}In-Kolloid die Milz bei Normalpersonen nur in 15% der Fälle dargestellt wurde. WILSON und KEYES (1974) finden unter 1300 Leber-Milz-Szintigrammen den Milz/Leber-Quotienten normalerweise in 1–3% größer als 1, bei gesicherten Zirrhosen in 13,4%. GOODRICH und HARRIS (1975) geben den Milz/Leber-Quotienten mit ^{99m}Tc-S-Kolloid normal mit 0,84±0,26, bei 50 Patienten mit gesicherter Laennecscher Leberzirrhose mit 2,04±0,59 an, wobei 82% der Szintigramme abnormal waren. Im Spätstadium der Leberzirrhose kann er nach SPENCER und PEARSON (1977) bis zu 10 erreichen. Da die vermehrte Milzspeicherung bereits Zeichen der portalen Hypertension ist, eignet sie sich nicht für die Frühdiagnose der Leberzirrhose. Die Ursache für die Aktivitätsverschiebung in Milz und Knochenmark liegt zunächst nur in einem verminderten Extraktionsgrad der Leber. Der Extraktionskoeffizient der Milz wurde bei Normalpersonen, Hepatitiden, Zirrhosen und Fettlebern identisch gefunden (VEDA et al., 1971; WOLF et al., 1972, DENARDO et al., 1976). Bei länger dauernder portaler Hypertension kommt es zusätzlich zur Splenomegalie, die nach GRAMLICH et al. (1970) eine reaktive Zellproliferation der weißen und roten Pulpa anzeigt, mit resultierendem Hypersplenismus und daraus folgender Indikation zur Splenektomie. Diese bewirkt durch Verminderung des Blutangebots eine Verbesserung der Varizen, daneben eine Beseitigung des Hypersplenismus. Das szintigraphische Bild der Milz ist bei fortgeschrittener Leberzirrhose sehr variabel (Abb. 20).

6.3.2. Kardiale Erkrankungen

Die Milzbeteiligung bei angeborenen Herzfehlern wurde unter 6.1.1. diskutiert und soll an dieser Stelle kurz zusammengefaßt werden: Viele Herzvitien gehen mit Mißbildungen im Oberbauch, insbesondere Situs inversus, Polysplenie, Asplenie und Milzverlagerungen einher. Die Leber-Milz-Szintigraphie dokumentiert diese Veränderungen (FREEDOM und TREVES, 1973). Eine funktionelle Hyposplenie kommt bei zyanotischen Herzfehlern vor und wird mit wärmealterierten ^{51}Cr-Erythrozyten nachgewiesen (PEARSON et al., 1971).

Bei der *Rechts-Herz-Insuffizienz* mit Stauung im großen Kreislauf kommt es im Rahmen der Leberstauung auch zum Rückstau in die Milz und zu leichter Splenomegalie. Das Milzgewicht übersteigt jedoch in der Regel nicht 400 g. Die Milz ist szintigraphisch vergrößert, mit gleichmäßiger Speicherung, ohne Veränderung des Milz/Leber-Quotienten. Durch die gleichzeitige Hepatomegalie ist die kongestiv bedingte Splenomegalie damit nach GOULD et al. (1972) von Splenomegalien anderer Genese leicht zu unterscheiden. Erst im Spätstadium, z.B. beim chronischen Cor pulmonale, kommt es zur Cirrhose cardiaque und damit zum typischen Bild der Zirrhose.

6.3.3. Infektionen und rheumatische Erkrankungen

Alle Infektionskrankheiten rufen eine Reaktion an der Milz hervor, sei es durch verstärkte Antikörperbildung, sei es durch Phagozytose oder Abfiltration der Erreger. Es resultiert Blutfülle, RES-Reaktion, reaktive Hypertrophie des lymphatischen Apparates und führt zur Splenomegalie. Eine Übersicht über Infektionskrankheiten mit Splenomegalie gibt Tabelle 9 nach CREMER und SCHEIBLINGER (1973). Die Milzszintigraphie dokumentiert die Milzvergrößerung und erlaubt die Verlaufskontrolle. Die Speicherung ist gleichmäßig, typische Verstärkungen oder Verminderungen bei einzelnen Krankheitsbildern sind nicht nachgewiesen. Gelegentlich bleibt auch nach Abheilung die Splenomegalie durch zellulären Umbau erhalten, so beim Morbus Bang. Mitteilungen zur szintigraphischen Diagnostik sind im Schrifttum spärlich, eine massive Milzvergrößerung bei Kala-Azar ist erstmals 1975 von MONIOT beschrieben. Besondere Bedeutung hat die tropische Splenomegalie, deren Ursachen von BASU und AIKAT (1963) aufgelistet werden. Weltweit ist die Malaria überhaupt die häufigste Ursache der Splenomegalie. Sie hat als tierexperimentelles Modell für die Erforschung der Milzfunktion erhebliche Dienste geleistet (SCHNITZER et al., 1972). Die klinische Bedeutung der Milzszintigraphie für die Diagnostik der Malaria ist jedoch nicht systematisch untersucht, wohl aber wegen der häufigen Hämatome und Milzrupturen sicher gegeben. Bei der *Sarkoidose* sind massive Splenomegalien von BURT und KUHL (1971) sowie von HABIBIAN und ABERNATHY (1974) szintigraphisch dokumentiert, die Speicherung der Milz ist eher vermindert.

Tabelle 9. Splenomegalie bei Infektionskrankheiten nach CREMER und SCHEIBLINGER

Typhus, Paratyphus, Morbus Bang
Inf. Mononukleose, Masern, Röteln, Viruspneumonie
Rickettsiosen, Leptospirosen
Endocarditis lenta
Hepatitis epidemica
tuberkulöse hämatogene Streuung
Morbus Boeck
Malaria, Kala-Azar, Schistosomiasis

Eine Übersicht über Milzbefunde bei *rheumatischen Erkrankungen* geben SPENCER und PEARSON (1977). Gelegentliche Splenomegalien und Hyposplenien nach Organtransplantationen sind bisher nicht szintigraphisch dokumentiert, jedoch im Tiermodell untersucht. Lange dauernde primär chronische Polyarthritis bewirkt gelegentlich Splenomegalie, ins Felty-Syndrom ist sie mit aufgenommen. Beim Sjögren-Syndrom sind Milzveränderungen nicht beschrieben. Der Lupus erythematodes ist in $1/4$ der Fälle mit Splenomegalie verbunden, die Milz weist normale Speicherung auf. Bei Colitis ulcerosa und regionaler Enteritis kommt Splenomegalie vor, nach RYAN et al. (1974) jedoch auch Hyposplenie. Kleine Milzen kombiniert mit einer Störung der Erythrozytensequestration bis zur funktionellen Asplenie findet man bei der Coeliakie, ohne daß der Zusammenhang voll geklärt ist (FERGUSON et al., 1970, MARSH und STEWART, 1970). SPENCER et al. (1970) beobachteten jedoch normale Kolloidaufnahme der Milz, sogar Milzvergrößerung. Wesentliche klinische Bedeutung kommt der Milzszintigraphie bei rheumatischen Erkrankungen bisher nicht zu.

6.3.4. Speicherkrankheiten

Speicherkrankheiten führen zur Splenomegalie, am ausgeprägtesten beim M. Gaucher, jedoch auch bei M. Niemann-Pick, Letterer-Siewe, Schüller-Christian und eosinophilem Granulom, ebenso bei Glykogenspeicherkrankheit. SPENCER und PEARSON (1977) demonstrieren szintigraphisch eine massiv vergrößerte Milz bei M. Gaucher mit unregelmäßiger, jedoch verstärkter Kolloideinspeicherung, APPEL und MARKOWITZ (1971) berichten über eine Milzvergrößerung auf 8910 g. Bei Mucopolysacharidosen beschreiben KLINGENSMITH et al. (1975) erhebliche Abnormitäten der RES-Verteilung, so häufig Lungenspeicherung, Splenomegalie mit vermehrter Milzspeicherung von ^{99m}Tc-S-Kolloid in Abhängigkeit von der Art des Enzymdefekts. KIM und MATTAR (1976) zeigen Splenomegalie und Milzinfarkt im Szintigramm an einem Fall von Amyloidose.

6.3.5. Veränderungen durch Medikamente und Bestrahlung

Medikamentenwirkungen auf die Milz sind im klinischen Bereich noch wenig erforscht. Sie sind erfaßbar über Biopsie, Vorkommen von Howell-Jolly-Körpern, Milzgröße und -funktion und in einer Übersicht von SPENCER und PEARSON (1977) zusammengefaßt. Verkleinerungen der Milz beschreiben SPENCER et al. (1971 und 1972) an Kindern mit Sichelzellanämie durch Epinephrin, weiterhin bei Gabe von Steroiden und Antimalariamitteln. Vergrößerung mit eher vermehrter Speicherung kommt vor bei Drogensüchtigen (MYERS und SEGAL, 1974), wohl unter anderem durch Reaktion auf Verunreinigungen, bei chronischem Analgeticaabusus (DUGGAN, 1970). Eine Aktivitätsverschiebung zur Milz beschreiben DUJOVNE und STRAUSS (1971) durch Antihyperlipämica wie Clofibrat und Naferopin. Verminderte oder aufgehobene Kolloidspeicherung der Milz im Sinne einer funktionellen Asplenie wurde von SPENCER et al. (1970) bei einzelnen Patienten unter Cytostatica gesehen, ein ätiologisch unklarer Befund, der auch der Grundkrankheit zugeschrieben werden kann.

Eine Bestrahlung der Milz kommt vor als therapeutische Maßnahme bei Systemerkrankungen mit Milzbefall wie Lymphosarkom, chronisch myeloischer Leukämie und Polycythämia vera, als Mitbestrahlung der Milz bei Tumoren des Oberbauchs sowie als unbeabsichtigte chronische Milzbestrahlung nach Anwendung von Thorotrast.

Die Milzbestrahlung führt bei chronisch myeloischer Leukämie zur Verkleinerung der Milz und Besserung der Blutbildveränderungen. Dies wurde bereits 1903 von SENN erstmals beschrieben und mehrfach bestätigt (HOTCHKISS et al., 1962, SHARMA et al.,

1967). Die Möglichkeit der Therapiekontrolle mit Hilfe des Szintigramms wurde bisher nicht systematisch untersucht. SPENCER und PEARSON (1977) finden im Schrifttum einzelne Mitteilungen, bei denen die Milzgröße auf $^2/_3$ bzw. 37% der Ausgangsgröße zurückging. Nach eigenen Erfahrungen läßt sich der oft klinisch diagnostizierte Rückgang der Milzgröße vielfach szintigraphisch nicht bestätigen. Hingegen wird häufig eine Verminderung der Kolloidspeicherung gesehen, wenn Strahlentherapie und Cytostatica kombiniert sind. SZUR et al. (1973) finden bei 3 Patienten mit Milzbestrahlung von 1000–2000 rad wegen Myelosklerose durchweg eine Milzverkleinerung einschließlich Erniedrigung des Milzerythrozytenpools und Verminderung der erythropoetischen Funktion, jedoch keine Einschränkung der RES-Funktion. Die RES-Funktion der gesunden Milz ist bei Tierversuchen sehr unterschiedlich strahlenempfindlich, abhängig vor allem von der Versuchsanordnung. An 6 Patienten mit abdomineller Bestrahlung von 2000 rad finden SPENCER et al. (1975) keine Veränderung von Milzgröße und Speicherung im Kolloidszintigramm. Thorotrast führt zur funktionellen Hypo- und Asplenie bzw. Milzverkleinerung, Milztumoren sind nicht beschrieben (SPENCER, 1970). Das Vorkommen normal speichernder Milzen unter Thorotrast zeigen eigene unveröffentlichte Fälle sowie ein 50jähriger Patient von SPENCER et al. (1976), dessen Thorotrastmilz bei einer errechneten Strahlendosis von 1123 rad noch ein normales Leber-Milz-Szintigramm aufwies.

7. Indikationen zur nuklearmedizinischen Milzuntersuchung

Die Routineuntersuchung ist das Leber-Milz-Szintigramm in 4 Ebenen mit ^{99m}Tc-S-Kolloid oder einem ähnlichen mit ^{99m}Tc-markierten Kolloid. Ist die Milz bei dieser Untersuchung nicht beurteilbar, soll der Befund mit Hilfe der Milzszintigraphie mit wärmealterierten ^{99m}Tc-markierten Erythrozyten kontrolliert werden.

Die Funktionsuntersuchungen: Sequestration wärmealterierter ^{51}Cr-Erythrozyten, Filtrationskapazität, Milzerythrozytenpool, Radiokolloidclearance in der Milz sind speziellen Fragestellungen vorbehalten.

Wichtigste Indikationen zur Milzszintigraphie:
1. Tumor im linken Oberbauch:
   Zugehörigkeit zur Milz, Darstellung der Milz, Verdrängungen oder Defekte in der Milz?
2. Stumpfes Bauchtrauma:
   Diagnose von Milzhämatomen zur Vermeidung der zweizeitigen Milzruptur.
3. Herzvitien:
   Feststellung zusätzlicher Mißbildungen im Abdomen.
4. Leberzirrhose:
   Grad des Leberumbaus und der portalen Hypertension.
5. Maligne Lymphome:
   Staging, Vorhandensein und Ausmaß des Milzbefalls.
6. Dokumentation der Milzmorphologie bei allen übrigen Erkrankungen des hämopoetischen Systems:
   Polycythämien, Leukosen, Osteomyelosklerose.
7. Metastasensuche:
   bei allen Tumoren mit hämatogener Metastasenaussaat im Rahmen der Suche nach Lebermetastasen.

Literatur

ABELL, I.: Wandering spleen with torsion of pedicle. Ann. Surg. **98**, 722 (1933).

ALARCON-SEGOVIA, D., MAYORGA-CORTES, A., GONZALEZ-JIMENEZ, Y., MAISTERRENA, J.: Diagnosis of splenic infarction by scintillation scanning with Hg^{203}-bromomercurihydroxypropane (Hg^{203}-BMHP). Amer. J. Roentgenol. **109**, 761–763 (1970).

ALMEN, T., ANDREN, L.: Variation in size of spleen induced by water load as diagnostic test of jaundice. Acta radiol. (Stockh.) **56**, 119 (1961).

ANGER, K., GELINSKY, P., LAGEMANN, K.: Vergleich der szintigraphischen und röntgenologischen Milzgrößenbestimmung bei Splenomegalie. Fortschr. Röntgenstr., Beih. S. 261 (1973).

ANGER, K., GELINSKY, P., LAGEMANN, K.: Röntgenologische und szintigraphische Milzgrößenbestimmung. Radiologe **16**, 135–139 (1976).

ANGHILERI, L.J.: Labeling of erythrocytes with ^{103}Ru-Ruthenium red. J. nucl. Med. **16**, 795–797 (1975).

APPEL, M.F., MARKOWITZ, A.M.: Massive splenomegaly in Gaucher's disease. J. Amer. med. Ass. **217**, 343 (1977).

ATKINS, H.L., ECKELMAN, W.C., HAUSER, W., KLOPPER, J.F., RICHARDS, P.: Splenic sequestration of ^{99m}Tc-labeled red blood cells. J. nucl. Med. **13**, 811 (1972).

AYALA, L.A., WILLIAMS, L.F., WIDRICH, W.C.: Occult rupture of the spleen: Chronic form of splenic rupture. Ann. Surg. **179**, 472–478 (1974).

BADRAWI, H.S., RAZZAK, M.A., GUIRGIS, B.: Splenic trapping of heated erythrocytes in leukemia and allied conditions. J. nucl. Med. **8**, 379 (1967).

BASU, A.K., AIKAT, B.K.: Tropical splenomegaly. London: Butterworths, 1963 S. 195.

BECHER, R., GEMMEL, H.: Probleme der Erythrozytenmarkierung. Ein Beitrag zur Milzszintigraphie. Med. Welt **21**, 611–614 (1970).

BEKKERMAN, C., GOTTSCHALK, A.: Diagnostic significance of the relative uptake of liver compared to spleen in ^{99m}Tc-sulfurcolloid scintigraphy. J. nucl. Med. **12**, 237–240 (1971).

BENJAMIN, B.I., MOHLER, D.N., SANDUSKY, W.R.: Hemangioma of the spleen. Arch. intern. Med. **115**, 280 (1965).

BERGSTRAND, I., EKMANN, C.A.: Portal circulation in portal hypertension. Acta radiol. (Stockh.), **14**, 1 (1957).

BIERSACK, H.J., BÜCHELER, E., WINKLER, C.: Szintigraphiebefund bei Milzvenenthrombose. Fortschr. Röntgenstr. **122**, 127–130 (1975).

BIERSACK, H.J., THELEN, M., SCHULZ, D., KNOPP, K., DAHLEM, R., SCHMIDT, R., WINKLER, C.: Die sequentielle Hepato-Spleno-Szintigraphie zur quantitativen Beurteilung der Leberdurchblutung. Fortschr. Röntgenstr. **126**, 47–52 (1977).

BLENDIS, L.M., WILLIAMS, R., KREEL, L.: Radiological determination of spleen size. Gut **10**, 433 (1969).

BLOCK, M., JACOBSON, L.O.: Myeloid metaplasia. J. Amer, med. Ass. **143**, 1390 (1950).

BOWDLER, A.J.: Radioisotope investigations in primary myeloid metaplasia. J. clin. Path. **14**, 595 (1961).

BOWDLER, A.J.: Plasma volume and splenomegaly in polycythemia vera. Brit. J. Hemat. **22**, 331 (1972).

BOYD, E.: Normal variability in weight of the adult human liver and spleen. Arch. Path. **16**, 350 (1933).

BÜLL, U., FREY, K.W., LANGHAMMER, H., PFEIFFER, K.J., KNAPP, N.: Zur Problematik und Methodik der Milzszintigraphie mit ^{99m}Tc-markierten wärmealterierten Erythrozyten. Fortschr. Röntgenstr. **117**, 86–93 (1972).

BÜLL, U., PARRISIUS, G., FREY, K.W., MÜLLER-FASSBENDER, H.: Die selektive Milzszintigraphie mit ^{99m}Tc-markierten wärmealterierten Erythrozyten zur Diagnostik von Milzzysten. Radiologe **13**, 48–52 (1973).

BURGHARD, A.V., KEISER, D., BÖTTGER, E.: Milzruptur im Szintigramm. Fortschr. Röntgenstr. **118**, 64–67 (1973).

BURT, R.W., KUHL, D.E.: Giant splenomegaly in sarcoidosis demonstrated by radionuclide scintigraphy. J. Amer. med. Ass. **215**, 2110 (1971).

CAHALANE, S.F., KIESSELBACH, N.: The significance of the accessory spleen. J. Path. Bact. **100**, 139 (1970).

CHAUDHURI, TA-K., CHAUDHURI, T.K., SUZUKI, Y., CHRISTIE, J.H.: Liver scan in the Budd-Chiari syndrome. J. Amer. med. Ass. **221**, 506 (1972).

CHILES, J.T., MINTZER, R.A., HOFFER, P.B., GOTTSCHALK, A.: Documentation of splenic displacement and changes in splenic size. J. nucl. Med. **14**, 386–387 (Abstr.) (1973).

CHRISTENSEN, B.E.: Effects on an enlarged splenic erythrocyte pool in chronic lymphatic leukemia. Scand. J. Haemat. **8**, 92 (1971).

CLARKE, L.P., LAUGHLIN, J.S., MAYER, K.: Quantitative organ-uptake measurement. Radiology **102**, 375–382 (1972).

CRANDELL, D.C., BOYD, M., WENNEMARK, J.R., FRIEDMAN, B.I.: Liverspleen scanning: The left lateral decubitus position is best for lateral views. J. nucl. Med. **13**, 720–722 (1972).

CREMER, J., SCHEIBLINGER, W.: Erkrankungen der Milz. In: HORNBOSTEL, H., KAUFMANN, W., SIEGENTHALER, W. (Hrsg.), Innere Medizin in Praxis und Klinik III, S. 11–142. Stuttgart: Thieme 1973.

CROLL, M.N., BRADY, L.W., BRODSKY, I., STANTON, L.: A new agent for splenic scanning: BMHP. Radiology **84**, 492–495 (1965).

CROSBY, W.H.: Splenectomy in hematologic disorders. New. Engl. J. Med. **286**, 2252 (1972).

CROSSETT, A.D., JR., NESTLER, W.B., COHEN, S.J.: Wandering spleen. Johns Hopkins med. J. **124**, 28 (1969).

CZEMBIREK, H., NEUMANN, E., HAYDL, J., HOWANIETZ,

L., Jantsch, Ch., Pantucek, F., Pokieser, H.: Angiographie, Szintigraphie und Ultraschall zum Nachweis von Milz- oder Leberbefall bei Morbus Hodgkin. Fortschr. Röntgenstr. **123**, 403–408 (1975).

Dameshek, W.: Hypersplenism. Bull. N.Y. Acad. Med. **31**, 113 (1955).

Dargeon, H.W.: Tumors of children, p. 223. New York: PB Hoeber 1960.

Davis, C.E., Jr., Montero, J.M., Van Horn, C.N.: Large splenic cysts. Ann. Surg. **173**, 686 (1971).

De Land, F.H.: Normal splenic size. Radiology **97**, 589–592 (1970).

Demmler, K., Burkhardt, R.: Milzgröße und Knochenmarksfibrose. In: Lennert, K., Harms, D. (Hrsg.), Die Milz. Berlin-Heidelberg-New York: Springer 1970.

De Nardo, S.J., Bell, G.B., Denardo, G.L., Carretta, R.F., Scheibe, P.O., Imperato, Th.J., Jackson, P.E.: Diagnosis of cirrhosis and hepatitis by quantitative hepatic and other reticuloendothelial clearance rates. J. nucl. Med. **17**, 449–459 (1976).

Duggan, J.M.: Splenomegaly in analgesic takers. Med. J. Aust. **2**, 580 (1970).

Dujovne, C.A., Strauss, H.W.: Changes in liver and spleen scans of patients during treatment with two hypolipidemic drugs. Radiology **98**, 682 (1971).

Eckelman, W., Richards, P., Atkins, H.L., Hauser, W., Klopper, J.F.: Visualization of the human spleen with ^{99m}Tc labeled red blood cells. J. nucl. Med. **12**, 310 (1971).

Ell, P.F., Britton, K.E., Farrer-Brown, G., Keeling, D.H., Jellife, A.M., Wrod, T.P.: An assessment of the value of spleen scanning in the staging of Hodgkin's disease. Brit. J. Radiol. **48**, 590–593 (1975).

Evans, G.W., Curtin, F.G., McCarthy, H.F., Kieran, J.H.: Scintigraphy in traumatic lesions of liver and spleen. J. Amer. med. Ass. **222**, 665–667 (1972).

Feigelson, J., Pecau, Y., Perez, R.: Liver scanning and liver function in cystic fibrosis. Acta paediat. scand. **61**, 337 (1972).

Feine, U.: Szintigraphische Diagnostik von Milzerkrankungen. Radiologe **16**, 128–134 (1976).

Feine, U., Zum Winkel, K.: Nuklearmedizin — Szintigraphische Diagnostik. Stuttgart: Thieme 1969.

Ferguson, A., Hutton, M.M., Maxwell, J.D.: Adult coeliac disease in hyposplenic patients. Lancet **1970 I**, 163.

Fink, D.W.: Scintiphotographic demonstration of rupture of an accessory spleen. J. nucl. Med. **13**, 333–334 (1972).

Fischer, J.: Die Milzszintigraphie. Radiologe **5**, 372–387 (1965).

Fischer, J.: Die Milzszintigraphie als Methode zur funktionellen Milzanalyse. In: Lennert, K., Harms. D. (Hrsg.) Die Milz. Berlin-Heidelberg-New York: Springer 1970.

Fischer, J.: Hypersplenismus. Internist (Berl.) **12**, 176 (1971).

Fischer, J., Gamm, H., Wolf, R.: A capacity test of the spleen: demonstration of hypersplenism. J. nucl. Med. **13**, 430 (1972).

Fischer, J., Gamm, H., Wolf, R.: Ergebnisse der Bestimmung des Milzminutenvolumens bei verschiedenen hämatologischen Erkrankungen. Verhandlungen der Ges. f. Nuklearmedizin 1972, S. 736. Berlin: Medico 1975.

Fischer, J., Wolf, R.: Die quantitative Abschätzung der Milzgröße mit Hilfe der Szintigraphie. Dtsch. med. Wschr. **88**, 1430 (1963).

Fischer, J., Wolf, R.: Durchblutung und Funktion der Milz. In: Fellinger, K., und Höfer, R. (Hrsg.), Radioaktive Isotope in Klinik und Forschung, Bd. VII, S. 208. München-Berlin-Wien: Urban & Schwarzenberg 1967.

Fischer, J., Wolf, R.: Funktionsdiagnostik mit Radioisotopen in der Hämatologie. Internist (Berl.) **10**, 351–359 (1969).

Fischer, J., Wolf, R., Gamm, H.: Die Milzszintigraphie. Dtsch. Ärztebl. 401–408 (1973).

Fischer, J., Wolf, R., Leon, A.: Milzszintigraphie mit ^{99m}Tc-markierten wärmealterierten Erythrozyten. Fortschr. Röntgenstr. **106**, 51–55 (1967).

Fischer, M., Mitrou, P.S., Hübner, K., Hauk, H., Lennert, K.A.: Die Splenektomie bei Morbus Hodgkin. Dtsch. med. Wschr. **99**, 1402–1405 (1974).

Fischer, R., Hennekeuser, H.H., Schaefer, H.E.: Extramedulläre Blutbildung in der Milz. In: Lennert, K., Harms, D. (Hrsg.), Die Milz. Berlin-Heidelberg-New York: Springer 1970.

Fowler, R.H.: Cystic tumors of spleen. Int. Abstr. Surg. **70**, 213–223 (1940).

Freedman, G.S.: Spleen. In: Handmaker, H., Lowenstein, J.M., Nuclear medicine in clinical pediatrics, p. 103–116. New York: SNM Inc. 1975.

Freedom, R.M., Treves, S.: Splenic scintigraphy and radionuclide venography in the heterotaxy syndrome. Radiology **107**, 381–386 (1973).

French, R.J., Johnson, P.F., Trott, N.G.: Dosimetry of Indium-113m. In: Medical radioisotope scintigraphy. Vol I, p. 843. Vienna: IAEA 1969.

Friedman, B., Lewis, S.M., Glass, H.I., Szur, L., Watson, I.A.: Labeling of red blood cells with ^{81}Rb for spleen scans. Brit. J. Radiol. **41**, 815 (1968).

Fuzy, M., Korika, S., Tarjan, G.: The importance of spleen scintigraphy in malignant lymphomas. Neoplasma Bratisl. **16**, 447 (1969).

Gadacz, Th., Way, L.W., Dunphy, J.E.: Changing clinical spectrum of splenic abscess. Amer. J. Surg. **128**, 182–187 (1974).

Gamm, H., Fischer, J., Wolf, R.: Die spezifische Filtrationsleistung der Milz für ^{51}Cr-markierte, wärmealterierte Erythrozyten. In: Pabst H.W., Hör, G. (Hrsg.), Nuklearmedizin, Radionuklide in der Hämatologie, Gegenwärtiger Stand der Therapie mit Radionukliden. S. 43. Stuttgart: Schattauer 1973.

GARFUNKEL, F.: Epidermoid Cyst of the spleen: Case report. J. nucl. Med. **17**, 196–199 (1976).

GARRIGA, S., CROSBY, W.H.: The incidence of leukemia in families of patients with hypoplasia of the marrow. Blood **14**, 1008, (1959).

GELINSKY, P., LAGEMANN, K.: Die röntgenologische Dokumentation der normalen und vergrößerten Milz. Röntgen-Bl. **24**, 3–7 (1971).

GELINSKY, P., MÜLLER, D.: Die Anämie bei Osteomyelosklerose. Vergleich zwischen hämatologischen und erythrokinetischen Untersuchungen. Klin. Wschr. **50**, 21–32 (1972).

GLATSTEIN, F., GUERNSAY, I.M., ROSENBERG, S.A., KAPLAN, H.S.: The value of laparotomy and splenectomy in the staging of Hodgkin's disease. Cancer (Philad.) **24**, 709 (1969).

GO, R.T., TONAMI, N., SCHAPIRO, R.L., CHRISTIE, J.H.: Manifestations of diaphragmatic and juxtadiaphragmatic diseases in liver-spleen scintigraphy. Radiology **115**, 119–127 (1975).

GOLDMAN, A.B., BRAUNSTEIN, P., SONG, CH.: Augmented splenic uptake of ^{99m}Tc-Sulfur-colloid in patients with malignant melanoma. Radiology **112**, 631–634 (1974).

GOODRICH, J.K., HARRIS, C.C.: Technetium-99m Sulfur Colloid spleen/liver ratio and other liver function tests in the diagnosis of cirrhosis. Sth. med. J. (Bgham, Ala.) **68**, 5–12 (1975).

GOULD, H.R., CLEMETT, A.R., ROSSI, P.: Radiologic diagnosis of splenic metastasis. Amer. J. Roentgenol. **109**, 755–760 (1970).

GOULD, L., COLLICS, C., COMPRECHT, R.F., INDELICATO, R., GELSOMINO, J.: Scintiphotography in congestive heart failure. J. Amer. med. Ass. **219**, 1734 (1972).

GOY, W., CROWE, W.J.: Splenic accumulation of ^{99m}Tc-Diphosphonate in a patient with sickle cell disease: Case report. J. nucl. Med. **17**, 108–109 (1976).

GRAMLICH, F., FISCHER, J., DULLIAN, K., LASCHTOWITZ, P.: Die Milz bei Lebererkrankungen. In: LENNERT, K., HARMS, D. (Hrsg.), Die Milz. Berlin-Heidelberg-New York: Springer 1970.

GRAY, S., STERLING, K.: The tagging of red cells and plasma proteins with radioactive chromium. J. clin. Invest. **29**. 1604 (1950).

GUARIN, U., DIMITRIEVA, Z., ASHLEY, S.J.: Splenogonadal fusion — A rare congenital anomaly demonstrated by ^{99m}Tc-sulfur colloid imaging. Case report. J. nucl. Med. **16**, 922–924 (1975).

GUTKOWSKI, R.F., DWORKIN, H.J.: Kit-produced ^{99m}Tc-labeled red cells for spleen imaging. J. nucl. Med. **15**, 1187–1191 (1974).

HAAS, J.P., BROD, K.H., WOLF, R., SCHMIDT, K.J.: Vergleichende Bestimmung der Leberdurchblutung mit kolloidalem ^{198}Au und einem ^{99m}Tc-S-Kolloid. In: HOFFMANN G., HÖFER, R. (Hrsg.), Radionuklide in Kreislaufforschung und Kreislaufdiagnostik, S. 237. Stuttgart: Schattauer 1968.

HAAS, R., BRAKIOHIAPA, W., TAHALELE, E., LICHY, D.: Über den diagnostischen Wert der radiologischen Milzvolumenbestimmung bei lymphoreticulären Systemerkrankungen. In: PABST H.W., HÖR, G. (Hrsg.), Nuklearmedizin. Klinische Leistungsfähigkeit und technische Entwicklung, S. 304–311. Stuttgart: Schattauer 1972.

HABIBIAN, M.R., ABERNATHY, E.M.: Splenomegaly with uniformly decreased splenic uptake of ^{99m}Tc-Sulfur-Colloid; a new observation in childhood sarcoidosis. J. nucl. Med. **15**, 45–46 (1974).

HAERTEL, M., BENSCH, H.R.: Die angiographische Normalanatomie der Milz. Fortschr. Röntgenstr. **120**, 653–657 (1974).

HAGEMANN, J., MONTZ, R., KÜGLER, S.: Szintigraphische Abszeßlokalisation mit ^{99m}Tc-markierten Leukozyten im Vergleich zu ^{67}Ga-Citrat. Rad. diagnost. **18**, 231–237 (1977).

HALPERT, B., ALDEN, Z.A.: Accessory spleens in or at the tail of the pancreas. Arch. Path. **77**, 652 (1964).

HAMILTON, R.G., ALDERSON, P.O., HARWIG, J.F., SIEGEL, B.A.: Splenic imaging with ^{99m}Tc labeled erythrocytes. A comparative study of cell-damaging methods. J. nucl. Med. **17**, 1038–1043 (1976).

HARRIS, I.M., McALISTER, J.M., PRANKERD, T.A.J.: The relationship of abnormal red cells to the normal spleen. Clin. Sci. **16**, 223 (1957).

HEGDE, U.M., WILLIAMS, E.D., LEWIS, S.M., SZUR, L., GLASS, H.I., PETTIT, J.E.: Measurement of splenic red cell volume and visualization of the spleen with ^{99m}Tc. J. nucl. Med. **14**, 769–771 (1973).

HELD, K., BECHER, R., STUTTE, H.J.: Milzzysten. Med. Welt **23**, 747–750 (1972).

HENNIG, K., FRANKE, W.G., PLATZBECKER, H.: Parenchymausfälle der Milz bei Hämoblastosen. In: G. HOFFMANN, LADNER, H.A. (Hrsg.), Radioisotope in Pharmakokinetik und klinischer Biochemie, S. 567–571. Stuttgart: Schattauer 1970.

HINE, G.J., JOHNSTON, R.E.: Absorbed doses from radionuclides. J. nucl. Med. **11**, 468 (1970).

HÖFER, R., OGRIS, E., PFEIFFER, G., PROBST, P.: Kolloid-Clearance: Einfluß von Partikelgröße und extrahepatischer Speicherung. In: HOFFMANN, G., HÖFER, R. (Hrsg.), Radionuklide in Kreislaufforschung und Kreislaufdiagnostik, S. 225. Stuttgart: Schattauer 1968.

HUGHES-JONES, N.C., MOLLISON, P.L., VEALL, N.: Removal of incompatible red cells by the spleen. Brit. J. Hemat. **3**, 125 (1957).

HOTCHKISS, D.J., BLOCK, M.H.: Effect of splenic irradiation on systemic hemopoiesis. Arch. intern. Med. **109**, 695 (1962).

IVEMARK, B.I.: Implications of agenesis of the spleen on the pathogenesis of conotruncus anomalies in childhood, an analysis of the heart malformations in the splenic agenesis syndrome with fourteen new cases. Acta paediat. scand. (Suppl. 104) **44**, 1 (1955).

JACKSON, H., JR., PARKER, F., JR., LEMON, H.M.:

Agnogenic myeloid metaplasia of the spleen. New Engl. J. Med. **222**, 985 (1940).

JACOBSON, S.J., DE NARDO, G.L.: Splenosis demonstrated by splenic scan. J. nucl. Med. **12**, 570 (1971).

JOHNSON, P.M., HERION, J.C.: Technical considerations in scintillation scanning of the spleen. Radiology **76**, 438 (1961).

JOHNSON, P.M., HERION, J.C., MOORING, S.L.: Scintillation scanning of the normal human spleen, utilizing sensitized radioactive erythrocytes. Radiology **74**, 99–101 (1960).

JOHNSON, P.M., SPENCER, R.P.: The spleen. In: FREEMAN, L.M., JOHNSON, P.M. (eds.), Clinical scintillation imaging, pp. 639–670. New York: Grune & Stratton 1975.

JOHNSON, R.B., CASTELL, D.C., LUKASH, W.M.: Liver scanning for detection of collateral circulation in liver disease. J. Amer. med. Ass. **207**, 528 (1969).

JOHNSTON, C.C., JR., LAVY, N., LORD, T., VELLIOS, F., MERRITT, A.D., DEISS, W.P., JR.: Osteopetrosis: a clinical, genetic, metabolic and morphologic study of the dominantly inherited benign form. Medicine (Baltimore) **47**, 149 (1968).

JOSHPE, G., ROTHENBERG, S.P., BAUM, SH.: Transient functional asplenism in sickle cell C disease. Amer. J. Med. **55**, 720–722 (1973).

KEMPE, D.: Zur röntgenologischen Beurteilung der Milzgröße. Fortschr. Röntgenstr. **120**, 658–661 (1974).

KESSE-ELIAS, M., GYFTAKI, E., ALEVIZOU-TERZAKI, V., MAURIKAKIS, M.: Clinical value of spleen scanning. Nucl. Med. X, 338–347 (1971).

KEVY, S.V., TEFFT, M., VAWTER, G.F., ROSEN, F.S.: Hereditary splenic hypoplasia. Pediatrics **42**, 755 (1968).

KIM, E., MATTAR, A.G.: Scan findings in a case of splenic infarction due to amyloidosis. Case report. J. nucl. Med. **17**, 902–903 (1976).

KLINGENSMITH III, W.C., EIKMAN, E.A., MAUMENEE, I., WAGNER, H.N., JR.: Widespread abnormalities of radiocolloid distribution in patients with mucopolysaccharoidosis. J. nucl. Med. **16**, 1002–1006 (1975).

KÖBLER, H., ROGAUSCH, H.: Hat die Milz eine Kreislauffunktion? In: LENNERT, K., HARMS, D. (Hrsg.), Die Milz. Berlin-Heidelberg-New York: Springer 1970.

KREEL, L., MINDEL, S.: The radiographic position of the spleen. Brit. J. Radiol. **42**, 830 (1969).

LAGEMANN, K., GELINSKY, P.: Die röntgenologische Milzgrößenbestimmung an Hand einer Milzübersichtsaufnahme. Leber, Magen, Darm **1**, 86–95 (1971).

LANDGARTEN, S., SPENCER, R.P.: Splenic displacement due to gastric dilatation. J. nucl. Med. **13**, 223 (1972).

LARSON, S.M., NELP, W.B.: Radiopharmacology of a simplified ^{99m}Tc-colloid preparation for photoscanning. J. nucl. Med. **7**, 817 (1966).

LARSON, S.M., TUELL, S.H., MOORES, K.D., NELP, W.B.: Dimensions of the normal adult spleen scan and prediction of spleen weight. J. nucl. Med. **12**, 123 (1971).

LEAPE, L.L., BORDY, M.D.: Neonatal rupture of the spleen. Pediatrics **47**, 101 (1971).

LENNERT, K., HARMS, D.: Die Milz. Berlin-Heidelberg-New York: Springer 1970.

LE PAGE, J.R., PRATT, A.D., MIALE, A., CALVERT, W.P.: Diagnosis of splenic abscess by radionuclide scanning and selective arteriography. J. nucl. Med. **13**, 331–332 (1972).

LIPTON, M.J., DE NARDO, G.L., SILVERMAN, S., GLATSTEIN, E.: Evaluation of liver and spleen in Hodgkin's disease. I. The value of hepatic scintigraphy. Amer. J. Med. **52**, 356 (1972).

LÖFFLER, H.: Milz und Erythrozytenbildung. In: LENNERT, K., HARMS, D. (Hrsg.), Die Milz. Berlin-Heidelberg-New York: 1970.

LOKEN, M.K., BUGBY, R.D., LOWMAN, J.T.: Evaluation of splenic function using ^{197}Hg-mercurihydroxypropane. J. nucl. Med. **10**, 615 (1969).

LUTZKER, L., KOENIGSBERG, M., MENG, CH.H., FREEMAN, L.M.: Role of radionuclide imaging in splenic trauma. Radiology **110**, 419–425 (1974).

MARSH, G.W., STEWART, J.S.: Splenic function in adult coeliac disease. Brit. J. Haemat. **19**, 445 (1970).

MARTIN, J.W.: Congenital splenic cysts. Amer. J. Surg. **96**, 302 (1958).

MCCORMICK, W.F., KASHGARIAN, M.: The weight of the adult human spleen. Amer. J. clin. Path. **43**, 332 (1965).

MCINTYRE, P.: Diagnostic significance of the spleen scan. Semin. Nucl. Med. **2**, 278–287 (1972).

MEINDOK, H., LANGER, B.: Liver scan in Budd-Chiari syndrome J. nucl. Med. **17**, 365–368 (1976).

MENDEZ, R., MORROW, J.W.: Ectopic spleen simulating testicular tumor. J. Urol. (Baltimore) **102**, 598 (1969).

MEYER, W.W., PETER, B., SOLTH, K.: Die Organgewichte in den höheren Altersstufen (70–92 Jahre) in ihrer Beziehung zu Alter und Körpergewicht. Virchows Arch. Path. Anat. **337**, 17 (1963).

MILDER, M.S., LARSON, S.M., BAGLEY, CH.M., DEVITA, V.T., JOHNSTON, G.S.: The Liver-Spleen Scan in Hodgkin's disease. Cancer (Philad.) **31**, 826 (1973).

MOHR, W.: Röntgenologische Erfassung der Milz- und Lebergröße bei Malaria. Fortschr. Röntgenstr. **72**, 93 (1949).

MONIOT, A.L.: Liver-Spleen scintiscan in Kala-Azar: Case report. J. nucl. Med. **16**, 1128 (1975).

MOSS, W.T., BRAND, W.N.: Therapeutic radiology, p. 455. St. Louis: C.V. Mosby 1969.

MÜLLER, U., FREITAG, J.: Zystische Lymphangiomatose der Milz. Fortschr. Röntgenstr. **116**, 826–827 (1972).

MÜLLER-SCHAUENBURG, W., BÄUCKER, K., FEINE, U.: Über das Prinzip des geometrischen Mittels bei der quantitativen Doppel-Detektor-Szintigraphie und weitere Schritte zu einer vollständigen Korrektur der Schwächung. Fortschr. Röntgenstr. **118**, 589–597 (1973).

MYERS, J., SEGAL, R.J.: Weight of the spleen II. Range in narcotic addicts. Arch. Path. **98**, 36 (1974).

NEBESAR, R.A., RABINOV, K.R., POTSAID, M.S.: Radionuclide imaging of the spleen in suspected splenic injury. Radiology **110**, 609–614 (1974).

NELP, W.B., KUHN, I.N.: Splenic infarction diagnosed preoperatively by photoscanning. J. Amer. med. Ass. **197**, 368 (1966).

NELP, W.B.: Distribution and radiobiological behaviour of colloids and macroaggregates. In: Medical radionuclides: Radiation dose and effects, pp. 239. US Atomic Energy Comission 1970.

NELP, W.B., KUHN, I.N.: Splenic infarction diagnosed preoperatively by photoscanning. J. Amer. med. Ass. **197**, 368 (1966).

NULAND, S.B., CORNELIUS, E.A., SPENCER, R.P.: Scan evidence of organ involution and improvement in Hodgkin's disease following splenic artery ligation. J. nucl. Med. **11**, 693 (1970).

O'MARA, R.E., HALL, R.C., DOMBROSKI, D.L.: Scintiscanning in the diagnosis of rupture of the spleen. Surg. Gynec. Obstet. **131**, 1077 (1970).

PALMER, D.L., RIFKIND, D., BROWN, D.W.: ^{131}J-labeled colloidal human serum albumin in the study of reticuloendothelial system funtion: III: Phagocytosis and catabolism compared in normal, leukemic and immunosuppressed human subjects. J. infect. Dis. **123**, 465 (1971).

PARKER, J.D., BENNETT, L.R.: Effect of water ingestion on spleen size as determined by radioisotope scans. Acta radiol. (Stockh.) **11**, 385 (1971).

PARMENTIER, C., ASKIENAZY, S., GERARD-MARCHANT, R., LACOUR, J., AMIEL, J.L., LEMERLE, J., TUBIANA, M.: Correlation between the data from spleen scanning and anatomical examination in Hodgkin's disease. Ann. Radiol. (Paris) **12**, 43 (1969).

PEARSON, H.A.: The binding of ^{51}Cr to hemoglobin. I. In vitro studies. Blood **22**, 218 (1963).

PEARSON, H.A., CORNELIUS, E.A., SCHWARTZ, A., ZELSON, J.H., WOLFSON, S.L., SPENCER, R.P.: Transfusion reversible functional asplenia in young children with sickle cell anemia. New Engl. J. Med. **282**, 334 (1970).

PEARSON, H.A., SCHIEBLER, G.L., SPENCER, R.P.: Functional hyposplenia in cyanotic congenital heart disease. Pediatrics **48**, 277 (1971).

PEARSON, H.A., TOULOUKIAN, R.J., SPENCER, R.P.: The binary spleen: a radioisotopic scan sign of splenic pseudocyst. J. Pediat. **77**, 216 (1970).

PETASNICK, J.P., GOTTSCHALK, A.: Spleen scanning with ^{99m}technetium sulfur colloid and the scintillation camera. J. nucl. Med. **6**, 362 (1965).

PFISTERER, H., FREY, K.W., TARTAROGLOU, N., STICH, W.: Die Milzszintigraphie und ihre klinische Bedeutung. Med. Klin. **60**, 661 (1965).

PICKLEMAN, J.R., PALOYAN, E., BLOCK, G.E.: The surgical significance of splenic abscess. Surgery **68**, 287 (1970).

PRAGER, D., MOREL, D., DEX, W.: The syndrome of chronic occult rupture of the spleen. J. Amer. med. Ass. **218**, 1824 (1971).

PRIBILLA, W.: Milzfunktion und Erythrozytenabbau. In: LENNERT, K., HARMS, D. (Hrsg.), Die Milz, S. 237. Berlin-Heidelberg-New York: Springer 1970.

RAPPAPORT, H.: The pathologic anatomy of the splenic red pulp. In: LENNERT, K., HARMS, D. (Hrsg.), Die Milz, S. 24. Berlin-Heidelberg-New York: Springer 1970.

RAO, L.M., SHAKIDI, N.T., OPITZ, J.M.: Hereditary splenomegaly with hypersplenism. Clin. Genet. **5**, 379 (1974).

RAUBER-KOPSCH: Lehrbuch und Atlas der Anatomie des Menschen. Stuttgart: Thieme 1968.

REID, S.E., LANG, S.J.: Abscess of the spleen. Amer. J. Surg. **88**, 912 (1954).

ROLLO, F.D., DELAND, F.H.: The determination of spleen mass from radionuclide images. Radiology **97**, 583 (1970).

ROSENBLUM, A.L., BOUNER, H., JR., MILDER, M.S., BRONNER, V.J., WEINSTEIN, M.A., COOK, A.J., CARBONE, P.R.: Cavitating splenic infarction. Amer. J. Med. **56**, 720–724 (1974).

ROSENTHALL, L., LISBOA, R., BANERJEE, K.: Nucleographic and radioangiographic study of a patient with torsion of the spleen. Radiology **110**, 427–428 (1974).

ROUX, A., FISCHER, J., LEON, A., RUBERG, R.: Weight and function of the spleen in primary and secondary polycythemia. In: LENNERT, K., HARMS, D. (Hrsg.), Die Milz. Berlin-Heidelberg-New York: Springer 1970.

RYAN, F.P., SMART, R.C., PRESTON, F.E., HOLDSWORTH, C.D.: Hyposplenism in ulcerative colitis. Lancet **1974 II**, 318.

SAUER, R., FRIEDRICH, R., FAHRLÄNDER, H.: Zur Diagnostik chronischer Lebererkrankungen mit Hilfe der Radiokolloid-Szintigraphie. Fortschr. Röntgenstr. **119**, 175–184 (1973).

SCHNITZER, B., SODEMANN, T., MEAD, M.L., CONTACOS, P.G.: Pitting function of the spleen in malaria: Ultrastructural observations. Science **177**, 175 (1972).

SCHULZ, D.M., GIORDANO, D.A., SCHULZ, D.H.: Weights of organs of fetuses and infants. Arch. Path. **74**, 244 (1962).

SELTZER, R.A., KEREIAKES, J.G., SAENGER, E.L.: Radiation exposure from radioisotopes in pediatrics. New Engl. J. Med. **271**, 64–90 (1964).

SENN, N.: Case of splenomedullary leukemia successfully treated by the use of the roentgen ray. Med. Rec. **64**, 281 (1903).

SHAH, K.D., NEILL, C.A., WAGNER, H.N., TAUSSIG, H.B.: Radioisotope scanning of the liver and spleen in dextrocardia and in situs inversus with levocardia. Circulation **29**, 231 (1964).

Shanser, J.D., Moss, A.A., Clark, R.E., Palubinskas, A.J.: Angiographic evaluation of cystic lesions of the spleen. Amer. J. Roentgenol. 119, 166–174 (1973).

Sharma, S.M., Patel, M.C., Ramanathan, P., Ganatra, R.D.: Role of spleen scanning in planning the treatment and assessment of splenic response in blood dyscrasias. Amer. J. Roentgenol. 101, 656 (1967).

Shirkey, A.L., Wukasch, D.C., Beall, A.C., Jr., Gordon, W.B., Jr., De Bakey, M.E.: Surgical management of splenic injuries. Amer. J. Surg. 108, 630 (1964).

Sierig, H.W.: Die Leberszintigraphie im Kindesalter, dargestellt anhand des Tübinger Untersuchungsmaterials 1965–1972. Dissertation Tübingen 1976.

Sigel, R.M., Becker, D.V., Hurley, J.R.: Evaluation of spleen size during routine liver imaging with ^{99m}Tc and the scintillation camera. J. nucl. Med. 11, 689 (1970).

Silverman, S., De Nardo, G.L., Glatstein, E., Lipton, M.J.: Evaluation of the liver and spleen in Hodgkin's disease. II. The value of spleen scintigraphy. Amer. J. Med. 52, 362 (1972).

Skarin, A.T., Davey, F.R., Moloney, W.C.: Lymphosarcoma of the spleen. Arch. intern. Med. 127, 259 (1971).

Söderström, N.: Cytologie der Milz in Punktaten. In: Lennert, K., Harms, D. (Hrsg.), Die Milz. Berlin-Heidelberg-New York: Springer 1970.

Spencer, R.P.: Relationship of surface area on roentgenogramms and radioisotopic scans to organ volumes. J. nucl. Med. 8, 785 (1967).

Spencer, R.P.: Healing of a splenic infarct. J. nucl. Med. 15, 303–304 (1974).

Spencer, R.P.: The small spleen: A study of etiology and pathogenesis. J. nucl. Med. 16, 571 (1975).

Spencer, R.P., Knowlton, A.H.: Radiocolloid scans in evaluating splenic response to external radiation. J. nucl. Med. 16, 123–126 (1975).

Spencer, R.P., Lange, R.C., Schwartz, A.D., Pearson, H.A.: Radioisotopic studies of changes in splenic size in response to Epinephrine and other stimuli. J. nucl. Med. 13, 211 (1972).

Spencer, R.P., McPhedran, P., Finch, S.C., Morgan, W.S.: Persistent neutrophilic leukocytosis associated with idiopathic functional asplenia. J. nucl. Med. 13, 224 (1972).

Spencer, R.P., Pearson, H.A.: Splenic radiocolloid uptake in the presence of circulating Howell-Jolly bodies. J. nucl. Med. 15, 294–295 (1974).

Spencer, R.P., Pearson, H.A.: Radionuclide studies of the spleen. CRC Press, Cleveland 1977.

Spencer, R.P., Pearson, H.A., Binder, H.A.: Identification of cases of "acquired" functional asplenia. J. nucl. Med. 11, 163 (1970).

Spencer, R.P., Pearson, H.A., Lange, R.C.: Human spleen – scan studies on growth and response to medications. J. nucl. Med. 12, 466 (1971).

Spencer, R.P., Pearson, H.A., Touloukian, R.J.: Scan studies of "rapid" changes in splenic size. J. nucl. Med. 12, 397 (1971).

Spencer, R.P., Turner, J.W., Syed, I.B.: Residual spenic function in the presence of Thorotrast-associated hepatic tumor: case report. J. nucl. Med. 17, 200–202 (1976).

Sträuli, P.: Häufigkeit und Morphologie der Tumormetastasen in der Milz. In: Lennert, K., Harms, D. (Hrsg.), Die Milz. Berlin-Heidelberg-New York: Springer 1970.

Stutte, H.J.: Die pathologische Anatomie der roten Milzpulpa. Quantitative Analyse mit fermentcytochemischen Methoden. In: Lennert, K., Harms, D. (Hrsg.), Die Milz, S. 53. Berlin-Heidelberg-New York: Springer 1970.

Subramanian, G., McAfee, J.G., Mehter, A., Blair, R.J., Thomas, F.D.: ^{99m}Tc-stannous phytate: a new in vivo colloid for imaging the reticuloendothelial system. J. nucl. Med. 14, 459 (1973).

Sutton, J.P., Yarborough, D.Y., Richards, J.T.: Isolated splenic vein occlusion. Arch. Surg. 100, 623 (1970).

Szur, L., Pettit, J.E., Lewis, S.M., Bruce-Tagoe, A.A., Short, M.D.: Effect of radiation on splenic function in myelosclerosis: studies with ^{52}Fe and ^{99m}Tc. Brit. J. Radiol. 46, 295–301 (1973).

Tavill, A.S.E., Wood, E.J., Kreel, L., Jones, E.A., Gregory, M., Sherlock, S.: The Budd-Chiari-Syndrome: correlation between scintigraphy and the clinical, radiological and pathological findings in 19 cases of hepatic venous outflow obstruction. Gastroenterology 68, 509 (1975).

Teates, C.D., Seale, D.L., Allen, M.S.: Hamartoma of the spleen. Amer. J. Roentgenol. 116, 419–422 (1972).

Terry, J.H., Self, A.M., Howard, J.M.: Injuries of the spleen: a report of 102 patients and a review of the literature. Surgery 40, 615 (1956).

Toghill, P.J.: Red cell pooling in enlarged spleens. Brit. J. Haemat. 10, 347–357 (1964).

Treves, S., Spencer, R.P.: Liver and spleen scintigraphy in children. Semin. nucl. Med. 3, 55–68 (1973).

Vagenakis, A.G., Abreau, C.M., Braverman, L.E.: Splenic infarction diagnosed by photoscanning. J. nucl. Med. 13, 563–564 (1972).

Veda, H., Kitani, K., Kamedo, H., Takedo, T., Chiba, K., Nagatani, M., Yamada, H., Iio, M.: Splenic blood flow in idiopathic portal hypertension in Japan measured by ^{85}Kr clearance method. Acta hepato-splenol. (Stuttg.) 18, 28 (1971).

Verheyden, Ch.N., Van Heerden, J.A., Carney, J.A.: Symptomatic metastatic melanoma of the spleen. Minn. Med. 57, 693–696 (1974).

Wagner, H.N., Jr., Stern, H.S., Rhodes, B.A., Reba, R.C., Hosain, F., Zolle, I.: Design and development of new pharmaceuticals. Medical radioisotope scintigraphy, Vol. II, p. 3. Wien: IAEA 1969.

Wagner, H.N., Jr., Weiner, I.M., McAfee, J.G., Martinez, J.: 1-mercuri-2-hydroxypropane (MHP). Arch. intern. Med. 113, 696 (1964).

WAGNER, S.C., VERDON, T.A., JR.: Use of the liver-spleen scan in the clinical staging of patients with Hodgkin's disease. J. nucl. Med. **10**, 450 (1969).

WARD, H.P., BLOCK, M.H.: The natural history of agnogenic myeloid metaplasia (AMM) and a critical evaluation of its relationships with the myeloproliferative syndrome. Medicine (Baltimore) **50**, 357 (1971).

WARSHAW, A.L., CHESNEY, TMcC, EVANS, G.W., MCCARTHY, H.T.: Intrasplenic dissection by pancreatic pseudocysts. New Engl. J. Med. **287**, 72 (1972).

WATANABE, T., TANAKA, K.: Effect of carcinostatic agents on carcinomatous metastasis in the spleen. Gann **60**, 611 (1969).

WAXMAN, A.D., TELFER, N., SIEMSEN, J.K.: Dynamic imaging of the spleen. J. nucl. Med. **14**, 582–584 (1973).

WENER, L., BOYLE, C.D.: Splenic scintiscanning in the preoperative diagnosis of subcapsular hematoma. New Engl. J. Med. **277**, 35–37 (1967).

WEBER, R.: Bestimmung des Milzerythrozytenpools mit ^{51}Cr-markierten Erythrozyten bei Splenomegalie. Dissertation Tübingen 1977.

WESTIN, J., LANNER, L.O., LARSSON, A., WEINFELD, A.: Spleen size in polycythemia. A clinical and scintigraphic study. Acta med. scand. **191**, 263 (1972).

WETZEL, H.P., ADAM, W., HEIMPEL, H.: Vergleichende nuklearmedizinische und histologische Untersuchungen über die extramedulläre Blutbildung in Milz und Leber bei Osteomyelosklerose. In: LENNERT, K., HARMS, D. (Hrsg.), Die Milz. Berlin-Heidelberg-New York: Springer 1970.

WHITLEY, J.E., MAYNARD, C.D., RHYNE, A.L.: A computer approach to the prediction of spleen weight from routine films. Radiology **86**, 73 (1966).

WIDMAN, W.D., LAUBSCHER, F.A.: Splenosis: a disease or a beneficial condition. Arch. Surg. **102**, 152 (1971).

WILSON, G.A., KEYES, J.W.: The significance of the liver-spleen uptake ratio in liver scanning. J. nucl. Med. **15**, 593–597 (1974).

WINKELMAN, J.W., WAGNER, H.N., MCAFEE, J., MOZLEY, J.M.: Visualization of the spleen in man by radioisotope scanning. Radiology **75**, 465–466 (1960).

WITEK, J.T., SPENCER, R.P., PEARSON, H.A., TOULOUKIAN, R.J.: Diagnostic spleen scans in occult splenic injury. J. Trauma **14**, 197–199 (1974).

WOLF, R., FISCHER, J.: Physikalische Probleme der Milzszintigraphie. Fortschr. Röntgenstr. **102**, 319 (1965).

WOLF, R., FISCHER, J., LEON, A.: Die Bestimmung der Milzdurchblutung und deren Einfluß auf den Pfortaderkreislauf. In: PABST, H.W., HÖR, G. (Hrsg.), Nuklearmedizin, Klinische Leistungsfähigkeit und technische Entwicklung, S. 312–317. Stuttgart: Schattauer 1972.

WOLF, R., HAHN, K.: Die Strahlenbelastung des Patienten durch Applikation radioaktiv markierter Kolloide. Fortschr. Röntgenstr. **123**, 324–330 (1975).

WYMAN, A.C.: Traumatic rupture of the spleen. Amer. J. Roentgenol. **72**, 51 (1954).

YALE, C.E., CRUMMY, A.B.: Splenic vein thrombosis and bleeding oesophageal varices. J. Amer. med. Ass. **217**, 317 (1971).

YUN, RYO U.: An artefact that simulates an infarction on an posterior view spleen scan. J. nucl. Med. **16**, 99–100 (1975).

ZACK, M., BEITZKE, A., GYPSER, G., SAGER, W.: Das Polyspleniesyndrom. Fortschr. Röntgenstr. **126**, 5, 454–460 (1977).

ZUM WINKEL, K., KLUGE, A.K.: Szintigraphie und Funktionsprüfung der Milz mit alterierten Erythrozyten. In: KEIDERLING, W., HOFFMANN, G. (Hrsg.), Radioisotope in der Hämatologie, S. 239. Stuttgart: Schattauer 1963.

XIII. Nuklearmedizin in Geburtshilfe und Frauenheilkunde

Von

B. Delaloye, A. Bischof-Delaloye und A. Curchod

Mit 6 Abbildungen

1. Plazenta-Szintigraphie

1.1. Untersuchungsmethoden

Die reiche Durchblutung der Plazenta erleichtert ihre szintigraphische Darstellung: Ein Tracer mit genügend langer intravasaler Verweildauer nach intravenöser Injektion erlaubt ihre topographische Abgrenzung gegenüber den umliegenden Organen.

1.1.1. Tracer

Als erster Tracer wurde Natrium-24 von Browne und Veall (1950) eingeführt. Da es sich um ein diffundibles Ion handelt, wurde es bald durch Humanserum-Albumin ersetzt, das zunächst mit Jod-131 (Weinberg et al., 1957), dann mit Jod-132 (Hibbard u. Herbert, 1960; Hibbard, 1961; Bossart u. Delaloye, 1963) markiert wurde. Paul et al. (1963) schlugen die Verwendung von mit Chrom-51 markierten Erythrozyten vor, da sie die Plazentarschranke nicht passieren, also keine Strahleneinwirkung auf die fetale Schilddrüse haben. McAfee et al. (1964) hatten bereits die Markierung von Humanserum-Albumin mit Technetium-99m vorgeschlagen. Doch handelt es sich dabei um eine labile Verbindung, das frei werdende Pertechnetat wird von den Nieren ausgeschieden, was eine störende Darstellung der Blase zur Folge hat. Die Einführung von zunächst an Gelatine, dann an Transferrin gebundenem Indium-113m (Stern et al., 1967) konnte dieses Problem lösen.

Radioaktives Kohlenmonoxyd wurde nur in Zentren verwendet, die über ein Zyklotron verfügen (Glass et al., 1968). Maier-Borst et al. (1969) zeigten im Tierversuch die zweifellose Überlegenheit der generatorproduzierten kurzlebigen Radioisotope. Wir schlagen die Verwendung von Indium-111-Transferrin vor, wobei die injizierte Aktivität, je nach vorliegendem Fall, 1–2 Millicurie beträgt. Wenn kein Indium-111 zur Verfügung steht, kann In-113m-Transferrin oder auch Tc-99m Albumin injiziert werden.

1.1.2. Dosimetrie

Element	Mutter Ganzkörper	Fetus	
		Ganzkörper	Schilddrüse
^{24}Na Landesman u. Knapp (1960)		1,1 mrad/0,8 µCi	
HSA^{131}I Hibbard u. Herbert (1960)			1000 mrad/µCi
HSA^{132}I Hibbard u. Herbert (1960)	0,2 mrad/µCi	0,1 mrad/µCi	0–70 mrad/µCi
HSA^{99m}Tc ICRP (1971)	0,014 mrad/µCi	0,012 mrad/µCi	0,07 mrad/µCi
Ery^{51}Cr ICRP (1971)	0,6–1 mrad/µCi	0,1–0,2 mrad/µCi	

Für eine Aktivität von 50 µCi Jod-132-Serumalbumin beträgt die von der Schilddrüse des Fetus erhaltene Strahlendosis etwa 130 mrad (BOSSART u. DELALOYE, 1963), für 1 mCi ^{99m}Technetium-Serumalbumin beträgt die Ganzkörperdosis der Mutter 14 mrad, die des Feten 12 mrad, während die Schilddrüse des Feten 70 mrad erhält. Die Ganzkörperdosis für Indium-113m ist um 6–7 mrad geringer.

1.2. Klinische Ergebnisse

Die genaue Lokalisierung der Plazenta ist bei jeder Blutung im letzten Schwangerschaftsdrittel von höchster Bedeutung, um den Verdacht auf Placenta praevia entweder zu erhärten oder auszuschließen. Außerdem muß sie vor jeder Amniozentese durchgeführt werden. Bis etwa 1965 erstellte man ein Kartogramm. Nach Injektion von 50 µCi Jod-132-Serumalbumin wurde die manuell über dem Uterus in regelmäßigen Abständen gemessene Aktivität Punkt für Punkt aufgezeichnet. Die Zone der höchsten Zählraten entsprach der Plazenta (Abb. 1).

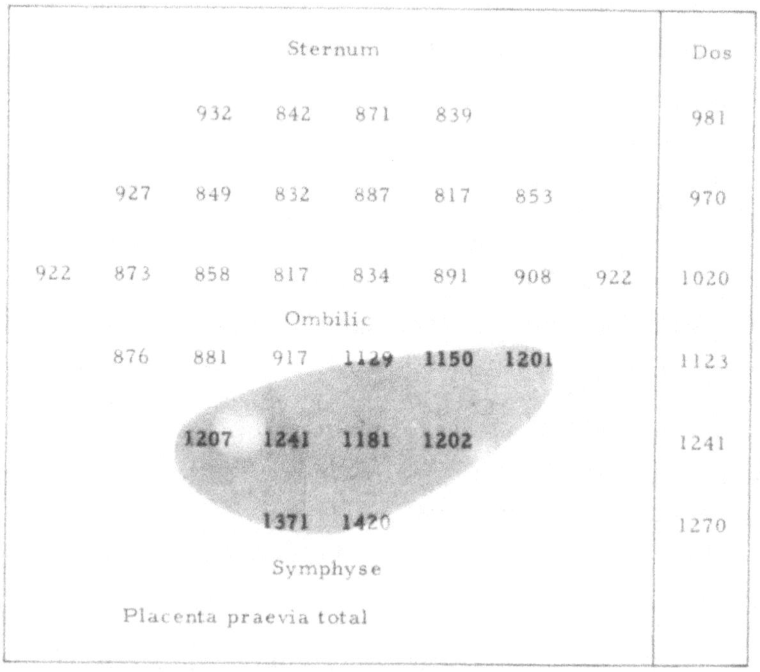

Abb. 1. Lokalisation der Plazenta nach intravenöser Injektion von 50 µCi Jod-132-Serumalbumin mittels einer durch manuelle Messungen angefertigten Kartographie

Die Aufzeichnung der Verteilung von 1–2 mCi Technetium-99m-Serumalbumin oder Indium-111(113m)-Transferrin ermöglicht durch eine weit bessere Statistik eine genauere Lokalisierung der Plazenta. Dabei ist die Verwendung von Technetium-99m-Serumalbumin wegen seiner labilen Bindung heikel, da sich das durch die Nieren ausgeschiedene freie Pertechnetat in der Blase ansammelt und so die Diagnose einer Placenta praevia erschweren, wenn nicht vereiteln kann (Abb. 2).

Um dies zu vermeiden, muß die Aufzeichnung der Aktivitätsverteilung sofort nach der Injektion des Tracers, die bei der bereits unter dem Detektor gelagerten Patientin durchgeführt wird, beginnen. Nach einer ersten Aufnahme des ganzen Uterus macht man eine Aufnahme mit auf den Muttermund eingestelltem Detektor, hierauf beide Seitenaufnahmen. Die Anwendung von Indium-111- oder Indium-113m-Transferrin ist einfacher wegen der längeren intravasalen Verweildauer. Auch bei dorsaler Implantation

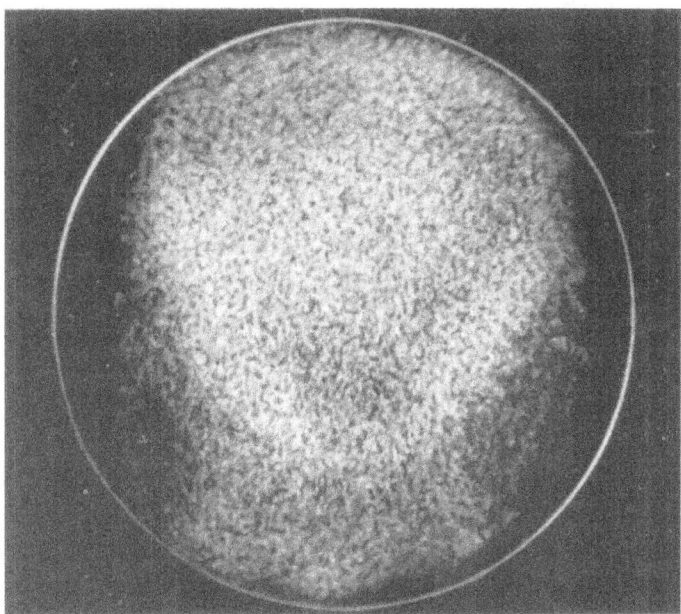

Abb. 2. Plazentographie in ventraler Ansicht nach intravenöser Injektion von 1 mCi Technetium-99m-Serumalbumin. Eine genaue Lokalisierung ist nicht möglich

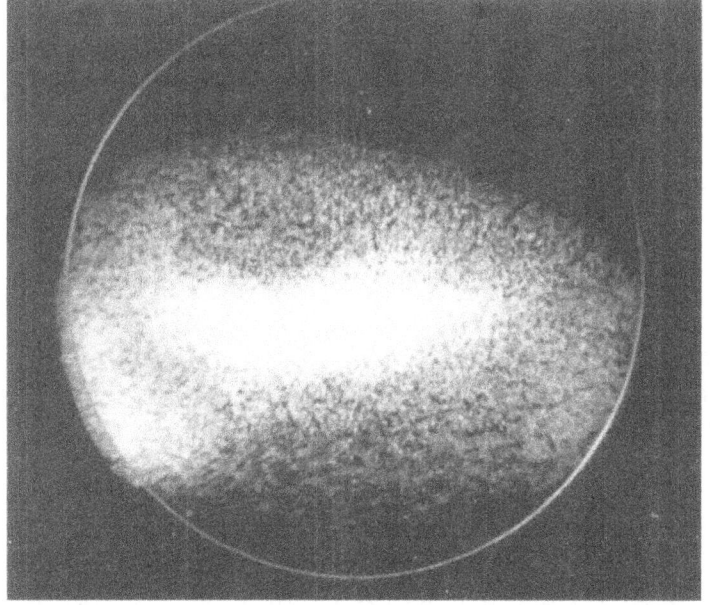

Abb. 3. Seitenansicht bei der gleichen Patientin wie Abb. 2. Es handelte sich um einen dorsalen Plazentasitz

der Plazenta sind die Indium-Isotope wegen ihrer höherenergetischen Strahlung von Vorteil gegenüber Technetium-99m. Nur die Seitenaufnahmen ermöglichen in gewissen Fällen die Darstellung einer partiellen Placenta praevia posterior (Abb. 3).

1.3. Kritische Betrachtung der nuklearmedizinischen Untersuchung im Vergleich zu anderen Untersuchungsmöglichkeiten

Der größte Vorwurf, den man der Plazenta-Szintigraphie und besonders auch den Röntgenuntersuchungen der Plazenta (CLAYTON et al., 1957) machen muß, ist, daß sie den Feten einer ionisierenden Strahlung aussetzen. Ultraschallmethoden sind nuklearmedizinischen Methoden gegenüber von Vorteil, da sie keine Strahlenbelastung für den

Feten mit sich bringen. Die Anwendung des Doppler-Effekts erlaubt die Auskultation der fetalen Herztöne, zur Lagebestimmung der Plazenta ist diese Methode allein zu ungenau und muß mit dem Radioisotopen- (PLANIOL et al., 1970) oder Echo B-Scan (GOTTESFELD et al., 1966) kombiniert werden. Echo B-Untersuchungen stellen im allgemeinen die Plazenta gut dar und geben außerdem Hinweise auf das Wachstum des Feten. Doch nicht immer ist die genaue Lokalisierung der Plazenta möglich; besonders durch das Schambein bedingte Echos können im Falle einer Placenta praevia störend wirken. Man sollte immer mit der Ultraschalluntersuchung beginnen, die dann im Zweifelsfall durch die Plazentaszintigraphie ergänzt werden kann (DELALOYE et al., 1972).

2. Bestimmung der Plazentadurchblutung

2.1. Untersuchungsmethoden

Sie kann mit verschiedenen Methoden erreicht werden. Nach KETY (1949) wird sie aus einer Saturationskurve berechnet: Das radioaktive Gas wird bis zum Äquilibrium ununterbrochen eingeatmet (ASSALI et al., 1958; ASSALI u. MORRIS, 1964). MALLET und VEALL (1965) haben die Hirndurchblutung aus der Auswaschkurve nach Erreichen des Gleichgewichts berechnet. Diese Methode kann auch auf die Plazenta übertragen werden. Die Auswaschkurve kann auch nach direkter Injektion des in Lösung befindlichen Edelgases berechnet werden (LASSEN et al., 1964; LAGORCE, 1968).

Alle Methoden basieren auf dem Fick'schen Prinzip (FICK, 1872). Die verwendeten Tracer müssen bestimmte Bedingungen erfüllen, von denen die wichtigsten genannt sein sollen:

Freie Diffusion zwischen Blut und Plazenta
Abwesenheit arterio-venöser Shunts
Keine Rezirkulation des Tracers
Der Verteilungskoeffizient Gewebe/Blut λ muß während der Messung konstant sein.
Die geometrischen Bedingungen dürfen während der Messung nicht variieren.

Nach Einatmen eines inerten Gases unter konstantem Partialdruck wird nach einer Zeit t_1 ein Äquilibrium erreicht, arterielle (C_a) und venöse (C_v) Konzentration des Gases sind identisch (CONN, 1961). Zwischen der im Organ vorhandenen Menge q des Tracers, der Masse des Organs M und der Konzentration des Tracers in Blut und Gewebe $C(t_1)$ besteht folgende Beziehung:

$$q(t_1) = C(t_1) \times M \tag{1}$$

Der Durchfluß (F) pro Massen- und Zeiteinheit kann nach der folgenden Formel berechnet werden:

$$\frac{F}{M} = \frac{q(t_1)}{\int_0^{t_1} [C_a - C_v] \, dt}. \tag{2}$$

Da der Indikator ein in Lösung befindliches, inertes Gas ist, kann das Äquilibrium zwischen Blut und Gewebe folgendermaßen ausgedrückt werden:

$$C(t_1) = \lambda \, C_v(t_1) \tag{3}$$

λ Verteilungskoeffizient Gewebe/Blut.

Gewöhnlich wird die Durchblutung pro 100 g Organmasse angegeben. Daher:

$$\frac{F}{M} = \frac{100 \lambda C_v(t_1)}{\int_0^{t_1} [C_a - C_v] dt}. \tag{4}$$

Bei der Desaturation — die Inhalation des radioaktiven Gases wird zum Zeitpunkt t_2 ($t_2 = t_1 + \Delta t$) abrupt unterbrochen wird das im Organismus vorhandene Gas abgeatmet, die Geschwindigkeit seiner Abnahme in der Plazenta ist der Durchblutung umgekehrt proportional. Die Desaturation ist zur Zeit t_3 vollständig, daher

$$\frac{F}{M} = \frac{100 \lambda C_v(t_2)}{\int_{t_2}^{t_3} [C_v - C_a] dt}. \tag{5}$$

Die Clearance des radioaktiven Gases nach lokaler (intra-arterieller oder intraplazentarer Injektion) kann, da $C_a = 0$, nach folgender Formel bestimmt werden:

$$\frac{F}{M} = \frac{100 \lambda C_v(0)}{\int_0^{t_1} C_v(t) dt}. \tag{6}$$

Diese Methoden erfordern zahlreiche venöse und arterielle Blutabnahmen. Sie können durch die externe Messung der wash-out-Kurve eines radioaktiven Gases vorteilhaft ersetzt werden. Dann ist C der gemessenen Aktivität A proportional, daher

$$\frac{F}{M} = \frac{100 \lambda A(0)}{\int_0^{t_1} A(t) dt} \tag{7}$$

wobei $A(0)$ die initiale Aktivität oder das Maximum der gemessenen Aktivität darstellt.
Die Abnahme der Aktivität geschieht nach einer Exponentialfunktion, daher

$$F = \frac{0,693}{T^1/_2} \times 100 \lambda. \tag{8}$$

Bei Verwendung der Desaturationsmethode und externer Messung muß der in den Nachbarorganen (besonders dem Myometrium) konzentrierten Aktivität durch eine Analyse der Kurve in mehreren Komponenten Rechnung getragen werden. Diese Methode hat den Vorteil, völlig unblutig zu sein und dadurch die Patientin sehr wenig zu belasten.

2.1.1. Tracer

Xenon-133 ist der am meisten verwendete Tracer zur Messung der Plazentadurchblutung. Bei der Desaturationsmethode wird ein Gasgemisch von ^{133}Xe (5 mCi) und Luft bis zum Äquilibrium im geschlossenen System geatmet. Wenn das ^{133}Xe in physiologischer Kochsalzlösung direkt injiziert wird, wird eine Aktivität von 0,5–1 mCi administriert. Das Volumen sollte 0,1 ml nicht überschreiten, der Durchmesser der Injektionskanüle nicht größer als 0,25 mm sein. ^{11}C-Kohlenmonoxyd und Sauerstoff-15 können, wenn ein Zyklotron zur Verfügung steht, ebenfalls eingesetzt werden.

2.1.2. Detektoren

Szintillationskameras können zur Aufzeichnung der Aktivitätsschwankungen dienen, doch ihre geringe Zählausbeute bei niederenergetischen Gammastrahlern wie Xenon-133 (80 keV) stellt einen Nachteil dar, eine oder mehreren Meßsonden sind günstigere Detektoren.

2.1.3. Dosimetrie

Die Ganzkörperdosis der Feten für ^{133}Xe beträgt 0,004 mrad/µCi (MUNCK et al., 1964).

2.2. Klinische Ergebnisse

Diese Messung ist bei Verdacht auf eine Plazenta-Insuffizienz von Bedeutung. Ihre Ergebnisse müssen im Rahmen des klinischen Bildes und der Hormonbestimmungen (Oestrogene, plazentares Laktogen) interpretiert werden.

Die Durchblutung des Myometriums (METCALFE et al., 1955) beträgt nach FALK et al. (1967) bei direkter Injektion 7 ml/min/100 g nach LAGORCE (1968), der die mittlere Plazenta-Durchblutung mit 151 ml/min/100 g angibt, 12 ml/min/100 g. Die Normalwerte schwanken stark, je nach der angewandten Technik. Bei Verwendung der Inhalationsmethode mit der Szintillationskamera stellten wir im Mittel eine Plazentadurchblutung von 74 ml/min/100 g fest. Dieser Wert sank bei Auftreten einer Plazenta-Insuffizienz gegen 55 ml/min/100 g ab. Alle diese Messungen werden nach vorheriger szintigraphischer oder Ultraschall-Lokalisation durchgeführt.

2.3. Kritische Betrachtung der nuklearmedizinischen Untersuchung im Vergleich zu anderen Untersuchungsmöglichkeiten

Für die Bestimmung der Plazentadurchblutung sind die Methoden, die Radionuklide verwenden, sicher die geeignetsten, da sie die schwangere Frau kaum belasten.

Bei Verwendung von 15% Stickoxydul muß die V. uterina katheterisiert werden, was nur in 20% der Fälle gelingt. Die Blutentnahme bei der Einmündung in die V. cava, die technisch bedeutend weniger Schwierigkeiten bereitet, gibt weniger genaue Ergebnisse (ASSALI et al., 1958). Wenn schon die blutige Methode vorgezogen wird, sollte das 15% Stickoxydul durch 4-Amino-Antipyrin ersetzt werden (HUCKABEE u. WALCOTT, 1960).

3. Gynäkologische Onkologie

3.1. Untersuchungsmethoden

Uteruskarzinome, besonders das Kollumkarzinom, und Ovarialtumoren können die regionalen Lymphknoten befallen und in die Parametrien infiltrieren. Die indirekte Lymphographie nach subkutaner oder submuköser Injektion von radioaktiven Kolloiden und die Nierensequenzszintigraphie ermöglichen wenig belastende Verlaufskontrollen und so die Früherfassung dieser Metastasen.

3.1.1. Nierensequenzszintigraphie

Die hohe spezifische Aktivität der verwendeten Substanzen (Jod-131- oder Jod-123-Hippuran) erlaubt die frühzeitige Erkennung von Harnabflußstörungen bei Infiltration der Parametrien (ZUM WINKEL et al., 1961; DISCHE et al., 1963; RODDICH et al., 1964). Nach intravenöser Injektion von 300–500 µCi von Jod-131-Hippuran, in verschiedenen Zeitabschnitten mit der Szintillationskamera gewonnene Aufnahmen, ermöglichen die Diagnose einer Retention sowohl im Nierenbecken als auch im Harnleiter (Abb. 4).

Außerdem gibt das Nephrogramm Auskunft über die Nierenfunktion. Heute ersetzt das quantitative Nephrogramm mit der an einen Computer angeschlossenen Szintillationskamera die früher über zwei Szintillationssonden aufgezeichneten Kurven mehr und mehr (DELALOYE u. DELALOYE-BISCHOF, 1973). Das Auftreten einer Niereninsuffizienz, zum Beispiel nach Curietherapie, kann früh erfaßt werden. Dabei beobachtet man besonders eine Verlängerung der Transitzeiten. Im ungünstigsten Falle beträgt bei dieser Untersuchung die Strahlenbelastung der Nieren nicht mehr als 500 mrad.

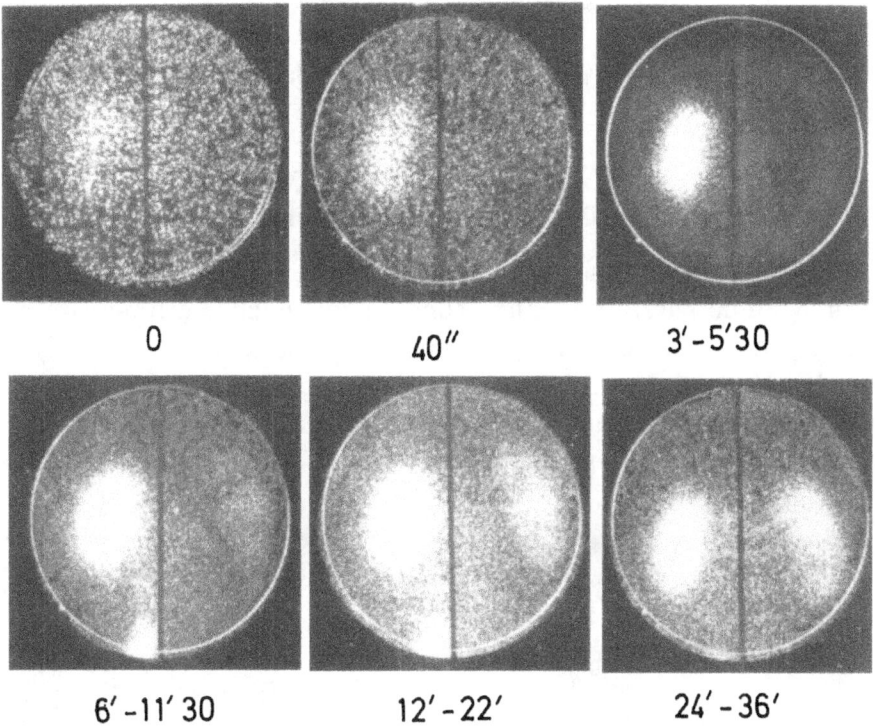

Abb. 4. Nierensequenzszintigraphie bei einer an Kollumkarzinom erkrankten Patientin. Die Infiltration des linken Parametriums hat eine Stauung des Indikators zur Folge. Die Nierenfunktion ist beidseits schlecht, besonders die rechte Niere konzentriert den Tracer nur schwach und verspätet

3.1.2. Isotopenlymphographie

Die indirekte Lymphographie mit Radionukliden (SAGE u. GOZUM, 1958; ZUM WINKEL, 1963, 1972; DELALOYE u. MAGNENAT, 1964), aufgezeichnet nach subkutaner oder submuköser Injektion eines mit Gold-198 oder besser Technetium-99m markierten Kolloids, mit einem Partikeldurchmesser von 50 Å, zeigt bei Befall von Lymphknoten stumme Zonen (Abb. 5). Dabei erfolgt die Darstellung der iliakalen und paraaortalen Lymphknoten nach subkutaner Injektion am Fußrücken, während zur Darstellung der Noduli iliaci interni eine submuköse Injektion am Collum uteri durchgeführt werden muß. Die Darstellung der parasternalen Lymphknoten ist beim Mammakarzinom von Bedeutung und wird nach perimammillärer oder subxiphoidaler subkutaner Injektion ausgeführt.

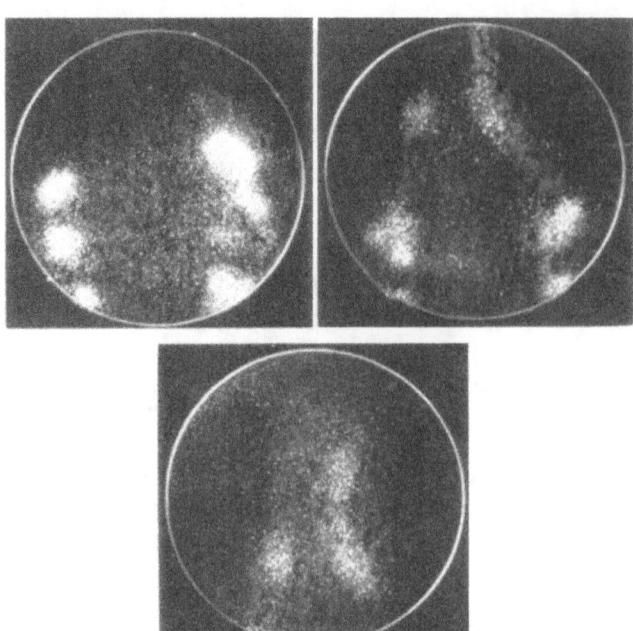

Abb. 5. Lymphoszintigraphie bei einer Patientin mit Kollumkarzinom. Speicherausfälle in iliakal-externen und rechtsparaaortalen Lymphknoten

3.1.3. Früherkennung von Fernmetastasen

Wie bei anderen malignen Tumoren ist bei solchen des gynäkologischen Bereichs, besonders dem Mammakarzinom, eine frühe Suche nach Fernmetastasen notwendig, da ihre Ergebnisse die Wahl der entsprechenden Therapie wesentlich beeinflussen. Nuklearmedizinische Methoden dienen zur Aufdeckung von Leber-, Hirn-, Skelett- und eventuell auch Nebennierenmetastasen. Lebermetastasen stellen sich als Aussparungsbezirk auf dem nach intravenöser Injektion von 1–2 mCi ^{99m}Tc-Schwefelkolloid aufgezeich-

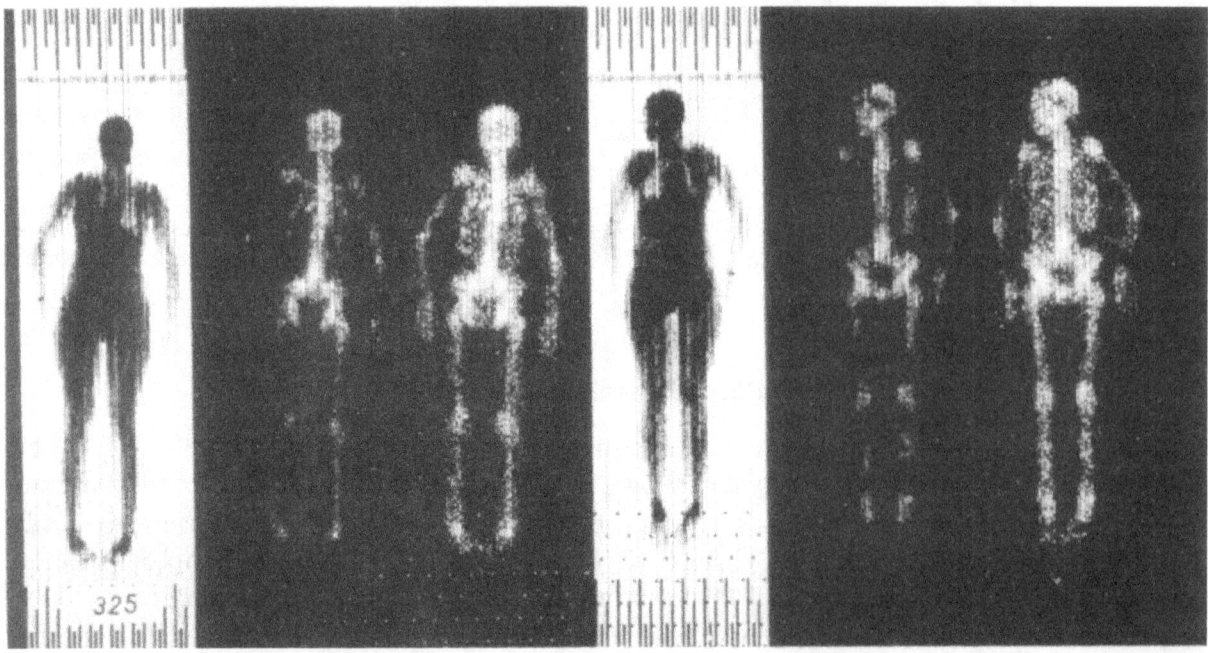

Abb. 6. Ganzkörperszintigraphie einer Patientin mit Mammakarzinom, aufgezeichnet mit dem Ganzkörperscanner nach ANGER, 1 Woche nach der Injektion von 100 µCi Strontium-85. Zahlreiche Stellen vermehrter Radioaktivitätsablagerung

neten Leberszintigramm dar, während Hirnmetastasen als heiße Bereiche auf dem nach intravenöser Injektion von 10–15 mCi Pertechnetat angefertigten Hirnszintigramm sichtbar werden. In gewissen Fällen kann eine vorerst durchgeführte Angioszintigraphie von differentialdiagnostischem Nutzen sein, da sie es erlaubt, Erweichungsherde von Tumoren zu unterscheiden. Skelettmetastasen werden eine Woche nach der intravenösen Injektion von Strontium-85 als heiße Zonen auf dem Ganzkörperszintigramm aufgezeichnet. In Zentren, die einen Reaktor oder ein Zyklotron zur Verfügung haben, wird aus dosimetrischen Gründen vorzugsweise Fluor-18 verwendet, wohingegen die mit ^{99m}Tc markierten Phosphatderivate durch häufig falsch positive oder falsch negative Befunde keine hinreichend sichere Frühdiagnose von Knochenmetastasen erlauben: Nur schon ziemlich fortgeschrittene Herde werden mit Sicherheit dargestellt (Abb. 6). Ihr Anwendungsgebiet liegt vorzüglich in der Diagnose nicht-maligner Knochenerkrankungen.

3.2. Kritische Betrachtung der nuklearmedizinischen Untersuchungen im Vergleich zu anderen Untersuchungsmöglichkeiten

Die Nierensequenzszintigraphie erlaubt die Früherfassung sowohl von Abflußbehinderungen als auch von Funktionsstörungen. Veränderungen im intravenösen Pyelogramm zeigen sich erst viel später.

Die indirekte Isotopenlymphographie, die keine Freilegung von Lymphgefäßen erfordert, ist viel einfacher in der Durchführung als die direkte röntgenologische Lymphographie, eignet sich also vorzüglich zur Kontrolluntersuchung. Ein Fehlen der Migration des Kolloids oder Aussparungsdefekte in einer Lymphknotengruppe haben eine entscheidende Aussagekraft.

Die Hirnszintigraphie ist heute die am weitesten verbreitete Methode zum Aufsuchen von Hirnmetastasen in der Routineüberwachung von Krebspatienten. In entsprechend ausgerüsteten Zentren kann auch die komputerisierte Tomographie (Ct-Scan) eingesetzt werden. Nur in Ausnahmefällen wird man eine zerebrale Angiographie durchführen müssen.

Die Leberszintigraphie ist für die Diagnose von Lebermetastasen zuverlässig. Sie ist zuverlässiger als der Echo B-Scan.

Die Knochenszintigraphie ist dem Knochenröntgenbild weit überlegen, da sie Metastasen mehrere Jahre vor ihrem Sichtbarwerden auf dem Röntgenbild zu entdecken vermag.

Literatur

Assali, N.S., Dasgupta, K., Koltin, K., Holms, L.: Measurement of uterine blood flow and uterine metabolism. Amer. J. Physiol. **195**, 614–620 (1958).

Assali, N.S., Morris, J.A.: Maternal and fetal circulation and their inter-relationship. Obstet. gynec. Surv. **19**, 923–948 (1964).

Bossart, H., Delaloye, B.: La placentographie isotopique. Gynaecologia (Basel) **156**, 335–337 (1963).

Browne, J.C.M., Veall, N.: A method of locating the placenta in the intact uterus by means of the radioactive sodium. J. Obstet. Gynaec. Brit. Emp. **57**, 566–568 (1950).

Clayton, C.G., Farmer, F.T., Warrick, C.K.: Radiation doses to the foetal and maternal gonads in obstetric radiography, during late pregnancy. Brit. J. Radiol. **30**, 291–294 (1957).

Conn, H.L., Jr.: Equilibrium distribution of radioxenon in tissue; Xenon-hemoglobin association curve. J. appl. Physiol. **16**, 1065–1070 (1961).

Delaloye, B., Delaloye-Bischof, A.: L'exploration rénale séquentielle régionale et quantitative. Med. Radioisotope Scintigraphy II, 237–249 (1973).

Delaloye, B., Magnenat, P.: La lymphographie indirecte et son intérêt en oncologie. Med. Radioisotope Scanning II, 227–236 (1964).

Delaloye, B., Valeyre, J., Plagne, R.: Examens

d'urgence en médecine nucléaire. Comptes rendus du XIVème colloque de médecine nucléaire de langue française. La Simarre III, 328–339 (1972).

DISCHE, S., CAPLAN, L., KRAMER, S.: The isotope renogram in carcinoma of the cervix. A preliminary report. Amer. J. Roentgenol. **90**, 149–156 (1963).

FALK, V., FURKMAN, B., LINDELL, S.E.: Xenon-133 clearance as a measure of blood flow through the human myometrium. Pn: Radioaktive Isotope in Klinik und Forschung. (Hrsg. FELLINGER, K., HÖFER, R.), Bd. **VII**, S. 162–165. München: Urban und Schwarzenberg 1967.

FICK, A.: Über die Messung des Blutquantums in den Herzventrikeln. Verhandlungen der Physikal.-Medicin.-Gesellschaft, Stahel Würzburg, **II**, 16 (1872).

GLASS, H.I., JACOBY, J., WESTERMANN, B., CLARK, J.C., ARNOT, R.N., DIXON, H.G.: Placental localization by inhalation of radioactive carbon monoxide. J. nucl. Med. **9**, 468–470 (1968).

GOTTESFELD, K.R., THOMPSON, H.E., HOLMES, J.H., TAYLOR, E.S.: Ultrasonic placentography a new method for placental localization. Amer. J. Obstet. Gynec. **96**, 538–547 (1966).

HIBBARD, B.M.: Placental localization using radio-iodinated serum albumin (RISA). J. Obstet. Gynaec. **68**, 481–489 (1961).

HIBBARD, B.M., HERBERT, R.J.T.: Foetal radiation dose following administration of radioiodinated albumin. Clin. Sci. **19**, 337–344 (1960).

HUCKABEE, W.E., WALCOTT, G.: Determination of organ blood flow using 4 amino-antipyrine. J. appl. Physiol. **15**, 1139–1143 (1960).

ICRP Publication 17: Radiation protection. Oxford: Pergamon Press 1971.

KETY, S.S.: Measurement of regional circulation by local clearance of radioactive sodium. Amer. Heart J. **38**, 321–328 (1949).

LAGORCE, J.C.: Contribution à l'étude des débits locaux du myomètre et du placenta par injection du Xénon 133. Thèse, Les Presses du Languedoc, Toulouse 1968.

LANDESMAN, R., KNAPP, R.C.: Na 24 uterine muscle clearance in late pregnancy. J. Obstet. Gynaec. **80**, 92–103 (1960).

LASSEN, N.A., LINDJBERG, J., MUNCK, O.: Measurement of blood-flow through skeletal muscle by intramuscular injection of Xenon-133. Lancet **1964 I**, 686–689.

MAIER-BORST, W., LORENZ, W.J., HEPP, J., SINN, H., KRAUS, O., PRPIĆ, B., SCHEER, K.E.: Placentographie mit kurzlebigen Radionukliden. I. Vergleichende Untersuchungen über die Verteilung von ^{87m}Sr, ^{99m}Tc und ^{113m}In-Human-Serum-Albumin in den Organen von Ratten und trächtigen Kaninchen. Nucl.-Med. (Stuttg.) **8**, 1–14 (1969).

MALLET, B.L., VEALL, N.: The measurement of regional cerebral clearance rates in man using Xenon-133. Clin. Sci. **29**, 179–191 (1965).

MCAFEE, J.G., STERN, H.S., FUEGER, G.F., BAGGISH, M.S., HOZZMAN, G.B., ZOLLE, I.: ^{99m}Tc labeled serum albumin for scintillation scanning of the placenta. J. nucl. Med. **5**, 936–946 (1964).

METCALFE, J., ROMMEY, S.L., RAMSEY, L.H., READ, D.E., BURWELL, C.S.: Estimation of uterine blood flow in normal human pregnancy at term. J. clin. Invest. **34**, 1632–1638 (1955).

MUNCK, O., LYSGAARD, H., PONTONNIER, G., LEFEVRE, H., LASSEN, N.A.: Measurement of blood flow through uterine muscle by local injection of Xenon 133. Lancet **1964/7348**, 1421.

PAUL, J.D., JR., GAHRES, E.E., ALBERT, S.N., TERREL, L.W.D., JR., DODECK, S.M.: Placental localization using Cr^{51}-tagged erythrocytes. Amer. J. Obstet. Gynec. **21**, 33–39 (1963).

PLANIOL, TH., SOUTOUL, J.H., GARNIER, G., POURCELOT, L., JABOT, CH., BERGER, CH.: Apport au diagnostic obstétrical de deux techniques d'exploration fonctionelle par les méthodes physiques: scintigraphie placentaire et ultrasonographie Doppler. Rev. méd. Tours **3**, 253–273 (1970).

RODDICH, J.W., GERBIC, A.B., FLANAGAN, G.: The use of radioisotope renogram in the follow up of treated gynecological malignancy. Amer. J. Obstet. Gynec. **88**, 97–109 (1964).

SAGE, H.H., GOZUN, B.V.: Methods for studying lymphatic function in intact man utilizing Au^{198}. Proc. Soc. exp. Biol. (N.Y.) **97**, 895–896 (1958).

STERN, H.S., GOODWIN, D.A., WAGNER, H.N., JR.: Cardiac and placental scanning with Indium 113^m. J. nucl. Med. **8**, 351 (1967) Summary.

WEINBERG, A., RIZZI, J., MCMANUS, R., RIVERA, J.: Localization of placental site by radioactive isotopes. Obstet. and Gynec. **9**, 692–695 (1957).

WINKEL, K. ZUM: Funktionsuntersuchungen des Lymphsystems mit radioaktiven Substanzen. In: Radioisotope in Klinik und Forschung, 6. München-Berlin: Urban und Schwarzenberg 1963.

WINKEL, K. ZUM: Lymphologie mit Radionukliden. Berlin: Hildegard Hoffmann 1972.

WINKEL, K. ZUM, SCHEER, K.E., KAZEM, I.: Study of radioisotope renography in patient, with abdominal tumours. Brit. J. Radiol. **34**, 241–245 (1961).

Namenverzeichnis – Author Index

Die *kursiv* gesetzten Zahlen beziehen sich auf Literatur
Page numbers in *italics* refer to the references

Aantar, M.A., s. Spencer, R.P. 767, 783, *848*
Aas, K.A., Gardner, F.H. 449, 450, 451, 454, *465*
Abbes, M., s. Juillard, G. 829, *840*
Abbott, O.A., s. Ferrier, F.L. 808, *837*
Abdel-Dayam, H.M., Elkousy, A.M., Leslie, E.V., Panaro, V.A. 812, 814, 822, *832*
Abdelhamid, S., s. Hecking, E. 601, *681*
Abdel-Kader, M.M., Angel, H., Kamel, G., et al. 800, *832*
Abdel-Wahab, M.F., Ibrahim, M.S., Megahed, Y.M. 120, *148*
Abe, H., s. Sugitani, Y. 3, *47*
Abell, I. 894, *913*
Abels, J., s. Bartelnik, E. 745, *760*
Abernathy, E.M., s. Habibian, M.R. 910, *915*
Abington, R.B., s. Duffy, G.J. *478*
Abraham, G., s. Odell, W.D. 191, *207*
Abraham, G.E. 190, *204*, 217, *219*
Abraham, G.E., Odell, W.D., Edwards, R., Purdy, J.M. 217, *219*
Abrahamsen, A.F. 450, 451, 452, 454, 456, 457, 460, 461, 462, *465*
Abrahamsen, A.F., Eika, C., Godal, H.C., Lorentsen, E. 461, *465*
Abramovici, J., s. Ectors, M. *37*
Abrams, H.L., s. Bookstein, J.J. 531, 532, 534, 553, *675*
Abrams, H.L., s. Hollenberg, N.K. 662, *684*
Abramson, A.L. *112*
Abramson, A.L., Goodman, M., Kolodny, H. 106, *112*
Abramson, A.L., Levy, L.M., Goodman, M., Attle, J.N. 106, 112, *112*
Abreau, C.M., s. Vagenakis, A.G. 895, *918*
Abuid, J., Klein, A.H., Foley, T.P., Jr., Larsen, P.R. 158, *161*
Aburano, T., Tonami, N., Hisada, K. 811, 812, 821, 823, *832*
Aburano, T., s. Ueno, K. 788, *850*
Achord, J.L., s. Ferrier, F.L. 808, *837*
Ackerman, S.A., s. Boyd, R.E. 227, 229, *255*
Ackery, D.M., s. Gamlen, T.R. 810, *837*

Ackery, D.M., s. Kenny, R.W. 569, 577, *685*
Ackroyd, A.E., s. Telfer, N. 540, *695*
Adachi, Y., s. Inoue, R. 775, *840*
Adam, A., s. Trapp, P. 564, *696*
Adam, E. 336, *350*
Adam, W., s. Heimpel, H. 391, *405*
Adam, W., s. Wetzel, H.P. 904, *919*
Adam, W.E., Kaddatz, R., Bitter, F., Sigmund, E. 516, *673*
Adam, W.E., Kaddatz, R., Bitter, F., Sigmund, E., Wack, H.O. 516, *673*
Adam, W.E., Weimann, G., Schlehe, H., Lorenz, W.J. 237, *254*
Adam, W.E., s. Bonatz, K.G. 623, *675*
Adam, W.E., s. Konietzko, N. 225, 237, *259*, 265, 267, 278, 280, 286, 287, 288, 289, 290, 325, *331*
Adam, W.E., s. Lorenz, W.J. 569, *688*
Adam, W.E., s. Schlehe, H. 299, *333*
Adam, W.E., s. Winkel, K. zum 562, *698*
Adame, M.A., s. Alarcon-Segovia, D. 736, *739*
Adamik, E.R., s. Cronkite, E.P. 425, *442*
Adams, A., s. Leins, P.A. *41*
Adams, B., s. Green, R. 361, 362, *405*
Adams, D.F., s. Hollenberg, N.K. 662, *684*
Adams, D.F., s. Kinoshita, B. 652, 658, 662, *686*
Adams, J.E., s. Gottschalk, A. *38*
Adams, R., s. Melbye, R.W. *43*
Adams, R.D., Fischer, C.M., Hakim, S. 89, *92*
Adams, R.D., s. Hakim, S. *94*
Adamson, A.R., s. Boyd, G.W. 663, 669, *675*
Adamson, J.W., s. Finch, C.A. 366, 367, 368, 369, 370, 372, 379, 388, 390, *404*
Adatepe, M., s. Hill, T. 5, *39*
Adatepe, M., s. Welch, J.M. *48*
Adatepe, M.H., Welch, M., Archer, E., Studer, R., Potchen, E.J. 229, *254*
Adcock, D.F., s. Fulghum, J.S. *38*
Adcock, D.F., s. Radcliffe, W.B. 30, *45*
Addis, T. 415, *439*
Addison, G.M. 202, 203, *204*
Addison, G.M., Hales 203

Addison, G.M., s. Woodhead, J.S. *208*
Adelson, E., Kaufman, R.M., Lear, A.A., Kirby, J.C., Rheingold, J.J. 450, *465*
Adelstein, J.J., s. Potchen, E.J. 209, 210, 211, *222*
Adelstein, S.J., s. Awwad, H.K. 855, 856, 857, *871*
Adelstein, S.J., s. Kinoshita, B. 652, 658, 662, *686*
Adelstein, S.J., s. McNeil, B.J. 531, *689*
Adelstein, S.J., s. McNeil, J. 238, *260*
Adiska, T.R., s. Stevens, H.R. 254, *262*
Adler, S., Parthasarathy, K.L., Bakshi, S.P., Stutzman, L. 501, 502, *505*
Adler, St., Parthasarathy, K.L., Batzshi, S.P., Stutzman, L. 349, *350*
Adlin, E.V., s. Channick, B.J. 671, *677*
Adlung, J., Hannig, E., Uthgenannt, H. 769, *832*
Adlung, J., Ritter, U., Uthgenannt, H. 776, *832*
Adlung, J., Uthgenannt, H., Weinreich, J. 796, *832*
Adson, A.W., s. Kernohan, J.W. *40*
Adson, M.A., s. Berquist, T.H. 745, 750, *760*
Afifi, A.K., s. Morrison, R.T. *43*
Africa, B., Haber, E. 662, *673*
Afschrift, M., s. Bekaert, S. 824, *833*
Aggeler, P.M., Pollycove, M., Hoag, S., Donald, W.G., Lawrence, J.H. 397, *402*
Agnely, J., s. Desgrez, A. 769, *836*
Agnew, J.E., Maze, M., Mitchell, C.J. 859, *871*
Agnew, J.E., McCarthy, D.M., Melmed, R.N., Bouchier, J.A.D. 857, 858, *871*
Agnew, J.E., Youngs, G.R., Bouchier, J.A.D. 858, 860, *871*
Agnew, J.E., s. McCarthy, D.M. 860, 867, *874*
Agnew, J.E., s. Melmed, R.N. 859, 866, *875*
Agnew, J.E., s. Youngs, G.R. 859, 860, *876*
Agnoli, A., s. Fazio, C. 69, *93*

Ahlbäck, S., Bauer, G.C.H., Bohne, W.H. 701, 736, *739*
Ahlfeldt, F.E., s. Custer, R.P. 377, *403*
Ahnberg, D.S., s. Treves, S. 277, 278, 284, 286, 288, 293, *334*
Ahrens, C.A., s. Trow, R.S. 227, *263*
Aigner, P., Atefie, K., Scherak, O., Seyfried, H., Wolf, A., Höfer, R. 783, 788, *832*
Aikat, B.K., s. Basu, A.K. 910, *913*
Aird, R.B., s. Sasaki, M. 45
Ajmani, S.K., s. Jhingran, S.G. 815, *840*
Akalin, H.E., s. English, D.K. 437, *442*
Akerman, M., Koutoulidis, C., Tovar, G. de, Derome, P. 34
Akerman, M., Langie, St. 34
Akerman, M., Rougerie, J., Guiot, G. 18, *34*
Akerman, M., Tovar, G. de, Guiot, G. 62, 84, *92*
Akhtar, M. 766, *832*
Akhtar, M., s. Winkler, C. 745, 747, *763*
Akker, H.P. van den, Busemann Sokole, E. 100, 106, *112*
Akker, H.P. van den, Busemann Sokole, E., Schoot, J.B. van der 104, 105, 106, *112*
Akker, H.P. van den, s. Busemann Sokole, E. 105, 106, *113*
Alagarsamy, V., s. Burdine, J.A. 278, *330*
Alarcón-Segovia, D., González-Jiménez, Y., Garza, L.R., Maiserrena, J. 106, *113*
Alarcon-Segovia, D., Mayorga-Cortes, A., Gonzalez-Jimenez, Y., Maiserrena, J. 895, *913*
Alarcon-Segovia, D., Trujeque, M., Tovar, E., Adame, M.A. 736, *739*
Alavi, A., Bond, J.P., Kuhl, D.E., Creech, R.H. 375, *402*
Alazraki, N., s. Coel, M. 801, *835*
Alazraki, N.P., Halpern, S.E., Janon, E.A., Littenberg, R.L., Hurwitz, S.R., Ashburn, W.L. 34
Alazraki, N.P., Halpern, S.E., Rosenberg, R.N., Ashburn, W.L. 34
Alazraki, N.P., s. Schleif, A. 46
Albert, C.A., s. Albert, S.N. 353, *402*
Albert, J.P., Weissbach, L., Hirth, K., Pensky, W. 606, *673*
Albert, J.P., Weissbach, L., Hünermann, B., Morakis, A. 584, 606, *673*
Albert, J.P., s. Hünermann, B. 513, 521, 576, *684*
Albert, L., s. Voigt, R. 518, *696*
Albert, S.N., Hirsch, E.F., Economopoulos, B., Albert, C.A. 353, *402*
Albert, S.N., s. Paul, J.D., Jr. 921, *930*
Albrecht, H.J., s. Wöllgens, P. 518, 553, *697*
Alcantara, A.G. 797, *832*

Alcius, J.F.B., s. Soloway, A.H. 46
Alden, Z.A., s. Halpert, B. 893, *915*
Alderson, P.O., Secker-Walker, R.H., Strominger, D.B., McAlister, W.H., Hill, P.L., Markham, J. 288, 293, 303, *329*
Alderson, P.O., Secker-Walker, R.H., Strominger, D.B., McAlister, W.H., Hill, R.L., Markham, J. 244, *254*
Alderson, P.O., Sumner, H.W., Siegel, B.A. 139, 141, *148*
Alderson, P.O., Siegel, B.A. 34, 64, *92*
Alderson, P.O., s. Gilday, D.L. 829, *838*
Alderson, P.O., s. Hamilton, R.G. 883, *915*
Alekseev, Y.P., Mirkhodzhaev, A.K., Klyachko, V.R. 797, *832*
Alele, C.O., Wood, D.E. 796, *832*
Aletras, H., s. Zissiadis, A. 801, *852*
Alevizaki, C.C., Gheorghiadis, N., Gonticas, S.C., Ikkos, D.G., Katsas, A., Tsialas, S. *148*
Alevizou-Terzaki, V., s. Kesse-Elias, M. 877, *916*
Alevizou-Terzaki, V., s. Malamos, B. 515, *688*
Alexander, E., s. Kelly, D.L. 40
Alexander, G.W., s. Silberstein, E.B. 701, *742*
Alexander, J.K., s. Fred, H.L. 305, *330*
Alexander, J.L., Gillespie, P.J. 701, *739*
Alexander, J.L., s. Gillespie, P.J. 792, *838*
Alexander, W.D., Gudmundsson, Th.V., Bluhm, M.M., Harden, R.McG. 128, *148*
Alexander, W.D., Harden, R.McG., Mason, D.K., Shimmins, J., Kostalas, H. 100, *113*
Alexander, W.D., Harden, R.McG., McLarty, D., Shimmins, J. 127, 132, *148*
Alexander,, W.D., Harten, R.McG., Shimmins, J. 124, 132, *148*
Alexander, W.D., Harden, R.McG., Shimmins, J., McLarty, D., McGill, P. 132, *148*
Alexander, W.D., Koutras, D.A., Crooks, J., Buchanan, W.W., McDonald, E.M., Richmond, M.H., Wayne, E.J. 126, *148*
Alexander, W.D., McLarty, D.G., Horton, P., Pharmakiotis, A.D. 132, 133. *148*
Alexander, W.D., s. Harden, R.McG. 100, 103, 106, *114*
Alexander, W.D., s. Hilditch, T.E. 125, 126, 134, *150*
Alexander, W.D., s. McHarden, G. 745, 746, 747, 750, 751, 754, *762*
Alexander, W.D., s. Shimmins, J. 120, 126, 129, 130, 131, *152*

Alexander, W.D., s. Wayne, E.J. 119, 127, 128, 137, *153*
Alexandrou, C., s. Darsinos, J. 515, 533, *677*
Alexanian, R., Donohue, D.M. 415, *439*
Alfidi, R.J., s. Quinn, C.A. 787, *846*
Alfidi, R.J., s. Rodriguez-Antunez, A. 867, 869, *875*
Alfrey, C.P., Lynch, E.C., Hettig, R.A. 375, 377, 392, *402*
Al-Hussaini, M., s. Wax, S.H. 515, *696*
Alippi, R.M., s. Bozzini, C.E. 372, *403*
Alkjaersig, N., Fletcher, A.P., Sherry, S. 475, *477*
Alker, G.J., Leslie, E.V., Bakay, L. 34
Alker, G.J., s. Kalyanaraman, K. 40
Alker, G.J., s. Leslie, E.V. 26, *41*
Alker, J.G., Jr., Leslie, E.V., Glasauer, F.E. 51, *92*
Alker, J.G., s. Glasauer, F.E. 51, *94*
Alker, M., Jr., s. George, J. 94
Alkinson, J.R., Foltz, E.L. 92
Alladina, N.S., s. Collins, W.P. 217, 218, *220*
Allegra, A., s. Palumbo, R. 501, 502, *506*
Allen, D.R., Nelp, W.B., Hartnett, D.E., Cheney, F.W. 251, *254*
Allen, J.E., s. Duszinski, D.O. 745, 750, *761*
Allen, J.H., s. Staab, E.V. 88, 89, 90, *96*
Allen, J.M., s. Reif, A.E. 426, *446*
Allen, M.B., Dicks, D.A.L., Hightower, S.J., Brown, M. 34
Allen, M.S., s. Teates, C.D. 902, *918*
Allen, N.W. van, s. Morrison, R.T. 43
Alling, D.W., s. Dale, D.C. 421, *442*
Allmann, D., s. Goodfriend, T.L. 664, *680*
Almen, T., Andren, L. 889, *913*
Alpers, J.B., s. Rall, J.E. 182, *183*
Alpert, S., s. Sternlieb, I. 848
Al-Sarraf, M., s. Khilanani, R. 458, *467*
Alten, P.A. van, s. Meuwissen, H.J. 429, *445*
Altenbrunn, H.-J. 224, 230, *254*
Altenbrunn, H.-J., Georgi, P., Richter, E., Rotte, K.-H. 246, *254*
Altenbrunn, H.-J., Stober, D. 224, *254*
Althaus, U., s. Kummer, H. 461, *467*
Althaus, U., s. Stocker, F.P. 313, *334*
Althoff, W., s. Henke, G. 839
Altorfer, R., s. Gruber, U.F. 474, *479*
Altroch, K., s. Eisen, M. 647, *678*
Altwein, J.E., s. Eissner, D. 613, 614, *678*
Alvarez, J., s. Maass, R. 227, *260*
Alvarez-Cervera, J., s. Raban, P. 227, *261*
Alving, A., Miller, B. 620, *673*

Amador, E., Potchen, E.J. 305, *329*
Ambhanwong, S., s. Rosenthall, L. *45*
Ambrose, J. 52, *92*
Ambrosi, B., s. Faglia, G. 161, *162*
Ambrus, C.M., Ambrus, J.L. 415, *439*
Ambrus, C.M., s. Ambrus, J.L. 472, *477*
Ambrus, J.L., Back, N., Mihalyi, E., Ambrus, C.M. 472, *477*
Ambrus, J.L., v. Ambrus, C.M. 415, *439*
Ames, M., s. Stuart, M. 461, *469*
Amiel, J.L., s. Parmentier, C. 907, *917*
Ammann, W., s. Winkel, K. zum 526, *698*
Ammende, H.P., Hecking, E., Pfannenstiel, P. 569, 577, *673*
Ammende, H.P., s. Hecking, E. 576, *681*
Amris, A., Amris, C.J. *477*
Amris, C.J., s. Amris, A. *477*
Amundsen, P., Kristiansen, K., Presthus, J. *92*
Anbar, M., Guttmann, S., Lewitus, Z. 100, *113*
Ancri, D., Laudenbach, P., Szabo, G. 106, *113*
Ancri, D., s. Cernéa, P. 106, *113*
Andersen, A.M., Ladefoged, J. 654, *673*
Andersen, A.P., s. Brincker, H. 182, *183*
Andersen, B.R., s. English, D.K. 437, *442*
Andersen, K.W., s. Müller, T. 227, 253, *260*
Anderson, D.C., s. Busch, H. 853, *871*
Anderson, D.P., s. Lilien, D.L. 42, 439, *444*
Anderson, H., s. Charkes, N.D. *478*
Anderson, H.A. *329*
Anderson, J.E., Perlmutter, G.S. 810, 821, *832*
Anderson, L.G., s. Schall, G.L. 105, 106, 110, *115*
Anderson, O., Tissot, R., Cohen, C., Jonasson, O. 461, *465*
Anderson, T.R., s. Wagner, R. 775, 802, *850*
Andrassy, K., Ritz, E., Sanwald, R. 473, *477*
Andre, L.J., s. Monges, H. 826, *844*
Andreasen, E., Christensen, S. 425, *439*
Andreasen, E., Ottesen, J. 425, *439*
Andre-Balisaux, G., s. Gonsette, R. *38*
Andreew, I., Haydu, G. 535, 540, 557, *673*
Andreew, I., s. Winkel, K. zum 579, *698*
Andre-Fouet, X., s. Nyssen, M. 363, *409*
Andren, L., s. Almen, T. 889, *913*
Andrevs, J.T., s. Steven, L.W. 859, *875*

Andrewa, G.A., s. Kniseley, R.M. 438, *444*
Andrews, G.A., s. Edwards, C.L. 377, *404*
Andrews, G.A., s. Kniseley, R.M. 375, *407*
Andrews, J.T., Steven, L.W. *34*
Andrews, J.T., Steven, L.W., Arkles, L.B., et al. 822, *832*
Andrews, J.T., s. Arkles, L.B. *34*
Andrews, J.T., s. Morley, B.J. *43*
Andrews, J.T., s. Sephton, R.G. *46*
Andriole, V.T., s. Bianchi, C. *674*
Andros, G., Harper, P.V., Lathrop, K.A., McCardle, R.J. 120, *148*
Andros, G., s. Harper, P.V. 2, *39*, 120, *150*
Andros, G., s. McArdle, R.J. 475, *481*
Andross, G., s. Harper, P.V. 540, *681*
Andrysek, O. 859, *871*
Andrysek, O., Berndt, H. *871*
Andrysek, O., s. Gregor, O. 760, *761*
Anezyris, U., Sawas-Dimopulu, C., Dontas, Samaras, V. 349, *351*
Angel, H., s. Abdel-Kader, M.M. 800, *832*
Anger, H., s. Fawwaz, R.A. 355, *404*
Anger, H.O. 2, *34*, 562, 568, *673*
Anger, H.O., Dyke, D. van 375, *402*
Anger, H.O., s. Budinger, T.F. 577, *676*
Anger, H.O., s. Dyke, D. van 375, 377, 391, 392, 401, *411*, 439, 447, 703, *743*
Anger, H.O., s. Gottschalk, A. *38*, 562, *680*
Anger, H.O., s. Powell, M.R. 8, *44*, 562, 595, 601, *692*
Anger, H.O., s. Ronai, P. 377, 391, *410*
Anger, H.O., s. Yano, Y. 227, *264*, 705, *743*
Anger, K. 700, *739*
Anger, K., Gelinsky, P., Lagemann, K. *913*
Anger, R.T., Jr., s. Wellman, H.N. 124, *153*
Anghileri, L.J. 882, *913*
Anghileri, L.J., Prpic, B. 227, *254*
Ankeney, J.L., s. Levy, M.N. 628, *687*
Anlauf, M., s. Mundinger, F. 51, 53, 84, *95*
Anros, G., s. Harper, P.V. 745, 746, *762*
Ansari, A.N., Atkins, H.L., Lambrecht, R.M., Redvanly, C.S., Wolf, A.P. 767, *832*
Ansari, A.N., s. Conn, J.W. 213, *220*
Antar, M.A., Freedman, G.S., Cornelius, E.A., Spencer, R.P. 233, *254*
Antar, M.A., Spencer, R.P., Freedman, G.S., Pearson, H.A. 801, *832*
Antar, M.A., Spencer, R.P., Lange, R.C., Kligerman, M.M. 798, *832*
Antar, M.A., s. Caride, V.J. 770, 793, *834*

Antebi, L., s. Bernadou, A. 397, 398, *403*
Atencio, A.C., Bailey, H.R., Reeve, E.B. *477*
Atencio, A.C., Reeve, E.B. *477*
Anthoniades, J., s. Croll, M. *36*
Anthonisen, N.R., Bass, H., Heckscher, T. 299, 328, *329*
Anthonisen, N.R., Bass, H., Oriol, A., Place, R.E.G., Bates, D.V. 285, 286, 299, *329*
Anthonisen, N.R., Dolovich, M.B., Bates, D.V. 265, 279, 283, *329*
Anthonisen, N.R., Milic-Emili, J. 267, *329*
Anthonisen, N.R., s. Bass, H. 285, 286, 301, *329*
Anthonisen, N.R.A., s. Knight, L. *331*
Antic, M., Duknic, M., Atanasijevic, T., et al. 825, *832*
Antognetti, L., Ferrini, C., Bestagno, M. 796, *832*
Antoniades, J., Honda, T., Croll, N.N., Brady, L.W. 544, *673*
Antoniades, K., Campbell, W.N., Heckscher, R.H., Kessler, W.B., McCarthy, G.E. 815, *832*
Anwar, M., s. Harper, P.V. 438, *443*
Apau, R., s. Waxman, A.D. 770, *850*
Aperia, A., Broberger, O., Ekengren, K. 659, *673*
Apfelbaum, R.I., Newman, St.A., Zingesser, L.H. *34*
Apffel, Ch.A., s. Deutsch, E. 758, *761*
Appel, M.F., Markowitz, A.M. 911, *913*
Appleby, A., s. Banna, M. *34*
Applegreen, L.E., Nilsson, A., Ullberg, S. 703, *739*
Arborelius, M., s. Bruno, F.P. 227, 229, *255*
Arborelius, M., Jr., Kristersson, S., Lindell, L., Lindell, S.-E., Miörner, G., Swanberg, L. 319, *329*
Arborelius, M., Jr., Kristersson, S., Lindell, S.E., Miörner, G., Swanberg, L. 328, *329*
Archambault, M., s. Sorensen, L.B. 120, *152*
Archer, E., s. Adatepe, M.H. 229, *254*
Archer, E.G., Potchen, E.J., Studer, R., Siegel, B. 853, *871*
Archer, N.P., s. Newhouse, T. 265, 273, 278, 280, 288, *332*
Archer, R.K. 423, *439*
Ardaillou, N., s. Najean, Y. 365, 367, 369, 370, 378, *409*, 450, 453, 454, 457, 459, 460, 464, *468*
Ardaillou, R., Vuagnat, P., Milhaud, G., Richet, G. 212, *219*
Argutinskaya, S.V., s. Salganik, R.I. 757, *763*
Argyropoulos, G., s. Schwarz, G. 20, *46*
Ariel, I.M., Molander, D. 808, 821, *832*

Ariel, J.M. 224, *255*
Arkles, L.B., Andrews, J.T., Steven, L.W. *34*
Arkles, L.B., s. Andrews, J.T. 822, *832*
Arkles, L.B., s. Steven, L.W. 859, *875*
Arma, S., s. Noseda, G. 827, *844*
Armstrong, R.G., Dooley, B.N., Hood, R.H., Jr. 831, *832*
Armstrong, S., s. McMillan, R. 459, 464, *468*
Arnaiz Bueno, F., Carrillo Yagüe, R., Charmorro Romero, J.L., Ortiz Berrogal, J. *92*
Arnaud, Ph., s. Dechavanne, M. 462, *466*
Arndt, J., Voigt, R., Unverricht, A. 514, 518, *673*
Arndt, J., s. Voigt, R. 518, *696*
Arnold, J.E., Pinskey, S. 138, 140, *148*
Arnold, J.E., s. Johnston, A.S. 567, *685*
Arnold, J.S. 812, 823, *832*
Arnold, R., Track, N.S., Creutzfeld, W. 758, 759, *760*
Arnold, R.W., Subramanian, G., McAfee, J.G., Blair, R.J., Thomas, F.D. 565, 615, *673*
Arnot, R.N., s. Glass, H.I. 921, *930*
Aro, I., s. Forland, M. 626, *679*
Aronow, S., et al. *871*
Aronow, S., s. Shealey, C.N. *46*
Aronow, S., s. Soloway, A.H. *46*
Aronow, S., s. Sweet, W.H. *47*
Aronson, K.F., Grundsell, H., Ohlsson, E.G. 770, 831, *832*
Arseni, C., Stanciu, M. *34*
Artagaveytia, D., Degrossi, O.J., Percorini, V. 141, *148*
Arthur, K. 399, *402*
Arvidsson, B., s. Björn-Rasmussen, E. 356, 357, *403*
Arzilli, F., s. Salvetti, A. 672, *693*
Arzoumanian, A.Y., s. Usher, M.S. 138, *152*
Asahara, A., Ueda, H. 770, *832*
Ascari, E., Canossi, G.C., Silingardi, V. 829, *832*
Aschoff *879*
Ash, J., s. Gilday, D.L. 18, *38*
Ashare, A.B., s. Nishiyama, H. 782, 808, *844*
Ashburn, W., s. Coel, M. 801, *835*
Ashburn, W., s. Levy, B.S. 124, *150*
Ashburn, W.L. 62, *92*
Ashburn, W.L., Harbert, J.C., Briner, W.H., Chiro, G.di 84, *92*
Ashburn, W.L., s. Alazraki, N.P. *34*
Ashburn, W.L., s. Chiro, G.di 1, 2, 37, 51, 62, *93*
Ashburn, W.L., s. Guisan, M. 290, *330*
Ashburn, W.L., s. Harbert, J.C. 51, 57, 87, 88, 89, *94*
Ashburn, W.L., s. Higgins, C.B. 792, *839*

Ashburn, W.L., s. Kramer, R.S. 475, 476, *480*
Ashburn, W.L., s. Schleif, A. *46*
Ashburn, W.L., s. Waltz 62
Ashby, W. *402*
Ashenbrucker, H., s. Athens, J.W. 414, 415, 417, 435, 436, *439, 440*
Ashenbrucker, H., s. Mauer, A.M. 414, 415, 417, *444*
Ashkar, F.S., s. Weinstein, M.B. 141, *153*
Ashkar, R.P., Naya, J.L., Smith, E.M. 209, *219*
Ashley, s. Beamish, M.R. 367, 391, *402*
Ashley, D.J.B., Mostofi, F.K. 557, *674*
Ashley, S.J., s. Guarin, U. 895, *915*
Askanazy, M. 375, *402*
Askenasy, H.M., s. Lubin, E. 814, 822, *842*
Askienazy, S., s. Parmentier, C. 907, *917*
Asmundsson, T., Johnson, R.F., Kilburn, K.H., Goodrich, J.H. 231, *255*
Assali, N.S., Dasgupta, K., Koltin, K., Holms, L. 924, 926, *929*
Assali, N.S., Morris, J.A. 924, *929*
Assan, R., Drouet, J., Rosselin, G., Wünsch, E., Schröder, E. 216, *219*
Assan, R., s. Rosselin, G. 215, *222*
Assheuer, J., s. Felix, R. 232, 237, 240, 256, *257*
Aster, R.H. 449, 454, 456, 457, 459, 460, 462, 464, *465*
Aster, R.H., Jandl, J.H. 450, 451, 452, 454, *465*
Aster, R.H., Keene, W.R. 459, 460, 464, *465*
Aston, J.K., s. Dalinka, M.K. 821, *835*
Atanasijevic, T., s. Antic, M. 825, *832*
Atefie, K., s. Aigner, P. 783, 788, *832*
Aten, B., s. Steiner, D.F. 188, *208*
Athanasoulis, C., s. Harris, W.H. *479*
Athar, S., s. Robertson, G.L. 663, *692*
Athens, J.W., Haab, O.P., Raab, S.O., Boggs, D.R., Ashenbrucker, H., Cartwright, G.E., Wintrobe, M.M. 435, *439*
Athens, J.W., Haab, O.P., Raab, S.O., Mauer, A.M., Ashenbrucker, H., Cartwright, G.E., Wintrobe, M.M. 415, 417, 435, *439, 440*
Athens, J.W., Mauer, A.M., Ashenbrucker, H., Cartwright, G.E., Wintrobe, M.M. 417, 435, 436, *440*
Athens, J.W., Raab, S.O., Haab, O.P., Boggs, D.R., Ashenbrucker, H., Cartwright, G.E., Wintrobe, M.M. 417, *440*
Athens, J.W., Raab, S.O., Haab, O.P., Mauer, A.M., Ashenbrucker, H., Cartwright, G.E., Wintrobe, M.M. 414, 415, 417, 435, *440*

Athens, J.W., s. Boggs, D.R. 415, 435, *440*
Athens, J.W., s. Cartwright, G.E. 415, 423, 435, 436, *441*
Athens, J.W., s. Kurth, D. 415, 417, *444*
Athens, J.W., s. Mauer, A.M. 414, 415, 417, *444*
Athens, J.W., s. Maughan, W.Z. 418, *445*
Athens, J.W., s. Rothstein, G. 421, *447*
Atkins, H.L., Eckelman, W.C., Hauser, W., Klopper, J.F., Richards, P. 882, *913*
Atkins, H.L., Hauser, W., Klopper, J.F. 856, *871*
Atkins, H.L., Hauser, W., Richards, P., Klopper, J. 767, *832*
Atkins, H.L., Richards, P., Schiffer, L. 438, *440*
Atkins, H.L., s. Ansari, A.N. 767, *832*
Atkins, H.L., s. Eckelman, W. 882, *914*
Atkins, H.L., s. Hauser, W. 4, *39*
Atkins, H.L., s. Hauser, W.H. 487, *505*
Atkins, H.L., s. Hoyte, R.M. 853, 854, *873*
Atkins, H.L., s. Klopper, J.F. 625, 627, *686*
Atkins, L., s. Hauser, W.H. 540, 615, *681*
Atkins, P., Hawkins, L.A. *477*
Atsumi, K., s. Oyamada, H. 246, *261*
Attie, E., s. Tubiana, M. 399, *411*
Attle, J.N., s. Abramson, A.L. 106, 112, *112*
Aubert, M.J. 190, 191, *204*
Aubert, M.L., s. Curchod, A. 218, *220*
Augustin, A., s. Voinea, V. 523, *696*
Aulbert, E., s. Haubold, U. 500, 503, *505*
Aulin, I., Lilja, B., Lindell, S.E., Miörner, G. 291, *329*
Aurbach, G.D., s. Berson, S.A. 212, *220*
Aurbach, G.D., s. Doppman, J.L. 212, *220*
Aurbach, G.D., s. Potts, J.T., Jr. 189, 207, 212, *222*
Ausband, J.R., Kittrell, B.J., Cowan, R.J. 106, *113*
Ause, R.G., s. McAfee, J.G. 778, 779, 789, *843*
Aust, J.B., s. Moore, G.E. 1, 2, *43*
Aust, W., s. Würdinger, H. 515, *697*
Austin, R.E., s. Huff, R.L. 369, *406*
Avilés, C., s. Lange, S. 497, *506*
Avioli, L.V., s. Birge, S.J. 209, *220*
Avnet, N., s. Kay, C. 557, 606, *685*
Awad, W., Boake, R.C., Bennett, L.R., Martin, D.C. 584, 585, 650, *674*
Awwad, H.K., Potchen, E.J., Adelstein, S.J., Dealy, J.B., Jr. 855, 856, 857, *871*

Awwad, H.K., s. Potchen, E.J. 209, 210, 211, *222*
Axelbaum, St. P., s. Harbert, J.C. 23, *39*
Axelbaum, St. P., s. Schellinger, D. 538, *694*
Ay, R., s. Schmidt, K.J. 553, 554, 573, *694*
Ayala, L.A., Williams, L.F., Widrich, W.C. 897, *913*
Ayres, Ph., s. Hagan, Ph.L. 540, 565, 568, *680*
Aziz, K., s. Rice, F.A.H. 421, *446*

Babb, O.A., s. Staab, E.V. 861, 862, 865, 867, 868, *875*
Babb, O.W., s. Klatte, E.C. 553, *686*
Babicky, A., s. Kolar, J. 701, *742*
Babicky, D., s. Kolar, J. 701, *742*
Bacher, K., s. Braedel, H.U. 545, 547, *675*
Bachrach, W.H., Birsner, J.U., Izenstark, I.L., Smith, V.L. 859, 861, *871*
Bachynski, J.E. 336, *351*
Back, N., s. Ambrus, J.L. 472, *477*
Backer, J.M., s. Weiss, P.H. 777, *851*
Badrawi, H.S., Razzak, M.A., Guirgis, B. 906, *913*
Baehler, R.W., Catanzaro, A.J., Stein, J.H., Hunter, W. 652, *674*
Bähre, M., s. Breuel, H.-P. 798, *834*
Baekert, S., s. Vaerenbergh, P.M. van 515, *696*
Baer, L., s. Brunner, H.R. 671, *676*
Baer, L., s. Laragh, J.H. 663, 669, 671, 672, 673, *687*
Baer, L., s. Vaughan, E.D., Jr. 672, *696*
Bäucker, K., s. Müller-Schauenburg, W. 855, *916*
Baggio, G.F., Morgando, E. 51, *92*
Baggiolini, M., Hirsch, J.G., Duve, C. de 414, *440*
Baggish, M.S., s. McAfee, J.G. 227, 260, *921, 930*
Bagheri, S.A., Boyer, J.L. 816, *832*
Baghery, S., s. McIntyre, W.J. *689*
Bagley, C.M., Jr., s. Milder, M.S. 829, *844*
Bagley, Ch.M., s. Milder, M.S. 907, *916*
Bahlmann, J., Beuerlein, I., Just, G., Klement, V., Mariss, P. 621, *674*
Bahlmann, J., Otto, P. 540, *674*
Bahn, R.C., s. Paris, J. 135, *151*
Bahn, R.C., s. Sampson, R.J. 176, *183*
Bailey, H.R., s. Atencio, A.C. *477*
Baines, A.D., Baines, C.J., Rouffignac, C. de 513, *674*
Baines, C.J., s. Baines, A.D. 513, *674*
Bair, W.J., s. Kornberg, H.A. 224, *259*

Bainton, B.F., Farquhar, M.G. 414, *440*
Bainton, B.F., Ullyot, J.L., Farquhar, M.G. 414, *440*
Baird, D.Th., Gasson, P.W., Toig, A. 534, *674*
Baird, M., Sutton, D.R. 752, 757, *760*
Bakaloudis, P. 831, *832*
Bakarat, R.M., Ekins, R.P. 198, *204*
Bakay, L. 2, *34*
Bakay, L., Cares, H.L. *34*
Bakay, L., Lee, J.C. *34*
Bakay, L., s. Alker, G.J. *34*
Bakay, L., s. Leslie, E.V. 26, *41*
Bakdash, H., Papatheodorou, Ch.A. *34*
Bake, B., Bjure, J., Grimby, G., Milic-Emili, J., Nilsson, N.J. 291, *329*
Bake, B., Bjure, J., Kasalichy, J., Nachemson, A. 296, *329*
Baker, R.J., Bellen, J.C., Ronai, P.M. 767, *832*
Baker, R.J., s. Ronai, P.M. 802, 803, 807, *846*
Baker, S.I., s. Johnston, A.S. 567, *685*
Bakey, M. de, s. Mani, P. 534, *688*
Bakey, M.E. de, s. Shirkey, A.L. 896, *918*
Bakshi, S., s. Lunia, S. 808, 819, 820, 827, *842*
Bakshi, S.P., s. Adler, S. 501, 502, *505*
Bakule, P.T., s. Schlegel, J.U. 606, *694*
Balas, P., s. Malamos, B. 515, *688*
Baldini, M. 458, 459, 464, *465*
Baldini, M.G., Ebbe, S. 449, 452, 453, *465*
Baldini, M.G., s. Tsukada, T. 452, *469*
Baldwin, D.S., s. Hulet, W.H. 646, *684*
Baldwin, M., s. Ommaya, A.K. 51, *95*
Bale, W.F., Helmkamp, R.W., Davis, T.P., Izzo, M.H., Goodland, R.L., Contreras, M.A., Spar, I.L. 193, *204*
Bale, W.F., s. Hahn, P.F. 357, *405*
Bale, W.F., s. McArdle, R.J. 475, *481*
Balfour, H.H., Loken, M.K., Blaw, M.E. *34*
Balfour, W.M., s. Hahn, P.F. 357, *405*
Balikdjian, D., s. Fruhling, J. 798, *837*
Balint, J.H., Fraser, R., Hanno, M.G.W. 128, *148*
Balint, T., s. Szantay, V. 769, *849*
Ball, D., s. Higgins, H.P. 131, *150*
Ball, F. 528, *674*
Ball, F., Friederiszick, F.K., Wolf, R. 535, 557, *674*

Ball, W.C., s. McKusick, K.A. 242, *260*
Ball, W.C., Jr., Stewart, P.B., Newsham, L.G.S., Bates, D.V. 265, 274, 275, 276, 278, 280, 281, 282, 287, 288, 289, *329*
Ball, W.C., Jr., s. Bentivoglio, L.G. 299, 300, *329*
Ballarati, U., s. Spreafico, G.L. 528, *694*
Balzereit, F. 64, *92*
Bandhauer, K., Bandtlow, K., Riccabona, G. 515, *674*
Bandhauer, K., s. Bekier, A. 578, *674*
Bandtlow, K., s. Bandhauer, K. 515, *674*
Bandtlow, K., s. Riccabona, G. 601, 604, *692*
Banerjee, A.K., s. Sutherland, J.B. *47*
Banerjee, K., s. Rosenthall, L. 894, 900, *917*
Bank, H., s. Czerniak, P. 746, 747, 749, 751, 754, *761*
Bank, M., s. Jayabalan, V. 64, *94*
Bankir, L., s. Grünfeld, J.P. 652, *680*
Banna, M., Appleby, A. *34*
Bannister, R., Gilford, E., Kocen, R. *92*
Bános, Cs., s. Radó, J.P. 515, 518, *692*
Banu, I., s. Pana, I. 776, *845*
Baptista, A.M. 821, *832*
Baptista, A.M., Basto, E.L., Clode, W.H., Sobrail, J.M.V. 745, *760*
Baptista, A.M., s. Clode, W.H. 747, *761*
Bar, U., s. Zeidler, U. 775, *852*
Barabas, A.P., Offen, D.N., Meinhard, E.A. 398, *402*
Barabe, P., s. Monges, H. 826, *844*
Barandes, M., Hurley, J.R., Becker, D.V. 182, *183*
Barber, D.C., s. Lambie, J.M. 472, *481*
Barbier, F., s. Pauwels, R. 300, *332*
Barborik, M., s. Wiedermann, M. 238, *264*
Bard, R.H., s. Vaughan, E.D., Jr. 672, *696*
Bardfeld, P.A., Holmes, R.A. *34*
Bardfeld, Ph.A., s. Carter, Th.E. 88, *93*
Bardy, A., Fouye, H., Gobin, R., Beydon, J., Tovar, G. de, Panneciére, C., Hégésippe, M. 353, 384, *402*
Bardy, A., s. Cohen, Y. 701, *740*
Barger, A.C., s. Thornborn, G.D. 652, *695*
Bargon, G., Emrich, D. 518, *674*
Barker, M.H. 128, *148*
Barker, W.F., s. Pollak, E.W. *482*
Barkhan, P. 451, *465*

Barnaby, C.F., s. Edmonds, C.J. 179, *183*
Barnard, D., Bastable, J.R.G., Richards, B. 560, 561, *674*
Barnes, A.D., Beeley, L., Drolic, Z., Hobby, J.A.E., Edwards, P.W. 550, *674*
Barnes, B., s. Fish, M.B. *37*
Barnes, R.W., Hamilton, G.W., McDonald, G.B., Rudd, T.G., Strandness, J.R. de *477*
Barnes, R.W., s. McDonald, G.B. 477, *481*
Barnett, G.O., s. Cohen, P. 449, *466*
Barolin, G., s. Ell, P.J. 4, 26, *37*
Baron, D., s. Piepsz, A. 245, *261*
Barrett, J.J., Smith, P.H.S. 701, *739*
Barrett, P.V.D., Cline, M.J., Berlin, N.I. 369, *402*
Barrow, P.A., s. Overton, T.R. 861, 862, 865, *875*
Barr Stirling, W., s. Luke, R.G. 519, 529, 531, *688*
Barry, W.F., s. Pircher, F.J. 231, 254, *261*
Barsagov, M.S., s. Makarenko, T.P. 771, *843*
Bart, R.H., s. Brunner, H.R. 671, *676*
Bartelnik, E., Smeets, E.H.J., Hoedemaker, Ph.J., Veeger, W., Woldring, M.G., Abels, J. 745, *760*
Bartels, H., s. Hausmann, K. 359, *405*
Bartels, H., s. Heinrich, H.C. 355, 356, 357, 358, 359, 360, *405, 406*
Bartels, M., s. Bockslaff, H. *478*
Barth, L., Siegel, S., Lüder, M., Ritzow, H., Ritzow, E. 318, *329*
Barth, V., s. Deininger, H.K. 861, 867, *872*
Barthélémy, R., s. Cadenat, H. 106, *113*
Bartholomé, s. Emrich, D. 528, 529, *678*
Bartlett, R.H., s. Gazzaniga, A.B. *479*
Basch, R.I., s. Hollenberg, N.K. 652, 662, 671, *684*
Baschieri, L., Benedetti, G., Luca, F. de, Negri, M. 134, *148*
Bass, H. 239, *255*, 299, 300, 301, 307
Bass, H., Henderson, J.A.M., Heckscher, T., Oriol, A., Anthonisen, N.R. 285, 286, 301, *329*
Bass, H., s. Anthonisen, N.R. 285, 286, 299, 328, *329*
Bass, P., s. Purdon, R.A. 752, *763*
Bassert, D., s. Strumia, M.M. 383, *410*
Bast, G., s. Schulz, K. 398, *410*
Bastable, J.R.G., s. Barnard, D. 560, 561, *674*
Basto, E.L., s. Baptista, A.M. 745, *760*
Basto, E.L., s. Clode, W.H. 747, *761*

Basu, A.K., Aikat, B.K. 910, *913*
Bates, D.V., Christie, R.V. 284, *329*
Bates, D.V., s. Anthonisen, N.R. 265, 279, 283, 285, 286, 299, *329*
Bates, D.V., s. Ball, W.C., Jr. 265, 274, 275, 276, 278, 280, 281, 282, 287, 288, 289, *329*
Bates, D.V., s. Bentivoglio, L.G. 265, 276, 284, 285, 299, 300, *329*
Bates, D.V., s. Bryan, A.C. 265, 267, 270, 285, 287, 288, 289, 312, 313, *329*
Bates, D.V., s. Dollfuss, R.E. 265, 270, 271, 276, 292, *330*
Bates, D.V., s. Holland, J. 291, *331*
Bates, D.V., s. Holley, H.S. 297, *331*
Bates, R.L., s. Odell, W.D. 161, *162*
Batisse, R., Dudoux, J.M., Debonniere, C., et al. *833*
Battiato, F., s. Zanghi, M. 812, *852*
Batzshi, S.P., s. Adler, St. 349, *350*
Bauer, F.K., Yuhl, F.T. 51, 64, 77, *92*
Bauer, G.C.H. 701, *739*
Bauer, G.C.H., Carlsson, A., Lindquist, B. 701, *739*
Bauer, G.C.H., Ray, R.D. 701, 702, *739*
Bauer, G.C.H., Scoccianti, P. 701, *739*
Bauer, G.C.H., Smith, E.M. 736, *739*
Bauer, G.C.H., Wendeberg, B. 701, 727, *739*
Bauer, G.C.H., s. Ahlbäck, S. 701, 736, *739*
Bauer, H., Falkensammer, M., Höllwarth, M., Riccabona, G. 573, *674*
Bauer, H., s. Riccabona, G. 601, 604, *692*, 796, 820, *846*
Bauer, H.J., s. Wiedemann, M. 663, *697*
Baum, J.K., Bookstein, J.J., Holtz, F., Klein, E.W. 815, *833*
Baum, S. *35*
Baum, S., Rothballer, B., Shiffman, F. 17, *35*
Baum, S., Silver, L., Vonchides, D. 808, *833*
Baum, S., s. Harris, W.H. *479*
Baum, Sh., s. Joshpe, G. 891, 903, *916*
Bauman, A., s. Berson, S.A. 214, 215, *220*
Baumann, K., Oelert, H., Rumrich, G., Ullrich, K.J. 619, 628, *674*
Baumgartner, M.W., s. Ramos, M. 266, 286, 290, 291, 317, 319, 320, 324, *333*
Baumgartner, M.W., s. Rösler, H. 266, 309, 317, 318, 319, *333*
Bautovich, G.J., s. Genant, H.K. 703, 732, *741*
Bava, G.L., s. Fazio, C. 69, *93*
Baviera, B., s. Hahn, D. 367, *405*
Baxter, J., s. Jackson, G.L. *40*

Bayard, F., Beitins, I.Z., Kowarski, A., Migeon, C.J. 663, *674*
Bayer, H., s. Börner, W. 106, *113*
Baylin, G.J., s. Krueger, R.P. 520, *687*
Baylin, G.J., s. Maria, W. de 518, *678*
Baylis, R.I.S., Hall, R. 131, *148*
Bayliss, R.I.S., s. Hobbs, J.R. 124, *150*
Bayly, R.J., Evans, A., Glover, I.S., Rabinowitz, I.L. 854, *871*
Bayly, R.J., s. Garnett, E.S. 227, 229, *257*
Bayse, G.S., Michaels, A.W., Morrison, M. 193, *205*
Bayse, G.S., s. Morrison, M. 193, *207*
Bazzaz, F. al, s. Kazemi, H. 312, *331*
Beahrs, O.H., s. Woolner, L.B. 176, 177, *183*
Beal, R.W., s. Rankin, J.G. 782, 793, *846*
Beal, W., Soin, J.S., Burdine, J.A. 816, *833*
Beall, A.C., Johnson, P.C. 523, *674*
Beall, A.C., Jr., s. Shirkey, A.L. 896, *918*
Beamish, M.R., Ashley, Jones, P., Trevett, D., Howell Evans, I., Jacobs, A. 367, 391, *402*
Bearden, E.K., s. Witcofski, R.L. *49*
Beardwell, C.G. 663, *674*
Bearn, A.G., Parker, W.C. 363, *403*
Beasley, T.M., Palmer, H.E., Nelp, W.B. 35, 120, *148*
Beatch, R.L., s. Graham, A.L. 856, *873*
Beauchamp, J.J., s. Vodopick, H. 463, *469*
Beauchamp, J.M., Belanger, M.A., Neitzschman, H.R. 789, *833*
Beaudien, E., s. Eaton, S.B. 862, 865, *872*
Beazell, J., s. Isawa, T. 307, *331*
Becchini, M.F., s. Riccioni, N. 821, *846*
Becher, R., Gemmel, H. 882, *913*
Becher, R., Gremmel, H., Haage, H. 829, *833*
Becher, R., Müller-Wiefel, H. 472, 473, *477*
Becher, R., s. Held, K. 900, *915*
Bechinger, D., s. Sindermann, F. *46*
Beck, C., Pigneux, J., Blanquet, P. 861, 862, *871*
Beck, C., s. Blanquet, P. 859, 860, 862, 865, 867, *871*
Beck, C.R., s. Blanquet, P. 859, 860, *871*
Beck, J.S., Gordon, R.H., Donald, D., Melvin, J.M.O. 218, *220*
Beck, K., s. Oehlert, W. 829, *844*
Beck, P., Parker, M.L., Daughaday, W.H. 218, *220*
Beck, R., s. Harper, P.V. 102, *114*

Becker, Ch., Becker, H.W., Fritz, W. 558, *674*
Becker, D., s. Bernstein, G.A. 88, *93*
Becker, D.V., McConahey, W., Dobyns, B., Tompkins, E., Sheline, G., Workman, J. 165, 166, 167, *172*
Becker, D.V., Hurley, J.R. 165, 169, 171, *173*
Becker, D.V., s. Barandes, M. 169, *172*, 182, *183*
Becker, D.V., s. Dobyns, B.M. 164, *173*
Becker, D.V., s. Furth, E.D. 228, 253, *257*
Becker, D.V., s. Hurley, J.R. 181, *183*
Becker, D.V., s. Sigel, R.M. 884, 889, *918*
Becker, F.O., Economou, S.G., Southwick, H.W., Eisenstein, R. 140, *148*
Becker, G., s. Höffken, K. 773, 795, *839*
Becker, G., s. Makoski, H.-B. 501, 502, *506*
Becker, H., s. Choné, B. 701, *740*
Becker, H., s. Vido, I. 788, 790, 808, *850*
Becker, Hj., s. Kaltwasser, J.P. 263, *407*
Becker, Hj., s. Werner, E. 361, 362, 386, *411*
Becker, H.W., s. Becker, Ch. 558, *674*
Becker, J. 472, 473, *477*
Becker, J., Bergqvist, D., Dahlgren, S. *477*
Becker, J., s. Krönert, E. 788, *841*
Becker, K., s. Ossenberg, F.W. 793, *845*
Beckers, C., s. Léonard, J.-P. 199, *206*
Beckers, C., s. Pauwels, S. 807, *845*
Becklade, M.R., Goldman, H.I. 284, *329*
Becklake, M.R., s. Holley, H.S. 297, *331*
Beckner, W.M., Strickland, G.T., Leu, M.L., O'Reilly, S. 796, *833*
Beck-Peccoz, O., s. Faglia, G. 161, *162*
Bedoloe, A.H., s. Spiers, F.W. 396, 401, *410*
Bedhar, B., s. Gregor, O. 760, *761*
Beduhn, D., s. Kampmann, H. 803, *840*
Beekhuis, H., s. Halie, M.R. 502, *505*
Beekhuis, H., s. Houwen, B. 629, *684*
Beekhus, H., s. Penning, L. *44*
Beeley, L., s. Barnes, A.D. 550, *674*
Beerel, F., s. Bentivoglio, L.G. 265, 276, 284, 285, 299, 300, *329*

Beerel, F., s. Bryan, A.C. 265, 267, 270, 285, 287, 288, 289, 312, 313, *329*
Beerling-van der Molen, H.D., s. Vaalburg, W. 855, *876*
Beermann, B., Hellström, K., Rosen, A. 752, 757, *760*
Beevers, D.G., Brown, J.J., Fraser, R., Lever, A.F., Morton, J.J., Robertson, J.I.S., Semple, P.F., Tree, M. *674*
Beevers, D.G., s. Padfield, P.L. 671, 672, *690*
Beg, K., s. Keim, H.J. 601, 605, *685*
Begemann, H. 449, *465*
Begemann, H., Harwerth, H.-G. 461, *465*
Begg, T.B., Hall, R. 136, *148*
Behar, R.J., s. Chretien, P.B. 427, 428, *441*
Behrenbeck, D., s. Felix, R. 332, *256*
Behrenbeck, D.W., s. Felix, R. 237, *257*
Behrend, H., Dombrowski, H., Würdinger, H. 249, *255*
Behrend, H., s. Schermuly, W. 500, *506*
Behrens, O.K., s. Bromer, W.W. 216, *220*
Behrens, U., s. Hör, G. 526, 528, 539, 548, 661, *683*
Behrman, H.R., s. Jaffe, M. 663, *684*
Beierwalters, W.H., s. Dworkin, H.J. 224, *256*
Beierwalters, W.H., s. Haynie, T.P. 224, *257*
Beierwaltes, W.H., s. Blair, R.J. 212, 213, *220*
Beierwaltes, W.H., s. Boyd, C.M. 853, *871*
Beierwaltes, W.H., s. Conn, J.W. 213, *220*
Beierwaltes, W.H., s. Cosse, J.J. de 177, *183*
Beierwaltes, W.H., s. Floyd, J.C., Jr. 126, *149*
Beierwaltes, W.H., s. Guilio, W. di 209, 211, *220*
Beierwaltes, W.H., s. Kirschner, A.S. 213, *221*
Beierwaltes, W.H., s. Nofal, M.M. 169, *173*
Beierwaltes, W.H., s. Takahashi, M. *47*
Beierwaltes, W.H., s. Varma, V.M. 181, *183*
Beierwaltes, W.H., s. Varma, V.W. 853, *876*
Beierwaltes, W.M., s. Counsell, R.E. 212, *220*
Beierwaltes, W.M., s. Liebermann, L.M. 853, *874*
Beihn, R.M., Damron, J.R., Hafner, T. 826, *833*
Beiler, D., s. David, R.B. *36*
Beiler, D., s. Williams, J.L. *48*

Beiser, S.M., s. Erlanger, F. 218, *220*
Beitins, I.Z., s. Bayard, F. 663, *674*
Beitzke, A., s. Zack, M. *919*
Bek, V., s. Kolar, J. 701, *742*
Bekaert, S., Afschrift, M., Verdonk, G., Kunnen, M. 824, *833*
Bekdick, F.C., Farmelaut, M.M., Tyson, I. 853, *871*
Bekerman, C., Gottschalk, A. 783, *833*, 892, 905, *913*
Bekerman, C., s. Refetoff, S. 164, *173*
Bekerman, C., s. Touya, E. 84, *97*
Bekier, A. 808, *833*
Bekier, A., Bandhauer, K. 578, *674*
Bekier, A., Berkovits, G. 820, *833*
Bel, E. le, s. Vityе, B. 32, *48*
Belanger, M.A., s. Beauchamp, J.M. 789, *833*
Belcher, E.H., Gomez-Crespo, G., Trott, N.G., Vetter, H. 126, *148*
Belcher, H.V., Hull, H.C. 824, *833*
Beling, U., Einhorn, J. 165, *173*
Belko, J.S., s. Gomez, R.L. 474, *479*
Belko, J.S., s. Sasahara, A.A. 231, 232, 238, 239, *262*
Bell, C.C., s. Vlahcevic, Z.R. *850*
Bell, C.C., Jr., s. McCormick III, W.C. 775, *843*
Bell, C.C., Jr., s. Vlahcevic, Z.R. 775, *850*
Bell, E.G., Subramanian, G., McAfee, J.G., Ross, G.S. *92*
Bell, E.G., s. Subramanian, G. 227, *262*, 701, 705, *743*
Bell, G.B., s. Nardo, S.J. de 769, 770, 775, 794, 812, 816, 823, 826, *836*, 887, 893, 909, *914*
Bell, P., s. Gottschalk, R.G. 760, *761*
Bell, R.L. 51, 64, *93*
Bell, R.L., Hertsch, G.H. 51, 78, *93*
Bell, R.L., s. Leblanc, A.D. 141, *150*
Bell, R.L., s. Matthew, N.T. *42*
Bell, T.K., s. Oreopoulos, D.G. 824, *845*
Bell, W.R., s. Rhodes, B.A. 475, *482*
Bell, W.S., s. Siegel, M.E. 475, *482*
Bellen, J.C., s. Baker, R.J. 767, *832*
Bellen, J.C., s. Ronai, P.M. 802, 803, 807, *846*
Bellman, A.B., s. Conway, J.J. 611, 614, 615, *677*
Bellon, E.M., s. Linton, D.S. 238, *259*
Bellon, E.M., s. Linton, D.S., Jr. 305, *332*
Belsky, J., s. Herrera, N.E. 491, *505*
Belzer, F.O., s. Kountz, S.L. 526, 585, 649, *686*
Belza, J., s. Zatz, L.M. *49*
Benacerraf, B., Biozzi, G., Halpern, B.N., Stiffel, C., Mouton, D. 769, *833*
Benacerraf, B., s. Halpern, B.N. 766, 769, *838*

Benassi, E., Sannazzari, G.L. 531, 552, *674*
Benassi, E., Torretta, A. 396, 398, 400, 402, *403*
Benda, P., s. Sweet, W.H. 51, 54, *96*
Bender, M., Blau, M. 562, 608, *674*
Bender, M., s. Blau, M.A. 4, *35*
Bender, M., s. Sigman, E.M. *694*
Bender, M.A., s. Blau, M. 701, *740*
Bender, M.A., s. Lunia, S. 808, 819, 820, 827, *842*
Bender, M.A., s. Nagler, W. 808, *844*
Bender-Götze, C., Heinrich, H.C., Gabbe, E.E., Oppitz, K.H., Schäfer, K.H., Schröter, W., Whang, D.H. 361, *403*
Bender-Götze, Ch., s. Heinrich, H.C. 355, 357, 359, 361, 384, *405, 406*
Benedetti, G., s. Baschieri, L. 134, *148*
Benedetto, A. di, s. Zanghi, M. 812, *852*
Benedetto, W.J., s. Weber, D.A. 701, *743*
Benestad, H.B. 391, *403*
Benestad, H.B., s. Iversen, J.G. 425, 427, *444*
Benfield, J.R., s. Castagna, J. 808, *834*
Benhamou, J.P., s. Erlinger, S. 797, *836*
Beniboux, R., s. Kellershohn, C. 485, *506*
Benjamin, B.I., Mohler, D.N., Sandusky, W.R. 901, *913*
Benjamin, J.J., s. McKusick, K.A. 242, *260*
Benjamin, P.P., Rajali, A., Friedell, H. 227, *255*
Bennet, G., s. Cudkowicz, M. 432, *442*
Bennet, R., s. Fuenzalida, S. 54, *94*
Bennett, J.E., s. Bird, D.C. 783, *833*
Bennett, L.R., s. Lilien, D.L. *42*
Bennett, L.R., s. Awad, W. 584, 585, 650, *674*
Bennett, L.R., s. Gyepes, M.T. 244, *257*
Bennett, L.R., s. Lilien, D.L. 439, *444*
Bennett, L.R., s. Mack, J.F. *42*
Bennett, L.R., s. Mena, I. 795, *843*
Bennett, L.R., s. Parker, J.D. 888, 889, *917*
Bennett, L.R., s. Surprenant, E.L. 243, *262*
Bennett, L.R., s. Webber, M.M. 476, 477, *483*
Bennie, E.H., s. Lazarus, J.H. 128, *150*
Ben-Porath, M. 856, *871*
Ben-Porath, M., Case, L., Kaplan, E. 856, *871*
Ben-Porath, M., Clayton, G., Kaplan, E. 862, *871*

Ben-Porath, M., s. Fink, S. 859, 862, *873*
Ben-Porath, M., s. Kaplan, E. 810, 821, 826, *840, 862, 874*
Ben-Porath, M., s. Lubin, E. 822, 826, *842*
Bensch, H.R., s. Haertel, M. 888, 893, *915*
Bensinger, Th.A., s. Brouillard, R.P. 381, *403*
Benson, D.F., Patten, D.H., May, M. le *93*
Benson, D.F., s. Patten, D.H. 87, 89, *95*
Bentivoglio, L.G. 287, 288 300, *329*
Bentivoglio, L.G., Beerel, F., Bryan, A.C., Stewart, P.B., Rose, B., Bates, D.V. 265, 276, 284, 285, 299, *329*
Bentivoglio, L.G., Beerel, F., Stewart, P.B., Bryan, A.C., Ball, W.C., Jr., Bates, D.V. 299, 300, *329*
Bentivoglio, L.G., s. Bryan, A.C. 265, 267, 270, 285, 287, 288, 289, 312, 313, *329*
Bentley, R.E., McCready, V.R., Popham, M.G. 569, *674*
Benua, R.S. *35*
Benua, R.S., Cicale, N.R., Sonnenberg, M., Rawson, R.W. 181, 182, *183*
Benua, R.S., s. Lorentz, W.B. *42*
Benua, R.S., s. Yeh, S.D. 811, 812, 821, 829, *851*
Benz, H., s. Brands, Th. 105, 106, *113*
Benz, L.L., s. Spar, I.L. 475, *482*
Berardi, R.S., s. Malette, W.G. 831, *843*
Berberich, R., s. König, K. 643, *686*
Berberich, R., s. May, P. 650, *688*
Berg, G.R., Kalisher, L., Osmond, J.D., Pendergrass, H.P., Potsaid, M.S. 732, *739*
Bergan, J.J., s. Henkin, R.E. 476, 477, *480*
Berge, S., s. Cauter, J. van 824, *850*
Bergentz, S.E., s. Lewis, D.H. 662, *687*
Berger, Ch., s. Planid, Th. 924, *930*
Berger, H.G., s. Lilien, D.L. 42, 439, *444*
Bergeron, D.A., Vogel, J.M. 860, 862, *871*
Berghaus, H., Senge, Th., Heilmann, M. 545, *674*
Bergman, G., s. Tigerstedt, R.P. 663, *696*
Bergoc, R.M., Caro, R.A. 783, *833*
Bergqvist, D., Dahlgren, S. *477*
Bergqvist, D., s. Becker, J. *477*
Bergstermann, H., s. Ingrisch, H. 278, 280, 286, 287, 288, 289, 290, *331*
Bergstrand, I., Ekman, C.A. 884, *913*
Bergström, H. 514, *674*
Bergström, S. 663, *674*

Berk, P.D., s. Stein, J.A. 797, *848*
Berke, R.A., Hoops, E.C., Kereiakes, J.C., Saenger, E.L. 253, *255*
Berkovits, G., s. Bekier, A. 820, *833*
Berlin, N.I., Waldmann, T.A., Weissman, S.M. 378, 381, *403*
Berlin, N.I., s. Barrett, P.V.D. 369, *402*
Berlin, N.I., s. Jones, E.A. 797, *840*
Berman, I., s. Schooley, J.C. 424, *447*
Berman, M., s. Loevinger, R. 213, *221*
Berman, M., s. Rall, J.E. 182, *183*
Bernadou, A., Clauvel, J.P., Antebi, L., Bilski-Pasquier, G. 397, 398, *403*
Bernard, J., s. Najean, Y. 365, 367, 369, 370, 378, *409, 464, 468*
Bernard, J.D., McDonald, R.A., Verdon, Th.A. *35*
Bernardini, P., s. Cirenei, A. 831, *835*
Bernatz, P.E., s. Hunt, J.C. 531, 672, *684*
Berndt, H., s. Andrysek, O. *871*
Berne, R.M., s. Levy, M.N. 628, *687*
Bernhard, J., s. Najean, Y. 450, 453, 454, 457, 464, *468*
Bernier, J., s. Lambling, A.J. 755, *762*
Bernstein, G.A., Fingerhut, A.G., Becker, D. 88, *93*
Bernstein, R.G., s. Freeman, L.M. *837*
Berquist, F.H., Nolan, N.B., Carlson, H.C. 341, *351*
Berquist, T.H., Nolan, N.G., Adson, M.A., Schutt, A.J. 745, 750, *760*
Berquist, T.H., Nolan, N.G., Carlson, H.C., Stephens, D.H. 745, 750, *760*
Bersch, N., s. Golde, D.W. 397, *405*
Bersimbaev, R.I., s. Salganik, R.I. 757, *763*
Berson, s. Ekins 189
Berson, S.A., Yalow, R.S. 120, 126, 128, *148*, 187, 188, 189, 191, 193, 194, *205*, 214, 215, *220, 674*
Berson, S.A., Yalow, R.S., Aurbach, G.D., Potts, J.T., Jr. 212, *220*
Berson, S.A., Yalow, R.S., Bauman, A., Rothschild, M.A., Newerly, K. 214, 215, *220*
Berson, S.A., s. Goldsmith, S.J. 188, 191, *206*
Berson, S.A., s. Walsh, J.H. 757, *763, 776, 850*
Berson, S.A., s. Yalow, R.S. 187, 188, 189, 191, 192, 196, 197, *208*, 215, 218, *222*, 666, *698, 757, 763*
Berthoux, F., s. Dechavanne, M. 462, *466*
Bertrand, R.A., s. Lamoureux, J. 17, *41*
Bertrand, R.A., s. Robert, J. 32, *45*

Besch, P.K., s. Skelley, D.S. 190, *208*
Bescol-Liversac, J., s. Cornet, A. 760, *761*
Bessent, R.G., s. Gray, H.W. 122, 126, *149*
Besser, G.M., s. Chan, V. 156, 157, *161*
Besser, G.M., s. Ormston, B.J. 161, *162*
Bessis, M.C., Breton-Gorius, J. 369, *403*
Bessler, W. 701, 702, 729, 734, *739, 740*
Best, H.D. 487, *505*
Bestagno, M., s. Antognetti, L. 796, *832*
Bethell, A.N., s. Forster, D.M.C. *37*
Betson, Y., s. Donohue, D.M. 416, 417, 429, *442*
Bettag, W., s. Otto, H. 44, 71, 72, 76, *95*
Bettels, G., s. Zeidler, U. 2, 5, 26, *49*
Bettge, S., s. Bonatz, K.G. 623, *675*
Bettit, J.E., s. Szur, L. 383, *410*
Betzner, J., s. Heissen, E. 525, *682*
Beuerlein, I., Mariss, P., Stangel, W. 452, 453, 454, 457, *465*
Beuerlein, I., s. Bahlmann, J. 621, *674*
Bevilacqua, J.E., s. Kuhl, D.E. 32, *41*
Beydon, J., s. Bardy, A. 353, 384, *402*
Beyer, W., s. Löbe, J. 535, 536, *688*
Bhowal, S.C., Maheshwari, H.B., Kumar, S. 449, *465*
Bianchi, C. 624, *674*
Bianchi, C., Bonadio, M., Andriole, V.T. *674*
Bianchi, C., Coli, A., Gallucci, L., Paci, A., Palla, R., Rindi, P. 634, 644, *674*
Bianchi, C., Coli, A., Palla, R., Gianotti, P. 646, 647, *674*
Bianchi, C., Toni, P. 620, 634, *675*
Bianchi, C., Zampieri, A. *675*
Bianchi, P.A. 434, *440*
Bianchi, R., Mariani, G., Pilo, A., Toni, M.G. 775, *833*
Bianchi, R., s. Rosa, U. 215, *222*
Bickel, J.G., Witten, T.A., Killian, M.K. 752, 755, *760*
Bieber, C.P., s. Miles, L.E.M. 203, *206*
Bieber, L.F., s. Miles, L.E.M. 203, *207*
Bieler, E.U., Meyer, B.J., Jansen, C.R. 809, 810, *833*
Bieler, E.U., Meyer, B.J., Jansen, C.R., Toit, D. du 825, *833*
Bierly, J., s. Charkes, N.D. 701, *740*
Bierring, F., Grunnet, I. 427, *440*
Biersack, H.J., Bücheler, E., Winkler, C. 895, 896, *913*

Biersack, H.J., Ebinger, H., Hünermann, B., Winkler, C. 770, 794, 797, *833*
Biersack, H.J., Lange, C.E., Ebinger, H., Marsteller, H.J., Lelbach, W.K., Veltman, G., Winkler, C. 770, 794, 797, *833*
Biersack, H.J., Thelen, M., Breuel, H.P., Winkler, C. 815, *833*
Biersack, H.J., Thelen, M., Schulz, D., Knopp, K., Dahlem, R., Schmidt, R., Winkler, C. 886, *913*
Biggerstaff, C.R., s. Copper, C.W. 757, *761*
Biggs, A.W., s. Hulet, W.H. 646, *684*
Biglieri, E.G., Stockigt, J.G., Schambelan, M., Collins, R.D. *675*
Bilezikian, J.P., s. Doppman, J.L. 212, *220*
Billion, H., s. Oeser, H. 767, *844*
Bilski-Pasquier, G., s. Bernadou, A. 397, 398, *403*
Binder, H.A., s. Spencer, R.P. 911, *918*
Binet, E.F., Loken, M.K. *35*
Binopoulos, D., s. Constantinides, C. 580, 601, *677*
Biondi, M., s. Zanghi, M. 812, *852*
Biozzi, G., s. Benacerraf, B. 769, *833*
Biozzi, G., s. Halpern, B.N. 766, 769, *838*
Bird, D.C., Sheagren, J.N., Bennett, J.E. 783, *833*
Birge, S.J., Avioli, L.V. 209, *220*
Birk, J., s. Rothenbuchner, G. 161, *162*
Birk, K., s. Raptis, S. 757, 759, *763*
Birken, S., Canfield, R.E. 767, *833*
Birkett, D., Silen, W. 752, 756, *760*
Birnbaum, M., s. Busse, W. 228, *255*
Birner, W.H., s. Schall, G.L. *46*
Birnholz, J.C. 563, 580, *675*
Birsner, J.U., s. Bachrach, W.H. 859, 861, *871*
Bischof-Delaloye, A., Delaloye, B. 209, *220*
Bischof-Delaloye, A., Nguyen-Huu, A., Delaloye, B. 305, *329*
Bishop, C.R., s. Maughan, W.Z. 418, *445*
Bismuth, H., s. Desgrez, A. 860, *872*
Bisset, J.P., s. Radix, B. 823, *846*
Bitter, F., s. Adam, W.E. 516, *673*
Björn-Rasmussen, E., Hallberg, L., Isaksson, B., Arvidsson, B. 356, 357, *403*
Bjure, J., s. Bake, B. 291, 296, *329*
Black, A., Walsh, M. 227, *255*
Black, B.M., s. Woolner, L.B. 176, 177, *183*
Black, C.H., s. Rambo, W.M. 827, *846*
Black, J.E., Hudson, M.J. 831, *833*
Black, M.B. 141, *148*
Black, M.B., King, C.D., Smith, D.R. 595, *675*

Blacker, H.M., s. Detmer, D.E. 64, *93*
Blackwood, W., Mosberg, W.H., Robinson, P.K. *35*
Blaha, V., Vosmik, J. 831, *833*
Blaha, V., s. Jahn, E. 247, *258*
Blahd, W.H., s. Krishnamurthy, G.T. 241, *259*, 336, *351*, 702, 742, 767, *841*
Blahd, W.H., s. Krishnarmurthy, G.T. *41*
Blahd, W.H., s. Nordyke, R.A. 773, *844*
Blahd, W.H., s. Tubis, M. 767, *849*, 854, *876*
Blahd, W.H., s. Weiss, E.R. 580, 584, 585, 592, *697*, 776, *851*
Blahd, W.H., s. Winston, M.A. 776, 802, *851*, 858, *876*
Blair, R.J., Beierwaltes, W.H., Lieberman, L.M., Boyd, C.M., Counsel, R.E., Weinhold, P.A., Varma, V.M. 212, 213, *220*
Blair, R.J., s. Arnold, R.W. 565, 615, *673*
Blair, R.J., s. Counsell, R.E. 212, *220*
Blair, R.J., s. Subramanian, G. 701, 702, 705, 706, *743*, 766, *849*, 880, *918*
Blanc, H. de, Sorenson, J.A. 11, *36*
Blanc, H.J. de, Jr., s. Hosain, F. 54, 56, *94*
Blank, R.J., Tyson, I.B. 823, *833*
Blanquet, P., Beck, C.R., Fleury, I. 859, 860, *871*
Blanquet, P., Doutre, L.P., Beck, C., Ducasson, D. 860, 865, *871*
Blanquet, P., Dubarry, J.J., Beck, C., et al. 859, 860, 862, 867, *871*
Blanquet, P., Rigaud, A., Beck, C. 859, 860, 862, *871*
Blanquet, P., s. Beck, C. 861, 862, *871*
Blanquet, P., s. Doutre, L.P. 867, *872*
Blau, M. 854, 857, *871*
Blau, M., Manske, R.F. 854, 855, *871*
Blau, M., Nagler, W., Bender, M.A. 701, *740*
Blau, M., s. Bender, M. 562, 608, *674*
Blau, M., s. Kung, H. 854, *874*
Blau, M., s. Lathrop, K.A. 856, 857, 860, 861, *874*
Blau, M., s. Nagler, W. 808, *844*
Blau, M., s. Ramanathan, P. 823, 826, *846*
Blau, M., s. Sigman, E.M. *694*
Blau, M.A., Bender, M. 4, *35*
Blaufox, M.D. 510, 511, 512, 516, 652, *675*
Blaufox, M.D., Freeman, L.M. 535, 557, 606, 611, *675*

Blaufox, M.D., Fromowitz, A., Gruskin, A. 652, 658, *675*
Blaufox, M.D., Funck-Brentano, J.L. 510, 576, 652, *675*
Blaufox, M.D., Gruskin, A., Sandler, P., Ogwo, J., Goldman, H., Edelmann, C., Jr. 611, *675*
Blaufox, M.D., Merrill, J.P. 620, 649, *675*
Blaufox, M.D., Potchen, E.J., Merrill, J.P. 620, *675*
Blaufox, M.D., s. Chervu, L.R. 624, 650, *677*
Blaufox, M.D., s. Freeman, L.M. 547, 563, 580, *679*
Blaufox, M.D., s. Koenigsberg, M. 579, 583, *686*
Blaufox, M.D., s. Strauss, P.S. 560, 561, *695*
Blaufox, M.D., s. Winkel, K. zum 510, 526, 579, 581, 582, *698*
Blaw, M.E., s. Balfour, H.H. *34*
Blazek, G., Mastnak, Ch., Kahn, P., et al. 811, 814, 821, *833*
Bleicher, S.J., s. Herbert, V. 215, *221*
Bleifeld, W., Gehrmann, G. 450, 451, 452, 453, 454, *465*
Bleifer, K.H., s. Bookstein, J.J. 531, 532, 534, 553, *675*
Blendis, L.M., Williams, R., Kreel, L. 884, *913*
Blendis, L.M., s. Eddleston, A.L. 783, *836*
Blery, M., s. Moreau, J.F. 824, *844*
Blickenstaff, D.E., s. Hopkins, G.B. 701, *742*
Block, G.E., s. Lee, J.F. *842*
Block, G.E., s. Pickleman, J.R. 900, *917*
Block, J.B., s. Sheagren, J.N. 783, *847*
Block, M., Jacobson, L.O. 904, *913*
Block, M.A., s. Stebner, F.C. 106, 112, *115*
Block, M.H., s. Hotchkiss, D.J. 911, *915*
Block, M.H., s. Ward, H.P. 397, 411, 904, *919*
Blocklehurst, G. *93*
Blombäck, B., Carlson, L.A., Franzén, S., Zetterqvist, E. *478*
Blomgren, H., Svedmyr, E. 427, 429, *440*
Blomquist, L., s. Ullberg, S. 853, *876*
Bloomer, J.R., s. Jones, E.A. 797, *840*
Bloomer, J.R., s. Stein, J.A. 797, *848*
Blosser, N., s. Jackson, G.L. *40*
Blower, D., s. Leyland, M.J. 363, 364, *407*
Blümel, G., s. Gottlob, R. 475, *479*
Bluhm, M., McGregor, J., Nordin, B.E.C. 703, *740*
Bluhm, M.M., s. Alexander, W.D. 128, *148*

Bluhm, M.M., s. Britton, K.E. 576, 577, *676*
Blum, K.W., Scholz, A. 623, *675*
Blum, M., George, A. 776, *833*
Blumgart, L.H., s. Karran, S.J. 771, *840*
Blumin, L.J., s. Grazia, J.A. de 521, 569, *678*
Boake, R.C., s. Awad, W. 584, 585, 650, *674*
Bobinet, D.D. 854, *871*
Bobinet, D.D., Sevrin, R., Zubriggen, M.T., Spolter, L., Cohen, M.B. 792, *833*
Boccella, L., s. Josimovich, J.B. 218, *221*
Bock, K.D. 529, *675*
Bock, K.D., s. Werner, U. 669, 670, *697*
Bock, W.J., s. Otto, H. 51, 76, *95*
Bockslaff, H., Bartels, M., Dowidat, H.J., Wuppermann, Th., Zech, G. *478*
Bockslaff, H., s. Brase, A. 798, *834*
Bockus, H.L. 766, *833*
Boden, G., Dinoso, V.P. 758, *760*
Boden, R.W., s. Playoust, M.R. 769, 782, 793, *845*
Bodfish, R.E., s. Leins, P.A. *41*
Bodie, J.F., s. Linton, D.S. 238, *259*
Bodie, J.F., s. Linton, D.S., Jr. 305, *332*
Bodley Scott, R., s. Watkins, P.J. 399, *411*
Böckel, K., s. Rave, O. 669, *692*
Böckem, K., s. Hirschbiegel, H. *39*
Boecker, W., s. Boyum, A. 420, *440*
Böde, F., s. Koos, W. *41*
Boehm-Jurcovic, H., s. Manczak, G. *688*
Böhne, A., s. Oberdorfer, M. 579, 658, *690*
Boeminghaus, F., s. Kollias, G. 608, *686*
Boender, C.A., Verloop, M.C. 358, *403*
Börner, W. 100, 101, 103, 105, 106, 107, 109, 111, 112, *113*
Börner, W., Grünberg, H., Moll, E. 100, 101, 102, 105, 106, 108, 112, *113*
Börner, W., Lautsch, M., Moll, E., Rouen, W. 345, *351*
Börner, W., Moll, E., Bayer, H. 106, *113*
Börner, W., Moll, E., Spuler, H. *35*
Börner, W., Rauh, E., Lautsch, M., Moll, E. 109, *113*
Börner, W., s. Grünberg, H. 106, 109, 110, *114*
Börner, W., s. Moll, E. 103, *114*
Börner, W., s. Reiners, Chr. 103, 106, 108, *115*
Börner, W., s. Stöcker, E. *47*
Börner, W., s. Kimbel, K.H. 510, 686, 767, *841*

Bösner, O., s. Hör, G. 550, 585, *683*
Bössner, O., s. Heidenreich, P. 526, 527, 550, 579, *682*
Boesten, R., Tarkowska, A. 278, 280, 286, 287, 288, 289, 290, *329*
Böttger, E., s. Burghard, A.V. 898, *913*
Böttiger, L.E., Edhag, O., Forsgren, L. 463, *465*
Bofilias, I., Kretschko, J., Hör, G., Lichte, H., Pabst, H.W. 654, *675*
Bofilias, J., Kretschko, J., Hör, G., Lichte, H., Pabst, H.W. 286, *329*
Bofilias, I., s. Kretschko, J. 657, *686*
Bogardus, C., s. Ficken, V. 227, 251, *257*
Bogardus, C.R., s. Sartin, M.A. 138, *152*
Bogdanowicz, W.M., Wilson, D.H. *35*
Boggs, D.R., Athens, J.W., Cartwright, G.E., Wintrobe, M.M. 415, 435, *440*
Boggs, D.R., Athens, J.W., Haab, O.P., Raab, S.O., Cartwright, G.E., Wintrobe, M.M. 415, 435, *440*
Boggs, D.R., s. Athens, J.W. 435, *439, 440*
Boggs, D.R., s. Chervenick, P.A. 419, *441*
Bogolyubov, V.M. *478*
Bohle, A. 526, 592, *675*
Bohle, A., Edel, H.H., Pichlmaier, H.H. 526, 592, *675*
Bohne, F., s. Haas, R.J. 427, *443*
Bohne, W.H., s. Ahlbäck, S. 701, 736, *739*
Boissel, P., s. Grosdidier, J. 816, *838*
Bok, B., s. Desgrez, A. 860, *872*
Bolck, F., Machnik, G. *833*
Boller, F., Patten, D.H., Howes, D. 32, *35*
Boller, F., Sherwin, I. *35*
Bolles, T.F., s. Jacksen, R.A. 767, *840*
Bolt, W., s. Knipping, H.W. 265, *331*
Bonadio, M., s. Bianchi, C. *674*
Bonatz, K.G., Hardt, H., Adam, W.E., Bettge, S. 623, *675*
Bond, J.P., s. Alavi, A. 375, *402*
Bond, V.P., Feinendegen, L.E., Heinze, E., Cottier, H. 427, *440*
Bond, V.P., Fliedner, T.M., Cronkite, E.P., Rubini, J.R., Robertson, J.S. 429, *440*
Bond, V.P., s. Cronkite, E.P. 416, 417, 418, 435, *441*
Bond, V.P., s. Feinendegen, L.E. 434, *442*
Bond, V.P., s. Fliedner, T.M. 415, 418, 423, 428, 430, 432, 433, 435, *442*
Bond, V.P., s. Killmann, S.A. 416, *444*

Bond, V.P., s. Odartchenko, N. 429, 445

Bond, V.P., s. Rubini, J.R. 434, 447

Bongartz, W., Kuni, H., Graul, E.H. 675

Bongartz, W., s. Kuni, H. 636, 687

Bonis, G., Sturm, K.W. 35

Bonner, G., s. Czerniak, P. 745, 747, 761

Bonnet, J.D., Hagedorn, A.B., Owen, C., Jr. 355, 359, 403

Bonneville, J., s. Caroli, J. 778, 834

Bonte, F.J., Christensen, E.E., Curry, T.S. 336, 339, 351

Bonte, F.J., Curry, T.S. 336, 351

Bonte, F.J., Curry, Th.S., Oelze, R.E., Greenberg, A.J. 35

Bonte, F.J., s. Christensen, E.E. 339, 351

Bonte, F.J., s. Kilgore, B.B. 41

Bonte, F.J., Kriss, J.P. 351

Bookstein, J.J. 529, 531, 532, 553, 604, 645, 672, 675

Bookstein, J.J., Abrams, H.L., Buenger, R.E., Reiss, M.D., Lecky, J.W., Franklin, S.S., Bleifer, K.H., Varady, P.D., Maxwell, M.H. 531, 532, 534, 553, 675

Bookstein, J.J., s. Baum, J.K. 815, 833

Bookstein, J.J., s. Blayman, A.S. 559, 677

Bookstein, J.J., s. Conn, J.W. 213, 220

Bookstein, J.J., s. Moses, D.C. 305, 332

Bookstein, J.J., s. Silver, T.M. 231, 262

Boraldi, F., s. Carulli, N. 801, 834

Borck, W.F., s. Zülch, K.J. 49

Bordy, M.D., s. Leape, L.L. 897, 916

Borek, F., s. Erlanger, F. 218, 220

Borel, G.A., Magnenat, P. 775, 833

Borel, J.F., s. Sorkin, E. 415, 447

Borjeson, et al. 428

Borkat, F.R., s. Wiener, St.N. 569, 697

Borth, R. 197, 205

Boruchowsky, S., s. Czerniak, P. 767, 835

Bosco-Loaiza, J. 790, 834

Boseila, A.-W.A. 423, 440

Bosnjakovic, J., s. Stefanovic, S. 775, 848

Bossart, H., Delaloye, B. 921, 922, 929

Bostrom, S.E., Brown, D.W., Nelson, G.L. 831, 834

Bostrom, S.E., Corman, J.L., Brown, D.W. 831, 834

Bothwell, T., s. Green, R. 361, 362, 405

Bothwell, T.H. 356, 403

Bothwell, T.H., Hurtado, A.V., Donohue, D.M., Finch, C.A. 365, 366, 403

Bothwell, T.H., Pirzio-Biroli, G., Finch, C.A. 355, 403

Bothwell, T.H., s. Pirzio-Biroli, G. 356, 409

Botsch, H., Hahn, W., Scholz, A., Meinhold, H. 623, 624, 636, 675

Botsch, H., s. Friedrich, M. 775, 837

Bott, P.A., s. Richards, A.N. 619, 628, 692

Bottermann, P., s. Heidenreich, P. 629, 640, 641, 682

Bottermann, P., s. Kempken, K. 564, 685

Bottger, E., s. Burghard, A. 829, 834

Bouchard, G., s. Mundinger, F. 51, 53, 84, 95

Boucher, R., s. Genest, J. 672, 680

Bouchier, I.A.B., s. Youngs, G.R. 859, 860, 876

Bouchier, I.A.D. 861, 871

Bouchier, I.A.D., s. McCarthy, D.M. 867, 874

Bouchier, I.A.D., s. Melmed, R.N. 866, 875

Bouchier, J.A.D., s. Agnew, J.E. 857, 858, 860, 871

Bouchier, J.A.D., s. Melmed, R.N. 859, 875

Boulard, M., s. Najean, Y. 367, 368, 370, 390, 391, 409

Boumaza, M., s. Cernéa, P. 106, 113

Bouner, H., Jr., s. Rosenblum, A.L. 896, 917

Bouroncle, B.A., Doan, C.A. 375, 403

Bouroncle, B.A., s. Doan, C.A. 459, 466

Bowdler, A.J. 904, 905, 913

Bower, R.E., s. Nelp, W.B. 377, 409

Bowsher, D. 93

Bowsher, D.R., s. Sweet, W.H. 51, 54, 96

Boyd, C.M., Holcomb, G.N., Counsell, R.E., Beierwaltes, W.H., Libermann, L.M. 853, 871

Boyd, C.M., s. Blair, R.J. 212, 213, 220

Boyd, C.M., s. Liebermann, L.M. 853, 874

Boyd, E. 878, 913

Boyd, G.W., Adamson, A.R., Fitz, A.E., Peart, W.S. 663, 669, 675

Boyd, G.W., Landon, J., Peart, W.S. 190, 205, 662, 669, 675

Boyd, G.W., Peart, W.S. 190, 205, 663, 669, 675

Boyd, G.W., s. Clark, M.B. 212, 220

Boyd, M., s. Crandell, D.C. 776, 835, 883, 913

Boyd, R.E., Ackerman, S.A., Morris, J.G., Huberty, J.P. 227, 229, 255

Boyd, R.E., Robson, J., Hunt, F.C., Sorby, P.J., Murray, J.P.C., McKay, W.J. 540, 670, 675

Boyer, J.L., s. Bagheri, S.A. 816, 832

Boyer, J.L., s. Mall, J.C. 807, 843

Boyle, C.D., s. Wener, L. 898, 919

Boyle, I.T., s. Boyle, J.A. 142, 148

Boyle, J.A., Thomson, J.A., Greig, W.R., Jackson, I.M.D., Boýle, I.T. 142, 148

Boyle, J.E., s. St. Onge, R.A. 736, 743

Boyle, J.A., s. Whaley, K. 736, 743

Boyum, A., Boecker, W., Carsten, A.L., Cronkite, E.P. 420, 440

Bozzao, C., s. Fazio, C. 69, 93

Bozzini, C., s. Dyke, D. van 703, 743

Bozzini, C.E., Alippi, R.M., Montangero, V. 372, 403

Bradley, E.L. 834

Bradley, E.L., Quinton, D.L., Martin, L.G., Kourias, E., Larose, J. 768, 769, 834

Bradley, G.P., s. Bradley, S.E. 768, 834

Bradley, S.E., Ingelfinger, F.J., Bradley, G.P., Curry, J.J. 768, 834

Bradley, S.E., s. Wheeler, H.O. 773, 851

Bradley, T.R., Metcalf, D. 419, 440

Bradley, T.R., s. Little, J.R. 424, 444

Bradley, T.R., s. Metcalf, D. 420, 445

Brady, L.W., s. Antoniades, J. 544, 673

Brady, L.W., s. Croll, M.N. 882, 913

Brady, L.W., s. Glassburn, J.R. 498, 499, 505

Brady, L.W., s. Honda, T. 227, 228, 258

Brady, L.W., s. Kazem, I. 538, 685

Brady, L.W., s. Markoe, A.M. 855, 874

Brady, W., s. Croll, M. 36

Braedel, H.U., Bacher, K. 545, 547, 675

Braedel, H.U., Breuer, E. 545, 676

Braedel, H.-U., s. May, P. 644, 650, 688

Bräuer, H., s. Ernst, H. 245, 256

Bragdon, F.H., s. Perryman, Ch.R. 51, 78, 96

Brahim, F., Osmond, D.G. 425, 427, 440

Brakiohiapa, W., s. Haas, R. 915

Bramwit, D.N., Schmelka, D.D. 93

Brand, W.N., s. Moss, W.T. 906, 916

Brand, W.N., s. Quinn, J.L. III 44

Brandenburg, H., s. Novak, D. 249, 261, 297, 332

Brandenburg, R.O., s. Duvoisin, G.E. 461, 466

Brandly, J.M., s. Kukral, J.C. 776, 841

Brands, Th., Benz, H. 105, 106, 113

Brandt, N.J., s. Lindbjerg, I.F. 560, 687

Branehög, J., Kutti, J., Ridell, B., Swolin, B., Weinfeld, A. 458, 465

Branehög, J., Kutti, J., Weinfeld, A. 459, 460, *465*
Branehög, J., Weinfeld, A. 459, 460, *465*
Branehög, J., Weinfeld, A., Roos, B. 454, 456, 462, *465*
Branson, B.M., s. Wellman, H.N. 856, *876*
Brase, A., Bockslaff, H., Kaumann, M. 798, *834*
Brase, A., Nuic, M. 798, *834*
Brase, A., Pfeiffer, E., Jahns, E. 778, *834*
Brasfield, D.L., s. Patton, D.D. 8, *44*
Brashear, R.E., s. Mishkin, F.S. 250, *260*
Braun, B., s. Klumpp, F. 670, 671, 672, 673, *686*
Braunstein, P., s. Goldman, A.B. 820, *838*, 902, *915*
Braunstein, P., s. Korein, J. 10, *41*
Braunwald, E., s. Friedman, W.W. 236, 240, 241, *257*
Braverman, L.E., Woeber, K.A., Ingbar, S.H. 168, *173*
Braverman, L.E., s. Vagenakis, A.G. 895, *918*
Brecher, G., s. Killmann, S.A. 416, *444*
Brecher, G., s. Little, J.R. 424, *444*
Brecher, G., s. Robinson, S.H. 424, 434, *446*
Brechtelsbauer, H., s. Dettjen, P. 651, *678*
Breddin, K. 449, *465*
Breit, A. 531, 592, *676*
Breit, A., Reindl, P., Grotemeyer, P. 595, *676*
Breit, A., s. Fochem, K. 544, 595, 596, *679*
Breitschuh, H., s. Emrich, D. *37*
Brendstrup, A. 280, 283, 286, *329*
Brenes, W.G., Forlano, H., Koutouratsas, N., Stauffer, H.M. 517, *676*
Brenner, H., Dreisenhammer, E., Höfer, R., Jellinger, K., Pernhaupt, J.G. *35*
Brenner, M.A., s. Sterling, K. 156, *162*
Breslov, A., Kaufman, R.M., Lawsky, A.R. 462, *465*
Brest, A.N., s. Kim, K.E. 636, *685*
Breton-Gorius, J., s. Bessis, M.C. 369, *403*
Bretschneider, H.J., Cott, L., Hilgert, G., Probst, R., Rau, G. 651, *676*
Brettner, A., s. O'Mara, R.E. 821, *845*
Breuel, H.-P., Douwes, F., Bähre, M., Luis, T. san, Emrich, D. 798, *834*
Breuel, H.P., s. Biersack, H.J. 815, *833*
Breuel, H.P., s. Emrich, D. *37*
Breuel, H.P., s. Nowrousian, M.R. 525, 549, 598, *690*
Breuer, E., s. Braedel, H.U. 545, *676*

Breunung, M., s. Preuss, H.J. 535, *692*
Brew, S.S.J., s. Royston, C.M.S. 757, *763*
Brien, T.G., s. D'Auria, D.A. 477, *478*
Brien, T.G., s. Duffy, G.J. 477, *478*
Brigand, H. le, s. Silbert-Aidan, D. 285, 290, 291, 293, 296, 300, 325, 328, *333*
Briggs, J.D., s. Luke, R.G. 519, 529, 531, *688*
Briggs, R.C., Skor, R.B. *35*
Briggs, R.C., s. Olson, M.H. *44*
Briggs, R.C., s. Wilson, E.B. *48*
Brill, A.B., Tomanaga, M., Heyssel, R.M. 163, *173*
Brill, A.B., s. Greenlaw, R.H. 502, *505*
Brill, A.B., s. McKee, L.C., Jr. 361, *408*
Brill, A.B., s. Price, R.R. 367, *409*
Brill, A.B., s. Staab, E.V. 861, 862, 865, 867, 868, *875*
Brincker, H., Hansen, H.S., Andersen, A.P. 182, *183*
Briner, W.H., s. Ashburn, W.L. 84, *92*
Briner, W.H., s. Chiro, G. di 37, 62, *93*
Brinkman, C.A. *35*
Brise, H., Hallberg, L. 385, *403*
Brisou, B., s. Fourestier, J. 106, *114*
Britton, K.E. 510, 576, 577, *676*
Britton, K.E., Brown, N.J.G. 510, 513, 521, 577, *676*
Britton, K.E., Hall, F.M., Wells, P., Cox, N.J., Goodwin, D.J., Bluhm, M.M. 576, 577, *676*
Britton, K.E., Suwanik, R., Tuntawiroon, C., Premoydin, M., Reuben, A., Narasimha, K., Myers, M., Wood, T.P., Brown, N.J.G. 767, 775, *834*
Britton, K.E., s. Ell, P.F. 907, *914*
Broberger, O., s. Aperia, A. 659, *673*
Brockenbrough, E.C., s. Wise, G. 10, *49*
Brod, J. 643, *676*
Brod, K.H., s. Fischer, J. 375, *404*, 438, *442*
Brod, K.H., s. Haas, J.P. *38*, 769, *838*, 880, *915*
Brod, K.H., s. Kutzner, J. 701, *742*
Brod, K.H., s. Pfeiffer, G.W. *482*
Brod, K.H., s. Schmidt, K.J. 4, *46*, 553, 554, 573, *694*
Brodanova, M., Hoenig, V. 796, *834*
Broderick, F.L., s. Burke, J.J. 141, *148*
Brodie, G.N., Firkin, B.G. 461, *465*
Brodsky, I., s. Croll, M.N. 882, *913*
Brodsky, J., Ross, E.M., Petkov, G., Kahn, S.B. 463, *465*

Brodsky, J., Siegel, N.H., Kahn, S.B., Ross, E.M., Petkov, G. 450, 454, *465*
Broman, I., Steinwall, O. *35*
Broman, T. 1, 2, *35*
Bromer, W.W., Sinn, L.G., Staub, H., Behrens, O.K. 216, *220*
Bromster, D., Carlberger, G., Lundhi, G. 751, 753, *760*
Bronner, V.J., s. Rosenblum, A.L. 896, *917*
Bronsky, D., Kiamko, R.T., Waldstein, S.S. 169, *173*
Brookeman, V.A., Sun, P.C.J., Bruno, F.P., Dunavant, B.G., Mauderty, W. 253, *255*
Brookeman, V.A., Williams, C.M. *35*
Brookeman, V.A., s. Bruno, F.P. 227, 229, *255*
Brooks, J.D., s. Kravis, T.C. *480*
Brooks, J.R., s. Cosse, J.J. de 177, *183*
Brooks, T., Gammal, T. el, Pool, W.H. *35*
Brotzu, M.V., s. Lenti, G. 771, *842*
Brouillard, R.P., Conrad, M.E., Bensinger, Th.A. 381, *403*
Brown, et al. 577
Brown, C.H., s. Dale, D.C. 421, *442*
Brown, D.A., s. Eakins, J.D. 385, *404*
Brown, D.W. 778, *834*
Brown, D.W., Starzl, Th.E. 526, *676*
Brown, D.W., s. Bostrom, S.E. 831, *834*
Brown, D.W., s. Hübner, M.D. 51, *94*
Brown, D.W., s. Palmer, D.L. 905, *917*
Brown, D.W., s. Trow, R.S. 227, *263*
Brown, E.B., s. Moore, C.V. 361, 363, *408*
Brown, F.A., s. London, W.T. 128, *151*
Brown, J.J., Davies, D.L., Lever, A.F., Robertson, J.I.S. 671, *676*
Brown, J.J., s. Beevers, D.G. *674*
Brown, J.J., s. Padfield, P.L. 671, 672, *690*
Brown, J.L., s. Mincey, E.K. 159, *162*
Brown, L., s. Goodwin, D.A. *38*
Brown, L.P., s. Skelley, D.S. 190, *208*
Brown, M., s. Allen, M.B. *34*
Brown, M., s. Galbraith, P.R. 415, *443*
Brown, N., s. Negus, D. 471, 472, *481*
Brown, N.J.G., s. Britton, K.E. 510, 513, 521, 577, *676*, 767, 775, *834*
Brown, N.J.G., s. Harvey, R.F. 752, 752, *762*
Brown, P., s. McCarthy, D.M. 865, 866, 867, *874*

Browne, J.C.M., Veall, N. 921, *929*
Brownell, G.L. *35*
Brownell, G.L., Sweet, W.H. 1, *35*
Brownell, G.L., s. Shealey, C.N. *46*
Brownell, G.L., s. Smith, E.M. 253, *262*
Brownell, G.L., s. Stanbury, J.B. 128, *152*
Brownell, G.L., s. Sweet, W.H. 47, 51, 54, *96*
Brown-Grant, K. 99, *113*
Browse, N.L. 471, 472, 473, *478*
Browse, N.L., Clapham, W.F., Croft, D.N., Jones, D.J., Thomas, M.L., Olwen Williams, J. 473, 474, *478*
Browse, N.L., Clemenson, G., Croft, D.N. 473, *478*
Browse, N.L., Thomas, M.L., Solan, M.J., Young, A.E. 474, *478*
Brubaker, L.H., Spivak, J.L., Perry, S. 415, *441*
Bruce, W.R., McCulloch, E.A. 432, *441*
Bruce, W.R., Meeker, B.E. 432, *441*
Bruce, W.R., s. Valeriote, F.A. 432,, *447*
Brucer, M. 126, *148*
Bruce-Tagoe, A.A., s. Szur, L. 383, *410*, 912, *918*
Brugge, K.G. ter, Meindok, H. *35*
Brumby, M., Metcalf, D. 425, 427, *441*
Brun, C., Crone, C., Davidson, H.G., Fabricius, J., Hansen, A.T., Lassen, N.A., Munck, O. 652, *676*
Brunner, H.E. 367, 375, 390, *403*
Brunner, H.R., Laragh, J.H., Baer, L., Newton, M.A., Goodwin, F.T., Krakoff, L.R., Bart, R.H., Bühler, F.R. 671, *676*
Brunner, H.R., s. Laragh, J.H. 663, 669, 671, 672, 673, *687*
Brunngraber, C.V., s. Zeidler, U. 2, 3, 4, 5, 26, *49*
Bruno, F.P., Brookeman, V.A., Arborelius, M., Williams, C.M. 227, 229, *255*
Bruno, F.P., s. Brookeeman, V.A. 253, *255*
Bruno, F.P., s. Sorsdahl, O.A. 103, 106, *115*
Bruno, O.D., s. Virasoro, E. 218, *222*
Brunt, P.W., s. Kew, M.C. 652, 662, *685*
Bruyn, P.P. de 449, *466*
Bruyn, P.P.H. de, Michelson, S., Thomas, T.B. 427, *442*
Bryan, A.C., Bentivoglio, L.G., Beerel, F., MacLeish, H., Zidulka, A., Bates, D.V. 265, 267, 270, 285, 287, 288, 289, 312, 313, *329*
Bryan, A.C., s. Bentivoglio, L.G. 265, 276, 284, 285, 299, 300, *329*
Bryan, P.J., s. Grossman, Z.D. 787, *838*

Bryant, B.J., s. Schooley, J.C. 425, *447*
Brylski, G.R., s. Heinz, E.R. *39*
Bublitz, G., Herzer, R., Riebel, Th. 788, *834*
Buchali, K., Zimmermann, H.B., Schneider, G., Strangfeld, D. 771, *834*
Buchanan, B.A., s. Rhodes, B.A. 227, 229, 251, 252, 253, *261*
Buchanan, D.L. *35*
Buchanan, D.L., s. Murlow, P.J. 560, *689*
Buchanan, J.W., Rhodes, B.A., Wagner, H.N. 225, 227, 230, *255*
Buchanan, M.R., s. Kerrigan, G.N. *480*
Buchanan, W., s. St. Onge, R.A. 736, *743*
Buchanan, W.J., Rhodes, B.H., Wagner, H.N., Jr. 227, *255*
Buchanan, W.W., s. Alexander, W.D. 126, *148*
Buchanan, W.W., s. Harden, R.McG. 99, *114*
Buchanan, W.W., s. Whaley, K. 736, *743*
Buchborn, E. 532, 533, *676*
Bucher, U., s. Mühlenen, A. von 451, 452, 453, 458, *468*
Buchignani, J.S., s. Schall, G.L. 105, 106, *115*
Buchignani, J.S., Jr., s. Rockett, J.F. 823, *846*
Buchwald, W., Diethelm, L., Wolf, R. 490, *505*
Buchwald, W., s. Haas, J.P. 488, *505*
Buck, E.G., s. Handmaker, H. 608, 611, 613, *681*
Bucy, P.C., Ciric, I.S. *35*
Bucy, P.C., s. Ciric, I. *36*
Budinger, T.F., Gullberg, G.T. 778, *834*
Budinger, T.F., Gullberg, G.T., Nohr, M.L., McRae, J., Anger, H.O. 577, *676*
Budzynski, A., s. Dugan, M.A. 474, 475, *478*
Bücheler, E., s. Biersack, H.J. 895, 896, *913*
Bücheler, E., s. Felix, R. 232, *256*
Bücheler, E., s. Winkler, C. *851*
Bühler, F.R. 663, 664, 665, 671, 672, *676*
Bühler, F.R., s. Brunner, H.R. 671, *676*
Bühler, F.R., s. Laragh, J.H. 663, 669, 671, 672, 673, *687*
Bühler, F.R., s. Vaughan, E.D., Jr. 672, *696*
Bühlmann, A., s. Lebram, Ch. 325, *332*
Bühlmann, A.A., Rossier, P.H. 268, 296, 300, 314, *329*
Bühlmann, A.A., Scherrer, M. *330*

Bühlmann, E.-J., s. Dihlmann, W. 737, *741*
Bühlmeyer, K. 529, 534, *676*
Büll, U., Faul, P., Langhammer, H., Pfeifer, K.J., Elsässer, E., Frey, K.W. 528, 606, *676*
Büll, U., Frey, K.W. 701, 706, *740*
Büll, U., Frey, K.W., Langhammer, H., Pfeiffer, K.J., Knapp, N. 882, *913*
Büll, U., Frost, H., Frey, K.W. 476, *478*
Büll, U., Langhammer, H., Hör, G., Frey, K.W. 528, *676*
Büll, U., Parrisius, G., Frey, K.W., Müller-Fassbender, H. 883, 901, *913*
Büll, U., Schattenkirchner, M., Frey, K.W. 701, 738, *740*
Büll, U., Stolz, S., Münsterer, F., Haendle, H., Than, S., Frey, K.W. 701, 738, *740*
Büll, U., s. Frey, K.W. 701, *741*
Büll, U., s. Langhammer, H. 490, 492, 498, *506*
Büll, U., s. Leisner, B. 606, *687*
Büll, U., s. Scherer, U. 787, *847*
Buenger, R.E., s. Bookstein, J.J. 531, 532, 534, 553, *675*
Bürgi, H., s. Froesch, E.R. 215, *221*
Bueschen, A.J., Evans, B.B., Schlegel, J.U. 606, 607, 609, *676*
Bützow, G.H., s. Ossenberg, F.W. 793, *845*
Bugby, R.D., s. Loken, M.K. 265, 278, *332*, 886, *916*
Buhac, I., s. Vlahcevic, Z.R. *850*
Buhl, J., s. Rasmussen, P. *45*
Bukowski, R.M., s. Vanek, J.A. 797, *850*
Bull, F.E., s. Dworkin, H.J. 225, 252, *256*
Bull, G.M., Fraser, R. 128, *148*
Bull, J.W.D. *35*
Bull, J.W.D., Marryat, J. *35*
Bull, J.W.D., Rovit, R.L. *35*
Bumpus, F., s. Pickens, P.T. 663, *691*
Bumpus, F.M., s. Page, I.H. 663, 664, 673, *691*
Buncher, C.R., s. Sampson, R.J. 176, *183*
Buraggi, G.L. 821, *834*
Buraggi, G.L., Rodari, A., Grisotti, G., Laurini, R. 829, *834*
Burbank, M.K., Tauxe, W.N., Maher, F.T., Hunt, J.C. 628, *676*
Burbank, M.K., s. Tauxe, W.N. 629, *695*
Burdine, J.A. 227, *255*
Burdine, J.A., Haynie, T.P. 857, 859, 861, 862, *871*
Burdine, J.A., Murphy, P.H., Alagarsamy, V., Rider, L.A., Carr, W.N. 278, *330*

Burdine, J.A., Ryder, L.A., Sonnemaker, R.E., Puey, G. de, Calderon, M. 227, 229, 253, *255*
Burdine, J.A., Waltz, Th., Matesen, A., Rapp, F. *35*
Burdine, J.A., s. Beal, W. 816, *833*
Burdine, J.A., s. Holmquest, D.L. 801, *839*
Burdine, J.A., Jr., s. Fred, H.L. 305, *330*
Burger, Ch.L., s. O'Mara, R.E. *44*
Burger, H.G., s. Catt, K.J. 194, *205*
Burgess, J.H., s. Sieniewicz, D.J. 247, *262*
Burghard, A., Bottger, E., Hebestreit, H.P. 829, *834*
Burghard, A.V., Keiser, D., Böttger, E. 898, *913*
Buri, P., s. Ramos, M. 266, 317, 318, 319, 320, 321, 324, 325, *333*
Burke, C.W., Eastman, C.J. 117, 148, *161*
Burke, C.W., Shakespear, R.A., Fraser, T.R. 156, 157, *161*
Burke, E.C., s. Tauxe, W.N. 514, 577, *695*
Burke, G., Goldstein, M.S. 854, 859, *871*
Burke, G., Halko, A. *35*, 564, 608, 676, 775, 802, *834*
Burke, G., Halko, A., Coe, F.L. 562, 564, *676*
Burke, G., Halko, A., Silverstein, G.E., Hilligoss, M. 120, 131, *148*
Burke, G., Silverstein, G.E. 168, *173*
Burke, G., s. Coe, F.L. *677*
Burke, G., s. Halko, A. 569, *680*
Burke, J.J., McKay, W.J., Broderick, F.L., Indyk, J.S., Murray, I.P.C. 141, *148*
Burkhardt, R., Pabst, W., Kleber, A. 375, 397, 398, 399, *403*
Burkhardt, R., s. Demmler, K. 904, *914*
Burkinshaw, L., s. Spiers, F.W. 396, 401, *410*
Burko, H., s. Klatte, E.C. 553, *686*
Burnbaum, B., s. Tyson, I. 228, *263*
Burnod, A., s. Haber, E. 663, 669, 670, *680*
Burrey, U., s. Uthgenannt, H. 795, *850*
Burrows, B., Niden, A.H., Fletcher, C.M., Jones, N.L. 243, *255*
Burrows, B., s. Hine, G.J. 520, 521, 576, 616, *683*
Burrows, B.A., Zimmermann, H.J., Podolsky. St. 776, *834*
Burrows, B.A., s. Farmelant, M.H. 512, 513, 514, 515, 520, 576, *679*
Burrows, B.A., s. McNeil, B.J. 531, *689*
Burrows, E.H. *35*
Burrows, E.H., Kimber, P.M., Goddard, B.A. *35*

Burt, R.L., Leaka, N.H., Rhyne, A.L. 219, *220*
Burt, R.W., Kuhl, D.E. 910, *913*
Busch, C., Lundquist, H., Saldeen, T. *478*
Busch, C., s. Olson, P.S. *481*
Busch, D., s. Heimpel, H. 379, 393, *405*
Busch, H., Davis, J.R., Honig, G.R., Anderson, D.C., Nair, P.V., Nyhan, W.J. 853, *871*
Busch, H., s. Rasmussen, P. *45*
Busch, M., Würdinger, H. 236, *255*
Busemann Sokole, E., Akker, H.P. van den 105, 106, *113*
Busemann Sokole, E., s. Akker, H.P. van den 100, 104, 105, 106, *112*
Buskirk, C.V., s. Eiichi, O. *93*
Busse, W., Reed, Ch., Tyson, I., Birnbaum, M. 228, *255*
Busse, W., s. Tyson, I. 228, *263*
Butler, J., s. Pflug, A.E. 254, *261*
Butterfield, W.J.H. *478*
Buttermann, G., Dressler, J. 862, *871*
Buttermann, G., Dressler, J., Pabst, H.W. 862, *871*
Buttermann, G., Wolf, I., Hör, G., Pabst, H.W. 540, 564, 565, 567, 569, 570, 624, *676*
Buttermann, G., Wolf, I., Hör, G., Pabst, H.W., Kuhlmann, H. 540, 564, 565, 567, 569, 570, 624, *676*
Buttermann, G., Wolf, I., Pabst, H.W., Hör, G., Schulze, P.E. 767, 775, 796, *834*
Buttermann, G., s. Hör, G. 554, *683*
Buttermann, G., s. Klein, U. 554, 557, *686*
Buttermann, G., s. Pabst, H.W. 870, *875*
Buttermann, G., s. Wolf, I.H. 564, 567, 569, *697*
Button, L.N., s. McNeil, B.J. 375, 377, 401, *408*
Burwell, C.S., s. Metcalfe, J. 926, *930*
Burwick, P., s. May, P. 650, *688*
Bychinowa, L.S., s. Sheffer, R.Y. 825, *847*
Byfield, P.G.H., s. Clark, M.B. 212, *220*
Bykhovskaya, A.M., s. Kevesh, E.L. 800, *841*

Cabal, E.C., s. George, E.A. 770, 793, *837*
Cacchione, R., s. Najean, Y. 382, 393, *408*
Caddel, W.R., s. Shand, D.G. 560, 561, *694*
Cade, J.F., s. Hirsh, J. *480*
Cade, J.F., s. Kerrigan, G.N. *480*
Cadenat, H., Barthélémy, R., Combelles, R., Fabié, M., Marcopoulos, A. 106, *113*

Caen, J., s. Najean, Y. 450, 453, 454, 457, 464, *468*
Caesar, J., s. Shaldon, S. 769, 782, 793, *847*
Caffrey, R.W., Everett, N.B., Rieke, W.O. 428, *441*
Caffrey, R.W., s. Everett, N.B. 424, 425, 426, 427, 428, *442*
Cahalane, S.F., Kiesselbach, N. 893, *913*
Cain, D.M., s. Scoggins, B.A. 204, *207*
Cain, M.D., Catt, K.J., Coghlam, J.P. 188, *205*
Cain, M.D., s. Hanski, J. 759, *762*
Calatayud, V., s. Joseph, K. *94*
Calderon, M., s. Burdine, J.A. 227, 229, 253, *255*
Caldwell, J.N., s. Cohen, E.L. 669, 670, *677*
Calhoon, J.H., s. Haynie, T.P. 224, *257*
Callahan, E.W., Jr., s. Landaw, S.A. 369, *407*
Callahan, R.J., s. Castronovo, F.P. 701, *740*
Callender, S.T.E., s. Dubach, R. 359, *404*
Callis, M.N., s. Gowin, R.L. de 392, *404*
Callner, T.E., s. Greenlaw, R.H. 853, *873*
Calnan, J.S., s. Jeyasingh, K. *480*
Calvert, W.P., s. Page, J.R. le 900, *916*
Cameron, I.L., s. Greulich, R.C. 434, *443*
Cameron, J.L., s. Eikman, A.E. 807, *836*
Cameron, J.L., s. Fee, H.J. 808, *837*
Cameron, J.L., s. Poulose, K.P. 808, *846*
Cameron, J.R., s. Gollin, F.F. 808, *838*
Cameron, J.S., s. Masey, M.N. 621, *688*
Campbell, A., Emery, E.W., Godley, J.N., Prankerd, T.A.J. 397, 399, *403*
Campbell, H., s. Jacobs, A. 357, 359, *406*
Campbell, W.N., s. Antoniades, K. 815, *832*
Campell, P.H., s. Griffith, G.H. 751, 753, *761*
Canale, V.C., s. Korsten, J. 375, *407*
Candrell, et al. 584, 585
Canellos, G.P., Nordland, J., Carbone, P.P. 462, *465*
Canfield, R.E. 193, *205*
Canfield, R.E., s. Birken, S. 767, *833*
Canigiani, G., s. Czech, W. 488, 500, *505*
Canigiani, G., s. Wolf, G. 498, 499, *507*

Cannan, R.K., s. Keston, A.S. 204, 206
Cannon, D.C., Wissler, R.W. 425, 441
Canossi, G.C., s. Ascari, E. 829, 832
Cantril, S.T., s. McCormack, K.R. 246, 260
Caplan, G.E., Hartmann, H.R., Young, R., Victor, J. 544, 676
Caplan, L., s. Dische, S. 927, 930
Carbone, P., s. Dale, D.C. 421, 442
Carbone, P.P., s. Canellos, G.P. 462, 465
Carbone, P.R., s. Rosenblum, A.L. 896, 917
Cardarelli, J.A., s. Hine, G.J. 520, 521, 576, 616, 683
Cares, H.L., s. Bakay, L. 34
Carey, M.E., Chou, S.N., French, L.A. 35
Carey, R.M., Douglas, J.G., Schweikert, J.R., Liddle, G.W. 671, 676
Caride, V.J., Antar, M.A., Spencer, R.P. 770, 793, 834
Carlberger, G., s. Bromster, D. 751, 753, 760
Carlone, M.F., s. Cooper, C.W. 757, 761
Carlsen, E.N., Grames, G.M., Jansen, C. 786, 834
Carlson, H.C., s. Berquist, F.H. 341, 351, 745, 750, 760
Carlson, L.A., s. Blombäck, B. 478
Carlsson, A., s. Bauer, G.C.H. 701, 739
Carmel, P.W. 36
Carmena, A.O., s. Varela, J.E. 398, 411
Carney, J.A., s. Verheyden, Ch.N. 902, 918
Caro, R.A., s. Bergoc, R.M. 783, 833
Caroli, J. 811, 821, 834
Caroli, J., Bonneville, J. 778, 834
Caroli, J., Milhaud, G., Saint Laurent, J.E. de 810, 834
Caron, C.D., s. Weinstein, M.B. 141, 153
Carothers, E.L., s. Hahn, P.F. 485, 505
Carr, D.T., s. Tauxe, W.N. 245, 263
Carr, E.A., Jr., s. Floyd, J.C., Jr. 126, 149
Carr, H.A., Temple, T.E., Staab, E.V. 147, 148
Carr, W.N., s. Burdine, J.A. 278, 330
Caretta, R.F., s. Nardo, S.J. de 769, 770, 775, 794, 812, 816, 823, 826, 836, 887, 893, 909, 914
Carrillo Yagüe, R., s. Arnaiz Bueno, F. 92
Carrol, C.P., Cass, K.A., Whelan, T.J., Jr. 829, 834
Carroll, J.J., s. Gallus, A.S. 474, 479
Carrou, R., s. Wellman, H.N. 97

Carruthers, J.A., Ralfs, J., Gimlette, T.M.D., Finn, R. 461, 465
Carson, L., s. Durbin, R.P. 752, 756, 761
Carsten, A.L., s. Boyum, A. 420, 440
Carter, A.P., s. Valenstein, E. 32, 48
Carter, Th.E., Bardfeld, Ph.A., Shulman, K. 88, 93
Cartier, P., s. Genest, J. 672, 680
Cartwright, G.E., Athens, J.W., Wintrobe, M.M. 415, 423, 435, 436, 441
Cartwright, G.E., s. Athens, J.W. 414, 415, 417, 435, 436, 439, 440
Cartwright, G.E., s. Boggs, D.R. 415, 435, 440
Cartwright, G.E., s. Kurth, D. 415, 417, 444
Cartwright, G.E., s. Mauer, A.M. 414, 415, 417, 444
Carulli, N., Boraldi, F., Roncaia, R., Piaggi, W. 801, 834
Case, L., s. Ben-Porath, M. 856, 871
Cash, J.D., s. Ruckley, C.V. 482
Caspary, W.F. 776, 834
Cass, K.A., s. Carrol, C.P. 829, 834
Cassell, K.J., s. Secker-Walker, R.H. 694
Cassen, B., Curtis, L., Reed, C.W. 36
Cassen, B., Curtis, L., Reed, C.W., Villani, R., Libby, R. 2, 36
Cassen, B., s. Stirrett, L.A. 776, 848
Cassidy, C.E. 132, 149
Cassidy, C.E., Vanderlaan, W.P. 132, 149
Casson, F., s. Vianello, A. 824, 850
Castagna, J., Benfield, J.R., Yamada, T., Johnson, D.E. 808, 834
Castaldi, P.A., Firkin, B.G. 454, 460, 466
Castaneda, A., s. Schmidt-Habelmann, B. 293, 333
Castell, D.C., s. Johnson, R.B. 909, 916
Castell, D.O., Conn, H.O. 831, 834
Castell, D.O., s. Johnson, R.B. 783, 790, 840
Castelli, A., Paoletti, P., Villani, R. 36
Castillo, E.B. del, s. Stanbury, J.B. 128, 152
Castleman, B., Scully, R.E., McNeely, B.U. 797, 834
Castro, M., Torres, J. 93
Castro, Z., s. Herbert, V. 198, 206
Castro del Pozo, S. de, s. Gonzalez-Iglesias, J.L. 790, 838
Castro-Malaspina, H., s. Najean, Y. 365, 408
Castronovo, F.P., Callahan, R.J. 701, 740
Castronovo, F.P., Potsaid, M.S., Pendergrass, H.P. 715, 740
Castronovo, F.P., s. Pendergrass, H.P. 701, 742

Catanzaro, A., s. Sigman, E.M. 625, 694
Catanzaro, A.J., s. Baehler, R.W. 652, 674
Cato, J., s. Shand, D.G. 560, 561, 694
Catt, K., Douglas, J. 663, 664, 665, 666, 667, 668, 677
Catt, K.J. 118, 149, 195, 205
Catt, K.J., Niall, H.D., Tregear, G.W. 195, 205
Catt, K.J., Tregear, G.W. 195, 205
Catt, K.J., Tregear, G.W., Burger, H.G. 194, 205
Catt, K.J., s. Cain, M.D. 188, 205
Catt, K.J., s. Dufau, M.L. 198, 205
Catt, K.J., s. Rodbard, D. 189, 207
Cattel, W., s. Nimmon, J. 515, 577, 690
Caudill, C.M., s. Moore, G.E. 1, 2, 43
Cauter, J. van, Berge, S. 824, 850
Cavalieri, D., s. Fossati, G.C. 421, 443
Cavalieri, R.R., Kenneth, G., Scott, G., Sairenji, E. 5, 36
Cavalieri, R.R., Scott, G. 26, 36
Cavalieri, R.R., Scott, G., Sairenji, E. 810, 835
Cavalieri, R.R., s. Steinberg, M. 138, 152
Cavallo, V., Fresu, I., Taschieri, A.M. 824, 835
Cavill, I., s. Ricketts, C. 367, 410
Cellini, N., s. Troncone, L. 860, 876
Cen, M., Fernholz, H.J. 869, 872
Centi Colella, A., Giuseppe, G. di, Pigorini, F. 859, 860, 872
Centi Colella, A., Pigorini, F. 210, 211, 220, 860, 861, 872
Centi Colella, A., Pigorini, F., Tomiselli, A. 859, 867, 872
Cerin, F., s. Kennady, J.C. 40
Cernéa, P., Ancri, D., Laudenbach, P., Szabo, G. 106, 113
Cernéa, P., Laudenbach, P., Szabo, G., Hosxe, G., Boumaza, M. 106, 113
Cerra, E., s. Fossati, G.C. 421, 443
Cervantes, A., s. Maisterrena, J.A. 811, 843
Cervos-Navaro, J. 36
Cesareo, R. 452, 466
Chahine, R.A. 826, 835
Chai, N., s. Mamo, L. 5, 42
Chambers, E.L., Jr., Gordon, G.S., Goldman, L., Reifenstein, E.C., Jr. 212, 220
Chambron, J., s. Desgrez, A. 769, 836
Chambers, D.E., s. Wisoff, C.P. 545, 697
Champlan, J.D., s. Genest, J. 672, 680
Chan, C., Sainte-Marie, G. 425, 441
Chan, J., s. Rosenthall, L. 45

Chan, S.H. 420, *441*
Chan, S.H., Metcalf, D., Stanley, E.R. 419, *441*
Chan, S.H., s. Metcalf, D. 419, *445*
Chan, V., Besser, G.M., Landon, J., Ekins, R.P. 156, 157, *161*
Chan, V., Landon, J. 156, 157, *162*
Chanana, A.D., Cronkite, E.P., Joel, D.D., Schiffer, L.M., Schnappauf, H. 425, *441*
Chanana, A.D., s. Cronkite, E.P. 418, 431, *441*
Chanana, A.D., s. Iorio, R.J. 426, 427, *443*
Chanarin, I., s. Samson, D. 369, 378, *410*
Chandler, A.M., Johnson, L.R. 757, *760*
Chandra, S., Laar, J.G. 350, *351*
Chandra, S., Laor, Y.G. 801, *835*
Chang, C.H., s. James, A.E. 250, *258*
Chang, C.H.J., s. Seaton, A. 249, *262*
Channick, B.J., Adlin, E.V., Marks, A.D. 671, *677*
Chantraine, J.M., s. Ronchetti, R. 288, 293, *333*
Chaperon, E.A., s. Claman, H.N. 428, *441*
Chapman, C., Lonsdale, M.D., Hayter, C.J. 227, 228, *255*
Chapman, E.M., Evans, R.D. 163, *173*
Chapman, E.M., s. Dunn, J.T. 165, *173*
Chapman, E.M., Maloof, F. 163, 165, *173*
Chapman, E.M., s. Hagen, G.A. 168, *173*
Chapman, M., s. Negus, D. 471, 472, *481*
Chapman, M.L., Werther, J.L., Rudick, J., Janowitz, H.D. 752, 756, *760*
Charamza, O., s. Kuba, J. 771, *841*
Chard, T., Kitau, M.J., Landon, J. 190, *205*
Chard, T., s. Edwards, C.R.W. 190, *205*
Charkes, N.D. 139, *149*
Charkes, N.D., Dugan, M.A., Maier, W.P., Soulen, R., Escovitz, E., Learner, N., Dubin, R., Kozar, J. *478*
Charkes, N.D., Dugan, M.A., Malmud, L.S., Stern, H., Anderson, H., Kozar, J., Maguire, R. *478*
Charkes, N.D., Gershon-Cohen, J. 540, *677*
Charkes, N.D., Sklaroff, D.M. 701, *740*
Charkes, N.D., Sklaroff, D.M., Bierly, J. 701, *740*
Charkes, N.D., Sklaroff, D.M., Young, I. 701, *740*

Charkes, N.D., Valentine, G., Cravitz, B. 701, *740*
Charkes, N.D., s. Dugan, M.A. 474, 475, *478*
Charkes, N.D., s. Sklaroff, D.M. 337, 338, *351*, 701, *742*
Charleston, D., s. Harper, P.V. 102, *114*
Charlesworth, D., Testa, H.J., Pullan, B.R., Torranc, H.B. 859, 861, 862, 864, *872*
Charlton, J.C. 228, *255*
Charlton, R., s. Green, R. 361, 362, *405*
Charmorro Romero, J.L., s. Arnaiz Bueno, F. *92*
Charnard, J., s. Pavel, D. 523, *691*
Charters, A.C., s. Odell, W.D. 192, *207*
Chartrand, R., s. Millette, B. 794, *844*
Chase, M.W., Williams, C.A. 190, *208*
Chase, N., s. Korein, J. 10, *41*
Chasis, H., Redish, J. *677*
Chasis, H., s. Hulet, W.H. 646, *684*
Chaucer, B., s. Merrick, M.V. 5, *43*
Chaudhuri, T.K. 753, 754, *760*
Chaudhuri, T.K., Chaudhuri, T.K., Go, R.T., Taube, R.R., Christie, J.H. 821, *835*
Chaudhuri, T.K., Chaudhuri, T.K., Suzuki, Y., Christie, J.H. 801, *835*, 896, *913*
Chaudhuri, T.K., Christie, J.H. 752, 753, *760*
Chaudhuri, T.K., Ehrhardt, J.C., Gowin, R.L. de, Christie, J.H. 377, 391, 401, *403*
Chaudhuri, T.K., s. Chaudhuri, T.K. 801, 821, *835*, 896, *913*
Chaudhuri, T.K., s. Gowin, R.L. de 392, *404*
Chauncey, D.N., Jr., s. Hagan, Ph.L. 540, 565, 568, *680*
Chaussy, Ch., s. Heinze, H.G. 522, 584, 647, *682*
Chauvergne, J., s. Hoerni, B. 827, *839*
Chayes, Z., Koenigsberg, M., Freeman, L.M. 826, *835*
Chearani, O., s. Plengvanit, U. 812, *845*
Chen, J.C., Zorn, E.M., Hallberg, M.C., Wieland, R.G. 218, *220*
Chen, T., s. Eickenbusch, W. 804, *836*
Chen, Th., s. Schmidt, H.A.E. *694*
Chen, W.L., s. Yeh, S.H. 812, 816, *852*
Cheney, F.W., s. Allen, D.R. 251, *254*
Cheney, F.W., s. Pflug, A.E. 254, *261*
Chenille, E., s. Planiol, T. 787, *845*

Chernick, V., Lopez-Majano, V., Wagner, H.N., Dutton, R.E. 226, *255*
Chernick, V., s. Lopez-Majano, V. 225, 248, *259, 260*
Chervenick, P.A. 420, *441*
Chervenick, P.A., Boggs, D.R. 419, *441*
Chervenick, P.A., Lobuglio, A.F. 421, *441*
Chervenick, P.A., s. Rothstein, G. 421, *447*
Chervony, I., s. Marks, A. 278, *332*
Chervu, L.R., Freeman, L.M., Blaufox, M.D. 624, 650, *677*
Chervu, L.R., Lory, M., Liang, D. 663, *677*
Chesky, V.E., Hellwig, C.A., Welch, J.W. 142, *149*
Chesney, TMcC., s. Warshaw, A.L. 901, *919*
Chevillon, P.L., s. Pannetier, R. 271, *332*
Cheyrétova, E., Ketzkarova, S. 252, *255*
Chiandussi, L., s. Shaldon, S. 769, 782, 793, *847*
Chiba, K., s. Veda, H. 909, *918*
Chiba, K., s. Yamada, H. 769, *851*
Chien-Hsing, M., s. Freeman, L.M. 563, 580, *679*
Chievitz, O., Hevesy, G. 701, *740*
Chiles, J.T., Mintzer, R.A., Hoffer, P.B., Gottschalk, A. 888, *913*
Chin, F.K., s. Kennady, J.C. *40*
Chiotelis, E., s. Fotopoulos, A. 767, *837*
Chiro, G. di 37, 51, 62, 84, *93*
Chiro, G. di, Ashburn, W.L. 51, *93*
Chiro, G. di, Ashburn, W.L., Briner, W.H. 37, 62, *93*
Chiro, G. di, Ashburn, W.L., Grove, A.S. 1, 2, *37*
Chiro, G. di, Matthews, W.B. *93*
Chiro, G. di, Reames, P.M., Matthews, W.B. *93*
Chiro, G. di, s. Ashburn, W.L. 84, *92*
Chiro, G. di, s. Grove, A.S. 105, 106, 112, *114*
Chiro, G. di, s. Harbert, J.C. 23, *39*
Chiro, G. di, s. Larson, St.M. 65, *95*
Chiro, G. di, s. McCullough, D.C. 89, *95*
Chiro, G. di, s. Milhorat, Th.H. *43*
Chiro, G. di, s. Schall, G.L. 46, 104, *115*
Chiro, G. di, s. Ommaya, A.K. 51, *95*
Chiro, G. di, s. Rieselbach, R.E. 53, *96*
Chisholm, D.M., s. Stephen, K.W. 99, 100, 101, 106, *115*
Chisholm, G.D., s. Holroyd, A.M. 540, 565, 569, *684*
Chisholm, G.D., s. Short, M.D. 564, 565, 615, *694*

Chodos, R.B., s. O'Mara, R.E. 31, 44
Choi, S.I., Simone, J.V. 462, 466
Choné, B., Schenk, P., Becker, H. 701, 740
Chopra, I.J., Solomon, D.H., Ho, R.S. 160, 162
Chou, S.N., French, L.A. 54, 93
Chou, S.N., s. Carey, M.E. 35
Choy, S.H., s. Steinberg, M. 138, 152
Chrambach, A., s. Miyachi, Y. 193, 207
Chretien, P.B., Behar, R.J., Kohn, Z., Moldovanu, G., Miller, D.G., Lawrence, W., Jr. 427, 428, 441
Chretien, P.B., s. Oldham, R.K. 462, 468
Christacopoulos, J.S., s. Drum, D.E. 782, 808, 836
Christeas, N., s. Malamos, B. 515, 688
Christensen, B.E. 383, 390, 403, 887, 913
Christensen, E.E., Curry, G.C., Bonte, F.J. 339, 351
Christensen, E.E., s. Bonte, F.J. 336, 339, 351
Christensen, S., s. Andreasen, E. 425, 439
Christiansen, J., Hendel, L. 757, 760
Christie, J.H., Mori, H., Go, R.T., Cornell, St.H., Schapiro, R.L. 36
Christie, J.H., Crespo, G.G., Koch-Wessler, D. 790, 791, 835
Christie, J.H., s. Chaudhuri, T.K. 377, 391, 401, 403, 752, 753, 760, 801, 821, 835, 896, 913
Christie, J.H., s. Go, R.T. 891, 915
Christie, J.H., s. Go, T.R. 778, 838
Christie, J.H., s. Gowin, R.L. de 392, 404
Christie, J.H., s. McIntyre, W.J. 796, 843
Christie, R.V., s. Bates, D.V. 284, 329
Christman, D.R., s. Hoyte, R.M. 853, 854, 873
Chudzik, E.B., s. Shipley, R.A. 128, 152
Cicale, N.R., s. Benua, R.S. 181, 182, 183
Cihal, K., s. Kuba, J. 390, 393, 407
Cirenei, A., Bernardini, P. 831, 835
Ciric, I.S., Quinn, J.L., Bucy, P.C. 36
Ciric, I.S., s. Bucy, P.C. 35
Ciric, I.S., s. Quinn, J.L. III 44
Ciscato, V.A., Nicoclini, J.O., Palcos, M.C. 227, 255
Citoler, P., s. Trübestein, G.K. 817, 849
Clain, D., Freston, J., Kreel, S., Sherlock, S. 801, 835
Claman, H.N., Chaperon, E.A. 428, 441

Clancy, J., Jr., Rieke, W.O. 428, 441
Clapham, W.F., s. Browse, N.L. 473, 474, 478
Clark, C.G., s. Hall, C.M. 479
Clark, F., s. Evered, D.C. 145, 149
Clark, J.C., s. Glass, H.I. 921, 930
Clark, J.C., s. Jones, T. 752, 753, 762
Clark, M.B., Boyd, G.W., Byfield, P.G.H., Forster, G.V. 212, 220
Clark, O.H., Greenspan, F.S., Coggs, G.C., Goldman, L. 141, 149
Clark, R.E., s. Shanser, J.D. 901, 918
Clark, R.E., s. Wisenbaugh, P.E. 516, 697
Clark, R.L., s. Russell, W.O. 177, 183
Clarke, C.M., s. Micklem, H.S. 425, 445
Clarke, L.P., Laughlin, J.S., Mayer, K. 913
Clarke, M.B., Kakkar, V.V., Flanc, C. 474, 478
Clarke, M.B., s. Flanc, C. 472, 473, 474, 479
Clarke, M.B., s. Kakkar, V.V. 472, 473, 474, 480
Clatanoff, D.V., s. Solomon, R.B. 450, 453, 454, 460, 469
Claus, H.G., Haas, J.P. 823, 835
Claus, H.G., s. Haas, J.P. 539, 680
Claus, R., s. Dabels, J. 461, 466
Clausen, C., Finko, E., Menges, V., Lange, D., Schenk, P. 861, 865, 867, 872
Claussen, C., s. Schenck, P. 694
Clauvel, J.P., s. Bernadou, A. 397, 398, 403
Clay, B., s. Merrick, M.V. 5, 43
Clayman, A.S., Bookstein, J.J. 559, 677
Clayton, Roberts 601
Clayton, C.G., Farmer, F.T., Warrick, C.K. 923, 929
Clayton, G., s. Ben-Porath, M. 862, 871
Clayton, G., s. Kaplan, E. 862, 874
Clayton, G.D., s. Fink, S. 859, 862, 873
Cleaveland, J.D., Wissenburg, A.L., Mansfield, T.P. 36
Clemenson, G., s. Browse, N.L. 473, 478
Clements, J.P., Wagner, H.N., Jr., Stern, H.S., Goodwin, D.A. 36
Clemett, A.R., s. Gould, H.R. 902, 915
Clemont, W.E., s. McGirr, E.M. 137, 151
Cleveland, J.D., s. Trow, R.S. 227, 263
Cline, M.J. 416, 441
Cline, M.J., s. Barrett, P.V.D. 369, 402

Cline, M.J., s. Golde, D.W. 397, 405, 421, 443
Clizer, E.E., Ioannides, G. 36
Clode, W.H., Sobral, J.M.V., Basto, E.L., Baptista, A.M. 747, 761
Clode, W.H., s. Baptista, A.M. 745, 760
Clorius, J., s. Georgi, P. 704, 741
Clorius, J.H., Schalkhäuser, K., Georgi, P., Reinbold, F. 606, 677
Coates, G., Nardo, S.J. de, Nardo, G.L. de, Troy, F.A. 478
Cobb, W.A., s. Magnus, O. 42
Coble, Y.D., Kohler, P.O. 161, 162
Coburn, J.W., s. Hartenbower, T.L. 580, 681
Coburn, R.F., s. White, P. 369, 380, 381, 382, 411
Cocket, A.T.K., s. Kazmin, M.H. 545, 685
Codd, J.E., s. George, E.A. 540, 550, 568, 592, 680
Coe, F.L., Burke, G. 677
Coe, F.L., s. Burke, G. 562, 564, 676
Coe, J.E., s. Overton, M.C. 44
Coel, M., Halpern, S., Alazraki, N., Ashburn, W., Leopold, G. 801, 835
Coel, M., s. Schleif, A. 46
Coggs, G.C., s. Clark, O.H. 141, 149
Coghlam, J.P., s. Cain, M.D. 188, 205
Coghlan, J.P., s. Scoggins, B.A. 204, 207
Cohen, B., Logothetopoulos, J.H., Myant, N.B. 100, 113
Cohen, B., Myant, N.B. 99, 100, 113
Cohen, C., s. Anderson, O. 461, 465
Cohen, E.L., Conn, J.W., Lucas, C.P., McDonald, W.J., Grim, C.E., Mayor, G.H., Saltman, S.E., Caldwell, J.N. 669, 670, 677
Cohen, E.L., s. Conn, J.W. 213, 220, 665, 671, 677
Cohen, J.A., s. Leeksma, C.H.W. 454, 468
Cohen, M.B. 835
Cohen, M.B., s. Bobinet, D.D. 792, 833
Cohen, M.B., s. Tubis, M. 227, 263
Cohen, M.L. 677
Cohen, M.L., Smith, F.G., Mindell, R.S., Vernier, R.L. 644, 677
Cohen, P., Cooley, M.H., Gardner, F.H. 450, 454, 466
Cohen, P., Gardner, F.H. 461, 466
Cohen, P., Gardner, F.H., Barnett, G.O. 449, 466
Cohen, S.J., s. Corssett, A.D., Jr. 894, 913
Cohen, Y., Pérez, R., Henry, R., Bardy, A., Pannecière, C. 701, 740
Cohen, Y., s. Pérez, R. 705, 742
Cohn, H.J., Soiderer, M.H. 36
Cohn, J.N., Khatri, I.M., Groszmann, R., Kotelanski, B. 771, 835

Cohn, R., Kountz, S.L. 677
Cohn, S.H., s. Kornberg, H.A. 224, 259
Cohn, S.H., s. Price, D.C. 359, 362, 386, 409
Cohn, S.H., s. Schiffer, L.M. 385, 410
Cohn, Z.A., Hirsch, J.G. 414, 441
Colapinto, R.F., s. McLaughlin, M.J. 815, 843
Cole, R.E., s. Kennady, J.C. 40
Coleman, D.H., s. Giblett, E.R. 368, 369, 404
Coleman, R.E. 677
Coleman, R.E., Harwig, S.S., Harwig, J.F., Sherman, L.A., Welch, M.J. 478
Coleman, R.E., Harwig, S.S., Harwig, J.F., Siegel, B.A., Welch, M.J. 478
Coleman, R.E., s. Harwig, J.F. 479, 480
Coleman, R.E., s. Harwig, S.S. 480
Coli, A., s. Bianchi, C. 634, 644, 646, 647, 674
Coller, F.A., s. Coon, W.W. 471, 473, 478
Collica, C., s. Gould, L. 800, 838
Collics, C., s. Gould, L. 910, 915
Collier, E.M., s. Shulman, N.R. 458, 469
Collins, A., s. McCarthy, D.J. 736, 742
Collins, J.J., Jr., Wilson, R.E. 526, 677
Collins, P.J., s. Ronai, P.M. 802, 803, 807, 846
Collins, R.D., s. Biglieri, E.G. 675
Collins, V.P., Loeffler, R.K., Tivey, H. 330
Collins, W.P., Mansfield, M.D., Alladina, N.S., Sommerville, I.F. 217, 218, 220
Colman, M., s. Eikman, A.E. 807, 836
Colman, M., s. McIntyre, P.A. 377, 408
Colombeti, L.G., s. Johnston, A.S. 567, 685
Colombetti, L.G., Goodwin, D.A., Hermanson, R. 766, 835
Colombetti, L.G., Goodwin, D.A., Hinkley, R.L. 227, 255
Colombetti, L.G., Goodwin, D.A., Togami, E. 227, 255
Colombetti, L.G., Pinsky, St. 858, 872
Colombetti, L.G., s. Ryo, U.Y. 482
Colonna, P., s. Najean, Y. 365, 408
Colucci, J., s. Mitsuma, I. 158, 162
Combelles, R., s. Cadenat, H. 106, 113
Commerford, S.L., s. Hughes, W.L. 434, 443
Comprecht, R.F., s. Gould, L. 800, 838, 910, 915
Comroe, J.H., Jr. 286, 296, 330

Condemi, J.J., s. Griggs, R.C. 38
Condon, R.E., s. Kendall, L.W. 140, 150
Condorelli, M., s. Peschle, C. 355, 409
Conley, C.L., s. Levin, J. 462, 468
Conn, H.L., Jr. 274, 330, 924, 929
Conn, H.O., s. Castell, D.O. 831, 834
Conn, J.W., Beierwaltes, W.H., Lieberman, L.M., Ansari, A.N., Cohen, E.L., Bookstein, J.J., Herwig, K.R. 213, 220
Conn, J.W., Cohen, E.L. 665, 677
Conn, J.W., Cohen, E.L., Rovner, D.R. 665, 671, 677
Conn, J.W., Morita, R., Cohen, E.L., McDonell, W.J., Herwig, K.R. 213, 220
Conn, J.W., s. Cohen, E.L. 669, 670, 677
Connolly, J., s. Rice, F.A.H. 421, 446
Connor, T., s. Subramanian, G. 701, 705, 743
Connor, T.B., Thomas, C.W., Jr., Haddock, L., Howard, J.E. 677
Connum, A., s. Engeset, A. 37
Conrad, B., s. Horst, W. 521, 684
Conrad, M.E., s. Brouillard, R.P. 381, 403
Constable, A.R., Verry, D.M. 606, 608, 610, 677
Constantes, J., s. Constantinides, C. 580, 601, 677
Constantinides, C., Kostamis, P., Binopoulos, D., Darsinos, J., Malamos, B. 580, 601, 677
Constantinides, C., Kostamis, P., Binopoulos, D., Paschos, A., Constantes, J., Malamos, B. 580, 601, 677
Contacos, P.G., s. Schnitzer, B. 879, 910, 917
Conte, L., s. Meldolesi, U. 643, 689
Contreras, M.A., s. Bale, W.F. 193, 204
Conway, J.J. 36
Conway, J.J., Bellman, A.B., King, L.R. 611, 614, 615, 677
Conway, J.J., Filmer, R.B. 606, 607, 609, 614, 677
Conway, J.J., King, L.R., Bellman, A.B., Thorson, B., Jr. 611, 677
Conway, J.J., Yarzagaray, L., Welch, D.M.
Conway, J.J., s. James, A.E. 250, 258
Cook, A.J., s. Rosenblum, A.L. 896, 917
Cook, D.J., Lander, H. 230, 232, 255
Cook, J.D. 363, 386, 403
Cook, J.D., Layrisse, M., Finch, C.A. 358, 385, 403

Cook, J.D., Layrisse, M., Martinez-Torres, C., Walker, R., Monsen, E., Finch, C.A. 356, 357, 359, 403
Cook, J.D., Lipschitz, D.A., Miles, L.E.M., Finch, C.A. 363, 364, 387, 403
Cook, J.D., Marsaglia, G., Eschbach, J.W., Funk, D.D., Finch, C.A. 366, 368, 369, 370, 371, 372, 380, 388, 403
Cook, J.D., Monsen, E.R. 356, 403
Cook, J.D., s. Fillet, G. 367, 404
Cook, J.D., s. Finch, C.A. 366, 367, 368, 369, 370, 372, 379, 388, 390, 404
Cook, J.D., s. Layrisse, M. 356, 407
Cook, S.A., s. McIntyre, W.J. 689
Cook, S.A., s. Quinn, C.A. 787, 846
Cook, S.A., s. Vanek, J.A. 797, 850
Cooke, R.E., s. James, A.E. 606, 608, 609, 684
Cooley, M.H., s. Cohen, P. 450, 454, 466
Coon, W.W., Coller, F.A. 471, 473, 478
Cooney, D.P., Smith, B.A. 462, 466
Cooney, D.P., Smith, B.A., Fawley, D.E. 451, 466
Cooper 64, 93
Cooper, C.W., Biggerstaff, C.R., Wiseman, C.W., Carlone, M.F. 757, 761
Cooper, J.F., Levin, J., Wagner, H.N. 36
Cooper, J.F., Stern, H.S., Land, F.H. de 36, 227, 228, 255
Cooper, J.F., Wagner, H.N. 227, 255
Cooper, J.F., s. Subramanian, G. 694
Cooper, M., s. Harvey, E. 767, 839
Cooper, M., s. James, A.E. 240, 250, 258
Cooper, M., s. McKusick, K.A. 242, 260
Cooper, M.D., Peterson, R.D., South, M.A., Good, R.A. 424, 441
Cooper, M.R., Hansen, K.S., Maynard, C.D., Elrod, I.W., Spurr, C.L. 458, 460, 464, 466
Cooper, P.H., s. Pircher, F.J. 232, 261
Cooper, T., s. Goodfriend, T.L. 664, 680
Cooper, W. 457, 466
Cope, O., s. Reitz, R.E. 212, 222
Cope, O., s. Wang, Ch.A. 212, 222
Copinschi, G., s. Virasoro, E. 218, 222
Copland, W.A., s. Ruckley, C.V. 482
Cople, C.S., s. Peters, P.E. 532, 577, 604, 652, 691
Copp, J.E., s. Varma, V.M. 181, 183
Corcoran, A.C., s. Klapproth, H.J. 516, 686
Corey, K.R., Kenny, P., Greenberg, E., Laughlin, J.S. 701, 740

Cormack, J., McAllister, J.D. *36*
Corman, J.L., s. Bostrom, S.E. 831, *834*
Corman, J.L., s. Launois, B. 831, *842*
Cornelius, E.A., s. Antar, M.A. 233, *254*
Cornelius, E.A., s. Nuland, S.B. 895, *917*
Cornelius, E.A., s. Pearson, H.A. 900, 903, *917*
Cornell, R.P., s. Saba, T.M. 766, 769, 783, *847*
Cornell, S.N., s. Morley, B.J. *43*
Cornell, S.N., s. Sephton, R.G. *46*
Cornell, St.H., s. Christie, J.H. *36*
Cornet, A., Bescol-Liversac, J., Leperchey, F. 760, *761*
Corriere, D., Jr., Kuhl, E., Murphy, J.J. 611, 614, *677*
Corrigan, T.P., s. Kakkar, V.V. 473, *480*
Corriveau, O.J., s. Thomson, R.A.E. 374, *410*
Corso, S., s. Palumbo, R. 501, 502, *506*
Corson, M.L., s. Jackson, G.L. *40*
Cosse, J.J. de, Beierwaltes, W.H., Brooks, J.R., Thomas, C.G., Woolner, L.B. 177, *183*
Costa, M.E., s. Marquez, U.A. 817, *843*
Cotran, R.S., Kaska, E.H. 560, *677*
Cott, L., s. Bretschneider, H.J. 651, *676*
Cottier, H., s. Bond, V.P. 427, *440*
Cottier, H., s. Joel, D.D. 426, *444*
Cottier, H., s. Odartchenko, N. 428, 429, *445*
Cotton, L.T., s. Sabri, S. 474, *482*
Cottrall, M.F., Flioni-Vyza, A., McCready, V.R. 778, *835*
Cottrall, M.F., Frech, R.J., Trott, N.G. 862, *872*
Cottrall, M.F., Taylor, D.M. 853, *872*
Cottrall, M.F., Taylor, D.M., McElwain, T.J. 854, *872*
Cottrall, M.F., s. McCready, V.R. 862, 865, *874*
Cottrall, M.F., s. Taylor, D.M. 854, *876*
Cotul, S., Szantay, I. 822, *835*
Cotul, S., Szantay, I., Tamas, S., et al. 771, *835*
Cotul, S., s. Fodor, O. 788, 793, *837*
Cotul, S., s. Szantay, I. 769, *849*
Cough, N.P., s. Hollenberg, N.K. 662, 671, *684*
Coulam, C.M., s. Goodrich, J.K. 278, *330*
Counsel, R.E., s. Blair, R.J. 212, 213, *220*
Counsell, R.E., Ranade, V.V., Blair, R.J., Beierwaltes, W.M., Weinhold, P.A. 212, *220*

Counsell, R.E., s. Boyd, C.M. 853, *871*
Counsell, R.E., s. Giulio, W. di 853, *872*
Court-Brown, W.M., Doll, R. 163, *173*
Courtice, F.C., s. Yoffey, J.M. 424, 426, 428, *448*
Coutsoftides, T., Hermann, R.E. 824, *835*
Couture, J., s. Ruff, F. 271, 292, 297, *333*
Couturier, Y., s. Gruet, M. 827, *838*
Covey, T.H., Sherman, L. 473, *478*
Covington, E.E. 808, 819, 820, *835*
Cowan, D.H. 458, 460, *466*
Cowan, D.H., Hines, J.D. 464, *466*
Cowan, R.J. 776, *835*
Cowan, R.J., Maynard, C.D., Lassiter, K.R. 4, *36*
Cowan, R.J., Maynard, C.D., Meschan, I., Janeway, R., Shigeno, K. 10, *36*
Cowan, R.J., s. Ausband, J.R. 106, *113*
Cowan, R.J., s. Fagan, J.A. *37*
Cowan, R.J., s. Maynard, C.D. 42, 245, 246, *260*, 318, *332*
Cox, A.F., s. Simmons, V. *482*
Cox, J.R., s. Larson, K.B. 569, *678*
Cox, N.J., s. Britton, K.E. 576, 577, *676*
Cox, P.H. 701, 715, *740*
Cox, R., s. Jones, T. 752, 753, *762*
Craddock, C.G. 433, 434, *441*
Craddock, C.G., Perry, S., Lawrence, J.S. 433, *441*
Craddock, C.G., Nakai, G.S. 434, *441*
Craddock, C.G., Nakai, G.S., Fukuta, H., Vanslager, L.M. 433, 434, *441*
Craddock, C.G., s. McMillan, R. 459, 464, *468*
Cragin, M., s. Pollak, E.W. *482*
Cragin, M., s. Webber, M.M. 476, 477, *483*
Cragin, M.D., Webber, M.M., Victery, W.K. 476, *478*
Cragin, M.D., Webber, M.M., Victery, W.K., Pintauro, D. 227, *255*
Cragin, M.D., s. Webber, M.M. 252, *264*, 476, 477, *483*
Craig, L.C., s. Rasmussen, H. 212, *222*
Crandell, D.C. *677*
Crandell, D.C., Boyd, M., Wennemark, J.R., Friedman, B.I. 776, *835*, 883, *913*
Crane, M.G., Harris, J.J. 671, *677*
Crane, M.G., Harris, J.J., Johns, W.J. 671, *677*
Cravitz, B., s. Charkes, N.D. 701, *740*
Crawley, J.C.W., s. Reeve, J. *692*
Creech, J.L., s. Makk, L. 797, *843*

Creech, R.H., s. Alavi, A. 375, *402*
Cremer, J., Scheiblinger, W. 910, *913*
Crespo, G.G., s. Christie, J.H. 790, 791, *835*
Creutzfeld, W., s. Arnold, R. 758, 759, *760*
Creutzig, A., s. Creutzig, H. 702, *740*
Creutzig, H. 702, *740*, 859, 860, 861, 862, 863, 864, 866, *872*
Creutzig, H., Creutzig, A., Gerdts, K.-G., Greif, E., Eckhardt, W. 702, *740*
Creutzig, H., Hundeshagen, H. 702, *741*, 854, 859, 860, 862, 863, 865, 867, 869, *872*
Creutzig, H., Hundeshagen, H., Dopslaff, H., Timm, M. 863, *872*
Creutzig, H., Hundeshagen, H., Tietz, H., Haubold, E. 858, 863, *872*
Creutzig, H., s. Hundeshagen, H. 237, 240, *258*, 854, 859, 860, 862, 863, 865, 867, 868, *874*
Crigler, J.F., Jr., s. Treves, S. 138, *152*
Crile, G., Jr., Dempsey, W.S. 140, *149*
Criley, J.M., s. Isawa, T. 307, *331*
Crinò, L., s. Palumbo, R. 501, 502, *506*
Croft, D.M., s. Williams, O. 305, *334*
Croft, D.N., s. Browse, N.L. 473, 474, *478*
Croft, D.N., s. Davies, R. 525, *677*
Croft, D.N., s. Mayo, M.E. 523, *689*
Croft, D.N., s. Williams, J.O. *48*
Croll, M., Brady, W., Faust, D.S., Kazem, J., Anthoniades, J., Tatem, H.R. *36*
Croll, M., Brady, W., Hand, B.
Croll, M.N., Brady, L.W., Brodsky, I., Stanton, L. 882, *913*
Croll, M.N., s. Glassburn, J.R. 498, 499, *505*
Croll, M.N., s. Honda, T. 227, 228, *258*
Croll, M.N., s. Kazem, I. 538, *685*
Croll, M.N., s. Tatem, H.R. *96*
Croll, N.N., s. Antoniades, J. 544, *673*
Cromwell, S., s. McFarlaine, A.S. *481*
Crone, C. *36*
Crone, C., s. Brun, C. 652, *676*
Cronkite, E.P. 417, 418, 419, 422, 434, 435, *441*
Cronkite, E.P., Bond, V.P., Fliedner, T.M., Killmann, S.A. 416, 417, 435, *441*
Cronkite, E.P., Fliedner, T.M. 416, 417, *441*
Cronkite, E.P., Fliedner, T.M., Bond, V.P., Rubini, J.R. 416, 417, 418, *441*

Cronkite, E.P., Fliedner, T.M., Rubini, J.R., Bond, V.P., Hughes, W.L. 416, 417, *441*
Cronkite, E.P., Fliedner, T.M., Stryckmans, P., Chanana, A.D., Cutter, J., Ramos, J. 418, 431, *441*
Cronkite, E.P., Jansen, C.R., Mather, G.C., Nielsen, N.O., Usenik, E.A., Adamik, E.R., Sipe, C.R. 425, *442*
Cronkite, E.P., Vincent, P.C. 417, 419, 423, 430, 431, 432, *442*
Cronkite, E.P., s. Bond, V.P. 429, *440*
Cronkite, E.P., s. Boyum, A. 420, *440*
Cronkite, E.P., s. Chanana, A.D. 425, *441*
Cronkite, E.P., s. Fliedner, T.M. 415, 418, 423, 428, 430, 432, 433, 435, *442, 443*
Cronkite, E.P., s. Iorio, R.J. 426, 427, *443*
Cronkite, E.P., s. Killmann, S.A. 416, *444*
Cronkite, E.P., s. Kurth, D. 415, 417, *444*
Cronkite, E.P., s. Price, D.C. 359, 362, 386, *409*
Cronkite, E.P., s. Rubini, J.R. 434, *447*
Cronkite, E.P., s. Schiffer, L.M. 385, *410*
Cronkite, E.P., s. Stryckmans, P.A. 418, *447*
Cronqvist, S., Efsing, H.O., Hughes, R. *36*
Cronqvist, S., Müller, R.
Cront, J.R., s. Jose, A. 671, *685*
Crooks, J., s. Alexander, W.D. 126, *148*
Crooks, J., s. Philp, J.R. 172, *173*
Crosby, W.H. 908, *913*
Crosby, W.H., s. Garriga, S. 903, *915*
Cross, J.N., s. Rowan, J.O. *45*
Crossett, A.D., Jr., Nestler, W.B., Cohen, S.J. 894, *913*
Crow, H.J., Keogh, C., Northfield, D.W.C. 84, *93*
Crowe, W.J., s. Goy, W. 903, *915*
Crowley, L., s. Nardo, G.L. de 859, *872*
Crummy, A.B., s. Yale, C.E. 895, *919*
Crutchlow, W. 701, 736, *741*
Cryer, R.J., s. Ormston, B.J. 161, *162*
Csendes, A., Grossmann, M.I. 757, *761*
Cserhati, I., s. Kelemen, E. 463, *467*
Csernay, L., s. Julesz, J. 790, *840*
Csetényi, J., Számel, Sz. I., Füzi, M., Karika, Zs. 227, *255*
Csirik, J., Zita, G., Rabe, I. 758, *761*
Csirik, J., s. Zita, G. 758, 759, *763*, 796, *852*

Cuaron, A., Gordon, F. 825, *835*
Cuaron, A., Gordon, F., Landa, L. 825, *835*
Cuaron, A., Gordon, F., Munoz, R., Landa, L. 825, 826, *835*
Cuaron, A., Gordon, F., Rodriguez, C. *835*
Cuaron, A., s. Gordon, F. 812, 822, 823, 826, *838*
Cudkowicz, M., Bennet, G., Shearer, M. 432, *442*
Cumming, G., s. Harding, L.K. 225, *257*
Cummings, N.A., s. Schall, G.L. 106, 110, *115*
Cunningham, L., s. Steiner, D.F. 188, *208*
Cunningham, R.S., s. Sabin, F.R. 414, *447*
Curchod, A., Aubert, M.L., Stauffer, F. 218, *220*
Curl, F.B., s. Harbert, J.C. *39*
Curl, F.D., Harbert, J.C., McCullough, D.C. *93*
Curl, F.D., s. McCullough, D.C. 87, 89, *95*
Curreri, P.W., s. Eurenius, K. 462, *466*
Currie, A.R., s. McGirr, E.M. 137, *151*
Currier, R.O., s. Glasgow, J.L. *38*
Curry, G.C., s. Christensen, E.E. 339, *351*
Curry, J.J., s. Bradley, S.E. 768, *834*
Curry, J.L., Trentin, J.J., Wolf, N. 422, *442*
Curry, T.S., s. Bonte, F.J. 336, 339, *351*
Curry, Th.S., s. Bonte, F.J. *35*
Curtin, F.G., s. Evans, G.W. 829, 836, 898, 899, *914*
Curtis, L., s. Cassen, B. 2, *36*
Custer, R.P. 375, *403*
Custer, R.P., Ahlfeldt, F.E. 377, *403*
Cutter, J., s. Cronkite, E.P. 418, 431, *441*
Cuttner, J., s. Schiffer, L.M. 385, *410*
Czarnomska, A., s. Szymendera, J. 229, *263*
Czech, W., Canigiani, G., Wolf, G., Pulitzer, B. 488, 500, *505*
Czembirek, H., Neumann, E., Haydl, J., Howanietz, L., Jantsch, Ch., Pantucek, F., Pokieser, H. 907, *913*
Czembirek, H., Pokieser, H., Umek, H. 816, *835*
Czembirek, H., s. Imhof, H. 569, *684*
Czempiel, H., s. Dietze, G. 770, 771, *836*
Czempiel, H., s. Färber, D. 606, 607, 608, 609, *679*
Czempiel, H., s. Jülch, R. 608, *685*
Czempiel, H., s. Luther, M. 231, 240, 250, *260*

Czerniak, P., Boruchowsky, S., Yarshova, A., Malchi, M. 767, *835*
Czerniak, P., Meytes, E., Sinkover, A., Bank, H. 746, 747, 749, 751, 754, *761*
Czerniak, P., Sinkower, A., Bonner, G. 745, 747, *761*

Dabels, J., Preussner, S., Konrad, H., Schulz, K., Engelmann, C., Claus, R. 461, *466*
Dagg, J.H. 752, 756, *761*
Dagg, J.H., Horton, P.W., Orr, J.S., Shimmins, J. 380, *403*
Dagg, J.H., s. Horton, P.W. 381, *406*
Dahl, P., s. Uthgenannt, H. 795, *850*
Dahlem, R., s. Biersack, H.J. 886, *913*
Dahlgren, S., s. Becker, J. *477*
Dahlgren, S., s. Bergquist, D. *477*
Dahlgruen, H. *478*
Dalakos, Th.G., s. Streeten, D.H.P. 217, *222*
Dale, D.C., Alling, D.W., Wolff, S.M. 421, *442*
Dale, D.C., Brown, C.H., Carbone, P., Wolff, S.M. 421, *442*
Dale, D.C., Ward, S.B., Kimball, H.R., Wolff, S.M. 421, *442*
Dalinka, M.K., Fiveash, A.E., Aston, J.K. 821, *835*
Dallemagne, M.J. 703, *741*
Dalrymple, G.V., s. McClintock, J.T. *42*
D'Altorio, R.A., s. McAllister, J.D. *42*
Dameshek, W. 397, 404, 462, *466*, 908, *914*
Dameshek, W., s. Ebbe, S. 458, *466*
Dameshek, W., s. Hirsch, E.O. 458, *467*
Dameshek, W., s. Rabinowitz, Y. 458, *469*
D'Amico, P., Minoli, G.C. *34*
Damm, L. van, Honsebrouck, P. van 824, *850*
Damron, J.R., s. Beihn, R.M. 826, *833*
Dams, R.D., Sisher, C.M., Hakim, S. *93*
Danais, S., Lamoureux, J., Harel, C., et al. 812, *835*
Danckwardt, U., s. Pollack, J.M. *44*
D'Angio, G.J., Loken, M., Nesbit, M. *34*
Danielian, A.C., s. Isaacs, R. 415, *443*
Danielsson, L.G., Dymling, J.F., Heripret, G. 701, *741*
Danigelis, J.A., s. O'Mara, R.E. 821, *845*
Darden, J.H., s. Rice, F.A.H. 421, *446*

Dargeon, H.W. 902, *914*
Darnfest, B.S., s. Gordon, A.S. 419, *443*
Darsinos, J., Alexandrou, C., Papadakis, E., Gyftaki, E. 515, 533, *677*
Darsinos, J., s. Constantinides, C. 580, 601, *677*
Das, B., s. Winkel, K. zum *351*
Das, B.K., Lange, S. 752, 755, *761*
Das, B.K., s. Golde, G. 106, 108, *114*
Das, B.K., s. Winkel, K. zum 501, *507*
Das, K.D., s. Winkel, K. zum 526, 550, 585, 592, *698*
Das, P.C., s. Ruckley, C.V. *482*
Dasgupta, K., s. Assali, N.S. 924, 926, *929*
Dassiou, A., s. Fotopoulos, A. 767, *837*
Daughaday, W.H., Jacobs, L.S. 215, *220*
Daughaday, W.H., s. Beck, P. 218, *220*
Dauhaday, W.H., s. Utiger, R.D. 192, *208*
D'Auria, D., s. Duffy, G.J. 477, *478*
D'Auria, D.A., Duffy, G.J., Brien, T.G., Ormond, D., Mehigan, J.A. 477, *478*
Davcev, P., s. Stojcevski, T. 796, *848*
Davenport, H.W. 746, *761*
Davey, F.R., s. Skarin, A.T. 908, *918*
Davey, M.G. 450, 452, 453, *466*
Davey, M.G., Lander, H. 454, *466*
David, R.B., Beiler, D., Hood, H., Morrison, S.S. *36*
Davidson, A.R., s. Murray-Lyon, I.M. 789, *844*
Davidson, H.G., s. Brun, C. 652, *676*
Davidson, J.D., s. Harbert, J.C. 51, 57, 87, 88, 89, *94*
Davidson, W.D., s. Odell, W.D. 192, *207*
Davies, A.J.S. 426, 428, *442*
Davies, A.J.S., s. Doenhoff, M.J. 426, 429, *442*
Davies, D.L., s. Brown, J.J. 671, *676*
Davies, D.L., s. Padfield, P.L. 671, 672, *690*
Davies, E.R., Roberts, M., Roylance, J. 547, *677*
Davies, E.R., s. Matthews, A.W. 786, *843*
Davies, E.R., s. McCarthy, C.F. 787, *843*
Davies, H., s. Steele, P. 461, *469*
Davies, J.W.L., s. Hobbs, J.T. 472, *480*
Davies, R., Jones, D.J., Croft, D.N. 525, *677*
Davies, W.T., s. Harvey, R.F. 752, 753, *762*
Davis, A.M., s. Groot, L.J. de 119, *149*

Davis, C.E., Jr., Montero, J.M., Horn, C.N. van 900, *914*
Davis, C.H., s. Kelly, D.L. *40*
Davis, D.O., Potchen, E.J. 30, *36*
Davis, D.O., s. Heinz, E.R. 85, 89, *94*
Davis, J.R., s. Busch, H. 853, *871*
Davis, L.E., s. Moses, D.C. 32, *43*
Davis, L.W., s. Hayes, Th. *39*
Davis, M.A. 227, 229, 251, 252, *256*
Davis, M.A., Holman, B.L. *256*
Davis, M.A., s. Fliegel, C.P. 767, *837*
Davis, O.D., s. Holman, B.L. *39*
Davis, P.J. 127, *149*
Davis, T.P., s. Bale, W.F. 193, *204*
Davis, W.M., Mendez Ross, A.O. 462, *466*
Davson, H., Speziani, E. *36*
Dawson, A.M., s. Jones, E.A. 756, *762*
Dayton, D.A., Maher, F.T., Elveback, L.R. 626, *677*
Dealy, J.B., s. Potchen, E.J. 209, 210, 211, *222*
Dealy, J.B., Jr., s. Awwad, H.K. 855, *871*
Dealy, J.B., Jr., s. Rosen, M. 526, *693*
Dean, R.H., s. Foster, J.H. 531, 670, 672, *679*
Debonniere, C., s. Batisse, R. 825, *833*
Dechavanne, M., Berthoux, F., Thouverez, J.-P., Arnaud, Ph., Viala, J.-J. 462, *466*
Dechavanne, M., s. Viala, J.J. 391, *411*
Deckart, H. 535, 557, *678*
Deckart, H., Flentje, H., Herzmann, H. 535, 626, *678*
Deckart, H., s. Pollahne, W. 766, *845*
Deckart, H., s. Preuss, H.J. 535, *692*
Decker, K. *36*
Decker, K., s. Wiedenmann, D. 74, *97*
Deckers, P.J., s. Harbert, J.C. 564, 568, *681*
Deckner, K., s. Höffken, K. 773, 795, *839*
Decostre, P., s. Piepsz, A. 245, *261*
Dederer, Y.M., Dotsenko, E.A., Sokhnin, A.G. 825, *835*
Deetjen, P., Brechtelsbauer, H., Kramer, K. 651, *678*
Deetjen, P., s. Kramer, K. 651, *686*
Deftos, L.J., s. Reitz, R.E. 212, *222*
Deftos, L.J., s. Wang, Ch.A. 212, *222*
Degiovanni, E., s. Planiol, T. *44*
Degrossi, O., Martinez, J.S., Gotta, H. 766, *835*
Degrossi, O.J., s. Artagaveytia, D. 141, *148*
Dehner, J.R., s. Mealey, J. *43*

Deininger, K.H. *36*, 746, *761*
Deininger, H.K., Barth, V. 861, *872*
Deininger, H.K., Barth, V., Heuck, F. 867, *872*
Deininger, H.K., Heuck, F. 513, 528, 545, *678*, 788, 800, *835*
Deininger, H.K., Heuck, F., Kammerer, V. 538, *678*
Deininger, H.K., Sielaff, H.J. 862, *872*
Deisenhammer, E. 4, 11, *36*
Deisenhammer, E., Gund, A., Jellinger, K. *36*
Deisenhammer, E., Höfer, R., Jellinger, K. *36*
Deisenhammer, E., s. Brenner, H. *35*
Deisenhammer, E., s. Koos, W. *41*
Deiss, W.P., Jr., s. Johnston, C.C., Jr. 904, *916*
Delahay, J.E., s. Yeh, S.D. 227, *264*, 767, *851*
Delaloye, B. 210, 220, 538, *678*
Delaloye, B., Delaloye-Bischof, A. 927, *929*
Delaloye, B., Magnenat, P. 927, *929*
Delaloye, B., Valeyre, J., Plagne, R. 924, *929*
Delaloye, B., s. Bischof-Delaloye, A. 209, *220*, 305, *329*
Delaloye, B., s. Bossart, H. 921, 922, *929*
Delaloye, B., s. Magnenat, P. 490, *506*
Delaloye, B., s. Stefano, A. di 790, *836*
Delaloye-Bischof, A., s. Delaloye, B. 927, *929*
Delamore, I.W., s. Leyland, M.J. 363, 364, *407*
Deland, H.F. 228, 251, *256*
Deland, H.F., Wagner, H.N. 233, 234, 236, 237, 238, *256*
Delcourt, A., s. Frühling, J. 861, *873*
Delmonte, L., Munford, D.M. 422, *442*
Dembski, J.C., Strötges, M.W. 771, *836*
Demling, L. 766, *836*
Deming, Q.B., s. Laragh, J.H. *687*
Demmler, K., Burkhardt, R. 904, *914*
Demmler, K., s. Huhn, D. 391, *406*
Dempsey, W.S., s. Crile, G., Jr. 140, *149*
Dempster, W.A. 526, 592, 649, *678*
Denham, M., s. Wray, R. *483*
Denk, A.F., s. Goidsenhovon, G.E. van 856, *873*
Denneberg, T. *678*
Denneberg, T., Ek, J., Hedenskog, J. 517, 518, 620, *678*
Dennhardt, H., s. Fischer, J. 375, *404*, 438, *442*
Dennick, L.G., s. Streeten, D.H.P. 217, *222*
Deodato, G., s. Zanghi, M. 812, *852*

Derman, A., s. Freeman, L.M. 802, *837*
Dermentzogiou, F.L., s. Pantazis, G. 51, 78, *95*
Derome, P., s. Akerman, M. *34*
Deronescu, C., s. Hermitte, F.L. *39*
Derot, M., s. Rosselin, G. 215, *222*
Desanctis, R.W., s. Harris, W.H. *479*
Desgrez, A., Bismuth, H., Regensberg, C., Bok, B., Lemort, J.P. 860, *872*
Desgrez, A., Chambron, J., Reeber, A., Agnely, J., Dutheil, M., Falconi, N. 769, *836*
Desilets, D., s. Vincent, W.R. 252, *263*
Desjeux, J.F., s. Erlinger, S. 797, *836*
Detmer, D.E., Blacker, H.M. 64, *93*
Detwiler, T.C., s. Odell, T.T., Jr. 463, *468*
Deubelbeiss, K., s. Finch, C.A. 366, 367, 368, 369, 370, 372, 379, 388, 390, *404*
Deutsch, E., Apffel, Ch.A., Mori, H., Walker, J.E. 758, *761*
Deutsch, M.E., Redmond, M.L. 227, 228, *256*
Deverall, P.B., s. Manohitharajah, S.M. 461, *468*
Devita, V.T., s. Milder, M.S. 907, *916*
Devita, V.T., Jr., s. Milder, M.S. 829, *844*
Dewanjee, M.K. 353, *404*
Dewanjee, M.K., s. Fliegel, C.P. 767, *837*
Dewey, W.C., s. Nelson, R.S. 760, *763*
Dewulf, L., s. Vaerenbergh, P.M. van 515, *696*
Dex, W., s. Prager, D. 897, 898, *917*
Deyhle, P., s. Krönert, E. 788, *841*
Dhall, D.P., s. Mavor, G.E. 473, *481*
Dhumeaux, D., s. Erlinger, S. 797, *836*
Dibos, Ü.E., s. Lomas, F. 811, 814, 821, 826, *842*
Dichgans, J., s. Sindermann, F. *46*
Dick, A.A., s. Nanson, M. *481*
Dick, J., s. Jackson, G.L. *40*
Dick, W.C., s. St. Onge, R.A. 736, *743*
Dick, W.C., s. Whaley, K. 736, *743*
Dickinson, P.H., s. Evered, D. 172, *173*
Dicks, D.A.L., s. Allen, M.B. *34*
Didier, E.P., s. Hodgkin, J.E. 325, *331*
Diener, s. Myers *626*
Diethelm 79
Diethelm, A.G., s. Dubovsky, E.V. 592, *678*
Diethelm, L. 490, *505, 678*
Diethelm, L., Haake, W. 861, *872*
Diethelm, L., s. Buchwald, W. 490, *505*
Dietrich, F.M., s. Dukor, P. 429, *442*
Dietrich, P.A., s. Nardo, G.L. de 305, *330*
Dietrich, R., s. Schwartz, K.D. 613, *695*
Dietz, H., Dressel, D., Haas, J.P. *37*
Dietz, H., Wolf, R., Zeitler, E. 51, 90, *93*
Dietz, H., Zeitler, E., Wolf, R. 51, 52, 54, 57, 58, 62, 63, 64, 65, 66, 67, 70, 73, 74, 78, 79, 82, 85, 89, 90, *93*
Dietz, H., s. Haas, J.P. *38*
Dietz, H., s. Schmidt, K.J. 4, *46*
Dietz, H., s. Zeitler, E. 51, 52, 64, 74, *97*
Dietze, G., Wicklmayr, M., Czempiel, H., Henfteing, H.G., Hepp, K.D., Mehnert, H. 770, 771, *836*
Diggs, A.M., s. Herrera, N.E. 491, *505*
Dihlmann, W., Frick, W. 733, *741*
Dihlmann, W., Klemm, C., Stockberg, H., Bühlmann, E.-J. 737, *741*
Dillman, L.P. 860, *872*
Dimich, A., s. Weber, D.A. 701, *743*
Dimitrieva, Z., s. Guarin, U. 895, *915*
Dimitrow, L., Oreschkow, W., Nikolow, T., Milew, A. 464, *466*
Dina, C.F., s. Myers, C.G. 626, *690*
Dines, D.E., s. Hodgkin, J.E. 325, *331*
Dinn, W.M., s. Grossman, Z.D. 787, *838*
Dinning, T.A.R. 10, *37*
Dinoso, V.P., Meshkinpour, H., Lorber, S.H. 752, 756, *761*
Dinoso, V.P., s. Boden, G. 758, *760*
Dinstman, M., s. Lubin, E. 822, 826, *842*
Dische, S., Caplan, L., Kramer, S. 927, *930*
Distler, A. 663, 671, 672, *678*
Dittmann, A., s. Hundeshagen, H. 821, *839*
Dittmann, A., s. Seifert, E. 745, 747, 749, 750, *763*
Dittrich, P., s. Riccabona, G. 629, *692*
Ditzel, J., Junker, K. 621, 640, *678*
Ditzel, J., Schwartz, M. 640, *678*
Dixon, G.H., s. Wilson, S. 215, *222*
Dixon, H.G., s. Glass, H.I. 921, *930*
Dizon, M., s. Gize, R. 238, *257*
Doan, C.A. 462, *466*
Doan, C.A., Bouroncle, B.A., Wiseman, B.K. 459, *466*
Doan, C.A., s. Bouroncle, B.A. 375, *403*
Doan, C.A., s. Sabin, F.R. 414, *447*
Dobbing, J. *37*
Dobson, E.L., Jones, H.B. 766, 768, *836*
Dobson, E.L., s. Dyke, D. van 392, *411*
Dobyns, B., s. Becker, D.V. 165, 166, 167, *172*
Dobyns, B.M., Sheline, G.E., Workman, J.B., Tompkins, E.A., McConahey, W.M., Becker, D.V. 164, *173*
Dobyns, B.M., s. Maloof, F. 164, *173*
Dodeck, S.M., s. Paul, J.D., Jr. 921, *930*
Dodge, E.A., Lowe, A.K. 518, *678*
Dodson, V.N., s. Floyd, J.C., Jr. 126, *149*
Doehn, M., s. Hupe, W. 649, *684*
Doenhoff, M.J., Davies, A.J.S., Leuchars, E., Wallis, V. 426, 429, *442*
Döring, G., s. Wiedemann, M. 663, *697*
Doering, P., Lorenz, B. 398, *404*
Doering, P., Lorenz, B., Hofmeister, W., Stöhr, M. 238, *256*
Dörmer, P., Lau, B. 391, *404*
Dörner, M.S., Lackaas, H., Kaess, H. 757, 759, *761*
Doerr, F. 240, *256*
Doerr, F., s. Haas, J.P. *38*
Doerr, F., s. Pfeiffer, G.W. *482*
Doig, A., s. Lawrence, J.R. *687*
Dolais, J., s. Rosselin, G. 191, *207*
Dolbow, A., s. Tabern, D.L. 857, 858, 862, *876*
Doll, R., s. Court-Brown, W.M. 163, *173*
Dollery, C.T., Dyson, N.A., Sinclair, J.D. 265, 271, *330*
Dollery, C.T., Fowler, J.F., Hugh-Jones, P., Matthews, C.M.E., West, J.B. 273, 280, *330*
Dollery, C.T., Gillam, P.M.S. 273, 277, 280, 300, *330*
Dollery, C.T., Hugh-Jones, P., Matthews, C.M.E. 265, 277, 285, 286, 300, 325, *330*
Dollery, C.T., West, J.B. 240, *256*, 271, 292, 299, *330*
Dollery, C.T., West, J.B., Wilcken, D.E.L., Goodwin, J.F., Hugh-Jones, P. 271, 312, *330*
Dollery, C.T., s. Matthews, C.M.E. 274, *332*
Dollery, C.T., s. West, J.B. 241, *264*, 265, 266, 267, 271, 300, 312, 313, 314, *334*
Dollfuss, R.E., Milic-Emili, J., Bates, D.V. 265, 270, 271, 276, 292, *330*
Dolovich, M.B., s. Anthonisen, N.R. 265, 279, 283, *329*
Dolovich, M.B., s. Milic-Emili, J. 265, 268, 269, 275, *332*
Dombroski, D.L., s. O'Mara, R.E. 898, *917*
Dombrowski, H., s. Behrend, H. 249, *255*

Domingo, M., s. Kaplan, E. 810, 811, 821, 826, *840*
Domingo, M.B., s. Kaplan, E. 810, 821, 826, *840*
Domini, P., s. Domini, S. *205*
Domini, S., Domini, P. *205*
Donald, D., s. Beck, J.S. 218, *220*
Donald, K.W., s. Lawrence, J.R. *687*
Donald, W.G., s. Aggeler, P.M. 397, *402*
Donald, W.G., s. Lawrence, J.H. 397, 399, *407*
Donaldson, A.A., s. Ruckley, C.V. *482*
Donaldson, G.W.K., McArthur, M., Macpherson, A.I.S., Richmond, J. 383, *404*
Donaldson, V.H. 415, *442*
Donath, A. 629, 644, 645, *678*
Donath, A., s. Vögeli, B. 644, 645, *696*
Donati, R.M., s. George, E.A. 540, 550, 568, 592, *680*, 770, 793, *837*
Donati, R.M., s. Henry, R.E. 377, *406*
Donato, L., s. Rosa, U. 215, *222*
Doniach, I. 171, *173*
Donio, J., s. Najean, Y. 369, *409*
Donker, Aj.M., s. Houwen, B. 629, *684*
Donnati, R.M., s. Solaric-George, E.A. 540, 550, 568, *694*
Donnell, R.L., s. McMillan, R. 459, 464, *468*
Donnelly, R.J., s. Manohitharajah, S.M. 461, *468*
Donohue, D.M., Gabrio, B.W., Finch, C.A. 368, *404*
Donohue, D.M., Reiff, R.H., Hanson, M.L., Betson, Y., Finch, C.A. 416, 417, 429, *442*
Donohue, D.M., s. Alexanian, R. 415, *439*
Donohue, D.M., s. Bothwell, T.H. 365, 366, *403*
Donohue, D.M., s. Giblett, E.R. 368, 369, *404*
Donohugh, D.L. 423, *442*
Donovan, J., s. Ebbe, S. 451, *466*
Dontas, s. Anezyris, U. 349, *351*
Dooley, B.N., s. Armstrong, R.G. 831, *832*
Dooley, D.M., s. Sneider, S.E. *46*
Doppman, J.L., Hammond, W.G. 212, *220*
Doppman, J.L., Melson, G.L., Evans, R.G., Hammond, W.G. 212, *220*
Doppman, J.L., Wells, S.A., Shimkin, P.M., Pearson, K.D., Bilezikian, J.P., Heath, D.A., Powell, D., Ketcham, A.S., Aurbach, G.D. 212, *220*
Dopslaff, H., s. Creutzig, H. 863, *872*
Dopslaff, H., s. Hundeshagen, H. 854, 859, 862, 863, 865, 867, 868, *874*
Doran, F.S.A., White, M., Drury, M. 471, *478*
Dorau, F., s. Imhof, H. 569, *684*
Dorche, J., s. Nyssen, M. 363, *409*
Dore, B.K., s. Gates, G.F. 771, 827, *837*
Dore, E., s. Taplin, G.V. 769, 796, *849*
Dore, E.K., Poe, N.D., Ellestad, M.H., Taplin, G.V. 242, 243, *256*
Dore, E.K., s. Gates, C.F. 38
Dore, E.K., s. Gates, G.F. 250, *257*
Dore, E.K., s. Taplin, G.V. 102, *115*, 224, 227, 230, 231, 232, 238, 239, 243, 246, 248, *263*, 438, *447*, 562, 573, 632, 633, *695*, 829, *849*
Dorndorf, W. 37
Doss, A., s. Milner, G.R. 383, *408*
Dossetor, J.B., Zweig, S.M., Treves, S., Ross, W.M. 550, *678*
Dost, F.H. 618, *678*
Dotsenko, E.A., s. Dederer, Y.M. 825, *835*
Dotter, Ch.T., s. Hinck, V. 39
Douglas, J., s. Catt, K. 663, 664, 665, 666, 667, 668, *677*
Douglas, J.G., s. Carey, R.M. 671, *676*
Doutre, L.P., Blanquet, P., Perissat, J., et al. 867, *872*
Doutre, L.P., s. Blanquet, P. 860, 865, *871*
Douwes, F., s. Breuel, H.-P. 798, *834*
Dovey, P., McCready, V.R. 782, *836*
Dowdle, E., Mustard, P., Spong, N., Eales, L. 797, *836*
Dowidat, H.J., s. Bockslaff, H. *478*
Downie, W.W., s. Whaley, K. 736, *743*
Drapelova, D., s. Kolar, J. 701, *742*
Drage, Ch.W., s. Kronenberg, R.S. 280, 288, 292, 299, *331*
Dresch, C., s. Najean, Y. 365, 367, 368, 369, 370, 378, 382, 390, 391, 393, *408, 409*, 464, *468*
Dressel, D., s. Dietz, H. 37
Dressler, J., Hör, G., Heidenreich, P. 545, 580, *678*
Dressler, J., s. Buttermann, G. 862, *871*
Dressler, J., s. Pabst, H.W. 870, *875*
Dreyer, H., s. Winkel, K. zum 701, *743*
Dreyer, J., s. Georgi, P. 704, *741*
Dreyer, R., Münze, R. 227, *256*
Driedger, A.A., Reid, B.D., Heagy, F.C. *478*
Drinker, C.K., s. Yoffey, J.M. 425, *448*
Drolic, Z., s. Barnes, A.D. 550, *674*
Drouet, J., s. Assan, R. 216, *219*
Drouin, P., s. Grosdidier, J. 816, *838*

Drum, D.E., Christacopoulos, J.S. 782, 808, *836*
Drum, D.E., s. Polga, J.P. 234, *261*
Drummond, K.N., s. Harries, J.D. *681*
Drury, M., s. Doran, F.S.A. 471, *478*
Dubach, R., Callender, S.T.E., Moore, C.V. 359, *404*
Dubarry, J.J., s. Blanquet, P. 859, 860, 862, 867, *871*
Dubilier, L.D., s. Greenlaw, R.H. 853, *873*
Dubin, R., s. Charkes, N.D. *478*
Dublin, T.D., s. Vought, R.L. 137, *152*
Dubovsky, E.V., Logic, J.R., Tauxe, W.N., Diethelm, A.G., Sterling, W.A. 592, *678*
Ducasson, D., s. Blanquet, P. 860, 865, *871*
Duckert, F. 473, *478*
Duckert, F., s. Gruber, U.F. 474, *479*
Duckert, F., s. Jung, W. *480*
Duckert, F., s. Mueller-Brand, J. *481*
Ducloux, J.M., s. Batisse, R. 825, *833*
Dudley, A.W., Lunzer, St., Heyman, A. 3, *37*
Dudley, H.C., s. Mulry, W.G. 701, *742*
Duerst, M.L., s. Osgood, E.E. 433, *445*
Düx, A., s. Felix, R. 232, *257*
Düx, A., s. Winkler, C. *851*
Dufau, M.L., Dulmanis, A., Catt, K.J., Hudson, B. 198, *205*
Duffy, G.J., D'Auria, D., Brien, T.G., Ormond, D., Mehigan, J.A. 477, *478*
Duffy, G.J., Nardo, G.L. de, Abington, R.B. *478*
Duffy, G.J., s. D'Auria, D.A. 477, *478*
Dugal, P., s. Eikman, A.E. 807, *836*
Dugan, M.A., Kozar, J.J., Charkes, N.D., Maier, W., Budzynski, A. 474, 475, *478*
Dugan, M.A., Kozar, J.J., Ganse, G., Charkes, N.D. 474, 475, *478*
Dugan, M.A., Kozar, J.J., Ganse, G., Quap, C. 476, *478*
Dugan, M.A., s. Charkes, N.D. *478*
Duggan, J.M. 911, *914*
Dujovne, C.A., Strauss, H.W. 889, 911, *914*
Dujovni, M., s. Lubin, E. 814, 822, *842*
Duknic, M., s. Antic, M. 825, *832*
Dukor, P., Dietrich, F.M. 429, *442*
Dukor, P., Miller, J.F.A.P., Sacquet, E. 428, *442*
Dukstein, W., s. Farmelant, M.H. 513, 515, 576, *679*

Duley, J.W., s. Heck, L.L. 225, 231, 258
Dullian, K., s. Gramlich, F. 909, 915
Dulmanis, A., s. Dufau, M.L. 198, 205
Dunavant, B.G., s. Brookeman, V.A. 253, 255
Dunn, J.T., Chapman, E.M. 165, 173
Dunn, M.J., Tannen, R.L. 671, 678
Dunningan, J. 858, 872
Dunphy, J.E., s. Gadacz, Th. 900, 914
Dunson, G.L., Thrall, J.H., Stevenson, J.S., Pinsky, S.M. 488, 505
Dupont, J.R., s. Wart, C.A. van 97
Dupré, J. 857, 872
Dupuy, P., s. Moreau, J.F. 824, 844
Durand, M., s. Hoerni, B. 827, 839
Durbin, R.P., Carson, L., Nickel, A. 752, 756, 761
Dusault, L.A., s. Stebner, F.C. 106, 112, 115
Duszinski, D.O. 745, 750, 761
Duszinski, D.O., Jewett, Th.C., Allen, J.E. 745, 750, 761
Dutheil, M., s. Desgrez, A. 769, 836
Duthie, J.S., s. Mavor, G.E. 473, 481
Duthie, M.B., s. Philp, J.R. 172, 173
Dutton, R.E., s. Chernick, V. 226, 255
Dutton, R.E., s. Lopez, Majano, V. 225, 259
Duve, C. de, s. Baggiolini, M. 414, 440
Duvoisin, G.E., Brandenburg, R.O., McGoon, D.C. 461, 466
Dworkin, H.J., Gutkowski, R.F. 227, 228, 256
Dworkin, H.J., Hamilton, C., Simeck, C.M., Beierwalters, W.H. 224, 256
Dworkin, H.J., Smith, J.R., Bull, F.E. 225, 252, 256
Dworkin, H.J., s. Gutkowski, R.F. 882, 915
Dworkin, H.J., s. Meighan, J.W. 147, 151
Dyke, D. van 372, 374, 375, 377, 392, 411
Dyke, D. van, Anger, H.O. 377, 391, 411
Dyke, D. van, Anger, H.O., Parker, H., McRae, J., Dobson, E.L., Yano, Y., Naets, J.P., Linfoot, J. 392, 411
Dyke, D. van, Anger, H.O., Pollycove, M. 375, 411
Dyke, D. van, Anger, H.O., Yano, A. 375, 377, 392, 401, 411
Dyke, D. van, Anger, H.O., Yano, Y., Bozzini, C. 703, 743
Dyke, D. van, Shkurkin, C., Price, D., Yano, Y., Anger, H.O. 375, 377, 411
Dyke, D. van, Shurkin, C., Price, D., Yano, Y., Anger, H.O. 439, 447

Dyke, D. van, s. Anger, H.O. 375, 402
Dyke, D.C. van, s. Yano, Y. 705, 743
Dyken, M., s. Goodman, J.M. 38
Dyken, M., s. Mishkin, F.S. 43
Dykes, P.W. 775, 836
Dykes, P.W., Jones, J.H. 775, 836
Dymling, J.F., Wendeberg, B. 701, 741
Dymling, J.F., s. Danielsson, L.G. 701, 741
Dyson, N.A., Hugh-Jones, P., Newbery, G.R., Sinclair, J.D., West, J.B. 265, 271, 273, 330
Dyson, N.A., Hughes-Jones, P., Newbery, G.R., West, J.B. 265, 271, 273, 330
Dyson, N.A., s. Dollery, C.T. 265, 271, 330

Eakins, J.D., Brown, D.A. 385, 404
Eakins, J.D., s. Jacobs, A. 357, 359, 406
Eales, L., s. Dowdle, E. 797, 836
Earlam, R.J. 523, 678
Earley, L.E., s. Kountz, S.L. 526, 585, 649, 686
East, J., s. Parrott, D.M.V. 426, 446
Eastham, S., s. Higgins, H.P. 131, 150
Eastland, D.K., s. Pircher, F.J. 232, 261
Eastman, C.J., s. Burke, C.W. 117, 148, 161
Eastman, C.J., s. Jacobs, H.S. 156, 162
Eaton, S.B. 858, 872
Eaton, S.B., James, A.E., Potsaid, M.S., Fleischner, F.G. 238, 256
Eaton, S.B., Potsaid, M.S., Lo, H.H., Beaudien, E. 862, 865, 872
Eaton, S.B., s. James, A.E. 238, 258
Ebbe, S. 463, 466
Ebbe, S., Stohlman, F., Jr. 450, 466
Ebbe, S., Stohlman, F., Jr., Donovan, J., Howard, D. 451, 466
Ebbe, S., Wittels, B., Dameshek, W. 458, 466
Ebbe, S., s. Baldini, M.G. 449, 452, 453, 465
Eber, O., s. Goebel, R. 860, 873
Eber, O., s. Leb, G. 234, 259
Eber, O., s. Wascher, H. 538, 644, 696
Ebert, R.V., s. Loken, M.K. 278, 280, 285, 287, 288, 289, 332
Ebinger, H., s. Biersack, H.J. 770, 794, 797, 833
Eck, J.H.M. van, Penning, L. 37
Eck, J.H.M. van, Woldring, M.G. 37
Eckelman, W., Richards, P., Atkins, H.L., Hauser, W., Klopper, J.F. 882, 914

Eckelman, W., s. Robinowitz, M. 252, 262
Eckelman, W.C., s. Atkins, H.L. 882, 913
Eckelman, W.C., s. Steigman, J. 626, 695
Eckelmann, W.C., Meinken, G., Richards, P. 678
Eckelmann, W.C., Richards, P. 625, 626, 627, 678
Eckelmann, W.C., s. Grove, R.B. 349, 351
Eckelmann, W.C., s. Klopper, J.F. 625, 627, 686
Eckert, C.L., s. Tsapogas, M.J. 474, 483
Eckhardt, W., s. Creutzig, H. 702, 740
Eckhardt, W., s. Hormann, R. 40
Eckhardt, W., s. Zeidler, U. 2, 5, 26, 49
Economopoulos, B., s. Albert, S.N. 353, 402
Economos, D., Prosalentis, A., Leventis, A. 37
Economou, S.G., s. Becker, F.O. 140, 148
Ectors, M., Abramovici, J., Jonckheer, M.H. 37
Eddleston, A.L., Blendis, L.M., Osborn, S.B., Williams, R. 783, 836
Eddleston, A.L., Rake, M.O., Pagaltsos, A.P., et al. 811, 814, 821, 836
Edel, H.H., s. Bohle, A. 526, 592, 675
Edel, H.H., s. Heidenreich, P. 526, 550, 682
Edel, H.H., s. Hör, G. 526, 528, 539, 548, 550, 552, 585, 661, 683
Edel, H.H., s. Pichlmaier, H. 661, 691
Edeling, C.-J., s. Fogh, J. 500, 505
Edelstyn, G.A., s. Gillespie, P.J. 771, 792, 838
Edelmann, C., Jr., s. Blaufox, M.D. 611, 675
Edhag, O., s. Böttiger, L.E. 463, 465
Edlund, Y., s. Ekholm, R. 858, 873
Edmonds, C.J., Smith, T., Barnaby, C.F. 179, 183
Edmondson, H.A. 809, 836
Edström, R. 37
Edwards, C.L., Andrews, G.A., Sitterson, B.W., Kniseley, R.M. 377, 404
Edwards, C.L., Hayes, R.L. 349, 351, 485, 505
Edwards, C.L., Hayes, R.L., Nelson, B. 505
Edwards, C.L., s. Kniseley, R.M. 375, 407, 438, 444
Edwards, C.L., s. Vodopick, H. 463, 469
Edwards, C.R.W., Chard, T., Kitau, M.J., Forsling, M.L. 190, 205

Edwards, D.A.W., s. Rowlands, E.N. 99, *115*
Edwards, P.W., s. Barnes, A.D. 550, *674*
Edwards, R., Gilby, E.D. 193, *205*
Edwards, R., s. Abraham, G.E. 217, *219*
Edwards, R.A., s. Kuhl, D.E. 41, 778, *841*
Edwards, W.G., Jr., Strong, C.G., Hunt, J.C. 663, *678*
Efsing, H.O., s. Cronquist, S. *36*
Eger, H., s. Endert, G. *478*
Egert, H., s. Höfer, R. 438, *443*
Eggel, H. 809, *836*
Egger, B., s. Heidenreich, P. 629, 648, *681*
Egger, G., s. Kummer, H. 462, 464, *467*
Egleston, T.A., s. Rodriguez-Antunez, A. 859, 860, 862, 866, 867, *875*
Ehn, L., s. Höglund, S. 363, *406*
Ehrhardt, J.C., s. Chaudhuri, T.K. 377, 391, 401, *403*
Ehrhardt, H., s. Huhn, D. 391, *406*
Eichling, J., s. Rhoton, A.L. *45*
Eichmann, J., s. Grundmann, R. 526, *680*
Eickenbusch, W., Koka, R., Stute, A. *836*
Eickenbusch, W., Stute, A., Chen, T. 804, *836*
Eide, J. 625, 626, *678*
Eigler, F.W. *678*
Eigler, F.W., s. Heberer, G. 533, *681*
Eiichi, O., Buskirk, C.V., Workman, J.B. *93*
Eikman, A.E., Cameron, J.L., Colman, M., Natarajan, T.K., Dugal, P., Wagner, H.N., Jr. 807, *836*
Einhorn, J., Hulten, M., Lindsten, J., Wicklund, H., Zetterquist, P. 165, *173*
Einhorn, J., s. Beling, U. 165, *173*
Eika, C., s. Abrahamsen, A.F. 461, *465*
Eikman, E.A., s. Klingensmith, III, W.C. 911, *916*
Eikman, E.A., s. McIntyre, P.A. 377, *408*
Eisen, M., Altroch, K., Pixberg, H.U., Pfannenstiel, P. 647, *678*
Eisen, M., s. Hahn, K. 611, 614, *680*
Eisenberger, F., s. Heinze, H.G. 522, 584, 647, *682*
Eisenberger, F., s. Pfeifer, K.J. 598, 616, 649, *691*
Eisenburg, J., s. Scherer, U. 787, *847*
Eisenburg, J., s. Schmidt, M. 775, *847*
Eisenhardt, H.J., s. Meurer, K.A. *689*
Eisenmann, J.I., s. Gazzaniga, A.B. *479*
Eisenstein, R., s. Becker, F.O. 140, *148*

Eisentraut, A.M., s. McCall, M.S. 436, *445*
Eiser, N.M., s. Van't Hoff, W. 131, *152*
Eisler, M., s. Gordon, A.S. 419, *443*
Eissner, D., Hahn, K., Grimm, W., Wolf, R., Altwein, J.E. 613, 614, *678*
Eissner, D., s. Hahn, K. 611, 614, *680*
Eistola, P., s. Waltimo, O. *48*
Ek, J., s. Denneberg, T. 517, 518, 620, *678*
Ekengren, K., s. Aperia, A. 659, *673*
Ekholm, R., Edlund, Y., Zelander, T. 858, *873*
Ekins, Berson *189*
Ekins, R. 187, 189, 196, *205*
Ekins, R., Newman, B. 185, 189, 196, 197, 199, *205*
Ekins, R.P. 187, 189 196, 197, *205*
Ekins, R.P., s. Bakarat, R.M. 198, *204*
Ekins, R.P., s. Chan, V. 156, 157, *161*
Ekins, R.P., s. Jacobs, H.S. 156, *162*
Ekman, C.A., s. Bergstrand, I. 884, *913*
Eldridge, R., s. Young, D.F. *49*
El-Garhy, M., s. Razzak, M.A. *45*
Eliason, J.F., s. Goldwasser, E. 364, *405*
Elke, M., s. Locher, J.T. 791, *842*
Elkeles, A., s. Sorsby, A. 1, *47*
Elkousy, A.M., s. Abdel-Dayam, H.M. 812, 814, 822, *832*
Ell, P.F., Britton, K.E., Farrer-Brown, G., Keeling, D.H., Jellife, A.M., Wrod, T.P. 907, *914*
Ell, P.J., Lotritsch, K.H., Hilbrand, E., Meixner, M., Barolin, G., Scholz, H. 4, 26, *37*
Ellestad, M.H., s. Dore, E.K. 242, 243, *256*
Ellett, W.H., s. Smith, E.M. 253, *262*
Elliott, J., s. Winter, C.C. 535, 536, *697*
Ellis, J.H., s. Steele, P. 461, *469*
Ellis, R.E., 253, *256*
Ellis, S.M., s. Jacobs, H.S. 156, *162*
Elmlinger, P.J., Huff, R.L., Tobias, C.A., Lawrence, J.H. 390, *404*
Elrod, I.W., s. Cooper, M.R. 458, 460, 464, *466*
Elsässer, E., s. Büll, U. 528, 606, *676*
Elveback, L.R., s. Dayton, D.A. 626, *677*
Elveback, L.R., s. Maher, F.T. 623, *688*
Elwood, Ch.M., s. Sigman, E.M. 625, *694*
Emde, H., s. Lange, S. 497, *506*
Emerson, C.P., s. Sullivan, L.W. 457, 458, *469*
Emery, E.W., s. Campbell, A. 397, 399, *403*

Emmrich, J., s. Emrich, D. 528, 529, *678*
Emrani, J., s. Oberhausen, E. 617, 629, 631, *690*
Emrich, D. 453, *466*, 510, 678, 808, *836*
Emrich, D., Breitschuh, H., Hesch, R.D., Ritter, G., Breuel, H.P. *37*
Emrich, D., Kleinfeld, G., Bartholomé, Hesch, R.D., Scheler, F., Emmrich, J. 528, 529, *678*
Emrich, D., s. Bargon, G. 518, *674*
Emrich, D., s. Breuel, H.-P. 798, *834*
Emrich, D., s. Nowrousian, M.R. 525, 549, 598, *690*
Emrich, J., s. Markoe, A.M. 855, *874*
Enderlin, F., s. Sauer, R. 526, 585, *693*
Endert, G., Eger, H., Kleinert, P., Klose, E. *478*
Endert, G., Kaselow, D., Steinwandt, G., Klose, E. *479*
Endler, P., s. Knipping, H.W. 265, *331*
Endow, J., s. Halpern, S. 540, *681*
Endow, J.S., s. Krishnamurthy, G.T. 767, *841*
Endow, J.S., s. Tubis, M. 849, 854, *876*
Endow, J.S., s. Winston, M.A. 858, *876*
Enenstein, J., s. Halkol, A. 569, *680*
Enfors, B., Lind, M., Söderborg, B. 106, *113*
Eng, L.F., s. Miles, L.E.M. 203, *206*
Engbring, N.H. *37*
Engelberg, W., s. Murphy, B.E.P. 197, *207*
Engelhart, G., Fridrich, R. 745, 747, 754, *761*
Engelhart, G., s. Fridrich, R. 745, 746, 747, 754, *761*
Engelmann, C., s. Dabels, J. 461, *466*
Engeset, A. 497, *505*
Engeset, A., Connum, A. *37*
English, D.K., Andersen, B.R. 437, *442*
English, D.K., Andersen, B.R., Akalin, H.E. 437, *442*
Engstedt, L., s. Larsson, L.-G. 377, *407*
Engstrom, M.A., s. Winstead, M.B. 767, *851*
Enlander, D., Weber, P.M., Remedios, L.V. dos 540, *678*
Enot, K.J., s. Handel, St. F. *39*
Ensslen, R. 500, *505*
Entringer, M.A., s. Robinson, W.A. 419, 420, *447*
Eppers, J., s. Klapdor, R. 775, *841*
Epstein, M., s. Hollenberg, N.K. 652, 662, 671, *684*
Erbe, W., Freisenhausen, H.D. 828, *836*

Erbs, G., s. Georgi, P. 51, 54, 60, 61, 83, 88, *94*
Erd, W., Fritzer, W., Höfer, R., Oei, H.J., Pfeiffer, G. *679*
Erd, W., Gasser, G., Höfer, R., Niedoba, H. 562, 593, 607, 608, 611, *679*
Erd, W., Havlik, E., Salambascher, L., Höfer, R. 577, *679*
Erd, W., Havranek, Ch., Höfer, R., Krepler, P. 593, 606, 607, 608, 611, *679*
Erenberg, G., s. Golden, G.S. *38*
Erhardt, F., Marschner, I., Pickardt, R.C., Scriba, P.C. 160, 161, *162*
Erhardt, L.R., Lundman, T., Mellstedt, H. 473, *479*
Ericson, A.D., s. Matthew, N.T. *42*
Erlanger, F., Borek, F., Beiser, S.M., Lieberman, S. 218, *220*
Erlinger, S., Dhumeaux, D., Desjeux, J.F., Benhamou, J.P. 797, *836*
Ernst, H. 245, *256*
Ernst, H., Bräuer, H., Meissner, G. 245, *256*
Ernst, H., Geginat, G. 109, *113*
Ernst, H., Herxheimer, H., Koppenhagen, K., Nieding, G. v. 232, 242, *256*
Ernst, H., Iglauer, E., Kronschwitz, H., Spode, E. 224, *256*
Ernst, H., Koppenhagen, K. 245, *256*
Ernst, H., Krüger, J. 245, *256*
Ernst, H., Krüger, J., Vessal, K. 318, *330*
Ernst, H., s. Gerstenberg, E. 309, 314, 320, *330*
Ernst, H., s. Gibel, W.H. 224, *257*
Ernst, H., s. Koppenhagen, K. 232, 240, 241, 259, 313, *331*
Ernst, H., s. Krüger, J. 231, 234, *259*
Ernst, H., s. Luther, M. 231, 240, 250, *260*
Ernst, H., s. Oeser, H. 314, *332*
Ernström, U., Hedback, A.-L. 428, *442*
Ernström, U., Sandberg, G. 428, *442*
Erslev, A.J., s. Schumacher, H.R. 364, *410*
Erwald, R., s. Strandell, T. 771, *848*
Esch, I., Placheta, P., Gaul, G., Rauscher, W. 670, 671, *679*
Eschapasse, H., s. Laporte, J. 831, *842*
Eschbach, J.W., s. Cook, J.D. 366, 368, 369, 370, 371, 372, 380, 388, *403*
Eschbach, J.W., s. Finch, C.A. 366, 367, 368, 369, 370, 372, 379, 388, 390, *404*
Escovitz, E., s. Charkes, N.D. *478*
Eskol, A. 193, *205*
Espada, J., s. Fisher, J.W. 364, *404*

Espiritu, C.R., Rolfs, H.E. 859, 867, *873*
Esteban, J., Lasa, R., Perez-Modrego, S. 349, *351*
Etanie, N., s. Goriga, Y. 860, *873*
Etcheverry, M.A., s. Varela, J.E. 398, *411*
Etter, H., s. Knüsel, H. 528, 535, *686*
Eurenius, K., Mortensen, R.F., Meserol, P.M., Curreri, P.W. 462, *466*
Evans, A., s. Bayly, R.J. 854, *871*
Evans, B.B., s. Bueschen, A.J. 606, 607, 609, *676*
Evans, D.S., s. Negus, D. 472, *481*
Evans, E.P., s. Micklem, H.S. 425, *445*
Evans, G.W., Curtin, F.G., McCarthy, H.F., Kieran, J.H. 829, 836, 898, 899, *914*
Evans, G.W., s. Warshaw, A.L. 901, *919*
Evans, R.D., s. Chapman, E.M. 163, *173*
Evans, R.D., s. Hertz, S. 117, *150*
Evans, R.G., s. Doppman, J.L. 212, *220*
Evans, T.C., s. Morrison, R.T. *43*
Evatt, B.L., Levin, J. 450, 463, *466*
Evens, R.G., s. Mikhael, M.A. 792, *843*
Evens, R.G., s. Secker-Walker, R.H. 234, *262*
Evered, D., Young, E.T., Tunbridge, W.M.G., Ormston, B.J., Green, E., Petersen, V.B., Dickinson, P.H. 172, *173*
Evered, D.C., Clark, F., Petersen, V.B. 145, *149*
Everett, N.B., Caffrey, R.W. 428, *442*
Everett, N.B., Caffrey, R.W., Rieke, W.O. 424, 425, 426, 427, *442*
Everett, N.B., Rieke, W.O., Reinhardt, W.O., Yoffey, J.M. 424, 427, *442*
Everett, N.B., Tyler, R.W. 424, 425, 426, 428, *442*
Everett, N.B., s. Caffrey, R.W. 428, *441*
Everett, N.B., s. Osmond, D.G. 427, *446*
Everett, N.B., s. Tyler, R.W. 428, 432, *447*
Everett, N.B., s. Yoffey, J.M. 425, 426, 428, *448*
Everette, A.J., Jr., s. Hosain, F. 54, 56, *94*
Ewe, K., Summerskill, W.H.J., Marcoux, J.P., Tauxe, W.N. 775, *836*
Ewerbeck, H. *37*
Eyler, W.R., Schuman, B.M., Sault, L.A. du, Hinson, R.E. 802, *837*
Eyler, W.R., s. McGinnis, K.D. *42*
Eyler, W.R., s. Stebner, F.C. 47, 106, 112, *115*
Ezenewa, J., s. Jucker, A. 248, *259*

Faarup, P. s. Hegedüs, V. 553, *681*
Fabié, M., s. Cadenat, H. 106, *113*
Fabricius, J., s. Brun, C. 652, *676*
Fache, J., s. Stryckmans, P.A. 418, *447*
Fadejew, N.P., Gershandwich, M.L., Jushkantsev, S.I. 247, *256*
Färber, D., Jülch, R., Czempiel, H. 606, 607, 608, 609, *679*
Färber, D., s. Jülch, R. 608, *685*
Fagan, J.A., Cowan, R.J. *37*
Faglia, G., Beck-Peccoz, O., Ferrari, C., Ambrosi, B., Spada, S., Trafaglini, P., Paracchi, S. 161, *162*
Fahrländer, H., s. Sauer, R. 788, 847, 909, *917*
Faille, A. s. Najean, Y. 367, 368, 370, 390, 391, *409*
Fair, R., Stamey, Th. A. 533, 673, *679*
Fair, W.R., s. Grazia, J.A. de 521, 569, *678*
Fairbanks, V.F., Tauxe, W.N., Kiely, J.-M., Miller, W.E. 487, *505*
Falconi, N., s. Desgrez, A. 769, *836*
Falk, V., Furkman, B., Lindell, S.E. 926, *930*
Falkensammer, M., s. Bauer, H. 573, *674*
Falkensammer, M., s. Riccabona, G. 796, *846*
Falkner, R., s. Vetter, H. 766, 768, *850*
Fallat, R.F., Powell, M.R., Kuepers, F., Lilker, E. 303, *330*
Falliers, C.J. 136, *149*
Fanconi, G. 457, *466*
Farber, E., Popper, H. 858, *873*
Farkas, I., s. Simkovics, M. *96*
Farmelant, M.H., Burrows, B.A. 512, 513, 514, 520, *679*
Farmelant, M.H., Dukstein, W., Burrows, B.A. 513, 515, 576, *679*
Farmelant, N.H., s. Hine, G.J. 520, 521, 576, 616, *683*
Farmelaut, M.M., s. Bekdick, F.C. 853, *871*
Farmer, F.T., s. Clayton, C.G. 923, *929*
Farmer, Th.W., Wise, G.R. *37*
Farquhar, M.G., s. Bainton, B.F. 414, *440*
Farrar, J.T., s. Vlahcevic, Z.R. *850*
Farrer, P.A., Saha, G.B., Shibata, H.N. 823, *837*
Farrer-Brown, G., s. Ell, P.F. 907, *914*
Fassbender, C.W., Hipp, E.G., Hühn, E.A. 701, *741*
Fassbender, C.W., s. Hühn, E.A. 577, *684*
Fassbender, G.F., Hipp, E.G., Hühn, E.A. 701, *741*
Fateh-Moghadam, A., s. Huhn, D. 391, *406*

Fateh-Moghadan, A., s. Lamerz, R. 776, *842*
Fattovich, G., s. Tori, G. 580, 595, *696*
Faul, P., s. Büll, U. 528, 606, *676*
Faul, P., s. Hör, G. 550, 585, *683*
Faust, D.S. s. Croll, M. *36*
Favregilly, L., s. Viala, J.J. 391, *411*
Fawley, D.E., s. Cooney, D.P. 451, *466*
Fawwaz, R.A., Winchell, H.S., Pollycove, M., Sargent, T. 358, *404*
Fawwaz, R.A., Winchell, H.S., Pollycove, M., Sargent, T. Anger, H., Lawrence, J.H. 355, *404*
Fawwaz, R.A., s. Pollycove, M. 367, *409, 846*
Fazio, C., Agnoli, A., Bava, G.L., Bozzao, C., Fieschi, C. 69, *93*
Federighi, C., s. Rosa, U. 215, *222*
Fedoruk, S.O., s. Nanson, M. *481*
Fedoruk, S.O., s. Palko, P.D. 472, *482*
Fedou, R., s. Laporte, J. 831, *842*
Fee, H.J., Prokop, E.K., Cameron, J.L., Wagner, H.N., Jr. 808, *837*
Fehm, H.L., s. Rothenbuchner, G. 161, *162*
Feigelson, J., Pecau, Y., Perez, R. 895, *914*
Feigin, D.S., Welch, D.M., Siegel, B.A., James, A.E. 18, *37*
Feind, C.R., s. Sloan, L.W. 118, *152*
Feindel, W.H. s. Murphy, J.T. *43*
Feindel, W.H., s. Yamamoto, Y.L. *49*
Feine, U. 342, 345, 347, *351*, 580, 609, *679*, 709, 710, 728, 736, 737, 738, *741*, 878, 897, *914*
Feine, U., Henkel, L. 701, *741*
Feine, U., Hilpert, P. 225, 231, *256*, 265, 271, 272, *330*
Feine, U., Winkel, K. zum 234, *256*, 351, *741*, 896, *914*
Feine, U., s. Fendel, H. 535, *679*
Feine, U., s. Gelinsky, P. 106, *114*
Feine, U., s. Müller-Schauenburg, W. 885, *916*
Feine, U., s. Pollack, J.M. *44*
Feinendegen, L.E., Bond, V.P., Hughes, W.L. 434, *442*
Feinendegen, L.E., s. Bond, V.P. 427, *440*
Feinendegen, L.E., s. Odartchenko, N. 429, *445*
Feitel, M., Oliver, W.J. 535, *679*
Feitelberg, S., s. Segal, R.L. 165, *174*
Felber, J.P. 218, *220*
Felix, G., s. Felix, R. 232, *256*
Felix, R., Assheuer, J., Havers, L., Schwabe, H., Bücheler, E., Behrenbeck, D. Felix, G., Winkler, C. 232, *256*
Felix, R., Knopp, R., Assheuer, J., Havers, L., Schwabe, H.U., Winkler, C. 237, *256*

Felix, R., Knopp, R., Assheuer, J., Behrenbeck, D.W., Havers, L., Schwabe, H.U., Winkler, C. 237, *257*
Felix, R., Simon, H., Ferlinz, R., Assheuer, J., Knopp, R., Stadeler, H.J., Winkler, C. 237, 240, *257*
Felix, R., Simon, H., Winkler, C. 241, *257*, 313, *330*
Felix, R., Winkler, C., Havers, L., Düx, A., Geisler, P. 232, *257*
Felix, R., s. Simon, H. 242, *262*
Felix, R., s. Winkler, C. 312, *334*
Fellerman, H., s. Streeten, D.H.P. 217, *222*
Fellinger, K., Vetter, H. 341, *351*
Fendel, H. 535, 536, 615, *679*
Fendel, H., Feine, U. 535, *679*
Fenton, J.C., s. Wellman, H.N. 238, *264*
Ferber, C. s. Steude, U. 516, *695*
Ferguson, A., Hutton, M.M., Maxwell, J.D. 911, *914*
Ferguson, C., s. Mark, R. 341, *351*
Ferguson, J.C., Mackay, N., Philip, J.A.D., Summer, D.J. 461, *466*
Ferguson, M.H., Naimark, A., Hildes, J.A. 99, *113*
Ferlin, G. 808, *837*
Ferlinz, R., s. Felix, R. 237, 240, *257*
Fermi, E. 117, *149*
Fernholz, H.J. 490, *505*
Fernholz, H.J., Müller, G. 472, 474, *479*
Fernholz, H.J., Müller, G., Kämmerer, K. 473, 474, *479*
Fernholz, H.J., s. Cen, M. 869, *872*
Ferrant, A., Lewis, S.M., Szur, L. 354, *404*
Ferrant, A., Linden, S. v. deer, Piret, L. 565, *679*
Ferrari, C., s. Faglia, G. 161, *162*
Ferrari, M., s. Touya, E. 84, *97*
Ferri, O., s. Rossi, R. 490, *506*
Ferrier, F.L., Hatcher, C.R., Jr., Achord, J.L., Abbott, OA., Whitehead, J.B. 808, *837*
Ferrini, C., s. Antognetti, L. 796, *832*
Fick, A. 924, *930*
Ficken, V., Halpern, S., Smith, C., Miller, L., Bogardus, C. 227, 251, *257*
Ficken, V., s. Halpern, S.E. *39*
Fickers, M., Speck, B. 463, *467*
Fiebach, O., Sauer, J., Ottto, H. *37*
Fiebach, O., s. Otto, H. 44, 71, 72, 76, *95*
Fiegel, P., s. Hecking, E. 576, *681*
Field, E.S., s. Nicolaides, A.N. 471, 472, *481*
Fieschi, C., s. Fazio, C. 69, *93*
Figdor, P.P., Hölti, G., Zekert, F., Zinnbauer, B. 647, *679*

Figueroa, J.E., Rodriguez-Antunez, A., Nakamoto, S., Kolff, W.J. 549, 550, *679*
Fill, H., s. Riccabona, G. 601, 604, *692*
Fillet, G., Cook, J.D., Finch, C.A. 367, *404*
Fillet, G., s. Paulus, J.M. 453, *468*
Fillion, E.J., s. Rodriguez-Antunez, A. 859, 860, 862, 866, 867, *875*
Filmer, R.B., s. Conway, J.J. 606, 607, 609, *677*
Filson, E.J., Rodriguez-Antunez, A. *37*
Finby, N., s. Micsky, L. 559, 608, *689*
Finch, C., s. Green, R. 361, 362, *405*
Finch, C.A. 362, *404*
Finch, C.A., Deubelbeiss, K., Cook, J.D., Eschbach, J.W., Harker, L.A., Funck, D.D., Marsaglia, G., Hillman, R.S., Slichter, S., Adamson, J.W., Ganzoni, A., Giblett, E.R. 366, 367, 368, 369, 370, 372, 379, 388, 390, *404*
Finch, C.A., s. Bothwell, T.H. 355, 365, 366, *403*
Finch, C.A., s. Cook, J.D. 356, 357, 358, 359, 363, 364, 366, 368, 369, 370, 371, 372, 380, 385, 388, *403*
Finch, C.A., s. Donohue, D.M. 368, *404*, 416, 417, 429, *442*
Finch, C.A., s. Fillet, G. 367, *404*
Finch, C.A., s. Giblett, E.R. 368, 369, *404*
Finch, C.A., s. Harker, L.A. 450, 453, 354, 456, *467*
Finch, C.A., s. Hosain, F. 366, 369, *406*
Finch, C.A., s. Layrisse, M. 356, *407*
Finch, C.A., s. Pirzio-Biroli, G. 356, *409*
Finch, S.C., s. Perillie, P.E. 436, 437, *446*
Finch, S.C., s. Spencer, R.P. *918*
Finck, E.J., s. Waxman, A.D. *850*
Finck, W., s. Schwartz, K.D. 808, 821, *847*
Fingerhut, A.G., s. Bernstein, G.A. 88, *93*
Fink, D.W. 900, *914*
Fink, R., s. Harper, P.V. *39*, 745, *762*
Fink, S., Ben-Porath, M., Jacobson, B., Clayton, G.D., Kaplan, E. 859, 862, *873*
Fink, S., s. Kaplan, E. 862, *874*
Finke, J., s. Heimpel, H. 379, 381, *405*
Finko, E., v. Clausen, C. 861, 865, 867, *872*
Finlay, A., s. Tannenberg, A.M. 547, *695*
Finley, T.N., s. Swenson, E.W. 307, *334*
Finston, R., s. Matin, P. 54, *95*

Fintelmann, V. 363, *404*
Firkin, B., s. O'Neill, B. 461, *468*
Firkin, B.G., Williams, W.J. 450, *467*
Firkin, B.G., s. Brodie, G.N. 461, *465*
Firkin, B.G., s. Castaldi, P.A. 454, 460, *465*
Firkin, B.G., s. Penny, R. 449, 454, 462, *469*
Firnau, G. 773, *837*
Firth, M.J., s. Gore, W.G. *479*
Firuzian, N., s. Junge-Huelsing, G. 547, *685*
Fischedick, O., s. Kühnemann, K.A. 248, *259*
Fischer, C.M., s. Adams, R.D. 89, *92*
Fischer, D.A., s. Odell, W.D. 191, *207*
Fischer, D.S., Solarie, E., Stewart, W. 862, *873*
Fischer, D.S., s. Spencer, R.P. 801, *848*
Fischer, J. 382, 383, *404*, 877, 882, 886, 893, 904, 906, 908, *914*
Fischer, J., Brod, K.H., Gamm, H., Wolf, R. 438, *442*
Fischer, J., Gamm, H., Brod, K.H., Wolf, R., Dennhardt, H., Roux, A. 375, *404*, 438, *442*
Fischer, J., Gamm, H., Wolf, R. 879, 886, 892, 905, 908, *914*
Fischer, J., Wolf, R. 378, 401, *404*, 881, 883, 884, 886, 890, 893, 906, *914*
Fischer, J., Wolf, R., Gamm, H. 878, 889, *914*
Fischer, J., Wolf, R., Leon, A. 877, 882, 886, 905, *914*
Fischer, J., s. Gamm, H. 377, 392, *404*, 438, *443*, 886, 893, *914*
Fischer, J. s. Gramlich, F. 909, *915*
Fischer, J., s. Jung, H. 488, 500, 502, *506*
Fischer, J., s. Mundschenk, H. 769, *844*
Fischer, J., s. Roux, A. 904, 905, *917*
Fischer, J., s. Wolf, R. 887, 892, 909, *919*
Fischer, K., s. Sanders, R.C. 827, *847*
Fischer, K.C., McKusick, K.A., Pendergrass, H.P., Potsaid, M.S. 4, *37*
Fischer, M., Mitrou, P.S., Hübner, K., Hauk, H., Lennert, K.A. 907, *914*
Fischer, R., Hennekeuser, H.H., Schaefer, H.E. 880, 905, *914*
Fischer, R., s. Hennekeuser, H.H. 375, *406*
Fischer, R.J., Miale, A. 10, *37*
Fish, M.B., Barnes, B., Pollycove, M. *37*
Fish, M.B., Pollycove, M., O'Reilley, S., Klentigan, A., Kock, R.L. *37*

Fisher, H.L., s. Snyder, W.S. 473, *482*
Fisher, J.W., Thompson, J.F., Espada, J. 364, *404*
Fisher, M., s. Green, M. 163, 165, *173*
Fitting, W. 374, 375, *404*
Fitz, A. 672, *679*
Fitz, A.E., s. Boyd, G.W. 663, 669, *675*
Fitzer, P.M. 801, *837*
Fiveash, A.E., s. Dalinka, M.K. 821, *835*
Flamant, R. s. Tubiana, M. 399, *411*
Flanagan, G., s. Roddich, J.W. 927, *930*
Flanc, C., Kakkar, V.V., Clarke, M.B. 472, 473, 474, *479*
Flanc, C., s. Clarke, M.B. 474, *478*
Flanc, C., s. Kakkar, V.V. 473, 474, *480*
Fleay, R.F., s. Vaughan, R.J. *48*
Fleischli, D.J., s. Reitz, R.E. 212, *222*
Fleischli, D.J., s. Wang, Ch.A. 212, *222*
Fleischmann, K., s. Heissen, E. 525, *682*
Fleischner, F.G., s. Eaton, S.B. 238, *256*
Fleming, J.F.R., Sheppard, R.H., Turner, V.M. 85, 88, 91, *93*
Fleming, J.F.R., s. Tator, C.H. 51, 62, *96*
Fleming, J.S., s. Kenny, R.W. 569, 577, *685*
Fleming, W.H., McIlraith, J.D., King, E.R. 701, *741*
Flentje, H., s. Deckart, H. 535, 626, *678*
Fletcher, A.P., s. Alkjaersig, N. 475, *477*
Fletcher, C.M., s. Burrows, B. 243, *255*
Fletcher, J.W., James, A.E., Holman, B.L. 245, 246, *257*
Fletcher, J.W., s. Solaric-George, E.A. 540, 550, 568, *694*
Fletcher, M.M., Workman, J.B. 106, *113*
Fleury, I., s. Blanquet, P. 859, 860, *871*
Flickinger, E.G., s. Horne, McD.K. III 378, 381, *406*
Fliedner, T.M. 428, *442*
Fliedner, T.M., Cronkite, E.P., Killmann, S.A., Bond, V.P. 415, 418, 423, 428, 430, 432, 433, 435, *442*
Fliedner, T.M., Cronkite, E.P., Robertson, J.S. 415, 418, 423, 428, 430, 432, 433, 435, *442*
Fliedner, T.M., Kesse, M., Cronkite, E.P., Robertson, J.S. 415, 418, 423, 428, 430, 432, 433, 435, *442*

Fliedner, T.M., Thomas, E.D., Meyer, L.M., Cronkite, E.P. 415, 418, 423, 428, 430, 432, 433, 435, *443*
Fliedner, T.M., s. Bond, V.P. 429, *440*
Fliedner, T.M., s. Cronkite, E.P. 416, 417, 418, 431, 435, *441*
Fliedner, T.M., s. Haas, R.J. 427, *443*
Fliedner, T.M., s. Killmann, S.A. 416, *444*
Fliedner, T.M., s. Rubini, J.R. 434, *447*
Fliedner, T.M., s. Stryckmans, P.A. 418, *447*
Fliegel, C.P., Dewanjee, M.K., Holman, L.B., Davis, M.A., Treves, S. 767, *837*
Flioni-Vyza, A., s. Cottrall, M.F. 778, *835*
Flipse, R.C., Gilson, A.J. *37*
Flohr, H., Würdinger, H. *257*
Florman, A.L., s. Levy, R.N. 457, *468*
Floyd, J.C., Jr., Beierwaltes, W.H., Dodson, V.N., Carr, E.A., Jr. 126, *149*
Floyd, R.M., s. Wiener, St.N. 569, *697*
Floyrac, R., s. Planiol, T. *44*
Flute, P.T., Howe, C.T. *479*
Flute, P.T., s. Kakkar, V.V. 473, 474, *480*
Fochem, K., Ogris, E., Breit, A., Reindl, P., Olbert, F.O., Fuchs, S.F., Neumann, I. 544, 595, 596, *679*
Focht, E.F., s. Furth, E.D. 228, 253, *257*
Fodor, I., s. Fodor, O. 793, *837*
Fodor, O., Cotul, S., Szantay, I., Nicoara, G., Pahomeanu, R. 788, *837*
Fodor, O., Cotul, S., Szantay, I., Tamas, S., Fodor, I. 793, *837*
Földi, M., s. Szegvári, M. 486, *507*
Fogh, J., Edeling, C.-J. 500, *505*
Foley, T.P., Jr., s. Abuid, J. 158, *161*
Follett, D.H., s. McCarthy, C.F. 787, *843*
Foltz, E.L., Ward, A.A. *93*
Foltz, E.L., s. Alkinson, J.R. *92*
Fonkalsrud, E.W., s. Richie, J.P. 829, *846*
Font, R.G., s. Gammill, S.L. 802, *837*
Fontaine, R., Gros, C., Wagner, R. 485, *505*
Fontana, R.S., s. Heidendal, G.K. 286, *331*
Forbes, G.S., Glenn, W.W.L., Lange, R.C. 293, *330*
Ford, C.E., s. Micklem H.S. 425, *445*

Ford, M.R., s. Snyder, W.S. 473, 482
Ford, W.L. 425, 427, *443*
Ford, W.L., Gowans, J.L. 425, *443*
Forde, K.A., Wolff, M., Fuld, S.L., Price, J.B. *837*
Fore, W., Wynn, J. 128, *149*
Forell, M.M., Stahlheber, H. *873*
Foreman, H., Trujillo, T.T. 626, *679*
Forland, M., Pullman, T.N., Lavender, A.R., Aro, I. 626, *679*
Forlano, H., s. Brenes, W.G. 517, *676*
Forsaith, A.L., s. Horwitz, N.H. 40
Forschner, D., s. Gelinsky, P. 106, *114*
Forsgren, L., s. Böttiger, L.E. 463, 465
Forsham, P.A., s. Imura, H. 218, *221*
Forshman, P.H., s. Pavlatos, F.Ch. 217, *221*
Forsling, M.L., s. Edwards, C.R.W. 190, *205*
Forssmann, W.G., s. Orci, L. 216, *221*
Forster, D.M.C., Bethell, A.N. 37
Forster, G.V., s. Clark, M.B. 212, *220*
Forster, J.H., s. Klatte, E.C. 553, *686*
Forsyth, E.M., s. Price, D.C. 362, 386, *409*
Forth, W., Rummel, W. 355, 356, 357, 363, *409*
Fortman, D.L., s. Robbins, P.J. 227, 228, *261*
Fortner, J.G., s. Shiu, M.H. 831, *848*
Fortýnová, J., s. Májský, A. 459, *468*
Fossati, G.C., Fumarola, D., Cerra, E., Cavalieri, D. 421, *443*
Foster, J.H., Dean, R.H., Pinkerton, J.A., Rhamy, R.K. 531, 670, 672, *679*
Foster, J.H., s. McAllister, R.G., Jr. *689*
Foster, J.H., s. Michelakis, A.M. *689*
Fotopoulos, A., Chiotelis, E., Koutoulidis, C., Dassiou, A., Papadimitriou, J. 767, *837*
Fouad, B.-I., s. Webber, M.M. 234, *264*
Fourestier, J., Gacon, J., Brisou, B., Stir, A. le, Morcelet, J.-L. 106, *114*
Fouyé, H., s. Bardy, A. 353, 384, *402*
Fowler, G.W., Williams, J.P. 32, *37*
Fowler, J.F., s. Dollery, C.T. 273, 280, *330*
Fowler, R.H. 900, *914*
Fowler, W.S., s. Stroebel, C.F. 390, *410*
Fox, J.S., s. McCullough, D.C. 87, 89, *95*
Fox, L.M., s. Sheagren, J.N. 783, *847*

Fraley, E.E., s. Harbert, J.C. 564, 568, *681*
Franchi, R., s. Tori, G. 580, 595, *696*
Franchimont, P. 191, *205*, 218, *221*
Franchimont, P., Hendrick, J.C. 218, *221*
Frank, P., Schenck, P., Würdinger, H., Metz, O., Scheurlen, H. 524, *679*
Franke, W.G., Hennig, K. 701, *741*
Franke, W.G., Johanssen, B.A., Hennig, K. 783, *837*
Franke, W.-G., s. Hennig, K. 234, 236, 237, 245, 246, 247, 248, *258*, 396, *406*, 538, 545, *682*, 905, 906, 907, 908, *915*
Frankkel, R.L., s. Johnston, G.S. 345, 349, *351*
Franklin, S.S., s. Bookstein, J.J. 531, 532, 534, *675*
Franz, E., s. George, J. 94
Franz, H.E., s. Winkel, K. zum 526, *698*
Franzén, S., s. Blombäck, B. *478*
Franzen, S., s. Larsson, L.-G. 377, *407*
Franzen, S., s. Visfeldt, J. 397, *411*
Fraser, G.R., Morgans, M.E., Trotter, W.R. 126, 134, *149*
Fraser, H.S., McCleod, W.M., Garnett, E.S., Goddard, B.A. 246, *257*
Fraser, H.S., s. Garnett, E.S. 246, *257*
Fraser, R., Harrisson, M., Ibbertson, K. 702, 703, *741*
Fraser, R., Harrisson, M., Jones, E. 702, 703, *741*
Fraser, R., s. Balint, J.H. 128, *148*
Fraser, R., s. Beevers, D.G. *674*
Fraser, R., s. Bull, G.M. 128, *148*
Fraser, T.R., s. Burke, C.W. 156, 157, *161*
Fraser, R., s. Sahadevan, V. 758, *763*
Frater, S.I., s. Mase, J.D. di 807, *836*
Frech, R.J., s. Cottrall, M.F. 862, *872*
Fred, H.L., Burdine, J.A., Jr., González, D.A., Lockhart, R.W., Peabody, C.A., Alexander, J.K. 305, *330*
Fredie, K.E., s. Gruber, U.F. 474, *479*
Freedberg, A.S., s. Halmolsky, M.W. 118, *150*
Freedlender, A.E., Fyhrquist, F., Hollemans, H.J.G. 663, *679*
Freedman, G.S. 878, 881, *914*
Freedman, G.S., s. Antar, M.A. 233, *254*, 801, *832*
Freedman, M.L., s. Karpatkin, S. *467*
Freedman, S., s. Gold, P. 776, *838*
Freedom, R.M., Treves, S. 891, 894, 910, *914*
Freeman, L., s. Kay, C. 557, 606, *685*

Freeman, L.M. 563, 578, 601, *679*, *837*
Freeman, L.M., Bernstein, R.G., Katz, M.C., Derman, A., Meng, C. *837*
Freeman, L.M., Chien-Hsing, M., Blaufox, M.D. 563, 580, *679*
Freeman, L.M., Goldman, St.M., Shaw, R.K., Blaufox, M.D. 547, *679*
Freeman, L.M., Johnson, Ph.M. 345, *351*, 538, 539, 540, 545, 547, 553, 565, 568, 569, 578, 579, 580, 583, 585, 595, 601, 605, 614, *679*
Freeman, L.M., Kay, C.J., Derman, A. 802, *837*
Freeman, L.M., Kay, C.J., Meng, C. 545, 546, *679*
Freeman, L.M., Mandell, C.H. 770, 812, 816, 823, *837*
Freeman, L.M., Megnert, P. 147, *149*
Freeman, L.M., Meng, C., Richter, M.W., Blaufox, M.D. 563, *679*
Freeman, L.M., Mindelzun, R. 563, 580, *680*
Freeman, L.M., s. Blaufox, M.D. 535, 557, 606, 611, *675*
Freeman, L.M., s. Chayes, Z. 826, *835*
Freeman, L.M., s. Chervu, L.R. 624, 650, *677*
Freeman, L.M., s. Goldman, S.M. 246, *257*
Freeman, L.M., s. Koenigsberg, M. 579, 583, *686*, 789, *841*
Freeman, L.M., s. Lutzker, L. 883, 898, *916*
Freeman, L.M., s. Raynaud, C. 564, *692*
Freiman, D.G. 238, *257*
Freinkel, N., s. Ingbar, S.H. 128, *150*
Freireich, E.J., s. Rieselbach, R.E. 53, *96*
Freis, E.D. 552, *680*
Freisenhausen, H.D., s. Erbe, W. 828, *836*
Freitag, J., s. Müller, U. 901, *916*
French, F.S., s. Strickland, A.L. 146, *152*
French, L.A., s. Carey, M.E. 35
French, L.A., s. Chou, S.N. 54, *93*
French, R.J., Johnson, P.F., Trott, N.G. 880, *914*
French, R.J., McCready, V.R. 701, *741*
Frenkel, V.Kh., Sosonkin 51, *94*
Frenzel, H., s. Novak, D. 249, *261*, 297, *332*
Frenzel, H., s. Wieners, H. 236, *264*
Freston, J., s. Clain, D. 801, *835*
Fresu, I., s. Cavallo, V. 824, *835*
Frey, G., s. Pfeifer, K.J. 585, 592, 625, 629, 631, 649, *691*
Frey, K.W., Büll, U., Hueber, M. 701, *741*

Frey, K.W., Heinze, H.G., Hör, G. 557, *680*
Frey, K.W., Hör, G., Heinze, H.G. 525, *680*
Frey, K.W., Hör, G., Steinhoff, H., Seidel, P. 535, 557, *680*
Frey, K.W., Sheybani, M.Sch., Sonntag, A., Fuchs, P. 701, *741*
Frey, K.W., Sonntag, A., Scheybani, M.Sch., Krauss, O., Fuchs, P. 701, *741*
Frey, K.W., s. Büll, U. 476, *478*, 528, 606, *676*, 701, 706, 738, *740*, 882, 883, 901, *913*
Frey, K.W., s. Haubold, V. 210, 211, *221*
Frey, K.W., s. Hör, G. 236, 240, 241, *258*, 514, 535, 550, 559, 585, *683*, 701, *742*
Frey, K.W., s. Langhammer, H. 498, *506*
Frey, K.W., s. Pfeifer, K.J. 545, 592, 625, 629, *691*
Frey, K.W., s. Pfisterer, H. 877, 884, *917*
Freychet, P., s. Tubiana, M. 172, *174*
Frick, W., s. Dihlmann, W. 733, *741*
Fricke, G., s. Simon, H. 242, *262*
Fridrich, H., Hartweg, H., Locher, J. 238, *257*
Fridrich, R. 472, 479, 745, 746, 747, 748, 749, *761*
Fridrich, R., Engelhart, G. 745, 746, 747, 754, *761*
Fridrich, R., Locher, J. *37*
Fridrich, R., Meier-Ruge, W., Engelhart, G. 745, 746, *761*
Fridrich, R., Schmitt, H.E. 472, 473, *479*
Fridrich, R., Schmitt, H.E., Madar, G., Widmer, L.K. *479*
Fridrich, R., Schmitt, H.E., Wälti, F., Widmer, L., Madar, G. *479*
Fridrich, R., Stalder, G.A. 745, 752, 753, 754, *761*
Fridrich, R., Stalder, G.A., Locher, J., Heinims, P. 745, 747, *761*
Fridrich, R., Wey, W. 106, *114*
Fridrich, R., s. Engelhart, G. 745, 747, 754, *761*
Fridrich, R., s. Gruber, U.F. 474, *479*
Fridrich, R., s. Hell, K. 745, *762*
Fridrich, R., s. Jung, W. *480*
Fridrich, R., s. Kunzli, H.F. 771, *841*
Fridrich, R., s. Locher, J.Th. 230, 232, *259*
Fridrich, R., s. Müller-Brand, J. 305, 307, *332, 481*
Fridrich, R., s. Pochon, J.P. 535, *692*
Fridrich, R., s. Sauer, R. 526, 585, *693*, 706, *742*, 788, *847*
Friedberg, F., Tarver, M., Greenberg, D.M. 853, *873*

Friedell, H., s. Benjamin, P.O. 227, *255*
Friedell, H.L., s. Treadwell, A. 701, *743*
Friederiszick, F.K., s. Ball, F. 535, 557, *674*
Friedman, B., Lewis, S.M., Glass, H.I., Szur, L., Watson, I.A. 882, *914*
Friedman, B.I., s. Crandell, D.C. 776, *835*, 883, *913*
Friedman, B.I., s. Rockett, J.F. 826, *846*
Friedman, W.W., Braunwald, E. 236, 240, 241, *257*
Friedrich, M., Weskamp, P., Botsch, H., Oeff, K. 775, *837*
Friedrich, R., s. Sauer, R. 909, *917*
Friend, J.R., Kakkar, V.V. 473, *479*
Friend, J.R., s. Kakkar, V.V. 472, 473, *480*
Friesen, C., s. Reisner, E.H. 454, *469*
Frigeni, G., Gaini, S.M. Paoletti, P., Villani, R. 90, *94*
Friis, Th., s. Kogsgaard, A.R. 512, *686*
Frisbie, J.H., s. Roberts, R.C. 473, *482*
Frisch, J., s. Ludescher, E. 644, 645, *688*
Frischauf, H., Honetz, N., Keibl, E. 390, *404*
Frischauf, H., s. Imhof, H. 569, *684*
Frischauf, H., s. Kletter, K. 623, *686*
Frischbier, H.-J., s. Keiser, D. von 499, *506*
Fritsch, B.A., s. Kukral, J.C. 776, *841*
Fritsch, W.P., Hausamen, T.U., Rick, W. 757, 758, 759, *761*
Fritsch, W.P., Müller, J., Rick, W., Hausamen, T.U. 757, 758, 759, *761*
Fritsch, W.P., s. Hausamen, T.U. 758, *762*
Fritz, H., s. Hennig, K. 236, 248, *258*
Fritz, W., s. Becker, Ch. 558, *674*
Fritzer, W., s. Erd, W. *679*
Fritzsche, H., Kroiss, A., Höfer, R. 161, *162*
Frödin, L., s. Wibell, L. 584, *679*
Fröhlich, G., Inoue, Y., Magnus, H.E. 500, *505*
Fröhlich, G., Invue, Y., Magnus, H.E. 349, *351*
Fröhlich, H., s. Schmitz-Feuerhake, I. 651, 657, 661, *695*, 770, *847*
Froesch, E.R., Müller, W.A., Bürgi, H., Waldvogel, M., Labhart, A. 215, *221*
Frösner, G.G. 776, *837*
Frommhold, H., s. Hünig, R. *40*
Frommhold, W., Gerhardt, P. *351*
Frommhold, W., s. Pfeffer, K.H. 524, *691*

Fromowitz, A., s. Blaufox, M.D. 652, 658, *675*
Front, D., s. Penning, L. 11, *44*
Frost, H., s. Büll, U. 476, *478*
Frühling, J., Vincent, J.L., Hoedan, R. van der, Delcourt, A. 861, *873*
Frühling, J., s. Henry, J. 865, *873*
Fruhling, J., Balikdjian, D. 798, *837*
Fuchs, E., s. Schwartz, K.D. 808, 821, *847*
Fuchs, P., s. Frey, K.W. 701, *741*
Fuchs, S.F., s. Fochem, K. 544, 595, 596, *679*
Fuchs, W.A., Voegeli, E., Schwegler, N., Hünig, R., Rösler, H. *837*
Fueger, G., s. Ladurner, G. *41*
Fueger, G.F. 701, *741*
Füger, G.F., Koller, W.A.F., Summer, K. *37*
Fueger, G.F., Tscherne, H., Schwarz, G., Szyskovitz, R. 701, *741*
Fueger, G.F., s. McAfee, J.G. *42*, 227, *260*, 921, *930*
Fueger, G.F., s. Tscherne, H. *743*
Fuenzalida, S., Bennet, R., Larson, J. 54, *94*
Füzi, M., s. Csetényi, J. 227, *255*
Fujii, M., s. Inoue, R. 775, *840*
Fujimoto, Y., Oka, A., Nagataki, S. 140, *149*
Fujita, M., Yabe, A., Heno, K., Oshino, M., Okuyama, N. 704, *741*
Fukuchi, S., Nakajima, K., Michimata, Y., Tsuchida, S. 663, 665, 669, *680*
Fukuda, A., s. Tada, S. 807, *849*
Fukuda, N., s. Matsumoto, T. 777, *843*
Fukuhisa, K., s. Matsumoto, T. 777, *843*
Fukushima, T., s. Strauss, H.W. 237, *262*
Fukuta, H., s. Craddock, C.G. 433, 434, *441*
Fuld, S.L., s. Forde, K.A. *837*
Fulghum, J.S., Adcock, D.F., Guinto, F.C., Krigman, M.R., Radcliffe, W.B. *38*
Fullerton, H.W., s. Ogston, C.M. 475, *481*
Fultz, M., s. Heck, L. 120, *150*
Fumarola, D., s. Fossati, G.C. 421, *443*
Funck, D.D., s. Finch, C.A. 366, 367, 368, 369, 370, 372, 379, 388, 390, *404*
Funck-Brentano, J.L., s. Blaufox, M.D. 510, 576, 652, *675*
Funck-Brentano, J.L., s. Grünfeld, J.P. 652, *680*
Funck-Brentano, J.L., s. Winkel, K. zum 510, 526, 579, 581, 582, *698*
Fung, H.Y.N., v. Hollenberg, N.K. 662, *684*
Funk, D.D. 364, 366, *404*

Funk, D.D., s. Cook, J.D. 366, 368, 369, 370, 371, 372, 380, 388, *403*
Furkman, B., s. Falk, V. 926, *930*
Furth, E.D., Okinaka, A.J., Focht, E.F., Becker, D.V. 228, 253, *257*
Furuyama, S., Mayes, D.M., Nugent, C.A. 218, *221*, 663, *680*
Furuyama, S., s. Mayes, D. 663, *689*
Futch, C., Zikria, B.A., Neu, H.C. 827, *837*
Fuzy, M., Korika, S., Tarjan, G. 907, *914*
Fyhrquist, F., s. Freedlender, A.E. 663, *679*
Fyhrquist, F., s. Goodfriend, T.L. 664, *680*

Gabbe, E.E., s. Bender-Götze, C. 361, *403*
Gabbe, E.E., s. Heinrich, H.C. 355, 356, 357, 358, 359, 360, 361, 362, 384, *405, 406*
Gabriel, E., s. Gerhard, H. *38*
Gabriele, G. de, Penington, D.G. 463, *466*
Gabrio, B.W., s. Donohue, D.M. 368, *404*
Gabunija, R.J., Klimova, M.E., Gorki, L.A., Sosin, L.D. 862, *873*
Gacon, J., s. Fourestier, J. 106, *114*
Gadacz, Th., Way, L.W., Dunphy, J.E. 900, *914*
Gaddie, J., s. Mavor, G.E. 473, *481*
Gaedt, R., s. Uthgenannt, H. 795, *850*
Gagne, G., s. McAfee, J.G. 605, *689*
Gahres, E.E., s. Paul, J.D., Jr. 921, *930*
Gaillard de Collogny, L., s. Meyniel, G. 106, *114*
Gaini, S.M., s. Frigeni, G. 90, *94*
Gaisford, W.D., s. Zuidema, G.D. 855, *876*
Galambos, J.T., McLaren, J.R. 797, *837*
Galbraith, P.R., Valberg, L.S., Brown, M. 415, *443*
Galbraith, P.R., s. Haskill, J.S. 422, *443*
Galen, N.R., Schlegel, J.U. 564, 601, *680*
Gallagher, N.G., s. Sevitt, S. 471, 473, *482*
Galle, B., s. Schwartz, K.D. 613, *695*
Gallucci, L., s. Bianchi, C. 634, 644, *674*
Gallus, A.S. *479*
Gallus, A.S., Hirsh, J., Tuttle, R.J., Trebilcock, R., O'Brien, S.E., Carroll, J.J., Minden, J.H., Hudecki, S.M. 474, *479*
Gallus, A.S., s. Hirsh, J. *480*
Galt, J.M., Tothill, P. 228, 229, 231, 252, 253, *257*
Galvan, G., s. Pohl, G. 790, *845*

Gamertsfelder, C.C., s. Kornberg, H.A. 224, *259*
Gamlen, T.R., Ackery, D.M., Grant, R.W. et al. 810, *837*
Gamm, H., Fischer, J., Wolf, R. 377, 392, *404*, 886, 893, *914*
Gamm, H., Kröger, J., Preiss, J., Roux, A., Habighorst, L., Fischer, J., Stelzig, H., Wolf, R. 438, *443*
Gamm, H., Preiss, J., Fischer, J., Wolf, R. 438, *443*
Gamm, H., s. Fischer, J. 375, *404*, 438, *442*, 878, 879, 886, 889, 892, 905, 908, *914*
Gamm, H., s. Jung, H. 488, 500, 502, *506*
Gammal, T. el, s. Brooks, T. *35*
Gammal, T. el, s. Holloway, W. *39*
Gammill, S.L., Maxfield, W.S., Font, R.G., Sparks, R.D. 802, *837*
Ganatra, R.D., s. Ramanathan, P. 823, 826, *846*
Ganatra, R.D., s. Sharma, S.M. 911, *918*
Gandel, P., s. Wellman, H.N. 238, *264*
Ganguli, P.C., s. Hunter, W.M. 194, *206*
Ganguli, P.C., s. Leyland, M.J. 363, 364, *407*
Ganse, G., s. Dugan, M.A. 474, 475, 476, *478*
Ganzoni, A., s. Finch, C.A. 366, 367, 368, 369, 370, 372, 379, 388, 390, *404*
Ganzoni, A.M. 369, 370, *404*
Ganzoni, A.M., s. Hahn, D. 367, *405*
Garafola, J.H., s. Park, C.H. 807, *845*
Garcia, A.M., s. Straffon, R.A. 529, *695*
Garcia, J.F., s. Huff, R.L. 369, *406*
Garcia-Bemgochea, F., s. Williams, C.M. 4, *48*
Garcia Guelfi, A., s. Touya, E. 84, *96, 97*
Gardner, F.H., s. Aas, K.A. 449, 450, 451, 454, *465*
Gardner, F.H., s. Cohen, P. 449, 450, 454, 461, *466*
Gardner, F.H., s. Murphy, S. 452, *468*
Gardner, W.J., s. Young, D.F. *49*
Gárdos, G., s. Goldschmidt, B. 461, *467*
Garfunkel, F. 901, *915*
Garg, S.K., s. Karpatkin, S. *467*
Gargano, F.P., s. Sheldon, J.J. *46*
Garnett, E.S., Bayly, R.J., Marlow, C.G. 227, 229, *257*
Garnett, E.S., Goddard, B.A., Fraser, H.S., Macleod, W.M. 246, *257*
Garnett, E.S., Parsons, V., Veall, N. 626, *680*

Garnett, E.S., s. Fraser, H.S. 246, *257*
Garnham, J.R., s. Royston, C.M.S. 757, *763*
Garnier, G., s. Planiol, Th. 924, *930*
Garreta, A.C. de, s. Rochna Viola, E.M. 359, *410*
Garriga, S., Crosby, W.H. 903, *915*
Garry, R., s. Ormston, B.J. 161, *162*
Garti, I., s. Lubin, E. 822, 826, *842*
Garza, L.R., s. Alarcón-Segovia, D. 106, *113*
Gasser, G., s. Erd, W. 562, 593, 607, 608, 611, *679*
Gasson, P.W., s. Baird, D.Th. 534, *674*
Gates, C.F., Dore, E.K., Taplin, G.V. *38*
Gates, G.A. 106, *114*
Gates, G.F., Dore, B.K. 771, 827, *837*
Gates, G.F., Gwinn, J.L., Lee, F.A., Payne, V.C., Jr. 827, *837*
Gates, G.F., Orme, H.W., Dore, E.K. 250, *257*
Gatson, P., s. Ikkos, D. 824, *839*
Gaudet, M., s. Mabille, J.P. 825, *843*
Gaudino, M., Levitt, M.F. 628, *680*
Gaul, G., s. Esch, I. 670, 671, *679*
Gauthier, J.C., s. Hermitte, F.L. *39*
Gauwerky, F., Seitz, D. *38*
Gavras, H., s. Laragh, J.H. 663, 669, 672, 673, *687*
Gayer, J. 619, 628, *680*
Gayer, J., Graul, E.H., Hundeshagen, H. 619, 628, *680*
Gazzaniga, A.B., Will, D.I., Shobe, J.B., Bartlett, R.H., Eisenmann, J.I., Morton, M.E. *479*
Geary, C.G., s. Milner, G.R. 383, *408*
Geddes, E.W., s. Kew, M.C. 810, 811, 821, *841*
Geddes, E.W., s. Levin, J. 809, *842*
Geginat, G., s. Ernst, H. 109, *113*
Gehring, D., s. Meuret, G. 398, *408*
Gehrmann, G. 378, *404*, 454, 456, 459, 462, 464, *467*
Gehrmann, G., s. Bleifeld, W. 450, 451, 452, 453, 454, *465*
Gehrmann, G., s. Heck, J. 457, 458, 462, 464, *467*
Geipel, K., s. Pixberg, H.U. 644, 647, *692*
Geisler, P., s. Felix, R. 232, *257*
Geisler, S., s. Hundeshagen, H. 854, 859, 860, 862, 863, 865, 867, 868, *874*
Gelinsky, P., Forschner, D., Feine, U. 106, *114*
Gelinsky, P., Lagemann, K. 884, *915*
Gelinsky, P., Müller, D. 398, *404*, 887, *915*
Gelinsky, P., Winkel, K. zum, Hasper, M. 106, *114*
Gelinsky, P., s. Anger, K. *913*

Gelinsky, P., s. Lagemann, K. *916*
Gelinsky, P., s. Schenck, P. 606, *694*
Gelinsky, P., s. Winkel, K. zum 562, *698*
Gelsomino, J., s. Gould, L. 800, *838*, 910, *915*
Gemmel, H., s. Becher, R. 882, *913*
Gemsa, D., Schmid, R. 378, 380, *404*
Genant, H.K., Bautovich, G.J., Singh, M., Lathrop, K.-A., Harper, P.V. 703, 732, *741*
Genest, J., Koiw, E. 663, *680*
Genest, J., Trembly, G.Y., Boucher, R., Champlan, J.D., Rogo-Ortega, J.M., Lefebre, R., Ray, P., Cartier, P. 672, *680*
Gentilhomme, O., s. Viala, J.J. 391, *411*
Genton, E., s. Steele, P. 461, *469*
Genton, E., s. Weily, H.S. 461, *469*
George, A., s. Blum, M. 776, *833*
George, E.A., Codd, J.E., Newton, W.T. 540, 550, 568, 592, *680*
George, E.A., Codd, J.E., Newton, W.T., Haibach, H., Donati, R.M. 540, 550, 568, 592, *680*
George, E.A., Shields, J.B., Cabal, E.C., Herbig, F.K., Donati, R.M. 770, 793, *837*
George, J., Alker, M., Jr., Franz, E., Glasauer, F.E. *94*
Georgi, M., Misri, H., Sonderkamp, H., Kempmann, G. 808, 820, *837*
Georgi, M., s. Winkel, K. zum 701, *743*
Georgi, P., Dreyer, J., Clorius, J. 704, *741*
Georgi, P., Lichtenauer, P., Scheer, K.E. 490, *505*
Georgi, P., Lorenz, J.W. 702, *741*
Georgi, P., Menzl, J., Sinn, H., Erbs, G. 51, 54, 60, 61, 83, 88, *94*
Georgi, P., s. Altenbrunn, H.-J. 246, *254*
Georgi, P., s. Clorius, J.H. 606, *677*
Georgi, P., s. Möhring, K. 629, *689*
Georgi, P., s. Sinn, H. 766, *848*
Gerard-Marchant, R., s. Parmentier, C. 907, *917*
Gerber, F.H., s. Kiepfer, R.F. 579, *685*
Gerber, G.B., Remy-Defraigne, J.Z. 434, *443*
Gerber, G.B., s. Gits, J. 752, 756, *761*
Gerbic, A.B., s. Roddich, J.W. 927, *930*
Gerdts, K.-G., s. Creutzig, H. 702, *740*
Gerhard, H., Mundinger, F., Gabriel, E., Waldbaur, H. *38*
Gerhard, H., s. Mundinger, F. 1, 2, *38*, *43*
Gerhardt, P., s. Frommhold, W. *351*

Gershandwich, M.L., s. Fadejew, N.P. 247, *256*
Gershberg, H., Mari, S., St. Paul, H. 212, *221*
Gershengorn, M., s. Mitsuma, I. 158, *162*
Gershon-Cohen, J., s. Charkes, N.D. 540, *677*
Gersic, E., s. Vlieger, M. de *48*
Gerspach, A., s. Schenk, P. *46*
Gerstenberg, E., Ernst, H. 309, 314, 320, *330*
Gerstenberg, E., s. Oeser, H. 314, *332*
Gerten-Banes, J., s. Sealey, J.E. 663, *694*
Gertsch, M., s. Ramos, M. 309, *333*
Geslien, G.E., Pinsky, S.M., Poth, R.K., Johnson, M.C. 788, 826, *837*
Geslien, G.E., Thrall, J.H., Johnson, M.C. 788, 826, *837*
Gest, J. 485, *505*
Gettner, U., s. Hundeshagen, H. 854, 859, 860, 862, 863, 865, 867, 868, *874*
Geubelle, F., s. Ronchetti, R. 288, 293, *333*
Gevirtz, N.R., Wasserman, L.R., Sharney, L., Tendler, D. 380, *404*
Ghahremani, G.G., s. Mall, J.C. 807, *843*
Gharib, H., Ryan, R.J., Mayberry, W.E. 158, *162*
Gheorghescu, B., Jovin, G., Pavel, D., Hoanca, O., Marculescu, L., Suseanu, I., Sparchez, T. 788, 794, *837*
Gheorghescu, B., s. Runcan, V. 812, 816, 821, 822, *846*
Gheorghiadis, N., s. Alevizaki, C.C. *148*
Ghose, M.K., s. Wiener, S.N. 147, *153*
Ghossein, N.A., s. Goldman, S.M. 246, *257*
Gianoni, R., s. Rosa, U. 193, *207*
Gianotti, P., s. Bianchi, C. 646, 647, *674*
Gibbs, W., s. Lushbaugh, C.C. 773, 795, *843*
Gibel, W.H., Matthes, Th., Ernst, H., Spode, E. 224, *257*
Giblett, E.R., Coleman, D.H., Pirzio-Biroli, G., Donohue, D.M., Motulsky, A.G., Finch, C.A. 368, 369, *404*
Giblett, E.R., s. Finch, C.A. 366, 367, 368, 369, 370, 372, 379, 388, 390, *404*
Giebel, O. 354, *405*
Gielow, P. 854, *873*
Gielow, P., Hundeshagen, H. 854, *873*
Gielow, P., s. Hundeshagen, H. 865, *874*

Giessauf, W., s. Pogglitsch, H. 547, *692*
Gifford, P., s. Zatz, L.M. *49*
Gilani, S., s. Kung, H. 854, *874*
Gilbert, F.I., s. Nordyke, R.A. 533, 552, *690*
Gilbert, H.S. 390, 397, 398, *405*
Gilbert, H.S., s. Wasserman, L.R. 398, *411*
Gilby, E.D., s. Edwards, R. 193, *205*
Gilday, D.L. *38*
Gilday, D.L., Alderson, P.O. 829, *838*
Gilday, D.L., Ash, J. 18, *38*
Gilday, D.L., Poulose, K.P., Land, F.H. de 305, *330*
Gilday, D.L., Reba, R.C. *38*
Gilday, D.L., Reba, R.C., Longo, R. *38*
Gilday, D.L., Reba, R.C., Longo, R., Wagner, H.N., Jr. *38*
Gilday, D.L., s. Sutherland, J.B. *47*
Gilday, D.L., s. McLaughlin, M.J. 815, *843*
Gilday, L.D., s. Poulose, P.K. 238, 239, *261*
Gilford, E., s. Bannister, R. *92*
Gill, W.M., s. Rodriguez-Antunez, A. *875*
Gillam, P.M.S., s. Dollery, C.T. 273, 277, 280, 300, *330*
Gillespie, F.C., s. Hilditch, T.E. 125, 126, 134, *150*
Gillespie, F.C., s. McDougall, I.R. 171, *173*
Gillespie, F.C., s. Whaley, K. 736, *743*
Gillespie, P.J., Alexander, J.L., Edelstyn, G.A. 792, *838*
Gillespie, P.J., Edelstyn, G.A., Keyes, W.I. 771, *838*
Gillespie, P.J., s. Alexander, J.L. 701, *739*
Gilliam, C.D., s. Tubis, M. 227, *263*
Gillick, J.B., Smith, F.W. 801, *838*
Gilson, A., s. Viamonte, M. 247, *263*
Gilson, A.J., s. Flipse, R.C. *37*
Gilson, A.J., s. Marks, A. 278, *332*
Gilson, A.J., s. Serafini, A.N. 767, *847*
Gilson, A.J., s. Smoak, W.M. *46*
Gimlette, T.M.D., Sheppard, M.A., Little, W.A., Squire, C.R. *38*
Gimlette, T.M.D., s. Carruthers, J.A. 461, *465*
Ginsburg, H., s. Tyler, R.W. 428, *447*
Giordani, R., s. Rosa, U. 193, *207*
Giordano, D.A., s. Schulz, D.M. 878, *917*
Giorgetti, P.G., s. Tori, G. 580, 595, *696*
Girndt, J., s. Kramer, P. 615, 628, 639, 643, *686*
Girolamo, R., s. Lehrer, H. *41*
Gitlin, D., s. Hughes, W.L. 434, *443*

Gits, J., Gerber, G.B. 752, 756, *761*
Gitsch, E. 534, 535, *680*
Giulio, W. di, Beierwaltes, W.H. 209, 211, *220*
Giulio, W. di, Counsell, R.E., Skinner, R.W.S. 853, *872*
Giulio, W. di, Sisson, J.C., Beierwaltes, W.H. 209, 211, *220*
Giuntini, C., Pasqualini, R., Santolicandro, A., Plassio, G., Villa, M. 230, 231, *257*
Giurgin, T., s. Voinea, V. 523, *696*
Giuseppe, G. di, s. Centi Colella, A. 859, 860, *872*
Givelber, H.M.G., s. Oldham, R.K. 462, *468*
Gize, R., Dizon, M., Mishkin, F. 238, *257*
Gize, R.W., Mishkin, F.S. *38*
Gjerdum, K. 201, *206*
Gladtke, E., s. Rommel, K. *846*
Glanzman, Ch., s. Piroth, D. *96*
Glanzmann, Ch., s. Jäggi, J. 770, *840*
Glasman, H.L.M., s. Park, Ch. 594, *691*
Glasauer, F.E., Alker, J.G., Leslie, E.V. 51, *94*
Glasauer, F.E., s. Alker, J.G., Jr. 51, *92*
Glasauer, F.E., s. George, J. *94*
Glasenapp, G.B., Kessler, L., Schmidt, W., Otto, H.-J. *114*
Glaser, et al. 773
Glasgow, J.L., Currier, R.D., Goodrich, J.K., Tutor, F.T. *38*
Glasgow, J.L., Currier, R.D. Goodwin, J.K., Tutor, F.T. *38*
Glass, H.I., Jacoby, J., Westermann, B., Clark, J.C., Arnot, R.N., Dixon, H.G. 921, *930*
Glass, H.I., s. Friedman, B. 882, *914*
Glass, H.I., s. Goolden, A.W.G. 131, *149*
Glass, H.I., s. Hedge, U.M. 885, 887, *915*
Glass, H.I., s. Jeyasingh, K. *480*
Glass, H.J., s. Short, M.D. 564, 565, 615, *694*
Glass, H.I., s. Vernon, P. 569, *696*
Glass, H.I., s. Williams, E.D. 131, *153*
Glass, H.J., s. Holroyd, A.M. 540, 565, 569, *684*
Glass, W., s. Jones, T. 752, 753, *762*
Glassburn, J.R., Prasasvinichia, S. Nuss, R.C., Croll, M.N., Brady, L.W. 498, 499, *505*
Glasser, R.M., s. Walker, R.I. 423, *447*
Glassman, M., s. Park, C.H. 710, *742*
Glatstein, E., s. Lipton, M.J. 829, *842, 916*
Glatstein, E., s. Silverman, S. 907, *918*

Glatstein, F., Guernsay, I.M., Rosenberg, S.A., Kaplan, H.S. 907, *915*
Glaubitt, D., s. Hör, G. 488, *505*
Glaubitt, D., s. Langhammer, H. 336, 345, 349, *351*
Glaubitt, D.M.H., Schlüter, I.H., Haberland, K.U.R. 377, 401, *405*
Glaubitt, G., s. Langhammer, H. 500, *506*
Glazier, J.B., Nardo, G.L. de 267, 270, *330*
Glazier, J.B., s. Pain, M.C.F. 286, 291, 299, *332*
Glenn, H.J., s. Haynie, Th.P. 627, *681*
Glenn, W.W.L., s. Forbes, G.S. 293, *330*
Gless, K.H., s. Vecsei, P. 663, *696*
Glick, S.M., s. Roth, J. 663, *693*
Glickman, M.G., s. Korobkin, M. 673, *686*
Glöbel, B., s. Tkocz, H.J. 769, 775, *849*
Gloor, P., s. Murphy, J.T. *43*
Glories, P., s. Planiol, T. *44*
Glover, I.S., s. Bayly, R.J. 854, *871*
Glover, J.S., s. Greenwood, F.C. 193, *206*, 218, *221*
Gluck, M.C., Moser, K.M. 241, *257*, 307, *330*
Gmelin, R., s. Meuret, G. 399, 400, *408*
Go, R.T., Tonami, N., Schapiro, R.L., Christie, J.H. 891, *915*
Go, R.T., s. Chaudhuri, T.K. 821, *835*
Go, R.T., s. Christie, J.H. *36*
Go, T.R., Tonami, N., Schapiro, R.L., Christie, J.H. 778, *838*
Gobin, R., s. Bardy, A. 353, 384, *402*
Gocke, et al. 672
Godal, H.C., s. Abrahamsen, A.F. 461, *465*
Goddard, B.A., s. Burrows, E.H. *35*
Goddard, B.A., s. Fraser, H.S. 246, *257*
Goddard, B.A., s. Garnett, E.S. 246, *257*
Goddyear, M., s. Poulose, K.P. 5, *44*
Godley, J.N., s. Campbell, A. 397, 399, *403*
Göbbeler, T., Magnus, L., Sauer, J., Strötges, M.W. 490, *505*
Göbbeler, T., s. Sauer, J. 490, *506*
Goebel, R., Eber, O., Wascher, H. 860, *873*
Goebel, R., s. Wascher, H. 644, *696*
Goedemans, W.T., s. Wiel, D.F.M. van de 199, *208*
Göger, H., s. Heidenreich, P. 540, 627, 629, *682*
Göger, K., s. Hör, G. 625, 627, 629, 646, *683*
Göranson, L.R., Jonsson, K. 492, *505*

Goerg, R. 232, *257*
Goerg, R., Locher, Th. 232, *257*
Goerg, R., s. Locher, J.Th. 230, 232, *259*
Goidsenhovon, G.E., van, Denk, A.F., Pfleger, B.A., Knight, W.A., Jr. 856, *873*
Gold, A.P. *38*
Gold, L.H.A., Kieffer, St.A., Petersson, H.O. *38*
Gold, L.H.A., Loken, M.K. *38*
Gold, P., Freedman, S. 776, *838*
Gold, R.P., Johnson, P.M. 778, *838*
Goldberg, A., Hutchinson, H.E., Macdonald, E. 382, *405*
Goldberg, A., Seaton, D.A. 375, *405*
Goldberg, A.D., s. Reeve, J. *692*
Goldberg, B.B., Pollack, H.M. 598, *680*
Goldberg, M.E., s. Loken, M.K. 278, *332*
Goldberg, M.E., s. Pereyra, L.H. 584, *691*
Goldberg, M.E., s. Ponto, R.A. 573, *692*
Goldberg, S.J., s. Vincent, W.R. 252, *263*
Goldblatt, H., Lynch, J., Hanzal, R.F., Summerville, W.W. 663, *680*
Goldblatt, H., s. Vertes, V. 534, *696*
Golde, D.W., Bersch, N., Cline, M.J. 397, *405*
Golde, D.W., Cline, M.J. 421, *443*
Golde, G., Lange, S., Winkel, K. zum, Motzkus, F., Schmidt, L., Jost, H., Das, B.K. 106, 108, *114*
Golde, G., s. Winkel, K. zum 579, *698*
Goldeck, H., Groth, H., Horst, W. 398, *405*
Golden, D., s. Luthra, M.S. 789, *843*
Golden, G.S., Erenberg, G. *38*
Golden, M., s. Halpern, S. 540, *681*
Goldie, E.A.G., s. Myant, N.B. 126, *151*
Goldman, A.B., Braunstein, P., Song, C. 820, *838*
Goldman, A.B., Braunstein, P., Song, Ch. 902, *915*
Goldman, H., s. Blaufox, M.D. 611, *675*
Goldman, H.I., s. Becklade, M.R. 284, *329*
Goldman, L., s. Chambers, E.L., Jr. 212, *220*
Goldman, L., s. Clark, O.H. 141, *149*
Goldman, S.M., Freeman, L.M., Ghossein, N.A., Sanfilippo, L.J. 246, *257*
Goldman, St.M., s. Freeman, L.M. 547, *679*
Goldmann, E.E. 1, *38*
Goldschmidt, B., Sarkady, B., Gárdos, G., Mathary, A. 461, *467*

Goldschmidt, H., s. Pochon, J.P. 535, *692*
Goldschneider, I., McGregor, D.D. 425, *443*
Goldsmith, S.J., Yalow, R.S., Berson, S.A. 188, 191, *206*
Goldstein, M.H., s. Wedeen, R.P. 512, 513, 514, *697*
Goldstein, M.S., s. Burke, G. 854, 859, *871*
Goldstein, N.P., s. Hamamoto, K. 797, *838*
Goldwasser, E., Eliason, J.F., Sikkema, D. 364, *405*
Goldwein, M.I., s. White, P. 369, 380, 381, 382, *411*
Gollan, A., s. Johnson, A.E. 620, *685*
Gollan, F., s. Johnson, A.E. 227, 259, 766, 769, *840*
Golle, R., s. Holmes, R.A. *40*
Gollin, F.F., Sims, J.L., Cameron, J.R. 808, *838*
Golstein, I., s. Rothenbuchner, G. 161, *162*
Golub, E.S., Spitznagel, J.K. 415, *443*
Golub, O.J., s. Lee, N.D. 156, *162*
Gombos, E.A., s. Hulet, W.H. 646, *684*
Gomez, R.L., Wheeler, H.B., Belko, J.S., Warren, R. 474, *479*
Gomez-Crespo, G., Vetter, H. 126, 127, *149*
Gomez-Crespo, G., s. Belcher, E.H. 126, *148*
Gomez-Crespo, G., s. McIntyre, W.J. 796, *843*
Gonsette, R., Kremer, P., Andre-Balisaux, G. *38*
Gonticas, S., s. Ikkos, D. 824, *839*
Gonticas, S.C., s. Alevizaki, C.C. *148*
Gonzales, R., s. Herrera, N.E. 491, *505*
González, D.A., s. Fred, H.L. 305, *330*
Gonzalez-Iglesias, J.L., Juncal, D., Lopez Lara, F., Castro del Pozo, S. de 790, *838*
González-Jiménez, Y., s. Alarcón-Segovia, D. 106, *113*, 895, *913*
Good, R.A., s. Cooper, M.D. 424, *441*
Good, R.A., s. Meuwissen, H.J. 429, *445*
Goode, R., s. Goodwin, D.A. *38*
Goodfriend, T.L. 192, *206*
Goodfriend, T.L., Fyhrquist, F., Gutmann, F., Knych, E., Hollemans, H., Allmann, D., Kent, K., Cooper, T. 664, *680*
Goodkin, R., s. Lin, J.P.-T. 85, 89, *95*
Goodland, R.L., s. Bale, W.F. 193, *204*
Goodland, R.L., s. Spar, I.L. 475, *482*
Goodman, C., s. Goodman, L.R. 475, *479*
Goodman, D.S. 212, *221*
Goodman, J.M., Mishkin, F.S., Dyken, M. *38*
Goodman, L.R., Goodman, C., Greenspan, R.H., Porter, C.D. 475, *479*
Goodman, M., s. Abramson, A.L. 106, 112, *112*
Goodrich, Heinz 892
Goodrich, J., s. Wilkinson, R.H. 584, 585, *697*
Goodrich, J.H., s. Asmundsson, T. 231, *255*
Goodrich, J.K., Harris, C.C. 909, *915*
Goodrich, J.K., Jones, R.H., Coulam, C.M., Sabiston, D.C., Jr. 278, *330*
Goodrich, J.K., Tutor, F.T. *38*
Goodrich, J.K., s. Glasgow, J.L. *38*
Goodrich, J.K., s. Robinson, A.E. 232, *262*, 439, *446*
Goodrich, J.K., s. Wilkinson, R.H., Jr. 106, *115*
Goodwin, D.A., Goode, R., Brown, L., Imbornone, C.J. *38*
Goodwin, D.A., Stern, H.S., Wagner, H.N., Jr., Kramer, H.H. 766, *838*
Goodwin, D.A., s. Clements, J.P. *36*
Goodwin, D.A., s. Colombetti, L.G. 227, *255*, 766, *835*
Goodwin, D.A., s. Lin, M.S. 232, *259*
Goodwin, D.A., s. Matin, P. 54, *95*
Goodwin, D.A., s. Moddy, D. *43*
Goodwin, D.A., s. Nardo, G.L. de 305, *330*
Goodwin, D.A., s. Stern, H.S. *47*, 227, 229, 251, 253, *262*, 921, *930*
Goodwin, D.A., s. Wagner, H.N., Jr. *48*
Goodwin, D.J., s. Britton, K.E. 576, 577, *676*
Goodwin, F.T., s. Brunner, H.R. 671, *676*
Goodwin, J., s. Secker-Walker, R.H. 319, *333*
Goodwin, J.F., s. Dollery, C.T. 271, 312, *330*
Goodwin, J.K., s. Glasgow, J.L. *38*
Goodwin, P.N., s. Werner, S.C. 171, *174*
Goodyear, M., s. Grove, R.B. 349, *351*
Goolden, A.W.G. 126, 142, *149*
Goolden, A.W.G., Glass, H.I., Williams, E.D. 131, *149*
Goolden, A.W.G., Mallard, J.R. 126, *149*
Goolden, A.W.G., Williams, E.D., Thalassinos, N.C. 132, 133, *149*
Goolden, A.W.G., s. Williams, E.D. 131, *153*
Gordon, A.S., Neri, R.O., Siegd, C.D., Darnfest, B.S., Handler, E.S., Loe Bue, J., Eisler, M. 419, *443*
Gordon, D. *38*
Gordon, F., Cuaron, A. 826, *838*
Gordon, F., Cuaron, A., Munoz, J.R., Landa, L. 812, 816, 822, *838*
Gordon, F., Cuaron, A., Munoz, R., Landa, L. 812, 823, *838*
Gordon, F., s. Cuaron, A. 825, 826, *835*
Gordon, G.S., s. Chambers, E.L., Jr. 212, *220*
Gordon, P., s. Roth, J. 188, *207*
Gordon, R.D., s. Michelakis, A.M. *689*
Gordon, R.H., s. Beck, J.S. 218, *220*
Gordon, W.B., Jr., s. Shirkey, A.L. 896, *918*
Gordon-Smith, E.C., s. Merrick, M.V. 377, 391, 392, *408*
Gore, W.G., Firth, M.J. *479*
Goriga, Y., Hoshi, M., Etanie, N., Kimura, K., Shichiri, M., Shigeta, I. 860, *873*
Goris, M.L. 767, *838*
Gorki, L.A., s. Gabunija, R.J. 862, *873*
Gossweilern, N., s. Reubi, F.C. 651, *692*
Goswitz, F.A., s. Vodopick, H. 463, *469*
Gott, F.S., Pritchard, W.H., Young, W.R., MacIntyre, W.J. 620, *680*
Gotta, H., s. Degrossi, O. 766, *835*
Gottesfeld, K.R., Thompson, H.E., Holmes, J.H., Taylor, E.S. 924, *930*
Gottlieb, C.W., s. Herbert, V. 215, *221*
Gottlieb, S., s. Watson, D.D. *48*
Gottlob, R., Blümel, G. 475, *479*
Gottschalk, A. *38*
Gottschalk, A., Anger, H.O. 562, *680*
Gottschalk, A., McCormack, K.R., Adams, J.E., Anger, H.O. *38*
Gottschalk, A., s. Bekerman, C. 783, 833, 892, 905, *913*
Gottschalk, A., s. Chiles, J.T. 888, *913*
Gottschalk, A., s. Harper, P.V. *39*, 540, *681*, 745, *762*
Gottschalk, A., s. Heck, L. 120, *150*
Gottschalk, A., s. Heck, L.L. 802, *839*
Gottschalk, A., s. Hoffer, P.B. 141, *150*
Gottschalk, A., s. Kranzler, J.K. 777, *841*
Gottschalk, A., s. Landman, S. 860, 862, 866, 867, 868, 870, *874*
Gottschalk, A., s. McCarthy, D.J. 736, *742*

Gottschalk, A., s. Moody, R.A. 17, 18, *43*
Gottschalk, A., s. Oppenheim, B.E. 777, *845*
Gottschalk, A., s. Petasnick, J.P. 877, 880, *917*
Gottschalk, A., s. Tetalman, M.R. 234, *263*
Gottschalk, A., s. Turner, D.A. 501, 502, *507*
Gottschalk, B., s. Hennig, K. 244, *258*
Gottschalk, B., s. Henning, K. 303, *331*
Gottschalk, R.G., Bell, P., Miller, Ph.O. 760, *761*
Gough, K.G., s. Matthews, A.W. 786, *843*
Gould, H.R., Clemett, A.R., Rossi, P. 902, *915*
Gould, L., Collica, C., Comprecht, R.F., Indelicato, R., Gelsomino, J. 800, *838*
Gould, L., Collics, C., Comprecht, R.F., Indelicato, R., Gelsomino, J. 910, *915*
Gould, L.V., s. O'Mara, R.E. 821, *845*
Gowans, J.L., Knight, E.J. 425, *443*
Gowans, J.L., McGregor, D.D. 425, 428, *443*
Gowans, J.L., s. Ford, W.L. 425, *443*
Gowans, J.L., s. Marchesi, V.T. 425, *444*
Gowans, J.L., s. McGregor, D.D. 425, *445*
Gowin, R.L., s. Chaudhuri, T.K. 377, 391, 401, *403*
Gowin, R.L. de, Chaudhuri, T.K., Christie, J.H., Callis, M.N., Mueller, A.L. 392, *404*
Goy, W., Crowe, W.J. 903, *915*
Gozun, B.V., s. Sage, H.H. 927, *930*
Graaf, C.N. de, s. Rijk, P.P. van 767, *850*
Graban, W.T., s. Zurowski, S. 862, *876*
Grace, D., s. Winter, C.C. 535, 536, *697*
Graeff, U., s. Heimpel, H. 391, *405*
Grängsjö, G., Ulfendahl, H.R., Wolgast, M. *680*
Graham, A.F., s. Siminovitch, L. 433, *447*
Graham, A.L., Beatch, R.L., Kaplan, E. 856, *873*
Graham, G.E., s. Winstead, M.B. 767, *851*
Graham, L., s. Saba, T.M. 766, 769, 783, *847*
Gralnick, H.R., Harbor, J., Vogel, C. 374, 375, *405*
Grames, G.M., Jansen, C. *38*
Grames, G.M., s. Carlsen, E.N. 786, *834*

Gramlich, F., Fischer, J., Dullian, K., Laschtowitz, P. 909, *915*
Grammaticos, Ph., s. Zissiadis, A. 801, *852*
Grant, R.W., s. Gamlen, T.R. 810, *837*
Grasser, G., s. Kartochvil, A. 538, 540, *686*
Grassino, A., s. Knight, L. *331*
Grauel, J.A., s. Vertes, V. 534, *696*
Graul, E.H., s. Bongartz, W. *675*
Graul, E.H., s. Gayer, J. 619, 628, *680*
Graul, E.H., s. Joseph, K. *94*
Graul, E.H., s. Kuni, H. 372, 394, 407, 626, 628, 636, *687*
Graul, E.H., s. Müller, H. 528, 529, 547, 549, 552, 553, 560, 561, *689*
Gray, H.W. 120, 122, 123, 129, *149*
Gray, H.W., Hooper, L.A., Greig, W.R. 122, 126, 129, 131, 134, 135, *149*
Gray, H.W., Hooper, L.A., Mason, D.K., Small, M.S. 129, *149*
Gray, H.W., Murphy, A.V., Logan, R.W., Greig, W.R., McGirr, E.M. 137, *149*
Gray, H.W., Pack, A., Bessent, R.G., Greig, W.R. 122, 126, *149*
Gray, H.W., Thomson, J.A., Greig, W.R., McLennan, I. 136, *149*
Gray, H.W., s. Greig, W.R. 128, *150*
Gray, H.W., s. McDougall, I.R. 171, *173*
Gray, S., Sterling, K. 877, 881, *915*
Gray, S.J., Sterling, K. 353, *405*
Grayhack, J., s. O'Connor, V.J., Jr. 517, 523, *690*
Grayson, R.R. 127, *149*
Grazia, J.A. de, Scheibe, P.O., Jackson, P.E., Lucas, Z.J., Fair, W.R., Vogel, J.M., Blumin, L.J. 521, 569, *678*
Grebe, S., s. Nägele, E. 238, *260*
Grebe, S.F. 210, *221*
Grebe, S.F., Römer, M. 6, 38, 650, *680*
Grebe, S.F., Schoen, H., Steckenmesser, R., Heger, N. 488, *505*
Grebe, S.F., s. Hör, G. 488, *505*
Grebe, S.F., s. Langhammer, H. 336, 345, 349, *351*, 500, *506*
Green, D., s. Rahme, E.S. *45*
Green, E., s. Evered, D. 172, *173*
Green, F.A., s. Hays, M.T. 120, *150*
Green, M., Fisher, M., Miller, H., Wilson, G.M. 163, 165, *173*
Green, R., Charlton, R., Seftel, H., Bothwell, T., Mayet, F., Adams, B., Finch, C., Layrisse, M. 361, 362, *405*
Green, R.C., s. McCullough, D.C. 87, 89, *95*
Greenberg, A., s. Taplin, G.V. 227, 230, 246, 248, 254, *263*
Greenberg, A.J., s. Bonte, F.J. *35*

Greenberg, D.M., s. Friedberg, F. 853, *873*
Greenberg, E., s. Corey, K.R. 701, *740*
Greenberg, E.J., Rothschild, E.O., Palo, A. de, Laughlin, S. 701, *741*
Greenberg, E.J., Weber, D.A., Pochaczevsky, R., Kenny, P.J., Myers, W.P.L., Laughlin, J.S. 701, *741*
Greenberg, E.J., s. Weber, D.A. 701, *743*
Greenberg, P.L., Nichols, W.C., Schrier, S.L. 420, *443*
Greene, A.G., Sadowsky, N.L. 807, *838*
Greene, R. 176, *183*
Greene, W.B., s. Spicer, S.S. 450, *469*
Greenfield, M.A., Laner, R.G. 272, *330*
Greenfield, M.F., s. Quarfordt, S.H. 775, *846*
Greenlaw, R.H., Strain, K.H., Callner, T.E., Dubilier, L.D., Strain, S.C. 853, *873*
Greenlaw, R.H., Weinstein, M.B., Brill, A.B., et al. 502, *505*
Greenlaw, R.H., s. McCormack, K.R. *42*
Greenlaw, R.H., s. Preston, D.F. 233, *261*
Greenspan, F.S., s. Clark, O.H. 141, *149*
Greenspan, R.H., s. Goodman, L.R. 475, *479*
Greenwald, A.J., Miller, D.L., Reinken, B., Schedl, H.P. 752, 753, *761*
Greenwood, F.C., Hunter, W.M., Glover, J.S. 193, 206, 218, *221*
Greenwood, F.C., s. Hunter, W.M. 193, *206*
Greenwood, F.C., s. Landon, J. 190, *206*
Greer, M.A. 128, 132, *150*
Greer, M.A., Smith, G.E. 132, *150*
Gregor, O., Andrysek, O., Bedhar, B. 760, *761*
Gregora, V., s. Raban, P. 227, *261*
Gregoriadis, G., s. Sternlieb, I. *848*
Gregory, M., s. Tavill, A.S. 801, *849*
Gregory, M., s. Tavill, A.S.E. 896, *918*
Gregory, R.A., Tracy, H.J. 757, *761*
Greif, E., s. Creutzig, H. 702, *740*
Greig, W.R. 171, *173*
Greig, W.R., Gray, H.W., McGirr, E.M., Kambal, S., Rahman, I.A. 128, *150*
Greig, W.R., s. Boyle, J.A. 142, *148*
Greig, W.R., s. Gray, H.W. 122, 126, 129, 131, 134, 135, 136, 137, *149*
Greig, W.R., s. McDougall, I.R. 171, *173*
Greitz, T., Hindmarsh, T. 52, *94*
Gremmel, H., s. Becher, R. 829, *833*

Greulich, R.C., Cameron, I.L., Thrasher, J.D. 434, *443*
Greyson, N.D., s. Rosenthall, L. 476, 477, *482*, 564, 581, *693*
Griep, R.J., Wise, G., Marty, R. 10, *38*
Griep, R.J., s. Wise, G. 10, *49*
Griffen, W.O., s. Malette, W.G. 831, *843*
Griffith, G.H., Owen, G.M., Campell, P.H., Shields, R. 751, 753, *761*
Griffith, G.H., Owen, G.M., Kirkman, S., Shields, R. 751, 753, 754, *761*
Griffith, J.M., s. Schall, G.L. 106, *115*
Griffiths, J.M.T., s. Milne, R.M. *481*
Griggs, R.C., Markesbery, W.R., Condemi, J.J. *38*
Grignani, F., s. Palumbo, R. 501, 502, *506*
Grigorescu, G., s. Voinea, V. 523, *696*
Grigoriev, P.S., s. Kevesh, E.L. 800, *841*
Grim, C.E., s. Cohen, E.L. 669, 670, *677*
Grimby, G., s. Bake, B. 291, *329*
Grimm, W., s. Eissner, D. 613, 614, *678*
Grimm, W., s. Hahn, K. 611, 614, *680*
Grimm, W., s. Jung, H. 488, 500, 502, *506*
Grimm, W., s. Kutzner, J. 701, *742*
Grisotti, G., s. Buraggi, G.L. 829, *834*
Griswald, M.L., s. Taplin, G.V. 227, *263*
Griswold, L., s. Kennady, J.C. *40*
Griswold, M.L., s. Yamada, H. 769, *851*
Grodsky, G.M., s. Imura, H. 218, *221*
Groesbeck, H.P. 139, 141, *150*
Grohmann, H., s. Hör, G. 236, 240, 241, *258*
Grollmam, J.H., s. Webber, M.M. 476, 477, *483*
Groot, L.J. de 140, *149*
Groot, L.J. de, Davis, A.M. 119, *149*
Groot, L.J. de, Stanbury, J.B. 137, *149*
Groot, L.J. de, s. Means, J.H. 118, *151*
Groot, L.J. de, s. Rapaport, B. 118, *152*
Groot, L.J. de, s. Refetoff, S. 164, *173*
Groot, L.J. de, s. Stanbury, J.B. 180, 181, 182, *183*
Gros, C., s. Fontaine, R. 485, *505*
Gros, Ch.M., Schneegans, E., Wakkenheim, A., Oberson, R., Haarscher, A.M. 51, *94*

Gros, Ch.M., Wackenheim, A., Oberson, R., Vrousos, C., Subirana, M. 51, *94*
Gros, Ch.M., Wackenheim, A., Vrousos, C., Subirana, M. 51, *94*
Grosdidier, J., Boissel, P., Macinot, C., Drouin, P. 816, *838*
Grosdidier, J., Rauber, G. Parietti, R., Robert, D. 817, *838*
Gross, F. 663, *680*
Gross, R. 475, *479*
Grossman, Ch.B. *94*
Grossman, H., s. Korsten, J. 375, *407*
Grossman, Z.D., Wistow, B.W., Bryan, P.J., Dinn, W.M., McAfee, J.G., Kieffer, S.A. 787, *838*
Grossman, Z.D., s. McAfee, J.G. 605, *689*
Grossmann, M.I., s. Csendes, A. 757, *761*
Groszmann, R., s. Cohn, J.N. 771, *835*
Grotemeyer, P., s. Breit, A. 595, *676*
Groth, H., s. Goldeck, H. 398, *405*
Grouse, L.D., s. Nelp, W.B. 377, *409*
Grove, A.S., Chiro, G. di 105, 106, 112, *114*
Grove, A.S., s. Chiro, G. di 1, 2, *37*
Grove, R.B., Reba, R.C., Eckelmann, W.C., Goodyear, M. 349, *351*
Grubb, W., s. King, E.R. 859, 866, 867, *874*
Gruber, U.F., Rem, J., Altorfer, R., Schaub, N., Fredie, K.E., Fridrich, R., Duckert, F. 474, *479*
Gruber, U.F., s. Hell, K. 745, *762*
Gruber, U.F., s. Jung, W. *480*
Gruber, U.F., s. Mueller-Brand, J. *481*
Grün, M., s. Thiel, H. 793, *849*
Grünberg, H., Börner, W. 106, 109, 110, *114*
Grünberg, H., s. Börner, W. 100, 101, 102, 105, 106, 108, 112, *113*
Grünebaum, M., s. Reisner, S. 557, *692*
Grünfeld, J.P., Sabto, J., Bankir, L., Funck-Brentano, J.L. 652, *680*
Gruet, M., Couturier, Y., Honorat, M., Lesbre, F.X. 827, *838*
Gruet, M., s. Nosny, P. 826, *844*
Grumet, G., s. Kwaan, H.C. 476, *481*
Grummon, G.D., Wiegert, P.E. 854, *873*
Grundmann, R., Eichmann, J., Keckstein, J., Raab, M., Meusel, E., Pichlmaier, H. 526, *680*
Grundmann, R., s. Pfeifer, K.J. 584, 585, 592, 625, 629, *691*
Grundsell, H., s. Aronson, K.F. 770, 831, *832*
Grunevska, B., s. Stojcevski, T. 796, *848*
Grunnet, I., s. Bierring, F. 427, *440*

Gruskin, A., s. Blaufox, M.D. 611, 652, 658, *675*
Guarin, U., Dimitrieva, Z., Ashley, S.J. 895, *915*
Gudmundsson, Th.V., s. Alexander, W.D. 128, *148*
Günneweg, H., s. Werner, U. 669, 670, *697*
Guenter, C.A., s. Welch, M.H. 242, *264*
Günther, R., Schenck, P., Yoshida, S., Prager, P. 595, *680*
Guerin, R.A. 319, 328, *330*
Guernsay, I.M., s. Glatstein, E. 907, *915*
Gürtler, K.F., s. Lange, D. 573, 601, *687*
Guevara, L., s. Shaldon, S. 769, 782, 793, *847*
Guiberteau, M.J., s. Mettler, F.A. 777, *843*
Guinto, F., s. Radcliffe, W.B. 30, *45*
Guinto, F.C., s. Fulghum, J.S. *38*
Guiot, G., s. Akerman, M. 18, *34*, 62, 84, *92*
Guiraud, B., s. Hermitte, F.L. *39*
Guirgis, B., s. Badrawi, H.S. 906, *913*
Guisan, M., Tisi, G.M., Ashburn, W.L., Moser, K.M. 290, *330*
Gullberg, G.T., s. Budinger, T.F. 577, 676, 778, *834*
Gund, A., s. Deisenhammer, E. *36*
Gunn, A.A., s. Milne, R.M. *481*
Gunz, F.W., s. Metcalf, D. 419, *445*
Gurevich, A.E., Kuzovleva, O.B., Tumanova, A.E. 202, *206*
Gurewich, V., Thomas, D., Stein, M., Wessler, S. 307, *330*
Gurtler, R., s. Reubi, F.C. 651, *692*
Gurtner, M.P., s. Stocker, F.P. 313, *334*
Gurwith, M.J., Harman, Ch.E., Merigan, Th.C. *38*
Guth, P., s. Winston, M.A. 858, *876*
Gutkowski, R.F., Dworkin, H.J. 882, *915*
Gutkowski, R.F., s. Dworkin, H.J. 227, 228, *256*
Gutmann, F., s. Goodfriend, T.L. 664, *680*
Guttermann, P., Shenkin, H.A. *38*
Guttmann, S., s. Anbar, M. 100, *113*
Guzman, S.V., s. Swenson, E.W. 307, *334*
Guzman, T., s. Ya, P.M. 224, *264*
Gwiazdowska, B., s. Tolwinski, J. 778, *849*
Gwinn, J.L., s. Gates, G.F. 827, *837*
Gwinup, G., s. Skillman, T.G. 168, *174*
Gyepes, M.T., Bennett, L.R., Hassakis, P.C. 244, *257*
Gyftaki, E., s. Darsinos, J. 515, 533, *677*

Gyftaki, E., s. Kesse-Elias, M. 877, *916*
Gyftaki, E., s. Malamos, B. 515, *688*
Gyftaki, H., s. Kourias, B. 825, *841*
Gynning, I., Langeland, P., Lindberg, S., Waldeskog, B. 701, *742*
Gynning, I., s. Skanse, B. *115*
Gyorgy, P., s. Varma, V.W. 853, *876*
Gyorgy, P., s. Wheeler, J.K. 853, *876*
Gypser, G., s. Zack, M. *919*

Haab, O.P., s. Athens, J.W. 414, 415, 417, 435, *439*, *440*
Haab, O.P., s. Boggs, D.R. 415, 435, *440*
Haacke, W. *38*
Haacke, W., Wolf, R. *38*
Haaga, J., s. Quinn, C.A. 787, *846*
Haage, H., s. Becher, R. 829, *833*
Haake, W., s. Diethelm, L. 861, *872*
Haarscher, A.M., s. Gros, Ch.M. 51, *94*
Haas, J.P., Brod, K.H., Wolf, R., Schmidt, K.J. 769, *838*, 880, *915*
Haas, J.P., Buchwald, W., Wolf, R. 488, *505*
Haas, J.P., Claus, H.G., Kutzer, J. 539, *680*
Haas, J.P., Dietz, H., Schmidt, K.J., Doerr, F., Brod, K.H., Wolf, R. *38*
Haas, J.P., s. Claus, H.G. 823, *835*
Haas, J.P., s. Dietz, H. *37*
Haas, J.P., s. Pierach, C.A. 531, *691*
Haas, J.P., s. Schmidt, K.J. 4, *46*
Haas, J.P., s. Wolf, R. *49*
Haas, P., s. Pohl, G. 790, *845*
Haas, R., Brakiohiapa, W., Tahelele, E., Lichy, D. *915*
Haas, R.J., Bohne, F., Fliedner, T.M. 427, *443*
Haas, R.J., Schäfer, H., Sigmund, E., Tosberg, P. 308, *330*
Haase, J., s. Pedersen, M. *44*
Haase, J., s. Rasmussen, P. *45*
Haber, E., Koerner, T., Page, L.B., Kliman, P., Burnod, A. 663, 669, 670, *680*
Haber, E., s. Africa, B. 662, *673*
Haber, E., s. Vallotton, M.B. 663, *696*
Haberland, K.U.R., s. Glaubitt, D.M.H. 377, 401, *405*
Habermann, E.R. 203, *206*
Habibian, M.R., Abernathy, E.M. 910, *915*
Habibian, M.R., Kutka, N., Wilkinson, R.H., et al. 790, *838*
Habighorst, L., s. Gamm, H. 438, *443*
Hacker, H. 52, *94*
Haddad, R.G., Luchsinger, P.C. 228, *257*

Hadden, D.R., Lowe, D.C., Montgomery, D.A.D., Shaaks, R.G., Weaver, J.A. 168, *173*
Hadden, D.R., s. Lowry, R.C. 132, *151*
Haddock, L., s. Connor, T.B. *677*
Haddon, R.W.T., Wood, D.E., Woolf, C.R. 278, *330*
Haeger, K. 471, *479*
Haendle, H., s. Büll, U. 701, 738, *740*
Häring, A., s. Walz, A. 357, *411*
Haertel, M., Bensch, H.R. 888, 893, *915*
Hästbacka, J., s. Ikkala, E. 382, *406*
Hafner, T., s. Beihn, R.M. 826, *833*
Hagan, Ph.L., Chauncey, D.N., Jr., Halpern, S.E., Ayres, Ph. 540, 565, 568, *680*
Hagedorn, A.B., s. Bonnet, J.D. 355, 359, *403*
Hagemann, J., Montz, R., Kügler, S. 900, *915*
Hagen, G.A., Quellette, R.P., Chapman, E.M. 168, *173*
Hagen, S., s. Leyton, B. 786, *842*
Hager, H. *38*
Hagge, W., s. Tauxe, W.N. 644, 645, *695*
Hagmann, P., s. Schnaars, P. 266, 303, *333*
Hagmann, R., s. Ramos, M. 266, 293, 297, 303, *333*
Hahn, et al. 877
Hahn, D., Baviera, B., Ganzoni, A.M. 367, *405*
Hahn, K., Eissner, D., Kerkmann, D., Grimm, W., Eisen, M., Straub, E. 611, 614, *680*
Hahn, K., s. Eissner, D. 613, 614, *678*
Hahn, K., s. Kutzner, J. 701, *742*
Hahn, K., s. Wolf, R. 880, 881, *919*
Hahn, L., Hevesy, G. 353, *405*
Hahn, P.F., Bale, W.F., Ross, J.F., Balfour, W.M., Whipple, G.H. 357, *405*
Hahn, P.F., Carothers, E.L. 485, *505*
Hahn, P.F., s. Jackson, A.H. 485, *506*
Hahn, P.P., s. Sheppard, C.W. 766, 768, *847*
Hahn, W., s. Botsch, H. 623, 624, 636, *675*
Haibach, H., s. George, E.A. 540, 550, 568, 592, *680*
Haigh, G., s. Harris, P.F. 425, 427, *443*
Haikonen, M., s. Lahdevirta, J. 861, *874*
Haitani, K. 237, 240, 241, *257*
Hakim, S., Adams, R.D. *94*
Hakim, S., s. Adams, R.D. 89, *92*
Hakim, S., s. Dams, R.D. *93*
Hakkila, R., s. Lamberg, B.-A. 169, *173*

Hald, T., s. Tønnesen, K.H. 515, 577, *696*
Hales, s. Addison, G.M. 203
Hales, C.N., Randle, P.J. 214, 215, *221*
Hales, C.N., s. Miles, L.E.M. 201, 202, *207*
Hales, C.N., s. Woodhead, J.S. *208*
Hales, I., Lane, J., Richards, M., Stanley, P.G. 137, *150*
Hales, I., Stiel, J., Reeve, T., Heap, T., Myhill, J. 132, *150*
Haley, J.E., s. Robinson, S.H. 424, 434, *446*
Halie, M.R., Beekhuis, H., Woldring, M., Nieweg, H.O. 502, *505*
Halko, A., Burke, G., Sorkin, A., Enenstein, J. 569, *680*
Halko, A., s. Burke, G. 35, 120, 131, *148*, 562, 564, 608, *676*, 775, 802, *834*
Hall, C.M., Clark, C.G. *479*
Hall, F.M., Monks, G.K. 513, *681*
Hall, F.M., s. Britton, K.E. 576, 577, *676*
Hall, J.G. 428, *443*
Hall, J.G., Morris, B. 425, 428, *443*
Hall, R. 136, *150*
Hall, R., s. Baylis, R.I.S. 131, *148*
Hall, R., s. Begg, T.B. 136, *148*
Hall, R.C., s. O'Mara, R.E. 898, *917*
Hall, R.L., s. Hopkins, G.B. 544, *684*
Hallauer, W., Schirmeister, J. 522, *681*
Hallberg, L., Sölvell, L. 356, 359, *405*
Hallberg, L., s. Björn-Rasmussen, E. 356, 357, *403*
Hallberg, L., s. Brise, H. 385, *403*
Hallberg, M.C., s. Chen, J.C. 218, *220*
Halliday, D., s. Samson, D. 369, 378, *410*
Hallwachs, O., s. Winkel, K. zum 511, 564, *698*
Halmolsky, M.W., Freedberg, A.S. 118, *150*
Halnan, K.E., Russell, M.H. 396, 399, *405*
Halnan, K.E., s. Scott, J.S. 179, 180, *183*
Halpern, B.N., Biozzi, G., Benacerraf, B., Stiffel, C., Hillemand, B. 766, 769, *838*
Halpern, B.N., s. Benacerraf, B. 769, *833*
Halpern, S., Tubis, M., Endow, J., Walsh, C., Kunsa, J., Zwicker, B. 540, *681*
Halpern, S., Tubis, M., Golden, M., Kunsa, J., Endow, J., Walsh, C. 540, *681*
Halpern, S., s. Coel, M. 801, *835*
Halpern, S., s. Ficken, V. 227, 251, *257*

Halpern, S., s. Leyton, B. 786, *842*
Halpern, S., s. Schleif, A. *46*
Halpern, S.E., Smith, C.W., Ficken, V. *39*
Halpern, S.E., s. Alazraki, N.P. *34*
Halpern, S.E., s. Hagan, Ph.L. 540, 565, 568, *680*
Halpern, S.E., s. Higgins, C.B. 792, *839*
Halpern, S.E., s. Hurwitz, S.R. *40*
Halpert, B., Alden, Z.A. 893, *915*
Hamamoto, K., Tauxe, W.N., Novak, L.P., Goldstein, N.P. 797, *838*
Hamamoto, K., Torizuka, K., Mukai, T., Kosaka, T., Suzuki, T., Honjyo, I. 811, 821, *838*
Hamamoto, K., s. Handa, J. *39*
Hamamoto, K., s. Mori, T. 500, 502, *506*
Hamamoto, K., s. Suzuki, T. 811, 812, 814, 821, *849*
Hamamoto, K., s. Torizuka, K. 773, 796, 804, *849*
Hamburger, J.I. 127, *150*, 181, *183*
Hamburger, J.I., s. Miller, J.M. 140, *151*
Hamer, C.J.A. van den, s. Rijk, P.P. van 767, *850*
Hamer, C.J.A. van den, s. Sternlieb, I. *848*
Hamilton, C., s. Dworkin, H.J. 224, *256*
Hamilton, G.W., s. Barnes, R.W. *477*
Hamilton, G.W., s. McDonald, G.B. 477, *481*
Hamilton, H., s. Werner, S.C. 132, *153*
Hamilton, R.G., Alderson, P.O., Harwig, J.F., Siegel, B.A. 883, *915*
Hamilton, S.N., s. Reeve, J. *692*
Hamilton Fairley, G., s. Watkins, P.J. 399, *411*
Hammarsten, J.F., s. Welch, M.H. 242, *264*
Hammock, M.K., s. Milhorat, Th.H. *43*
Hammond, W.G., s. Doppman, J.L. 212, *220*
Hampe, I.F., s. Langhammer, H. 336, 345, 349, *351*
Hampe, J., s. Hör, G. 488, *505*
Hampe, J.F., s. Langhammer, H. 500, *506*
Hanbery, J.W., s. Zatz, L.M. *49*
Hanc, R.P., s. Turner, J.W. 792, *850*
Hanchett, J., s. Staab, E.V. 581, *695*
Hand, B., s. Croll, M. *36*
Handa, H., s. Handa, J. *39*
Handa, J. 11, 25, *39*
Handa, J., Handa, H., Hamamoto, K., Torizuka, K., Kousaka, T. *39*
Handa, J., Nabeshima, S., Handa, H., Yamamoto, K., Kousaka, T., Torizuka, K. *39*

Handel, St.F., Powell, M.R., Wilson, Ch.B., Enot, K.J. *39*
Handler, E.S., s. Gordon, A.S. 419, *443*
Handley, A.J. 474, *479*
Handmaker, H. 802, *838*
Handmaker, H., Lowenstein, J.M. 540, 557, 608, 611, *681*
Handmaker, H., McRae, J., Buck, E.G. 608, 611, 613, *681*
Handmaker, H., Young, W., Lowenstein, M. 611, 614, *681*
Handmaker, H., s. Schall, G.L. 11, *46*
Hanelin, L.G., Mena, I. 770, 793, 801, *838*
Hanelin, L.G., Uszier, J.M., Sommer, D.G. 801, *838*
Hanes, J.E., s. Priest, R.W. du, Jr. 808, *836*
Haning, R., s. Ito, T. 217, *221*
Hannig, E., s. Adlung, J. 769, *832*
Hanno, M.G.W., s. Balint, J.H. 128, *148*
Hansen, A.T., s. Brun, C. 652, *676*
Hansen, H.S., s. Brincker, H. 182, *183*
Hansen, K.S., s. Cooper, M.R. 458, 460, 464, *466*
Hanski, J., Cain, M.D. 759, *762*
Hanski, J., Soveny, C., Korman, M.G. 757, *762*
Hansky, J., s. Korman, M.G. 757, 759, *762*
Hanson, M.L., s. Donohue, D.M. 416, 417, 429, *442*
Hansson, E. 853, *873*
Hansson, E., Jacobsson, S.D. 855, *873*
Hanusek, M.J., s. Sapirstein, L.A. 622, 623, 630, *693*
Hanzal, R.F., s. Goldblatt, H. 663, *680*
Harbert, J., s. Robinowitz, M. 252, *262*
Harbert, J.C., Axelbaum, St.P., Schellinger, D., Chiro, G. di 23, *39*
Harbert, J.C., Curl, F.B., Jones, G.W. *39*
Harbert, J.C., Fraley, E.E., Deckers, P.J. 564, 568, *681*
Harbert, J.C., McCullough, D.C., Zeiper, L.S., Davidson, J.P., Ashburn, W.L. 51, 57, 87, 88, 89, *94*
Harbert, J.C., s. Ashburn, W.L. 84, *92*
Harbert, J.C., s. Curl, F.D. *93*
Harbert, J.C., s. McCullough, D.C. 89, *95*
Harbor, J., s. Gralnick, H.R. 374, 375, *405*
Harbst, H., s. Lange, S. 497, *506*
Harbst, H., s. Winkel, K. zum 526, 579, *698*, 701, *743*
Harbst, K., s. Winkel, K. zum 526, 550, 585, 592, *698*

Harden, R. McG., Alexander, W.D., Simmins, J., Russel, R.I. 100, 106, *114*
Harden, R.McG., Hilditch, T.E., Kennedy, I., Mason, D.K., Papadopoulos, S., Alexander, W.D. 103, 106, *114*
Harden, R.McG., Mason, D.K., Buchanan, W.W. 99, *114*
Harden, R.McG., s. Alexander, W.D. 100, *113*, 124, 127, 128, 132, *148*
Harden, R.McG., s. Hilditch, T.E. 125, 126, 134, *150*
Harden, R.McG., s. Lazarus, J.H. 100, *114*
Harden, R.McG., s. McGill, P.E. 131, *151*
Harden, R.McG., s. Papadopoulos, S. 120, *151*
Harden, R.McG., s. Shimmins, J. 120, 126, 129, 131, *152*
Harden, R.McG., s. Stephen, K.W. 99, 100, 101, 106, *115*
Hardewig, A. 353, *405*
Hardin, J.H., s. Spicer, S.S. 450, *469*
Hardin, V.M., Johnston, G.S. 829, *839*
Harding, L.K., Horsfield, K., Singhal, S.S., Cumming, G. 225, *257*
Hardt, H., s. Bonatz, K.G. 623, *675*
Harel, C., s. Danais, S. 812, *835*
Harel, C., s. Lamoureux, J. 824, *842*
Harington, C.R., Neuberger, A. 215, *221*
Harker, L.A. 450, 456, 458, 459, 463, *467*
Harker, L.A., Finch, C.A. 450, 453, 454, 456, *467*
Harker, L.A., Slichter, S.J. 450, 460, 461, *467*
Harker, L.A., s. Finch, C.A. 366, 367, 368, 369, 370, 372, 379, 388, 390, *404*
Harker, L.A., s. Slichter, S.J. 460, *469*
Harman, Ch.E., s. Gurwith, M.J. *38*
Harman, J.B., Ledlie, E.M. 399, *405*
Harms, D., s. Lennert, K. *916*
Harmsen, A., s. Rasmussen, P. *45*
Harper, P.V. 746, *762*
Harper, P.V., Andros, G., Lathrop, K. 120, *150*
Harper, P.V., Andros, G., Lathrop, K.A. 2, *39*
Harper, P.V., Andros, G., Lathrop, K.A., Siemens, W., Weiss, L. 2, *39*
Harper, P.V., Andross, G., Lathrop, K.A. 540, *681*
Harper, P.V., Anros, G., Lathrop, K. 745, 746, *762*
Harper, P.V., Beck, R., Charleston, D., Lathrop, K.A. 102, *114*
Harper, P.V., Lathrop, K.A., Gottschalk, A. 540, *681*

Harper, P.V., Lathrop, K.A., Jiminez, F., Fink, R., Gottschalk, A. 39
Harper, P.V., Lathrop, K.A., Jiminez, F., Hinn, G.M., Anwar, M. 438, 443
Harper, P.V., Lathrop, K.A., Jimenetz, F., Fink, R., Gottschalk, A. 745, 762
Harper, P.V., Lathrop, K.A., McCardle, R.J. 766, 839
Harper, P.V., Lathrop, K.A., McCardle, R.J., Andros, G. 39
Harper, P.V., Lathrop, K.A., Richards, P. 766, 839
Harper, P.V., Mullan, S.F., Fink, R. 39
Harper, P.V., s. Andros, G. 120, 148
Harper, P.V., s. Genant, H.K. 703, 732, 741
Harper, P.B., s. Heck, L. 120, 150
Harper, P.V., s. Kranzler, J.K. 777, 841
Harper, P.V., s. Lathrop, K.A. 2, 41, 856, 874
Harper, P.V., s. McArdle, R.J. 475, 481
Harper, P.V., s. Turner, D.A. 501, 502, 507
Harries, J.D., Mildenberger, R.R., Malowany, A.S., Drummond, K.N. 681
Harrington, W.J., Minnich, V., Hollingsworth, J., Moore, C.V. 459, 467
Harris, C.C., s. Goodrich, J.K. 909, 915
Harris, C.C., s. Smith, E.M. 473, 482
Harris, I.M., McAlister, J.M., Prankerd, T.A.J. 877, 879, 915
Harris, J.J., s. Crane, M.G. 671, 677
Harris, P.F., Haigh, G., Kugler, J.H. 425, 427, 443
Harris, R.C., Johnson, P.M. 831, 839
Harris, W.H., Salzman, E.W., Athanasoulis, C., Waltman, A., Baum, S., Desanctis, R.W., Potsaid, M.S., Sise, H. 479
Harrison, J., s. Refetoff, S. 164, 173
Harrisson, M., s. Fraser, R. 702, 703, 741
Hartenbower, D.L., s. Weiss, E.R. 580, 584, 585, 592, 697
Hartenbower, T.L., Winston, M.A., Weiss, E.R., Coburn, J.W. 580, 681
Hartman, R.C., s. Staab, E.V. 801, 848
Hartmann, H.R., s. Caplan, G.E. 544, 676
Hartnett, D.E., s. Allen, D.R. 251, 254
Hartweg, H., s. Fridrich, H. 238, 257
Hartweg, H., s. Sauer, R. 706, 742
Harvey, E., Loberg, M., Cooper, M. 767, 839

Harvey, R.F., Keeling, D.H. 522, 564, 681
Harvey, R.F., Mackie, D.B., Brown, N.J.G., Keeling, D.H., Davies, W.T. 752, 753, 762
Harwerth, H.-G., s. Begemann, H. 461, 465
Harwig, J.F., Coleman, R.E., Harwig, S.S., Sherman, L.A., Siegel, B.A., Welch, M.J. 479
Harwig, J.F., Welch, M.J., Coleman, R.E. 480
Harwig, J.F., s. Coleman, R.E. 478
Harwig, J.F., s. Hamilton, R.G. 883, 915
Harwig, J.F., s. Harwig, S.S. 480
Harwig, S.S., Harwig, J.F., Coleman, R.E., Welch, M.J. 480
Harwig, S.S., s. Coleman, R.E. 478
Harwig, S.S., s. Harwig, J.F. 479
Hascher, J., s. Trapp, P. 47
Hashimoto, K., s. Hiratsuka, H. 39
Hashimoto, K., s. Tsuyumu, M. 7, 47
Haskill, J.S., McKnight, R.D., Galbraith, P.R. 422, 443
Hasper, M., s. Gelinsky, P. 106, 114
Hassakis, P.C., s. Gyepes, M.T. 244, 257
Hast, B., Rohloff, R., Heinze, H.G. 573, 681
Hast, B., s. Heinze, H.G. 577, 579, 682
Hast, B., s. Leisner, B. 606, 687
Hast, B., s. Rohloff, R. 569, 573, 576, 616, 693
Hatch, H.B., Maxfield, W.S., Ochsner, J.L. 246, 257
Hatcher, C.R., Jr., s. Ferrier, F.L. 808, 837
Hatchette, J.B., Shuler, S.E., Murison, P.J. 860, 861, 865, 866, 867, 869, 873
Hattner, R.S., Maltz, H., Holliday, M. 606, 609, 681
Hattner, R.S., Shames, D.M. 801, 839
Haubold, E., s. Creutzig, H. 858, 863, 872
Haubold, E., s. Schmitz-Feuerhake, I. 770, 847
Haubold, U. 350, 351, 769, 839
Haubold, U., Aulbert, E. 500, 503, 505
Haubold, U., Jost, H., Winkel, K. zum 600, 681
Haubold, U., Pabst, H.W. 821, 839
Haubold, U., Schmilowski, M., Janssen, B. 488, 505
Haubold, U., Trüber, E. 783, 829, 839
Haubold, U., s. Hör, G. 488, 505, 526, 547, 559, 683
Haubold, U., s. Jost, H. 775, 840
Haubold, U., s. Langhammer, H. 500, 506

Haubold, U., s. Pabst, H.W. 794, 800, 829, 845
Haubold, U., s. Winkel, K. zum 351, 501, 507
Haubold, V., Zonntag, A., Pabst, H.W., Frey, K.W., Karl, H.J. 210, 211, 221
Haubold, W., s. Langhammer, H. 336, 345, 349, 351
Hauge, A., s. Scholz, A. 531, 695
Hauk, H., s. Fischer, M. 907, 914
Haurani, F.I., Tocantins, L.M. 375, 391, 405
Hausamen, T.U., Fritsch, W.P. 758, 762
Hausamen, T.U., s. Fritsch, W.P. 757, 758, 759, 761
Hauschild, G., Löbe, J., Müller, G., Schöne, D., Wässer, St. 644, 681
Hauser, G.A., s. Knüsel, H. 528, 535, 686
Hauser, W., s. Atkins, H.L. 767, 832, 856, 871, 882, 913
Hauser, W., s. Eckelman, W. 882, 914
Hauser, W., s. Hoyte, R.M. 853, 854, 873
Hauser, W., s. Klopper, J.F. 625, 627, 686
Hauser, W.H., Atkins, H.L., Nelson, K.G., Richards, P. 4, 39
Hauser, W.H., Atkins, H.L., Richards, P. 487, 505
Hauser, W.H., Atkins, L., Nelson, K.G., Richards, P. 540, 615, 681
Hauser, W.H., s. Quinn, J.L. III 44
Hausmann, K., Kuse, R., Meinecke, K.H., Bartels, H. 359, 405
Hausmann, K., s. Heinrich, H.C. 355, 356, 357, 358, 359, 360, 406
Havers, L., s. Felix, R. 232, 237, 256, 257
Havlik, E., s. Erd, W. 577, 679
Havranek, Ch., s. Erd, W. 593, 606, 607, 608, 611, 679
Hawkes, C.D. 39
Hawkins, L.A., s. Atkins, P. 477
Hawliczek, F., s. Ogris, E. 44
Hayashi, J., s. Taplin, G.V. 769, 796, 849
Hayat, M., s. Tubiana, M. 399, 411
Haydl, J., s. Czembirek, H. 907, 913
Haydu, G., s. Andreew, I. 535, 540, 557, 673
Hayek, A., Stanbury, J.B. 123, 150
Hayes, H., s. Maxwell, M.H. 522, 531, 688
Hayes, M., Moore, T.C. 592, 681
Hayes, M., s. Kennady, J.C. 40
Hayes, R.L., s. Edwards, C.L. 349, 351, 485, 505
Hayes, Th., Davis, L.W., Raventos, A. 39
Hayes, T.M., s. Lin, M.S. 232, 259
Hayn, H., s. Wascher, H. 644, 696

Haynie, T.P., Calhoon, J.H., Nasjleti, C.E., Nofal, M.M., Beierwalters, W.H. 224, *257*
Haynie, T.P., Jhingran, S.G., Ilter, R.G., Nelson, R.S. 820, *839*
Haynie, T.P., Svoboda, A.C., Zuidema, G.D. 855, 857, *873*
Haynie, T.P., s. Burdine, J.A. 857, 859, 861, 862, *871*
Haynie, Th.P., Jhingran, S.G., Leavens, M.E., Konikbowski, T., Jahns, M.F. *39*
Haynie, Th.P., Konikowski, T., Glenn, H.J. 627, *681*
Haynie, Th.P., s. Konikowski, T. *41*
Haynie, Th.P., s. Overton, M.C. *44*
Hayr, A., s. Zita, G. 758, 759, *763*
Hays, M.T., Green, F.A. 120, *150*
Hayter, C.J., s. Chapman, C. 227, 228, *255*
Hayter, C.J., s. Spiers, F.W. 396, 401, *410*
Hazell, J., s. Hicks, B.H. 473, *480*
Head, L.R., s. Quinn, J.L. 234, 245, *261*
Heading, R.C., Tothill, P., Laidlaw, A.J., et al. 752, 753, *762*
Heading, R.C., s. Tothill, P. 858, *876*
Heagan, B., s. White, J.G. 450, *469*
Heagy, F.C., s. Driedger, A.A. *478*
Healy, J.W., s. Kornberg, H.A. 224, *259*
Healy, M., s. Reich, T. 475, *482*
Heany, R.P., Whedon, G.D. 702, 703, *742*
Heap, T., s. Hales, I. 132, *150*
Heard, B.E., s. West, J.B. 241, *264*, 312, 313, *334*
Heath, D.A., Knapp, M.S., Walker, W.H.C. 626, *681*
Heath, D.A., s. Doppman, J.L. 212, *220*
Heberer, G. 533
Heberer, G., Eigler, F.W. 533, *681*
Hebestreit, H.P., s. Burghard, A. 829, *834*
Hebestreit, H.P., s. Lütgemeier, J. 248, 252, *260*
Heck, J., Gehrmann, G. 457, 458, 462, 464, *467*
Heck, L., Lathrop, K., Gottschalk, A., Harper, P.V., Fultz, M. 120, *150*
Heck, L.L., Duley, J.W. 225, 231, *258*
Heck, L.L., Gottschalk, A. 802, *839*
Heck, L.L., s. Tetalman, M.R. 234, *263*
Hecker, J., s. Micsky, L. 559, 608, *689*
Hecking, E., Knick, C., Netter, P., Pfannenstiel, P., Peters, P.E., Pixberg, H.U., Abdelhamid, S. 601, *681*
Hecking, E., Pfannenstiel, P., Pixberg, U., Knick, C., Ammende, H.P., Stock, S., Netter, P., Philipp, Th., Peters, P.E., Fiegel, P. 576, *681*
Hecking, E., s. Ammende, H.P. 569, 577, *673*
Heckscher, T., s. Anthonisen, N.R. 299, 328, *329*
Heckscher, T., s. Bass, H. 285, 286, 301, *329*
Heckscher, Th., Larsen, O.A., Lassen, N.A. 279, 280, 283, 286, 297, *331*
Hecksher, R.H., s. Antoniades, K. 815, *832*
Hedback, A.-L., s. Ernström, U. 428, *442*
Hedenskog, I., s. Skanse, B. *115*
Hedenskog, J., s. Denneberg, T. 517, 518, 620, *678*
Hedley, A.J. 172, *173*
Heerden, J.A. van, s. Verheyden, Ch.N. 902, *918*
Heerden, P. van, s. Klopper, J.F. 11, 17, 23, 30, *41*
Heffner, R.R., s. Schall, G.L. 11, *46*
Hegde, U.M., Williams, E.D., Lewis, S.M., Szur, L., Glass, H.I., Pettit, J.E. 885, 887, *915*
Hegedüs, V., Faarup, P. 553, *681*
Heger, N., s. Grebe, S.F. 488, *505*
Hégésippe, M., s. Bardy, A. 353, 384, *402*
Heidendal, G.K., Fontana, R.S., Tauxe, W.N. 286, *331*
Heidenreich, P., Egger, B., Hör, G., Kempken, K., Oberdorfer, M., Huber, H. 629, 648, *681*
Heidenreich, P., Hör, G. 593, 642, *681*
Heidenreich, P., Hör, G., Kempken, K., Bottermann, P., Pabst, H.W. 629, 640, 641, *682*
Heidenreich, P., Hör, G., Pabst, H.W., Bössner, O., Pichlmaier, H., Edel, H.H. 526, 550, *682*
Heidenreich, P., Hör, G., Pfeifer, K.J., Pabst, H.W., Bössner, O. 526, 527, 579, *682*
Heidenreich, P., Kriegel, H., Hör, G., Göger, H., Keyl, W., Schramm, E. 540, 627, 629, *682*
Heidenreich, P., Langhammer, H., Kempken, K., Hör, G., Pabst, H.W. 540, 593, *682*
Heidenreich, P., Mutzenbach, P., Hör, G., Kempken, K., Weiss, H.D. 550, 657, *682*
Heidenreich, P., Oberdorfer, M., Hör, G. 576, 648, *682*
Heidenreich, P., Oberdorfer, M., Hör, G., Kempken, K., Pabst, H.W. 579, 657, *682*
Heidenreich, P., s. Dressler, J. 545, 580, *678*
Heidenreich, P., s. Hertel, E. 598, 607, *682*
Heidenreich, P., s. Hör, G. 550, 579, 585, 598, 620, 625, 627, 629, 636, 646, *683*
Heidenreich, P., s. Kempken, K. 564, *685*
Heidenreich, P., s. Oberdorfer, M. 570, 573, 574, 579, 658, *690*
Heidenreich, P., s. Pabst, H.W. 660, *690*
Heidenreich, P., s. Pfeifer, K.J. 584, 598, *691*
Heilmann, H.P. 489, *505*
Heilmann, H.P., Kunft, H.D. *39*
Heilmann, M., s. Berghaus, H. 545, *674*
Heilmeyer, L. 462, *467*
Heilmeyer, L., Keiderling, W. 396, 398, 400, 402, *405*
Heilmeyer, L., s. Wurm, K. 249, *264*
Heimburger, R.F., s. Schulhof, L.A. *46*
Heimpel, H. 363, 369, 378, 379, 391, 393, 395, 401, *405*
Heimpel, H., Adam, W., Wetzel, H.P., Schmolke, M., Graeff, U., Hoffmann, G. 391, *405*
Heimpel, H., Busch, D., Schubothe, H. 379, 393, *405*
Heimpel, H., Finke, J., Keiderling, W. 379, 381, *405*
Heimpel, H., s. Wetzel, H.P. 904, *919*
Heindel, N.D., s. Markoe, A.M. 855, *874*
Heinims, P., s. Fridrich, R. 745, 747, *761*
Heinrich, H.C. 355, 357, 358, 359, 360, 363, 385, *405*
Heinrich, H.C., Bender-Götze, Ch., Gabbe, E.E., Bartels, H., Opitz, K.H. 357, *405*
Heinrich, H.C., Gabbe, E.E., Bartels, H., Opitz, K.H., Bender-Götze, Ch., Pfau, A.A. 357, *405*
Heinrich, H.C., Gabbe, E.E., Kugler, G., Pfau, A.A. 355, 356, *405*
Heinrich, H.C., Gabbe, E.E., Kugler, G., Whang, D.H., Hausmann, K., Bartels, H., Kuse, R., Meinecke, K.H., Kügler, S., Stelzner, F. 355, 356, 357, 358, 359, 360, *406*
Heinrich, H.C., Gabbe, E.E., Meineke, B., Whang, D.H. 362, *406*
Heinrich, H.C., Gabbe, E.E., Opitz, K.H., Whang, D.H., Bender-Götze, Ch., Schäfer, K.H., Schröter, W., Pfau, A.A. 355, 359, 361, 384, *406*
Heinrich, H.C., Gabbe, E.E., Whang, D.H. 355, 356, 361, 362, *406*
Heinrich, H.C., s. Bender-Götze, C. 361, *403*
Heinz, s. Goodrich 892
Heinz, E.R., Brylski, G.R., Izenstark, J.L., Weins, H.S. *39*
Heinz, E.R., Davis, D.O. *94*

Heinz, E.R., Davis, D.O., Karp, H.R. 85, 89, *94*
Heinze, E., s. Bond, V.P. 427, *440*
Heinze, H.G., Eisenberger, F., Pfeifer, K.J., Rothe, R., Chaussy, Ch., Klein, U. 522, 584, 647, *682*
Heinze, H.G., Hast, B., Rohloff, R. 577, 579, *682*
Heinze, H.G., Klein, U., Schmidt-Mende, M. 525, 554, 649, *682*
Heinze, H.G., Pfeifer, K.J. 510, 548, 579, 598, 601, *682*
Heinze, H.G., Pfeifer, K.J., Klein, U., Löw, C. 548, 579, 598, *682*
Heinze, H.G., s. Frey, K.W. 525, 557, *680*
Heinze, H.G., s. Hast, B. 573, *681*
Heinze, H.G., s. Hör, G. 514, 516, 529, 531, 535, 554, *683*
Heinze, H.G., s. Ingrisch, H. 278, 280, 286, 287, 288, 289, 290, *331*
Heinze, H.G., s. Klein, U. 554, 557, *686*
Heinze, H.G., s. Leisner, B. 606, *687*
Heinze, H.G., s. Pfeifer, K.J. 545, 584, 585, 592, 598, 616, 625, 629, 631, 649, 662, *691*
Heinze, H.G., s. Rohloff, R. 569, 573, 576, 616, *693*
Heinze, H.G., s. Schmidt, K.R. 585, *694*
Heinze, V. 584, *682*
Heinzel, F., Lutomirsky, C., Hoenle, R., Müller-Duysing, W. 705, 712, *742*
Heinzel, F., Lutomirsky, C., Müller-Duysing, W. 773, 796, *839*
Heise, E., s. Kimbel, K.H. 767, *841*
Heiser, W.J., Quinn, J.L. III 39
Heiser, W.J., Quinn, J.L. III, Mollihan, W.V. 39
Heiser, W.J., s. Quinn, J.L. III 44
Heiss, W.D., Jellinger, K., Podreka, I. 32, 39
Heissen, E., Betzner, J., Fleischmann, K., Ströttges, M.W., Hermann, E.J., Winkel, K. zum 525, *682*
Heissen, E., s. Sauer, J. 45
Heissen, E., s. Strötges, M.W. 773, 795, *848*
Helber, A., s. Meurer, K.A. *689*
Held, K., Becher, R., Stutte, H.J. 900, *915*
Hell, K., Fridrich, R., Gruber, U.F. 745, *762*
Heller, H. 39, *94*
Heller, J. 512, 626, *682*
Heller, J., Vostal, J. *682*
Hellman, L., s. Zucker, M.B. 451, *469*
Hellner, H. 733, *742*
Hellström, K., s. Beermann, B. 752, 757, *760*
Hellwig, C.A., s. Chesky, V.E. 142, *149*
Helmer, O.M., s. Page, I.H. 663, *691*

Helmkamp, R.W., s. Bale, W.F. 193, *204*
Hem, G.K. v.d., s. Houwen, B. 629, *684*
Hemmer, R. *94*
Hempelmann, L.H. 164, *173*
Hendel, L., s. Christiansen, J. 757, *760*
Henderson, J.A.M., s. Bass, H. 285, 286, 301, *329*
Henderson, J.A.M., s. Milic-Emili, J. 265, 268, 269, 275, *332*
Henderson, P.A., s. Hillman, R.S. 366, *406*
Hendrick, J.C., s. Franchimont, P. 218, *221*
Henftling, H.G., s. Dietze, G. 770, 771, *836*
Hengst, W. 528, *682*
Hengst, W., Mosler, D. 795, *839*
Henk, J.M., Kirkman, S., Owen, G.M. 178, 179, *183*
Henk, J.M., McCready, V.R. 534, *682*
Henke, G., Mollmann, H., Althoff, W. *839*
Henkel, L., s. Feine, U. 701, *741*
Henkin, et al. 579
Henkin, R.E., Martonffy, K., Kenfield, K., Yao, J.S., Quinn, J.L. 480
Henkin, R.E., Quinn, J.L. 477, *480*
Henkin, R.E., Quinn, J.L., Weinberg, P.E. 39
Henkin, R.E., Yao, J.S.T., Quinn, J.L., Bergan, J.J. 476, 477, *480*
Henkin, R.E., s. Thrupkaew, A.K. 701, *743*
Henne, W., Pfannenstiel, P., Pixberg, H.U. 701, *742*
Henne, W., s. Pixberg, H.U. 576, 616, 632, *692*
Hennekeuser, H.H., Fischer, R. 375, *406*
Hennekeuser, H.H., s. Fischer, R. 880, 905, *914*
Hennemann, H.H., Stecher, G. 398, *406*
Hennessy, T.G., s. Huff, R.L. 369, *406*
Hennig, K. *258*
Hennig, K., Franke, W.G., Platzbekker, H. 905, 906, 907, 908, *915*
Hennig, K., Franke, W.-G., Strietzel, M. 396, *406*
Hennig, K., Fritz, H., Woller, P., Franke, W.-G., Kemnitz, H.-P. 236, 248, *258*
Hennig, K., Platzbecker, H., Raatzsch, H. 525, *682*
Hennig, K., Woller, P. 248, 249, *258*
Hennig, K., Woller, P., Franke, W.-G. 234, 237, 245, 247, *258*
Hennig, K., Woller, P., Franke, W.-G., Platzbecker, H., Kirsch, E. 538, 545, *682*

Hennig, K., Woller, P., Gottschalk, B. 244, *258*
Hennig, K., Woller, P., Thomas, E. 245, 246, *258*
Hennig, K., s. Franke, W.G. 701, *741*, 783, *837*
Hennig, K., s. Raatzsch, H. 553, *692*
Hennig, K., s. Schawohl, P. 241, *262*
Henning, K., Woller, P., Gottschalk, B. 303, *331*
Heno, K., s. Fujita, M. 704, *741*
Henry, J., Frühling, J., Turpin, J., Verbist, A. 865, *873*
Henry, R., s. Cohen, Y. 701, *740*
Henry, R., s. Pérez, R. 705, *742*
Henry, R.E., Warnecke, M.A., Donati, R.M. 377, *406*
Henry, R.E., s. Solaric-George, E.A. 540, 550, 568, *694*
Henry, R.J., s. Lee, N.D. 156, *162*
Henskes, D., s. Hundeshagen, H. 854, 859, 860, 862, 863, *874*
Henskes, D.T., s. Hundeshagen, H. 854, 859, 860, 862, 863, 865, 867, 868, *874*
Hepner, G., Hofmann A.F., Malagelada, J.R., Szczepanik, P.A., Klein, P.D. 776, *839*
Hepp, J., s. Maier-Borst, W. 921, *930*
Hepp, K.D., s. Dietze, G. 770, 771, *836*
Herb, R., s. Winkel, K. zum 701, *743*
Herba, M.J., s. Sieniewicz, D.J. 247, *262*
Herbert, R.J.T., s. Hibbard, B.M. 921, *930*
Herbert, V. 752, 757, *762*
Herbert, V., Castro, Z., Wassermann, L.R. 198, *206*
Herbert, V., Lau, K.S., Gottlieb, C.W., Bleicher, S.J. 215, *221*
Herbig, F.K., s. George, E.A. 770, 793, *837*
Herd, J.A., s. Thornborn, G.D. 652, *695*
Herdt, J.R., s. Schall, G.L. 106, 110, *115*
Herion, J.C., s. Johnson, P.M. 877, 882, *916*
Herion, J.C., s. Walker, R.I. 423, *447*
Heripret, G., s. Danielsson, L.G. 701, *741*
Hermann, E., s. Joseph, K. *94*
Hermann, E.J., s. Heissen, E. 525, *682*
Hermann, H.J., s. Winkel, K. zum 510, 522, 526, 545, 592, 601, *698*
Hermann, R.E., s. Coutsoftides, T. 824, *835*
Hermanson, R., s. Colombetti, L.G. 766, *835*
Hermitte, F.L., Gauthier, J.C., Deronescu, C., Guiraud, B. 39

Hernberg, C.A., s. Lamberg, B.-A. 169, *173*
Hernuss, P., s. Janisch, H. 534, *685*
Herold, G., Meier, W.E., Straub, P.W. 472, 474, *480*
Herrera, N.E., Gonzales, R., Schwartz, R.D., Diggs, A.M., Belsky, J. 491, *505*
Herrmann, J., s. Rudorff, K.H. 160, *162*
Herrmann, J.H., Krüskemper, H.L., Müller, H. 156, *162*
Herrold, M.R., s. Sapirstein, L.A. 622, 623, 630, *693*
Herron, Ch.S., s. Holmes, R.A. *40*
Hershman, H.A. 560, *682*
Hertel, E., Heidenreich, P., Hör, G. 598, 607, *682*
Hertel, E., s. Hör, G. 701, *742*
Hertsch, G.H., s. Bell, R.L. 51, 78, *93*
Hertz, S., Roberts, A., Evans, R.D. 117, *150*
Herwig, K.R., s. Conn, J.W. 213, *220*
Herxheimer, G. 809, *839*
Herxheimer, H., s. Ernst, H. 232, 242, *256*
Herzberg, L., s. Williams, J.O. *48*
Herzer, R., s. Bublitz, G. 788, *834*
Herzmann, H., Ocklitz, H.W. Weppe, Ch.-M. 203, *206*
Herzmann, H., s. Deckart, H. 535, 626, *678*
Herzog, B., s. Pochon, J.P. 535, *692*
Hesch, R.D. 155, *162*
Hesch, R.D., s. Emrich, D. 37, 528, 529, *678*
Hesch, R.D., s. Hüfner, M. 156, 157, 158, *162*
Heshiki, A., s. James, A.E. 606, 609, *684*
Heslip, P.G., s. Overton, T.R. 861, 862, 865, *875*
Hess, M.W., s. Joel, D.D. 426, *444*
Hess, R. *39*
Hesse, L., Ludwig, Hj., Uthgenannt, H. 626, *683*
Hesse, L., s. Uthgenannt, H. 795, *850*
Hesse, M., s. Rösler, H. *45*
Hettig, R.A., s. Alfrey, C.P. 375, 377, 392, *402*
Heuchel, G. 640, *683*
Heuck, F., s. Deininger, H.K. 513, 528, 538, 545, *678*, 788, 800, *835*, 867, *872*
Hevesy 877
Hevesy, G., s. Chievitz, O. 701, *740*
Hevesy, G., s. Hahn, L. 353, *405*
Heyman, A., s. Dudley, A.W. 3, *37*
Heyman, A., s. Molinari, G.F. *43*
Heyman, M.A., s. Rudolph, A.M. 539, *693*
Heyssel, R.M., s. Brill, A.B. 163, *173*

Heyssel, R.M., s. McKee, L.C., Jr. 361, *408*
Hibbard, B.M. 921, *930*
Hibbard, B.M., Herbert, R.J.T. 921, *930*
Hibino, K., s. Sakurai, K. 802, *847*
Hickler, R.B., s. Hollenberg, N.K. 662, 671, *684*
Hicks, B.H., Hazell, J. 473, *480*
Hicks, E.P., s. Williams, J.O. *48*
Hickson, B., s. Nimmon, J. 515, 577, *690*
Hidalgo, J.H., s. Weiss, T.E. 736, *743*
Higashi, K., s. Ito, Y. 218, *221*
Higgins, C.B., Taketa, R.M., Taylor, A., Halpern, S.E., Ashburn, W.L. 792, *839*
Higgins, H.P., Ball, D., Eastham, S. 131, *150*
Hightower, S.J., s. Allen, M.B. *34*
Hilbrand, E., s. Ell, P.J. 4, 26, *37*
Hildes, J.A., s. Ferguson, M.H. 99, *113*
Hilditch, E. *94*
Hilditch, T., s. Shimmins, J. 126, 129, *152*
Hilditch, T.E., Gillespie, F.C., Shimmins, J., Harden, R.MCG., Alexander, W.D. 125, 126, 134, *150*
Hilditch, T.E., s. Harden, R.McG. 103, 106, *114*
Hilditch, T.E., s. Shimmins, J. 126, 131, *152*
Hilgert, G., s. Bretschneider, H.J. 651, *676*
Hill, B.J., s. Sartor, K. *96*
Hill, N., s. Sutherland, J.B. *47*
Hill, P.L., s. Alderson, P.O. 288, 293, 303, *329*
Hill, R., s. Holman, B.L. *39*
Hill, R.L., s. Alderson, P.O. 244, *254*
Hill, T., Welch, M.J., Adatepe, M., Potchen, E.J. 5, *39*
Hillemand, B., s. Halpern, B.N. 766, 769, *838*
Hiller, M.C., s. Shulman, N.R. 458, *469*
Hilligoss, M., s. Burke, G. 120, 131, *148*
Hillman, R.S. 365, *406*
Hillman, R.S., Henderson, P.A. 366, *406*
Hillman, R.S., s. Finch, C.A. 366, 367, 368, 369, 370, 372, 379, 388, 390, *404*
Hills, N.H., s. Jeyasingh, K. *480*
Hilpert, P., s. Feine, U. 225, 231, *256*, 265, 271, 272, *330*
Hilton, J., s. Mayo, M.E. 523, *689*
Hilweg, D., s. Novak, D. 247, *260*
Hinchliffe, A., s. Matthews, A.W. 786, *843*
Hinck, V., Dotter, Ch.T. *39*
Hindmarsh, T., s. Greitz, T. 52, *94*

Hine, G.J., Farmelant, N.H., Cardarelli, J.A., Burrows, B. 520, 521, 576, 616, *683*
Hine, G.J., Johnston, R.E. 253, *258*, 272, 273, *331*, 401, 402, *406*, *915*
Hines, J.D., s. Cowan, D.H. 464, *466*
Hinkley, R.L., s. Colombetti, L.G. 227, *255*
Hinn, G.M., s. Harper, P.V. 438, *443*
Hinson, R.E., s. Eyler, W.R. 802, *837*
Hipp, E.G., s. Fassbender, C.W. 701, *741*
Hipp, E.G., s. Fassbender, G.F. 701, *741*
Hipple, T.F., s. Samuels, L.D. *45*
Hirakawa, A., s. Klapproth, H.J. 516, *686*
Hiraki, T., Hisada, K. 867, 870, *873*
Hiramatsu, Y., O'Mara, R.E., McAffe, J.G., Markarian, B. 511, *683*
Hiratsuka, H., Tsuyumu, M., Hashimoto, K., Matsushima, Y., Inaba, Y., Ito, K., Okuyama, T. *39*
Hiratsuka, H., s. Tsuyumu, M. 7, *47*
Hirsch, E.F., s. Albert, S.N. 353, *402*
Hirsch, E.O., Dameshek, W. 458, *467*
Hirsch, J.G., s. Baggiolini, M. 414, *440*
Hirsch, J.G., s. Cohn, Z.A. 414, *441*
Hirschbauer, M., s. Schrader, H. 10, *46*
Hirschbiegel, H. *39*
Hirschbiegel, H., Böckem, K. *39*
Hirschbiegel, H., Schwieger, G. *39*
Hirsh, J., Gallus, A.S. *480*
Hirsh, J., Gallus, A.S., Cade, J.F. *480*
Hirsh, J., s. Gallus, A.S. 474, *479*
Hirsh, J., s. Kerrigan, G.N. *480*
Hirth, K., s. Albert, J.P. 606, *673*
Hisada, K., s. Aburano, T. 811, 812, 821, 823, *832*
Hisada, K., s. Hiraki, T. 867, 870, *873*
Hisada, K., s. Suzuki, Y. 241, *263*
Hisada, K., s. Ueno, K. 788, *850*
Hjort, P.F., s. McGehee, W.G. 461, *468*
Ho, R.S., s. Chopra, I.J. 160, *162*
Hoag, S., s. Aggeler, P.M. 397, *402*
Hoanca, O., s. Gheorghescu, B. 788, 794, *837*
Hoanca, O., s. Runcan, V. 812, 816, 821, 822, *846*
Hobbs, B.B., s. McLaughlin, M.J. 815, *843*
Hobbs, J.R., Bayliss, R.I.S., MacLagan, N.F. 124, *150*
Hobbs, J.T. *480*
Hobbs, J.T., Davies, J.W.L. 472, *480*

Hobbs, J.T., Nicolaides, A.N. 472, 473, *480*
Hobby, J.A.E., s. Barnes, A.D. *674*
Hobson, B., Wide, L. 195, *206*
Hochhauser, M., s. Liebner, E.J. *42*
Hochman, A., s. Horn, Y. 778, *839*
Hodges, F.J., s. James, A.E. *94*
Hodges, F.J., s. Jordan, Ch.E. *40*
Hodgkin, J.E., Dines, D.E., Didier, E.P. 325, *331*
Hodkinson, B.A., s. McIntyre, P.A. 377, *408*
Hodt, H., s. Mayneord, W.V. 2, *42*
Höbel, M., Lehrnbecher, W. 100, *114*
Hoedan, R. van der, s. Frühling, J. 861, *873*
Hoedemaker, Ph.J., s. Bartelnik, E. 745, *760*
Höfer, R., Egert, H. 438, *443*
Höfer, R., Ogris, E., Pfeiffer, G. 771, 794, *839*
Höfer, R., Ogris, E., Pfeiffer, G., Probst, P. 769, *839*, 880, *915*
Höfer, R., Zweymüller, E. 606, *683*
Höfer, R., s. Aigner, P. 783, 788, *832*
Höfer, R., s. Brenner, H. *35*
Höfer, R., s. Deisenhammer, E. *36*
Höfer, R., s. Erd, W. 562, 577, 593, 606, 607, 608, 611, 629, *679*
Höfer, R., s. Fritzsche, H. 161, *162*
Höfer, R., s. Koos, W. *41*
Höffken, K., Deckner, K., Becker, G., Hornung, G. 773, 795, *839*
Höfke, R., s. Krönert, E. 745, 747, 752, 754, *762*
Höglund, S. 357, 359, 363, 385, *406*
Höglund, S., Ehn, L., Lieden, G. 363, *406*
Höglund, S., Reizenstein, P. 357, *406*
Höhne, K.H., s. Hupe, W. 649, *684*
Höhne, K.-H., s. Novak, D. 237, 249, *260*
Höllwarth, M., s. Bauer, H. 573, *674*
Hölti, G., s. Figdor, P.P. 647, *679*
Hoenig, V., s. Brodanova, M. 796, *834*
Hoenle, R., s. Heinzel, F. 705, 712, *742*
Hör, G. 526, 535, 536, 557, 559, *683*
Hör, G., Behrens, U., Langhammer, H., Edel, H.H. 526, 528, 539, 548, 661, *683*
Hör, G., Buttermann, G., Heinze, H.G., Klein, U., Langhammer, H., Müller-Fassbender, H., Pabst, H.W. 554, *683*
Hör, G., Frey, K.W., Bösner, O., Langhammer, H., Pabst, H.W., Faul, P., Pichlmaier, H., Edel, H.H., Heidenreich, P. 550, 585, *683*
Hör, G., Frey, K.W., Haubold, U., Pompino, H.J. 559, *683*
Hör, G., Frey, K.W., Kegl, W., Hertel, E. 701, *742*

Hör, G., Glaubitt, D., Grebe, S.F., Hampe, J., Haubold, U., Kaul, A., Koeppe, P., Koppenhagen, J., Langhammer, H., Schoot, J.B. van der 488, *505*
Hör, G., Haubold, U. 526, 547, *683*
Hör, G., Heidenreich, P. 579, 598, *683*
Hör, G., Heidenreich, P., Kretschko, J., Schwarzendorfer, A., Kempken, J., Göger, H., Pabst, H.W., Kriegel, H. 625, 627, 629, 646, *683*
Hör, G., Heinze, H.G., Frey, K.W. 535, *683*
Hör, G., Heinze, H.G., Numberger, J., Zimmermann, H., Pabst, H.W. 516, 529, 531, *683*
Hör, G., Heinze, H.G., Pabst, H.W., Klemm, J., Frey, K.W 514, *683*
Hör, G., Klemm, J., Langhammer, H., Grohmann, H., Pabst, H.W., Frey, K.W., Tan, B.K. 236, 240, 241, *258*
Hör, G., Kretschko, J. 570, 573, *683*
Hör, G., Kretschko, J., Heidenreich, P., Pabst, H.W., Kempken, K., Schwarzendorfer, A. 620, 625, 629, 636, *683*
Hör, G., s. Langhammer, H. 336, 345, 349, *351*
Hoerni, B., Leleu, J.B., Durand, M., Chauvergne, J. 827, *839*
Hör, G., Pabst, H.W. 398, 399, 400, 406, 509, 510, 516, 580, 581, 601, *683*
Hör, G., Pabst, H.W., Edel, H.H. 550, 552, *683*
Hör, G., Pabst, H.W., Haubold, U. *683*
Hör, G., Pabst, H.W., Pfeifer, K.J., Heidenreich, P., Langhammer, H. 550, 585, *683*
Hör, G., s. Bofilias, I. 654, *675*
Hör, G., s. Bofilias, J. 286, *329*
Hör, G., s. Büll, U. 528, *676*
Hör, G., s. Buttermann, G. 540, 564, 565, 567, 569, 570, 624, *676*, 767, 775, 796, *834*
Hör, G., s. Dressler, J. 545, 580, *678*
Hör, G., s. Frey, K.W. 525, 535, 557, *680*
Hör, G., s. Heidenreich, P. 526, 527, 540, 550, 576, 579, 593, 626, 627, 629, 640, 641, 642, 648, 657, *681*, *682*
Hör, G., s. Hertel, E. 598, 607, *682*
Hör, G., s. Klein, U. 554, 557, *686*
Hör, G., s. Langhammer, H. 490, 492, 498, 500, *506*
Hör, G., s. Lichte, H. 540, 601, *687*
Hör, G., s. Oberdorfer, M. 570, 573, 574, 579, 658, *690*
Hör, G., s. Pabst, H.W. 510, 513, 536, 626, 628, 660, *690*, 870, *875*

Hör, G., s. Pfeifer, K.J. 584, 598, *691*
Hör, G., s. Wolf, I.H. 564, 567, 569, *697*
Hofer, B., s. Pochon, J.P. 535, *692*
Hoff, H., Prosenz, P., Tschabitscher, H. *39*
Hoffenberg, R., s. Sterling, K. 168, *174*
Hoffer, P.B., Gottschalk, A. 141, *150*
Hoffer, P.B., s. Chiles, J.T. 888, *913*
Hoffer, P.B., s. Oppenheim, B.E. 777, *845*
Hoffer, P.B., s. Tetalman, M.R. 234, *263*
Hoffer, P.B., s. Turner, D.A. 501, 502, *507*
Hoffman, N.E., s. Hofmann, A.F. 775, *839*
Hoffmann, G., s. Heimpel, H. 391, *405*
Hoffmann, G., s. Meuret, G. 391, 397, 398, 399, 400, *408*
Hoffmann, W., s. Rösler, H. 231, 247, *262*, 266, 281, 285, 293, 297, 300, 313, *333*
Hofmann, A.F., Hoffman, N.E. 775, *839*
Hofmann, A.F., s. Hepner, G.W. 776, *839*
Hofmeister, W., s. Doering, P. 238, *256*
Hogg, J.C., Macklem, P.T., Thrurlbeck, W.M. 242, *258*
Hohenleitner, F.J., s. Tansy, M.F. 758, *763*
Hohenwallner, W., s. Ludescher, E. 644, 645, *688*
Holcomb, G.N., s. Boyd, C.M. 853, *871*
Holden, F.R., s. Kornberg, H.A. 224, *259*
Holder, E. 518, *683*
Holdsworth, C.D., s. Ryan, F.P. 911, *917*
Holland, J., Milic-Emili, J., Macklem, P.T., Bates, D.V. 291, *331*
Holland, R.A.B., s. West, J.B. 271, *334*
Hollander, C.S., s. Mitsuma, I. 158, *162*
Hollemans, H., s. Goodfriend, T.L. 664, *680*
Hollemans, H.J.G., s. Freedlender, A.E. 663, *679*
Hollenberg, M., s. Thornborn, G.D. 652, *695*
Hollenberg, N.K. 585, *683*
Hollenberg, N.K., Adams, D.F., Abrams, H.L., Merrill, J.P. 662, *683*
Hollenberg, N.K., Epstein, M., Basch, R.I., Merrill, J.P. 662, 671, *684*
Hollenberg, N.K., Epstein, M., Basch, R.I., Cough, N.P., Hickler, R.B., Merrill, J.P. 662, 671, *684*

Hollenberg, N.K., Epstein, M., Rosen, S.M., Basch, R.I., Oken, D.E., Merrill, J.P. 652, 662, *684*
Hollenberg, N.K., Mangel, R., Fung, H.Y.N. 662, *684*
Hollenberg, N.K., Merrill, J.P. 658, 662, *684*
Hollenberg, N.K., Williams, G.H. 664, *684*
Hollenberg, N.K., s. Kinoshita, B. 652, 658, 662, *686*
Hollenberg, N.K., s. Rosen, S.M. 526, *693*
Holley, H.S., Milic-Emili, J., Becklake, M.R., Bates, D.V. 297, *331*
Holliday, M., s. Hattner, R.S. 606, 609, *681*
Hollingsworth, J., s. Harrington, W.J. 459, *467*
Holloway, W., Gammal, T. el, Pool, W.H. *39*
Holman, B.L. *39*
Holman, B.L., Hill, R., Davis, O.D., Potchen, E.J. *39*
Holman, B.L., Lindeman, J.F. 265, *331*
Holman, B.L., s. Davis, M.A. *256*
Holman, B.L., s. Fletcher, J.W. 245, 246, *257*
Holman, B.L., s. Houten, F.X. van *40*
Holman, B.L., s. McNeil, B.J. 375, 377, 401, *408*
Holman, B.L., s. McNeil, J. 238, *260*
Holman, L., s. Kinoshita, B. 652, 658, 662, *686*
Holman, L.B., s. Fliegel, C.P. 767, *837*
Holmes, J.C., s. Wellman, H.N. 238, *264*
Holmes, J.H., s. Gottesfeld, K.R. 924, *930*
Holmes, J.H., s. Ogden, D.A. 514, 649, *690*
Holmes, J.H., s. Schreck, W.R. 538, *695*
Holmes, R.A. *40*
Holmes, R.A., Golle, R. *40*
Holmes, R.A., Herron, Ch.S., Wagner, H.N. *40*
Holmes, R.A., s. Bardfeld, P.A. *34*
Holmes, R.A., s. Isitman, A.T. 230, 231, *258*
Holmquest, D.L., Burdine, J.A. 801, *839*
Holms, L., s. Assali, N.S. 924, 926, *929*
Holopainen, T., s. Laasko, L. 534, *687*
Holroyd, A.M., Chisholm, G.D., Glass, H.J. 540, 565, 569, *684*
Holsti, L.P., Patomäki, L.K. 701, *742*
Holter *88*
Holtgrave, E.A., s. Hug, I. 106, *114*
Holton, C.P., s. Mack, T. 420, *444*

Holtz, F., s. Baum, J.K. 815, *833*
Holzman, G.B., s. McAfee, J.G. 227, *260*
Honbo, D., s. Yano, Y. 227, *264*
Honda, T., Kazem, I., Croll, M.N., Brady, L.W. 227, 228, *258*
Honda, T., s. Antoniades, J. 544, *673*
Honetz, N., s. Frischauf, H. 390, *404*
Honig, G.R., s. Busch, H. 853, *871*
Honjo, I., s. Suzuki, T. 811, 812, 814, 821, *849*
Honjyo, I., s. Hamamoto, K. 811, 821, *838*
Honorat, M., s. Gruet, M. 827, *838*
Honour, A.J., Myant, N.B., Rowlands, E.N. 99, *114*
Honour, A.J., s. Rowlands, E.N. 99, *115*
Honsebrouck, P. van, s. Damme, L. van 824, *850*
Hood, H., s. David, R.B. *36*
Hood, R.H., Jr., s. Armstrong, R.G. 831, *832*
Hoop, B., s. Kazemi, H. 312, *331*
Hooper, L.A., s. Gray, H.W. 122, 126, 129, 131, 134, 135, *149*
Hoops, E.C., s. Berke, R.A. 253, *255*
Hopkins, A. 752, *762*
Hopkins, C., s. McCormack, K.R. *42*
Hopkins, G.B., Hall, R.L., Mende, Ch.W. 544, *684*
Hopkins, G.B., Kristensen, K.A., Blickenstaff, D.E. 701, *742*
Hopkins, G.B., Mende, Ch.W. 336, *351*
Hopkins, J., s. Staab, E.V. 581, *695*
Hopkins, O.L., s. Newhouse, T. 265, 273, 278, 280, 288, *332*
Hopmann, H., Kazner, E., Kollmannsberger, A. 32, *40*
Hoppe, G. 514, *684*
Hoppe, G., Tatzie, K.Y. 514, *684*
Horgan, J.D., Meade, R.C., Madden, J.A., Torzala, T.A. 521, *684*
Horgan, J.D., s. Meade, R.C. 520, *689*
Hormann, R., Eckhardt, W., Weinrich, W., Zeidler, U. *40*
Horn, C.N. van, s. Davis, C.E., Jr. 900, *914*
Horn, Y., Walach, N., Reich, E., Hochman, A. 778, *839*
Horne, McD.K. III, Rosse, W.F., Flickinger, E.G., Saltzman, H.A. 378, 381, *406*
Hornick, R.B., s. Wagner, H.N., Jr. 769, 783, *850*
Hornung, G., s. Höffken, K. 773, 795, *839*
Horsfield, K., s. Harding, L.K. 225, *257*
Horst, W. 396, *406*
Horst, W., Rösler, H., Schneider, C., Conrad, B. 521, *684*

Horst, W., Rösler, H., Villanueva-Meyer, H. 399, *406*
Horst, W., Sauer, H. 396, *406*
Horst, W., s. Goldeck, H. 398, *405*
Horst, W., s. Jäggi, J. 770, *840*
Horst, W., s. Knüsel, H. 528, 535, *686*
Horton, P., s. Alexander, W.D. 132, 133, *148*
Horton, P.W., Hutcheon, A.W., Dagg, J.H. 381, *406*
Horton, P.W., s. Dagg, J.H. 380, *403*
Horton, R., s. Ito, T. 217, *221*
Horwith, N.H., s. Otto, D. 747, *763*
Horwitz, N.H., Lofstrom, J.E., Forsaith, A.L. *40*
Hosain, F., Marsaglia, G., Finch, C.A. 366, 369, *406*
Hosain, F., Phil, D., Som, P. 54, 56, *94*
Hosain, F., Reba, R.C., Wagner, H.N. *40*
Hosain, F., Som, P., Land, F.H. de, James, A.E., Wagner, H.N. *94*
Hosain, F., Som, P., Everette, A.J., Jr., Blanc, H.J. de, Jr., Wagner, H.N., Jr. 54, 56, *94*
Hosain, F., s. Reba, R.C. *45*
Hosain, F., s. Syed, I.B. 705, *743*
Hosain, F., s. Wagner, H.N. *97*
Hosain, F., s. Wagner, H.N., Jr. 881, *918*
Hosain, G., s. Land, F.H. de 51, *93*
Hoshi, M., s. Goriga, Y. 860, *873*
Hosick, T.A., s. Meschau, J. 853, *875*
Hossmann, K.A. *40*
Hossmann, K.A., Schröder, M., Wechsler, W. 2, *40*
Hosxe, G., s. Cernéa, P. 106, *113*
Hotchkiss, D.J., Block, M.H. 911, *915*
Houdart, R., s. Mamo, L. 5, *42*
Hounsfield, G.N. 40, 52, *94*
Hourigan, K.J., s. Kew, M.C. 652, 662, *685*
House, R.K., s. Sackett, J.F. 812, *847*
Houstek, J., s. Samánek, M. 236, 245, *262*
Houten, F.X. van, Holman, B.L., Treves, S. *40*
Houwen, B., Donker, Aj.M., Woldring, M.G., Beekhuis, H., Zanten, A.K. van, Looye, A., Hem, G.K. v.d. 629, *684*
Hovig, T. 449, *467*
Hoving, J., Valkema, A.J., Wilson, J.H.P., Woldring, M.G. 358, *406*
Howanietz, L., s. Czembirek, H. 907, *913*
Howard, D., s. Ebbe, S. 451, *466*
Howard, D., s. Rickard, K.A. 419, *446*
Howard, J.E., s. Connor, T.B. *677*

Howard, J.M., s. Short, W.F. 812, *848*
Howard, J.M., s. Terry, J.H. 896, 897, *918*
Howe, C.T., s. Flute, P.T. *479*
Howe, C.T., s. Kakkar, V.V. 472, 473, 474, *480*
Howell Evans, I., s. Beamish, M.R. 367, 391, *402*
Howes, D., s. Boller, F. 32, *35*
Hozzman, G.B., s. McAfee, J.G. 921, *930*
Hoyte, R.M., Lin, S.S., Christman, D.R., Atkins, H.L., Hauser, W., Wolf, A.P. 853, 854, *873*
Hribar, M., s. Varl, B. 775, 795, 804, *850*
Hromec, A., s. Mundschenk, H. 769, *844*
Hrubesch, H., s. Rave, O. 669, *692*
Hrubisko, M., s. Klinda, F. 450, *467*
Hubel, K.A. 757, *762*
Huber, H., s. Heidenreich, P. 629, 648, *681*
Huber, P., s. Rösler, H. 8, 11, *45*
Huber, P., s. Stalder, A. *47*
Huberty, J.P. 227, *258*
Huberty, J.P., s. Boyd, R.E. 227, 229, *255*
Huckabee, W.E., Walcott, G. 926, *930*
Hudecki, S.M., s. Gallus, A.S. 474, *479*
Hudson, B., s. Dufau, M.L. 198, *205*
Hudson, B., s. Scoggins, B.A. 204, *207*
Hudson, G., Osmond, D.G., Roylance, P.J. 426, *443*
Hudson, G., Yoffey, J.M. 427, *443*
Hudson, G., s. Yoffey, J.M. 427, *448*
Hudson, M.J., s. Black, J.E. 831, *833*
Hudspeth, A.S., s. Quinn, J.L. 224, *261*
Hudspeth, A.S., s. Whitley, J.E. 238, *264*
Hueber, M., s. Frey, K.W. 701, *741*
Hübner, K., s. Fischer, M. 907, *914*
Hübner, M.D., Brown, D.W. 51, *94*
Hüfner, M., Hesch, R.D. 156, 157, 158, *162*
Hühn, E.A., Fassbender, C.W. 577, *684*
Hühn, E.A., s. Fassbender, C.W. 701, *741*
Hühn, E.A., s. Fassbender, G.F. 701, *741*
Hülse, R., s. Jung, H. 488, 500, 502, *506*
Hünermann, B., Albert, J.P., Weissbach, L., Winkler, C. 513, 521, 576, *684*
Hünermann, B., Knopp, R., Wesener, K.W., Albert, J.P., Winkler, C. 513, 521, *684*
Hünermann, B., Weissbach, L., Winkler, C. 513, 521, 576, *684*

Hünermann, B., s. Albert, J.P. 584, 606, *673*
Hünermann, B., s. Biersack, H.J. 770, 794, 797, *833*
Hünermann, B., s. Pensky, W. *691*
Hünermann, B., s. Winkler, C. 521, *697*
Hünig, R., Frommhold, H., Wellauer, J. *40*
Hünig, R., Walther, E. *40*
Hünig, R., Walther, E., Kinser, J. 786, *839*
Hünig, R., s. Fuchs, W.A. *837*
Hünig, R., s. Rösler, H. 266, 279, 280, 281, 285, 286, 290, 291, 300, 328, *333*
Hürzeler, D. 314, 318, *331*
Huet, P.M., Lavoie, P., Viallet, A. 771, *839*
Huff *877*
Huff, R.L., Hennessy, T.G., Austin, R.E., Garcia, J.F., Roberts, B.M., Lawrence, J.H. 369, *406*
Huff, R.L., s. Elmlinger, P.J. 390, *404*
Hug, I., Holtgrave, E.A. 106, *114*
Hughes, L.B., s. Newhouse, T. 265, 273, 278, 280, 288, *332*
Hughes, R., s. Cronqvist, S. *36*
Hughes, W.L., Commerford, S.L., Gitlin, D., Kreuzer, R.C., Schultze, B., Sha, V., Prilly, P. 434, *443*
Hughes, W.L., s. Cronkite, E.P. 416, 417, *441*
Hughes, W.L., s. Feinendegen, L.E. 434, *442*
Hughes-Jones, N.C., Mollison, P.L., Veall, N. 882, *915*
Hughes-Jones, N.C., Szur, L. 452, 453, *467*
Hugh-Jones, P., s. Dollery, C.T. 265, 271, 273, 277, 280, 285, 286, 300, 312, 325, *330*
Hugh-Jones, P., s. Dyson, N.A. 265, 271, 273, *330*
Hugh-Jones, P., s. West, J.B. 271, 300, *334*
Hugl, E.H., s. Rothstein, G. 421, *447*
Huhn, D., Fateh-Moghadam, A., Demmler, K., Kronseder, A., Ehrhart, H. 391, *406*
Hulet, W.H., Baldwin, D.S., Biggs, A.W., Gombos, E.A., Chasis, H. 646, *684*
Hull, H.C., s. Belcher, H.V. 824, *833*
Hultborn, K.A., Larsson, L., Ragnhult, I. 490, *505*
Hulten, M., s. Einhorn, J. 165, *173*
Hume, M., s. Wolf, E. *483*
Hundeshagen, H. 237, *258*, 854, 858, 859, 860, 861, 862, 863, 865, 866, *873*
Hundeshagen, H., Creutzig, H., Dopslaff, H. 854, 859, 862, 863, 865, 867, 868, *874*

Hundeshagen, H., Creutzig, H., Henskes, D., Geisler, S. 854, 859, 860, 862, 863, *874*
Hundeshagen, H., Dittmann, A. 821, *839*
Hundeshagen, H., Gielow, P., Pretschner, D.P. 865, *874*
Hundeshagen, H., Henskes, D.T., Geisler, S., Gettner, U., Creutzig, H. 854, 859, 860, 862, 863, 865, 867, 868, *874*
Hundeshagen, H., Stender, H.St., Creutzig, H. 237, 240, *258*
Hundeshagen, H., s. Creutzig, H. 702, *741*, 854, 858, 859, 860, 862, 863, 865, 867, 869, *872*
Hundeshagen, H., s. Gayer, J. 619, 628, *680*
Hundeshagen, H., s. Gielow, P. 854, *873*
Hundeshagen, H., s. Jahns, E. *40*
Hundeshagen, H., s. Kuni, H. 372, 394, *407*
Hundeshagen, H., s. Nuic, M. 547, 548, *690*
Hundeshagen, H., s. Pixberg, H.U. 796, *845*
Hundeshagen, H., s. Seifert, E. 745, 747, 749, 750, *763*
Hundeshagen, H., s. Vido, I. 788, 790, 808, *850*
Hundeshagen, H., s. Zeidler, U. 3, 4, 11, 14, 17, 18, 20, 23, 30, *49*
Hunt, F.C., s. Boyd, R.E. 540, 670, *675*
Hunt, J.C., Strong, C.G., Sheps, S.G., Bernatz, P.E. 531, 672, *684*
Hunt, J.C., s. Burbank, M.K. 628, *676*
Hunt, J.C., s. Edwards, W.G., Jr. 663, *678*
Hunt, J.C., s. Tauxe, W.N. 629, *695*
Hunt, J.N., Spurell, W.R. 752, *762*
Hunter, J.A., s. Nennhaus, H.P. 610, 650, *690*
Hunter, T.W., s. McIntyre, W.J. *689*
Hunter, W., s. Baehler, R.W. 652, *674*
Hunter, W.M. 193, 194, *206*
Hunter, W.M., Ganguli, P.C. 194, *206*
Hunter, W.M., Greenwood, F.C. 193, *206*
Hunter, W.M., s. Greenwood, F.C. 193, *206*, 218, *221*
Hunter, W.M., s. Toft, A.D. 172, *174*
Hunter, W.W., s. Myers, W.G. 227, *260*
Hunziker, H.R., s. Kummer, H. 461, *467*
Hupe, W., Montz, R., Doehn, M., Otto, H.F., Höhne, K.H., Pfeiffer, G. 649, *684*

Hupf, H.B., s. Serafini, A.N. 767, 847
Hupka, J., s. Hupka, S. 232, 258
Hupka, S., Hupka, J. 232, 258
Hupka, S., s. Skupenova, A. 736, 742
Hurley, J.R., Becker, D.V. 181, 183
Hurley, J.R., s. Barandes, M. 169, 172, 182, 183
Hurley, J.R., s. Becker, D.V. 165, 169, 171, 173
Hurley, J.R., s. Sigel, R.M. 884, 889, 918
Hurley, P.J. 40, 251, 258, 354, 406
Hurley, P.J., Maisey, M.N., Natarajan, T.K., Wagner, H.N., Jr. 131, 150
Hurley, P.J., Wagner, H.N. 40
Hurley, P.J., s. Maisey, M.N. 138, 139, 141, 151
Hurley, P.J., s. Strauss, H.W. 47, 138, 152
Hurn, B.A.L., Landon, J. 190, 206
Hurtado, A.V., s. Bothwell, T.H. 365, 366, 403
Hurwit, J., s. Taplin, G.V. 227, 263
Hurwitz, B.S., Sutzerland, J.C., Walker, M.D. 32, 40
Hurwitz, M. 40
Hurwitz, S.R., Halpern, S.E., Leopold, G. 40
Hurwitz, S.R., s. Alazraki, N.P. 34
Husak, V., s. Kuba, J. 41
Hutcheon, A.W., s. Horton, P.W. 381, 406
Hutchinson, D.L., s. Josimovich, J.B. 218, 221
Hutchinson, F., St. Clair Neill, G.D., Rimmer, A.R. 40
Hutchinson, H.E., s. Goldberg, A. 382, 405
Hutchison, J.H., McGirr, E.M. 137, 150
Hutchison, J.H., s. McGirr, E.M. 137, 151
Hutchison, J.H., s. Murray, I.P.C. 145, 151
Huth, K., Reimers, H.J., Schmahl, F.W. 461, 467
Hutt, D.M., s. Rodbard, D. 189, 202, 207
Hutton, M.M., s. Ferguson, A. 911, 914
Hutzermeyer, H., s. Schmitz-Feuerhake, I. 651, 657, 661, 695
Huvos, A.A., s. Murlow, P.J. 560, 689
Huvos, A.G., s. Tollefsen, H.R. 177, 183
Huys, H., s. Vaerenbergh, P.M. van 515, 696
Huys, J., Vaerenbergh, P.M. van 771, 839
Hyams, C., s. Levy, L.M. 7, 41

Ibanez, M.L., s. Russell, W.O. 177, 183
Ibbertson, K., s. Fraser, R. 702, 703, 741
Ibrahim, M.S., s. Abdel-Wahab, M.F. 120, 148
Ice, R.D., s. Kirschner, A.S. 213, 221
Ichikawa, Y., s. Paran, M. 422, 446
Iglauer, E., s. Ernst, H. 224, 256
Iio, M., Yamada, H., Kitani, K., Sasaki, Y. 765, 773, 776, 795, 797, 839
Iio, M., s. Ogawa, H. 227, 261
Iio, M., s. Ueda, H. 237, 240, 263, 771, 772, 794, 850
Iio, M., s. Veda, H. 909, 918
Iio, M., s. Wagner, H.N. 224, 227, 263
Iio, M., s. Wagner, H.N., Jr. 769, 783, 850
Iio, M., s. Yamada, H. 769, 851
Ikkala, E., Kivilaakso, E., Hästbacka, J. 382, 406
Ikkos, D., Conticas, S., Catsou, P. 824, 839
Ikkos, D.G., s. Alevizaki, C.C. 148
Ilter, R.G. v. Haynie, T.P. 820, 839
Imaeda, T. 790, 839
Imaizumi, M., s. Sugitani, Y. 3, 47
Imarisio, J.J. 792, 839
Imbornone, C.J., s. Goodwin, D.A. 38
Imhof, H., Czembirek, H., Dorau, F., Umek, H., Frischauf, H. 569, 684
Imhof, H., s. Rau, H. 45
Imperato, Th.J., s. Nardo, S.J. de 769, 836, 887, 893, 909, 914
Imura, H., Sparks, L.L., Grodsky, G.M., Forsham, P.A. 218, 221
Inaba, Y., s. Hiratsuka, H. 39
Inaba, Y., s. Tsuyumu, M. 7, 47
Indelicato, R., s. Gould, L. 800, 838, 910, 915
Indyk, J.S., s. Burke, J.J. 141, 148
Indyk, J.S., s. Murray, I.P.C. 141, 151
Ingbar, S.H., Freinkel, N. 128, 150
Ingbar, S.H., s. Braverman, L.E. 168, 173
Ingbar, S.H., s. Socolow, E.L. 120, 152
Ingelfinger, F.J., s. Bradley, S.E. 768, 834
Ingham, G.K., s. Newhouse, T. 265, 273, 278, 280, 288, 332
Ingrisch, H., Heinze, H.G., Pfeifer, K.J., Lissner, J. 278, 280, 286, 287, 288, 289, 290, 331
Ingrisch, H., Kantlehner, R., Köhler, T., Bergstermann, H., Specht, H., Heinze, H.G. 278, 280, 286, 287, 288, 289, 290, 331
Ingrisch, H., s. Pfeifer, K.J. 584, 598, 662, 691
Inada, S., s. Kaneko, M. 777, 840

Inkley, S.R., MacIntyre, W.J. 314, 331
Inoue, R., Adachi, Y., Fugii, M., Yamamoto, T., Wakisaka, G. 775, 840
Inoue, Y., s. Fröhlich, G. 500, 505
Inukai, A., s. Kaneko, M. 777, 840
Invue, Y., s. Fröhlich, G. 349, 351
Ioanescu, N., s. Voinea, V. 523, 696
Ioannides, G., s. Clizer, E.E. 36
Iorio, R.J., Chanana, A.D., Cronkite, E.P., Joel, D.D. 426, 427, 443
Irvine, C.H.G. 156, 162
Irvine, W.J., Stewart, A.G., Loughlin, G.P., Tothill, P. 746, 747, 748, 751, 754, 762
Irvine, W.J., s. Toft, A.D. 172, 174
Irving, I.M., s. Johnston, J.H. 535, 685
Isaacs, H.S., s. Steigman, J. 626, 695
Isaacs, M., s. Linsk, J.A. 128, 135, 151
Isaacs, R., Danielian, A.C. 415, 443
Isaksson, B., s. Björn-Rasmussen, E. 356, 357, 403
Isawa, T., Taplin, G.V., Beazell, J., Criley, J.M. 307, 331
Isawa, T., Wasserman, K., Taplin, G.V. 232, 243, 258
Isawa, T., s. Taplin, G.V. 230, 231, 232, 238, 239, 243, 246, 248, 263
Isaza, J., s. McGuigan, J.E. 757, 762
Isfort, A. 40
Isitman, A.T., Manoli, R., Schmidt, G.H., Holmes, R.A. 230, 231, 258
Israels, M.C.G., s. Perkins, J. 397, 399, 409
Ishi, T., s. Ogawa, H. 227, 261
Itjima, S., s. Sampson, R.J. 176, 183
Ito, K., s. Hiratsuka, H. 39
Ito, T., Woo, J., Haning, R., Horton, R. 217, 221
Ito, Y., Higashi, K. 218, 221
Itoir, J., s. Stanbury, J.B. 128, 152
Itti, R., s. Planiol. T. 44
Ivemark, B.I. 895, 915
Iversen, J.G. 429, 444
Iversen, J.G., Benestad, H.B. 425, 427, 444
Izenstark, I.L., s. Bachrach, W.H. 859, 861, 871
Izenstark, J.L., s. Heinz, E.R. 39
Izenstark, J.L., s. Meisel, St.B. 43
Izzo, M.H., s. Bale, W.F. 193, 204
Izzo, M.J., s. Spar, I.L. 475, 482

Jabot, Ch., s. Planiol, Th. 924, 930
Jacksen, R.A., Bolles, T.F., Kubiatowicz, D.O., Krejcarek, G.E. 767, 840
Jackson, A.H., Hahn, P.F. 485, 506
Jackson, C.W., s. Odell, T.T., Jr. 450, 468

Jackson, G.L., Corson, M.L., Baxter, J., Blosser, N. 40
Jackson, G.L., Corson, M.L., Dick, J. 40
Jackson, H., Jr., Parker, F., Jr., Lemon, H.M. 904, *915*
Jackson, I.M.D., Thomson, J.A. 140, *150*
Jackson, I.M.D., s. Boyle, J.A. 142, *148*
Jackson, J.A., s. Secker-Walker, R.H. 319, *333*
Jackson, P.E., s. Grazia, J.A. de 521, 569, *678*
Jackson, P.E., s. Nardo, S.J. de 769, 770, 775, 794, 812, 816, 823, 826, *836*, 887, 893, 909, *914*
Jacobs, A., Rhodes, J., Peters, D.K., Campbell, H., Eakins, J.D. 357, 359, *406*
Jacobs, A., s. Beamish, M.R. 367, 391, 402
Jacobs, A., s. Ricketts, C. 367, *410*
Jacobs, H.S., Mackie, D.B., Eastman, C.J., Ellis, S.M., Ekins, R.P., McHardy-Young, S. 156, *162*
Jacobs, L., s. Reed, D.J. 45
Jacobs, L.S., s. Daughaday, W.H. 215, *220*
Jacobson, B., s. Fink, S. 859, 862, *873*
Jacobson, B., s. Kaplan, E. 862, *874*
Jacobson, J.H., s. Reich, T. 475, *482*
Jacobson, L.O., s. Block, M. 904, *913*
Jacobson, S.J., Nardo, G.L. de 891, 900, *916*
Jacobson, S.J., s. Nardo, G.L. de 701, *741*
Jacobsson, S.D., s. Hansson, E. 855, *873*
Jacoby, J., s. Glass, H.I. 921, *930*
Jacox, H.W., s. Johnson, P.M. 246, *259*
Jacquot, C., s. Raynaud, C. 564, *692*
Jäggi, J., Lütolf, U.M., Glanzmann, Ch., Horst, W. 770, *840*
Jaffe, B.M., Smith, J.W., Newton, W.T., Parker, C.W. *684*
Jaffe, B.M., s. McGuigan, J.E. 757, *762*
Jaffe, H.L., s. Kagan, A.R. 816, *840*
Jaffe, H.L., s. Melbye, R.W. *43*
Jaffe, M., Behrman, H.R. 663, *684*
Jahn, E., Blaha, V. 247, *258*
Jahns, E., Hundeshagen, H. 40
Jahns, E., s. Brase, A. 778, *834*
Jahns, M.F., s. Haynie, Th.P. *39*
Jakubowski, W., s. Zurowski, S. 862, *876*
Jaky, L., s. Molnar, G. 626, *689*
Jamada, H., s. Ueda, H. 771, 772, 794, *850*
James, A.E. 240, *258*
James, A.E., Cooper, M., White, R.I., Wagner, H.N. 240, *258*

James, A.E., Conway, J.J., Chang, C.H., Cooper, M., White, R.J., Strauss, H.W. 250, *258*
James, A.E., Eaton, S.B. 238, *258*
James, A.E., Heshiki, A., Kohlemann, R.E., Siegel, B.A. 606, 609, *684*
James, A.E., Land, F.H. de, Hodges, F.J., Wagner, H.N. *94*
James, A.E., Wagner, H.N., Cooke, R.E. 606, 608, 609, *684*
James, A.E., White, R.I., Cooper, M. 240, *258*
James, A.E., s. Eaton, S.B. 238, *256*
James, A.E., s. Feigin, D.S. 18, *37*
James, A.E., s. Fletcher, J.W. 245, 246, *257*
James, A.E., s. Hosain, F. *94*
James, A.E., s. Jordan, Ch. E. *40*
James, A.E., s. Land, F.H. de *37*, 51, *93*, 777, *835*
James, A.E., s. Strauss, H.W. *47*
James, A.E., Jr., s. Land, F.H. de 53, *93*
James, A.E., Jr., s. Sanders, R.C. 827, *847*
James, J.M., s. Maria, W. de 518, *678*
Jamison, R.L. 513, *685*
Janakis, M., s. Sapirstein, L.A. 622, 623, 630, *693*
Jandl, J.H., s. Aster, R.H. 450, 451, 452, 454, *465*
Jandl, J.H., s. Keene, W.R. 378, *407*
Janeway, R., Maynard, C.D., Witcofski, R.L., Winston-Salem, N.C., Lax, L.C. *40*
Janeway, R., s. Cowan, R.J. 10, *36*
Janeway, R., s. Maynard, C.D. *42*
Janeway, R., s. Witcofski, R.L. *49*
Janisch, H., Tulzer, H., Hernuss, P. 534, *685*
Janko, L., s. Kolar, J. 701, *742*
Janoff, A. 416, *444*
Janon, E.A., s. Alazraki, N.P. *34*
Janout, V., Weiss, L. 425, *444*
Janowitz, H.D., s. Chapman, M.L. 752, 756, *760*
Jansen, C., s. Carlsen, E.N. 786, *834*
Jansen, C., s. Grames, G.M. *38*
Jansen, C.R. *40*
Jansen, C.R., s. Bieler, E.U. 809, 810, 825, *833*
Jansen, C.R., s. Cronkite, E.P. 425, *442*
Jansholt, A.L., s. Nardo, G.L. de 567, *678*
Jansholt, A.L., s. Stadalnik, R.C. 807, *848*
Janssen, B., s. Haubold, U. 488, *505*
Janssens, A. 106, 107, 108, *114*
Jantsch, Ch., s. Czembirek, H. 907, *913*
Januszewicz, V., s. Laragh, J.H. *687*
Jaros, R., Schussheim, A., Levy, L.M. 745, 750, *762*
Jasani, B., s. Shimmins, J. 126, *152*

Jasani, M.K., s. St. Onge, R.A. 736, *743*
Jasinski, W.K., Malinowska, J., Mackiewicz, H., Siwicki, H., Leukawska, K. 701, *742*
Jasinski, W.K., s. Tolwinski, J. 778, *849*
Jasko, I.A., s. Remedios, L.V. dos 138, *149*
Javaiet, A., s. Pecker, J. *95*
Javid, H., s. Nennhaus, H.P. 610, 650, *690*
Jayabalan, V., White, D., Bank, M. 64, *94*
Jeanne, C., s. Nouel, J.P. 485, 488, *506*
Jebarý, I., s. Oppelt, A. 235, *261*
Jebavy, P., Runczik, I., Oppelt, A., Tilsch, J., Stanek, V., Widimsky, J. 241, *159*
Jefferies, W. McK., Levy, R.P., Storaasli, J.P. 128, *150*
Jeffery, R.F., s. Sackett, J.F. 812, *847*
Jelasic, F., s. Piepgras, U. 74, 85, *96*
Jelinek, J., s. Overton, T.R. 861, 862, 865, *875*
Jellife, A.M., s. Ell, P.F. 907, *914*
Jelliffe, R.W., s. Wisenbaugh, P.E. 516, *697*
Jellinger, K., s. Brenner, H. *35*
Jellinger, K., s. Deisenhammer, E. *36*
Jellinger, K., s. Heiss, W.D. 32, *39*
Jenkins, P., s. Vliet, P. van *48*
Jennett, W.B., s. Rowan, J.O. *45*
Jepson, J.H. 390, 397, 398, *406*
Jereb, B., s. Jereb, M. 349, *351*
Jereb, M., Unger, B., Jereb, B. 349, *351*
Jerva, M., s. Tefft, M. *47*
Jerva, M.J., s. Sartor, K. *96*
Jewett, Th.C., s. Duszinski, D.O. 745, 750, *761*
Jeyasingh, K., Glass, H.I., Hills, N.H., Calnan, J.S. *480*
Jeyasingh, K., s. Wray, R. 474, *483*
Jhingran, S.G., Johnson, P.C. *40*
Jhingran, S.G., Mukhopadhyay, A.K., Ajmani, S.K., Johnson, P.C. 815, *840*
Jhingran, S.G., s. Haynie, T.P. 820, *839*
Jhingran, S.G., s. Haynie, Th.P. *39*
Jimenetz, F., s. Harper, P.V. 745, *762*
Jiminez, F., s. Harper, P.V. *39*, 438, *443*
Jimenez, F., s. McArdle, R.J. 475, *481*
Joekes, A.M. 520, 522, 526, *685*
Joel, D.D., Hess, M.W., Cottier, H. 426, *444*
Joel, D.D., s. Chanana, A.D. 425, *441*
Joel, D.D., s. Iorio, R.J. 426, 427, *443*

Johanssen, B.A., s. Franke, W.G. 783, *837*
Johansson, E.D., s. Neill, J.D. 218, *221*
Johns, W.J., s. Crane, M.G. 671, *677*
Johnson, A.E., Gollan, A. 620, *685*
Johnson, A.E., Gollan, F. 227, *259*, 766, 769, *840*
Johnson, A.E., s. Materson, B.J. 619, *688*
Johnson, D.E., s. Castagna, J. 808, *834*
Johnson, D.E., s. Taplin, G.V. 102, *115*, 224, 227, 238, *263*, 438, *447*, 562, 573, 632, 633, *695* 769, 796, 829, *849*
Johnson, D.E., s. Yamada, H. 769, 775, 802, 803, *851*
Johnson, L.E., s. McKee, L.C., Jr. 361, *408*
Johnson, L.R., s. Chandler, A.M. 757, *760*
Johnson, M.C., s. Geslien, G.E. 788, 826, *837*
Johnson, M.N., s. Makk, L. 797, *843*
Johnson, P.C., s. Beall, A.C. 523, *674*
Johnson, P.C., s. Jhingran, S.G. 40, 815, *840*
Johnson, P.C., s. Leblanc, A.D. 141, *150*
Johnson, Ph.C., Jr., s. Mani, P. 534, *688*
Johnson, P.F., s. French, R.J. 880, *914*
Johnson, P.M. 225, 238, 250, 251, 252, *259*, 781, *840*
Johnson, P.M., Herion, J.C. 882, *916*
Johnson, P.M., Herion, J.C., Mooring, S.L. 877, 882, *916*
Johnson, P.M., Sagerman, R.H., Jacox, H.W. 246, *259*
Johnson, P.M., Spencer, R.P. 878, 890, *916*
Johnson, P.M., s. Gold, R.P. 778, *838*
Johnson, P.M., s. Harris, R.C. 831, *839*
Johnson, P.M., s. Keim, H.J. 601, 605, *685*
Johnson, P.M., s. Muroff, L.R. 812, 822, *844*
Johnson, P.M., s. Weidinger, P. 171, *174*
Johnson, P.M., s. Werner, S.C. 171, *174*
Johnson, Ph.M., s. Freeman, L.M. 345, *351*, 538, 539, 540, 545, 547, 553, 565, 568, 569, 578, 579, 580, 583, 585, 595, 601, 605, 614, *679*
Johnson, R.B., Castell, D.C., Lukash, W.M. 909, *916*
Johnson, R.B., Castell, D.O., Lukash, W.M. 783, 790, *840*
Johnson, R.E., s. Milder, M.S. 829, *844*
Johnson, R.E., s. Oldham, R.K. 462, *468*
Johnson, R.F., s. Asmundsson, T. 231, *255*
Johnson, W.C. *480*
Johnston et al. 501
Johnston, A.S., Baker, S.I., Arnold, J.E., Colombeti, L.G., Pinsky, St. 567, *685*
Johnston, C.C., Jr., Lavy, N., Lord, T., Vellios, F., Merritt, A.D., Deiss, W.P., Jr. 904, *916*
Johnston, C.I. 663, *685*
Johnston, E., s. Smidt, K.P. 172, *174*
Johnston, G.S., Jones, A.E., Milder, M.S., Frankkel, R.L. 345, 349, *351*
Johnston, G.S., s. Hardin, V.M. 829, *839*
Johnston, G.S., s. Larson, S.M. 501, *506*
Johnston, G.S., s. Milder, M.S. 829, 844, 907, *916*
Johnston, G.S., s. Volpe, J.A. 778, *850*
Johnston, J.H., Irving, I.M. 535, *685*
Johnston, R.E., s. Hine, G.J. 253, 258, 272, 273, *331*, 401, 402, *406*, *915*
Johnston, R.E., s. Lathrop, K.A. 856, 857, 860, 861, *874*
Johnston, R.E., s.McKee, L.C., Jr. 361, *408*
Jonas, D., Manegold, K., Thomas, K. 526, *685*
Jonas, D., s. Manegold, K. 526, 550, 551, *688*
Jonasson, O., s. Anderson, O. 461, *465*
Jonckheer, M.H., s. Ectors, M. *37*
Jones, A.E., s. Johnston, G.S. 345, 349, *351*
Jones, E.A., Bloomer, J.R., Berlin, N.I. 797, *840*
Jones, E.A., Young, W.B.,Morson, B.C., Dawson, A.M. 756, *762*
Jones, D.J., s. Browse, N.L. 473, 474, *478*
Jones, D.J., s. Davies, R. 525, *677*
Jones, E., s. Fraser, R. 702, 703, *741*
Jones, E.A., s. Tavill, A.S. 801, *849*
Jones, E.A., s. Tavill, A.S.E. 896, *918*
Jones, G.W., s. Harbert, J.C. *39*
Jones, H.B., s. Dobson, E.L. 766, 768, *836*
Jones, J.H., s. Dykes, P.W. 775, *836*
Jones, N.F., s. Mayo, M.E. 523, *689*
Jones, N.L., s. Burrows, B. 243, *255*
Jones, P., s. Beamisch, M.R. 367, *391*, *402*
Jones, R., s. Maroon, J.C. *42*
Jones, R.H., s. Goodrich, J.K. 278, *330*
Jones, T., Clark, J.C., Kocak, N., Cox, R., Glass, W. 752, 753, *762*
Jones, T., Matthews, C.M.E. 652, *685*
Jones, W.L., Mountain, J.C., Warren, K.W. 824, *840*
Jonker, J.J., Veen, M.R., Shopman, W., Ottolander, G.J.G. den 461, *467*
Jonsson, K. 490, *506*
Jonsson, K., s. Göranson, L.R. 492, *505*
Jonsson, L., s. Larsson, L.-G. 377, *407*
Jordan 528
Jordan, Ch.E., James, A.E., Hodges, F.J. *40*
Jordan, G., s. Sheppard, C.W. 766, 768, *847*
Jørgensen, K.E., s. Sheikh, M.I. 628, *694*
Jori, G.P., s. Peschle, C. 355, *409*
Jose, A., Cront, J.R., Kaplan, N.M. 671, *685*
Joseph, K., Lang, W., Graul, E.H., Hermann, E., Calatayud, V. *94*
Joseph, K., Mahlstedt, J., Welcke, U., Priest, H.H. 773, 796, 802, *840*
Joseph, K., s. Schmidt, W. 632, *694*
Joshi, R.C., s. Wagner, H.N., Jr. 307, *334*
Joshpe, G., Rothenberg, S.P., Baum, Sh. 891, 903, *916*
Josimovich, J.B., Kusor, B., Boccella, L., Mintz, D.H., Hutchinson, D.L. 218, *221*
Jost, H., Haubold, U., Trüber, E., Sonderkamp, H.M. 775, *840*
Jost, H., s. Golde, G. 106, 108, *114*
Jost, H., s. Haubold, U. 600, *681*
Jost, H., s. Winkel, K. zum 510, 526, 545, 579, 581, 582, 592, 601, *698*
Jovin, G., s. Gheorghescu, B. 788, 794, *837*
Jovin, G., s. Runcan, V. 812, 816, 821, 822, *846*
Jucker, A., Ezenewa, J. 248, *259*
Judin, L.A. 103, *114*
Judin, L.A., Uskov, I.A. 231, *259*
Judin, L.A., s. Lindenbraten, L.D. 106, *114*
Jülch, R., Czempiel, H., Färber, D. 608, *685*
Jülch, R., s. Färber, D. 606, 607, 608, 609, *679*
Jünger, H., s. Riccabona, G. 820, *846*
Juillard, G., Pierotti, T., Abbes, M., Pinto, J. 829, *840*
Julesz, J., Csernay, L. 790, *840*
Juncal, D., s. Gonzalez-Iglesias, J.L. 790, *838*
Jung, B., s. Wibell, L. 584, *697*
Jung, H., Gamm, H., Fischer, J., Wolf, R., Hülse, R., Grimm, W. 488, 500, 502, *506*
Jung, H., Gamm, H., Wolf, R., Fischer, J. 488, 500, 502, *506*

Jung, W., Fridrich, R., Duckert, F., Gruber, U.F. 480
Junge-Huelsing, G., Firuzian, N. 547, 685
Jungerman, J.A., s. Nardo, G.L. de 567, 678
Junker, D., s. Zeidler, U. 2, 5, 26, 49
Junker, K., s. Ditzel, J. 621, 640, 678
Jushkantsev, S.I., s. Fadejew, N.P. 247, 256
Just, G., s. Bahlmann, J. 621, 674
Juttijudata, P., s. Vlahcevic, Z.R. 775, 850

Kaboth, U., et al. 787, 840
Kackso Finley, T.N., s. Severinghaus, J.W. 307, 333
Kadar, G.Y., s. Simkovics, M. 96
Kaddatz, R., s. Adam, W.E. 516, 673
Kade, H., s. Taplin, G.V. 510, 695, 767, 773, 849
Kaden, W., Reinhold, F., Neumerkel, H.J. 517, 685
Kadish, U., s. Lubin, E. 822, 826, 842
Kämmerer, K., s. Fernholz, H.J. 473, 474, 479
Kärcher, K.H. 798, 840
Kaess, H., Meriadek, B. 758, 762
Kaess, H., s. Dörner, M.S. 757, 759, 761
Kagan, A.R., Jaffe, H.L., Kennamer, R. 816, 840
Kagen, A., Tsachiya, G., Patterson, V., Sugar, O. 94
Kahn, E.M., Whitney, D.G. 10, 40
Kahn, P., s. Blazek, G. 811, 814, 821, 833
Kahn, S.B., s. Brodsky, J. 450, 454, 463, 465
Kaick, G., Wegener, K. 817, 840
Kaiffer, M., Naoun, A., Neimann, N., Pierson, M., Robert, J. 40
Kaihara, S., s. Ueda, H. 237, 240, 263
Kakkar, V.V. 473, 474, 480
Kakkar, V.V., Corrigan, T.P. 473, 480
Kakkar, V.V., Flanc, C. 474, 480
Kakkar, V.V., Flanc, C., O'Shea, M.J., Flute, P.T., Howe, C.T., Clarke, M.B. 473, 474, 480
Kakkar, V.V., Howe, C.T., Flanc, C., Clarke, M.B. 473, 474, 480
Kakkar, V.V., Howe, C.T., Laws, J.W., Flanc, C. 473, 474, 480
Kakkar, V.V., Howe, C.T., Nicolaides, A.N., Renney, J.T.G., Clarke, M.B. 472, 473, 480
Kakkar, V.V., Nicolaides, A.N., Renney, J.T.G., Friend, J.R., Clarke, M.B. 472, 473, 480

Kakkar, V.V., s. Clarke, M.B. 474, 478
Kakkar, V.V., s. Flanc, C. 472, 473, 474, 479
Kakkar, V.V., s. Friend, J.R. 473, 479
Kakkar, V.V., s. Nicolaides, A.N. 471, 472, 481
Kalayasiri, C., s. Viranuvatti, V. 826, 850
Kalden, J., s. Zeidler, U. 2, 5, 26, 49
Kalika, V.L., Tabackman, Y.Y., Raevsky, I.G. 829, 840
Kalisher, L., s. Berg, G.R. 732, 739
Kallfelz, F.A., s. Subramanian, G. 702, 705, 706, 743
Kaltwasser, J.P., Werner, E., Becker, Hj. 363, 407
Kaltwasser, J.P., s. Werner, E. 361, 362, 386, 411
Kalyanaroman, K., Smith, B.H., Alker, G.J. 40
Kambal, S., s. Greig, W.R. 128, 150
Kameda, H., s. Ueda, H. 771, 772, 794, 850
Kamedo, H., s. Veda, H. 909, 918
Kamel, G., s. Abdel-Kader, M.M. 800, 832
Kamenetsky, S., s. McCormack, K.R. 246, 260
Kammerer, V., s. Deininger, H.K. 538, 678
Kammerer, V., s. Piepgras, U. 74, 75, 96
Kamoi, K., s. Kusakabe, K. 810, 811, 814, 821, 824, 829, 842
Kampmann, H., Beduhn, D. 803, 840
Kampmann, H., s. Nuri, M. 474, 481
Kampmann, H., s. Paal, G. 474, 481
Kamptz, J.v., s. Petersen, F. 44
Kaneko, K., s. Milic-Emili, J. 265, 268, 269, 275, 332
Kaneko, M. 777, 802, 807, 840
Kaneko, M., Inada, S., Inukai, A. 777, 840
Kantlehner, R., s. Ingrisch, H. 278, 280, 286, 287, 288, 289, 290, 331
Kantlehner, R., s. Pfeifer, K.J. 662, 691
Kantlehner, R., s. Schmidt, K.R. 585, 694
Kaplan, E. 858, 874
Kaplan, E., Claytonk, G., Fink, S., Jacobson, B., Ben-Porath, M. 862, 874
Kaplan, E., Domingo, M. 810, 811, 821, 826, 840
Kaplan, E., Domingo, M.B., Ben-Porath, M., Sakamoto, A. 810, 821, 826, 840
Kaplan, E., v. Ben-Porath, M. 856, 862, 871
Kaplan, E., s. Fink, S. 859, 862, 873

Kaplan, E., s. Graham, A.L. 856, 873
Kaplan, E., s. Rozental, P. 790, 846
Kaplan, E., s. Saba, T.M. 766, 769, 783, 847
Kaplan, E.L., s. Refetoff, S. 164, 173
Kaplan, H.S., s. Glatstein, F. 907, 915
Kaplan, H.S., s. Taplin, G.V. 224, 227, 238, 263, 438, 447
Kaplan, N.M., Silah, J.G. 672, 685
Kaplan, N.M., s. Jose, A. 671, 685
Karam, Y., s. Raynaud, C. 564, 634, 692
Karanfilski, B., s. Refetoff, S. 164, 173
Karelitz, J., s. Winston, M.A. 776, 851
Karelitz, J.R., Richards, J.B. 139, 150
Karika, Zs., s. Csetényi, J. 227, 255
Kariyone, S., s. Uchida, T. 452, 459, 469
Karl, H.J. 663, 685
Karl, H.J., s. Haubold, V. 210, 211, 221
Karl, H.J., s. Wiedemann, M. 663, 697
Karle, H. 363, 407
Karmody, A.M., s. Lambie, J.M. 472, 481
Karnofsky, M.C. 416, 444
Karp, H.R., s. Heinz, E.R. 85, 89, 94
Karpatkin, M.B., s. Karpatkin, S. 458, 459, 467
Karpatkin, S. 457, 458, 467
Karpatkin, S., Garg, S.K., Freedman, M.L. 467
Karpatkin, S., Siskind, G.W. 458, 467
Karpatkin, S., Strick, N., Karpatkin, M.B., Siskind, G.W. 458, 459, 467
Karpatkin, S., Strick, N., Siskind, G.W. 459, 464, 467
Karran, S.J., Leach, K.G., Wisbey, M.L., Blumgart, L.H. 771, 840
Karsten, V., s. Schwartz, K.D. 613, 695
Kasalichy, J., s. Bake, B. 296, 329
Kaselow, D., s. Endert, G. 479
Kasenter, A.G., s. Kupic, A.A. 858, 862, 874
Kasenter, A.G., s. Miller, J.M. 138, 151
Kashgarian, M., s. McCormick, W.F. 878, 916
Kaska, E.H., s. Cotran, R.S. 560, 677
Kassaraba, W., s. Liebner, E.J. 42
Katakia, M., s. Krishnarmurthy, G.T. 41
Kastenbauer, J., s. Krönert, E. 237, 259
Kastenbauer, J., s. Wolf, F. 237, 264
Kathel, B.L. 536, 685

Katsas, A., s. Alevizaki, C.C. *148*
Katsunuma, H., Watanabe, Y., Murayama, H., Okamoto, T. 783, *840*
Katz, A.D., Zager, W.J. 146, *150*
Katz, J., Krawitz, S., Sacks, P.V., Levin, S.E., Thomson, P., Levin, J., Metz, J. 460, *467*
Katz, M.C., s. Freeman, L.M. *837*
Katz, Y.J. 516, *685*
Kaufman, C., s. Soloway, A.H. *46*
Kaufman, R.M., s. Adelson, E. 450, *465*
Kaufman, R.M., s. Breslov, A. 462, *465*
Kaufmann, W., s. Meurer, K.A. 669, 670, *689*
Kaul, A., Oeff, K., Roedler, H.D. 6, 536, 615, *685*
Kaul, A., Oeff, K., Roedler, H.D., Vogelsan, T. 274, *331*
Kaul, A., Oeff, K., Roedler, H.D., Vogelsang, T. 536, 650, *685*
Kaul, A., Roedler, H.D. 767, *840*
Kaul, A., s. Hör, G. 488, *505*
Kaul, A., s. Langhammer, H. 336, 345, 349, *351*, 500, *506*
Kaumann, M., s. Brase, A. 798, *834*
Kawahira, K., s. Watanabe, K. 808, 820, 821, *850*
Kawata, H., Shimizu, Y., Kojima, G., et al. 809, *840*
Kay, C., Freeman, L., Avnet, N. 557, 606, *685*
Kay, C.J., s. Freeman, L.M. 545; 546, *679*, 802, *837*
Kay, D.B., s. Keyes, J.W., Jr. 778, *841*
Kaye, M.D., Struthers, J.E., Jr., Tidbell, I.S., et al. 775, *840*
Kazem, I., Brady, L.W., Croll, M.N. 538, *685*
Kazem, I., s. Honda, T. 227, 228, *258*
Kazem, I., s. Winkel, K. zum 927, *930*
Kazem, J., Turek-Maischeiderová, M., Verbeeten, E. 487, 490, *506*
Kazem, J., s. Croll, M. *36*
Kazemi, H., Bazzaz, F. al, Parsons, E.F., Hoop, B. 312, *331*
Kazmin, M.H., Swanson, L.E., Cocket, A.T.K. 545, *685*
Kazner, E., s. Hopmann, H. 32, *40*
Kazner, E., s. Lanksch, W. *41*
Kazner, E., s. Schiefer, W. *46*
Keane, J.M., Schlegel, J.U. 601, 604, *685*
Kearney, J., s. Tabern, D.L. 634, *695*, 857, 858, 862, *876*
Keating, F.R., s. Woolner, L.B. 176, 177, *183*
Keating, R.P., s. Reisner, E.H. 454, *469*
Keckstein, J., s. Grundmann, R. 526, *680*

Keeling, D.H., Todd-Pokropek, A.E. 211, *221*
Keeling, D.H., s. Ell, P.F. 907, *914*
Keeling, D.H., s. Harvey, R.F. 522, 564, *681*, 752, 753, *762*
Keene, W.R., Jandl, J.H. 378, *407*
Keene, W.R., s. Aster, R.H. 459, 460, 464, *465*
Kegl, W., s. Hör, G. 701, *742*
Keibl, E., s. Frischauf, H. 390, *404*
Keidel, J., s. Krönert, E. 771, 794, *841*
Keiderling, W. 367, *407*
Keiderling, W., Lee, M., Schmidt, H.A.E. 796, *840*
Keiderling, W., s. Heilmeyer, L. 396, 398, 400, 402, *405*
Keiderling, W., s. Heimpel, H. 379, 381, *405*
Keim, H.J., Johnson, P.M., Vaughan, E.D., Jr., Beg, K., Laragh, J.H. 601, 605, *685*
Keiser, D., s. Burghard, A.V. 898, *913*
Keiser, D. von, Winkel, K. zum, Frischbier, H.-J., Müller, H. 499, *506*
Kelemen, E., Cserhati, I., Tanos, B. 463, *467*
Keller, H.I., Malloy, J.P., Sauer, G.F. 540, *685*
Keller, H.U., Sorkin, E. 415, *444*
Kellershohn, C., Beniboux, R. 485, *506*
Kellershohn, C., Pellerin, P. 703, *742*
Kellershohn, C., s. Raynaud, C. 564, 634, *692*
Kellershohn, C., s. Vernejoul, P. de 227, *256*
Kelley, L.S., s. Schooley, J.C. 425, *447*
Kellner, R., s. Wolf, F. 769, *851*
Kelly, A.P., s. Stebner, F.C. 106, 112, *115*
Kelly, D.L., Alexander, E., Davis, C.H., Maynard, C.D. *40*
Kelly, W.D., s. Loken, M.K. 526, *688*
Kelly, W.G., s. Laragh, J.H. *687*
Kelsey, W.M., s. Maynard, C.D. 18, 32, *42*
Kem, D.C., s. Mayes, D. 663, *689*
Kemnitz, H.-P., s. Hennig, K. 236, 248, *258*
Kempe, D. 884, *916*
Kempfle, B., Richartz, M. 106, *114*
Kempi, V., Linden, W. van der, Scheele, C. von *480*
Kempi, V., s. Person, B.R. *482*
Kempken, K., Heidenreich, P., Langhammer, H., Bottermann, P., Pabst, H.W. 564, *685*
Kempken, K., s. Heidenreich, P. 540, 550, 579, 593, 629, 640, 641, 648, 657, *681, 682*

Kempken, K., s. Hör, G. 620, 625, 627, 629, 636, 646, *683*
Kempmann, G., s. Georgi, M. 808, 820, *837*
Kendall, L.W., Condon, R.E. 140, *150*
Kenfield, K., s. Henkin, R.E. *480*
Kennady, J.C., Cole, R.E., Chin, F.K., Hayes, M. *40*
Kennady, J.C., Cole, R.E., Griswold, L., Knox, R. *40*
Kennady, J.C., Potter, R., Cerin, F., Swansson, L. *40*
Kennady, J.C., Taplin, G.V. 251, *259*
Kennamer, R., s. Kagan, A.R. 816, *840*
Kennedy, A.C., s. Luke, R.G. 519, 529, 531, *688*
Kennedy, I., s. Harden, R.McG. 103, 106, *114*
Kennedy, I., s. McHarden, G. 745, 746, 747, 750, 751, 754, *762*
Kennedy, J.C., s. Taplin, G.V. 227, *263*
Kennedy, J.S., s. McGirr, E.M. 137, *151*
Kennedy, R., s. Sasaki, M. *45*
Kenneth, G., s. Cavalieri, R.R. 5, *36*
Kenny, P., s. Corey, K.R. 701, *740*
Kenny, P.J., s. Greenberg, E.J. 701, *741*
Kenny, P.J., s. Laughlin, J.S. 856, *874*
Kenny, P.J., s. Smoak, W.M. 776, *848*
Kenny, P.J., s. Weber, D.A. 701, *743*
Kenny, R.W., Ackery, D.M., Fleming, J.S. 569, 577, *685*
Kent, K., s. Goodfriend, T.L. 664, *680*
Kent, T.H., s. Poulakos, L. 752, *763*
Keogh, C., s. Crow, H.J. 84, *93*
Kerber, C., s. Sasaki, M. *45*
Kerckhoffs, H.P., s. Penning, L. *96*
Kereiakes, J.C., s. Berke, R.A. 253, *255*
Kereiakes, J.G., s. Seltzer, R.A. 878, *917*
Kerkmann, D., s. Hahn, K. 611, 614, *680*
Kerliakes, J.G., s. Wellman, H.N. 856, *876*
Kernohan, J.W., Mabon, R.F., Svien, H.J., Adson, A.W. *40*
Kerigan, G.N., Buchanan, M.R., Cade, J.F., Regoeczi, E., Hirsh, J. *480*
Kesse, M., s. Fliedner, T.M. 415, 418, 423, 428, 430, 432, 433, 435, *442*
Kesse-Elias, M., Gyftaki, E., Alevizou-Terzaki, V., Maurikakis, M. 877, *916*
Kessler, L., Otto, H.-J. 105, 106, *114*

Kessler, L., Schmidt, W., Otto, H.-J. 105, 106, *114*
Kessler, L., s. Glasenapp, G.B. *114*
Kessler, W.B., s. Antoniades, K. 815, *832*
Keston, A.S. 204, *206*
Keston, A.S., Udenfriend, S., Cannan, R.K. 204, *206*
Ketcham, A.S., s. Doppman, J.L. 212, *220*
Kety, S.S. 924, *930*
Kety, S.S., Schmidt, C.F. 651, *685*
Ketzkarova, S., s. Cheyrétova, E. 252, *255*
Kevesh, E.L., Bykhovskaya, A.M., Grigoriev, P.S., Krechetova, E.P. 800, *841*
Kevy, S.V., Tefft, M., Vawter, G.F., Rosen, F.S. 895, *916*
Kew, M.C., Geddes, E.W., Levin, J. 810, 811, 821, *841*
Kew, M.C., Varma, R.R., Williams, H.S., Brunt, P.W., Hourigan, K.J., Sherlock, S. 652, 662, *685*
Kew, M.C., s. Levin, J. 809, *842*
Key, C.R., s. Sampson, R.J. 176, *183*
Keyes, J.W., s. Weber, D.A. 701, *743*
Keyes, J.W., s. Wilson, G.A. 892, 905, 909, *919*
Keyes, J.W., Jr., Kay, D.B., Lees, D.E.B., Simon, W., Walters, T.E. 778, *841*
Keyes, J.W., Jr., Wilson, G.A., Quinonest, J.D. 792, *841*
Keyes, J.W., Jr., s. Wilson, G.A. 783, 788, 790, *851*
Keyes, W.I., s. Gillespie, P.J. 771, *838*
Keyl, W., s. Heidenreich, P. 540, 627, 629, *682*
Keysser, F., s. Wassermann, A.v. 1, *48*
Khatri, I.M., s. Cohn, J.N. 771, *835*
Khentigan, A., s. Lin, T.H. 540, *687*, 767, *842*
Khentigan, A., s. Winstead, M.B. 767, *851*
Khilanani, R., Al-Sarraf, M. 458, *467*
Khripta, F.P. 823, *841*
Kiamko, R.T., s. Bronsky, D. 169, *173*
Kibby, P.M., s. Matthews, C.M.E. *42*
Kido, C., s. Sakurai, K. 802, *847*
Kieffer, S.A., Loken, M.K. *41*
Kieffer, S.A., s. Grossman, Z.D. 787, *838*
Kieffer, St.A., s. Gold, L.H.A. *38*
Kiely, J.-M., s. Fairbanks, V.F. 487, *505*
Kiely, J.M., s. Retzlaff, J.A. 354, *410*
Kiencke, H., s. Schulz, K. 398, *410*
Kiepfer, R.F., Kirchner, P.T., Gerber, F.H. 579, *685*

Kieran, J.H., s. Evans, G.W. 829, 836, 989, 899, *914*
Kiesselbach, N., s. Cahalane, S.F. 893, *913*
Kiil, F. 651, *685*
Kilburn, K.H., s. Asmundsson, T. 231, *255*
Kilgore, B.B., Bonte, F.J. *41*
Killian, M.K., s. Bickel, J.G. 752, 755, *760*
Killmann, S.A., Cronkite, E.P., Fliedner, T.M., Bond, V.P. 416, *444*
Killmann, S.A., Cronkite, E.P., Fliedner, T.M., Bond, V.P., Brecher, G. 416, *444*
Killmann, S.A., s. Cronkite, E.P. 416, 417, 435, *441*
Killmann, S.A., s. Fliedner, T.M. 415, 418, 423, 428, 430, 432, 433, 435, *442*
Kim, E., Mattar, A.G. 895, 911, *916*
Kim, K.E., Questi, G., Ramirez, O., Brest, A.N., Schwartz, C. 636, *685*
Kimball, H.R., s. Dale, D.C. 421, *442*
Kimball, H.R., s. Vogel, J.M. 415, *447*
Kimbel, K.H. *685*
Kimbel, K.H., Börner, W. 510, *686*
Kimbel, K.H., Börner, W., Heise, E. 767, *841*
Kimber, C.L., Weintraub, L.R. 359, *407*
Kimber, P.M., s. Burrows, E.H. *35*
Kimura, K., s. Goriga, Y. 860, *873*
Kincaid-Smith, P. 526, *686*
Kincaid-Smith, P., Morris, P.J., Saker, B.M., Ting, A., Marshall, V.C. 526, 592, *686*
Kindred, J.E. 425, *444*
Kindwall, J.A., s. Sabin, F.R. 414, *447*
King, C.D., s. Black, M.B. 595, *675*
King, E.R., Sharpe, A., Grubb, W., et al. 859, 866, 867, *874*
King, E.R., s. Fleming, W.H. 701, *741*
King, D.L. 598, *686*
King, L.R., s. Conway, J.J. 611, 614, 615, *677*
King, S.D., s. Spiers, F.W. 396, 401, *410*
King-Smith, E.A., s. Morley, A. 418, *445*
Kinoshita, B., Holman, L., Zimmerman, R.E., Adams, D.F., Adelstein, S.J., Hollenberg, N.K. 652, 658, 662, *686*
Kinosita, R., Ohno, S. 449, *467*
Kinser, J., s. Hünig, R. 786, *839*
Kinser, J., s. Rösler, H. 45, 231, 247, 262, 266, 281, 285, 293, 297, 300, 313, *333*
Kinser, J., s. Stalder, A. *47*
Kirby, J.C., s. Adelson, E. 450, *465*

Kircheff, I., s. Korein, J. 10, *41*
Kirchner, P.T., Kusick, K.M., Wagner, H.N. *94*
Kirchner, P.T., s. Kiepfer, R.F. 579, *685*
Kirchner, P.T., s. McKusick, K.A. 578, *689*
Kirkham, B.C., Tyson, I.B., Wirtanen, G.W. 823, *841*
Kirkman, S., s. Griffith, G.H. 751, 753, 754, *761*
Kirkman, S., s. Henk, J.M. 178, 179, *183*
Kirsch, E., s. Hennig, K. 538, 545, *682*
Kirsch, W., May, P., Oberhausen, E. 535, 607, *686*
Kirsch, W.J., s. Pircher, F.J. 224, 230, 231, 254, *261*
Kirschner, A.S., Ice, R.D., Beierwaltes, W.H. 213, *221*
Kirsh, M., s. Zuidema, G.D. 855, *876*
Kiser, W.S., s. Trinkle, J.K. 523, *696*
Kisseler, B., Schmidt, H.A.E. 859, 862, 866, *874*
Kitani, K., Taplin, G.V. 769, *841*
Kitani, K., s. Iio, M. 765, 773, 776, 795, 797, *839*
Kitani, K., s. Ueda, H. 771, 772, 794, *850*
Kitani, K., s. Veda, H. 909, *918*
Kitano, M., s. Oldendorf, W.H. 856, *875*
Kitau, M.J., s. Chard, T. 190, *205*
Kitau, M.J., s. Edwards, C.R.W. 190, *205*
Kittrell, B.J., s. Ausband, J.R. 106, *113*
Kivel, R., s. Mena, I. 795, *843*
Kivilaakso, E., Rytömaa, T. 422, *444*
Kivilaakso, E., s. Ikkala, E. 382, *406*
Kizilay, D., s. Sage, H.H. 485, *506*
Kläser, E., s. König, K. 643, *686*
Klapdor, R., Eppers, J. 775, *841*
Klapproth, H.J., Hirakawa, A., Corcoran, A.C. 516, *686*
Klar, E., s. Schenk, P. *46*
Klar, E., s. Winkel, K. zum *48*
Klatte, E.C., Babb, O.W., Burko, H., Forster, J.H., Rhamy, R.K., Oates, J.A. 553, *686*
Klatte, E.C., s. Staab, E.V. 861, 862, 865, 867, 868, *875*
Klatzo, I., Piraux, A., Laskowski, E.J. *41*
Klaus, D., Klumpp, F., Zehner, J. 671, 672, *686*
Klaus, D., s. Klumpp, F. 670, 671, 672, 673, *686*
Klaus, E., s. Kuba, J. *41*
Klaus, M., Mayer, K. 64, *94*
Klave, Z., s. Pawelski, S. 460, *469*
Kleber, A., s. Burkhardt, R. 375, 397, 398, 399, *403*
Kleihues, P., Sehrbundt, M. 3, *41*

Klein, A.H., s. Abuid, J. 158, *161*
Klein, E.W., Lund, R.R. 701, *742*
Klein, E.W., s. Baum, J.K. 815, *833*
Klein, G., s. Wascher, H. 644, *696*
Klein, L.A., s. Roth, J. 663, *693*
Klein, P.D., s. Hepner, G.W. 776, *839*
Klein, U., Buttermann, G., Hör, G., Heinze, H.G. 554, 557, *686*
Klein, U., Pfeifer, K.J., Heinze, H.G. 554, 557, *686*
Klein, U., s. Heinze, H.G. 522, 525, 548, 554, 579, 584, 598, 647, 649, *682*
Klein, U., s. Hör, G. 554, *683*
Klein, U., s. Pfeifer, K.J. 545, 592, 625, 629, *691*
Klein, U.E. 801, *841*
Klein, W.W., Pavek, P., Passath, A., et al. 794, *841*
Kleinert, P., s. Endert, G. *478*
Kleinfeld, G.S., Emrich, D. 528, 529, *678*
Klement, V., s. Bahlmann, J. 621, *674*
Klemm, C., s. Dihlmann, W. 737, *741*
Klemm, J., s. Hör, G. 236, 240, 241, 258, 514, *683*
Klentigan, A., s. Fish, M.B. *37*
Kletter, K., Kopsa, H., Schmidt, P., Frischauf, H. 623, *686*
Kleyensteiger, G., s. Schön, H. 766, *847*
Kligerman, M.M., s. Antar, M.A. 798, *832*
Kligerman, M.M., s. Spencer, R.P. 798, 821, *848*
Kliman, P., s. Haber, E. 663, 669, 670, *680*
Klimova, M.E., s. Gabunija, R.J. 862, *873*
Klinda, F., Hrubisko, M. 450, *467*
Kline 84
Klingensmith III, W.C., Eikman, E.A., Maumenee, I., Wagner, H.N., Jr. 911, *916*
Klingensmith, W.C., Ryerson, T.W. 792, *841*
Klinger, W., s. Pfeifer, K.J. 585, 592, 649, *691*
Klinke, J.D., s. Winkel, K. zum 526, 550, 585, 592, *698*
Klinkerfuss, G.H., s. Rhoton, A.L. *45*
Klopper, J., s. Atkins, H.L. 767, *832*
Klopper, J.F., Hauser, W., Atkins, H.L., Eckelmann, W.C., Richards, P. 625, 627, *686*
Klopper, J.F., Rossouw, S., Heereden, P. van, Malan, C., Potgieter, J. 11, 17, 23, 30, *41*
Klopper, J.F., s. Atkins, H.L. 856, 871, 882, *913*
Klose, E., s. Endert, G. 478, *479*

Kluge, A.K., s. Winkel, K. zum 877, 882, *919*
Klumpp, F., Braun, B., Klaus, D., Lemke, R., Zehner, J., Zöfel, P. 670, 671, 672, 673, *686*
Klumpp, F., s. Klaus, D. 671, 672, *686*
Klyachko, V.R., s. Alekseev, Y.P. 797, *832*
Knapp, M.S., v. Heath, D.A. 626, *681*
Knapp, N., s. Büll, U. 882, *913*
Knapp, R.C., s. Landesman, R. 921, *930*
Knick, C., s. Hecking, E. 576, 601, *681*
Knight, C.M., s. Pircher, F.J. 231, 254, *261*
Knight, E.J., s. Gowans, J.L. 425, *443*
Knight, J.C.S., s. Lawrence, J.R. *687*
Knight, L., Grassino, A., Anthonisen, N.R.A., Martin, R.R., Renzi, G. *331*
Knight, W.A., Jr., s. Goidsenhovon, G.E. van 856, *873*
Knipping, H.W., Bolt, W., Venath, H., Valentin, H., Ludes, H., Endler, P. 265, *331*
Kniseley, M. 392, *407*
Kniseley, R.M. 438, *444*
Kniseley, R.M., Andrewa, G.A., Tanida, R., Edwards, C.L., Kyker, G.C. 438, *444*
Knisely, R.M., Andrews, G.A., Tanida, R., Edwards, C.L., Kyker, G.C. 375, *407*
Knisely, R.M., s. Edwards, C.L. 377, *404*
Knobil, E., s. Neill, J.D. 218, *221*
Knopp, K., s. Biersack, H.J. 886, *913*
Knopp, R., s. Felix, R. 237, 240, 256, *257*
Knopp, R., s. Hünermann, B. 513, 521, *684*
Knopp, R., s. Pensky, W. *691*
Knopp, R., s. Winkler, C. 521, 569, 576, *697*
Knothe, W. *480*
Knowlton, A.H., s. Spencer, R.P. 912, *918*
Knox, R., s. Kennady, J.C. *40*
Knüsel, H., Hauser, G.A., Etter, H., Horst, W. 528, 535, *686*
Knych, E., s. Goodfriend, T.L. 664, *680*
Koblet, H. 367, *407*, 775, *841*
Koburg, E. 428, *444*
Kocak, N., s. Jones, T. 752, 753, *762*
Kocen, R., s. Bannister, R. *92*
Koch-Weser, D., s. McIntyrre, W.J. 796, *843*
Koch-Wessler, D., s. Christie, J.H. 790, 791, *835*
Kock, R.L., s. Fish, M.B. *37*

Köbler, H., Rogausch, H. 879, *916*
Köhler, T., s. Ingrisch, H. 278, 280, 286, 287, 288, 289, 290, *331*
König, K., May, P., Oberhausen, E., Berberich, R., Kläser, E. 643, *686*
König, K., s. May, P. 598, 644, 650, *688*
Koenigsberg, M., Blaufox, M.D., Freeman, L.M. 579, 583, *686*
Koenigsberg, M., Freeman, L.M. 789, *841*
Koenigsberg, M., Novich, I., Lory, M., Freeman, L.M., Blaufox, M.D. 579, 583, *686*
Koenigsberg, M., s. Chayes, Z. 826, *835*
Koenigsberg, M., s. Lutzker, L. 883, 898, *916*
Koeppe, P., Schaefer, H. 536, *686*
Koeppe, P., s. Hör, G. 488, *505*
Koeppe, P., s. Langhammer, H. 336, 345, 349, *351*, 500, *506*
Koeppe, P., s. Walz, A. 357, *411*
Koerner, T., s. Haber, E. 663, 669, 670, *680*
Köthe, E., s. Kramer, P. 615, 628, 639, 643, *686*
Kofman, S., Sky-Peck, H.H., Thibaudeau, Y., Ray, R.R., Taylor, S.G. 701, *742*
Kogsgaard, A.R., Friis, Th. 512, *686*
Koh, C.S., s. Nagai, T. *221*
Kohlemann, R.E., s. James, A.E. 606, 609, *684*
Kohler, P.O., s. Coble, Y.D. 161, *162*
Kohn, Z., v. Chretien, P.B. 427, 428, *441*
Koiw, E., s. Genest, J. 663, *680*
Kogima, G., s. Kawata, H. 809, *840*
Koka, R., s. Eickenbusch, W. *836*
Kolar, J., Babicky, A., Janko, L., Bek, L., Vyhnanek, L., Drapelova, D. 701, *742*
Kolar, J., Bek, V., Babicky, A., Janko, L., Vyhnanek, V. 701, *742*
Kolar, J., Bek, V., Janko, L., Vyhnanek, L., Babicky, D., Drapelova, D. 701, *742*
Kolff, W.J., s. Figueroa, J.E. 549, 550, *679*
Koller, W.A.F., s. Füger, G.F. *37*
Kollias, G., Boeminghaus, F. 608, *686*
Kollmannsberger, A., s. Hopmann, H. 32, *40*
Kolodny, H., s. Abramson, A.L. 106, *112*
Koltin, K., s. Assali, N.S. 924, 926, *929*
Kolts, B., McGuigan, J.E. 758, *762*
Komenda, S., s. Kuba, J. 131, *150*
Komiya, E. 423, *444*
Komrower, G.M. 135, *150*
Konietzko, N., Adam, W.E., Matthys, H. 265, 267, *331*

Konietzko, N., Rühle, K.H., Schlehe, H., Overrath, G., Adam, W.E., Matthys, H. 325, *331*
Konietzko, N., Rühle, K.H., Sigmund, E., Overrath, G., Spilker, D., Matthys, H., Adam, W.E. 278, 280, 286, 287, 288, 289, 290, *331*
Konietzko, N., Schlehe, H., Rühle, K.H., Adam, W.E., Matthys, H. 237, *259*, 265, *331*
Konietzko, N., Schlehe, H., Rühle, K.H., Matthys, H. 225, 250, 251, *259*
Konietzko, N., s. Schlehe, H. 299, *333*
Konikowski, T., s. Haynie, Th.P. 39, 41, 627, *681*
Konishi, K., s. Suzuki, Y. 241, *263*
Knopka, L., s. Pawelski, S. 460, *469*
Konrad, H., s. Dabels, J. 461, *466*
Konrad, H., s. Schulz, K. 398, *410*
Koos, W., Deisenhammer, E., Pendl, G., Böde, F., Höfer, R. *41*
Koos, W.Th., Miller, M.H. *41*
Kopald, H.H., Thornborn, G.D. 652, *695*
Koppenhagen, J., s. Hör, G. *505*
Koppenhagen, J., s. Langhammer, H. 336, 345, 349, *351*, 500, *506*
Koppenhagen, K., Ernst, H., Meinhold, H., Paeprer, H., Liebenschütz, H.W. 313, *331*
Koppenhagen, K., Ernst, H., Paeprer, H., Liebenschütz, H.W., Meinhold, H. 232, 240, 241, *259*
Koppenhagen, K., s. Ernst, H. 232, 342, 245, *256*
Kopsa, H., s. Kletter, K. 623, *686*
Kordiolis, N., s. Pantazis, G. 51, 78, *95*
Korein, J., Braunstein, P., Kircheff, I., Lieberman, A., Chase, N. 10, *41*
Korenman, S.G. 198, *206*
Korenman, S.G., Perrin, L.E., McCallum, Th.P. 217, *221*
Korhonen, O. 267, 277, 280, 287, 289, *331*
Korhonen, O., Poppius, H. 280, 290, 291, *331*
Korika, S., s. Fuzy, M. 907, *914*
Korman, M.G., Laver, M.C., Hansky, J. 759, *762*
Korman, M.G., Soveny, C., Hansky, J. 757, 759, *762*
Korman, M.G., s. Hanski, J. 757, *762*
Kornberg, H.A., Bair, W.J., Cohn, S.H., Gamertsfelder, C.C., Healy, J.W., Holden,, F.R., Scott, J.K., Stannard, J.N., Taplin, G.V. 224, *259*
Korobkin, M., Glickman, M.G., Schambelan, M. 673, *686*
Korobkin, M.T., s. McLaughlin, M.J. 815, *843*

Korsten, J., Grossman, H., Winchester, P.H., Canale, V.C. 375, *407*
Kort, W. 766, *841*
Kosaka, K., s. Yumoto, Y. 808, 809, 811, 821, *852*
Kosaka, T., s. Hamamoto, K. 811, 821, *838*
Koscàr, T.L., s. Meréty, K. 190, *206*
Kostaki, P., s. Scott, J.S. 179, 180, *183*
Kostalas, H., s. Alexander, W.D. 100, *113*
Kostamis, P., s. Constantinides, C. 580, 601, *677*
Kotelanski, B., s. Cohn, J.N. 771, *835*
Kotelba-Witkowska, B., s. Pawelski, S. 460, *469*
Kotilainen, M. 450, 451, 454, 456, 457, 462, *467*
Kottke, S., s. Zeidler, U. 2, 3, 4, 11, 14, 17, 18, 20, 23, 30, *49*
Kottmeier, H.L., Moberger, G. 485, *506*
Kottra, J.J., s. Thompson, R.W. 32, *47*
Kouloulommati-Spentza, A., s. Koutras, D.A. 141, *150*
Kountos, H.A., s. Sharpe, A.R., Jr. 516, *694*
Kountz, S. 550, 592, 649, *686*
Kountz, S.L., Truex, G., Earley, L.E., Belzer, F.O. 526, 585, 649, *686*
Kountz, S.L., s. Cohn, R. *677*
Kourias, B., Gyftaki, H., Peveretos, P. 825, *841*
Kourias, B., Peveretos, P., Gyftaki, H. 825, *841*
Kourias, E., s. Bradley, E.L. 768, 769, *834*
Kousaka, T., s. Handa, J. *39*
Kousaka, T., s. Suzuki, T. *849*
Kousaka, T., s. Torizuka, K. 773, 796, 804, *849*
Koutny, s. Kuba, J. *41*
Koutoulidis, C., s. Akerman, M. *34*
Koutoulidis, C., s. Fotopoulos, A. 767, *837*
Koutouratsas, N., s. Brenes, W.G. 517, *676*
Koutras, D.A., Pandos, P.G., Sfontouris, J., Kouloulommati-Spentza, A., Psarras, A., Malamos, B. 141, *150*
Koutras, D.A., Sfontouris, J. 126, *150*
Koutras, D.A., s. Alexander, W.D. 126, *148*
Koutras, D.A., s. Psarras, A. 140, *151*
Koutras, D.A., s. Wayne, E.J. 119, 127, 128, 137, *153*
Kowalczyk, R.S., s. Zuidema, G.D. 855, *876*
Kowarski, A., s. Bayard, F. 663, *674*
Kozar, J., s. Charkes, N.D. *478*

Kozar, J.J., s. Dugan, M.A. 474, 475, 476, *478*
Koziowski, K. *95*
Kraaijenhagen, H.A., Roos, P. 106, *114*
Krakoff, L.R., s. Brunner, H.R. 671, *676*
Kraintz, L., s. Wart, C.A. van *97*
Kramer, H., Wynne, K.N. 375, *407*
Kramer, H.H., s. Goodwin, D.A. 766, *838*
Kramer, H.H., s. Stern, H.S. 227, 229, 251, 253, *262*
Kramer, K., Thurau, K., Deetjen, P. 651, *686*
Kramer, K., s. Deetjen, P. 651, *678*
Kramer, P., Köthe, E., Girndt, J. 615, 628, 639, 643, *686*
Kramer, R.S., Ashburn, W.L., Vasko, J.S., Morrow, A.G. 475, 476, *480*
Kramer, S., s. Dische, S. 927, *930*
Kramer, S., s. Lin, S. 808, *842*
Krantz, S.B. 391, *407*
Krantz, S.B., s. Price, R.R. 367, *409*
Kranzler, J.K., Harper, P.V., Polcyn, R.E., Gottschalk, A. 777, *841*
Kranzler, J.K., Vollert, J.M., Harper, P.V. 777, *841*
Kratochvil, A., Grasser, G., Mayr, H.G. 538, 540, *686*
Kraus, O., s. Maier-Borst, W. 921, *930*
Krause, G., Zülch, K.J. *41*
Krauss, O., s. Frey, K.W. 701, *741*
Krauss, O., s. Nuri, M. 474, *481*
Krauss, S., Wasserman, L.R. 397, *407*
Kravis, T.C., Shibel, E.M., Brooks, J.D., Moser, K.M. *480*
Krawitz, S., s. Katz, J. 460, *467*
Krayenbühl, H., Yasargil, M.G. *41*
Krcová, V., s. Wiedermann, M. 238, 239, *264*
Krechetova, E.P., s. Kevesh, E.L. 800, *841*
Kreel, L., Mindel, S. 884, *916*
Kreel, L., Sandin, B., Silvain, G. 858, *874*
Kreel, L., s. Blendis, L.M. 884, *913*
Kreel, L., s. McCarthy, D.M. 865, 866, *874*
Kreel, L., s. Tavill, A.S. 801, *849*
Kreel, L., s. Tavill, A.S.E. 896, *918*
Kreel, S., s. Clain, D. 801, *835*
Krejcarek, G.E., s. Jacksen, R.A. 767, *840*
Kremenschuzky, S., s. Varela, J.E. 398, *411*
Kremer, P., s. Gonsette, R. *38*
Krepler, P. 606, 611, *686*
Krepler, P., s. Erd, W. 593, 606, 607, 608, 611, *679*
Kretchmar, A., s. Lushbaugh, C.C. 773, 795, *843*
Kretschko, J., Bofilias, I. 657, *686*
Kretschko, J., s. Bofilias, I. 654, *675*

Kretschko, J., s. Bofilias, J. 286, *329*
Kretschko, J., s. Hör, G. 570, 573, 620, 625, 627, 629, 636, 646, *683*
Kretschko, J., s. Oberdorfer, M. 570, 573, 574, 579, 658, *690*
Kreuzer, R.C., s. Hughes, W.L. 434, *443*
Kriegel, H., s. Heidenreich, P. 540, 627, 629, *682*
Kriegel, H., s. Hör, G. 625, 627, 629, 646, *683*
Kriegel, H., s. Pabst, H.W. 510, *690*
Kriek, H., s. Truniger, B. 526, *696*
Kriessmann, H., s. Wolf, I.H. 564, 567, 569, *697*
Krigman, M.R., s. Fulghum, J.S. *38*
Krigman, M.R., s. Radcliffe, W.B. 30, *45*
Krippaehne, W.W., s. Priest, R.W. du, Jr. 808, *836*
Krishnamurthy, G.T., Blahd, W.H., Winston, M.A. 336, *351*
Krishnamurthy, G.T., Srinivason, N.V., Blahd, W.H. 241, *259*
Krishnamurthy, G.T., Tubis, M., Endow, J.S., Blahd, W.H. 767, *841*
Krishnamurthy, G.T., Walsh, C., Winston, M.A., Weiss, E.R., Blahd, W.H. 702, *742*
Krishnamurthy, G.T., s. Tubis, M. *849*
Krishnamurthy, G.T., s. Weiss, E.R. 580, 584, 585, 592, *697*
Krishnamurthy, G.T., s. Winston, M.A. 776, *851*
Krishnarmurthy, G.T., Katakia, M., Tomiyasu, U., Blahd, W.H. *41*
Krishnarmurthy, G.T., Mehta, A., Tomiyasu, U., Blahd, W.H. *41*
Kriss, J.P., s. Bonte, F.J. *351*
Kriss, J.P., s. McHary-Young, S. 161, *162*
Kriss, J.P., s. Yeh, S.D. 227, *264*
Kriss, J.P., s. Yeh, S.H. 767, *851*
Kristen, K., s. McGinnis, K.D. *42*
Kristensen, K.A., s. Hopkins, G.B. 701, *742*
Kristersson, S., Lindell, S.E., Sranberg, L. 325, *331*
Kristersson, S., s. Arborelius, M., Jr. 319, 328, *329*
Kristiansen, K., s. Amundsen, P. *92*
Kröger, J., s. Gamm, H. 438, *443*
Kröll, H.J., s. Rudorff, K.H. 160, *162*
Krönert, E., Kastenbauer, J., Präg, R., Zeilhöfer, R., Wolf, F. 237, *259*
Krönert, E., Keidel, J., Wolf, F. 771, 794, *841*
Krönert, E., Müller, H., Wolf, F. 245, 247, *259*
Krönert, E., Wolf, F. 580, *686*, 778, 788, *841*, 866, *874*
Krönert, E., Wolf, F., Deyhle, P., Becker, J., Ottenjann, R. 788, *841*

Krönert, E., Wolf, F., Höfke, R. 745, 747, 752, 754, *762*
Krönert, E., s. Schlichting, R. 769, *847*
Krönert, E., s. Szilvasi, I. 770, 775, *849*
Krönert, E., s. Wolf, F. 237, *264*, 769, 778, 796, 802, *851*
Krohn, K.A., s. Nardo, G.L. de 567, *678*
Krominga, W. 817, *841*
Krohn, K.A., s. Nardo, G.L. de 567, *678*
Krohn, K.A., s. Stadalnik, R.C. 807, *848*
Kroiss, A., s. Fritzsche, H. 161, *162*
Kronenberg, R.S., Drage, Ch.W., Ponto, R.A., Williams, L.E. 280, 288, 292, 299, *331*
Kronenberg, R.S., s. Loken, M.K. 278, *332*
Kronschwitz, H., s. Ernst, H. 224, *256*
Kronseder, A., s. Huhn, D. 391, *406*
Klopper, J.F., s. Eckelman, W. 882, *914*
Krott, H.M., Marguth, F. *41*
Krüger, J., Ernst, H. 231, 234, *259*
Krüger, J., s. Ernst, H. 245, *256*, 318, *330*
Krüger, M., s. Schwartz, K.-D. 353, *410*
Krueger, R.P., Sanders, A.P., Maria, W., de, Baylin, G.J. 520, *687*
Krueger, R.P., s. Maria, W. de 518, *678*
Krüskemper, H.L., s. Herrmann, J.H. 156, *162*
Krupin, E.N. 51, 52, *95*
Kuba, J., Husak, V., Sevcik, M., Klaus, E. *41*
Kuba, J., Cihal, K. 390, 393, *407*
Kuba, J., Klaus, E., Sevcik, M. *41*
Kuba, J., Koutny, Klaus, E. *41*
Kuba, J., Seidlova, V. 771, *841*
Kuba, J., Seidlova, V., Wiedermann, M. 771, *841*
Kuba, J., Seidlova, V., Wiedermann, M., Charamza, O. 771, *841*
Kuba, J., Wiedermann, M., Komenda, S. 131, *150*
Kuba, J., Wiedermann, M., Wiedermann, B. *407*
Kubiatowicz, D.O., s. Jacksen, R.A. 767, *840*
Kubik, St. 335, *351*
Kucharczyk, D., s. Langhammer, H. 498, *506*
Küchel, O., s. Michelakis, A.M. *689*
Kügler, S., s. Hagemann, J. 900, *915*
Kügler, S., s. Heinrich, H.C. 355, 356, 357, 358, 359, 360, *406*
Kühnemann, K.A., Fischedick, O. 248, *259*
Kuepers, F., s. Fallat, R.F. 303, *330*
Kugler, G., s. Heinrich, H.C. 355, 356, 357, 358, 359, 360, *405, 406*

Kugler, J.H., s. Harris, P.F. 425, 427, *443*
Kuhl, D.E., Bevilacqua, J.E., Mishkin, M.F., Sanders, Th.P. 32, *41*
Kuhl, D.E., Edwards, R.A. *41*, 778, *841*
Kuhl, D.E., Pitts, F.W., Sanders, Th.P., Mishkin, M.M. *41*
Kuhl, D.E., Pitts, F.W., Tucker, S.H. *41*
Kuhl, D.E., Sanders, Th.P. *41*
Kuhl, D.E., s. Alavi, A. 375, *402*
Kuhl, D.E., s. Burt, R.W. 910, *913*
Kuhl, D.E., s. Rogers, R.M. 246, *262*
Kuhl, E., s. Corriere, C., Jr. 611, 614, *677*
Kuhlmann, H., s. Buttermann, G. 540, 564, 565, 567, 569, 570, 624, *676*
Kuhn, I.N., s. Layrisse, M. 356, *407*
Kuhn, I.N., s. Nelp, W.B. 895, *917*
Kukral, J.C., Brandly, J.M., Fritsch, B.A. 776, *841*
Kulesza, A., s. Rybakow, Z. 227, 229, *262*
Kulling, K.G., s. Strandell, T. 771, *848*
Kumar, S., s. Bhowal, S.C. 449, *465*
Kummer, H. 450, 451, 454, 457, *467*
Kummer, H., Egger, G. 462, 464, *467*
Kummer, H., Kunziker, H.R., Althaus, U. 461, *467*
Kummer, H., s. Mühlenen, A. von 451, 452, 453, 458, *468*
Kumpe, C.W., s. Schiff, L. 99, *115*
Kunft, H.D., s. Heilmann, H.P. *39*
Kung, H., Gilani, S., Blau, M. 854, *874*
Kunhali, K., Poulose, K.P., Pai, K.N. 826, *841*
Kuni, H., Graul, E.H. 394, *407*, 626, 628, *687*
Kuni, H., Graul, E.H., Hundeshagen, H. 372, 394, *407*
Kuni, H., Naber, K., Bongartz, W., Graul, E.H. 636, *687*
Kuni, H., s. Bongartz, W. *675*
Kuniyasu, Y., s. Okuda, K. 802, *845*
Kunkel, R., Oberhausen, E. *687*
Kunkel, R., s. Oberhausen, E. 617, 629, 631, *690*
Kunnen, M., s. Bekaert, S. 824, *833*
Kunnen, M., s. Pauwels, R. 300, *332*
Kunsa, J., s. Halpern, S. 540, *681*
Kunz, W., s. Voss, R. 526, *696*
Kunzli, H.F., Fridrich, R. 771, *841*
Kunzmann, A., s. Tetalman, M.R. 234, *263*
Kupic, E.A., Kasenter, A.G. 858, 862, *874*
Kupperman, H.S., s. Linsk, J.A. 128, 135, *151*
Kurland, L.T., s. Sampson, R.J. 176, *183*

Kurnick, J., s. Ward, H.P. 397, *411*
Kurth, D., Athens, J.W., Cronkite, E.P., Cartwright, G.E., Wintrobe, M.M. 415, 417, *444*
Kurtman, R.S., s. Otto, D. 747, *763*
Kusakabe, K., Yamasaki, T., Ono, Y., Maki, M., Kamoi, K. 810, 811, 814, 821, 824, 829, *842*
Kuse, R., s. Hausmann, K. 359, *405*
Kuse, R., s. Heinrich, H.C. 355, 356, 357, 358, 359, 360, *406*
Kush, G.S., s. Loken, M.K. 278, 280, 285, 287, 288, 289, *332*, 569, 573, *688*
Kusick, K.M., s. Kirchner, P.T. *94*
Kusor, B., s. Josimovich, J.B. 218, *221*
Kutka, M., Semprebene, L., Scuncio, G. 513, *687*
Kutka, N., s. Habibian, M.R. 790, *838*
Kutti, J., Weinfeld, A. 450, 453, 454, 456, *468*
Kutti, J., Weinfeld, A., Westin, J. 462, *468*
Kutti, J., s. Branehög, J. 458, 459, 460, *465*
Kutzim, H. 248, *259*, 552, *687*
Kutzim, H., Wellner, U. 365, 367, 368, 369, 370, 372, 388, 394, *407*, 796, *842*
Kutzim, H., s. Wellner, U. 370, *411*
Kutzner, J. 712, *742*
Kutzner, J., Hahn, K., Grimm, W., Brod, K.H. 701, *742*
Kutzner, J., s. Haas, J.P. 539, *680*
Kuzovleva, O.B., s. Gurevich, A.E. 202, *206*
Kvirt, G., s. Liewendahl, K. 862, 866, *874*
Kwaan, H.C. *481*
Kwaan, H.C., Grumet, G. 476, *481*
Kyker, G.C., s. Kniseley, R.M. 375, *407*, 438, *444*
Kyriakides, G., Sosin, H. 178, *183*

Laar, J.G., s. Chandra, S. 350, *351*
Laasko, L., Rekonen, A., Holopainen, T. 534, *687*
Labhart, A., s. Froesch, E.R. 215, *221*
Lachnik, E., s. Rybakow, Z. 227, 229, *262*
Lackass, H., s. Dörner, M.S. 757, 759, *761*
Lacour, J., s. Parmentier, C. 907, *917*
Lacourciere, Y., s. Rosenthall, L. 581, 583, 584, 585, 592, *693*
Ladefoged, J. 652, 662, *687*
Ladefoged, J., s. Andersen, A.M. 654, *673*
Ladurner, G., Summer, K., Lechner, H., Fueger, G. *41*
Lafaye, C., s. Meyniel, G. 106, *114*

Lagemann, K., Gelinsky, P. *916*
Lagemann, K., s. Anger, K. *913*
Lagemann, K., s. Gelinsky, P. 884, *915*
Lagorce, J.C. 924, 926, *930*
Laguarda, R., s. Treves, S. 277, 278, 284, 286, 288, 293, *334*
Lagunas-Solar, M., s. Nardo, G.L. de 567, *678*
Lahdevirta, J. 860, *874*
Lahdevirta, J., Rasanen, T., Haikonen, M. 861, *874*
Lahn, V., s. Petera, V. 796, *845*
Lahneche, B., s. Levrat, M. 859, *874*
Laidlaw, A.J., s. Heading, R.C. 752, 753, *762*
Lajtha, L.G. 396, *407*, 432, 435, *444*
Lakos, A., s. Szegvári, M. 486, *507*
Lamb, J.F., s. Winstead, M.B. 767, *851*
Lamberg, B.-A., Hernberg, C.A., Wahlberg, P., Hakkila, R. 169, *173*
Lambie, J.M., Mahaffy, R.G., Barber, D.C., Karmody, A.M., Scott, M.M., Matheson, N.A. 472, *481*
Lambling, A.J., Bernier, J. 755, *762*
Lambrecht, R.M., Norton, E., Wolf, A.P. 565, *687*
Lambrecht, R.M., s. Ansari, A.N. 767, *832*
Lamerz, R., Fateh-Moghadan, A. 776, *842*
Lamoureux, J., Bertrand, R.A., Vezina, J.L. 17, *41*
Lamoureux, J., Harel, C., Plante, R., et al. 824, *842*
Lamoureux, J., s. Danais, S. 812, *835*
Land, F.H. de *914*
Land, F.H. de, James, A.E., Muehllehner, G., Wagner, H.N., Jr. 777, *835*
Land, F.H. de, James, A.E., Wagner, H.N., Jr. *37*
Land, F.H. de, James, A.E., Jr. Wagner, H.N., Jr. 53, *93*
Land, F.H. de, Mauderli, W. 777, *835*
Land, F.H. de, Wagner, H.N., Hosain, G., James, A.E. 51, *93*
Land, F.H. de, Wagner, H.N., Jr. 11, *37, 93*
Land, F.H. de, s. Cooper, J.F. *36*, 227, 228, *255*
Land, F.H. de, s. Gilday, D.L. 305, *330*
Land, F.H. de, s. Hosain, F. *94*
Land, F.H. de, s. James, A.E. *94*
Land, F.H. de, s. Moreno, J.B. 3, *43*
Land, F.H. de, s. Morin, R.L. *43*
Land, F.H. de, s. Poulose, P.K. 238, 239, *261*
Land, F.H. de, s. Rollo, F.D. 778, *846*, 884, 889, *917*
Land, F.H. de, s. Strauss, H.W. *47*

Land, F.H. de, s. Tonkin, A.L. 767, *849*
Land, F.H. de, s. Tow, D.E. *47*
Land, F.H. de, s. Wagner, H.N. *97*
Land, F.H. de, Wagner, H.N., Jr. 765, 785, *836*
Landa, L., s. Cuaron, A. 825, *835*
Landa, L., s. Gordon, F. 812, 816, 822, 823, *838*
Landaw, S.A., Callahan, E.W., Jr., Schmid, R. 369, *407*
Landaw, S.A., Winchell, H.S. 381, *407*
Lander, H., s. Cook, D.J. 230, 232, *255*
Lander, H., s. Davey, M.G. 454, *466*
Lander, H., s. Ronai, P.M. 802, 803, 807, *846*
Landesman, R., Knapp, R.C. 921, *930*
Landgarten, S., Spencer, R.P. 891, *916*
Landis, G.A., s. Moser, K.M. 305, *332*
Landman, S., Polcyn, R.E., Gottschalk, A. 860, 862, 866, 867, 868, 870, *874*
Landman, S., Ross, P. *41*
Landman, S., s. Weber, D.A. 701, *743*
Landon, J., Greenwood, F.C. 190, *206*
Landon, J., s. Boyd, G.W. 190, *205*, 662, 669, *675*
Landon, J., s. Chan, V. 156, 157, *161, 162*
Landon, J., s. Chard, T. 190, *205*
Landon, J., s. Hurn, B.A.L. 190, *206*
Landor, J.H., s. McGuigan, J.E. 757, *762*
Lane, J., s. Hales, I. 137, *150*
Laner, R.G., s. Greenfield, M.A. 272, *330*
Lang, E.K. 485, *506*, 544, *687*
Lang, S.J., s. Reid, S.E. 900, *917*
Lang, W., s. Joseph, K. *94*
Langan, J.K., s. Wagner, H.N. 224, 227, 245, *263*
Langan, J.K., s. Wagner, H.N., Jr. 307, *334*
Lange, C.E., s. Biersack, H.J. 770, 794, 797, *833*
Lange, D., Schenck, P., Gürtler, K.F., Müller, S. 573, 601, *687*
Lange, D., s. Clausen, C. 861, 865, 867, *872*
Lange, D., s. Schenck, P. *694*
Lange, F., s. Winkel, K. zum 510, 522, 526, *698*
Lange, J., s. Lange, S. 579, *687*
Lange, R.C., s. Antar, M.A. 798, *832*
Lange, R.C., s. Forbes, G.S., 293, *330*

Lange, R.C., s. Spencer, R.P. 705, 742, 801, 848, 885, 888, 889, 891, 903, 911, 918
Lange, S., Avilés, C., Emde, H., Harbst, H., Winkel, K. zum 497, 506
Lange, S., Nagel, R., Winkel, K. zum, Lange, J., Newiger, Th. 579, 687
Lange, S., Strey, W. 564, 687
Lange, S., s. Das, B.K. 752, 755, 761
Lange, S., s. Golde, G. 106, 108, 114
Lange, S.A., s. Vlieger, M. de 48
Langeland, P., s. Gynning, I. 701, 742
Langer, B., s. Meindok, H. 896, 916
Langford, K.H., s. Morley, B.J. 43
Langhammer, H., Büll, U., Kucharczyk, D., Hör, G., Frey, K.W., Pabst, H.W. 498, 506
Langhammer, H., Büll, U., Pfeiffer, K.J., Hör, G., Pabst, H.W. 490, 492, 506
Langhammer, H., Glaubitt, D., Grebe, S.F., Hampe, I.F., Haubold, W., Hör, G., Kaul, A., Koeppe, P., Koppenhagen, J., Roedeler, H.D., Schoot, J.B. van der 336, 345, 349, 351
Langhammer, H., Glaubitt, G., Grebe, S.F., Hampe, J.F., Haubold, U., Hör, G., Kaul, A., Koeppe, P., Koppenhagen, J., Roedler, H.D., Schoot, J.B van der 500, 506
Langhammer, H., s. Büll, U. 528, 606, 676, 882, 913
Langhammer, H., s. Heidenreich, P. 540, 593, 682
Langhammer, H., s. Hör, G. 236, 240, 241, 258, 488, 505, 526, 528, 539, 548, 550, 554, 585, 661, 683
Langhammer, H., s. Kempken, K. 564, 685
Langhammer, H., s. Pfeifer, K.J. 545, 584, 585, 592, 625, 629, 691
Langie, St., s. Akerman, M. 34
Langlotz, M., s. Rau, H. 45
Lankford, R., s. Marks, A. 278, 332
Lanksch, W., Kazner, E. 41
Lanner, L.O., s. Westin, J. 904, 919
Lanz, H., s. McCall, M.S. 436, 445
Laor, J., s. Lewitus, Z. 771, 794, 842
Laor, J., s. Lubin, E. 822, 826, 842
Laor, Y.G., s. Chandra, S. 801, 835
Laporte, J., Eschapasse, H., Fredou, R., et al. 831, 842
Lapp, N.L., s. Seaton, A. 249, 262
Lapuerta, B.J., s. Vazquez, A.R. 776, 850
Laragh, J.H., Baer, L., Brunner, H.R., Bühler, F.R., Sealey, J.E., Vaughan, E.D. 671, 687
Laragh, J.H., Sealey, J.E., Bühler, F.R., Vaughan, E.D., Brunner, H.R., Gavras, H., Baer, L. 663, 669, 672, 673, 687

Laragh, J.H., Wick, S., Januszewicz, V., Deming, Q.B., Kelly, W.G., Liebermann, S. 687
Laragh, J.H., s. Brunner, H.R. 671, 676
Laragh, J.H., s. Keim, H.J. 601, 605, 685
Laragh, J.H., s. Sealey, J.E. 663, 664, 667, 668, 694
Laragh, J.H., s. Vaughan, E.D., Jr. 672, 696
Larose, J., s. Bradley, E.L. 768, 769, 834
Larrieu, M.J., s. Najean, Y. 450, 453, 454, 457, 464, 468
Larsen, O.A., s. Heckscher, Th. 279, 280, 283, 286, 297, 331
Larsen, P.R. 158, 162
Larsen, P.R., s. Abuid, J. 158, 161
Larson, J., s. Fuenzalida, S. 54, 94
Larson, K.B., Cox, J.R. 569, 687
Larson, S.M., Milder, M.S., Johnston, G.S. 501, 506
Larson, S.M., Nelp, W.B. 880, 916
Larson, S.M., Tuell, S.H., Moores, K.D., Nelp, W.B. 884, 889, 916
Larson, S.M., s. McIntyre, P.A. 377, 408
Larson, S.M., s. Milder, M.S. 829, 844, 907, 916
Larson, S.M., s. Nelp, W.B. 377, 409
Larson, S.M., s. Oldham, R.K. 462, 468
Larson, S.M., s. Oster, Z.H. 808, 845
Larson, S.M., s. Schall, G.L. 106, 115
Larson, St.M., Schall, G.L., Chiro, G.di 65, 95
Larsson, A., s. Westin, J. 904, 919
Larsson, G.A.B., s. Lindberg, R.S. 778, 842
Larsson, L., s. Hultborn, K.A. 490, 505
Larsson, L.G. 126, 150
Larsson, L.-G., Engstedt, L., Franzen, S., Jonsson, L. 377, 407
Lasa, R., s. Esteban, J. 349, 351
Lasch, H.G., s. Nägele, E. 238, 260
Laschtowitz, P., s. Gramlich, F. 909, 915
Laskowski, E.J., s. Klatzo, I. 41
Lassen, N.A. 272, 273, 331
Lassen, N.A., Lindjberg, J., Munck, O. 924, 930
Lassen, N.A., s. Brun, C. 652, 676
Lassen, N.A., s. Heckscher, Th. 279, 280, 283, 286, 297, 331
Lassen, N.A., s. Munck, O. 926, 930
Lassiter, K.R., s. Cowan, R.J. 4, 36
Lategola, M.T., s. Severinghaus, J.W. 307, 333
Lathrop, K., s. Harper, P.V. 120, 150, 745, 746, 762
Lathrop, K., s. Heck, L. 120, 150
Lathrop, K.A., Harper, P.V. 2, 41

Lathrop, K.A., Harper, P.V., Malkinson, F.D. 856, 874
Lathrop, K.A., Johnston, R.E., Blau, M., Rothschild, E.D. 856, 857, 860, 861, 874
Lathrop, K.A., s. Andros, G. 120, 148
Lathrop, K.-A., s. Genant, H.K. 703, 732, 741
Lathrop, K.A., s. Harper, P.V. 2, 39, 102, 114, 438, 443, 540, 681, 745, 762, 766, 839
Lau, B., s. Dörmer, P. 391, 404
Lau, K.S., s. Herbert, V. 215, 221
Laubscher, F.A., s. Widman, W.D. 900, 919
Laudenbach, P., Recoing, J., Szabo, G. 106, 114
Laudenbach, P., s. Ancri, D. 106, 113
Laudenbach, P., s. Cernéa, P. 106, 113
Laughlin, J.S., Weber, D.A., Kenny, P.J. 856, 874
Laughlin, J.S., s. Clarke, L.P. 913
Laughlin, J.S., s. Corey, K.R. 701, 740
Laughlin, J.S., s. Greenberg, E.J. 701, 741
Laughlin, J.S., s. Shiu, M.H. 831, 848
Laughlin, J.S., s. Weber, D.A. 701, 743
Launois, B., Corman, J.L., Porter, K.A., et al. 831, 842
Laureta, R.C., s. Tatem, H.R. 96
Laurini, R., s. Buraggi, G.L. 829, 834
Lautsch, M., s. Börner, W. 109, 113, 345, 351
Lavender, A.R., s. Forland, M. 626, 679
Lavender, J.P. 746, 762
Lavender, J.P., s. Merrick, M.V. 5, 43, 377, 391, 392, 408
Lavender, R., s. Pichlmaier, H. 661, 691
Laver, M.C., s. Korman, M.G. 759, 762
Lavoie, P., s. Huet, P.M. 771, 839
Lavoie, P., s. Millette, B. 794, 844
Lavy, N., s. Johnston, C.C., Jr. 904, 916
Law, J.W., s. Kakkar, V.V. 473, 474, 480
Lawoyin, V., Priest, R.J. 824, 842
Lawrence, J.H. 390, 396, 397, 399, 400, 407
Lawrence, J.H., Winchell, H.S., Donald, W.G. 397, 399, 407
Lawrence, J.H., s. Aggeler, P.M. 397, 402
Lawrence, J.H., s. Elmlinger, P.J. 390, 404
Lawrence, J.H., s. Fawwaz, R.A. 355, 404

Lawrence, J.H., s. Huff, R.L. 369, 406
Lawrence, J.H., s. Pollycove, M. 375, 391, 398, 409
Lawrence, J.H., s. Ronai, P. 377, 391, 410
Lawrence, J.H., s. Saito, H. 359, 362, 410
Lawrence, J.H., s. Treadwell, A. 701, 743
Lawrence, J.R., Doig, A., Knight, J.C.S., McLaren, J.F., Donald, K.W. 687
Lawrence, J.S., s. Craddock, C.G. 433, 441
Lawrence, W., Jr., s. Chretien, P.B. 427, 428, 441
Lawsky, A.R., s. Breslov, A. 462, 465
Lax, L.C., s. Janeway, R. 40
Layrisse, M., Cook, J.D., Martinez, C., Roche, M., Kuhn, I.N., Walker, R.B., Finch, C.A. 356, 407
Layrisse, M., s. Cook, J.D. 356, 357, 358, 359, 385, 403
Layrisse, M., s. Green, R. 361, 362, 405
Layrisse, M., s. Martinez-Torres, C. 356, 359, 408
Lazarchick, J., Souza e Silva, N.A. de, Nichols, D.R., Washington, J.A. 827, 842
Lazarus, J.H., Bennie, E.H. 128, 150
Lazarus, J.H., Harden, R.McG., Robertson, J.W.K. 100, 114
Lazarus, J.H., Stephen, K.W., Harden, R.McG., Robertson, J.W.K., Lister, G. 100, 114
Leach, K.G., s. Karran, S.J. 771, 840
Leake, N.H., s. Burt, R.L. 219, 220
Leape, L.L., Bordy, M.D. 897, 916
Lear, A.A., s. Adelson, E. 450, 465
Learner, N., s. Charkes, N.D. 478
Leavens, M.E., s. Haynie, Th.P. 39
Leavitt, D., s. Sharney, L. 370, 410
Leb, G., Eber, O., Wascher, H. 234, 259
Leb, G., Eber, O., Wascher, H., Tillich, G. 234, 259
Leblanc, A.D., Bell, R.L., Johnson, P.C. 141, 150
Leblond, C.P., Sainte-Marie, G. 426, 444
Leblond, C.P., s. Sainte-Marie, G. 425, 447
Leborgne, F., s. Leborgne, F.E. 485, 506
Leborgne, F.E., Leborgne, F., Schaffner, E., Leborgne, F.E., Jr. 485, 506
Leborgne, F.E., Jr., s. Leborgne, F.E. 485, 506
Lebram, Ch., Bühlmann, A. 325, 332
Lechner, H., s. Ladurner, G. 41
Lecky, J.W., s. Bookstein, J.J. 531, 532, 534, 553, 675

Ledingham, J.M. 529, 687
Ledlie, E.M., s. Harman, J.B. 399, 405
Lee, F.A., s. Gates, G.F. 827, 837
Lee, G., s. Waxman, A.D. 48
Lee, G.C., Wilson, R.L., Waxman, A.D., Siemsen, J.K. 786, 842
Lee, H.K., s. Mase, J.D. di 807, 836
Lee, J.B. 663, 687
Lee, J.C., Olszewski, J. 95
Lee, J.C., s. Bakay, L. 34
Lee, J.F., Block, G.E. 842
Lee, J.I., s. Trow, R.S. 227, 263
Lee, J.K., s. Lopez-Majano, V. 236, 260
Lee, M., s. Keiderling, W. 796, 840
Lee, N.D., Henry, R.J., Golub, O.J. 156, 162
Leeksma, C.H.W., Cohen, J.A. 454, 468
Leeper, R.D. 177, 181, 182, 183
Leeper, R.D., s. Yeh, S.D. 811, 812, 821, 829, 851
Lees, D.E.B., s. Keyes, J.W., Jr. 778, 841
Leets, I., s. Martinez-Torres, C. 356, 359, 408
Leevy, C.M., s. Schaffner, F. 766, 847
Lefebre, R., s. Genest, J. 672, 680
Lefevre, H., s. Munck, O. 926, 930
Lehmann, F.G. 776, 842
Lehrer, H., Venkatesh, B., Girolamo, R., Smith, A. 41
Lehrnbecher, W., s. Höbel, M. 100, 114
Leins, P.A., Adams, A., Wanyk, G., Bodfish, R.E. 41
Leins, P.A., s. Siemsen, J.K. 811, 814, 821, 826, 848
Leins, P.A., s. Waxman, A.D. 770, 775, 851
Leisner, B., Büll, U., Rohloff, R., Hast, B., Heinze, H.G. 606, 687
Leisner, B., s. Pfeifer, K.J. 662, 691
Leisner, B., s. Rohloff, R. 569, 573, 576, 616, 693
Leiter, E. 659, 687
Leitch, A.G., s. Ruckley, C.V. 482
Leitritz, H., s. Pollack, J.M. 44
Lelbach, W.K., s. Biersack, H.J. 770, 794, 797, 833
Lelek, J. 659, 687
Leleu, J.B., s. Hoerni, B. 827, 839
Lellouch, J., s. Rosselin, G. 215, 222
Lemarchand-Beraud, Th. 161, 162
Lemerle, J., s. Parmentier, C. 907, 917
Lemke, R., s. Klumpp, F. 670, 671, 672, 673, 686
Lemon, H.M., s. Jackson, H., Jr. 904, 915
Lemort, J.P., s. Desgrez, A. 860, 872
Lennert, K., Harms, D. 916

Lennert, K.A., s. Fischer, M. 907, 914
Lenti, G., Pellegrini, A., Pagano, G., Massacci, E., Brotzu, M.V. 771, 842
Leon, A., s. Fischer, J. 877, 882, 886, 905, 914
Leon, A., s. Roux, A. 904, 905, 917
Leon, A., s. Wolf, R. 887, 892, 909, 919
Leon, A. de, s. Perches, A. 826, 845
Léonard, J.-P., Taymans, F., Beckers, C. 199, 206
Leonhardt, L. 783, 842
Leopold, G., s. Coel, M. 801, 835
Leopold, G., s. Hurwitz, S.R. 40
Leopold, G., s. Leyton, B. 786, 842
Leperchey, F., s. Cornet, A. 760, 761
Lepoire, J., s. Robert, J. 32, 45
Lerner, S.R., s. Pircher, F.J. 232, 261
Lesbre, F.X., s. Gruet, M. 827, 838
Leslie, E.V., Alker, G.J., Bakay, L. 26, 41
Leslie, E.V., s. Abdel Dayam, H.M. 812, 814, 822, 832
Leslie, E.V., s. Alker, G.J. 34
Leslie, E.V., s. Alker, J.G., Jr. 51, 92
Leslie, E.V., s. Glasauer, F.E. 51, 94
Leu, M.L., s. Beckner, W.M. 796, 833
Leuchars, E., s. Doenhoff, M.J. 426, 429, 442
Léveillé, J., s. Poliquin, J. 106, 115
Leventis, A., s. Economos, D. 37
Lever, A.F., s. Beevers, D.G. 674
Lever, A.F., s. Brown, J.J. 671, 676
Lever, A.F., s. Padfield, P.L. 671, 672, 690
Levi, A.J., Williams, H.S. 796, 842
Levi, M., s. Lubin, E. 550, 688
Levin, G.E., s. Youngs, G.R. 859, 860, 876
Levin, J., Conley, C.L. 462, 468
Levin, J., Geddes, E.W., Kew, M.C. 809, 842
Levin, J., s. Cooper, J.F. 36
Levin, J., s. Evatt, B.L. 450, 463, 466
Levin, J., s. Katz, J. 460, 467
Levin, J., s. Kew, M.C. 810, 811, 821, 841
Levin, S.E., s. Katz, J. 460, 467
Levitt, M.F., s. Gaudino, M. 628, 680
Levitt, M.F., s. Wedeen, R.P. 512, 513, 514, 697
Levrat, M., Lahneche, B., Pasquier, J. 859, 874
Levy, B.S., Ashburn, W. 124, 150
Levy, H.A., s. Short, W.F. 812, 848
Levy, L.M., Hyams, C., Siddiqui, N., Silverstein, S. 7, 41
Levy, L.M., Siddiqui, N., Silverstein, S., Hyams, C. 7, 41
Levy, L.M., s. Abramson, A.L. 106, 112, 112

Levy, L.M., s. Jaros, R. 745, 750, 762
Levy, L.M., s. Silberstein, A.B. 46
Levy, M.N., Ankeney, J.L., Berne, R.M. 628, 687
Levy, R., s. Stossel, T.P. 461, 469
Levy, R.N., Sawitsky, A., Florman, A.L., Rubin, E. 457, 468
Levy, R.P., Marshall, J.S., Velayo, N.L. 160, 162
Levy, R.P., s. Jefferies, W.McK. 128, 150
Lewallen, C.G., s. Rall, J.E. 182, 183
Lewander, R. 858, 874
Lewerenz, M., s. Odartchenko, N. 428, 445
Lewis, D.H., Bergentz, S.E. 662, 687
Lewis, H.P., s. Wellman, H.N. 97
Lewis, J.T., s. Nishiyama, H. 782, 808, 844
Lewis, J.T., s. Robbins, P.J. 227, 228, 261
Lewis, R.J., s. Nelp, W.B. 377, 409
Lewis, S.M., s. Ferrant, A. 354, 404
Lewis, S.M., s. Friedman, B. 882, 914
Lewis, S.M., s. Hedge, U.M. 885, 887, 915
Lewis, S.M., s. Szur, L. 383, 397, 398, 410, 912, 918
Lewitus, Z. 816, 822, 842
Lewitus, Z., Laor, J. 771, 794, 842
Lewitus, Z., Rechnic, J., Lubin, E. 142, 151
Lewitus, Z., s. Anbar, M. 100, 113
Lewitus, Z., s. Lubin, E. 550, 688, 812, 814, 816, 822, 826, 842
Leyland, M.J., Ganguli, P.C., Blower, D., Delamore, I.W. 363, 364, 407
Leyton, B., Halpern, S., Leopold, G., Hagen, S. 786, 842
L'Heureux, P., s. Loken, M.K. 278, 280, 285, 287, 288, 289, 332
Li, J.G., s. Osgood, E.E. 433, 455
Liang, D., s. Chervu, L.R. 663, 677
Liang, J.C., s. Yeh, S.H. 822, 851
Liao, S.Q., s. Yeh, S.H. 812, 816, 852
Liass, F.M. 51, 52, 78, 95
Liass, F.M., Smagin, B.I. 51, 95
Libby, R., s. Cassen, B. 2, 36
Libermann, L.M., s. Boyd, C.M. 853, 871
Libretti, J.V., s. O'Connor, V.J., Jr. 517, 523, 690
Lichte, H., Hör, G. 540, 601, 687
Lichte, H., s. Bofilias, I. 654, 675
Lichte, H., s. Bofilias, J. 286, 329
Lichtenauer, P., s. Georgi, P. 490, 505
Lichy, D., s. Haas, R. 915
Licińska, I., Lucka, B., Pszona, B., Sadowska, B., Wagner, M. 228, 259
Licinska, I., s. Rybakow, Z. 227, 229, 262
Licinska, I., s. Szymendera, J. 229, 263
Liddle, G.W., s. Carey, R.M. 671, 676
Liddle, G.W., s. Michelakis, A.M. 689
Liden, K., s. Persson, R.B.R. 227, 261
Liebenschütz, H.W., s. Koppenhagen, K. 232, 240, 241, 259, 313, 331
Lieberman, A., s. Korein, J. 10, 41
Lieberman, L.M., s. Blair, R.J. 212, 213, 220
Lieberman, L.M., s. Conn, J.W. 213, 220
Lieberman, S., s. Erlanger, F. 218, 220
Liebermann, L.M., Beierwaltes, W.M., Boyd, C.M. 853, 874
Liebermann, S., s. Laragh, J.H. 687
Lieblich, J., Utiger, R.D. 158, 162
Liebner, E.J., Pretto, J.I., Hochhauser, M., Kassaraba, W. 42
Liedén, G., s. Höglund, S. 363, 406
Liehr, H., s. Thiel, H. 793, 849
Liewendahl, K., Kvirt, G. 862, 866, 874
Lilien, D.L., Bennett, L.R. 439, 444
Lilien, D.L., Berger, H.G., Anderson, D.P., Benett, L.R. 42, 439, 444
Lilienfeld, A.M., s. Modan, B. 397, 399, 408
Lilja, B. 267, 332
Lilja, B., s. Aulin, I. 291, 329
Lilker, E., s. Fallat, R.F. 303, 330
Lillehei, J.P., s. Loken, M.K. 278, 280, 285, 287, 288, 289, 332
Lilly, D.R., s. Rhoton, A.L. 45
Lin, J.P.-T., Goodkin, R., Tong, E.C.K. 85, 89, 95
Lin, M.S., Hayes, T.M., Goodwin, D.A. 232, 259
Lin, M.S., Winchell, H.S. 227, 259
Lin, M.S., Winchell, S., Shipley, B.A. 227, 259
Lin, S., Mansfield, C.M., Kramer, S., Southard, M.E. 808, 842
Lin, S.C., s. Lopez-Majano, V. 236, 260
Lin, S.S., s. Hoyte, R.M. 853, 854, 873
Lin, T.H., Khentigan, A., Winchell, H.S. 540, 687, 767, 842
Lin, T.H., s. Winstead, M.B. 767, 851
Lin, Y.K., s. Sullivan, L.W. 457, 458, 469
Lincke, H.O. 42
Lind, M., s. Enfors, B. 106, 113
Lindahl, F. 183
Lindahl, J. 369, 381, 407
Lindberg, D., s. Serafini, A.N. 767, 847
Lindberg, R.S., Larsson, G.A.B., Roos, B.O. 778, 842
Lindberg, S., s. Gynning, I. 701, 742
Lindbjerg, I.F., Brandt, N.J. 560, 687
Lindeboom, G.A., s. Werner, S.C. 171, 174
Lindell, L., s. Arborelius, M., Jr. 319, 329
Lindell, S.E., Olin, T. 659, 687
Lindell, S.-E., s. Arborelius, M., Jr. 319, 328, 329
Lindell, S.E., s. Aulin, I. 291, 329
Lindell, S.E., s. Falk, V. 926, 930
Lindell, S.E., s. Kristersson, S. 325, 331
Lindeman, J.F., s. Holman, B.L. 265, 331
Linden, S. v. der, s. Ferrant, A. 565, 679
Linden, W. van der, s. Kempi, V. 480
Linden, W.A., s. Novak, D. 228, 253, 261
Lindenbraten, L.D., Judin, L.A. 106, 114
Linderquist, 765
Lindjberg, J., s. Lassen, N.A. 924, 930
Lindquist, B., s. Bauer, G.C.H. 701, 739
Lindquist, O., s. Olson, P.S. 481
Lindsten, J., s. Einhorn, J. 165, 173
Linfoot, J., s. Dyke, D. van 392, 411
Linnemann, R.E., s. Loken, M.K. 569, 573, 688
Linsk, J.A., Paton, B.C., Persky, M., Isaacs, M., Kupperman, H.S. 128, 135, 151
Linton, D.S., Bellon, E.M., Bodie, J.F., Rejali, A.M. 238, 259
Linton, D.S., Jr., Bellon, E.M., Bodie, J.F., Rejali, A.M. 305, 332
Lippincott, W., s. Markoe, A.M. 855, 874
Lipps, H., s. Novak, D. 237, 249, 260
Lipschitz, D.A., s. Cook, J.D. 363, 364, 387, 403
Lipschitz, D.A., s. Miles, L.E.M. 203, 206, 207
Lipsett, M.B., s. Miyachi, Y. 193, 207
Lipton, M.J., Nardo, G.L. de, Silverman, S., Glatstein, E. 829, 842, 916
Lipton, M.J., s. Silverman, S. 907, 918
Lisboa, R., s. Rosenthall, L. 894, 900, 917
Lisbon, A.R., s. Rosenthall, L. 581, 583, 584, 585, 592, 693
Lisco, H. 429, 444
Lissner, J., s. Ingrisch, H. 278, 280, 286, 287, 288, 289, 290, 331
Lissner, J., s. Scherer, U. 787, 847
Lister, G., s. Lazarus, J.H. 100, 114
Litman, E., s. Wedeen, R.P. 513, 514, 697

Namenverzeichnis – Author Index

Litt, M. 423, *444*
Littenberg, R.L., s. Alazraki, N.P. *34*
Little, J.R., Brecher, G., Bradley, T.R., Rose, S. 424, *444*
Little, W.A., s. Gimlette, T.M.D. *38*
Litvak, J., s. Lopez, O. 824, *842*
Livadas, D., s. Psarras, A. 140, *151*
Ljungquist, U. 449, *468*
Lloyd-Davies, R.W., s. Mayo, M.E. 523, *689*
Lo, H.H., s. Eaton, S.B. 862, 865, *872*
Loberg, M., s. Harvey, E. 767, *839*
Lobuglio, A.F., s. Chervenick, P.A. 421, *441*
Locher, J., s. Fridrich, H. 238, *257*
Locher, J., s. Fridrich, R. 37, 745, 747, *761*
Locher, J.T., Elke, M. 791, *842*
Locher, J.Th., Goerg, R., Fridrich, R. 230, 232, *259*
Locher, J.Th., Riest, M., Stedtler, K., Rutishauser, G., Reidiger, A., Schönenberger, G.A. 606, *687*
Locher, Th., s. Goerg, R. 232, *257*
Lockhart, R.W., s. Fred, H.L. 305, *330*
Lockner, D. 368, 369, *407*
Lockner, D., Skårberg, K.O., 368, 369, *407*
Locksley, H.B., s. Sweet, W.H. 54, *96*
Lockwood, W.R., Tyler, M. 254, *259*
Loeb, V., Jr. 398, 399, *407*
Löbe, J., Beyer, W. 535, 536, *688*
Löbe, J., s. Hauschild, G. 644, *681*
Loe Bue, J., s. Gordon, A.S. 419, *443*
Loeffler, E., s. Reisner, E.H. 454, *469*
Löffler, H. 904, *916*
Loeffler, R.K., s. Collins, V.P. *330*
Löhr, E., s. Otto, H. *44*
Loevinger, R., Berman, M. 213, *221*
Löw, C., s. Heinze, H.G. 548, 579, 598, *682*
Löwe, K., s. Lütgemeier, J. 245, 260, 320, *332*
Lofaro, A., s. Riccioni, N. 821, *846*
Lofferer, O., s. Mostbeck, A. 473, *481*
Lofferer, P., s. Partsch, H. *482*
Lofstrom, J.E., s. Horwitz, N.H.
Lofstrom, J.E., s. Otto, D. 747, *763*
Logan, R.W., s. Gray, H.W. 137, *149*
Loggie, J.M.H. 611, 650, *688*
Logic, J.R., s. Dubovsky, E.V. 592, *678*
Logothetopoulos, J.H., Myant, N.B. 99, *114*
Logothetopoulos, J.H., s. Cohen, B. 100, *113*
Logothetoulos, J.H., Myant, N.B. 745, *762*

Lohrmann, H.-P. 462, *468*
Loken, M., s. D'Angio, G.J. *34*
Loken, M.H., s. Ponto, R.A. 573, *692*
Loken, M.K., Bugby, R.D. 265, 278, *332*
Loken, M.K., Bugby, R.D., Lowman, J.T. 886, *916*
Loken, M.K., Linnemann, R.E., Kush, G.S. 569, 573, *688*
Loken, M.K., Medina, J.R., Lillehei, J.P., L'Heureux, P., Kush, G.S., Ebert, R.V. 278, 280, 285, 287, 288, 289, *332*
Loken, M.K., Ponto, R.A., Kronenberg, R.S., Williams, L.E., Goldberg, M.E. 278, *332*
Loken, M.K., Staab, E.V., Shea, A.W. 438, *444*
Loken, M.K., Westgate, H.D. 278, 285, *332*
Loken, M.K., Staab, E.V., Vernier, R.L., Kelly, W.D. 526, *688*
Loken, M.K., Telander, G.T., Salmon, R.J. *42*
Loken, M.K., Wigdahl, K. *42*
Loken, M.K., s. Balfour, H.H. *34*
Loken, M.K., s. Binet, E.F. *35*
Loken, M.K., s. Gold, L.H.A. *38*
Loken, M.K., s. Kieffer, S.A. *41*
Loken, M.K., s. Ya, P.M. 224, *264*
Lomas, F., Dibos, Ü.E., Wagner, H.N., Jr. 811, 814, 821, 826, *842*
Lomas, F., Wagner, H.N., Jr. 807, 811, 814, 821, 826, *842*
Lommer, D. 671, *688*
Lonauer, G., s. Rave, O. 669, *692*
London, I.M., West, R., Shémin, D., Rittenberg, D. 369, *408*
London, W.T., Vought, R.L., Brown, F.A. 128, *151*
London, W.T., s. Vought, R.L. 137, *152*
Long, D.M. *42*
Long, R.G., McAfee, J.G., Winkelman, J. 2, *42*
Longmire, R., s. McMillan, R. 459, 464, *468*
Longmire, R.L., s. McMillan, R. 459, 464, *468*
Longo, R., s. Gilday, D.L. *38*
Lonsdale, M.D., s. Chapman, C. 227, 228, *255*
Loos, U., s. Rothenbuchner, G. 161, *162*
Looye, A., s. Houwen, B. 629, *684*
Lopez, O., Riesco, J., Litvak, J., et al. 824, *842*
Lopez Lara, F., s. Gonzalez-Iglesias, J.L. 790, *838*
López-Majano 291
Lopez-Majano, V., Chernick, V., Wagner, H.N., Dutton, R.E. 225, *259*
Lopez-Majano, V., Lin, S.C., Lee, J.K. 236, *260*

Lopez-Majano, V., Wagner, H.N., Tow, D.E., Chernick, V. 248, *260*
Lopez-Majano, V., s. Chernick, V. 226, *255*
Lopez-Majano, V., s. Tow, D.E. 225, *263*
Lopez-Majano, V., s. Wagner, H.N. 245, *263*
Lopez-Majano, V., s. Wagner, H.N., Jr. 307, *334*
Lorber, S.H., s. Dinoso, V.P. 752, 756, *761*
Lord, T., s. Johnston, C.C., Jr. 904, *916*
Lorentsen, E., s. Abrahamsen, A.F. 461, *465*
Lorentz, W.B., Simon, J.L., Benua, R.S. *42*
Lorenz, B., s. Doering, P. 238, *256*, 398, *404*
Lorenz, J.W., s. Georgi, P. 702, *741*
Lorenz, W.J., Adam, W.E. 569, *688*
Lorenz, W.J., s. Adam, W.E. 237, *254*
Lorenz, W.J., s. Maier-Borst, W. 921, *930*
Lorenz, W.J., s. Nuri, M. 474, *481*
Loriaux, D.L., s. Nieschlag, E. 663, *690*
Lory, M., s. Chervu, L.R. 663, *677*
Lory, M., s. Koenigsberg, M. 579, 583, *686*
Lotritsch, K.H., s. Ell, P.J. 4, 26, *37*
Lotz, W. 476, *481*
Loughlin, G.P., s. Irvine, W.J. 746, 747, 748, 751, 754, *762*
Lourie, I.S., s. Robinson, S.H. 424, 434, *446*
Lovegrove, F.T.A., s. Vaughan, R.J. *48*
Low-Beer, B.V., s. Treadwell, A. 701, *743*
Low-Beer, B.V.A. 400, *408*
Lowe, A.K., s. Dodge, E.A. 518, *678*
Lowe, D., s. Lowry, R.D. 132, *151*
Lowe, D.C., s. Hadolen, D.R. 168, *173*
Lowenstein, J.M. 775, *842*
Lowenstein, J.M., s. Handmaker, H. 540, 557, 608, 611, *681*
Lowenstein, M., s. Handmaker, H. 611, 614, *681*
Lowman, J.T., s. Loken, M.K. 886, *916*
Lowry, R.C., Lowe, D., Hadden, D.R., Montgomery, D.A.D., Weaver, J.A. 132, *151*
Lubin, E., Laor, J., Lewitus, Z., Ben-Porath, M. 822, 826, *842*
Lubin, E., Laor, J., Shimeoni, A., Lewitus, Z., Pick, A., Kadish, U., Dinstman, M., Garti, I. 822, 826, *842*
Lubin, E., Lewitus, Z. 812, 816, 822, 826, *842*

Lubin, E., Lewitus, Z., Dujovni, M., Askenasy, H.M. 814, 822, *842*
Lubin, E., Lewitus, Z., Rosenfeld, J., Levi, M. 550, *688*
Lubin, E., s. Lewitus, Z. 142, *151*
Lubin, E., s. Reisner, S. 557, *692*
Luca, F. de, s. Baschieri, L. 134, *148*
Lucas, C.P., s. Cohen, E.L. 669, 670, *677*
Lucas, R.N., s. Sostre, S. 797, *848*
Lucas, Z.J., s. Grazia, J.A. de 521, 569, *678*
Luchsinger, P.C., s. Haddad, R.G. 228, *257*
Lucka, B., s. Licińska, I. 228, *259*
Ludbrook, J., Slavotinek, A.H., Ronai, P.M. 782, *842*
Ludes, H., s. Knipping, H.W. 265, *331*
Ludescher, E., Hohenwallner, W., Frisch, J. 644, 645, *688*
Ludin, H. 553, *688*
Ludwig, Hj., s. Hesse, L. 626, *683*
Lüder, M., s. Barth, L. 318, *329*
Lütgemeier, J., Hebestreit, H.P. 248, 252, *260*
Lütgemeier, J., Löwe, K. 245, *260*, 320, *332*
Lütolf, U.M., s. Jäggi, J. 770, *840*
Luis, T. van, s. Breuel, H.-P. 798, *834*
Lukash, W.M., s. Johnson, R.B. 783, 790, *840*, 909, *916*
Lukawska, K., s. Jasinski, W.K. 701, *742*
Luke, R.G., Briggs, J.D., Kennedy, A.C., Barr Stirling, W. 519, 529, 531, *688*
Lukens, F.D.W., s. Wheeler, J.K. 853, *876*
Lund, J.E., s. Maloney, M.A. 422, *444*
Lund, R.R., s. Klein, E.W. 701, *742*
Lundhi, G., s. Bromster, D. 751, 753, *760*
Lundin, P.M., Ridell, B., Weinfeld, A. 398, *408*
Lundman, T., s. Erhardt, L.R. 473, *479*
Lundquist, H., s. Busch, C. *478*
Lunia, S., Parthasarathy, K.L., Bakshi, S., Bender, M.A. 808, 819, 820, 827, *842*
Lunzer, St., s. Dudley, A.W. 3, *37*
Lushbaugh, C.C., Kretchmar, A., Gibbs, W. 773, 795, *843*
Luther, M., Czempiel, H. 240, *260*
Luther, M., Czempiel, H., Ernst, H. 231, 240, 250, *260*
Luthra, M.S., Scherl, N.D., Golden, D., et al. 789, *843*
Lutomirsky, C., s. Heinzel, F. 705, 712, *742*, 773, 796, *839*
Lutwak, L., s. Vought, R.L. 137, *152*

Lutzker, L., Koenigsberg, M., Meng, Ch.H., Freeman, L.M. 883, 898, *916*
Lyall, J., s. Williams, O. 305, *334*
Lying-Tunell, U., Söderborg, B. *95*
Lynch, E.C., s. Alfrey, C.P. 375, 377, 392, *402*
Lynch, J., s. Goldblatt, H. 663, *680*
Lynde, R.H., s. Williams, J.P. 88, 91, *97*
Lysgaard, H., s. Munck, O. 926, *930*
Lythgoe, J.P., s. Wadell, W.R. 757, *763*

Maas, A.P. van der, s. Ottolander, G.J. *581*
Maas, A.P.C. van der, Teulings, F.A.G., Ottolander, G.J.H. den *483*
Maas, R.E., Perez, R.E., Montesinos, R.C. 577, *688*
Maass, R., Alvarez, J. 227, *260*
Mabille, J.P., Michiels, R., Gaudet, M., et al. 825, *843*
Mabon, R.F., s. Kernohan, J.W. *40*
Macdonald, E., s. Goldberg, A. 382, *405*
MacDonald, N.S., s. Rodriguez, J. 227, *262*
MacDonald, N.S., s. Taplin, G.V. 225, 227, 228, 231, 251, 252, 253, *263*
Macfarlane, J., s. Rothstein,, G. 421, *447*
MacFarlane, S., s. Papadopoulos, S. 120, *151*
MacFie, J.A., s. Strickland, A.L. 146, *152*
Machnik, G., s. Bolck, F. *833*
Macinot, C., s. Grosdidier, J. 816, *838*
MacIntyre, W.J., s. Gott, F.S. 620, *680*
MacIntyre, W.J., s. Inkley, S.R. 314, *331*
Mack, J.F., Webber, M.M., Bennett, L.R. *42*
Mack, J.F., s. Wellman, H.N. 238, *264*
Mack, T., Robinson, W.A., Holton, C.P. 420, *444*
Mackay, N., s. Ferguson, J.C. 461, *466*
Mackenzie, J.C., s. Shand, D.G. 560, 561, *694*
Mackie, D.B., s. Harvey, R.F. 752, 753, *762*
Mackie, D.B., s. Jacobs, H.S. 156, *162*
Mackiewicz, H., s. Jasinski, W.K. 701, *742*
Mackiewicz, H., s. Mikolajkow, A. 777, *844*
Mackiewicz, H., s. Tolwinski, J. 778, *849*

Macklem, P.T., s. Hogg, J.C. 242, *258*
Macklem, P.T., s. Holland, J. 291, *331*
MacLagan, N.F., s. Hobbs, J.R. 124, *150*
MacLeisch, H., s. Bryan, A.C. 265, 267, 270, 285, 287, 288, 289, 312, 313, *329*
Macleod, W.M., s. Garnett, E.S. 246, *257*
Macpherson, A.I.S., s. Donaldson, G.W.K. 383, *404*
Madar, G., s. Fridrich, R. *479*
Madden, J.A., s. Horgan, J.D. 521, *684*
Madden, J.A., s. Meade, R.C. 520, *689*
Madeloff, M.S., s. Schwartz, F.D. 623, *695*
Madersbacher, H., s. Riccabona, G. 601, 604, *692*
Magee, J.H., s. Sharpe, A.R., Jr. 516, *694*
Magnenat, P., Delaloye, B. 490, *506*
Magnenat, P., s. Borel, G.A. 775, *833*
Magnenat, P., s. Delaloye, B. 927, *929*
Magnenat, P., s. Stefano, A. di 790, *836*
Magnus, H.E., s. Fröhlich, G. 349, 351, 500, *505*
Magnus, L., s. Göbbeler, T. 490, *505*
Magnus, L., s. Sauer, J. 490, *506*
Magnus, O., Storm van Leuwen, W., Cobb, W.A. *42*
Magnusson, G. 512, 513, 521, 576, *688*
Maguire, R., s. Charkes, N.D. *478*
Mahaffy, R.G., s. Lambie, J.M. 472, *481*
Mahaffy, R.G., s. Mavor, G.E. 473, *481*
Mahaley, M.S., Jr. *42*
Maher, F.I., s. Tauxe, W.N. 629, *695*
Maher, F.T. 594, *688*
Maher, F.T., Tauxe, W.N. 623, 625, 636, *688*
Maher, F.T., Tauxe, W.N., Strong, C.G., Elveback, L.R. 623, *688*
Maher, F.T., s. Burbank, M.K. 628, *676*
Maher, F.T., s. Dayton, D.A. 626, *677*
Maheshwari, H.B., s. Bhowal, S.C. 449, *465*
Mahlstedt, J., s. Joseph, K. 773, 796, 802, *840*
Mahlstedt, J., s. Schmidt, W. 632, *694*
Mahoney, E.B., s. Spar, I.L. 475, *482*
Mahoney, P., s. Mena, I. 795, *843*
Mahr, E.A., s. Robertson, G.L. 663, *692*

Mahr, G., s. Rommel, K. 846
Maier, W., s. Dugan, M.A. 474, 475, 478
Maier, W.P., s. Charkes, N.D. 478
Maier-Borst, W., Lorenz, W.J., Hepp, J., Sinn, H., Kraus, O., Prpić, B., Scheer, K.E. 921, 930
Maier-Borst, W., s. Nuri, M. 474, 481
Maier-Borst, W., s. Sinn, H. 766, 848
Maier-Borst, W., s. Winkel, K. zum 526, 698, 701, 743
Maiserrena, J., s. Alarcón-Segovia, D. 106, 113
Maisey, M.N., Moses, D.C., Hurley, P.J., Wagner, H.N., Jr. 138, 139, 141, 151
Maisey, M.N., s. Hurley, P.J. 131, 150
Maisterrena, J., s. Alarcon-Segovia, D. 895, 913
Maisterrena, J.A., Tovar, E.Z., Cervantes, A., et al. 811, 843
Májsky, A., Fortýnová, J., Vopatova, M. 459, 468
Makai, F., s. Skupenova, A. 736, 742
Makaiova, F., s. Skupenova, A. 736, 742
Makarenko, T.P., Upyrev, A.V., Barsagov, M.S. 771, 843
Maki, M., s. Kusakabe, K. 810, 811, 814, 821, 824, 829, 842
Makk, L., Creech, J.L., Whelan, J.G., Jr., Johnson, M.N. 797, 843
Makoski, H.-B., Teske, H.-J., Becker, G. 501, 502, 506
Malagelada, J.R., s. Hepner, G.W. 776, 839
Malamos, B., Christeas, N., Gyftaki, E., Balas, P., Alevizou-Terzaki, V. 515, 688
Malamos, B., s. Constantinides, C. 580, 601, 677
Malamos, B., s. Koutras, D.A. 141, 150
Malan, C., s. Klopper, J.F. 11, 17, 23, 30, 41
Malawista, S.E. 416, 444
Malchi, M., s. Czerniak, P. 767, 835
Maldney, M.A., s. Patt, H.M. 417, 446
Malek, P., Vavrejn, B. 485, 506
Malette, W.G., Griffen, W.O., Stivers, J.R., Berardi, R.S. 831, 843
Malinowska, J., s. Jasinski, W.K. 701, 742
Malkinson, F.D., s. Lathrop, K.A. 856, 874
Mall, J.C., Ghahremani, G.G., Boyer, J.L. 807, 843
Mallard, J.R., s. Goolden, A.W.G. 126, 149
Mallard, J.R., s. Matthews, C.M.E. 42

Mallet, B.L., Veall, N. 657, 688, 924, 930
Malloy, J.P., s. Keller, H.I. 540, 685
Malmud, L.S., s. Charkes, N.D. 478
Malmud, L.S., s. McKusick, K.A. 578, 689
Malmud, L.S., s. Siegel, M.E. 475, 482
Maloney, M.A., Patt, H.M., Lund, J.E. 422, 444
Maloof, F., Dobyns, B.M., Vickery, A.L. 164, 173
Maloof, F., Wang, C.A., Vickery, A.L. 139, 151
Maloof, F., s. Chapman, E.M. 163, 165, 173
Malowany, A.S., s. Harries, J.D. 681
Maltz, D.L., Nadas, A.S. 307, 308, 332
Maltz, H., s. Hattner, R.S. 606, 609, 681
Mamo, L. 95
Mamo, L., Nouel, J.P., Robert, J., Chai, N., Houdart, R. 5, 42
Mamo, L., Panneciere, C., Perez, R., Villa, M. 5, 42
Manabe, T., s. Suzuki, T. 811, 812, 814, 821, 849
Mancuso, M., Picchiotti, R., Tonelli, F. 831, 843
Manczak, G., Boehm-Jurcovic, H., Wolf, R., Schwarzhaupt, W. 688
Mandel, M.J., s. Sapirstein, L.A. 622, 623, 630, 693
Mandell, C.H., s. Freeman, L.M. 770, 812, 816, 823, 837
Manegold, K., Jonas, D. 526, 550, 551, 688
Manegold, K., s. Jonas, D. 526, 685
Mangalik, A., Robinson, W.A. 419, 420, 421, 444
Mangalik, A., s. Robinson, W.A. 423, 447
Mangel, R., s. Hollenberg, N.K. 662, 684
Mangel, R., s. Rosenthall, L. 581, 583, 584, 585, 592, 693
Mangum, J.F., Powell, M.R. 808, 821, 843
Mani, P., Johnson, Ph.C., Jr., Scott, R., Jr., Morris, G.C., Jr., Bakey, M. de 534, 688
Mannell, T.J., Prime, F.J., Smith, D.W. 275, 279, 280, 282, 283, 287, 288, 289, 332
Manohitharajah, S.M., Rahman, A.N., Donnelly, R.J., Deverall, P.B., Watson, D.A. 461, 468
Manoli, R., s. Isitman, A.T. 230, 231, 258
Mansfield, C.M., s. Lin, S. 808, 842
Mansfield, M.D., s. Collins, W.P. 217, 218, 220
Mansfield, T.P., s. Cleaveland, J.D. 36

Manske, R.F., s. Blau, M. 854, 855, 871
Marabini, A., s. Tori, G. 580, 595, 696
Marchesi, V.T., Gowans, J.L. 425, 444
Marchioro, T.L., s. Ogden, D.A. 514, 649, 690
Marcopoulos, A., s. Cadenat, H. 106, 113
Marcoux, J.P., s. Ewe, K. 775, 836
Marculescu, L., s. Gheorghescu, B. 788, 794, 837
Marczinkowski, N. 798, 843
Marder, V.J., s. Shulman, N.R. 458, 469
Margaret, M.B., s. Matsuyama, M. 426, 444
Margaretten, W., s. McKay, D.G. 460, 468
Margolis, J. 415, 444
Marguth, F., s. Krott, H.M. 41
Mari, S., s. Gershberg, H. 212, 221
Maria, W. de, Krueger, R.P., Sanders, A.P., James, J.M., Politano, V.A., Baylin, G.J. 518, 678
Maria, W. de, s. Krueger, R.P. 520, 687
Mariani, G., s. Bianchi, R. 775, 833
Marino, J.V., s. McMillan, R. 436, 445
Mariss, P., s. Bahlmann, J. 621, 674
Mariss, P., s. Beuerlein, I. 452, 453, 454, 457, 465
Mark, R., Young, L., Ferguson, C., Sutherland, J.D. 341, 351
Markarian, B., s. Hiramatsu, Y. 511, 683
Markesbery, W.R., s. Griggs, R.C. 38
Markham, J., s. Alderson, P.O. 244, 254, 288, 293, 303, 329
Markoe, A.M., Rusch, V.R., Heindel, N.D., Emrich, J., Lippincott, W., Brady, L.W. 855, 874
Markovic, V., s. Stojcevski, T. 796, 848
Markowitz, A.M., s. Appel, M.F. 911, 913
Marks, A., Chervony, I., Lankford, R., Smith, E.M., Gilson, A.J., Smoak, W. 278, 332
Marks, A.D., s. Channick, B.J. 671, 677
Marks, D.S., s. Miller, J.M. 138, 151
Markwardt, H., s. Markwardt, J. 865, 874
Markwardt, J., Nauber, G., Rosche, G., Oczko, B. 865, 874
Markwardt, J., Nauber, G., Wolf, E., Markwardt, H. 865, 874
Marlow, C.G., Sheppard, G. 628, 688
Marlow, C.G., s. Garnett, E.S. 227, 229, 257

Maroon, J.C., Jones, R., Mishkin, F.S. 42
Marquez, U.A., Costa, M.E., Mundo, R.M., Rozman, C. 817, *843*
Marryat, J., s. Bull, J.W.D. *35*
Marsaglia, G., s. Cook, J.D. 366, 368, 369, 370, 371, 372, 380, 388, *403*
Marsaglia, G., s. Finch, C.A. 366, 367, 368, 369, 370, 372, 379, 388, 390, *404*
Marsaglia, G., s. Hosain, F. 366, 369, *406*
Marschner, I., s. Erhardt, F. 160, 161, *162*
Marsh, G.W., Stewart, J.S. 911, *916*
Marshall, J., Popham, M. *42*
Marshall, J.S., s. Levy, R.P. 160, *162*
Marshall, V.C., s. Kincaid-Smith, P. 526, 592, *686*
Marsteller, H.J., s. Biersack, H.J. 770, 794, 797, *833*
Martelli, M.F., s. Palumbo, R. 501, 502, *506*
Martin, B.F., s. Shuiman, K. *96*
Martin, D.C., s. Awad, W. 584, 585, 650, *674*
Martin, F.I.R., s. Pennington, J.S. 172, *173*
Martin, J.W. 900, *916*
Martin, L.G., s. Bradley, E.L. 768, 769, *834*
Martin, N.D., s. Sostre, S. 797, *848*
Martin, R.A., s. Stevens, H.R. 254, *262*
Martin, R.H., s. Rosenthall, L. *45*, 564, 581, *693*
Martin, R.R., s. Knight, L. *331*
Martinez, C., s. Layrisse, M. 356, *407*
Martinez, J., s. Wagner, H.N., Jr. *918*
Martinez, J.S., s. Degrossi, O. 766, *835*
Martinez-Torres, C., Leets, I., Renzi, M., Layrisse, M. 356, 359, *408*
Martinez-Torres, C., Renzi, M., Layrisse, M. 356, *408*
Martinez-Torres, C., s. Cook, J.D. 356, 357, 359, *403*
Martinez-Villasenor, D. 746, *762*
Martonffy, K., s. Henkin, R.E. *480*
Marty, R., s. Griep, R.J. 10, *38*
Marty, R., s. Wise, G. 10, *49*
Marvin, J.F., s. Moore, G.E. 1, 2, *43*
Marx, F., s. Winkel, K. zum 526, 545, 592, 601, *698*
Marx, P., Rosarius, C. *42*
Mase, J.D. di, Lee, H.K., Frater, S.I. 807, *836*
Masey, M.N., Ogg, C.S., Cameron, J.S. 621, *688*
Mason, D.K., s. Alexander, W.D. 100, *113*
Mason, D.K., s. Gray, H.W. 129, *149*

Mason, D.K., s. Harden, R.McG. 99, 103, 106, *114*
Massacci, E., s. Lenti, G. 771, *842*
Mastnak, Ch., s. Blazek, G. 811, 814, 821, *833*
Mastrogiacomo, I., Vianello, A. 824, *843*
Mata, J.S., s. Park, C.H. 710, *742*
Materson, B.J., Johnson, A.E., Perez-Stable, E.C. 619, *688*
Matesen, A., s. Burdine, J.A. *35*
Matevosov, A.L., s. Rabkin, Ch.J. 247, *261*
Matha, J.S., s. Park, Ch. 594, *691*
Mathary, A., s. Goldschmidt, B. 461, *467*
Mather, G.C., s. Cronkite, E.P. 425, *442*
Matheson, N.A., s. Lambie, J.M. 472, *481*
Mathew, J., s. Robinowitz, M. 252, *262*
Mathews, G.J., s. Tatem, H.R. *96*
Matin, P., Goodwin, D.A., Finston, R. 54, *95*
Matin, P., s. Moddy, D. *43*
Matolo, N.M., s. Stadalnik, R.C. 807, *848*
Matsen, F., s. Schall, G.L. *46*
Matson, D.D. *42*
Matson, D.D., s. Tefft, M. *47*
Matsumoto, T., Fukuda, N., Yabumoto, E., Fukuhisa, K. 777, *843*
Matsumoto, Y., s. Suzuki, T. 811, 812, 814, 821, *849*
Matsushima, Y., s. Hiratsuka, H. *39*
Matsushima, Y., s. Tsuyumu, M. 7, *47*
Matsuura, K., s. Watanabe, K. 808, 820, 821, *850*
Matsuyama, M., Margaret, M.B., Wiadrowski, N., Metcalf, D. 426, *444*
Matta, E.G., s. Waring, W.W. 245, *263*
Mattar, A.G., s. Kim, E. 895, 911, *916*
Matthes, Th., s. Gibel, W.H. 224, *257*
Matthew, N.T., Meyer, J.St., Bell, R.L., Ericson, A.D. *42*
Matthews, A.W., Gough, K.G., Davies, E.R., Ross, F.G., Hinchliffe, A. 786, *843*
Matthews, C.M.E. 1, 2, *42*, 120, *151*
Matthews, C.M.E., Dollery, C.T. 274, *332*
Matthews, C.M.E., Kibby, P.M. *42*
Matthews, C.M.E., Mallard, J.R. *42*
Matthews, C.M.E., Molinaro, G. *42*
Matthews, C.M.E., s. Dollery, C.T. 265, 273, 277, 280, 285, 286, 300, 325, *330*
Matthews, C.M.E., s. Jones, T. 652, *685*

Matthews, C.M.E., s. West, J.B. 271, *334*
Matthews, W.B., s. Chiro, G. di *93*
Matthys, H. 325, *332*
Matthys, H., s. Konietzko, N. 225, 237, 250, 251, *259*, 265, 267, 278, 280, 286, 287, 288, 289, 290, 325, *331*
Matthys, H., s. Schlehe, H. 299, *333*
Mauderli, W., s. Land, F.H. de 777, *835*
Mauderly, W., s. Brookeman, V.A. 253, *255*
Mauer, A.M., Athens, J.W., Ashenbrucker, H., Cartwright, G.E., Wintrobe, M.M. 414, 415, 417, *444*
Mauer, A.M., s. Athens, J.W. 414, 415, 417, 435, 436, *439*, *440*
Maughan, W.Z., Bishop, C.R., Pryor, T.A., Athens, J.W. 418, *445*
Maumenee, I., s. Klingensmith III, W.C. 911, *916*
Maurer, B., s. Wray, R. 474, *483*
Maurey, J.R., s. Wolff, J. 120, *153*
Maurikakis, M., s. Kesse-Elias, M. 877, *916*
Mavor, G.E., Mahaffy, R.G., Walker, M.G., Duthie, J.S., Dhall, D.P., Gaddie, J., Reid, G.F. 473, *481*
Maxfield, W.S., Weiss, T.E. 736, *742*
Maxfield, W.S., s. Gammill, S.L. 802, *837*
Maxfield, W.S., s. Hatch, H.B. 246, *257*
Maxfield, W.S., s. O'Neil, A., Jr. 606, 607, 609, *690*
Maxfield, W.S., s. Shuler, S.E. 606, *694*
Maxfield, W.S., s. Weiss, T.E. 736, *743*
Maxwell, J.D., s. Ferguson, A. 911, *914*
Maxwell, M.H. 529, 531, 532, 552, 553, 642, 645, 672, *688*
Maxwell, M.H., Hayes, H. 522, 531, *688*
Maxwell, M.H., s. Bookstein, J.J. 531, 532, 534, 553, *675*
Maxwell, M.H., s. Weidmann, P. 665, 670, *697*
May, M. le, New, P.F.J. 89, *95*
May, M. le, s. Benson, D.F. *93*
May, P., Berberich, R., Burwick, P., Moormann, J.G. 650, *688*
May, P., Braedel, H.-U., König, K., Oberhausen, E. 644, 650, *688*
May, P., König, K. 598, *688*
May, P., Oberhausen, E. 644, 647, *688*
May, P., s. Kirsch, W. 535, 607, *686*
May, P., s. König, K. 643, *686*
May, P., s. Oberhausen, E. 510, 557, 598, 634, 646, *690*
Mayberry, W.E., s. Gharib, H. 158, *162*
Mayer, K., s. Clarke, L.P. *913*

Mayer, K., s. Klaus, M. 64, *94*
Mayer, W. 471, *481*
Mayes, D., Furuyama, S., Kem, D.C., Nugent, C.A. 663, *689*
Mayes, D.M., s. Furuyama, S. 218, *221*, 663, *680*
Mayet, F., s. Green, R. 361, 362, *405*
Maynard, C.D., Cowan, R.J. 245, 246, *260*, 318, *332*
Maynard, C.D., Kelsey, W.M. 18, 32, *42*
Maynard, C.D., Wang, Y. *42*
Maynard, C.D., Witcofski, R.L., Janeway, R., Cowan, R.J. *42*
Maynard, C.D., s. Cooper, M.R. 458, 460, 464, *466*
Maynard, C.D., s. Cowan, R.J. 4, 10, *36*
Maynard, C.D., s. Janeway, R. *40*
Maynard, C.D., s. Kelly, D.L. *40*
Maynard, C.D., s. Meschan, I. 573, *689*
Maynard, C.D., s. Spudis, E.V. *47*
Maynard, C.D., s. Whitley, J.E. 884, *919*
Maynard, C.D., s. Witcofski, R.L. *49*
Mayneord, W.V., Turner, R., Newbery, S., Hodt, H. 2, *42*
Mayo, M.E., Hilton, J., Jones, N.F., Lloyd-Davies, R.W., Croft, D.N. 523, *689*
Mayor, G.H., s. Cohen, E.L. 669, 670, *677*
Mayorga-Cortes, A., s. Alarcon-Segovia, D. 895, *913*
Mayr, H.G., s. Kratochvil, A. 538, 540, *686*
Maze, M., Wood, J. 821, 826, *843*
Maze, M., s. Agnew, J.E. 859, *871*
Mazuyer, E., s. Nyssen, M. 363, *409*
Mazzaferri, E.L., s. Skillman, T.G. 168, *174*
McAfee, J., s. Winkelman, J.W. 877, 882, *919*
McAfee, J.G., Ause, R.G., Wagner, H.N., Jr. 778, 779, 789, *843*
McAfee, J.G., Fueger, G.F. *42*
McAfee, J.G., Fueger, G.F., Stern, H.S., Wagner, H.N. *42*
McAfee, J.G., Fueger, G.F., Stern, H.S., Wagner, H.N., Migita, T. *42*
McAfee, J.G., Mozley, J.M., Natarajan, T.K., Fueger, F., Wagner, H.N. *42*
McAfee, J.G., Stern, H.S., Fueger, G.F., Baggish, M.S., Holzman, G.B., Zolle, I. 227, *260*
McAfee, J.G., Stern, H.S., Fueger, G.F., Baggish, M.S., Hozzman, G.B., Zolle, I. 921, *930*
McAfee, J.G., Thomas, F.D., Grossman, Z.D., Streeten, D.H.P., Gagne, D. 605, *689*
McAfee, J.G., Wagner, H.N. 538, *689*

McAfee, J.G., s. Arnold, R.W. 565, 615, *673*
McAfee, J.G., s. Bell, E.G. *92*
McAfee, J.G., s. Grossman, Z.D. 787, *838*
McAfee, J.G., s. Hiramatsu, Y. 511, *683*
McAfee, J.G., s. Long, R.G. 2, *42*
McAfee, J.G., s. O'Mara, R.E. 31, *44*
McAfee, J.G., s. Reba, R.C. 634, 635, *692*
McAfee, J.G., s. Stern, H.S. 476, *483*
McAfee, J.G., s. Subramanian, G. 227, *262*, 701, 702, 705, 706, *743*, 766, *849*, 880, *918*
McAfee, J.G., s. Wagner, H.N. 224, 227, 238, *263*
McAfee, J.G., s. Wagner, H.N., Jr. 305, *334*, 877, 882, *918*
McAlister, J.M., s. Harris, I.M. 877, 879, *915*
McAlister, M., s. Nimmon, J. 515, 577, *690*
McAlister, W.H., s. Alderson, P.O. 244, *254*, 288, 293, 303, *329*
McAllister, J.D., Tuthill, J.E., D'Altorio, R.A. *42*
McAllister, J.D., s. Cormack, J. *36*
McAllister, R.G., Jr., Michelakis, A.M., Oates, J.A., Foster, J.H. *689*
McArdle, R.J., Harper, P.V., Spar, I.L., Bale, W.F., Andros, G., Jimenez, F. 475, *481*
McArthur, M., s. Donaldson, G.W.K. 383, *404*
McCall, M.S., Sutherland, D.A., Eisentraut, A.M., Lanz, H. 436, *445*
McCallum, Th.P., s. Korenman, S.G. 217, *221*
McCardle, R.J., s. Andros, G. 120, *148*
McCardle, R.J., s. Harper, P.V. 39, 766, *839*
McCarthy, C.F., Davies, E.R., Wells, P.N.T., Ross, F.G.M., Follett, D.H., Muir, K.M., Read, A.E. 787, *843*
McCarthy, D.J., Polcyn, R., Gottschalk, A., Collins, A. 736, *742*
McCarthy, D.M., Brown, P. 865, 866, *874*
McCarthy, D.M., Brown, P., Melmed, R.N., Agnew, J.E., Bouchier, I.A.D. 867, *874*
McCarthy, D.M., Kreel, L., Agnew, J.E. 865, 866, *874*
McCarthy, D.M., s. Agnew, J.E. 857, 858, *871*
McCarthy, G.E., s. Antoniades, K. 815, *832*
McCarthy, H.F., s. Evans, G.W. 829, *836*, 898, 899, *914*
McCarthy, H.T., s. Warshaw, A.L. 901, *919*

McCarty, D.J., s. Phelps, P. 416, *446*
McCarty, D.J., Jr., s. Phelps, P. 416, *446*
McClelland, R.R. 821, *843*
McCleod, W.M., s. Fraser, H.S. 246, *257*
McClintock, J.T., Dalrymple, G.V. *42*
McConahey, W., s. Becker, D.V. 165, 166, 167, *172*
McConahey, W.M., s. Dobyns, B.M. 164, *173*
McConahey, W.M., s. Owen, C.A. 137, *151*
McConahey, W.M., s. Paris, J. 135, *151*
McConahey, W.M., s. Woolner, L.B. 176, 177, *183*
McCormack, K.R., Cantril, S.T., Kamenetsky, S. 246, *260*
McCormack, K.R., Greenlaw, R.H., Hopkins, C. *42*
McCormack, K.R., Newton, T.H. *42*
McCormack, K.R., s. Gottschalk, A. *38*
McCormick III, W.C., Bell, C.C., Jr., Swell, L., Vlahcevic, Z.R. 775, *843*
McCormick, W.F., Kashgarian, M. 878, *916*
McCready, V.R. 807, *843*
McCready, V.R., Cottrall, M.F. 862, 865, *874*
McCready, V.R., s. Bentley, R.E. 569, *674*
McCready, V.R., s. Cottrall, M.F. 778, *835*
McCready, V.R., s. Dovey, P. 782, *836*
McCready, V.R., s. French, R.J. 701, *741*
McCready, V.R., s. Henk, J.M. 534, *682*
McCullagh, E.P. 163, *173*
McCulloch, E.A. 422, *445*
McCulloch, E.A., Till, J.E. 422, *445*
McCulloch, E.A., s. Bruce, W.R. 432, *441*
McCullough, D.C., Fox, J.S., Curl, F.D., Green, R.C. 87, 89, *95*
McCullough, D.C., Harbert, J.C., Chiro, G. di, Ommaya, A.K. 89, *95*
McCullough, D.C., s. Curl, F.D. *93*
McCullough, D.C., s. Harbert, J.C. 51, 57, 87, 88, 89, *94*
McCurdy, J.D., s. Rice, F.A.H. 421, *446*
McCuskey, R.S., Meineke, H.A., Townsend, S.F. 422, *445*
McDonald, D.F., s. Wax, S.H. 512, 515, *696*
McDonald, E.M., s. Alexander, W.D. 126, *148*
McDonald, G.B., Hamilton, G.W., Barnes, R.W., Rudd, T.G., Strandness, D.E., Nelp, W.B. 477, *481*

McDonald, G.B., s. Barnes, R.W. 477

McDonald, P., s. McLaughlin, M.J. 815, *843*

McDonald, R.A., s. Bernard, J.D. 35

McDonald, T.P., s. Odell, T.T., Jr. 450, 463, *468*

McDonald, W.J., s. Cohen, E.L. 669, 670, *677*

McDonell, W.J., s. Conn, J.W. 213, *220*

McDougall, I.R., Greig, W.R., Gray, H.W., Gillespie, F.C. 171, *173*

McElwain, T.J., s. Cottrall, M.F. 854, *872*

McFarlaine, A.S. 472, *481*

McFarlaine, A.S., Todd, D., Cromwell, S. *481*

McFarlane, A.S. 193, *206*

McGehee, W.G., Rapaport, S.I., Hjort, P.F. 461, *468*

McGeown, M.G., s. Oreopoulos, D.G. 824, *845*

McGill, P., s. Alexander, W.D. 132, *148*

McGill, P.E., Harden, R.McG., Robertson, I.W.K., Shimmins, J. 131, *151*

McGinnis, K.D., Eyler, W.R., Sault, L.A.du, Kristen, K. 42

McGirr, E.M., Hutchison, J.H., Clemont, W.E. 137, *151*

McGirr, E.M., Hutchison, J.H., Clemont, W.E., Kennedy, J.S., Currie, A.R. 137, *151*

McGirr, E.M., Thomson, J.A., Murray, I.P.C. 169, *173*

McGirr, E.M., s. Gray, H.W. 137, *149*

McGirr, E.M., s. Greig, W.R. 128, *150*

McGirr, E.M., s. Hutchison, J.H. 137, *150*

McGirr, E.M., s. Murray, I.P.C. 145, *151*

McGoon, D.C., s. Duvoisin, G.E. 461, *466*

McGregor, D.D., Gowans, J.L. 425, *445*

McGregor, D.D., s. Goldschneider, I. 425, *443*

McGregor, D.D., s. Gowans, J.L. 425, 428, *443*

McGregor, J., s. Bluhm, M. 703, *740*

McGuigan, J.E. 757, 758, *762*

McGuigan, J.E., Isaza, J., Landor, J.H. 757, *762*

McGuigan, J.E., Jaffe, B.M., Newton, W.T. 757, *762*

McGuigan, J.E., Thomas, H.F. 757, *762*

McGuigan, J.E., Trudeau, W.L. 757, 759, *762*

McGuigan, J.E., s. Kolts, B. 758, *762*

McGuigan, J.E., s. Trudeau, W.L. 757, 759, *763*

McHarden, G., Alexander, W.D., Kennedy, I. 745, 746, 747, 750, 751, 754, *762*

McHardy-Young, S., Kriss, J.P. 161, *162*

McHardy-Young, S., s. Jacobs, H.S. 156, *162*

McIff, B., s. Siemsen, J.K. 811, 814, 821, 826, *848*

McIlraith, J.D., s. Fleming, W.H. 701, *741*

McIlveen, B., s. Smallwood, R.A. 796, *848*

McInteer, B.B., s. Shreeve, W.W. 776, *848*

McIntosh, G.H., s. Smith, J.B. *447*

McIntosh, H.W., s. Mincey, E.K. 159, *162*

McIntosh, J.M., s. Möller, E. 617, 618, *689*

McIntosh, S., s. Spencer, R.P. 767, 783, *848*

McIntyre, K.M., s. Sasahara, A.A. 238, 239, *262*

McIntyre, P. 878, *916*

McIntyre, P.A., Larson, S.M., Eikman, E.A., Colman, M., Scheffel, U., Hodkinson, B.A. 377, *408*

McIntyre, W.J., Baghery, S., Rodriguez-Antunez, S., Hunter, T.W., Cook, S.A. *689*

McIntyre, W.J., Christie, J.H., Koch-Weser, D., Gomez-Crespo, G. 796, *843*

McIntyre, W.J., s. Quinn, C.A. 787, *846*

McKamey, M.R., s. Stapleton, J.E. 47

McKay, D.G. 460, *468*

McKay, D.G., Margaretten, W. 460, *468*

McKay, W.J., s. Boyd, R.E. 540, 670, *675*

McKay, W.J., s. Burke, J.J. 141, *148*

McKee, L.C., Jr., Price, R., Johnston, R.E., Heyssel, R.M., Johnson, L.E., Brill, A.B. 361, *408*

McKee, L.C., Jr., s. Price, R.R. 367, *409*

McKenzie, H., s. Scott, J.S. 179, 180, *183*

McKnight, R.D., s. Haskill, J.S. 422, *443*

McKusick, K.A., Malmud, L.S., Kirchner, P.T., Wagner, H.N., Jr. 578, *689*

McKusick, K.A., Soin, J.S., Cooper, M., Wagner, H.N. 242, *260*

McKusick, K.A., Wagner, H.N., Soin, J.S., Benjamin, J.J., Cooper, M., Ball, W.C. 242, *260*

McKusick, K.A., s. Fischer, K.C. 4, 37

McLachlin, J., Richards, T., Paterson, J.C. 471, *481*

McLaren, J.F., s. Lawrence, J.R. *687*

McLaren, J.R., s. Galambos, J.T. 797, *837*

McLarty, D., s. Alexander, W.D. 127, 132, *148*

McLarty, D.G., s. Alexander, W.D. 132, 133, *148*

McLarty, D.G., s. Shimmins, J. 126, 130, *152*

McLaughlan, A.F., s. Vadas, M. 829, *850*

McLaughlin, M.J., Colapinto, R.F., Gilday, D.L., Hobbs, B.B., Korobkin, M.T., McDonald, P., Phillips, M.J. 815, *843*

McLennan, I., s. Gray, H.W. 136, *149*

McManus, R., s. Weinberg, A. 921, *930*

McMillan, R., Longmire, R., Yelenosky, R., Craddock, C.G. 459, 464, *468*

McMillan, R., Longmire, R.L., Yelenosky, R., Donnell, R.L., Armstrong, S. 459, 464, *468*

McMillan, R., Scott, J.L. 436, *445*

McMillan, R., Scott, J.L., Marino, J.V. 436, *445*

McMullan, C.T., Montgomery, J.L. 815, *843*

McNeely, B.U., s. Castleman, B. 797, *834*

McNeil, B.J., Holman, B.L., Button, L.N., Rosenthal, D.S. 375, 377, 401, *408*

McNeil, B.J., Varady, P.D., Burrows, B.A., Adelstein, S.J. 531, *689*

McNeil, J., Holman, B.L., Adelstein, S.J. 238, *260*

McPhedran, P., s. Spencer, R.P. *918*

McRae, J., s. Budinger, T.F. 577, *676*

McRae, J., s. Dyke, D. van 392, *411*

McRae, J., s. Handmaker, H. 608, 611, 613, *681*

McRae, J., s. Playoust, M.R. 769, 782, 793, *845*

McRae, J., s. Volpe, J.A. 778, *850*

McRae, J., s. Yano, Y. 227, *264*, 705, *743*

McReady, V.R., s. Merrick, M.V. 5, 43

Meachen, W., s. Staab, E.V. 88, 89, 90, *96*

Mead, J., s. Milic-Emili, J. 268, *332*

Mead, M.L., s. Schnitzer, B. 879, 910, *917*

Meade, R.C., Horgan, J.D., Madden, J.A. 520, *689*

Meade, R.C., s. Horgan, J.D. 521, *684*

Meade, R.C., s. Ruetz, P.P. 45

Meade, R.C., s. Yeh, E.L. 811, 821, 829, *851*

Means, J.L., s. Winstead, M.B. 767, *851*
Mealey, J. 4, *43*
Mealey, J., Dehner, J.R. *43*
Mealey, J., Jr., s. Mishkin, F.S. 11, *43*
Mealey, J., Jr., s. Sweet, W.H. *47*
Mealy, J. *95*
Means, J.H., Groot, L.J. de, Stanbury, J.B. 118, *151*
Mecklenburg, R., s. Miyachi, Y. 193, *207*
Meckstroth, G.R., s. Shuler, S.E. 606, *694*
Medina, J.R., s. Loken, M.K. 278, 280, 285, 287, 288, 289, *332*
Medline, A., s. Popper, H. 787, *846*
Meeker, B.E., s. Bruce, W.R. 432, *441*
Meeker, B.E., s. Valeriote, F.A. 432, *447*
Megahed, Y.M., s. Abdel-Wahab, M.F. 120, *148*
Megard, M., s. Nyssen, M. 363, *409*
Megnert, P., s. Freeman, L.M. 147, *149*
Mehigan, J.A., s. D'Auria, D.A. 477, *478*
Mehigan, J.A., s. Duffy, G.J. 477, *478*
Mehnert, H., s. Dietze, G. 770, 771, *836*
Mehta, A., s. Krishnarmurthy, G.T. *41*
Mehter, A., s. Subramanian, G. 701, 705, *743*, 880, *918*
Mehtor, A., s. Subramanian, G. 766, *849*
Meienberg, O., s. Rau, H. *45, 96*
Meier, W.E., s. Herold, G. 472, 474, *480*
Meier-Ruge, W., s. Fridrich, R. 745, 746, *761*
Meighan, J.W., Dworkin, H.J. 147, *151*
Meindok, H. 563, 580, *689*
Meindok, H., Langer, B. 896, *916*
Meindok, H., s. Brugge, K.G. ter *35*
Meinecke, K.H., s. Hausmann, K. 359, *405*
Meinecke, K.H., s. Heinrich, H.C. 355, 356, 357, 358, 359, 360, *406*
Meineke, B., s. Heinrich, H.C. 362, *406*
Meineke, H.A., s. McCuskey, R.S. 422, *445*
Meinhard, E.A., s. Barabas, A.P. 398, *402*
Meinhold, H., Schwartz-Porsche, D. 855, *875*
Meinold, H., Wenzel, K.W. 158, *162*
Meinhold, H., s. Botsch, H. 623, 624, 636, *675*
Meinhold, H., s. Koppenhagen, K. 232, 240, 241, *259*, 313, *331*

Meinken, G., s. Eckelmann, W.C. *678*
Meinken, G., s. Steigman, J. 626, *695*
Meisel, St.B., Izenstark, J.L., Siemens, J.K. *43*
Meissen, E., s. Sauer, J. 490, *506*
Meissner, G., s. Ernst, H. 245, *256*
Meister, P., s. Scherer, U. 787, *847*
Meixner, M., s. Ell, P.J. 4, 26, *37*
Melbye, R.W., Adams, R., Jaffe, H.L. *43*
Meldolesi, U., Roncari, G., Conte, L., Mombelli, L. 643, *689*
Meldolesi, U., s. Mombelli, L. 775, 821, *844*
Meldolesi, U.G., Tarolo, L., Roncari, G. 745, *762*
Mellinger, R.C., s. Miller, J.M. 140, *151*
Mellinkoff, S.M., s. Mena, I. 795, *843*
Mellstedt, H., s. Erhardt, L.R. 473, *479*
Melmed, R.N., Agnew, J.E., Bouchier, I.A.D. 866, *875*
Melmed, R.N., Agnew, J.E., Bouchier, J.A.D. 859, *875*
Melmed, R.N., s. Agnew, J.E. 857, 858, *871*
Melmed, R.N., s. McCarthy, D.M. 860, 867, *874*
Melson, G.L., s. Doppman, J.L. 212, *220*
Meltzer, J.I., s. Wheeler, H.O. 773, *851*
Melvin, J.M.O., s. Beck, J.S. 218, *220*
Mena, I., Kivel, R., Mahoney, P., Mellinkoff, S.M., Bennett, L.R. 795, *843*
Mena, I., s. Hanelin, L.G. 770, 793, 801, *838*
Mende, Ch.W., s. Hopkins, G.B. 336, *351*, 544, *684*
Mendel, W. *43*
Mendez, R., Morrow, J.W. 895, *916*
Mendez Ross, A.O., s. Davis, W.M. 462, *466*
Meng, C., s. Freeman, L.M. 545, 546, 563, *679, 837*
Meng, Ch.H., s. Lutzker, L. 883, 898, *916*
Menges, V., s. Clausen, C. 861, 865, 867, *872*
Menzl, J., s. Georgi, P. 51, 54, 60, 61, 83, 88, *94*
Meredith, O.M., s. Taplin, G.V. 767, 773, *849*
Meredith, O.M., Jr., s. Taplin, G.V. 510, *695*
Merenda, C., s. Rösler, H. 266, 318, 320, *333*
Meréty, K., Koscàr, T.L. 190, *206*
Meriadek, B., s. Kaess, H. 758, *762*
Meridies, R. 647, *689*

Merigan, Th.C., s. Gurwith, M.J. *38*
Meringoff, B.N. 578, *689*
Merlin, F., s. Pickens, P.T. 663, *691*
Merrem, G. *43*
Merrick, M.V., Chaucer, B., Clay, B., Lavender, J.P., McReady, V.R., Thakur, M.L., Walter, L.H. 5, *43*
Merrick, M.V., Gordon-Smith, E.C., Lavender, J.P., Szur, L. 377, 391, 392, *408*
Merrill, J.P., s. Blaufox, M.D. 620, 649, *675*
Merrill, J.P., s. Hollenberg, N.K. 652, 658, 662, 671, *684*
Merrill, J.P., s. Rosen, M. 526, *693*
Merritt, A.D., s. Johnston, C.C., Jr. 904, *916*
Mertz, D.P. 620, *689*
Meschan, I., Watts, F.C., Maynard, C.D., Witcofski, R.L., Smith, N. 573, *689*
Meschan, I., s. Cowan, R.J. 10, *36*
Meschan, I., s. Oddie, T.H. 126, *151*
Meschan, I., s. Witcofski, R.L. *49*
Meschau, J., Quinn, R.L., Witcofski, R.L., Hosick, T.A. 853, *875*
Meserol, P.M., s. Eurenius, K. 462, *466*
Meshkinpour, H., s. Dinoso, V.P. 752, 756, *761*
Messer, J.R., s. Soloway, A.H. *46*
Metcalf, D. 420, 425, 426, *445*
Metcalf, D., Bradley, T.R., Robinson, W. 420, *445*
Metcalf, D., Chan, S.H., Gunz, F.W., Vincent, P., Ravich, R.B.M. 419, *445*
Metcalf, D., Osmond, D.G. 428, *445*
Metcalf, D., Wiadrowski, M. 425, *445*
Metcalf, D., s. Bradley, T.R. 419, *440*
Metcalf, D., s. Brumby, M. 425, 427, *441*
Metcalf, D., s. Chan, S.H. 419, *441*
Metcalf, D., s. Matsuyama, M. 426, *444*
Metcalf, D., s. Stanley, E.R. 419, *447*
Metcalfe, I., Rommey, S.L., Ramsey, L.H., Read, D.E., Burwell, C.S. 926, *930*
Metchnikoff, E. 414, *445*
Mettler, F.A., Shea, W.H., Guiberteau, M.J., Potsaid, M.S. 777, *843*
Metz, J., s. Katz, J. 460, *467*
Metz, O., s. Frank, P. 524, *679*
Meurer, K.A. 671, 672, *689*
Meurer, K.A., Helber, A., Tauchert, M., Schröder, A., Eisenhardt, H.J. *689*
Meurer, K.A., Scheck, K.D., Kaufmann, W. 669, 670, *689*
Meuret, G. 399, *408*
Meuret, G., Gehring, D., Hoffmann, G. 398, *408*

Meuret, G., Hoffmann, G. 391, 397, 408
Meuret, G., Hoffmann, G., Gmelin, R. 399, 400, 408
Meusel, E., s. Grundmann, R. 526, 680
Meuwissen, H.J., Alten, P.A. van, Good, R.A. 429, 445
Meves, M., s. Winkel, K. zum 115
Meyer, B.J., s. Bieler, E.U. 809, 810, 825, 833
Meyer, H., s. Schwartz, K.D. 613, 695
Meyer, J.K., s. Wagner, H.N. 224, 227, 263
Meyer, J.St., s. Matthew, N.T. 42
Meyer, L.M., s. Fliedner, T.M. 415, 418, 423, 428, 430, 432, 433, 435, 443
Meyer, W.W., Peter, B., Solth, K. 878, 916
Meyer-Burg, J., Wilhelmi, U. 490, 506
Meyniel, G., Gaillard de Collogny, L., Lafaye, M., Lafaye, C. 106, 114
Meytes, E., s. Czerniak, P. 746, 747, 749, 751, 754, 761
Miale, A. 859, 860, 875
Miale, A., s. Fischer, R.J. 10, 37
Miale, A., s. Moser, K.M. 232, 233, 260
Miale, A., s. Page, J.R. le 900, 916
Miale, A., Jr., s. Moser, K.M. 305, 332
Michaels, A.W., s. Bayse, G.S. 193, 205
Michelakis, A.M., Foster, J.H., Liddle, G.W., Rhamy, R.K., Küchel, O., Gordon, R.D. 689
Michelakis, A.M., s. McAllister, R.G., Jr. 689
Michele, E., Schmidt, H.A.E. 875
Michele, E., s. Schmidt, H.A.E. 694
Michelson, S., s. Bruyn, P.P.H. de 427, 442
Michiels, R., s. Mabille, J.P. 825, 843
Michimata, Y., s. Fukuchi, S. 663, 665, 669, 680
Micklem, H.S., Clarke, C.M., Evans, E.P., Ford, C.E. 425, 445
Micsky, L., Radkowski, M.A., Hekker, J., Finby, N. 559, 608, 689
Midgley, A.R., Jr. 191, 192, 206, 218, 221
Midgley, A.R., Jr., Niswender, G.D. 196, 206
Midgley, A.R., Jr., Niswender, G.D., Rebar, R.W. 189, 190, 192, 206, 218, 221
Midgley, A.R., Jr., Rebar, R.W., Niswender, G.D. 189, 190, 192, 206
Midgley, A.R., Jr., s. Talas, M. 199, 208
Miescher, P.A. 457, 458, 468

Miettinen, T.A. 775, 843
Miganae, T. 336, 351
Migeon, C.J., s. Bayard, F. 663, 674
Migita, T., s. McAfee, J.G. 42
Migita, T., s. Tow, D.E. 225, 263
Migliore, A., Paoletti, P., Villani, R. 54, 95
Mihalyi, E., s. Ambrus, J.L. 472, 477
Mikhael, M.A., Evens, R.G. 792, 843
Mikail, M., s. Rosenbaum, J.L. 639, 693
Mikolajkow, A., Mackiewicz, H. 777, 844
Mikropoulos, H., s. Pantazis, G. 51, 78, 95
Milam, W.F., s. Ryo, U.Y. 797, 846
Mildenberger, R.R., s. Harries, J.D. 681
Milder, M.S., Larson, S.M., Bagley, C.M., Jr., Devita, V.T., Jr., Johnson, R.E., Johnston, G.S. 829, 844
Milder, M.S., Larson, S.M., Bagley, Ch.M., Devita, V.T., Johnston, G.S. 907, 916
Milder, M.S., s. Johnston, G.S. 345, 349, 351
Milder, M.S., s. Larson, S.M. 501, 506
Milder, M.S., s. Rosenblum, A.L. 896, 917
Miles, D.W., s. Roberts, B.E. 398, 410
Miles, L.E.M., Bieber, C.P., Eng, L.F., Lipschitz, D.A. 203, 206
Miles, L.E.M., Bieber, L.F., Lipschitz, D.A. 203, 207
Miles, L.E.M., Hales, C.N. 201, 202, 207
Miles, L.E.M., s. Cook, J.D. 363, 364, 387, 403
Milew, A., s. Dimitrow, L. 464, 466
Milhaud, G., s. Ardaillou, R. 212, 219
Milhaud, G., s. Caroli, J. 810, 834
Milhorat, Th.H., Hammock, M.K., Chiro, G. di 43
Milic-Emili, J. 223, 260
Milic-Emili, J., Henderson, J.A.M., Dolovich, M.B., Trop, D., Kaneko, K. 265, 268, 269, 275, 332
Milic-Emili, J., Mead, J., Turner, J.M. 268, 332
Milic-Emili, J., s. Anthonisen, N.R. 267, 329
Milic-Emili, J., s. Bake, B. 291, 329
Milic-Emili, J., s. Dollfuss, R.E. 265, 270, 271, 276, 292, 330
Milic-Emili, J., s. Holland, J. 291, 331
Milic-Emili, J., s. Holley, H.S. 297, 331
Milic-Emili, J., s. Ruff, F. 271, 292, 297, 333
Millar, W.T., Smith, J.F. 481
Miller, B., s. Alving, A. 620, 673

Miller, D.G., s. Chretien, P.B. 427, 428, 441
Miller, D.L., s. Greenwald, A.J. 752, 753, 761
Miller, E.B., s. Rozental, P. 790, 846
Miller, H., s. Green, M. 163, 165, 173
Miller, J.F.A.P., Mitchell, G.F. 428, 445
Miller, J.F.A.P., Osoba, D. 425, 445
Miller, J.F.A.P., Sprent, J. 426, 445
Miller, J.F.A.P., s. Dukor, P. 428, 442
Miller, J.M., Hamburger, J.I., Mellinger, R.C. 140, 151
Miller, J.M., Kasenter, A.G., Marks, D.S. 138, 151
Miller, J.P., Overby, L.R. 776, 844
Miller, K.D., Jr., s. Rockett, J.F. 826, 846
Miller, L., s. Ficken, V. 227, 251, 257
Miller, M., Moser, A.M. 663, 689
Miller, M.H., s. Koos, W.Th. 41
Miller, M.S., Simons, G.H. 7, 43
Miller, Ph.O., s. Gottschalk, R.G. 760, 761
Miller, R., s. Tsapogas, M.J. 474, 483
Miller, R.E., s. Spencer, R.P. 767, 783, 848
Miller, W.E., s. Fairbanks, V.F. 487, 505
Millette, B., Chartrand, R., Lavoie, P., Viallet, A. 794, 844
Milne, R.M., Griffiths, J.M.T., Gunn, A.A., Ruckley, C.V. 481
Milner, G.R., Geary, C.G., Wadsworth, L.D., Doss, A. 383, 408
Mincev, M., Uzunov, I. 790, 844
Mincey, E.K., Thorson, S.C., Brown, J.L., Morrison, R.T., McIntosh, H.W. 159, 162
Mincey, E.K., Wilcox, E., Morrison, R.T. 199, 207
Mindel, S., s. Kreel, L. 884, 916
Mindell, R.S., s. Cohen, M.L. 644, 677
Mindelzun, R., s. Freeman, L.M. 563, 580, 680
Minden, J.H., s. Gallus, A.S. 474, 479
Minnich, V., s. Harrington, W.J. 459, 467
Minoli, G.C., s. D'Amico, P. 34
Mintz, D.H., s. Josimovich, J.B. 218, 221
Mintzer, R.A., s. Chiles, J.T. 888, 913
Mioduszewska, O., s. Szymendera, J. 229, 263
Miörner, G. 265, 267, 270, 275, 280, 287, 288, 289, 290, 291, 332
Miörner, G., s. Arborelius, M., Jr. 319, 328, 329
Miörner, G., s. Aulin, I. 291, 329

Mirkhodzhaev, A.K., s. Alekseev, Y.P. 797, *832*
Mishkin, F., s. Gize, R. 238, *257*
Mishkin, F., s. Wagner, H.N., Jr. 776, 785, *850*
Mishkin, F.S. 18, *43*
Mishkin, F.S., Brashear, R.E. 250, *260*
Mishkin, F.S., Dyken, M. *43*
Mishkin, F.S., Mealey, J., Jr. 11, *43*
Mishkin, F.S., Reese, I.G. *43*
Mishkin, F.S., Truksa, J. *43*
Mishkin, F.S., Wagner, H.N., Tow, D.E. 242, *260*
Mishkin, F.S., Weber, K. *43*
Mishkin, F.S., s. Gize, R.W. *38*
Mishkin, F.S., s. Goodman, J.M. *38*
Mishkin, F.S., s. Maroon, J.C. *42*
Mishkin, F.S., s. Miyamoto, A.T. *844*
Mishkin, F.S., s. Saldino, R.M. 866, *875*
Mishkin, F.S., s. Traicoff, D. *47*
Mishkin, M.F., s. Kuhl, D.E. 32, *41*
Mishkin, M.M., s. Kuhl, D.E. *41*
Misri, H., s. Georgi, M. 808, 820, *837*
Mitchell, C.J., s. Agnew, J.E. 859, *871*
Mitchell, G.F., s. Miller, J.F.A.P. 428, *445*
Mitrou, P.S., s. Fischer, M. 907, *914*
Mitsuma, I., Gershengorn, M., Colucci, J., Hollander, C.S. 158, *162*
Miyachi, Y., Chrambach, A., Mekklenburg, R., Lipsett, M.B. 193, *207*
Miyamoto, A.T., Thadepalli, H., Mishkin, F.S. *844*
Miyazaki, M., s. Sage, H.H. 485, *506*
Moberger, G., s. Kottmeier, H.L. 485, *506*
Mobley, J.E., Schlegel, J.U. 526, *689*
Modan, B. 397, 399, *408*
Modan, B., Lilienfeld, A.M. 397, 399, *408*
Moddy, D., Matin, P., Goodwin, D.A. *43*
Möhring, J., s. Weidmann, P. 531, *697*
Möhring, K., Georgi, P., Röhl, L., Sinn, H. 629, *689*
Möller, E., McIntosh, J.M., Slyke, D.D. van 617, 618, *689*
Möller, U., s. Würdinger, H. 515, *697*
Moertel, C.G., Owen, C.A., Jr. 795, *844*
Moffatt, D.J., Rosse, C., Yoffey, J.M. 427, *445*
Moffatt, D.J., s. Yoffey, J.M. 425, 426, 428, *448*
Mogensen, P., s. Tønnesen, K.H. 515, 577, *696*
Mohler, D.N., s. Benjamin, B.I. 901, *913*
Mohr, W. 884, *916*
Molander, D., s. Ariel, I.M. 808, 821, *832*
Moldovanu, G., s. Chretien, P.B. 427, 428, *441*
Molinaro, G., s. Matthews, C.M.E. *42*
Molinari, G.F., Pircher, F., Heyman, A. *43*
Moll, E., Sinagowitz, E., Börner, W., Rauh, E. 103, *114*
Moll, E., s. Börner, W. 35, 100, 101, 102, 105, 106, 108, 109, 112, *113*, 345, *351*
Moll, E., s. Reiners, Chr. 103, 106, 108, *115*
Moll, E., s. Stöcker, E. *47*
Mollaret 64
Molle, W.E., s. Schiff, L. 99, *115*
Møller, J.V., s. Sheilch, M.I. 628, *694*
Mollihan, W.V., s. Heiser, W.J. *39*
Mollison, P.L., s. Hughes-Jones, N.C. 882, *915*
Mollmann, H., s. Henke, G. *839*
Molnar, G., Pal, I., Stützel, M., Jaky, L. 626, *689*
Moloney, W.C., s. Skarin, A.T. 908, *918*
Mombelli, L., Meldolesi, U. 775, 821, *844*
Mombelli, L., s. Meldolesi, U. 643, *689*
Monaco, J.P., s. Wadell, W.R. 757, *763*
Monahan, W.G., s. Shiu, M.H. 831, *848*
Monges, H., Andre, L.J., Remacle, J.P., Barabe, P. 826, *844*
Moniot, A.L. 910, *916*
Monks, G.K., s. Hall, F.M. 513, *681*
Monsen, E., s. Cook, J.D. 356, 357, 359, *403*
Monsen, E.R., s. Cook, J.D. 356, *403*
Montangero, V., s. Bozzini, C.E. 372, *403*
Montaut, J., s. Robert, J. 32, *45*
Montero, J.M., s. Davis, C.E., Jr. 900, *914*
Montesinos, R.C., s. Maas, R.E. 577, *688*
Montgomery, D.A.D., s. Hadden, D.R. 168, *173*
Montgomery, D.A.D., s. Lowry, R.C. 132, *151*
Montgomery, J.L., s. McMullan, C.T. 815, *843*
Montz, R. 365, 366, 367, 369, 370, 372, 378, 379, 380, 382, 383, 388, 389, 390, 391, 395, *408*, 796, *844*
Montz, R., Schneider, C. 370, 371, 372, 373, 375, 380, 388, 389, 391, 392, *408*
Montz, R., Schneider, C., Treske, U. 373, 375, 376, 391, 397, 398, *408*
Montz, R., s. Hagemann, J. 900, *915*
Montz, R., s. Hupe, W. 649, *684*
Montz, R., s. Schneider, C. 373, 377, 392, *410*, 861, *875*
Montz, R., s. Sill, V. 232, 242, 245, *262*
Moody, R.A., Olsen, J.O., Gottschalk, A. 17, 18, *43*
Moore, C.V. 356, *408*
Moore, C.V., Brown, E.B. 361, 363, *408*
Moore, C.V., s. Dubach, R. 359, *404*
Moore, C.V., s. Harrington, W.J. 459, *467*
Moore, G.E. 1, 4, *43*
Moore, G.E., Smith, G.A., Caudill, C.M., Marvin, J.F., Aust, J.B. 1, 2, *43*
Moore, T.C., s. Hayes, M. 592, *681*
Moores, K.D., s. Larson, S.M. 884, 889, *916*
Mooring, S.L., s. Johnson, P.M. 877, 882, *916*
Moorley, T.P., s. Tator, Ch.H. 2, 3, *47*
Moormann, J.G., s. May, P. 650, *688*
Morakis, A., s. Albert, J.P. 584, 606, *673*
Morales, J.O. 595, 598, *689*
Moran, E., s. Turner, D.A. 501, 502, *507*
Morcelet, J.-L., s. Fourestier, J. 106, *114*
Morczek, A., s. Weise, W. 535, *697*
Moreau, J.F., Blery, M., Dupuy, P., et al. 824, *844*
Morel, D., s. Prager, D. 897, 898, *917*
Morell, A.G., s. Sternlieb, I. *848*
Morelle, J., s. Piret, L. 210, *221*
Moreno, J.B., Land, F.H. de 3, *43*
Moreno, R.M., s. Vazquez, A.R. 776, *850*
Moretti, J.L. 95
Morgan, J.R. 308, *332*
Morgan, W.S., s. Spencer, R.P. *918*
Morgando, E., s. Baggio, G.F. 51, *92*
Morgans, M.E., Trotter, W.R. 134, 135, *151*
Morgans, M.E., s. Fraser, G.R. 126, 134, *149*
Mori, H., s. Christie, J.H. *36*
Mori, H., s. Deutsch, E. 758, *761*
Mori, T., Hamamoto, K., Onoyama, Y., Torizuka, K. 500, 502, *506*
Morin, R.L., Land, F.H. de *43*
Morita, R., s. Conn, J.W. 213, *220*
Morita, R., s. Torizuka, K. 773, 796, 804, *849*
Morley, A., King-Smith, E.A., Stohlman, F., Jr. 418, *445*
Morley, A., s. Rickard, K.A. 419, *446*
Morley, B.J., Langford, K.H. *43*

Morley, B.J., Sephton, R.G., Steven, L.W., Andrews, J.T., Cornell, S.N. *43*
Morley, B.J., s. Sephton, R.G. *46*
Morris, A.M., s. Sigman, E.M. 625, *694*
Morris, B., s. Hall, J.G. 425, 428, *443*
Morris, B., s. Smith, J.B. *447*
Morris, G.C., Jr., s. Mani, P. 534, *688*
Morris, J.A., s. Assali, N.S. 924, *929*
Morris, J.G., s. Boyd, R.E. 227, 229, *255*
Morris, J.G., s. Vadas, M. 829, *850*
Morris, P.J., s. Kincaid-Smith, P. 526, 592, *686*
Morrison, M., Bayse, G.S., Webster, R.G.W. 193, *207*
Morrison, M., s. Bayse, G.S. 193, *205*
Morrison, R.T. *95*
Morrison, R.T., Afifi, A.K., Allen, N.W. van, Evans, T.C. *43*
Morrison, R.T., s. Mincey, E.K. 199, *207*, 159, *162*
Morrison, S.S., s. David, R.B. *36*
Morrow, A.G., s. Kramer, R.S. 475, 476, *480*
Morrow, A.G., s. Pogossian, M. ter 271, *334*
Morrow, J.W., s. Mendez, R. 895, *916*
Morrow, P.E. 224, 226, *260*
Morse, R.L., s. Sasahara, A.A. 239, *262*
Morson, B.C., s. Jones, E.A. 756, *762*
Mortensen, R.F., s. Eurenius, K. 462, *466*
Mortimer, R., s. Pollycove, M. 365, 366, 367, 368, 369, 370, 372, 379, 380, 381, 382, 388, 390, *409*, 796, *845*
Morton, J.J., s. Beevers, D.G. *674*
Morton, M.E., s. Gazzaniga, A.B. *479*
Mosberg, W.H., s. Blackwood, W. *35*
Mosenthal, W.T., s. Sackett, J.F. 812, *847*
Moser, A.M., s. Miller, M. 663, *689*
Moser, K.M., Miale, A. 232, 233, *260*
Moser, K.M., Tisi, G.M., Rhodes, P.G., Landis, G.A., Miale, A., Jr. 305, *332*
Moser, K.M., s. Gluck, M.C. 241, 257, 307, *330*
Moser, K.M., s. Guisan, M. 290, *330*
Moser, K.M., s. Kravis, T.C. *480*
Moser, K.M., s. Shibel, E.M. 249, *262*
Moser, L., s. Waxman, A.D. *48*
Moses, D.C., Davis, L.E., Wagner, H.N. 32, *43*
Moses, D.C., Natarajan, T.K., Prviosi, Th.J., Udvarhelye, G.B., Wagner, H.N. 10, *43*
Moses, D.C., Silver, T.M., Bookstein, J.J. 305, *332*
Moses, D.C., s. Maisey, M.N. 138, 139, 141, *151*
Moses, D.C., s. Ryo, U.Y. 797, *846*
Moses, D.C., s. Silver, T.M. 231, *262*
Moses, D.C., s. Strauss, H.W. *47*
Mosler, D., s. Hengst, W. 795, *839*
Moss, A.A., s. Shanser, J.D. 901, *918*
Moss, W.T., Brand, W.N. 906, *916*
Moss, W.T., s. Roig, J. *45*
Mostbeck, et al. *577*
Mostbeck, A., Lofferer, O., Partsch, H. 473, *481*
Mostbeck, A., s. Partsch, H. *482*
Mostofi, F.K., s. Ashley, D.J.B. 557, *674*
Motegi, F., s. Tada, S. 807, *849*
Motulsky, A.G., s. Giblett, E.R. 368, 369, *404*
Motzkus, F., s. Golde, G. 106, 108, *114*
Motzkus, F., s. Winkel, K. zum 579, *698*
Mould, R.F. 779, *844*
Mountain, J.C., s. Jones, W.L. 824, *840*
Mourad, N. *468*
Mouton, D., s. Benacerraf, B. 769, *833*
Mozley, J.M., s. McAfee, J.G. *42*
Mozley, J.M., s. O'Mara, R.E. *44*
Mozley, J.M., s. Winkelman, J.W. 877, 882, *919*
Mühlberger, F., Ramos, M. 266, *332*
Mühlenen, A. von, Kummer, H., Bucher, U. 451, 452, 453, 458, *468*
Muehllehner, G., s. Land, F.H. de 777, *835*
Mueller, A.L., s. Gowin, R.L. de 392, *404*
Mueller, C.H., s. Zita, G. *852*
Müller, Ch.H., s. Zita, G. 528, 549, 646, *698*
Müller, D., s. Gelinsky, P. 398, *404*, 887, *915*
Müller, E.F. 374, 375, *408*
Müller, G., s. Fernholz, H.J. 472, 473, 474, *479*
Müller, G., s. Hauschild, G. 644, *681*
Müller, H., Graul, E.H. 528, 529, 547, 549, 552, 553, 560, 561, *689*
Müller, H., s. Herrmann, J.H. 156, *162*
Müller, H., s. Keiser, D. von 499, *506*
Müller, H., s. Kronert, E. 245, 247, *259*
Müller, J., s. Fritsch, W.P. 757, 758, 759, *761*
Müller, J., s. Sauer, R. 808, 814, 821, *847*
Müller, J.H., Rossier, P.H. 224, *260*
Müller, O.A., s. Pfeifer, K.J. 585, 592, 625, 629, 631, 649, *691*
Müller, R., s. Cronqvist, S. *36*
Müller, S., s. Lange, D. 573, 601, *687*
Müller, S., s. Schenck, P. *694*
Müller, T., Andersen, K.W. 227, 253, *260*
Müller, U., Freitag, J. 901, *916*
Müller, W. 525, 554, *689*
Müller, W.A., s. Froesch, E.R. 215, *221*
Müller, W.P. 231, *260*
Mueller-Brand, J., Fridrich, R., Dukkert, F., Gruber, U.F., Schmitt, H.E. *481*
Müller-Brand, J., Stäubli, Ph., Fridrich, R. 305, 307, *332*
Müller-Duysing, W., s. Heinzel, F. 705, 712, *742*, 773, 796, *839*
Mueller-Eckhardt, C. 458, 464, *468*
Müller-Fassbender, H., s. Büll, U. 883, 901, *913*
Müller-Fassbender, H., s. Hör, G. 554, *683*
Müller-Fassbender, H., s. Pfeifer, K.J. 545, 592, 625, 629, *691*
Müller-Schauenburg, W., Bäucker, K., Feine, U. 885, *916*
Müller-Wiefel, H., s. Becher, R. 472, 473, *477*
Münster *765*
Münsterer, F., s. Büll, U. 701, 738, *740*
Münze, R., s. Dreyer, R. 227, *256*
Münzel, M. 106, 112, *115*
Münzel, M., Schmode, G. 106, 112, *115*
Muir, K.M., s. McCarthy, C.F. 787, *843*
Mukai, T., s. Hamamoto, K. 811, 821, *838*
Mukai, T., s. Torizuka, K. 773, 796, 804, *849*
Mukhopadhyay, A.K., s. Jhingran, S.G. 815, *840*
Mullan, S.F., s. Harper, P.V. *39*
Mulry, W.G., Dudley, H.C. 701, *742*
Munck, O., Lysgaard, H., Pontonnier, G., Lefevre, H., Lassen, N.A. 926, *930*
Munck, O., s. Brun, C. 652, *676*
Munck, O., s. Lassen, N.A. 924, *930*
Munck, O., s. Tønnesen, K.H. 515, 577, *696*
Mundinger, F. *95*
Mundinger, F., Anlauf, M., Bouchard, G. 51, 53, 84, *95*
Mundinger, F., Gerhard, H. 1, 2, *43*
Mundinger, F., s. Gerhard, H. 2, *38*
Mundinger, F., s. Ostertag, Ch. 18, *44*
Mundinger, F., s. Schrader, H. 10, *46*

Mundo, R.M., s. Marquez, U.A. 817, *843*
Mundschenk, H., Hromec, A., Fischer, J. 769, *844*
Munford, D.M., s. Delmonte, L. 422, *442*
Munkner, T. 232, *260*
Munoz, J.R., s. Gordon, F. 812, 816, 822, *838*
Munoz, R., s. Cuaron, A. 825, 826, *835*
Munoz, R., s. Gordon, F. 812, 823, *838*
Murayama, H., s. Katsunuma, H. 783, *840*
Murayama, H., s. Sakurai, A. 861, *875*
Mursion, P.J., s. Hatchette, J.B. 860, 861, 865, 866, 867, 869, *873*
Murison, P.J., s. Weiss, T.E. 736, *743*
Murlow, P.J., Huvos, A.A., Buchanan, D.L. 560, *689*
Muroff, L.R., Johnson, P.M. 812, 822, *844*
Murphy, A.V., s. Gray, H.W. 137, *149*
Murphy, B.E.P. 185, 198, *207*
Murphy, B.E.P., Engelberg, W., Pattee, C.J. 197, *207*
Murphy, B.E.P., Pattee, C.J. 157, *162*, 216, *221*
Murphy, C.F., s. Stanbro, W. 47
Murphy, E.A., Mustard, J.F. 461, *468*
Murphy, E.A., Robinson, G.A., Rowsell, H.C., Mustard, J.F. 453, *468*
Murphy, J.J., s. Corriere, D., Jr. 611, 614, *677*
Murphy, J.T., Gloor, P., Yamamato, Y.L., Feindel, W.H. *43*
Murphy, P.H., s. Burdine, J.A. 278, *330*
Murphy, S., Sayar, S.N., Gardner, F.H. 452, *468*
Murphy, S., s. Stuart, M. 461, *469*
Murray, I.P.C. 141, *151*
Murray, I.P.C., McGirr, E.M., Thomson, J.A., Hutchison, J.H. 145, *151*
Murray, I.P.C., Stewart, R.D.H., Indyk, J.S. 141, *151*
Murray, I.P.C., s. Burke, J.J. 141, *148*
Murray, I.P.C., s. McGirr, E.M. 169, *173*
Murray, I.P.C., s. Stewart, R.D.H. 134, *152*
Murray, J.P.C., s. Boyd, R.E. 540, 670, *675*
Murray, S., s. Tator, C.H. 64, 89, *96*
Murray, T.M., s. Reitz, R.E. 212, *222*
Murray, T.M., s. Wang, Ch.A. 212, *222*

Murray-Lyon, I.M., Davidson, A.R., Rake, M.O., Osborn, S.B., Wiliams, R. 789, *844*
Muschmov, D. 523, *690*
Musshoff, K., s. Oehlert, W. 829, *844*
Mustard, J.F., s. Murphy, E.A. 453, 461, *468*
Mustard, P., s. Dowdle, E. 797, *836*
Mutzenbach, P., s. Heidenreich, P. 550, 657, *682*
Myant, N.B., Pochin, E.E., Goldie, E.A.G. 126, *151*
Myant, N.B., s. Cohen, B. 99, 100, *113*
Myant, N.B., s. Honour, A.J. 99, *114*
Myant, N.B., s. Logothetopoulos, J.H. 99, *114*
Myant, N.B., s. Logothetoulos, J.H. 745, *762*
Myers, Diener 626
Myers, C.G., Dina, C.F. 626, *690*
Myers, C.G., s. Winter, C.C. 626, *697*
Myers, J., Segal, R.J. 911, *917*
Myers, M., s. Britton, K.E. 767, 775, *834*
Myers, W.G. 124, 125, *151*, 562, *690*
Myers, W.G., Hunter, W.W. 227, *260*
Myers, W.P.L., s. Greenberg, E.J. 701, *741*
Myers, W.P.L., s. Weber, D.A. 701, *743*
Myhill, J., s. Hales, I. 132, *150*
Myhill, J., s. Thomas, I.D. 127, *152*
Myslivecek, M., s. Wiedermann, M. 238, 239, *264*

Naber, K., s. Kuni, H. 636, *687*
Nabeshima, S., s. Handa, J. 39
Naccarato, R., Okolicsanyi, L., Perelli, R., Polin, R., Ravasini, R. 790, *844*
Nachemson, A., s. Bake, B. 296, *329*
Nadas, A.S., s. Maltz, D.L. 307, 308, *332*
Nägele, E., Lasch, H.G., Wick, E., Grebe, S., Nolte, D., Schoen, U. 238, *260*
Naegele, W., s. Reinecke, V. 363, *410*
Naets, J.P., s. Dyke, D. van 392, *411*
Nagai, T. 61, *875*
Nagai, T., Solis, B.A., Koh, C.S. *221*
Nagant, C., s. Piret, L. 210, *221*
Nagataki, S., Shizume, K., Nakao, K. 128, *151*
Nagataki, S., Fujimoto, Y. 140, *149*
Nagatani, M., s. Veda, H. 909, *918*
Nagel, R. 524, *690*
Nagel, R., s. Lange, S. 579, *687*

Nagler, W., Bender, M.A., Blau, M. 808, *844*
Nagler, W., s. Blau, M. 701, *740*
Naguib, M., s. Razzak, M.A. 45
Naimark, A., s. Ferguson, M.H. 99, *113*
Naimark, A., s. West, J.B. 265, 266, 267, 312, 313, 314, *334*
Nair, P.V., s. Busch, H. 853, *871*
Nairn, J.R., Prime, F.J. 303, *332*
Najean, Y., Ardaillou, N. 450, 454, 457, 459, 460, 464, *468*
Najean, Y., Ardaillou, N., Caen, J., Larrieu, M.J., Bernhard, J. 450, 453, 454, 457, 464, *468*
Najean, Y., Ardaillou, N., Dresch, C., Bernard, J. 464, *468*
Najean, Y., Cacchione, R., Dresch, C., Rain, J.D. 382, 393, *408*
Najean, Y., Castro-Malaspina, H., Colonna, P., Dresch, C. 365, *408*
Najean, Y., Donio, J., Dresch, C. 369, *409*
Najean, Y., Dresch, C., Ardaillou, N., Bernard, J. 365, 367, 369, 370, 378, *409*
Najean, Y., Dresch, C., Boulard, M. 367, 368, 391, *409*
Najean, Y., Dresch, C., Faille, A. 367, 391, *409*
Najean, Y., Dresch, C., Faille, A., Boulard, M. 367, 368, 370, 390, *409*
Nakai, G.S., s. Craddock, C.G. 433, 434, *441*
Nakajima, K., s. Fukuchi, S. 663, 665, 669, *680*
Nakama, M., s. Sugitani, Y. 3, *47*
Nakamoto, S., s. Figueroa, J.E. 549, 550, *679*
Nakamura, S., s. Sasaki, K. 793, 794, *847*
Nakao, K., s. Nagataki, S. 128, *151*
Nakayama, K. 760, *763*
Nanson, E.M., s. Palko, P.D. 472, *482*
Nanson, M., Palko, P.D., Dick, A.A., Fedoruk, S.O. *481*
Naoun, A., s. Kaiffer, H. 40
Naoun, A., s. Robert, J. 32, *45*
Napel, K. ten, s. Penning, L. 96
Narasimha, K., s. Britton, K.E. 767, 775, *834*
Nardo, G.L. de, Crowley, L., Pardre, R. 859, *872*
Nardo, G.L. de, Goodwin, D.A., Ravasini, R., Dietrich, P.A. 305, *330*
Nardo, G.L. de, Jacobson, S.J., Raventos, A. 701, *741*
Nardo, G.L. de, Krohn, K.A., Jansholt, A.L., Nardo, S.J. de, Lagunas-Solar, M., Jungerman, J.A. 567, *678*
Nardo, G.L. de, Nardo, S.J. de, Stadalnik, R.C., Raventos, A. 770, 775, 794, 812, 816, 823, 826, *836*

Nardo, G.L. de, Stadalnik, R.C.,
 Nardo, S.J. de, Raventos, A. 770,
 775, 794, 812, 816, 823, 826, *836*
Nardo, G.L. de, Volpe, J.A. 701, *741*
Nardo, G.L. de, s. Coates, G. *478*
Nardo, G.L. de, s. Duffy, G.J. *478*
Nardo, G.L. de, s. Glazier, J.B. 267,
 270, *330*
Nardo, G.L. de, s. Jacobson, S.J.
 891, 900, *916*
Nardo, G.L. de, s. Lipton, M.J. 829,
 842, *916*
Nardo, G.L. de, s. Nardo, S.J. de
 769, 770, 775, 794, 812, 816, 823,
 826, *836*, 887, 893, 909, *914*
Nardo, G.L. de, s. Silverman, S. 907,
 918
Nardo, G.L. de, s. Stadalnik, R.C.
 807, *848*
Nardo, G.L. de, s. Thompson, R.W.
 32, *47*
Nardo, S.J. de, Bell, G.B., Nardo,
 G.L. de Carretta, R.F., Scheibe,
 P.O. Imperato, Th.J., Jackson,
 P.E. 769, *836*, 887, 893, 909, *914*
Nardo, S.J. de, Bell, G.B., Nardo,
 G.L. de, Scheibe, P.O., Jackson,
 P.E., Carretta, R.F. 770, 775, 794,
 812, 816, 823, 826, *836*
Nardo, S.J. de, s. Coates, G. *478*
Nardo, S.J. de, s. Nardo, G.L. de
 567, *678*, 770, 775, 794, 812, 816,
 823, 826, *836*
Nasjileti, C.E., s. Haynie, T.P. 224,
 257
Natarajan, T.K., s. Eikman, A.E.
 807, *836*
Natarajan, T.K., s. Hurley, P.J. 131,
 150
Natarajan, T.K., s. McAfee, J.G. *42*
Natarajan, T.K., s. Moses, D.C. 10,
 43
Natarajan, T.K., s. Strauss, H.W.
 237, *262*
Nauber, G., s. Markwardt, J. 865,
 874
Navalesi, R., s. Riccioni, N. 821,
 846
Naya, J.L., s. Ashkar, R.P. 209,
 219
Neal, F.E. 168, *173*
Nebesar, R.A., Rabinov, K.R., Pot-
 said, M.S. 898, 899, *917*
Nedwich, A., s. Short, W.F. 812, *848*
Negri, M., s. Baschieri, L. 134, *148*
Negus, D., Evans, D.S. 472, *481*
Negus, D., Pinto, D.J., Quesne, L.P.
 le, Brown, N., Chapman, M. 471,
 472, *481*
Nehen, H.G., s. Strötges, M.W. 773,
 795, *848*
Neil, C.M. 650, *690*
Neill, C.A., s. Shah, K.D. 893, *917*
Neill, D.W., s. Sinniah, R. 363, *410*
Neill, J.D., Johansson, E.D., Knobil,
 E. 218, *221*

Neimann, N., s. Kaiffer, M. *40*
Neitzschman, H.R., s. Beauchamp,
 J.M. 789, *833*
Nelp, W.B. 880, 881, *917*
Nelp, W.B., Kuhn, I.N. 895, *917*
Nelp, W.B., Larson, S.M., Bower,
 R.E., Grouse, L.D. 377, *409*
Nelp, W.B., Larson, S.M., Lewis,
 R.J. 377, *409*
Nelp, W.B., s. Allen, D.R. 251, *254*
Nelp, W.B., s. Beasley, T.M. 35, 120,
 148
Nelp, W.B., s. Larson, S.M. 880,
 884, 889, *916*
Nelp, W.B., s. McDonald, G.B. 477,
 481
Nelp, W.B., s. Rudd, Th.G. 51,
 96
Nelson, B., s. Edwards, C.L.
 505
Nelson, G.L., s. Bostrom, S.E. 831,
 834
Nelson, J.P., s. Watson, D.D. *48*
Nelson, K.G., s. Hauser, W.H. 4, *39*,
 540, 615, *681*
Nelson, R.S. 760, *763*
Nelson, R.S., Dewey, W.C., Rose,
 R.G. 760, *763*
Nelson, R.S., s. Haynie, T.P. 820,
 839
Nemeth, M., s. Werner, S.C. 132,
 153
Nennhaus, H.P., Javid, H., Hunter,
 J.A. 610, 650, *690*
Neri, R.O., s. Gordon, A.S. 419, *443*
Nesbit, M., s. D'Angio, G.J. *34*
Neset, G., s. Nordøy, A. *409*
Nestler, W.B., s. Crossett, A.D., Jr.
 894, *913*
Neston, W.T., s. Solaric-George,
 E.A. 540, 550, 568, *694*
Netter, P., s. Hecking, E. 576, 601,
 681
Neu, H.C., s. Futch, C. 827, *837*
Neuberer, G., s. Riccabona, G. 601,
 604, *692*
Neuberger, A., s. Harington, C.R.
 215, *221*
Neuhauser, E.B.D., s. Tefft, M. *47*
Neumann, E. 373, 374, *409*
Neumann, E., s. Czembirek, H. 907,
 913
Neumann, I., s. Fochem, K. 544,
 595, 596, *679*
Neumayr, A. 793, *844*
Neumayr, A., s. Vetter, H. 766, 768,
 850
Neumerkel, H.J., s. Kaden, W. 517,
 685
New, P.F.J., s. May, M. le 89, *95*
Newbery, G.R., s. Dyson, N.A. 265,
 271, 273, *330*
Newbery, S., s. Mayneord, W.V. 2,
 42
Newerly, K., s. Berson, S.A. 214,
 215, *220*

Newhouse, T., Wright, F.J., Ingham,
 G.K., Archer, N.P., Hughes, L.B.,
 Hopkins, O.L. 265, 273, 278, 280,
 288, *332*
Newiger, Th., s. Lange, S. 579, *687*
Newiger, Th., s. Winkel, K. zum
 526, 550, 585, 592, *698*
Newman, B., s. Ekins, R. 185, 189,
 196, 197, 199, *205*
Newman, St.A., s. Apfelbaum, R.I.
 34
Newsham, L.G.S., s. Ball, W.C., Jr.
 265, 274, 275, 276, 278, 280, 281,
 282, 287, 288, 289, *329*
Newton, M.A., s. Brunner, H.R.
 671, *676*
Newton, T.H., s. McCormack, K.R.
 42
Newton, T.H., s. Sasaki, M. *45*
Newton, W.T., s. George, E.A. 540,
 550, 568, 592, *680*
Newton, W.T., s. Jaffe, B.M. *684*
Newton, W.T., s. McGuigan, J.E.
 757, *762*
Nguyen-Huu, A., s. Bischof-Delaloye,
 A. 305, *329*
Niall, H.D., s. Catt, K.J. 195, *205*
Nicholas, J.J., s. Streeten, D.H.P.
 217, *222*
Nichols, D.R., s. Lazarchick, J. 827,
 842
Nichols, R., s. Stebner, F.C. 106,
 112, *115*
Nichols, W.C., s. Greenberg, P.L.
 420, *443*
Nicholson, D.C., s. Samson, D. 369,
 378, *410*
Nickel, A., s. Durbin, R.P. 752, 756,
 761
Nicoara, G., s. Fodor, O. 788, *837*
Nicol, C.F. 64, *95*
Nicolaescu, S., s. Pana, I. 776, *845*
Nicolaides, A.N., Kakkar, V.V.,
 Field, E.S., Renney, J.T.G. 471,
 472, *481*
Nicolaides, A.N., s. Hobbs, J.T. 472,
 473, *480*
Nicolaides, A.N., s. Kakkar, V.V.
 472, 473, *480*
Nicolini, J.O., s. Ciscato, V.A. 227,
 255
Niden, A.H., s. Burrows, B. 243, *255*
Nieding, G. v., s. Ernst, H. 232, 242,
 256
Niedoba, H., s. Erd, W. 562, 593,
 607, 608, 611, *679*
Nielsen, A., s. Visfeldt, J. 397, *411*
Nielsen, N.O., s. Cronkite, E.P. 425,
 442
Nieschlag, E., Loriaux, D.L. 663,
 690
Nieweg, H.O., s. Halie, M.R. 502,
 505
Nightingale, D., Prankerd, T.A.J., Ri-
 chards, J.D.M., Thompson, D.
 382, 383, *409*

Nikolow, T., s. Dimitrow, L. 464, 466
Nilsson, A., s. Applegreen, L.E. 703, 739
Nilsson, N.J., s. Bake, B. 291, 329
Nimmon, C.C. 690
Nimmon, J., McAlister, M., Hickson, B., Cattel, W. 515, 577, 690
Nishiyama, H., Lewis, J.T., Ashare, A.B., Saenger, E.L. 782, 808, 844
Nishiyama, R.H., s. Varma, V.M. 181, 183
Niswender, G.D., s. Midgley, A.R., Jr. 189, 190, 192, 196, 206, 218, 221
Noble, P.R., s. Perryman, Ch.R. 51, 78, 96
Noelpp, H.B., s. Ohnhaus, E.E. 770, 844
Noelpp, U., s. Ramos, M. 266, 267, 270, 286, 287, 288, 289, 290, 291, 312, 317, 318, 324, 333
Nofal, M.M., Beierwaltes, W.H., Patno, M.E. 169, 173
Nofal, M.M., s. Takahashi, M. 47
Nofal, M.M., s. Haynie, T.P. 224, 257
Nofal, M.M., s. Varma, V.M. 181, 183
Nogami, M., s. Ogawa, H. 227, 261
Nohr, M.L., s. Budinger, T.F. 577, 676
Nolan, N.B., s. Berquist, F.H. 341, 351
Nolan, N.G., s. Berquist, T.H. 745, 750, 760
Nolte, D., s. Nägele, E. 238, 260
Nordin, B.E.C., s. Bluhm, M. 703, 740
Nordland, J., s. Canellos, G.P. 462, 465
Nordman, E. 5, 26, 43, 349, 351, 808, 844
Nordman, E., Rekonen, A. 43
Nordøy, A., Neset, G. 409
Nordyke, R.A. 802, 844
Nordyke, R.A., Blahd, W.H. 773, 844
Nordyke, R.A., Gilbert, F.I., Simmons, E.L. 533, 552, 690
Nordyke, R.A., s. Tubis, M. 767, 849
North, W.A., s. Tow, D.E. 47
Northfield, D.W.C., s. Crow, H.J. 84, 93
Norton, E., s. Lambrecht, R.M. 565, 687
Noseda, G., Arma, S. 827, 844
Noseda, G., s. Rösler, H. 266, 279, 280, 281, 285, 286, 290, 291, 300, 328, 333
Nosny, P., Gruet, M. 826, 844
Nossal, G.J.V. 426, 427, 445
Nouel, J.P., Renault, H., Robert, J., Jeanne, C., Wicart, L. 485, 488, 506

Nouel, J.P., s. Mamo, L. 5, 42
Novak, D. 227, 229, 253, 260
Novak, D., Hilweg, D. 247, 260
Novak, D., Höhne, K.-H., Lipps, H., Pfeiffer, G., Scherer, K. 237, 249, 260
Novak, D., Linden, W.A. 228, 253, 261
Novak, D., Schneider, C. 247, 261
Novak, D., Schneider, C., Brandenburg, H. 249, 261, 297, 332
Novak, D., Wieners, H., Frenzel, H. 249, 261, 297, 332
Novak, D., s. Prévot, H. 44
Novak, D., s. Sill, V. 232, 242, 245, 262
Novak, D., s. Wieners, H. 236, 264
Novak, L.P., s. Hamamoto, K. 797, 838
Novich, I., s. Koenigsberg, M. 579, 583, 686
Novoselsky, S.P., s. Radwin, H.M. 606, 607, 608, 609, 692
Nowadz, S., s. Pawelski, S. 460, 469
Nowell, P.C., Wilson, D. 426, 428, 445
Nowotny, P., s. Schulz, K. 398, 410
Nowrousian, M.R., Emrich, D., Breuel, H.P. 525, 549, 598, 690
Nozue, Y. 817, 844
Nugent, C.A., s. Furuyama, S. 218, 221, 663, 680
Nugent, C.A., s. Mayes, D. 663, 689
Nuic, M. 778, 844
Nuic, M., Hundeshagen, H. 547, 548, 690
Nuic, M., Otto, P. 788, 844
Nuic, M., s. Brase, A. 798, 834
Nuic, M., s. Pixberg, H.U. 644, 647, 692
Nuic, M., s. Zeidler, U. 775, 852
Nukada, T., s. Sugitani, Y. 3, 47
Nuland, S.B., Cornelius, E.A., Spencer, R.P. 895, 917
Nuland, S.B., s. Spencer, R.P. 801, 848
Numberger, J., s. Hör, G. 516, 529, 531, 683
Nuri, M., Kampmann, H., Krauss, O., Lorenz, W.J., Maier-Borst, W., Ostertag, H., Sinn, H. 474, 481
Nuri, M., Kampmann, H., Sinn, H. 474, 481
Nuss, R.C., s. Glassburn, J.R. 498, 499, 505
Nyhan, W.J., s. Busch, W. 853, 871
Nyssen, M., Andre-Fouet, X., Mazuyer, E., Megard, M., Dorche, J. 363, 409
Nyström, S. 44
Nyyssönen, O., s. Setälä, K. 102, 106, 115, 745, 763

Oates, J.A., s. Klatte, E.C. 553, 686
Oates, J.A., s. McAllister, R.G., Jr. 689
Oates, J.F., s. Sharpe, A.R., Jr. 516, 694
Oberdorfer, M., Heidenreich, P., Kretschko, J., Hör, G. 570, 573, 574, 690
Oberdorfer, M., Heidenreich, P., Kretschko, J., Hör, G., Böhne, A. 579, 658, 690
Oberdorfer, M., s. Heidenreich, P. 576, 579, 648, 657, 681, 682
Oberdorfer, M., s. Pabst, H.W. 660, 690
Oberhausen, E. 510, 511, 512, 573, 626, 628, 629, 632, 644, 646, 690
Oberhausen, E., Kunkel, R., Emrani, J. Tkocz, R. 617, 629, 631, 690
Oberhausen, E., May, P. 510, 557, 598, 634, 646, 690
Oberhausen, E., Rohman, A. 576, 616, 617, 618, 633, 690
Oberhausen, E., s. Kirsch, W. 636, 607, 686
Oberhausen, E., s. König, K. 643, 686
Oberhausen, E., s. Kunkel, R. 687
Oberhausen, E., s. May, P. 644, 647, 650, 688
Oberhausen, E., s. Tkocz, H.J. 769, 775, 849
Oberson, R. 95
Oberson, R., s. Gros, Ch.M. 51, 94
Oberson, R., s. Zander, E. 97
O'Brien, J.R. 481
O'Brien, P., Silen, W. 752, 756, 763
O'Brien, S.E., s. Gallus, A.S. 474, 479
Ochsner, J.L., s. Hatch, H.B. 246, 257
Ocklitz, H.W., s. Herzmann, H. 203, 206
O'Connor, V.J., Jr., Libretti, J.V., Grayhack, J. 517, 523, 690
Oczko, B., s. Markwardt, J. 865, 874
Odartchenko, N., Bond, V.P., Feinendegen, L.E., Cottier, H. 429, 445
Odartchenko, N., Lewerenz, M., Sordat, B., Roos, B., Cottier, H. 428, 445
Oddie, C.J., s. Scoggins, B.A. 204, 207
Oddie, T.H., Meschan, I., Wotham, J. 126, 151
Oddie, T.H., s. Thomas, I.D. 127, 152
Odell, R.W., s. Stapleton, J.E. 47
Odell, T.T., Jr., Jackson, C.W., Reiter, R.S. 450, 468
Odell, T.T., Jr., McDonald, T.P. 450, 468
Odell, T.T., Jr., McDonald, T.P., Detwiler, T.C. 463, 468
Odell, W.D. 192, 194, 207

Odell, W.D., Abraham, G., Raud, H.R., Swerdloff, R.S., Fischer, D.A. 191, *207*
Odell, W.D., Charters, A.C., Davidson, W.D., Thompson, J.C. 192, *207*
Odell, W.D., Swerdloff, R.S. 218, *221*
Odell, W.D., Vanslanger, L., Bates, R.L. 161, *162*
Odell, W.D., s. Abraham, G.E. 217, *219*
Odom, G.L., s. Wilkins, R.H. 10, *48*
Oeff, K. 521, *690*
Oeff, K., s. Kaul, A. 6
Oeff, K., s. Friedrich, M. 775, *837*
Oeff, K., s. Kaul, A. 274, *331*, 536, 615, 650, *685*
Oeff, K., s. Scholz, A. 531, *695*
Oehlert, W., Musshoff, K., Wunsch, B., Willmann, H., Beck, K. 829, *844*
Oei, H.J., s. Erd, W. *679*
Oelert, H., s. Baumann, K. 619, 628, *674*
Oelze, R.E., s. Bonte, F.J. *35*
Oeser, H., Billion, H. 767, *844*
Oeser, H., Ernst, H. *332*
Oeser, H., Ernst, H., Gerstenberg, E. 314, *332*
Oetliker, O., s. Vögeli, B. 644, 645, *696*
Oettgen, H.F., Pribilla, W. 375, 383, 398, *409*
Oettgen, H.F., s. Pribilla, W. 391, *409*
Offen, D.N., s. Barabas, A.P. 398, *402*
Ogawa, H., Nogami, M., Iio, M., Ueda, H., Ishi, T. 227, *261*
Ogden, D.A., Porter, K.A., Terasaki, P.I., Marchioro, T.L., Holmes, J.H., Starzl, T.E. 514, 649, *690*
Ogden, E., s. Sapirstein, L.A. 622, 623, 630, *693*
Ogg, C.S., s. Masey, M.N. 621, *688*
Oginski, M., s. Pertynski, T. *482*
Ogris, E., Tschabitscher, H., Hawliczek, F. *44*
Ogris, E., s. Fochem, K. 544, 595, 596, *679*
Ogris, E., s. Höfer, R. 769, 771, 794, *839*, 880, *915*
Ogston, C.M., Ogston, D., Fullerton, H.W. 475, *481*
Ogston, D., s. Ogston, C.M. 475, *481*
Ogwo, J., s. Blaufox, M.D. 611, *675*
O'Hara, A.E., s. Park, C.H. 807, *845*
Ohata, M., s. Tsuyumu, M. 7, *47*
Ohlen, J., Richter, J. 776, *844*
Ohlmann, F. 32, *44*
Ohlsson, E.G., s. Aronson, K.F. 770, 831, *832*
Ohnhaus, E.E., Ramos, R., Noelpp, H.B. 770, *844*

Ohno, S., s. Kinosita, R. 449, *467*
Ohtake, H., Suzuki, T., Syoh, T., Takahashi, K. 788, *845*
Oka, A., s. Fujimoto, Y. 140, *149*
Oka, H., s. Sampson, R.J. 176, *183*
Okamoto, T., s. Katsunuma, H. 783, *840*
Oken, D.E., s. Hollenberg, N.K. 652, 662, *684*
Okinaka, A.J., s. Furth, E.D. 228, 253, *257*
Oklicsanyi, L., s. Naccarato, R. 790, *844*
Okuda, K., Kuniyasu, Y. 802, *845*
Okuyama, N., s. Fujita, M. 704, *741*
Okuyama, T., s. Hiratsuka, H. *39*
Olbert, F.O., s. Fochem, K. 544, 595, 596, *679*
Olbing, H., Sack, H., Strötges, M.W. 535, 611, *690*
Olbing, H., s. Strötges, M.W. 535, 644, *695*
Oldendorf 52
Oldendorf, W.H., Kitano, M. 856, *875*
Oldham, R.K., Larson, S.M., Givelber, H.M.G., Chretien, P.B., Johnson, R.E. 462, *468*
Oldham, R.K., Staab, E.V. 95
Oldman 64
Olejnik, J., s. Pertynski, T. *482*
Olin, T., s. Lindell, S.E. 659, *687*
Oliver, W.J., s. Feitel, M. 535, *679*
Olsen, J.O., s. Moody, R.A. 17, 18, *43*
Olson, I.A., Yoffey, J.M. 428, *445*
Olson, M.H., Briggs, R.C. *44*
Olson, P.S., Busch, C., Lindquist, O. *481*
Olszewski, J., s. Lee, J.C. 95
Olszewski, J., s. Tator, Ch.H. 2, 3, *47*
Olwen Williams, J., s. Browse, N.L. 473, 474, *478*
O'Mara, R.E. 829, *845*
O'Mara, R.E., Brettner, A., Danigelis, J.A., Gould, L.V. 821, *845*
O'Mara, R.E., Hall, R.C., Dombroski, D.L. 898, *917*
O'Mara, R.E., McAfee, J.G., Chodos, R.B. 31, *44*
O'Mara, R.E., Mozley, J.M. *44*
O'Mara, R.E., Subrachnianian, G., McAfee, J.G., Burger, Ch.L. *44*
O'Mara, R.E., s. Hiramatsu, Y. 511, *683*
O'Mara, R.E., s. Subramanian, G. 701, 705, *743*
Ommaya, A.K., Chiro, G. di, Baldwin, M., Pennybacker, J.B. 51, *95*
Ommaya, A.K., s. McCullough, D.C. 89, *95*
O'Morchol, C.C.C., s. Thornborn, G.D. 652, *695*
O'Neal, J.T., s. Rudd, Th.G. 51, *96*

O'Neil, A., Jr., Maxfield, W.S. 606, 607, 609, *690*
O'Neill, B., Firkin, B. 461, *468*
Ono, Y., s. Kusakabe, K. 810, 811, 814, 821, 824, 829, *842*
Onoyama, Y., s. Mori, T. 500, 502, *506*
Oort, J., Turk, J.L. 428, *445*
Opitz, J.M., s. Rao, L.M. 895, *917*
Opitz, K.H., s. Heinrich, H.C. 355, 357, 359, 361, 384, *405, 406*
Oppelt, A., Jebavý, I., Runczik, I. 235, *261*
Oppelt, A., s. Jebavy, P. 241, *258*
Oppelt, W.W., Rall, D.P. *44*
Oppenheim, B.E., Hoffer, P.B. 777, *845*
Oppenheim, B.E., Hoffer, P.B., Gottschalk, A. 777, *845*
Oppitz, K.H., s. Bender-Götze, C. 361, *403*
Oral, I., s. Wiedermann, M. 238, *264*
Oratz, M., s. Rothschild, M.A. 775, *846*
Orci, L., Pictet, R., Forssmann, W.G., Renold, A.E., Rouiller, C. 216, *221*
O'Reilly, R.J., s. Spellberg, R.D. 292, 312, 313, *334*
O'Reilly, S., s. Fish, M.B. *37*
O'Reilly, S., Weber, P.M., Oswald, M., Shipley, L. 797, *845*
O'Reilly, S., s. Beckner, W.M. 796, *833*
Oreopoulos, D.G., Bell, T.K., McGeown, M.G. 824, *845*
Oreschkow, W., s. Dimitrow, L. 464, *466*
O'Riodan, J.L.H., s. Woodhead, J.S. *208*
Oriol, A., s. Anthonisen, N.R. 285, 286, 299, *329*
Oriol, A., s. Bass, H. 285, 286, 301, *329*
O'Riordan, J.L.H., s. Potts, J.T., Jr. 189, *207*
Orme, H.W., s. Gates, G.F. 250, *257*
Ormond, D., s. D'Auria, D.A. 477, *478*
Ormond, D., s. Duffy, G.J. 477, *478*
Ormston, B.J., Garry, R., Cryer, R.J., Besser, G.M. 161, *162*
Ormston, B.J., s. Evered, D. 172, *173*
Orr, J.S., s. Dagg, J.H. 380, *403*
Ortiz Berrogal, J., s. Arnaiz Bueno, F. 92
Osborn, S.B., Szaz, K.F., Walshe, J.M. 797, *845*
Osborn, S.B., s. Eddleston, A.L. 783, *836*
Osborn, S.B., s. Murray-Lyon, I.M. 789, *844*
Osborn, S.B., s. Walshe, J.M. 796, *845*

Osgood, E.E. 396, 397, 399, 400, 402, *409,* 423, *455*
Osgood, E.E., Li, J.G., Tivey, H., Duerst, M.L., Seaman, A.J. 433, *445*
O'Shea, M.J., s. Kakkar, V.V. 473, 474, *480*
Oshino, M., s. Fujita, M. 704, *741*
Oshiumi, Y. 804, 807, *845*
Oski, F., s. Stuart, M. 461, *469*
Osmond, D.G. 426, 427, 428, *445, 446*
Osmond, D.G., Everett, N.B. 427, *446*
Osmond, D.G., Yoshida, Y. 429, *446*
Osmond, D.G., s. Brahim, F. 425, 427, *440*
Osmond, D.G., s. Hudson, G. 426, *443*
Osmond, D.G., s. Metcalf, D. 428, *445*
Osmond, D.G., s. Yoffey, J.M. 427, *448*
Osmond, D.G., s. Yoshida, Y. 427, *448*
Osmond, J.D., s. Berg, G.R. 732, *739*
Osoba, D., s. Miller, J.F.A.P. 425, *445*
Osorio, A., s. Touya, E. 84, *96, 97*
Ossenberg, F.W., Bützow, G.H., Bekker, K. 793, *845*
Oster, Z.H., Larson, S.M., Straus, H.W., Wagner, H.N., Jr. 808, *845*
Osterholm, J.W., s. Tatem, H.R. *96*
Ostertag, Ch., Mundinger, F. 18, *44*
Ostertag, H., s. Nuri, M. 474, *481*
Ostiguy, G., s. Vityé, B. 32, *48*
Ostrowski, S.T., Tothill, P. 515, 577, *690*
Oswald, M., s. O'Reilly, S. 797, *845*
Otero, E. 826, *845*
Otsuka, A.L., Robinson, W.A. 421, *446*
Otsuka, A.L., s. Robinson, W.A. 419, 420, *447*
Ott, D.G., s. Shreeve, W.W. 776, *848*
Otte, W.K., s. Overton, M.C. *44*
Ottenjann, R., s. Krönert, E. 788, *841*
Ottesen, J., s. Andreasen, E. 425, *439*
Otteson, J. 433, 435, *446*
Otto, D., Horwith, N.H., Kurtman, R.S., Lofstrom, J.E. 747, *763*
Otto, H., Bock, W.J., Pac, W., Sauer, J., Strötges, M.W. 51, 76, *95*
Otto, H., Fiebach, O., Sauer, J., Bettag, W., Löhr, E., Strötges, M.W. *44*
Otto, H., Sauer, J., Fiebach, O., Bettag, W. 71, 72, 76, *95*
Otto, H., s. Fiebach, O. *37*
Otto, H.F., s. Hupe, W. 649, *684*
Otto, H.-J., s. Glasenapp, G.B. *114*
Otto, H.-J., s. Kessler, L. 105, 106, *114*

Otto, H.J., s. Rogge, V. 534, 535, *693*
Otto, H.J., s. Weise, W. 535, *697*
Otto, P., s. Bahlmann, J. 540, *674*
Otto, P., s. Nuic, M. 788, *844*
Otto, P.P.Hl. 854, *875*
Ottolander, G.J., Maas, A.P. van der, Schopmen, W. *481*
Ottolander, G.J.G. den, s. Jonker, J.J. 461, *467*
Ottolander, G.J.H. den, s. Maas, A.P.C. van der *483*
Ouchi, H., Warren, R. 474, *481*
Ouellette, R.P., s. Hagen, G.A. 168, *173*
Overby, L.R., s. Miller, J.P. 776, *844*
Overholt, E.L., s. Wilson, F.E. 808, *851*
Overrath, G., s. Konietzko, N. 278, 280, 286, 287, 288, 289, 290, 325, *331*
Overton, M.C., Haynie, Th.P., Otte, W.K., Coe, J.E. *44*
Overton, M.C., Snodgrass, S.R., Haynie, Th.P. *44*
Overton, T.R., Heslip, P.G., Barrow, P.A., Jelnike, J. 861, 862, 865, *875*
Owen, C., Jr., s. Bonnet, J.D. 355, 359, *403*
Owen, C.A., McConahey, W.M. 137, *151*
Owen, C.A., Jr., s. Moertel, C.G. 795, *844*
Owen, C.A., Jr., s. Paris, J. 135, *151*
Owen, G.M., s. Griffith, G.H. 751, 753, 754, *761*
Owen, G.M., s. Henk, J.M. 178, 179, *183*
Owen, J.J.T., s. Raff, M.C. 426, 427, *446*
Oyamada, H., Yoneyama, T., Sakura, M., Tsuboi, E., Atsumi, K. 246, *261*
Oyasu, R., s. Shambaugh, G.E. 138, *152*
Oyer, P.E., s. Steiner, D.F. 188, *208*

Paal, G., Kampmann, H., Sinn, H. 474, *481*
Pabst, H.W. 518, 539, 601, 662, *690*
Pabst, H.W., Buttermann, G., Dressler, J., Hör, G., Wiesner, W. 870, *875*
Pabst, H.W., Haubold, U. 794, 800, 829, *845*
Pabst, H.W., Heidenreich, P., Oberdorfer, M., Hör, G. 660, *690*
Pabst, H.W., Hör, G. 513, 536, 626, 628, *690*
Pabst, H.W., Hör, G., Kriegel, H. 510, *690*
Pabst, H.W., s. Bofilias, I. 654, *675*
Pabst, H.W., s. Bofilias, J. 286, *329*

Pabst, H.W., s. Buttermann, G. 540, 564, 565, 567, 569, 570, 624, *676, 767, 775, 796, 834, 862, 871*
Pabst, H.W., s. Haubold, U. 821, *839*
Pabst, H.W., s. Haubold, V. 210, 211, *221*
Pabst, H.W., s. Heidenreich, P. 526, 527, 540, 550, 579, 593, 629, 640, 641, 657, *682*
Pabst, H.W., s. Hör, G. 236, 240, 241, *258,* 398, 399, 400, *406,* 509, 510, 514, 516, 529, 531, 550, 552, 554, 580, 581, 585, 601, 620, 625, 627, 629, 636, 646, *683*
Pabst, H.W., s. Kempken, K. 564, *685*
Pabst, H.W., s. Langhammer, H. 490, 492, 498, *506*
Pabst, H.W., s. Steinhoff, H. 652, 662, *695*
Pabst, W., s. Burkhardt, R. 375, 397, 398, 399, *403*
Pac, W., s. Otto, H. 51, 76, *95*
Paci, A., s. Bianchi, C. 634, 644, *674*
Pack, A., s. Gray, H.W. 122, 126, *149*
Pack, A.I., s. St. Onge, R.A. 736, *743*
Pack, A.I., s. Whaley, K. 736, *743*
Padelt, H., s. Preuss, H.J. 535, *692*
Padfield, P.L., Brown, J.J., Lever, A.F., Schalekamp, M.A.D., Beevers, D.G., Davies, D.L., Robertson, J.I.S., Tree, M. 671, 672, *690*
Padmanabhan, V., s. Poulose, K.P. 825, *846*
Paeprer, H., s. Koppenhagen, K. 232, 240, 241, *259,* 313, *331*
Paeza, A., s. Touya, E. *96*
Pagaltsos, A.P., s. Eddleston, A.L. 811, 814, 821, *836*
Pagano, G., s. Lenti, G. 771, *842*
Page, I.H., Bumpus, F.M. 663, 664, 673, *691*
Page, I.H., Helmer, O.M. 663, *691*
Page, J.R. le, Pratt, A.D., Miale, A., Calvert, W.P. 900, *916*
Page, L.B. *691*
Page, L.B., s. Haber, E. 663, 669, 670, *680*
Page, L.B., s. Valloton, M.B. 663, *696*
Pahomeanu, R., s. Fodor, O. 788, *837*
Pai, K.N., s. Kunhali, K. 826, *841*
Pain, M.C.F., Glazier, J.B., Simon, H., West, J.B. 286, 291, 299, *332*
Pal, I., s. Molnar, G. 626, *689*
Palcos, M.C., s. Ciscato, V.A. 227, *255*
Paley, K.R., Sobel, E.S., Yalow, R.S. 128, *151*
Palko, P.D., Nanson, E.M. 472, *482*
Palko, P.D., Nanson, E.M., Fedoruk, S.O. 472, *482*

Palko, P.D., s. Nanson, M. *481*
Palla, R., s. Bianchi, C. 634, 644, 646, 647, *674*
Palme, G. 397, *409*
Palmer, D.L., Rifkind, D., Brown, D.W. 905, *917*
Palmer, H.E., s. Beasley, T.M. 35, 120, *148*
Palmer, J.G., s. Walker, R.I. 423, *447*
Palmer, J.M. 534, 672, *691*
Palo, A. de, s. Greenberg, E.J. 701, *741*
Paloyan, E., s. Pickleman, J.R. 900, *917*
Palubinskas, A.J., s. Shanser, J.D. 901, *918*
Palumbo, R., Tonato, M., Martelli, M.F., Corso, S., Allegra, A., Crinò, L., Grignani, F. 501, 502, *506*
Pana, I., Banu, I., Nicolaescu, S., Roger, V. 776, *845*
Panaro, V.A., s. Abdel-Dayam, H.M. 812, 814, 822, *832*
Panaro, V.A., s. Tannenberg, A.M. 547, *695*
Pandos, P.G., s. Koutras, D.A. 141, *150*
Panneciére, C., s. Bardy, A. 353, 384, *402*
Pannecière, C., s. Cohen, Y. 701, *740*
Panneciere, C., s. Mamo, L. 5, *42*
Pannecière, C., s. Pérez, R. 705, *742*
Pannetier, R., Chevillon, P.L. 271, *332*
Pantazis, G., Taptas, J., Mikropoulos, H., Kordiolis, N., Samaras, V., Paraschou, E., Savvas, Ch., Dermentzogiou, F.L. 51, 78, *95*
Pantucek, F., s. Czembirek, H. 907, *913*
Paola, R. di, s. Tubiana, M. 172, *174*
Paoletti, P., s. Castelli, A. *36*
Paoletti, P., s. Frigeni, G. 90, *94*
Paoletti, P., s. Migliore, A. 54, *95*
Papadakis, E., s. Darsinos, J. 515, 533, *677*
Papadimitriou, J., s. Fotopoulos, A. 767, *837*
Papadopoulos, S., MacFarlane, S., Harden, R.McG. 120, *151*
Papadopoulos, S., s. Harden, R.McG. 103, 106, *114*
Papadopoulos, S.N., s. Psarras, A. 140, *151*
Papatheodorou, Ch.A., s. Bakdash, H. *34*
Pappas, G., s. Steele, P. 461, *469*
Paracchi, S., s. Faglia, G. 161, *162*
Paraf, A., Vinot, J.M., Syrota, A., Roucayrol, J.C. 771, *845*
Paraicz, E., Simkovics, M. 53, 54, 68, 84, 88, *95*
Parameswaren, K., s. Poulose, K.P. 825, *846*

Paran, M., Ichikawa, Y., Sachs, L. 422, *446*
Paraschou, E., S. Pantazis, G. 51, 78, *95*
Pardre, R., s. Nardo, G.L. de 859, *872*
Paris, J., McConahey, W.M., Owen, C.A., Jr., Woolner, L.B., Bahn, R.C. 135, *151*
Park, Ch., Glasman, H.L.M., Thomson, N.L., Matha, J.S. 594, *691*
Park, C.H., Garafola, J.H., O'Hara, A.E. 807, *845*
Park, C.H., Glassman, M., Thompson, N.L., Mata, J.S. 710, *742*
Parker, J.D., Bennett, L.R. 888, 889, *917*
Parker, M.L., s. Utiger R.D. 192, *208*
Parmentier, C., Askienazy, S., Gerard-Marchant, R., Lacour, J., Amiel, J.L., Lemerle, J., Tubiana, M. 907, *917*
Parmentier, C., s. Tubiana, M. *411*
Parietti, R., s. Grosdidier, J. 817, *838*
Park, H.M., s. Silberstein, E.B. 701, *742*
Parker, C.W., s. Jaffe, B.M. *684*
Parker, F., Jr., s. Jackson, H., Jr. 904, *915*
Parker, H., s. Dyke, D. van 392, *411*
Parker, H.G., s. Saito, H. 359, 362, *410*
Parker, M.L., s. Beck, P. 218, *220*
Parker, W.C., s. Bearn, A.G. 363, *403*
Parnes, H.M., s. Shelley, W.B. 423, *447*
Parrisius, G., s. Büll, U. 883, 901, *913*
Parrott, D.M.V. 425, *446*
Parrott, D.M.V., Sousa, M.A.B. de 426, *446*
Parrott, D.M.V., Sousa, M.A.B. de, East, J. 426, *446*
Parrott, J.A., s. Staab, E.V. 801, *848*
Parsons, E.F., s. Kazemi, H. 312, *331*
Parsons, V., s. Garnett, E.S. 626, *680*
Parthasarathy, K.L., s. Adler, S. 501, 502, *505*
Parthasarathy, K.L., s. Adler, St. 349, *350*
Parthasarathy, K.L., s. Lunia, S. 808, 819, 820, 827, *842*
Partsch, H., Lofferer, P., Mostbeck, A. *482*
Partsch, H., s. Mostbeck, A. 473, *481*
Paschke, K.G., s. Winkler, C. 745, 747, *763*
Paschos, A., s. Constantinides, C. 580, 601, *677*
Pasqualini, R., Plassio, G., Sosi, S. 227, *261*

Pasqualini, R., s. Giuntini, C. 230, 231, *257*
Pasquier, J., s. Levrat, M. 859, *874*
Passath, A., s. Klein, W.W. 794, *841*
Pastan, I., s. Roth, J. 188, *207*
Paterson, B. 400, *409*
Patino, J.P. 541, *691*
Patt, H. 417, *446*
Patt, H.M., Maldney, M.A. 417, *446*
Patt, H.M., s. Maloney, M.A. 422, *444*
Pattee, C.J., s. Murphy, B.E.P. 157, 162, 197, 207, 216, *221*
Patten, D.H., Benson, D.F. 87, 89, *95*
Patten, D.H., s. Benson, D.F. *93*
Patten, D.H., s. Boller, F. 32, *35*
Patterson, V., s. Kagen, A. *94*
Patterson, D.D., Brasfield, D.L. 8, *44*
Patton, D.D., s. Staab, E.V. 581, *695*
Patel, M.C., s. Sewatkar, A.B. 766, *847*
Patel, M.C., s. Sharma, S.M. 911, *918*
Paterson, J.C., s. McLachlin, J. *481*
Patno, M.E., s. Nofal, M.M. 169, *173*
Patomäki, L.K., s. Holsti, L.P. 701, *742*
Paton, B.C., s. Linsk, J.A. 128, 135, *151*
Paul, F., s. Seifert, E. 745, 747, 749, 750, *763*
Paul, J.D., Jr., Gahres, E.E., Albert, S.N., Terrel, L.W.D., Jr., Dódeck, S.M. 921, *930*
Paulus, J.M. 449, 450, 452, 453, 457, 458, 461, 462, 463, *468*
Paulus, J.M., Fillet, G., Thompson, K.H., Willems, J. 453, *468*
Paulus, J.M., Thompson, K.H. 453, *468*
Pauwels, R., Schelstraete, K., Verhaeghe, L., Tasson, J., Kunnen, M., Vaerenbergh, M. van, Barbier, F. 300, *332*
Pauwels, S., Steels, M., Piret, L., Bekkers, C. 807, *845*
Pavek, P., s. Klein, W.W. 794, *841*
Pavel, D., Charnard, J. 523, *691*
Pavel, D., s. Gheorghescu, B. 788, 794, *837*
Pavlatos, F.Ch., Smilo, R.P., Forshman, P.H. 217, *221*
Pavoni, P., Semprene, L., Scuncio, G. 517, *691*
Pawelski, S., Rudowski, W., Rechnovicz, K., Zdziechowska, H., Konopka, L., Kotelba-Witkowska, B., Klave, Z., Nowadz, S. 460, *469*
Payn, J.Th., s. Ponto, R.A. 573, *692*
Payne, V.C., Jr., s. Gates, G.F. 827, *837*
Peabody, C.A., s. Fred, H.L. 305, *330*

Peabody, R.A., s. Tsapogas, M.J. 474, *483*
Pearson, H.A. 881, *917*
Pearson, H.A., Cornelius, E.A., Schwartz, A., Zelson, J.H., Wolfson, S.L., Spencer, R.P. 900, 903, *917*
Pearson, H.A., Schiebler, G.L., Spencer, R.P. 891, 910, *917*
Pearson, H.A., Touloukian, R.J., Spencer, R.P. 900, *917*
Pearson, H.A., s. Antar, M.A. 801, *832*
Pearson, H.A., s. Spencer, R.P. 767, 783, *848*, 879, 885, 888, 889, 891, 895, 896, 897, 899, 903, 904, 906, 909, 911, 912, *918*
Pearson, H.A., s. Witek, J.T. 898, *919*
Pearson, K.D., s. Doppman, J.L. 212, *220*
Peart, W.S., s. Boyd, G.W. 190, *205*, 662, 663, 669, *675*
Pecau, Y., s. Feigelson, J. 895, *914*
Pecker, J., Javaiet, A. 95
Pedersen, M., Haase, J. 44
Pellegrini, A., s. Lenti, G. 771, *842*
Pellerin, P., s. Kellershohn, C. 703, *742*
Pellizzaro, R.R., s. Rocha, C.E. da 824, *835*
Peltokallio, P., Taskinen, P.J., Peltokallio, V. 824, *845*
Peltokallio, V., s. Peltokallio, P. 824, *845*
Pendergrass, H.P., Potsaid, M.S., Castronovo, F.P. 701, *742*
Pendergrass, H.P., s. Berg, G.R. 732, *739*
Pendergrass, H.P., s. Castronovo, F.P. 715, *740*
Pendergrass, H.P., s. Fischer, K.C. 4, *37*
Pendl, G., s. Koos, W. *41*
Pendred, V. 135, *151*
Peng, F.S., s. Sainte-Marie, G. 426, *447*
Penholz, H., s. Schenk, P. *46*
Penington, D.G. 463, *469*
Penington, D.G., s. Gabriele, G. de 463, *466*
Penner, J.A. 857, *875*
Penning, L., Front, D. 11, *44*
Penning, L., Front, D., Beekhus, H. *44*
Penning, L., Kerckhoffs, H.P., Napel, K. ten, Woldring, M.G. *96*
Penning, L., s. Eck, J.H.M. van *37*
Pennington, J.S., Martin, F.I.R. 172, *173*
Pennsis, F., s. Rosa, U. 193, *207*
Penny, R., Rozenberg, M.C., Firkin, B.G. 449, 454, 462, *469*
Pennybacker, J.B., s. Ommaya, A.K. 51, *95*

Pensky, W., Hünermann, B., Knopp, R., Schmidt, H., Winkler, C. *691*
Pensky, W., s. Albert, J.P. 606, *673*
Pensky, W., s. Simon, H. 242, *262*
Pentzelin et al. 51
Perches, A., Leon, A. de 826, *845*
Percorini, V., s. Artagaveytia, D. 141, *148*
Perelli, R., s. Naccarato, R. 790, *844*
Pereyra, L.H., Goldberg, M.E., Ponto, R.A. 584, *691*
Pérez, R., Cohen, Y., Henry, R., Pannecière, C. 705, *742*
Pérez, R., s. Cohen, Y. 701, *740*
Perez, R., s. Feigelson, J. 895, *914*
Perez, R., s. Mamo, L. 5, *42*
Perez, R., s. Tubiana, M. 172, *174*
Perez, R.E., s. Maas, R.E. 577, *688*
Perez-Modrego, S., s. Esteban, J. 349, *351*
Perez-Stable, E.C., s. Materson, B.J. 619, *688*
Pergossian, M. ter, s. Rhoton, A.L. 45
Perillie, P.E., Finch, S.C. 436, 437, *446*
Perillo, W., s. Touya, E. 84, *97*
Perinetti, H., s. Stanbury, J.B. 128, *152*
Perissat, J., s. Doutre, L.P. 867, *872*
Perkerson, R.B., Smith, Ch.D., Weller, W.F. 44
Perkins, J., Israels, M.C.G., Wilkinson, J.F. 397, 399, *409*
Perlman, M., s. Reisner, S. 557, *692*
Perlmutter, G.S., s. Anderson, J.E. 810, 821, *832*
Perlmutter, M., Slater, S.L. 140, *151*
Pernhaupt, J.G., s. Brenner, H. 35
Perrin, L.E., s. Korenman, S.G. 217, *221*
Perry, J.F., s. Ya, P.M. 224, *264*
Perry, J.M., s. Spar, I.L. 475, *482*
Perry, S., s. Brubaker, L.H. 415, *441*
Perry, S., s. Craddock, C.G. 433, *441*
Perry, S., s. Vogel, J.M. 415, *447*
Perryman, Ch.R., Noble, P.R., Bragdon, F.H. 51, 78, *96*
Persky, L. 608, *691*
Persky, M., s. Linsk, J.A. 128, 135, *151*
Person, B.R., Kempi, V. *482*
Persson, R.B.R., Liden, K. 227, *261*
Pertynski, T., Oginski, M., Olejnik, J., Surma, M. *482*
Peschle, C., Jori, G.P., Condorelli, M. 355, *409*
Petasnick, J.P., Gottschalk, A. 877, 880, *917*
Peter, B., s. Meyer, W.W. 878, *916*
Petera, V., Lahn, V., Virt, S., et al. 796, *845*
Peters, D.K., s. Jacobs, A. 357, 359, *406*
Peters, P.E. *691*

Peters, P.E., Cople, C.S., Rockof, M.L. 532, 577, 604, 652, *691*
Peters, P.E., s. Hecking, E. 576, 601, *681*
Petersen, F., Pohlenz, O., Kamptz, J. v. 44
Petersen, F., s. Trapp, P. 564, *696*
Petersen, V.B., s. Evered, D. 172, *173*
Petersen, V.B., s. Evered, D.C. 145, *149*
Peterson, M.J., s. Roth, J. 663, *693*
Peterson, R.D., s. Cooper, M.D. 424, *441*
Petersson, H.O., s. Gold, L.H.A. *38*
Petkov, G., s. Brodsky, J. 450, 454, 463, *465*
Petric, J., s. Stefanovic, S. 775, *848*
Petschen, I., s. Wöllgens, P. 518, 553, *697*
Pettit, J.E., s. Hedge, U.M. 885, 887, *915*
Pettit, J.E., s. Szur, L. 912, *918*
Peveretos, P., s. Kourias, B. 825, *841*
Pexman, J.H.W. 44
Pfannenstiel, P. 96, 510, 577, 582, 670, *691, 742*
Pfannenstiel, P., s. Ammende, H.P. 569, 577, *673*
Pfannenstiel, P., s. Eisen, M 647, *678*
Pfannenstiel, P., s. Hecking, E. 576, 601, *681*
Pfannenstiel, P., s. Henne, W. 701, *742*
Pfannenstiel, P., s. Pixberg, H.U. 576, 616, 632, *692*
Pfau, A.A., s. Heinrich, H.C. 355, 356, 357, 359, 361, 384, *405, 406*
Pfeffer, K.H., Frommhold, W. 523, *691*
Pfeifer, K.H., Eisenberger, F., Heinze, H.G. 598, 616, 649, *691*
Pfeifer, K.J., Frey, K.W., Heinze, H.G., Klein, U., Müller-Fassbender, H., Langhammer, H. 545, 592, 625, 629, *691*
Pfeifer, K.J., Grundmann, R., Langhammer, H. 584, 585, 592, 625, 629, *691*
Pfeifer, K.J., Rothe, R., Frey, G., Müller, O.A., Heinze, H.G. 585, 592, 625, 629, 631, 649, *691*
Pfeifer, K.J., Rothe, R., Hör, G., Heidenreich, P., Pichlmayer, H., Ingrisch, H., Heinze, H.G. 584, 598, *691*
Pfeifer, K.J., Rothe, R., Richert, J., Klinger, W., Heinze, H.G. 585, 592, 649, *691*
Pfeifer, K.J., Schmidt, K.R., Kantlehner, R., Seyffart, G., Ingrisch, H., Heinze, H.G. 662, *691*
Pfeifer, K.J., Schmidt, K.R., Seyffart, G., Leisner, B., Heinze, H.G. 662, *691*

Pfeifer, K.J., s. Büll, U. 528, 606, 676
Pfeifer, K.J., s. Heidenreich, P. 526, 527, 579, 682
Pfeifer, K.J., s. Heinze, H.G. 510, 522, 548, 579, 584, 598, 601, 647, 682
Pfeifer, K.J., s. Hör, G. 550, 585, 683
Pfeifer, K.J., s. Ingrisch, H. 278, 280, 286, 287, 288, 289, 290, 331
Pfeifer, K.J., s. Klein, U. 554, 557, 686
Pfeifer, K.J., s. Schmidt, K.R. 585, 692
Pfeiffer, E., s. Brase, A. 778, 834
Pfeiffer, E.F., s. Raptis, s. 757, 759, 763
Pfeiffer, E.F., s. Rothenbuchner, G. 171, 162
Pfeiffer, G., s. Erd, W. 679
Pfeiffer, G., s. Höfer, R. 769, 771, 794, 839, 880, 915
Pfeiffer, G., s. Hupe, W. 649, 684
Pfeiffer, G., s. Novak, D. 237, 249, 260
Pfeiffer, G.W., Doerr, F., Brod, K.H. 482
Pfeiffer, K.J., s. Büll, U. 882, 913
Pfeiffer, K.J., s. Langhammer, H. 490, 492, 506
Pfisterer, H., Frey, K.W., Tartaroglou, N., Stich, W. 877, 884, 917
Pfleger, B.A., s. Goidsenhovon, G.E. van 856, 873
Pflug, A.E., Cheney, F.W., Butler, J. 254, 261
Pharmakiotis, A.D., s. Alexander, W.D. 132, 133, 148
Pharmakiotis, A.D., s. Psarras, A. 140, 151
Phelps, P., McCarty, D.J. 416, 446
Phelps, P., McCarty, D.J., Jr. 416, 446
Phil, D., s. Hosain, F. 54, 56, 94
Philip, J.A.D., s. Ferguson, J.C. 461, 466
Philipp, Th., s. Hecking, E. 576, 681
Phillips, M.J., s. McLaughlin, M.J. 815, 843
Philp, J.R., Duthie, M.B., Crooks, J. 172, 173
Piaggi, W., s. Carulli, N. 801, 834
Picard, L., s. Robert, J. 32, 45
Picchiotti, R., s. Mancuso, M. 831, 843
Pichlmaier, H., Edel, H.H., Lavender, R. 661, 691
Pichlmaier, H.H., s. Bohle, A. 526, 592, 675
Pichlmaier, H., s. Grundmann, R. 526, 680
Pichlmaier, H., s. Heidenreich, P. 526, 550, 682
Pichlmaier, H., s. Hör, G. 550, 585, 683

Pichlmayer, H., s. Pfeifer, K.J. 584, 598, 691
Pick, A., s. Lubin, E. 822, 826, 842
Pickardt, R.C., s. Erhardt, F. 160, 161, 162
Pickens, P.T., Bumpus, F., Merlin, F. et al. 663, 691
Pickleman, J.R., Paloyan, E., Block, G.E. 900, 917
Pictet, R., s. Orci, L. 216, 221
Piepgras, U. 69
Piepgras, U., Jelasic, F., Kammerer, V., Traupe, H. 74, 75, 96
Piepgras, U., Voets, P. 96
Piepgras, U., Voets, P., Pinto, F. 96
Piepsz, A., Decostre, P., Baron, D. 245, 261
Pierach, C.A., Haas, J.P., Schmidt, K.J., Wolf, R., Weyer, K.H. van de 531, 691
Pierach, C.A., s. Schmidt, K.J. 553, 554, 573, 694
Pierotti, T., s. Juillard, G. 829, 840
Pierotti, T., s. Radix, B. 823, 846
Pierson, M., s. Kaiffer, M. 40
Pietrowski, W., s. Schenk, P. 46
Pigneux, J., s. Beck, C. 861, 862, 871
Pigorini, F., s. Centi Colella, A. 210, 211, 220, 859, 860, 861, 867, 872
Pihl, B. 625, 691
Pike, B.L., s. Robinson, W.A. 419, 447
Pilo, A., s. Bianchi, R. 775, 833
Pinkerton, J.A., s. Foster, J.H. 531, 670, 672, 679
Pinskey, S., s. Arnold, J.E. 138, 140, 148
Pinsky, S.M., s. Dunson, G.L. 488, 505
Pinsky, S.M., s. Geslien, G.E. 788, 826, 837
Pinsky, S.M., s. Ryo, U.Y. 482
Pinsky, S.M., s. Turner, D.A. 501, 502, 507
Pinsky, St., s. Colombetti, L.G. 858, 872
Pinsky, St., s. Johnston, A.S. 567, 685
Pintauro, D., s. Cragin, M.D. 227, 255
Pinto 51, 64
Pinto, D.J., s. Negus, D. 471, 472, 481
Pinto, F., s. Piepgras, U. 96
Pinto, J., s. Juillard, G. 829, 840
Piotrowski, W., s. Winkel, K. zum 48
Pipa, V., s. Skupenova, A. 736, 742
Piraux, A., s. Klatzo, I. 41
Pircher, F., s. Molinari, G.F. 43
Pircher, F.J. 224, 235, 236, 243, 247, 261
Pircher, F.J., Knight, C.M., Barry, W.F., Temple, J.R., Kirsch, W.J. 231, 254, 261

Pircher, F.J., Lerner, S.R., Cooper, P.H., Eastland, D.K. 232, 261
Pircher, F.J., Temple, J.R., Kirsch, W.J., Reeves, R.J. 224, 230, 261
Pircher, F.J., s. Wilkins, R.H. 48
Piret, L., Morelle, J., Nagant, C. 210, 221
Piret, L., s. Ferrant, A. 565, 679
Piret, L., s. Pauwels, S. 807, 845
Piroth, D., Glanzman, Ch. 96
Piroth, D., s. Rau, H. 45, 96
Pirzio-Biroli, G., Bothwell, T.H., Finch, C.A. 356, 409
Pirzio-Biroli, G., s. Bothwell, T.H. 355, 403
Pirzio-Biroli, G., s. Giblett, E.R. 368, 369, 404
Pitt-Rivers, R., Trotter, W.R. 119, 151
Pitts, F.W., s. Kuhl, D.E. 41
Pixberg, H.U. 521, 632, 647, 691, 692
Pixberg, H.U., Geipel, K., Nuic, M. 644, 647, 692
Pixberg, H.U., Henne, W., Pfannenstiel, P. 576, 616, 632, 692
Pixberg, H.U., Hundeshagen, H. 796, 845
Pixberg, H.U., Schmidt, J. 547, 692
Pixberg, H.U., s. Eisen, M. 647, 678
Pixberg, H.U., s. Hecking, E. 601, 681
Pixberg, H.U., s. Henne, W. 701, 742
Pixberg, H.U., s. Schmitz-Feuerhake, I. 770, 847
Pixberg, U., s. Hecking, E. 576, 681
Pizer, S.M. 211, 222
Place, R.E.G., s. Anthonisen, N.R. 285, 286, 299, 329
Placheta, P., s. Esch, I. 670, 671, 679
Plager, J.E., s. Schussler, G.C. 156, 162
Plagne, R., s. Delaloye, B. 924, 929
Planiol, T., Chenille, E. 787, 845
Planiol, T., Floyrac, R., Itti, R., Rouzaud, M., Degiovanni, E., Glories, P. 44
Planiol, Th. 2, 3, 26, 44
Planiol, Th., Soutoul, J.H., Garnier, G., Pourcelot, L., Jabot, Ch., Berger, Ch. 924, 930
Plante, R., s. Lamoureux, J. 824, 842
Plassio, G., s. Giuntini, C. 230, 231, 257
Plassio, G., s. Pasqualini, R. 227, 261
Platzbecker, H., s. Hennig, K. 525, 538, 545, 682, 905, 906, 907, 908, 915
Playoust, M.R., McRae, J., Boden, R.W. 769, 782, 793, 845
Playoust, M.R., s. Rankin, J.G. 782, 793, 846
Plangvanit, U., Suwanik, R., Chearani, O., et al. 812, 845

Plummer, H.S. 144, *151*
Pochaczevsky, R., s. Greenberg, E.J. 701, *741*
Pochin, E.E. 178, 179, 180, 181, *183*
Pochin, E.E., s. Myant, N.B. 126, *151*
Pochon, J.G., Goldschmidt, H., Herzog, B., Hofer, B., Fridrich, R. 535, *692*
Podolsky, St., s. Burrows, B.A. 776, *834*
Podreka, I., s. Heiss, W.D. 32, *39*
Poe, N.D., Taplin, G.V. 226, 228, 230, 231, 235, 242, 243, *261*
Poe, N.D., s. Dore, E.K. 242, 243, *256*
Poe, N.D., s. Taplin, G.V. 224, 227, 230, 231, 232, 238, 239, 243, 246, 248, 254, *263*
Pöhls, P.H., s. Schermuly, W. 500, *506*
Pöttgen, W. 382, 383, *409*
Pogglitsch, H., Wachser, H., Giessauf, W., Stöckl, G. 547, *692*
Pogossian, M. ter, Morrow, A.G. 271, *334*
Pogossian, M. ter, s. Sherman, A.I. 485, *507*
Pogossian, M.M. ter, s. Stokes, J.M. 629, *695*
Pohl, G., Galvan, G., Haas, P. 790, *845*
Pohlenz, O., Seitz, D., Vogel, H. 25, *44*
Pohlenz, O., s. Petersen, F. *44*
Pohlmann, G.P., s. Yeh, E.L. 811, 821, 829, *851*
Pokieser, H., s. Czembirek, H. 816, 835, 907, *913*
Polga, J.P., Drum, D.E. 234, *261*
Poliquin, J., Léveillé, J. 106, *115*
Pollahne, W., Deckart, H., Romer, J. 766, *845*
Pollak, E.W., Webber, M.M., Barker, W.F., Victery, W., Cragin, M., Witt, E. *482*
Pollak, E.W., Webber, M.M., Victery, W., Wolfman, E.F., Jr. *482*
Pollack, J.M., Feine, U., Danckwardt, U., Leitritz, H. *44*
Pollay, M. 88, 89, *96*
Pollycove, M. 366, 372, 380, *409*
Pollycove, M., Fawwaz, R.A., Winchell, H.S. 367, *409, 846*
Pollycove, M., Mortimer, R. 365, 366, 367, 368, 369, 370, 372, 379, 380, 381, 382, 388, 390, *409, 796, 845*
Pollycove, M., Tono, M. 366, 368, 369, 370, 378, 379, 380, 381, 382, 383, 384, 388, 389, 390, 391, 392, *393*
Pollycove, M., Winchell, H.S., Lawrence, J.H. 375, 391, 398, *409*
Pollycove, M., s. Aggeler, P.M. 397, *402*

Pollycove, M., s. Dyke, D. van 375, *411*
Pollycove, M., s. Fawwaz, R.A. 355, 358, *404*
Pollycove, M., s. Fish, M.B. *37*
Pollycove, M., s. Wright, R.R. 353, 354, 384, *411*
Polak, J., s. Royston, C.M.S. 757, *763*
Polcyn, R., s. McCarthy, D.J. 736, *742*
Polcyn, R.E., s. Kranzler, J.K. 777, *841*
Polcyn, R.E., s. Landman, S. 860, 862, 866, 867, 868, 870, *874*
Polin, R., s. Naccarato, R. 790, *844*
Polin, S.G., s. Ryo, U.Y. *482*
Politano, V.A., s. Maria, W. de 518, *678*
Poll, W., s. Reinecke, V. 363, *410*
Pollack, E.W., s. Webber, M.M. 476, 477, *483*
Pollack, H.M., s. Goldberg, B.B. 598, *680*
Pollard, J.J., s. Reitz, R.E. 212, *222*
Pollard, J.J., s. Wang, Ch.A. 212, *222*
Pompino, H.J., s. Hör, G. 559, *683*
Ponto, R., s. Schmidt-Habelmann, B. 293, *333*
Ponto, R.A., Payn, J.Th., Goldberg, M.E., Loken, M.H. 573, *692*
Ponto, R.A., s. Kronenberg, R.S. 280, 288, 292, 299, *331*
Ponto, R.A., s. Loken, M.K. 278, *332*
Ponto, R.A., s. Pereyra, L.H. 584, *691*
Pontonnier, G., s. Munck, O. 926, *930*
Pool, W.H., s. Brooks, T. *35*
Pool, W.H., s. Holloway, W. *39*
Popham, M., s. Marshall, J. *42*
Popham, M.G., s. Bentley, R.E. 569, *674*
Popoff, N., s. Shuiman, K. *96*
Popper, H., Medline, A. 787, *846*
Popper, H., Schaffner, F. 766, *846*
Porath, J., s. Wide, L. 195, *208*
Popper, H., s. Farber, E. 858, *873*
Poppius, H., s. Korhonen, O. 280, 290, 291, *331*
Porpaczy, F., s. Riccabona, G. 745, 747, *763*
Port, S., s. Sharney, L. 370, *410*
Porter, C.D., s. Goodman, L.R. 475, *479*
Porter, K.A., s. Launois, B. 831, *842*
Porter, K.A., s. Ogden, D.A. 514, 649, *690*
Poshyachinda, M., s. Suwanwela, Ch. *47*
Poshyachinda, V., s. Suwanwela, Ch. *47*
Posnick, E., s. Tubis, M. 767, *849*
Potchen, E.J. 209, 210, *222*

Potchen, E.J., Awwad, H.K., Adelstein, J.J., Dealy, J.B. 209, 210, 211, *222*
Potchen, E.J., s. Adatepe, M.H. 229, *254*
Potchen, E.J., s. Amador, E. 305, *329*
Potchen, E.J., s. Archer, E.G. 853, *871*
Potchen, E.J., s. Awwad, H.K. 855, 856, 857, *871*
Potchen, E.J., s. Blaufox, M.D. 620, *675*
Potchen, E.J., s. Davis, D.O. 30, *36*
Potchen, E.J., s. Hill, T. 5, *39*
Potchen, E.J., s. Holman, B.L. *39*
Potchen, E.J., s. Secker-Walker, R. *482*
Potchen, E.J., s. Siegel, B.A. 223, 225, 235, *262*
Potchen, E.J., s. Weiss, P.H. 777, *851*
Potchen, E.J., s. Welch, J.M. *48*
Potempa, J., s. Schenck, P. 606, *694*
Potgieter, J., s. Klopper, J.F. 11, 17, 23, 30, *41*
Poth, R.K., s. Geslien, G.E. 788, 826, *837*
Potsaid, M.S., s. Berg, G.R. 732, *739*
Potsaid, M.S., s. Castronovo, F.P. 715, *740*
Potsaid, M.S., s. Eaton, S.B. 238, 256, 862, 865, *872*
Potsaid, M.S., s. Fischer, K.C. 4, *37*
Potsaid, M.S., s. Harris, W.H. *479*
Potsaid, M.S., s. Mettler, F.A. 777, *843*
Potsaid, M.S., s. Nebesar, R.A. 898, 899, *917*
Potsaid, M.S., s. Pendergrass, H.P. 701, *742*
Potter, R., s. Kennady, J.C. *40*
Potts, J.T., Jr., Aurbach, G.D. 212, *222*
Potts, J.T., Jr., Sherwood, L.M., O'Riordan, J.L.H., Aurbach, G.D. 189, *207*
Potts, J.T., Jr., s. Berson, S.A. 212, *220*
Potts, J.T., Jr., s. Reitz, R.E. 212, *222*
Potts, J.T., Jr., s. Wang, Ch.A. 212 *222*
Poulakos, L., Kent, T.H. 752, *763*
Poulose, K., Reba, R.C., Wagner, H.N., Jr. 305, *333*
Poulose, K.P., Reba, R.C., Cameron, J.L., Wagner, H.N., Jr. 808, *846*
Poulose, K.P., Reba, R.C., Goddyear, M. 5, *44*
Poulose, K.P., Sahajanandan, V.K., Padmanabhan, V., Parameswaren, K. 825, *846*
Poulose, K.P., s. Gilday, D.L. 305, *330*

Poulose, K.P., s. Kunhali, K. 826, *841*
Poulose, K.P., s. Strauss, H.W. 237, *262*
Poulose, P.K., Reba, R., Gilday, L.D., Deland, F.H., Wagner, H.N. 238, 239, *261*
Pourcelot, L., s. Planiol, Th. 924, *930*
Pover, G.G., s. Van't Hoff, W. 131, *152*
Powell, D., s. Doppman, J.L. 212, *220*
Powell, M. 540, *692*
Powell, M., s. Sasaki, M. *45*
Powell, M.R., Anger, H.O. 8, *44*, 562, 595, 601, *692*
Powell, M.R., s. Fallat, R.F. 303, *330*
Powell, M.R., s. Handel, St.F. *39*
Powell, M.R., s. Mangum, J.F. 808, 821, *843*
Power, W.E., s. Seaman, W.B. 485, *506*
Powers, W., s. Zuidema, G.D. 855, *876*
Powsner, E.R., Raeside, D.E. 354, 362, 363, 366, 381, 382, 384, 386, 390, 401, *409*
Pozza, F., Ramani, S., Raovasini, R. 859, *875*
Präg, R., s. Krönert, E. 237, *259*
Präg, R., s. Schlichting, R. 769, *847*
Präg, R., s. Wolf, F. 769, *851*
Prager, D., Morel, D., Dex, W. 897, 898, *917*
Prager, P., s. Günther, R. 595, *680*
Prankerd, T.A.J., s. Campbell, A. 397, 399, *403*
Prankerd, T.A.J., s. Harris, I.M. 877, 879, *915*
Prankerd, T.A.J., s. Nightingale, D. 382, 383, *409*
Prasasvinichia, S., s. Glassburn, J.R. 498, 499, *505*
Pratt, A.D., s. Page, J.R. le 900, *916*
Preiss, J., s. Gamm, H. 438, *443*
Premoydin, M., s. Britton, K.E. 767, 775, *834*
Prensky, A.L., Swisher, Ch.N., Vivo, D.C. de *44*
Presola, A., s. Salvetti, A. 672, *693*
Presthus, J., s. Amundsen, P. *92*
Preston, D.F., Greenlaw, R.H. 233, *261*
Preston, D.F., s. Wilson, F.E. 808, *851*
Preston, F.E., s. Ryan, R.P. 911, *917*
Pretschner, D.P., s. Hundeshagen, H. 865, *874*
Pretto, J.I., s. Liebner, E.J. *42*
Preuss, H.J., Deckart, H., Breunung, M., Padelt, H. 535, *692*
Preussner, S., s. Dabels, J. 461, *466*
Preussner, S., s. Schulz, K. 398, *410*

Prévot, H., Schneider, C., Novak, D. *44*
Prévot, H., Jr., s. Schneider, C. *46*
Pribilla, W. 879, *917*
Pribilla, W., Oettgen, H.F. 391, *409*
Pribilla, W., s. Oettgen, H.F. 375, 383, 398, *409*
Pribilla, W., s. Walz, A. 357, *411*
Pribram, H.F.W., s. Williams, J.P. 88, 91, *97*
Pribylowsky, S.L., s. Sheffer, R.Y. 825, *847*
Price, D., s. Dyke, D. van 439, *447*
Price, D.C., Cohn, S.H., Wasserman, L.R., Reizenstein, P.G., Cronkite, E.P. 359, 362, *409*
Price, D.C., Forsyth, E.M., Cohn, S.H., Cronkite, E.P. 362, 386, *409*
Price, D.C., s. Raffin, S.B. 356, *410*
Price, D.C., s. Ries, C.A. 457, 458, 464, *469*
Price, D.C., s. Schiffer, L.M. 385, *410*
Price, J.B., s. Forde, K.A. *837*
Price, R., s. McKee, L.C., Jr. 361, *408*
Price, R.R., McKee, L.C., Jr., Krantz, S.B., Brill, A.B. 367, *409*
Prichard, R.W., s. Whitley, J.E. 238, *264*
Pries, H.H., s. Joseph, K. 773, 796, 802, *840*
Priest, R.J., s. Lawoyin, V. 824, *842*
Priest, R.W. du, Jr., Hanes, J.E., Rosch, J., Krippaehne, W.W. 808, *836*
Prime, F.J., s. Mannell, T.J. 275, 279, 280, 282, 283, 287, 288, 289, *332*
Prime, F.J., s. Nairn, J.R. 303, *332*
Prilly, P., s. Hughes, W.L. 434, *443*
Pritchard, W.H., s. Gott, F.S. 620, *680*
Probst, P., s. Höfer, R. 769, *839*, 880, *915*
Probst, R., s. Bretschneider, H.J. 651, *676*
Prokop, E.K., s. Fee, H.J. 808, *837*
Prosalentis, A., s. Economos, D. *37*
Prosenz, P., s. Hoff, H. *39*
Provan, J.L., s. Secker-Walker, R.H. 245, *262*, 319, *333*
Prpic, B., s. Anghileri, L.J. 227, *254*
Prpić, B., s. Maier-Borst, W. 921, *930*
Prpic, B., s. Winkel, K. zum 562, *698*
Prviosi, Th.J., s. Moses, D.C. 10, *43*
Pryor, T.A., s. Maughan, W.T. 418, *445*
Psarras, A., Papadopoulos, S.N., Livadas, D., Pharmakiotis, A.D., Koutras, D.A. 140, *151*
Psarras, A., s. Koutras, D.A. 141, *150*
Pszona, B., s. Licińska, I. 228, *259*

Pudenz-Heyer 88
Puey, G. de, s. Burdine, J.A. 227, 229, 253, *255*
Puig, R., Rubio, R., Touya, J.J. 825, *846*
Pulitzer, B., s. Czech, W. 488, 500, *505*
Pullan, B.R., s. Carlesworth, D. 859, 861, 862, 864, *872*
Pullman, T.N., s. Forland, M. 626, *679*
Purdon, R.A., Bass, P. 752, *763*
Purdy, J.M., s. Abraham, G.E. 217, *219*
Putze, A.K., Ströder, J. *44*

Quap, C., s. Dugan, M.A. 476, *478*
Quarfordt, S.H., Greenfield, M.F. 775, *846*
Quesne, L.P. le, s. Negus, D. 471, 472, *481*
Questi, G., s. Kim, K.E. 636, *685*
Quimby, E.H., s. Werner, S.C. 163, *174*
Quinlan, M.F., s. Vaughan, R.J. *48*
Quinn, C.A., McIntyre, W.J., Cook, S.A., Alfidi, R.J., Haaga, J. 787, *846*
Quinn, J.L. *44*, 234, 242, *261*
Quinn, J.L., Head, L.R. 234, 245, *261*
Quinn, J.L., Whitley, J.E. 224, 227, 228, *261*
Quinn, J.L., Whitley, J.E., Hudspeth, A.S., Watts, F.C. 224, *261*
Quinn, J.L., s. Ciric, I.S. *36*
Quinn, J.L., s. Henkin, R.E. *39*, 477, *480*
Quinn, J.L., s. Shambaugh, G.E. 138, *152*
Quinn, J.L., s. Sharma, S. *46*
Quinn, J.L., s. Thrupkaew, A.K. 701, *743*
Quinn, J.L., s. Usher, M.S. *48*
Quinn, J.L., s. Whitley, J.E. 238, *264*
Quinn, J.L. III *44*
Quinn, J.L. III, Brand, W.N. *44*
Quinn, J.L. III, Ciric, I.S., Hauser, W.H. *44*
Quinn, J.L. III, Heiser, W.J., Ciric, I.S. *44*
Quinn, J.L. III, s. Heiser, W.J. *39*
Quinn, J.L. III, s. Ramsey, R. 7, *45*
Quinn, J.L. III, s. Roig, J. *45*
Quinn, R.L., s. Meschau, J. 853, *875*
Quinonest, J.D., s. Keyes, J.W., Jr. 792, *841*
Quinton, D.L., s. Bradley, E.L. 768, 769, *834*

Raab, M., s. Grundmann, R. 526, *680*
Raab, S.O., s. Athens, J.W. 414, 415, 417, 435, 439, *440*

Raab, S.O., s. Boggs, D.R. 415, 435, 440
Raatzsch, H., Hennig, K. 553, *692*
Raatzsch, H. s. Hennig, K. 525, *682*
Raban, P., Gregora, V., Šindelář, J., Alvarez-Cervera, J. 227, *261*
Rabe, I., s. Csirik, J. 758, *761*
Rabinov, K.R., s. Nebesar, R.A. 898, 899, *917*
Rabinowitz, I.L., s. Bayly, R.J. 854, *871*
Rabinowitz, Y., Dameshek, W. 458, *469*
Rabkin, Ch.J., Matevosov, A.L. 247, *261*
Radkowski, M.A., s. Micsky, L. 559, 608, *689*
Radcliffe, W.B., Guinto, F., Adcock, D.F., Krigman, M.R. 30, *45*
Radcliffe, W.B., Guinto, F., Scatliff, J.H. *45*
Radcliffe, W.B., s. Fulghum, J.S. *38*
Radix, B., Bisset, J.P., Pierotti, T. 823, *846*
Radó, J.P., Bános, Cs., Takó, J. 515, 518, *692*
Radwan, M., s. Szymendera, J. 229, *263*
Radwin, H.M., Novoselsky, S.P. 606, 607, 608, 609, *692*
Raeside, D.E., s. Powsner, E.R. 354, 362, 363, 366, 381, 382, 384, 386, 390, 401, *409*
Raevsky, I.G., s. Kalika, V.L. 829, *840*
Raff, M.C. 426, *446*
Raff, M.C., Owen, J.J.T. 426, 427, *446*
Raff, M.C., Wortis, H.H. 426, *446*
Raffin, S.B., Woo, C.H., Roost, K.T., Price, D.C., Schmid, R. 356, *410*,
Raftery, E.B., s. Wray, R. *483*
Ragnhult, I., s. Hultborn, K.A. 490, *505*
Rahman, A.N., s. Manohitharajah, S.M. 461, *468*
Rahman, I.A., s. Greig, W.R. 128, *150*
Rahme, E.S., Green, D. *45*
Raimondi, A.J. *45*
Rain, J.D., s. Najean, Y. 382, 393, *408*
Raisis, A., s. Shiu, M.H. 831, *848*
Raith, L., s. Wiedemann, M. 663, *697*
Rajali, A., s. Benjamin, P.P. 227, *255*
Rake, M.O., s. Eddleston, A.L. 811, 814, 821, *836*
Rake, M.O., s. Murray-Lyon, I.M. 789, *844*
Rake, M.O., s. Sharpstone, P. 809, 811, *847*
Ralfs, J., s. Carruthers, J.A. 461, *465*
Rall, D.P., s. Oppelt, W.W. *44*
Rall, D.P., s. Rieselbach, R.E. 53, *96*
Rall, J.E. 119, *152*,

Rall, J.E., Alpers, J.B., Lewallen, C.G., Sonenberg, M., Berman, M., Rawson, R.W. 182, *183*
Rall, J.E., s. Rawson, R.W. 178, 183, *183*
Ralston, P.H., s. Subramanian, G. 701, 705, *743*
Ramanathan, P., Ganatra, R.D., Blau, M. 823, 826, *846*
Ramanathan, P., s. Sharma, S.M. 911, *918*
Rambo, W.M., Black, C.H. 827, *846*
Ramirez, O., s. Kim, K.E. 636, *685*
Ramirez, R., s. Wellman, H.N. *97*
Ramos, J., s. Cronkite, E.P. 418, 431, *441*
Ramos, J., s. Stryckmans, P.A. 418, *447*
Ramos, M., Baumgartner, M.W., Rösler, H. 266, 286, 290, 291, 317, 319, 320, 324, *333*
Ramos, M., Buri, P., Rösler, H. 266, 317, 318, 319, 320, 321, 324, 325, *333*
Ramos, M., Gertsch, M., Rösler, H. 309, *333*
Ramos, M., Hagmann, R. 266, 293, 297, 303, *333*
Ramos, M., Noelpp, U., Rösler, H. 266, 267, 270, 286, 287, 288, 289, 290, 291, 312, 317, 318, 324, *333*
Ramos, M., Zurbriggen, S., Vock, P., Buri, P. 266, 317, 318, 324, *333*
Ramos, M., s. Mühlberger, F. 266, *332*
Ramos, M., s. Rösler, H. 231, 247, *262*, 266, 281, 285, 293, 297, 300, 309, 313, 317, 318, 319, 320, *333*
Ramos, R., s. Ohnhaus, E.E. 770, *844*
Ramsell, T.G., Yoffey, J.M. 426, *446*
Ramsey, L.H., s. Metcalfe, J. 926, *930*
Ramsey, R., Quinn, J.L. III 7, *45*
Ranade, V.V., s. Counsell, R.E. 212, *220*
Randle, P.J., s. Hales, C.N. 214, 215, *221*
Rankin, J.G., Playoust, M.R., Beal, R.W. 782, 793, *846*
Ranninger, K. 238, *261*
Ranson-Bitker, B., s. Silbert-Aidan, D. 285, 290, 291, 293, 296, 300, 325, 328, *333*
Rao, L.M., Shakidi, N.T., Opitz, J.M. 895, *917*
Raovasini, R., s. Pozza, F. 859, *875*
Rapaport, B., Groot, L.J. de 118, *152*
Rapaport, S.I., s. McGehee, W.G. 461, *468*
Rapoport, A. 645, *692*
Rapp, F., s. Burdine, J.A. *35*
Rappaport, H. 879, *917*

Raptis, S., Schröder, K.E., Rotenbuchner, G., Straub, K., Birk, K., Pfeiffer, E.F. 757, 759, *763*
Raptis, S., s. Rothenbuchner, G. 161, *162*
Rasanen, T., s. Lahdevirta, J. 861, *874*
Rashed-Mohassel, M.A., s. Teymoorian, G.A. 788, 808, 809, 819, 821, 824, 825, 827, *849*
Raskin, M.M., s. Sheldon, J.J. 11, *46*
Rasmussen, H., Craig, L.C. 212, *222*
Rasmussen, P., Buhl, J., Busch, H., Haase, J., Harmsen, H. *45*
Ratnoff, O.D., s. Webster, M.E. 415, *447*
Rau, G., s. Bretschneider, H.J. 651, *676*
Rau, H., Meinberg, O., Langlotz, M., Piroth, D., Imhof, H. *45*
Rau, H., Piroth, D., Meienberg, O. *96*
Rauber, G., s. Grosdidier, J. 817, *838*
Rauber-Kopsch 878, 888, *917*
Rauch, S. 103, *115*
Raud, H.R., s. Odell, W.D. 191, *207*
Rauh, E., s. Börner, W., 109, *113*
Rauh, E., s. Moll, E. 103, *114*
Rauscher, W., s. Esch, I. 670, 671, *679*
Rausing, A., Ybo, W., Stenflo, J. *45*
Ravasini, R., s. Naccarato, R. 790, *844*
Ravasini, R., s. Nardo, G.L. de 305, *330*
Rave, O., Wenning, N., Lonauer, G., Böckel, K., Hrubesch, H., Wessels, F., Wagner, H. 669, *692*
Raventos, A., s. Hayes, Th. *39*
Raventos, A., s. Nardo, G.L. de 701, 741, 770, 775, 794, 812, 816, 823, 826, *836*
Ravich, R.B.M., s. Metcalf, D. 419, *445*
Rawson, R.W., Rall, J.E., Robbins, J. 178, 183, *183*
Rawson, R.W., s. Benua, R.S. 181, 182, *183*
Rawson, R.W., s. Rall, J.E. 182, *183*
Ray, P., s. Genest, J. 672, *680*
Ray, R.D., s. Bauer, G.C.H. 701, 702, *739*
Ray, R.R., s. Kofman, S. 701, *742*
Raynaud, C., Jacquot, C., Freeman, L.M. 564, *692*
Raynaud, C., Ricard, S., Karam, Y., Kellershohn, C. 564, 634, *692*
Razzak, M.A. 541, *692*
Razzak, M.A., Naguib, M., El-Garhy, M. *45*
Razzak, M.A., s. Badrawi, H.S. 906, *913*
Read, A.E., s. McCarthy, C.F. 787, *843*
Read, D.E., s. Metcalfe, J. 926, *930*

Reagan, M.E., s. Sigman, E.M. 625, *694*
Reames, P.M., s. Chiro, G. di *93*
Reba, R., s. Poulose, P.K. 238, 239, *261*
Reba, R.C., Hosain, F., Wagner, H.N. *45*
Reba, R.C., Wagner, H.N., McAfee, J.G. 634, 635, *692*
Reba, R.C., s. Gilday, D.L. *38*
Reba, R.C., s. Grove, R.B. 349, *351*
Reba, R.C., s. Hosain, F. *40*
Reba, R.C., s. Poulose, K. 305, *333*
Reba, R.C., s. Poulose, K.P. 5, *44*, 808, *846*
Reba, R.C., s. Wagner, H.N., Jr. 881, *918*
Rebar, R.W., s. Midgley, A.R., Jr. 189, 190, 192, *206*, 218, *221*
Reblin, T., s. Zeidler, U. 775, *852*
Rechnic, J., s. Lewitus, Z. 142, *151*
Rechnovicz, K., s. Pawelski, S. 460, *469*
Recoing, J., s. Laudenbach, P. 106, *114*
Redish, J., s. Chasis, H. *677*
Redlin, W.L., s. Silver, T.M. 231, *262*
Redmond, M.L., s. Deutsch, M.E. 227, 228, *256*
Redvanly, C.S., s. Ansari, A.N. 767, *832*
Reeber, A., s. Desgrez, A. 769, *836*
Reed, Ch., s. Busse, W. 228, *255*
Reed, C.E., s. Tyson, I. 228, *263*
Reed, C.W., s. Cassen, B. 2, *36*
Reed, D.J., Woddbury, D.M., Jacobs, L., Squires, R. *45*
Reed, F.E., s. Wollman, S.H. 120, *153*
Reese, I.G., s. Mishkin, F.S. *43*
Reese, L. 514, *692*
Reeve, E.B., s. Atencio, A.C. *477*
Reeve, J., Crawley, J.C.W., Hamilton, S.N., Goldberg, A.D. *692*
Reeve, I., s. Hales, I, 132, *150*
Reeves, R.J., s. Pircher, F.J. 224, 230, *261*
Refetoff, S., Harrison, J., Karanfilski, B., Kaplan, E.L., Groot, L.J. de, Bekerman, C. 164, *173*
Regensberg, C., s. Desgrez, A. 860, *872*
Regler, G., s. Szilvasi, I. 770, 775, *849*
Regler, G., s. Wolf, F. 796, 802, *851*
Regoeczi, E. *482*
Regoeczi, E., Walton, P.L. *482*
Regoeczi, E., s. Kerrigan, G.N. *480*
Rehfeld, J.F., s. Stadil, F. 757, *763*
Reich, E., s. Horn, Y. 778, *839*
Reich, T., Reynolds, B.M., Healy, M., Wang, M.C.H., Jacobson, J.H. 475, *482*
Reid, B.D., s. Driedger, A.A. *478*

Reid, G.F., s. Mavor, G.E. 473, *481*
Reid, S.E., Lang, S.J. 900, *917*
Reidiger, A., s. Locher, J.Th. 606, *687*
Reif, A.E., Allen, J.M. 426, *446*
Reifenstein, E.C., Jr., s. Chambers, E.L., Jr. 212, *220*
Reiff, R.H., s. Donohue, D.M. 416, 417, 429, *442*,
Reimers, H.J., s. Huth, K. 461, *467*
Reinbold, F., s. Clorius, J.H. 606, *677*
Reindell, H., s. Wurm, K. 249, *264*
Reindl, P., s. Breit, A. 595, *676*
Reindl, P., s. Fochem, K. 544, 595, 596, *679*
Reinecke, V., Naegele, W., Strötges, M.W., Pdl, W. 363, *410*
Reiners, Chr., Seybold, K., Börner, W., Moll, E., Ruppert, G., Schaffhauser, R. 103, 106, 108, *115*
Reinhardt, W.O. 424, *446*
Reinhardt, W.O., s. Everett, N.B. 424, 427, *442*
Reinhardt, W.O., s. Yoffrey, J.M. 425, 426, 428, *448*
Reinhold, F., s. Kaden, W. 517, *685*
Reinken, B., s. Greenwald, A.J. 752, 753, *761*
Reisner, E.H., Keating, R.P., Friesen, C., Loeffler, E. 454, *469*
Reisner, S., Lubin, E., Stark, H., Grünebaum, M., Perlman, M. 557, *692*
Reiss, M.D., s. Bookstein, J.J. 531, 532, 534, 553, *675*
Reit, E.C., s. Rosenthall, L. 563, 595, *693*
Reiter, R.S., s. Odell, T.T., Jr. 450, *468*
Reitz, R.E., Pollard, J.J., Wang, C.A., Fleischli, D.J., Cope, O., Murray, T.M., Deftos, L.J., Potts, J.T., Jr. 212, *222*
Reitz, R.E., s. Wang, Ch.A. 212, *222*
Reizenstein, P., s. Höglund, S. 357, *406*
Reizenstein, P.G., s. Price, D.C. 359, 362, *409*
Rejali, A.M., s. Linton, D.S. 238, *259*
Rejali, A.M., s. Linton, D.S., Jr. 305, *332*
Rekonen, A., s. Laasko, L. 534, *687*
Rekonen, A., s. Nordman, E. *43*
Rem, J., s. Gruber, U.F. 474, *479*
Remacle, J.P., s. Monges, H. 826, *844*
Remedios, L.V. dos, Weber, P.M., Jasko, I.A. 138, *149*
Remedios, L.V. dos, s. Enlander, D. 540, *678*
Remine, W.H., s. Silverstein, M.N. 383, *410*

Remy-Defraigne, J.Z., s. Gerber, G.B. 434, *443*
Renault, H., s. Nouel, J.P. 485, 488, *506*
Renney, J.T.G. s. Kakkar, V.V. 472, 473, *480*
Renney, J.T.G., s. Nicolaides, A.N. 471, 472, *481*
Renold, A.E., s. Orci, L. 216, *221*
Renzi, G., s. Knight, L. *331*
Renzi, M., s. Martinez-Torres, C. 356, 359, *408*
Repath, A.T., s. Ruckley, C.V. *482*
Resnick, L.H., s. Webber, M.M. 234, *264*, 476, 477, *483*
Retzlaff, J.A., Tauxe, W.N., Kiely, J.M., Stroebel, C.F. 354, *410*
Reuben, A., s. Britton, K.E. 767, 775, *834*
Reubi, F., s. Vorburger, C. 636, *696*
Reubi, F.C., Gossweilern, N., Gurtler, R. 651, *692*
Reubi, F.C., Vorburger, C., Tuckman, J. 652, *692*
Revol, L., s. Viala, J.J. 391, *411*
Reynolds, B.M., s. Reich, T. 475, *482*
Rhamy, R.K., Stander, R.W. 535, *692*
Rhamy, R.K., s. Foster, J.H. 531, 670, 672, *679*
Rhamy, R.K., s. Klatte, E.C. 553, *686*
Rhamy, R.K., s. Michelakis, A.M. *689*
Rheingold, J.J., s. Adelson, E. 450, *465*
Rhodes, B.A., Turaihi, K.S., Bell, W.R., Wagner, H.N. 475, *482*
Rhodes, B.A., Wagner, H.N., Jr. 768, *846*
Rhodes, B.A., Zolle, I., Buchanan, B.A., Wagner, H.N. 227, 229, 251, 252, 253, *261*
Rhodes, B.A., s. Buchanan, J.W. 225, 227, 230, *255*
Rhodes, B.A., s. Siegel, M.E. 475, *482*
Rhodes, B.A., s. Subramanian, G. *694*
Rhodes, B.A., s. Wagner, H.N., Jr. 881, *918*
Rhodes, B.A., s. Zolle, I. 227, 229, *264*
Rhodes, B.H., s. Buchanan, W.J. 227, *255*
Rhodes, J., s. Jacobs, A. 357, 359, *406*
Rhodes, P.G., s. Moser, K.M. 305, *332*
Rhoton, A.L. *45*
Rhoton, A.L., Eichling, J., Pergossian, M. ter *45*
Rhoton, A.L., Klinkerfuss, G.H., Lilly, D.R., Pergossian, M. ter *45*
Rhyne, A.L., s. Burt, R.L. 219, *220*

Rhyne, A.L., s. Whitley, J.E. 884, *919*
Ricard, S., s. Raynaud, C. 564, 634, *692*
Riccabona, G. 293, 296, *333*, 751, *763*
Riccabona, G., Bandtlow, K., Madersbacher, H., Bauer, H., Neuberer, G., Fill, H. 601, 604, *692*
Riccabona, G., Dittrich, P. 629, *692*
Riccabona, G., Falkensammer, M., Bauer, H. 796, *846*
Riccabona, G., Jünger, H., Bauer, H. 820, *846*
Riccabona, G., Porpaczy, F. 745, 747, *763*
Riccabona, G., s. Bandhauer, K. 515, *674*
Riccabona, G., s. Bauer, H. 573, *674*
Riccabona, G., s. Scharfetter, F. *46*
Riccioni, N. 821, *846*
Riccioni, N. Becchini, M.F., Navalesi, R., Lofaro, A. 821, *846*
Riccioni, N., s. Rosa, U. 193, *207*
Rice, F.A.H. 421, *446*
Rice, F.A.H., Connolly, J., Aziz, K., McCurdy, J.D. 421, *446*
Rice, F.A.H., Darden, J.H. 421, *446*
Rice, F.A.H., Shaikh, B. 421, *446*
Richards, A.N., Westfall, B.B., Bott, P.A. 619, 628, *692*
Richards, B., s. Barnard, D. 560, 561, *674*
Richards, J.B., s. Karelitz, J.R. 139, *150*
Richards, J.D.M., s. Nightingale, D. 382, 383, *409*
Richards, J.T., s. Sutton, J.P. 895, *918*
Richards, M., s. Hales, I. 137, *150*
Richards, P., s. Atkins, H.L. 438, 440, 767, *832*, 882, *913*
Richards, P., s. Eckelman, W. 882, *914*
Richards, P., s. Eckelmann, W.C. 625, 626, 627, *678*
Richards, P., s. Harper, P.V. 766, *839*
Richards, P., s. Hauser, W.H. 4, *39*, 487, *505*, 540, 615, *681*
Richards, P., s. Klopper, J.F. 625, 627, *686*
Richards, P., s. Smith, T.D. 353, *410*
Richards, P., s. Stang, L.G. *47*
Richards, P., s. Steigman, J. 626, *695*
Richards, T., s. McLachlin, J. 471, *481*
Richardson, R.H., s. Welch, M.H. 242, *264*
Richartz, M., s. Kempfle, B. 106, *114*
Richert, J., s. Pfeifer, K.J. 585, 592, 649, *691*
Richet, G., s. Ardaillou, R. 212, *219*
Richie, J.P., Fonkalsrud, E.W. 829, *846*
Richmond, J., s. Donaldson, G.W.K. 383, *404*
Richmond, M.H., s. Alexander, W.D. 126, *148*
Richter, E., s. Altenbrunn, H.-J. 246, *254*
Richter, J., s. Ohlen, J. 776, *844*
Richter, M.W., s. Freeman, L.M. 563, *679*
Rick, W., s. Fritsch, W.P. 757, 758, 759, *761*
Rickard, K.A., Morley, A., Howard, D., Stohlman, F., Jr. 419, *446*
Rickard, K.A., Shadduck, R.K., Morley, A., Stohlman, F., Jr. 419, *446*
Ricketts, C., Jacobs, A., Cavill, I. 367, *410*
Ridell, B., s. Branehög, J. 458, *465*
Ridell, B., s. Lundin, P.M. 398, *408*
Rider, L.A., s. Burdine, J.A. 278, *330*
Riebel, Th., s. Bublitz, G. 788, *834*
Riedwyl, H., s. Vögeli, B. 644, 645, *696*
Riedwyl, H., s. Vorburger, C. 636, *696*
Rieke, W.O. 429, *446*
Rieke, W.O., Schwarz, M.R. 426, 427, 428, *446*
Rieke, W.O., s. Caffrey, R.W. 428, *441*
Rieke, W.O., s. Clancy, J., Jr. 428, *441*
Rieke, W.O., s. Everett, N.B. 424, 425, 426, 427, *442*
Ries, C.A., Price, D.C. 457, 458, 464, *469*
Riesco, J., s. Lopez, O. 824, *842*
Rieselbach, R.E., Chiro, G. di, Freireich, E.J., Rall, D.P. 53, *96*
Riest, M., s. Locher, J.Th. 606, *687*
Rifkind, D., s. Palmer, D.L. 905, *917*
Rigaud, A., s. Blanquet, P. 859, 860, 862, *871*
Riggs, D.S., s. Stanbury, J.B. 128, *152*
Rijk, P.P. van, Graaf, C.N. de, Hamer, C.J.A. van den 767, *850*
Rimmer, A.R., s. Hutchinson, F. *40*
Rimmer, D., s. Wray, R. *483*
Rindi, P., s. Bianchi, C. 634, 644, *674*
Ristic, M., s. Stefanovic, S. 775, *848*
Rittenberg, D., s. London, I.M. 369, *408*
Ritter, G., s. Emrich, D. *37*
Ritter, U., s. Adlung, J. 776, *832*
Ritz, E., s. Andrassy, K. 473, *477*
Ritz, E., s. Winkel, K. zum 526, *698*
Ritzow, E., s. Barth, L. 318, *329*
Ritzow, H., s. Barth, L. 318, *329*
Rivera, J., s. Weinberg, A. 921, *930*
Rizzi, J., s. Weinberg, A. 921, *930*
Robbins, J., s. Rawson, R.W. 178, 183, *183*
Robbins, P.J., Fortman, D.L., Lewis, J.T. 227, 228, *261*
Robert, D., s. Grosdidier, J. 817, *838*
Robert, J., Montaut, J., Picard, L., Naoun, A., Lepoire, J. 32, *45*
Robert, J., Naoun, A., Picard, L., Montaut, J., Bertrand, R.A. 32, *45*
Robert, J., s. Kaiffer, M. *40*
Robert, J., s. Mamo, L. 5, *42*
Robert, J., s. Nouel, J.P. 485, 488, *506*
Roberts, s. Clayton 601
Roberts, A., s. Hertz, S. 117, *150*
Roberts, B.E., Miles, D.W., Woods, C.G. 398, *410*
Roberts, B.E., s. Spiers, F.W. 396, 401, *410*
Roberts, B.M., s. Huff, R.L. 369, *406*
Roberts, M., s. Davis, E.R. 547, *677*
Roberts, R.C., Sonnentag, C.O., Frisbie, J.H. 473, *482*
Roberts, R.C., s. Weir, G.J. *483*
Roberts, V.C. *482*
Roberts, V.C., s. Sabri, S. 474, *482*
Robertson, A., s. Winter, C.C. 535, 536, *697*
Robertson, G.L. 663, 665, *692*
Robertson, G.L., Mahr, E.A., Athar, S., Sinha, T. 663, *692*
Robertson, I.W.K., s. McGill, P.E. 131, *151*
Robertson, J.F.S., s. Beevers, D.G. *674*
Robertson, J.I.S., s. Brown, J.J. 671, *676*
Robertson, J.I.S., s. Padfield, P.L. 671, 672, *690*
Robertson, J.S., s. Bond, V.P. 429, *440*
Robertson, J.S., s. Fliedner, T.M. 415, 418, 423, 428, 430, 432, 433, 435, *442*
Robertson, J.W.K., s. Lazarus, J.H. 100, *114*
Robertson, J.W.K., s. Shimmins, J. 126, 130, *152*
Robertson, J.W.K., s. Stephen, K.W. 99, 100, 101, 106, *115*
Robinowitz, M., Mathew, J., Eckelman, W., Harbet, J. 252, *262*
Robinson, A.E., Goodrich, J.K., Spock, A. 232, *262*
Robinson, A.E., Rosse, W.F., Goodrich, J.K. 439, *446*
Robinson, G.A., s. Murphy, E.A. 453, *468*
Robinson, P.K., s. Blackwood, W. *35*
Robinson, S.H., Brecher, G., Lourie, I.S., Haley, J.E. 424, 434, *446*
Robinson, W., s. Metcalf, D. 420, *445*
Robinson, W.A., Entringer, M.A., Otsuka, A.L. 419, 420, *447*

Robinson, W.A., Mangalik, A. 423, 447
Robinson, W.A., Pike, B.L. 419, 447
Robinson, W.A., s. Mack, T. 420, 444
Robinson, W.A., s. Mangalik, A. 419, 420, 421, 444
Robinson, W.A., s. Otsuka, A.L. 421, 446
Robson, J., s. Boyd, R.E. 540, 670, 675
Rocha, C.E. da, Pellizzaro, R.R. 824, 835
Roche, M., s. Layrisse, M. 356, 407
Rochna Viola, E.M., Garreta, A.C. de 359, 410
Rochna Viola, E.M., s. Varela, J.E. 398, 411
Rockett, J.F., Buchignani, J.S., Jr. 823, 846
Rockett, J.F., s. Young, R.L. 49
Rockett, J.F., Friedman, B.I., Wennemark, J.R., Miller, K.D., Jr. 826, 846
Rockof, M.L., s. Peters, P.E. 532, 577, 604, 652, 691
Rodari, A., s. Buraggi, G.L. 829, 834
Rodbard, D. 692
Rodbard, D., Catt, K.J. 189, 207
Rodbard, D., Hutt, D.M. 189, 202, 207
Rodbard, D., Weiss 202, 203
Roddich, J.W., Gerbic, A.B., Flanagan, G. 927, 930
Rodriguez, C., s. Cuaron, A. 835
Rodriguez, J., MacDonald, N.S., Taplin, G.V. 227, 262
Rodriguez-Antunez, A. 526, 550, 692, 857, 860, 875
Rodriguez-Antunez, A., Alfidi, R.J. 867, 869, 875
Rodriguez-Antunez, A., Alfidi, R.J., Gill, W.M. 875
Rodriguez-Antunez, A., Egleston, T.A., Fillion, E.J. 859, 860, 862, 866, 867, 875
Rodriguez-Antunez, A., s. Figueroa, J.E. 549, 550, 679
Rodriguez-Antunez, A., s. Filson, E.J. 37
Rodriguez-Antunez, S., s. McIntyre, W.J. 689
Roedeler, H.D., s. Langhammer, H. 336, 345, 349, 351
Roedler, H.D., s. Kaul, A. 6, 274, 331, 536, 615, 650, 685, 767, 840
Roedler, H.D., s. Langhammer, H. 500, 506
Röhl, L., s. Möhring, K. 629, 689
Röhl, L., s. Winkel, K. zum 526, 698
Römer, M., s. Grebe, S.F. 6, 38, 650, 680
Rösch 765
Rösler, H. 573, 620, 649, 693

Rösler, H., Baumgartner, M.W., Ramos, M., Zuppinger, A. 266, 309, 317, 318, 319, 333
Rösler, H., Huber, P. 8, 11, 45
Rösler, H., Huber, P., Hesse, M. 45
Rösler, H., Hünig, R., Noseda, G. 266, 279, 280, 281, 285, 286, 290, 291, 300, 328, 333
Rösler, H., Kinser, J., Stalder, A. 45
Rösler, H., Ramos, M., Kinser, J., Hoffmann, W., Schnaars, P., Zuppinger, A. 231, 247, 262, 266, 281, 285, 293, 297, 300, 313, 333
Rösler, H., Ramos, H., Merenda, C. 266, 318, 320, 333
Rösler, H., s. Fuchs, W.A. 837
Rösler, H., s. Horst, W. 399, 406, 521, 684
Rösler, H., s. Ramos, M. 266, 267, 270, 286, 287, 288, 289, 290, 291, 309, 312, 317, 318, 319, 320, 321, 324, 325, 333
Rösler, H., s. Schnaars, P. 266, 303, 333
Rösler, H., s. Stalder, A. 47
Rösler, H., s. Weidmann, P. 531, 697
Roessle, R., Roulet, F. 778, 846
Rogausch, H., s. Köbler, H. 879, 916
Roger, V., s. Pana, I. 776, 845
Rogers, R.M., Kuhl, D.E. 246, 262
Rogers, W.M. 118, 152
Rogge, U., s. Weise, W. 535, 697
Rogge, V., Schmidt, W., Otto, H.J. 534, 535, 693
Rogo-Ortega, J.M., s. Genest, J. 672, 680
Rohloff, R., Hast, B., Leisner, B., Heinze, H.G. 569, 573, 576, 616, 693
Rohloff, R., Leisner, B., Hast, B., Heinze, H.G. 693
Rohloff, R., s. Hast, B. 573, 681
Rohloff, R., s. Heinze, H.G. 577, 579, 682
Rohloff, R., s. Leisner, B. 606, 687
Rohman, A., s. Oberhausen, E. 576, 616, 617, 618, 633, 690
Rohrer, R.H., s. Smith, E.M. 473, 482
Roig, J., Moss, W.T., Quinn, J.L. III 45
Rolfs, H.E., s. Espiritu, C.R. 859, 867, 873
Rollo, F.D. 124, 152
Rollo, F.D., Land, F.H. de 778, 846, 884, 889, 917
Romanini, A., Troncone, L. 859, 866, 875
Romani, S., s. Pozza, F. 859, 875
Romer, J., s. Pollahne, W. 766, 845
Romhilt, D.W., s. Wellman, H.N. 238, 264
Rommel, K., Gladtke, E., Mahr, G., et al. 846
Rommey, S.L., s. Metcalfe, J. 926, 930

Rompel, K., Wiedemann, O. 45
Ronai, P., Winchell, H.S., Anger, H.O., Lawrence, J.H. 377, 391, 410
Ronai, P.M. 807, 831, 846
Ronai, P.M., Baker, R.J., Bellen, J.C., Collins, P.J., Lander, H. 802, 803, 807, 846
Ronai, P.M., s. Baker, R.J. 767, 832
Ronai, P.M., s. Ludbrook, J. 782, 842
Roncaia, R., s. Carulli, N. 801, 834
Roncari, G., s. Meldolesi, U. 643, 689
Roncari, G., s. Meldolesi, U.G. 745, 762
Ronchetti, R., Geubelle, F., Chantraine, J.M., Senterre, J. 288, 293, 333
Roo, M.J. de 821, 836
Roos, B., s. Branehög, J. 454, 456, 462, 465
Roos, B., s. Odartchenko, N. 428, 445
Roos, B.O., s. Lindberg, R.S. 778, 842
Roos, P., s. Kraaijenhagen, H.A. 106, 114
Roos, P., s. Thys, L.G. 141, 152
Roos, P., s. Weiner, J.D. 141, 153
Roost, K.T., s. Raffin, S.B. 356, 410
Roper, T.J., s. Witcofski, R.L. 49
Rosa, U. 217, 222
Rosa, U., Bianchi, R., Federighi, C., Scasselati, G.A., Donato, L. 215, 222
Rosa, U., Scassellati, G.A., Pennsis, F., Riccioni, N., Gianoni, P., Giordani, R. 193, 207
Rosarius, C., s. Marx, P. 42
Rosch, J., s. Priest, R.W. du, Jr. 808, 836
Rosche, G., s. Markwardt, J. 865, 874
Rose, B., s. Bentivoglio, L.G. 265, 276, 284, 285, 299, 329
Rose, R.G., s. Nelson, R.S. 760, 763
Rose, S., s. Little, J.R. 424, 444
Rosen, A., s. Beermann, B. 752, 757, 760
Rosen, F.S., s. Kevy, S.V. 895, 916
Rosen, J.A., s. Wang, Y. 48
Rosen, S.M., Hollenberg, N.K., Dealy, J.B., Jr., Merrill, J.P. 526, 693
Rosen, S.M., s. Hollenberg, N.K. 652, 662, 684
Rosen, S.M., s. Truniger, B. 526, 696
Rosen, S.W., s. Schlaff, S. 191, 207
Rosenbaum, J.L. 639, 643, 693
Rosenbaum, J.L., Mikail, M., Wiedmann, F. 639, 693
Rosenberg, R.N., s. Alazraki, N.P. 34
Rosenberg, S.A., s. Glatstein, F. 907, 915

Rosenblum, A.L., Bouner, H., Jr., Milder, M.S., Bronner, V.J., Weinstein, M.A., Cook, A.J., Carbone, P.R. 896, *917*
Rosenfeld, J., s. Lubin, E. 550, *688*
Rosenfield, A.T., Schneider, P.B. 778, *846*
Rosenoer, V.M., s. Smallwood, R.A. 796, 797, *848*
Rosenthal, D.S., s. McNeil, B.J. 375, 377, 401, *408*
Rosenthal, L., s. Sieniewicz, D.J. 247, *262*
Rosenthal, S.M., White, E.C. 772, *846*
Rosenthall, I. 563, 579, 601, 603, *693*
Rosenthall, L. 8, 10, 25, *45*, 251, *262*, 476, 477, *482*, 540, 547, 560, 562, 563, 579, 584, 595, 601, 603, *693*, 701, *742*, 773, 802, 804, *846*
Rosenthall, L., Ambhanwong, S., Stratford, J. *45*
Rosenthall, L., Chan, J., Sidhu, R., Stratford, J. *45*
Rosenthall, L., Greyson, N.D. 476, 477, *482*
Rosenthall, L., Greyson, N.D., Martin, R.H. 564, 581, *693*
Rosenthall, L., Lisboa, R., Banerjee, K. 894, 900, *917*
Rosenthall, L., Mangel, R., Lisbon, A.R., Lacourciere, Y. 581, 583, 584, 585, 592, *693*
Rosenthall, L., Martin, R.H. *45*
Rosenthall, L., Reit, E.C. 563, 595, *693*
Rosman, P., s. Valenstein, E. 32, *48*
Ross, E.M., s. Brodsky, J. 450, 454, 463, *465*
Ross, F.G., s. Matthews, A.W. 786, *843*
Ross, F.G.M., s. McCarthy, C.F. 787, *843*
Ross, G.S., s. Bell, E.G. *92*
Ross, J.F., s. Hahn, P.F. 357, *405*
Ross, P., s. Landman, S. *41*
Ross, R., s. Trivellini, A. 490, *507*
Ross, W.M., s. Dossetor, J.B. 550, *678*
Rosse, C. 427, *447*
Rosse, C., s. Moffatt, D.J. 427, *445*
Rosse, C., s. Yoffey, J.M. 425, 426, 428, *448*
Rosse, W.F., s. Robinson, A.E. 439, *446*
Rosse, W.F., s. Horne, McD.K. III 378, 381, *406*
Rosselin, G., Dolais, J. 191, *207*
Rosselin, G., Tchobroutsky, E., Assan, R., Lellouch, J., Derot, M. 215, *222*
Rosselin, G., s. Assan, R. 216, *219*
Rossi, G. de, s. Troncone, L. 860, *876*
Rossi, P., s. Gould, H.R. 902, *915*
Rossi, R., Ferri, O. 490, *506*

Rossier, P.H., s. Bühlmann, A.A. 268, 296, 300, 314, *329*
Rossier, P.H., s. Müller, J.H. 224, *260*
Rossouw, S., s. Klopper, J.F. 11, 17, 23, 30, *41*
Rotenbuchner, G., s. Raptis, S. 757, 759, *763*
Roth, J., Glick, S.M., Klein, L.A., Peterson, M.J. 663, *693*
Roth, J., Gordon, P., Pastan, I. 188, *207*
Roth, J., s. Schlaff, S. 191, *207*
Rothauge, C.F. *693*
Rothballer, B., s. Baum, S. 17, *35*
Rothe, G., s. Steude, U. 516, *695*
Rothe, R., s. Heinze, H.G. 522, 584, 647, *682*
Rothe, R., s. Pfeifer, K.J. 584, 585, 592, 598, 625, 629, 631, 649, *691*
Rothe, R., s. Scherer, U. 787, *847*
Rothenberg, S.P. 198, 199, 200, *207*
Rothenberg, S.P., s. Joshpe, G. 891, 903, *916*
Rothenbuchner, G., Vanhealst, L., Birk, J., Golstein, I., Voigt, H.K., Fehm, H.L., Loos, U., Winkler, G., Schleyer, M., Raptis, S., Pfeiffer, E.F. 161, *162*
Rother, M.L., s. White, P. 369, 380, 381, 382, *411*
Rothfield, B. 663, *693*
Rothschild, E.D., s. Lathrop, K.A. 856, 857, 860, 861, *874*
Rothschild, E.O., s. Greenberg, E.J. 701, *741*
Rothschild, E.O., s. Weber, D.A. 701, *743*
Rothschild, M.A., Oratz, M., Schreiber, S.S. 775, *846*
Rothschild, M.A., s. Berson, S.A. 214, 215, *220*
Rothstein, G., Hugl, E.H., Chervenick, P.A., Athens, J.W., Macfarlane, J. 421, *447*
Rotte, K.-H., s. Altenbrunn, H.-J. 246, *254*
Roucayrol, J.C., s. Paraf, A. 771, *845*
Rouen, W., s. Börner, W. 345, *351*
Rouffignac, C. de, s. Baines, A.D. 513, *674*
Rougerie, J., s. Akerman, M. 18, *34*
Rouiller, C., s. Orci, L. 216, *221*
Roulet, F., s. Roessle, R. 778, *846*
Roux, A., Fischer, J., Leon, A., Ruberg, R. 904, 905, *917*
Roux, A., s. Fischer, J. 375, *404*, 438, *442*
Roux, A., s. Gamm, H. 438, *443*
Roux, B.T. le 145, *150*
Rouzaud, M., s. Planiol, T. *44*
Rovit, R.L., s. Bull, J.W.D. *35*
Rovner, D.R., s. Conn, J.W. 665, 671, *677*

Rowan, J.O., Cross, J.N., Tedeschi, G.M., Jennett, W.B. *45*
Rowlands, E.N., Edwards, D.A.W., Honour, A.J. 99, *115*
Rowlands, E.N., s. Honour, A.J. 99, *114*
Rowsell, H.C., s. Murphy, E.A. 453, *468*
Roy Ladurie, M. le, s. Silbert-Aidan, D. 285, 290, 291, 293, 296, 300, 325, 328, *333*
Roylance, J., s. Davies, E.R. 547, *677*
Roylance, P.J., s. Hudson, G. 426, *443*
Royston, C.M.S., Brew, S.S.J., Garnham, J.R., Stagg, B.H., Polak, J. 757, *763*
Rozenberg, M.C., s. Penny, R. 449, 454, 462, *469*
Rozental, P., Miller, E.B., Kaplan, E. 790, *846*
Rozman, C., s. Marquez, U.A. 817, *843*
Ruberg, R., s. Roux, A. 904, 905, *917*
Rubin, E., s. Levy, R.N. 457, *468*
Rubin, M.P., s. Spesivceva, V.G. 804, 807, *848*
Rubin, P., s. Thomas, R.A.E. 374, *410*
Rubin, S., s. Waxman, H.J. *48*
Rubini, J.R. 199, *207*
Rubini, J.R., Cronkite, E.P., Bond, V.P., Fliedner, T.M. 434, *447*
Rubini, J.R., s. Bond, V.P. 429, *440*
Rubini, J.R., s. Cronkite, E.P. 416, 417, 418, *441*
Rubio, R. s. Puig, R. 825, *846*
Ruckensteiner, E. 396, *410*
Ruckley, C.V., Das, P.C., Leitch, A.G., Donaldson, A.A., Copland, W.A., Repath, A.T., Scott, P., Cash, J.D. *482*
Ruckley, C.V., s. Milne, R.M. *481*
Rudd, T.G., s. Barnes, R.W. *477*
Rudd, T.G., s. McDonald, G.B. 477, *481*
Rudd, Th.G., O'Neal, J.T., Nelp, W.B. 51, *96*
Rudick, J., s. Chapman, M.L. 752, 756, *760*
Rudolph, A.M., Heyman, M.A. 539, *693*
Rudorff, K.H., Kröll, H.J., Herrmann, J. 160, *162*
Rudowski, W., s. Pawelski, S. 460, *469*
Rühle, K.H., s. Konietzko, N. 225, 237, 250, 251, *259*, 265, 278, 280, 286, 287, 288, 289, 290, 325, *331*
Rühle, K.H., s. Schlehe, H. 299, *333*
Ruetz, P.P., Meade, R.C. *45*
Ruff, F., Couture, J., Milic-Emili, J. 271, 292, 297, *333*
Ruff, F., s. Vernejoul, P. de 227, *256*

Ruile, K., s. Voss, R. 526, *696*
Rummel, W., s. Forth, W. 355, 356, 357, 363, *404*
Rumrich, G., s. Baumann, K. 619, 628, *674*
Runcan, V., Jovin, G., Suseanu, I., Hoanca, O., Gheorghescu, B. 812, 816, 821, 822, *846*
Runczik, I., s. Jebavy, P. 241, *259*
Runczik, I., s. Oppelt, A. 235, *261*
Rupp, E.M., s. Vodopick, H. 463, *469*
Ruppert, G., s. Reiners, Chr. 103, 106, 108, *115*
Rusch, V.R., s. Markoe, A.M. 855, *874*
Russ, N., s. Szilvasi, I. 770, 775, *849*
Russel, R.I., s. Harden, R.McG. 100, 106, *114*
Russell, M.H., s. Halnan, K.E. 396, 399, *405*
Russell, W.O., Ibanez, M.L., Clark, R.L., White, E.C. 177, *183*
Russo, A., s. Zanghi, M. 812, *852*
Ruth, C., s. Samánek, M. 236, 245, *262*
Rutishauser, G., s. Locher, J.Th. 606, *687*
Ryan, F.P., Smart, R.C., Preston, F.E., Holdsworth, C.D. 911, *917*
Ryan, R.J., s. Gharib, H. 158, *162*
Ryazanskaya, G.V., s. Zubovsky, G.A. 821, *852*
Rybakow, Z., Licinska, I., Lachnik, E., Kulesza, A., Sakowicz, A. 227, 229, *262*
Rybo, G. 361, *410*
Ryder, L.A., s. Burdine, J.A. 227, 229, 253, *255*
Ryerson, T.W., s. Klingensmith, W.C. 792, *841*
Ryo, U.Y., Colombetti, L.G., Polin, S.G., Pinsky, S.M. *482*
Ryo, U.Y., Moses, D.C., Milam, W.F. 797, *846*
Rytömaa, T., s. Kivilaakso, E. 422, *444*
Rytomaa, T. 422, *447*

Saba, T.M., Kaplan, E., Graham, L., Cornell, R.P. 766, 769, 783, *847*
Sabin, F.R., Cunningham, R.S., Doan, C.A., Kindwall, J.A. 414, *447*
Sabistan, B.C. 341, *351*
Sabiston, D.C., Wagner, H.N. 228, *262*
Sabiston, D.C., Jr., s. Goodrich, J.K. 278, *330*
Sabiston, D.C., s. Wagner, H.N. 224, 227, 238, *263*
Sabiston, D.C., Jr., s. Wagner, H.N., Jr. 305, *334*
Sabri, S., Roberts, V.C., Cotton, L.T. 474, *482*

Sabto, J., s. Grünfeld, J.P. 652, *680*
Sachs, L., s. Paran, M. 422, *446*
Sack, H., s. Olbing, H. 535, 611, *690*
Sack, H., s. Strötges, M.W. 535, 644, *695*
Sackett, J.F., Mosenthal, W.T., House, R.K., Jeffery, R.F. 812, *847*
Sacks, P.V., s. Katz, J. 460, *467*
Sacquet, E., s. Dukor, P. 428, *442*
Sadowska, B., s. Licińska, I. 228, *259*
Sadowsky, N.L., s. Greene, A.G. 807, *838*
Saenger, E.L., Thoma, G.E., Tompkins, E.A. 163, 164, *173*
Saenger, E.L., s. Berke, R.A. 253, *255*
Saenger, E.L., s. Nishiyama, H. 782, 808, *844*
Saenger, E.L., s. Seltzer, R.A. 878, *917*
Saenger, E.L., s. Silberstein, E.B. 701, *742*
Safa, A.M., Skillern, P.G. 172, *174*
Safta, T., s. Voinea, V. 523, *696*
Sage, H.H., Gozun, B.V. 927, *930*
Sage, H.H., Kizilay, D., Miyazaki, M., Shapiro, G., Sinha, B. 485, *506*
Sager, W., s. Zack, M. *919*
Sagerman, R.H., s. Johnson, P.M. 246, *259*
Saha, G.B., s. Farrer, P.A. 823, *837*
Sahadevan, V., Fraser, R. 758, *763*
Sahajanandan, V.K., s. Poulose, K.P. 825, *846*
Sainte-Marie, G., Leblond, C.P. 425, *447*
Sainte-Marie, G., Peng, F.S. 426, *447*
Sainte-Marie, G., s. Chan, C. 425, *441*
Sainte-Marie, G., s. Leblond, C.P. 426, *444*
Saint Laurent, J.E. de, s. Caroli, J. 810, *834*
Sairenji, E., s. Cavalieri, R.R. 5, 36, 810, *835*
Saito, H., Sargent, T., Parker, H.G., Lawrence, J.H. 359, 362, *410*
Sakamoto, A., s. Kaplan, E. 810, 821, 826, *840*
Saker, B.M., s. Kincaid-Smith, P. 526, 592, *686*
Sakimura, I.T., s. Wolfstein, R.S. 4, 7, *49*
Sakowicz, A., s. Rybakow, Z. 227, 229, *262*
Sakura, M., s. Oyamada, H. 246, *261*
Sakurai, A., Murayama, H., Suzuk, S. 861, *875*
Sakurai, K., Kido, C., Takeda, T., Hibino, K. 802, *847*

Salaman, J.R. 424, 482, 550, 568, *693*
Salamanca, F.E. de 752, *763*
Salambaschev, L., s. Erd, W. 577, *679*
Saldeen, T., s. Busch, C. *478*
Saldino, R.M., Mishkin, F.S. 866, *875*
Salganik, R.I., Argutinskaya, S.V., Bersimbaev, R.I. 757, *763*
Salmon, R.J., s. Loken, M.K. *42*
Saltman, S.E., s. Cohen, E.L. 669, 670, *677*
Saltzman, H.A., s. Horne, McD.K.III 378, 381, *406*
Salvetti, A., Arzilli, F., Sassano, P., Presola, A. 672, *693*
Salzman, E.W., s. Harris, W.H. *479*
Samánek, M. 250, *262*
Samánek, M., Houstek, J., Vávrová, V., Ruth, C., Snobl, O. 236, 245, *262*
Samaras, V., s. Anezyris, U. 349, *351*
Samaras, V., s. Pantazis, G. 51, 78, *95*
Sambhi, M.P., Wiedeman, M.C. 664, *693*
Samols, E. 215, *222*
Samols, E., Williams, H.S. *207*
Sampson, R.J., Oka, H., Key, C.R., Buncher, C.R., Itjima, S. 176, *183*
Sampson, R.J., Woolner, L.B., Bahn, R.C., Kurland, L.T. 176, *183*
Samson, D., Halliday, D., Nicholson, D.C., Chanarin, I. 369, 378, *410*
Samuels, L.D. *45*
Samuels, L.D., Hipple, T.F. *45*
Sandberg, G., s. Ernström, U. 428, *442*
Sanders, A.P., s. Krueger, R.P. 520, *687*
Sanders, A.P., s. Maria, W. de 518, *678*
Sanders, M.G., Schimmel, E.M. 757, 759, *763*
Sanders, R.C., James, A.E., Jr., Fischer, K. 827, *847*
Sanders, Th.P., s. Kuhl, D.E. 32, *41*
Sandin, B., s. Kreel, L. 858, *874*
Sandler, P., s. Blaufox, M.D. 611, *675*
Sandusky, W.R., s. Benjamin, B.I. 901, *913*
Sanfilippo, L.J., s. Goldman, S.M. 246, *257*
Sanger, F., Tuppy, H. 215, *222*
Sa-Ngobwarchar, P. 812, 822, 826, *847*
Sannazzari, G.L., s. Benassi, E. 531, 552, *674*
Sansi, P., s. Webber, M.M. *483*
Santolicandro, A., s. Giuntini, C. 230, 231, *257*
Sanwald, R., s. Andrassy, K. 473, *477*
Sapeika, N. 626, *693*

Sapirstein, L.A., Herrold, M.R., Janakis, M., Ogden, E. 622, 623, 630, *693*
Sapirstein, L.A., Vidt, D.G., Mandel, M.J., Hanusek, M.J. 622, 623, 630, *693*
Sargent, T., s. Fawwaz, R.A. 355, 358, *404*
Sargent, T., s. Saito, H. 359, 362, *410*
Sarkady, B., s. Goldschmidt, B. 461, *467*
Sartin, M.A., Bogardus, C.R., Smith, C. 138, *152*
Sartor, K., Hill, B.J., Jerva, M.J. *96*
Sasahara, A.A., Belko, J.S., McIntyre, K.M. 238, *262*
Sasahara, A.A., Belko, J.S., McIntyre, K.M., Sharma, G.V.R.K., Morse, R.L. 239, *262*
Sasahara, A.A., Belko, J.S., Simpson, R.G. 231, 232, *262*
Sasaki, K., Nakamura, S., Takezawa, Y., et al. 793, 794, *847*
Sasaki, M., Aird, R.B., Kennedy, R., Kerber, C., Newton, T.H., Powell, M. *45*
Sasaki, Y., s. Iio, M. 765, 773, 776, 795, 797, *839*
Sassano, P., s. Salvetti, A. 672, *693*
Satyavanich, S., s. Williams, E.D. 131, *153*
Sauer, G.F., s. Keller, H.I. 540, *685*
Sauer, H., s. Horst, W. 396, *406*
Sauer, J. 11, *45*
Sauer, J., Göbbeler, T., Meissen, E., Magnus, L., Strötges, M.W. 490, *506*
Sauer, J., Heissen, E., Strötges, M.W. *45*
Sauer, J., Strötges, M.W. *46*
Sauer, J., s. Fiebach, O. *37*
Sauer, J., s. Göbbeler, T. 490, *505*
Sauer, J., s. Otto, H. 44, 51, 71, 72, 76, *95*
Sauer, R. 701, 703, 732, *742*
Sauer, R., Fridrich, R., Fahrländer, H. 788, *847*
Sauer, R., Fridrich, R., Thiel, G., Enderlin, F. 526, 585, *693*
Sauer, R., Friedrich, R., Fahrländer, H. 909, *917*
Sauer, R., Hartweg, H., Fridrich, R. 706, *742*
Sauer, R., Müller, J. 808, 814, 821, *847*
Sault, L.A. du, s. Eyler, W.R. 802, *837*
Sault, L.A. du, s. McGinnis, K.D. *42*
Sault, L.A. du, s. Shaw, R.A. *46*
Sautter, R.D., s. Weir, G.J. *483*
Savitskaya, A.A., s. Zubovsky, G.A. 821, *852*
Savvas, Ch., s. Pantazis, G. 51, 78, *95*

Sawas-Dimopulu, C., s. Anezyris, U. 349, *351*
Sawitsky, A., s. Levy, R.N. 457, *468*
Sayar, S.N., s. Murphy, S. 452, *468*
Scassellati, G.A., s. Rosa, U. 215, *222*
Scassellati, G.A., s. Rosa, U. 193, *207*
Scatliff, J.H., s. Radcliffe, W.B. *45*
Schäfer, H., s. Haas, R.J. 308, *330*
Schaefer, H., s. Koeppe, P. 536, *686*
Schaefer, H.E., s. Fischer, R. 880, 905, *914*
Schäfer, K.H., s. Bender-Götze, C. 361, *403*
Schäfer, K.H., s. Heinrich, H.C. 355, 359, 361, 384, *406*
Schaffhauser, R., s. Reiners, Chr. 103, 106, 108, *115*
Schaffner, E., s. Leborgne, F.E. 485, *506*
Schaffner, F., Sherlock, S., Leevy, C.M. 766, *847*
Schaffner, F., s. Popper, H. 766, *846*
Schalekamp, M.A.D., s. Padfield, P.L. 671, 672, *690*
Schalkhäuser, K., s. Clorius, J.H. 606, *677*
Schall, G.L. 112, *115*
Schall, G.L., Anderson, L.G., Buchignani, J.S., Wolf, R.O. 105, 106, *115*
Schall, G.L., Anderson, L.G., Wolf, R.O., Herdt, J.R., Tarpley, Th.M., Cummings, N.A., Zeiger, L.S., Talal, N. 106, 110, *115*
Schall, G.L., Chiro, G.di 104, *115*
Schall, G.L., Heffner, R.R., Handmaker, H. 11, *46*
Schall, G.L., Larson, S.M., Anderson, L.G., Griffith, J.M. 106, *115*
Schall, G.L., Zeiger, L.S., Chiro, G. di, Birner, W.H., Matsen, F. *46*
Schall, G.L., s. Larson, St.M. 65, *95*
Schambelan, M., s. Biglieri, E.G. *675*
Schambelan, M., s. Korobkin, M. 673, *686*
Schapiro, R.L., s. Christie, J.H. *36*
Schapiro, R.L., s. Go, R.T. 891, *915*
Schapiro, R.L., s. Go, T.R. 778, *838*
Scharfetter, F., Riccabona, G. *46*
Schattenkirchner, M., s. Büll, U. 701, 738, *740*
Schaub, N., s. Gruber, U.F. 474, *479*
Schawohl, P., Hennig, K., Thomas, E. 241, *262*
Scheck, K.D., s. Meurer, K.A. 669, 670, *689*
Schedl, H.P., s. Greenwald, A.J. 752, 753, *761*
Scheele, C. von, s. Kempi, V. *480*
Scheer, K.E. 538, *694*, 701, *742*
Scheer, K.E., s. Georgi, P. 490, *505*
Scheer, K.E., s. Maier-Borst, W. 921, *930*
Scheer, K.E., s. Schwab, W. 485, *506*

Scheer, K.E., s. Winkel, K. zum 48, 562, *698*, 927, *930*
Scheffel, U., s. McIntyre, P.A. 377, *408*
Scheffel, U., s. Stern, H.S. *47*
Scheibe, P.O., s. Grazia, J.A. de 521, 569, *678*
Scheibe, P.O., s. Nardo, S.J. de 769, 770, 775, 794, 812, 816, 823, 826, *836*, 887, 893, 909, *914*
Scheiblinger, W., s. Cremer, J. 910, *913*
Scheinberg, I,H., s. Sternlieb, I. 797, *848*
Scheinberg, L.C., Taylor, J.M. *46*
Scheitlin, W., s. Weidmann, P. 531, *697*
Scheler, F. 673, *694*
Scheler, F., s. Emrich, D. 528, 529, *678*
Schellinger, D., Axelbaum, St. P. 538, *694*
Schellinger, D., s. Harbert, J.C. 23, *39*
Schelstraete, K., s. Pauwels, R. 300, *332*
Schenck, P. 490, *506*
Schenck, P., Lange, D., Müller, S., Claussen, C. *694*
Schenck, P., Potempa, J., Gelinsky, P. 606, *694*
Schenck, P., s. Frank, P. 524, *679*
Schenck, P., s. Günther, R. 595, *680*
Schenck, P., s. Lange, D. 573, 601, *687*
Schenck, P., s. Winkel, K. zum 526, 562, *698*
Schenk, P., Gerspach, A., Schnabel, K. *46*
Schenk, P., Klar, E., Pietrowski, W. *46*
Schenk, P., Penholz, H., Pietrowski, W., Tornow, W. *46*
Schenk, P., s. Choné, B. 701, *740*
Schenk, P., s. Clausen, C. 861, 865, 867, *872*
Scherak, O., s. Aigner, P. 783, 788, *832*
Scherer, K., s. Novak, D. 237, 249, *260*
Scherer, K., s. Sill, V. 232, 242, 245, *262*
Scherer, U., Büll, U., Rothe, R., Eisenburg, J., Schildberg, F.W., Meister, P., Lissner, J. 787, *847*
Scherl, N.D., s. Luthra, M.S. 789, *843*
Schermuly, W., Behrend, H., Pöhls, P.H. 500, *506*
Scherrer, M., s. Bühlmann, A.A. *330*
Scheurlen, H., s. Frank, P. 524, *679*
Scheybani, M.Sch., s. Frey, K.W. 701, *741*
Schiebler, G.L., s. Pearson, H.A. 891, 910, *917*
Schiefer, W., Kazner, E. *46*

Schiff, L., Stevens, C.D., Molle, W.E., Steinberg, H., Kumpe, C.W., Stewart, P. 99, *115*
Schiffer, L., s. Atkins, H.L. 438, *440*
Schiffer, L.M., Price, D.C., Cuttner, J., Cohn, S.H., Cronkite, E.P. 385, *410*
Schiffer, L.M., s. Chanana, A.D. 425, *441*
Schildberg, F.W., s. Scherer, U. 787, *847*
Schimmel, E.M., s. Sanders, M.G. 757, 759, *763*
Schirmeister, J., s. Hallauer, W. 522, *681*
Schlaff, S., Rosen, S.W., Roth, J. 191, *207*
Schlegel, J.U., Bakule, P.T. 606, *694*
Schlegel, J.U., Warlick, J. 569, *694*
Schlegel, J.U., s. Bueschen, A.J. 606, 607, 609, *676*
Schlegel, J.U., s. Galen, N.R. 564, 601, *680*
Schlegel, J.U., s. Keane, J.M. 601, 604, *685*
Schlegel, J.U., s. Mobley, J.E. 526, *689*
Schlehe, H., Rühle, K.H., Konietzko, N., Matthys, H., Adam, W.E. 299, *333*
Schlehe, H., s. Adam, W.E. 237, *254*
Schlehe, H., s. Konietzko, N. 237, 250, 251, *259*, 265, 325, *331*
Schleif, A., Alazraki, N.P., Halpern, S.E., Coel, M., Ashburn, W.L. 46
Schleyer, M., s. Rothenbuchner, G. 161, *162*
Schlichting, R., Präg, R., Wolf, F., Krönert, E. 769, *847*
Schlüter, I.H., s. Glaubitt, D.M.H. 377, 401, *405*
Schmahl, F.W., s. Huth, K. 461, *467*
Schmelka, D.D., s. Bramwit, D.N. *93*
Schmid, R., s. Gemsa, D. 378, 380, *404*
Schmid, R., s. Landaw, S.A. 369, *407*
Schmid, R., s. Raffin, S.B. 356, *410*
Schmidt, C., s. Werner, S.C. 163, *174*
Schmidt, C.F., s. Kety, S.S. 651, *685*
Schmidt, E., s. Wallnöfer, H. 766, *850*
Schmidt, F.W., s. Vido, I. 788, 790, 808, *850*
Schmidt, F.W., s. Wallnöfer, H. 766, *850*
Schmidt, G.H., s. Isitman, A.T. 230, 231, *258*
Schmidt, H., s. Pensky, W. *691*
Schmidt, H.A.E. 538, *694*
Schmidt, H.A.E., Chen, Th., Michele, E. *694*
Schmidt, H.A.E., s. Keiderling, W. 796, *840*

Schmidt, H.A.E., s. Kisseler, B. 859, 862, 866, *874*
Schmidt, H.A.E., s. Michele, E. *875*
Schmidt, J., s. Pixberg, H.U. 547, *692*
Schmidt, K.J., Haas, J.P., Brod, K.H., Wolf, R., Dietz, H. 4, *46*
Schmidt, K.J., Pierach, C.A., Ay, R., Wolf, R., Brod, K.H. 553, 554, 573, *694*
Schmidt, K.J., s. Haas, J.P. 38, 769, 838, 880, *915*
Schmidt, K.J., s. Pierach, C.A. 531, *691*
Schmidt, K.R., Pfeifer, K.J., Seyffart, G., Kantlehner, R., Heinze, H.G. 585, *694*
Schmidt, K.R., s. Pfeifer, K.J. 662, *691*
Schmidt, L. 102, 105, 106, 108, 109, 110, 111, *115*
Schmidt, L., s. Golde, G. 106, 108, *114*
Schmidt, L., s. Winkel, K. zum *115*
Schmidt, M., Eisenburg, J. 775, *847*
Schmidt, M., Eisenburg, J., Stich, W. 775, *847*
Schmidt, P., s. Kletter, K. 623, *686*
Schmidt, R., s. Biersack, H.J. 886, *913*
Schmidt, W., Mahlstedt, J., Joseph, K. 632, *694*
Schmidt, W., s. Glasenapp, G.B. *114*
Schmidt, W., s. Kessler, L. 105, 106, *114*
Schmidt, W., s. Rogge, V. 534, 535, *693*
Schmidt-Habelmann, B., Ponto, R., Zamora, R., Castaneda, A. 293, *333*
Schmidt-Mende, M., s. Heinze, H.G. 525, 554, 649, *682*
Schmidt-Wittkamp, H. 46
Schmilowski, M., s. Haubold, U. 488, *505*
Schmitt, H.E., s. Fridrich, R. 472, 473, *479*
Schmitt, H.E., s. Mueller-Brand, J. *481*
Schmitz-Feuerhake, I., Fröhlich, H., Hutzermeyer, H. 651, 657, 661, *695*
Schmitz-Feuerhake, I., Tägder, K., Fröhlich, H., Pixberg, H.U., Haubold, E. 770, *847*
Schmode, G., s. Münzel, M. 106, 112, *115*
Schmoigl, S., Veverka, L. 46
Schmolke, M., s. Heimpel, H. 391, *405*
Schmoll, H., Wurm, D. 788, *847*
Schmukler, M., Workman, J.B. 46
Schnaars, P., Rösler, H., Stocker, F.P., Hagmann, P. 266, 303, *333*

Schnaars, P., s. Rösler, H. 231, 247, 262, 266, 281, 285, 293, 297, 300, 313, *333*
Schnaars, P., s. Stalder, A. 47
Schnabel, K., s. Schenk, P. 46
Schnappauf, H., s. Chanana, A.D. 425, *441*
Schneck, O., s. Wascher, H. 538, *696*
Schneeberger, R. 433, *447*
Schneegans, E., s. Gros, Ch. M. 51, *94*
Schneider, C. 46, 862, *875*
Schneider, C., Montz, R. 373, 377, 392, *410*, 861, *875*
Schneider, C., Prévot, H., Jr. 46
Schneider, C., Prévot, H., Jr., Tzonos, T. 46
Schneider, C., s. Horst, W. 521, *684*
Schneider, C., s. Montz, R. 370, 371, 372, 373, 375, 376, 380, 388, 389, 391, 392, 397, 398, *408*
Schneider, C., s. Novak, D. 247, 249, 261, 297, *332*
Schneider, C., s. Prévot, H. 44
Schneider, G., s. Buchali, K. 771, *834*
Schneider, P.B., s. Rosenfield, A.T. 778, *846*
Schnitzer, B., Sodemann, T., Mead, M.L., Contacos, P.G. 879, 910, *917*
Schön, H., Wolf, F., Zeller, W., Kleyensteiger, G. 766, *847*
Schöne, D., s. Hauschild, G. 644, *681*
Schoen, H., s. Grebe, S.F. 488, *505*
Schoen, U., s. Nägele, E. 238, *260*
Schönenberger, G.A., s. Locher, J.Th. 606, *687*
Scholz, A. 561, *695*
Scholz, A., Hauge, A., Oeff, K. 531, *695*
Scholz, A., s. Blum, K.W. 623, *675*
Scholz, A., s. Botsch, H. 623, 624, 636, *675*
Scholz, H., s. Ell, P.J. 4, 26, *37*
Scholz, S. 51, *96*
School, J.A., s. Sweet, W.H. 51, 54, *96*
Schooley, J.C., Berman, I. 424, *447*
Schooley, J.C., Bryant, B.J., Kelley, L.S. 425, *447*
Schoot, J.B. van der 141, *152*
Schoot, J.B. van der, s. Akker, H.P. van den 104, 105, 106, *112*
Schoot, J.B. van der, s. Hör, G. 488, *505*
Schoot, J.B. van der, s. Langhammer, H. 336, 345, 349, *351*, 500, *506*
Schopman, W., s. Jonker, J.J. 461, *467*
Schopmen, W., s. Ottolander, G.J. *481*
Schrader, H., Hirschbauer, M., Mundinger, F. 10, *46*
Schraibman, I.G. 827, *847*

Schramm, E., s. Heidenreich, P. 540, 627, 629, *682*
Schreck, W.R., Holmes, J.H. 538, *695*
Schreiber, M.H. 553, *695*
Schreiber, S.S., s. Rothschild, M.A. 775, *846*
Schreiner, D.P. 375, *410*
Schreyer, H., s. Schwarz, G. 20, *46*
Schrier, S.L., s. Greenberg, P.L. 420, *443*
Schröder, A., s. Meurer, K.A. *689*
Schröder, E., s. Assan, R. 216, *219*
Schröder, H., Schütte, H. 640, *695*
Schröder, K.E., s. Raptis, S. 757, 759, *763*
Schröder, M., s. Hossmann, K.A. 2, *40*
Schröter, W., s. Bender-Götze, C. 361, *403*
Schröter, W., s. Heinrich, H.C. 355, 359, 361, 384, *406*
Schubothe, H., s. Heimpel, H. 379, 393, *405*
Schuelke, M., s. Schwartz, K.D. 808, 821, *847*
Schürmann, K., s. Zeitler, E. 51, 52, 74, *97*
Schütte, H., s. Schröder, H. 640, *695*
Schulhof, L.A., Heimburger, R.F. *46*
Schulmann, et al. 601
Schult, O., s. Weinreich, R. 540, 566, *697*
Schulte, P., s. Winkler, C. 569, 576, *697*
Schultz, J.L., s. Witcofski, R.L. *49*
Schultze, B., s. Hughes, W.L. 434, *443*
Schulz, D., s. Biersack, H.J. 886, *913*
Schulz, D.H., s. Schulz, D.M. 878, *917*
Schulz, D.M., Giordano, D.A., Schulz, D.H. 878, *917*
Schulz, K., Nowotny, P., Bast, G., Preussner, S., Konrad, H., Kiencke, H. 398, *410*
Schulz, K., s. Dabels, J. 461, *466*
Schulze, P.E., s. Buttermann, G. 767, 775, 796, *834*
Schumacher, H.R., Erslev, A.J. 364, *410*
Schuman, B.M., s. Eyler, W.R. 802, *837*
Schussheim, A., s. Jaros, R. 745, 750, *762*
Schussler, G.C., Plager, J.E. 156, *162*
Schut, L., s. Stuart, M. 461, *469*
Schutt, A.J., s. Berquist, T.H. 745, 750, *760*
Schwab, W., Scheer, K.E., Winkel, K. zum 485, *506*
Schwab, W., Winkel, K. zum 495, 498, *506*
Schwabe, H., s. Felix, R. 232, *256*
Schwabe, H.U., s. Felix, R. 237, *256, 257*

Schwartz, A., s. Pearson, H.A. 900, 903, *917*
Schwartz, A.D., s. Spencer, R.P. 885, 888, 889, 891, 903, 911, *918*
Schwartz, C., s. Kim, K.E. 636, *685*
Schwartz, F.D., Madeloff, M.S. 623, *695*
Schwartz, K.D., Finck, W., Fuchs, E., Schuelke, M. 808, 821, *847*
Schwartz, K.D., Galle, B., Meyer, H., Karsten, V., Dietrich, R. 613, *695*
Schwartz, K.-D., Krüger, M. 353, *410*
Schwartz, K.D., Stolpe, H.J. *695*
Schwartz, L., s. Sharney, L. 370, *410*
Schwartz, M., s. Ditzel, J. 640, *678*
Schwartz, R.D., s. Herrera, N.E. 491, *505*
Schwartz, S.I., s. Spar, I.L. 475, *482*
Schwartz-Porsche, D., s. Meinhold, H. 855, *875*
Schwarz, G., Schreyer, H., Argyropoulos, G. 20, *46*
Schwarz, G., s. Fueger, G.F. 701, *741*
Schwarz, K.K., s. Zita, G. 796, *852*
Schwarz, M.R. 428, *447*
Schwarz, M.R., s. Rieke, W.O. 426, 427, 428, *446*
Schwarzendorfer, A., s. Hör, G. 620, 625, 627, 629, 636, 646, *683*
Schwarzhaupt, W., s. Manczak, G. *688*
Schwegler, N., s. Fuchs, W.A. *837*
Schweikert, J.R., s. Carey, R.M. 671, *676*
Schwieger, G., s. Hirschbiegel, H. *39*
Sciascia, R., s. Tori, G. *47*
Scoccianti, P., s. Bauer, G.C.H. 701, *739*
Scoggins, B.A., Coghlan, J.P., Oddie, C.J., Wintour, E.M., Cain, D.M., Hudson, B. 204, *207*
Scott, G., s. Cavalieri, R.R. 5, 26, *36*
Scott, J.K., s. Kornberg, H.A. 224, *259*
Scott, J.K., s. Smith, G.A. *46*
Scott, J.L., s. McMillan, R. 436, *445*
Scott, J.S., Halnan, K.E., Shimmins, J., Kostaki, P., McKenzie, H. 179, 180, *183*
Scott, K.G., s. Cavalieri, R.R. 810, *835*
Scott, M.M., s. Lambie, J.M. 472, *481*
Scott, P., s. Ruckley, C.V. *482*
Scott, R., Jr., s. Mani, P. 534, *688*
Scriba, P.C., s. Erhardt, F. 160, 161, *162*
Scully, R.E., s. Castleman, B. 797, *834*
Scuncio, G., s. Kutka, M. 513, *687*
Scuncio, G., s. Pavoni, P. 517, *691*
Seabrook, M.L., s. Tansy, M.F. 758, *763*
Seale, D.L., s. Teates, C.D. 902, *918*

Sealey, J.E., Gerten-Banes, J., Laragh, J.H. 663, *694*
Sealey, J.E., Laragh, J.H. 663, 664, 667, 668, *694*
Sealey, J.E., s. Laragh, J.H. 663, 669, 671, 672, 673, *687*
Sealey, J.E., s. Vaughan, E.D., Jr. 672, *696*
Seaman, A.J., s. Osgood, E.E. 433, *445*
Seaman, W.B., Power, W.E. 485, *506*
Seaton, A., Lapp, N.L., Chang, C.H.J. 249, *262*
Seaton, D.A., s. Goldberg, A. 375, *405*
Secker-Walker, R., Potchen, E.J. *482*
Secker-Walker, R.H., Evens, R.G. 234, *262*
Secker-Walker, R.H., Provan, J.L. 245, *262*, 319, *333*
Secker-Walker, R.H., Provan, J.L., Jackson, J.A., Goodwin, J. 319, *333*
Secker-Walker, R.H., Shepherd, E.P., Cassell, K.J. *694*
Secker-Walker, R.H., Siegel, B.A. 231, 232, 234, 235, 242, 245, 246, *262*
Secker-Walker, R.H., s. Alderson, P.O. 244, *254*, 288, 293, 303, *329*
Seftel, H., s. Green, R. 361, 362, *405*
Segal, R.J., s. Myers, J. 911, *917*
Segal, R.L., Silver, S., Yohalem, S.B., Feitelberg, S. 165, *174*
Sehrbundt, M., s. Kleihues, P. 3, *41*
Seidel, P., s. Frey, K.W. 535, 557, *680*
Seidl, S. 450, 451, 452, 453, 454, 458, 459, 462, *469*
Seidlova, V., s. Kuba, J. 771, *841*
Seifert, E., Hundeshagen, H., Dittmann, A., Paul, F. 745, 747, 749, 750, *763*
Seifert, J. 539, *694*
Seitz, D., s. Gauwerky, F. *38*
Seitz, D., s. Pohlenz, O. 25, *44*
Seldinger, S.I. 212, *222*
Self, A.M., s. Terry, J.H. 896, 897, *918*
Selkurt, E.E. 517, *694*
Selmair, H., s. Sinn, H. 766, *848*
Selroos, O. *469*
Seltzer, R.A., Kereiakes, J.G., Saenger, E.L. 878, *917*
Selverstone, B. *96*
Semple, P.F., s. Beevers, D.G. *674*
Semprebene, L., s. Kutka, M. 513, *687*
Semprene, L., s. Pavoni, P. 517, *691*
Senge, Th., s. Berghaus, H. 545, *674*
Senterre, J., s. Ronchetti, R. 288, 293, *333*
Sephton, R.G., Morley, B.J., Steven, L.W., Andrews, J.T., Cornell, S.N. *46*
Sephton, R.G., s. Morley, B.J. *43*

Senn, N. 911, *917*
Serafini, A.N., Hupf, H.B., Lindberg, D., Smoak, W.M., Gilson, A.J. 767, *847*
Serafini, A.N., s. Sheldon, J.J. 11, *46*
Setälä, K., Siurala, M., Nyyssönen, O., Tarkiainen, E. 745, *763*
Setälä, K., Tarkannen, J., Tarrkiainnen, E., Nyyssönen, O. 102, 106, *115*
Seth, J., s. Toft, A.D. 172, *174*
Sevcik, M., s. Kuba, J. *41*
Severinghaus, J.W., Swenson, E.W., Kackso Finley, T.N., Lategola, M.T., Williams, J. 307, *333*
Sevitt, S., Gallagher, N.G. 471, 473, *482*
Sevrin, R., s. Bobinet, D.D. 792, *833*
Sewatkar, A.B., Patel, M.C., Sharma, S.M. 766, *847*
Seybold, K., s. Reiners, Chr. 103, 106, 108, *115*
Seyffart, G., s. Pfeifer, K.J. 662, *691*
Seyffart, G., s. Schmidt, K.R. 585, *694*
Seyfried, H., s. Aigner, P. 783, 788, *832*
Seyss, R. 807, *847*
Sfontouris, J., s. Koutras, D.A. 126, 141, *150*
Sha, V., s. Hughes, W.L. 434, *443*
Shaaks, R.G., s. Hadden, D.R. 168, *173*
Shadduck, R.K., s. Rickard, K.A. 419, *446*
Shadduk, R.K. 422, *447*
Shafer, B.C., s. White, P. 369, 380, 381, 382, *411*
Shafer, R.B., s. Varley, P.F. 854, *876*
Shah, J.P., s. Tollefsen, H.R. 177, *183*
Shah, K.D., Neill, C.A., Wagner, H.N., Taussig, H.B. 893, *917*
Shaikh, B., s. Rice, F.A.H. 421, *446*
Shakespear, R.A., s. Burke, C.W. 156, 157, *161*
Shakidi, N.T., s. Rao, L.M. 895, *917*
Shaldon, S., Chiandussi, L., Guevara, L., Caesar, J., Sherlock, S. 769, 782, 793, *847*
Shambaugh, G.E., Quinn, J.L., Oyasu, R. 138, *152*
Shames, D.M., s. Hattner, R.S. 801, *839*
Shanbour, L.L. 752, 756, *763*
Shand, D.G., Mackenzie, J.C., Caddel, W.R., Cato, J. 560, 561, *694*
Shands, W.C. 142, *152*
Shanser, J.D., Moss, A.A., Clark, R.E., Palubinskas, A.J. 901, *918*
Shapiro, G., s. Sage, H.H. 485, *506*
Shapiro, M., s. Winston, M.A. 789, *851*
Shapiro, R. 74, *96*
Sharma, G.V.R.K., s. Sasahara, A.A. 239, *262*

Sharma, S., Quinn, J.L. *46*
Sharma, S.M., Patel, M.C., Ramanathan, P., Ganatra, R.D. 911, *918*
Sharma, S.M., s. Sewatkar, A.B. 766, *847*
Sharney, L., Schwartz, L., Wasserman, L.R., Port, S., Leavitt, D. 370, *410*
Sharney, L., s. Gevirtz, N.R. 380, *404*
Sharpe, A., s. King, E.R. 859, 866, 867, *874*
Sharpe, A.R., Jr., Kountos, H.A., Magee, J.H., Oates, J.F. 516, *694*
Sharpstone, P., Rake, M.O., Shilkin, K.B., et al. 809, 811, *847*
Shaw, R.A., Sault, L.A. du, Wilner, H.I. *46*
Shaw, R.K., s. Freeman, L.M. 547, *679*
Shea, A.W., s. Loken, M.K. 438, *444*
Shea, F.J., s. Wang, Y. *48*
Shea, W.H., s. Mettler, F.A. 777, *843*
Sheagren, J.N., Block, J.B., Wolff, S.M. 783, *847*
Sheagren, J.N., Block, J.B., Trautman, J.R., Wolff, S.M. 783, *847*
Sheagren, J.N., Toble, J.E., Fox, L.M., Wolff, S.M. 783, *847*
Sheagren, J.N., s. Bird, D.C. 783, *833*
Shealey, C.N., Aronow, S., Brownell, G.L. *46*
Shearer, M., s. Cudkowicz, M. 432, *442*
Sheffer, R.Y., Pribylowsky, S.L. 825, *847*
Sheffer, R.Y., Pribylowsky, S.L., Bychinowa, L.S. 825, *847*
Sheikh, M.I., Møller, J.V., Jørgensen, K.E. 628, *694*
Sheldon, J.J., Smoak, W.M., Gargano, F.P., Watson, D.D. *46*
Sheldon, J.J., Smoak, W.M., Serafini, A.N., Raskin, M.M. 11, *46*
Sheline, G., s. Becker, D.V. 165, 166, 167, *172*
Sheline, G.E., s. Dobyns, B.M. 164, *173*
Shelley, W.B., Parnes, H.M. 423, *447*
Shemin, D., s. London, I.M. 369, *408*
Shenkin, H.A., s. Guttermann, P. *38*
Shepherd, E.P., s. Secker-Walker, R.H. *694*
Sheppard, C.W., Jordan, G., Hahn, P.P. 766, 768, *847*
Sheppard, G., s. Marlow, C.G. 628, *688*
Sheppard, M.A., s. Gimlette, T.M.D. *38*
Sheppard, M.A., s. Simmons, V. *482*
Sheppard, R.H., s. Fleming, J.F.R. 85, 88, 91, *93*

Sheppard, R.H., s. Tator, C.H. 51, 62, *96*
Sheps, S.G., s. Hunt, J.C. 531, 672, *684*
Sherlock, S. 766, 776, 793, *848*
Sherlock, S., s. Clain, D. 801, *835*
Sherlock, S., s. Kew, M.C. 652, 662, *685*
Sherlock, S., s. Schaffner, F. 766, *847*
Sherlock, S., s. Shaldon, S. 769, 782, 793, *847*
Sherlock, S., s. Smallwood, R.A. 796, 797, *848*
Sherlock, S., s. Tavill, A.S. 801, *849*
Sherlock, S., s. Tavill, A.S.E. 896, *918*
Sherman, A.I., Pogossian, M. ter 485, *507*
Sherman, L., s. Covey, T.H. 473, *478*
Sherman, L.A., s. Coleman, R.E. *478*
Sherman, L.A., s. Harwig, J.F. *479*
Sherry, S., s. Alkjaersig, N. 475, *477*
Sherwin, I., s. Boller, F. *35*
Sherwood, L.M., s. Potts, J.T., Jr. 189, *207*
Shibata, H.N., s. Farrer, P.A. 823, *837*
Shibel, E.M., Tisi, G.M., Moser, K.M. 249, *262*
Shibel, E.M., s. Kravis, T.C. *480*
Shichiri, M., s. Goriga, Y. 860, *873*
Shida, H., s. Tada, S. 807, *849*
Shields, J.B., s. George, E.A. 770, 793, *837*
Shields, R., s. Griffith, G.H. 751, 753, 754, *761*
Shiffman, F., s. Baum, S. 17, *35*
Shigeno, K., s. Cowan, R.J. 10, *36*
Shigeta, I., s. Goriga, Y. 860, *873*
Shih, W.J., s. Yeh, S.H. 812, 816, 822, *851, 852*
Shilkin, K.B., s. Sharpstone, P. 809, 811, *847*
Shillingford, J.P. 374, 375, *410*
Shimeoni, A., s. Lubin, E. 822, 826, *842*
Shimizu, Y., s. Kawata, H. 809, *840*
Shimkin, P.M., s. Doppman, J.L. 212, *220*
Shimmins, J., Alexander, W.D., McLarty, D.G., Robertson, J.W.K., Sloan, D.J.P. 126, 130, *152*
Shimmins, J., Harden, R.McG., Alexander, W.D. 120, *152*
Shimmins, J., Hilditch, T., Harden, R.McG., Alexander, W.D. 129, *152*
Shimmins, J., Hilditch, T.E., Harden, R.McG., Alexander, W.D. 126, 131, *152*
Shimmins, J., Jasani, B., Hilditch, T., Harden, R.McG., Alexander, W.D. 126, *152*

Shimmins, J., s. Alexander, W.D. 100, *113*, 124, 127, 132, *148*
Shimmins, J., s. Dagg, J.H. 380, *403*
Shimmins, J., s. Hilditch, T.E. 125, 126, 134, *150*
Shimmins, J., s. McGill, P.E. 131, *151*
Shimmins, J., s. Scott, J.S. 179, 180, *183*
Shimoaka, K., Sokal, J.E. 140, *152*
Shipley, B.A., s. Lin, M.S. 227, *259*
Shipley, R.A., Chudzik, E.B. 128, *152*
Shipley, L., s. O'Reilly, S. 797, *845*
Shirkey, A.L., Wukasch, D.C., Beall, A.C., Jr., Gordon, W.B., Jr., Bakey, M.E. de 896, *918*
Shiu, M.H., Monahan, W.G., Raisis, A., Laughlin, J.S., Fortner, J.G. 831, *848*
Shizume, K., s. Nagataki, S. 128, *151*
Shkurkin, C., s. Dyke, D. van 375, 377, *411*
Shobe, J.B., s. Gazzaniga, A.B. *479*
Shock, N.W., s. Watkin, D.M. *696*
Shoop, J.D. 810, *848*
Shoop, J.D., s. Shreeve, W.W. 776, *848*
Short, M.D., Glass, H.J., Chisholm, G.D., Vernon, P., Silver, D.J. 564, 565, 615, *694*
Short, M.D., s. Szur, L. 383, *410*, 912, *918*
Short, W.F., Nedwich, A., Levy, H.A., Howard, J.M. 812, *848*
Shreeve, W.W., Shoop, J.D., Ott, D.G., McInteer, B.B. 776, *848*
Shuiman, K., Martin, B.F., Popoff, N. *96*
Shuler, S.E., Meckstroth, G.R., Maxfield, W.S. 606, *694*
Shuler, S.E., s. Hatchette, J.B. 860, 861, 865, 866, 867, 869, *873*
Shulman, K., s. Carter, Th.E. 88, *93*
Shulman, N.R., Marder, V.J., Hiller, M.C., Collier, E.M. 458, *469*
Shulman, N.R., Tagnon, H.J. 472, *482*
Shurkin, C., s. Dyke, D. van 439, *447*
Siddiqui, N., s. Levy, L.M. 7, *41*
Sidhu, R., s. Rosenthall, L. *45*
Siegel, B., s. Archer, E.G. 853, *871*
Siegel, B.A., Potchen, E.J. 223, 225, 235, *262*
Siegel, B.A., s. Alderson, P.O. 34, 64, 92, 139, 141, *148*
Siegel, B.A., s. Coleman, R.E. *478*
Siegel, B.A., s. Feigin, D.S. 18, *37*
Siegel, B.A., s. Hamilton, R.G. 883, *915*
Siegel, B.A., s. Harwig, J.F. *479*
Siegel, B.A., s. James, A.E. 606, 609, *684*

Siegel, B.A., s. Secker-Walker, R.H. 231, 232, 234, 235, 242, 245, 246, *262*
Siegel, M.E., Malmud, L.S., Rhodes, B.A., Bell, W.S., Wagner, H.N. 475, *482*
Siegel, N.H., s. Brodsky, J. 450, 454, *465*
Siegel, S., s. Barth, L. 318, *329*
Siegenthaler, W. 663, *694*
Siegenthaler, W., s. Weidmann, P. 531, *697*
Sielaff, H.J. 760, *763*
Sielaff, H.J., s. Deininger, H.K. 862, *872*
Siemens, J.K., s. Meisel, St.B. *43*
Siemens, W., s. Harper, P.V. 2, *39*
Siemsen, J.K., Waxman, A.D., Leins, P.A., McIff, B. 811, 814, 821, 826, *848*
Siemsen, J.K., s. Lee, G.C. 786, *842*
Siemsen, J.K., s. Waxman, A.D. 4, 5, 7, *48*, 770, 775, 807, *850, 851*, 886, 892, *919*
Siemsen, J.K., s. Wolfstein, R.S. 4, 7, *49*
Siegd, C.D., s. Gordon, A.S. 419, *443*
Sieniewicz, D.J., Rosenthal, L., Herba, M.J., Burgess, J.H. 247, *262*
Sierig, H.W. 897, *918*
Sigel, R.M., Becker, D.V., Hurley, J.R. 884, 889, *918*
Sigman, E.M., Bender, M., Blau, M. *694*
Sigman, E.M., Elwood, Ch.M., Reagan, M.E., Morris, A.M., Catanzaro, A. 625, *694*
Sigmund, E., s. Adam, W.E. 516, *673*
Sigmund, E., s. Haas, R.J. 308, *330*
Sigmund, E., s. Konietzko, N. 278, 280, 286, 287, 288, 289, 290, *331*
Sikkema, D., s. Goldwasser, E. 364, *405*
Silah, J.G., s. Kaplan, N.M. 672, *685*
Silberstein, A.B., Levy, L.M. *46*
Silberstein, E.B., Saenger, E.L., Tofe, A.J., Alexander, G.W., Park, H.M. 701, *742*
Silbert-Aidan, D., Roy Ladurie, M. le, Ranson-Bitker, B., Brigand, H.le 285, 290, 291, 293, 296, 300,
Silen, W., s. Birkett, D. 752, 756, *760*
Silen, W., s. O'Brien, P. 752, 756, *763*
Silingardi, V., s. Ascari, E. 829, *832*
Sill, V., Völkel, N., Scherer, K., Novak, D., Montz, R. 232, 242, 245, *262*
Silois, S.E., s. Varley, P.F. 854, *876*
Silvain, G., s. Kreel, L. 858, *874*

Silver, D.J., s. Short, M.D. 564, 565, 615, *694*
Silver, L., s. Baum, S. 808, *833*
Silver, S., s. Segal, R.L. 165, *174*
Silver, T.M., Moses, D.C., Bookstein, J.J., Redlin, W.L. 231, *262*
Silver, T.M., s. Moses, D.C. 305, *332*
Silverman, S., Nardo, G.L. de, Glatstein, E., Lipton, M.J. 907, *918*
Silverman, S., s. Lipton, M.J. 829, *842, 916*
Silverstein, G.E., s. Burke, G. 120, 131, *148, 168, 173*
Silverstein, M.N. 399, *410*
Silverstein, M.N., Remine, W.H. 383, *410*
Silverstein, S., s. Levy, M. 7, *41*
Simeck, C.M., s. Dworkin, H.J. 224, *256*
Siminovitch, L., Graham, A.F. 433, *447*
Simkovics, M., Farkas, I., Kadar, G.Y. *96*
Simkovics, M., s. Paraicz, E. 53, 54, 68, 84, 88, *95*
Simmins, J., s. Harden, R.McG. 100, 106, *114*
Simmons, E.L., s. Nordyke, R.A. 533, 552, *690*
Simmons, V., Sheppard, M.A., Cox, A.F. *482*
Simon, H., Felix, R., Pensky, W., Fricke, G. 242, *262*
Simon, H., s. Felix, R. 237, 240, 241, *257*, 313, *330*
Simon, H., s. Pain, M.C.F. 286, 291, 299, *332*
Simon, J.L., s. Lorentz, W.B. *42*
Simon, W., s. Keyes, J.W., Jr. 778, *841*
Simone, J.V., s. Choi, S.I. 462, *466*
Simons, G.H., s. Miller, M.S. 7, *43*
Simpson, R.G., s. Sasahara, A.A. 231, 232, *262*
Simpson, W.J. 141, *152*
Sims, J.L., s. Gollin, F.F. 808, *838*
Sinagowitz, E., s. Moll, E. 103, *114*
Sinclair, J.D., s. Dollery, C.T. 265, 271, *330*
Sinclair, J.D., s. Dyson, N.A. 265, 271, 273, *330*
Šindelář, J., s. Raban, P. 227, *261*
Sindermann, F., Bechinger, D., Dichgans, J. *46*
Singer, P. 640, *694*
Singh, M., s. Genant, H.K. 703, 732, *741*
Singhal, S.S., s. Harding, L.K. 225, *257*
Sinha, B., s. Sage, H.H. 485, *506*
Sinha, T., s. Robertson, G.L. 663, *692*
Sinkover, A., s. Czerniak, P. 746, 747, 749, 751, 754, *761*
Sinkower, A., s. Czerniak, P. 745, 747, *761*

Sinn, H., Selmair, H., Georgi, P., Maier-Borst, W. 766, *848*
Sinn, H., s. Georgi, P. 51, 54, 60, 61, 83, 88, *94*
Sinn, H., s. Maier-Borst, W. 921, *930*
Sinn, H., s. Möhring, K. 629, *689*
Sinn, H., s. Paal, G. 474, *481*
Sinn, H., s. Nuri, M. 474, *481*
Sinn, L.G., s. Bromer, W.W. 216, *220*
Sinniah, R., Neill, D.W. 363, *410*
Sipe, C.R., s. Cronkite, E.P. 425, *442*
Sise, H., s. Harris, W.H. *479*
Sisher, C.M., s. Dams, R.D. *93*
Siskind, G.W., s. Karpatkin, S. 458, 459, 464, *467*
Sisson, J.C. 127, *152*
Sisson, J.C., s. Giulio, W. di 209, 211, *220*
Sitterson, B.W., s. Edwards, C.L. 377, *404*
Siurala, M., s. Setälä, K. 745, *763*
Siwicki, H., s. Jasinski, W.K. 701, *742*
Skanse, B., Gynning, I., Hedenskog, I. *115*
Skårberg, K.O., s. Lockner, D. 368, 369, *407*
Skarin, A.T., Davey, F.R., Moloney, W.C. 908, *918*
Skelley, D.S., Brown, L.P., Besch, P.K. 190, *208*
Skillern, P.G., s. Safa, A.M. 172, *174*
Skillman, T.G., Mazzaferri, E.L., Gwinup, G. 168, *174*
Skinner, R.W.S., s. Giulio, W. di 853, *872*
Sklaroff, D.M. 552, *694*
Sklaroff, D.M., Charkes, N.D. 337, 338, *351*, 701, *742*
Sklaroff, D.M., s. Charkes, N.D. 701, *740*
Skor, R.B., s. Briggs, R.C. *35*
Skupenova, A., Makaiova, F., Makai, F., Hupka, S., Pipa, V. 736, *742*
Sky-Peck, H.H., s. Kofman, S. 701, *742*
Slater, S.L., s. Perlmutter, M. 140, *151*
Slavnov, V.N. 797, *848*
Slavnov, V.N., Yefimov, A.F. 640, *694*
Slavotinek, A.H., s. Ludbrook, J. 782, *842*
Slichter, S., s. Finch, C.A. 366, 367, 368, 369, 370, 372, 379, 388, 390, *404*
Slichter, S.J., Harker, L.A. 460, *469*
Slichter, S.J., s. Harker, L.A. 450, 456, 460, 461, *467*
Sloan, D.J.P., s. Shimmins, J. 126, 130, *152*
Sloan, L.W., Feind, C.R. 118, *152*
Slyke, D.D. van, s. Möller, E. 617, 618, *689*

Smagin, B.I., s. Liass, F.M. 51, *95*
Small, M.S., s. Gray, H.W. 129, *149*
Smallwood, R.A., McIlveen, B., Rosenoer, V.M., Sherlock, S. 796, *848*
Smallwood, R.A., Williams, R.A., Rosenoer, V.M., Sherlock, S. 797, *848*
Smart, R.C., s. Ryan, F.P. 911, *917*
Smeets, E.H.J., s. Bartelnik, E. 745, *760*
Smidt, K.P., Johnston, E. 172, *174*
Smilo, R.P., s. Pavlatos, F.Ch. 217, *221*
Smith, A., s. Lehrer, H. *41*
Smith, A.H., s. Spiers, F.W. 396, 401, *410*
Smith, B.A., s. Cooney, D.P. 451, 462, *466*
Smith, B.H., s. Kalyanaraman, K. *40*
Smith, C., s. Ficken, V. 227, 251, *257*
Smith, C., s. Sartin, M.A. 138, *152*
Smith, Ch.D., s. Perkerson, R.B. *44*
Smith, C.W., s. Halpern, S.E. *39*
Smith, D.R., s. Black, M.B. 595, *675*
Smith, D.W., s. Mannell, T.J. 275, 279, 280, 282, 283, 287, 288, 289, *332*
Smith, E.M. 46, 767, *848*
Smith, E.M., Brownell, G.L., Ellett, W.H. 253, *262*
Smith, E.M., Harris, C.C., Rohrer, R.H. 473, *482*
Smith, E.M., s. Ashkar, R.P. 209, *219*
Smith, E.M., s. Bauer, G.C.H. 736, *739*
Smith, E.M., s. Marks, A. 278, *332*
Smith, E.M., s. Tow, D.E. 225, *263*
Smith, F.G., s. Cohen, M.L. 644, *677*
Smith, F.W., s. Gillick, J.B. 801, *838*
Smith, G.A., Thomas, R.G., Scott, J.K. *46*
Smith, G.A., s. Moore, G.E. 1, 2, *43*
Smith, G.E., s. Greer, M.A. 132, *150*
Smith, H.W. 617, 619, 623, *694*
Smith, J.B., McIntosh, G.H., Morris, B. *447*
Smith, J.F., s. Millar, W.T. *481*
Smith, J.R., s. Dworkin, H.J. 225, 252, *256*
Smith, J.W., s. Jaffe, B.M. *684*
Smith, K.D., s. Ursprung, H. 198, *208*
Smith, L.B., Williams, R.D. 808, *848*
Smith, L.F. 215, *222*
Smith, M., s. Smoak, W.M. 776, *848*
Smith, M.D., s. Szur, L. 375, 383, 398, *410*
Smith, N., s. Meschan, I. 573, *689*
Smith, N.J.D. 103, *115*
Smith, P.H.S., s. Barrett, J.J. 701, *739*
Smith, R.N., Wilson, G.M. 168, *174*

Smith, T., s. Edmonds, C.J. 179, *183*
Smith, T.D., Richards, P. 353, *410*
Smith, V.L., s. Bachrach, W.H. 859, 861, *871*
Smoak, W., s. Marks, A. 278, *332*
Smoak, W.M., Gilson, A.J. *46*
Smoak, W.M., Smith, M., Kenny, P.J. 776, *848*
Smoak, W.M., s. Serafini, A.N. 767, *847*
Smoak, W.M., s. Sheldon, J.J. 11, *46*
Sneider, S.E., Dooley, D.M. *46*
Snobl, O., s. Samánek, M. 236, 245, *262*
Snodgrass, S.R., s. Overton, M.C. *44*
Snyder, W.S., Ford, M.R., Warner, G.G., Fisher, H.L. 473, *482*
Sobel, E.S., s. Paley, K.R. 128, *151*
Sobrail, J.M.V., s. Baptista, A.M. 745, *760*
Sobral, J.M.V., s. Clode, W.H. 747, *761*
Socolow, E.L., Ingbar, S.H. 120, *152*
Sodd, V.J., s. Subramanian, G. *694*
Sodee, D.B. 2, 4, *46*, 147, *152*, 853, 857, 858, 859, 860, 861, 867, *875*
Sodemann, T., s. Schnitzer, B. 879, 910, *917*
Söderborg, B., s. Enfors, B. 106, *113*
Söderborg, B., s. Lying-Tunell, U. *95*
Söderström, N. 879, 904, *918*
Sölvell, L., s. Hallberg, L. 356, 359, *405*
Sofer, W.H., s. Ursprung, H. 198, *208*
Sohn, H., s. Tabern, D.L. 634, *695*
Soiderer, M.H., s. Cohn, H.J. *36*
Soin, J.S., s. Beal, W. 816, *833*
Soin, J.S., s. McKusick, K.A. 242, *260*
Sokal, J.E., s. Shimoaka, K. 140, *152*
Sokhnin, A.G., s. Dederer, Y.M. 825, *835*
Solan, M.J., s. Browse, N.L. 474, *478*
Solaric-George, E.A., Fletcher, J.W., Neston, W.T., Henry, R.E., Donnati, R.M. 540, 550, 568, *694*
Solarie, E., s. Fischer, D.S. 862, *873*
Solis, B.A., s. Nagai, T. *221*
Solomon, D.H., s. Chopra, I.J. 160, *162*
Solomon, R.B., Clatanoff, D.V. 450, 453, 454, 460, *469*
Soloway, A.H., Aronow, S., Kaufman, C., Alcius, J.F.B., Whitman, B., Messer, J.R. *46*
Solth, K., s. Meyer, W.W. 878, *916*
Som, P., s. Hosain, F. 54, 56, *94*
Som, P., s. Wagner, H.N. *97*
Sommer, D.G., s. Hanelin, L.G. 801, *838*
Sommerville, I.F., s. Collins, W.P. 217, 218, *220*
Son, Y.H., Wetzel, R.A., Wlison, W.J. *46*

Sonderkamp, H., s. Georgi, M. 808, 820, *837*
Sonderkamp, H., s. Winkel, K. zum 579, *698*
Sonderkamp, H.M., s. Jost, H. 775, *840*
Sonderkamp, H.M., s. Winkel, K. zum 526, 545, 592, 601, *698*
Sonenberg, M., s. Rall, J.E. 182, *183*
Song, C., s. Goldman, A.B. 820, *838*
Song, Ch., s. Goldman, A.B. 902, *915*
Sonnemaker, R.E., s. Burdine, J.A. 227, 229, 253, *255*
Sonnenberg, M., s. Benua, R.S. 181, 182, *183*
Sonnentag, C.O., s. Roberts, R.C. 473, *482*
Sonntag, A., s. Frey, K.W. 701, *741*
Soper, B.A., s. Staab, E.V. 88, 89, 90, *96*
Sorby, P.J., s. Boyd, R.E. 540, 670, *675*
Sordat, B., s. Odartchenko, N. 428, *445*
Sorensen, L.B., Archambault, M. 120, *152*
Sorenson, J.A., s. Blanc, H. de 11, *36*
Sorkin, A., s. Halko, A. 569, *680*
Sorkin, E., Stecher, V.J., Borel, J.F. 415, *447*
Sorkin, E., s. Keller, H.U. 415, *444*
Sorsby, A., Wright, A.D., Elkeles, A. 1, *47*
Sorsdahl, O.A., Williams, C.M., Bruno, F.P. 103, 106, *115*
Sosi, S., s. Pasqualini, R. 227, *261*
Sosin, H., s. Kyriakides, G. 178, *183*
Sosin, L.D., s. Gabunija, R.J. 862, *873*
Sosonkin, s. Frenkel, V.Kh. 51, *94*
Sostre, S., Martin, N.D., Lucas, R.N., Strauss, H.W. 797, *848*
Sotgiu, G. 754, *763*
Soulen, R., s. Charkes, N.D. *478*
Sousa, M.A.B. de, s. Parrott, D.M.V. 426, *446*
South, M.A., s. Cooper, M.D. 424, *441*
Southard, M.E., s. Lin, S. 808, *842*
Southwick, H.W., s. Becker, F.O. 140, *148*
Soutoul, J.H., s. Planiol, Th. 924, *930*
Souza e Silva, N.A. de, s. Lazarchick, J. 827, *842*
Soveny, C., s. Hanski, J. 757, *762*
Soveny, C., s. Korman, M.G. 757, 759, *762*
Spada, S., s. Faglia, G. 161, *162*
Spar, I.L., Goodland, R.L., Schwartz, S.I. 475, *482*

Spar, I.L., Perry, J.M., Benz, L.L., Weese, J.A. de, Mahoney, E.B., Izzo, M.J., Schwartz, S.I., Yu, P.N. 475, *482*
Spar, I.L., Varon, M.I., Goodland, R.L., Schwartz, S.I. 475, *482*
Spar, I.L., s. Bale, W.F. 193, *204*
Spar, I.L., s. McArdle, R.J. 475, *481*
Sparchez, T., s. Gheorghescu, B. 788, 794, *837*
Sparks, L.L., s. Imura, H. 218, *221*
Sparks, R.D., s. Gammill, S.L. 802, *837*
Speck, B. 629, *694*
Speck, B., s. Fickers, M. 463, *467*
Specht, H., s. Ingrisch, H. 278, 280, 286, 287, 288, 289, 290, *331*
Specht, H.J., s. Wernze, H. 773, *851*
Spector, S. *208*
Spellberg, R.D., Suprenant, E.L., O'Reilly, R.J. 292, 312, 313, *334*
Spencer, R. *47*
Spencer, R., s. Treves, S. 401, *411*
Spencer, R.P. 862, *875*, 884, 891, 895, 912, *918*
Spencer, R.P., Kligerman, M.M. 798, 821, *848*
Spencer, R.P., Knowlton, A.H. 912, *918*
Spencer, R.P., Lange, R.C., Schwartz, A.D., Pearson, H.A. 885, 888, 889, 891, 903, 911, *918*
Spencer, R.P., Lange, R.C., Treves, S. 705, *742*
Spencer, R.P., McIntosh, S., Pearson, H.A., Touloukian, R.J. 767, 783, *848*
Spencer, R.P., McPhedran, P., Finch, S.C., Morgan, W.S. *918*
Spencer, R.P., Miller, R.E., Aantar, M.A. 767, 783, *848*
Spencer, R.P., Pearson, H.A. 879, 895, 896, 897, 899, 903, 904, 906, 909, 911, 912, *918*
Spencer, R.P., Pearson, H.A., Binder, H.A. 911, *918*
Spencer, R.P., Pearson, H.A., Lange, R.C. 885, 888, 889, 911, *918*
Spencer, R.P., Pearson, H.A., Touloukian, R.J. 885, 888, 889, 911, *918*
Spencer, R.P., Touloukian, R.J., Lange, R.C., Nuland, S.B., Fischer, D.S. 801, *848*
Spencer, R.P., Turner, J.W., Syed, I.B. 912, *918*
Spencer, R.P., Witek, J.T. 821, *848*
Spencer, R.P., s. Antar, M.A. 233, 254, 798, 801, *832*
Spencer, R.P., s. Caride, V.J. 770, 793, *834*
Spencer, R.P., s. Johnson, P.M. 878, 890, *916*
Spencer, R.P., s. Landgarten, S. 891, *916*

Spencer, R.P., s. Nuland, S.B. 895, *917*
Spencer, R.P., s. Pearson, H.A. 891, 900, 903, 910, *917*
Spencer, R.P., s. Sziklas, J.J. 769, 831, *849*
Spencer, R.P., s. Treves, S. 47, 564, 696, 878, *918*
Spencer, R.P., s. Witek, J.T. 798, 821, 823, 829, *851*, 898, *919*
Spesivceva, V.G., Rubin, M.P., Troscilo, O.D. 804, 807, *848*
Speziani, E., s. Davson, H. *36*
Spicer, S.S., Greene, W.B., Hardin, J.H. 450, *469*
Spiegelman, L., s. Steiner, D.F. 188, *208*
Spiers, F.W., Beddoe, A.H., King, S.D., Hayter, C.J., Smith, A.H., Burkinshaw, L., Roberts, B.E. 396, 401, *410*
Spilker, D., s. Konietzko, N. 278, 280, 286, 287, 288, 289, 290, *331*
Spitz, H.B., s. Wellman, H.N. 238, *264*
Spitznagel, J.K., s. Golub, E.S. 415, *443*
Spivak, J.L., s. Brubaker, L.H. 415, *441*
Spock, A., s. Robinson, A.E. 232, *262*
Spode, E., s. Ernst, H. 224, *256*
Spode, E., s. Gibel, W.H. 224, *257*
Spolter, L., s. Bobinet, D.D. 792, *833*
Spong, N., s. Dowdle, E. 797, *836*
Spreafico, G.L., Ballarati, U. 528, *694*
Sprent, J., s. Miller, J.F.A.P. 426, *445*
Spudis, E.V., Maynard, C.D. *47*
Spuler, H., s. Börner, W. *35*
Spurell, W.R., s. Hunt, J.N. 752, *762*
Spurr, C.L., s. Cooper, M.R. 458, 460, 464, *466*
Squire, C.R., s. Gimlette, T.M.D. *38*
Squires, R., s. Reed, D.J. *45*
Srinivason, N.V., s. Krishnamurthy, G.T. 241, *259*
Staab, E.V., Allen, J.H., Young, A.B., Soper, B.A., Meachen, W. 88, 89, 90, *96*
Staab, E.V., Babb, O.A., Klatte, E.C., Brill, A.B. 861, 862, 865, 867, 868, *875*
Staab, E.V., Hartman, R.C., Parrott, J.A. 801, *848*
Staab, E.V., Hopkins, J., Patton, D.D., Hanchett, J., Stone, W.J. 581, *695*
Staab, E.V., s. Carr, H.A. 147, *148*
Staab, E.V., s. Loken, M.K. 438, *444*, 526, *688*
Staab, E.V., s. Oldham, R.K. *95*
Stacy, B.D., Thorburn, G.D. 625, 626, *695*

Stadalnik, R.C., Matolo, N.M., Krohn, K.A., Jansholt, A.L., Nardo, G.L. de 807, *848*
Stadalnik, R.C., s. Nardo, G.L. de 770, 775, 794, 812, 816, 823, 826, *836*
Stadeler, H.J., s. Felix, R. 237, 240, *257*
Stadil, F. 759, *763*
Stadil, F., Rehfeld, J.F. 757, *763*
Stalder, A., Kinser, J., Rösler, H., Schnaars, P., Huber, P. *47*
Stalder, A., s. Rösler, H. *45*
Stäubli, Ph., s. Müller-Brand, J. 305, 307, *332*
Stagg, B.H., s. Royston, C.M.S. 757, *763*
Stahlheber, H., s. Forell, M.M. *873*
Stajnfl, S., s. Stefanovic, S. 775 *848*
Stalder, G.A., s. Fridrich, R. 745, 747, 752, 753, 754, *761*
Stamey, T.A. 645, *695*
Stamey, Th.A., s. Fair, R. 533, 673, *679*
Stanbro, W., Murphy, C.F. *47*
Stanbury, J.B., Brownell, G.L., Riggs, D.S., Perinetti, H., Itoir, J., Castillo, E.B. del 128, *152*
Stanbury, J.B., Groot, L.J. de 180, 181, 182, *183*
Stanbury, J.B., s. Groot, L.J. de 137, *149,*
Stanbury, J.B., s. Hayek, A. 123, *150*
Stanbury, J.B., s. Means, J.H. 118, *151*
Stanciu, M., s. Arseni, C. *34*
Stander, R.W., s. Rhamy, R.K. 535, *692*
Stanek, V., s. Jebavy, P. 241, *259*
Stang, L.G., Richards, P. *47*
Stangel, W., s. Beuerlein, I. 452, 453, 454, 457, *465*
Stanley, E.R., Metcalf, D. 419, *447*
Stanley, E.R., s. Chan, S.H. 419, *441*
Stanley, P.G., s. Hales, I. 137, *150*
Stannard, J.N., s. Kornberg, H.A. 224, *259*
Stanton, L., s. Croll, M.N. 882, *913*
Stapleton, J.E., Odell, R.W., McKamey, M.R. *47*
Stark, H., s. Reisner, S. 557, *692*
Starzl, T.E., s. Ogden, D.A. 514, 649, *690*
Starzl, Th.E., s. Brown, D.W. 526, *676*
Staub, H., s. Bromer, W.W. 216, *220*
Stauffer, et al. 815
Stauffer, F., s. Curchod, A. 218, *220*
Stauffer, H.M., s. Brenes, W.G. 517, *676*
St. Clair Neill, G.D., s. Hutchinson, F. *40*
Stebner, F.C., Eyler, W.R., Dusault, L.A., Block, M.A. 106, 112, *115*

Stebner, F.C., Eyler, W.R., Dusault, L.A., Block, M.A., Kelly, A.P., Nichols, R. 106, 112, *115*
Stebner, F.C., Wilner, H.I., Eyler, W.R. *47*
Stecher, G., s. Hennemann, H.H. 398, *406*
Stecher, V.J., s. Sorkin, E. 415, *447*
Steckenmesser, R., s. Grebe, S.F. 488, *505*
Stedtler, K., s. Locher, J.Th. 606, *687*
Steele, P., Ellis, J.H., Genton, E. 461, *469*
Steele, P., Weily, H., Davies, H., Pappas, G., Genton, E. 461, *469*
Steele, P.P., s. Weily, H.S. 461, *469*
Steels, M., s. Pauwels, S. 807, *845*
Stefano, A. di, Magnenat, P., Delaloye, B. 790, *836*
Stefanovic, S., Bosnjakovic, J., Stajnfl, S., Petric, J., Ristic, M. 775, *848*
Steigman, J., Eckelman, W.C., Meinken, G., Isaacs, H.S., Richards, P. 626, *695*
Stein, J.A., Bloomer, J.R., Berk, P.D. 797, *848*
Stein, J.H., s. Baehler, R.W. 652, *674*
Stein, M., s. Gurewich, V. 307, *330*
Stein, R.A., s. Tubis, M. *849*
Steinberg, H., s. Schiff, L. 99, *115*
Steinberg, M., Cavalieri, R.R., Choy, S.H. 138, *152*
Steinberg, S.S. 861, *875*
Steiner, D.F., Cunningham, L., Spiegelman, L., Aten, B. 188, *208*
Steiner, D.F., Oyer, P.E. 188, *208*
Steiner, M., s. Tsukada, T. 452, *469*
Steinhausen, M., s. Winkel, K. zum 511, 564, *698*
Steinhoff, H. *47*
Steinhoff, H., Pabst, H.W. 652, 662, *695*
Steinhoff, H., s. Frey, K.W. 535, 557, *680*
Steinwandt, G., s. Endert, G. *479*
Steinwall, O., s. Broman, I. *35*
Stelzig, H., s. Gamm, H. 438, *443*
Stelzner, F., s. Heinrich, H.C. 355, 356, 357, 358, 359, 360, *406*
Stender, H.St., s. Hundeshagen, H. 237, 240, *258*
Stenflo, J., s. Rausing, A. *45*
Stephen, K.W., Chisholm, D.M., Harden, R.McG., Robertson, J.W.K., Whaley, K., Stuart, A. 106, *115*
Stephen, K.W., Harden, R.McG., Robertson, J.W.K. 99, 106, *115*
Stephen, K.W., Robertson, J.W.K., Harden, R.McG., Chisholm, D.M. 99, 100, 101, *115*
Stephen, K.W., s. Lazarus, J.H. 100, *114*

Stephens, D.H., s. Berquist, T.H. 745, 750, *760*
Sterling, K., Brenner, M.A. 156, *162*
Sterling, K., Hoffenberg, R. 168, *174*
Sterling, K., s. Gray, S. 877, 881, *915*
Sterling, K., s. Gray, S.J. 353, *405*
Sterling, W.A., s. Dubovsky, E.V. 592, *678*
Stern, D.H., Walsh, J.H. 758, *763*
Stern, H., s. Charkes, N.D. *478*
Stern, H.S., Goodwin, D.A., Scheffel, U., Wagner, H.N., Jr. *47*
Stern, H.S., Goodwin, D.A., Wagner, H.N., Kramer, H.H. 227, 229, 251, 253, *262*
Stern, H.S., Goodwin, D.A., Wagner, H.N., Jr. *47*, 921, *930*
Stern, H.S., Zolle, I., McAfee, J.G. 476, *483*
Stern, H.S., s. Clements, J.P. *36*
Stern, H.S., s. Cooper, J.F. *36*, 227, 228, *255*
Stern, H.S., s. Goodwin, D.A. 766, *838*
Stern, H.S., s. McAfee, J.G. *42*, 227, *260*, 921, *930*
Stern, H.S., s. Wagner, H.N. 238, *263*
Stern, H.S., s. Wagner, H.N., Jr. *48*, 305, *334*, 881, *918*
Sternlieb, I., Hamer, C.J.A. van den, Morell, A.G., Alpert, S., Gregoriadis, G., Scheinberg, I.H. *848*
Sternlieb, I., Scheinberg, I.H. 797, *848*
Steude, U., Ferber, C., Rothe, G. 516, *695*
Steven, L.W., Andrevs, J.T., Arkles, L.B. 859, *875*
Steven, L.W., s. Andrews, J.T. *34*, 822, *832*
Steven, L.W., s. Arkles, L.B. *34*
Steven, L.W., s. Morley, B.J. *43*
Steven, L.W., s. Sephton, R.G. *46*
Stevens, C.D., s. Schiff, L. 99, *115*
Stevens, H.R., Martin, R.A., Adiska, T.R. 254, *262*
Stevenson, C.T., s. Streeten, D.H.P. 217, *222*
Stevenson, J.S., s. Dunson, G.L. 488, *505*
Stevnov, et al. 797
Stewart, A.G., s. Irvine, W.J. 746, 747, 748, 751, 754, *762*
Stewart, P., s. Schiff, L. 99, *115*
Stewart, P.B., s. Ball, W.C., Jr. 265, 274, 275, 276, 278, 280, 281, 282, 287, 288, 289, *329*
Stewart, P.B., s. Bentivoglio, L.G. 265, 276, 284, 285, 299, 300, *329*
Stewart, J.S., s. Marsh, G.W. 911, *916*
Stewart, R.D.H., Murray, I.P.C. 134, *152*

Stewart, R.D.H., s. Murray, I.P.C. 141, *151*
Stewart, W., s. Fischer, D.S. 862, *873*
Stich, W. 378, *410*
Stich, W., s. Pfisterer, H. 877, 884, *917*
Stich, W., s. Schmidt, M. 775, *847*
Stickler, G.B., s. Tauxe, W.N. 644, 645, *695*
Stickley, E.E., s. Sweet, W.H. 51, 54, *96*
Stieder, D.J., s. Treves, S. 277, 278, 284, 286, 288, 293, *334*
Stiel, J., s. Hales, I. 132, *150*
Stiffel, C., s. Benacerraf, B. 769, *833*
Stiffel, C., s. Halpern, B.N. 766, 769, *838*
Stir, A. le, s. Fourestier, J. 106, *114*
Stirett, et al. 877
Stirrett, L.A., Yuhl, E.T. *848*
Stirrett, L.A., Yuhl, E.T., Cassen, B. 776, *848*
Stivers, J.R., s. Malette, W.G. 831, *843*
Stobbe, H. 463, 464, *469*
Stober, D., s. Altenbrunn, H.-J. 224, *254*
Stock, S., s. Hecking, E. 576, *681*
Stock, St. L., s. Telfer, N. 540, *695*
Stockberg, H., s. Dihlmann, W. 737, *741*
Stocker, F.P., Weber, J.W., Gurtner, M.P., Althaus, U. 313, *334*
Stöcker, F.P., s. Schnaars, P. 266, 303, *333*
Stockigt, J.G., s. Biglieri, E.G. *675*
Stockman, J., s. Stuart, M. 461, *469*
Stöcker, E., Börner, W., Moll, E. 47
Stöckl, G., s. Pogglitsch, H. 547, *692*
Stöcklin, G., s. Weinreich, R. 540, 566, *697*
Stöhr, M., s. Doering, P. 238, *256*
Stohlman, F., Jr. 432, *447*
Stohlman, F., Jr., s. Ebbe, S. 450, 451, *466*
Stohlman, F., Jr., s. Morley, A. 418, *445*
Stohlman, F., Jr., s. Rickard, K.A. 419, *446*
Stojcevski, T., Grunevska, B., Davcer, P., Markovic, V. 796, *848*
Stolpe, H.J., s. Schwartz, K.D. *695*
Stolz, S., s. Büll, U. 701, 738, *740*
Stokes, J.M., Pogossian, M.M. ter 629, *695*
Strominger, D.B., s. Alderson, P.O. 288, 293, 303, *329*
Stone, W.J., s. Staab, E.V. 581, *695*
St. Onge, R.A., Dick, W.C., Boyle, J.A., Jasani, M.K., Whaley, K., Pack, A.I., Buchanan, W. 736, *743*
Storaasli, J.P., s. Jefferies, W. McK. 128, *150*
Storm van Leuwen, W., s. Magnus, O. 42

Stossel, T.P., Levy, R. 461, *469*
St. Paul, H., s. Gershberg, H. 212, *221*
Sträuli, P. 902, *918*
Straffon, R.A., Garcia, A.M. 529, *695*
Strain, K.H., s. Greenlaw, R.H. 853, *873*
Strain, S.C., s. Greenlaw, R.H. 853, *873*
Strandberg, O. 359, *410*
Strandell, T., Erwald, R., Kulling, K.G., et al. 771, *848*
Srandness, D.E., s. McDonald, G.B. 477, *481*
Strandness, J.R. de, s. Barnes, R.W. 477
Strangfeld, D., s. Buchali, K. 771, *834*
Stratford, J., s. Rosenthall, L. 45
Straub, E., s. Hahn, K. 611, 614, *680*
Straub, K., s. Raptis, S. 757, 759, *763*
Straub, P.W. 474, *483*
Straub, P.W., s. Herold, G. 472, 474, *480*
Straus, H.W., s. Oster, Z.H. 808, *845*
Strauss, H.W., Hurley, P.J., Wagner, H.N., Jr. 138, *152*
Strauss, H.W., James, A.E., Hurley, P.J., Land, F.H. de, Moses, D.C., Wagner, H.N. 47
Strauss, H.W., Natarajan, T.K., Sziklas, J.J., Poulose, K.P., Fukushima, T., Wagner, H.N. 237, *262*
Srauss, H.W., s. Dujovne, C.A. 889, 911, *914*
Strauss, H.W., s. James, A.E. 250, *258*
Strauss, H.W., s. Sostre, S. 797, *848*
Strauss, I. 525, 553, *695*
Strauss, P.S., Blaufox, M.D. 560, 561, *695*
Streeten, D.H.P., Stevenson, C.T., Dalakos, Th.G., Nicholas, J.J., Dennick, L.G., Fellerman, H. 217, *222*
Streeten, D.H.P., s. McAfee, J.G. 605, *689*
Streicher, H.-J. 382, *410*
Strey, W., s. Lange, S. 564, *687*
Strick, N., s. Karpatkin, S. 458, 459, 464, *467*
Strickland, A.L., MacFie, J.A., Wyk, J.J. van, French, F.S. 146, *152*
Strickland, G.T., s. Beckner, W.M. 796, *833*
Strietzel, M., s. Hennig, K. 396, *406*
Stroebel, C.F., Fowler, W.S. 390, *410*
Stroebel, C.F., s. Retzlaff, J.A. 354, *410*
Ströder, J., s. Putze, A.K. 44
Strötges, M.W., Nehen, H.G., Heissen, E. 773, 795, *848*

Strötges, M.W., Sack, H., Olbing, H. 535, 644, *695*
Strötges, M.W., s. Dembski, J.C. 771, *836*
Strötges, M.W., s. Göbbeler, T. 490, *505*
Strötges, M.W., s. Olbing, H. 535, 611, *690*
Strötges, M.W., s. Otto, H. 44, 51, 76, *95*
Strötges, M.W., s. Reinecke, V. 363, *410*
Strötges, M.W., s. Sauer, J. 45, 46, 490, *506*
Ströttges, M.W., s. Heissen, E. 525, *682*
Strominger, D.B., s. Alderson, P.O. 244, *254*
Strong, C.G., s. Edwards, W.G., Jr. 663, *678*
Strong, C.G., s. Hunt, J.C. 531, 672, *684*
Strong, C.G., s. Maher, F.T. 623, *688*
Strumia, P.V., Bassert, D. 383, *410*
Strumia, M.M., Strumia, P.V., Bassert, D. 383, *410*
Strumia, P.V., s. Strumia, M.M. 383, *410*
Struthers, J.E., Jr., s. Kaye, M.D. 775, *840*
Stryckmans, P., s. Cronkite, E.P. 418, 431, *441*
Stryckmans, P.A., Cronkite, E.P., Fache, J., Fliedner, T.M., Ramos, J. 418, *447*
Stuart, A., s. Stephen, K.W. 106, *115*
Stuart, M., Stockman, J., Murphy, S., Schut, L., Ames, M., Urmson, J., Oski, F. 461, *469*
Studer, R., s. Adatepe, M.H. 229, *254*
Studer, R., s. Archer, E.G. 853, *871*
Stützel, M., s. Molnar, G. 626, *689*
Sturm, K.W., s. Bonis, G. 35
Stute, A., s. Eickenbusch, W. 804, *836*
Stutte, H.J. 878, *918*
Stutte, H.J., s. Held, K. 900, *915*
Stutzman, L., s. Adler, S. 501, 502, *505*
Stutzman, L., s. Adler, St. 349, *350*
Subirana, M., s. Gros, Ch.M. 51, *94*
Subirana, M., s. Wackenheim, A. 51, *97*
Subrachnianian, G., s. O'Mara, R.E. 44
Subramanian, G., Bell, E.G., McAfee, J.G. 227, *262*
Subramanian, G., McAfee, J.G. 262, 701, 705, *743*
Subramanian, G., McAfee, J.G., Bell, E.G., Blair, R.J., O'Mara, R.E., Ralston, P.H. 701, 705, *743*

Subramanian, G., McAfee, J.G., Blair, R.J., Mehter, A., Connor, T. 701, 705, *743*
Subramanian, G., McAfee, J.G., Blair, R.J., Kallfelz, F.A., Thomas, F.D. 702, 705, 706, *743*
Subramanian, G., McAfee, J.G., Mehter, A., Blair, R.J., Thomas, F.D. 880, *918*
Subramanian, G., McAfee, J.G., Mehtor, A., Blair, R.J., Thomas, F.D. 766, *849*
Subramanian, G., Rhodes, B.A., Cooper, J.F., Sodd, V.J. *694*
Subramanian, G., s. Arnold, R.W. 565, 615, *673*
Subramanian, G., s. Bell, E.G. *92*
Sugar, O., s. Kagen, A. *94*
Sugitani, Y., Nakama, M., Yamushi, Y., Imaizumi, M., Nukada, T., Abe, H. 3, *47*
Sullivan, D.T., s. Ursprung, H. 198, *208*
Sullivan, L.W., Lin, Y.K., Talarico, L., Emerson, C.P. 457, 458, *469*
Summer, D.J., s. Ferguson, J.C. 461, *466*
Summer, K. *47*
Summer, K., s. Füger, G.F. *37*
Summer, K., s. Ladurner, G. *41*
Summer, K., s. Zeidler, U. 2, 3, 4, *49*
Summerskill, W.H.J., s. Ewe, K. 775, *836*
Summerville, W.W., s. Goldblatt, H. 663, *680*
Sumner, H.W., s. Alderson, P.O. 139, 141, *148*
Sun, P.C.J., s. Brookeman, V.A. 253, *255*
Suprenant, E.L., s. Spellberg, R.D. 292, 312, 313, *334*
Surma, M., s. Pertynski, T. *482*
Suprenant, E.L. 233, *262*
Surprenant, E.L., Wilson, A., Bennett, L.R. 243, *262*
Suseanu, I., s. Gheorghesau, B. 788, 794, *837*
Suseanu, I., s. Runcan, V. 812, 816, 821, 822, *846*
Sutarman 794, *849*
Sutherland, D.A., s. McCall, M.S. 436, *445*
Sutherland, I.H., s. Yoffey, J.M. 425, 426, 428, *448*
Sutherland, J.B., Hill, N., Banerjee, A.K., Gilday, D.L. *47*
Sutherland, J.D., s. Mark, R. 341, *351*
Sutton, D.R., s. Baird, M. 752, 757, *760*
Sutton, J.P., Yarborough, D.Y., Richardt, J.T. 895, *918*
Sutzerland, J.C., s. Hurwitz, B.S. 32, *40*

Suwanik, R., s. Britton, K.E. 767, 775, *834*
Suwanik, R., s. Plengvanit, U. 812, *845*
Suwanik, R., s. Tubis, M. *849*
Suwanik, R., s. Viranuvatti, V. 826, *850*
Suwanwela, Ch., Poshyachinda, V., Poshyachinda, M. *47*
Suzuk, S., s. Sakurai, A. 861, *875*
Suzuki, T., Honjo, I., Hamamoto, K., Kousaka, T., Torizuka, K. *849*
Suzuki, T., Matsumoto, Y., Manabe, T., Honjo, I., Hamamoto, K., Torizuka, T. 811, 812, 814, 821, *849*
Suzuki, T., s. Hamamoto, K. 811, 821, *838*
Suzuki, T., s. Ohtake, H. 788, *845*
Suzuki, Y., Konishi, K., Hisada, K. 241, *263*
Suzuki, Y., s. Chaudhuri, T.K. 801, 835, 896, *913*
Svanberg, L., s. Kristersson, S. 325, *331*
Svedmyr, E., s. Blomgren, H. 427, 429, *440*
Svien, H.J., s. Kernohan, J.W. *40*
Svien, H.J., s. Vliet, P. van *48*
Svoboda, A.C., s. Haynie, T.P. 855, 857, *873*
Swanberg, L., s. Arborelius, M., Jr. 319, 328, *329*
Swanson, L.A., s. Taplin, G.V. 227, 246, 248, *263*
Swanson, L.A., s. Yamada, H. 775, 802, 803, *851*
Swanson, L.E., s. Kazmin, M.H. 545, *685*
Swansson, L., s. Kennady, J.C. *40*
Swart, et al. 765, *772*
Sweet, W.H., Brownell, G.L., School, J.A., Bowsher, D.R., Benda, P., Stikkley, E.E. 51, 54, *96*
Sweet, W.H., Locksley, H.B. 54, *96*
Sweet, W.H., Mealey, J., Jr., Aronow, S., Brownell, G.L. *47*
Sweet, W.H., s. Brownell, G.L. 1, *35*
Swell, L., s. McCormick III, W.C. 775, *843*
Swell, L., s. Vlahcevic, Z.R. 775, *850*
Swenson, E.W., Finley, T.N., Guzman, S.V. 307, *334*
Swenson, E.W., s. Severinghaus, J.W. 307, *333*
Swerdloff, R.S., s. Odell, W.D. 191, 207, 218, *221*
Swisher, Ch.N., s. Prensky, A.L. *44*
Swolin, B., s. Branehög, J. 458, *465*
Swolin, B., s. Westin, J. 397, *411*
Syed, I.B., Hosain, F., Wagner, H.N. 705, *743*
Syed, I.B., s. Spencer, R.P. 912, *918*
Syed, I.B., s. Turner, J.W. 792, *850*
Syoh, T., s.Ohtake, H. 788, *845*
Syrota, A., s. Paraf, A. 771, *845*
Szabo, G., s. Ancri, D. 106, *113*

Szabo, G., s. Cernéa, P. 106, *113*
Szabo, G., s. Laudenbach, P. 106, *114*
Számel, Sz.I., s. Csetényi, J. 227, *255*
Szantay, I., Cotul, S., Tamas, S., Vaida, T. 769, *849*
Szantay, I., s. Cotul, S. 771, 822, *835*
Szantay, I., s. Fodor, O. 788, 793, *837*
Szantay, V., Balint, T. 769, *849*
Szaz, K.F., s. Osborn, S.B. 797, *845*
Szczepanik, P.A., s. Hepner, G.W. 776, *839*
Szegvári, M., Lakos, A., Szontagh, F., Földi, M. 486, *507*
Sziklas, J.J., Spencer, R.P. 769, 831, *849*
Sziklas, J.J., s. Strauss, H.W. 237, *262*
Szilvasi, I., Russ, N., Krönert, E., Wolf, F. 770, 775, *849*
Szilvasi, I., Wolf, F., Regler, G., Krönert, E. 770, 775, *849*
Szontagh, F., s. Szegvári, M. 486, *507*
Szur, L., Bettit, J.E., Lewis, S.M., Bruce-Tagoe, A.A., Short, M.D. 383, *410*
Szur, L., Lewis, S.M. 397, 398, *410*
Szur, L., Pettit, J.E., Lewis, S.M., Bruce-Tagoe, A.A., Short, M.D. 912, *918*
Szur, L., Smith, M.D. 375, 383, 398, *410*
Szur, L., s. Ferrant, A. 354, *404*
Szur, L., s. Friedman, B. 882, *914*
Szur, L., s. Hedge, U.M. 885, 887, *915*
Szur, L., s. Hughes-Jones, N.C. 452, 453, *467*
Szur, L., s. Merrick, M.V. 377, 391, 392, *408*
Szymendera, J., Mioduszewska, O., Licinska, I., Czarnomska, A., Radwan, M. 229, *263*
Szyskovitz, R., s. Fueger, G.F. 701, *741*

Tabackman, Y.Y., s. Kalika, V.L. 829, *840*
Tabern, D.L., Kearney, J., Dolbow, A. 857, 858, 862, *876*
Tabern, D.L., Kearney, J., Sohn, H. 634, *695*
Tada, S., Yasukochi, H., Shida, H., Motegi, F., Fakuda, A. 807, *849*
Tägder, K., s. Schmitz-Feuerhake, I. 770, *847*
Tagnon, H.J., s. Shulman, N.R. 472, *482*
Taguchi, J.T. 254, *263*
Tahalele, E., s. Haas, R. *915*
Takahashi, K., s. Ohtake, H. 788, *845*

Takahashi, M., Nofal, M.M., Beierwaltes, W.H. 47
Takeda, T., s. Sakurai, K. 802, *847*
Takeda, Y. *483*
Takedo, T., s. Veda, H. 909, *918*
Taketa, R.M., s. Higgins, C.B. 792, *839*
Takezawa, Y., s. Sasaki, K. 793, 794, *847*
Takó, J., s. Radó, J.P. 515, 518, *692*
Talal, N., s. Schall, G.L. 106, 110, *115*
Talarico, L., s. Sullivan, L.W. 457, 458, *469*
Talas, M., Midgley, A.R., Jr. 199, *208*
Tamas, S., s. Cotul, S. 771, *835*
Tamas, S., s. Fodor, O. 793, *837*
Tamas, S., s. Szantay, I. 769, *849*
Tan, B.K., s. Hör, G. 236, 240, 241, *258*
Tanacescu, D., s. Waxman, A.D. 4, 5, 7, *48*
Tanacescu, D., s. Wolfstein, R.S. 4, 7, *49*
Tanaka, K., s. Watanabe, T. 902, *919*
Tanaka, Y., s. Yumoto, Y. 808, 809, 811, 821, *852*
Tanida, R., s. Kniseley, R.M. 375, 407, 438, *444*
Tannen, R.L., s. Dunn, M.J. 671, *678*
Tannenberg, A.M., Finlay, A., Panaro, V.A. 547, *695*
Tanos, B., s. Kelemen, E. 463, *467*
Tansy, M.F., Hohenleitner, F.J., Seabrook, M.L. 758, *763*
Taplin, G.V. 516, 562, 573, 632, 633, *695*, 771, 795, 802, *849*
Taplin, G.V., Dore, E.K., Johnson, D.E. 102, *115*, 562, 573, 632, 633, *695*, 829, *849*
Taplin, G.V., Dore, E.K., Johnson, D.E., Kaplan, H.S. 224, 227, *263*
Taplin, G.V., Griswald, M.L., Hurwit, J., Johnson, D.E. 227, *263*
Taplin, G.V., Hayashi, J., Johnson, D.E., Dore, E. 769, 796, *849*
Taplin, G.V., Johnson, D.E., Dorf, E.K., Kaplan, H.S. 438, *447*
Taplin, G.V., Johnson, D.E., Dore, E.K., Kaplan, H.S. 224, 227, 238, *263*
Taplin, G.V., Johnson, D.E., Kennedy, J.C., Dore, E.K., Poe, N.D., Swanson, L.A., Greenberg, A. 227, *263*
Taplin, G.V., MacDonald, N.S. 225, 227, 228, 231, 251, 252, 253, *263*
Taplin, G.V., Meredith, O.M., Kade, H. 767, 773, *849*
Taplin, G.V., Meredith, O.M., Jr., Kade, H., Winter, C.C. 510, *695*
Taplin, G.V., Poe, N.D. 224, 230, *263*

Taplin, G.V., Poe, N.D., Dore, E.K., Swanson, L.A., Isawa, T., Greenberg, A. 246, 248, *263*
Taplin, G.V., Poe, N.D., Greenberg, A. 230, 254, *263*
Taplin, G.V., Poe, N.D., Isawa, T., Dore, E.K. 230, 231, 232, 238, 239, 243, *263*
Taplin, G.V., s. Dore, E.K. 242, 243, *256*
Taplin, G.V., s. Gates, C.F. 38
Taplin, G.V., s. Isawa, T. 232, 243, 258, 307, *331*
Taplin, G.V., s. Kennady, J.C. 251, *259*
Taplin, G.V., s. Kitani, K. 769, *841*
Taplin, G.V., s. Kornberg, H.A. 224, *259*
Taplin, G.V., s. Poe, N.D. 226, 228, 230, 231, 235, 242, 243, *261*
Taplin, G.V., s. Rodriguez, J. 227, *262*
Taplin, G.V., s. Yamada, H. 769, 775, 802, 803, *851*
Taptas, J., s. Pantazis, G. 51, 78, *95*
Tarjan, G., s. Fuzy, M. 907, *914*
Tarkannen, J., s. Setälä, K. 102, 106, *115*
Tarkiainen, E., s. Setälä, K. 745, *763*
Tarkowska, A. 313, *334*
Tarkowska, A., s. Boesten, R. 278, 280, 286, 287, 288, 289, 290, *329*
Tarolo, L., s. Meldolesi, U.G. 745, *762*
Tarpley, Th.M., s. Schall, G.L. 106, 110, *115*
Tarrkiainnen, E., s. Setälä, K. 102, 106, *115*
Tartaroglou, N., s. Pfisterer, H. 877, 884, *917*
Tarver, M., s. Friedberg, F. 853, *873*
Taschieri, A.M., s. Cavallo, V. 824, *835*
Taskinen, P.J., s. Peltokallio, P. 824, *845*
Tasson, J., s. Pauwels, R. 300, *332*
Tatem, H.R., Croll, M.N., Mathews, G.J., Osterholm, J.W., Laureta, R.C. 96
Tatem, H.R., s. Croll, M. 36
Tator, C.H., Fleming, J.F.R., Sheppard, R.H. 51, 62, *96*
Tator, C.H., Murray, S. 64, 89, *96*
Tator, Ch.H., Moorley, T.P., Olszewski, J. 2, 3, *47*
Tator, Ch.H., Olszewski, J. 47
Tatzie, K.Y., s. Hoppe, G. 514, *684*
Taube, R.R., s. Chaudhuri, T.K. 821, *835*
Tauchert, M., s. Meurer, K.A. *689*
Taussig, H.B., s. Shah, K.D. 893, *917*
Tauxe, W.N. 529, 531, *695*
Tauxe, W.N., Burbank, M.K., Maher, F.I., Hunt, J.C. 629, *695*

Tauxe, W.N., Burke, E.C. 514, 577, *695*
Tauxe, W.N., Carr, D.T., Thorsen, H.C. 245, *263*
Tauxe, W.N., Hagge, W., Stickler, G.B. 644, 645, *695*
Tauxe, W.N., Thorsen, H.C. 7, *47*
Tauxe, W.N., s. Burbank, M.K. 628, *676*
Tauxe, W.N., s. Dubovsky, E.V. 592, *678*
Tauxe, W.N., s. Ewe, K. 775, *836*
Tauxe, W.N., s. Fairbanks, V.F. 487, *505*
Tauxe, W.N., s. Hamamoto, K. 797, *838*
Tauxe, W.N., s. Heidendal, G.K. 286, *331*
Tauxe, W.N., s. Maher, F.T. 623, 625, 636, *688*
Tauxe, W.N., s. Retzlaff, J.A. 354, *410*
Tauxe, W.N., s. Vliet, P. van 48
Tavill, A.S., Wood, E.J., Kreel, L., Jones, E.A., Gregory, M., Sherlock, S. 801, *849*
Tavill, A.S.E., Wood, E.J., Kreel, L., Jones, E.A., Gregory, M., Sherlock, S. 896, *918*
Taylor, A., s. Higgins, C.B. 792, *839*
Taylor, D.M., Cottrall, M.F., 854, *876*
Taylor, D.M., s. Cottrall, M.F. 853, 854, *872*
Taylor, E.S., s. Gottesfeld, K.R. 924, *930*
Taylor, J.M., s. Scheinberg, L.C. 46
Taylor, S.G., s. Kofman, S. 701, *742*
Taymans, F., s. Léonard, J.-P. 199, *206*
Tchobroutsky, E., s. Rosselin, G. 215, *222*
Teates, C.D., Seale, D.L., Allen, M.S. 902, *918*
Teates, Ch.D. 47
Tedeschi, G.M., s. Rowan, J.O. 45
Tefft, M. 47, 812, *849*
Tefft, M., Jerva, M., Matson, D.D. 47
Tefft, M., Matson, D.D., Neuhauser, E.B.D. 47
Tefft, M., s. Kevy, S.V. 895, *916*
Telander, G.T., s. Loken, M.K. 42
Telfer, N., Ackroyd, A.E., Stock, St.L. 540, *695*
Telfer, N., s. Waxman, A.D. 886, 892, *919*
Temple, J.R., s. Pircher, F.J. 224, 230, 231, 254, *261*
Temple, T.E., s. Carr, H.A. 147, *148*
Tendler, D., s. Gevirtz, N.R. 380, *404*
Terasaki, P.I., s. Ogden, D.A. 514, 649, *690*
Terrel, L.W.D., Jr., s. Paul, J.D., Jr. 921, *930*

Terry, G., s. Warlow, C.P. 483
Terry, J.H., Self, A.M., Howard, J.M. 896, 897, *918*
Teske, H.-J., s. Makoski, H.-B. 501, 502, *506*
Testa, H.J., s. Charlesworth, D. 859, 861, 862, 864, *872*
Tetalman, M.R., Heck, L.L., Hoffer, P.B., Kunzmann, A., Gottschalk, A. 234, *263*
Teulings, F.A.G., s. Maas, A.P.C. van der 483
Tewes, H. 487, *507*
Teymoorian, G.A., Rashed-Mohassel, M.A. 788, 808, 809, 819, 821, 824, 825, 827, *849*
Thadepalli, H., s. Miyamoto, A.T. *844*
Thakur, M.L. s. Merrick, M.V. 5, *43*
Thalassinos, N.C., s. Goolden, A.W.G. 132, 133, *149*
Than, S., s. Büll, U. 701, 738, *740*
Thelen, M., s. Biersack, H.J. 815, *833*, 886, *913*
Thibaudeau, Y., s. Kofman, S. 701, *742*
Thiel, G., s. Sauer, R. 526, 585, *693*
Thiel, H., Grün, M., Liehr, H. 793, *849*
Thoma, G.E., s. Saenger, E.L. 163, 164, *173*
Thomas, C.G., s. Cosse, J.J. de 177, *183*
Thomas, C.W., Jr., s. Connor. T.B. *677*
Thomas, D., s. Gurewich, V. 307, *330*
Thomas, D.B., s. Yoffey, J.M. 425, 426, 428, *448*
Thomas, E., s. Hennig, K. 245, 246, *258*
Thomas, E., s. Schawohl, P. 241, *262*
Thomas, E.S., s. Fliedner, T.M. 415, 418, 423, 428, 430, 432, 433, 435, *443*
Thomas, F.D., s. Arnold, R.W. 565, 615, *673*
Thomas, F.D., s. McAfee, J.G. 605, *689*
Thomas, F.D., s. Subramanian, G. 702, 705, 706, *743*, 766, *849*, 880, *918*
Thomas, H.F., s. McGuigan, J.E. 757, *762*
Thomas, I.D., Oddie, T.H., Myhill, J. 127, *152*
Thomas, J., Wiener, S.N. 227, 231, 251, *263*
Thomas, K., s. Jonas, D. 526, *685*
Thomas, M.L., s. Browse, N.L. 473, 474, *478*
Thomas, P.B., s. Weiss, E.R. 580, 584, 585, 592, *697*
Thomas, R.G., s. Smith, G.A. 46
Thomas, T.B., s. Bruyn, P.P.H. de 427, *442*

Thompson, D., s. Nightingale, D. 382, 383, *409*
Thompson, H.E., s. Gottesfeld, K.R. 924, *930*
Thompson, J.C., s. Odell, W.D. 192, *207*
Thompson, J.F., s. Fisher, J.W. 364, *404*
Thompson, K.H., s. Paulus, J.M. 453, *468*
Thompson, N.L., s. Park, C.H. 710, *742*
Thompson, R.W., Nardo, G.L. de 47
Thompson, R.W., Nardo, G.L. de, Kottra, J.J. 32, *47*
Thomson, J.A., s. Boyle, J.A. 142, *148*
Thomson, J.A., s. Gray, H.W. 136, *149*
Thomson, J.A., s. Jackson, I.M.D. 140, *150*
Thomson, J.A., s. McGirr, E.M. 169, *173*
Thomson, J.A., s. Murray, I.P.C. 145, *151*
Thomson, N.L., s. Park, Ch. 594, *691*
Thomson, P., s. Katz, J. 460, *467*
Thomson, R.A.E., Corriveau, O.J., Rubin, P. 374, *410*
Thorburn, G.D., s. Stacy, B.D. 625, 626, *695*
Thorell, J.I. 192, *208*
Thornborn, G.D., Kopald, H.H., Herd, J.A., Hollenberg, M., O'Morchol, C.C.C., Barger, A.C. 652, *695*
Thorsen, H.C., s. Tauxe, W.N. 7, *47*, 245, *263*
Thorson, B., Jr., s. Conway, J.J. 611, *677*
Thorson, S.C., s. Mincey, E.K. 159, *162*
Thouverez, J.-P., s. Dechavanne, M. 462, *466*
Thrall, J.H., s. Dunson, G.L. 488, *505*
Thrall, J.H., s. Geslien, G.E. 788, 826, *837*
Thrasher, J.D., s. Greulich, R.C. 434, *443*
Thrupkaew, A.K., Henkin, R.E., Quinn, J.L. 701, *743*
Thurau, K. 513, *696*
Thurau, K., s. Kramer, K. 651, *686*
Thurlbeck, W.M., s. Hogg, J.C. 242, *258*
Thys, L.G., Roos, P., Wiener, J.D. 141, *152*
Tidbell, I.S., s. Kaye, M.D. 775, *840*
Tiefenbacher, H. 809, *849*
Tietz, H., s. Creutzig, H. 858, 863, *872*
Tigerstedt, R.P., Bergman, G. 663, *696*

Till, J.E., s. McCulloch, E.A. 422, *445*
Tillich, G., s. Leb, G. 234, *259*
Tilsch, J., s. Jebavy, P. 241, *259*
Timm, M., s. Creutzig, H. 863, *872*
Ting, A., s. Kincaid-Smith, P. 526, 592, *686*
Tisi, G.M., s. Guisan, M. 290, *330*
Tisi, G.M., s. Moser, K.M. 305, *332*
Tisi, G.M., s. Shibel,E.M. 249, *262*
Tissot, R., s. Anderson, O. 461, *465*
Tivey, H., s. Collins, V.P. *330*
Tivey, H., s. Osgood, E.E. 433, *445*
Tkocz, H.J., Oberhausen, E., Glöbel, B. 769, 775, *849*
Tkocz, R., s. Oberhausen, E. 617, 629, 631, *690*
Tobias, C.A., s. Elmlinger, P.J. 390, *404*
Toble, J.E., s. Sheagren, J.N. 783, *847*
Tocantins, L.M., s. Haurani, F.I. 375, 391, *405*
Todd, D., s. McFarlaine, A.S. *481*
Todd-Pokropek, A.E., s. Keeling, D.H. 211, *221*
Töndury, G. 335, *351*, 486, *507*
Tofe, A.J., s. Silberstein, E.B. 701, *742*
Toft, A.D., Seth, J., Hunter, W.M., Irvine, W.J. 172, *174*
Togami, E., s. Colombetti, L.G. 227, *255*
Toghill, P.J. 887, 892, *918*
Toig, A., s. Baird, D.Th. 534, *674*
Toit, D. du, s. Bieler, E.U. 825, *833*
Tollefsen, H.R., Shah, J.P., Huvos, A.G. 177, *183*
Tolwinski, J., Mackiewicz, H., Gwiazdowska, B., Jasinski, W.K. 778, *849*
Tomanaga, M., s. Brill, A.B. 163, *173*
Tomiselli, A., s. Centi Colella, A. 859, 867, *872*
Tomiyasu, U., s. Krishnarmurthy, G.T. *41*
Tompkins, E., s. Becker, D.V. 165, 166, 167, *172*
Tompkins, E.A., s. Dobyns, B.M. 164, *173*
Tompkins, E.A., s. Saenger, E.L. 163, 164, *173*
Tompsett, R., s. Yates, Ch. 49
Tonami, N., s. Aburano, T. 811, 812, 821, 823, *832*
Tonami, N., s. Go, R.T. 891, *915*
Tonami, N., s. Go, T.R. 778, *838*
Tonato, M., s. Palumbo, R. 501, 502, *506*
Tonelli, F., s. Mancuso, M. 831, *843*
Tong, E.C.K., s. Lin, J.P.-T. 85, 89, 95
Tong, W. 118, *152*
Toni, M.G., s. Bianchi, R. 775, *833*
Toni, P., s. Bianchi, C. 620, 634, *675*

Tonkin, A.L., Land, F.H. de 767, *849*
Tønnesen, K.H., Munck, O., Hald, T., Mogensen, P., Wolf, H. 515, 577, *696*
Tono, M., s. Pollycove, M. 366, 368, 369, 370, 378, 379, 380, 381, 382, 383, 384, 388, 389, 390, 391, 392, *393*
Tono, M., s. Wright, R.R. 353, 354, 384, *411*
Tori, G., Marabini, A., Fattovicu, G. 580, 595, *696*
Tori, G., Marabini, A., Franchi, R., Giorgetti, P.G. 580, 595, *696*
Tori, G., Sciascia, R. *47*
Torizuka, K., Hamamoto, K., Morita, R., Mukai, T., Kousaka, T. 773, 796, 804, *849*
Torizuka, K., s. Hamamoto, K. 811, 821, *838*
Torizuka, K., s. Handa, J. *39*
Torizuka, K., s. Mori, T. 500, 502, *506*
Torizuka, T., s. Suzuki, T. 811, 812, 814, *849*
Tornow, W., s. Schenk, P. *46*
Torranc, H.B., s. Charlesworth, D. 859, 861, 862, 864, *872*
Torres, J., s. Castro, M. *93*
Torretta, A., s. Benassi, E. 396, 398, 400, 402, *403*
Torzala, T.A., s. Horgan, J.D. 521, *684*
Tosberg, P., s. Haas, R.J. 308, *330*
Tothill, P., Heading, R.C. 858, *876*
Tothill, P., s. Galt, J.M. 228, 229, 231, 252, 253, *257*
Tothill, P., s. Heading, R.C. 752, 753, *762*
Tothill, P., s. Irvine, W.J. 746, 747, 748, 751, 754, *762*
Tothill, P., s. Ostrowski, S.T. 515, 577, *690*
Touloukian, R.J., s. Pearson, H.A. 900, *917*
Touloukian, R.J., s. Spencer, R.P. 767, 783, 801, *848*, 885, 888, 889, 911, *918*
Touloukian, R.J., s. Witek, J.T. 898, *919*
Touya, E., Osorio, A., Touya, J.J., Jr., Paeza, A., Garcia Guelfi, A. *96*
Touya, E., Touya, J.J., Bekerman, C., Perillo, W., Garcia Guelfi, A., Osorio, A., Ferrari, M. 84, *97*
Touya, J.J., s. Puig, R. 825, *846*
Touya, J.J., s. Touya, E. 84, *97*
Touya, J.J., Jr., s. Touya, E. *96*
Tovar, E., s. Alarcon-Segovia, D. 736, *739*
Tovar, E.Z., s. Maisterrena, J.A. 811, *843*
Tovar, G. de, s. Akerman, M. 34, 62, 84, *92*

Tovar, G. de, s. Bardy, A. 353, 384, *402*
Tow, D., s. Wagner, H.N. 238, *263*
Tow, D., s. Wagner, H.N., Jr. 305, *334*
Tow, D.E., Wagner, H.N. 250, *263*
Tow, D.E., Wagner, H.N., Lopez-Majano, V., Smith, E.M., Migita, T. 225, *263*
Tow, D.E., Wagner, H.N., Jr., Land, F.H. de, North, W.A. *47*
Tow, D.E., s. Lopez-Majano, V. 248, *260*
Tow, D.E., s. Mishkin, F.S. 242, *260*
Tow, D.E., s. Wagner, H.N. 245, *263*
Townsend, S.F., s. McCuskey, R.S. 422, *445*
Track, N.S., s. Arnold, R. 758, 759, *760*
Tracy, H.J., s. Gregory, R.A. 757, *761*
Trafaglini, P., s. Faglia, G. 161, *162*
Traicoff, D., Mishkin, F.S. *47*
Trapp, P., Hascher, J., Tzonos, T. *47*
Trapp, P., Petersen, F., Adam, A. 564, *696*
Traupe, H., s. Piepgras, U. 74, 75, *96*
Trautman, J.R., s. Sheagren, J.N. 783, *847*
Treadwell, A., Low-Beer, B.V., Friedell, H.L., Lawrence, J.H. 701, *743*
Trebilcock, R., s. Gallus, A.S. 474, *479*
Tree, M., s. Beevers, D.G. *674*
Tree, M., s. Padfield, P.L. 671, 672, *690*
Tregear, G.W., s. Catt, K.J. 194, 195, *205*
Trembly, G.Y., s. Genest, J. 672, *680*
Trentin, J.J., s. Curry, J.L. 422, *442*
Trentin, J.J., s. Wolf, N.S. 422, *447*
Treske, U., s. Montz, R. 373, 375, 376, 391, 397, 398, *408*
Treves, S., Ahnberg, D.S., Laguarda, R., Stieder, D.J. 277, 278, 284, 286, 288, 293, *334*
Treves, S., Crigler, J.F., Jr. 138, *152*
Treves, S., Spencer, R. 401, *411*
Treves, S., Spencer, R.P. 47, 564, 696, 878, *918*
Treves, S., s. Dossetor, J.B. 550, *678*
Treves, S., s. Fliegel, C.P. 767, *837*
Treves, S., s. Freedom, R.M. 891, 894, 910, *914*
Treves, S., s. Houten, F.X. van *40*
Treves, S., s. Spencer, R.P. 705, *742*
Treves, S., s. Yalaz, K. *49*
Trevett, D., s. Beamish, M.R. 367, 391, *402*
Tribukait, B., s. Visfeldt, J. 397, *411*
Trinkle, J.K., Kiser, W.S. 523, *696*
Trivellini, A., Ross, R. 490, *507*

Troncone, L., Rossi, G. de Cellini, N. 860, *876*
Troncone, L., s. Romanini, A. 859, 866, *875*
Trop, d., s. Milic-Emili, J. 265, 268, 269, 275, *332*
Troscilo, O.D., s. Spesivceva, V.G. 804, 807, *848*
Trott, N.G., s. Belcher, E.H. 126, *148*
Trott, N.G., s. Cottrall, M.F. 862, *872*
Trott, N.G., s. French, R.J. 880, *914*
Trotter, W.R., s. Fraser, G.R. 126, 134, *149*
Trotter, W.R., s. Morgans, M.E. 134, 135, *151*
Trotter, W.R., s. Pitt-Rivers, R. 119, *151*
Trow, R.S., Brown, D.W., Ahrens, C.A., Cleveland, J.D., Lee, J.I. 227, *263*
Troy, F. A., s. Coates, G. *478*
Trudeau, W.L., McGuigan, J.E. 757, 759, *763*
Trudeau, W.L., s. McGuigan, J.E. 757, 759, *762*
Trüber, E., s. Haubold, U. 783, 829, *839*
Trüber, E., s. Jost, H. 775, *840*
Trübestein, G.K., Citoler, P. 817, *849*
Truex, G., s. Kountz, S.L. 526, 585, 649, *686*
Trujeque, M., s. Alarcon-Segovia, D. 736, *739*
Trujillo, T.T., s. Foreman, H. 626, *679*
Truksa, J., s. Mishkin, F.S. *43*
Truniger, B., Rosen, S.M., Kriek, H. 526, *696*
Tsapogas, M.J., Miller, R., Peabody, R.A., Eckert, C.L. 474, *483*
Tschabitscher, H., s. Hoff, H. *39*
Tschabitscher, H., s. Ogris, E. *44*
Tscherne, H., Fueger, G.F. *743*
Tscherne, H., s. Fueger, G.F. 701, *741*
Tsialas, S., s. Alevizaki, C.C. *148*
Tsuboi, E., s. Oyamada, H. 246, *261*
Tsuchida, S., s. Fukuchi, S. 663, 665, 669, *680*
Tsuchiya, G., s. Kagen, A. *94*
Tsuchiya, S. 866, *876*
Tsukada, T., Steiner, M., Baldini, M.G. 452, *469*
Tsuyumu, M., Hiratsuka, H., Ohata, M., Hashimoto, K., Matsushima, Y., Inaba, Y. 7, *47*
Tsuyumu, M., s. Hiratsuka, H. *39*
Tubiana, M., Flamant, R., Attie, E., Hayat, M. 399, *411*
Tubiana, M., Freychet, P., Perez, R., Paola, R. di 172, *174*
Tubiana, M., Parmentier, C., Attie, E., Hayat, M. *411*

Tubiana, M., s. Parmentier, C. 907, 917
Tubis. et al. 519, 540
Tubis, M. 225, 263
Tubis, M., Blahd, W.H., Endow, J.S. 854, 876
Tubis, M., Blahd, W.H., Endow, J.S., Krishnamurthy, G.T., Stein, R.A., Suwanik, R. 849
Tubis, M., Cohen, M.B., Wagner, M.S., Gilliam, C.D. 227, 263
Tubis, M., Krishnamurthy, G.T., Endow, J.S., Blahd, W.H. 849
Tubis, M., Nordyke, R.A., Posnick, E., Blahd, W.H. 767, 849
Tubis, M., s. Halpern, S. 540, 681
Tubis, M., s. Krishnamurthy, G.T. 767, 841
Tucker, S.H., s. Kuhl, D.E. 41
Tuckman, J., s. Reubi, F.C. 652, 692
Tuell, S.H., s. Larson, S.M. 884, 889, 916
Tulzer, H., s. Janisch, H. 534, 685
Tumanova, A.E., s. Gurevich, A.E. 202, 206
Tunbridge, W.M.G., s. Evered, D. 172, 173
Tuntawiroon, C., s. Britton, K.E. 767, 775, 834
Tuppy, H., s. Sanger, F. 215, 222
Turaihi, K.S., s. Rhodes, B.A. 475, 482
Turcotte, J.G., s. Zuidema, G.D. 855, 876
Turek-Maischeiderová, M., s. Kazem, J. 487, 490, 506
Turk, J.L. 428, 447
Turk, J.L., s. Oort, J. 428, 445
Turnbull, H.M. 375, 411
Turner, D.A., Gottschalk, A., Hoffer, P.B., Harper, P.V., Moran, E., Ultmann, J.E. 501, 502, 507
Turner, D.A., Pinsky, S.M., Gottschalk, A., et al. 501, 502, 507
Turner, J.M., s. Milic-Emili, J. 268, 332
Turner, J.W., Syed, I.B., Hanc, R.P. 792, 850
Turner, J.W., s. Spencer, R.P. 912, 918
Turner, R., s. Mayneord, W.V. 2, 42
Turner, V.M., s. Fleming, J.F.R. 85, 88, 91, 93
Turpin, J., s. Henry, J. 865, 873
Tuthill, J.E., s. McAllister, J.D. 42
Tutor, F.T., s. Glasgow, J.L. 38
Tutor, F.T., s. Goodrich, J.K. 38
Tuttle, R.J., s. Gallus, A.S. 474, 479
Tylen, U., s. Zurbriggen, S. 815, 852
Tyler, M., s. Lockwood, W.R. 254, 259
Tyler, R.W., Everett, N.B. 432, 447
Tyler, R.W., Ginsburg, H., Everett, N.B. 428, 447
Tyler, R.W., s. Everett, N.B. 424, 425, 426, 428, 442

Tyson, I., Reed, C.E., Busse, W., Burnbaum, M. 228, 263
Tyson, I., s. Bekdick, F.C. 853, 871
Tyson, I., s. Busse, W. 228, 255
Tyson, I.B., s. Blank, R.J. 823, 833
Tyson, I.B., s. Kirkham, B.C. 823, 841
Tzonos, T., s. Schneider, C. 46
Tzonos, T., s. Trapp, P. 47

Uchida, T., Yasunaga, K., Kariyone, S., Wakisaka, G. 452, 459, 469
Ucmakli, A. 47
Udenfried, S., s. Keston, A.S. 204, 206
Udvarhelye, G.B., s. Moses, D.C. 10, 43
Ueda, H. 770, 793, 850
Ueda, H., Iio, M., Kaihara, S. 237, 240, 263
Ueda, H., Kitani, K., Kameda, H., Jamada, H., Iio, M. 771, 772, 794, 850
Ueda, H., s. Asahara, A. 770, 832
Ueda, H., s. Ogawa, H. 227, 261
Ueno, K., Aburano, T., Watanabe, H., Hisado, K. 788, 850
Uiberrak, H., s. Zita, G. 528, 549, 646, 698, 758, 759, 763, 796, 852
Ulfendahl, H.R., s. Grängsjö, G. 680
Ullberg, S., Blomquist, L. 853, 876
Ullberg, S., s. Applegreen, L.E. 703, 739
Ullrich, K.J., s. Baumann, K. 619, 628, 674
Ullyot, J.L., s. Bainton, B.F. 414, 440
Ultmann, J.E., s. Turner, D. A. 501, 502, 507
Umek, H., s. Gzembirek, H. 816, 835
Umek, H., s. Imhof, H. 569, 684
Unger, B., s. Jereb, M. 349, 351
Unverricht, A., s. Arndt, J. 514, 518, 673
Upyrev, A.V., s. Makarenko, T.P. 771, 843
Urmson, J., s. Stuart, M. 461, 469
Ursprung, H., Smith, K.D., Sofer, W.H., Sullivan, D.T. 198, 208
Usenik, E.A., s. Cronkite, E.P. 425, 442
Usher, M.S., Arzoumanian, A.Y. 138, 152
Usher, M.S., Quinn, J.L. 48
Uskow, I.A., s. Judin, L.A. 231, 259
Uszier, J.M., s. Hanelin, L.G. 801, 838
Uthgenannt, H. 547, 548, 626, 696
Uthgenannt, H., Dahl, P., Hesse, L., Burrey, U., Gaedt, R. 795, 850
Uthgenannt, H., s. Adlung, J. 769, 776, 796, 832
Uthgenannt, H., s. Hesse, L. 626, 683

Utiger, R.D., Parker, M.L., Dauhaday, W.H. 192, 208
Utiger, R.D., s. Lieblich, J. 158, 162
Utiger, R.D., s. Lieblich, J. 158, 162
Uzunov, I., s. Mincev, M. 790, 844

Vaalburg, W., Beerling van der Molen, H.D., Woldring, M.G. 855, 876
Vachon, et al. 790
Vadas, M., McLaughlan, A.F., Morris, J.G. 829, 850
Vaerenbergh, P.M. van Baekert, S., Dewulf, L., Huys, H. 515, 696
Vaerenbergh, P.M. van, s. Huys, J. 771, 839
Vaerenbergh, M. van, s. Pauwels, R. 300, 332
Vagenakis, A.G., Abreau, C.M., Braverman, L. E. 895, 918
Vaida, T., s. Szantay, I. 769, 849
Valberg, L.S., s. Galbraith, P.R. 415, 443
Valenstein, E., Rosman, P., Carter, A.P. 32, 48
Valenta, L. 152
Valentin, H., s. Knipping, H.W. 265, 331
Valentine, G., s. Charkes, N.D. 701, 740
Valeriote, F.A., Bruce, W.R., Meeker, B.E. 432, 447
Valeyre, J., s. Delaloye, B. 924, 929
Valkema, A.J., s. Hoving, J. 358, 406
Vallotton, M.B., Page, L.B., Haber, E. 663, 696
Valtis, D., s. Zissiadis, A. 801, 852
Vanderlaun, W.P., s. Cassidy, C.E. 132, 149
Vanek, J.A., Cook, S.A., Bukowski, R.M. 797, 850
Vanhealst, L., s. Rothenbuchner, G. 161, 162
Vanslager, L.M., s. Craddock, C.G. 433, 434, 441
Vanslanger, L., s. Odell, W.D. 161, 162
Van't Hoff, W., Pover, G.G., Eiser, N.M. 131, 152
Varady, P.D., s. Bookstein, J.J. 531, 532, 534, 553, 675
Varady, P.D., s. McNeil, B.J. 531, 689
Varela, J.E., Rochna Viola, E.M., Carmena, A.O., Etcheverry, M.A., Kremenchuzky, S. 398, 411
Varl, B., Hribar, M. 775, 795, 804, 850
Varley, P.F., Silois, S.E., Shafer, R.B. 854, 876
Varma, R.R., s. Kew, M.C. 652, 662, 685
Varma, V.M., Beierwaltes, W.H., Nofal, M.M., Nishiyama, R.H., Copp, J.E. 181, 183

Varma, V.M., s. Blair, R.J. 212, 213, 220
Varma, V.W., Beierwaltes, W.H., Gyorgy, P. 853, *876*
Varon, M.I., s. Spar, I.L. 475, *482*
Vasko, J.S., s. Kramer, R.S. 475, 476, *480*
Vaughan, E.D., s. Laragh, J.H. 663, 669, 671, 672, 673, *687*
Vaughan, E.D., Jr., Bühler, F.R., Laragh, J.H., Sealey, J.E. Baer, L., Bard, R.H. 672, *696*
Vaughan, E.D., Jr., s. Keim, H.J. 601, 605, *685*
Vaughan, R.J., Lovegrove, F.T.A., Fleay, R.F., Quinlan, M.F. *48*
Vautrin, R., s. Ward, H.P. 397, *411*
Vavrejn, B., s. Malek, P. 485, *506*
Vávrová, V., s. Samánek, M. 236, 245, *262*
Vawter, G.F., s. Kevy, S. V. 895, *916*
Vazquez, A.R., Moreno, R.M., Lapuerta, B.J., Velasco, E.J. 776, *850*
Veall, N. 636, *696*
Veall, N., Vetter, H. 126, *152*
Veall, N., s. Browne, J.C.M. 921, *929*
Veall, N., s. Garnett, E.S. 626, *680*
Veall, N., s. Hughes-Jones, N.C. 882, *915*
Veall, N., s. Mallet, B.L. 657, *688*, 924, *930*
Vecsei, P., Gless, K.H. 663, *696*
Veda, H., Kitani, K., Kamedo, H., Takedo, T., Chiba, K., Nagatani, M., Yamada, H., Iio, M. 909, *918*
Veeger, W., s. Bartelnik, E. 745, *760*
Veen, M.R., s. Jonker, J.J. 461, *467*
Vejlens, G. 414, *447*
Velasco, E.J., s. Vazquez, A.R. 776, *850*
Velayo, N.L., s. Levy, R.P. 160, *162*
Vellios, F., s. Johnston, C.C., Jr. 904, *916*
Veltman, G., s. Biersack, H.J. 770, 794, 797, *833*
Venkatesh, B., s. Lehrer, H. *41*
Venohr, H., Winkel, K. zum 701, 708, *743*
Venrath, H., s. Knipping, H.W. 265, *331*
Verbeeten, E., s. Kazem, J. 487, 490, *506*
Verbist, A., s. Henry, J. 865, *873*
Verdon, T.A., Jr., s. Wagner, S.C. 827, *850*, 907, *919*
Verdon, Th.A., s. Bernard, J.D. *35*
Verdonk, G., s. Bekaert, S. 824, *833*
Verhaeghe, L., s. Pauwels, R. 300, *332*
Verhas, M. 829, *850*
Verheyden, Ch.N., Heerden, J.A. van, Carney, J.A. 902, *918*
Verloop, M.C., s. Boender, C.A. 358, *403*

Vermeulen, A. 198, *208*
Vernejoul, P. de, Ruff, F., Kellershohn, C. 227, *256*
Vernier, R.L., s. Cohen, M.L. 644, *677*
Vernier, R.L., s. Loken, M.K. 526, *688*
Vernon, M., s. Williams, O. 305, *334*
Vernon, P., Glass, H.I. 569, *696*
Vernon, P., s. Short, M.D. 564, 565, 615, *694*
Verry, D.M., s. Constable, A.R. 606, 608, 610, *677*
Vertes, V., Grauel, J.A., Goldblatt, H. 534, *696*
Vessal, K., s. Ernst, H. 318, *330*
Vetter, H. 795, *850*
Vetter, H., Falkner, R., Neumayr, A. 766, 768, *850*
Vetter, H., Vetter, W. 662, *696*
Vetter, H., s. Belcher, E.H. 126, *148*
Vetter, H., s. Fellinger, K. 341, *351*
Vetter, H., s. Gomez-Crespo, G. 126, 127, *149*
Vetter, H., s. Veall, N. 126, *152*
Vetter, W., s. Vetter, H. 662, *696*
Veverka, L., s. Schmoigl, S. *46*
Vezina, J.L., s. Lamoureux, J. 17, *41*
Viala, J.J., Dechavanne, M., Gentilhomme, O., Favregilly, J., Revol, L. 391, *411*
Viala, J.-J., s. Dechavanne, M. 462, *466*
Viallet, A., s. Huet, P.M. 771, *839*
Viallet, A., s. Millette, B. 794, *844*
Viamonte, M., Gilson, A. 247, *263*
Vianello, A., Casson, F. 824, *850*
Vianello, A., s. Mastrogiacomo, I. 824, *843*
Vickery, A.L., s. Maloof, F. 139, *151*, 164, *173*
Victery, W., s. Pollak, E.W. *482*
Victery, W., s. Webber, M.M. 476, 477, *483*
Victery, W.K., s. Cragin, M.D. 227, 255, 476, *478*
Victery, W.K., s. Webber, M.M. 234, 252, 264, 476, *483*
Victor, J., s. Caplan, G.E. 544, *676*
Vido, I., Hundeshagen, H., Becker, H., Schmidt, F.W. 788, 790, 808, *850*
Vidt, D.G., s. Sapirstein, L.A. 622, 623, 630, *693*
Villa, M., s. Giuntini, C. 230, 231, *257*
Villa, M., s. Mamo, L. 5, *42*
Villani, R., s. Cassen, B. 2, *36*
Villani, R., s. Castelli, A. *36*
Villani, R., s. Frigeni, G. 90, *94*
Villani, R., s. Migliore, A. 54, *95*
Viallanueva-Meyer, H., s. Horst, W. 399, *406*
Vincent, J.L., s. Frühling, J. 861, *873*
Vincent, P., s. Metcalf, D. 419, *445*

Vincent, P.C., s. Cronkite, E.P. 417, 419, 423, 430, 431, 432, *442*
Vincent, W.R., Goldberg, S.J., Desilets, D. 252, *263*
Vinot, J.M., s. Paraf, A. 771, *845*
Viranuvatti, V., Suwanik, R., Kalayasiri, C., et al. 826, *850*
Virasoro, E., Copinschi, G., Bruno, O.D. 218, *222*
Virt, S., s. Petera, V. 796, *845*
Visfeldt, J., Franzen, S., Nielsen, A., Tribukait, B. 397, *411*
Vitye, B., Ostiguy, G., Bel, E. le 32, *48*
Vivo, D. C. de, s. Prensky, A.L. *44*
Vizantiadis, A., s. Zissiadis, A. 801, *852*
Vlahcevic, Z.R., Buhac, I., Farrar, J.T., Bell, C.C., Swell, L. *850*
Vlahcevic, Z.R., Juttijudata, P., Bell, C.C., Jr., Swell, L. 775, *850*
Vlahcevic, Z.R., s. McCormick III, W.C. 775, *843*
Vlieger, M. de, Lange, S.A., Gersic, E. *48*
Vliet, P. van, Tauxe, W.N., Svien, H.J., Jenkins, P. *48*
Vock, P., s. Ramos, M. 266, 317, 318, 324, *333*
Vodopick, H., Rupp, E.M., Edwards, C.L., Goswitz, F.A., Beauchamp, J.J. 463, *469*
Vögeli, B., Riedwyl, H., Donath, A., Oettiker, O. 644, 645, *696*
Voegeli, E., s. Fuchs, W.A. *837*
Völkel, N., s. Sill, V. 232, 242, 245, *262*
Voets, P., s. Piepgras, U. *96*
Vogel, C., s. Gralnick, H.R. 374, 375, *405*
Vogel, H., s. Pohlenz, O. 25, *44*
Vogel, J.M., Yankee, R.A., Kimball, H.R., Wolff, S.M., Perry, S. 415, *447*
Vogel, J.M., s. Bergeron, D.A. 860, 862, *871*
Vogel, J.M., s. Grazia, J.A. de 521, 569, *678*
Vogell, W., s. Voss, R. 526, *696*
Vogelsan, T., s. Kaul, A. 274, *331*
Vogelsang 76
Vogelsang, T., s. Kaul, A. 536, 650, *685*
Voigt, H.K., s. Rothenbuchner, G. 161, *162*
Voigt, R., Albert, L. 518, *696*
Voigt, R., Arndt, J., Albert, L. 518, *696*
Voigt, R., s. Arndt, J. 514, 518, *673*
Voinea, V., Augustin, A., Giurgin, T., Grigorescu, G., Ioanescu, N., Safta, T. 523, *696*
Vollert, J.M., s. Kranzer, J.K. 777, *841*
Volpe, J.A., McRae, J., Johnston, G.S. 778, *850*

Volpe, J.A., s. Nardo, G.L. de 701, *741*
Vonchides, D., s. Baum, S. 808, *833*
Vopatova, M., s. Májský, A. 459, *468*
Vorburger, C., Riedwyl, H., Reubi, F. 636, *696*
Vorburger, C., s. Reubi, F.C. 652, *692*
Vosmik, J., s. Blaha, V. 831, *833*
Voss, R., Ruile, K., Vogell, W., Kunz, W. 526, *696*
Vostal, J., s. Heller, J. *682*
Vought, R.L., London, W.T., Lutwak, L., Dublin, T.D. 137, *152*
Vought, R.L., s. London, W.T. 128, *151*
Voutilainen, A., Wiljasalo, M. 499, *507*
Vries, J.A. de, s. Wiel, D.F.M. van de 199, *208*
Vrousos, C., s. Gros, Ch.M. 51, *94*
Vrousos, C., s. Wackenheim, A. 51, *97*
Vuagnat, P., s. Ardaillou, R. 212, *219*
Vuolio, M., s. Waltimo, O. *48*
Vyas, M., s. Wiener, S.N. 807, *851*
Vyhnanek, L., s. Kolar, J. 701, *742*
Vyhnanek, V., s. Kolar, J. 701, *742*
Vykydal, J., s. Wiedermann, M. 238, *264*

Wachsner, H., s. Pogglitsch, H. 547, *692*
Wack, H.O., s. Adam, W.E. 516, *673*
Wackenheim, A. 51, 64, 78, *97*
Wackenheim, A., Vrousos, C., Subirana, M. 51, *97*
Wackenheim, A., s. Gros, Ch.M. 51, *94*
Wadell, W.R., Lythgoe, J.P., Monaco, J.P. 757, *763*
Wadsworth, L.D., s. Milner, G.R. 383, *408*
Wälti, F., s. Fridrich, R. *479*
Wässer, St., s. Hauschild, G. 644, *681*
Wagner, H., s. Rave, O. 669, *692*
Wagner, H.N. 225, 232, 233, 238, 242, *263*
Wagner, H.N., Hosain, F., Land, F.H. de, Som, P. *97*
Wagner, H.N., Lopez-Majano, V., Tow, D.E., Langan, J.K. 245, *263*
Wagner, H.N., Sabiston, D.C., Iio, M., McAfee, J.G., Meyer, J.K., Langan, J.K. 224, 227, *263*
Wagner, H.N., Sabiston, D.C., McAfee, J.G., Tow, D., Stern, H.S. 238, *263*
Wagner, H.N., s. Buchanan, J.W. 225, 227, 230,*255*
Wagner, H.N., s. Chernick, V. 226, *255*

Wagner, H.N., s. Cooper, J.F. 36, 227, *255*
Wagner, H.N., s. Deland, H.F. 233, 234, 236, 237, 238, *256*
Wagner, H.N., s. Holmes, R.A. *40*
Wagner, H.N., s. Hosai, F. 40, *94*
Wagner, H.N., s. Hurley, P.J. *40*
Wagner, H.N., s. James, A.E. *94*, 240, 258, 606, 608, 609, *684*
Wagner, H.N., s. Kirchner, P.T. *94*
Wagner, H.N., s. Land, F.H. de 51, *93*
Wagner, H.N., s. Lopez-Majano, V. 225, 248, *259*, 260
Wagner, H.N., s. McAfee, J.G. *42*, 538, *689*
Wagner, H.N., s. McKusick, K.A. 242, *260*
Wagner, H.N., s. Mishkin, F.S. 242, *260*
Wagner, H.N., s. Moses, D.C. 10, 32, *43*
Wagner, H.N., s. Poulose, P.K. 238, 239, *261*
Wagner, H.N., s. Reba, R.C. *45*, 634, 635, *692*
Wagner, H.N., s. Rhodes, B.A. 227, 229, 251, 252, 253, *261*, 475, *482*
Wagner, H.N., s. Sabiston, D.C. 228, *262*
Wagner, H.N., s. Shah, K.D. 893, *917*
Wagner, H.N., s. Siegel, M.E. 475, *482*
Wagner, H.N., s. Stern, H.S. 227, 229, 251, 253, *262*
Wagner, H.N., s. Strauss, H.W. *47*, 237, *262*
Wagner, H.N., s. Syed, I.B. 705, *743*
Wagner, H.N., s. Tow, D.E. 225, 250, *263*
Wagner, H.N., s. Winkelman, J.W. 877, 882, *919*
Wagner, H.N., s. Zolle, I. 227, 229, *264*
Wagner, H.N., Jr., Iio, M., Hornick, R.B. 769, 783, *850*
Wagner, H.N., Jr., Lopez-Majano, V., Langan, J.K., Joshi, R.C. 307, *334*
Wagner, H.N., Jr., Mishkin, F. 776, 785, *850*
Wagner, H.N., Jr., Sabiston, D.C., Jr., McAfee, J.G., Tow, D., Stern, H.S. 305, *334*
Wagner, H.N., Jr., Stern, H.S., Goodwin, D.A. *48*
Wagner, H.N., Jr., Stern, H.S., Rhodes, B.A., Reba, R.C., Hosain, F., Zolle, I. 881, *918*
Wagner, H.N., Jr., Weiner, I.M., McAfee, J.G., Martinez, J. 877, 882, *918*
Wagner, H.N., Jr., s. Buchanan, W.J. 227, *255*
Wagner, H.N., Jr., s. Clements, J.P. *36*

Wagner, H.N., Jr., s. Eikman, A.E. 807, *836*
Wagner, H.N., Jr., s. Fee, H.J. 808, *837*
Wagner, H.N., Jr., s. Gilday, D.L. *38*
Wagner, H.N., Jr., s. Goodwin, D.A. 766, *838*
Wagner, H.N., Jr., s. Hosain, F. 54, 56, *94*
Wagner, H.N., Jr., s. Hurley, P.J. 131, *150*
Wagner, H.N., Jr., s. Klingensmith III, W.C. 911, *916*
Wagner, H.N., Jr., s. Land, F.H. de 11, *37*, 53, *93*, 765, 777, 785, *835*, *836*
Wagner, H.N., Jr., s. Lomas, F. 807, 811, 814, 821, 826, *842*
Wagner, H.N., Jr., s. Maisey, M.N. 138, 139, 141, *151*
Wagner, H.N., Jr., s. McAfee, J.G. 778, 779, 789, *843*
Wagner, H.N., Jr., s. McKusick, K.A. 578, *689*
Wagner, H.N., Jr., s. Oster, Z.H. 808, *845*
Wagner, H.N., Jr., s. Poulose, K. 305, *333*
Wagner, H.N., Jr., s. Poulose, K.P. 808, *846*
Wagner, H.N., Jr., s. Rhodes, B.A. 768, *846*
Wagner, H.N., Jr., s. Stern, H.S. *47*, 921, *930*
Wagner, H.N., Jr., s. Strauss, H.W. 138, *152*
Wagner, H.N., Jr., s. Tow, D.E. *47*
Wagner, M., s. Licińska, I. 228, *259*
Wagner, M.S., s. Tubis, M. 227, *263*
Wagner, R., Anderson, T.R. 775, 802, *850*
Wagner, R., s. Fontaine, R. 485, *505*
Wagner, S.C., Verdon, T.A., Jr. 827, *850*, 907, *919*
Wahlberg, P., s. Lamberg, B.-A. 169, *173*
Wahlström, J., s. Westin, J. 397, *411*
Wakisaka, G., s. Inoue, R. 775, *840*
Wakisaka, G., s. Uchida, T. 452, 459, *469*
Walach, N., s. Horn, Y. 778, *839*
Walcott, G., s. Huckabee, W.E. 926, *930*
Waldbaur, H., s. Gerhard, H. *38*
Waldeskog, B., s. Gynning, I. 701, *742*
Waldmann, T.A., s. Berlin, N.I. 378, *381, 403*
Waldstein, S.S., s. Bronsky, D. 169, *173*
Waldvogel, M., s. Froesch, E.R. 215, *221*
Walker 76
Walker, J.E., s. Deutsch, E. 758, *761*

Walker, M.D., s. Hurwitz, B.S. 32, 40
Walker, M.G. 473, *483*
Walker, M.G., s. Mavor, G.E. 473, *481*
Walker, R., s. Cook, J.D. 356, 357, 359, *403*
Walker, R.B., s. Layrisse, M. 356, *407*
Walker, R.I., Herion, J.C., Glasser, R.M., Palmer, J.G. 423, *447*
Walker, W.H.C., s. Heath, D.A. 626, *681*
Wallis, V., s. Doenhoff, M.J. 426, 429, *442*
Wallnöfer, H., Schmidt, E., Schmidt, F.W. 766, *850*
Walsh, C., s. Halpern, S. 540, *681*
Walsh, C., s. Krishnamurthy, G.T. 702, *742*
Walsh, J.H., Yalow, R.S., Berson, S.A. 757, 763, 776, *850*
Walsh, J.H., s. Stern, D.H. 758, *763*
Walsh, M., s. Black, A. 227, *255*
Walshe, J.M., s. Osborn, S.B. 796, 797, *845*
Walter, L.H., s. Merrick, M.V. 5, *43*
Walters, T.E., s. Keyes, J.W., Jr. 778, *841*
Walther, E., s. Hünig, R. 40, 786, *839*
Walther, H.E. 818, *850*
Waltimo, O., Eistola, P., Vuolio, M. *48*
Waltman, A., s. Harris, W.H. *479*
Walton, P.L., s. Regoeczi, E. *482*
Waltz, Ashburn 62
Waltz, Th., s. Burdine, J.A. *35*
Walz, A., Pribilla, W., Häring, R., Koeppe, P. 357, *411*
Wang, C.A., s. Maloof, F. 139, *151*
Wang, C.A., s. Reitz, R.E. 212, *222*
Wang, Ch.A., Reitz, R.E., Pollard, J.J., Fleischli, D.J., Murray, T.M., Deftos, L.J., Potts, J.T., Jr., Cope, O. 212, *222*
Wang, M.C.H., s. Reich, T. 475, *482*
Wang, Y. 601, *696*
Wang, Y., Rosen, J.A. *48*
Wang, Y., Shea, F.J., Rosen, J.A. *48*
Wang, Y., s. Maynard, C.D. *42*
Wanyk, G., s. Leins, P.A. *41*
Ward, A.A., s. Foltz, E.L. *93*
Ward, H.P., Block, M.H. 397, *411*, 904, *919*
Ward, H.P., Vautrin, R., Kurnick, J. 397, *411*
Ward, S.B., s. Dale, D.C. 421, *442*
Wardlaw, A.C., s. Wilson, S. 215, *222*
Waring, W.W., Matta, E.G. 245, *263*
Warlick, J., s. Schlegel, J.U. 569, *694*
Warlow, C.P., Terry, G. *483*
Warnecke, M.A., s. Henry, R.E. 377, *406*

Warner, G.G., s. Snyder, W.S. 473, *482*
Warner, G.T. 361, *411*
Warren, K.W., s. Jones, W.L. 824, *840*
Warren, R., s. Gomez, R.L. 474, *479*
Warren, R., s. Ouchi, H. 474, *481*
Warrick, C.K., s. Clayton, C.G. 923, *929*
Warshaw, A.L., Chesney, TMcC., Evans, G.W., McCarty, H.T. 901, *919*
Wart, C.A. van, Dupont, J.R., Kraintz, L. *97*
Wascher, H., Eber, O., Schneck, O. 538, *696*
Wascher, H., Klein, G., Eber, O., Hayn, H., Goebel, R. 644, *696*
Wascher, H., s. Goebel, R. 860, *873*
Wascher, H., s. Leb, G. 234, *259*
Washington, J.A., s. Lazarchick, J. 827, *842*
Wasserman, K., s. Isawa, T. 232, 243, *258*
Wasserman, L.R., Gilbert, H.S. 398, *411*
Wasserman, L.R., s. Gevirtz, N.R. 380, *404*
Wasserman, L.R., s. Krauss, S. 397, *407*
Wasserman, L.R., s. Price, D.C. 359, 362, *409*
Wasserman, L.R., s. Sharney, L. 370, *410*
Wassermann 397
Wassermann, A.v., Keysser, F., Wassermann, M. 1, *48*
Wassermann, L.R., s. Herbert, V. 198, *206*
Wassermann, M., s. Wassermann, A.v. 1, *48*
Wassner, U.J. 341, *351*
Watanabe, H., s. Ueno, K. 788, *850*
Watanabe, K., Kawahira, K., Matsuura, K. 808, 820, 821, *850*
Watanabe, T., Tanaka, K. 902, *919*
Watanabe, Y., s. Katsunuma, H. 783, *840*
Watkin, D.M., Shock, N.W. *696*
Watkins, P.J., Hamilton Fairley, G., Bodley Scott, R. 399, *411*
Watson, D.A., s. Manohitharajah, S.M. 461, *468*
Watson, D.D., Nelson, J.P., Gottlieb, S. *48*
Watson, D.D., s. Sheldon, J.J. *46*
Watson, I.A., s. Friedman, B. 882, *914*
Watts, F.C., s. Meschan, I. 573, *689*
Watts, F.C., s. Quinn, J.L. 224, *261*
Wax, S.H. 517, 525, *696*
Wax, S.H., Al-Hussaini, M., McDonald, D.F. 515, *696*
Wax, S.H., McDonald, D.F. 512, *696*

Waxman, A.D., Apau, R., Siemsen, J.K. 770, *850*
Waxman, A.D., Finck, E.J., Siemsen, J.K. *850*
Waxman, A.D., Lee, G., Wolfstein, R., Siemsen, J.K. *48*
Waxman, A.D., Leins, P.A., Siemsen, J.K. 770, 775, *851*
Waxman, A.D., Siemsen, J.K. *48*, 807, *851*
Waxman, A.D., Siemsen, J.K., Lee, G., Wolfstein, R.S., Moser, L. *48*
Waxman, A.D., Siemsen, J.K., Leins, P.A. 775, *851*
Waxman, A.D., Tanacescu, D., Siemsen, J.K., Wolfstein, R.S. 4, 5, 7, *48*
Waxman, A.D., Telfer, N., Siemsen, J.K. 886, 892, *919*
Waxman, A.D., s. Lee, G.C. 786, *842*
Waxman, A.D., s. Siemsen, J.K. 811, 814, 821, 826, *848*
Waxman, A.D., s. Wolfstein, R.S. 4, 7, *49*
Waxman, H.J., Ziegler, D.K., Rubin, S. *48*
Way, L.W., s. Gadacz, Th. 900, *914*
Wayne, E.J., Koutras D.A., Alexander, W.D. 119, 127, 128, 137, *153*
Wayne, E.J., s. Alexander, W.D. 126, *148*
Weaver, J.A. s. Hadden, D.R. 168, *173*
Weaver, J.A., s. Lowry, R.C. 132, *151*
Webb, R., s. Webber, M.M. 476, 477, *483*
Webber, M.M. *48*
Webber, M.M., Bennett, L.R., Cragin, M., Webb, R. 476, 477, *483*
Webber, M.M., Cragin, M.D., Victery, W.K. 252, *264*
Webber, M.M., Pollack, E.W., Victery, W., Cragin, M., Resnick, L.H., Grollmam, J.H. 476, 477, *483*
Webber, M.M., Resnick, L.H., Fouad, B.-J., Victery, W.K. 234, *264*
Webber, M.M., Resnick, L.H., Victery, W.K., Cragin, M.D. 476, *483*
Webber, M.M., Sansi, P. *483*
Webber, M.M., Victery, W. 476, *483*
Webber, M.M., Victery, W., Cragin, M.D. 477, *483*
Webber, M.M., s. Cragin, M.D. 227, *255, 476, 478*
Webber, M.M., s. Mack, J.F. *42*
Webber, M.M., s. Pollak, E.W. *482*
Weber, D.A., Greenberg, E.J., Dimich, A., Kenny, P.J., Rothschild, E.O., Myers, W.P.L., Laughlin, J.S. 701, *743*
Weber, D.A., Keyes, J.W., Benedetto, W.J., Wilson, G.A. 701, *743*

Weber, D.A., Keyes, J.W., Landman, S., Wilson, G.T. 701, *743*
Weber, D.A., s. Greenberg, E.J. 701, *741*
Weber, D.A., s. Laughlin, J.S. 856, *874*
Weber, G. *48*
Weber, J.W., s. Stocker, F.P. 313, *334*
Weber, K., s. Mishkin, F.S. *43*
Weber, P.M., s. Enlander, D. 540, *678*
Weber, P.M., s. O'Reilly, S. 797, *845*
Weber, P.M., s. Remedios, L.V. dos 138, *149*
Weber, R. 892, 805, *919*
Webster, M.E., Ratnoff, O.D. 415, *447*
Webster, R.G.W., s. Morrison, M. 193, *207*
Wechsler, W., s. Hossmann, K.A. 2, *40*
Wedeen, R.P. 511, 512, 513, 514, 624, *697*
Wedeen, R.P., Goldstein, M.H., Levitt, M.F. 512, 513, 514, *697*
Wedeen, R.P., Litman, E., Levitt, M.F., Goldstein, M.H. 513, 514, *697*
Wedeen, R.P., Weiner, B. 511, 514, 623, 636, *697*
Weese, J.A. de, s. Spar, I.L. 475, *482*
Wegener, K., s. Kaick, G. 817, *840*
Weidinger, P., Johnson, P.M., Werner, S.C. 171, *174*
Weidmann, P., Maxwell, M.H. 665, 670, *697*
Weidmann, P., Siegenthaler, W., Möhring, J., Wirz, P., Scheitlin, W., Rösler, H. 531, *697*
Weily, H., s. Steele, P. 461, *469*
Weily, H.S., Genton, E. 461, *469*
Weily, H.S., Steele, P.P., Genton, E. 461, *469*
Weimann, G., s. Adam, W.E. 237, *254*
Weinberg, A., Rizzi, J., McManus, R., Rivera, J. 921, *930*
Weinberg, P.E., s. Henkin, R.E. *39*
Weiner, B., s. Wedeen, R.P. 511, 514, 623, 636, *697*
Weiner, I.M., s. Wagner, H.N., Jr. 877, 882, *918*
Weiner, J.D., Roos, P. 141, *153*
Weinfeld, A., s. Branehög, J. 454, 456, 458, 459, 460, 462, *465*
Weinfeld, A., s Kutti, J. 450, 453, 454, 456, 462, *468*
Weinfeld, A., s. Lundin, P.M. 398, *408*
Weinfeld, A., s. Westin, J. 904, *919*
Weinhold, P.A., s. Blair, R.J. 212, 213, *220*
Weinhold, P.A., s. Counsell, R.E. 212, *220*
Weinreich, J. 382, *411*

Weinreich, J., s. Adlung, J. 796, *832*
Weinreich, R., Schult, O., Stöcklin, G. 540, 566, *697*
Weinrich, W., s. Hormann, R. *40*
Weinrich, W., s. Zeidler, U. 2, 5, 26, *49*
Weins, H.S., s. Heinz, E.R. *39*
Weinstein, M.A., s. Rosenblum, A.L. 896, *917*
Weinstein, M.B., Ashkar, F.S., Caron, C.D. 141, *153*
Weinstein, M.B., s. Greenlaw, R.H. 502, *505*
Weintraub, L.R., s. Kimber, C.L. 359, *407*
Weir, G.J., Wenzel, F.J., Roberts, R.C., Sautter, R.D. *483*
Weise, W., Otto, H.J., Morczek, A., Rogge, U. 535, *697*
Weiss, s. Rodbard, D. 202, *203*
Weiss, E.R., Blahd, W.H. 776, *851*
Weiss, E.R., Winston, M.A., Krishnamurthy, G.T., Hartenbower, D.L., Blahd, W.H., Thomas, P.B. 580, 584, 585, 592, *697*
Weiss, E.R., s. Hartenbower, T.L. 580, *681*
Weiss, E.R., s. Krishnamurthy, G.T. 702, *742*
Weiss, E.R., s. Winston, M.A. 776, *851*
Weiss, H.D., s. Heidenreich, P. 550, 657, *682*
Weiss, L., s. Harper, P.V. 2, *39*
Weiss, L., s. Janout, V. 425, *444*
Weiss, P.H., Backer, J.M., Potchen, E.J. 777, *851*
Weiss, T.E., Maxfield, W.S., Murison, P.J., Hidalgo, J.H. 736, *743*
Weiss, T.E., s. Maxfield, W.S. 736, *742*
Weiss, W. 809, 811, 812, *851*
Weissbach, L., s. Albert, J.P. 584, 606, *673*
Weissbach, L., s. Hünermann, B. 513, 521, 576, *684*
Weissman, I.L. 426, 427, *447*
Weissman, S.M., s. Berlin, N.I. 378, 381, *403*
Welch, D.M., s.Conway, J.J. *36*
Wellner, U. 379, 393, 394, *411*
Wellner, U., Kutzim, H. 370, *411*
Wellner, U., s. Kutzim, H. 365, 367, 368, 369, 370, 372, 388, 394, *407*, 796, *842*
Wells, P., s. Britton, K.E. 576, 577, *676*
Wells, P.N.T., s. McCarthy, C.F. 787, *843*
Wells, S.A., s. Doppman, J.L. 212, *220*
Wende, S. 2, *48*
Wendeberg, B. 724, *743*
Wendeberg, B., Yamamuro, T. 701, *743*

Wendeberg, B., s. Bauer, G.C.H. 701, 727, *739*
Wendeberg, B., s. Dymling, J.F. 701, *741*
Wener, L., Boyle, C.D. 898, *919*
Wennemark, J.R., s. Crandell, D.C. 776, *835*, 883, *913*
Wennemark, J.R., s. Rockett, J.F. 826, *846*
Wenning, N., s. Rave, O. 669, *692*
Wenzel, F.J., s. Weir, G.J. *483*
Wenzel, K.W., s. Meinold, H. 158, *162*
Weppe, Ch.-M., s. Herzmann, H. 203, *206*
Werner, E., Kaltwasser, J.P., Becker, Hj. 361, 362, 386, *411*
Werner, E., s. Kaltwasser, J.P. 363, *407*
Werner, S.C. 163, 165, *174*
Werner, S.C., Hamilton, H., Nemeth, M. 132, *153*
Werner, S.C., Johnson, P.M., Goodwin, P.N., Wiener, J.D., Lindeboom, G.A. 171, *174*
Werner, S.C., Quimby, E.H., Schmidt, C. 163, *174*
Werner, S.C., s. Weidinger, P. 171, *174*
Werner, U., Günneweg, H., Bock, K.D. 669, 670, *697*
Werning, C. 663, *697*
Wernze, H., Specht, H.J. 773, *851*
Werther, J.L., s. Chapman, M.L. 752, 756, *760*
Wesener, K.W., s. Hünermann, B. 513, 521, *684*
Weskamp, P., s. Friedrich, M. 775, *837*
Wessels, F., s. Rave, O. 669, *692*
Wessler, S., s. Gurewich, V. 307, *330*
West, J.B. 265, 271, 277, 292, 312, 313, *334*
West, J.B., Dollery, C.T. 265, 271, 312, *334*
West, J.B., Dollery, C.T., Heard, B.E. 241, *264*, 312, 313, *334*
West, J.B., Dollery, C.T., Hugh-Jones, P. 271, 300, *334*
West, J.B., Dollery, C.T., Naimark, A. 265, 266, 267, 312, 313, 314, *334*
West, J.B., Holland, R.A.B., Dollery, C.T., Matthews, C.M.E. 271, *334*
West, J.B., s. Dollery, C.T. 240, *256*, 271, 273, 280, 292, 299, 312, *330*
West, J.B., s. Dyson, N.A. 265, 271, 273, *330*
West, J.B., s. Pain, M.C.F. 286, 291, 299, *332*
West, R., s. London, I.M. 369, *408*
Westermann, B., s. Glass, H.I. 921, *930*
Westfall, B.B., s. Richards, A.N. 619, 628, *692*

Westgate, H.D., s. Loken, M.K. 278, 285, *332*
Westin, J., Lanner, L.O., Larsson, A., Weinfeld, A. 904, *919*
Westin, J., Wahlström, J., Swolin, B.] 397, *411*
Westin, J., s. Kutti, J. 462, *468*
Westling, P. 827, *851*
Wetzel, H.P., Adam, W., Heimpel, H. 904, *919*
Wetzel, H.P., s. Heimpel, H. 391, *405*
Wetzel, R.A., s. Son, Y.H. *46*
Wey, W., s. Fridrich, R. 106, *114*
Weyer, K.H. van de 867, *876*
Weyer, K.H. van de, s. Pierach, C.A. 531, *691*
Whaley, K., Pack, A.I., Boyle, J.A., Dick, W.C., Downie, W.W., Buchanan, W.W., Gillespie, F.C. 736, *743*
Whaley, K., s. Stephen, K.W. 106, *115*
Whaley, K., s. St. Onge, R.A. 736, *743*
Whang, D.H., s. Bender-Götze, C. 361, *403*
Whang, D.H., s. Heinrich, H.C. 355, 356, 357, 358, 359, 360, 361, 362, 384, *406*
Whedon, G.D., s. Heany, R.P. 702, 703, *742*
Wheeler, H.B., s. Gomez, R.L. 474, *479*
Wheeler, H.O., Meltzer, J.I., Bradley, S.E. 773, *851*
Wheeler, J.K., Lukens, F.D.W., Gyorgy, P. 853, *876*
Whelan, J.G., Jr., s. Makk, L. 797, *843*
Whelan, T.J., Jr., s. Carrol, C.P. 829, *834*
Whipple, G.H., s. Hahn, P.F. 357, *405*
Whitcomb, W.H., s. Welch, M.H. 242, *264*
White, D., s. Jayabalan, V. 64, *94*
White, E.C., s. Rosenthal, S.M. 772, *846*
White, E.C., s. Russell, W.O. 177, *183*
White, J.G. 449, 451, *469*
White, J.G., Heagan, B. 450, *469*
White, M., s. Doran, F.S.A. 471, *478*
White, P., Coburn, R.F., Williams, W.J., Goldwein, M.I., Rother, M.L., Shafer, B.C. 369, 380, 381, 382, *411*
White, R.I., s. James, A.E. 240, *258*
White, R.J., s. James, A.E. 240, 250, *258*
Whitehead, J.B., s. Ferrier, F.L. 808, *837*
Whitley, J.E., Maynard, C.D., Rhyne, A.L. 884, *919*

Whitley, J.E., Quinn, J.L., Hudspeth, A.S., Prichard, R.W. 238, *264*
Whitley, J.E., s. Quinn, J.L. 224, 227, 228, *261*
Whitman, B., s. Soloway, A.H. *46*
Whitney, D.G., s. Kahn, E.M. 10, *40*
Wiadrowski, M., s. Metcalf, D. 425, *445*
Wiadrowski, N., s. Matsuyama, M. 426, *444*
Wibell, L., Frödin, L., Jung, B., Wikklund, H. 584, *697*
Wicart, L., s. Nouel, J.P. 485, 488, *506*
Wick, E., s. Nägele, E. 238, *260*
Wick, S., s. Laragh, J.H. *687*
Wicklmayr, M., s. Dietze, G. 770, 771, *836*
Wicklund, H., s. Einhorn, J. 165, *173*
Wicklund, H., s. Wibell, L. 584, *697*
Wide, L. 203
Wide, L., Porath, J. 195, *208*
Wide, L., s. Hobson, B. 195, *206*
Widimsky, J., s. Jebavy, P. 241, *259*
Widman, W.D., Laubscher, F.A. 900, *919*
Widmer, L., s. Fridrich, R. *479*
Widmer, L.K., s. Fridrich, R. *479*
Widner, P.J., s. Winstead, M.B. 767, *851*
Widrich, W.C., s. Ayala, L.A. 897, *913*
Wiedeman, M.C., s. Sambhi, M.P. 664, *693*
Wiedemann, M., Döring, G., Bauer, H.J., Karl, H.J., Raith, L. 663, *697*
Wiedemann, O., s. Rompel, K. *45*
Wiedenmann, D., Decker, K. 74, *97*
Wiedermann, B., s. Kuba, J. *407*
Wiedermann, M., Krcová, V., Myslivecek, M. 238, 239, *264*
Wiedermann, M., Vykydal, J., Barborik, M., Oral, I. 238, *264*
Wiedermann, M., s. Kuba, J. 131, *150*, 407, 771, *841*
Wiedmann, F., s. Rosenbaum, J.L. 639, *693*
Wiegert, P.E., s. Grummon, G.D. 854, *873*
Wiel, D.F.M. van de, Goedemans, W.T., Vries, J.A. de, Woldring, M.G. 199, *208*
Wieland, R.G., s. Chen, J.C. 218, *220*
Wiener, J.D., s. Thys, L.G. 141, *152*
Wiener, J.D., s. Werner, S.C. 171, *174*
Wiener, S.N., Ghose, M.K. 147, *153*
Wiener, S.N., Vyas, M. 807, *851*
Wiener, S.N., s. Thomas, J. 227, 231, 251, *263*
Wiener, St.N., Borkat, F.R., Floyd, R.M. 569, *697*

Wieners, H., Novak, D., Frenzel, H. 236, *264*
Wieners, H., s. Novak, D. 249, *261*, 297, *332*
Wiesner, W., s. Pabst, H.W. 870, *875*
Wigdahl, K., s. Loken, M.K. *42*
Wilcke, O. 2, 11, *48*
Wilcken, D.E.L., s. Dollery, C.T. 271, *312, 330*
Wilcox, E., s. Mincey, E.K. 199, *207*
Wilde, C.A. 195, *208*
Wilhelmi, U., s. Meyer-Burg, J. 490, *506*
Wiljasalo, M., s. Voutilainen, A. 499, *507*
Wilkins, R.H., Pircher, F.J., Odom, G.L. *48*
Wilkins, R.H., Wilkinson, R.H., Odom, G.L. 10, *48*
Wilkinson, J.F., s. Perkins, J. 397, 399, *409*
Wilkinson, R.H., Goodrich, J. 584, 585, *697*
Wilkinson, R.H., s. Habibian, M.R. 790, *838*
Wilkinson, R.H., s. Wilkins, R.H. 10, *48*
Wilkinson, R.H., Jr., Goodrich, J.K. 106, *115*
Will, D.I., s. Gazzaniga, A.B. *479*
Willems, J., s. Paulus, J.M. 453, *468*
Williams, et al. 807
Williams, C.A., Chase, M.W. 190, *208*
Williams, C.M., Garcia-Bemgochea, F. 4, *48*
Williams, C.M., s. Brookeman, V.A. *35*
Williams, C.M., s. Bruno, F.P. 227, 229, *255*
Williams, C.M., s. Sorsdahl, O.A. 103, 106, *115*
Williams, E.D., Glass, H.I., Goolden, A.W.G., Satyavanich, S. 131, *153*
Williams, E.D., s. Goolden, A.W.G. 131, 132, 133, *149*
Williams, E.D., s. Hedge, U.M. 885, 887, *915*
Williams, G.H., s. Hollenberg, N.K. 664, *684*
Williams, H.A., s. Smallwood, R.A. 797, *848*
Williams, H.S., s. Kew, M.C. 652, 662, *685*
Williams, H.S., s. Levi, A.J. 796, *842*
Williams, H.S., s. Samols, E. *207*
Williams, J., s. Severinghaus, J.W. 307, *333*
Williams, J.L., Beiler, D. *48*
Williams, J.O., Herzberg, L., Hicks, E.P., Williams, N.E., Croft, D.N. *48*
Williams, J.P., Lynde, R.H., Pribram, H.F.W. 88, 91, *97*
Williams, J.P., s. Fowler, G.W. 32, *37*

Williams, L.E., s. Kronenberg, R.S. 280, 288, 292, 299, *331*
Williams, L.E., s. Loken, M.K. 278, *332*
Williams, L.F., s. Ayala, L.A. 897, *913*
Williams, N.E., s. Williams, J.O. *48*
Williams, O., Lyall, J., Vernon, M., Croft, D.M. 305, *334*
Williams, R., s. Blendis, L.M. 884, *913*
Williams, R., s. Eddleston, A.L. 783, *836*
Williams, R., s. Murray-Lyon, I.M. 789, *844*
Williams, R.D., s. Smith, L.B. 808, *848*
Williams, W.J., s. Firkin, B.G. 450, *467*
Williams, W.J., s. White, P. 369, 380, 381, 382, *411*
Willmann, H., s. Oehlert, W. 829, *844*
Wills, N.E., s. Wisenbaugh, P.E. 516, *697*
Wilner, H.I., s. Shaw, R.A. *46*
Wilner, H.I., s. Stebner, F.C. *47*
Wilson, A., s. Surprenant, E.L. 243, *262*
Wilson, B.J. 271, *334*
Wilson, Ch.B., s. Handel, St.F. *39*
Wilson, D., s. Nowell, P.C. 426, 428, *445*
Wilson, D.H., s. Bogdanowicz, W.M. *35*
Wilson, E.B., Briggs, R.C. *48*
Wilson, F.E., Preston, D.F., Overholt, E.L. 808, *851*
Wilson, G.A., Keyes, J.W. 892, 905, 909, *919*
Wilson, G.A., Keyes, J.W., Jr. 783, 788, 790, *851*
Wilson, G.A., s. Keyes, J.W., Jr. 792, *841*
Wilson, G.A., s. Weber, D.A. 701, *743*
Wilson, G.M., s. Green, M. 163, 165, *173*
Wilson, G.M., s. Smith, R.N. 168, *174*
Wilson, G.T., s. Weber, D.A. 701, *743*
Wilson, J.H.P., s. Hoving, J. 358, *406*
Wilson, L.B. 144, *153*
Wilson, R.E., s. Collins, J.J., Jr. 526, *677*
Wilson, R.L., s. Lee, G.C. 786, *842*
Wilson, S., Dixon, G.H., Wardlaw, A.C. 215, *222*
Winchell, H.S., s. Fawwaz, R.A. 355, 358, *404*
Winchell, H.S., s. Landaw, S.A. 381, *407*
Winchell, H.S., s. Lawrence, J.H. 397, 399, *407*

Winchell, H.S., s. Lin, M.S. 227, *259*
Winchell, H.S., s. Lin, T.H. 540, 687, 767, *842*
Winchell, H.S., s. Pollycove, M. 367, 375, 391, 398, *409*, *846*
Winchell, H.S., s. Ronai, P. 377, 391, *410*
Winchell, H.S., s. Winstead, M.B. 767, *851*
Winchell, S., s. Lin, M.S. 227, *259*
Winchester, P.H., s. Korsten, J. 375, *407*
Winkel, K. zum 342, 345, 347, 349, 351, 401, *411*, 485, 488, 490, 492, 495, 498, 499, *507*, 510, 512, 513, 516, 517, 518, 526, 529, 534, 535, 538, 540, 541, 544, 545, 547, 581, 583, 601, 663, *698*, 927, *930*
Winkel, K. zum, Blaufox, M.D., Funck-Brentano, J.L. 510, 526, 579, 581, 582, *698*
Winkel, K. zum, Das, B., Haubold, U. *351*
Winkel, K. zum, Das, B.K., Haubold, U. 501, *507*
Winkel, K. zum, Dreyer, H., Herb, R., Harbst, H., Georgi, M., Maier-Borst, W. 701, *743*
Winkel, K. zum, Hallwachs, O., Steinhausen, M. 511, 564, *698*
Winkel, K. zum, Harbst, H., Schenck, P., Franz, H.E., Ritz, E., Röhl, L., Ziegler, M., Ammann, W., Maier-Borst, W. 526, *698*
Winkel, K. zum, Harbst, H., Sonderkamp, H., Andreew, I. 1579, *698*
Winkel, K. zum, Harbst, K., Das, K.D., Newiger, Th. 526, 550, 585, 592, *698*
Winkel, K. zum, Jost, H. 510, 526, 545, 579, 581, 582, 592, 601, *698*
Winkel, K. zum, Jost, H., Motzkus, F., Golde, G. 579, *698*
Winkel, K. zum, Klinke, J.D. 526, 550, 585, 592, *698*
Winkel, K. zum, Kluge, A.K. 877, 882, *919*
Winkel, K. zum, Lange, F., Hermann, H.J. 510, 522, 526, *698*
Winkel, K. zum, Pietrowski, W., Klar, E., Scheer, K.E. *48*
Winkel, K. zum, Scheer, K.E., Kazem, I. 927, *930*
Winkel, K. zum, Scheer, K.E., Schenck, P., Gelinsky, P., Prpic, B., Adam, W.E. 562, *698*
Winkel, K. zum, Schenck, P. 487, *507*
Winkel, K. zum, Schmidt, L., Meves, M. *115*
Winkel, K. zum, Sonderkamp, H.M., Jost, H., Marx, F., Hermann, H.J. 526, 545, 592, 601, *698*
Winkel, K. zum, s. Feine, U. 234, 256, *351*, *741*, *896*, *914*

Winkel, K. zum, s. Gelinsky, P. 106, *114*
Winkel, K. zum, s. Golde, G. 106, 108, *114*
Winkel, K. zum, s. Haubold, U. 600, *681*
Winkel, K. zum, s. Heissen, E. 525, *682*
Winkel, K. zum, s. Keiser, D. von 499, *506*
Winkel, K. zum, s. Lange, S. 497, *506, 579, 687*
Winkel, K. zum, s. Schwab, W. 485, 495, 498, *506*
Winkel, K. zum, s. Venohr, H. 701, 708, *743*
Winkelman, J. s. Long, R.G. 2, *42*
Winkelman, J.W., Wagner, H.N., McAfee, J., Mozley, J.M. 877, 882, *919*
Winkler, C. *48*, 237, *264*, 601, *697*
Winkler, C., Akhtar, M., Paschke, K.G. 745, 747, *763*
Winkler, C., Düx, A., Bücheler, E. *851*
Winkler, C. Felix, R. 312, *334*
Winkler, C., Knopp, R. 521, 569, *697*
Winkler, C., Knopp, R., Hünermann, B. 521, *697*
Winkler, C., Knopp, R., Schulte, P. 569, 576, *697*
Winkler, C., s. Biersack, H.J. 770, 794, 797, 815, *833*, 886, 895, 896, *913*
Winkler, C., s. Felix, R. 232, 237, 240, 241, 256, 257, 313, *330*
Winkler, C., s. Hünermann, B. 513, 521, 576, *684*
Winkler, C., s. Pensky, W. *691*
Winkler, C.G. 867, 870, *876*
Winkler, G., s. Rothenbuchner, G. 161, *162*
Winstead, M.B., Widner, P.J., Means, J.L., Engstrom, M.A., Graham, G.E., Khentigan, A., Lin, T.H., Lamb, J.F., Winchell, H.S. 767, *851*
Winston, M.A., Blahd, W.H. 776, 802, *851*
Winston, M.A., Guth, P., Endow, J.S., Blahd, W.H. 858, *876*
Winston, M.A., Karelitz, J., Weiss, E.R., Krishnamurthy, G.T. 776, *851*
Winston, M.A., Shapiro, M. 789, *851*
Winston, M.A., s. Hartenbower, T.L. 580, *681*
Winston, M.A., s. Krishnamurthy, G.T. 336, *351*, 702, *742*
Winston, M.A., s. Weiss, E.R. 580, 584, 585, 592, *697*
Winston-Salem, N.C., s. Janeway, R. *40*

Winter, C.C. 510, 516, 520, 529, 535, 560, 561, *697*
Winter, C.C., Elliott, J., Grace, D., Robertson, A. 535, 536, *697*
Winter, C.C., Myers, C.G. 626, *697*
Winter, C.C., s. Taplin, G.V. 510, *695*
Wintour, E.M., s. Scoggins, B.A. 204, *207*
Wintrobe, M.M. 426, *447*, 449, *469*
Wintrobe, M.M., s. Athens, J.W. 414, 415, 417, 435, 436, *439, 440*
Wintrobe, M.M., s. Boggs, D.R. 415, 435, *440*
Wintrobe, M.M., s. Cartwright, G.E. 415, 423, 435, 436, *441*
Wintrobe, M.M., s. Kurth, D. 415, 417, *444*
Wintrobe, M.M., s. Mauer, A.M. 414, 415, 417, *444*
Wirtanen, G.W., s. Kirkham, B.C. 823, *841*
Wirz, P., s. Weidmann, P. 531, *697*
Wisbey, M.L., s. Karran, S.J. 771, *840*
Wise, G., Brockenbrough, E.C., Marty, R., Griep, R.J. 10, *49*
Wise, G., s. Griep, R.J. 10, *38*
Wise, G.R., s. Farmer, Th.W. *37*
Wiseman, B.K., s. Doan, C.A. 459, *466*
Wiseman, C.W., s. Cooper, C.W. 757, *761*
Wisenbaugh, P.E., Clark, R.E., Wills, N.E., Jelliffe, R.W. 516, *697*
Wisoff, C.P., Chamers, D.E. 545, *697*
Wissenburg, A.L., s. Cleaveland, J.D. *36* -
Wissler, R.W., s. Cannon, D.C. 425, *441*
Wistow, B.W., s. Grossman, Z.D. 787, *838*
Witcofski, R.L., Janeway, R., Maynard, C.D., Bearden, E.K., Schultz, J.L. *49*
Witcofski, R.L., Maynard, C.D., Meschan, I. *49*
Witcofski, R.L., Maynard, C.D., Roper, T.J. *49*
Witcofski, R.L., Roper, T.J. *49*
Witcofski, R.L., Roper, T.J., Maynard, C.D. *49*
Witcofski, R.L., s. Janeway, R. *40*
Witcofski, R.L., s. Maynard, C.D. *42*
Witcofski, R.L., s. Meschan, I. 573, *689*
Witcofski, R.L., s. Meschau, J. 853, *875*
Witek, J.T., Spencer, R.P. 798, 821, 823, *829, 851*
Witek, J.T., Spencer, R.P., Pearson, H.A., Touloukian, R.J. 898, *919*
Witek, J.T., s. Spencer, R.P. 821, *848*

Witt, E., s. Pollak, E.W. *482*
Wittels, B., s Ebbe, S. 458, *466*
Witten, T.A., s. Bickel, J.G. 752, 755, *760*
Wlison, W.J., s. Son, Y.H. *46*
Woddbury, D.M., s. Reed, D.J. *45*
Woeber, K.A., s. Braverman, L.E. 168, *173*
Wöllgens, P., Albrecht, H.J., Petschen, I. 518, 553, *697*
Woldring, M., s. Halie, M.R. 502, *505*
Woldring, M.G., s. Bartelnik, E. 745, *760*
Woldring, M.G., s. Eck, J.H.M. van *37*
Woldring, M.G., s. Houwen, B. 629, *684*
Woldring, M.G., s. Hoving, J. 358, *406*
Woldring, M.G., s. Penning, L. *96*
Woldring, M.G., s. Vaalburg, W. 855, *876*
Woldring, M.G., s. Wiel, D.F.M. van de 199, *208*
Wolf, A., s. Aigner, P. 783, 788, *832*
Wolf, A.P., s. Ansari, A.N. 767, *832*
Wolf, A.P., s. Hoyte, R.M. 853, 854, *873*
Wolf, A.P., s. Lambrecht, R.M. 565, *687*
Wolf, E., Hume, M. *483*
Wolf, E., s. Markwardt, J. 865, *874*
Wolf, F. 770, 773, 775, 793, 794, 795, 796, 802, *851*
Wolf, F., Krönert, E. 769, 778, *851*
Wolf, F., Krönert, E., Kastenbauer, J., Zeilhofer, R. 237, *264*
Wolf, F., Krönert, E., Regler, G. 796, 802, *851*
Wolf, F., Präg, R., Krönert, E., Kellner, R. 769, *851*
Wolf, F., s. Krönert, E. 237, 245, 247, *259*, 580, 686, 745, 747, 752, 754, *762*, 771, 778, 788, 794, *841*, 866, *874*
Wolf, F., s. Schlichting, R. 769, *847*
Wolf, F., s. Schön, H. 766, *847*
Wolf, F., s. Szilvasi, I. 770, 775, *849*
Wolf, G., Canigiani, G. 498, 499, *507*
Wolf, G., s. Czech, W. 488, 500, *505*
Wolf, H., s. Tønnesen, K.H. 515, 577, *696*
Wolf, I., s. Buttermann, G. 540, 564, 565, 567, 569, 570, 624, *676*, 767, 775, 796, *834*
Wolf, I.H., Buttermann, G., Hör, G., Kriessmann, H. 564, 567, 569, *697*
Wolf, N., s. Curry, J.L. 422, *442*
Wolf, N.S., Trentin, J.J. 422, *447*
Wolf, R. 540, *697*
Wolf, R., Fischer, J. *919*
Wolf, R., Fischer, J., Leon, A. 887, 892, 909, *919*
Wolf, R., Haas, J.P. *49*

Wolf, R., Hahn, K. 880, 881, *919*
Wolf, R., s. Ball, F. 535, 557, *674*
Wolf, R., s. Buchwald, W. 490, *505*
Wolf, R., s. Dietz, H. 51, 52, 54, 57, 58, 62, 63, 64, 65, 66, 67, 70, 73, 74, 78, 79, 82, 85, 89, 90, *93*
Wolf, R., s. Eissner, D. 613, 614, *678*
Wolf, R., s. Fischer, J. 375, 378, 401, *404*, 438, *442*, 877, 878, 879, 882, 886, 889, 905, 908, *914*
Wolf, R., s. Gamm, H. 377, 392, *404*, 438, *443*, 886, *893, 914*
Wolf, R., s. Haacke, W. *38*
Wolf, R., s. Haas, J.P. *38*, 488, *505*, 769, *838*, 880, *915*
Wolf, R., s. Jung, H. 488, 500, 502, *506*
Wolf, R., s. Manczak, G. *688*
Wolf, R., s. Pierach, C.A. 531, *691*
Wolf, R., s. Schmidt, K.J. 4, 46, 553, 554, 573, *694*
Wolf, R., s. Zeitler, E. 51, 52, 74, *97*
Wolf, R.O., s. Schall, G.L. 105, 106, 110, *115*
Wolff, J. 99, 100, *115*, 120, 128, *153*
Wolff, J., Maurey, J.R. 120, *153*
Wolff, M., s. Forde, K.A. *837*
Wolff, S.M., s. Dale, D.C. 421, *442*
Wolff, S.M., s. Sheagren, J.N. 783, *847*
Wolff, S.M., s. Vogel, J.M. 415, *447*
Wolfman, E.F., Jr., s. Pollak, E.W. *482*
Wolfson, S.L., s. Pearson, H.A. 900, 903, *917*
Wolfstein, R., s. Waxman, A.D. *48*
Wolfstein, R.S., Tanacescu, D., Sakimura, I.T., Waxman, A.D., Siemsen, J.K. 4, 7, *49*
Wolfstein, R.S., s. Waxman, A.D. 4, 5, 7, *48*
Wolgast, M., s.Grängsjö, G. *680*
Woller, P., s. Hennig, K. 234, 236, 237, 244, 245, 246, 247, 248, 249, *258*, 303, *331*, 538, 545, *682*
Wollman, S.H., Reed, F.E. 120, *153*
Woo, C.H., s. Raffin, S.B. 356, *410*
Woo, J., s. Ito, T. 217, *221*
Wood, D.E., s. Alele, C.O. 796, *832*
Wood, D.E. s. Haddon, R.W.T. 278, *330*
Wood, E.J., s. Tavill, A.S. 801, *849*
Wood, E.J., s. Tavill, A.S.E. 896, *918*
Wood, J., s. Maze, M. 821, 826, *843*
Wood, T.P., s. Britton, K.E. 767, 775, *834*
Woodhead, J.S., Addison, G.M., Hales, C.N., O'Riodan, J.L.H. *208*
Woods, C.G., s. Roberts, B.E. 398, *410*
Woolf, C.R., s. Haddon, R.W.T. 278, *330*
Woolner, L.B., Beahrs, O.H., Black, B.M., McConahey, W.M., Keating, F.R. 176, 177, *183*

Woolner, L.B., s. Cosse, J.J. de 177, 183
Woolner, L.B., s. Paris, J. 135, 151
Woolner, L.B., s. Sampson, R.J. 176, 183
Workman, J., s. Becker, D.V. 165, 166, 167, 172
Workman, J.B., s. Dobyns, B.M. 164, 173
Workman, J.B., s. Eiichi, O. 93
Workman, J.B., s. Fletcher, M.M. 106, 113
Workman, J.B., s. Schmukler, M. 46
Wortham, J., s. Oddie, T.H. 126, 151
Wortis, H.H., s. Raff, M.C. 426, 446
Wray, R., Jeasingh, K., Maurer, B. 474, 483
Wray, R., Rimmer, D., Denham, M., Raftery, E.B. 483
Wright, A.D., s. Sorsby, A. 1, 47
Wright, F.J., s. Newhouse, T. 265, 273, 278, 280, 288, 332
Wright, R.R., Tono, M., Pollycove, M. 353, 354, 384, 411
Wrod, T.P., s. Ell, P.F. 907, 914
Wu, Ch.Ch. 49
Wünsch, E., s. Assan, R. 216, 219
Würdinger, H. 249, 264
Würdinger, H., Aust, W., Möller, U. 515, 697
Würdinger, H., s. Behrend, H. 249, 255
Würdinger, H., s. Busch, M. 236, 255
Würdinger, H., s. Flohr, H. 257
Würdinger, H., s. Frank, P. 524, 679
Wukasch, D.C., s. Shirkey, A.L. 896, 918
Wunsch, B., s. Oehlert, W. 829, 844
Wuppermann, Th., s. Bockslaff, H. 478
Wurm, D., s. Schmoll, H. 788, 847
Wurm, K., Reindell, H., Heilmeyer, L. 249, 264
Wyk, J.J. van, s. Strickland, A.L. 146, 152
Wyman, A.C. 919
Wynn, J., s. Fore, W. 128, 149
Wynne, K.N., s. Kramer, H. 375, 407

Ya, P.M., Guzman, T., Loken, M.K., Perry, J.F. 224, 264
Yabe, A., s. Fujita, M. 704, 741
Yabumoto, E., s. Matsumoto, T. 777, 843
Yalaz, K., Treves, S. 49
Yale, C.E., Crummy, A.B. 895, 919
Yalow, R.S. 192, 208, 218, 222
Yalow, R.S., Berson, S.A. 187, 188, 189, 191, 192, 196, 197, 208, 215, 218, 222, 666, 698, 757, 763

Yalow, R.S., s. Berson, S.A. 120, 126, 128, 148, 187, 188, 189, 191, 193, 194, 205, 212, 214, 215, 220, 674
Yalow, R.S., s. Goldsmith, S.J. 188, 191, 206
Yalow, R.S., s. Paley, K.R. 128, 151
Yalow, R.S., s. Walsh, J.H. 757, 763, 776, 850
Yamada, E. 449, 469
Yamada, H., Iio, M., Chiba, K., et al. 769, 851
Yamada, H., Johnson, D.E., Griswold, M.L., Taplin, G.V. 769, 851
Yamada, H., Swanson, L.A., Johnson, D.E., Taplin, G.V. 775, 802, 803, 851
Yamada, H., s. Iio, M. 765, 773, 776, 795, 797, 839
Yamada, H., s. Veda, H. 909, 918
Yamada, T., s. Castagna, J. 808, 834
Yamamato, Y.L., s. Murphy, J.T. 43
Yamamoto, K., s. Handa, J. 39
Yamamoto, T., s. Inoue, R. 775, 840
Yamamoto, Y.L., Feindel, W.H., Zanelli, J. 49
Yamamuro, T., s. Wendeberg, B. 701, 743
Yamasaki, T., s. Kusakabe, K. 810, 811, 814, 821, 824, 829, 842
Yamushi, Y., s. Sugitani, Y. 3, 47
Yankee, R.A., s. Vogel, J.M. 415, 447
Yano, Y., Anger, H.O., McRae, J., Honbo, D. 227, 264
Yano, Y., McRae, J., Dyke, D.C. van, Anger, H.O. 705, 743
Yano, Y., s. Dyke, D. van 375, 377, 392, 401, 411, 439, 447, 703, 743
Yao, J.S., s. Henkin, R.E. 480
Yao, J.S.T., s. Henkin, R.E. 476, 477, 480
Yarborough, D.Y., s. Sutton, J.P. 895, 918
Yarshova, A., s. Czerniak, P. 767, 835
Yarzagaray, L., s. Conway, J.J. 36
Yasargil, M.G., s. Krayenbühl, H. 41
Yasukochi, H., s. Tada, S. 807, 849
Yasunaga, K., s. Uchida, T. 452, 459, 469
Yates, Ch., Tompsett, R. 49
Ybo, W., s. Rausing, A. 45
Yefimov, A.F., s. Slavnov, V.N. 640, 694
Yeh, E.L. 49, 821, 851
Yeh, E.L., Pohlmann, G.P., Meade, R.C. 811, 821, 829, 851
Yeh, S.D., Delahay, J.E., Kriss, J.P. 227, 264
Yeh, S.D., Leeper, R.D., Benua, R.S. 811, 812, 821, 829, 851
Yeh, S.H., Delahay, J.E., Kriss, J.P. 767, 851

Yeh, S.H., Shih, W.J., Liang, J.C. 822, 851
Yeh, S.H., Shih, W.J., Liao, S.Q., Chen, W.L. 812, 816, 852
Yelenosky, R., s. McMillan, R. 459, 464, 468
Yoffey, J.M. 426, 448
Yoffey, J.M., Courtice, F.C. 424, 426, 428, 448
Yoffey, J.M., Drinker, C.K. 425, 448
Yoffey, J.M., Hudson, G., Osmond, D.G. 427, 448
Yoffey, J.M., Reinhardt, W.O., Everett, N.B. 425, 426, 428, 448
Yoffey, J.M., Thomas, D.B., Moffatt, D.J., Sutherland, I.H., Rosse, C. 425, 426, 428, 448
Yoffey, J.M., s. Everett, N.B. 424, 427, 442
Yoffey, J.M., s. Hudson, G. 427, 443
Yoffey, J.M., s. Moffatt, D.J. 427, 445
Yoffey, J.M., s. Olson, I.A. 428, 445
Yoffey, J.M., s. Ramsell, T.G. 426, 446
Yohalem, S.B., s. Segal, R.L. 165, 174
Yoneyama, T., s. Oyamada, H. 246, 261
Yoshida, S., s. Günther, R. 595, 680
Yoshida, Y., Osmond, D.G. 427, 448
Yoshida, Y., s. Osmond, D.G. 429, 446
Young, A.B., s. Staab, E.V. 88, 89, 90, 96
Young, A.E., s. Browse, N.L. 474, 478
Young, D.F., Eldridge, R., Gardner, W.J. 49
Young, E.T., s. Evered, D. 172, 173
Young, I., s. Charkes, N.D. 701, 740
Young, L., s. Mark, R. 341, 351
Young, R., s. Caplan, G.E. 544, 676
Young, R.L., Rockett, J.F. 49
Young, W., s. Handmaker, H. 611, 614, 681
Young, W.B., s. Jones, E.A. 756, 762
Young, W.R., s. Gott, F.S. 620, 680
Youngs, G.R., Agnew, J.E., Levin, G.E., Bouchier, I.A.B. 859, 860, 876
Youngs, G.R., s. Agnew, J.E. 858, 860, 871
Yu, P.N., s. Spar, I.L. 475, 482
Yuhl, E.T., s. Stirrett, L.A. 776, 848
Yuhl, F.T., s. Bauer, F.K. 51, 64, 77, 92
Yumoto, Y., Tanaka, Y., Kosaka, K. 808, 809, 811, 821, 852
Yun Ryo, U. 888, 919

Zack, M., Beitzke, A., Gypser, G., Sager, W. 919
Zager, W.J., s. Katz, A.D. 146, 150

Zamora, R., s. Schmidt-Habelmann, B. 293, *333*
Zampieri, A., s. Bianchi, C. 675
Zander, E., Oberson, R. 97
Zanelli, J., s. Yamamoto, Y.L. *49*
Zanghi, M., Russo, A., Benedetto, A. de, Deodato, G., Biondi, M., Battiato, F. 812, *852*
Zanten, A.K. van, s. Houwen, B. 629, *684*
Zatz, L.M., Hanbery, J.W., Gifford, P., Belza, J. *49*
Zdziechowska, H., s. Pawelski, S. 460, *469*
Zech, G., s. Bockslaff, H. *478*
Zehner, J., s. Klaus, D. 671, 672, *686*
Zehner, J., s. Klumpp, F. 670, 671, 672, 673, *686*
Zeidler, U. *49*
Zeidler, U., Kottke, S. *49*
Zeidler, U., Kottke, S., Hundeshagen, H. 3, 4, 11, 14, 17, 18, 20, 23, 30, *49*
Zeidler, U., Nuic, M., Reblin, T., Bar, U. 775, *852*
Zeidler, U., Summer, K., Brunngraber, C.V., Kottke, S. 2, 3, 4, *49*
Zeidler, U., Weinrich, W., Brunngraber, C.V., Eckhardt, W., Junker, D., Bettels, G., Kalden, J. 2, 5, 26, *49*
Zeidler, U., s. Hormann, R. *40*
Zeiger, L.S., s. Harbert, J.C. 51, 57, 87, 88, 89, *94*
Zeiger, L.S., s. Schall, G.L. *46*, 106, 110, *195*
Zeilhöfer, R., s. Krönert, E. 237, *259*
Zeilhofer, R., s. Wolf, F. 237, *264*
Zeitler, E. 84, *97*
Zeitler, E., Dietz, H. 64, 74, *97*
Zeitler, E., Dietz, H., Schürmann, K., Wolf, R. 51, 52, 74, *97*
Zeitler, E., s. Dietz, H. 51, 52, 54, 57, 58, 62, 63, 64, 65, 66, 67, 70, 73, 74, 78, 79, 82, 85, 89, 90, *93*

Zekert, F., s. Figdor, P.P. 647, *679*
Zelander, T., s. Ekholm, R. 858, *873*
Zeller, W., s. Schön, H. 766, *847*
Zelson, J.H., s. Pearson, H.A. 900, 903, *917*
Zetterquist, P., s. Einhorn, J. 165, *173*
Zetterqvist, E., s. Blombäck, B. *478*
Zidulka, A., s. Bryan, A.C. 265, 267, 270, 285, 287, 288, 289, 312, 313, *329*
Ziegler, D.K., s. Waxman, H.J. *48*
Ziegler, M., s. Winkel, K. zum 526, *698*
Zikria, B.A., s. Futch, C. 827, *837*
Zimmerman, R.E., s. Kinoshita, B. 652, 658, 662, *686*
Zimmermann, H., s. Hör, G. 516, 529, 531, *683*
Zimmermann, H.B., s. Buchali, K. 771, *834*
Zimmermann, H.J., s. Burrows, B.A. 776, *834*
Zinnbauer, B., s. Figdor, P.P. 647, *679*
Zinngesser, L.H. *49*
Zingesser, L.H., s. Apfelbaum, R.I. *34*
Zissiadis, A., Grammaticos, Ph., Vizantiadis, A., Aletras, H., Valtis, D. 801, *852*
Zita, G. *49*, 495, *507*, 745, 747, 748, 749, 750, 751, 752, 754, *763*
Zita, G., Hayr, A., Uiberrak, H., Csirik, J. 758, 759, *763*
Zita, G., Mueller, C.H., Uiberrack, H. *852*
Zita, G., Uiberrak, H., Csirik, J., Schwarz, K.K. 796, *852*
Zita, G., Uiberrak, H., Müller, Ch.H. 528, 549, 646, *698*
Zita, G., s. Csirik, J. 758, *761*
Zöfel, P., s. Klumpp, F. 670, 671, 672, 673, *686*
Zöllner, K.-H. 492, *507*

Zolle, I., Rhodes, B.A., Wagner, H.N. 227, 229, *264*
Zolle, I., s. McAfee, J.G. 227, *260*, 921, 930
Zolle, I., s. Rhodes, B.A. 227, 229, 251, 252, 253, *261*
Zolle, I., s. Stern, H.S. 476, *483*
Zolle, I., s. Wagner, H.N., Jr. 881, *918*
Zonntag, A., s. Haubold, V. 210, 211, *221*
Zorn, E.M., s. Chen, J.C. 218, *220*
Zubovsky, G.A., Ryazanskaya, G.V., Savitskaya, A.A. 821, *852*
Zucker, M.B., Hellman, L., Zumoff, B. 451, *469*
Zucker-Franklin, D. 413, *448*
Zülch, K.J. *49*
Zülch, K.J., Borck, W.F. *49*
Zülch, K.J., s. Krause, G. *41*
Zuidema, G.D., Kirsh, M., Turcotte, J.G., Gaisford, W.D., Powers, W., Kowalczyk, R.S. 855, *876*
Zuidema, G.D., s. Haynie, T.P. 855, 857, *873*
Zumoff, B., s. Zucker, M.B. 451, *469*
Zuppinger, A. 314, *334*
Zuppinger, A., s. Rösler, H. 231, 247, *262*, 266, 281, 285, 293, 297, 300, 309, 313, 317, 318, 319, *333*
Zurbriggen, M.T., s. Bobinet, D.D. 792, *833*
Zurbriggen, S., Tylen, U. 815, *852*
Zurbriggen, S., s. Ramos, M. 266, 317, 318, 324, *333*
Zurowski, S., Graban, W.T., Jakubowski, W. 862, *876*
Zweig, S.M., s. Dossetor, J.B. 550, *678*
Zweymüller, E., s. Höfer, R. 606, *683*
Zwicker, B., s. Halpern, S. 540, *681*

Sachverzeichnis

(Deutsch — Englisch)

Bei gleicher Schreibweise in beiden Sprachen sind die Stichwörter nur einmal aufgeführt

α_1-Antitrypsin-Mangel, Lungenemphysem, α_1-*antitrypsin deficiency, pulmonary emphysema* 242
—, Radiospirometrie, α_1-antitrypsin deficiency, radiospirometry 303
A. carotis, Verschluß, Zeitaktivitätskurven, *carotid artery, occlusion, time activity curves* 28, 29
— cerebri, Aneurysma, *cerebral artery, aneurysm* 83, 88
— —, Verschluß, Infarkt, *cerebral artery, occlusion, infarction* 27
— pulmonalis, siehe Lungenarterie
— —, Szintigraphie, *pulmonary artery, scan* 336
— temporalis posterior, Hirninfarkt, *posterior temporal artery, cerebral infarction* 26
Abbau, Thrombozyten, *decomposition, thrombocytes* 456, 457
—, —, Typen, *decomposition, thrombocytes, types* 459
absolute Lungenvolumina, Radiospirometrie, *absolute pulmonary volumes, radiospirometry* 286
Abstoßungskrise, Niere, Transplantat, *casting crisis, kidney, transplantation* 526, 550
Abszeß, Hirnszintigraphie, *abscess, brain scan* 30
—, Mediastinum, *abscess, mediastinal* 336
ACTH, Adsorption, Antiserum 190
—, Nebennierenrinden-Insuffizienz, *ACTH, adrenal cortical insufficiency* 217
—, Plasmaspiegel, *ACTH, plasma level* 218
—, Radioimmunoassay 219
—, Stimulation, Adenom der Nebennierenrinde, *ACTH, stimulation, adenoma of adrenal cortex* 214
Adenohypophyse, Hormone, *adenohypophysis, hormones* 218
Adenom, Hauptbronchus, *adenoma, main bronchus* 315
—, hormonaktives, Funktionsdiagnostik, *adenoma, hormonally active, functional diagnosis* 214
—, Hypophyse, Szintigraphie, *adenoma, pituirary gland, scintigraphy* 14
—, Nebennieren, Szintigraphie, *adenoma, suprarenal glands, scintigraphy* 212, 213
—, Nebennierenrinde, *adenoma, adrenal cortex* 214
—, Nebenschilddrüse, Szintigraphie, *adenoma, parathyroid gland, scintigraphy* 210–212
—, Parotitis, Szintigraphie, *adenoma, parotid gland, scintigraphy* 112
—, Schilddrüse, Differentialdiagnose, *adenoma, thyroid, differential diagnosis* 139
—, —, Karzinom, *adenoma, thyroid, carcinoma* 142
Adipositas, Blutvolumen, *obesity, blood volume* 354
—, Radiospirometrie, *obesity, radiospirometry* 296, 297
adrenogenitales Syndrom, Plasmakortisol, *adrenogenital syndrome, plasma cortisole* 217

Aërosol, Ablagerung, regionale, Bronchialkarzinom, *aërosol, deposition, regional, bronchial carcinoma* 246
—, — —, obstruktive Lungenerkrankungen, *aërosol, deposition, regional, obstructive pulmonary diseases* 243
Aerosole, Deposition in den Lungen, *aerosols, intrapulmonary deposition* 232
—, radioaktive, Lungenszintigraphie, *aerosols, radioactive, lung scintigraphy* 224, 226, 230, 231
—, Ultraschall-, Inhalationstechnik, *aerosols, ultrasound, inhalation technique* 232
Aërosol-Szintigramm, Indikationen, *aerosol scan, indications* 242, 243
—, Perfusions-, Komputerszintigramm, Vergleich, *aerosol scan, perfusion-, computer scan, comparison* 237
Aerosol-Szintigraphie, Ergebnisse, *aerosol scintigraphy, results* 236, 239
Ätiologie, Schilddrüsenüberfunktion, *etiology, hyperthyroidism* 163
Affinität, Antiserum, Titration, *affinity, antiserum, titration* 191, 192, 196
—, Enzym-, Radioenzymassay, *affinity, encymatic, radioenzyme assay* 200
—, kompetitiver Proteinbindungsassay, *affinity, competitive protein binding assay* 198
—, ^{75}Se, Nebenschilddrüsen, *affinity, ^{75}Se, parathyroid glands* 211
Affinitätskonstanten, Radioimmunoassay, *affinity constants, radioimmunoassay* 189, 190
Agenesie, Lunge, Radiospirometrie, *agenesia, lung, radiospirometry* 307
—, Niere, Szintigramm, *agenesia, kidney, scintigram* 541
—, Schilddrüse, *agenesia, thyroid gland* 118
—, Zwerchfell, *agenesia, diaphragm* 341
Akromegalie, STH-Diagnose, *acromegaly, STH, diagnosis* 218
Aktivität, Ablagerungen, ungewöhnliche, Lungenszintigramm, *activity, depositions, unusual, lung scan* 233
—, Anreicherung, Angiom, *activity, accumulation, angioma* 3, 25
—, —, Gehirn, *activity, accumulation, brain* 2
—, —, Hirninfarkt, *activity, accumulation, cerebral infarction* 27, 29
—, —, Hirntumoren, *activity, accumulation, brain tumors* 2, 6, 8, 14
—, —, Hydrozephalus, *activity, accumulation, hydrocephalus* 88
—, —, Mundbereich, *activity, accumulation, oral cavity* 105
—, —, Nebenschilddrüsen, *activity, accumulation, parathyroid glands* 209, 210, 211
—, —, Osteom, *activity, accumulation, osteoma* 32

—, —, Speicheldrüse, *activity, accumulation, salivary glands* 104, 105, 108, 110
—, Aufnahme, Metastasen, Schilddrüsenkarzinom, *activity, uptake, metastases, thyroid cancer* 178, 179
—, Bezirke erhöhter-, Lungenszintigramm, *activity, hot spots, lung scan* 233
—, Blut, Hippurankinetik, *activity, blood, hippurate kinetics* 511
—, Blut-Pool, ^{99m}Tc, *activity, blood pool,* ^{99m}Tc 138
—, Deposition in der Lunge, Ventilationsszintigraphie, *activity, intrapulmonary deposition, ventilation scintigraphy* 232
—, freie, gebundene, immunradiometrischer Assay, *activity, free, bound, immunoradiometric assay* 203
—, —, —, kompetitiver Proteinbindungsassay, *activity, free, bound, competitive protein binding assay* 198
—, —, —, — Radioassay, *activity, free, bound, competitive radioassay* 186, 187
—, —, —, Trennung, *activity, free, bound, separation* 194
—, Gase, Lungen-Perfusion, -Ventilation, *activity, gases, lung perfusion, -ventilation* 265
—, intrakranielle, intraspinale Ausbreitung, *activity, intracranial, intraspinal spreading* 66–68
—, spezifische, markierter Ligand, *activity, specific, tagged ligand* 193
—, —, Mikrosphären, Perfusionsszintigraphie, *activity, specific, microspheres, perfusion scintigraphy* 231
—, —, Myeloszintigraphie, *activity, specific, myeloscintigraphy* 58
—, —, Plasmajodidpool, *activity, specific, plasma iodide pool* 128
—, Thrombozyten, *activity, thrombocytes* 455
—, Verteilungsstörungen, Ursachen, *activity, distributive disorders, causes* 242
—, ^{133}Xenon, Radiospirometrie, *activity,* $^{133}Xenon,$ *radiospirometry* 275
Aktivitätsansammlung, Tumor, Halbwertzeit, *activity accumulation, tumor, half life time* 178
Aktivitätsbolus, Durchfluß, Herz, Lunge, *activity bolus, passage, heart, lung* 338
—, ^{133}Xe, Perfusionsstudien, *activity bolus,* $^{133}Xe,$ *perfusion studies* 279
Aktivitätskurven, ^{131}J, Schilddrüse, Plasma, *activity curves,* $^{131}I,$ *thyroid gland, plasma* 121
—, Kopfspeicheldrüsen, *activity curves, cranial salivary glands* 107, 108, 110
aktivitätsfreier Raum, Erguß, Zyste, Hämatom, Differentialdiagnose, *activity free space, effusion, cyst, haematoma, differential diagnosis* 339
Akustikus, Neurinom, Szintigramm, *acusticus nerve, neurinoma, scintigram* 17, 18
akute Abstoßung, Nierentransplantat, *acute casting, kidney transplantation* 526
— Infekte, Eisenbindungskapazität, *acute infections, iron binding capacity* 363
— Leukämie, intrazerebrale Infiltrate, *acute leukaemia, intracerebral infiltrations* 32
— Polyarthritis, Hyposiderinämie, *acute polyarthritis, hyposiderinaemia* 363
akutes Nierenversagen, Nephrogramm, *acute renal failure, nephrogram* 522
— subdurales Hämatom, Aktivitätsansammlung, *acute subdural haematoma, concentration of radioactivity,* 4
—, — —, Hirnszintigraphie, *acute subdural haematoma, brain scintigraphy* 22

Albumin-Makroaggregate, Blutdruck, *albumin macroaggregates, blood pressure* 251
—, toxische Minimaldosis, *albumin macroaggregates, toxic minimal dose* 251
Albumin-Präparate, Perfusionsszintigraphie, *albumin preparations, perfusion scintigraphy* 231
Aldosteron, Physiologie, *aldosterone, physiology* 217
allergische Reaktionen, Albumin-Makroaggregate, *allergic reactions, albumin macroaggregates* 252
Alter, Normalwerte, Radiospirometrie, *age, normal values, radiospirometry* 291
—, Radiojodbehandlung, *age, radioiodine treatment* 163
—, T_3, T_4 Schwankungen, *age,* T_3, T_4, *differences* 158
alveoläre Hypoxie, Lungenkreislauf, Regulation, *alveolar hypoxia, pulmonary circulation, regulation* 232
— —, Perfusionsstörungen, *alveolar hypoxia, perfusion disorders* 235
alveolärer Druck, chronisch-obstruktive Lungenerkrankungen, *alveolar pressure, chronic, obstructive pulmonary diseases* 242
— —, Lungenperfusion, *alveolar pressure, pulmonary perfusion* 266
alveoläres Atemvolumen, Radiospirometrie, *alveolar respiratory volume, radiospirometry* 285
alveolo-vasculärer Reflex, lokale Hypoperfusion, *alveolo-vascular reflex, local hypoperfusion* 314
Aminosäuren, Bestimmung, Derivatanalyse, *aminoacids, quantification, derivate analysis* 203
Analyse, Lungenszintigramm, *analysis, lung scan* 236
Analysentechnik, leukozytäres System, *analysing technique, leucocytic system* 433
anaplastisches Schilddrüsenkarzinom, Radiojodbehandlung, *anaplastic thyroid cancer, radioiodine therapy* 178
Anatomie, Lungenarterien, Perfusionsszintigramm, *anatomy, pulmonary arteries, perfusion scan* 236
anatomische Faktoren, Radioaktivitätsmessungen, Schilddrüse, *anatomic factors, radioactivity measurements, thyroid gland* 125
Aneurysma, Aorta ascendens, Szintigramm, *aneurysm, ascending aorta, scan* 337
—, — —, Szintigraphie, *aneurysm, aorta ascendens, scintigraphy* 336, 337
—, A. cerebri communicans posterior, *aneurysm, A. cerebri communicans posterior* 83, 88
—, Blutpool, Aktivitätsanreicherung, *aneurysm, blood pool, accumulation of radioactivity* 3
—, Partikelfixationsstörung, *aneurysm, disorder of particle fixation* 235
—, Ruptur, *aneurysm, rupture* 10
Aneurysma, Szintigraphie, *aneurysm, scintigraphy* 23, 25
angeborene Anomalien, Partikelfixationsstörungen, *congenital anomalies, disorders of particle fixation* 235
— Herzfehler, Halbwertzeit, radioaktive Partikel, *congenital cardiopathy, half value time, radioactive particles* 228
— —, Ventilation, *congenital cardiopathy, ventilation* 313
— Mißbildungen, Myeloszintigraphie, *congenital malformations, myeloscintigraphy* 79, 89
— Schilddrüsenfunktionsstörungen, Diagnose, *congenital thyroidal disorders, diagnosis* 117
Angiographie, diagnostische Wertigkeit, *angiography, diagnostic value* 91, 238
—, Lungenembolie, *angiography, pulmonary embolism* 305
—, Nierenarterienstenose, *angiography, stenosis of renal artery* 530

Angiom, arterio-venöses, Aktivitätsanreicherung, *angioma, arterio-venous, accumulation, radioactivity* 3
–, –, Szintigraphie, Sequenzszintigraphie, *angioma, arterio-venous, scintigraphy, sequence scintigraphy* 23–27
Angioszintigraphie, Indikationsstellung, *angioscintigraphy, indication* 247
–, Methodik, *angioscintigraphy, method* 539, 540
–, Nephrologie, *angioscintigraphy, nephrology* 509
–, Niere, Klinik, *angioszintigraphy, kidney, clinical use* 554–557
–, Nierentuberkulose, *angioscintigraphy, renal tuberculosis* 555
–, Schrumpfniere, *angioscintigraphy, shrinking kidney* 556
Angiotensin, Bestimmung, immunradiometrischer Assay, *angiotensin, quantification, immunoradiometric assay* 201
–, Radioimmunoassay 188, 190, 219, 662, 666, 671
Anomalien, angeborene, Partikelfixationsstörung, *anomalies, congenital, disorders of particle fixation* 235
anorganisches ^{131}J, Nierenclearance, *inorganic* ^{131}J, *renal clearance* 127
– Jodid, Perchlorat, Thiozyanatwirkung, *inorganic iodide, perchlorate, thiocyanate effect* 133
– –, Plasmaspiegel, *inorganic iodide, plasma level* 118, 137, 138
Anreicherung, Aktivitäts-, akute Speicheldrüsenentzündung, *accumulation, activity-, acute inflammation of salivary glands* 110
Anreicherungsquotient, Parotisspeichel/Serum, J^-, TcO_4^-, *accumulation quotient, saliva of parotid gland/serum,* I^-, TcO_4^- 101
Antiasthmatika, Schilddrüsenunterfunktion, Struma, *antiasthmatic mixtures, hypothyroid goiter* 136
Antigen, Bestimmung, immunradiometrischer Assay, *antigen, quantification, immunoradiometric assay* 201
Antigen-Antikörper-Reaktion, Lymphozytenumwandlung, *antigen-antibody-reaction, lymphocytes, transformation* 428, 429
–, Radioassay, *antigen antibody reaction, radioassay* 185–208, 214
Antigene, immunologische Kreuzreaktivität, *antigens, immunologic crossing reactivity* 191
antihämorphiler Faktor, Bestimmung, immunradiometrischer Assay, *antihaemophilic factor, quantification, immunoradiometric assay* 201
Antikörper, Bluttransfusion, *antibodies, blood transfusion* 458
–, Insulin, *antibodies, insulin* 215
–, markierte, Radioreagenzanalyse, *antibodies, tagged, radioreagent analysis* 201
–, Radioimmunoassay, *antibodies, radioimmunoassay* 186, 188
Antikörper-Titer, Hashimoto-Struma, *antibody titer, Hashimoto's disease* 136
Antiserum, Radioimmunoassay 190
–, Standardkurven, *antiserum, standard curves* 191, 192, 196
–, Titrationskurven, *antiserum, titration curves* 191
Aorta, Takayasu-Arteriitis, *aorta, Takayasu's arteritis* 241
– ascendens, Aneurysma, Szintigramm, *ascending aorta, aneurysma, scan* 337
– thoracalis, Szintigraphie, *aorta thoracalis, scintigraphy* 336

Aortenaneurysma, Partikelfixationsstörung, *aortic aneurysm, disorder of particle fixation* 235
Aortographie, Radionuklid-, Indikationen, *aortography, radionuclide-, indications* 569
Aplasie, Lungenarterie, Perfusionsszintigramm, *aplasia, pulmonary artery, perfusion scan* 241
–, Megakaryozyten, *aplasia, megacaryocytes* 457
Apoplexie, siehe Hirninfarkt, *apoplexy, see cerebral infarction*
Aquädukt, Ausbreitungszeit, Radioaktivität, *aquaeductus, spreading time, radioactivity* 67, 68
–, Tumor, Kind, *aquaeductus, tumor, child* 19, 86, 87
–, Verschluß, Myeloszintigraphie, *aquaeductus, occlusion, myeloscintigraphy* 56, 86
–, –, Ventrikulographie, *aquaeductus, occlusion, ventriculography* 62, 86, 87
Arachnitis cisternalis, Liquorpassagestörung, *arachnitis cisternalis, disorder of liquor passage* 67, 72
– spinalis, Myeloszintigraphie, *arachnitis spinalis, myeloscintigraphy* 56, 72
– –, Wertigkeit diagnostischer Untersuchungsmethoden, *arachnitis spinalis, value of diagnostic examination methods* 81
Arachnoidalzysten, Szintigraphie, Nachweisbarkeit, *arachnoidal cysts, scintigraphy, identification* 18
Artefakte, normales Hirnszintigramm, *artefacts, normal brain scan* 8
arterieller Druck, Lungenperfusion, *arterial pressure, pulmonary perfusion* 266
Arterien, Mediastinum, Szintigraphie, *arteries, mediastinal, scintigraphy* 336
Arterienverschlüsse, Sequenzszintigraphie, *arterial occlusions, sequence scintigraphy* 10
Arteriographie, Funktionsstörungen, Nebennierenrinde, *arteriography, functional disorders, suprarenal cortex* 214
–, Nebenschilddrüsenadenom, *arteriography, adenoma of parathyroid glands* 212
–, Nierenarterienstenose, *arteriography, stenosis of renal artery* 530
arteriovenöse Differenz, Schilddrüse, Clearance-Untersuchungen, *arteriovenous difference, thyroid gland, clearance studies* 126
– Mißbildungen, Differentialdiagnose, *arteriovenous malformations, differential diagnosis* 9, 25, 26
– Shunts, Partikelfixationsstörung, *arteriovenous shunts, disorder of particle fixation* 235
arteriovenöses Angiom, Aktivitätsanreicherung, *arteriovenous angioma, accumulation of radioactivity* 3
–, Szintigraphie, Sequenzszintigraphie, *arterio-venous angioma, scintigraphy, sequence scintigraphy* 9, 23–27
Arzneimittel, Schilddrüsenfunktion, Beeinflussung, *drugs, thyroid function, affection* 128
Arzneimittelbehandlung, zusätzliche, Hyperthyreose, *pharmacologic means, ancillary, hyperthyroidism* 168
Asbestose, Perfusionsszintigramm, *asbestosis, perfusion scan* 249
aseptische Meningitis nach Myeloszintigraphie, *aseptic meningitis after myeloscintigraphy* 64
Asthma, Differentialdiagnose, *asthma, differential diagnosis* 299
–, Perfusions-, Ventilationsindex, *asthma, perfusion-, ventilation index* 299
–, Perfusionsstörungen, *asthma, perfusion disorders* 235
–, Perfusionsszintigraphie, *asthma, perfusion scintigraphy* 242

Sachverzeichnis

—, Radiospirometrie, *asthma, radiospirometry* 297
—, Spirometrie, *asthma, spirometry* 298
Astroglia, Blut-Hirnschranke, *astroglia, blood-brain-barrier* 2
Astrozytom, Aktivitätsansammlung, *astrocytoma, concentration of radioactivity* 3, 10
—, Bluthirnschranke, *astrocytoma, blood brain barrier* 10, 33
—, Nachweisbarkeit, Hirnszintigraphie, *astrocytoma, identification, brain scintigraphy* 11, 12, 33
Atelektase, Differentialdiagnose, *atelectasis, differential diagnosis* 307
—, Mukoviszidose, *atelectasis, mucoviscidosis* 244
—, Perfusion, Ventilation, *atelectasis, perfusion, ventilation* 243
Atemphysiologie, Compliance, *respiratory physiology, compliance* 268
Atemvolumen, Radiospirometrie, *respiratory volume, radiospirometry* 285
Athyreose, Zungenschilddrüse, *athyroidism, lingual thyroid* 146
athyreotischer Kretinismus, Pathophysiologie, *athyreotic cretinism, pathophysiology* 118
^{198}Au, Lymphsystem, ^{198}Au, *lymphatic system* 492
—, Myeloszintigraphie, ^{198}Au, *myeloscintigraphy* 53
^{198}Au-Kolloid, Ventilationsszintigraphie, ^{198}Au *colloid, ventilation scintigraphy* 230
^{198}Au-Kolloid-Aerosol, Lungenszintigraphie, ^{198}Au-*colloid-aerosol, lung scintigraphy* 224
Auflösungsvermögen, Kollimatoren, *resolving power, collimators* 138
—, szintigraphische Technik, *resolving power, scintigraphic technique* 11
Aufnahme, Radiojod, Schilddrüse, *uptake, radioiodine, thyroid gland* 127, 165, 166, 167, 170
—, ^{99m}Tc, Hämatom, *uptake* ^{99m}Tc, *haematoma* 339
—, Schilddrüsenfunktion, Index, *uptake* ^{99m}Tc, *thyroid function, index* 129
Aufnahmetest, Radiofibrinogen, *uptake test, radiofibrinogen* 472
Ausbreitung, Liquordynamik, Untersuchung, Ergebnisse, *spreading, liquor dynamics, examination, results* 66–68
Ausscheidung, Radionuklide, Myeloszintigraphie, *elimination, radionuclids, myeloscintigraphy* 54, 55, 56
Ausscheidungsrate, ^{131}J, Schilddrüsenstoffwechsel, *exit rate,* ^{131}I, *thyroid metabolism* 121, 122
Ausscheidungszeit, ^{131}J-RISA, lumbale Applikation, *elimination time,* ^{131}I-*RISA, lumbar application* 68
Austauschreaktion, Radiopharmaka, *exchange reaction, radiopharmaca* 1
Auswertung, Kriterien, Nierenszintigraphie, *interpretation, criteria, renal scintigraphy* 540
—, Radioisotopennephrogramm, *interpretation, nephrogram with radioisotopes* 520
autonomer Knoten, Schilddrüse, Differentialdiagnose, *autonomous nodule, thyroid gland, differential diagnosis* 143
— —, —, Funktionsdiagnostik, *autonomous nodules, thyroid gland, functional diagnosis* 143
— —, —, siehe toxisches Adenom, *autonomous nodule, thyroid gland, see toxic adenoma*
Autoradiographie, ^{131}J-Stoffwechsel, *autoradiography,* ^{131}I-*metabolism* 117
Axillarvene, „hot spot", *axillary veine, "hot spot"* 233

Balken, Gliom, Nachweisbarkeit, Hirnszintigraphie, *corpus callosum, glioma, identification, brain scintigraphy* 12
Bandscheibenhernie, Myeloszintigraphie, *disc hernia, myeloscintigraphy* 52, 56, 75, 76, 77, 80
—, Wertigkeit diagnostischer Untersuchungsmethoden, *disc hernia, value of diagnostic examination methods* 81
basale Zisternen, Ausbreitungszeit, Radionuklide, *basal cisterns, spreading time, radionuclides* 67
Basedowsche Krankheit, Differentialdiagnose, *Graves' disease, differential diagnosis* 143, 144
— —, Radiojodbehandlung, *Basedow's disease, radioiodine treatment* 163–174
— —, siehe Hyperthyreose, *Grave's disease, see hyperthyroidism*
— —, Suppressionstest, *Graves' disease, suppression test* 132
basophile Granulozyten, Struktur, Funktion, *basophilic granulocytes, structure, function* 423
Bauchspeicheldrüse, Insulom, *pancreas, insuloma* 215
Beckenniere, Szintigramm, *pelvic kidney, scintiscan* 558
Beckennieren, Thrombose, Radiofibrinogentest, *pelvic veins, thrombosis, radiofibrinogen test* 473
Behandlung, chronische Leukämie, *treatment, chronic leukaemia* 400
—, Solitärknoten der Schilddrüse, *management, single thyroid nodule* 139
—, toxisches Adenom, Schilddrüse, *management, toxic adenoma, thyroid gland* 145
Belüftungsstörungen, chronisch-obstruktive Lungenerkrankungen, *ventilation disorders, chronic, obstructive pulmonary diseases* 242
Berechnung, Therapiedosis, Schilddrüsenkarzinom, *calculation, therapeutic dose, thyroid cancer* 180
Bestimmungsmethode, Insulin, *investigation method, insulin* 214
Bindungskapazität, Serum, Schilddrüsenhormone, *binding capacity, serum, thyroid hormones* 157
biologische Halbwertzeit, Dosimetrie, Radiojodbehandlung, *biologic half value time, dosimetry, radioiodine treatment* 169
—, ^{131}J-Cholesterin, *biologic half life time,* ^{131}I *cholesterol* 213
—, ^{131}J, Hyperthyreose, *biological half life time,* ^{131}I, *hyperthyroidism* 169, 170
—, ^{75}Selen, *biological half life time,* ^{75}*selenium* 210
— Halbwertzeiten, unterschiedliche, ^{133}Xenon, Hydrozephalus, *biologic half value times, different,* ^{133}*Xenon, hydrocephalus* 84, 88
Biosynthese, Schilddrüsenhormone, *biosynthesis, thyroid hormones* 118, 119
—, Steroide, *biosynthesis, steroids* 216–218
Bleomycin, ^{99m}Tc markiertes, Diagnose, Mediastinaltumoren, *bleomycin,* ^{99m}Tc *tagged, diagnosis, mediastinal tumors* 5, 349
Blockierung, Jodination, *block, iodination* 120
—, Liquorpassage, Radiopharmaka, *block, liquor passage, radiopharmaca* 54, 85
—, ventrikulo-atrialer Shunt, *block, ventriculo-atrial shunt* 90
Blut, Radioaktivität, Messung, Radiojodbehandlung, *blood, radioactivity, measurement, radioiodine therapy* 171
—, siehe Hämatologie, *blood, see haematology*
—, Strahlenbelastung, radioaktive Verbindungen, *blood, radiation exposure, radioactive compounds* 6

Blut, Strahlendosis, Radiojodtherapie, *blood, radiation dose, radioiodine therapy* 182
Blutdosis, Radiojodbehandlung, *blood dose, radioiodine treatment* 163, 170
Blutdruck, Perfusionsszintigraphie, *blood pressure, perfusion scintigraphy* 251
Bluthirnschranke, Farbstoffe, *blood brain barrier, dyes* 1
—, Radioaktivität, *blood brain barrier, radioactivity* 2, 7, 10, 33
Blutkrankheiten, Differentialdiagnose, *blood diseases, differential diagnosis* 390
Bluttransfusion, Antikörper, *blood transfusion, antibodies* 458
Blut-Pool, Aktivität, ^{99m}Tc, *blood pool, activity, ^{99m}Tc* 138
Bluträume, kardiovaskuläre, Szintigraphie, *blood pool, cardiovascular, scan* 336
Blutwerte, Radiojod, Behandlung, *blood levels, radioiodine, therapy* 181
Blutungen, Eisenverlust, *haemorrhages, lost iron* 361
—, —, Grenzkörpermessung, *haemorrhages, lost iron, whole body measurement* 362
—, intrazerebrale, Aktivitätsanreicherung, *haemorrhages, intracerebral, accumulation of radioactivity* 3, 23
—, Kot, ^{51}C-markierte Erythrozyten, *haemorrhages, faeces, ^{51}C-tagged erythrocytes* 362
—, spontane, Szintigraphie, *haemorrhages, spontaneous scintigraphy* 22–27
Blutverlust, Eisenmangel, *blood loss, iron deficiency* 360, 361
—, Ganzkörpermessung, *blood loss, whole body measurement* 362
—, Methodik, *blood loss, methods* 385
Blutvolumen, erythrozytäres System, *blood volume, erythrocytic system* 353
—, Methodik, *blood volume, method* 353, 354
—, Normalwerte, *blood volume, normal values* 354
bösartige Tumoren, Parotis, *malignant tumors, parotid gland* 112
— —, Transferrin-Konzentration, *malignant tumors, transferrin concentration* 363
Bolus, radioaktiver, Radiokardiographie, *bolus, radioactive, radiocardiography* 336
Borfluorat, Konzentration, Schilddrüse, *borofluorate, concentration, thyroid gland* 119
^{82}Br-Mikrosphären, Lungen-Perfusionsszintigraphie, *^{82}Br microspheres, lung perfusion scintigraphy* 229
Bronchialkarzinom, Bronchoskopie, *bronchial carcinoma, bronchoscopy* 324
—, Diagnose, *bronchial carcinoma, diagnosis* 317, 318
—, Frühdiagnose, *bronchial carcinoma, early diagnosis* 314
—, ^{67}Ga-Anreicherung, *bronchial carcinoma, ^{67}Ga accumulation* 349
—, Metastasen, Mediastinum, *bronchial carcinoma, metastases, mediastinal* 347
—, —, —, Perfusion, *bronchial carcinoma, metastases, mediastinal perfusion* 309
—, Operabilität, *bronchial carcinoma, operability* 319, 320
—, Perfusionsszintigraphie, *bronchial carcinoma, perfusion scintigraphy* 245
—, Radiospirometrie, *bronchial carcinoma, radiospirometry* 266, 292, 314
—, Stadieneinteilung, *bronchial carcinoma, staging* 319
—, szintigraphische Diagnose, *bronchial carcinoma, scintigraphic diagnosis* 317

Bronchiektasen, Belüftungsstörungen, *bronchiectasis, ventilation disorders* 242
—, Bronchographie, *bronchiectasis, bronchography* 300, 301
—, Differentialdiagnose, *bronchiectasis, differential diagnosis* 307
—, Partikelfixationsstörungen, *bronchiectasis, disorders of particle fixation* 235
—, Radiospirometrie, *bronchiectasis, radiospirometry* 292, 301, 302
Bronchitis, Halbwertzeit, radioaktive Partikel, *bronchitis, half value time, radioactive particles* 228
—, MacLeod-Syndrom, *bronchitis, MacLeod's syndrome* 303
—, Perfusionsszintigraphie, *bronchitis, perfusion scintigraphy* 242
—, Radiospirometrie, *bronchitis, radiospirometry* 298, 299
Bronchogramm, Bronchiektasen, *bronchogram, bronchiectasis* 301, 302
—, Mukoviszidose, *bronchogram, mucoviscidosis* 244
Bronchoskopie, Bronchialkarzinom, *bronchoscopy, bronchial carcinoma* 324
Bronchospirometrie, Radiospirometrie, Vergleich, *bronchospirometry, radiospirometry, comparison* 290
Bronchus, Adenom, Kompression der Lungenarterie, *bronchus, adenoma, compression of pulmonary artery* 315
—, Ruptur, Differentialdiagnose, *bronchus, rupture, differential diagnosis,* 307
Brücke, Gliome, Kindesalter, *pons, gliomas, childhood* 19
—, Tumoren, Szintigraphie, *pons, tumors, scintigraphy* 18, 19
Brustwirbelsäule, Skoliose, Myeloszintigrphie, *thoracic spine, scoliosis, myeloscintigraphy* 58

^{14}C, ACTH, Bestimmung, *^{14}C, ACTH, quantification* 204
—, Cholesterin, Nebennierenadenom, *^{14}C, cholesterol, adenoma of suprarenal gland* 212
—, markierter Ligand, spezifische Aktivität, *^{14}C, tagged ligand, specific activity* 193
^{14}C-Inulin, Clearance, *^{14}C inulin, clearance* 627, 628
^{14}C-Serotonin, Thrombozyten, *^{14}C-serotonin, thrombocytes* 451
Cäsiumchlorid (^{131}CsCl), Tumorsuche, Schilddrüse, *caesium chloride ($^{131}CsCl$), tumor seeking, thyroid gland* 141
Carina, Karzinom, präoperative Lungenfunktion, *carina, carcinoma, preoperative pulmonary function* 326, 327, 328
Cauda equina, Tumor, Myeloszintigraphie, *cauda equina, tumor, myeloscintigraphy* 78
Chemotaxis, Granulozyten, *chemotaxis, granulocytes* 415
Chiasma-Region, Tumoren, Szintigraphie, Ergebnisse, *chiasma region, tumors, scintigraphy, results* 14
chirurgische Behandlung, Bronchialkarzinom, *surgical treatment, bronchial carcinoma* 319, 325
— —, Hyperthyreose, Malignomrisiko, *surgical treatment, hyperthyroidism, malignance risk* 164
— —, Hypothyreose, Risiko, *surgical treatment, hypothyroidism, risk* 165, 166
— —, Lungenemphysem, *surgical treatment, pulmonary emphysema* 300
— —, Nierenarterienstenose, *surgical treatment, stenosis of renal artery* 533

Cholecystitis 804
Cholesterin, ^{131}J-, Nebennierenadenom, *cholesterol, ^{131}I, suprarenal gland adenoma* 212, 213
—, Nebennierenrinde, Enzymsystem, *cholesterol, suprarenal cortex, enzymatic system* 216
Choriongonadotropin (HCG), Kreuzreaktivität, *choriongonaditropin (HCG), crossing reactivity* 191
— —, Radioimmunoassay 219
Chromatoelektrophorese, freie, gebundene Aktivität, Trennung, *chromatophoresis, free, bound activity, separation* 194
Chromatographie, ^{131}J-Stoffwechsel, *chromatography, ^{131}I-metabolism* 117
—, Radioenzymassay, *chromatography, radioenzyme assay* 200
chronische Bronchitis, Belüftungsstörungen, *chronic bronchitis, ventilation disorders* 242
— —, Differentialdiagnose, *chronic bronchitis, differential diagnosis* 299
— —, Halbwertszeit, radioaktive Partikel, *chronic bronchitis, half value time, radioactive particles* 228
— —, MacLeod-Syndrom, *chronic bronchitis, MacLeod's syndrome* 303
— —, Radiospirometrie, *chronic bronchitis, radiospirometry* 298, 299
— Entzündung, Kopfspeicheldrüse, *chronic inflammation, cranial salivary glands* 110
— —, — Morbus Sjögren, *chronic inflammation, cranial salivary glands, Sjögren's disease* 110
— Infekte, Hyposiderämie, *chronic infections, hyposiderinaemia* 363
— Lungentuberkulose, Perfusionsszintigramm, *chronic pulmonary tuberculosis, perfusion scan* 247
— Nierenerkrankungen, Szintigraphie, *chronic renal diseases, scintigraphy* 547
— Pyelonephritis, Nephrogramm, *chronic pyelonephritis, nephrogram* 528
chronisch-myeloische Leukämie, Behandlung, *chronic myeloic leukaemia, treatment* 400
chronisch-obstruktive Lungenerkrankungen, α_1-Antitrypsin-Mangel, *chronic, obstructive pulmonary diseases, α_1 antitrypsin deficiency* 303
— —, Asthma bronchiale, *chronic, obstructive pulmonary diseases, asthma bronchiale* 297
— —, Bronchiektasen, *chronic, obstructive pulmonary diseases, bronchiectasis* 301
— —, chronische Bronchitis, *chronic, obstructive pulmonary diseases, chronic bronchitis* 299
— —, Emphysem, *chronic, obstructive pulmonary diseases, emphysema* 300
— —, MacLeod-Syndrom, *chronic, obstructive pulmonary diseases, MacLeod's syndrome* 303
— —, Morbus Boeck, *chronic obstructive pulmonary diseases, Boeck's disease* 298
— —, Mukoviszidose, *chronic, obstructive pulmonary diseases, mucoviscidosis* 303
— —, Perfusionsszintigraphie, *chronic, obstructive pulmonary diseases, perfusion scintigraphy* 242–245
— —, Radioaerosol. Verteilung, *chronic, obstructive pulmonary diseases, radioaerosol distribution* 243
— —, Radiospirometrie, *chronic, obstructive pulmonary diseases, radiospirometry* 297–303
— —, Typeneinteilung, *chronic, obstructive pulmonary diseases, type classification* 243

chronisch-subdurales Hämatom, Aktivitätsansammlung, *chronic subdural haematoma, concentration of radioactivity* 4
— —, Hirnszintigraphie, *chronic subdural haematoma, brain scintigraphy* 22
Cisterna magna, Ausbreitungszeit, Radionuklide, *cisterna magna, spreading time, radionuclides* 67
Clearance, Berechnung, *clearance, calculation* 573
—, Definition, *clearance definition* 617
—, Diabetes, Nierenkomplikationen, *clearance, diabetes, renal complications* 640, 641
—, Doppelradionuklidtechnik, *clearance, double radionuclide technique* 629, 630
—, Ganzkörperretentionskurve, *clearance, whole body retention curve* 634
—, Ganzkörperzähler, *clearance, whole body counter* 509, 617, 632
—, Gesamt-, ^{131}J-Hippuran, *clearance, total, ^{131}I hippuran* 562
—, glomeruläre Filtrationsrate, *clearance, glomerular filtration rate* 617
—, Hormonspiegel, Abhängigkeit, *clearance, hormone levels, relations* 156
—, Hypertonie, *clearance, hypertension* 642, 646
—, ^{131}J, thyroidaler Jodtransport, *clearance, ^{131}I, thyroid iodide transport* 121
—, ^{123}J-Hippuran, *clearance, ^{123}I hippuran* 612
—, Kindesalter, *clearance, childhood* 644
—, klassische Methodik, *clearance, classic method* 628
—, Nephrogramm, Analyse, *clearance, nephrogram, analysis* 572
—, Nieren, seitengetrennte, *clearance, renal, on both sides* 537, 632, 633
—, Nierenbeckenoperationen, *clearance, surgery of renal pelvis* 647
—, Nierentransplantation, *clearance, transplantation, kidney* 649, 650
—, Para-Aminohippursäure, *clearance, paraaminohippuric acid* 624
—, Physiologie, *clearance, physiology* 617
—, prä-, postoperative Bestimmung, *clearance, pre-, postoperative calculation* 648
—, Pyelonephritis, Glomerulonephritis, *clearance, pyelonephritis, glomerulonephritis* 642, 646
—, Radioisotopennephrogramm, *clearance, nephrogram with radioisotopes* 632, 633
—, Radiopharmaka, *clearance, radiopharmaca* 615
—, renale, Gesamt-, *clearance, renal, total-* 617
—, — ^{133}Xenon-, *clearance, renal, ^{133}Xenon-* 652
—, Schwangerschaft, *clearance, pregnancy* 644
—, Slope-Technik, *clearance, slope technique* 620
—, Strahlenbelastung, *clearance, radiation exposure* 650
—, Urogenitaltuberkulose, *clearance, urogenital tuberculosis* 643, 649
^{15}CO, ^{15}CO$_2$, physikalische Eigenschaften, *^{15}CO, $^{15}CO_2$, physical properties* 271
—, —, Radiospirometrie, *^{15}CO, $^{15}CO_2$, radiospirometry* 265
^{57}Co, markiertes Bleomycin, Mediastinaltumoren, *^{57}Co, tagged bleomycin, mediastinal tumors* 349
^{57}Co-Bleomycin, Lymphoszintigraphie, *^{57}Co-bleomycin, lymphoscintigraphy* 488
—, Stoffwechsel, *^{57}Co-bleomycin, metabolism* 5, 349
^{60}Co-Strahlenbehandlung, Parenchymausfall der Parotis, *^{60}Co radiotherapy, parenchymal defect of parotid gland* 109

CO_2-Diffusionskapazität, Bronchiektasen, CO_2-*diffusion capacity, bronchiectasis* 301
Compliance, Lunge, Thorax, *compliance, lung, chest* 268
—, normale Physiologie, *compliance, normal physiology* 268, 269
Confluens sinuum, normales Hirnszintigramm, *confluens sinuum, normal brain scan* 7, 8
Conn-Syndrom, Pathophysiologie, *Conn's syndrome, pathophysiology* 217
^{51}Cr, Erythrozyten, Markierung, ^{51}Cr, *erythrocytes, tagged* 379
—, Nephrologie, ^{51}Cr, *nephrology* 509
—, Strahlenbelastung, ^{51}Cr, *radiation exposure* 57
^{51}Cr-Makroaggregate, Lungen-Perfusionsszintigraphie, ^{51}Cr *macroaggregates, lung perfusion scintigraphy* 227
^{51}Cr-markierte Erythrozyten, Blutung, Kot, ^{51}Cr-*tagged erythrocytes, haemorrhage, faeces* 362
— —, Blutvolumen, ^{51}Cr-*tagged erythrocytes, blood volume* 353
— —, Lungenszintigraphie, ^{51}Cr-*tagged erythrocytes, lung scintigraphy* 224
— —, Verdünnungsanalyse, ^{51}Cr-*tagged erythrocytes, dilution analysis* 353
^{131}Cs, Aufnahme, Schilddrüsenkarzinom, ^{131}Cs, *uptake, thyroid carcinoma* 141, 142
Cushing-Syndrom, Plasmakortisol, *Cushing's syndrome, plasma cortisole* 217

Dandy-Walker-Syndrom, Differentialdiagnose, *Dandy-Walker's syndrome, differential diagnosis* 19
Darm, Strahlenbelastung, radioaktive Verbindungen, *intestine, radiation exposure, radioactive compounds* 6
Definition, Clearance, *definition, clearance* 617
—, Eisenpool, *definition, iron pool* 361
—, Empfindlichkeit, Radioassay, *definition, sensitivity, radioassay* 195
—, In-vitro-Diagnostik, *definition, in vitro diagnosis* 155, 185
—, Okkultes Schilddrüsenkarzinom, *definition, occult thyroid cancer* 176
—, Radioenzymassay, *definition, radioencyme assay* 199
—, Radioimmunoassay (RIA), *definition, radioimmunoassay (RIA)* 187, 188
—, Radioreagenzanalyse, *definition, radioreagent analysis* 201
—, Recovery, Thrombozyten, *definition, recovery, thrombocytes* 453
Dehalogenase-Defizit, Monojodtyrosintest, *dehalogenase deficiency, monoiodotyrosine test* 137
Dejodination, Physiologie, *deiodination, physiology* 118
Depoteisen, Umsatz, *depot iron, turnover* 366
Derivatanalyse, Aminosäuren, Steroide, Polypeptidhormone, *derivate analysis, aminoacids, steroids, polypeptide hormones* 203
Dermoide, Szintigraphie, Ergebnisse, *dermoids, scintigraphy, results* 14, 15
destruktives Lungenemphysem, Differentialdiagnose, *destructive pulmonary emphysema, differential diagnosis* 242
Detektoren, Nebennierenszintigraphie, *detectors, scintigraphy of suprarenal glands* 213
—, optimale Empfindlichkeit, *detectors, optimum sensibility* 134
—, Radiospirometrie, *detectors, radiospirometry* 265, 274, 277

—, Schilddrüsenaufnahmemessung, *detectors, thyroid uptake measurements* 130, 131
—, Schilddrüsenfunktionsteste, *detectors, thyroid function tests* 126
—, Szintigraphie, Nebenschilddrüsen, *detectors, scintigraphy, parathyroid glands* 210
Dexamethason, Nebennierentumoren, *dexamethason, tumor of suprarenal glands* 214
Diabetes, ^{131}J-markiertes Insulin, *diabetes*, ^{131}I *tagged insulin* 187, 214
—, Nephropathie, Radiohippurankinetik, *diabetes, nephropathy, radiohippuran kinetics* 564
—, Nierenkomplikationen, *diabetes, renal complications* 640, 641
—, Pathophysiologie, *diabetes, pathophysiology* 215
—, plazentales Laktogen, *diabetes, placental lactogen* 218, 219
Diagnose, Akromegalie, *diagnosis, acromegaly* 218
—, Asthma bronchiale, *diagnosis, asthma bronchiale* 297, 298
—, Bronchialkarzinom, *diagnosis, bronchial carcinoma* 245
—, chronische Bronchitis, *diagnosis, chronic bronchitis* 299
—, Eisenmangel, *diagnosis, iron deficiency* 360
—, ektopisches Schilddrüsengewebe, *diagnosis, extopic thyroid tissue* 145, 146
—, Emphysem, *diagnosis, emphysema* 300
—, epidurale Blutung, *diagnosis, epidural haemorrhage* 22
—, erythrozytäres System, *diagnosis, erythrocytic system* 353
—, fokale Thyreoditis, *diagnosis, focal thyroiditis* 142
—, Früh-, Bronchialkarzinom, *diagnosis, early-, bronchial carcinoma* 314, 317, 318
—, funktionelle hormonaktives Adenom, *diagnosis, functional, hormonally active adenoma* 214
—, Großhirntumoren, Sequenzszintigraphie, *diagnosis, tumors of cerebral tumors, sequence scintigraphy* 11
—, Hämochromatose, *diagnosis, haemochromatosis* 360
—, Hochdruck, *diagnosis, hypertension* 530
—, Liquorräume, Möglichkeiten, Grenzen, *diagnosis, liquor spaces, possibilities limits* 80, 81
—, Lungenembolie, *diagnosis, pulmonary embolism* 238, 305
—, Mediastinalabszess, *diagnosis, mediastinal abscess* 336
—, Metastasen, Mammakarzinom, *diagnosis, metastases, breast cancer* 214
—, —, Schilddrüsenkarzinom, *diagnosis, metastases, thyroid cancer* 146, 147
—, Nebenschilddrüsenadenom, *diagnosis, adenoma of parathyroid glands* 210–212
—, pathologische Veränderungen, Mediastinum, *diagnosis, pathologic mediastinal lesions* 335–351
—, Perikarderguß, -Zyste, *diagnosis, pericardial effusion, -cyst* 339
—, Pyelonephritis, *diagnosis, pyelonephritis* 548, 549
—, Radiofibrinogen-Aufnahmetest, *diagnosis, radiofibrinogen uptake test* 472
—, Schilddrüsenfunktionsstörungen, *diagnosis, thyroid function disorders* 117
—, Schilddrüseninsuffizienz, *diagnosis, thyroid deficiency* 171, 172
—, spontane, Schilddrüsenunterfunktion, *diagnosis, spontaneous hypothyroidism* 171, 172
—, Thrombose, *diagnosis, thrombosis* 472

Sachverzeichnis

—, Tumoren, Mediastinum, *diagnosis, tumors, mediastinal* 347
—, —, Nebennierenmark, *diagnosis, tumors, suprarenal medulla* 214
—, —, ^{75}Se-Selenit, *diagnosis, tumors,* ^{75}Se *selenite* 349
—, Zungenschilddrüse, *diagnosis, lingual thyroid* 145, 146
Diagnostik, Schilddrüse, In-vitro-, *diagnosis, thyroid gland, in vitro-* 155–162
—, —, In-vivo-, *diagnosis, thyroid gland, in vivo* 117–153
diagnostische Wertigkeit, Röntgendiagnostik, Myelographie, Myeloszintigraphie, *diagnostic value, roentgen diagnosis, myelography, myeloscintigraphy* 81
Dialyse, freies T$_3$, T$_4$, *dialysis, free* T_3, T_4 155
Differentialdiagnose, Adenom, Schilddrüse, *differential diagnosis, adenoma, thyroid gland* 139, 142
—, Agenesie, Lungenarterie, *differential diagnosis, agenesia of pulmonary artery* 307
—, Aortenaneurysma, Mediastinaltumor, *differential diagnosis, aortic aneurysm, mediastinal tumor* 337
—, arteriovenöse Mißbildungen, *differential diagnosis, arteriovenous malformations* 9
—, aseptische Meningitis, Komplikationen nach Radionuklidanwendung, *differential diagnosis, aseptic meningitis, complications after radionuclide application* 64
—, asthma bronchiale, *differential diagnosis, asthma bronchiale* 299
—, Bandscheibenprolaps, *differential diagnosis, intervertebral disc hernia* 78
—, Basedowsche Krankheit, *differential diagnosis, Graves' disease* 144
—, Blutkrankheiten, *differential diagnosis, blood diseases* 390
—, Bronchoiektasen, *differential diagnosis, bronchiectasis* 307
—, chronische Bronchitis, *differential diagnosis, chronic bronchitis* 299
—, chronisch-obstruktive Lungenerkrankungen, *differential diagnosis, chronic obstructive pulmonary diseases* 238, 239, 242
—, Dandy-Walker-Syndrom, *differential diagnosis, Dandy-Walker's syndrome* 19
—, destruktives Lungenemphysem, *differential diagnosis, destructive pulmonary emphysema* 242
—, Durchblutungsstörungen, Pharmako-Szintigraphie, *differential diagnosis, circulatory disorders, pharmacoscintigraphy* 232
—, einfache Struma, Hashimoto-Struma, *differential diagnosis, simple goiter, Hashimoto's disease* 136
—, Eisenmangel, *differential diagnosis, iron deficiency* 358
—, Entzündung, Tumor, Mediastinum, *differential diagnosis, inflammation, tumor, mediastinal* 336
—, Ergüsse, Zysten, Hämatome, *differential diagnosis, effusions, cysts, haematomas* 339
—, Euthyreose, nach Radiojodbehandlung, *differential diagnosis, enthyroidism, after radioiodine therapy* 171, 172
—, euthyreote Struma, *differential diagnosis, euthyroid goiter* 135, 136
—, fibröse Dysplasie, Keilbeinmeningeom, *differential diagnosis, fibrous dysplasia, meningeoma of spheroid bone* 15
—, Fibrothorax, *differential diagnosis, fibrothorax* 307
—, funktionelle Metastasen, Schilddrüsenkarzinom, *differential diagnosis, functional metastases, thyroid cancer* 146, 147

—, Großhirntumoren, Sequenzszintigraphie, *differential diagnosis, tumors of cerebral hemispheres* 11
—, Hämochromatose, *differential diagnosis, haemochromatosis* 360, 361
—, Hashimoto-Struma, *differential diagnosis, Hashimoto's disease* 136, 139, 142
—, heißer Knoten, *differential diagnosis, "hot" nodule* 139, 143
—, Hirnblutungen, *differential diagnosis, cerebral haemorrhages* 24, 25, 33
—, Hirninfarkt, Tumor, *differential diagnosis, cerebral infarction, tumor* 27, 33
—, Hochdruck, *differential diagnosis, hypertension* 529, 530
—, Hydrocephalus internus, *differential diagnosis, hydrocephalus internus* 63, 87
—, Hydrozephalus, Kindesalter, *differential diagnosis, hydrocephalus, childhood* 68
—, —, ^{133}Xenon, unterschiedliche Halbwertzeiten, *differential diagnosis, hydrocephalus,* $^{133}Xenon$, *different half value times* 88
—, Hypophysenunterfunktion, *differential diagnosis, hypopituitarism* 128
—, intrathorakale Struma, *differential diagnosis, intratoracic goiter* 341
—, Jodisationsstörung, *differential diagnosis, defects of iodide organification* 135
—, kalter Knoten, *differential diagnosis, "cold" nodule* 139, 142
—, Kaudatumor, *differential diagnosis, tumor of cauda equina* 78
—, Knotenstruma, *differential diagnosis, nodular goiter* 139–145
—, Kolloidadenom, Schilddrüse, *differential diagnosis, colloid adenoma, thyroid gland* 139
—, Lungenembolie, *differential diagnosis, pulmonary embolism* 238, 241, 243, 307
—, maligne Struma, *differential diagnosis, malignant goiter* 341
—, Malignität, Angioszintigraphie, *differential diagnosis, malignancy, angioscintigraphy* 247
—, Mediastinaltumor, *differential diagnosis, mediastinal tumor* 341
—, —, Aortenaneurysma, *differential diagnosis, mediastinal tumor, aortic aneurysm* 337
—, Meningeom, Keilbein, fibröse Dysplasie, *differential diagnosis, meningeoma, spenoid bone, fibrous dysplasia* 15
—, Metastasen, Schilddrüsenkarzinom, *differential diagnosis, metastases, thyroid cancer* 146, 147
—, —, Struma maligna, *differential diagnosis, metastases, malignant goiter* 345
—, Morbus Hodgkin, *differential diagnosis, Hodgkin's disease* 341
—, multinoduläre Struma, *differential diagnosis, multinodular goiter* 142–145
—, Nebennierenrindenadenom, *differential diagnosis, adrenal cortical adenoma* 214
—, Nebennierenrindenstörungen, *differential diagnosis, disorders of adrenal cortex* 218
—, Nierenkontusion, Infarkt, *differential diagnosis, renal contusion, infarction* 545
—, Pendred-Syndrom, *differential diagnosis, syndrome of Pendred* 135
—, Plummer-Wilsonsche Krankheit, *differential diagnosis, Plummer-Wilson's disease* 144

Differentialdiagnose, primäre, sekundäre Hypothyreose, TSH-Belastung, *differential diagnosis, primary, secondary hypothyroidism, TSH test* 128, 161
—, Psammom, *differential diagnosis, psammoma* 142
—, Radioaerosol-Ablagerung, *differential diagnosis, radioaerosol deposition* 243
—, radiospirometrische, *differential diagnosis, radiospirometric* 299
—, Schilddrüsenkarzinom, *differential diagnosis, thyroid cancer* 139, 140, 142
—, —, Metastasen, *differential diagnosis, thyroid cancer, metastases* 146, 147
—, Schilddrüsenunterfunktion, *differential diagnosis, hypothyroidism* 171, 172
—, Sequenzszintigraphie, *differential diagnosis, sequence scintigraphy* 29, 33
—, Störungen der zerebrospinalen Flüssigkeitsdynamik, *differential diagnosis, disorders of cerbrospinal fluid dynamics* 51, 52
—, Struma, Pertechnetat-Test, *differential diagnosis, goiter, pertechnetate test* 135
—, subakute Thyreoiditis, *differential diagnosis, subacute thyroiditis* 142
—, subdurales Hämatom, Empyem, *differential diagnosis, subdural haematoma, empyema* 31, 32
—, Takayasu-Arteriitis, *differential diagnosis, Takayasu's arteritis* 241
—, Thyreorditis, *differential diagnosis, thyroiditis* 136, 142
—, Thyreotoxikose, *differential diagnosis, thyreotoxicosis* 127, 143
—, toxisches Adenom, *differential diagnosis, toxic adenoma* 139, 143
—, traumatische Plexusschädigung, *differential diagnosis, traumatic plexus lesion* 72, 74
—, „warmer" Knoten, Schilddrüse, *differential diagnosis, "warm" thyroid nodule* 139
diffuse toxische Struma, Radiojodbehandlung, *diffuse toxic goiter, radioiodine treatment* 169
Diffusion, Liquordynamik, *diffusion, liquor dynamics* 66–68
Diffusionskapazität, Asthma bronchiale, *diffusion capacity, asthma bronchiale* 299
—, Bronchiektasen, *diffusion capacity, bronchiectasis* 301
—, Perfusionsszintigraphie, *diffusion capacity, perfusion scintigraphy* 251
Diffusionsstörungen, Lungensarkoidose, *diffusion disorders, pulmonary sarcoidosis* 249
Diffusionszeit, Radioaktivität, lumbale Applikation *diffusion time, radioactivity, lumbar application* 68
Digitalis-Glykoside, Messung, Radioenzymassay, *digitalis glycosides, measurement, radioenzyme assay* 201
Dijodfluorescein, Anreicherung, Tumorzellen, *diiodine fluoroscein, accumulation, tumor cells* 1
Dijodtyrosin, Stoffwechsel, *diiodotyrosine, metabolism* 119
Displacement Assay, Definition, *displacement assay, definition* 185
Diurese, Radiojodidaufnahme, Tumorgewebe, *diuresis, radioiodine uptake, tumor tissue* 180, 181
DNS-Synthese, ^{3}H-markiertes Thymidin, *DNS synthesis, ^3H tagged thymidin* 424, 429
Doppelantikörpermethode, Bound-Free-Fraction, Bestimmung, *double antibody method, bound-free fraction, quantitation* 160

Doppelantikörperpräzipitation, freie, gebundene Aktivität, Trennung, *double antibody precipitation, free, bound activity, separation* 194
Doppeldetektorscan, Substernalstruma, *double detector scan, retrosternal goiter* 344
Doppelisotopenmethode, Szintigraphie, Nebennieren, *double isotope method, scintigraphy, suprarenal glands* 213
Doppelradionuklidtechnik, Clearance, *double radionuclide technique, clearance* 629, 630
Doppeltracer-Untersuchung, Nebenschilddrüsen, *double tracer investigation, parathyroid glands* 209, 210
Dosimetrie, ^{131}J-Cholesterin, *dosimetry, ^{131}I cholesterol* 213
—, Radiojodbehandlung, Faktoren, *dosimetry, radioiodine treatment, factors* 168, 169
—, Szintigraphie, Nebenschilddrüsen, *dosimetry, scintigraphy, parathyroid glands* 210
Dosis, berechnete, ^{131}J, Schilddrüse, Hyperthyreose, *dose, calculated, ^{131}I, thyroidal, hyperthyroidism* 169, 170
—, Ganzkörper, ^{75}Selen, ^{99m}Tc, *dose, whole body, $^{75}Selenium$, ^{99m}Tc* 210
—, —, Gonaden, ^{131}J-Therapie, *dose, whole body, gonades, ^{131}I therapy* 165
—, Gonaden, ^{75}Selen, ^{99m}Tc, *dose, gonades, $^{75}Selenium$, ^{99m}Tc* 210
—, ^{131}J, Szintigraphie, Nebennieren, *dose, ^{131}I, scintigraphy, suprarenal glands* 213
—, kumulative, Schilddrüsenunterfunktion, *dose, cumulative, hypothyroidism* 165, 166, 167
—, Mikrosphären, Perfusionsszintigraphie, *dose, microspheres, perfusion scintigraphy* 231
—, ^{32}P, *dose, ^{32}P* 398
—, Radioaktivität, Strahlenbelastung, *dose, radioactivity, radiation exposure* 6
—, Radiojod, Schilddrüsenkarzinom, *dose, radioiodine, thyroid cancer* 180
—, —, Schilddrüsenunterfunktion, Beziehungen, *dose, radioiodine, hypothyroidism, relations* 166
—, ^{75}Se, Strahlenbelastung, *dose, ^{75}Se, radiation, exposure* 349
—, Strategie, Schilddrüsenüberfunktion, *dose, strategy, hyperthyroidism* 171
—, ^{99m}Tc, Aufnahmemessung, *dose, ^{99m}Tc, uptake measurement* 130
—, toxische Minimal-, Makroaggregate, *dose, toxic minimal-, macroaggregates* 251
—, ^{133}Xe, Radiospirometrie, *dose, ^{133}Xe, radiospirometry* 279
Dosisschema, Reduktion der Hypothyreose-Frequenz, *dose schedule, reduction of hypothyroidism incidence* 167, 168
Ductus thoracicus, Lymphozytenzirkulation, *ductus thoracicus, circulation of lymphocytes* 425
Druck, arterieller, venöser, Lungenperfusion, *pressure, arterial, venous, pulmonary perfusion* 266
—, intraalveolärer, Bronchialkarzinom, *pressure, intraalveolar, bronchial carcinoma* 314
—, pulmonaler, Perfusionsszintigraphie, *pressure, pulmonary, perfusion scintigraphy* 250
Dünndarm, Eisenresorption, *small intestine, iron resorption* 356
Dura mater, Liquorfistel, Lokalisation, *dura mater, liquor fistula, localization* 84
Durchblutung, Lunge, Perfusion, *blood supply, lung, perfusion* 265, 266

Durchblutungsstörungen, Differentialdiagnose, Pharmako-Szintigraphie, *circulation disorders, differential diagnosis, pharmacoscintigraphy* 232
Dysplasie, fibröse, Differentialdiagnose, *dysplasia, fibrous, differential diagnosis* 15
—, Niere, Szintigraphie, *dysplasia, renal, scintigraphy* 541
dystopes Gewebe, Schilddrüse, Speicheldrüsen, *dystopic tissue, thyroid gland, salivary glands* 108, 109

Edelgase, Lungen-Perfusion, -Ventilation, *inert gases, lung perfusion, -ventication* 265
—, physikalische, Eigenschaften, *inert gases, physical properties* 271–274
effektiver Thyroxin-Quotient, Bestimmung, *effective thyroxin ratio, quantitation* 159
Einteilung, Lungenkrankheiten, Szintigraphie, *classification, pulmonary diseases, scan* 243
Einzeldosis, Radiojodbehandlung, *single dose, radioiodine treatment* 165, 166
Einzelniere, Funktion, vor und nach Operation, *single kidney, function, before and after surgery* 647
Eisenausscheidung, Blutverlust, *iron excretion, lost blood* 361
—, erythrozytäres System, *iron excretion, erythrocytic system* 361
Eisenbildungskapazität, Indikationen, *iron binding capacity, indications* 387
—, Methodik, *iron binding capacity, method* 386
—, Transferrin, *iron binding capacity, transferrin* 362
Eisengehalt, Nahrungsmittel, *iron content, food* 356
Eisenmangel, Diagnose, *iron deficiency, diagnosis* 360
—, Differentialdiagnose, *iron deficiency, differential resorption* 358, 360
—, erythrozytäres System, *iron deficiency, erythrocytic system* 358
—, Fe^{++} SO_4-Resorption, *iron deficiency, Fe^{++} SO_4-resorption* 360
Eisenpool, Definition, Stoffwechsel, *iron pool, definition, metabolism* 361
Eisenreserven, Ferritin, *iron reserves, ferritin* 363
—, Knochenmark, *iron reserves, bone marrow* 355
Eisenresorption, intestinale, *iron resorption, intestinal* 355, 358, 359, 384
Eisenstoffwechsel, Blutverlust, *iron metabolism, blood loss* 361
—, Depoteisen, *iron metabolism, depot iron* 366
—, Eisenausscheidung, *iron metabolism, iron excretion* 361
—, Eisenbindungskapazität, Normalwerte, *iron metabolism, iron binding capacity, normal values* 362
—, Eisenmangel, Differenzierung, *iron metabolism, iron deficiency, differentiation* 358
—, Erythropoese, *iron metabolism, erythropoesis* 368
—, Erythropoetin, *iron metabolism, erythropoetin* 262, 264
—, erythrozytäres System, *iron metabolism, erythrocytic system* 355
—, Ferritin, *iron metabolism, ferritin* 362, 363
—, Ganzkörperretention, *iron metabolism, whole body retention* 357
—, Hämochromatose, *iron metabolism, haemochromatosis* 360, 361
—, intestinale Resorption, *iron metabolism, intestinal resorption* 355

—, — Eisenresorption, Ferritin, *iron metabolism, intestinal iron resorption, ferritin* 363
—, Methodik, *iron metabolism, method* 357, 361
—, Normalwerte, *iron metabolism, normal values*, 355, 358, 361, 366
—, Plasmaeisenumsatz, *iron metabolism, plasma iron turnover* 364
—, Transferrin, Austausch, Halbwertzeit, *iron metabolism, transferrin, exchange, half value time* 362, 363
—, —, Bindungskapazität, *iron metabolism, transferrin, binding capacity* 362
Eiweißgehalt, ^{131}J-Albumin-Makroaggregate, *protein content, ^{131}I albumin macroaggregates* 231
Eiweißstoffwechsel, Kortisolwirkung, *protein metabolism, cortisol effect* 217
Ektasie, Lungenkapillaren, Partikelfixationsstörungen, *ectasia, pulmonary capillaries, disorders of particle fixation* 235
ektopisches Schilddrüsengewebe, Diagnose, *ectopic thyroid tissue, diagnosis* 145, 146
elastische Kräfte, Atemphysiologie, *elastic forces, respiratory physiology* 268
Elektronenmikroskopie, ^{131}J-Stoffwechsel, *electron microscopy, ^{131}I-metabolism* 117
Elektrophorese, freie, gebundene Aktivität, Trennung, *electrophoresis, free, bound activity, separation* 194
Embolie, Perfusionsstörungen, *embolism, perfusion disorders* 235
EMI-Scan, diagnostische Wertigkeit, *EMI-Scan, diagnostic value* 91
Emissionsszintigramm, obere Hohlvene, V. subclavia, *emission scan, superior v. cava, subclavian vein* 338, 339
—, Perikardzyste, *emission scan, pericardial cyst* 342
Empfindlichkeit, kompetitiver Proteinbindungsassay, *sensitivity, competitive protein binding assay* 197
—, Radioassay, Definition, *sensitivity, radioassay, definition* 195
—, —, Insulin, *sensitiveness, insulin* 214
—, RIA, IRMA, Vergleich, *sensitiveness, RIA, IRMA, comparison* 202
—, T_3-, T_4-RIA, *sensitivity, T_3-, T_4 RIA* 158
Emphysen, Aerosol-, Perfusions-, Komputerszintigramm, Vergleich, *emphysema, aerosol-, perfusion-, computer scan, comparison* 237
—, Einteilung, *emphysema, classification* 300
—, Mukoviszidose, *emphysema, mucoviscidosis* 244, 303
—, Partikelfixationsstörung, *emphysema, disorder of particle fixation* 235
—, Perfusionsshintigraphie, *emphysema, perfusion scintigraphy* 242
—, Radiospirometrie, *emphysema, radiospirometry* 292, 300
Empyem, subdurales, Szintigramm, *empyema, subdural, scintigraphy* 30
endemische Kropfbezirke, tägliche Jodaufnahme in der Nahrung, *endemic goiter areas, daily dietary intake of iodine* 118, 128
endogene TSH-Sekretion, Schilddrüsenkarzinom, *endogenous TSH secretion, thyroid cancer* 147
endokrines Pankreas, Untersuchungsmethoden, *endocrine pancreas, investigation methods* 214–216
Endokrinologie, nuklearmedizinische Methoden, *endocrinology, methods of nuclear medicine* 209–222

entzündliche Herde, Mediastinum, Szintigraphie, *inflammatory lesions, mediastinal, scintigraphy* 349
— Hirnerkrankungen, Hirnszintigraphie, *inflammatory brain diseases, brain scan* 30, 31, 32
— —, Pathophysiologie, Radioaktivitätsanreicherung, *inflammatory brain diseases, pathophysiology, accumulation of radioactivity* 4
— Nierenerkrankungen, Szintigraphie, *inflammatory renal diseases, scintigraphy* 547
— Veränderungen, Mediastinum, *inflammatory lesions, mediastinal* 336
Entzündung, Kopfspeicheldrüsen, *inflammation, cranial salivary glands* 110
—, Lymphoszintigraphie, *inflammation, lymphoscintigraphy* 500
—, Tumor, Mediastinum, Differentialdiagnose, *inflammation, tumor, mediastinal, differential diagnosis* 336
Enzephalitis, Hirnszintigraphie, *encephalitis, brain scintigraphy* 30
Enzephalographie, diagnostische Wertigkeit, *encephalography, diagnostic value* 91
Enzephalomeningozele, Myeloszintigraphie, *encephalomenigocele, myeloscintigraphy* 79
Enzephalozele, postoperativer Befund, *encephalocele, postoperative findings* 89
Enzymaktivität, Radioenzymassay, *enzyme activity, radioenzyme assay* 200
Enzyminhibition, Digitalis-Glykoside, *enzyme inhibition, digitalis glycosides* 201
—, Meßung der Wirkung, *enzyme inhibitors, measurement of effectiveness* 200
Enzymsystem, Nebennierenrinde, *enzymatic system, suprarenal cortex* 216
—, Schilddrüse, *enzyme systems, thyroid gland* 119
eosinophile Granulozyten, Struktur, Funktion, *eosinophilic granulocytes, structure, function* 423
Ependym, Tumoren, Kindesalter, *ependyma, tumors, childhood* 19
Ependymzysten, Szintigraphie, Nachweisbarkeit, *ependymal cysts, scintigraphy, identification* 18
Epidermoide, Szintigraphie, Ergebnisse, *epidermoids, scintigraphy, results* 14, 15
epidurales Hämatom, Szintigraphie, *epidural haematoma, scintigraphy* 22
Epipharynx-Tumor, Parenchymausfall der Parotis nach Bestrahlung, *epipharynx tumor, parenchymal defect after radiotherapy* 109
Ergebnisse, Aerosol-Szintigraphie, *results, aerosol scintigraphy* 236
—, Arteriographie, Nebenschilddrüsenadenom, *results, arteriography, adenoma of parathyroid glands* 212
—, Clearance, Methodenvergleich, *results, clearance, comparison of methods* 635, 636
—, Harnexkretionstest, *results, urine excretion test* 561
—, Perfusionsszintigraphie, *results, perfusion scintigraphy* 236, 237
—, Phlebographie, Nebenschilddrüsenadenom, *results, phlebography, adenoma of parathyroid glands* 212
—, Radiofibrinogen-Aufnahmetest, *results, radiofibrinogen uptake test* 472
—, Radioisotopennephrographie, *results, nephrography with radioisotopes* 512–536
—, Radiojodbehandlung, Hyperthyreose, *results radioiodine treatment, hyperthyroidism* 164, 165, 170
—, —, mit ^{125}J, *results, radioiodine treatment with* ^{125}I 171

—, —, Schilddrüsenkarzinom, *results, radioiodine therapy, thyroid cancer* 175, 182
—, —, Schilddrüsenüberfunktion, *etiology, radioiodine therapy, hyperthyroidism* 163
—, Radiospirometrie, *results, radiospirometry* 281
—, —, Bronchospirometrie, Vergleich, *results, radiospirometry, bronchospirometry, comparison* 290
—, Szintigraphie, Nebenschilddrüsen, *results, scintigraphy, parathyroid glands* 210, 211
—, T_3-, T_4-Ausscheidung im Urin, *results, T_3-, T_4 excretion, urinary* 156
Erguß, Herzbeutel, Szintigramm, *effusion, pericardial, scan* 336, 337
—, Pleura, Partikelfixationsstörung, *effusion, pleural, disorder of particle fixation* 235
erworbene Schilddrüsenfunktionsstörungen, Diagnose, *acquired thyroid disorders, diagnosis* 117
Erythroblastose, plazentares Laktogen, *erythroblastosis, placental lactogen* 219
Erythropoese, Eisenstoffwechsel, *erythropoesis, iron metabolism* 368
—, ^{59}Fe-Kinetik, *erythropoesis, ^{59}Fe kinetics* 368
—, Osteomyelofibrose, *erythropoesis, osteomyelofibrosis* 374
—, Turnover, Knochenmark, *erythropoesis, turnover, bone marrow* 429
Erythropoetin, Pathophysiologie, *erythropoetin, pathophysiology* 364
erythropoetisches System, Topographie, *erythropoetic system, topography* 372
erythrozytäres System, Blutverlust, *erythrocytic system, blood loss* 360
— —, Blutvolumen, *erythrocytic system, blood volume* 353
— —, Diagnostik, *erythrocytic system, diagnosis* 353
— —, Differentialdiagnose, *erythrocytic system, differential diagnosis* 390
— —, Eisenausscheidung, *erythrocytic system, iron excretion* 361
— —, Eisenbindungskapazität, Serum, *erythrocytic system, iron binding capacity, serum* 386
— —, Eisenmangel, *erythrocytic system, iron deficiency* 358
— —, Eisenstoffwechsel, *erythrocytic system, iron metabolism* 355
— —, ^{59}Fe-Kinetik, *erythrocytic system, ^{59}Fe kinetics* 387
— —, Ferritinkonzentration, Serum, *erythrocytic system, ferritin concentration, serum* 387
— —, intestinale Eisenresorption, *erythrocytic system, intestinal iron resorption* 355, 358, 359, 384
— —, Methodik, *erythrocytic system, examination methods* 353
— —, Normalwerte, *erythrocytic system, normal values* 354
Erythrozyten, ^{51}Cr-, ^{32}P-, ^{99m}Tc-Markierung, *erythrocytes, ^{51}Cr-, ^{32}P-, ^{99m}Tc-tagged* 353, 392
—, ^{59}Fe-Inkorporation, *erythrocytes, ^{59}Fe incorporation* 361
—, Folsäure, Bestimmung, *erythrocyts, folic acid, quantitation* 199
—, Lebensdauer, *erythrocytes, life time* 389
—, Volumen, Messung, *erythrocytes, volume, measurement* 353
—, —, Normalwerte, *erythrocytes, volume, normal values* 354

essentielle Hypertonie, Nephrogramm, *essential hypertension, nephrogram* 529
— —, Szintigramm der Nieren, *essential hypertension, scintiscan of kidneys* 552
ETR-Test, freies Thyroxin im Serum, *ETR-Test, free thyroxin, serum* 159
Euthyreose, freies Thyroxin, *euthyroidism, free thyroxin* 156
—, Radiojodaufnahme, *euthyroidism, radioiodine uptake* 170
—, Thyroxinausscheidung im Harn, *euthyroidism, thyroxine excretion, urinary* 157
—, Trijodthyronin, Alter, Geschlecht, *euthyroidism, triiodothyroxine, age, sex* 158
euthyreote Stoffwechsellage, „heißer" Knoten der Schilddrüse, *enthyroidism, "hot" thyroid nodule* 143
— — nach Radiojodtherapie, *euthyroidism, after radioiodine therapy* 171, 172
— Struma, Differentialdiagnose, *euthyroid goiter, differential diagnosis* 135, 136
Exhalationsstudien, ^{133}Xe, *exhalation studies, ^{133}Xe* 279
Exkretionsteste, Nephrologie, *excretion tests, nephrology* 509
Expektorantien, Schilddrüsenunterfunktion, Struma, *expectorant mixtures, hypothyroid goiter* 136
experimentelle Untersuchungen, Lymphoszintigraphie, *experimental work, lymphoszintigraphy* 489, 491
— —, Radioisotopennephrogramm, *experimental work, nephrogram with radioisotopes* 515–518
Expiration, Compliance, *expiration, compliance* 268
—, ^{133}X-Konzentration, *expiration, ^{133}X concentration* 270
extrakranielle Arterien, Verschlüsse, Sequenzszintigraphie, *extracranial arteries, occlusions, sequence scintigraphy* 10
Extraktion, freies, gebundenes T$_4$, *extraction, free, bound T$_4$* 158
Extraktionsverfahren, kompetitiver Radioassay, *extraction procedures, competitive radioassay* 187
extramedullärer Tumor, Myeloszintigraphie, *extramedullary tumor, myeloscintigraphy* 70
extrapulmonale Erkrankungen, Lungenszintigraphie, Ergebnisse, *extrapulmonary diseases, lung scan, results* 237
extrathyreoidale Radioaktivität, Bestimmung, *extrathyroidal radioactivity, quantitation* 126
— —, optimale Kollimierung, *extrathyroidal radioactivity, optimum collimation* 126, 134
extrazerebraler Liquorraum, Ausbreitungszeit, Radionuklide, *extracerebral liquor space, spreading time, radionuclides* 67

Faktoren, Eisenumsatz, *factors, iron turnover* 364
—, Radiojodbehandlung beeinflussende, *factors, radioiodine therapy, influencing* 169
Falx cerebri, Meningeom, Nachweisbarkeit, Hirnszintigraphie, *falx cerebri, meningeoma, identification, brain scan* 12, 15
— —, —, vor und nach Operation, *falx cerebri meningeoma, before and after surgery* 20
Farbstoff, Anreicherung, Tumorzellen, *dye, accumulation, tumor cells* 1, 2
^{59}Fe-Ferrokinetik, Methodik, *^{79}Fe iron kinetics, method* 368, 387, 389

^{59}Fe-Ganzkörperretention, Normalwerte, *^{59}Fe whole body retention, normal values* 361, 362
Fe^{++}SO$_4$-Resorption, Eisenmangeldiagnose, *Fe^{++}SO$_4$-resorption, diagnosis of iron deficiency* 360
Fehldiagnose, epidurales Hämatom, *diagnostic error, epidural haematoma* 22
—, Nebenschilddrüsenadenom, *diagnostic error, parathyroid adenoma* 211
Fehldiagnosen, postoperative Verlaufskontrolle, *diagnostic errors, postoperative follow up* 21
Fehler, Dosisberechnung, Radiojodtherapie, *errors, dose calculation, radioiodine therapy* 169, 170
Ferritin, Eisenreserve, *ferritin, iron reserve* 362
—, intestinale Eisenresorption, *ferritin, intestinal iron resorption* 363
—, Konzentration, Radioimmunoassay, *ferritin, concentration, radioimmunoassay* 387
—, Normalwerte, *ferritin, normal values* 363, 364
Fertilität, Sexualsteroide, *fertility, sexual steroids* 217, 218
Fibrinogen, Aufnahmetest, *fibrinogen, uptake test* 472
—, Markierung, *fibrinogen, labelling* 471
Fibrinolytika, Thrombose, *fibronolytic drugs, thrombosis* 474
Fibrose, Lungen-, durch Strahlung, Radiojodtherapie, *fibrosis, pulmonary, radiation induced, radioiodine therapy* 182
Fibrothorax, Radiospirometrie, *fibrothorax, radiospirometry* 307
Fisteln, Speicheldrüsen, *fistulae, salivary glands* 111
Flüssigkeitsräume, zerebrospinale, Szintigraphie, *fluid departments, cerebrospinal, scintigraphy* 51–97
Follikelzellen, Pertechnetatstoffwechsel, *follicular cells, pertechnetale metabolism* 120
follikuläres Schilddrüsenkarzinom, Aktivitätsansammlung, *follicular thyroid cancer, activity concentration* 180
Folsäure, Erythrozyten, Bestimmung, *folic acid, erythrocytes, quantification* 199
—, Radioenzymassay, *folic acid, radioenzyme assay* 199
Foramen Monroi, Tumor, Liquorstop-Syndrom, *foramen Monroi, tumor, liquor stop syndrome* 87
freie Aktivität, kompetitiver Radioassay, *free activity, competitive radioassay* 186, 187
— Faktoren T$_3$, T$_4$, Bestimmung, *free fractions, T$_3$, T$_4$, investigation* 155
— Hormonfraktion, direkte, indirekte Bestimmung, *free hormone fraction, direct, indirect quantitation* 155, 159
freies Thyroxin, Index (FTI), Bestimmung, *free thyroxine index, quantitation* 159
frontobasale Liquorfistel, Ventrikulographie, *frontobasal liquor fistula, ventriculography* 82
Frühdiagnose, Bronchialkarzinom, *early diagnosis, bronchial carcinoma* 314
—, Schilddrüsenkarzinom, *early diagnosis, thyroid cancer* 118
—, Thrombose, *early diagnosis, thrombosis* 471, 472
—, Tumoren, Radionuklidanreicherung, *early diagnosis, tumors, radionuclide accumulation* 346, 347
FSH, Radioimmunoassay 217
—, Sterilität, Keimdrüsenunterfunktion, *TSH, sterility, hypogonadism* 218
Funktion, Lungenkreislauf, alveoläre Hypoxie, *function, pulmonary circulation, alveolar hypoxia* 232
—, Lymphsystem, *function, lymphatic system* 491
—, Nebenniere, Dexamethason-Hemmung, *function, suprarenal glands, dexamethason inhibition* 214

Funktion, Plazenta, plazentales Laktogen (HPL), *function, placental,placental lactogen (HPL)* 218
—, Speicheldrüsen, *function, salivary glands* 104
funktionelle Diagnose, hormonaktives Adenom, *functional diagnosis, hormonally active adenoma* 214
— Durchblutungsstörungen, Pharmako-Szintigraphie, *functional circulatory disorders, pharmacoscintigraphy* 232
— Metastasen, Schilddrüsenkarzinom, *functional metastases, thyroid carcinoma* 146
— Residual-Kapazität, Normalwerte, *functional residual capacity, normal values* 290
Funktionsanalyse, regionale, Niere, *functional analysis, regional, kidney* 567
Funktionsdiagnostik, autonome Schilddrüsenknoten, *functional diagnosis, autonomous thyroid nodules* 143, 144
—, Bauchspeicheldrüse, *functional diagnosis, pancreas* 214
—, Niere, Radiopharmaka, *functional diagnosis, renal, radiopharmaca* 565
—, Operabilität, Bronchialkarzinom, *functional diagnosis, operability, bronchial carcinoma* 319, 320
—, Speicheldrüsen, *functional diagnosis, salivary glands* 99–115
Funktionssegmente, Radiospirometrie, *functional segments, radiospirometry* 319
Funktionsstörung, Operabilität, Bronchialkarzinom, *functional disorder, operability, bronchial carcinoma* 320
Funktionsstörungen, Nebennierenrinde, *functional disorders, suprarenal cortex* 214
Funktionsszintigraphie, Kopfspeicheldrüsen, *function scintigraphy, cranial salivary glands* 106, 107, 108
—, Niere, Gammakamera, *functional scintigraphy, renal, gamma camera* 568
Funktionstest, Magen, *functional-test, stomach* 754
Funktionsteste, Schilddrüse, in vivo-, *function tests, thyroid, in vivo* 117–153
—, Schilddrüse, physiologische Faktoren, *function tests, thyroid, physiologic factors* 126

G_1-Phase, Myelozyten, G_1 *phase, myelocytes* 431
G_2-Phase, Granulozyten, Knochenmark, G_2 *phase, granulocytes, bone marrow* 417, 418
^{67}Ga, Abszeß, Mediastinum, Diagnostik, ^{67}*Ga, mediastinal abscess, diagnosis* 336
—, Morbus Hodgkin, Mediastinalbefall, ^{67}*Ga, Hodgkin's disease, mediastinal localization* 348
—, Retikulumsarkom, Metastasen, ^{67}*Ga, reticulosarcoma, metastases* 350
—, Schilddrüse, Tumorsuche, ^{67}*Ga, thyroid gland, tumor seeking* 141
—, Tumoranreicherung, ^{67}*Ga, accumulation, tumor* 345
^{67}Ga-Citrat, Hirninfarkt, ^{67}*Ga-citrate, cerebral infarction* 28
—, Lymphoszintigraphie, ^{67}*Ga citrate, lymphoscintigraphy* 488
—, Strahlenbelastung, ^{67}*Ga-citrate, radiation exposure* 488
^{67,68}Ga-Eisenhydroxid-Partikel, Lungenperfusionsszintigraphie, ^{67,68}*Ga iron hydroxide particles, lung perfusion scintigraphy* 227
Gallenwegsverschluß, *biliary tract occlusion* 801
Gallium-Verbindungen, Stoffwechsel, *gallium compounds, metabolism* 5

Gammaenzephalographie, ^{131}J-Serumalbumin (RIHSA), *gammaencephalography,* ^{131}*I serum albumin (RIHSA)* 2
Gammakamera, Anger, Geschichte, *gamma camera of Anger, history* 2
—, —, Sequenzszintigraphie, *gamma camera of Anger, sequence scintigraphy* 8
—, Funktionsszintigraphie, Speicheldrüsen, *gamma camera, function scintigraphy, salivary glands* 108
—, „heißer" Schilddrüsenknoten, Polaroidphotographie, *gamma camera, "hot" thyroid nodule, polaroid photograph* 143
—, kardiovaskuläre Veränderungen, *gamma camera, cardiovascular lesions* 336, 340
—, Myeloszintigraphie, *gamma camera, myeloscintigraphy* 51, 52
—, Nebennierenszintigraphie, *gamma camera, scintigraphy of suprarenal glands* 213
—, Radioaktivitätsmessung, Metastasen, Schilddrüsenkarzinom, *gamma camera, radioactivity measurement, metastases, thyroid cancer* 179
—, Radioaktivitätsverteilung, Schilddrüse, *gamma camera, distribution of radioactivity, thyroid gland* 137
—, Radiospirometrie, *gamma camera, radiospirometry* 277
—, Skanner, Vorteile, *gamma camera, scintiscanner, advantages* 138
—, Szintigraphie, Glukagonom, *gamma camera, scintigraphy, glucagonoma* 216
—, —, Insulom, *gamma camera, scintigraphy, insuloma* 215
—, —, Kopfspeicheldrüsen, *gamma camera, scintigraphy, cranial salivary glands* 106, 108
—, —, Nebenschilddrüsen, *gamma camera, scintigraphy, parathyroid glands* 210, 211
—, Zisternographie, *gamma camera, cisternography* 59, 60
Gamma-Photonenmergie, Radionuklide, *gamma photon energy, radionuclids* 125
Gamma-Retina, ^{133}Xenon-Isotopenthorakographie, *gamma retina,* ^{133}*Xenon thoracography with isotopes* 265
Gamma-Strahler, Strahlenbelastung, *gamma ray emitters, radiation exposure* 5, 6
Ganzkörperdosis, Clearance-Untersuchungen, *whole body dose, clearance examinations* 650
—, ^{131}J-Cholesterin, *whole body dose,* ^{131}*I-cholesterol* 213
—, Perfusionsszintigraphie, *whole body dose, perfusion scintigraphy* 253
—, ^{75}Selen, *whole body dose,* ^{75}*Selenium* 210
Ganzkörperplethysmographie, Lungenvolumina, *whole body plethysmography, pulmonary volumes* 286
Ganzkörperretention, Eisenstoffwechsel, *whole body retention, iron metabolism* 357
—, ^{131}J, organisch gebundenes, *whole body retention,* ^{131}*I, originally bound* 179
Ganzkörperretentionskurve, Clearancebestimmung, *whole body retention curve, clearance, calculation* 634
Ganzkörperstrahlenbelastung, radioaktive Verbindungen, *whole body radiation exposure, radioactive compounds* 6
—, Radiojodbehandlung, *whole body radiation exposure, radioiodine therapy* 170
—, ^{75}Se, *whole body radiation exposure,* ^{75}*Se* 349
—, ^{99m}Tc-Pertechnetat, *whole body radiation, exposure,* ^{99m}*Tc pertechnetate* 210

—, urologische Untersuchungen, *whole body radiation exposure, urologic examinations* 535, 537
Ganzkörperszintigramm, ^{131}J-Therapie, *whole body scan, ^{131}I therapy* 346
—, Schilddrüsenkarzinom, *whole body scan, thyroid cancer* 147
Ganzkörperzahlen, Clearance, Nephrologie, *whole body counter, clearance, nephrology* 509
—, Pertechnetat, Physiologie, *whole body counting techniques, pertechnetate, physiology* 120
Gasenzephalographie, diagnostische Wertigkeit, *gas encephalography, diagnostic value* 91
Gasmyelographie, Indikationsstellung, *gas myelography, indication* 52, 81
Gastrin, radioimmunologische Bestimmung, *gastrin, radioimmunologic quantitation* 188
Gastritis, *gastritis* 748
Gastroenterologie, *gastro-enterology* 745
gebundene Aktivität, kompetitiver Radioassay, *bound activity, competitive radioassay* 186, 187
Geburtshilfe, Isotopennephrogramm, *obstetrics, nephrogram with radioisotopes* 534
Gefäßsystem, Lungenszintigramm, Ergebnisse, *vascular system, lung scan, results* 238
Gefahren, Radiojodbehandlung, *hazards, radioiodine treatment* 163
Gehirn, leukämische Infiltrate, *brain, leukaemic infiltrations* 32
—, Liquorräume, Szintigraphie, *brain, liquor departments, scintigraphy* 51
—, Radioaktivitätsverteilung, *brain, radioactivity distribution* 2
—, Ventrikulographie, Technik, *brain, ventriculography, technique* 62, 63
Gehirnerschütterung, normale Liquorzirkulation, *contusio cerebri, normal liquor circulation* 60
Geiger-Müller-Zählrohre, Messung, Tumorlokalisation, *Geiger-Mueller's counters, measurement, tumor localization* 1
Genauigkeit, kompetitiver Proteinbindungsassay, *precision, competitive protein binding assay* 197
—, Radiofibrinogentest, *precision, radiofibrinogen test* 473
—, Radioimmunoassay, *precision, radioimmunoassay* 195, 197
genetische Wirkungen, Radiojodbehandlung, *genetic effects, radioiodine treatment* 165
Genitalkarzinom, Isotopennephrogramm, *genital carcinoma, nephrogram with radioisotopes* 535
Geometrie, Tumorgewebe, Therapiedosis, *geometry, tumor tissue, therapy dose* 180
Gesamtclearance, ^{131}J-Hippuran, *total clearance, ^{131}I hippuran* 562
Gesamt-T$_3$, -T$_4$, Alter, Geschlecht, *total T$_3$, T$_4$, age, sex* 158
—, Normalwerte, *total T$_3$, T$_4$, normal values* 156
Geschichte, erste radioimmunologische Hormonbestimmung, *history, first radioimmunologic hormone quantitation* 187
—, Hirnszintigraphie, *history, brain scan* 1, 2
—, Lungen-Perfusion, -Ventilation, Untersuchung, *history, lung perfusion, -ventilation, examination* 265
—, Lymphoszintigraphie, *history, lymphoscintigraphy* 485
—, Myeloszintigraphie, *history, myeloscintigraphy* 51, 52
—, Perfusions-, Inhalationsszintigraphie, *history, perfusion-, inhalation scintigraphy* 224
—, Radiofibrinogen-Aufnahmetest, *history, radiofibrinogen uptake test* 472
—, Schilddrüsenfunktionsteste, *history, thyroid function tests* 117
—, ^{99m}Technetium-Pertechnetat, Speicheldrüsen, *history, ^{99m}technetium pertechnetate, salivary glands* 102
Geschlecht, T$_3$, T$_4$, Schwankungen, *sex, T$_3$, T$_4$, differences* 158
Geschwindigkeit, Enzymreaktionen, *speed, enzymatic reactions* 199
—, Zellumsatz, Knochenmark, *speed, cellular turnover, bone marrow* 431
Glandula parotis, siehe Parotis, *glandula parotis, see parotid gland*
— sublingualis, Sekretionsraten, *glandula sublingualis, secretion rates* 100, 101
— —, Szintigraphie, *glandula sublingualis, scintigraphy* 104, 108
— submandibularis, akute Entzündung, *glandula submandibularis, acute inflammation* 110
— —, Parenchymausfall nach Strahlenbehandlung, *glandula submandibularis, parenchymal defect after radiotherapy* 109
— —, Sekretionsrate, *glandula submandibularis, secretion rate* 100
— —, Sialolithiasis, *glandula submandibularis, sialolithiasis* 111
Glioblastom, Nachweisbarkeit, Hirnszintigramm, *glioblastoma, identification, brain scintigram* 11, 12
Gliom, Balken, Nachweisbarkeit, Hirnszintigraphie, *glioma, corpus callosum, identification, brain scintigraphy* 12, 19
—, Optikus, Szintigraphie, Ergebnisse, *glioma, optic nerve, scintigraphy, results* 14
—, thyroxinbindendes, Bestimmung, *globulin, thyroxine binding, quantification* 203
glomeruläre Filtrationsrate, Clearance, *glomerular filtration rate, clearance* 619
Glomerulonephritis, Clearance, Niere, *glomerulonephritis, clearance, renal* 642, 646
Glukagon, Synthese, Wirkung, *glucagon, synthesis, effect* 215, 216
Glukagonom, malignes, Szintigraphie, *glucagonoma, malignant, scintigraphy* 216
Glukokortikoide, Schilddrüsenfunktion, *glucocorticoids, thyroid function* 128
Glukoneogenese, Kortisol, *gluconeogenesis, cortisole* 217
Glykogen, Stoffwechsel, Insulin, *glycogen, metabolism, insulin* 214
Glykoproteine, Radioimmunoassay, *glycoproteins, radioimmunoassay* 219
Goldblatt-Mechanismus, Arteriographie, Nephrogramm, *Goldblatt's mechanism, arteriography, nephrogram* 530
Gonadendosis, Clearance-Untersuchungen, *gonade dose, clearance examinations* 650
—, ^{131}J-Cholesterin, *gonade dose, ^{131}I cholesterol* 213
—, Perfusionsszintigraphie, *gonade dose, perfusion scintigraphy* 253
—, Radiojodbehandlung, *gonade dose, radioiodine treatment* 165
—, ^{75}Selen, *gonade dose, ^{75}Selenium* 210
—, urologische Untersuchungen, *gonade dose, urologic examination* 535, 537
Granulopoese, Kinetik, *granulopoesis, kinetics* 416–423
—, Messung, ^{3}H-Thymidin, *granulopoesis, measurement, thymidin* 433

Granulopoese, nichtprofilierender Pool, *granulopoesis, non proliferating pool* 432
—, Tumoren, Knochenmark, *granulopoesis, turnover, bone marrow* 429
—, Zellwanderung, *granulopoesis, cellular migration* 432
Granulozyten, Chemotaxis, *granulocytes, chemotaxis* 415
—, eosinophile, basophile, *granulocytes, eosinophilic, basophilic* 423
—, Lebensdauer, *granulocytes, life time* 433
—, neutrophile, Funktion, Struktur, *granulocytes, neutrophilic, function, structure* 413
—, Phagozytose, *granulocytes, phagocytosis* 416
—, Wanderung, *granulocytes, migration* 414
Gravidität, freies Thyroxin, *pregnancy, free thyroxine* 156
—, Gesamtthyroxin, Veränderungen, *pregnancy, total thyroxine, changes* 157
Großhirnhemisphären, Tumoren, *cerebral hemispheres, tumors* 11—14
Grundlagen, Perfusions-, Inhalationsszintigraphie, *fundamentals, perfusion-, inhalation scintigraphy* 225
gutartige Geschwülste, Parotis, Szintigraphie, *benign tumors, parotid gland, scintigraphy* 112
Gynäkologie, Isotopennephrographie, *gynecology, nephrography with radioisotopes* 534

^{3}H, markierter Ligand, spezifische Aktivität, ^3H, *tagged ligand, specific activity* 193
^{3}H-Folsäure, Radioenzymassay, ^3H *folic acid, radioenzyme assay* 200
^{3}H-Thymidin, DNA-Synthese, ^3H-*Thymidin, DNA synthesis* 424, 429
—, Messung, Granulopoese, ^3H-*Thymidin, measurement, granulopoesis* 416, 417, 433
—, Stoffwechsel, Knochenmark, ^3H-*Thymidin, metabolism, bone marrow* 434
Hämangioblastom, infratentorieller Raum, *haemangioblastoma, infratentorial space* 17
—, Nachweisbarkeit, *haemangioblastoma, identification* 11, 33
Hämatologie, Analysentechnik, *haematology, analytic technique* 433
—, basophile Granulozyten, *haematology, basophilic granulocytes* 423
—, Blutkrankheiten, Differentialdiagnose, *haematology, blood diseases, differential diagnosis* 390
—, Blutvolumen, *haematology, blood volume* 353, 384
—, chronisch-myeloische Leukämie, *haematology, chronic-myeloic leukaemia* 400
—, ^{51}Cr-Kinetik, *haematology, ^{51}Cr kinetics* 392
—, Eisen-Clearance, *haematology, iron clearance* 387
—, Eisenstoffwechsel, *haematology, iron metabolism* 353, 355
—, eosinophile Granulozyten, *haematology, eosinophilic granulocytes* 423
—, Erythropoese, *haematology, erythropoesis* 368
—, Erythropoetin-Konzentration, *haematology, erythropoetin concentration* 362
—, erythropoetisches System, *haematology, erythropoetic system* 438
—, erythrozytäres System, *haematology, erythrogenetic system* 353, 372
—, ^{59}Fe-Kinetik, *haematology, ^{59}Fe kinetics* 387, 394
—, Ferritin-Konzentration, *haematology, ferritin-concentration* 362, 387

—, Fibrinolytika, *haematology, fibrinolytic drugs* 474
—, Granulopoese, *haematology, granulopoesis* 416, 430
—, Hämolyse, *haematology, haematolysis* 378
—, intestinale Eisenresorption, *haematology, intestinal iron resorption* 384
—, Knochenmark, *haematology, bone marrow* 413, 429
—, —, Szintigraphie, *haematology, bone marrow, scintigraphy* 437
—, Knochenmarkverteilung, *haematology, bone marrow distribution* 374, 377, 391
—, leukozytäres System, *haematology, leukocytic system* 413
—, Lymphoszintigraphie, *haematology, lymphoscintigraphy* 489
—, Lymphozyten, *haematology, lymphocytes* 423, 426
—, Lymphsystem, *haematology, lymphatic system* 485
—, Megakaryozyten, *haematology, megakaryocytes* 450
—, neutrophile Granulozyten, *haematology, neutrophilic granulocytes* 413
—, Plasma-Volumen, Eisen-Clearance, *haematology, plasmatic volume, iron clearance* 387
—, Polycythaemia rubra vera, *haematology, polycathaemia rubra vera* 397
—, Radiofibrinogen, *haematology, radiofibrinogen* 472
—, Radioimmunoassay, *haematology, radioimmunoassay* 387
—, Splenektomie, *haematology, splenectomy* 382
—, Therapie mit ^{32}Phosphor, *haematology, therapy with $^{32}Phosphorus$* 395
—, Thrombose, *haematology, thrombosis* 471
—, thrombozytäres System, *haematology, thrombocytic system* 449
—, Thymozyten, *haematology, thymocytes* 425
—, Transferrin-Konzentration, *haematology, transferrin concentration* 362
Hämatom, epidurales, subdurales, Szintigraphie, *haematoma, epidural, subdural, scintigraphy* 22, 23, 33
—, Niere, Kammeraszintigraphie, *haematoma, renal, camera scintigraphy* 609
—, Radiofibrinogen-Test, *haematoma, radiofibrinogen uptake test* 472
—, subdurales, Aktivitätskonzentration, *haematoma, subdural, concentration of radioactivity* 4, 33
—, ^{99m}Tc-Aufnahme, *haematoma, ^{99m}Tc uptake* 339
Hämatomyelie, Myeloszintigraphie, Indikation, *haematomyelia, myeloscintigraphy, indication* 56, 72, 76
Hämatothorax, Radiospirometrie, *haematothorax, radiospirometry* 296
Hämochromatose, Diagnose, Differentialdiagnose, *haemochromatosis, diagnosis, differential diagnosis* 360, 361
Hämodynamik, intrarenale, *haemodynamics, intrarenal* 651, 655, 657
Hämoglobin-Synthese, ^{14}C, ^{15}N, *haemoglobin synthesis, ^{14}C, ^{15}N* 380
Hämolyse, Methodik, *haemolysis, methods* 378
Häufigkeit, Hypothyreodismus, nach Thyreoidektomie, *incidence, hypothyroidism, after thyroidectomy* 177
—, iatrogene Schilddrüsenunterfunktion, *incidence, iatrogenic hypothyroidism* 171
—, intrathorakale Struma, Mediastinaltumoren, *incidence, intrathoracic goiter, mediastinal tumors* 341
—, Leukämie, Malignome, nach Radiojodbehandlung, *incidence, leukaemia, malignancies, after radioiodine treatment* 163, 164, 182
—, Lungenembolie, *incidence, pulmonary embolism* 238

—, okkultes Schilddrüsenkarzinom, *incidence, occult thyroid cancer* 176
—, präoperative Lokalisation, Nebenschilddrüsenadenom, *incidence, preoperative localization, parathyroid adenoma* 211
—, Rezidiv-, nach chirurgischer Behandlung, Radiojodtherapie, *incidence, recurrence, after surgical treatment, radioiodine therapy* 165
—, Schilddrüsenkarzinom, *incidence, thyroid cancer* 140, 141
—, —, nach ^{125}J-, ^{131}J-Behandlung, *incidence, thyroid cancer, after ^{125}I-, ^{131}I-therapy* 171
—, Schilddrüsenunterfunktion nach ^{125}J-Therapie, *incidence, hypothyroidism after ^{125}I therapy* 171
—, — nach Radiojodbehandlung, *incidence, hypothyroidism, after radioiodine therapy* 165–168
—, Tumornachweis, Großhirnhemisphären, *incidence, identification of tumors, cerebral hemispheres* 11
Halbwertzeit, Auswaschkurven, *half value time, washout curves* 285
—, biologische, ^{131}J-Cholesterin, *half value time, biologic, ^{131}I cholesterol* 213
—, —, ^{131}J, Hyperthyreose, *half value time, biologic, ^{131}I, hyperthyroidism* 169, 170
—, —, ^{75}Selen, *half value time, biologic, ^{75}selenium* 210
—, —, ^{133}Xenon, Hydrozephalus, *half value time, biologic, ^{133}Xenon, hydrocephalus* 84, 88
—, ^{14}C, ^{3}H, ^{125}J, ^{131}J, *half value time, ^{14}C, ^{3}H, ^{125}I, ^{131}I* 193
—, Dosimetrie, Radiojodbehandlung, *half value time, dosimetry, radioiodine therapy* 169
—, Gammastrahler, *half value time, gamma ray emitters* 5, 6, 55, 56
—, Radioaktivität, lumbale Applikation, *half value time, radioactivity, lumbar application* 68
—, —, Partikel, *half value time, radioactivity, particles* 228, 231
—, —, Tumorakkumulation, *half value time, radioactivity, tumor accumulation* 178
—, Radionuklide, Schilddrüse, *half value time, radionuclides, thyroid gland* 125
—, Radiopharmaka, Myeloszintigraphie, *half value time, radiopharmaca, myeloscintigraphy* 53, 55
—, ^{99m}Tc-Pertechnetat, *half value time, ^{99m}Tc-pertechnetate* 125
—, Transferrinaustausch, *half value time, transferrin exchange* 362, 363
—, Washin-Kurve, *half value time, washin curve* 284
—, ^{133}Xe-Auswaschkurven, *half value time, ^{133}Xe washout curves* 285
Hals, ektopisches Schilddrüsengewebe, *neck, ectopic thyroid tissue* 145
—, Strahlenbelastung, Schilddrüsenkrebs, *neck, radiation exposure, thyroid cancer* 140
Halslymphknoten, Metastasen, Schilddrüsenkarzinom, *cervical lymph nodes, metastases, thyroid cancer* 176
Halsoperation, Schilddrüsenkarzinom, *neck dissection, thyroid carcinoma* 177
Halswirbelsäule, Speicherung, Fehldiagnose, Nebenschilddrüsenadenom, *cervical spine, activity accumulation, diagnostic error, parathyroid adenoma* 211
Hamolski-Test, nicht proteingebundene Hormonfraktion, *Hamolsky's test, non protein bound hormone fraction* 159
Harnabflußstörungen, Nephrogramm, *disorders of urinary flow, nephrogram* 528

Harnausscheidung, Trijodthyronin, Thyroxin, *urinary excretion, triiodothyronine, thyroxine* 156, 157
Harnblase, Operation, Nephrogramm, *urinary bladder, operation, nephrogram* 535, 536
—, Strahlendosis, Radiojodtherapie, *urinary bladder, radiation dose, radioiodine therapy* 182
Harnexkretionstest, Nierenfunktion, *urine excretion test, renal function* 561
Harnstauung, Isotopennephrogramm, *urinary retention, nephrogram with radioisotopes* 524
—, Kameraszintigraphie, *urinary retention, camera scintigraphy* 609
Hashimoto-Struma, Differentialdiagnose, *Hashimoto's disease, differential diagnosis* 136, 142
—, Karzinomrisiko, *Hashimoto's disease, carcinoma risk* 142
—, PB ^{131}J-Test, *Hashimoto's disease, PB ^{131}I test* 137
—, Perchlorat-Test, *Hashimoto's disease, perchlorate test* 134
—, Schilddrüsenaufnahme, *Hashimoto's disease, thyroid uptake* 131
—, Thyreoglobulin-Antikörper-Test, *Hashimoto's disease, thyroglobulin antibody test* 142
Hauptbronchus, Verlegung, Mukoviszidose, *main bronchus, obstruction, mucoviscidosis* 244
„heiße" Knoten, Auflösungsvermögen der Kollimatoren, *"hot" nodules, resolution power of collimators* 138
— —, Schilddrüse, Karzinomrisiko, *"hot" nodules, thyroid gland, cancer risk* 141, 142
„heißer" Knoten, Differentialdiagnose, *"hot" nodule, differential diagnosis* 143
— —, Nebenschilddrüsenadenom, *"hot" nodule, adenoma of parathyroid gland* 210
— —, Schilddrüse, euthyreoide Stoffwechsellage, *"hot" nodule, thyroid gland, euthyroidism* 143
— —, Schilddrüsenkarzinom, *"hot" nodule, thyroid cancer* 142
Hepatitis 788
Herpes-simplex-Enzephalitis, Hirnszintigramm, *herpes simplex encephalitis, brain scan* 30
Herz, Durchfluß, ^{99m}TcO$_4$-Bolus, *heart, passage, ^{99m}TcO$_4$-bolus* 338
—, Lungenszintigramm, *heart, lung scan* 233
Herzbeutel, Tumoren, Ergüsse, Szintigramm, *pericardium, tumors, effusions, scan* 337, 338
Herzerkrankungen, Blut-, Plasma-Volumen, *cardiac diseases, blood-, plasma volume* 353, 354
—, Perfusionsszintigraphie, *cardiac diseases, perfusion scintigraphy* 250
Herzfehler, Halbwertzeit, radioaktive Partikel, *cardiopathy, half value time, radioactive particles* 228
—, Perfusion, Ventilation, *cardiopathy, perfusion, ventilation* 312
Herzgröße, Transversaldurchmesser, *cardiac size, transversal diameter* 338
Herzinsuffizienz, Blutvolumen, *cardiac failure, blood volume* 353
Herzkammern, Szintigraphie, *cardiac chambers, scintigraphy* 336
Herzwand, Prozesse, Szintigramm, *cardiac wall, lesions, scan* 336, 337
Herzzwerchfellwinkel, Lungenszintigramm, *cardiophrenic angles, lung scan* 233
^{203}Hg-Chlormerodrin, Perfusions-Lungenszintigraphie, *^{203}Hg-chlormerodrin, perfusion pulmonary scintigraphy* 224

^{197}Hg-Chlormerodrin, Nierenszintigraphie, ^{197}Hg-chlormerodrin, renal scintigraphy 539
—, —, Tuberkulose, ^{197}Hg-chlormerodrin, renal scintigraphy, tuberculosis 555
—, Ventilationsszintigraphie, ^{197}Hg-chlormerodrin, ventilation scintigraphy 230
^{197}HgCl$_2$, Tumorsuche, Schilddrüse, ^{197}HgCl$_2$, tumor seeking, thyroid gland 141
^{197}Hg-Chlormerodrin, Strahlenbelastung, ^{197}Hg-chlormerodrin, radiation exposure 2, 6
Hilus, Metastasen, Bronchialkarzinom, hilus, metastases, bronchial carcinoma 319, 320, 321
—, Obstruktion, Mukoviszidose, hilus, obstruction, mucoviscidosis 244
—, Tumordiagnostik, hilus, tumor diagnosis 347
Hintergrundaktivität, Metastasen, Schilddrüsenkarzinom, background activity, metastases, thyroid cancer 147
Hippursäure, Kinetik, hippuric acid, kinetics 511
Hirnabszeß, Szintigraphie, brain abscess, scintigraphy 30
Hirnarterien, Sequenzszintigraphie, cerebral arteries, sequence scintigraphy 8
—, Verschluß, Aktivitätsansammlung, cerebral arteries, occlusion, accumulation of radioactivity 3
—, —, Infarkt, cerebral arteries, occlusion, infarction 27, 28, 29
Hirnblutschranke, Farbstoffe, brain blood barrier, dyes 1
—, Radioaktivität, brain blood barrier, radioactivity 2, 7, 10, 33
Hirnblutungen, Szintigraphie, intracerebral haemorrhages, scintigraphy 23, 24, 33
Hirnerkrankungen, entzündliche, cerebral diseases, inflammatory 30, 31, 32
—, —, Pathophysiologie, Radioaktivitätsanreicherung, brain diseases, inflammatory, pathophysiology, accumulation of radioactivity 4
—, vaskuläre, Pathophysiologie, Radioaktivitätsanreicherung, brain diseases, vascular, pathophysiology, accumulation of radioactivity 3
Hirngeschwülste, Hirnszintigramm, brain tumors, brain scan 10–21
Hirngewebe, normales, Farbstoffanreicherung, brain tissue, normal, dye accumulation 1
—, Zeitaktivitätskurven, brain tissue, time activity curves 25
Hirnhemisphären, Radioaktivitätsmaxima, Sequenzszintigraphie, cerebral hemispheres, radioactivity maxima, sequence scintigraphy 9
—, Zeitaktivitätskurven, cerebral hemispheres, time activity curves 8, 10
Hirninfarkt, A. cerebri anterior, posterior, cerebral infarction, anterior, posterior cerebral artery 27
—, A. temporalis posterior, cerebral infarction, posterior temporal artery 26
—, Hyperperfusion, cerebral infarction, hyperperfusion 9
—, Radioaktivitätsansammlung, cerebral infarction, accumulation of radioactivity 3, 27, 28, 29
—, Sequenzszintigraphie, brain infarction, sequence scintigraphy 9, 10, 29
—, Szintigraphie, cerebral infarction, scintigraphy 27–29
—, totaler, Hirntod, cerebral infarction, total, brain death 10
Hirnkonvexität, Meningeom, Szintigramm, brain convexity, meningeoma, scintigram 15
Hirnmetastasen, Nachweisbarkeit, Szintigramm, brain metastases, identification, scan 11, 14

Hirnperfusion, Sequenzszintigraphie, brain perfusion, sequence scintigraphy 8
—, Störung, Zeitaktivitätskurven, brain perfusion, disturbance, time activity curves 8, 9
Hirnstamm, Tumoren, Szintigraphie, brain stem, tumors, scintigraphy 18
Hirnszintigramm, Abszeß, brain scan, abscess 30
—, Akustikusneurinom, brain scan, neurinoma of acusticus nerve 17
—, Artefakte, brain scan, artefacts 8
—, Dermoide, Epidermoide, brain scan, dermoids, epidermoids 14, 15
—, Enzephalitis, brain scan, encephalitis 30
—, Hirngeschwülste, brain scan, brain tumors 10–21
—, Hirninfarkt, brain scan, cerebral infarction 27–29
—, Kleinhirnspongioblastom, brain scan, cerebellar spongioblastoma 18
—, Lindau-Tumor, brain scan, Lindau's tumor 18
—, Medulloblastom, brain scan, medulloblastoma 18
—, Meningeom, brain scan, meningeoma 12, 15, 20, 21
—, Meningitis, brain scan, meningitis 30
—, Metastasen, brain scan, metastases 11
—, negatives, Folgerungen, brain scan, negative, consequences 6, 7
—, normales, brain scan, normal 7–10
—, Olfaktoriusmeningeom, brain scan, meningeoma of olfactorius nerve 15
—, siehe Szintigramm, brain scan, see scintigram
—, Tumornachweis, Häufigkeit, brain scan, identification of tumors, incidence 10, 11, 14
Hirnszintigraphie, akutes subdurales Hämatom, brain scintigraphy, acute subdural haematoma 22
—, arterio-venöses Angiom, brain scintigraphy, arterio-venous angioma 23–27
—, chronisch-subdurales Hämatom, brain scintigraphy, chronic subdural haematoma 22
—, entzündliche Erkrankungen, brain scan, inflammatory diseases 30, 31, 32
—, epidurales Hämatom, brain scintigraphy, epidural haematoma 22
—, Geschichte, brain scintigraphy, history 1, 2
—, Infarkt, brain scintigraphy, infarction 27–29
—, optimale Untersuchungszeit, brain scintigraphy, optimal examination time 6, 7
—, Pathophysiologie, brain scintigraphy, pathophysiology 2–4
—, postoperative Verlaufskontrolle, brain scintigraphy, postoperative follow up 20, 21
—, radioaktive Verbindungen, brain scintigraphy, radioactive compounds 4, 5
—, siehe Sequenzszintigraphie, brain scintigraphy, see sequence scintigraphy
—, siehe Szintigraphie, brain scintigraphy, see scintigraphy
—, spontane Blutungen, brain scintigraphy, spontaneous haemorrhages 22–27
—, Strahlenbelastung, brain scintigraphy, radiation exposure 2, 5, 6
—, Subarachnoidalblutung, brain scintigraphy, subarachnoidal haemorrhage 23
—, subdurales Hämatom, brain scintigraphy, subdural haematoma 22
—, Tumoren, brain scintigraphy, tumors 2, 10–20
—, —, Verlaufskontrolle, brain scintigraphy, tumors, follow up 20, 21
—, Untersuchungstechnik, brain scintigraphy, examination technique 6

—, vaskuläre Erkrankungen, *brain scintigraphy, vascular diseases* 3, 4, 22–29
Hirntod, totaler Hirninfarkt, *brain death, total cerebral infarction* 10
Hirntumoren, Großhirnhemisphären, *brain tumors, cerebral hemispheres* 11–14
—, infratentorielle, *brain tumors, infratentorial* 16–18
—, Kindesalter, *brain tumors, childhood* 19, 20
—, postoperative Verlaufskontrolle, *brain tumors, postoperative follow up* 20, 21
—, Radioaktivitätsanreicherung, Pathophysiologie, *brain tumors, accumulation of radioactivity, pathophysiology* 2, 3, 6, 10
—, supratentorielle, *brain tumors, supratentorial* 14–16
—, Vaskularisierung, *brain tumors, vascularisation* 10, 11
Hirnvenen, normales Hirnszintigramm, *cerebral veins, normal brain scan* 7, 8
—, Sequenzszintigraphie, *cerebral veins, sequence scintigraphy* 8
Hiroshima, okkultes Schilddrüsenkarzinom, *Hiroshima, occult thyroid cancer* 176
Histologie, Lungengewebe, nach Perfusionsszintigraphie, *histology, pulmonary tissue, after perfusion scintigraphy* 251
—, Schilddrüsenkarzinom, Differenzierung, *histology, thyroid cancer, differentiation* 175, 176, 180
—, Tumor, Durchmesser, Verdopplungzeit, *histology, tumor, diameter, doubling time* 314
Hoden, ^{131}J-Cholesterin, Strahlenbelastung, *testis, ^{131}I-cholesterol, radiation exposure* 213
hormonaktives Karzinom, Nebennieren, Lokalisation, *hormonally active carcinoma, suprarenal glands, localization* 213, 217
Hormonanalyse, kompetitiver Radioassay, *hormone analysis, competitive radioassay* 186, 187
Hormone, Adenohypophyse, *hormones, adenohypophysis* 218
—, Radioimmunoassay, Einteilung, *hormones, radioimmunoassay, classification* 229
—, Schilddrüse, Stoffwechsel, *hormones, thyroid gland, metabolism* 118
—, Steroide, *hormones, steroids* 216–218
Hormon-Assay, Schilddrüse, Über-, Unterfunktion, *hormone assay, thyroid, hyper-, hypothyroidism* 128
Hormonbehandlung, Schilddrüsenkarzinom, *hormone therapy, thyroid cancer* 147
Hormonbiosynthese, Schilddrüse, *hormone biosynthesis, thyroid gland* 117–123
Hormonbestimmungen, *hormonal determination* 757–759
Hormondefizit, Struma, Monojodtyrosintest, *hormone deficiency, goiter, monoiodotyrosine test* 137
hormonfreies Plasma, Inkubationsmedium, *hormone free plasma, incubation medium* 192
Hormonumsatz, Metastasen, Schilddrüsenkarzinom, *hormonal turnover, metastases, thyroid cancer* 179
—, Nebenschilddrüsenadenom, *hormonal turnover, adenoma of parathyroid gland* 210
—, Schilddrüse, *hormonal turnover, thyroid gland* 170
„hot spots", Lungenszintigramm, *"hot spots", lung scan* 233
HPL, plazentares Laktogen, *HPL, placental lactogen* 218
Hufeisenniere, Szintigraphie, *horseshoe kidney, scintigraphy* 541, 542, 610
Hydrocephalus communicans, Differentialdiagnose, *hydrocephalus communicans, differential diagnosis* 87

— —, ^{133}Xenon, unterschiedliche Halbwertzeiten, *hydrocephalus communicans, ^{133}Xenon, different half value times* 88
— ex vacuo, Liquorraumszintigraphie, *hydrocephalus ex vacuo, liquor space scintigraphy* 87
— internus, Ventrikulographie, *hydrocephalus internus, ventriculography* 56, 63, 81
— occlusivus, Dandy-Walker-Syndrom, Differentialdiagnose, *hydrocephalus occlusivus, Dandy-Walker's syndrome, differential diagnosis* 29
— —, Kind, Liquorstop-Syndrom, *hydrocephalus occlusivus, child, liquor stop syndrome* 86
— —, ^{133}Xenon, unterschiedliche Halbwertzeiten, *hydrocephalus occlusivus, ^{133}Xenon, different half value times* 88
Hydrozephalus, Differentialdiagnose, Myeloszintigraphie, *hydrocephalus, differential diagnosis, myeloscintigraphy* 51, 68, 87
—, Liquordynamik, *hydrocephalus, liquor dynamics* 81, 86
—, normotensiver, Differentialdiagnose, *hydrocephalus, normotensive, differential diagnosis* 87
—, Radionuklide, Ausscheidung, *hydrocephalus, radionuclides, elimination* 54
—, Strahlentherapie, *hydrocephalus, radiotherapy* 88
—, Subarachnoidalblutung, *hydrocephalus, subarachnoidal haemorrhage* 88, 91
Hygrom, Aktivitätsansammlung, *hygroma, concentration of radioactivity* 4
Hyperaldosteronismus, Pathophysiologie, *hyperaldosteronism, pathophysiology* 216, 217
—, Plasmakortisol, *hyperaldosteronism, plasma cortisol* 217
Hyperglykämie, Diabetes, *hyperglycaemia, diabetes* 215
—, plazentares Laktogen, *hyperglycaemia, placental lactogen* 219
Hyperinsulinismus, Pathophysiologie, *hyperinsulinism, pathophysiology* 215
Hypernephrom, Lungenmetastasen, *hypernephroma, pulmonary metastases* 316, 318
—, Nierenszintigraphie, *hypernephroma, renal scintigraphy* 541, 542, 543
Hyperplasie, Nebenschilddrüsen, *hyperplasia, parathyroid glands* 212
—, noduläre, Schilddrüse, Plummersche Krankheit, *hyperplasia, nodular, thyroid gland, Plummer's disease* 143, 144, 145
—, Schilddrüse, autonomer Knoten, Differentialdiagnose, *hyperplasia, thyroid gland, autonomous nodule, differential diagnosis* 143
—, —, Differentialdiagnose, *hyperplasia, thyroid gland, differential diagnosis* 143
Hyperspleniesyndrom, Thrombozytenkinetik, *hypersplenic syndrome, kinetics of thrombocytes* 463
Hyperthermie nach Myeloszintigraphie, *hyperthermia after myeloscintigraphy* 64
Hyperthyreose, Behandlungsergebnisse, *hyperthyroidism, results of treatment* 165, 166
—, freies Thyroxin, *hyperthyroidism, free thyroxine* 156
—, ^{131}J, biologische Halbwertzeit, *hyperthyroidism, ^{131}I, biologic half value time* 169, 170
—, Jodidumsatz, nach Thyreostatika, *hyperthyroidism, iodide turnover, after antithyroid drugs* 169
—, Leukämie, Mortalität, *hyperthyroidism, leukaemia, mortality* 164
—, PB ^{131}J, Durchschnittswerte, *hyperthyroidism, PB ^{131}I, mean* 169, 170

Hyperthyreose, Radiojodbehandlung, *hyperthyroidism, radioiodine treatment* 163–174
—, —, Nachuntersuchung, *hyperthyroidism, radioiodine treatment, follow up* 164
—, Röntgenbestrahlung, *hyperthyroidism, radiotherapy* 164
—, Schilddrüsendosis, berechnete, *hyperthyroidism, thyroidal dose, calculated* 169, 170
—, siehe Schilddrüsenüberfunktion
—, Strahlendosis, Schilddrüse, *hyperthyroidism, radiation dose, thyroidal* 166, 167
—, Thyroxinausscheidung im Harn, *hyperthyroidism, thyroxine excretion, urinary* 156, 157
—, TRH-Belastung, *hyperthyroidism, TRH test* 161
—, Trijodthyronin, *hyperthyroidism, triiodothyronine* 158
—, zusätzliche pharmakologische Maßnahmen, *hyperthyroidism, ancillary pharmacologic means* 168
Hypertonie, Nephrogramm, *hypertension, nephrogram* 529
—, Nierenszintigraphie, *hypertension, renal scintigraphy* 552
—, renale parenchymatöse, *hypertonia, renal parenchymatous* 673
Hypertonus, Clearance, Niere, *hypertension, clearance, renal* 642
Hypoparathyreoidismus, totale Thyreoidektomie, *hypoparathyroidism, total thyroidectomy* 177
hypophysärer Zwergwuchs, Diagnose, *hypophyseal nanosomia, diagnosis* 218
Hypophyse, Adenome, Szintigraphie, Ergebnisse, *pituitary gland, adenomas, scintigraphy, results* 14
—, Beeinflussung durch Arzneimittel, *pituitary gland, affection by pharmaceuticals* 128
—, Hormone, *pituitary gland, hormones* 218
—, Schilddrüsenachse, T$_3$, T$_4$, *pituitary gland, thyroid axis,* T$_3$, T$_4$ 128
—, TRH-Belastung, *pituitary gland, thyroid releasing hormone, test* 161
—, TSH-Sekretion, heißer Knoten der Schilddrüse, *pituitary gland, TSH secretion, hot nodule of thyroid gland* 143
—, Unterfunktion, Differentialdiagnose, *hypopituitarism, differential diagnosis* 128
Hypoplasie, Lungenarterie, Perfusionsszintigramm, *hypoplasia, pulmonary artery, perfusion scan* 241
—, Megakaryozyten, *hypoplasia, megacaryocytes* 457
—, Niere, Szintigramm, *hypoplasia, renal, scintiscan* 558
Hyposiderinämie, Eisenbindungskapazität, *hyposiderinaemia, iron binding capacity* 363
Hypothalamus, Hypothyreose, TSH-Werte, *hypothalamus, hypothyreosis, TSH values* 161
—, releasing hormones 117, 128, 218
Hypothyreose, freies Thyroxin, *hypothyroidism, free thyroxine* 156
—, primäre, sekundäre, TRH-Test, *hypothyroidism, primary, secondary, TRH test* 161
—, siehe Schilddrüsenunterfunktion
—, Thyroxinausscheidung im Harn, *hypothyroidism, thyroxine excretion, urinary* 156, 157
—, Trijodthyronin, *hypothyroidism, triiodothyronine* 158
Hypoventilation, Lungenszintigramm, *hypoventilation, lung scan* 233
—, Hypoxämie, *hypoventilation, hypoxaemia* 292
Hypoxie, alveoläre, Lungenkreislauf, *hypoxia, alveolar, pulmonary circulation* 232

iatrogene Schilddrüsenunterfunktion, Häufigkeit, *iatrogenic hypothyroidism, incidence* 171
idiopathische Thrombozytopenie, Pathogenese, *idiopathic thrombocytopenia, pathogenesis* 459
Ileum, Harnblase, Operation, Nephrogramm, *ileum, urinary bladder, operation, nephrogram* 535, 536
Immunoadsorption, Antiserum, Kreuzreaktivität, *immunoadsorption, antiserum, crossing reactivity* 191, 192
immunologische Kreuzreaktivität, Antigene, *immunologic crossing reactivity, antigens* 191
— Ursachen, gesteigerter Thrombozytenabbau, *immunologic causes, raised disintegration of thrombocytes* 458
immunradiometrischer Assay (IRMA), Radioimmunoassay (RIA), Vergleich der Empfindlichkeit, *immunoradiometric assay (IRMA), radioimmunoassay (RIA), comparison of sensitiveness* 202
— — —, Radioreagenzanalyse, *immunoradiometric assay (IRMA), radioreagent analysis* 201
Index, Radiojodaufnahme, Tumor, *index, radioiodine uptake, tumor* 179
—, Thyroxin-Bindung, Bestimmung, *index, thyroxine binding, quantitation* 159
Indikationen, Angioszintigraphie, *indications, angioscintigraphy* 247
—, Behandlung, Schilddrüsenkarzinom, *indications, therapy, thyroid cancer* 177
—, chirurgische Entfernung, kalter Knoten, *indications, surgical excision, cold nodule* 139
—, Eisenbindungskapazität, *indications, iron binding capacity* 387
—, ^{59}Fe-Kinetik, *indications,* ^{59}Fe *kinetics* 389
—, ^{131}J, Schilddrüsendarstellung, *indications,* ^{131}I, *thyroid imaging* 137, 138
—, ^{125}J-Behandlung, Basedowsche, Erkrankung, *indications,* ^{125}I *therapy, Graves' disease* 171
—, Lungenuntersuchungen mit radioaktiven Gasen, *indications, examination of lung with radioactive gases* 292
—, Lymphoszintigraphie, *indications, lymphoscintigraphy* 503
—, mediastinale Radiophlebographie, *indications, mediastinal radiophlebography* 336
—, Myelographie, *indications, myelography* 52
—, —, Myeloszintigraphie, Kombination, *indications, myelography, myeloscintigraphy, combination* 68, 69
—, Myeloszintigraphie, *indications, myeloscintigraphy* 51, 55, 80, 81
—, Nierenszintigraphie, *indications, renal scintigraphy* 538–559
—, Perfusionsszintigraphie, *indications, perfusion scintigraphy* 238
—, Radiofibrinogen-Aufnahmetest, *indications, radiofibrinogen uptake test* 472
—, Radionuklide, Zisternographie, *indications, radionuclides, cisternography* 52–54
—, Radiojodbehandlung, *indications, radioiodine treatment* 163
—, Radiokardiographie, *indications, radiocardiography* 336
—, Radionuklid-Aorto-Angiographie, *indications, radionuclide aorto-angiography* 569
—, Radiospirometrie, *indications, radiospirometry* 292
—, renale Clearance, *indications, renal clearance* 616, 642, 646
—, Schilddrüsenszintigramm, *indications, thyroid scintiscan* 137

Sachverzeichnis 1057

—, Sequenzszintigraphie, *indications, sequence scintigraphy* 9, 10
—, Sialographie, *indications, sialography* 104
—, Speicheldrüsen-Szintigraphie, *indications, salivary gland scintigraphy* 104
—, Splenektomie, *indications, splenectomy* 463
—, Suche nach Schilddrüsenkarzinom, *indications, screening for thyroid cancer* 139
—, Thyreostatika, *indications, antithyroid drugs* 131
—, TRH-Belastung, *indications, TRH test* 161
^{113m}In-Albumin-Aggregate, Lungenszintigraphie, ^{113m}In *albumin aggregates, lung scintigraphy* 228
^{113m}In-Albumin-Mikrosphären, Lungenszintigraphie, ^{113m}In *albumin microspheres, lung scintigraphy* 229
$^{111, 113m}$In-Chlorid, Ventilationszintigraphie, $^{111, 113m}In$ *chloride, ventilation scintigraphy* 230
^{113m}In-Eisen-Hydroxid-Partikel, Lungenszintigraphie, ^{113m}In *iron hydroxide, particles, lung scintigraphy* 229
^{113m}In-Transferrin, kardiovaskuläre Veränderungen, ^{113m}In-*transferrin, cardiovascular lesions* 336
—, Verdünnungsanalyse, ^{113m}In-*transferrin, dilution analysis* 353
^{111}Indium, Lymphoszintigraphie, $^{111}Indium$, *lymphoscintigraphy* 488
—, Myeloszintigraphie, $^{111}Indium$, *myeloscintigraphy* 53, 54
—, Strahlenbelastung, $^{111}Indium$, *radiation exposure* 57
^{113m}Indium, Dosis, Strahlenbelastung, $^{113m}Indium$, *dose, radiation, exposure* 6
—, Hirninfarkt, $^{113m}Indium$, *cerebral infarction* 28
—, Mikrosphären, Strahlenbelastung, $^{113m}Indium$, *microspheres, radiation exposure* 253
—, Szintigraphie, Nierentransplantation, $^{113}Indium$, *scintigraphy, renal transplantation* 550, 551
Indium-Verbindungen, Stoffwechsel, *indium compounds, metabolism* 5
^{111}In-DTPA, Komplikationen, ^{111}In-*DTPA, complications* 63, 64
—, Ventilationsszintigraphie, ^{111}In-*DTPA, ventilation scintigraphy* 230
^{111}In-Human-Serum-Albumin, Myeloszintigraphie, ^{111}In *human serum albumin, myeloscintigraphy* 58, 60
Infarkt, siehe Hirninfarkt, *infarction, see cerebral infarction*
Infektion, Transferrin-Konzentration, *infection, transferrin concentration* 363
infiltrative Prozesse, Radiospirometrie, *infiltrative lesions, radiospirometry* 295
infiltrierende Blastome, Nachweisbarkeit, *infiltrative blastomas, identification* 11
Inhalation, ^{133}Xe, Washin-, Washout-Kurve, *inhalation, ^{133}Xe, washin-, washout curves* 265
—, ^{133}Xenon-Gas, Bronchialkarzinom, *inhalation, $^{133}Xenon$ gas, bronchial carcinoma* 317
—, radioaktive Gase, physikalische Eigenschaften, *inhalation, radioactive gases, physical properties* 271
—, ^{133}Xenon, Funktionssegmente, *inhalation, $^{133}Xenon$, functional segments* 319
Inhalationsszintigramm, Auswertung, *inhalation scintiscan, interpretation* 235, 236
—, Lungenerkrankungen, Typeneinteilung, *inhalation scan, pulmonary diseases, type classification* 243
Inhalationsszintigraphie, Ergebnisse, *inhaltation scintigraphy, results* 239, 240
—, Geschichtliches, *inhalation scintigraphy, history* 224

— mit Partikeln, *inhalation scintigraphy with particles* 223–264
—, Nuklearpharmaka, *inhalation scintigraphy, nuclear pharmaca* 230
—, Prinzip, *inhalation scintigraphy, principle* 225
—, Untersuchungstechnik, *inhalation scintigraphy, examination technique* 231
Inhalationstechnik, Ventilations-Lungenszintigraphie, *inhalation technique, ventilation lung scintigraphy* 232
Inkubationsbedingungen, kompetitiver Proteinbindungsassay, *incubation conditions, competitive protein binding assay* 198
—, Radioimmunoassay, *incubation conditions, radioimmunoassay* 197
Inkubationsmedium, Unterschiede, *incubation medium, differences* 192
Inkubationszeiten, kompetitiver Radioassay, *incubation times, competitive radioassay* 187
Inspiration, Compliance 268
instrumentelle Ausrüstung, Schilddrüsenfunktionsteste, *instrumentation, thyroid function tests* 126
Insulin, ^{131}J-markiertes, Radioassay, *insulin, ^{131}I tagged, radioassay* 187
—, Physiologie, Pathophysiologie, *insulin, physiology, pathophysiology* 215
—, Radioassay 214
Insulom, Szintigraphie, *insuloma, scintigraphy* 215
Interlobärspalt-Symptom, Mikroembolie, *fissure sign, microembolism* 238
intestinale Eisenresorption, erythrozytäres System, *intestinal iron resorption, erythrocytic system* 355
— —, Ferritin-Konzentration, *intestinal iron resorption, ferritin concentration* 363
— —, Methoden, *intestinal iron resorption, methods* 384
— —, Normalwerte, *intestinal iron resorption, normal values* 355, 358, 359
intraalveolärer Druck, Bronchialkarzinom, *intraalveolar pressure, bronchial carcinoma* 314
Intraduralraum, Liquorfistel, Zisternographie, *intradural space, liquor fistula, cisternography* 81–85
intrakranielle Blutung, diagnostische Methoden, *intracranial haemorrhage, diagnostic methods* 91
infratentorieller Raum, Tumoren, Szintigraphie, *infratentorial space, tumors, scintigraphy* 16, 17
initiale Tumortherapie, Schilddrüsenkarzinom, *initial tumor therapy, thyroid cancer* 180
Insulin, Bestimmung, immunoradiometrischer Assay, *insulin, quantification, immunoradiometric assay* 201
intrakranielle Ausbreitung, Aktivität, Liquordynamik, *intracranial spreading, activity, liquor dynamics* 67
— Liquordynamik, Myeloszintigraphie, *intracranial liquor dynamics, myeloscintigraphy* 81–90
— Liquorräume, Myeloszintigraphie, *intracranial liquor departments, myelography* 51
intrarenale Kinetik, ^{123}J-, ^{131}J-Hippuran, *intrarenal kinetics, ^{123}I-, ^{131}I hippuran* 563
Intraspinalraum, Raumforderung, Differentialdiagnose, *intraspinal space, space occupying lesions, differential diagnosis* 69–79
—, —, Myeloszintigraphie, *intraspinal space, space occupying lesions, myeloscintigraphy* 56
intrathorakale Struma, Differentialdiagnose, *intrathoracic goiter, differential diagnosis* 341
intrathyreoidales Joddefizit, Perchlorat, Thiozyanat, *intrathyroidal iodine deficiency, perchlorate, thiocyanate* 128

intravenöser Perchlorattest, Hashimoto-Struma, *intravenous perchlorate test, Hashimoto's goiter* 135
intraventrikuläre Tumoren, Ventrikulographie, *intraventricular tumors, ventriculography* 56
intrazerebrale Blutung, Szintigraphie, *intracerebral haemorrhage, scintigraphy* 3, 23
— Infiltrate, akute Leukämie, *intracerebral infiltrations, acute leukaemia* 32
Inulin, Clearance, *inulin, clearance* 627, 628
In-vitro-Diagnostik, Nuklearmedizin, *in vitro diagnosis, nuclear medicine* 185–208
—, Schilddrüse, *in vitro diagnosis, thyroid gland* 155–162
In-vitro-Markierung, Thrombozyten, *in vitro labelling, thrombocytes* 451
In-vivo-Markierung, Thrombozyten, *in vivo labelling, thrombocytes* 451
In-vivo-Schilddrüsen-Funktionsteste, *in vivo thyroid function tests* 117–153
Ionenaustausch, freie, gebundene Aktivität, Trennung, *ion exchange, free, bound activity, separation* 194
—, Radioenzymassay, *iron exchange, radioenzyme assay* 200, 202, 203
Ionenaustauscher, T_4, Trennung der Fraktionen, *ion exchanger, T_4, separation of fractions* 158, 159
Ischämie, Gehirn, Aktivitätsansammlung, *ischaemia, cerebral, accumulation of radioactivity* 3
Isotopenmyelographie, siehe Myeloszintigraphie, *isotope myelography, see myeloscintigraphy*
Isthmus, Schilddrüse, Entwicklung, *isthmus, thyroidal, development* 118

^{123}J, Schilddrüsendarstellung, ^{123}I, *thyroid imaging* 138
^{123}J-Hippuran, Funktionsdiagnostik, Niere, ^{123}I *hippuran, functional diagnosis, kidney* 565
—, intra-, postrenale Kinetik, ^{123}I *hippuran, intra-, postrenal kinetics* 563
^{125}J, immunradiometrischer Assay, ^{125}I, *immunoradiometric assay* 202
—, markierter Ligand, spezifische Aktivität, ^{125}I, *tagged ligand, specific activity* 193
—, Radiofibrinogen-Test, ^{125}I, *radiofibrinogen test* 473
—, Substernalstruma, ^{125}I, *substernal goiter* 145
—, Therapie, Häufigkeit der Schilddrüsenunterfunktion, ^{125}I, *therapy, incidence of hypothyroidism* 171
^{125}J-Humanserum-Albumin, Verdünnungsanalyse, ^{125}I *human serum albumin, dilution analysis* 353
^{125}J-T_3, thyroxinbindendes Globulin, Bestimmung, ^{125}I-T_3, *thyroxin binding globulin, quantification* 203
^{131}J, Aktivitätskurven, Schilddrüse, Plasma, ^{131}I, *activity curves, thyroid gland, plasma* 121
—, anorganisches, Thiouracil-Behandlung, ^{131}I, *inorganic, thiouracil therapy* 121
—, Anreicherung, Speicheldrüsen, ^{131}I, *accumulation, salivary glands* 99, 102
—, biologische Halbwertzeit, Hyperthyreose, ^{131}I, *biologic half value time, hyperthyroidism* 169, 170
—, Cholesterin, Nebennierenadenom, ^{131}I, *cholesterol, pararenal gland adenoma* 212, 213
—, Clearance, Schilddrüse, ^{131}I, *clearance, thyroid gland* 129
—, Darstellung, Hashimoto-Struma, ^{131}I, *imaging, Hashimoto's disease* 142
—, Dosis, berechnete, Hyperthyreose, ^{131}I, *dose, calculated, hyperthyroidism* 169, 170
—, Fibronogen-Aufnahmetest, ^{131}I, *fibrinogen uptake test* 473
—, gebundenes, freies, Verhältnis, ^{131}I, *bound, free, ratio* 122
—, Kontraindikationen, ^{131}I, *contraindications* 125
—, Konzentration, Speicheldrüsen, ^{131}I, *concentration, salivary glands* 99, 102
—, markierte Makroaggregate, ^{131}I, *tagged macroaggregates* 224
—, markierter Ligand, spezifische Aktivität, ^{131}I, *tagged ligand, specific activity* 193
—, Mediastinaltumor, ^{131}I, *mediastinal tumor* 344
—, organisch gebundenes, Euthyreose, Hyperthyreose, ^{131}I, *organically bound, euthyroidism, hyperthyroidism* 170
—, — —, Halbwertzeit, ^{131}I, *organically bound, half life time* 179
—, — —, Tumorstoffwechsel, ^{131}I, *organically bound, tumor metabolism* 179
—, Perchlorat-Test, ^{131}I, *perchlorate test* 134, 135
—, Perfusions-Lungenszintigraphie, ^{131}I, *perfusion lung scan* 224
—, Physiologie, ^{131}I, *physiology* 99
—, Plasmaaustausch, ^{131}I, *exchange of plasma* 121
—, proteingebundenes, Gesamtthyroxin, ^{131}I, *protein bound, total thyroxine* 157
—, Schilddrüsenaufnahme, ^{131}I, *thyroid uptake of radioiodine* 127, 128
—, Schilddrüsendarstellung, Indikation, ^{131}I, *thyroid imaging, indication* 138, 140, 141
—, Schilddrüsenfunktionsteste, ^{131}I, *thyroid function tests* 117, 121, 123, 126, 128
—, Strahlenbelastung, Struma endothoracica, ^{131}I, *radiation exposure, intrathoracic goiter* 345
—, Substernalstruma, ^{131}I, *substernal goiter* 145, 146, 344
—, Szintigraphie, Differentialdiagnose, Mediastinaltumoren, ^{131}I, *scintigraphy, differential diagnosis, mediastinal tumors* 341
—, Vorteile, Nachteile, ^{131}I, *advantages, disadvantages* 125, 126
^{131}J, ^{132}J, ^{123}J, ^{125}J, physikalische Eigenschaften, ^{131}I, ^{132}I, ^{123}I, ^{125}I, *physical properties* 123–125
^{131}J-Albumin, Hirninfarkt, ^{131}I-*human albumin, cerebral infarction* 28
—, kardiovaskuläre Veränderungen, ^{131}I *albumin, cardiovascular lesions* 336
—, normales Lungenszintigramm, ^{131}I *albumin, normal lung scan* 234
—, pathologisches Lungenszintigramm, ^{131}I *albumin, pathologic lung scan* 235, 237–264
—, Strahlenbelastung, ^{131}I-*human albumin, radiation exposure* 57
—, Ventilationsszintigraphie, ^{131}I *albumin, ventilation scintigraphy* 230
^{131}J-Albumin-Makroaggregate, Lungengewebe, Reaktionen, ^{131}I *albumin macroaggregates, pulmonary tissue, reactions* 251
—, Lungenszintigraphie, ^{131}I *albumin macroaggregates, lung scintigraphy* 226
—, Strahlenbelastung, ^{131}I *albumin macroaggregate, radiation exposure* 253
^{131}J-Albuminpartikel, Angioszintigraphie, Niere, ^{131}I *albumin particles, angioscintigraphy, renal* 554
^{131}J-Aufnahme, Index für Suppressionstest, ^{131}I *uptake, index for suppressibility* 132, 133

Sachverzeichnis 1059

—, Metastasen, Schilddrüsenkarzinom, ^{131}I *uptake, metastases, thyroid cancer* 146, 147, 176
^{131}J-Behandlung, Schilddrüsenkarzinom, ^{131}I *therapy, thyroid cancer* 175–183
^{131}J-Dijodfluorescein, Hirntumor, Lokalisation, ^{131}I-*diiodine fluoresceine, brain tumor, localization* 1
^{131}J-Fibrinogen-Antikörper, Thrombose, ^{131}I *fibrinogen antibodies, thrombosis* 475
^{131}J-Hippuran, Funktionsdiagnostik, Niere, ^{131}I *hippuran, functional diagnosis, kidney* 565, 566
—, intra-, postrenale Kinetik, ^{131}I *hippuran, intra-, postrenal kinetics* 563
^{131}J-Hippursäure, Nephrologie, ^{131}I *hippuric acid, nephrology* 509
^{131}J-markiertes Insulin, Radioassay, ^{131}I *tagged insulin, radioassay* 187
^{131}J-RISA, Ablagerung, Periduralraum, ^{131}I-*RISA, deposition, peridural space* 65
—, Ausscheidungszeit, lumbale Applikation, ^{131}I-*RISA, elimination time, lumbar application* 68
—, Komplikationen, ^{131}I-*RISA, complications* 63, 64
^{131}Jod-RISA, Liquorfistel, Lokalisation, ^{131}I-*RISA, liquor fistula, localization* 84
^{131}J-RISA, Liquorstop, ^{131}I-*RISA, liquor stop* 70
—, Myeloszintigraphie, ^{131}I-*RISA, myeloscintigraphy* 51, 52, 54, 56, 58
—, Resorption, Hydrozephalus, ^{131}I-*RISA, resorption, hydrocephalus* 81
—, Zisternographie, Liquorfistel, ^{131}I-*RISA, cisternography, liquor fistula* 77
^{131}J-Therapie, Ganzkörperszintigramm, ^{131}I *therapy, whole body scan* 346
—, Plummersche Krankheit, ^{131}I *therapy, Plummer's disease* 145
—, Schilddrüsenkarzinom, ^{131}I *therapy, thyroid cancer* 146
—, siehe Radiojodtherapie, ^{131}I *therapy, see radioiodine therapy*
Jod, Konzentration, Speicheldrüsen, *iodine, concentration, salivary glands* 99
—, markiertes, immunradiometrischer Assay, *iodine, tagged, immunoradiometric assay* 202
—, Pool, kleiner, schneller Umsatz, *iodine, pool, small, rapid turnover* 170
—, proteingebundenes, Gesamtthyroxin, *iodine, protein bound, total thyroxine* 157
—, tägliche Nahrungsaufnahme, *iodine, dietary intake per day* 118
Jodid, anorganisches, Plasma, *iodide, inorganic, plasma* 137
—, Anreicherungsquotient, *iodide, accumulation quotient* 100
—, Ansammlung im Kolloid, *iodide, accumulation in colloid* 133
—, Blockierung der Jodisation, *iodide, block of iodide organification* 135
—, Einbau, Störungen, *iodide, organification, disorders* 133, 134
—, mangelhafte Nahrungsaufnahme, *iodide, poor dietary intake* 128
—, Physiologie, *iodide, physiology* 99
Jodid-Clearance, Schilddrüse, Niere, *iodide clearance, thyroid gland, kidney* 118, 119
Jodiddefizit, spezifische Aktivität, Plasmajodidpool, *iodide deficiency, specific activity, plasma iodide pool* 128
Jodidkinetik, kompetitive Hemmung, Pertechnetat, *iodide kinetics, competitive inhibition, pertechnetate* 120

Jodidpool, Kompartmentmodelle, *iodide pool, compartment models* 121, 122
—, Schilddrüse, spezifische Aktivität, *iodide pool, thyroid gland, specific activity* 128
Jodidraffung, Speicheldrüsen, *iodide accumulation, salivary glands* 100
Jodidspiegel, normaler, *iodide concentration, normal* 137
Jodid-Struma, Perchlorattest, *iodide goiter, perchlorate test* 135
—, Plasmjodid, *iodide goiter, plasma inorganic iodide* 137
Jodidtransport, Jodidaufnahme, Unterschiede, *iodide transport, iodide intake, variations* 128
—, kompetitive Hemmung, Pertechnetat, *iodide transport, competitive inhibition, pertechnetate* 120
—, Schilddrüse, *iodide transport, thyroid gland* 127
Jodidumsatz, Schilddrüse, nach Thyreostatika, *iodide turnover, thyroid gland, after antithyroid drugs* 169
Jodisation, blockierende Medikamente, *iodide organification, blocking drugs* 135
—, Störungen, Thyreostatika, *iodide organification, disorders, antithyroid drugs* 133
Jodmangeldiät, Radiojodaufnahme, Tumor, *low iodine diet, radioiodine uptake, tumor* 181
Jodmangelstruma, anorganisches Jodid, *iodine deficiency goiter, inorganic iodide* 137
Jodpool, kleiner, schneller Umsatz, *iodine pool, small, rapid turnover* 170
—, Schilddrüse, nach Thyreostatika, *iodine pool, thyroidal, after antithyroid drugs* 169
—, Schilddrüsengewebe, Radiojodbehandlung, *iodine pool, thyroid tissue, radioiodine therapy* 189
Jodstoffwechsel, Jodidaufnahme, Unterschiede, *iodine metabolism, iodide intake, variations* 128
Jodtherapie, radioaktive, Plummersche Krankheit, *iodine therapy, radioactive, Plummer's disease* 145
Jodzyklus, Physiologie, *iodine cycle, physiology* 118–120
„Junction Test", Methodik, *"junction test", method* 203

Kachexie, Blutvolumen, *cachexia, blood volume* 354
Kaliumjodid, Myxödem, Radiojodbehandlung, *potassium iodide, myxedema, radioiodine treatment* 168
—, Schilddrüsenblockierung, *potassium iodide, blockade of thyroid gland* 231
Kaliumperchlorat, Test-Vorbereitung, *potassium perchlorate, test preparation* 133, 136
„kalter" Knoten, Auflösungsvermögen der Kollimatoren, *"cold" nodule, resolution power of collimators* 138
— —, Differentialdiagnose, *"cold" nodule, differential diagnosis* 139
— —, Karzinomrisiko, *"cold" nodule, cancer risk* 141
— —, papilläres Schilddrüsenkarzinom, *"cold" nodule, papillary thyroid cancer* 142
— —, Struma endothoracica, *"cold" nodule, intrathoracic goiter* 345
— —, Szintigramm, *"cold" nodule, scintiscan* 140, 142
Kalzitonin, Radioimmun-Assay, *calcitonine, radioimmunoassay* 212, 219
Kalzium, Stoffwechsel, Hormone, Radioimmunoassay, *calcium, metabolism, hormones, radioimmunoassay* 219
Kamera, siehe Gamma-Kamera, *camera, see gamma camera*
Kamera-Szintigraphie, Kopfspeicheldrüse, *camera scintigraphy, cranial salivary glands* 106
— —, Niere, *camera scintigraphy, kindney* 538–559

Kamera-Szintigraphie, Radiospirometrie, *camera scintigraphy, radiospirometry* 265
— —, Urologie, Kindesalter, *camera scintigraphy, urology, childhood* 537
Kapillarmembran, Blut-Hirnschranke, *capillary membrane, blood-brain barrier* 2, 3
Karbimazol, Behandlung, Remission, Rezidiv, *carbimacole, therapy, remission, recurrence* 132, 133
—, —, Schilddrüsenüberfunktion, *carbimazole, therapy of hyperthyroidism* 129
—, —, ^{99m}Tc-Aufnahme, *carbimacole, therapy, ^{99m}Tc-uptake* 132, 133
Kardiomegalie, Lungendurchblutung, *cardiomegaly, pulmonary blood supply* 313
—, Partikelfixationsstörung, *cardiomegaly, disorder of particle fixation* 235
Kardiopathien, Perfusion, Ventilation, *cardiopathies, perfusion, ventilation* 312, 313
kardiopulmonale Insuffizienz, Perfusionsszintigraphie, *cardiopulmonary insufficiency, perfusion scintigraphy* 253
kardiovaskuläre Veränderungen, Mediastinum, *cardiovascular lesions, mediastinal* 336–340
kartilaginäre Tumoren, ^{75}Se-Speicherung, *cartilaginous tumors, ^{75}Se accumulation* 349
karzinogener Effekt, Betastrahlung, *carcinogenic effect, beta emission* 125
Karzinom, Metastasen, Nachweisbarkeit, Szintigramm, *carcinoma, metastases, identification, scintigram* 15
Karzinomrisiko, Knotenstruma, *carcinoma risk, nodular goiter* 141, 142
Katheterisierung, Nebenschilddrüsenvenen, *catheterism, parathyroid veins* 212
Keimdrüsen, Hormone, Pathophysiologie, *gonades, hormones, pathophysiology* 217
Keimdrüsenunterfunktion, FSH, LH, *hypogonadism, FSH, LH* 218
Kind, Bronchiektasen, Lungenfunktion, *child, bronchiectasis, pulmonary function* 303
—, Enzephalozele, Szintigraphie, *child, encephalocele, scintigraphy* 89, 90
—, Hydrozephalus, biologische Halbwertzeiten, ^{133}Xenon, *child, hydrocephalus, biologic half value times, ^{133}Xenon* 84, 88
—, —, Liquorstop-Syndrom, *child, hydrocephalus, liquor stop syndrome* 86
—, Miktionszystogramm, *child, miction cystogram* 613
—, Querschnittläsion, Myeloszintigraphie, *child, transverse lesion, myeloscintigraphy* 70
—, Schilddrüse, Strahlenbelastung, *child, thyroid gland, radiation exposure* 537
—, Schilddrüsenunterfunktion, Substernalstruma, *child, hypothyroidism, substernal goiter* 145
—, Ventrikulographie, Technik, *child, ventriculography, technique* 62
—, vesico-ureteraler Reflux, *child, vesicoureteral reflux* 613
Kinder, Artefakte, Hirnszintigramm, *children, artefacts, brain scan* 8
—, Betastrahlung, Kontraindikation, *Children, beta emission, contraindication* 125
—, Ein-, Auswaschkurven, ^{133}Xe, *children, washin-, washout curves, ^{133}Xe* 288
—, intrakranielle Liquordynamik, *children, intracranial liquor dynamics* 81
—, ^{131}J, ^{99m}Tc, Schilddrüsendarstellung, *children, ^{131}I, ^{99m}Tc, thyroid imaging* 138

—, Radiojodbehandlung, *children, radioiodine treatment* 163
—, Radionuklide, Myeloszintigraphie, *children, radionuclides, myeloscintigraphy* 54
—, Radiospirometrie, *children, radiospirometry* 284
—, Strahlenbelastung, Hirnszintigraphie, *children, radiation exposure, brain scintigraphy* 5, 6
—, —, Myeloszintigraphie, *children, radiation exposure, myeloscintigraphy* 55, 56
—, Strahlenreaktionen, Schilddrüsenkrebs, *children, radiation reactions, thyroid cancer* 140
—, T_3, T_4, Normalwerte, *children, T_3, T_4, normal values* 158
Kinderheilkunde, Isotopennephrographie, *pediatrics, nephrography with radioisotopes* 535, 537
Kindesalter, Clearancebestimmung, *childhood clearance, calculation* 644
—, Diabetes, Nierenkomplikationen, *childhood, diabetes, renal complications* 640
—, Differentialdiagnose: Hydrozephalus, *childhood, differential diagnosis: Hydrocephalus* 68
—, Hirntumoren, *childhood, brain tumors* 19, 20
—, Mukoviszidose, Radiospirometrie, *childhood, mucoviscidosis, radiospirometry* 303
—, Nierenszintigraphie, *childhood, renal scintigraphy* 557
—, Radiospirometrie, Normalwerte, *childhood, radiospirometry, normal values* 288
—, subdurales Hämatom, Aktivitätsansammlung, *childhood, subdural haematoma, concentration of haematoma* 4
Kinetik, Granulopoese, *kinetics, granulopoesis* 416–423
—, Hippursäure, *kinetics, hippuric acid* 511
—, ^{113m}In-, ^{99m}Tc-Albumin-Makroaggregate, *kinetics, ^{113m}In-, ^{99m}Tc-albumin-macroaggregates* 228
—, intra-, postrenale, *kinetics, intra-, postrenal* 563
—, Jodid, Pertechnetate, *kinetics, iodide, pertechnetate* 120–123
—, Radiophosphor, *kinetics, radiophosphorus* 395
—, Reaktions-, Radioimmunoassay, *kinetics, reaction-, radioimmunoassay* 188
—, ^{99m}Tc, Schilddrüsenphysiologie, *kinetics, ^{99m}Tc, thyroid physiology* 129
—, Thrombozyten, *kinetics, thrombocytes* 453, 454
kinetische Konstanten, Enzymaktivität, *kinetic constants, enzymatic activity* 200
Kits, Albumin-Makroaggregat, *kits, albumin macroaggregates* 228, 229
—, T_3-, T_4-Bestimmung, *kits, T_3-, T_4 investigation* 158
—, TRH-, TSH-Teste, *kits, TRH-, TSH tests* 160, 161
Klappenstenosen, Perfusionsszintigramm, *valvular stenoses, perfusion scan* 250
Klassifizierung, Bronchialkarzinom, TNM-System, *classification, bronchial carcinoma, TNM system* 319–325
—, Solitärknoten der Schilddrüse, *classification, single thyroid nodule* 139
Kleinhirn, Spongioblastom, *cerebellum, spongioblastoma* 18
—, —, Kindesalter, *cerebellum, spongioblastoma, childhood* 29
Kleinhirnbrückenwinkel, normales Hirnszintigramm, *cerebello-pontine angle, normal brain scan* 8
—, Tumoren, Szintigramm, *cerebello-pontine angle, tumors, scintigram* 18
klinische Anwendung, Angioszintigraphie, *clinical application, angioscintigraphy* 554

– –, Angiotensin-RIA, *clinical application, angiotensin RIA* 671
– –, Clearancebestimmung, *clinical application, clearance, calculation* 636, 637
– –, Glukagon, *clinical application, glucagon* 215, 216
– –, Nierenszintigraphie, *clinical applicarion, renal scintigraphy* 540
– –, Perchlorattest, Jodisationsstörung, *clinical application, perchlorate test, iodide orgnification, defects* 135
– –, Radioassay, Insulin, *clinical application, radioassay, insulin* 215
– –, Radioisotopennephrographie, *clinical application, nephrography with radioisotopes* 521
– –, Schilddrüsenaufnahmemessung, *clinical use, thyroid uptake measurement* 131
– –, Speicheldrüsenszintigraphie, *clinical use, scintigraphy of salivary glands* 108, 109
– Bedeutung, okkultes Schilddrüsenkarzinom, *clinical significance, occult thyroid cancer* 176
– Ergebnisse, Szintigraphie, Nebenschilddrüsen, *clinical results, scintigraphy, parathyroid glands* 210, 211
Knochen, Metastasen, Schilddrüsenkarzinom, *bone, metastases, thyroid cancer* 176
Knochenmark, Depression, Radiojodtherapie, *bone marrow, depression, radioiodine therapy* 182
–, DNA-Synthese, Messung, *bone marrow, DNA synthesis, measurement* 417
–, Eisenreserve, *bone marrow, iron reserve* 355
–, Granulopoese, *bone marrow, granulopoesis* 418
–, –, proliferatives Kompartment, *bone marrow, granulopoesis, proliferative compartment* 430
–, ^{3}H-Thymidin, Granulozyten, *bone marrow, ^3H thymidin, granulocytes* 416, 417
–, –, Stoffwechsel, *bone marrow, ^3H thymidin, metabolism* 433, 434
–, leukozytäres System, *bone marrow, leucocytic system* 413, 429
–, Lymphopoese, *bone marrow, lymphopoesis* 426
–, Mitosen, *bone marrow, mitoses* 430
–, Myeloblasten-, Myelozytenkompartment, *bone marrow, myeloblastic-, myelocytic departments* 431
–, normales, *bone marrow, normal* 377
–, Osteomyelofibrose, *bone marrow, osteomyelofibrosis* 374
–, Osteosklerose, *bone marrow, osteosclerosis* 376
–, Stammzellen, *bone marrow, stem cells* 417, 432, 433
–, Stammzellenkompartmente, *bone marrow, stem cell compartments* 431
–, Standardmensch, *bone marrow, standard man* 429
–, Szintigraphie, *bone marrow, scintigraphy* 437, 438
–, Thalassämie, *bone marrow, thalassaemia* 375
–, Turnover-Raten, *bone marrow, turnover rates* 429
–, Verteilung, Splenektomie, *bone marrow, distribution, splenectomy* 373
–, Zellfluß, Modell, *bone marrow, cellular flow, model* 431
–, Zellreifung, *bone marrow, cellular proliferation* 430
–, Zellzahl, *bone marrow, cell number* 430
Knochenstoffwechsel, Pathologie, Physiologie, *bone metabolism, pathology, physiology* 702
Knochenszintigramm, Osteomyelitis, *bone scan, osteomyelitis* 31
–, Schädel, Veränderungen, *bone scan, skull, lesions* 31, 32
Knotenstruma, Karzinomrisiko, *nodular goiter, cancer risk* 141

–, Probleme der Darstellung, *nodular goiter, problems of imaging* 139
–, Schilddrüsenkarzinom, *nodular goiter, thyroid cancer* 137
–, substernale, Diagnose, *nodular goiter, substernal, diagnosis* 145, 146
–, Thyreotoxikose, *nodular goiter, thyreotoxicosis* 143–145
Koagulation, intravasale, Thrombozytopenie, *coagulation, intravascular, thrombocytopenia* 460
Kobalt, Schilddrüsenfunktion, *cobalt, thyroid function* 128
Körpergewicht, Blutvolumen, *body weight, blood volume* 354
Körperposition, Lungenvolumina, Verteilung, *body position, lung volumina, distribution* 267
Kofaktoren, Radioenzymassay, *cofactors, radioenzyme assay* 199, 200
Kollateralkreislauf, Verschluß, A. carotis, *collateral circulation, occlusion, carotid artery* 29
Kollimatoren, Schilddrüsendarstellung, *collimators, thyroid imaging* 138
–, Spezial-, Szintigraphie, Kopfspeicheldrüsen, *collimators, special, scintigraphy, cranial salivary glands* 107
Kollimierung, optimale Empfindlichkeit, *collimation, optimum sensitivity* 134
Kolloidadenom, Schilddrüse, Differentialdiagnose, *colloid adenoma, thyroid, differential diagnosis* 139
Kolloid-Szintigraphie, Lymphknoten, Mediastinum, *colloid scintigraphy, lymph nodes, mediastinal* 349
Kolon, Karzinom, Nephrogramm, *colon, carcinoma, nephrogram* 535
Kommissur, infiltrierendes Gliom, *commissure, infiltrating glioma* 12
Kompartment, Granulopoese, Knochenmark, *compartment, granulopoesis, bone marrow* 430
Kompartmentanalyse, Nephrogramm, *compartment analysis, nephrogram* 570
–, Slope-Clearance-Technik, *compartment analysis, slope clearance technique* 621, 622
Kompartmentmodelle, Jodstoffwechsel, *compartment models, iodine metabolism* 120–123
kompetitive Bindungsanalyse, T_3, T_4, *competitive binding analysis, T_3, T_4* 156, 157
– Hemmung, Jodidtransport, Pertechnetat, *competitive inhibition, iodide transport, pertechnetate* 120
– Radioassays, Schema, *competitive radioassays, schema* 186
kompetitiver Proteinbindungsassay, Definition, *competitive protein binding assay, definition* 185, 186
– –, –, Technik, *competitive protein binding assay, definition, technique* 197–199
– Radioassay, Definition, *competitive radioassay, definition* 185, 186
Komplikationen, Myeloszintigraphie, *complications, myeloscintigraphy* 63, 64
–, Nieren-, Diabetes, *complications, renal, diabetes* 640, 641
–, Perfusionsszintigraphie, *complications, perfusion scintigraphy* 250–254
–, postoperative, Lungenfunktion, *complications, postoperative, pulmonary function* 325
–, Radiojodtherapie, *complications, radioiodine therapy* 182
–, Radiophosphorbehandlung, *complications, therapy with radiophosphorus* 399

Komplikationen, Thyreoidektomie, *complications, after thyroidectomy* 177
—, vaskuläre, Szintigraphie, *complications, vascular, scintigraphy* 551
Komputer, Clearance, Berechnung, *computer, clearance, calculation* 574
—, Flußdiagramm, Perfusionsszintigraphie, *computer, flow diagram, perfusion scintigraphy* 657
—, Messung, Aktivitätsansammlung, Metastasen, Schilddrüsenkarzinom, *computer, measurement, radioiodine concentration, metastases, thyroid cancer* 179
—, Nachuntersuchungsprogramm, Schilddrüsenüberfunktion, *computer, follow up program, hyperthyroidism* 172
—, Nephrogramm, Flußdiagramm, *computer, nephrogram, flow diagram* 571
—, Radioisotopennephrogramm, *computer, nephrogram with radioisotopes* 521
—, renales Funktions-Sequenzszintigramm, *computer, renal functional sequence scintiscan* 569
—, Szintillationskamera, *computer, scintillation camera* 562
Komputerszintigramm, Aerosol-, Perfusionsszintigramm, Vergleich, *computer scan, aerosol-, perfusion scan, comparison* 237
Komputer-Tomographie, Indikationsstellung, *computerized tomography, indication* 55
Kontamination, Ventilationsszintigraphie, *contamination, ventilation scintigraphy* 232
Kontaminationen, Artefakte, Hirnszintigramm, *contaminations, artefacts, brain scan* 8
Kontraindikationen, ^{131}J-Anwendung, *contraindications, ^{131}I application* 125
—, Radiojodbehandlung, *contraindications, radioiodine treatment* 163, 164
Kontrastverstärkung, „heiße" Knoten, Schilddrüse, *contrast enhancement, "hot" nodules, thyroid gland* 138
Konvexität, Meningeom, Nachweisbarkeit, Hirnszintigramm, *convexity, meningeoma, identification, brain scintigram* 12
—, —, postoperative Verlaufskontrolle, *convexity, meningeoma, postoperative follow up* 21
Konzentration, Berechnung, Radioimmunoassay, *concentration, calculation, radioimmunoassay* 186
—, Radioaktivität, Angiom, *concentration, radioactivity, angioma* 3, 26
—, —, Hirninfarkt, *concentration, radioactivity, cerebral infarction* 27, 29
—, —, Hirntumoren, *concentration, radioactivity, brain tumors* 2, 11, 14, 16
—, ^{99m}TcO$_4^-$, Speicheldrüsen, *concentration, $^{99m}TcO_4^-$, salivary glands* 104
Kopfspeicheldrüsen, akute Entzündung, *cranial salivary glands, acute inflammation* 110
—, chronische Entzündung, *cranial salivary glands, chronic inflammation* 110
—, dystopes Schilddrüsengewebe, *cranial salivary glands, dystopic thyroid tissue* 109
—, Funktionsszintigraphie, *cranial salivary glands, function scintigraphy* 108
—, Morbus Sjögren, *cranial salivary glands, Sjögren's disease* 110
—, Reihenszintigraphie, *cranial salivary glands, serial scintigrams* 107
—, ^{99m}Tc-Pertechnetat, Diagnostik, *cranial salivary glands, ^{99m}Tc pertechnetate, diagnosis* 102, 106

Korrelation, Clearancebestimmung, Methoden, *correlation, clearance, calculation, methods* 637, 639
Kortisol, Glukoneogenese, *cortisole, gluconeogenesis* 217
Kot, Blutung, ^{51}C-markierte, Erythrozyten, *faeces, haemorrhage, ^{51}C-tagged erythrocytes* 362
^{77}Kr, physikalische Eigenschaften, *^{77}Kr, physical properties* 271
Kraniopharyngeom, Szintigraphie, Ergebnisse, *craniopharyngeoma, scintigraphy, results* 14
kraniozervikaler Übergang, Liquordynamik, Untersuchung, *cranio-cervical junction, liquor dynamics, examination* 51
— —, Liquorpassagestörung, *cranio-cervical junction, disorder of liquor passage* 67, 87
— —, Tumor, Liquorstop-Syndrom, *cranio-cervical junction, tumor, liquor stop syndrome* 85, 86, 87
Kretinismus, athyreotischer, *cretinism, athyreotic* 118
Kreuzreaktivität, immunologische, Antigene, *crossing reactivity, immunologic, antigens* 191
Kriterien, Operabilität, Bronchialkarzinom, *criteria, operability, bronchial carcinoma* 319, 320
kritisches Organ, Magendarmtrakt, Pertechnetat, *critical organ, digestive tract, pertechnetate* 210
Kropf, Karzinomrisiko, *goiter, carcinoma risk* 141
Kropfbezirke, tägliche Jodaufnahme in der Nahrung, *goiter areas, daily dietary intake of iodine* 118, 128
kumulative Wahrscheinlichkeit, Schilddrüsenunterfunktion nach Radiojodbehandlung, *cumulative probability, hypothyroidism after radioiodine treatment* 166
Kyphoskoliose, Radiospirometrie, *kyphoscoliosis, radiospirometry* 296

Langzeitkontrolle, Komputer-, Schilddrüsenüberfunktion, *long-term follow-up, computer-, hyperthyroidism* 172
Latenzzeit, Leukämierisiko, Radiojodbehandlung, *latent period, leukaemia risk, radioiodine treatment* 163
Lebensdauer, Erythrozyten, *life time, erythrocytes* 381
—, Granulozyten, *life time, granulocytes* 433
—, Thrombozyten, *life time, thrombocytes* 453, 454
Lebensverlängerung, Radiojodtherapie, *prolonged life, radioiodine therapy* 182
Leber, Anatomie, Physiologie, *liver, anatomy, physiology* 765
—, fokale Prozesse, *liver, focal processes* 807
—, Lungenszintigramm, *liver, lung scan* 234
—, Prolaps, Zwerchfellhernie, *liver, prolaps, diaphragmatic hernia* 340, 343
—, Strahlenbelastung, ^{131}J-Cholesterin, *liver, radiation exposure, ^{131}I-cholesterol* 213
—, —, Perfusionsszintigraphie, *liver, radiation exposure, perfusion scintigraphy* 253
—, Szintigramm, Radiokardiographie, *liver, scan, radiocardiography* 337
—, Thrombozytenproduktion, *liver production of thrombocytes* 457
—, Untersuchungsmethoden, *liver, methode of examination* 768–776
—, Verlagerung in das Mediastinum, *liver, dislocation into the mediastinum* 341
Leberabszeß, *liver abscess* 825
Lebercyste, *liver-cyst* 823
Lebererkrankungen, verschiedene, *liver-disease, different* 786
Lebermetastasen, *liver metastases* 818
Lebertraumen, *trauma of the liver* 829

Lebertumoren, primäre, *primary tumors of the liver* 809
Leberzirrhose, *liver cirrhosis* 788
Leberkrankheiten, Gesamtthyrosin, Veränderungen, *liver diseases, total thyroxine, changes* 157
Leberzirrhose, Jodidaufnahme, *liver cirrhosis, iodide uptake* 128
Leukämie, Behandlung, *leukaemia, treatment* 400
—, intrazebrale Infiltrate, *leukaemia, intracerebral infiltration* 32
—, Mortalität bei Hyperthyreose, *leukaemia, mortality in hyperthyroid patients* 164
—, nach Radiojodbehandlung, *leukaemia, after radioiodine therapy* 163, 182
leukozytäres System, Analysentechnik, *leucocytic system, analysing technique* 433
— —, Granulopoese, *leucocytic system, granulopoesis* 416–423
— —, Granulozyten, eosinophile, basophile, *leucocytic system, granulocytes, eosinophilic, basophilic* 423
— —, —, Wanderung, Phagozytose, *leucocytic system, granulocytes, migration, phagocytosis* 414–416
— —, Knochenmark, *leucocytic system, bone marrow* 413, 429
— —, Lymphozyten, *leucocytic system, lymphocytes* 423–429
— —, Markierungstechnik, *leucocytic system, labelling technique* 433
— —, neutrophile Granulozyten, *leucocytic system, neutrophilic granulocytes* 413
— —, Thymozyten, *leucocytic system, thymocytes* 425
LH, Radioimmunoassay 217
—, Sterilität, Keimdrüsenunterfunktion, *LH, sterility, hypogonadism* 218
Ligand, kompetitiver Proteinbindungsassay, *ligand, competitive protein binding assay* 198
—, markierter, Radioassay, *ligand, tagged, radioassay* 193
Lindau-Tumor, Szintigraphie, *Lindau's tumor, scintigraphy* 18
Links-Rechts-Shunt, Perfusionsszintigramm, *left to right shunt, perfusion scan* 250
Lipolyse, Insulinwirkung, *lipolysis, insulin effect* 215
Lipotropin, Radioimmunoassay 219
Liquor cerebrospinalis, Austritt in den Periduralraum, *liquor cerebrospinalis, extravasation into the peridural space* 65
— —, normale Zirkulation, Szintiphotogramm, *liquor cerebrospinalis, normal circulation, scintiphotogram* 60, 61
— —, Passagestörung, kranio-zervikaler Übergang, *liquor cerebrospinalis, disorder of passage, cranio-cervical junction* 67
Liquordiffusion, Störung, Wertigkeit diagnostischer Methoden, *liquor diffusion, disorders, value of diagnostic methods* 81
Liquordynamik, Analyse, Indikation, *liquor dynamics, analysis, indication* 55, 56
—, intrakranielle, *liquor dynamics, intracranial* 81–90
—, Mißbildungen, *liquor dynamics, malformations* 89, 90
—, Myeloszintigraphie, *liquor dynamics, myeoloscintigraphy* 51, 55, 89
—, postoperative Befunde, *liquor dynamics, postoperative findings* 89, 90
—, Tumoren, *liquor dynamics, tumors* 85
—, Untersuchung, Ergebnisse, *liquor dynamics, examination, results* 66–68
—, Ventrikulographie, *liquor dynamics, ventriculography* 63, 81, 85

Liquorfistel, diagnostische Methoden, *liquor fistula, diagnostic methods* 91
—, frontobasale, Ventrikulographie, *liquor fistula, frontofasal, ventriculography* 82
—, Myeloszintigraphie, *liquor fistula, myeloscintigraphy* 51, 52, 55, 56
—, posttraumatische, *liquor fistula, posttraumatic* 69
—, Zisternographie, *liquor fistula, cisternography* 77
Liquorpassage, Störung, Arachnitis, *liquor passage, disorder, arachnitis* 56, 67, 72
—, —, intraspinale Tumoren, Myeloszintigraphie, *liquor passage, disorder, intraspinal tumors, myeloscintigraphy* 69–72, 85
Liquorproduktion, Turnover pro min, *liquor production, turnover per minute* 88
Liquorräume, Diagnostik, Möglichkeiten, Grenzen, *liquor spaces, diagnosis, possibilities, limits* 80, 81, 90, 91
—, Fehlbildungen, *liquor spaces, malformations* 79, 89
—, Indikation, Myeloscintigraphie, *liquor departments indication, myeloscintigraphy* 55–56
—, Radionuklide, *liquor departments, radionuclides* 52–54
—, Szintigraphie, siehe Myeloszintigraphie, *liquor spaces, scintigraphy, see myeloscintigraphy*
Liquorstop, intramedullärer Tumor, *liquor stop, intramedullary tumor* 70, 85
—, Szintigraphie, Strahlenbelastung, *liquor stop, scintigraphy, radiation exposure* 57
Liquorzirkulation, pathologische, Subarachnoidalblutung, *liquor circulation, pathologic, subarachnoidal hemorrhage* 83
Lithium, Schilddrüsenfunktion, *lithium, thyroid function* 128
Lobektomie, Schilddrüsenkarzinom, *lobectomy, thyroid cancer* 177
Lobus pyramidalis, Kontrastverstärkung, *pyramidal lobe, contrast enhancement* 138
— —, Schilddrüse, *pyramidal lobe, thyroid gland* 118
— venae, azygos, Lungenszintigramm, *lobus venae, lung scan* 234
Lokalisation, Adenom, Nebenniere, *localization, adenoma, suprarenal gland* 212, 213
—, —, Nebenschilddrüsen, *localization, adenoma, parathyroid glands* 210, 211
—, Arterienverschlüsse, Sequenzszintigraphie, *localization, arterial occlusions, sequence scintigraphy* 10
—, Bronchialkarzinom, *localization, bronchial carcinoma* 245
—, Diagnostik, Mediastinalorgane, *localization, diagnosis, mediastinal organs* 335
—, —, Speicheldrüsen, *localization, diagnosis, salivary glands* 99–115
—, Hirntumoren, *localization, brain tumors* 10, 11
—, Liquorfistel, Szintiphotogramm, *localization, liquor fistula, scintiphotogramm* 83
—, Metastasen, Bronchialkarzinom, *localization, metastases, bronchial carcinoma* 324, 325
—, Nebenschilddrüsenadenom, *localization, adenoma of parathyroid gland* 210, 211
—, Niere, Szintigraphie, *localization, kidney, scintigraphic* 540
—, obstruktive Lungenerkrankungen, *localization, obstructive pulmonary diseases* 243
—, regionale Perfusionsdefekte, *localization, regional perfusion defects* 243
Luftenzephalographie, diagnostische Wertigkeit, *air encephalography, diagnostic value* 91

Luftwege, Verschluß, Pathophysiologie, *air ways, closure, pathophysiology* 223
Lugolsche Lösung, Schilddrüsenblockierung, *Lugol's solution, blockade of thyroid gland* 231
lumbale Applikation, Radioaktivität, Halbwertzeit, *lumbar application, radioactivity, half value time* 68
— Bandscheibenhernie, Myeloszintigraphie, *lumbar disc hernia, myeloscintigraphy* 52, 56, 76, 80
— Myeloszintigraphie, Ablagerung von Radionukliden, *lumbar myeloscintigraphy, deposition of radionuclides* 65
— Myelozele, Myeloszintigraphie, *lumbar myelocele, myeloscintigraphy* 56
lumbaler Wirbelkanal, Morbus Recklinghausen, *lumbar spinal canal, Recklinghausen's disease* 71
Lumbalbereich, Ausbreitungszeit, Radionuklide, *lumbar department, spreading time, radionuclids* 67
Lumbalpunktion, Myeloszintigraphie, *lumbar puncture, myeloscintigraphy* 57, 65, 66, 67, 89
—, —, Bandscheibenprolaps, *lumbar puncture, myeloscintigraphy, disc hernia* 78
—, —, Mißbildungen, *lumbar puncture, myeloscintigraphy, malformations* 89, 90
Lunge, Aerosol-Deposition, *lung, aerosol deposition* 232
—, Atemphysiologie, *lung, respiratory physiology* 268
—, Complicance, *lung, complicance* 268, 269
—, Durchfluß, $^{99m}TcO_4$-Bolus, *lung, passage, $^{99m}TcO_4$-bolus* 338
—, elastische Kräfte, *lung, elastic forces* 268
—, Funktionssegmente, Radiospirometrie, *lung, functional segments, radiospirometry* 319
—, minimales Volumen, Atemphysiologie, *lung, minimal volume, respiratory physiology* 268
—, Minutenexhalation, *lung, exhalation per minute* 285
—, Perfusion, *lung, perfusion* 265–328
—, Perfusions-, Inhalationsszintigraphie, *lung, perfusion-, inhalation scintigraphy* 223–246
—, Resektion, Radiospirometrie, *lung, resection, radiospirometry* 296
—, siehe Radiospirometrie, *lung, see radiospirometry*
—, Strahlenbelastung, Perfusionsszintigraphie, *lung, radiation exposure, perfusion scintigraphy* 253
—, Szintigramm, Mediastinalhernie, *lung, scan, mediastinal hernia* 341
—, —, Radiokardiographie, *lung, scan radiocardiography* 337
—, Untersuchung mit radioaktiven Gasen, Indikationen, *lung, examination with radioactive gases, indications* 292
—, Ventilation, Untersuchung mit radioaktiven Edelgasen, *lung, ventilation, investigation with radioactive inert gases* 265
—, Verschlußvolumen, Lebensalter, *lung, closing volume, age* 291, 292
—, Washout-Kurven, ^{133}Xe, N_2, Vergleich, *lung, washout curves, ^{133}Xe, N_2, comparison* 295
Lungenangiographie, Lungenembolie, *pulmonary angiography, pulmonary embolism* 305
—, Perfusionsszintigraphie, Beziehungen, *pulmonary angiography, perfusion scintigraphy, relations* 238
Lungenarterie, Agenesie, Radiospirometrie, *pulmonary artery, agenesia, radiospirometry* 307
—, Aplasie, Hypoplasie, *pulmonary artery, aplasia, hypoplasia* 241
—, Druck, Aktivitätsverteilungsstörungen, *pulmonary artery, pressure, activity, distributive disorders* 242

—, Hypertonie, Perfusion, *pulmonary artery, hypertension, perfusion* 213
—, Kompression, Bronchialadenom, *pulmonary artery, compression, bronchial adenoma* 315
—, Takayasu-Arteriitis, *pulmonary artery, Takayasu's arteritis* 241
—, Verschluß, Radiospirometrie, *pulmonary artery, occlusion, radiospirometry* 295
Lungenarterien, Anatomie, Perfusionsszintigramm, *pulmonary arteries, anatomy, perfusion scan* 236
—, Verschluß, Perfusionsstörungen, *pulmonary arteries, occlusion, perfusion disorders* 235
Lungenarteriolen, funktionelle Engerstellungen, *pulmonary arterioles, functional stenoses* 242
Lungendurchblutung, Perfusion, Ventilation, *pulmonary blood supply, perfusion, ventilation* 312
Lungenelastizität, Lebensalter, *pulmonary elasticity, age* 291
Lungenembolie, Angiographie, Szintigraphie, *pulmonary embolism, angiography, scintigraphy* 305
—, Diagnose, *pulmonary embolism, diagnosis* 303, 305
—, Differentialdiagnose, *pulmonary embolism, differential diagnosis* 241, 243, 307
—, Lungenszintigramm, *pulmonary embolism, lung scan* 238
—, Radiospirometrie, *pulmonary embolism, radiospirometry* 292, 303
Lungenemphysem, Einteilung, *pulmonary emphysema, classification* 300
—, Radiospirometrie, *pulmonary emphysema, radiospirometry* 292, 300
Lungenerkrankungen, chronisch-obstruktive, *pulmonary diseases, chronic, obstructive* 242–245
—, Ergebnisse, Aerosol-, Perfusionsszintigraphie, *pulmonary diseases, results, aerosol-, perfusion scintigraphy* 236, 237
—, Halbwertzeit, radioactive Partikel, *pulmonary disease, half value time, radioactive particles* 228
—, Partikelfixationsstörungen, *pulmonary diseases, disorders of particle fixation* 234–250
—, Radiospirometrie, *pulmonary diseases, radiospirometry* 292, 293
—, Typeneinteilung, Inhalationsszintigramm, *pulmonary diseases, type classification, inhalation scan* 243
Lungenfibrose, durch Strahlung, Radiojodtherapie, *pulmonary fibrosis, radiation induced, radioiodine therapy* 182
—, Mukoviszidose, Radiospirometrie, *pulmonary fibrosis, mucoviscidosis, radiospirometry* 303
—, Radiospirometrie, *pulmonary fibrosis, radiospirometry* 296, 303
Lungenfunktion, Asthma bronchiale, *pulmonary function, asthma bronchiale* 297–299
—, Bronchiektasen, *pulmonary function, bronchiectasis* 301
—, chronische Bronchitis, *pulmonary function, chronic bronchitis* 298, 299
—, Kontrolle und Therapie, *pulmonary function, control after therapy* 328
—, MacLeod-Syndrom, *pulmonary function, MacLeod's syndrome* 303
—, Morbus Boeck, *pulmonary function, Boeck's disease* 298
—, Mukoviszidose, *pulmonary function, mucoviscidosis* 303

—, obstruktive Lungenerkrankungen, *pulmonary function, obstructive pulmonary diseases* 297–303
—, obstruktives Syndrom, *pulmonary function, obstructive syndrome* 297
—, Operabilität, Bronchialkarzinom, *pulmonary function, operability, bronchial carcinoma* 319
—, präoperative, *pulmonary function, preoperative* 325
—, Radiospirometrie, quantitative Auswertung, *pulmonary function, radiospirometry, quantitative evaluation* 281
—, regionale, Compliance, *pulmonary function, regional, compliance* 268, 269
—, —, Messung, *pulmonary function, regional, measurement* 242
—, —, physiologische Grundlagen, *pulmonary function, regional, physiologic principles* 266
—, —, Radioaerosol-Deposition, *pulmonary function, regional, radioaerosol deposition* 243
—, —, Radiospirometrie, *pulmonary function, regional, radiospirometry* 292
—, —, Untersuchung, Geschichte, *pulmonary function, regional, examination, history* 265
—, restriktives Syndrom, *pulmonary function, restrictive syndrome* 297
—, Störungen, Sarkoidose, *pulmonary function, disorders, sarcoidosis* 249
—, ^{133}X-Konzentration, *pulmonary function, ^{133}X concentration* 270
Lungengewebe, Reaktionen, ^{131}J-Albumin-Makroaggregate, *pulmonary tissue, reactions, ^{131}I albumin macroaggregates* 251
Lungenhöhe, Verteilungsindex, Ventilation, *pulmonary high, distributive index, ventilation* 269
Lungeninfarkt, Mitralstenose, *pulmonary infarction, mitral stenosis* 239
—, Perfusionsszintigraphie, *pulmonary infarction, perfusion scintigraphy* 224, 238
Lungenkapillaren, Partikelfixationsstörungen, *pulmonary capillaries, disorders of particle fixation* 235
Lungenkreislauf, Regulation, alveoläre Hypoxie, *pulmonary circulation, regulation, alveolar hypoxia* 232
—, siehe Perfusionsszintigraphie, *pulmonary circulation, see perfusion scintigraphy*
Lungenlappen, Interlobärspalt-Symptom, *pulmonary lobes, fissure sign* 238
Lungenmetastasen, Hypernehrom, *pulmonary metastases, hypernephroma* 316, 318
—, nach totaler Thyreoidektomie, *pulmonary metastases after total thyroidectomy* 147
—, Perfusionsszintigramm, *pulmonary metastases, perfusion scan* 247
—, Schilddrüsenkarzinom, Radiojodtherapie, *pulmonary metastases, thyroid cancer, radioiodine therapy* 182
Lungenödem, interstitielles, Lungendurchblutung, *pulmonary edema, interstitial, pulmonary blood supply* 313
—, Perfusionsszintigraphie, *pulmonary edema, perfusion scintigraphy* 240
Lungenperfusion, Physiologie, *pulmonary perfusion, physiology* 266
—, siehe Perfusion, Perfusionsszintigraphie, *pulmonary perfusion, see perfusion, perfusion scintigraphy*
Lungensarkoidose, Perfusionsszintigramm, *pulmonary sarcoidosis, perfusion scan* 249
Lungenstauung, Perfusion, Ventilation, *pulmonary congestion, perfusion, ventilation* 312
Lungenszintigramm, Auswertung, *lung scan, interpretation* 235, 236

—, normales, *lung scan, normal* 233
—, semiquantitative Bewertung, *lung scan, semiquantitative interpretation* 236
Lungenszintigraphie, Bronchialkarzinom, *pulmonary scintigraphy, bronchial carcinoma* 314–328
—, Empfindlichkeit, Angiographie, *pulmonary scintigraphy, sensitiveness, angiography* 238
—, Ergebnisse, *pulmonary scintigraphy, results* 236–250
—, Geschichtliches, *pulmonary scintigraphy, history* 224
—, ^{113m}In-Albumin-Mikrosphären, *pulmonary scintigraphy, ^{113m}In albumin microspheres* 229
—, ^{113m}In-Makroaggregate, *pulmonary scintigraphy, ^{113m}In macroaggregates* 228
—, ^{131}J-Makroaggregate, *pulmonary scintigraphy, ^{131}I macroaggregates* 226
—, Mukoviszidose, *pulmonary scintigraphy, mucoviscidosis* 244
—, Nuklearpharmaka, *pulmonary scintigraphy, nuclear pharmaca* 230
—, Prinzip, *lung scintigraphy, principle* 225
—, radioaktive Aerosole, *lung scintigraphy, radioactive aerosols* 224
—, ^{99m}Tc-Albumin-Makroaggregate, *pulmonary scintigraphy, ^{99m}Tc albumin macroaggregates* 228
—, ^{99m}Tc-Albumin-Mikrosphären, *pulmonary scintigraphy, ^{99m}Tc albumin microspheres* 229
—, ^{99m}Tc-Eisenhydroxid-Partikel, *pulmonary scintigraphy, ^{99m}Tc iron hydroxide particles* 229
Lungentuberkulose, Perfusionsszintigramm, *pulmonary tuberculosis, perfusion scan* 247
—, Radiospirometrie, *pulmonary tuberculosis, radiospirometry* 265, 266
Lungentumoren, Perfusionsszintigraphie, *pulmonary tumors, perfusion scintigraphy* 245–247
Lungenvolumen, Berechnung, *pulmonary volume, calculation* 281
—, Pleuradruck, Compliance, *pulmonary volume, intrapleural pressure, compliance* 268
Lungenvolumina, regionale, Berechnung, *pulmonary volumina, regional, calculation* 286
—, — Verteilung, *pulmonary volumina, regional distribution* 267, 269
Lungenzysten, Partikelfixationsstörung, *pulmonary cysts, disorder of particle fixation* 235
—, Radiospirometrie, *pulmonary cysts, radiospirometry* 292
luteinisierendes Hormon, Kreuzreaktivität, *luteinising hormone, crossing reactivity* 191
lymphadenektomie, Lymphoszintigraphie, *lymphadenectomy, lymphoscintigraphy* 497
Lymphknoten, Lymphopoese, *lymph nodes, lymphopoesis* 428
—, Metastasen, Bronchialkarzinom, *lymph nodes, metastases, bronchial carcinoma* 320
—, —, Lymphoszintigraphie, *lymph nodes, metastases, lymphoscintigraphy* 469, 500
—, —, Schilddrüsenkarzinom, *lymph nodes, metastases, thyroid cancer* 176
—, —, ^{75}Se-Speicherung, *lymph nodes, metastases, ^{75}Se accumulation* 349
—, Physiologie, *lymph nodes, physiology* 486
Lymphogranulomatose, Perfusionsszintigraphie, *lymphogranulomatosis, perfusion scintigraphy* 247
Lymphographie, Lymphoszintigraphie, Vergleich, *lymphography, lymphoscintigraphy, comparison* 499

Lymphopoese, Knochenmark, *lymphopoesis, bone marrow* 426
—, Thymozyten, *lymphopoesis, thymocytes* 425
Lymphoszintigraphie, experimentelle Untersuchungen, *lymphoscintigraphy, experimental work* 491
—, Geschichte, *lymphoscintigraphy, history* 485
—, Indikationen, *lymphoscintigraphy, indications* 503
—, Metastasen, *lymphoscintigraphy, metastases* 496, 600
—, normale, *lymphoscintigraphy, normal* 493, 494
—, pathologische, *lymphoszintigraphy, pathologic* 495
—, Radiopharmaka, *lymphoscintigraphy, radiopharmaca* 487
—, Strahlenbelastung, *lymphoscintigraphy, radiation exposure* 488
—, Strahlentherapie, *lymphoscintigraphy, radiotherapy* 497
—, Systemerkrankungen, *lymphoscintigraphy, systemic diseases* 496, 500
—, Technik, *lymphoscintigraphy, technique* 489
Lymphozyten, Knochenmark, *lymphocytes, bone marrow* 426
—, Lymphknoten, Milz, *lymphocytes, lymph nodes, spleen* 428
—, Mitose, Antigen-Antikörperreaktion, *lymphocytes, mitosis, antigen antibody reaction* 429
—, Struktur, Funktion, *lymphocytes, structure, function* 423–429
—, Umwandlung, *lymphocytes, transformation* 428
—, Wanderung, Verteilung, *lymphocytes, migration, distribution* 424, 425
Lymphsystem, normales, *lymphatic system, normal* 492, 493
—, pathologisches, *lymphatic system, pathologic* 495
—, Physiologie, Pathophysiologie, *lymphatic system, physiology, pathophysiology* 486
—, Radiopharmaka, *lymphatic system, radiopharmaca* 487

MacLeod-Syndrom, Radiospirometrie, *MacLeod's syndrome, radiospirometry* 303
Magen, Eisenstoffwechsel, *stomach, iron metabolism* 357
—, experimentelle Untersuchungen, *stomach, experimental examinations* 755
—, Pertechnetat-Anionenkonzentration, *stomach, pertechnetate anion concentration* 120
Magen-Darmtrakt, kritisches Organ, Pertechnetat, *digestive tract, critical organ, pertechnetate* 210
Magenulkus, *gastric ulcer* 749
Magenzysten, im Thoraxraum, *gastric cysts, thoracic* 341
Makroaggregate, Lungenszintigraphie, *macroaggregates, lung scintigraphy* 226–229
maligne Struma, Differentialdiagnose, *malignant goiter, differential diagnosis* 341
malignes Glukagonom, Szintigraphie, *malignant glucagonoma, scintigraphy* 216
Malignität, Differentialdiagnose, Angioszintigraphie, *malignancy, differential diagnosis, angioscintigraphy* 247
Malignom-Risiko, Radiojodbehandlung, *malignancy risk, radioiodine treatment* 163
Mammakarzinom, Metastasen, Nebenniere, *breast cancer, metastases, suprarenal glands* 214
Markierungstechnik, leukozytäres System, *labelling technique, leucocytic system* 433
Massenblutung, Aktivitätsanreicherung, *massive haemorrhage, accumulation of radioactivity* 3

mathematische Modelle, thyreoidaler Jodidtransport, *mathematic models, thyroidal iodide transport* 120–123
— Operationen, Szintigraphie, Nebenschilddrüsenadenom, *mathematic operations, scan, adenoma of parathyroid glands* 211
mediastinale Lokalisation, Nebenschilddrüsenadenom, *mediastinal localization, adenoma of parathyroid glands* 212
— Radiophlebographie, Technik, Indikationen, *mediastinal radiocardiography, technique, indications* 336
— Venen, Ruptur, Szintigramm, *mediastinal veins, rupture, scintiscan* 336
Mediastinalhernie, Lungenszintigramm, *mediastinal hernia, pulmonary scan* 341
Mediastinalszintigraphie, $^{99m}TcO_4$, ^{75}Se, ^{67}Ga, *mediastinal scintigraphy,* $^{99m}TcO_4$, ^{75}Se, ^{67}Ga 348, 349
Mediastinaltumor, Aneurysma, Aorta ascendens, Szintigramm, *mediastinal tumor, aneurysm, ascending aorta, scan* 337
—, Differentialdiagnose, *mediastinal tumor, differential diagnosis* 341
—, Leberprolaps, *mediastinal tumor, liver prolapse* 343
—, Morbus Hodgkin, *mediastinal tumor, Hodgkin's disease* 348
—, Perfusionsstörungen, *mediastinal tumor, perfusion disorders* 235
—, Perikardzyste, *mediastinal tumor, pericardial cyst* 342
—, Substernalstruma, Diagnose, *mediastinal tumor, substernal goiter, diagnosis* 145, 146
Mediastinaltumoren, Perfusionsszintigraphie, *mediastinal tumors, perfusion scintigraphy* 247
Mediastinoskpie, Operabilität, Bronchialkarzinom, *mediastinoscopy, operability, bronchial carcinoma* 321, 324
Mediastinum, Anatomie, *mediastinum, anatomy* 335
—, Aneurysma, Aorta ascendens, *mediastinum, aneurysm, ascending aorta* 336, 337
—, Befall, szintigraphische Kriterien, *mediastinum, infiltration, scintigraphic criteria* 321
—, Diagnostik, Nuklearmedizin, *mediastinum, diagnosis, nuclear medicine* 335–351
—, entzündliche Veränderungen, *mediastinum, inflammatory lesions* 336
—, kardiovaskuläre Veränderungen, *mediastinum, cardiovascular lesions* 336–340
—, Leberverlagerung, *mediastinum, dislocation of liver* 341, 343
—, Lungenszintigramm, *mediastinum, lung scan* 233
—, Metastasen, Bronchialkarzinom, *mediastinum, metastases, bronchial carcinoma* 319, 320
—, —, —, Perfusionsausfall, *mediastinum, metastases, bronchial carcinoma, perfusion deficiency* 309, 347
—, —, Schilddrüsenkarzinom, *mediastinum, metastases, thyroid cancer* 147
—, —, Szintigraphie, *mediastinum, metastases, scintigraphy* 320, 346, 347, 348, 350
—, Morbus Hodgkin, *mediastinum, Hodgkin's disease* 348
—, Neubildungen, *mediastinum, neoplasms* 341–350
—, nicht neoplastische Veränderungen, *mediastinum, non neoplastic lesions* 336–341
—, Topographie, *mediastinum, topography* 335
—, Zwerchfellhernien, *mediastinum, diaphragmal hernias* 340
medulläres Schilddrüsenkarzinom, multinoduläre Struma, *medullary thyroid cancer, multinodular goiter* 142

Medulloblastom, Metastasen, *medulloblastoma, metastasis* 13
—, Szintigramm, *medulloblastoma, scintigram* 18, 19
Megakaryozyten, Aplasie, Hypoplasie, *megacaryocytes, aplasia, hypoplasia* 457
—, Thrombozytenumsatz, *megacaryocytes, turnover of thrombocytes* 456
—, Untersuchungstechnik, *megacaryocytes, examination technique* 450
Melanozyten stimulierendes Hormon (MSH), Radioimmunoassay, *melanocyt stimulating hormone (MSH), radioimmunoassay* 219
Meningeom, Aktivitätsansammlung, *meningeoma, accumulation of radioactivity* 3
—, Falx cerebri, *meningeoma, falx cerebri* 12, 15
—, — —, vor und nach Operation, *meningeoma, falx cerebri, before and after surgery* 20
—, Hirnkonvexität, Szintigraphie, *meningeoma, brain convexity, scintigram* 15
—, infratentioneller Raum, *meningeoma, infratentorial space* 17
—, Keilbein, Hirnszintigraphie, *meningeoma, sphenoid bone, brain scintigraphy* 14
—, Konvexität, *meningeoma, convexity* 12, 21
—, Nachweisbarkeit, Hirnszintigraphie, *meningeoma, identification, brain scintigraphy* 11, 12, 14
—, parasagittales, *meningeoma, parasagittal* 21
Meningitis, Hirnszintigraphie, *meningitis, brain scintigraphy* 30
—, nach Myeloszintigraphie, *meningitis, after myeloscintigraphy* 64
Meningomyelozele, Myeloszintigraphie, *meningomyelocele, myeloscintigraphy* 79, 90
Meningozele, Myeloszintigraphie, *meningocele, myeloscintigraphy* 56
menschliches plazentares Laktogen (HPL), Plazentarfunktion, *human placental lactogen (HPL), placental function* 218
Meßgeometrie, Schilddrüse, *detection geometry, thyroid gland* 125
Messung, Eisenbindungskapazität, *measurement, iron binding capacity* 362, 363
—, Eisenverlust, Ganzkörper, *measurement, lost iron, whole body* 362
—, Erythrozytenvolumen, *measurement, erythrocyte volume* 353
—, ^{59}Fe-Retention, *measurement, ^{59}Fe retention* 361, 362
—, Ganzkörperretention, Eisen, *measurement, whole body retention, iron* 357
—, Granulopoese, ^{3}H-Thymidin, *measurement, granulopoesis, ^{3}H thymidin* 433
—, Harnausscheidung, Trijodthyrosin, Thyrosin, *measurement, urinary excretion, trioiodothyrosine, thyrosine* 156, 157
—, Lungenfunktion, Geschichte, *measurement, pulmonary function, history* 265
—, Mitosen, Knochenmark, *measurement, mitoses, bone marrow* 431
—, Plasmavolumen, *measurement, plasma volume* 353
—, Radioaktivität, Hirntumoren, *measurement, radioactivity, brain tumors* 1, 2, 4, 5, 10–20
—, —, Metastasen, Schilddrüsenkarzinom, *measurement, radioactivity, metastases, thyroid cancer* 179
—, Radiojodtherapie, *measurement, radioiodine therapy* 177

—, Schilddrüsenaufnahme, *measurement, thyroid uptake* 127, 128
—, totale Eisenverbindungskapazität, *measurement, total iron binding capacity* 363
—, Zellkinetik, Knochenmark, *measurement, cellular kinetics, bone marrow* 433
Metamyelozyten, Kompartment, Knochenmark, *metamyelocystes, compartment, bone marrow* 431
Metastase, Medulloblastom, *metastasis, medulloblastoma* 13
Metastasen, Bronchialkarzinom, Perfusionsausfall, *metastases, bronchial carcinoma, perfusion deficiency* 309
—, funktionelle, Schilddrüsenkarzinom, *metastases, functional, thyroid cancer* 146, 147
—, infratentorieller Raum, *metastases, infratentorial space* 17
—, Lunge, Perfusionsszintigraphie, *metastases, pulmonary, perfusion scintigraphy* 247
—, —, Hypernephrom, *metastases, pulmonary, hypernephroma* 316, 318
—, Lymphknoten, Bronchialkarzinom, *metastases, lymph nodes, bronchial carcinoma* 320
—, —, ^{75}Se-Speicherung, *metastases, lymph nodes, ^{75}Se accumulation* 349
—, Lymphoszintigraphie, *metastases, lymphoscintigraphy* 496, 500
—, Mammakarzinom, Kolloidszintigraphie, *metastases, breast cancer, colloid scintigraphy* 349
—, —, Nebennieren, *metastases, breast cancer, suprarenal glands* 214
—, mediastinale, Bronchuskarzinom, *metastases, mediastinal, bronchial carcinoma* 347
—, Mediastinum, Szintigraphie, *metastases, mediastinal, scintigraphy* 346, 347, 348, 350
—, Nachweisbarkeit, Hirnszintigramm, *metastases, identification, brain scintigramm* 11, 12, 15
—, Nebennieren, *metastases, suprarenal glands* 214
—, okkultes Schilddrüsenkarzinom, *metastases, occult thyroid cancer* 176
—, Radiojodaufnahme, Jodmangeldiät, Diurese, *metastases, radioiodine uptake, low iodine diet, diuresis* 181
—, Retikulumsarkom, *metastases, reticulum sarcoma* 350
—, Schilddrüsenkarzinom, Radiojodaufnahme, Bestimmung, *metastases, thyroid cancer, radioiodine uptake, quantitation* 178, 179
—, —, Szintigramm, *metastases, thyroid cancer, scintiscan* 146
—, Struma maligna, Differentialdiagnose, *metastases, malignant goiter, differential diagnosis* 345
Methionin, ^{75}Se-markiertes, Nebenschilddrüsen, *methionin, ^{75}Se tagged, parathyroid glands* 209
Methodik, Angioszintigraphie, *methods, angioscintigraphy* 539, 540
—, Blutverlust, Messung, *methods, lost blood, measurement* 361, 385
—, Blutvolumen, Bestimmung, *methods, blood volume, determination* 353
—, Clearancebestimmung, Vergleich, *methods, clearance, calculation, comparison* 635, 636
—, Eisenausscheidung, *methods, iron excretion* 361
—, Eisenstoffwechsel, *methods, iron metabolism* 357
—, erythrozytäres System, *methods, erythrocytic system* 353
—, ^{59}Fe-Kinetik, *methods, ^{59}Fe kinetics* 369, 387
—, Fibrinogen-Aufnahmetest, *methods, fibrinogen uptake test* 472

Methodik, Hämolyse, *methods, haemolysis* 378
—, intestinale Eisenresorption, *methods, intestinal iron resorption* 384
—, Mediastinalszintigraphie, *methods, mediastinal scintigraphy* 348, 349
—, Nebenschilddrüsen, Untersuchung, *methods, parthyroid glands, examination* 209–212
—, Nephrologie, *methods, nephrology* 509
—, nicht invasive, kardiovaskuläre Veränderungen, *methods, non invasive, cardiovascular lesions* 336
—, Nierenszintigraphie, *methods, renal scintigraphy* 539
—, Perchlorat-Test, *methods, perchlorate test* 134
—, Plasmaeisenumsatz, *methods, plasma iron turnover* 364
—, Sandwich-Assay, *methods, sandwich-assay* 203
—, Schilddrüsenaufnahme, Messung, *methods, thyroid uptake, measurement* 127, 128
—, Schilddrüsendarstellung, *methods, thyroid imaging* 139
—, Slope-Clearance-Technik, *methods, slope clearance technique* 620, 629
—, Speicheldrüsenuntersuchung, *methods, salivary glands, examination* 103–108
—, Szintigraphie, Nebennieren, *methods, scintigraphy, suprarenal glands* 212, 213
—, —, Speicheldrüsen, *methods, scintigraphy, salivary glands* 106
—, thrombozytäres System, *methods, thrombocytic system* 450
Michaelis-Menten-Kinetik, Enzymreaktionen, *Michaelis-Menten's kinetics, enzymatic reactions* 199
Mikroembolie, Interlobärspalt-Symptom, *microembolism, fissure sign* 238
Mikrosphären, Lungenszintigraphie, *microspheres, lung scintigraphy* 229
Miktionszystogramm, vesico-ureteraler Reflux, *miction, cystogram, vesicoureteral reflux* 613
Milz, Lungenszintigramm, *spleen, lung scan* 234
—, Lymphopoese, *spleen, lymphopoesis* 428
—, Prolaps, Zwerchfellhernie, *spleen, prolapse, diaphagmatic hernia* 340
—, Splenomegalie, Splenektomie, Thrombozyten, *spleen splenomegaly, splenectomy, thrombocytes* 455
—, Thrombozyten, *spleen, thrombocytes* 449
—, Thrombozytenproduktion, erhöhte, *spleen, raised production of thrombocytes* 457, 458
Milzvergrößerung, Blut-Plasmavolumen, *splenomegaly, blood-, plasma volume* 353, 354
Minimaldosis, toxische, Makroaggregate, *minimal dose, toxic, macroaggregates* 251
minimales Lungenvolumen, Atemphysiologie, *minimal pulmonary volume, respiratory physiology* 268
Minuten-Exhalation, Radiospirometrie, *exhalation per minute, radiospirometry* 285
Minuten-Exhalationsindices, Normalwerte, *exhalation indices per minute, normal values* 290
Mißbildungen, Gefäß-, Aktivitätsanreicherung, *malformations, vascular, accumulation of radioactivity* 3
—, Liquordynamik, *malformations, liquor dynamics* 89
—, spinale, Myeloszintigraphie, *malformations, spinal, myeloscintigraphy* 79
—, Tumoren, Kindesalter, *malformations, tumors, childhood* 19
—, Urogenitalsystem, Szintigraphie, *malformations, urogenital system, scintigraphy* 537
Mißbrauch, Radiojodtherapie, *misuse, radioiodine therapy* 183
Mitose, Lymphozyten, *mitosis, lymphocytes* 429

—, Knochenmarkzellen, *mitosis, bone marrow cells* 431
Mitralstenose, Lungenembolie, *mitral stenosis, pulmonary embolism* 239
—, Perfusionsstörungen, *mitral stenosis, perfusion disorders* 235
Mitralvitium, Perfusionsszintigramm, *mitral vitium, perfusion scan* 250
Mittelhirn, Tumoren, Szintigraphie, *mesencephalon, tumors, scintigraphy* 16
^{99}Molybdän, Generator, physikalische Eigenschaften, *^{99}molydenum, generator, physical properties* 125
Monojodtyrosin, Stoffwechsel, *monoiodotyrosine, metabolism* 119
Monojodtyrosintest, Dehalogenase-Defizit, *monoiodotyrosine test, dehalogenase deficiency* 137
Morbidität, nach Thyreoidektomie, *morbidity, after thyroidectomy* 177
Morbus Addison, Plasmakortikoide, *Addison's disease, plasma corticoids* 217
— Boeck, Perfusionsszintigramm, *Boeck's disease, perfusion scan* 249
— —, Radiospirometrie, *Boeck's disease, radiospirometry* 298
—, Hodgkin, Differentialdiagnose, *Hodgkin's disease, differential diagnosis* 341
— —, Mediastinalszintigraphie, ^{99m}TcO$_4$, ^{75}Se, ^{67}Ga, *Hodgin's disease, mediastinal scintigraphy, ^{99m}TcO$_4$, 75Se, ^{67}Ga* 348, 349
— —, Perfusionsszintigraphie, *Hodgkin's disease, perfusion scintigraphy* 310
— —, Stadieneinteilung, *Hodgkin's disease, staging* 347, 348
— Paget, *mobus Paget* 727
— Recklinghausen, Neurofibromatose, Myeloszintigraphie, *Recklinghausen's disease, neurofibromatosis, myeloscintigraphy* 71, 80
— Sjögren, Kopfspeicheldrüsen, *Sjögren's disease, cranial salivary glands* 110
— Waldenstroem, Partikelfixationsstörungen, *Waldenstroem's disease, disorders of particle fixation* 235
Mortalität, Leukämie, Hyperthyreose, *mortality, leukaemia, hyperthyroidism* 164
M-Phase, Granulozyten, Knochenmark, *M phase, granulocytes, body marrow* 417, 418
Mukoviszidose, Perfusionsszintigraphie, *mucoviscidosis, perfusion scintigraphy* 244
—, Radiospirometrie, *mucoviscidosis, radiospirometry* 303
multinoduläre Struma, autonome Knoten, *multinodular goiter, autonomous nodules* 144
— —, Differentialdiagnose, *multinodular goiter, differential diagnosis* 139
— —, Karzinomhäufigkeit, *multinodular goiter, incidence of cancer* 140, 141, 142
multizentrische Sialoangiektasie, Szintigraphie, *multicentric sialoangiectasia, scintigraphy* 110
Mundboden, dystopes Schilddrüsengewebe, *floor of the mouth, dystopic thyroid tissue* 108, 109
multinoduläre Struma, Szintigramm, *multinodular goiter, scintiscan* 142
Murphy-Patty-Methode, Gesamtthyroxin, *Murphy-Patty's method, total thyroxine* 157
Myelitis, Myeloszintigraphie, *myelitis, myeloscintigraphy* 72
—, Myeloszintigraphie, Indikationsstellung, *myelitis, myeloscintigraphy, indication* 56

Myelographie, Bandscheibenvorfall, *myelographie, disc hernia* 76, 77
—, Indikationsstellung, *myelography, indication* 52
—, Myeloszintigraphie, Kombination, *myelography, myeloscintigraphy, combination* 69, 76
—, —, Vergleich, *myelography, myeloscintigraphy, comparison* 80, 81
—, traumatische Plexusschädigung, *myelography, traumatic plexus lesion* 74
myeloische Leukämie, nach Radiojodbehandlung, *myeloid leukaemia, after radioiodine therapy* 182
Myelopathie, Wertigkeit diagnostischer Methoden, *myelopathy, value of diagnostic methods* 81
—, zervikale, Myeloszintigraphie, *myelopathy, cervical, myeloscintigraphy* 75, 76
—, —, Zisternographie, *myelopathy, cervical, cisternography* 56
Myeloszintigraphie, Ablagerung von Radionukliden im Periduralraum, *myeloscintigraphy, deposition of radionuclides within peridural space* 65
—, Analyse durch Rechner, *myeloscintigraphy, computer analysis* 55
—, Apparate, *myeloscintigraphy, equipment* 55
—, Arachnitis cisternalis, spinalis, *myeloscintigraphy, arachnitis cisternalis, spinalis* 56, 67, 72, 76
—, Diskushernie, *myeloscintigraphy, disc hernia* 75, 76, 78
—, Enzephalomeningozele, *myeloscintigraphy, encephalomeningocele* 79
—, Geschichte, *myeloscintigraphy, history* 51, 52
—, Hämatomyelie, *myeloscintigraphy, haematomyelia* 72
—, Indikationsstellung, *myeloscintigraphy, indication* 51, 55
—, intraspinale Tumoren, *myeloscintigraphy, intraspinal tumors* 69–72
—, Komplikationen, *myeloscintigraphy, complications* 63, 64
—, Liquordynamik, *myeloscintigraphy, liquor dynamics* 81–90
—, Liquorstop, *myeloscintigraphy, liquor stop* 70
—, lumbaler, Bandscheibenprolaps, *myeloscintigraphy, lumbar disc hernia* 77, 78
Meningomyelozele, *myeloscintigraphy, meningomyelocele* 79
—, Mißbildungen, *myeloscintigraphy, malformations* 89, 89, 90
—, Myelitis, *myeloscintigraphy, myelitis* 72
—, Myelographie, Kombination, *myeloscintigraphy, myelography, combination* 69, 76
—, —, Vergleich, *myeloscintigraphy, myelography, comparison* 80, 81
—, postoperative Befunde, *myeloscintigraphy, postoperative findings* 89, 90
—, Querschnittsläsion, *myeloscintigraphy, transverse lesion* 69, 70
—, Radionuklide, *myeloscintigraphy, radionuclides* 52–54
—, Rhinoliquorrhoe, *myeloscintigraphy, rhinoliquorrhoea* 55
—, Skoliose der BWS, *myeloscintigraphy, scoliosis of thoracic spine* 58
—, spinale Mißbildungen, *myeloscintigraphy, spinal malformations* 79
—, Technik, *myeloscintigraphy, technique* 57
—, traumatische zervikale Plexusschädigung, *myeloscintigraphy, traumatic cervical plexus lesion* 72, 74
—, zervikale Myelopathie, *myeloscintigraphy, cervical myelopathy* 75, 76

—, — Plexusschädigung, *myeloscintigraphy, cervical plexus lesion* 72, 74
—, zervikaler Bandscheibenvorfall, *myeloscintigraphy, cervical disc hernia* 75, 76
Myelozyten, Kompartment, Knochenmark, *myelocytes, compartment, bone marrow* 431
Myxödem, Kaliumjodid, Radiojodbehandlung, *myxedema, potassium iodide, radioiodine treatment* 168
—, siehe Schilddrüsenunterfunktion, *myxedema, see hypothyroidism*
—, Perchlorat-Test, *myxedema, perchlorate test* 135
—, Schilddrüsenaufnahme, *myxoedema, thyroid uptake* 131

$^{13}N_2$, physikalische Eigenschaften, $^{13}N_2$, *physical properties* 271
^{24}Na, Liquorfistel, Lokalisation, ^{24}Na, *liquor fistula, localization* 84
Nachuntersuchung, Hyperthyreose, Radiojodbehandlung, *follow up study, hyperthyroidism, radioiodine therapy* 163, 164–166, 171
—, Schilddrüsenfunktion, ^{99m}Tc-Aufnahme, *follow up study, thyroid function, ^{99m}Tc-uptake* 129
—, Thyreotoxikose, Studie, *follow up study, thyreotoxicosis, study* 165–167
Nachweis, Tumorgewebe, Meßmethoden, *detection, tumor tissue, counting methods* 179, 180
Nagasaki, okkultes Schilddrüsenkarzinom, *Nagasaki, occult thyroid cancer* 176
Nahrungsaufnahme, Jodid, *dietary intake, iodide* 128
Nahrungsmittel, Eisengehalt, *food, iron content* 356
Nasenrachenraum, Liquorfistel, Zisternographie, *nasopharyngeal space, liquor fistula, cisternography* 81
Natriumperchlorat, Test, Vorbereitung, *sodium perchlorate, test, preparation* 134, 136
Nebenniere, Adenom, *suprarenal glands, adenoma* 212, 213
—, ^{131}J-Cholesterin, Strahlenbelastung, *suprarenal glands, ^{131}I-cholesterol, radiation exposure* 213
—, Untersuchungsmethoden, *suprarenal glands, examination methods* 212–214
Nebennierenmark, Tumoren, Diagnose, *suprarenal medulla, tumors, diagnosis* 214
—, Adenom, *adrenal cortex, adenoma* 214
—, Steroide, *adrenal cortex, steroids* 216
—, Störungen, Differentialdiagnose, *adrenal cortex, disorders, differential diagnosis* 218
Nebenschilddrüsen, Adenom, Szintigraphie, Ergebnisse, *parathyroid glands, adenoma, scintigraphy, results* 210, 211
—, Hyperplasie, *parathyroid glands, hyperplasia* 212
—, Kalzitonin-RIA, *parathyroid glands, calcitonine RIA* 212
—, Phlebographie, *parathyroid glands, phlebography* 212
—, Untersuchungsmethoden, *parathyroid glands, examination methods* 209–212
—, Venenkatheterismus, *parathyroid glands, catheterism of veins* 212
Nebenwirkungen, Perfusionsszintigraphie, *side effects, perfusion scintigraphy* 250–254
Nekrose, Gehirn, Aktivitätsansammlung, *necosis, cerebral, accumulation of radioactivity* 3
—, Tubulus, Nephrogramm, *necrosis, tubulus, nephrogram* 526

Neoplasma, Transferrin-Konzentration, *neoplasma, transferrin concentration* 363
Nephrektomie, Clearance, *nephrectomy, clearance* 647
nephrogener Hypertonus, Nierenszintigraphie, *nephrogenous hypertension, scintiscan of kindneys* 532
Nephrogramm, klinische Anwendungen, *nephrogram, clinical applications* 521
—, Kompartementanalyse, *nephrogram, compartment analysis* 570, 571
Nephrographie, Methodik, *nephrography, method* 509
—, Radioisotopen, *nephrography, radioisotopes* 510–538
—, siehe Radioisotopennephrogramm, *nephrography, see nephrogram with radioisotopes*
Nephrologie, Angioszintigraphie, *nephrology, angioscintigraphy* 539, 540, 555
—, chronische Pyelonephritis, *nephrology, chronic pyelonephritis* 528
—, Clearance, Ganzkörperzähler, *nephrology, clearance, whole body counter* 509
—, Geburtshilfe, *nephrology, obstetrics* 534
—, Genitalkarzinom, *nephrology, genital carcinoma* 535
—, Goldblatt-Mechanismus, *nephrology, Goldblatt's mechanism* 530
—, Harnabflußstörungen, *nephrology, disorders of urinary flow* 528
—, Harnexkretionstest, *nephrology, urine excretion test* 561
—, Hypertonus, *nephrology, hypertension* 529
—, Kinderheilkunde, *nephrology, pediatrics* 535, 537
—, Methodik, *nephrology, method* 509
—, Nierenarterienstenose, *nephrology, stenosis of renal artery* 530, 533
—, Nierenfunktion, *nephrology, renal function* 561
—, Nierenfunktionsstörungen, *nephrology, renal functional disorders* 528
—, Nierenszintigraphie, *nephrology, renal scintigraphy* 538–589
—, Nierentransplantation, *nephrology, kidney transplantation* 526
—, Nierentuberkulose, *nephrology, renal tuberculosis* 555
—, normales Radioisotopennephrogramm, *nephrology, normal nephrogram with radioisotopes* 512–515
—, qualitative, quantitative Untersuchungen, *nephrology, qualitative, quantitative examinations* 509
—, Radiohippurankinetik, *nephrology, radiohippuran kinetics* 564
—, Radioimmunoassay, *nephrology, radioimmunoassay* 663
—, Radioisotopennephrographie, *nephrology, nephrography with radioisotopes* 510–538
—, Radiopharmaka, *nephrology, radiopharmaca* 509, 515
—, Restharnbestimmung, *nephrology, calculation of residual urine* 559
—, Strahlenbelastung, *nephrology, radiation exposure* 536–538
—, Untersuchungsmethoden, *nephrology, examination methods* 509
Nephroptose, Nephrogramm, *nephroptosis, nephrogram* 528
nephrourologische Notfallsituationen, *nephrourologic emergency situations* 521
Neubildungen, Mediastinum, *neoplasms, mediastinal* 341–350
Neugeborene, Harnstauung, *new borns, urinary retention* 609

—, Perfusionsszintigraphie, *newborns, perfusion scintigraphy* 245
—, T_3, T_4, Normalwerte, *newborns, T_3, T_4, normal values* 158
—, Thrombozytopenie, *newborns, thrombocytopenia* 458
Neurofibromatose, Wirbelkanal, Myeloszintigraphie, *neurofibromatosis, spinal canal, myeloscintigraphy* 71, 80
Neuroglia, Farbstoffanreicherung, *neuroglia, dye accumulation* 1
—, Tumoren, Kindesalter, *neuroglia, tumors, childhood* 19
neurophile Granulozyten, Funktion, Struktur, *neutrophilic granulocytes, function, structure* 413
nicht neoplastische Veränderungen, Mediastinum, *non neoplastic lesions, mediastinal* 336–341
— an Protein gebundenes Trijodthyronin, Thyroxin, Bestimmung, *non protein bound triiodothyronine, thyroxine, analyse* 155
— proteingebundene Hormonfraktion, direkte, indirekte Bestimmung, *non protein bound hormone fraction, direct, indirect quantitation* 155, 159
nichttoxische Struma, Szintigramm, *nontoxic goiter, scintiscan* 141, 142
Niere, Abstoßungskrise, Transplantat, *kidney, casting crisis, transplantation* 526, 550
—, Angioszintigraphie, Klinik, *kidney, angioscintigraphy, clinical application* 534–557
—, Clearance, anorganisches, ^{131}J, *kidney, clearance, inorganic, ^{131}I* 127
—, Funktionsdiagnostik, Radiohippuran, *kidney, functional diagnosis, radiohippuran* 564, 565, 566
—, glomerulöse Filtrationsrate, *kidney, glomerular filtration rate* 617
—, Harnstauung, Nephrogramm, *kidney, urinary retention, nephrogram* 524
—, Hypoplasie, Szintigraphie, *kidney, hypoplasia, scintigraphy* 558
—, Lokalisation, Szintigraphie, *kidney, localization, scintigraphy* 540
—, Perfusionsszintigraphie, *kidney, perfusion, scintigraphy* 569
—, regionale Funktionsanalyse, *kidney, regional functional analysis* 567
—, renaler Plasmafluß, *kidney, renal plasma flow* 617
—, Ruptur, Szintigraphie, *kidney, rupture, scintigraphy* 545
—, Sequenzszintigraphie, *kidney, sequence scintigraphy* 563
—, siehe Nephrologie, Radioisotopennephrogramm, *kidney, see nephrology, nephrogram with radioisotopes*
—, Strahlenbelastung, radioaktive Verbindungen, *kidney, radiation exposure, radioactive compounds* 6
—, Szintigraphie, *kidney, scintigraphy* 538–559
—, Transplantation, Abstoßungskrise, *kidney, transplantation, casting crisis* 526, 550
—, —, Clearance, *kidney, transplantation, clearance* 649, 650
—, —, Durchblutungsmessung, *kidney, transplantation, measurement of blood supply* 661
—, —, Nephrogramm, *kidney, transplantation, nephrogram* 526
—, —, Szintigraphie, *kidney, transplantation, scintigraphy* 549
Nieren, Dosis, ^{75}Selen, *kidneys, dose, ^{75}Selenium* 210
—, Komplikationen, Diabetes, *kidneys, complications, diabetes* 640, 641
—, Lungenszintigramm, *kidneys, lung scan* 234

—, Strahlendosis, Radiojodtherapie, *kidneys, radiation dose, radioiodine therapy* 182
Nierenaplasie, Szintigramm, *renal aplasia, scintiscan* 541
Nierenarterie, Stenose, Arteriographie, Nephrogramm, *renal artery, stenosis, arteriography, nephrogram* 530
—, —, Radiohippurankinetik, *renal artery, stenosis, radiohippuran kinetics* 564
—, —, Reninkonzentration, *renal artery, stenosis, renin concentration* 532
—, ^{133}Xe-Washout-Kurven, *renal artery, stenosis, ^{133}Xe washout curves* 653
—, Thrombose, Szintigraphie, *renal artery, thrombosis, scintigraphy* 551
—, Verschluß, Szintigraphie, *renal artery, occlusion, scintigraphy* 545
Nierenbecken, Operationen, Clearance, *renal pelvis, surgery, clearance* 647
Nierndurchblutung, Nierentransplantation, *renal blood supply, renal transplantation* 661
—, Perfusionsszintigraphie, *renal blood supply, perfusion scintigraphy* 655
—, Physiologie, *renal blood supply, physiology* 651
—, ^{133}Xenon-Clearance, *renal blood supply, $^{133}Xenon$ clearance* 652
—, ^{133}Xenon-Washout-Kurven, *renal blood supply, $^{133}Xenon$ washout curves* 653
Nierendystopie, Szintigramm, *renal dystopia, scintiscan* 558
Nierenerkrankungen, Clearancebestimmung, *renal diseases, clearance, calculation* 642, 646
—, entzündliche Szintigraphie, *renal diseases, inflammatory, scintigraphy* 547
—, Hormonspiegel, Veränderungen, *renal diseases, hormone levels, changes* 156
—, Radioisotopennephrogramm, *renal diseases, nephrogram with radioisotopes* 521
—, Radiopharmaka, *renal diseases, radiopharmaca* 509
—, vaskuläre, *renal diseases, vascular* 610
Nierenfunktion, Clearance, *renal function, clearance* 615, 617
—, Einzelniere, vor und nach Operation, *renal function, single kidney, before and after operation* 647
—, Radiohippurankinetik, *renal function, radiohippuran kinetics* 563, 564
—, Radiopharmaka, *renal function, radiopharmaca* 625, 626
—, Sequenzszintigraphie, *renal function, sequence scintigraphy* 563
—, Schwangerschaft, *renal function, pregnancy* 534
—, Störungen, Nephrogramm, *renal function, disorders, nephrogram* 528
Niereninfarkt, Szintigraphie, Differentialdiagnose, *renal infarction, scintigraphic differential diagnosis* 545
Niereninsuffizienz, Strahlenbelastung, *renal failure, radiation exposure* 537
—, Szintigraphie, *renal insufficiency, scintigraphy* 546
Nierenkontusion, Funktionsserienszintigraphie, *renal contusion, functional serial scintigraphy* 567
—, Infarkt, Differentialdiagnose, *renal contusion, infarction, differential diagnosis* 545
—, Sequenzszintigraphie, *renal contusion, sequence scintigraphy* 566
Nierenmißbildungen, Nierenszintigraphie, *renal malformations, renal scintigraphy* 541
Nierenszintigraphie, Angioszintigraphie, *renal scintigraphy, angioscintigraphy* 539, 540

—, Auswertung, Kriterien, *renal scintigraphy, interpretation, criteria* 540
—, Funktionsanalyse, Nierenkontusion, *renal scintigraphy, functional analysis, renal contusion* 567
—, Hufeisenniere, *renal scintigraphy, horseshoe kidney* 541, 542
—, Hypertonus, *renal scintigraphy, hypertension* 552
—, Indikationen, *renal scintigraphy, indications* 538
—, Kindesalter, *renal scintigraphy, childhood* 557
—, klinische Anwendung, *renal scintigraphy, clinical application* 540–561
—, Lokalisation, Niere, *renal szintigraphy, localization, kidney* 540
—, Methodik, *renal scintigraphy, method* 539
—, Mißbildungen, *renal scintigraphy, malformations* 541, 557
—, Nierenarterienthrombose, *renal scintigraphy, thrombosis of renal artery* 551
—, Pyelonephritis, *renal scintigraphy, pyelonephritis* 548, 549
—, Radiopharmaka, *renal scintigraphy, radiopharmaca* 539
—, Trauma, *renal scintigraphy, trauma* 545
—, Tumoren, *renal scintigraphy, tumors* 543, 544, 545
—, vaskuläre Komplikationen, *renal scintigraphy, vascular complications* 551
Nierentrauma, Clearance, *renal trauma, clearance* 537
—, Szintigraphie, *renal trauma, scintigraphy* 545
Nierentuberkulose, Angioszintigraphie, *renal tuberculosis, angioscintigraphy* 555
—, Clearance, *renal tuberculosis, clearance* 643, 649
Nierentumor, Sequenzszintigraphie, *renal tumor, sequence scintigraphy* 610
—, Szintigraphie, *renal tumor, scintigraphy* 543, 544, 545
Nierenvene, Thrombose, Kameraszintigraphie, *renal vein, thrombosis, camera scintigraphy* 609
Nierenversagen, akutes, Nephrogramm, *renal failure, acute, nephrogram* 522
noduläre Hyperplasie, Schilddrüse, Differentialdiagnose, *nodular hyperplasia, thyroid, differential diagnosis* 139
— —, —, Plummersche Krankheit, *nodular hyperplasia, thyroid gland, Plummer's disease* 143, 144, 145
— Struma, toxische, Radiojodbehandlung, *nodular goiter, toxic, radioiodine treatment* 169
Normalbefunde, Nierenszintigraphie, *normal findings, renal scintigraphy* 541
normale Perfusion, Lungenszintigraphie, *normal perfusion, lung scan* 233
— Schilddrüse, ^{131}J, Strahlenbelastung, *normal thyroid gland, ^{131}I, radiation exposure* 345
normales Radioisotopennephrogramm, *normal nephrogram with radioisotopes* 512–515
Normalpersonen, Schilddrüsenaufnahme, *normal subjects, thyroid uptake* 131, 170
Normalwerte, Eisenausscheidung, *normal values, iron excretion* 361
—, Eisenbindungskapazität, *normal values, iron binding capacity* 363
—, Eisenstoffwechsel, *normal values, iron metabolism* 355, 366
—, erythrozytäres System, *normal values, erythrocytic system* 354
—, ^{59}Fe-Ganzkörperretention, *normal values, ^{59}Fe whole body retention* 361
—, Ferritin, *normal values, ferritin* 363, 364
—, freies Thyroxin, *normal values, free thyroxine* 156

Normalwerte, intestinale Eisenresorption, *normal values, intestinal iron resorption* 355, 358, 359
—, Kortikoide, *normal values, corticoids* 217
—, Kortisol, *normal values, cortisole* 217
—, pathologischer Blutverlust, *normal values, pathologic blood loss* 361
—, Plazenta, Sekretionsrate, *normal values, placenta, secretion rate* 218
—, Radiospirometrie, *normal values, radiospirometry* 287
—, regionale Minuten-Exhalationsindices, *normal values, regional exhalation indices per minute* 290
—, Residualvolumen, *normal values, residual volume* 290
—, Sexualsteroide, *normal values, sexual steroids* 217, 218
—, T_3, T_4, *normal values*, T_3, T_4 158
—, Thrombozyten, Zahl, Kinetik, *normal values, thrombocytes, number, kinetics* 453, 454
—, Thrombozytenumsatz, *normal values, turnover of thrombocytes* 456
—, Thyroxin bindendes Globulin, *normal values, thyroxine binding globulin* 160
—, totale Eisenbindungskapazität, *normal values, total iron binding capacity* 363
—, Totalkapazität, *normal values, total capacity* 289
—, Trijodthyronin, Alter, Geschlecht, *normal values, triiodothyronine, age, sex* 158
—, —, Thyroxin, Harnausscheidung, *normal values, triiodothyronine, thyroxine, urinary excretion* 156, 157
—, TSH-RIA, *normal values, TSH-RIA* 160, 161
—, Ventilations-Perfusions-Quotient, *normal values, ventilation-perfusion quotient* 289
—, Vitalkapazität, *normal values, vital capacity* 289
normotensiver Hydrozephalus, Radionukliddiagnostik, *normotensive hydrocephalus, radionuclide diagnosis* 88
Notfallsituation, nephrourologische, *emergency situation, nephrologic* 521, 609
Nuklearmedizin, In-vitro-Diagnostik, *nuclear medicine, in vitro diagnosis* 185–208
—, In-vivo-Diagnostik, *nuclear medicine, in vivo diagnosis* 117–153, 185–208
Nuklearpharmaka, Nephrologie, *nuclear pharmaca, nephrology* 509, 519
—, Perfusionsszintigraphie, *nuclear pharmaca, perfusion scintigraphy* 226, 227
—, Ventilationsszintigraphie, *nuclear pharmaca, ventilation scintigraphy* 230

^{15}O, Nephrologie, ^{15}O, *nephrology* 509
$^{15}O_2$, Lungen-Perfusion, -Ventilation, $^{15}O_2$, *lung perfusion, -ventilation* 265
—, physikalische Eigenschaften, $^{15}O_2$, *physical properties* 271
obere Hohlvene, Szintigraphie, *superior V. cava, scintigraphy* 336, 338, 339
Oberschenkel, Venen, Thrombose, Radiofibrinogentest, *thigh, veins, thrombosis, radiofibrinogen test* 473
obstruktives Syndrom, Radiospirometrie, *obstructive syndrome, radiospirometry* 295, 297–303
— —, Szintigraphie, *obstructive syndrome, scintigraphy* 297
Ödem, Blut-, Plasmavolumen, *edema, blood-, plasma volume* 353, 354
—, interstitielles, Lungengefäße, *edema, interstitial, pulmonary vessels* 313

Ösophagus, Magenschleimhaut, szintigraphischer Nachweis, *esophagus, gastric mucosa, scintigraphic localization* 341
Östrogene, Radioimmunoassay, *oestrogens, radioimmunoassay* 217
Okklusionshydrozephalus, Liquordynamik, *occlusion hydrocephalus, liquor dynamics* 81
—, siehe Hydrocephalus, *occlusion hydrocephalus, see hydrocephalus*
okkultes Schilddrüsenkarzinom, Hiroshima, Nagasaki, *occult thyroid cancer, Hiroshima, Nagasaki* 176
Olfaktorius, Meningeom, Szintigramm, *olfactorius nerve, meningeoma, scintigram* 15
Oligodendrogliom, Nachweisbarkeit, Hirnszintigramm, *oligodendroglioma, identification, brain scan* 11
Operabilität, Bronchialkarzinom, *operability, bronchial carcinoma* 319, 320
—, —, Perfusionsszintigramm, *operability, bronchial carcinoma, perfusion scan* 245, 246
Operation, Einzelniere, Funktion, *operation, single kidney, function* 647
—, Enzephalozele, Szintigraphie, *surgery, encephalocele, scintigraphy* 89, 90
—, Genitalkarzinom, *operation, genital carcinoma* 535
—, Harnblase, Nephrogramm, *operation, urinary bladder, nephrogram* 535, 536
—, Lymphoszintigraphie, *operation, lymphoscintigraphy* 499
—, Nierenarterienstenose, Ergebnisse, *operation, stenosis of renal artery, results* 533
operative Behandlung, Hyperthyreose, Malignomrisiko, *operative treatment, hyperthyroidism, malignancy risk* 164
Ophthalmodynamometrie, Sequenzszintigraphie, Vergleich, *ophthalmodynamometry, sequence scintigraphy, comparison* 10
Ophthalmopathie, autonome Schilddrüsenknoten, *ophthalmopathy, autonomous thyroid nodules* 144
Optikusgliom, Szintigraphie, Ergebnisse, *optic nerve, glioma, scintigraphy, results* 14
optimale Kollimierung, Radioaktivität, Schilddrüse, *optimum collimation, radioactivity, thyroid gland* 126, 134
Organ-Clearance, Jodid-Regulierung, *organic clearance, iodide recycling* 118
Organ-Dosis, ^{131}J-Cholesterin, *organic dose, ^{131}I cholesterol* 213
organisch gebundenes ^{131}J, Halbwertzeit, *organically bound ^{131}I, half life time* 179
— — —, siehe PB ^{131}J, *organically bound ^{131}I, see PB ^{131}I*
— — —, Tumorstoffwechsel, *organically bound ^{131}J, tumor metabolism* 179
— — —, Umsatz, Euthyreose, Hyperthyreose, *organically bound ^{131}I, turnover, euthyroidism, hyperthyroidism* 170
organische Durchblutungsstörungen, Pharmako-Szintigraphie, *organic circulatory disorders, pharmacoscintigraphy* 232
Osteom, Aktivitätsanreicherung, *osteoma, accumulation of radioactivity* 32
Osteomyelitis, subdurales Empyem, Szintigramm, *osteomyelitis, subdural empyema, scan* 31
Osteomyelofibrose, Knochenmark, Verteilung, *osteomyelofibrosis, bone marrow, distribution* 374

Osteoporose, Fehldiagnose, Nebenschilddrüsenadenom, *osteoporosis, diagnostic error, parathyroid adenoma* 211
Osteosklerose-Syndrom, Knochenmark, *osteosclerosis syndrome, bone marrow* 376
Oto-Liquorrhoe, Zisternographie, *otoliquorrhoea, cisternography* 81–85
Ovarien, Strahlenbelastung, ^{131}J-Cholesterin, *ovaries, radiation exposure, ^{131}I-cholesterol* 213
Ovulationstermin, LH, FSH, *ovulation date, LH, FSH* 217
Oxytocin, Radioimmunoassay 190

^{32}P, Erythrozyten, Markierung, ^{32}P, *erythrocytes, tagged* 379
—, Therapie, ^{32}P, *therapy* 395
—, Thrombozytenmarkierung, ^{32}P, *tagged thrombocytes* 451
—, Tumorsuche, Schilddrüse, ^{32}P, *tumor seeking, thyroid gland* 141
^{32}P-markierte Erythrozyten, Blutvolumen, ^{32}P-*tagged erythrocytes, blood volume* 353
— —, Verdünnungsanalyse, ^{32}P-*tagged erythrocytes, dilution analysis* 353
^{32}P-Technik, DNS-Synthese, ^{32}P *technique, DNS synthesis* 433
Palliativtherapie, Schilddrüsenkarzinom, *palliative therapy thyroid cancer* 182, 183
Parathormon, radioimmunologische Bestimmung, *parathormone, radioimmunologic quantitation* 188, 212
Parotis, Adenom, Szintigraphie, *parotid gland, adenoma, scintigraphy* 112
—, akute Entzündung, *parotid gland, acute inflammation* 110
—, chronische Entzündung, *parotid gland, chronic inflammation* 110
—, Jodidkonzentration, *parotid gland, iodide concentration* 99
—, Parenchymausfall, nach Bestrahlung, *parotid gland, parenchymal defect, after radiotherapy* 109
—, pleomorphes Adenom, *parotid gland, pleomorphic adenoma* 112
—, Sekretionsrate, *parotid gland, secretion rate* 100
—, Szintigraphie, *parotid gland, scintigraphy* 104, 108, 112
—, Warthin-Tumor, *parotid gland, Warthin's tumor* 112
partielle Thyreoidektomie, Plummersche Krankheit, *partial thyroidectomy, Plummer's disease* 145
Partikelfixationsstörungen, Ursachen, *disorders of particle fixation, causes* 234, 235, 238
Partikelgröße, Perfusionsszintigraphie, *particle size, perfusion scintigraphy* 228, 230
—, Ventilationsszintigraphie, *particle size, ventilation scintigraphy* 232
Pathologie, Schilddrüsenkarzinom, *pathology, thyroid cancer* 175–177
Pathophysiologie, Inhalationsszintigraphie, *pathophysiology, inhalation scintigraphy* 225
—, Lymphsystem, *pathophysiology, lymphatic system* 486
—, Perfusion, Ventilation, *pathophysiology, perfusion, ventilation* 265, 268
—, Renin-Angiotensin-System, *pathophysiology, renin-angiotensin system* 663
—, radioaktive Verbindungen, *pathophysiology, radioactive compounds* 2

—, Radiofibrinogentest, *pathophysiology, radiofibrinogen test* 473
—, Radiohippurankinetik, *pathophysiology, Radiohippurankinetik* 564
—, Radioisotopennephrogramm, *pathophysiology, nephrogram with radioisotopes* 515
—, Schilddrüsensuppression, *pathophysiology, thyroid suppression* 132, 133
—, thrombozytäres System, *pathophysiology, thrombocytic system* 449
PB ^{131}J, Bestimmung, Gesamtthyroxin, *PB ^{131}I, investigation, total thyroxine* 157
—, Blutaktivität, Radiojodbehandlung, *PB ^{131}I, blood activity, radioiodine treatment* 169
—, durchschnittliches, Hyperthyreose, *PB ^{131}I, mean, hyperthyroidism* 169, 170
—, Thyreotoxikose, *PB ^{131}I, thyreotoxicosis* 137
Pb ^{131}J-Messung, Schilddrüsenüberfunktion, *Pb ^{131}I measurement, hyperthyroidism* 132
Pendred-Syndrom, Differentialdiagnose, *Pendred's syndrome, differential diagnosis* 135
—, Perchlorattest, *Pendred's syndrome, perchlorate test* 135
—, Schilddrüsenaufnahme, *pendred's syndrome, thyroid uptake* 131
Perchlorat, intrathyreoidales Joddefizit, *perchlorate, intrathyreoidal iodine deficiency* 128
—, Wirkung, anorganisches Jodid, *perchlorate, effect, inorganic iodide* 133
Perchlorattest, Hashimoto-Struma, *perchlorate test, Hashimoto's disease* 135
—, Methodik, Ergebnisse, *perchlorate test, methodology, results* 134, 135
Perfusion, alveolo-vaskulärer Reflex, *perfusion, alveolo-vascular reflex* 314
—, angeborene, erworbene Herzfehler, *perfusion, congenital, acquired cardiopathy* 313
Perfusion, Asthma bronchiale 297–299
—, Bronchialkarzinom, *perfusion, bronchial carcinoma* 314–328
—, Bronchialkarzinom, Operabilität, *perfusion, bronchial carcinoma, operability* 320
—, Bronchiektasen, *perfusion, bronchiectasis* 301
—, Emphysen, *perfusion, emphysema* 300
—, Hypertonie, Lungenarterie, *perfusion, hypertension, pulmonary artery* 213
—, Kardiopathien, *perfusion, cardiopathies* 312, 313
—, Lunge, Untersuchung mit radioaktiven Edelgasen, *perfusion, lung, investigation with radioactive inert gases* 265
—, Lungenstauung, *perfusion, pulmonary congestion* 312
—, mediastinale Metastasen, Bronchialkarzinom, *perfusion, mediastinal metastases, bronchial carcinoma* 309
—, Mukoviszidose, *perfusion, mucoviscidosis* 303
—, normale, Lungenszintigramm, *perfusion, normal, lung scan* 233
—, Operabilität, Bronchialkarzinom, *perfusion, operability, bronchial carcinoma* 320
—, pulmonaler Hochdruck, *perfusion, pulmonary hypertension* 312
—, regionale Lungenfunktion, Physiologie, *perfusion, regional, pulmonary function, physiology* 266
—, Skoliose, *perfusion, skoliosis* 296
—, Thoraxtrauma, *perfusion, chest trauma* 296
Perfusionsindex, Asthma bronchiale, *perfusion index, asthma bronchiale* 299

Perfusionsindex, Berechnung, *perfusion index, calculation* 282
—, Normalwerte, *perfusion index, normal values* 287, 288
Perfusionsphase, Speicheldrüsen, *perfusion phase, salivary glands* 108
Perfusionsstudien, ^{133}Xe, *perfusion studies,* ^{133}Xe 279
Perfusionsszintigramm, Aerosol-, Komputerszintigramm, Vergleich, *perfusion scan, aerosol-,computer scan, comparison* 237
—, Auswertung, *perfusion scan, interpretation* 236
Perfusionsszintigraphie, α_1-Antitrypsin-Mangel, *perfusion scintigraphy, α_1-antitrypsin deficiency* 303
—, Agenesie, Lungenarterie, *perfusion scintigraphy, agenesia of pulmonary artery* 307
—, Aplasie, Hypoplasie, Lungenarterie, *perfusion scintigraphy, aplasia, hypoplasia, pulmonary artery* 241
—, Asthma bronchiale, *perfusion scintigraphy, bronchial asthma* 242
—, Atelektase, *perfusion scintigraphy, atelectasis* 243
—, Bronchialkarzinom, *perfusion scintigraphy, bronchial carcinoma* 245, 315
—, Bronchitis, Bronchiektasen, *perfusion scintigraphy, bronchitis, bronchiextasis* 242
—, chronisch-obstruktive Lungenerkrankungen, *perfusion scintigraphy, chronic, obstructive pulmonary diseases* 242–245
—, Emphysem, *perfusion scintigraphy, emphysema* 242
—, Ergebnisse, *perfusion scintigraphy, results* 236–250
—, geschichtliches, *perfusion scintigraphy, history* 224
—, Herzerkrankungen, *perfusion scintigraphy, cardiac diseases* 250
—, ^{113m}In-Albumin-Makroaggregate, *perfusion scintigraphy,* ^{113m}In *albumin macroaggregates* 228
—, ^{113m}In-Albumin-Mikrosphären, *perfusion scintigraphy,* ^{113m}In *albumin microspheres* 229
—, ^{113}In-Eisenhydroxid-Partikel, *perfusion scintigraphy,* ^{113}In *iron hydroxide particles* 229
—, ^{131}J-Albumin-Makroaggregate, *perfusion scintigraphy,* ^{131}I *albumin macroaggregates* 226
—, Komplikationen, *perfusion scintigraphy, complications* 250
—, Komputer, Flußdiagramm, *perfusion scintigraphy, computer, flow diagram* 657
—, Lungenembolie, *perfusion scintigraphy, pulmonary embolism* 303, 304
—, Lungenerkrankungen, Typeneinteilung, *perfusion scintigraphy, pulmonary diseases, type classification* 243
—, Lungenhernie, *perfusion scintigraphy, pulmonary hernia* 238, 239
—, Lungeninfarkt, *perfusion scintigraphy, pulmonary infarction* 238, 239
—, Lungenödem, *perfusion scintigraphy, pulmonary edema* 240
—, Lungensarkoidose (Morbus Boeck), *perfusion scintigraphy, pulmonary sarcoidosis (Boeck's disease)* 249
—, Lungentuberkulose, *perfusion scintigraphy, pulmonary tuberculosis* 247
—, mit Partikeln, *perfusion scintigraphy, with particles* 223–264
—, Morbus Hadgkin, *perfusion scintigraphy, Hodgkin's disease* 310
—, Mukoviszidose, *perfusion scintigraphy, mucoviscidosis* 244, 303
—, Nephrologie, *perfusion scintigraphy, nephrology* 509
—, Niere, *perfusion scintigraphy, renal* 569

—, —, ^{133}Xenon-Clearance, *perfusion scintigraphy renal,* $^{133}Xenon$ *clearance* 655
—, normale, *perfusion scintigraphy, normal* 233
—, Nuklearpharmaka, *perfusion scintigraphy, nuclear pharmaca* 225
—, Operabilität, Bronchialkarzinom, *perfusion scintigraphy, operability, bronchial carcinoma* 319, 320
—, pathologische Befunde, *perfusion scintigraphy, pathologic findings* 234–250
—, Pleuraerguß, *perfusion scintigraphy, pleural effusion* 250
—, Prinzip, *perfusion scintigraphy, principle* 225
—, pulmonaler Hochdruck, *perfusion scintigraphy, pulmonary hypertension* 240
—, Radiospirometrie, Vergleich, *perfusion scintigraphy, radiospirometry, comparison* 291
—, Risiken, *perfusion scintigraphy, risks* 250–254
—, Staublungenerkrankungen, *perfusion scintigraphy, pneumoconioses* 248
—, Strahlenbelastung, *perfusion scintigraphy, radiation exposure* 250, 254
—, Takayasu-Arteriitis, *perfusion scintigraphy, Takayasu's arteritis* 241
—, ^{99m}Tc-Albumin-Makroaggregate, *perfusion scintigraphy,* ^{99m}Tc *albumin macroaggregates* 228
—, ^{99m}Tc-Albumin-Mikrosphären, *perfusion scintigraphy,* ^{99m}Tc *albumin microspheres* 229
—, ^{99m}Tc-Eisenhydroxid-Partikel, *perfusion scintigraphy,* ^{99m}Tc *iron hydroxide particles* 229
—, Untersuchungstechnik, *perfusion scintigraphy, examination technique* 230
Periduralraum, Ablagerung von Radionukliden, *peridural space, deposition of radionuclides* 65
Perkarderguß, Herzdurchmesser, *pericardial effusion, cardiac diameter* 338
—, Transmissionsszintigramm, *pericardial effusion, transmission scan* 340
Perikardfiltration, Bronchialkarzinom, *pericardial infiltration, bronchial carcinoma* 325
Perikardzyste, Emissions-, Transmissionsszintigramm, *pericardial cyst, emission-, transmission scan* 342
Peroxydase, Jodidansammlung im Kolloid, *peroxydase, iodide accumulation in colloid* 133
Pertechnetat, Anreicherungsquotient, Speicheldrüsen, *pertechnetate, accumulation quotient, salivary glands* 101, 108
—, Doppeltracer-Untersuchung, Nebenschilddrüsen, *pertechnetate, double tracer investigation, parathyroid glands* 209
—, Konzentration, Schilddrüse, *pertechnetate, concentration, thyroid gland* 119
—, —, Sekretion, Speicheldrüsen, *pertechnetate, concentration, secretion, salivary glands* 104
—, —, Speicheldrüsen, *pertechnetate, concentration, salivary glands* 100, 110
—, Physiologie, *pertechnetate, physiology* 120
—, Schilddrüsenaufnahme, *pertechnetate, thyroid uptake* 129
Phagozytose, Granulozyten, *phagocytosis, granulocytes* 416
—, radioaktive Partikel, *phagocytosis, radioactive particles* 228
—, Thrombozyten, *phagocytosis, thrombocytes* 449
Phantom, Aktivität, Perchlorat-Test, *phantom, activity, perchlorate test* 134, 135

Phantommessungen, Schilddrüse, *phantom measurements, thyroid gland* 130
pharmakologische Blockierung, Jodination, *pharmacologie block, iodination* 120
Pharmako-Perfusionsszintigraphie, Asthma bronchiale, *pharmacoperfusion scintigraphy, bronchial asthma* 242
—, Bronchialkarzinom, *pharmacoperfusion scintigraphy, bronchial carcinoma* 245
Pharmako-Szintigraphie, Lungenkreislauf, *pharmacoscintigraphy, pulmonary circulation* 232
Pharmazeutika, Schilddrüsenfunktion, Beeinflussung, *pharmacenticals, thyroid function, affection* 128
Pharyngealräume, Liquorfistel, Zisternographie, *pharyngeal spaces, liquor fistula, cisternography* 77
Phenylbutazon, Blockierung der Jodisation, *phenylbutazone, block of iodide organification* 135
Phlebographie, Nebenschilddrüsen, *phlebography, parathyroid glands* 212
Phosphor, Stoffwechsel, Hormone, Radioimmunoassay, *phosphorus, metabolism, hormones, radioimmunoassay* 219
Photonenergie, Radionuklide, *photon energy, radionuclids* 125
Photoszintigramm, Metastasen, Schilddrüsenkarzinom, *photoscan, metastasen, thyroid cancer* 179
physikalische Eigenschaften, radioactive gases, *physical properties, radioactive gases* 271
— —, Radionuklide, *physical properties, radionuclides* 123–125
— —, ^{99m}Tc, *physical properties, ^{99m}Tc* 103
— Halbwertzeit, Dosimetrie, Radiojodbehandlung, *physical half life time, dosimetry, radioiodine treatment* 169
Physiologie, Clearance, *physiology, clearance* 617
—, Compliance, *physiology, compliance* 268
—, Hirnszintigraphie, *physiology, brain scan* 1, 2
—, ^{131}J-Hippurankinetik, *physiology, ^{131}I hippuran kinetics* 564
—, Jodid, *physiology, iodide* 99
—, Lymphsystem, *physiology, lymphatic system* 486
—, Nierendurchblutung, *physiology, renal blood supply* 651
—, Perfusion, Ventilation, *physiology, perfusion, ventilation* 265, 268
—, Perfusionsszintigraphie, *physiology, perfusion scintigraphy* 225
—, Radioisotopennephrographie, *physiology, nephrography with radioisotopes* 510
—, Renin-Angiotensin-System, *physiology, renin-angiotensin system* 663
—, Schilddrüse, *physiology, thyroid gland* 118–120
—, thrombozytäres System, *physiology, thrombocytic system* 449
physiologische Faktoren, Schilddrüsenfunktionsteste, *physiologie factors, thyroid function tests* 126
Pinozytose, Radioaktivitätsansammlung, *pinocytosis, accumulation of radioactivity* 3
Plasma, anorganisches Jodid, *plasma, inorganic iodide* 137
—, Eisenumsatz, *plasma, iron turnover* 364
—, extrathyroidale Radioaktivität, *plasma, extrathyroidal radioactivity* 126
—, Fluß, renaler, *plasma, flow, renal* 617, 619
—, Jodidpool, spezifische Aktivität, *plasma, iodide pool, specific activity* 128
—, Kortikoide, Morbus Addison, *plasma, corticoids, Addison's disease* 217

—, Kortisol, Cushing-Syndrom, *plasma, Cortisole, Cushing's syndrome* 217
—, Radioaktivitätskurven, *plasma, radioactivity curves* 121
—, Sexualsteroide, *plasma, sexual steroids* 217, 218
—, Volumen, Clearance, *plasma, volume, clearance* 617
Plasmaproteine, kompetitiver Proteinbindungsassay, *plasma proteins, competitive protein binding assay* 197
Plasmaspiegel, Insulin, *plasma level, insulin* 215
—, Jodid, Physiologie, *plasma level, iodide, physiology* 118
Plasmavolumen, Messung, *plasma volume, measurement* 353
—, Normalwerte, *plasma volume, normal values* 354
Plazenta, Strahlenbelastung, *placenta, radiation exposure* 537
plazentares Laktogen, Plazentarfunktion, *placental lactogen, placenta function* 218
Pleuradruck, Compliance, *intrapleural pressure, compliance* 268
Pleuraerguß, Partikelfixationsstörung, *intrapleural effusion, disorder of particle fixation* 235
—, Perfusionsszintigramm, *pleural effusion, perfusion scan* 250
—, Radiospirometrie, *pleural effusion, radiospirometry* 296, 297
Plexus choreoideus, Farbstoffanreicherung, *plexus chorioideus, dye accumulation* 1
—, Liquorproduktion, *plexus chorioideus, liquor production* 88
Plexusschädigung, traumatische, Myeloszintigraphie, *plexus lesion, traumatic, myeloscintigraphy* 72, 74, 80
—, Wertigkeit diagnostischer Methoden, *plexus lesion, value of diagnostic methods* 81
Plummersche Krankheit, Behandlung, *Plummer's disease, treatment* 145
—, Differentialdiagnose, *Plummer's disease, differential diagnosis* 144
—, ^{99m}Tc-Szintigramm, *Plummer's disease, ^{99m}Tc scintiscan* 143, 144
Pneumonektomie, postoperative Lungenfunktion, *pneumonectomy, postoperative pulmonary function* 328
—, präoperative Lungenfunktion, *pneumonectomy, preoperative pulmonary function* 325, 326
Pneumonie, Perfusionsszintigramm, *pneumonitis, perfusion scan* 247
—, Strahlen-, Radiojodtherapie, *pneumonitis, radiation induced, radioiodine therapy* 182
Pneumothorax, Radiospirometrie, *pneumothorax, radiospirometry* 296, 297
$^{32}PO_4$, Granulozytenlebensdauer, *$^{32}PO_4$, life time of granulocytes* 433
Polaroidphotogramm, „heißer" Schilddrüsenknoten, *polaroid photograph, "hot" thyroid nodule* 143
Polyarthritis, Transferrin-Konzentration, *polyarthritis, transferrin concentration* 363
Polycythaemia rubra vera, Diagnostik, Behandlung, *polycythaemia rubra vera, diagnosis, treatment* 397
Polypeptidhormone, Bestimmung, Radioassay, *polypeptide hormones, quantification, radioassay* 203, 204
Polyzythämie, Blut-Plasmavolumen, *polycythaemia, blood-, plasma volume* 354
Positronenstrahler, Geschichte, *positron emitters, history* 1, 2
postoperative Clearance, Nierenoperationen, *postoperative clearance, renal surgery* 648

postoperative Thrombose, Fibrinogen-Aufnahmetest, *postoperative thrombosis, fibrinogen uptake test* 472
— Verlaufskontrole, Lungenfunktion, *postoperative follow-up, pulmonary function* 328
— —, Szintigraphie, *postoperative follow up, scintigraphy* 20, 21, 33, 69, 89
Prämedikation, Hirnszintigraphie, *premedication, brain scintigraphy* 6, 8
präoperative Beurteilung, Lungenemphysem, *preoperative evaluation, pulmonary emphysema* 242, 243
— —, Lungentuberkulose, *preoperative evaluation, pulmonary tuberculosis* 248
— Lokalisation, Nebenschilddrüsenadenom, *preoperative localization, adenoma of parathyroid glands* 211
— Lungenfunktion, Grenzwerte, *preoperative pulmonary function, limiting values* 325
— Untersuchung, Großhirntumoren, *preoperative examination, tumors of cerebral hemispheres* 11, 20
Präparation, Immunoadsorbans, immunradiometrischer Assay, *preparation, immunoadsorbans, immunoradiometric assay* 202
Präzipitation, Radioenzymassay, *precipitation, radioenzyme assay* 200
primäre Hypothyreose, TRH-Belastung, *primary hypothyroidism, TRH test* 161
— Schilddrüsenunterfunktion, Differentialdiagnose, *primary hypothyroidism, differential diagnosis* 128
primärer Hyperaldosteronismus, Pathophysiologie, *primary hyperaldosteronism, pathophysiology* 217
primäres Myxödem, Schilddrüsenaufnahme, *primary myxedema, thyroid uptake* 131
Prinzip, Perfusionsszintigraphie, *principle, perfusion scintigraphy* 225
Probeexzision, Schilddrüsenkarzinom, *excision biopsy, thyroid cancer* 139
Probepunktion, Farbstoffanreicherung, *biopsy, dye accumulation* 1
Produkt, markiertes, immunradiometrischer Assay, *product, tagged, immunoradiometric assay* 202
—, —, Radioenzymassay, *product, tagged, radioenzyme assay* 199
Profilmessung, Radiojodaufnahme, Metastasen, Schilddrüsenkarzinom, *profile counting, radioiodine uptake, metastases, thyroid cancer* 179
Progesteron, Plasmawerte, *progesteron, plasma levels* 217
Prognose, Schilddrüsenkarzinom, *prognosis, thyroid cancer* 176
progressive Subtraktion, ^{75}Se- ^{99m}Tc-Szintigramm, Nebenschilddrüsenadenom, *progressive subtraction, ^{75}Se-^{99m}Tc scan, adenoma of parathyroid gland* 211
Prolaps, Leber, Milz, Zwerchfellhernie, *prolapse, liver, spleen, diaphragmatic hernia* 340, 343
proliferierender Zellpool, Knochenmarkstammzelle, *proliferating cellular pool, stem cell, bone marrow* 432, 432
Promyelozyten, Kompartment, Knochenmark, *promyelocytes, compartment, bone marrow* 431
Propylthiourazil, Behandlung, ^{99m}Tc-Aufnahme, *propylthiouracil, therapy, ^{99m}Tc uptake* 132
Proteinbindungsassay, kompetitiver, *protein binding assay, competitive* 197–199
proteingebundenes ^{131}J, Tumorstoffwechsel, *protein bound ^{131}I, tumor metabolism* 179
— Radiojod, Thyreotoxikose, *protein bound iodine test, thyreotoxicosis* 137

Proteinurie, Hormonspiegel, Abhängigkeit, *proteinuria, hormone levels, relations* 156
Proteolyse, radioaktive Partikel, *proteolysis, radioactive particles* 228
Psammom, Differentialdiagnose, *psammoma, differential diagnosis* 142
pulmonalarterio-venöse Shunts, Partikelfixationsstörung, *pulmonary arteriovenous shunts, disorder of particle fixation* 235
pulmonaler Hochdruck, Perfusionsstörungen, *pulmonary hypertension, perfusion disorders* 235
— —, Perfusionsszintigramm, *pulmonary hypertension, perfusion scan* 240, 250, 254
— —, Radiospirometrie, *pulmonary hypertension, radiospirometry* 292, 312
Pulmonalklappen-Stenosen, Perfusionsszintigramm, *pulmonary valvular stenose, perfusion scan* 250
Pulmonalstenose, Radiospirometrie, *pulmonary stenosis, radiospirometry* 307
Punktszintigramm, Metastasen, Schilddrüsenkarzinom, *dot scan, metastases, thyroid cancer* 179
Purpura, Werlhoff, Thrombozytenabbau, *purpura of Werlhoff, disintegration of thrombocytes* 458
Pyelonephritis, chronische, Nephrogramm, *pyelonephritis, chronic, nephrogram* 528
—, Clearance, Niere, *pyelonephritis, clearance, renal* 642, 646
—, Schrumpfniere, Szintigraphie, *pyelonephritis, shrinking kidney, scintigraphy* 548, 549
Pyelotomie, Clearance, *pyelotomy, clearance* 647

qualitative, quantitative Untersuchungen, Nephrologie, *qualitative, quantitative examinations, nephrology* 509
quantitative Auswertung, Lungenszintigraphie, *quantitative evaluation, pulmonary scintigraphy* 249
Quecksilber-Verbindungen, Stoffwechsel, *mercurial compounds, metabolism* 4
Querschnittsläsion, intraspinale Tumoren, Myeloszintigraphie, *transverse lesion, intraspinal tumors, myeloscintigraphy* 69, 70

radikale Operabilität, Bronchialkarzinom, Kriterien, *radical operability, bronchial carcinoma, criteria* 319, 320
Radioaerosol-Verteilung, chronisch-obstruktive Lungenerkrankungen, *radioaerosol distribution, chronic obstructive pulmonary diseases* 243
radioaktive Aerosole, Lungenszintigraphie, *radioactive aerosols, lung scintigraphy* 224, 226, 230
— Edelgase, Lungen-Perfusion, -Ventilation, *inert gases, lung perfusion, -ventilation* 265
— Gase, Lungenuntersuchung, Indikationen, *radioactive gases, examination of lung, indications* 292
— —, physikalische Eigenschaften, *radioactive gases, physical properties* 271
— Partikel, Größe, Phagozytose, *radioactive particles, size, phagocytosis* 228, 230
— Verbindungen, Pathophysiologie, *radioactive compounds, pathophysiology* 2
— —, Strahlenbelastung, *radioactive compounds, radiation exposure* 2, 6
radioaktiver Bolus, Radiokardiographie, *radioactive bolus, radiocardiography* 336
Radioaktivität, Anreicherung, Nebenschilddrüse, *radioactivity, concentration, parathyroid glands* 209

—, Antigenkonzentration, immunradiometrischer Assay, *radioactivity, antigen concentration, immunoradiometric assay* 201
—, Blut, Hippurankinetik, *radioactivity, blood, hippurate kinetics* 511
—, —, Messung, Radiojodbehandlung, *radioactivity, blood, measurement, radioiodine therapy* 171
—, Bolus, Herz-Lungenpassage, *radioactivity, bolus, cardiac, pulmonary passage* 338
—, extrathyreoidale, Abschätzung, *radioactivity, extrathyroidal, estimation* 125, 126, 134
—, —, Bestimmung, *radioactivity, extrathyroidal, quantitation* 126
—, Halbwertzeit, Ansammlung im Tumor, *radioactivity, half life time, tumor accumulation* 178
—, Hals, Kurven, *radioactivity, neck, trace records* 134
—, intrakranielle, intraspinale Ausbreitungszeit, *radioactivity, intracranial, intraspinale spreading time* 67
—, Kurven, Schilddrüse, Plasma, *radioactivity, curves, thyroid gland, plasma* 121
—, ^{131}J-Verbindungen, Stoffwechsel, *radioactivity, ^{131}I-compounds, metabolism* 117–128
—, Plasmajodidpool, Schilddrüse, *radioactivity, plasma iodide pool, thyroidal* 128
—, Radioenzymassay, Umsatz, *radioactivity, radioenzyme assay, reaction* 200
—, Schilddrüse, Messung, *radioactivity, thyroid, quantitation* 125
—, Standard, Schilddrüsenphantom, *radioactivity, standard, thyroid phantom* 125
—, Totalkapazität, Messung, *radioactivity, total capacity, measurement* 286
—, Verteilung, Lungenszintigramm, *radioactivity, distribution, lung scan* 233
—, —, postoperative Verlaufskontrolle, *radioactivity, distribution, postoperative follow up* 20, 21
—, —, Schilddrüse, *radioactivity, distribution, thyroid gland* 137
— —, Sequenzszintigraphie, *radioactivity, distribution, sequence scintigraphy* 8
Radioassay, Insulin 214
—, Prinzipien, *radioassay, principia* 186
Radioenzymassay, Definition, Technik, *radioenzyme assay, definition, technique* 199, 200
—, Reaktionsbedingungen, *radioenzyme assay, reaction conditions* 200
—, Schema, *radioenzyme assay, schema* 199
Radiofibrinogen, Aufnahmetest, *radiofibrinogen, uptake test* 472
Radiofibrinolytika, Thrombose, *radiofibrinolytic drugs, thrombosis* 474
Radiohippurankinetik, Physiologie, Pathophysiologie, *radiohippuran kinetics, physiology, pathophysiology* 564
Radioimmunoassay (RIA), Angiotensin 662, 666, 671
— —, Antiserum 190
— —, Competitive-Ligand-Binding-Assay 160
— —, Empfindlichkeit, Präzision, *radioimmunoassay (RIA), sensitivity, precision* 195
— —, Ferritinkonzentration, Serum, *radioimmunoassay, ferritin concentration, serum* 387
— —, freie, gebundene Aktivität, Trennung, *radioimmunoassay (RIA), free, bound activity, separation* 194
— —, Grundlagen, *radioimmunoassay (RIA) principia* 187–197

— —, immunradiometrischer Assay, Vergleich der Empfindlichkeit, *radioimmunoassay (RIA), immoradiometric assay, comparison of sensitiveness* 202
— —, Kalzitonin, *radioimmunoassay (RIA), calcitonine* 212
— —, Kortikoide, *radioimmunoassay (RIA), corticoids* 216, 217
— —, Reaktionsbedingungen, Standardkurve, *radioimmunoassay (RIA), reaction conditions, standard curve* 188
— —, Reaktionskinetik, *radioimmunoassay (RIA), reaction kinetics* 188
— —, Renin 662, 666, 671
— —, Schema, *radioimmunoassay (RIA), schema* 186
— —, Schilddrüsenhormone, *radioimmunoassay (RIA), thyroid hormones* 117
— —, Sexualsteroide, *radioimmunoassay (RIA), sexual steroids* 217, 218
— —, siehe T$_3$-RIA, T$_4$-RIA, *radioimmunoassay (RIA), see T$_3$-, T$_4$-RIA*
— —, Standardkurven, *radioimmunoassay (RIA), standard curves* 189
— —, Synonyma 185
— —, Thyroxin, Trijodthyronin, *radioimmunoassay (RIA), thyroxine, triiodothyronine* 155, 158
— —, Trijodthyronin, Thyroxin, *radioimmunoassay (RIA), triiodothyronine, thyroxine* 155, 156
— —, TSH, *radioimmunoassay, thyroid stimulating hormone* 128
— —, Urologie, *radioimmunoassay, urology* 663
radioimmunologische Hormonbestimmung, erste, Insulin, *radioimmunologic hormone quantitation, first, insulin* 187
Radioisotope, Nephrologie, *radioisotopes, nephrology* 509, 519
—, physikalische Eigenschaften, *radioisotopes, physical properties* 271
—, Halbwertzeit, *radio-isotope, half-life* 705
Radioisotopen nephrogramm, Abstoßungskrise, Nierentransplantat, *nephrogram with radioisotopes, casting crisis, kidney transplantation* 526, 527
—, Clearance, Bestimmung, *nephrogram with radioisotopes, clearance, calculation* 632, 633
—, experimentelle Untersuchungen, *nephrogram with radioisotopes, experimental work* 515–518
—, Geburtshilfe, *nephrogram with radioisotopes, obstetrics* 534
—, Genitalkarzinom, *nephrogram with radioisotopes, genital carcinoma* 535
—, Goldblattmechanismus, *nephrogram with radioisotopes, Goldblatt's mechanism* 530
—, Gynäkologie, *nephrogram with radioisotopes, gynecology* 534
—, Harnstauung, *nephrogram with radioisotopes, urinary retention* 524
—, Hypertonie, *nephrogram with radioisotopes, hypertension* 529
—, Kinderheilkunde, *nephrogram with radioisotopes, pediatrics* 535
—, klinische Auswertung, *nephrogram with radioisotopes, clinical interpretation* 520, 521
—, komputerunterstützte Auswertung, *nephrogram with radioisotopes, computerized interpretation* 521
— nach Harnblasenoperation, *nephrogram with radioisotopes after operation of urinary bladder* 535, 536
—, Nephroptose, *nephrogram with radioisotopes, nephroptosis* 528

Radioisotopen, Nierenarterienstenose, *nephrogram with radioisotopes, stenosis of renal artery* 530, 533
—, Nierentransplantation, *nephrogramm with radioisotopes, kidney transplantation* 526
—, normales, *nephrogram with radioisotopes, normal* 512–515
—, Notfallsituationen, *nephrogram with radioisotopes, emergency situations* 521
—, pathologisches, *nephrogram with radioisotopes, pathologic* 518
—, Pathophysiologie, *nephrogram with radioisotopes, pathophysiology* 515
—, Pyelonephritis, *nephrogram with radioisotopes, pyelonephritis* 528
—, Radiopharmaka, *nephrogram with radioisotopes, radiopharmaca* 509, 519
—, Tubulusnekrose, *nephrogram with radioisotopes, tubulus necrosis* 526
—, Ureterobstruktion, *nephrogram with radioisotopes, ureteric obstruction* 528
—, Urogenitaltuberkulose, *nephrogram with radioisotopes, urogenital tuberculosis* 525
Radioisotopennephrographie, Hippurankinetik, *nephrography with radioisotopes, hippurate kinetics* 511
—, Methodik, *nephrography with radioisotopes, method* 510
—, physiologische Grundlagen, *nephrography with radioisotopes, physiologic fundamentals* 510
—, Strahlenbelastung, *nephrography with radioisotopes, radiation exposure* 535–538
Radiojod, Aufnahme, Metastasen, Schilddrüsenkarzinom, *radioiodine, uptake, metastases, thyroid cancer* 179, 181
—, —, Schilddrüsenkarzinom, *radioiodine, uptake, thyroid cancer* 175, 176
—, —, Schilddrüsenüberfunktion, *radioiodine, uptake, hyperthyroidism* 169, 170
—, —, Schilddrüsenunterfunktion, *radioiodine, uptake, hypothyroidism* 165, 166
—, Blutwerte, Behandlung, *radioiodine, blood levels, therapy* 181
—, Dosis, Unterfunktion, Beziehungen, *radioiodine, dose, hypothyroidism, relations* 165, 166
—, Schilddrüse, Hyperthyreose, *radioiodine thyroid gland, hyperthyroidism* 170
—, Schilddrüsenaufnahme, *radioiodine, thyroid uptake* 127, 165, 166, 169, 170
—, Schilddrüsendarstellung, Indikationen, *radioiodine, thyroid imaging, indications* 138
—, siehe ^{131}J u.s.w., *radioiodine, see ^{131}I etc.*
—, Therapiedosis, Bestimmung, *radioiodine, therapeutic dose, estimation* 128, 177, 180
Radiojodtherapie, Anwendung, Mißbrauch, *radioiodine therapy, uses, misuses* 183
—, Blutdosis, *radioiodine therapy, blood dose* 163, 170
—, Dosisberechnung, *radioiodine therapy, dose calculation* 169, 170
—, Fehler der Dosisberechnung, *radioiodine therapy, errors of dose calculation* 169, 170
—, Ganzkörperstrahlenbelastung, *radioiodine therapy, whole body radiation exposure* 170
—, Ganzkörperszintigramm, *radioiodine therapy, whole body scan* 346
—, genetische Wirkungen, *radioiodine therapy, genetic effects* 165
—, Gonadendosis, *radioiodine therapy, gonade dose* 165

—, Hyperthyreose, *radioiodine therapy, hyperthyroidism* 163–174
—, Komplikationen, *radioiodine therapy, complications* 163, 182
—, Messung, *radioiodine therapy, measurement* 178, 181
—, — der Blutaktivität, *radioiodine therapy, measurement of blood radioactivity* 171
—, Rassenunterschiede, *radioiodine treatment, race differences* 169
—, Schilddrüsenkarzinom, *radioiodine therapy, thyroid cancer* 175–183
—, Standarddosis, *radioiodine therapy, standard dose* 170
—, Vor-, Nachteile, *radioiodine therapy, advantages, disadvantages* 163
Radiojoduntersuchung nach Schilddrüsenoperation, *radioiodine study after thyroid operations* 177
Radiokardiographie, Technik, Indikationen, *radiocardiography, technique, indications* 336
Radioligand Binding Assay, Definition, *radioligand binding assay, definition* 185
Radionuklid-Aorto-Angiographie, Indikationen, *radionuclide aorto-angiography, indications* 569
Radionuklide, Ablagerung im Periduralraum, *radionuclides, deposition within peridural space* 65
—, Anreicherung, Pathophysiology, *radionuclides, accumulation, pathophysiology* 2–5, 14
—, Geschichte, *radionuclides, history* 1, 2, 99
—, Knochenuntersuchung, *radionuclides, bone analysis* 699
—, Komplikationen nach Anwendung, *radionuclides, complications after application* 63, 64
—, Liquordynamik, Untersuchung, Ergebnisse, *radionuclides, liquor dynamics, examination, results* 66–68
—, Liquorraumdiagnostik, *radionuclides, liquor departments, diagnosis* 52–90
—, Nephrologie, *radionuclides, nephrology* 509, 529
—, physikalische Eigenschaften, *radionuclides, physical properties* 123–125
—, Schilddrüse, Strahlendosis, *radionuclides, thyroid gland, radiation dose* 125
—, Speicheldrüsen, Funktions-Lokalisationsdiagnostik, *radionuclides, salivary glands, function and localization diagnosis* 99–115
—, Verbindungen, *radionuclides, compounds* 4, 5
Radionuklid-Venographie, Thrombose, *radionuclide-phlebography, thrombosis* 471, 476
Radionuklid-Zystographie, vesico-ureteraler Reflex, *radionuclide cystography, vesicoureteral reflex* 613
Radiopharmaka, Austauschreaktion, *radiopharmaca, exchange reaction* 1
—, Clearance, *radiopharmaca, clearance* 615
—, Funktionsdiagnostik, Niere, *radiopharmaca, functional diagnosis, kidney* 565
—, glomeruläre Filtration, *radiopharmaca, glomerular filtration* 625
—, Leber, *radiopharmaca, liver* 766
—, Lymphsystem, *radiopharmaca, lymphatic system* 487
—, Nephrologie, *radiopharmaca, nephrology* 509, 519
—, Nierenszintigraphie, *radiopharmaca, renal scintigraphy* 539
—, osteotrope Radioisotope, *radiopharmaca, osteotropic radio-isotopes* 703
—, Perfusionsszintigraphie, *radiopharmaca, perfusion scintigraphy* 226
Radiopharmakologie, radioaktive Gase, *radiopharmacology, radioactive gases* 271–274

Radiophlebographie, mediastinale, Technik, Indikationen, *radiophlebography, mediastinal, technique, indications* 336
Radiophosphor, Therapie, Kinetik, *radiophosphorus, therapy, kinetics* 395
Radioreagenzanalyse, Grundlagen, Wirksamkeit, *radioreagent analysis, fundamentals, effectiveness* 201–204
Radiospirometrie, α_1-Antitrypsin-Mangel, *radiospirometry, α_1-antitrypsin deficiency* 303
–, Agenesie der Lungenarterie, *radiospirometry, agenesia of pulmonary artery* 307
–, alveoläres Atemvolumen, *radiospirometry, alveolar respiratory volume* 285
–, Asthma bronchiale, *radiospirometry, asthma bronchiale* 297–303
–, Bronchialkarzinom, *radiospirometry, bronchial carcinoma* 266, 292, 314, 319, 320
–, Bronchiektasen, *radiospirometry, bronchiectasis* 292, 302
–, Bronchospirometrie, Vergleich, *radiospirometry, bronchospirometry, comparison* 290
–, chronische Bronchitis, *radiospirometry, chronic bronchitis* 298, 299
–, Emphysem, *radiospirometry, emphysema* 292, 300
–, Funktionssegmente, *radiospirometry, functional segments* 319
–, Gammakamera, *radiospirometry, gamma camera* 277
–, Geschichte, *radiospirometry, history* 265
–, Indikationen, *radiospirometry, indications* 292
–, infiltrative Prozesse, *radiospirometry, infiltrative lesions* 296
–, Kinder, *radiospirometry, children* 284, 303
–, Kindesalter, Normalwerte, *radiospirometry, childhood, normal values* 288
–, Klinik, *radiospirometry, clinical results* 292, 293
–, Lungenarterienverschluß, *radiospirometry, occlusion of pulmonary artery* 295
–, Lungenembolie, *radiospirometry, pulmonary embolism* 292, 303
–, Lungenvolumina, Berechnung, *radiospirometry, pulmonary volumes, calculation* 286
–, MacLeod-Syndrom, *radiospirometry, MacLeod's syndrome* 303
–, Meßprotokolle, *radiospirometry, measuring records* 276
–, Morbus Boeck, *radiospirometry, Boeck's disease* 298
–, Mukoviszidose, *radiospirometry, mucoviscidosis* 303
–, Normalwerte, *radiospirometry, normal values* 287
–, Operabilität, Bronchialkarzinom, *radiospirometry, operability, bronchial carcinoma* 320, 322
–, Perfusionsindex, *radiospirometry, perfusion index* 282
–, Perfusionsszintigraphie, Vergleich, *radiospirometry, perfusion scintigraphy, comparison* 291
–, postoperative Lungenfunktion, *radiospirometry, postoperative pulmonary function* 328
–, präoperative Lungenfunktion, *radiospirometry, preoperative pulmonary function* 325
–, pulmonaler Hochdruck, *radiospirometry, pulmonary hypertension* 312
–, quantitative Auswertung, *radiospirometry, quantitative evaluation* 281
–, radioaktive Gase, *radiospirometry, radioactive gases* 271
–, raumfordernde Prozesse, *radiospirometry, space occupying lesions* 295

–, regionale Lungenfunktion, *radiospirometry, regional pulmonary function* 292
–, – Lungenvolumen, *radiospirometry, regional pulmonary volumes* 286
–, restriktives Syndrom, *radiospirometry, restrictive syndrome* 296
–, Spirometrie, Vergleich, *radiospirometry, spirometry, comparison* 287
–, Strahlenbelastung, *radiospirometry, radiation exposition* 272–274
–, Thoraxtrauma, *radiospirometry, chest trauma* 293
–, Untersuchungstechnik, *radiospirometry, examination technique* 274
–, Ventilationsindex, *radiospirometry, ventilation index* 281
–, Ventilations-Perfusions-Quotient, *radiospirometry, ventilation-perfusion quotient* 283
–, Washin-, Washout-Kurven, *radiospirometry, washin-, washout curves* 284, 285
–, ^{133}Xe-Auswaschkurven, *radiospirometry, ^{133}Xe washout curves* 285
–, ^{133}Xe-Einwaschkurven, *radiospirometry, ^{133}Xe washin curves* 284
^{222}Radon, Myeloszintigraphie, *^{222}Radon, myeloscintigraphy* 52, 53
Rassenunterschiede, Radiojodbehandlung, *race differences, radioiodine treatment* 169
Raucher, chronische Bronchitis, *smokers, chronic bronchitis* 299
–, Ventilationsszintigramm, *smokers, ventilation scan* 234
Raumforderung, entzündliche Prozesse, *space occupying lesions, inflammatory diseases* 30, 33
–, intraspinale Tumoren, Myeloszintigraphie, *space occupying lesions, intraspinal tumors, myeloscintigraphy* 56, 69–72, 79
–, Mediastinum, Diagnose, *space occupying lesions, mediastinal, diagnosis* 335
–, Nebennierentumoren, *space occupying lesions, tumors of suprarenal glands* 212, 214
–, Neurofibronatose, *space occupying lesions, neurofibromatosis* 71
–, Radiospirometrie, *space occupying lesions, radiospirometry* 295
–, Tumoren, *space occupying lesions, tumors* 10–19, 33, 34
–, vaskuläre, Pathophysiologie, Aktivitätsanreicherung, *space occupying lesions, vascular, pathophysiology, accumulation of activity* 4, 10, 11, 12
Reaktionsbedingungen, immunradiometrischer Assay, *reaction conditions, immunoradiometric assay* 202
–, Radioenzymassay, *reaction conditions, radioenzyme assay* 200
Reaktionskinetik, Enzymreaktionen, *reaction kinetics, enzymatic reactions* 199
–, immunradiometrischer Assay, *reaction kinetics, immunoradiometric assay* 202
–, Radioimmunoassay (RIA), *reaction kinetics, radioimmunoassay (RIA)* 188
Rechts-Links-Shunt, Perfusionsszintigramm, *right to left shunt, perfusion scan* 250
Recovery, Thrombozyten, Definition, *recovery, thrombocytes, definition* 453
–, –, Splenomegalie, Splenektomie, *recovery, thrombocytes, splenomegaly, splenectomy* 455
Reflex, ventrikulärer, Hydrozephalus, *reflex, ventricular, hydrocephalus* 88

Reflux, vesico-ureteraler, Miktionszystogramm, *reflux, vesicoureteral, miction cystogram* 613
Regelkreis, Hypophyse, Schilddrüse, *feedback mechanism, pituitary, thyroid gland* 118
regionale Funktionsanalyse, Niere, *regional functional analysis, kidney* 567
— Lungenfunktion, Messung, *regional pulmonary function, measurement* 242
— —, Radioaerosol-Deposition, *regional pulmonary function, radioaerosol deposition* 243
— —, Radiospirometrie, *regional pulmonary function, radiospirometry* 292
— Lungenperfusion, Normalwerte, *regional pulmonary perfusion, normal values* 288
— —, Physiologie, *regional pulmonary perfusion, physiology* 266
— Lungenvolumina, Radiospirometrie, *regional pulmonary volumes, radiospirometry* 286
— Minuten-Exhalationsindices, Normalwerte, *regional exhalation indices per minute, normal values* 290
— Residualkapazität, Normalwerte, *regional residual capacity, normal values* 290
— Ventilation, Asthma bronchiale, *regional ventilation, asthma bronchiale* 298, 299
regionaler Ventilationsindex, Bronchiektasen, *regional ventilation index, bronchiectasis* 301
— —, Normalwerte, *regional ventilation index, normal values* 287
regionales Residualvolumen, Normalwerte, *regional residual volume, normal values* 290
„Regions of Interest", Funktionskurven, Speicheldrüsen, *"regions of interest", function curves, salivary glands* 106, 108
— —, Szintigraphie, kardiovaskuläre Veränderungen, *"regions of interest", scintigraphy, cardiovascular lesions* 336
Reihenaufnahmen, Kopfspeicheldrüsen, *serial scintigrams, cranial salivary glands* 107
releasing factors, Hypothalamus 218
Releasing and release inhibiting factors 219
Remission, Schilddrüsenüberfunktion, *remission, hyperthyroidism* 132, 133
renale Hypertonie, Klinik, Nephrogramm, *renal hypertonus, clinical picture, nephrogram* 529–534
— Sequenzszintigraphie, ^{131}J-Hippursäure, *renal sequence scintigraphy, ^{131}I hippuric acid* 563
— ^{133}Xenon-Clearance, Nierendurchblutung, *renal ^{133}Xenon clearance, renal blood supply* 652
renaler Plasmafluß, Messung, *renal plasma flow, measurement* 619
Renin, Radioimmunoassay 662, 666, 671
Renin-Angiotensin-System, Physiologie, Pathophysiologie, *renin-angiotensin system, physiology, pathophysiology* 663
Reninkonzentration, Nierenarterienstenose, *renin concentration, stenosis of renal artery* 532
renovaskuläre Hypertonie, Differentialdiagnose, Nephrogramm, *renovascular hypertension, differential diagnosis, nephrogram* 529
Residualvolumen, Berechnung, *residual volume, calculation* 286
—, Messung, *residual volume, measurement* 268, 270
—, Mukoviszidose, *residual volume, mucoviscidosis* 303
—, Normalwerte, *residual volume, normal values* 290
Resorcinol, Schilddrüsenfunktion, *resorcinol, thyroid function* 128

Resorption, intestinale, Eisen, *resorption, intestinal, iron* 355, 356
—, Liquordynamik, *resorption, liquor dynamics* 66–68
Resorptionsstudien, Liquor, Wertigkeit diagnostischer Methoden, *resorption studies, cerebrospinal liquor, value of diagnostic methods* 89
Resorptionszeit, ^{131}J-RISA, Applikation in die Hirnkammern, *resorption time, ^{131}I-RISA, application into the cerebral ventricles* 68
—, unterschiedliche, Hydrozephalus, *resorption time, different, hydrocephalus* 88, 89
Restgewebe, Speicheldrüsen, nach Operation, *residual tissue, salivary glands, after surgery* 108
Restharn, Bestimmung, *residual urine, calculation* 559
restriktives Syndrom, Radiospirometrie, *restrictive syndrome, radiospirometry* 296
— —, Szintigraphie, *restrictive syndrome, scintigraphy* 297
retikuloendotheliales System, Partikel, Phagozytose, *reticuloendothelial system, particles, phagocytosis* 228
Retikulumsarkom, Metastase, Mediastinum, *reticulosarcoma, mediastinal metastasis* 350
retrosternale Struma, Entwicklung, *retrosternal goiter, development* 118
— —, Partikelfixationsstörung, *retrosternal goiter, disorder of particle fixation* 235
Reverse T_3, Radioassay 219
Rezidiv, Häufigkeit, nach Radiojodbehandlung, *recurrence, incidence, after radioiodine treatment* 165
—, Hirntumoren, Verlaufskontrolle, *recurrence, brain tumors, follow up* 20, 21
—, Schilddrüsenüberfunktion, *recurrence, hyperthyroidism* 132, 133
Rhino-Liquorrhoe, Zisternographie, *rhinoliquorrhoea, cisternography* 55, 56, 81–85
RIA-Technik, Grundlagen, *RIA technique, fundamentals* 187
Rippen, Frakturen, Radiospirometrie, *ribs, fractures, radiospirometry* 296
Risiko, Myeloszintigraphie, *risk, myeloscintigraphy* 56
—, postoperatives, Lungenfunktion, *risk, postoperative, pulmonary function* 325
—, Radiojodbehandlung, *risk, radioiodine treatment* 163, 164, 165
Röntgenbestrahlung, Hyperthyreose, *radiotherapy, hyperthyroidism* 164
röntgenologischer Transversaldurchmesser, Herz, normales, Dilatation, *roentgenologic transversal diameter, heart, normal, dilatation* 338
Rückenmark, Strahlenbelastung, Szintigraphie, *spinal cord, radiation exposure, scintigraphy* 56, 57
—, traumatische Plexusschädigung, *spinal cord, traumatic plexus lesion* 72, 74
—, zervikale Myelopathie, *spinal cord, cervical myelopathy* 75
Rückfall, Schilddrüsenüberfunktion, nach ^{125}J-Behandlung, *relapse, hyperthyroidism, after ^{125}I therapy* 171
Ruptur, mediastinale Venen, Szintigramm, *rupture, mediastinal veins, scan* 336

Säugling, Hirntumor, *baby, brain tumor* 19, 20
—, intrakranielle Liquordynamik, *baby, intracranial liquor dynamics* 81
—, Leberprolaps, *baby, liver prolapse* 343

—, Strahlenbelastung, Hirnszintigraphie, *baby, radiation exposure, brain scintigraphy* 5, 6
—, T_3, T_4, Normalwerte, *baby, T_3, T_4, normal values* 158
„Sandwich-Assay", Methodik, *"sandwich-assay", method* 203
Sarkoidose, Perfusionsszintigramm, *sarcoidosis, perfusion scan* 249
Sarkom, Nachweisbarkeit, Hirnszintigramm, *sarcoma, identification, brain scan* 11
Schädel, Basis, Tumoren, Szintigraphie, Ergebnisse, *skull, base, tumors, scintigraphy, results* 14, 34
—, Hirntrauma, Liquorfistel, Ventrikulographie, *skull, brain trauma, liquor fistula, ventriculography* 82
—, —, Szintigraphie, *skull, brain trauma, scintigraphy* 22, 31, 33
—, Tomometrie, *skull, tomometry* 52
Schädelgrube, hintere, Arachnitis spinalis, cisternalis, *cranial fossa, posterior, arachnitis spinalis, cisternalis* 72
—, —, Myeloszintigraphie, *cranial fossa, posterior, myeloscintigraphy* 51, 56
—, —, Tumoren, Nachweisbarkeit, *cranial fossa, posterior tumors, identification* 16–18
—, vordere, mittlere, Meningeome, Nachweisbarkeit, *cranial fossa, anterior, middle, meningeomas, identification* 15
Schädelknochen, Veränderungen, Szintigraphie, *cranial bones, lesions, scintigraphy* 31, 32
Scheitelansicht, Nachweisbarkeit, Hirntumoren, *vertex view, identification, brain tumors* 12
—, normales Hirnszintigramm, *vertex view, normal brain scan* 7, 8
Schema, kompetitive Radioassays, *schema, competitive radioassays* 186
—, Proteinbindungsassay, *schema, protein binding assay* 197
—, Radioenzymassay, *schema, radioenzyme assay* 199
—, Szintigraphie der Nebenschilddrüsen, *schema, scintigraphy of parathyroid glands* 210
Schilddrüse, Aufnahme, modifizierende Faktoren, *thyroid gland, up take, affecting factors* 127, 128
—, Aufnahmemessungen, *thyroid gland, uptake measurements* 125
—, autonome Knoten, Funktionsdiagnostik, *thyroid gland, autonomous nodules, functional diagnosis* 143
—, Basedowsche Krankheit, *thyroid gland, Graves' disease* 132, 143, 144
—, — —, siehe Hyperthyreose, *thyroid gland, Graves's disease, see hyperthyroidism*
—, Blockierung, Perfusionsszintigraphie, *thyroid gland, blockage, perfusion scintigraphy* 231
—, Blutung, Differentialdiagnose, *thyroid gland, haemorrhage, differential diagnosis* 139
—, Clearance-Untersuchungen, *thyroid gland, clearance studies* 126
—, dystopes Gewebe, Mundboden, *thyroid gland, dystopic tissue, floor of the mouth* 108, 109
—, Entwicklung, *thyroid gland, development* 118–120
—, fetale, Strahlenbelastung, *thyroid gland, fetal, radiation exposure* 537
—, Funktionsstörungen, Radionuklide, *thyroid gland, function disorders, radionuclids* 125
—, Funktionsteste, Darstellung, *thyroid gland, function tests, imaging* 117–153
—, —, physiologische Faktoren, *thyroid gland, function tests, physiologic factors* 126
—, Funktionsuntersuchung, Strahlenbelastung, *thyroid gland, functional examination, radiation exposure* 6
—, Gestalt, Korrelation mit klinischen Befunden, *thyroid gland, image, correlation with clinical findings* 139
—, Hypophysenachse, T_3, T_4, *thyroid gland, pituitary axis, T_3, T_4* 128
—, In-vitro-Diagnostik, *thyroid gland, in vitro diagnosis* 155–162
—, In-vivo-Diagnostik, *thyroid gland, in vivo diagnosis* 117–153
—, ^{131}J-Clearance, *thyroid gland, ^{131}I clearance* 129
—, Jodidtransport, In vivo Teste, *thyroid gland, iodide transport, in vivo tests* 127
—, Jodidumsatz, nach Thyreostatika, *thyroid gland, iodide turnover, after antithyroid drugs* 169
—, Jodisation, Index, *thyroid gland, iodide organification, index* 133
—, „kalter" Knoten, *thyroid gland, "cold" nodule* 138, 139, 140, 142
—, kindliche, Strahlenbelastung, *thyroid gland, child, radiation exposure* 537
—, 2-Kompartment-Modell, *thyroid gland, two compartment model* 121
—, 3-Kompartment-Modell, *thyroid gland, three compartment model* 122
—, normale, ^{131}J, Strahlenbelastung, *thyroid gland, normal, ^{131}I, radiation exposure* 345
—, —, Radiojodaufnahme, *thyroid gland, normal, radioiodine uptake* 170
—, optimale Kollimierung, *thyroid gland, optimum collimation* 126, 134
—, Palpation, klinische Wertigkeit, *thyroid gland, palpation, clinical value* 139
—, Pertechnetat-Anionenkonzentration, *thyroid gland, pertechnetate anion concentration* 120
—, Phantom, physikalische Faktoren, *thyroid gland, phantom, physical factors* 125
—, Phantommessungen, *thyroid gland, phantom measurements* 130
—, Physiologie, *thyroid gland, physiology* 118–120
—, —, ^{99m}Tc, *thyroid gland, physiology, ^{99m}Tc* 129
—, Plasmajodidpool, spezifische Aktivität, *thyroid gland, plasma iodide pool, specific activity* 128
—, Radioaktivität, Messung, *thyroid gland, radioactivity, quantitation* 125
—, Strahlendosis, Hyperthyreose, *thyroid gland, radiation dosage, hyperthyroidism* 166, 167
—, ^{99m}Tc-Clearance, *thyroid gland, ^{99m}Tc clearance* 129
—, Thyreotoxikose, Differentialdiagnose, *thyroid gland, thyreotoxicosis, differential diagnosis* 143
—, Tumorsuche, *thyroid gland, tumor seeking* 141
—, Über-, Unterfunktion, Suchmethoden, *thyroid gland, hyper-, hypoparathyroidism, screening tests* 117
—, Zungen-, Unterfunktion, *thyroid gland, lingual, hypothyroidism* 145, 146
Schilddrüsenaufnahme, Berechnung, *thyroid uptake, quantitation* 130
—, Messung, klinische Anwendung, *thyroid uptake, measurement, clinical use* 131
—, Methodik der Messung, *thyroid uptake, procedure, measurement* 130, 131
—, Radiojod, *thyroid uptake, radioiodine* 127
—, —, Unterfunktion, *thyroid uptake, radioiodine, hypothyroidism* 166
—, ^{99m}Tc-Pertechnetat, *thyroid uptake, ^{99m}Tc-pertechnetate* 129

Schilddrüsenfunktion, Beeinflussung durch Arzneistoffe, *thyroid function, affetion by pharmaceuticals* 128
—, In-vitro-Teste, *thyroid function, in vitro tests* 155–174
—, In-vivo-Teste, *thyroid function, in vivo tests* 127–137
—, Nachuntersuchungen, ^{99m}Tc-Aufnahme, *thyroid function, follow up studies, ^{99m}Tc uptake* 129
—, periphere Parameter, *thyroid function, peripheral parameters* 155
—, Radiojodtherapie, *thyroid function, radioiodine therapy* 169, 170
—, Störungen, Hormonmetaboliten, *thyroid function, disturbances, hormone metabolites* 156
—, Suppression, exogenes Schilddrüsenhormon, *thyroid function, suppression, exogenous thyroid hormones* 181
—, Suppressionstest, *thyroid function, suppression test* 132
—, ^{99m}Tc-Aufnahme als Index, *thyroid function, ^{99m}Tc uptake as index* 129
—, Tumortherapie, *thyroid function, tumor therapy* 180, 181
Schilddrüsengewebe, Ausschaltung, Indikationsstellung, *thyroid tissue, ablation, indication* 178
—, ektopisches, *thyroid tissue, ectopic* 145, 146
Schilddrüsengewicht, Dosisberechnung, *thyroid weight, dose calculation* 170
Schilddrüsengröße, Dosimetrie, Radiojodbehandlung, *thyroid size, dosimetry, radioiodine treatment* 169
Schilddrüsenhormone, Ausscheidung im Harn, *thyroid hormones, urinary excretion* 156, 157
—, Bindungskapazität, Serum, *thyroid hormones, binding capacity, serum* 157
—, Entzug, TSH-Werte, *thyroid hormones, withetrawal, TSH values* 181
—, exogenes, Suppression der Schilddrüsenfunktion, *thyroid hormones, exogenous, suppression of thyroid function* 181
—, indirekte Bestimmung, *thyroid hormones, indirect quantitation* 159
—, In-vitro-Diagnostik, *thyroid hormones, in vitro diagnosis* 155–162
—, In-vivo-Diagnostik, *thyroid hormones, in vivo diagnosis* 117–153
—, organisch gebundenes ^{131}J, Umsatz, *thyroid hormones, organically bound ^{131}I, turnover* 170
—, Serum, freie Anteile, *thyroid hormones, serum, free fractions* 155
—, Substitutionstherapie, *thyroid hormones, substitution therapy* 171, 172
—, Suppressionstest, *thyroid hormones, suppression test* 132
—, Urinausscheidung, Normalwerte, *thyroid hormones, urinary excretion, normal values* 155, 156
Schilddrüsenhormonsynthese, Beeinflussung durch Arzneimittel, *thyroid hormone synthesis, affection by pharmaceuticals* 128
Schilddrüseninsuffizienz, Substitutionsbehandlung, *thyroid deficiency, substitution therapy* 171, 172
Schilddrüsenkarzinom, Aktivitätsansammlung, Halbwertzeit, *thyroid cancer, activity accumulation, half life time* 178
—, Alter, *thyroid cancer, age* 140
—, anaplastisches, Radiojodtherapie, *thyroid cancer, anaplastic, radioiodine therapy* 178
—, Behandlungsergebnisse, *thyroid cancer, results of treatment* 182, 183
— durch Bestrahlung ausgelöstes, *thyroid cancer, radiation induced* 140

—, Frühdiagnose, *thyroid cancer, early diagnosis* 118
—, funktionelle Metastasen, *thyroid cancer, functional metastases* 146, 147
—, Ganzkörperszintigramm, *thyroid cancer, whole body scan* 147
—, geographische Verteilung, *thyroid cancer, geographical distribution* 140
—, Geschlecht, *thyroid cancer, sex* 140
—, Häufigkeit, *thyroid cancer, incidence* 140
—, — nach ^{125}J-, ^{131}J-Behandlung, *thyroid cancer, incidence after ^{125}I-, ^{131}I-therapy* 171
—, Histogenese, Histologie, *thyroid cancer, histogenesis, histology* 176
—, initiale Tumortherapie, *thyroid cancer, initial tumor therapy* 180
—, „kalte" Knoten, *thyroid cancer, "cold" nodules* 138, 139, 140, 142
—, Mediastinaltumor, Differentialdiagnose, *thyroid cancer, mediastinal tumor, differential diagnosis* 341
—, Metastasen, *thyroid cancer, metastases* 146, 147, 175, 176
—, Radiojodaufnahme, Bestimmung, *thyroid cancer, metastases, radioiodine uptake, quantitation* 178
—, multinoduläre Struma, *thyroid cancer, multinodular goiter* 142
— nach Radiojodbehandlung, *thyroid cancer after radioiodine treatment* 163, 164
—, okkultes, *thyroid cancer, occult* 176
—, Palliativtherapie, *thyroid cancer, palliative therapy* 182, 183
—, papilläres, Behandlung, *thyroid cancer, papillary, therapy* 175, 176, 177
—, —, Szintigramm, *thyroid cancer, papillary, scintiscan* 142
—, Pathologie, *thyroid cancer, pathology* 175–177
—, PB ^{131}J-rest, *thyroid cancer, PB ^{131}I test* 137
—, Radiojodbehandlung, *thyroid cancer, radioiodine therapy* 175–183
—, Suche nach, Indikationsstellung, *therapy cancer, screening for, indication* 139
—, Szintigramm, *thyroid cancer, scintiscan* 139, 140
—, Therapiedosis, Berechnung, *thyroid cancer, therapeutic dose, calculation* 180
Schilddrüsenresektion, Ausmaß, Indikationsstellung, *thyroidectomy, extent, indication* 177, 178
—, präoperative Untersuchung, *thyroidectomy, preoperative investigation* 136
schilddrüsenstimulierendes Hormon (TSH), RIA, Bestimmung, *thyroid stimulating hormone (TSH), RIA, quantitation* 160, 161
Schilddrüsensuppression, Überfunktion, Pathophysiologie, *thyroid suppression, hyperthyroidism, pathophysiology* 132, 133
Schilddrüsenszintigramm, ektopisches Schilddrüsengewebe, *thyroid scintiscan, ectopic thyroid tissue* 145
—, funktionelle Metastasen, Schilddrüsenkarzinom, *thyroid scintiscan, functional metastases, thyroid cancer* 146
—, Indikationsstellung, *thyroid scintiscan, indication* 137
—, multinoduläre Struma, *thyroid scintiscan, multinodular goiter* 142
—, Radiojodaufnahme, Metastasen, Schilddrüsenkarzinom, *thyroid scintiscan, radioiodine uptake, metastases, thyroid cancer* 179
—, Solitärknoten, *thyroid scintiscan, single nocule* 139

—, Suche nach Schilddrüsenkarzinom, *thyroid scintiscan, screening for thyroid cancer* 139
—, Thyreotoxikose, *thyroid scintiscan, thyreotoxicosis* 143
Schilddrüsenüberfunktion, autonome Knoten, Funktionsdiagnostik, *hyperthyroidism, autonomous nodules, functional diagnosis* 143, 144
—, Dosisberechnung, Radiojodtherapie, *hyperthyroidism, dose calculation, radioiodine therapy* 169, 170
—, Ergebnisse der Behandlung mit ^{125}J, *hyperthyroidism, results of treatment with ^{125}I* 171
—, — der Radiojodbehandlung, *hyperthyroidism, results of treatment* 168, 169
—, ^{131}J-, ^{99m}Tc-Clearance, *hyperthyroidism, ^{131}I, ^{99m}Tc clearance* 129
—, Karbimazolbehandlung, *hyperthyroidism, therapy with carbimacole* 129
—, Komplikationen der Radiojodbehandlung, *hyperthyroidism, complications of radioiodine treatment* 164, 168
—, Komputer-Nachuntersuchungsprogramme, *hyperthyroidism, computer follow-up programs* 172
—, Langzeitkontrolle, *hyperthyroidism, long-term follow-up* 172
—, Radiojodaufnahme, *hyperthyroidism, radioiodine uptake* 127, 131
—, Radiojodbehandlung, *hyperthyroidism, radioiodine treatment* 163–174
—, siehe Hyperthyreose
—, Solitärknoten, Differentialdiagnose, *hyperthyroidism, single nodule, differential diagnosis* 139
—, Suppressionstest, *hyperthyroidism, suppression test* 132
—, ^{99m}Tc-, Pb^{131}J-Aufnahme, Karbimazolbehandlung, *hyperthyroidism, ^{99m}Tc, $Pb^{131}I$ uptake, therapy with carbimacole* 132, 133
—, TSH-Test, *hyperthyroidism, TSH stimulation test* 128
Schilddrüsenunterfunktion, Differentialdiagnose, *hypothyroidism, differential diagnosis* 171, 172
—, ektopisches Schilddrüsengewebe, *hypothyroidism, ectopic thyroid tissue* 145
— nach Radiojodbehandlung, *hypothyroidism after radioiodine therapy* 165, 166, 169, 171
— nach Überfunktionsbehandlung, *hypothyroidism after therapy of hyperthyroidism* 145
—, Radiojodaufnahme, *hypothyroidism, radioiodine uptake* 127, 131
—, Schilddrüsenkarzinom, *hypothyroidism, thyroid cancer* 142
—, Solitärknoten, Differentialdiagnose, *hyperthyroidism, single nodule, differential diagnosis* 139
—, spontane, Diagnose, *hypothyroidism, spontaneous, diagnosis* 171, 172
—, siehe Hypothyreose
—, Struma, Antiasthmatika, Expektorantien, *hypothyroidism, goiter, antiasthmatic and expectorant mixtures* 136
—, —, PB ^{131}J-Test, *hypothyroidism, goiter, PB ^{131}I test* 137
—, Substernalstruma, *hypothyroidism, substernal goiter* 145
—, Substitutionstherapie, *hypothyroidism, substitution therapy* 171, 172
—, TSH-Test, *hypothyroidism, TSH stimulation test* 128
Schilddrüsenveränderungen, degenerative, Differentialdiagnose, *thyroid gland, degenerative changes, differential diagnosis* 139

Schmetterlingsgliom, Nachweisbarkeit, Hirnszintigramm, *butterfly like glioma, identification, brain scintigram* 12
Schnellszintigraphie, Karzinomrisiko, *rapid scintiphotography, carcinoma risk* 141
Schock, Blut-, Plasmavolumen, *shock, blood-, plasma volume* 353, 354
—, Radiohippurankinetik, *shock, radiohippuran kinetics* 564
Schrumpfniere, Angioszintigraphie, *shrinking kidney, angioscintigraphy* 556
—, Clearance, *shrinking kidney, clearance* 646
—, Szintigraphie, *shrinking kidney, scintigraphy* 548, 549
Schwangerschaft, Clearancebestimmung, *pregnancy, clearance, calculation* 644
—, Kontraindikation: Betastrahlung, *pregnancy, contraindication: Beta emission* 125
—, Nierenfunktion, *pregnancy, renal function* 534
—, plazentares Laktogen, *pregnancy, placental lactogen* 219
—, Radiojodbehandlung, *pregnancy, radioiodine therapy* 163
—, Sexualsteroide, *pregnancy, sexual steroids* 217, 218
—, Strahlenbelastung, *pregnancy, radiation exposure* 537
Schweißsekretion, Stimulation, Suppression, *sweat secretion, stimulation, suppression* 102
Segmentbronchus, Verlegung, Mukoviszidose, *segmental bronchus, obstruction, mucoviscidosis* 244
Seitenventrikel, Ausbreitungszeit, Radionuklide, *lateral ventricles, spreading time, radionuclides* 67
—, pathologische Liquorzirkulation, *lateral ventricle, pathologic liquor circulation* 83, 87
—, Turnover, Szintigraphie, *lateral ventricle, tumors, scintigraphy* 16, 87
Sekretion, Maximum, Speicheldrüsen, *secretion, maximal, salivary glands* 100, 101
—, ^{99m}TcO$_4^-$, Speicheldrüsen, *secretion, $^{99m}TcO_4^-$, salivary glands* 104
Sekretionsphase, Speicheldrüsen, normale, *secretion phase, salivary glands, normal* 108
Sekretionsrate, Speicheldrüsen, Unterschiede, *secretion rate, salivary glands, differences* 100
Sektion, okkultes Schilddrüsenkarzinom, *autopsy, occult thyroid cancer* 176
sekundäre Hypothyreose, TRH-Test, *secondary hypothyreosis, TRH test* 161
selektive Strahlentherapie, Hydrozephalus, *selective radiotherapy, hydrocephalus* 88
^{75}Selenium, Aktivität, Thrombozyten, *^{75}Se, activity, thrombocytes* 455
—, Dosis, Strahlenbelastung, *dose, radiation exposure* 6, 210
—, Hirninfarkt, *$^{75}Selenium$, cerebral infarction* 28
—, Nebenschilddrüsen, *$^{75}Selenium$, parathyroid glands* 209
—, Strahlenbelastung, *$^{75}Selenium$, radiation exposure* 349
—, Tumoranreicherung, *$^{75}Selenium$, accumulation, tumor* 345
—, Tumordiagnose, *$^{75}Selenium$, tumor diagnosis* 349
^{75}Se-Methionin, Tumorsuche, Schilddrüse, *^{75}Se-Methionine, tumor seeking, thyroid gland* 141
semiquantitative Bewertung, Lungenszintigramm, *semiquantitative interpretation, lung scan* 236
Sensibilität, Strahlen-, Tumorgewebe, *sensitivity, radiation-, tumor tissue* 180
Sequenzszintigraphie, Arterienverschlüsse, *sequence scintigraphy, arterial occlusions* 10, 29

Sequenzszintigraphie, arterio-venöse Angiome, *sequence scintigraphy, arterio-venous angiomas* 3, 9, 24, 26
—, chronisch-entzündliche Nierenerkrankungen, *sequence scintigraphy, chronic inflammatory renal diseases* 547
—, Großhirntumoren, *sequence scintigraphy, tumors of cerebral hemispheres* 11
—, Hirninfarkt, *sequence scintigraphy, cerebral infarction* 29, 33
—, Indikationsstellung, *sequence scintigraphy, indication* 9, 10, 33
—, Kopfspeicheldrüsen, *sequence scintigraphy, cranial salivary glands* 108
—, Nephrologie, *sequence scintigraphy, nephrology* 509
—, Niere, *sequence scintigraphy, renal* 563
—, —, Technik, *sequence scintigraphy, kidney, technique* 568
—, Nierenkontusion, *sequence scintigraphy, renal contusion* 566
—, normale Liquorzirkulation, *sequence scintigraphy, normal liquor circulation* 60, 61
—, Speicheldrüsen, *sequence scintigraphy, salivary glands* 106, 108
—, Technik, Normalbefunde, *sequence scintigraphy, technique, normal findings* 8–10
—, Urologie, Kindesalter, *sequence scintigraphy, urology, childhood* 537
—, Verschluß, A. carotis, *sequence scintigraphy, occlusion, carotid artery* 29
Serotonin, Radioassay 219
Serum, Eisenbindungskapazität, *serum, iron binding capacity* 386
—, Ferritinkonzentration, *serum, ferritin concentration* 387
—, Hormonspiegel, Bestimmung, *serum, hormone values, investigation* 156, 157
—, ^{131}J-markiertes Insulin, *serum, ^{131}I tagged insulin* 187
—, Kreuzreaktivität, *serum, crossing reactivity* 191, 192
Serumalbumin, ^{131}J, Gammaenzephalographie, *serum albumin, ^{131}I, gamma encephalography* 2
Serum-TSH, Werte nach Schilddrüsenhormonentzug, *serum TSH, values after withdrawal of thyroid hormones* 189
Sexualsteroide, Pathophysiologie, *sexual steroids, pathophysiology* 217
Shunt, arterio-venöser, Partikelfixationsstörung, *shunt, arterio-venous, disorder of particle fixation* 235
—, rechts-links, Lungenszintigramm, *shunt, right to left, lung scan* 234
—, ventrikulo-atrialer, Myeloszintigraphie, *shunt, ventriculo-atrial, myeloscintigraphy* 51, 53, 56
Sialoadenitis, akute, chronische, Szintigraphie, *sialoadenitis, acute, chronic, scintigraphy* 109, 110
Sialoangiektasie, multizentrische, *sialoangiectasia, multicentric* 110
Sialographie, Indikationsstellung, *sialography, indication* 104
—, Sialolithiasis, *sialography, sialolithiasis* 111
Sialolithiasis, Sialographie, Szintigraphie, *sialolithiasis, sialography, scintigraphy* 111
Silikose, Perfusionsszintigramm, *silicosis, perfusion scan* 248
Sinus sagittalis, normales Hirnszintigramm, *sinus sagittalis, normal brain scan* 7, 8
— transversus, Dandy-Walker-Syndrom, *sinus transversus, Dandy-Walker's syndrome* 29

Skelett, normales Knochenmark, *skeleton, normal bone marrow* 377
Skoliose, Brustwirbelsäule, Myeloszintigraphie, *scoliosis, thoracic spine, myeloscintigraphy* 58
—, Perfusion, Ventilation, *skoliosis, perfusion, ventilation* 269
Slope-Clearance-Technik, Methodik, *slope clearance technique, method* 620, 629
Solitärknoten, autonomer, Schilddrüse, Behandlung, *single nodule, autonomous, thyroid gland, therapy* 145
—, —, Schilddrüse, Funktionsdiagnostik, *single nodule, autonomous, thyroid, functional diagnosis* 143
—, Schilddrüse, Differentialdiagnose, *single nodule, thyroid gland, differential diagnosis* 139, 143
Speicheldrüsen, Aktivitätskurven, *salivary glands, activity curves* 108
—, dystopes Gewebe, *salivary glands, dystopic tissue* 108, 109
—, extrathyreoidale Radioaktivität, *salivary glands, extrathyroidal radioactivity* 126
—, Funktion, Beurteilung, *salivary glands, function, evaluation* 104
—, Funktionsdiagnostik, *salivary glands, functional diagnosis* 99–115
—, Jodidraffung, *salivary glands, iodide accumulation* 100
—, normale, typische Kurvensegmente, *salivary glands, normal, typical* 108
—, Perfusionsphase, *salivary glands, perfusion phase* 108
—, Pertechnetat-Anionenkonzentration, *salivary glands, pertechnetate anion concentration* 120
—, Pertechnetatkonzentration, *salivary glands, pertechnetate concentration* 100
—, Restgewebe, nach Operation, *salivary glands, residual tissue, after surgery* 108
—, Sekretionsphase, *salivary glands, secretion phase* 108
—, Sekretionsrate, Unterschiede, *salivary glands, secretion rate, differences* 100
—, Sequenzszintigraphie, *salivary glands, sequence scintigraphy* 108
—, Stenosen, Fisteln, *salivary glands, stenoses, fistulae* 111
—, Stimulationstest, *salivary glands, stimulation test* 108
—, Strahlenschäden, *salivary glands, radiation reactions* 109
—, Szintigraphie, klinische Anwendung, *salivary glands, scintigraphy, clinical use* 108
—, —, Methodik, *salivary glands, scintigraphy, method* 104–108
—, Tumoren, *salivary glands tumors* 112
Speichelsekretionsrate, Jodid, Pertechnetat, *salivary secretion rate, iodide, pertechnetate* 101
Speichermaximum, Speicheldrüsen, *concentration maximum, salivary glands* 100, 101
Spezialkollimation, Kopfspeicheldrüsen, Szintigraphie, *special collimators, cranial salivary glands, scintigraphy* 107
spezifische Aktivität, markierter Ligand, *specific activity, tagged ligand* 193
— —, Mikrosphären, Perfusionsszintigraphie, *specific activity, microspheres, perfusion scintigraphy* 231
— —, Myeloszintigraphie, *specific activity, myeloscintigraphy* 58
— —, Plasmajodidpool, *specific activity, plasma iodide pool* 128
Spezifität, Radioimmunoassay, *specifity, radioimmunoassay* 190

spinale Ausbreitung, Aktivität, Liquordynamik, *spinal spreading, activity, liquor dynamics* 67
— Mißbildungen, Myeloszintigraphie, *spinal malformations, myeloscintigraphy* 79
Spinalkanal, Arachnitis spinalis, Myeloszintigraphie, *spinal canal, arachnitis spinalis, myeloscintigraphy* 72
—, Liquordynamik, Untersuchung, *spinal canal, liquor dynamics, examination* 51, 52, 70, 71
Spirometrie, Lungenembolie, *spirometry, pulmonary embolism* 306
—, MacLeod-Syndrom, *spirometry, MacLeod's syndrome* 303
—, Operabilität, Bronchialkarzinom, *spirometry, operability, bronchial carcinoma* 322
—, präoperative Lungenfunktion, Grenzwerte, *spirometry, preoperative, pulmonary function, limiting values* 325
—, Radiospirometrie, Vergleich, *spirometry, radiospirometry, comparison* 287
Splenektomie, Beurteilung, *splenectomy, evaluation* 382
—, Indikationen, *splenectomy, indications* 463
—, Knochenmarkverteilung, *splenectomy, bone marrow, distribution* 373
—, Recovery, Thrombozyten, *splenectomy, recovery, thrombocytes* 455
Splenomegalie, Recovery, Thrombozyten, *splemomegaly, recovery, thrombocytes* 455
Spongioblastom, Kleinhirn, Szintigramm, *spongioblastoma, cerebellar, scintigram* 18
Spontanblutungen, Hirnszintigraphie, *spontaneous haemorrhage, brain scintigraphy* 22–27
spontane Schilddrüsenunterfunktion, Diagnose, *spontaneous hypothyroidism, diagnosis* 171, 172
Stadieneinteilung, Bronchaikarzinom, *staging, bronchial carcinoma* 319–325
—, —, Radiospirometrie, *staging, bronchial carcinoma, radiospirometry* 266
—, Lungensarkoidose, *staging, pulmonary sarcoidosis* 249
—, Morbus Hodgkin, *staging, Hodgkin's disease* 347, 348
—, Silikose, *staging, silicosis* 248
Stammzellen, Knochenmark, *stem cells, bone marrow* 432, 433
Stammzellenkompartmente, Knochenmark, *stem cell compartments, bone marrow* 431
Standarddosis, Radiojodbehandlung, *standard dose, radioiodine therapy* 170
Standardkurve, Digitalis-Glykoside, Messung, *standard curve, digitalis glycosides, measurement* 201
Standardkurven, Gesamtthyroxin, -Trijodthyronin, *standard curves, total thyroxine, -triodothyronine* 157
—, Hormonbestimmung, Antisera, *standard curves, hormonal quantification, antisera* 197
—, kompetitive Radioassays, *standard curves, competitive radioassays* 186, 189
—, Radioimmunoassay, Angiotensin, Renin, *standard curves, radioimmunoassay, angiotensin, renin* 667
Standardmensch, Knochenmark, *standard man, bone marrow* 429
Standardzählung, Schilddrüsenaufnahmemessung, *standard counting, thyroid uptake measurement* 130
Statistik, Nachweisbarkeit, entzündliche Prozesse, *statistics, identification, inflammatory lesions* 30
—, Hirntumoren, *statistics, identification, brain tumors* 11, 12, 14, 21
—, Szintigraphie, postoperative Verlaufskontrolle, *statistics, scintigraphy, postoperative follow up* 21

—, vaskuläre Hirnerkrankungen, *statistics, vascular cerebral diseases* 23
Staublungenerkrankungen, Perfusionsszintigramm, *pneumonioses, perfusion scan* 248
—, Radiospirometrie, *pneumoconioses, radiospirometry* 296
Stauungsleber, *congested liver* 800
Stenosen, Speicheldrüsen, *stenoses, salivary glands* 111
Sterilität, Sexualsteroide, *sterility, sexual steroids* 217, 218
Steroide, Bestimmung, Derivatanalyse, *steroids, quantification, derivate analysis* 204, 217, 218
—, Bestimmung, ^{3}H-Verbindungen, *steroids, quantitation, ^3H compounds* 193
—, Biosynthese, *steroids, biosynthesis* 216–218
Stigmasterol, Adenom, Nebennieren, *stigmasterol, adenoma, suprarenal gland* 212
Stimulation, Schilddrüsenparenchym, exogene TSH-Anwendung, *stimulation, thyroid parenchyma, exogenous TSH administration* 143
—, Speichelsekretion, *stimulation, salivary secretion* 102, 110, 112
Stimulationstest, Speicheldrüsen, *stimulation test, salivary glands* 108, 110
Stoffwechsel, ^{3}H-Thymidin, Knochenmark, *metabolism, ^3H thymidin, bone marrow* 434
—, ^{131}J-Verbindungen, *metabolism, ^{131}I-compounds* 117–128
—, Jod, *metabolism, iodine* 118–120
Stop-Syndrom, Myeloszintigraphie, *stop syndrome, myeloscintigraphy* 72, 77, 85
Strahlenbehandlung, Parenchymausfall der Parotis, *radiotherapy, parenchymal defect of parotid gland* 109
Strahlenbelastung, Clearanceuntersuchungen, *radiation exposure, clearance examinations* 650
—, ^{131}J-Cholesterin, *radiation exposure, ^{131}I-cholesterol* 213
—, ^{131}J, jugendliche Schilddrüse, *radiation exposure, ^{131}I, juvenil thyroid gland* 138, 140
—, —, Struma endothoracica, *radiation exposure, ^{131}I, intrathoracic goiter* 245
—, Lymphoszintigraphie, *radiation exposure, lymphoscintigraphy* 488
—, Myeloszintigraphie, *radiation exposure, myeloscintigraphy* 53, 56, 67
—, Niereninsuffizienz, *radiation exposure, renal insufficiency* 537
—, Perfusionsszintigraphie, *radiation exposure, perfusion scintigraphy* 250, 254
—, radioaktive Verbindungen, *radiation exposure, radioactive compounds* 2, 6, 56
—, Radioisotopennephrogramm, *radiation exposure, nephrogramm with radioisotopes* 536–538
—, Radiojodbehandlung, *radiation exposure, radioiodine treatment* 164, 165
—, Radiospirometrie, *radiation exposure, radiospirometry* 271
—, Schilddrüse, Speicheldrüsenszintigramme, *radiation exposure, thyroid, salivary gland scans* 103
—, ^{75}Se, *radiation exposure, ^{75}Se* 349
Strahlendosis, Radiojodtherapie, *radiation dose, radioiodine therapy* 164, 165, 182, 183
—, extrathyroidale, Hyperthyreose, *radiation dose, extrathyroidal, hyperthyroidism* 169
—, Schilddrüse, Hyperthyreose, *radiation dose, thyroidal, hyperthyroidism* 166, 167, 169

Strahlendosis, Schilddrüse, Radionuklide, *radiation dose, thyroid gland, radionuclides* 125
Strahlenreaktionen, Kinder, Schilddrüsenkrebs, *radiation reactions, children, thyroid cancer* 140
Strahlenschäden, Schilddrüse, *radiation damage, thyroid gland* 164, 165
—, Speicheldrüsen, *radiation damage, salivary glands* 109
Strahlensensibilität, Tumorgewebe, Therapiedosis, *radiation sensibility, tumor tissue, therapeutic dose* 180
Strahlentherapie, Bronchialkarzinom, Perfusionsszintigramm, *radiotherapy, bronchial carcinoma, perfusion scan* 246
—, Hydrozephalus, *radiotherapy, hydrocephalus* 88
—, Lymphoszintigraphie, *radiotherapy, lymphoscintigraphy* 497
—, Morbus Hodgkin, Perfusionsszintigraphie, *radiotherapy, Hodgkin's disease, perfusion scintigraphy* 310
Strategie, Dosimetrie, Radiojodbehandlung, *strategy, dosimetry, radioiodine treatment* 169
Struma, Dehalogenase-Defizit, *goiter, dehalogenase deficiency* 137
—, Differentialdiagnose, Pertechnetat-Test, *goiter, differential diagnosis, pertechnetate test* 135, 136
—, intrathorakale, Differentialdiagnose, *goiter, intrathoracic, differential diagnosis* 341
— maligna, ^{67}Ga, Anreicherung, *malignant goiter, ^{67}Ga, accumulation* 345
— —, Metastasen, Differentialdiagnose, *malignant goiter, metastases, differential diagnosis* 345
—, medikamentenbedingte, *goiter, drug induced* 135
—, multinoduläre, Szintigramm, *goiter, multinodular, scintiscan* 141, 142
—, retrosternale, Partikelfixationsstörung, *goiter, retrosternal, disorder of particle fixation* 235
—, substernale, Diagnose, *goiter, substernal, diagnosis* 145, 146
—, Thyreotoxikose, *goiter, thyreotoxicosis* 143–145
—, toxisch noduläre, Radiojodbehandlung, *goiter, toxic nodular, radioiodine treatment* 169
—, uninoduläre, Szintigramm, *goiter, uninodular, scintiscan* 139
—, Unterfunktion, Antiasthmatika, Expektorantien, *goiter, hypothyroidism, antiasthmatic and expectorant mixtures* 136
—, zystische, Differentialdiagnose, *goiter, cystic, differential diagnosis* 139
Subarachnoidalblutung, Hirnszintigraphie, *subarachnoidal haemorrhage, brain scintigraphy* 23
—, Hydrozephalus, *subarachnoidal haemorrhage, hydrocephalus* 88, 91
—, Sequenzszintigramm, *subarachnoidal haemorrhage, sequence scintigraphy* 9, 83
Subarachnoidalraum, Einengung, Bandscheibenhernie, *subarachnoidal space, stenosis, intervertebral disc hernia* 75–79
subdurales Empyem, Szintigramm, *subdural empyema, scan* 30
— Hämatom, Aktivitätsansammlung, *subdural haematoma, concentration of radioactivity* 4
— —, Szintigraphie, *subdural haematoma, scintigraphy* 22
Subkompartmente, Stammzellen, Knochenmark, *subcompartments, stem cells, bone marrow* 431
Sublingualdrüsen, Jodidkonzentration, *sublingual glands, iodid concentration* 99
—, Szintigram, *sublingual glands, scan* 105

Submandibulardrüsen, Szintigraphie, *submandibular glands, scintigraphy* 104
Submaxillardrüsen, Jodidkonzentration, *submaxillary glands, iodide concentration* 99
subokzipitale Anwendung, Radioaktivität, Ausbreitungszeit, *suboccipital application, radioactivity, spreading time* 68
— Infektion, Zisternographie, Liquorfistel, *suboccipital injection, cisternography, liquor fistula* 77
— Punktion, Myeloszintigraphie, *suboccipital puncture, myeloscintigraphy* 58, 60, 64, 67, 70, 81
Substernalstruma, Diagnose, *substernal goiter, diagnosis* 145, 146
Substitutionstherapie, Hypothyreose, TRH-Belastung, *substitution therapy, hypothyreosis, TRH test* 161
—, Schilddrüseninsuffizienz, *substitution therapy, thyroid deficiency* 171
Substratkonzentration, Reaktionsgeschwindigkeit, Radioenzymassay, *substrate concentration, reaction speed, radioenzyme assay* 199
Subtraktion, Adenom, Nebenschilddrüsen, *subtraction, adenoma, parathyroid glands* 209, 210, 211
Suchmethoden, Hypo-, Hyperthyreoidismus, *screening tests, hypo-, hyperthyroidism* 117
—, Schilddrüsenkarzinom, *screening tests, thyroid cancer* 139
Suppressibilität, Schilddrüse, Pathophysiologie, *suppressibility, thyroid, pathophysiology* 132, 133
Suppression, Schilddrüsenfunktion, exogene Hormone, *suppression, thyroid function, exogenous hormones* 181
—, Speichelsekretion, *suppression, salivary secretion* 102
Suppressionstest, „heißer" Knoten der Schilddrüse, *suppression test, "hot" nodule of thyroid* 143
—, Thyreostatika, *suppression test, antithyroid drugs* 132, 133
Syndrom, Conn, Pathophysiologie, *syndrome of Conn, pathophysiology* 217
—, Cushing, Plasmakortisol, *syndrome of Cushing, plasma cortisole* 217
—, Dandy-Walker, *syndrome of Dandy-Walker* 19
—, Hypersplenie-, Thrombozytenkinetik, *syndrome, hypersplenic, kinetics of thrombocytes* 463
—, Jodisationsstörung, Differentialdiagnose, *syndrome, defects of iodide organification, differential diagnosis* 135
—, Liquorstop-, *syndrome, liquor stop-* 72, 77, 85
—, MacLeod, *syndrome of MacLeod* 303
—, oberes Mediastinal-, substernale Struma, *syndrome, superior mediastinal, substernal goiter* 145, 146
—, obstruktives, Radiospirometrie, *syndrome, obstructive, radiospirometry* 295, 297
—, Osteosklerose, *syndrome, osteosclerosis* 376
—, Pendred, Differentialdiagnose, *syndrome of Pendred, differential diagnosis* 135
—, Pendred-, Schilddrüsenaufnahme, *syndrome of Pendred, thyroid uptake* 131
—, restriktives, Radiospirometrie, *syndrome, restrictive, radiospirometry* 296
Systemerkrankung, Leberveränderungen, *system disease, pathological liver changes* 827
Systemerkrankungen, Lymphoszintigraphie, *systemic diseases, lymphoscintigraphy* 496, 501
Szintigramm, Adenom, Nebenschilddrüsen, *scintiscan, adenoma, parathyroid glands* 209–213
—, Aneurysma, Aorta ascendens, *scintiscan, aneurysm, ascending aorta* 337
—, Ganzkörper, *scintiscan, whole body* 709

Sachverzeichnis

—, Ganzkörper-, nach ^{131}J-Therapie, scintiscan, whole body-, after ^{131}I therapy 346
—, „heißer" Knoten, Schilddrüse, scintiscan, "hot" thyroid nodule 143, 144
—, Herz, große Gefäße, scintiscan, heart, great vessels 338
—, Hyperplasie, Nebenschilddrüsen, scintiscan, hyperplasia, parathyroid glands 212
—, Kardiovaskuläre Veränderungen, scintiscan, cardiovascular lesions 336
—, Leber, Auswertung, scintiscan, liver, evaluation 778–785
—, Magen, gastric scintiscan 745, 746
—, Mediastinalabszeß, scintiscan, mediastinal abscess 336
—, Mediastinaltumor, scintiscan, mediastinal tumor 341, 344, 346, 348, 350
—, Metastasen, Mediastinum, scintiscan, metastases, mediastinal 346, 347, 348, 350
—, —, Schilddrüsenkarzinom, Radiojodaufnahme, Bestimmung, scintiscan, metastases, thyroid cancer, radioiodine uptake, quantitation 178, 179
—, Nebenschilddrüsen, scintiscan, parathyroid glands 209–213
—, obere Hohlvene, scintiscan, superior vena cava 338, 339
—, Perikardergüsse, -zysten, scintiscan, pericardial effusions, -cysts 339, 340, 342
—, Skelett, Interpretation, scintiscan, skeleton, interpretation 731
—, Struma endothoracica, substernalis, scintiscan, struma endothoracica, substernalis 341
—, Substernalstruma, scintiscan, substernal goiter 145, 146
—, V. subclavia, scintiscan, subclavian vein 339
—, Zungenschilddrüse, scintiscan, lingual thyroid 146
—, Zwerchfellhernie, scintiscan, pericardial hernia 340, 341, 343
Szintigraphie, Aerosol-, Indikationsstellung, scintigraphy, aerosol-, indication 243
—, akute, chronische Sialadenitis, scintigraphy, acute, chronic, sialadenitis 109, 110
—, Bronchialkarzinom, scintigraphy, bronchial carcinoma 314–328
—, —, Stadieneinteilung, scintigraphy, bronchial carcinoma, staging 319
—, degenerative Prozesse, scintiscaphy, degenerative processes 719
—, Detektoren, scintigraphy, detectors 126, 130, 131, 134, 210, 213
—, Einteilung, Bronchialkarzinom, scintigraphy, classification, bronchial carcinoma 320
—, —, Lungenerkrankungen, scintigraphy, classification, pulmonary diseases 243
—, entzündliche Hirnerkrankungen, scintigraphy, inflammatory cerebral diseases 30, 31, 32
—, Funktions-, Nierenkontusion, scintigraphy, functional, renal contusion 567
—, Funktionsstörungen, Nebennierenrinde, scintigraphy, functional disorders, suprarenal cortex 214
—, Gelenke, scintiscan, joints 735
—, Gelenkweichteile, scintiscan, soft part of joints 736
—, Geschichtlicher Rückblick, scintiscan, historical review 746
—, Herzdurchmesser, normaler, Dilatation, scintiscan, cardiac diameter, normal, dilatation 338
—, Hufeisenniere, scintigraphy, horsehoe kidney 541, 542

—, Inhalations-, scintigraphy inhalation 223–264
—, —, mit Partikeln, scintigraphy, inhalation-, with particles 223–264
—, Insulom, scintigraphy, insuloma 215
—, „kalter" Knoten, Schilddrüse, scintigraphy, "cold" nodule, thyroid gland 140
—, Knochen, scintiscan, bone 700
—, — und Gelenke, scintiscan, bones and joints 699
—, Knochenmark, scintigraphy, bone marrow 437, 438
—, Knochennekrose, scintiscan, osteonecrosis 720
—, Knochentumor, scintiscan, bone tumor 715
—, Kolloid-, Lymphknoten, Mediastinum, scintigraphy, colloid-, mediastinal lymph nodes 349
—, Kopfspeicheldrüse, scintigraphy, cranial salivary glands 105, 106
—, Liquorfistel, scintigraphy, liquor fistula 82
—, Lungenembolie, scintigraphy, pulmonary embolism 305
—, malignes, Glukagonom, scintigraphy, malignant glucagonoma 216
—, Mediastinaltumor, Differentialdiagnose, scintigraphy, mediastinal tumor, differential diagnosis 341
—, Mediastinum, $^{99m}TcO_4$, ^{75}Se, ^{67}Ga, scintigraphy, mediastinal, $^{99m}TcO_4$, ^{75}Se, ^{67}Ga 348, 349
—, Metastasen, scintiscan, metastasis 710
—, Morbus Sjögren, scintigraphy, Sjögren's disease 110
—, Nebennieren, scintigraphy, suprarenal glands 212–214
—, Nebenschilddrüsen, scintigraphie, parathyroid glands 209–212
Szintigraphie, Nephrologie, scintigraphy, nephrology 509
—, Niere, scintigraphy, kidney 538–559
—, Nierentransplantation, scintigraphy, renal transplantation 549, 550, 551
—, obstruktives Syndrom, scintigraphy, obstructive syndrome 297
—, Operabilität, Bronchialkarzinom, scintigraphy, operability, bronchial carcinoma 320
—, Osteomyelitis, scintiscan, osteomyelitis 716
—, kapilläres Schilddrüsenkarzinom, scintigraphy, kapillary thyroid cancer 142
—, Parenchyminfiltration, Bronchialkarzinom, scintigraphy, parenchymal infiltration, bronchial carcinoma 320
—, Perfusion, scintigraphy, perfusion 223–264
—, Perfusions-, mit Partikeln, scintigraphy, perfusion-, with particles 223–264
—, Pharmako-, Lungenkreislauf, scintigraphy, pharmaco-, pulmonary circulation 232
—, restriktives Syndrom, scintigraphy, restrictive syndrome 297
—, Retikulumsarkom, Metastasen, scintigraphy, reticulosarcoma, metastases 350
—, Schädelknochen, scintigraphy, cranial bones 31, 32
—, Schilddrüse, Indikationsstellungen, scintigraphy, thyroid gland, indications 137–147
—, Sialoangiektasie, scintigraphy, sialoangiectasia 110
—, siehe Hirnszintigraphie, scintigraphy, see brain scintigraphy
—, siehe Lymphoszintigraphie, scintigraphy, see lymphoscintigraphy
—, siehe Myeloszintigraphie, scintigraphy, see myeloscintigraphy
—, siehe Nierenszintigraphie, scintigraphy, see renal scintigraphy
—, Skelett, Indikationsstellung, scintiscan, skeleton, indication 734
—, —, Resultate, scintiscan, skeleton, results 729

Szintigraphie, Skelett, Technik, *scintiscan, skeleton, technics* 707
—, Speicheldrüsen, dystopes Gewebe, *scintigraphy, salivary glands, dystopic tissue* 108, 109
—, —, klinische Anwendung, *scintigraphy, salivary glands, clinical use* 108
—, —, Methodik, *scintigraphy, salivary glands* 104–108
—, —, Strahlenschäden, *scintigraphy, salivary glands, radiation reactions* 109
—, Speicheldrüsenentzündung, *scintigraphy, inflammation of salivary glands* 110
—, Stadieneinteilung, Bronchialkarzinom, *scintigraphy, staging, bronchial carcinoma* 320
—, Struma, multinoduläre, uninoduläre, *scintigraphy, goiter, multinodular, uninodular* 141, 142, 143
—, Thrombose, *scintigraphy, thrombosis* 471, 474
—, Tumoren, Großhirnhemisphären, *scintigraphy, tumors, cerebral hemispheres* 11–14
—, —, Schädelbasis, Ergebnisse, *scintigraphy, tumors, base of skull, results* 14–18
—, Urologie, Kindesalter, *scintigraphy, urology, childhood* 537
—, Ventilations-, *scintigraphy, ventilation* 223–264
szintigraphische Einteilung, Tumorausbildung, *scintigraphic classification, tumor invasion* 319–323
— Geräte, Geschichte, *scintigraphic equipments, history* 2
— —, Myeloszintigraphie, *scintigraphic equipments, myeloscintigraphy* 55
— Kriterien, Mediastinalbefall, Bronchialkarzinom, *scintigraphic criteria, mediastinal infiltration, bronchial carcinoma* 321
— Stadieneinteilung, Bronchialkarzinom, *scintigraphic staging, bronchial carcinoma* 320, 321
— Technik, Auflösungsvermögen, *scintigraphic technique, resolving power* 11
Szintillationskamera, Aerosol-Szintigramm, *scintillation camera, aerosol scan* 237
—, Aktivitätsansammlung, Metastasen, Schilddrüsenkarzinom, *scintillation camera, radioiodine accumulation, metastases, thyroid cancer* 179
—, Anger, Geschichte, *scintillation camera of Anger, history* 2
—, —, Komputer, *scintillation camera, Anger, computer* 562
—, —, Sequenzszintigraphie, *scintillation camera of Anger, sequence scintigraphy* 8
—, Kompartmentanalyse, Nephrogramm, *scintillation camera, compartment analysis, nephrogram* 570
—, Komputer, Nierendiagnostik, *scintillation camera, computer, renal diseases, diagnosis* 562
—, Lungenszintigramm, *scintillation camera, lung scan* 233
—, Myeloszintigraphie, *scintillation camera, myeloscintigraphy* 51, 52
—, Nierenfunktionsdiagnostik, *skintillation camera, renal functional diagnosis* 540, 562, 564, 566
—, quantitative Auswertung, Lungenszintigramm, *scintillation camera, quantitative evaluation, lung scan* 249
—, Schilddrüsenaufnahme, Messung, *scintillation camera, thyroid uptake measurement* 131
—, siehe Gammakamera, *scintillation camera, see gamma camera*
—, Speicheldrüsenszintigraphie, *scintillation camera, salivary gland scintigraphy* 104
—, Szintigraphie, Nebenschilddrüsen, *scintillation camera, scintigraphy, parathyroid glands* 210

Szintillationszähler ^{131}J, Gammastrahlung, *scintillation counter ^{131}I, gamma radiation* 1
Szintiphotogramm, normale Liquorzirkulation, *scintiphotogram, normal liquor circulation* 60, 61
—, siehe Szintigramm, Szintigraphie, *scintiphotogram, see scintiscan, scintigraphy*

T_3, ^{131}J-Aufnahme, Suppressionstest, T_3, ^{131}I *uptake, suppressibility* 132
T_3-RIA, Gesamttrijodthyronin, T_3-*RIA, total triiodothyronine* 157
T_3-Suppressionstest, Differentialdiagnose, „heißer" Knoten, T_3 *suppression test, differential diagnosis, "hot" nodule* 143
T_3, T_4, freies, Bestimmung, T_3, T_4, *free, investigation* 155
—, —, Gravidität, T_3, T_4, *pregnancy* 156
—, —, In-vitro-Diagnostik, T_3, T_4, *in vitro diagnosis* 155
—, —, Normalwerte, T_3, T_4, *normal values* 158
T_3-, T_4-Behandlung, autonome Schilddrüsenknoten, T_3, T_4 *therapy, autonomous thyroid nodules* 144, 145
T_4, freies, gebundenes, Trennung, T_4, *free, bound, separation* 158
T_4-RIA, Gesamtthyroxin, T_4-*RIA, total thyroxine* 157
T_7-Test, freies Thyroxin im Serum, T_7 *test, free thyroxine, serum* 159
Takayasu-Arteriitis, Perfusionsszintigraphie, *Takayasu's arteritis, perfusion scintigraphy* 241
^{99m}Tc, Aufnahme, Hämatom, ^{99m}Tc, *uptake, haematoma* 339
—, —, Index der Schilddrüsenfunktion, ^{99m}Tc, *uptake as index of thyroid function* 129
—, Clearance, Schilddrüse, Messung, ^{99m}Tc, *clearance, thyroidal, measurement* 129
—, Darstellung, Hashimoto-Struma, ^{99m}Tc, *imaging, Hashimoto's disease* 142
—, —, substernale Struma, ^{99m}Tc, *imaging, substernal goiter* 145
—, Differentialdiagnose, Solitärknoten, ^{99m}Tc, *differential diagnosis, single thyroid nodule* 139
—, Emissions-, Transmissionsszintigraphie, ^{99m}Tc, *emission-, transmission scintigraphy* 339
—, kalter Knoten, Schilddrüsenkarzinom, ^{99m}Tc, *cold nodule, thyroid cancer* 142
—, Lymphoszintigraphie, ^{99m}Tc, *lymphoscintigraphy* 488
—, Magendarmtrakt, kritisches Organ, ^{99m}Tc, *digestive tract, critical organ* 210
—, Nachteile, ^{99m}Tc, *disadvantages* 138
—, Nierenszintigraphie, ^{99m}Tc, *renal scintigraphy* 539
—, Perfusionsszintigraphie, Niere, ^{99m}Tc, *perfusion scintigraphy, renal* 569
—, physikalische Eigenschaften, ^{99m}Tc, *physical properties* 103, 125, 127
—, Schilddrüsendarstellung, ^{99m}Tc, *thyroid imaging* 138
—, Schilddrüsenphysiologie, ^{99m}Tc, *thyroid physiology* 129
—, Szintigraphie, Speicheldrüsen, ^{99m}Tc, *scintigraphy, salivary glands* 104–108
^{99m}Tc-Albumin, kardiovaskuläre Veränderungen, ^{99m}Tc *albumin, cardiovascular lesions* 336
—, Ventilationsszintigraphie, ^{99m}Tc-*albumin, ventilation scintigraphy* 230
^{99m}Tc-Albumin-Makroaggregate, Lungenszintigraphie, ^{99m}Tc *albumin macroaggregates, lung scintigraphy* 228
—, Nebenwirkungen, ^{99m}Tc *albumin macroaggregates, side effects* 252

^{99m}Tc-Albumin-Mikrosphären, Lungenszintigraphie, *^{99m}Tc albumin microspheres, lung scintigraphy* 229
—, Strahlenbelastung, *^{99m}Tc albumin microspheres, radiation exposure* 253
^{99m}Tc-Aufnahme, Suppressionstest, *^{99m}Tc uptake, suppression test* 132, 133
^{99m}Tc-Diphosphonat, Hirninfarkt, *^{99m}Tc-diphosphonate, cerebral infarction* 28
^{99m}Tc-Eisenhydroxyd-Partikel, Lungenszintigraphie, *^{99m}Tc iron hydroxide particles, lung scintigraphy* 229
^{99m}Tc-markierte Erythrozyten, Verdünnungsanalyse, *^{99m}Tc-tagged erythrocytes, dilution analysis* 353
^{99m}Tc-Mikrosphären, Nephrologie, *^{99m}Tc microspheres, nephrology* 509
—, Nierenangioszintigraphie, *^{99m}Tc microspheres, renal angioscintigraphy* 539
^{99m}TcO$_4$, Emissions-, Transmissionsszintigramm, Perikardzyste, *^{99m}TcO$_4$, emission-, transmission scan, pericardial cyst* 342
—, Nebenschilddrüsenadenom, *^{99m}Tc-O$_4$, adenoma of parathyroid gland* 210
—, Szintigraphie, Differentialdiagnose, Mediastinaltumoren, *^{99m}Tc-O$_4$, scintigraphy, differential diagnosis, mediastinal tumors* 341
—, —, Nierentransplantation, *^{99m}TcO$_4$, scintigraphy, renal transplantation* 549
—, Tumordiagnostik, Mediastinum, *^{99m}TcO$_4$, tumor diagnosis, mediastinum* 347
^{99m}TcO$_4$-Bolus, Durchfluß, Herz, Lunge, *^{99m}TcO$_4$-bolus, cardiac, pulmonary passage* 338
^{99m}Tc-Pertechnetat, Ganzkörperdosis, *^{99m}Tc-pertechnetate, whole body dose* 210
—, Leberprolaps, *^{99m}Tc pertechnetate, liver prolapse* 343
—, obere Hohlvene, V. subclavia, Szintigramm, *^{99m}Tc-pertechnetate, superior v. cava, subclavian veine, scan* 339
—, Schilddrüsenaufnahme, *^{99m}Tc-pertechnetate, thyroid uptake* 129
—, Speicheldrüsenuntersuchung, Methodik, *^{99m}Tc pertechnetate, examination of salivary glands, method* 103–108
—, Strahlenbelastung, *^{99m}Tc pertechnetate, radiation exposure* 2, 6
^{99m}Tc-Szintigramm, autonomer Schilddrüsenknoten, *^{99m}Tc scintiscan, autonomous thyroid nodule* 144
—, funktionelle Metastasen, Schilddrüsenkarzinom, *^{99m}Tc scintiscan, functional metastases, thyroid carcinoma* 146
—, Strahlenbelastung, *^{99m}Tc scan, radiation exposure* 345
^{99m}Tc-S-Kolloid, Leber, Lunge, Szintigramm, *^{99m}Tc-S-colloid, liver, lung, scan* 337
—, 99mTc-Sulfid, Ventilationsszintigraphie, *^{99m}Tc sulphide, ventilation scintigraphy* 230
^{99m}Tc-Verbindungen, Nierenfunktionsdiagnostik, *^{99m}Tc compounds, renal functional diagnosis* 626
^{99m}Technetium, Komplikationen, *^{99m}technetium, complications* 63, 64
—, Myeloszintigraphie, *^{99m}technetium, myeloscintigraphy* 53
—, Strahlenbelastung, *^{99m}technetium, radiation exposure* 57
Technetium-Verbindungen, Stoffwechsel, *technetium compounds, metabolism* 4, 5
Technik, Gesamtthyroxin, -Trijodthyronin, Bestimmung, *technique, total thyroxine, -triiodothyronine, investigation* 157
—, Hirnszintigramm, *technique, brain scan* 6–10
—, immunradiometrischer Assay, *technique, immunoradiometric assay* 200, 202
—, Inhalationsszintigraphie, *technique, inhalation scintigraphy* 231
—, Lymphoszintigraphie, *technique, lymphoscintigraphy* 489
—, mediastinale Radiophlebographie, *technique, mediastinal radiophlebography* 336
—, Metastasen, Schilddrüsenkarzinom, Bestimmung der Radiojodaufnahme, *technique, metastases, thyroid cancer, quantitation of radioiodine uptake* 178, 179
—, Myelographie, Myeloszintigraphie, Kombination, *technique, myelography, myeloscintigraphy, combination* 68, 69
—, Myeloszintigraphie, *technique, myeloscintigraphy* 57
—, Nierenszintigraphie, *technique, renal scintigraphy* 539
—, Perfusionsszintigraphie, *technique, perfusion scintigraphy* 231
—, Radiofibrinogen-Aufnahmetest, *technique, radiofibrinogen uptake test* 472
—, Radioimmunoassay, *technique, radioimmunoassay* 187
—, Radiokardiographie, *technique, radiocardiography* 336
—, Radiospirometrie, *technique, radiospirometry* 274
—, RIA, Grundlagen, *technique, RIA, fundamentals* 187
—, Schilddrüsenfunktionsteste, *technique, thyroid function tests* 126
—, Sequenzszintigraphie, *technique, sequence scintigraphy* 8–10
—, —, Niere, *technique, sequence scintigraphy of kidney* 568
—, Speicheldrüsenuntersuchung, *technique, examination of salivary glands* 103–108
—, Steroidbestimmung, *technique, steroid quantification* 203
—, Ventrikulographie, *technique, ventriculography* 62
—, Zisternographie, *technique, cisternography* 59
Testosteron, Radioimmunoassay 218
Tetrajodthyronin, Stoffwechsel, *tetraiodothyronine, metabolism* 119, 120
Thalamus, Tumor, Szintigramm, *thalamus, tumor, scintigram* 16
Thalassaemia major, Knochenmark, *Thalassaemia major, bone marrow* 375
Therapie, autonome Schilddrüsenknoten, *therapy, autonomous thyroid nodules* 144, 145
—, Kontrolle, Perfusionsszintigramm, *therapy, control, perfusion scan* 243
—, ^{32}P, *therapy, ^{32}P* 395
—, Schilddrüsenkarzinom, Strategie, *therapy, thyroid cancer, strategy* 177
Therapiedosis, Radiojod, Bestimmung, *therapeutic dose, radioiodine, prescription* 128
—, Schilddrüsenkarzinom, Berechnung, *therapy dose, thyroid cancer, calculation* 180
Thermographie, Knotenstruma, Karzinomrisiko, *thermography, nodular goiter, cancer risk* 141
Thiourazil, Pathophysiologie, *thiouracil, pathophysiology* 119
Thiozyanat, Behandlung, Jodisation, *thiocyanate, therapy, iodide organification* 133
Thorakalregion, Ausbreitungszeit, Radioaktivität, *thoracic region, spreading time, radioactivity* 67, 68
thorakaler Wirbelkanal, Morbus Recklinghausen, *thoracic spinal canal, Recklinghausen's disease* 71
Thorakoplastik, Differentialdiagnose, *thoracoplasty, differential diagnosis* 307

Thorakoplastik, Radiospirometrie, *thoracoplasty, radiospirometry* 296
Thorax, Lungenvolumen, Pleuradruck, Compliance, *chest, pulmonary volume, intrapleural pressure, compliance* 268
—, Mediastinalszintigraphie, ^{75}Se, *chest, mediastinal scintigraphy, ^{75}Se* 349
—, Operationen, Lungenfunktion, *chest, operations, pulmonary function* 325
—, Strahlenbelastung, Schilddrüsenkrebs, *chest, radiation exposure, thyroid cancer* 140
—, Trauma, Perfusion, Ventilation, *chest, trauma, perfusion, ventilation* 296
—, —, Radiospirometrie, *chest, trauma, radiospirometry* 293
—, ^{133}Xe-Auswaschkurven, *chest, ^{133}Xe washout curves* 291
Thrombose, Fibrinogen-Aufnahmetest, *thrombosis, fibrinogen uptake test* 472
—, Nachweis, Radiopharmaka, *thrombosis, identification, radiopharmaca* 471–483
—, Perfusionsstörungen, *thrombosis, perfusion disorders* 235
—, Radiofibrinolytika, *thrombosis, radiofibrinolytic drugs* 474
—, Radionuklid-Venographie, *thrombosis, radionuclide phlebography* 471, 476
Thromboszintigraphie, klinische Anwendung, *thromboszintigraphy, clinical use* 471
—, Radiofibrinogen, *thromboscintigraphy, radiofibrinogen* 474
thrombozytäres System, Megakaryozyten, *thrombocytic system, megacaryocytes* 450
— —, Methodik, *thrombocytic system, methods* 450
— —, Physiologie, Pathophysiologie, *thrombocytic system, physiology, pathophysiology* 449
— —, Thrombozyten, *thrombocytic system, thrombocytes* 450, 451
— —, Thrombozytenkinetik, *thrombocytic system, kinetics of thrombocytes* 453, 454
— —, Thrombozytemproduktion, *thrombocytic system, production of thrombocytes* 457, 458
— —, Thrombozytenumsatz, *thrombocytic system, turnover of thrombocytes* 456
Thrombozyten, Abbau, *thrombocytes, decomposition* 456, 457
—, Aktivität, *thrombocytes, activity* 455
—, Bluttransfusion, *thrombocytes, blood transfusion* 459
—, Kinetik, *thrombocytes, kinetics* 453, 454
—, —, Splenektomie, *thrombocytes, kinetics, splenectomy* 463
—, Konzentrat, *thrombocytes, concentration* 451
—, Produktion, erniedrigte, erhöhte, *thrombocytes, production, low, raised* 457, 458
—, Normalwerte, *thrombocytes, normal values* 453, 454
—, Markierung, *thrombocytes, labelling* 451, 453
—, Lebensdauer, *thrombocytes, life time* 453, 454
—, Recovery, Definition, *thrombocytes, recovery, definition* 453
—, Umsatz, *thrombocytes, turnover* 453, 456
—, Untersuchungstechnik, *thrombocytes, examination technique* 450, 451
—, vor, nach Splenektomie, *thrombocytes, before, after splenectomy* 455
—, Werlhofsche Krankheit, *thrombocytes, Werlhof's disease* 458

Thrombozytopenie, Ursachen, *thrombocytopenia, causes* 458, 460
Thrombozytose, reaktive, Ursachen, *thrombocytosis, reactive, causes* 462
Thymozyten, Lymphopoese, *thymocytes, lymphopoesis* 425
Thyreoglobulin, Antikörper, Hashimoto-Struma, *thyroglobulin, antibody test, Hashimoto's disease* 142
—, Jodid-Einbau, Störungen, *thyroglobulin, iodide organification, disorders* 133
thyreoidaler Jodtransport, mathematische Modelle, *thyroidal iodine transport, mathematical models* 120–123
Thyreoidektomie, chirurgische, Unterfuktion, *thyroidectomy, surgical, hypothyroidism* 166
—, Hals-Thoraxszintigramm, Metastasen, *thyroidectomy, neck, thorax scan, metastases* 147, 177
—, partielle, Plummersche Krankheit, *thyroidectomy, partial, Plummer's disease* 145
—, radiologische, Unterfunktion, *thyroidectomy, radiologic, hypothyroidism* 165, 166
—, totale, Indikation, *thyroidektomy, total, indication* 177, 178
Thyreoiditis, Differentialdiagnose, *thyroiditis, differential diagnosis* 136, 142
Thyreostatika, Behandlung, anorganisches ^{131}J, *thyrostatic drugs, therapy, inorganic ^{131}I* 121
—, Indikationsstellung, *antithyroid drugs, indication* 131
—, Jodidumsatz, *antithyroid drugs, iodide turnover* 169
—, Jodisation, Störungen, *antithyroid drugs, iodide oranification, disorders* 133
—, Suppressionstest, *antithyroid drugs, suppression test* 132, 133
thyreostatische Behandlung, Thyreotoxikose, *antithyroid drug therapy, thyreotoxicosis* 117
Thyreotoxikose, autonome Schilddrüsenknoten, Funktionsdiagnostik, *thyreotoxicosis, autonomous thyroid nodules, functional diagnosis* 144
—, Diagnose, Behandlung, *thyreotoxicosis, diagnosis, therapy* 117
—, Differentialdiagnose, *thyreotoxicosis, differential diagnosis* 127
—, noduläre Struma, *thyreotoxicosis, nodular goiter* 143–145
—, PB ^{131}J-Test, *thyreotoxicosis, PB ^{131}I test* 137
—, Schilddrüsenaufnahme, *thyreotoxicosis, thyroid uptake* 131
—, Schilddrüsenszintigramm, *thyreotoxicosis, thyroid scintiscan* 143
Thyreotropin freisetzendes Hormon, endogene Stimulation der TSH-Sekretion, *thyrotropin releasing hormone, endogenous stimulation of TSH secretion* 181
— — —, siehe TSH, *thyrotropin releasing hormone, see TSH*
—, Kreuzreaktivität, *thyrotropin, crossing reactivity* 191
—, releasing factor, *thyrotropin realising factor* 219
Thyroxin, Behandlung, „heißer" Knoten, Schilddrüse, *thyroxine, treatment, "hot" thyroid nodule* 143
—, Bestimmung, thyroxinbindendes Globulin, *thyroxin, quantification, thyroxin binding globulin* 197
—, Blutspiegel, Euthyreose, nach Radiojodbehandlung, *thyroxine, blood levels, euthyoidism, after radioiodine therapy* 171, 172
—, freies, direkte, indirekte Bestimmung, *thyroxine, free, direct, indirect quantitation* 155, 159
—, im Harn, *thyroxine, urinary* 156, 157

—, nicht an Protein gebundenes, *thyroxine, non protein bound* 155
— (T_4), Stoffwechsel, *thyroxine (T_4), metabolism* 117–123
thyroxinbindendes Globulin, ^{125}J-T_3, Bestimmung, *thyroxin binding globulin, ^{125}I-T_3, quantification* 203
— —, Serum, Bestimmung, *thyroxine binding globulin, serum, quantitation* 159, 160
Thyroxin-Bindungsindex, Bestimmung, (TBI), *thyroxine binding index, quantitation* 159
Tomographie, Indikationsstellung, Strahlenbelastung, *tomogrphy, indication, radiation exposure* 55
TNM-System, Operabilität, Bronchialkarzinom, *TNM system, operability, bronchial carcinoma* 320–325
Titer, kompetitiver Proteinbindungsassay, *titer, competitive protein binding assay* 198
—, Radioimmunoassay 190
Tomometrie, Weichteilstrukturen, Differenzierung, *tomometry, soft tissue structures, differentiation* 52
Topagraphie, erythropoetisches System, *topography, erythropoetic system* 372
—, Mediastinalorgane, *topography, mediastinal organs* 351
totale Eisenbindungskapazität, Normalwerte, *total iron binding capacity, normal values* 263
— Thyreoidektomie, Schilddrüsenkarzinom, *total thyroidectomy, thyroid cancer* 177
Totalkapazität, eingeschränkte, Radiospirometrie, *total capacity, restricted, radiospirometry* 296
—, Normalwerte, *total capacity, normal values* 289
—, Radiospirometrie, Messung, *total capacity, radiospirometry, measurement* 286
toxische Minimaldosis, Albumin-Makroaggregate, *toxic minimal dose, albumin macroaggregates* 251
toxisches Adenom, Differentialdiagnose, *toxic adenoma, differential diagnosis* 143
— —, Schilddrüse, Differentialdiagnose, *toxic adenoma, thyroid gland, differential diagnosis* 143
— —, —, siehe autonomer Knoten, *toxic adenoma, thyroid gland, see autonomous nodule*
toxisch-noduläre Struma, Radiojodbehandlung, *toxic nodular goiter, radioiodine treatment* 169
Tracer, Nebenschilddrüsenuntersuchung, *tracer, parathyroid glands, investigation* 209
—, Nebennieren, Szintigraphie, *tracer, suprarenal glands, scintigraphy* 212, 213
Transferrin, Austausch, Halbwertzeit, *transferrin, exchange, half value time* 362, 363
—, Bestimmung, Radioassay, *transferrin, quantification, radioassay* 203
—, Eisenbindungskapazität, *transferrin, iron binding capacity* 362
—, ^{133}In, kardiovaskuläre Veränderungen, *transferrin, ^{133}In, cardiovascular lesions* 336
Transfusionssiderose, Ferritin, *tranfusion siderosis, ferritin* 363
Transmissionsszintigramm, Herz, Perikarderguß, *transmission scan, heart, pericardial effusion* 340
—, obere Hohlvene, V. subclavia, *transmission scan, superior V. cava, subclavian veine* 339
—, Perikardzyste, *transmission scan, pericardial cyst* 342
Transplantation, Niere, Abstoßungskrise, *transplantation, kidney, casting crisis* 526, 550
—, —, Nephrogramm, *transplantation, kidney, nephrogram* 526

—, —, Szintigraphie, *transplantation, kidney scintigraphy* 549
Transportmechanismus, Schilddrüsenhormone, *transport mechanism, thyroid hormones* 119
transrenale Kinetik, ^{131}J-, ^{123}J-Hippuran, *transrenal kinetics, ^{131}I-, ^{123}I hippuran* 563
transversaler Durchmesser, Leber, Herzkammer, Radiokardiographie, *transversal diameter, liver, heart chamber, radiocardiography* 337, 338
Trauma, Liquorfistel, diagnostische Methoden, *liquor fistula, diagnostic methods* 91
—, Rhinoliquorrhoe, Ventrikulographie, *trauma, rhinoliquorrhoea, ventriculography* 82
—, Thorax, Perfusion, Ventilation, *trauma, chest, perfusion, ventilation* 296
—, —, Radiospirometrie, *trauma, cest, radiospirometry* 293
—, zervikale Plexusschädigung, *trauma, cervical plexus lesion* 72, 74
—, Zwerchfellhernie, Szintigraphie, *trauma, diaphragamatic hernia, scintigraphy* 340, 343
traumatische Liquorfistel, Myeloszintigraphie, *traumatic liquor fistula, myeloscintigraphy* 56
Trennmethoden, kompetitiver Proteinbindungsassay, *separating methods, competitive protein binding assay* 197
TRF, Thyrotropin Releasing Factor 219
TRH-Injektionen, endogene Stimulation der TSH-Sekretion, *TRH injections, endogenous stimulation of TSH secretion* 181
TRH-Test, primäre, sekundäre Hypothyreose, *TRH test, primary, secondary hypothyreosis* 161
Trijodthyronin im Harn, *triiodothyronine, urinary* 156, 157
— nach Radiojodbehandlung, *triiodothyronine after radioiodine treatment* 171, 172
—, nicht an Protein gebundenes, *triiodothyrosine, non protein bound* 155
— (T_3), Stoffwechsel, *triiodothyronine (T_3), metabolism* 117–123
Tritium, siehe ^{3}H, *tritium, see ^{3}H*
Trypanblau, Anreicherung, Hirngewebe, *trypan blue, accumulation, brain tissue* 1
TSH, In-vitro-Diagnostik, *TSH, in vitro diagnosis* 155
— nach Radiojodbehandlung, *TSH after radioiodine therapy* 171, 172
—, Radiojodbehandlung, Kontrolle, *TSH, radioiodine treatment, control* 169
—, Sekretion, Arzneimitteleinflüsse, *thyroid stimulating hormone, secretion, affection by pharmaceuticals* 128
—, —, endogene Stimulation, *TSH, secretion, endogenous stimulation* 181
—, —, Hypothese, heißer Knoten der Schilddrüse, *TSH, secretion, pituitary gland, hot nodule of thyroid gland* 143
—, Stimulation, Schilddrüsenkarzinom, *TSH, stimulation, thyroid cancer* 147
—, —, Substernalstruma, *TSH, stimulation, substernal goiter* 145, 146
—, Stoffwechsel, *thyroid stimulating hormone, metabolism* 118
TSH-RIA, Bestimmung, *TSH-RIA, quantitation* 160, 161
TSH-Standard, internationaler, *TSH standard, international* 160
TSH-Stimulationstest, Differentialdiagnose: Primäre Schilddrüsenunterfunktion, *TSH stimulation test, differential diagnosis: Primary hypothyroidism* 128

TSH-Werte nach Entzug der Schilddrüsenhormonzufuhr, *TSH values after withdrawal of thyroid hormone replacement* 181
Tuberkulose, Perfusionsszintigramm, *tuberculosis, perfusion scan* 247
—, Urogenital-, Nephrogramm, *tuberculosis, urogenital, nephrogram* 525
Tubulus, Nekrose, Nephrogramm, *tubulus, necrosis, nephrogram* 526
Tumor, Aktivitätsansammlung, Halbwertzeit, *tumor, activity accumulation, half life time* 178
—, Aneurysma, Szintigraphie, *tumor, aneurysm, scintigraphy* 25
—, Aquaedukt, *tumor, aquaeductus* 86, 87
—, Ausdehnung, Bronchialkarzinom, *tumor, invasion, bronchial carcinoma* 319–323
—, Entzündung, Mediastinum, Differentialdiagnose, *tumor, inflammation, mediastinal, differential diagnosis* 336
—, Foramen Monroi, Liquorstop-Syndrom, *tumor of foramen Monroi, liquor stop syndrome* 87
—, ^{67}Ga, ^{75}Se, Anreicherung, *tumor, ^{67}Ga, ^{75}Se, accumulation* 345, 346
—, Grenze, intramedulläre, *tumor, limit, intramedullary* 70
—, Histologie, Durchmesser, Verdopplungzeit, *tumor, histology, diameter, doubling period* 314
—, intrakranielle Liquordynamik, *tumor, intracranial liquor dynamics* 85
—, intramedullärer, Myeloszintigraphie, *tumor, intramedullary, myeloscintigraphy* 72
—, isolierter, Wertigkeit diagnostischer Untersuchungsmethoden, *tumor, isolated, value of diagnostic examination methods* 81
—, Kauda, Differentialdignose, *tumor, cauda equina, differential diagnosis* 78
—, Leberprolaps, *tumor, liver prolapse* 343
—, Radiojodaufnahme, *tumor, radioiodine uptake* 147
—, Thalamus, Szintigramm, *tumor, thalamic, scintigram* 16
—, TNM-Klassifizierung, *tumor, TNM classification* 320
—, Verdacht, negatives Szintigramm, *tumor, suspection, negative brain scan* 6, 7
—, zerebraler, diagnostische Methoden, *tumor, cerebral, diagnostic methods* 91
Tumoraufnahme, Radiojod, Verminderung durch Strahlung, *tumor uptake, radioiodine, diminished by radiation* 181
Tumordiagnostik, Bronchialkarzinom, *tumor diagnosis bronchial carcinoma* 319–323
—, Mediastinum, *tumor diagnosis, mediastinum* 320, 347, 348
—, ^{75}Se-Selenit, *tumor diagnosis, ^{75}Se-Selenit* 349
Tumordosis, Schilddrüsenkarzinom, Berechnung, *tumor dose, thyroid cancer, calculation* 180
Tumoren, Brücke, Szintigraphie, *tumors, pontine, scintigraphy* 18
—, Frühdiagnose, Radionuklidanreicherung, *tumors, early diagnosis, radionuclid accumulation* 346, 347
—, Großhirnhemisphären, *tumors, cerebral hemispheres* 11–14
—, infratentorielle Tumoren, *tumors, infratentorial space* 16–18
—, intraspinale, Myeloszintigraphie, *tumors, intraspinal, myeloscintigraphy* 69–72
—, intraventrikuläre, Myeloszintigraphie, *tumors, intraventricular, myeloscintigraphy* 56
—, Kleinhirnbrückenwinkel, *tumors, cerebello-pontine angle* 18, 19
—, Liquordynamik, *tumors, liquor dynamics* 85
—, Lymphoszintigraphie, *tumors, lymphoscintigraphy* 496, 500
—, Mediastinum, *tumors, mediastinal* 341–350
—, multiple, Wertigkeit diagnostischer Untersuchungsmethoden, *tumors, multiple value of diagnostic examination methods* 81
—, Nebennierenmark, Diagnose, *tumors, suprarenal medulla, diagnosis* 214
—, Perfusionsszintigraphy, *tumors, perfusion scintigraphy* 245
—, Perikard, Szintigramm, *tumors, pericardial, scan* 336, 337
—, Schädelbasis, Szintigraphie, Ergebnisse, *tumors, base of skull, scintigraphy, results* 14
—, Sella, Szintigraphie, Ergebnisse, *tumors, sella turcica, scintigraphy, results* 14, 15
—, Speicheldrüsen, *tumors, salivary glands* 112
—, Ventrikel, *tumors of ventricles* 16, 18, 19
Tumorgewebe, Aktivitätsaufnahme, Index, *tumor tissue, activity uptake, index* 179
—, Radiojodaufnahme, Jodmangeldiät, Diurese, *tumor tissue, radioiodine uptake, low iodine diet, diuresis* 181
Tumor-Hirn-Quotient, Radionuklide, *tumor-brain quotient, radionuclides* 6, 10
Tumoruntersuchungen, spezielle, *special tumor examinations* 759
Tumorzellen, Aktivitätsanreicherung, *tumor cells, activity accumulation* 10
—, Farbstoffanreicherung, *tumor cells, dye accumulation* 1
Turnover, Erythropoese, Granulopoese, Knochenmark, *turnover, erythropoesis, granulopoesis, bone marrow* 429
—, Knochenmarkzellen, *turnover, bone marrow cells* 431
—, Liquorproduktion pro min, *turnover, liquor production per minute* 88
—, Radiojodaufnahme, Metastasen, Schilddrüsenkarzinom, *turnover, radioiodine uptake, metastases, thyroid cancer* 179
„Two-Site Assay", immunradiometrischer Assay, *"two-site assay", immunoradiometric assay* 203
Typeneinteilung, chronische Lungenerkrankungen, *type classification, chronic pulmonary diseases* 243

Überlebensraten, Schilddrüsenkarzinom, *survival rates, thyroid cancer* 176, 177
Ultrafiltration, freies T_3, T_4, *ultrafiltration, free T_3, T_4* 155
Ultraschall, Knotenstruma, Karzinomrisiko, *ultrasound, nodular goiter, cancer risk* 141
Ultraschall-Aerosole, Inhalationstechnik, *ultrasound aerosols, inhalation technique* 232
Ultrazentrifugierung, ^{131}J-Stoffwechsel, *ultracentrifugation, ^{131}I-metabolism* 117
Umsatz, Knochenmarkstammzellen, Kompartmente, *turnover, bone marrow stem cells, compartments* 431
—, Plasmaeisen, *turnover, plasma iron* 364
—, schneller Jod-, kleiner Pool, *turnover, rapid iodine, small pool* 170
—, Thrombozyten, *turnover, thrombocytes* 453, 456

Sachverzeichnis

Umwandlung, Lymphozyten, *transformation, lymphocytes* 428

uninoduläre Struma, Karzinomhäufigkeit, *uninodular goiter, incidence of cancer* 140

— —, Schilddrüsenszintigramm, *uninodular goiter, thyroid scintiscan* 139

Untergrund, Messung, *back ground, measurement* 130

Untersuchungsmethoden, Nebenschilddrüsen, *investigation methods, parathyroid glands* 209–212

—, Nephrologie, *examination methods, nephrology* 509

Untersuchungstechnik, Hirnszintigraphie, *examination technique, brain scintigraphy* 6

—, Perfusions-, Inhalationsszintigraphie, *examination technique, perfusion-, inhalation scintigraphy* 231

—, Radiospirometrie, *examination technique, radiospirometry* 274

—, Szintigraphie, Speicheldrüsen, *examination technique, scintigraphy, salivary glands* 106

Uptake-Messung, Kopfspeicheldrüsen, *uptake measurement, cranial salivary glands* 106, 107

Urämie, Transferrin-Konzentration, *uraemia, transferrin concentration* 363

Ureter, Obstruktion, Nephrogramm, *ureter, obstruction, nephrogram* 528

Ureterotomie, Clearance, *ureterotomy, clearance* 647

Urinjodid, Plasmajodidspiegel, Berechnung, *urinary iodide, plasma iodide level, calculation* 137

Urogenitalsystem, Mißbildungen, Szintigraphie, *urogenital system, malformations, scintigraphy* 557

—, Clearance, Niere, *urogenital tuberculosis, clearance, renal* 643, 649

—, Nephrogramm, *urogenital tuberculosis, nephrogram* 525

—, Nierenszintigraphie, *urogenital tuberculosis, scintiscan of kidneys* 553

Urologie, Harnexkretionstest, *urology, urine excretion test* 561

—, pädiatrische, Nephrographie, *urologic, pediatric, nephrography* 535

—, Radioimmunoassay, *urology, radioimmunoassay* 663

—, Restharnbestimmung, *urology, calculation of residual urine* 559

—, siehe Nephrologie, *urology, see nephrology*

urologische Notfallsituationen, *urologic emergency situations* 521

Ursachen, Thrombozytenabbau, *causes, disintegration of thrombocytes* 458, 460

—, Thrombozytosen, *causes, thrombocytoses* 462

vaskuläre Hirnerkrankungen, Radioaktivitätsanreicherung, *vascular brain diseases, accumulation of radioactivity* 3, 4

— —, Szintigraphie, *vascular brain diseases, scintigraphy* 22–29

Vaskularisierung, Hirntumoren, *vascularisation, brain tumors* 10, 11

Vasopressin, Radioimmunoassay 190, 219

Venen, mediastinale, Ruptur, Szintigramm, *veins, mediastinal, rupture, scan* 336

—, Nebenschilddrüsen, Katheterismus, *veins, parathyroid glands, catheterism* 212

—, Thrombose, Radiofibrinogentest, *veins, thrombosis, radiofibrinogen test* 473

venöser Druck, Lungenperfusion, *intravenous pressure, pulmonary perfusion* 266

Venographie, Funktionsstörungen, Nebennierenrinde, *phlebography, functional disorders, suprarenal cortex* 214

—, Radionuklid-, Thrombose, *phlebography, radionuclide-, thrombosis* 471, 476

Ventilation, angeborene, erworbene Herzfehler, *ventilation, congenital, acquired cardiopathy* 313

—, Asthma bronchiale 297–299

—, Bronchialkarzinom, *ventilation, bronchial carcinoma* 314–328

—, Bronchiektasen, *ventilation, bronchiectasis* 301

—, chronische Bronchitis, *ventilation, chronic bronchitis* 299

—, Emphysem, *ventilation, emphysema* 300

—, Index, Radiospirometrie, *ventilation, index, radiospirometry* 281, 287

—, Kardiopathien, *ventilation, cardiopathies* 312, 313

—, Lungenembolie, *ventilation, pulmonary embolism* 305

—, Lungenstauung, *ventilation, pulmonary congestion* 312

—, Lungenvolumina, Verteilung, *ventilation, pulmonary volumina, distribution* 267

—, MacLeod-Syndrom, *ventilation, MacLeod's syndrome* 303

—, Mukoviszidose, *ventilation, mucoviscidosis* 303

—, normale, Lungenszintigramm, *ventilation, normal, lung scan* 233

—, Normalwerte, Lebensalter, *ventilation, normal values, age* 291

—, Operabilität, Bronchialkarzinom, *ventilation, operability, bronchial carcinoma* 320

—, Perfusion, Physiologie, *ventilation, perfusion, physiology* 223, 265

—, —, Verhältnis, *ventilation, perfusion, ratio* 237, 239, 244, 245, 265, 271, 283

—, —, Verteilungsindizes, *ventilation, perfusion, distribution indices* 265, 283

—, Perfusions-Quotient, Berechnung, *ventilation, perfusion quotient, calculation* 283

—, Physiologie, Pathophysiologie, *ventilation, physiology, pathophysiology* 268

—, pulmonaler Hochdruck, *ventilation, pulmonary hypertension* 312

—, Radiospirometrie, Technik, Ergebnisse, *ventilation, radiospirometry, technique, results* 271, 277

—, Skoliose, *ventilation, skoliosis* 296

—, Störung, Mukoviszidose, *ventilation, disorder, mucoviscidosis* 244

—, —, Silikose, *ventilation, disorder, silicosis* 248

—, Thoraxtrauma, *ventilation, chest trauma* 296

—, Verteilungsindex, *ventilation, distributive index* 269

—, Verteilungsstörungen, Ursachen, *ventilation, distribution disorders, causes* 235–250

Ventilationsindex, Asthma bronchiale, *ventilation index, asthma bronchiale* 299

—, Normalwerte, *ventilation index, normal values* 287

Ventilations-Perfusions-Quotient, Normalwerte, *ventilation perfusion quotient, normal values* 287, 289

Ventilationsszintigramm, Bronchialkarzinom, *ventilation scan, bronchial carcinoma* 246, 247

—, chronisch-obstruktive Lungenerkrankungen, *ventilation scan, chronic, obstructive pulmonary diseases* 242–245

—, Inhalationstechnik, *ventilation scintigraphy, inhalation technique* 232

—, Lungeninfarkt, *ventilation scintigraphy, pulmonary infarction* 238, 239

—, Neugeborene, *ventilation scintigraphy, newborn* 245

Ventilationsszintigramm, Nuklearpharmaka, *ventilation scintigraphy, nuclear pharmaca* 230
—, Prinzip, *ventilation scintigraphy, principle* 226
—, Untersuchungstechnik, *ventilation scintigraphy, examination technique* 231
Ventrikel, Aktivitätsreflex, Hydrozephalus, *ventricle, reflux of activity, hydrocephalus* 88
—, Ausbreitungszeit, Radionuklide, *ventricle, spreading time, radionuclids* 67
—, dritter, Darstellung mit Radionukliden, *ventricle, third, examination with radionuclids* 68
—, —, Tumor, Liquordynamik, *ventricle, third, tumor, liquor dynamics* 85
—, Liquorstop-Syndrom, *ventricle, liquor stop syndrome* 85
—, Szintigraphie, *ventricle, scintigraphy* 51
—, Tumor, diagnostische Methoden, *ventricle, tumor, diagnostic methods* 91
—, Tumoren, Kindesalter, *ventricle, tumors, childhood* 19
—, —, Liquordynamik, *ventricle, tumors, liquor dynamics* 85–88
—, —, Szintigraphie, Ergebnisse, *ventricle, tumors, scintigraphy, results* 16
—, vierter, Ausbreitungszeit, Radioaktivität, *ventricle, fourth, spreading time, radioactivity* 68
—, —, Dandy-Walker-Syndrom, *ventricle, fourth, Dandy-Walker's syndrome* 19
—, —, Liquorstop-Syndrom, *ventricle, fourth, liquor stop syndrome* 85–88
—, Wände, Liquorproduktion, *ventricle, walls, liquor production* 88
ventrikulo-atrialer Shunt, Hydrocephalus communicans, *ventriculo-atrial shunt, hydrocephalus communicans* 88
— —, Myeloszintigraphie, *ventriculo-atrial shunt, myeloscintigraphy* 51, 53
— —, Verschluß, *ventriculo-atrial shunt, occlusion* 90
Ventrikulographie, diagnostische Wertigkeit, *ventriculography, diagnostic value* 91
—, frontobasale Liquorfistel, *ventriculography, frontobasal liquor fistula* 82
—, Hydrocephalus internus, *ventriculography, hydrocephalus internus* 63, 90
—, Indikationsstellung, *ventriculography, indication* 55, 56
—, intrakranielle Liquordynamik, *ventriculography, intracranial liquor dynamics* 81–90
—, Liquorstopsyndrom, *ventriculography, liquor stop syndrome* 85, 86
—, Meningomyelocele, *ventriculography, meningomyelocele* 90
—, Radionuklide, *ventriculography, radionuclids* 52–54
—, Technik, *ventriculography, technique* 62
Verdopplungszeit, Bronchialkarzinom, *doubling period, bronchial carcinoma* 314
Verdünnungsanalyse, ^{125}J-HSA, *dilution analysis, ^{125}I-HSA* 353
Verkalkung, Psammom-Körper, *calcification, psammoma bodies* 142
—, Schilddrüsenadenom, Karzinom, Differentialdiagnose, *calcification, thyroid adenoma, carcinoma, differential diagnosis* 142
Verkehrsunfall, Plexusschädigung, Myeloszintigraphie, *traffic accident, plexus lesion, myeloscintigraphy* 72, 74
Verlaufskontrolle, Hirninfarkt, *follow up, cerebral infarction* 28, 29
— nach operativen Eingriffen, *follow up after surgery* 69

—, Nierentransplantation, *follow up, renal transplantation* 549, 550, 551
—, postoperative, Szintigraphie, *follow up, postoperative, scintigraphy* 20, 21
Verschluß, A. carotis, Zeitaktivitätskurven, *occlusion, carotid artery, time activity curves* 29
—, Aquädukt, Ventrikulographie, *occlusion, aquaeductus, ventriculography* 56, 62
—, Hirnarterie, Aktivitätsanreicherung, *occlusion, cerebral arteries, accumulation of radioactivity* 3
—, Liquorpassage, Arachnitis cisternalis, *occlusion, liquor passage, arachnitis cisternalis* 67
—, Pulmonalarterien, Perfusionsszintigraphie, *occlusion, pulmonary arteries, perfusion scintigraphy* 235
—, ventrikulo-atrialer Shunt, *occlusion, ventriculo-atrial shunt* 90
—, Wirbelkanal, Tumoren, *occlusion, spinal canal tumors* 70, 71
Verschlußvolumen, Lunge, Lebensalter, *closing volume, pulmonary, age* 291, 292
—, —, ^{133}X-Konzentration, *closing volume, pulmonary, ^{133}X concentration* 270, 271
Verteilungsindex, Ventilation, *distribution index, ventilation* 269
—, —, Perfusion, Normalwerte, *distribution index, ventilation, perfusion, normal values* 287, 288, 289
Vierhügelplatte, Tumoren, Szintigraphie, *quadrigeminal plate, tumors, scintigraphy* 16
Vitalkapazität, Normalwerte, *vital capacity, normal values* 289
—, Radiospirometrie, *vital capacity, radiospirometry* 286
Vitamin B_{12}, Bestimmung, kompetitiver Proteinbindungsassay, *vitamin B_{12}, quantification, competitive protein binding assay* 198, 199
— —, ^{57}Co-B_{12}, Bestimmung, *vitamin B_{12}, ^{57}Co-B_{12}, quantification* 203
— C, Eisenstoffwechsel, *vitamin C, iron metabolism* 355
Volumen, Lunge, Pleuradruck, Compliance, *volume, pulmonary, intrapleural pressure, compliance* 268, 269
—, Lunge, Verschluß-, *volume, pulmonary, occlusive* 270
Vorbereitung, Perfusions-, Ventilationsszintigraphie, *preparation, perfusion-, ventilation-scintigraphy* 231
Vorfelddiagnostik, Großhirntumoren, *screening diagnosis, tumors of cerebral hemispheres* 11

Wachstumshormon, Bestimmung, immunoradiometrischer Assay, *somatotrope hormone, quantification, immunoradiometric assay* 201
Wahrscheinlichkeit, Schilddrüsenunterfunktion nach Radiojodbehandlung, *probability, hypothyroidism after radioiodine treatment* 166
Warthin-Tumor, Parotis, *Warthin's tumor, parotid gland* 112
Warthonscher Gang, Sondierung, *Warthon's ductus, sounding* 104
Washin-Index, Berechnung, *washin index, calculation* 284
Washin-Kurven, ^{133}Xe, Inhalation, *washin curves, ^{133}Xe, inhalation* 265
—, —, —, Kinder, *washin curves, ^{133}Xe, inhalation, children* 288
Washout-Index, Auswertung, *washout curve, evaluation* 265
Washout-Kurven, Berechnung, *washout curves, calculation* 285

—, Berechnung, Kinder, *washout curves, calculation, children* 288

—, ^{133}Xe, Nierenarterienstenose, *washout curves, ^{133}Xe, stenosis of renal artery* 653

—, —, N$_2$, Vergleich, *washout curves, ^{133}Xe, N$_2$, comparison* 290

Weichteilstrukturen, Tomometrie, *soft tissue structures, tomometry* 52

Werlhofsche Krankheit, Thrombozytenabbau, *Werlhof's disease, disintigration of thrombocytes* 458

Wirbelkanal, Raumforderung, Myeloszintigraphie, *spinal canal, space occupying lesions, myeloscintigraphy* 70, 71

Wurzelkompression, Syndrom, Differentialdiagnose, *root compression syndrome, differential diagnosis* 78

^{123}Xe, ^{127}Xe, ^{133}Xe, ^{135}Xe, physikalische Eigenschaften, *^{123}Xe, ^{127}Xe, ^{133}Xe, ^{135}Xe, physical properties* 271

^{123}Xenon, Funktionsdiagnostik, Niere, *^{123}Xenon, functional diagnosis* 565

^{124}Xenon, Neutronenaktivierung, *^{124}Xenon, neutron activation* 124

^{133}Xenon, Auswaschkurven, *^{133}Xenon, washout curves* 285

—, —, Kinder, *^{133}Xenon, washout curves, children* 288

—, Clearance, Nierendurchblutung, *^{133}Xenon, clearance, renal blood supply* 652

—, Einwaschkurven, *^{133}Xenon, washin curves* 284

—, —, Kinder, *^{133}Xenon, washin curves, children* 288

—, Halbwertzeit, Applikation in die Hirnkammern, *^{133}Xenon, half value time, application into the cerebral ventricles* 68

—, Inhalation, Emphysem, *^{133}Xenon, inhalation, emphysema* 300

—, —, Washin-Washout-Kurven, *^{133}Xenon, inhalation, washin-washout curves* 265

—, Injektion, Lungenembolie, *^{133}Xenon, injection, pulmonary embolism* 305

—, —, Lungenfunktion, *^{133}Xenon, injection, pulmonary function* 296, 297, 320, 321

—, —, Operabilität, Bronchialkarzinom, *^{133}Xenon, injection, operability, bronchial carcinoma* 320, 321

—, „Isotopen-Thorakographie", *^{133}Xenon, "thoracography with isotopes"* 265

—, Konzentration, Ventilationsindex, *^{133}Xenon, concentration, ventilation index* 281

—, Lungenfunktion, *^{133}Xenon, pulmonary function* 224

—, Myeloszintigraphie, *^{133}Xenon, myeloscintigraphy* 52, 53

—, Nephrologie, *^{133}Xenon, nephrology* 509

—, Perfusion, Emphysem, *^{133}Xenon, perfusion, emphysema* 300

—, Perfusionsstudien, *^{133}Xenon, perfusion studies* 279

—, Radiospirometrie, Technik, *^{133}Xenon, radiospirometry, technique* 275

—, Strahlenbelastung, *^{133}Xenon, radiation exposure* 271

—, unterschiedliche Halbwertzeiten, Hydrozephalus, *different half value times, hydrocephalus* 84, 88

—, Verschlußvolumen, Lunge, *^{133}Xenon, closing volume, of lung* 270

^{133}Xenon-Gas-Inhalation, Bronchialkarzinom, *^{133}Xenon gas inhalation, bronchial carcinoma* 317

—, Funktionssegmente, *^{133}Xenon gas inhalation, functional segments* 319

—, Operabilität, Bronchialkarzinom, *^{133}Xenon gas inhalation, operability, bronchial carcinoma* 323

^{133}Xenon-Ventilation, α$_1$-Antitrypsin-Mangel, *^{133}Xenon, α$_1$-antitrypsin deficiency* 303

^{169}Ytterbium, Myeloszintigraphie, *^{169}Ytterbium, myeloscintigraphy* 53

—, Strahlenbelastung, *^{169}Ytterbium, radiation exposure* 57

Zählung, Untergrund, Standard-, Schilddrüsenaufnahme, *count, background, standard-, thyroid uptake* 130

Zeitaktivitätskurven, arterio-venöses Angiom, *time activity curves, arterio-venous angioma* 25

—, Hemisphären, Hemisphären, *time activity curves, hemispheres* 8, 10

—, Sequenzszintigraphie, Niere, *time activity curves, sequence scintigraphy, kidney* 568

—, Verschluß der A. carotis, *time activity curves, occlusion of carotid artery* 29

Zellkinetik, Knochenmark, Messung, *cellular kinetics, bone marrow, measurement* 433

Zellreifung, Knochenmark, *cellular proliferation, bone marrow* 430

Zellzyklus, Knochenmark, Umsatzrate, *cellular cycle, bone marrow, turnover rate* 431

zentrales Bronchialkarzinom, Klassifizierung, TNM-System, *central bronchial carcinoma, classification, TNM system* 319–325

— —, Perfusion, Ventilation, *central bronchial carcinoma, perfusion, ventilation* 314

zerebrale Ventrikulographie, Technik, *cerebral ventriculography, technique* 62, 63

zerebrospinale Flüssigkeitsräume, Myeloszintigraphie, Indikationen, *cerebrospinal fluid departments, myeloscintigraphy, indications* 55, 56

— —, Myeloszintigraphie, Strahlenbelastung, *cerebrospinal fluid departments, myeloscintigraphy, radiation exposure* 56, 57

— —, Radionuklide, *cerebrospinal fluid departments, radionuclides* 53

— —, Szintigraphie, *cerebrospinal fluid departments, scintigraphy* 51–97

zerebrovaskulärer Insult, Infarkt, A. temporalis posterior, *cerebrovascular haemorrhage, infarction, posterior temporal artery* 26, 27

zervikale Bandscheibenhernie, Myeloszintigraphie, *cervical disc hernia, myeloscintigraphy* 52, 56, 75, 76, 80

— Plexusschädigung, Myeloszintigraphie, *cervical plexus lesion, myeloscintigraphy* 56, 72, 76, 80

zervikaler Wirbelkanal, Morbus Recklinghausen, *cervical spinal canal, Recklinghausen's disease* 71, 80

Zervikalbereich, Ausbreitungszeit, Aktivität, *cervical department, spreading time, activity* 67, 68

zerviko-kranialer Tumor, Wertigkeit diagnostischer Untersuchungsmethoden, *cervico-cranial tumor, value of diagnostic methods* 81

— Übergang, Raumforderung, Myeloszintigraphie, *cervico-cranial junction, space occupying lesion, myeloscintigraphy* 56

Zirkulation, Lymphozyten, *circulation, lymphocytes* 424

Zisternen, Arachnitis, Störung der Liquorpassage, *cisterns, arachnitis, disorder of liquor passage* 56, 67, 72

Zisternen, Ausbreitungszeit, Radionuklide, *cisterns, spreading time, radionuclids* 67
—, Gehirn, Szintigraphie, *cisterns, cerebral, scintigraphy* 51
—, interhemisphärische, Radionuklidanwendung, *cisterns, interhemisphericals, radionuclide application* 68
—, intrakranielle Liquordynamik, *cisterns, intracranial liquor dynamics* 81
Zisternogramm, normales, *cisternogram, normal* 85
Zisternographie, diagnostische Wertigkeit, *cisternography, diagnostic value* 91
—, Differentialdiagnose: Hydrozephalus, *cisternography, differential diagnosis: Hydrocephalus* 84, 86, 88, 90, 91
—, Indikationen, *cisternography, indications* 56
—, Liquorfistel, *cisternography, liquor fistula* 77, 81
—, Oto-Rhino-Liquorrhoe, *cisternography, oto-rhino-liquorrhoea* 81–85
—, Radionuklide, *cisternography, radionuclides* 52–54
—, Technik, *cisternography, technique* 59
—, Tumoren, Liquordynamik, *cisternography, tumors, liquor dynamics* 85–88
—, ventrikulo-atrialer Shunt, *cisternography, ventriculoatrial shunt* 88
Zungengrundstruma, Entwicklung, *sublingual thyroid tissue, development* 168
Zungenschilddrüse, Differentialdiagnose, *lingual thyroid, differential diagnosis* 343
—, Schilddrüsenunterfunktion, *lingual thyroid, hypothyroidism* 145, 146
Zungenspeicheldrüsen, Sekretionsraten, *sublingual glands, secretion rates* 100, 101
—, Szintigraphie, *sublingual glands, scintigraphy* 104, 108
Zwerchfell, Hernien, *diaphragm, hernias* 340, 341, 343
—, —, Hernien, Radiospirometrie, *diaphragm, hernias, radiospirometry* 296
—, Lungenszintigramm, *diaphragm, lung scan* 233
Zwergwuchs, hypophysärer, *nanosomia, hypophyseal* 218
Zyste, Herzbeutel, Emissions-, Transmissionsszintigramm, *cyst, pericardial, emission-, transmission scan* 342
—, —, Szintigramm, *cyst, pericardial, scan* 338, 339
Zysten, Arachnoidal-, Ependym-, Szintigraphie, Nachweisbarkeit, *cysts, arachnoidal, ependymal, scintigraphy, identification* 18
—, Dough-Nut-Zeichen, *cysts, dough nut sign* 31
—, Partikelfixationsstörung, *cysts, disorder of particle fixation* 235
—, raumfordernde, Kindesalter, *cysts, space occupying, childhood* 19
Zystenstruma, Differentialdiagnose, *cystic goiter, differential diagnosis* 139
zystische Tumoren, Nachweisbarkeit, Szintigramm, *cystic tumors, identification, scintiscan* 10, 11, 12
Zystographie, Radionuklid, *cystography, radionuclide* 613
Zysto-Sigmoideostomie, Reflux, Verlaufskontrolle, *cystosigmoideostomy, reflux, follow up* 537

Subject Index
English-German

Where English and German spelling of a word is identical, the German version is omitted

α_1-antitrypsin deficiency, pulmonary emphysema, α_1-*Antitrypsin-Mangel, Lungenemphysem* 242
— —, radiospirometry, α_1-*Antitrypsin-Mangel, Radiospirometrie* 303
abscess, brain scan, *Abszeß, Hirnszintigraphie* 30
—, mediastinal, *Abszeß, Mediastinum* 336
absolute pulmonary volumes, radiospirometry, *absolute Lungenvolumina, Radiospirometrie* 286
accumulation, activity-, acute inflammation of salivary glands, *Anreicherung, Aktivitäts-, akute Speicheldrüsenentzündung* 110
— quotient, saliva of parotid gland/serum, I^-, TcO_4^-, *Anreicherungsquotient, Parotisspeichel/Serum, J^-, TcO_4^-* 101
acquired thyroid disorders, diagnosis, *erworbene Schilddrüsenfunktionsstörungen, Diagnose* 117
acromegaly, STH, diagnosis, *Akromegalie, STH, Diagnose* 218
ACTH, adrenal cortical insufficiency, *ACTH, Nebennierenrinden-Insuffizienz* 217
—, Adsorption, Antiserum 190
—, plasma level, *ACTH, Plasmaspiegel* 218
—, Radioimmunoassay 219
—, stimulation, adenoma of adrenal cortex, *ACTH, Stimulation, Adenom der Nebennierenrinde* 214
activity, accumulation, angioma, *Aktivität, Anreicherung, Angiom* 3, 25
—, —, brain, *Aktivität, Anreicherung, Gehirn* 2
—, —, — tumors, *Aktivität, Anreicherung, Hirntumoren*, 2, 6, 8, 14
—, —, cerebral infarction, *Aktivität, Anreicherung, Hirninfarkt* 27, 29
—, —, hydrocephalus, *Aktivität, Anreicherung, Hydrozephalus* 88
—, —, oral cavity, *Aktivität, Anreicherung, Mundbereich* 105
—, —, osteoma, *Aktivität, Anreicherung, Osteom* 32
—, —, parathyroid glands, *Aktivität, Anreicherung, Nebenschilddrüsen* 209, 210, 211
—, —, salivary glands, *Aktivität, Anreicherung, Speicheldrüsen* 104, 105, 108, 110
—, blood, hippurate kinetics, *Aktivität, Blut, Hippurankinetik* 511
—, — pool, ^{99m}Tc, *Aktivität, Blut-Pool, ^{99m}Tc* 138
—, depositions, unusual, lung scan, *Aktivität, Ablagerungen, ungewöhnliche, Lungenszintigramm* 233
—, distributive disorders, causes, *Aktivität, Verteilungsstörungen, Ursachen* 242
—, free, bound, competitive protein binding assay, *Aktivität, freie, gebundene, kompetitiver Proteinbindungsassay* 198

—, —, —, — radioassay, *Aktivität, freie, gebundene, kompetitiver Radioassay* 186, 187
—, —, —, immunoradiometric assay, *Aktivität, freie, gebundene, immunradiometrischer Assay* 203
—, —, —, separation, *Aktivität, freie, gebundene, Trennung* 194
—, gases, lung perfusion, -ventilation, *Aktivität, Gase, Lungen-Perfusion, -Ventilation* 265
—, hot spots, lung scan, *Aktivität, Bezirke erhöhter* —, *Lungenszintigramm* 233
—, intracranial, intraspinal spreading, *Aktivität, intrakranielle, intraspinale Ausbreitung* 66–68
—, intrapulmonary deposition, ventilation scintigraphy, *Aktivität, Deposition in der Lunge, Ventilationsszintigraphie* 232
—, specific, microspheres, perfusion scintigraphy, *Aktivität, spezifische, Mikrosphären, Perfusionsszintigraphie* 231
—, —, myeloscintigraphy, *Aktivität, spezifische, Myeloszintigraphie* 58
—, —, plasma iodide pool, *Aktivität, spezifische, Plasmajodidpool* 128
—, —, tagged ligand, *Aktivität, spezifische, markierter Ligand* 193
—, thrombocytes, *Aktivität, Thrombozyten* 455
—, uptake, metastases, thyroid cancer, *Aktivität, Aufnahme, Metastasen, Schilddrüsenkarzinom* 178, 179
—, ^{133}Xenon, radiospirometry, *Aktivität, ^{133}Xenon, Radiospirometrie* 275
— accumulation, tumor, half life time, *Aktivitätsansammlung, Tumor, Halbwertzeit* 178
— bolus, passage, heart, lung, *Aktivitätsbolus, Durchfluß, Herz, Lunge* 338
— —, ^{133}Xe, perfusion studies, *Aktivitätsbolus, ^{133}Xe, Perfusionsstudien* 279
— curves, cranial salivary glands, *Aktivitätskurven, Kopfspeicheldrüsen* 107, 108, 110
— —, ^{131}I, thyroid gland, plasma, *Aktivitätskurven, ^{131}J, Schilddrüse, Plasma* 121
— free space, effusion, cyst, haematoma, differential diagnosis, *aktivitätsfreier Raum, Erguß, Zyste, Hämatom, Differentialdiagnose* 339
acusticus nerve, neurinoma, scintigram, *Akustikus, Neurinom, Szintigramm* 17, 18
acute casting, kidney transplantation, *akute Abstoßung, Nierentransplantat* 526
— infections, iron binding capacity, *akute Infekte, Eisenbindungskapazität* 363
— leukaemia, intracerebral infiltrations, *akute Leukämie, intrazerebrale Infiltrate* 32
— polyarthritis, hyposideraemia, *akute Polyarthritis, Hyposiderinämie* 363

acute renal failure, nephrogram, *akutes Nierenversagen, Nephrogramm* 522
– subdural haematoma, brain scintigraphy, *akutes subdurales Hämatom, Hirnszintigraphie* 22
– – –, concentration of radioactivity, *akutes subdurales Hämatom, Aktivitätsansammlung* 4
Addison's disease, plasma corticoids, *Morbus Addison, Plasmakortikoide* 217
adenohypophysis, hormones, *Adenohypophyse, Hormone* 218
adenoma, adrenal cortex, *Adenom, Nebennierenrinde* 214
–, hormonally active, functional diagnosis, *Adenom, hormonaktives, Funktionsdiagnostik* 214
–, main bronchus, *Adenom, Hauptbronchus* 315
–, parathyroid gland, scintigraphy, *Adenom, Nebenschilddrüse, Szintigraphie* 210–212
–, –, parotid gland, scintigraphy, *Adenom, Parotis, Szintigraphie* 112
–, pituitary gland, scintigraphy, *Adenom, Hypophyse, Szintigraphie* 14
–, suprarenal glands, scintigraphy, *Adenom, Nebennieren, Szintigraphie* 212, 213
–, thyroid, carcinoma, *Adenom, Schilddrüse, Karzinom* 142
–, –, differential diagnosis, *Adenom, Schilddrüse, Differentialdiagnose* 139
adrenal cortex, adenoma, *Nebennierenrinde, Adenom* 214
– –, disorders, differential diagnosis, *Nebennierenrinde, Störungen, Differentialdiagnose* 218
– –, steroids, *Nebennierenrinde, Steroide* 216
adrenogenital syndrome, plasma cortisole, *adrenogenitales Syndrom, Plasmakortisol* 217
aërosol, deposition, regional, bronchial carcinoma, *Aërosol, Ablagerung, regionale, Bronchialkarzinom* 246
–, –, –, obstructive pulmonary diseases, *Aërosol, Ablagerung, regionale, obstruktive Lungenerkrankungen* 243
– scan, indications, *Aërosol-Szintigramm, Indikationen* 242, 243
– –, perfusion-, computer scan, comparison, *Aerosol-Szintigramm, Perfusions-, Komputerszintigramm, Vergleich* 237
– scintigraphy, results, *Aerosol-Szintigraphie, Ergebnisse* 236, 239
aerosols, intrapulmonary deposition, *Aerosole, Deposition in den Lungen* 232
–, radioactive, lung scintigraphy, *Aerosole, radioaktive, Lungenszintigraphie* 224, 226, 230, 231
–, ultrasound, inhalation technique, *Aerosole, Ultraschall-, Inhalationstechnik* 232
affinity, antiserum, titration, *Affinität, Antiserum, Titration* 191, 192, 196
–, competitive protein binding assay, *Affinität, kompetitiver Proteinbindungsassay* 198
– constants, radioimmunoassay, *Affinitätskonstanten, Radioimmunoassay* 189, 190
–, enzymatic, radioenzyme assay, *Affinität, Enzym-, Radioenzymassay* 200
–, ^{75}Se, parathyroid glands, *Affinität, ^{75}Se, Nebenschilddrüsen* 211
age, normal values, radiospirometry, *Alter, Normalwerte, Radiospirometrie* 291
–, radioiodine treatment, *Alter, Radiojodbehandlung* 163
–, T_3, T_4, differences, *Alter, T_3, T_4, Schwankungen* 158
agenesia, diaphragm, *Agenesie, Zwerchfell* 341
–, lung, radiospirometry, *Agenesie, Lunge, Radiospirometrie* 307

–, thyroid gland, *Agenesie, Schilddrüse* 118
agenesis, kidney, scintigram, *Agenesie, Niere, Szintigramm* 541
air encephalography, diagnostic value, *Luftenzephalographie, diagnostische Wertigkeit* 91
– ways, closure, pathophysiology, *Luftwege, Verschluß, Pathophysiologie* 223
albumin macroaggregates, blood pressure, *Albumin-Makroaggregate, Blutdruck* 251
– –, toxic minimal dose, *Albumin-Makroaggregate, toxische Minimaldosis* 251
– preparations, perfusion scintigraphy, *Albumin-Präparate, Perfusionsszintigraphie* 231
aldosterone, physiology, *Aldosteron, Physiologie* 217
allergic reactions, albumin macroaggregates, *allergische Reaktionen, Albumin-Makroaggregate* 252
alveolar hypoxia, perfusion disorders, *alveoläre Hypoxie, Perfusionsstörungen* 235
– –, pulmonary circulation, regulation, *alveoläre Hypoxie, Lungenkreislauf, Regulation* 232
– pressure, chronic, obstruktive pulmonary diseases, *alveolärer Druck, chronisch-obstruktive Lungenerkrankungen* 242
– –, pulmonary perfusion, *alveolärer Druck, Lungenperfusion* 266
– respiratory volume, radiospirometry, *alveoläres Atemvolumen, Radiospirometrie* 285
alveolo-vascular reflex, local hypoperfusion, *alveolo-vaskulärer Reflex, lokale Hypoperfusion* 314
aminoacids, quantification, derivate analysis, *Aminosäuren, Bestimmung, Derivatanalyse* 203
analysing technique, leucocytic system, *Analysentechnik, leukozytäres System* 433
analysis, lung scan, *Analyse, Lungenszintigramm* 236
anaplastic thyroid cancer, radioiodine therapy, *anaplastisches Schilddrüsenkarzinom, Radiojodbehandlung* 178
anatomic factors, radioactivity measurements, thyroid gland, *anatomische Faktoren, Radioaktivitätsmessungen, Schilddrüse* 125
anatomy, pulmonary arteries, perfusion scan, *Anatomie, Lungenarterien, Perfusionsszintigramm* 236
aneurysm, A. cerebri communicans posterior, *Aneurysma, A. cerebri communicans posterior* 83, 88
–, aorta ascendens, scintigraphy, *Aneurysma, Aorta ascendens, Szintigraphie* 336, 337
–, ascending aorta, scan, *Aneurysma, Aorta ascendens, Szintigramm* 337
–, blood pool, accumulation of radioactivity, *Aneurysma, Blutpool, Aktivitätsanreicherung* 3
–, disorder of particle fixation, *Aneurysma, Partikelfixationsstörung* 235
–, rupture, *Aneurysma, Ruptur* 10
–, scintigraphy, *Aneurysma, Szintigraphie* 23, 25
angiography, diagnostic value, *Angiographie, diagnostische Wertigkeit* 91, 238
–, pulmonary embolism, *Angiographie, Lungenembolie* 305
–, stenosis of renal artery, *Angiographie, Nierenarterienstenose* 530
angioma, arterio-venous, accumulation of radioactivity, *Angiom, arterio-venöses, Aktivitätsanreicherung* 3
–, –, scintigraphy, sequence scintigraphy, *Angiom, arterio-venöses, Szintigraphie, Sequenzszintigraphie* 23–27
angioscintigraphy, indication, *Angioszintigraphie, Indikationsstellung* 247

—, kidney, clinical use, *Angioszintigraphie, Niere, Klinik* 554–557
—, method, *Angioszintigraphie, Methodik* 539, 540
—, nephrology, *Angioszintigraphie, Nephrologie* 509
—, renal tuberculosis, *Angioscintigraphie, Nierentuberkulose* 555
—, shrinking kidney, *Angioszintigraphie, Schrumpfniere* 556
— quantification, immunoradiometric assay, *Angiotensin, Bestimmung, immunradiometrischer Assay* 201
—, Radioimmunoassay 188, 190, 219, 662, 666, 671
anomalies, congenital, disorder of particle fixation, *Anomalien, angeborene, Partikelfixationsstörung* 235
antiasthmatic mixtures, hypothyroid goiter, *Antiasthmatika, Schilddrüsenunterfunktion, Struma* 136
antibodies, blood transfusion, *Antikörper, Bluttransfusion* 458
—, insulin, *Antikörper, Insulin* 215
—, radioimmunoassay, *Antikörper, Radioimmunoassay* 186, 188
—, tagged, radioreagent analysis, *Antikörper, markierte, Radioreagenzanalyse* 201
antibody titer, Hashimoto's disease, *Antikörper-Titer, Hashimoto-Struma* 136
antigen, quantification, immunoradiometric assay, *Antigen, Bestimmung, immunradiometrischer Assay* 201
antigen-antibody-reaction, lymphocytes, transformation, *Antigen-Antikörper-Reaktion, Lymphozytenumwandlung* 428, 429
—, radioassay, *Antigen-Antikörper-Reaktion, Radioassay* 185–208, 214
antigens, immunologic crossing reactivity, *Antigene, immunologische Kreuzreaktivität* 191
antihaemophilic factor, quantification, immunoradiometric assay, *antihämophiler Faktor, Bestimmung, immunradiometrischer Assay* 201
Antiserum, Radioummunoassay 190
—, standard curves, *Antiserum, Standardkurven* 191, 192, 196
—, titration curves, *Antiserum, Titrationskurven* 191
antithyroid drug therapy, thyreotoxicosis, *thyreostatische Behandlung, Thyreotoxikose* 117
— drugs, indication, *Thyreostatica, Indikationsstellung* 131
— —, iodide organification, disorders, *Thyreostatika, Jodisation, Störungen* 133
— —, — turnover, *Thyreostatika, Jodidumsatz* 169
— —, suppression test, *Thyreostatika, Suppressionstest* 132, 133
aorta, Takayasu's arteritis, *Aorta, Takayasu-Arteriitis* 241
— thoracalis, scintigraphy, *Aorta thoracalis, Szintigraphie* 336
aortic aneurysm, disorder of particle fixation, *Aortenaneurysma, Partikelfixationsstörung* 235
aortography, radionuclide-, indications, *Aortographie, Radionuklid-, Indikationen* 569
aplasia, megacaryocytes, *Aplasie, Megakaryozyten* 457
—, pulmonary artery, perfusion scan, *Aplasie, Lungenarterie, Perfusionsszintigramm* 241
apoplexy, see cerebral infarction, *Apoplexie, siehe Hirninfarkt*
aquaeductus, occlusion, myeloscintigraphy, *Aquädukt, Verschluß, Myeloszintigraphie* 56, 86
—, —, ventriculography, *Aquädukt, Verschluß, Ventrikulographie* 62, 86, 87

—, spreading time, radioactivity, *Aquädukt, Ausbreitungszeit, Radioaktivität* 67, 68
—, tumor, child, *Aquädukt, Tumor, Kind* 19, 86, 87
arachnitis cisternalis, disorder of liquor passage, *Arachnitis cisternalis, Liquorpassagestörung* 67, 72
—, spinalis, myeloscintigraphy, *Arachnitis spinalis, Myeloszintigraphie* 56, 72
— —, value of diagnostic examination methods, *Arachnitis spinalis, Wertigkeit diagnostischer Untersuchungsmethoden* 81
arachnoidal cysts, scintigraphy, identification, *Arachnoidalzysten, Szintigraphie, Nachweisbarkeit* 18
artefacts, normal brain scan, *Artefakte, normales Hirnszintigramm* 8
arterial occlusions, sequence scintigraphy, *Arterienverschlüsse, Sequenzszintigraphie* 10
— pressure, pulmonary perfusion, *arterieller Druck, Lungenperfusion* 266
arteries, mediastinal, scintigraphy, *Arterien, Mediastinum, Szintigraphie* 336
arteriography, adenoma of parathyroid glands, *Arteriographie, Nebenschilddrüsenadenom* 212
—, functional disorders, suprarenal cortex, *Arteriographie, Funktionsstörungen, Nebennierenrinde* 214
—, stenosis of renal artery, *Arteriographie, Nierenarterienstenose* 530
arteriovenous angioma, accumulation of radioactivity, *arteriovenöses Angiom, Aktivitätsanreicherung* 3
— —, scintigraphy, sequence scintigraphy, *arterio-venöses Angiom, Szintigraphie, Sequenzszintigraphie* 9, 23–27
— difference, thyroid gland, clearance studies, *arteriovenöse Differenz, Schilddrüse, Clearance-Untersuchungen* 126
— malformations, differential diagnosis, *arteriovenöse Mißbildungen, Differentialdiagnose* 9, 25, 26
— shunts, disorder of particle fixation, *arteriovenöse Shunts, Partikelfixationsstörung* 235
asbestosis, perfusion scan, *Asbestose, Perfusionsszintigramm* 249
ascending aorta, aneurysm, scan, *Aorta ascendens, Aneurysma, Szintigramm* 337
aseptic meningitis after myeloscintigraphy, *aseptische Meningitis nach Myeloszintigraphie* 64
asthma, differential diagnosis, *Asthma, Differentialdiagnose* 299
—, perfusion disorders, *Asthma, Perfusionsstörungen* 235
—, — scintigraphy, *Asthma, Perfusionsszintigraphie* 242
—, perfusion-, ventilation index, *Asthma, Perfusions-, Ventilationsindex* 299
—, radiospirometry, *Asthma, Radiospirometrie* 297
—, spirometry, *Asthma, Spirometrie* 298
astrocytoma, blood brain barrier, *Astrozytom, Bluthirnschranke* 10, 33
—, concentration of radioactivity, *Astrozytom, Aktivitätsansammlung* 3, 10
—, identification, brain scintigraphy, *Astrozytom, Nachweisbarkeit, Hirnszintigraphie* 11, 12, 33
astroglia, blood-brain-barrier, *Astroglia, Blut-Hirnschranke* 2
atelectasis, differential diagnosis, *Atelektase, Differentialdiagnose* 307
—, mucoviscidosis, *Atelektase, Mukoviszidose* 244
—, perfusion, ventilation, *Atelektase, Perfusion, Ventilation* 243
athyreotic cretinism, pathophysiology, *athyreotischer Kretinismus, Pathophysiologie* 118

athyroidism, lingual thyroid, *Athyreose, Zungenschilddrüse* 146
^{198}Au, lymphatic system, $^{198}Au, Lymphsystem$ 492
—, myeloscintigraphy, $^{198}Au, Myeloszintigraphie$ 53
— colloid, ventilation scintigraphy, ^{198}Au-*Kolloid, Ventilationsszintigraphie* 230
^{198}Au-colloid-aerosol, lung scintigraphy, ^{198}Au-*Kolloid-Aerosol, Lungenszintigraphie* 224
autonomous nodule, thyroid gland, differential diagnosis, *autonomer Knoten, Schilddrüse, Differentialdiagnose* 143
— —, — —, see toxic adenoma, *autonomer Knoten, Schilddrüse, siehe toxisches Adenom*
— nodules, thyroid gland, functional diagnosis, *autonome Knoten, Schilddrüse, Funktionsdiagnostik* 143
autopsy, occult thyroid cancer, *Sektion, okkultes Schilddrüsenkarzinom* 176
autoradiography, ^{131}I-metabolism, *Autoradiographie,* ^{131}J-*Stoffwechsel* 117
axillary vein, "hot spot", *Axillarvene, „hot spot"* 233

Baby, brain tumor, *Säugling, Hirntumor* 19, 20
—, intracranial liquor dynamics, *Säugling, intrakranielle Liquordynamik* 81
—, liver prolapse, *Säugling, Leberprolaps* 343
—, radiation exposure, brain scintigraphy, *Säugling, Strahlenbelastung, Hirnszintigraphie* 5, 6
—, T_3, T_4, normal values, *Säugling,* T_3, T_4, *Normalwerte* 158
back ground, measurement, *Untergrund, Messung* 130
background activity, metastases, thyroid cancer, *Hintergrundaktivität, Metastasen, Schilddrüsenkarzinom* 147
basal cisterns, spreading time, radionuclids, *basale Zisternen, Ausbreitungszeit, Radionuklide* 67
Basedow's disease, radioiodine treatment, *Basedowsche Krankheit, Radiojodbehandlung* 163–174
basophilic granulocytes, structure, function, *basophile Granulozyten, Struktur, Funktion* 423
benign tumors, parotid gland, scintigraphy, *gutartige Geschwülste, Parotis, Szintigraphie* 112
biliary tract occlusion, *Gallenwegsverschluß* 801
binding capacity, serum, thyroid hormones, *Bindungskapazität, Serum, Schilddrüsenhormone* 157
biologic half life time, ^{131}I cholesterol, *biologische Halbwertzeit,* ^{131}J-*Cholesterin* 213
— — value time, dosimetry, radioiodine treatment, *biologische Halbwertzeit, Dosimetrie, Radiojodbehandlung* 169
— — — times, different, ^{133}Xenon, hydrocephalus, *biologische Halbwertzeiten, unterschiedliche,* $^{133}Xenon, Hydrozephalus$ 84, 88
biological half life time, ^{131}I, hyperthyroidism, *biologische Halbwertzeit,* ^{131}J, *Hyperthyreose* 169, 170
— — — —, ^{75}selenium, *biologische Halbwertzeit,* $^{75}Selen$ 210
biopsy, dye accumulation, *Probepunktion, Farbstoffanreicherung* 1
biosynthesis, steroids, *Biosynthese, Steroide* 216–218
—, thyroid hormones, *Biosynthese, Schilddrüsenhormone* 118, 119
bleomycin, ^{99m}Tc tagged, diagnosis, mediastinal tumors, *Bleomycin,* ^{99m}Tc *markiertes, Diagnose, Mediastinaltumoren* 5, 349
block, iodination, *Blockierung, Jodination* 120

—, liquor passage, radiopharmaca, *Blockierung, Liquorpassage, Radiopharmaka* 54, 85
—, ventriculo-atrial shunt, *Blockierung, ventrikulo-atrialer Shunt* 90
blood, radiation dose, radioiodine therapy, *Blut, Strahlendosis, Radiojodtherapie* 182
—, — exposure, radioactive compounds, *Blut, Strahlenbelastung, radioaktive Verbindungen* 6
—, radioactivity, measurement, radioiodine therapy, *Blut, Radioaktivität, Messung, Radiojodbehandlung* 171
—, see haematology, *Blut, siehe Hämatologie*
— brain barrier, dyes, *Bluthirnschranke, Farbstoffe* 1
— — —, radioactivity, *Bluthirnschranke, Radioaktivität* 2, 7, 10, 33
— diseases, differential diagnosis, *Blutkrankheiten, Differentialdiagnose* 390
— dose, radioiodine treatment, *Blutdosis, Radiojodbehandlung* 163, 170
— levels, radioiodine, therapy, *Blutwerte, Radiojod, Behandlung* 184
— loss, iron deficiency, *Blutverlust, Eisenmangel* 360, 361
— —, methods, *Blutverlust, Methodik* 385
— whole body measurement, *Blutverlust, Ganzkörpermessung* 362
— pool, activity, ^{99m}Tc, *Blut-Pool, Aktivität,* ^{99m}Tc 138
— —, cardiovascular, scan, *Bluträume, kardiovaskuläre, Szintigraphie* 336
— pressure, perfusion scintigraphy, *Blutdruck, Perfusionsszintigraphie* 251
— supply, lung, perfusion, *Durchblutung, Lunge, Perfusion* 265, 266
— transfusion, antibodies, *Bluttransfusion, Antikörper* 458
— volume, erythrocytic system, *Blutvolumen, erythrozytäres System* 353
— —, method, *Blutvolumen, Methodik* 353, 354
— —, normal values, *Blutvolumen, Normalwerte* 354
body position, lung volumina, distribution, *Körperposition, Lungenvolumina, Verteilung* 267
— weight, blood volume, *Körpergewicht, Blutvolumen* 354
Boeck's disease, perfusion scan, *Morbus Boeck, Perfusionsszintigramm* 249
— —, radiospirometry, *Morbus Boeck, Radiospirometrie* 298
bolus, radioactive, radiocardiography, *Bolus, radioaktiver, Radiokardiographie* 336
bone, metastases, thyroid cancer, *Knochen, Metastasen, Schilddrüsenkarzinom* 176
— marrow, cell number, *Knochenmark, Zellzahl* 430
— —, cellular flow, model, *Knochenmark, Zellfluß, Modell* 431
— —, — proliferation, *Knochenmark, Zellreifungen* 430
— —, depression, radioiodine therapy, *Knochenmark, Depression, Radiojodtherapie* 182
— —, distribution, splenectomy, *Knochenmark, Verteilung, Splenektomie* 373
— —, DNA synthesis, measurement, *Knochenmark, DNA-Synthese, Messung* 417
— —, granulopoesis, *Knochenmark, Granulopoese* 418
— —, —, proliferative compartment, *Knochenmark, Granulopoese, proliferatives Kompartment* 430
— —, ^{3}H thymidin, granulocytes, *Knochenmark,* ^3H-*Thymidin, Granulozyten* 416, 417
— —, — —, metabolism, *Knochenmark,* ^3H-*Thymidin, Stoffwechsel* 433, 434

— —, iron reserve, *Knochenmark, Eisenreserve* 355
— —, leucocytic system, *Knochenmark, leukozytäres System* 413, 429
— —, lymphopoesis, *Knochenmark, Lymphopoese* 426
— —, mitoses, *Knochenmark, Mitosen* 430
— —, myeloblastic-, myelocytic departments, *Knochenmark, Myeloblasten-, Myelozytenkompartment* 431
— —, normal, *Knochenmark, normales* 377
— —, scintigraphy, *Knochenmark, Szintigraphie* 437, 438
— —, standard man, *Knochenmark, Standardmensch* 429
— —, stem cell compartments, *Knochenmark, Stammzellenkompartmente* 431
— —, — cells, *Knochenmark, Stammzellen* 417, 432, 433
— —, osteomyelofibrosis, *Knochenmark, Osteomyelofibrose* 374
— —, osteosclerosis, *Knochenmark, Osteosklerose* 376
— —, thalassaemia, *Knochenmark, Thalassämie* 375
— —, turnover rates, *Knochenmark, Turnover-Raten* 429
— metabolism, pathology, physiology, *Knochenstoffwechsel, Pathologie, Physiologie* 702
— scan, osteomyelitis, *Knochenszintigramm, Osteomyelitis* 31
— scan, skull, lesions, *Knochenszintigramm, Schädel, Veränderungen* 31, 32
borofluorate, concentration, thyroid gland, *Borfluorat, Konzentration, Schilddrüse* 119
bound activity, competitive radioassay, *gebundene Aktivität, kompetitiver Radioassay* 186, 187
^{82}Br microspheres, lung perfusion scintigraphy, ^{82}*Br-Mikrosphären, Lungen-Perfusionsszintigraphie* 229
brain, leukaemic infiltrations, *Gehirn, leukämische Infiltrate* 32
— —, liquor departments, scintigraphy, *Gehirn, Liquorräume, Szintigraphie* 51
—, radioactivity distribution, *Gehirn, Radioaktivitätsverteilung* 2
—, ventriculography, technique, *Gehirn, Ventrikulographie, Technik* 62, 63
— abscess, scintigraphy, *Hirnabszeß, Szintigraphie* 30
— blood barrier, dyes, *Hirnblutschranke, Farbstoffe* 1
— — —, radioactivity, *Hirnblutschranke, Radioaktivität* 2, 7, 10, 33
— convexity, meningeoma, scintigram, *Hirnkonvexität, Meningeom, Szintigramm* 15
— death, total cerebral infarction, *Hirntod, totaler Hirninfarkt* 10
— diseases, inflammatory, pathophysiology, accumulation of radioactivity, *Hirnerkrankungen, entzündliche, Pathophysiologie, Radioaktivitätsanreicherung* 4
— —, vascular, pathophysiology, accumulation of radioactivity, *Hirnerkrankungen, vaskuläre, Pathophysiologie, Radioaktivitätsanreicherung* 3
— infarction, sequence scintigraphy, *Hirninfarkt, Sequenzszintigraphie* 9, 10, 29
— metastases, identification, scan, *Hirnmetastasen, Nachweisbarkeit, Szintigramm* 11, 14
— perfusion, disturbance, time activity curves, *Hirnperfusion, Störung, Zeitaktivitätskurven* 8, 9
— —, sequence scintigraphy, *Hirnperfusion, Sequenzszintigraphie* 8
— scan, abscess, *Hirnszintigramm, Abszeß* 30
— —, artefacts, *Hirnszintigramm, Artefakte* 8
— —, brain tumors, *Hirnszintigramm, Hirngeschwülste* 10–21
— —, cerebellar spongioblastoma, *Hirnszintigramm, Kleinhirnspongioblastom* 18

— —, cerebral infarction, *Hirnszintigramm, Hirninfarkt* 27–29
— —, dermoids, epidermoids, *Hirnszintigramm, Dermoide, Epidermoide* 14, 15
— —, encephalitis, *Hirnszintigramm, Enzephalitis* 30
— —, identification of tumors, incidence, *Hirnszintigramm, Tumornachweis, Häufigkeit* 10, 11, 14
— —, inflammatory diseases, *Hirnszintigraphie, entzündliche Erkrankungen* 30, 31, 32
— —, Lindau's tumor, *Hirnszintigramm, Lindau-Tumor* 18
— —, medulloblastoma, *Hirnszintigramm, Medulloblastom* 18
— —, meningeoma, *Hirnszintigramm, Meningeom* 12, 15, 20, 21
— —, — of olfactorius nerve, *Hirnszintigramm, Olfaktoriusmeningeom* 15
— —, meningitis, *Hirnszintigramm, Meningitis* 30
— —, metastases, *Hirnszintigramm, Metastasen* 11
— —, negative, consequences, *Hirnszintigramm, negatives, Folgerungen* 6, 7
— —, neurinoma of acusticus nerve, *Hirnszintigramm, Akustikusneurinom* 17
— —, normal, *Hirnszintigramm, normales* 7–10
— —, see scintigram, *Hirnszintigramm, siehe Szintigramm*
— scintigraphy, acute subdural haematoma, *Hirnszintigraphie, akutes subdurales Hämatom* 22
— —, arterio-venous angioma, *Hirnszintigraphie, arteriovenöses Angiom* 23–27
— —, chronic subdural haematoma, *Hirnszintigraphie, chronisch-subdurales Hämatom* 22
— —, epidural haematoma, *Hirnszintigraphie, epidurales Hämatom* 22
— —, examination technique, *Hirnszintigraphie, Untersuchungstechnik* 6
— —, history, *Hirnszintigraphie, Geschichte* 1, 2
— —, infarction, *Hirnszintigraphie, Infarkt* 27–29
— —, optimal examination time, *Hirnszintigraphie, optimale Untersuchungszeit* 6, 7
— —, pathophysiology, *Hirnszintigraphie, Pathophysiologie* 2–4
— —, postoperative follow up, *Hirnszintigraphie, postoperative Verlaufskontrolle* 20, 21
— —, radiation exposure, *Hirnszintigraphie, Strahlenbelastung* 2, 5, 6
— —, radioactive compounds, *Hirnszintigraphie, radioactive Verbindungen* 4, 5
— —, see scintigraphy, *Hirnszintigraphie, siehe Szintigraphie*
— —, see sequence scintigraphy, *Hirnszintigraphie, siehe Sequenzszintigraphie*
— —, spontaneous haemorrhages, *Hirnszintigraphie, spontane Blutungen* 22–27
— —, subarachnoidal haemorrhage, *Hirnszintigraphie, Subarachnoidalblutung* 23
— —, subdural haematoma, *Hirnszintigraphie, subdurales Hämatom* 22
— —, tumors, *Hirnszintigraphie, Tumoren* 2, 10–20
— —, —, follow up, *Hirnszintigraphie, Tumoren, Verlaufskontrolle* 20, 21
— —, vascular diseases, *Hirnszintigraphie, vaskuläre Erkrankungen* 3, 4, 22–29
— stem, tumors, scintigraphy, *Hirnstamm, Tumoren, Szintigraphie* 18
— tissue, normal, dye accumulation, *Hirngewebe, normales, Farbstoffanreicherung* 1

brain tissue, time activity curves, *Hirngewebe, Zeitaktivitätskurven* 25
— tumors, accumulation of radioactivity, pathophysiology, *Hirntumoren, Radioaktivitätsanreicherung, Pathophysiologie* 2, 3, 6, 10
— —, brain scan, *Hirngeschwülste, Hirnszintigramm* 10–21
— —, cerebral hemispheres, *Hirntumoren, Großhirnhemisphären* 11–14
— —, childhood, *Hirntumoren, Kindesalter* 19, 20
— —, infratentorial, *Hirntumoren, infratentorielle* 16–18
— —, postoperative follow up, *Hirntumoren, postoperative Verlaufskontrolle* 20, 21
— —, supratentorial, *Hirntumoren, supratentorielle* 14–16
— —, vascularisation, *Hirntumoren, Vaskularisierung* 10, 11
breast cancer, metastases, suprarenal glands, *Mammakarzinom, Metastasen, Nebenniere* 214
bronchial carcinoma, bronchoscopy, *Bronchialkarzinom, Bronchoskopie* 324
— —, diagnosis, *Bronchialkarzinom, Diagnose* 317, 318
— —, early diagnosis, *Bronchialkarzinom, Frühdiagnose* 314
— —, ^{67}Ga accumulation, *Bronchialkarzinom, ^{67}Ga-Anreicherung* 349
— —, metastases, mediastinal, *Bronchialkarzinom, Metastasen, Mediastinum* 347
— —, —, —, perfusion, *Bronchialkarzinom, Metastasen, Mediastinum, Perfusion* 309
— —, operability, *Bronchialkarzinom, Operabilität* 319, 320
— —, perfusion scintigraphy, *Bronchialkarzinom, Perfusionszintigraphie* 245
— —, radiospirometry, *Bronchialkarzinom, Radiospirometrie* 266, 292, 314
— —, scintigraphic, diagnosis, *Bronchialkarzinom, szintigraphische Diagnose* 317
— —, staging, *Bronchialkarzinom, Stadieneinteilung* 319
bronchiectasis, bronchography, *Bronchiektasen, Bronchographie* 300, 301
—, differential diagnosis, *Bronchiektasen, Differentialdiagnose* 307
—, disorders of particle fixation, *Bronchiektasen, Partikelfixationsstörungen* 235
—, radiospirometry, *Bronchiektasen, Radiospirometrie* 292, 301, 302
—, ventilation disorders, *Bronchiektasen, Belüftungsstörungen* 242
bronchitis, half value time, radioactive particles, *Bronchitis, Halbwertzeit, radioaktive Partikel* 228
—, MacLeod's syndrome, *Bronchitis, MacLeod-Syndrom* 303
—, perfusion scintigraphy, *Bronchitis, Perfusionsszintigraphie* 242
—, radiospirometry, *Bronchitis, Radiospirometrie* 298, 299
bronchogram, bronchiectasis, *Bronchogramm, Bronchiektasen* 301, 302
—, mucoviscidosis, *Bronchogramm, Mukoviszidose* 244
bronchoscopy, bronchial carcinoma, *Bronchoskopie, Bronchialkarzinom* 324
bronchospirometry, radiospirometry, comparison, *Bronchospirometrie, Radiospirometrie, Vergleich* 290
bronchus, adenoma, compression of pulmonary artery, *Bronchus, Adenom, Kompression der Lungenarterie* 315
—, rupture, differential diagnosis, *Bronchus, Ruptur, Differentialdiagnose* 307

butterfly like glioma, identification, brain scintigram, *Schmetterlingsgliom, Nachweisbarkeit, Hirnszintigramm* 12

^{14}C, ACTH, quantification, ^{14}C, *ACTH, Bestimmung* 204
—, cholesterol, adenoma of suprarenal gland, ^{14}C, *Cholesterin, Nebennierenadenom* 212
— inulin, clearance, ^{14}C-*Inulin, Clearance* 627, 628
—, tagged ligand, specific activity, ^{14}C, *markierter Ligand, spezifische Aktivität* 193
^{14}C-Serotonin, thrombocytes, ^{14}C-*Serotonin, Thrombozyten* 451
cachexia, blood volume, *Kachexie, Blutvolumen* 354
caesium chloride (^{131}CsCl), tumor seeking, thyroid gland, *Cäsiumchlorid (^{131}CsCl), Tumorsuche, Schilddrüse* 141
calcification, psammoma bodies, *Verkalkung, Psammom-Körper* 142
—, thyroid adenoma, carcinoma, differential diagnosis, *Verkalkung, Schilddrüsenadenom, Karzinom, Differentialdiagnose* 142
calcitonine, radioimmunoassay, *Kalzitonin, Radioimmun-Assay* 212, 219
calcium, metabolism, hormones, radioimmunoassay, *Kalzium, Stoffwechsel, Hormone, Radioimmunoassay* 219
calculation, therapeutic dose, thyroid cancer, *Berechnung, Therapiedosis, Schilddrüsenkarzinom* 180
camera, see gamma camera, *Kamera, siehe Gamma-Kamera*
— scintigraphy, cranial salivary glands, *Kamera-Szintigraphie, Kopfspeicheldrüsen* 106
— —, kindney, *Kamera-Szintigraphie, Niere* 538–559
— —, radiospirometry, *Kamera-Szintigraphie, Radiospirometrie* 265
— —, urology, childhood, *Kamera-Szintigraphie, Urologie, Kindesalter* 537
capillary membrane, blood-brain barrier, *Kapillarmembran, Blut-Hirnschranke* 2, 3
Carbimacole, therapy, remission, recurrence, *Karbimazol, Behandlung, Remission, Rezidiv* 132, 133
—, —, ^{99m}Tc-uptake, *Karbimazol, Behandlung, ^{99m}Tc-Aufnahme* 132, 133
—, — of hyperthyroidism, *Karbimazol, Behandlung, Schilddrüsenüberfunktion* 129
carcinogenic effect, beta emission, *karzinogener Effekt, Betastrahlung* 125
carcinoma, metastases, identification, scintigram, *Karzinom, Metastasen, Nachweisbarkeit, Szintigramm* 15
— risk, nodular goiter, *Karzinomrisiko, Knotenstruma* 141, 142
cardiac chambers, scintigraphy, *Herzkammern, Szintigraphie* 336
— diseases, blood-, plasma volume, *Herzerkrankungen, Blut-, Plasma-Volumen* 353, 354
— —, perfusion scintigraphy, *Herzerkrankungen, Perfusionsszintigraphie* 250
— failure, blood volume, *Herzinsuffizienz, Blutvolumen* 353
— size, transversal diameter, *Herzgröße, Transversaldurchmesser* 338
— wall, lesions, scan, *Herzwand, Prozesse, Szintigramm* 336, 337
cardiomegaly, disorder of particle fixation, *Kardiomegalie, Partikelfixationsstörung* 235

—, pulmonary blood supply, *Kardiomegalie, Lungendurchblutung* 313
cardiopathies, perfusion, ventilation, *Kardiopathien, Perfusion, Ventilation* 312, 313
cardiopathy, half value time, radioactive particles, *Herzfehler, Halbwertzeit, radioaktive Partikel* 228
—, perfusion, ventilation, *Herzfehler, Perfusion, Ventilation* 313
cardiophrenic angles, lung scan, *Herzzwerchfellwinkel, Lungenszintigramm* 233
cardiopulmonary insufficiency, perfusion scintigraphy, *kardiopulmonale Insuffizienz, Perfusionsszintigraphie* 253
cardiovascular lesions, mediastinal, *kardiovaskuläre Veränderungen, Mediastinum* 336–340
Carina, carcinoma, preoperative pulmonary function, *Carina, Karzinom, präoperative Lungenfunktion* 326, 327, 328
carotid artery, occlusion, time activity curves, *A. carotis, Verschluß, Zeitaktivitätskurven* 28, 29
cartilaginous tumors, ^{75}Se accumulation, *kartilaginäre Tumoren, ^{75}Se-Speicherung* 349
casting crisis, kidney, transplantation, *Abstoßungskrise, Niere, Transplantat* 526, 550
catherism, parathyroid veins, *Katheterisierung, Nebenschilddrüsenvenen* 212
cauda equina, tumor, myeloscintigraphy, *Cauda equina, Tumor, Myeloszintigraphie* 78
causes, disintegration of thrombocytes, *Ursachen, Thrombozytenabbau* 458, 460
—, thrombocytoses, *Ursachen, Thrombozytosen* 462
cellular cycle, bone marrow, turnover rate, *Zellzyklus, Knochenmark, Umsatzrate* 431
— kinetics, bone marrow, measurement, *Zellkinetik, Knochenmark, Messung* 433
— proliferation, bone marrow, *Zellreifung, Knochenmark* 430
central bronchial carcinoma, classification, TNM system, *zentrales Bronchialkarzinom, Klassifizierung, TNM-System* 319–325
— — —, perfusion, ventilation, *zentrales Bronchialkarzinom, Perfusion, Ventilation* 314
cerebello-pontine angle, normal brain scan, *Kleinhirnbrückenwinkel, normales Hirnszintigramm* 8
—, tumors, scintigram, *Kleinhirnbrückenwinkel, Tumoren, Szintigramm* 18
cerebellum, spongioblastoma, *Kleinhirn, Spongioblastom* 18
—, —, childhood, *Kleinhirn, Spongioblastom, Kindesalter* 19
cerebral arteries, occlusion, accumulation of radioactivity, *Hirnarterien, Verschluß, Aktivitätsansammlung* 3
—, —, infarction, *Hirnarterien, Verschluß, Infarkt* 27, 28, 29
—, sequence scintigraphy, *Hirnarterien, Sequenzszintigraphie* 8
— artery, aneurysm, *A. cerebri, Aneurysma* 83, 88
—, occlusion, infarction, *A. cerebri, Verschluß, Infarkt* 27
— diseases, inflammatory, *Hirnerkrankungen, entzündliche* 30, 31, 32
— hemispheres, radioactivity maxima, sequence scintigraphy, *Hirnhemisphären, Radioaktivitätsmaxima, Sequenzszintigraphie* 9
— —, time activity curves, *Hirnhemisphären, Zeitaktivitätskurven* 8, 10

—, tumors, *Großhirnhemisphären, Tumoren* 11–14
— infarction, accumulation of radioactivity, *Hirninfarkt, Radioaktivitätsansammlung* 3, 27, 28, 29
— —, anterior, posterior cerebral artery, *Hirninfarkt, A. cerebri anterior, posterior* 27
— —, hyperperfusion, *Hirninfarkt, Hyperperfusion* 9
— —, posterior temporal artery, *Hirninfarkt, A. temporalis posterior* 26
— —, scintigraphy, *Hirninfarkt, Szintigraphie* 27–29
— —, total, brain death, *Hirninfarkt, totaler, Hirntod* 10
— veins, normal brain scan, *Hirnvenen, normales Hirnszintigramm* 7, 8
— —, sequence scintigraphy, *Hirnvenen, Sequenzszintigraphie* 8
— ventriculography, technique, *zerebrale Ventrikulographie, Technik* 62, 63
cerebrospinal fluid departments, myeloscintigraphy, indications, *zerebrospinale Flüssigkeitsräume, Myeloszintigraphie, Indikationen* 55, 56
— — —, —, radiation exposure, *zerebrospinale Flüssigkeitsräume, Myeloszintigraphie, Strahlenbelastung* 56, 57
— — —, radionuclides, *zerebrospinale Flüssigkeitsräume, Radionuklide* 53
— — —, scintigraphy, *zerebrospinale Flüssigkeitsräume, Szintigraphie* 51–97
cerebrovascular haemorrhage, infarction, posterior temporal artery, *zerebrovaskulärer Insult, Infarkt, A. temporalis posterior* 26, 27
cervical department, spreading time, activity, *Zervikalbereich, Ausbreitungszeit, Aktivität* 67, 68
— disc hernia, myeloscintigraphy, *zervikale Bandscheibenhernie, Myeloszintigraphie* 52, 56, 75, 76, 80
— lymph nodes, metastases, thyroid cancer, *Halslymphknoten, Metastasen, Schilddrüsenkarzinom* 176
— plexus lesion, myeloscintigraphy, *zervikale Plexusschädigung, Myeloszintigraphie* 56, 72, 76, 80
— spinal canal, Recklinghausen's disease, *zervikaler Wirbelkanal, Morbus Recklinghausen* 71, 80
— spine, activity accumulation, diagnostic error, parathyroid adenoma, *Halswirbelsäule, Speicherung, Fehldiagnose, Nebenschilddrüsenadenom* 211
cervico-cranial junction, space occupying lesion, myeloscintigraphy, *zerviko-kranialer Übergang, Raumforderung, Myeloszintigraphie* 56
— tumor, value of diagnostic methods, *zerviko-kranialer Tumor, Wertigkeit diagnostischer Untersuchungsmethoden* 81
chemotaxis, granulocytes, *Chemotaxis, Granulozyten* 415
chest, mediastinal scintigraphy, ^{75}Se, *Thorax, Mediastinalszintigraphie, ^{75}Se* 349
—, operations, pulmonary function, *Thorax, Operationen, Lungenfunktion* 325
—, pulmonary volume, intrapleural pressure, compliance, *Thorax, Lungenvolumen, Pleuradruck, Compliance* 268
—, radiation exposure, thyroid cancer, *Thorax, Strahlenbelastung, Schilddrüsenkrebs* 140
—, trauma, perfusion, ventilation, *Thorax, Trauma, Perfusion, Ventilation* 296
—, —, radiospirometry, *Thorax, Trauma, Radiospirometrie* 293
—, ^{133}Xe washout curves, *Thorax, ^{133}Xe-Auswaschkurven* 291
chiasma region, tumors, scintigraphy, results, *Chiasma-Region, Tumoren, Szintigraphie, Ergebnisse* 14

child, bronchiectasis, pulmonary function, *Kind, Bronchiektasen, Lungenfunktion* 303
—, encephalocele, scintigraphy, *Kind, Enzephalozele, Szintigraphie* 89, 90
—, hydrocephalus, biologic half value times, ^{133}Xenon, *Kind, Hydrozephalus, biologische Halbwertzeiten,* ^{133}*Xenon* 84, 88
—, —, liquor stop syndrome, *Kind, Hydrozephalus, Liquorstop-Syndrom* 86
—, hypothyroidism, substernal goiter, *Kind, Schilddrüsenunterfunktion, Substernalstruma* 145
—, miction cystogram, *Kind, Miktionszystogramm* 613
—, thyroid gland, radiation exposure, *Kind, Schilddrüse, Strahlenbelastung* 537
—, transverse lesion, myeloscintigraphy, *Kind, Querschnittläsion, Myeloszintigraphie* 70
—, ventriculography, technique, *Kind, Ventrikulographie, Technik* 62
—, vesicoureteral reflux, *Kind, vesico-ureteraler Reflux* 613
children, artefacts, brain scan, *Kinder, Artefakte, Hirnszintigramm* 8
—, beta emission, contraindication, *Kinder, Betastrahlung, Kontraindikation* 125
—, ^{131}I, ^{99m}Tc, thyroid imaging, *Kinder,* ^{131}*J,* ^{99m}*Tc, Schilddrüsendarstellung* 138
—, intracranial liquor dynamics, *Kinder, intrakranielle Liquordynamik* 81
—, radiation exposure, brain scintigraphy, *Kinder, Strahlenbelastung, Hirnszintigraphie* 5, 6
—, — —, myeloscintigraphy, *Kinder, Strahlenbelastung, Myeloszintigraphie* 55, 56
—, — reactions, thyroid cancer, *Kinder, Strahlenreaktionen, Schilddrüsenkrebs* 140
—, radioiodine treatment, *Kinder, Radiojodbehandlung* 163
—, radionuclides, myeloscintigraphy, *Kinder, Radionuklide, Myeloszintigraphie* 54
—, radiospirometry, *Kinder, Radiospirometrie* 284
—, T_3, T_4, normal values, *Kinder,* T_3*,* T_4*, Normalwerte* 158
—, washin-, washout curves, ^{133}Xe, *Kinder, Ein-, Auswaschkurven,* ^{133}*Xe* 288
childhood, brain tumors, *Kindesalter, Hirntumoren* 19, 20
—, clearance, calculation, *Kindesalter, Clearancebestimmung* 644
—, diabetes, renal complications, *Kindesalter, Diabetes, Nierenkomplikationen* 640
—, differential diagnosis: Hydrocephalus, *Kindesalter, Differentialdiagnose: Hydrozephalus* 68
—, mucoviscidosis, radiospirometry, *Kindesalter, Mukoviszidose, Radiospirometrie* 303
—, radiospirometry, normal values, *Kindesalter, Radiospirometrie, Normalwerte* 288
—, renal scintigraphy, *Kindesalter, Nierenszintigraphie* 557
—, subdural haematoma, concentration of haematoma, *Kindesalter, subdurales Hämatom, Aktivitätsansammlung* 4
Cholecystitis 804
cholesterol, ^{131}I, suprarenal gland adenoma, *Cholesterin,* ^{131}*J-, Nebennierenadenom* 212, 213
—, suprarenal cortex, enzymatic system, *Cholesterin, Nebennierenrinde, Enzymsystem* 216
choriongonadotropin (HCG), crossing reactivity, *Choriongonadotropin (HCG), Kreuzreaktivität* 191
— —, Radioimmunoassay 219
chromatography, ^{131}I-metabolism, *Chromatographie,* ^{131}*J-Stoffwechsel* 117
—, radioenzyme assay, *Chromatographie, Radioenzymassay* 200
chromatophoresis, free, bound activity, separation, *Chromatoelektrophorese, freie, gebundene Aktivität, Trennung* 194
chronic bronchitis, differential diagnosis, *chronische Bronchitis, Differentialdiagnose* 299
— —, half value time, radioactive particles, *chronische Bronchitis, Halbwertzeit, radioaktive Partikel* 228
— —, MacLeod's syndrome, *chronische Bronchitis, MacLeod-Syndrom* 303
— —, radiospirometry, *chronische Bronchitis, Radiospirometrie* 298, 299
— —, ventilation disorders, *chronische Bronchitis, Belüftungsstörungen* 242
— infections, hyposiderinaemia, *chronische Infekte, Hyposiderämie* 363
— inflammation, cranial salivary glands, *chronische Entzündung, Kopfspeicheldrüsen* 110
— —, — — —, Sjögren's disease, *chronische Entzündung, Kopfspeicheldrüsen, Morbus Sjögren* 110
— myeloic leukaemia, treatment, *chronisch-myeloische Leukämie, Behandlung* 400
—, obstructive pulmonary diseases, α_1 antitrypsin deficiency, *chronisch-obstruktive Lungenerkrankungen,* α_1*-Antitrypsin-Mangel* 303
—, — — —, asthma bronchiale, *chronisch-obstruktive Lungenerkrankungen, Asthma bronchiale* 297
—, — — —, Boeck's disease, *chronisch-obstruktive Lungenerkrankungen, Morbus Boeck* 298
—, — — —, bronchiectasis, *chronisch-obstruktive Lungenerkrankungen, Bronchiektasen* 301
—, — — —, chronic bronchitis, *chronisch-obstruktive Lungenerkrankungen, chronische Bronchitis* 299
—, — — —, emphysema, *chronisch-obstruktive Lungenerkrankungen, Emphysem* 300
—, — — —, MacLeod's syndrome, *chronisch-obstruktive Lungenerkrankungen, MacLeod-Syndrom* 303
—, — — —, mucoviscidosis, *chronisch-obstruktive Lungenerkrankungen, Mukoviszidose* 303
—, — — —, perfusion scintigraphy, *chronisch-obstruktive Lungenerkrankungen, Perfusionsszintigraphie* 242–245
—, — — —, radioaerosol distribuion, *chronisch-obstruktive Lungenerkrankungen, Radioaerosol-Verteilung* 243
—, — — —, radiospirometry, *chronisch-obstruktive Lungenerkrankungen, Radiospirometrie* 297–303
—, — — —, type classification, *chronisch-obstruktive Lungenerkrankungen, Typeneinteilung* 243
— pulmonary tuberculosis, perfusion scan, *chronische Lungentuberkulose, Perfusionsszintigramm* 247
— pyelonephritis, nephrogram, *chronische Pyelonephritis, Nephrogramm* 528
— renal diseases, scintigraphy, *chronische Nierenerkrankungen, Szintigraphie* 547
— subdural haematoma, brain scintigraphy, *chronisch-subdurales Hämatom, Hirnszintigraphie* 22
— — —, concentration of radioactivity, *chronisch-subdurales Hämatom, Aktivitätsansammlung* 4
circulation, lymphocytes, *Zirkulation, Lymphozyten* 424
circulatory disorders, differential diagnosis, pharmacoscintigraphy, *Durchblutungsstörungen, Differentialdiagnose, Pharmako-Szintigraphie* 232

Subject Index

cisterna magna, spreading time, radionuclides, *Cisterna magna, Ausbreitungszeit, Radionuklide* 67
cisternogram, normal, *Zisternogramm, normales* 85
cisternography, diagnostic value, *Zisternographie, diagnostische Wertigkeit* 91
–, differential diagnosis: Hydrocephalus, *Zisternographie, Differentialdiagnose: Hydrozephalus* 84, 86, 88, 90, 91
–, indications, *Zisternographie, Indikationen* 56
–, liquor fistula, *Zisternographie, Liquorfistel* 77, 81
–, oto-rhino-liquorrhoea, *Zisternographie, Oto-Rhino-Liquorrhoe* 81–85
–, radionuclides, *Zisternographie, Radionuklide* 52–54
–, technique, *Zisternographie, Technik* 59
–, tumors, liquor dynamics, *Zisternographie, Tumoren, Liquordynamik* 85–88
–, ventriculo-atrial shunt, *Zisternographie, ventrikulo-atrialer Shunt* 88
cisterns, arachnitis, disorder of liquor passage, *Zisternen, Arachnitis, Störung der Liquorpassage* 56, 67, 72
–, cerebral, scintigraphy, *Zisternen, Gehirn, Szintigraphie* 51
–, interhemisphericals, radionuclid application, *Zisternen, interhemisphärische, Radionuklidanwendung* 68
–, intracranial liquor dynamics, *Zisternen, intrakranielle Liquordynamik* 81
–, spreading time, radionuclides, *Zisternen, Ausbreitungszeit, Radionuklide* 67
classification, bronchial carcinoma, TNM system, *Klassifizierung, Bronchialkarzinom, TNM-System* 319–325
–, pulmonary diseases, scan, *Einteilung, Lungenerkrankungen, Szintigraphie* 243
–, single thyroid nodule, *Klassifizierung, Solitärknoten der Schilddrüse* 139
clearance, calculation, *Clearance, Berechnung* 573
–, childhood, *Clearance, Kindesalter* 644
–, classic method, *Clearance, klassische Methodik* 628
–, definition, *Clearance, Definition* 617
–, diabetes, renal complications, *Clearance, Diabetes, Nierenkomplikationen* 640, 641
–, double radionuclid technique, *Clearance, Doppelradionuklidtechnik* 629, 630
–, glomerular filtration rate, *Clearance, glomeruläre Filtrationsrate* 617
–, hormone levels, relations, *Clearance, Hormonspiegel, Abhängigkeit* 156
–, hypertension, *Clearance, Hypertonie* 642, 646
–, ^{123}I hippuran, *Clearance, ^{123}J-Hippuran* 612
–, ^{131}I, thyroid iodide transport, *Clearance, ^{131}J, thyreoidaler Jodidtransport* 121
–, nephrogram, analysis, *Clearance, Nephrogramm, Analyse* 572
–, nephrogram with radioisotopes, *Clearance, Radioisotopennephrogramm* 632, 633
–, paraaminohippuric acid, *Clearance, Para-Aminohippursäure* 624
–, physiology, *Clearance, Physiologie* 617
–, pre-, postoperative calculation, *Clearance, prä-, postoperative Bestimmung* 648
–, pregnancy, *Clearance, Schwangerschaft* 644
–, pyelonephritis, glomerulonephritis, *Clearance, Pyelonephritis, Glomerulonephritis* 642, 646
–, radiation exposure, *Clearance, Strahlenbelastung* 650
–, radiopharmaca, *Clearance, Radiopharmaka* 615
–, renal, on both sides, *Clearance, Nieren, seitengetrennte* 537, 632, 633
–, –, total-, *Clearance, renale, Gesamt-* 617
–, – ^{133}Xenon-, *Clearance, renale ^{133}Xenon-* 652
–, slope technique, *Clearance, Slope-Technik* 620
–, surgery of renal pelvis, *Clearance, Nierenbeckenoperationen* 647
–, total, ^{131}I hippuran, *Clearance, Gesamt-, ^{131}J-Hippuran* 562
–, transplantation, kidney, *Clearance, Nierentransplantation* 649, 650
–, urogenital tuberculosis, *Clearance, Urogenitaltuberkulose* 643, 649
–, whole body counter, *Clearance, Ganzkörperzähler* 509, 617, 632
–, – – retention curve, *Clearance, Ganzkörperretentionskurve* 634
clinical application, angioscintigraphy, *klinische Anwendung, Angioszintigraphie* 554
– –, angiotensin RIA, *Klinische Anwendung, Angiotensin-RIA* 671
– –, clearance, calculation, *klinische Anwendung, Clearancebestimmung* 636, 637
– –, glucagon, *klinische Anwendung, Glukagon* 215, 216
– –, nephrography with radioisotopes, *klinische Anwendung, Radioisotopennephrographie* 521
– –, perchlorate test, iodide organification, defects, *klinische Anwendung, Perchlorattest, Jodisationsstörung* 135
– –, radioassay, insulin, *klinische Anwendung, Radioassay, Insulin* 215
– –, renal scintigraphy, *klinische Anwendung, Nierenszintigraphie* 540
– results, scintigraphy, parathyroid glands, *klinische Ergebnisse, Szintigraphie, Nebenschilddrüsen* 210, 211
– significance, occult thyroid cancer, *klinische Bedeutung, okkultes Schilddrüsenkarzinom* 176
– use, scintigraphy of salivary glands, *klinische Anwendung, Speicheldrüsenszintigraphie* 108, 109
– –, thyroid uptake measurement, *klinische Anwendung, Schilddrüsenaufnahmemessung* 131
closing volume, pulmonary, age, *Verschlußvolumen, Lunge, Lebensalter* 291, 292
–, –, ^{133}X concentration, *Verschlußvolumen, Lunge, ^{133}X-Konzentration* 270, 271
^{15}CO, ^{15}CO$_2$, physical properties, ^{15}CO, $^{15}CO_2$, *physikalische Eigenschaften* 271
–, –, radiospirometry, ^{15}CO, $^{15}CO_2$, *Radiospirometrie* 265
^{57}Co, tagged Bleomycin, mediastinal tumors, ^{57}Co, *markiertes Bleomycin, Mediastinaltumoren* 349
^{57}Co-Bleomycin, lymphoscintigraphy, ^{57}Co-*Bleomycin, Lymphoszintigraphie* 488
–, metabolism, ^{57}Co-*Bleomycin, Stoffwechsel* 5, 349
^{60}Co radiotherapy, parenchymal defect of parotid gland, ^{60}Co-*Strahlenbehandlung, Parenchymausfall der Parotis* 109
CO$_2$-diffusion capacity, bronchiectasis, CO_2-*Diffusionskapazität, Bronchiektasen* 301
coagulation, intravascular, thrombocytopenia, *Koagulation, intravasale, Thrombozytopenie* 460
cobalt, thyroid function, *Kobalt, Schilddrüsenfunktion* 128
cofactors, radioenzyme assay, *Kofaktoren, Radioenzymassay* 199, 200
"cold" nodule, cancer risk, „kalter" *Knoten, Karzinomrisiko* 141
– –, differential diagnosis, „kalter" *Knoten, Differentialdiagnose* 139

"cold" nodule, intrathoracic goiter, „kalter" Knoten, Struma endothoracica 345
— —, papillary thyroid cancer, „kalter" Knoten, papilläres Schilddrüsenkarzinom 142
— —, resolution power of collimators, „kalter" Knoten, Auflösungsvermögen der Kollimatosen 138
— —, scintiscan, „kalter" Knoten, Szintigramm 140, 142
collateral circulation, occlusion, carotid artery, Kollateralkreislauf, Verschluß, A. carotis 29
collimation, optimum sensitivity, Kollimierung, optimale Empfindlichkeit 134
collimators, special, scintigraphy, cranial salivary glands, Kollimatoren, Spezial-, Szintigraphie, Kopfspeicheldrüsen 107
—, thyroid imaging, Kollimatoren, Schilddrüsendarstellung 138
colloid adenoma, thyroid, differential diagnosis, Kolloidadenom, Schilddrüse, Differentialdiagnose 139
— scintigraphy, lymph nodes, mediastinal, Kolloid-Szintigraphie, Lymphknoten, Mediastinum 349
colon, carcinoma, nephrogram, Kolon, Karzinom, Nephrogramm 535
commissure, infiltrating glioma, Kommissur, infiltrierendes Gliom 12
compartment, granulopoesis, bone marrow, Kompartment, Granulopoese, Knochenmark 430
— analysis, nephrogram, Kompartmentanalyse, Nephrogramm 570
— —, slope clearance technique, Kompartmentanalyse, Slope-Clearance-Technik 621, 622
— models, iodine metabolism, Kompartmentmodelle, Jodstoffwechsel 120–123
competitive binding analysis, T_3–T_4, kompetitive Bindungsanalyse, T_3, T_4 156, 157
— inhibition, iodide transport, pertechnetate, kompetitive Hemmung, Jodidtransport, Pertechnetat 120
— protein binding assay, definition, kompetitiver Proteinbindungsassay, Definition 185, 186
— — — —, definition, technique, kompetitiver Proteinbindungsassay, Definition, Technik 197–199
— radioassay, definition, kompetitiver Radioassay, Definition 185, 186
— radioassays, schema, kompetitive Radioassays, Schema 186
compliance, lung, chest, Compliance, Lunge, Thorax 268
—, normal physiology, Compliance, normale Physiologie 268, 269
complications after thyroidectomy, Komplikationen, Thyreoidektomie 177
—, myeloscintigraphy, Komplikationen, Myeloszintigraphie 63, 64
—, perfusion scintigraphy, Komplikationen, Perfusionsszintigraphie 250–254
—, postoperative, pulmonary function, Komplikationen, postoperative, Lungenfunktion 325
—, radioiodine therapy, Komplikationen, Radiojodtherapie 182
—, renal, diabetes, Komplikationen, Nieren-, Diabetes 640, 641
—, therapy with radiophosphorus, Komplikationen, Radiophosphorbehandlung 399
—, vascular, scintigraphy, Komplikationen, vaskuläre, Szintigraphie 551
computer, clearance, calculation, Komputer, Clearance, Berechnung 574

—, flow diagram, perfusion scintigraphy, Komputer, Flußdiagramm, Perfusionsszintigraphie 657
—, follow up program, hyperthyroidism, Komputer, Nachuntersuchungsprogramm, Schilddrüsenüberfunktion 172
—, measurement, radioiodine concentration, metastases, thyroid cancer, Komputer, Messung, Aktivitätsansammlung, Metastasen, Schilddrüsenkarzinom 179
—, nephrogram, flow diagram, Komputer, Nephrogramm, Flußdiagramm 571
—, — with radioisotopes, Komputer, Radioisotopennephrogramm 521
—, renal functional sequence scintiscan, Komputer, renales Funktions-Sequenzszintigramm 569
—, scintillation camera, Komputer, Szintillationskamera 562
— scan, aerosol-, perfusion scan, comparison, Komputerszintigramm, Aerosol-, Perfusionsszintigramm, Vergleich 237
computerized tomography, indication, Komputer-Tomographie, Indikationsstellung 55
concentration, calculation, radioimmunoassay, Konzentration, Berechnung, Radioimmunoassay 186
—, radioactivity, angioma, Konzentration, Radioaktivität, Angiom 3, 26
—, —, brain tumors, Konzentration Radioaktivität, Hirntumoren 2, 11, 14, 16
—, —, cerebral infarction, Konzentration, Radioaktivität, Hirninfarkt 27, 29
—, $^{99m}TcO_4^-$, salivary glands, Konzentration, $^{99m}TcO_4^-$, Speicheldrüsen 104
— maximum, salivary glands, Speichermaximum, Speicheldrüsen 100, 101
confluens sinuum, normal brain scan, Confluens sinuum, normales Hirnszintigramm 7, 8
congenital anomalies, disorders of particle fixation, angeborene Anomalien, Partikelfixationsstörungen 235
— cardiopathy, half value time, radioactive particles, angeborene Herzfehler, Halbwertzeit, radioaktive Partikel 228
— —, ventilation, angeborene Herzfehler, Ventilation 313
— malformations, myeloscintigraphy, angeborene Mißbildungen, Myeloszintigraphie 79, 89
— thyroidal disorders, diagnosis, angeborene Schilddrüsenfunktionsstörungen, Diagnose 117
congested liver, Stauungsleber 800
Conn's syndrome, pathophysiology, Conn-Syndrom, Pathophysiologie 217
contamination, ventilation scintigraphy, Kontamination, Ventilationsszintigraphie 232
contaminations, artefacts, brain scan, Kontaminationen, Artefakte, Hirnszintigramm 8
contraindications, ^{131}I application, Kontraindikationen, ^{131}J-Anwendung 125
—, radioiodine treatment, Kontraindikationen, Radiojodbehandlung 163, 164
contrast enhancement, "hot" nodules, thyroid gland, Kontrastverstärkung, „heiße" Knoten, Schilddrüse 138
contusio cerebri, normal liquor circulation, Gehirnerschütterung, normale Liquorzirkulation 60
convexity, meningeoma, identification, brain scintigram, Konvexität, Meningeom, Nachweisbarkeit, Hirnszintigramm 12
—, —, postoperative follow up, Konvexität, Meningeom, postoperative Verlaufskontrolle 21

corpus callosum, glioma, identification, brain scintigraphy, *Balken, Gliom, Nachweisbarkeit, Hirnszintigraphie* 12
correlation, clearance, calculation, methods, *Korrelation, Clearancebestimmung, Methoden* 637, 639
cortisole, gluconeogenesis, *Kortisol, Glukoneogenese* 217
count, background, standard-, thyroid uptake, *Zählung, Untergrund, Standard-, Schilddrüsenaufnahme* 130
^{51}Cr, erythrocytes, tagged, ^{51}*Cr, Ergthrozyten, Markierung* 379
— macroaggregates, lung perfusion scintigraphy, ^{51}*Cr-Makroaggregate, Lungen-Perfusionsszintigraphie* 227
—, nephrology, ^{51}*Cr, Nephrologie* 509
—, radiation exposure, ^{51}*Cr, Strahlenbelastung* 57
^{51}Cr-tagged erythrocytes, blood volume, ^{51}*Cr-markierte Erythrozyten, Blutvolumen* 353
— —, dilution analysis, ^{51}*Cr-markierte Erythrozyten, Verdünnungsanalyse* 353
— —, haemorrhage, faeces, ^{51}*G-markierte Erythrozyten, Blutung, Kot* 362
— —, lung scintigraphy, ^{51}*Cr-markierte Erythrozyten, Lungenszintigraphie* 224
cranial bones, lesions, scintigraphy, *Schädelknochen, Veränderungen, Szintigraphie* 31, 32
— fossa, anterior, middle, meningeomas, identification, *Schädelgrube, vordere, mittlere, Meningeome, Nachweisbarkeit* 15
— —, posterior, arachnitis spinalis, cisternalis, *Schädelgrube, hintere, Arachnitis spinalis, cisternalis* 72
— —, myeloscintigraphy, *Schädelgrube, hintere, Myeloszintigraphie* 51, 56
— —, tumors, identification, *Schädelgrube, hintere, Tumoren, Nachweisbarkeit* 16–18
— salivary glands, acute inflammation, *Kopfspeicheldrüsen, akute Entzündung* 110
— — —, chronic inflammation, *Kopfspeicheldrüsen, chronische Entzündung* 110
— — —, dystopic thyroid tissue, *Kopfspeicheldrüsen, dystopes Schilddrüsengewebe* 109
— — —, function scintigraphy, *Kopfspeicheldrüsen, Funktionsszintigraphie* 108
— — —, serial scintigrams, *Kopfspeicheldrüsen, Reihenszintigraphie* 107
— — —, Sjögren's disease, *Kopfspeicheldrüsen, Morbus Sjögren* 110
— — —, ^{99m}Tc pertechnetate, diagnosis, *Kopfspeicheldrüsen, ^{99m}Tc-Pertechnetat, Diagnostik* 102, 106
cranio-cervical junction, disorder of liquor passage, *kranio-zervikaler Übergang, Liquorpassagestörung* 67, 87
—, liquor dynamics, examination, *kraniozervikaler Übergang, Liquordynamik, Untersuchung* 51
—, tumor, liquor stop syndrome, *kraniozervikaler Übergang, Tumor, Liquorstop-Syndrom* 85, 86, 87
craniopharyngeoma, scintigraphy, results, *Kraniopharyngeom, Szintigraphie, Ergebnisse* 14
cretinism, athyreotic, *Kretinismus, athyreotischer* 118
criteria, operability, bronchial carcinoma, *Kriterien, Operabilität, Bronchialkarzinom* 319, 320
critical organ, digestive tract, pertechnetate, *kritisches Organ, Magendarmtrakt, Pertechnetat* 210
crossing reactivity, immunologic, antigens, *Kreuzreaktivität, immunologische, Antigene* 191
^{131}Cs, uptake, thyroid carcinoma, ^{131}*Cs, Aufnahme, Schilddrüsenkarzinom* 141, 142

cumulative probability, hypothyroidism after radioiodine treatment, *kumulative Wahrscheinlichkeit, Schilddrüsenunterfunktion nach Radiojodbehandlung* 166
Cushing's syndrome, plasma cortisole, *Cushing-Syndrom, Plasmakortisol* 217
cyst, pericardial, emission-, transmission scan, *Zyste, Herzbeutel, Emissions-, Transmissionsszintigramm* 342
—, pericardial, scan, *Zyste, Herzbeutel, Szintigramm* 338, 339
cystic goiter, differential diagnosis, *Zystenstruma, Differentialdiagnose* 139
— tumors, identification, scintiscan, *zystische Tumoren, Nachweisbarkeit, Szintigramm* 10, 11, 12
cystography, radionuclid-, *Zystographie, Radionuklid-* 613
cystosigmoideostomy, reflux, follow up, *Zysto-Sigmoideostomie, Reflux, Verlaufskontrolle* 537
cysts, arachnoidal, ependymal, scintigraphy, identification, *Zysten, Arachnoidal-, Ependym-, Szintigraphie, Nachweisbarkeit* 18
—, disorder of particle fixation, *Zysten, Partikelfixationsstörung* 235
—, dough nut sign, *Zysten, Dough-Nut-Zeichen* 31
—, space occupying, childhood, *Zysten, raumfordernde, Kindesalter* 19

Dandy-Walker's syndrome, differential diagnosis, *Dandy-Walker-Syndrom, Differentialdiagnose* 19
decomposition, thrombocytes, *Abbau, Thrombozyten* 456, 457
—, —, types, *Abbau, Thrombozyten, Typen* 459
definition, clearance, *Definition, Clearance* 617
—, in vitro diagnosis, *Definition, In-vitro-Diagnostik* 155, 185
—, iron pool, *Definition, Eisenpool* 361
—, occult thyroid cancer, *Definition, okkultes Schilddrüsenkarzinom* 176
—, radioencyme assay, *Definition, Radioenzymassay* 199
—, radioimmunoassay (RIA), *Definition, Radioimmunoassay (RIA)* 187, 188
—, radioreagent analysis, *Definition, Radioreagenzanalyse* 201
—, recovery, thrombocytes, *Definition, Recovery, Thrombozyten* 453
—, sensitivity, radioassay, *Definition, Empfindlichkeit, Radioassay* 195
dehalogenase deficiency, monoiodothyrosine test, *Dehalogenase-Defizit, Monojodthyrosintest* 137
deiodination, physiology, *Dejodination, Physiologie* 118
depot iron, turnover, *Depoteisen, Umsatz* 366
derivate analysis, aminoacids, steroids, polypeptide hormones, *Derivatanalyse, Aminosäuren, Steroide, Polypeptidhormone* 203
dermoids, scintigraphy, results, *Dermoide, Szintigraphie, Ergebnisse* 14, 15
destructive pulmonary emphysema, differential diagnosis, *destruktives Lungenemphysem, Differentialdiagnose* 242
detection, tumor tissue, counting methods, *Nachweis, Tumorgewebe, Meßmethoden* 179, 180
— geometry, thyroid gland, *Meßgeometrie, Schilddrüse* 125
detectors, optimum sensibility, *Detektoren, optimale Empfindlichkeit* 134

detectors, radiospirometry, *Detektoren, Radiospirometrie* 265, 274, 277
—, scintigraphy of suprarenal glands, *Detektoren, Nebennierenszintigraphie* 213
—, —, parathyroid glands, *Detektoren, Szintigraphie, Nebenschilddrüsen* 210
—, thyroid function tests, *Detektoren, Schilddrüsenfunktionsteste* 126
—, — uptake measurements, *Detektoren, Schilddrüsenaufnahmemessung* 130, 131
dexamethason, tumor of suprarenal glands, *Dexamethason, Nebennierentumor* 214
diabetes, ^{131}I tagged insulin, *Diabetes, ^{131}J-markiertes Insulin* 187, 214
—, nephropathy, radiohippuran kinetics, *Diabetes, Nephropathie, Radiohippurankinetik* 564
—, renal complications, *Diabetes, Nierenkomplikationen* 640, 641
—, pathophysiology, *Diabetes, Pathophysiologie* 215
—, placental lactogen, *Diabetes, plazentales Laktogen* 218, 219
diagnosis, acromegaly, *Diagnose, Akromegalie* 218
—, adenoma of parathyroid glands, *Diagnose, Nebenschilddrüsenadenom* 210–212
—, asthma bronchiale, *Diagnose, Asthma bronchiale* 297, 298
—, bronchial carcinoma, *Diagnose, Bronchialkarzinom* 245
—, chronic bronchitis, *Diagnose, chronische Bronchitis* 299
—, early-, bronchial carcinoma, *Diagnose, Früh-, Bronchialkarzinom* 314, 317, 318
—, ectopic thyroid tissue, *Diagnose, ektopisches Schilddrüsengewebe* 145, 146
—, emphysema, *Diagnose, Emphysem* 300
—, epidural haemorrhage, *Diagnose, epidurale Blutung* 22
—, erythrocytic system, *Diagnose, erythrozytäres System* 353
—, focal thyroiditis, *Diagnose, fokale Thyreoditis* 142
—, functional, hormonally active adenoma, *Diagnose, funktionelle, hormonaktives Adenom* 214
—, haemochromatosis, *Diagnose, Hämochromatose* 360
—, hypertension, *Diagnose, Hochdruck* 530
—, iron deficiency, *Diagnose, Eisenmangel* 360
—, lingual thyroid, *Diagnose, Zungenschilddrüse* 145, 146
—, liquor spaces, possibilities, limits, *Diagnose, Liquorräume, Möglichkeiten, Grenzen* 80, 81
—, mediastinal abscess, *Diagnose, Mediastinalabszeß* 336
—, metastases, breast cancer, *Diagnose, Metastasen, Mammakarzinom* 214
—, —, thyroid cancer, *Diagnose, Metastasen, Schilddrüsenkarzinom* 146, 147
—, pathologic mediastinal lesions, *Diagnose, pathologische Veränderungen, Mediastinum* 335–351
—, pericardial effusion, -cyst, *Diagnose, Perikarderguß, -Zyste* 339
—, pulmonary embolism, *Diagnose, Lungenembolie* 238, 305
—, pyelonephritis, *Diagnose, Pyelonephritis* 548, 549
—, radiofibrinogen uptake test, *Diagnose, Radiofibrinogen-Aufnahmetest* 472
—, spontaneous hypothyroidism, *Diagnose, spontane Schilddrüsenunterfunktion* 171, 172
—, thrombosis, *Diagnose, Thrombose* 472
—, thyroid deficiency, *Diagnose, Schilddrüseninsuffizienz* 171, 172

—, — function disorders, *Diagnose, Schilddrüsenfunktionsstörungen* 117
—, — gland, in vitro-, *Diagnostik, Schilddrüse, In-vitro-* 155–162
—, — —, in vivo, *Diagnostik, Schilddrüse, In-vivo-* 117–153
—, tumors, mediastinal, *Diagnose, Tumoren, Mediastinum* 347
—, — of cerebral tumors, sequence scintigraphy, *Diagnose, Großhirntumoren, Sequenzszintigraphie* 11
—, —, ^{75}Se selenite, *Diagnose, Tumoren, ^{75}Se-Selenit* 349
—, —, suprarenal medulla, *Diagnose, Tumoren, Nebennierenmark* 214
diagnostic error, epidural haematoma, *Fehldiagnose, epidurales Hämatom* 22
— —, parathyroid adenoma, *Fehldiagnose, Nebenschilddrüsenadenom* 211
— errors, postoperative follow up, *Fehldiagnosen, postoperative Verlaufskontrolle* 21
— value, roentgen diagnosis, myelography, myeloscintigraphy, *diagnostische Wertigkeit, Röntgendiagnostik, Myelographie, Myeloszintigraphie* 81
dialysis, free T_3, T_4, *Dialyse, freies T_3, T_4* 155
diaphragm, hernias, *Zwerchfell, Hernien* 340, 341, 343
—, —, radiospirometry, *Zwerchfell, Hernien, Radiospirometrie* 296
—, lung scan, *Zwerchfell, Lungenszintigramm* 233
dietary intake, iodide, *Nahrungsaufnahme, Jodid* 128
differential diagnosis, adenoma, thyroid gland, *Differentialdiagnose, Adenom, Schilddrüse* 139, 142
— —, adrenal cortical adenoma, *Differentialdiagnose, Nebennierenrindenadenom* 214
— —, agenesia of pulmonary artery, *Differentialdiagnose, Agenesie, Lungenarterie* 307
— —, aortic aneurysm, mediastinal tumor, *Differentialdiagnose, Aortenaneurysma, Medialstinaltumor* 337
— —, arteriovenous malformations, *Differentialdiagnose, arteriovenöse Mißbildungen* 9
— —, aseptic meningitis, complications after radionuclid application, *Differentialdiagnose, aseptische Meningitis, Komplikationen nach Radionuklidanwendung* 64
— —, asthma bronchiale, *Differentialdiagnose, Asthma bronchiale* 299
— —, blood diseases, *Differentialdiagnose, Blutkrankheiten* 390
— —, bronchiectasis, *Differentialdiagnose, Bronchiektasen* 307
— —, cerebral haemorrhages, *Differentialdiagnose, Hirnblutungen* 24, 25, 33
— —, — infarction, tumor, *Differentialdiagnose, Hirninfarkt, Tumor* 27, 33
— —, chronic bronchitis, *Differentialdiagnose, chronische Bronchitis* 299
— —, — obstructive pulmonary diseases, *Differentialdiagnose, chronisch-obstruktive Lungenerkrankungen* 238, 239, 242
— —, circulatory disorders, pharmacoscintigraphy, *Differentialdiagnose, Durchblutungsstörungen, Pharmakoszintigraphie* 232
— —, "cold" nodule, *Differentialdiagnose, „kalter" Knoten* 139, 142
— —, colloid adenoma, thyroid gland, *Differentialdiagnose, Kolloidadenom, Schilddrüse* 139
— —, Dandy-Walker's syndrome, *Differentialdiagnose, Dandy-Walker-Syndrom* 19

– –, defects of iodide organification, *Differentialdiagnose, Jodisationsstörung* 135
– –, destructive pulmonary emphysema, *Differentialdiagnose, destruktives Lungenemphysem* 242
– –, disorders of adrenal cortex, *Differentialdiagnose, Nebennierenrindenstörungen* 218
– –, – of cerebrospinal fluid dynamics, *Differentialdiagnose, Störungen der zerebrospinalen Flüssigkeitsdynamik* 51, 52
– –, effusions, cysts, haematomas, *Differentialdiagnose, Ergüsse, Zysten, Hämatome* 339
– –, euthyroid goiter, *Differentialdiagnose, euthyreote Struma* 135, 136
– –, euthyroidism, after radioiodine therapy, *Differentialdiagnose, Euthyreose, nach Radiojodbehandlung* 171, 172
– –, fibrothorax, *Differentialdiagnose, Fibrothorax* 307
– –, fibrous dysplasia, meningeoma of sphenoid bone, *Differentialdiagnose, fibröse Dysplasie, Keilbeinmeningeom* 15
– –, functional metastases, thyroid cancer, *Differentialdiagnose, funktionelle Metastasen, Schilddrüsenkarzinom* 146, 147
– –, goiter, pertechnetate test, *Differentialdiagnose, Struma, Pertechnetat-Test* 135
– –, Graves' disease, *Differentialdiagnose, Basedowsche Krankheit* 144
– –, haemochromatosis, *Differentialdiagnose, Hämochromatose* 306, 361
– –, Hashimoto's disease, *Differentialdiagnose, Hashimoto-Struma* 136, 139, 142
– –, Hodgkin's disease, *Differentialdiagnose, Morbus Hodgkin* 341
– –, "hot" nodule, *Differentialdiagnose, „heißer" Knoten* 139, 143
– –, hydrocephalus, childhood, *Differentialdiagnose, Hydrozephalus, Kindesalter* 68
– –, – internus, *Differentialdiagnose, Hydrocephalus internus* 63, 87
– –, –, ^{133}Xenon, different half value times, *Differentialdiagnose, Hydrozephalus, ^{133}Xenon, unterschiedliche Halbwertzeiten* 88
– –, hypertension, *Differentialdiagnose, Hochdruck* 529, 530
– –, hypopituitarism, *Differentialdiagnose, Hypophysenunterfunktion* 128
– –, hypothyroidism, *Differentialdiagnose, Schilddrüsenunterfunktion* 171, 172
– –, inflammation, tumor, mediastinal, *Differentialdiagnose, Entzündung, Tumor, Mediastinum* 336
– –, intervertebral disc hernia, *Differentialdiagnose, Bandscheibenprolaps* 78
– –, intrathoracic goiter, *Differentialdiagnose, intrathorakale Struma* 341
– –, iron deficiency, *Differentialdiagnose, Eisenmangel* 358
– –, malignancy, angioscintigraphy, *Differentialdiagnose, Malignität, Angioszintigraphie* 247
– –, malignant goiter, *Differentialdiagnose, maligne Struma* 341
– –, mediastinal tumor, *Differentialdiagnose, Mediastinaltumor* 341
– –, – –, aortic aneurysm, *Differentialdiagnose, Mediastinaltumor, Aortenaneurysma* 337
– –, meningeoma, spenoid bone, fibrous dysplasia, *Differentialdiagnose, Meningeom, Keilbein, fibröse Dysplasie* 15
– –, metastases, malignant goiter, *Differentialdiagnose, Metastasen, Struma maligna* 345
– –, –, thyroid cancer, *Differentialdiagnose, Metastasen, Schilddrüsenkarzinom* 146, 147
– –, multinodular goiter, *Differentialdiagnose, multinoduläre Struma* 142–145
– –, nodular goiter, *Differentialdiagnose, Knotenstruma* 139–145
– –, Plummer-Wilson's disease, *Differentialdiagnose, Plummer-Wilsonsche Krankheit* 144
– –, primary, secondary hypothyroidism, TSH test, *Differentialdiagnose, primäre, sekundäre Hypothyreose, TSH-Belastung* 128, 161
– –, psammoma, *Differentialdiagnose, Psammom* 142
– –, pulmonary embolism, *Differentialdiagnose, Lungenembolie* 238, 241, 243, 307
– –, radioaerosol deposition, *Differentialdiagnose, Radioaerosol-Ablagerung* 243
– –, radiospirometric, *Differentialdiagnose, radiospirometrische* 299
– –, renal contusion, infarction, *Differentialdiagnose, Nierenkontusion, Infarkt* 545
– –, sequence scintigraphy, *Differentialdiagnose, Sequenzszintigraphie* 29, 33
– –, simple goiter, Hashimoto's disease, *Differentialdiagnose, einfache Struma, Hashimoto-Struma* 136
– –, subacute thyroiditis, *Differentialdiagnose, subakute Thyreoiditis* 142
– –, subdural haematoma, empyema, *Differentialdiagnose, subdurales Hämatom, Empyem* 31, 32
– –, syndrome of Pendred, *Differentialdiagnose, Pendred-Syndrom* 135
– –, Takayasu's arteritis, *Differentialdiagnose, Takayasu-Arteriitis* 241
– –, thyroid cancer, *Differentialdiagnose, Schilddrüsenkarzinom* 139, 140, 142
– –, – –, metastases, *Differentialdiagnose, Schilddrüsenkarzinom, Metastasen* 146, 147
– –, thyreoiditis, *Differentialdiagnose, Thyreoiditis* 136, 142
– –, thyreotoxicosis, *Differentialdiagnose, Thyreotoxikose* 127, 143
– –, toxic adenoma, *Differentialdiagnose, toxisches Adenom* 139, 143
– –, traumatic plexus lesion, *Differentialdiagnose, traumatische Plexusschädigung* 72, 74
– –, tumor of cauda equina, *Differentialdiagnose, Kaudatumor* 78
– –, tumors of cerebral hemispheres, *Differentialdiagnose, Großhirntumoren, Sequenzszintigraphie* 11
– –, "warm" thyroid nodule, *Differentialdiagnose, „warmer" Knoten, Schilddrüse* 139
diffuse toxic goiter, radioiodine treatment, *diffuse toxische Struma, Radiojodbehandlung* 169
diffusion, liquor dynamics, *Diffusion, Liquordynamik* 66–68
– capacity, asthma bronchiale, *Diffusionskapazität, Asthma bronchiale* 299
– –, bronchiectasis, *Diffusionskapazität, Bronchiektasen* 301
– –, perfusion scintigraphy, *Diffusionskapazität, Perfusionsszintigraphie* 251

diffusion disorders, pulmonary sarcoidosis, *Diffusionsstörungen, Lungensarkoidose* 249
– time, radioactivity, lumbar application, *Diffusionszeit, Radioaktivität, lumbale Applikation* 68
digestive tract, critical organ, pertechnetate, *Magen-Darmtrakt, kritisches Organ, Pertechnetat* 210
digitalis glycosides, measurement, radioenzyme assay, *Digitalis-Glykoside, Messung, Radioenzymassay* 201
diiodine fluorescein, accumulation, tumor cells, *Dijodfluorescein, Anreicherung, Tumorzellen* 1
diiodotyrosine, metabolism, *Dijodtyrosin, Stoffwechsel* 119
dilution analysis, ^{125}I-HSA, *Verdünnungsanalyse*, ^{125}J-HSA 353
disc hernia, myeloscintigraphy, *Bandscheibenhernie, Myeloszintigraphie* 52, 56, 75, 76, 77, 80
– –, value of diagnostic examination methods, *Bandscheibenhernie, Wertigkeit diagnostischer Untersuchungsmethoden* 81
disorders of particle fixation, causes, *Partikelfixationsstörungen, Ursachen* 234, 235, 238
– of urinary flow, nephrogram, *Harnabflußstörungen, Nephrogramm* 528
displacement assay, definition, *Displacement Assay, Definition* 185
distribution index, ventilation, *Verteilungsindex, Ventilation* 269
– –, –, perfusion, normal values, *Verteilungsindex, Ventilation, Perfusion, Normalwerte* 287, 288, 289
diuresis, radioiodine uptake, tumor tissue, *Diurese, Radiojodidaufnahme, Tumorgewebe* 180, 181
DNS synthesis, ^{3}H tagged thymidin, *DNS-Synthese, ^{3}H-markiertes Thymidin* 424, 429
dose, calculated, ^{131}I, thyroidal, hyperthyroidism, *Dosis, berechnete, ^{131}J, Schilddrüse, Hyperthyreose* 169, 170
–, cumulative, hypothyroidism, *Dosis, kumulative, Schilddrüsenunterfunktion* 165, 166, 167
–, gonades, ^{75}Selenium, ^{99m}Tc, *Dosis, Gonaden, ^{75}Selen, ^{99m}Tc* 210
–, ^{131}I, scintigraphy, suprarenal glands, *Dosis, ^{131}J, Szintigraphie, Nebennieren* 213
–, microspheres, perfusion scintigraphy, *Dosis, Mikrosphären, Perfusionsszintigraphie* 231
–, ^{32}P, *Dosis, ^{32}P* 398
–, radioactivity, radiation exposure, *Dosis, Radioaktivität, Strahlenbelastung* 6
–, radioiodine, hypothyroidism, relations, *Dosis, Radiojod, Schilddrüsenunterfunktion, Beziehungen* 166
–, –, thyroid cancer, *Dosis, Radiojod, Schilddrüsenkarzinom* 180
–, ^{75}Se, radiation exposure, *Dosis, ^{75}Se, Strahlenbelastung* 349
–, strategy, hyperthyroidism, *Dosis, Strategie, Schilddrüsenüberfunktion* 171
–, ^{99m}Tc, uptake measurement, *Dosis, ^{99m}Tc, Aufnahmemessung* 130
–, toxic minimal-, macroaggregates, *Dosis, toxische Minimal-, Makroaggregate* 251
–, whole body, gonades, ^{131}I therapy, *Dosis, Ganzkörper, Gonaden, ^{131}J-Therapie* 165
–, – –, ^{75}Selenium, ^{99m}Tc, *Dosis, Ganzkörper, ^{75}Selen, ^{99m}Tc* 210
–, ^{133}Xe, radiospirometry, *Dosis, ^{133}Xe, Radiospirometrie* 279

– schedule, reduction of hypothyroidism incidence, *Dosis schema, Reduktion von Hypothyreose-Frequenz* 167, 168
dosimetry, ^{131}I cholesterol, *Dosimetrie, ^{131}J-Cholesterin* 213
–, radioiodine treatment, factors, *Dosimetrie, Radiojodbehandlung, Faktoren* 168, 169
–, scintigraphy, parathyroid glands, *Dosimetrie, Szintigraphie, Nebenschilddrüsen* 210
dot scan, metastases, thyroid cancer, *Punktszintigramm, Metastasen, Schilddrüsenkarzinom* 179
double antibody method, bound-free fraction, quantitation, *Doppelantikörpermethode, Bound-Free-Fraction, Bestimmung* 160
– – precipitation, free, bound activity, separation, *Doppelantikörperpräzipitation, freie, gebundene Aktivität, Trennung* 194
– detector scan, retrosternal goiter, *Doppeldetektorscan, Substernalstruma* 344
– isotope method, scintigraphy, suprarenal glands, *Doppelisotopenmethode, Szintigraphie, Nebennieren* 213
– radionuclide technique, clearance, *Doppelradionuklidtechnik, Clearance* 629, 630
– tracer investigation, parathyroid glands, *Doppeltracer-Untersuchung, Nebenschilddrüsen* 209, 210
doubling period, bronchial carcinoma, *Verdopplungszeit, Bronchialkarzinom* 314
drugs, thyroid function, affection, *Arzneimittel, Schilddrüsenfunktion, Beeinflussung* 128
ductus thoracicus, circulation of lymphocytes, *Ductus thoracicus, Lymphozytenzirkulation* 425
dura mater, liquor fistula, localization, *Dura mater, Liquorfistel, Lokalisation* 84
dye, accumulation, tumor cells, *Farbstoff, Anreicherung, Tumorzellen* 1, 2
dysplasia, fibrous, differential diagnosis, *Dysplasie fibröse, Differentialdiagnose* 15
–, renal, scintigraphy, *Dysplasie, Niere, Szintigraphie* 541
dystopic tissue, thyroid gland, salivary glands, *dystopes Gewebe, Schilddrüse, Speicheldrüsen* 108, 109

early diagnosis, bronchial carcinoma, *Frühdiagnose, Bronchialkarzinom* 314
– –, thrombosis, *Frühdiagnose, Thrombose* 471, 472
– –, thyroid cancer, *Frühdiagnose, Schilddrüsenkarzinom* 118
– –, tumors, radionuclide accumulation, *Frühdiagnose, Tumoren, Radionuklidanreicherung* 346, 347
ectasia, pulmonary capillaries, disorders of particle fixation, *Ektasie, Lungenkapillaren, Partikelfixationsstörungen* 235
ectopic thyroid tissue, diagnosis, *ektopisches Schilddrüsengewebe, Diagnose* 145, 146
edema, blood-, plasma volume, *Ödem, Blut-, Plasmavolumen* 353, 354
–, interstitial, pulmonary vessels, *Ödem, interstitielles, Lungengefäße* 313
effective thyroxine ratio, quantitation, *effektiver Thyroxin-Quotient, Bestimmung* 159
effusion, pericardial, scan, *Erguß, Herzbeutel, Szintigramm* 336, 337
–, pleural, disorder of particle fixation, *Erguß, Pleura, Partikelfixationsstörung* 235

Subject Index

elastic forces, respiratory physiology, *elastistische Kräfte, Atemphysiologie* 268

electron microscopy, ^{131}I-metabolism, *Elektronenmikroskopie, ^{131}J-Stoffwechsel* 117

electrophoresis, free, bound activity, separation, *Elektrophorese, freie, gebundene Aktivität, Trennung* 194

elimination, radionuclides, myeloscintigraphy, *Ausscheidung, Radionuklide, Myeloszintigraphie* 54, 55, 56

— time, ^{131}I-RISA, lumbar application, *Ausscheidungszeit, ^{131}J-RISA, lumbale Applikation* 68

embolism, perfusion disorders, *Embolie, Perfusionsstörungen* 235

emergency situation, nephrologic, *Notfallsituation, nephrourologische* 521, 609

EMI-scan, diagnostic value, *EMI-Scan, diagnostische Wertigkeit* 91

emission scan, superior v. cava, subclavian veine, *Emissionsszintigramm, obere Hohlvene, V. subclavia* 338, 339

— —, pericardial cyst, *Emissionsszintigramm, Perikardzyste* 342

emphysema, aerosol-, perfusion-, computer scan, comparison, *Emphysem, Aerosol-, Perfusions-, Komputerszintigramm, Vergleich* 237

—, classification, *Emphysem, Einteilung* 300

—, disorder of particle fixation, *Emphysem, Partikelfixationsstörung* 235

—, mucoviscidosis, *Emphysem, Mukoviszidose* 244, 303

—, perfusion scintigraphy, *Emphysem, Perfusionsszintigraphie* 242

—, radiospirometry, *Emphysem, Radiospirometrie* 292, 300

empyema, subdural, scintigraphy, *Empyem, subdurales, Szintigramm* 30

encephalitis, brain scintigraphy, *Enzephalitis, Hirnszintigraphie* 30

encephalocele, postoperative findings, *Enzephalozele, postoperativer Befund* 89

encephalography, diagnostic value, *Enzephalographie, diagnostische Wertigkeit* 91

encephalomeningocele, myeloscintigraphy, *Enzephalomeningozele, Myeloszintigraphie* 79

encyme inhibitors, digitalis glycosides, *Enzyminhibitoren, Digitalis-Glykoside* 201

— —, measurement of effectiveness, *Enzyminhibitoren, Messung der Wirkung* 200

endemic goiter areas, daily dietary intake of iodine, *endemische Kropfbezirke, tägliche Jodaufnahme in der Nahrung* 118, 128

endocrine pancreas, investigation methods, *endokrines Pankreas, Untersuchungsmethoden* 214–216

endocrinology, methods of nuclear medicine, *Endokrinologie, nuklearmedizinische Methoden* 209–222

endogenous TSH secretion, thyroid cancer, *endogene TSH-Sekretion, Schilddrüsenkarzinom* 147

enzymatic system, suprarenal cortex, *Enzymsystem, Nebennierenrinde* 216

enzyme activity, radioenzyme assay, *Enzymaktivität, Radioenzymassay* 200

— systems, thyroid gland, *Enzymsysteme, Schilddrüse* 119

eosinophilic granulocytes, structure, function, *eosinophile Granulozyten, Struktur, Funktion* 423

ependyma, tumors, childhood, *Ependym, Tumoren, Kindesalter* 19

ependymal cysts, scintigraphy, identification, *Ependymzysten, Szintigraphie, Nachweisbarkeit* 18

epidermoids, scintigraphy, results, *Epidermoide, Szintigraphie, Ergebnisse* 14, 15

epidural haematoma, scintigraphy, *epidurales Hämatom, Szintigraphie* 22

epipharynx tumor, parenchymal defect after radiotherapy, *Epipharynx-Tumor, Parenchymausfall der Parotis nach Bestrahlung* 109

errors, dose calculation, radioiodine therapy, *Fehler, Dosisberechnung, Radiojodtherapie* 169, 170

erythroblastosis, placental lactogen, *Erythroblastose, plazentares Laktogen* 219

erythrocytes, ^{51}Cr-, ^{32}P-, ^{99m}Tc-tagged, *Erythrozyten, ^{51}Cr-, ^{32}P-, ^{99m}Tc-Markierung* 353, 392

—, ^{59}Fe incorporation, *Erythrozyten, ^{59}Fe-Inkorporation* 361

—, folic acid, quantitation, *Erythrozyten, Folsäure, Bestimmung* 199

—, life time, *Erythrozyten, Lebensdauer* 381

—, volume, measurement, *Erythrozyten, Volumen, Messung* 353

—, —, normal values, *Erythrozyten, Volumen, Normalwerte* 354

erythrocytic system, blood loss, *erythrozytäres System, Blutverlust* 361

— —, volume, *erythrozytäres System, Blutvolumen* 353

— —, diagnosis, *erythrozytäres System, Diagnostik* 353

— —, differential diagnosis, *erythrozytäres System, Differentialdiagnose* 390

— —, examination methods, *erythrozytäres System, Methodik* 353

— —, ^{59}Fe kinetics, *erythrozytäres System, ^{59}Fe-Kinetik* 387

— —, ferritin concentration, serum, *erythrozytäres System, Ferritinkonzentration, Serum* 387

— —, intestinal iron resorption, *erythrozytäres System, intestinale Eisenresorption* 355, 358, 359, 384

— —, iron binding capacity, serum, *erythozytäres System, Eisenbindungskapazität, Serum* 386

— —, — deficiency, *erythrozytäres System, Eisenmangel* 358

— —, — excretion, *erythrozytäres System, Eisenausscheidung* 361

— —, — metabolism, *erythrozytäres System, Eisenstoffwechsel* 355

— —, normal values, *erythrozytäres System, Normalwerte* 354

erythropoesis, ^{59}Fe kinetics, *Erythropoese, ^{59}Fe-Kinetik* 368

—, iron metabolism, *Erythropoese, Eisenstoffwechsel* 368

—, osteomyelofibrosis, *Erythropoese, Osteomyelofibrose* 374

—, turnover, bone marrow, *Erythropoese, Turnover, Knochenmark* 429

erythropoetic system, topography, *erythropoetisches System, Topographie* 372

erythropoetin, pathophysiology, *Erythropoetin, Pathophysiologie* 364

esophagus, gastric mucosa, scintigraphic localization, *Ösophagus, Magenschleimhaut, szintigraphischer Nachweis* 341

essential hypertension, nephrogram, *essentielle Hypertonie, Nephrogrammen* 529

essential hypertension, scintiscan of kidneys, *essentielle Hypertonie, Szintigramm der Nieren* 552
etiology, hyperthyroidism, *Ätiologie, Schilddrüsenüberfunktion* 163
—, radioiodine therapy, hyperthyroidism, *Ergebnisse, Radiojodbehandlung, Schilddrüsenüberfunktion* 163
ETR-test, free thyroxine, serum, *ETR-Test, freies Thyroxin im Serum* 159
euthyroid goiter, differential diagnosis, *euthyreote Struma, Differentialdiagnose* 135, 136
euthyroidism, after radioiodine therapy, *euthyreote Stoffwechsellage nach Radiojodtherapie* 171, 172
—, free thyroxine, *Euthyreose, freies Thyroxin* 156
—, "hot" thyroid nodule, *euthyreote Stoffwechsellage, „heißer" Knoten der Schilddrüse* 143
—, radioiodine uptake, *Euthyreose, Radiojodaufnahme* 170
—, thyroxine excretion, urinary, *Euthyreose, Thyroxinausscheidung im Harn* 157
—, triiodothyronine, age, sex, *Euthyreose, Trijodthyronin, Alter, Geschlecht* 158
examination methods, nephrology, *Untersuchungsmethoden, Nephrologie* 509
— technique, brain scintigraphy, *Untersuchungstechnik, Hirnszintigraphie* 6
— —, perfusion-, inhalation scintigraphy, *Untersuchungstechnik, Perfusions-, Inhalationsszintigraphie* 231
— —, radiospirometry, *Untersuchungstechnik, Radiospirometrie* 274
— —, scintigraphy, salivary glands, *Untersuchungstechnik, Szintigraphie, Speicheldrüsen* 106
exchange reaction, radiopharmaca, *Austauschreaktion, Radiopharmaka* 1
excision biopsy, thyroid cancer, *Probeexzision, Schilddrüsenkarzinom* 139
excretion tests, nephrology, *Exkretionsteste, Nephrologie* 509
exhalation indices per minute, normal values, *Minuten-Exhalationsindices, Normalwerte* 209
— per minute, radiospirometry, *Minuten-Exhalation, Radiospirometrie* 285
— studies, ^{133}Xe, *Exhalationsstudien*, ^{133}Xe 279
exit rate, ^{131}I, thyroid metabolism, *Ausscheidungsrate, ^{131}J, Schilddrüsenstoffwechsel* 121, 122
expectorant mixtures, hypothyroid goiter, *Expektorantien, Schilddrüsenunterfunktion, Struma* 136
experimental work, lymphoscintigraphy, *experimentelle Untersuchungen, Lymphoszintigraphie* 489, 491
— —, nephrogram with radioisotopes, *experimentelle Untersuchungen, Radioisotopennephrogramm* 515–518
expiration, compliance, *Exspiration, Compliance* 268
—, ^{133}X concentration, *Exspiration, ^{133}X-Konzentration* 270
extracerebral liquor space, spreading time, radionuclides, *extrazerebraler Liquorraum, Ausbreitungszeit, Radionuklide* 67
extracranial arteries, occlusions, sequence scintigraphy, *extrakranielle Arterien, Verschlüsse, Sequenzszintigraphie* 10
extraction, free, bound T_4, *Extraktion, freies, gebundenes T_4* 158
— procedures, competitive radioassay, *Extraktionsverfahren, kompetitiver Radioassay* 187
extramedullary tumor, myeloscintigraphy, *extramedullärer Tumor, Myeloszintigraphie* 70

extrapulmonary diseases, lung scan, results, *extrapulmonale Erkrankungen, Lungenszintigraphie, Ergebnisse* 237
extrathyroidal radioactivity, optimum collimation, *extrathyreoidale Radioaktivität, optimale Kollimierung* 126, 134
— —, quantitation, *extrathyreoidale Radioaktivität, Bestimmung* 126

factors, iron turnover, *Faktoren, Eisenumsatz* 364
—, radioiodine therapy influencing, *Faktoren, Radiojodbehandlung beeinflussende* 169
faeces, haemorrhage, ^{51}C-tagged erythrocytes, *Kot, Blutung, ^{51}C-markierte Erythrozyten* 362
falx cerebri, meningeoma, before and after surgery, *Falx cerebri, Meningeom, vor und nach Operation* 20
— —, —, identification, brain scan, *Falx cerebri, Meningeom, Nachweisbarkeit, Hirnszintigraphie* 12, 15
^{59}Fe iron kinetics, method, ^{59}Fe-*Ferrokinetik, Methodik* 368, 387, 389
— whole body retention, normal values, ^{59}Fe-*Ganzkörperretention, Normalwerte* 361, 362
$Fe^{++}SO_4$-resorption, diagnosis of iron deficiency, $Fe^{++}SO_4$-*Resorption, Eisenmangeldiagnose* 360
feedback mechanism, pituitary, thyroid gland, *Regelkreis, Hypophyse, Schilddrüse* 118
ferritin, concentration, radioimmunoassay, *Ferritin, Konzentration, Radioimmunoassay* 387
—, intestinal iron resorption, *Ferritin, intestinale Eisenresorption* 363
—, iron reserve, *Ferritin, Eisenreserve* 362
—, normal values, *Ferritin, Normalwerte* 363, 364
fertility, sexual steroids, *Fertilität, Sexualsteroide* 217, 218
fibrinogen, labelling, *Fibrinogen, Markierung* 471
—, uptake test, *Fibrinogen, Aufnahmetest* 472
fibrinolytic drugs, thrombosis, *Fibrinolytika, Thrombose* 474
fibrosis, pulmonary, radiation induced, radioiodine therapy, *Fibrose, Lungen-, durch Strahlung, Radiojodtherapie* 182
fibrothorax, radiospirometry, *Fibrothorax, Radiospirometrie* 307
fissure sign, microembolism, *Interlobärspalt-Symptom, Mikroembolie* 238
fistulae, salivary glands, *Fisteln, Speicheldrüsen* 111
floor of the mouth, dystopic thyroid tissue, *Mundboden, dystopes Schilddrüsengewebe* 108, 109
flow diagram, computer, nephrogram, *Flußdiagramm, Komputer, Nephrogramm* 571
— —, perfusion scintigraphy, *Flußdiagramm, Komputer, Perfusionsszintigraphie* 657
fluid departments, cerebrospinal, scintigraphy, *Flüssigkeitsräume, zerebrospinale, Szintigraphie* 51–97
fluorescein, fixation, tumor cells, *Fluorescein, Koppelung, Tumorzellen* 1
folic acid, erythrocytes, quantification, *Folsäure, Erythrozyten, Bestimmung* 199
—, radioenzyme assay, *Folsäure, Radioenzymassay* 199
follicle stimulating hormone, crossing reactivity, *follikelstimulierendes Hormon, Kreuzreaktivität* 191
follicular cells, iodine metabolism, *Follikelzellen, Jodstoffwechsel* 119

—, —, pertechnetate metabolism, *Follikelzellen, Pertechnetatstoffwechsel* 120
— thyroid cancer, activity concentration, *follikuläres Schilddrüsenkarzinom, Aktivitätsansammlung* 180
follow up, after surgery, *Verlaufskontrolle, nach operativen Eingriffen* 69
— —, cerebral infarction, *Verlaufskontrolle, Hirninfarkt* 28, 29
— —, renal transplantation, *Verlaufskontrolle, Nierentransplantation* 549, 550, 551
— —, postoperative, scintigraphy, *Verlaufskontrolle, postoperative, Szintigraphie* 20, 21
— — study, hyperthyroidism, radioiodine therapy, *Nachuntersuchung, Hyperthyreose, Radiojodbehandlung* 163, 164–166, 171
— — —, thyroid function, ^{99m}Tc-uptake, *Nachuntersuchung, Schilddrüsenfunktion, ^{99m}Tc-Aufnahme* 129
— — —, thyreotoxicosis, study, *Nachuntersuchung, Thyreotoxikose, Studie* 165–167
food, iron content, *Nahrungsmittel, Eisengehalt* 356
foramen Monroi, tumor, liquor stop syndrome, *Foramen Monroi, Tumor, Liquorstop-Syndrom* 87
free activity, competitive radioassay, *freie Aktivität, kompetitiver Radioassay* 186, 187
— fractions T_3, T_4, investigation, *freie Fraktion T_3, T_4, Bestimmung* 155
— hormone fraction, direct, indirect quantitation, *freie Hormonfraktion, direkte, indirekte Bestimmung* 155, 159
— thyroxine, index, quantitation, *freies Thyroxin-Index (FTI), Bestimmung* 159
frontobasal liquor fistula, ventriculography, *frontobasale Liquorfistel, Ventrikulographie* 82
FSH, Radioimmunoassay 217
TSH, sterility, hypogonadism, *FSH, Sterilität, Keimdrüsenunterfunktion* 218
function, lymphatic system, *Funktion, Lymphsystem* 491
—, placental, placental lactogen (HPL), *Funktion, Plazenta, plazentales Laktogen (HPL)* 218
—, pulmonary circulation, alveolar hypoxia, *Funktion, Lungenkreislauf, alveoläre Hypoxie* 232
—, salivary glands, *Funktion, Speicheldrüsen* 104
—, suprarenal glands, dexamethason inhibition, *Funktion, Nebenniere, Dexamethason-Hemmung* 214
— scintigraphy, cranial salivary glands, *Funktionsszintigraphie, Kopfspeicheldrüsen* 106, 107, 108
— tests, thyroid, in vivo, *Funktionsteste, Schilddrüse, in vivo-* 117–153
— —, —, physiologic factors, *Funktionsteste, Schilddrüse, physiologische Faktoren* 126
functional analysis, regional, kidney, *Funktionsanalyse, regionale, Niere* 567
— circulatory disorders, pharmacoscintigraphy, *funktionelle Durchblutungsstörungen, Pharmako-Szintigraphie* 232
— diagnosis, autonomous thyroid nodules, *Funktionsdiagnostik, autonome Schilddrüsenknoten* 143, 144
— —, hormonally active adenoma, *funktionelle Diagnose, hormonaktives Adenom* 214
— —, operability, bronchial carcinoma, *Funktionsdiagnostik, Operabilität, Bronchialkarzinom* 319, 320
— —, pancreas, *Funktionsdiagnostik, Bauchspeicheldrüse* 214
— —, renal, radiopharmaca, *Funktionsdiagnostik, Niere, Radiopharmaka* 565

— —, salivary glands, *Funktionsdiagnostik, Speicheldrüsen* 99–115
— disorder, operability, bronchial carcinoma, *Funktionsstörung, Operabilität, Bronchialkarzinom* 320
— disorders, suprarenal cortex, *Funktionsstörungen, Nebennierenrinde* 214
— metastases, thyroid carcinoma, *funktionelle Metastasen, Schilddrüsenkarzinom* 146
— residual capacity, normal values, *funktionelle Residualkapazität, Normalwerte* 290
— scintigraphy, renal, gamma camera, *Funktionsszintigraphie, Niere, Gammakamera* 568
— segments, radiospirometry, *Funktionssegmente, Radiospirometrie* 319
function-test, stomach, *Funktionstest, Magen* 754
fundamentals, perfusion-, inhalation scintigraphy, *Grundlagen, Perfusions-, Inhalationsszintigraphie* 225

G_1 phase, myelocytes, *G_1-Phase, Myelozyten* 431
G_2 phase, granulocytes, bone marrows, *G_2-Phase, Granulozyten, Knochenmark* 417, 418
^{67}Ga, accumulation, tumor, *^{67}Ga, Tumoranreicherung* 345
—, Hodgkin's disease, mediastinal localization, *^{67}Ga, Morbus Hodgkin, Mediastinalbefall* 348
—, mediastinal abscess, diagnosis, *^{67}Ga, Abszeß, Mediastinum, Diagnostik* 336
—, reticulosarcoma, metastases, *^{67}Ga, Retikulumsarkom, Metastasen* 350
—, thyroid glands, tumor seeking, *^{67}Ga, Schilddrüse, Tumorsuche* 141
^{67}Ga-citrate, cerebral infarction, *^{67}Ga-Citrat, Hirninfarkt* 28
—, lymphoscintigraphy, *^{67}Ga-Citrat, Lymphoszintigraphie* 488
—, radiation exposure, *^{67}Ga-Citrat, Strahlenbelastung* 57, 488
$^{67, 68}$Ga iron hydroxide particles, lung perfusion scintigraphy, *$^{67, 68}$Ga-Eisenhydroxid-Partikel, Lungenperfusionsszintigraphie* 227
gallium compounds, metabolism, *Gallium-Verbindungen, Stoffwechsel* 5
gamma camera, cardiovascular lesions, *Gamma-Kamera, kardiovaskuläre Veränderungen* 336, 340
— —, cisternography, *Gammakamera, Zisternographie* 59, 60
— —, distribution of radioactivity, thyroid gland, *Gammakamera, Radioaktivitätsverteilung, Schilddrüse* 137
— —, function scintigraphy, salivary glands, *Gammakamera, Funktionsszintigraphie, Speicheldrüsen* 108
— —, "hot" thyroid nodule, polaroid photograph, *Gammakamera, „heißer" Schilddrüsenknoten, Polaroidphotographie* 143
— —, myeloscintigraphy, *Gammakamera, Myeloszintigraphie* 51, 52
— —, of Anger, history, *Gammakamera, Anger, Geschichte* 2
— —, —, sequence, scintigraphy, *Gammakamera, Anger, Sequenzszintigraphie* 8
— —, radioactivity measurement, metastases, thyroid cancer, *Gammakamera, Radioaktivitätsmessung, Metastasen, Schilddrüsenkarzinom* 179
— —, radiospirometry, *Gammakamera, Radiospirometrie* 277

gamma camera, scintigraphy, cranial salivary glands, *Gammakamera, Szintigraphie, Kopfspeicheldrüsen* 106, 108
— —, —, glucagonoma, *Gammakamera, Szintigraphie, Glukagonom* 216
— —, —, insuloma, *Gammakamera, Szintigraphie, Insulom* 215
— —, —, of suprarenal glands, *Gammakamera, Nebennierenszintigraphie* 213
— —, —, parathyroid glands, *Gammakamera, Szintigraphie, Nebenschilddrüsen* 210, 211
— —, scintiscanner, advantages, *Gammakamera, Skanner, Vorteile* 138
— photon energy, radionuclids, *Gamma-Photonenenergie, Radionuklide* 125
— ray emitters, radiation exposure, *Gamma-Strahler, Strahlenbelastung* 5, 6
— retina, ^{133}Xenon thoracography with isotopes, *Gamma-Retina, ^{133}Xenon-Isotopenthorakographie* 265
gammaencephalography, ^{131}I serum albumin (RIHSA), *Gammaenzephalographie, ^{131}J-Serumalbumin (RIHSA)* 2
gas encephalography, diagnostic value, *Gasenzephalographie, diagnostische Wertigkeit* 91
— myelography, indication, *Gasmyelographie, Indikationsstellung* 52, 81
gastric cysts, thoracic, *Magenzysten, im Thoraxraum* 341
— scintiscan, *Szintigramm, Magen* 745, 746
— ulcer, *Magenulkus* 749
gastrin, radioimmunologic quantitation, *Gastrin, radioimmunologische Bestimmung* 188
gastritis, *Gastritis* 748
gastro-enterology, *Gastroenterologie* 745
Geiger-Mueller's counters, measurement, tumor localization, *Geiger-Müller-Zählrohre, Messung, Tumorlokalisation* 1
genetic effects, radioiodine treatment, *genetische Wirkungen, Radiojodbehandlung* 165
genital carcinoma, nephrogram with radioisotopes, *Genitalkarzinom, Isotopennephrogramm* 535
geometry, tumor tissue, therapy dose, *Geometrie, Tumorgewebe, Therapiedosis* 180
glandula parotis, see parotid gland, *Glandula parotis, siehe Parotis*
— sublingualis, scintigraphy, *Glandula sublingualis, Szintigraphie* 104, 108
— —, secretion rates, *Glandula sublingualis, Sekretionsraten* 100, 101
— submandibularis, acute inflammation, *Glandula submandibularis, akute Entzündung* 110
— —, parenchymal defect after radiotherapy, *Glandula submandibularis, Parenchymausfall nach Strahlenbehandlung* 109
— —, secretion rate, *Glandula submandibularis, Sekretionsrate* 100
— —, sialolithiasis, *Glandula submandibularis, Sialolithiasis* 111
glioblastoma, identification, brain scintigram, *Glioblastom, Nachweisbarkeit, Hirnszintigramm* 11, 12
glioma, corpus callosum, identification, brain scintigraphy, *Gliom, Balken, Nachweisbarkeit, Hirnszintigraphie* 12, 19
—, optic nerve scintigraphy, results, *Gliom, Optikus, Szintigraphie, Ergebnisse* 14
globulin, thyroxin binding, quantification, *Globulin, thyroxinbindendes, Bestimmung* 203

glomerular filtration rate, clearance, *glomeruläre Filtrationsrate, Clearance* 619
glomerulonephritis, clearance, renal, *Glomerulonephritis, Clearance, Niere* 642, 646
glucagon, synthesis, effect, *Glukagon, Synthese, Wirkung* 215, 216
glucagonoma, malignant, scintigraphy, *Glukagonom, malignes, Szintigraphie* 216
glucocorticoids, thyroid function, *Glukokortikoide, Schilddrüsenfunktion* 128
gluconeogenesis, cortisole, *Glukoneogenese, Kortisol* 217
glycogen, metabolism, insulin, *Glykogen, Stoffwechsel, Insulin* 214
glycoproteins, radioimmunoassay, *Glykoproteine, Radioimmunoassay* 219
goiter, carcinoma risk, *Kropf, Karzinomrisiko* 141
—, cystic, differential diagnosis, *Struma, zystische, Differentialdiagnose* 139
—, dehalogenase deficiency, *Struma, Dehalogenase-Defizit* 137
—, differential diagnosis, pertechnetate test, *Struma, Differentialdiagnose, Pertechnetat-Test* 135, 136
—, drug induced, *Struma, medikamentenbedingte* 135
—, hypothyroidism, antiasthmatic and expectorant mixtures, *Struma, Unterfunktion, Antiasthmatika, Expektorantien* 136
—, intrathoracic, differential diagnosis, *Struma, intrathorakale, Differentialdiagnose* 341
—, multinodular, scintiscan, *Struma, multinoduläre, Szintigramm* 141, 142
—, retrosternal, disorder of particle fixation, *Struma, retrosternale, Partikelfixationsstörung* 235
—, substernal, diagnosis, *Struma, substernale, Diagnose* 145, 146
—, thyreotoxicosis, *Struma, Thyreotoxikose* 143–145
—, toxic nodular, radioiodine treatment, *Struma, toxisch noduläre, Radiojodbehandlung* 169
—, uninodular, scintiscan, *Struma, uninoduläre, Szintigramm* 139
— areas, daily dietary intake of iodine, *Kropfbezirke, tägliche Jodaufnahme in der Nahrung* 118, 128
Goldblatt's mechanism, arteriography, nephrogram, *Goldblatt-Mechanismus, Arteriographie, Nephrogramm* 530
gonade dose, clearance examinations, *Gonadendosis, Clearance-Untersuchungen* 650
— —, ^{131}I cholesterol, *Gonadendosis, ^{131}J-Cholesterin* 213
— —, perfusion scintigraphy, *Gonadendosis, Perfusionsszintigraphie* 253
— —, radioiodine treatment, *Gonadendosis, Radiojodbehandlung* 165
— —, ^{75}Selenium, *Gonadendosis, 75Selen* 210
— —, urologic examination, *Gonadendosis, urologische Untersuchungen* 535, 537
gonades, hormones, pathophysiology, *Keimdrüsen, Hormone, Pathophysiologie* 217
granulocytes, chemotaxis, *Granulozyten, Chemotaxis* 415
—, eosinophilic, basophilic, *Granulozyten, eosinophile, basophile* 423
—, life time, *Granulozyten, Lebensdauer* 433
—, migration, *Granulozyten, Wanderung* 414
—, neutrophilic, function, structure, *Granulozyten, neutrophile, Funktion, Struktur* 413
—, phagocytosis, *Granulozyten, Phagozytose* 416

granulopoesis, cellular migration, *Granulopoese, Zellwanderung* 432
—, kinetics, *Granulopoese, Kinetik* 416–423
—, measurement, ^{3}H-thymidin, *Granulopoese, Messung, ^{3}H-Thymidin* 433
—, non proliferating pool, *Granulopoese, nichtporliferierender Pool* 432
—, turnover, bone marrow, *Granulopoese, Turnover, Knochenmark* 429
Graves' disease, differential diagnosis, *Basedowsche Krankheit, Differentialdiagnose* 134, 144
— —, see hyperthyreoidism, *Basedowsche Krankheit, siehe Hyperthyreose*
— —, suppression test, *Basedowsche Krankheit, Suppressionstest* 132
gynecology, nephrography with radioisotopes, *Gynäkologie, Isotopennephrographie* 534

^{3}H folic acid, radioenzyme assay, ^{3}*H-Folsäure, Radioenzymassay* 200
—, tagged ligand, specific activity, ^{3}*H, markierter Ligand, spezifische Aktivität* 193
^{3}H-thymidin, DNA synthesis, ^{3}*H-Thymidin, DNA-Synthese* 424, 429
—, measurement, granulopoesis, ^{3}*H-Thymidin, Messung, Granulopoese* 416, 417, 433
—, metabolism, bone marrow, ^{3}*H-Thymidin, Stoffwechsel, Knochenmark* 434
haemangioblastoma, identification, *Hämangioblastom, Nachweisbarkeit* 11, 33
—, infratentorial space, *Hämangioblastom, infratentorieller Raum* 17
haematology, analytic technique, *Hämatologie, Analysentechnik* 433
—, basophilic granulocytes, *Hämatologie, basophile Granulozyten* 423
—, blood diseases, differential diagnosis, *Hämatologie, Blutkrankheiten, Differentialdiagnose* 390
—, — volume, *Hämatologie, Blutvolumen* 353, 384
—, bone marrow, *Hämatologie, Knochenmark* 413, 429
—, — — distribution, *Hämatologie, Knochenmarkverteilung* 374, 377, 391
—, — —, scintigraphy, *Hämatologie, Knochenmark, Szintigraphie* 437
—, chronic-myeloic leukaemia, *Hämatologie, chronisch-myeloische Leukämie* 400
—, ^{51}Cr kinetics, *Hämatologie, ^{51}Cr-Kinetik* 392
—, eosinophilic granulocytes, *Hämatologie, eosinophile Granulozyten* 423
—, erythrogenetic system, *Hämatologie, erythrozytäres System* 353, 372
—, erythropoesis, *Hämatologie, Erythropoese* 368
—, erythropoetic system, *Hämatologie, erythropoetisches System* 438
—, erythropoetin concentration, *Hämatologie, Erythropoetin-Konzentration* 362
—, ^{59}Fe kinetics, *Hämatologie, ^{59}Fe-Kinetik* 387, 394
—, ferritin-concentration, *Hämatologie, Ferritin-Konzentration* 362, 387
—, fibrinolytic drugs, *Hämatologie, Fibrinolytika* 474
—, granulopoesis, *Hämatologie, Granulopoese* 416, 430
—, haematolysis, *Hämatologie, Hämolyse* 378
—, intestinal iron resorption, *Hämatologie, intestinale Eisenresorption* 384
—, iron clearance, *Hämatologie, Eisen-Clearance* 387

—, iron metabolism, *Hämatologie, Eisenstoffwechsel* 353, 355
—, leukocytic system, *Hämatologie, leukozytäres System* 413
—, lymphatic system, *Hämatologie, Lymphsystem* 485
—, lymphocytes, *Hämatologie, Lymphozyten* 423, 426
—, lymphoscintigraphy, *Hämatologie, Lymphoszintigraphie* 489
—, megakaryocytes, *Hämatologie, Megakaryozyten* 450
—, neutrophilic granulocytes, *Hämatologie, neutrophile Granulozyten* 413
—, plasma volume, iron clearance, *Hämatologie, Plasma-Volumen, Eisen-Clearance* 387
—, polycythaemia rubra vera, *Hämatologie, Polycythaemia rubra vera* 397
—, radiofibrinogen, *Hämatologie, Radiofibrinogen* 472
—, radioimmunoassay, *Hämatologie, Radioimmunoassay* 387
—, splenectomy, *Hämatologie, Splenektomie* 382
—, therapy with ^{32}Phosphorus, *Hämatologie, Therapie mit ^{32}Phosphor* 395
—, thrombocytic system, *Hämatologie, thrombozytäres System* 449
—, thrombosis, *Hämatologie, Thrombose* 471
—, thymocytes, *Hämatologie, Thymozyten* 425
—, transferrin concentration, *Hämatologie, Transferrin-Konzentration* 362
haematoma, epidural, subdural, scintigraphy, *Hämatom, epidurales, subdurales, Szintigraphie* 22, 23, 33
—, radiofibrinogen uptake test, *Hämatom, Radiofibrinogen-Test* 472
—, renal, camera scintigraphy, *Hämatom, Niere, Kameraszintigraphie* 609
—, subdural, concentration of radioactivity, *Hämatom, subdurales, Aktivitätskonzentration* 4, 33
—, ^{99m}Tc uptake, *Hämatom, ^{99m}Tc-Aufnahme* 339
haematomyelia, myeloscintigraphy, indication, *Hämatomyelie, Myeloszintigraphie, Indikation* 56, 72, 76
haematothorax, radiospirometry, *Hämatothorax, Radiospirometrie* 296
haemochromatosis, diagnosis, differential diagnosis, *Hämochromatose, Diagnose, Differentialdiagnose* 360, 361
haemodynamics, intrarenal, *Hämodynamik, intrarenale* 651, 655, 657
haemoglobin synthesis, ^{14}C, ^{15}N, *Hämoglobin-Synthese, ^{14}C, ^{15}N* 380
haemolysis, methods, *Hämolyse, Methodik* 378
haemorrhages, faeces, ^{51}C-tagged erythrocytes, *Blutungen, Kot, ^{51}C-markierte Erythrozyten* 362
—, intracerebral, accumulation of radioactivity, *Blutungen, intrazerebrale, Aktivitätsanreicherung* 3, 23
—, lost iron, *Blutungen, Eisenverlust* 361
—, — —, whole body measurement, *Blutungen, Eisenverlust, Ganzkörpermessung* 362
—, spontaneous, scintigraphy, *Blutungen, spontane, Szintigrahie* 22–27
half value time, biologic, ^{131}I cholesterol, *Halbwertzeit, biologische, ^{131}J-Cholesterin* 213
— — —, —, ^{131}I, hyperthyroidism, *Halbwertzeit, biologische, ^{131}J, Hyperthyreose* 169, 170
— — —, —, ^{75}selenium, *Halbwertzeit, biologische, ^{75}Selen* 210
— — —, —, ^{133}Xenon, hydrocephalus, *Halbwertzeit, biologische, ^{133}Xenon, Hydrozephalus* 84, 88
— — —, ^{14}C, ^{3}H, ^{125}I, ^{131}I, *Halbwertzeit, ^{14}C, ^{3}H, ^{125}J, ^{131}J* 193

half value time, dosimetry, radioiodine therapy, *Halbwertzeit, Dosimetrie, Radiojodbehandlung* 169
– – –, gamma ray emitters, *Halbwertzeit, Gammastrahler* 5, 6, 55, 56
– – –, radiactivity, lumbar application, *Halbwertzeit, Radioaktivität, lumbale Applikation* 68
– – –, –, particles, *Halbwertzeit, Radioaktivität, Partikel* 228, 231
– – –, –, tumor accumulation, *Halbwertzeit, Radioaktivität, Tumorakkumulation* 178
– – –, radionuclides, thyroid gland, *Halbwertzeit, Radionuklide, Schilddrüse* 125
– – –, radiopharmaca, myeloscintigraphy, *Halbwertzeit, Radiopharmaka, Myeloszintigraphie* 53, 55
– – –, ^{99m}Tc-pertechnetate, *Halbwertzeit, ^{99m}Tc-Pertechnetat* 125
– – –, transferrin exchange, *Halbwertzeit, Transferrinaustausch* 362, 363
– – –, washin curve, *Halbwertzeit, Washin-Kurve* 284
– – –, washout curves, *Halbwertzeit, Auswaschkurven* 285
– – –, ^{133}Xe washout curves, *Halbwertzeit, ^{133}He-Auswaschkurven* 285
Hamolski's test, non protein bound hormone fraction, *Hamolski-Test, nicht proteingebundene Hormonfraktion* 159
Hashimoto's disease, carcinoma risk, *Hashimoto-Struma, Karzinomrisiko* 142
– –, differential diagnosis, *Hashimoto-Struma, Differentialdiagnose* 136, 142
– –, PB ^{131}I test, *Hashimoto-Struma, PB ^{131}J-Test* 137
– –, perchlorate test, *Hashimoto-Struma, Perchlorat-Test* 134
– –, thyroglobulin antibody test, *Hashimoto-Struma, Thyreoglobulin-Antikörper-Test* 142
– –, thyroid uptake, *Hashimoto-Struma, Schilddrüsenaufnahme* 131
hazards, radioiodine treatment, *Gefahren, Radiojodbehandlung* 163
heart, lung scan, *Herz, Lungenszintigramm* 233
–, passage, ^{99m}TcO$_4$-bolus, *Herz, Durchfluß, ^{99m}TcO$_4$-Bolus* 338
hepatitis, *Hepatitis* 788
herpes simplex encephalitis, brain scan, *Herpes-simplex-Enzephalitis, Hirnszintigramm* 30
^{203}Hg-Chlormerodrin, perfusion pulmonary scintigraphy, ^{203}*Hg-Chlormerodrin, Perfusions-Lungenszintigraphie* 224
–, radiation exposure, ^{197}*Hg-Chlormerodrin, Strahlenbelastung* 2, 6
–, renal szintigraphy, ^{197}*Hg-Chlormerodrin, Nierenszintigraphie* 539
–, – –, tuberculosis, ^{197}*Hg-Chlormerodrin, Nierenszintigraphie, Tuberkulose* 555
–, ventilation scintigraphy, ^{197}*Hg-Chlormerodrin, Ventilationsszintigraphie* 230
^{197}HgCl$_2$, tumor seeking, thyroid gland, ^{197}*HgCl$_2$, Tumorsuche, Schilddrüse* 141
hilus, metastases, bronchial carcinoma, *Hilus, Metastasen, Bronchialkarzinom* 319, 320, 321
–, obstruction, mucoviscidosis, *Hilus, Obstruktion, Mukoviszidose* 244
–, tumor diagnosis, *Hilus, Tumordiagnostik* 347
hippuric acid, kinetics, *Hippursäure, Kinetik* 511
–, occult thyroid cancer, *Hiroshima, okkultes Schilddrüsenkarzinom* 176

histology, pulmonary tissue, after perfusion scintigraphy, *Histologie, Lungengewebe, nach Perfusionsszintigraphie* 251
–, thyroid cancer, differentiation, *Histologie, Schilddrüsenkarzinom, Differenzierung* 175, 176, 180
–, tumor diameter, doubling time, *Histologie, Tumor, Durchmesser, Verdopplungszeit* 314
history, brain scan, *Geschichte, Hirnszintigraphie* 1, 2
–, first radioimmunologic hormone quantitation, *Geschichte, erste radioimmunologische Hormonbestimmung* 187
–, lung perfusion, -ventilation, examination, *Geschichte, Lungen-Perfusion, -Ventilation, Untersuchung* 265
–, lymphoscintigraphy, *Geschichte, Lymphoszintigraphie* 485
–, myeloscintigraphy, *Geschichte, Myeloszintigraphie* 51, 52
–, perfusion-, inhalation scintigraphy, *Geschichte, Perfusions-, Inhalationsszintigraphie* 224
–, radiofibrinogen uptake test, *Geschichte, Radiofibrinogen-Aufnahmetest* 472
–, ^{99m}technetium pertechnetate, salivary glands, *Geschichte, ^{99m}Technetium-Pertechnetat, Speicheldrüsen* 102
–, thyroid function tests, *Geschichte, Schilddrüsenfunktionsteste* 117
Hodgkin's disease, differential diagnosis, *Morbus Hodgkin, Differentialdiagnose* 341
– –, mediastinal scintigraphy, ^{99m}TcO$_4$, ^{75}Se, ^{67}Ga, *Morbus Hodgkin, Mediastinalszintigraphie, ^{99m}TcO$_4$, ^{75}Se, ^{67}Ga* 348, 349
– –, perfusion scintigraphy, *Morbus Hodgkin, Perfusionsszintigraphie* 310
– –, staging, *Morbus Hodgkin, Stadieneinteilung* 347, 348
hormonal determination, *Hormonbestimmungen* 757–759
– turnover, adenoma of parathyroid gland, *Hormonumsatz, Nebenschilddrüsenadenom* 210
– –, metastases, thyroid cancer, *Hormonumsatz, Metastasen, Schilddrüsenkarzinom* 179
– –, thyroid gland, *Hormonumsatz, Schilddrüse* 170
hormonally active carcinoma suprarenal glands, localization, *hormonaktives Karzinom, Nebennieren, Lokalisation* 213, 217
hormone analysis, competitive radioassay, *Hormonanalyse, kompetitiver Radioassay* 186, 187
– assay, thyroid, hyper-, hypothyroidism, *Hormon-Assay, Schilddrüse, Über-, Unterfunktion* 128
– biosynthesis, thyroid gland, *Hormonbiosynthese, Schilddrüse* 117–123
– deficiency, goiter, monoiodotyrosine test, *Hormondefizit, Struma, Monojodthyrosintest* 137
– free plasma, incubation medium, *hormonfreies Plasma, Inkubationsmedium* 192
– therapy, thyroid cancer, *Hormonbehandlung, Schilddrüsenkarzinom* 147
hormones, adenohypophysis, *Hormone, Adenohypophyse* 218
–, radioimmunoassay, classification, *Hormone, Radioimmunoassay, Einteilung* 219
–, steroids, *Hormone, Steroide* 216–218
–, thyroid gland, metabolism, *Hormone, Schilddrüse, Stoffwechsel* 118
horseshoe kidney, sctingraphy, *Hufeisenniere, Szintigraphie* 541, 542, 610

Subject Index

"hot" nodule, adenoma of parathyroid gland, *„heißer" Knoten, Nebenschilddrüsenadenom* 210
— —, differential diagnosis, *„heißer" Knoten, Differentialdiagnose* 143
— —, thyroid cancer, *„heißer" Knoten, Schilddrüsenkarzinom* 142
— —, — gland, euthyroidism, *„heißer" Knoten, Schilddrüse, enthyreoide Stoffwechsellage* 143
— nodules, resolution power of collimators, *„heiße" Knoten, Auflösungsvermögen der Kollimatoren* 138
— —, thyroid gland, cancer risk, *„heiße" Knoten, Schilddrüse, Karzinomrisiko* 141, 142
"hot spots", lung scan, *„hot spots", Lungenszintigramm* 233
HPL, placental lactogen, *HPL, plazentares Laktogen* 218
human placental lactogen (HPL), placental function, *menschliches plazentares Laktogen (HPL), Plazentarfunktion* 218
hydrocephalus, differential diagnosis, myeloscintigraphy, *Hydrozephalus, Differentialdiagnose, Myeloszintigraphie* 51, 68, 87
—, liquor dynamics, *Hydrozephalus, Liquordynamik* 81, 86
—, normotensive, differential diagnosis, *Hydrozephalus, normotensiver, Differentialdiagnose* 87
—, radionuclides, elimination, *Hydrozephalus, Radionuklide, Ausscheidung* 54
—, radiotherapy, *Hydrozephalus, Strahlentherapie* 88
—, subarachnoidal haemorrhage, *Hydrozephalus, Subarachnoidalblutung* 88, 91
— communicans, differential diagnosis, *Hydrocephalus communicans, Differentialdiagnose* 87
— —, ^{133}Xenon, different half value times, *Hydrocephalus communicans, ^{133}Xenon, unterschiedliche Halbwertzeiten* 88
— ex vacuo, liquor space, scintigraphy, *Hydrocephalus ex vacuo, Liquorraumszintigraphie* 87
— internus, ventriculography, *Hydrocephalus internus, Ventikulographie* 56, 63, 81
— occlusivus, child, liquor stop syndrome, *Hydrocephalus occlusivus, Kind, Liquorstop-Syndrom* 86
— —, Dandy-Walker's syndrome, differential diagnosis, *Hydrocephalus occlusivus, Dandy-Walker-Syndrom, Differentialdiagnose* 19
— —, ^{133}Xenon, different half value times, *Hydrocephalus occlusivus, ^{133}Xenon, unterschiedliche Halbwertzeiten* 88
hygroma, concentration of radioactivity, *Hygrom, Aktivitätsansammlung* 4
hyperaldosteronism, pathophysiology, *Hyperaldosteronismus, Pathophysiologie* 216, 217
—, plasma cortisole, *Hyperaldosteronismus, Plasmakortisol* 217
hyperglycaemia, diabetes, *Hyperglykämie, Diabetes* 215
—, placental lactogen, *Hyperglykämie, plazentares Laktogen* 219
hyperinsulinism, pathophysiology, *Hyperinsulinismus, Pathophysiologie* 215
hypernephroma, pulmonary metastases, *Hypernephrom, Lungenmetastasen* 316, 318
—, renal scintigraphy, *Hypernephrom, Nierenszitnigraphie* 541, 542, 543
hyperplasia, nodular, thyroid gland, Plummer's disease, *Hyperplasie, noduläre, Schilddrüse, Plummersche Krankheit* 143, 144, 145

—, parathyroid glands, *Hyperplasie, Nebenschilddrüsen* 212
—, thyroid gland, autonomous nodule, differential diagnosis, *Hyperplasie, Schilddrüse, autonomer Knoten, Differentialdiagnose* 143
hypersplenic syndrome, kinetics of thrombocytes, *Hyperspleniesyndrom, Thrombozytenkinetik* 463
hypertension, clearance, renal, *Hypertonus, Clearance, Niere* 642
—, nephrogram, *Hypertonie, Nephrogramm* 529
—, renal scintigraphy, *Hypertonie, Nierenszintigraphie* 552
hyperthermia after myeloscintigraphy, *Hyperthermie nach Myeloszintigraphie* 64
hyperthyroidism, ancillary pharmacologic means, *Hyperthyreose, zusätzliche pharmakologische Maßnahmen* 168
—, autonomous nodules, functional diagnosis, *Schilddrüsenüberfunktion, autonome Knoten, Funktionsdiagnostik* 143, 144
—, complications of radioiodine treatment, *Schilddrüsenüberfunktion, Komplikationen in Radiojodbehandlung* 164, 168
—, computer follow-up programs, *Schilddrüsenüberfunktion, Komputer-Nachuntersuchungsprogramme* 172
—, dose calculation, radioiodine therapy, *Schilddrüsenüberfunktion, Dosisberechnung, Radiojodtherapie* 169, 170
—, free thyroxine, *Hyperthyreose, freies Thyroxin* 156
—, ^{131}I, biologic half value time, *Hyperthyreose, ^{131}J, biologische Halbwertzeit* 169, 170
—, —, ^{99m}Tc clearance, *Schilddrüsenüberfunktion, ^{131}J-, ^{99m}Tc-Clearance* 129
—, iodide turnover, after antithyroid drugs, *Hyperthyreose, Jodidumsatz, nach Thyreostatika* 169
—, leukaemia, mortality, *Hyperthyreose, Leukämie, Mortalität* 164
—, long-term follow-up, *Schilddrüsenüberfunktion, Langzeitkontrolle* 172
—, PB ^{131}I, mean, *Hyperthyreose, PB ^{131}J, Durchschnittswerte* 169, 170
—, radiation dose, thyroidal, *Hyperthyreose, Strahlendosis, Schilddrüse* 166, 167
—, radioiodine treatment, *Schilddrüsenüberfunktion, Radiojodbehandlung* 163–174
—, — —, follow up, *Hyperthyreose, Radiojodbehandlung, Nachuntersuchung* 164
—, — uptake, *Schilddrüsenüberfunktion, Radiojodaufnahme* 127, 131
—, radiotherapy, *Hyperthyreose, Röntgenbestrahlung* 164
—, results of treatment, *Hyperthyreose, Behandlungsergebnisse* 165, 166
—, — —, *Schilddrüsenüberfunktion, Ergebnisse in Radiojodbehandlung* 168, 169
—, — — with ^{125}I, *Schilddrüsenüberfunktion, Ergebnisse in Behandlung mit ^{125}J* 171
—, single nodule, differential diagnosis, *Schilddrüsenüberfunktion, Solitärknoten, Differentialdiagnose* 139
—, — —, — — *Schilddrüsenunterfunktion, Solitärknoten, Differentialdiagnose* 139
—, suppression test, *Schilddrüsenüberfunktion, Suppressionstest* 132
—, ^{99m}Tc, Pb ^{131}I uptake, therapy with carbimacole, *Schilddrüsenüberfunktion, ^{99m}Tc-, Pb ^{131}J-Aufnahme, Karbimazolbehandlung* 129, 132, 133

hyperthyroidism, thyroidal dose, calculated, *Hyperthyreose, Schilddrüsendosis, berechnete* 169, 170
—, thyroxine excretion, urinary, *Hyperthyreose, Thyroxinausscheidung im Harn* 156, 157
—, TRH test, *Hyperthyreose, TRH-Belastung* 161
—, triiodothyronine, *Hyperthyreose, Trijodthyronin* 158
—, TSH stimulation test, *Schilddrüsenüberfunktion, TSH-Test* 128
hypertonia, renal parenchymatous, *Hypertonie, renale parenchymatöse* 673
hypogonadism, FSH, LH, *Keimdrüsenunterfunktion, FSH, LH* 218
hypoparathyroidism, total thyroidectomy, *Hypoparathyreodismus, totale Thyroidektomie* 177
hypophyseal nanosomia, diagnosis, *hypophysärer Zwergwuchs, Diagnose* 218
hypopituitarism, differential diagnosis, *Hypophyse, Unterfunktion, Differentialdiagnose* 128
hypoplasia, megacaryocytes, *Hypoplasie, Megakaryozyten* 457
—, pulmonary artery, perfusion scan, *Hypoplasie, Lungenarterie, Perfusionszintigramm* 241
—, renal scintiscan, *Hypoplasie, Niere, Szintigramm* 558
hyposiderinaemia, iron binding capacity, *Hyposiderinämie, Eisenbindungskapazität* 363
hypothalamus, hypothyreosis, TSH values, *Hypothalamus, Hypothyreose, TSH-Werte* 161
hypothalamus, releasing hormones 117, 128, 218
hypothyroidism after radioiodine therapy, *Schilddrüsenunterfunktion nach Radiojodbehandlung* 165, 166, 169, 171
— after therapy of hyperthyroidism, *Schilddrüsenunterfunktion nach Überfunktionsbehandlung* 145
—, differential diagnosis, *Schilddrüsenunterfunktion, Differentialdiagnose* 171, 172
—, ectopic thyroid tissue, *Schilddrüsenunterfunktion, ektopisches Schilddrüsengewebe* 145
—, free thyroxine, *Hypothyreose, freies Thyroxin* 156
—, goiter, antiasthmatic and expectorant mixtures, *Schilddrüsenunterfunktion, Struma, Antiasthmatika, Expektorantien* 136
—, goiter, PB ^{131}I test, *Schilddrüsenunterfunktion, Struma, PB ^{131}J-Test* 137
—, primary, secondary, TRH test, *Hypothyreose, primäre, sekundäre, TRH-Test* 161
—, radioiodine uptake, *Schilddrüsenunterfunktion, Radiojodaufnahme* 127, 131
—, spontaneous, diagnosis, *Schilddrüsenunterfunktion, spontane, Diagnose* 171, 172
—, substernal goiter, *Schilddrüsenunterfunktion, Substernalstruma* 145
—, substitution therapy, *Schilddrüsenunterfunktion, Substitutionstherapie* 171, 172
—, thyroid cancer, *Schilddrüsenunterfunktion, Schilddrüsenkarzinom* 142
—, thyroxine excretion, urinary, *Hypothyreose, Thyroxinausscheidung im Harn* 156, 157
—, triiodothyronine, *Hypothyreose, Trijodthyronin* 158
—, TSH stimulation test, *Schilddrüsenunterfunktion, TSH-Test* 128
hypoventilation, hypoxaemia, *Hypoventilation, Hypoxämie* 292
—, lung scan, *Hypoventilation, Lungenszintigramm* 233
hypoxia, alveolar, pulmonary circulation, *Hypoxie, alveoläre, Lungenkreislauf* 232

iatrogenic hypothyroidism incidence, *iatrogene Schilddrüsenunterfunktion, Häufigkeit* 171
idiopathic thrombocytopenia, pathogenesis, *idiopathische Thrombozytopenie, Pathogenese* 459
^{123}I, thyroid imaging, ^{123}J, *Schilddrüsendarstellung* 138
— hippuran, functional diagnosis, kidney, ^{123}J-*Hippuran, Funktionsdiagnostik, Niere* 565
— —, intra-, postrenal kinetics, ^{123}J-*Hippuran, intra-, postrenale Kinetik* 563
^{125}I, immunoradiometric assay, ^{125}J, *immunradiometrischer Assay* 202
—, radiofibrinogen test, ^{125}J, *Radiofibrinogen-Test* 473
—, substernal goiter, ^{125}J, *Substernalstruma* 145
—, tagged ligand, specific activity, ^{125}J, *markierter Ligand, spezifische Aktivität* 193
—, therapy, incidence of hypothyroidism, ^{125}J, *Therapie, Häufigkeit in Schilddrüsenunterfunktion* 171
— human serum albumin, dilution analysis, ^{125}J-*Humanserum-Albumin, Verdünnungsanalyse* 353
^{125}I-T$_3$, thyroxin binding globulin, quantification, ^{125}J-T_3, *thyroxinbindendes Globulin, Bestimmung* 203
^{131}I, clearance, thyroid gland, ^{131}J *Clearance, Schilddrüse* 129
^{131}I, accumulation, salivary glands, ^{131}J, *Anreicherung, Speicheldrüsen* 99, 102
—, activity curves thyroid gland, plasma, ^{131}J, *Aktivitätskurven, Schilddrüse, Plasma* 121
—, advantages, disadvantages, ^{131}J, *Vorteile, Nachteile* 125, 126
—, biologic half value time, hyperthyroidism, ^{131}J, *biologische Halbwertzeit, Hyperthyreose* 169, 170
—, bound, free, ratio, ^{131}J, *gebundenes, freies, Verhältnis* 122
—, cholesterol, pararenal gland adenoma, ^{131}J, *Cholesterin, Nebennierenadenom* 212, 213
—, concentration, salivary glands, ^{131}J, *Konzentration, Speicheldrüsen* 99, 102
—, contraindications, ^{131}J, *Kontraindikationen* 125
—, dose, calculated, hyperthyroidism, ^{131}J, *Dosis, berechnete, Hyperthyreose* 169, 170
—, exchange of plasma, ^{131}J, *Plasmaaustausch* 121
—, fibrinogen uptake test, ^{131}J, *Fibrinogen-Aufnahmetest* 473
—, imaging, Hashimoto's disease, ^{131}J, *Darstellung, Hashimoto-Struma* 142
—, inorganic, thiouracil therapy, ^{131}J, *anorganisches, Thiouracil-Behandlung* 121
—, mediastinal tumor, ^{131}J, *Mediastinaltumor* 344
—, organically bound, euthyroidism, hyperthyroidism, ^{131}J, *organisch gebundenes, Euthyreose, Hyperthyreose* 170
—, — —, half life time, ^{131}J, *organisch gebundenes, Halbwertzeit* 179
—, — —, tumor metabolism, ^{131}J, *organisch gebundenes, Tumorstoffwechsel* 179
—, perchlorate test, ^{131}J, *Perchlorat-Test* 134, 135
—, perfusion lung scan, ^{131}J, *Perfusions-Lungenszintigraphie* 224
—, physiology, ^{131}J, *Physiologie* 99
—, protein bound, total thyroxine, ^{131}J, *proteingebundenes, Gesamtthyroxin* 157
—, radiation exposure, intrathoracic goiter, ^{131}J, *Strahlenbelastung, Struma endothoracica* 345
—, scintigraphy, differential diagnosis, mediastinal tumors, ^{131}J, *Szintigraphie, Differentialdiagnose, Mediastinaltumoren* 341

—, substernal goiter, ^{131}J, Substernalstruma 145, 146, 344
—, tagged ligand, specific activity, ^{131}J, markierter Ligand, spezifische Aktivität 193
—, — macroaggregates, ^{131}J, markierte Makroaggregate 224
—, thyroid function tests, ^{131}J, Schilddrüsenfunktionsteste 117, 121, 123, 126, 128
—, — imaging, indication, ^{131}J, Schilddrüsendarstellung, Indikation 138, 140, 141
—, — uptake of radioiodine, ^{131}J, Schilddrüsenaufnahme 127, 128
—, ^{132}I, ^{123}I, ^{125}I, physical properties, ^{131}J, ^{132}J, ^{123}J, ^{125}J, physikalische Eigenschaften 123–125
— albumin, cardiovascular lesions, ^{131}J-Albumin, kardiovaskuläre Veränderungen 336
— —, normal lung scan, ^{131}J-Albumin, normales Lungenszintigramm 234
— —, pathologic lung scan, ^{131}J-Albumin, pathologisches Lungenszintigramm 235, 237–264
— —, ventilation scintigraphy, ^{131}J-Albumin, Ventilationsszintigraphie 230
— — macroaggregates, lung scintigraphy, ^{131}J-Albumin-Makroaggregate, Lungenszintigraphie 226
— — —, pulmonary tissue, reactions, ^{131}J-Albumin-Makroaggregate, Lungengewebe, Reaktionen 251
— — —, radiation exposure, ^{131}J-Albumin-Makroaggregate, Strahlenbelastung 253
— — particles, angioscintigraphy, renal, ^{131}J-Albuminpartikel, Angioszintigraphie, Niere 554
^{131}I-diiodine fluresceine, brain tumor, localization, ^{131}J-Dijodfluorescein, Hirntumor, Lokalisation 1
^{131}I fibrinogen antibodies, thrombosis, ^{131}J-Fibrinogen-Antikörper, Thrombose 475
— hippuran, functional diagnosis, kidney, ^{131}J-Hippuran, Funktionsdiagnostik, Niere 565, 566
— —, intra-, postrenal kinetics, ^{131}J-Hippuran, intra-, postrenale Kinetik 563
— hippuric acid, nephrology, ^{131}J-Hippursäure, Nephrologie 509
^{131}I-human albumin, cerebral infarction, ^{131}J-Albumin, Hirninfarkt 28
— —, radiation exposure, ^{131}J-Albumin, Strahlenbelastung 57
^{131}I tagged insulin, radioassay, ^{131}J-markiertes Insulin, Radioassay 187
— therapy, Plummer's disease, ^{131}J-Therapie, Plummersche Krankheit 145
— —, see radioiodine therapy, ^{131}J-Therapie, siehe Radiojodtherapie
— —, thyroid cancer, ^{131}J-Behandlung, Schilddrüsenkarzinom 146, 175–183
— —, whole body scan, ^{131}J-Therapie, Ganzkörperszintigramm 346
— uptake, index for suppressibility, ^{131}J-Aufnahme, Index für Suppressionstest 132, 133
— —, metastases, thyroid cancer, ^{131}J-Aufnahme, Metastasen, Schilddrüsenkarzinom 146, 147, 176
ileum, urinary bladder, operation, nephrogram, Ileum, Harnblase, Operation, Nephrogramm 535, 536
immunoadsorption, antiserum, crossing reactivity, Immunoadsorption, Antiserum, Kreuzreaktivität 191, 192
immunologic causes, raised disintegration of thrombocytes, immunologische Ursachen, gesteigerter Thrombozytenabbau 458

— crossing reactivity, antigens, immunologische Kreuzreaktivität, Antigen 191
immunoradiometrie assay (IRMA), radioimmunoassay (RIA), comparison of sensitiveness, immunoradiometrischer Assay (IRMA), Radioimmunoassay (RIA), Vergleich der Empfindlichkeit 202
— — —, radioreagent analysis, immunoradiometrischer Assay (IRMA), Radioreagenzanalyse 201
incidence, iatrogenic hypothyroidism, Häufigkeit, iatrogene Schilddrüsenunterfunktion 171
—, hypothyroidism, after radioiodine therapy, Häufigkeit, Schilddrüsenunterfunktion, nach Radiojodbehandlung 165–168
— — after ^{125}I therapy, Häufigkeit, Schilddrüsenunterfunktion nach ^{125}J-Therapie 171
— — after thyroidectomy, Häufigkeit, Hypothyreoidismus, nach Thyreoidektomie 177
—, identification of tumors, cerebral hemispheres, Häufigkeit, Tumornachweis, Großhirnhemisphären 11
—, intrathoracic goiter, mediastinal tumors, Häufigkeit, intrathorakale Struma, Mediastinaltumoren 341
—, leukaemia, malignancies, after radioiodine treatment, Häufigkeit, Leukämie, Malignome, nach Radiojodbehandlung 163, 164, 182
—, occult thyroid cancer, Häufigkeit, okkultes Schilddrüsenkarzinom 176
—, preoperative localization, parathyroid adenoma, Häufigkeit, präoperative Lokalisation, Nebenschilddrüsenadenom 211
—, pulmonary embolism, Häufigkeit, Lungenembolie 238
—, recurrence, after surgical treatment, radioiodine therapy, Häufigkeit, Reziniv-, nach chirurgischer Behandlung, Radiojodtherapie 165
—, thyroid cancer, Häufigkeit, Schilddrüsenkarzinom 140, 141
—, — — after ^{125}I-, ^{131}I-therapy, Häufigkeit, Schilddrüsenkarzinom, nach ^{125}J-, ^{131}J-Behandlung 171
incubation conditions, competitive protein binding assay, Inkubationsbedingungen, kompetitiver Proteinbindungsassay 198
— —, radioimmunoassay, Inkubationsbedingungen, Radioimmunoassay 197
— medium, differences, Inkubationsmedium, Interschiede 192
— times, competitive radioassay, Inkubationszeiten, kompetitiver Radioassay 187
index, radioiodine uptake, tumor, Index, Radiojodaufnahme, Tumor 179
—, thyroxine binding, quantitation, Index, Thyroxin-Bindung, Bestimmung 159
indications, angioscintigraphy, Indikationen, Angioszintigraphie 247
—, antithyroid drugs, Indikationen, Thyreostatika 131
—, examination of lung with radioactive gases, Indikationen, Lungenuntersuchungen mit radioaktiven Gasen 292
—, ^{59}Fe kinetics, Indikationen, ^{59}Fe-Kinetik 389
—, ^{125}I therapy, Graves' disease, Indikationen, ^{125}J-Behandlung, Basedowsche Erkrankung 171
—, ^{131}I, thyroid imaging, Indikationen, ^{131}J, Schilddrüsendarstellung 137, 138
—, iron binding capacity, Indikationen, Eisenbindungskapazität 387
—, lymphoscintigraphy, Indikationen, Lymphoszintigraphie 503
—, mediastinal radiophlebography, Indikationen, mediastinale Radiophlebographie 336

^{131}I, myelography, *Indikationen, Myelographie* 52
—, —, myeloscintigraphy, combination, *Indikationen, Myelographie, Myeloszintigraphie, Kombination* 68, 69
—, myeloscintigraphy, *Indikationen, Myeloszintigraphie* 51, 55, 80, 81
—, perfusion scintigraphy, *Indikationen, Perfusionsszintigraphie* 238
—, radiocardiography, *Indikationen, Radiokardiographie* 336
—, radiofibrinogen uptake test, *Indikationen, Radiofibrinogen-Aufnahmetest* 472
—, radioiodine treatment, *Indikationen, Radiojodbehandlung* 163
—, radionuclide aortoangiography, *Indikationen, Radionuklid-Aorto-Angiographie* 569
—, radionuclides, cisternography, Indikationen, Radionuklide, Zisternographie 52–54
—, radiospirometry, *Indikationen, Radiospirometrie* 292
—, renal clearance, *Indikationen, renale Clearance* 616, 642, 646
—, — scintigraphy, *Indikationen, Nierenszintigraphie* 538–559
—, salivary gland scintigraphy, *Indikationen, Speicheldrüsen-Szintigraphie* 104
—, screening for thyroid cancer, *Indikationen, Suche nach Schilddrüsenkarzinom* 139
—, sequence scintigraphy, *Indikationen, Sequenzszintigraphie* 9, 10
—, sialography, *Indikationen, Sialographie* 104
—, splenectomy, *Indikationen, Splenektomie* 463
—, surgical excision, cold nodule, *Indikationen, chirurgische Entfernung, kalter Knoten* 139
—, therapy, thyroid cancer, *Indikationen, Behandlung, Schilddrüsenkarzinom* 177
—, thyroid scintiscan, *Indikationen, Schilddrüsenszintigramm* 137
—, TRH test, *Indikationen, TRH-Belastung* 161
^{111}Indium, lymphoscintigraphy, ^{111}*Indium, Lymphoszintigraphie* 488
—, myeloscintigraphy, ^{111}*Indium, Myeloszintigraphie* 53, 54
—, radiation exposure, ^{111}*Indium, Strahlenbelastung* 57
^{111}In-DTPA, complications, ^{111}*In-DTPA, Komplikationen* 63, 64
—, ventilation scintigraphy, ^{111}*In-DTPA, Ventilationsszintigraphie* 230
^{111}In human serum albumin, myeloscintigraphy, ^{111}*In-Human-Serum-Albumin, Myeloszintigraphie* 58, 60
^{113m}In albumin aggregates, lung scintigraphy, ^{113m}*In-Albumin-Aggregate, Lungenszintigraphie* 228
— microspheres, lung scintigraphy, ^{113m}*In-Albumin-Mikrosphären, Lungenszintigraphie* 229
$^{111,\ 113m}$In chloride, ventilation scintigraphy, $^{111,\ 113m}$*In-Chlorid, Ventilationsszintigraphie* 230
^{113m}Indium, cerebral infarction, ^{113m}*Indium, Hirninfarkt* 28
—, dose, radiation exposure, ^{113m}*Indium, Dosis, Strahlenbelastung* 6
—, microspheres, radiation exposure, ^{113m}*Indium, Mikrosphären, Strahlenbelastung* 253
—, scintigraphy, renal transplantation, ^{113}*Indium, Szintigraphie, Nierentransplantation* 550, 551
indium compounds, metabolism, *Indium-Verbindungen, Stoffwechsel* 5
^{113m}In iron hydroxide particles, lung scintigraphy, ^{113m}*In-Eisen-Hydroxid-Partikel, Lungenszintigraphie* 229

^{113m}In-Transferrin, cardiovascular lesions, ^{113m}*In-Transferrin, kardiovaskuläre Veränderungen* 336
—, dilution analysis, ^{113m}*In-Transferrin, Verdünnungsanalyse* 353
^{131}I-RISA, cisternography, liquor fistula, ^{131}*J-RISA, Zisternographie, Liquorfistel* 77
—, elimination time, lumbar application, ^{131}*J-RISA, Ausscheidungszeit, lumbale Applikation* 68
—, complications, ^{131}*J-RISA, Komplikationen* 63, 64
—, deposition, peridural space, ^{131}*J-RISA, Ablagerung, Periduralraum* 65
—, liquor fistula, localization, ^{131}*Jod-RISA, Liquorfistel, Lokalisation* 84
—, — stop, ^{131}*J-RISA, Liquorstop* 70
—, myeloscintigraphy, ^{131}*J-RISA, Myeloszintigraphie* 51, 52, 54, 56, 58
—, resorption, hydrocephalus, ^{131}*J-RISA, Resorption, Hydrozephalus* 81
inert gases, lung perfusion, -ventilation, *Edelgase, Lungen-Perfusion, -Ventilation* 265
— —, lung perfusion, -ventilation, *radioaktive Edelgase, Lungen-Perfusion, -Ventilation* 265
— —, physical properties, *Edelgase, physikalische Eigenschaften* 271–274
infarction, see cerebral infarction, *Infarkt, siehe Hirninfarkt*
infection, transferrin concentration, *Infektion, Transferrin-Konzentration* 363
infiltrative blastomas, identification, *infiltrierende Blastome, Nachweisbarkeit* 11
— lesions, radiospirometry, *infiltrative Prozesse, Radiospirometrie* 295
inflammation, cranial salivary glands, *Entzündung, Kopfspeicheldrüsen* 110
—, lymphoszintigraphy, *Entzündung, Lymphoszintigraphie* 500
—, tumor, mediastinal, differential diagnosis, *Entzündung, Tumor, Mediastinum, Differentialdiagnose* 336
inflammatory brain diseases, brain scan, *entzündliche Hirnerkrankungen, Hirnszintigraphie* 30, 31, 32
— — —, pathophysiology, accumulation of radioactivity, *entzündliche Hirnerkrankungen, Pathophysiologie, Radioaktivitätsanreicherung* 4
— lesions, mediastinal, *entzündliche Veränderungen, Mediastinum* 336
— —, —, scintigraphy, *entzündliche Herde, Mediastinum, Szintigraphie* 349
— renal diseases, scintigraphy, *entzündliche Nierenerkrankungen, Szintigraphie* 547
infratentorial space, tumors, scintigraphy, *infratentorieller Raum, Tumoren, Szintigraphie* 16, 17
inhalation, radioactive gases, physical properties, *Inhalation, radioaktive Gase, physikalische Eigenschaften* 271
—, ^{133}Xenon, functional segments, *Inhalation, ^{133}Xenon, Funktionssegmente* 319
—, — gas, bronchial carcinoma, *Inhalation, ^{133}Xenon-Gas, Bronchial-Karzinom* 317
—, ^{133}He, washin-, washout curves, *Inhalation, ^{133}He, Washin-, Washout-Kurve* 265
— scan, pulmonary diseases, type classification, *Inhalationsszintigramm, Lungenerkrankungen, Typeneinteilung* 243
— scintigraphy, examination technique, *Inhalationsszintigraphie, Untersuchungstechnik* 231
— —, nuclear pharmaca, *Inhalationsszintigraphie, Nuklearpharmaka* 230

– –, history, *Inhalationsszintigraphie, Geschichtliches* 224
– –, principle, *Inhalationsszintigraphie, Prinzip* 225
– –, results, *Inhalationsszintigraphie, Ergebnisse* 239, 240
– – with particles, *Inhalationsszintigraphie mit Partikeln* 223–264
– scintiscan, interpretation, *Inhalationsszintigramm, Auswertung* 235, 236
– technique, ventilation lung scintigraphy, *Inhalationstechnik, Ventilations-Lungenszintigraphie* 232
initial tumor therapy, thyroid cancer, *initiale Tumortherapie, Schilddrüsenkarzinom* 180
inorganic ^{131}I, renal clearance, *anorganisches ^{131}J, Nierenclearance* 127
– iodide, perchlorate, thiocyanate effect, *anorganisches Jodid, Perchlorat-, Thiozyanatwirkung* 133
– –, plasma level, *anorganisches Jodid, Plasmaspiegel* 118, 137, 138
inulin, clearance, *Inulin, Clearance* 627, 628
Inspiration, Compliance 268
instrumentation, thyroid function tests, *instrumentelle Ausrüstung, Schilddrüsenfunktionsteste* 126
insulin, ^{131}I tagged, radioassay, *Insulin, ^{131}J-markiertes, Radioassay* 187
–, physiology, pathophysiology, *Insulin, Physiologie, Pathophysiologie* 215
–, quantification, immunoradiometric assay, *Insulin, Bestimmung, immunoradiometrischer Assay* 201
Insulin, Radioassay 214
insuloma, scintigraphy, *Insulom, Szintigraphie* 215
interpretation, criteria, renal scintigraphy, *Auswertung, Kriterien, Nierenszintigraphie* 540
–, nephrogram with radioisotopes, *Auswertung, Radioisotopennephrogramm* 520
intestinal iron resorption, erythrocytic system, *intestinale Eisenresorption, erythrozytäres System* 355
– – –, ferritin concentration, *intestinale Eisenresorption, Ferritin-Konzentration* 363
– – –, methods, *intestinale Eisenresorption, Methoden* 384
– – –, normal values, *intestinale Eisenresorption, Normalwerte* 355, 358, 359
intestine, radiation exposure, radioactive compounds, *Darm, Strahlenbelastung, radioaktive Verbindungen* 6
intraalveolar pressure, bronchial carcinoma, *intraalveolärer Druck, Bronchialkarzinom* 314
intracerebral haemorrhage, scintigraphy, *intrazerebrale Blutung, Szintigraphie* 3, 23
– haemorrhages, scintigraphy, *Hirnblutungen, Szintigraphie* 23, 24, 33
– infiltrations, acute leukaemia, *intrazerebrale Infiltrate, akute Leukämie* 32
intracranial haemorrhage, diagnostic methods, *intrakranielle Blutung, diagnostische Methoden* 91
– liquor departments, myelography, *intrakranielle Liquorräume, Myeloszintigraphie* 51
– – dynamics, myeloscintigraphy, *intrakranielle Liquordynamik, Myeloszintigraphie* 81–90
– spreading, activity, liquor dynamics, *intrakranielle Ausbreitung, Aktivität, Liquordynamik* 67
intradural space, liquor fistula, cisternography, *Intraduralraum, Liquorfistel, Zisternographie* 81–85
intrarenal kinetics, ^{123}I-, ^{131}I hippuran, *intrarenale Kinetik, ^{123}J-, ^{131}J-Hippuran* 563

intrapleural effusion, disorder of particle fixation, *Pleuraerguß, Partikelfixationsstörung* 235
– pressure, compliance, *Pleuradruck, Compliance* 268
intraspinal space, space recupying lesions, differential diagnosis, *Intraspinalraum, Raumforderung, Differentialdiagnose* 69–79
– –, – – – –, myeloscintigraphy, *Intraspinalraum, Raumforderung, Myeloszintigraphie* 56
intrathoracic goiter, differential diagnosis, *intrathorakale Struma, Differentialdiagnose* 341
intrathyroidal iodine deficiency, perchlorate, thiocyanate, *intrathyreoidales Joddefizit, Perchlorat, Thiozyanat* 128
intravenous perchlorate test, Hashimoto's goiter, *intravenöser Perchlorattest, Hashimoto-Struma* 135
– pressure, pulmonary perfusion, *venöser Druck, Lungenperfusion* 266
intraventricular tumors, ventriculography, *intraventrikuläre Tumoren, Ventrikulographie* 56
investigation method, insulin, *Bestimmungsmethode, Insulin* 214
– –, parathyroid glands, *Untersuchungsmethoden, Nebenschilddrüsen* 209–212
in vitro diagnosis, nuclear medicine, *In-vitro-Diagnostik, Nuklearmedizin* 185–208
– – –, thyroid gland, *In-vitro-Diagnostik, Schilddrüse* 155–162
– – labelling, thrombocytes, *In-vitro-Markierung, Thrombozyten* 451
in vivo labelling, thrombocytes, *In vivo-Markierung, Thrombozyten* 451
– – thyroid function tests, *In vivo-Schilddrüsen-Funktionsteste* 117–153
iodid kinetics, competitive inhibition, pertechnetate, *Jodidkinetik, kompetitive Hemmung, Pertechnetat* 120
iodide, accumulation in colloid, *Jodid, Ansammlung im Kolloid* 133
–, – quotient, *Jodid, Anreicherungsquotient* 100
–, block of iodide organification, *Jodid, Blockierung der Jodisation* 135
–, inorganic, plasma, *Jodid, anorganisches, Plasma* 137
–, organification, disorders, *Jodid, Einbau, Störungen* 133, 134
–, physiology, *Jodid, Physiologie* 99
–, poor dietary intake, *Jodid, mangelhafte Nahrungsaufnahme* 128
– accumulation, salivary glands, *Jodidraffung, Speicheldrüsen* 100
– clearance, thyroid gland, kidney, *Jodid-Clearance, Schilddrüse, Niere* 118, 119
– concentration, normal, *Jodidspiegel, normaler* 137
– deficiency, specific activity, plasma iodide pool, *Joddefizit, spezifische Aktivität, Plasmajodidpool* 128
– goiter, perchlorate test, *Jodid-Struma, Perchlorattest* 135
– –, plasma inorganic iodide, *Jodid-Struma, Plasmajodid* 137
– organification, blocking drugs, *Jodisation, blockierende Medikamente* 135
– –, disorders, antithyroid drugs, *Jodisation, Störungen, Thyreostatika* 133
– pool, compartment models, *Jodidpool, Kompartmentmodelle* 121, 122
– –, thyroid gland, specific activity, *Jodidpool, Schilddrüse, spezifische Aktivität* 128

iodide, transport, competitive inhibition, pertechnetate, *Jodidtransport, kompetitive Hemmung, Pertechnetat* 120
– –, iodide intake, variations, *Jodidtransport, Jodidaufnahme, Unterschiede* 128
– –, thyroid gland, *Jodidtransport, Schilddrüse* 127
– turnover, thyroid gland, after antithyroid drugs, *Jodidumsatz, Schilddrüse, nach Thyreostatika* 169
iodine, concentration, salivary glands, *Jod, Konzentration, Speicheldrüsen* 99
–, dietary intake per day, *Jod, tägliche Nahrungsaufnahme* 118
– cycle, physiology, *Jodzyklus, Physiologie* 118–120
– deficiency, goiter, inorganic iodide, *Jodmangelstruma, anorganisches Jodid* 137
– metabolism, iodide intake, variations, *Jodstoffwechsel, Jodidaufnahme, Unterschiede* 128
– pool, small, rapid turnover, *Jodpool, kleiner, schneller Umsatz* 170
– –, thyroid tissue, radioiodine therapy, *Jodpool, Schilddrüsengewebe, Radiojodbehandlung* 181
– –, thyroidal, after antithyroid drugs, *Jodpool, Schilddrüse, nach Thyreostatika* 169
–, protein bound, total thyroxine, *Jod, proteingebundenes, Gesamtthyroxin* 157
–, tagged, immunoradiometric assay, *Jod, markiertes, immunradiometrischer Assay* 202
– therapy, radioactive, Plummer's disease, *Jodtherapie, radioaktive, Plummersche Krankheit* 145
ion exchange, free, bound activity, separation, *Ionenaustausch, freie gebundene Aktivität, Trennung* 194
– –, radioenzyme assay, *Ionenaustausch, Radioenzymassay* 200, 202, 203
– exchanger, T_4, separation of fractions, *Ionenaustauscher, T_4, Trennung der Fraktionen* 158, 159
iron binding capacity, indications, *Eisenbindungskapazität, Indikationen* 387
– – –, method, *Eisenbindungskapazität, Methodik* 386
– – –, transferrin, *Eisenbindungskapazität, Transferrin* 362
– content, food, *Eisengehalt, Nahrungsmittel* 356
– deficiency, diagnosis, *Eisenmangel, Diagnose* 360
– –, differential resorption, *Eisenmangel, Differentialdiagnose* 358, 360
– –, erythrocytic system, *Eisenmangel, erythrozytäres System* 358
– –, $Fe^{++}SO_4$-Resorption, *Eisenmangel, $Fe^{++}SO_4$-Resorption* 360
– excretion, erythrocytic system, *Eisenausscheidung, erythrozytäres System* 361
– –, lost blood, *Eisenausscheidung, Blutverlust* 361
– metabolism, blood loss, *Eisenstoffwechsel, Blutverlust* 361
– –, depot iron, *Eisenstoffwechsel, Depoteisen* 366
– –, erythrocytic systema, *Eisenstoffwechsel, erythrozytäres System* 355
– –, erythropoesis, *Eisenstoffwechsel, Erythropoese* 368
– –, erythropöetin, *Eisenstoffwechsel, Erythropoetin* 262, 364
– –, ferritin, *Eisenstoffwechsel, Ferritin* 362, 363
– –, haemochromatosis, *Eisenstoffwechsel, Hämochromatose* 360, 361
– –, intestinal iron resorption, ferritin, *Eisenstoffwechsel, intestinale Eisenresoption, Ferritin* 363
– –, – resorption, *Eisenstoffwechsel, intestinale Resorption* 355

– –, iron binding capacity, normal values, *Eisenstoffwechsel, Eisenbindungskapazität, Normalwerte* 363
– –, – deficiency, differentiation, *Eisenstoffwechsel, Eisenmangel, Differenzierung* 358
– –, – excretion, *Eisenstoffwechsel, Eisenausscheidung* 361
– –, method, *Eisenstoffwechsel, Methodik* 357, 361
– –, normal values, *Eisenstoffwechsel, Normalwerte* 355, 358, 361, 366
– –, plasma iron turnover, *Eisenstoffwechsel, Plasmaeisenumsatz* 364
– –, transferrin, binding capacity, *Eisenstoffwechsel, Transferrin, Bindungskapazität* 362
– –, –, exchange, half value time, *Eisenstoffwechsel, Transferrin, Austausch, Halbwertzeit* 362, 363
– –, whole body retention, *Eisenstoffwechsel, Ganzkörperretention* 357
– reserves, bone marrow, *Eisenreserven, Knochenmark* 355
– –, ferritin, *Eisenreserven, Ferritin* 363
– pool, definition, metabolism, *Eisenpool, Definition, Stoffwechsel* 361
– resorption, intestinal, *Eisenresorption, intestinale* 355, 358, 359, 384
ischaemia, cerebral, accumulation of radioactivity, *Ischämie, Gehirn, Aktivitätsansammlung* 3
isotope myelography, see myeloscintigraphy, *Isotopenmyelographie, siehe Myeloszintigraphie*
isthmus, thyroidal, development, *Isthmus, Schilddrüse, Entwicklung* 118

"junction test", method, *„Junction Test", Methodik* 203

kidney, angioscintigraphy, clinical application, *Niere, Angioszintigraphie, Klinik* 554–557
–, casting crisis, transplantation, *Niere, Abstoßungskrise, Transplantat* 526, 550
–, clearance, inorganic ^{131}I, *Niere, Clearance, anorganisches ^{131}J* 127
–, functional diagnosis, radiohippuran, *Niere, Funktionsdiagnostik, Radiohippuran* 564, 565, 566
–, glomerular filtration rate, *Niere, glomeruläre Filtrationsrate* 617
–, hypoplasia, scintigraphy, *Niere, Hypoplasie, Szintigraphie* 558
–, localization, scintigraphy, *Niere, Lokalisation, Szintigraphie* 540
–, perfusion scintigraphy, *Niere, Perfusionsszintigraphie* 569
–, radiation exposure, radioactive compounds, *Niere, Strahlenbelastung, radioaktive Verbindungen* 6
–, regional functional analysis, *Niere, regionale Funktionsanalyse* 567
–, renal plasma flow, *Niere, renaler Plasmafluß* 617
–, rupture, scintigraphy, *Niere, Ruptur, Szintigraphie* 545
–, scintigraphy, *Niere, Szintigraphie* 538–559
–, see nephrology, nephrogram with radioisotopes, *Niere, siehe Nephrologie, Radioisotopennephrogramm*
–, sequence scintigraphy, *Niere, Sequenzszintigraphie* 563
–, transplantation, casting, crisis, *Niere, Transplantation, Abstossungskrise* 526, 550
–, –, clearance, *Niere, Transplantation, Clearance* 649, 650
–, –, measurement of blood supply, *Niere, Transplantation, Durchblutungsmessung* 661

—, —, nephrogram, *Niere, Transplantation, Nephrogramm* 526
—, —, scintigraphy, *Niere, Transplantation, Szintigraphie* 549
—, urinary retention, nephrogram, *Niere, Harnstauung, Nephrogramm* 524
kidneys, complications, diabetes, *Nieren, Komplikationen, Diabetes* 640, 641
—, dose, ^{75}Selenium, *Nieren, Dosis, ^{75}Selen* 210
—, lung scan, *Nieren, Lungenszintigramm* 234
—, radiation dose, radioiodine therapy, *Nieren, Strahlendosis, Radiojodtherapie* 182
kinetic constants, enzymatic activity, *kinetische Konstanten, Enzymaktivität* 200
kinetics, granulopoesis, *Kinetik, Granulopoese* 416–423
—, hippuric acid, *Kinetik, Hippursäure* 511
—, ^{113m}In-, ^{99m}Tc-albumin- macroaggregates, *Kinetik, ^{113m}In-, ^{99m}Tc- albumin- Makroaggregate* 228
—, intra-, postrenal, *Kinetik, intra-, postrenale* 563
—, iodide, pertechnetate, *Kinetik, Jodid, Pertechnetate* 120–123
—, radiophosphorus, *Kinetik, Radiophosphor* 395
—, reaction-, radioimmunoassay, *Kinetik, Reaktions-, Radioimmunoassay* 188
—, ^{99m}Tc, thyroid physiology, *Kinetik, ^{99m}Tc, Schilddrüsenphysiologie* 129
—, thrombocytes, *Kinetik, Thrombozyten* 453, 454
kits, albumin macroaggregates, *Kits, Albumin-Makroaggregate* 228, 229
—, T$_3$-, T$_4$ investigation, *Kits, T$_3$-, T$_4$-Bestimmung* 158
—, TRH-, TSH tests, *Kits, TRH-, TSH-Teste* 160, 161
^{77}Kr, physical properties, *^{77}Kr, physikalische Eigenschaften* 271
kyphoscoliosis, radiospirometry, *Kyphoskoliose, Radiospirometrie* 296

labelling technique, leucocytic system, *Markierungstechnik, leukozytäres System* 433
latent period, leukaemia risk, radioiodine treatment, *Latenzzeit, Leukämierisiko, Radiojodbehandlung* 163
lateral ventricle, pathologic liquor circulation, *Seitenventrikel, pathologische Liquorzirkulation* 83, 87
— , tumors, scintigraphy, *Seitenventrikel, Tumoren, Szintigraphie* 16, 87
— ventricles, spreading time, radionuclids, *Seitenventrikel, Ausbreitungszeit, Radionuklide* 67
left to right shunt, perfusion scan, *Links-Rechts-Shunt, Perfusionsszintigramm* 250
leucocytic system, analysing technique, *leukozytäres System, Analysentechnik* 433
— , bone marrow, *leukozytäres System, Knochenmark* 413, 429
— , granulocytes, eosinophilic, basophilic, *leukozytäres System, Granulozyten, eosinophile, basophile* 423
— , —, migration, phagocytosis, *leukozytäres System, Granulozyten, Wanderung, Phagozytose* 414–416
— , granulopoesis, *leukozytäres System, Granulopoese* 416–423
— , labelling technique, *leukozytäres System, Markierungstechnik* 433
— , lymphocytes, *leukozytäres System, Lymphozyten* 423–429
— , neutrophilic granulocytes, *leukozytäres System, neutrophile Granulozyten* 413
— , thymocytes, *leukozytäres System, Thymozyten* 425

leukaemia after radioiodine therapy, *Leukämie nach Radiojodbehandlung* 163, 182
—, intracerebral infiltrations, *Leukämie, intrazebrale Infiltrate* 32
—, mortality in hyperthyroid patients, *Leukämie, Mortalität bei Hyperthyreose* 164
—, treatment, *Leukämie, Behandlung* 400
LH, Radioimmunoassay 217
—, sterility, hypogonadism, *LH, Sterilität, Keimdrüsenunterfunktion* 218
life time, erythrocytes, *Lebensdauer, Erythrozyten* 381
— —, granulocytes, *Lebensdauer, Granulozyten* 433
— —, thrombocytes, *Lebensdauer, Thrombozyten* 453, 454
ligand, competitive protein binding assay, *Ligand, kompetitiver Proteinbindungsassay* 198
—, tagged, radioassay, *Ligand, markierter, Radioassay* 193
Lindau's tumor, scintigraphy, *Lindau-Tumor, Szintigraphie* 18
lingual thyroid, differential diagnosis, *Zungenschilddrüse, Differentialdiagnose* 343
— —, hypothyroidism, *Zungenschilddrüse, Schilddrüsenunterfunktion* 145, 146
lipolysis, insulin effect, *Lipolyse, Insulinwirkung* 215
lipotropin, Radioimmunoassay 219
liquor cerebrospinalis, disorder of passage, cranio-cervical junction, *Liquor cerebrospinalis, Passagestörung, kranio-zervikaler Übergang* 67
— —, extravasation into the peridural space, *Liquor cerebrospinalis, Austritt in den Periduralraum* 65
— —, normal circulation, scintiphotogram, *Liquor cerebrospinalis, normale Zirkulation, Szintiphotogramm* 60, 61
— circulation, pathologic, subarachnoidal hemorrhage, *Liquorzirkulation, pathologische, Subarachinoidalblutung* 83
— departments, indication, myeloscintigraphy, *Liquorräume, Indikation, Myeloszintigraphie* 55–56
— —, radionuclids, *Liquorräume, Radionuklide* 52–54
— diffusion, disorders, value of diagnostic methods, *Liquordiffusion, Störungen, Wertigkeit diagnostischer Methoden* 81
— dynamics, analysis, indication, *Liquordynamik, Analyse, Indikation* 55, 56
— —, examination, results, *Liquordynamik, Untersuchung, Ergebnisse* 66–68
— —, intracranial, *Liquordynamik, intrakranielle* 81–90
— —, malformations, *Liquordynamik, Mißbildungen* 89, 90
— —, myeloscintigraphy, *Liquordynamik, Myeloszintigraphie* 51, 55, 89
— —, postoperative findings, *Liquordynamik, postoperative Befunde* 89, 90
— —, tumors, *Liquordynamik, Tumoren* 85
— —, ventriculography, *Liquordynamik, Ventrikulographie* 63, 81; 85
— fistula, cisternography, *Liquorfistel, Zisternographie* 77
— —, diagnostic methods, *Liquorfistel, diagnostische Methoden* 91
— —, frontobasal, ventriculography, *Liquorfistel, frontobasale, Ventrikulographie* 82
— —, myeloscintigraphy, *Liquorfistel, Myeloszintigraphie* 51, 52, 55, 56
— —, posttraumatic, *Liquorfistel, posttraumatische* 69

liquor passage, disorder, arachnitis, *Liquorpassage, Störung, Arachnitis* 56, 67, 72
— —, — intraspinal tumors, myeloscintigraphy, *Liquorpassage, Störung, intraspinale Tumoren, Myeloszintigraphie* 69–72, 85
— production, turnover per minute, *Liquorproduktion, Turnover pro min* 88
— spaces, diagnosis, possibilities, limits, *Liquorräume, Diagnostik, Möglichkeiten, Grenzen* 80, 81, 90, 91
— —, malformations, *Liquorräume, Fehlbildungen* 79, 89
— —, scintigraphy, see myeloscintigraphy, *Liquorräume, Szintigraphie, siehe Myeloszintigraphie*
— stop, intramedullary tumor, *Liquorstop, intramedullärer Tumor* 70, 85
— —, scintigraphy, radiation exposure, *Liquorstop, Szintigraphie, Strahlenbelastung* 57
lithium, thyroid function, *Lithium, Schilddrüsenfunktion* 128
liver, anatomy, physiology, *Leber, Anatomie, Physiologie* 765
—, dislocation into the mediastinum, *Leber, Verlagerung in das Mediastinum* 341
—, lung scan, *Leber, Lungenszintigramm* 234
—, methode of examination, *Leber, Untersuchungsmethoden* 768–776
—, production of thrombocytes, *Leber, Thrombozytenproduktion* 457
—, prolapse, diaphragmatic hernia, *Leber, Prolaps, Zwerchfellhernie* 340, 343
—, radiation exposure, ^{131}I-cholesterol, *Leber, Strahlenbelastung, ^{131}J-Cholesterin* 213
—, — —, perfusion scintigraphy, *Leber, Strahlenbelastung, Perfusionsszintigraphie* 253
—, scan, radiocardiography, *Leber, Szintigramm, Radiokardiographie* 337
—, focal processes, *Leber, fokale Prozesse* 807
— abscess, *Leberabszeß* 825
— cirrhosis, *Leberzirrhose* 788
— —, iodide uptake, *Leberzirrhose, Jodidaufnahme* 128
liver-cyst, *Lebercyste* 823
liver-disease, different, *Lebererkrankungen, verschiedene* 786
— diseases, total thyroxine, changes, *Leberkrankheiten, Gesamtthyroxin, Veränderungen* 157
— metastasis, *Lebermetastase* 818
lobectomy, thyroid cancer, *Lobektomie, Schilddrüsenkarzinom* 177
lobus venae azygos, lung scan, *Lobus venae azygos, Lungenszintigramm* 234
localization, adenoma of parathyroid gland, *Lokalisation, Nebenschilddrüsenadenom* 210, 211
—, —, parathyroid glands, *Lokalisation, Adenom, Nebenschilddrüsen* 210, 211
—, —, suprarenal gland, *Lokalisation, Adenom, Nebenniere* 212, 213
—, arterial occlusions, sequence scintigraphy, *Lokalisation, Arterienverschlüsse, Sequenzszintigraphie* 10
—, brain tumors, *Lokalisation, Hirntumoren* 10, 11
—, bronchial carcinoma, *Lokalisation, Bronchialkarzinom* 245
—, diagnosis, mediastinal organs, *Lokalisation, Diagnostik, Mediastinalorgane* 335
—, —, salivary glands, *Lokalisation, Diagnostik, Speicheldrüsen* 99–115
—, kidney, scintigraphic, *Lokalisation, Niere, Szintigraphie* 540

—, liquor fistula, scintiphotogram, *Lokalisation, Liquorfistel, Szintiphotogramm* 83
—, metastases, bronchial carcinoma, *Lokalisation, Metastasen, Bronchialkarzinom* 324, 325
—, obstructive pulmonary diseases, *Lokalisation, obstruktive Lungenerkrankungen* 243
—, regional perfusion defects, *Lokalisation, regionale Perfusionsdefekte* 243
long-term follow up, computer-, hyperthyroidism, *Langzeitkontrolle, Komputer-, Schilddrüsenüberfunktion* 172
low iodine diet, radioiodine uptake, tumor, *Jodmangeldiät, Radiojodaufnahme, Tumor* 181
Lugol's solution, blockade of thyroid gland, *Lugolsche Lösung, Schilddrüsenblockierung* 231
lumbar application, radioactivity, half value time, *lumbale Applikation, Radioaktivität, Halbwertzeit* 68
— department, spreading time, radionuclides, *Lumbalbereich, Ausbreitungszeit, Radionuklide* 67
— disc hernia, myeloscintigraphy, *lumbale Bandscheibenhernie, Myeloszintigraphie* 52, 56, 76, 80
— myelocele, myeloscintigraphy, *lumbale Myelozele, Myeloszintigraphie* 56
— myeloscintigraphy, deposition of radionuclids, *lumbale Myeloszintigraphie, Ablagerung von Radionukliden* 65
— puncture, myeloscintigraphy, *Lumbalpunktion, Myeloszintigraphie* 57, 65, 66, 67, 89
— —, —, disc hernia, *Lumbalpunktion, Myeloszintigraphie, Bandscheibenprolaps* 78
— —, —, malformations, *Lumbalpunktion, Myeloszintigraphie, Mißbildungen* 89, 90
— spinal canal, Recklinghausen's disease, *lumbaler Wirbelkanal, Morbus Recklinghausen* 71
lung, aerosol deposition, *Lunge, Aerosol-Deposition* 232
—, closing volume, age, *Lunge, Verschlußvolumen, Lebensalter* 291, 292
—, compliance, *Lunge, Compliance* 268, 269
—, elastic forces, *Lunge, elastische Kräfte* 268
—, examination with radioactive gases, indications, *Lunge, Untersuchung mit radioaktiven Gasen, Indikationen* 292
—, exhalation per minute, *Lunge, Minutenexhalation* 285
—, functional segments, radiospirometry, *Lunge, Funktionssegmente, Radiospirometrie* 319
—, minimal volume, respiratory physiology, *Lunge, minimales Volumen, Atemphysiologie* 268
—, passage, ^{99m}TcO$_4$-bolus, *Lunge, Durchfluß, ^{99m}TcO$_4$-Bolus* 338
—, perfusion, *Lunge, Perfusion* 265–328
—, perfusion-, inhalation scintigraphy, *Lunge, Perfusions-, Inhalationsszintigraphie* 223–264
—, radiation exposure, perfusion scintigraphy, *Lunge, Strahlenbelastung, Perfusionsszintigraphie* 253
—, resection, radiospirometry, *Lunge, Resektion, Radiospirmoetrie* 296
—, respiratory physiology, *Lunge, Atemphysiologie* 268
—, scan, mediastinal hernia, *Lunge, Szintigramm, Mediastinalhernie* 341
—, —, radiocardiography, *Lunge, Szintigramm, Radiokardiographie* 337
—, see radiospirometry, *Lunge, siehe Radiospirometrie*
—, ventilation, investigation with radioactive inert gases, *Lunge, Ventilation, Untersuchung mit radioaktiven Edelgasen* 265
—, washout curves, ^{133}Xe, N$_2$, comparison, *Lunge, Washout-Kurven, ^{133}Xe, N$_2$, Vergleich* 290

Subject Index

— scan, interpretation, *Lungenszintigramm, Auswertung* 235, 236
— —, normal, *Lungenszintigramm, normales* 233
— —, semiquantitative interpretation, *Lungenszintigramm, semiquantitative Bewertung* 236
— scintigraphy, principle, *Lungenszintigraphie, Prinzip* 225
— —, radioactive aerosols, *Lungenszintigraphie, radioaktive Aerosole* 224
luteinising hormone, crossing reactivity, *luteinisierendes Hormon, Kreuzreaktivität* 191
lymph nodes, lymphopoesis, *Lymphknoten, Lymphpoese* 428
— —, metastases, bronchial carcinoma, *Lymphknoten, Metastasen, Bronchialkarzinom* 320
— —, metastases, lymphoscintigraphy, *Lymphknoten, Metastasen, Lymphoszintigraphie* 496, 500
— —, metastases, ^{75}Se accumulation, *Lymphknoten, Metastasen, ^{75}Se-Speicherung* 349
— —, —, thyroid cancer, *Lymphknoten, Metastasen, Schilddrüsenkarzinom* 176
— —, physiology, *Lymphknoten, Physiologie* 486
lymphadenectomy, lymphoscintigraphy, *Lymphadenektomie, Lymphoszintigraphie* 497
lymphatic system, normal, *Lymphsystem, normales* 492, 493
— —, pathologic, *Lymphzystem, pathologisches* 495
— —, physiology, pathophysiology, *Lymphsystem, Physiologie, Pathophysiologie* 486
— —, radiopharmaca, *Lymphsystem, Radiopharmaka* 487
lymphocytes, bone marrow, *Lymphozyten, Knochenmark* 426
—, lymph nodes, spleen, Lymphozyten, Lymphknoten, Milz 428
—, migration, distribution, *Lymphozyten, Wanderung, Verteilung* 424, 425
—, mitosis, antigen antibody reaction, *Lymphozyten, Mitose, Antigen-Antikörperreaktion* 429
—, structure, function, *Lymphozyten, Struktur, Funktion* 423–429
—, transformation, *Lymphozyten, Umwandlung* 428
lymphogranulomatosis, perfusion scintigraphy, *Lymphogranulomatose, Perfusionsszintigraphie* 247
lymphography, lymphoscintigraphy, comparison, *Lymphographie, Lymphoszintigraphie, Vergleich* 499
lymphopoesis, bone marrow, *Lymphopoese, Knochenmark* 426
—, thymocytes, *Lymphopoese, Thymozyten* 425
lymphoscintigraphy, experimental work, *Lymphoszintigraphie, experimentelle Untersuchungen* 491
—, history, *Lymphoszintigraphie, Geschichte* 485
—, indications, *Lymphoszintigraphie, Indikationen* 503
—, metastases, *Lymphoszintigraphie, Metastasen* 496, 500
—, normal, *Lymphoszintigraphie, normale* 493, 494
—, pathologic, *Lymphoszintigraphie, pathologische* 495
—, radiation exposure, *Lymphoszintigraphie, Strahlenbelastung* 488
—, radiopharmaca, *Lymphoszintigraphie, Radiopharmaka* 487
—, radiotherapy, *Lymphoszintigraphie, Strahlentherapie* 497
—, systemic diseases, *Lymphoszintigraphie, Systemerkrankungen* 496, 500
—, technique, *Lymphoszintigraphie, Technik* 489

MacLeod's syndrome, radiospirometry, *MacLeod-Syndrom, Radiospirometrie* 303
macroaggregates, lung scintigraphy, *Makroaggregate, Lungenszintigraphie* 226–229
main bronchus, obstruction, mucoviscidosis, *Hauptbronchus, Verlegung, Mukoviszidose* 244
malformations, liquor dynamics, *Mißbildungen, Liquordynamik* 89
—, spinal, myeloscintigraphy, *Mißbildungen, spinale, Myeloszintigraphie* 79
—, tumors, childhood, *Mißbildungen, Tumoren, Kindesalter* 19
—, urogenital system, scintigraphy, *Mißbildungen, Urogenitalsystem, Szintigraphie* 557
—, vascular, accumulation of radioactivity, *Mißbildungen, Gefäß-, Aktivitätsanreicherung* 3
malignancy, differential diagnosis, angioscintigraphy, *Malignität, Differentialdiagnose, Angiozintigraphie* 247
— risk, radioiodine treatment, *Malignom-Risiko, Radiojodbehandlung* 163
malignant glucagonoma, scintigraphy, *malignes Glukagonom, Szintigraphie* 216
— goiter, differential diagnosis, *maligne Struma, Differentialdiagnose* 341
—, —, ^{67}Ga, accumulation, *Struma maligna, ^{67}Ga, Anreicherung* 345
—, —, metastases, differential diagnosis, *Struma maligna, Metastasen, Differentialdiagnose* 345
— tumors, parotid gland, *bösartige Tumoren, Parotis* 112
— —, transferrin concentration, *bösartige Tumoren, Transferrin-Konzentration* 363
management, single thyroid nodule, *Behandlung, Solitärknoten der Schilddrüse* 139
— toxic adenoma, thyroid gland, *Behandlung, toxisches Adenom, Schilddrüse* 145
massive haemorrhage, accumulation of radioactivity, *Massenblutung, Aktivitätsanreicherung* 3
mathematic models, thyroidal iodide transport, *mathematische Modelle, thyreoidaler Jodidtransport* 120–123
— operations, scan, adenoma of parathyroid glands, *mathematische Operationen, Szintigraphie, Nebenschilddrüsenadenom* 211
measurement, cellular kinetics, bone marrow, *Messung, Zellkinetik, Knochenmark* 433
—, erythrocyte volume, *Messung, Erythrozytenvolumen* 353
—, ^{59}Fe retention, *Messung, ^{59}Fe-Retention* 361, 362
—, granulopoesis, ^{3}H thymidin, *Messung, Granulopoese, ^{3}H-Thymidin* 433
—, iron binding capacity, *Messung, Eisenbindungskapazität* 362, 363
—, lost iron, whole body, *Messung, Eisenverlust, Ganzkörper* 362
—, mitoses, bone marrow, *Messung, Mitosen, Knochenmark* 431
—, plasma volume, *Messung, Plasmavolumen* 353
—, pulmonary function, history, *Messung, Lungenfunktion, Geschichte* 265
—, radioactivity, brain tumors, *Messung, Radioaktivität, Hirntumoren* 1, 2, 4, 5, 10–20
—, —, metastases, thyroid cancer, *Messung, Radioaktivität, Metastasen, Schilddrüsenkarzinom* 179
—, radioiodine therapy, *Messung, Radiojodtherapie* 178
—, thyroid uptake, *Messung, Schilddrüsenaufnahme* 127, 128

measurement, total iron binding capacity, *Messung, totale Eisenbindungskapazität* 363
—, urinary excretion, triiodothyrosine, thyroxine, *Messung, Harnausscheidung, Trijodthyrosin, Thyroxin* 156, 157
—, whole body retention, iron, *Messung, Ganzkörperretention, Eisen* 357
mediastinal hernia, pulmonary scan, *Mediastinalhernie, Lungenszintigramm* 341
— localization, adenoma of parathyroid glands, *mediastinale Lokalisation, Nebenschilddrüsenadenom* 212
— radiocardiography, technique, indications, *mediastinale Radiokardiographie, Technik, Indikationen* 336
— scintigraphy, $^{99m}TcO_4$, ^{75}Se, ^{67}Ga, *Mediastinalszintigraphie*, $^{99m}TcO_4$, ^{75}Se, ^{67}Ga 348, 349
— tumor, aneurysm, ascending aorta, scan, *Mediastinaltumor, Aneurysma, Aorta ascendens, Szintigramm* 337
— —, differential diagnosis, *Mediastinaltumor, Differentialdiagnose* 341
— —, Hodgkin's disease, *Mediastinaltumor, Morbus Hodgkin* 348
— —, liver prolapse, *Mediastinaltumor, Leberprolaps* 343
— —, perfusion disorders, *Mediastinaltumor, Perfusionsstörungen* 235
— —, pericardial cyst, *Mediastinaltumor, Perikardzyste* 342
— —, substernal goiter, diagnosis, *Mediastinaltumor, Substernalstruma, Diagnose* 145, 146
— tumors, perfusion scintigraphy, *Mediastinaltumoren, Perfusionsszintigraphie* 247
— veins, rupture, scintiscan, *mediastinale Venen, Ruptur, Szintigramm* 336
mediastinoscopy, operability, bronchial carcinoma, *Mediastinoskopie, Operabilität, Bronchialkarzinom* 321, 324
mediastinum, anatomy, *Mediastinum, Anatomie* 335
—, aneurysm, ascending aorta, *Mediastinum, Aneurysma, Aorta ascendens* 336, 337
—, cardiovascular lesions, *Mediastinum, kardiovaskuläre Veränderungen* 336–340
—, diagnosis, nuclear medicine, *Mediastinum, Diagnostik, Nuklearmedizin* 335–351
—, diaphragmal hernias, *Mediastinum, Zwerchfellhernien* 340
—, dislocation of liver, *Mediastinum, Leberverlagerung* 341, 343
—, Hodgkin's disease, *Mediastinum, Morbus Hodgkin* 348
—, infiltration, scintigraphic criteria, *Mediastinum, Befall, szintigraphische Kriterien* 321
—, inflammatory lesions, *Mediastinum, entzündliche Veränderungen* 336
—, lung scan, *Mediastinum, Lungenszintigramm* 233
—, metastases, bronchial carcinoma, *Mediastinum, Metastasen, Bronchialkarzinom* 319, 320
—, —, — —, perfusion deficiency, *Mediastinum, Metastasen, Bronchialkarzinom, Perfusionsausfall* 309, 347
—, —, scintigraphy, *Mediastinum, Metastasen, Szintigraphie* 320, 346, 347, 348, 350
—, —, thyroid cancer, *Mediastinum, Metastasen, Schilddrüsenkarzinom* 147
—, neoplasms, *Mediastinum, Neubildungen* 341–350
—, non neoplastic lesions, *Mediastinum, nicht neoplastische Veränderungen* 336–341
—, topography, *Mediastinum, Topographie* 335
medullary thyroid cancer, multinodular goiter, *medulläres Schilddrüsenkarzinom, multinoduläre Struma* 142

medulloblastoma, metastasis, *Medulloblastom, Metastase* 13
—, scintigram, *Medulloblastom, Szintigramm* 18, 19
megacaryocytes, aplasia, hypoplasia, *Megakaryozyten, Aplasie, Hypoplasie* 457
—, examination technique, *Megakaryozyten, Untersuchungstechnik* 450
—, turnover of thrombocytes, *Megakaryozyten, Thrombozytenumsatz* 456
melanocyt stimulating hormone, radioimmunoassay, *Melanozyten stimulierendes Hormon (MSH), Radioimmunoassay* 219
meningeoma, accumulation of radioactivity, *Meningeom, Aktivitätsansammlung* 3
—, brain convexity, scintigram, *Meningeom, Hirnkonvexität, Szintigraphie* 15
—, convexity, *Meningeom, Konvexität* 12, 21
—, falx cerebri, *Meningeom, Falx cerebri* 12, 15
—, —, —, before and after surgery, *Meningeom, Falx cerebri, vor und nach Operation* 20
—, identification, brain scintigraphy, *Meningeom, Nachweisbarkeit, Hirnszintigraphie* 11, 12, 14
—, infratentiorial space, *Meningeom, infratentorieller Raum* 17
—, parasagittal, *Meningeom, parasagittales* 21
—, sphenoid bone, brain scintigraphy, *Meningeom, Keilbein, Hirnszintigraphie* 14
meningitis after myeloscintigraphy, *Meningitis nach Myeloszintigraphie* 64
—, brain scintigraphy, *Meningitis, Hirnszintigraphie* 30
meningocele, myeloscintigraphy, *Meningozele, Myeloszintigraphie* 56
meningomyelocele, myeloscintigraphy, *Meningomyelozele, Myeloszintigraphie* 79, 90
mercurial compounds, metabolism, *Quecksilber-Verbindungen, Stoffwechsel* 4
mesencephalon, tumors, scintigraphy, *Mittelhirn, Tumoren, Szintigraphie* 16
metabolism, ^3H thymidin, bone marrow, *Stoffwechsel, ^3H-Thymidin, Knochenmark* 434
—, ^{131}I-compounds, *Stoffwechsel, ^{131}J-Verbindungen* 117–128
—, iodine, *Stoffwechsel, Jod* 118–120
metamyelocytes, compartment, bone marrow, *Metamyelozyten, Kompartment, Knochenmark* 431
metastases, breast cancer, colloid scintigraphy, *Metastasen, Mammakarzinom, Kolloidszintigraphie* 349
—, — —, suprarenal glands, *Metastasen, Mammakarzinom, Nebennieren* 214
—, bronchial carcinoma, perfusion deficiency, *Metastasen, Bronchialkarzinom, Perfusionsausfall* 309
—, functional, thyroid cancer, *Metastasen, funktionelle, Schilddrüsenkarzinom* 146, 147
—, identification, brain scintigram, *Metastasen, Nachweisbarkeit, Hirnszintigramm* 11, 12, 15
—, infratentioral space, *Metastasen, infratentorieller Raum* 17
—, lymph nodes, bronchial carcinoma, *Metastasen, Lymphknoten, Bronchialkarzinom* 320
—, — —, ^{75}Se accumulation, *Metastasen, Lymphknoten, ^{75}Se-Speicherung* 349
—, lymphoscintigraphy, *Metastasen, Lymphoszintigraphie* 496, 500
—, malignant goiter, differential diagnosis, *Metastasen, Struma maligna, Differentialdiagnose* 345

—, mediastinal, bronchial carcinoma, *Metastasen, mediastinale, Bronchuskarzinom* 347
—, —, scintigraphy, *Metastasen, Mediastinum, Szintigraphie* 346, 347, 348, 350
—, occult thyroid cancer, *Metastasen, okkultes Schilddrüsenkarzinom* 176
—, pulmonary, hypernephroma, *Metastasen, Lungen-, Hypernephrom* 316, 318
—, —, perfusion scintigraphy, *Metastasen, Lunge, Perfusionsszintigraphie* 247
—, radioiodine uptake, low iodine diet, diuresis, *Metastasen, Radiojodaufnahme, Jodmangeldiät, Diurese* 181
—, reticulum sarcoma, *Metastasen, Retikulumsarkom* 350
—, suprarenal glands, *Metastasen, Nebennieren* 214
—, thyroid cancer, radioiodine uptake, quantitation, *Metastasen, Schilddrüsenkarzinom, Radiojodaufnahme, Bestimmung* 178, 179
—, — —, scintiscan, *Metastasen, Schilddrüsenkarzinom, Szintigramm* 146
metastasis, medulloblastoma, *Metastase, Medulloblastom* 13
methionin, ^{75}Se tagged, parathyroid glands, *Methionin, ^{75}Se-markiertes, Nebenschilddrüsen* 209
methods, angioscintigraphy, *Methodik, Angioszintigraphie* 539, 540
—, blood volume, determination, *Methodik, Blutvolumen, Bestimmung* 353
—, clearance, calculation, comparison, *Methodik, Clearancebestimmung, Vergleich* 635, 636
—, erythrocytic system, *Methodik, erythrozytäres System* 353
—, ^{59}Fe kinetics, *Methodik, ^{59}Fe-Kinetik* 369, 387
—, fibrinogen uptake test, *Methodik, Fibrinogen-Aufnahmetest* 472
—, haemolysis, *Methodik, Hämolyse* 378
—, intestinal iron resorption, *Methodik, intestinale Eisenresorption* 384
—, iron excretion, *Methodik, Eisenausscheidung* 361
—, — metabolism, *Methodik, Eisenstoffwechsel* 357
—, lost blood, measurement, *Methodik, Blutverlust, Messung* 361, 385
—, mediastinal scintigraphy, *Methodik, Mediastinalszintigraphie* 348, 349
—, nephrology, *Methodik, Nephrologie* 509
—, non invasive, cardiovascular lesions, *Methodik, nicht invasive, kardiovaskuläre Veränderungen* 336
—, parathyroid glands, examination, *Methodik, Nebenschilddrüsen, Untersuchung* 209–212
—, perchlorate test, *Methodik, Perchlorat-Test* 134
—, plasma iron turnover, *Methodik, Plasmaeisenumsatz* 364
—, renal scintigraphy, *Methodik, Nierenszintigraphie* 539
—, salivary glands, examination, *Methodik, Speicheldrüsenuntersuchung* 103–108
—, "sandwich-assay", *Methodik, „Sandwich-Assay"* 203
—, scintigraphy, salivary glands, *Methodik, Szintigraphie, Speicheldrüsen* 106
—, —, suprarenal glands, *Methodik, Szintigraphie, Nebennieren* 212, 213
—, slope clearance technique, *Methodik, Slope-Clearance-Technik* 620, 629
—, thrombocytic system, *Methodik, thrombozytäres System* 450
—, thyroid imaging, *Methodik, Schilddrüsendarstellung* 139

—, — uptake, measurement, *Methodik, Schilddrüsenaufnahme, Messung* 127, 128
Michaelis-Menten's kinetics, enzymatic reactions, *Michaelis-Menten-Kinetik, Enzymreaktionen* 199
microembolism, fissure sign, *Mikroembolie, Interlobärspalt-Symptom* 238
microspheres, lung scintigraphy, *Mikrosphären, Lungenszintigraphie* 229
miction cystogram, vesicoureteral reflux, *Miktionszystogramm, vesico-ureteraler Reflux* 613
minimal dose, toxic, macroaggregates, *Minimaldosis, toxische, Makroaggregate* 251
— pulmonary volume, respiratory physiology, *minimales Lungenvolumen, Atemphysiologie* 268
misuse, radioiodine therapy, *Mißbrauch, Radiojodtherapie* 183
mitosis, bone marrow cells, *Mitose, Knochenmarkzellen* 431
—, lymphocytes, *Mitose, Lymphozyten* 429
mitral stenosis, perfusion disorders, *Mitralstenose, Perfusionsstörungen* 235
— —, pulmonary embolism, *Mitralstenose, Lungenembolie* 239
— vitium, perfusion scan, *Mitralvitium, Perfusionsszintigramm* 250
^{99}molybdenum, generator, physical properties, *^{99}Molybdän, Generator, physikalische Eigenschaften* 125
monoiodotyrosine, metabolism, *Monojodthyrosin, Stoffwechsel* 119
— test, dehalogenase deficiency, *Monojodthyrosintest, Dehalogenase-Defizit* 137
morbidity after thyroidectomy, *Morbidität nach Thyreoidektomie* 177
morbus Paget, *Morbus Paget* 727
mortality, leukemia, hyperthyroidism, *Mortalität, Leukämie, Hyperthyreose* 164
M phase, granulocytes, bone marrow, *M-Phase, Granulozyten, Knochenmark* 417, 418
mucoviscidosis, perfusion scintigraphy, *Mukoviszidose, Perfusionsszintigraphie* 244
—, radiospirometry, *Mukoviszidose, Radiospirometrie* 303
multicentric sialoangiectasia, scintigraphy, *multizentrische Sialoangiektasie, Szintigraphie* 110
multinodular goiter, autonomous nodules, *multinoduläre Struma, autonome Knoten* 144
— —, differential diagnosis, *multinoduläre Struma, Differentialdiagnose* 139
— —, incidence of cancer, *multinoduläre Struma, Karzinomhäufigkeit* 140, 141, 142
— —, scintiscan, *multinoduläre Struma, Szintigramm* 142
Murphy-Patty's method, total thyroxine, *Murphy-Patty-Methode, Gesamtthyroxin* 157
—, myeloscintigraphy, *Myelitis, Myeloszintigraphie* 72
—, —, indication, *Myelitis, Myeloszintigraphie, Indikationsstellung* 56
myelocytes, compartment, bone marrow, *Myelozyten, Kompartment, Knochenmark* 431
myelography, disc hernia, *Myelographie, Bandscheibenvorfall* 76, 77
—, indication, *Myelographie, Indikationsstellung* 52
—, myeloscintigraphy, combination, *Myelographie, Myeloszintigraphie, Kombination* 69, 76
—, myeloscintigraphy, comparison, *Myelographie, Myeloszintigraphie, Vergleich* 80, 81
—, traumatic plexus lesion, *Myelographie, traumatische Plexusschädigung* 74

myeloid leukaemia after radioiodine therapy, *myeloische Leukämie nach Radiojodbehandlung* 182
myelopathy, cervical, cisternography, *Myelopathie, zervikale, Zisternographie* 56
—, cervical, myeloscintigraphy, *Myelopathie, zervikale, Myeloszintigraphie* 75, 76
—, value of diagnostic methods, *Myelopathie, Wertigkeit diagnostischer Methoden* 81
myeloscintigraphy, arachnitis cisternalis, spinalis, *Myeloszintigraphie, Arachnitis cisternalis, spinalis* 56, 67, 72, 76
—, cervical disc hernia, *Myeloszintigraphie, zervikaler Bandscheibenvorfall* 75, 76
—, — myelopathy, *Myeloszintigraphie, zervikale Myelopathie* 75, 76
—, — plexus lesion, *Myeloszintigraphie, zervikale Plexusschädigung* 72, 74
—, complications, *Myeloszintigraphie, Komplikationen* 63, 64
—, computer analysis, *Myeloszintigraphie, Analyse durch Rechner* 55
—, deposition of radionuclides within peridural space, *Myeloszintigraphie, Ablagerung von Radionukliden im Periduralraum* 65
—, disc hernia, *Myeloszintigraphie, Diskushernie* 75, 76, 78
—, encephalomeningocele, *Myeloszintigraphie, Enzephalomeningozele* 79
—, equipment, *Myeloszintigraphie, Apparate* 55
—, haematomyelia, *Myeloszintigraphie, Hämatomyelie* 72
—, history, *Myeloszintigraphie, Geschichte* 51, 52
—, indication, *Myeloszintigraphie, Indikationsstellung* 51, 55
—, intraspinal tumors, *Myeloszintigraphie, intraspinale Tumoren* 69–72
—, liquor dynamics, *Myeloszintigraphie, Liquordynamik* 81–90
—, — stop, *Myeloszintigraphie, Liquorstop* 70
—, lumbar disc hernia, *Myeloszintigraphie, lumbaler Bandscheibenprolaps* 77, 78
—, malformations, *Myeloszintigraphie, Mißbildungen* 89, 90
—, meningomyelocele, *Myeloszintigraphie, Meningomyelozele* 79
—, myelitis, *Myeloszintigraphie, Myelitis* 72
—, myelography, combination, *Myeloszintigraphie, Myelographie, Kombination* 69, 76
—, —, comparison, *Myeloszintigraphie, Myelographie, Vergleich* 80, 81
—, postoperative findings, *Myeloszintigraphie, postoperative Befunde* 89, 90
—, radionuclides, *Myeloszintigraphie, Radionuklide* 52–54
—, rhinoliquorrhoea, *Myeloszintigraphie, Rhinoliquorrhoe* 55
—, scoliosis of thoracic spine, *Myeloszintigraphie, Skoliose der BWS* 58
—, spinal malformations, *Myeloszintigraphie, spinale Mißbildungen* 79
—, technique, *Myeloszintigraphie, Technik* 57
—, transverse lesion, *Myeloszintigraphie, Querschnittsläsion* 69, 70
—, traumatic cervical plexus lesion, *Myeloszintigraphie, traumatische zervikale Plexusschädigung* 72, 74
myxedema, perchlorate test, *Myxödem, Perchlorat-Test* 135
—, potassium iodide, radioiodine treatment, *Myxödem, Kaliumjodid, Radiojodbehandlung* 168
—, see hypothyroidism, *Myxödem, siehe Schilddrüsenunterfunktion*
—, thyroid uptake, *Myxödem, Schilddrüsenaufnahme* 131

$^{13}N_2$, physical properties, $^{13}N_2$, *physikalische Eigenschaften* 271
^{24}Na, liquorfistula, localization, ^{24}Na, *Liquorfistel, Lokalisation* 84
Nagasaki, occult thyroid cancer, *Nagasaki, okkultes Schilddrüsenkarzinom* 176
nanosomia, hypophyseal, *Zwergwuchs, hypophysärer* 218
nasopharyngeal space, liquor fistula, cisternography, *Nasenrachenraum, Liquorfistel, Zisternographie* 81
neck, ectopic thyroid tissue, *Hals, ektopisches Schilddrüsengewebe* 145
—, radiation exposure, thyroid cancer, *Hals, Strahlenbelastung, Schilddrüsenkrebs* 140
— dissection, thyroid carcinoma, *Halsoperation, Schilddrüsenkarzinom* 177
—, cerebral, accumulation of radioactivity, *Nekrose, Gehirn, Aktivitätsansammlung* 3
—, tubulus, nephrogram, *Nekrose, Tubulus, Nephrogramm* 526
neoplasma, transferrin concentration, *Neoplasma, Transferrin-Konzentration* 363
neoplasms, mediastinal, *Neubildungen, Mediastinum* 341–350
nephrectomy, clearance, *Nephrektomie, Clearance* 647
nephrogenous hypertension, scintiscan of kidneys, *nephrogener Hypertonus, Nierenszintigraphie* 552
nephrogram, clinical applications, *Nephrogramm, klinische Anwendungen* 521
—, compartment analysis, *Nephrogramm, Kompartmentanalyse* 570, 571
— with radioisotopes after operation of urinary bladder, *Radioisotopennephrogramm nach Harnblasenoperation* 535, 536
— —, casting crisis, kidney transplantation, *Radioisotopennephrogramm, Abstoßungskrise, Nierentransplantat* 526, 527
— —, clearance, calculation, *Radioisotopennephrogramm, Clearance, Bestimmung* 632, 633
— —, clinical interpretation, *Radioisotopennephrogramm, klinische Auswertung* 520, 521
— —, computerized interpretation, *Radioisotopennephrogramm, komputerunterstützte Auswertung* 521
— —, emergency situations, *Radioisotopennephrogramm, Notfallsituationen* 521
— —, experimental work, *Radioisotopennephrogramm, experimentelle Untersuchungen* 515–518
— —, genital carcinoma, *Radioisotopennephrogramm, Genitalkarzinom* 535
— —, Goldblatt's mechanism, *Radioisotopennephrogramm, Goldblattmechanismus* 530
— —, gynecology, *Radiosiotopennephrogramm, Gynäkologie* 534
— —, hypertension, *Radioisotopennephrogramm, Hypertonie* 529
— —, kidney transplantation, *Radioisotopennephrogramm, Nierentransplantation* 526
— —, method, *Radiosiotopennephrographie, Methodik* 510

– – nephroptosis, *Radioisotopennephrogramm, Nephroptose* 528
– –, normal, *Radioisotopennephrogramm, normales* 512–515
– –, obstetrics, *Radioisotopennephrogramm, Geburtshilfe* 534
– –, pathologic, *Radioisotopennephrogramm, pathologisches* 518
– –, pathophysiology, *Radioisotopennephrogramm, Pathophysiologie* 515
– –, pediatrics, *Radioisotopennephrogramm, Kinderheilkunde* 535
– –, physiologic fundamentals, *Radioisotopennephrographie, physiologische Grundlagen* 510
– –, pyelonephritis, *Radioisotopennephrogramm, Pyelonephritis* 528
– –, radiopharmaca, *Radioisotopennephrogramm, Radiopharmaka* 509, 519
– –, stenosis of renal artery, *Radioisotopennephrogramm, Nierenarterienstenose* 529, 533
– –, tubulus necrosis, *Radioisotopennephrogramm, Tubulusnekrose* 526
– –, ureteric obstruction, *Radioisotopennephrogramm, Ureterobstruktion* 528
– –, urinary retention, *Radioisotopennephrogramm, Harnstauung* 524
– –, urogenital tuberculosis, *Radioisotopennephrogramm, Urogenitaltuberkulose* 525
nephrography, method, *Nephrographie, Methodik* 509
–, radioisotopes, *Nephrographie, Radioisotopen* 510–538
–, see nephrogram with radioisotopes, *Nephrographie, siehe Radioisotopennephrogramm*
nephrography with radioisotopes hippurate kinetics, *Radioisotopennephrographie, Hippurankinetik* 511
– –, radiation exposure, *Radioisotopennephrographie, Strahlenbelastung* 535–538
nephrology, angioscintigraphy, *Nephrologie, Angioszintigraphie* 539, 540, 555
–, calculation of residual urine, *Nephrologie, Restharnbestimmung* 559
–, chronic pyelonephritis, *Nephrologie, chronische Pyelonephritis* 528
–, clearance, whole body counter, *Nephrologie, Clearance, Ganzkörperzähler* 509
–, disorders of urinary flow, *Nephrologie, Harnabflußstörungen* 528
–, examination methods, *Nephrologie, Untersuchungsmethoden* 509
–, genital carcinoma, *Nephrologie, Genitalkarzinom* 535
–, Goldblatt's mechanism, Nephrologie, Goldblatt-Mechanismus 530
–, hypertension, *Nephrologie, Hypertonus* 529
–, kidney transplantation, *Nephrologie, Nierentransplantation* 526
–, method, *Nephrologie, Methodik* 509
–, nephrography with radioisotopes, *Nephrologie, Radioisotopennephrographie* 510–538
–, normal nephrogram with radioisotopes, *Nephrologie, normales Radioisotopennephrogramm* 512–515
–, obstetrics, *Nephrologie, Geburtshilfe* 534
–, pediatrics, *Nephrologie, Kinderheilkunde* 535, 537
–, qualitative, quantitative examinations, *Nephrologie, qualitative, quantitative Untersuchungen* 509
–, radiation exposure, *Nephrologie, Strahlenbelastung* 536–538

–, radiohippuran kinetics, *Nephrologie, Radiohippurankinetik* 561, 563, 564
–, radioummunoassay, *Nephrologie, Radioimmunoassay* 663
–, radiopharmaca, *Nephrologie, Radiopharmaka* 509, 515
–, renal function, *Nephrologie, Nierenfunktion* 561
–, – functional disorders, *Nephrologie, Nierenfunktionsstörungen* 528
–, – scintigraphy, *Nephrologie, Nierenszintigraphie* 538–559
–, – tuberculosis, *Nephrologie, Nierentuberkulose* 555
–, stenosis of renal artery, *Nephrologie, Nierenarterienstenose* 530, 533
–, urine excretion test, *Nephrologie, Harnexkretionstest* 561
nephroptosis, nephrogram, *Nephroptose, Nephrogramm* 528
nephrourologic emergency situations, *nephrourologische Notfallstiuationen* 521
neurofibromatosis, spinal canal, myeloscintigraphy, *Neurofibromatose, Wirbelkanal, Myeloszintigraphie* 71, 80
neuroglia, dye accumulation, *Neuroglia, Farbstoffanreicherung* 1
–, tumors, childhood, *Neuroglia, Tumoren, Kindesalter* 19
neutrophilic granulocytes, function, structure, *neutrophile Granulozyten, Funktion, Struktur* 413
newborns, perfusion scintigraphy, *Neugeborene, Perfusionsszintigraphie* 245
–, T_3, T_4, normal values, *Neugeborene, T_3, T_4, Normalwerte* 158
–, thrombocytopenia, *Neugeborene, Thrombozytopenie* 458
–, urinary retention, *Neugeborene, Harnstauung* 609
nodular goiter, cancer risk, *Knotenstruma, Karzinomrisiko* 141
– –, problems of imaging, *Knotenstruma, Probleme der Darstellung* 139
– –, substernal, diagnosis, *Knotenstruma, substernale, Diagnose* 145, 146
– –, thyroid cancer, *Knotenstruma, Schilddrüsenkarzinom* 137
– –, thyreotoxicosis, *Knotenstruma, Thyreotoxikose* 143–145
– –, toxic, radioiodine treatment, *noduläre Struma, toxische, Radiojodbehandlung* 169
– hyperplasia, thyroid, differential diagnosis, *noduläre Hyperplasie, Schilddrüse, Differentialdiagnose* 139
– –, – gland, Plummer's disease, *noduläre Hyperplasie, Schilddrüse, Plummersche Krankheit* 143, 144, 145
non neoplastic lesions, mediastinal, *nicht neoplastische Veränderungen, Mediastinum* 336–341
– protein bound hormone fraction, direct, indirect quantitation, *nicht proteingebundene Hormonfraktion, direkte, indirekte Bestimmung* 155, 159
– – – triiodothyronine, thyroxine, analysis, *nicht an Protein gebundenes Trijodthyronin, Thyroxin, Bestimmung* 155
nontoxic goiter, scintiscan, *nichttoxische Struma, Szintigramm* 141, 142
normal findings, renal scintigraphy, *Normalbefunde, Nierenszintigraphie* 541
– nephrogram with radioisotopes, *normales Radioisotopennephrogramm* 512–515
– perfusion, lung scan, *normale Perfusion, Lungenszintigraphie* 233

normal subjects, thyroid uptake, *Normalpersonen, Schilddrüsenaufnahme* 131, 170
— thyroid gland, ^{131}I, radiation exposure, *normale Schilddrüse,* ^{131}J*, Strahlenbelastung* 345
— values, erythrocytic system, *Normalwerte, erythrozytäres System* 354
— —, corticoids, *Normalwerte, Kortikoide* 217
— —, cortisole, *Normalwerte, Kortisol* 217
— —, ^{59}Fe whole body retention, *Normalwerte,* ^{59}*Fe-Ganzkörperretention* 361
— —, ferritin, *Normalwerte, Ferritin* 363, 364
— — free thyroxine, *Normalwerte, freies Thyroxin* 156
— —, intestinal iron resorption, *Normalwerte, intestinale Eisenresoprtion* 355, 358, 359
— —, iron binding capacity, *Normalwerte, Eisenbindungskapazität* 363
— —, — excretion, *Normalwerte, Eisenausscheidung* 361
— —, — metabolism, *Normalwerte, Eisenstoffwechsel* 355, 366
— —, pathologic blood loss, *Normalwerte, pathologischer Blutverlust* 361
— —, placenta, secretion rate, *Normalwerte, Plazenta, Sekretionsrate* 218
— —, radiospirometry, *Normalwerte, Radiospirometrie* 287
— —, regional exhalation indices per minute, *Normalwerte, regionale Minuten-Exhalationsindices* 290
— —, residual volume, *Normalwerte, Residualvolumen* 290
— —, sexual steroids, *Normalwerte, Sexualsteroide* 217, 218
— —, T$_3$, T$_4$, *Normalwerte, T$_3$, T$_4$* 158
— —, thrombocytes, number, kinetics, *Normalwerte, Thrombozyten, Zahl, Kinetik* 453, 454
— —, thyroxine binding globulin, *Normalwerte, Thyroxin bindendes Globulin* 160
— —, total capacity, *Normalwerte, Totalkapazität* 289
— —, — iron binding capacity, *Normalwerte, totale Eisenbindungskapazität* 363
— —, triiodothyronine, age, sex, *Normalwerte, Trijodthyronin, Alter, Geschlecht* 158
— —, — thyroxine, urinary excretion, *Normalwerte, Trijodthyronin, Thyroxin, Harnausscheidung* 156, 157
— —, TSH-RIA, *Normalwerte, TSH-RIA* 160, 161
— —, turnover of thrombocytes, *Normalwerte, Thrombozytenumsatz* 456
— —, ventilation-perfusion quotient, *Normalwerte, Ventilations-Perfusions-Quotient* 289
— —, vital capacity, *Normalwerte, Vitalkapazität* 289
normotensive hydrocephalus, radionuclide diagnosis, *normotensiver Hydrozephalus, Radionukliddiagnostik* 88
nuclear medicine, in vitro diagnosis, *Nuklearmedizin, In-vitro-Diagnostik* 185–208
— —, in vivo diagnosis, *Nuklearmedizin, In-vivo-Diagnostik* 117–153, 185–208
— pharmaca, nephrology, *Nuklearpharmaka, Nephrologie* 509, 519
— —, perfusion scintigraphy, *Nuklearpharmaka, Perfusionsszintigraphie* 226, 227
— —, ventilation scintigraphy, *Nuklearpharmaka, Ventilationsszintigraphie* 230

^{15}O nephrology, ^{15}O*, Nephrologie* 509
^{15}O$_2$, lung perfusion, -ventilation, $^{15}O_2$*, Lungen-Perfusion, -Ventilation* 265

—, physical properties, $^{15}O_2$*, physikalische Eigenschaften* 271
obesity, blood volume, *Adipositas, Blutvolumen* 354
—, radiospirometry, *Adipositas, Radiospirometrie* 296, 297
obstetrics, nephrogram with radioisotopes, *Geburtshilfe, Isotopennephrogramm* 534
obstructive syndrome, radiospirometry, *obstruktives Syndrom, Radiospirometrie* 295, 297–303
— —, scintigraphy, *obstruktives Syndrom, Szintigraphie* 297
occlusion, aquaeductus, ventriculography, *Verschluß, Aquädukt, Ventrikulographie* 56, 62
—, carotid artery, time activity curves, *Verschluß, A. carotis, Zeitaktivitätskurven* 29
—, cerebral arteries, accumulation of radioactivity, *Verschluß, Hirnarterie, Aktivitätsanreicherung* 3
—, liquor passage, arachnitis cisternalis, *Verschluß, Liquorpassage, Arachnitis cisternalis* 67
—, pulmonary arteries, perfusion scintigraphy, *Verschluß, Pulmonalarterien, Perfusionszintigraphie* 235
—, spinal canal, tumors, *Verschluß, Wirbelkanal, Tumoren* 70, 71
—, ventriculo-atrial shunt, *Verschluß, ventrikulo-atrialer Shunt* 90
— hydrocephalus, liquor dynamics, *Okklusionshydrozephalus, Liquordynamik* 81
— —, see hydrocephalus, *Okklusionshydrozephalus, siehe Hydrozephalus*
occult thyroid cancer, Hiroshima, Nagasaki, *okkultes Schilddrüsenkarzinom, Hiroshima, Nagasaki* 176
oestrogens, radioimmunoassay, *Oestrogene, Radioimmunoassay* 217
olfactorius nerve, meningeoma, scintigram, *Olfaktorius, Meningeom, Szintigramm* 15
oligodendroglioma, identification, brain scan, *Oligodendrogliom, Nachweisbarkeit, Hirnszintigramm* 11
operability, bronchial carcinoma, *Operabilität, Bronchialkarzinom* 319, 320
—, — —, perfusion scan, *Operabilität, Bronchialkarzinom, Perfusionsszintigramm* 245, 246
operation, genital carcinoma, *Operation, Genitalkarzinom* 535
—, lymphoscintigraphy, *Operation, Lymphoszintigraphie* 499
—, single kidney, function, *Operation, Einzelniere, Funktion* 647
—, stenosis of renal artery, results, *Operation, Nierenarterienstenose, Ergebnisse* 533
—, urinary bladder, nephrogram, *Operation, Harnblase, Nephrogramm* 535, 536
operative treatment, hyperthyroidism, malignancy risk, *operative Behandlung, Hyperthyreose, Malignomrisiko* 164
ophthalmodynamometry, sequence scintigraphy, comparison, *Ophthalmodynamometrie, Sequenzszintigraphie, Vergleich* 10
ophthalmopathy, autonomous thyroid nodules, *Ophthalmopathie, autonome Schilddrüsenknoten* 144
optic nerve glioma, scintigraphy, results, *Optikusgliom, Szintigraphie, Ergebnisse* 14
optimum collimation, radioactivity, thyroid gland, *optimale Kollimierung, Radioaktivität, Schilddrüse* 126, 134

organic circulatory disorders, pharmacoscintigraphy, *organische Durchblutungsstörungen, Pharmako-Szintigraphie* 232
— clearance, iodide recycling, *Organ-Clearance, Jodid-Recycling* 118
— dose, ^{131}I cholesterol, *Organ-Dosis, ^{131}J-Cholesterin* 213
organically bound ^{131}I, half life time, *organisch gebundenes ^{131}J, Halbwertzeit* 179
— — —, see PB ^{131}I, *organisch gebundenes ^{131}J, siehe PB ^{131}J*
— — —, tumor metabolism, *organisch gebundenes ^{131}J, Tumorstoffwechsel* 179
— — —, turnover, euthyroidism, hyperthyroidism, *organisch gebundenes ^{131}J, Umsatz, Euthyreose, Hyperthyreose* 170
osteoma, accumulation of radioactivity, *Osteom, Aktivitätsanreicherung* 32
osteomyelitis, subdural empyema, scan, *Osteomyelitis, subdurales Empyem, Szintigramm* 31
osteomyelofibrosis, bone marrow, distribution, *Osteomyelofibrose, Knochenmark, Verteilung* 374
osteoporosis, diagnostic error, parathyroid adenoma, *Osteoporose, Fehldiagnose, Nebenschilddrüsenadenom* 211
osteosclerosis syndrome, bone marrow, *Osteosklerose-Syndrom, Knochenmark* 376
otoliquorrhoea, cisternography, *Oto-Liquorrhoe, Zisternographie* 81–85
ovaries, radiation exposure, ^{131}I-cholesterol, *Ovarien, Strahlenbelastung, ^{131}J-Cholesterin* 213
ovulation date, LH, FSH, *Ovulationstermin, LH, FSH* 217
Oxytocin, Radioimmunoassay 190

^{32}P, erythrocytes, tagged, *^{32}P, Erythrozyten, Markierung* 379
—, tagged thrombocytes, *^{32}P, Thrombozytenmarkierung* 451
—, therapy, *^{32}P, Therapie* 395
—, tumor seeking, thyroid gland, *^{32}P, Tumorsuche, Schilddrüse* 141
^{32}P-tagged erythrocytes, blood volume, *^{32}P-markierte Erythrozyten, Blutvolumen* 353
— —, dilution analysis, *^{32}P-markierte Erythrozyten, Verdünnungsanalyse* 353
^{32}P technique, DNS synthesis, *^{32}P-Technik, DNS-Synthese* 433
palliative therapy, thyroid cancer, *Palliativtherapie, Schilddrüsenkarzinom* 182, 183
palpation, thyroid gland, clinical value, *Palpation, Schilddrüse, klinische Wertigkeit* 139
pancreas, functional diagnosis, *Pankreas, Funktionsdiagnostik* 214
—, insuloma, *Bauchspeicheldrüse, Insulom* 215
pancreatic fibrosis, mucoviscidosis, radiospirometry, *Pankreasfibrose, Mukoviszidose, Radiospirometrie* 303
papillary thyroid cancer, lymph node metastases, *papilläres Schilddrüsenkarzinom, Lymphknotenmetastasen* 176, 177
— — —, scintiscan, *papilläres Schilddrüsenkarzinom, Szintigramm* 142
paraaminohippuric acid, renal clearance, *Paraaminohippursäure, renale Clearance* 624

paraaminosalicyclic acid, block of iodide organification, *Paraaminosalizylsäure, Blockierung der Jodisation* 135
— —, thyroid function, *Paraaminosalizylsäure, Schilddrüsenfunktion* 128
parathormone, radioimmunologic quantitation, *Parathormon, radioimmunologische Bestimmung* 188, 212
parathyroid gland, adenoma, scintigraphy, results, *Nebenschilddrüsen, Adenom, Szintigraphie, Ergebnisse* 210, 211
—, calcitonine RIA, *Nebenschilddrüsen, Kalzitonin-RIA* 212
—, catheterism of veins, *Nebenschilddrüsen, Venenkatheterismus* 212
—, examination methods, *Nebenschilddrüsen, Untersuchungsmethoden* 209–212
—, hyperplasia, *Nebenschilddrüsen, Hyperplasie* 212
—, phlebography, *Nebenschilddrüsen, Phlebographie* 212
parotid gland, acute inflammation, *Parotis, akute Entzündung* 110
—, adenoma, scintigraphy, *Parotis, Adenom, Szintigraphie* 112
—, chronic inflammation, *Parotis, chronische Entzündung* 110
—, iodide concentration, *Parotis, Jodidkonzentration* 99
—, parenchymal defect, after radiotherapy, *Parotis, Parenchymausfall, nach Bestrahlung* 109
—, pleomorphic adenoma, *Parotis, pleomorphes Adenom* 112
—, scintigraphy, *Parotis, Szintigraphie* 104, 108, 112
—, secretion rate, *Parotis, Sekretionsrate* 100
—, Warthin's tumor, *Parotis, Warthin-Tumor* 112
partial thyroidectomy, Plummer's disease, *partielle Thyreoidektomie, Plummersche Krankheit* 145
particle size, perfusion scintigraphy, *Partikelgröße, Perfusionsszintigraphie* 228, 230
—, ventilation scintigraphy, *Partikelgröße, Ventilationsszintigraphie* 232
pathology, thyroid cancer, *Pathologie, Schilddrüsenkarzinom* 175–177
pathophysiology, inhalation scintigraphy, *Pathophysiologie, Inhalationsszintigraphie* 225
—, lymphatic system, *Pathophysiologie, Lymphsystem* 486
—, nephrogram with radioisotopes, *Pathophysiologie, Radioisotopennephrogramm* 515
—, perfusion, ventilation, *Pathophysiologie, Perfusion, Ventilation* 265, 268
—, radioactive compounds, *Pathophysiologie, radioaktive Verbindungen* 2
—, radiofibrinogen test, *Pathophysiologie, Radiofibrinogentest* 473
—, Radiohippurankinetik, *Pathophysiologie, Radiohippurankinetik* 564
—, renin-angiotensin system, *Pathophysiologie, Renin-Angiotensin-System* 663
—, thrombocytic system, *Pathophysiologie, thrombozytäres System* 449
—, thyroid suppression, *Pathophysiologie, Schilddrüsensuppression* 132, 133
PB ^{131}I, blood, activity, radioiodine treatment, *PB ^{131}J, Blutaktivität, Radiojodbehandlung* 169
—, investigation, total thyroxine, *PB ^{131}J, Bestimmung, Gesamtthyroxin* 157
—, mean, hyperthyroidism, *PB ^{131}J, durchschnittliches, Hyperthyreose* 169, 170

PB ^{131}I, thyreotoxicosis, *PB ^{131}J, Thyreotoxikose* 137
— measurement, hyperthyroidism, *Pb ^{131}J-Messung, Schilddrüsenüberfunktion* 132
pediatrics, nephrography with radioisotopes, *Kinderheilkunde, Isotopennephrographie* 535, 537
pelvic kidney, scintiscan, *Beckenniere, Szintigramm* 558
— veins, thrombosis, radiofibrinogen test, *Beckenvenen, Thrombose, Radiofibrinogentest* 473
Pendred's syndrome, differential diagnosis, *Pendred-Syndrom, Differentialdiagnose* 135
— —, perchlorate test, *Pendred-Syndrom, Perchlorattest* 135
— —, thyroid uptake, *Pendred-Syndrom, Schilddrüsenaufnahme* 131
perchlorate, effect, inorganic iodide, *Perchlorat, Wirkung, anorganisches Jodid* 133
—, intrathyreoidal iodine deficiency, *Perchlorat, intrathyreoidales Joddefizit* 128
— test, Hashimoto's disease, *Perchlorattest, Hashimoto-Struma* 135
— —, methodology, results, *Perchlorat-Test, Methodik, Ergebnisse* 134, 135
perfusion, alveolo-vascular reflex, *Perfusion, alveolo-vaskulärer Reflex* 314
Perfusion, Asthma bronchiale 297–299
—, bronchial carcinoma, *Perfusion, Bronchialkarzinom* 314–328
—, — —, operability, *Perfusion, Bronchialkarzinom, Operabilität* 320
—, bronchiectasis, *Perfusion, Bronchiektasen* 301
—, cardiopathies, *Perfusion, Kardiopathien* 312, 313
—, chest trauma, *Perfusion, Thoraxtrauma* 296
—, congenital, acquired cardiopathy, *Perfusion, angeborene, erworbene Herzfehler* 313
—, emphysema, *Perfusion, Emphysem* 300
—, hypotension, pulmonary artery, *Perfusion, Hypotonie, Lungenarterie* 213
—, lung, investigation with radioactive inert gases, *Perfusion, Lunge, Untersuchung mit radioaktiven Edelgasen* 265
—, mediastinal metastases, bronchial carcinoma, *Perfusion, mediastinale Metastasen, Bronchialkarzinom* 309
—, mucoviscidosis, *Perfusion, Mukoviszidose* 303
—, normal, lung scan, *Perfusion, normale, Lungenszintigramm* 233
—, operability, bronchial carcinoma, *Perfusion, Operabilität, Bronchialkarzinom* 320
—, pulmonary congestion, *Perfusion, Lungenstauung* 312
— —, hypertension, *Perfusion, pulmonaler Hochdruck* 312
—, regional, pulmonary function, physiology, *Perfusion, regionale Lungenfunktion, Physiologie* 266
—, skoliosis, *Perfusion, Skoliose* 296
— index, asthma bronchiale, *Perfusionindex, Asthma bronchiale* 299
— —, calculation, *Perfusionsindex, Berechnung* 282
— —, normal values, *Perfusionsindex, Normalwerte* 287, 288
— phase, salivary glands, *Perfusionsphase, Speicheldrüsen* 108
— scan, aerosol-, computer scan, comparison, *Perfusionsszintigramm, Aerosol-, Komputerszintigramm, Vergleich* 237
— —, interpretation, *Perfusionsszintigramm, Auswertung* 236

— scintigraphy, α_1-antitrypsin deficiency, *Perfusionsszintigraphie, α_1-Antitrypsin-Mangel* 303
— —, agenesia of pulmonary artery, *Perfusionsszintigraphie, Agenesie, Lungenarterie* 307
— —, aplasia, hypoplasia, pulmonary artery, *Perfusionsszintigraphie, Aplasie, Hypoplasie, Lungenarterie* 241
— —, atelectasis, *Perfusionsszintigraphie, Atelektase* 243
— —, bronchial asthma, *Perfusionsszintigraphie, Asthma bronchiale* 242
— —, — carcinoma, *Perfusionsszintigraphie, Bronchialkarzinom* 245, 315
— —, bronchitis, bronchiectasis, *Perfusionsszintigraphie, Bronchitis, Bronchiektasen* 242
— —, cardiac diseases, *Perfusionsszintigraphie, Herzerkrankungen* 250
— —, chronic, obstructive pulmonary diseases, *Perfusionsszintigraphie, chronisch-obstruktive Lungenerkrankungen* 242–245
— —, complications, *Perfusionsszintigraphie, Komplikationen* 250
— —, computer, flow diagram, *Perfusionsszintigraphie, Komputer, Flußdiagramm* 657
— —, emphysema, *Perfusionsszintigraphie, Emphysem* 242
— —, examination technique, *Perfusionsszintigraphie, Untersuchungstechnik* 231
— —, history, *Perfusionsszintigraphie, Geschichtliches* 224
— —, Hodgkin's disease, *Perfusionsszintigraphie, Morbus Hodgkin* 310
— —, ^{131}I albumin macroaggregates, *Perfusionsszintigraphie, ^{131}J-Albumin-Makroaggregate* 226
— —, ^{113m}In albumin macroaggregates, *Perfusionsszintigraphie, ^{113m}In-Albumin-Makroaggregate* 228
— —, — — micropheres, *Perfusionsszintigraphie, ^{113m}In-Albumin-Mikrosphären* 229
— —, — iron hydroxide particles, *Perfusionsszintigraphie, ^{113m}In-Eisenhydroxid-Partikel* 229
— —, mucoviscidosis, *Perfusionsszintigraphie, Mukoviszidose* 244, 303
— —, nephrology, *Perfusionsszintigraphie, Nephrologie* 509
— —, normal, *Perfusionsszintigraphie, normale* 233
— —, nuclear pharmaca, *Perfusionsszintigraphie, Nuklearpharmaka* 226
— —, operability, bronchial carcinoma, *Perfusionsszintigraphie, Operabilität, Bronchialkarzinom* 319, 320
— —, pathologic findings, *Perfusionsszintigraphie, pathologische Befunde* 234–250
— —, pleural effusion, *Perfusionsszintigraphie, Pleuraerguß* 250
— —, pneumoconioses, *Perfusionsszintigraphie, Staublungenerkrankungen* 248
— —, principle, *Perfusionsszintigraphie, Prinzip* 225
— —, pulmonary diseases, type classification, *Perfusionsszintigraphie, Lungenerkrankungen, Typeneinteilung* 243
— —, — edema, *Perfusionsszintigraphie, Lungenödem* 240
— —, — embolism, *Perfusionsszintigraphie, Lungenembolie* 303, 304
— —, — hernia, *Perfusionsszintigraphie, Lungenhernie* 238, 239
— —, — hypertension, *Perfusionsszintigraphie, pulmonaler Hochdruck* 240

– –, – infarction, *Perfusionsszintigraphie, Lungeninfarkt* 238, 239
– –, – sarcoidosis (Boeck's disease), *Perfusionsszintigraphie, Lungensarkoidose (Morbus Boeck)* 249
– –, – tuberculosis, *Perfusionsszintigraphie, Lungentuberkulose* 247
– –, radiation exposure, *Perfusionsszintigraphie, Strahlenbelastung* 250, 254
– –, radiospirometry, comparison, *Perfusionsszintigraphie, Radiospirometrie, Vergleich* 291
– –, renal, *Perfusionsszintigraphie, Niere* 569
– –, –, ^{133}Xenon clearance, *Perfusionsszintigraphie, Niere, ^{133}Xenon-Clearance* 655
– –, results, *Perfusionsszintigraphie, Ergebnisse* 236–250
– –, risks, *Perfusionsszintigraphie, Risiken* 250–254
– –, Takayasu's arteritis, *Perfusionsszintigraphie, Takayasu-Arteriitis* 241
– –, ^{99m}Tc albumin macroaggregates, *Perfusionsszintigraphie, ^{99m}Tc-Albumin-Makroaggregate* 228
– –, – – microspheres, *Perfusionsszintigraphie, ^{99m}Tc-Albumin-Mikrosphären* 229
– –, – iron hydroxide particles, *Perfusionsszintigraphie, ^{99m}Tc-Eisenhydroxid-Partikel* 229
– – with particles, *Perfusionsszintigraphie mit Partikeln* 223–264
– studies, ^{133}Xe, *Perfusionsstudien, ^{133}Xe* 279
pericardial cyst, emission-, transmission scan, *Perikardzyste, Emissions-, Transmissionsszintigramm* 342
– effusion, cardiac diameter, *Perikarderguß, Herzdurchmesser* 338
– –, transmission scan, *Perikarderguß, Transmissionsszintigramm* 340
– infiltration, bronchial carcinoma, *Perikardinfiltration, Bronchialkarzinom* 325
pericardium, tumors, effusions, scan, *Herzbeutel, Tumoren, Ergüsse, Szintigramm* 336, 337
peridural space, deposition of radionuclids, *Periduralraum, Ablagerung von Radionukliden* 65
peroxydase, iodide accumulation in colloid, *Peroxydase, Jodidansammlung im Kolloid* 133
pertechnetate, accumulation quotient, salivary glands, *Pertechnetat, Anreicherungsquotient, Speicheldrüsen* 101, 108
–, concentration, salivary glands, *Pertechnetat, Konzentration, Speicheldrüsen* 100, 110
–, –, secretion, salivary glands, *Pertechnetat, Konzentration, Sekretion, Speicheldrüsen* 104
–, –, thyroid gland, *Pertechnetat, Konzentration, Schilddrüse* 119
–, double tracer investigation, parathyroid glands, *Pertechnetat, Doppeltracer-Untersuchung, Nebenschilddrüsen* 209
–, physiology, *Pertechnetat, Physiologie* 120
–, thyroid uptake, *Pertechnetat, Schilddrüsenaufnahme* 129
phagocytosis, granulocytes, *Phagozytose, Granulozyten* 416
–, radioactive particle, *Phagozytose, radioaktive Partikel* 228
–, thrombocytes, *Phagozytose, Thrombozyten* 449
phantom, activity, perchlorate test, *Phantom, Aktivität, Perchlorat-Test* 134, 135
– measurements, thyroid gland, *Phantommessungen, Schilddrüse* 130
pharmaceuticals, thyroid function, affection, *Pharmazeutika, Schilddrüsenfunktion, Beeinflussung* 128

pharmacologic block, iodination, *pharmakologische Blokkierung, Jodination* 120
– means, ancillary, hyperthyroidism, *Arzneimittelbehandlung, zusätzliche, Hyperthyreose* 168
pharmacoperfusion scintigraphy, bronchial asthma, *Pharmako-Perfusionsszintigraphie, Asthma bronchiale* 242
– –, – carcinoma, *Pharmako-Perfusionsszintigraphie, Bronchialkarzinom* 245
pharmacoscintigraphy, pulmonary circulation, *Pharmako-Szintigraphie, Lungenkreislauf* 232
pharyngeal spaces, liquor fistula, cisternography, *Pharyngealräume, Liquorfistel, Zisternographie* 77
phenylbutazone, block of iodide organification, *Phenylbutazon, Blockierung der Jodisation* 135
phlebography, functional disorders, suprarenal cortex, *Venographie, Funktionsstörungen, Nebennierenrinde* 214
–, parathyroid glands, *Phlebographie, Nebenschilddrüsen* 212
–, radionuclid-, thrombosis, *Venographie, Radionuklid-, Thrombose* 471, 476
phosphorus, metabolism, hormones, radioimmunoassay, *Phosphor, Stoffwechsel, Hormone, Radioimmunoassay* 219
photon energy, radionuclids, *Photonenergie, Radionuklide* 125
photoscan, metastases, thyroid cancer, *Photoszintigramm, Metastasen, Schilddrüsenkarzinom* 179
physical half life time, dosimetry, radioiodine treatment, *physikalische Halbwertzeit, Dosimetrie, Radiojodbehandlung* 169
– properties, radioactive gases, *physikalische Eigenschaften, radioactive gases* 271
– –, radionuclides, *physikalische Eigenschaften, Radionuklide* 123–125
– –, ^{99m}Tc, *physikalische Eigenschaften, ^{99m}Tc* 103
physiologic factors, thyroid function tests, *physiologische Faktoren, Schilddrüsenfunktionsteste* 126
physiology, clearance, *Physiologie, Clearance* 617
–, compliance, *Physiologie, Compliance* 268
–, brain scan, *Physiologie, Hirnszintigraphie* 1, 2
–, ^{131}I hippuran kinetics, *Physiologie, ^{131}J-Hippurankinetik* 564
–, iodide, *Physiologie, Jodid* 99
–, lymphatic system, *Physiologie, Lymphsystem* 486
–, nephrography with radioisotopes, *Physiologie, Radioisotopennephrographie* 510
–, perfusion scintigraphy, *Physiologie, Perfusionsszintigraphie* 225
–, –, ventilation, *Physiologie, Perfusion, Ventilation* 265, 268
–, renal blood supply, *Physiologie, Nierendurchblutung* 651
–, renin-angiotensin system, *Physiologie, Renin-Angiotensin-System* 663
–, thrombocytic system, *Physiologie, thrombozytäres System* 449
–, thyroid gland, *Physiologie, Schilddrüse* 118–120
pinocytosis, accumulation of radioactivity, *Pinozytose, Radioaktivitätsansammlung* 3
pituitary gland, adenomas, scintigraphy, results, *Hypophyse, Adenome, Szintigraphie, Ergebnisse* 14
– –, affection by pharmacenticals, *Hypophyse, Beeinflussung durch Arzneimittel* 128
– –, hormones, *Hypophyse, Hormone* 218
– –, thyroid axis, T_3, T_4, *Hypophyse, Schilddrüsenachse, T_3, T_4* 128

pituitary gland, thyroid releasing hormone, test, *Hypophyse, TRH-Belastung* 161
— —, TSH secretion, hot nodule of thyroid gland, *Hypophyse, TSH-Sekretion, heißer Knoten der Schilddrüse* 143
placenta, radiation exposure, *Plazenta, Strahlenbelastung* 537
placental lactogen, placenta function, *plazentares Laktogen, Plazentarfunktion* 218
plasma, corticoids, Addison's disease, *Plasma, Kortikoide, Morbus Addison* 217
—, Cortisole, Cushing's syndrome, *Plasma, Kortisol, Cushing-Syndrom* 217
—, extrathyroidal radioactivity, *Plasma, extrathyreoidale Radioaktivität* 126
—, flow, renal, *Plasma, Fluß, renaler* 617, 619
—, inorganic iodide, *Plasma, anorganisches Jodid* 137
—, iodide pool, specific activity, *Plasma, Jodidpool, spezifische Aktivität* 128
—, iron turnover, *Plasma, Eisenumsatz* 364
—, radioactivity curves, *Plasma, Radioaktivitätskurven* 121
—, sexual steroids, *Plasma, Sexualsteroide* 217, 218
—, volume, clearance, *Plasma, Volumen, Clearance* 617
— level, insulin, *Plasmaspiegel, Insulin* 215
— —, iodide, physiology, *Plasmaspiegel, Jodid, Physiologie* 118
— proteins, competitive protein binding assay, *Plasmaproteine, kompetitiver Proteinbindungsassay* 197
— volume, measurement, *Plasmavolumen, Messung* 353
— —, normal values, *Plasmavolumen, Normalwerte* 354
pleural effusion, perfusion scan, *Pleuraerguß, Perfusionsszintigramm* 250
— —, radiospirometry, *Pleuraerguß, Radiospirometrie* 296, 297
plexus chorioideus, dye accumulation, *Plexus chorioideus, Farbstoffanreicherung* 1
— —, liquor production, *Plexus chorioideus, Liquorproduktion* 88
— lesion, traumatic, myeloscintigraphy, *Plexusschädigung, traumatische, Myeloszintigraphie* 72, 74, 80
— —, value of diagnostic methods, *Plexusschädigung, Wertigkeit diagnostischer Methoden* 81
Plummer's disease, differential diagnosis, *Plummersche Krankheit, Differentialdiagnose* 144
— —, ^{99m}Tc scintiscan, *Plummersche Krankheit, ^{99m}Tc-Szintigramm* 143, 144
— —, treatment, *Plummersche Krankheit, Behandlung* 145
pneumoconioses, perfusion scan, *Staublungenerkrankungen, Perfusionsszintigramm* 248
—, radiospirometry, *Staublungenerkrankungen, Radiospirometrie* 296
pneumonectomy, postoperative pulmonary function, *Pneumonektomie, postoperative Lungenfunktion* 328
—, preoperative pulmonary function, *Pneumonektomie, präoperative Lungenfunktion* 325, 326
pneumonitis, perfusion scan, *Pneumonie, Perfusionsszintigramm* 247
—, radiation induced, radioiodine therapy, *Pneumonie, Strahlen-, Radiojodtherapie* 182
pneumothorax, radiospirometry, *Pneumothorax, Radiospirometrie* 296, 297
$^{32}PO_4$, life time of granulocytes, $^{32}PO_4$, *Granulozytenlebensdauer* 433

polaroid photograph, "hot" thyroid nodule, *Polaroidphotogramm, „heißer" Schilddrüsenknoten* 143
polyarthritis, transferrin concentration, *Polyarthritis, Transferrin-Konzentration* 363
polycythaemia, blood-, plasma volume, *Polyzythämie, Blut-, Plasmavolumen* 354
polycythaemia rubra vera, diagnosis, treatment, *Polycythaemia rubra vera, Diagnostik, Behandlung* 397
polypeptide hormones, quantification, radioassay, *Polypeptidhormone, Bestimmung, Radioassay* 203, 204
pons, gliomas, childhood, *Brücke, Gliome, Kindesalter* 19
—, tumors, scintigraphy, *Brücke, Tumoren, Szintigraphie* 18, 19
positron emitters, history, *Positronenstrahler, Geschichte* 1, 2
posterior temporal artery, cerebral infarction, *A. temporalis posterior, Hirninfarkt* 26
postoperative clearance, renal surgery, *postoperative Clearance, Nierenoperationen* 648
— follow-up, pulmonary function, *postoperative Verlaufskontrolle, Lungenfunktion* 328
— —, scintigraphy, *postoperative Verlaufskontrolle, Szintigraphie* 20, 21, 33, 69, 89
— thrombosis, fibrinogen uptake test, *postoperative Thrombose, Fibrinogen-Aufnahmetest* 472
potassium iodide, blockade of thyroid gland, *Kaliumjodid, Schilddrüsenblockierung* 231
— —, myxedema, radioiodine treatment, *Kaliumjodid, Myxödem, Radiojodbehandlung* 168
— perchlorate, test preparation, *Kaliumperchlorat, Test-Vorbereitung* 133, 136
precipitation, radioenzyme assay, *Präzipitation, Radioenzymassay* 200
precision, competitive protein binding assay, *Genauigkeit, kompetitiver Proteinbindungsassay* 197
—, radiofibrinogen test, *Genauigkeit, Radiofibrinogentest* 473
—, radioimmunoassay, *Genauigkeit, Radioimmunoassay* 195, 197
pregnancy, clearance, calculation, *Schwagerschaft, Clearancebestimmung* 644
—, contraindication: Beta emission, *Schwangerschaft, Kontraindikation: Betastrahlung* 125
—, free thyroxine, *Gravidität, freies Thyroxin* 156
—, placental lactogen, *Schwangerschaft, plazentares Laktogen* 219
—, radiation exposure, *Schwangerschaft, Strahlenbelastung* 537
—, radioiodine therapy, *Schwangerschaft, Radiojodbehandlung* 163
—, renal function, *Schwangerschaft, Nierenfunktion* 534
—, sexual steroids, *Schwangerschaft, Sexualsteroide* 217, 218
—, total thyroxine, changes, *Graviditiät, Gesamtthyroxin, Veränderungen* 157
premedication, brain scintigraphy, *Prämedikation, Hirnszintigraphie* 6, 8
preoperative evaluation, pulmonary emphysema, *präoperative Beurteilung, Lungenemphysem* 242, 243
— —, — tuberculosis, *präoperative Beurteilung, Lungentuberkulose* 248
— examination, tumors of cerebral hemispheres, *präoperative Untersuchung, Großhirntumoren* 11, 20
— localization, adenoma of parathyroid gland, *präoperative Lokalisation, Nebenschilddrüsenadenom* 211

- pulmonary function, limiting values, *präoperative Lungenfunktion, Grenzwerte* 325
- preparation, immunoadsorbens, immunoradiometric assay, *Präparation, Immunoadsorbens, immunoradiometrischer Assay* 202
- –, perfusion-, ventilation-scintigraphy, *Vorbereitung, Perfusions-, Ventilationsszintigraphie* 231
- pressure, arterial, venous, pulmonary perfusion, *Druck, arteriller, venöser, Lungenperfusion* 266
- –, intraalveolar, bronchial carcinoma, *Druck, intraalveolärer, Bronchialkarzinom* 314
- –, pulmonary, perfusion scintigraphy, *Druck, pulmonaler, Perfusionsszintigraphie* 250
- primary hyperaldosteronism, pathophysiology, *primärer Hyperaldosteronismus, Pathophysiologie* 217
- – hypothyroidism, differential diagnosis, *primäre Schilddrüsenunterfunktion, Differentialdiagnose* 128
- – –, TRH test, *primäre Hypothyreose, TRH-Belastung* 161
- – myxoedema, thyroid uptake, *primäres Myxödem, Schilddrüsenaufnahme* 131
- – tumors in the liver, *Lebertumoren, primäre* 809
- principle, perfusion scintigraphy, *Prinzip, Perfusionsszintigraphie* 225
- probability, hypothyroidism after radioiodine treatment, *Wahrscheinlichkeit, Schilddrüsenunterfunktion nach Radiojodbehandlung* 166
- product, tagged, immunoradiometric assay, *Produkt, markiertes, immunoradiometrischer Assay* 202
- –, –, radioenzyme assay, *Produkt, markiertes, Radioenzymassay* 199
- profile counting, radioiodine uptake, metastases, thyroid cancer, *Profilmessung, Radiojodaufnahme, Metastasen, Schilddrüsenkarzinom* 179
- progesteron, plasma levels, *Progesteron, Plasmawerte* 217
- prognosis, thyroid cancer, *Prognose, Schilddrüsenkarzinom* 176
- progressive subtraction, ^{75}Se- ^{99m}Tc scan, adenoma of parathyroid gland, *progressive Subtraktion, ^{75}Se-^{99m}Tc-Szintigramm, Nebenschilddrüsenadenom* 211
- prolapse, liver, spleen, diaphragmatic hernia, *Prolaps, Leber, Milz, Zwerchfellhernie* 340, 343
- proliferating cellular pool, stem cell, bone marrow, *proliferierender Zellpool, Knochenmarkstammzelle* 431, 432
- prolonged life, radioiodine therapy, *Lebensverlängerung, Radiojodtherapie* 182
- promyelocytes, compartment, bone marrow, *Promyelozyten, Kompartment, Knochenmark* 431
- propylthiouracil, therapy, ^{99m}Tc uptake, *Propylthiourazil, Behandlung, ^{99m}Tc-Aufnahme* 132
- protein binding assay, competitive, *Proteinbindungsassay, kompetitiver* 197–199
- – bound ^{131}I, tumor metabolism, *proteingebundenes ^{131}J, Tumorstoffwechsel* 179
- – – iodine-131 test, thyrotoxicosis, *proteingebundenes Radiojod, Thyreotoxikose* 137
- – content, ^{131}I albumin macroaggregates, *Eiweißgehalt, ^{131}J-Albumin-Makroaggregate* 231
- – metabolism, cortisol effect, *Eiweißstoffwechsel, Kortisolwirkung* 217
- proteinuria, hormone levels, relations, *Proteinurie, Hormonspiegel, Abhängigkeit* 156
- proteolysis, radioactive particles, *Proteolyse, radioaktive Partikel* 228
- psammoma, differential diagnosis, *Psammom, Differentialdiagnose* 142

pulmonary angiography, perfusion scintigraphy, relations, *Lungenangiographie, Perfusionsszintigraphie, Beziehungen* 238
- –, pulmonary embolism. *Lungenangiographie, Lungenembolie* 305
- – arteries, anatomy, perfusion scan, *Lungenarterien, Anatomie, Perfusionsszintigramm* 236
- – –, occlusion, perfusion disorders, *Lungenarterien, Verschluß, Perfusionsstörungen* 235
- – arterioles, functional stenoses, *Lungenarteriolen, funktionelle Engerstellungen* 242
- – arteriovenous shunts, disorder of particle fixation, *pulmonalarterio-venöse Shunts, Partikelfixationsstörung* 235
- – artery, agenesia, radiospirometry, *Lungenarterie, Agenesie, Radiospirometrie* 307
- – –, aplasia, hypoplasia, *Lungenarterie, Aplasie, Hypoplasie* 241
- – –, compression, bronchial adenoma, *Lungenarterie, Kompression, Bronchialadenom* 315
- – –, hypotension, perfusion, *Lungenarterie, Hypotonie, Perfusion* 213
- – –, occlusion, radiospirometry, *Lungenarterie, Verschluß, Radiospirometrie* 295
- – –, pressure, activity, distributive disorders, *Lungenarterie, Druck, Aktivitätsverteilungsstörungen* 242
- – –, scan, *A. pulmonalis, Szintigraphie* 336
- – –, Takayasu's arteritis, *Lungenarterie, Takayasu-Arteriitis* 241
- – blood supply, perfusion, ventilation, *Lungendurchblutung, Perfusion, Ventilation* 312
- – capillaries, disorders of particle fixation, *Lungenkapillaren, Partikelfixationsstörungen* 235
- – circulation, regulation, alveolar hypoxia, *Lungenkreislauf, Regulation, alveoläre Hypoxie* 232
- – –, see perfusion scintigraphy, *Lungenkreislauf, siehe Perfusionsszintigraphie*
- – congestion, perfusion, ventilation, *Lungenstauung, Perfusion, Ventilation* 312
- – cysts, disorder of particle fixation, *Lungenzysten, Partikelfixationsstörung* 235
- – –, radiospirometry, *Lungenzysten, Radiospirometrie* 292
- – edema, interstitial, pulmonary blood supply, *Lungenödem, interstitielles, Lungendurchblutung* 313
- – –, perfusion scintigraphy, *Lungenödem, Perfusionsszintigraphie* 240
- – elasticity, age, *Lungenelastizität, Lebensalter* 291
- – embolism, angiography, scintigraphy, *Lungenembolie, Angiographie, Szintigraphie* 305
- – –, diagnosis, *Lungenembolie, Diagnose* 303, 305
- – –, differential diagnosis, *Lungenembolie, Differentialdiagnose* 241, 243, 307
- – –, lung scan, *Lungenembolie, Lungenszintigramm* 238
- – –, radiospirometry, *Lungenembolie, Radiospirometrie* 292, 303
- – emphysema, classification, *Lungenemphysem, Einteilung* 300
- – –, radiospirometry, *Lungenemphysem, Radiospirometrie* 292, 300
- – diseases, chronic, obstructive, *Lungenerkrankungen, chronisch-obstruktive* 242–245
- – –, disorders of particle fixation, *Lungenerkrankungen, Partikelfixationsstörungen* 234–250
- – –, half value time, radioaktive particles, *Lungenerkrankungen, Halbwertzeit, radioaktive Partikel* 228

pulmonary diseases, radiospirometry, *Lungenerkrankungen, Radiospirometrie* 292, 293
— —, results, aerosol-, perfusion scintigraphy, *Lungenerkrankungen, Ergebnisse, Aerosol-, Perfusionsszintigraphie* 236, 237
— —, type classification, inhalation scan, *Lungenerkrankungen, Typeneinteilung, Inhalationsszintigramm* 243
— fibrosis, mucoviscidosis, radiospirometry, *Lungenfibrose, Mukoviszidose, Radiospirometrie* 303
— —, radiation induced, radioiodine therapy, *Lungenfibrose, durch Strahlung, Radiojodtherapie* 182
— —, radiospirometry, *Lungenfibrose, Radiospirometrie* 296, 303
— function, asthma bronchiale, *Lungenfunktion, Asthma bronchiale* 297–299
— —, Boeck's disease, *Lungenfunktion, Morbus Boeck* 298
— —, bronchiectasis, *Lungenfunktion, Bronchiektasen* 301
— —, chronic bronchitis, *Lungenfunktion, chronische Bronchitis* 298, 299
— —, control after therapy, *Lungenfunktion, Kontrolle nach Therapie* 328
— —, disorders, sarcoidosis, *Lungenfunktion, Störungen, Sarkoidose* 249
— —, MacLeod's syndrome, *Lungenfunktion, MacLeod-Syndrom* 303
— —, mucoviscidosis, *Lungenfunktion, Mukoviszidose* 303
— —, obstructive pulmonary diseases, *Lungenfunktion, obstruktive Lungenerkrankungen* 297–303
— —, obstructive syndrome, *Lungenfunktion, obstruktives Syndrom* 297
— —, operability, bronchial carcinoma, *Lungenfunktion, Operabilität, Bronchialkarzinom* 319
— —, preoperative, *Lungenfunktion, präoperative* 325
— —, radiospirometry, quantitative evaluation, *Lungenfunktion, Radiospirometrie, quantitative Auswertung* 281
— —, regional, compliance, *Lungenfunktion, regionale, Compliance* 268, 269
— —, —, examination, history, *Lungenfunktion, regionale, Untersuchung, Geschichte* 265
— —, —, measurement, *Lungenfunktion, regionale, Messung* 242
— —, —, physiologic principles, *Lungenfunktion, regionale, physiologische Grundlagen* 266
— —, —, radioaerosol deposition, *Lungenfunktion, regionale, Radioaerosol-Deposition* 243
— —, —, radiospirometry, *Lungenfunktion, regionale, Radiospirometrie* 292
— —, restrictive syndrome, *Lungenfunktion, restriktives Syndrom* 297
— —, ^{133}X concentration, *Lungenfunktion, ^{133}X-Konzentration* 270
— high, distributive index, ventilation, *Lungenhöhe, Verteilungsindex, Ventilation* 269
— hypertension, perfusion disorders, *pulmonaler Hochdruck, Perfusionsstörungen* 235
— —, — scan, *pulmonaler Hochdruck, Perfusionsszintigramm* 240, 250, 254
— —, radiospirometry, *pulmonaler Hochdruck, Radiospirometrie* 292, 312
— infarction, mitral stenosis, *Lungeninfarkt, Mitralstenose* 239

— —, perfusion scintigraphy, *Lungeninfarkt, Perfusionsszintigraphie* 224, 238
— lobes, fissure sign, *Lungenlappen, Interlobärspalt-Symptom* 238
— metastases after total thyroidectomy, *Lungenmetastasen nach totaler Thyreoidektomie* 147
— —, hypernephroma, *Lungenmetastasen, Hypernephron* 316, 318
— —, perfusion scan, *Lungenmetastasen, Perfusionsszintigramm* 247
— —, thyroid cancer, radioiodine therapy, *Lungenmetastasen, Schilddrüsenkarzinom, Radiojodtherapie* 182
— perfusion, physiology, *Lungenperfusion, Physiologie* 266
— —, see perfusion, perfusion scintigraphy, *Lungenperfusion, siehe Perfusion, Perfusionsszintigraphie*
— sarcoidosis, perfusion scan, *Lungensarkoidose, Perfusionsszintigramm* 249
— scintigraphy, bronchial carcinoma, *Lungenszintigraphie, Bronchialkarzinom* 314–328
— —, history, *Lungenszintigraphie, Geschichtliches* 224
— —, ^{131}I macroaggregates, *Lungenszintigraphie, ^{131}J-Makroaggregate* 226
— —, ^{113m}In albumin microspheres, *Lungenszintigraphie, ^{113m}In-Albumin-Mikrosphären* 229
— —, — macroaggregates, *Lungenszintigraphie, ^{113m}In-Makroaggregate* 228
— —, mucoviscidosis, *Lungenszintigraphie, Mukoviszidose* 244
— —, nuclear pharmaca, *Lungenszintigraphie, Nuklearpharmaka* 230
— —, results, *Lungenszintigraphie, Ergebnisse* 236–250
— —, sensivitiveness, angiography, *Lungenszintigraphie, Empfindlichkeit, Angiographie* 238
— —, ^{99m}Tc albumin macroaggregates, *Lungenszintigraphie, ^{99m}Tc-Albumin-Makroaggregate* 228
— —, — — microspheres, *Lungenszintigraphie, ^{99m}Tc-Albumin-Mikrosphären* 229
— —, — iron hydroxide particles, *Lungenszintigraphie, ^{99m}Tc-Eisenhydroxid-Partikel* 229
— stenosis, radiospirometry, *Pulmonalstenose, Radiospirometrie* 307
— tissue, reactions, ^{131}I albumin macroaggregates, *Lungengewebe, Reaktionen, ^{131}J-Albumin-Makroaggregate* 251
— tuberculosis, perfusion scan, *Lungentuberkulose, Perfusionsszintigramm* 247
— —, radiospirometry, *Lungentuberkulose, Radiospirometrie* 265, 266
— tumors, perfusion scintigraphy, *Lungentumoren, Perfusionsszintigraphie* 245–247
— valvular stenosis, perfusion scan, *Pulmonalklappen-Stenosen, Perfusionsszintigramm* 250
— volume, calculation, *Lungenvolumen, Berechnung* 281
— —, intrapleural pressure, compliance, *Lungenvolumen, Pleuradruck, Compliance* 268
— volumina, regional, calculation, *Lungenvolumina, regionale, Berechnung* 286
— —, — distribution, *Lungenvolumina, regionale Verteilung* 267, 269
purpura, of Werlhof, disintegreation of thrombocytes, *Purpura, Werlhof, Thrombozytenabbau* 458
pyelonephritis, chronic, nephrogram, *Pyelonephritis, chronische, Nephrogramm* 528
—, clearance, renal, *Pyelonephritis, Clearance, Niere* 642, 646

—, shrinking kidney, scintigraphy, *Pyelonephritis, Schrumpfniere, Szintigraphie* 548, 549
pyelotomy, clearance, *Pyelotomie, Clearance* 647
pyramidal lobe, contrast enhancement, *Lobus pyramidalis, Kontrastverstärkung* 138
— —, thyroid gland, *Lobus pyramidalis, Schilddrüse* 118

quadrigeminal plate, tumors, scintigraphy, *Vierhügelplatte, Tumoren, Szintigraphie* 16
qualitative, quantitative examinations, nephrology, *qualitative, quantitative Untersuchungen, Nephrologie* 509
quantitative evaluation, pulmonary scintigraphy, *quantitative Auswertung, Lungenszintigraphie* 249

race differences, radioiodine treatment, *Rassenunterschiede, Radiojodbehandlung* 169
radiation damage, salivary glands, *Strahlenschäden, Speicheldrüsen* 109
— —, thyroid gland, *Strahlenschäden, Schilddrüse* 164, 165
— dose, extrathyroidal, hyperthyrodism, *Strahlendosis, extrathyreoidale, Hyperthyreose* 169
— —, radioiodine therapy, *Strahlendosis, Radiojodtherapie* 164, 165, 182, 183
— —, thyroid gland, radionuclides, *Strahlendosis, Schilddrüse, Radionuklide* 125
— —, thyroidal, hyperthyroidism, *Strahlendosis, Schilddrüse, Hyperthyreose* 166, 167, 169
— exposure, clearance examinations, *Strahlenbelastung, Clearanceuntersuchungen* 650
— —, ^{131}I, intrathoracic goiter, *Strahlenbelastung, ^{131}J, Struma endothoracica* 245
— —, —, juvenil thyroid gland, *Strahlenbelastung, ^{131}J, jugendliche Schilddrüse* 138, 140
— —, ^{131}I-cholesterol, *Strahlenbelastung, ^{131}J-Cholesterin* 213
— —, lymphoscintigraphy, *Strahlenbelastung, Lymphoszintigraphie* 488
— —, myeloscintigraphy, *Strahlenbelastung, Myeloszintigraphie* 53, 56, 57
— —, nephrogram with radioisotopes, *Strahlenbelastung, Radioisotopennephrogramm* 536-538
— —, perfusion scintigraphy, *Strahlenbelastung, Perfusionsszintigraphie* 250, 254
— —, radioactive compounds, *Strahlenbelastung, radioaktive Verbindungen* 2, 6, 56
— —, radioiodine treatment, *Strahlenbelastung, Radiojodbehandlung* 164, 165
— —, radiospirometry, *Strahlenbelastung, Radiospirometrie* 271
— —, renal insufficiency, *Strahlenbelastung, Niereninsuffizienz* 537
— —, ^{75}Se, *Strahlenbelastung, ^{75}Se* 349
— —, thyroid, salivary gland scans, *Strahlenbelastung, Schilddrüse, Speicheldrüsenszintigramme* 103
reactions, children, thyroid cancer, *Strahlenreaktionen, Kinder, Schilddrüsenkrebs* 140
— sensibility, tumor tissue, therapeutic dose, *Strahlensensibilität, Tumorgewebe, Therapiedosis* 180
radical operability, bronchial carcinoma, criteria, *radikale Operabilität, Bronchialkarzinom, Kriterien* 319, 320
radioactive aerosols, lung scintigraphy, *radioaktive Aerosole, Lungenszintigraphie* 224, 226, 230

— bolus, radiocardiography, *radioaktiver Bolus, Radiokardiographie* 336
— compounds, pathophysiology, *radioaktive Verbindungen, Pathophysiologie* 2
— —, radiation exposure, *radioaktive Verbindungen, Strahlenbelastung* 2, 6
— gases, examination of lung, indications, *radioaktive Gase, Lungenuntersuchung, Indikationen* 292
— —, physical properties, *radioaktive Gase, physikalische Eigenschaften* 271
— particles, size, phagocytosis, *radioaktive Partikel, Größe, Phagozytose* 228, 230
radioactivity, antigen concentration, immunoradiometric assay, *Radioaktivität, Antigenkonzentration, immunradiometrischer Assay* 201
—, blood, hippurate kinetics, *Radioaktivität, Blut, Hippurankinetik* 511
—, —, measurement, radioiodine therapy, *Radioaktivität, Blut, Messung, Radiojodbehandlung* 171
—, bolus, cardiac, pulmonary passage, *Radioaktivität, Bolus, Herz-Lungenpassage* 338
—, concentration, parathyroid glands, *Radioaktivität, Anreicherung, Nebenschilddrüsen* 209
—, curves, thyroid gland, plasma, *Radioaktivität, Kurven, Schilddrüse, Plasma* 121
—, distribution, lung scan, *Radioaktivität, Verteilung, Lungenszintigramm* 233
—, distribution, postoperative follow up, *Radioaktivität, Verteilung, postoperative Verlaufskontrolle* 20, 21
—, —, sequence scintigraphy, *Radioaktivität, Verteilung, Sequenzszintigraphie* 8
—, —, thyroid gland, *Radioaktivität, Verteilung, Schilddrüse* 137
—, extrathyroidal, estimation, *Radioaktivität, extrathyreoidale, Abschätzung* 125, 126, 134
—, —, quantitation, *Radioaktivität, extrathyreoidale, Bestimmung* 126
—, half life time, tumor accumulation, *Radioaktivität, Halbwertzeit, Ansammlung im Tumor* 178
—, ^{131}I-compounds, metabolism, *Radioaktivität, ^{131}J-Verbindungen, Stoffwechsel* 117-128
—, intracranial, intraspinale spreading time, *Radioaktivität, intrakranielle, intraspinale Ausbreitungszeit* 67
—, neck, trace records, *Radioaktivität, Hals, Kurven* 134
—, plasma iodide pool, thyroidal, *Radioaktivität, Plasmajodidpool, Schilddrüse* 128
—, radioenzyme assay, reaction, *Radioaktivität, Radioenzymassay, Umsatz* 200
—, standard, thyroid phantom, *Radioaktivität, Standard, Schilddrüsenphantom* 125
—, thyroid, quantitation, *Radioaktivität, Schilddrüse, Messung* 125
—, total capacity, measurement, *Radioaktivität, Totalkapazität, Messung* 286
radioaerosol distribution, chronic obstructive pulmonary diseases, *Radioaerosol-Verteilung, chronisch-obstruktive Lungenerkrankungen* 243
Radioassay, Insulin 214
—, principia, *Radioassay, Prinzipien* 186
radiocardiography, technique, indications, *Radiokardiographie, Technik, Indikationen* 336
radioenzyme assay, defintion, technique, *Radioenzymassay, Definition, Technik* 199, 200
— —, reaction conditions, *Radioenzymassay, Reaktionsbedingungen* 200
— —, schema, *Radioenzymassay, Schema* 199

radiofibrinogen, uptake test, *Radiofibrinogen, Aufnahmetest* 472
radiofibrinolytic drugs, thrombosis, *Radiofibrinolytika, Thrombose* 474
radiohippuran kinetics, physiology, pathophysiology, *Radiohippurankinetik, Physiologie, Pathophysiologie* 564
radioimmunoassay, ferritin concentration, serum, *Radioimmunoassay, Ferritinkonzentration, Serum* 387
— (RIA), Angiotensin 662, 666, 671
— —, Antiserum 190
— —, calcitonine, *Radioimmunoassay (RIA), Kalzitonin* 212
— —, Competitive-Ligand-Binding-Assay 160
— —, corticoids, *Radioimmunoassay (RIA), Kortikoide* 216, 217
— —, free, bound activity, separation, *Radioimmunoassay (RIA), freie, gebundene Aktivität, Trennung* 194
— —, immunoradiometric assay, comparison of sensitiveness, *Radioimmunoassay (RIA), immunradiometrischer Assay, Vergleich der Empfindlichkeit* 202
— —, principia, *Radioimmunoassay (RIA), Grundlagen* 187–197
— —, reaction conditions, standard curve, *Radioimmunoassay (RIA), Reaktionsbedingungen, Standardkurve* 188
— —, — kinetics, *Radioimmunoassay (RIA), Reaktionskinetik* 188
— —, Renin 662, 666, 671
— —, schema, *Radioimmunoassay (RIA), Schema* 186
— —, see T_3-, T_4-RIA, *Radioimmunoassay (RIA), siehe T_3-RIA, T_4-RIA*
— —, sensitivity, precision, *Radioimmunoassay (RIA), Empfindlichkeit, Präzision* 195
— —, sexual steroids, *Radioimmunoassay (RIA), Sexualsteroide* 217, 218
— —, standard curves, *Radioimmunoassay (RIA), Standardkurven* 189
— —, Synonyma 185
— —, thyroid hormones, *Radioimmunoassay (RIA), Schilddrüsenhormone* 117
— —, — stimulating hormone, *Radioimmunoassay (RIA), TSH* 128
— —, thyroxine, triiodothyronine, *Radioimmunoassay (RIA), Thyroxin, Trijodthyronin* 155, 156, 158
— —, urology, *Radioimmunoassay (RIA), Urologie* 663
radioimmunologic hormone quantitation, first, insulin, *radioimmunologische Hormonbestimmung, erste, Insulin* 187
radioiodine, blood levels, therapy, *Radiojod, Blutwerte, Behandlung* 181
—, dose, hypothyroidism, relations, *Radiojod, Dosis, Unterfunktion, Beziehungen* 165, 166
—, see ^{131}I etc., *Radiojod, siehe ^{131}J usw.*
—, therapeutic dose, estimation, *Radiojod, Therapiedosis, Bestimmung* 128, 177, 180
—, thyroid gland, hyperthyroidism, *Radiojod, Schilddrüse, Hyperthyreose* 170
—, — imaging, indications, *Radiojod, Schilddrüsendarstellung, Indikationen* 138
—, — uptake, *Radiojod, Schilddrüsenaufnahme* 127, 165, 166, 169, 170
—, uptake, hyperthyroidism, *Radiojod, Aufnahme, Schilddrüsenüberfunktion* 169, 170
—, —, hypothyroidism, *Radiojod, Aufnahme Schilddrüsenunterfunktion* 165, 166

—, —, metastases, thyroid cancer, *Radiojod, Aufnahme, Metastasen, Schilddrüsenkarzinom* 179, 181
—, —, thyroid cancer, *Radiojod, Aufnahme, Schilddrüsenkarzinom* 175, 176
— study after thyroid operations, *Radiojoduntersuchung nach Schilddrüsenoperation* 177
— therapy, advantages, disadvantages, *Radiojodtherapie, Vor-, Nachteile* 163
— —, blood dose, *Radiojodtherapie, Blutdosis* 163, 170
— —, complications, *Radiojodtherapie, Komplikationen* 163, 182
— —, dose calculation, *Radiojodtherapie, Dosisberechnung* 169, 170
— —, errors of dose calculation, *Radiojodtherapie, Fehler der Dosisberechnung* 169, 170
— —, genetic effects, *Radiojodtherapie, genetische Wirkungen* 165
— —, gonade dose, *Radiojodtherapie, Gonadendosis* 165
— —, hyperthyroidism, *Radiojodtherapie, Hyperthyreose* 163–174
— —, measurement, *Radiojodtherapie, Messung* 178, 181
— —, — of blood radioactivity, *Radiojodtherapie, Messung der Blutaktivität* 171
— —, standard dose, *Radiojodtherapie, Standarddosis* 170
— —, thyroid cancer, *Radiojodtherapie, Schilddrüsenkarzinom* 175–183
— —, use, misuse, *Radiojodtherapie, Anwendung, Mißbrauch* 183
— —, whole body radiation exposure, *Radiojodtherapie, Ganzkörperstrahlenbelastung* 170
— —, — — scan, *Radiojodtherapie, Ganzkörperszintigramm* 346
— treatment, race differences, *Radiojodtherapie, Rassenunterschiede* 169
radio-isotopes, half-life, *Radioisotope, Halbwertszeit* 705
radioisotopes, nephrology, *Radioisotope, Nephrologie* 509, 519
—, physical properties, *Radioisotope, physikalische Eigenschaften* 271
radioligand binding assay, definition, *Radioligand Binding Assay, Definition* 185
radionuclide aorto-angiography, indications, Radionuklid-Aorto-Angiographie, Indikationen 569
— cystography, vesicoureteral reflux, *Radionuklid-Zystographie, vesico-ureteraler Reflux* 613
— phlebography, thrombosis, Radionuklid-Venographie, Thrombose 471, 476
radionuclides, accumulation, pathophysiology, *Radionuklide, Anreicherung, Pathophysiologie* 2–5, 14
—, bone analysis, *Radionuklide, Knochenuntersuchung* 669
—, complications after application, *Radionuklide, Komplikationen nach Anwendung* 63, 64
—, compounds, *Radionuklide, Verbindungen* 4, 5
—, deposition within peridural space, *Radionuklide, Ablagerung im Periduralraum* 65
—, history, *Radionuklide, Geschichte* 1, 2, 99
—, liquor departments, diagnosis, *Radionuklide, Liquorraumdiagnostik* 52–90
—, — dynamics, examination, results, *Radionuklide, Liquordynamik, Untersuchung, Ergebnisse* 66–68
—, nephrology, *Rachionuklide, Nephrologie* 509, 529
—, physical properties, *Radionuklide, physikalische Eigenschaften* 123–125

—, salivary glands, function and localization diagnosis, *Radionuklide, Speicheldrüsen, Funktions-Lokalisationsdiagnostik* 99–115
—, thyroid gland, radiation dose, *Radionuklide, Schilddrüse, Strahlendosis* 125
radiopharmaca, clearance, *Radiopharmaka, Clearance* 615
—, exchange reaction, *Radiopharmaka, Austauschreaktion* 1
—, functional diagnosis, kidney, *Radiopharmaka, Funktionsdiagnostik, Niere* 565
—, glomerular filtration, *Radiopharmaka, glomeruläre Filtration* 625
—, liver, *Radiopharmaka, Leber* 766
—, lymphatic system, *Radiopharmaka, Lymphsystem* 487
—, nephrology, *Radiopharmaka, Nephrologie* 509, 519
—, osteotropic radio-isotopes, *Radiopharmaka, osteotrope Radioisotope* 703
—, perfusion scintigraphy, *Radiopharmaka, Perfusionsszintigraphie* 226
—, renal scintigraphy, *Radiopharmaka, Nierenszintigraphie* 539
radiopharmacology, radioactive gases, *Radiopharmakologie, radioaktive Gase* 271–274
radiophlebography, mediastinal, technique, indications, *Radiophlebographie, medistinale, Technik, Indikationen* 336
radiophosphorus, therapy, kinetics, *Radiophosphor, Therapie, Kinetik* 395
radioreagent analysis, fundamentals, effectiveness, *Radioreagenzanalyse, Grundlagen, Wirksamkeit* 201–204
radiospirometry, α_1-antitrypsin deficiency, *Radiospirometrie, α_1-Antitrypsin-Mangel* 303
—, agenesia of pulmonary artery, *Radiospirometrie, Agenesie der Lungenarterie* 307
—, alveolar respiratory volume, *Radiospirometrie, alveoläres Atemvolumen* 285
—, asthma bronchiale, *Radiospirometrie, Asthma bronchiale* 297–303
—, Boeck's disease, *Radiospirometrie, Morbus Boeck* 298
—, bronchial carcinoma, *Radiospirometrie, Bronchialkarzinom* 266, 292, 314, 319, 320
—, bronchiectasis, *Radiospirometrie, Bronchiektasen* 292, 302
—, bronchospirometry, comparison, *Radiospirometrie, Bronchospirometrie, Vergleich* 290
—, chest trauma, *Radiospirometrie, Thoraxtrauma* 293
—, childhood, normal values, *Radiospirometrie, Kindesalter, Normalwerte* 288
—, children, *Radiospirometrie, Kinder* 284, 303
—, chronic bronchitis, *Radiospirometrie, chronische Bronchitis* 298, 299
—, clinical results, *Radiospirometrie, Klinik* 292, 293
—, emphysema, *Radiospirometrie, Emphysem* 292, 300
—, examination technique, *Radiospirometrie, Untersuchungstechnik* 274
—, functional segments, *Radiospirometrie, Funktionssegmente* 319
—, gamma camera, *Radiospirometrie, Gammakamera* 277
—, history, *Radiospirometrie, Geschichte* 265
—, indications, *Radiospirometrie, Indikationen* 292
—, infiltrative lesions, *Radiospirometrie, infiltrative Prozesse* 296
—, MacLeod's syndrome, *Radiospirometrie, MacLeod-Syndrom* 303
—, measuring records, *Radiospirometrie, Meßprotokolle* 276

—, mucoviscidosis, *Radiospirometrie, Mukoviszidose* 303
—, normal values, *Radiospirometrie, Normalwerte* 287
—, occlusion of pulmonary artery, *Radiospirometrie, Lungenarterienverschluß* 295
—, operability, bronchial carcinoma, *Radiospirometrie, Operabilität, Bronchialkarzinom* 320, 322
—, perfusion index, *Radiospirometrie, Perfusionsindex* 282
—, — scintigraphy, comparison, *Radiospirometrie, Perfusionsszintigraphie, Vergleich* 291
—, postoperative pulmonary function, *Radiospirometrie, postoperative Lungenfunktion* 328
—, preoperative pulmonary function, *Radiospirometrie, präoperative Lungenfunktion* 325
—, pulmonary embolism, *Radiospirometrie, Lungenembolie* 292, 303
—, — hypertension, *Radiospirometrie, pulmonaler Hochdruck* 312
—, — volumes, calculation, *Radiospirometrie, Lungenvolumina, Berechnung* 286
—, quantitative evaluation, *Radiospirometrie, quantitative Auswertung* 281
—, radiation exposition, *Radiospirometrie, Strahlenbelastung* 272–274
—, radioactive gases, *Radiospirometrie, radioaktive Gase* 271
—, regional pulmonary function, *Radiospirometrie, regionale Lungenfunktion* 292
—, — — volumes, *Radiospirometrie, regionale Lungenvolumina* 286
—, restrictive syndrome, *Radiospirometrie, restriktives Syndrom* 296
—, space occupying lesions, *Radiospirometrie, raumfordernde Prozesse* 295
—, spirometry, comparison, *Radiospirometrie, Spirometrie, Vergleich* 287
—, ventilation index, *Radiospirometrie, Ventilationsindex* 281
—, ventilation-perfusion quotient, *Radiospirometrie, Ventilations-Perfusions-Quotient* 283
—, washin-, washout curves, *Radiospirometrie, Washin-, Washout-Kurven* 284, 285
—, ^{133}Xe washin curves, *Radiospirometrie, ^{133}Xe-Einwaschkurven* 284
—, — washout curves, *Radiospirometrie, ^{133}Xe-Auswaschkurven* 285
radiotherapy, bronchial carcinoma, perfusion scan, *Strahlentherapie, Bronchialkarzinom, Perfusionsszintigramm* 246
—, Hodgkin's disease, perfusion scintigraphy, *Strahlentherapie, Morbus Hodgkin, Perfusionsszintigraphie* 310
—, hydrocephalus, *Strahlentherapie, Hydrozephalus* 88
—, hyperthyroidism, *Röntgenbestrahlung, Hyperthyreose* 164
—, lymphoscintigraphy, *Strahlentherapie, Lymphoszintigraphie* 497
—, parenchymal defect of parotid gland, *Strahlenbehandlung, Parenchymausfall der Parotis* 109
^{222}Radon, myeloscintigraphy, ^{222}*Radon, Myeloszintigraphie* 52, 53
rapid scintiphotography, carcinoma risk, *Schnellszintigraphie, Karzinomrisiko* 141
reaction conditions, immunoradiometric assay, *Reaktionsbedingungen, immunradiometrischer Assay* 202
— —, radioenzyme assay, *Reaktionsbedingungen, Radioenzymassay* 200

reaction kinetics, enzymatic reactions, *Reaktionskinetik, Enzymreaktionen* 199
— —, immunoradiometric assay, *Reaktionskinetik, immunradiometrischer Assay* 202
— —, radioimmunoassay (RIA), *Reaktionskinetik, Radioimmunoassay (RIA)* 188
Recklinghausen's disease, neurofibromatosis, myeloscintigraphy, *Morbus Recklinghausen, Neurofibromatose, Myeloszintigraphie* 71, 80
recovery, thrombocytes, definition, *Recovery, Thrombozyten, Definition* 453
—, —, splenomegaly, splenectomy, *Recovery, Thrombozyten, Splenomegalie, Splenektomie* 455
recurrence, brain tumors, follow up, *Rezidiv, Hirntumoren, Verlaufskontrolle* 20, 21
—, hyperthyroidism, *Rezidiv, Schilddrüsenüberfunktion* 132, 133
—, incidence, after radioiodine treatment, *Rezidiv, Häufigkeit, nach Radiojodbehandlung* 165
reflex, ventricular, hydrocephalus, *Reflex, ventrikulärer, Hydrozephalus* 88
reflux, vesicoureteral, miction cystogram, *Reflux, vesicoureteraler, Miktionszystogramm* 613
regional exhalation indices per minute, normal values, *regionale Minuten-Exhalationsindices, Normalwerte* 290
— functional analysis, kidney, *regionale Funktionsanalyse, Niere* 567
— pulmonary function, measurement, *regionale Lungenfunktion, Messung* 242
— — —, radioaerosol deposition, *regionale Lungenfunktion, Radioaerosol-Deposition* 243
— — —, radiospirometry, *regionale Lungenfunktion, Radiospirometrie* 292
— — perfusion, normal values, *regionale Lungenperfusion, Normalwerte* 288
— — —, physiology, *regionale Lungenperfusion, Physiologie* 266
— — volumes, radiospirometry, *regionale Lungenvolumina, Radiospirometrie* 286
— residual capacity, normal values, *regionale Residiualkapazität, Normalwerte* 290
— — volume, normal values, *regionales Residualvolumen, Normalwerte* 290
— ventilation, asthma bronchiale, *regionale Ventilation, Asthma bronchiale* 298, 299
— — index, bronchiectasis, *regionaler Ventilationsindex, Bronchiektasen* 301
— — —, normal values, *regionaler Ventilationsindex, Normalwerte* 287
"regions of interest", function curves, salivary glands, *"Regions of Interest", Funktionskurven, Speicheldrüsen* 106, 108
— —, scintigraphy, cardiovascular lesions, *"Regions of Interest", Szintigraphie, kardiovaskuläre Veränderungen* 336
relapse, hyperthyroidism, after ^{125}I therapy, *Rückfall, Schilddrüsenüberfunktion, nach ^{125}J-Behandlung* 171
Releasing and release inhibiting factors 219
— factors, Hypothalamus 218
remission, hyperthyroidism, *Remission, Schilddrüsenüberfunktion* 132, 133
renal aplasia, scintiscan, *Nierenaplasie, Szintigramm* 541
— artery, occlusion, scintigraphy, *Nierenarterie, Verschluß, Szintigraphie* 545
— —, stenosis, arteriography, nephrogram, *Nierenarterie, Stenose, Arteriographie, Nephrogramm* 530

— —, —, radiohippuran kinetics, *Nierenarterie, Stenose, Radiohippurankinetik* 564
— —, —, renin concentration, *Nierenarterie, Stenose, Reninkonzentration* 532
— —, —, ^{133}Xe washout curves, *Nierenarterie, Stenose, ^{133}Xe-Washout-Kurven* 653
— —, thrombosis, scintigraphy, *Nierenarterie, Thrombose, Szintigraphie* 551
— blood supply, perfusion scintigraphy, *Nierendurchblutung, Perfusionsszintigraphie* 655
— — —, physiology, *Nierendurchblutung, Physiologie* 651
— — —, renal transplantation, *Nierendurchblutung, Nierentransplantation* 661
— — —, ^{133}Xenon clearance, *Nierendurchblutung, ^{133}Xenon-Clearance* 652
— — —, — washout curves, *Nierendurchblutung, ^{133}Xenon-Washout-Kurven* 653
— contusion, functional serial scintigraphy, *Nierenkontusion, Funktionsserienszintigraphie* 567
— —, infarction, differential diagnosis, *Nierenkontusion, Infarkt, Differentialdiagnose* 545
— —, sequence scintigraphy, *Nierenkontusion, Sequenzszintigraphie* 566
— diseases, clearance, calculation, *Nierenerkrankungen, Clearancebestimmung* 642, 646
— —, hormone levels, changes, *Nierenerkrankungen, Hormonspiegel, Veränderungen* 156
— —, inflammatory, scintigraphy, *Nierenerkrankungen, entzündliche, Szintigraphie* 547
— —, nephrogram with radioisotopes, *Nierenerkrankungen, Radioisotopennephrogramm* 521
— —, radiopharmaca, *Nierenerkrankungen, Radiopharmaka* 509
— —, vascular, *Nierenerkrankungen, vaskuläre* 610
— dystopia, scintiscan, *Nierendystopie, Szintigramm* 558
— failure, acute, nephrogram, *Nierenversagen, akutes, Nephrogramm* 522
— —, radiation exposure, *Niereninsuffizienz, Strahlenbelastung* 537
— function, clearance, *Nierenfunktion, Clearance* 615, 617
— —, disorders, nephrogram, *Nierenfunktion, Störungen, Nephrogramm* 528
— —, pregnancy, *Nierenfunktion, Schwangerschaft* 534
— —, radiohippuran kinetics, *Nierenfunktion, Radiohippurankinetik* 563, 564
— —, radiopharmaca, *Nierenfunktion, Radiopharmaka* 625, 626
— —, sequence scintigraphy, *Nierenfunktion, Sequenzszintigraphie* 563
— —, single kidney, before and after operation, *Nierenfunktion, Einzelniere, vor und nach Operation* 647
— hypertonus, clinical picture, nephrogram, *renale Hypertonie, Klinik, Nephrogramm* 529–534
— infarction, scintigraphic differential diagnosis, *Niereninfarkt, Szintigraphie, Differentialdiagnose* 545
— insufficiency, scintigraphy, *Niereninsuffizienz, Szintigraphie* 546
— malformations, renal scintigraphy, *Nierenmißbildungen, Nierenszintigraphie* 541
— pelvis, surgery, clearance, *Nierenbecken, Operationen, Clearance* 647
— plasma flow, measurement, *renaler Plasmafluß, Messung* 619

- scintigraphy, angioscintigraphy, *Nierenszintigraphie, Angioszintigraphie* 539, 540
- —, childhood, *Nierenszintigraphie, Kindesalter* 557
- —, clinical application, *Nierenszintigraphie, klinische Anwendung* 540–561
- —, functional analysis, renal contusion, *Nierenszintigraphie, Funktionsanalyse, Nierenkontusion* 567
- —, horseshoe kidney, *Nierenszintigraphie, Hufeisenniere* 541, 542
- —, hypertension, *Nierenszintigraphie, Hypertonus* 552
- —, indications, *Nierenszintigraphie, Indikationen* 538
- —, interpretation, criteria, *Nierenszintigraphie, Auswertung, Kriterien* 540
- —, localization, kidney, *Nierenszintigraphie, Lokalisation, Niere* 540
- —, malformations, *Nierenszintigraphie, Mißbildungen* 541, 557
- —, method, *Nierenszintigraphie, Methodik* 539
- —, pyelonephritis, *Nierenszintigraphie, Pyelonephritis* 548, 549
- —, radiopharmaca, *Nierenszintigraphie, Radiopharmaka* 539
- —, thrombosis of renal artery, *Nierenszintigraphie, Nierenarterienthrombose* 551
- —, trauma, *Nierenszintigraphie, Trauma* 545
- —, tumors, *Nierenszintigraphie, Tumoren* 543, 544, 545
- —, vascular complications, *Nierenszintigraphie, vaskuläre Komplikationen* 551
- sequence scintigraphy, ^{131}I hippuric acid, *renale Sequenzszintigraphie, ^{131}J-Hippursäure* 563
- trauma, clearance, *Nierentrauma, Clearance* 537
- —, scintigraphy, *Nierentrauma, Szintigraphie* 545
- tuberculosis, angioscintigraphy, *Nierentuberkulose, Angioszintigraphie* 555
- —, clearance, *Nierentuberkulose, Clearance* 643, 649
- tumor, scintigraphy, *Nierentumor, Szintigraphie* 543, 544, 545
- —, sequence scintigraphy, *Nierentumor, Sequenzszintigraphie* 610
- vein, thrombosis, camera scintigraphy, *Nierenvene, Thrombose, Kameraszintigraphie* 609
- ^{133}Xenon clearance, renal blood supply, *renale ^{133}Xenon-Clearance, Nierendurchblutung* 652

Renin, Radioimmunoassay 662, 666, 671
- concentration, stenosis of renal artery, *Reninkonzentration, Nierenarterienstenose* 532

renin-angiotensin system, physiology, pathophysiology, *Renin-Angiotensin-System, Physiologie, Pathophysiologie* 663

renovascular hypertension, differential diagnosis, nephrogram, *renovaskuläre Hypertonie, Differentialdiagnose, Nephrogramm* 529

residual tissue, salivary glands, after surgery, *Restgewebe, Speicheldrüsen, nach Operation* 108
- urine, calculation, *Restharn, Bestimmung* 559
- volume, calculation, *Residualvolumen, Berechnung* 286
- —, measurement, *Residualvolumen, Messung* 268, 270
- —, mucoviscidosis, *Residualvolumen, Mukoviszidose* 303
- —, normal values, *Residualvolumen, Normalwerte* 290

resolving power, collimators, *Auflösungsvermögen, Kollimatoren* 138
- —, scintigraphic technique, *Auflösungsvermögen, szintigraphische Technik* 11

resorcinol, thyroid function, *Resorcinol, Schilddrüsenfunktion* 128

resorption, intestinal, iron, *Resorption, intestinale, Eisen* 355, 356
- , liquor dynamics, *Resorption, Liquordynamik* 66–68
- studies, cerebrospinal liquor, value of diagnostic methods, *Resorptionsstudien, Liquor, Wertigkeit diagnostischer Methoden* 81
- time, different, hydrocephalus, *Resorptionszeit, unterschiedliche, Hydrozephalus* 88, 89
- —, ^{131}I-RISA, application into the cerebral ventricles, *Resorptionszeit, ^{131}J-RISA, Applikation in die Hirnkammern* 68

respiratory physiology, compliance, *Atemphysiologie, Compliance* 268
- volume, radiospirometry, *Atemvolumen, Radiospirometrie* 285

restrictive syndrome, radiospirometry, *restriktives Syndrom, Radiospirometrie* 296
- —, scintigraphy, *restriktives Syndrom, Szintigraphie* 297

results, aerosol scintigraphy, *Ergebnisse, Aerosol-Szintigraphie* 236
- , arteriography, adenoma of parathyroid glands, *Ergebnisse, Arteriographie, Nebenschilddrüsenadenom* 212
- , clearance, comparison of methods, *Ergebnisse, Clearance, Methodenvergleich* 635, 636
- , nephrography with radioisotopes, *Ergebnisse, Radioisotopennephrographie* 512–536
- , perfusion scintigraphy, *Ergebnisse, Perfusionsszintigraphie* 236, 237
- , phlebography, adenoma of parathyroid glands, *Ergebnisse, Phlebographie, Nebenschilddrüsenadenom* 212
- , radiofibrinogen uptake test, *Ergebnisse, Radiofibrinogen-Aufnahmetest* 472
- , radioiodine therapy, thyroid cancer, *Ergebnisse, Radiojodbehandlung, Schilddrüsenkarzinom* 175, 182
- , — treatment, hyperthyroidism, *Ergebnisse, Radiojodbehandlung, Hyperthyreose* 164, 165, 170
- , — — with ^{125}I, *Ergebnisse, Radiojodbehandlung mit ^{125}J* 171
- , radiospirometry, *Ergebnisse, Radiospirometrie* 281
- , —, bronchospirometry, comparison, *Ergebnisse, Radiospirometrie, Bronchospirometrie, Vergleich* 290
- , scintigraphy, parathyroid glands, *Ergebnisse, Szintigraphie, Nebenschilddrüsen* 210, 211
- , T_3-, T_4 excretion, urinary, *Ergebnisse, T_3-, T_4-Ausscheidung im Urin* 156
- , urine excretion test, *Ergebnisse, Harnexkretionstest* 561

reticuloendothelial system, particles, phagocytosis, *retikuloendotheliales System, Partikel, Phagozytose* 228

reticulosarcoma, mediastinal metastasis, *Retikulumsarkom, Metastase, Mediastinum* 350

retrosternal goiter, development, *retrosternale Struma, Entwicklung* 118
- —, disorder of particle fixation, *retrosternale Struma, Partikelfixationsstörung* 235

Reverse T_3, Radioassay 219

rhinoliquorrhoea, cisternography, *Rhino-Liquorrhoe, Zisternographie* 55, 56, 81–85

RIA technique, fundamentals, *RIA-Technik, Grundlagen* 187

ribs, fractures, radiospirometry, *Rippen, Frakturen, Radiospirometrie* 296

right to left shunt, perfusion scan, *Rechts-Links-Shunt, Perfusionsszintigramm* 250
risk, myeloscintigraphy, *Risiko, Myeloszintigraphie* 56
—, postoperative, pulmonary function, *Risiko, postoperatives, Lungenfunktion* 325
—, radioiodine treatment, *Risiko, Radiojodbehandlung* 163, 164, 165
roentgenologic transversal diameter, heart, normal, dilatation, *röntgenologischer Transversaldurchmesser, Herz, normales, Dilatation* 338
root compression, syndrome, differential diagnosis, *Wurzelkompression, Syndrom, Differentialdiagnose* 78
rupture, mediastinal veins, scan, *Ruptur, mediastinale Venen, Szintigramm* 336

salivary glands, activity curves, *Speicheldrüsen, Aktivitätskurven* 108
— —, dystopic tissue, *Speicheldrüsen, dystopes Gewebe* 108, 109
— —, extrathyroidal radioactivity, *Speicheldrüsen, extrathyreoidale Radioaktivität* 126
— —, function, evaluation, *Speicheldrüsen, Funktion, Beurteilung* 104
— —, functional diagnosis, *Speicheldrüsen, Funktionsdiagnostik* 99–115
— —, iodide accumulation, *Speicheldrüsen, Jodidraffung* 100
— —, normal, typical, *Speicheldrüsen, normale, typische Kurvensegmente* 108
— —, perfusion phase, *Speicheldrüsen, Perfusionsphase* 108
— —, pertechnetate anion concentration, *Speicheldrüsen, Pertechnetat-Anionenkonzentration* 120
— —, — concentration, *Speicheldrüsen, Pertechnetatkonzentration* 100
— —, radiation reactions, *Speicheldrüsen, Strahlenschäden* 109
— —, residual tissue, after surgery, *Speicheldrüsen, Restgewebe, nach Operation* 108
— —, scintigraphy, clinical use, *Speicheldrüsen, Szintigraphie, klinische Anwendung* 108
— —, — method, *Speicheldrüsen, Szintigraphie, Methodik* 104–108
— —, secretion phase, *Speicheldrüsen, Sekretionsphase* 108
— —, — rate, differences, *Speicheldrüsen, Sekretionsrate, Unterschiede* 100
— —, sequence scintigraphy, *Speicheldrüsen, Sequenzszintigraphie* 108
— —, stenoses, fistulae, *Speicheldrüsen, Stenosen, Fisteln* 111
— —, stimulation test, *Speicheldrüsen, Stimulationstest* 108
— —, tumors, *Speicheldrüsen, Tumoren* 112
— secretion rate, iodide, pertechnetate, *Speichelsekretionsrate, Jodid, Pertechnetat* 101
"sandwich-assay", method, *„Sandwich-Assay", Methodik* 203
sarcoidosis, perfusion scan, *Sarkoidose, Perfusionsszintigramm* 249
sarcoma, identification, brain scan, *Sarkom, Nachweisbarkeit, Hirnszintigramm* 11
schema, competitive radioassays, *Schema, kompetitive Radioassays* 186
—, protein binding assay, *Schema, Proteinbindungsassay* 197
—, radioenzyme assay, *Schema, Radioenzymassay* 199
—, scintigraphy of parathyroid glands, *Schema, Szintigraphie der Nebenschilddrüsen* 210
scintigraphic classification, tumor invasion, *szintigraphische Einteilung, Tumorausbreitung* 319–323
— criteria, mediastinal infiltration, bronchial carcinoma, *szintigraphische Kriterien, Mediastinalbefall, Bronchialkarzinom* 321
— equipments, history, *szintigraphische Geräte, Geschichte* 2
— —, myeloscintigraphy, *szintigraphische Geräte, Myeloszintigraphie* 55
— staging, bronchial carcinoma, *szintigraphische Stadieneinteilung, Bronchialkarzinom* 320, 321
— technique, resolving power, *szintigraphische Technik, Auflösungsvermögen* 11
scintigraphy, acute, chronic, sialadenitis, *Szintigraphie, akute, chronische Sialadenitis* 109, 110
—, aerosol-, indication, *Szintigraphie, Aerosol-, Indikationsstellung* 243
—, bone marrow, *Szintigraphie, Knochenmark* 437, 438
—, bronchial carcinoma, *Szintigraphie, Bronchialkarzinom* 314–328
—, — —, staging, *Szintigraphie, Bronchialkarzinom, Stadieneinteilung* 319
—, classification, bronchial carcinoma, *Szintigraphie, Einteilung, Bronchialkarzinom* 320
—, —, pulmonary diseases, *Szintigraphie, Einteilung, Lungenerkrankungen* 243
—, "cold" nodule, thyroid gland, *Szintigraphie, „kalter" Knoten, Schilddrüse* 140
—, colloid-, mediastinal lymph nodes, *Szintigraphie, Kolloid-, Lymphknoten, Mediastinum* 349
—, cranial bones, *Szintigraphie, Schädelknochen* 31, 32
—, — salivary glands, *Szintigraphie, Kopfspeicheldrüsen* 105, 106
—, detectors, *Szintigraphie, Detektoren* 126, 130, 131, 134, 210, 213
—, functional, renal contusion, *Szintigraphie, Funktions-, Nierenkontusion* 567
—, — disorders, suprarenal cortex, *Szintigraphie, Funktionsstörungen, Nebennierenrinde* 214
—, goiter, multinodular, uninodular, *Szintigraphie, Struma, multinoduläre, uninoduläre* 141, 142, 143
—, horseshoe kidney, *Szintigraphie, Hufeisenniere* 541, 542
—, inflammation of salivary glands, *Szintigraphie, Speicheldrüsenentzündung* 110
—, inflammatory cerebral diseases, *Szintigraphie, entzündliche Hirnerkrankungen* 30, 31, 32
—, inhalation, *Szintigraphie, Inhalations-* 223–264
—, inhalation-, with particles, *Szintigraphie, Inhalations-, mit Partikalen* 223–264
—, insuloma, *Szintigraphie, Insulom* 215
—, kidney, *Szintigraphie, Niere* 538–559
—, liquor fistula, *Szintigraphie, Liquorfistel* 82
—, malignant glucagonoma, *Szintigraphie, malignes Glukagonom* 216
—, mediastinal, $^{99m}TcO_4$, ^{75}Se, ^{67}Ga, *Szintigraphie, Mediastinum, $^{99m}TcO_4$, ^{75}Se, ^{67}Ga* 348, 349
—, — tumor, differential diagnosis, *Szintigraphie, Mediastinaltumor, Differentialdiagnose* 341
—, nephrology, *Szintigraphie, Nephrologie* 509

—, obstructive syndrome, *Szintigraphie, obstruktives Syndrom* 297
—, operability, bronchial carcinoma, *Szintigraphie, Operabilität, Bronchialkarzinom* 320
—, papillary thyroid cancer, *Szintigraphie, papilläres Schilddrüsenkarzinom* 142
—, parathyroid glands, *Szintigraphie, Nebenschilddrüsen* 209–212
—, parenchymal infiltration, bronchial carcinoma, *Szintigraphie, Parenchyminfiltration, Bronchialkarzinom* 320
—, perfusion, *Szintigraphie, Perfusion* 223–264
—, perfusion-, with particles, *Szintigraphie, Perfusions-, mit Partikeln* 223–264
—, pharmaco-, pulmonary circulation, *Szintigraphie, Pharmako-, Lungenkreislauf* 232
—, pulmonary embolism, *Szintigraphie, Lungenembolie* 305
—, renal transplantation, *Szintigraphie, Nierentransplantation* 549, 550, 551
—, restrictive syndrome, *Szintigraphie, restruktives Syndrom* 297
—, reticulosarcoma, metastases, *Szintigraphie, Retikulumsarkom, Metastasen* 350
—, salivary glands, *Szintigraphie, Speicheldrüsen, Methodik* 104–108
—, — —, clinical use, *Szintigraphie, Speicheldrüsen, klinische Anwendung* 108
—, — —, dystopic tissue, *Szintigraphie, Speicheldrüsen, dystopes Gewebe* 108, 109
—, — —, radiation reactions, *Szintigraphie, Speicheldrüsen, Strahlenschäden* 109
—, see brain scintigraphy, *Szintigraphie, siehe Hirnszintigraphie*
—, see lymphoscintigraphy, *Szintigraphie, siehe Lymphoszintigraphie*
—, see myeloscintigraphy, *Szintigraphie, siehe Myeloszintigraphie*
—, see renal scintigraphy, *Szintigraphie, siehe Nierenszintigraphie*
—, sialoangiectasia, *Szintigraphie, Sialoangiektasie* 110
—, Sjögren's disease, *Szintigraphie, Morbus Sjögren* 110
—, staging, bronchial carcinoma, *Szintigraphie, Stadieneinteilung, Bronchialkarzinom* 320
—, suprarenal glands, *Szintigraphie, Nebennieren* 212–214
—, thrombosis, *Szintigraphie, Thrombose* 471, 474
—, thyroid gland, indications, *Szintigraphie, Schilddrüse, Indikationsstellungen* 137–147
—, tumors, base of skull, results, *Szintigraphie, Tumoren, Schädelbasis, Ergebnisse* 14–18
—, — cerebral hemispheres, *Szintigraphie, Tumoren, Großhirnhemisphären* 11–14
—, urology, childhood, *Szintigraphie, Urologie, Kindesalter* 537
—, ventilation, *Szintigraphie, Ventiations-* 223–264
scintillation camera, aerosol scan, *Szintillationskamera, Aerosol-Szintigramm* 237
— —, Anger, computer, *Szintillationskamera, Anger, Komputer* 562
— — of Anger, history, *Szintillationskamera, Anger, Geschichte* 2
— — —, sequence scintigraphy, *Szintillationskamera, Anger, Sequenzszintigraphie* 8
— —, compartment analysis, nephrogram, *Szintillationskamera, Kompartmentanalyse, Nephrogramm* 570
— —, computer, renal diseases, diagnosis, *Szintillationskamera, Komputer, Nierendiagnostik* 562

— —, lung scan, *Szintillationskamera, Lungenszintigramm* 233
— —, myeloscintigraphy, *Szintillationskamera, Myeloszintigraphie* 51, 52
— —, quantitative evaluation, lung scan, *Szintillationskamera, quantitative Auswertung, Lungenszintigramm* 249
— —, radioiodine accumulation, metastases, thyroid cancer, *Szintillationskamera, Aktivitätsansammlung, Metastasen, Schilddrüsenkarzinom* 179
— —, renal functional diagnosis, *Szintillationskamera, Nierenfunktionsdiagnostik* 540, 562, 564, 566
— —, salivary gland scintigraphy, *Szintillationskamera, Speicheldrüsenszintigraphie* 104
— —, scintigraphy, parathyroid glands, *Szintillationskamera, Szintigraphie, Nebenschilddrüsen* 210
— —, see gamma camera, *Szintillationskamera, siehe Gammakamera*
— —, thyroid uptake measurement, *Szintillationskamera, Schilddrüsenaufnahme, Messung* 131
— counter, ^{131}I, gamma radiation, *Szintillationszähler, ^{131}J, Gammastrahlung* 1
scintiphotogram, normal liquor circulation, *Szintiphotogramm, normale Liquorzirkulation* 60, 61
—, see scintiscan, scintigraphy, *Szintiphotogramm, siehe Szintigramm, Szintigraphie*
scintiscan, adenoma, parathyroid glands, *Szintigramm, Adenom, Nebenschilddrüsen* 209–213
—, aneurysm, ascending aorta, *Szintigramm, Aneurysma, Aorta ascendens* 337
—, bone, *Szintigraphie, Knochen* 700
—, — tumor, *Szintigraphie, Knochentumor* 715
—, bones and joints, *Szintigraphie, Knochen und Gelenke* 699
—, cardiac diameter, normal, dilatation, *Szintigraphie, Herzdurchmesser, normaler, Dilatation* 338
—, cardiovascular lesions, *Szintigramm, kardiovaskuläre Veränderungen* 336
—, degenerative processes, *Szintigraphie, degenerative Prozesse* 719
—, heart, great vessels, *Szintigramm, Herz, große Gefäße* 338
—, historical review, *Szintigraphie, geschichtlicher Rückblick* 746
—, "hot" thyroid nodule, *Szintigramm, „heißer" Knoten, Schilddrüse* 143, 144
—, hyperplasia, parathyroid glands, *Szintigramm, Hyperplasie, Nebenschilddrüsen* 212
—, joints, *Szintigraphie, Gelenke* 735
—, lingual thyroid, *Szintigramm, Zungenschilddrüse* 146
—, liver, evaluation, *Szintigramm, Leber, Auswertung* 778–785
—, mediastinal abscess, *Szintigramm, Mediastinalabszeß* 336
—, mediastinal tumor, *Szintigramm, Mediastinaltumor* 341, 344, 346, 348, 350
—, metastases, medistinal, *Szintigramm, Metastasen, Mediastinum* 346, 347, 348, 350
—, —, thyroid cancer, radioiodine uptake, quantitation, *Szintigramm, Metastasen, Schilddrüsenkarzinom, Radiojodaufnahme, Bestimmung* 178, 179
—, metastases, *Szintigraphie, Metastasen* 710
—, osteomyelitis, *Szintigraphie, Osteomyelitis* 716
—, osteonecrosis, *Szintigraphie, Knochennekrose* 720
—, parathyroid glands, *Szintigramm, Nebenschilddrüsen* 209–213

scintiscan, pericardial effusions, -cysts, *Szintigramm, Perikardergüsse, -zysten* 339, 340, 342
—, — hernia, *Szintigramm, Zwerchfellhernie* 340, 341, 343
—, skeleton, indication, *Szintigraphie, Skelett, Indikationsstellung* 734
—, —, interpretation, *Szintigramm, Skelett, Interpretation* 731
—, — results, *Szintigraphie, Skelett, Resultate* 729
—, — technics, *Szintigraphie, Skelett, Technik* 707
—, soft part of joints, *Szintigraphie, Gelenkweichteile* 736
—, struma endothoracica, substernalis, *Szintigramm, Struma endothoracica, substernalis* 341
—, subclavian vein, *Szintigramm, V. subclavia* 339
—, substernal goiter, *Szintigramm, Substernalstruma* 145, 146
—, superior vena cava, *Szintigramm, obere Hohlvene* 338, 339
—, whole body, *Szintigramm, Ganzkörper* 709
—, whole body-, after ^{131}I therapy, *Szintigramm, Ganzkörper-, nach ^{131}J-Therapie* 346
screening diagnosis, tumors of cerebral hemispheres, *Vorfelddiagnostik, Großhirntumoren* 11
— tests, hypo-, hyperthyroidism, *Suchmethoden, Hypo-, Hyperthyreoidismus* 117
— —, thyroid cancer, *Suchmethoden, Schilddrüsenkarzinom* 139
scoliosis, thoracic spine, myeloscintigraphy, *Skoliose, Brustwirbelsäule, Myeloszintigraphie* 58
^{75}Se, activity, thrombocytes, ^{75}*Selenium, Aktivität, Thrombozyten* 455
^{75}Se-Methionine, tumor seeking, thyroid gland, ^{75}*Se-Methionin, Tumorsuche, Schilddrüse* 141
secondary hypothyreosis, TRH test, *sekundäre Hypothyreose, TRH-Test* 161
secretion, maximal, salivary glands, *Sekretion, Maximum, Speicheldrüsen* 100, 101
—, ^{99m}TcO$_4^-$, salivary glands, *Sekretion, ^{99m}TcO$_4^-$, Speicheldrüsen* 104
— phase, salivary glands, normal, *Sekretionsphase, Speicheldrüsen, normale* 108
— rate, salivary glands, differences, *Sekretionsrate, Speicheldrüsen, Unterschiede* 100
segmental bronchus, obstruction, mucoviscidosis, *Segmentbronchus, Verlegung, Mukoviszidose* 244
selective radiotherapy, hydrocephalus, *selektive Strahlentherapie, Hydrozephalus* 88
^{75}Selenium, accumulation, tumor, ^{75}*Selenium, Tumoranreicherung* 345
—, cerebral infarction, ^{75}*Selenium, Hirninfarkt* 28
—, dose, radiation exposure, ^{75}*Selenium, Dosis, Strahlenbelastung* 6, 210
—, parathyroid glands, ^{75}*Selenium, Nebenschilddrüsen* 209
—, radiation exposure, ^{75}*Selenium, Strahlenbelastung* 349
—, tumor diagnosis, ^{75}*Selenium, Tumordiagnose* 349
semiquantitative interpretation, lung scan, *semiquantitative Bewertung, Lungenszintigramm* 236
sensitiveness, radioassay, insulin, *Empfindlichkeit, Radioassay, Insulin* 214
—, RIA, IRMA, comparison, *Empfindlichkeit, RIA, IRMA, Vergleich* 202
sensitivity, competitive protein binding assay, *Empfindlichkeit, kompetitiver Proteinbindungsassay* 197
—, radiation-, tumor tissue, *Sensibilität, Strahlen-, Tumorgewebe* 180

—, radioassay, definition, *Empfindlichkeit, Radioassay, Definition* 195
—, T$_3$-, T$_4$ RIA, *Empfindlichkeit, T$_3$-, T$_4$-RIA* 158
separating methods, competitive protein binding assay, *Trennmethoden, kompetitiver Proteinbindungsassay* 197
sequence scintigraphy, arterial occlusions, *Sequenzszintigraphie, Arterienverschlüsse* 10, 29
— —, arterio-venous angiomas, *Sequenzszintigraphie, arterio-venöse Angiome* 3, 9, 24, 26
— —, cerebral infarction, *Sequenzszintigraphie, Hirninfarkt* 29, 33
— —, chronic inflammatory renal diseases, *Sequenzszintigraphie, chronisch-entzündliche Nierenerkrankungen* 547
— —, cranial salivary glands, *Sequenzszintigraphie, Kopfspeicheldrüsen* 108
— —, indication, *Sequenzszintigraphie, Indikationsstellung* 9, 10, 33
— —, kidney, technique, *Sequenzszintigraphie, Niere, Technik* 568
— —, nephrology, *Sequenzszintigraphie, Nephrologie* 509
— —, normal liquor circulation, *Sequenzszintigraphie, normale Liquorzirkulation* 60, 61
— —, occlusion, carotid artery, *Sequenzszintigraphie, Verschluß, A. carotis* 29
— —, renal, *Sequenzszintigraphie, Niere* 563
— —, — contusion, *Sequenzszintigraphie, Nierenkontusion* 566
— —, salivary glands, *Sequenzszintigraphie, Speicheldrüsen* 106, 108
— —, technique, normal findings, *Sequenzszintigraphie, Technik, Normalbefunde* 8–10
— —, tumors of cerebral hemispheres, *Sequenzszintigraphie, Großhirntumoren* 11
— —, urology, childhood, *Sequenzszintigraphie, Urologie, Kindesalter* 537
serial scintigrams, cranial salivary glands, *Reihenaufnahmen, Kopfspeicheldrüsen* 107
Serotonin, Radioassay 219
serum, crossing reactivity, *Serum, Kreuzreaktivität* 191, 192
—, ferritin concentration, *Serum, Ferritinkonzentration* 387
—, hormone values, investigation, *Serum, Hormonspiegel, Bestimmung* 156, 157
—, iron binding capacity, *Serum, Eisenbindungskapazität* 386
—, ^{131}I tagged insulin, *Serum, ^{131}J-markiertes Insulin* 187
— albumin, ^{131}I, gamma encephelography, *Serumalbumin, ^{131}J, Gammaenzephalographie* 2
— TSH, values after with drawal of thyroid hormones, *Serum-TSH, Werte nach Schilddrüsenhormonentzug* 181
sex, T$_3$, T$_4$, differences, *Geschlecht, T$_3$, T$_4$, Schwankungen* 158
sexual steroids, pathophysiology, *Sexualsteroide, Pathophysiologie* 217
shock, blood-, plasma volume, *Schock, Blut-, Plasmavolumen* 353, 354
—, radiohippuran kinetics, *Schock, Radiohippurankinetik* 564
shrinking kidney, angioscintigraphy, *Schrumpfniere, Angioszintigraphie* 556
— —, clearance, *Schrumpfniere, Clearance* 646

shrinking kidney, scintigraphy, *Schrumpfniere, Szintigraphie* 548, 549
shunt, arterio-venous, disorder of particle fixation, *Shunt, arterio-venöser, Partikelfixationsstörung* 235
—, right to left, lung scan, *Shunt, rechts-links, Lungenszintigramm* 234
—, ventriculo-atrial, myeloscintigraphy, *Shunt, ventrikuloatrialer, Myeloszintigraphie* 51, 53, 56
sialadenitis, acute, chronic, scintigraphy, *Sialadenitis, akute, chronische, Szintigraphie* 109, 110
sialoangiectasia, multicentric, *Sialoangiektasie, multizentrische* 110
sialography, indication, *Sialographie, Indikationsstellung* 104
—, sialolithiasis, *Sialographie, Sialolithiasis* 111
sialolithiasis, sialography, scintigraphy, *Sialolithiasis, Sialographie, Szintigraphie* 111
side effects, perfusion scintigraphy, *Nebenwirkungen, Perfusionsszintigraphie* 250–254
silicosis, perfusion scan, *Silikose, Perfusionsszintigramm* 248
single dose, radioiodine treatment, *Einzeldosis, Radiojodbehandlung* 165, 166
— kidney, function, before and after surgery, *Einzelniere, Funktion, vor und nach Operation* 647
— nodule, autonomous, thyroid, functional diagnosis, *Solitärknoten, autonomer, Schilddrüse, Funktionsdiagnostik* 143
— —, — thyroid gland, therapy, *Solitärknoten, autonomer, Schilddrüse, Behandlung* 145
— —, thyroid gland, differential diagnosis, *Solitärknoten, Schilddrüse, Differentialdiagnose* 139, 143
sinus sagittalis, normal brain scan, *Sinus sagittalis, normales Hirnszintigramm* 7, 8
— transversus, Dandy-Walker's syndrome, *Sinus transversus, Dandy-Walker-Syndrom* 29
Sjögren's disease, cranial salivary glands, *Morbus Sjögren, Kopfspeicheldrüsen* 110
skeleton, normal bone marrow, *Skelett, normales Knochenmark* 377
skoliosis, perfusion, ventilation, *Skoliose, Perfusion, Ventilation* 296
skull, base, tumors, scintigraphy, results, *Schädel, Basis, Tumoren, Szintigraphie, Ergebnisse* 14, 34
—, brain trauma, liquor fistula, ventriculography, *Schädel, Hirntrauma, Liquorfistel, Ventrikulographie* 82
—, — —, scintigraphy, *Schädel, Hirntrauma, Szintigraphie* 22, 31, 33
—, tomometry, *Schädel, Tomometrie* 52
slope clearance technique, method, *Slope-Clearance-Technik, Methodik* 620, 629
small intestine, iron resorption, *Dünndarm, Eisenresorption* 356
smokers, chronic bronchitis, *Raucher, chronische Bronchitis* 299
—, ventilation scan, *Raucher, Ventilationsszintigramm* 234
sodium perchlorate, test, preparation, *Natriumperchlorat, Test, Vorbereitung* 134, 136
soft tissue structures, tomometry, *Weichteilstrukturen, Tomometrie* 52
somatotrope hormone, quantification, immunoradiometric assay, *Wachstumshormon, Bestimmung, immunoradiometrischer Assay* 201
space occupying lesions, inflammatory diseases, *Raumforderung, entzündliche Prozesse* 30, 33

— — —, intraspinal tumors, myeloscintigraphy, *Raumforderung, intraspinale Tumoren, Myeloszintigraphie* 56, 69–72, 79
— — —, mediastinal, diagnosis, *Raumforderung, Mediastinum, Diagnose* 335
— — —, neurofibromatosis, *Raumforderung, Neurofibromatose* 71
— — —, radiospirometry, *Raumforderung, Radiospirometrie* 295
— — —, tumors, *Raumforderung, Tumoren* 10–19, 33, 34
— — —, — of suprarenal glands, *Raumforderung, Nebennierentumoren* 212, 214
— — —, vascular, pathophysiology, accumulation of activity, *Raumforderung, vaskuläre, Pathophysiologie, Aktivitätsanreicherung* 4, 10, 11, 12
special collimators, cranial salivary glands, scintigraphy, *Spezialkollimatoren, Kopfspeicheldrüsen, Szintigraphie* 107
— tumor examinations, *Tumoruntersuchungen, spezielle* 759
specific activity, microspheres, perfusion scintigraphy, *spezifische Aktivität, Mikrosphären, Perfusionsszintigraphie* 231
— —, myeloscintigraphy, *spezifische Aktivität, Myeloszintigraphie* 58
— —, plasma iodide pool, *spezifische Aktivität, Plasmajodidpool* 128
— —, tagged ligand, *spezifische Aktivität, markierter Ligand* 193
specifity, radioimmunoassay, *Spezifität, Radioimmunoassay* 190
speed, cellular turnover, bone marrow, *Geschwindigkeit, Zellumsatz, Knochenmark* 431
—, enzymatic reactions, *Geschwindigkeit, Enzymreaktionen* 199
spinal canal, arachnitis spinalis, myeloscintigraphy, *Spinalkanal, Arachnitis spinalis, Myeloszintigraphie* 72
— —, liquor dynamics, examination, *Spinalkanal, Liquordynamik, Untersuchung* 51, 52, 70, 71
— —, space occupying lesions, myeloscintigraphy, *Wirbelkanal, Raumforderung, Myeloszintigraphie* 70, 71
— cord, cervical myelopathy, *Rückenmark, zervikale Myelopathie* 75
— —, radiation exposure, scintigraphy, *Rückenmark, Strahlenbelastung, Szintigraphie* 56, 57
— —, traumatic plexus lesion, *Rückenmark, traumatische Plexusschädigung* 72, 74
— malformations, myeloscintigraphy, *spinale Mißbildungen, Myeloszintigraphie* 79
— spreading, activity, liquor dynamics, *spinale Ausbreitung, Aktivität, Liquordynamik* 67
spirometry, MacLeod's syndrome, *Spirometrie, MacLeod-Syndrom* 303
—, operability, bronchial carcinoma, *Spirometrie, Operabilität, Bronchialkarzinom* 322
—, preoperative, pulmonary function, limiting values, *Spirometrie, präoperative Lungenfunktion, Grenzwerte* 325
—, pulmonary embolism, *Spirometrie, Lungenembolie* 306
—, radiospirometry, comparison, *Spirometrie, Radiospirometrie, Vergleich* 287
spleen, lung scan, *Milz, Lungenszintigramm* 234
—, lymphopoesis, *Milz, Lymphopoese* 428
—, prolapse, diaphragmatic hernia, *Milz, Prolaps, Zwerchfellhernie* 340

spleen, raised production of thrombocytes, *Milz, Thrombozytenproduktion, erhöhte* 457, 458
—, splenomegaly, splenectomy, thrombocytes, *Milz, Splenomegalie, Splenektomie, Thrombozyten* 455
—, thrombocytes, *Milz, Thrombozyten* 449
splenectomy, bone marrow, distribution, *Splenektomie, Knochenmarkverteilung* 373
—, evaluation, Splenektomie, Beurteilung 382
—, indications, *Splenektomie, Indikationen* 463
—, recovery, thrombocytes, *Splenektomie, Recovery, Thrombozyten* 455
splenomegaly, blood-, plasma volume, *Milzvergrößerung, Blut-, Plasmavolumen* 353, 354
—, recovery, thrombocytes, *Splenomegalie, Recovery, Thrombozyten* 455
spongioblastoma, cerebellar, scintigram, *Spongioblastom, Kleinhirn, Szintigramm* 18
spontaneous haemorrhages, brain scintigraphy, *Spontanblutungen, Hirnszintigraphie* 22–27
— hypothyroidism, diagnosis, *spontane Schilddrüsenunterfunktion, Diangose* 171, 172
spreading, liquor dynamics, examination, results, *Ausbreitung, Liquordynamik, Untersuchung, Ergebnisse* 66–68
staging, bronchial carcinoma, *Stadieneinteilung, Bronchialkarzinom* 319–325
—, — —, radiospirometry, *Stadieneinteilung, Bronchialkarzinom, Radiospirometrie* 266
—, Hodgkin's disease, *Stadieneinteilung, Morbus Hodgkin* 347, 348
—, pulmonary sarcoidosis, *Stadieneinteilung, Lungensarkoidose* 249
—, silicosis, *Stadieneinteilung, Silikose* 248
standard count, thyroid uptake measurement, *Standardzählung, Schilddrüsenaufnahmemessung* 130
— curve, digitalis glycosides, measurement, *Standardkurve, Digitalis-Glykoside, Messung* 201
— curves, competitive radioassays, *Standardkurven, kompetitive Radioassays* 186, 189
— —, hormonal quantification, antisera, *Standardkurven, Hormonbestimmung, Antisera* 197
— —, radioimmunoassay, angiotensin, renin, *Standardkurven, Radioimmunoassay, Angiotensin, Renin* 667
— —, total thyroxine, -triiodothyronine, *Standardkurven, Gesamtthyroxin, -Trijodthyronin* 157
— dose, radioidoine therapy, *Standarddosis, Radiojodbehandlung* 170
— man, bone marrow, *Standardmensch, Knochenmark* 429
statistics, identification, brain tumors, *Statistik, Nachweisbarkeit, Hirntumoren* 11, 12, 14, 21
—, —, inflammatory lesions, *Statistik, Nachweisbarkeit, entzündliche Prozesse* 30
—, scintigraphy, postoperative follow up, *Statistik, Szintigraphie, postoperative Verlaufskontrolle* 21
—, vascular cerebral diseases, *Statistik, vaskuläre Hirnerkrankungen* 23
stem cell compartments, bone marrow, *Stammzellenkompartmente, Knochenmark* 431
— cells, bone marrow, *Stammzellen, Knochenmark* 432, 433
stenoses, salivary glands, *Stenosen, Speicheldrüsen* 111
sterility, sexual steroids, *Sterilität, Sexualsteroide* 217, 218
steroids, biosynthesis, *Steroide, Biosynthese* 216–218
—, quantification, derivate analysis, *Steroide, Bestimmung, Derivatanalyse* 204, 217, 218

—, quantitation, ^{3}H compounds, *Steroide, Bestimmung, ^{3}H-Verbindungen* 193
stigmasterol, adenoma, suprarenal gland, *Stigmasterol, Adenom, Nebennieren* 212
stimulation, thyroid parenchyma, exogenous TSH administration, *Stimulation, Schilddrüsenparenchym, exogene TSH-Anwendung* 143
—, salivary secretion, *Stimulation, Speichelsekretion* 102, 110, 112
— test, salivary glands, *Stimulationstest, Speicheldrüsen* 108, 110
stomach, experimental examinations, *Magen, experimentelle Untersuchungen* 755
—, iron metabolism, *Magen, Eisenstoffwechsel* 357
—, pertechmetate anion concentration, *Magen, Pertechnetat-Anionenkonzentration* 120
stop syndrome, myeloscintigraphy, *Stop-Syndrom, Myeloszintigraphie* 72, 77, 85
strategy, dosimetry, radioiodine treatment, *Strategie, Dosimetrie, Radiojodbehandlung* 169
subarachnoidal haemorrhage, brain scintigraphy, *Subarachnoidalblutung, Hirnszintigraphie* 23
— —, hydrocephalus, *Subarachnoidalblutung, Hydrozephalus* 88, 91
— —, sequence scintigraphy, *Subarachnoidalblutung, Sequenzszintigramm* 9, 83
— space, stenosis, intervertebral disc hernia, *Subarachnoidalraum, Einengung, Bandscheibenhernie* 75–79
subcompartments, stem cells, bone marrow, *Subkompartmente, Stammzellen, Knochenmark* 431
subdural empyema, scan, *subdurales Empyem, Szintigramm* 30
— haematoma, concentration of radioactivity, *subdurales Hämatom, Aktivitätsansammlung* 4
— —, scintigraphy, *subdurales Hämatom, Szintigraphie* 22
sublingual glands, scan, *Sublingualdrüsen, Szintigram* 105
— —, scintigraphy, *Zungenspeicheldrüsen, Szintigraphie* 104, 108
— —, secretion rates, *Zungenspeicheldrüsen, Sekretionsraten* 100, 101
— —, iodide concentration, *Sublingualdrüsen, Jodidkonzentration* 99
— thyroid tissue, development, *Zungengrundstruma, Entwicklung* 118
submandibular glands, scintigraphy, *Submandibulardrüsen, Szintigraphie* 104
submaxillary glands, iodide concentration, *Submaxillardrüsen, Jodidkonzentration* 99
suboccipital application, radioactivity, spreading time, *subokzipitale Anwendung, Radioaktivität, Ausbreitungszeit* 68
— injection, cisternography, liquor fistula, *subokzipitale Injektion, Zisternographie, Liquorfistel* 77
— puncture, myeloscintigraphy, *subokzipitale Punktion, Myeloszintigraphie* 58, 60, 64, 67, 70, 81
substernal goiter, diagnosis, *Substernalstruma, Diagnose* 145, 146
substitution therapy, hypothyreosis, TRH test, *Substitutionstherapie, Hypothyreose, TRH-Belastung* 161
— —, thyroid deficiency, *Substitutionstherapie, Schilddrüseninsuffizienz* 171
substrate concentration, reaction speed, radioenzyme assay, *Substratkonzentration, Reaktionsgeschwindigkeit, Radioenzymassay* 199

subtraction, adenoma, parathyroid glands, *Subtraktion, Adenom, Nebenschilddrüsen* 209, 210, 211
superior V. cava, scintigraphy, *obere Hohlvene, Szintigraphie* 336, 338, 339
suppressibility, thyroid, pathophysiology, *Suppressibilität, Schilddrüse, Pathophysiologie* 132, 133
suppression, salivary secretion, *Suppression, Speichelsekretion* 102
—, thyroid function, exogenous hormones, *Suppression, Schilddrüsenfunktion, exogene Hormone* 181
— test, antithyroid drugs, *Suppressionstest, Thyreostatika* 132, 133
— —, "hot" nodule of thyroid, *Suppressionstest, „heißer" Knoten der Schilddrüse* 143
suprarenal glands, adenoma, *Nebennieren, Adenom* 212, 213
— —, examination methods, *Nebennieren, Untersuchungsmethoden* 212–214
— —, ^{131}I-cholesterol, radiation exposure, *Nebennieren, ^{131}J-Cholesterin, Strahlenbelastung* 213
— medulla, tumors, diagnosis, *Nebennierenmark, Tumoren, Diagnose* 214
surgery, encephalocele, scintigraphy, *Operation, Enzephalozele, Szintigraphie* 89, 90
surgical treatment, bronchial carcinoma, *chirurgische Behandlung, Bronchialkarzinom* 319, 325
— —, hyperthyroidism, malignancy risk, *chirurgische Behandlung, Hyperthyreose, Malignomrisiko* 164
— —, hypothyroidism, risk, *chirurgische Behandlung, Hypothyreose, Risiko* 165, 166
— —, pulmonary emphysema, *chirurgische Behandlung, Lungenemphysem* 300
— —, stenosis of renal artery, *chirurgische Behandlung, Nierenarterienstenose* 533
survival rates, thyroid cancer, *Überlebensraten, Schilddrüsenkarzinom* 176, 177
sweat secretion, stimulation, suppression, *Schweißsekretion, Stimulation, Suppression* 102
syndrome, defects of iodide organification, differential diagnosis, *Syndrom, Jodisationsstörung, Differentialdiagnose* 135
—, hypersplenic, kinetics of thrombocytes, *Syndrom, Hypersplenie-, Thrombozytenkinetik* 463
—, liquor stop-, *Syndrom, Liquorstop-,* 72, 77, 85
—, obstructive, radiospirometry, *Syndrom, obstruktives, Radiospirometrie* 295, 297
— of coun, pathophysiology, *Syndrom, Coun, Pathophysiologie* 217
— of Cushing, plasma cortisole, *Syndrom, Cushing, Plasmakortisol* 217
— of Dandy-Walker, *Syndrom, Dandy-Walker* 19
— of MacLeod, *Syndrom, MacLeod* 303
— of Pendred, differential diagnosis, *Syndrom, Pendred, Differentialdiagnose* 135
— of Pendred, thyroid uptake, *Syndrom, Pendred-, Schilddrüsenaufnahmen* 131
—, osteosclerosis, *Syndrom, Osteosklerose* 376
—, restrictive, radiospirometry, *Syndrom, restriktives, Radiospirometrie* 296
—, superior mediastinal, substernal goiter, *Syndrom, oberes Mediastinal-, substernale Struma* 145, 146
system disease, pathological liver changes, *Systemerkrankung, Leberveränderungen* 827
systemic diseases, lymphoscintigraphy, *Systemerkrankungen, Lymphoszintigraphie* 496, 500

T_3, ^{131}I uptake, supressibility, T_3, *J-Aufnahme, Suppressionstest* 132
T_3-RIA, total triiodothyronine, T_3-*RIA, Gesamttrijodthyronin* 157
T_3 suppression test, differential diagnosis, "hot" nodule, T_3-*Suppressionstest, Differentialdiagnose, „heißer" Knoten* 143
T_3, T_4, free, investigation, T_3, T_4, *freies, Bestimmung* 155
—, —, in vitro diagnosis, T_3, T_4, *In-vitro-Diagnostik* 155
—, —, normal values, T_3, T_4, *Normalwerte* 158
—, —, pregnancy, T_3, T_4, *Gravidität* 156
—, — therapy, autonomous thyroid nodules, T_3-, T_4-*Behandlung, autonome Schilddrüsenknoten* 144, 145
T_4, free, bound, separation, T_4, *freies, gebundenes, Trennung* 158
T_4-RIA, total thyroxine, T_4-*RIA, Gesamtthyroxin* 157
T_7 test, free thyroxine, serum, T_7-*Test, freies Thyroxin im Serum* 159
Takayasu's arteritis, perfusion scintigraphy, *Takayasu-Arteriitis, Perfusionsszintigraphie* 241
^{99m}Tc, clearance, thyroidal, measurement, ^{99m}Tc, *Clearance, Schilddrüse, Messung* 129
—, cold nodule, thyroid cancer, ^{99m}Tc, *kalter Knoten, Schilddrüsenkarzinom* 142
—, differential diagnosis, single thyroid nodule, ^{99m}Tc, *Differentialdiagnose, Solitärknoten* 139
—, digestive tract, critical organ, ^{99m}Tc, *Magendarmtrakt, kritisches Organ* 210
—, disadvantages, ^{99m}Tc, *Nachteile* 138
—, emission-, transmission scintigraphy, ^{99m}Tc, *Emissions-, Transmissionsszintigraphie* 339
—, imaging, Hashimoto's disease, ^{99m}Tc, *Darstellung, Hashimoto-Struma* 142
—, —, substernal goiter, ^{99m}Tc, *Darstellung, substernale Struma* 145
—, lymphoscintigraphy, ^{99m}Tc, *Lymphoszintigraphie* 488
—, perfusion scintigraphy, renal, ^{99m}Tc, *Perfusionsszintigraphie, Niere* 569
—, physical properties, ^{99m}Tc, *physikalische Eigenschaften* 103, 125, 127
—, renal scintigraphy, ^{99m}Tc, *Nierenszintigraphie* 539
—, scintigraphy, salivary glands, ^{99m}Tc, *Szintigraphie, Speicheldrüsen* 104–108
—, thyroid imaging, ^{99m}Tc, *Schilddrüsendarstellung* 138
—, — physiology, ^{99m}Tc, *Schilddrüsenphysiologie* 129
—, uptake, haematoma, ^{99m}Tc, *Aufnahme, Hämatom* 339
—, — as index of thyroid function, ^{99m}Tc, *Aufnahme, Index der Schilddrüsenfunktion* 129
— albumin, cardiovascular lesions, ^{99m}Tc-*Albumin, kardiovaskuläre Veränderungen* 336
— —, ventilation scintigraphy, ^{99m}Tc-*Albumin, Ventilationsszintigraphie* 230
— — macroaggregates, lung scintigraphy, ^{99m}Tc-*Albumin-Makroaggregate, Lungenszintigraphie* 228
— — —, side effects, ^{99m}Tc-*Albumin-Makroaggregate, Nebenwirkungen* 252
— — microspheres, lung scintigraphy, ^{99m}Tc-*Albumin-Mikrosphären, Lungenszintigraphie* 229
— — —, radiation exposure, ^{99m}Tc-*Albumin-Mikrosphären, Strahlenbelastung* 253
— compounds, renal functional diagnosis, ^{99m}Tc-*Verbindungen, Nierenfunktionsdiagnostik* 626
— -diphosphonate, cerebral infarction, ^{99m}Tc-*Diphosphonat, Hirninfarkt* 28
— iron hydroxide particles, lung scintigraphy, ^{99m}Tc-*Eisenhydroxyd-Partikel, Lungenszintigraphie* 229

^{99m}Tc microspheres, nephrology, ^{99m}Tc-$Mikrosphären$, $Nephrologie$ 509
— —, renal angioscintigraphy, ^{99m}Tc-$Mikrosphären$, $Nierenangioszintigraphie$ 539
^{99m}Tc-O$_4$, adenoma of parathyroid gland, ^{99m}Tc-O_4, $Nebenschilddrüsenadenom$ 210
—, emission-, transmission scan, pericardial cyst, $^{99m}TcO_4$, $Emissions$-, $Transmissionsszintigramm$, $Perikardzyste$ 342
—, scintigraphy, differential diagnosis, mediastinal tumors, ^{99m}Tc-O_4, $Szintigraphie$, $Differentialdiagnose$, $Mediastinaltumoren$ 341
—, —, renal transplantation, $^{99m}TcO_4$, $Szintigraphie$, $Nierentransplantation$ 549
—, tumor diagnosis, mediastinum, $^{99m}TcO_4$, $Tumordiagnostik$, $Mediastinum$ 347
^{99m}TcO$_4$-Bolus, cardiac, pulmonary passage, $^{99m}TcO_4$-$Bolus$, $Durchfluß$, $Herz$, $Lunge$ 338
^{99m}Tc pertechnetate, examination of salivary glands, method, ^{99m}Tc-$Pertechnetat$, $Speicheldrüsenuntersuchung$, $Methodik$ 103–108
— —, liver prolapse, ^{99m}Tc-$Pertechnetat$, $Leberprolaps$ 343
— —, radiation exposure, ^{99m}Tc-$Pertechnetat$, $Strahlenbelastung$ 2, 6
— —, superior v. cava, subclavian veine, scan, ^{99m}Tc-$Pertechnetat$, $obere\ Hohlvene$, $V.\ subclavia$, $Szintigramm$ 339
— —, thyroid uptake, ^{99m}Tc-$Pertechnetat$, $Schilddrüsenaufnahme$ 129
— —, whole body dose, ^{99m}Tc-$Pertechnetat$, $Ganzkörperdosis$ 210
— scan, radiation exposure, ^{99m}Tc-$Szintigramm$, $Strahlenbelastung$ 345
— scintiscan, autonomous thyroid nodule, ^{99m}Tc-$Szintigramm$, $autonomer\ Schilddrüsenknoten$ 144
— —, functional metastases, thyroid carcinoma, ^{99m}Tc-$Szintigramm$, $funktionelle\ Metastasen$, $Schilddrüsenkarzinom$ 146
^{99m}Tc-S-colloid, liver, lung, scan, ^{99m}Tc-S-$Kolloid$, $Leber$, $Lunge$, $Szintigramm$ 337
^{99m}Tc sulphide, ventilation scintigraphy, ^{99m}Tc-$Sulfid$, $Ventilationsszintigraphie$ 230
^{99m}Tc-tagged erythrocytes, dilution analysis, ^{99m}Tc-$markierte\ Erythrozyten$, $Verdünnungsanalyse$ 353
^{99m}Tc uptake, suppression test, ^{99m}Tc-$Aufnahme$, $Suppressionstest$ 132, 133
^{99m}Technetium, complications, $^{99m}Technetium$, $Komplikationen$ 63, 64
—, myeloscintigraphy, $^{99m}Technetium$, $Myeloszintigraphie$ 53
—, radiation exposure, $^{99m}Technetium$, $Strahlenbelastung$ 57
— compounds, metabolism, $Technetium$-$Verbindungen$, $Stoffwechsel$ 4, 5
technique, brain scan, $Technik$, $Hirnszintigramm$ 6–10
—, cisternography, $Technik$, $Zisternographie$ 59
—, examination of salivary glands, $Technik$, $Speicheldrüsenuntersuchung$ 103–108
—, immunoradiometric assay, $Technik$, $immunradiometrischer\ Assay$ 200, 202
—, inhalation scintigraphy, $Technik$, $Inhalationsszintigraphie$ 231
—, lymphoscintigraphy, $Technik$, $Lymphoszintigraphie$ 489
—, mediastinal radiophlebography, $Technik$, $mediastinale\ Radiophlebographie$ 336
—, metastases, thyroid cancer, quantitation of radioiodine uptake, $Technik$, $Metastasen$, $Schilddrüsenkarzinom$, $Bestimmung\ der\ Radiojodaufnahme$ 178, 179
—, myelography, myeloscintigraphy, combination, $Technik$, $Myelographie$, $Myeloszintigraphie$, $Kombination$ 68, 69
—, myeloscintigraphy, $Technik$, $Myeloszintigraphie$ 57
—, perfusion scintigraphy, $Technik$, $Perfusionsszintigraphie$ 231
—, radiocardiography, $Technik$, $Radiokardiographie$ 336
—, radiofibrinogen uptake, test, $Technik$, $Radiofibrinogen$-$Aufnahmetest$ 472
—, radioimmunoassay, $Technik$, $Radioimmunoassay$ 187
—, radiospirometry, $Technik$, $Radiospirometrie$ 274
—, renal scintigraphy, $Technik$, $Nierenszintigraphie$ 539
—, RIA, fundamentals, $Technik$, RIA, $Grundlagen$ 187
—, sequence scintigraphy, $Technik$, $Sequenzszintigraphie$ 8–10
—, — — of kidney, $Technik$, $Sequenzszintigraphie$, $Niere$ 568
—, steroid quantification, $Technik$, $Steroidbestimmung$ 203
—, thyroid function tests, $Technik$, $Schilddrüsenfunktionsteste$ 126
—, total thyroxine, -triiodothyronine, investigation, $Technik$, $Gesamtthyroxin$, -$Trijodthyronin$, $Bestimmung$ 157
—, ventriculography, $Technik$, $Ventrikulographie$ 62
testis, ^{131}I-cholesterol, radiation exposure, $Hoden$, ^{131}J-$Cholesterin$, $Strahlenbelastung$ 213
Testosteron, Radioimmunoassay 218
tetraiodothyronine, metabolism, $Tetrajodthyronin$, $Stoffwechsel$ 119, 120
thalamus, tumor, scintigram, $Thalamus$, $Tumor$, $Szintigramm$ 16
thalassaemia major, bone marrow, $Thalassaemia\ major$, $Knochenmark$ 375
therapeutic dose, radioiodine, prescription, $Therapiedosis$, $Radiojod$, $Bestimmung$ 128
therapy, autonomous thyroid nodules, $Therapie$, $autonome\ Schilddrüsenknoten$ 144, 145
—, control, perfusion scan, $Therapie$, $Kontrolle$, $Perfusionsszintigramm$ 243
—, ^{32}P, $Therapie$, ^{32}P 395
—, thyroid cancer, strategy, $Therapie$, $Schilddrüsenkarzinom$, $Strategie$ 177
— dose, thyroid cancer, calculation, $Therapiedosis$, $Schilddrüsenkarzinom$, $Berechnung$ 180
thermography, nodular goiter, cancer risk, $Thermographie$, $Knotenstruma$, $Karzinomrisiko$ 141
thigh, veins, thrombosis, radiofibrinogen test, $Oberschenkel$, $Venen$, $Thrombose$, $Radiofibrinogentest$ 473
thiocyanate, therapy, iodide organification, $Thiozyanat$, $Behandlung$, $Jodisation$ 133
thiouracil, pathophysiology, $Thiourazil$, $Pathophysiologie$ 119
thoracic region, spreading time, radioactivity, $Thorakalregion$, $Ausbreitungszeit$, $Radioaktivität$ 67, 68
— spinal canal, Recklinghausen's disease, $thorakaler\ Wirbelkanal$, $Morbus\ Recklinghausen$ 71
— spine, scoliosis, myeloscintigraphy, $Brustwirbelsäule$, $Skoliose$, $Myeloszintigraphie$ 58
thoracoplasty, differential diagnosis, $Thorakoplastik$, $Differentialdiagnose$ 307

Subject Index

—, radiospirometry, *Thorakoplastik, Radiospirometrie* 296
thrombocytes, activity, *Thrombozyten, Aktivität* 455
—, before, after splenectomy, *Thrombozyten, vor, nach Splenektomie* 455
—, blood transfusion, *Thrombozyten, Bluttransfusion* 458
—, concentration, *Thrombozyten, Konzentrat* 451
—, decomposition, *Thrombozyten, Abbau* 456, 457
—, examination technique, *Thrombozyten, Untersuchungstechnik* 450, 451
—, kinetics, *Thrombozyten, Kinetik* 453, 454
—, —, splenectomy, *Thrombozyten, Kinetik, Splenektomie* 463
—, labelling, *Thrombozyten, Markierung* 451, 453
—, life time, *Thrombozyten, Lebensdauer* 453, 454
—, normal values, *Thrombozyten, Normalwerte* 453, 454
—, production, low, raised, *Thrombozyten, Produktion, erniedrigte, erhöhte* 457, 458
—, recovery, definition, *Thrombozyten, Recovery, Definition* 453
—, turnover, *Thrombozyten, Umsatz* 453, 456
—, Werlhof's disease, *Thrombozyten, Werlhofsche Krankheit* 458
thrombocytic system, kinetics of thrombocytes, *thrombozytäres System, Thrombozytenkinetik* 453, 454
— —, megacaryocytes, *thrombozytäres System, Megakaryozyten* 450
— —, methods, *thrombozytäres System, Methodik* 450
— —, physiology, pathophysiology, *thrombozytäres System, Physiologie, Pathophysiologie* 449
— —, production of thrombocytes, *thrombozytäres System, Thrombozytenproduktion* 457, 458
— —, thrombocytes, *thrombozytäres System, Thrombozyten* 450, 451
— —, turnover of thrombocytes, *thrombozytäres System, Thrombozytenumsatz* 456
thrombocytopenia, causes, *Thrombozytopenie, Ursachen* 458, 460
thrombocytosis, reactive, causes, *Thrombozytose, reaktive, Ursachen* 462
thromboszintigraphy, clinical use, *Thromboszintigrahie, klinische Anwendung* 471
—, radiofibrinogen, *Thromboszintigraphie, Radiofibrinogen* 474
thrombosis, fibrinogen uptake test, *Thrombose, Fibrinogen-Aufnahmetest* 472
—, identification, radiopharmaca, *Thrombose, Nachweis, Radiopharmaka* 471–483
—, perfusion disorders, *Thrombose, Perfusionsstörungen* 235
—, radiofibrinolytic drugs, *Thrombose, Radiofibrinolytika* 474
—, radionuclid phlebography, *Thrombose, Radionuklid-Venographie* 471, 476
thymocytes, lymphopoesis, *Thymozyten, Lymphopoese* 425
thyroglobulin, antibody test, Hashimoto's disease, *Thyreoglobulin, Antikörpertest, Hashimoto-Struma* 142
—, iodide organification, disorders, *Thyreoglobulin, Jodid-Einbau, Störungen* 133
thyroid cancer, activity accumulation, half life time, *Schilddrüsenkarzinom, Aktivitätsansammlung, Halbwertzeit* 178
— — after radioiodine treatment, *Schilddrüsenkarzinom nach Radiojodbehandlung* 163, 164
— —, age, *Schilddrüsenkarzinom, Alter* 140

— —, anaplastic, radioiodine therapy, *Schilddrüsenkarzinom, anaplastisches, Radiojodtherapie* 178
— —, "cold" nodules, *Schilddrüsenkarzinom, „kalte" Knoten* 138, 139, 140, 142
— —, early diagnosis, *Schilddrüsenkarzinom, Frühdiagnose* 118
— —, functional metastases, *Schilddrüsenkarzinom, funktionelle Metastasen* 146, 147
— —, geographical distribution, *Schilddrüsenkarzinom, geographische Verteilung* 140
— —, histogenesis, histology, *Schilddrüsenkarzinom, Histogenese, Histologie* 176
— —, incidence, *Schilddrüsenkarzinom, Häufigkeit* 140
— —, — after ^{125}I-, ^{131}I-therapy, *Schilddrüsenkarzinom, Häufigkeit nach ^{125}J-, ^{131}J-Behandlung* 171
— —, initial tumor therapy, *Schilddrüsenkarzinom, initiale Tumortherapie* 180
— —, mediastinal tumor, differential diagnosis, *Schilddrüsenkarzinom, Mediastinaltumor, Differentialdiagnose* 341
— —, metastases, *Schilddrüsenkarzinom, Metastasen* 146, 147, 175, 176
— —, —, radioiodine uptake, quantitation, *Schilddrüsenkarzinom, Metastasen, Radiojodaufnahme, Bestimmung* 178
— —, multinodular goiter, *Schilddrüsenkarzinom, multinoduläre Struma* 142
— —, occult, *Schilddrüsenkarzinom, okkultes* 176
— —, palliative therapy, *Schilddrüsenkarzinom, Palliativtherapie* 182, 183
— —, papillary, scintiscan, *Schilddrüsenkarzinom, papilläres, Szintigramm* 142
— —, —, therapy, *Schilddrüsenkarzinom, papilläres, Behandlung* 175, 176, 177
— —, pathology, *Schilddrüsenkarzinom, Pathologie* 175–177
— —, PB ^{131}I test, *Schilddrüsenkarzinom, PB ^{131}J-Test* 137
— —, radiation induced, *Schilddrüsenkarzinom durch Bestrahlung ausgelöstes* 140
— —, radioiodine therapy, *Schilddrüsenkarzinom, Radiojodbehandlung* 175–183
— —, results of treatment, *Schilddrüsenkarzinom, Behandlungsergebnisse* 182, 183
— —, scintiscan, *Schilddrüsenkarzinom, Szintigramm* 139, 140
— —, screening for, indication, *Schilddrüsenkarzinom, Suche nach-, Indikationsstellung* 139
— —, sex, *Schilddrüsenkarzinom, Geschlecht* 140
— —, therapeutic dose, calculation, *Schilddrüsenkarzinom, Therapiedosis, Berechnung* 180
— —, whole body scan, *Schilddrüsenkarzinom, Ganzkörperszintigramm* 147
— deficiency, substitution therapy, *Schilddrüseninsuffizienz, Substitutionsbehandlung* 171, 172
— function, affection by pharmacentics, *Schilddrüsenfunktion, Beeinflussung durch Arzneistoffe* 128
— —, disturbances, hormone metabolites, *Schilddrüsenfunktion, Störungen, Hormonmetaboliten* 156
— —, follow up studies, ^{99m}Tc uptake, *Schilddrüsenfunktion, Nachuntersuchungen, ^{99m}Tc-Aufnahme* 129
— —, in vitro tests, *Schilddrüsenfunktion, In-vitro-Teste* 155–174
— —, in vivo tests, *Schilddrüsenfunktion, In-vivo-Teste* 127–137

thyroid cancer, peripheral parameters, *Schilddrüsenfunktion, periphere Parameter* 155
— —, radioiodine therapy, *Schilddrüsenfunktion, Radiojodtherapie* 169, 170
— —, suppression, exogenous thyroid hormone, *Schilddrüsenfunktion, Suppression, exogenes Schilddrüsenhormon* 181
— —, — test, *Schilddrüsenfunktion, Suppressionstest* 132
— —, ^{99m}Tc uptake as index, *Schilddrüsenfunktion, ^{99m}Tc-Aufnahme als Index* 129
— —, tumor therapy, *Schilddrüsenfunktion, Tumortherapie* 180, 181
— gland, autonomous nodules, functional diagnosis, *Schilddrüse, autonome Knoten, Funktionsdiagnostik* 143
— —, blockage, perfusion scintigraphy, *Schilddrüse, Blokkierung, Perfusionsszintigraphie* 231
— —, child, radiation exposure, *Schilddrüse, kindliche, Strahlenbelastung* 537
— —, clearance studies, *Schilddrüse, Clearance-Untersuchungen* 126
— —, "cold" nodule, *Schilddrüse, „kalter" Knoten* 138, 139, 140, 142
— —, degenerative changes, differential diagnosis, *Schilddrüsenveränderungen, degenerative, Differentialdiagnose* 139
— —, development, *Schilddrüse, Entwicklung* 118–120
— —, dystopic tissue, floor of the mouth, *Schilddrüse, dystopes Gewebe, Mundboden* 108, 109
— —, fetal, radiation exposure, *Schilddrüse, fetale, Strahlenbelastung* 537
— —, function disorders, radionuclides, *Schilddrüse, Funktionsstörungen, Radionuklide* 125
— —, — tests, imaging, *Schilddrüse, Funktionsteste, Darstellung* 117–153
— —, — —, physiologic factors, *Schilddrüse, Funktionsteste, physiologische Faktoren* 126
— —, functional examination, radiation exposure, *Schilddrüse, Funktionsuntersuchung, Strahlenbelastung* 6
— —, Graves' disease, *Schilddrüse, Basedowsche Krankheit* 132, 143, 144
— —, — —, see hyperthyroidism, *Schilddrüse, Basedowsche Krankheit, siehe Hyperthyreose*
— —, haemorrhage, differential diagnosis, *Schilddrüse, Blutung, Differentialdiagnose* 139
— —, hyper-, hypoparathyroidism, screening tests, *Schilddrüse, Über-, Unterfunktion, Suchmethoden* 117
— —, ^{131}I clearance, *Schilddrüse, ^{131}J-Clearance* 129
— —, image, correlation with clinical findings, *Schilddrüse, Gestalt, Korrelation mit klinischen Befunden* 139
— —, in vitro diagnosis, *Schilddrüse, In-vitro-Diagnostik* 155–162
— —, in vivo diagnosis, *Schilddrüse, In-vivo-Diagnostik* 117–153
— —, iodide organification, index, *Schilddrüse, Jodisation, Index* 133
— —, — transport, in vivo tests, *Schilddrüse, Jodidtransport, In-vivo-Teste* 127
— —, — turnover, after antithyroid drugs, *Schilddrüse, Jodidumsatz, nach Thyreostatika* 169
— —, lingual, hypothyroidism, *Schilddrüse, Zungen-, Unterfunktion* 145, 146
— —, normal, ^{131}I, radiation exposure, *Schilddrüse, normale, ^{131}J, Strahlenbelastung* 345
— —, —, radioiodine uptake, *Schilddrüse, normale, Radiojodaufnahme* 170
— —, optimum collimation, *Schilddrüse, optimale Kollimierung* 126, 134
— —, palpation, clinical value, *Schilddrüse, Palpation, klinische Wertigkeit* 139
— —, pertechnetate anion concentration, *Schilddrüse, Pertechnetat-Anionenkonzentration* 120
— —, phantom, physical factors, *Schilddrüse, Phantom, physikalische Faktoren* 125
— —, — measurements, *Schilddrüse, Phantommessungen* 130
— —, physiology, *Schilddrüse, Physiologie* 118–120
— —, —, ^{99m}Tc, *Schilddrüse, Physiologie, ^{99m}Tc* 129
— —, pituitary axis, T_3, T_4, *Schilddrüse, Hypophysenachse, T_3, T_4* 128
— —, plasma iodide pool, specific acitvity, *Schilddrüse, Plasmajodidpool, spezifische Aktivität* 128
— —, radiation dosage, hyperthyroidism, *Schilddrüse, Strahlendosis, Hyperthyreose* 166, 167
— —, radioactivity, quantitation, *Schilddrüse, Radioaktivität, Messung* 125
— —, ^{99m}Tc clearance, *Schilddrüse, ^{99m}Tc-Clearance* 129
— —, three compartment model, *Schilddrüse, 3-Kompartment-Modell* 122
— —, thyreotoxicosis, differential diagnosis, *Schilddrüse, Thyreotoxikose, Differentialdiagnose* 143
— —, tumor seeking, *Schilddrüse, Tumorsuche* 141
— —, two compartment model, *Schilddrüse, 2-Kompartment-Modell* 121
— —, uptake, affecting, factors, *Schilddrüse, Aufnahme, modifizierende Faktoren* 127, 128
— —, — measurements, *Schilddrüse, Aufnahmemessungen* 125
— hormone synthesis, affection by pharmaceuticals, *Schilddrüsenhormonsynthesen, Beeinflussung durch Arzneimittel* 128
— hormones, binding capacity, serum, *Schilddrüsenhormone, Bindungskapazität, Serum* 157
— —, exogenous, suppression of thyroid function, *Schilddrüsenhormone, exogenes, Suppression der Schilddrüsenfunktion* 181
— —, indirect quantitation, *Schilddrüsenhormone, indirekte Bestimmung* 159
— —, in vitro diagnosis, *Schilddrüsenhormone, In-vitro-Diagnostik* 155–162
— —, in vivo diagnosis, *Schilddrüsenhormone, In-vivo-Diagnostik* 117–153
— —, organically bound ^{131}I, turnover, *Schilddrüsenhormone, organisch gebundenes ^{131}J, Umsatz* 170
— —, serum, free fractions, *Schilddrüsenhormone, Serum, freie Anteile* 155
— —, substitution therapy, *Schilddrüsenhormone, Substitutionstherapie* 171, 172
— —, suppression test, *Schilddrüsenhormone, Suppressionstest* 132
— —, urinary excretion, *Schilddrüsenhormone, Ausscheidung im Harn* 156, 157
— —, — —, normal values, *Schilddrüsenhormone, Urinausscheidung, Normalwerte* 155, 156
— —, withdrawal, TSH values, *Schilddrüsenhormone, Entzug, TSH-Werte* 181
— scintiscan, ectopic thyroid tissue, *Schilddrüsenszintigramm, ektopisches Schilddrüsengewebe* 145
— —, functional metastases, thyroid cancer, *Schilddrüsenszintigramm, funktionelle Metastasen, Schilddrüsenkarzinom* 146

Subject Index

— —, indication, *Schilddrüsenszintigramm, Indikationsstellung* 137
— —, multinodular goiter, *Schilddrüsenszintigramm, multinoduläre Struma* 142
— —, radioiodine uptake, metastases, thyroid cancer, *Schilddrüsenszintigramm, Radiojodaufnahme, Metastasen, Schilddrüsenkarzinom* 179
— —, screening for thyroid cancer, *Schilddrüsenszintigramm, Suche nach Schilddrüsenkarzinom* 139
— —, single nodule, *Schilddrüsenszintigramm, Solitärknoten* 139
— —, thyreotoxicosis, *Schilddrüsenszintigramm, Thyreotoxikose* 143
— size, dosimetry, radioiodine treatment, *Schilddrüsengröße, Dosimetrie, Radiojodbehandlung* 169
stimulating hormone, metabolism, *TSH, Stoffwechsel* 118
— — — (TSH), RIA, quantitation, *schilddrüsenstimulierendes Hormon (TSH), RIA, Bestimmung* 160, 161
— — —, secretion, affection by pharmaceuticals, *TSH, Sekretion, Arzneimitteleinflüsse* 128
— suppression, hyperthyroidism, pathophysiology, *Schilddrüsensuppression, Überfunktion, Pathophysiologie* 132, 133
— tissue, ablation, indication, *Schilddrüsengewebe, Ausschaltung, Indikationsstellung* 178
— —, ectopic, *Schilddrüsengewebe, ektopisches* 145, 146
— uptake, measurement, clinical use, *Schilddrüsenaufnahme, Messung, klinische Anwendung* 131
— —, procedure, measurement, *Schilddrüsenaufnahme, Methodik der Messung* 130, 131
— —, quantitation, *Schilddrüsenaufnahme, Berechnung* 130
— —, radioiodine, *Schilddrüsenaufnahme, Radiojod* 127
— —, —, hypothyroidism, *Schilddrüsenaufnahme, Radiojod, Unterfunktion* 166
— —, ^{99m}Tc-pertechnetate, *Schilddrüsenaufnahme, ^{99m}Tc-Pertechnetat* 129
— weight, dose calculation, *Schilddrüsengewicht, Dosisberechnung* 170
thyroidal iodine transport, mathematical models, *thyreoidaler Jodtransport, mathematische Modelle* 120–123
thyroidectomy, extent, indication, *Schilddrüsenresektion, Ausmaß, Indikationsstellung* 177, 178
—, neck and thorax scan, metastases, *Thyreoidektomie, Hals-Thoraxszintigramm, Metastasen* 147, 177
—, partial, Plummer's disease, *Thyreoidektomie, partielle, Plummersche Krankheit* 145
—, preoperative investigation, *Schilddrüsenresektion, präoperative Untersuchung* 136
—, radiologic, hypothyroidism, *Thyreoidektomie, radiologische, Unterfunktion* 165, 166
—, surgical, hypothyroidism, *Thyreoidektomie, chirurgische, Unterfunktion* 166
—, total, indication, *Thyreoidektomie, totale, Indikation* 177, 178
thyroiditis, differential diagnosis, *Thyreoiditis, Differentialdiagnose* 136, 142
thyrostatic drugs, therapy, inorganic ^{131}I, *Thyreostatika, Behandlung, anorganisches ^{131}J* 121
thyreotoxicosis, autonomous thyroid nodules, functional diagnosis, *Thyreotoxikose, autonome Schilddrüsenknoten, Funktionsdiagnostik* 144
—, diagnosis, therapy, *Thyreotoxikose, Diagnose, Behandlung* 117
—, differential diagnosis, *Thyreotoxikose, Differentialdiagnose* 127

—, nodular goiter, *Thyreotoxikose, noduläre Struma* 143–145
—, PB ^{131}I test, *Thyreotoxikose, PB ^{131}J-Test* 137
—, thyroid scintiscan, *Thyreotoxikose, Schilddrüsenszintigramm* 143
—, — uptake, *Thyreotoxikose, Schilddrüsenaufnahme* 131
thyrotropin, crossing reactivity, *Thyreotropin, Kreuzreaktivität* 191
— realising factor, *Thyreotropin, releasing factor* 219
— — hormone, endogenous stimulation of TSH secretion, *Thyreotropin freisetzendes Hormon, endogene Stimulation der TSH-Sekretion* 181
— — —, see TSH, *Thyreotropin freisetzendes Hormon, siehe TSH*
thyroxine, quantification, thyroxin binding globulin, *Thyroxin, Bestimmung, thyroxinbindendes Globulin* 197
— binding globulin, ^{125}I-T$_3$, quantification, *thyroxinbindendes Globulin, ^{125}J-T$_3$, Bestimmung* 203
thyroxine, blood levels, euthyroidism, after radioiodine therapy, *Thyroxin, Blutspiegel, Euthyreose, nach Radiojodbehandlung* 171, 172
—, free, direct, indirect quantitation, *Thyroxin, freies, direkte, indikrete Bestimmung* 155, 159
—, non protein bound, *Thyroxin, nicht an Protein gebundenes* 155
—, treatment, "hot" thyroid nodule, *Thyroxin, Behandlung, „heißer" Knoten, Schilddrüse* 143
—, urinary, *Thyroxin im Harn* 156, 157
— (T$_4$), metabolism, *Thyroxin (T$_4$), Stoffwechsel* 117–123
— binding globulin, serum, quantitation, *Thyroxin bindendes Globulin, Serum, Bestimmung* 159, 160
— — index, quantitation, *Thyroxin-Bindungsindex (TBI), Bestimmung* 159
time activity curves, arterio-venous angioma, *Zeitaktivitätskurven, arterio-venöses Angiom* 25
— — —, hemispheres, *Zeitaktivitätskurven, Hemisphären* 8, 10
— — —, occlusion of carotid artery, *Zeitaktivitätskurven, Verschluß der A. carotis* 29
— — —, sequence scintigraphy, kidney, *Zeitaktivitätskurven, Sequenzszintigraphie, Niere* 568
titer, competitive protein binding assay, *Titer, kompetitiver Proteinbindungsassay* 198
—, Radioimmunoassay 190
TNM system, operability, bronchial carcinoma, *TNM-System, Operabilität, Bronchialkarzinom* 320–325
tomography, indication, radiation exposure, *Tomographie, Indikationsstellung, Strahlenbelastung* 55
tomometry, soft tissue structures, differentiation, *Tomometrie, Weichteilstrukturen, Differenzierung* 52
topography, erythropoetic system, *Topographie, erythropoetisches System* 372
—, mediastinal organs, *Topographie, Mediastinalorgane* 351
total capacity, normal values, *Totalkapazität, Normalwerte* 289
— —, radiospirometry, measurement, *Totalkapazität, Radiospirometrie, Messung* 286
— —, restricted, radiospirometry, *Totalkapazität, eingeschränkte, Radiospirometrie* 296
— clearance, ^{131}I hippuran, *Gesamtclearance, ^{131}J-Hippuran* 562
— iron binding capacity, normal values, *totale Eisenbindungskapazität, Normalwerte* 363

total T_3, T_4, age, sex, *Gesamt-T_3, -T_4, Alter, Geschlecht* 158
— —, —, normal values, *Gesamt-T_3, T_4, Normalwerte* 156
— thyroidectomy, thyroid cancer, *totale Thyreoidektomie, Schilddrüsenkarzinom* 177
toxic adenoma, differential diagnosis, *toxisches Adenom, Differentialdiagnose* 143
— —, thyroid gland, differential diagnosis, *toxisches Adenom, Schilddrüse, Differentialdiagnose* 143
— —, — —, see autonomous nodule, *toxisches Adenom, Schilddrüse, siehe autonomer Knoten*
— minimal dose, albumin macroaggregates, *toxische Minimaldosis, Albumin-Makroaggregate* 251
— nodular goiter, radioiodine treatment, *toxisch-noduläre Struma, Radiojodbehandlung* 169
tracer, parathyroid glands, investigation, *Tracer, Nebenschilddrüsenuntersuchung* 209
—, suprarenal glands, scintigraphy, *Tracer, Nebennieren, Szintigraphie* 212, 213
traffic accident, plexus lesion, myeloscintigraphy, *Verkehrsunfall, Plexusschädigung, Myeloszintigraphie* 72, 74
transferrin, exchange, half value time, *Transferrin, Austausch, Halbwertzeit* 362, 363
—, ^{113}In, cardiovascular lesions, *Transferrin, ^{113}In, kardiovaskuläre Veränderungen* 336
—, iron binding capacity, *Transferrin, Eisenbindungskapazität* 362
—, quantification, radioassay, *Transferrin, Bestimmung, Radioassay* 203
transformation, lymphocytes, *Umwandlung, Lymphozyten* 428
transfusion siderosis, ferritin, *Transfusionssiderose, Ferritin* 363
transmission scan, heart, pericardial effusion, *Transmissionsszintigramm, Herz, Perikarderguß* 340
— —, pericardial cyst, *Transmissionsszintigramm, Perikardzyste* 342
— —, superior V. cava, subclavian veine, *Transmissionsszintigramm, obere Hohlvene, V. subclavia* 339
transplantation, kidney, casting crisis, *Transplantation, Niere, Abstoßungskrise* 526, 550
—, —, nephrogram, *Transplantation, Niere, Nephrogramm* 526
—, —, scintigraphy, *Transplantation, Niere, Szintigraphie* 549
transport mechanism, thyroid hormones, *Transportmechanismus, Schilddrüsenhormone* 119
transrenal kinetics, ^{131}I-, ^{123}I hippuran, *transrenale Kinetik, ^{131}J-, ^{123}J-Hippuran* 563
transversal diameter, liver, heart chamber, radiocardiography, *transversaler Durchmesser, Leber, Herzkammer, Radiokardiographie* 337, 338
transverse lesion, intraspinal tumors, myeloscintigraphy, *Querschnittsläsion, intraspinale Tumoren, Myeloszintigraphie* 69, 70
trauma, cervical plexus lesion, *Trauma, zervikale Plexusschädigung* 72, 74
—, chest, perfusion, ventilation, *Trauma, Thorax, Perfusion, Ventilation* 296
—, —, radiospirometry, *Trauma, Thorax, Radiospirometrie* 293
—, diaphragmatic hernia, scintigraphy, *Trauma, Zwerchfellhernie, Szintigraphie* 340, 343

—, liquor fistula, diagnostic methods, *Trauma, Liquorfistel, diagnostische Methoden* 91
— of the liver, *Lebertraumen* 829
—, rhinoliquorrhoea, ventriculography, *Trauma, Rhinoliquorrhoe, Ventikulographie* 82
traumatic liquor fistula, myeloscintigraphy, *traumatische Liquorfistel, Myeloszintigraphie* 56
treatment, chronic leukaemia, *Behandlung, chronische Leukämie* 400
TRF, Thyrotropin releasing factor 219
TRH infections, endogenous stimulation of TSH secretion, *TRH-Injektionen, endogene Stimulation der TSH-Sekretion* 181
— test, primary, secondary hypothyreosis, *TRH-Test, primäre, sekundäre Hypothyreose* 161
triiodothyronine, non protein bound, *Trijodthyronin, nicht an Protein gebundenes* 155
— after radioiodine treatment, *Trijodthyronin nach Radiojodbehandlung* 171, 172
—, urinary, *Trijodthyronin im Harn* 156, 157
— (T_3), metabolism, *Trijodthyronin (T_3), Stoffwechsel* 117–123
tritium, see ^{3}H, *Tritium, siehe ^{3}H*
trypan blue, accumulation, brain tissue, *Trypanblau, Anreicherung, Hirngewebe* 1
TSH after radioiodine therapy, *TSH nach Radiojodbehandlung* 171, 172
—, in vitro diagnosis, *TSH, in-vitro-Diagnostik* 155
—, radioiodine treatment, control, *TSH, Radiojodbehandlung, Kontrolle* 169
—, secretion, endogenous stimulation, *TSH, Sekretion, endogene Stimulation* 181
—, —, pituitary gland, hot nodule of thyroid gland, *TSH, Sekretion, Hypophyse, heißer Knoten der Schilddrüse* 143
—, stimulation, substernal goiter, *TSH, Stimulation, Substernalstruma* 145, 146
—, —, thyroid cancer, *TSH, Stimulation, Schilddrüsenkarzinom* 147
TSH-RIA, quantitation, *TSH-RIA, Bestimmung* 160, 161
TSH standard, international, *TSH-Standard, internationaler* 160
— stimulation test, differential diagnosis: Primary hypothyroidism, *TSH-Stimulationstest, Differentialdiagnose: Primäre Schilddrüsenunterfunktion* 128
— values after withdrawel of thyroid hormone replacement, *TSH-Werte nach Entzug der Schilddrüsenhormonzufuhr* 181
tubulus, necrosis, nephrogram, *Tubulus, Nekrose, Nephrogramm* 526
tuberculosis, perfusion scan, *Tuberkulose, Perfusionsszintigramm* 247
—, urogenital, nephrogram, *Tuberkulose, Urogenital-, Nephrogramm* 525
tumor, activity accumulation, half life time, *Tumor, Aktivitätsansammlung, Halbwertzeit* 178
—, aneurysm, scintigraphy, *Tumor, Aneurysma, Szintigraphie* 25
—, aquaeductus, *Tumor, Aquaedukt* 86, 87
—, cauda equina, differential diagnosis, *Tumor, Kauda, Differentialdiagnose* 78
—, cerebral, diagnostic methods, *Tumor, zerebraler, diagnostische Methoden* 91
— of foramen Monroi, liquor stop syndrome, *Tumor, Foramen Monroi, Liquorstop-Syndrom* 87

Subject Index

—, ^{67}Ga, ^{75}Se, accumulation, *Tumor, ^{67}Ga, ^{75}Se, Anreicherung* 345, 346
—, histology, diameter, doubling period, *Tumor, Histologie, Durchmesser, Verdopplungszeit* 314
—, inflammation, mediastinal, differential diagnosis, *Tumor, Entzündung, Mediastinum, Differentialdiagnose* 336
—, intracranial liquor dynamics, *Tumor, intrakranielle Liquordynamik* 85
—, intramedullary, myeloscintigraphy, *Tumor, intramedullärer, Myeloszintigraphie* 72
—, invasion, bronchial carcinoma, *Tumor, Ausdehnung, Bronchialkarzinom* 319–323
—, isolated, value of diagnostic examination methods, *Tumor, isolierter, Wertigkeit diagnostischer Untersuchungsmethoden* 81
—, limit, intramedullary, *Tumor, Grenze, intramedulläre* 70
—, liver prolapse, *Tumor, Leberprolaps* 343
—, radioiodine uptake, *Tumor, Radiojodaufnahme* 147
—, suspection, negative brain scan, *Tumor, Verdacht, negatives Szintigramm* 6, 7
—, thalamic, scintigram, *Tumor, Thalamus, Szintigramm* 16
—, TNM classification, *Tumor, TNM-Klassifizierung* 320
— cells, activity accumulation, *Tumorzellen, Aktivitätsanreicherung* 10
— —, dye accumulation, *Tumorzellen, Farbstoffanreicherung* 1
— diagnosis, bronchial carcinoma, *Tumordiagnostik, Bronchialkarzinom* 319–323
— —, mediastinum, *Tumordiagnostik, Mediastinum* 320, 347, 348
— —, ^{75}Se-Selenit, *Tumordiagnostik, ^{75}Se-Selenit* 349
— dose, thyroid cancer, calculation, *Tumordosis, Schilddrüsenkarzinom, Berechnung* 180
— tissue, activity uptake, index, *Tumorgewebe, Aktivitätsaufnahme, Index* 179
— —, radioiodine uptake, low iodine diet, diuresis, *Tumorgewebe, Radiojodaufnahme, Jodmangeldiät, Diurese* 181
— uptake, radioiodine, diminished by radiation, *Tumoraufnahme, Radiojod, Verminderung durch Strahlung* 181
tumor-brain quotient, radionuclids, *Tumor-Hirn-Quotient, Radionuklide* 6, 10
tumors, base of skull, scintigraphy, results, *Tumoren, Schädelbasis, Szintigraphie, Ergebnisse* 14
—, cerebello-pontine angle, *Tumoren, Kleinhirnbrückenwinkel* 18, 29
—, cerebral hemispheres, *Tumoren, Großhirnhemisphären* 11–14
—, early diagnosis, radionuclid accumulation, *Tumoren, Frühdiagnose, Radionuklidanreicherung* 346, 347
—, infratentorial space, *Tumoren, infratentorielle Tumoren* 16–18
—, intraspinal, myeloszintigraphy, *Tumoren, intraspinale, Myeloszintigraphie* 69–72
—, intraventricular, myeloscintigraphy, *Tumoren, intraventrikuläre, Myeloszintigraphie* 56
—, liquor dynamics, *Tumoren, Liquordynamik* 85
—, lymphoscintigraphy, *Tumoren, Lymphoszintigraphie* 496, 500
—, mediastinal, *Tumoren, Mediastinum* 341–350

—, multiple, value of diagnostic examination methods, *Tumoren, multiple, Wertigkeit diagnostischer Untersuchungsmethoden* 81
—, perfusion scintigraphy, *Tumoren, Perfusionsszintigraphie* 245
—, pericardial, scan, *Tumoren, Perikard, Szintigramm* 336, 337
—, pontine, scintigraphy, *Tumoren, Brücke, Szintigraphie* 18
—, salivary glands, *Tumoren, Speicheldrüsen* 112
—, sella turcica, scintigraphy, results, *Tumoren, Sella, Szintigraphie, Ergebnisse* 14, 15
—, suprarenal medulla, diagnosis, *Tumoren, Nebennierenmark, Diagnose* 214
of ventricles, *Tumoren, Ventrikel* 16, 18, 19
turnover, bone marrow cells, *Turnover, Knochenmarkzellen* 431
—, — marrow stem cells, compartments, *Umsatz, Knochenmarkstammzellen, Kompartmente* 431
—, erythropoesis, granulopoesis, bone marrow, *Turnover, Erythropoese, Granulopoese, Knochenmark* 429
—, liquor production per minute, *Turnover, Liquorproduktion pro min* 88
—, plasma iron, *Umsatz, Plasmaeisen* 364
—, radioiodine uptake, metastases, thyroid cancer, *Turnover, Radiojodaufnahme, Metastasen, Schilddrüsenkarzinom* 179
—, rapid iodine, small pool, *Umsatz, schneller Jod-, kleiner Pool* 170
—, thrombocytes, *Umsatz, Thrombozyten* 453, 456
"two-site assay", immunoradiometric assay, *„Two-Site Assay", immunradiometrischer Assay* 203
type classification, chronic pulmonary diseases, *Typeneinteilung, chronische Lungenerkrankungen* 243

ultracentrifugation, ^{131}I-metabolism, *Ultrazentrifugierung, ^{131}J-Stoffwechsel* 117
ultrafiltration, free T_3, T_4, *Ultrafiltration, freies T_3, T_4* 155
ultrasound, nodular goiter, cancer risk, *Ultraschall, Knotenstruma, Karzinomrisiko* 141
— aerosols, inhalation technique, *Ultraschall-Aerosole, Inhalationstechnik* 232
uninodular goiter, incidence of cancer, *uninoduläre Struma, Karzinomhäufigkeit* 140
— —, thyroid scintiscan, *uninoduläre Struma, Schilddrüsenszintigramm* 139
uptake, radioiodine, thyroid gland, *Aufnahme, Radiojod, Schilddrüse* 127, 165, 166, 167, 170
—, ^{99m}Tc, haematoma, *Aufnahme, ^{99m}Tc, Hämatom* 339
—, —, thyroid function, index, *Aufnahme, ^{99m}Tc, Schilddrüsenfunktion, Index* 129
— measurement, cranial salivary glands, *Uptake-Messung, Kopfspeicheldrüsen* 106, 107
— test, radiofibrinogen, *Aufnahmetest, Radiofibrinogen* 472
uraemia, transferrin concentration, *Urämie, Transferrin-Konzentration* 363
ureter, obstruction, nephrogram, *Ureter, Obstruktion, Nephrogramm* 528
ureterotomy, clearance, *Ureterotomie, Clearance* 647
urinary bladder, operation, nephrogram, *Harnblase, Operation, Nephrogramm* 535, 536
— —, radiation dose, radioiodine therapy, *Harnblase, Strahlendosis, Radiojodtherapie* 182

urinary excretion, triiodothyronine, thyroxine, *Harnausscheidung, Trijodthyronin, Thyroxin* 156, 157
— iodide, plasma iodide level, calculation, *Urinjodid, Plasmajodidspiegel, Berechnung* 137
— retention, camera scintigraphy, *Harnstauung, Kameraszintigraphie* 609
— —, nephrogram with radioisotopes, *Harnstauung, Isotopennephrogramm* 524
urine excretion test, renal function, *Harnexkretionstest, Nierenfunktion* 561
urogenital system, malformations, scintigraphy, *Urogenitalsystem, Mißbildungen, Szintigraphie* 557
— tuberculosis, clearance, renal, *Urogenitaltuberkulose, Clearance, Niere* 643, 649
— —, nephrogram, *Urogenitaltuberkulose, Nephrogramm* 525
— —, scintiscan of kidneys, *Urogenitaltuberkulose, Nierenszintigraphie* 553
urologic, pediatric, nephrography, *Urologie, pädiatrische, Nephrographie* 535
— emergency, situations, *urologische Notfallsituationen* 521
urology, calculation of residual urine, *Urologie, Restharnbestimmung* 559
—, radioimmunoassay, *Urologie, Radioimmunoassay* 663
—, see nephrology, *Urologie, siehe Nephrologie*
—, urine excretion test, *Urologie, Harnexkretionstest* 561

valvular stenoses, perfusion scan, *Klappenstenosen, Perfusionsszintigramm* 250
vascular brain diseases, accumulation of radioactivity, *vaskuläre Hirnerkrankungen, Radioaktivitätsanreicherung* 3, 4
— — —, scintigraphy, *vaskuläre Hirnerkrankungen, Szintigraphie* 22–29
— system, lung scan, results, *Gefäßsystem, Lungenszintigramm, Ergebnisse* 238
vascularisation, brain tumors, *Vaskularisierung, Hirntumoren* 10, 11
Vasopressin, Radioimmunoassay 190, 219
veins, mediastinal, rupture, scan, *Venen, mediastinale, Ruptur, Szintigramm* 336
—, parathyroid glands, catheterism, *Venen, Nebenschilddrüsen, Katheterismus* 212
—, thrombosis, radiofibrinogen test, *Venen, Thrombose, Radiofibrinogentest* 473
Ventilation, Asthma bronchiale 297–299
—, bronchial carcinoma, *Ventilation, Bronchialkarzinom* 314–328
—, bronchiectasis, *Ventilation, Bronchiektasen* 301
—, cardiopathies, *Ventilation, Kardiopathien* 312, 313
—, chest trauma, *Ventilation, Thoraxtrauma* 296
—, chronic bronchitis, *Ventilation, chronische Bronchitis* 299
—, congenital, acquired cardiopathy, *Ventilation, angeborene, erworbene Herzfehler* 313
—, disorder, mucoviscidosis, *Ventilation, Störung, Mukoviszidose* 244
—, —, silicosis, *Ventilation, Störung, Silikose* 248
—, distribution disorders, causes, *Ventilation, Verteilungsstörungen, Ursachen* 235–250
—, distributive index, *Ventilation, Verteilungsindex* 269
—, emphysema, *Ventilation, Emphysem* 300
—, index, radiospirometry, *Ventilation, Index, Radiospirometrie* 281, 287

—, MacLeod's syndrome, *Ventilation, MacLeod-Syndrom* 303
—, mucoviscidosis, *Ventilation, Mukoviszidose* 303
—, normal, lung scan, *Ventilation, normale, Lungenszintigramm* 233
—, — values, age, *Ventilation, Normalwerte, Lebensalter* 291
—, operability, bronchial carcinoma, *Ventilation, Operabilität, Bronchialkarzinom* 320
—, perfusion, distribution indices, *Ventilation, Perfusion, Verteilungsindizes* 265, 283
—, —, physiology, *Ventilation, Perfusion, Physiologie* 233, 265
—, —, quotient, calculation, *Ventilation, Perfusions-Quotient, Berechnung* 283
—, —, ratio, *Ventilation, Perfusion, Verhältnis* 237, 239, 244, 245, 265, 271, 283
—, physiology, pathophysiology, *Ventilation, Physiologie, Pathophysiologie* 268
—, pulmonary congestion, *Ventilation, Lungenstauung* 312
—, — embolism, *Ventilation, Lungenembolie* 305
—, — hypertension, *Ventilation, pulmonaler Hochdruck* 312
—, — volumina, distribution, *Ventilation, Lungenvolumina, Verteilung* 267
—, radiospirometry, technique, results, *Ventilation, Radiospirometrie, Technik, Ergebnisse* 271, 277
—, skoliosis, *Ventilation, Skoliose* 296
— disorders, chronic, obstructive pulmonary diseases, *Belüftungsstörungen, chronisch-obstruktive Lungenerkrankungen* 242
— index, asthma bronchiale, *Ventilationsindex, Asthma bronchiale* 299
— —, normal values, *Ventilationsindex, Normalwerte* 287
— perfusion quotient, normal values, *Ventilations-Perfusions-Quotient, Normalwerte* 287, 289
— scan, bronchial carcinoma, *Ventilationsszintigramm, Bronchialkarzinom* 246, 247
— —, chronic, obstructive pulmonary diseases, *Ventilationsszintigramm, chronisch-obstruktive Lungenerkrankungen* 242–245
— scintigraphy, examination technique, *Ventilationsszintigraphie, Untersuchungstechnik* 231
— —, inhalation technique, *Ventilationsszintigraphie, Inhalationstechnik* 232
— —, newborns, *Ventilationsszintigraphie, Neugeborene* 245
— —, nuclear pharmaca, *Ventilationsszintigraphie, Nuklearpharmaka* 230
— —, principle, *Ventilationsszintigraphie, Prinzip* 226
— —, pulmonary infarction, *Ventilationsszintigraphie, Lungeninfarkt* 238, 239
ventricle, fourth, Dandy-Walker's syndrome, *Ventrikel, vierter, Dandy-Walker-Syndrom* 19
—, —, liquor stop syndrome, *Ventrikel, vierter, Liquorstop-Syndrom* 85–88
—, —, spreading time, radioactivity, *Ventrikel, vierter, Ausbreitungszeit, Radioaktivität* 68
—, reflux of acctivity, hydrocephalus, *Ventrikel, Aktivitätsreflex, Hydrozephalus* 88
—, scintigraphy, *Ventrikel, Szintigraphie* 51
—, spreading time, radionuclides, *Ventrikel, Ausbreitungszeit, Radionuklide* 67
—, third, examination with radionuclides, *Ventrikel, dritter, Darstellung mit Radionukliden* 68

Subject Index

−, −, tumor, liquor dynamics, *Ventrikel, dritter, Tumor, Liquordynamik* 85
−, tumor, diagnostic methods, *Ventrikel, Tumor, diagnostische Methoden* 91
−, tumors, childhood, *Ventrikel, Tumoren, Kindesalter* 19
−, −, liquor dynamics, *Ventrikel, Tumoren, Liquordynamik* 85−88
−, −, scintigraphy, results, *Ventrikel, Tumoren, Szintigraphie, Ergebnisse* 16
−, walls, liquor production, *Ventrikel, Wände, Liquorproduktion* 88
ventriculo-atrial shunt, hydrocephalus communicans, *ventrikulo-atrialer Shunt, Hydrocephalus communicans* 88
− −, myeloscintigraphy, *ventrikulo-atrialer Shunt, Myeloszintigraphie* 51, 53
− −, occlusion, *ventrikulo-atrialer Shunt, Verschluß* 90
ventriculography, diagnostic value, *Ventrikulographie, diagnostische Wertigkeit* 91
−, frontobasal liquor fistula, *Ventrikulographie, frontobasale Liquorfistel* 82
−, hydrocephalus internus, *Ventrikulographie, Hydrocephalus internus* 63, 90
−, indication, *Ventrikulographie, Indikationsstellung* 55, 56
−, intracranial liquor dynamics, *Ventrikulographie, intrakranielle Liquordynamik* 81−90
−, liquor stop syndrome, *Ventrikulographie, Liquorstopsyndrom* 85, 86
−, meningomyelocele, *Ventrikulographie, Meningomyelocele* 90
−, radionuclides, *Ventrikulographie, Radionuklide* 52−54
−, technique, *Ventrikulographie, Technik* 62
vertex view, identification, brain tumors, *Scheitelansicht, Nachweisbarkeit, Hirntumoren* 12
− −, normal brain scan, *Scheitelansicht, normales Hirnszintigramm* 7, 8
vital capacity, normal values, *Vitalkapazität, Normalwerte* 289
− −, radiospirometry, *Vitalkapazität, Radiospirometrie* 286
vitamin B_{12}, ^{57}Co-B_{12}, quantification, *Vitamin B_{12}, ^{57}Co-B_{12}, Bestimmung* 203
− −, quantification, competitive protein binding assay, *Vitamin B_{12}, Bestimmung, kompetitiver Proteinbindungsassay* 198, 199
− C, iron metabolism, *Vitamin C, Eisenstoffwechsel* 355
volume, pulmonary, intrapleural pressure, compliance, *Volumen, Lunge, Pleuradruck, Compliance* 268, 269
−, −, occlusive, *Volumen, Lunge, Verschluß-* 270

Waldenstroem's disease, disorders of particle fixation, *Morbus Waldenstroem, Partikelfixationsstörungen* 235
Warthin's tumor, parotid gland, *Warthin-Tumor, Parotis* 112
Warthon's ductus, sounding, *Warthonscher Gang, Sondierung* 104
washin curves, ^{133}Xe, inhaltion, *Washin-Kurven, ^{133}Xe, Inhalation* 265
− −, −, −, children, *Washin-Kurven, ^{133}Xe, Inhalation, Kinder* 288
− index, calculation, *Washin-Index, Berechnung* 284
washout curve, evaluation, *Washout-Index, Auswertung* 265
− −, calculation, *Washout-Kurven, Berechnung* 285

− −, children, *Washout-Kurven, Berechnung, Kinder* 288
− −, ^{133}Xe, N_2, comparison, *Washout-Kurven, ^{133}Xe, N_2, Vergleich* 290
− −, stenosis of renal artery, *Washout-Kurven, ^{133}Xe, Nierenarterienstenose* 653
Werlhof's disease, disintigration of thrombocytes, *Werlhofsche Krankheit, Thrombozytenabbau* 458
whole body counter, clearance, nephrology, *Ganzkörperzähler, Clearance, Nephrologie* 509
− − counting techniques, pertechnetate, physiology, *Ganzkörperzähler, Pertechnetat, Physiologie* 120
− − dose, clearance examinations, *Ganzkörperdosis, Clearance-Untersuchungen* 650
− − −, ^{131}I-cholesterol, *Ganzkörperdosis, ^{131}J-Cholesterin* 213
− − −, perfusion scintigraphy, *Ganzkörperdosis, Perfusionsszintigraphie* 253
− − −, ^{75}Selenium, *Ganzkörperdosis, ^{75}Selen* 210
− − plethysmography, pulmonary volumes, *Ganzkörperplethysmographie, Lungenvolumina* 286
− − radiation exposure, radioactive compounds, *Ganzkörperstrahlenbelastung, radioaktive Verbindungen* 6
− − − −, radioiodine therapy, *Ganzkörperstrahlenbelastung, Radiojodbehandlung* 170
− − − −, ^{75}Se, *Ganzkörperstrahlenbelastung, ^{75}Se* 349
− − − −, ^{99m}Tc pertechnetate, *Ganzkörperstrahlenbelastung, ^{99m}Tc-Pertechnetat* 210
− − − −, urologic examinations, *Ganzkörperstrahlenbelastung, urologische Untersuchungen* 535, 537
− − retention, iron metabolism, *Ganzkörperretention, Eisenstoffwechsel* 357
− − −, ^{131}I, organically bound, *Ganzkörperretention, ^{131}J, organisch gebundenes* 179
− − − curve, clearance, calculation, *Ganzkörperretentionskurve, Clearancebestimmung* 634
− − scan, ^{131}I therapy, *Ganzkörperszintigramm, ^{131}J-Therapie* 346
− − −, thyroid cancer, *Ganzkörperszintigramm, Schilddrüsenkarzinom* 147

^{123}Xe, ^{127}Xe, ^{133}Xe, ^{135}Xe, physical properties, ^{123}Xe, ^{127}Xe, ^{133}Xe, ^{135}Xe, *physikalische Eigenschaften* 271
^{124}Xenon, neutron activation, ^{124}*Xenon, Neutronenaktivierung* 124
^{133}Xenon, α_1-antitrypsin deficiency, ^{133}*Xenon-Ventilation, α_1-Antitrypsin-Mangel* 303
−, clearance, renal blood supply, ^{133}*Xenon, Clearance, Nierendurchblutung* 652
−, closing volume, of lung, ^{133}*Xenon, Verschlußvolumen, Lunge* 270
−, concentration, ventilation index, ^{133}*Xenon, Konzentration, Ventilationsindex* 281
−, different half value times, hydrocephalus, ^{133}*Xenon, unterschiedliche Halbwertzeiten, Hydrozephalus* 84, 88
−, functional diagnosis, ^{123}*Xenon, Funktionsdiagnostik, Niere* 565
−, half value time, application into the cerebral ventricles, ^{133}*Xenon, Halbwertzeit, Applikation in die Hirnkammern* 68
−, inhalation, emphysema, ^{133}*Xenon, Inhalation, Emphysem* 300
−, −, washin-, washout curves, ^{133}*Xenon, Inhalation, Washin-, Washout-Kurve* 265

^{133}Xenon, injection, operability, bronchial carcinoma, ^{133}*Xenon, Injektion, Operabilität, Bronchialkarzinom* 320, 321
—, —, pulmonary embolism, ^{133}*Xenon, Injektion, Lungenembolie* 305
—, —, — function, ^{133}*Xenon, Injektion, Lungenfunktion* 296, 297, 320, 321
—, myeloscintigraphy, ^{133}*Xenon, Myeloszintigraphie* 52, 53
—, nephrology, ^{133}*Xenon, Nephrologie* 509
—, perfusion, emphysema, ^{133}*Xenon, Perfusion, Emphysem* 300
—, —, studies, ^{133}*Xenon, Perfusionsstudien* 279
—, pulmonary function, ^{133}*Xenon, Lungenfunktion* 224
—, radiation exposure, ^{133}*Xenon, Strahlenbelastung* 271
—, radiospirometry, technique, ^{133}*Xenon, Radiospirometrie, Technik* 275
—, "thoracography with isotopes", ^{133}*Xenon, ,,Isotopen-Thorakographie"* 265
—, washin curves, ^{133}*Xenon, Einwaschkurven* 284
—, — —, children, ^{133}*Xenon, Einwaschkurven, Kinder* 288
—, washout curves, ^{133}*Xenon, Auswaschkurven* 285
—, — —, children, ^{133}*Xenon, Auswaschkurven, Kinder* 288
— gas inhalation, bronchial carcinoma, ^{133}*Xenon-Gas-Inhalation, Bronchialkarzinom* 317
— — —, functional segments, ^{133}*Xenon-Gas-Inhalation, Funktionssegmente* 319
— — —, operability, bronchial carcinoma, ^{133}*Xenon-Gas-Inhalation, Operabilität, Bronchialkarzinom* 323

^{169}Ytterbium, myeloszintigraphy, ^{169}*Ytterbium, Myeloszintigraphie* 53
—, radiation exposure, ^{169}*Ytterbium, Strahlenbelastung* 57

GPSR Compliance
The European Union's (EU) General Product Safety Regulation (GPSR) is a set of rules that requires consumer products to be safe and our obligations to ensure this.

If you have any concerns about our products, you can contact us on

ProductSafety@springernature.com

In case Publisher is established outside the EU, the EU authorized representative is:

Springer Nature Customer Service Center GmbH
Europaplatz 3
69115 Heidelberg, Germany